U0359312

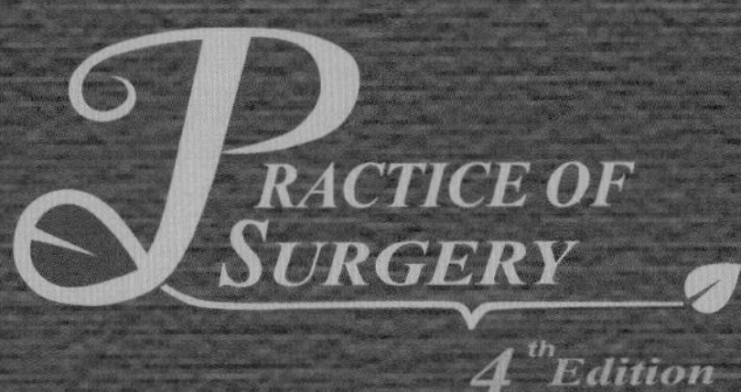
PRACTICE OF
SURGERY
4th Edition

《实用外科学》各版次出版情况

版次	作者	出版时间	获奖情况
第1版	石美鑫 熊汝成 李鸿儒 吴肇光	1992.4	1995年第1版获"第七届全国优秀科技图书二等奖"
第2版	石美鑫	2002.10	2003年第2版获"第十一届全国优秀科技图书一等奖"和"第六届国家图书奖"
第3版	张延龄 吴肇汉	2012.5	
第4版	吴肇汉 秦新裕 丁 强	2017.8	

注：出版25年来，《实用外科学》累计印刷21次，共计发行8.4万套

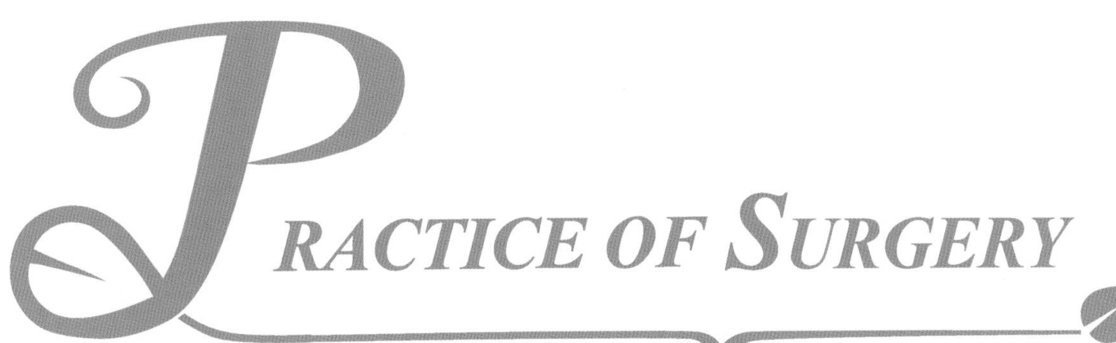

"十三五"国家重点图书出版规划项目

实用外科学 下册

第4版
4th Edition

■ 复旦大学上海医学院
■ 《实用外科学》编委会
■ 名誉主编 张延龄
■ 主编 吴肇汉 秦新裕 丁 强

人民卫生出版社

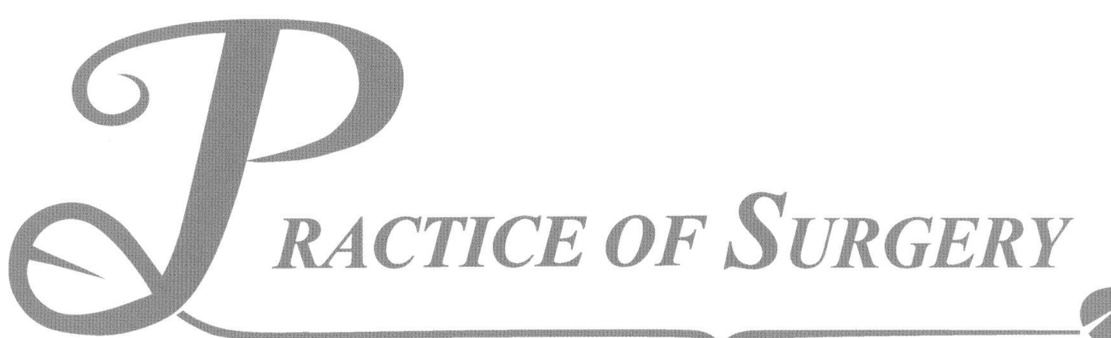

"十三五"国家重点图书出版规划项目

实用外科学 下册

第4版
4th Edition

■ 名誉主编 张延龄

■ 主　　编 吴肇汉　秦新裕　丁　强

■ 副主编 樊　嘉　吴国豪　钦伦秀　王春生　毛　颖　徐文东

■ 分科主编

总　　论 吴国豪　樊　嘉　吴肇汉　陈宗佑

普通外科 孙益红　秦新裕　钦伦秀　邵志敏

血管外科 符伟国　余　波

神经外科 毛　颖　赵　曜　张晓彪

泌尿外科 姜昊文　丁　强　郭剑明

胸心外科 王春生　王　群　王宜青

骨　　科 姜建元　徐文东　阎作勤　董　健

小儿外科 郑　珊

麻　　醉 薛张纲

■ 学术秘书（兼） 吴国豪

人民卫生出版社

图书在版编目（CIP）数据

实用外科学（全2册）/吴肇汉，秦新裕，丁强主编.
—4版. —北京：人民卫生出版社，2017

ISBN 978-7-117-23988-2

Ⅰ.①实… Ⅱ.①吴…②秦…③丁… Ⅲ.①外科学
Ⅳ.①R6

中国版本图书馆CIP数据核字(2017)第012223号

人卫智网	www.ipmph.com	医学教育、学术、考试、健康，购书智慧智能综合服务平台
人卫官网	www.pmph.com	人卫官方资讯发布平台

实 用 外 科 学

上、下册

第 4 版

主　　编：吴肇汉　秦新裕　丁　强
出版发行：人民卫生出版社（中继线 010-59780011）
地　　址：北京市朝阳区潘家园南里19号
邮　　编：100021
E - mail：pmph @ pmph. com
购书热线：010-59787592　010-59787584　010-65264830
印　　刷：人卫印务（北京）有限公司
经　　销：新华书店
开　　本：889×1194　1/16　　**总印张**：168　　**总插页**：18
总 字 数：5688千字
版　　次：1992年4月第1版　2017年8月第4版
2024年3月第4版第9次印刷（总第29次印刷）
标准书号：ISBN 978-7-117-23988-2/R · 23989
定价（上、下册）：398.00元
打击盗版举报电话：010-59787491　E-mail：WQ @ pmph. com
（凡属印装质量问题请与本社市场营销中心联系退换）

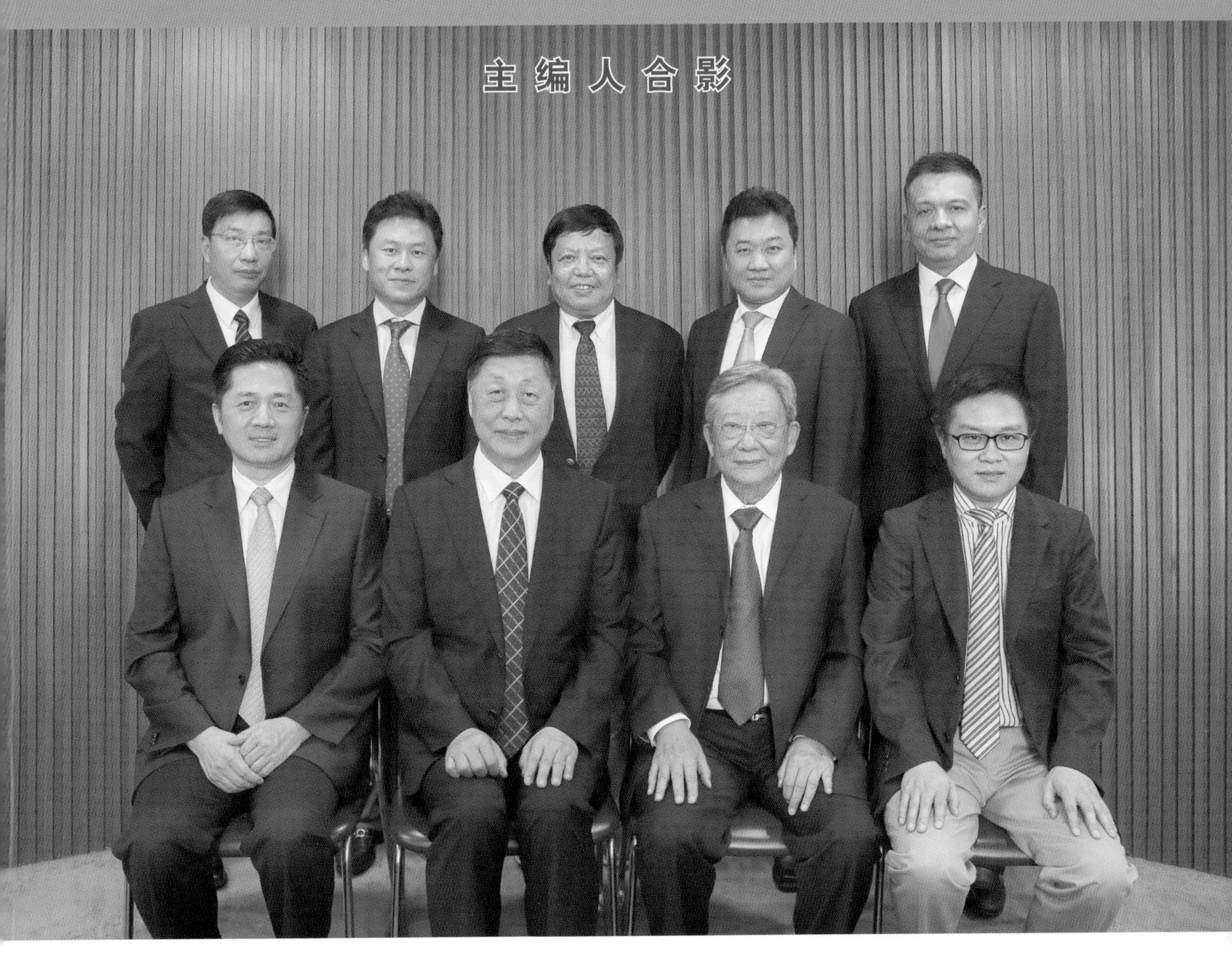

前排左起：樊　嘉　秦新裕　吴肇汉　丁　强

后排左起：吴国豪　徐文东　王春生　毛　颖　钦伦秀

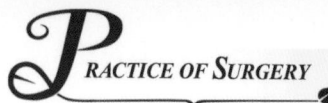

《实用外科学》(第4版) 网络增值服务

本书附赠网络增值服务，激活方法：

1．扫描下册封底圆形二维码或打开人卫图书增值服务激活平台（http://jh.ipmph.com），注册并登录；

2．输入图书封底激活码，享受增值服务。

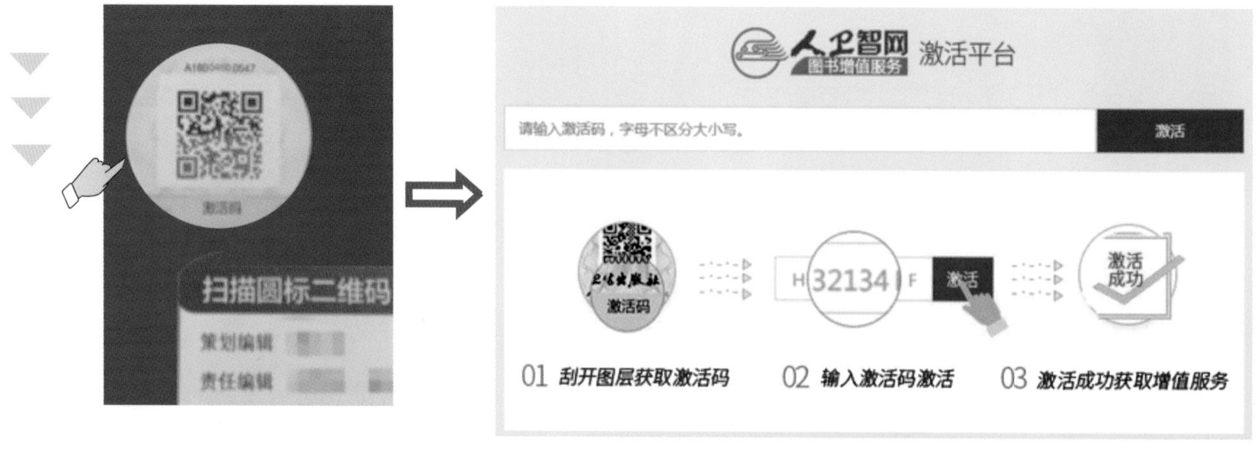

一、图书

- 普外科急重症与疑难病例诊治评述
- 腹部外科肿瘤治疗病例讨论精选
- 中国临床肿瘤学年度研究进展
- 中国泌尿外科疾病诊断治疗指南
- 中国男科疾病诊断治疗指南

二、人卫临床助手——中国临床决策辅助系统

扫描二维码，免费下载

随着知识的不断更新与发展，书中附赠的增值服务内容可能发生更新和变动

编者名单（各专科编者名单按姓氏拼音排序）

总　论

陈宗佑　樊嘉　冯自豪　傅德良　顾建英　顾玉东　黄广建　金忱　劳杰　刘天舒　罗奋　罗心平
亓发芝　沈淳　施海明　施越冬　时强　宋洁琼　孙健　孙益红　汪学非　王翔　王春生　王英伟
吴国豪　吴肇汉　许小平　薛张纲　颜志平　杨震　杨燕文　姚礼庆　张军　张勇　张斯为　张晓光
张学军　张延龄　张元芳　郑珊　周波　周平红　朱同玉　诸杜明

普通外科

艾志龙　常薪霞　陈浩　陈勇　陈进宏　陈宗佑　丁锐　杜建军　樊嘉　方勇　傅德良　高鑫
高卫东　郭大乔　蒿汉坤　何凯　胡国华　花荣　华鲁纯　黄广建　嵇庆海　焦姮　靳大勇　李俊杰
李孟军　刘凤林　刘厚宝　楼文晖　陆维琪　罗奋　马保金　倪晓凌　牛伟新　钦伦秀　秦净　秦新裕
任黎　邵志敏　沈淳　沈坤堂　沈振斌　束平　孙健　孙益红　锁涛　唐健雄　唐一帆　童汉兴
童赛雄　汪学非　汪志明　王巍　王炳生　王单松　王红鹰　王亚农　王玉龙　韦烨　吴国豪　吴海福
吴文川　项建斌　许剑民　许雪峰　杨子昂　姚琪远　叶红英　易拓　殷保兵　袁祖荣　张波　张宏伟
郑珊　邹强

血管外科

陈斌　董智慧　范隆华　符伟国　郭大乔　郭文城　何勍　纪宗斐　姜林娣　蒋俊豪　罗剑钧　亓发芝
施越冬　石赟　史伟浩　史振宇　谭晋韵　王利新　王玉琦　王正昕　徐欣　颜志平　杨珏　余波
岳嘉宁　朱磊　竺挺

神经外科

车晓明　陈功　陈亮　陈澍　陈波斌　杜固宏　杜卓婴　高超　宫晔　顾士欣　顾文韬　顾宇翔
胡凡　胡杰　胡锦　江汉强　雷宇　冷冰　刘晓东　刘正言　路俊锋　毛颖　倪伟　潘力
秦智勇　全凯　盛晓芳　史玉泉　寿佳俊　寿雪飞　孙安　孙兵　孙一睿　田彦龙　王晨　王恩敏
王镛斐　王知秋　吴惺　吴劲松　吴雪海　谢清　谢嵘　徐锋　徐健　徐宏治　杨伯捷　姚瑜
姚振威　于佶　虞剑　张荣　张明广　张晓彪　赵曜　钟平　朱巍　庄冬晓

胸心外科

陈刚　陈纲　陈功　陈昊　陈晓峰　陈张根　陈志明　丁建勇　丁文军　范虹　冯明祥　葛棣
过常发　胡克俭　贾兵　蒋伟　金航　赖颢　李化　林靖宇　刘琛　刘愉　罗海燕　马勤运
钱成　钱菊英　仇万山　石洪成　舒先红　孙晓宁　孙笑天　谈卫强　谭黎杰　陶麒麟　王群　王春生
王宜青　魏来　奚俊杰　夏利民　宿燕刚　徐松涛　闫宪刚　杨成　杨守国　叶明　张新　张毅
张惠锋　张文波　赵东　赵赟　郑珊　朱蕾　曾蒙苏

泌尿外科

毕允力　陈伟　丁强　方杰　方祖军　冯陈陈　高鹏　郭剑明　胡梦博　胡骁轶　姜帅　姜昊文
林宗明　刘晟骅　刘宇军　茅善华　那溶　钱伟庆　瞿连喜　沈益君　盛璐　孙剑良　孙立安　孙忠全
汪东亚　王杭　王翔(儿科)　王翔(华山)　王国民　温晖　吴忠　吴亦硕　武睿毅　夏国伟
熊祖泉　徐骏　徐可　徐剑锋　徐志兵　许华　杨念钦　叶定伟　张海梁　张豪杰　张立旻　张元芳

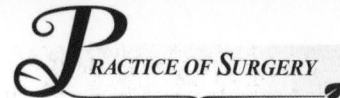

张正望　张忠云　郑　捷　周　俊　朱　耀　朱一平　邹鲁佳

骨　科

陈文钧　陈增淦　董　健　费琴明　冯振洲　郭常安　姜建元　姜晓幸　蒋　淳　李煦雷　林　红　林建平
吕飞舟　马　昕　马瑞雪　马晓生　邵云潮　施德源　王　旭　王思群　王毅超　魏亦兵　夏　军　夏　庆
夏新雷　徐建光　徐文东　阎作勤　姚振均　张　弛　张　键　张　权　周建平　周晓岗

序

《实用外科学》是一部大型、综合性的外科学高级参考书，是我校“实用”医学丛书中的重要专著，是复旦大学上海医学院的一张名片。该书自第1版起所有参编作者均来自于我校医学院的各附属医院，前辈们的严谨学风和高超医术为本书奠定了坚实的基础，作出了巨大的贡献。《实用外科学》的前身是沈克非教授编写的《外科学》，也是我国第一部大型外科参考书。“文化大革命”结束后百废待兴，当时由石美鑫、熊汝成、李鸿儒、吴肇光等专家教授们传承前人基业，主持编写出版了此书，以后又由石美鑫、张延龄、张元芳、张光健等专家教授完成了第2版的再版工作。十年前，在张延龄、吴肇汉教授的精心组织下编撰了第3版。近年来，外科学的发展日新月异，新知识、新技术、新理念不断涌现，专科化、精细化、多学科协作已成为时代的主流。因此，再版实属必要。

此版作者均为临床第一线各领域专家、教授，他们根据自己丰富的临床经验，各展所长，通力合作，使这本《实用外科学》(第4版）巨著，不仅对各自临床经验和科研成果进行了全面总结，还对当今外科学先进理念进行了系统阐述，因而具有较强的先进性和实用性。此书的编写过程充分体现了学术的传承、学校精神和文化的传承。我十分高兴向广大读者推荐此书，相信此书的出版必将为我国外科事业的发展作出不可磨灭的贡献。

复旦大学副校长

上海医学院院长

桂永浩

2016年6月

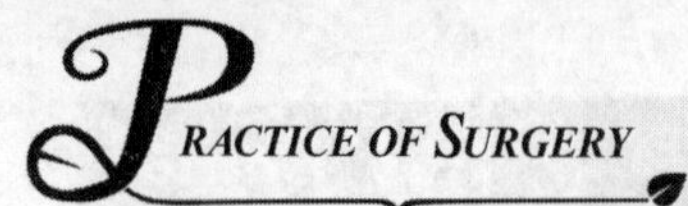

前　言

社会的发展推动了各学科的进步，信息化的环境又让国内、外学术交流极为快捷。在这种良好的氛围下，临床外科领域近年来得到了非常迅速的发展，可谓日新月异。《实用外科学》（第3版）出版至今虽仅4年余，但其中不少稿件的撰写始于2007年，以此计算，距今已接近10年。在此期间，某些外科理念已经发生了变化，更有不少新技术已成功地应用于临床。相比之下，第3版的不少内容已显得比较滞后，再版实属必要。

《实用外科学》是一部综合性的外科高级参考书，涵盖总论、麻醉、普通外科、神经外科、胸心外科、骨科、泌尿外科、儿外科及整形外科等多学科。本书的读者覆盖面很广，包括各级医院的外科住院医师、主治医师、研究生及进修医师等。本书的撰写宗旨是注重临床实践、注重实际需要和注重工作实用，以及严谨治学、严厉要求和严格编写。本书所述及的疾病种类很丰富，超过了各类教材的范围，可以满足更广泛读者的查阅。本书所述的理念及观点反映了近2～3年内国内、外学者的共识，具有很强的时代信息。本书在介绍诊断和治疗方面，汇集了当前国内各主要教学医院所普遍采用的方法及手段，充分体现了内容的实用性。不少作者还总结了他们在长期临床工作中已得到验证的成熟经验，足以让读者借鉴。凡尚不成熟的新进展，本书均不予列入。

自第1版始，本书的作者均选自复旦大学各附属医院。前辈们的严谨风范及高超医术为本书作出了巨大贡献，奠定了坚实的基础。为体现承前启后的精神，第4版各分科主编均由至今仍然活跃在临床第一线的教授们担任。他们长期在教学医院工作，有扎实的理论基础和丰富的实践经验，目前还承担着许多国家级研究课题，仍是国内外学术交流活动的活跃参与者。不少教授还是国内相关领域的顶尖专家，参与了各项指南的制订工作。可以深信，由这个团队参与撰写的《实用外科学》（第4版）必定能确保全书的科学性、先进性和实用性。

本书的编写格式基本不变，但章节内容做了一些改动。考虑到“颌面外科”实际上属于口腔学科领域，第4版将该内容予以删除。近年来，“代谢病的外科治疗”有了很大的发展，治疗效果已被基本认定，本书特增加此内容。此外，还有不少章节的题目做了微调。在此不再赘述。

本书的出版周期较短，时间紧而任务重。受我们的水平所限，必定会有许多不足之处，望读者谅解、指正。

吴肇汉　秦新裕　丁　强
2016年7月

目　录

上　册

第一篇　总　论

第二篇 普通外科

第三篇 血管外科

第四篇 神经外科

下 册

第五篇 胸心外科

第六篇　泌尿外科

第七篇　骨　　科

第五篇

胸心外科

第六十五章

胸部外科基本问题

第一节　胸部外科发展概况

胸部包括心脏、肺、食管、纵隔、大血管等重要脏器，如果没有妥善的措施，胸部手术必然导致呼吸和循环系统的严重功能障碍，因此胸外科在外科学中发展较晚，直到19世纪末期，胸腔仍是外科手术的禁区。但是随着气管内插管麻醉技术的发展，对解剖和生理认知程度的提高，胸部外科即逐步得到开展。随着外科技术的完善以及术前准备、术后处理方法的改进，已使胸部手术死亡率和并发症发生率明显下降，治疗效果也显著提高。

（一）普胸外科发展概况

食管外科手术从食管部分切除后经胃造瘘饲食发展到同期施行食管部分切除和食管胃吻合术或结肠、空肠代食管术。1913年Torek经左胸切口行食管鳞癌次全切除术，并通过一橡胶管道连接颈部食管和胃造瘘口。1938年Marshall施行了胃食管切除术并通过端-侧吻合重建了消化道，患者术后可经口进食，改善了生活质量。1942年Churchill和Sweet强调了胃血供的保留和细密的吻合技术，奠定了经左胸食管切除和胃代食管手术的基础。1954年Mahoney和Sherman用结肠代替整个胸内食管，使结肠成为另一种食管替代物。20世纪90年代以来，内镜技术飞速发展，使食管疾病诊断水平不断提高，同时内镜下黏膜切除、射频等技术改变了一些食管早期恶性病变和部分良性疾病的治疗方式。

1933年Graham完成了首例左全肺切除，奠定了外科切除在肺癌治疗中的基石。但当时采用肺门大块结扎法，术后大出血、支气管胸膜瘘和脓胸的发生率和死亡率均很高，而且牺牲了可保留的健康肺组织。之后肺切除的操作技术改进为肺动脉、肺静脉和支气管分别结扎处理，肺组织切除的范围也从一侧全肺改进为按病变情况施行肺叶或肺段切除术。20世纪50年代早期，Shaw和Paulson提出术前放疗后整块切除肿瘤的技术，为肺上沟瘤的手术治疗作出了巨大贡献。Pearson和Ginsberg等为纵隔镜在纵隔淋巴结分期中的应用奠定了基础。气管外科也得到了发展，支气管成形术可以切除支气管内的肿瘤，而保留更多的肺组织。目前气管环形切除、气管隆嵴切除、主支气管袖状切除等重建术已较为普遍。肺癌的治疗目前采用以外科手术为主的多学科综合治疗方案，对于晚期肺癌，还开展了肺切除合并心脏大血管（心房、腔静脉）、食管、胸壁等的部分切除。

在肺气肿的治疗方面，1995年Cooper等重新将肺减容术用于部分肺气肿患者，在符合手术适应证的患者中，术后短、中期效果满意。目前国内肺减容术采用开胸手术和胸腔镜下手术的各占一半。2002年以来出现经气管镜的肺减容术，成为外科治疗肺气肿的全新方式。

1946年Hardy等施行了第一例人肺移植手术，患者术后17天死亡。1986年Cooper等应用环孢素替代皮质激素并用大网膜包绕气管吻合口，并报道了最初手术成功的2例患者，分别生存14个月和26个月。目前肺移植术后1年存活率达90%，5年存活率为55%左右，我国自2002年以来已有数个中心开展肺移植工作，但和国际先进水平相比仍有差距。

以电视胸腔镜手术及其辅助下以小切口手术为代表的普胸微创外科发展迅速，目前应用最多的是胸腔镜下做肺大疱切除术、肺部分切除术，胸膜肿瘤切除术、胸交感神经切除术及积血积液清除术和粘连疗法等，另外还开展了腔镜下食管肿瘤切除和贲门肌层切开术等。微创技术的应用减少了并发症的发生，提高了治疗效果。

（二）心脏外科发展概况

肺和食管外科的发展推动了心脏和胸内大血管的外科治疗。先天性心脏病的外科手术治疗始于1937年，John Streider医师首次成功阻断了未闭的动脉导管。在之后7年内，动脉导管未闭、主动脉狭窄和血管环等三种先天性心脏病相继被外科手术攻克。其中1944年Alfred Blalock医师为一位法洛四联症患儿施行了左锁骨下动脉-肺动脉分流术（Blalock-Taussig术），手术对复杂心内畸形采取了姑息治疗的原则，并注意到了心脏病的病理生理变化。伴随Lillehei交叉循环或Kirklin心肺机的临床应用，开辟了常见先天性心脏病心内修补手术的先河，首先开展了改善生理循环的姑息性手术，包括改良锁骨下-肺动脉分流术、创建人工房间隔手术和上腔静脉-肺动脉分流术。随着体外循环安全性的提高，外科医师施行了更复杂的心脏畸形矫治。

在瓣膜疾病方面，1925年Suttar医师成功地用手指施行了二尖瓣分离术。但之后未曾开展更多的心脏瓣膜手术。直至1948年，Charles Bailey、Dwight Harken和Russel Brock等医师分别开展了更多的二尖瓣交界分离术，为心内手术奠定了基础。1947年Thomas Holes Seller成功进行了肺动脉瓣手术。1952年Trace等第一次开展了多瓣膜手术。1953年人工心肺机的发展、低温以及心肌保护技术使心内直视手术成为可能。首次临床成功的病例是Dwight Harken完成了主动脉瓣球笼人工瓣膜置换术。1960年Star和Edward应用球笼瓣膜成功地进行了二尖瓣置换术。1967年Ross首次报道应用自体肺动脉瓣置换主动脉瓣的手术技术。制造瓣膜的其他生物材料还包括心包、阔筋膜和硬脑膜，1965年Carpentier报道首次应用异种瓣膜置换术。瓣膜修复术也受到人们的重视，Carpentier和Duran研制了成形环，并分析了瓣膜病理的重要性，详细描述了几种瓣膜修复的技术。

5

在冠状动脉外科方面，1946年Arghur Vineberg通过在心肌打隧道并植入乳内动脉，但并非真正将乳内动脉与冠状动脉吻合。1960年Robert H Goetz进行了第一次有明确记录并成功的人体冠状动脉旁路手术。1960—1967年冠脉搭桥术仅有个案报道。1967年V. I. Kolessov发表了其采用乳内动脉-冠状动脉旁路移植术的报道，1968年Rene Favalaro应用大隐静脉作为旁路材料。之后随着心脏表面固定器的发明，出现了不停跳冠状动脉旁路移植术（OPCABG），1994年首度开展了微创小切口冠状动脉旁路移植术（MIDCABG），1998年完成了首例机器人辅助下冠脉搭桥术，目前冠脉外科正向着微创方向发展。

第一例人体心脏移植是Hardy等进行的，当时用黑猩猩的心脏作为供心。1967年，南非开普敦的Christian Barnard完成了第一例人-人心脏移植，患者术后18天死亡。之后的一年内，全世界进行了99例心脏移植手术，但到1968年末，多数外科小组由于排斥反应所致的高病死率而放弃了心脏移植手术。1970年，Sandoz实验室的研究人员发现环孢素，1980年，环孢素应用于心脏移植手术中，使并发症明显减轻。1981年，Reitz开始了心肺联合移植的临床研究，第一例患者恢复良好出院，并健康生存超过5年。

1958年，Harken首次提出主动脉内球囊反搏的概念，但直至1962年才应用于临床。1957年，Akutsu和Kolff发明全人工心脏，并应用于动物实验，Denton Cooley等第一次应用全人工心脏作为等待心脏移植的替代装置。1982年，De Vries等第一次完成了永久性全人工心脏的植入手术，其中一例患者术后生存620天。

Alexis Carrel的“缝合技术和血管移植”研究工作大大促进了血管、心脏和移植外科的进展，研究者们应用新鲜和冷冻移植物进行动脉和静脉血管的吻合和移植术。之后Arthur Voorhees发明合成血管移植物，DeBakey发明涤纶织物取代了动脉血管自体移植物。另一主动脉外科的进展是1955年DeBakey等报道采用更具侵袭性的手术治疗方法治疗主动脉夹层分离，并和Denton Cooley、Stanley Crawford等系统发展了切除和替换升主动脉、降主动脉和胸腹主动脉的手术技术。近年来，主动脉瘤手术明显增多，采用的深低温停循环及顺行或逆行脑灌注等方法，降低了主动脉弓部手术的死亡率和并发症率。

体外循环技术和心脏停搏技术仍是心内直视手术的基本方法，但人们始终致力于消除体外循环和各种操作技术或手术途径对机体的损害，微创心脏手术发展迅速，包括不用体外循环（如OPCABG）、用体外循环但不停跳、闭式体外循环等技术，以及改变手术途径（如右侧腋下进胸）或缩小切口等。

历史将永远记住这些勇敢的开拓者们的不朽贡献，现在成千上万的临床医师、科学家和工程师在包括生物学、化学、药物学、组织工程和计算机技术等基础学科的支持下，正以不懈的努力研制更新和更安全的手术方法、新的生物材料和新的生命支持系统。胸心外科的历史将继续被书写，外科医师将创造更光明的未来。

（王春生）

第二节　胸部外科疾病的诊断方法

胸部外科疾病的外科治疗必须建立在准确及时诊断的基础之上。制订正确的治疗方案，不仅要求诊断明确，而且对患者的病变范围和全身情况都应有全面详细的了解。以支气管扩张为例，只根据症状和某一肺叶或一侧肺的支气管造影显示局部支气管扩张病变就立即采取手术治疗显然是很不妥当的。必须检查明确患者的心肺功能情况，详细了解两侧肺各个肺叶、全部肺段支气管的情况，明确支气管扩张病变的部位、范围、轻重程度。再结合全身健康状况，重要器官和系统功能状态，全面权衡后方能决定外科治疗的适应证和正确合理的手术方案。在外科临床工作中任何只见局部不见整体、简单片面地处理问题的医疗作风，都将给患者造成不应有的危害。

随着科学技术的迅速发展和进步，在胸部疾病临床诊断工作中，不断地涌现新的医疗装备、新的仪器和新的操作方法。许多新的诊断方法可以不侵入人体，不产生损害，诊断的精确性也进一步提高。但是，众多的诊断方法也增加了诊疗费用，并给患者带来经济上和精神上的负担。因此，选用诊断方法时必须针对病情需要，注重实效、安全，力求以较少的检查项目达到全面地了解关键性病变的情况。不应过于求全求新，增加诊断费用，延长检查时间，加重患者负担。

近年来，新技术、新设备的应用，使胸部疾病的诊断取得了巨大的进展。纤维光导内镜已逐渐取代旧式硬质内镜，不仅减轻了患者痛苦，而且提高了诊断的精确度。电子计算机断层扫描（CT）、磁共振成像（MRI）技术和PET-CT已推广应用于临床，用以诊断、检查肺和纵隔疾病。应用改进的穿刺针作经胸壁肺组织穿刺活组织检查，对诊断胸膜和肺野边缘病灶的安全性和效果均有了明显提高。对食管疾病的诊断也开展了食管生理功能检查，观察食管的运动功能，测定食管内压力改变以及贲门括约肌功能情况等。超声诊断技术的进步，已使更多的常见心脏病的诊断方法以应用超声心动图检查和脉冲多普勒超声心动图检查替代需侵入人体的心导管和心血管造影检查。

然而病史、症状采集和体格检查仍然是胸部疾病临床诊断中最基本的步骤。在此基础上，通过临床分析再决定深入了解病情应进行哪些诊断措施。采集病史时应详尽地询问本次发病的主要症状，以及发生时间，发展变化的过程，曾经接受的诊断、检查和治疗，以往的疾病历史，药物应用史，居住旅游经历，家族史和过敏史等。采集病史时还不应忽视患者的居住和工作环境，从事的职业和生活习惯以及个人嗜好等。这些情况可能与疾病存在因果关系。

（葛　棣）

（一）胸部疾病常见的症状

症状是提示疾病的信号，也是患者就医的主要原因。不同疾病可呈现同一症状，同一疾病又可产生不同的症状，因此必须结合查体和各项辅助检查对症状进行综合分析，做出切合实际的正确临床判断。

1. 胸痛　胸痛是胸部疾病最常见的症状之一。胸部多种器官组织承受创伤或发生疾病时均可呈现胸痛。疼痛的性质可有多种形式，疼痛的程度也轻重不一。胸部创伤后受伤部位均有程度不等的疼痛和压痛。胸壁软组织挫伤一般局部疼痛不因呼吸动作而加剧，肋骨骨折导致的胸痛则于深吸气或咳嗽时加重。肋软骨炎病例由于肿大的肋软骨撑扯软骨衣，常产生明显疼痛和局部压痛。胸廓出口综合征因臂丛神经受压迫可引起头、颈、上肢和胸部疼痛。胸膜因急性炎症或其他病变引起的胸痛，通常为比较剧烈的刺痛，并与呼吸动作有密切关系，咳嗽时胸痛加重。支气管肺癌、纵隔肿瘤、胸主动脉动脉瘤等占位性病变以及食管炎症均可引起胸骨后隐痛，有时需与心绞痛相鉴别。典型的心绞痛大多呈现为突然发生的心前区或胸骨后剧烈的撕裂、紧缩、压迫痛、可向肩、臂、颈部放射。疼痛持续时间短暂，仅数分钟，休息或含服硝酸甘油后可迅速缓解。心绞痛发作的诱因有体力活动、情绪激动、饱餐、受冷等。胸部原发性恶性肿瘤或转移性病灶侵及胸壁组织或神经，以及胸主动脉瘤侵蚀脊椎和肋骨均可引起持续性剧烈疼痛。

值得指出的是，胸部疾病引起的疼痛可不位于胸部，例如肺下叶大叶性肺炎可产生剧烈的上腹疼痛，有时甚至于被误诊为急腹症。反之，上腹部器官疾病亦可导致胸痛，例如胆道疾病产生的疼痛有时可放射到胸部并导致气急，类似纵隔器官或胸膜、肺病变引起的胸痛，在判明产生胸痛的原因时应注意辨别。

2. 咳嗽　咳嗽是正常的生理反射，同时也可能是胸部疾病的症状之一。咳嗽是人体的防卫反射，用以排除呼吸道分泌物或刺激性微粒，具有一定的生理意义。引起咳嗽的原因多种多样：呼吸道炎症刺激黏膜使分泌物增多即可导致咳嗽；急性呼吸道感染常伴有全身炎性症状；慢性支气管炎导致的咳嗽一般病程长，反复发作，秋冬加重，夏季减轻或消失；肺部慢性化脓性感染如肺脓肿、支气管扩张等的咳嗽常发生于起床或入睡时，改变体位症状加重，并咯出较大量有臭味的脓性痰液；气管、支气管肿瘤均可刺激呼吸道黏膜引起干咳；纵隔肿瘤压迫肺和支气管亦可引起干咳；食管梗阻性病变或食管反流疾病常于卧床后因食管内容物反流误吸入气道而引起呛咳；心脏疾病引起肺血管淤血或左心衰竭可在夜间发作咳嗽等。此外，后鼻道分泌物进入呼吸道亦可引起咳嗽。需要注意的是，咳嗽虽然是胸部疾病常见的症状，但胸部疾病患者并不都有咳嗽，而引起咳嗽的原因也可能是胸部以外的疾病。

3. 咳痰　咳痰也是肺部疾病的常见症状。每日排痰量、痰液的色泽、气味和痰的性质（泡沫状、黏液

5

性、黏液脓性、脓性）对临床诊断具有一定的参考意义。一般上呼吸道感染病例的痰量少，呈黏液性。慢性支气管炎痰液多为泡沫或黏液性，痰量不多，有时痰液稠厚，不易咳出。肺结核病例痰液是黏液或黏液脓性。肺脓肿、支气管扩张等肺部慢性化脓性感染病例大多咳出大量脓痰，每日可多达数百毫升，痰液为脓性，呈黄、绿或灰色，常有臭味，放置在容器内可分为表层泡沫、中层混浊脓性液体和底层坏死组织沉淀物。左心衰竭肺水肿病例可咳出大量、稀薄的泡沫状痰液，有时呈粉红色。痰液涂片显微镜检查、微生物培养检查及细胞学检查均有助于查找致病菌或癌细胞，明确疾病的病因和性质。有些胸部疾病患者咳出的痰液具有特征性：纵隔畸胎瘤或皮样囊肿穿破入支气管和肺，患者咳出痰液含豆腐渣样皮脂腺分泌物或毛发；肺包虫囊肿穿破入支气管和肺，患者咳出大量包虫囊液和破碎的粉皮样内囊皮。这些痰的特征具有确立诊断之价值。

4. 咯血　咯血是胸部疾病的严重症状，易引起患者的忧虑和医务人员的重视。咯血来源可为气管、支气管或肺组织。对咯血病例应首先排除鼻咽部或喉部出血流入上呼吸道再从痰液中咳出的现象。上消化道出血经口腔呕出者称为呕血，呕血时大多伴有恶心，呕出的血液大多呈暗红色，可混有食物，且为酸性（含有胃酸）。明确为咯血后，需进一步了解咯血量及咯血的次数。咯血量少者仅痰中带血，咯血量多者可达数百毫升。大量咯血的常见胸部疾病有支气管扩张、空洞性肺结核、肺脓肿、支气管腺瘤及肺真菌感染等，出血迅猛者可引起窒息。支气管扩张和空洞性肺结核病例可反复多次大量咯血。中年以上患者，短期内反复出现痰中带血丝或血点，尤其有吸烟史者应警惕可能是肺癌的早期症状，必须仔细地进行胸部X线、CT，光导纤维支气管镜和痰细胞学等项检查，以免延误诊断。检查阴性的患者亦应定期作胸部X线复查。心脏疾病呈现咯血症状最常见的是风湿性二尖瓣狭窄，有时为早期症状，一般咯血量少，但如肺静脉与支气管静脉形成侧支循环，曲张的静脉破裂，即可产生大量咯血。少数咯血病例可能是全身出血素质的一个局部表现。

5. 呼吸困难　患者感觉呼吸费力，亦称气短、气急，是胸部疾病很常见的症状。大多数病例起病缓慢，逐渐加重。气胸、胸膜腔积液、大叶性肺炎等疾病则可急性发作呼吸困难。呼吸困难的程度轻重不一。发生呼吸困难的原因主要是换气量不足，不能适应人体的氧需求。呼吸困难程度轻者患者仍能胜任短距离缓慢步行，但登楼时感觉气急。严重者静息时亦感气急，患者不能平卧。需要端坐呼吸，辅助呼吸肌均参与呼吸运动，并可能呈现皮肤和黏膜发绀。肺、支气管疾病、心脏功能不足、贫血、中枢神经系统疾病，外伤和中毒等均可引起呼吸困难。急性或慢性呼吸道阻塞或痉挛导致气流阻力增加，呼吸时气体流通不畅；气胸、胸膜腔积液、胸内占位性病变、胸壁塌陷畸形等致使肺组织扩张受到限制；肺痰中带血、肺水肿、肺泡内渗液、肺组织弥漫性纤维性变等导致气体交换功能障碍，均可引起呼吸困难。通过病史、体格检查、胸部X线检查和肺功能测定，一般可以明确呼吸困难的病因，了解其轻重程度。

6. 发绀　发绀是血缺氧的一种表现，皮肤和黏膜呈现广泛的暗紫颜色。血液中还原血红蛋白含量增多，每100ml血液中还原血红蛋白超过5g，即可呈现发绀。发生发绀的原因很多：急性或慢性呼吸道和肺部疾病如喉或气管梗阻、支气管哮喘发作、广泛的肺部慢性病变引起慢性阻塞性肺气肿等，均使通气和换气功能受到损害，进入肺泡的空气减少，肺泡内氧分压降低，毛细血管血氧饱和度下降，即可引起发绀。肺动-静脉瘘患者由于较大量的未经氧合的肺动脉血液直接流入肺静脉而出现发绀；多种先天性心脏血管畸形体循环静脉血液未经过肺部即直接流入左侧心腔，形成右至左分流，均可导致发绀。

7. 进食梗阻感、吞咽困难　食管疾病或食管受压造成食管腔狭窄或梗阻均可产生进食梗阻感，晚期可出现吞咽困难。梗阻程度轻者患者仍能进食半流质食物，重度梗阻则流质食物甚至水和唾液亦难于咽下。咽下的食物和唾液潴留在食管内，不能进入胃，可能反流入呼吸道引起吸入性肺炎。对呈现吞咽困难的病例要了解症状出现的时间、轻重程度和病情演变情况。食管癌病例吞咽困难的症状随肿瘤逐渐长大，食管腔狭窄加重而呈进行性加重，贲门痉挛病例则吞咽困难呈间歇性发作，时轻时重且病程较长。食管与呼吸道之间存在异常通道的病例在进食时食物可进入呼吸道而引发剧烈呛咳，咳出物中可见到食物。

（葛　棣）

（二）胸部疾病的体格检查

近年来各种新的诊断方法和检查技术，如CT、MRI、PET-CT、内镜，肺功能测定、超声诊断、放射性核素、心导管检查等对胸部疾病产生的功能和形态改变提供很有价值的资料，使得诊断的精确性大大提高。但是体格检查仍然是胸部疾病临床诊断工作中不可缺少的最简便、最基本的方法，也是外科医师必备的基本技能之一。胸部疾病的体格检查时，如观察患者的呼吸动作、胸壁活动情况，有无发绀、杵状指（趾）、颈静脉怒张；呼吸音性质和强度，有无喘鸣，干、湿性啰音，以及震颤和心脏杂音等，不仅可以加深对病情

5

的了解，而且为采取进一步的诊断措施提供思路。当然对于早期、位置隐匿的胸部病变，体格检查可能查不到阳性体征，但有时某些阴性体征也同样具有重要的意义。

体格检查时应注意患者的神志、体位、脉搏、呼吸、血压、体温、皮肤、黏膜有无发绀、水肿等。颈部检查应注意气管位置是否偏移，有无颈静脉怒张，颈部锁骨上淋巴结有无肿大。对胸部恶性肿瘤病例应检查有无 Horner 综合征和有无声音嘶哑，必要时需检查声带活动情况。检查胸壁应注意双侧胸廓形态，呼吸运动幅度是否对称，有无畸形或肿块，肋间隙是否内陷或外凸，纵隔及心浊音界有无移位和腋部淋巴结是否肿大。胸部叩诊检查有助于发现气胸、胸膜腔积液、肺实变、肺叶或一侧肺不张，肺气肿或体积大、部位浅的胸部占位性病灶。听诊是检查心肺疾病的主要方法之一。心脏听诊可查出先天性心血管畸形和后天性心脏病。有些先天性心脏血管畸形如动脉导管未闭和常见的风湿性心脏瓣膜病变，根据听诊查到的具有特征性心脏杂音即可明确病变的性质，做出正确诊断。肺部病变听诊检查亦可提供有价值的诊断资料。

对胸部疾病患者进行体检时还必须进行系统的全身体格检查。胸部疾病可引起胸外器官、组织的改变。例如肺、支气管或胸膜慢性化脓性感染以及发绀型先天性心脏病患者常呈杵状指(趾)。肺部疾病还可引起四肢骨关节肥大、肿胀、疼痛。肺和纵隔恶性肿瘤可并发神经系统或其他器官、组织转移或压迫的征象，呈现脑、脊髓占位性病变的征候；臂丛神经、喉返神经、膈神经、交感神经、上腔静脉受压迫；肝、腹腔、骨骼系统转移；以及内分泌系统功能失常的症状等。食管下段及贲门癌病例需常规做直肠指诊，以了解盆腔内是否有种植转移病灶。

（葛　棣）

（三）胸部影像学检查

1. 胸部X线检查　尽管数字式X线摄片成像已成为常规检查，但随着CT及MRI检查技术普及和迅猛发展，胸部X线检查日趋减少，其临床价值有限，由于精准医疗要求，已逐步被新技术所取代。胸部X线检查仍是发现胸部病变最常使用和便捷的技术，即使不能对病变做出决定性诊断，它也是进一步做其他影像学检查的基础。由于其同时包括较大范围的胸部结构，价格低廉，迄今仍是许多胸部疾病复查、观察病变变化的首选快捷方法。

胸部X线检查主要包括透视、常规胸部正侧位摄片、造影检查等技术。

胸部透视主要优势可在多方位观察病变，尽可能消除摄片前后或左右重叠问题，更有助于病变定位及鉴别诊断，同时可观察病变或器官组织的运动状态，有助于了解其功能或病情严重程度。例如：脊柱旁、心脏后方、膈肌或肋膈角等隐匿部位的胸部病变，在常规正位摄片检查时易漏诊或误诊，透视通过转动患者，改变体位而得以显示。另外，肺充血时在透视下可动态观察特征性的肺门舞蹈征。由于患者检查时接受的辐射剂量较大，因此，临床上较少应用，有时仅作为是胸部摄片的补充。

胸部造影检查主要有食管造影、脓胸窦道、瘘管造影以及心血管造影等。食管造影X线是诊断食管疾病的首选重要影像检查技术。

根据采用对比剂不同，食管造影分为钡餐造影和碘水造影。常规采用钡餐造影，主要观察食管黏膜情况，管壁收缩运动和柔润性、管腔有无充盈缺损、狭窄、梗阻、扩张、憩室形成和受压移位等。若食管癌术后，造影可了解有无瘘及吻合口通畅情况；若心脏疾病，可根据食管受压移位或局部压迹等，间接判断心脏各房室增大情况及程度等。若需观察有无食管瘘或食管气管瘘等，常采用碘水食管造影。

脓胸或胸壁窦道采用碘水造影，则有助于明确病变范围、长度、部位及是否与胸内脏器相沟通，为进一步精准手术，提供重要解剖信息。

心血管造影采用数字化X线减影造影技术重点了解心脏、冠状动脉和主动脉及其分支病变等，主要应用于介入治疗。

2. 胸部CT检查　随着多排CT机普及和推广运用，CT检查已成为胸部疾病诊断及疗效评价最主要影像学手段，并已成为首选检查方法。CT完全消除位置重叠问题，可发现X线片中的隐匿部位病变，CT具备很高的密度和空间分辨率，从而更发现早期病变或小病灶等，采用CT三维重建技术，可多方位显示病变及其与邻近结构间相互关系，为精准手术及其治疗等提供重要解剖细节。

胸部CT检查分别采用肺窗观察肺组织，纵隔窗观察纵隔等软组织，骨窗观察胸部诸骨病变。检查根据扫描方式分为：①普通扫描（平扫）：系不使用含碘对比剂的常规扫描，扫描范围通常从肺尖至肺底。对肺部小病灶（<1.0cm）和胸部诸骨骨折等，常采用平扫，即能满足诊断要求。②增强扫描：通常在平扫的基础上，经静脉快速注射碘对比剂后延迟一定时间后进行的扫描，仅使用纵隔窗观察。用于了解病变血供状态，从而进行诊断，主要帮助鉴别良、恶性病变等；同时可鉴别血管性与非血管性病变；明确纵隔旁或纵隔病变与心脏大血管的关系，以便决定病变程度和范围等，为可否手术治疗提供依据以及了解病变的血供情况；恶性肿瘤非手术治疗后疗效评价及其判断等。

③高分辨力扫描：为采用薄层（1mm）扫描及高分辨力算法重建图像的检查技术。主要用于观察肺部病灶的微细结构，对肺癌前期病变、早期肺癌、弥漫性肺间质病变及支气管扩张的诊断具有重要作用，常多用肺窗观察，它是常规扫描的一种有益补充。④动态增强扫描：指静脉注射对比剂后对某感兴趣区行多期相快速动态扫描，以了解病变对比剂的浓度变化，主要用于精准判断良恶性病变、血供丰富的病灶和血管性病变诊断与鉴别，同时，对恶性肿瘤非手术治疗疗效更客观评价。⑤CT 灌注成像：从静脉高速率（>5ml/s）快速团注对比剂时，对感兴趣区域进行连续几乎无间断动态 CT 扫描，获得感兴趣区域高精度时间-密度曲线，根据曲线中 CT 值的变化，有效地反映局部肺组织及其病变微血管血流灌注量的定量参数，从而更精准诊断病变及其疗效评价等。

由于后 64 排 CT 亚毫秒扫描机的推出，可进行全胸部一次性超快速容积扫描，极大提高纵轴方向的空间分辨力，采用强大的后处理三维重建技术，可对胸部病变进行立体多方位成像观察，因此，更有利于对细微病变的观察。且具有肺结节分析功能、肺灌注功能成像、肺支气管成像、支气管仿真内镜功能、心血管（包括冠状动脉、主动脉和肺动脉等）CT 血管成像（CTA，CTAngiography）、心肌负荷血流灌注成像及其血管血流动力学定量功能分析技术等。

3. 磁共振成像（MRI）　与 CT 扫描相比，磁共振成像最大优势为无创无辐射检查，更适合儿童、年轻人等对射线敏感者，并且 MRI 不需要后处理便可直接获得冠状面、矢状面和横断面三维扫描图像，更重要 MRI 利用多参数多序列扫描，除体现解剖结构外，尚可反映人体各组织的生理、生化和代谢改变。脂肪、血液、纤维组织、肌肉、液体成分、病灶内出血、坏死等在不同序列显示不同信号强度（即多模态成像），可提供更多判断疾病的信息，尤其对纵隔、心脏及其大血管、胸椎和胸壁病变的诊断，具有十分独特优点，若采用顺磁性对比剂 Gd-DTPA 进行增强扫描，对病灶定性诊断及其血管性病变等尤为重要。

5

其次，MRI 平扫结合增强动态扫描，尚可对肺癌纵隔、胸壁侵犯以及有无肺外转移的评估亦有帮助，可用于肿瘤分期。因肺实质质子密度低，肺泡组织-空气界面产生较大磁场梯度，以及呼吸运动和心脏搏动造成较多伪影，常规 MRI 难以显示肺组织及其较小病灶，故对肺较小病变诊断价值有限。

近年，随着 MRI 软硬件改进和开发，超快速屏气扫描能在单次屏气中完成整个胸部检查，扫描时间极大缩短，使得胸部 MRI 动态增强成为可能，其适用领域也越来越广。

动态增强 MR 血管成像可用来诊断肺动静脉、心脏及主动脉疾病，结合 MR 电影检查可动态观察各心腔及大血管内血流情况，主要用于判断复杂性先天性心脏病、胸主动脉狭窄、动脉瘤和主动脉夹层真假腔及其分支受累情况等；冠心病及其各类心肌病等，对心肌坏死、存活及其纤维化的判断及其疗效评价等，MRI 发挥重要作用，尤其高端 MRI 设备，并可进行半定量或定量研究。MRA（MR angiography）除用于肺栓塞诊断外，可同时判断肺实质的灌注异常，从而评价肺灌注及其肺功能状况，其次，还可对临床很多其他疾病（如肺纤维化、肺气肿、肺肿瘤等）的肺灌注情况进行评估，通过治疗前后对比，对疗效进行评价。动态增强 MRI 也能反映肺良恶性结节（>3.0cm）的供血特点及差异，对有时 CT 检查难以判断良恶性结节者，可作为补充定性诊断技术。MR 波谱成像对纵隔肿瘤和肺不同性质孤立性结节内生化物含量的差异来进行良恶性鉴别，但尚处研究阶段。

（曾蒙苏）

（四）支气管镜检查

硬质支气管镜检查在临床上应用已逾百年。1967 年后，随着光纤支气管镜（下称纤支镜）应用到临床，经支气管镜肺活检（TBLB），自荧光纤支镜和支气管肺泡灌洗技术的出现，支气管镜检查已成为气管、支气管内病变诊断的关键手段。

最初使用的支气管镜是不同长度和直径的硬质金属管，带有光源照明，可应用于儿童和成人。近年生产的硬质支气管镜，已有望远功能甚至配备周围照明装置，可看到实物相同大小或放大的视野。应用硬质支气管镜检查时需全麻，且无法调整镜头方向，可见到的支气管范围有限。但是，由于硬质支气管镜具有工作孔内径大，便于观察靶目标和取出异物等优点，仍是临床不可缺少的工具。

目前生产的纤支镜有多种型号，可适应新生儿到成人的检查要求。但与硬质支气管镜比较，纤支镜的工作孔内径较小，吸引分泌物或使用活检钳等附件受到一定限制，也无法用其取除一些较大的异物或做某些介入性治疗操作。纤支镜的图像是通过光传导束和检视束玻璃纤维束结合形成的。通常有两个光传导束和一个检视束，准确地反映采集的图像。

近来已使用微型化的 CCD 技术替代光纤系统，将影像传送到电视监护器，称电子支气管镜（bronchovideoscope）或视屏支气管镜。可产生具有较高的图像分辨率，色彩和亮度的视频图像。允许准确地展现细小的黏膜颜色变化。其遥控设置还具有控制释放、静止、缩放与录像等功能。

1. 支气管镜检查的适应证和禁忌证　支气管镜

检查的适应证包括：

(1) 不明原因的痰中带血或咯血。

(2) 不明原因的肺不张。

(3) 反复发作且吸收缓慢的肺叶段肺炎。

(4) 不明原因的干咳或局限性哮鸣音。

(5) 不明原因的声音嘶哑、喉返神经麻痹或膈神经麻痹。

(6) 胸部影像学表现为孤立性结节或块状阴影。

(7) 痰中查到癌细胞，胸部影像学阴性。

(8) 肺部感染需经防污染毛刷或支气管肺泡灌洗(BAL)分离鉴定病原菌。

(9) 诊断不清的肺部弥漫性病变。

(10) 需做 BAL 和 TBLB 检查者。

(11) 怀疑气管-食管瘘者。

(12) 观察有毒气体引起的气道损伤、烧伤。

(13) 选择性支气管造影。

(14) 肺癌的分期。

(15) 气管切开或气管插管留置导管后怀疑气管狭窄。

(16) 气道内肉芽组织增生、气管支气管软化。

(17) 治疗需要，如取除气管支气管内异物，帮助建立人工气道，治疗支气管内肿瘤，治疗支气管内良性狭窄，放置气道内支架，去除气管支气管内黏稠分泌物等。

支气管镜检查的禁忌证包括：

(1) 麻醉药物过敏。

(2) 通气功能障碍引起 CO_2 潴留，而无通气支持措施者。

(3) 气体交换功能障碍，吸氧或经呼吸机给氧后动脉血氧分压仍低于安全范围者。

(4) 心功能不全，严重高血压和心律失常者。

(5) 颅内压升高者。

(6) 主动脉瘤。

(7) 凝血机制障碍，血小板低于 $75\times10^9/L$。

(8) 近期哮喘发作，或不稳定哮喘未控制者。

(9) 大咯血过程中或大咯血停止时间短于 2 周者。

(10) 全身状态极差者。

(11) 受检者精神高度紧张、未用药物控制者。

2. 支气管镜检查准备　支气管镜检查前，医师应全面了解患者的病史、心肺功能，有无禁忌证。有高血压，心绞痛病史者，应制订好术中监护和应变计划。对于严重的通气功能障碍者，应先建立人工气道，在机械通气条件下进行检查。存在轻度低氧血症时，应准备好鼻导管或面罩吸氧设备。但对于严重低氧血症者，吸氧 8～10L/min 以上仍不能保持动脉血氧饱和度在 95% 以上者，应建立人工气道，在呼吸支持、高浓度吸氧等条件下进行检查。

拟在局麻下进行支气管镜检查时，应向患者说明检查的目的和意义，术中可能出现的疼痛、不适，以及有痰时的处理方法。对于精神紧张者，术前应给予镇静药物，如安定类药物。对咳嗽强烈者应给予强效镇咳药物可待因，但应警惕这些药物的呼吸抑制作用。为减少迷走神经反应和气道分泌物过多，可在术前半小时给患者肌注阿托品 0.5mg。在全麻下行支气管镜检查时，除常规的全麻术前准备外，也可给予阿托品肌注，以便减少气道分泌物，利于手术的顺利进行。

施行局麻下支气管镜检查时，可经喷雾或雾化吸入 2%～10% 利多卡因麻醉。支气管镜通过声带后，立即通过工作孔滴入 2% 利多卡因 5ml 作下呼吸道麻醉，利于支气管镜检查。为减少支气管镜刚通过声带时的反应，也可在术前经环甲膜穿刺滴入 2% 利多卡因 5ml，这样可在很大程度上减少不良反应。

对所有接受检查的患者，均应由助手协助观察呼吸次数、呼吸节律、心率、心律和动脉血压等内容。有条件者还应实时监护心电图，无创性血氧饱和度和动脉血压，如有变化时应及时通知术者和采取必要措施。

3. 常规支气管镜检查方法　全面的支气管镜检查应从上呼吸道开始到支气管镜无法观察到的段或亚段支气管为止。

喉由许多软骨连接而成，其中环状软骨最硬，是呼吸道中唯一完整的软骨环，侧后壁附着甲状软骨。后者在此可有轻度的旋转和前向运动。会厌始于甲状软骨前壁后面，沿舌根部向上延伸。左、右声带随呼吸和发声平行地向中线和两侧运动，出现运动失调或麻痹时常提示喉返神经受损。

成人气管长约 12～14cm，上面通过环气管膜附在环状软骨上，下面平第 4 胸椎处分成左右支气管。支气管镜检查时可见气管黏膜光滑，下面隐现半环状软骨环。吸气时，气管内径扩大成圆形。呼气时，可看到软而扁平的后壁，略微突向管腔。气管横断面最常见的畸形为“鞘”样畸形，致横径断面变窄，类似三角形。甲状腺肿大时，可压迫后面的气管，引起管腔横断面呈卵圆形改变。已做气管切开或气管插管的患者可因导管的摩擦、气囊压迫而引起气管损伤，支气管镜检查时可见到这些变化。

气管下端由隆嵴将气管分成左右支气管。隆嵴是由马鞍形软骨、气管间韧带和支气管、心包膜纤维附着部组成，呈锐角。隆嵴增宽常提示隆嵴下淋巴结肿大。较大的支气管和下叶支气管仍具有与气管相似的软骨。中等大小的支气管，上叶和中叶支气管及段支气管则为大而不规则的软骨片。使用硬质支气管镜时，只能看到段以上的支气管，而可曲支气管镜则可达亚段水平。支气管软骨有保持气道开放作用，局部创伤后的软骨软化可造成呼气时气道陷闭。

支气管镜检查时可应用活检钳采取活组织标本，进行病理、免疫组织化学甚至分子生物学等方面的检查，帮助做出正确诊断。对于支气管镜看不到的结节病灶或片状阴影，可将支气管镜的头端插到与拟采取病灶相连的支气管，伸出活检钳到支气管后，在透视帮助下将活检钳伸入病灶内钳取活组织标本。对于活检钳不能接近的支气管外病灶需改用其他方法，如针刺吸取活组织成分或细胞。夹取肺组织时，应尽量将无锯齿活检钳伸至肺外周，才能取得较满意的肺组织，但应注意避免夹破脏层胸膜引起气胸。活检钳夹住胸膜时，患者常可感觉到明显的胸痛。因此，当患者诉胸痛反应时应立即向外退出活检钳，调整方向及深度后再操作。只有证明活检钳半关闭后仍然距胸膜达 1～2cm 以上才开始活检。

为采集细胞学标本，可调整支气管镜镜头的方向，将毛刷紧贴在靶目标上，前后拉动 3～5 次即可。毛刷随支气管镜拉出后，将刷检毛均匀地在载玻片上涂抹，供细胞学检查之用。也可将毛刷放在生理盐水内洗脱，离心后再进行细胞学或免疫组织化学甚至分子生物学检查。对支气管镜无法见到的肺周围病灶，可在透视引导下，将毛刷伸至病灶内刷取，帮助提高诊断率。

为分离和鉴定病原微生物，可采用单套管或双套管毛刷采集防污染标本。因为局部麻醉药物有抑制细菌生长的作用，所以检查前应给予患者充分的镇静，镇咳药物，以便减少检查时的麻醉药物用量。如应用环甲膜穿刺注入局麻药物，最好令患者取健侧卧位后注射，使麻醉药物主要分布在气管和健侧支气管，减少麻醉药进入欲检查的支气管，以帮助提高检出率。

4. 自荧光纤支镜　自荧光纤支镜（autofluorescence bronchoscopy，AFB）已经陆续应用于临床。对于中央型肺癌，特别是支气管腔内病灶，早期 CT 不能显示，需要支气管镜检查才能发现。偶有临床上可见到痰中恶性细胞，但支气管镜无法看到病变。这是因为常规白光支气管镜（WLB）不能发现一些黏膜和黏膜下早期病变，有时需数月甚至 2～3 年才能表现出肉眼可见病变。

AFB 的机制为利用组织自荧光的不同特性观察和分析气管和支气管黏膜病变。众所周知，当用一特殊波长的光激发正常组织时，可发出特异的荧光。病理状态时，由于疾病过程引起的相同组织的结构完整性变化可改变或抑制自荧光。但发射出的荧光强度极低，不能被肉眼看见。技术进步，已可将现代的精密照相机、计算机控制的图像分析技术和肺-图像荧光内镜系统连到光纤支气管镜上，对气道做自荧光检查。可实时采集图像，帮助检测正常气管、支气管黏膜中很小区域的荧光变化。在气管支气管树上异常荧光区域黏膜的活检可增加对小的恶变前病灶（发育异常）或早期恶变（原位癌）的检出率。

欧洲大样本研究收集了 1173 位年龄>40 岁且吸烟指数大于 20 年支的人群，分别使用常规 WLB 和联合 WLB+AFB 进行检查。发现后者检查出 5.1% 的人群存在肿瘤侵袭前病灶（Ⅱ～Ⅲ度异型增生和原位癌），而 WLB 仅检出 2.7%（P=0.037）。用 AFB+WLB 指导活检，可以将 WLB 组活检的敏感性从 57.9% 提高到 82.3%。另有研究也表明，AFB 联合 WLB 较单用 WLB 诊断中重度不典型增生和原位癌的相对敏感性为 1.5，并提高特异性（91% vs. 50%）。据此推论，AFB 确能提高早期中央型支气管肺癌诊断率，但由于支气管镜能直接观察的范围有限，对周围型肺癌的诊断意义不大，无法作为肺癌筛查手段。尽管有上述限制，对长期大量吸烟、中央型鳞癌的高危患者，特别是影像学检查阴性的反复痰中带血患者有重要意义。对各种介入性操作，如不可手术的肺癌患者腔内治疗时，也可用 AFB 确定病变部位，指导治疗。与传统纤支镜比较，自荧光纤支镜检查除了略增加检查时间外，并没有增加并发症。

5. 支气管内镜超声　即使是现代的诊断技术，如 CT 和 MRI 扫描，对肺癌的分期也无法做到完全精确，可被诊断的淋巴结累及仅达 50% 左右，常规纵隔检查为阴性的病例可达 60% 左右。一些作者建议对肺癌患者应行经纤支镜针吸活检（TBNA）来提高分期准确性。但外部超声无法检查气管旁和肺门区域，经食管超声也无法检查气管前、肺门右侧及其前面结构，只有使用支气管内超声（endobronchial ultrasound，EBUS）检查才能达到这一目的。这一新技术，将从无创或微创角度为胸外科制订手术方案提供重要帮助。

目前有两种 EBUS 的检查方法：一种是在支气管镜顶端放置旋转传感器，提供沿气管镜长轴 360°的图像。另一种是在气管镜顶端放置的线性传感器，可以提供和长轴平行 50°的图像。EBUS 的作用主要有三方面：①增加孤立肺结节活检的阳性率；②增加普通 TBNA 对肺门和纵隔淋巴结活检的阳性率，更好地进行肺癌分期以指导治疗；③增加早期支气管内肿瘤（原位癌）的检出率和进行局部治疗。已有研究表明在使用旋转传感器对<2cm 的孤立肺结节活检时，EBUS 可以将检查阳性率提高到 70% 以上。在纵隔和肺门阴影的检查中，EBUS 也较常规盲法 TBNA 有更高

的阳性率。

对于淋巴结分期，EBUS 也有其优越性，在适当的条件下可发现小到 2～3mm 的淋巴结。此外还可将 EBUS 与 TBNB 结合起来，由于 EBUS 可帮助定位小到 8mm 以下的淋巴结，可明显提高诊断率并减少并发症。众所周知，纵隔淋巴结的分期决定着非小细胞肺癌（NSCLC）患者的治疗策略和预后。最理想的情况是，对每一位患者均进行明确的淋巴结分期，然后决定治疗方案。有学者使用 EBUS 正确评估了 207 例患者中 172 例（71%）的纵隔淋巴结分期。平均淋巴结大小为 1.7cm。另一项 200 例患者的研究中，EBUS 引导的淋巴穿刺与常规 TBNA 相比，淋巴结分期的准确率在隆嵴下淋巴结相似，而在其他组的淋巴结中，EBUS 的准确率则有明显提高（84% vs 56%）。在 PET 阳性的纵隔淋巴结中，EBUS 也可以用来指导淋巴活检采样。同时，EBUS 可以和经食管超声内镜（EUS）联合使用，EUS 可以达到某些 EBUS 不能达到的部分淋巴结。两者可以起到相互补充的作用，从而对大部分纵隔淋巴结进行准确穿刺，以期达到完全代替纵隔镜的效果。

此外，EBUS 通过对黏膜下超声结构的观察，可发现 CT 不能显现的支气管内肿瘤。早期肿瘤的病理解剖定义是肿瘤没有突破到黏膜下。在纤支镜看到的肿瘤中仅仅 75% 可被放射线学发现，在一些所谓的早期支气管肺癌患者中，也可发现有支气管壁浸润，甚至局部淋巴结肿大。在黏膜改变时，甚至当黏膜似乎完整时，常规支气管镜显然无法发现这些肿瘤。EBUS 则可显示改变后的黏膜下层解剖学结构，因此可以发现肿瘤黏膜下浸润。EBUS 不仅可以检查肿瘤的浸润程度，并可对原位癌进行治疗。在一项日本的研究中，EBUS 可正确地检查出 24 例肺癌患者中 23 例的肿瘤支气管浸润深度，其敏感性和特异性均较 CT 高。对其中 18 例早期 NSCLC 或原位癌患者中的 9 例进行了光动力治疗，随访 32 个月未发现有肿瘤的复发。

以往的经验表明，EBUS 还能发现纵隔器官的浸润，如腔静脉或主动脉。在鉴别支气管壁是否被纵隔肿瘤浸润时，EBUS 也优于影像学检查。在一些有经验的单位，EBUS 已成为有用的常规方法。1999 年日本的一个多中心研究表明，初学者在局麻下也能安全地应用，甚至没有任何副作用。另一个研究表明，对于大多数病例，非常局限的局部肿瘤的 EBUS 术前分期可相当于术后组织学结果。

在一个随机前瞻性研究中，为早期发现局部肿瘤，还将 EBUS 和荧光纤支镜结合起来，结果表明能明显提高支气管壁良、恶性病变的鉴别诊断水平。进一步的前瞻性研究将与常规方法比较，并改进包括多普勒超声解剖学，组织计算分析并加活检，提高诊断水平。

6. 支气管肺泡灌洗　支气管肺泡灌洗（BAL）可用于间质性肺疾病、肺泡蛋白质沉着症、不明原因的肺部感染或其他诊断不明的弥漫性肺病变。先将可曲支气管镜放置到目标支气管（通常为右中叶或左舌段的段支气管开口）后，滴入 1:10 000 的肾上腺素 1ml 收缩黏膜血管，舒张支气管，帮助回收灌洗液。然后 3～5 次注入 100～150ml 加温近 37℃ 的生理盐水，用 100cm 水柱左右的负压回收到串联容器内。通常第 1 次回收量最少，以后顺序增多。总回收液体量可达到灌注总量的 40%～60%。影响回收率的因素主要为支气管的通畅性和回收的负压。原有支气管病变，如支气管充血、肿胀及炎症造成的气道狭窄或支气管反应性增高，气道平滑肌收缩和平滑肌肥厚可明显影响灌洗液回收率。此外负压水平也影响回收效果。负压过低固然不足以吸引出灌洗到支气管内的液体，而使灌洗液潴留在支气管肺泡内。但负压过高，可陷闭引流的支气管，也影响液体回收。检查前的准备工作，如镇静药物、麻醉药物甚至支气管扩张药的合理使用可明显降低支气管反应性，改善回收率。

为分析细胞成分，在做 BAL 时应尽量避免镜头碰伤支气管黏膜，引起出血。为达到这一目的，也可使用充分的镇咳药物，避免咳嗽时镜头碰伤支气管黏膜。此外，灌洗前向镜头可能触及的支气管黏膜区滴少量 1:10 000 肾上腺素也可帮助达到这一效果。在使用 BAL 技术分离和鉴定病原微生物时，也应避免黏膜的损伤出血，同时还应避免或尽量减少使用局部麻醉药物或抗生素，以免它们抑制病原微生物在培养基中的生长。

7. 支气管镜检查术并发症和处理　某些患者在支气管镜通过上气道、声门进入气管的过程中，可出现喉、支气管痉挛，呼吸暂停，甚至心搏骤停等严重并发症，这与患者准备不充分有关。检查前给患者做好充分的解释工作以减少精神紧张，给予镇静药物，肌注阿托品及充分的上气道局部麻醉对于减少或避免这些并发症是非常重要的。此外，对支气管镜检查医师和助手的全面训练也有助于减少这些并发症。

部分支气管镜检查时出现的威胁生命并发症与预先使用的药物和局部麻醉有关。加重因素包括高龄、心血管病、慢性肺疾病，肝肾功能异常、癫痫和精神状态改变。中度镇静、抗焦虑、肌松剂可增加患者合作，便于检查。但是有器官功能不全时，应调整剂量，以便减少药物引起的呼吸抑制、低血压甚至心律失常的并发症。

在全麻或局麻清醒状态下行支气管镜检查常导

致低通气和氧合功能降低，严重者会出现 CO_2 潴留和低氧血症，这在支气管镜刚通过声门时最明显。因此，对于高龄和原有心肺疾病者，应连续监测动脉血氧饱和度和心电图。如果患者吸氧后或经机械通气给氧后动脉血氧饱和度达不到90%以上，不应进行支气管镜检查。术中应调整给氧流量，使血氧饱和度保持在90%以上。

原有心血管疾病，特别是有心内膜炎的患者，在硬质支气管镜检查前应常规使用抗生素，预防检查过程中黏膜或组织损伤后，细菌入血引起感染。应用可曲支气管镜时可不作为常规。但考虑到检查过程中也常可损伤黏膜，也有作者建议常规应用抗生素预防。

通常支气管镜检查后出现的暂时发热不需要抗生素治疗。然而，发热同时伴有胸部影像学提示的肺内斑片状阴影，或持续性发热，需给予抗生素治疗。治疗前后应收集系列痰标本，分离培养和鉴定病原菌，为调整抗生素时参考。老年患者、原有慢性肺部疾病、支气管内阻塞和支气管镜手术治疗过的支气管内肿瘤及免疫功能低下者，支气管镜检查后易出现发热，大多在24小时内会自然消散，但免疫功能低下和年老体弱者易并发严重的肺部感染，需积极的抗生素治疗。

透视引导下经支气管镜肺活检后发生气胸的概率约4%左右。不用透视引导时，气胸的发生率更高。机械通气患者中，特别是原有慢性阻塞性肺病或肺大疱者，做TBLB手术时气胸发生率明显增加。免疫抑制宿主接受经支气管镜肺活检(TBLB)时，气胸发生率约为正常人的3～4倍。因此，最好在透视引导下做TBLB，术后常规透视或摄胸片复查。气胸量超过20%时，应予胸穿抽气或插管闭式引流治疗。

出血是支气管镜检查最常见的并发症之一。即使是无出血倾向的患者，经受检查时机械创伤、活检、支气管毛刷和负压吸引也可以有一定程度的出血概率。术前适当地评价出凝血功能可在一定程度上避免出血。已知有出血性疾患的患者，特别是那些患血小板功能异常或血小板减少症的患者，支气管镜手术后出血或咯血危险性明显增加。此外，尿毒症患者在支气管镜手术后出血的发生率也可达45%左右。有的作者建议BUN高于10.8mmol/L或肌酐>265.2μmol/L也是支气管镜手术的禁忌证。少量出血时，在局部滴入1∶10 000肾上腺素即可取得很好的效果。大量出血时应根据出血的原因，部位和血管受损的程度而选择相应针对病因的药物，或局部高压气囊压迫等治疗。

（张　新）

（五）活组织检查

从原发或转移病灶取活体组织作病理切片检查用于确诊疾病，简称活检。出凝血时间延长、血小板缺乏、应用抗凝剂或凝血机制障碍是活检的禁忌证。活检方法包括穿刺（细针吸取或活检针切取）、活检钳钳取或手术切取等。通过各种内镜都可以活检，胸外科医师常用的活检技术如下。

1. 颈部或斜角肌淋巴结活检　肺、食管、纵隔等胸部恶性肿瘤以及胃、胰腺、前列腺和盆腔肿瘤均可转移到颈部淋巴组织，淋巴瘤以及胸部其他疾病如结核、真菌等特异性感染、结节病也可扩展侵入颈部淋巴组织。能在颈部扪及肿块者可做穿刺或切取活检；未能扪及肿块者，切除斜角肌脂肪垫中的淋巴组织做切片检查，约10%～20%的病例可明确诊断。斜角肌淋巴结活检临床应用较少，操作方法：全麻下在锁骨上方1cm胸锁乳突肌外侧作4cm横切口，将胸锁乳突肌向内侧牵拉，肩胛舌骨肌向上外方牵拉，从前斜角肌的前方分离，切除含有淋巴结的脂肪垫。少数病例可能发生气胸、膈神经损伤和左侧颈部胸导管损伤等并发症。

2. 纵隔淋巴结或纵隔肿物活检　纵隔淋巴结活检用于肺癌分期、明确病理诊断和分型，纵隔肿物活检用于不能手术切除但需要明确病理诊断的患者。

(1) 经皮穿刺活检：当纵隔肿物或肿大融合的纵隔淋巴结紧贴胸壁并偏向一侧，能避开胸骨或肋骨的遮挡时，可在超声或CT引导下进行经皮穿刺活检。

(2) 经气管支气管/食管超声引导针吸活检：经气管支气管超声引导针吸活检（EBUS-TBNA）已经取代纵隔镜成为肺癌患者分期诊断的主要方法，除了常规的第2、4、7组淋巴结，还可用于纵隔镜难以企及的第3p、5组淋巴结，并最远可穿刺左侧上下叶支气管分叉、右侧中下叶支气管分叉旁的淋巴结。相比之下，经食管超声引导针吸活检（EUS-FNA）的应用较少，可用于第8、9组淋巴结以及食管和食管旁肿物的活检。EBUS和EUS创伤很小，标本量少，对标本处理的要求高。诊断的敏感度和特异度与纵隔镜相当。

(3) 经纵隔镜纵隔肿物或淋巴结活检：常规的经颈部纵隔镜检查可用于肺癌第2、4、7组淋巴结以及上纵隔肿物的活检，仍是评估肺癌纵隔淋巴结状况最准确的手段，敏感性约90%、特异性100%。操作方法：全麻下在胸骨切迹上一横指处作3～4cm横切口，切开皮肤和颈阔肌，沿中线纵向分离颈前肌群至气管前筋膜，剪开气管前筋膜，用示指钝性分离气管前血管后间隙，在间隙中放入纵隔镜并钝性分离推进至隆突水平，对气管旁或隆突下的肿大淋巴结实施活检。纵隔镜检查的严重并发症发生率在1%左右，主要的危险是出血，必须强调在直视下操作，活检前先穿刺排除血管的可能，对伴有上腔静脉阻塞综合征的患者应禁忌或慎行。

（4）前纵隔切开活检：前纵隔切开后可直接观察或借助纵隔镜观察纵隔病变情况和肺门淋巴结是否肿大并活检，尤其适用于左侧第5、6组淋巴结活检。操作方法：全麻下在胸骨旁第2肋间作长约4cm横切口或切除第3肋软骨，向内推开或结扎胸廓内血管，向外推开胸膜，即可显露前纵隔。如术中发生胸膜破损可行闭式引流，或鼓肺排气后缝合。

（5）经胸腔镜肺门或纵隔淋巴结活检：胸腔镜下活检可用于上述方法不能确诊且没有其他替代选择时。由于进入胸腔，需要双腔气管插管及单肺通气，创伤较大，相关并发症发生率也较高，仅作为备选的最终检查手段。

3. 胸膜活检　胸膜活检的适应证：原因不明的胸膜病变，贴近胸膜的肺肿瘤，原因不明的胸腔积液以及感染性胸腔积液的病原微生物分离鉴定。胸膜活检可在局麻下使用Abram、Vim-Silverman等胸膜活检针进行，并发症主要是出血和气胸，少部分患者可出现虚脱，或损伤邻近的肝、脾或肾脏。如果患者可以耐受，现在越来越多的胸膜活检在全麻下通过胸腔镜完成，具有可直接观察病变、视野广、活检标本量大、可进行如胸膜固定等简单的外科操作等优点，但创伤较大。

4. 肺组织活检　对于肺部局限性病灶或弥散、多发结节状病变，采取肺组织作病理切片检查或微生物学检查可以明确诊断。肺癌患者因健康状况不适于手术治疗或拒绝手术治疗者，肺组织活检可明确癌肿的组织学类型，便于制定非手术治疗方案。

（1）经皮肺穿刺活检：肺部病灶紧贴胸壁，超声可探及的可在超声引导下穿刺，超声不能探及的周围性肺部病灶可在CT引导下穿刺。穿刺病理确诊是恶性肿瘤的不可切除病例，可选择同期行射频消融术。主要的并发症是气胸和出血，可能会造成穿刺针道的肿瘤细胞种植。

（2）经支气管镜肺组织活检：在X线透视监视下或外周超声引导下或电磁导航下经支气管镜用特制的活组织穿刺针穿过支气管壁，进入肺部病灶采取组织供做切片或细胞学检查。

（3）剖胸或胸腔镜下肺组织活检：用于其他方法未能确诊的弥散性肺浸润或结节病变；对于可手术的肺部病灶，考虑癌肿的可能性很大，可以切除病灶后行术中冷冻病理检查，明确诊断后同期施行肺癌根治术。

（徐松涛　奚俊杰）

（六）放射性核素检查

胸部外科疾病的放射性核素检查，可以使用SPECT（单光子计算机断层成像仪，single photon emission computed tomography），也可以应用PET（正电子计算机断层成像仪，positron emission tomograph）。SPECT检查包括肺通气显像、肺灌注显像、肺肿瘤阳性显像等，主要用于慢性阻塞性肺病如肺气肿的诊断和肺栓塞（PE）的诊断及治疗后随访以及肺肿瘤诊断。PET主要进行肺肿瘤的诊断、鉴别诊断、预后和治疗疗效的评估。

1. 肺灌注显像（pulmonary perfusion imaging）

（1）原理：肺毛细血管直径约为10μm，经肘静脉注入直径10～60μm的放射性颗粒后，这些颗粒随肺动脉血流随机地暂时嵌顿于肺毛细血管床内，从而可以通过多体位肺平面显像或断层显像，得到肺血流灌注影像。放射性颗粒在肺内的分布与肺动脉血流灌注成正比，因而肺灌注显像反映肺动脉的血流分布。当肺动脉血管出现狭窄或栓塞时，相应血管辖区的肺血流减少或无血流，随血流进入该区域的放射性颗粒减少甚或为零，在肺影像的相应区域呈现放射性分布减低或缺损区，可用来协助诊断肺部疾病。应用感兴趣区技术进行定量分析，可对肺局部及分肺血流和功能进行评估和预测。

通常一次常规显像的颗粒数约20万～70万个，栓塞嵌顿0.1%的肺毛细血管床，有效半衰期为3～5小时。放射性颗粒降解为碎片后，离开被嵌顿的肺毛细血管进入体循环，最后被单核-吞噬细胞吞噬清除，大部分解离后经尿排出。

（2）显像剂：常用的肺灌注显像剂是^{99m}Tc标记的大颗粒聚合人血清白蛋白（macroaggregated albumin，MAA）或人血清白蛋白微球（human albumin microspheres，HAM）。它们只是暂时性栓塞肺血管床的部分细微血管，按药盒规定的方法使用可保证其安全性。行^{99m}Tc-MAA标记时应注意将^{99m}TcO-4洗脱液缓慢注入MAA冻干瓶内，然后轻轻摇动混匀，以避免形成大量泡沫。

（3）方法：患者安静平卧，经肘静脉缓慢注入在注射前振荡摇匀的^{99m}Tc-MAA悬浮液37～110MBq（1～3mCi），并在注射时尽量避免抽取回血。疑有肺动脉高压等引起肺内血流重新分布的疾病时可采用坐位或直立位注射。显像最适宜的体位是坐位或直立位，可避免膈肌等腹部结构对肺的挤压。平面显像常规取前后位（ANT）、后前位（POST）、左侧位（L-LAT）、右侧位（R-LAT）、左后斜位（LPO）、右后斜位（RPO）6个体位，必要时增加左前斜位（LAO）、右前斜位（RAO）。也可进行断层显像。注药后5～10分钟即可开始显像。

（4）正常影像：双肺影像清晰。前位见双肺轮廓

5

完整，右肺影较左肺影大，除肺尖、周边和肋膈角处放射性分布略显稀疏外，双肺放射性分布均匀。后位两肺大小相似，放射性分布均匀，周边略稀疏。侧位双肺影呈蛤蚌形，后部放射性分布较浓。肺血流定量，左肺占45%，右肺55%。

（5）异常影像：肺动脉血流减少或中断时，相应区域出现放射性分布减低或缺损：①一侧肺不显影：主要见于先天性一侧肺动脉发育不全、一侧肺动脉栓塞、一侧肺门肿瘤等。②肺叶和肺段放射性减低：可为楔形、条形或矩形。多发肺段性的放射性减低或缺损是肺动脉栓塞的重要表现。③弥漫性分布异常：双肺多发、散在的放射性减低或缺损区，多为慢性阻塞性肺部疾病导致广泛性肺毛细血管床血运受损的表现。④放射性分布逆转：正常人受重力的影响，直立位时肺底血流量较肺尖多3～10倍。随着肺内血管阻力增加，这种正常血流分布会逐渐消失，甚至出现肺尖高于肺底的情况，称为放射性分布逆转。常见于慢性阻塞性肺部疾病的晚期，以及各种原因导致的肺动脉高压、肺心病和二尖瓣狭窄。

（6）临床应用：①肺动脉栓塞的诊断与疗效判断：肺动脉栓塞典型的肺灌注显像表现为多发的肺段性放射性分布减低或缺损区，而同期的肺通气显像和胸部X线检查正常。但随栓子的大小不同，放射性分布减低或缺损区也可为亚肺段性、叶性或全肺。栓子较小时，放射性分布减低或缺损区主要分布于肺的周边区。栓子较大时，放射性分布减低或缺损区多为多节段性、叶性或全肺性分布。约2/3的肺栓塞分布于双肺下叶。肺灌注显像可观察到直径在1mm以上的血管栓塞所产生的放射性分布改变。因许多其他肺实质病变也可导致肺灌注显像出现限局性放射性分布减低或缺损改变，使其特异性降低。与肺通气显像配合使用可提高其特异性。②肺灌注显像可为溶栓疗法治疗肺栓塞疗效评价提供简便无创、客观、准确的手段。③心脏及肺内右向左分流患者的诊断和定量分析：当先天性心脏病出现右向左分流时，灌注显像剂可进入体循环，主要分布于血供丰富的脑和肾等器官，进行全身显像有助于判断右向左分流的存在。④肺肿瘤手术的肺功能预测：肺灌注和通气显像均可提供术前预测术后残余肺功能和评估手术的可行性的信息。⑤怀疑大动脉炎综合征等疾病累及肺血管的诊断：肺灌注显像表现为放射性分布缺损改变，此病X线检查往往难于诊断。⑥肺动脉高压症的评价以及继发性与原发性肺动脉高压的鉴别。⑦慢性阻塞性肺病肺减容术（lung volume reduction surgery）术前评价：通过显像分级和分类能准确显示病变的部位、范围和病情程度。⑧判断ARDS、COPD患者肺血管受损程度与治疗效果。⑨肺移植前后分肺功能的评价：术后移植肺血流灌注较术前降低5%，提示出现排斥反应。

2. 肺通气显像（pulmonary ventilation imaging）

（1）原理：经呼吸道吸入放射性气体随气流到达终末细支气管并扩散分布于肺泡内，或吸入放射性气溶胶沉积在细支气管和肺泡壁上，均可显示肺通气影像。肺内各局部放射性与该局部通气量成正比，而该局部的清除率又与换气量密切相关。故可判断气道病变程度。

（2）显像剂和显像方法：^{133}Xe和^{81m}Kr气体为常用的放射性气体，^{99m}Tc-DTPA经气溶胶雾化器雾化形成的^{99m}Tc-DTPA气溶胶为吸入显像剂。目前使用Technegas发生器（Tetley Manufacturing Ltd, Sydney, Australia）制备的^{99m}Tc气体，使用上更为方便。吸入放射性气体后经吸入相、平衡相和清除相，反映肺内局部放射性气体的分布和清除，它与该局部肺通气量、换气量正相关。^{99m}Tc-DTPA气溶胶经呼吸道吸入，一次吸入的气溶胶颗粒只有5%～10%沉积在肺内，因此气溶胶要反复吸入。呼吸道狭窄或完全阻塞时，雾化颗粒不能进入阻塞部位以下呼吸道，出现放射性分布稀疏或缺损区。采集体位和显像方法与肺灌注相显像相似。

（3）正常影像：肺通气影像基本上与肺灌注影像相似，呈“匹配”征象。吸入放射性气体时，一次能被吸入的量较少，吸入相影像肺尖及肺的边界轮廓不够清晰。反复呼吸3～5分钟，肺内放射性明显增多，平衡期影像清晰，放射性分布均匀，可进行多体位显像。放射性气溶胶^{99m}Tc-DTPA经反复吸入沉积于有通气功能的气道和肺泡内，清除缓慢，多体位显像的影像与肺灌注像相似。重力作用对肺血流灌注显像的影响明显大于通气显像，直立位显像时，肺尖部通气/血流比值明显大于肺底部。

（4）异常影像：①放射性异常浓聚（热点）：呼吸道狭窄气流不畅，狭窄部位两侧流体动力学改变形成涡流，流经该处的气溶胶雾粒部分沉积，呈现放射性浓聚“热点”，而狭窄部远端的气溶胶雾粒分布正常；②放射性缺损：呼吸道完全性阻塞，显像剂不能通过阻塞部位，呈放射性缺损区；③放射性稀疏减低：呼吸道和肺泡内如有炎性物或液体充盈，或肺泡萎陷，气流减低，致使气溶胶雾粒难以进入，呈现放射性减低区。

（5）临床应用：经常同时进行肺通气和灌注显像并将两者加以比较，临床应用于：①慢性阻塞性肺部疾病（chronic obstructive pulmonary disease, COPD）的早期诊断：放射性气体肺通气显像平衡相显示弥漫性放

5

射性稀疏和(或)缺损区;清除相见放射性弥漫性滞留。放射性气溶胶吸入显像时,气道狭窄处放射性沉积增多,图像上形成“热点”,其远端肺实质内放射性分布减少,呈弥漫性稀疏区或缺损区。这些表现常较X线片敏感。COPD患者常有长期的慢性呼吸道感染病史。肺灌注显像可见多发的、大小不等的、不呈肺段分布的灌注缺损区,肺血流分布多呈肺动脉高压分布图形。肺通气显像是鉴别COPD的关键一环,可见不呈肺段分布的通气异常区,部位常与灌注缺损区匹配,或范围大于灌注缺损区。②肺动脉栓塞的诊断与疗效判断:肺灌注显像表现为多个肺段放射性减低或缺损区,而肺通气显像正常,两者“不匹配”(mismatch)。因由于栓子大小不一,放射性分布减低或缺损区可为亚肺段、一叶或全肺。肺通气和灌注显像相结合使用,对肺动脉栓塞诊断的准确性达95%~100%,是该病诊断的首选方法,也是溶栓治疗过程中观察疗效、选择终止用药合适时间的重要方法。③肺肿瘤手术的肺功能预测:结合肺灌注显像和肺通气显像在肺功能方面可以对手术的可行性进行评估,判断术后残余肺功能。④肺动脉高压症的评价:用于继发性与原发性肺动脉高压的鉴别。

3. SPECT肺肿瘤阳性显像

(1) ^{67}Ga显像:静脉注射^{67}Ga后可明显浓聚于恶性肿瘤细胞。肿瘤细胞摄取^{67}Ga的机制尚未完全明了,可能与血清转铁蛋白(serum transferrin)结合有关。静脉注射^{67}Ga 185~370MBq后48~72小时显像。

临床应用于:①探查原发肺肿瘤及其累及范围:阳性率达85%~95%。^{67}Ga显像探查肿瘤的阳性率与肿瘤的大小显著正相关。并用于与CT图像融合来定位肿瘤累及范围,确定治疗计划和确定放射治疗区。^{67}Ga显像的假阴性率为0~22%。假阴性的原因是肿瘤直径<1.5cm;肝影对右肺下叶病变探查的影响;肿瘤退化和坏死或合并肺病以及近期应用细胞生长抑制剂等。②探查纵隔转移:^{67}Ga显像在探查肿瘤是否累及肺门和纵隔方面具有一定的临床意义。如果原发肿瘤摄取^{67}Ga,而纵隔^{67}Ga显像为阴性时,患者可直接行开胸探查术。如果原发肿瘤和纵隔均摄取^{67}Ga,应行纵隔镜取组织活检以确定有无纵隔受累。③评价放疗和化疗疗效及肺部并发症:肺癌放、化疗后可出现^{67}Ga摄取降低或完全受抑。可用于指导放疗方案的确立。此外,^{67}Ga显像可先于放射学检查发现纵隔受累或复发病灶,区别残余病变和复发病变及考察治疗后并发症。

^{67}Ga的主要缺陷是缺乏特异性。在术后手术创口处,急、慢性炎症,自身免疫性疾病时,^{67}Ga的摄取都可以增加。

另外,^{67}Ga显像也用来诊断结节病。结节病^{67}Ga显像特征性的表现包括纵隔部位呈“八”字形的放射性分布和“熊猫脸”。也有部分患者整个肺呈弥漫型的放射性分布。治疗有效病例^{67}Ga显像可表现为异常放射性摄取降低或消失。

(2) ^{201}Tl显像:^{201}Tl的生物特性与K+相似,影响肿瘤细胞摄取^{201}Tl的因素除Na-K-ATP酶系统外,还有肿瘤组织的血供、肿瘤细胞类型、活性和细胞膜通透性等。静脉注射^{201}Tl 74~111MBq后15分钟显像为早期像,3小时显像为晚期像。

临床应用于:①肺癌及纵隔淋巴结转移的诊断:^{201}Tl平面、断层显像探查原发性肺癌的敏感度分别为82%、100%。探查纵隔淋巴结转移^{201}Tl平面显像灵敏度为67%,特异性为74%,准确性为73%,断层显像分别为100%、86%和88%。对^{201}Tl摄取与肿瘤组织类型间的关系研究发现,^{201}Tl摄取率在腺癌中较高(2±1.55),在鳞癌(0.47±0.30)、小细胞癌(0.37±0.05)中较低。②疗效评价:可用^{201}Tl显像计算早期、晚期肿瘤摄取率,潴留指数及清除率,对肺癌患者进行前瞻性定量研究,以评价放疗疗效。研究发现,除清除率外,所有参数在放疗后均有明显下降。^{201}Tl SPECT显像可先于X-CT发现肺癌复发患者的病变,表现为病灶局部晚期摄取率和潴留指数的明显增高。

(3) ^{99m}Tc-MIBI显像:^{99m}Tc-MIBI在肿瘤中浓聚的确切机制尚不清楚。静脉注射^{99m}Tc-MIBI 555~740MBq,10~30分钟后显像为早期像,2~3小时后为晚期像。临床应用于:①肺癌的诊断;②肺癌多药耐药的评估和预测化疗反应。

4. 正电子发射计算机断层(PET) ^{18}F-FDG显像

(1) 显像原理:^{18}F-FDG常用作肿瘤代谢显像剂。^{18}F-FDG为脱氧葡萄糖,在细胞中分解为6-磷酸脱氧葡萄糖(^{18}F-FDG-6-PO4)后,由于其分子结构有别于天然葡萄糖,不能被继续分解而滞留于细胞内。恶性肿瘤细胞生长活跃、增殖加速,葡萄糖利用率及葡萄糖酵解明显增高,因此,^{18}F-FDG-6-PO4在肿瘤细胞中的浓聚明显高于正常细胞和良性肿瘤细胞,为PET显像诊断肿瘤奠定了基础。

(2) 显像方法:受检者检查前禁食4~6小时。测定空腹血糖后静脉注射^{18}F-FDG 370~740MBq。注药前后尽可能保持安静,以卧位或半卧位休息为宜,避免走动。

(3) 临床应用:在肺肿瘤方面的主要应用为:鉴别良、恶性病变;疾病分期;活检定位;恶性程度分级;评价治疗反应;判断残余占位病变的性质(是纤维化抑或残余肿瘤);区分复发和放疗所致坏死;探查肿瘤复发等。

1）肺部单发结节(SPN)的鉴别诊断：经病理证实的361例肺恶性病变和194例肺良性病变^{18}F-FDG PET显像结果表明，PET诊断的灵敏度为95%；良、恶性鉴别诊断的特异性为81%。文献报道^{18}F-FDG PET鉴别诊断SPN灵敏度为90%～100%，特异性60%～100%。FDG PET灵敏度和阴性预测值高，但特异性相对低，这是因为其假阳性较高，活动期炎症或肉芽肿(肉瘤)等都可摄取FDG。一般认为CT检查结合^{18}F-FDG PET显像是评价肺部结节最可靠及最经济的无创性诊断方案，提示PET可作为肺肿瘤良、恶性病变诊断和鉴别诊断的有力手段。

2）肺癌组织学类型的判断：肺癌组织学类型对判断肺癌恶性度有较重要的临床价值。对一组包括小细胞肺癌、大细胞肺癌、肺腺癌、肺鳞癌在内的肺癌进行^{18}F-FDG PET定量显像研究结果显示，不同组织学类型肺癌间^{18}F-FDG摄取有明显区别，以小细胞肺癌^{18}F-FDG摄取最高，其次依次为非小细胞肺癌、肺腺癌、肺鳞癌。

3）肺癌的分期：临床肺癌的分期通常采用TNM系统。^{18}F-FDG PET显像在判断肿瘤大小(T)及局部的侵及范围、有无局部淋巴结(N)和远隔转移(M)等方面应用越来越多。准确的分期可以避免不必要的治疗，以减少医疗费用，延长生存期和提高生活质量。CT通常能够准确定位异常肿大的淋巴结，但肿大的淋巴结是否由肿瘤转移或炎性增生引起则较难判断，而^{18}F-FDG显像可以在淋巴结较小时就有可能检出肿瘤的转移。PET一次检查可获得全身的断层图像，在判断图像时对肺癌常见的纵隔及肺门淋巴结转移，是同侧还是对侧，有无锁骨上淋巴结的转移，及全身远处器官的转移(包括骨骼、肾上腺、肝、脑等)可以从不同的断面和角度进行观察，从而获得准确的分期。

4）判断肿瘤大小及局部侵及范围：尽管CT扫描可对肿瘤大小及局部侵及范围进行精确的判断，但PET显像可估测肿瘤的大小，对T1期(直径<3.0cm)和T2期(直径>3.0cm)的病灶进行分类，尤其是可准确地判定CT扫描难于确定的有无恶性胸膜种植转移，利于T4期的判断。

5）局部淋巴结有无转移的判断：对肺癌患者纵隔淋巴结转移进行CT和PET的对比研究结果显示，PET显像的灵敏度为88%，特异性为93%，CT检查分别为63%和80%。

6）判断有无全身转移：PET扫描可通过全身断层显像对肺癌的转移情况进行全面评估，为肺癌治疗方案的确定提供可靠依据。学者研究表明，肺癌患者经PET扫描后，有47%的治疗方案被修正。对肺癌常见的纵隔及肺门淋巴结转移，可以从不同的断面和角度进行观察。

7）判断疗效和复发：^{18}F-FDG PET显像可通过观察治疗前后葡萄糖摄取的变化，即代谢变化，更准确地反映治疗效果。部分小细胞肺癌，某些化学药物的治疗可导致癌细胞产生抗药性，这类患者在化疗后虽然X线胸片可显示肿瘤范围的缩小，但如果FDG在肿瘤局部的摄取异常增高，常提示化疗无明显效果，并可能产生肿瘤的抗药性；相反，另一些患者在化疗后肿瘤范围未见明显变化，但局部FDG摄取明显减低，仍提示治疗方案有良好的效果。对手术或放疗后局部异常改变是瘢痕还是复发，单纯通过形态学检查往往难于作出准确判断，尤其在肺癌放射治疗后出现肺纤维化时，CT检查较难与肿瘤的残余或复发进行鉴别，^{18}F-FDG PET显像通过观察代谢变化可准确作出判别。

8）预后评价：PET阴性者生存时间较PET阳性者要长，FDG PET阴性与低死亡率和无病灶生存时间长相关。

肺类癌瘤及细支气管肺泡癌(BAC)在进行FDG PET探测时可呈现阴性结果，在进行临床诊断时要充分考虑这一局限性。

(石洪成)

(七)肺功能检查

自从上海中山医院于20世纪50年代末首次将肺功能测定应用于临床以来，逐渐在国内推广，其应用范围也逐渐扩大，特别是近年来几乎应用于临床各科。在外科，主要用于胸腹部手术及老年患者手术的可行性和术后可能的并发症进行评估。

1. 基本肺功能指标

(1) 肺的容量：肺内气体的含量称为肺的容量，分为四种基础肺容积和四种基础肺容量。容积是指安静状态下，一次呼吸所出现的呼吸气量变化，不受时间限制，具有静态解剖学意义，基础肺容积彼此互不重叠，包括潮气量(VT)、补吸气量(IRV)、补呼气量(ERV)和残气量(RV)。容量是由两个或两个以上的基础肺容积所组成，包括深吸气量(IC)、肺活量(VC)、功能残气量(FRC)和肺总量(TLC)。临床上也可根据测定方法分为直接测定肺容量和间接测定肺容量，前者可通过肺量计(水封式肺量计和干式肺量计)或流量计直接测定，包括VT、IRV、IC、ERV、VC，现代肺功能仪多通过流量计测定(流量对时间的积分即为容积)。间接测定方法主要有气体分析法和体容积描记法。常用的标记气体有氮气和氦气，也可用甲烷、氢气、氖气、氩气等。上述气体的共同特点是可均匀分布在肺内，不参与气体交换，也不参与气体代谢和化学反应，因此可反映肺容积的变化。常用氦气测定肺容积的方法为密闭式氮稀释法——重复呼吸法，用氦气测定的方法有密闭式氦稀释法，包括一口气法和重复呼吸法。体容积描记法用以测定胸内气体的容积(Vtg)。在阻塞性通气，该法测得的FRC大于气体标记法。

1）潮气量：是指在静息呼吸时每次吸入或呼出的气量。因呼吸气体交换率<1，故吸入气量都大于呼出气量，但其差别很小。在氧耗量突然减小和 CO_2 排出量增加的情况下，如剧烈运动后、刚接受MV时，呼气VT也可大于吸气VT。在安静状态下TV大致是稳定的，但每间隔一定时间会有一次不由自主的深吸气，也称叹气动作，其气量约为TV的2倍，呼吸机设置中的叹气样呼吸即由此而来。在阻塞性通气的患者，为降低气流阻力，减少呼吸做功，常采用深慢呼吸的形式，VT较大。阻塞进一步加重，FRC增加，严重通气功能障碍的患者，不仅气流阻力增大，FRC显著增加，胸-肺组织的弹性回缩力也显著增加，即伴随限制性通气，同时出现PEEPi，此时机体无法代偿，常出现浅而略快的呼吸，VT减小，$PaCO_2$ 升高。在限制性通气的患者，为克服增加的肺弹性阻力，常采取浅而快的呼吸，VT减小。但在急性肺实质病变，由于各种机械性感受器和化学性感受器的兴奋，不仅RR显著增快，VT也较大，并伴随 $PaCO_2$ 的下降。

2）肺活量：VC表示肺脏最大扩张和最大回缩的幅度，其大小受呼吸肌，肺、胸廓的弹性及气道阻力等综合影响。VC测定简便易行，可重复性良好，是评价肺功能的最常用指标之一。影响VC的生理因素主要有年龄、性别、身高、体重、体力锻炼等。病理因素主要有：肺外疾病、肺内孤立性病变、肺实质病变、肺部分切除术、呼吸道阻塞、呼吸肌无力。

3）功能残气量：适当FRC可保持 PaO_2 的稳定。倘若不存在FRC，肺泡气 PO_2 在呼气末将会降低到静脉血水平，而在吸气时会接近于空气中的水平，结果 PaO_2 随每次呼吸而发生较大波动，发生间歇性分流，这在临床上主要见于ARDS、肺水肿、外科手术后。相反，如果FRC大，则吸入的新鲜气体被其过度稀释，减少肺泡毛细血管膜两侧的气体分压差，也不利于气体交换。但若吸入高浓度氧气使氮气被稀释，尽管通气量可能不足，但氧的交换将顺利进行，低氧血症容易纠正。

FRC的大小主要取决于肺的弹性回缩力、气道阻力的大小和呼气时间。FRC增大表示肺过度充气。中、小气道阻力显著增加或肺弹性显著减弱导致气流严重受限，FRC增大。当然轻至中度气流受限，通过呼吸形式的代偿(深慢呼吸)，FRC保持不变。FRC降低表示肺容积减少，肺弹性增强。而MV本身则主要通过人工气道(增加气道阻力)和呼气时间影响FRC的增大和过度充气的发生。

RV的临床意义与FRC相似，但在气流阻塞性疾病的增大常更显著。TLC变化的特点为：增大反映胸肺弹性减退，正常说明胸肺弹性正常，下降则反映胸肺弹性增加。在气道阻塞性疾病，如支气管哮喘，RV、FRC可显著升高，但TLC不变或变化不大，RV/TLC显著升高，但在气道陷闭性疾病，如COPD，肺弹力纤维破坏，不仅RV、FRC显著升高，TLC也增大，RV/TLC升高。一般认为RV/TLC排除了个体因素的影响，可较准确反映气流阻塞的程度，但在肥胖、腹水等限制性疾病，RV的下降比TLC更显著，也可出现RV/TLC的升高。

（2）肺的通气功能：主要包括静息通气量和用力通气量。

1）每分通气量(VE)：是指基础代谢状态或静息状态下每分钟所呼出的气量，是VT和RR的乘积，因此测定肺容量的过程可直接完成VE的测定。

2）肺泡通气量($\dot{V}_A$)：是指静息状态下每分钟吸入或呼出的气量中到达肺泡进行气体交换的气量，如正常情况下健康成人的VE约6L/min，RR 12次/分，VT 500ml，其中约150ml气体在气道内不能进行气体交换，称为解剖无效腔，真正到达肺泡的潮气量仅350ml，进入肺泡的气体可因局部 $\dot{V}/\dot{Q}$ 等原因而不能进行气体交换，该部分气体称为肺泡无效腔，解剖无效腔与肺泡无效腔合称为生理无效腔(VD)。进入肺泡的气量与RR的乘积为 $\dot{V}_A$，无效腔气量与RR的乘积为无效腔通气量。正常情况下解剖无效腔和生理无效腔基本一致且比较固定，生理无效腔显著增加或大于解剖无效腔反映气体交换功能异常，临床上一般用生理无效腔反映肺通气的效率。

3）流量-容积曲线：吸气或呼气时，吸入或呼出的气体流量(F)随肺容量(V)变化的关系曲线称为F-V曲线。常规测定最大呼气流量-容积(MEFV)曲线。该曲线不仅有特定的形状，在不同的肺容积也有一定的数值，常用PEF、PEF_{25}、PEF_{50}、PEF_{75}。MEFV曲线的形状和各种参数的大小主要取决于用力呼气过程中的呼气力量、胸肺弹力、肺容积、气道阻力对呼气流量的综合影响，其中高容量与用力关系大，低容量则主要取决于周围气道的阻力。实测MEFV曲线及其与预计MEFV曲线的比较常用来反映各种通气功能的异常。现代MEFV的测定皆伴随FVC及其各秒率的同步测定。

PEF与咳痰能力直接相关，大于3L/s者，咳痰能力较好，手术后发生痰液堵塞的机会较小。其他肺容积时的峰流速(PEF_{25}、PEF_{50}、PEF_{75})与术后分泌物的引流和是否容易发生肺感染有关。若三者皆低于1L/min,则分泌物的引流差,感染的机会多。

4）用力肺活量和时间肺活量:用力肺活量(FVC)指深吸气至TLC位置,做最大力量、最快速度的呼气至RV位所呼出的气量。单位时间(秒)内所呼出的气量称为时间肺活量,其中呼气至1秒时所呼出的气量称为第1秒用力呼气容积(FEV_1)。FEV_1/FVC称为1秒率,是常用的判断气道有无阻塞的指标。与VC不同,FVC则为动态肺功能指标。在气流阻塞性疾病,FVC<VC。

FEV_1可逆度的变化:一般通过吸入气道扩张剂判断。但老年、慢性或严重阻塞的患者常不敏感,若病史可疑者应口服糖皮质激素3～5天后重复检查。若可逆试验阳性必须注意预防哮喘发作。

手术后的FEV_1:估测大于0.8L时手术可以考虑,否则认为应禁忌肺叶切除。

5）最大通气量(MVV):是指被测定者的在1分钟内的最大通气量,但实际仅测定15秒或12秒的最大通气量,然后换算为MVV,即MVV=15秒内最大通气量×4,或MVV=12秒内最大通气量×5。

6）气速指数:是MVV占预计值的百分比/VC占预计值的百分比。正常情况下等于1,主要用来鉴别阻塞性和限制性通气障碍。阻塞性通气患者,在VC正常情况下,MVV即出现下降,一旦出现VC下降,MVV的下降将更加显著,因此气速指数<1。在限制性通气患者,早期即出现VC下降,但通过RR的代偿性增快,MVV可以正常;若MVV也出现下降,则VC的下降将更加显著,因此气速指数>1。在混合型通气患者,若气速指数<1则以阻塞性通气为主,否则以限制性通气为主,若=1则阻塞性和限制性所占比例相似。需强调VC和MVV皆必须是测定值,且必须准确,否则将影响结果的判断。

5

(3）弥散功能:气体弥散主要为O_2与CO_2的弥散,特别是O_2的弥散。DLO_2的测定理论上虽是可能的,但技术上难度较大,主要是因为肺泡毛细血管从动脉端到静脉端的PO_2不恒定,即使末端血PO_2的测定也比较困难,故仅用于研究,临床上多测定CO弥散量(DLCO)。DLCO系指CO在单位时间(1分钟)及单位压力差(1mmHg)条件下通过肺泡毛细血管膜与血红蛋白结合的量(ml),即:$DLCO = \upsilon co/(P_ACO-PcCO)$($\upsilon co$代表肺摄取CO的速率)。选择CO作为标记气体是由以下特点决定:①CO透过肺泡毛细血管膜的速率与O_2相似;②除大量吸烟者外,正常人血浆内CO含量几乎是零;③CO与Hb的结合能力是O_2的210倍,因此生理范围内的PO_2和Hb浓度对DLCO的测定几乎无影响,测定时CO的血浆浓度几乎为零,对人体的影响可以忽略不计;④CO为扩散限制性气体,扩散速率与肺血流量无直接关联,较O_2更能反映扩散膜的特性。上述因素决定了CO不仅是反映扩散膜特性的理想气体,且在肺泡周围毛细血管内的压力(PcCO)基本为零,膜两侧的分压差:$P_ACO-PcCO=P_ACO-0=P_ACO$,因此测定了肺泡内的CO的压力(P_ACO)即非常容易测定DLCO。上式可简化为:$DLCO=\upsilon co/P_ACO$。

CO弥散的测定方法:主要有单次呼吸法或一口气法(SB)、恒定状态法(SS)和重复呼吸法(RB)。一口气法的优点是容易操作、直观、重复性好,总的测定精确性为中等。缺点为仪器较昂贵,不宜用于运动试验。须屏气10秒,不适合于严重气短的患者。FVC<1L或有明显的气流阻塞时,不能收集到足够的、浓度稳定的肺泡气,也不适合测定。重复呼吸法的优点为测定精确性和重复性高,一口气法不能测定的患者也可测定,缺点为操作时间较长。与传统测定仪器相比,现代肺功能仪测定CO的方法和原理、计算公式相似,但有以下特点:为肺容量、通气和弥散功能同时测定的复合型仪器;气体浓度测定与肺容量测定由一台仪器完成,容量和浓度同步测定;用已配好的、浓度恒定的高压混合气进行自动定标。一口气法测定时的屏气时间由显示屏直接显示,而重复呼吸法则通过电脑自动调节:即监测氦(He)和CO的浓度,达稳定状态时自动终止测定,呼吸方式为自然呼吸,完全符合呼吸生理。综合国外不同作者报道,DLCO的个体差异较大,需强调质控统一,并严格执行。

各种能影响肺泡毛细血管膜面积、厚度、弥散能力以及CO与Hb反应者,均能影响DLCO。需强调弥散功能障碍极少是唯一的生理异常,常同时伴随$\dot{V}/\dot{Q}$失调和肺容积的下降。肺组织病变常出现DLCO和比弥散量(KCO)的下降,尤其是KCO的改变更明显,甚至在影像学改变、或肺容量改变、或PaO_2下降前即可出现。DLCO和KCO的下降常作为肺间质纤维化的重要诊断依据和治疗效果的判断标准。肺外病变也可导致肺容积减少和DLCO的下降,但由于肺组织结构正常或基本正常,KCO无变化或仅有轻度下降。

2. 手术期间及手术后的基本呼吸生理变化　胸部和其他部位的手术通过一系列环节影响呼吸功能,主要有以下几个方面。

(1）手术后肺功能是否存在永久性丧失及丧失的程度:这主要见于肺部分切除术导致的肺容积丢失和各种胸部手术后胸膜肥厚、粘连等导致的限制性肺功能减退。

从解剖、生理的角度而言,肺切除对肺功能的影响,主要取决于有效肺组织的丧失和剩余肺的代偿程度，因此肺容积的下降常低于切除的肺容积，通过RR的代偿性增快，VE的下降更少。肺的代偿能力很大，切除少量肺组织对肺功能的影响有限。肺叶切除术后，VC与MVV的下降幅度分别为23.1%（稍低于1/4）及16.8%（明显低于1/4）。肺组织的代偿能力与年龄有显著关系，年龄愈大，代偿功能愈差。如肺叶切除术后，29岁以下者，VC和MVV分别减少23.1%及12.9%；30～39岁者，分别为24.4%及16.7%；40岁以上者，则为30.2%及23.6%。

（2）手术后肺功能的改善及其程度：肺功能改善主要见于：①消除感染病灶，主要见于肺脓肿或支气管扩张的切除术。由于切除了炎症或化脓性病灶的肺组织后，脓毒血症解除，机体一般状况改善，肺功能亦相应改善。②减少或解除病灶区Qs/Qt，特别是在肺不张或阻塞性肺炎切除术后。③减少无效腔（VD），如毁损肺、肺萎缩及支气管扩张症等，均可增加VD，切除了这些肺组织，VD随之减少。④肺内占位性病灶的切除，如肺大疱切除或修补手术，肺减容术，巨大肿块切除术，张力性气胸或血胸引流、减压手术，胸膜剥脱术，脓胸切除术，心瓣膜手术后、心功能改善、心脏容积缩小均可解除对健康肺组织的压迫，改善肺功能。此时VC和MVV多有不同程度增加。

（3）手术后肺功能暂时性丧失的程度及时间：手术前后麻醉药、镇静剂、镇痛剂对呼吸运动和咳嗽反射等的抑制作用，包括局部创伤，特别是头颅、颈部、胸部、腹部的创伤和手术对呼吸中枢、神经（主要是膈神经）、呼吸肌（主要是膈肌）、呼吸道纤毛运动、咳嗽反射的抑制作用；术后胸腹部固定带和伤口的疼痛对呼吸运动的限制作用；胸部手术对健康肺组织挤压或牵拉过度；手术刺激及手术后反应性胸膜炎对横膈活动的抑制作用；肺内分泌物等进入健侧肺，引起阻塞等。上述情况一般在术后48小时最明显，72小时后明显改善，1～2周恢复正常。胸廓、肺脏手术对肺功能的影响可以理解。根据临床观察，剖胸手术开胸后即予关闭，术后VC、MVV均有明显减少，6周后才逐渐恢复，但多不能回复至术前水平。术后伤口疼痛，及术后胸膜粘连增厚都是肺功能减损的因素。分述如下。

1）手术直接损伤：如上述，主要见于心胸、肺脏手术。腹部手术影响膈肌活动。手术创伤、麻醉、固定、疼痛可限制横膈升降幅度，特别是上腹部手术的刺激和损伤可显著抑制膈肌运动，降低潮气量（VT）；抑制咳嗽，导致呼吸道分泌滞留等。按成人横膈面积270cm^2计算，升降1cm的VT为270ml。在老年或慢性呼吸系统疾患，如COPD、支气管哮喘或肥胖等原来肺功能减损时，术后即可产生严重通气不足。Churchill等报道腹部手术后VC平均下降25%～50%，其中上腹部手术一般下降55%，中腹部约40%，下腹部一般为25%。腹部手术后，由于深吸气受限制，肺泡萎缩不张，RV减少约13%、FRC下降20%。RV和FRC在术后第48～72小时达最低水平，然后逐渐恢复。术后补呼气量平均减少35%（下腹手术25%、上腹部达60%）也说明肺泡萎陷或不张的存在。腹部手术后多呈浅快呼吸，一般在术后24小时VT减少20%，RR增加26%，VE不变，$\dot{V}_A$减少，1～2周后恢复正常，所以术后通气和换气功能均削弱。

2）手术前、中、后药物的使用：术前镇静剂、麻醉药、肌松剂等都可能抑制通气，术中麻醉药物除有呼吸抑制作用外，对肺顺应性（CL）、FRC等均有消极影响，使$\dot{V}/\dot{Q}$失调加重，Qs/Qt增加。麻醉药还降低心排血量（CO），降低静脉血PO_2，间接降低PaO_2。术前和术中药物对呼吸的抑制作用，可被手术中使用机械通气（MV）支持和高浓度吸氧所掩盖，当这些措施在手术后终止时，就可能出现呼吸抑制的累积现象。加上术后镇痛、镇静药物使用不当，就会诱发呼吸衰竭。麻醉对肺功能的影响可考虑以下几个方面。

A. 体位对肺功能的影响：麻醉期间，患者知觉已全部或部分丧失，肌肉松弛，肌张力低，体位对呼吸的影响主要是对风箱式通气的干扰和重力作用。凡限制胸廓或膈肌活动，或使肺内血容量增加的体位，均使胸廓和肺的顺应性降低。清醒患者由坐位改为仰卧位时，腹内脏器将膈肌推向胸内约4cm，FRC减少约0.8L，全身麻醉下FRC再减少0.4L。正常情况下，侧卧位时，下位膈肌受腹腔内脏压力的挤压比上位大，向胸内升高更多，但吸气时下位膈肌收缩更有力，故下位肺比上位肺通气好；同时下位肺血流受重力作用而增多，故两肺$\dot{V}/\dot{Q}$无明显变化。在全麻情况下，若仍维持侧卧位，膈肌张力将减弱，下位横膈升高更甚，加上心脏与纵隔下移，下位肺容积缩小，FRC进一步减少，同时丧失了膈肌的代偿性通气作用，通气量显著减少；而在重力作用下，血流进一步增多，故产生严重的$\dot{V}/\dot{Q}$失调。正常情况下，胸廓和肺通过壁层和脏层胸膜紧紧贴附在一起。剖胸后术侧胸廓顺应性消失，肺顺应性增加，故吸气时术侧通气量增多，下位肺则因顺应性降低，通气量减少；而在重力作用下上肺血流减少，下肺增多，进一步导致两肺$\dot{V}/\dot{Q}$失调，PaO_2下降。

B. 麻醉方法对肺功能的影响：局麻下，不插气管导管的清醒患者，剖胸后产生的呼吸循环扰乱常难以控制。硬膜外神经麻醉虽止痛效果较满意，但双侧胸脊神经和交感神经节受不同程度的阻滞，患者呼吸肌张力减退，剖胸后除非气管内插管进行呼吸管理，否则难以维持有效通气量。全身麻醉基本上应用人工

5

气道MV，此时有多个环节可影响肺功能，如机械无效腔、管道的弹性、气管内插管的内径，以及麻醉时人工呼吸操作是否恰当等。胸外科手术常采用支气管内插管，单侧肺通气，因此在未剖胸前，便可因术侧肺无通气或少通气而血流灌注仍存在，导致静动脉分流量增加，使 PaO_2 降低，但 $PaCO_2$ 可因健侧肺过度通气而维持正常。

C. 麻醉用药对肺功能的影响：主要表现为麻醉用药对呼吸中枢的影响，以及对气道和肺血管的不同影响。常用的麻醉药有吸入和静脉用药两种，在亚麻醉剂量或镇痛剂量时，无明显通气抑制。随着患者意识的消失，开始抑制呼吸，其程度因药物种类和剂量不同而异，一般随着剂量的增加而加深抑制。麻醉药可改变 CO_2 通气反应曲线，如巴比妥类及卤素碳氢化合物（如氟烷等），使曲线右移，并明显降低其斜率，最后完全无反应。麻醉性镇痛药（如吗啡等）使曲线右移，但斜率不变，除非患者入睡。缺氧反射可使通气增加，麻醉药如氟烷、恩氟烷、巴比妥类、麻醉性镇痛药以及芬太尼，均可降低缺氧反射。哌替啶主要使VT减少。

不同麻醉用药对气道和肺血管的影响也不同。恩氟烷、异氟烷及氟烷，有扩张支气管和肺血管的作用。氧化亚氮则是肺血管收缩药。氯胺酮有扩张支气管的作用。硫喷妥钠仅于高浓度时才使支气管平滑肌收缩。哌替啶既有解痉作用，也有收缩支气管作用。利多卡因雾化吸入时有轻度支气管扩张作用，阿托品有直接扩张支气管的作用，新斯的明则作用相反。筒箭毒碱产生支气管痉挛的机会极少，不过对临床上存在支气管哮喘的患者，仍应避免使用。

（4）开胸手术引起的生理紊乱：开胸破坏了胸壁风箱式运动的动力平衡，并使术侧肺处于开放性气胸中。手术期间一系列物理和（或）化学刺激，可通过神经受体干扰呼吸与循环。另外，吸气时健侧肺内压力低于大气压将导致术侧肺萎陷，纵隔移向健侧；呼气时健侧肺内压高于大气压，纵隔被推向术侧，部分呼出气进入术侧肺内使之扩张，导致周期性纵隔摆动和反常呼吸，使肺泡通气量（$\dot{V}_A$）减少。气道阻塞或陷闭越严重，纵隔摆动与反常呼吸也越严重。剖胸引起术侧肺萎陷，导致VE减少，$\dot{V}/\dot{Q}$ 降低，Qs/Qt增加。严重的纵隔摆动可干扰回心血流量。在呼吸紊乱产生缺氧和 CO_2 潴留情况下，心肌应激性增加，容易诱发心律失常。

3. 引起肺功能降低的胸部疾病　许多胸部疾病可引起肺功能降低，大体上可分为以下几类。

（1）引起阻塞性通气功能障碍的疾病：慢性支气管炎、慢性阻塞性肺疾病（COPD）、支气管哮喘等是最常见的疾病。主要病理和病理生理特征有：①支气管急、慢性炎症，黏膜充血、水肿，分泌物增多，平滑肌痉挛，黏液栓阻塞，气管壁结构破坏；②气流阻力增加，如炎症水肿和（或）支气管痉挛、气道结构的破坏、气道陷闭；③肺组织结构破坏，弹性功能减退，容易导致小气道的陷闭。上述变化均可导致阻塞性通气功能障碍。因阻塞部位与程度各不相同，肺泡内气体分布不均，肺毛细血管则因受膨胀肺泡之压迫，或因炎症纤维化，使肺毛细血管数量及血流量均减少，导致V/Q失调。早期可出现低氧血症。随着病情发展，RV、FRC明显增加，部分患者可有TLC的轻度增加，VT和VC的比值增加，呼气从被动变成被动和主动共同完成，呼气期胸腔负压变为正压，使小气道闭合，空气陷闭（air trapping）量增加，过度通气已无法代偿产生过多的 CO_2 时，患者 $PaCO_2$ 升高，产生呼吸性酸血症。由于肺循环障碍，可发生右心衰竭。

支气管扩张症也是常见的疾病。由于气管黏膜反复炎症和溃疡，可伴有痰液潴留和支气管动脉扩张，反复咯血，影响气道通畅。且因静动脉血分流量增高，严重者出现呼吸困难与发绀。

肺尘埃沉着症（尘肺）患者的肺组织结节的形成和纤维化，不但使肺丧失正常组织的结构及其弹性，并导致肺气肿的产生。引起肺毛细血管床减少和循环阻力升高等一系列病理生理变化。

（2）引起限制性通气功能障碍的疾病：包括气道完全阻塞、肺泡和肺间质疾病、胸膜和胸廓疾病、心脏疾病。如支气管内膜结核、肺纤维化、气胸、胸膜炎、脊柱及胸廓畸形、神经-肌肉病变、重症肌无力和过度肥胖、各种情况的心脏增大等。这些疾病主要是使胸廓或肺扩张受限制，胸廓和（或）肺顺应性降低。VC、TLC降低，VC降低的幅度大于MVV、FEV_1 的降低。通气受限制时，以RR增加作代偿，以低氧血症为主要表现，常伴呼吸性碱中毒。通气严重不足时可导致低氧血症和 CO_2 潴留。

（3）肺动-静脉瘘：可使未经气体交换的肺动脉血直接流入肺静脉、左心房内，增加解剖性分流，使静动脉血分流增加，因此血氧降低，可导致红细胞增生，血液黏滞度增加，从而增加心脏负荷和微循环阻力，使血液在毛细血管内淤滞，影响组织摄氧。可出现发绀、气急等症状。

（4）心血管病：如缩窄性心包炎、先天性心脏病（发绀型、非发绀型）、瓣膜病变性心脏病和冠心病等。其病理生理变化各不相同，但对肺功能的影响主要通过：①改变肺内血流灌注量，影响 $\dot{V}/\dot{Q}$；②增加静动脉血分流；③影响血液携氧量；④心脏扩大和肺组织淤血可导致限制性通气功能障碍；⑤总体上导致低氧

5

血症。

4. 与手术有关的主要肺功能指标　总体肺功能状态是判断手术可行性的最全面的依据，但实际临床应用时常参考几个主要指标即可，其中主要是通气功能指标和动脉血气。强调肺功能正常者和轻度异常者皆可胜任或耐受手术，只有肺功能中、重损伤时才需结合具体手术的情况考虑手术风险的大小。

（1）手术后通气储备：可简单参考手术后 MVV/VE 的大小。该比值越高，手术的安全性越大；若术后 MVV/VE=3 时，胸部和上腹部手术的安全性小，而中下腹部的安全性大。术后 MVV 的具体估测见上述，但需考虑如下情况：如一侧肺叶切除，VC 下降接近 1/4；若手术肺叶的基础病变重，则 VC 下降幅度小；一侧完全堵塞的肺叶切除，VC 稍下降；否则若切除肺的基础病变轻，对侧肺的基础病变重，则 VC 的下降大。肺减容术的气肿周围被压迫的有效肺组织越多，手术后肺功能的改善越显著，因此手术后肺功能的判断需要结合手术类型和影像学的变化。

国内外学者探讨手术风险时对单纯 MVV 的意义颇为重视，并认为 MVV 占预计值 70% 以上者，手术无禁忌；50% ~69% 应严格考虑；30% ~49% 者，应尽量保守或避免；30% 以下者禁忌。但该标准缺乏综合考虑，仅供参考。

（2）手术后的 FEV_1：一般认为 $FEV_1 \geqslant 0.8L$ 是手术的基本要求，否则认为应禁忌肺叶或肺段切除。具体情况与通气储备相似。

（3）FEV_1可逆度的变化：气道可逆度的变化与支气管哮喘的发作有关。一般通过吸入气道扩张剂判断。但老年患者或慢性患者常不敏感，若病史可疑者应口服糖皮质激素 3 ~5 天后重复检查。若可逆试验阳性必须注意预防哮喘发作。

（4）最大呼气流量（PEF）：与术后的咳痰能力直接相关，大于 3L/s 者，咳痰能力较好，术后发生痰液堵塞的机会较小；反之则需加强术后管理。

（5）其他肺容积时的呼气峰流量（PEF_{25}、PEF_{50}、PEF_{75}）：与术后中小气道分泌物的引流和是否容易发生肺感染有关。若三者皆低于 1L/s，则分泌物的引流差，感染的机会多，多需预防性应用抗感染治疗。

（6）PaO_2：若术前无低氧血症或轻度低氧血症则手术安全性大；若有明显低氧血症，但低流量吸氧时，PaO_2 明显改善，手术也可以考虑；否则风险较大（心脏手术、病变肺部分不张等除外）。

（7）分侧肺功能：在有明显肺功能损害的患者，分侧肺功能测定是判断能否进行肺切除术比较可靠的方法，常用双联肺量计法。但实际上该法操作复杂，误差较大，且有较大的创伤，故目前临床上已基本不再应用，而习惯上用侧位肺功能测定来判断。手术侧的肺功能比例可以较好预测切除术后 VC 的下降程度。

（朱　蕾）

第三节　胸心外科手术切口

手术切口决定手术径路，为完成手术提供必要条件，也是决定手术效果的重要因素之一。选用手术切口应满足以下条件：①有满意的术野暴露，有利于手术操作；②切口对组织创伤小，出血少；③手术切口对心肺功能影响少；④手术方法简便，易于掌握。切口长度决定于手术范围和手术者的操作技巧。本节阐述常用开放剖胸切口的技术操作和对切口应用的评价，对于近年来不断创新的各种电视胸腔镜微创切口将另行阐述。

（一）后外侧剖胸切口

胸外科最为常用的切口，置患者于侧卧位，术侧向上，适当垫高健侧胸部，使术侧肋间隙增宽。健侧下肢髋、膝屈曲，术侧下肢伸直，两膝及小腿之间垫以软枕。腰部前后各置支撑架，以免手术过程中体位移动影响操作。常规消毒皮肤，铺放手术巾及剖胸单，从肩胛间区起作与肩胛骨后缘平行切口，到达肩胛下角下方约一横指处根据手术需要沿第 5 至第 7 肋骨方向到达腋中线或腋前线切开皮肤、皮下组织。在肩胛下角背阔肌后缘与斜方肌前缘之间，切开组织薄、血管少的听诊三角区筋膜，然后术者用示指和中指抬起胸壁浅层和深层肌肉分别向前、向后用电刀切开。切开的第一层肌肉为斜方肌和背阔肌，第二层为菱形肌、前锯肌。逐一结扎出血点或者电凝止血。牵开肩胛骨，手掌伸入肩胛下辨认肋骨，第一肋骨一般不能触及，因此摸到的最高一根肋骨是第 2 肋骨。

进入胸腔的方式可有：

1. 切除肋骨经肋床进胸　目前已基本弃用，除非胸膜腔致密粘连导致无法进胸。用电刀沿拟进胸肋骨上、下缘中间部切开骨膜，再用骨膜剥离器推开骨膜，从后向前推开肋骨上缘骨膜，从前向后紧贴肋骨推开肋骨下缘骨膜。注意避免损伤肋间血管。剥离肋骨内侧面骨膜，用肋骨剪切断肋骨前后端，修平肋骨断端，最后切开肋骨床和壁层胸膜，进入胸膜腔（图 65-1）。

2. 保留肋骨经肋床进胸　可在肋骨的后端、中间或前端切断肋骨。中断肋骨剖胸切口又分为前上型和前下型（图 65-2），前者在切开皮肤肌肉后，剥离所选前半段肋骨下缘骨膜及后半段肋骨上缘骨膜，在切口中位处后上斜向前下约呈 60°角斜形剪断选定的肋骨，从肋床进胸，前半段肋骨位于撑开器上方，故称前

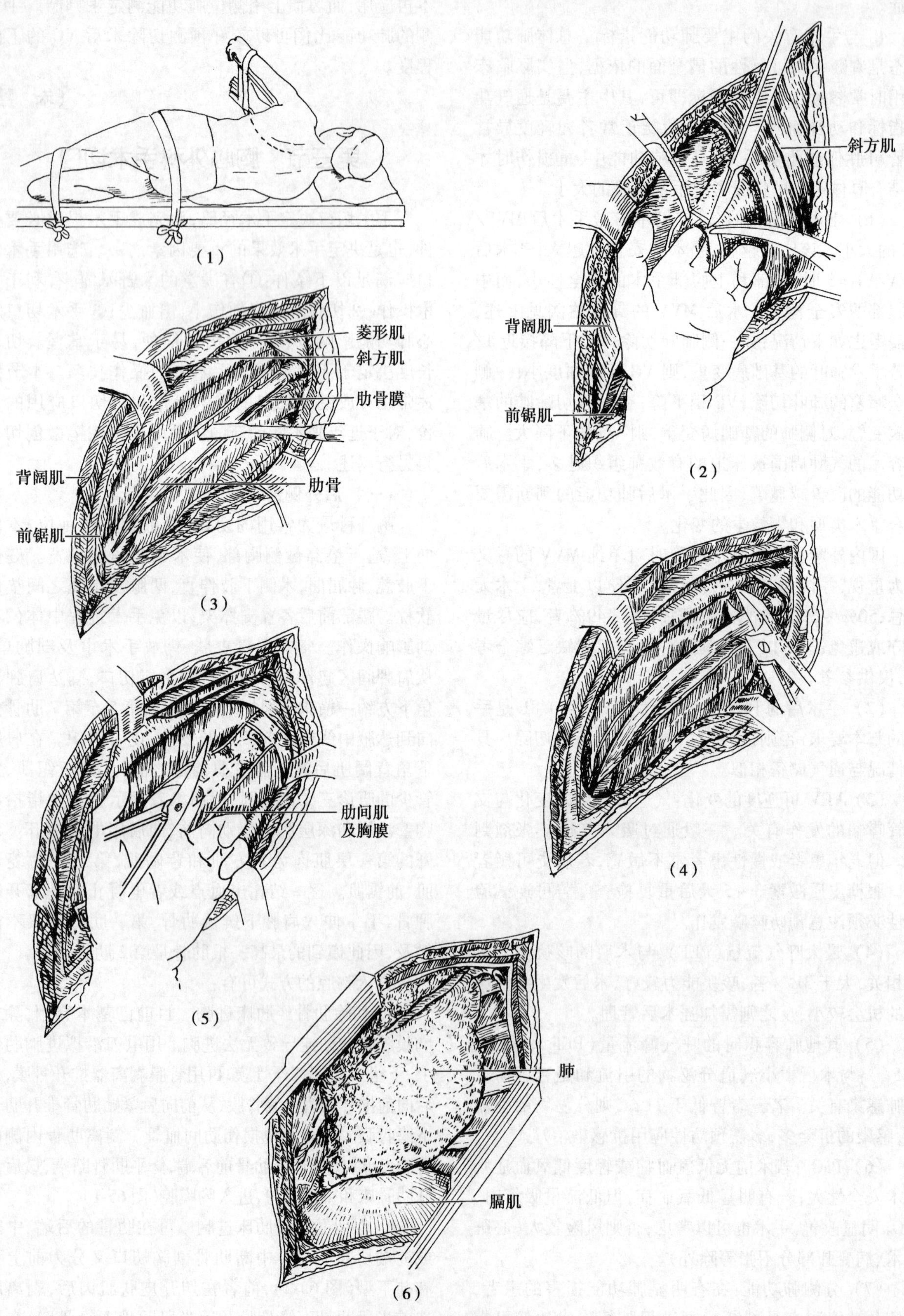

图 65-1 后外侧剖胸切口

(1)体位;(2)切开肌层;(3)剥离肋骨上缘骨膜;(4)剪断肋骨;(5)剪开胸膜;(6)撑开胸腔

上型；后者肋骨横断线方向及肋骨骨膜剥离部位与前上型相反。在食管、贲门手术时，一般选用前上型，因其头足方位距离长，切口后端易于暴露主动脉弓上食管，切口前端易于分离胃；而行肺切除术时宜采用前下型，因切口宽度大，切口前后端与肺门距离近，易于解剖前后肺门结构。

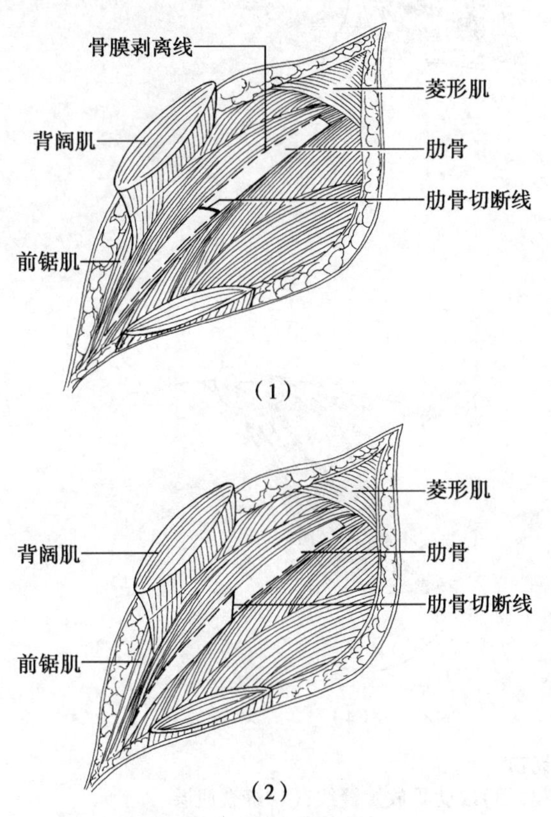

图 65-2　中断肋骨剖胸切口
（1）前上型中断肋骨剖胸切口；（2）前下型中断肋骨剖胸切口

中山医院胸外科经过 3000 余例临床应用，表明中断肋骨剖胸切口有如下优点：①暴露面积优于一般的保留肋骨的剖胸切口而与切除肋骨的切口相仿；②切口撑开后呈梭形，最宽处位于腋中线处，有利于处理位于术野中部的胸内重要结构，而且可以根据需要选用前上型和前下型两种方式，优化术野显露；③骨性胸廓损伤小，出血少；④关胸后肋骨对位佳，胸壁稳定性好，无胸壁凹陷畸形；⑤手术方法简便。

3. 经肋间进胸　根据需要，以电刀紧贴选定肋骨的上缘或下缘切开肋间肌及壁层胸膜（图 65-3）。手术中，也可根据患者的年龄和实际情况切断选定肋骨的后缘以增加胸腔切口撑开的显露范围，避免撑开器造成不规则的肋骨骨折。

胸内操作完成后根据需要在胸膜腔下部第 7 或第 8 肋间腋中线前后作胸壁小切口，经此放入引流胸管 1～2 根，缝线固定引流管，以防脱落。用肋骨合拢器将切口上下缘肋骨互相拉拢对合，分层跨肋骨缝合肋间肌、肋外肌层、皮下组织和皮肤。缝合肋外肌层及皮肤时应注意对位良好，缝针应穿过肌肉全层以免残留空隙。

后外侧切口能够暴露术侧整个胸腔、肺和食管，处理胸腔粘连非常方便。前后纵隔手术、胸段的气管、支气管和胸主动脉手术均可采用。但手术切断胸壁肌肉多，创伤较大，尤以切除肋骨的后外侧切口创伤最大。

（二）前外侧剖胸切口

患者仰卧位，术侧肩、背、臀部用软枕垫高 30°～45°。术侧上肢前举，肘关节屈曲 90°，悬挂于手术台头架上。从胸骨缘第 3、第 4 或第 5 肋间沿乳房下缘作弧形切口达腋中线，用电凝或结扎皮肤和皮下出血点。女性患者在乳腺后方分离疏松的结缔组织后，将乳腺上翻，显露拟切开的肋间隙。切断胸大肌、胸小肌和部分前锯肌。在选定的上下两肋骨间隙中间部位切开肋间肌及壁层胸膜，用肋骨撑开器显露胸膜腔。为扩大术野显露，可切断一根切口上缘或下缘的肋软骨，进一步扩大切口。可切断胸廓内血管后横断胸骨达对侧前胸壁。如不需进入对侧胸膜腔，则可推开对侧胸膜（图 65-4）。

胸内操作完成后，经胸壁下部小切口于胸膜腔内放入引流管，用肋骨合拢器拉拢对合切口上下两肋骨。先用粗缝线缚扎对拢切口上下方肋骨，再逐层缝合肋间肌、肋外肌和皮肤。横断胸骨者，则先在距胸骨切缘上下缘 1cm 处穿孔放置钢丝 2、3 根，缚扎固定后，再对拢肋骨，缝合肋间肌和胸壁切口。

前外侧切口适用于前纵隔肿瘤、部分肺手术、食管切除和部分心血管手术。此切口对于患者心肺功能影响小并利于肺门结构的解剖；由于胸壁肌肉切断少，创伤小，术后疼痛较轻，但不利于暴露后纵隔结构。

（三）保留肌肉的胸壁小切口

随着微创观念的推广，国内外不少学者设计并实施了各种胸壁小切口，通常位于腋下，不切断胸背肌群从肌间隙径路进胸。患者取侧卧位，上臂抬高外展 90°左右，肘关节弯曲固定，对侧胸部略垫高。在肩胛骨下方 2cm 处向前至腋前线作水平切口，或于腋下背阔肌前缘作垂直切口，切口长度约 10～15cm。切开皮肤及皮下组织，游离皮瓣。游离背阔肌前缘向后牵开，沿前锯肌肌纤维方向钝性分离至其肋骨附着处，经选定的肋骨上缘切开肋间肌进胸；或显露前锯肌后缘，切开前锯肌后缘筋膜组织，游离前锯肌并向前牵开，经肋骨上缘切开肋间肌进胸。此切口可保留胸背神经和胸长神经。撑开肋间，同时取另一把撑开器撑开皮肤和肌肉（图 65-5）。关胸时间断缝合肋间和前锯肌。胸大肌和背阔肌自然复位，间断缝合皮下组织、皮肤。

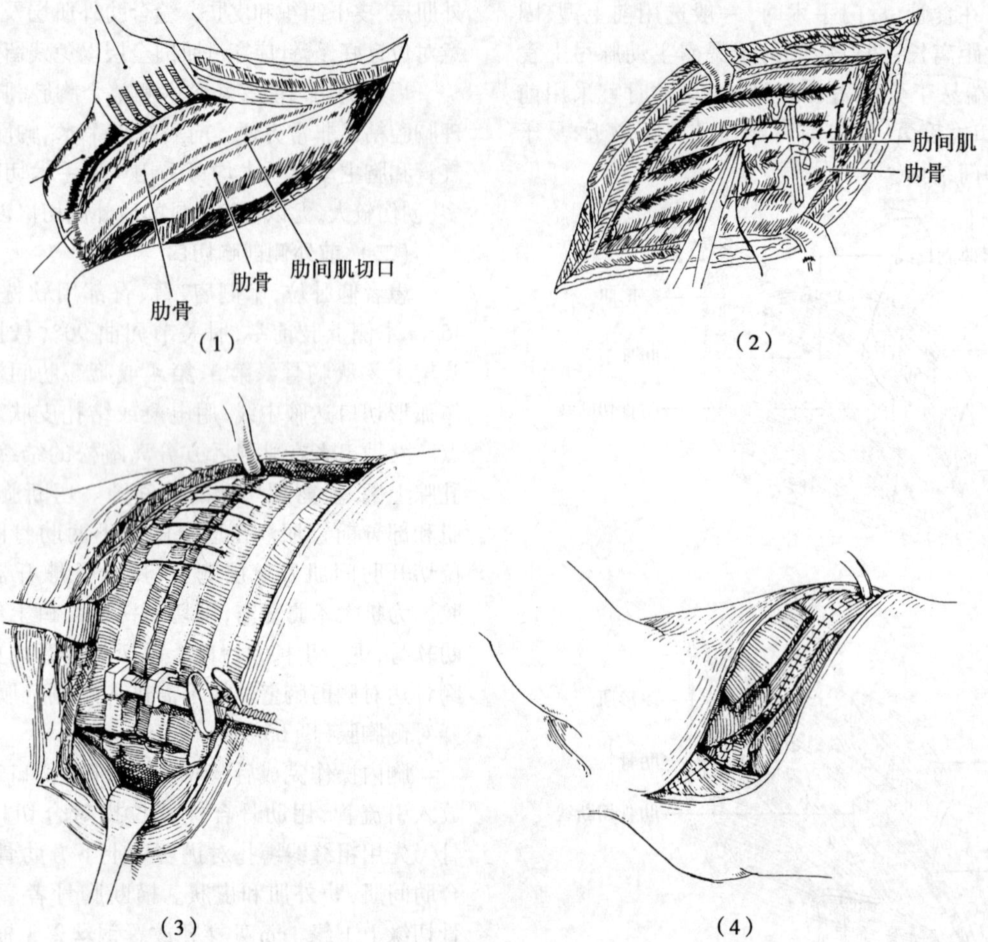

（1）　（2）　（3）　（4）

图 65-3　肋间切口

（1）肋间肌切口；（2）间断缝合肋间肌、骨膜及胸膜；（3）绕肋骨放置缝线；（4）缝合肌层

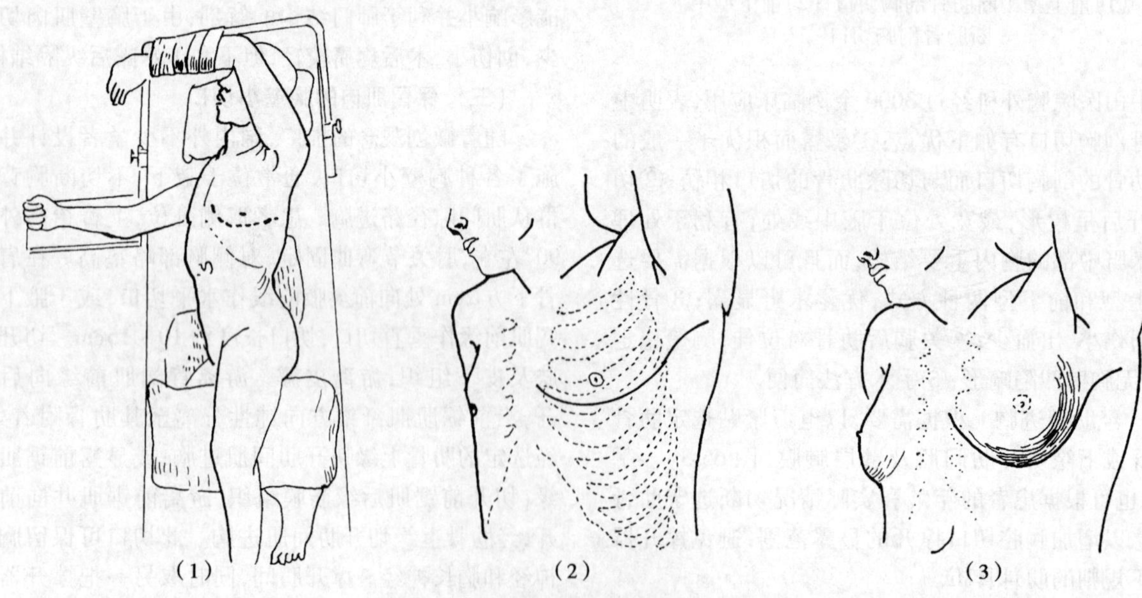

图 65-4　前外剖胸切口

（1）仰卧位背部垫高 30°；（2）第四肋间切口；（3）乳腺下弧形切口

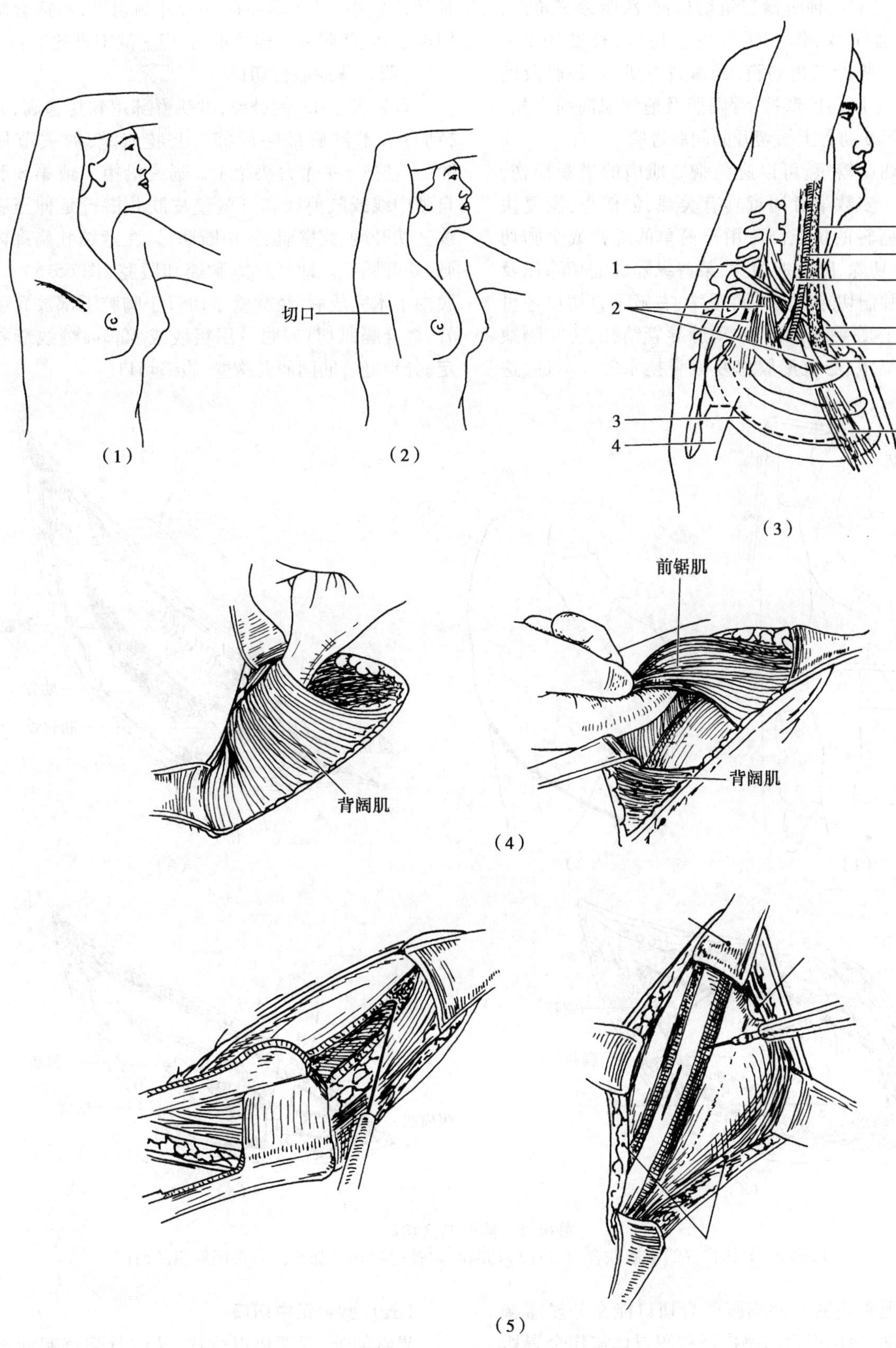

图 65-5　中断肋骨腋下切口

(1)体位;(2)切口位置;(3)手术野解剖图　1:肩胛骨　2:中、后、前斜角肌　3:切口　4:背阔肌　5:锁骨下静脉　6:锁骨下动脉　7:臂丛神经　8:锁骨　9:锁骨下肌　10:胸膜　11:胸大肌;(4)游离背阔肌和前锯肌;(5)切开选定的肋间

另外,还有一种听诊三角切口:横跨听诊三角区,绕过肩胛骨下缘,作一弧形皮肤切口,长度约 8～10cm。切开听诊三角筋膜,显露斜方肌、背阔肌及前锯肌,将斜方肌向后牵拉,背阔肌及前锯肌向前牵拉,于第 5 或第 6 肋骨上缘切开肋间肌进胸。

此类切口较短,可以避免胸壁肌肉的横断损伤,关胸方便。多数学者同意具有美观、创伤小、恢复快及术后疼痛轻的优点。可用于简单的肺叶或全肺切除、肺楔形切除、肺大疱切除、某些纵隔肿瘤切除以及食管良性肿瘤切除等胸外科手术;右腋下直切口还可完成某些心脏手术操作,如动脉导管结扎、房间隔缺损心内修复术、心脏瓣膜修复或置换术等。不过,这种切口较小,显露不如标准后外侧切口,不适合胸壁肌肉发达、胸膜腔粘连严重、肺门解剖困难的患者。

(四) 胸腹联合切口

置患者于 45°侧卧位,术侧臀部用软枕垫高,并保持固定,术侧肩部略后仰。上肢前举,肘关节屈曲 90°。悬挂于手术台头架上。通常沿第 7 或第 8 肋间自腋中线或腋前线切开胸壁皮肤并横行延伸至腹中线。切开胸、腹壁肌层,切断肋弓,注意结扎胸廓内动脉,切开膈肌。即可显露胸腔和腹腔(图 65-6)。胸、腹内手术完成后,经胸壁小切口于胸腔下部放置引流管,缝合膈肌切口,肋弓用粗线或 Maxon 缝线缝扎固定,分别缝合肋间肌及胸壁、腹壁切口。

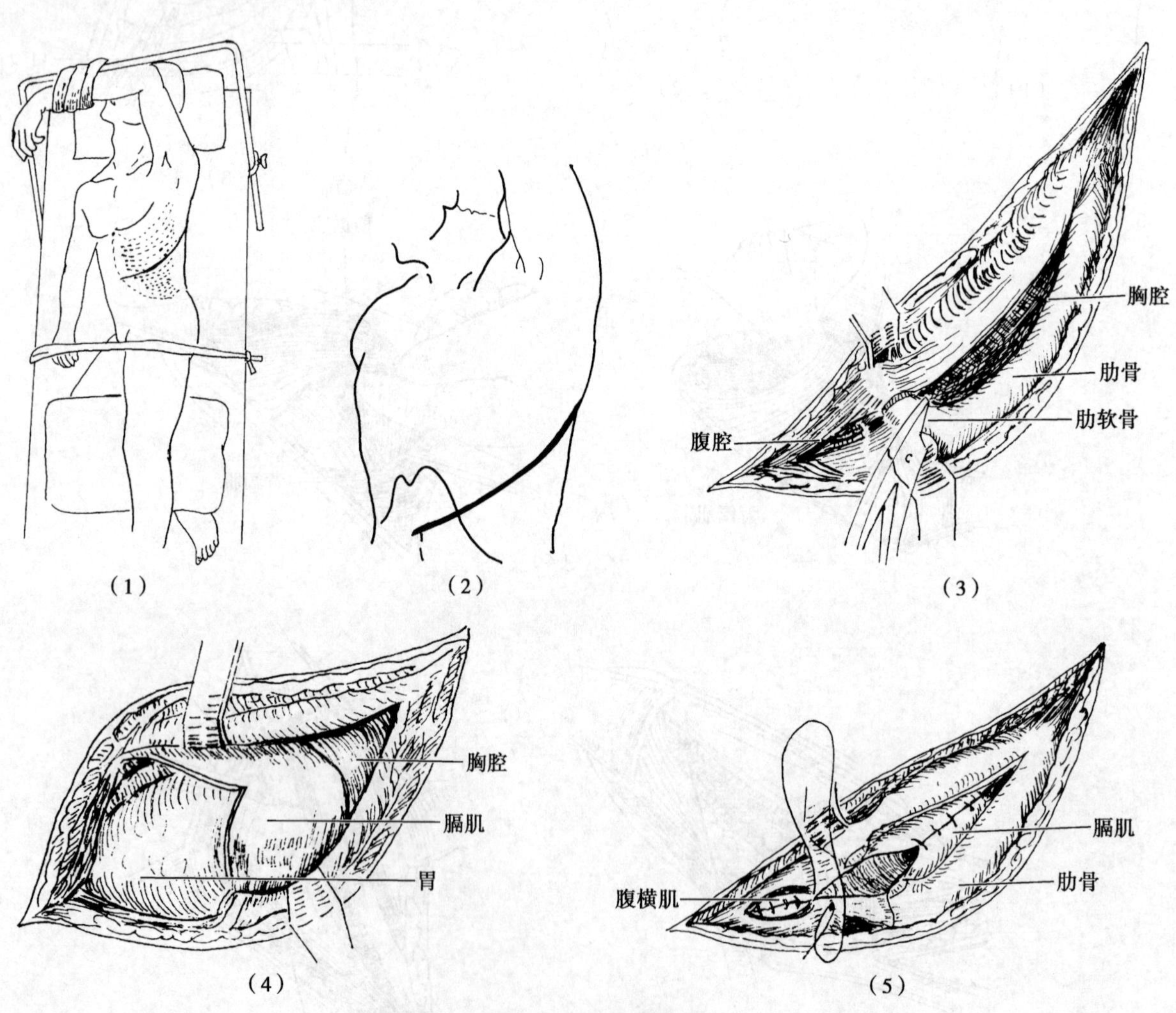

图 65-6　胸腹联合切口

(1)侧卧 45°体位;(2)胸腹联合切口;(3)切断肋软骨;(4)切开膈肌;(5)关闭胸腹腔切口

临床上常用的左侧胸腹联合切口能充分显露胸腔和上腹部,适用于贲门癌广泛侵犯胃体需作全胃切除、食管空肠吻合或结肠代食管手术,或以往有腹部手术史的病例以及胸腹主动脉病变手术。但此切口较长,创伤大,对患者心肺功能影响大,且肋弓难以对位愈合易造成肋软骨感染。

(五) 胸骨正中切口

患者仰卧,背部垫以软枕,从胸骨切迹起向下作直切口或弧形切口,到达剑突附近处再沿腹中线向下延长切口至剑突下 2～3cm,显露胸骨。沿胸骨正中线用电刀切开胸骨全长骨膜,切开腹壁白线上段。紧贴胸骨后方钝性分离胸骨后方和剑突后疏松结缔组织。

在胸骨切迹上方常需结扎切断1根横向行走的小静脉，切除剑突。用电锯或胸骨刀沿正中线纵向劈开胸骨全长，电锯或胸骨刀不可放入太深，以免损伤胸骨后器官组织。为减小手术创伤，在一些纵隔肿瘤手术和部分心脏手术中只做胸骨上部或下部的部分胸骨T字形劈开：先作胸骨横断，再根据需要纵形劈开上部胸骨暴露前上纵隔或劈开下部胸骨显露心脏。劈开胸骨后用骨蜡填塞骨髓腔并用电凝烧灼骨膜上出血点。放入胸骨撑开器显露前纵隔，推开胸腺和两例胸膜，则可显露心包和心脏(图65-7)。

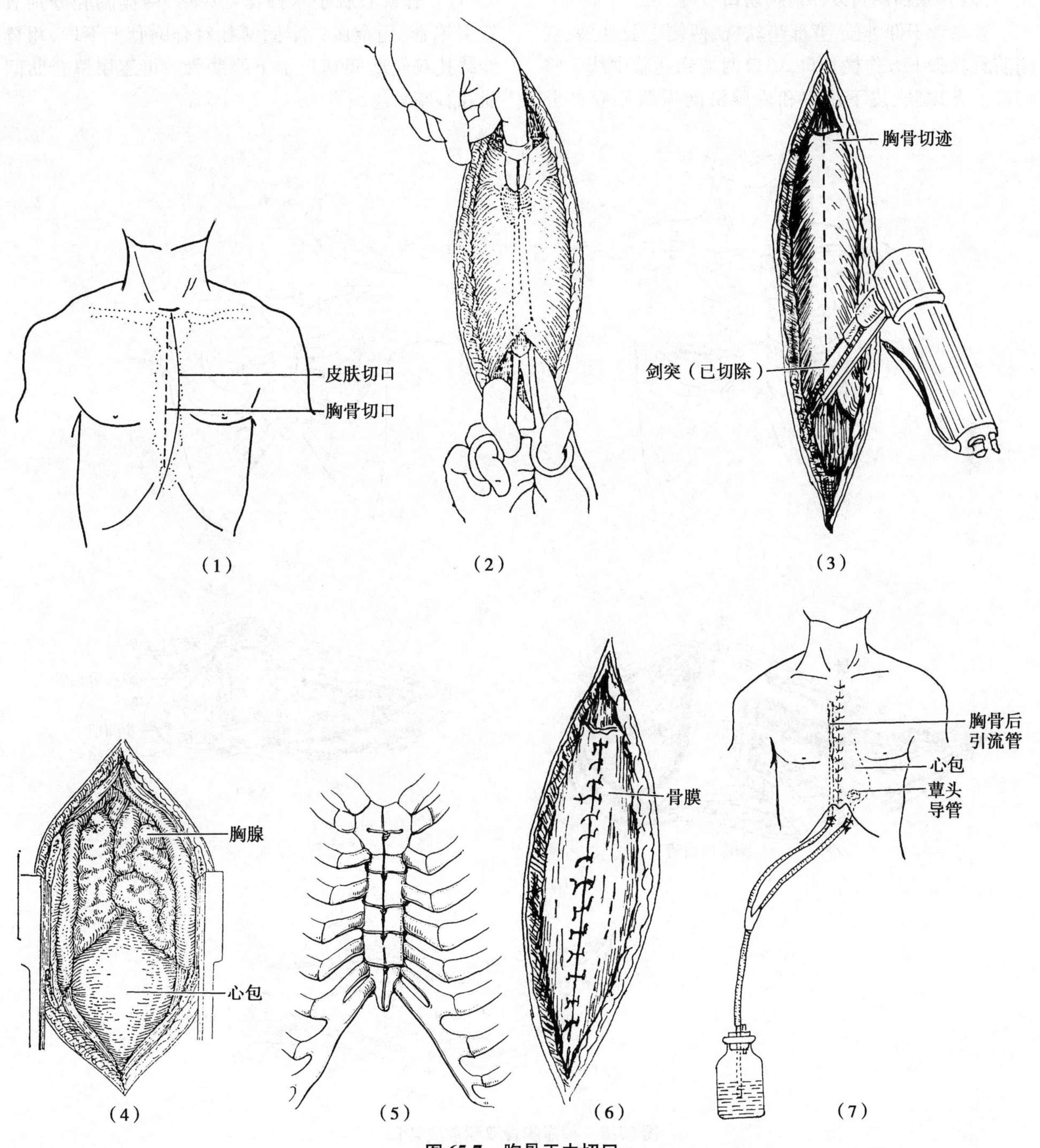

图65-7　胸骨正中切口

(1)胸骨正中劈开切口；(2)游离胸骨后；(3)锯开胸骨；(4)撑开胸骨；(5)缝合胸骨；(6)缝合胸骨及骨膜；(7)胸骨后及心包引流

心脏或前纵隔手术操作结束后，在前纵隔下方放置引流管。如术中切开心包膜，则稀疏间断缝合后于心包腔内另放1根乳胶引流管，两根引流管均从上腹部另作的小切口引出体外。切开的胸骨左右两半各在骨质穿孔3～4个，用金属线牢固对合缚扎。再缝合腹壁白线皮下组织和皮肤。

胸骨正中切口能暴露前纵隔的整体和心腔大血管，最常用于前纵隔及心脏大血管外科手术，其优点是对心脏、大血管和前纵隔的显露极好，并能同时进行双侧胸腔内手术。另外此切口对患者术后疼痛较轻，对呼吸和循环生理功能影响也较小。

（六）横断胸骨双侧前胸切口

置患者于仰卧位，背部垫软枕，两侧上肢外展，双侧前胸乳腺下方作横切口，切口两端到达腋中线。将切口上方皮肤、皮下组织和乳腺沿胸大肌筋膜外分离，并向上翻转后，切断双侧胸大肌、胸小肌和部分前锯肌，再切开双侧第3或第4肋间隙的肋间肌和壁层胸膜。游离结扎左、右胸廓内血管，横向切断胸骨。切开的两侧肋间各用肋骨撑开器张开，分离心包前方结缔组织，即可充分显露双侧胸膜腔和心包、心脏（图65-8）。肺或心脏手术操作结束后，两侧胸腔分别放置引流管，用金属线牢固缚扎对合胸骨上下段，粗缝线缚扎双侧肋间切口上下缘肋骨。再逐层缝合肋间肌和胸壁软组织。

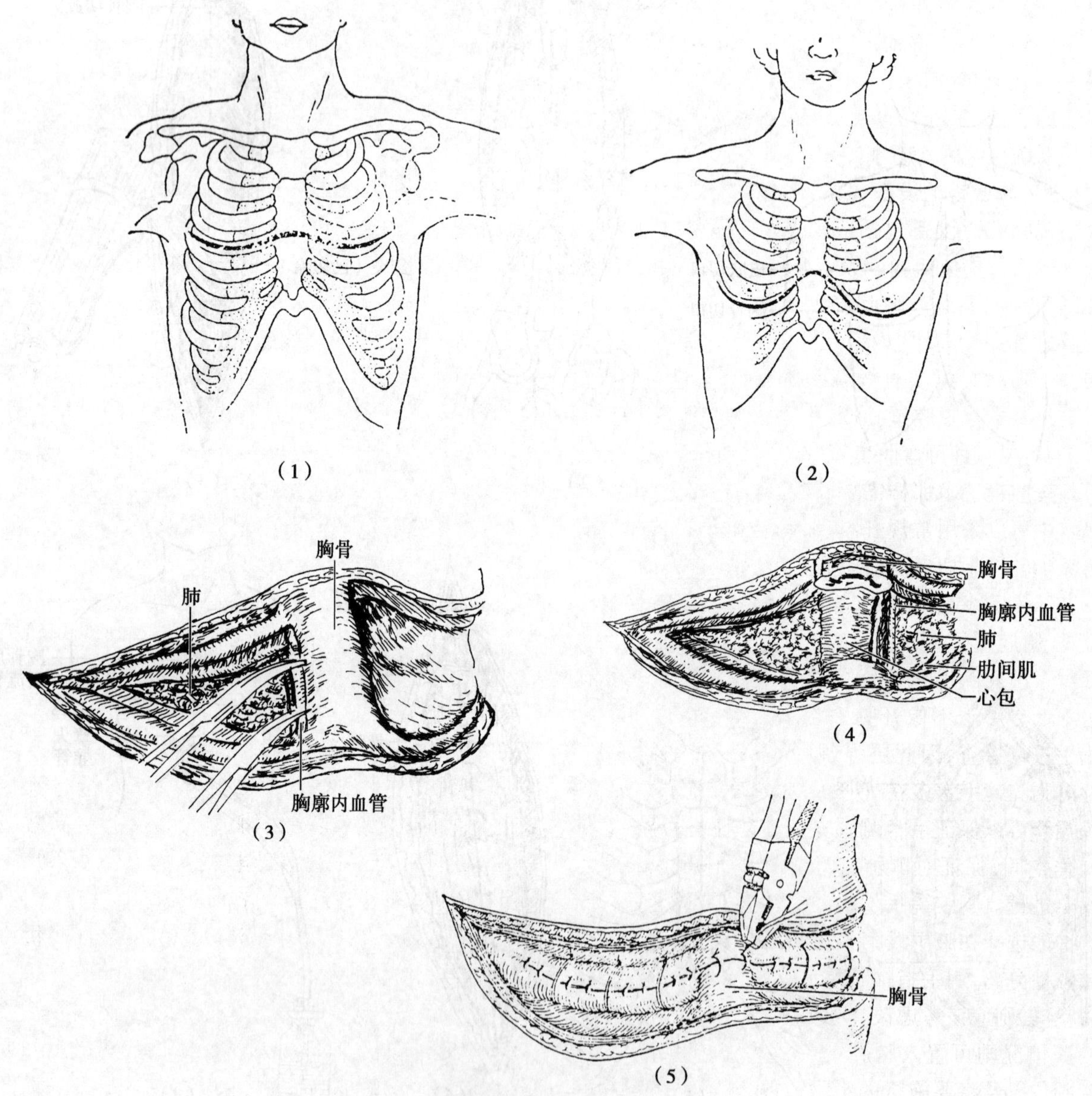

图65-8　横断胸骨双侧前胸切口

（1）双侧第四肋间切口；（2）双侧开胸横断胸骨切口；（3）处理胸廓内血管；（4）切断胸骨；（5）缝合切口

目前横断胸骨双侧前胸切口多用于双侧肺减容术、双肺移植等手术。但该切口创伤大，对心肺功能影响大，术后疼痛明显。

手术切口应根据拟行的手术方式、患者以往手术史、医院的设备条件和术者的经验水平灵活选择，本文所列的手术切口不可能包罗万象，也不必拘泥于某种特定的切口。

（徐松涛　奚俊杰）

第四节　电视胸腔镜外科

1910年，瑞典医师 Jacobaeus 报道了采用硬质胸腔镜行胸腔粘连松解术获得成功，之后这种硬质胸腔镜被广泛应用于结核病的治疗，但随着有效抗结核药物的陆续开发，胸腔镜技术逐渐被淘汰，胸腔镜仅用于胸膜疾病的诊断。从20世纪90年代初随着成像技术的完善、手术器械的改进和麻醉技术的提高，出现了电视辅助胸腔镜外科（video-assistant thorascope surgery，VATS）技术并得到了迅猛的发展。尽管电视胸腔镜手术出现的时间不长，但是由于其具有创伤小、恢复快的优点，在短短的十几年时间内被广泛地应用于呼吸系统疾病的诊断和治疗。

（一）胸腔镜的设备

电视胸腔镜设备包括成像系统和手术器械两大部分。成像系统包括胸腔镜、冷光源、摄像系统、监视器和图像录制系统。胸腔镜手术常用的手术器械包括套管、抓钳、分离钳、内镜手术剪、打结器、电钩、电铲、超声刀、钛夹以及直线切割缝合器等。胸腔镜的手术器械基本与腹腔镜相同，不同之处在于因胸壁较为固定，需要一种可弯曲套管（trocar）。由于胸腔镜手术不像腹腔镜手术那样需要在气腹条件下进行，因此在手术中可以采用常规开胸手术的器械，在某些情况下可添加辅助小切口协助完成手术。

胸腔镜手术的术前准备与一般常规开胸手术相同，由于胸腔镜手术创伤小，对患者肺功能影响较小，因此对于进行胸腔镜手术的患者对肺功能要求比剖胸手术低。由于不像开胸手术那样可以方便地在术中用手进行探查，因此更强调术前 CT 定位诊断的必要性。胸腔镜手术多在气管内双腔插管全麻下进行。双腔插管可以保证手术侧肺充分萎陷，提供足够的手术操作空间，保证对侧肺有足够的通气量，以使手术能安全进行。胸腔镜手术时，置入胸腔镜的套管针穿刺点一般选择在腋中线第6或第7肋间。用血管钳作肌层钝性分离，用手指探查胸膜腔。如整个胸腔均为紧密粘连，则应该考虑改作剖胸手术。如果无胸膜腔闭锁等情况则可置入胸腔镜，在胸腔镜监视下，根据病变部位以及将要施行的手术情况，再确定置入手术器械的穿刺点。选择穿刺点的基本原则是穿刺点之间呈“三角形”或立体“锥形”分布，以保证术野的充分显露和手术操作。

此外有学者提出采用胸腔镜辅助小切口手术，根据手术的需要，在胸壁上作一 6～8cm 的辅助小切口经肋间进胸。此法主要用于胸腔镜下肺叶切除等复杂手术。经胸壁辅助小切口，可以用常规剖胸手术器械作肺血管和支气管的解剖、游离等操作，并经切口取出切下的肺组织，更利于胸外科医师的手术操作，保证手术的安全性，并可明显降低手术费用。

近年来有外科医师开始采用单操作孔的方式开展胸腔镜手术。该操作孔选择方式较多，包括腋前线第4肋间、腋前线第5肋间或剑突下，长度一般为 4～5cm。单孔手术特点是胸腔镜及手术器械均从同一操作孔进入。相比经典的胸腔镜手术，该方式操作难度高，对手术医师提出了更高的要求，但手术切口更隐蔽、更小且更为美观。

（二）胸腔镜手术的临床应用

1. 胸膜疾病　胸腔镜最早应用的领域即是胸膜疾病的诊断方面，如胸膜弥漫性病变、不明原因的胸膜渗出性病变等均是胸腔镜检查的指征。与传统单孔径胸腔镜相比，VATS 最大的优点在于其术野更广，可检查包括胸膜顶、纵隔胸膜和隔胸膜等各部位。有研究报道在恶性胸腔积液的诊断方面，与胸腔积液脱落细胞学检查和胸膜穿刺活检相比，电视胸腔镜手术的诊断率可达到90%以上，而且充分的组织取材为进行详细的免疫组织化学分析提供了条件，有助于确定肿瘤亚型和特殊标志物的表达情况，以指导个体化治疗。

对于渗出性胸膜疾病，目前主要是胸膜间皮瘤、恶性肿瘤胸膜种植产生的顽固性胸腔积液，可在 VATS 下行化学或机械的胸膜固定术，从而消灭胸腔积液，缓解症状。电视胸腔镜手术可充分松解粘连、剥除纤维素，使肺组织充分复张，并均匀喷洒粘连剂，达到最佳的胸膜固定、胸管置放和消除胸腔积液的效果。多数报道其手术有效率达90%以上，长期随访胸腔积液复发率仅5%左右。此外，电视胸腔镜手术有较好的效费比（cost-effectiveness）。在所有影响恶性胸腔积液医疗费用的因素中，胸腔积液复发占有较大比重。极低的复发率使接受电视胸腔镜手术治疗的患者避免了其他方法反复治疗所需的花费。

2. 脓胸治疗　胸腔镜治疗脓胸的最佳时机在于脓胸的亚急性期，在此期脓液逐渐变得稠厚并且呈现局限包裹化的趋势，一般的胸腔闭式引流往往不能奏效，而胸腔镜手术可在直视下分离粘连充分引流胸腔；胸腔镜手术治疗脓胸应根据脓腔的位置来选择切口的位置，一般做3个1～2cm的切口。进入胸膜腔时注意用手指分离粘连，在3个切口之间分离出胸腔镜操作的空间。彻底分离粘连，将所有局限包裹的脓液彻底清除，剥除壁层胸膜和脏层胸膜表面沉积的纤维蛋白，直至肺可以完全复张为止，最后冲洗胸腔后将胸腔引流管放在合适的位置。有关胸腔镜手术治疗脓胸的研究结果显示安全而有效。国外的报道显示胸腔镜手术与内科保守治疗相比，治疗效果有明显的提高，而与常规开胸手术相比疗效相近，但胸管置管时间和住院时间均明显缩短。因此对于局限性脓胸患者，首选的治疗方案应考虑采用胸腔镜手术。

3. 自发性血气胸和肺大疱治疗　自发性气胸和肺大疱是最早应用胸腔镜治疗的疾病之一，也是迄今为止胸腔镜技术应用最广泛、临床经验最丰富的领域。一般认为由于肺大疱破裂或肺粘连索带断裂造成的自发性血气胸，凡具备开胸手术指征者，均是胸腔镜手术的适应证。一项随机对照的临床试验比较了胸腔镜手术和开胸手术的效果，结果显示两者在气胸治愈率和术后复发率上相似，但胸腔镜治疗组的术后疼痛明显减轻、住院时间大大缩短、术后对肺功能的影响更小。由于胸腔镜手术治疗自发性气胸具有创伤小、效率高和安全可靠的优点，因此多数学者认为应该扩大胸腔镜手术治疗自发性气胸的适应证，如以往胸腔闭式引流下肺持续漏气大于7天的气胸作为开胸手术的指征，而目前多数学者认为漏气大于3天即可考虑进行胸腔镜手术。对于同期双侧气胸，传统开胸手术考虑到手术创伤问题一般选择分期手术治疗，而胸腔镜手术创伤小可施行同期两侧手术治疗。因此目前胸腔镜手术已基本取代开胸手术成为外科手术治疗自发性气胸的首选措施。

胸腔镜手术方法：肺大疱破裂引起的自发性气胸，通常用直线切割缝合器将肺大疱切除，此外也可采用套扎等方法处理较小的肺大疱。对于肺粘连索带断裂造成的自发性血气胸，可在胸腔镜下行电凝止血或钛夹钳夹止血。大多数学者推荐在处理肺大疱或粘连索带后进行胸膜固定术以减少气胸的复发率。

5

4. 肺楔形切除术　据 Shields、Lewis 等 396 例 VATS 肺局部楔形切除的经验，归纳 VATS 肺楔形切除的适应证如下。

(1) 未定性的单个肺结节：Lillington 等报道 335 例行肺局部切除的单个肺结节性病灶，认为 VATS 的适应证有：①直径<3cm 的无钙化结节；②常规检查包括纤维支气管镜、肺穿刺活检等无法定性的单个肺结节；③病灶位于肺外围 1/3；④没有支气管内播散。

Mack 对胸腔镜在诊断肺部孤立小结节的作用进行了一项多中心的研究，共有 242 例肺部孤立小结节患者接受全身麻醉下胸腔镜切除活检。240 例患者顺利完成胸腔镜肺楔形切除活检，仅 2 例患者由于技术原因中转开胸活检。所有患者均得到明确的诊断，诊断的敏感性和特异性均为 100%，其中 127 例(52%)为良性病变，115 例(48%)证实为恶性病变，包括 51 例原发性支气管肺癌和 64 例转移性肺癌。所有患者均康复出院，无围术期死亡发生。在胸腔镜切除活检的患者中，仅 3.6% 发生术后并发症。

(2) 弥漫性肺间质或浸润性疾病：包括处于稳定期的肺部机会菌感染，真菌病、病毒及支原体感染，淋巴播散恶性肿瘤，特发性肺纤维化等。上述疾病纤维支气管镜灌洗或活检往往阳性率较低。在 VATS 下行局部切除，可以获取较大的材料，容易得到明确诊断。国外将此法称为肺"闭式活检"(closed biopsy)。

(3) VATS 楔形切除原发性非小细胞肺癌：尽管标准的肺叶切除及淋巴结清扫已被公认为肺癌手术治疗的定型方法，但近年来报道对Ⅰ期 $T_1N_0M_0$(肿瘤直径<3cm，无局部淋巴结和远处转移)的外周型非小细胞癌行楔形或肺段切除，其 5 年生存率与肺叶切除相同。另一部分持相反看法的学者则认为，尽管术前诊断为 $T_1N_0M_0$，但 T_1期肺癌仍有一定的局部淋巴结转移率，甚至可以发生远处转移。而 VATS 行楔形局部切除，一般难以判断淋巴结转移情况。所以对 VATS 楔形切除治疗非小细胞肺癌存在疑问。近年来又有报道直径<1cm 的Ⅰ期外周型肺癌，发生肺门或纵隔淋巴结转移的机会极少，因此是 VATS 行楔形切除的适应证。目前，比较一致的看法是：对老年心肺功能不良患者 $T_1N_0M_0$期肺癌行 VATS 楔形切除，既切除了病灶，又有肺功能损伤小的特点，确能给患者带来益处。

5. 肺叶切除术　在胸腔镜手术开展的早期，胸腔镜肺叶切除术的安全性问题常受质疑，但随着胸腔镜技术的发展，多数研究中心的资料显示在经选择的患者胸腔镜肺叶切除术是安全的。虽然在术中约 10% 的患者需中转为开胸术，但其主要原因是肿瘤本身的因素，如中央型肺癌需要处理大血管；有些情况要行袖式切除；怀疑肿瘤晚期有胸壁或膈肌侵犯以及纵隔、肺门淋巴结转移等情况。非肿瘤因素引起的中转开胸手术的患者，包括术中出血和胸膜粘连，仅约 30%。而且出血造成开胸处理多发生于 VATS 的早期临床实践中，与手术器械的欠完善和医师缺乏经验有关。因此对于有经验的医师而言，胸腔镜肺叶切除术的安全性是有保障的。

在胸腔镜肺癌手术的纵隔淋巴结清扫问题上存在争议，有学者对胸腔镜下纵隔淋巴结清扫的彻底性存有疑问。但根据笔者的经验．胸腔镜下可以基本达到开胸手术纵隔淋巴结的清扫程度。何健行和 Watanabe 等的报道也认为在清扫淋巴结数目及术后复发率方面电视胸腔镜组并不逊色于传统开胸组。日本的一项研究比较胸腔镜手术和常规开胸手术清扫纵隔淋巴结的情况，结果显示对于右侧纵隔淋巴结胸腔镜手术可清扫 40.3 枚，左侧可清扫 37.1 枚，仅比常规手术切除的纵隔淋巴结少 1.2 枚。该研究的结论认为胸腔镜手术在技术上可以做到纵隔淋巴结的系统清扫。

目前多数学者的意见认为胸腔镜治疗非小细胞肺癌适应证为早期肺癌，一般认为临床Ⅰ期肿瘤是最合适的。胸腔镜肺癌手术治疗的相对禁忌证包括：①肿瘤直径>6cm；②术前放化疗后；③肿瘤侵犯胸壁或纵隔组织；④纵隔淋巴结转移的患者；⑤中央型肺癌需行袖式切除的患者；⑥自身一般情况不允许耐受单肺通气、近期心肌梗死和严重出血倾向等；⑦严重的胸腔粘连不宜行VATS。

目前对于早期肺癌的胸腔镜手术治疗大多数的学者是持支持意见的，Ohtsuka统计了106例临床Ⅰ期非小细胞肺癌胸腔镜手术的情况，临床Ⅰ期患者的3年生存率为93%，而术后病理分期为Ⅰ期的患者3年生存率为97%，3年无瘤生存率在临床Ⅰ期和病理Ⅰ期患者中分别为79%和89%。lewis等报道VATS术后Ⅰ期肺癌的3年生存率是94%，Ⅱ期为57%，Ⅲ期为25%。从统计数字上来看，Ⅰ期肺癌的治愈率与传统手术无显著性差别。Kirby等比较一组非小细胞型肺癌分别行VATS和后外侧开胸手术，术后随访13个月，生存率无明显差别。据此，目前大多数学者认为胸腔镜手术可以作为Ⅰ期非小细胞型肺癌的一种常规的治疗手段，有希望取代传统的后外侧开胸，但有待更多、更长时间的大规模前瞻性临床研究。随着手术技巧的提高，一些学者开始尝试采用胸腔镜手术治疗Ⅱ期以及ⅢA期的肺癌，甚至有学者行胸腔镜袖式肺叶切除术，但目前还处于临床试验阶段，其手术安全性和根治性以及生存情况还有待进一步的验证。

6. 纵隔疾病　VATS行纵隔肿瘤切除术，是一个有争议的问题。Landreneau一组89例VATS纵隔肿瘤手术表明，对后纵隔神经源性肿瘤无神经干侵犯，先天性支气管、食管及心包囊肿是VATS的适应证。根据笔者的经验，纵隔囊性肿块一般可顺利完成VATS治疗，而实质性肿块应综合考虑其性质、大小、位置及与重要脏器和大血管的关系，其中最为重要的是肿块与周围结构的关系。无症状的纵隔良性肿瘤、体积较小与周围器官血管分界清楚者适合VATS疗，其中后纵隔肿瘤更易处理。对于有持续性胸痛、肿块较大、考虑恶性可能及与周围组织界限不明者，VATS治疗应谨慎。同时发现对于不同纵隔部位，只要有利于暴露，术中不必拘泥于完全的90°侧卧体位，可根据情况灵活采用各种角度的侧卧体位，甚至于平卧位，这样可充分利用重力作用，避免肺组织对纵隔的遮挡。对于胸腺瘤，目前仅认为Ⅰ期包膜完整的无重症肌无力的胸腺瘤可以行VATS。有报道采用VATS行胸腺切除术治疗重症肌无力获得成功，但对于该技术是否能够完整切除胸腺及纵隔脂肪组织有不同的看法。

7. 心包疾病　VATS治疗良胜或恶性顽固性心包积液已取得一定经验，其指征是经多次心包穿刺无法控制的顽固性心包积液。一般选择经左胸行VATS心包开窗术，同时切取心包组织活检以明确诊断。这种手术创伤小、安全、可靠，能有效缓解患者症状。术后同时引流胸腔，效果令人满意。笔者有4例VATS心包活检的经验，除2例为恶性积液外，另1例为心包囊肿，1例为病毒性心包炎。而这2例患者术前分别在内科以结核性心包炎治疗4年和3年。我们认为对于无恶性证据的顽固性心包积液，可以将VATS作为诊治的手段之一。

8. 食管疾病　VATS治疗良性食管病变已取得了一些经验。Pellegrini等报道经VATS对部分贲门失弛缓症患者行食管纵肌切开术(Heller手术)取得满意效果。他们在术中经口放入食管镜，镜头对准病变部位，既起到支撑作用，又保证了食管纵肌切开的准确性，提高了手术效果。Kirby等报道VATS行食管平滑肌瘤摘除术，指出手术成功与否的关键在于术前定位性诊断的准确性。根据笔者的经验，大多数的食管平滑肌瘤均可在胸腔镜下安全地剥除。

胸腔镜食管癌切除术近几年在国内发展较为迅速，国内通常采取的手术方式为胸腔镜下游离胸段食管，开腹游离胃然后在颈部行胃食管吻合术。而国外多采取胸腔镜腹腔镜联合游离食管和胃的全腔镜方式。Luketich报道了222例微创食管切除术的经验，作者认为微创食管切除术与开胸手术相比可以降低术后肺部并发症的发生率、减少住院时间，在生活质量和生存情况方面两者并无明显差异。Smithers比较了309例胸腔镜食管切除术和114例同期开胸食管切除术的情况，作者认为胸腔镜切除术与开胸食管切除术相比可以减少术中出血，而在淋巴结清扫数目、3年生存率方面两者相似。根据作者近2年开展的50多例胸腔镜食管切除术的经验，与开胸手术相比胸腔镜食管切除术可以缩短胸管置管时间和住院时间，降低术后并发症发生率，而在纵隔淋巴结清扫程度两者相仿。目前在食管癌患者接受胸腔镜食管切除术是否符合肿瘤学原则，能否彻底清扫纵隔淋巴结以及长期生存情况方面尚有争议，有待大规模的临床试验验证。

9. 其他　胸腔镜手术已经成为治疗手汗症的首选方式，手术体位多采用半仰卧位，在腔镜下行胸交感神经切断。对于交感神经切断的范围和方式有不同的看法，包括T2、T3和T4神经干切断，以及T2～3、T2～4或T3～4等不同节段切断。VATS还可用于椎旁脓肿引流，胸椎融合术以及迷走神经切断治疗慢性胰腺炎或胰腺癌引起的腰背痛。在心脏外科领域，国内外均有报道 VATS 行 PDA 结扎术、房缺修补术、室缺修补术、瓣膜修复及置换术以及房颤治疗等。此外，在其他外科领域，VATS 亦显示其活力。作者协助华山医院手外科，在国内外率先开展 VATS 游离胸段膈神经间位移植治疗壁丛神经损伤，避免了传统方法在锁骨上切断膈神经而浪费胸内长段神经的弊端，并取得满意的临床效果。

（三）展望

电视胸腔镜技术自 20 世纪 90 年代诞生至今不过短短的十几年时间，在这相当短的时间内已经在胸外科领域得到了迅猛的发展，从胸膜固定、胸膜活检、气胸治疗等简单手术发展到目前肺叶切除、食管切除等复杂手术，胸腔镜治疗技术迅速发展，电视胸腔镜手术逐步得到临床医师的认可和肯定。目前已有报道在电视胸腔镜下行肺叶袖式切除和肺动脉成形手术，手术指征日益扩展。但在胸腔镜快速发展的同时，要注意胸腔镜治疗的规范化。在腔镜技术为患者减轻痛苦的同时，要注意胸腔镜治疗的规范化。在腔镜技术为患者减轻痛苦的同时，要注意对疾病治疗效果的及时总结和比较，尤其是对恶性肿瘤患者胸腔镜外科治疗效果的评价尚待大规模临床试验的结果验证。

（冯明祥　谭黎杰）

第六十六章

胸部创伤

一、概　　述

胸部创伤是常见的外伤之一，战争时期约占外伤总数的10%，非战争时期可高达40%。

由于具有与身体其他部位不同的解剖结构特征，不同外力作用下可使胸部从胸壁到胸腔内脏器产生不同反应、导致不同结果，根据外力性质，胸部创伤可分为钝性伤和穿透伤两类；目前临床上多根据创伤后胸膜腔的完整与否，将胸部创伤分为闭合性和开放性两大类。战争时期以开放、穿透性的枪弹火器伤为主，爆震引起的闭合、钝性伤亦多见；和平环境中交通、工伤事故所致胸部创伤最多见。

由于心、肺等重要脏器位于胸腔内，涉及胸膜腔和胸内脏器的胸部创伤可导致呼吸和循环系统功能障碍，如处理不及时或不恰当，患者可在短时间内死亡。胸部创伤可单独出现，也可伴有身体其他部位创伤。对胸部创伤应迅速作出初步估计和判断，及时处理紧急情况。即使伤情轻，有时处理不及时也可产生严重后果；例如老年人肋骨骨折，如果处理不善，可因骨折引起的疼痛影响呼吸和咳嗽排痰，产生肺不张、肺炎等并发症甚至最后导致死亡。另一方面，伤情虽重，如处理及时，则可立即改善患者情况，为进一步检查和治疗赢得时间；例如对开放性或张力性气胸的患者，首先应快速封闭并包扎胸壁创口或作胸膜腔穿刺和闭式引流，排气减压，有效地稳定住呼吸、循环系统功能，然后再进一步检查处理身体其他部位的伤情。

【诊断】

结合外伤病史和临床表现，对一般胸外伤即可作出初步诊断。在较轻的胸外伤患者中，常见的症状有局部胸痛、胸闷及痰中带血等，结合局部体征及普通X线检查即可确诊。在较重的患者中，除上述症状外，还可伴有咯血、严重呼吸困难甚至休克，除相应体征外，如情况需要和条件允许，还可行CT、超声、内镜、生化等检查以助诊断。情况危急或需鉴别时，还可进行诊断性穿刺，包括胸膜腔穿刺和心包穿刺。

外伤史询问中应尽量搞清外力性质、作用力方向、力量大小等因素，因为这些对快速作出初步诊断至关重要。

【治疗】

对较轻的胸外伤，一般对症处理即可，如镇痛、相对限制活动（如包扎固定）等。对伤情较重者应遵循急救“ABC”法则（A：呼吸道清理；B：呼吸支持；C：循环支持），然后在此基础上视具体情况进行针对性处理。如有胸壁创口者，应予清创缝合；有血、气胸者，如量较少则密切观察，量多则应予胸膜腔闭式引流，同时应预防感染。如有连枷胸，应在软化区加压包扎固定，纠正反常呼吸活动。

即使在较严重的胸外伤中，大多数患者只需经胸腔闭式引流及其他保守治疗即可治愈。

一旦出现下列情况，应及时行剖胸探查术：

（1）胸膜腔内进行性出血，经保守处理效果不佳，可能存在胸腔内较大血管、肋间血管损伤或较严重的肺组织损伤。

（2）经引流后，仍存在较大的持续漏气现象，提示有较广泛的肺组织或支气管损伤。

（3）心脏、大血管损伤。

（4）膈肌损伤或胸腹联合伤。

（5）食管破裂。

（6）大范围胸壁创伤导致胸壁软化等。

对其他一些情况如胸腔内存在较大异物、凝固性血胸、陈旧性支气管破裂也应尽早行手术治疗。

【胸腔镜在胸外伤中的应用】

胸腔镜在其他胸部疾病的诊治中逐步得到广泛应用已有近二十年的历史，相比之下，胸腔镜在胸外伤中的应用起步略晚。目前已使用胸腔镜进行评估和治疗的胸外伤有：血气胸、外伤性乳糜胸和脓胸、膈肌损伤、外伤性连枷胸、异物残留以及心脏大血管损

5

伤等。胸腔镜在胸外伤诊治中应用的优点是：

（1）胸腔镜手术切口小，正确处理时术中出血少，术后切口并发症少、恢复快，住院时间短，对创伤康复有利。

（2）可减少手术前观察时间，争取手术时机，为患者手术探查提供确切依据，改变了传统的经闭式引流观察漏气、出血量再决定手术与否的模式。

（3）术后切口影响小，提高了患者术后生活质量，对年老体弱、估计心肺功能差的患者尤为适用。

缺点是：

（1）对单肺通气耐受性差的患者不宜采用。

（2）创伤范围广或胸腔内有广泛粘连时，胸腔镜处理受限。

（3）配套使用的器械、设备等的费用较贵。

（4）如遇较严重的心脏大血管损伤、胸腹联合伤等，开放性手术比腔镜手术更能争取时间，抢救成功的可能性更高。

二、肋骨骨折

肋骨骨折是最常见的胸外伤之一，无论在开放性损伤还是在闭合性损伤中均多见。

胸壁每侧各有12根肋骨。肋骨骨折多见为单根单处，也可为多根单处骨折。在较严重的外伤中可见多根多处肋骨骨折，产生胸壁局部软化区，导致患者出现反常呼吸活动，即软化区胸壁在吸气时内陷、呼气时外突的现象，又称连枷胸（flail chest），可引起呼吸、循环系统功能的严重紊乱。

幼、童时期肋骨富有弹性，不易折断。成年期后，肋骨渐失弹性，遭暴力时容易折断。老年人由于骨质疏松，遇外力作用时肋骨最易折断，有时即便轻微作用如咳嗽、打喷嚏也可引起肋骨骨折。

5

【病因和病理】

肋骨骨折主要由钝性暴力直接作用所致。暴力作用可使骨折发生在肋骨的任何部位；胸廓受挤压时，使肋骨中段过度向外弯曲而产生的骨折称为间接暴力引起的肋骨骨折（图66-1）。

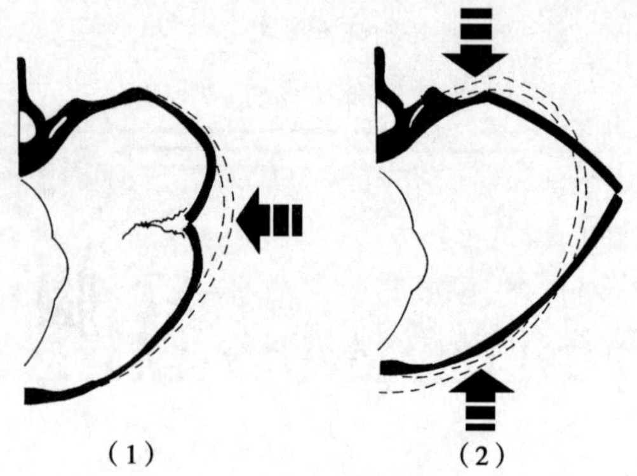

图66-1　引起肋骨骨折的暴力

（1）直接暴力，常伴有肺组织创伤；（2）间接暴力

第1～4肋骨较短，又受到锁骨和肩胛骨的保护；第11、12肋骨前端游离，活动度较好，因而在创伤中很少发生骨折。一旦第1肋骨发生骨折则说明承受的暴力较强，必须注意是否伴有锁骨骨折、锁骨下动静脉及臂丛神经等的损伤，并应警惕胸内脏器是否也受到损伤，应详细检查明确创伤造成的伤害范围。当第11、12肋骨骨折时，应注意肝脾是否损伤。肋骨骨折最常发生在第5～10肋骨。按肋骨折断的根数和折断的处数，可将肋骨骨折分为单根单处骨折或多处骨折、多根肋骨每根仅单处骨折或多根多处骨折。肋骨骨折断端可刺破胸膜和肺组织引起气胸、血胸、皮下气肿、咯血等，损伤肋间血管引起血胸，肋骨骨折引起的局部疼痛，可使呼吸活动受限、呼吸道分泌物潴留，引起肺不张和肺部感染等并发症。

单根或多根肋骨单处骨折后，由于肋间肌的固定作用，骨折处一般很少移位，骨折本身对呼吸活动影响不大。多根肋骨多处骨折常由强大暴力所致，如挤压、碾压、高处坠落等，常伴有其他脏器的严重创伤。两根以上肋骨多处骨折时，骨折区的肋骨前后端失去骨性连接和支撑，产生胸壁局部软化区，引起反常呼吸活动（连枷胸）。如果软化区范围较广，产生呼吸运动时两侧胸膜腔内的压力严重失衡，无效通气量增加（图66-2），同时影响排痰，引起二氧化碳潴留和缺氧；产生纵隔左右摆动，影响静脉回流和血压稳定。连枷胸面积越广，对呼吸、循环造成的影响越大，甚至可引起呼吸、循环功能衰竭。

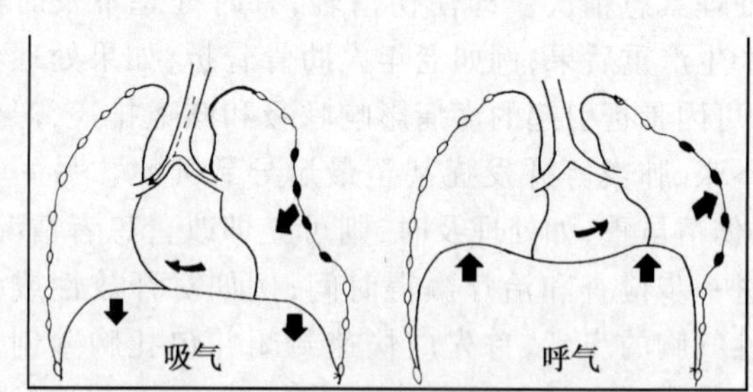

图66-2　胸壁软化引起的反常呼吸运动

吸气时软化区下陷，纵隔推向健侧，部分气体从伤侧肺进入健侧肺。呼气时软化区外凸，纵隔向伤侧移位，部分气体从健侧肺进入伤侧肺

肋骨骨折由于断端常无明显移位，骨折后2～3周即可通过骨痂形成而逐渐愈合，即使断端对位不良，愈合后亦不影响胸廓的正常呼吸活动。

【临床表现】

肋骨骨折者均有局部疼痛，活动或深呼吸、咳嗽时加剧。如骨折断端刺破胸膜和肺组织致痰中带血或咯血。并发气胸者如胸膜腔内积气量较多，可引起呼吸困难。如多根多处肋骨骨折（连枷胸）时，上述症状可更明显，至出现休克。体格检查在骨折区或承受暴力的部位可见有软组织挫伤。触诊时在骨折部位有明显压痛、可有骨擦感，双手挤压前后胸廓时，可引起骨折处疼痛。并发气胸者患侧胸部叩诊呈鼓音，呼吸音减弱。有时胸壁可出现皮下气肿，触诊时可查到捻发感。范围较大的连枷胸，可见到骨折区胸壁塌陷和反常呼吸活动现象。

【诊断】

肋骨骨折的诊断一般比较容易，结合胸部创伤史和临床表现，X线检查可显示肋骨骨折的部位和范围，并可看到有无气胸、血胸，是否并发肺部挫伤等，但X线不能显示肋骨与肋软骨连接处的骨折和肋软骨骨折。因此，X线检查未见肋骨异常者并不能完全排除肋骨骨折存在的可能。

临床上可见有些肋骨骨折并发血胸的患者，初诊时X线检查显示积血量很少，但数日后复查会发现胸膜腔较多积液，因此随访很有必要。

【治疗】

肋骨骨折一般均能自行愈合，即使断端对位不良，愈合后也不影响胸廓的呼吸功能。因此对单根或数根肋骨单处骨折，治疗的目的是减轻疼痛症状，使患者能进行正常呼吸活动和有效排痰，防止呼吸道分泌物潴留所致的肺不张、肺炎等并发症，对老年患者尤为重要。根据疼痛症状的程度可选用不同的镇痛剂，一般以口服或局部用药为主，辅以胸带包扎、相对限制局部活动等。较严重的可予肌注镇痛剂或肋间神经封闭。肋间神经封闭的范围应包括骨折区所有的肋间神经和骨折区上下各两根肋间神经，每根肋间神经在脊椎旁注入1%～2%普鲁卡因或2%利多卡因3～5ml。必要时数小时后重复，可连续封闭数天以维持疗效。鼓励患者咳嗽、咳痰、起床活动，是防止肺部并发症的重要措施。

多根多处肋骨骨折者应作详细检查以排除胸腔内其他脏器是否也受到损伤，并按伤情及早给予相应处理。产生明显或范围较大的反常呼吸运动，影响呼吸功能者，需采取下列方法治疗：

1. 敷料固定包扎　用厚敷料或沙袋压迫覆盖胸壁软化区并固定包扎，可限制软化区胸壁的反常活动。

2. 胸壁外固定术　在麻醉下用手术巾钳夹住游离段肋骨或用不锈钢丝绕过肋骨将软化区胸壁提起，固定于胸壁支架上，可消除胸壁的反常呼吸活动。

3. 胸壁内固定术切开　胸壁软组织显露骨折断端后，用金属缝线或钛板、可吸收肋骨钉连接固定每一处骨折的肋骨。双侧多根肋骨骨折产生的严重的胸壁软化可用金属板通过胸骨后方将胸骨向前方拉起，再将金属板的两端分别固定于左右两侧胸廓的肋骨前方的方法，以消除反常呼吸活动（图66-3）。胸腔镜在肋骨固定复位手术时可以起到定位作用。

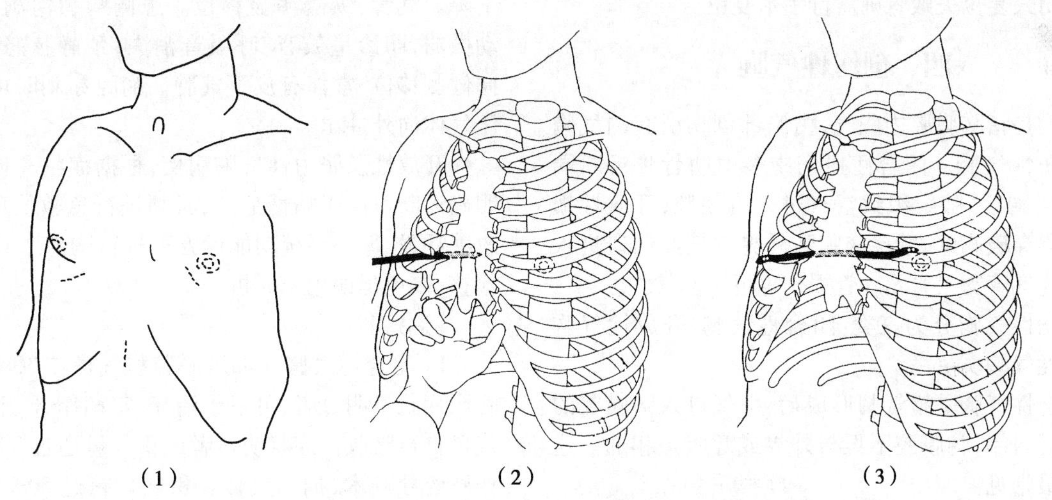

图66-3　用金属板固定双侧前胸壁软化

（1）切口；（2）置放金属板；（3）金属板固定后

4. 呼吸机辅助法　重症患者经口、鼻气管插管或气管切开于气管内置管连接呼吸机后作持续或间断正压通气，这种强制方法可减轻反常呼吸活动，便于呼吸道分泌物清除，并能保证通气，利于抢救。待患者病情稳定、胸壁相对固定后，可逐渐停止呼吸机治疗。

开放性肋骨骨折：无论单根或多根肋骨开放性骨折，均应尽早施行清创术，摘除游离的断骨碎片，剪去尖锐的骨折断端，以免刺伤周围组织；肋间血管损伤者，应予缝扎止血。骨折根数不多者不需要固定断端，多根多处骨折则需作内固定术。胸膜破损者宜放置肋间引流管，然后分层缝合创口。术后宜用抗生素。

三、胸骨骨折

【病因和病理】

胸骨骨折很少见，在胸外伤中所占比例不到5%，但在连枷胸患者中发生率可高达16%。大多由强暴力所致，往往伴有多根肋骨骨折，产生胸廓反常呼吸活动，影响呼吸、循环功能，多数患者还伴有胸内脏器损伤或胸椎骨折，应严加注意。

【临床表现和诊断】

骨折后下段胸骨可向前或向后移位，局部剧烈疼痛伴皮下血肿和畸形，触诊常能查到骨折部位明显压痛。侧位或斜位X线胸片可明确诊断。

【治疗】

胸骨骨折的治疗重点应放在处理胸内脏器的合并伤上，对位良好的胸骨骨折一般不需要手术。对有明显移位的骨折，鉴于这部分患者往往伴有连枷胸或胸内脏器的损伤，故多主张在剖胸探查时予以一并处理，骨折部位予复位后用钢丝或金属板作内固定。

单纯胸骨横断骨折伴有移位者，可行闭式复位。复位的方法是取仰卧位，两臂抬起，持续垫高背部使脊柱过度伸展，并在骨折移位区逐步加压使之复位。闭式复位成功后大多数患者于1个月后骨折即可逐步愈合。闭式复位失败者则需行手术复位。

四、创伤性气胸

气胸是指胸膜腔内积气，由胸部创伤引起的气胸称为创伤性气胸。闭合性损伤中多由肋骨骨折断端刺破脏层胸膜、肺组织致空气进入胸膜腔；开放性损伤中利器穿破胸壁、壁层胸膜致外界空气经创口进入胸膜腔。气管支气管及食管损伤也可引起气胸。

创伤性气胸分为三类：闭合性气胸、开放性气胸和张力性气胸。

闭合性气胸是指气胸形成后，空气进入胸膜腔的通道即行封闭，胸膜腔不再与外界或呼吸道相通。这类气胸最常见。

开放性气胸是指胸壁创口形成后，胸膜腔与外界交通，空气自由出入胸膜腔。此时胸膜腔内负压消失，压力与大气压相等，患侧肺萎陷、通气量减少。呼吸活动时由于两侧胸膜腔压力不均衡，造成纵隔在每次呼吸活动中左右摆动，纵隔摆动可影响静脉血回流及心脏射血，引起循环功能紊乱。此外，吸气时患侧肺排出的含氧量低的气体混同经呼吸道吸入的空气一起进入健侧肺，呼气时一部分从健侧肺排出的气体又进入伤侧肺，这样使通气无效腔增大，残气量增多，造成缺氧。

张力性气胸是指胸膜腔积气压力高于大气压的情况，较少见。张力性气胸常由肺挫裂伤、气管支气管破裂所致。开放性气胸病例如创口封闭不严密，亦可产生张力性气胸。空气经创口入胸膜腔，创口起单向活瓣作用，每次呼吸活动时空气易进入胸膜腔而难于排出，或进多出少，于是胸膜腔内压力不断增高，对纵隔和健侧肺的压迫越来越严重。胸膜腔积气可进入纵隔和皮下组织导致纵隔和面、颈、胸等处皮下气肿。

【临床表现和诊断】

1. 闭合性气胸　积气量不多者，患者可无自觉症状，积气量较多者可感觉胸闷、胸痛、呼吸困难等，但有时症状与积气量不一定呈平行关系。体格检查患侧胸部叩诊呈鼓音，听诊呼吸音减弱或消失。X线检查可判明患侧肺的萎陷程度，由于创伤性气胸患者往往伴有血胸，有时尚可见到胸腔积液征象。

2. 开放性气胸　胸壁上有开放性创口与胸膜腔相通，呼吸活动时空气进出创口可产生响声。临床上可见患者呈现显著的呼吸困难、发绀、血压下降甚至休克。体格检查除有气胸体征外，气管、纵隔常向健侧移位。

3. 张力性气胸　患者呼吸极度困难，可表现出烦躁、惊慌或神志不清，发绀明显，出汗、脉搏细弱，血压下降。气管、纵隔明显移位。患侧胸廓饱满，呼吸活动微弱，叩诊呈鼓音，呼吸音消失；颈静脉怒张，气管向健侧移位，常伴有皮下气肿。胸腔穿刺时可见有高压气体向外冲出。

开放性及张力性气胸病例，根据症状和体征即可明确诊断。由于病情危急，必须进行急救处理。初步改善呼吸、循环系统功能后方可进行胸部X线等辅助检查，以免延误抢救时机。

【治疗】

1. 闭合性气胸　如胸膜腔积气量在30%以下且临床症状不明显者，可不予治疗，定期作X线检查，积气可自行吸收。症状明显者或积气量超过30%时，可作胸腔穿刺术，抽出气体。积气量超过50%以上时，宜行胸腔闭式引流术，排出积气。

应当强调，闭合性气胸患者如需气管内插管作全身麻醉或正压辅助呼吸时，事前必须常规作胸膜腔闭式引流，以免发生张力性气胸。

2. 开放性气胸　胸壁开放性创口最好在患者用力呼气末时用无菌厚敷料覆盖紧裹，再迅速经肋间放置胸腔引流管，然后施行清创术，术后给予抗生素预防、控制感染。

3. 张力性气胸　张力性气胸的处理原则是立即排气减压。急救现场条件受限制时，可先用数根大号注射针头经胸壁插入胸膜腔内，将张力性气胸转变为小面积开放性气胸，降低患侧胸膜腔内的压力，然后引流胸腔。初步改善呼吸、循环系统功能后，再对胸腔内脏器的创伤情况进行检查，判明伤情并作针对性处理，术后予胸腔持续引流并给予抗生素治疗。

4、纵隔气肿　对疑有纵隔器官受压者，可在胸骨切迹上方作一横切口，切开皮肤、皮下组织和深筋膜并予充分游离，以便于气体排出。皮下气肿在气胸缓解后均能逐渐自行吸收，本身不需要处理。

五、创伤性血胸

胸膜腔积聚血液称为血胸，同时有积气者称为血气胸。在胸部创伤中血胸、血气胸很常见。

胸膜腔之积血可来自胸壁血管、肺挫裂伤、心脏大血管损伤等，积血量的多少取决于多个因素：如果破裂的血管、肺挫裂伤较小，出血常能自行停止，一般不会出现活动性大出血；如果系肋间动脉或胸廓内动脉损伤、肺挫裂伤较大，则出血不易自行停止，出血量较多；如果由于心脏或胸内大血管如主动脉及其分支、上下腔静脉和肺血管损伤破裂，出血量往往甚大，大多数患者于短时间内死于失血性休克。

胸膜腔大量积血，首先是压迫同侧肺，还可将纵隔推向对侧，健侧肺也受压，从而产生呼吸、循环功能紊乱。由于肺、膈肌和心脏的运动起着去纤维蛋白作用，胸腔内积血多不凝固。如果出血量大且迅速，积血容易发生凝固，形成凝固性血胸。凝血块机化后形成纤维板附于脏、壁层胸膜，限制肺、胸壁的活动度，对呼吸功能造成一定的损害，称为纤维胸。如果血胸的患者受污染严重或处理不当，胸腔内易合并感染，形成脓胸，临床上有急、慢性脓胸之分（见第六十六章第一节）。

【临床表现和诊断】

血胸患者的临床表现与出血量、出血速度、胸腔内脏器损伤情况及个体体质有关。

如是少量出血（小于500ml），患者无相应症状和体征，胸部X线检查不易被发现或仅见肋膈角消失。中量（500～1000ml）或大量（1000ml以上）出血者，或出血速度快者，常呈现面色苍白、呼吸急促、脉搏细速、血压下降等低血容量性休克症状。大量血胸可使气管、心脏向健侧移位，患侧肋间隙饱满、叩诊呈实音。血气胸病例则上胸部呈鼓音、下胸部呈实音，呼吸音减弱或消失。肺挫裂伤者常伴咯血。胸部X线检查可见患侧胸部密度增大，大量血胸则显示大片浓密积液影和纵隔移位征象。血气胸患者则显示气-液平面。胸膜腔穿刺抽得血液即可确诊。

合并感染者可见寒战、发热、胸痛等症状，实验室检查见白细胞总数和中性粒细胞相对计数升高。对疑有脓胸者应作积液的细菌培养和抗菌药物的敏感试验。

如果血胸演变成纤维胸，范围较大者可出现患侧胸廓塌陷、呼吸活动减弱，气管、纵隔向患侧移位，致同侧肺通气量减少，X线检查显示纤维板造成的浓密阴影。

【治疗】

少量血胸不需要特殊处理；中等量以上血胸，如胸腔内无严重的活动性出血、病情稳定者，可作胸膜腔穿刺术，尽可能抽净积血，或作肋间闭式引流，促使肺尽早扩张，改善呼吸功能，并用抗生素预防感染，必要时可适量输血或补液，纠正低血容量。

对出现休克的血胸患者，如经积极的保守治疗效果不佳，或闭式引流量不见逐渐减少，即引流后3小时内持续出血超过150～200ml/h，说明胸腔内有活动性出血，应在抗休克治疗基础上尽早施行剖胸探查术，术中在清除血块和积血后寻找出血来源并作相应处理。

血胸并发胸膜腔感染者，应按脓胸进行治疗。

凝固性血胸或纤维胸可在患者全身情况稳定且良好的基础上施行剖胸术，术中清除血块、剥除胸壁和肺表面的纤维组织，改善胸壁活动度和肺的扩张，从而改善呼吸功能。

六、乳　糜　胸

胸膜腔积聚乳糜液称乳糜胸，绝大多数乳糜胸是由于胸部手术时误伤胸导管及其他一些原因所致。由胸部创伤导致胸导管破裂产生的乳糜胸称为创伤性乳糜胸，很少见。高处跌落、严重挤压或脊柱过伸造成的胸部创伤，则可能引起胸导管破裂。约20%的创伤性乳糜胸患者伴有胸椎或肋骨后段骨折。胸部穿透性创伤亦可造成胸导管破损，但大多数患者因邻近的大血管或胸内脏器同时严重受伤而死亡。

在创伤后早期，因乳糜液与血液相混，乳糜胸常被误诊为血胸。待创伤后1周左右患者开始进食时，乳糜量增多，才发觉胸腔积液性质疑似乳糜，经实验室检查而得到确诊。乳糜胸使患者丧失大量体液、蛋白质和脂肪等营养物质，久之使患者出现脱水、营养不良等症状。由于乳糜液有抑制细菌生长的功能，因此乳糜胸并发感染者不多见。

乳糜胸的治疗详见第六十六章第二节。

七、肺　创　伤

致胸部创伤的各种外力均可直接或间接引起肺组织损伤。开放性创伤中利器、枪弹、弹片等可直接穿破肺组织，高处跌落、严重挤压或瞬间高压如爆炸可间接损伤肺组织。肺创伤有多种表现形式（图66-4），分别叙述如下。

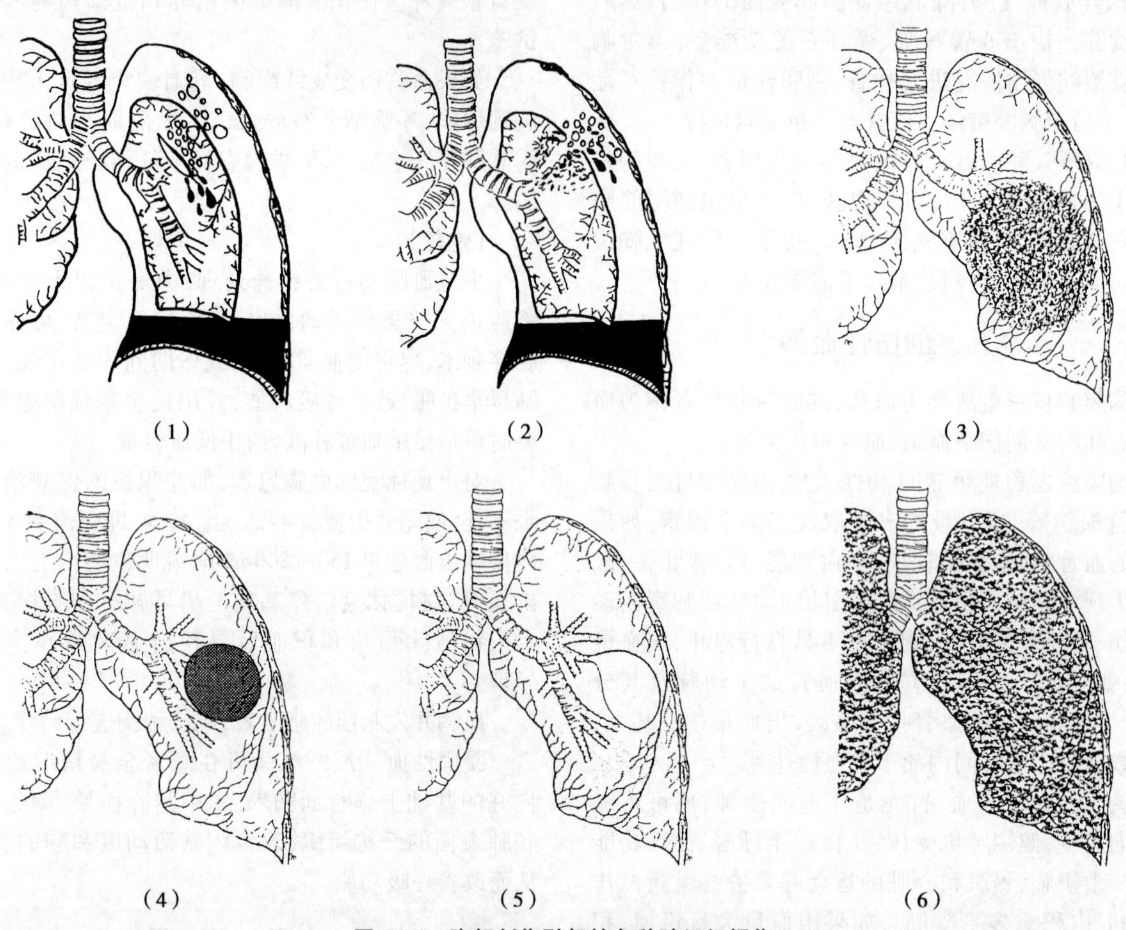

图66-4　胸部创伤引起的各种肺组织损伤

（1）肺刀刃伤；（2）肺裂伤；（3）局部肺挫伤；（4）肺血肿；（5）肺气瘤；（6）广泛性肺挫伤

5

（一）肺组织挫伤

是一种在外力作用下产生的肺实质损伤。

较轻的肺挫伤仅表现在承受暴力处局部肺组织内出血，形成肺内局限性出血、水肿。临床症状不明显，无或仅轻度呼吸困难，可有痰中带血。胸部X线检查显示出血区肺野浸润阴影，肺血肿则呈密度均匀的圆形或小片状阴影，血气分析无异常。这种肺出血不需要特殊治疗，一般在伤后数日到数周可自行吸收。

严重的肺挫伤可累及整个肺叶甚至全肺，患者有呼吸困难、发绀甚至休克等临床表现，胸片或CT显示肺内广泛、大小不均的片状阴影，血气分析大多数患者有低氧血症。这类患者应予积极对症治疗并预防感染，可适量使用肾上腺皮质激素，补液严格限制晶体输入，适量输注胶体以利减轻肺水肿，对缺氧严重的患者应及时气管插管或气管切开行机械辅助通气。

（二）肺裂伤

闭合性创伤中多见的如肋骨骨折，骨折断端可刺破肺组织产生血气胸，患者可有胸闷、痰中带血的症状。胸部如突然遭受严重挤压，致胸腔内压力骤然升高，此时声门如处于闭合状态，则易产生肺裂伤（好比充气的气球被挤压而爆裂）。开放性创伤中利器的穿透切割可直接损伤至肺组织。少量血气胸、无活动性出血的患者可予密切观察或置胸腔闭式引流，对有活动性胸腔出血、张力性气胸或大量咯血者，则应及早施行剖胸探查术，根据肺组织裂伤的部位和损伤情况行肺缝补或部分切除术，或行肺叶切除术。

（三）创伤性肺假性囊肿或肺气瘤

胸部闭合性创伤造成肺泡或细支气管破裂，气体积留在肺组织内，形成局限性含气空腔，称为肺气瘤。由于含气空腔的X线表现与囊肿相似，但组织结构上无囊壁存在，故又称假性囊肿。少数肺内血肿病例，肺组织内积血经支气管排出后也可能残留含气空腔。肺气瘤通常无临床症状，胸部 X 线检查显示肺野内局限性圆形或椭圆形透亮影。肺气瘤内气体一般历时 2 周到数月可自行吸收，因此不需要治疗。但如含气空腔与支气管相通，则并发感染的机会较大，这种情况下需予气瘤内插入导管作持续负压吸引，促进含气空腔闭合，效果不佳者应行肺叶切除术。

（四）肺爆震伤

强烈爆炸产生的冲击波对人体造成的钝性创伤称肺爆震伤。

1. 病理　炸药爆炸时释放出巨大能量，产生高压高速冲击波。爆炸产生高压波之后又出现负压波。爆震伤主要由高压高速的冲击波所造成，负压波的致伤作用则较小。以水介导的冲击波对器官组织造成的损伤比以大气为介质而产生的损伤更为严重，冲击波在水中的传导速度快、距离远，造成的杀伤区域大。爆震对含气器官如肺、肠道等造成的损伤远比实质器官如肝、脾等严重，死亡率可高达 40% ~70%。肺爆震伤造成的主要病理变化是广泛肺挫伤、肺水肿、肺泡和毛细血管广泛破裂形成肺气肿小泡和出血，常伴有气胸和血胸，细小支气管可能断裂。严重者肺段或肺叶支气管亦可断裂致纵隔气肿。患者常合并有腹部创伤，如结肠、小肠出血和破裂等。

2. 临床表现　肺爆震伤后数小时内患者即可因双侧广泛肺组织挫伤、气胸、血胸导致进行性加重的呼吸衰竭而死亡。患者表现为神志不清、发绀、脸色苍白、呼吸困难、咯血、呼吸道分泌增多伴咯血，甚至休克。体格检查体表常无外伤征象，胸膜腔常有积气或积液征象，呼吸音减弱，双肺可闻及湿啰音；腹部爆震伤则有呕血、便血、腹胀、腹痛、腹膜刺激或肠穿孔的症状和体征；一侧或双侧耳鼓膜穿破多见。胸部 X 线检查显示气胸、血胸和双肺广泛出血、水肿所致的浸润病变，有的病例可见纵隔气肿。血气分析常发现缺氧和高碳酸血症。

3. 治疗　按急救处理原则，在改善呼吸、循环功能的基础上，积极治疗血气胸。限制静脉输液量以防止肺水肿或肺水肿加重，预防性使用抗生素。如患者能安全度过危险期，肺部病变常能吸收痊愈。肺爆震伤后 24 ~48 小时内对患者忌作加压辅助呼吸，因为加压呼吸不仅加重肺泡损伤，而且加压的气体容易经肺泡和毛细血管破裂处进入肺静脉而引起致死性的空气栓塞。基于同样原因，肺爆震伤合并腹腔脏器受伤必须紧急施行手术治疗时也应避免采用气管插管和吸入麻醉。

（五）急性呼吸窘迫综合征

严重胸部创伤患者中约 10% 发生急性呼吸窘迫综合征（ARDS），既往被称为创伤后呼吸功能衰竭、休克肺、创伤后湿肺等。

1. 病理　严重创伤后，组织损伤引起机体应激反应，由多种炎症细胞（巨噬细胞、中性粒细胞和淋巴细胞等）介导肺脏局部炎症反应，炎症反应失控致肺毛细血管内皮损伤。主要病理特征为由肺微血管通透性增高而导致的肺泡渗出液增加，富含蛋白质的渗出液致肺水肿及透明膜形成，可伴有肺间质纤维化，肺顺应性降低，肺内分流增加及通气血流比例失衡。

2. 临床表现　急性呼吸窘迫综合征的临床症状可在胸部创伤后早期或伤情稳定数小时或数日后突然发生，主要表现为进行性呼吸困难、呼吸浅速，以吸气性呼吸困难为主，可伴有发绀和三凹征。发病早期可无阳性体征，但不久即呈呼吸音减低、两肺可闻及湿啰音。胸部 X 线检查显示双肺弥漫性模糊的小片状浸润阴影，以后可融合成大片肺实变影。动脉血气分析示氧分压降低、二氧化碳分压正常或降低。后期患者常并发多器官和系统功能衰竭（MOF）。

3. 治疗　一旦明确诊断即需积极治疗，以防止病变进一步加重。首先纠正缺氧，提高动脉血液氧分压到 8.0 ~9.3kPa（60 ~70mmHg），应用呼气末正压呼吸（PEEP）增加气道内压力使陷闭的肺泡开放，改善肺泡通气功能和肺顺应性，增加功能残气量，促进气体交换，并使通气与血流比例恢复正常，减少分流，提高动脉血氧分压改善组织氧供。补液以胶体为主，可补充血制品以纠正贫血及低蛋白血症，但早期必须避免输入过多。对有肺水肿且少尿者，适当应用利尿剂，保持水、电解质平衡。肾上腺皮质激素能减轻炎症反应，抑制毛细血管壁通透性增高和促进肺泡表面活性物质的产生。定期进行胸部 X 线检查，积极应用抗生素预防或治疗合并的感染。

八、气管、支气管创伤

【病因和病理】

气管、支气管创伤大多因强烈的胸部挤压、撞击所致。开放性创伤中多为枪弹、利器等穿透所致，患者常因伴有大血管创伤而死于出血。如胸部突然受到强烈挤压或撞击，则呼吸道内的压力骤然升高可造成气管、支气管完全性或不完全性裂伤。肺裂伤时很少伴有气管、支气管损伤，这是因为肺裂伤时高压气体从肺破口逸出，对呼吸道起减压作用，不易损伤至气管、支气管。

开放性创伤中，气管、支气管受累的部位和程度与创道有关，钝性伤最常见在颈部和邻近隆突部 2.5cm 范围内的气管、支气管。

【临床表现和诊断】

合并胸内其他脏器损伤的气管、支气管创伤患者死亡率很高。临床表现取决于损伤的部位和程度，常见的临床表现为颈部和胸壁皮下气肿、咳嗽、咯血和气胸。颈部气管损伤者可有声音嘶哑、吞咽困难等症状。经胸腔闭式引流后如果漏气现象仍持续存在，呼吸困难无明显缓解，同时胸片显示有广泛的皮下、纵隔气肿和肺不张，应考虑气管、支气管损伤的可能，纤维支气管镜检查能明确诊断。

【治疗】

一旦诊断明确应尽早予手术治疗。麻醉师在插入气管导管时应参考纤维支气管镜检查发现的情况。手术切口取决于创伤部位：颈段气管损伤采用颈部切口，胸段气管损伤采用胸骨正中切口，支气管损伤可采用侧胸切口。纵向破裂者直接缝合裂口；气管或支气管断裂者则可行近、远段对端吻合，证实吻合口无漏气后，再用胸膜或心包膜片覆盖。少数支气管损伤患者因早期无症状而未被发现，或早期处理不当，经相当时间后损伤处形成瘢痕，引起支气管管腔狭窄，导致远段支气管内分泌物引流不畅，易合并肺内反复感染。若感染严重，需作肺叶切除术或全肺切除。如管腔完全阻塞则导致肺不张，但很少并发感染，对这类患者可切除上下断端间纤维瘢痕组织、切开支气管腔，吸除支气管内分泌物后作支气管对端吻合术。有的病例即使创伤后多年才施行支气管对端吻合术，术后肺叶仍能良好复张，呼吸功能得到改善，甚至恢复正常。

九、食管创伤

【病因】

食管破裂有多种原因，如医源性、自发性、异物、化学品损伤及肿瘤等，而由胸部创伤引起的食管破裂则比较少见。开放性外伤中食管破裂大多数由火器、利刃等穿透性创伤所造成，最常发生在颈段食管。胸段食管因位于胸腔深部，穿透性创伤常同时伴有胸腔内其他脏器的损伤。胸部钝性创伤中，如患者受到严重的胸腹部挤压，瞬间高压可造成食管胃连接处破裂，非常罕见。

【临床表现和诊断】

食管破裂后引起纵隔急性化脓性感染和食管胸膜瘘，如不及时处理即可导致死亡。颈段食管破裂最常见的症状有局部疼痛，吞咽时加剧；颈部皮下气肿，有时尚有声音嘶哑和呕血。胸段食管破裂则呈现胸痛、纵隔气肿，继而出现急性纵隔炎的感染症状。食管胸膜瘘者则有气胸、胸腔积液和感染等临床表现，胸膜腔引流物中有食物、黏液和脓液等。

胸部 X 线检查可见颈部气肿或纵隔气肿，纵隔影增宽，有时纵隔内可见到液平面，食管水剂造影可见食管破裂的部位。已放置胸腔引流的患者口服少量亚甲蓝溶液后，可见从引流管排出蓝色胸液。有食管破裂者不宜作内镜检查。

【治疗】

创伤性食管破裂诊断明确后，应尽早施行探查修补术。颈段食管破裂可沿左侧胸锁乳突肌前缘做切口显露食管，上胸段食管破裂可采用右胸后外侧切口，下胸段食管破裂则以左胸后外侧切口显露较好。食管裂口分两层作间断缝合，再以邻近胸膜覆盖，引流纵隔或胸膜腔。术后短期内禁食，胃管胃腔减压。最好作空肠造瘘或经鼻插入十二指肠营养管作肠内营养，不能作肠内营养的可行肠外营养，同时给予抗生素治疗。

食管创伤已并发胸膜腔或纵隔化脓性感染者则需作脓胸或纵隔脓肿引流术，支持治疗同上述。食管裂口小的患者经上述治疗后可能愈合，但保守治疗无效时，则应在急性感染得到控制后施行食管部分切除和食管胃吻合术。或先切断裂口上方的食管将近段食管断端外置，经胃或空肠造瘘营养，待一般情况改善后作二期食管重建术。

十、膈肌创伤和胸腹联合伤

闭合性膈肌创伤多由钝性暴力如严重挤压、高处坠落等造成，而开放性膈肌创伤大多由枪弹、利器等异物直接穿透所致。这两类损伤都可合并有胸、腹腔内其他脏器的创伤，形成胸腹联合伤。

（一）闭合性膈肌创伤

1. 病理　在同时遭受钝性暴力的作用下，胸、腹腔内压力的不平衡可引起膈肌破裂，80% 以上出现在左侧，破裂部位多在中心腱或中心腱与肌部交界处，形成较长的放射状线形破口（图 66-5）。右侧膈肌因有肝脏撑托，较少发生破裂，有时胸部钝性暴力可造成膈肌边缘的肌部从肋骨附着处撕脱（图 66-6）。双侧膈肌同时破裂极少见。有时膈肌损伤也可以在外伤多年后发生，临床上称为迟发性膈疝。

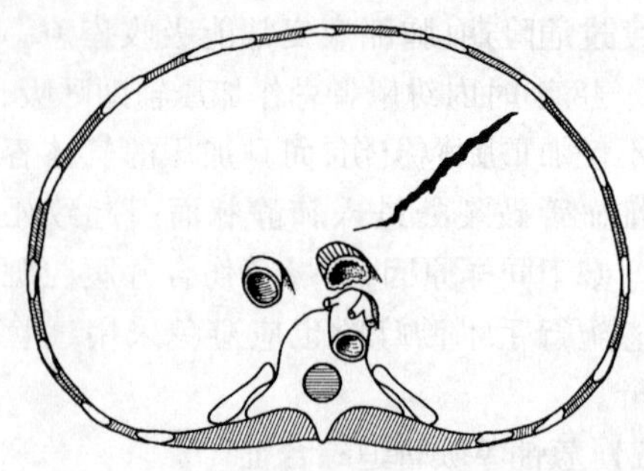

图 66-5　胸部闭合性创伤引致的膈肌破裂

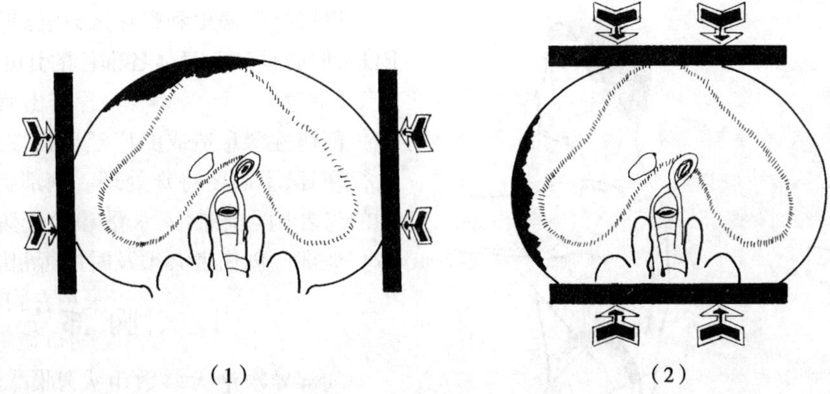

（1）　　（2）

图 66-6　膈肌边缘肌部撕裂

（1）胸廓侧向挤压；（2）胸廓后前方挤压

膈肌破裂后腹腔内脏器可经膈肌裂口进入胸膜腔，左侧膈肌破裂后进入胸膜腔的脏器常为胃、左侧横结肠、脾、大网膜和小肠等，右侧膈肌破裂后进入胸膜腔的脏器以肝脏最为常见。进入胸膜腔的腹腔脏器压迫肺，以及患侧膈肌因损伤所致运动功能障碍，可产生反常呼吸活动影响呼吸功能，严重者尚可将纵隔推向健侧影响循环系统功能。

2. 临床表现和诊断　膈肌破裂常伴有多根肋骨骨折、血胸、肝脾破裂及上肢、骨盆骨折和肾破裂等，因而膈肌破裂的临床表现常被这些合并伤所掩盖，致使早期诊断比较困难，往往发现较晚。膈肌破裂常引起左侧胸痛并放射到左肩部。由于肺受压，常有不同程度的呼吸困难，纵隔被推移者更明显并可呈现发绀。膈肌裂口较大者在早期极少产生胃肠道梗阻或绞窄的症状。有的患者受伤后经历较长时间才出现胃肠道症状。

体格检查患侧胸部叩诊呈浊音，如胃肠进入胸膜腔出现鼓音区与浊音区交错存在。受伤早期呼吸音常减弱，数日后胃肠功能恢复时则可在胸部听到肠鸣音，这是腹腔含气脏器进入胸膜腔的特殊体征，具有诊断意义。

胸部 X 线检查可显示以下征象：膈肌位置抬高，边界不清；患侧膈肌活动幅度减小或呈现反常呼吸活动；胸腔下部可显示边界清晰、密度均匀的阴影，能移位但不扩散，可与血胸相鉴别；胸腔内呈现大小不等的气泡或气-液平面，纵隔向对侧移位。

胸部透视或摄片仍未能明确诊断者可置入胃管，如胃管进入位于胸腔内的胃即可确诊。穿刺腹腔注入少量空气（200～300ml）后，可引发气胸。钡餐检查可显示胃肠道位于胸腔内，超声检查有助于明确肝脏的位置。

膈肌破裂后腹腔脏器进入胸腔时需与血胸、气胸、张力性气胸、胃扩张和肺不张等相鉴别。不能排除膈肌破裂的患者禁忌作胸膜腔的诊断性穿刺，以免刺破胃肠道。

3. 治疗　膈肌破裂如未产生严重的呼吸、循环系统功能紊乱且无胃肠道嵌顿或绞窄时，应在身体其他部位更严重的创伤得到处理、伤情稳定后再对膈肌破裂进行修补，以防止更多的腹腔脏器疝入胸膜腔，加重对肺和纵隔的压迫。因其他创伤需早期施行剖腹术的患者应探查膈肌并同期作修补术。

为了便于探查腹腔脏器，创伤后早期修补左侧膈肌时采用腹部切口为妥；修补右侧膈肌时则经右胸切口为主。创伤后晚期腹腔脏器已在胸腔内与周围组织产生粘连，此时采用剖胸切口比较安全，术前需置胃管排气减压。不伴其他脏器严重创伤者预后良好。

（二）开放性膈肌创伤

1. 病理　下胸部枪弹、利器等异物可直接穿透膈肌。膈肌形如圆顶，呼气末左侧膈肌顶可达第 5 前肋水平，右侧膈肌顶可达第 4 前肋水平，因此前胸第 4 肋间水平、侧胸第 6 肋间水平、后胸第 8 肋间水平以下的胸部穿透伤均可伤及膈肌和腹腔内脏器（图 66-7）。反之，腹部穿透伤亦可向上穿越膈肌，损伤胸内脏器。

2. 临床表现和诊断　膈肌开放性创伤中，左、右侧损伤的发生率相近。胸腹联合伤往往累及胸、腹腔多个脏器，左侧常累及肺、胃、脾和左侧结肠，右侧则累及肺、肝等，可致出血、气胸、呼吸和循环系统功能障碍等情况，同时胸腹腔受污染。大多伤情危重，合并心脏大血管创伤者常迅速死亡。枪弹造成的创伤范围比利器更为广泛，需紧急手术。开放性创伤造成的膈肌裂口一般比钝性暴力造成的膈肌裂口小，易导致进入胸膜腔的胃或肠袢发生嵌顿或绞窄。胸腹联合伤的临床表现取决于受累的器官和损伤的程度。创伤后短期内胸部 X 线检查大多未能显示膈肌形态异常，胸腔内也未能查见腹腔脏器。如穿透伤的出入口分别在胸部和腹部，或下胸部火器伤的弹道方向指

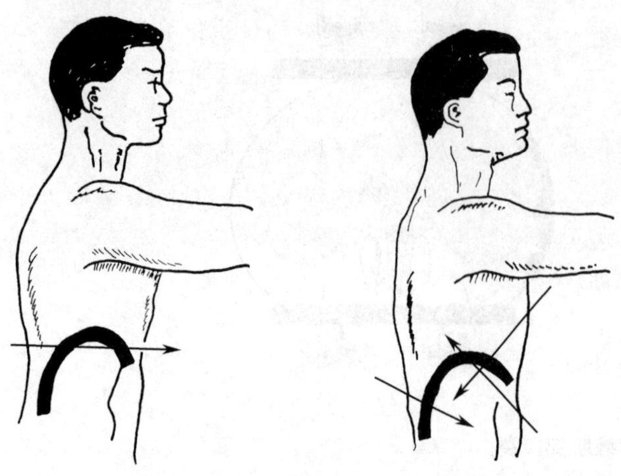

图 66-7　产生胸腹伤的各种弹道

向腹腔，子弹或弹片存留在腹腔，则可呈现急腹症的症状和体征。腹部火器伤可呈现气胸、血胸，子弹或弹片存留在胸腔。

3. 治疗　胸腹联合伤一般情况危急，应遵循急救原则、及早施行手术。由于腹腔内脏器受累很常见，而且临床检查往往难于判明情况，而胸部创伤引起的气胸、血胸大多经胸膜腔闭式引流后伤情可以得到改善，因此大多患者需先作剖腹探查术，处理腹部创伤。如有心脏、大血管创伤，则需先作剖胸术，必要时分别作胸部和腹部切口。膈肌裂口一般可直接缝合，损伤严重者尽可能使用自身组织修补。

十一、创伤性窒息

创伤性窒息是由于胸部或胸腹部同时受到外力严重挤压、冲击后引起胸腔内瞬间高压而诱发的广泛性皮肤、黏膜下出血等的一组临床综合征。

5

【病理】

胸部、上腹部受重物挤压或高压气体冲击后，胸腔内压力突然大幅度升高，压力经血液传导至上腔静脉回流系统之末梢小血管，使人体上半身广泛的毛细血管破裂而出血。

【临床表现和诊断】

创伤性窒息的典型临床表现为面部、颈部、上胸部以及上肢皮下出现广泛的出血点，有的汇聚成瘀斑。唇、舌、口腔和咽部黏膜下瘀斑、水肿，可有外耳道、鼻腔出血或鼓膜穿孔。球结膜下出血极为常见，有时形成血肿。眶内淤血和水肿可使眼球外突，视网膜、玻璃体或视神经出血可导致暂时性或永久性失明。约 1/3 患者出现短暂昏迷，可表现出头晕、谵妄、烦躁不安等症状。偶见偏瘫或四肢瘫痪，但均能恢复。一部分患者有咯血或呕血。

大多数创伤性窒息患者伴有多根肋骨骨折、血气胸、椎骨骨折、膈肌破裂、腹腔脏器损伤等多发伤。

根据外伤病史和临床表现，诊断创伤性窒息并无困难，但必须注意身体各部位的合并创伤。

【治疗】

创伤性窒息造成的广泛出血性病理改变，大多能自行恢复，不需要特殊处理。脑部症状明显疑有脑水肿的患者则须限制入水量和给予脱水治疗。合并身体其他部位创伤者必须及时进行相应治疗。

十二、胸部异物

胸部异物绝大多数由火器伤、异物弹入等所致。战伤中约有半数患者伤道内留存异物，此类只有入口而无出口的创口称为盲道。绝大多数异物为弹片、子弹等金属，碎骨、衣服碎片、泥土等亦可随弹片带入体内。

胸部异物可不产生任何症状，但亦可引起局部疼痛、血痰、肋骨和胸骨骨髓炎、脓胸、肺脓肿、创口感染等。由于异物的存在，感染常经久不愈。异物的存留可给患者造成严重的精神顾虑，甚至影响正常生活和工作。胸部正、侧位 X 线检查可准确定位异物，有时还需作窦道造影。CT 检查可显示异物造成的支气管扩张、支气管狭窄和其他肺、支气管病变。

肺和胸膜腔异物不必急于取出。创伤后早期如需行剖胸术，在控制病情的基础上可同期寻找并取出异物。子弹体积小、表面光滑，如其位置未靠近肺门、纵隔，又未继发感染，且临床上无明显症状者可暂不取出，定期随访观察即可。有的弹片体积大、边缘不规则，造成的组织创伤较重并常伴有其他异物带入人体，极易并发感染。如弹片位置靠近肺门或纵隔，可损伤支气管、肺血管或食管，此类异物在患者伤情稳定、全身情况恢复后即行手术取出。由于支气管和肺内异物的位置可能随时移动，因此手术前必须再次进行 X 线检查以确定异物位置。如果肺内异物位置表浅、周围肺组织又无炎性变者，可切开肺组织取出异物。如肺组织已有显著纤维化病变、感染、并发支气管扩张或异物位置深者，则应作楔形、肺段或肺叶切除术。手术前后给予抗生素和破伤风抗毒素，预防感染。

心脏异物可位于心包膜腔、心肌或心腔内。绝大多数异物是由心脏穿透性创伤所造成。其他部位创伤后，异物进入较大的周围静脉内或肝脏，亦可随血流游走进入心腔。异物可穿破食管或气管、支气管壁经纵隔进入心脏。异物周围可形成纤维组织，包绕固定异物于心包腔、心肌或心腔内，患者可终身无症状。心腔内游离的异物易随血流移动，引起栓塞。右侧心腔异物可引起下叶肺动脉栓塞；左侧心腔异物则可引起脑、肠系膜或周围动脉栓塞。卵圆孔未闭者异物从右侧心腔进入左侧心腔，可引起体循环动脉栓塞。心腔异物并发感染者可导致细菌性心内膜炎，心包膜腔异物可诱发创伤后心包炎。胸部X线检查发现心区有金属影者均应疑心脏异物，需进一步作后前位、侧位或斜位摄片检查。心肌及心腔异物在X线透视检查时常显示异物随心脏搏动而活动。为确定异物在心脏内的位置可作心脏磁共振、心血管造影或超声心动图检查。

全部嵌入心肌内、体积较小的异物或异物已被纤维组织包绕固定于心肌内、临床上无症状者，可不予取出。右侧心腔内游离的异物可观察待其从心脏溢出进入肺动脉时再予取出，因为从肺动脉取出异物手术操作简便，不需要应用体外循环。持续滞留在右侧心脏内的异物则需取出，以避免并发细菌性心内膜炎。左侧心腔内异物则需尽早在体外循环下取出，以防止发生体循环动脉栓塞，特别是可能致死的脑动脉栓塞。

（葛棣　王春生）

第六十七章 胸壁疾病

第一节 先天性畸形

由于先天性发育异常，造成胸壁的外形及解剖结构发生变化，形成胸壁各种畸形。肋骨的单根缺如、分叉、融合、发育不全等，因无临床意义而不需要手术治疗。但有些胸壁畸形如漏斗胸、鸡胸、扁平胸、胸骨裂、心脏异位、胸大肌缺损-短指-并指综合征（Poland综合征），以及非对称性先天性肋骨畸形所致右胸塌陷等，均对呼吸、循环功能有不同程度的影响，且因胸廓畸形而致体形异常，造成患者精神、心理负担，因此均应及时采取矫治手术。

一、漏 斗 胸

漏斗胸又称胸骨凹陷畸形，为小儿最常见的一种先天性胸壁畸形，其发病率为新生儿的1/400～1/300。亚洲发病率高于欧美国家，男女发病比例约为4～5∶1。主要病变为以胸骨体下端及剑突为中心，胸骨和相连的肋软骨向内凹陷形成前胸壁漏斗状畸形。最常累及第3肋软骨至第7肋软骨，有时胸骨偏向一侧，故可形成对称性或非对称性畸形。该畸形虽在出生时已存在，少数病例可晚至青春期发生，但多数病例随年龄的增长，病变呈进行性发展，可由轻度发展到重度。青春期开始累及脊柱，形成脊柱侧弯畸形，其发病率约为20%。

【病因】

病因不明，可能与胸骨和肋软骨发育障碍、结缔组织异常、膈肌发育异常、呼吸道梗阻、骨碱性磷酸酶异常及微量元素异常等有关。近年来研究表明遗传因素是重要的病因之一。虽然佝偻病可以引起漏斗胸，但绝大多数是先天性发育异常所致。子宫内发育障碍学说认为在胎儿期胸骨体发育畸形，膈肌纤维发育不良，中央腱短缩，生后随着呼吸运动反方向牵引抵止点，以致胸骨下端逐渐形成漏斗状凹陷。这也解释了漏斗胸在生后早期不明显，约90%在1年后才被发现的现象。内分泌因素而致骨与软骨生成障碍学说认为雌二醇对骨的生长和成熟起重要作用，肋软骨过度生长，形成凹陷并引起胸骨下压而致畸形。

【病理生理】

由于胸骨凹陷畸形，胸廓的前后径缩小，造成纵隔和胸腔内脏器受压，影响心肺功能。影响心功能的主要因素为心脏受压和推移，心脏不能充分舒张，心排量减少，又因心脏紧贴前胸壁，压迫造成心肌局部缺血，可致束支传导阻滞、心律失常和心肌损害等。手术矫正后心脏舒张末容量较术前明显增加，回心血量增多，每搏心排量增加，可显著改善心功能。影响肺功能的研究和术后长期随访的结论为肺活量、用力通气流量、第一秒用力呼出容量和呼出肺活量25%时的气体流量均比术前明显改善，术后呼吸道感染明显减少，提示肺淤血消失，也是心功能改善的佐证。从肺功能提示，术前限制性通气障碍消失与临床症状的改善和消失相符。

【临床表现、诊断及评估】

漏斗胸表现为胸骨和下肋软骨（通常是第3～7肋）由前到后向脊柱方向的下陷，形成向前开口的漏斗状畸形（图67-1）。86%左右的漏斗胸患者在1岁内即可被发现，仅不到5%的患者到青春期后才被发现。随着畸形程度的进展，患者可出现易疲劳、轻度活动后呼吸困难、持久力下降、前胸疼痛、心动过速等。临床症状在儿童早期少见，但青春期加剧。临床资料表明50%左右的漏斗胸患者除胸廓外形改变外并无任何临床症状，常因胸廓畸形影响美观而就诊，漏斗胸畸形对患者心理的影响逐渐引起了重视。

胸片或胸部CT、肺功能、心电图、超声心动图可协助术前评估，并根据其严重程度作为是否进行手术的指征。一项大样本临床资料显示，漏斗胸患者中62.9%心电图显示心轴右偏或异常复极，59.0%超声心动图显示二尖瓣脱垂，38.6%肺功能检查显示限制性肺功能障碍。由于CT不仅可以精确地用来计算胸

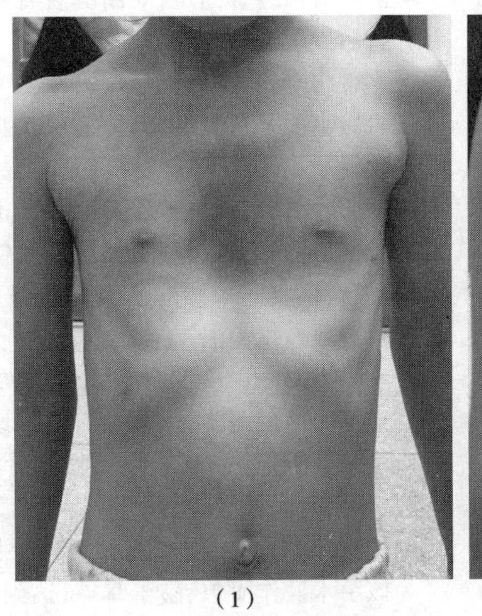
（1）

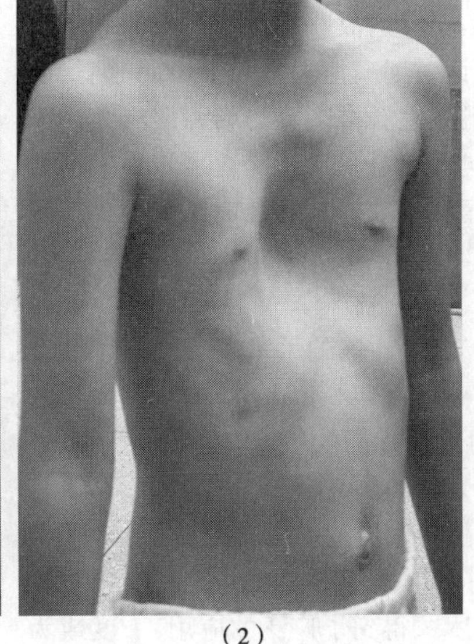
（2）

图 67-1　漏斗胸患者的外形

廓畸形程度以作为手术指征之一，同时可以观察评估肺及心脏受压和移位程度，并及时发现胸腔潜在的问题如肺膨胀不全等，已逐渐成为漏斗胸术前的常规检查之一。

漏斗胸的严重程度主要根据形态学改变进行评估，常用的几种方法如下：

（1）Hollow 指数（Hollow index，HI）：HI＝仰卧位凹陷容水量/体表面积。或仅用仰卧测量注入漏斗部的水量来评估畸形程度。此测量方法较粗略，现已逐渐被淘汰。

（2）漏斗指数（funnel index，FI）：

FI＝（a×b×c）/（A×B×C）

a：漏斗胸凹陷长轴　b：漏斗胸凹陷短轴　c：漏斗胸凹陷深度

A：胸骨长度　B：胸廓横径　C：胸骨角到椎体前最短距离

轻度：FI<0.2　中度：0.2<FI<0.3　重度：FI>0.3

近年来 Haller 指数广泛应用，漏斗指数在临床上已很少应用。

（3）Haller 指数：又称 CT 指数，由 Haller 等于 1987 年提出，为 CT 扫描胸廓最凹陷处的横径和前后径的比值（图 67-2）。其正常值为 2.54，轻度<3.2，中度为 3.2～3.5，重度>3.5。中度以上漏斗胸畸形，需要手术矫正。该方法简便实用，近年来已被广泛接受。

5

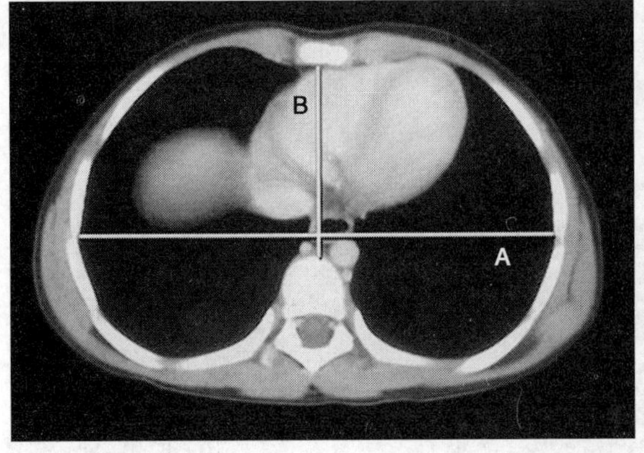

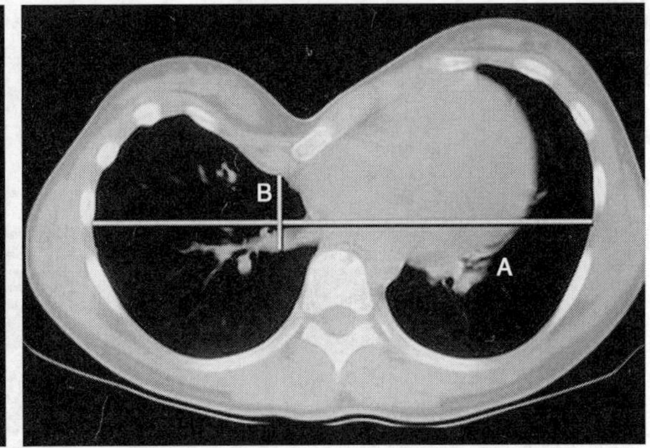

图 67-2　漏斗胸 CT 指数（CT 指数＝A/B）

【手术适应证】

凡有明显的胸骨凹陷畸形的小儿及成人，尤其是凹陷畸形有进行性发展者均应手术矫治。手术不但可矫正畸形，改善外观体形，更重要的是恢复正常的呼吸和循环功能，并可达到消除其病态心理。手术时间取决就诊年龄，部分 1 岁小儿在深呼吸时前胸可呈现不同程度的下陷，多在 3 岁以前自行好转，为“假性漏斗胸”，因此漏斗胸手术应在 3 岁以后施行。常规手术年龄为5～12岁。由于非对称性漏斗胸随病情加重可能继发脊柱侧弯畸形,故获得最佳效果的手术年龄为6～8岁,因为该时期畸形通常局限于肋软骨,肋骨受累少,且导致继发性脊椎侧突的胸源性应力尚未发生。3岁以内的重度漏斗胸畸形是否应该手术尚有争论,因小年龄儿童在术后成长过程中有发生再凹陷的可能,故要慎重。

【手术方法】

近一个世纪以来,漏斗胸的手术发展经历了几个重要的阶段。1911～1920年Sauerbruch首先将畸形的肋骨和胸骨整块切除治疗漏斗胸;1920～1940年,外部牵引联合肋软骨切除和胸骨截骨术被采用;1944年Nissen开始了胸骨翻转法治疗的尝试,其改良术式也得到了较长时间的应用;1949年Ravitch提出胸骨抬举术以及各种改良术式得到了广泛的应用,一度成为漏斗胸的“金标准”术式;1998年Nuss等报道了一种不需要切开或切除肋软骨的微创矫正术,成为近年来漏斗胸手术治疗的主流及首选术式。

1. 肋骨成形+胸骨抬举术　前胸正中切口或沿乳房下作弧形切口,将胸大肌自中线切开,游离并推向两侧,暴露畸形肋骨,在骨膜下切除两侧畸形的肋软骨段2～4cm,一般切除第4～6根,常扩大至第3～7根,同时切除剑突。在胸骨柄下作楔形截骨,将凹陷的胸骨抬举,以粗线缝合胸骨截骨端和肋软骨断端,胸骨后置引流管。术后胸带包扎固定胸部,可预防术后反常呼吸。也有同时应用克氏钢针或接骨板支架作胸骨体内固定手术的。

2. 胸骨翻转术　切口同前,暴露畸形胸廓,沿畸形外侧缘自下而上在骨膜下切断肋软骨,完全横断胸骨,使整块胸骨软组织游离。取下胸肋复合体,翻转后,削平胸骨特别凸出部分,胸骨柄与翻转胸肋复合体用粗线或钢丝固定。肋软骨切除过长段后与相对应的肋骨缘缝合固定,间断缝合骨膜,胸壁分层缝合,胸骨后置引流管。

带腹直肌蒂胸骨翻转术:在游离的胸肋复合体下端将腹直肌蒂适当游离,注意保护腹壁上动脉和胸廓内动脉,保证胸肌翻转腹直肌旋转180°后无血供受阻,其余操作同前。术后对这种手术患者做血管造影检查,见造影剂自腹壁下动脉经腹壁上动脉进入胸廓内动脉,证实此术式即使腹直肌蒂180°交叉扭转,但并不造成血供受阻。

3. Nuss术　1998年,Nuss首先报道了在胸腔镜辅助下的微创漏斗胸矫正术,由于该术式不游离胸大肌皮瓣、不切除肋软骨和不做胸骨截骨;切口小而隐蔽、手术时间段、出血少、恢复快;最突出的是能长期保持胸部的伸展性、扩张性、柔韧性和弹性。并且因为该手术操作简单、易于掌握,达到了微创手术矫形,从而快速地被世界各国医师所接受。

操作方法:根据患儿胸廓大小选择合适长度的Nuss接骨板并调整弧度备用,然后在胸骨凹陷最低点的同一水平处两侧胸壁腋前线和腋中线之间各作2～3cm横切口,皮下潜行至胸廓最高点。并在右侧切口下1～2肋间置入胸腔镜,在胸腔镜监视下于右侧胸廓最高点将导引器穿入胸壁,紧贴胸骨后,在心包上方行进,从左侧肋间最高点穿出胸壁。然后在导引器的引导下将Nuss接骨板凸面朝下从左往右经过胸骨最低点到达右侧肋间最高点穿出肋间隙,将Nuss接骨板翻转180°,顶起凹陷的胸壁呈现出预期的外形,在两侧或单侧(右侧)插入固定片与Nuss接骨板固定。Nuss接骨板固定2～3年后由原切口手术取出。随着手术经验的积累和手术技术的不断改良,Nuss手术已经适用于各种类型漏斗胸的矫正,并成为目前漏斗胸矫正的标准术式。手术过程见图67-3。

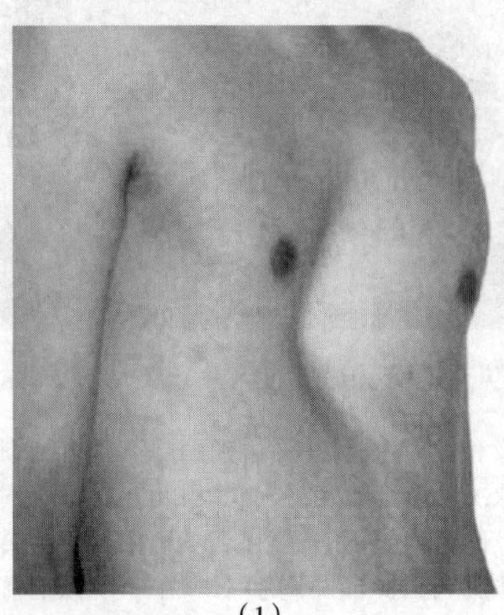
(1)

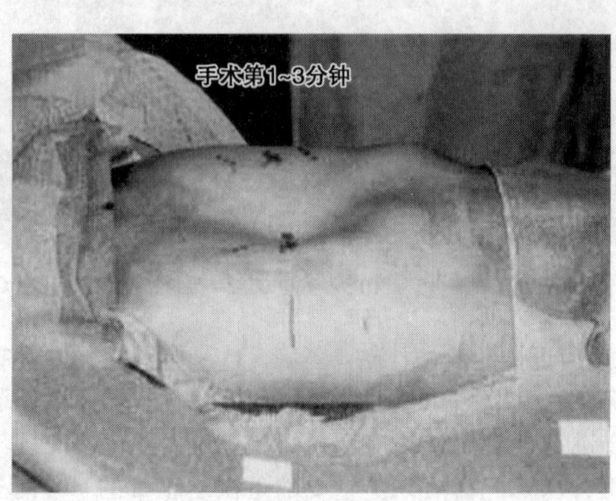

(2)

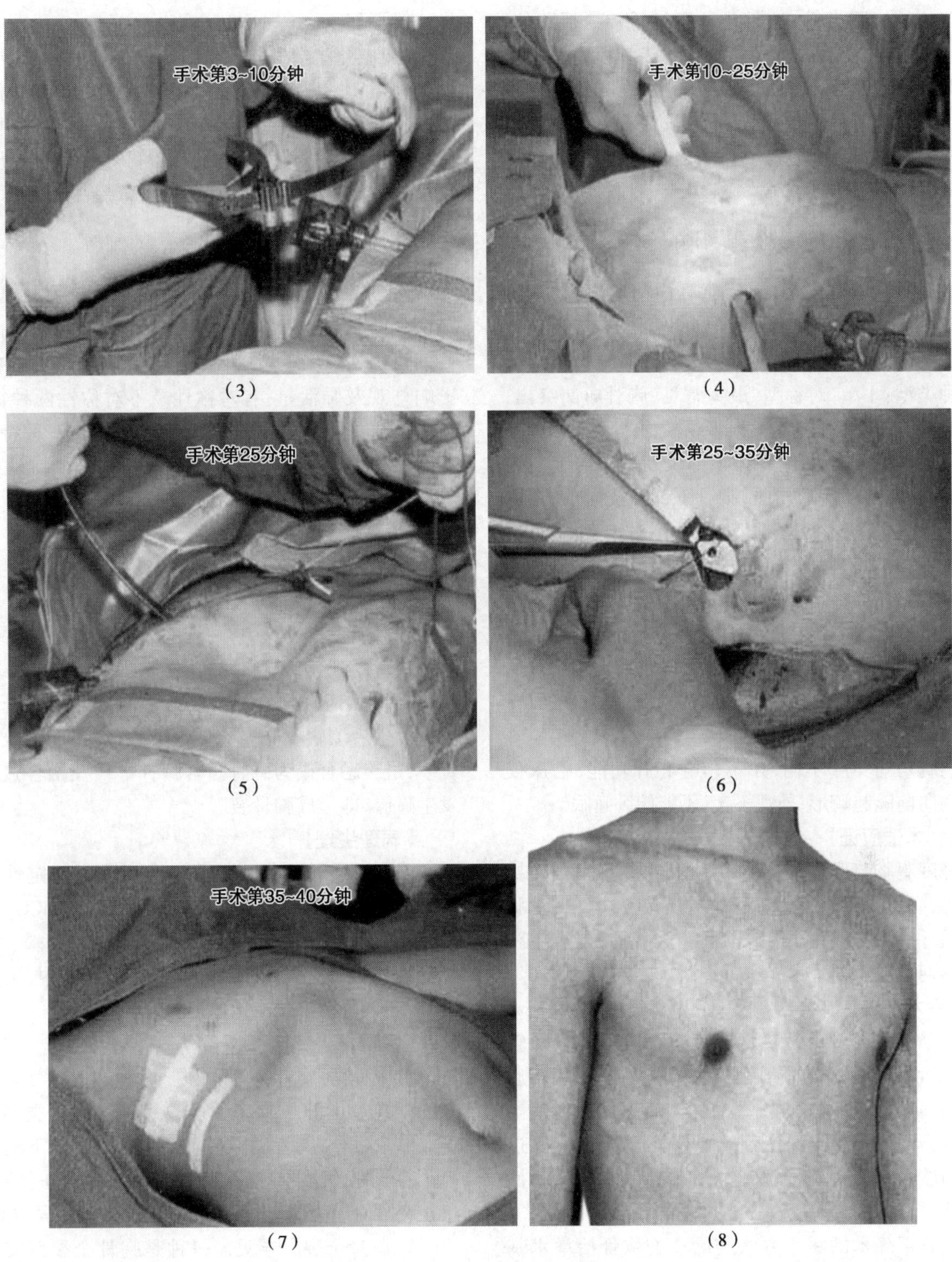

图 67-3　Nuss 手术过程及术前后对比

(1) 术前;(2)定位标记;(3)接骨板塑形;(4)胸骨后穿通;(5)置入接骨板;(6)翻转并固定
(7)缝合伤口;(8)术后两年拆接骨板后

【并发症】

早期并发症包括心包及心脏损伤、气胸、胸腔积液、切口感染、肺炎等，晚期并发症包括接骨板移位、获得性脊柱侧弯、切口无菌性囊肿、接骨板过敏排斥等。并发症发生率不高，但是心包及心脏损伤、接骨板移位、获得性脊柱侧弯等严重并发症在一定程度上增加了手术的风险、影响了手术的效果，需要积极预防并及时处理。

二、鸡 胸

鸡胸又称胸骨前突畸形，胸骨向前突出，邻近胸骨的部分肋软骨向前隆起，形似鸡胸而命名。发病率明显低于漏斗胸，两者比例约为1:(6~10)。临床分为三种类型：Ⅰ型：对称型，最为常见，胸骨向前突出，两侧肋软骨呈对称性凹陷，胸骨纵断面呈弓形；Ⅱ型：又称复合型，胸骨柄，胸骨体上部及肋软骨向上向前突出，胸骨体中部向后屈曲，胸骨下部又突向前方，胸骨纵断面呈"Z"形，少见；Ⅲ型：又称不对称型，胸骨位置正常，一侧肋软骨前突而对侧肋软骨正常或凹陷。

【病因学】

鸡胸的病因与漏斗胸一样尚不十分清楚，可能是肋软骨过度向前凸出生长及胸骨向前移位所形成。有明显家族史，提示和遗传基因有关。

【病理生理】

鸡胸与漏斗胸不同，并不影响心肺功能，临床仅见前胸向前隆起畸形，外观不美，不能俯卧睡眠。

【手术适应证】

轻度鸡胸畸形不需要手术矫治，小儿可积极作扩胸锻炼，有望在生长发育过程中有所改善。重度鸡胸畸形可手术矫治，手术年龄与漏斗胸相同，也有主张在青春期或成年期手术。

【手术方法】

可采用单纯胸骨翻转术或带腹直肌蒂胸骨翻转术，手术切口及操作与漏斗胸基本相同。胸骨翻转后根据胸骨柄、胸骨体、肋软骨的具体畸形情况作适当削平，切开修剪，再作胸骨后板横行楔状截骨，剪除过长的肋软骨，再原位缝合固定。如作带腹直肌蒂时操作同前。

胸骨下降术的手术方法与漏斗胸胸骨抬举术基本相同，利用肋床紧缩及肋软骨拼拢的牵引力，将胸骨下降到正常位置。不对称型鸡胸仅作一侧局限性突起的肋软骨切除即可。

近年来，国内部分学者利用Nuss手术的原理设计了反Nuss术，即将弧形接骨板置于鸡胸患者的皮下胸骨前，接骨板两端连接固定片缝合固定在肋骨上，利用接骨板的下压力量使得鸡胸得以矫正，术后1~2年取出接骨板。该术式微创有效，但是对于特殊外形的鸡胸有一定的局限性，长期疗效仍需观察。

【预后】

鸡胸、漏斗胸早期矫治的优点是可以尽量减少病理生理损害，以及进入青春发育期后由于胸廓畸形导致的心理影响。缺点是早期矫治(3岁以内)后由于患儿继续生长发育其肋骨和肋软骨可导致严重畸形，使复发率增高。待到青春期生长发育后尽管手术创伤较大，但效果要好，复发率低。

三、扁 平 胸

多见于大龄儿童及瘦长型青年，因胸骨柄向后平行下陷，造成整个前胸廓扁平，以致前后径明显缩短，影响外观及肺活量，有对称性及不对称性两种，也见与漏斗胸并存，也有学者认为扁平胸就是一种特殊类型的漏斗胸。

治疗方法采用Nuss术。

四、胸 骨 裂

【病因学】

在胚胎发育过程中，胸骨胸大肌起源于同一中胚叶侧板，在胚胎第6周时胸骨分离为两侧胸骨索，在第7~10周时，两侧胸骨索中线自上而下互相融合成骨软骨。生后该软骨有多个骨化中心，发展成为数块胸骨节，最终融合成为胸骨。若胸骨中线在融合过程中发生障碍，即形成胸骨裂。

【病理生理】

因各种胸骨裂类型而异。由于胸廓稳定性破坏而致严重的反常呼吸，可导致 PaO_2 下降，$PaCO_2$ 上升和酸中毒，低氧血症，最终导致呼吸、循环衰竭。在胸骨下裂患儿，常伴膈疝以致胃肠道疝入胸内，加重呼吸、循环障碍及出现消化道梗阻症状。

【诊断】

临床少见，胸骨裂可分为三类。

1. 胸骨上裂　临床大多数病例属此种类型。胸骨上部未融合，胸骨裂隙呈U形或V形，向下延伸到第4肋软骨，纵隔前上部无骨覆盖，可见心脏搏动，在患儿哭吵时更为明显，过去曾被误诊为颈部异位心。

2. 胸骨全裂　罕见。一种是胸骨全裂剑突不分离，很少伴发其他畸形，另一种是胸骨与剑突全部裂开，常伴胸肌缺损、心包缺如及脐膨出等多发畸形。

3. 胸骨下裂　常有5种畸形同时存在，故有Cantrell五联症之称：①胸骨下部裂或缺损；②膈肌前部缺损；③心包壁层缺失，心包腔与腹腔相通；④脐上腹壁中线缺如伴分开存在或连续的脐膨出；⑤多发心血管畸形。1958年Cantrell首先描述了该病的这些畸形组合。

这是一种罕见的先天性复杂畸形,国内外均少见报道,发生率约 5.5 个/100 万活产新生儿,男∶女 = 2.7∶1。但是在心脏异位类型中最为常见,可以存活到儿童或成年。图示为一例 8 岁男儿,表现为典型的 Cantrell 五联症:心脏暴露在胸腹部,有胸骨下端缺损、心包部分缺损、小型室间隔缺损、心脏憩室,脐膨出、腹直肌分裂和白线疝等畸形(图 67-4)。

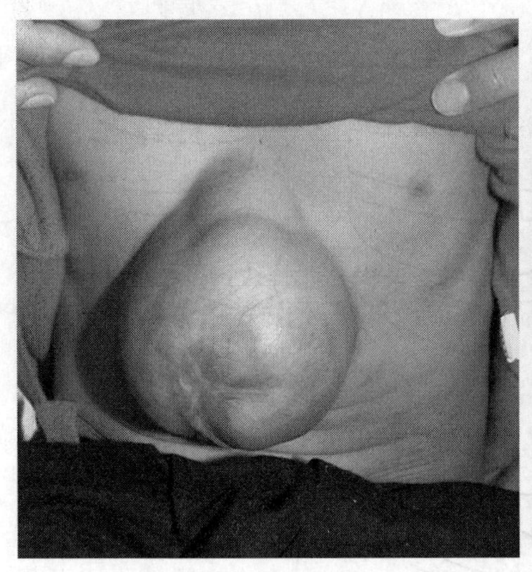
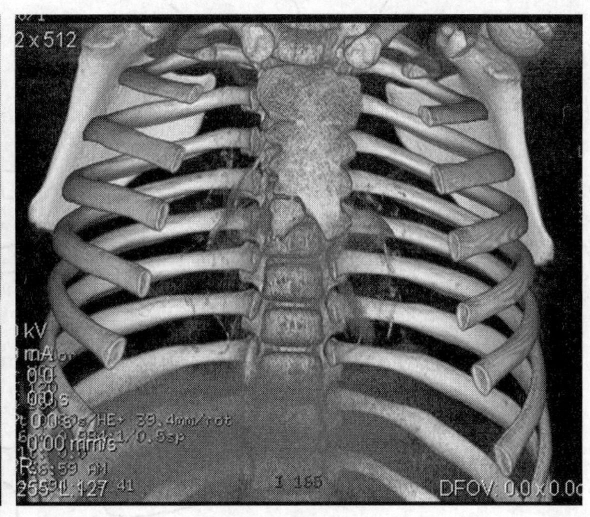

图 67-4 Cantrell 五联症外观及胸骨三维重建示意图

病因不明,目前认为基本缺陷在于中胚层未能在腹中线连合牢固融合,致使心脏发育异常,并与心包、横膈、胸骨及上腹壁融合不全并存。

临床表现:于生后即见在上腹部有圆形肿块,位于薄弱的皮下,有心脏搏动感,常伴胸骨下缘分离、剑突缺如及前腹壁缺如、脐膨出。一旦小儿哭吵、屏气、咳嗽、叫喊或剧烈活动,肿块增大并跳动剧烈。平时在饱食后极易呕吐,反复发生呼吸道感染、肺炎等。生长发育情况明显落后于同龄儿童,因惧怕损伤外露的皮下心脏,因此小儿不敢户外活动及上学。

【治疗】

根据各类畸形而定,治疗原则先将脱出内脏复位,再合拢裂开的胸骨。在生后 1 个月内的婴儿有望将胸骨直接合拢,大于 1 个月需用自体骨移植或人工材料作胸壁重建,伴有心血管畸形则施行体外循环心内直视术矫治。胸骨裂修补方法有肋骨桥重建、大块髂骨移植重建和人工材料替代等方法。手术治疗要达到以下要求:使心脏复位到胸腔正常位置;纠正伴发的心血管畸形;胸骨缺损修补;膈肌缺如修补;腹直肌修复和脐膨出或脐疝的修补。图示为胸骨部分裂缺的矫治方法(图 67-5)。

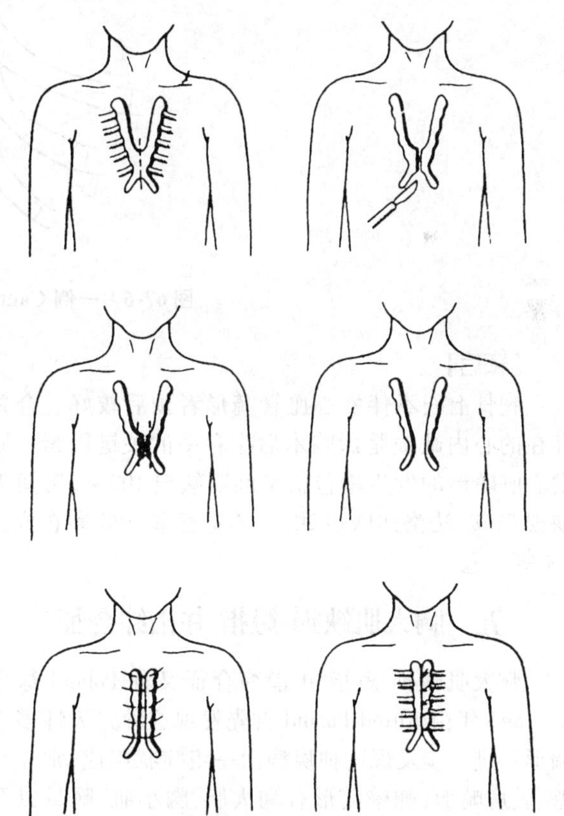

图 67-5 胸骨部分裂缺修补方法

上述一例 8 岁 Cantrell 五联症患儿手术:胸腹部正中直切口长约 12cm,分离胸大小肌在左右胸骨上附着点,显露胸骨裂的缺损。缺损长约 7 ~ 8cm,宽约 6 ~ 7cm,部分心脏外露。将胸大肌向两侧游离分别达两侧锁骨中线。术中除见胸骨畸形外,肋软骨明显发育不良和两侧发育不对称,肋间肌萎缩。将右侧 3 ~6 肋骨及左侧 4 ~6 肋骨骨膜切开,在肋软骨交界处切断,将分离的胸肋骨片合拢,覆盖在裸露的心脏前面,证实心脏无受压征象,用 3 根钢丝间断缝合固定。将膈肌折叠修补,以隔开胸膜腔。将大网膜、横结肠回纳腹腔，将两侧分离的腹直肌缝合，修补脐膨出，使重建的胸骨表面覆以胸大肌、软组织、皮肤。在胸骨后置引流管一根，最后重建脐孔（图 67-6）。

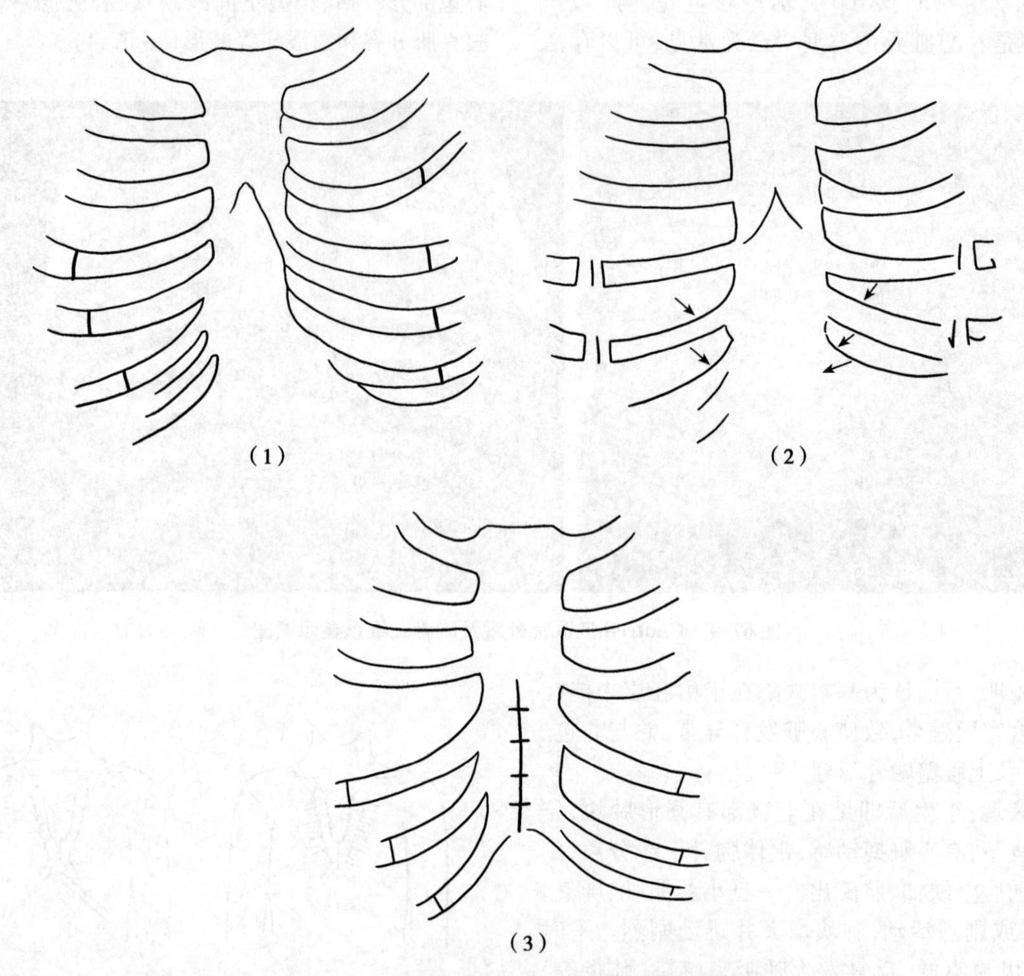

图 67-6　一例 Cantrell 五联症胸骨修复示意图

5

【预后】

胸骨上裂不伴发心血管畸形者预后较好。合并存在的心内缺损是影响术后生存率的关键因素。原发心脏畸形的发生率包括室间隔缺损 100%，房间隔缺损 53%，法洛四联症 20%，心室憩室 20% 和右位心 7% 等。

五、胸大肌缺损-短指-并指综合征

胸大肌缺损-短指-并指综合征又称 Poland 综合征，1841 年由 Alfred Poland 首先发现这种先天性多发畸形。进一步发现这种疾病由一组症状组成，常伴胸壁、乳房畸形，胸壁畸形有胸大肌、胸小肌、胸骨以及肋骨发育不全，甚至第 2～4 前肋及肋软骨完全缺如；手畸形可见发育不全、短指、并指、融合指，以及四指融合仅拇指分开，以及爪形手和缺指畸形等。手、胸壁、乳房畸形程度之间无相关性。

【病因】

病因不明，发病率约 1/20 000，为先天性疾病，非家族遗传病。在胚胎发育第 5 周后，胚体发出 4 对肢芽，相应形成肢体的肌肉，第 7 周时出现手指。故在这发育阶段，若锁骨下动脉供血不足或缺如，即可引起同侧一系列组织、器官的发育障碍，出现肢体多发性畸形。

【临床表现及诊断】

男性多于女性 3 倍。生后不易发现，随年龄增长出现一侧胸廓塌陷才发现胸大肌、胸小肌缺损，肋间隙增宽或部分肋骨缺如以致局部胸壁随呼吸运动而起伏。患侧乳头，乳晕发育不全。常伴同侧上肢发育不全或畸形，其中并指畸形最常见，约占 80%。出现短指，手腕发育不全多累及第 3～5 指，拇指一般正常。其他可为缺指骨、掌骨；前臂发育不良如手短小、前臂短缩、尺桡骨融合；常伴脊柱侧弯、半椎体、高肩胛骨；耳廓畸形、先天性心脏病、泌尿系统畸形等多种先天性畸形。但生长发育及智力不受影响。X 线摄片能明确畸形的诊断。

【治疗】

根据具体畸形情况作矫形重建手术，提高肢体能力,以及手术纠正其他系统的先天性畸形。

六、非对称性先天性肋骨畸形

非对称性先天性肋骨畸形又称右胸塌陷症,这种疾病是先天性肋骨发育异常,引起右侧胸壁塌陷而致胸廓的不对称畸形。临床检查发现右侧胸壁明显塌陷,伴胸骨不同程度向右侧旋转。该畸形可致胸廓明显畸形,常伴呼吸、循环系统压迫症状。手术可作肋骨凹陷的矫正术。

七、胸壁窦道

胸壁窦道鳃源性囊肿与瘘或窦是由于各对鳃裂未完全退化的组织发育而成。向外开口形成瘘管或窦道,无外口时则形成囊肿。瘘管及窦道较囊肿多见,大多在婴幼儿期发现。囊肿出现较晚,在儿童或青年期出现。

在胸骨柄附近发现的窦道,是第3对鳃裂残留的窦道孔,有极少量的白色黏液状分泌物溢出,常因继发性感染而致局部出现红、肿、热、痛自行溃破或切开引流后经久不愈,反复多次发作。

手术切除为根治性最有效的方法。手术要求在控制炎症以后,切除整个窦道。复发率约1%~3%。

（陶麒麟　贾兵）

第二节　胸廓出口综合征

胸廓出口综合征(TOS)是对臂丛神经或锁骨下血管在胸廓出口处受卡压而引起的一组症状的统称。

【解剖】

胸廓出口由第1胸椎、第1肋骨、锁骨和胸骨柄的上缘围成。锁骨下血管和臂丛神经在胸廓上口处经颈腋管进入上肢。颈腋管被第1肋分为两部分,近端包括斜角肌三角和肋锁间隙,远端为腋窝部分。近端部分对胸廓出口综合征的成因有重大意义。锁骨下静脉位于前斜角肌的前方与锁骨下肌之间,锁骨下动脉及臂丛神经则位于前斜角肌后方与中斜角肌之间,即是斜角肌三角,其前界为前斜角肌、后界为中斜角肌、下界为第1肋骨(图67-7)。斜角肌三角的上角解剖变异可造成臂丛上部C_5、C_6神经受压的高位前斜角肌综合征,而底部的抬高可造成锁骨下动脉和C_7、C_8和T_1受压的低位前斜角肌综合征。

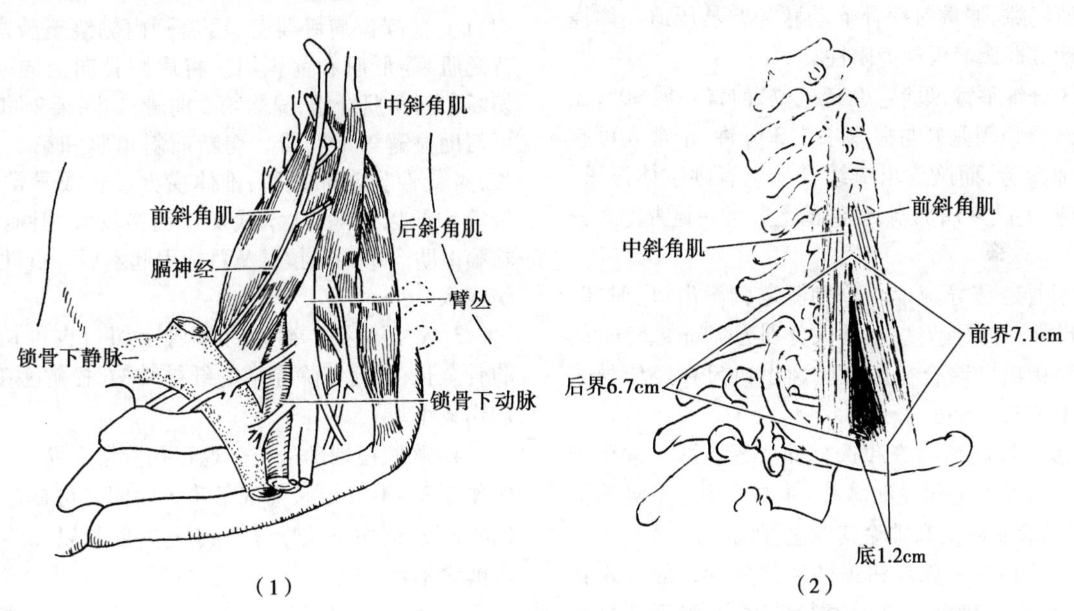

图67-7　斜角肌与锁骨下动、静脉和臂丛之间的解剖(已切除锁骨)
(1)胸廓出口处的局部解剖;(2)斜角肌三角

【病因】

胸廓出口处神经血管受卡压,基本原因有先天性、创伤性和动脉粥样硬化等。骨骼异常原因占多数,如颈肋、第7颈椎横突过长、第1肋或锁骨两叉畸形、外生骨疣、外伤引起的锁骨或第1肋骨骨折、肱骨头移位等。此外斜角肌痉挛、纤维化、肩带下垂或过度外展以及韧带纤维结构的异常均可引起胸廓出口的变窄,对锁骨下血管和臂丛神经造成压迫。

【临床表现】

主要因神经和锁骨下动静脉血管受压引起,神经受压症状可见于90%以上患者中,也有神经和血管同时受压症状表现。

1. 神经受压症状　表现为疼痛、感觉异常,出现于尺神经支配区域,包括前臂和手的内侧面以及第5

指、第4指侧面。疼痛可累及颈、肩，可因强力活动或持续肩外展、颈过伸诱发与加重。另外，检查时可发现前臂和手内侧面感觉减退，可有小鱼际和骨间肌的肌萎缩，形成爪形手。有些患者疼痛症状不典型，若症状累及前胸壁或肩胛时需与心绞痛鉴别。

2. 血管受压症状　动脉受压可造成前臂和手变冷、麻木、弥漫性疼痛及无力易疲乏，需与雷诺病区别。当发生锁骨下动脉闭塞时，表现为手指持续发冷、青紫或苍白，甚至发生溃疡和坏疽。静脉受压引起症状较少见，表现为上臂水肿、肤色改变、浅静脉扩张等。如有静脉血栓形成，可触及静脉条索状改变。

【诊断】

胸廓出口综合征的诊断依据病史、体检及神经检查，胸部及颈椎摄片、上肢肌电图以及尺神经传导速度检查。以下辅助检查对诊断确立较有意义：

1. 上肢外展试验　上肢外展90°、135°和180°，手外旋，颈伸展位，上肢疼痛加重，桡动脉搏动减弱，血压下降15mmHg为阳性。锁骨下动脉区可能出现收缩期杂音。

2. Adson斜角肌试验　在扪及桡动脉搏动时进行。患者深呼吸、伸颈、将下颌转向检侧，此试验能减小斜角肌间隙，加重对锁骨下动脉和臂丛压迫。如桡动脉搏动减弱或消失则为阳性。

3. 3分钟举臂试验　患者坐位，前臂外展90°，曲肘90°，缓慢稳固张开与握紧拳头3分钟，正常人可有轻度肢体疲劳；而胸廓出口综合征患者则肢体沉重，极度疲劳，上肢疼痛加剧，受试的上肢常在检查的3分钟内落下。

4. 尺神经传导速度　分别测定胸廓出口、肘部、前臂的尺神经传导速度，正常人分别为72m/s、55m/s、59m/s，胸廓出口综合征患者胸廓出口尺神经传导速度常减少至32～65m/s。

5. 多普勒超声检查和选择性血管造影　常用于严重动静脉受压、合并动脉瘤、粥样斑块、栓塞等情况，可明确病变性质和排除其他血管病变。

6. X线检查　胸部和颈椎X线摄片常能发现骨性畸形，特别是颈肋和骨性退行性改变，如平片显示有骨赘和椎间隙狭窄，应进一步行颈部CT扫描或MRI以排除椎管和椎间孔狭窄以及其他骨性压迫。

【治疗】

对于症状较轻者，胸廓出口尺神经传导速度在60m/s以上的患者，可实行局部封闭、理疗以及口服消炎镇痛药物治疗。症状较重或保守治疗无效、胸廓出口尺神经传导速度低于60m/s者，应采取手术治疗。手术原则是解除对血管神经束的压迫，手术治疗的核心是截除第1肋骨全长，同时解除其他相关压迫因素。手术途径有以下几种：

1. 腋下途径（图67-8）　全麻下斜卧位，患肢抬高45°，腋下缘第3肋骨水平作长6～7cm横向切口，在胸大肌和背阔肌间解剖至胸壁和腋窝顶部，在第1肋上缘见到神经血管束。抬举上肢使血管神经束离开第1肋骨，切断前斜角肌，切除第1肋骨前端至肋软骨、后端至横突，术毕检查肋骨残端有无压迫臂丛。此术式创伤较小、出血较少，但显露差，易造成第1肋骨切除不彻底。

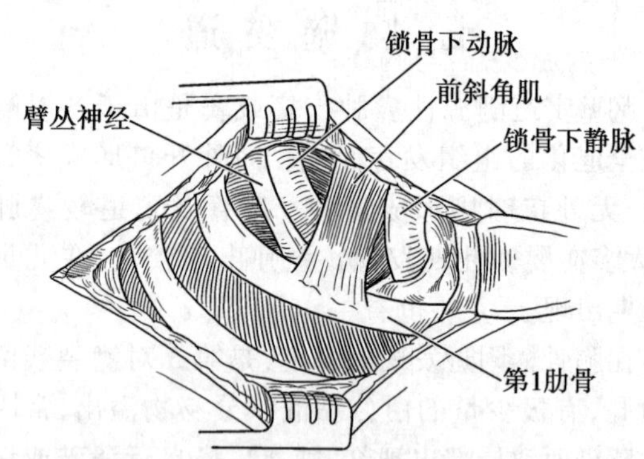

图67-8　腋下途径手术治疗胸廓出口综合征

2. 肩胛旁途径　全麻下侧卧位，患肢上抬90°。切口上自高位肩胛骨旁，沿肩胛内侧绕至腋窝，切断背阔肌、菱形肌和前锯肌。将肩胛骨向上向外撑开，切断中斜角肌纤维，显露第1肋骨，切除第2肋骨后段可帮助显露第1肋骨。切断前斜角肌和第1肋骨全长，对骨性异常如颈肋、椎体横突过长或异常纤维束带等均予以切除，此术式切口创伤较大，但能满意切除第1肋。术中牵拉臂丛可能引起术后一过性臂丛损伤症状。

3. 颈部途径　经颈部锁骨上切口也可切除第1肋骨全长，同时切除异常的纤维结构，松解瘢痕组织，创伤较小。

4. 胸腔镜辅助途径　观察孔置第5肋间腋中线，操作孔3～4cm取腋窝底部第3肋间。可良好显露第1肋全长，创伤小，缺点是对于一些肋骨以外的压迫因素解除不佳。

（陈志明）

第三节　肋软骨炎

一、非感染性肋软骨炎

非感染性肋软骨炎是指肋软骨的一种非特异性、非化脓性感染病变，Tietze（1921年）首先报道此病，故也称作Tietze综合征。好发于青壮年，临床上女性略多见，病因不明确。通常认为可能与病毒感染、内分泌代谢异常或肋软骨营养障碍等因素有关。组织学检查肋软骨的组织结构变化无特异性。

【临床表现和诊断】

肋软骨单发或多发隆起，以第2、3肋软骨多见，多为单侧、也可双侧。通常有疼痛伴压痛，皮肤表面及皮下组织正常。同侧上肢活动、咳嗽动作、侧身卧位或劳累时都可使疼痛加剧，休息后可减轻。部分患者症状可反复，迁延数月或数年，部分患者自行痊愈。

诊断主要依靠临床症状和体征，如局部肋软骨肿大伴压痛而无皮下红肿。X线检查（包括胸片、CT）可排除胸内病变，需与胸壁肿瘤、胸壁结核等其他一些疾病鉴别。

【治疗】

以对症处理为主，常使用消炎镇痛类药物，疼痛剧烈者可予普鲁卡因和激素局部封闭治疗。理疗、中医等一些治疗方法也有一定效果。若不能排除恶变可能，应限期行肋软骨活检。

二、感染性肋软骨炎

感染性肋软骨炎为临床上一种不常见的胸壁感染性疾病，分为原发性和继发性，后者远多于前者。多见于手术后，如胸骨切开类手术、乳腺扩大根治术、胸腹联合切口类手术等术后都可发生肋软骨炎，另外创伤、烧伤等外因也可是本病的重要原因。肋软骨为无血管组织，它的血供来源于骨膜，如果骨膜感染控制不佳，软骨就因缺血坏死，炎症经久不愈，局部可形成脓肿和窦道；另外软骨感染后炎症常可蔓延至邻近相融合的软骨，以第6～10肋软骨前端形成的肋弓处多见。

【病因】

少数情况下可见由结核杆菌、伤寒杆菌等病原菌经血循途径造成原发性肋软骨感染，多见的继发性肋软骨感染是胸心外科手术后的重要并发症之一，其致病菌主要为化脓性细菌和真菌。

【临床表现和诊断】

感染性肋软骨炎早期表现为局部肋软骨区的皮肤红、肿、热、痛和体温升高，白细胞计数增高等，迁延期体温多正常。局部软组织坏死可形成脓肿，破溃后形成迁延难愈的窦道，局部可见苍白的肋软骨外露。局部换药难以奏效。细菌培养和组织活检可确诊并与其他疾病相鉴别。CT检查可了解胸内情况，窦道造影可了解病变的大约范围。

【治疗】

早期因明确诊断，采用抗感染等保守治疗方法，迁延期通过手术切除感染区肋软骨是根治感染性肋软骨炎重要方法。对于参与形成肋弓的下胸壁肋软骨，一次性切除数处病肋可能造成胸壁软化，可选择分期手术。为防止肋软骨感染向相邻的肋弓或软骨蔓延，还可采用分隔手术法，先切除邻近病灶区域的部分正常肋软骨，待伤口愈合后再处理感染的肋软骨。术后的创面通常应开放引流，较大的创面在清洁后可行二期植皮或皮瓣修复术。

局部清创前后，选用敏感的抗生素控制全身毒血症状也很重要，同时给予足够的营养支持以保证创面的生长能力。

（陈志明）

第四节　胸壁结核

胸壁结核是较常见的胸壁疾病，指胸壁软组织、肋骨、肋软骨或胸骨的结核性病变，多继发于肺结核和胸膜结核，直接由原发肋骨或胸骨结核性骨髓炎而形成的极少见。一般表现为局部无发热、发红征象的冷脓肿或慢性胸壁窦道。本病多发于中青年。

【病理】

胸壁结核性脓肿来自胸壁深处，边界不清、基底固定，蔓延。在胸壁表面可有或无隆起，内含干酪样或黄白色脓质。脓腔数目往往多于一处，有隧道相连。经皮肤溃破后可形成慢性窦道经久不愈，破入胸腔可形成局限性脓胸。合并其他感染时，可有典型的红、肿、热、痛表现。

【临床表现及诊断】

多数患者表现为胸部局部包块，固定，质软、可有波动感，可伴有不同程度的疼痛。脓肿皮肤溃破形成窦道时诊断多无困难。继发感染后具有典型的红、肿、热、痛的表现。可伴有体温升高、白细胞计数上升等全身症状。

胸壁结核患者同时还可能伴有结核感染的全身反应，如低热、消瘦、盗汗、乏力等症状。

根据患者肺结核或胸膜结核病史，胸壁局部肿物并结核中毒症状诊断不难，细菌培养可确诊，但阳性率低，结核菌也不易找到。脓肿穿刺活检可得无臭、稀薄、黄白色脓汁或干酪样物，有助明确诊断。

胸部X线或CT可显示病变的范围，显示出钙化、脓肿、肋骨破坏等征象，还可显示陈旧性的胸膜或肺部结核性病灶，对于诊断本病很有帮助。B超检查也是诊断本病方便有效的方法。有助于发现早期隐藏于胸壁深部波动感不明显的脓肿或“哑铃”状脓肿。

【治疗】

全身治疗：胸壁结核作为全身结核病的一部分，故应注意全身治疗，早期、联合、适量、规则、全程应用抗结核药是基本的治疗原则。

局部治疗：胸壁冷脓肿若合并细菌感染时，宜早期切开引流后根据药敏选用抗生素。若无混合感染，较小的胸壁结核脓肿及老年体弱的患者可试行脓腔穿刺，尽量将脓腔内脓液抽尽，脓腔内注入抗结核药物并加压包扎。每2～3天重复1次，同时配合全身用药，小部分患者可获治愈。

手术治疗：寒性脓肿较大局部穿刺注入抗结核药物治疗无效，或胸壁组织破坏广泛或窦道溃烂已形成，可在原发结核病灶药物治疗吸收好转或病情稳定之后施行手术治疗，彻底清除病灶。

手术治疗的原则要求彻底切除病变组织，包括受侵的肋骨、淋巴结、肋软骨、肌肉和有病变的胸膜等，消灭残腔、有效且足够时间的加压包扎等原则。一般在术前可根据患者的具体情况行正规抗结核治疗2～4周。若皮肤及浅层肌肉未受病灶侵犯，切口可沿脓肿的长轴切开。如皮肤已受累或已有窦道存在，则应按病灶的长轴作梭形切开，切除有病变的皮肤及窦道口。皮肤切开后，将皮肤及肌层向两侧游离，尽量避免过早切入脓腔。如脓腔已破，则吸去脓液及清除干酪样物，显露脓腔，用弯血管钳探寻窦道及肋骨下面的脓腔，将覆盖于脓肿表面的组织，包括肋骨、肋间肌、胸膜等均予以切除，使脓腔完全敞开，并将基底部的肉芽组织及脓腔壁全部切除，亦可用刮匙把脓腔壁彻底搔刮干净，不留残腔，使创面呈蝶形。彻底止血，盐水冲洗创腔，必要时带蒂肌瓣充填创腔。创腔内放入链霉素或阿米卡星粉，放置引流后一期缝合创口。加压包扎2～3周。术后继续用抗结核药物治疗6～12个月。

（马勤运　陈晓峰）

5

第五节　胸壁肿瘤

胸壁肿瘤是指胸壁深层组织肿瘤，包括肋骨、胸骨以及软组织肿瘤，可分为原发性和继发性两类。原发者又分良性和恶性，恶性者多为肉瘤；继发者几乎都是转移瘤。原发性肋骨、胸骨肿瘤的发病率较低，约占全身骨肿瘤的5%～10%。肋骨肿瘤多发生于前胸壁及侧胸壁，胸骨肿瘤多源于胸骨柄、胸骨体，胸骨肿瘤几乎全为恶性。胸壁肿瘤组织来源复杂，病理类型繁多。根据来源的部位及性质，原发性肿瘤大致分类如表67-1所示。

【临床表现及诊断】

胸壁肿瘤的症状取决于肿瘤的部位、大小、组织类型、生长速度及与周围组织器官的关系。早期多无明显症状。最常见的症状是胸壁肿块和局部疼痛。胸壁肿瘤通常表现为缓慢增长，无症状的肿块，随肿块的持续增长出现疼痛。当瘤体压迫或侵犯周围组织如肋间神经、臂丛或交感神经时，会产生肢体麻木、疼痛或Horner综合征等症状。

表67-1　原发性胸壁肿瘤的分类

	良性肿瘤	恶性肿瘤
软组织	脂肪瘤	脂肪肉瘤
	纤维瘤	纤维肉瘤
	神经纤维瘤	神经纤维肉瘤
	神经鞘瘤	淋巴管肉瘤
	横纹肌瘤	横纹肌肉瘤
	血管瘤	血管肉瘤
骨组织	骨纤维结构不良	骨肉瘤
	软骨瘤	软骨肉瘤
	骨软骨瘤	Ewing肉瘤
	骨瘤	骨髓瘤
	骨囊肿	
	嗜酸性肉芽肿	
	巨细胞瘤	

胸壁肿瘤的诊断应依据详细的病史、体检、实验室和辅助检查结果进行综合分析。影像学检查是判断胸壁肿瘤形态、性状和毗邻关系的重要手段。超声、普通X线、CT和MRI等检查方法各有所长，往往需要选择性应用或联合应用。骨扫描（ECT）和PET检查有助于判断已经存在不易发现的病灶。

通过初步检查可以估计肿瘤的起源和累及范围，确诊依靠病理组织学检查。疑为转移性肿瘤者或判断肿瘤无法完全切除者可做穿刺活检或切取活检，否则应作胸壁肿块切除活检。对于首次手术由于冷冻切片不能确认而手术范围不够合理、最终病理结果证实为恶性者应尽早再次手术行扩大根治和胸壁重建。

【治疗】

1. 胸壁切除　胸壁肿瘤除少数（如Ewing肉瘤等）对放射治疗较为敏感的恶性肿瘤可采取放疗外，均应行手术治疗。对于良性肿瘤局部切除即可，而对恶性肿瘤则需行广泛胸壁切除。虽然对广泛胸壁切除的范围仍有争议，但一般认为手术必须对胸壁肿瘤及其周边4cm以内的正常组织进行整块切除。对于高度恶性的肿瘤，必须切除所累及的全长肋骨以及其上、下部分肋骨。胸骨恶性肿瘤必须切除胸骨柄、胸骨体以及周围的肋软骨。受累的组织如胸腺、心包、肺、肌肉等都一并切除。

2. 胸壁重建　广泛的胸壁切除后常需要对缺损处进行修补重建。胸壁重建受到很多因素的影响，包括缺损的部位和大小，还有术野是否有细菌污染、组织坏死等情况。一般情况下胸壁恶性肿瘤根治后应争取同期完成胸壁重建。胸壁重建的目的是保持胸廓的解剖和功能完整性,保护胸内脏器,维持正常心肺功能。

(1) 骨性胸廓的重建:5cm 以内的胸壁缺损一般不需修复,如正好位于肩胛下角位置则可行肩胛下角截除以防肩胛骨嵌入。后上胸壁 10cm 内的缺损也不需修复,因有肩胛骨的保护。除此以外,胸壁的较大缺损都需要进行骨性胸廓的重建。重建可用自体材料如肋骨、阔筋膜等,但更多的是采用人工合成材料,目前较多使用的有聚丙烯片、Gore-Tex 补片等。涤纶补片也经常被用来作胸壁重建,使用方便且价廉。其他材料如多孔有机玻璃板、钛网等也有应用。手术野如果有细菌或坏死肿瘤组织污染,则不应作人工材料重建,应作肌皮瓣修复。术前放疗后胸膜腔闭锁者也可不作重建,因为局部胸壁软化造成的反常呼吸不明显。

(2) 软组织重建:全层软组织缺损者应作肌瓣或肌皮瓣移植修复。常用的材料有背阔肌,可用其覆盖背部、侧方以及前胸壁;胸大肌多用于前胸壁缺损修复;其他如前锯肌、腹直肌和大网膜,都是修复软组织的良好材料。该技术多数情况下需整形外科大力协助才能完成。

继发性胸壁肿瘤多为身体其他部位恶性肿瘤通过血循或淋巴途径转移至胸壁组织,也可由邻近胸壁的肺或胸膜来源的恶性肿瘤直接侵犯所致。常见的原发病有肺癌、甲状腺癌、乳腺癌、肾癌、肾上腺癌、前列腺癌及鼻咽癌等,其他部位的各种肉瘤亦可能转移至胸壁骨骼。多数患者结合原发病史可基本明确诊断,确认须待局部病灶切除作病理学诊断。理论上肿瘤单发、范围局限者的手术切除疗效不影响原发病的治疗效果,否则不建议手术,以保守治疗为主。

(陈刚　陈志明)

第六十八章 胸膜疾病

第一节 脓 胸

脓胸是胸膜腔化脓性感染后形成的脓液积聚于胸膜腔内的化脓性感染，脓胸的液体为高比重混浊液，含有变性白细胞、坏死组织残骸和细菌。脓胸可分为：①全脓胸脓液占据整个胸膜腔；②局限性或包裹性脓胸脓液积聚于肺与局部胸壁之间、肺叶之间、肺与膈肌或纵隔之间（图68-1）。根据脓胸的病程和病理反应，可分成急性和慢性两种。自从抗生素问世以来，脓胸的发病率已明显降低，幼儿和老年体弱者较易发生脓胸。

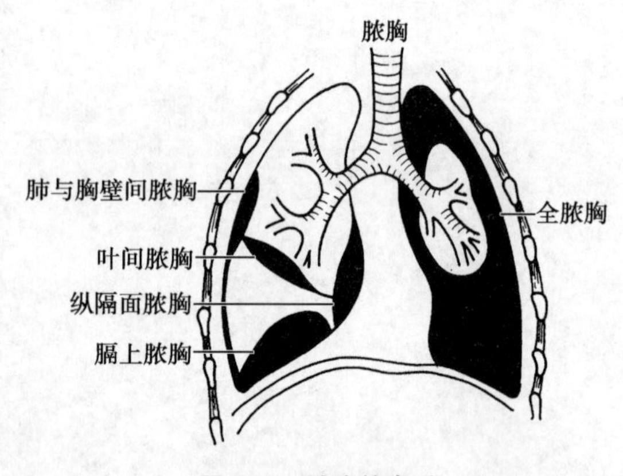

图68-1 脓胸的类型

【脓胸分期】

美国胸科协会（1962）将脓胸形成的过程分为3个不同时期：渗出期、纤维化脓期与机化期，反映出病变在胸腔里的发展。急性脓胸整个过程约3～4周，若未得到及时治疗，则进入慢性脓胸期。

在渗出期（Ⅰ期），胸膜明显肿胀并有稀薄的渗出液。纤维蛋白沉积在胸膜的表面，尽管早期成血管细胞或成纤维细胞增生，从胸膜向外扩展，但是这层膜很薄，排空积液后，并不影响肺的完全膨胀。胸腔积液检查白细胞计数和LDH水平均低，糖及pH一般均正常。

在纤维化脓期（Ⅱ期），有大量的纤维蛋白沉积在胸膜的表面，壁层胸膜较脏层胸膜表面更多。积液也变得稠厚，成为明显的脓性。在此期，肺虽然活动度减小，但仍能再膨胀。积液分隔也发生在此期。胸腔积液的pH及糖逐渐降低而LDH则升高。

在3～4周内，开始机化（Ⅲ期）。在壁层胸膜及脏层胸膜表面，大量成纤维细胞生长和胶原纤维形成。脓液变得异常黏稠。在此期中，肺的功能最终由于厚实的纤维板束缚而丧失，若不进行胸膜剥脱术，肺就无法再膨胀。在7周内，小血管亦开始长入纤维板中。胸腔积液pH常低于7.0，糖常低于40mg/dl。

一、急性脓胸

【病因】

急性脓胸大多为继发性感染，主要的原发病灶多在肺部。致病菌以往多为肺炎球菌和链球菌；临床上广泛应用抗生素后，已让位于金黄色葡萄球菌以及各种革兰阴性杆菌、厌氧性链球菌、梭状杆菌、铜绿色假单胞菌和螺旋菌等。目前，米勒链球菌为社区获得性脓胸的最常见致病菌，金黄色葡萄球菌以及各种革兰阴性杆菌为医院获得性脓胸的最常见致病菌。

胸膜腔感染途径：①肺部化脓性病灶侵及胸膜或病灶破裂直接累及胸膜腔；②邻近器官的化脓性感染，直接穿破或经淋巴途径侵犯胸膜腔，如膈下脓肿、肝脓肿、纵隔脓肿和化脓性心包炎等；③全身脓毒血症，致病菌经胸膜腔进入全身血液循环，引起全身炎症反应综合征；④胸部穿透伤带入细菌和（或）异物导致感染和化脓；⑤手术后胸膜腔感染；⑥血胸的继发性感染；⑦支气管瘘或食管胃吻合口瘘多种致病菌可引起胸膜腔混合感染。厌氧菌与需氧菌混合感染脓液常伴有恶臭，称为腐败性脓胸。脓腔内同时有气体和脓液，出现液平面称为脓气胸。脓胸可自行穿破胸壁，向外溃破成为自溃性脓胸。

【病理】

不论是何种病菌，到达胸膜产生炎症时的病理改变有：①早期渗出性脓液为稀薄液体，有少量细胞和纤维蛋白的浆液。胸膜充血水肿，肺组织仍能再扩张；②纤维性脓胸：脓液中纤维蛋白和脓细胞增多，沉积于壁层和脏层胸膜形成多房性脓腔，肺组织受压固定；③机化性脓胸：纤维层覆盖胸膜，全层增厚。早期胸膜腔广泛感染，可有大量渗液，液体布满胸膜腔的全部。但渗出液不多时，液体占胸膜腔的下部，将肺向上向内推移。渗出液逐渐机化，部分胸膜腔闭塞，成为局限性脓胸。在一般情况下，溶血性链球菌产生稀薄的浆液性脓液；肺炎球菌和葡萄球菌产生的渗液含有较多量的纤维素，较为稠厚，脓腔可呈多房性。脓液中的纤维素逐渐沉积在脏层和壁层胸膜表面，使胸膜增厚粘连，最后纤维素机化，从而限制呼吸运动。

【临床表现】

由于大多数脓胸继发于肺部感染，因之急性炎症和呼吸困难常为急性脓胸患者的主要症状。患者常有胸痛、高热、脉速、呼吸急促、食欲不振、周身不适等症状。血液化验则有白细胞总数及中性粒细胞比例明显增高。肺炎后的急性脓胸，多在肺炎缓解后1～2周突然胸痛，体温升高，为持续高热，肺炎尚未消退，随之出现脓胸。重症脓胸可有咳嗽、咳痰、发绀等症状。患者可出现急性病容，有时不能平卧，患侧呼吸运动减弱，肋间隙饱满。叩诊可发现患侧上胸部呈鼓音，下胸部呈浊音，大量胸膜腔积脓则纵隔向对侧移位，气管及心浊音偏向健侧。听诊呼吸音减弱或消失，语颤减弱。

脓胸的并发症有：①支气管胸膜瘘。支气管胸膜瘘常由肺脓肿破入胸膜腔而形成，脓液经支气管胸膜瘘进入气管咯出或流入对侧肺引发感染；②胸壁瘘管。脓液也可穿向胸壁皮下组织，溃破后形成脓窦；③血管破裂。化脓性胸腔积液可腐蚀血管，造成血管破裂致大量出血；④脓胸还可并发纵隔脓肿、肋骨或胸骨骨髓炎、脑脓肿、心包炎、脓毒血症等；⑤急性脓胸可发展成慢性脓胸、肺纤维化与胸壁挛缩。

【诊断】

肺部炎症经抗生素治疗后患者仍有高热等症状，伴患侧触诊语颤减弱、叩诊呈浊音、听诊呼吸音减弱或消失，胸部X线检查出现积液阴影即应怀疑并发脓胸。X线检查常见胸部有一片均匀模糊阴影，积液量较多时直立位时常在下胸部呈典型的S形线(Ellis线)。在胸片上鉴别脓胸和胸膜下肺脓肿或肺囊肿以及发现肺部原发炎性病灶有时较困难，借助胸部计算机X线断层摄影术(CT)常可作出精确判断。局限性脓胸则可包裹在肺叶间，膈肌上或纵隔面。脓腔内同时有气体则可见到液平面。在可疑的病例，经胸部CT或超声定位后作胸腔穿刺、抽得脓液即可确诊。抽得脓液需分别送细菌涂片、细菌培养和抗生素敏感试验，及早选用适当抗生素。如果穿刺抽出的脓液呈灰色、稀薄且带恶臭者，常是肺脓肿溃破或食管穿破引起的腐败性脓胸，这种脓液是多种细菌混合感染，包括需氧和厌氧细菌。

【治疗】

急性脓胸治疗原则：①应用抗生素控制感染，根据培养的菌种和抗生素敏感试验调整抗生素；②及时彻底抽除或引流脓腔内脓液；③使受压的肺复张以恢复其功能；④支持疗法，注意营养，补充维生素，纠正贫血，治疗并发症；⑤治疗引起脓胸的病因。

引流脓液方法有：①胸腔穿刺抽液：经胸部CT或超声定位，进针应选在脓腔底上1～2肋间肋骨上缘，可避免损伤肋间血管。尽量吸净脓液。抽吸后可加用抗生素注入胸腔。②肋间闭式引流：对急性脓胸，脓液稠厚穿刺不易抽净，毒性症状难以控制时，特别是脓气胸或小儿脓胸，应早期行闭式引流。肋间插管要尽量选用大口径引流管，与水封瓶连接，防止肺萎陷。若引流不畅，应在胸部CT、超声定位下或电视胸腔镜引导下，重新调整引流管位置。经上述处理，可迅速排空脓腔内的大量脓液，减轻患者中毒症状，促进肺复张、胸膜粘连消灭脓腔。闭式引流后10～12天，胸片上显示脓胸消失，可拔除肋间引流管，不需进一步治疗。如脓胸愈合状况不很清楚，可经胸管注入造影剂以获得正确评估。③肋床闭式引流：脓液稠厚，多个脓腔，闭式引流不能控制中毒症状的多房性脓胸，可在脓腔相应部位，切除一段肋骨，探查脓腔，穿通多房腔成为一个脓腔，吸尽脓液后，放置大口径有侧孔的引流管作闭式引流。④纤维层剥脱术：常用于感染或非感染血胸病例。这时肺虽被纤维脓性外膜所约束，但仍可复张。纤维层剥脱术后可以继续闭式引流。肺可重新扩张，两层胸膜靠拢并粘连，消除胸膜腔使脓胸愈合。

二、慢性脓胸

【病因】

急性脓胸6～8周后，即逐渐转入慢性期。形成慢性脓胸的原因有：①急性脓胸期治疗不当或治疗不及时，如纤维素较多、脓液稠厚的病例没有及时作引流术；或引流管太细；引流管放置位置过高或过深，引流不畅；或过早拔除引流管，脓胸尚未愈好等。②合并有支气管胸膜瘘或食管瘘，污染物质及细菌不断进入胸膜腔。③脓腔内有异物存留，如弹片、死骨、换药时不慎遗留棉球或短橡皮引流管等。④肝或膈下脓肿溃破入胸膜腔引起脓胸,原发脓肿未得到及时治疗。⑤某些特殊感染如结核分枝杆菌、真菌感染。以上原因引起胸膜腔壁层和脏层胸膜纤维层增厚,使肺被紧裹而不能膨胀,胸内残腔不能闭合,形成慢性脓胸。

【病理】

慢性脓胸的特征是肺表面和胸壁上的胸膜纤维性增厚。机化增厚的纤维层紧裹肺组织,胸壁收缩下陷,脓腔长期存在。一般肺表面纤维层较薄,而壁层胸膜、膈面和肋膈角后方较厚,可达0.5~1.0cm。长期肺萎缩可导致排痰不畅,继发感染,可以并发支气管扩张。气管、食管和纵隔脏器牵向患侧。晚期病变肝肾脏器可有淀粉样变,功能减退。呼吸功能减退和缺氧,可出现明显的杵状指(趾)。

【临床表现】

慢性脓胸患者,由于厚层纤维板的形成,脓液中毒素的吸收较少,临床上急性毒性症状如高热、多汗和白细胞增高等现象明显减轻,但由于长期消耗,患者常有消瘦、低热、贫血、低血浆蛋白等,并有慢性咳嗽、脓痰、胸闷不适等症状。合并支气管胸膜瘘者,当患者向健侧卧时呛咳加重,咳出的痰液与脓胸的脓液性状相同。体检可见:气管移向患侧。胸廓活动受限,肋间变窄。叩诊呈浊音,呼吸音减低和消失,有时可见杵状指(趾)。胸部溃破或引流者可见到瘘管。X线胸片或胸部CT可见前述特征。

【诊断】

从病史、体检、X线、胸部CT检查较易作出慢性脓胸诊断。关键在于寻找形成慢性脓胸的原因、病理性质。慢性化脓性脓胸,多有急性脓胸、胸部外伤或手术史,脓液培养可找到致病菌。结核性脓胸多有结核病史或人工气胸治疗史,有时脓液中有干酪样物质,痰及脓液可找到结核分枝杆菌。阿米巴脓胸时,常有阿米巴痢疾或肝脓肿病史,脓液呈咖啡色,可找到阿米巴滋养体。有窦道者,可取深部组织做病理检查,以明确病变性质。胸部X线片可见胸膜增厚,胸廓收缩,肋骨增生,切面呈三角形,膈肌抬高。结核菌引起的脓胸可见肺内有结核病变和胸膜钙化。合并支气管胸膜瘘可见液平面。胸部CT可了解萎陷肺有无病变,支气管镜检查可明确支气管腔是否通畅。支气管碘油造影可明确周围支气管情况有无支气管扩张或有无瘘管存在。有瘘管与胸外相通可施行瘘管碘油造影术,明确脓腔大小和部位。局限性或包裹性脓胸可在超声定位下抽脓确诊。

【治疗】

慢性脓胸的治疗原则;①全身支持疗法改善营养状况,纠正患者的贫血和低蛋白血症,尽可能作些适当活动以增强体力。贫血严重的患者应行多次少量输血和进食高热量、高蛋白饮食。②消除胸膜间脓腔,去除坏死组织,治疗原发病。③促进肺扩张,恢复肺功能。

根据手术目的可分为5种手术方式:

1. 改善原有的脓腔引流　原有引流不畅的患者应先扩大引流创口,或根据脓腔造影选择适当部位另作肋床引流术,使脓液引流干净。该术控制脓腔的感染,缩小脓腔,不但可为以后的手术创造有利条件,少数患者还可因引流改善后,脓腔得以闭合而痊愈。

2. 胸膜纤维板剥除术　剥除壁层及脏层胸膜上纤维板,使肺组织从纤维板的束缚中游离出来,重新扩张,消灭脓腔,胸壁也可恢复呼吸运动,既能改善肺功能,又可免除胸廓畸形,是最理想的手术。适用于病程不长、纤维板粘连不甚紧密、肺内无病变、能复张的病例。如果患者一般情况较差,剥离壁层纤维板时出血较多,患者不能耐受时,也可仅剥除脏层纤维使肺游离扩张,同时刮除壁层纤维板上肉芽组织,以消除脓腔。手术创伤小,患者易耐受,但未能恢复胸壁活动度。手术前必须了解支气管和肺部病变情况。脓胸前的肺部X线片与胸部CT,支气管镜检查和必要时作支气管碘油造影,有助于明确诊断。肺萎陷下时间过久、肺组织已纤维化无法服张、肺内已有广泛的破坏性病变、结核性空洞、支气管扩张等,则不适于施行胸膜纤维板剥除术。

手术在全麻下进行,取后外侧胸部切口。切除第五或第六肋骨,切开肋骨床,沿胸膜外间隙钝性剥离胸膜纤维板层。切口上下剥离至一定程度后,用撑开器撑开切口,扩大剥离范围。少数病例可以将纤维板层完整剥脱,但绝大多数病例需将脓腔切开,吸尽脓液及纤维素,刮除肉芽组织。肺表面纤维板板剥脱比较困难的部位,常是原发病灶所在处,可绕过它进行剥离。剩下部分脏层胸膜纤维不能剥离时,可用刀片由纵、横方向划开胸膜,以利于肺的膨胀。手术时失血较多,须彻底止血。术后血胸和肺部破口漏气影响肺复张,往往是手术失败的主要原因。因此,要求放置大口径引流管以通畅引流。必要时可加用负压吸引(图68-2)。

3. 脓胸肺切除术　慢性脓胸合并肺组织或支气管已有广泛破坏如空洞、支气管扩张或广泛纤维化或肺不张时,应将脓胸和病肺一并切除。可施行肺叶或脓胸全肺切除术,称为脓胸肺叶或脓胸全肺切除术。手术时创伤大,出血多,术前需严格评估适应证。术前给予营养和输血改善全身情况,术中补足大量失血。施行脓胸全肺切除术的患者如条件允许可作同期胸廓成形术;如患者不能耐受手术,可择期行胸廓成形术。

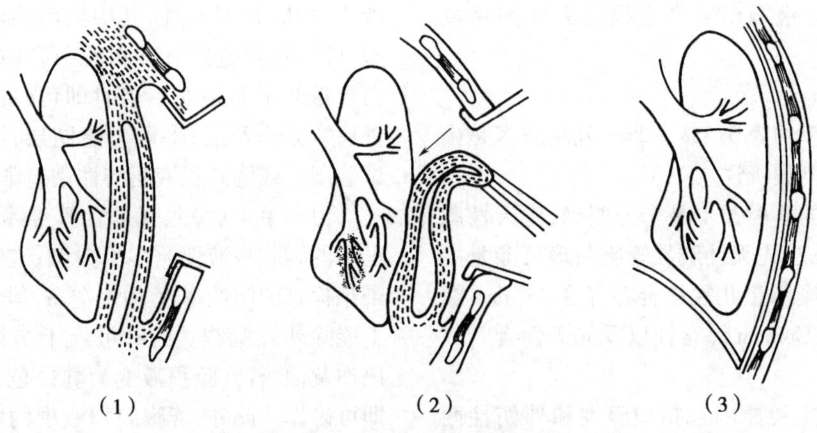

图 68-2 胸膜纤维板剥除术

(1)肋床切口剥离壁层纤维板;(2)剥离脏层纤维板;(3)脓胸囊袋切除肺扩张

4. 胸廓成形术 胸廓成形术是切除患部肋骨,使胸壁塌陷,压缩消灭脓腔。过去经常采用 Schede 胸膜内胸廓成形术,将脓腔顶部的肋骨、肋间组织、壁层胸膜及增厚的纤维板一并切除,使胸壁余留的软组织下陷,与脓腔的内壁靠合,消灭脓腔。这种手术创伤较大,造成胸壁软化,产生反常呼吸。另外肋间神经与肋间肌同时被切除,术后胸壁皮肤有大片麻木区,腹壁肌肉也失去了神经支配,丧失肌张力和隆起,使患者产生不适,且畸形严重。现在常用改良的胸膜内胸廓成形术,仅在骨膜下切除脓腔顶部相应的肋骨和壁层胸膜纤维板。进入脓腔内清除脏层胸膜上的肉芽组织和脓性坏死组织后,将肋间束(包括肋骨骨膜、肋间肌、肋间神经和肋间动、静脉)顺序排列固定在脏层胸膜纤维板上,然后缝合肌层和皮肤。由于肋间束血液供应丰富,肋间肌不会坏死。这种手术方法既保证了胸廓的萎陷,又保留了肋骨骨膜,使肋骨有再生的机会,因而保持了胸壁的稳定,减少反常呼吸运动和腹壁肌肉的松弛与异常的皮肤感觉。虽然胸廓成形术会造成一定的胸廓畸形,对患侧的肺功能也会造成损失,但对病期已久,胸部不易复原的慢性脓胸患者,仍是行之有效的治疗方法。

胸膜内胸廓成形术适用于慢性脓胸或结核性脓胸,肺内有活动性结核病灶,有支气管胸膜瘘者。切口设计要根据脓腔的范围和部位而定。手术时要显露脓腔的全部。先切除第五、六肋骨,经肋床切开增厚的胸膜进入脓腔,经切口吸尽脓液,清除腔内坏死组织,探查脓腔范围,再切除相应的肋骨。翻转肋间肌,切除壁层纤维板及肉芽组织,保留肋间肌。要避免撕破损伤正常肺组织。冲洗脓腔,彻底止血。脓腔安放 1~2 条引流管,充分引流,保证伤口内无积血、积液。胸壁肌层用肠线缝合固定,最后用丝线松松对合皮肤切口,外用棉垫及绷带加压包扎。

5. 脓腔清洁术 对难以耐受胸廓成形术,且其他治疗方法无效的脓胸患者,可行胸膜腔开放引流,反复清创,抗生素冲洗,控制感染,逐渐闭合胸腔。此法对于不合并支气管胸膜瘘的脓胸患者具有较好的效果,缺点在于治疗周期较长。

(葛 棣)

第二节 乳 糜 胸

胸膜腔内积贮过量的乳糜液或淋巴液即谓乳糜胸。

(一) 胸导管解剖

在正常情况下,除右上肢、右胸和右侧头颈部外,全身的淋巴液均输入胸导管。胸导管起自第 12 胸椎和第 2 腰椎间的腹腔内乳糜池,它沿腹主动脉右后方上行,经膈肌主动脉裂孔进入纵隔,在降主动脉和奇静脉之间上行,一般在第 4 胸椎水平转向左上方,越过主动脉和食管后方,沿食管左侧上行,在左侧颈部注入左颈内静脉和左锁骨下静脉交接处,汇入体静脉系统。由于上述解剖特点,一般胸导管损伤发生在第 5 胸椎以上时,乳糜胸发生在左胸;胸导管损伤发生在第 5 胸椎以下时,乳糜胸发生在右胸。

胸导管的主要功能是将消化道吸收的脂肪输注到静脉。人体摄入脂肪的 60% ~70% 包括中性脂肪、游离脂肪酸、磷脂等均进入胸导管。此外,胸导管还是收集和传输渗入间隙腔的体液、血浆蛋白和其他一些大分子物质重新进入血管间隙的主要途径,乳糜液中总蛋白含量约为血浆蛋白的一半,其中包括白蛋白、球蛋白、纤维蛋白原、凝血酶原等,乳糜液中各种电解质的含量与血浆相似。因此大量乳糜液外漏会引起严重的代谢、营养障碍。胸导管也是人体淋巴细胞再循环的主要途径,每天经胸导管返回血液中的淋巴细胞数为血液循环中淋巴细胞总数的10～20倍。因此,长期大量乳糜液漏出会严重损害人体的免疫功能。

(二) 病因

乳糜胸的发病率约为0.5%～2%,乳糜胸多是由于胸导管的阻塞或撕裂所致。

先天性乳糜胸的病因并不是十分明确,先天性胸导管闭锁、产伤和(或)先天性胸导管胸膜瘘可能是主要原因。先天性乳糜胸患儿往往合并存在Noonan综合征、Down综合征、Gorham综合征以及先天性食管气管瘘等疾病。

成人乳糜胸的主要原因包括梗阻性和外伤性两类。梗阻性主要为胸腔内肿瘤如淋巴肉瘤、肺癌或食管癌压迫胸导管发生梗死,梗阻胸导管的近端因过度扩张,压力升高,使胸导管或其侧支系统破裂,恶性肿瘤亦可侵袭胸导管导致乳糜胸。结核病、真菌感染、淋巴管炎等感染性疾病均可引起淋巴结肿大产生梗阻。丝虫病引起的胸导管阻塞现已罕见。外伤性主要为胸部外伤或者胸内手术如食管、肺、主动脉、纵隔或心脏手术可能引起胸导管或其分支的损伤,使乳糜液外溢入胸膜腔。有时脊柱过度伸展也可导致胸导管在膈肌上缘破损。剧烈咳嗽与呕吐引起的胸导管自发性破裂应当考虑有恶性疾病的可能。临床工作中以手术后继发性乳糜胸最为常见。

(三) 症状

外伤性胸导管损伤较早出现症状,早期易误诊为血胸,控制出血后胸腔引流液由清变混浊,由淡红色变为乳白色,且随着进食量的增多(尤其是高脂食物)而增多。患者表现为严重脱水、消瘦等营养不良症状。胸腔内乳糜液积贮增多对肺组织产生压迫,纵隔向对侧移位,患者可出现胸闷、气急和呼吸困难等症状。循环血量减少和回心静脉血流量减少,使心排量降低,出现心率增快、血压偏低,患者主诉心悸、气急、乏力等症状。乳糜液中含有具有抑菌作用的卵磷脂和脂肪酸,能抑制细菌生长,故乳糜胸伴发胸腔感染较为少见。无菌的乳糜液刺激性较小,很少引起胸膜疼痛。乳糜胸所引起的临床症状是逐渐加重的。如果乳糜液在胸腔内快速积贮,患者可能会出现休克症状。如果乳糜胸得不到及时的治疗,由于大量水分、营养物质、电解质、各种淋巴细胞和抗体的丢失,使患者在短期内因免疫功能降低,凝血障碍,全身消耗及衰竭而死亡。

(四) 诊断

除上述症状外,胸腔引流液或胸腔穿刺液为乳白色混浊液体,引流量每日可达500～1000ml,逐日胸腔引流量未见减少,应考虑乳糜胸的可能性。引流液应作乳糜试验或胸腔积液涂片镜检和细菌培养。乳糜液无异味,培养阴性,其中细胞为淋巴细胞而非白细胞,可与脓液鉴别。若胸液中脂肪含量高于血浆,蛋白含量低于血浆的一半时即可诊断。一般乳糜液放置后常分作两层,上层为脂肪层,下层为液体。乳糜试验阳性或胸腔积液脂溶性染料染色阳性可确诊。

由于手术后,尤其是食管癌术后禁食时间较长,早期的胸腔积液性质多不典型,胸腔积液进行苏丹Ⅲ染色检查的阳性率仅50%左右,但清亮或血性液体并不能除外乳糜胸。此时可经十二指肠营养管注入牛奶加黄油,若胸腔积液变为乳白色,苏丹Ⅲ染色阳性,即可确诊。此外,若胸腔积液中的胆固醇和甘油三酯含量显著超过血液中的含量,也可帮助确立乳糜胸的诊断。

(五) 治疗

1. 保守治疗　通过高蛋白高热量低脂肪(可含中链甘油三酯)饮食、肠外营养和输血补液以减少乳糜液的外溢而促使胸导管破口愈合,在处理好原发病的基础上,胸腔闭式引流或肋间反复胸腔穿刺,抽尽胸腔积液,促使肺组织扩张,消灭胸内残腔,有利于胸膜脏层与壁层粘连,以促进胸导管或其分支的破口粘连愈合。注射生长抑素减少胸导管内的淋巴流量减少乳糜量亦有一定作用。保守疗法适用于一般身体状况尚好,胸腔乳糜液每日引流量在500～1000ml以下的患者。如果保守治疗无效,则应该进行积极的手术治疗。但在何时进行手术治疗,尚无较为客观的标准。以往认为保守治疗乳糜胸14天仍不能奏效就应该进行外科手术,现在认为若每24小时乳糜液丢失在500ml以上,无减少趋势持续1周的患者应积极手术治疗。尤其是食管癌术后并发乳糜胸者,因为其胸导管的损伤常在其主干,侧支循环被破坏,自行愈合的机会不多,故若保守治疗无效,更应积极早期手术治疗。

2. 手术治疗　通过手术方法结扎或缝补破裂的胸导管及其分支,临床上多采用结扎法。胸导管具有丰富的侧支循环,因而胸导管结扎后不致引起淋巴管道回流的梗阻。为了获得良好的手术效果,术前准备极其重要。首先要积极纠正患者的营养不良状态和水、电解质紊乱,必要时可作淋巴管造影以了解胸导管破损的部位和范围,以采取相应的手术途径和方法。手术途径一般患侧切口进胸,双侧乳糜胸以采取右侧途径为宜。患者在当天手术前2～3小时,由放置的胃管内注入加入亚甲蓝的高脂肪饮料有利于术中寻找胸导管及其分支的破损部位,我院近年来采取术中由胃管注入长链脂肪乳剂亦取得了良好的效果。在胸导管裂口的上下端作双重结扎或缝扎。如果术

5

中不能发现胸导管破口则可按胸导管解剖位置，在奇静脉下方切开纵隔胸膜，在膈肌上方胸T8～12椎体前食管后方主动脉左侧，显露胸导管后双重结扎。如不能找到胸导管，可将齐静脉与主动脉之间所有组织一并结扎，大块结扎还可以避免漏掉胸导管的较大分支，提高手术成功率。术后2～4周内给予低脂饮食。近年来，电视胸腔镜下结扎胸导管或喷洒纤维蛋白胶的方法越来越多的应用于临床，微创治疗方法在将来可能取代常规剖胸探查术用以治疗乳糜胸。当结扎胸导管仍无效时，胸膜固定术可能是一项补救措施，但要注意只有在肺复张良好的情况下胸膜固定术才有效果。

3. 放化疗　胸腔内肿瘤压迫胸导管所致恶性乳糜胸，可采取相应的放化疗。

4. 介入治疗　目前多种介入方法用于乳糜胸的治疗。CT引导下于胸导管漏口处注射组织粘连剂直接封闭，通过经皮乳糜池及腹膜后淋巴管穿刺进行胸导管栓塞。

（蒋　伟）

第三节　胸膜肿瘤

胸膜由间皮细胞和结缔组织构成，可分为覆盖于胸壁内侧的壁层胸膜和覆盖于肺及纵隔表面的脏层胸膜。胸膜肿瘤分为原发性和转移性两大类。转移性肿瘤较常见，以肺和乳腺来源者居多，其可通过直接侵犯或经淋巴、血液转移而发生。本节将着重讨论原发性胸膜肿瘤。原发性胸膜肿瘤最早由Lieutaud报道于1767年，该类肿瘤的组织学类型由于胸膜组织成分不一，因而除常见的来自于间皮细胞的间皮瘤外，尚有起源于结缔组织的平滑肌瘤、血管瘤、脂肪瘤和神经纤维瘤等，其中以胸膜间皮瘤居多，占整个胸膜肿瘤的5%，占全部癌症的0.02%～0.4%。胸膜间皮瘤起源于间皮细胞和浆膜下细胞，关于胸膜间皮瘤的病理类型及良、恶性的病理特征，长期以来一直存在争论和分歧，因而分类紊乱，名称繁多。目前胸膜间皮瘤分为局限型和弥漫型两类，局限型极少见，至今见报道者仅600余例，大多为胸膜纤维瘤，起源于胸膜间皮层附近腔隙里的不定型间质细胞，为良性或低度恶性，可被完整手术切除。弥漫型即为恶性胸膜间皮瘤，较局限型常见，起源于胸膜间皮细胞，恶性程度极高。

（一）病因

大量的临床表资料和动物实验研究证实本病的发生与吸入石棉纤维有着极为密切的关系。80%的恶性胸膜间皮瘤患者发病与石棉纤维的接触有关，其中包括温石棉、青石棉、透闪石棉及铁石棉，潜伏期约为35～40年。另外20%的患者不存在职业或环境石棉接触史，发病原因尚不清楚。近年来，有研究发现可能和恒河猿病毒40（simian virus，SV40）有关。在转染SV40的动物模型中可诱发间皮瘤，Pass等在恶性胸膜间皮瘤标本中发现了SV40的同源序列，Carbone等更认为石棉接触与SV40在恶性胸膜间皮瘤的发病中起到了协同作用。此外，沸石、放射治疗及二氧化钍等也可能是其致病原因。

（二）发病率

目前恶性胸膜间皮瘤的发生率呈逐年上升趋势，美国现在每年的发病人数约2000～3000例，西欧约为5000例。澳大利亚是至今发病率最高的国家，男性发病率为59.8/100万人年，女性为10.9/100万人年。国内1958年首次报道该病，但至今尚无各地区有关恶性间皮瘤发病率及死亡率的详细资料，据初步估计发病率大概在0.1/10～0.6/10万人年之间，且各地差异较大。我国云南省大姚县是恶性胸膜间皮瘤的高发区，流行病学调查资料显示恶性胸膜间皮瘤发病率达到8.5/10万人年（1977～1983）和17.75/10万人年（1987～1995）。我国在近20年才开始重视石棉相关工业的控制和从业者的保护，故预计我国将在2030年左右面临恶性胸膜间皮瘤的发病高峰。

（三）病理

恶性胸膜间皮瘤按组织学分类可分为上皮细胞型、混合型和肉瘤型三种，其中上皮细胞型约占50%～60%，混合型约占30%，肉瘤型约占7%～10%。由于胸膜间皮瘤的形态变化范围广，在病理上其与转移性肺腺癌较难鉴别，早期的胸膜间皮瘤与良性胸膜细胞增生在普通光镜下更难鉴别。因而免疫组织化学染色目前已成为胸膜间皮瘤不可缺少的诊断手段。研究显示存在一些特异性和敏感性均较高的标记物可能对恶性胸膜间皮瘤的鉴别诊断有帮助。如细胞角蛋白（cytokeratin）、钙网膜蛋白（Calretinin）、Wilms瘤基因产物（Wilms' Tumour-1）、D2-40可作为恶性胸膜间皮瘤的阳性标记物，而癌胚抗原（carcinoembryonic antigen，CEA）、甲状腺转录因子-1（thyroid transcription factor-1，TTF-1）、MOC-31、Ber-EP4、BG-8以及B72.3等可作为恶性胸膜间皮瘤的阴性标记物用于恶性胸膜间皮瘤的诊断，但至今尚未发现恶性胸膜间皮瘤完全特异的标记物。在细胞遗传学方面，不同的研究显示恶性胸膜间皮瘤中60%～78%是二倍体并且其细胞倍增速度极慢。分子病理学研究表明间皮瘤细胞可出现染色体1、3、9短臂（p）和6、13、15长臂（q）某些特殊区域的缺失。这些发现在恶性胸膜间皮瘤与肺腺癌的鉴别诊断中也有一定的帮助。此外,电镜检查在恶性胸膜间皮瘤的鉴别诊断尤其是在组织学分类中也有较大意义。

从诊断和治疗角度,大体上把胸膜间皮瘤分为局限型和弥漫型两类,其病理特征如下:

1. 局限型间皮肿瘤 常起自脏层胸膜,也可源自壁层胸膜。肿瘤呈圆形或椭圆形,可有分叶状。多为单个,大小不一,可从单个1~2cm小结节到巨大肿块充满整个胸腔。肿瘤基底部固定于胸膜上并突入胸腔内,瘤体表面光整覆以一层包膜,肿瘤质坚,切面呈白色,也有部分肿瘤可充满黏液而呈囊性,部分瘤壁可呈钙化。位于肺裂的间皮瘤瘤体可能累及肺实质,以致外表上很难与原发性肺部病变作鉴别。局限型间皮瘤多为良性肿瘤,生长缓慢。淋巴结转移少见,主要为直接浸润生长。一些良性间皮瘤在病理形态上显示为良性改变,但在生物行为上能直接浸润至肺、胸壁和纵隔器官,局部切除后常会复发。

2. 弥漫型间皮瘤 好发于脏层胸膜,肿瘤细胞常沿胸膜面生长,引起胸膜广泛增厚,胸膜表面散在分布大小不一的瘤结节。受累的肺组织常被一层增厚的脏层胸膜所包裹。肺组织受压迫常伴有血性胸腔积液。光镜下瘤细胞极似腺癌,排列成乳头状、索条状、腺样结构。在癌细胞浸润胸膜处,见胸膜表面的间皮细胞呈肥大和增生。弥漫型间皮瘤为高度恶性肿瘤,肿瘤生长快,具有浸润性,常侵及胸壁、膈肌、肺和纵隔器官,有时肿瘤可穿透膈肌播散至腹腔脏器。肿瘤常有肺门、纵隔淋巴结转移,但远处转移较少见。

5

(四)症状和体征

局限型胸膜间皮瘤常见的发病年龄在40~60岁之间,无明显性别差异。肿瘤生长缓慢,瘤体较小时不产生任何症状,通常作X线检查时才发现胸内肿块。壁层胸膜瘤有时可引起胸痛。巨大肿瘤可产生对支气管的压迫和肺不张,引起咳嗽、胸闷和气急,但患者无咳嗽症状。少数病例可出现杵状指(趾)和骨关节肿胀、疼痛或低血糖表现。肿瘤切除后上述症状日趋消退。

恶性胸膜间皮瘤可发生于任何年龄,常见于40~60岁,男性多于女性,男女之比约为3:1,病变往往局限于一侧胸腔(95%)并以右侧为多(60%)。临床症状常无特异性,起病较为隐匿,易导致疾病诊断的延误,有的患者在症状出现后3~6个月方能得到确诊。大多患者的初始症状往往表现为大量胸腔积液所致的进行性呼吸困难以及持续的非胸膜炎性胸痛。85%~90%的患者可发现有大量的胸腔积液,随着病变的进展,胸腔积液反而会逐步减少。部位固定的胸痛常为肿瘤侵犯胸壁所致,是病情恶化的表现之一。此外患者还可有干咳、体重减轻、发热、乏力以及盗汗等症状。病变晚期的患者可因肿瘤的局部侵犯而出现上腔静脉压迫、脊髓压迫、Horner综合征、吞咽困难、声音嘶哑、臂丛神经痛、恶性心包疾病以及咯血等症状。晚期患者尚可出现肺门、纵隔淋巴结转移以及少数患者可出现肝脏、肾上腺、肾脏以及头颅等部位的远处转移。体检时常可发现胸腔积液和胸膜增厚的体征,表现为一侧呼吸运动下降、肋间饱满或膨出,大量胸腔积液或巨大肿块时可出现纵隔移位。病变晚期可见受累胸腔活动受限,呈“冰冻胸”,肋间隙变窄,肋骨呈瓦片状重叠,叩诊为浊音,听诊时可发现呼吸音下降或消失以及胸膜摩擦音。局部侵犯时亦会表现出相应的体征。

(五)临床表现

局限型间皮瘤的X线表现为肺野内的球形或圆形块影,肿瘤密度均匀,略有分叶状,有时肿瘤部分呈囊性或钙化、位于叶间裂的间皮瘤则肿瘤呈卵圆形,在侧位片上可见肿瘤长轴与叶间裂的走向一致。局限型间皮瘤一般不伴有胸腔积液或肋骨破坏。

弥漫型间皮瘤往往表现为单侧胸腔积液以及胸膜的明显增厚。20%的患者可在胸部平片上发现有石棉沉积症的表现。此外部分患者可发现有石棉相关的胸膜钙化。增强CT显示胸膜不规则的增厚、胸膜多发的强化结节(以胸腔下部为多)、大量胸腔积液是恶性胸膜间皮瘤的特征性表现。若肿瘤侵及心脏还可出现心电图的异常。

(六)诊断

局限型胸膜间皮瘤由于X线表现无特异性改变,术前确诊颇有困难,常易与周围型肺癌、肺部良性肿瘤等胸内其他病变相混淆。CT对局限型间皮瘤有较大诊断价值,若CT发现有胸膜腔孤立性结节,要考虑局限型间皮瘤可能。

弥漫型胸膜间皮瘤往往表现为单侧胸腔积液以及胸膜的明显增厚。增强CT比胸部平片能更早发现胸膜异常、少量胸腔积液和以胸膜为基底的小结节。此外胸部增强CT能够帮助了解是否侵犯胸壁、肋骨和纵隔,对临床制订治疗方案及评估疗效都有相当大的帮助。当纵隔内正常脂肪间隙消失、纵隔内脂肪组织大范围受侵以及肿瘤组织包绕纵隔大血管超过周长的50%时往往提示纵隔受侵犯。但CT在评判纵隔淋巴结有否转移方面作用有限,准确率仅约50%。MRI的诊断准确率与CT相仿,但MRI在评估病变范围以及有否侵犯胸内筋膜、心包、胸壁和膈肌方面具有较高的应用价值。在评判弥漫型胸膜间皮瘤的术后复发以及放化疗疗效时 MRI 也比 CT 具有更高的准确率。^{18}F-FDG PET(18-fluorodeoxyglucose position emission tomography)为弥漫型胸膜间皮瘤患者提供了一种新的影像学检查手段,其在鉴别胸膜良恶性病变以及发现远处转移方面比 CT 具有更高的敏感度,但在肿瘤分期方面仍存在局限性。

胸腔穿刺是弥漫型胸膜间皮瘤最常用的诊断方法。弥漫型胸膜间皮瘤的胸腔积液大多为血性,少数可表现为黄色渗出液。由于间皮细胞可分泌透明质酸,故胸腔积液非常黏稠。Boutin 等的研究显示弥漫型胸膜间皮瘤的胸腔积液中透明质酸含量比肺腺癌高 40~230 倍,若胸腔积液中透明质酸含量大于 8μg/ml 可排除腺癌并高度提示为弥漫型胸膜间皮瘤。胸腔积液细胞学检查较难鉴别恶性间皮瘤细胞和反应性间皮细胞,故确诊率仅 20%~33%。经 CT 引导下的细针穿刺活检能提高诊断率,其敏感性可达 87%。现在大多主张使用胸腔镜胸膜活检术来获得组织学的诊断,其可获得足够的肿瘤组织标本以进行免疫组织化学染色检查和电镜检查,敏感性可达 95% 以上。当肿瘤进展致使胸腔镜胸膜活检困难时可考虑行小切口剖胸活检术。无论是胸腔穿刺、细针穿刺活检术还是胸腔镜、小切口胸膜活检术均易导致局部切口的肿瘤种植,发生率接近 20%,应引起重视。以往的研究证实伴有纵隔淋巴结转移的恶性胸膜间皮瘤患者的预后往往较差,故纵隔镜纵隔淋巴结活检术越来越多的应用于恶性胸膜间皮瘤的诊断及淋巴结分期。

Robinson 等人发现 84% 的 MPM 患者血浆中可溶性间皮相关蛋白(soluble mesothelin-related protein,SMRP)浓度增高,而 98% 的其他肿瘤或胸膜疾病患者 SMRP 浓度不增高,最近的一项 Meta 分析结果亦显示 SMRP 的诊断灵敏度为 64%,特异度为 89%,且在检测上皮型和混合型恶性间皮瘤更有优势。

目前恶性胸膜间皮瘤应用最广泛的分期方法是 Rusch 等报道的国际间皮瘤学会(International Mesothelioma Interest Group,IMIG)的 TNM 分期方法。具体分期归类见表 68-1,表 68-2。

表 68-1 恶性胸膜间皮瘤 IMIG 分期 TNM 描述

原发肿瘤(T)
T1:T1a:肿瘤限于一侧壁层胸膜,包括纵隔和膈肌胸膜,未累及脏层胸膜
T1b:肿瘤限于一侧壁层胸膜,包括纵隔和膈肌胸膜,但有散在局灶性的脏层胸膜受累
T2:肿瘤累及一侧胸膜腔的某一胸膜面(壁层、纵隔、膈肌和脏层胸膜)且至少伴有下述特征之一:
①累及膈肌;②融合的脏层胸膜肿瘤(包括叶间裂)或肿瘤从脏层胸膜扩展到肺实质
T3:局部晚期但可能切除的肿瘤,肿瘤累及一侧胸膜腔的所有胸膜(壁层、纵隔、膈肌和脏层胸膜)且至少伴有下述特征之一:
①侵犯胸内筋膜;②侵犯纵隔脂肪;③孤立的完全可以切除的病灶,但扩展入胸壁软组织;④侵犯心包
T4:局部晚期且技术上无法切除的肿瘤,肿瘤累及一侧胸膜腔所有胸膜面(壁层、纵隔、膈肌及脏层胸膜)且至少伴有下述特征之一:
①肿瘤直接经膈肌向腹膜蔓延;②肿瘤直接向对侧胸膜蔓延;③肿瘤直接侵犯 1 个或 1 个以上纵隔器官;④肿瘤直接侵犯脊柱;⑤肿瘤扩展到心包内表面,伴或不伴心包积液,或肿瘤直接侵犯心肌
区域淋巴结(N)
Nx:区域淋巴结情况无法估计
N0:无区域淋巴结转移
N1:同侧支气管肺或肺门淋巴结转移
N2:隆突下或同侧纵隔淋巴结转移(包括同侧乳内淋巴结转移)
N3:对侧纵隔、乳内、同侧或对侧锁骨上淋巴结转移
远处转移(M)
Mx:远处转移无法估计
M0:无远处转移
M1:有远处转移

表 68-2　恶性胸膜间皮瘤 IMIG TNM 分期

Ⅰ期			
Ⅰa 期	T1a	N0	M0
Ⅰb 期	T1b	N0	M0
Ⅱ期	T2	N0	M0
Ⅲ期	任何 T3	任何 N1	M0
		任何 N2	
Ⅳ期	任何 T4	任何 N3	任何 M1

（七）治疗

良性胸膜间皮瘤的手术效果较好，但有一定局部复发率。肿瘤切除范围应包括肿瘤周围 2cm 以上的正常胸膜组织，如肿瘤已累及肺叶则应同时作肺叶切除术。如肿瘤向外生长，突入胸壁，则应将部分肋骨和胸壁软组织一并切除，胸壁缺失可通过胸壁重建术予以纠治。局部复发的患者可考虑再次手术。

恶性胸膜间皮瘤最常用的外科治疗包括胸腔镜下滑石粉胸膜固定术（VATS talc pleurodesis）、胸膜切除/剥脱术（pleurectomy/decortication）和胸膜外全肺切除术（extrapleural Pneumonectomy，EPP）。胸腔镜手术在进行胸膜活检明确诊断的同时，排净胸腔积液后喷洒 5g 消毒滑石粉进行胸膜固定、消除胸膜腔，从而可以减轻因大量胸腔积液而引起的呼吸困难。此外，尚可在胸腔镜下对病灶范围进行准确评价，对有机会接受根治性手术的患者进行滑石粉胸膜固定术后仍可以进行胸膜外全肺切除术；对疾病进展期患者则接受全身化疗。胸膜切除/剥脱术是在第 6 肋后外侧切口下尽可能切除包括纵隔、心包及膈肌在内的所有壁层、脏层胸膜，保留肺组织。该手术由于手术创伤和手术难度较小，患者的适应证和耐受性较好，在临床获得了广泛应用，术后胸腔积液的复发概率较胸膜固定术少，但由于手术后肺组织的保留而限制了放疗的应用。主要的术后并发症包括术后漏气、脓胸、出血、膈肌功能或膈神经功能受损，总体发生率在 1.5% ~ 5%，肿瘤组织残留发生率约 80%，局部复发率高达 80% ~90%。胸膜外全肺切除术是 MPM 患者相对根治性的手术，通常在第 6 肋骨表面作后外侧切口，将患侧胸膜腔及其内的全部器官包括膈肌、部分心包完整切除。膈肌缺损通常以人工材料（如 Gortex、Marlex 补片）加以修补。由于患侧胸腔内肺已被切除，患者可以接受较高剂量的放射治疗。该手术由于技术难度大，对患者创伤亦较大，围术期死亡率高达 30%。近年来，随着医疗技术、器械和止血技术等的发展，以及手术适应证（表 68-3）的仔细筛选，在经验丰富的医疗中心围术期病死率下降到可以接受的 5% 以下，并且接受胸膜外全肺切除术者的无瘤生存期相对于接受胸膜切除/剥脱术者显著延长，5 年生存率可接近 10% ~20%。但单纯胸膜外全肺切除术的治疗效果仍不理想，中位生存期仍低于 2 年，对于肉瘤型以及纵隔淋巴结转移的患者效果尤差。现今多数学者认为，对有合适适应证的患者（表 68-3）可施行胸膜外全肺切除术以获得良好的局部控制及远期生存率，并在术后接受全身化疗以及最高剂量可达 55Gy 的患侧胸腔放射治疗，该以胸膜外全肺切除术为核心的联合治疗被称为三联治疗方案（Trimodality therapy）。

多数恶性胸膜间皮瘤患者发现时已无手术指征，化疗成为该类患者最为主要的治疗手段。目前的一系列临床随机研究显示顺铂联合抗叶酸制剂为基础的联合化疗是唯一被证实有生存获益的化疗方案。培美曲塞联合顺铂方案中位生存期为 12.1 个月，缓解率高达 41.3%，已被推荐为一线化疗方案，使用周期则取决于患者的个体差异及临床医师对疾病的判断和患者的生活质量评分。近来也有学者开始探索雷替曲塞的治疗价值，其较培美曲塞而言更为经济实惠，在欧洲和加拿大已被用于临床。吉西他滨联合铂类方案可用于培美曲塞禁忌患者的一线治疗。

表 68-3　胸膜外全肺切除术适应证

ECOG 评分　0-1
病程Ⅰ、Ⅱ期（极少数Ⅲ患者）
未进行过冠脉手术
心脏射血指数>45% 并且没有心律失常及心功能障碍等心脏疾病
肺功能能够耐受全肺切除术
没有明显的肝肾功能异常
无胸痛或仅有轻微胸痛症状
上皮型恶性胸膜间皮瘤
未进行过其他胸腔手术（胸腔镜胸膜固定术除外）

（蒋　伟）

5

第六十九章

肺、支气管疾病

第一节　气管发育异常

气管是上呼吸道的重要组成部分，呈一管腔为扁圆状的圆柱体。上端起自环状软骨下缘平第 6 颈椎，向下至第 5 胸椎上缘分叉为左右主支气管，全长约 10～12cm，前后内径约 1.8cm，左右内径约 2.3cm。气管由黏膜层、黏膜下层、肌层及软骨环、结缔组织等四层组成。气管软骨环的数目，平均为 14～18 个。软骨环具有支架作用，若气管软骨环受到破坏可引起呼吸道的阻塞。

气管全程以胸骨切迹为界，可分为颈、胸两段。头后仰时，胸段气管可拉升到胸骨切迹以上，而当头屈曲时，颈段气管可进入切迹以下。颈段气管第 1～3 气管环前方是甲状腺峡部，老年人或较胖者位置可更低。在甲状腺峡部以下的气管前壁，有时可见到两条甲状腺下静脉和一条甲状腺最下动脉。在颈段气管食管沟内，有左右喉返神经上行进入喉部。进入胸腔后，气管向下向后斜行，有无名动脉和左无名静脉斜向跨过气管前壁，再下方有主动脉弓自右向左跨过气管前壁和左主支气管上缘。而奇静脉弓自后向前在气管右主支气管交角处跨越右主支气管上缘进入上腔静脉。在气管的两侧、气管分叉处、隆嵴下方均有附属的淋巴结。气管上段的血供主要来自甲状腺下动脉的分支，而下段气管的血供主要来自支气管动脉，而主动脉弓、胸廓内动脉、无名动脉也发出分支供应气管。这些血管分支在气管食管沟前方的气管两侧，组成纵行的血管网对气管提供节段性的血液供应。因此气管手术在气管外侧做分离时，应注意避免损伤两侧的纵行血管网，以免发生气管的缺血性坏死。

一、气管先天性疾病

（一）先天性气管狭窄

是一种少见的先天性畸形，其发生率约为 1/4000。可分为两类：一类主要为气管纤维性狭窄或闭锁，可有气管内隔膜（气管蹼）形成；另一类是由气管软骨环发育不全或畸形引起。此外，心脏上方的大血管畸形所形成的血管环亦可压迫气管引起气管软骨环的破坏而造成局部狭窄，其中以合并肺动脉吊带最为常见。根据气管狭窄段的形态可分为三种类型（图 69-1）：①气管全段狭窄：从环状软骨以下到隆嵴的气管都狭窄，以下段气管为重，主支气管大多正常；②气管漏斗状狭窄：狭窄段上方气管内径正常往下逐渐变窄呈漏斗状，病变可发生于气管的任何部位，最窄处通常位于隆突上方；③气管短段狭窄：通常有大约 2～5cm 的短段气管狭窄，形状如沙漏，常发生于气管下段，支气管可正常或不正常，常伴随肺动脉悬带畸形。另外一个分类系统是以有临床意义的呼吸道症状为基础，建立于 2003 年，分为三类：①无症状或偶发症状；②中等程度的呼吸道症状，无呼吸窘迫；③严重的呼吸道症状或呼吸窘迫。这个分类方法也包括另外 A 和 B 两种亚型，用来标明有或没有相关的伴发畸形。经验证明解剖类型和功能分类之间高度相关。

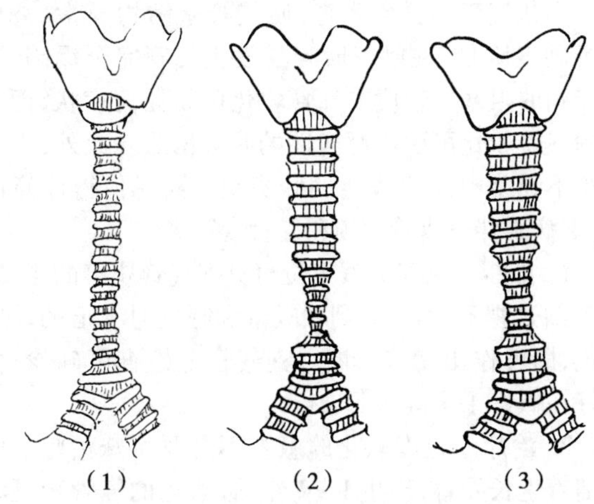

图 69-1　先天性气管狭窄

（1）气管全段狭窄；（2）气管漏斗状狭窄；（3）气管短段狭窄

1. 临床表现　典型病例在婴儿出生后几个月内即出现哮喘和反复发生的肺炎，并随狭窄程度的不同可伴有发绀、喘息和呼吸困难。

2. 诊断　根据患儿的临床上喘鸣或呼吸困难的表现，结合正侧位X线摄影，可初步作出判断。目前可以通过多排螺旋CT的气管三维重建，明确气管狭窄的部位和形态特征，对诊断具有决定性的意义。对已经插管的患儿，亦可进行纤维支气管镜检查以进一步了解气管腔内的病变特征；在手术中，纤维支气管镜应作为常规检查手段。

3. 治疗　对症状轻微的婴儿如无合并大血管畸形（先天性血管环或肺动脉吊带）可采取保守治疗。对有症状且合并血管畸形者应尽早行血管环或肺动脉吊带的纠治，轻度的气管狭窄常可缓解；严重者需同期行气管成形术。手术方法包括：切除并端-端吻合（图69-2）、自体心包或肋骨扩大布片、Slide气管成形术等，后者因其疗效好而受到推崇，成为近年来应用最为广泛的手术方法，见图69-3。

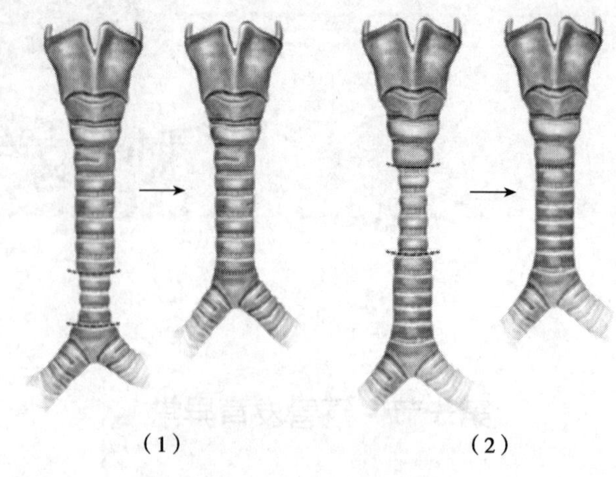

图69-2　狭窄气管切除并端-端吻合

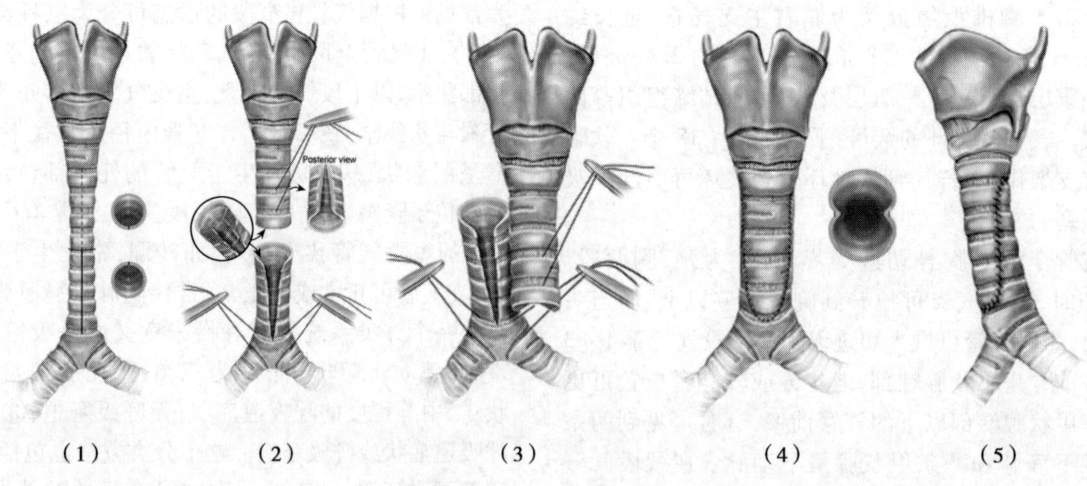

图69-3　Slide气管成形术

5

（二）先天性气管软化

小儿气管的异常发育，使气管壁结构异常，造成气管硬度降低，在呼气时容易发生气管完全塌陷，造成起到的阻塞。轻度的气管软化可无任何症状，而严重的气管软化可引起呼气性的呼吸困难。此外，由于引流不畅常有反复发生的肺炎史。同时值得注意的是，本病常伴发食管闭锁和气管食管瘘。

1. 诊断　胸部X线侧位可见到气管狭窄的影像。在X线透视下，可观察到在吸气和呼气时气道的动态变化，即可作出初步诊断。支气管镜检查可确诊，但最好在做好手术准备后进行。

2. 治疗　轻度软化的患者不需要特殊治疗。因为随着生长发育，出生1～2年后，软化的气管会逐渐变硬而自愈。对于有严重的呼吸困难的患儿可行外科治疗。气管内支架是一种有效的方法，但容易造成气管的损伤，肉芽增生以及发生新的软化。因此对大多数患儿，可行主动脉固定术，软化范围过大者效果不良可行气管外支架术。国外大样本随机对照研究证明，对于危及生命的气管软化，任何可能的外科技术手段的效果都微乎其微，而对于不太严重的，积极抗感染和胸部物理治疗明确是必需的。

（三）气管发育不全

是一种致命的气管畸形。一般可分为三型：Ⅰ型是部分气管闭锁伴有远端短段支气管从食管前壁发出。Ⅱ型是完全性气管发育不全，支气管分叉和隆嵴正常，但与食管相通，形成气管食管瘘。Ⅲ型是完全性气管发育不全，支气管直接从食管发出，常伴有多系统的畸形。如：先天性心脏病、十二指肠和喉的闭锁以及脊椎、肺叶、脾和胰的畸形。

（四）气管蹼

气管蹼是气管腔内的结缔组织隔膜，中央部分有小孔，常位于环状软骨下（图69-4）。有学者将气管蹼

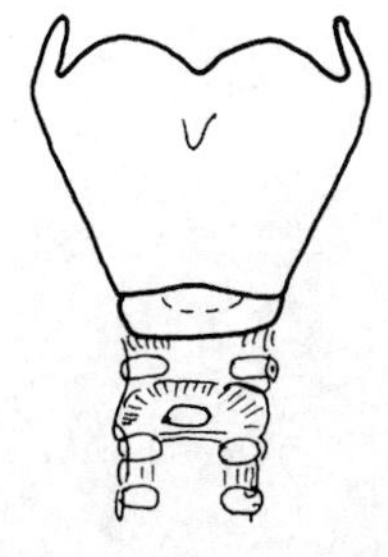
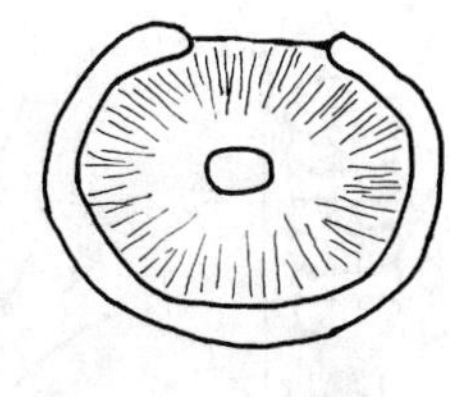

图 69-4 气管蹼

归于先天性气管狭窄。主要表现为不同程度的阻塞性呼吸困难。X 线气管断层摄片和气管镜检查可明确诊断。治疗可经气管镜切除气管蹼。

（五）气管食管瘘

先天性气管食管瘘常伴有食管闭锁以及多系统的畸形，是 Vacterl 综合征的表现之一。其中食管的畸形常是主要问题。

二、气管狭窄

【病因】

1. 先天性气管畸形　详见第一节。

2. 创伤后狭窄　包括气管的锐器伤、钝器伤后的狭窄，烧伤后的狭窄，插管后的狭窄以及手术后的再狭窄。

3. 气管肿瘤　原发性或转移性气管肿瘤在管腔内生长，或沿管壁浸润生长，可引起气管狭窄。

4. 外压性气管狭窄　甲状腺肿及周围器官肿块的压迫，先天性血管环、无名动脉瘤、异常发育的锁骨下动脉等血管性压迫，以及全肺切除术后综合征。

5. 气管感染性疾病　结核病引起的气管狭窄，主要累及气管下段及主支气管。组织包浆菌病可引起广泛的纵隔纤维化和气管周围淋巴结肿大，从而压迫气管。

6. 特发性气管狭窄　可发生于任何年龄，但几乎均为女性，病变多位于上段气管。

【临床表现】

不同类型的气管狭窄均表现为进行性的喘息、喘鸣和呼吸困难，在体力活动和呼吸道感染时加重，但不同病因引起的气管狭窄的病程各有不同。由于气管狭窄引起引流不畅，因此患者常有反复发作的肺炎史。

【诊断】

根据临床表现和 X 线正侧位片，可初步确定气管狭窄的存在。CT 在判断气管外器官状况及气管内有无肿块方面有重要作用。对于结核病和组织包浆菌病，细菌培养的阳性率低，一般应经支气管镜活检方可确诊。特发性气管狭窄只有在排除其他任何可引起气管狭窄的病因后方可诊断。

【治疗】

1. 损伤后的气管狭窄　对于机械性创伤所致的气管狭窄，应在炎症消退、喉的状况明确后，行气管切除重建术。吸入性烧伤的患者，给予腔内支架大多能取得较满意的疗效。

2. 感染性的气管狭窄　气管结核造成的狭窄若症状明显，可在有效控制活动性结核的情况下行气管的切除重建术。组织包浆菌病引起的狭窄治疗仍相当困难，手术风险很大，失败率高。

3. 压迫性的气管狭窄　可根据不同的压迫原因分别行甲状腺切除术、血管悬吊术及纵隔复位术。

4. 特发性气管狭窄　行切除重建术效果良好。

5. 先天性、肿瘤性及插管后气管狭窄　其治疗见相关章节。

三、插管后气管损伤

随着呼吸机在呼吸衰竭患者中的广泛应用，气管切开及插管术后的并发症也越来越受到重视。

无论是经鼻或经口气管插管，还是气管切开后插管，都可引起不同层面的损伤。经鼻或经口气管插管，可造成环状软骨的糜烂、溃疡，继而肉芽增生、纤维瘢痕形成，造成声门及声门下狭窄。有时，过高的气管切开累及环状软骨时，也可发生声门下狭窄。气管切开造口处在愈合过程中，可因肉芽组织增生而阻塞气道。此外，造口处瘢痕组织收缩也可造成 A 字形的狭窄。从造口处至气囊水平之间可发生不同程度的气管软化，主要病理表现为软骨环变薄，原因不明，可能与感染有关。气囊平面发生的狭窄最为常见。现已明确，气囊的压迫造成相应管壁缺血性坏死，继而瘢痕增生收缩是其主要原因。而继发感染、气囊材料的刺激和低血压可能也参与其中。此外插管的尖端可撑在气管壁，造成气管壁的炎症、肉芽组织的增生，造成气道的阻塞，这在使用无气囊插管的小儿更为常见。当损伤累及气管全层及气管外器官时，可能引起气管食管瘘，甚至引起气管无名动脉瘘（图 69-5）。

【临床表现】

常在气管插管后数个月内，逐渐出现气急、呼吸困难，在活动及呼吸道感染时加重。常伴有喘息、喘鸣，易误诊为哮喘或支气管炎。当患者发生呼吸困难加重、胃扩张及大量咳嗽、咳痰时常提示有气管食管瘘的发生。而气管无名动脉瘘，多表现为大量咯血、窒息，绝大多数立即致命，极少数患者有少量先兆咯血。

【诊断】

对于有经鼻或经口气管插管或气管切开插管史的

5

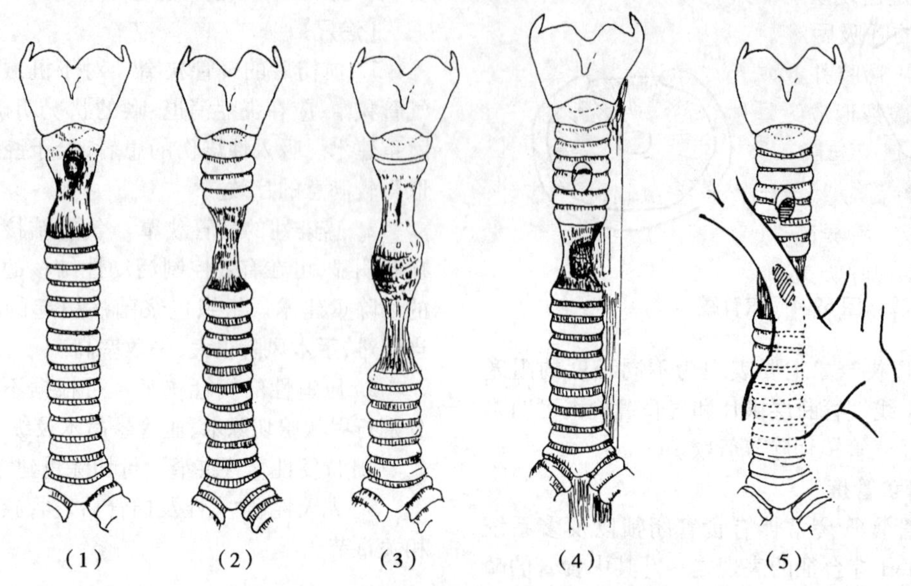

图 69-5　气管切开及插管术后气管狭窄

(1)高位切口引起狭窄;(2)气囊部位狭窄;(3)气管切口狭窄与气囊部位狭窄之间气管壁软化病变;(4)气管狭窄及气管食管瘘;(5)气管-右无名动脉瘘

患者,出现进行性气急、呼吸困难伴有喘息、喘鸣时,应警惕有气管损伤的可能。要注意与哮喘、支气管炎相鉴别。根据病史,颈部侧位片及气管断层片,一般可明确诊断。

【治疗】

声门及声门下的狭窄,治疗上相当困难,有时甚至无法纠正。而大多数气管损伤的患者,可行病变处的气管切除对端吻合术。对于因身体情况下不能耐受手术或需再度气管切开插管的患者,可采取保守治疗,经支气管镜或重建气管造口行反复扩张术,以及放置气管内支架都可以取得较好的疗效。使用镍钛记忆合金内支架对插管后损伤等良性气管狭窄有良好的效果。

【预防】

首先,要仔细选择切口位置,避免气管切开位置过高伤及环状软骨。其次,尽量采用小口径的插管,以免造口过大。更重要的是要减轻气囊对管壁的压迫,应采用大容量低压力的气囊。同时应尽量缩短插管的时间。此外有效控制感染,使用轻巧的连接管道以及细致的气管造口护理,都有利于减少插管后气管损伤的发生。

(闫宪刚　贾兵)

第二节　气管、支气管异物

气管、支气管异物最多见于3岁以下婴幼儿,老年人也不少见,男性明显多于女性。临床症状可轻可重,典型症状有阵发性咳嗽、喘鸣,可造成慢性肺损伤,也可以无明显不适。硬质支气管镜取异物是首选的治疗方法。

【病因与发病机制】

婴幼儿易发生呼吸道异物的原因有多种。首先,儿童对异物的危害性缺乏认识,喜欢将食物或螺丝钉、塑料物、玻璃球等小型物品含在口中,在奔跑、玩耍、说话时很容易造成误吸;其次,低龄儿童磨牙尚未发育,咀嚼功能不完善,加之喉保护性反射功能不健全,在进食时哭闹或嬉戏,均易造成食物吸入气道;再次,因为婴幼儿独特的解剖和生理功能,即气管口径较狭窄,肋间肌薄弱无力,所以异物进入气道后不易排出。成年人发生呼吸道异物较为少见,在大部分成人病例中,酒精中毒、帕金森病、癫痫发作、脑部肿瘤、精神智力障碍、抑郁的心理状态、吞咽反射障碍等引起咀嚼不良、误吸是重要的发病原因。老年人常伴有牙齿缺损、口咽功能不协调。随着老年社会的到来,呼吸道异物病例也相应增多。此外,口腔、上呼吸道手术以及颈面部外伤亦可导致异物吸入,以花生、西瓜子、豆类等植物性异物最为多见,其他有牙齿、铁钉、针、玻璃片、鱼刺、骨片、塑料物等。吸入的异物主要位于支气管,约占2/3。由于右侧主支气管内径较粗,并与气管构成的角度较小,右侧支气管异物发生率明显高于左侧。双侧支气管异物约占5%。

在大多数患者,临床表现取决于异物的大小、在呼吸道中的位置、异物的种类、就诊时间。典型的呼吸道异物三联征是阵发性咳嗽、喘鸣和患侧呼吸音减低，临床上不一定出现所有表现。较大的异物阻塞气管可引起严重的呼吸困难，甚至窒息死亡；较小的异物部分阻塞支气管腔并起阀门作用，则可出现肺气肿，严重者肺泡破裂形成纵隔气肿、气胸；若异物完全阻塞支气管腔，则引起肺不张。随着病程迁延，末梢气道异物患者可无症状或无典型症状，可误诊为哮喘。一些患者以非特异肺部疾病表现就诊，行纤维支气管镜检查而发现呼吸道异物。花生、黄豆等植物性异物含有游离脂酸，对呼吸道黏膜刺激性大，可引起严重的急性弥漫性炎症反应，临床称之为植物性支气管炎。金属、玻璃、石头等矿物性异物对组织刺激性小，炎症反应轻。但有些金属，如银、铜、铁等，易氧化生锈，可引起局部肉芽增生。异物长期滞留，反复发作支气管炎和肺炎，可导致支气管扩张、肺脓肿，甚至支气管胸膜瘘等严重并发症出现。部分情况下，异物长期存在于呼吸道中可以为真菌提供生长环境，增加真菌定植在气管中的风险。

【临床表现】

支气管异物所产生的症状可分为4期：

1. 异物吸入期　异物吸入气管后产生剧烈的咳嗽、憋气，甚至发生窒息。

2. 安静期　异物滞留在相应大小的气管、支气管后，症状消失或仅有轻微咳嗽。

3. 刺激或炎症期　由于异物对气道的局部刺激和继发炎症，咳嗽加重，并有发热症状。

4. 并发症期　轻者引起支气管炎、肺炎、肺不张，异物长期滞留可导致肺脓肿、脓胸、支气管扩张等，临床表现为咳嗽、咳脓痰、发热、咯血、呼吸困难。抗生素和激素的应用可减轻或掩盖上述表现。

气管、支气管异物的体征是多样的，不能确定诊断，20%～40%的患者体格检查无异常。常见的体征有：颈前触诊可有气管内异物上下移动击拍感，听诊时有击拍声；有阻塞性肺气肿者叩诊呈鼓音，肺不张者呈浊音；听诊患侧呼吸音减弱，可闻及干、湿啰音。并发肺部感染者有相应体征。

【诊断】

根据异物吸入史和典型的临床表现，一般均可做出诊断。婴幼儿或神志不清的患者，因病史述说不清，临床上易漏诊。延误诊断会增加并发症的发生率与死亡率。本病的临床表现类似某些肺部疾病，有时会误诊为支气管炎、肺炎、哮喘。X线检查有助于诊断，对X线不透光的异物可确诊并定位。对植物性等透X线异物，除常规吸气期胸片，还需作呼气末期摄片，有时可见肺气肿、纵隔移动表现。大约60%患儿可出现患侧过度膨胀，还可出现肺不张、肺渗出性改变。成人肺不张更为常见。婴幼儿因摄片时不协作，胸透更为适用。但X线检查正常并不能排除诊断。CT检查显现的多为间接征象，可间接确定异物的形状、位置、体积和形态，但多不能确认异物本身。3D-CT可快速确定异物是否存在，并且可以直接显示异物的位置、大小、形状、阻塞程度，是一种准确又无创的技术。3D-CT仿真支气管镜（3D-CTVB）技术对于诊断可透射线的气管异物敏感而特异；对于可疑气管异物或者慢性的不能解释的呼吸道症状，3D-CTVB可排除呼吸道异物阴性患者，避免行有创的支气管镜检查；可为阳性患者行支气管镜检提供参考路径，通过精确定位异物而缩短操作时间。MRI能显影出花生、葵花子等富含脂肪的异物。支气管镜检查是最重要的诊断手段，并能同时取出异物，但是这个操作是侵入性检查、具有潜在的危险性。对有迁延不愈的咳嗽、持续性喘鸣、肺不张，反复发作的支气管炎、肺炎，临床上怀疑有气管、支气管异物的患者，均应尽早作支气管镜检查。

【治疗】

不宜采用体位引流和吸入支气管扩张剂。绝大多数气管、支气管异物可经内镜取出，经内镜无法取出或出现严重并发症者需外科手术治疗。及时准确的诊断可避免延误治疗，早期治疗可有效减少并发症和死亡率。

1. 内镜治疗　全麻下硬质支气管镜取异物是首选的治疗方法，可快速钳取各种大小形状的异物，并可维持通气。同时还可吸引气道内滞留的分泌物，清除增生的肉芽，从而解除因阻塞而引起的肺气肿、肺不张等。90%～95%的异物可经硬质支气管镜取出。但一岁以内的婴儿接受硬质支气管镜检查容易导致低氧血症，不建议使用。纤维支气管镜可以动态观察小儿的气管与位置较低的支气管，较硬支气管镜有更强的可操作性，且不需要全麻即可操作，是一种非常重要的治疗手段。但对呼吸道狭小的婴幼儿，因纤维支气管镜身以实体为主，易发生通气不良，甚至有窒息危险，临床不宜采用。对硬质支气管镜钳取困难的外周支气管异物，或因头、颈外伤以及人工机械通气无法插入硬质支气管镜情况下，或吸入异物后情况稳定的成年人，纤维支气管镜可以作为首选检查和治疗手段。同时对于老年人有吸入史和不能解释的肺炎，推荐纤维支气管镜作为一线检查和治疗手段。

2. 手术治疗

（1）气管切开术：如患者出现严重的呼吸困难，病情危急，则紧急行气管切开术，以改善通气，并同时经气管切口直接或辅以内镜取出异物。异物较大或形状特异，估计通过声门困难，先行气管切开后再以内镜取出异物。气管切开术亦常用于内镜治疗后喉水肿的患者。

(2) 剖胸手术:经内镜无法取出异物,则应剖胸手术治疗。因异物可能发生移位,甚至进入对侧支气管,因此术前需再次确定异物的部位。术前常规应用抗生素。术中肺组织萎陷后常能触及异物,结合术前定位检查,于异物近端切开相应的支气管,取出异物。异物取出后,要充分清除支气管远端的潴留物,如有支气管腔内肉芽组织增生,应予刮除,术前不张的肺大多能复张。如异物长期存留,肺组织病变严重难以复张,则需手术切除。异物引起支气管扩张或肺脓肿,可切除病变的肺叶或肺段。肺叶或肺段切除可防止异物造成的肺损伤发展成严重的肺部感染。对残缺不整的异物,手术后宜常规行纤维支气管镜检查,以除外异物残留。

(3) 胸腔镜手术:对于位于周边而用纤维支气管镜不能到达取出的呼吸道异物,可施行胸腔镜手术,将病变部位楔形切除。这种方法对于不能用传统的硬质支气管镜或纤维支气管镜取出的呼吸道异物是非常有效的,并且比剖胸手术损伤更小。

(刘愉　王群)

第三节　气管肿瘤

气管肿瘤可分为原发性和继发性两大类,其中继发性肿瘤较原发性多见。继发性肿瘤多由甲状腺、喉、食管等处的肿瘤直接浸润而来,本节主要讨论气管原发性肿瘤。气管原发性肿瘤约占上呼吸道肿瘤的1%左右,多为恶性。鳞癌和腺样囊性癌,是两种最常见的气管恶性肿瘤。其他还有腺癌、类癌、黏液表皮样癌、肉瘤等。良性气管肿瘤少见,可有脂肪瘤、乳头状瘤、纤维瘤,其他的如粒细胞瘤、纤维组织细胞瘤、平滑肌瘤、神经鞘瘤脂肪瘤、错构瘤等极为少见。

5

【病理】

鳞癌较常见,多见于气管下1/3,男性多于女性,多数患者有吸烟史。多在腔内呈菜花样生长,表面可溃破呈溃疡性改变。鳞癌恶性程度较高,易淋巴转移和肺转移,预后较差。气管鳞癌可同时伴有喉及支气管的原发性鳞癌。腺样囊性癌多见于气管上1/3,与吸烟无关,男女患病率相似。腺样囊性癌恶性程度较低,生长缓慢,较少发生外侵和淋巴结转移,常呈黏膜下潜行浸润,外观正常,因此须在术中行冷冻切片检查,以明确切缘是否阳性。

【临床表现】

咳嗽是最常见的症状,早期呈刺激性干咳,可伴有少量白黏痰,易被患者忽视。还可有咯血病史,常为痰中带血丝,多见于鳞癌。随着肿瘤的生长,管腔逐渐变窄,患者可出现喘息、喘鸣以及进行性加重的吸气性呼吸困难,一部分患者被误诊为喘息。同时可因分泌物排出不畅,发生反复发作的肺炎。当恶性肿瘤外侵累及喉返神经时,可出现声嘶、呛咳。若出现吞咽困难常提示食管受累。晚期患者可出现不能平卧,乏力、消瘦纳差、贫血等恶病质表现。

【诊断】

对于长期干咳,对哮喘药物反应不佳的喘息、喘鸣或抗生素难以控制的反复发作的肺炎,应警惕气管肿瘤的可能。常规胸片可无异常,CT三维重建可显示病变长度、肿瘤外侵情况。支气管镜检查可以直接观察肿瘤大小、形态和管腔阻塞情况,并可测量门齿距病变的长度。对病理活检须慎行,以免出血、水肿加重患者呼吸困难甚至导致窒息。

【治疗】

气管肿瘤的治疗是以外科治疗为主的综合治疗。放疗和化疗对延长患者的生命是有益的,激光、放置支架是缓解晚期气管肿瘤造成的气道阻塞的有效方法。

气管肿瘤外科治疗的目的首先是保持气道的通畅,并尽可能彻底切除病变。可根据肿瘤的性质、大小、累及的范围、基底的情况以及患者的健康状况决定手术的方式。

对于气管肿瘤来讲,气管环形切除、对端吻合术加各种类型的松解游离术是最确实有效的方法。气管切除的长度不能超过4cm,即使采用各种游离松解术,气管切除的长度也不能超过6cm。

对颈段和胸上部主动脉弓上的气管肿瘤,患者取平卧位,肩下垫枕使颈部过伸。采用颈部衣领状切口,必要时可正中纵行劈开上段胸骨。对于下段气管肿瘤,采用右胸后外侧切口。分离气管尽量在气管固有鞘内侧进行,以免损伤周围脏器。套带牵引气管,在颈部可套带向下牵引无名动脉以改善显露。采用目测、扪诊的方法,结合术前CT、纤维支气管镜检查结果,确定病变的范围,必要时在病变附近作纵形切开进行检查。然后在病变上、下方至少1个软骨环处,环形切开气管前壁。切断气管后,将经口气管插管回撤,移出病变送检。术野向隆突侧气管插管,经转向接头接呼吸机。术中冷冻切片检查以明确病变性质及切缘情况。若切缘阳性,可酌情增加切除的长度。为保证手术的成功,不必为追求切缘阴性而牺牲吻合的安全。

吻合时,采用Vicryl或Dexon3-0或4-0等可吸收缝线,可先吻合显露较差的一侧。缝合时,应从外向内进针,再由内向外出针。针距为0.3cm,进针离切缘1个软骨环。若两端口径不一致,可调整针距使两端对合整齐。缝合气管周径1/3至1/2以后，注意缝合线的先后顺序，由深至浅，逐一打结。然后拔除术野气管插管，将经口气管插管通过吻合口向隆突侧插入。同法间断缝合剩余部分，结扎。再将经口气管插管回撤至吻合口上方，术野置水。请麻醉师增大气道压力至30cm水柱，以检查吻合口处有无气泡溢出。吻合完成后，气管吻合口处可敷以奈维修补材料或Gore-tex织布，并用带蒂肌肉瓣或胸腺组织覆盖，以有利于吻合口愈合，同时可避免气管无名动脉瘘的发生。关闭切口后，曲颈，将下颌处皮肤与胸骨柄处皮肤7号线缝合2针。一般应保持10～14天。术后3个月内禁止作仰头动作。

气管开窗切除术适用于有细长蒂的良性肿瘤，切开气管后从腔内摘除肿瘤，基底用电灼止血，然后行气管切口全层间断缝合。

【组织工程人工气管】

气管的主要结构(黏膜上皮和软骨)和主要功能相对简单(排除痰液、维持气道通畅)，人们也试图应用生物医学组织工程方法制成人工气管，解决气管切除长度受限这个难题。理论上，组织工程技术可以促进软骨再生。但目前的技术水平，在气管管状切除后，单纯依靠再生的软骨还难以维持气道通畅，实验动物终将死于呼吸道梗阻，不能应用于临床。Macchiarini采用组织工程技术治疗左主支气管病变，近期效果满意。但该方法仍有诸多不足，步骤繁杂，最大的缺点是需要供体气管以制备支架，仍然存在供体不足等问题，不是严格意义的人工气管。况且，术后需要反复放置气管支架以维持管腔通畅，也反映这种方法存在的问题。作为一种有希望的治疗手段，人工气管还需要进一步研究。

(刘　愉)

第四节　肺发育异常

先天性呼吸系统疾病，是肺在胚胎发育过程中发生障碍或异常而产生的疾病。虽在出生时就已存在，但因病变的程度轻重不一，故出现症状可在生后即有或在成人才被发现，甚至终身无症状。

在胚胎发育第3～4周，原始咽的尾端腹侧壁内胚层向外突出在咽腔内形成喉、气管沟，此即喉、气管和肺的始基。继而喉、气管沟被食管、气管隔分为气管与食管，仅头端仍开口入咽。管的头端发育为喉，中段发育为气管，末端分为左、右两支并逐渐膨大称为肺芽等，以后发育成肺和支气管。右侧肺芽分为3支，以后形成3个肺叶，左侧肺芽分为2支，日后形成2个肺叶。肺芽反复分支形成支气管树。支气管树的终芽分化为许多小囊管和囊泡，进一步发育成为呼吸性细支气管、肺泡管和肺泡。原始肺泡仅为单层立方上皮，胎儿后期才有Ⅰ型和Ⅱ型肺泡组织，Ⅱ型细胞能分泌肺泡表面活性物质。肺泡周围间质分化为细支气管壁的软骨、平滑肌和结缔组织，由于肺迅速增长充满胸腔，肺的脏层胸膜与胸内的壁层胸膜之间潜在的空隙称为胸膜腔。

胎儿的肺组织较致密，肺泡内没有气体，血流量也较少，出生后肺泡才开始气体交换的功能。在上述发育过程中出现障碍或异常即可发生各种先天性畸形。

肺和支气管的先天性疾病种类很多，如气管食管隔发育不全可致食管气管瘘；支气管树发育不全或发育过度，出生后则可产生肺不发育和肺发育不全或肺叶增多等先天性畸形；肺血管发育不良可发生肺动脉缺如等。

一、先天性肺囊性病

【分型】

先天性肺囊性病是在胚胎发育过程中，因肺的胚芽分支异常发育所致，病变可发生在支气管分支的不同部位和显示不同的发育阶段，在小儿胸外科是最常见的先天性肺部疾病。其病理分类和命名较为混乱，意见不一，至今仍无统一标准。病理学上主要分为先天性肺囊性腺瘤样畸形(CCAM)、肺大叶气肿和支气管源性囊肿。Stocker通过38例CCAM分析，并按大体及组织学标本又将其分为3个亚型：Ⅰ型病变是由单个或复杂的大囊腔组成，直径大于2cm，囊腔内衬有纤毛的假复层柱状上皮，囊壁较厚，包含平滑肌及弹力组织，在这些囊腔间可见正常形态的肺泡。Ⅱ型病变是复杂的小囊腔(直径小于1cm)内衬纤毛柱状或立方上皮，结构类似于呼吸细支气管与上皮衬覆的囊肿之间的肺泡。Ⅲ型病变是庞大的非囊性病变，类似细支气管结构，衬以立方上皮，部分含纤毛。

临床上以肺囊肿、肺隔离症和肺大叶气肿最为多见。肺囊肿主要指支气管源性囊肿，少部分为肺泡源性囊肿，病理上大多属于CCAM的范畴，形态学上有气囊肿、气液囊肿和液囊肿三种类型。发育障碍的小支气管不能发育成正常段支气管，其盲端分泌黏液潴留而形成含液囊肿；部分小支气管盲端呈囊状扩张，内含气体，成为含气囊肿。事实上，临床诊断与病理诊断存在交叉。

【临床表现】

先天性肺囊性病的临床症状和体征无特异性，主要表现为肺部感染及肺、气管受压两个方面，症状的轻重主要取决于囊肿大小、位置以及有无合并感染、气胸等。若病变体积小，可无临床症状；若病变与支气管相通，可继发囊肿和（或）肺部感染，临床表现以感染为主，而压迫表现不甚严重；若病变体积巨大或病灶破裂而致液、气胸，就会产生以压迫为主的临床表现，甚至出现呼吸窘迫。因囊肿常有假性活瓣，在新生儿和婴儿期易形成张力性肺囊肿，导致呼吸窘迫。先天性肺大叶气肿多在出生后1~2个月发病，表现为单叶肺过度膨胀，纵隔移位，病情进展快，可导致严重的呼吸窘迫。叶内型隔离肺临床上表现为反复呼吸道感染，叶外形多无症状。先天性肺囊性病是小儿尤其是新生儿呼吸窘迫的常见原因之一，如诊治不及时可危及生命。

【产前诊断和处理】

肺囊性病是产前超声诊断中最常发现的肺部畸形，目前的诊断准确率已经达到70%。有时肺囊肿可能被误诊为膈疝，或因为没有发现异常的体动脉供血，肺隔离症可能误诊为肺囊肿。在诊断不肯定的情况下，高速磁共振成像可提供更准确和详细的解剖信息。随着新生儿和胎儿外科的发展，借助一系列影像学检查而更好地认识肺部病变的演化，从而可以在需要的时候尽早制订出完善的新生儿期甚至是胎儿期的早期干预策略。

肺囊肿的胎儿期干预的原则取决于病变本身的特点、胎儿状况、母体状况以及其他合并存在的威胁生命的畸形。较小的病变通常在胎儿期和出生后均无症状，较大的病变则可导致压迫，如挤压食管引起羊水过多、肺发育不良、上腔静脉梗阻和低排心功能衰竭、胎儿水肿等。胎儿期的干预主要包括胎儿胸腔穿刺、胸腔-羊膜腔分流、子宫内胎儿手术（妊娠32周内，高选择性）以及分娩时子宫外胎儿手术，或在大于妊娠32周早期分娩后即行手术。

5

【出生后的诊断】

先天性肺囊性病的术前诊断主要依靠影像学检查，包括胸部X线片、CT、MRI等。如果产前已经作出诊断，出生后无论胸部X线显示如何，均应行胸部CT检查。如新生儿有呼吸窘迫而产前未有诊断，则胸部正侧位平片应作为首选检查。单一肺囊肿X线可见肺野有一线条轮廓细而清晰的圆形透亮缘；多发性肺囊肿X线可见轮廓清晰的蜂窝状纹理的网；囊内含气或气液均有，与支气管相通形似空洞；若囊内为液体充填，形似肿瘤；若合并感染，可有浸润现象。国外文献报道，先天性肺囊肿胸片诊断率为20%~77%，定位准确率60%~65%，漏诊率为0~20%，胸部CT、MRI可提高准确率。胸部CT能更清楚显示囊肿的大小、数目、囊壁厚度与周边组织的关系并准确定位，为外科手术提供可靠的解剖信息，已成为先天性肺囊性病常规和主要的诊断手段。B超和食管X线造影也可提供有用的信息；血管造影创伤较大，通常没有必要；MRI和支气管镜检查有时可能对诊断有帮助。

【治疗】

1933年，Reinhoff首先对1例3岁儿童成功进行了单个肺囊肿切除术。10余年后，Fischer报道了1例1个月婴儿肺囊肿行右上中肺叶切除术。此后，随着麻醉、外科技术和术后监护水平的提高，使手术的安全性大大增加并得以广泛开展。

所有症状的病变均应手术切除，手术是先天性肺囊性病的主要治疗方法。儿童先天性肺囊性病应早诊断、早手术。病程长者，囊内反复感染后形成周围组织粘连和肺门淋巴结肿大，增加手术难度。早期手术既能解除因囊肿对肺组织挤压导致的肺发育障碍，同时也有利于肺泡的再生和呼吸功能的代偿。对肺大叶气肿压迫症状明显，以及巨大张力性肺囊肿的患者，无论是否合并感染，应争取时间急诊手术。对巨大张力性肺囊肿者，必要时先囊内放管减压缓解症状，为手术创造条件。

有些病变可导致肺发育不良、胎儿水肿甚至胎儿死亡，则应考虑胎儿期干预；或者如果大于妊娠32周可进行分娩时子宫外胎儿手术。肺囊性病导致新生儿呼吸窘迫应行急诊手术。新生儿巨大胸内肿块可致持续胎儿循环，而需要先进行高频振荡通气、吸入一氧化氮或进行体外膜肺氧合，待病情稳定后方可手术切除。

对于没有症状的病变是否需要早期治疗尚有争论。一般认为在3~6个月、症状出现之前进行手术切除较好，因为手术的成功率很高，并发症少，手术后余肺可以有效地代偿性扩张。有报道肺囊性病变部位可合并恶性肿瘤（如胸膜肺母细胞瘤、支气管肺癌、横纹肌肉瘤、鳞状细胞癌、间皮瘤），故早期切除肺部病变可能减少恶性肿瘤的机会。以往的观点认为，肺隔离症仅在有反复呼吸道感染或心衰等表现时方有手术指征，对于无症状患儿，特别是有合并畸形的患儿多行保守治疗。但是长期的随访发现，无论是叶内型还是叶外型的肺隔离症均可能发生真菌、结核感染，致命性的咯血、血胸、心血管疾病甚至恶变可能等，而早期手术可使残余肺组织代偿性生长，减少相关并发症。

对先天性肺囊性病手术治疗的原则是既要彻底切除病变组织，又要尽可能保留正常肺组织。手术切除的方法及范围应根据病变的范围、数目、部位以及周围肺组织的情况而定。常规手术通常取胸部后外侧切口，近年来胸腔镜手术越来越受到青睐，胸腔镜手术的优点是疼痛少、恢复快，同时可减少因传统开胸手术引起的肌萎缩、肋骨融合、脊柱侧弯、乳房发育不良等并发症。对于低体重小婴儿以及反复感染至胸膜腔明显粘连的患儿，胸腔镜手术需慎重选择。对较小的、与正常肺组织分界清楚的表面单发性囊肿，可行单纯囊肿切除。局限于某一肺段、周围炎症轻、段间分界明显的病变可行肺段切除。囊肿跨段，周围炎症明显时行肺楔形切除。对占据多个肺段的多发囊肿或囊肿周围肺组织严重感染、化脓、纤维化的病变则以肺叶切除为好。在儿童应避免行全肺切除。行肺段或楔形切除并发症较多，易残留病灶，因此大部分肺功能良好者应选择以肺叶切除为主的术式。研究表明，在2～4岁前肺泡的大小和数量还在继续发育，8岁时肺的发育才停止。据报道，小儿肺叶切除术后到成年时，两侧肺容量是相等的，肺功能指标可达正常水平的90%，不会发生肺功能损害。

【主要病种】

1. 先天性肺囊肿（支气管源性囊肿）

（1）临床表现：临床上主要表现为反复发作的肺部感染和压迫症状。多见于儿童期的支气管源性囊肿，也见于成人。临床表现为发热、咳嗽、咳痰，甚至痰中带血或咯血，胸痛、胸闷、哮喘样发作，劳累性气促和反复出现气胸等症状。经用抗生素及对症治疗后症状多能缓解，但以后反复发作。随囊肿的增大压迫肺及支气管可产生呛咳、气促及呼吸困难。如通向囊肿的支气管有不完全性阻塞并形成活瓣，则囊肿可极度膨胀，压迫肺及心脏产生呼吸窘迫、低氧血症及循环障碍。

（2）诊断和鉴别诊断：先天性肺囊肿约70%位于肺内，30%位于纵隔，由于囊肿可分为单个或多个，含气体或液体的不同在X线胸片上可呈现不同表现：①单个气囊肿：胸片上示患侧肺部的气囊肿，大小不一，巨大气囊肿可占据一侧胸腔，压迫肺呈不张，心脏、气管、纵隔移位。需与气胸鉴别。气胸的特点是肺萎缩推向肺门，而气囊肿的空气位于肺内，往往仔细观察在肺尖和膈面可见到肺组织。②单个液、气囊肿：最为常见，囊肿大小不一的圆形薄壁内有液面。这种液、气囊肿的特点是囊壁菲薄，邻近肺组织无炎性浸润，纤维性变不多。需与肺脓肿、肺结核空洞、肺包虫囊肿和脓气胸相鉴别。在X线胸片上可见不同表现：肺脓肿壁厚、周围炎症反应明显；肺结核空洞则有肺结核接触史，肺门淋巴结及周围结核卫星灶，痰培养结核菌阳性；肺包虫囊肿有流行病学的地区特点，生活史及职业史，血象、皮内试验阳性；脓气胸常伴肺炎，胸膜增厚有助诊断。③多个气囊肿（图69-6）：这种类型在临床上也较多见。患侧肺部多个气囊肿，大小不一，边缘不齐的气囊肿，需与肺大疱鉴别，

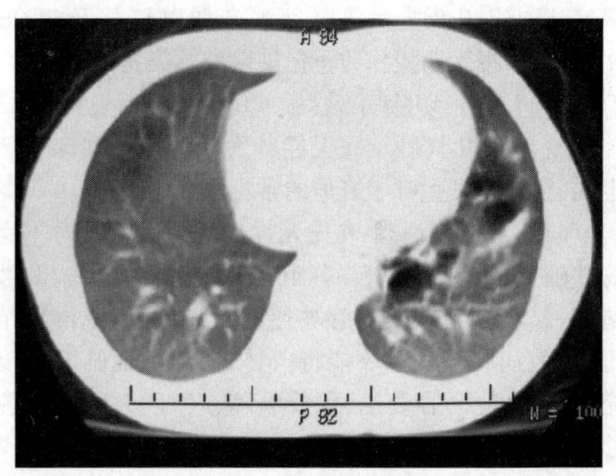

图69-6　先天性肺囊肿

胸部CT显示左下肺叶多发性囊肿

尤其是小儿的葡萄球菌肺炎伴肺大疱。X线胸片上以多个圆形或椭圆形透亮薄壁大泡及其大小、数目、形态的易变性为其特征。在短期治疗随访中就可见较多变化，有时可迅速增大或破裂后形成气胸。肺部炎症一旦消失，大泡多数可自行缩小或消失。④多发性液、气囊肿：在胸片上可见多个大小不一的液、气腔。尤其在新生儿病变位于左侧者，需与先天性后外侧疝鉴别，因腹腔内胃、小肠甚至结肠进入胸腔呈现多个液平面。

（3）治疗：一旦诊断明确，在无急性炎症情况下应尽早手术治疗。因为囊肿容易继发感染，药物治疗非但不能根治，相反由于多次感染后囊壁周围炎性反应，引起胸腔粘连，可为以后手术增加困难和并发症。年龄小并非手术的绝对禁忌证。尤其在出现缺氧、发绀、呼吸窘迫者更应尽早手术才能挽救生命。

手术方法应根据病变部位、大小、感染而定：①单纯囊肿切除术：位于胸膜下未感染的单个囊肿；②肺楔形切除术：局限于肺缘部位的囊肿；③肺叶切除或全肺切除术：在肺内囊肿或因反复感染而致周围粘连或邻近支气管扩张者；④双侧性病变，在有手术适应证的前提下，可先作病变严重的一侧。小儿以尽量保留正常肺组织以原则。

临床拟诊本病时，应尽量避免作胸腔穿刺，以免引起胸腔感染或张力性气胸。仅在个别病例，表现严重呼吸窘迫、发绀，缺氧严重又无条件急诊手术，才可行囊肿穿刺引流，作为术前一种临时性紧急措施，暂时性减压、解除呼吸窘迫症状。成人患者若术前痰量很多，手术时需作双腔气管插管麻醉，避免痰液流至对侧。

如病变过于广泛，肺功能严重不良或合并存在严重心、肝、肾等器质性疾患时，则禁忌手术。

手术并发症包括：①支气管胸膜瘘：对肺裸面的

漏气肺泡组织及支气管必须严密加以缝扎及闭合；②脓胸：重视无菌操作防止污染胸腔感染是关键。

（4）预后：切除病变囊肿或肺叶的预后良好。

2. 肺大叶气肿 先天性肺大叶气肿是临床上新生儿、婴幼儿发生呼吸窘迫的常见原因之一。

（1）病因与病理：在先天性支气管软骨发育不良的基础上，伴有支气管部分阻塞，如炎性渗出物，黏液堵塞；黏膜皱褶或支气管被迷走血管、肿瘤或淋巴结压迫，使病肺吸气后不能将气体排出，因而肺叶过度充气扩张，使全肺萎缩，常致纵隔、气管、心脏向对侧移位。

病变肺叶"巨大"畸形，淡红色，呈海绵状均匀性膨胀，挤压不萎缩。镜检：支气管软骨组织减少，管腔狭小呈栅状排列，肺泡壁断裂形成大泡和多肺泡性病变。肺及间质的病变有肺内肺泡数异常增多的多肺泡肺叶，其肺泡数量多于正常肺泡数达5倍。其他有肺泡纤维化及先天性淋巴扩张等。

（2）临床表现：临床症状常出现在出生后4个月内，病变越严重，发病年龄越小。因病变肺叶迅速膨胀，压迫正常肺叶，且有气管、心脏、纵隔移位使对侧肺亦受压，出现咳嗽、呼吸困难、发绀及发热。患侧胸廓隆起，呼吸音减低或消失，吸气性喘鸣，严重者出现呼吸窘迫，若不及时诊断或紧急手术，可因严重缺氧致死。轻症病例可在生后数月或幼儿期出现反复肺部感染（图69-7）。

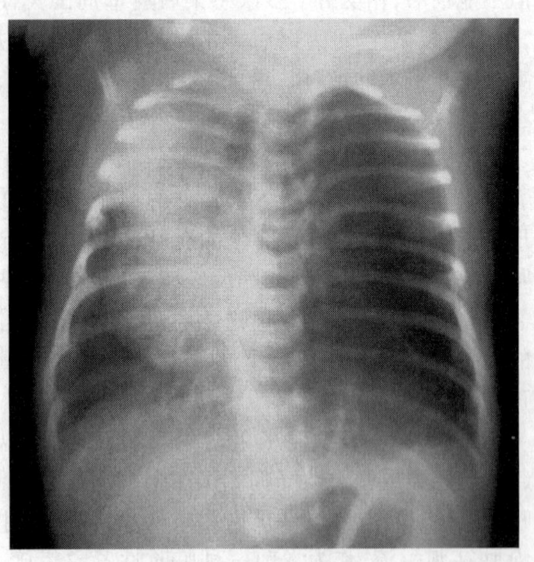

图69-7 左肺大叶气肿

胸部X线平片显示左肺充气扩张，纵隔右移

（3）诊断和鉴别诊断：胸部X线的特征为：患侧肋间隙增宽，肺野透亮度增高呈高度完全膨胀的肺叶；常见纵隔疝及气管、心脏的移位；上叶气肿充满胸腔时被压缩的下叶在心缘下部脊柱旁呈现小三角阴影；右中叶气肿膨大时，则上升受压至胸腔顶部内侧呈现小片阴影。

肺叶气肿与张力性气胸的鉴别点是肺叶气肿透亮区可见肺纹理，胸腔穿刺可达到急诊减压目的。

（4）治疗：施行病变肺叶切除为本病的唯一措施。若有呼吸窘迫、发绀则行急诊手术。年龄幼小并非手术的绝对禁忌证，尤其出现缺氧、发绀等呼吸窘迫症状，更应及早予以手术治疗，即使新生儿也不例外。治疗要点：①气管插管辅助呼吸，检测血气分析，纠正酸碱平衡；②经后外侧切口，第4或第5肋间迅速开胸，撑开胸腔将极度完全膨胀的病肺完全托出胸腔，使被压缩的肺扩张，改善通气；③施行肺叶切除；④术后辅助呼吸，通常可早期拔管。

（5）预后：由于小儿随着年龄增大，肺泡数量和大小亦同步生长，不会影响儿童生长发育和活动。故肺叶切除治疗本病是安全、有效的，且预后良好。

3. 肺隔离症 肺隔离症是一种先天性肺发育异常的疾病，是有正常的局部性支气管分布但不与气管及支气管相通的异常肺组织肿块。隔离肺的供应血管变异较多，或异常肺组织与之隔离，或是无异常血管供应的肺组织，与支气管肺囊肿和囊性腺样瘤样畸形相似。

（1）病因及种类：胚胎期肺发育过程中，部分肺芽组织与支气管树分离产生的先天性肺发育异常病变的肺组织与正常气管及支气管不相通，形成肺隔离症。其供血可能由于肺动脉不能供应最远端的隔离肺，因而保留由原始内脏血管供应。病肺血供来自体循环血管，常见为胸主动脉和腹主动脉的单支或多支异常动脉。支气管、肺泡组织可能因体循环压力过高，引起囊性改变和纤维化。

肺隔离症可分为两型：①叶内型：较为常见，大多发生在左肺下叶，位于同一肺叶的脏层胸膜内。病变肺组织呈囊性改变，病肺供血常来自胸主动脉、腹主动脉的单支或多支，少见来自肋间动脉或锁骨下动脉，回流入肺静脉。也有肺动脉供血回流入体静脉。②叶外型：病肺位于正常肺组织之外，两者之间无交通的支气管，病肺与正常肺组织间有胸膜分隔。畸形血管的来源除胸、腹主动脉外，尚可来自胃左动脉、脾动脉或肺动脉分支，静脉回流通过奇静脉或半奇静脉系统。90%位于左肺下叶，外表似肺段、肺叶或迷走肺，可呈圆形，位于纵隔。常伴其他畸形，如先天性膈疝，脊柱及消化道畸形。

（2）临床表现：临床可无症状，文献报道50%病例在尸检时发现。叶内型与支气管相通可因反复感染或慢性炎症可出现发热、咳嗽、脓痰、咯血等症状，虽经积极治疗但胸片阴影仍不消失。

5

（3）诊断与鉴别诊断：胸部 X 线片可见致密的圆形、椭圆形或多个小的透光或完全不透光的阴影位于肺内或肺外。支气管造影显示支气管缺如或只存在支气管残干。动脉造影可确定血供来源，但属创伤性现已不作为常规检查，CT 检查及磁共振等有助诊断并能判断血管来源（图 69-8）。

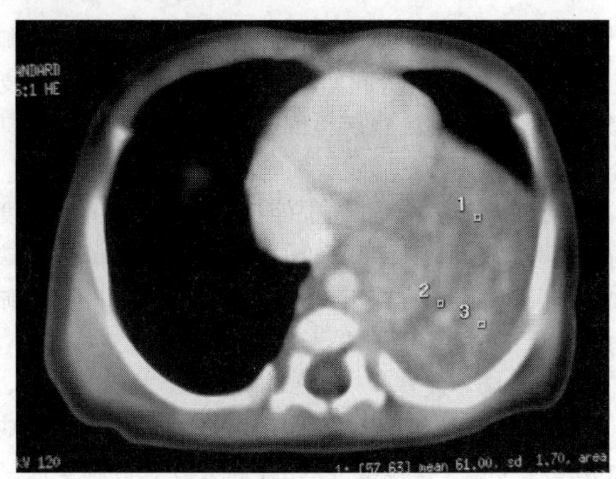

图 69-8　叶外形肺隔离症
胸部 CT 显示异常体动脉供血（肿块内白色增强部分）

肺隔离症可因咳嗽、咯血等表现，需与肺部肿瘤鉴别。如隔离肺位于肺外或纵隔则需与纵隔肿瘤鉴别。

（4）治疗：一旦诊断明确，均应手术治疗。叶外型因与正常肺组织分开，常位于左侧胸腔或纵隔，故可作单纯病肺切除术。叶内型可行肺叶切除术。手术时必须重视异常血管或因病肺反复感染，周围常有较多粘连，影响手术难度，或因老年病例发生动脉硬化病变，注意误伤出血。在新生儿先天性膈疝修补时，均采用经腹手术，若有叶外型隔离肺存在时切忌在游离分界不清前盲目钳夹血管，以免断裂的畸形血管回缩入膈下，造成无法控制的大出血。

二、肺动-静脉瘘

肺动-静脉瘘为先天性肺血管畸形。血管扩张迂曲或形成海绵状血管瘤，肺动脉血液不经过肺泡直接流入肺静脉，肺动脉与静脉直接相通形成短路。1897 年首先由 Churton 发现描述，称为多发性肺动脉瘤。1939 年 Smith 应用心血管造影证实本病。文献命名较多，如肺动静脉瘤、肺血管扩张症、毛细血管扩张症伴肺动脉瘤等。另外，本病有家族性，与遗传因素有关，如遗传性出血性毛细血管扩张症（Rendu-Osler-Weber 病）。

【病因】

在肺芽时期动静脉丛由于血管间隔发育不全或在输入动脉与输出静脉之间缺乏末梢毛细血管袢，形成肺动-静脉瘘。

【病理】

这种畸形是由各种不同大小和不等数目的肺动脉和静脉直接连接。常见者动脉 1 支、静脉 2 支。两者之间不存在毛细血管床。病变血管壁肌层发育不良，缺乏弹力纤维，又因肺动脉压力促使病变血管进行性扩张。肺动静脉瘤是一种肺动静脉分支直接沟通类型，表现为血管扭曲、扩张，动脉壁薄，静脉壁厚，瘤呈囊样扩大，瘤内分隔，可见血栓。病变可位于肺的任何部位，瘤壁增厚，但某区内皮层减少、变性或钙化，为导致破裂的原因。另有右肺动脉与左房直接交通，为少见特殊类型。

病变分布于一侧或两侧肺，单个或多个，大小可在 1mm 或累及全肺，常见右侧和两侧下叶的胸膜下区及右肺中叶。本病约 60% 伴有 Rendu-Osler-Weber 综合征（多发性动-静脉瘘，支气管扩张或其他畸形，右肺下叶缺如和先天性心脏病）。

【病理生理】

主要病理生理是静脉血从肺动脉分流入肺静脉，其分流量可达 18% ～89%，以致动脉血氧饱和度下降。一般无通气障碍，PCO_2 正常。多数病例因低氧血症而致红细胞增多症，又因肺、体循环直接交通，易致细菌感染、脑脓肿等并发症。

【分类】

Ⅰ型：多发性毛细血管扩张：为弥漫、多发性，由毛细血管末梢交通形成，其短路分流量大。

Ⅱ型：肺动脉瘤：由较近中段的较大血管交通形成，因压力因素呈瘤样扩张，短路分流量更大。

Ⅲ型：肺动脉与左房相通：肺动脉明显扩大，短路分流量极大，约占肺循环流量的 80%，常伴肺叶、支气管异常。

【临床表现】

肺动-静脉瘘分流量小可无症状，分流量大临床表现活动后气促发绀、红细胞增多和杵状指（趾）。可有咯血，与毛细血管扩张性病变位于支气管黏膜的病损或肺动-静脉瘘的破裂有关。胸痛可因病变破裂出血位于肺脏层胸膜下或血胸所致。约 25% 病例出现神经系统症状如头痛、眩晕、语言障碍、吞咽困难、肢体麻木和偏瘫等，这由于红细胞增多及血栓形成，血管栓塞引起脑栓塞和大脑毛细血管扩张病变出血引起。在家族性遗传有关的出血性毛细血管扩张症者常有出血症状，如鼻出血、咯血、血尿、阴道和消化道出血。在分流较大的病变区，50% 病例可听到收缩期杂音或连续性杂音，类似动脉导管未闭杂音，其特征为杂音随吸气增强，呼气时减弱。其他有血细胞比容增高和动脉血氧饱和度下降。

【诊断和鉴别诊断】

X线胸片在大分流量肺动-静脉瘘者可见心脏扩大,多数病例可显示单个或多个球状、结节状、斑点状或肿块阴影,大小不一,位于一个或多个肺野,有时可见病变血管呈绳索样不透光阴影。透视时患者作屏气动作引起胸腔内压增高时则见肿块影缩小。右心导管检查各心腔压力正常,无心内分流。操作时避免导管进入瘘内,以免造成破裂危险。肺动脉造影可显示瘘的部位、大小,并可见扩张、伸长、扭曲的血管(图69-9)。如有左房交通则见左房显影。CT作为一种无创性检查对诊断也有帮助。

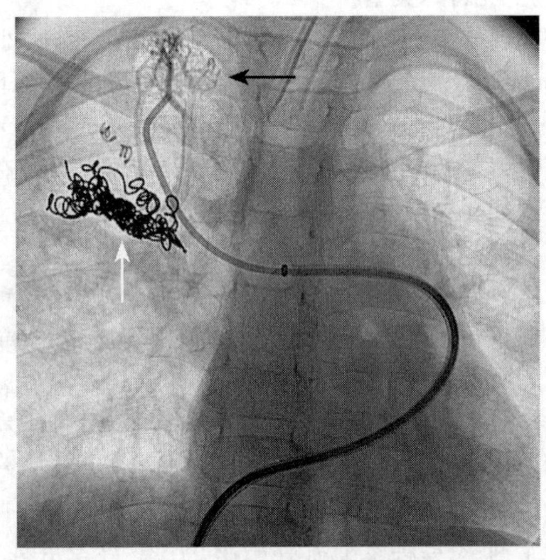

图69-9 右上肺动静脉瘘肺动脉造影
黑色箭头指示肺动静脉瘘;白色箭头指示已被弹簧圈堵闭的肺动静脉瘘

5

肺野肿块阴影需与肺结核、肺肿瘤区别,有发绀、杵状指(趾)、杂音者需与复杂性先天性心脏病鉴别。

【治疗】

凡有症状且病变局限的患者,均需治疗。即使无明显症状,肺动-静脉瘘可发生破裂、出血、栓塞、动脉内膜炎、心内膜炎等严重并发症,故消除病变是唯一有效的治疗方法。主要的治疗方法包括经心导管堵闭和手术切除。随着导管封堵技术的进步,目前大多数病例已经可以通过介入进行治疗。然而,对于大的动-静脉瘘、病变广泛、病情不稳定或堵闭失败者,应该进行手术切除。极少数严重广泛病变的患者可能是肺移植的指征。

手术方法根据范围大小、数量、类型和年龄而定。肺叶切除为最常用方式,也有采用楔形、区域性、肺叶或全肺切除术,原则上尽量少切除肺组织以保持肺功能。手术时应先结扎动脉,处理粘连时警惕出血。若为异常血管所致瘘时,结扎异常血管为最简单和有效的方法。在无法切除或结扎异常血管时可作动静脉瘤内缝闭术。婴幼儿症状不重者宜在儿童期再手术。若为多发性瘘,仅切除主要病变就能减轻发绀。存留的小瘘在术后可变得明显突出,需要时再行处理。单个肺动-静脉瘘预后良好,多个和弥漫性累及两肺者预后不良。

三、肺不发育和肺发育不全

在胚胎期,由于肺芽发育停顿而致肺不发育或肺发育不全。肺芽是从胚胎气管末端分开的左右两支膨大部分发育而成,然后再继续发育成为支气管及其分支,反复多级分支形成支气管树,最后形成肺泡。

如果肺芽在发育过程中停顿,就可产生不同程度的肺不发育和肺发育不全,如双侧肺缺如,单侧肺缺如,肺叶缺如和肺发育不良,包括支气管发育不全、肺动脉发育不全和肺静脉畸形发育等。

(一)肺不发育

1. 双侧肺缺如 在胚胎24~28天,由于气管缺如或仅有部分气管残留,故肺芽尚未发生或肺芽已经发生但未发育。因此肺不能发育,病理上无支气管或仅存残迹,无肺实质和肺血管痕迹。双侧肺缺如极罕见,胎儿虽不成死胎,但出生后不能呼吸,因此患儿均不能存活。常伴有多种先天性畸形。如无脑儿、食管闭锁及心血管畸形等。

2. 单侧肺缺如 也较罕见,一侧肺缺如常伴一侧支气管缺如,左侧比右侧多见。单侧肺缺如可生存到成年,约50%在婴幼儿期死亡。右侧肺缺如出现症状早而严重,且存活期较短,多因缺氧、呼吸衰竭而死亡。此畸形常伴有骨骼、心血管、泌尿系统或其他脏器畸形。

(1)临床表现:患侧胸廓常有发育不良,形成类似全肺切除的胸廓畸形,心脏移位于患侧。患儿如为单侧肺缺如,不伴其他严重畸形,单肺能维持正常生命,但因气管扭曲,受异常位置之动脉产生压迫。临床表现不同程度的呼吸急促或呼吸困难,发绀、喘鸣、低氧血症,生长发育迟缓。多见早产儿。

(2)诊断:X线胸片显示患侧胸腔未见充气的肺。

(3)治疗:单侧肺缺如不伴其他严重畸形者,能维持正常生命。若有气管扭曲或受异位主动脉弓的压迫,则出现呼吸系统压迫症状。可应用人造血管移植,延长主动脉弓解除压迫。

3. 肺叶缺如 可为1叶或2叶肺缺如,多见右上叶与右中叶,余肺也常伴发育不良,心脏移位,常可发生呼吸道感染出现呼吸窘迫症状。

(1)诊断:X线胸片显示患侧余肺呈代偿性气肿表现,术前较难作出正确诊断。

（2）治疗：患侧余肺如有支气管或肺血管发育异常而反复感染，药物治疗不能控制，则应手术切除。

（二）肺发育不全

凡未达到肺正常发育的程度，均称肺发育不全，较为常见。约在胚胎期最后2个月至出生的肺泡发育时期，虽已具有支气管，但肺血管和肺实质发育不全。病理上在支气管最末端可见实质组织，血管组织和囊肿样组织。常见病因有：

1. 膈疝　一侧膈肌巨大缺损的膈疝，腹腔脏器疝入胸腔，影响肺的正常发育或肺发育不全。此外肺囊肿、肿瘤、肋软骨发育不全及脊柱肋骨畸形等均可成为肺发育不全的原因。肺组织的体积比正常要小，支气管终末端如肉芽样结构、结缔组织或囊样结构，虽有支气管、肺实质和血管，但仅见发育不全的肺泡或无肺泡，病变可为一侧肺或一叶肺或双侧多叶肺。

临床可无症状，但易呼吸道感染，有咳嗽、咳痰、气促和痰中血丝等类似支气管扩张症状。X线胸片显示在上叶肺发育不全呈气囊肿阴影，局部肺纹理少。中下叶肺发育不全表现为实体囊肿或气囊肿。诊断可作支气管造影或CT检查。无症状者不需要治疗。有症状者施行肺叶或肺段切除术。本院曾见1例右肺发育不全伴食管气管瘘者，施行切除时病肺仅为拇指大小。另1例左肺发育不全经CT证实，因无症状而未手术。

2. 支气管发育不全　又称支气管闭锁。常见左上叶尖后段，其次是右上叶及中叶支气管，下叶少见。多数其近端狭窄，终末端闭锁。临床上症状少，常在X线胸片上发现右肺门上方有椭圆形或条状，分叶状阴影，常需与肺部良性肿瘤或肺癌鉴别。有支气管感染或疑似肿瘤者可作选择性肺叶或肺段切除术。另有支气管畸形或发育不全所连接的发育不全的肺组织，如叶外型隔离肺。

3. 肺动脉发育不全　可使一侧相应的一叶肺也发育不全。由支气管动脉或主动脉侧支循环供血。肺无功能呈纤维化收缩，体积缩小，支气管扩张呈囊状，常见于右肺，在法洛四联症中常见在左侧。X线胸片患侧肺明显缩小，肺血管纹理减少，肺透明度增多。肺动脉造影可明确诊断。无症状者不需治疗。

4. 右肺静脉发育畸形　畸形的右肺静脉异常连接入下腔静脉，右肺静脉或仅中叶和下叶静脉与下腔静脉相连接部位可在横膈之上或下，在X线上表现一种特殊的血管阴影状似弯刀，故称为“弯刀综合征”。常伴右肺发育不全、右肺动脉发育不全及心血管畸形等。小儿病例因患复杂性先天性心脏病作心血管造影时可能发现这些畸形。治疗措施可施行选择性右肺切除术，在复杂性先天性心脏病纠治术中可施行异常肺静脉左心房移植术。

（陶麒麟　贾兵）

第五节　肺化脓性感染

一、支气管扩张

支气管扩张是由于支气管及其周围肺组织反复感染，支气管炎症和阻塞，管壁破坏，导致支气管腔的不可逆性扩张。本病多见于儿童和青年，主要症状有慢性咳嗽、咳脓痰、发热和反复咯血。20世纪初，该病曾是一种流行和致残的慢性肺部化脓性疾病，近40年来由于抗生素的广泛应用以及接种百日咳、麻疹疫苗等，发病率已明显降低。

【病因】

引起支气管扩张的病因很多，但支气管及其周围肺组织的感染和支气管阻塞是主要发病因素。腺病毒和流感病毒是最常见的病毒性病原体，而金黄色葡萄球菌，肺炎克雷白菌和流感嗜血杆菌是最常见的细菌性病原体。支气管反复感染，使管壁各层组织受损变薄，弹性减弱。吸气时胸内负压增加，支气管壁被动扩张，呼气时无力回缩，使分泌物留在支气管腔内不能有效排除。感染的支气管黏膜充血、水肿、分泌物增多，造成支气管腔阻塞，加重支气管炎症感染，使管壁进一步遭到破坏。支气管周围肺组织反复感染形成纤维瘢痕，瘢痕组织收缩牵拉，助长支气管的扩张。此外，肿瘤、吸入异物、支气管周围肿大淋巴结阻塞或压迫支气管，均可引起远端支气管及其周围肺组织感染。感染和阻塞互为因果，反复发作，最终导致支气管扩张。

先天性缺陷亦可引起支气管扩张，但临床上非常少见。如支气管软骨发育不全或缺如可产生有家族倾向的弥漫性支气管扩张，先天性免疫缺陷如IgA缺乏、低γ-球蛋白血症、α-抗胰蛋白酶缺乏也易于发生支气管扩张。另一方面，自出生到童年，支气管和肺还在不断发育和成长，任何炎症都可能引起支气管扩张的改变，这些先天性疾病削弱了机体对呼吸道感染的抵御能力，如已证实的Kartagener综合征（支气管扩张、鼻窦炎、内脏移位）支气管扩张的病因与呼吸道纤毛发育不良有关，先天性免疫缺陷者抗感染能力减弱。因此所谓先天性支气管扩张，大多还是与后天感染因素有关的。

【病理】

支气管扩张可累及各个肺叶，一般左侧多于右侧，下叶多于上叶。左下叶支气管较细长，与气管形成的角度较大，并受心脏大血管的压迫，易致引流不畅，继发感染，故左下叶支气管较右下叶多见。舌段支气管开口与下叶邻近，容易受到下叶感染的波及。右肺中叶支气管细长，与中间支气管成锐角连接，周围有成串的淋巴结包绕。这些淋巴结一旦肿大，可使支气管受压、扭曲、阻塞，造成中叶不张和支气管扩张，临床上称之为中叶综合征。因此，下叶基底段、中叶和左上叶舌段均是病变好发部位，临床上常见下叶基底段合并中叶或舌段病变。单独的上叶支气管扩张多由肺结核所致，好发于引流相对不畅的后段。与先天性缺陷有关的支气管扩张常遍及一侧或双侧全肺。

支气管扩张一般发生在亚段远端的支气管。扩大的支气管腔常有黏液或脓性分泌物潴留，周围的肺组织实变，含气减少，有时可见肺组织炎症和小脓肿，肺叶以及外周支气管周围淋巴结肿大。支气管黏膜呈急、慢性炎症表现，常见溃疡形成，黏膜上皮局灶性鳞状上皮化生。支气管软骨、肌层、弹力组织遭受破坏，由纤维组织替代。支气管动脉扩大肥厚，与肺动脉末梢产生广泛的侧支吻合，形成支气管动脉与肺动脉的交通支，如扩张的血管破裂则可发生大咯血。

支气管扩张从病理形态和X线表现可分为柱状、囊状和囊柱状混合型三种，临床上柱状扩张多见，混合型扩张次之，囊状扩张较少。柱状扩张管壁破坏较轻，囊状扩张则破坏严重，多与先天性因素有关。然而这种区分临床价值不大，目前这种分类已趋于弃用。假性支气管扩张是一种可逆性的柱状支气管扩张，常发生在急性肺部感染和肺不张后，可在数周或数月后消失。

支气管壁的破坏以及支气管腔内的分泌物潴留，可影响通气功能。周围肺组织实变和肺不张，可导致通气血流比例失调以及弥散功能障碍。由于肺具有极大的储备功能，病变局限者肺功能可无明显改变，病变广泛者可导致肺功能明显减退。病变严重时，肺泡毛细血管广泛破坏，肺循环阻力增加，可引起肺动脉高压以及肺源性心脏病。

【临床表现】

患者童年期常有麻疹、百日咳或支气管炎病史，近年来由于抗生素的广泛应用以及接种百日咳、麻疹疫苗的普及，现已少见。但患者既往史中可存在有腺病毒感染或者延误治疗的肺部金黄色葡萄球菌、肺炎克雷白菌等感染所致的坏死性肺部感染。支气管扩张典型症状有慢性咳嗽、咳脓痰、发热和反复咯血。咳嗽、咳痰与体位有关，当体位改变如起床或就寝时，痰量增多。严重感染者可咳出大量脓痰，每日痰量可多达数百毫升，痰液黏稠，灰黄色，常有恶臭气味。收集全天的痰液静置后可分为三层，上层为泡沫，中层为混浊黏液，底层为坏死组织沉淀物。由于抗生素的广泛应用，此种情况临床已少见。

约半数患者有咯血症状，可反复发作或突然大量咯血。咯血量的多少与支气管扩张的病变范围并不一致，大量咯血可导致出血性休克，甚至窒息死亡。少数患者无慢性咳嗽、咳痰，仅表现为反复大量咯血，临床称之为干性支气管扩张。

发热为继发感染的表现，长期反复发作的感染可引起食欲减退、消瘦、贫血、体格发育迟缓等症状。化脓性感染局部蔓延可引起肺脓肿、脓胸、心包炎，极少数患者致病菌可经血液循环引起脑脓肿。双侧广泛支气管扩张患者可有气急和发绀表现。

支气管扩张早期可无异常体征。典型的肺部体征是在病变部位闻及干湿性啰音、哮鸣音、管状呼吸音。有些患者因慢性缺氧出现杵状指、关节肿胀等表现。如合并肺脓肿、肺不张、脓胸，患者可出现相应体征。

【诊断】

支气管扩张的诊断除了依靠病史和临床表现外，X线检查极其重要。胸部平片为常规检查，病变早期常无异常发现，随着病程进展可表现为肺纹增粗、紊乱、聚拢，病变的肺段或肺叶收缩、不张。严重的患者可见成串的蜂窝状小透亮区，有些可见多个小液平面。平片征象只能提示支气管扩张的诊断以及与其他肺部疾病进行鉴别诊断，不能提供病变的确切范围。

支气管造影检查可明确支气管扩张的诊断以及显示病变的部位、范围和破坏程度，提供确定手术范围的依据，在过去被认为是最终的确诊手段，是制定外科治疗方案必不可少的资料。随着CT技术的发展，在临床诊断方面高分辨CT(HRCT)扫描已取代支气管造影检查，是目前支气管诊断的金标准(图69-10，图69-11)。支气管扩张在CT图像上表现为：①柱状支气管扩张时支气管管壁增厚，管腔扩张呈管状结

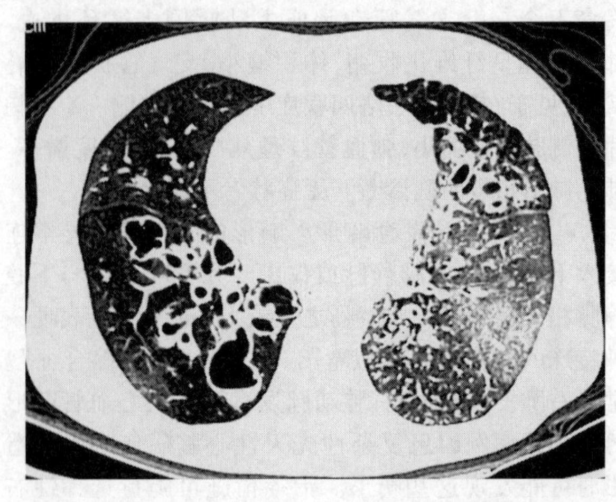

图69-10　支气管扩张高分辨CT征象

5

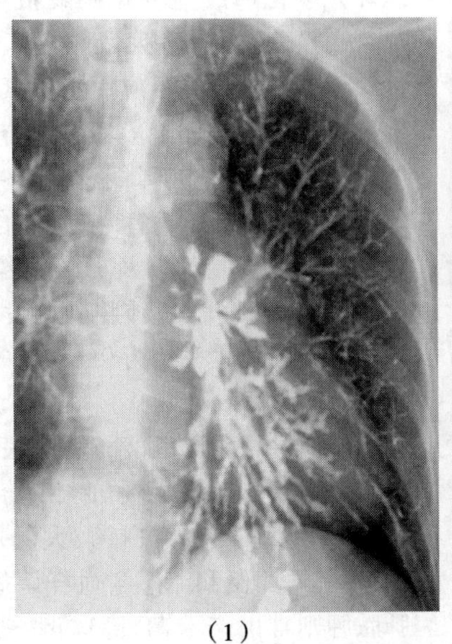
(1)

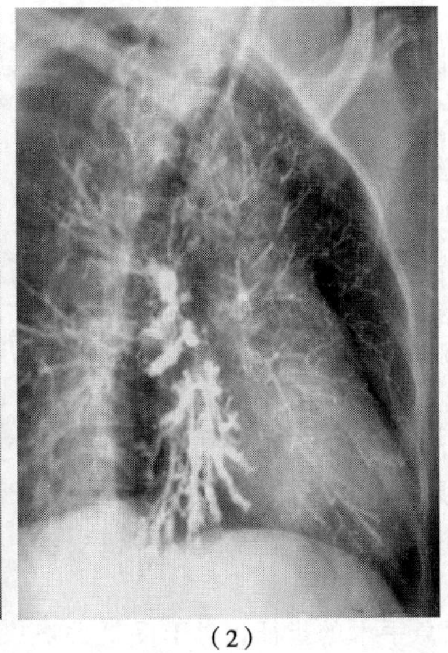
(2)

图 69-11 支气管扩张支气管碘油造影征象

构,延伸到外周肺野甚至胸膜下,在扩张的支气管旁有伴行的圆形小动脉依附,当支气管轴平行于扫描平面时呈"双轨征",垂直于扫描平面时则为"印戒征",是支气管扩张的特异性征象;②囊状支气管扩张的支气管远端呈囊状膨大,多表现为蜂窝状成簇的小囊腔,管腔内充满黏液时似葡萄珠样,合并感染时其内可出现气液平,是支气管扩张最具特征性的征象;③囊柱状支气管扩张与柱状支气管扩张相似,只是管径扩张更不规则,形似静脉曲张或珍珠项链样,扩张的程度更严重,不仅支气管远端扩张呈棒状,常常整个支气管、包括近端也扩张。

纤维支气管镜检查可查明有无支气管狭窄、异物、肿瘤,通过支气管镜可吸除痰液,摘除异物,对大咯血患者可判断出血来源,也可经支气管镜注入造影剂行局部选择性造影检查。此外,应常规取痰液标本做细菌培养及药物敏感度试验,为抗生素选择提供依据。

【治疗】

积极治疗呼吸道感染,严格执行百日咳、麻疹等传染病的疫苗接种,对预防支气管扩张具有重要意义。

支气管扩张一经诊断,首先应采取积极的内科治疗。要鼓励患者有效的咳嗽排痰,充分引流痰液。超声雾化吸入、口服祛痰剂和支气管解痉药物,可使痰液稀薄便于咳出。体位引流能促进脓液的排除,根据病变部位,采取不同的体位,使支气管扩张的肺叶位置抬高,便于脓液流入主支气管和气管而咳出。纤维支气管镜吸痰以及反复冲洗引流效果更佳,同时还可收集痰液或分泌物作为细菌学检查标本。呼吸道急性感染时,根据最近的细菌培养和药物敏感试验结果,全身和局部合理应用抗生素。应在短期内使用治疗剂量,通常可考虑静脉使用 2~3 周后改为口服剂量,持续应用抗生素易产生耐药菌,临床不宜采用。对支气管扩张的病原治疗也相当重要,应预防呼吸道感染的反复发作,及时解除对支气管的压迫和阻塞因素,以防止支气管扩张病变加重。长期支气管扩张的患者,全身营养状况差,需给予支持治疗以增加机体抵抗力,促进康复。

手术是唯一潜在可能治愈支气管扩张的治疗手段。尽管随着有效抗生素和保守治疗手段的发展,部分支气管扩张患者的症状能得到有效控制,但对于特定患者,手术仍是非常有效的。一般所来,支气管扩张患者的手术指征包括:支气管病变已不可逆且病灶局限;切除病变肺后仍能保留足够的肺功能;患者存在明显的症状,如咳嗽,咯血,反复发生肺炎等。

手术前应行纤维支气管镜检查,以除外支气管狭窄、肿瘤或异物等病变。CT 检查对制定手术方案至关重要。肺功能检查对病变局限的患者常常意义不大,但对病变范围较广或再次手术的额患者则很重要。对边缘性肺功能者,分侧肺功能测定有一定帮助。严重肺功能减退的患者禁忌手术。术前需改善患者全身营养状况,加强抗感染治疗。急性感染期不宜手术,应在炎症消退 2~3 周后进行。麻醉插管宜采用双腔气管插管,以防止术中血液和感染物流入对侧肺。

彻底切除病灶和最大限度保存正常肺功能,是外科手术治疗支气管扩张的基本原则。病灶切除不完全可导致不良的临床效果。由于支气管扩张主要是累及肺段的病变,除非病变局限于一个肺叶,肺段切除是最常用的手术方式。单侧病变最常见的手术范围是下叶基底段结合中叶或舌段切除。单侧全肺切除术的并发症发生率和死亡率均较高,而且治疗效果较差,临床上应慎重考虑。一般在出现危及生命的症状或一侧为无功能的毁损肺,而对侧肺功能良好时,才作全肺切除术。双侧局限性病变,一般先对病变较重的一侧施行手术,3~6个月后再施行另一侧手术。对少数年龄轻,全身情况良好,余肺有足够代偿功能的患者,可施行双侧病灶同期切除。双侧病肺切除时,应保证至少两个肺叶完整,中叶不在其中。双侧病变广泛且有严重感染或大咯血,经内科治疗无效的患者,可切除病变最严重的部分,以希望术后病情改善,但其临床治疗效果则较差。此外,对各种保守治疗均无效的终末期患者,也可酌情考虑肺移植手术治疗。

大咯血是考虑紧急手术的指征。对于反复大咯血的患者,如果其病变部位明确,可在咯血间隙期手术。若咯血不止,宜紧急切除病肺;对出血部位不明确的大咯血患者,临床处理相当棘手。紧急支气管镜检查,可用于出血定位、清除积血和暂时止血,为手术创造条件,其中硬质支气管镜效果更佳。选择性支气管动脉造影及栓塞术也是一种可靠而有效的方法,可明确出血部位并迅速控制咯血,为进一步择期手术创造机会。气管镜下球囊阻塞出血的段支气管在紧急情况下也有助于避免大咯血患者发生窒息。对曾行肺切除术、病变广泛、肺功能严重衰退而无法接受外科治疗的患者,此法是控制咯血的最终治疗手段。

据文献报道,支气管扩张的肺切除手术死亡率在0~8.3%。常见的术后并发症有肺炎、肺不张、支气管胸膜瘘、脓胸、胸内出血等。术后保持呼吸道和胸腔引流通畅,积极给予抗生素治疗,是预防感染性并发症的重要措施。

5

【预后】

80%以上的患者术后症状消失或明显改善,其中单侧局限病变的患者术后效果最佳,单侧全肺切除和双侧病变者术后效果较差。

少数患者术后仍残留症状,其主要原因有:①支气管扩张病灶切除不完全;②肺切除术后,剩余肺叶或肺段发生扭曲以及过度膨胀,诱发新的支气管扩张病变形成,这种情况多见于舌段和中叶;③支气管残端肉芽肿形成;④术前合并症未能控制以及术后发生并发症。

(王 群)

二、肺 脓 肿

肺脓肿(lung abscess)是由于多种病因引起的肺组织化脓性病变。早期为化脓性炎症,继而局部肺组织坏死液化形成空腔并积聚脓液形成脓肿。临床特征为高热、咳嗽和咯大量脓臭痰。多发生于壮年,男性多于女性。自广泛应用抗生素以来,多数肺部化脓菌感染在急性炎症阶段即可愈合,肺脓肿的发病率已明显降低,死亡率亦降低至5%~10%。但近年来,由于糖尿病、化疗、器官移植后或自身免疫系统疾病患者使用免疫抑制剂以及HIV感染等导致免疫功能受限的患者日益增多,肺脓肿的发病率又呈增高趋势,该类患者的死亡率约为9%~28%。

【病因】

肺脓肿常为厌氧菌与需氧菌混合感染所致,常见的致病菌有厌氧球菌/杆菌、β-溶血性链球菌、金黄色葡萄球菌、肺炎克雷白菌、大肠埃希菌、铜绿假单胞菌、嗜肺军团菌和流感嗜血杆菌等。免疫缺陷患者的肺脓肿则常由诺卡菌、隐球菌、曲菌、藻菌、非典型分枝杆菌(主要为鸟胞内分枝杆菌或堪萨斯分枝杆菌)或革兰阴性杆菌引起。

肺脓肿的发病原理与病因有密切关系,可分为原发性和继发性两种类型。

1. 原发性肺脓肿 以吸入性肺脓肿最为常见。在正常情况下,支气管黏膜上皮的纤毛活动和咳嗽反射都有排除呼吸道分泌物和异物的防御功能。但当醉酒、麻醉、昏迷、溺水、脑血管意外、外伤、上呼吸道和口腔手术、镇静药物过量以及熟睡等情况下,咳嗽反射被抑制或减弱。口腔和上呼吸道带有致病菌的分泌物即可被吸入肺部致使细支气管阻塞,从而导致远端肺组织化脓性感染。鼻窦炎、龋齿病、反流性食管炎、贲门失迟缓症以及食管癌梗阻严重的患者亦较易出现致病菌被吸入下呼吸道的情况。有将近23%~29.3%的患者未能发现明显诱因,可能是由于受寒、极度疲劳等因素的影响,全身免疫状态与呼吸道防御功能减低,在深睡时吸入口腔的污染分泌物而发病。吸入性肺脓肿常为单发,且其发生部位与解剖结构及体位有关。由于右总支气管较徒直,且管径较粗,吸入性分泌物易吸入右肺,故右肺发病多于左肺。仰卧位时,好发于低位的下叶背段或上叶后段;坐位或半坐位时,好发于下叶基底段。此外,有40%的肺脓肿患者是由化脓性链球菌、肺炎克雷白菌以及金黄色葡萄球菌等引起的坏死性肺炎所致。而在因各种原因导致免疫功能受限的患者中,肺脓肿可由机会致病菌所致。

2. 继发性肺脓肿 以支气管肺癌、支气管内异物以及支气管狭窄等原因引起的支气管阻塞最为常见。继发性肺脓肿亦可继发于其他肺部疾病,如空洞性肺结核、肺梗死、支气管扩张、支气管囊肿和支气管肺癌继发感染等。胸部钝性或穿透性创伤导致肺组织血肿或有异物存留，均可继发化脓性感染而形成肺脓肿。肺部邻近器官化脓性病变如膈下脓肿、肝脓肿、化脓性纵隔炎、椎旁脓肿等亦可穿越肺与胸膜间的间隙直接侵入肺组织继发肺脓肿。皮肤创伤、疖痈、骨髓炎、产后盆腔感染、亚急性细菌性心内膜炎等产生的感染性栓子经血液循环带入肺内血管，造成局部梗死，组织坏死，亦可引起血行性肺脓肿，该类病变常为多发性，无一定分布，常发生于两肺的边缘。

【病理】

病变早期细支气管阻塞，肺组织炎性坏死，脓腔内充满坏死组织碎屑和脓液。在急性期脓腔内壁为脓性纤维蛋白物质与周围病变的肺组织相连接。病变区小血管大多栓塞，破损时可引起出血。脓肿形成后，脓液积聚在脓腔内导致张力增高，最后可破溃至支气管内，咳出大量脓痰。同时气体进入脓腔，在X线片上显示液平面。病程经历较长时间后脓腔内壁生长肉芽组织，并可覆盖以立方形或假复层柱状上皮，脓腔周围肺组织逐渐形成瘢痕。如果脓腔较小，经支气管引流通畅，则瘢痕收缩促进脓腔消失痊愈。肺脓肿病变范围多数只限于一个肺段，但亦可穿越肺段界限及邻近肺叶。周围小支气管因受病变肺组织的牵拉往往呈现支气管扩张。大多数肺脓肿靠近胸膜，在炎症早期即可侵及胸膜伴发胸膜炎，引起胸膜粘连。脓肿穿破脏层胸膜则引起脓气胸。少数肺脓肿还可侵入胸壁甚至穿破胸壁皮肤形成支气管胸膜皮肤瘘，甚至可经血液循环或椎前静脉丛侵及脑组织而引发脑脓肿。

【临床表现】

肺脓肿可根据持续时间分为急性(<6周)和慢性(>6周)。肺脓肿的临床表现随不同的发病机制而异。大多数患者有吸入性肺炎病史，起病急剧，在化脓性坏死性肺炎期有寒战、高热、咳嗽、咳出黏液性或黏液性脓痰等症状。病变累及胸膜者可有同侧胸痛。起病后1周左右脓肿穿破支气管后痰量骤然增多每日可达数百毫升，痰液呈脓性，40%～75%的患者为腐臭痰，有时痰中带血。脓液得到引流后，急性感染症状减轻，体温下降。如脓液经支气管引流通畅并及时应用足量适当的抗生素，脓肿可能痊愈。但较大脓肿破溃至支气管时，可致脓液广泛支气管播散从而伴发弥漫性肺炎和成人呼吸窘迫综合征。若脓液经支气管引流不通畅，则肺部化脓性感染持续存在，脓肿周围肺组织形成纤维瘢痕从而演变为慢性脓肿，临床表现则主要有慢性咳嗽、大量恶臭脓痰，痰液静置后分为三层。此外，患者可出现反复咯血、消瘦和贫血等症状，急性炎症反复发作时体温升高。继发脓气胸、脑脓肿、胸壁脓肿或支气管胸膜皮肤瘘者亦呈现相应的症状和体征。

肺部病变范围较小时可不呈现异常体征。肺部炎症范围较广的患者叩诊可呈浊音，呼吸音减弱并可有湿啰音。慢性肺脓肿患者可有患侧胸壁轻微塌陷、呼气常有腥臭气味，伴有杵状指等体征。

实验室检查常显示血白细胞计数和中性粒细胞计数增多，红细胞沉降率增快和轻度贫血。痰涂片检查细菌、真菌和分枝杆菌，痰细菌学检查包括需氧/厌氧菌培养及药物敏感试验有助于了解致病菌和选用抗生素。因口腔内含厌氧微生物，故痰液易受污染，检查所用痰液尤其是怀疑厌氧菌感染时可通过气管吸引、经胸壁穿刺吸引或采取保护性毛刷经纤维支气管镜吸出标本进行定量培养，但上述方法不常使用。脓毒血症引起的肺脓肿，血液细菌培养可发现致病菌。

【诊断】

肺部急性炎症有寒战、高热、咳嗽、胸痛等症状，继而咳出大量恶臭脓痰的患者，尤其是发病前1周左右有昏迷、溺水、麻醉、鼻或口腔等部位手术或异物吸入病史的患者，均应高度怀疑肺脓肿的可能。后前位及侧位胸部平片X线检查发现脓腔及液平面，周围有大片炎症改变(图69-12)，则可明确诊断。胸部CT显示病变多呈类圆形的厚壁脓腔，腔内可见有液平出现，脓腔内壁常表现为不规则状，周围肺组织可有炎症表现(图69-13)。支气管镜检查可查明支气管内有无异物或肿瘤，若为支气管肿瘤则可摘取作活检，如见到异物可取出使引流恢复通畅。痰细菌学检查可明确致病菌。

肺脓肿常需与中央型支气管肺癌导致的癌性空洞继发感染、支气管扩张、继发于支气管胸膜瘘的脓胸、结核、球孢子菌病及其他霉菌性肺部感染、感染性肺大疱或气囊肿等疾病相鉴别。

5

【治疗】

1. 抗感染治疗　尽早应用敏感抗生素治疗可促进肺部化脓性感染消散吸收，降低肺脓肿的发生率。在肺脓肿形成的早期，选用对致病菌敏感的足量抗生素。鼓励患者咳嗽排痰，作体位引流或经纤维支气管镜吸除痰液，并加强营养增强体质。对于抗感染治疗的维持时间目前尚无定论。一般均在6～8周或更长，在症状有改善的患者每周或每两周可行胸部平片或CT检查，并在胸部影像学检查已无明显病变或只有残留的小病灶时结合临床症状，考虑停止抗感染治疗。抗感染治疗的治愈率约为75%～88%。

经过上述治疗2周内未能起效的少数病例(约10%～15%)，可考虑采用有创性操作如细针穿刺活检获取组织进行细菌学检查以调整抗生素的应用，未

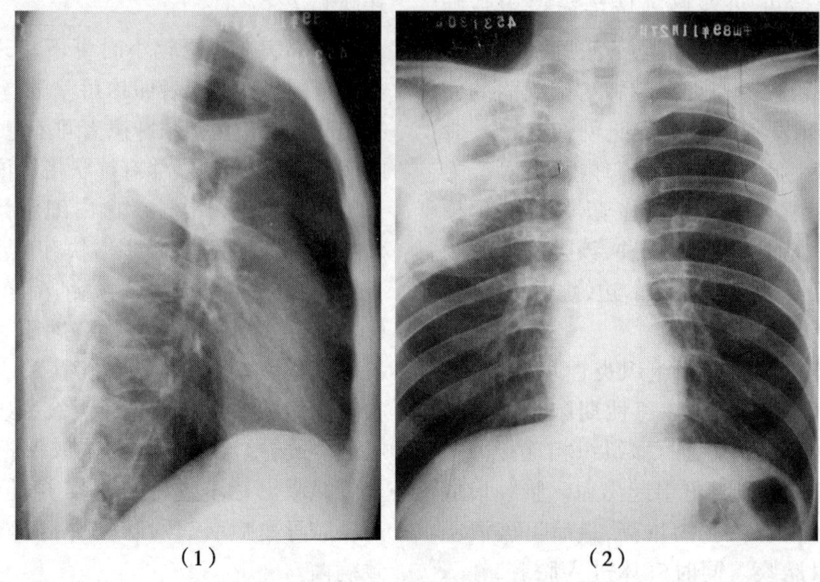

图 69-12　肺脓肿 X 线征象

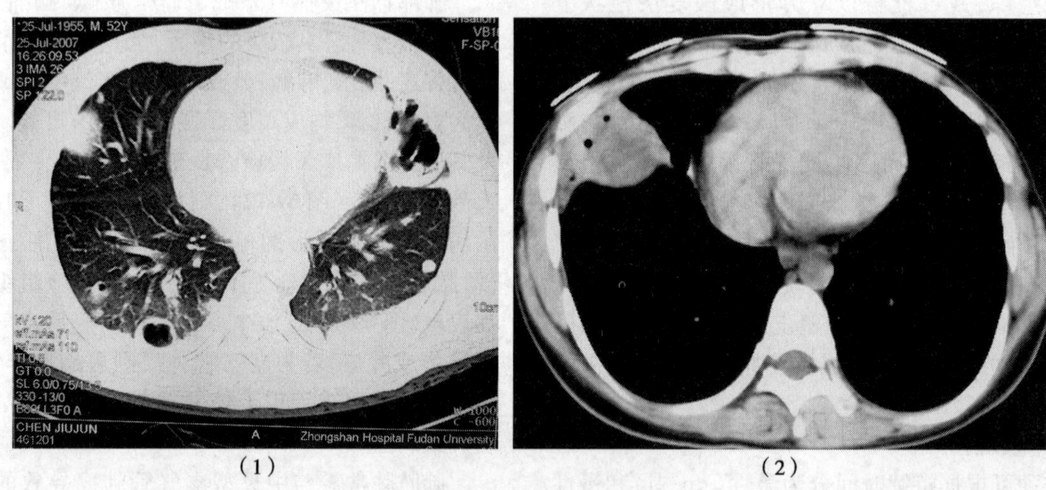

图 69-13　肺脓肿 CT 征象

5

曾行纤维支气管镜检查的患者行纤维支气管镜检查以排除支气管内梗阻，必要时可考虑外科干预手段，包括外引流及手术切除感染病灶等。外科干预的适应证包括：经正规内科治疗 2 个月以上不能达到痊愈的慢性肺脓肿；脓肿直径大于 4～6cm；脓肿液平面增高；X 线显示有不可逆性病灶的患者，如大于 2cm 的厚壁空洞、大块炎性或纤维化病灶；范围较广的支气管扩张或因支气管狭窄引起的肺不张或张力性空洞等；坏死性感染所致多发性肺脓肿；并发支气管胸膜瘘、脓胸、反复气胸的患者；不能排除肿瘤的患者；无法控制的大咯血以及存在中毒症状而需行急诊手术的患者。

2. 外引流术　主要包括胸壁切开置管引流术、CT 或 B 超引导下经皮穿刺引流术以及胸壁开窗引流术三种方法。目前以经皮穿刺引流术应用最为广泛，其治愈率可达 73%～100%，并发症发生率为 0～21%，死亡率为 0～9%。

若患者病情较重不宜搬动或经皮穿刺引流失败的患者可考虑床旁行胸壁切开置管引流术，术前必须作详细的 X 线检查或 CT 检查以明确病变部位，选定靠近肺脓肿的胸壁引流部位，这样仅需切开较浅层的肺组织，而且该处大多已有胸膜粘连。

在胸壁切开置管引流术失败后，胸壁开窗引流术仍可取得一定效果。施行开窗引流术可应用局部或全身麻醉。必须经病变肺组织与胸壁间已形成粘连区作肺切口，以避免脓液溢入胸膜腔继发脓胸。通常切除短段肋骨，明确该区域胸膜已有粘连后先用穿刺针抽出部分脓液以确定脓肿的位置和深度，然后用电灼切开肺组织直达脓腔，吸除脓液和坏死组织后置入较大口径的引流管，术后作脓腔负压吸引引流，但不可直接冲洗脓腔以免引发剧咳以及脓液经支气管流入其他肺叶。肺脓肿引流后，体温下降，临床症状和 X

线征象均可得到改善。引流2～3周待脓腔缩小、引流量减少时可改用短橡皮管或纱条引流。大多数患者拔出引流物后创口可自行愈合，但亦有少数患者残留有支气管胸壁窦道需作其他处理。

3. 肺叶切除术　大约仅有不到10%的肺脓肿需考虑行肺叶切除术，肺叶切除术的适应证包括疑为空洞型肺癌的患者；X线或CT显示有不可逆性病灶的患者，如大于2cm的厚壁空洞、大块炎性或纤维化病灶；无发热和白细胞增高的肺脓肿患者；并发支气管胸膜瘘、脓胸、反复气胸的患者以及无法控制的大咯血或存在中毒症状而需行急诊手术的患者。肺脓肿行肺叶切除手术的治愈率接近90%，死亡率约为1%～13%。经双腔插管麻醉或患侧支气管阻塞或将气管导管直接插入健侧支气管以避免术中患侧脓液或血液溢入对侧肺导致感染扩散至关重要。慢性肺脓肿患者往往存在胸膜粘连紧密、滋养血管较多、支气管血管扭曲增粗、炎症改变的淋巴结常与肺动脉分支以及支气管粘连紧密等情况，因此肺切除术的操作难度较大，术中应细致止血并及时补充血容量。术毕应清除呼吸道分泌物。术后应注意保持胸腔引流通畅，以促使余肺尽量复张，避免并发脓胸。近年来，对于咯血的患者采取支气管动脉栓塞术亦取得了较好疗效，但有待进一步的临床研究证实。

（王　群）

第六节　肺　结　核

结核病是结核分枝杆菌引起的慢性传染病，可累及全身多个脏器，其中以肺部感染最为常见，占各器官结核病总数的80%～90%，其中痰液中检出结核菌者称为传染性肺结核病。人体感染结核菌后不一定发病，只有在抵抗力低下是才会发病。

然而，目前由于耐药菌的出现及扩展，HIV、治疗规划的问题导致全世界范围结核病的疫情明显上升，全球目前结核患者约2000万，每年死于该病的患者约300万，大部分在发展中国家。我国结核发病率较高，每年约有13万人死于肺结核，是我国十大死亡病因之一。

尽管在现代抗结核治疗条件下，肺结核需手术治疗的患者显著减少，但仍有部分肺结核患者，由于未获得及时和适当的内科治疗，或因结核菌产生原发性和继发性耐药，保守治疗失败或并发严重后遗症，需行外科手术治疗。

值得注意的是外科治疗仅是肺结核综合疗法的一个组成部分，其目的是切除损坏严重的结核病灶，或使病变肺组织萎陷，促进其愈合。手术本身往往不能消除所有的结核病灶和结核菌，因此在手术前后应特别重视抗结核的全身疗法，包括应用高效敏感抗结核药物，注意劳逸结合、加强营养，增加免疫力等综合措施，才能提高治愈率，防止和减少手术后并发症或病变复发。

肺结核外科治疗目前最常用的是肺切除术，其次是胸廓成形术，还有肺结核空洞清除术、经皮肺介入治疗空洞性肺结核等术式。至于其他种类的如膈神经压榨术、胸膜外或骨膜外填充术萎陷疗法等方法，近年来已很少应用。在病变条件许可时胸腔镜微创手术也是一项不错的选择，可以减少患者痛苦。

一、肺切除术

肺切除术治疗肺结核，是将遭受严重破坏难以恢复的病肺切除，此术式始于19世纪晚期。在相当长一段时期内，由于手术死亡率和术后并发症发生率甚高，因此未获推广。直至20世纪40年代，随着链霉素、对氨基水杨酸和异烟肼等有效的抗结核药物相继问世，使肺结核感染在手术前能够得到控制，手术后使残留病灶能得到治疗，加以临床医师对呼吸循环生理认识的不断提高，手术和麻醉技术的改进等，该手术才得以推广应用，并取得了较为满意的效果。

【适应证】

1. 空洞型肺结核　干酪样结核病变溶解液化后经支气管排出，形成空洞。如经正规内科治疗长期不闭合，特别是痰菌持续阳性而药物无法控制者、周围有坚厚纤维组织的厚壁空洞、有支气管病变而引流不畅的张力性空洞，直径大于3cm的巨大空洞，应及早考虑肺切除术。切除术具有消灭感染源、防止结核病扩散的积极预防意义。虽耐药菌病例手术切除的并发症较敏感菌或细菌转阴者多，但不做手术切除则预后更差。

2. 毁损肺　一叶或一侧肺有广泛的纤维干酪样病变，常伴有结核性支气管扩张和散在多个小空洞或肺化脓症。该叶或该侧肺基本上已失去呼吸功能，痰多、咯血且长期痰菌阳性。如对侧肺无明显活动性结核病变，肺功能和全身状况许可，应根据病变范围作肺叶或一侧全肺切除。

3. 结核性支气管扩张或狭窄　这是支气管内膜结核的后遗症。手术适应证包括支气管结核并发支气管狭窄、远端肺不张或支气管扩张者；并发远端阻塞性化脓性肺炎，痰菌持续或间断阳性者；痰菌持续阴性，但有反复大量持续咯血或化脓性炎症者。

4. 结核球　其病理改变主要是包裹性干酪样坏死组织或结核性肉芽组织。如直径大于3cm，不能排除肺肿瘤，或痰菌阳性者和细菌转阴前出现耐药菌者应手术治疗。

5. 伴有严重并发症 结核性脓胸或伴支气管胸膜瘘;无法控制的大咯血;或并发肺癌可能的。

【禁忌证】

1. 肺结核正在扩展或处于活动期,全身症状重,血沉等基本指标不正常,或肺内其他部位出现新的浸润性病灶。

2. 合并肺外其他脏器结核病,经过系统的抗结核治疗,病情仍在进展或恶化者。

3. 临床检查及肺功能测定提示病肺切除后将严重影响患者呼吸功能者,一般情况和心肺代偿能力差及其他脏器功能不能耐受手术者。

【手术方式的选择】

手术原则是尽可能切除严重破坏的病肺组织而尽量保留健康的肺组织和消灭残腔。因此,根据病变的范围,可分别选用肺楔形切除、肺段切除、肺叶切除或一侧全肺切除。双侧肺病变均有切除指征时,应根据患者的具体情况,考虑同期或分期施行病肺切除。

如需切除的病变波及同侧肺的一个肺叶以上,而有的病变仅局限于某个或某些肺段,应尽量保留健肺组织、维护肺功能,可施行多个肺段或肺段加肺叶切除术。

【术前准备】

1. 支气管镜检查 可以了解切除范围以外的支气管内膜有无活动性结核病变。如果有病变,应继续抗结核治疗,待控制后再手术。否则极易产生支气管胸膜瘘等并发症。

2. 肺功能检查 需作较广泛的肺切除,而且该部分肺尚有一定的呼吸功能者,以及平时有肺功能不足表现者,应作肺功能检查,以估计其能否耐受手术。

3. 加强抗结核药物治疗 患者手术前应经过不少于6个月的正规抗结核药物治疗,最好根据结核菌培养结果加药物敏感试验选用抗结核药物,以便术后能发挥药物的保护作用。在抗结核药物的充分保护下施行手术,以防止或减少手术并发症的发生,以及残留病变的恶化或发展。对患者做好宣教解释工作,使之更好配合手术。

4. 术前加强治疗 空洞型肺结核和有支气管扩张、痰液较多的患者,术前应加强治疗,包括体位引流和应用控制继发性感染的药物,务使痰液转少,以减少术中痰液溢入其他肺内、引起结核播散的机会。

【术后处理】

肺结核肺切除术后早期注意事项及一般处理,与非结核性病变的肺切除相同。支气管内膜结核患者在围术期可用含有卷曲霉素等的抗结核药物雾化吸入,预防支气管残端瘘。继续维持手术前所用抗结核药物治疗。出院后口服三种以上有效敏感的抗结核药物。每3个月拍胸CT片复查1次,一般建议持续用药1年以上,巩固手术疗效。过早停药会导致病变复发或残留病灶恶化。必要时应用支持疗法及免疫增强剂。

【并发症】

1. 支气管胸膜瘘 结核病患者的发生率显然比非结核病者为高。原因有:①支气管残端有内膜结核,致愈合不良;②有感染或胸膜腔感染侵蚀支气管残端,引起炎性水肿或缝线脱落致残端裂开;③支气管残端处理不当,如残端周围组织剥离过多致供血受损;或残端缝合后未妥善覆盖有活力的带蒂软组织促进愈合;或残端过长,致分泌物潴留感染;或术后残腔未妥善处理;或支气管残端闭合不良,致发生残端瘘。若胸膜腔内有气-液平面,经排液10~14天后仍持续存在,加上患者有发热、刺激性咳嗽,术侧在上卧位时加剧,咳出果酱样痰液,应疑已并发支气管胸膜瘘。向胸膜腔内注入亚甲蓝液1~2ml后,如患者咳出蓝色痰液即可确诊。瘘的处理取决于术后发生瘘的时间。可先用气管镜作黏膜下注射硬化剂闭合或纤维蛋白胶封堵较小瘘口。如不成功,早期病例可重新手术修补瘘口,先将残端解剖游离,将支气管口上的上皮去除干净,缝合新鲜的残端,再将其妥善包埋在附近的游离肌瓣、纵隔胸膜或大网膜组织下面。较晚者宜安置闭式引流,排空感染的胸膜腔内液体。若引流4~6周瘘口仍不闭合,需按慢性脓胸处理。

2. 顽固性含气残腔 大都并不产生症状,此腔可保持无菌,可严密观察和采用药物治疗,几个月后可能逐渐消失。少数有呼吸困难、发热、咯血或持续肺泡漏气等征象,则需按支气管瘘处理。

3. 脓胸 结核病肺切除后遗留的残腔易并发感染引起脓胸,其发病率远较非结核病者为高。诊治原则可见本章第五节关于脓胸的叙述。

4. 结核播散 若在术前能采用有效的抗结核药物作术前准备,严格掌握手术适应证和手术时机,特别是痰菌阴性者,本并发症并不多见。相反,痰菌阳性、痰量多,活动性结核未能有效控制,加上麻醉技术、术后排痰不佳以及并发支气管瘘等因素,均可导致结核播散。

上述各并发症常互相影响,较少单独发生。故应注意结核病治疗的整体性,方能获得较好疗效。

【肺切除后胸内残腔的处理】

肺切除后遗留较大的胸内残腔时,易招致胸腔感染和支气管胸膜瘘的发生。此外,残腔的存在促使同侧及对侧肺发生代偿性肺气肿,易招致残留病变的复发或恶化。另外,由于气管和纵隔移位和代偿性肺气肿，影响心肺功能，因此肺切除术有时应附加消灭或减小胸内残腔的措施。

1. 一侧全肺切除或同侧或对侧余肺尚有残留病变的肺叶切除术，必要时应附加胸廓成形术。一般情况下，上叶切除术者，骨膜内切除第2~5肋、全肺切除者切除第2~8肋的一部分，使胸壁软组织塌陷，以消灭或减小残腔。在一般情况下，争取胸廓成形术与肺切除术同期施行。如患者全身情况较差，肺切除手术本身历时已较长，或术中出血较多等情况，则可于肺切除术后3个月，根据情况再作胸廓成形术。年龄小、身体发育尚未成熟者，不宜施行范围较广的胸廓成形术，以免因手术侧胸廓塌陷，不能随身高增长而相应扩展，造成严重脊椎侧弯及体态变形。

2. 余肺无明显残留病灶的单叶或连同中叶的上叶或下叶切除，一般不需要施行胸廓成形术。为减少胸内残腔，可充分分离余肺与壁层胸膜的粘连和叶间裂的粘连，切断肺下韧带（上叶或上、中叶切除时），使余肺得以充分扩张。术后同侧膈肌会相应抬高，必要时尚可作气腹促使膈肌升高，以减小胸内残腔。

3. 肺段切除术后，肺断面持续漏气超过7~10天且无停止趋势者，或发生支气管胸膜瘘时，应及时施行气管镜下注射硬化剂进行瘘修补，失败者则需行开胸术行瘘修补同时附加较彻底的胸廓成形术，以杜绝脓胸的发生和发展。肺段或肺叶切除术后1个月，胸CT片检查示余肺膨胀不佳，肺上界低于第5后肋水平者，同时考虑小瘘存在的亦应考虑施行局部胸廓成形术，以消灭胸内残腔。

【预后】

肺切除治疗肺结核的结果，取决于手术适应证的掌握、手术处理和手术前后综合治疗。在各方面妥善处理的情况下，大多数患者是可以顺利康复的，远期疗效也比较好。

二、胸廓成形术

胸廓成形术或称胸廓改形术，是一种萎陷疗法，即通过切除病肺相对应的部分肋骨，使胸壁内陷，病肺受压缩而萎陷，使其得以静息，有利于组织愈合和促进空洞闭合。同时，萎陷处血液和淋巴回流减缓，可减少毒素吸收，且局部相对缺氧，不利于结核菌繁殖。胸廓成形术是链霉素等抗结核药物问世之前较为常用的和行之有效的手术治疗方法。半个世纪来，国内外广泛开展了肺切除术治疗肺结核，并取得了较为满意的效果。因肺切除术较之胸廓成形术具有术后康复较快、不出现胸廓畸形等优点，故常为患者和外科医师所接受。但对于需要外科治疗而不适于施行肺切除术的患者，胸廓成形术仍不失为一种有效的手术方法。因此，两种手术既有其共同的适应证，又各有其特殊的适应证。

【适应证】

1. 一侧上叶肺有慢性纤维空洞或大片纤维干酪病变，痰菌阳性，下叶亦有病变者。此种病例如行肺切除疗法，可能需作全肺切除，肺功能损失太大，且亦需附加胸廓改形术，以减小胸内残腔。如仅行上叶切除，也需附加部分胸廓成形术，以防下叶病灶因肺过度膨胀而恶化。

2. 双侧上叶慢性纤维空洞，可考虑分期作双侧胸廓成形术。

3. 一侧毁损肺，对侧无病变或病变已稳定，虽亦可作肺切除，但如患者一般情况欠佳，或估计肺切除有困难并有较大危险，可考虑施行胸廓成形术。

【禁忌证】

1. 渗出性或浸润性病变为主的肺结核。仍应采用以药疗为主的非手术疗法。

2. 痰多或反复咯血或为张力性空洞的合并支气管结核病变者。

3. 厚壁空洞、下叶或靠近纵隔的空洞。

4. 结核性球形病灶或结核性支气管扩张。

5. 青少年患者，因术后可引起胸廓或脊柱侧弯明显畸形。

【手术要点】

典型的胸廓成形术（俗称标准胸改）是分期切除肋骨，手术自上而下进行。每次切除肋骨的数目一般不超过3~4根，每根肋骨必须切除足够的长度，后端包括胸椎横突，前端在上3根肋骨包括部分肋软骨，以下逐渐多保留前端肋骨。切除肋骨的根数应根据病变的位置和范围而定，一般需达病变下两根肋骨。每期手术间隔时间约为3周，剥离骨膜及切除肋骨时，应防止损伤壁层胸膜，以免产生血、气胸。一旦发生，应安放胸腔引流管。

为了避免多期手术，曾有过某些改良术式，但远期效果不如典型手术。也有人主张按典型手术的要求，一期完成，手术后用软敷料加压包扎胸壁软化处，避免术后早期胸廓反常呼吸运动。对壮年及全身情况较佳的患者，可考虑一期完成手术。

【术前准备与术后处理】

手术前准备与肺切除术基本相同。

手术后处理：手术完毕后即用棉垫或纱布团置于胸壁软化区，外用胸带包扎，保持胸壁塌陷，减轻胸壁反常呼吸运动。手术后尽量保持头颈、肩和脊柱在正常位置，避免出现头颈偏向健侧、胸椎突向手术侧、术侧肩部抬高等畸形。

其他术后处理大体上与肺切除术相似。由于结核病灶仍存在,术后抗结核药治疗及疗养康复期均需相应延长,加强支持疗法及应用免疫增强剂。每 3 个月进行痰菌、血沉、胸 CT 部摄片等检查,如连续两次痰菌阴性、血沉正常、空洞已闭合,肺内无新病灶且原有病灶均呈稳定状态,全身情况良好时,可适当增加活动量,并考虑恢复工作。

(马勤运 陈晓峰)

第七节 肺真菌感染

真菌在自然界中种类繁多,广泛存在于土壤、植物、谷类、禽畜以及人体的皮肤、黏膜表面等处。真菌在工业、农业等方面对人类生活具有有利或有害的作用。在医学领域可以引起动物真菌感染,产生从皮肤到内脏的各种浅部或深部真菌病。随着医学真菌学的发展,更多种类的真菌被发现,真菌感染的诊断方法也取得很大进展。流行病学研究发现人体真菌感染并不罕见,在个别地区、一些真菌如组织胞浆菌、球孢子菌的感染率可高达 50% 以上。绝大多数真菌为条件致病菌,引起感染的过程常为自限性,受感染者不呈现明显临床症状,在较短时间内可自行愈好;或因病变局限于皮肤黏膜等表浅组织,未能引起患者和临床医师的重视。

近年来,深部真菌感染的发病率逐年增加,深部致病真菌可分为:①真性致病菌:球孢子菌、副球孢子菌、组织胞浆菌和芽生菌;②条件致病菌:念珠菌、曲霉、毛霉菌和隐球菌。真性致病菌主要引起外源性感染,侵犯免疫功能正常者,常呈地域性分布。条件致病性真菌感染多为内源性感染,与机体抵抗力降低,菌群失调密切相关,常发生于长期应用广谱抗生素、激素、免疫抑制剂、化疗药物和放疗后。肺部真菌感染是由吸入真菌而引起,肺外脏器的真菌感染,几无例外,病原侵入途径也是呼吸道,因此,肺真菌感染比较多见,临床表现易与结核病、肺化脓症和肺肿瘤相混淆,确定诊断大多需依靠微生物学和病理学检查。从事胸部外科临床工作的医师对肺真菌感染应有所了解,以便于注意预防严重真菌感染的发生和及时发现真菌感染病例。

总体而言,我国肺部真菌感染中绝大多数为条件致病性真菌,以念珠菌和曲霉菌最常见,其次为新生隐球菌;真性致病菌主要有组织胞浆菌和球孢子菌。下面分别介绍这几种常见真菌病。

一、肺念珠菌病

念珠菌病(candidiasis,moniliasis)是由念珠菌属或假丝酵母属的真菌导致的急性、亚急性或慢性感染。该真菌的致病力弱,常见的有白念珠菌(candida albicans)和热带念珠菌(candida tropicalis),由外界随食物或其他微生物进入人体,栖息于正常人口腔、上呼吸道、消化道、阴道、皮肤等处。念珠菌为条件致病菌,只有当机体抵抗力或免疫功能降低时才导致疾病。通常引起皮肤、黏膜等表浅组织感染。婴儿鹅口疮可感染到母亲奶头外伤处;念珠菌阴道炎可通过性接触导致包皮炎或龟头炎,因医疗需要放置血管内塑料导管,留置时间过久亦易诱发念珠菌感染。饮食中含糖量较多者消化道内发现念珠菌的机会增多。长时间应用广谱抗生素致机体内正常菌谱平衡紊乱,利用葡萄糖的其他细菌数量减少,从而促进念珠菌的生长繁殖;糖尿病患者应用免疫抑制剂、细胞毒性药物、肾上腺皮质激素,艾滋病患者及免疫缺陷患者等,念珠菌可侵入组织,转变成致病力强的菌丝型,并大量生长繁殖,严重者念珠菌进入血液循环导致败血症,侵入肺、心、肾、脑、肝、胃、肠等内脏器官。

【病理】

大多数念珠菌感染病例呈现皮肤、呼吸道或消化道黏膜浅表溃疡。大量念珠菌出现在黏膜表面脱落的上皮细胞团中,假菌丝向黏膜中生长,破坏黏膜上皮,病变向深部发展,达到黏膜下层。病变区炎症细胞反应一般为中等数量的淋巴细胞和一些中性粒细胞。黏膜表面形成溃疡者有肉芽组织增生。念珠菌侵犯内脏器官则引起的病变主要为凝固性坏死,可形成微小的脓肿。念珠菌侵犯心内膜呈现纤维化性增厚,在瓣膜的赘生物中可找到大量念珠菌的假菌丝和芽生孢子。

念珠菌侵犯气管、支气管黏膜形成浅表溃疡,黏膜表面可覆盖以由纤维蛋白和坏死的上皮细胞混合组成的假膜,其中含有念珠菌。肺念珠菌病在抵抗力较好的病例呈现为肉芽肿病变,病灶中以假菌丝为主,孢子数量较少,体积大。抵抗力较弱的病例则呈现化脓性炎变,病灶中心部位组织坏死,含数量较多,体积较小的孢子,菌丝则较少。

一般在急性念珠菌病灶中孢子数量较多,在陈旧性病灶中则假菌丝较多。受感染的组织显微镜检查可见到小而圆或卵圆形薄壁芽生孢子,直径约 3~5μm,革兰染色阳性,常有假菌丝。苏木精-伊红染色可显示念珠菌芽生孢子与假菌丝。芽生孢子在中性粒细胞等细胞胞浆内及细胞外均可见到。在组织切片中,芽生孢子内含有数个空泡,几个空泡可融合成一个较大的空泡。病理切片检查见到标准的念珠菌酵母型及假菌丝,可以明确诊断。

【临床表现】

念珠菌病可分为三种类型:

1. 皮肤或黏膜感染 皮肤念珠菌病常见于腋窝、乳房下、腹股沟、会阴部、甲沟等皮肤皱褶潮湿部位，呈现界限清楚、表面糜烂的炎症斑片，周围有散在的丘疹或丘疤疹。黏膜念珠菌病常见于口腔(鹅口疮)、阴道等处，表现为由散在的或融合成片的乳白色薄膜覆盖的表浅糜烂或溃疡。

2. 内脏感染 内脏念珠菌病多见于呼吸道、消化道和泌尿道。念珠菌侵入呼吸道导致气管、支气管炎和支气管肺炎。支气管炎在临床上呈现咳嗽、咳白色黏液痰，有时痰中带血丝，体温正常或有低热。肺炎病例则有畏寒、高热、咳嗽、咳黏液或脓性痰液，有时带有血丝。胸部 x 线检查显示肺野弥漫性斑片或大片炎症阴影。慢性病例常有纤维组织增生和肺气肿征象。

3. 播散性念珠菌感染 全身播散性念珠菌病或念珠菌败血症的发病率近 20～30 年显著增多，且常与药物、手术、插管等医疗措施有密切关系。长期应用大剂量广谱抗生素、治疗肿瘤的细胞毒药物、肾上腺皮质激素，以及器官移植术后免疫抑制药物治疗等均易导致念珠菌败血症。气管切开、气管插管、长期留置导尿管、引流管以及血管内导管等均可成为念珠菌侵入人体的途径。念珠菌败血症的临床表现与细菌性败血症相似。

【诊断】

皮肤、黏膜念珠菌感染根据病变部位和形态以及从分泌物或病变部位刮取假膜作涂片或培养检查，找到念珠菌芽生孢子和假菌丝可以明确诊断。念珠菌败血症则根据临床症状和血培养检查有助于明确诊断。拔除身体各处留置的导管时在无菌条件下剪取导管末端一小段送作培养检查对诊断也有参考意义。病变组织送作病理切片检查找到念珠菌芽生孢子及假菌丝也可确立诊断。

【治疗】

肺念珠菌病的治疗应从整体观点出发，积极治疗基础疾病，消除诱因，在不影响其基础疾病治疗的前提下应尽可能停用或减量应用其他抗菌药物和激素等。轻症患者在停止诱发原因(如广谱抗菌药物、激素、免疫抑制剂和体内放置的导管)后，常能自行好转。

皮肤、黏膜等浅表组织念珠菌感染可局部应用制霉菌素(nystatin)软膏，每克含制霉菌素 5 万～20 万单位，制霉菌素甘油，每毫升含制霉菌素 1 万～2 万单位。阴道念珠菌感染可用制霉菌素栓剂。每栓含制霉菌素 5 万～10 万单位。消化道念珠菌病成年人可用制霉菌素每日 200 万～400 万单位，连续 1 周。呼吸道念珠菌感染可用多聚醛制霉菌素雾化收入，每日 3 次，每次 10 万单位。

治疗念珠菌病可应用氟康唑(fluconazole)，200～400mg/d，静脉滴注，疗程 7～14 天。

伊曲康唑(itraconazole)，成人每日 100～400mg，口服疗程 15 天。

念珠菌败血症患者则需联合应用两性霉素 B 和 5-氟胞嘧啶。两性霉素 B，每日从 0.1mg/kg 开始，每隔数日增加 5～10mg，一般达到每日 30～40mg，总剂量 2～4g。使用时先将两性霉素 B 溶于注射用水，5～10mg/ml，再加于 5% 葡萄糖水中作静脉滴注。每 500ml 葡萄糖水中含药量不宜超过 20mg。5-氟胞嘧啶成人每日 50～150mg/kg，一般 4～8g，分 4 次口服，疗程数周至数月。

两性霉素 B 毒性反应大，用药前需抽取血液对肝、肾功能作全面检查，用药期间应每周复查一次肝、肾功能。

念珠菌球或局限性肺部病变药物治疗效果不佳，全身状况能耐受手术者，可考虑手术治疗。

二、肺曲霉病

曲霉菌属真菌，种类很多，主要致病菌有烟曲霉菌(aspergillus fumigatus)、黄曲霉菌(aspergillus flavus)等。曲霉菌在自然界广泛分布于土壤、植物、腐物、粮食、食品，尤其是发霉的谷物、发酵食品中；在空气和污水中也可能有曲霉菌的孢子和菌丝；正常人呼吸道、皮肤、外耳道等处亦可找到曲霉菌。曲霉菌繁殖力强，可感染鸽等家禽。人体抵抗力减弱时，空气中浮游的曲霉菌孢子和菌丝吸入呼吸道可引起肺曲霉菌病(aspergillosis)。进食发酵和腐败食品，曲霉菌可进入消化道。此外曲霉菌还可以经皮肤伤口侵入人体。

【病理】

曲霉菌侵入呼吸道可引起急性气管、支气管炎，病变侵及肺泡则导致肺炎。肺泡内可见到中性多形核白细胞及纤维素，毛细血管中可有血栓形成，肺组织坏死则形成多发性小脓肿，曲霉菌侵犯胸膜则引起胸膜炎或脓胸。曲霉菌尚可侵入肺原有空洞性病变如肺结核空洞、支气管扩张、肺脓肿、先天性囊肿、癌性空洞、肺大疱等。曲霉菌在空腔内大量繁殖，形成菌丝。菌丝、纤维素，炎性细胞及细胞碎片混合在一起逐渐在空洞内形成一个游离的球体。称为曲霉菌球。

曲霉菌球呈圆形或椭圆形，成长速度快慢不一，直径自数毫米到 5～6cm，团块色红、灰、棕黄或略带绿色，质脆易碎。有时菌丝间含有大量钙质则曲球质地坚硬，成为结石。机体免疫功能低下者曲霉菌可能导致败血症。病菌经血流播散到脑、肾、肝、心、骨、关节等器官组织，呈现大片坏死病灶，病变中有大量曲霉菌。曲霉菌病尚可累及外耳道、鼻窦和角膜。

【临床表现】

1. 过敏性支气管肺曲霉病（allergic bronchopulmonary aspergillosis，ABPA） 以儿童和青年人多见，患者多有特异性体质，对多种食物或药物过敏。反复发作喘息、咳嗽、咳痰、咯血、发热、头痛、胸痛等，喘息发作时双肺多可闻及哮鸣音，肺浸润局部可闻及湿啰音。临床上复发与缓解常交替出现。

2. 曲霉球 肺曲霉球的最常见症状是咯血，发生率约50%～90%，咯血量亦多变化，从很少量到大量致死性咯血不等。其他常见症状有慢性咳嗽，偶有体重减轻。除非合并细菌性感染，患者一般无发热。毗邻胸膜的曲霉球可以引起胸膜腔感染，个别病例可导致支气管胸膜瘘。部分患者呈现隐匿性过程，持续多年无症状，但绝大多数最终出现症状。

3. 急性侵袭性肺曲霉病 典型病例多为粒细胞缺乏或接受广谱抗生素、免疫抑制剂和激素过程中出现不能解释的发热，胸部症状以干咳、胸痛最常见，可有上腹痛。随病变进展，可出现肺部啰音和肺浸润。咯血虽不若前两种症状常见，但十分重要，具有提示性诊断价值。当肺内病变广泛时则出现气急，甚至呼吸衰竭。此外，尚可出现胃肠出血及各种中枢神经系统症状。

【诊断】

肺曲霉菌病没有特殊的临床表现。曲霉菌在自然界中广泛存在并可寄生于人体，因此，痰液中找到曲霉菌并不能作为肺曲霉菌病的诊断依据，必须结合临床表现综合考虑。曲霉菌抗原皮肤试验以及血清曲霉菌抗体沉淀试验阳性和胸部X线片显示曲霉菌球的特征性影像有助于确定诊断。曲霉菌球在空洞性肺部病灶中呈现致密阴影，球体与空腔之间有新月形空隙，且球体在空腔中的位置随体位改变而移动。CT检查更能清晰地显示曲霉菌球。病变组织病理切片检查见到曲霉菌丝亦有助于明确诊断。

【治疗】

1. 过敏性支气管肺曲霉病 急性期应用糖皮质激素迅速缓解哮喘症状，降低血清IgE水平，消除肺部浸润阴影，延缓肺功能减退和肺纤维化的发生。口服糖皮质激素：发作期给予泼尼松0.5mg/(kg·d)，口服2周；后改为同样剂量隔日口服，持续3个月；若血清总IgE水平下降至基线水平，泼尼松可逐渐减量，每2周减2.5mg至停药，减量过程至少应持续3个月以上；不少患者发生激素依赖性哮喘，需长期口服糖皮质激素。

抗真菌药物可通过杀灭气道内的真菌，降低机体的抗原负荷，从而减轻机体的变态反应。近年倾向于激素联合伊曲康唑（口服剂量200mg，qd，疗程≥16周），后者可减少曲霉所致炎症反应，加速肺功能和症状改善，并减少激素用量。

2. 曲霉球 曲霉球患者治疗应当个体化。无症状或症状轻微者可进行医学观察。有症状、但不适宜或拒绝手术者可试用药物治疗。传统治疗首选两性霉素B（Amphotericin），其疗效具有剂量相关性，成人剂量要大。伊曲康唑口服剂量要200mg/d以上，持续时间要>1年。肺曲霉球因其结构特殊，药物往往不易渗入，一般抗真菌药治疗效果差，若无禁忌应手术切除，尤其适用于病灶局限伴反复咯血、存在威胁生命的大咯血可能，反复入院、存在影响预后的危险因素或诊断不明的患者。如患者身体情况和肺功能对手术无禁忌，应切除病变的肺叶。禁忌施行肺叶切除术的病例可施行空洞引流术或经支气管镜于空洞内滴入碘化钾溶液和两性霉素B，每次剂量0.5mg。反复大量咯血的病例，应用支气管动脉栓塞术对止血有较好疗效，但存在复发的可能。并发曲霉菌脓胸的病例则需根据情况作脓胸引流术、胸膜纤维板剥除术、胸廓改形术或支气管胸膜瘘修补术，术后需给予药物治疗。

3. 侵袭性肺曲霉病 两性霉素B为首选，1.0mg/(kg·d)，总量为2.0～2.5g，不能耐受者可选用两性霉素脂制剂。伊曲康唑是治疗曲霉病的理想药物，200mg每日3次×4天，继以200mg每日2次口服。伏立康唑6mg/kg每12小时1次×2天静脉滴注，然后3mg/kg每12小时1次×(6～27)天静脉滴注，继而200mg每日2次口服4～24周，用于两性霉素B、伊曲康唑治疗失败者。卡泊芬净50～70mg/d静脉滴注，用于经其他药物治疗无效或不能耐受两性霉素B患者。

肺曲霉菌病导致的局限性薄壁囊肿样病变，且周围组织未受侵累者，可施行肺切除术且疗效良好。然而对肺曲霉菌厚壁空洞伴周围肺组织病变明显者，由于术后并发症发生率较高，对手术治疗宜采取慎重态度。

三、肺隐球菌病

隐球菌中具有致病性的主要是新生隐球菌及其变种（目前至少有9种），细胞多呈圆形或卵圆形，不形成菌丝和孢子，出芽生殖。致病性隐球菌能在37℃生长，并具有荚膜。根据其荚膜抗原分为ABCD4个血清型，AD和BC两个配合型在分类学上尚有争议。不同变种及不同血清型所致感染呈现一定的地域性差异。A、D 型和 AD 型呈全球性分布，广泛存在于土壤和鸽粪中，与免疫抑制（尤其是 AIDS）患者感染有关，而格特变种（B、C 血清型）和上海变种（B 型）则见于热带和亚热带地区。我国以 A 型居多，未见 C 型。

隐球菌病（cryptococcosis）是新生隐球菌（cryptococcus neoformans）引起的一种亚急性或慢性真菌病。最常见的是中枢神经系统隐球菌病，也可发生于肺、皮肤、骨和其他器官。肺隐球菌病（pulmonary cryptococcosis）是由新生隐球菌（cryptococcus neoformans）感染引起的急性或亚急性肺真菌病。新生隐球菌在自然界无所不在，随着免疫抑制人群的增加，感染机会增多。新生隐球菌病在 HIV 感染患者的发生率近 10%，居感染性并发症的第 4 位。隐球菌病可发生于任何年龄，儿童少见，多发于 40 岁以上年龄组。

【病理】

新生隐球菌主要侵犯中枢神经系统、肺脏和皮肤，对脑膜和脑组织有亲和性，故脑隐球菌病占 80% 以上，病死率高。

新生隐球菌感染肺部后仅呈现含巨噬细胞、浆细胞及淋巴细胞浸润的轻度炎症反应，有局限性或广泛性肉芽肿形成，可在胸膜下形成小结节，坏死和空洞少见，钙化和肺门淋巴结肿大极为罕见。在正常人脑脊液（CSF）中，缺乏补体和可溶性的抗隐球菌因素（在正常人血清中存在），加之脑组织中缺少对隐球菌的炎症反应，从而，中枢神经系统最易受新型隐球菌累及。隐球菌脑膜炎典型的病理改变是由大量隐球菌聚集的囊肿组成，基底神经节和皮质灰质受累。GMS 或 PAS 染色极易发现菌体，黏蛋白胭脂红（mucicarmine）染色多糖荚膜呈玫瑰色。

【临床表现】

患者可以有发热，咳嗽，以干咳为主或有少量痰液。常有难以言其状的胸痛和轻度气急。其他症状包括少量咯血、盗汗、乏力和体重减轻。由于患者免疫状态的不同，可形成两种极端：其一是无症状患者，系 X 线检查而被发现，见于免疫机制健全者，组织学上表现为肉芽肿病变；其二是重症患者，有显著气急和低氧血症，并常伴有某些基础疾病和免疫抑制状态，X 线显示弥漫性间质性病变，组织学仅见少数炎症细胞，但有大量病原菌可见。肺隐球菌病可合并肺外隐球菌感染，以累及皮肤、中枢神经系统和前列腺比较常见。在肺隐球菌病患者应特别警惕这些部位累及的可能；相反，当这些部位确诊隐球菌病时应常规做胸部 X 线检查，以了解肺部病变情况。

【诊断】

临床上凡遇到下列情形时应考虑肺隐球菌肺炎的可能：①原先健康者肺部 X 线显示孤立性或多发性结节状阴影，尤其病变位于胸膜下者；②低度毒性症状、X 线显示结节状病灶趋于融合，或斑片状阴影，特别是当患者有免疫低下时；③严重细胞免疫抑制患者（如长期应用激素和免疫抑制剂、HIV/AIDS）肺部出现弥漫性间质性改变或片状肺泡浸润；④肺部病变伴有脑膜炎患者，尤其合并有免疫损害基础者。

痰培养有隐球菌生长对肺隐球菌病的诊断很有帮助，但不足以确诊，因为它可以作为呼吸道定植菌，不一定引起发病。确诊需要从下呼吸道或肺组织直接采样，包括经支气管肺活检、支气管肺泡灌洗、经皮肺穿刺吸引物或胸液。

一般说肺隐球菌病患者血清抗原很少阳性，但在 HIV/AIDS 合并肺隐球菌感染时，抗原检测阳性率可达 99%。因此，血清隐球菌抗原阳性，不论患者免疫状态如何，都应注意搜寻肺外病变包括中枢神经系统。而免疫抑制患者怀疑肺隐球菌病行抗原检测时，血清是最方便的标本来源。血清免疫学检测阳性结果者最好同时通过培养分离隐球菌进一步加以确认。

【治疗】

本病常在免疫功能降低时发病，故应消除各种诱发因素。宿主免疫状态不同，治疗方法应不一样。免疫机制健全、无播散证据的肺隐球菌病有自发消退倾向，不必立即治疗。若在随访中病变扩大、有明显临床症状，再予抗真菌药物治疗。药物主要为两性霉素 B 与 5-氟胞嘧啶，或其他抗真菌药物联合治疗。必要时可手术切除。

免疫功能正常宿主无症状时，可观察或口服氟康唑 200～400mg/d×（3～6）个月；轻、中度症状时可口服氟康唑 200～400mg/d×（6～12）个月或伊曲康唑 200～400mg/d×（6～12）个月，若不宜口服时可应用两性霉素 B 0.5～1.0mg/（kg·d）（总量 1～2g）；重症（合并脑膜炎）患者应给予两性霉素 B 0.5～0.8mg/（kg·d）（或相当剂量含脂制剂）+氟胞嘧啶 37.5mg，每 6 小时 1 次口服，退热或培养转阴（约 6 周）后，改用氟康唑 200mg/d 口服，可持续至 24 个月。

免疫抑制宿主具有轻、中度临床症状患者应用氟康唑或伊曲康唑，剂量同免疫健全宿主，终生使用。重症患者首先应用两性霉素 B 联合 5-氟胞嘧啶×2 周，后氟康唑 400mg/d×10 周，以后加强期氟康唑 200～400mg/d，终生应用。

术前未经化疗而手术切除的肺隐球菌病，建议术后口服氟康唑 200～400mg×（2～4）个月。部分患者可试用两性霉素 B 气雾吸入，每次 1～2ml（5mg/ml），每日 1～2 次。对严重隐球菌脑膜炎经单用静脉滴注治疗无效者或复发患者，可同时由鞘内或小脑延髓池内给药，首次剂量为 0.05～0.1mg，加地塞米松 2～

5mg。以后逐次增加剂量至每次 1mg 为高限。鞘内给药一般可隔日 1 次或每周 2 次，总量以 20mg 为宜。

四、肺组织胞浆菌病

组织胞浆菌病(histoplasmosis)是荚膜组织胞浆菌(histoplasma capsulatum)导致的真菌病，主要侵犯机体的网织内皮系统，故又称网织内皮细胞真菌病。组织胞浆菌是一种双相性真菌，在人体或动物的组织中是酵母型，细胞壁薄，通过发芽而繁殖。接种到葡萄糖琼脂培养基在室温中培养，就发育成菌丝型集落，菌丝上可发育出许多小孢子。小孢子极易从菌丝上脱落，浮游在空气中、造成呼吸道感染。荚膜组织胞浆菌在自然界分布广泛，存在于空气、土壤中。家禽、家畜、鸟、鼠类、蝙蝠等皆能受感染，患病动物的粪便污染土壤给组织胞浆菌以生长繁殖的有利条件。人受感染的主要途径是吸入含有真菌孢子的尘埃。本病主要流行于美国中部俄亥俄河和密西西比河流域，人群感染率(皮试阳性)达 80%。在中美、南美、东南亚、澳大利亚、意大利、瑞士等地均有流行。我国有散发性病例报道。

【病理】

组织胞浆菌孢子经呼吸道侵入肺组织后即引起局限性炎症病变。孢子在吞噬细胞等网状内皮细胞内生长繁殖，细胞破裂后孢子逸出扩散到周围组织导致组织内皮细胞大量增生，替代正常组织。在增生的网织内皮细胞浆中可以见到多个组织胞浆菌并可发生干酪样坏死。肺部病灶区淋巴结肿大，类似原发性肺结核的 Ghon 综合征。肺部病变可以是单发性或为多发性，也可为双侧性。陈旧性病变中央部分呈干酪样坏死；病变边缘纤维化，并可有钙化。大多数初次感染的病例，肺部病变自行愈好，仅在肺和淋巴结残留散在钙化灶。重复受感染的病例则呈现肉芽肿样组织增生、干酪样坏死、空洞形成、纤维化、钙化、大泡性气肿等病理改变。纵隔淋巴结亦可形成肉芽肿继而呈现纤维化，钙化。有些病例肺门和纵隔淋巴区域大量纤维组织增生可导致支气管狭窄，上腔静脉阻塞和肺动脉分支狭窄。少数病例，特别是幼儿、老年人、免疫缺陷者以及应用肾上腺皮质激素或细胞毒性药物治疗的患者，组织胞浆菌病可播散到肺、肝、脾、肾、肾上腺、脑、脑膜、心包膜、心内膜、肠、全身淋巴结、骨髓等网状内皮细胞丰富的多种器官组织。

【临床表现】

在一些发病率高的地区，受感染的人数很多。初次感染肺组织胞浆菌病例大多无明显临床症状，仅有低热、乏力、咳嗽、咳痰等类似流行性感冒的轻微症状。体格检查肺部可无阳性征象。胸部 X 线检查可能见到散在的或汇聚成片的局部炎性浸润或结节状阴影，肺门淋巴结肿大较常见，亦可见到钙化灶。反复感染的病例在胸部 X 线片上显示多个细小的粟粒状肉芽肿，空洞形成，肺纤维化和气肿囊泡等。孤立性结节状块影有时可被误诊为肺癌。

播散型组织胞浆菌病起病急，病情发展迅速，呈现发热、乏力、体重减轻、肝脾和全身淋巴结肿大、贫血、白细胞减少及其他器官组织受累的相应症状。呼吸道症状则有咳嗽、咳痰、咯血和呼吸功能不足等。

【诊断】

组织胞浆菌素皮肤试验阳性可以说明曾经受过感染，但用以诊断组织胞浆菌病则意义甚小。血液、尿、脊髓液组织胞浆菌抗原试验阳性，以及痰、淋巴结、脊髓液培养找到组织胞浆菌均可明确诊断。

【治疗】

大多数急性肺组织胞浆菌病可自行愈好，不需特殊药物治疗。急性局部肺组织胞浆菌病可不治疗，观察 1 个月如无改善可应用伊曲康唑(itraconazole) 200mg/d，6～12 周。组织胞浆菌导致的肺慢性空洞病变应用伊曲康唑 400mg/d，6～12 个月，疗效良好。进行性播散型病变需给予两性霉素 B(amphotericin)一个疗程，总剂量为 40mg/kg，或初次剂量 1g，继以每周 50～80mg，未经治疗的死亡率 80%，治疗后降至小于 25%。

肺部空洞病灶经痰液涂片或培养检查证实致病菌为组织胞浆菌者，应以药物治疗为主，仅在空洞伴有反复咯血或药物治疗无效，以及孤立性肺结节块影未能排除肺癌的可能性者则需考虑手术治疗。

肺局灶性厚壁空洞经药物治疗 1～2 个疗程未见改善，且肺功能情况可以耐受手术者宜施行肺切除术。术前术后均应给予抗真菌药物。

五、肺球孢子菌病

肺球孢子菌病(coccidioidomycosis)是由粗球孢子菌(coccidioidesimmitis)导致的肺化脓性、肉芽肿性真菌感染。球孢子菌是一种双相型真菌，在土壤中生长发育分裂成孢子囊孢子，孢子成熟后，囊壁破裂，释放孢子成为菌丝型真菌。菌丝产生分节孢子。当菌丝折断后分节孢子随气流漂浮，人和家畜吸入含分节孢子的尘埃即可导致呼吸道感染。球孢子菌病流行于南美洲和美国西南部，多见于农村，有些地区发病率甚高。近年来，世界各地均发现零星病例。

【病理】

分节孢子吸入呼吸道，到达细支气管和肺泡即可导致肺组织炎变。早期病变与小叶性肺炎相似，在病灶中可找到孢子囊，孢子囊可引起上皮样细胞和巨细胞的肉芽肿反应，邻近的气管、支气管淋巴结早期即肿大，与肺部病变一起形成原发综合征。绝大多数病例肺部病变经纤维化愈合后不再复发，但如坏死的淋巴结穿破人支气管则可在肺部又引起新的病变。肺部病灶相互融合可以发生干酪样坏死或形成空洞。侵及胸膜即导致纤维素性或肉芽肿性胸膜炎及胸膜腔积液。有些肺球孢子菌病可形成边界清楚的孤立性肉芽肿，称为肺球孢子菌肿，易与肿瘤相混淆。

一部分病例球孢子菌可播散到肝、脾、肾、骨、关节、中枢神经系统、脑膜、心包膜、皮肤、皮下组织等器官组织。

【临床表现】

约半数患者不呈现任何症状。部分患者有发热、乏力、干咳、咯血、胸痛、食欲减退等症状。约20%的病可呈现皮疹、结节性红斑，多形红斑等对球孢子菌的过敏反应症状，有时尚伴有膝、踝等关节痛。大多数急性球孢子菌病病程自限，患者于发病后2～3周未经特殊治疗，症状和肺部病变自行消失，恢复健康，不留后遗症。少数患者肺部病变持续存在并发展成为孤立性结节或薄壁空洞，临床表现与肺结核相似。极少数肺球孢子菌病例可因病情进行性恶化，导致全身播散，临床上呈现全身中毒症状，病情迅速恶化，死亡率可达50%以上，伴发脑膜炎者死亡率更高。

【诊断】

曾经在球孢子菌病流行地区旅居过的人呈现发热、咳嗽、胸痛、多形或结节性红斑、关节痛等症状，胸部X线检查显示肺炎者应考虑肺球孢子菌病的可能。痰、胸腔积液，脓液、胸膜或病变组织活检和涂片及培养检查找到球孢子菌的孢子囊或内孢子则可确定诊断。取痰或体液作小白鼠接种，出现棉絮样菌落和典型分节孢子或实验动物脏器中找到孢子囊亦可确诊。球孢子菌素皮下试验原为阴性转变为阳性时，应高度坏疑球孢子菌病。在各种血清试验方法中，试管沉淀素试验和乳胶凝集试验对早期诊断球孢子菌病效果较好。系列补体结合试验效价增高提示病情加重或播散，效价下降则提示病情好转或消散。早期病例血常规检查白细胞增多，且常有嗜酸性粒细胞增多。

慢性肺球孢子菌病病例胸部X线检查可显示片状炎性浸润、结节状块影、薄壁空洞等肺部病变以及肺门、纵隔淋巴结肿大、胸膜腔积液等征象。

【治疗】

大多数急性肺孢子菌病可自行愈好，不需要特殊药物治疗。

对有症状的急性感染、慢性肺孢子菌病、胸膜累及或病变播散者及免疫抑制宿主应予治疗。高补体结合滴度表示已发生播散，需要治疗。轻、中度非脑膜肺外受累，应用氟康唑(fluconazole)≥400mg/d或伊曲康唑(itraconazole)400mg/d治疗，由于氟康唑或伊曲康唑治疗有较高的复发率，有研究者主张长期维持治疗，疗程6～18个月。

两性霉素B(amphotericin)对球孢子菌病疗效最好，但毒性作用较大，适用于下列情况：①急性期重症患者；②补体结合试验效价持续增高，达到1∶64以上，用以预防病变播散；③肺空洞性病变，痰培养粗球孢子菌阳性；④播散型球孢子菌病；⑤进行性慢性肺球孢子菌病；⑥妊娠妇女，糖尿病患者，需用肾上腺皮质激素，抗肿瘤药物的急性球孢子菌病例；⑦需施行肺切除术或脓肿、窦道、淋巴结、死骨等病灶引流或切除术的球孢子菌病例。两性霉素B静脉注射，根据感染程度连续用药，直至总用药量达到1～3g或在病情好转后改口服氟康唑或伊曲康唑。

艾滋病伴有球孢子菌病时要采取维持疗法以防止复发，200mg/d咪唑类药常是足够的，不能耐受唑类药的患者可用两性霉素B每周静脉注射。

肺部空洞性病变持续存在2年以上，空洞直径超过2cm，或空洞迅速增大，壁厚，伴大量咯血，以及肺球孢子菌病与肺结核合并存在者，宜施行肺叶切除术。

（钱　成）

第八节　肺棘球蚴病

【病因】

肺棘球蚴病(肺包虫病)是由细粒棘球绦虫的幼虫在人体肺部引起的寄生虫病。细粒棘球绦虫寄生在犬，狼、狐等终宿主的肠道内。虫卵随粪便排出体外，污染牧场的土壤、水、草。人或家畜等中间宿主吞服后，虫卵在十二指肠内经消化液的作用孵化出六钩蚴，钻入肠壁，进入肠系膜小静脉，随血液循环进入门静脉系统。大多数幼虫停留在肝脏，发育成棘球蚴亦即包虫囊。少数蚴虫可进入肺，甚或经肺进入体循环，到达全身各处器官组织，发育成包虫囊。患包虫囊的羊或其他中间宿主的新鲜内脏被犬、狼等吞食后，包虫囊中生发囊的头节又在肠内发育成为成虫。

棘球蚴病是流行于畜牧区较多见的寄生虫病，我国新疆、内蒙古、西藏、青海、甘肃、宁夏、四川等省、自治区发病率较高。包虫囊肿最多见于肝脏、约占75%，次之为肺、约占10%～15%，此外也可发生在脑、心包、心脏、纵隔、脾、肾、肌肉、肠系膜、盆腔等处。

肺包虫囊肿可为单发性或多发性，但以单发性为多见。右肺比左肺多见,下叶比上叶多见。

【病理】

肺包虫囊肿常位于脏层胸膜之下,大小不一,一般1~10cm,巨大囊肿可占据一侧肺野,压迫肺和支气管,并将纵隔推向对侧。包虫囊肿含有外囊和内囊。内囊为主体,又可分为内、外两层。囊内有囊液。内层为细胞胚层,亦即生发层,具有繁殖能力。生发层的细胞增生向囊内突起,生长出育囊,子囊和头节。子囊是从生发层脱落后浮游于母囊囊液内的育囊。子囊内部结构与母囊相似,其内层细胞又可生长孙囊和头节。头节由子囊发育而成。从囊壁脱落入囊液中集聚的头节称为包虫囊沙。在终宿主体内每一个头节均可生长发育成为成虫。内囊外层为角皮层,由生发层细胞分泌物构成,为无细胞结构的半透明膜,状如粉皮,具有弹性,能吸收营养,排出代谢产物,保持囊液数量,起保护生发层的作用。囊液澄清、无色、弱碱性,内含无机盐、尿素、蛋白质、卵磷脂、葡萄糖和酶等,起保护头节和供给营养的作用。囊液中尚含有毒性白蛋白,可能是囊肿破裂囊液逸出时产生过敏性反应的一个原因。包虫囊肿的外囊是宿主组织对内囊的反应而形成的一层纤维包膜。在肺包虫囊肿病例中囊肿周围受压迫的肺不张组织,也是外囊的组成部分。外囊包绕内囊的周围,厚度约3~5mm。外囊与内囊之间一般不形成粘连。如包虫囊肿退化衰亡则囊液被逐渐吸收,转变为混浊胶冻样物质。母囊壁及子囊均可呈现钙化。

【临床表现】

肺包虫囊肿生长缓慢,可存在多年不呈现临床症状而在胸部X线检查时被发现。囊肿长大后可刺激或压迫支气管和肺产生咳嗽、胸闷、轻微胸痛、气急等症状。包虫囊肿穿破人支气管则立即引起呛咳,咳出大量囊液,内含破碎的内囊和子囊,并可有少量咯血及皮疹、发热或休克等过敏反应症状。大量囊液溢入呼吸道可能导致窒息。囊肿穿破后如内囊全部经呼吸道咳出,囊肿可能自行愈好。囊肿破裂后并发化脓性感染则呈现肺脓肿症状。包虫囊肿穿破人胸膜腔则产生水气胸,并发感染则形成脓胸。

体格检查:较大的肺包虫囊肿可在叩诊时在病变部位查到浊音区,呼吸音减弱或消失。巨大囊肿可导致纵隔、气管、支气管和心脏移位。

【诊断】

根据在棘球蚴病流行地区居住或接触牧犬病史,结合胸部X线检查,一般即可明确诊断。在胸部X线片上囊肿呈现为单个或多个椭圆形或圆形块影,边界清晰,边缘光滑,密度均匀,偶可见到钙化。块影周围肺组织无炎变等异常改变(图69-14)。胸部X线透视可能见到囊肿随深呼吸或体位改变而变形。

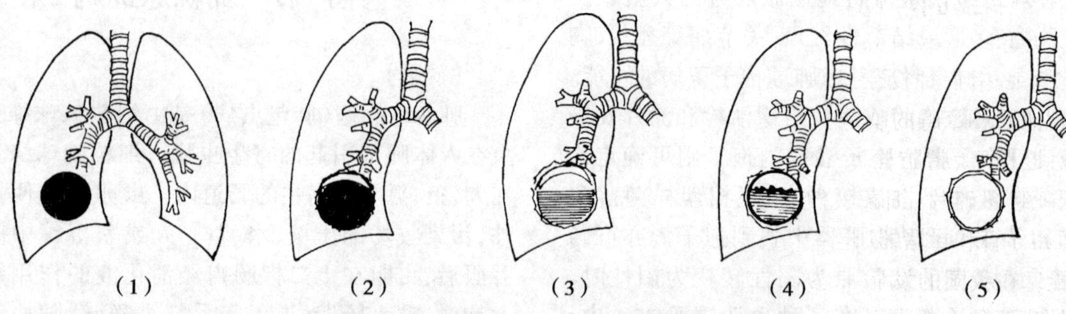

图69-14 肺包虫囊肿破裂后的各种X线征象

(1)肺包虫囊肿;(2)外囊破裂,顶部有月形透亮区;(3)内、外囊都破裂,内有液平面,顶部有两层弧形透亮带;(4)内、外囊都破裂,液平面不规则呈现“水上浮莲”征;(5)囊液全部排空呈现薄壁环状透亮影

囊壁外层破裂,少量空气进入外囊与内囊之间则在囊肿顶部显现新月形透亮区。外囊、内囊均破裂,囊液部分溢出,空气既进入外囊又进入内囊,则囊肿内呈现液平面,囊肿上方可见两层弧形透亮带。外囊、内囊破裂、部分内囊壁陷落,漂浮于囊液上则呈现“水上浮莲”征象。囊液全部排空则囊肿表现为薄壁圆形透亮影,形似肺大疱。

囊肿巨大者可呈现纵隔、气管,心脏移位和食管受压征象。

实验室检查:约半数患者显示嗜酸性粒细胞增多。

用包虫囊液作皮内试验(casoni试验)阳性率约为70%~90%。

以人或羊的包虫囊液为抗原作补体结合试验,阳性反应率约为80%。

肺包虫囊肿病例忌用囊肿穿刺术作为诊断方法,以避免囊液外溢导致过敏反应和棘球蚴病播散等严重并发症。

【预防】

在棘球蚴病流行地区进行卫生宣传教育,加强牧犬登记管理,定期给予驱绦虫药物。保护水源,加强屠宰场管理，妥善处理病畜内脏，挖坑深埋或集中焚烧。注意个人饮食卫生，饭前洗手，不食受污染的食物，不饮生水。

【治疗】

肺包虫囊肿最有效的治疗方法是施行手术摘除囊肿，术中应注意避免囊肿破裂，防止囊液外溢入胸膜腔或胸壁软组织引起过敏反应或棘球蚴病播散。

手术方法有：

1. 包虫囊肿摘除术　适用于无并发症的包虫囊肿。全身气管插管麻醉下经剖胸切口充分显露囊肿。用纱布垫遮盖保护囊肿周围组织。穿刺囊肿，抽出部分囊液后注入10%氯化钠溶液以杀灭头节。10分钟后切开外囊，将内囊全部取出。囊肿不太大者也可以不穿刺囊肿，只小心地切开外囊，然后沿外囊和内囊间隙扩大切口。此时于气管内加压吹气使肺膨胀，内囊即可完整地逸出，然后剥离切除外囊壁，缝合与囊肿相通的小支气管，再将囊壁对拢缝合以消灭囊腔。

2. 肺切除术　已并发感染的包虫囊肿则需施行肺切除术，按包虫囊肿病变的范围作肺叶或肺段切除术。

因病变多发，范围广泛或患者情况不适于施行手术治疗的病例可服用阿苯达唑或甲苯达唑。

（钱　成）

第九节　肺　栓　塞

肺栓塞是指各种栓子进入肺循环阻塞肺动脉或分支引起肺循环障碍的临床和病理生理综合征，包括肺动脉血栓栓塞、脂肪栓塞、羊水栓塞、空气栓塞、肿瘤细胞群、组织碎片、细菌性赘生物、寄生虫卵、医源性异物（如导管和封堵器）栓塞等。

肺栓塞在我国的发病率逐年增加，一方面由于对该疾病的认识和诊断水平提高，另一方面和生活水平提高、生活方式西化有关。肺栓塞多见于中老年人，随年龄增大而发病率增加，男性可能多于女性。肺栓塞的危险因素包括：凝血因子Ⅴ Leiden基因突变、抗凝血酶ⅢS蛋白及C蛋白缺乏、前凝血酶20210A因子突变、长期卧床、长途飞行旅行、心力衰竭、妊娠、长期口服避孕药、恶性肿瘤、血栓静脉炎、肺功能不全、糖尿病、高血压、体型肥胖、脑血管意外、骨折、创伤、外科大手术、静脉导管留置、睡眠呼吸暂停和抗磷脂抗体综合征等。肺栓塞的流行病学特点是漏诊率高、误诊率高和死亡率高。在欧美国家，死亡率一度在心脑血管疾病和恶性肿瘤之后，列第三位。

【发病机制、病理学和病理生理学】

急性肺栓塞引起的病理生理改变和病情轻重与血栓大小和位置有密切关系，对人体造成的危害取决于肺动脉被血栓阻塞的范围和患者心肺储备功能的大小。肺栓塞常累及两侧肺动脉，右侧肺动脉及其分支比左侧多见，下叶比上叶多见。大块肺栓塞病例肺动脉主干或左右肺动脉突然被血栓阻塞，立即产生右心室排血机械梗阻，肺循环血流量减少，右心室压力升高，严重者可在舒张期将心室间隔推向左心室，影响左心室舒张期充盈。肺泡通气量虽未受影响而且往往因过度换气而有所增多，但因肺血流灌注量明显减少，在肺泡内未能进行正常的气体交换，于是动脉血 O_2 分压明显降低，CO_2 分压也降低。心脏排血量急剧减少，造成组织缺血、缺氧及重要内脏器官功能障碍。肺栓塞还将诱致反射性肺小动脉痉挛，表现为心率增快、肺动脉高压和体循环低血压。血栓中聚集的血小板释放出5-羟色胺等生物活性物质还可导致肺血管和支气管痉挛，患者在很短时间内即可发生循环衰竭而死于休克。大块肺栓塞病例肺动脉阻塞范围50%以上，老年及心肺功能不全的病例肺动脉阻塞范围即便少于50%，亦可导致死亡。体积较小的血栓造成肺栓塞的范围仅局限于肺叶动脉或其分支者，可以不产生明显的生理功能障碍。经过一定时间后，血栓可被溶解或机化，在临床不易被发现。

慢性肺栓塞是继发性重度肺动脉高压的主要病因之一，传统观念认可“下肢深静脉血栓形成-急性肺栓塞-慢性肺栓塞-慢性阻塞性肺动脉高压”这一疾病进程，长期肺动脉高压可导致肺源性心脏病和右心衰竭。年轻、有肺栓塞史、红细胞异常增生症行脾切除术史、肺动脉压>50mmHg和原发性肺栓塞（无静脉血栓形成史）都是急性肺栓塞发展成慢性栓塞性肺高压的高危因素。约50%慢性阻塞性肺动脉高压病例没有明确的静脉血栓形成和急性肺栓塞病史，其可能原因有：没有症状的静脉血栓形成和肺栓塞史；在原发性肺小动脉病变或内皮功能不全基础上血栓形成。栓塞的肺组织淤血实变、色暗红、稍隆起，边界清晰呈锥形，尖端指向肺门。肺组织可发生坏死或肺泡内充满血液，常伴有局部纤维化胸膜炎和少量胸腔积液。梗死肺组织可纤维化、感染或破裂。慢性肺栓塞病理改变主要有腔内血栓机化、内膜增生、纤维性狭窄阻塞肺动脉。慢性肺栓塞根据手术标本病理分4型：①Ⅰ型：血栓位于叶及叶以上肺动脉主干；②Ⅱ型：内膜增厚纤维化在段以上肺动脉；③Ⅲ型：血栓或内膜增厚局限于段以下肺动脉；④Ⅳ型：肺动脉病变已没有明显血栓可见。Ⅰ型和Ⅱ型病变手术疗效最佳，Ⅲ型病变需要手术技术较高，Ⅳ型病变无手术指征，预后较差。

5

【临床表现】

症状可因肺栓塞的大小、部位、范围、进展速度等表现多种多样，可以从无症状、隐匿，到血流动力学不稳定，甚至发生猝死。

1. 呼吸困难 突发呼吸困难为肺栓塞最常见的症状，活动后明显，一部分患者呼吸困难由于急性支气管痉挛引起。

2. 疼痛 包括胸膜炎性疼痛，累及膈肌亦可出现肩部疼痛，少数患者初始疼痛部位可位于腹部。

3. 咳嗽 最常见的表现为持续性干咳。

4. 咯血 常为少量咯血，大量咯血少见。

5. 大汗淋漓、烦躁不安、恐惧感、濒死感。

6. 晕厥 常发生在严重的肺栓塞患者，微小的栓塞可以导致一过性晕厥和低血压。

【体征】

1. 呼吸系统 肺栓塞患者体检可见明显发绀、呼吸快速、肺部湿啰音或哮鸣音、胸膜摩擦音、胸膜腔积液等。

2. 循环系统 可见颈静脉怒张、心率增速、心律失常、心前区奔马律和肺动脉第二音亢进，严重肺栓塞可出现血压下降、休克、心搏骤停、心源性猝死。

3. 下肢症状 约1/3肺栓塞患者有下肢深静脉血栓的体征，如静脉炎、下肢肿胀和疼痛、皮肤颜色改变等。

4. 其他 可伴发热，多为低热。

【诊断】

2014ESC指南推荐把肺栓塞的诊断流程和患者的血流动力学状态结合起来。对于血流动力学不稳定且高度怀疑肺栓塞的患者，建议即刻行肺动脉CT造影或床旁超声心动图检查(IC)。对于血流动力学稳定的患者，诊断过程中首先要临床评估肺栓塞的可能性(IA)，新的指南根据各个级别医院情况推荐多种诊断策略来确诊或排除肺栓塞。肺栓塞的危险评分推荐采用简化的Wells评分规则：心率>100次/分(1.5分)；近期有制动或外科手术(1.5分)；有深静脉血栓形成史(1.5分)；咯血(1.0分)；近6个月有恶性肿瘤接受治疗(1.0分)。评分大于4分患者被认为临床肺栓塞可能性较大，下一步需要检测血浆D-二聚体浓度，以避免不必要的影像学检查(IA)。对于评分小于4分患者，且血浆D-二聚体浓度正常，可以直接排除肺栓塞的诊断(IA)。

1. 血气分析 肺栓塞患者由于通气灌注不匹配，血氧分压常常低于80mmHg。广泛的肺栓塞可以导致严重低氧血症、代谢性酸中毒。

2. 血浆D-二聚体 血浆D-二聚体是交联纤维蛋白特异性的降解产物，其含量增高，常提示体内的高凝状态及微血栓的形成。对于年龄大于50岁的患者，新的指南引入年龄校正后的D-二聚体浓度作为临界值(年龄×10μg/L)，而不是一律以500μg/L作为标准来诊断肺栓塞。

3. 心电图 肺栓塞患者不一定都有心电图改变，而且心电图的改变常不具有特征性。所谓肺栓塞典型心电图改变是标准导联上提示心电轴右偏、顺钟向转位，呈S1Q3T3，心前区导联上提示不完全性或完全性右束支传导阻滞，T波倒置，但这些改变也可见于其他右心室功能不全疾病者。

4. 胸部X线 微小的肺栓塞患者胸部X线检查可能正常。肺动脉主干或左右肺动脉栓塞患者胸部X线检查急性期可表现为肺动脉主干凸出增宽，肺血管纹理显著减少或缺失(Westermark征)，肺野透亮度增高，患侧膈肌抬高。晚期(24小时至1周)并发肺梗死时表现为三角形肺实变影，底边面向胸壁，并可伴有局部胸膜反应及少量积液，也可出现盘状肺不张及Hampton驼峰征(膈上外周楔形致密影)，Palla征(右下肺动脉增宽)，但均少见。反复发生肺栓塞导致肺动脉高压或肺心病者则可显示右心室增大、肺动脉段凸出、肺门区动脉扩大和肺动脉外围分支纤细等。

5. 肺动脉血管造影术 是一种有创的检查手段，其在临床应用渐少。但对高度怀疑肺栓塞病例，无创性检查表现为阴性，仍应进行肺动脉造影。右心导管可以测量肺动脉周围血管阻力(PVR)，同时可以作为溶栓的通路在肺动脉中留置48~72小时。

6. 高速螺旋CT 随着CT技术不断提高，高速螺旋CT可以清晰显示肺段甚至亚段肺动脉，其诊断肺栓塞阳性预测值高于92%，已逐步取代肺动脉血管造影术而成为首选方法。但是，新的指南不推荐全身应用CT静脉造影诊断静脉系统血栓栓塞基于：增加了辐射剂量；下腔静脉、盆腔静脉血栓发生几率低；彩超检查与之相比同样敏感且安全。

7. 磁共振成像 2014ESC指南不推荐采用磁共振成像来诊断可疑的肺栓塞(ⅢA)。

8. 心脏超声心动图 心脏超声对肺栓塞诊断特异性不高，但对已明确诊断的肺栓塞病例的风险评估和术后随访有重要意义。心脏超声可直接或间接发现肺动脉内的血栓，前者是指可发现肺动脉主干及其左右分支栓塞；后者是指可发现右心室扩大、室间隔扑动、左室变小呈D字形、右室运动减弱，肺动脉增宽、三尖瓣反流及肺动脉压升高等异常。

9. 肺通气/灌注扫描 肺通气/灌注扫描现象是简单而安全的无创性诊断肺栓塞方法。肺栓塞的特征性改变是病灶栓塞区域血流灌注缺失，而通气正常。静脉注射放射性核素标记的微粒后作肺灌注显像，可以显示两肺血流分布情况，在肺栓塞的早期即可呈现栓塞部位的放射性核素不显影。吸入放射性核素标记的气溶胶后作肺扫描，肺栓塞病例通气显像大多无异常，对比肺灌注显像与通气显像对肺栓塞的诊断有一定意义。肺灌注显像正常可以排除肺栓塞的诊断。灌注显像不正常尚需与肺炎、肺大疱、肺癌、慢性阻塞性肺部疾病相鉴别。

【预防】

肺栓塞的绝大多数血栓来源于下肢静脉，因此应着重预防下肢静脉血栓形成。具体措施有：抬高下肢，加速静脉血液回流，防止血流淤滞；穿弹性袜压瘪浅静脉可增加深静脉血流量和流速；经常锻炼小腿肌肉，作伸屈脚和踝部运动，可明显降低腓肠肌静脉血栓形成的发病率；保持水分平衡，防止血液黏稠度和凝固性增大，以及术后早期起床活动等。对于明确有下肢静脉血栓形成的患者，应预防性安置下腔静脉滤器。早期预防性应用抗凝药可以减少深静脉血栓形成，促进肺血管局部小血管形成的微栓溶解，尤其对肺栓塞高危病例，如曾有血栓栓塞病史、长期卧床、老年、体型肥胖、肿瘤、心血管病，以及拟施行腹部、盆腔、妇科、髋、膝部骨科手术等。2014ESC 指南推荐新型口服抗凝剂，达比加群、利伐沙班、阿哌沙班、依度沙班等，可以作为传统的肝素/维生素 K 拮抗剂的替代治疗来预防下肢深静脉血栓。

【治疗】

1. 急性肺栓塞的治疗　根据 2014ESC 指南推荐，对于血流动力学不稳定患者（休克或低血压），建议进行再灌注治疗：首选溶栓治疗（Ⅰ B），如果存在溶栓禁忌，可以考虑行外科血栓切除术（Ⅰ C），或者经皮介入栓子清除术（Ⅱa C）。对于血流动力学稳定患者，首先根据肺栓塞危险指数进行分层，低危患者可以早期出院，在家完成治疗；中危患者需要住院接受口服抗凝治疗，对于影像学检查提示右室功能障碍，或反映心肌损伤的标记物改变的患者，建议溶栓治疗，若存在溶栓禁忌，采用外科手术或经皮介入栓子清除术作为补救措施。

（1）基础治疗：肺栓塞病例应绝对卧床。缺氧及低碳酸血症在肺栓塞中很常见，且多伴有血流动力学不稳定，给予纠正和支持等对症治疗非常重要。给予鼻导管或面罩吸氧，严重者需呼吸机支持。胸痛剧烈者应皮下注射吗啡或哌替啶。血压下降及休克可静脉滴注多巴胺，注意静脉补液速度和总量。

（2）抗凝治疗：对于中高危，临床尚未确诊的肺栓塞患者，指南推荐就有指征采用肠外途径普通肝素、低分子肝素或者磺达肝素进行抗凝治疗（Ⅰ C）。对于肺栓塞患者或中低危，不存在肾功能不全的患者，推荐使用低分子肝素或磺达肝素，可以降低出血风险和肝素诱导的血小板减少症（ⅠA）。高危患者的再灌注治疗，新的指南保留了普通肝素的使用（Ⅰ C）。肠外抗凝治疗需要持续至少 5 天，直到口服维生素 K 拮抗剂（华法林），INR 达到 2～3（Ⅰ B）。新的指南中，最显著的更新就是对新型口服抗凝剂（达比加群、利伐沙班、阿哌沙班、依度沙班）的推荐强度和证据级别与传统的维生素 K 拮抗剂一致，可以作为其替代治疗（ⅠB）。推荐剂量：利伐沙班，15mg/12h，持续3 周，继而 20mg/24h；阿哌沙班，10mg/12h，持续1周，继而 5mg/12h；达比加群，150mg/12h，或者 110mg/12h 对于大于 80 岁以上患者。

（3）溶栓治疗：对于高危患者（休克或者低血压），新版指南仍然推荐积极溶栓治疗，但推荐强度降低一级（ⅠB），主要因为血流动力学不稳定患者的溶栓治疗在降低死亡率方面还缺乏足够的证据。中低危肺栓塞患者不推荐溶栓治疗。

对于大面积肺栓塞患者溶栓治疗可迅速溶解血栓和恢复肺动脉血流，逆转右心衰竭，增加肺毛细血管血容量。溶栓治疗越早越好，时间窗是 2 周内的新鲜血栓栓塞。

常用的溶栓药物有尿激酶（UK）、链激酶（SK）和重组组织型纤溶酶原激活剂（rt-PA），我国常用的成人治疗方案是：①尿激酶 2 万 IU/kg，2 小时静脉滴注；②链激酶负荷剂量 25 万 IU，静注 30 分钟，随后 10IU/h 持续滴注 24 小时；③rt-PA 50～100mg/2 小时，静脉滴注。溶栓治疗结束后，常规继以肝素和口服抗凝剂治疗。溶栓治疗的绝对禁忌证有：活动性内出血、近期自发性颅内出血。相对禁忌证主要有：10 天内外科大手术；分娩；近期严重胃肠道出血；肝、肾衰竭；严重创伤及高血压病例收缩压≥180mmHg，舒张压≥110mmHg。次要的有心肺复苏；左房血栓；感染性心内膜炎；肝、肾疾病；出血性疾病；妊娠及糖尿病；出血性视网膜炎等。

（4）介入治疗：对于高危肺栓塞患者，合并血流动力学不稳定（休克或低血压）存在溶栓禁忌或溶栓失败，经皮导管介入治疗可以作为外科血栓切除术的替代治疗（ⅡaC）。

目前肺栓塞的介入治疗包括：导管内溶栓、导丝引导下导管血栓捣碎术、局部机械消散术、球囊血管成形术、导管内溶栓术与血栓捣碎术联合应用等。

抗凝治疗失败或者有绝对抗凝禁忌的患者可以考虑安装下腔静脉滤器。尽管有间接证据表明标准抗凝治疗联合下腔静脉静脉滤器置入可以减少肺栓塞患者的死亡率，目前的指南并不推荐肺栓塞患者常规安装下腔静脉滤器。

(5) 外科治疗:肺动脉切开取栓术治疗急性肺栓塞的适应证为:用于伴有休克的大块肺栓塞,收缩压低于100mmHg,中心静脉压增高,肾衰竭,溶栓治疗失败或情况紧急不宜溶栓治疗者。对于循环呼吸衰竭患者,术前可行体外膜肺(ECMO)支持。

手术在体外循环下进行,无论术前CT是否提示有双侧肺栓塞,均应探查主肺动脉和双侧肺动脉。上、下腔静脉套带阻断,主动脉通过横窦套带。上腔静脉、主动脉套带分别向两侧牵引,充分解剖右肺动脉至右侧肺门,沿右肺动脉长轴中线切开肺动脉。主动脉套带向右侧牵拉,同法暴露、切开左肺动脉(图69-15)。

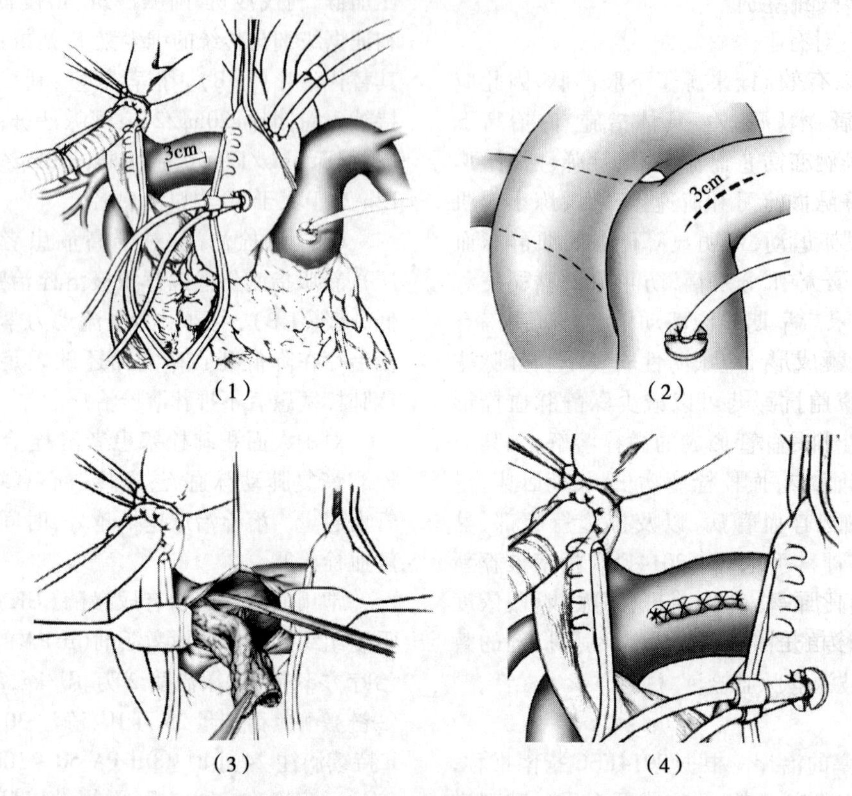

图69-15

(1)右肺动脉切开;(2)左肺动脉切开;(3)剥离肺栓塞;(4)缝合肺动脉切口

5

2. 慢性血栓性肺动脉高压的治疗　2014年ESC指南推荐慢性血栓性肺动脉高压的首选治疗方式是采用外科肺动脉内膜剥脱术(ⅠC),口服鸟苷酸环化酶激活剂(Riociguat)用于改善不适合手术患者的临床症状,或者外科术后仍然反复出现慢性血栓性肺动脉高压患者的替代方法(ⅠB)。不论采用何种治疗策略,这些患者需要终身抗凝治疗(ⅠC)。

(1) 肺动脉内膜剥脱术

1) 手术指征:主要适用于治疗Ⅰ型、Ⅱ型和Ⅲ型肺动脉栓塞。Ⅵ型病变手术效果常常不理想。

2) 手术原则:手术入路采用正中开胸;体外循环辅助;术中操作过程中采用停循环技术;双侧肺动脉血栓内膜均需要剥脱;建立正确的内膜剥离层面;完整彻底剥离增厚内膜。

3) 手术方式:经典手术方式是在体外循环深低温停搏状态下,在相对无血的手术野内完成。左右肺动脉暴露技术同急性肺栓塞的外科治疗。手术关键是剥脱增厚内膜而不仅取出机化血栓,寻找内膜和中膜之间剥离的正确层面对手术成功有重要意义。在剥脱过程中要不断评估间隙的深度,过浅不能完全剥离增厚的内膜和血栓,过深有肺动脉破裂的危险。肺动脉破裂往往发生在肺动脉段分支,修补困难,可以在破口近端缝闭该分支,严重有需行肺叶切除可能。慢性阻塞性肺动脉高压较多合并三尖瓣反流,对是否需要同期处理三尖瓣反流仍有争议。因为梗阻解除后肺动脉压力明显下降,三尖瓣反流可以明显改善。若术前心脏超声发现有房缺,则术中关闭房缺或未闭卵圆窝可以有效防止术后肺动脉高压导致的右向左分流。

4) 手术结果:目前关于肺动脉内膜剥脱术的外科治疗经验主要来自于University of California, San Diego(UCSD)医学中心的经验,该中心目前为止已完成3300例肺动脉内膜剥脱术,年龄从7岁至88岁,平均手术时间7小时,体外循环时间(218±41)分钟,主动脉阻断时间(88±25)分钟,停循环时间(37±12)分钟,其中,18例肺动脉阻力超过1500dyn·s·cm^5,肺动脉阻力从术前(1778±293)dyn·s·cm^5,术后降低至374±154 dyn·s·cm^5,近期随访没有死亡,手术病理类型:Ⅰ型25%,Ⅱ型40%,Ⅲ型30%,Ⅵ型5%。国内仅极个别中心常规开展肺动脉内膜剥脱术,且在治疗经验方面与国外还存在很大差距。

(2)药物治疗:对有手术禁忌证或在等待手术的病例,药物治疗可以有效提高生存率和手术成功率。肺动脉内膜剥脱术者,术后10%~15%的病例仍持续肺动脉高压,此类病例亦需要药物治疗。鸟苷酸环化酶激活剂(riociguat)是目前美国FDA唯一一个批准用于治疗慢性血栓性肺动脉高压的药物,针对该药物的CHEST研究还处于研究中,目前还缺乏这方面的研究证据。

(3)肺动脉球囊成形术:目前还处于探索阶段,近期2~3年可能获益,但是远期效果不明朗。该方法不能完全替代外科手术,而只能是作为一种补充。目前只适用于无法手术患者。需要有经验的多学科团队仔细的选择患者,且只能在有经验的中心实施。

(4)终末期肺高压:对于Ⅳ型病变或反复肺栓塞者,肺移植或心肺移植是唯一治疗方案,但供体缺乏是主要问题。

(王春生 魏来)

第十节 肺气肿、肺大疱

一、肺气肿

肺气肿一词译自emphysema,源于希腊文,意为"含气"或"气体膨胀"。1721年荷兰解剖学家Frederik Ruysch首次用此词描述人肺标本中的大气腔。1962年ATS(American Thoracic Society)将肺气肿定义为终末细支气管远端的含气空腔永久性的异常膨胀扩大,伴有管壁破坏但无纤维化。肺气肿是慢性阻塞性肺部疾病(COPD)的病变之一,是隐匿发生、逐渐进展并使人致残的一种病理过程,最终必导致肺功能的永久破坏。

【病因】

肺气肿的病因目前尚不明确,一般认为是由多种因素协同作用而产生。研究发现,在众多危险因素中,吸烟是最主要的因素。调查显示,吸烟者肺气肿发病几率增加2.8倍,病死率也大大增加。遗传因素也是其一个重要原因,Laudell和Eriksson在1963年发现部分肺气肿病例有家族性倾向,这类患者存在血清α1-抗胰蛋白酶缺失。其他的原因还包括:静脉滥用药(如:可卡因)者、免疫缺陷症、脉管炎、结缔组织病、唾液酸贮积症(salla disease)和HIV感染等。

【病理及分型】

肺气肿的病理改变主要是肺泡壁的破坏导致肺泡及肺泡管的永久性扩大。根据累及的腺泡结构,轻到中度的肺气肿可分为三种病理类型。

1. 腺泡中央型肺气肿 此型主要发生于腺泡的近端,即肺小叶的中央部分,多见于肺上野。常与吸烟导致的呼吸性细支气管的破坏有关。

2. 全小叶型肺气肿 此型主要表现为腺泡全部结构的均一破坏,病变大多遍布整个肺,因而常被称为弥散型肺气肿。随病情进展,正常组织结构的进行性破坏导致气腔的不断扩大。此型通常与α1-抗胰蛋白酶的缺失有关。

3. 间隔旁型肺气肿 此型主要由胸膜下的肺泡破裂引起,起初小的破裂逐渐融合成大的气腔,甚至形成巨大的胸膜下大疱。这些肺大疱和小疱大多位于肺上缘,常导致自发性气胸。巨大的肺大疱往往边界清楚,手术治疗效果好。

而随着肺气肿的进展,其中结构分辨不清,类型的区分变得更为困难。此外,按气肿病变在肺内的分布又可分为均一型和非均一型两种。临床上也有人将肺气肿分为代偿性肺气肿、弥漫性肺气肿和大疱性肺气肿。

【临床表现】

肺气肿的主要症状为逐渐加重的呼吸困难。大多数患者出现咳喘症状时已往往有至少20年超过20支/天的吸烟史。通常,患者在50岁左右出现咳嗽、咳痰、晨起咳嗽较重且伴无色黏液痰。气促则常出现于60岁左右,此时往往FEV_1已低于预计值的30%。有些患者还可出现喘鸣,尤其是在活动后较为明显。随疾病进展,上述情况的发作间期明显缩短,并可出现发绀,甚至并发右心衰竭。

特别地,由于α1-抗胰蛋白酶的缺乏主要是影响肺和肝脏的正常功能,α1-抗胰蛋自酶缺乏的患者早期主要表现为肝功能异常。其肺气肿特征表现为:病变出现早(<50岁);病变多位于肺基底部;主要表现为全小叶型肺气肿。此外,这类患者还可伴有支气管扩张和哮喘。

肺气肿的症状和体征随疾病进展而加重。通常,轻、中度患者的症状和体征较轻,而重症肺气肿患者在简单活动时即可出现呼吸急促和呼吸窘迫等情况,其呼吸频率的增加与病变严重度成正比。严重者可出现发绀、颈静脉压增高及外周性水肿。对其的胸部体格检查可发现过度充气,触诊语颤减弱或消失、叩诊呈过清音,出现喘鸣、呼吸音降低,呼气延长等表现。

肺气肿的患者通常有肺功能的受损。其肺功能测定的主要改变是1秒用力呼气容量(FEV_1)的减少,肺总量(TLC)、残气量(RV)的增加,RV/TLC的增大,以及一氧化碳弥散量(DLCO)的降低。胸部X线检查表现为局限性或两肺野透亮度增加,外带肺血管纹理纤细、稀疏和变直,而内带血管纹理增粗和紊乱。CT检查可显示肺气肿患者病变的大小、部位及范围,还可清楚显示肺血管、气管以及支气管的情况,已成为肺气肿的重要检查手段。对于拟行肺减容术的患者,一般还需进行通气/灌注扫描,目的是检查分侧肺功能,了解肺部病变的不均一型,辨明病变程度和部位,以决定手术范围。

【治疗】

肺气肿的内科干预主要包括预防(如戒烟)、药物治疗、康复训练、运动练习及氧疗等。这些措施虽然有效,但对患者生活质量和生存的影响有限,尤其是对于病变较重的患者。因此,人们不断寻找其他的治疗手段,其中也包括外科干预。肺气肿的外科干预经历了较长的探索和演变,包括对胸壁、膈肌、胸膜、神经系统及大气道等器官组织的手术干预,但确切疗效均不够理想。目前外科治疗方式主要有巨大肺大疱的切除术、肺减容术(lung volume reduction surgery)及肺移植,但这些方法仅适用于很少一部分的肺气肿病变。

1. 巨大肺大疱的大疱切除术　巨大肺大疱的大疱切除术是唯一已受时间考验的手术方式。多年来已成为一类特殊患者的标准治疗方法。肺气肿患者的肺大疱直径一般为1~4cm,有时可达到一侧胸腔的1/3。巨大肺大疱会压迫周围的肺组织,减少相对正常的肺组织的血供和通气。切除肺大疱可使受压的肺组织复张,改善功能,因此患者可以获得主观和客观上的改善。

有症状和FFV_1低于预计值50%的患者适宜行大疱切除,术前高分辨率CT(HRCT)扫描检查以及微创手术(VATS)的开展更使其受益匪浅。大疱切除可以通过胸骨正中切开、侧胸切口或胸腔镜手术。术后漏气是最常见的并发症。

2. 肺减容术(LVRS)　也叫肺缩减塑形术。20世纪50年代Brantigan首次报道对33位弥漫型肺气肿患者进行了肺减容术。切除了20%~30%的病变肺组织。1995年Cooper等重新诠释报道了20例肺气肿经胸骨正中切口行双侧肺减容术,初期疗效明显。目前,肺减容术已得到很大推崇,随机对照研究发现肺减容术可以显著提高FEV和用力肺活量(FVC),增加6分钟行走实验以及提高生活质量。术后6个月至3年在呼吸困难的自觉症状、运动耐受度和生活质量等方面有明显的改善。但对一些严重肺气肿患者的对照研究发现:该术式有一定的手术死亡率,且在肺功能和症状方面并无实质性改善。美国开展的大规模临床试验NETT试验结果显示,患者的选择对于LVRS疗效至关重要,LVRS对于上叶非均一型肺气肿疗效较差。而在近年来后续一系列研究报道中,LVRS的死亡率和手术风险较NETT的结果略有降低,

(1) 机制:确切机制尚不明确。目前主要认为是:①本术式改善了胸腔与充气过度的肺之间的不匹配,从而增加了肺的弹性回缩力;②修复了外周对细支气管的牵拉,从而增加了呼气气流。其他推测的机制还有:①减少肺功能残气量及恢复膈肌的正常曲度,从而提高膈肌和肋间肌的机械性能;②改变心肺间的相互依赖性;③降低中枢性呼吸动力及二氧化碳通气反应。

(2) 适应证和禁忌证:美国NETT(National Emphysematreatment Trial)研究结果提示:LVRS适用于气肿病变以上叶分布为主且活动能力较弱的患者,可以降低死亡率,改善活动能力和提高生活质量。由于LVRS可能提高死亡率,因此不适用于:①具有高风险因素的患者(FEV_1<20%预计值;DLCO<20%预计值;胸部CT示病变呈均质性气肿);②气肿病变以非上叶分布为主,且活动能力较强的患者。对于气肿病变以上叶分布为主且活动能力较强的患者,LVRS可能可以改善症状,但在死亡率方面并无好转,建议慎重考虑。

LVRS选择标准:充气过度的严重肺气肿、FEV_1占预计值的10%~40%、残气量超过预计值的180%及TLC超过预计值的110%。

相对和(或)绝对禁忌证:①年龄>75岁,肥胖、近期吸烟者、支气管扩张症、恶性肿瘤患者、缺血活动期或严重心脏疾病、胸骨正中切开史或肺切除史、明显的胸膜异常、6分钟行走实验少于250英尺(1英尺=0.3048米,康复训练后)、预期寿命少于5年、心理异常或精神症活动期、伴有间质性肺病者;②$PaCO_2$≥50mmHg,DLCO低于预计值的25%、患者需要通气支持、辅助供氧>6L/min(以维持SaO_2:87%),每天痰液量超过1杯、肺动脉高压者。

(3) 手术技术:主要由手术径路和肺减容的机制决定。LVRS可分为剖胸手术和胸腔镜手术(VATS)两种,经NETT试验检验,虽然VATS可以降低患者的ICU及住院时间,但术式并未影响手术的死亡率。手术又可分为单侧施行和双侧同期或分期施行。剖胸常用的径路有:胸骨正中切口,前胸Clamshell切口、标准侧胸切口。肺减容时主要使用staple切除肺的边

缘，每侧肺切除上肺区的 20% ~30%。关于 Nd:YAG 激光的应用，因发现其效果有限且并发症高，已基本弃用。双侧肺减容效果较好，FEV_1、6 分钟行走实验及气体交换方面均获持续好转。胸腔镜手术创伤小，优于胸骨正中切开径路。LVRS 死亡率约 0 ~18%，严重并发症主要有肺炎和持续肺漏气。肺减容术后 30 天内大约有 90% 的患者存在肺漏气，staple 是漏气最常见的来源。多发生于低弥散量（DLCO）、气肿以上叶病变为主、类固醇激素吸入史、高加索人种及伴胸膜粘连的患者，而且这类患者漏气持续时间也更长。

（4）支气管镜肺减容术（Bronchoscopic Lung Volume Reduction，BLVR）：对部分肺气肿患者，LVRS 可改善其症状和生存率。然而大规模的临床对照试验显示 LVRS 手术风险大，对于基础病变很重的患者手术死亡率高，手术适应证严格，适用范围窄，导致 LVRS 应用并不广泛。因而我们亟需一种创伤更小、更为安全、适用范围更广、尤其是针对不适宜接受传统 LVRS 治疗人群的肺减容方法。因此出现了一系列通过在纤维支气管镜直视下采用微创非切除技术，使肺气肿组织萎陷，实现肺减容的方法，统称为支气管镜肺减容术（BLVR）。经过一定的发展，部分方法取得了比传统外科 LVRS 更低的死亡率和致残率。

BLVR 可以分为可复性气道干预和不可复性气道干预两类。可复性气道干预指若有并发症发生，干预手段可以被取消或取回，例如支气管内活瓣、支气管内支架和肺减容弹簧圈。不可复性干预则与之相反，常通过诱发炎症纤维化反应或不可复地填塞远端气道，包括纤维支气管镜下热蒸汽烧灼术和生物方法肺减容术。

1）支气管镜气管内活瓣置入肺减容术：在众多 BLVR 手段中，对气管内活瓣置入术的研究已取得了显著成果，得到了一定的证据支持。该方法通过支气管镜在气肿性肺的支气管内置入一个单向活瓣。该活瓣允许其远端气腔的气体流出至大气道，同时又能阻止气体进入。随呼吸进行，靶肺叶内的残气潴留减少，导致活瓣远端的气肿性肺发生萎陷，形成肺不张，实现肺减容。从而改善受压不张肺泡的受压情况，改善血流灌注良好、相对正常肺组织的肺通气，改善患者的肺功能。

该法可以使肺气肿患者主观症状和肺功能指标得到改善。Sciurba FC 等人通过样本量为 321 例的随机临床试验（VENT Study）观察到，术后 6 个月 FEV_1 和 6 分钟行走实验有统计学上的显著提高，但并无明显临床意义，且出现了明显的并发症。同期欧洲进行了相似的试验，取得了相似的结果。对上述两项独立试验的分析发现，影响支气管镜气管内活瓣置入肺减容术效果的两个重要因素是 CV（collateral ventilation，CV）和叶间裂完整（lobar isolation），无 CV 和叶间裂完整的患者在 FEV_1，6 分钟步行距离和 SGRQ 成绩上都取得了明显的统计学和临床改善。英国学者 C. Davey 总结了上述研究，进行单中心双盲假性对照研究（BeLieVeR-HiFi 研究），于 2015 年提出对于非均一型肺气肿且叶间裂完整的患者，支气管镜活瓣置入术可以显著改善肺功能和运动耐量。

我们不能忽视，支气管镜气管内活瓣置入肺减容术产生并发症的风险仍然很高，这些都需要进一步大样本多中心随机化临床研究来确定支气管镜内活瓣置入肺减容术的疗效和安全性。此外，由于 CV 降低了活瓣置入术的疗效，如何筛选无 CV 的患者及如何人为创造 CV 条件（例如现已开发出的 Chartis 系统）成为未来的研究方向。

2）支气管镜气管内旁路肺减容术：该法通过支气管镜于大气道和病变肺之间行开窗术，构建人工通道来释放潴留于气肿性肺内的气体，并放置涂有紫杉醇的支架来维持通道开放，实现肺减容，以治疗严重均一型肺气肿。Pallav Shah 等人对 315 例均一型肺气肿的患者进行的随机化假性对照临床试验（EASE）发现，其瞬时减容效果较为理想，长期即不能维持，且不良反应多，其疗效尚需研究。

3）支气管镜肺减容弹簧圈置入术：LVRCs 指通过置入弹簧圈对肺实质形成支撑，降低气道萎陷，改善过度充气膨胀和气体潴留。该法不需要病灶没有 CV，对均一型肺气肿和非均一型肺气肿均有效。Shah PL 等人对 47 例肺气肿患者的随机对照研究（RESET trial）发现接受 LVRCs 的患者 SGRQ 评分和 6 分钟步行距离有统计学上和临床上显著的改善，但 90 天内 TLC 无明显提升。其疗效与安全性尚需大样本随机临床试验的检验。

4）纤维支气管镜下热蒸汽烧灼术（bronchoscopic thermal vapour ablation，BTVA）：通过热蒸气产生的热损伤诱发局部炎症反应，引发肺不张和纤维化，进而实现靶肺段减容，且不需要病灶没有 CV。Snell 等人随访 44 例 BTVA 术后 6 月患者发现靶肺叶出现明显的容积降低，FEV_1 和 6 分钟步行距离明显改善，临床症状显著缓解，但 43% 出现呼吸道并发症。由于 BTVA 并发症多且严重，且试验缺乏对照组，BTVA 的疗效与安全性尚需进一步研判。

5）生物方法肺减容术（Biologic lung volume reduction，Bio-LVR）：Bio-LVR 向气道内注入纤维蛋白胶使其闭塞，导致闭塞远端的气肿性肺发生萎陷。Bio-LVR 尚在二期临床试验中，因而短期内无法投入临床应用。

作为一项新兴的技术，BLVR 是 LVRS 后的重要进步，但目前尚无足够的证据推荐 BLVR。同时，BLVR 出现并发症的风险仍然很高，主要包括持续性咳嗽、阻塞物咳出、支架破碎、气胸、胸腔感染、低氧血症、肺炎、COPD 症状加重等，因此尚需进一步大样本多中心随机化临床研究评判传统外科肺减容术和支气管镜内肺减容术的疗效与安全性。

3. 肺移植　肺移植主要用于治疗终末期肺部疾病。在肺移植患者中 COPD 占了较大比例，肺气肿和 α1-抗胰蛋白酶缺乏症已成为肺移植最常见的适应证，肺移植主要用于治疗 FEV_1 低于预计值的 20% 的患者，尤其是对于不适用于肺减容术的患者。

肺移植可分为单肺移植（SLT）、双肺移植（BLT）和联合心肺移植。双肺移植患者的生存率有增加，与单肺移植相比，年轻患者的长期生存率增加的优势更明显，BL 及 SLT3 年生存率分别为 72% 和 65%，5 年生存率分别为 68% 和 34%，但在年老患者则正相反，BLT 及 SLT3 年生存率分别为 45% 和 54%。尽管如此，单肺移植仍是一种更简单、手术时间更短、并发症更低的手术。而双肺移植更适合于患有严重支气管炎的患者，并且也是伴有广泛肺大疱的肺气肿患者的最佳选择，同时在术后 1 年后有着更好的生存获益。

肺移植还面临部分未解决的问题。其大范围应用因为费用、严格的筛选标准和供体的稀缺而大大受限。目前提高供体可及性的方法尚在研究中。其中体外肺灌注（EVLP）的出现或有助于此，但其确切应用指征还在争议。同时，移植时机较难决定，一般来说接受肺移植的患者其预期寿命应少于 2 年。此外，肺气肿患者肺移植后功能指标大多有改善，但能否因此延长生存目前尚存争议。

研究表明，LVRS、肺移植在肺功能检测、动脉血气分析、6 分钟行走实验及症状改善方面均有提高，而早期接受 LVRS 的患者随后进行肺移植也是可行的，在肺移植前做 LVRS 可以改善症状和肺功能，且并不影响肺移植的恢复和生存，LVRS 是肺移植患者的一个选择，是未来需要肺移植的肺气肿患者的早期处理方法。

二、肺　大　疱

肺大疱可分为先天性和后天性两种。1959 年肺大疱定义为直径超过 1cm 的气肿性气腔，大多数肺大疱继发于肺气肿。其外周是破坏的肺组织，内部有很多纤维条索交叉。肺大疱的基底部常有小的细支气管开口。1967 年 Reid 提出了肺大疱的三种类型：①肺大疱呈蘑菇状突出于胸膜表面，伴有一细颈（蒂）及气囊，代表小部分肺组织过度膨胀；②肺大疱有一个广带，主要是由胸膜下浅表的肺相对小的过度膨胀而成，囊内基底部常有一些组织索带；③肺大疱仅表现为胸膜表面的中度突出，主要是较深部肺组织的过度膨胀，这种大疱大多没有明显的蒂，而且其囊内有气肿性的肺组织。

肺小疱则是胸膜内的局限的气腔，有很薄的胸膜覆盖，与基底部的肺实质有明显分界，主要是由于胸膜下肺泡破裂而致。肺小疱外壁为脏层胸膜，基底部的肺组织为正常肺组织。肺小疱较小，多在外周，常见于肺尖部。少数情况下，肺小疱可融合成很大的气腔或巨大的肺大疱。

临床外科常将肺大疱分为两类：①肺大疱伴正常的肺组织：这类约占 20%。常位于肺尖部，与周围分界清晰。即使肺大疱巨大且压迫周围的肺组织，患者仍可能无明显症状。②肺大疱伴弥漫型肺气肿：约占 80%。起初，肺大疱只是弥漫型全小叶型肺气肿的局部扩大。这类肺大疱往往多发，呈双侧性，大小、程度各不相同。患者的症状主要取决于其余肺的气肿程度。肺实质的基本结构丧失，肺叶内在扩大的气腔及肺大疱的界限不清。

【诊断】

胸部 X 线检查是诊断肺大疱的主要方法，表现为透亮度增高的无血管区，外周为孤立的头发丝样疱壁，肺大疱周围可有受压致密的肺组织阴影，有时疱腔内可见液平面。CT 则更能清晰的显示肺大疱的范围，并且有助于鉴别肺大疱和气胸。

【治疗】

1. 肺大疱切除术　其目的主要在于恢复肺的结构和弹性。机制：①无呼吸困难的患者：外科干预主要是处理或预防肺大疱的气胸、感染、咯血、胸痛等并发症。目前大多数人认为这种方法适用于肺大疱占据一侧胸腔的一半或更多，压迫正常的肺组织，或已经膨胀扩大数年的病变。②呼吸困难的患者：主要是为了促进受压的肺复张，改善血流动力学，修复膈肌的正常曲度，修复肺的弹性回缩力和降低气道阻力及切除通气无效腔。

（1）适应证：肺大疱病变很大（体积超过 1/2 胸腔）；肺大疱局限或单侧肺大疱；肺大疱长期膨胀；无通气或无灌注的肺大疱；影像学压缩指数高（≥3/6）。患者肺毛细血管充盈好、COPD 病变轻或无、年龄轻、心脏正常、没有夹杂症，且无营养不良。

（2）手术方式：手术策略是切除肺大疱，尽量保留血管和可能有功能的肺组织。最好的方式是局限性切除，基本不考虑行肺段、肺叶切除。为使外科手术获得成功，应遵循下列原则：①充分的术前准备；

②双侧病变分期手术；③避免漏气发生；④尽量保留可以复张的肺组织；⑤适当的胸膜腔引流；⑥最佳的术后镇痛；⑦有效的胸部理疗。

(3) 术前准备：支气管镜了解有无气道阻塞。COPD患者应充分术前准备，如咳嗽、深呼吸锻炼，胸部理疗等。应控制感染，使用解痉剂，禁烟。类固醇药物尽量停用，以小剂量肝素预防肺栓塞。手术径路包括：常规开胸手术和胸腔镜手术。常规开胸有后外侧切口、前胸切口或腋下切口(可用于胸腔上1/3的肺大疱切除)。胸腔镜下肺大疱切除目前已广泛应用，安全、有效，还可用于肺功能较差的患者。

(4) 结果：术后疗效主要取决于：肺大疱的大小和扩大程度；肺压缩程度；余肺的状态及潜在的复张程度；区域病变的不均匀程度以及肺气肿的严重程度。手术并发症包括：余肺的延迟复张、漏气时间长、胸膜肺感染、呼吸功能衰竭等。手术死亡率约为1%～5%，与患者年龄、病变程度、手术方式，肺源性心脏病的情况等有关。

2. 肺大疱外引流术　Head和Avery于1949年最早报道，适用于开胸手术危险大而又急需缓解症状的病例，也可用于大疱继发感染性脓肿的病例。方法是在局麻下于肺大疱所对应部位切除一小段肋骨(骨膜下)，用可吸收缝线穿过壁层胸膜及邻近肺大疱壁作荷包，在荷包内切开胸膜和肺大疱，插入较粗的Foley导尿管，气囊充气后收紧荷包缝线，导尿管接负压吸引。胸腔内仍常规放置引流管接水封瓶。

通常，肺大疱很大且压迫周围肺组织，但仅有轻度COPD者的手术效果较好。最近几年，随着手术方式的改进(VATS)、外科技术的提高(漏气的控制)及术后管理的进步(镇痛)，扩大了肺大疱切除术的指征，但在伴有弥漫型肺气肿患者的选择方面目前仍有困难和争议。

(范　虹)

第十一节　肺　肿　瘤

一、原发性肺癌

在19世纪，肺癌还是一种相对少见的疾病。然而在北美和欧洲的男性中肺癌的发病率和致死率的升高贯穿了整个20世纪，并且波及全世界。目前肺癌已经成为全世界范围内最常见的恶性肿瘤之一，并且死亡率在各种恶性肿瘤中居首位，是人类公共卫生安全的最主要威胁之一。据估计，2010年中国肺癌的新发病例数超过60万例(其中男性41.63万，女性18.96万)，居恶性肿瘤首位(男性首位，女性第2位)，占恶性肿瘤新发病例的19.59%(男性23.03%，女性14.75%)。

【病因】

1. 吸烟　吸烟是肺癌最主要的危险因素，对全球80%男性肺癌患者及至少50%女性肺癌患者产生直接影响。研究表明，吸烟与肺癌的发生呈现一定的剂量-效应关系，吸烟量越多，吸烟年限越长，开始吸烟年龄越早，肺癌的致病风险越高，被动吸烟同样如此。吸烟者肺癌死亡率约为不吸烟者的10倍以上，戒烟后可以减少肺癌发生的危险性。在北美、欧洲及澳大利亚等发达国家，烟草流行于20世纪中期并达到顶峰，其后逐渐下降，与之相对应的是肺癌发病率上升趋势的缓和，甚至出现了下降趋势。

2. 遗传易感性　随着分子生物学的发展，关于肺癌遗传易感性的研究取得了较大进展，许多研究资料提示肺癌的发生发展与细胞遗传物质的改变、肿瘤所处的微环境密切相关。某些染色体区域突变，如15q25、5p15、6p21、13q12及22q12等，在肺癌患者中发生率明显增高。我国的一项研究显示，具有家族史的女性亲属罹患肺癌风险比男性更高。但这些基因表达的改变和肺癌的发生、分化及进展的具体关系尚待进一步的研究。

3. 环境污染　大气和环境污染是导致肺癌发生的另一个危险因素。近年来，随着全球人口的增长和工业化程度的提高，环境污染日益严重，而大气质量与人群肺癌的发病与死亡显著相关，这可能是非吸烟肺癌患者比例上升的主要外因之一。大气中与肺癌相关的污染物包括颗粒物、二氧化硫、氮氧化物、多环芳烃及综合性污染等；室内空气污染，特别是厨房小环境污染，与女性肺癌的发病有重要的关系。我国是世界上大气污染最严重的国家之一，经济发展与环境保护矛盾突出。国内研究者也已经开始关注大气污染与肺癌的关系，但目前尚缺乏设计严格、大样本的流行病学研究资料。

4. 职业暴露　职业暴露也是肺癌的重要致病因素之一，目前已有证据证明能增加肺癌风险的职业接触因素包括石棉、粉尘、电离辐射、无机砷化合物、铬及其化合物、镍及其化合物、氡及氡子体、二氯甲醚、氯化乙烯、芥子气以及煤烟、焦油和石油中的多环芳烃类等。有调查发现，云南个旧锡矿、广西栗木矿、湖南香花岭锡矿、山东淄博陶瓷厂等矿工肺癌死亡率明显高于当地一般居民。

【组织病理学分型】

近十年来，对于肺癌生物学和治疗的认识取得了显著进步,识别肺癌发生的关键驱动事件使得肺癌的诊治进入个体化治疗的时代。2015 年 WHO 肺癌组织学分类方法较以往更重视了免疫组织化学和分子诊断的重要性,整合了外科、病理学、肿瘤学、分子生物学和放射学等多学科的研究结果。具体如表 67-1 所示。

表 69-1　WHO 肺癌组织学分类(2015 年)

1. 上皮源性肿瘤

腺癌

贴壁型腺癌

腺泡型腺癌

乳头状腺癌

微乳头状腺癌

实体型腺癌

浸润性黏液腺癌

混合浸润性黏液性和非黏液性腺癌

胶样腺癌

胎儿型腺癌

肠型腺癌

微浸润腺癌

非黏液性

黏液性

侵袭前病变

非典型腺瘤样增生

原位腺癌:非黏液性;黏液性

鳞状细胞癌

角化型鳞癌

非角化型鳞癌

基底样鳞癌

侵袭前病变:鳞状细胞原位癌

神经内分泌肿瘤

小细胞肺癌

复合性小细胞癌

大细胞神经内分泌癌

复合性神经内分泌癌

类癌

典型类癌

不典型类癌

侵袭前病变

弥漫性特发性肺神经内分泌细胞增生

大细胞癌

腺鳞癌

肉瘤样癌:多形性癌;梭形细胞癌;巨细胞癌;癌肉瘤;肺母细胞瘤

其他和未分类癌:淋巴上皮瘤样癌;NUT 癌

唾液腺肿瘤:黏液表皮样癌肿瘤;腺样囊性癌;上皮-肌上皮癌;多形性腺瘤

乳头状瘤:鳞状细胞乳头状瘤;腺型状瘤;腺鳞混合型乳头状瘤

腺瘤:良性硬化性肺细胞瘤;肺泡状腺瘤;乳头状腺瘤;黏液性囊腺瘤;黏液腺腺瘤

2. 间叶源性肿瘤

肺错构瘤

软骨瘤

血管周围上皮样肿瘤:淋巴管平滑肌瘤病;良性 PEC 瘤;恶性 PEC 瘤

先天性支气管周围肌纤维母细胞瘤

弥漫性肺淋巴管瘤病

炎性肌母细胞瘤

上皮样血管内皮细胞瘤

胸膜肺母细胞瘤

滑膜肉瘤

肺动脉内膜肉瘤

肺黏液样肉瘤伴 EWSR1-CREB1 重排

肌上皮肿瘤:肌上皮瘤;肌上皮癌

3. 淋巴源性肿瘤

结外边缘区黏膜相关淋巴组织 B 细胞淋巴瘤(MALT 型边缘区 B 细胞淋巴瘤)

弥漫性大 B 细胞淋巴瘤

淋巴瘤样肉芽肿病

血管大 B 细胞淋巴瘤

4. 异位肿瘤

生殖细胞肿瘤:成熟畸胎瘤;不成熟畸胎瘤

肺内的胸腺瘤

黑色素瘤

脑膜瘤

5. 转移性肿瘤

5

【临床组织病理学类型】

1. 腺癌 现在已是最常见的肺癌组织学亚型，特别是在非吸烟，女性和亚洲患者。其常位于肺的周围部分，呈球形肿块，靠近胸膜，大多起源于肺泡或较小的支气管上皮细胞，组织学特征是出现腺体分化和(或)产生黏液。腺癌早期往往没有明显的临床症状，常在胸部X线或CT检查时偶然发现。大体标本上呈现不规则的分叶状外观，切面呈灰白色，肿瘤内可有煤油样色素沉着。2011年，国际肺癌研究学会/美国胸科学会/欧洲呼吸学会[The International association for the study of cancer IASLC)/American thoracic society(ATS)/European respiratory society(ERS)]提出了手术切除肺腺癌的新分类，以往的细支气管肺泡癌这一术语被弃用，引入了原位腺癌和微浸润性腺癌。原位腺癌为一类局限的、小的(≤3cm)腺癌，癌细胞呈贴壁生长，无间质、脉管或胸膜浸润，无乳头或微乳头结构，肺泡腔内无癌细胞聚集。微浸润性腺癌是指一类小的(≤3cm)、局限性腺癌，癌细胞以贴壁生长方式为主，任一视野下间质浸润的最大径≤5mm。如果完全切除，这两者的5年生存率接近100%。

对于手术切除的浸润性腺癌，新的IASLC/ATS/ERS分类对原来的"混合型腺癌"进行细化分类以反映其异质性，记录主要的组织学模式：贴壁型、腺泡型、乳头状型、微乳头状型或实体型，同时其他次要类型的百分率只要>5%，也要依次列举出来。另外，IASLC/ATS/ERS分类规定了四种腺癌亚型：浸润性黏液腺癌(前身为黏液性细支气管肺泡癌)、胶样腺癌、胎儿型和肠型腺癌。浸润性黏液腺癌与KRAS突变强相关，缺乏TTF-1的表达，且常为多中心性。和非黏液型腺癌一样的是，黏液腺癌可以显示不同比例的贴壁生长、腺泡型、乳头型或微乳头结构模式，富含黏液。

2. 鳞癌 鳞癌曾经是最常见的肺癌类型，目前约占肺癌的30%。患者年龄多在50岁以上，男性占多数，男女比例约为10∶1，并多有长期大量吸烟病史。其常为中央型肺癌，大多起源于肺段以上的支气管，少数可起源于外周的肺实质，起源于胸膜下较为罕见。位于大气道的鳞癌往往会造成受累的肺叶或者肺段的不张，大体标本上呈现出不规则状，质脆，切面呈灰白色，常可见大片的中心区域坏死，可伴或不伴有钙化。显微镜下可见肿瘤细胞大，呈多边形，胞浆较多，核深染。鳞状分化的形态学特征包括细胞间桥、单个细胞角化和角化珠形成，分化程度差者癌细胞呈小圆形或者梭形，排列无层次。2015年WHO分类依据有无角化珠和细胞间桥等典型特征将鳞癌分为三大类：角化型鳞癌(可见任意比例的角化珠形成)、非角化型鳞癌和基底细胞样鳞癌(基底细胞比例>50%)。

3. 神经内分泌肿瘤 神经内分泌肿瘤约占所有肺癌的20%～25%，组织学上，这些肿瘤展示出不同程度的神经内分泌形态，包括器官样巢团、栅栏状、小梁生长和花环样结构。2015年WHO分类将小细胞肺癌、大细胞神经内分泌癌和典型类癌、不典型类癌统一归类为神经内分泌肿瘤，是否出现坏死和核分裂比例是区别这四种神经内分泌肿瘤的主要组织学特征。

小细胞肺癌是一种高度侵袭性的神经内分泌恶性肿瘤，约占所有肺癌的12%～14%，绝大多数患者在诊断时已有远处转移。癌细胞很小，细胞边界不清，胞浆少，胞浆内可有嗜银神经颗粒，核染色质细颗粒状，无明显核仁，核分裂率高(≥11核分裂/10HP)，且常伴广泛坏死，能产生5-羟色胺、促肾上腺素等多肽类激素。

大细胞神经内分泌癌是另外一种高度侵袭性的神经内分泌恶性肿瘤，肿瘤细胞显示非小细胞肺癌的细胞学特征，但具有神经内分泌结构(器官样瘤巢、栅栏状、小梁状和花环状结构)，免疫组织化学染色至少有一种神经内分泌标记阳性(嗜铬粒蛋白、突触素或CD56)。也常出现坏死，核分裂象多(≥11个/10HPF)。

类癌起源于支气管和细支气管黏膜上皮的神经内分泌细胞，约占肺肿瘤的1%～2%，是儿童最常见的肺肿瘤。90%发生于大支气管，属于中央型肿瘤，10%发生于小支气管，属于周围型肿瘤。类癌主要在支气管黏膜下生长，突入支气管腔内形成表面光滑含有丰富血管的息肉状肿块，易出血。镜下肿瘤具有神经内分泌肿瘤的形态学生长特征：器官样、小梁状、岛状、栅栏状、缎带状、花环样结构。癌细胞小，形态相似，胞核小，染色深，胞浆嗜酸性，含有神经内分泌颗粒。类癌有两个亚型：典型类癌和不典型类癌，鉴别的诊断标准是核分裂象和是否出现坏死。典型类癌核分裂象<2个/10HP，不伴坏死；相反，不典型类癌显示坏死(通常为局灶性或点状)和(或)2～10个核分裂/10HPF。

4. 大细胞癌 大细胞癌约占所有肺癌的3%，其本质上是一种排除性诊断，肿瘤没有诊断为腺癌、鳞状细胞癌或小细胞癌的形态特征。典型的大细胞癌往往直径超过5cm，可呈现分叶状外观，切面呈灰白色，偶可表现为鱼肉状，肿瘤内坏死比较多见。癌细胞为大的多角形，有泡状核和突出的核仁，成片或成巢分布。诊断大细胞癌只能基于手术切除标本，对肿瘤整体进行组织学评估，排除局灶分化后才能作出诊断，而不能在小活检或细胞学标本中作出大细胞癌的诊断。

5. 腺鳞癌　腺鳞癌在肺癌中的比例小于5%，分别含有至少10%的鳞和腺性分化的非小细胞肺癌。腺鳞癌病理成分较为复杂，同时具备腺癌及鳞癌的恶性生物学特征，既易局部浸润，又易于发生淋巴结转移及血行转移，恶性度高，预后差。

6. 唾液腺型肿瘤　唾液腺型肿瘤发病率低，起源于气管支气管黏膜下浆液及黏液腺，多数位于气管或主支气管，是一种异质性较高的肿瘤。最常见的组织学类型为黏液表皮样癌和腺样囊性癌。此类肿瘤大部分恶性程度低，病程缓慢，发生远处转移较少，复发时间较晚，预后较好。极少数高级别者具有较强的侵袭性及转移能力，预后不良。

【肺癌的扩散和转移】

肺癌的生长速度、扩散和转移取决于肿瘤细胞的组织学分型、分化程度以及患者的免疫功能状态。一般有以下数种转移途径：

1. 局部直接蔓延扩散　肿瘤在支气管壁发生后，可以向支气管腔内生长，导致管腔狭窄或者阻塞。肿瘤向腔外生长可以侵入肺组织，并可累及邻近的组织器官。中央型肺癌可以累及纵隔结构。外周型肺癌可以侵及胸膜，引起胸膜腔种植转移和胸膜腔积液，甚至可以累及胸壁。

2. 淋巴转移　肺癌早期即可发生淋巴转移。癌细胞首先经支气管和肺血管周围的淋巴管道侵入邻近的肺段、肺叶或支气管旁淋巴结，再根据肿瘤所在部位的不同通过相应的淋巴引流途径到达肺门及纵隔淋巴结，然后转移至锁骨上、前斜角肌和对侧纵隔淋巴结。

3. 血行转移　小细胞肺癌早期即可出现血行转移，腺癌亦多见血行转移，晚期鳞癌经血行转移亦不少见。通常癌细胞侵入肺静脉系统，然后回流至左心，随着体循环而转移至全身各处的组织和器官，最常见的转移途径有脑、骨骼、肺内、肝脏和肾上腺等。

4. 气道播散　少数肺癌患者，脱落的癌细胞可以经气管、支气管播散，植入至对侧或同侧的肺叶及肺段，形成新的肿瘤病灶。气道播散较常发生于支气管肺泡癌。

【临床表现】

肺癌临床表现的个体差异性很大，主要与肿瘤的分期状态、在胸腔内的部位、组织学上的差异和内在的生物学特性相关。鳞癌和小细胞癌多起源于近端气道，常会引起气道的梗阻或刺激症状。常见的症状有刺激性咳嗽、咯血、喘鸣以及气道阻塞所致的呼吸困难和阻塞性肺炎。而腺癌和大细胞癌多位于外周肺野，较少引起气道的梗阻，临床上往往由胸部影像学检查发现肺内无症状的外周结节，其症状则多为累及脏层胸膜和胸壁所致的胸痛。肿瘤发生胸膜腔种植播散，可引起恶性胸腔积液，导致患者进行性呼吸困难。

1. 早期肺癌的临床表现　肺癌早期可无明显症状，当病情发展到一定程度时，可引起相应的临床表现。咳嗽（70%）、血痰（58%）、胸痛（39%）、发热（32%）、气促（13%）是常见的五大症状，其中最常见的症状为咳嗽，最具诊断意义的症状为痰血。

刺激性的咳嗽是肺癌最常见的临床症状，往往是由于气道的高反应或者气道受压所致。咯血则多为中央型肺癌的局部变性坏死或者侵犯周围支气管组织后发生溃疡型病变所致，但极少发生大咯血。轻度胸痛在早期肺癌中相当多见，大多呈现不规则的钝痛。对中央型肺癌来说，肿瘤本身的压迫或者纵隔淋巴结的转移会导致呼吸困难；而对于周围型肺癌来说，呼吸困难则往往为胸膜转移导致的恶性胸腔积液、广泛的淋巴管转移以及罕见情况下的气胸所致。

2. 肺癌侵犯邻近组织器官所致的临床表现　压迫或侵犯膈神经可以引起同侧膈肌麻痹，膈肌位置升高、运动消失或反常呼吸。喉返神经受累可以导致声带麻痹，出现声音嘶哑。上腔静脉受累可以导致上腔静脉阻塞综合征，呈现头面部静脉怒张、皮下组织水肿。胸膜受累可以导致胸膜腔积液，多为血性，胸腔积液中常可发现癌细胞，大量积液可导致气急及纵隔移位。累及心包可引起心包积液，积液量多者可出现心脏压塞。纵隔淋巴结转移可以压迫食管，引起吞咽困难。肺尖部肿瘤也称为肺上沟瘤或者Pancoast瘤，肿瘤可压迫或侵犯位于胸廓入口的组织器官，如第1肋骨、锁骨下动静脉、臂丛神经及颈交感神经干等产生肩背部疼痛、上肢感觉运动异常和Horner综合征等；晚期肺癌患者，可出现食欲减退、精神不振等症状，以致消瘦、恶病质。

3. 肺癌转移的症状　肺癌早期即可出现远处转移，最常见的转移部位为肝脏、骨骼、颅脑、肺和肾上腺。颅脑转移病灶根据大小、数目及部位的不同，可以产生头痛、呕吐等颅内压增高的表现以及相应神经定位体征；肿瘤骨转移可以导致局部的剧烈疼痛和压痛，并可发生病理性骨折；肝脏广泛转移可以出现食欲减退、上腹部胀痛、肝脏肿大、腹水和黄疸；肾上腺转移可呈现Addison病，血浆皮质醇减少或者消失，临床上呈现乏力、恶心呕吐、皮肤色素增加、腋毛脱落和低血压等；部分患者还可以出现皮下的转移性结节。

4. 副癌综合征　部分肺癌患者由于肿瘤产生的神经内分泌物质,可在临床上呈现多种非转移性的全身症状,亦称为副癌综合征。这些症状往往在胸部X线检查异常之前即已出现,经外科治疗切除肿瘤后可消失。其具体的临床表现与其产生的各种内分泌物质密切相关,可表现出皮质醇增多症、甲状旁腺功能亢进、肺源性骨关节病等。

【诊断】

肺癌的临床诊断需依据临床表现和各种影像学资料进行综合分析,但最后的确诊必须取得细胞学或病理组织学的证据。肺癌的诊断包括肺内病变的定位定性和肿瘤分期两大步骤。在综合选择使用各种诊断手段时,应依据先简单再复杂、先无创后有创的原则进行。

1. 病史及体格检查

(1) 多数早期肺癌患者无明显阳性体征。

(2) 部分患者可出现原因不明、久治不愈的肺外征象,如杵状指(趾)、非游走性关节疼痛、男性乳腺增生、皮肤黝黑或皮肌炎、共济失调和静脉炎等。

(3) 临床表现怀疑肺癌的患者,体检发现声带麻痹、上腔静脉梗阻综合征、Horner征、Pancoast综合征等提示局部侵犯及转移的可能。

(4) 临床表现怀疑肺癌的患者,体检发现肝大伴有结节、皮下结节、锁骨上窝淋巴结肿大等提示远处转移的可能。近期出现头痛、恶心或者其他的神经系统症状和体征应考虑脑转移的可能。

2. 肺癌的筛查　自20世纪90年代起,随着胸部低剂量CT技术的发展,逐渐成为肺癌筛查研究的热点。2011年,美国国家肺癌筛查试验的随机对照研究结果显示,与X线胸片相比,采用低剂量CT对肺癌高危人群进行筛查可使肺癌病死率下降20%。美国国立综合癌症网络指南中提出的肺癌筛查风险评估因素包括吸烟史(现在和既往)、氡暴露史、职业史、患癌史、肺癌家族史、疾病史(慢阻肺或肺结核)、烟雾接触史(被动吸烟暴露),将人群分为3个风险状态组:

(1) 高危人群:年龄范围为55~74岁,吸烟≥30包/年(并且戒烟<15年);或者年龄≥50岁,吸烟≥20包/年,且合并上述一项危险因素(不包括被动吸烟)。

(2) 中危人群:年龄≥50岁,吸烟≥20包/年,或有被动吸烟,但不存在其他危险因素。

(3) 低危人群:年龄<50岁和(或)吸烟<20包/年。

建议对高危人群进行每年一次的低剂量CT筛查,不建议对低危组和中危组进行筛查。

3. 影像学检查

(1) 胸部X线片:胸片是肺癌治疗前后基本的影像学检查方法,通常包括胸正、侧位片。当对胸片基本影像有疑问,或需要了解胸片显示影像的细节,应有针对性地选择进一步的影像检查方法。

(2) 胸部CT:胸部CT能发现小于1cm和X线胸片上难以发现的肺部病变,有助于病灶在胸腔内的准确定位和识别病变的性质(有无钙化、分叶或者毛刺征等),容易判断肺癌和周围组织器官的关系,对肺门及纵隔淋巴结的显示也有重要的作用,是目前肺癌诊断、分期、疗效评价及治疗后随诊中最重要和最常用的影像手段。CT检查作为排除远处转移的一种检查手段,还可用于其他部位包括脑、肝脏、肾上腺的检查。

螺旋CT薄层重建是肺小结节最主要的检查和诊断方法。对于肺内≤2cm孤立性结节,应常规进行薄层重建和多平面重建;对于初诊不能明确诊断的结节,视其大小、密度不同,给予CT随诊间隔;随诊中关注结节大小、密度变化,尤其是部分实性结节中的实性成分增多以及非实性结节中出现实性成分。

(3) MRI:MRI可以进行冠状面和矢状面及不同角度的斜切面扫描,可选择性地用于以下情况:判定胸壁或纵隔是否受侵;显示肺上沟瘤与臂丛神经及血管的关系;区分肺门肿块与肺不张、阻塞性肺炎的界限;对禁忌注射碘造影剂的患者,是观察纵隔、肺门大血管受侵情况及淋巴结肿大的首选检查方法;对鉴别放疗后纤维化与肿瘤复发亦有一定价值。此外头颅MRI已经成为排查颅脑转移最主要的手段。

(4) 超声:主要用于发现腹部实性重要器官以及腹腔、腹膜后淋巴结有无转移,也用于双侧锁骨上窝淋巴结的检查;对于邻近胸壁的肺内病变或胸壁病变,可鉴别其囊、实性以及进行超声引导下穿刺活检;超声还常用于胸腔积液及心包积液抽取定位。

(5) PET-CT:可用于肺癌诊断、分期与再分期、疗效评价和预后评估,但价格昂贵,有条件者推荐使用。

(6) 骨扫描检查:用于判断肺癌骨转移的常规检查。当骨扫描检查提示骨可疑转移时,对可疑部位进行MRI、CT或PET-CT等检查验证。

4. 内镜检查

(1) 支气管镜检查:支气管镜检查技术是诊断肺癌最常用的方法,包括支气管镜直视下刷检、活检、针吸以及支气管灌洗获取细胞学和组织学诊断。上述几种方法联合应用可以提高检出率。

(2) 经支气管肺活检术(transbronchial lung biopsy,TBLB):可在X线、CT、气道超声探头、虚拟支气管镜、电磁导航支气管镜等引导下进行,适用于肺外周病变的诊断。

(3) 经支气管针吸活检术(transbronchial needle aspiration,TBNA)和超声支气管镜引导的经支气管针吸活检术(endobronchial ultrasound-guided transbronchial needle aspiration,EBUS-TBNA):可以穿刺气管或支气管旁的淋巴结和肿块,有助于肺癌诊断和淋巴结分期。传统TBNA根据胸部CT定位操作,对术者要求较高。EBUS-TBNA在超声监视下实时进行胸内病灶的穿刺,对肺癌病灶及淋巴结转移能够获得精确病理及细胞学诊断,可以穿刺纵隔1R、1L、2R、2L、4R、4L、7、10R、10L组淋巴结,且更具有安全性和可靠性。

(4) 食管镜超声引导针吸活检(esophageal endoscopic ultrasound needle aspiration,EUS-NA):具有很高的安全性,适合于纵隔第7、8、9和5组淋巴结以及左侧肾上腺转移的活检。

(5) 纵隔镜:作为确诊肺癌和评估淋巴结分期的有效方法,是目前临床评价肺癌纵隔淋巴结状态的金标准。纵隔内第1、2、3、4、7组淋巴结可通过经颈纵隔镜活检获得明确病理。第5、6组淋巴结可通过左前纵隔切开联合纵隔镜获取病理。

(6) 胸腔镜检查:可以准确地进行肺癌诊断和分期,对于TBLB和经胸壁肺肿物穿刺针吸活检术等检查方法无法取得病理标本的早期肺癌,尤其是肺部微小结节病变行胸腔镜下病灶楔形切除,可达到明确诊断及治疗目的。对于中晚期肺癌,胸腔镜下可以行淋巴结、胸膜和心包的活检,胸腔积液及心包积液的组织和细胞学检查,为制订全面治疗方案和个体化治疗方案提供可靠依据。

5. 其他检查技术

(1) 痰细胞学检查:是诊断肺癌简单方便的无创诊断方法,临床上可疑肺癌的病例,应常规进行痰细胞学检查。痰细胞学检查阳性、影像学和支气管镜检查未发现病变的肺癌称之为隐性肺癌。

(2) 经胸壁肺穿刺活检术:可在CT或超声引导下进行胸内肿块的穿刺,适用于肺外周肿块。

(3) 胸腔穿刺术:可以获取胸腔积液进行细胞学检查。

(4) 浅表淋巴结及皮下转移结节活检术:对于伴有浅表淋巴结肿大及皮下转移结节者,应常规进行针吸或活检以获得病理学诊断。

【肺癌的分期】

肺癌的分期源自1946年的TNM分期系统,经不断修改现已在世界范围内广泛应用。目前应用的2009年肺癌TNM分期(表69-2)是国际肺癌研究学会(IASLC)在完成了大量肺癌病例的数据回顾、验证及统计学分析后,向国际癌症防治联合会(UICC)和美国癌症联合委员会(AJCC)提出修改建议并被采纳的,分期同时适用于非小细胞肺癌(non-small cell lung cancer,NSCLC)和小细胞肺癌(small cell lung cancer,SCLC)。分期中具体的淋巴结定义见2009年IASLC提出的肺癌淋巴结图谱(图69-16)。

原发肿瘤(T)

T0:无原发肿瘤的证据

Tx:原发肿瘤不能被评价,痰或支气管灌洗液中找到恶性细胞,但影像学和支气管镜未发现肿瘤

Tis:原位癌

T1:肿瘤最大径≤3cm,被肺或脏层胸膜包绕,未侵及叶支气管近端

T1a:肿瘤最大径≤2cm

T1b:肿瘤最大径>2cm但≤3cm

T2:肿瘤最大径>3cm但≤7cm,或具有以下任一特征:①侵犯主支气管,距离隆突,>2cm;②侵犯脏层胸膜;③肺不张或阻塞性肺炎波及至肺门区域,但未累及一侧全肺

T2a:肿瘤最大径>3cm但≤5cm

T2b:肿瘤最大径>5cm但≤7cm

T3:肿瘤最大径>7cm;或直接侵及胸壁(含肺上沟瘤)、膈肌、膈神经、纵隔胸膜、壁层心包;或肿瘤位于主支气管内距隆突<2cm,但未侵及隆突;或相关肺不张或阻塞性肺炎波及至一侧全肺;或分开的肿瘤病灶位于同一肺叶

T4:任何大小的肿瘤侵犯下列结构:纵隔、心脏、大血管、气管、喉返神经、食管、椎体、隆突;或分开的肿瘤病灶位于原发肿瘤同侧的不同肺叶

区域淋巴结(N)

Nx:无法判断区域淋巴结是否转移

N0:无区域淋巴结转移

N1:转移至同侧气管旁和(或)同侧肺门淋巴结,包括原发肿瘤直接侵犯

N2:转移至同侧纵隔和(或)隆突下淋巴结

N3:转移至对侧纵隔、对侧肺门淋巴结,同侧或对侧斜角肌或锁骨上淋巴结

远处转移(M)

Mx:无法评价是否有远处转移

M0:没有远处转移

M1:有远处转移

M1a:对侧肺内的单个或多个卫星结节;伴有胸膜转移结节或出现恶性胸腔积液或恶性心包积液

M1b:胸腔外远处转移

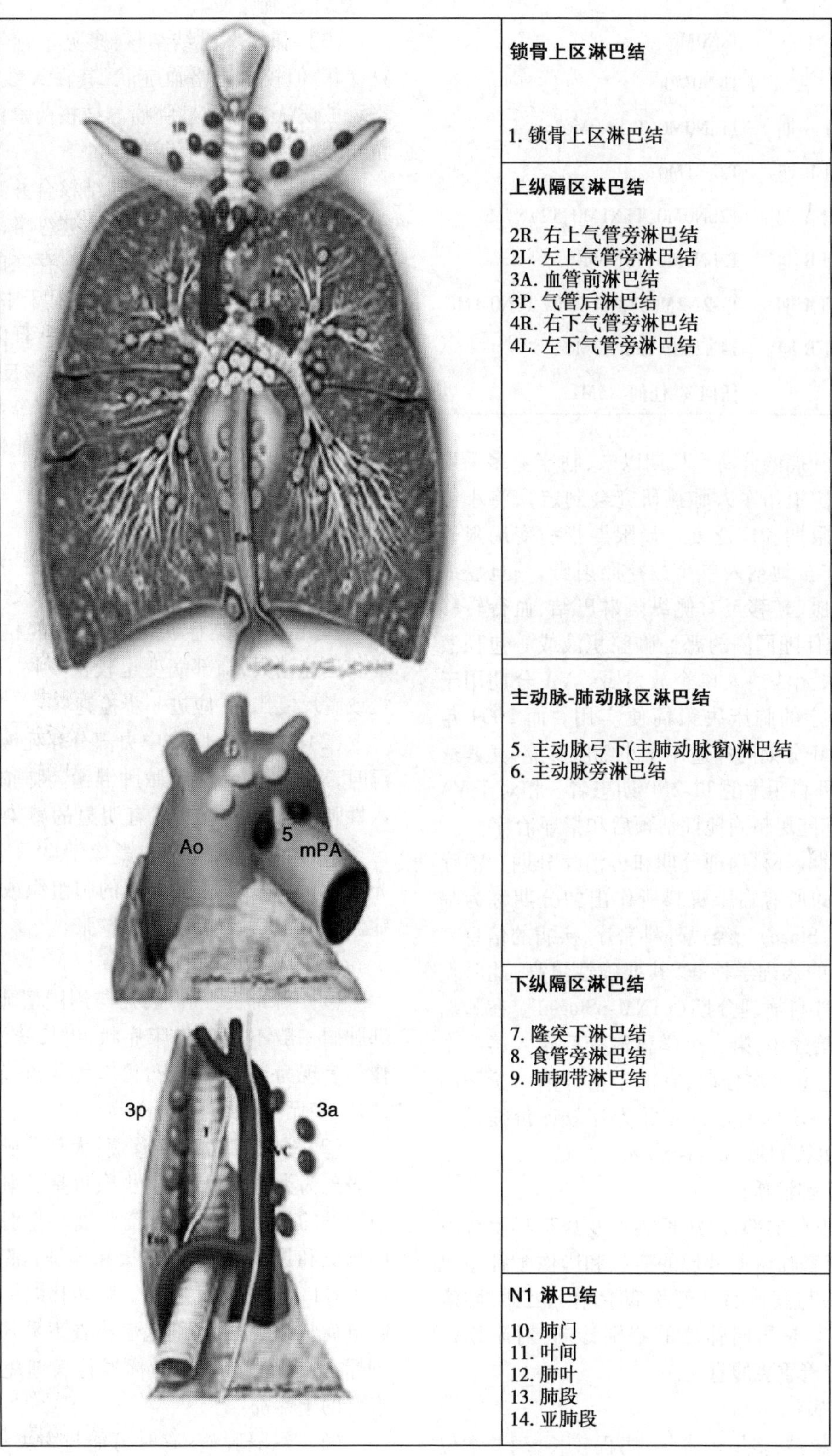

锁骨上区淋巴结

1. 锁骨上区淋巴结

上纵隔区淋巴结

2R. 右上气管旁淋巴结
2L. 左上气管旁淋巴结
3A. 血管前淋巴结
3P. 气管后淋巴结
4R. 右下气管旁淋巴结
4L. 左下气管旁淋巴结

主动脉-肺动脉区淋巴结

5. 主动脉弓下(主肺动脉窗)淋巴结
6. 主动脉旁淋巴结

下纵隔区淋巴结

7. 隆突下淋巴结
8. 食管旁淋巴结
9. 肺韧带淋巴结

N1 淋巴结

10. 肺门
11. 叶间
12. 肺叶
13. 肺段
14. 亚肺段

图 69-16　2009 年 IASLC 肺癌淋巴结分布图

5

表 69-2　2009 年 IASLC 肺癌 TNM 分期（第七版）

分期		TNM
隐匿性癌		TxN0M0
0 期		TisN0M0
Ⅰ期	ⅠA 期	T1aN0M0，T1bN0M0
	ⅠB 期	T2aN1M0
Ⅱ期	ⅡA 期	T2bN0M0，T1N1M0，T2aN1M0
	ⅡB 期	T2bN1M0，T3N0M0
Ⅲ期	ⅢA 期	T1-2N2M0，T3N1-2M0，T4N0-1M0
	ⅢB 期	T4N2M0，TanyN3M0
Ⅳ期		任何 T，任何 N，M1

1. 小细胞肺癌的分期　长期以来，临床上多采用 VA 分期（由美国退伍军人肺癌研究会制定），将小细胞肺癌分为局限期和广泛期。局限期指病变局限于同侧半胸，能安全地纳入单个放疗照射野；一旦癌症播散至对侧肺脏、转移至对侧纵隔淋巴结、血行转移至远处脏器、或伴随同侧的恶性胸腔积液或心包积液则归于广泛期，无法纳入单个放射野。VA 分期用于小细胞肺癌治疗的临床决策简便实用。而 2009 年 IASLC 肺癌 TNM 分期同样适用于小细胞肺癌，尤其适用于选出适合外科手术的 T1-2N0 期患者。相对于 VA 分期，TNM 分期能更精确地评估预后和指导治疗。

2. 临床分期、外科病理分期和再治疗分期　治疗前依据收集到的所有临床资料所作出的分期称为临床分期（cTNM-cStage）。经过外科治疗，疾病的信息来源于手术标本的病理学检查，其准确性更高，此时作出的分期称为外科病理分期（pTNM-pStage）。在肺癌的多学科综合治疗中，第一个学科治疗后转入第二个学科治疗前，进行再次分期，有助于估计前一阶段的疗效和制定下一步的治疗计划并为疗效评价提供参考，此称为再治疗分期（rTNM-rStage）。

【肺癌的鉴别诊断】

按照肿瘤发生的部位、病理类型及病程早晚等不同情况，肺癌患者临床上呈现的症状和影像学征象也多种多样，极易与其他的肺部疾病混淆。因此，肺癌的鉴别诊断尤其是早期肺癌的鉴别诊断，对早期诊断、早期治疗有着重要的意义。

1. 肺结核病

（1）肺结核球：多见于青年，病程较长，病变常位于上叶尖、后段或下叶背段，一般增长不明显，易与周围型肺癌相混淆。在影像学上块影密度不均，常有钙化点，边缘光滑，分界清楚，肺内常另有散在的结核病灶。

（2）粟粒样肺结核：多见于青年，常有发热、盗汗等明显的全身中毒征象，抗结核药物治疗可改善症状，病灶逐渐吸收。

（3）肺门淋巴结结核：多见于青年，常有结核感染症状，但较少有咯血症状，其在 X 线片上的肺门块影可被误认为中央型肺癌。结核菌素试验常为阳性，抗结核药物治疗效果良好。

少数患者肺癌可以和肺结核合并存在，由于临床上无特殊表现，影像学征象易被忽略，临床医师常满足于肺结核的诊断而忽略了同时存在的肿瘤病变，以致延误肺癌的早期诊断。因此，对于中年以上的肺结核患者，在结核病灶部位或其他肺野内出现块影，经抗结核药物治疗病灶未见好转，块影反而增大或伴有肺段、肺叶不张，一侧肺门阴影增宽等情况时，应考虑到肺结核和肺癌两者同时存在的可能性，必须进一步检查以明确病理。

2. 肺部炎症

（1）支气管肺炎：早期肺癌产生的阻塞性肺炎易被误以为是支气管肺炎。支气管肺炎一般起病较急，发热、寒战等感染症状比较明显，经抗菌药物治疗后症状迅速消失，肺部病变也较快吸收。如炎症吸收缓慢或者反复出现，应进一步检查。

（2）肺脓肿：肺癌中央部分坏死液化形成癌性空洞时，X 线征象易与肺脓肿混淆。肺脓肿患者常有吸入性肺炎病史。急性期有明显的感染症状，高热，痰量多且为脓性，有臭味。影像学显示空洞壁薄，内壁光滑，有液平面，脓肿周围的肺组织或者胸膜常有炎症性病变，并可伴有支气管扩张。

3. 其他胸部肿瘤

（1）肺部良性肿瘤：需与周围型肺癌相鉴别。肺部肿瘤一般不呈现临床症状，生长缓慢，病程长。影像学表现为类圆形块影，可有钙化点，轮廓整齐，边界清楚，多无分叶或毛刺。

（2）肺部孤立性转移癌：大部分肺部转移瘤影像学表现为类圆形块影，但少数可呈毛刺、分叶状改变，与原发的周围型肺癌较难鉴别。鉴别主要依靠详细的病史和原发肿瘤的症状和体征，部分肿瘤标记物（如 AFP 等）可协助鉴别。肺转移癌一般很少出现呼吸道症状和痰血，痰细胞学检查不易找到癌细胞。穿刺标本或者手术切除的标本行病理免疫组织化学检查有助于鉴别。

（3）纵隔肿瘤：有时可能与中央型肺癌相混淆。纵隔肿瘤较少出现咯血，痰细胞学检查阴性。支气管镜检查有助于鉴别诊断。

【肺癌的治疗】

肺癌的治疗，应根据患者的机体状况、肿瘤的病理组织学类型和分子分型、侵及范围和发展趋向采取多学科综合治疗的模式，合理地应用手术、化疗、放疗和分子靶向治疗等手段，最大限度地延长患者的生存时间、控制肿瘤进展和改善患者的生活质量。

1. 肺癌的外科治疗

(1) 非小细胞肺癌的外科治疗：目前对临床Ⅰ、Ⅱ期、部分ⅢA期的非小细胞肺癌以及原发肿瘤可以切除同时伴有孤立性转移灶的非小细胞肺癌患者，外科治疗是主要的治疗手段。

根据手术的彻底程度和性质，肺癌的手术可以分为完全性切除、不完全性切除、不确定性切除和剖胸探查。根据2005年国际肺癌分期委员会的定义，完全性切除应符合：①有切缘包括支气管、动脉、静脉、支气管周围组织和肿瘤附近的组织均为阴性；②行系统性或亚系统性淋巴结清扫，必须包括6组淋巴结，其中3组来自肺内和肺门淋巴结，3组来自包括隆突下淋巴结在内的纵隔淋巴结；③切除的纵隔淋巴结或者切除肺叶的边缘淋巴结不能有结外侵犯；④最高组淋巴结必须切除而且是镜下阴性。不完全切除包括：①切缘肿瘤阳性；②纵隔淋巴结或切除肺叶的边缘淋巴结结外侵犯；③淋巴结阳性但无法切除；④胸腔或心包腔内积液癌细胞阳性。不确定切除是指所有切缘镜下阴性，但出现以下情况之一：①淋巴结清扫没有达到上述要求；②最高纵隔淋巴结阳性但已经切除；③支气管切缘为原位癌；④胸膜腔冲洗液细胞学阳性。剖胸探查术是指开胸后癌瘤没有切除的手术或者仅行活检的手术。肺癌的外科治疗原则上推荐完全性切除。对肺癌外科来说，盲目的剖胸探查应该避免，但探查并非毫无意义，在完善术前检查的情况下，剖胸探查可以获得明确的病理诊断，形成准确的肿瘤分期，部分晚期肺癌患者可通过胸膜固定消除胸腔积液改善患者生存质量等。随着胸腔镜技术的发展，目前绝大多数剖胸探查手术可被胸腔镜取代。

肺癌手术方式可分为局部切除术、肺叶切除术、肺段切除术、全肺切除术、支气管袖状成形肺叶切除术、支气管肺动脉双袖状成形肺叶切除术、气管隆嵴切除重建术及体外循环下心血管切除重建技术等。解剖性肺叶切除术是首选手术方式，是目前肺外科最常用的术式，约占肺切除总数的60% ~75%。在肺功能允许的情况下，手术应以完全性切除为第一原则，必要情况下应考虑更大范围的切除，如肺叶联合切除、袖状切除甚至全肺切除，以保证肺癌的完全性切除。全肺切除的主要不利之处在于可增加手术并发症和手术死亡率，以丧失极大肺功能为代价，且术后患者的生存质量和远期生存率均较肺叶切除者差。支气管、肺血管成形肺叶切除术是由于肿瘤位于或侵犯叶支气管开口处需要重建支气管或肺血管连续性的特殊肺叶切除术，最典型的手术方式是支气管袖状肺叶切除术，手术中将气管、支气管袖状切除端-端吻合或楔形切除切缘直接缝合重建气道。支气管、肺动脉联合袖状成形肺叶切除术进一步扩大了肺癌外科手术适应证，适于肿瘤直接侵犯肺动脉干或与肺动脉粘连紧密无法分离者。

肺癌是一种极易发生纵隔淋巴结转移的疾病，大量的研究表明纵隔淋巴结的转移与否与肺癌的预后关系最为密切，N2水平发生转移的患者预后很差。因此，为了达到完全性切除的目的，同时也为了更加准确的分期，肺癌根治手术应该行系统性淋巴结清扫或采样术。但究竟行淋巴结系统性采样还是清扫术一直存在争议，近年来的一些文献显示系统性的淋巴结清扫较采样术而言在肺癌准确分期和提高生存率方面更具优势。

对于可以行外科根治性切除手术的非小细胞肺癌患者，应进行全面的术前评估，其中尤其重要的是对心肺储备功能的评价。同时肺癌的外科治疗应该严格遵循肿瘤学原则：

A. 通过解剖性肺叶或全肺切除术切除肿瘤及其肺内的淋巴引流。

B. 经常行术中冷冻病理检查保证切缘阴性，包括气管、血管和肿瘤相邻的其他切缘。发现切缘阳性时，尽可能扩大手术切除范围。

C. 行淋巴结取样或清扫术进行准确分期。对于右侧肺癌，行纵隔淋巴结充分清扫时应包括2R、4R、7、8、9站淋巴结；左侧肺癌则应包括4L、5、6、7、9站淋巴结。

D. 尽可能整块切除瘤体及周围组织（侵犯周围组织时）。

E. 术中尽量避免肿瘤破裂而引起播散。

1) Ⅰ、ⅡA、ⅡB（T2N1）期NSCLC的外科治疗策略：该期患者最有可能通过手术获得良好生存率。手术方式首选解剖性肺叶切除、肺门纵隔淋巴结清扫术，但应根据病变范围和患者的心肺储备功能进行选择。当肿瘤突入支气管主干时，如解剖位置合适且能做到切缘阴性，保留肺组织的解剖性肺叶切除术（袖式或双肺叶切除）优于全肺切除术。亚肺叶切除（包括肺段或楔形切除）一般适用于心肺功能储备不佳的患者，且CT提示直径≤2cm的肺周围型病变（指位于肺实质外侧1/3），磨玻璃样影结节中实性成分≤50%。术中切缘应距离肿瘤边界大于2cm，亚肺叶切除术较标准肺叶术式局部复发率增高。

ⅠA期患者完全切除术后不推荐行辅助化疗。ⅠB期患者术后辅助化疗价值仍有争议，目前观点认为对肿瘤直径大于4cm、低分化癌、脉管受侵、肿瘤靠近切缘、脏层胸膜受累等有高危因素的患者可考虑行辅助化疗。Ⅱ期患者完全切除术后应给予常规辅助化疗。完全切除术后的患者不需要辅助放疗，切缘阳性的不完全切除者，推荐扩大手术范围或者辅助放化疗。镜下阳性的Ⅰ期肺癌患者，术后放疗的5年生存率可以达到30%。

2）ⅢA期NSCLC(N2)的外科治疗策略：根据治疗学的特点，ⅢA期(N2)NSCLC可分为以下几种情况：①术前纵隔镜检查显示纵隔淋巴结阴性、术中活检也未发现纵隔淋巴结转移但术后病理证实纵隔淋巴结转移者，此称为偶然性的ⅢA期非小细胞肺癌。该组患者应该行标准的肺叶切除、纵隔淋巴结清扫(或系统采样)术，术后给予4个疗程的铂类为基础的辅助化疗。②术前纵隔镜检查显示纵隔淋巴结阴性、术中活检发现纵隔淋巴结阳性的患者，术中评估可以完全切除者给予标准的肺叶切除、纵隔淋巴结清扫或系统性采样术。完全性切除的患者术后可给予单独化疗或联合纵隔放疗；如为不完全切除，则术后推荐给予同步化/放疗。③术前检查如EUS、EBUS、PET/CT或纵隔镜检查证实纵隔淋巴结转移者，目前的治疗模式上首选同步放化疗。对部分病例可采取诱导化疗/放疗，如疾病无进展，可选择外科手术治疗，术后辅助化疗或者放疗。④影像学上纵隔内有巨大的融合成团的淋巴结影、纵隔淋巴结活检阳性的患者，此称为不可切除的ⅢA期(N2)NSCLC，目前推荐的治疗为含铂方案的化疗和放射治疗联合的治疗模式。

3）T3、T4(N0-1)NSCLC的外科治疗策略：此类患者共同的特点为肺癌的局部侵犯较为严重，而纵隔淋巴结未受累及。术前应行纵隔分期活检以排除N2、N3。根据肿瘤的部位及外侵的方向，主要可以分为以下几种类型：

A. 侵及胸壁：首选的治疗方法为包括受侵软组织在内的肺叶或者全肺切除、纵隔淋巴结清扫术。手术切除范围至少距病灶最近的肋骨的上下缘各2cm，受侵肋骨切除的长度至少在5cm以上。如果周围型肺癌与壁层胸膜粘连，可先试行胸膜外游离切除。如果游离的创面没有肿瘤组织，即可行胸膜外切除；如果在游离的过程中遇到任何的阻力，即应停止游离，改行胸壁整块切除。侵犯胸壁的T3N0M0非小细胞肺癌，五年生存率可达50%～60%。完全性切除的侵犯胸壁的T3N0-1M0非小细胞肺癌，推荐常规的术后辅助化疗，无需辅助放疗。不完全性切除的病例，可以考虑扩大手术范围或者给予联合放化疗。如果术前评估为不可切除的病例，首选的治疗方法为诱导同期放化疗后再重新评估，如果肿瘤明显缩小、可以切除者行外科手术治疗，如不可切除者继续化放疗。

B. 侵及纵隔：纵隔内受累脏器很关键。累及纵隔结构如上腔静脉、心房的T4患者，仍有机会手术切除，但应该严格掌握手术指征。上腔静脉受侵有时可以通过手术切除，并用人工血管替代；心房壁有时也受累，但常可完全切除，有少数患者可望获得长期生存；累及主动脉、食管或椎体的患者，即使行整块切除术后，也很少有患者能获得长期生存。完全切除的患者，术后给予辅助化疗。如切缘阳性，推荐术后放疗和含铂方案化疗。不可切除的该类患者的治疗推荐含铂方案化疗和放射治疗的联合治疗模式。

C. 隆突：肺癌累及隆突或者距离隆突2cm以内者。其中隆突受到累及的非小细胞肺癌，不管是黏膜下侵犯，还是气管外侵犯，过去都曾被认为是不可切除的。但现在主张对该类患者可根据肿瘤的部位、外侵的范围采取气管支气管成形、隆突切除等术式来实现肿瘤的完全性切除。完全性切除术后，可给予标准的辅助化疗。如果不完全切除，推荐含铂方案化疗和放射治疗的联合治疗模式。

D. 肺上沟瘤：如果术前评价为可切除的病例，首选同期化、放疗后(2～3周期化疗和半量放疗结束后1个月)手术切除，标准手术方法为完整切除受累肺叶和胸壁部分，包括全部第1肋、第2、3、4后段肋骨及相邻胸椎的横突、C8和T1～3神经根和臂丛神经干、交感神经链和纵隔淋巴结。Horner综合征和同侧锁骨上淋巴结转移并非手术绝对禁忌证。如果术前评价为不可切除的病例，首选治疗方法为同步放化疗后重新进行评估，如果肿瘤明显缩小、可以切除者行外科手术治疗，如不可切除者继续化放疗。文献报道肺上沟瘤手术死亡率2.6%～4%，术后五年生存率28%～40%。若为完全性切除，有近50%的患者可以被治愈。

4）Ⅵ期NSCLC的外科治疗策略：此期患者可分为单发转移和全身播散性转移，部分Ⅳ期患者仍有一定的手术指征。有远处单发转移的患者的治疗策略取决于肿瘤转移的部位。单发脑转移的患者可能从手术切除中获益，5年生存率为10%～20%。肺原发癌和孤立的脑转移瘤同期发现、且两处均可彻底切除，则先切除脑转移瘤，短期内再切除原发肿瘤。Mandell报道104例非小细胞肺癌孤立性脑转移的治疗35例行手术加放疗患者的平均生存期为16个月，69例单纯放疗的平均生存期只有4个月。Burt总结185例非小细胞肺癌孤立性脑转移的手术治疗全组病例的5年生存率为13%，平均生存期为14个月。原发性非小细胞肺癌行肺切除术后发现孤立性脑转移者，如无其他手术禁忌证，则开颅切除脑转移瘤，手术切除后联合全颅照射能获得更好的疗效。对外科手术无法切除的颅内转移灶或多发性脑转移患者，可以选用立体定向放射治疗和(或)全颅照射。对这类患者术后是否需要联合化疗仍存在争议。肺癌肾上腺转移也较常见，但临床上也经常发现那些原发肿瘤可切除的病例中，其单发的肾上腺"转移灶"可能并非恶性。如果肾上腺占位经细针穿刺或切除活检获得病理学诊断后明确为转移，而肺部原发病变可以切除，部分患者(主要是T1-2N0-1M1)行手术治疗后可以获得长期生存，术后应给予相应的辅助化疗。肺癌的肺内转移也很常见，如果在肺癌病例中出现对侧肺孤立性结节或者同侧胸腔其他肺叶中出现孤立性结节，如果皆可治愈的话，可以视两处均为原发肿瘤来处理。

5）恶性胸腔积液、恶性心包积液NSCLC的外科治疗策略：肺癌伴随的胸腔积液中90%～95%为恶性，对该类患者应给予多次针对胸腔积液和心包积液的脱落细胞学检查。如果脱落细胞学检查阴性，则按照相应的TNM分期给予手术、化疗或者放射治疗。如果脱落细胞检查阳性，则按照Ⅳ期NSCLC治疗。部分患者的恶性胸腔积液可行胸膜固定术、胸腔闭式引流；心包积液可通过心包开窗术等姑息性治疗以改善患者的生活质量。

(2) 小细胞肺癌的外科治疗：小细胞肺癌高度恶性，90%以上的患者在首次就诊时就已经存在区域淋巴结或者远处转移，其外科治疗的历史中充满了矛盾、争议与反复。1973年英国医学研究协会(MRC)的一项对SCLC手术治疗和放疗随机对照Ⅰ临床研究10年随访结果显示与放疗相比，手术治疗的患者并无生存获益。1994年，肺癌研究组(LCSG)的研究认为大多数的局限期小细胞肺癌患者并不能从外科手术切除中获益，自此SCLC的外科治疗进入低谷。进入21世纪后，对外科在SCLC的治疗地位进行了再评估，2007年Shepherd等用第七版TNM分期评估可手术的SCLC，该研究认为当评估可手术治疗的SCLC时，TNM分期比VA两分法分期更有用。2010年至2013年，美国SEER数据库大宗病例回顾性报道显示，手术治疗局限期SCLC优于放化疗。目前理性的认识是外科在SCLC的治疗中有一定地位。

目前认为临床分期为Ⅰ期(T1-2，N0)的SCLC，并经过标准分期评估后可考虑手术切除，术前患者应做纵隔镜或其他纵隔分期检查以排除潜在的纵隔淋巴结转移。手术首选肺叶切除加纵隔淋巴结清扫，不建议行局部或肺段切除术。完全切除后，无淋巴结转移的患者术后应常规行单纯化疗，有淋巴结转移的患者应在术后进行同步化疗及纵隔放疗。由于预防性脑照射(PCI)能够提高总生存期，因此在经过选择的患者中，辅助治疗后推荐给予PCI。

【胸腔镜技术(video-assisted thoracic surgery，VATS)在肺癌外科治疗中的应用】

胸腔镜手术不切断胸壁肌肉，不撑开肋骨，与常规手术相比减少了手术创伤，最大限度上保留了患者胸廓的完整性和呼吸功能。自1992年McKenna完成第一例解剖性的胸腔镜肺叶切除术以来，胸腔镜手术在全世界范围内得到了迅猛的发展，其间经历了较多的争论，但随着器械、手术技术的日趋成熟，胸腔镜下解剖性肺叶切除加淋巴结清扫术现已被广泛接受用于早期非小细胞肺癌。已有大量研究认为，与常规开胸手术相比，Ⅰ期NSCLC患者行胸腔镜肺叶切除术加淋巴结清扫后的5年生存率、远期生存及局部复发情况相似，而且术后疼痛减轻，恢复快，住院时间更短，同时，胸腔镜肺叶切除术能改善老年患者及高危患者出院后的自理能力。

近年来，在大量开展全胸腔镜肺叶切除的基础之上，切口的进一步微创化(单孔及单操作孔胸腔镜手术)以及更为复杂的胸腔镜全肺切除、肺段切除，甚至袖式肺叶切除在一些大型医学中心陆续开展，胸腔镜肺癌手术的适应证较之以往明显扩大，对以往认为手术困难和禁忌的许多情况，如胸腔广泛粘连、严重肺裂发育不全、肿大淋巴结、Ⅱ期和可手术的ⅢA期NSCLC都可以在胸腔镜下完成肺癌根治，其远期疗效还需大样本的前瞻性随机对照研究来证实。

【机器人技术在肺癌外科治疗中应用】

机器人手术是胸腔镜微创手术的扩展，初步报道显示了机器人技术用于肺癌外科治疗的可行性和安全性。与普通胸腔镜相比，机器人手术视野图像改善，机械臂运动性能好，可避免震颤。不足之处在于其缺乏力反馈，并且费用昂贵。有关各种技术方法在肺癌外科治疗中的优缺点尚有待更多的前瞻性随机对照研究。相信随着技术上的不断改进，机器人外科系统有望在肺癌的外科治疗上发挥更大的作用。

【肺癌的术后辅助治疗】

1. 放疗　虽然术后的辅助放射治疗有助于增加肺癌患者纵隔转移的控制率，但迄今为止没有可靠的临床试验表明其有助于延长总生存期。1998年的一项meta分析表明对完全性切除的非小细胞肺癌患者，术后辅助放疗尽管在一定程度上降低了局部复发率，但同时也降低了2年生存率。在分期较早或纵隔淋巴结较少受累的患者中，这种负面作用尤为明显。近年来随着现代放疗技术的进步与发展，放疗的副作用得以减轻，其对患者生存率的影响有待进一步的评估。目前，术后的辅助放疗宜严格控制

5

在那些因手术切缘阳性、局部肿瘤残留以及部分多组纵隔淋巴结转移且纵隔淋巴结清扫不合标准而有着高度局部复发风险的患者,目前虽然没有证据表明术后辅助放疗可提高总生存率,但可以减少术后的局部复发率。

2. 化疗 目前的观点认为对完全性切除术后的临床ⅠB~Ⅲ期非小细胞肺癌患者,应给予含铂的两药方案进行术后辅助化疗,建议用药4个周期。

IALT(international adjuvant lung trial)是迄今为止最大宗的术后辅助化疗随机对照研究。该研究首次证明术后给予第二代含铂两药方案化疗可使手术患者的5年生存率提高4.1%,从而奠定了肺癌术后辅助化疗的地位。之后的JBR10和ANITA研究分别显示,对Ⅱ~ⅢA期NSCLC患者术后辅以长春瑞滨+顺铂化疗,能提高其5年生存率。但ⅠB期患者未见获益。

目前尚无证据推荐对ⅠA期患者完全切除术后行辅助化疗。对具有高危特征的患者(低分化癌、脉管受累及、楔形切除、肿瘤靠近边缘)可进行辅助化疗。ⅠB期患者术后辅助化疗价值仍有争议,目前观点认为对肿瘤直径大于4cm、低分化癌、脉管受侵、肿瘤靠近切缘、脏层胸膜受累等有高危因素的患者可考虑行辅助化疗。全肺切除术后是否辅助化疗的关键在于患者的一般身体情况,如果PS评分<2分,尤其是左全肺切除的病例,可以耐受化疗。鉴于多个研究均提示全肺切除特别是右全肺切除术为预后的不利因素,因此接受全肺切除的肺癌患者术后辅助化疗应慎重。

5

【肺癌的术前新辅助治疗】

迄今为止对于包括N2患者在内的可切除的非小细胞肺癌是否应接受新辅助治疗尚无统一结论。但近年来的几个随机临床试验和Meta分析显示出在早期非小细胞肺癌中铂类为基础的新辅助化疗对总生存率的改善,提示将来在选择性的肺癌患者中采用新辅助化疗+手术来作为标准治疗的可能性。新辅助化疗在非小细胞肺癌治疗中的地位尚需等待进一步的大样本的随机临床试验研究结果。

【肺癌的化疗】

1. 小细胞肺癌的化疗 目前EP方案(表69-3)是治疗各期小细胞肺癌的标准方案。对于局限期的小细胞肺癌,总缓解率可达到80%~90%,完全缓解率40%~50%,中位生存期20个月。与未接受治疗的患者相比,有效的联合化疗能提高患者的中位生存期4~5倍。对于广泛期小细胞肺癌,联合化疗方案的有效率为60%,中位生存期7~9个月,有效率和生存率均低于局限期小细胞肺癌的患者。

表69-3 EP方案

	剂量 mg/m^2	用药时间	用药间隔
依托泊苷	80	d 1~5	Q21×4
顺铂	20	d 1~5	

2. 非小细胞肺癌的化疗 目前化疗仍然是Ⅳ期非小细胞肺癌主要的一线治疗手段,多数学者主张铂类+新药的两药联合方案作为非小细胞肺癌的一线化疗方案,其中的铂类是非小细胞肺癌联合化疗的基础。铂类可以选择顺铂和卡铂,另一个化疗药物可选择吉西他滨、紫杉醇、多西他赛或长春瑞滨。绝大部分患者仅表现出部分缓解,仅10%~15%的局部晚期肺癌患者(其中5%为Ⅳ期非小细胞肺癌)能通过化疗得到疾病的临床完全缓解。有证据表明三药联用并不增加疗效,反而显著增加化疗的毒副作用。

【肺癌的放射治疗】

放射治疗是肺癌多学科治疗的另一个重要组成部分。对有纵隔淋巴结转移的肺癌,放射治疗是主要的治疗手段。对于因为高龄或者内科原因不能耐受手术的早期肺癌病例,放射治疗也可作为一种根治性治疗手段。根治性放射治疗放射剂量为1.8~2.0Gy/次,每周5次,总剂量60~66Gy;同时放射治疗还可以用于术后的阳性切缘、局部晚期的N2或者T4病例。局限性小细胞肺癌治疗后达到完全缓解者,建议作预防性全颅照射。近距离放射治疗适用于气管、支气管腔内肿瘤产生阻塞性肺不张,在外照射的同时给予腔内近距离放疗。放射治疗还可用于控制肺癌的症状,诸如转移性骨痛、脑转移的瘫痪、脊髓压迫的截瘫等。

立体定向体部放疗(SBRT)是起源于20世纪50年代末发展起来的治疗颅外病变的立体定向放射外科技术。经过多年来的技术革新,SBRT已发展成为具有以下特征的高精度放射治疗:①体位固定重复性高,避免治疗间患者运动对治疗精确性的影响;②剂量分布高度适形,高剂量区覆盖肿瘤,周围正常组织剂量迅速下降以保护正常组织;③个体化测定图像采集、治疗计划和施照时肿瘤的运动,并进行针对性的计划制定与实施;④通过在线和离线图像引导确保精确施照;⑤可以在2周内通过3~8次治疗给予超高生物剂量的照射。目前,大量研究数据提示SBRT治疗早期NSCLC安全有效,已成为不能手术或拒绝手术的Ⅰ期NSCLC患者的首选治疗方法,局部控制率可达90%~95%。但SBRT具体的剂量及分割模式尚缺乏统一标准,对于可耐受手术患者的疗效则需要进一步的前瞻性对照研究来探讨。

【肺癌的靶向治疗】

20 世纪 90 年代以来，对肺癌的认识从过去的组织学分类发展到根据驱动基因不同而进行分子学分类的时代，了解不同人群肺癌驱动基因的差异，制定相应的靶向治疗已成为晚期 NSCLC 最重要的全身治疗手段之一。

(1) 以表皮生长因子受体(epidermal growth factor receptor, EGFR)为靶点的药物治疗：EGFR 基因突变状态是 EGFR 酪氨酸激酶抑制剂(EGFR-TKI)治疗晚期 NSCLC 最重要的疗效预测因子。突变通常发生于外显子 18～21，其中 19 外显子缺失及 21 外显子 L858R 点突变是最常见的对 EGFR-TKI 治疗敏感的突变。目前发现存在 EGFR 突变的优势人群是不吸烟、患肺腺癌的亚洲女性。临床常用的 EGFR-TKI 有吉非替尼、厄洛替尼以及国产的埃克替尼，现已证实在 EGFR 敏感突变的晚期 NSCLC 患者，EGFR-TKI 的客观缓解率、无进展生存期、不良反应以及生存质量均优于标准化疗，可用于晚期 NSCLC 的一线、二或三线、维持治疗。然而 EGFR 突变患者接受 EGFR-TKI 治疗有效的患者通常在 9～10 个月后出现疾病进展，提示出现继发性耐药，主要机制是 T790M 突变，其他包括 c-MET 扩增以及小细胞癌转化等，现有多种新型 EGFR-TKIs 尚在临床试验中。

(2) 以棘皮类微管相关样蛋 4-间变淋巴瘤激酶(EML4-ALK)融合基因为靶点的药物治疗：EML4-ALK 融合基因阳性的 NSCLC 患者临床特征多为年轻、不吸烟或少量吸烟且 EGFR、KRAS 为野生型的肺腺癌患者。ALK 阳性患者约占 NSCLC 的 3%～5%，并且对 EGFR-TKI 治疗不敏感。克唑替尼是继 EGFR-TKI 之后，NSCLC 分子靶向治疗发展历程中的一个重要的里程碑，分别于 2011 年和 2013 年被美国食品与药品管理局(FDA)和中国国家食品药品监督管理总局(CFDA)批准上市，用于治疗 ALK 阳性的局部晚期或转移性 NSCLC 患者。已有研究表明其客观缓解率(ORR)大约为 60%，中位无疾病生存期(PFS)为 7.7～9.7 个月。同时，克唑替尼对 ROS-1 阳性患者亦有较好的疗效。遗憾的是克唑替尼仍然面临耐药的问题，通常在治疗 5 个月后，色瑞替尼作为第二代 ALK 抑制剂近期已被 FDA 批准用于已接受过克唑替尼的 ALK 基因阳性患者。

目前肺癌的靶向治疗药物还有抗血管生成的贝伐单抗和重组人血管内皮抑素。贝伐单抗是一种重组单克隆抗体，它能阻断血管内皮生长因子(VEGF)。ECOG 4599 研究结果显示，贝伐单抗联合紫杉醇加卡铂(PCB 方案)与紫杉醇加卡铂(PC 方案)相比较而言，显著提高了疾病无进展时间和中位生存时间。实施 PCB 方案的患者的中位生存时间大于 12 个月，在晚期非小细胞肺癌的治疗上具有里程碑式的意义。目前贝伐单抗联合紫杉醇加卡铂(PCB 方案)已经作为晚期非小细胞肺癌(非鳞癌)患者新的标准治疗。但贝伐单抗不应单药使用，而且考虑到有出血倾向，贝伐单抗联合化疗仅局限于非鳞癌、无咯血史、无中枢神经系统转移以及未进行过抗凝治疗的患者。

二、继发性肿瘤

1939 年，Barney 和 Churchill 即对肺部转移性肿瘤行外科手术切除。对于原发于身体其他部位的恶性肿瘤，经血行或者淋巴道转移到肺的相当多。据统计，死于恶性肿瘤的病例约 20%～30% 有肺部转移病灶。恶性肿瘤发生肺部转移的时间早晚不一。一般认为，在原发肿瘤切除后到发生肺部转移之间的无瘤期的时间长短，是重要的预后指标。大多数病例是在发现原发肿瘤 3 年内发生肺部转移的，亦有长达 10 年以上者，也有少数病例肺部转移灶的发现比原发肿瘤更早。转移到肺的原发恶性肿瘤多来自乳腺、骨骼、消化道和泌尿生殖系统。

肺转移性肿瘤大多数表现为两肺的多发性病灶，大小不一，密度均匀；也有部分患者表现为单肺的多发性病灶，或者肺部只有单个转移病灶。对这些晚期肿瘤患者，前者尚无有效的治疗方法；肺部只有单个转移病灶应该考虑外科治疗；后者如转移肿瘤结节小于 4～5cm/个，局限于一个或者两个肺叶，身体其他部分未发现肿瘤转移，也可以考虑外科治疗。

【临床症状】

肺部转移性肿瘤患者，临床上一般没有明显症状，大多数患者在随访原发肿瘤时，常规行胸部 CT 检查时才被发现。少数肺部转移性肿瘤患者可有咯血和痰血。肺部转移性肿瘤的 CT 征象类似于周围型肺癌。

5

【诊断】

肺转移性肿瘤的诊断，主要是依据肺部 CT 出现结节状阴影，结合原发肿瘤的病史作出诊断。痰细胞学检查阳性率低，支气管镜检查往往阴性。单个孤立性肺转移性肿瘤很难与原发性周围型肺癌相鉴别。

【治疗】

两肺出现的弥漫性的广泛转移的患者没有外科手术治疗的指征。对少数患者肺部仅有单个转移结节病灶，或者虽有几个转移病灶，但是都局限在一个肺叶或者一侧肺内，如原发肿瘤经治疗后已经得到控制，无局部复发，身体其他部位经各种检查又未发现另有转移病灶。全身情况可以耐受肺切除术者，应该考虑外科手术切除。但肺切除的范围应该尽量保守，一般仅作楔形或者肺段、肺叶切除术。术后按照肿瘤的病理诊断适当的给予抗肿瘤药物治疗。有的病变手术切除后，经数月或者数年肺部又出现新的孤立性转移灶，只要其他器官组织仍无转移则可行再次肺切除术。孤立性肺转移性肿瘤切除术后的5年生存率在30%以上，原发肿瘤经根治后3年以上才出现肺部转移者，预后良好。

三、肺部良性肿瘤

肺或者支气管原发性良性肿瘤比较少见，而肿瘤的种类却很多。关于肿瘤的组织学来源分类意见也很不一致。一般可分为起源于气管支气管黏膜上皮的乳头状瘤、息肉等，起源于中胚层的血管瘤、淋巴管瘤、血管内皮瘤、硬化性血管瘤；起源于支气管的神经源性肿瘤、脂肪瘤、平滑肌瘤、软骨瘤、骨软骨瘤、纤维瘤等；和因为发育异常或起源不明的肿瘤，如错构瘤、畸胎瘤、透明细胞瘤等。在各种肺、支气管良性肿瘤中，最常见的是错构瘤。它起源于支气管胚基，因为发育异常，支气管壁各种正常组织错乱组合而发生的良性肿瘤。错构瘤主要由软骨组织组成，此外尚含有平滑肌、脂肪和纤维组织。错构瘤常位于肺野的边缘部位，具有完整的包膜，常有钙化，生长缓慢。但也有恶性转变的报道。绝大多数支气管良性肿瘤为周围型肿瘤。常无临床症状，仅在作胸部CT检查时被发现，一般呈圆形块影，边缘完整，光滑，生长缓慢，常有钙化点。少数位于较大支气管的良性肿瘤则可出现咳嗽、发热和支气管阻塞的症状，但极少有咯血。支气管镜检查对大多数良性肿瘤的诊断没有帮助。仅极少数病例可能经支气管镜活组织检查明确诊断。影像学检查发现肺部孤立性圆形阴影，只要患者允许，不存在手术禁忌证，均应行局部肺切除术。常用的手术方法是肺楔形切除或者肺段切除术。肿瘤位置表浅靠近胸膜者也可以切开浅层肺组织，做肿瘤摘除术。肿瘤的种类一般都有待术中或者术后切除的标本经病理切片检查方能确诊。

（张毅　王群）

第十二节　肺切除术

肺切除术是治疗多种肺部疾病的外科手术。目前，应用肺切除术治疗的最常见病种是肺癌，肺结核、肺化脓性感染等其他肺部疾病需要施行肺切除术的情况已较少见。随着化疗、放疗的进展，以及分子靶向药物的应用，肺癌的手术指征趋于严格，但肺切除术仍是肺癌综合治疗的一个重要的或主要的治疗手段。

肺切除术对呼吸、循环的干扰较大，随着人类平均寿命的延长，因肺癌需施行肺切除术的高龄患者日益增多，因此，在作肺切除手术前需全面了解患者的情况，进行血、尿常规化验和心、肺、肝、肾等重要器官功能的检查，评价患者对手术的耐受能力。肺切除术患者围术期的呼吸道管理尤其重要，吸烟患者术前应严格戒烟，教会患者有效地咳嗽排痰，对存在呼吸道感染的患者，术前应给予抗生素和雾化吸入治疗。如肺功能欠佳，术前应进行呼吸锻炼，改善营养状态，进行适当体力活动以增强体质。术前对患者及其家属解说手术治疗目的和手术后注意事项，稳定患者情绪，增强信心，便于手术后与医护人员密切配合，取得良好手术疗效。

根据病变性质和范围，肺切除术的方法有一侧全肺切除术、肺叶切除术、两肺叶切除术、肺段切除术和肺楔形切除术等。肺是重要的呼吸器官，施行肺切除术既要全部切除肺部病变，又要尽可能保留最多的健康肺组织，减少手术切除导致的肺功能丧失，因此肺癌的袖式肺叶切除术和双袖式肺叶切除术、支气管楔形切除术等作为肺叶切除术的特殊类型，有一定的临床应用范围。除了传统的开胸手术，目前有相当一部分肺切除术可以通过胸腔镜来完成。

（一）肺的外科解剖学

1. 右肺　右肺斜裂起自第5后肋水平，沿第5肋骨或肋间向前向下斜行止于第6肋骨软骨交接处的肺；水平裂起于腋中线和斜裂交界处，向前横行止于第4肋骨软骨交接处的肺，右肺斜裂和水平裂将右肺分为上、中、下三个肺叶。肺裂发育不完整者则相邻的肺叶分界不清（图69-17）。

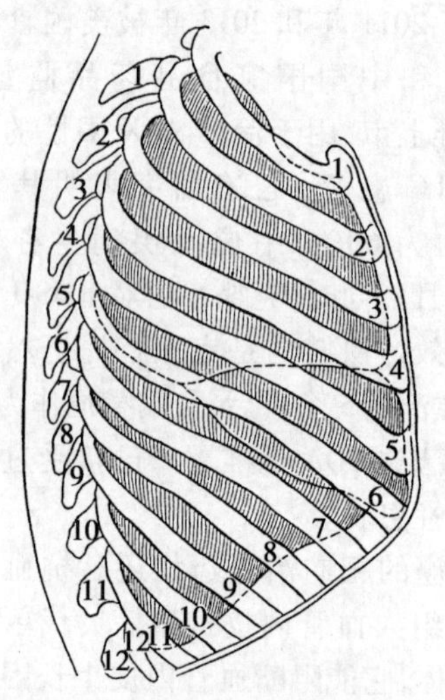

图69-17　右肺肺裂

右肺主支气管较短，距气管分叉约1.5cm处即发出右上叶支气管，再向下行约 2.5cm，分出中叶和下叶支气管。上叶和中、下叶之间的支气管称为中间支气管。右肺动脉在右主支气管前方跨过支气管，在进入肺裂之前即发出上叶肺动脉分支亦称为肺动脉上干，进入肺裂后又发出 1～2 支上叶肺动脉分支，2 支中叶肺动脉分支以及下叶背段和基底段数个分支。右肺上静脉位于肺门区右肺动脉的前方，通常由上叶 3 个分支和中叶 1 个分支汇合而成，右肺下静脉位于肺门区最下方肺韧带内，由下叶背段和基底段静脉分支汇合而成（图 69-18）。

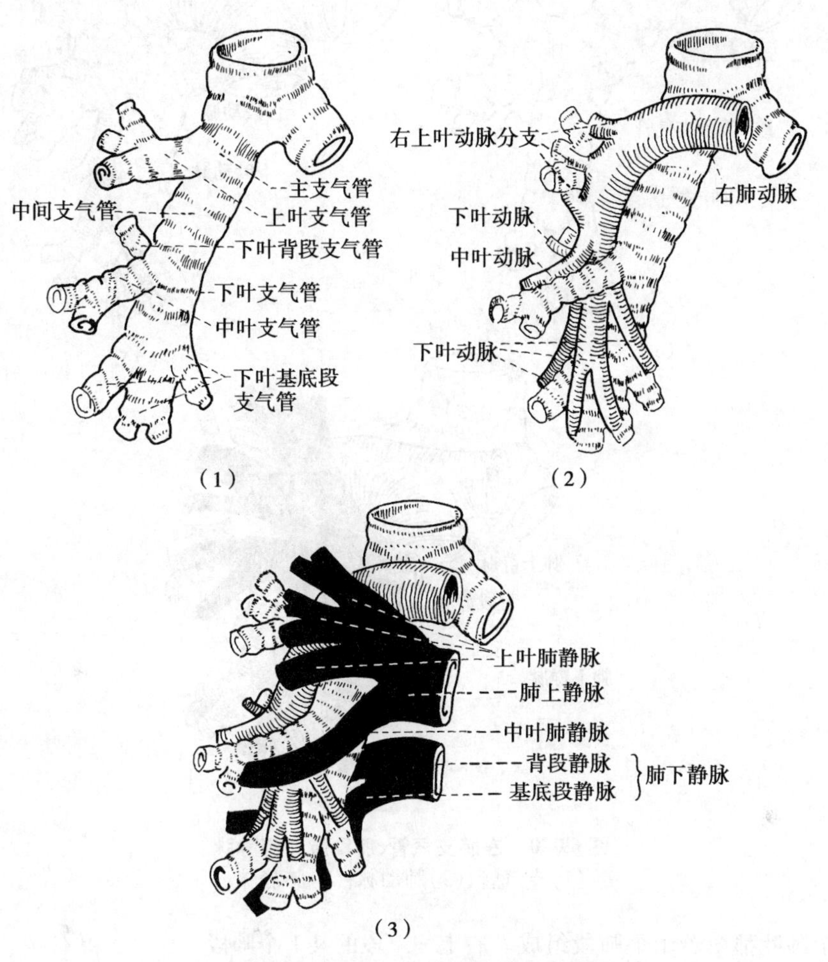

图 69-18　右肺支气管，肺动脉和肺静脉
（1）支气管；（2）肺动脉；（3）肺静脉

2. 左肺　左肺仅有斜裂，分上下两个肺叶，上叶舌段相当于右肺中叶。斜裂起于第 5 后肋水平，有时位置较高，起于第 3 后肋水平，斜向下行，越过第 5、第 6 肋骨水平，到达腋中线，再沿第 6 肋间或第 7 肋骨上缘向前止于第 7 肋骨前端（图 69-19）。

左肺主支气管较长，约 4～5cm，然后分为两支，即左上叶和下叶支气管，左上叶又分为固有上叶和舌段支气管。左肺动脉位于主动脉弓下方、左侧肺门最上方，发出 3～6 个固有上叶肺动脉分支后，在左支气管的后方下行，到达肺裂处发出上叶舌段肺动脉分支以及下叶背段和基底段动脉分支。左肺上静脉位于肺动脉的前下方，由左上叶 2 个分支和舌段 1 个分支汇合而成，左肺下静脉位于肺门区最下方肺韧带内，由下叶背段和基底段静脉分支汇合而成（图 69-20）。

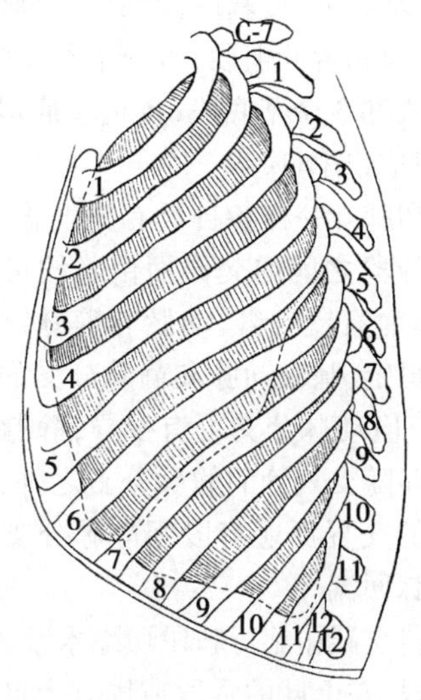

图 69-19　左肺肺裂

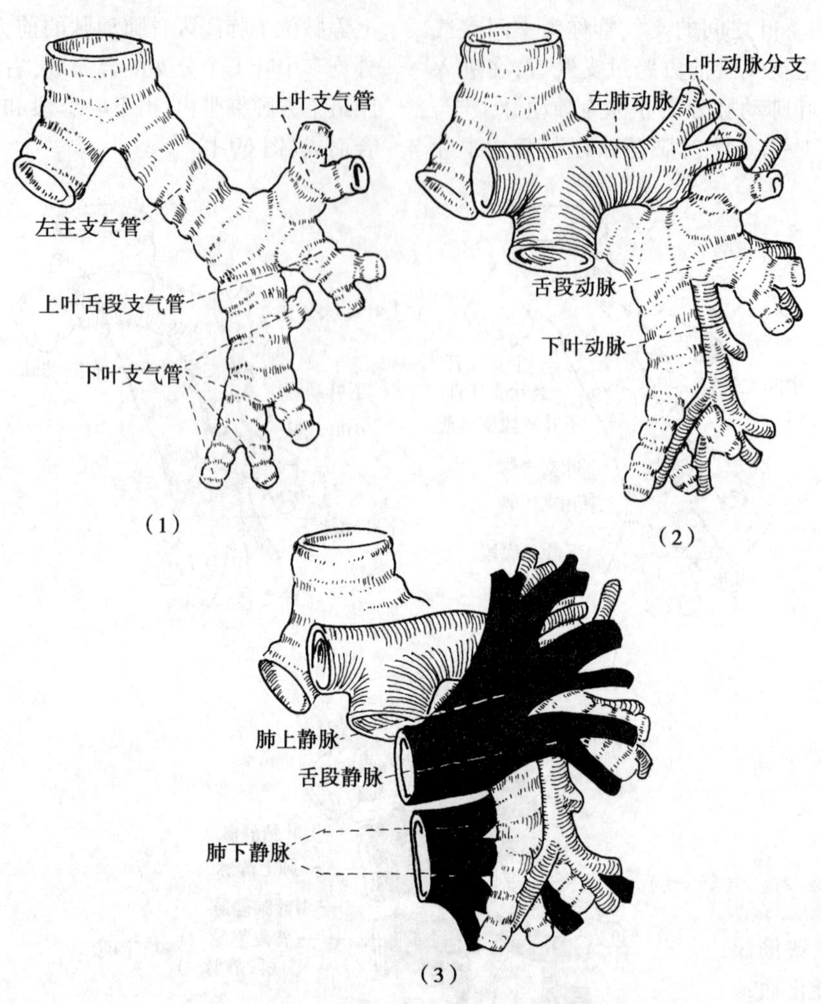

图 69-20　左肺支气管、肺动脉和肺静脉

(1)支气管;(2)肺动脉;(3)肺静脉

5

3. 肺段　每个肺叶都由若干个肺段组成。右上叶由尖、前、后 3 个肺段组成;右中叶由内侧和外侧 2 个肺段组成;右下叶由背段和 4 个基底段(内基底段、外基底段、前基底段、后基底段)共 5 个肺段组成。左上叶由尖后、前和舌叶上段、舌叶下段 4 个肺段组成;左下叶由背段和 3 个基底段(前内基底段、后基底段、外基底段)组成(图 69-21)。

肺段也和肺叶一样各自具有支气管、动脉和静脉分支。各个肺段之间的交界面由隐约可见的结缔组织所分隔,其间有支气管、动脉和静脉交通支。肺段支气管比较恒定,肺段动脉和静脉分支的走向一般与支气管平行,但动脉分支可有变异,静脉分支变异更多见。除了伴随支气管的静脉分支之外,在相邻的两个肺段之间的交界面还有段间静脉分支接受来自两个肺段的静脉回流。

临床外科实践中施行肺段切除术常为右上叶的 1 个或 2 个肺段、左上叶的舌段或固有上叶以及下叶的背段或基底段,极少切除组成中叶、舌段或下叶基底段的某 1 个肺段。

(二) 肺切除术基本操作

根据病变位置和范围,结合术者的经验,肺切除术可以通过各种不同的手术入路实施,包括传统的后外侧剖胸切口、各种胸壁小切口、前外侧切口等直视手术,以及近年来迅速兴起的电视胸腔镜手术(Video-assisted Thoracic Surgery,VATS)。

1. 直视手术　有条件的话,采用双腔管麻醉单肺通气,术侧肺萎陷后,有利于术野显露和操作安全。通过各种胸壁切口,经肋间或切断肋骨经肋床进入胸膜腔,一般无需切除肋骨。上叶或中叶切除、全肺切除术一般经第 5 肋间或肋床进胸,下叶切除术一般经第 6 肋间或肋床进胸。切开壁层胸膜后先观察肺与胸壁间有无粘连,成片的疏松膜状粘连,可用手指掌面或纱布团推压胸壁面作钝性分离;含有血管的条索状粘连则需用电刀切断,或在血管钳之间切断结扎。有的胸膜腔或肺部化脓性感染病例,胸膜纤维化增厚,肺与胸壁之间粘连紧密,找不到胸膜腔间隙,则需在胸

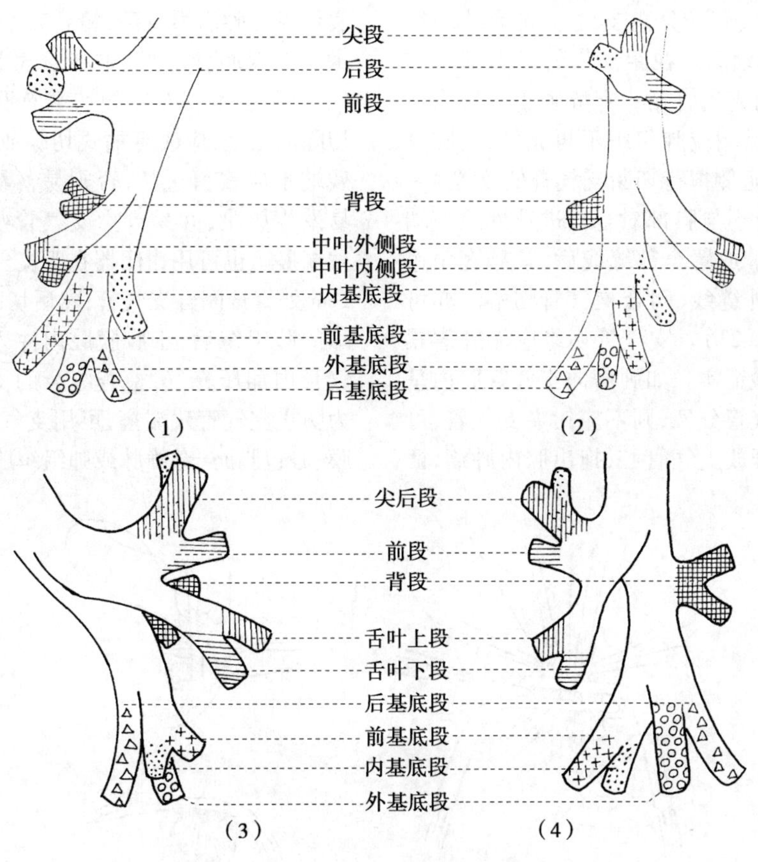

图 69-21 肺段支气管示意图

(1)右肺前面观;(2)右肺侧面观;(3)左肺前面观;(4)左肺侧面观

膜外壁层胸膜与胸壁筋膜之间进行剥离。剥离面渗血较多者需用电凝止血或用热湿纱布压迫止血。分离胸膜粘连后,经切口放入肋骨撑开器缓慢撑开。进入胸膜腔后,将肺向后外侧牵引,显露肺门,解剖肺叶间裂,处理血管。

(1)叶间裂处理方法:对于叶间裂完好或仅有疏松粘连的病例,一般只需用剪刀或电刀稍加分离即可显露肺门。对于叶间裂不全的病例,则需提起相邻的两肺叶,辨认叶间裂的解剖部位,沿叶间裂走向用血管钳依次钳夹两边后切断,直至肺门血管旁,两侧肺断面分别间断8字缝合或连续缝合,以防止出血和漏气。为防止误伤肺动脉,一般先游离肺门,显露肺动脉后再处理叶间裂。现在越来越多采用直线切割缝合器,切割的同时钉合两端肺组织,操作简便、快速可靠,并减少出血和漏气。

(2)肺血管处理方法:处理肺动脉分支或肺静脉分支的先后顺序,视病变性质和肺切除的部位而定。先结扎肺动脉,肺组织出血少,手术野显露比较清晰。对于恶性肿瘤,多数学者认为先结扎肺静脉,可以减少脱落的肿瘤细胞经血道转移的可能性。处理血管时先纵向剪开血管周围鞘膜,钝性分离血管壁与鞘膜之间的间隙,用直角解剖钳穿越血管后壁,先套线结扎总干,结扎线远端用2把血管钳钳夹或分支钳夹,在血管钳之间切断,分别结扎或贯穿缝扎两断端;也可在总干结扎线远端游离分支,分别套线双重结扎分支,在分支结扎处之间切断。这样血管切端呈树叉状,缝线不易滑脱(图69-22)。也可以用血管钳闭器直接钳闭肺动脉或肺静脉近端,远端钳夹后切断,或用直线切割缝合器的血管吻合钉仓直接切割钉合血管,效果可靠,并防止结扎过紧而造成肺血管的撕裂。

(3)支气管处理方法:结扎切断肺动脉和肺静脉

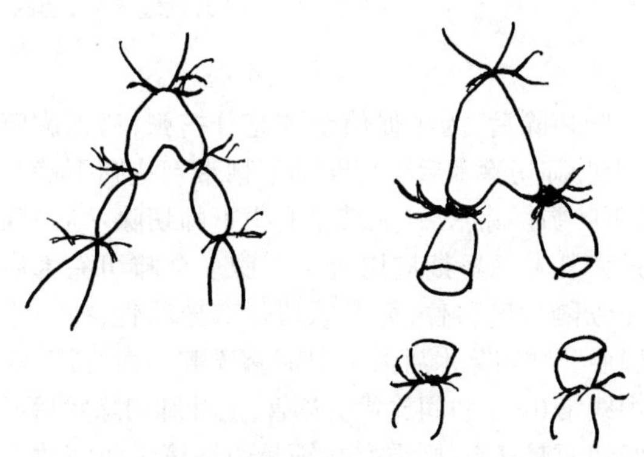

图 69-22 肺血管处理方法

先结扎总干,再双重结扎分支,在结扎处之间切断分支

分支后，即可显露支气管。分离支气管周围结缔组织，结扎、切断支气管动脉。在距支气管发出部位约0.5～1cm处放置直角支气管钳。麻醉师于气管内加压，证实支气管阻断后相应肺组织不再充气、余肺复张良好。在支气管钳近侧拟行切断支气管处放置4～6针间断缝线，使软骨环与膜部对合。进针处距切端约2mm，针距约2mm。放置全部缝线后，紧靠直角钳切断支气管，逐一结扎缝线，闭合支气管切端。亦可边切断，边缝合（图69-23）。支气管切缘应无肿瘤累及，可行术中冰冻活检证实。如肿瘤向支气管腔内呈息肉状突出，接近支气管分叉，则不应钳夹支气管，可直接切开支气管壁，开放支气管腔，拖出腔内肿瘤，证实切缘无肿瘤累及后，缝合残端。开放支气管腔的手术应在双腔管麻醉、单肺通气下进行，使术侧肺不通气，以利手术安全。如切端有肿瘤累及，没有进一步切除的余地，应改行袖式切除或全肺切除术。支气管残端不应残留过长，否则易蓄积气管内分泌物，术后易发生感染，并易产生支气管残端破裂，导致支气管残端瘘。也可用钳闭器在距支气管发出部位约0.5～1cm处直接闭合支气管，然后切断，效果可靠。取出切除的肺组织后，于胸膜腔内注入温生理盐水，再次经气管内加压充气，检查缝合的支气管切端有无漏气。为防止支气管残端瘘，可用支气管周围组织如纵隔胸膜、心包脂肪、奇静脉或肺组织缝盖包埋支气管切端。

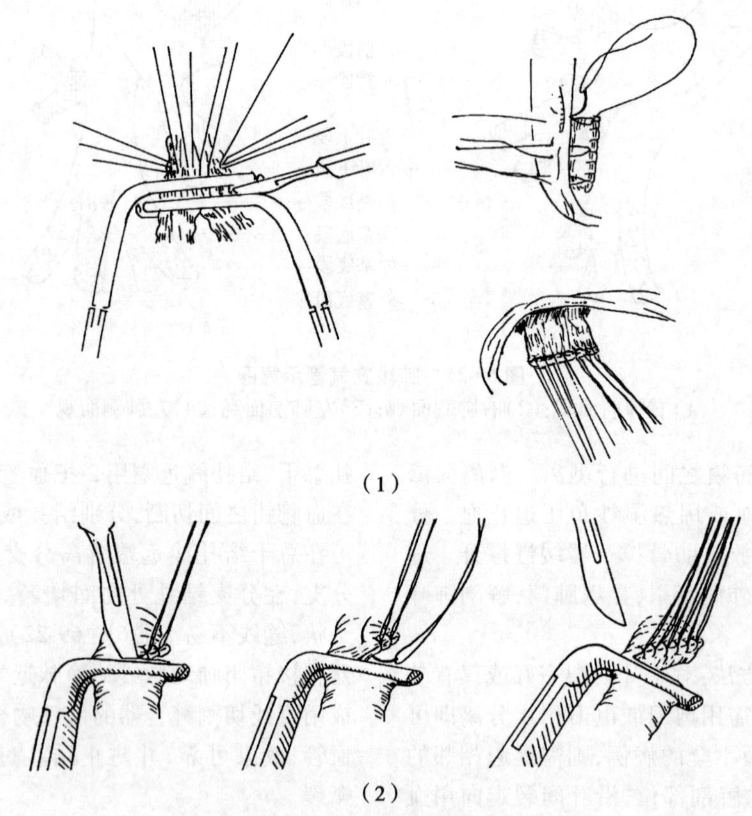

图69-23 支气管切端的处理方法
(1)放置缝线后，切断支气管，缝合切端，再用胸膜覆盖；
(2)边切断边缝合支气管

肺切除后，为了促使余肺充分扩张，消灭胸膜残腔，上叶肺切除术后可切断肺下韧带到达肺下静脉下缘，下叶肺切除术后（尤其是右中下肺切除术后）如残腔过大可考虑短期应用人工气腹。全肺切除术后为防止纵隔过度移位，可考虑切除部分肋骨，缩小术侧胸膜腔。肺切除术后为了引流胸膜腔渗血渗液，需在腋中线第6～8肋间放置引流管；上叶肺切除术后或肺组织切面漏气者，则需另在锁骨中线第2肋间放置排气引流管，或从腋前线第6～8肋间放置胸腔内长引流管至胸膜顶，以防止术后肺膨胀不全和（或）并发张力性气胸。

2. 电视胸腔镜手术 目前VATS肺叶/肺段/肺楔形切除术的指征包括没有肺门纵隔淋巴结转移的Ⅰ期周围型肺癌、不典型腺瘤样增生（AAH）、原位癌（AIS）、微浸润腺癌（MIA）。VATS必须采用双腔管麻醉，术侧肺萎陷后才有操作的空间。通常于患侧腋中线沿第7或第8肋间隙作一约1.5cm切口作为观察孔，放置胸腔镜套管和胸腔镜；于腋后线后方第6肋间隙和（或）腋后线第8肋间隙作同样大小切口作为操作孔，用于放置胸腔镜操作器械；于腋前线前方沿第4

或第5肋间隙作3~5cm皮肤切口,不撑开肋骨,用于放置胸腔镜操作器械和取出标本(图69-24);或省略原观察孔,并将两操作孔取自同一肋间,胸腔镜从前操作孔置入,为单肋间法;或于腋前线前方沿第5肋间做切口,不撑开肋骨,放置胸腔镜和操作器械,为单孔法。操作孔的位置和数量应该根据病变部位、术者的经验灵活选择,并非一成不变。如无法插双腔管或无法耐受单肺通气、患侧肺无法萎陷、胸膜腔致密粘连、肺门纵隔淋巴结难以清扫、术中出血难以控制以及其他胸腔镜下难以处理的情况时,应及时中转开胸。

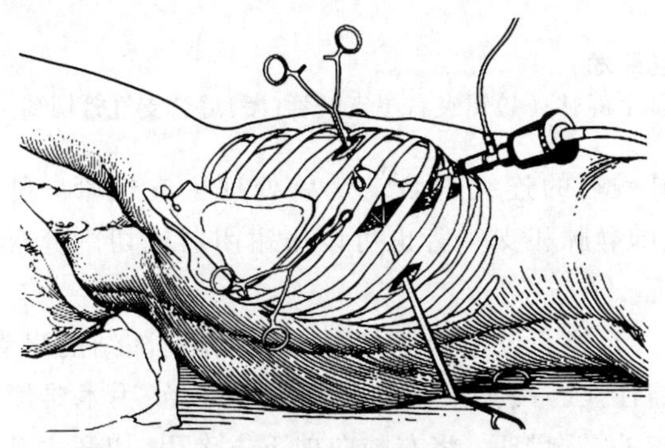

图69-24 VATS肺叶切除术的切口分布

VATS的解剖操作在影像监视下进行,手术原则与直视手术无异。VATS处理叶间裂、肺动脉、肺静脉和支气管并无固定的顺序,以安全、有利于操作为前提。采用超声刀进行VATS解剖操作较普通电刀具有切割精确、止血可靠、可控性强等优点。对于叶间裂不全的病例,认清叶间裂的解剖位置后,用腔镜专用直线切割缝合器的厚组织或普通组织钉仓予以切断,切割的同时钉合两端肺组织,防止出血和漏气。肺动脉和肺静脉解剖分离后,用腔镜专用直线切割缝合器的薄组织钉仓切割钉合;较细的血管也可用3个血管夹夹闭,在近切端2个血管夹和远切端1个血管夹之间切断。支气管解剖游离后,在距支气管发出部位约0.5~1cm处用腔镜专用直线切割缝合器的厚组织钉仓切割钉合。切下的肺叶装入标本袋从胸壁小切口取出。

(三)全肺切除术

1. 右全肺切除术 右侧肺门上界为奇静脉,前方为右无名静脉、上腔静脉与膈神经,后方为食管,下方为肺下韧带。进入胸腔后,将右肺上叶向下后方牵引,显露奇静脉,切开奇静脉下方及肺门前方的纵隔胸膜。肺门最前方为肺上静脉。右肺动脉上干在肺上静脉后上方,右肺动脉主干位于肺静脉后方。先处理肺上静脉,操作比较方便,结扎切断肺上静脉后即可充分显露右肺动脉上干和主干。处理右肺动脉可分别结扎切断右肺动脉上干和主干,或将上腔静脉向前内侧牵拉显露右肺动脉总干,予以结扎,再结扎切断上干和主干两分支。向上牵引右肺并切断肺下韧带,解剖、分离右支气管与肺下静脉间隙,即可游离、结扎、切断肺下静脉。最后分离右支气管周围结缔组织,结扎切断支气管动脉,于距气管分叉约0.5~1cm处切断缝合右主支气管,取出右肺。证实残端不漏气后,用邻近纵隔胸膜缝盖残端(图69-25)。肺动脉、肺静脉和支气管也可以用钳闭器或切割缝合器处理。

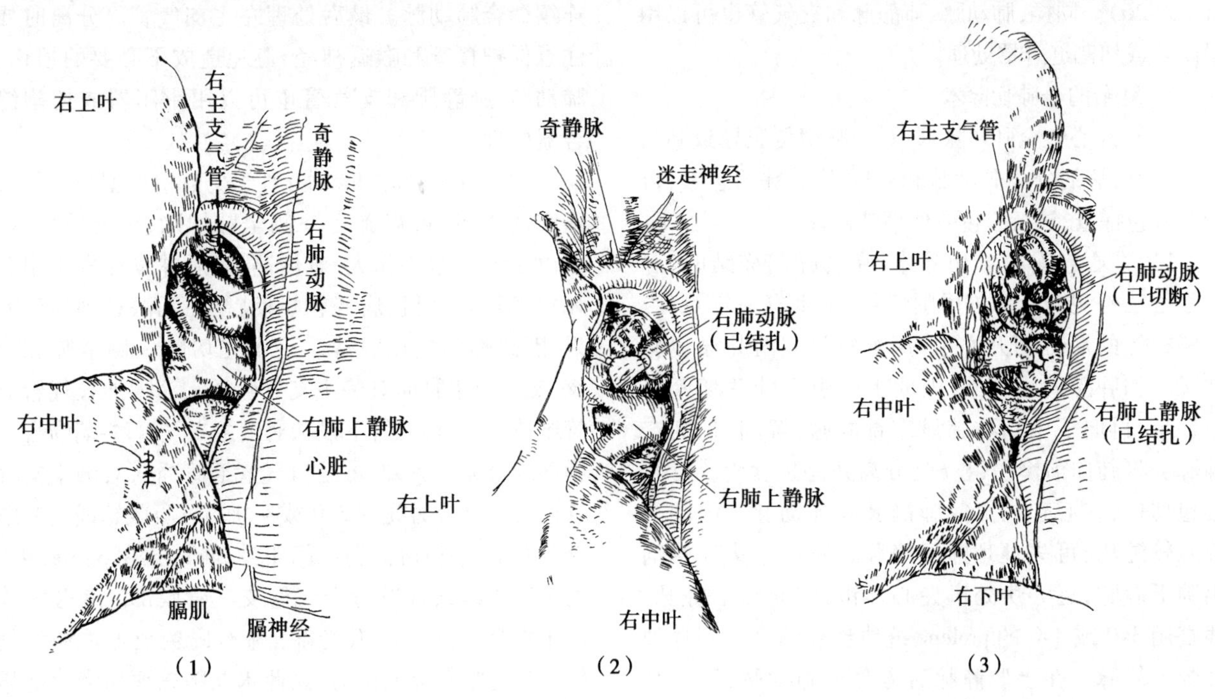

5

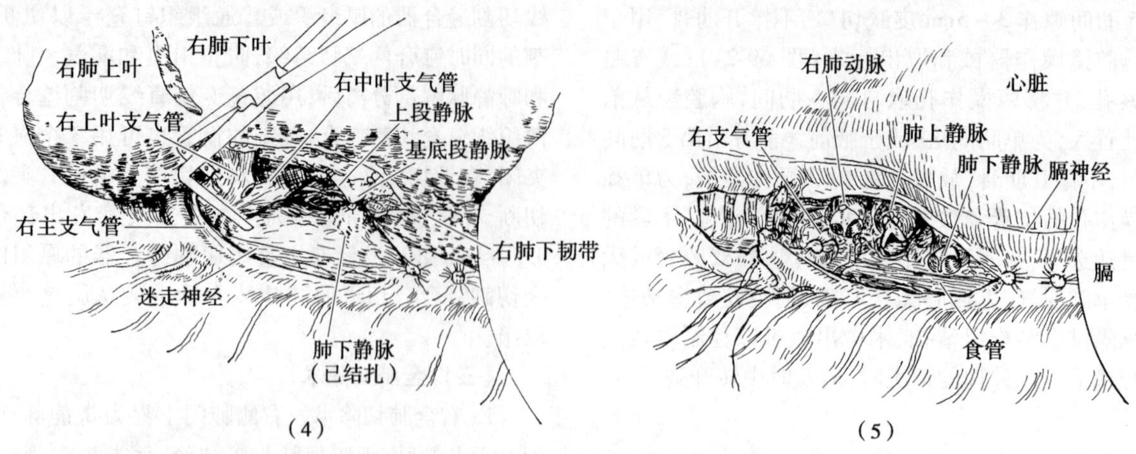

图 69-25　右全肺切除术

(1)显露右肺动脉和右肺上静脉;(2)结扎右肺动脉;(3)结扎右肺上静脉;(4)钳夹右主支气管;(5)缝合支气管切端

2. 左全肺切除术　进入胸腔后将左肺向前下方牵引,切开肺门上方纵隔胸膜。左肺动脉位于主动脉弓下方,剪开左肺动脉鞘膜,游离肺动脉,绕以缝线。左肺动脉总干较长,可结扎两道后再切断结扎总干,或结扎左肺动脉总干后再分离肺动脉 1～2 个分支,分别结扎切断肺动脉及其分支。将左肺向后下方牵引,显露肺门前方,解剖、游离肺上静脉,结扎后,再游离、结扎切断肺上静脉分支。将肺向上前方牵引,显露肺门后方,切断肺下韧带,在左支气管下方解剖、游离肺下静脉,结扎后,再分别结扎、切断肺下静脉 2～3 个分支。游离左支气管周围结缔组织,结扎支气管动脉。于距气管分叉约 0.5～1cm 处放置直角支气管钳,切断左支气管,不漏气缝合。再用邻近胸膜缝盖残端(图 69-26)。同样,肺动脉、肺静脉和支气管也可以用钳闭器或切割缝合器处理。

3. 复杂的全肺切除术

(1) 经心包全肺切除术:对于肿瘤侵犯导致肺门冻结,无法解剖分离肺动脉和(或)肺静脉的患者,可切开心包探查,试行心包内处理肺血管。

1) 经心包右全肺切除术:在右肺门冻结时,肿瘤往往已侵犯奇静脉等周围组织,手术有一定难度。在膈神经的后方切开心包,探查心包腔内肿瘤侵犯情况。如肿瘤尚可切除,先向上牵引右肺并切断肺下韧带,再向下牵引右肺显露奇静脉,解剖、切断奇静脉。将肺向前牵引,显露、分离并保护食管。延长心包切口,在心包内显露肺静脉和肺动脉。因肺下静脉较游离,可先处理肺下静脉。处理方法为解剖出肺下静脉,近心房处钳夹心耳钳,切断肺下静脉,残端用 3-0 或 4-0 的 prolene 缝线连续缝合。同法处理肺上静脉。在上腔静脉后方分离肺动脉,用心耳钳阻断肺动脉,切断后用 4-0 或 5-0 的 prolene 做肺动脉残端的连续缝合。最后处理主支气管。肺动脉、肺静脉和支气管也可以用钳闭器或切割缝合器处理。

2) 经心包左全肺切除术:左肺门冻结的患者,肿瘤往往已侵犯主动脉弓和喉返神经,手术难度较大。进入胸腔后,将左肺向前下方牵引,切开主动脉外鞘,如能与主动脉分离,再在膈神经后方切开心包,探查心包腔内肿瘤侵犯情况。如能切除,则将肺向上前方牵引,显露肺门后方,切断肺下韧带。延长心包切口,先分离肺下静脉,用心耳钳阻断肺下静脉,切断后,用 3-0 或 4-0 的 prolene 缝线连续缝合肺下静脉。同法处理肺上静脉。分离肺动脉,用心耳钳阻断肺动脉,切断后,用 4-0 或 5-0 的 prolene 缝线连续缝合肺动脉。最后处理左主支气管。分离时要注意保护食管和喉返神经,避免造成不必要的损伤。肺动脉、肺静脉和支气管也可以用钳闭器或切割缝合器处理。

(2) 隆突全肺切除术:对于少数中央型肺癌侵及隆突的患者,可以施行一侧全肺切除、隆突成形术。但由于该手术创伤大、难度高、术后并发症发生率和死亡率较高,而且病变较晚期,往往无法达到根治效果,因此临床应用较少。手术先切除一侧全肺和隆突,然后经术野向对侧主支气管插入消毒加长气管插管维持通气,待气管下段和对侧主支气管端-端吻合口膜部缝合完毕后,即可经口气管插管插入对侧主支气管通气。吻合时先用 3-0 或 4-0 的可吸收缝线间断缝合气管支气管环部,缝线间距约 2mm,再用 3-0 或 4-0 的可吸收缝线连续缝合气管支气管膜部。缝合完毕后予吻合口周围组织覆盖。施行隆突成形需注意气管支气管吻合部无张力,因此术前精确评估隆突受累范围十分重要,安全的切除长度从气管下端到对侧支

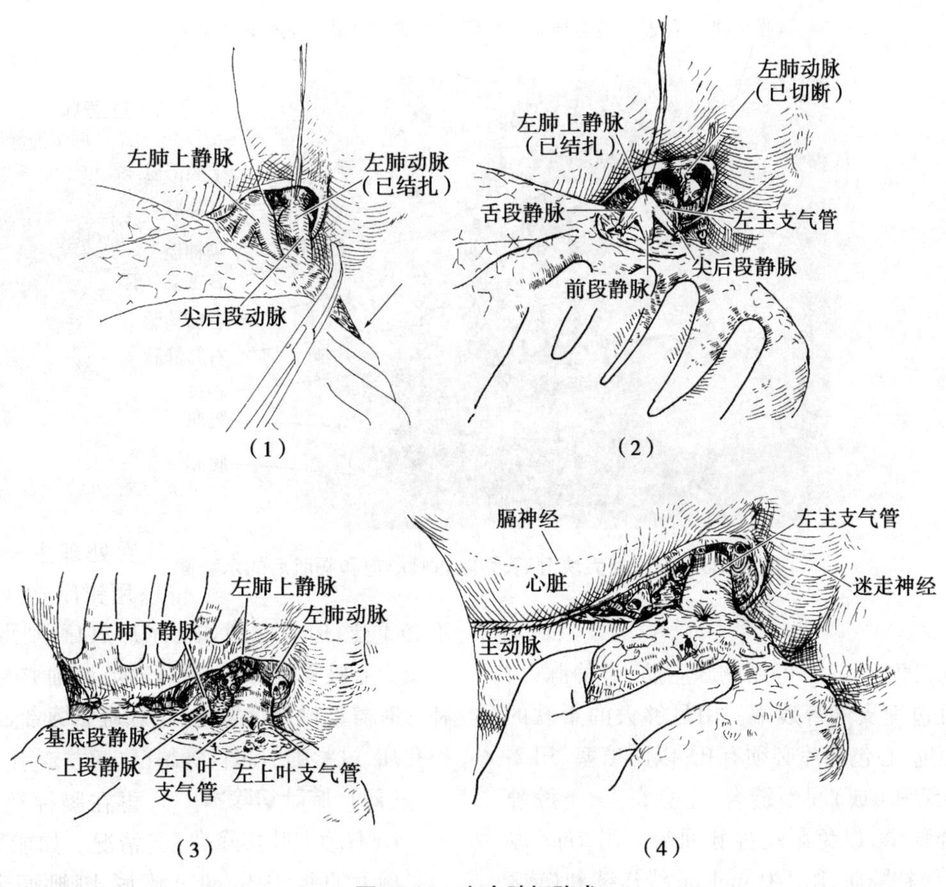

图 69-26　左全肺切除术

（1）显露左肺动脉和左肺上静脉；（2）先后结扎上述动静脉；（3）游离结扎、切断肺下静脉；（4）显露左主支气管

气管一般不超过 4cm。

（3）胸膜外全肺切除术：是指将患侧胸膜腔及其内的全部器官，包括膈肌、部分心包完整切除，是恶性胸膜间皮瘤的相对根治性的手术。该手术技术难度较大，创伤亦大，围术期死亡率较高。但在有经验的医疗中心，选择合适的病例，可将围术期死亡率控制在 5% 以下，并显著延长无瘤生存期。

1）右胸膜外全肺切除术：左侧双腔管麻醉，放置胃管有助于防止误伤食管。第 6 肋上缘后外侧切口，行胸膜外分离，注意避免壁层胸膜破裂，向前分离时避免损伤胸廓内动、静脉。沿奇静脉弓和上腔静脉分离纵隔胸膜。在奇静脉弓水平切开心包，如肿瘤未侵犯心肌，则向前、向下切除心包，至下腔静脉和肝静脉水平的心包胸膜返折处。从前缘沿膈肌周边向后切除膈肌，钝性分离腹膜，避免腹膜破裂。为了更好地显露膈肌，此时可于第 8 肋下缘添加第 2 个切口。手术切口应包含先前所有的胸壁活检和胸管切口（图 69-27）。如果没有肿瘤累及，尽量留一膈肌边缘，以利缝合补片。越过下腔静脉后，完全切除膈肌，完成大块分离，胸膜肺向中央收缩（图 69-28）。然后清扫纵隔淋巴结，结扎胸导管。用血管钳闭器或切割缝合器处理心包内右肺动脉和肺上、下静脉。完成心包切除后，向前牵拉胸膜肺，游离右主支气管，用钳闭器处理。将切下的标本送病理检查，了解切缘是否有肿瘤

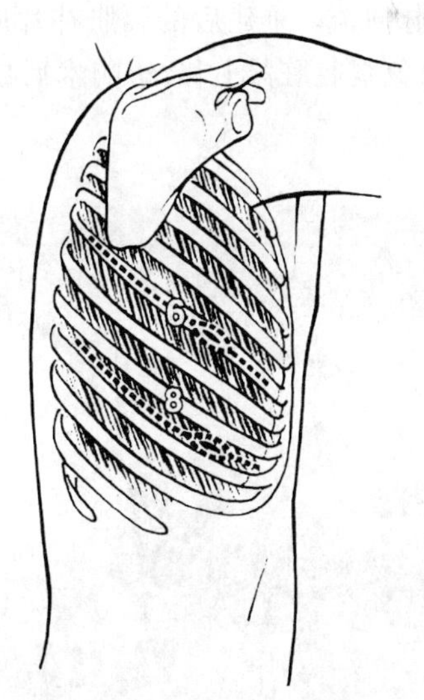

图 69-27　右胸膜外全肺切除术手术切口

包含先前所有的胸壁活检和胸管切口

5

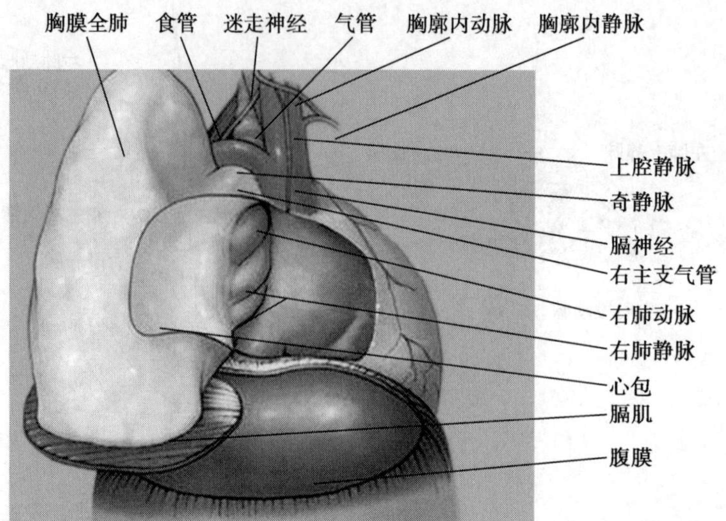

图 69-28　胸膜外大块分离、切除右侧心包和膈肌后的示意图

累及。

由于心包脂肪已切除，可用胸腺脂肪、奇静脉、前锯肌或肋间肌包埋支气管残端。用足够大的柔软的牛心包重建心包，心包补片必须有孔，以防填塞，用 2-0 prolene 线连续和（或）间断缝合，注意在上、下腔静脉处不能缝合狭窄，以免影响静脉回流。用 2mm 厚 Gore-Tex 补片修补膈肌，用 1-0 prolene 线连续和（或）间断缝合。如果没有足够的膈肌边缘可供缝合，则缝在肋骨上。膈肌补片内侧缝在心包补片上，注意避免影响上腔静脉回流。重建后的膈肌补片应置于正常解剖位置，以免腹腔脏器上移，影响术后放疗（图 69-29）。

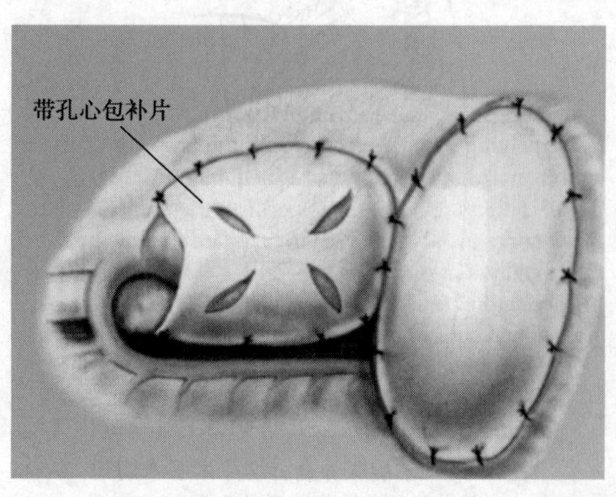

图 69-29　重建后的心包和膈肌

左胸膜外全肺切除术：操作步骤与右胸膜外全肺切除术类似，注意胸膜外向后分离时避免损伤肋间动脉和主动脉。左肺动脉总干较长，可于心包外处理，左肺上、下静脉仍于心包内处理。左侧心包切除后可不必重建，但考虑到如需术后放疗，则重建心包有利于减少心脏移位，减轻射线对心脏的影响。缝合膈肌补片时需重建食管裂孔，注意避免缝合过松引起食管裂孔疝，过紧则引起食管狭窄。

（四）肺叶切除术

1. 右肺上叶切除术

（1）直视手术：进入胸腔，将肺向下方牵引，显露奇静脉下方的肺门上部。右肺动脉上干位于肺门最上方，其下方为肺动脉主干，主干位于肺上静脉的后方，右支气管的前方。施行右肺上叶切除术可先解剖、结扎右肺动脉上干，再结扎切断其前段和尖段动脉分支，然后处理右上叶肺静脉。亦可先处理右上叶肺静脉，再处理肺动脉上干。肺上静脉由右上叶肺静脉和右中叶肺静脉汇合而成，解剖、游离右上叶肺静脉时必须注意保留来自中叶的肺静脉分支。解剖分离上叶与下叶之间的斜裂和上叶与中叶之间的水平裂，显露上叶后段肺动脉分支，用缝线结扎，再行切断。肺叶间裂分裂不全者，下叶和中叶肺切面需用丝线作间断褥式缝合或连续缝合，或用直线切割吻合器处理。最后切断上叶支气管，取出右肺上叶。支气管切端用缝线作不漏气间断缝合，或用钳闭器闭合，再以邻近胸膜缝盖（图 69-30）。

（2）胸腔镜手术：进入胸腔，首先向后牵拉右上叶，切开纵隔胸膜，显露并解剖游离右上肺静脉，采用腔镜下切割缝合器配血管钉夹闭并切断；在斜裂中解剖肺动脉的叶间部分，可采用电灼/超声刀或钝性解剖两种方法，直到发现肺动脉，如果叶裂发育不全或炎症粘连，这一步会比较麻烦，向前分离水平裂和向后

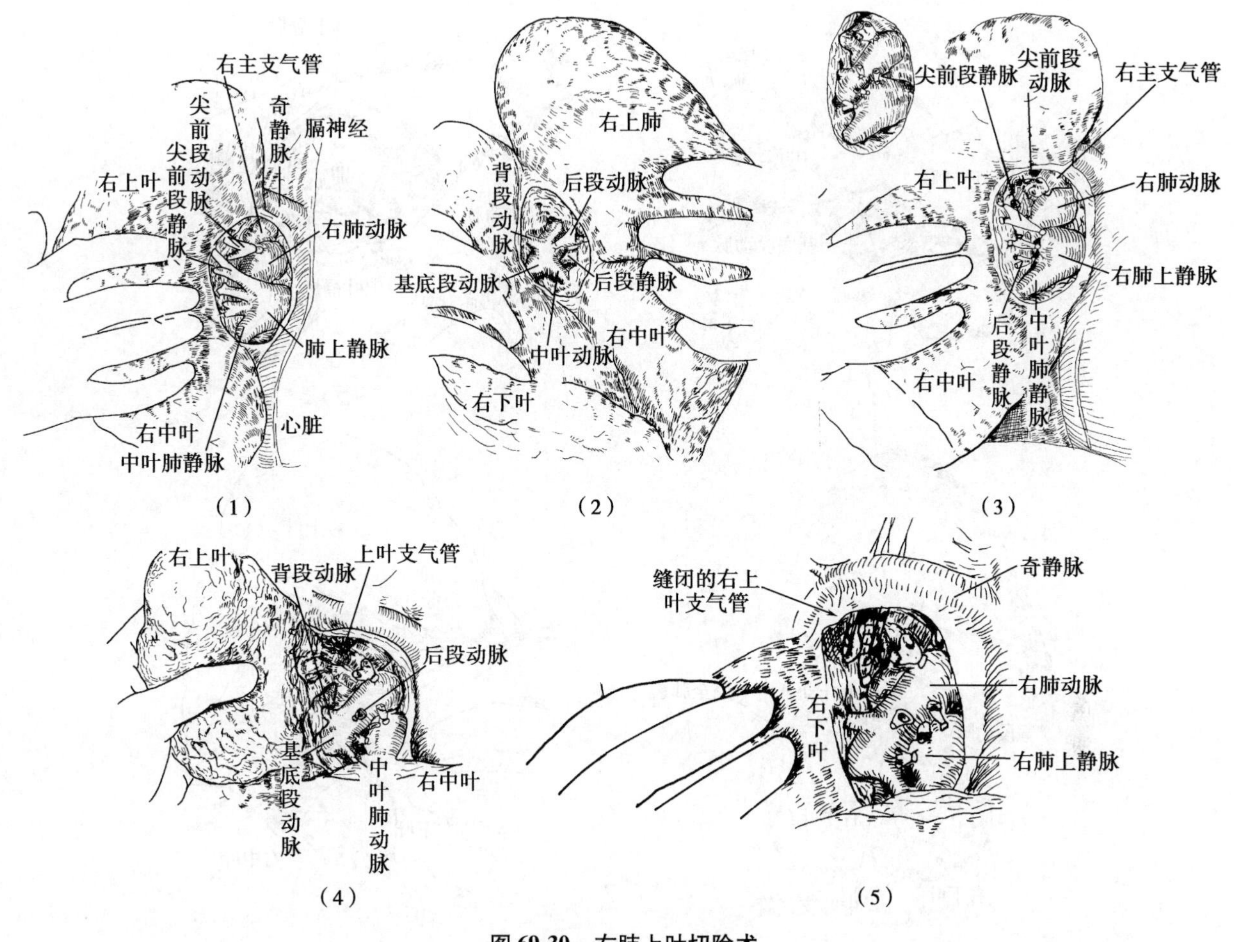

图 69-30 右肺上叶切除术

(1)显露右肺动脉,结扎尖前段动脉;(2)结扎后段动脉;(3)先后结扎尖前段静脉和后段静脉;(4)显露右肺上叶支气管;(5)切断右上叶支气管,缝闭切端

分离斜裂,使用切割缝合器切割肺裂,根据肺组织厚度,选择不同的钉仓;向前牵拉右上叶,分离支气管周围的组织,同时清除支气管旁淋巴结,解剖分离支气管,采用4.8mm钉仓闭合切断支气管,切断前夹闭膨肺,证实中下叶充气良好;分离清除动脉旁淋巴结,解剖右上叶动脉尖前支,采用血管钉仓闭合切断。右上叶切除术,也可以采用后入法,先分离切断支气管,然后向前分离切断其他结构。

2. 右肺中叶切除术

(1) 直视手术:右肺中叶体积较小。进入胸腔后,解剖分离右肺中叶上方的水平裂和下方的斜裂,即可显露从右肺动脉发出的两支中叶内侧段和外侧段肺动脉分支,游离后分别结扎、切断。亦可先解剖肺门前方,显露肺上静脉,游离中叶肺静脉分支,予以结扎、切断,再处理中叶肺动脉分支。提起中叶,分离中叶支气管周围结缔组织和淋巴结,放置直角支气管钳或钳闭器,经气管内加压充气证实上叶和下叶充气良好后,切断中叶支气管,取出中叶。支气管切端作间断不漏气缝合(图69-31)。

(2) 胸腔镜手术:单向式切除对于右中肺可能更为方便,进入胸腔,将肺叶从下向上牵拉,打开纵隔胸膜,显露分离右中叶静脉,采用腔镜下切割缝合器闭合切断或血管夹近端及远端分别夹闭后切断;分离右中叶支气管周围组织,同时清除支气管旁淋巴结,解剖分离支气管,切割缝合器闭合切断,切断前夹闭膨肺,证实上叶、下叶充气良好;分离右中肺动脉,通常为两支,也可来自单根动脉,可采用切割缝合器离断或血管夹夹闭后切断;剩余水平裂根据肺组织厚度不同,采用合适的钉仓夹闭后切断。右中叶切除术,也可以先分离水平裂,切断右中肺动脉后再离断其他结构。

3. 右肺下叶切除术

(1) 直视手术:解剖、分离上叶与下叶间斜裂,即可显露下叶肺动脉分支。下叶背段肺动脉分支发出的部位较高,与中叶肺动脉分支几乎处于同一平面,甚或更高。肺动脉在发出中叶和下叶背段动脉分支后,再分成2~3支下叶基底段动脉。施行右肺下叶切除术时,可先处理下叶动脉分支。由于下叶背段动脉

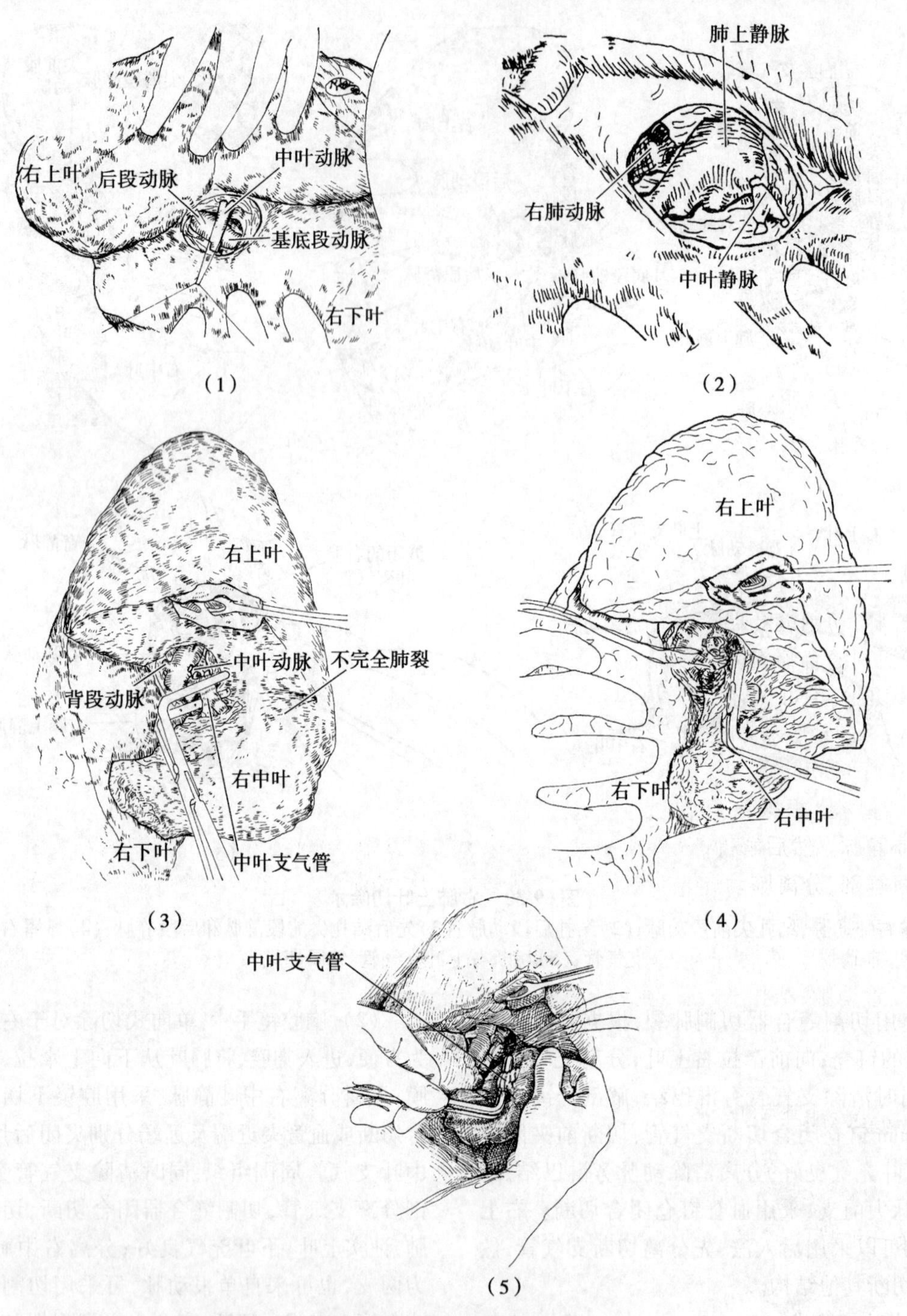

图 69-31 右肺中叶切除术

(1)显露中叶动脉;(2)结扎中叶静脉;(3)切断中叶动脉;(4)切断中叶支气管;(5)切除中叶

分支发出的位置较高,因此宜分别结扎切断背段动脉分支和基底段动脉分支,以免影响右肺中叶动脉血流。右肺下静脉位于支气管下方肺下韧带内,将右下叶牵向上前方,切断肺下韧带,显露肺下静脉。剪开血管周围鞘膜,即可分离结扎、切断肺下静脉及其分支。分离肺叶间裂,即可处理下叶支气管。下叶背段支气管一般与中叶支气管发出的部位相近,为了保证中叶支气管通畅,大多数病例宜斜形切断下叶支气管,下叶背段支气管发出的部位较低者,即可在中叶支气管与背段及基底段支气管之间切断,缝合下叶支气管(图 69-32)。

(2) 胸腔镜手术:进入胸腔,将肺叶向下牵拉,在斜裂中解剖肺动脉的叶间部分,可采用电灼/超声刀或钝性解剖的方法,直到发现肺动脉,打开动脉鞘膜,分离动脉周围组织及淋巴结,游离右下肺动脉,注意保护右中肺动脉,采用腔镜下切割缝合器闭合切断;

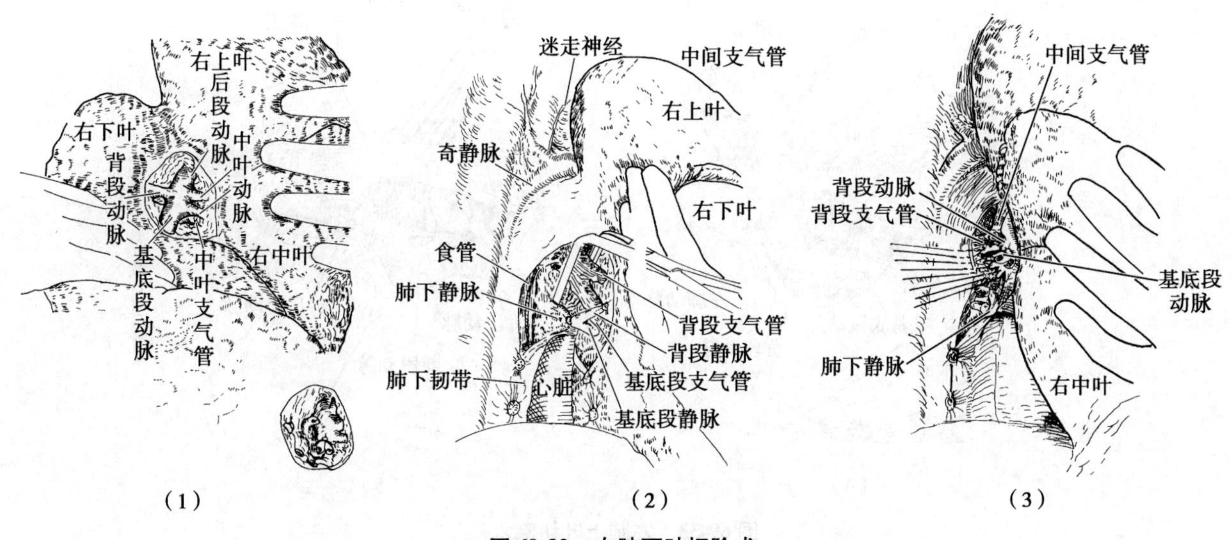

图 69-32 右肺下叶切除术

(1)显露中叶动脉;(2)显露静脉;(3)处理背段支气管

分离右下肺静脉,切割缝合器离断;分离支气管旁组织及淋巴结,切割缝合器夹闭,膨肺证实中上叶充气良好。右下叶切除,也可先分离下叶静脉,再分离切断支气管,再右下肺动脉和叶间裂。

4. 右肺中、下叶切除术 右肺中、下叶肿瘤,有时需做中、下叶切除术。根据肿瘤部位,可先分离、结扎中叶或下叶肺静脉。然后解剖、分离叶间裂,在斜裂和水平裂之间解剖、分离肺动脉。右肺中、下叶肺动脉常汇合为一支肺动脉干,结扎后再分支结扎中叶、背段和基底段肺动脉。然后分离中间支气管周围结缔组织和支气管动脉,结扎支气管动脉后,切断中间支气管,做不漏气间断缝合或用钳闭器夹闭。

5. 左肺上叶切除术

(1) 直视手术:左肺动脉至少发出 3 个分支(尖后段、前段和舌段动脉)进入上叶,有时可多达 6~7 个分支。将左上叶向前下方牵拉,解剖纵隔胸膜,即可显露上叶动脉分支,逐一结扎、切断。再将上叶向后方牵拉,分离肺门前方,游离结扎肺上静脉,再结扎、切断肺上静脉的上叶和舌段静脉分支。最后切断上叶支气管,分离肺裂,取出上叶。支气管切端作间断不漏气缝合或用钳闭器夹闭后用纵隔胸膜或支气管周围结缔组织覆盖(图 69-33)。

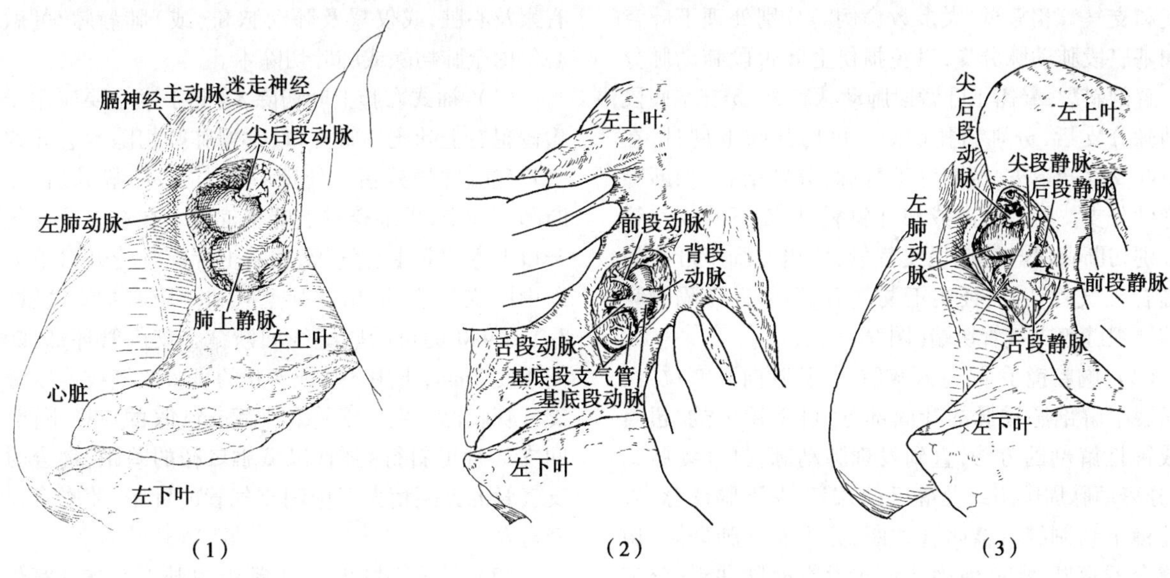

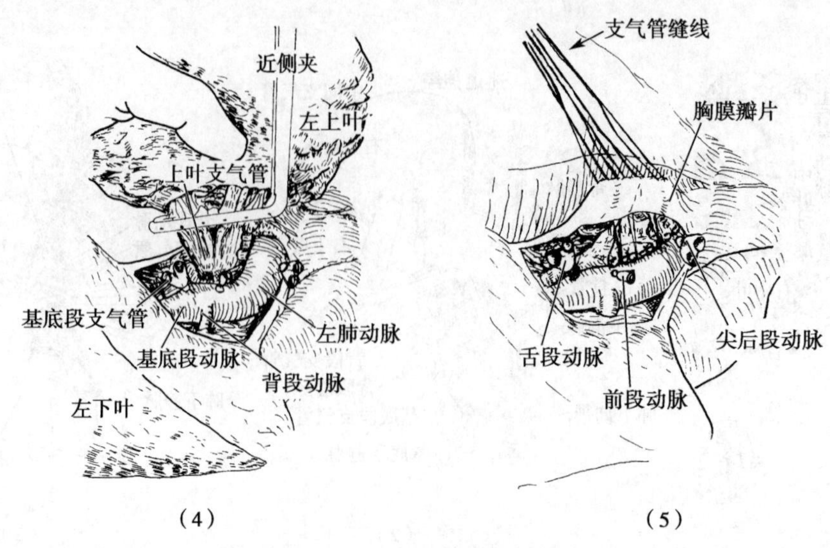

图 69-33　左肺上叶切除术

(1)显露左肺动脉和肺上静脉;(2)显露左上叶动脉各分支;(3)先后结扎尖后段动静脉、尖段静脉后段静脉和舌段静脉;(4)钳夹上叶支气管;(5)缝闭上叶支气管切端

(2) 胸腔镜手术:分离叶间裂直到肺动脉,分离舌段动脉,可先夹闭后切断;将上叶向后牵拉,分离左上肺静脉,注意显露并保护左下肺静脉,以防共干;分离左上叶支气管,夹闭证实下叶充气良好,切割缝合器切断;剩余左上肺动脉,最多约 7 个分支,可分别闭合切断,或切割缝合器一次性闭合切断。左上叶切除术,也可以先静脉、尖前支、支气管再叶间裂。

6. 左肺下叶切除术

(1) 直视手术:左肺下叶动脉、静脉分支和支气管的解剖形态与右肺下叶相似。下叶背段动脉分支和下叶背段支气管发出的部位均与上叶舌段的动脉分支和支气管相靠近,大多数病例需分别处理下叶背段和基底段肺动脉分支,以免损伤上叶舌段肺动脉分支。解剖斜裂,暴露下叶背段肺动脉和 2～3 支基底段肺动脉分支后,分别结扎切断。再切开肺下韧带,在左下叶支气管下方,游离肺下静脉,分别结扎、切断肺下静脉分支。然后分离或切开斜裂,切断下叶支气管或分别切断背段与基底段支气管,取出左肺下叶。间断缝合支气管切端,证实不漏气后,用邻近纵隔胸膜或肺组织缝盖支气管切端(图 69-34)。

(2) 胸腔镜手术:进入胸腔,将肺叶向下牵拉,在叶间裂中解剖肺动脉的叶间部分,可采用电灼/超声刀或钝性解剖的方法,直到发现肺动脉,打开动脉鞘膜,分离动脉周围组织及淋巴结,游离左下肺动脉,采用腔镜下切割缝合器闭合切断;分离左下肺静脉,切割缝合器离断,离断前确认证实没有静脉共干;分离支气管旁组织及淋巴结,切割缝合器夹闭,膨肺证实上叶充气良好。左下叶切除,也可先分离下叶静脉,再分离切断支气管,再左下肺动脉和叶间裂。

7. 复杂的肺叶切除术　在肺切除术中,常可遇见中央型肺癌已累及肺叶支气管开口,在符合肿瘤切除原则的前提下,一部分病例可做肺叶袖式切除术以最大限度地保留正常肺功能(图 69-35)。对于肿瘤侵及肺动脉、或肺门冻结的患者,可行肺动脉节段切除、对端吻合术(肺动脉受累范围超过 1/3 周径)或肺动脉侧壁楔形切除术(肺动脉受累范围小于 1/3 周径),以及肺叶袖式切除术加肺动脉袖式切除术,即所谓的双袖切除术。为避免血管吻合口出现张力,肺动脉切除长度以不超过 3cm 为宜,血管切缘距肿瘤距离应>5mm。在肺门冻结的患者,经切开心包探查,如肿瘤没有累及心脏,或仅累及肺动脉和(或)肺静脉,可做经心包内全肺切除或肺叶切除术。

(1) 袖式右肺上叶切除术:此手术主要应用于肿瘤侵犯右上叶支气管开口,常规肺叶切除术会导致支气管残端肿瘤残留。处理右肺上叶动、静脉后,先切断肺下韧带,再游离右上叶支气管。在右上叶支气管开口上方切断主支气管,在右上叶支气管开口下方切断中间支气管,取出右肺上叶和一段右主支气管,用 3-0 或 4-0 的可吸收缝线间断缝合支气管环部,缝线间距约 2mm,再用 3-0 或 4-0 的可吸收缝线连续缝合支气管膜部。主支气管和中间支气管的口径不同,中间支气管可斜行切断,以缩小口径的差距,吻合时主支气管的针距稍大于中间支气管的针距,使吻合口严密对合。

(2) 袖式左肺上叶切除术:左肺上叶支气管位于肺动脉的内侧,手术较右上叶袖式切除困难。处理左上叶肺动、静脉后,切断肺下韧带,分离左肺动脉主干,经肺动脉主干后方套一细塑料管,向后牵拉肺动

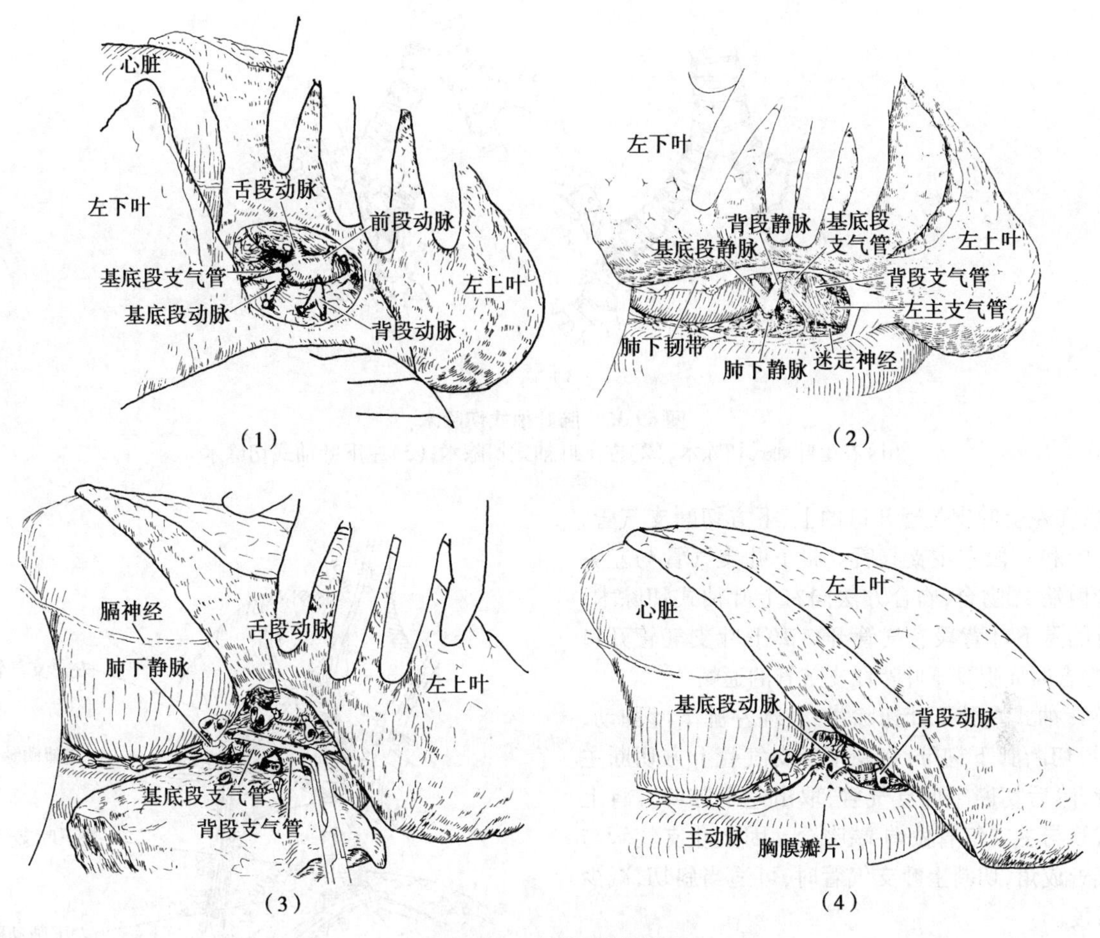

图 69-34　左肺下叶切除术

(1)显露左肺下叶的动脉分支(已结扎)；(2)显露肺下静脉并结扎其分支；(3)钳夹下叶支气管；(4)用胸膜瓣片覆盖缝合后的支气管残端

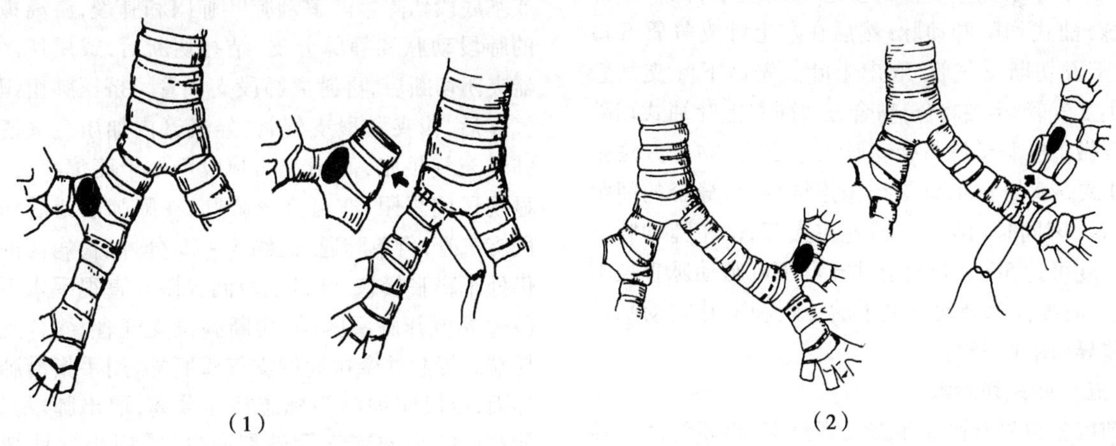

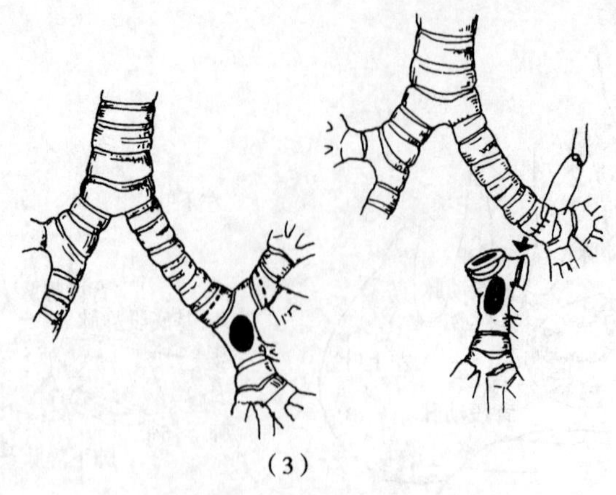
(3)

图 69-35　肺叶袖式切除术

(1)右上叶袖式切除术;(2)左上叶袖式切除术;(3)左下叶袖式切除术

脉,然后在左上叶支气管开口的上、下方切断支气管,取出上叶和一段左主支气管。将下叶支气管与左主支气管做端-端吻合,吻合方法同右上叶袖式切除术。需注意的是下叶背段支气管开口离下叶支气管开口较近,吻合时要保证下叶背段支气管的通畅。

(3) 袖式左肺下叶切除术:处理左肺下叶肺动、静脉后,切断肺下韧带,在左上叶支气管上方切断主支气管,然后切断上叶支气管,取出左下肺叶。将上叶支气管与主支气管做端-端吻合。因上叶支气管与主支气管成角,切断上叶支气管时,可适当斜切,减少吻合难度。

(4) 双袖式左肺上叶切除术:对于左肺上叶肿瘤已累及肺动脉,但下叶肺组织尚良好的患者,手术时先处理左上叶肺静脉,切断肺下韧带,分离左肺动脉主干,在左肺动脉主干根部上心耳钳阻断,保护下叶肺动脉,袖式切除肺动脉;然后在左上叶支气管开口的上、下方切断支气管,取出上叶。先做下叶支气管与左主支气管端-端吻合,吻合方法同左上叶袖式切除术。再做下叶肺动脉与肺动脉主干吻合,吻合方法是用4-0或5-0的prolene缝线做连续缝合,缝合的间距为2mm。因同时切除了一段左主支气管,左肺动脉干切除长度可达5cm。肺动脉主干与下叶肺动脉直径不同,缝合时要注意肺动脉主干的针距和下叶肺动脉针距的差异(图 69-36)。

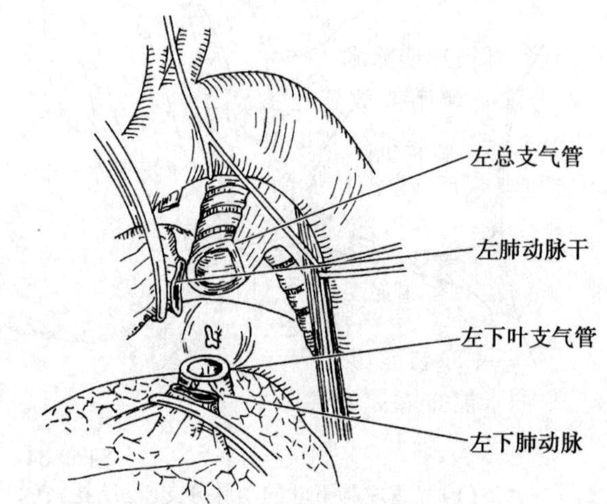

图 69-36　双袖式左上叶切除术

(五) 肺段切除术

肺段各自具有血管和支气管分支,相邻的两个肺段部分静脉血液回流入共有的段间静脉。但肺段之间缺少明显的解剖学间隙,剥离肺段时操作难度较大,且易损伤邻近肺段的肺组织,术后段面持续漏气的时间较长,小的支气管胸膜瘘和胸膜腔感染等并发症的发生率比肺叶切除术高。现常在胸腔镜下施行肺段切除术,较常施行的肺段切除术有左上叶尖后段、上叶前段、左上叶舌段、左上叶固有段、下叶背段或基底段切除术。解剖肺叶肺门和肺裂,游离拟切除的肺段动脉和静脉分支,结扎切断后,或用切割缝合器夹闭切断后,再游离肺段支气管。挤压肺组织排出气体后,钳夹肺段支气管,经气管内加压充气使邻近肺段充气扩张,而病变的肺段仍处于萎瘪状态,即可显现段间界限;亦可充分膨肺,在膨肺前或后切断肺段支气管,再单肺通气,约5~15分钟后,病变的肺段仍处于膨胀状态,可显现段间界限。直视手术下沿肺段边界剪开脏层胸膜,切断肺段支气管,缝合支气管切端。提起并牵拉远侧支气管断端,用手指沿肺段交界面,以段间静脉为标志挤压分离,取出肺段。肺段分离面细小的支气管破裂漏气,需用小弯针细线缝合。肺切面肺泡漏气则不需缝合,因缝合后针孔仍然会漏气,术后肺扩张,肺段切面与壁层胸膜或邻近肺组织形成粘连后,漏气部位即可愈合;也可用一些可吸收修补材料或医用胶水封闭肺段分离面。胸腔镜手术下直接用直线切割缝合器沿肺段边界切割,可大大减少肺断面的出血和漏气,大大缩短手术时间,但保留的肺组织会因此而有所缩窄(图 69-37)。

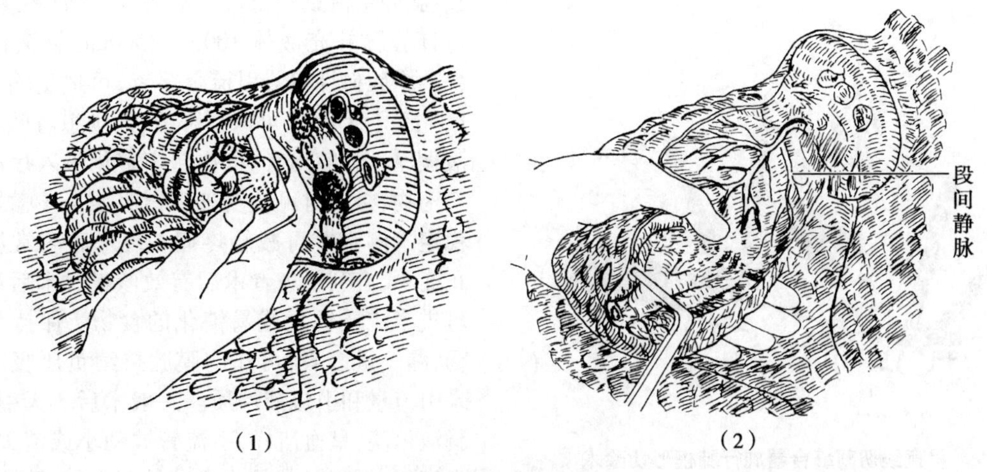

（1）　　（2）

图 69-37　肺段切除术

（1）左肺上叶尖后、前段动脉及支气管的处理；（2）沿段间静脉将左肺上叶尖后、前段剥脱

（六）肺楔形切除术

在肺部病灶两旁放置长血管钳，夹住全层肺组织，两把血管钳汇合部位指向肺叶肺门。切除血管钳之间的肺组织后，交锁褥式缝合肺切面。移去血管钳，再连续缝合一层（图 69-38）。肺楔形切除术操作比较简便，但只适用于体积小、局限于肺边缘的病灶，大多数为肺良性肿瘤或肺转移瘤；或用于采取肺部病灶进行术中冷冻病理切片检查以明确诊断。在后者情况下，如未能排除原发性肺癌的可能性，则不宜取除血管钳，待病理检查明确为良性病变的诊断后，再缝合肺切面；如为原发性肺癌，则立即施行肺叶切除术。避免过早取除病变周围血管钳，增加癌细胞扩散的危险。

近年来多在胸腔镜下作肺楔形切除术，采用腔镜下切割缝合器，牵拉需要切除的肺组织，根据不同的肺组织厚度，采用不同的钉仓，用直线切割缝合器直接作肺楔形切除术，缩短了手术时间，减少了手术创伤和并发症的发生，效果可靠（图 69-39）。

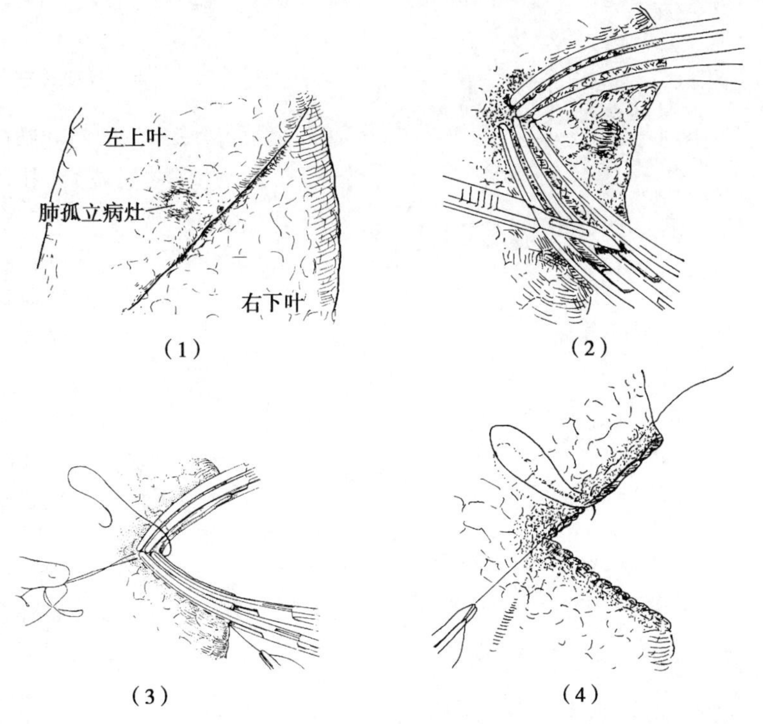

（1）　　（2）

（3）　　（4）

图 69-38　楔形切除术

（1）显露病灶；（2）在病灶外围钳夹肺组织；（3）楔形切除病灶；（4）缝合切缘

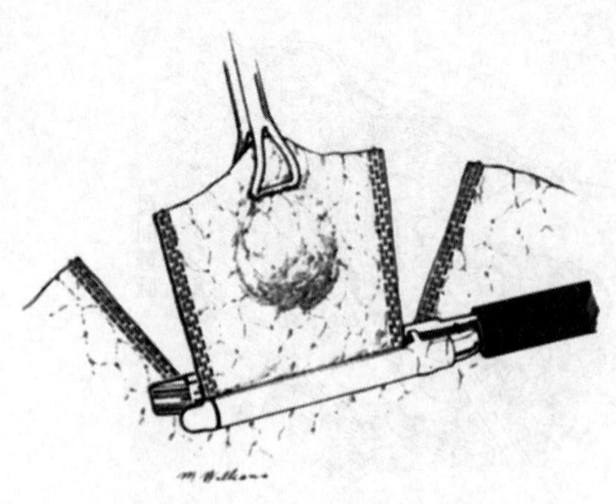

图 69-39 用直线切割缝合器施行肺楔形切除术

（七）肺切除术后处理

肺部手术结束后，应等待患者清醒，生命体征稳定后送回病房。继续监测和记录血压、心律、脉搏、呼吸、胸腔引流量和尿量。术后 1～2 日经鼻导管给氧，每日静脉补充液体 1000～1500ml，补液速度不可过快。胸腔血性渗液引流量多者，可适量输血。术后第 1 日情况稳定者，可取半卧位，鼓励患者咳嗽排痰。痰液稠厚不易咳出者，可作超声雾化吸入疗法或给予祛痰药物，必要时可予支气管镜吸痰。咳嗽排痰时按压稳定术侧胸壁可减轻疼痛。现术后多常规应用麻醉止痛泵，有利于患者术后有效咳嗽。术后第 2 日起即可进半流质饮食或易消化的食物。保持胸腔引流通畅，漏气量多者，可作胸膜腔持续负压吸引。逐日记录引流量和引流液性质。一般术后 3 天引流量减少，胸液色淡，呈血清样，引流管波动小或消失，术侧呼吸音恢复，胸部 X 线检查余肺扩张良好，胸膜残腔消失，且无积液者即可拔除引流管。拔管后，鼓励患者起床活动。术后继续应用抗生素，一般不超过 1 周。

（葛 棣）

第七十章 纵隔疾病

第一节 纵隔炎症

纵隔炎症分为感染性和非感染性两大类，主要累及结缔组织，可影响邻近器官，或由邻近部位的病变所引起。纵隔感染可表现为急性或慢性过程。非感染性炎症可能主要与异常的免疫反应有关，临床上以慢性纤维化性纵隔炎最为常见。

【病因和病理】

1. 纵隔感染　纵隔感染可为原发性，但较为少见。免疫缺陷患者容易发生纵隔感染。部分原发性纵隔感染可以表现为自限性病程。大多数纵隔感染继发于经胸骨径路手术后或邻近部位脏器的病变，如食管穿孔、吻合口瘘、口咽部感染引起的颈部感染、纵隔肿瘤继发感染、腹膜后或者膈下感染、脊柱或肋骨的脊髓炎等。急性纵隔感染最常见的是β溶血链球菌。既往大多数慢性纵隔感染是结核分枝杆菌所致，现在更多的是由组织胞浆菌、粗球胞浆菌、新型隐球菌等真菌引起。

颈部深筋膜可分为三层，即气管前筋膜、脏器筋膜和椎前筋膜，筋膜之间较为疏松。口咽部感染引起的颈部感染可通过颈部疏松的筋膜间隙，或穿过筋膜从其他间隙下行到纵隔内，引起筋膜坏死、纵隔蜂窝织炎、脓肿形成和全身中毒症状，即称为急性下行性坏死性纵隔炎。多为需氧菌和厌氧菌的混合感染。少数情况下可以下行到腹膜后间隙。

2. 慢性纤维化性纵隔炎　慢性纤维化性纵隔炎是指大量的胶原和致密纤维组织在纵隔内形成，压迫纵隔内结构，也称硬化性纵隔炎或纵隔纤维化。主要可能与组织胞浆菌感染后的异常免疫反应有关。自身免疫性疾病、风湿热、肿瘤、放疗、外伤、药物等也可以造成慢性纤维化纵隔炎。临床上以上腔静脉、肺静脉和肺动脉、气管和食管受累最常见。根据受累范围可以为局限性病变和弥漫性病变。

【临床表现】

1. 纵隔感染　纵隔感染因累及的部位和细菌毒性的不同而表现不同。发热、心动过速、呼吸困难、咳嗽为最常见的症状。颈部感染引起者可出现吞咽困难、吞咽疼痛、颈根部和上胸部红肿、疼痛、发热等。继发于食管穿孔、吻合口瘘者，可出现颈部、前胸部皮下气肿和肩背部疼痛。胸部正中切口术后患者可出现胸骨浮动。急性纵隔感染者高热、低血压、少尿等脓毒症症状明显。慢性纵隔感染者可以无典型症状，也可以出现咳嗽、咯血、反复发热、吞咽困难、呼吸困难等症状。少数患者可以出现上腔静脉综合征、气管食管瘘等表现。

2. 慢性纤维化性纵隔炎　多数患者年纪较轻，患者主诉咳嗽、呼吸困难、咯血、胸痛等血管、气管、食管、心脏、神经受累的临床表现。上腔静脉综合征较多见，可出现颈部和上腔静脉扩张、头颈部水肿、胸背部侧支循环开放。气管、支气管受累可出现咯血、呼吸困难、阻塞性肺炎和肺不张、胸膜腔积液等。食管受累者的主要表现为吞咽困难；左喉返神经受累可出现声音嘶哑；膈神经受累可出现膈麻痹；星状神经节受累可出现 Horner 综合征；心包受累可出现缩窄性心包炎的症状和体征；肺静脉受压可以引起“假性二尖瓣狭窄”症状，出现肺动脉高压、肺心病；肺动脉狭窄偶尔引起肺梗死。

【诊断与鉴别诊断】

1. 纵隔感染　早期诊断对减少纵隔感染的死亡率至关重要。急性纵隔感染多有明确起因，需要注意常规 X 线检查可能无特征性改变。临床表现提示可能存在纵隔感染时应当及时行 CT 检查。CT 能分辨不同阶段的组织坏死，有助于判断感染累及的范围，并可用于随访病情变化。纵隔引流出脓性液体则可确诊。可以通过经颈部纵隔镜或剑突下径路取得标本进行细菌学诊断。急性下行性坏死性纵隔炎的诊断标准为：存在口咽部感染或者纵隔感染、口咽部感

5

染和纵隔感染间存在直接联系。

2. 慢性纤维性纵隔炎　主要依靠临床表现及 CT 检查做出诊断。慢性纤维化性纵隔炎在胸部平片上的改变往往不易察觉，可以仅有非特异性的纵隔增宽或者解剖标志的移位，右侧纵隔更加明显，部分可见纵隔或肺门的钙化。上腔静脉阻塞时可见双侧上纵隔增宽。中心气道阻塞时可见受累肺段或肺叶不张。肺动脉受累是该侧肺纹理减少。肺静脉阻塞侧可见肺高压征象。出现肺梗死可表现为外周楔形高密度影。局限性慢性纤维化纵隔炎的 CT 表现为纵隔内局限性软组织影，可伴有钙化，主要分布在右主支气管、隆脊、肺门。弥漫性慢性纤维化纵隔炎表现为弥漫性浸润性软组织影，大多无钙化或为散在钙化点。增强 CT 可以判断血管狭窄和血栓形成等改变。MRI 应用较少，对碘造影剂过敏的患者可以采用，多用于术后评价管腔通畅性。食管吞钡能够发现受累部位呈环形长段狭窄。在受累器官有临床表现时，若影像学检查在相应部位发现纤维组织增生，则诊断更为可靠。PET 可用于评价病灶纤维增生的活跃程度，可用于疗效评价和随访。剖胸探查后结合病理可最后诊断。

鉴别诊断：主要和纵隔肿瘤相鉴别，尤其是淋巴瘤。肺癌、转移性癌、纵隔肉瘤、组织胞浆菌病、淋巴结结核、纵隔肉芽肿、结节性硬化、胸膜纤维化性肿瘤、促纤维化性恶性间皮瘤、纤维瘤病等也在鉴别之列。细针穿刺活检结果往往不能提供准确的最终诊断，在使用纵隔镜、胸腔镜或剖胸活检术中应当尽可能行多处活检，以免遗漏。

【治疗】

1. 纵隔感染　急性坏死性纵隔感染是异常凶险的。明确诊断后应当尽早开始治疗，治疗的基石为抗感染治疗和手术引流治疗。在前抗生素时代，单纯外科引流的死亡率超过了 50%；即使在使用了广谱抗生素，死亡率仍在 40% 左右；增强 CT 引入到这部分患者的诊治中极大的提高了治疗的成功率。抗感染治疗首先应选用广谱抗生素并联合抗厌氧菌感染的药物，取得细菌学证据及药敏结果后及时调整选用敏感抗生素。高张力氧疗、纵隔冲洗和负压吸引可能加强治疗效果。

积极手术治疗能够明显降低急性纵隔感染的死亡率。积极的手术治疗包括纵隔清创，切除坏死组织，冲洗，充分引流，必要时可分别在颈部、纵隔和胸膜腔内放置多根引流管。不同部位的脓肿需要不同的切口。前上纵隔脓肿，采用胸骨切迹上横切口或者胸锁乳突肌前缘切口。一旦发现感染超过第 4 胸椎或隆脊水平，应当另外经侧胸切口进行引流。胸骨切开引起的急性纵隔感染可从剑突下引流，同时经胸骨上凹置管冲洗。一般需要避免行胸骨正中切口，以免增加胸骨骨髓炎的危险。已经发生骨髓炎的患者可以对胸骨行清创后使用转移大网膜或带蒂肌瓣，以改善局部血运并清除空腔。清创时需要清除钢丝、缝线等异物，切除坏死和感染组织，必要时可用电刀烧灼或摆锯修整胸骨切缘，胸骨后和胸骨前皮下软组织内放置引流。后纵隔脓肿取后外侧切口进行引流。早期小的食管瘘口或穿孔可以直接缝合并以肋间肌或心包覆盖。严重食管穿孔或吻合口瘘患者可行食管造口或切除原吻合口后行食管旷置，远端行胃造瘘或空肠造瘘，留待二期重建。微创技术比如胸腔镜用于纵隔引流仍有争议，因为考虑到纵隔的间隙打开可能不够彻底，目前多用于局限于后纵隔的感染，对全身情况差，需要双侧胸腔引流的患者能够减少创伤。引流管需要经常检查，以免被坏死脱落组织堵塞。引流时间不少于 3 周。引流不畅有时需要再次手术。

2. 慢性纤维化性纵隔炎　慢性纤维化性纵隔炎的治疗包括抗真菌治疗、糖皮质激素治疗和手术治疗。文献表明取得真菌病原学证据后使用抗真菌药物如酮康唑、氟康唑和两性霉素可以延缓病情进展，而糖皮质激素或免疫抑制剂效果较为轻微。

手术治疗适用于：①有严重压迫症状如呼吸困难、吞咽困难，或者有上腔静脉综合征的表现；②慢性纵隔炎出现气管食管瘘、气管或食管胸膜瘘者；③纵隔内块影与纵隔肿瘤难以鉴别时。手术治疗的主要目的是解除压迫，缓解症状，如清除淋巴肉芽肿病灶或松解纤维束带等。仅有一部分局限性单侧患者可以考虑完整切除，双侧累及或弥漫性病变患者要完整切除纤维组织需要具备血管重建和气道重建技术，通常不考虑手术治疗。由于肉芽肿或纤维组织块与肺血管、气管、支气管、食管等关系密切，手术分离时风险极大。上腔静脉综合征患者可以用自体筋膜或人工血管行血管旁路术或介入支架术。气管食管瘘或者其他胸膜瘘患者可以清除病灶并修补瘘口，但内镜下放置气管支架也是一种可以接受的治疗选择。

【并发症及预后】

纵隔感染主要的严重并发症是脓毒症。气胸、脓毒症、出血、颈内静脉血栓形成、颈动脉假性动脉瘤、主肺动脉瘘、吸入性肺炎、ARDS、腹膜后脓肿等也较为常见。急性纵隔感染未经及时诊断和有效处理有较高的死亡率。合并糖尿病、HIV 感染者提示预后不良。

慢性纤维化性纵隔炎症状可以自行缓解或逐步加重。有肺动脉高压而且未行治疗的患者预后不良。常见的死亡原因为反复感染、咯血、肺心病。手术是治疗慢性纤维化性纵隔炎的解剖性并发症的主要手段，但远期效果尚不明确。

第二节　纵隔肿瘤

一、概　　论

纵隔肿瘤组织学来源较多，可以无临床症状或伴有咳嗽、胸痛和呼吸困难等局部症状，部分肿瘤可以引起全身症状。前纵隔最常见的肿瘤为：胸腺瘤、畸胎瘤、异位甲状腺肿瘤、淋巴瘤等；中纵隔最常见的为先天性囊肿、淋巴瘤等；后纵隔最常见的是神经源性肿瘤（图 70-1）。大多数纵隔肿瘤的发病原因和机制尚不清楚。不同组织来源的肿瘤治疗方案和预后有所不同，根据其部位及其形态可以形成初步诊断的意向，但确诊往往需要组织学和细胞学的依据。

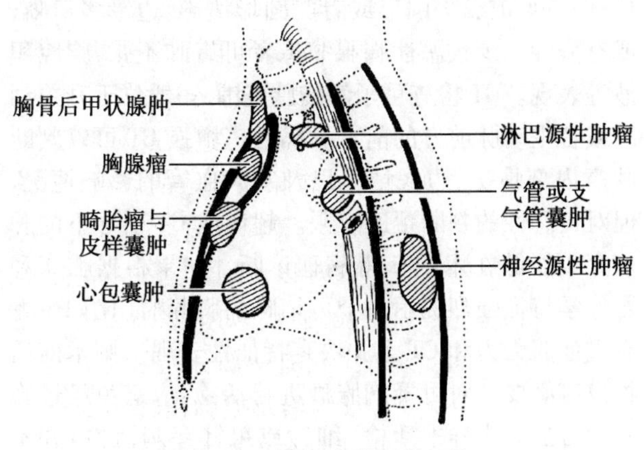

图 70-1　纵隔肿瘤好发部位

【纵隔的解剖】

纵隔的两侧为胸膜，前方为胸骨，后方为脊柱和后肋，上界为胸廓入口，下界为膈。通常根据解剖标志将纵隔进行分区。分区的方法有常见的四分法和三分法。四分法以胸骨角和第四胸椎下缘的连线为界，分为上下纵隔。下纵隔以心包为界，分为前、中、后三区。三分法即将前自胸骨后至心包、大血管所形成的假想界面之间的区域称之为前纵隔；前纵隔的后界至前竖脊肌之间为内脏纵隔区，主要为纵隔内脏器、大血管所在的区域；内脏纵隔往后包括脊柱与后肋所形成的脊柱旁沟称为脊柱旁沟区。

【临床表现和诊断】

1. 临床表现　纵隔肿瘤是否出现症状及严重程度与肿块的良恶性、部位、大小、有无继发感染、肿块有无特殊内分泌功能及有无系统性疾病有关。大多数患者无任何症状，仅于体检时发现。纵隔肿瘤引起的局部症状多由直接侵犯或者压迫相邻结构引起：累及气管或支气管时可以出现呼吸困难、阻塞性肺炎、肺不张、咯血等症状；累及食管可以出现吞咽困难；累及喉返神经可以出现声音嘶哑、声带麻痹；累及星状神经节可以出现 Horner 综合征；累及胸壁、胸膜可以引起胸痛、胸膜腔积液；累及膈神经可以引起膈麻痹；累及上腔静脉或心脏大血管可以出现上腔静脉综合征以及血流动力学改变。纵隔肿瘤继发感染可出现高热。全身症状多由肿瘤分泌激素、抗体、细胞因子等活性物质所引起，如甲状旁腺瘤的高钙血症，胸腺瘤的重症肌无力、纯红细胞减少、风湿性疾病，类癌引起的 Cushing 综合征。消瘦、贫血、恶病质等表现常常提示为恶性肿瘤或肿瘤负荷较大。

2. 实验室检查及辅助检查　恶性畸胎瘤可出现甲胎蛋白（AFP）、β-人绒毛膜促性腺激素（β-HCG）升高；甲状旁腺肿瘤患者可以出现血钙升高；部分胸骨后甲状腺患者可以伴有甲状腺激素水平改变；某些类癌可以伴有肾上腺皮质激素分泌异常；成神经细胞瘤或者成神经节细胞瘤需要进行去甲肾上腺素、肾上腺素测定。

X 线透视能够提供肿瘤大小、部位、密度、成分等信息。CT 可以区别脂肪、血管、囊肿及软组织肿块、明确肿瘤与周围结构间的关系。增强 CT 能够发现心脏大血管的受累情况，已经成为纵隔肿瘤诊断中的常规检查。CT 检查并不能区分纵隔肿瘤的良恶性，但它有时候能提示肿瘤侵犯邻近结构或有无胸内脏器的转移。

CT 三维重建技术使得 MRI 的应用有所减少。但对造影剂过敏的患者更适合 MRI 检查。MRI 能够评价软组织肿瘤的组成，评价神经源性肿瘤对椎间孔和椎管内的影响程度，评价纵隔肿瘤与血管、支气管的关系。

B 超检查能够鉴别纵隔内肿瘤系囊性、实质性或混合性，对胸骨后甲状腺肿、延伸到纵隔内的颈部囊肿以及靠近胸壁的肿块的诊断有较大帮助。多普勒超声能够分辨肿块内血流的情况，对心包旁肿块的诊断有一定帮助。经食管超声（TEE）有利于评价纵隔肿瘤与心脏大血管的关系。

对怀疑肿块为甲状腺来源者，^{131}I 或 ^{123}I 核素扫描有助于明确诊断，对胸骨后功能性甲状腺肿诊断的敏感性和特异性较高。

正电子发射扫描（PET）可以在早期诊断肿瘤的生物学改变，检测肿瘤代谢情况，并且能够评价全身有无转移灶。

活组织穿刺检查适用于临床上高度怀疑恶性淋巴瘤者,或肿瘤巨大、难以切除干净的情况,以便明确诊断,制订治疗方案。尽可能采取粗针穿刺的方法,避免细针穿刺的不足带来诊断的困难。随着腔内技术如经气管镜、食管镜穿刺活检以及经纵隔镜、胸腔镜技术的开展,几乎能够完成全部纵隔肿瘤的活检。但对囊肿、包膜完整的肿瘤一般主张直接手术切除,特别是考虑诊断为胸腺瘤时。

【治疗】

1. 手术适应证　原发性纵隔肿瘤及囊肿,绝大多数首先考虑手术治疗。少数病例可选用放疗或者化疗,如恶性淋巴瘤适合放疗,非精原细胞性生殖细胞瘤适合化疗等。

2. 手术原则　纵隔肿瘤一般在全麻气管插管下手术。为确保气道通畅,巨大肿瘤或重危患者,可采用清醒时插管。应当选择暴露良好、创伤小、便于应急处理的切口。一般单侧性前纵隔肿瘤多采用前外侧切口,肿块大、超过中线者,可以采用胸骨横断。后纵隔肿瘤采用后外侧切口。位置偏高的前纵隔肿瘤、双侧性纵隔肿瘤及合并重症肌无力的胸腺瘤需作全胸腺切除术,可以采用正中切口或胸骨横断切口。

包膜完整的纵隔肿瘤做手术摘除一般不难。如肿瘤外侵严重,可行包膜内切除,不强求完整切除。源自椎孔内神经根的神经源性肿瘤,影响学上表现为哑铃型,因为椎孔处不易止血,单纯的胸部入路风险很大,而且容易残留导致复发。对这一类患者的手术,可以联合骨科医师或神经外科医师进行联合手术入路的一期外科切除,达到良好的治疗效果。

3. 电视胸腔镜手术(VATS)和纵隔镜手术(VM)　VATS 和 VM 与常规开胸手术相比具有创伤小、术后恢复快的优点,适用于部分纵隔肿瘤,尤其是后纵隔肿瘤、纵隔囊肿、良性畸胎瘤和较小的胸腺瘤等的摘除。肿瘤巨大或者肿瘤外侵严重者,一般不宜采用 VATS 或 VM。

二、常见的纵隔肿瘤

(一) 前纵隔肿瘤

1. 胸腺瘤　胸腺瘤是前纵隔内最常见的肿瘤,多为实质性肿瘤,可发生坏死、出血和囊性变。胸腺瘤细胞类型变化较多,并与胸腺瘤的侵袭性以及预后相关。虽然胸腺瘤可以发生局部侵袭,但区域淋巴转移和血行转移较为少见。目前胸腺肿瘤的临床研究中,应用最广的是 Masaoka-koga 分期系统(表 70-1)。

表 70-1　Masaoka-koga 分期系统

分期	定　义
Ⅰ	大体观和显微镜下都是包膜完整的
Ⅱa	显微镜下累及范围超出肿瘤包膜以外
Ⅱb	肉眼下累及范围超出了肿瘤包膜以外,累及周围的胸腺和脂肪组织;或在大体上和纵隔胸膜或者心包很接近,但没有最终突破
Ⅲ	大体上侵及相邻的器官(比如心包、大血管或者肺)
Ⅳa	胸膜或心包的播散转移
Ⅳb	淋巴管源性或血行转移

胸腺瘤多无特殊症状。患者可出现咳嗽、胸闷、胸痛、心慌等非特异性症状。出现上腔静脉综合征、声音嘶哑、胸腔积液等都提示可能为恶性胸腺瘤。大约30%的患者可伴有重症肌无力,极少数患者还有红细胞发育不全、低丙种球蛋白血症、全身性红斑狼疮、风湿性关节炎、多发性骨髓瘤、心肌炎等。胸部 X 线检查,可见前纵隔圆形或者类圆形块影,边缘多清晰,或有分叶。少数恶性胸腺瘤患者可有肺不张、胸腔积液等表现。CT 检查可了解胸腺范围,一般位于升主动脉或者主动脉前方的前上纵隔内。增强 CT 可以判断肿瘤内部情况、边缘情况以及对大血管的影响情况,但对良恶性的判断帮助有限。超声或 CT 引导下的肿瘤穿刺能够在术前获得病理诊断。如果根据临床和影像学特征强烈提示一个可切除的胸腺瘤(比如患者有重症肌无力和 CT 上肿块有特征性表现),则术前活检没有必要。对可疑胸腺瘤进行活检,应避免经过胸膜的方法。小样本活检(细针或粗针穿刺活检)并不能提示当前肿瘤是否存在侵袭性。术前应该进行肌无力的排查,如有怀疑可以进行肌电图等进一步的检查并可以请神经内科专科医师会诊。

手术切除(全胸腺切除或肿瘤完整切除)被推荐于所有能够耐受手术的可切除胸腺瘤患者。可切除的Ⅰ期和Ⅱ胸腺瘤患者,10 年生存率非常好(分别约 90% 和 70%)。切除的完整性是最重要的预后因素。因为胸腺瘤区域淋巴结转移罕见,因此不常规推荐淋巴结清扫术。近年越来越多的微创技术用于胸腺肿瘤的切除,但目前还缺乏长期随访的数据,因此推荐在少数病例数较多的较大的医学中心开展。合并重症肌无力或者自身免疫性疾病者,以全胸腺切除术为好,术中应格外注意保护膈神经,以减少对呼吸功能的损伤。若肿瘤侵犯肺、胸膜、心包,应尽可能切除,必要时可打开心包探查。对于肿块与重要脏器、大血管关系密切,或者一般情况较差的晚期肿瘤患者,可行姑息性切除或者活检取得病理。

完整切除的Ⅰ期和Ⅱ期胸腺瘤患者不推荐辅助治疗。对于不完整切除的胸腺瘤,推荐术后放疗。Ⅲ期胸腺瘤具有较高的复发风险,推荐术后放疗。对进展期肿瘤,推荐化疗联合(或不联合)放疗。初始评估为不可切除的胸腺瘤进行诱导治疗后手术切除可能是有效的。

2. 胸腺其他肿瘤　起源于胸腺的其他肿瘤有胸腺癌、胸腺神经内分泌肿瘤和胸腺囊肿,均较少见。

胸腺癌患者咳嗽、呼吸困难和胸痛的症状较胸腺瘤更为常见,可出现乏力、食欲减退、体重减轻、上腔静脉综合征和心脏压塞等表现。其内分泌症状中以Cushing综合征最常见,也有ADH分泌增多症、甲状旁腺功能亢进等。胸腺癌在CT上显示为实质性肿块伴坏死和钙化,肿瘤外侵、缺乏分叶的表现,可伴有胸膜腔积液和心包积液。患者中约30%可发生骨转移,因此怀疑本病者,应该行核素全身骨扫描。根据其细胞特点可分为鳞状细胞癌、淋巴上皮瘤样癌、基底细胞癌、黏液表皮样癌、肉瘤样癌、透明细胞癌、小细胞未分化与鳞癌混合癌和未分化癌等类型。其中鳞状细胞癌和淋巴上皮瘤样癌较为常见。胸腺癌应予以手术切除,术后辅以放疗。不能切除者可予以放疗。

胸腺神经内分泌肿瘤主要是类癌,男性较多见。最常见的并发症为Cushing综合征。胸腺类癌转移多发生在淋巴结。治疗措施应尽可能手术切除。本病对放化疗不敏感,预后不佳。

胸腺囊肿可以分为先天性(咽胸腺导管)或后天性(继发于炎症),需要和囊性胸腺瘤相鉴别,手术可以明确诊断。

3. 生殖细胞肿瘤　纵隔生殖细胞肿瘤起源于原始生殖细胞,通常也称为畸胎类肿瘤。良性者为良性畸胎瘤,占所有生殖系统来源肿瘤的80%。恶性者又分为精原细胞瘤和非精原细胞性生殖细胞瘤。

(1)良性畸胎瘤:良性畸胎瘤至少含有三个胚层中的两个胚层,是最常见的纵隔生殖细胞肿瘤。良性畸胎瘤组织分化良好。某些成分具有外分泌及内分泌功能,可以分泌某些消化酶,引起肿瘤坏死、出血及向周围破溃。

多数患者无症状,少数肿瘤较大者可有胸痛、胸闷、咳嗽等症状。肿瘤可以坏死、出血及向周围破溃。穿破支气管会咳出皮脂和毛发,可引起咯血及肺脓肿;溃破入胸膜腔则可引起胸腔积液、胸腔感染;侵及心包可引起心包炎、心脏压塞。影响学上表现为前纵隔内圆形或者椭圆形块影,边界清楚,多向一侧突出。肿瘤内密度多不均匀,可出现钙化、牙齿影等。良性畸胎瘤应该手术切除。肿瘤巨大、粘连严重、暴露困难者,可打开肿瘤囊腔,挖除部分肿块或吸除内容物(如皮样囊肿)后,再解剖分离。肿瘤溃破入支气管或者肺,原则上应该行病肺切除术。已经继发感染如肺脓肿者,应该视患者一般情况,考虑行一期病肺切除或先行脓肿引流,待一般情况好转,感染控制后,再手术切除。

(2)恶性生殖细胞肿瘤:恶性生殖细胞肿瘤容易出现临床症状,如胸痛、呼吸困难、咳嗽,全身症状包括发热、体重减轻及其他转移部位症状。体检可以发现胸腔积液、心包积液的特征,偶尔发现后腹膜肿块和睾丸肿块。AFP、β-HCG显著增高提示肿瘤为恶性。CT可明确病灶范围,对邻近结构的侵犯及肿瘤内部结构有较大意义。怀疑恶性畸胎瘤需常规行头颅CT和骨扫描。腹部CT有助于发现肝脏、腹膜后的病变。

1)纵隔精原细胞瘤:纵隔精原细胞瘤属于性腺外生殖细胞肿瘤,以青年男性好发。多数患者可有胸闷、咳嗽、胸痛、呼吸不畅、发热、体重减轻、上腔静脉综合征等症状。本病直接侵犯较少,容易发生转移,较易受累的部位是骨髓和肺。CT检查可发现纵隔内密度较为均匀的肿块,可表现为分叶状,半数患者还可以发现胸腔内转移灶。部分患者睾丸CT检查可发现隐匿病灶。

病灶局限,无远处转移,应手术切除。术后辅以放、化疗。难以切除或已有远处转移者,穿刺活检明确诊断后,应予以放疗及化疗。本病对放疗较为敏感,预后尚佳,死亡原因多为远处转移。

2)非精原细胞性恶性生殖细胞肿瘤:较少见,包括单纯性和混合性胚胎瘤、畸胎瘤、绒毛膜癌及内胚窦瘤。患者多由咳嗽、胸痛、咯血、呼吸困难和(或)吞咽困难等肿瘤压迫或外侵的症状。可以伴有血液系统恶性疾病,20%的患者可伴有Kleinfelter综合征。原发绒毛膜癌的患者可以有男性乳房女性化的表现。多数患者就诊时已有远处转移,如后腹膜、锁骨上淋巴结转移,肺、胸膜腔及肝转移等。患者β-HCG和(或)AFP多升高。CT显示肿瘤边缘不规则,可伴有坏死、出血、囊肿形成。

本病应予以化疗。部分患者化疗后肿块完全消失或变小,β-HCG、AFP恢复正常,提示对化疗敏感。如果化疗后β-HCG、AFP仍高于正常,提示化疗效果不佳,预后差。极少数患者可以通过化疗使肿瘤缩小、血清标志物达到正常水平,可以进行手术切除。

4. 胸内异位组织肿瘤　胸内异位组织肿瘤以胸骨后甲状腺肿、甲状旁腺瘤最常见。

胸骨后甲状腺肿多以颈部甲状腺肿大向下生长,

延伸到胸骨后,有时甚至可进入后纵隔内。多为良性甲状腺肿,可伴有甲亢。少数为甲状腺癌。CT检查可以发现颈部肿块一直延伸到纵隔内,有包膜,边缘光滑。B超及^{131}I核素扫描可帮助了解肿块是否来源于甲状腺。胸骨后甲状腺肿应该予以手术切除,多可经颈部衣领状切口完整切除。肿块较大,单从颈部切口切除有困难者,可以加胸骨正中部分劈开,强行经颈部切口手术有损伤血管的危险。也可采用颈部切口加胸部前外侧切口,在胸内将甲状腺游离并将其推向颈部。极少数患者胸内甲状腺为胚胎时残留的甲状腺原基发育而成,与颈部甲状腺无关,只需经胸切除。

纵隔是异位甲状旁腺最常好发的部位,大部分位于前纵隔。通常呈圆形,有包膜,一般小于3cm。患者可无症状,也可出现甲状旁腺功能亢进的表现。CT扫描对较小的病灶难以区别,^{99m}Tc和^{201}TI能够明确病灶的位置。手术切除能够达到治愈。

(二)中纵隔肿瘤

1. 纵隔囊肿 原发性纵隔囊肿占纵隔占位性病变的20%。根据其胚胎时起源部位及上皮类型可分为支气管囊肿、前肠囊肿、心包囊肿、淋巴管囊肿及其他非特异性囊肿。以前肠囊肿和支气管囊肿最为常见。多见于中纵隔,几乎都为良性。多数患者无症状,少数则可有相应的压迫症状。

良性纵隔囊肿的X线表现为边缘光滑、圆形或卵圆形的较高密度影。CT表现为光滑、圆形或卵圆形、薄壁肿块,密度均匀,接近水的强度,增强扫描时囊壁可有强化,囊内容物无强化,无侵犯周围结构的表现。部分囊肿内容物可以为非浆液性,CT密度较高接近实质性肿块。如果无法行静脉扫描,可行MRI检查以利于识别。靠近胸膜和位于心膈角处的病变在超声检查下显示为薄壁无回声肿块。

支气管囊肿多为单房性,来自前肠支气管胚芽,与支气管分割而成囊肿。囊肿内壁为带纤毛的假多层柱状上皮,含有支气管腺体、平滑肌和软骨块。CT显示囊肿为边缘清晰的均质圆形、有些黏液型囊肿密度接近实质性肿块。如果囊肿和支气管树相通则可见气-液平面,内含有淡黄色液体。囊肿与支气管相通者,可致感染,并可出现少量咯血。

前肠囊肿也称食管囊肿,为原始消化道发育中部分腔隙与主管腔不通形成的囊肿,一般与食管腔不通。囊内壁为鳞状上皮或肠道上皮可以含有胃或胰腺组织。囊肿溃破入食管或支气管时可出现液平面,产生呼吸道或消化道症状。

心包囊肿为间皮囊肿,系胚胎时期原始心包腔未能融合成胚胎胸膜异常折叠而形成。囊壁由结缔组织组成,内壁为间皮细胞。一般没有症状,偶尔可以压迫心脏引起血流动力学改变。心包囊肿常位于双侧心膈角,多位于右侧。CT上显示为未分叶的圆形肿块。

淋巴管囊肿是由分化良好的淋巴组织增生形成的良性病变,多位于脏器纵隔面近肺门处,少数为多房性,分叶状,沿脏器外围生长,很少出现症状。可以出现乳糜胸或伴有血管瘤。一般均可做手术切除。有时淋巴管囊肿呈蔓状生长,不易完整切除,术后应当进行随访。部分淋巴管瘤可以呈现侵犯性生长侵袭心脏、肺和骨骼等结构。伴有自发性乳糜胸的患者术后需行化疗。

纵隔囊肿种类很多,除上述之外,还有畸胎囊肿、胸腺囊肿、胸导管囊肿、胰腺假性囊肿及寄生虫感染引起的棘球蚴囊肿。通过X线片检查及CT检查多可以发现囊肿。必要时可行彩色多普勒检查、心脏超声检查及食管内超声检查。其临床表现和影像学表现相似,其组织来源在术前多不易确诊,须依赖术后标本的组织病理学检查甚至免疫组织化学方面的检查方可确诊,预后也不尽相同。

2. 淋巴瘤 淋巴瘤为纵隔内常见肿瘤。患者可有发热、盗汗、消瘦及肿瘤压迫症状,伴或不伴有身体其他部位浅表淋巴结肿大。病理上可以分为霍奇金病和非霍奇金淋巴瘤。纵隔霍奇金病可分为四种亚型:结节硬化型、淋巴细胞为主型、混合细胞型、少淋巴细胞型,其中以结节硬化型最为常见。非霍奇金淋巴瘤包括巨B细胞淋巴瘤、淋巴母细胞型淋巴瘤。淋巴瘤主要累及中纵隔和后纵隔。

CT能够发现纵隔肿大的淋巴结。MRI对评价放疗后的改变有较好的作用。PET可用于评价病灶的活动性。

怀疑本病者,可行浅表肿大淋巴结穿刺或者B超、CT定位下经皮纵隔肿块穿刺活检。亦可以行纵隔镜下或前纵隔切开活检。本病应予以化疗和放疗。

(三)后纵隔肿瘤

后纵隔肿瘤主要为神经源性肿瘤,多起源于交感神经,少数起源于外周神经,几乎都位于脊柱旁沟区。大部分神经源性肿瘤为良性,但儿童患者的恶性率较高。良性神经源性肿瘤多无症状而在体检时发现。伴有胸背部疼痛、咳嗽、气急、Horner综合征、发热等症状,或肿块短时间内生长过快时,提示恶性肿瘤可能。有的患者出现多汗、皮肤潮红等表现,与部分恶性肿瘤分泌儿茶酚胺激素有关。部分嗜铬细胞瘤患者可有阵发性或持续性的高血压、代谢亢进等表现。诊断依赖胸部平片及CT检查。可见肿块位于单侧脊柱旁,圆形或者椭圆形。肿块向椎管内生长者可呈哑铃状。本病需要与硬脊膜膨出相鉴别。

1. 自主神经系统肿瘤　均位于后纵隔神经节部位。大多数起源于交感神经，有少数发生于迷走神经。良性的有神经节细胞瘤，恶性的有神经母细胞瘤及节细胞神经母细胞瘤，多呈梭形肿块，容易破坏骨质，大部分伴有钙化。

2. 起源于外周神经的肿瘤　良性的有神经鞘瘤和神经纤维瘤。多发生于神经根或其近侧端，亦有少数来自肋间神经。神经鞘瘤起源于 Schwann 细胞，有包膜、质韧。可以因为肿瘤压迫而引起肋骨和椎体的破坏。部分肿瘤可以跨椎间孔生长成哑铃状。神经纤维瘤多无包膜、质软而脆，可以伴有神经纤维瘤病。恶性者有恶性神经鞘瘤及神经纤维肉瘤，常伴有疼痛和神经功能障碍。

手术切除肿瘤为首选治疗，包括侵犯椎管和椎体的肿瘤。术后并发症包括 Horner 综合征、交感神经切断、喉返神经损伤、脊髓损伤等。对有残留、侵犯或转移者，应当放疗和化疗。

（丁建勇）

第七十一章 膈肌疾病

膈肌是一个穹隆形的肌腱结构，最高点分别位于右侧第4、左第5肋间隙。膈上面覆盖有膈胸膜筋膜、壁胸膜和心包壁层，将整个体腔分为胸、腹两部分。膈肌中央和前部由纤维中心腱构成，周围肌纤维根据不同起始部位分为胸骨部、肋部和腰部。后内侧纤维形成膈肌脚并包绕食管、主动脉和腔静脉。原始胚胎横膈膜的发育过程由四部分组成：①膈肌的腹侧部分和中央部分由原始横膈膜发育形成；②膈肌背侧中央部分由食管背系膜形成；③膈两面外侧部分由胸壁皱褶形成；④胚胎第4周末时，原始横膈膜的背外侧缘，左右各发生一片胸腹膈膜，组成膈肌的背外侧部分。整个膈肌形成是在胚胎第9周末完成，膈肌后外侧最后关闭，且左侧较晚。这可能是左侧膈疝较多的原因(图71-1)。

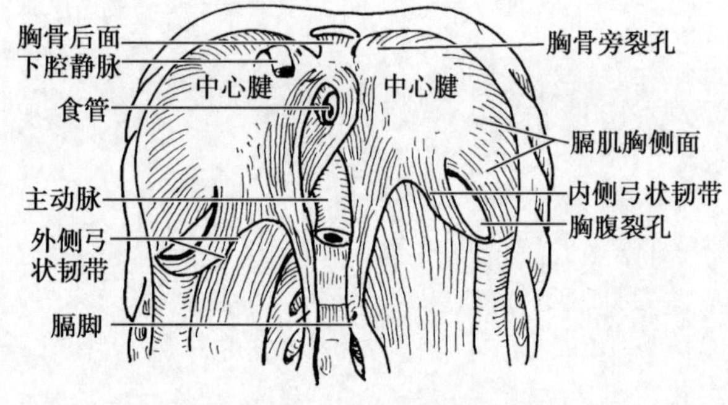

图71-1　膈肌解剖

先天性膈疝是由于胚胎发育异常，导致膈肌缺损，部分腹腔脏器进入胸腔，同侧及对侧肺泡、支气管及肺血管发育不良。它不仅是一种解剖关系异常，而且由胚胎早期始动因素和早期解剖关系异常，导致的呼吸、循环等多个系统功能异常。尽管近年膈疝的诊断及治疗水平取得了长足进步，许多中心重症膈疝的死亡率仍为30%～60%，因而先天性膈疝仍是摆在新生儿外科医师面前极具挑战性的课题。先天性膈疝按照其发生的位置分为三类(图71-2)：85%～90%为胸腹裂孔疝，左侧占90%左右。2%～6%为胸骨后疝。此外还有少数为食管裂孔疝。

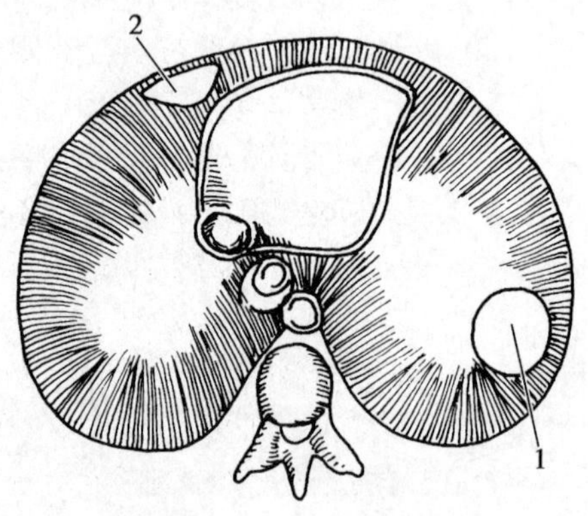

图71-2　先天性膈肌缺损

1. 胸腹裂孔缺损　2. 胸骨旁裂孔缺损

一、先天性胸腹裂孔疝

胸腹裂孔疝是由于膈肌发育过程中后外侧胸腹膜未能愈合形成缺损，腹腔脏器由此进入胸腔，造成解剖异常的一种疾病。其发病率为1∶3000至1∶10 000。男多于女，男女之比约为2∶1。80%以上发生于左侧。影响膈肌闭合延迟的因素尚不明确，一般认为由遗传因素和环境因素的相互作用所致。约90%以上的胸腹裂孔疝无疝囊。

【病理生理】

肺发育不良、肺血管异常、持续性肺动脉高压和胎儿循环、表面活性物质缺乏以及伴发畸形等局部因素和系统因素，导致不同程度的缺氧、高碳酸血症和酸中毒的恶性循环是胸腹裂孔疝病理生理的核心。

在胚胎发育过程，由于腹腔脏器进入胸腔，使患侧肺在胚胎肺芽发育时受限，患侧肺发育成熟障碍，随即又波及对侧肺的发育，发育受限的肺体积是正常肺的25%～75%。肺发育不良不仅表现为重量体积减小、肺泡及支气管数目的减少，而且肺泡的成熟度也有明显的降低，同时肺泡间隔厚度增加糖原成分增多，进一步影响气体交换。肺血管发育不良也是肺发育不良中的一部分。主要表现为肺动脉肌层增厚，肺血管分支明显减少，功能上出现肺血管反应性增加，阻力增高，从而最终出现肺动脉高压。在膈疝患儿中，肺动脉高压和持续胎儿循环非常常见。低氧、高碳酸血症、酸中毒甚至低温均是其诱因。由于肺动脉高压，血流通过未闭的动脉导管或卵圆孔出现右向左分流，而分流所导致的缺氧则进一步加重肺动脉高压，如此恶性循环，导致患儿预后不良。一些血管活性肽如：内皮素-1、血管紧张素原、血栓素等均在持续性肺动脉高压的形成中起到一定的作用。胎儿期这些改变并不影响生命，出生后开始呼吸，吞咽空气进入胸腔的胃肠道，进一步压迫萎缩的肺，纵隔偏向对侧，对侧肺功能也受限，PaO_2 降低，$PaCO_2$ 升高而出现呼吸性酸中毒。肺血管阻力增高，右向左分流增多，进一步加重低氧血症和酸中毒。手术复位后，被压缩的肺叶虽有所扩张，但发育不良的肺组织仍不足以进行氧合作用，故术后的呼吸功能仍然欠佳。

先天性胸腹裂孔疝往往伴发其他一些畸形。流产死亡的膈疝胎儿，95%有伴发畸形，围术期死亡的病例大多也有伴发畸形。这些伴发畸形中最主要的是心血管系统畸形，约占63%，包括心肌发育不良、房间隔以及室间隔缺损，这些畸形更加重了患儿的肺动脉高压及右向左分流。其他畸形还包括：泌尿生殖系统畸形、神经管发育缺陷、肺隔离症等。

【临床表现】

新生儿期的患儿多存在呼吸道症状，严重者生后数小时内即出现呼吸急促、困难和发绀。进食和哭吵时进一步加重呼吸困难，低血氧、酸中毒、低体温、低钙血症、低镁血症等，可立即死亡。在伴有肠旋转不良或疝入胸腔的肠道发生嵌闭时才出现呕吐等消化道症状。体格检查可发现患侧胸部呼吸运动减低，心尖搏动移向对侧；胸部叩诊如胃肠道充满液体并有肝脾时为浊音，肠道气体较多时为鼓音；如听到肠鸣音诊断意义更大；此时腹部则因脏器疝入胸腔而表现为舟状腹。

婴幼儿及儿童在新生儿期症状多不明显；婴幼儿期反复呼吸道感染，有的在哭吵和极度运动时出现呼吸困难、发绀，安静后好转，呼吸困难以卧位加重；有的几乎无症状，仅在偶然的胸部X线检查时发现异常；较大的儿童可诉模糊的胸痛和腹痛。

【诊断】

1）产前诊断：产前B超确诊率较高，对患儿的预后有一定指示作用。胎儿右肺-头超声面积比（LHR）是决定预后的最关键因素，孕24～26周时LHR大于1.4预后较好，LHR小于1.0时，属高危患者。超高速磁共振（MRI）近年逐渐成为产前诊断的重要工具，利用其高速成像技术，可以克服母婴呼吸的影响，准确测量胎儿肺容积。

2）产后诊断：由于膈肌缺损大小及肺发育的程度不同，患儿临床症状出现的早晚有很大的差异。新生儿出生后出现呼吸窘迫和发绀就应想到胸腹裂孔疝。婴幼儿如果反复出现咳嗽、气促以及随体位变动的呼吸困难，进食后有呕吐、呛咳，应考虑本病。辅助检查中X线摄片对本病诊断起到决定性作用，X线表现为：心脏纵隔向对侧移位，患侧胸腔有肠道充气阴影；腹部充气的肠道明显较正常为少。平片难以确诊的患儿可行上消化道造影，由胃管内注入少许空气或含碘液体显影剂，观察是否有胸腔内消化道影像，2～3岁患儿可用钡剂造影。B超可发现胸腔内有扩张的肠管和频繁的蠕动，伴有液体无回声及气体点状回声的游动影。CT、MRI冠状面可清晰见到疝环的边缘及疝入胸腔内的肠管影。

【鉴别诊断】

1. 先天性膈膨升　发病年龄较大，症状较轻，X线片可见患侧向上膨升的膈肌形态，充气的胃肠道位于膈下腹腔内。

2. 气胸　大量气胸常由于原发病变继发，虽然肺被压缩，但不见胃肠充气影。

3. 先天性肺囊性病　当多发性病变时，X线表现类似充气的肠曲，但膈肌形态正常。

4. 新生儿吸入性肺炎　有难产羊水吸入史，往往为双侧病变，两侧横膈位置正常。

【治疗】

1. 产前治疗　糖皮质激素：糖皮质激素可以促进肺发育成熟以往已有报道，目前糖皮质激素小剂量、早期使用已成为先天性胸腹裂孔疝产前干预的重要手段之一。

产前宫内手术：宫内手术治疗经历了三个阶段：①剖宫手术，一期修补膈疝。②剖宫气管堵塞或气管夹闭。③胎儿镜手术气管夹闭或封堵。然而，目前体内、体外实验均证明未使患儿长期生存率得到明显改善，因而终止了临床应用。

2. 产后术前　准备新生儿期胸腹裂孔疝术前准备十分重要。通常包括：保温、适当斜坡卧位、胃肠减压、吸氧、监测血气分析指标、纠治酸中毒、预防感染、呼吸机辅助呼吸、超声心动图监测肺动脉高压等。

呼吸机辅助通气策略近年有较大发展。保证氧合，采用适当的技术尽可能减少气压伤是其主要原则。最初可采用控制通气模式（CMV），维持呼吸频率30～60次/分钟，呼吸压峰值20～30cmH_2O，呼吸末正压通气（PEEP）3～5cmH_2O，定容呼吸气流总量控制在6～8升/分。当这一经验策略难以奏效时，改为限制吸气峰压在1.96KPa（14.7mmHg）左右，允许动脉血二氧化碳分压适当上升，即允许性高碳酸血症，可避免

5

力图降低二氧化碳分压引发的高通气损伤。导管前氧饱和度(SaO_2)>90%,保持 $PaCO_2$<8kPa(60mmHg)即可,注意避免不必要的气道损伤。

高频振荡通气应用于 CMV 呼吸峰压大于 30cmH_2O 时,仍存在低氧及高碳酸血症($PaCO_2$>60mmHg)的患儿。一氧化氮目前仅作为一种稳定患者状态的辅助措施被选择使用。外源性表面活性物质,也可配合呼吸机使用,部分研究机构仍认为其有一定疗效。氟碳作为一种特殊的气体交换媒介,采用普通的 CMV 装置进行通气交换,可使收缩的肺泡得到充分扩张并明显减低肺泡表面张力,改善氧合。ECMO 实质是一种将血液体外人工氧合后再回输技术,最初仅用于术后辅助治疗,当延期手术概念提出后,该技术也被术前广泛采用。

"延期手术"是由 20 世纪 80 年代 Bohn 等提出的,即延长术前准备时间,尽可能先改善内环境并保持血流动力学稳定再手术。目前认为适当的延期手术对提高新生儿先天性膈疝的生存率有重要意义。

3. 手术方式　手术是治疗这一疾病的根本办法。按其方式可分为:经腹手术、经胸手术、较大膈疝的补片或皮瓣修补以及腹腔镜手术等。①经腹手术:适用于新生儿和婴幼儿的左侧膈疝及部分肝脏疝入较少的右侧膈疝。其优点在于:可以同时纠正肠旋转不良等伴发畸形;部分腹腔较小,无法回纳脏器的患儿可以在原切口暂做腹壁疝或缝合人工无菌袋,等候二期关闭。具体可采用左肋缘下切口或左上腹横切口。首先回纳脏器,其次修补关闭膈肌缺损,缺损两边采用不吸收 7 号丝线做间断或褥式缝合,缝合最后一针时可向胸腔插入排气管,嘱麻醉医师加压胀肺,同时抽气,直至无法抽出时,边胀肺边打结,并拔管。一般不需放置胸腔引流管。②经胸手术:目前胸腔镜下膈肌修补术已广泛应用,首先分离肺、胸膜、疝入脏器之间的粘连,在一定压力的气胸下轻柔复位脏器,然后修补膈肌缺损。需保留胸腔引流管。

膈肌缺损较大的膈疝难以直接进行修补,可采用氟化聚酯等组织相容性较好的人工材料,近年来相继有一些自体组织移植的报道,如带蒂腹横肌瓣和保留胸背神经血管束的背阔肌瓣等,用来修补膈肌,取得良好的效果。

4. 术后处理　术后重点仍是对肺发育不良的监护,注意气胸的发生,常规继续机械辅助通气、胃肠减压、补液及抗生素治疗。待病情稳定,血气分析正常,逐步撤离呼吸机。

【并发症与预后】

术后近期及远期并发症包括肺功能异常、胃食管反流、肠梗阻、膈疝复发、生长发育障碍等。先天性膈疝患儿生存率平均为 60% 左右。产前获得诊断的患儿,如果没有其他伴发畸形,则生存率与出生后发病患儿相差不大,如果将那些出生后还未转运到大型医疗机构就死亡的患儿计算进入总的死亡率时,该病总体生存率也仅 40%~60%。到目前为止,还没有一种产前治疗技术能明显降低死亡率和并发症,已有的各种协助措施可应用于出生后治疗,以使其生存率得到了一定的提高。

二、食管裂孔疝

当由于先天性原因导致膈肌食管裂孔、膈下食管段、胃之间结构发生异常,出现膈下食管、贲门、胃底随腹压上升而进入纵隔以及胃内容物向食管反流,称之为先天性食管裂孔疝。本病欧美地区发病率高达 0.5%,但出现症状的仅占其中的 5%。

【病理】

先天性食管裂孔疝根据病理(Barrett 法)分为:滑动型、食管旁疝和混合型三种。

1. 滑动型食管裂孔疝(图 71-3)　占新生儿食管裂孔疝的 70%。当膈食管韧带、膈肌角、胃悬韧带发育不良变得松弛,食管裂孔开大,卧位或腹压增大时,腹腔食管、贲门和胃底依次滑入膈上,平卧后回纳,构成该疝。由于食管胃底附近解剖结构发生改变,出现腹腔食管变短、胃 His 角变钝、食管下段括约肌松弛及蠕动功能减弱,共同导致胃食管反流。食管黏膜长期受反流酸性物质的刺激,发生炎症,易溃疡出血,晚期炎症波及食管肌层及食管周围组织,形成食管炎和食管周围炎,最终使食管纤维化,造成食管狭窄短缩、瘢痕狭窄。严重的反流有时会进入气管造成误吸,反复出现呼吸道感染,新生儿可突发窒息死亡。

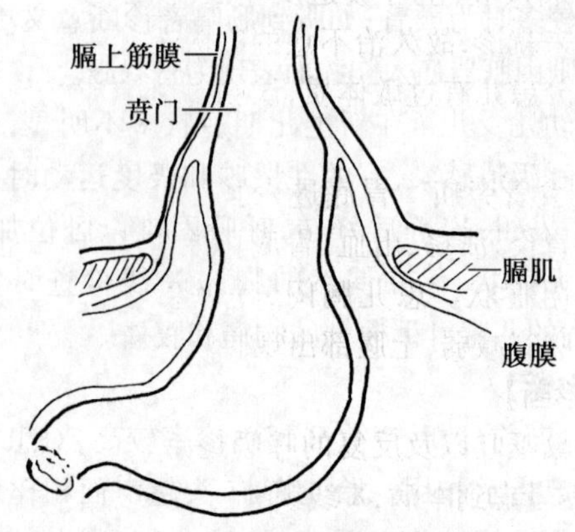

图 71-3　滑动性食管裂孔疝

2. 食管旁疝(图 71-4)　仅占食管裂孔疝的 3.5%。当胚胎早期食管两侧隐窝发育过程中持续存在时,食管裂孔后方膈肌出现缺损,胃大弯及部分胃体沿贲门及幽门长轴方向突向食管后方，达到膈上，形成食管旁疝。由于食管下段贲门位置、腹腔段食管长度以及胃 His 角未受影响，因而胃食管反流现象很少出现。

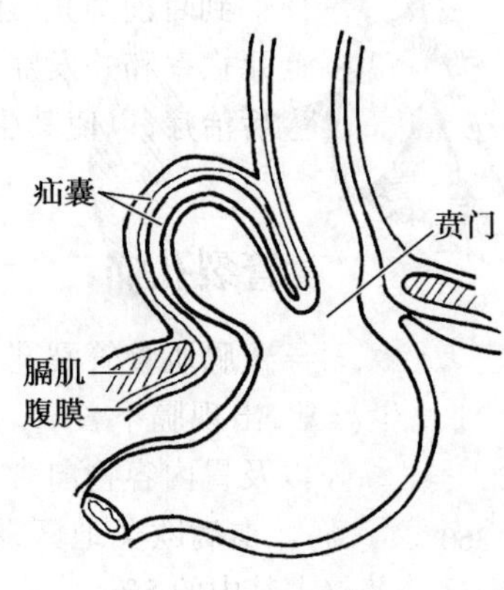

图 71-4　食管旁疝

3. 混合型　随着病情发展，食管裂孔扩大明显，膈食管韧带松弛，贲门、胃底可在食管裂孔上下滑动，胃底疝入胸腔并可扭转，临床常表现为巨大疝。患儿年龄越大，该型所占比例越高。

【临床表现】

1. 消化道症状　①呕吐：80% ~90% 左右的新生儿及婴幼儿出现呕吐，可生后第一周即发生，平卧或夜间较为频繁，轻微的仅溢奶，严重可呈喷射性，并含胆汁。当患病 8 ~9 个月后，部分患儿呕吐可由于食管下段纤维化狭窄，出现缓和。②呕血、便血：严重的反流性食管炎时，可有慢性呕血和便血，导致贫血，甚至发育不良。③吞咽困难：反流性食管炎逐渐加重，食管下段肌层受累，出现纤维化，导致食管短缩、食管狭窄，贲门胃底疝入胸腔，出现吞咽困难。

2. 呼吸道症状　由于胃食管反流多见于夜间，往往可造成误吸，上呼吸道反复出现感染，近一半患儿以此前来就诊，故久治不愈的呼吸道感染需考虑到该病。部分患儿有过敏体质，误吸时可造成过敏性哮喘发作。

3. 食管旁疝　胃底进入胸腔，胃排气不畅，引发潴留性胃炎、溃疡、出血，胃底可发生扭转，甚至嵌顿，出现梗阻症状。患儿胸闷、呼吸急促、胸骨后疼痛。肺部呼吸音减弱，上腹部出现腹膜炎体征。

【诊断】

频繁呕吐以及反复的呼吸道感染，影响患儿生长发育，需考虑到本病，X 线钡餐、食管内镜、食管压力及 pH 值测定可确定诊断。

1. X 线钡餐检查　可明确解剖结构异常，判断是否食管肌层运动异常，粗略判断食管清除率。

2. 内镜及活检　内镜可直接观察食管黏膜有无充血、水肿、糜烂、出血、狭窄及潴留情况，贲门松弛度，胃黏膜疝入食管的多少，食管、胃黏膜交界上移的程度等。胃镜下的活检对诊断食管炎有高度的敏感性和特异性，根据其病理标准，有助于炎症程度的判断及治疗。

3. ^{99m}Tc 核素扫描　核素扫描可以准确的反映胃食管反流，对胃食管反流进行动态观察，并判断食管清除率及食管的排空情况，核素扫描还可与食管 pH 监测同时进行，将食管的运动与 pH 变化结合判断。

4. 食管 pH 动态 24 小时监测　腹腔段食管短缩、胃 His 角变钝、膈食管韧带松弛、食管下段括约肌作用消失，出现胃食管酸性物质反流，检测时微电极置于食管括约肌上方约 2cm 处，进行 24 小时动态监测，并记录标记进食、睡眠、体位、呕吐的起止时间，pH 值小于 4 定为酸性反流，反流持续时间、次数对病理解剖变化相当重要，是指导治疗方案的依据。

5. 食管压力的测定　食管下段正常有一高压区，发生食管裂孔疝时，这一区域压力下降，观察食管下段的压力、长度以及胃、食管压力差，压力测定可用于观察胃食管反流、食管蠕动功能，对手术方案决定及疗效的评价有一定意义。

【治疗】

治疗目的是消除反流、缓解压迫、预防食管炎症及胃扭转嵌顿。对于食管旁疝和混合型疝由于有胃出血、穿孔、梗阻、扭转危险及呼吸系统症状，通常主张手术治疗。滑动性食管裂孔疝则需根据反流程度及临床症轻重进行决定，X 线上小型疝和柱状疝可先保守治疗，2 ~3 个月钡透一次，观察疝形状变化，如反流严重，食管炎症明显且临床症状难以消除时可考虑手术。中型和巨大疝可择期手术。

1. 保守治疗　可将患儿置于 60° ~90°半卧位，给予少量多次稠厚食物，同时适当使用 H2 受体拮抗剂或质子泵抑制剂。疗程通常为 3 个月左右。

2. 手术治疗

（1）经胸手术：食管裂孔明显，有胃扭转、粘连严重或食管过短可经胸：切断肺下韧带，暴露纵隔，切除疝囊，食管后左右膈肌角缝合 2 ~3 针，再行胃底折叠术，最后关闭食管膈肌边缘。

（2）经腹手术：可采用左上腹横切口，充分游离食管下段 2 ~4cm，必要时断左肝三角韧带，注意避免损伤迷走神经，用导尿管或纱布向下牵拉食管，插入 14 号左右较粗胃管，以免食管狭窄，修补膈肌角裂孔后将胃底绕食管后方 360°（Nisen 术，图 71-5）在前壁汇合，缝合 3 ~4 针。包绕的松紧以通过术者示指为度，包绕长度，婴幼儿为 1 ~2cm，儿童为 2 ~3cm，大于 3cm 术后易出现吞咽困难。有幽门梗阻或迷走神经损伤的可行幽门成形或幽门环肌切开术。Thal 术则将胃壁 210°部分折叠，使胃底处胃前壁片状附于食管，长度达 2 ~4cm 起到瓣膜启闭作用。

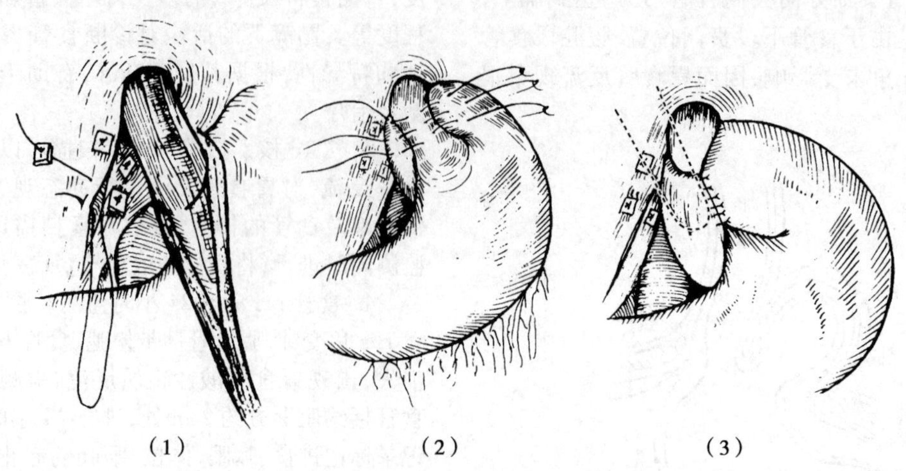

图 71-5　Nisen 术
修补膈肌角裂孔后将胃底绕食管后方 360°

(3)腹腔镜手术:患者取截石位,主刀医师站于患者两腿之间。建立气腹,分别于右锁骨中线肋缘下、剑突下、左锁骨中线肋缘下、左腋前线肋缘下及脐上戳孔,置入 5 个 Trocar(2 个 5mm,3 个 10mm)。经脐上戳孔置入镜头,左锁骨中线肋缘下与剑突下戳孔为术者的主操作孔,左腋前线肋缘下与右锁骨中线肋缘下戳孔为助手的辅助操作孔。手术步骤基本同开腹,注意修补食管裂孔需保留 1cm 间隙。

三、先天性胸骨后疝

先天性胸骨后疝临床上相对少见,分为两种类型,一种称 Morgagin 疝,另一种则作为 Cantrell 综合征(包括:脐膨出、胸骨下裂、严重的心脏畸形、胸腹部异位索带、胸骨后膈疝、心包缺损)。本文主要讨论 Morgagin 疝。Morgagin 疝 90% 发生在右侧,双侧发病约占总病例的 7%。绝大多数先天性胸骨后疝具有疝囊,疝内容物可以有大网膜、结肠和肝脏,部分病例可以是胃和小肠。报道 14% 的患儿有 21 三体,58% 的病例合并各种心脏畸形。

5

【临床表现】

多数患儿无明显症状。如果发病,通常在出生后的几周到几个月。临床表现为胃肠道梗阻,反复肺部感染和心肺受压。由于肠道扭曲,少数小肠嵌顿,出现呕吐、腹胀、停止肛门排气排便、便血及上腹部不适。随着哭吵、仰卧,可出现随腹压变化的阵发性呼吸困难、呼吸急促、发绀等呼吸道症状。部分患儿由于心肺受压,引发反复的呼吸道感染加重呼吸困难,极少数病例会有"心脏压塞征",出现静脉压升高、动脉压下降、脉搏微弱、心音遥远。由于 Morgagin 疝有着完整的疝囊,可以限制腹腔内脏向胸腔的突入,故严重的心肺压迫并不多见。体检时部分患儿可在胸前壁听到肠鸣音。

【诊断】

X 线是诊断本病的重要手段。正位胸片上常见右侧心膈角处有边缘清楚的圆形阴影,侧位片阴影则位于心膈角和胸骨之间,疝囊内有肠管则可见气体阴影。钡灌和钡餐是较为可靠和有效的手段。当影像学不能协助确诊时,应考虑患儿是否有胸膜渗出、心包囊肿、纵隔肿瘤、膈肿瘤、胸腺瘤、前胸壁肿瘤、膈膨升、食管裂孔疝等疾病存在,CT、MRI 有助于鉴别诊断,部分需剖胸手术才能确诊。

【治疗】

诊断明确后,由于疝入内脏有发生嵌顿和绞窄的危险,故无论患儿有无症状,均应考虑手术。手术通常采用腹腔镜操作。术中回纳疝入内脏后,需切除疝囊,然后将疝环后缘与剑突下方、腹直肌后鞘及前腹壁用不吸收丝线间断缝合,缺损较小时也可直接重叠缝合缺损边缘。肝圆韧带和肝镰状韧带可以一并缝入,起到加强作用。缺损严重时可用补片协助修补。修补完毕后需探查有无伴发内脏畸形。

本病术后多预后良好,复发率及手术死亡率均很低。

四、创伤性膈疝

因各种外力损伤引起的膈肌破裂,均可造成腹部脏器通过膈肌裂口疝入胸腔。常见原因交通事故、高空坠落、斗殴和战争,钝性暴力致胸腹部损伤伴膈肌破裂,以左侧多见。

【临床表现】

胸腹联合伤患者症状严重,胸部创伤常伴肋骨骨折、胸壁软化和反张呼吸,气胸、血胸等。腹部可同时伴有脏器破裂和出血,加上膈肌破裂,腹内脏器疝入胸腔影响心肺功能,患者出现呼吸困难、发绀,甚至休克。疝入胸腔脏器发生梗阻、绞窄时,出现腹痛、恶心、呕吐、腹胀、便血等。患侧胸部叩诊浊音，呼吸音减弱或消失，有时可闻及肠鸣音。

【诊断】

穿透性胸腹联合伤伴创伤性膈疝诊断不困难，非穿透性创伤性膈疝容易被疏忽。当患者出现呼吸困难、发绀，常规进行胸腹联合X线摄片，可发现患侧胸腔内有肠曲，如伴有膈下游离气体，则提示腹内胃肠道穿孔。

【治疗】

积极的术前准备对于病情危重的患者极为重要，纠正休克、张力性气胸和血胸，及时进行胸腔闭式引流，呼吸困难者给予气管插管人工呼吸，然后进行手术探查。一般取患侧第7～8肋间后外侧切口进胸，将胸腔脏器探查、修补好后回纳，间断褥式缝合修补膈肌，进出针处以垫片加固，胸腔内置引流管。如果怀疑同时伴有腹部内脏器受损，且累及范围广泛，应选择切口延长至腹部作相应处理。

五、膈膨升

膈膨升分先天性和获得性（后天性）两种。先天性膈膨升是由于膈肌发育不全，肌纤维或胶原纤维层有不同程度的缺陷所致膈异常升高，膨出的膈肌只是纤维膜性结构。往往伴有患侧膈肌的反常运动，即吸气时膈肌上升，呼气时下降膨出。后天获得性膈膨升多由产伤所致，患侧的膈神经损伤麻痹引起患侧膈异常升高，膈肌往往保留了相对完整的结构。

【临床表现】

临床上不少患儿仅在胸片检查时偶然诊断，而无明显临床症状。有症状者多在新生儿期及婴幼儿期即有所表现。呼吸困难、哭吵或进食后常发生青紫及反复出现的呼吸道感染是主要表现。由于患侧膈肌抬高，肺被压缩，肺容量和肺活量均明显减少，纵隔移位可以使得对侧肺也受到压迫，这时肺不张、肺炎发生的机会明显增高，很难治愈。有些患儿伴有胃扭转或肠旋转不良等畸形，可出现反复呕吐等消化道梗阻症状。较大患儿会出现生长发育障碍。

体检时患儿有气急、青紫，胸壁活动减少，叩诊出现浊音，纵隔向对侧移位，患侧呼吸音减弱或消失，有时可听到肠鸣音。严重患儿吸气时会出现“跷板”样周期运动，即吸气顺序依次为健侧上腹部隆起、患侧上腹部、患侧前胸壁、健侧前胸壁。

后天性膈膨升者发生呼吸窘迫，均有明显的难产或产伤史，多为臀位产。多数患儿同时存在臂丛神经麻痹、锁骨骨折、肱骨骨折、胸锁乳突肌血肿、头皮血肿。

【诊断】

X线检查是确诊膈膨升的依据。直立位正位X线胸片可见膈肌阴影明显升高，膈顶呈弓形，膈肌呈完整而圆滑的弧形阴影。膈下可见充气的胃肠或肝脏阴影。纵隔和心脏向对侧移位。透视下可见患侧膈肌膨升部分与健侧膈肌有“矛盾呼吸”现象，有时可见肺不张。

【治疗】

术前需控制感染，注意营养状况的调整。手术常用方法是经胸腔镜进行膈肌重叠缝合术。通常认为经胸手术视野清晰、重叠缝合确实（图71-6），进胸后首先探查肺部发育情况，之后用提起横膈，双层折叠基底部首先缝合一层，缝合力求边缘达到横膈增厚部分，多余横膈返折缝合于肋膈角上，起到加固作用。经腹手术则采用上腹部横切口，折叠缝合的方法相同。注意右侧膈肌折叠时进针不能过深，以免损伤肝脏、大血管和心包。左侧应注意后方肾上腺，保护膈神经，术中同时检查食管与胃的连接部是否异常，必要时加做胃底折叠术，以免出现术后反流。双侧膈膨升考虑经腹手术。

5

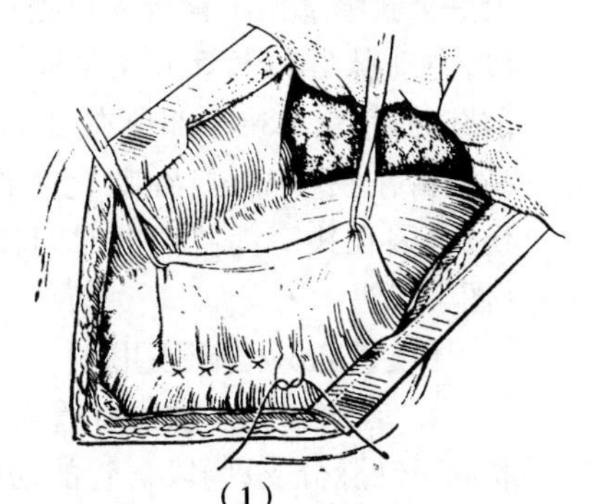

（1）

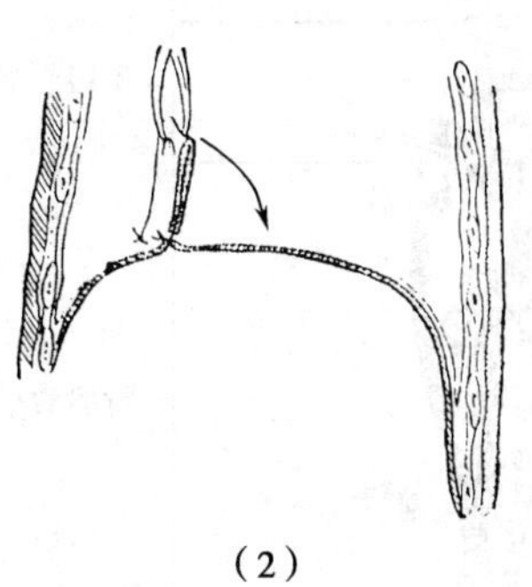

（2）

图71-6　经胸膈膨升手术示意图

先天性膈膨升手术后膈肌动力学不会立即纠正，但消除纵隔摆动和反常运动后，肺部症状会得到明显改善。

（郑珊　陈功）

第七十二章

食管疾病

第一节 概 述

【食管的解剖】

食管是消化道的组成部分。食管上端起于环状软骨下缘，相当于第6颈椎椎体平面，与咽部连接。食管经颈、胸下行穿过膈肌在相当于第11胸椎平面亦即贲门部通入胃。食管长度与躯干长度相关，男性比女性略长。成人食管长度约为25～30cm。食管入口距门齿约为15cm，从门齿到食管下口约为40～45cm。

食管可分为颈、胸、腹三段。颈段食管上起咽部，止于第7颈椎平面，长度约3～5cm。胸段食管上起于胸廓上口，下止于膈肌的食管裂孔，长度约18～22cm。腹段食管位于腹腔内，长度约为3～6cm，经肝脏左叶后方，通入胃的贲门。临床上通常将食管分为上、中、下三段。从食管入口到主动脉弓上缘，称为上段；主动脉弓上缘到肺下静脉平面为中段，肺下静脉至贲门为下段(图72-1)。

5

颈段食管前方为气管膜部，喉返神经位于食管气管之间，食管后方为颈椎前筋膜，两侧与颈总动脉和甲状腺相邻。胸段食管位于上纵隔和后纵隔，两侧为胸膜，胸段食管上部前方为气管，后方为胸椎前筋膜。在第4胸椎水平，奇静脉从食管右侧自后向前跨越右侧肺门进入上腔静脉。在第5胸椎水平胸导管自食管后方，降主动脉与奇静脉之间，向上向前移行到食管左侧，然后进入颈部。在主动脉弓上方游离食管时应注意避免损伤胸导管。胸段食管下部在主动脉弓、气管分叉、左主支气管和心包膜的后方，胸椎前筋膜的前方下行。从降主动脉的起始部，相当于第4胸椎平面起，食管位于降主动脉的右侧，平行地下行到肺下静脉下缘，胸段食管逐渐离开脊柱向左向前到达降主动脉的前方，在相当第10胸椎平面处穿过膈肌食管裂孔而进入腹腔。腹段食管前方为肝脏左叶，后方被膈脚与主动脉隔开，左侧与胃底相邻，前方及左侧覆盖以腹膜。

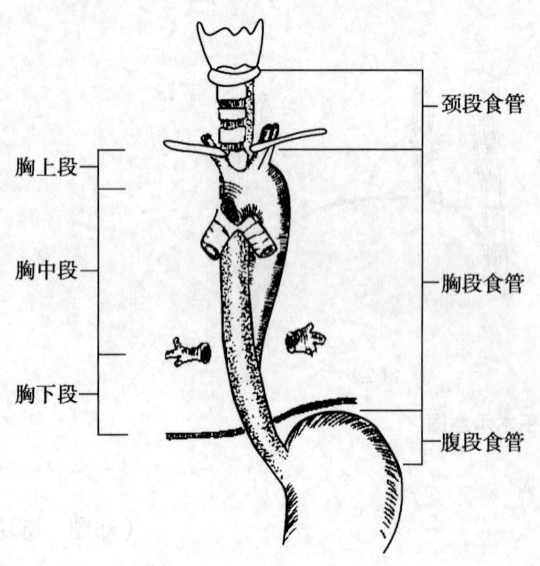

图72-1 食管的临床分段

食管腔呈扁平状，横径比前后径长，宽度约为2.5～3.0cm。由于结构特点以及与周围器官的解剖关系，食管有三个自然狭窄部，其宽度仅1.4～2.0cm。第一个狭窄部位于食管入口处；第二个狭窄部位于胸段，主动脉弓和气管分叉平面，左主支气管横越食管前壁处；第三个狭窄部位在膈肌的食管裂孔处。异物易滞留在狭窄部位，吞咽化学物品造成的食管壁损伤，也因在狭窄部停留的时间较长，损伤也比较严重(图72-2)。

【食管血供和淋巴引流】

1. 动脉血供 颈段食管血供来自甲状颈干的甲状腺下动脉分支；胸段食管的动脉血供来自甲状腺下动脉分支，锁骨下动脉或胸降主动脉的肋间动脉分支、支气管动脉分支和食管动脉分支；腹段食管动脉血供来自胃左动脉和左膈下动脉分支(图72-3)。

2. 食管静脉 上段食管的静脉血流经甲状腺下静脉、颈内静脉、奇静脉、半奇静脉回流入上腔静脉。中段食管静脉经奇静脉回流入上腔静脉。下段食管

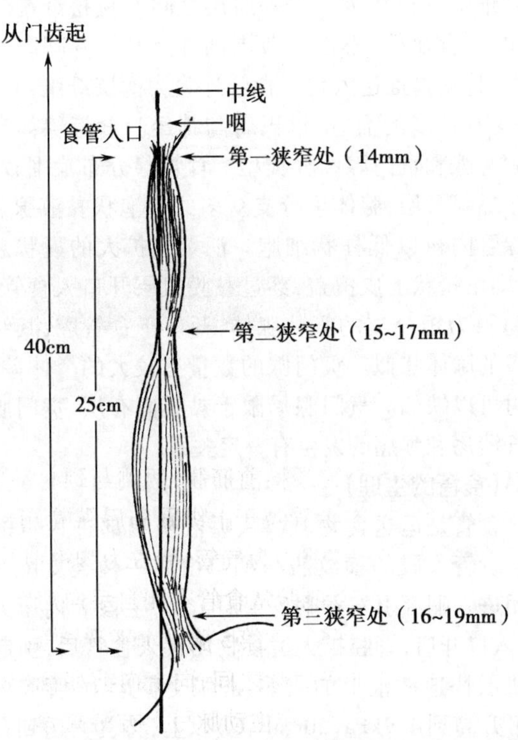

图 72-2　食管的三个自然狭窄处

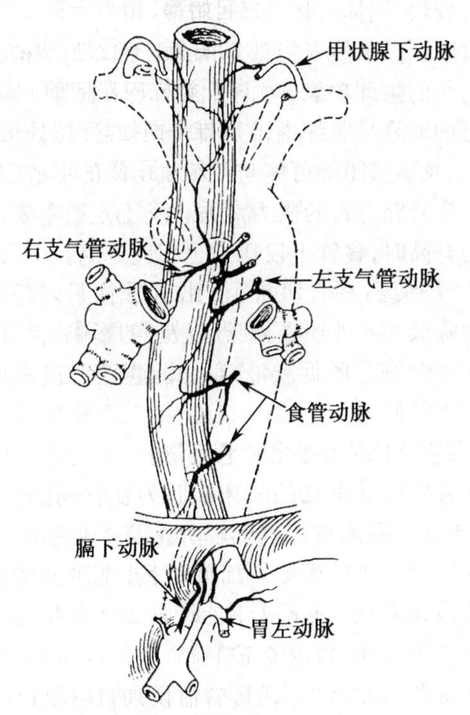

图 72-3　食管动脉血供

经膈下静脉回流入下腔静脉和经胃冠状静脉回流入门静脉（图 72-4）。

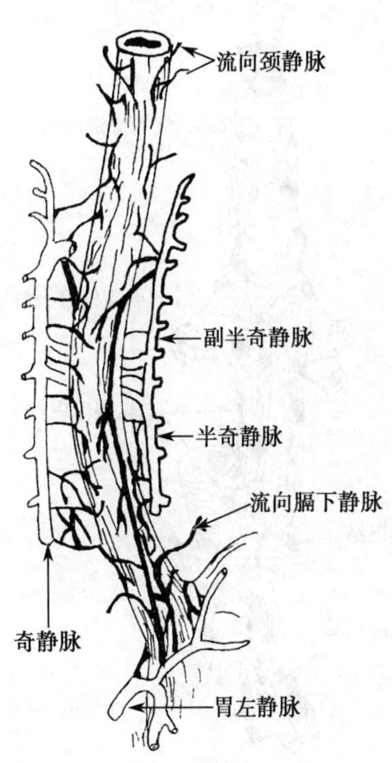

图 72-4　食管静脉回流

3. 食管淋巴引流　食管壁淋巴管在黏膜及黏膜下层形成淋巴网，汇聚成淋巴管后穿出食管壁进入食管旁淋巴结，并通过侧支通道向上或向下进入各段食管淋巴引流区或直接进入胸导管。颈段食管淋巴管经食管旁淋巴结进入气管旁淋巴结、锁骨上淋巴结和颈深部淋巴结。胸上段食管淋巴管引流区与颈段食管相同，一部分淋巴管则与中段食管淋巴管共同引流入气管隆嵴下、支气管旁、纵隔及主动脉旁淋巴结。下段食管大部分向下引流入贲门旁、胃小弯和左胃动脉旁及主动脉前淋巴结、小部分向上引流到中段食管淋巴引流区（图 72-5）。

【食管的神经支配】

食管的横纹肌由喉返神经的分支支配，食管平滑肌由迷走神经和交感神经支配。两者的分支构成食管前、后神经丛，由此再发出分支在食管壁两个肌层之间形成神经丛，支配食管肌的活动；另在黏膜下层形成的神经丛支配食管腺体的分泌活动。食管各层神经丛中有机械感受器和化学感受器。食管的感觉由第 5 ~ 8 胸神经的感觉神经分支传递到中枢（图 72-6）。

【食管的组织结构】

食管由黏膜、黏膜下层、肌层和外膜组成，食管外缺少消化道具有的浆膜。食管黏膜表面有 7 ~ 10 条纵行皱褶，向腔内突出，使食管腔大部分闭合。食物通过时管腔开展，皱褶消失。食管黏膜上皮较厚，为未角化的复层鳞状上皮，由 20 ~ 25 层细胞组成。复层鳞状上皮较能耐受摩擦，具有保护食管黏膜层的功用。表层上皮细胞扁平，基底层上皮细胞呈立方形或短柱状，有分裂增殖能力。有时食管上段或中段存在异位

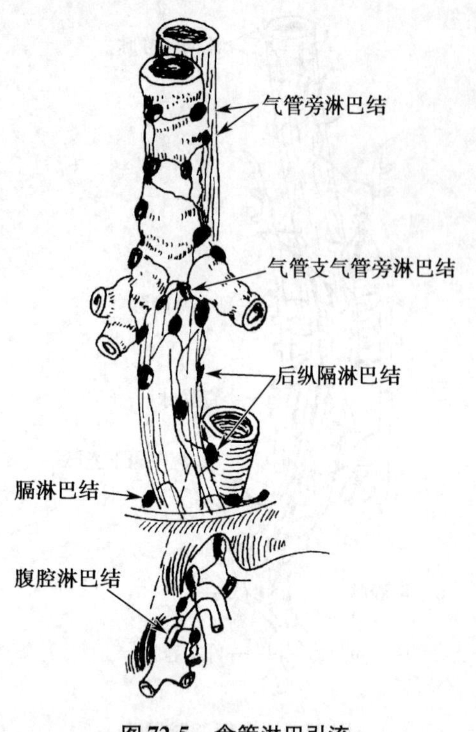

图 72-5　食管淋巴引流

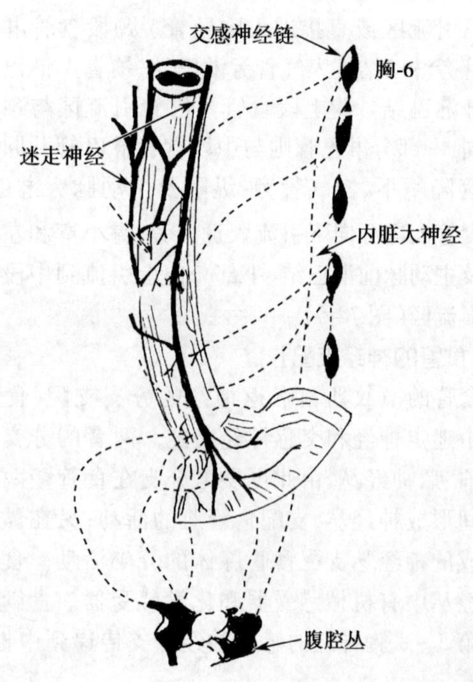

图 72-6　食管神经支配

的小片胃黏膜。在距食管下段 1 ~ 2cm 与胃贲门交接处复层鳞状上皮转变为与胃黏膜相似的单层柱状上皮，分界明显。黏膜上皮下方为固有膜和黏膜肌层，黏膜下层为疏松结缔组织，连接黏膜层与肌层。黏膜下层内有丰富的血管、淋巴管、黏膜下神经丛和食管腺。食管上段肌层约 1/5 为横纹肌，下段约 3/5 为平滑肌，中段则由横纹肌与平滑肌纤维混合组成。食管肌层分内外两层，内层较厚，肌纤维呈环状排列，外层肌纤维呈纵行排列。内外肌层之间有疏松纤维结缔组织，内含血管、淋巴与肌层间神经丛。吞咽时肌层收缩，将食物推送入胃。食管外膜为薄层纤维结缔组织，含有较多的血管、淋巴管与神经。食管腺体有食管固有腺和贲门腺两种类型。食管腺分布范围较广，位于黏膜下层，腺体呈分支众多的管泡状黏液腺。小的腺管内衬以低柱状细胞。汇聚成扩大的囊状总腺管，则由鳞状上皮覆盖，穿过黏膜肌层开口入食管腔。贲门腺为短分支的管状腺体，开口于食管腔，其结构与胃的腺体相似。贲门腺的数量有较大的个体差异，有时可以缺如。贲门腺局限于黏膜固有层，贲门腺与食管溃疡和腺癌的发生有一定关系。

【食管的生理】

食管是运送食物、饮料、唾液从咽部进入胃的管道。食管上段的横纹肌与咽部由同一神经支配。食物团进入咽部引发吞咽反射时，食管上段腔内压力降低，入口开启，管腔扩大。食物团进入食管后，引起食管肌层快速波浪形的收缩、舒张交替运动，管腔内压力可升高到 4.9kPa（50cmH_2O）以上，将食物送到食管下段，同时贲门开放，食物进入胃内。食管黏膜对机械刺激反应灵敏，对粗糙的食物舒缩较强烈，饮料通过食管较快，固体食物则通过较慢。

食管下段虽然未能见到括约肌的解剖结构，但具有括约肌的生理功能，防止胃液反流入食管。膈肌脚和斜行的胃悬吊肌纤维，胃与食管下端连接处形成的锐角，以及黏膜团等可能与括约肌功能的形成起一定作用。食管腔与胃的压力对防止反流也很重要，当胃内压力升高时，食管下段压力也相应升高。下段食管腔压力受神经控制，切断迷走神经或注射阿托品，均使压力降低。此外还受胃肠道激素的影响，促胃激素可使压力升高。肠促胰液素、缩胆囊素和高血糖素，则使压力降低。

【食管疾病的诊断和检查方法】

食管疾病最常见的临床症状为食管腔的机械性梗阻，导致吞咽困难。程度轻者在咽下食物时，胸骨后有异物感或梗阻感觉。患者常能指明梗阻的部位。梗阻程度加重时，逐渐从不能进食固体食物，发展到不能进食半流质、流质饮食，最后唾液亦难咽下。潴留在梗阻部位上方扩大的食管腔内的食物可反流入口腔。食物在食管内积存时间长久者，因腐败而产生臭味，混有胃液者则带有酸味。反流物溢流入呼吸道可引起呛咳和肺部炎变。食管与气管或支气管之间如存在异常通道，进食时特别是进流质时可立即引起呛咳。临床上出现吞咽困难的时间具有诊断意义。出生后哺乳时即有吞咽困难，食后呕吐，应考虑先天性食管疾病。40 岁以上呈现吞咽困难，并进行性加重,常见于食管癌。间歇性吞咽困难则常见于贲门痉挛。

食管下端括约肌机制失灵致胃液反流引起的消化性食管炎,可呈现胸骨后或心窝部烧灼痛,有时放射到背部和肩胛区,并有嗳酸和呕吐。有时呕吐物中带血。食管机械性或化学性损伤,均可导致胸骨后疼痛。食管壁破裂则可呈现纵隔气肿、气胸和纵隔炎症。

诊断食管疾病需分析病史、临床症状、体征,再进行检查,以明确病变的部位、性质、范围和食管的功能状态。常用的诊断检查方法有以下几种:

1. X线检查　食管造影X线检查是诊断食管疾病最为常用而且准确有效的方法。对明确病变的部位和性质很有价值,并可定期重复检查,进行随诊观察。最常用的造影剂是不同稠度的硫酸钡水混悬液。疑有食管穿破、食管气管瘘或婴幼儿病例,则宜选用碘油或水溶性碘造影剂,以免钡剂溢流入呼吸道导致炎变。检查食管时,先作胸腹部透视检查,然后吞服造影剂,从后前位、侧位、斜位不同方位进行透视,观察钡剂在食管腔内的充盈、通过和运送入胃的情况。食管和贲门的蠕动、扩张、收缩情况,以及食管下段的开放和闭合功能。在低头卧位于上腹部加压和作Valsalva试验,有助于检查有无胃、食管反流及其程度,钡餐通过后观察食管黏膜皱襞情况和食管壁柔顺度。透视过程中可拍摄X线片或作X线摄像。此外,纵隔注气造影术、气腹或与钡餐双重对比检查,有助于提高食管癌及贲门癌的诊断准确率。计算机X线体层扫描检查,对明确食管肿瘤的范围和纵隔转移情况具有诊断价值。

2. 食管镜检查　1881年Mikielicz报道用金属管状食管镜检查食管疾病。20世纪60年代可弯曲的纤维光导食管镜进入临床应用。

食管镜检查可直接观察食管黏膜、食管腔情况,并可采取组织供作细胞学或病理切片检查,明确食管病变的部位和性质。通过食管镜还可进行治疗措施,如摘除异物、扩张狭窄段、止血、施行腔内放射治疗等。过去沿用多年的金属直管型食管镜,质坚硬,管径粗,操作比较困难,组织创伤较大,视野有限,检查时给患者带来一定的痛苦,但适用于取除异物,止血等治疗措施。纤维光导食管镜管径较细,可以弯曲,质较柔软,操作方便,视野广阔,患者感受的痛苦较少,且可拍摄照片或录像,使食管镜检查的适应证范围扩大,并提高诊断质量。

食管镜检查前应禁食4小时,适量给予镇静剂,一般用0.5%～1%丁卡因或4%可卡因喷洒咽部和舌根部后,在局部麻醉下进行检查。检查后要等待口咽部黏膜感觉恢复后方可进食,注意有无颈部皮下气肿或明显压痛等并发食管穿孔的征象。急性上呼吸道或食管感染宜延缓进行食管镜检查。严重心肺疾病、胸主动脉瘤和颈椎病患者禁忌作食管镜检查。

3. 食管细胞学检查　采取食管脱落细胞染色后作细胞学检查,对早期食管癌和贲门癌的诊断准确率可达80%～90%,而且在食管癌高发地区可以用作普查、防治食管癌的方便高效的检查方法。采集食管脱落细胞有两种方法,一是通过食管镜用棉花团、小纱布球、小毛刷等摩擦病变部位,作涂片检查。另一种比较简便的方法是用单腔或双腔塑料导管、管端带有线网包裹的气囊(图72-7),经口腔置入食管或通过贲门后,气囊内充气,撑开食管腔以便拉出导管时线网能擦取到病变部位的黏膜表面细胞,拉出导管至气囊距上切齿约15cm处,抽除气囊内气体取出导管,立即将线网上采取的细胞作涂片检查。这种检查方法对普查发现早期食管癌、贲门癌很有价值。按导管插入的不同长度自上而下分段进行拉网细胞学检查,还可有助于了解癌变的部位。急性咽喉炎、食管静脉曲张、上消化道出血、肝硬化、严重心肺疾病、晚期妊娠等忌作拉网检查。

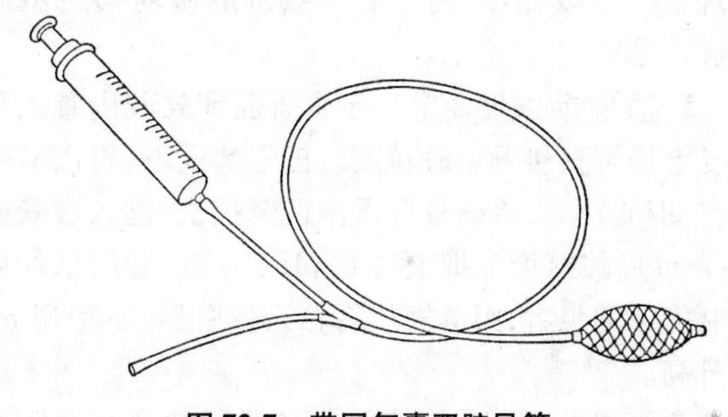

图72-7　带网气囊双腔导管

4. 食管腔测压检查　测定食管腔内压力对运动功能失常导致的食管疾病具有诊断价值(图72-8)。

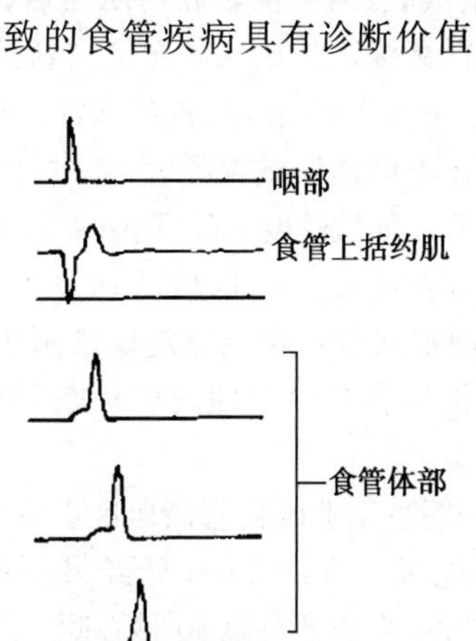

咽部
食管上括约肌
食管体部
食管下括约肌

图72-8　正常食管压力曲线

这些患者食管钡餐造影检查常无异常征象或仅显示食管痉挛收缩。食管腔测压检查尚可用于明确贲门痉挛和食管痉挛的诊断。对于呈现胃、食管反流的病例亦可用以判定食管下段括约肌的功能。

食管腔测压可用连接于体外压力传感器的顶端开口或近端-侧向开孔的塑料导管，管内持续充注盐水作为传递压力的媒介。同时测定三处食管腔压力，各处之间相距5cm。经鼻置入测压导管入胃后，先测定胃腔压力，再逐步拉出导管，分段测定食管腔内各部位的压力。下段食管腔压力受呼吸运动的影响，吸气时腹压上升，胸腔压力下降，这两种压力波交接处代表膈肌与食壁附着区，亦即下段食管高压区的压力水平。当测压导管位于食管下段高压区时，嘱患者吞咽，使食管下段松弛。在正常情况下，吞咽时下段食管腔压力即降低到接近胃腔的压力水平，再拉出测压导管，到达下段食管近端后，吞咽动作时的压力测定可用于评价食管蠕动时收缩的频率和幅度。胃食管反流病例下段食管腔压力低于正常。贲门痉挛病例，食管腔压力往往高于正常。吞咽时下段食管不松弛，管腔压力仍高于基线，食管不呈现第一型收缩波，而仅有非共济的微弱第三型收缩波。

5. 食管酸碱度测定　于食管腔或胃腔内置入酸碱度电极可直接测定酸碱度。正常情况下，胃内酸碱度在pH 4左右，将电极自胃内逐渐拉出，进入食管腔1～2cm后酸碱度立即上升到pH 5～7。贲门括约肌机制失灵的患者，则电极从胃拉入食管后，不呈现pH值升高。

5

食管酸碱度直接测定检查的假阳性率和假阴性率均较高，目前已被pH反流试验所替代。

pH反流试验：测定食管腔内压力后，置入pH电极到达食管胃交接处上方5cm部位，然后将测压导管放入胃腔内，注入0.1N盐酸，成年人注入量为300ml，然后嘱患者在不同体位做深呼吸，咳嗽，以及Valsalva和Muller试验。如酸碱度下降到pH 4以下，即说明食管胃交接处存在反流。目前，可以24小时监测食管动力和pH的便携式食管功能测定仪已用于临床，可以更好的了解机体在各种生理病理状态下食管的运动功能。

酸清除试验：于下段食管高压区上方5cm处置放pH电极，距电极上方约10cm处经另一根导管注入15ml 0.1N盐酸，嘱患者每隔30秒吞咽1次，正常人吞咽10次以内，食管内酸液即清除，pH恢复到5以上。如酸液不能清除或需吞咽10次以上，pH方能升高到5以上，则提示食管的运动功能差。未能清除胃的反流物，易发生或已存在反流性食管炎。

6. 内镜超声　内镜超声目前在西方国家已经普遍应用于食管癌的诊断和分期以及食管良性肿瘤的诊断，国内现也已起步，但尚未普及。内镜超声的应用，进一步提高了食管癌的诊断准确率，尤其是早期食管癌和腔肿瘤的诊断与鉴别诊断。但内镜超声更多的是应用于食管癌的T、N分期。Rösch的一项Meta分析显示内镜超声判断食管腺癌T分期的总体准确率为84%，其中T1期的准确率为83.5%；T2期的准确率为73%；T3期的准确率为89%；T4期的准确率为89%。内镜超声判断食管癌N分期的总体准确率为84%，灵敏度89%，特异性75%。其中判断区域淋巴结转移(N1)的准确率为89%，阳性预测值为86%，阴性预测值为79%，但判断N0的准确率仅为69%。内镜超声引导下细针穿刺淋巴结活检可进一步提高N分期的准确率，Wiersema等报道灵敏度为92%，特异性为93%，阴性预测值为86%，阴性预测值为86%。此外，内镜超声在评估腹腔淋巴结是否转移方面更具优势，Catalano等报道其准确率高达95%，敏感度为83%，特异性为98%，阳性预测值为91%，阴性预测值为97%。

7. CT　CT主要用于评判食管癌有否外侵及远处转移，在明确患者有无肝脏、肺等远处转移方面较B超、胸部平片更为准确，准确率约为63%，敏感度为46%，特异性为73%。其判断食管癌T分期的准确率低于内镜超声，敏感度仅为0～67%，特异性为71%～100%，术前有将近40%的患者T分期被低估，俯卧位行CT检查可相对提高准确率。在N分期方面，CT的准确率也要远远低于内镜超声，其评判胸部N1的敏感度仅有27%，特异性为74%，阳性预测值为15%；评判腹部N1的敏感度为24%，特异性为94%，阳性预测值为71%。仅当管腔狭窄明显以致内镜无法通过时，CT才能显示一定的优越性，但该类患者仅占所有食管癌患者的20%。

8. ^{18}F-FDG PET　^{18}F-FDG PET目前已经越来越多地应用于癌的诊断和分期。其诊断的敏感性在78%～100%，但由于部分容积效应的影响，过小的肿瘤容易漏诊，在局限于黏膜层的T1期肿瘤、分化好以及黏液腺癌中也有一定的假阴性结果；而由于胃肠道运动、分泌功能、局部炎症等多种因素也可能存在一定的假阳性，因此^{18}F-FDG PET结果必须结合胃镜与其他影像学检查判断。^{18}F-FDG PET为代谢成像，难以显示详细解剖结构，无法判断食管癌的范围和浸润深度，所以在T分期中的作用有限。^{18}F-FDG PET在评判N分期时亦不理想，其敏感性为22%～77%，特异性为78%～100%，同样受到部分容积效应的影响，其仅可发现大于1cm的局部淋巴结转移，且肿瘤附近的转移淋巴结不易与原发肿瘤区分。PET/CT 在 N 分期中有一定的优越性，其准确率可达 90%，敏感性为 96%，特异性为 81%。[18]F-FDG PET 在食管癌中的价值主要体现在 M 分期中，其判断远处转移的准确率为 84%，敏感性为 69%，特异性为 93%。此外，Weber 等研究发现在食管癌患者接受放化疗的 14 天内，通过复查 PET 即可了解肿瘤对新辅助治疗的反应，[18]F-FDG 的摄取值减少 35% 以上者往往提示治疗有效果，其敏感性为 93%，特异性为 95%。Downey 等研究也发现当新辅助治疗后 SUV（放射性药物容积曲线）值降低超过 60% 时，其 2 年生存率可达 68%，而其他患者 2 年生存率仅为 38%。但也有学者对此研究结果持怀疑态度，最终结果尚需进一步研究。尽管[18]F-FDG PET 在食管癌的诊断、分期等方面尚存在一些缺陷，但新的成像软件和更快的计算机，以及下一代 PET 机新型射线探测晶体的发展，将使 PET 自身灵敏度、特异性和准确度越来越高。更新的示踪剂如[11]C-胆碱、[11]C-蛋氨酸等的问世，也将更加提高特异性，使 PET 在食管癌的诊断治疗中会显示出优势和良好的应用前景。

（谭黎杰）

第二节　食管先天性异常

以往经典的胚胎学研究认为先天性食管闭锁是由于食管气管隔产生时偏向后方，或食管发生早期，上皮细胞增殖迅速，管腔一度阻塞，而管腔重建（即再通化）受阻，造成食管闭锁或食管隔膜。闭锁部位往往发生于食管上段或上段与中段交界处。

目前的研究认为食管与气管共同起源于前肠，故初级前肠的异常发育是导致食管-气管畸形的根本原因。增生中嵴的异常，导致气管食管分离障碍，从而发生气管食管畸形。然而，就其演化机制却存在众多不同的看法。咽气管沟的尾侧融合发生于妊娠第 4 周，此时咽气管从食管上逐渐分离出来，故推测诱发食管闭锁的因素应当出现于妊娠第 32 天之前。造成食管闭锁可能的原因为：胎内压过高、食管管腔上皮闭塞、食管血供异常、局部组织分化生长异常，以及合胞体学说。

在食管发育早期，如果部分前肠细胞从食管分离出来并继续生长，则日后可形成食管重复畸形，表现为靠近食管壁的囊肿，有些囊肿可与食管沟通。

一、先天性食管闭锁

先天性食管闭锁是一种严重的先天性畸形，发病率为 1/3000，常伴有其他畸形，从而增加了治疗的复杂性。目前，小儿外科对食管闭锁的治愈率已达 90% 以上，但对低体重出生儿和合并其他先天性畸形的患儿的治疗，仍有待提高。

【病理】

食管闭锁通常采用 Gross 五型分类方法（图 72-9）：

Ⅰ型：食管上端闭锁、下端闭锁，食管与气管间无瘘管，约占 6%；

Ⅱ型：食管上端闭锁与气管间形成瘘管，下端闭锁，约占 2%；

Ⅲ型：食管上端闭锁，下端与气管相同形成瘘管，此型临床最常见，约占 85%；对于食管两盲端间距离 >2cm 为Ⅲa 型，食管两盲端间距离 <2cm 为Ⅲb 型。

Ⅳ型：食管上、下端闭锁且均与气管相同形成瘘管，约占 1%；

Ⅴ型：食管无闭锁，但有气管食管瘘，形成 H 型瘘管，约占 6%。

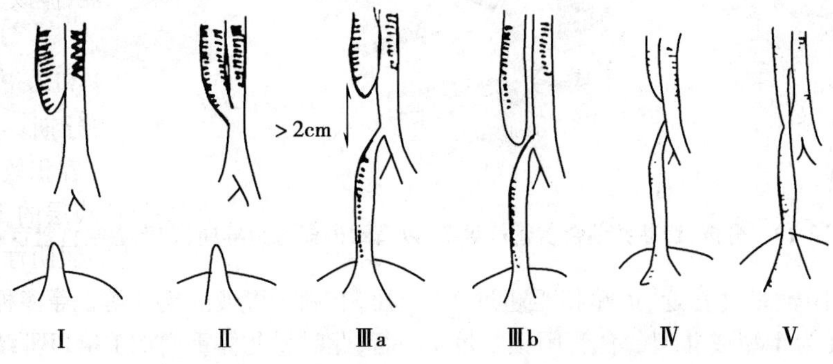

图 72-9　先天性食管闭锁和食道气管瘘分型

有 31.6% ~ 50% 的食管闭锁患儿伴有多发畸形，VACTER 综合征（V：vertebral anomaly 脊柱畸形，A：anal atresia 肛门畸形，C：cardiac anomaly 心脏畸形，T：trachea anomaly 气管，E：esophageal anomaly 食管瘘，R：renal anomaly 肾脏）较为多见，其他有 VACTERL 综合征（L：limb 肢体畸形）、VACTERL-H（H：hydrocephalus 脑积水）、CHARGE 综合征（先天性心脏病，后鼻孔闭锁，精神和生长发育障碍，生殖系统发育不良，耳畸形）等。单

发畸形与多发畸形的死亡率有显著差异。单发畸形死亡率约56%，多发畸形约85.7%（$P<0.001$）。

【临床表现】

小儿出生后口腔及咽部有大量黏稠泡沫，并不断向口鼻外溢出，第一次喂水或奶，吸吮一两口后，小儿即出现剧烈呛咳，水或奶从口腔、鼻孔反溢，同时有发绀及呼吸困难，甚至窒息，经吸引消除后可以恢复，但再次喂食，又出现同样症状。伴有食管气管瘘时，由于酸性胃液经瘘管反流入气管、支气管，很容易引起化学性肺炎或肺不张，然后继发细菌感染，出现发绀、气急、肺部湿性啰音。同时因大量气体随呼吸经瘘管进入胃肠道，腹部膨胀，叩诊鼓音。如系无瘘管者，气体不能经食管进入胃肠道，则呈舟状腹。

【诊断】

1. 产前诊断　产前B超中羊水增多和小胃/胃泡消失是发现食管闭锁的重要依据，但是其阳性诊断价值并不高，较可靠的依据是“上颈部盲袋症”。MRI的T_2加权上可以看到近端食管扩张，而远端食管消失的现象。

2. 产后诊断　典型症状是生后即表现唾液从口腔及鼻腔溢出，第一次喂奶后即开始呛咳，同时呼吸困难，面色发绀。应用F8号软质导管从鼻孔或口腔内插入受阻而折回，亦可通过导管注空气0.5～1ml或造影剂，进行颈、胸、腹正侧位X线摄片，可清楚显示食管盲端有否肺炎、肺不张，胃肠道明显充气表明有食管气管瘘，如无气体则为食管闭锁而无瘘管，从而明确诊断。

【治疗】

诊断确立后，食管端-端吻合术是唯一的治疗方法。先天性食管闭锁的治愈率代表着小儿外科的水平。近年来，从对围术期的保温、呼吸管理和静脉营养三个基础问题的重视，到手术技术的提高，使不伴有严重心脏畸形的食管闭锁治愈率达95%以上，其中包括低出生体重儿和早产儿。

1. 术前准备　手术不是非常紧急，允许24～48小时积极准备，需特别注意在术前及转院过程中将病孩置于上体抬高30°～40°体位，经导管持续吸引食管盲端及口腔咽部的分泌物，并注意保暖、吸氧与应用抗生素。

2. 手术

（1）采用气管插管静脉复合麻醉，由于操作时可能需要单肺通气，故新生儿食管闭锁的麻醉要求比较高。

（2）切口采用右侧第四肋间后外侧进路，胸腔内或胸膜外手术均可。术前心脏超声检查很重要，右位主动脉弓的发生率约为5%，如在术前发现存在右位主动脉弓，手术入路可改为左侧剖胸入路。

（3）首先离断奇静脉，分离、切断并缝合食管气管瘘（图70-10），患儿的通气功能立即改善；以盲端内的胃管为导向，充分游离近端食管盲端，注意远端不宜分离过多，以免影响远端血供；两断端采用5-0至6-0可吸收缝线单层间断吻合。保留胃管可帮助术后早期胃肠喂养。放置胸腔持续负压引流或胸膜外引流。目前在有经验的医院操作可在胸腔镜下完成，达到减少胸廓畸形和美容的效果。

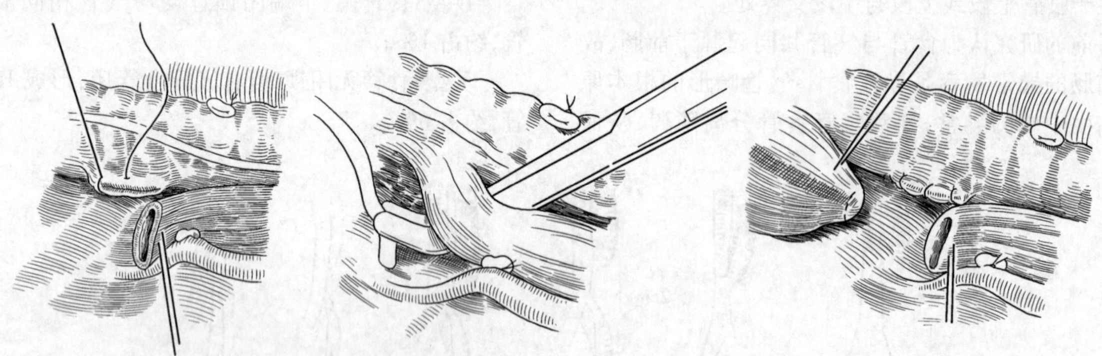

图72-10　分离、切断并缝合食管气管瘘，以盲端内胃管为导向，游离近端食管盲端

（4）长段型食管闭锁是食管近、远端相距超过2个椎体（约2cm），往往为Ⅰ型或Ⅱ型的食管闭锁。目前的延期食管Ⅰ期吻合术已逐渐得到推广，先进行胃造瘘术进行喂养，2～3个月后再行吻合手术。延期食管Ⅰ期吻合术的术前准备非常重要：食管上端持续吸引并预防吸入性肺炎，胃造瘘进行管饲营养，头低脚高利于近端食管吸引和胃液反流入远端盲端以刺激食管的生长，不进食时堵塞胃造瘘管，造成胃内的高压，有利于胃液的反流等。手术在患儿8～12周时进行，此时患儿体重增加1倍，两盲端的距离也往往可以小于2cm。手术方式采用食管-食管端-端吻合术，吻合方法同食管Ⅰ期吻合术。对于食管近远端距离大于6椎体的食管闭锁只能采用食管替代术，可采用的食管替代物有结肠、胃、小肠，其中应用较多的是结肠代食管。

3. 术后处理　一般需在NICU进行严密监护和呼

吸管理，保持气道通畅，定时雾化吸入、拍背、吸痰，必须注意吸痰时插管不得超过气管瘘的距离，以免损伤结扎的瘘管造成复发。术后3天可通过胃管进行喂养。术后7～10天进行造影，了解吻合口愈合情况，如果出现吻合口瘘，保持胸腔持续负压引流，继续抗炎和全身支持疗法，绝大多数瘘会自行闭合，除非吻合口完全断离，才需要再次手术修补。

【并发症】

1. 吻合口狭窄　往往在术后第3～4周随访GI时发现，轻度狭窄不予扩张，依靠食物进行被动扩张；狭窄明显，有吞咽困难和反复呼吸道感染，采用食管探条，直径0.5～1.5cm，在胃镜辅助下进行食管扩张。每月扩张1次，扩张2次。

2. 胃食管反流　是由于食管动力学异常的存在。轻度食管炎采用奥美拉唑0.7～3.5mg/(kg·d)。反流引起的反复误吸、多次肺炎、营养不能维持的患儿应早期应用胃底折叠术(Nissen或Thal术)。

3. 食管气管瘘复发　是严重的并发症，确诊需要通过支气管镜或胃镜下证实。再次手术是唯一彻底解决的途径，由于术后黏连明显，手术操作十分困难，需要极有经验的外科医师完成。

4. 气管软化　是术后发生呼吸困难，甚至不能撤离呼吸机的主要原因，诊断需使用气管镜，发现气管口径为半圆形或椭圆形。治疗方法采用主动脉弓悬吊术。

【预后】

食管闭锁的预后与及时诊断、患儿的成熟度、出生体重、救治措施、肺部并发症、合并畸形和恰当的护理密切相关。食管闭锁存活率的提高带来了愈来愈多的并发症患儿，有报道食管闭锁手术后的并发症发生率可达30%～50%，故对并发症的认识和处理将进一步提高先天性食管闭锁患儿的生存质量。

二、先天性食管隔膜

先天性食管隔膜或食管蹼临床上少见，主要在胚胎早期食管腔化过程发生障碍而形成食管隔膜。大多发生于食管上段，病变部位被薄膜样纤维组织所阻隔，仅可通过流质物质的小孔。生后吸乳、吞咽困难，有呕吐、呛咳、咳嗽、发绀等表现，轻者婴儿期可无症状，开始进食糊状或固体食物时呈现吞咽困难。食管稀钡造影检查显示食管腔狭窄，近端扩大呈漏斗状。薄型隔膜可在食管镜下行狭窄孔扩张或用电刀切开隔膜后扩张；扩张无效可剖胸切除隔膜或切除隔膜所在部位的短段食管再进行食管端-端吻合。手术应在食管内导管引导下，明确隔膜所在部位。

三、食管重复畸形和囊肿

食管重复畸形系胚胎期发育障碍，其中囊肿型较为常见，管状型少见。囊肿壁较厚，内有黏膜层，含有黏液样分泌物，较少与食管腔相通。临床表现与囊肿的具体解剖部位、囊肿大小和压迫程度密切相关。囊肿多位于后纵隔，压迫食管可造成不完全性梗阻，发生吞咽困难、恶心、呕吐；压迫肺可有刺激性咳嗽、呼吸困难；压迫心脏可使心脏纵隔移位，有心律不齐、发绀表现。囊肿内如有迷走胃黏膜、胰腺组织，可造成囊肿糜烂，引起出血、穿孔造成纵隔炎症，伴有发热、中毒、胸闷、胸痛等症状。食管重复畸形的压迫症状结合X线胸部摄片和CT检查，发现后纵隔有圆球形阴影可以帮助诊断，如发生在颈段食管的囊肿，通过B超检查亦可确诊。手术切除是唯一的治疗方法，手术方法有单纯囊肿切除、囊肿黏膜剥离和开窗手术等。

（郑　珊）

第三节　食管化学损伤和瘢痕狭窄

【病因与发病机制】

食管化学损伤常见于吞服强碱或强酸引起的灼伤，愈合后形成瘢痕，致食管腔狭窄。多见于儿童误服一些腐蚀性的家用化学品所致，亦可见于企图自杀的成年人。此外，反流性食管炎溃疡愈合后的瘢痕、食管创伤后和手术后瘢痕亦可收缩导致食管腔狭窄。

强碱或强酸引起的食管化学损伤一般都很严重，可造成食管黏膜充血、水肿、糜烂、组织坏死。若侵蚀全层导致食管穿孔，则形成食管周围脓肿及纵隔感染，严重者可发生中毒性休克，甚至死亡。碱性化学品能与脂肪组织发生皂化反应，使蛋白溶解，引起食管组织液化性坏死，较酸性化学品对黏膜损伤更为严重，更易穿透入食管壁深层组织，造成食管穿孔。酸性化学品引起蛋白凝固性坏死，病变较为表浅，对食管组织的损伤程度较轻，但强酸亦可导致广泛损害；因胃酸本身呈酸性，故酸性化学品对胃组织的损伤往往较食管更为严重，因此应同时密切注意腹部情况，警惕胃穿孔的发生。

食管化学灼伤按所导致的损害程度可分为三级。一度灼伤：损伤仅限于黏膜层，造成黏膜充血、水肿和上皮脱落，愈合后可不形成瘢痕，食管腔不发生狭窄；二度灼伤：损伤范围较深，透过黏膜层，可累及肌层，黏膜有出血、渗出并形成溃疡，愈合后形成瘢痕，引起食管腔狭窄；三度灼伤：损伤累及食管壁全层甚至食管周围组织，食管呈广泛水肿，管腔闭塞，可发生炭化,食管壁全层坏死并穿孔,可引起纵隔感染,愈合后发生不同程度的食管狭窄。

因化学品通过贲门前,往往在食管下段停留一定的时间;进入胃后,常引起呕吐,使胃内容物包括腐蚀剂再次接触食管,加重了下段食管的损伤,故食管化学性灼伤后,食管狭窄发生的部位以下段多见。发生食管狭窄的时间,短者伤后一周左右,长者可达三个月。狭窄形成时间短者,食管损伤程度较轻,组织修复快,瘢痕形成早;狭窄形成时间长者,损伤严重,组织修复慢,瘢痕形成晚,狭窄程度严重。食管化学损伤形成的瘢痕狭窄往往散在而广泛,分布不整齐,导致管腔不在同一轴线上,施行食管扩张术时易引起穿孔。吞服强碱或强酸除引起食管灼伤外,也常引起胃的灼伤,尤其是强酸灼伤后可引起幽门梗阻;口腔和咽部亦有不同程度的灼伤。

胃食管反流引起的食管瘢痕狭窄常发生在食管下段长期炎症和溃疡的基础上。手术后食管瘢痕狭窄发生在食管和胃或肠的吻合口部位,在愈合过程中肉芽组织生长而形成环状瘢痕狭窄。

【临床表现】

食管化学性灼伤后,立即在口腔、咽、胸骨后、有时在上腹部出现烧灼痛。患者因下咽疼痛而拒绝进食、流涎,常伴烦躁、恶心、呕吐和低热。灼伤程度轻者,数日后症状逐渐缓解,并能进流质食物。灼伤后二、三周开始出现因瘢痕狭窄导致的吞咽困难,并逐渐加重,甚至滴水难进,可伴有消瘦、脱水、贫血征象,有时尚伴有吸入性肺炎。灼伤程度重者,可导致食管穿孔或胃穿孔,出现高热、呕血、昏迷等急性纵隔感染或腹腔感染的症状,尚可并发食管气管瘘和呼吸道狭窄。如同时有化学品吸入喉部,则可出现喉部水肿产生呼吸困难。

胃食管反流导致的食管瘢痕狭窄,伴有长期食管炎病史,食管黏膜形成溃疡后,可能有少量呕血,狭窄部位往往局限在食管下段。手术后食管狭窄则常表现为食管与胃或肠施行吻合术后2~3周又开始出现吞咽困难症状,并逐渐加重。

【诊断与鉴别诊断】

食管瘢痕狭窄病例均有吞服碱性或酸性化学品、食管手术或食管炎病史,继而出现吞咽困难。食管镜检查可以窥见病变情况,但灼伤程度严重的病例,早期行食管镜检查有穿破食管的危险。灼伤后二、三周进行食管镜检查有助于了解狭窄的部位、程度以及狭窄上方食管的情况。食管吞钡造影可以显示狭窄病变的部位、程度和范围。疑有穿孔时,最好用碘油,以免钡剂流入纵隔。一般主张在急性期过后,约灼伤后一周左右进行。化学性灼伤引起的食管狭窄一般表现为边缘不规则、管腔大小不均匀的长段狭窄,食管炎引起的食管狭窄通常表现为食管下段的短段狭窄,食管手术后狭窄多表现为局限的环状狭窄。

【治疗】

首先应了解所吞服化学品的性质,将残留的固体物从口腔内拭去。吞服碱性或酸性化学品后立即对食管造成损害,服用食醋或苏打水等已不能起中和作用,且中和反应可产生气体和热能,加重食管损伤。洗胃或催吐亦可加重损伤,也不宜采用。

(一) 早期处理

建立静脉通路,应用镇痛和镇静药物,注意保持呼吸道通畅,如咽喉及会厌灼伤导致呼吸困难者,应作气管切开。早期应用抗生素可能预防或减轻感染。早期应用肾上腺皮质激素可能减轻水肿和炎症反应,减少日后瘢痕形成。经鼻腔放置胃管可吸除胃内容物,并可用于喂饲食物和支撑食管腔,但置放胃管要小心,以免加重食管损伤。食管灼伤严重,胃管难以放置者可行胃造瘘术。胃同时有严重灼伤者可行空肠造瘘术。必要时可给予静脉营养。

对于胃食管反流引起的食管瘢痕狭窄和手术后食管吻合口狭窄可应用 H_2 受体阻滞剂或质子泵抑制剂、胃动力药等治疗,部分患者食管狭窄的进程可延缓或停止。

(二) 内镜治疗

包括食管扩张术、食管内支架置放术、食管镜下对狭窄部位行微波切开或激光放射切开术等。近年来经内镜治疗食管瘢痕狭窄获得了很大进展,部分患者因此可免于手术治疗,其中经食管镜行食管扩张术和食管内支架置放术的疗效已得到公认,微波或激光放射切开术的远期疗效和并发症等尚待进一步评价。内镜治疗的主要并发症是穿孔和出血,如果操作得当,发生率并不高。

灼伤后2周左右急性期消退,经食管镜及食管钡餐X线检查显示食管腔形成瘢痕狭窄者,可经食管镜试行食管扩张术。使用的扩张器有探条和球囊(水囊或气囊)二种。适宜作食管扩张术的病例需定期多次扩张。食管化学损伤形成的瘢痕狭窄往往散在而广泛,分布不整齐,导致管腔不在同一轴线上,施行食管扩张术时需小心穿孔。狭窄程度重、狭窄段范围长的病例经食管镜行扩张术难于获得成功,可在胃造瘘术后吞咽一根粗线,如能经胃造瘘口将粗线引出,则可在粗线导引下试行逆向食管扩张术。

多次扩张效果不佳的病例,如狭窄段远离食管入口部,范围较局限,可试行内支架置放术。目前应用的自扩性金属支架尤其是镍钛记忆合金支架操作简单,并发症少,已取代了传统的塑料支架。

（三）手术治疗

对三度灼伤已发生食管全层坏死者，需急诊行全食管、全胃切除、颈部食管造口和空肠造瘘术，后期再重建食管，手术死亡率甚高。对其余病例，度过急性期后，未能作扩张术或反复扩张效果不佳者则应改善全身营养状况，施行手术治疗。手术方式根据病变范围和程度决定。食管化学性灼伤往往造成食管长段狭窄，且胃也大多同时受累，甚至造成瘢痕挛缩，故通常难以施行食管胃吻合，而采用结肠移植食管重建术，至于切除还是旷置受损的食管，目前尚存在争论。

手术时先进入腹腔，根据结肠血管弓的相互吻合情况决定选用哪一段结肠。选用右侧结肠重建食管者，为顺蠕动方向，通常需结扎、切断回结肠动脉和结肠右动脉，保留结肠中动脉作为右侧结肠的血供来源。亦可切断结肠中动脉，保留结肠左动脉，选用横结肠作顺蠕动吻合。或切断结肠左动脉，保留结肠中动脉作为左半结肠的血供来源，行逆蠕动吻合。

从腹部和颈部切口钝性分离，形成胸骨后隧道，将移植的结肠管经小网膜切口放入胃的后方，从胸骨后隧道提拉至颈部。胸骨后隧道应有足够的宽度，以免压迫结肠的血供。切断颈部食管，移植段结肠与食管近端吻合，另一端与胃前壁吻合。胃幽门部如有瘢痕病变，则需作幽门成形术。未做过胃造瘘术的患者宜附加胃造瘘术，经胃造瘘口分别于胸骨后结肠段内和胃内置放减压管，结肠段减压有助于提高游离段的存活率，胃内导管术后数日可用于喂饲。

（徐松涛　奚俊杰）

第四节　食管憩室

食管壁的一层或全层从食管腔向外突出，形成与食管腔相通的囊状突起，在临床上称为食管憩室。憩室的内壁为食管上皮组织。根据憩室的成因，临床上多将憩室分为牵出型憩室和膨出型憩室两类。多发生在食管的三个平面：①食管环咽肌水平；②食管中段气管分叉水平；③食管膈肌水平。根据这些解剖部位，又将憩室分别称为咽食管憩室、食管中段憩室和膈食管憩室。

牵出型食管憩室好发于食管中段气管分叉水平，憩室直径一般不超过2cm。往往与隆突下淋巴结或气管支气管淋巴结的炎症瘢痕组织的收缩有关。憩室壁包含食管的各层组织，即食管黏膜、黏膜下层和肌层。这类憩室的开口通常较为宽敞，开口上方较为固定，食物不容易潴留。如果不发生炎症、出血、恶变以及食管气管瘘等并发症，不需外科手术。

咽食管憩室和膈食管憩室以膨出型食管憩室为主。这两处的食管肌层存在薄弱点，当环咽肌或食管下段括约肌张力异常增高时，食管黏膜经过肌层的薄弱点突出于食管腔外，形成膨出型食管憩室。这种憩室只含有食管黏膜和黏膜下的结缔组织。膨出型食管憩室的特点是口小、腔大，可以压迫食管引起食管潴留，也容易并发炎症、溃疡、出血和癌变等，往往需要手术治疗。本节主要讨论咽食管憩室和膈食管憩室的外科治疗。

一、咽食管憩室

咽食管憩室是最常见的食管憩室，多位于环咽肌后方的近侧或环咽肌上方的咽食管结合部后壁，又称Zenker憩室。根据憩室大小及患者一般情况，其手术治疗方法包括单纯环咽肌切开术、环咽肌切开加憩室切除或悬吊、经口腔内镜憩室切除等。国外推荐以下咽食管憩室的治疗策略（图72-11）：

（一）单纯环咽肌切开术

1. 适应证

（1）直径在3cm以下的憩室，单纯环咽肌切开术即可获得满意的疗效，术后憩室自行消失。

（2）憩室穿孔应予急诊手术。如伴有严重感染，应先作引流，以后二期手术处理憩室。

2. 术前准备　有营养不良者，应纠正营养状况，必要时行胃肠外营养。能进食者，手术前三天改半流质。可采用体位排空或多饮水的方法，冲洗憩室内潴留的分泌物、食物或残留的钡剂，以防在麻醉或手术过程中因误吸而引起的肺部并发症。加强口腔卫生护理。有肺脓肿或吸入性肺炎等并发症者应先予以处理。术前放置胃管。

3. 外科治疗　环咽肌切开术适用于憩室小而基底部宽的患者。术中只要单纯切开紧缩的环咽肌纤维，使之得以松解，憩室膨出的黏膜即自行回缩。

（二）环咽肌切开及咽食管憩室切除或悬吊术

1. 适应证

（1）憩室<3cm，但术中发现环咽肌切开后，憩室黏膜不能自行回缩消失。

（2）巨大憩室，无法行内镜憩室切除术。这类患者只适合行环咽肌切开加憩室切除术，不能行憩室悬吊术。

2. 外科治疗　切口的选择和憩室的显露，及环咽肌切开同单纯环咽肌切开术。如行憩室切除，在显露憩室后，沿憩室囊壁向下解剖，到达其颈部。在其与憩室颈部黏膜平行处切除憩室。若憩室较大，可在其颈部切开黏膜，边切边用细线间断内翻缝合，使线结位于食管腔内，直至全部切除憩室。目前，多采用直线切割缝合器作憩室切除。

憩室悬吊术：如憩室较少或憩室颈部较窄，可行憩室悬吊术。多将憩室底部缝合悬吊于颈椎筋膜即可（图72-12）。

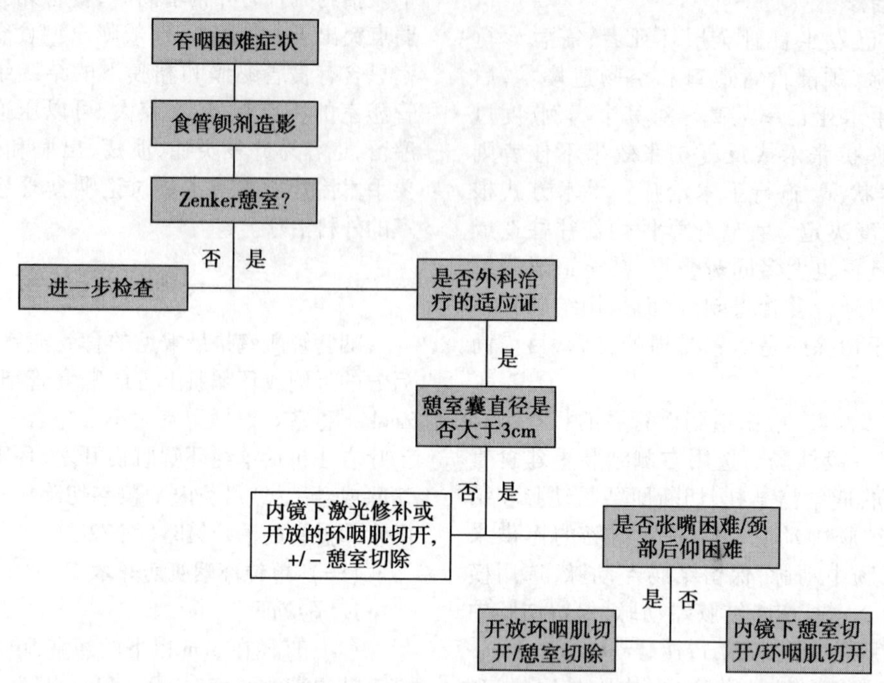

图 72-11　咽食管憩室的治疗策略

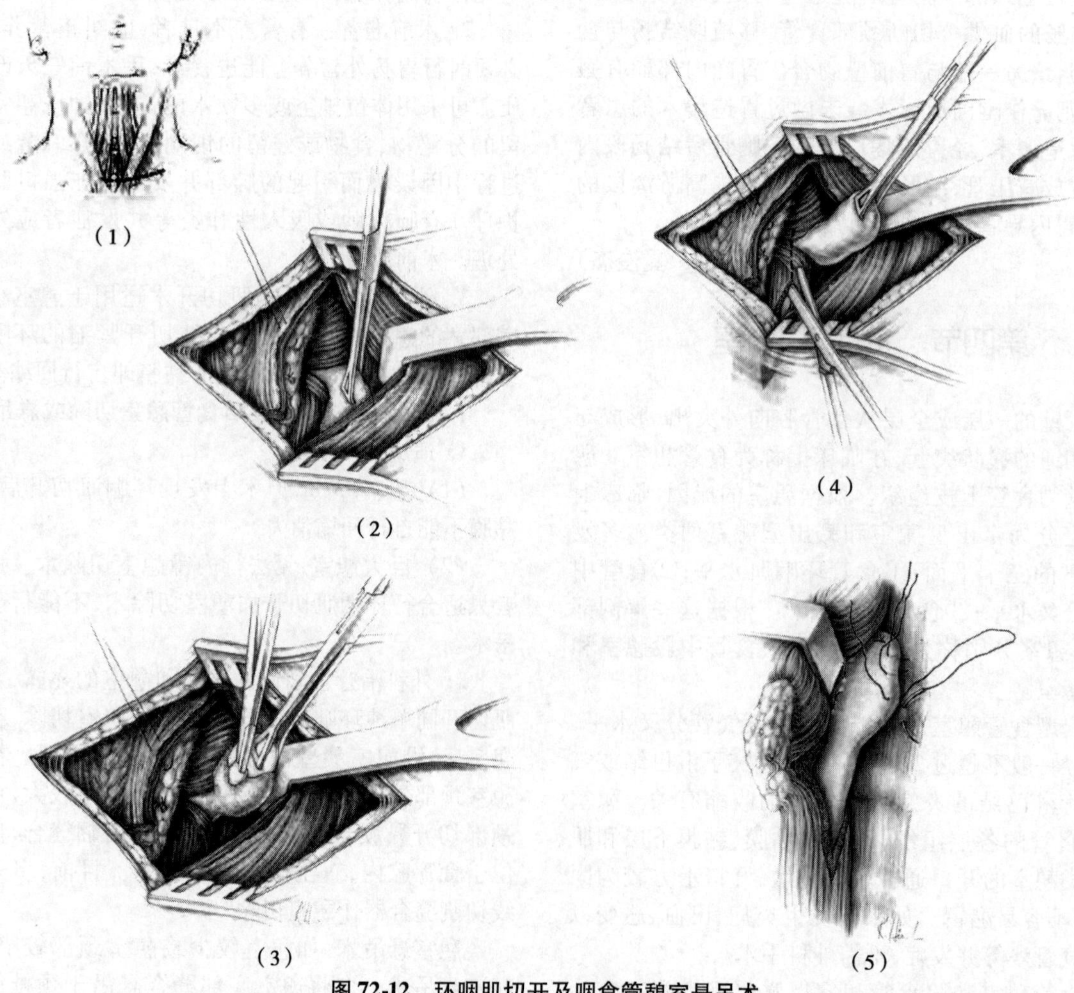

图 72-12　环咽肌切开及咽食管憩室悬吊术

(1)颈部切口;(2)暴露憩室;(3)显露憩室颈部;(4)切开环咽肌;(5)将憩室底部缝合悬吊于颈椎前筋膜

3. 并发症　咽食管憩室的手术效果满意。手术死亡率约为0.8%～1.2%。不论采用何种术式，手术并发症仍以病变处的漏、脓肿和血肿形成最为常见。憩室切除术后的瘘是最常见的并发症，发生率为3.6%，大多数发生在术后1周左右，切口处可见唾液外溢，可持续不同时间，经术周或数月后自行愈合。单纯憩室切除术后瘘的发生率比憩室切除术加黏膜外肌层切开术高1倍。其原因可能是环咽肌的阻挡作用有助于瘘的发生。

喉返神经暂时性损伤的发生率为1.8%～3.2%，可导致患者声音嘶哑（单侧声带麻痹），但永久性喉返神经损伤少见。在切除憩室时如果黏膜切除过多，术后可造成食管狭窄，出现吞咽困难。约3.6%～4%的患者，术后憩室复发，需要再次行憩室切除术。术后切口感染的发病率约为1.8%。纵隔感染的病例罕见。

（三）咽食管憩室的内镜治疗

内镜下缝合器辅助的憩室切开术（endoscopic staple-assisted diverticulostomy，ESAD）是近10余年来发展成熟的一种令人兴奋的治疗咽食管憩室的新技术。1993年最早由英国和比利时的外科医师报道。由于其手术创伤小、效果好、术后并发症少，已在临床上迅速推广。

1. 手术方法　麻醉和体位：气管插管，全身麻醉。平卧位，头颈后仰。

手术步骤：

（1）自口腔放入双阀的Weerda憩室镜（Karl Starz），其上缘在食管入口处恰好将咽推向上方，可以暴露食管入口和憩室腔。

（2）打开憩室镜的前后段，放入内镜缝合器和内视镜。

（3）放入30mm Endo-GIA，底座在食管腔，另一端放入憩室。闭合缝合器后激发，即切开了憩室囊和食管壁（包括环咽肌）。如憩室大，可再作切割缝合。

（4）也有采用二氧化碳激光作憩室囊壁和食管的切开（endoscopic laser-assisted diverticulostomy，ELAED）。其优点是当憩室较小（<3cm），放入切割缝合器困难时，激光切割较方便，但其术中出血的风险较缝合器切开大。

2. 术后处理　该手术无开放伤口，不需放置胃管，一般患者术后当天即可进流质饮食，在国外许多医院已作为门诊手术。除了在张口和颈部后仰困难的患者不能施行外，几乎适用于所有咽食管憩室的患者。

二、膈上食管憩室

临床上把距食管胃入口4～10cm范围的食管远端或胸内的食管下段称为食管的膈上段，是膈上食管憩室的好发部位。

膈上食管憩室绝大多数为膨出型憩室，系食管黏膜从食管平滑肌的某一薄弱处或缺损区疝出而成。其发病原因迄今仍不清楚，但食管腔内的压力多不正常，而且往往并有食管梗阻性疾病。男性多于女性。

膈上食管憩室远比Zenker憩室少见，但由于本病多无症状而未做检查，因此其发病率不详。Trastek和Payne（1989年）统计，膈上食管憩室与Zenker憩室的相对发病率为1∶5。Adams报道，437例食管憩室中，膈上憩室仅有3例，占食管憩室的0.7%。

20世纪50年代，Kay首先提出食管远端的环行肌痉挛或肥厚常见于膈上食管憩室的患者，并认为这两种因素为本病的发病原因。此后，Effler等报道6例经过手术治疗的膈上食管憩室有食管远端环形肌痉挛或肥厚。另有一些作者发现有些患者存在某种形式的食管梗阻现象，并有明显的弥漫性食管痉挛的症状以及单发或多发的膨出型食管憩室。

有些作者认为膈上食管憩室是由于食管梗阻（食管肌肉痉挛、食管肌肉松弛障碍或其运动功能失调所致）使吞咽期间食管梗阻区以上的管腔内压力增加，导致膈上食管段的黏膜从肌层薄弱区膨出所致。贲门失弛缓症、弥漫性食管痉挛、食管下段括约肌张力增加以及非特异性食管运动功能障碍等现象都可见于膈上食管憩室的患者，但非每一个膈上食管憩室患者都有食管运动功能障碍。

一般认为，膈上食管憩室与食管运动功能失调有关，而且几乎都合并有食管裂孔疝和食管反流。因此许多作者认为膈上食管憩室是一种后天性疾病。一些作者的临床研究发现胃食管反流可导致食管肌肉痉挛和食管腔内压力增高，可能使食管发生膨出型憩室。但食管腔内压力正常的患者同样可患食管憩室。

膈上食管憩室的病理检查证实憩室壁内几乎没有肌纤维，仅为食管黏膜与黏膜下层组织。也有报道，憩室可含有食管壁的各层组织结构，属于真性食管憩室。

先天性膈上食管憩室极为罕见。可能是食管重复畸形，其壁内含有胃、胰腺或小肠的上皮组织。

膈上食管憩室的发病年龄在18～88岁，男、女之比为2∶3；59%的憩室平均最大径为3cm，25%的憩室最大径大于5cm。

膈上食管憩室多从食管的右侧突向右胸腔，可能是胸主动脉和心脏限制向左侧胸腔扩展。有时也可以向左侧胸腔突出，憩室的原发部位也较一般膈上食管憩室略高一些，偶尔还有多发性食管憩室。这些现象说明，膈上食管憩室的病因不同于咽食管憩室。

膈上食管憩室患者在术前进行检查时,可能出现下列合并症:①食管运动功能紊乱;②弥漫性食管痉挛;③贲门失弛缓症;④食管下段括约肌过度收缩;⑤非特异性食管运动功能障碍;⑥食管裂孔疝。

因此,膈上食管憩室患者经过全面的术前检查,根据有无以上合并症,制订合理的手术治疗方案。

膈上食管憩室很少引起临床症状或发生并发症,其症状多与憩室的大小有直接关系。较大的憩室多能引起临床症状,而其症状与并存的食管裂孔疝或食管神经肌肉运动功能紊乱有关,而非憩室本身所致。很多患者可无症状,或只有轻度的吞咽困难。患者往往自行采用仔细的咀嚼食物或进食合适的流质食物而使吞咽困难症状得以缓解。

膈上食管憩室所引起的临床症状可分为两类:①由潜在的食管疾病(如食管痉挛、贲门失弛缓症,食管运动功能失调等)引起的症状,如吞咽困难或不畅,胃食管反流,呕吐及误吸等;②由憩室内食物潴留并腐败引起的临床症状,如口臭、味觉差、胃食管反流等,有时有局部胸痛。然而由这些原因引起的症状容易忽略,两者之间也难以鉴别。

膈上食管憩室最常见的症状为吞咽困难、胃食管反流和呕吐。胃食管反流往往是自发的,症状出现之前无恶心,多出现在患者平卧时。胃食管反流的食物及其他成分可以误吸到呼吸道内,因窒息和咳嗽而从睡眠中惊醒。其他症状有胸骨后和上腹部疼痛、食欲减退及体重下降。有时,憩室较大者可闻及胸内发出“咕咕”声。

大多数患者是由于其他原因行上消化道钡餐造影时偶然发现。小部分患者有进行性食管功能障碍的症状,其中以严重的吞咽困难、胸痛、食管内食物滞留、胃食管反流与误吸为常见症状。

膈上食管憩室的诊断主要依靠 X 线钡餐造影检查。钡餐造影检查可显示其具体部位、大小、憩室囊、憩室颈部及其方向、憩室的外形、食管腔的最大扩张度以及局部食管壁缺损的长度等。此外,通过上消化道钡餐造影检查,还可以明确有无与膈上食管憩室有关的其他疾病,如食管神经肌肉功能紊乱、食管裂孔疝、贲门失弛缓症,食管狭窄或憩室癌。其中,最常见的是膈上食管憩室合并食管裂孔疝。通常,充盈的憩室囊突向右侧胸腔,几乎均在膈上,发生于膈下腹段食管的膨出型食管憩室极为罕见。

内镜检查可以发现膈上食管憩室有无炎症、溃疡形成和憩室癌,了解食管梗阻的程度。如果合并有上消化道出血,内镜检查可以明确出血部位。体积大的膈上食管憩室可使食管发生移位,因此内镜检查有发生憩室穿孔的可能,须特别小心。

膈上食管憩室可并发溃疡、出血或自发性穿孔。有的病例憩室出血较严重,须手术切除后方能控制。憩室本身可发生反流和误吸,而误吸可引起吸入性肺炎和肺脓肿。

有文献报道,膈上食管憩室可发生肿瘤,如发生纤维瘤、平滑肌瘤和鳞癌。据认为,体积较大的憩室内食物和分泌物淤积或滞留、慢性感染以及憩室内容物腐败等因素可能促进憩室发生癌变。在上消化道钡餐检查时若发现膈上食管憩室的轮廓不规则或较前缩小,提示憩室可能发生癌变,应及时行食管镜检查明确诊断。憩室冲洗液作细胞学检查,可能有助于明确诊断。

食管测压有可能明确膈上食管憩室合并的食管运动障碍性疾病。食管测压的结果则有助于确定术中食管肌层切开的长度,以解除食管的功能性梗阻。但是食管测压尚无法确定食管运动功能障碍的范围。

如果有食管反流症状,应该进行食管的 24 小时 pH 检查。根据检查结果,决定术中是否同时施行抗反流手术。

膈上食管憩室如有症状,可以先考虑内科治疗,如体位引流和饮水冲洗,以维持餐后憩室之排空。有憩室溃疡者应吃无刺激的软食。有食管痉挛及器质性狭窄者可做食管扩张治疗。如果症状是因合并食管痉挛、裂孔疝或其他原因所致,则应首先治疗这些疾病。手术治疗仅使用于症状呈进行性发展且严重的病例。无症状的患者,如果能够排除其他严重疾病,不应进行手术治疗。然而,如果因合并食管或膈肌的其他疾病而需要手术时,则应同时切除其膈上憩室。

由于膈上憩室的症状与憩室大小有关,因此对症状轻而憩室体积显著增大的患者,要考虑外科手术。

1927 年,Clairmont 首先经胸膜外途径切除膈上食管憩室获得成功。此后,相继开展了经胸或经腹切除膈上憩室的手术方法,包括憩室胃吻合术、憩室悬吊术、憩室翻转术、憩室折叠术以及单纯憩室切除术。尽管食管疾病的外科治疗取得了很大进步,但膈上食管憩室切除术后仍有许多并发症。

近年来,随着对膈上食管憩室伴发疾病的重视,临床上也在不断寻求治疗相关疾病的方法。例如食管痉挛行肌层切开术时对合并的裂孔疝予以修补,以及不论有无食管痉挛,术前一律进行食管扩张治疗等。

单纯憩室切除后,憩室复发率较高,而且症状不能缓解。目前,对膈上食管憩室多采用憩室切除联合肌层切开术,以及一些改良手术。

(一)膈上食管憩室切除及食管肌层切开术

1. 适应证 本手术主要是针对有症状的患者,特别是症状进行性加重的患者。

(1) 憩室囊颈部狭窄,本身不能充分排空。

(2) 憩室有明显的炎症或感染。

(3) 憩室很大,并呈悬垂状而使食管移位者。

(4) 憩室逐渐增大,X线检查发现憩室内有食物残渣及液体滞留,并发展到相当程度者,不论其有无临床症状或食管运动功能障碍,都应考虑手术治疗。

(5) 在手术治疗其他伴发疾患时,即使膈上憩室本身无明确的临床症状,亦应同时行憩室切除术。

2. 术前准备

(1) 因长期吞咽困难而有体重下降和全身营养不良者,应予以纠正。可施行胃肠外营养;有时经过食管扩张治疗,患者可以恢复进口进食,并能改善营养状况。

(2) 如因误吸而发生肺部炎症,应予以体位引流,抗生素治疗以及胸部理疗。

(3) 手术前2天,嘱患者进流质饮食。

(4) 在麻醉之前,要排空憩室内潴留的食物和分泌物,以预防在麻醉诱导期发生误吸。

(5) 如伴有引起食管潴留的其他疾病,可用食管扩张术使食管得以排空。亦可采用冲洗食管和憩室的方法使其排空。

(6) 术前留置胃管。

3. 手术步骤(图72-13)

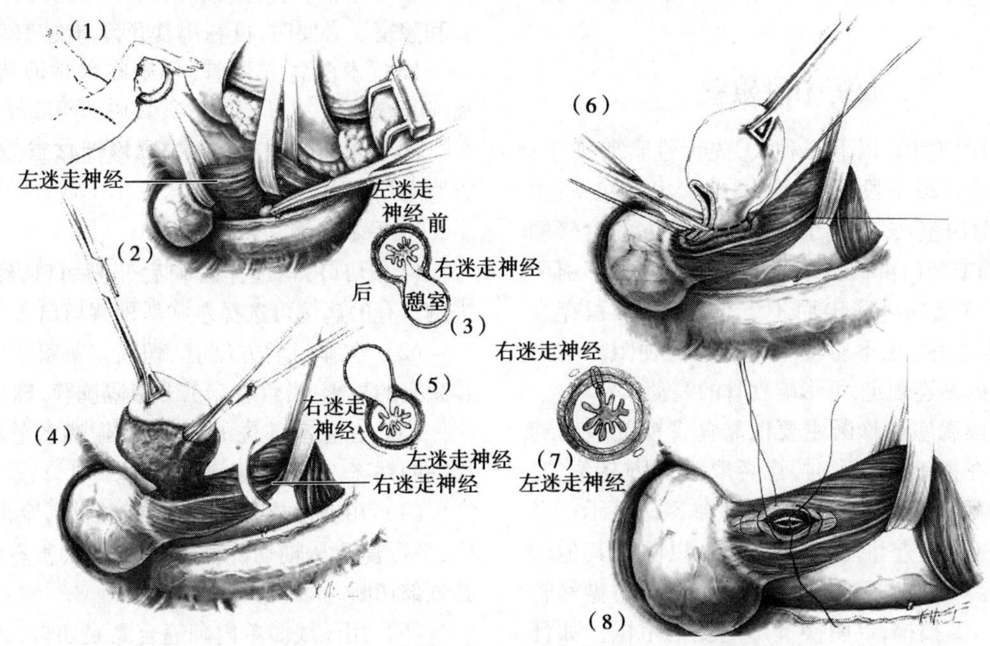

图72-13　膈上食管憩室切除及食管肌层切开术

(1)切口;(2)暴露下段食管;(3)憩室示意图;(4)解剖暴露憩室;(5)憩室示意图;(6)切除憩室,缝合食管黏膜;(7)憩室切除后食管横截面示意图;(8)缝合食管肌层

(1) 切口:左后外侧切口,经第8肋床或第8肋间进胸。这种切口在需要手术处理合并的其他食管或膈肌疾病时,显露较为满意。

(2) 切断下肺韧带,将肺向前上方牵拉。沿食管床剪开食管下段的纵隔胸膜,仔细游离食管下段及憩室,并用一细沙条或橡皮条将食管轻轻提起。

(3) 沿憩室的黏膜囊颈部轻轻向下分离,将其周围的疏松结缔组织分开。

(4) 用边切边缝法逐步切除憩室并缝合黏膜切口。在游离和切除憩室时要特别注意不要过多地切除食管黏膜而造成食管狭窄。

(5) 紧靠食管黏膜缝合食管肌层,以包埋憩室颈部的黏膜切口。

(6) 食管肌层切开:在食管下段的左侧做一长的纵向切口,切开所有的环行肌纤维。

(7) 若合并有食管裂孔疝,应同时予以修补。处理无颈部收缩的大憩室囊的另一方法是憩室悬吊固定术,即将憩室底部向上牵拉并与食管肌层缝合固定,以利于囊腔的引流。此外,还可采用憩室翻转术,将憩室内翻到食管腔内。

4. 术后处理

(1) 术后第2天或第3天拔出胃管。术后禁食2天。

(2) 如果能顺利进食,无食管瘘的征象,可在术后第3天或第4天拔出胸腔引流管。

5. 主要并发症　最严重的并发症乃是缝合部位发生瘘以及因瘘而导致的其他严重并发症。为减少瘘的发生,应在憩室切除后的缝合部将原食管肌层切口边缘予以缝合,并在憩室的侧方另作食管肌层切开术以减少张力,并用带蒂胸膜瓣或椎前筋膜覆盖于缝合部位加固。若单纯行憩室切除术而未做食管肌层切开术,又有食管运动功能紊乱,术后容易发生瘘,严重者往往致命。

在恢复经口进食之前,用可吸收性造影剂做食管X线造影检查可以发现憩室切除部位有无缝线瘘,以及食管腔有无梗阻。如造影检查证实有瘘或食管梗阻,应及时予以治疗。

憩室颈部的黏膜切除过多,可造成局部食管腔狭窄,并使吻合口瘘的治疗复杂化。

未做食管肌层切开术者,术后憩室容易复发。如果手术中损伤迷走神经,可导致医源性食管运动功能失调。

三、食管中段憩室

食管中段憩室有以下三种:①先天性食管憩室:发生于食管中段或下段,逐渐长大;②膨出型憩室:少见;③牵出型憩室:多发生于气管分叉后方的食管侧壁,多因纵隔或肺门淋巴结结核的瘢痕收缩和牵引所致。此型憩室只向外膨出而不下垂,一般不积存食物,不易引起炎症,也不易发生食管腔的梗阻。但由于瘢痕组织的粘连固定,可影响食管的蠕动。

食管中段憩室的诊断主要依靠食管钡剂造影和内镜检查。在做钡餐造影时,患者取头低脚高位、腹卧位,或左侧卧位,憩室的位置和轮廓容易显示。必要时做食管CT检查和食管功能测定,以除外其他较严重的疾病。如果出现肺部感染症状,必要时做气管镜检查和肺CT扫描,以明确肺部病变的范围。如怀疑有憩室-支气管瘘,须做支气管碘油造影或气管镜检查,有助于发现瘘口。

食管中段牵引型憩室的手术治疗方法有:憩室切除术、憩室翻入缝埋术、食管支气管瘘缝扎修补术以及食管部分切除食管胃吻合术等。憩室并发癌变或不能逆转的瘢痕狭窄,应行食管部分切除或较为彻底的憩室切除。术式的选择取决于患者的全身情况及病变本身的情况。严格掌握手术适应证和准确细致的手术操作,避免不必要的手术创伤,是保证手术成败的重要措施。

(一) 食管中段憩室切除术

1. 适应证

(1) 多数体积小、无症状的食管中段憩室不需要外科治疗。如果憩室较大,排空不畅,因食物和分泌物积聚,有严重的憩室炎或食管炎症状,为防止发生出血、穿孔等严重并发症,应予以手术治疗。

(2) 憩室逐渐增大,经X线检查或食管镜检查怀疑有恶变者,应及时手术治疗。

(3) 牵出型憩室合并有反流性食管炎、胃炎或胃十二指肠溃疡等疾病,应首先考虑治疗合并症,不宜急于施行憩室切除术。

2. 术前准备 除一般食管外科常规准备之外,要注意以下问题

(1) 认真估计手术效果,充分考虑术后可能发生的各种并发症,并制定预防措施。

(2) 术前进行详细的上消化道钡餐检查,明确憩室的位置、大小和类型以及并存的食管或胃的其他疾病。

(3) 如有食管狭窄,应先行食管扩张术。

(4) 术前,每晚睡前作体位引流及饮食水冲洗食管和憩室。必要时,可利用食管镜清洗憩室囊腔。

(5) 术前置入胃管,便于在术中游离食管及分离、切除憩室。

(6) 术前若确诊有食管弥漫性痉挛,术中应加食管肌层切开术。

3. 手术步骤

(1) 切口:宜选择右胸后外侧切口,经第6肋床进胸。有的病例可选择左胸后外侧切口。

(2) 在肺门后方结扎、切断奇静脉,以利于食管和憩室的显露,沿食管床剪开纵隔胸膜,确认食管。

(3) 在憩室部位的近、远侧游离食管,分离憩室周围的粘连,显示并解剖出憩室。

(4) 用钝性分离法分开食管肌层,牵出憩室和黏膜,平行食管纵轴切除憩室。在切除憩室时,必须在其颈部切断。

(5) 用丝线简单内翻缝合黏膜切口,线结瘤在食管腔内。

(6) 间断缝合食管肌层,以包埋黏膜切口,并利用附近合适的带蒂胸膜片覆盖,加固缝合。缝合时要注意避免造成食管腔狭窄。

(徐松涛 奚俊杰)

第五节 贲门失弛缓症

【病因】

贲门失弛缓症是由于食管下段括约肌功能障碍,造成以阵发性吞咽困难为临床症状的一类疾病。病因尚未明确,一般认为与食管下段括约肌肌层内神经节变性、减少或消失等有关。

【病理】

病理检查可见食管体部及下部食管括约肌有不同程度的肌肉神经丛病变,Auerbach丛内神经节细胞变性、数量减少或缺失。患Chagas病(美洲锥虫病)者

也可出现类似失弛缓症表现,但其病变不仅累及食管,全身其他器官也可受累。

【临床表现】

最常见的早期症状为吞咽困难,胸骨后哽噎、不适或疼痛。随病情发展多数患者出现呕吐,吐出物为食物但无酸味,这与反流性食管炎形成对比。如果食物在食管内长时间潴留后吐出则带有腐臭味。冷饮、精神紧张或情绪激动时往往症状加重。贲门失弛缓症的上述症状时轻时重,间断发作,并可有缓解期。这些特点可用以鉴别食管癌和食管瘢痕狭窄产生的吞咽困难。在晚期,常有食物溢流入呼吸道导致吸入性肺炎或肺脓肿。并发食管炎或黏膜溃疡则胸骨后疼痛加重,并可有少量呕血。少数患者可并发食管癌。病程长、吞咽困难重的病例可出现消瘦、营养不良。

食管吞钡X线检查可发现钡剂滞留在贲门部,食管下段呈现边缘光滑的鸟嘴状狭窄,钡剂成细流缓慢地进入胃内(图72-14)。中下段食管腔扩大,程度严重者食管腔高度增粗,延长迂曲呈"S"形。一般食管宽度在3cm以下者为早期,3～7cm者为中期,7cm以上者为晚期。食管壁正常蠕动减弱或消失,有时出现不规则的微弱收缩。可与瘢痕狭窄和食管癌相区别。

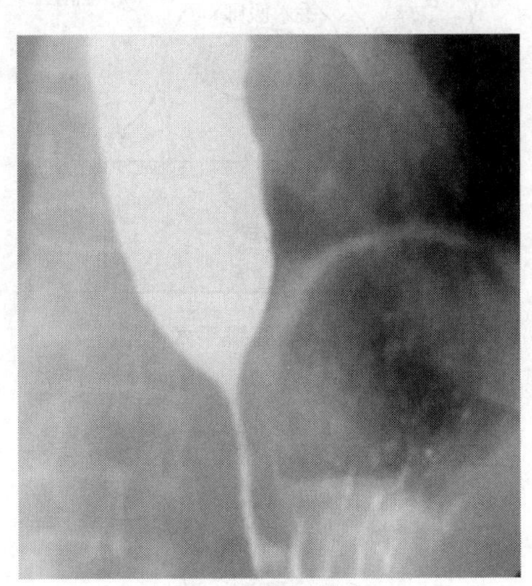

图72-14 贲门失弛缓症吞钡X线检查的鸟嘴征

食管镜检查可帮助确定诊断,并且可排除食管瘢痕狭窄和食管肿瘤,因此所有患者均应做此检查。早期患者内镜检查可正常,晚期则可发现患者食管腔扩大,内有食物潴留。食管下端由于不能松弛而管腔狭小,贲门部闭合,但食管镜一般能通过。有时可发现食管炎的表现,如黏膜充血及水肿,或有黏膜溃疡。但无瘢痕组织或肿瘤。

食管测压检查可帮助确定诊断(图72-15)。其诊断标准为吞咽后食管下段括约肌不能反射性松弛和食管全长缺乏连续性蠕动波。在典型的贲门失弛缓中,其食管动力表现为咽食管括约肌活动正常;食管体部缺乏原发性蠕动波,可能同时存在紊乱的肌肉活动。偶尔可观察到无任何形式的蠕动波。食管下段括约肌处的压力升高可达正常值的两倍〔5.33kpa(40mmHg)〕,而且吞咽后的松弛是不完全的。若给予拟迷走神经药物,如氨基甲酰甲基胆碱(bethanechol)能引起食管内压显著升高,食管同时收缩的振幅、频率增加,患者可感觉到胸骨后剧烈疼痛。

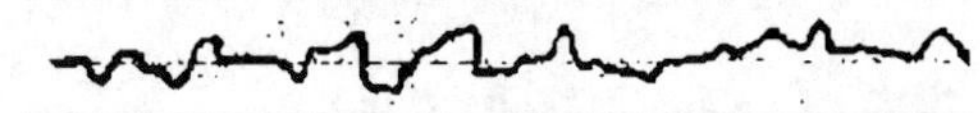

图72-15 贲门失弛缓症食管下段括约肌的压力测定

【诊断】

结合病史,食管钡剂造影和食管测压结果,本病诊断并不困难。但需消化内镜检查,除外食管胃接合部肿瘤和食管炎症造成的狭窄。

【治疗】

贲门失弛缓症的治疗除轻症患者可试用内科药物治疗外,目前以扩张和手术治疗为主。

手术治疗的术式以各种改良的食管下段肌层切开术(改良Heller术)为主要方式。手术径路包括经胸、经腹、经胸腔镜和腹腔镜等方式。部分学者主张在切开肌层的同时加做胃底折叠术以预防术后因食管下段括约肌压力下降而带来的胃食管反流。随着腹腔镜技术的进步,经腹腔镜食管肌层切开及部分胃底折叠术在发达国家逐渐成为主流的手术方式。国内目前仍以经左胸包括胸腔镜下Heller术为主要方式,多数不另做抗反流手术。近年来,作者尝试经腹腔镜Heller术加Dor部分胃底折叠治疗贲门失弛缓症,取得满意的临床效果。

1. 经胸途径食管肌层切开术 采用左胸后外侧切口,经第7肋床或第7肋间进胸。将肺向前上方牵开,切断下肺韧带直至下肺静脉水平,切开纵隔胸膜,暴露食管,以纱带绕过,作为牵引。提起食管下段,切开食管膈肌韧带,将胃食管结合部拉入胸内。用小圆刀在食管前壁作一切口,用钝头直角钳分离食管纵形肌。然后切开食管环行肌至黏膜下层,以钝头剪延长肌层切口,近端至下肺静脉水平,远端至食管胃结合部下1cm。切开过程尽量避免使用电凝(图72-16)。

2. 电视胸腔镜食管肌层切开术 一般做3～4个0.5～1.0cm穿刺点,无需所谓胸壁小切口的辅助,更不需要作胸壁的撑开。第一个穿刺点选择腋前线略偏后平髂嵴水平,第6或第7肋间作1cm切口后置30°胸腔镜,在腋后线8、9肋间和肩胛角处分别作

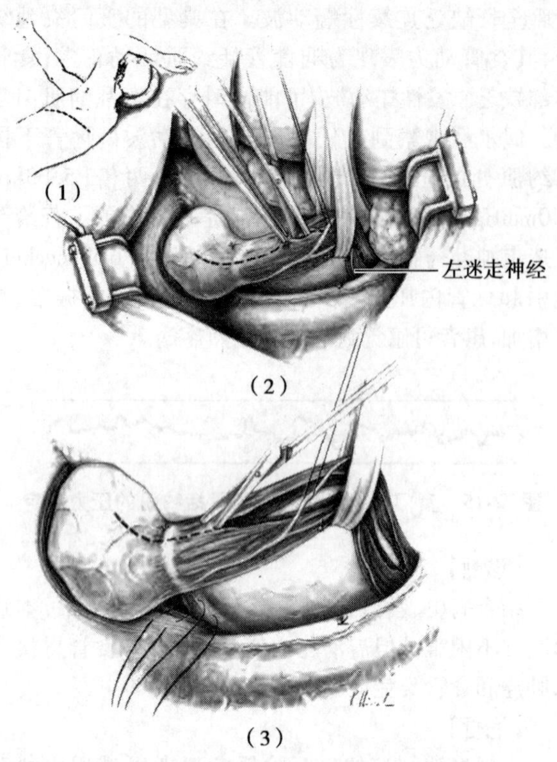

图 72-16　食管下段肌层切开术

0.5cm 穿刺点，放置手术器械。如需要更好的暴露，可在腋前线 3、4 肋间作 1cm 切口后放置肺钳，术中将肺向前上方牵拉。食管暴露和肌层切开的方法同开胸手术。

3. 经腹途径　手术方式包括开腹的改良 Heller 手术，或同时加做部分胃底折叠抗反流手术，以及腹腔镜下完成上述手术。上腹部正中切口，腹腔探查后，将肝左叶向右下牵引，切断三角韧带并切开膈肌与食管胃接合部的腹膜返折。游离食管下段，确认迷走神经，食管套带后暴露食管胃结合部狭窄处。肌层切开方法和范围同经胸手术。

在 Heller 肌层切开后，加 Dor 胃底前壁部分折叠术可以防止术后食管裂孔疝的发生和胃食管反流的发生。食管肌层切开方法同上。游离胃底，必要时根据需要切断数支胃短血管。将食管肌层左侧与邻近胃底缝合数针，最高一针超过切开肌层的最上缘，最低一针则在食管胃连接处。将胃底自食管前方拉向食管右侧缘，并缝合固定，使食管切开的肌层完全为胃底覆盖。胃底折叠完成后，胃与膈肌固定数针。

目前在西方国家，经腹腔镜食管肌层切开（laparoscopic heller myotomy），或同时完成 Dor 部分胃底折叠，已成为手术治疗贲门失弛缓症的标准方法（图 72-17～图 72-19）。手术多由消化外科医师或胸外科医师完成。腹腔穿刺点的选择：一般选项 5 个腹壁穿刺点，除脐上约 2cm 作 1cm 穿刺点放置腹腔镜外，其余 4 个均可采用 0.5cm 的穿刺点。分别位于剑突下（放置肝拉钩，术中牵开肝左叶）；左右肋缘下距剑突约 15cm 处，用于放置无损伤抓钳、电钩或超声刀；腹腔镜穿刺点左侧旁开 5cm 处，放置抓牵术中牵拉胃，协助暴露。建立气腹后，暴露食管裂孔和腹段食管。目前多采用超声刀作上述游离，几乎没有出血。注意勿损伤迷走神经。食管及贲门肌层切开方法和范围同开放手术。根据病情和术者习惯，可同时加作 Dor 部分胃底折叠手术。

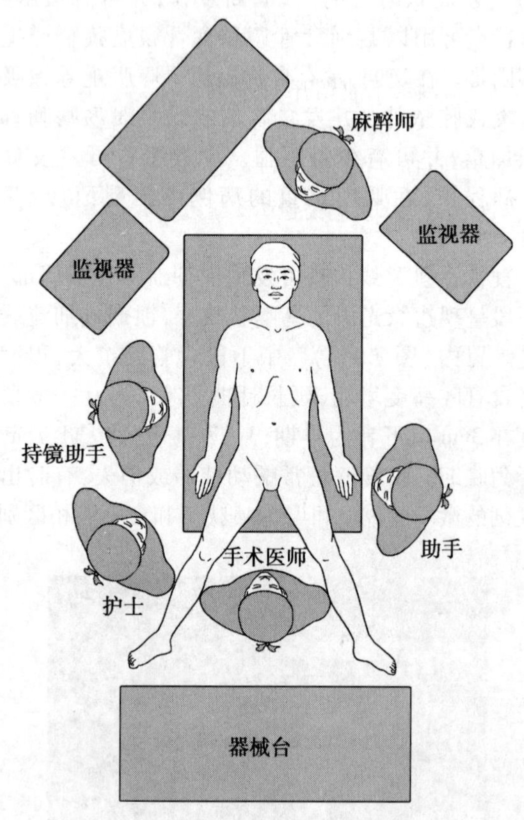

图 72-17　腹腔镜手术体位

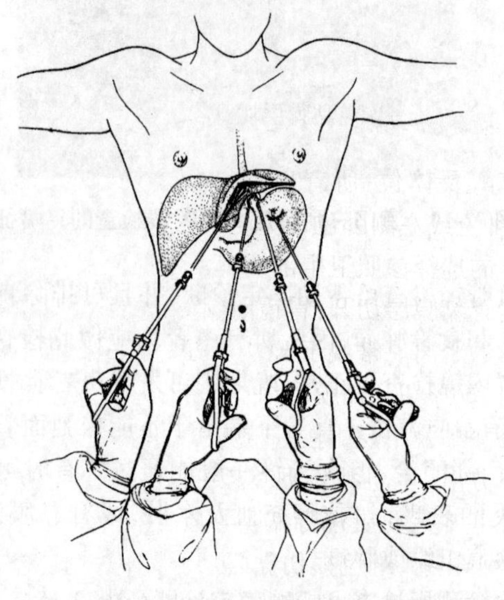

图 72-18　腹腔镜手术腹壁穿刺点的选择

5

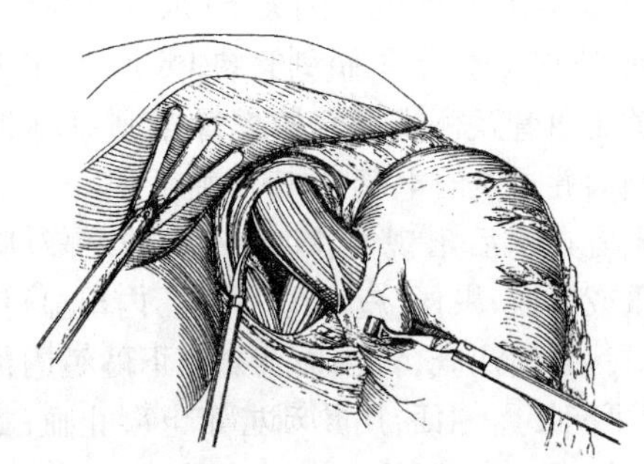

图 72-19 腹段食管和贲门的暴露

4. 经口内镜下肌切开术(PeroralEndoscopicMyotomy, POEM 术) 经口内镜下肌切开术(POEM)是一种通过隧道内镜进行肌切开的微创新技术,2008 年日本内镜医师 Inuo 首次报道用于贲门失弛缓症的治疗。我国于 2010 年由复旦大学附属中山医院内镜中心周平红首先临床使用 POEM,经过两年的迅速发展,目前已成为开展该技术最多的国家。

确诊为贲门失弛缓症并影响生活质量者均可接受 POEM 治疗。食管明显扩张,甚至呈 S 或 U 形的患者,既往外科 Heller 术和 POEM 治疗失败或症状复发者,术前曾接受过其他治疗(如球囊扩张术、肉毒素注射和支架治疗等)的患者,均可接受 POEM 治疗,但手术难度可能较大。

对合并严重凝血功能障碍、严重器质性疾病等无法耐受手术者,以及因食管黏膜下层严重纤维化而无法成功建立黏膜下隧道者禁用 POEM。食管下段或 EGJ 有明显炎症或巨大溃疡者,是 POEM 手术的相对禁忌人群。

手术操作方法及要点(图 72-20)

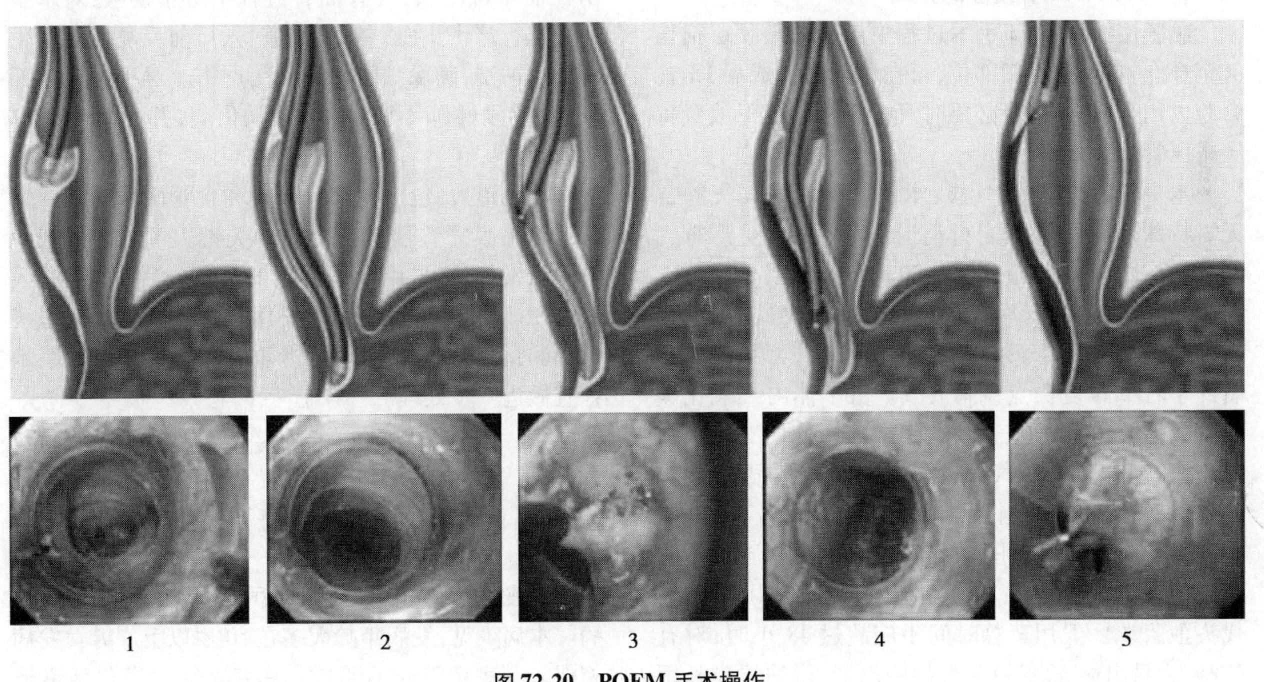

图 72-20 POEM 手术操作

(上排为 POEM 示意图,下排为对应的内镜下所见)

1. 黏膜层切开;2. 分离黏膜下层,建立黏膜下隧道;3 ~4. 肌切开;5. 金属夹止血处理

麻醉及体位:所有患者均接受气管插管全身麻醉,仰卧位或左侧卧位,术前预防性静脉使用抗生素。抗生素的选择参照卫生部抗菌素使用原则。

食管黏膜层切开:胃镜前端附加透明帽,确定 EGJ 距门齿的距离。常规于 EGJ 上方 10cm 处行食管黏膜下注射,纵形切开黏膜层约 1.5 ~2cm 显露黏膜下层。

分离黏膜下层,建立“隧道”:沿食管黏膜下层自上而下分离,建立黏膜下“隧道”,直至 EGJ 下方 2 ~3cm,尽量靠近肌层进行黏膜下层分离,分离中反复进行黏膜下注射,避免损伤黏膜层。分离中镜身退出黏膜下“隧道”进入胃腔,倒镜观察胃黏膜颜色改变,判断分离止点与 EGJ 的距离。对于乙状结肠型食管,可通过内镜前端附加的透明帽展平食管壁,但较困难。

根据以下指标判断是否到达 EGJ:①进镜深度;②进镜阻力,当镜身接近 EGJ 时可感到阻力增加,通过并到达胃黏膜下层时阻力突然消失;③贲门处黏膜下层有栅栏状粗大的平行血管;④黏膜下层内血管分布——食管黏膜下层血管较少,而胃黏膜下层血管明显增多呈蛛网状。

肌切开:完全、有效、足够长的肌切开是保证 POEM 操作成功的关键。胃镜直视下从“隧道”入口下方 2cm 处开始,自上而下、由浅入深纵形切开环形肌束至 EGJ 下方 2cm 以上。对于创面出血点随时给予电凝止血。肌切开完成后确认胃镜通过贲门无阻力。为保证疗效,肌切开长度常规为8～10cm,至少应超过EGJ下方2cm。对于以胸痛和食管痉挛为主要表现的Ⅲ型贲门失弛缓症患者,肌切开范围应包括所有异常收缩导致的狭窄环,具体切开长度可通过内镜或测压判断;对Heller术后患者的肌切开部位常规选择原手术区对侧,以避免既往手术瘢痕粘连的影响。据复旦大学附属中山医院内镜中心500余例POEM手术经验,连同纵行肌在内的全层肌切开,可明显缩短手术时间,而并不增加手术相关并发症。为保证长期疗效,建议对症状严重患者行全层肌切开术,尤其是EGJ上下5cm范围的全层切开。

金属夹关闭黏膜层切口:将黏膜下"隧道"内和食管胃腔内气液体吸净,冲洗创面并电凝创面出血点和小血管;用多枚金属夹对缝黏膜层切口。

(一) POEM并发症的处理

黏膜层损伤:对于手术过程中出现的黏膜层损伤甚至穿孔,特别是贲门部位,可在肌切开完成后,于食管腔内用金属夹夹闭;必要时可在胃镜监视下放置胃肠减压管。

术中气肿、气胸和气腹:术中皮下和纵隔气肿常无需特殊处理,一般可自行消退。对术中发生严重气胸(手术过程中气道压力>20mmHg,血氧饱和度<90%,经急诊床旁胸片证实)者,予胸腔闭式引流后,常可继续手术。对于术中有明显气腹者,可用14G穿刺针于右下腹麦氏点穿刺放气。由于体内二氧化碳较空气弥散和吸收快,建议内镜治疗中使用二氧化碳灌注,一旦发生气肿、气胸或气腹,气体可被很快吸收。

术后处理:术后当天禁食、补液、半卧位、心电监测,观察有无颈部和胸前皮下气肿。术后静脉使用质子泵抑制剂(PPI)3天,并使用抗生素(可选用第一、二代头孢菌素),但用药总时间不应超过48小时;对有气胸、大量出血、高龄及免疫缺陷患者,可酌情延长用药时间。患者在术后应接受胸片、胸部CT检查,了解有无纵隔气肿、气胸、气腹和胸腔积液等。常规术后3天进流食,术后2周进半流食,术后口服PPI 4周。

(二) 并发症处理

气胸和气腹:术后如有纵隔、皮下气肿及轻度气胸(肺压缩体积<30%,患者呼吸平稳、血氧饱和度>95%,通常不需要特殊处理;对于肺压缩体积>30%的气胸,可用静脉穿刺导管于锁骨中线与第二肋间隙交界处行胸腔穿刺闭式引流;膈下有少量游离气体、无明显症状者,一般气体可自行吸收;如腹胀明显,可行胃肠减压,必要时用14G穿刺针行腹腔穿刺放气。

胸腔积液:POEM术后胸腔积液发生率约为40%。积液量少、无发热者,一般可自行吸收,不需要特殊处理;对于积液量较大、影响呼吸、高热者,可在超声引导下尽快置管引流。

出血:POEM术后出血发生率较低。由于食管下段肌间隙小血管及侧支循环较丰富,因此手术时应随时冲洗创面并予及时电凝、彻底止血。

若患者在术后出现心率加快、血压下降、胸痛进行性加重或呕血、黑便,应考虑"隧道"内出血可能,此时应及时行胃镜探查,将创面及黏膜下隧道内的积血清除,尽可能暴露创面,用热活检钳电凝止血;如不能明确活动性出血点,可用三腔管食管囊压迫止血。对术后出血者应治疗性应用抗生素。

感染:主要包括黏膜下"隧道"感染、纵隔感染和肺部感染,是POEM术后可能发生的严重并发症。感染原因包括术前食管清洁不充分,术中、术后黏膜下隧道内出血、积液等。因此,术前应充分清洁食管,预防性使用抗生素;气管插管过程中防止误吸;对术中创面进行严密止血,夹闭"隧道"入口前反复用无菌生理盐水冲洗,确保黏膜切口夹闭严密。对于术后肺部炎症、节段性肺不张者,可加强化痰,并静脉使用抗生素。

消化道瘘:包括食管纵隔瘘和食管胸腔瘘等。保持食管黏膜完整性是预防瘘的关键。术中尽量减少黏膜层损伤,可采用金属夹夹闭穿孔;确保"隧道"入口夹闭严密。一旦出现瘘,可用食管覆膜支架堵塞瘘口,同时行胸腔闭式引流。严重者需要胸外科行手术探查做进一步处理。

(谭黎杰)

第六节 弥漫性食管痉挛

弥漫性食管痉挛是一种食管运动功能亢进的疾病。本病少见,发病年龄大多在50岁以上。男女发病相似。本病病因尚不明确。病变食管肌层包括纵形肌、环形肌及黏膜层均有肥厚,尤其是环形肌更明显,厚度可达2cm,组织切片检查食管肌层无异常,Auerbach神经丛尚存在,可有慢性炎性细胞局灶性浸润。

弥漫性食管痉挛的主要临床表现是吞咽困难及胸痛。吞咽困难的特征是间歇性发作,但不进行性加重,有时伴有胸痛。常在进食后发作,情绪激动和冷的流质食物可加重吞咽困难。吞咽困难严重发作时,食物因梗死在食管内而诱发强烈呕吐,流质食物经鼻咽喷出。胸痛部位多在胸骨后方,程度严重者可放射到背部、肩部、上臂和颌部,与心绞痛发作时症状相似。但发作时间可长达数小时,与体力活动无关,也不仅限于进食后发作,患者常在睡梦中痛醒。如胸痛剧烈致患者不敢进食则可出现消瘦、营养不良。多数患者还有情绪紧张、忧虑抑郁的表现，且常在情绪波动时症状加重。

在症状不发作时进行食管钡餐造影，X线检查可无异常发现。在发作期则常显示食管壁增厚，但食管腔不明显扩大，中下段食管张力增高。正常食管蠕动中断，其下段出现同步强力收缩，致食管多处呈现节段性收缩，可表现为食管远端锥形改变。或收缩段之间食管腔膨出，呈螺旋形。其形态类似“假性憩室”、“螺丝钉”或“山楂串”，并可见到钡餐向上方逆流，其距离可达数厘米。

食管测压检查是诊断弥漫性食管痉挛的重要方法。测压结果提示上段食管括约肌及食管近侧1/3功能无异常，而食管体部可有多相性异常收缩或反复出现的长期收缩，产生的压力可达26.7kpa(200mmHg)。收缩可为自发性或在吞咽时诱发。多数患者在吞咽时食管下括约肌仍可松弛，食管下段括约肌(LES)测压可正常。但也有患者LES测压出现压力增高。给予拟迷走神经药物如氨基甲酰甲基胆碱能引起食管内压升高，诱发胸骨后疼痛，但其敏感度不及贲门失弛缓症患者。

治疗上首先应嘱患者进食时细嚼慢咽，避免刺激性食物，还应嘱咐患者避免情绪波动。适当服用镇静剂对由于精神紧张引起的症状可能有作用。有进食时疼痛及吞咽困难者可在餐前舌下含服硝酸甘油。如胸痛发作频繁，可服用钙离子阻滞剂以减弱食管收缩的强度。食管扩张术短期内有可能缓解症状，但需反复扩张，其远期疗效也不理想。1950年Lortat-Jacob提出长段食管黏膜外肌层切开术治疗弥漫性食管痉挛。肌层切口下端跨越食管胃交界处伸入胃壁约1cm，食管壁切口上端则需延伸到主动脉平面。食管黏膜由黏膜下层剥离的范围要超过食管周径的50%以上。手术可使食管静息压及收缩压下降，但对食管运动功能障碍并不起作用。本病手术效果不如贲门失弛缓症，手术有效率约在50%左右。

（谭黎杰）

第七节 胃食管反流性疾病

胃食管反流(gastroesophageal reflux，GER)是指胃内容物通过食管下端括约肌逆向流入食管腔内，这是人体的一种正常生理现象。胃反流性疾病(gastroesophageal reflux disease，GERD)是指过度的反流造成食管黏膜炎症、糜烂、溃疡等损伤。这和反流量、反流物在食管持续的时间以及反流的时间间隔密切相关。本病是一种慢性疾病，很少能自我缓解，并且容易复发。本节将对其流行病学、发病机制、病理、诊断和治疗进行阐述。

【流行病学】

GERD在西方国家比较常见，据报道，美国人中有44%的人至少每月有1次反流症状，20%的人至少每周有1次反流症状。在芬兰，通过对1700人调查后发现，每天、每周及每月伴有胃灼热感的患者比例分别为5%、15%及21%；反酸的患者比例分别为9%、15%及29%。

亚洲国家也曾进行过GERD的流行病学调查。日本的一项调查发现，日本人中GERD患病率为17.9%。在中国南方进行的一项关于反流疾病的随机抽样调查中发现，3338名被调查者中，每周至少发生1次胃灼热和(或)反酸的发生率为6.2%，远低于西方国家。北京和上海进行的GERD的流行病学调查发现GERD患病率为5.77%，北京地区GER相关症状发生率为10%，上海地区GER相关症状则为7.68%。

普遍认为，GERD的发病随年龄的增长而增加，40~60岁为发病高峰年龄。调查显示，30岁以上人群的反流症状发生率明显高于30岁以下。多数研究表明，该疾病和性别无显著相关性。但也有报道认为GERD与性别有关，Kotzan等发现，在服用非类固醇类抗炎药的患者中，女性比男性更易患GERD。

【发病机制】

GERD中食管黏膜的损伤原因包括解剖性抗反流屏障减弱、食管对胃内容物廓清能力障碍以及食管黏膜屏障功能异常等。

1. 解剖性抗反流屏障减弱　抗反流屏障减弱是GERD发病的主要机制。抗反流屏障主要由两部分组织构成：食管下段括约肌(lower esophageal sphincter，LES)和膈脚。LES是位于胃食管结合部上方的增厚的环形肌，其收缩时可以产生2~4cm的高压区，构成了胃和食管之间的机械屏障。右侧膈脚形成膈食管韧带环绕LES，提供了辅助机械支持。两者在食管远端可以产生一个高于胃内压15~30mmHg的高压区。上述两种结构功能同时或者其中一项减弱均可导致胃食管病理性反流。人们推测，LES低压力可能是造成胃食管反流的主要原因。但是研究表明，除了糜烂性食管炎和Barrett食管炎患者具有较低的LES压力外，其他的GERD患者的LES压力几乎均在正常范围内。之后进一步研究表明，一过性的食管下段括约肌松弛(transient lower esophageal sphincter relaxation，TLESR)是造成病理性胃食管反流的主要原因。TLESR是食管下段括约肌的自发的异常松弛，和吞咽及食管蠕动无关。除此之外，食管裂孔疝也是GERD的重要机制。

2. 食管对胃内容物廓清能力障碍　研究表明，反流物中包含许多有害物质，其中胃酸和胃蛋白酶是食管黏膜的主要损害因子。质子泵抑制剂可以减轻食管黏膜的损伤，也间接说明了胃酸是反流物中的主要致炎因子。正常食管对反流物的廓清能力包括食管蠕动排空以及唾液中和。依靠食管正常的蠕动以及重力作用可以几乎将食管内反流物完全排空，而唾液中的碳酸氢盐则可以对反流物中的酸性物质起中和作用。硬皮病或是其他结缔组织可以导致食管肌层胶原沉积，降低食管平滑肌蠕动能力，引起食管对胃内容物廓清能力的下降。另外，干燥综合征患者及吸烟者唾液分泌减少，同样影响食管黏膜对反流物酸性物质的中和，从而导致食管黏膜的损伤。最近，也有研究者发现，GERD 患者唾液中表皮生长因子含量减少，从而影响了食管黏膜的愈合。

3. 食管黏膜屏障功能异常　食管黏膜的屏障功能主要是指食管黏膜本身对反流物有害物质的耐受力。后者由三部分组成：前上皮、上皮及后上皮。前上皮主要包括食管黏膜表面黏液层-不动水层-表面碳酸氢根复合物和黏膜表面活性物质。由于食管黏膜分泌黏蛋白的质、量较低，前上皮的防御能力非常有限。上皮层包括细胞膜及细胞间连接复合物，可以阻止胃酸和胃蛋白酶的弥散。细胞间碳酸氢盐缓冲液可以中和酸性物质，而细胞的离子泵则有助于细胞质中酸的排出。后上皮屏障主要是指黏膜充分的血流，有利于有害物质的排出以及为食管黏膜修复提供营养。研究表明，上述黏膜屏障功能损伤后，即使生理性的食管反流也可以引起明显的食管炎。

4. 其他原因　其他和 GERD 发病相关的因素可能还包括幽门螺杆菌感染、基因遗传以及心理社会因素，但是它们和 GERD 相关性缺乏明确的依据，有待进一步研究。

5

【病理】

肉眼可见食管黏膜充血、水肿。急性食管炎黏膜上皮坏死脱落，形成糜烂和浅表溃疡。慢性食管炎黏膜糜烂后可发生纤维化，甚至越过肌层累及整个食管壁。食管黏膜糜烂、溃疡和纤维化反复形成，则可以发生食管瘢痕性狭窄。食管狭窄者黏膜下或肌层均可见到瘢痕形成，且因溃疡过大，溃疡边缘鳞状上皮无法通过再上皮化加以修复，致使溃疡部位出现柱状上皮细胞，替代正常的鳞状上皮细胞，形成 Barrett 食管，而后者往往被看作是食管癌的癌前病变。

胃食管反流所导致的下段食管炎症可以分为四期：①1 期：黏膜发红，没有溃疡；②2 期：鳞形上皮线性糜烂（邻近鳞柱状交界部）；③3 期：融合性浅表性糜烂，绕食管周径成环状；④4 期：食管缩窄，食管黏膜被柱状上皮替代。这种分期方法在内镜检查评估食管黏膜损伤是非常有用的。

【临床表现】

轻度到重度的胃灼热感是 GERD 最主要的临床表现。其他伴随症状包括吞咽困难、吞咽痛、反流、反酸以及嗳气。吞咽固体食管困难通常是由于炎症导致的食管狭窄，其他原因还包括单纯的食管炎症以及严重食管炎所导致的食管蠕动功能减弱，也可能是由于 Barrett 食管炎发生癌变。GERD 还可表现为消化道以外的症状，包括胸痛，呼吸道症状以及耳、鼻、喉部症状。胸痛位于胸骨后、剑突下或上腹部，常向胸、腹、肩、颈、下颌、耳和上肢放射，也可向左臂反射，这类胸痛也被称为非心源性胸痛。呼吸道症状包括慢性咳嗽、反复发作的误吸和哮喘。胃食管反流是支气管哮喘发病的重要原因之一。资料提示，25% 的哮喘患者中伴有胃食管反流。另外，反流物引起的耳、鼻、喉部症状包括声音嘶哑、咽喉痛等。

【诊断与鉴别诊断】

GERD 的诊断主要根据患者病史和症状。辅助检查主要是用来评估是否存在反流以及疾病的严重程度，包括黏膜损伤程度以及排除癌变。

食管镜（病理活检）是诊断 GERD 黏膜损伤最敏感的检查，可以确定食管炎症程度以及诊断相关的上消化道疾病（消化道溃疡）。钡剂造影和闪烁显像技术可以明确是否存在反流，也可以用来评价手术后的效果。食管动力学检查有助于监测食管蠕动及括约肌功能。下段食管长时间 pH 监测是确认反流最敏感的方法。食管下括约肌上方 5cm 处放置一 pH 监测仪，并将结果储存于记录仪上，连续监测 24 小时，要求患者测量期间尽量像正常人一样生活，记录下所有症状，之后通过计算机分析得出反酸和症状之间的联系。长时间 pH 值监测表明：大多数 GERD 患者反流在夜间高发。

本病主要应与食管癌和心绞痛相鉴别。食管癌主要表现为进行性吞咽困难，辅以内镜检查及病理活检基本明确诊断。而 GERD 引起的胸痛在心电图及血清心肌酶谱检查方面无异常，且硝酸甘油治疗试验无效的患者，可通过内镜及 24 小时 pH 监测等检查加以鉴别。

【治疗】

随着质子泵抑制剂的使用，大多数 GERD 患者在服用药物后症状均可得到缓解。但是仍有少数患者需要外科手术治疗。其手术适应证为：①药物治疗无效或是不能耐受长期的药物治疗；②内镜检查发现严重的食管炎症、黏膜溃疡以及食管狭窄；③反复发作的吸入性肺炎以及反流物对咽喉部的慢性刺激。而对于手术是否能缓解反流造成的食管不典型增生以及 Barrett 食管炎的癌变过程目前仍存在较大争议，大多数研究认为手术并不能降低食管不典型增生以及 Barrett 食管炎的癌变几率。

抗反流手术主要目的为缩紧食管裂孔、延长食管腹内段的长度、增加食管下段括约肌的功能。胃底折叠术是抗反流手术主要术式，包括 Nissen、Toupet、Dor、Belsey 等折叠手术。

Nissen 术式即全胃底 360°折叠术，有传统和改良之分。传统 Nissen 术式将胃底游离，离断部分胃短血管，自食管后方向前包绕食管一周，并在食管前将胃的浆肌层用不可吸收线缝合在一起。这种方法抗反流非常有效，但吞咽困难、胃胀气等并发症率较高。改良 Nissen 术式是将已松解的胃底包绕食管两侧。覆盖食管 3cm 以上即可，目的是降低吞咽困难、胃胀气的并发症率（图 72-21）。

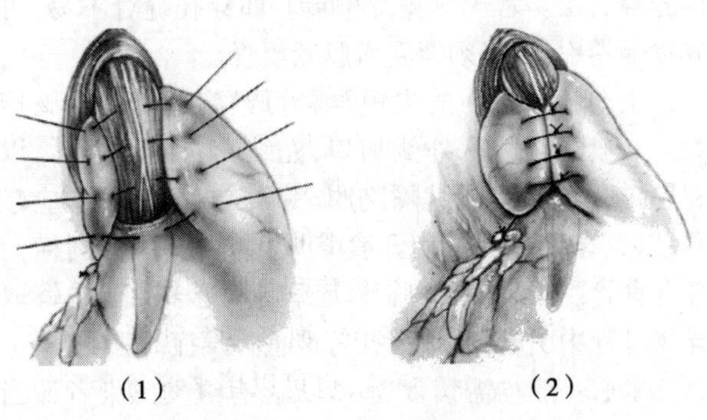

图 72-21 改良型 Nissen 术

（1）胃底包绕食管两侧；（2）完成后情况

Toupet 术式即胃底部分折叠术（图 72-22），包括传统 180°折叠术及改良 270°折叠术。适用于食管蠕动较差以及消化性狭窄伴吞咽困难已行内镜扩张治疗的患者。180°Toupet 术式因复发率较高已很少应用。270°Toupet 术式是牵拉胃底，向后向左包绕食管左、后、右三面将食管左右两侧胃底分别与左右两侧膈脚顶部食管膜连同食管前壁各缝合一针固定（10 点及 2 点钟位置），食管右侧胃底前缘与食管前壁缝合 2～3针。右侧胃底外缘与右膈脚缝 1～3 针，食管左侧胃底与食管左侧前壁缝合 2～3 针，完成胃底 270°的包绕。在各类胃底折叠术中均可使用探条或胃镜来判断折叠的松紧程度。

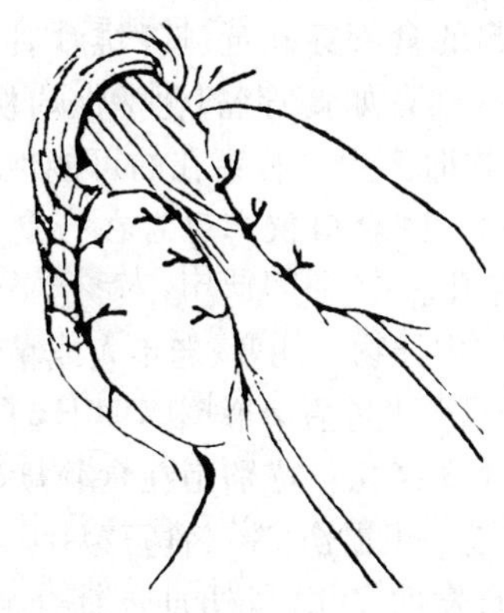

图 72-22 改良 270°Toupet 折叠术

随着微创技术的发展，大多数手术可以通过腹腔镜来完成（图 72-23）。85%～90% 的患者行抗反流手术后均得到满意的效果。手术主要的并发症是吞咽困难、气顶综合征以及胃肠胀气。手术死亡率不到 1%，腹腔镜手术的死亡率较开腹手术更低。许多学者认为，腹腔镜手术的效果更佳。由于腔镜手术住院日期短，术后疼痛小，目前已经被广泛开展。

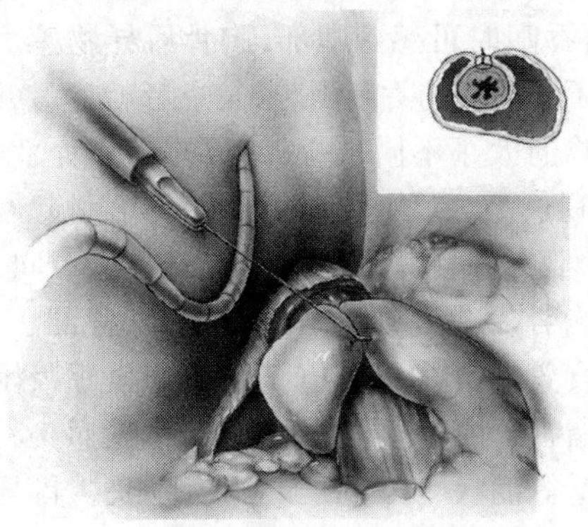

图 72-23 腹腔镜 Nissen 术

（谭黎杰）

第八节 食管异物与穿孔

一、食管异物

食管异物是临床常见的急症之一。其危害程度与异物的性状、大小及在食管中停留的部位、时间等有关。对食管异物作出早期的判断并给予及时、正确的处理是防止其近、远期并发症的关键。

【病因与发病机制】

食管有三个自然狭窄：第一个狭窄为环咽狭窄，位于食管入口处；第二个狭窄位于主动脉弓和支气管分叉的后方；第三个狭窄是食管通过膈肌的食管裂孔处。食管第一个狭窄处是食管异物最好发的部位，但此处的异物多在耳鼻喉科就诊，并多能通过直接喉镜取出。本节主要阐述环咽部以下食管异物的治疗。

食管异物的病因主要有：

1. 误吞异物 婴儿及年龄较小的儿童喜欢将拿在手中的东西放在嘴里，吞入食管。这些物品可包括硬币、纪念章、别针、牙签等。近来由于电器使用增多，吞入纽扣电池的事情也时有发生。由于其具有电化学腐蚀性及水银毒性等，因而危害更大。

5

进食仓促，进食时讲话、哭笑，可使鱼刺、鸡骨等误吞入食管，这是成年人食管异物最常见的原因。

小儿牙齿发育欠完整，咽部反射功能不健全，易发生误吞的情况。老年人装义齿，口舌反应迟钝，均可发生误吞鱼刺、鸡骨甚至义齿的情况。

2. 精神患者及企图自杀者可主动吞入异物　这些异物包括硬币、纪念章、别针、钥匙、金银首饰、筷子等。

3. 医源性　治疗牙病时，偶有牙齿充填物或牙科器械掉入食管的事故发生，为医源性食管异物。

【临床表现】

患者起初吞入异物时多有哽噎感。异物进入食管后，再吞咽时可感到咽部、胸骨后异物感。食管异物多致不同程度的吞咽困难，是患者就诊最常见的原因。异物的大小不同，吞咽困难的轻重程度也不同。由于异物刺激，食物损伤、炎症等均可引起吞咽时疼痛，患者不愿进食。因异物损伤的部位不同，疼痛可表现为胸骨后或上腹部，有时可沿至背部。在儿童，很大的食管内异物可压迫气管而产生呼吸困难。若异物存留食管内时间较长，可引起继发感染，有发热、全身不适等症状。食管内异物，特别是尖锐异物可穿破食管，产生食管穿孔有关的症状（见有关章节）。有的异物穿破食管，刺破胸主动脉引起失血性休克，危及生命。

血常规检查白细胞计数，10×10^9/L，中性粒细胞比例上升者多提示继发感染可能。若有穿孔，白细胞计数可高达20×10^9/L以上。

当怀疑食管异物时，均应做X线透视、摄片检查。如为透光异物，可服少许沾碘油的棉絮，以便发现异物部位。如异物为不透光时，颈部与胸部平片可以对异物进行定位。食管吞钡检查多可提示异物的部位、大小、形态等。若平片发现有纵隔积气、积液、胸腔积液或液气胸表现，多提示有食管穿孔可能，此时食管碘油造影有可能显示穿孔部位。当考虑有食管穿孔可能、拟取出异物时，应行CT检查了解异物与周围器官特别是主动脉的关系。

食管镜检查可确诊异物，有时因异物嵌顿，食管黏膜高度充血水肿或出血而不易看到异物，此时应考虑已有食管穿孔的可能。

【治疗】

1. 食管镜下取异物　对单纯食管异物，应尽量在食管镜下取出。鱼刺、鸡骨、牙齿等可用圈套器将其取出。别针、徽章等异物可用异物钳取出。经食管镜取异物需有一定临床经验，能判断异物可借助食管镜取出，而不会因此撕破食管。切忌粗暴动作，强行经食管镜下取异物。

2. 手术治疗　手术治疗适用于：①经内镜取异物失败者；②尖锐异物，强行经内镜取除极易引起严重并发症者，尤其当异物位于主动脉弓水平时；③异物穿透食管，刺破主动脉或异物损伤主动脉引起大出血者；④食管镜下取异物时引起食管穿孔者。

异物穿破主动脉往往出现呕血，在积极抗休克治疗的同时，应考虑急症剖胸手术，以免耽误时间。对主动脉穿孔及食管穿孔的治疗可见有关章节。

颈部食管异物可经颈部切口作异物摘除术。通常是在左侧胸锁乳突肌内缘，上起甲状软骨上缘，下至胸骨上切迹水平作斜切口。切开皮肤、颈阔肌及颈深筋膜，将胸锁乳突肌及颈动脉向外牵拉，在切口下部切断肩胛舌骨肌。沿气管及甲状腺外缘分离即可显露食管，将颈段食管稍作游离。沿异物纵轴方向切开食管全层，取出异物。然后作黏膜横向间断缝合，再缝合肌层。常规放皮片引流。如穿孔缝合不易，可放置烟卷引流，必须留置胃肠减压管。

主动脉弓水平的尖锐异物可经胸部切口进胸摘除。一般经右胸后外侧切口，先结扎切断奇静脉，以利暴露食管。切开纵隔胸膜。探查异物时操作应轻柔，以免导致穿孔。切开食管取出异物后，分别横向缝合食管黏膜、肌层。临床上开胸术更多见于内镜取异物过程中引起出血、穿孔等严重并发症时。

术后一般均需禁食3～5天。有继发感染者适当延长留置胃肠引流管和禁食时间。常规抗生素治疗，并给予静脉营养，保持水电解质平衡。

二、食管穿孔

食管穿孔是由各种原因引起的食管壁全层的破裂。是一种严重的疾病，必须即刻作出诊断和治疗。否则食管内容物可进入纵隔和胸膜腔而并发严重感染，继而可产生脓毒症危及生命。该病发病率低，易被误诊而后果严重，因此必须引起重视。

【病因与发病机制】

1. 器械损伤　主要是在食管镜诊治中产生。硬质食管镜引起的食管穿孔远较纤维食管镜为多。而有原来疾病基础者如食管癌、化学性灼伤等，在食管镜检查、取活检时产生食管穿孔的可能性增加。良性食管狭窄或术后吻合口狭窄患者在行食管扩张时也易造成食管穿孔。

2. 食管腔内异物　儿童、老年人或精神病患者将小骨头、鱼刺或义齿等吞入食管，可引起食管损伤，严重者可引起食管穿孔。特别是在食管硬镜下取异物时，可能引起进一步损伤，造成食管穿孔。

3. 食管自发性穿孔（Boerhaave综合征）　多为暴饮暴食后剧烈呕吐，导致食管腔内压力骤然升高，使食管全层破裂。举重、分娩、排便等腹内压急剧升高而声门闭合的情况下引起的食管破裂也有过报道。通常纵隔胸膜也被撕裂,食管内容物可进入胸膜腔而产生食管胸膜瘘。由于食管下1/3段肌层菲薄,故损伤多发生于此,尤以食管下段左侧损伤多见。

4. 胸外伤 有时在胸部挤压伤或直接锐器损伤下,可引起食管损伤而产生穿孔。经口腔冲入高压气体时也可引起食管穿孔。

5. 食管化学灼伤 误服强酸、强碱等化学试剂引起食管灼伤,如严重者可引起食管穿孔。一般强碱引起的损伤较强酸更为严重。

6. 其他 如食管癌穿透食管壁可引起食管穿孔;食管手术如食管憩室手术、Heller术或食管平滑肌瘤摘除术等,可能在术中导致黏膜破损,引起穿孔。胸部外科手术中行根治性肺切除清扫纵隔淋巴结,或纵隔肿瘤切除时,均可误伤食管引起食管穿孔。

【临床表现】

颈部食管穿孔多表现为吞咽困难及颈部胀痛。胸部食管穿孔的早期症状为突发性胸部剧痛和呼吸困难。部分患者可有肩背部或上腹部疼痛。少数患者可有明显的口渴症状。可有咖啡样或血性的呕吐物。随着病情进展,可出现畏寒、发热、胸闷、气急等表现。病情严重时,可有四肢厥冷、多汗、青紫、神志模糊等表现。

体格检查发现可因病因、病程、病变累及部位不同而有所不同。颈部食管穿孔者可有颈部皮下气肿、肿胀、压痛等体征。病程稍长可有颈部波动感。多数胸部食管穿孔者有皮下气肿,多位于颈部、脸面部和前胸。有液气胸者,可出现一侧或两侧呼吸音减低,气管可偏移。腹部体征可表现为上腹部触痛或肌紧张,肠鸣音减弱或消失。如发现低血压、脉速、尿少、神志障碍者,提示有休克表现。

患者血白细胞计数升高,中性粒细胞可达90%以上。颈部穿孔者,可见颈部气体透亮影或液平。胸部食管穿孔者胸部X线摄片见有液气胸或纵隔气肿等表现。有的患者呕吐时食管自发性破裂,而纵隔胸膜未破,气体沿食管上行至颈部,下至膈面,在X线下可见心影后具有特征性的"V"字形。口服碘油,造影剂外溢,可明确诊断,并可明确穿孔的大小和部位。但碘油造影阴性者,并不能排除穿孔可能。胸腔穿刺抽到带酸味及食物残渣的胸腔积液,或口服亚甲蓝后胸腔积液中带有染料均可明确诊断。食管镜检查看到破口,则可确诊。

【诊断及鉴别诊断】

病史对本病的诊断尤为重要。有食管镜检查或扩张史、外伤、剧烈呕吐、异物吞入史,出现突发的胸痛、呼吸困难,同时有颈面部皮下气肿即应高度怀疑本病的可能。X线检查发现纵隔积液或气肿、液气胸;胸腔穿刺抽出混浊臭味液体或食物碎屑;口服亚甲蓝后经胸腔引流管引出可明确诊断。口服碘油造影,可明确瘘口大小、部位。

本病主要应与各种急腹症、急性心肌梗死、肺栓塞、自发性血气胸等鉴别。关键是详细询问病史及体格检查。特别是有食管镜或胃镜检查史者、有食管异物史者、暴食后剧烈呕吐者,出现前述症状,应想到本病可能。

【治疗】

无论何种原因引起的食管穿孔,病情都比较严重。其处理原则主要是遵循四个原则:①修补破口,清除污染源;②充分引流;③应用抗生素控制感染;④给予充分营养支持,保持水、电解质平衡。具体可因穿孔部位不同而有所不同。

1. 颈部食管穿孔治疗 颈部食管穿孔者须禁食,联合使用广谱抗生素控制感染,给予甲硝唑防止厌氧菌感染,同时给予静脉营养支持。小的穿孔多可愈合。若颈部肿胀明显,并有波动感、颈部有皮下气肿或上纵隔脓肿形成者,经颈部切口上纵隔脓肿引流并取出异物是较常采用的治疗方法。

2. 胸段食管穿孔治疗 胸段食管穿孔一经诊断应立即给予积极治疗。可分为保守治疗和手术治疗。

(1) 保守治疗:瘘口较小、污染不重(如器械引起的穿孔)的穿孔患者,可采用保守治疗。包括及时放置胸腔闭式引流,保持引流通畅;联合运用有效抗生素控制感染;给予患者静脉营养改善患者营养状况,促进愈合。一般小瘘口经上述治疗后多可愈合。

(2) 手术治疗:适应证:①食管穿孔发生在12小时之内,原则上应采取手术修补;②保守治疗后经久不愈的瘘口应考虑手术修补;③食管异物引起的穿孔,异物不能去除时;④食管原有狭窄或肿瘤者,应考虑手术时一并解除病患。

对于肿瘤及异物引起食管穿孔的手术治疗见有关章节。以下主要讨论自发性食管穿孔及外伤性食管穿孔的手术治疗。

1) 食管穿孔修补术:食管穿孔在12小时内应争取直接修补。手术一般取后外侧切口进胸,吸净污染物后多可于食管床发现破口。切开破口上下的纵隔胸膜,再切开食管肌层,显露破裂的食管黏膜。修剪穿孔的黏膜后,尽量争取黏膜间断横缝,再缝合肌层,最后用胸膜瓣或带血管蒂肌瓣覆盖缝合处。也有学者主张用带蒂胸膜瓣包绕破口。对延误诊断者必须予以胸腔引流,抗生素治疗以控制感染。并且维持营养和水、电解质平衡,然后再予以必要的手术治疗。

2）食管旷置术：一般较少采用。主要适用于消化道内容物大量破入胸腔、感染非常严重难以控制，而患者一般情况差不能耐受修补术者；或穿孔修补失败又没有条件再行修补者。

手术方法为经后外侧切口进胸清除污染物，切除病变食管，颈部食管外置。同时作胃或空肠造瘘维持营养。待毒血症控制、一般情况改善后，再作食管重建术。再次手术一般需间隔6～8周。

3. 腹段食管穿孔　腹段食管穿孔多因急腹症表现而剖腹探查明确诊断。经修补和引流后，多可痊愈。

（谭黎杰）

第九节　食管肿瘤

一、食管癌

食管癌是我国最常见的癌症之一，目前其临床治疗效果还相当有限，5年生存率不到15%。虽然在中国，食管癌仍以鳞形细胞癌占绝大多数，但是全球范围内，食管及食管交界部的腺癌发病率明显增高。食管癌已经不再是食管鳞形细胞癌的代名词。目前，外科手术切除仍是治疗食管癌的最佳手段，而早期诊断则是提高食管癌生存率的最佳方法。本节将详述食管癌的诊断和治疗方法。

【流行病学】

食管鳞癌发病率在不同种族中存在明显的差异。据Blot和Frumeni报道，非洲裔美国人发病率为白种人的4～5倍。该病是低于55岁非洲裔美国人群中的第二位常见肿瘤。研究还发现，不论种族，男性发病率为女性的3～4倍。

5

我国每年约有25万新诊断的食管癌病例，占全世界食管癌病例数的一半。我国大部分地区食管癌发病率均较低，但在河南、山西、河北三省交界的太行山南侧地区其发病率高达100/10万以上。根据我国肿瘤登记资料统计，1993～1997年我国北京、天津、上海、武汉和哈尔滨市5个城市男性食管癌发病率为9.5～14.6/10万，是第4～6位常见恶性肿瘤。女性则为2.0～7.6/10万，是第7～14位常见恶性肿瘤。上述城市同期男性食管癌死亡率为8.8～13.4/10万，居恶性肿瘤第4位。女性为3.2～6.8/10万，居恶性肿瘤第5～9位。

此外，一些沿海地区如广东省汕头的食管癌发病率也较高。近年来低发区的食管癌发病率已显著下降，例如上海市食管癌死亡率1998年已比1972年降低了一半。然而，高发区人群的食管癌死亡率仍然在高位徘徊。

Ribeiro等发现在不同的地理和文化背景下，食管鳞癌发病也有明显的差异，由此提示环境因素在食管鳞癌发病过程中起到非常重要的作用。食管癌高发带一般位于世界上相对贫穷的地区，并且与周围地区形成明显的界限。在中亚，食管鳞癌高发带从新疆北部延伸至哈萨克斯坦、乌兹别克斯坦、土库曼斯坦，阿富汗北部以及伊朗的东北部。此外，印度、加勒比和部分拉丁美洲地区也是食管鳞癌高发区。

食管腺癌的发病率从20世纪70年代开始有了明显的提高。虽然内镜等诊断技术发展提高了食管腺癌的诊断率，但是大部分学者还是认为腺癌发病率确实有所上升。男性的发病率为女性的6～8倍；白人的发病率则是非洲裔美国人的3～4倍。食管腺癌的发病率在发达国家较高。

【病因学】

1. 营养　营养缺陷在食管鳞癌发病过程中可能起到一定的作用。在食管癌相对高发的河南林县，调查发现食物中缺乏维生素A、维生素C、维生素E和核黄素。饮食中缺乏水果以及低维生素摄取都与食管鳞癌高发病率相关。多种矿物质的缺乏，例如硒、锌、钼也都可能和食管鳞癌发病相关。Ziegler等发现在美国华盛顿特区非洲裔美国人中，营养差是食管鳞癌一个高危因素。研究中没有发现明显微量元素的缺乏，有人认为后者可能会增加人群对外源性致癌物质的易感性。

2. 环境致癌物　硝酸盐和亚硝酸盐在人体内可以被转化为致癌物质N-亚硝胺，该物质被认为是食管鳞癌的重要致病因素。土壤中钼含量降低，可以导致植物中硝酸盐和亚硝酸盐的水平增加。另一方面，柑橘类水果和维生素C可以抑制内源性亚硝基化，从而降低食管鳞癌发生的危险度。

3. 酒精和烟草　多项研究表明，酒精和烟草与食管癌发病密切相关。Ziegler发现乙醇和80%的食管肿瘤发病相关，并且随着饮酒量增多，危险度也相对上升。也有研究表明，在饮酒量和营养差之间存在某种关联。烟草引起的发病危险度与每天吸烟量、吸烟时间以及烟草中焦油含量相关。吸烟者戒烟后，危险度下降，10年后回到基线水平。此外，饮酒和吸食烟草对致癌有协同效应，有研究表明吸烟合并酗酒的人群食管癌的危险度高于普通人群100倍。

4. 贲门失弛缓　贲门失弛缓也被认为是食管鳞癌发病的危险因素，食管癌在这部分人群中的发病率为3%～6%。从症状出现到发现食管癌，平均时间为17年，发病时间早于普通人群。Wychulis等还发现，在对患者进行食管肌层切开扩张后，食管癌在这部分患者中的发生几率只是轻度高于普通人群。美国胃肠内镜协会推荐对未治疗的贲门失弛缓患者应定期进行内镜检查。

5. 腐蚀性损伤　研究表明,食管腐蚀性损伤的人群食管癌发病率大于普通人群1000倍,其中最常见的是鳞形细胞癌,并且常见于食管中段平气管分叉水平。大多数患者在损伤之后的40~50年发生食管癌,比一般人群发病要早10~20年。

损伤造成的食管瘢痕可以改变食管癌的自然进程。由于食管腔的扩张功能较差,所以吞咽困难出现的时间更早。另外,损伤对黏膜下淋巴的破坏以及存在于食管壁内紧密的瘢痕组织则可以限制食管癌的淋巴转移。

6. 基因改变　食管癌分子生物学是非常热门的研究领域,其中研究较多的是P53基因,其在细胞基因调控、DNA修复和合成、基因稳定性以及凋亡中起到非常重要的作用。P53突变蛋白在食管不典型增生组织及肿瘤组织中表达均有增加。此外,在进行胃切除手术患者的未癌变黏膜(68%)以及进展性贲门失迟缓患者(44%)中P53突变蛋白表达水平均有升高,这两种情况均被认为是食管鳞形细胞癌的高危因素。Uchino等研究发现突变型P53过表达是患者不良预后因素。

7. Barrett食管　目前认为Barrett食管是食管腺癌的一种癌前病变。Barrett食管人群中食管腺癌的发病率至少为普通人群的30倍。根据Cameron和O'Connor的报道,每100例Barrett食管中每年有1~2例会发生癌变。内镜下,Barrett食管黏膜发红,为天鹅绒样。过去认为,Barrett食管定义为柱状上皮延伸至胃食管交界处上方3cm,通常为先天性获得。但是,目前认为较短的Barrett食管黏膜(胃食管交界处上方短于3cm)也是食管腺癌的高危因素。根据Jankowski等报道,35%的食管腺癌发生于较短的Barrett食管黏膜。尽管Barrett食管可以表现为三种柱状上皮,包括胃底型、胃食管交界型、肠型。但是,仅肠型和食管腺癌的发病相关。

Barrett食管也可以是长期胃食管反流导致食管慢性炎症所致。通过内镜检查,12%~18%的胃食管反流患者伴有Barrett食管黏膜。

8. 其他危险因素　食管癌发病也可能和其他多种因素有关,例如放疗病史、头颈部肿瘤史、Plummer-Vinson综合征、腹腔疾病以及甲状腺疾病等,均被认为是食管鳞形细胞癌的高危因素。

肥胖和食管腺癌之间存在一定的相关性。在一项瑞典人的调查中,肥胖人群食管腺癌的发病率为正常人群的7.6倍。其他包括异位胃黏膜和食管憩室、铁负荷过多、酗酒、多不饱和脂肪酸以及食用大量红肉等,均和食管腺癌发病相关。

对于幽门螺杆菌感染(Hp感染)和食管腺癌的关系存在很大的争议。几项研究表明,Hp感染是一种保护性因素。在利用抑酸剂治疗伴有Hp感染的溃疡时,食管腺癌的发病率也随之上升。

此外,也有研究表明,因乳房癌接受放疗的女性患者食管癌发病几率升高。胼胝,一种因常染色体异常导致的先天性疾病,主要表现为手掌和足底的过角化。它是目前唯一被认为和食管癌发病相关的先天性疾病。根据Howel-Evans等报道,胼胝患者中有95%会发生食管癌。

【病理】

1. 鳞形细胞癌

(1) 巨检特征:食管鳞形细胞癌最常发生于食管胸中段,约占50%。30%~40%的食管鳞癌则位于食管下1/3,包括食管腹段。另外,仅10%~20%的鳞形细胞癌发生于食管上段。

早期食管鳞癌较小,但可以侵犯整个黏膜周径,表现为斑块、糜烂或乳头状肿块。早期病变一般侵犯至黏膜和黏膜下层,有时乳头状肿块可以侵犯至整个食管肌层。

进展型食管癌按病理形态可分为四型:①髓质型:管壁明显增厚并向腔内外扩展,使癌瘤的上下端边缘呈坡状隆起。多数累及食管周径的全部或绝大部分。切面呈灰白色,为均匀致密的实体肿块;②蕈伞型:瘤体呈卵圆形扁平肿块状,向腔内呈蘑菇样突起,故名蕈伞。隆起的边缘与其周围的黏膜境界清楚,瘤体表面多有浅表溃疡,其底部凹凸不平;③溃疡型:瘤体的黏膜面呈深陷而边缘清楚的溃疡(图72-24)。溃疡的大小和外形不一,深入肌层,阻塞程度较轻;④缩窄型(即硬化型):瘤体形成明显的环形狭窄,

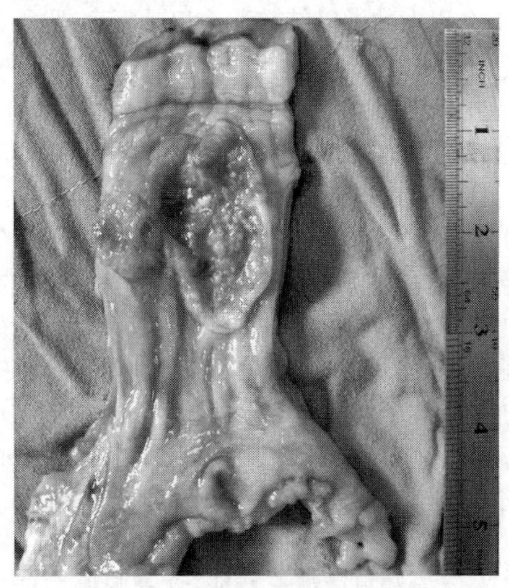

图72-24　溃疡型食管鳞形细胞癌

累及食管全部周径,较早出现阻塞。

（2）显微镜下特征:早期食管鳞癌可以分为上皮内癌、黏膜内癌和黏膜下癌。上皮内癌是典型的原位癌,具有完整的基底膜。对于黏膜内癌,肿瘤细胞穿透基底膜,浸润至固有层和部分黏膜肌层。一旦肿瘤细胞穿透黏膜肌层,就被称为黏膜下癌。进展型食管癌则是指癌细胞侵犯至食管肌层或是食管外膜。食管癌细胞分化程度由好至差,其中60%的鳞形细胞癌分化中等。

（3）转移途径

1）食管内播散:显微镜下观察发现,大多数肿瘤播散程度远大于肉眼表现。Wong 报道了手术近端切缘长度和吻合口复发之间的关系,其中近切缘长度为2cm 时,吻合口复发率为18%;近切缘长度为6cm 时,复发率为8%;而近切缘长度为10cm 时,复发率则为0。显微镜下观察到肿瘤远端转移延伸距离较短,一般距离肿瘤5cm。

2）直接向外侵犯:肿瘤细胞在穿透食管外膜之后就可以侵犯邻近结构,包括胸膜、心包、大血管、胸导管以及脊柱前韧带。位置较高的食管鳞癌可以侵犯喉返神经;下段食管鳞癌则可以侵犯膈肌、胃、和肝脏。但是,Robert 报道在对未治疗的食管鳞癌患者进行尸体解剖后发现,1/3 患者的肿瘤外侵仅局限于食管周围组织。

3）淋巴转移:食管的淋巴网引流方向一般为纵向。Tanabe 等利用淋巴造影技术发现食管上1/3 的淋巴引流方向为纵隔和颈部;而下段食管的淋巴引流至腹部。但是尽管如此,上段和下段食管鳞癌均可见到颈部、锁骨上和腹部淋巴结转移。根据国内卢运侃的报道,食管鳞癌术后标本中发现淋巴结转移发生率为30%~70%。Postlethwait 在一项尸解的研究中发现,锁骨上淋巴结的转移发生率为6.9%。Kato 等报道,在进行胸部食管癌切除加双侧颈部淋巴结清扫的患者中,26%的患者伴有1个或1个以上的淋巴结转移。相对而言,膈下淋巴结转移则更常见。Akiyama 等报道,31.8%的颈部食管癌患者伴上腹部淋巴结转移;而对于中段食管癌和下段食管癌,上腹部淋巴结转移的比例分别为32.8%和61.5%。Ide 等也报道了相似的结果。

4）远处转移:在食管鳞癌诊断时,大于30%的患者已经表现为远处脏器转移,这是疾病进展的表现。在一项尸检的研究中,40%的高分化鳞形细胞癌患者伴有脏器转移,而在未分化鳞形细胞癌患者中则有87%的患者伴有远处转移。食管鳞癌易于转移的脏器依次为肺、肝脏、胸膜、骨、肾和肾上腺。Anderson 和Lad 报道脑转移的发生率为1%。

2. 腺癌

（1）巨检和显微镜下特征:食管腺癌主要发生于远端食管。根据Yang 和Davis 的报道,79.3%的腺癌发生于下段食管,17.9%发生于中段,上段食管腺癌发生率则为2.8%。肿瘤发展一般经历肠化生、低级别瘤变、高级别瘤变、原位癌和侵袭性癌五个过程。肿块最初表现为扁平或是黏膜斑片状隆起,之后可以发展为浸润性深溃疡。有时也可见到直径大于5cm 的肿块。显微镜下,大部分肿瘤由可以分泌黏蛋白的肠型腺体构成,少见弥漫型浸润性胃型印戒细胞。

（2）转移途径:早期食管腺癌所占比例较少。根据Mason 等报道,1993~1997 年原位癌占所有患者的2.3%。Goseki 等发现,即使肿瘤仅浸润至黏膜肌层,8%~30%已伴有淋巴结转移。当浸润至黏膜下层时,淋巴结转移的发生率则达30%~58%。Rice 等对295例患者研究发现,T1 期的患者中10%发生淋巴结转移;T2 期为46%,而T3 期则为83%。淋巴结转移是影响预后的重要因素。

淋巴回流开始于黏膜层,之后向黏膜下层引流,形成淋巴回流网络。正常情况下,贲门上方的淋巴液回流至胸导管和锁骨下淋巴干;贲门下方的淋巴液则引流至腹部乳糜池。但是当淋巴结被肿瘤堵塞时,也可发生逆向回流。因为存在这种广泛的淋巴回流网络,许多患者在诊断时,疾病已经进入进展期,肿块无法完整切除。根据Quint 等报道,食管腺癌远处转移最常见的部位包括肝脏(35%)、肺(20%)、骨(9%)、脑(2%)和肾上腺(2%),心包、胰腺、脾脏、和胃的转移发生率约各占1%。

【食管胃交界部肿瘤的概念和贲门癌】

长期以来,人们对胃食管交界部肿瘤的定义存在争议。1998 年,国际胃癌联合会和国际食管疾病学会,统一发生于胃食管交界部(gastroesophageal junction,GEJ)肿瘤的概念。GEJ 上下各5cm 范围内的肿瘤定义为食管胃交界区肿瘤,并分三型:①Ⅰ型为发生于食管远端黏膜的腺癌,至少位于食管胃交界部上方1cm,通常发生于特殊食管黏膜肠化生区域;②Ⅱ型为真正意义的贲门癌(下述),指刚好发生在解剖学贲门或食管胃交界部的肠上皮化生区;③Ⅲ型为侵犯食管胃交界部或是远端食管,或是同时累及两者的贲门下胃癌。这种分类方法对选择手术治疗方法有一定的意义,因此已被大多数学者接受并广泛应用。

Morales 和EI-Serag 等研究发现,贲门部肠上皮化生的危险因素不同于Barrett 食管,并且和反流不存在很大关联。食管下段腺癌和贲门癌在流行病学上也有一定的差异。不同人种和性别之间贲门癌发病差异较小。EI-Serag 等报道,非白种人和患胃炎的人群更容易获得贲门上皮肠化生。但是,Blot 和MaLaughlin 和Pera 则发现贲门癌和食管腺癌有着相似的发病增长率和共同的危险因素,5 年生存率较差,为22%~38%。Hansen 等对挪威的10 000 例患者分析后发现,Hp 感染的患者贲门腺癌的发病率下降了5 倍,该结果和Chow 等报道相似。

我国贲门癌发病率较高，主要在食管癌高发区，发病率为50/10万，部分地区可高达190/10万。贲门腺癌的发病率与食管癌发病率之比为1∶2.4～4.1。

贲门癌和食管腺癌有着相似的生物学发展过程，病理学上较难区分，但是这并不影响该疾病的手术治疗方法。

【症状和体征】

食管癌的早期症状不明显，可有胸骨后不适、吞咽食物时局部有摩擦感或异物感等。

食管癌生长增大开始造成管腔阻塞时，临床上呈现的典型症状是进行性吞咽困难。开始时进食硬质食物时难以下咽，需饮用汤水送下。继则不能吞咽硬食，逐步改为软食、半流质或流质饮食，最后流质以至唾液不能下咽，患者常呈现消瘦。也有少数患者由于炎症水肿减轻或组织坏死脱落，食管梗阻症状暂时略有改善。食管深层溃疡或肿瘤已有外侵可出现胸骨后或肩胛间持续性钝痛，有的患者还出现呕血或黑便。

晚期病例脱水消瘦加重，常呈现恶病质。癌肿直接侵犯邻近器官组织，常伴锁骨上淋巴结转移，可压迫喉返神经致声音嘶哑，可有食管气管或食管支气管瘘，癌肿穿入主动脉可引起致死性呕血。癌肿远处转移时可出现腹水、黄疸、肝转移性肿块，骨转移可引起剧烈疼痛等。极少数病例癌肿向食管腔内生长较慢而向食管外侵犯和转移出现较早，吞咽困难症状不明显，首先引起患者注意的是声音嘶哑或颈部淋巴结肿大。

贲门癌早期可有上腹部闷胀、隐痛、食欲减退等感觉，肿瘤生长到较大体积时才出现吞咽困难。肿瘤局部溃烂出血时粪便隐血检查呈阳性，出血量较多者则有柏油样便或呕血，并可导致贫血。晚期病例吞咽困难症状明显，出现恶病质表现，并可转移到肝脏、腹膜、盆腔等出现腹部肿块或、腹水，或转移到锁骨上淋巴结。体格检查时应作直肠指诊，了解有无盆腔转移。

【辅助检查】

1. 食管镜检查　食管镜检查对于食管癌的诊断非常重要。根据Orringer的报道，内镜对食管癌诊断阳性率可达95%。

内镜检查可以了解肿瘤的部位、大小、长度以及对管腔的阻塞情况。早期食管癌在内镜下可以表现为黏膜粗糙、腐蚀和局部的充血，有时较难辨认。进展型食管癌在内镜下容易辨认。内镜下对所有肿瘤均应常规作活检行细胞学检查，取组织时应该避开坏死组织，在肿瘤边缘提取，从而提高诊断率。

2. 食管钡剂造影　对于吞咽困难患者，食管钡剂造影是一项非常必要的检查手段。该检查可对食管黏膜、食管扩张性、活动度以及病理改变进行评价。

食管癌在钡剂造影检查中具有以下特征（图72-25）：浸润型食管癌表现为管腔的狭窄，根据狭窄段的两端可以判断肿瘤的长度和边缘；腔内型则表现为突入管腔的较大龛影；溃疡型肿块则表现为表面凹凸不平的溃疡影；对于肿瘤黏膜下扩散导致的静脉曲张型食管癌，钡剂造影中表现为食管黏膜变硬、迂曲，应与食管静脉曲张相鉴别。该类型肿瘤通常位于食管中段或上段，并且不随食管蠕动或呼吸而改变形状。另外，肿瘤与正常黏膜的分界比食管静脉曲张更明显。

早期食管癌在钡剂造影中可表现为小的腔内斑块样或息肉状突出，也可表现为区域性溃疡。上述这些特点在气钡双重造影中表现得更加明显。

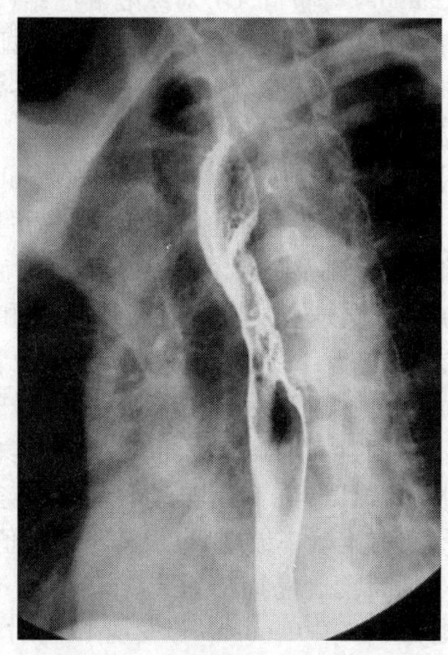

图72-25　食管中段癌食管吞钡影像

3. CT检查　CT检查可以用来评价肿瘤局部生长情况、肿瘤和邻近结构的关系以及远处转移。Moss等将食管癌在CT上的表现分为四期（图72-26）：Ⅰ期：腔内肿块不伴有食管壁的增厚；Ⅱ期：食管壁增厚；Ⅲ期：肿瘤侵犯邻近组织结构（气管、支气管、主动脉，心包）；Ⅳ期：存在远处转移。

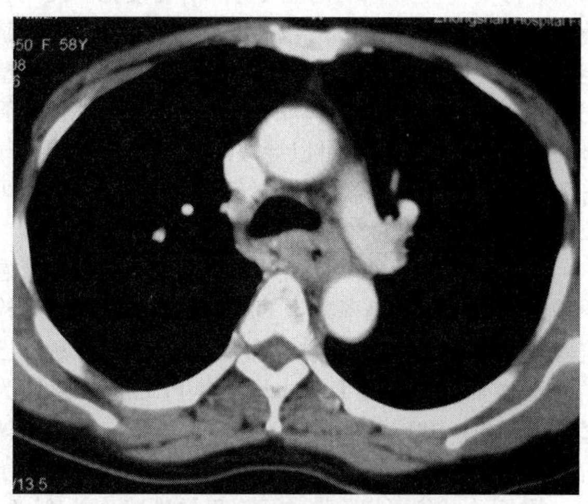

图72-26　食管癌的CT表现

正常情况下,食管在CT上表现为薄壁管腔结构,有时内含气体。但是,CT并不能分辨食管壁的层次,因此不能判断T分期。然而食管周围脂肪层可以用来判断食管癌对邻近结构的侵犯情况。Thompson等发现营养状况良好,而食管CT上脂肪层消失的患者中至少90%伴有邻近结构的侵犯。食管对主动脉的侵犯并不常见,有时可以根据肿瘤和主动脉周径接触的比例来判断。Picus等报道,接触角度大于90°高度提示侵犯,而小于45°侵犯的几率较小。食管和心包之间脂肪结构的消失也有助于判断肿瘤对心包的侵犯。

根据Saunder等报道,CT对纵隔淋巴结(>1cm)转移判断的敏感度为34%~61%;对于腹部淋巴结则为50%~76%。Rice则报道对于>2cm的转移灶,CT发现的敏感度为70%~80%。

4. 内镜超声　内镜超声(endoscopic ultrasound, EUS)为食管癌提供了较为准确的T分期,并且能够探及肿瘤局部、胃周以及腹腔淋巴结。在EUS观察下食管壁分为五层:①浅表黏膜,包括黏膜上皮和固有层;②黏膜肌层;③黏膜下层;④固有肌层;⑤食管周围组织。由此可以对肿瘤的浸润和侵犯进行很好的评估。该检查对T分期判断准确率为84%,当然这也和操作者的技术相关。EUS在判断早期食管癌和食管癌对周围组织侵犯时准确率最高,也最具利用价值。

EUS对判断食管癌局部淋巴结转移的准确率为80%,CT则为51%。Catalano等发现EUS对食管癌N分期判断的敏感性为89%,特异性则为75%,并且对腹腔淋巴结判断要优于纵隔淋巴结。通过EUS,可以评估局部淋巴结的大小、形状、边界以及内部结构。EUS结合细针穿刺(fine needle aspiration, FNA)可以提高评估的准确性和敏感性。

5. 支气管镜检查　支气管镜对评价颈部及胸上段食管癌对气管和支气管的侵犯非常重要。对于在CT上表现为隆突下方巨大肿块或是隆突下淋巴结肿大的患者均应行支气管检查,明确隆突有无肿瘤侵犯。支气管镜下可以表现为气管壁单纯膨出,气管环状线消失,甚至伴有气管或是主支气管(通常为左主支气管)的后壁固定。严重者可表现为明确的侵犯或是出现气管食管瘘。隆突下淋巴结转移可以导致隆突变宽。单纯的气管壁膨出并不代表肿瘤侵犯。气管镜下刷检和活检可以帮助确认食管癌对气管的侵犯。

6. PET检查　多项研究表明,PET在评价食管癌原发肿瘤方面的准确率高于CT检查。但是,和CT检查一样,PET也不能判断食管壁的层次。在判断淋巴结转移方面,Block和Luketich报道PET的敏感性为45%,特异性100%,准确率为48%。同样,PET在评价食管癌远处转移方面,其敏感性和特异性均高于CT。在评价肿瘤可切除性方面,CT的准确率为65%,而PET为88%,两者联合应用准确率可达92%。但是,由于PET仪器和检查费用昂贵,目前还没有得到普遍应用。

7. 胸腔镜和腹腔镜检查　目前许多学者认为胸腔镜和腹腔镜检查是评估食管癌分期的有效方法,与无创伤性检查比较,可以更加准确的判断食管癌局部侵犯、淋巴结以及远处转移情况。一项前瞻性多中心研究发现,通过CT、EUS、MR检查未能明确淋巴结转移的107例患者中有25%通过胸腔镜和腹腔镜找到了阳性淋巴结。腹腔镜检查是判断食管癌腹腔转移的有效方法,其敏感性可达96%。在判断远处转移方面,胸腔镜准确率为93%,腹腔镜为94%。除此之外,胸腔镜和腹腔镜还可以用来判断进展型食管癌患者新辅助治疗的效果。

【食管癌的分期】

食管癌分期对指导患者治疗以及判断预后有着重要的价值。目前食管癌的分期仍参照UICC/AJCC2009第七版标准(表72-1~表72-3)。该版首次把食管鳞癌、腺癌分别分期,最大的特点是以淋巴结转移个数作为N分期的标准、并且将肿瘤分化成度Gx首次应用于食管癌的分期。自2009年推出后,争议不断。尤其是淋巴结分站(表72-4)和分期方法,在以鳞癌为主的东方国家,存在不同的意见。

表72-1　第7版食管癌TNM定义

1. 原发肿瘤(Primary Tumor, T)
   - Tx:原发肿瘤不能确定;
   - T0:无原发肿瘤证据;
   - Tis:重度不典型增生;
   - T1:肿瘤侵犯黏膜固有层、黏膜肌层、或黏膜下层;
     - T1a:肿瘤侵犯黏膜固有层或黏膜肌层;
     - T1b:肿瘤侵犯黏膜下层;
   - T2:肿瘤侵犯食管肌层;
   - T3:肿瘤侵犯食管纤维膜;
   - T4:肿瘤侵犯食管周围结构;
     - T4a:肿瘤侵犯胸膜、心包或膈肌(可手术切除);
     - T4b:肿瘤侵犯其他邻近结构如主动脉、椎体、气管等(不能手术切除)。
2. 区域淋巴结(Regional Lymph Nodes, N)
   - Nx:区域淋巴结转移不能确定;
   - N0:无区域淋巴结转移;
   - N1:1~2枚区域淋巴结转移;
   - N2:3~6枚区域淋巴结转移;
   - N3:≥7枚区域淋巴结转移。
   - 注:必须将转移淋巴结数目与清扫淋巴结总数一并记录
3. 远处转移(Distant Metastasis, M)
   - M0:无远方转移;
   - M1:有远方转移。
4. 肿瘤分化程度(Histologic Grade, G)
   - Gx:分化程度不能确定——按G1分期;
   - G1:高分化癌;
   - G2:中分化癌;
   - G3:低分化癌;
   - G4:未分化癌——按G3分期。

表 72-2　第 7 版食管癌(非腺癌)TNM 分期

分期	T	N	M	G	部位*
0	is(HGD)	0	0	1,X	Any
ⅠA	1	0	0	1,X	Any
ⅠB	1	0	0	2~3	Any
	2~3	0	0	1,X	下段,X
ⅡA	2~3	0	0	1,X	中、上段
	2~3	0	0	2~3	下段,X
ⅡB	2~3	0	0	2~3	中、上段
	1~2	1	0	Any	Any
ⅢA	1~2	2	0	Any	Any
	3	1	0	Any	Any
	4a	0	0	Any	Any
ⅢB	3	2	0	Any	Any
ⅢC	4a	1~2	0	Any	Any
	4b	Any	0	Any	Any
	Any	3	0	Any	Any
Ⅳ	Any	Any	1	Any	Any

*:肿瘤部位按肿瘤上缘在食管的位置界定,X 指未记载肿瘤部位。

表 72-3　第 7 版食管腺癌 TNM 分期

分期	T	N	M	G
0	is(HGD)	0	0	1,X
ⅠA	1	0	0	1~2,X
ⅠB	1	0	0	3
	2	0	0	1~2,X
ⅡA	2	0	0	3
ⅡB	3	0	0	Any
	1~2	1	0	Any
ⅢA	1~2	2	0	Any
	3	1	0	Any
	4a	0	0	Any
ⅢB	3	2	0	Any
ⅢC	4a	1~2	0	Any
	4b	Any	0	Any
	Any	3	0	Any
Ⅳ	Any	Any	1	Any

表 72-4　食管癌的区域淋巴结名称与编码

编码	名称	部位描述
1	锁骨上淋巴结	位于胸骨上切迹与锁骨上
2R	右上气管旁淋巴结	位于气管与无名动脉根部交角与肺尖之间
2L	左上气管旁淋巴结	位于主动脉弓顶与肺尖之间
3P	后纵隔淋巴结	位于气管分叉之上,也称上段食管旁淋巴结
4R	右下气管旁淋巴结	位于气管与无名动脉根部交角与奇静脉头端之间
4L	左下气管旁淋巴结	位于主动脉弓顶与隆突之间
5	主肺动脉窗淋巴结	位于主动脉弓下、主动脉旁及动脉导管侧面
6	前纵隔淋巴结	位于升主动脉和无名动脉前方
7	隆突下淋巴结	位于气管分叉的根部
8M	中段食管旁淋巴结	位于气管隆嵴至下肺静脉根部之间
8L	下段食管旁淋巴结	位于下肺静脉根部与食管胃交界之间
9	下肺韧带淋巴结	位于下肺韧带内
10R	右气管支气管淋巴结	位于奇静脉头端与右上叶支气管起始部之间
10L	左气管支气管淋巴结	位于隆突与左上叶支气管起始部之间
15	膈肌淋巴结	位于膈肌膨隆面与膈脚之间(膈上)
16	贲门周围淋巴结	位于胃食管交界周围的淋巴结(膈下)
17	胃左淋巴结	位于胃左动脉走行区
18	肝总淋巴结	位于肝总动脉走行区
19	脾淋巴结	位于脾动脉走行区
20	腹腔淋巴结	位于腹腔动脉周围

注:11-肺叶间淋巴结,12-肺叶淋巴结;13-肺段淋巴结;14-肺次段淋巴结不属于食管癌引流淋巴结,本表未列出

5

【治疗】

食管癌的治疗应根据肿瘤的病理分期而决定。比较一致的看法是采用以手术和放射治疗为主的综合疗法。20 世纪 90 年代以来,食管癌的新辅助化(放)疗备受重视。目前有些循证医学的证据提示术前联合放化疗有可能提高患者的远期生存率,这有待进一步临床试验证实。其他方法如中医、中药以及免疫治疗等可以作为上述治疗的辅助方法。

1. 手术指征　参照 UICC/AJCC 的临床病理分期,并结合我国的病理分期,同时参照患者的全身情况,食管癌的手术指征参考如下:

(1) 早期食管癌 0、Ⅰa 期,可采用内镜黏膜切除技术治疗。

(2) Ⅰb、Ⅱa 及Ⅱb 期食管癌,根据病变部位和浸润深度采用手术治疗或术前放疗(或结合术前化疗)后再手术治疗。

(3) Ⅲa/b 和部分Ⅲc 期肿瘤,可先行放疗(或结合化疗)再争取手术切除。

(4) 放疗后复发,病变范围不大,无远处转移,全身情况良好者,也应争取手术治疗。

(5) 少数Ⅲc 和Ⅳ期患者,食管高度梗阻,如扩张、内支架等治疗无效,可考虑行短路手术。

2. 手术禁忌证

(1) 食管癌已属晚期,癌肿已明显侵犯到气管、主动脉弓、肺等,或出现声音嘶哑、持续胸背痛。因手术往往无法切除肿瘤。

(2) 食管癌患者已有颈部淋巴结肿大,有肝脏转移等。此时切除食管癌已不能解决根本问题,即使切除原发病灶,但不久其他部位又会出现转移癌。

(3) 有严重的心脏病或肺功能不良等。因食管癌手术属于大手术,患者心、肺功能不好,很难安全度过手术关。

3. 手术方式　至今,外科切除食管癌仍然是治愈该病的最佳选择,同时也最大限度缓解了患者的主要

症状—吞咽困难。虽然食管癌的围术期死亡率已经明显降低(从20世纪50年代的将近30%至90年代低于5%),但围术期的并发症仍然较高。此外,对食管癌切除的最佳术式(路径),以及对食管癌切除范围和淋巴结清扫范围等问题也一直存在争议。目前还没有确切的数据能显示哪种方法更为优越。术式的选择主要还是取决于肿瘤的部位、淋巴清扫范围以及医师的习惯。

从手术路径来分,食管癌手术首先可分为经胸(transthoracic esophagectomy)和不经胸(或称为经膈肌裂孔食管癌切除,transhiatal esophagectomy)两大类。前者又可分为经左胸食管癌切除和经右胸食管癌切除术。按重建消化道的方式又分为胃代食管、结肠代食管和空肠代食管等。以吻合部位不同可有胸内吻合和颈部吻合。所谓不同的术式,最终都是上述分类的不同组合。

从吻合方法来说,可分为机械吻合和手工吻合两类。目前,凡吻合做在胸内的,多采用管状吻合器机械吻合(图72-27),可简化手术操作,也降低吻合口瘘的发生率。也有医师喜欢采用直线切割器侧-侧吻合后壁,前壁手工吻合(图72-28,图72-29)。如果吻合做在颈部则可采用手工吻合或者器械吻合。

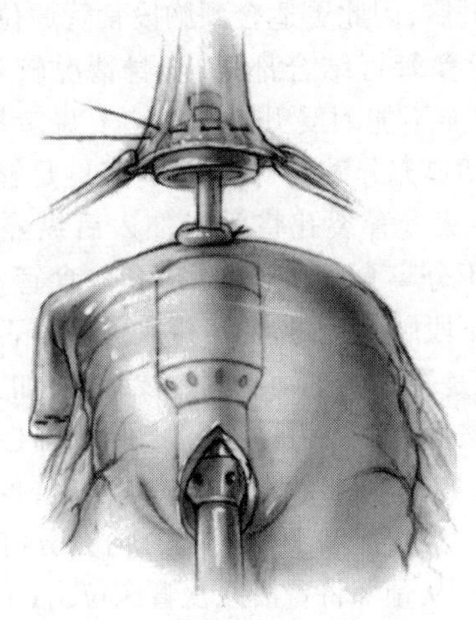

图72-27　管状吻合器机械吻合

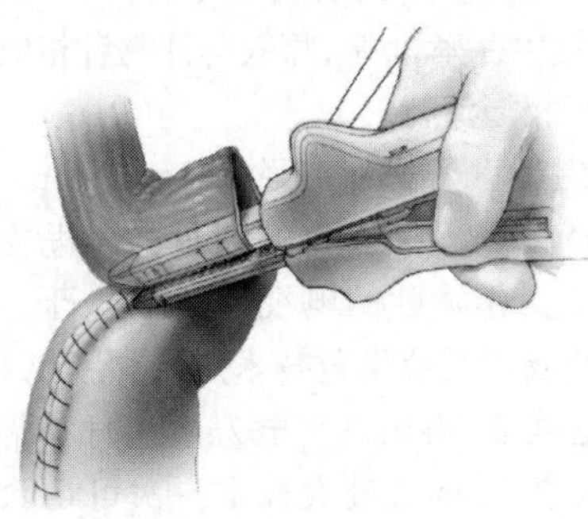

图72-28　后壁使用侧侧吻合器吻合

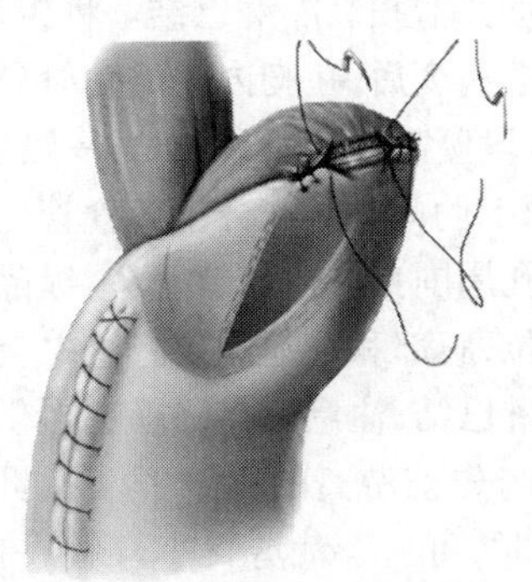

图72-29　前壁手工吻合

近年来,随着微创外科发展,国、内外均已有电视胸腔镜或电视胸腔镜联合电视腹腔镜辅助下的食管癌手术,其手术解剖、游离过程相当于经右胸、腹食管癌切除、胃代食管胸内或颈部吻合。

(1) 经左胸食管癌切除、胃代食管胸内或颈部吻合术:本术式为食管癌常用术式。以左后外侧切口经第6肋(食管下段肿瘤及食管胃结合部肿瘤可经第7肋)进胸。打开纵隔胸膜后,先探查肿瘤是否可切除,然后游离食管周围,前至心包,肺静脉及气管、隆突旁,后至降主动脉,注意应将食管旁组织包括淋巴结一并切除。食管胃结合部肿瘤须打开膈肌探查肿瘤是否可以切除及有无网膜种植转移,特别须探查胃左血管周围是否有成团淋巴结转移,及肿瘤是否侵犯胰腺等重要脏器。切除食管或胃时,两端应至少距肿瘤边缘5cm以上。食管癌有多中心发生及黏膜内扩散的生物学特性,多见向肿瘤上方的黏膜扩散。若上端切除长度不足,可能切缘有肿瘤细胞残留,易导致术后吻合口复发。故有学者认为如有可能,上切缘应距肿瘤10cm。在切下食管标本后,如肉眼不能肯定切缘是否阴性,可立即行冷冻切片病理学检查。为此,中上段食管癌应行颈部吻合,下段食管癌应在主动脉弓上吻合,胃食管结合部癌应在主动脉弓下吻合。由于主动脉弓位于左胸,对于该部位附近的食管癌经左胸手术往往比较困难,也增加手术风险,不如右胸手术安全。

(2) 经中上腹、右胸二切口食管癌切除、胃食管胸内吻合(Ivor Lewis术)或加颈部吻合术(三切口食管癌切除,Ivor Lewis-McKeown术):几乎适用于所有适合手术的食管癌和食管胃结合部肿瘤患者。特别对于肿瘤位于气管隆嵴或主动脉弓水平及以上者,其暴露较左胸入路佳,可提高切除率,也便于上纵隔和隆突区淋巴清扫。采用右胸、腹两切口手术时,一般先平卧位开腹,充分游离胃并清扫淋巴结后关闭腹腔。改左侧90°卧位,右后外侧切口经第5肋间(食管胃结合部肿瘤可经第6肋间)进胸。根据肿瘤部位游离足够的食管长度并清扫纵隔淋巴结。将胃提至胸腔,切除足够范围的病变后,在胸内进行食管胃吻合。如果是食管中、上段癌需作颈部吻合时,一般先左侧 90°卧位,经右胸第 5 肋间进胸充分游离食管(上至胸膜顶,下至食管裂孔周围),并清扫食管旁、纵隔淋巴结后关胸。改平卧位,腹部和颈部消毒。经中上腹游离胃并清扫胃周围淋巴结,注意保存网膜右血供。游离胃近端至裂孔时与先前游离的食管下端相贯通。如考虑胃长度不够时,可适当裁剪胃小弯做成管状胃,也有利于小弯淋巴结清扫。关闭腹腔。作左颈或右颈部切口,将食管和胃从颈部拉出后,切除病变食管,将食管与胃作吻合。本术式一般常规加作幽门成形术。

(3) 食管癌切除、结肠代食管术:适用于胃部有病变或过去曾做过胃大部切除的食管癌患者;或同时有食管癌和胃部肿瘤的患者需同期切除者。因不能用胃代食管,临床上多用结肠代食管。因结肠系膜较长,血供较丰富,并且可以根据血供情况采取右半结肠、中结肠或左半结肠代食管,结肠的方向以顺蠕动为好。也可采用空肠移植重建食管。但由于空肠的肠管弯曲较多,血管蒂张力较大,高位移植常会引起肠管末端坏死,故失败机会较多,临床很少使用。国内外也有报道采用一段游离的带蒂空肠,应用显微外科技术将肠系膜血管与颈部的甲状腺动脉或胸廓内动脉吻合,重建高位食管缺损,但手术操作繁琐,且需显微外科技术,临床上少见运用。结肠代食管手术切口选择可根据具体病例灵活运用,常用左胸腹联合切口食管癌切除,结肠食管胸内或颈部吻合。也可采用右胸、腹、颈部三切口食管癌切除,结肠食管吻合。

5

(4) 经腹或左胸腹联合切口食管胃结合部肿瘤切除、胃食管吻合或空肠食管吻合术:单纯经腹手术适合于食管胃结合部肿瘤而食管下端无明显受累的患者,以及年龄偏大、难以耐受开胸者。作近端胃大部切除后,食管胃吻合。如病变范围大,特别胃小弯有累及者,须作全胃切除,空肠食管 Roux-Y 吻合。若病变累及食管下端,可考虑胸腹联合切口,特别是同时须作全胃切除的患者,左胸腹联合切口最具优势。

(5) 微创食管切除术(Minimally Invasive Esophagectomy,MIE):MIE 与其他胸外科腔镜手术同时起步,但其发展相对缓慢。尽管安全性和可行性已被越来越多的文献所证实,但临床应用价值一直存在较大争论。直到近 2 年,MIE 才被越来越多的外科医师接受,成为食管癌手术治疗的主流方法之一。最近的一项 Meta 分析在 672 例微创食管癌切除患者和 612 例开放食管癌切除患者之间进行了比较,结果显示微创食管切除术在总体并发症以及肺部并发症方面均有明显降低。Decker 的系统回顾分析结果显示在样本量不足 25 例的研究中,其死亡率为 3.9%,总体并发症为 60%,其中肺部并发症为 30.8%,中转开放手术率为 9.6%。但在病例数超过 100 例以上的研究中,死亡率则降至 2.2%,总体并发症为 46%,肺部并发症发生率为 19.7%,中转开放手术率为 3.6%。其中 Luketich 报道的 222 例患者中,总体死亡率为 1.4%,而 Kohn 的研究结果显示美国开放食管癌根治术的总体死亡率仍在 7% 左右,在日本其总体手术相关死亡率也徘徊在 4% 左右。作者单位的数据显示微创食管切除术的总体并发症发生率为 34.6%,其中心肺并发症为 11.5%,无围术期死亡。由此可见,在开放食管癌切除手术经验丰富的术者中,通过自身腔镜手术经验的积累,微创食管癌根治术的优势逐步得到了体现。近期,微创食管切除术的长期生存率被陆续报道,其总体 5 年生存率在 22% ~52%。其中,在 I 期食管癌患者的 3 ~5 年生存率在 70% ~100%,生存数据与开放手术相当。Osugi 将微创食管切除术组与开放手术组患者按照不同的 pN 分期和 pT 分期进行亚组分析,结果显示两组均无明显差异。但目前的文献均存在一定的选择偏倚,尚需大样本量的随机对照研究以进一步证实。

(6) 经食管裂孔食管癌切除术:本术式最大特点是不需要开胸,因此更适合颈胸段食管原位癌或较小的食管癌、食管胃结合部癌;全身情况较差,年老体弱,心肺功能不能耐受开胸手术者。患者取平卧位,经中上腹切口充分游离胃,估计胃长度足够拉至颈部作吻合后,从食管裂孔将手指伸入后纵隔内分离食管。为便于分离食管,可用纱带套取食管下端牵引,如为食管下段肿瘤,手指即可探查肿瘤是否侵犯周围组织,特别是脊柱和主动脉等重要结构,如关系紧密,即不适合该术式。如为食管上段肿瘤,需经颈部切口进行探查,如发现肿瘤与气管关系紧密,也应慎重选择该术式。从腹部和颈部两个方向充分游离食管后(图 72-30),从颈部将胃沿原食管床拉出,于颈部作食管胃吻合术(图 72-31)。也可以将胃从胸骨后提至颈部作吻合。据此手术的著名倡导者 Orringer 报道 636 例患者,5 年生存率 26%,疗效与开胸者相似。目前此术式在欧美相当流行。

(7) 内镜食管黏膜切除术(endoscopic esophgeal mucosectomy,EEM):是近年来发展的先进技术。手术在具有两个操作管腔的电视内镜下进行。在内镜下用甲苯胺蓝或卢戈液染色技术辨认黏膜癌变区,然后用钳子提起病变,再用高频电刀切除病变黏膜。切除的最大宽度为 15mm,最大标本一次可切除 12mm 病灶。超过 12mm 者可多次重复切除。切除标本的边缘应作病理检查,术后 3 天可进食。已有文献报道认为

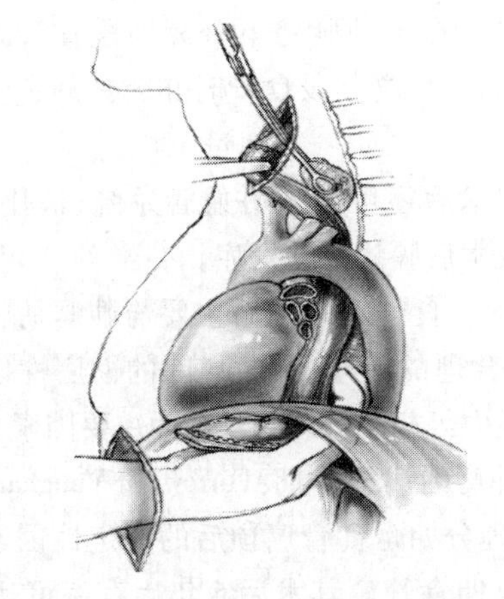

图 72-30　从腹部和颈部两个切口游离食管

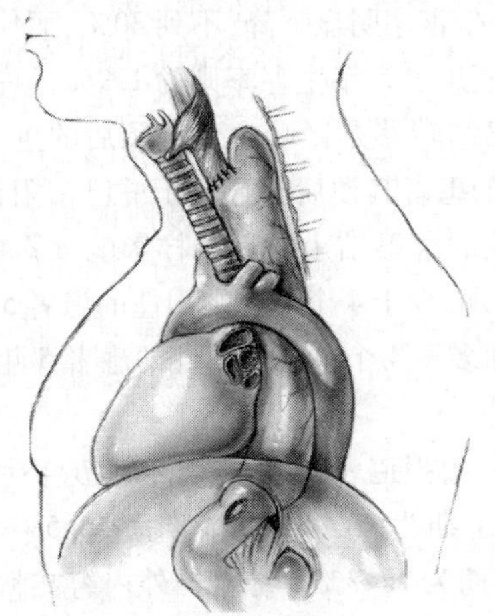

图 72-31　完成吻合后的示意图

EEM 技术是安全可靠的方法。局限于食管上皮内的肿瘤由于没有黏膜内淋巴管浸润及淋巴结转移，均可得到根治。但由于食管癌的浸润深度无法在行 EEM 前得到正确估计，所以对 EEM 术后的标本应最仔细的病理学检查，如病理证实已有黏膜下浸润，应该进一步行淋巴结清扫的食管癌切除术。

（8）减状手术：若肿瘤已不能切除，仅能作减状手术，常用的有食管腔内置管术（包括放置记忆金属内支架）、食管分流术，以暂时解决患者进食，然后再施行放疗或化疗。

1）金属内支架放置术：1983 年 Dotter 和 Gragg 分别制成镍钛记忆合金支架，1985 年 Wright 等研制出 Z 字支架，1987 年 Sigwart 及 Rousscan 报道了网状金属支架。这类支架一般先束缚于小口径的引导装置内，插入预定部位后，除去束缚装置，支架便能自行扩张，故又被称为自展型金属内支架（SEMS）。1990 年，Domschke W 首先报道网状 SEMS 应用于食管癌患者。由于其操作简便，患者所受创伤小，效果满意，临床应用越来越广泛。目前应用于食管的 SEMS 有三类：一是以 GRZ 为代表的 Z 字架；二是以 Wallstent 为代表的网状支架；三是镍钛记忆合金支架。SEMS 可用于多种疾病的治疗，食管内置管的适应证均在其应用范围内。对食管气管瘘的治疗必须采用带膜的内支架。但如病变位于咽部以下 5cm 以内，放置内支架后患者有明显的异物感，不适于 SEMS。现有的 SEMS 及输送释放装置种类很多，具体操作方法各异，可以参照产品说明书了解具体操作步骤。总的原则要求支架能超过或覆盖肿瘤长度 1～2cm。为此必须准确估计肿瘤大小范围，选择合适大小的支架。需要指出的是支架在食管内会使患者有明显异物感，有的患者难以耐受，因此术前须和患者解释清楚。如果估计患者存活时间超过半年以上，放置支架应谨慎。如果光从改善患者营养状况考虑，可以采用胃造瘘或空肠造瘘等方法。可回收支架在放置后 1 个月内仍可取出，超过 1 个月以上取出支架应相当谨慎。

2）食管分流术：在开胸手术探查时，如发现肿瘤不能切除，可行胸腔内食管分流术。方法多在肿瘤上方 2cm 以上处行食管胃侧-侧吻合术。如果食管中上段癌伴有严重的吞咽困难，可采用不开胸的结肠代食管分流术或胃造瘘术。

4. 手术并发症

（1）吻合口瘘：食管胃（肠）胸内吻合口瘘是食管、贲门癌术后最严重的并发症之一。吻合口瘘总的发生率文献报道在 3%～5%。胸内吻合口瘘死亡率为 30%～50% 左右。因此，预防和处理吻合口瘘对降低食管切除术后并发症及死亡率具有重要意义。早期吻合口瘘可发生在术后 2 天内，多和吻合技术方法不当有关。多数吻合口瘘发生在术后 5～7 天内。

胸内吻合口瘘多有严重的中毒症状，表现为体温增高、脉搏加快、胸痛及呼吸困难等。体格检查及胸部 X 线检查可见有胸内积液或液气胸。胸腔穿刺可抽出混浊臭味液体。如患者已开始进食，则抽出液中可混有食物碎屑。晚期瘘可单纯表现为体温持续增高、胸背疼痛和全身衰竭症状。胸部 X 线仅见吻合口周围有块状阴影或纵隔增宽的改变。胸内吻合口瘘可通过口服亚甲蓝观察胸腔引流液颜色，或吞咽少量的碘油或稀钡透视摄片而确诊。

吻合口瘘的处理要根据瘘口的大小、部位及患者的具体情况决定。对胸内吻合口瘘的处理方法主要有：①晚期较小的瘘可采用胸腔闭式引流；②早期瘘一旦确诊，如患者一般情况允许，应争取尽早再次剖胸探查。如果瘘口较小，周围组织炎症水肿较轻，可单纯修补吻合口或用带蒂的肋间肌瓣修补；如无法修补可手术重建吻合口，一般可手术切除原吻合口再次行食管胃吻合也可采用结肠移植代食管；③如情况十分严重，不能耐受再次剖胸手术吻合，可采用上段食管颈部外置及胃造瘘术,待患者情况好转后再作食管重建术;④吻合口瘘患者引流通畅病情稳定后,可尝试在纤维胃镜下用金属夹夹闭瘘口。

(2) 单纯脓胸:由于食管切除是污染手术,且患者大多术前存在营养不良,术后发生脓胸者也较常见。X线检查及胸腔穿刺即可确诊。治疗可用大剂量抗生素以控制感染,同时必须放置闭式胸腔引流。单纯脓胸的预防主要是术中应严格无菌操作,及时更换敷料及器械,冲洗胸腔,术后保持胸腔引流管的通畅,发现胸腔积液后及时穿刺抽液。

(3) 乳糜胸:食管癌手术易损伤胸导管,尤其是中上段食管癌手术损伤机会大。主要临床表现为因大量胸腔积液而出现胸闷、气急等症状,晚期可出现营养消耗症状及水电解质紊乱等。体检可见纵隔向健侧移位,血压降低、脉搏增快、重者可发生休克症状。胸腔引流管内可引流出大量淡黄或白色牛奶状液体,早期乳糜胸因混有胸腔内积血而呈淡血性,胸腔积液乳糜试验即可确诊。乳糜胸确诊后,如患者一般情况尚可,每天的胸液量少于1000ml,可先保守治疗。方法为禁食,静脉营养等积极支持治疗,保持水电解质平衡,尝试给予生长抑素治疗1周。如果胸腔引流量逐渐减少,可继续观察一周。如没有效果或减少并不明显,应尽快手术治疗。术前2~3小时可口服奶油等食物,使术中能从瘘口流出大量典型的白色牛奶状液体,便于辨认瘘口。手术结扎胸导管即可治愈。

(4) 肺部并发症:食管癌患者由于年龄较大,术前多有营养不良及吸烟史,常伴有慢性支气管炎及肺气肿,肺功能较差,再加上手术时间长,创伤大,肺部并发症的发生率较高,占术后并发症的首位。一般有肺炎、肺不张、肺脓肿及呼吸衰竭等。多发生在术后24~48小时内。除临床症状外,胸部X线及血气检查可协助诊断。对有慢性支气管炎、肺气肿的患者,术前作预防性治疗,并可在术中应用抗生素。如已发生术后肺部并发症,除加强抗感染治疗外,应重视咳嗽排痰,可用雾化吸入、支气管解痉剂和化痰药物,必要时间断鼻导管吸痰、纤维支气管镜吸痰,以及时清除呼吸道分泌物。如发生呼吸衰竭者,应尽早行气管切开,呼吸机辅助呼吸。

(5) 喉返神经损伤:喉返神经与上段食管紧邻,行上段食管癌切除术时易损伤一侧喉返神经。由于一侧声带麻痹,术后患者声音嘶哑,进食时常因误吸而呛咳,而且影响有效咳嗽和排痰,增加肺部并发症的发生率。预防喉返神经损伤,主要是在术中注意保护喉返神经。在主动脉弓下分离中段食管时尽量紧贴食管分离,在分离颈段食管时亦因紧贴食管作钝性分离。

食管癌术后还可发生心血管系统、消化系统、切口感染以及术后膈疝等并发症。

5. 预后 食管癌的预后主要与肿瘤的临床病理分期、及时合理的治疗、肿瘤切除的彻底性以及患者自身免疫能力等相关。影响预后的主要因素有:

(1) 肿瘤的病理分期:Farrow 和 Vaughan 的研究则表明,病理分期是食管癌预后的决定性因素。仅侵犯黏膜的早期食管癌其术后5年生存率可达80%以上。然而,大多数患者明确诊断时已经是进展型食管癌,其5年生存率明显下降,不到30%,而伴有远处转移的食管癌患者5年生存率则为1.9%。许多研究还表明,淋巴结转移是影响食管癌预后的重要因素,淋巴结阴性的患者其预后明显优于淋巴结阳性的患者。同时,阳性的淋巴结个数也同样影响食管癌的预后,Nigro 等发现,少于4个淋巴结阳性的患者5年生存率为23%,而多于4个淋巴结阳性的患者5年生存率则仅为12%。

国内一组报道表明,食管癌术后五年生存率0期为100%,Ⅰ期为93.4%,Ⅱa期为56.5%,Ⅱb期为32.4%,Ⅲ期为16.7%。综合国外一组文献报道依据UICC的病理分期,Ⅰ期五年生存率在90%以上,Ⅱa期为70%~85%,Ⅱb期为45%~67%,Ⅲ期为15%~20%,Ⅳ期低于10%。

(2) 肿瘤切除的彻底性:对食管癌除应切除肿瘤组织及区域淋巴结外,要求切端至少距肿瘤边缘5~7cm,尤其是上切缘有学者主张应距肿瘤边缘10cm以上,因为食管癌黏膜内播散及跳跃式分布多向肿瘤上方发生。切缘有无癌细胞累及对远期生存率有很大的影响。有文献报道两者的生存率可相差达1倍。对于淋巴结清扫,大多数学者主张除黏膜内肿瘤之外,不管有否转移必须清扫区域淋巴结。日本有人认为对于M1LYN组的淋巴结也应常规清扫。一致认为前者肯定对提高患者生存率有益,对于后者是否必要尚存在争论。

(3) 手术以外的综合治疗:术前新辅助治疗(术前放、化疗)的作用近年来受到重视。文献报道对已浸润至食管外膜及侵出食管的肿瘤术前放疗及化疗能够提高肿瘤的切除率,但是多项前瞻性研究表明术前新辅助治疗并不能提高术后患者的五年生存率。而至于术后放化疗在提高食管癌的生存率方面也存在许多争议。日本的一项研究表明,术后化疗组(顺铂、长春地辛)的五年生存率小于单纯手术组(44.9% vs 48.1%);另一项法国的研究也表明术后化疗组(顺铂、5-FU)的生存率与单纯手术组比较无统计学差异。对于切端有癌细胞累及的患者,术后放疗能提高其中位生存率。切端无癌细胞累及的患者,是否需要术后放疗,文献报道不一。国内一项研究表明术后放疗有利提高患者的生存率,尤其对于Ⅲ期的患者,术后放疗组五年生存率显著高于单纯手术(13.1% vs 35.1%)。而国外文献报道术后放疗因其并发症的发生并不能提高患者长期生存率,因此建议术后放疗仅适用于术后纵隔有肿瘤残留的患者。

二、食管良性肿瘤

【流行病学及分类】

食管良性肿瘤非常少见。由于肿瘤可致食管梗阻,甚至能因误吸而致肺部并发症,因此该疾病仍然受到大家的重视。食管良性肿瘤的发病率较难估计,1944 年 Moersch 和 Harrington 在对 11 000 名主诉吞咽困难的患者检查中,发现有 15 例食管良性肿瘤患者,其发病率<0.2%。食管良性肿瘤在食管肿瘤中≤1%,发病年龄较食管癌小,症状进展缓慢,病期长。食管良性肿瘤按照发生的部位可分为腔内型、黏膜下型以及壁内型(表 72-5),各型肿瘤在临床表现、诊断和治疗上有一定的差异。按照组织学分类,食管良性肿瘤中最常见的是起源于食管肌层的平滑肌瘤,此外尚有起源于黏膜层和黏膜下层的息肉、脂肪瘤、纤维脂肪瘤、乳头状瘤和血管瘤等。

表 72-5　食管良性肿瘤的分类

部位分类	组织学分类
腔内型肿瘤	食管息肉、脂肪瘤、纤维脂肪瘤、纤维神经样肿瘤
黏膜下肿瘤	血管瘤、颗粒细胞肿瘤、神经纤维瘤、神经细胞瘤
食管壁内肿瘤	平滑肌瘤、胃肠道间质瘤、平滑肌瘤病、脂肪瘤、错构瘤

【临床表现】

腔内型肿瘤可以导致食管腔不同程度的梗阻,主要表现为吞咽困难、呕吐以及体重减轻。也有部分患者表现为咳嗽、胸骨后不适、吸入性肺炎和胃肠道出血。有时,肿瘤也可反流入患者口中,甚至导致致命的误吸。

黏膜下及壁内型肿瘤可以没有任何症状。黏膜下肿瘤可阻塞食管腔导致吞咽困难。出血不常见,但是血管瘤可以导致呕血,但一般量较小。壁内型肿瘤常见症状包括吞咽困难、胸痛、胃灼热等。此外研究者还发现,壁内型肿瘤可能和肥大性骨关节病有一定相关性。在切除食管平滑肌瘤后,患者的骨关节症状可能会迅速缓解。

【辅助检查】

食管良性肿瘤的辅助检查主要包括食管钡餐造影、普通内镜检查以及超声胃镜等。

1. 食管钡餐造影　钡餐造影检查中,腔内型肿瘤类似于吞咽的异物。主要表现为在患者吞咽钡剂时,肿块可以移动。在肿块蒂的附着处水平的食管蠕动波中断。壁内型肿瘤则为边缘光滑整齐的圆形或椭圆形充盈缺损,其上下缘与正常食管壁交界处呈锐角,肿瘤区食管黏膜皱襞被肿瘤撑平而消失但无破坏。而黏膜下肿瘤在钡餐造影检查中常无特殊表现。

2. 普通内镜检查　所有患者均应进行食管镜检查。有时,较小的肿瘤甚至需要多次的检查才能明确诊断。该检查对腔内型肿瘤非常重要,检查中可以直接观察肿瘤以及肿瘤蒂。黏膜下肿瘤在内镜下表现为黏膜轮廓及颜色的变化。壁内型肿瘤则可表现为肿块突入食管腔,并且有一定的移动性,但黏膜完整正常。

对于腔内及黏膜下肿瘤,内镜下活检是必需的。但是对于壁内型肿瘤的活检目前存在争议。大多数学者认为,活检并不能得到足够的组织以明确诊断,并且活检可能造成黏膜损伤,从而对肿瘤手术切除带来困难。

3. 超声内镜检查　利用超声内镜可以明确显示壁内型肿瘤的大小、位置以及其周围淋巴结状况。除此之外,超声内镜还可帮助选择合适的肿瘤切除方式。

另外,CT 和 MRI 检查在肿瘤性质判断方面有一定应用价值。

【治疗方法】

目前认为,较小的、没有症状的良性肿瘤无需治疗,而临床症状明显或是造成食管梗阻的患者推荐尽早行手术治疗,手术效果及预后良好。肿瘤的部位以及生长范围决定手术方式。

腔内型肿瘤,特别是对于带蒂或是较小的肿瘤可以选择内镜下切除。但是,对于较大、且基底部宽大的肿瘤,血管一般较为丰富,内镜下切除风险较大,可能会引起无法控制的出血。如果肿瘤的位置和大小不适合行内镜切除时,可以考虑行食管纵行切开,处理肿瘤营养血管,之后直接切除肿瘤。首先,纵向切开肿瘤附着处的食管壁,之后结扎肿瘤蒂,分离周围组织,切除肿瘤。利用可吸收缝线缝合食管黏膜,而食管肌层则使用不可吸收线缝合。切除标本均应行术中冷冻病理检查，排除恶性可能。

壁内型及黏膜下肿瘤均应行开胸手术切除。切开纵隔胸膜，显露食管后，纵向切开肌层，在黏膜外分离摘除肿瘤，术中一般并不损伤黏膜。如果黏膜层破裂，可以用可吸收缝线连续缝合修补。

随着腔镜手术的发展，食管壁内型肿瘤的剥离术也可在胸腔镜下完成，其优点为痛苦少、损伤小及住院时间短的优点。

另外，血管瘤也可以使用内镜下注射硬化剂治疗。

（谭黎杰）

第七十三章 心脏外科概况

第一节 心脏疾病的诊断方法

一、心脏影像学检查

心脏疾病的影像学检查除超声和核素外，还包括透视、胸部摄片、心血管造影术、CT 和 MRI。

（一）胸部 X 线透视

可以转动患者位置，多方位动态地观察心脏各房室和大血管的形态、搏动情况，了解纵隔内异常阴影与心脏大血管的关系。但透视带有主观随意性，并与检查者的经验有关，而且患者接受 X 线量较多，所以目前透视仅作为摄片的补充检查。

（二）胸部 X 线摄片

目前胸部 X 线摄片都采用数字化技术，远距离摄片（球管胶片间距为 2m），尽量减少放大因素。摄片位置有胸部正位片（后前位）、左侧位、左前斜位和右前斜位 4 种。从这几种胸部摄片中可观察到：

1. 肺血管增多或减少　肺血管增加，其中一类是肺充血，表现为肺血管影增粗、增多，血管轮廓清晰。主要见于左向右分流先天性心脏病，如动脉导管未闭、心房间隔缺损和室间隔缺损等。另一类是肺淤血，表现为肺血管纹增多，但血管轮廓模糊不清，主要见于二尖瓣病变以及各种原因的左心衰竭。在病程长久的病例中，有时还可见到肺组织的广泛纤维化和含铁血黄素的沉积。肺血管减少，系肺血流量减少的结果，可见于肺动脉瓣狭窄、法洛四联症。表现为正常肺血管明显减少，有时可见侧支血管影。

2. 心脏大血管的改变　结合多体位胸部片可观察到心脏各房室增大的改变，如在二尖瓣狭窄的病例，正位片中右下心缘有双心房影，侧位或右前斜位食管吞钡摄片可观察到增大的左心房在食管上的压迹，在胸骨后见到右心室增大。而在主动脉瓣病变中，则可见到左心室向左向下向后明显增大。胸部片可同时显示主动脉的改变，如在有心内左向右分流的病例（如房间隔缺损和室间隔缺损），常可见到主动脉结缩小，右心室或左右心室增大的情况。

值得一提的是，胸部摄片除提示心脏疾病诊断之外，目前临床更多应用于心脏疾病手术或介入治疗后动态观察肺血和心脏形态的改变情况，以此评估疗效和了解有无相关并发症等。

（三）心血管 X 线造影术

目前通常采用非离子型碘对比剂，通过心导管快速注入心脏大血管的某个部位，使心脏和大血管显影，通过快速电影摄片技术，将心动各个周期中心脏大血管的显影情况拍摄出来，进行诊断。在法洛四联症、右心室双出口和三尖瓣下移病例常将心导管置于右心室中，注入造影剂可显示肺动脉的发育情况及右房室大小和大血管的异常通路。在二尖瓣或主动脉瓣病变中，则需向左心室或升主动脉内注入造影剂，观察瓣膜的关闭不全和狭窄情况。在冠心病中，需选用特殊的左、右冠状动脉导管，分别插入左、右冠状动脉口，注入造影剂，观察冠状动脉各主要分支的阻塞情况。而在大血管错位单心室等复杂的先天性畸形中，有时需同时经静脉插入心室导管和主动脉逆行插管至心室，分别经两处导管注入造影剂作快速摄片才能确定诊断。近年来，CT、MRI 等无创性检查新技术在诊断上基本已替代了心血管造影术。

（四）CT 检查

CT 检查，尤其是多排螺旋 CT 对心脏大血管病变具有很高的诊断价值。多排螺旋 CT 采用容积扫描，扫描速度达亚秒级，可获得高质量的轴位和三维重建图像，对解剖结构的显示（包括异常结构形态、大小和范围及其相互关系等）更清晰，也更精确可靠。目前 64 排以上螺旋 CT 的冠状动脉成像，就诊断而言，可完全替代传统有创的 X 线血管造影术。CT 对心脏大血管病变诊断的主要适应证为：①冠心病，包括冠状动脉成像、显示冠心病并发症室壁瘤等；②大血管病变，包括主动脉瘤、主动脉夹层、肺动脉栓塞、肺静脉和上下腔静脉异常等；③心包病变，包括积液、增厚钙化缩窄，心包缺如等；④各种先天性心脏病和心肌病，可显示病变部位、大小、范围和程度等；⑤心脏肿瘤或心腔内血栓。

（五）MRI 检查

MRI 检查具有无创、无 X 线辐射、软组织分辨率及空间分辨率均较高的优点。随着磁共振成像硬件设备和软件功能的改进，其在心血管疾病中的诊断价值愈显优越。使用多种扫描技术，可以完成包括心脏解剖形态、心脏收缩功能、心肌灌注及心肌活性成像在内的"一站式"检查，具有其他任何一种单一的检查方法无法比拟的优点。具体体现在：①单纯先天性心脏病的 MRI 诊断正确率与心动超声相仿，甚至在某些复杂先天性心脏病的诊断上优于心动超声；②冠心病心肌灌注的 MRI 图像，其空间分辨率较心动超声和放射性核素心肌显像要高；③MRI 的多参数成像特点对心脏肿瘤的定位及定性诊断具有很高价值；④MRI 对瓣膜狭窄和关闭不全进行定性诊断的同时，还可以进行定量分析，且对非机械性生物换瓣者定量分析的检查并无影响；⑤虽然目前磁共振冠状动脉成像技术尚不成熟，但对全身其他大血管，磁共振成像在诊断上基本与多排螺旋 CT 血管造影相仿，两者均可基本替代 X 线血管造影术。MRI 具有诸多优点，但是其检查时间较长，且费用较贵，技术要求高，一般不作为首选的检查方法。

（金航　曾蒙苏）

二、心电图检查

心电图是当前心脏病检查最常用和最基本的方法，也是心脏外科术前、术中和术后观察心脏乃至全身病情变化的重要手段。

心脏是具有自发产生和传导电兴奋的特殊组织，该组织有规律的产生电兴奋并将其快速地传导至整个心脏，触发心脏的整体收缩以及后续的舒张活动，推动血液在循环系统内流动。同时，电兴奋还在体内激发一电场，后者通过心脏周围的导电组织和体液传至全身。由于电场处于周期性的不断变化之中，置于身体不同部位（电场之中）的金属探查电极所感应的瞬间电场强度和极性不同，电极之间出现电位差并产生一微弱电流，利用工程上的信号放大和描记技术（心电图机）对其进行放大和记录，所得到的图形就是心电图（electrocardiogram，ECG）。传统的心电图从身体表面记录，又称体表心电图。

心电图虽不是对心脏生物电活动的直接记录，但能精确地记录兴奋产生、传导和恢复过程中的生物电变化。因此，心电图是绝大多数心律失常的唯一临床检测方法和"金标准"。常见的心律失常包括各种期前收缩、心动过速、扑动、颤动以及各部位的传导阻滞。心脏解剖、电生理异常，电解质变化均可改变心脏电兴奋传导时间和方向，使心脏的电场活动有别于正常，对其进行观察可使部分疾病得到确诊，如心肌缺血、心肌梗死、心肌病、预激综合征等。可帮助某些疾病的诊断，如心房、心室肥大等。对多种电解质紊乱如血钾过低或过高等，心电图有协助诊断价值。某些药物如洋地黄、抗心律失常药物的应用，心电图随访有助于了解药物作用及其副作用。此外，各种心脏操作，如冠状动脉造影检查、心脏介入治疗、心脏手术、起搏器安装以及心脏电生理检查等，均必须在心电监护下进行，可及时了解心脏活动情况。

（一）导联与导联体系

将金属探查电极分别置于身体的两个不同部位，用导线将其连接于电流计的正负两端，即构成一环路电路，此时电流计可感应正负两端电极之间的电位差。此种连接称为导联，位于正端的电极为正电极，反之为负电极。

1. Wilson 导联体系　在 1905 年 Einthoven 就建立了标准导联：Ⅰ、Ⅱ、Ⅲ标准肢导联，后来 Wilson 将之发展为 Wilson12 导联体系，主要包括以下导联：

（1）标准导联：又称标准肢导联，即分别将电极置于身体肢体部位所构成的连接。

Ⅰ导联：分别将正电极置于左上肢，负电极置于右上肢；

Ⅱ导联：分别将正电极置于左下肢，负电极置于右上肢；

Ⅲ导联：分别将正电极置于左下肢，负电极置于左上臂。

（2）单极胸导联：将置于左、右上肢与左下肢三个肢体的负电极各通过 5000Ω 电阻相连接而成中心电端，其电位在整个心动周期中近乎是零。将探查电极与之连接所构成的导联为单极导联。常用的单导联为胸导联，包括：

V_1在右侧第 4 肋间靠近胸骨右缘；

V_2 在左侧第 4 肋间靠近胸骨左缘；

V_3在 V_2 与 V_4的中间；

V_4在左锁骨中线第 5 肋间；

V_5在左腋前线上，与 V_4 同一水平；

V_6在左腋中线上，与 V_4 同一水平。

（3）单极加压肢导联：将肢导联的负极置于中心电端，构成单极肢导联。探查电极放在左、右上肢及左下肢，同时在记录某一肢导联时，将该肢体处电极与中心电端脱离，所获得的电压较未脱离时增高

50%，故称之为单极加压肢导联，包括 aVR、aVL、aVF 导联。

上述导联构成标准 12 导联体系，是目前临床上最为常见的导联体系，故又称常规导联体系。

（4）18 导联体系：指除外常规 12 导联外，增加了右室 3 个导联：V3R、V4R、V5R 导联（其位置分别置于 V_3、V_4、V_5导联相对应的右侧胸壁处）；及左室后壁 3 个导联：V_7、V_8、V_9导联（位置分别置于左腋后线、左肩胛线、左脊椎旁线，均与 V_4～V_6导联同一水平线）。

2. 其他导联体系

（1）Frank 正交导联体系：采用 X、Y、Z 三个导联，分别代表左右、上下及前后三个相互垂直的导联，共需安置 7 个电极，包括第 5 肋间前正中线（E）、背正中线（M）、右腋中线（I）、左腋中线（A）、前正中线和左腋中线间的 45°处（C）以及左腿（F）和颈项部（H），其中 C 为校正电极。以 I、C、A 构成 X 轴，A、C、E、I、M 构成 Z 轴，H、M、F 构成 Y 轴。此导联体系可用于获取正交心电图，也可转化为心向量图，后者因可显示心电活动的立体空间轨迹，可以补充常规心电图在某些诊断上的不足：如不典型心室预激、束支及分支阻滞、心肌梗死鉴别诊断等。

（2）单极食管导联：将探查电极吞至食管内，可以从心脏的背面近距离记录心电活动。食管电极以 E 为标志，E 右下角注明电极高门齿的距离厘米数，如 E25、E30、E40 等，分别记录心房以上水平、心房水平和心室水平的心电图。食管导联主要用于观察心房的电活动，鉴别室上性与室性心律失常。

（3）模拟导联：多用于监护或动态心电图导联。常用的为 CM5、CM1、CM2 及 CMF 等导联。这些导联均为双极导联，其图形分别与其正极电极的位置如 V_5、V_1、V_2 及 aVF 导联图形相似。CM5 的正极放于 V_5 的位置，负极放在胸骨右缘第 2 肋间，其波形振幅高，可反映侧壁心肌情况。CM1 正极放于 V_1的位置，负极放于胸骨左缘第 2 肋间，其 P 波较为清晰，用于心律失常的鉴别诊断，但其振幅较低，易于受干扰。CM2 正极放于 V_2 处，负极放于胸骨左缘第 2 肋间，波形较 CM1 高，也比较常用。CMF 正极放在左下肋弓处，负极放在胸骨柄上端，用于观察下壁的心肌病变。目前有动态 12 导联同步心电图，其图形接近常规 12 导联心电图。

（二）心电轴

前述Ⅰ、Ⅱ、Ⅲ导联在人体额面构成了一等边三角形，心脏位于三角形的正中心，称为 Einthoven 定律。额面平均心电轴指心动周期中投影在额面上的最大平均心电向量，通常指额面 QRS 平均心电轴，如不特别指明，也称心电轴，其在 Einthoven 等边三角形中的角度即心电轴的度数。

正常人心电轴在-30°～+90°之间；在+90°～+180°为电轴右偏；在-30°～-90°之间为电轴左偏；部分电轴左偏及右偏有一定临床意义，需要结合临床考虑；而电轴在-90°～±180°为显著电轴右偏，又称无人区电轴，大多具有病理意义。

心电轴的常用测量方法有面积计算法、坐标图法、三角系统法、六轴系统法及目测法等。根据肢导联进行目测，是较为简单的心电轴测量方法。大致如下：Ⅰ与Ⅲ导联主波均向上，心电轴正常；Ⅰ导联主波向上，Ⅲ导联主波向下，心电轴左偏，如此时Ⅱ导联 R/S=1，则心电轴为-30°，R/S<1，电轴在-30°以左；Ⅰ导联主波向下，Ⅲ导联坐标向上，心电轴右偏，当Ⅰ联 R/S=1，则心电轴为 90°，R/S<1，电轴在 90°以右。如果Ⅰ、AVF 导联均为主波向下，则电轴位于无人区电轴。

（三）心电图描记与心电波的命名

一般心电图记录纸上印有 1mm 单位的网格状背景。通常将 10mm 设定为 1mV 电压，特殊情况下可设定为 0.5mV 或 2mV。图纸描记速度一般设为每秒 25mm，则每 1mm 代表 0.04 秒。在某些心律失常的鉴别诊断时，也可将纸速加速至每秒 50mm 或更快。

心动周期在心电图上的描记为一系列波折，称为 P、Q、R、S、T、U 等波（图 73-1）。其中 P 波由心房激动引起，其他各波皆由心室活动引起，包括代表心室除极过程的 QRS 波群和代表心室复极过程的 T 波与 U 波。QRS 综合波的命名规定如下：Q 波为第一个向下的波，其前面必须无向上的波；R 波为第一个向上的波，不论其前面有无向下的波；S 波为随 R 波之后的向下波。R'波为 S 波后的向上波。只有一个向下的波群称为 QS 型。一般用大小字母区别波形振幅的大小。

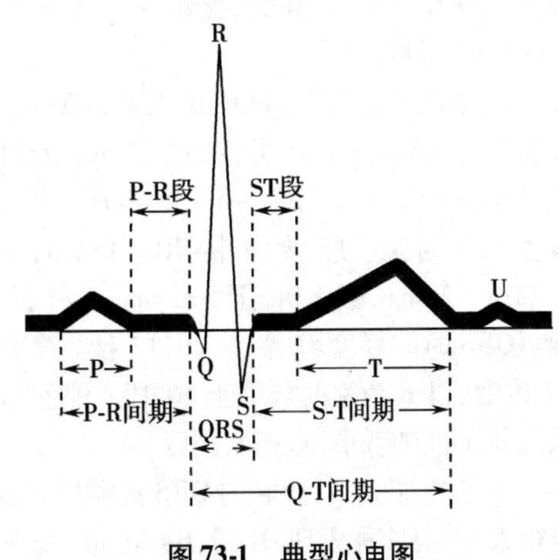

图 73-1　典型心电图

（四）正常心电图

1. 正常窦性心律　指由窦房结发放冲动下传激

动心脏。心电图上 P 波在 I、I I 导联直立,在 AVR 导联倒置。频率为每分钟 60 ~ 100 次。

2. P 波 其前部分由右心房激动产生,后部分由左心房激动产生。除 aVR 导联外,P 波在大部分导联直立。呈半圆形、低平或呈双相。P 波宽度不超过 0. 11 秒,高度不超过 2. 5mm。

3. P-R 间期 波起点到 QRS 波群起点之间的距离,代表从心房激动开始至心室激动开始的时间。正常 P-R 间期为 0. 12 ~ 0. 20 秒。

4. QRS 波群 正常情况下 Q 波宽度应小于 0. 04 秒,深度不超过同导联 R 波的 1/4。正常 QRS 时间为 0. 06 ~ 0. 10 秒。

5. ST 段 为 QRS 波终末与 T 波起始点之间的一段等电线,正常情况下该等电位线与基线水平相同。

6. T 波 波形平滑宽大,方向一般与 QRS 综合波方向一致。该波在 aVR 导联 T 波倒置,在 V3 ~ V6 导联 T 波直立,幅度一般不低于 R 波的 1/10。

7. QT 间期及 U 波 QT 间期指从 QRS 波群开始到 T 波终止的时间。Q-T 间期与心率有关,心率在 60 ~ 100次/分之间时,Q-T 间期在 0. 34 ~ 0. 44s 之间。U 波为 T 波后 0. 02 ~ 0. 04s 出现的一个小波,其方向应与 T 波一致,振幅不高于同导联 T 波的 1/2。

(五)异常心电图

1. 房室肥大 心电图诊断房室肥大的敏感性及特异性不高,除心电图波形符合改变外,还应结合临床可引起房室肥大的疾病病史。左房肥大:表现在 P 波的时限增宽,而右房肥大表现在 P 波振幅增加。左室肥大以左胸导联 QRS 振幅增高为主,而右室肥大以右胸导联 QRS 的形态变化为主。

5

(1) 左房肥大:P 波增宽,≥0. 12 秒,多呈双峰,双峰间距≥0. 04 秒;PtfV1≤-0. 04mm. s。

(2) 右房肥大:P 波高尖,振幅≥2. 5mm,多见于 Ⅱ Ⅲ AVF V1 导联。

(3) 左室肥大:左胸导联电压增高:RV_5或 RV_6> 25mm,或 RV_5+SV_1>40mm(男性)或 35mm(女性),如果患者 RV_6>RV_5,则以 RV_6+SV_2>40mm(男性)或 35mm(女性)为准。肢导联中:RI>15mm,RaVL>12mm,RaVF>20mm,或 RI+SⅢ>25mm。可以伴电轴的左偏。QRS 时间轻度增宽,但<0. 12 秒。多伴继发性 ST-T 改变:以 R 为主的导联上 ST 段水平型及下斜型压低及伴 T 波的低平,双相及倒置。

(4) 右心室肥大:V_1导联的 QRS 波群形态改变诊断价值很大,共有 4 种表现:R 型、Rs 型、qR 型或 rsR’型。此外,图形符合以下条件,提示右心室肥大。①RV_1+SV_5≥12mm;②电轴右偏≥110°;③明显顺钟向转位(胸导联 V5 仍为 R/S<1)。右胸导联 V_1、V_2 导联可出现继发性 ST-T 改变。

(5) 双心室肥大:①只出现一侧心室肥大的表现;②近似正常心电图;③同时出现两侧心室肥大的心电图表现。

2. 心肌梗死 冠状动脉严重供血不足造成局部心肌梗死的典型心电图表现为梗死区上方导联上出现病理性 Q 波,其宽度超过 0. 04 秒,深度 R 波振幅的 1/4 以上。临床上可通过病理性 Q 波所及导联位置与导联数判断梗死部位与范围,还可通过心电图的动态变化观察心肌梗死的演变。急性期持续数小时或数天,出现病理性 Q 波或呈 QS 波,ST 段呈弓背向上抬高,T 波倒置逐渐加深呈对称的冠状 T 波;亚急性期持续数日至数周,ST 段逐渐恢复,T 波亦可接近正常形态或平坦,或轻度倒置;陈旧性心肌梗死可仅遗留 Q 波。如 ST 段长期抬高不变,有可能是室壁瘤存在的指征。

3. 房室及束支传导阻滞

(1) Ⅰ度房室传导阻滞:心电图表现为:P-R 间期延长大于 0. 20 秒。

(2) Ⅱ度房室传导阻滞

Ⅱ度一型(文氏型):心电图特点:P-R 间期逐渐延长,R-R 周期逐渐缩短,直至 QRS 波群脱落出现长 R-R 间期。长 R-R 间期非短 R-R 间期的 2 倍;R-P 间期与 P-R 间期成反比关系。

Ⅱ度二型:心电图特点为:P-R 间期固定,突然出现 QRS 波群的脱落造成长 R-R 间期。

此外,Ⅱ度房室传导阻滞中有两种特殊的情况:Ⅱ度房室传导阻滞呈 2:1传导及高度房室传导阻滞。

(3) Ⅲ度房室传导阻滞:又称完全性房室传导阻滞,指所有心房激动均不能下传心室,心房、心室由不同的节律点控制。心房多由窦房结控制,也可由心房的节律点控制。而心室的激动只能由阻滞部位以下的次级起搏点被动发出,即逸搏心律。窦性心律时Ⅲ度 AVB 的心电图特点为:房室分离现象:P-P 间期固定,R-R 间期固定,P 波与 R 波无关;心房率高于心室率;QRS 波群形态视逸搏起搏点位置而定,可为室上性或室性。

(4) 束支阻滞

左束支阻滞:QRS 波群形态在 V_1、V_2 导联呈 QS 型或 rS 型,I、aVL、V_5、V_6导联呈 R 型,R 粗钝,有切迹,无 S 波;伴继发性 ST-T 改变,主要见于左胸导联 V_5、V_6;QRS 波群增宽大于 0. 12 秒者,为完全性左束支阻滞;小于 0. 12 秒者,为不完全性左束支阻滞。

右束支阻滞:QRS 波群形态在 V_1导联呈 R 型、或 M 型(即 rsR’型,通常 R’波高于 r 波),R 波粗钝,有切迹;Ⅰ、Ⅱ、aVL、V_5、V_6导联 S 波粗钝。继发性 ST-T

改变:可见于右胸导联 V1、V2。QRS 波群增宽大于 0.12 秒者为完全性右束支阻滞,小于 0.12 秒者不完全性右束支阻滞。

4. 期前收缩　是指心脏某一起搏点比基础心律提前发出激动。根据起搏点部位的不同分为四类:窦性期前收缩,房性期前收缩,交界性期前收缩、室性期前收缩。其中,室性期前收缩最常见,其次为房性、交界性,窦性期前收缩最少见。

(1) 室性期前收缩:指室性异位起搏点提早发放或发生折返使心室提前激动。其特征为提早出现宽大畸形的 QRS 波群(QRS 时间≥0.12 秒),其前无相关 P 波,大多数代偿间期完全(期前收缩前 R-R 间期与其后 R-R 间期之和等于正常 R-R 间期的两倍)。

(2) 房性期前收缩:起源于心房水平的异位起搏点,其特征为提早出现的房性异位 P' 波,此 P' 波与窦性 P 波形态不同,代偿间期不完全(期前收缩前 R-R 间期与期前收缩后 R-R 间期之和小于正常 R-R 间期的两倍)。如提早出现的 P' 波后无 QRS 波群,称为房性期前收缩未下传。

(3) 交界性期前收缩:其起搏点来源于房室交界区。心电图表现为提前出现的 QRS-T 波,形态与窦性 QRS 相同,QRS 其前后可有或无逆行 P' 波(表现在Ⅱ、Ⅲ、aVF 导联 P' 波为倒置,aVR 导联 P' 波为直立)。如 P' 波出现在 QRS 波群之前,P'-R 间期<0.12 秒,如出现在 QRS 波群之后,则 P'-R<0.20 秒。为完全性或非完全性代称间歇。

5. 心动过速　指起搏点发生于窦房结以外,快速、连续 3 次及以上的异位心律。

(1) 房性心动过速:一般发生于器质性心脏病患者,可比性为阵发性、持续性。心房频率一般在 100~180 次/分,P' 波形态不同于窦性 P 波,P'-R 间期可正常或延长,QRS 波群多与窦性时相同。

(2) 室上性心动过速:这类心动过速根据其起源可分为多种,主要为房室结双径路参与的房室结折返性心动过速与旁道参与的房室折返性心动过速,统称为阵发性室上性心动过速。心电图表现为连续出现的快频率心动过速,150~240 次/分;其 QRS 波群多呈窄的室上型,并且 R-R 匀齐;P 波大多辨认不清或呈逆行 P 波紧随 QRS 波群之后;心动过速的发作可呈突发突止的现象。

(3) 室性心动过速:异位起搏来源于心室,心室频率多为每分钟 150~200 次,节律大致规则,QRS 波群宽大、畸形。心电图可见房室分离、窦性夺获、融合波现象。大多见于器质性心脏病患者,并伴有血流动力学改变。

(4) 心房扑动与心房颤动:心房扑动时,P 波消失,代之以连续高频率扑动波(F 波),每分钟 250~350 次,心房扑动呈等比传导时,RR 间期规律,而呈不规则房室传导时,RR 间期可以不等。心房颤动时,P 波消失,代之以形态不一、节律不规则的快速小波组成(f 波),心电图上 RR 间期绝对不匀齐。

(5) 心室扑动与颤动:为最严重的心律失常,由于心室丧失有效的整体收缩功能,不能有效排血而危及生命,临床需要紧急处理。心室扑动时,QRS 波群宽大与 T 波难于分辨,频率达每分钟 200~300 次,节律大致规则。心室颤动时,QRS 波群转为波幅小而不规则的波动,频率每分钟 150~300 次。室颤发生前常出现频发、多源的室性期期前收缩,且多起触发于前次心动的 T 波或 U 波上,或继发于尖端扭转型室速或多形性室速。

6. 逸搏及逸搏心律　当高位节律点发生病变或出现节律减慢或停搏,或者因传导路径中发生传导障碍,或其他原因造成长间期时,低位起搏点会发出激动,以防止发生心脏停搏。仅发生 1 或 2 次激动,称为逸搏,连续 3 次及以上称为逸搏心律。根据逸搏发出的位置点不同,分为房性逸搏(相对少见),交界性逸搏及室性逸搏。

(1) 交界区逸搏为最常见的逸搏心律,QRS 波群呈室上性,逸搏频率一般为 40~60 次/分,缓慢而匀齐,可见逆 P 位于 QRS 波群的前(P-R<0.12 秒)、后(R-P 间期<0.20 秒)或埋藏于其中。

(2) 室性逸搏:QRS 波群呈宽大,逸搏频率一般为 20~40 次/分,大多较匀齐。

7. 心室预激　指在正常的房室传导路径之外存在附加的传导纤维束(又称旁路)。此类传导束的兴奋传播速度大多快于正常的房室传导,所以通过旁道下传的冲动可预先激动心室的一部分,称为心室预激。

(宿燕岗　林靖宇)

三、心导管检查

心导管术是了解心脏血流动力学和心内异常沟通的有创性检查技术。临床上分为右心导管术和左心导管术两大类。

(一) 右心导管术

1. 经静脉途径和穿刺方法　早期用静脉切开的方法,自从有了 Seldinger 经皮穿刺技术以后,都采用股静脉穿刺方法。其他也有采用穿刺左锁骨下静脉或右颈内静脉。

2. 操作方法　右心导管有两种,一种是最常用的端孔普通心导管;另一种是导管的端孔处有一个容量为 0.5~1ml 的气囊,在导管到达右心房后,使气囊扩张，导管借助血流漂浮到肺动脉，称为气囊漂浮导管。

普通的心导管通过 Seldinger 经皮穿刺技术进入下腔静脉，在 X 线透视下到达右心房，操纵导管使其头段形成一个环。若导管头段比较直不易顶住右心房的外侧壁形成环状时，可将导管后撤至肝静脉处，浅浅地钩住肝静脉时送导管到右心房，即可形成环状。然后将环转向，使其顶端转向左，向前跨过三尖瓣进入右心室。此时导管顶端常指向右心室的心尖部而不指向流出道，须将导管略后撤至心室的中部，向上推送同时顺时针转向，即可到达流出道并进入肺动脉。继续推送导管进入肺动脉分支后，患者深吸气，推送导管到或接近肺野的边缘不能继续前进为止。

3. 床旁心导管术　用于有急性循环障碍患者，取得有关血流动力学变化的资料，可指导制订治疗方案，又称为心脏血流动力学监测。患者病情比较危重不宜搬动，无法在心导管室检查，只能在无 X 线透视的病室就地检查。床旁心导管术的气囊漂浮导管又称 Swan-Ganz 导管，它除了可测定心腔内各部的压力、血氧含量外，还通过热敏电阻，应用温度稀释技术测定心排出量。但价格较昂贵，需配备有心排出量测定仪。通常选择颈内静脉途径易操作。

4. 心血管腔压力分析　将管腔充满液体的心导管顶端分别置于心腔和大血管的各部位，导管与多导联生理记录仪上的压力传感器相连接，可记录到腔内的压力值和压力曲线。各心腔正常压力波形、读数及其变化的意义如下：

（1）右心房压力曲线（图 73-2）：右心房压力曲线由三个向上的 a 波、c 波和 v 波，以及两个向下的 x 倾斜、y 倾斜构成。右心房正常收缩压为 4 ~ 6mmHg，舒张压为 -2 ~ 2mmHg，平均压力为 2 ~ 4mmHg。

右心房平均压超过 10mmHg 即视为过高。a 波显著增高见于三尖瓣狭窄，显著的肺动脉瓣狭窄、法洛四联症、严重肺动脉高压伴右心室肥大、艾森曼格综合征等。心房颤动时 a 波消失，心房扑动时 a 波增多。右心室衰竭和三尖瓣关闭不全时，右心室收缩时血液反流，在右心房压力曲线上出现向上的 S 波，与 v 波融合成一高原波形，其形态酷似于右心室的压力波形。在慢性缩窄性心包炎及限制性心肌病时，右心房压力曲线有特殊形态，整个压力曲线增高，a 波与 v 波相等，x 倾斜较浅，y 倾斜则较明显，因而整个右心房压力曲线有如 M 字形。

（2）左心房压力曲线：左心房压力曲线的形态与右心房基本相同，但 a 波的出现较右心房略晚，v 波比 a 波高，所以较难从 v 波的高度准确地反映左心房的顺应性。左心房正常平均压力为 5 ~ 10mmHg。

左心房压力增高的原因和肺毛细血管楔嵌压增高的相同。当左心房压力降低而肺毛细血管楔嵌压明显增高时应高度提示肺静脉回流受阻，需进一步做肺静脉探查及肺动脉造影。当左心室舒张期充盈发生阻碍，如二尖瓣狭窄伴高大的 a 波，心房颤动时 a 波消失，心房扑动时 a 波增多；二尖瓣关闭不全时出现高而尖的 v 波。缩窄性心包炎及限制性心肌病时压力曲线也呈 M 字形。

（3）右心室压力曲线（图 73-2）：右心室压力曲线呈高原型。正常的右心室的收缩压为 15 ~ 30mmHg，舒张压为 2 ~ 5mmHg。右心室收缩压超过 30mmHg 为右心室压力增高，见于肺动脉高压、肺动脉口狭窄及左向右分流等先天性心脏病。

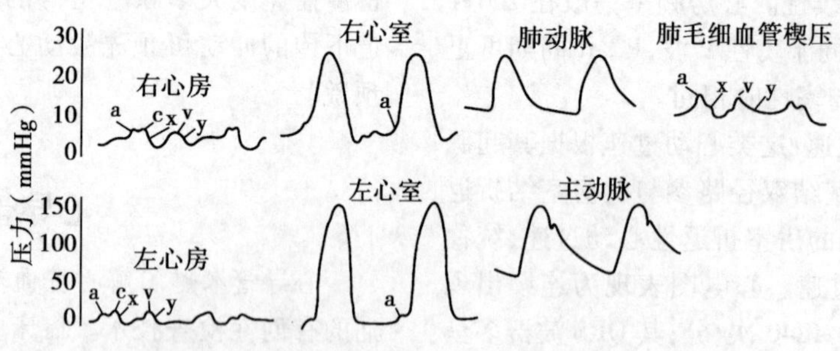

图 73-2　人体正常的左、右心和动脉的压力曲线

在肺动脉瓣口狭窄时，右心室的喷血受阻，压力曲线升高，正常的高原形态消失，压力曲线形成等腰三角形，其顶端尖锐，两腰几乎等长，底边则短（图 73-3）。

肺动脉高压时，右心室压力曲线增高，压力曲线上升到达顶峰较慢，顶峰较圆钝，其所形成的高原方向恰与正常时的高原方向相反或呈等边三角形。

右心衰竭时舒张压升高。慢性缩窄性心包炎及限制型心肌病时舒张压升高，在舒张期中压力曲线下降后又迅速上升，并维持较高的水平，直到下次心室的上升，呈现舒张早期的下陷和舒张后期的高原波（图 73-4）。

（4）肺动脉压力曲线：肺动脉压力曲线开始于右心室的收缩与肺动脉瓣的开放。肺动脉瓣开放后右

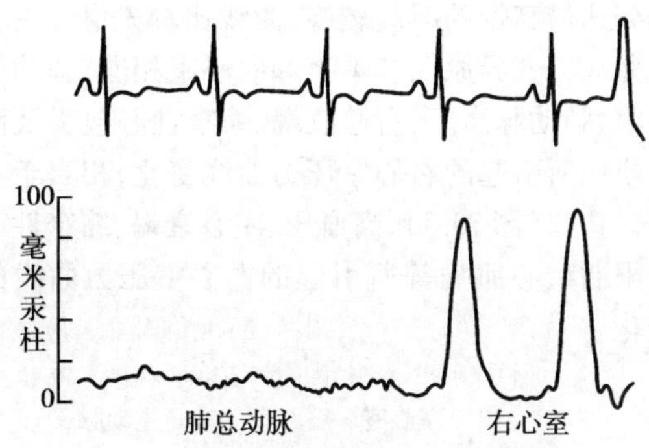

图 73-3　肺动脉瓣狭窄的右室压力曲线

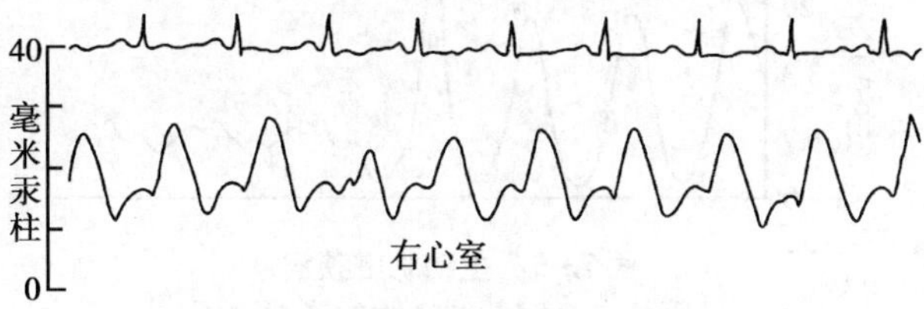

图 73-4　慢性缩窄性心包炎的右室压力曲线

心室射血，在第一心音之中，心电图 S 波之后，压力曲线迅速上升，反映收缩期右心室压力，到一定高度后略微回降，然后又上升至一较圆钝的收缩期顶峰。在右心室射血期的后 1/3，压力逐渐降低，曲线开始下降。当肺动脉瓣关闭时，在压力曲线上形成一小切凹。此后右心室舒张，肺动脉压力平稳地下降，但不达到零点水平。

肺动脉高压时，整个肺动脉曲线的压力水平高于正常，曲线的顶峰比较圆钝。肺动脉狭窄时，整个肺动脉压力曲线的压力水平低于正常，常小而畸形。心导管顶端位于狭窄的瓣膜附近时，压力曲线可出现收缩期负压现象。

正常肺动脉收缩压为 15～30mmHg，舒张压为 5～10mmHg，平均压为 10～20mmHg。如果肺动脉收缩压>30mmHg，舒张压>15mmHg，平均压>20mmHg，提示肺动脉高压。肺动脉高压的程度可分为：①轻度肺动脉高压：收缩压>30～40mmHg，舒张压>15～30mmHg，平均压为 21～36mmHg；②中度肺动脉高压：收缩压>40～70mmHg，舒张压>30～50mmHg，平均压为 37～67mmHg；③重度肺动脉高压：收缩压≥70mmHg，舒张压≥50mmHg，平均压为>67mmHg。肺动脉高压最常见与左向右分流的先天性心脏病，如心室间隔缺损、心房间隔缺损、动脉导管未闭、原发性肺动脉高压及复杂性先天性心脏病伴肺血管病变等。

（5）肺毛细血管压力（楔压）曲线：与左心房压力曲线相似。正常的肺毛细血管平均楔压 4～12mmHg。常反映左心房压及左心室舒张末期压，平均压超过 12mmHg 即提示左心衰竭、肺静脉回流受阻、二尖瓣病变、左心室舒张期充盈受阻等。而肺血管器质性病变者肺毛细血管楔压可正常甚至降低。

二尖瓣狭窄及左心室衰竭时，整个肺毛细血管楔压压力水平增高，a 波异常地高。二尖瓣关闭不全时，肺毛细血管楔压水平升高，v 波异常地增高。心房颤动时 a 波消失。

5. 血氧资料的分析

（1）各心腔及大血管腔内血液氧含量的正常值：血液氧含量的数值有两种表示方法，一种是以容积%表示，即 100 份容积（ml）的血中含有多少容积（ml）的氧，此亦称为血氧含量绝对值。另一种是以血氧饱和度来表示，即以某一血液标本氧含量的绝对值，和此血液标本与空气或氧充分接触后所测得的氧含量的绝对值相比后得出的百分率，是相对表示血氧含量的方法。血氧含量的表示法比较常用，因为此法不受一些因素的影响而增加（如碱中毒、低温等）或降低（如酸中毒、发热等），也不受血红蛋白与氧亲和性因素的影响。

在正常情况下，左侧心腔和周围动脉血的血氧饱和度不低于 95%，血氧饱和量与血红蛋白的浓度有关，1g 血红蛋白能结合 1.34～1.36ml 的氧。周围静脉及右侧心腔的血液虽均属未氧合的静脉血，但上腔静脉、下腔静脉及冠状静脉窦间的血氧含量可稍有差异，混合均匀的静脉血氧饱和度为 70%～80%。

由于气体的容积受温度及气压的影响很大，因此通常将所测得的气体容积按当时的温度与气压情况，转换为标准情况。即以一个大气压（760mmHg），摄氏零度（℃）后的数字表示之。从心导管检查的角度看，仅知道某一血液标本的氧含量绝对值，不足以正确地估计此标本的氧含量是否正常，必须结合这一血液标本的血氧饱和度来考虑。虽然血氧含量的绝对值对判断一血液标本的正常与否价值不大，但临床上从人体各心腔与动脉腔所取得的血液标本之间相互比较，对计算血液的分流量和心脏的排血量是很重要的。

测定各心腔及大血管腔内血液氧含量的目的是检出各心腔间、心腔与大血管间、大血管之间，是否存在左向右向分流。所以每一例疑存在分流者的心导管检查，都应该做全套的血氧饱和度的测定，包括上腔静脉的上和下部，下腔静脉的上和下部，右心房的上、中、下部，右心室的流入道、流出道和心腔中部，肺动脉的主干和肺动脉的左、右分支。可能的话还应包括肺静脉、左心房、左心室、主动脉远端等。

（2）心腔及血管腔内血液含量的异常情况及意义。

1）右向左分流：在无严重肺部疾病的情况下，动脉血氧饱和度的范围为 95%～100%。如低于 89%～

90%，表示动脉血中混有静脉血，即存在右向左的分流，包括：①肺动-静脉瘘；②肺动脉与主动脉之间：动脉导管未闭或主动脉肺动脉隔缺损伴有显著的肺动脉高压；③右心室与左心室之间：心室间隔缺损并伴有显著的肺动脉高压或肺动脉口狭窄；④法洛四联症；⑤右心房与左心房之间：房间隔缺损伴有显著肺动脉高压或肺动脉口狭窄；⑥腔静脉与左心房之间：腔静脉畸形引流入左心房。

2）左向右分流：左向右分流可以发生在心房、心室、肺动脉、腔静脉的水平：①心房水平：指右心房平均血氧含量大于上腔静脉1.9Vol%（或8%饱和度）以上，或大于下腔静脉的血氧饱和度4%时。可由于心房间隔缺损、肺静脉畸形引流入右心房、心室间隔缺损伴有三尖瓣关闭不全、主动脉窦瘤破入右心房等引起。②心室水平：指右心室平均血氧含量大于右心房3%（0.9Vol%）以上。由于心室间隔缺损、未闭动脉导管伴有肺动脉瓣关闭不全、主动脉窦瘤破入右心室等引起。③肺动脉水平：指肺动脉的血氧含量大于右心室的血氧含量达2%（0.5Vol%）以上。由于未闭动脉导管或主动脉肺动脉间隔缺损、主动脉窦瘤破入肺动脉、冠状动脉畸形引流入肺动脉或冠状动脉起源于肺动脉等引起。④由于肾脏比其他的器官耗氧少，所以下腔静脉血氧饱和度比上腔静脉高，但上腔静脉血氧饱和度>84%，下腔静脉血氧饱和度>88%，上下腔静脉血氧差达18%（4.5Vol%）时，可考虑在上或下腔静脉水平处有左向右分流的存在。如将心导管拉出1～2cm，再抽取血液标本，其血氧含量突然下降，则更能明确分流的存在。这种分流多由肺静脉畸形引流入腔静脉所致。

5

（二）左心导管术

1. 经动脉途径和穿刺方法　目前大多数为股动脉穿刺，少数为桡动脉。桡动脉穿刺部位无神经和静脉，不易产生血管并发症，而且术后不需要长时间卧床，可用于门诊患者。选择此法前须做Allen试验。桡动脉比较细，易于痉挛，但目前有广泛应用之趋势。

2. 左心导管术的操作方法　左心导管有猪尾巴导管和作选择性冠状动脉造影用的Judkins左、右冠状动脉导管及特殊造型的Amplatz导管等。猪尾导管用于常规的左心室腔压力、血氧测定，以及左心室和升主动脉逆行造影。猪尾巴导管在X线透视下送至升主动脉，在左心室收缩、主动脉瓣开启时，进入左心室。如不易越过主动脉瓣，可将导引钢丝前软段伸出导管端口外，使猪尾巴导管头部变直而导入。在左心室和主动脉分别测压及从左心室至主动脉连续测压，并采取血标本。

3. 左心室压力曲线　曲线形态与右心室相似，但曲线到达最高峰的时间较晚，曲线比较光滑。左心室压力曲线的变异原因基本上和右心室相同，肺动脉瓣口狭窄、肺动脉高压、右心衰竭、缩窄性心包炎及限制型心肌病所引起的右心室压力曲线变化，相当于主动脉瓣口狭窄（图73-5）、高血压、左心衰竭、缩窄性心包炎及限制型心肌病等所引起的左心室压力曲线的相应变化。

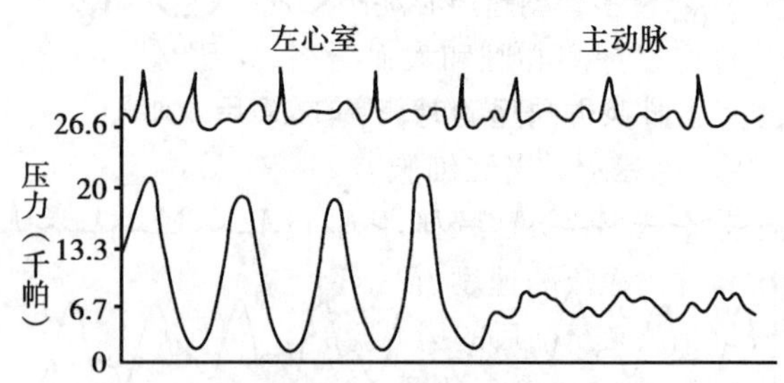

图73-5　主动脉瓣狭窄

导管从左心室至主动脉的连续测压

正常的左心室的收缩压为80～130mmHg，舒张压为5～10mmHg。平均压为70～95mmHg。

4. 主动脉压力曲线　主动脉压力曲线形态与肺动脉的基本相似，但整个压力水平较高。正常主动脉收缩压和左心室收缩压相等。主动脉收缩压增高见于高血压、主动脉缩窄、主动脉瓣关闭不全、高心排出量等。

主动脉缩窄的患者，在缩窄部的上段压力增高，压力曲线幅度大。曲线的最高峰后移，波峰较尖锐，下降支较陡。在缩窄部的下段，压力减低。压力曲线幅度减少，上升支上升缓慢，峰顶后移，波峰变宽及圆钝。主动脉瓣关闭不全时，压力曲线幅度增大，上升支上升快而陡，其后即渐趋缓慢。主动脉收缩压降低见于休克、血容量不足、主动脉严重狭窄等。

（钱菊英）

四、心脏超声检查

自1953年Edler和Hertz首先用超声探测心腔结构以来，超声心动图发展迅速，已成为临床常规心脏检查的方法。它无创、安全和价廉，不仅能够提供重要的解剖信息，还能够评价血流动力学指标。心脏超声探头发射频率一般在2～7MHz，超声频率越高，分辨率就越高，穿透性越低。

（一）临床常用的心脏超声检查

1. M型超声心动图　当超声束穿过心脏或大血管的各层结构时，此声束上的各层结构均发生反射。这些回声反射按反射界面的距离垂直地显示，并用慢扫描技术将各层回声反射随时间而展开，形成时间-运动曲线。由于它记录心脏结构在心动周期中的运动（motion），故称为M型超声心动图。纵轴代表所探测的界面的距离，横轴代表时间。

2. 二维超声心动图　采用快速机械摆动或转动探头，或相控阵电子探头，将由心脏或大血管界面返回的回声信号以强弱不等的光点显示或灰度显示，称为二维或扇形超声心动图。常采取多部位系列探测方法，包括胸骨旁切面、心尖切面、肋下切面和胸骨上凹切面。

3. 彩色多普勒超声心动图　根据多普勒效应，用超声波可以探测心脏和大血管内血流的信息。当红细胞朝着探头方向运动时，其反射频率增大致正性频移，用红色表示。当红细胞背着探头方向运动时，其反射频率减小致负性频移，用蓝色表示。根据频移值能够计算出血流的速度，根据狭窄处的最大流速（V）还可以估测狭窄前后的压力阶差$\Delta P=4V^2$。

4. 经食管超声心动图　经食管超声心动图是将超声探头置于食管或胃内，从心脏后部探测心内结构进行超声显像的一种方法。它不仅能够避开胸骨和肺组织给超声显像带来的困难，为临床常规应用的经胸超声心动图显像不佳的病例提供新的探测途径，还能应用于手术室中，在心血管患者术前诊断、术中监测和术后效果评定中起到重要作用。

5. 三维超声心动图　能够显示心脏的立体结构图像，并可以任意切割图像，从不同方向观察心脏结构，比二维超声技术提供更多的有关心脏解剖、病理和心功能方面的空间信息，因此临床应用范围日益扩大。以往，三维超声心动图大多需要经食管途径采取二维图像，然后通过脱机三维重建技术获得，不仅具有一定的创伤性，而且费时，难以在临床推广应用。实时三维超声心动图克服了三维重建技术可能造成的失真和偏倚，不需要脱机重建，能够实时直观地显示心脏结构的立体形态，快速简便，具有显著的优越性，是诊断心血管疾病的又一有效方法。

（二）二维超声心动图的系列标准切面

二维超声心动图的检查是将超声探头置于胸壁的透声窗进行，包括胸骨左缘、心尖、剑突下及胸骨上凹，可得到心脏不同部位的断层切面。为了便于统一，得到可重复性和可比性资料，并能系统全面地显示心脏各解剖结构，对每一例患者作标准的系列切面是十分重要的。常用的检查顺序如下：

1. 胸骨左旁系列切面　包括：①胸骨旁左室长轴切面；②胸骨旁右室流入道切面；③胸骨旁主动脉根部水平短轴切面；④胸骨旁右室流出道长轴切面；⑤胸骨旁二尖瓣水平左室短轴切面；⑥胸骨旁乳头肌水平左室短轴切面；⑦胸骨旁心尖水平左室短轴切面。

2. 心尖位系列切面　包括：①心尖四腔心切面；②心尖五腔心切面；③心尖左室长轴切面；④心尖左心二腔心切面。

3. 剑突下位系列切面　包括：①剑突下四腔心切面；②剑突下主动脉根部水平短轴切面；③剑突下二尖瓣水平左室短轴切面；④剑突下乳头肌水平左室短轴切面。

4. 胸骨上位系列切面　包括：①胸骨上主动脉弓长轴切面；②胸骨上主动脉弓短轴切面。

（三）常见心脏疾病的超声特征

1. 常见心脏瓣膜病

（1）二尖瓣狭窄：多为风湿性，超声显示二尖瓣增厚，前叶开放呈圆隆状，前后叶交界粘连，开放受限，瓣口面积减小，呈“鱼口”样改变（图 73-6），跨瓣压力阶差增大。左房增大，严重者可致肺动脉高压，右房室增大，还可显示腱索增粗融合。彩色多普勒血流显像可见流经二尖瓣口的高速、五彩镶嵌、明显狭窄的流束。

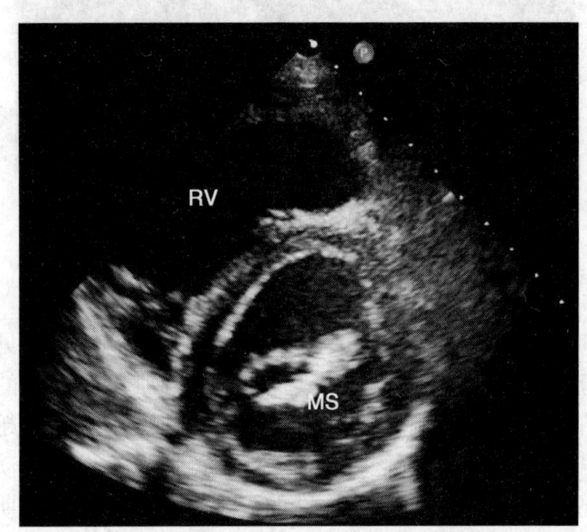

图 73-6　二尖瓣水平短轴切面示二尖瓣瓣口呈“鱼口”样改变
MS=二尖瓣狭窄；RV=右室

（2）二尖瓣关闭不全

1）风湿性：超声显示瓣膜增厚僵硬，腱索增粗缩短，关闭时可见缝隙。

2）二尖瓣脱垂：也为二尖瓣反流的常见原因之一。主要病变为二尖瓣组织黏液样变性，瓣叶松弛累赘，腱索过长，甚至断裂。二尖瓣脱垂的超声诊断取决于确定二尖瓣叶和瓣环的相对位置。正常二尖瓣叶应在瓣环的心室面活动，如果瓣叶超过瓣环平面移向心房侧，则认为脱垂。研究发现正常二尖瓣环为一非平面的“马鞍”形，其前后瓣环位置较高、通过该两点的切面（相当于胸骨旁左室长轴切面）观察瓣环与瓣叶的关系，瓣叶位于瓣环之下；而心尖四腔心切面瓣环两点的位置较低，瓣叶可能超过瓣环，突向房侧。所以正常人也可能出现二尖瓣脱垂的假象。因此超声对二尖瓣脱垂的诊断宜采用胸骨旁长轴切面或心尖左室长轴切面，结合二尖瓣反流情况，综合判断。

3）腱索断裂：超声显像可见漂泊游离的腱索，二尖瓣前后叶不能正常对合并错位。收缩期失去腱索支持的瓣尖进入左房，舒张期快速进入左室，呈连枷样运动，又称为连枷形二尖瓣（图 73-7）。

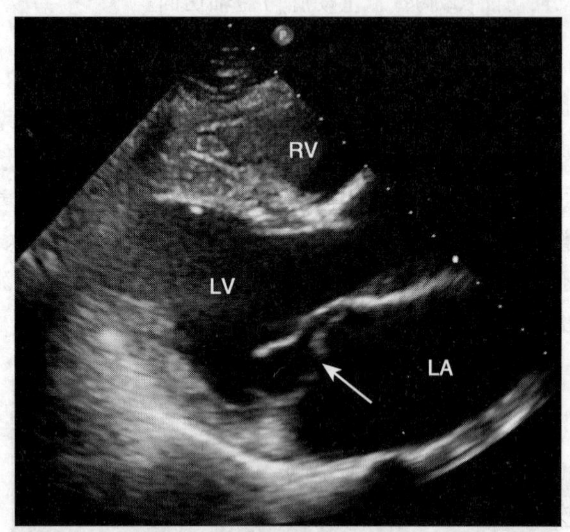

图 73-7 胸骨旁长轴切面
箭头示二尖瓣后叶连枷 LA＝左房；LV＝左室；RV＝右室

4）乳头肌功能不全：多见于冠心病患者，也可见于扩张型心肌病、外伤和其他心内膜心肌病变引起的左室扩大或影响乳头肌区心肌功能的疾病。二维超声显像除可显示乳头肌及其邻近心肌节段收缩运动异常外，还可显示其特征性的表现——二尖瓣收缩期不能回到瓣环水平而被拴于瓣环下方，凸面突向左室，称为“未完成关闭”。彩色多普勒血流显示收缩期经二尖瓣口至左房侧以蓝色为主的反流束。

5

（3）主动脉瓣狭窄

1）风湿性：为获得性主动脉瓣狭窄的常见原因。瓣叶增厚挛缩，交界融合，常伴关闭不全。

2）先天性：大多为先天性二叶式主动脉瓣畸形。在长轴切面上可见收缩期圆隆，舒张期脱垂，在短轴切面上可见二叶式伴纵行或横行交界。

3）退行性：病变自主动脉瓣环向瓣尖伸展，瓣叶增厚变形。一般以右冠瓣钙化多见，钙化瓣膜开放受限，瓣口面积缩小。

彩色多普勒血流显像可见收缩期经主动脉瓣口呈喷泉状彩色血流，射向主动脉。

（4）主动脉瓣反流

1）风湿性主动脉瓣反流：可见瓣膜增厚、挛缩，舒张期瓣膜不能闭合。常伴主动脉瓣狭窄及二尖瓣病变（图 73-8）。

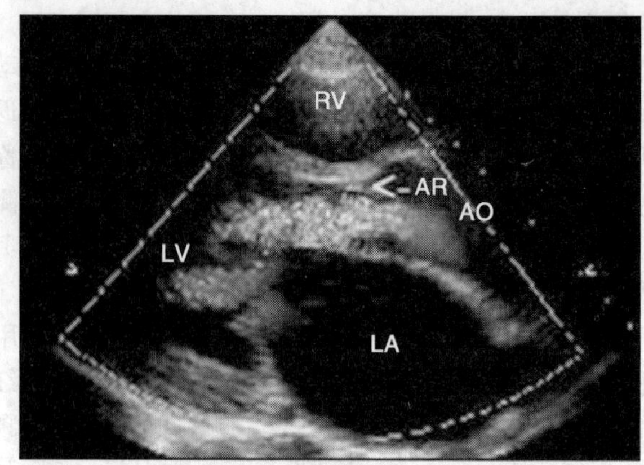

图 73-8 彩色多普勒示主动脉瓣反流
LA＝左房；LV＝左室；RV＝右室；AO＝主动脉；AR＝主动脉瓣反流

2）先天性主动脉瓣反流：部分先天性二叶式主动脉瓣伴脱垂或继发性纤维钙化而致反流。

3）主动脉瓣脱垂：常发生于二叶式主动脉瓣、高位室间隔缺损、主动脉窦瘤和马方综合征等。也可与二尖瓣脱垂同时存在。主动脉瓣舒张期关闭越过瓣环水平而脱入左室流出道。

4）感染性心内膜炎：并发主动脉瓣赘生物或穿孔时，可致主动脉瓣反流。主动脉瓣可见块状或杆状赘生物附着，收缩期进入主动脉，舒张期脱垂入左室流出道。主动脉瓣赘生物还可继发主动脉根部脓肿。常位于主动脉根部后壁，左、右纤维三角之间。二维超声显像可清晰显示脓肿的形态。有时脓肿穿破主动脉壁致主动脉左房瘘。

彩色多普勒血流显像可显示舒张期经过未闭合的主动脉瓣反流至左室流出道的以红色为主的彩色血流。

2. 常见先天性心脏病

（1）房间隔缺损：房间隔回声中断，常伴有右房室增大。彩色多普勒血流显像可见红黄色血流自左房穿过房间隔回声中断进入右房。根据回声中断和分流的部位，可予定位诊断：在四腔心切面上，回声中断和分流的部位在中部为Ⅱ孔型房间隔缺损（见文末彩图 73-9）；在下部为Ⅰ孔型房间隔缺损；在上部为静脉窦型房间隔缺损。其中以Ⅱ孔型房间隔缺损最常见。Ⅰ孔型房间隔缺损常伴有二尖瓣裂缺，静脉窦型房间隔缺损常伴有部分型肺静脉异位引流。若整个房间隔缺如，为共同心房。对诊断有困难的患者，可予经食管超声检查，能进一步明确诊断。

（2）室间隔缺损：二维超声可显示室间隔不同部位的缺损，彩色多普勒血流显示穿隔的分流于收缩期从左室进入右室。根据回声中断和分流出自室间隔的部位，可以定位分型：膜部、流出道部、流入道部和

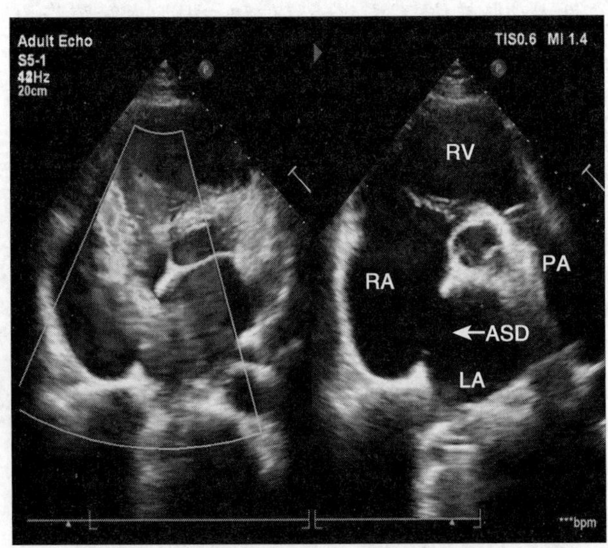

图 73-9　Ⅱ孔型房间隔缺损，右侧箭头示房间隔中段回声缺失，左图示穿过房间隔缺损的左向右分流

LA＝左房；RA＝右房；RV＝右室；PA＝脉动脉；ASD＝房间隔缺损

肌部。左室-右房通道是特殊类型的室间隔缺损，由于三尖瓣附着于膜部室间隔右侧且低于二尖瓣，而将膜部室间隔分为房、室两部分，若心房部分的室间隔膜缺损，即为左室-右房通道。

（3）动脉导管未闭：二维超声显示降主动脉和肺动脉之间有导管相通，彩色多普勒血流显像可见一以红色为主的五彩血流于收缩期和舒张期自降主动脉通过未闭的动脉导管进入肺动脉。

（4）完全性心内膜垫缺损：Rastelli 将此畸形分为三型，对外科手术有重要意义。

1）Rastellli A 型：胸骨旁或心尖四腔心切面是显示本畸形的最佳切面。其特征为房室瓣可分为二尖瓣和三尖瓣，房间隔下部（原发隔）和流入道部室间隔缺损，共同瓣叶桥样跨于左右心室，其腱索于室间隔前顶部相连，此型最为多见。

2）Rastellli B 型：在心尖四腔心切面上示有Ⅰ孔型房间隔缺损和流入道室间隔缺损，房室瓣可分为二尖瓣和三尖瓣，共同瓣叶之腱索连于室间隔右室面一个异常的乳头肌上。此型甚为少见。

3）Rastellli C 型：本型的二维超声显像特征为心尖四腔心切面上示有Ⅰ孔型房间隔缺损和流入道室间隔缺损，仅有一个共同房室瓣架于两侧心室上，不分二尖瓣和三尖瓣，此共同瓣下方无腱索与室间隔残顶或心室面连结而浮于室间隔缺损之上。此型较 B 型多见，较 A 型少见。

（5）先天性主动脉窦瘤破裂：主动脉窦瘤位于主动脉根部，与主动脉三个瓣的瓣叶相应，按左右冠状动脉的开口，有左冠窦、右冠窦、无冠窦之分。主动脉窦瘤系主动脉根部中层弹力纤维发育缺陷。主动脉瓣的纤维环未融合，而形成薄弱区。在长期受主动脉高压血流的冲击下，逐步形成憩室样膨出，最后可破裂入心腔。

主动脉窦瘤为半透明的薄壁纤维囊，直径多在 0.5～4cm。窦瘤发生在右冠窦较常见，占 70%～80%。其次为无冠窦，左冠窦瘤极少见（仅占 7.6%）。由于右冠窦与右室流出道、室间隔膜部和右房相邻，当窦瘤破裂时可分别破入相邻的心腔。其中右冠窦瘤破入右室最常见，破入右房其次，而破入左室、左房及室间隔者甚为罕见。此外主动脉窦瘤尚可使主动脉瓣失去支撑，而导致主动脉瓣脱垂，甚至主动脉瓣反流。主动脉窦瘤者中约有 55% 伴有其他心血管畸形，尤以室间隔缺损为最多见。

主动脉窦瘤破入右心室，可在胸骨旁左室长轴切面，舒张期于主动脉右冠窦前有一风袋状膨出现象，突向心脏的右心室，顶部回声缺失。有时主动脉窦瘤可突向右室流出道，在胸骨旁大血管水平短轴切面，可见风袋突向肺动脉瓣下。由于主动脉收缩压和舒张压持续大于右室压，故脉冲多普勒可在窦瘤破口处测及收缩期和舒张期连续性高速湍流。彩色血流显像可见一红色为主，多色镶嵌的血流柱，于收缩期和舒张期自主动脉，穿过窦瘤破口，连续进入右心室和右室流出道，为主动脉窦瘤破裂的直接证据。

（6）法洛四联症：法洛四联症是最常见的发绀型先天性心脏病之一，指肺动脉口狭窄、主动脉骑跨、室间隔缺损及右心室肥大等四种病理的联合畸形。其中主要是肺动脉口狭窄和室间隔缺损（图 73-10）。

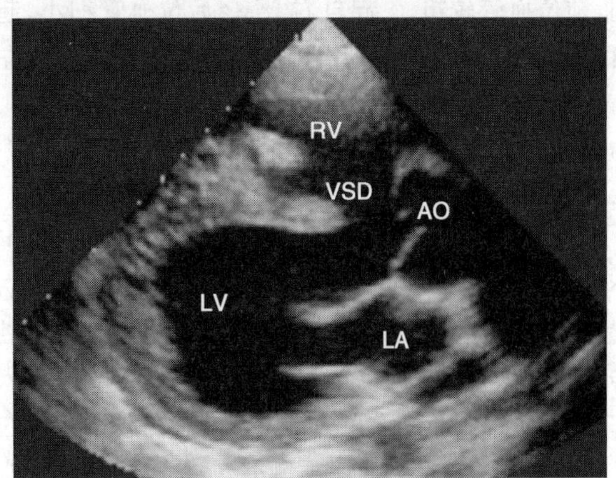

图 73-10　胸骨旁左心长轴切面示主动脉增宽，并骑跨在室间隔之上

LA＝左房；LV＝左室；RV＝右室；AO＝主动脉；VSD＝室间隔缺损

胸骨旁左心长轴切面可示主动脉根部前移，内径明显增宽，并骑跨在室间隔之上，室间隔与主动脉前壁连续中断,有一较大室间隔缺损(多为膜周部),且室间隔和右室壁增厚。在胸骨旁大血管水平短轴切面或肺动脉长轴切面,可显示肥厚的室上嵴和右室流出道壁所致的肺动脉瓣下狭窄、肺动脉瓣膜狭窄、肺动脉瓣上狭窄和肺动脉主干及其左右分支狭窄。法洛四联症的肺动脉口梗阻多数位于漏斗部,约占50%,肺动脉瓣狭窄约占10%,另有30%有漏斗部和瓣膜部狭窄。10%为肺动脉闭锁,有的尚可合并肺动脉或分支狭窄。在手术治疗前,了解漏斗部、肺动脉瓣及瓣上狭窄及肺动脉主干和左右肺动脉发育情况有重要意义。

(7) 完全性大动脉转位:完全性大动脉转位是指主动脉与肺动脉在解剖上位置互换,它是新生儿期青紫型先天性心血管病中最常见的畸形。约占5% ~10%。此畸形必须伴有心内或心外的异常通道(如房间隔缺损、室间隔缺损或动脉导管未闭等)才能于生后暂时生存。

完全性大动脉转位分左、右两型。右型大动脉转位最常见,约占85%,左型大动脉转位占15%。在胸骨旁大动脉水平短轴切面,正常肺动脉环绕交错于主动脉的左前方,完全性大动脉转位时,主动脉和肺动脉呈前后平行排列。若主动脉位于肺动脉的正前方或右前方,为右型大动脉转位;若主动脉位于肺动脉的左前方为左型大动脉转位。胸骨旁左室长轴切面,正常主动脉根部前缘与室间隔相连,后缘与二尖瓣前叶相连,左心房位于主动脉根部后方。完全性大动脉转位时,主动脉和肺动脉呈前后平行排列,前位血管较粗大,起自右心室,后位血管细小,起自左心室。追踪探测,后位血管较短不久即分成左右两支,为肺动脉;前位血管较长,其后呈弓状弯曲,为主动脉。如伴有室间隔缺损,尚可见室间隔回声缺失。

(8) 矫正型大动脉转位:心房可正位或反位,但不论心房正位或反位,心房与心室的连接不一致,右心房与左心室相连接,而左心房与右心室相连接,腔静脉与冠状静脉窦的位置和结构通常正常,均引流入右心房,氧合血经位置和结构正常的肺静脉回流入左心房。心室与大动脉的连接也不一致,主动脉从右心室发出,肺总动脉从左心室发出,形成左心房→右心室→主动脉和右心房→左心室→肺动脉的连接方式。不合并房间隔缺损或室间隔缺损等心血管畸形者,无血流动力学改变。合并房间隔缺损或室间隔缺损者,则出现与心脏相应缺损相似的血流动力学改变。

(9) 右室双出口:右室双出口实际上是一种不完全性大动脉转位,系漏斗隔移位和一根大血管骑跨的程度达到两大血管同出于一侧心室所致。为少见的发绀型先天性心脏病。主要有三个解剖特征:①主动脉与肺动脉呈左右平行排列,并均起源于右心室;②室间隔缺损是左心室血流的唯一出路;③二尖瓣与主动脉之间无纤维连接。

二维超声显像的心尖五腔心切面对上述右室双出口的三个解剖特征显示十分明确,胸骨旁大血管水平短轴切面可见主动脉和肺动脉呈左右平行排列。

(10) 三尖瓣下移畸形:又称 Ebstein 畸形。本病虽较少见,仅占先天性心脏病中的1%左右,但临床诊断较困难,易被误诊为法洛四联症或心肌心包病变。二维超声显像可直接显示三尖瓣及其附着情况,对本病的诊断可直接提供详细的解剖依据。本病中,三尖瓣的三个瓣叶受累情况不一,但以隔叶和后叶下移伴发育不全最为多见。前叶大多仍附着正常,并大如篷帆。右室流入道相当于三尖瓣环至下移的三尖瓣叶部分,常发育不全,收缩功能差,被称为房化右室,而流出道部成为真正的功能右室。约75%的患者因合并房间隔缺损或卵圆孔未闭而有发绀。二维超声显像可供详细评价三尖瓣各瓣叶发育和下移程度、房化与功能右室的情况及合并畸形。对外科手术病例的挑选,甚至手术方法的决策都具有重要价值。

(11) 完全性肺静脉畸形引流:本病较为少见,在新生儿先天性心血管畸形中约占1%,以男性稍多。本畸形的4根肺静脉汇集到左房后上方的共同肺静脉,再经不同的途径汇入右房:①心上型:经升垂直静脉向右汇入左无名静脉、上腔静脉或奇静脉汇入右房,此型最多,约占50%;②心内型:经永存左上腔静脉和冠状静脉窦汇入右房,此型占30%,极少数可直接汇入右房;③心下型:异常的静脉管道自共同集合窦发出后向后下行走,经横膈上的食管裂孔进入静脉导管、左胃静脉或门静脉,最终经下腔静脉汇入右房,此型约占12% ~18%。在所有本病患者均存在房内沟通——房间隔缺损或卵圆孔未闭。

二维超声显像示右房、室扩大,房间隔回声缺失,超声造影及彩色血流显像示房水平右至左分流,可分成:①心上型:左房周围未见正常肺静脉汇入,而在左房后见一粗大的升垂直静脉上行,胸骨上凹切面透声窗示左无名静脉增宽,并多出一粗大分支下行;②心内型:冠状静脉窦扩张,肺静脉与左房有一膜相间,形成共同肺静脉,扫动探头时,共同肺静脉与冠状静脉窦相通;③心下型:肋下切面示一圆柱状的管道,穿过膈肌，行走于下腔静脉长轴和降主动脉长轴切面之间。

3. 心肌病

（1）扩张型心肌病：扩张型心肌病的主要特征是心腔扩大。收缩期泵功能减退，包括左右两心室收缩功能普遍受抑，收缩期和舒张期心室容量增加。心室壁厚度通常是正常的。二尖瓣和三尖瓣均可因左室和右室的显著扩大、瓣环扩张和乳头肌移位而发生相对性关闭不全。当并发乳头肌功能不全时可见二尖瓣和三尖瓣收缩期不能退至瓣环水平。此外，扩张型心肌病尚可并发附壁血栓、肺动脉高压等。

（2）肥厚型心肌病：本型的解剖特征为心室肥厚，其中以室间隔肥厚最常见。二尖瓣体面积增大，瓣叶延长，乳头肌粗大肥厚，左心室腔变小。左房常增大，部分病例可伴二尖瓣反流。二维超声显像可详尽地提供本病解剖诊断依据，并能全面显示肥厚的部位、范围与程度、梗阻的存在与程度。

二尖瓣前叶收缩期前移（SAM）是左室流出道发生功能性梗阻的标志。二维超声显像的 SAM 定义为：左室长轴切面中，二尖瓣前叶移向室间隔，超越二尖瓣关闭接合点和乳头肌尖部之间的连线。SAM 的程度和时限与梗阻的程度相关。

彩色血流显像在胸骨旁左室长轴切面见到收缩早期左室流出道内彩色血流柱变细，相当于肥厚的室间隔与二尖瓣 SAM 间的狭窄部位，在梗阻远端主动脉瓣下有多色镶嵌的紊乱血流。连续多普勒根据 Bernoulli 方程式，可测算左室流出道的压力阶差，借以估计狭窄程度。

（3）限制型心肌病：此型病变主要累及心内膜、心内膜下和心肌。超声显像表现为心内膜、心内膜下和（或）心肌回声反射增多增强。心室腔可正常或减小，心室舒张功能受限，心房常扩大，不同类型的限制型心肌病各有其特点，如类癌综合征主要累及右侧心脏等。

（4）致心律失常性右室发育不全（简称 ARVD）：本型在临床上除了有室性心律失常发作外，可无其他明显的心脏病征，因而诊断困难。确定诊断除需证实为右室源性快速心律失常（大多为左束支传导阻滞型室性心动过速）外，还需有右心室形态和功能异常的证据，超声显像特征有：①右心室可呈弥漫性或区域性扩大，严重者局部右室段可呈瘤样膨出。受累壁段以右室心尖、右室流出道和膈面多见。②右室收缩功能降低，可伴局部节段运动障碍。③无其他引起右室扩大和影响右室功能的情况，如房间隔缺损，右侧心瓣膜病变（包括 Ebstein 畸形）、肺动脉高压等。④左侧心腔一般无异常。

4. 冠心病　二维超声可显示左右冠状动脉起源部位和近端开口情况。冠心病心绞痛患者在静息状态下无心肌缺血，二维超声心动图可无异常发现，在负荷试验时新出现的室壁节段性运动异常或增厚异常为冠心病诊断之特异指标。节段性运动异常，按程度可分为矛盾运动、无运动和运动减弱，并伴收缩期增厚异常——增厚减少，甚至出现收缩期变薄现象。

急性心肌梗死时可发生下列并发症：

（1）室壁瘤：示局部心肌扩张变薄，呈矛盾运动。

（2）假性室壁瘤：为梗死区心肌穿破而被心包壁层包裹形成的囊袋，二维超声显像可见一囊袋经窄颈的心肌破口与心腔相通。

（3）左心室血栓：左心室内之异常回声光团，好发于心尖，多伴局部室壁运动异常或室壁瘤形成。

（4）室间隔穿孔：示肌部室间隔回声中断，其周围以节段性收缩运动异常区，多普勒彩色血流显像可直接显示经室间隔分流的流柱。

（5）乳头肌功能不全：示乳头肌及其邻近心肌的收缩异常及二尖瓣未完成关闭现象。二维超声显像示二尖瓣收缩期不能退至瓣环水平。

（6）乳头肌断裂：示乳头肌缺血后断裂致严重的二尖瓣反流。二维超声显像示连枷形二尖瓣。

5. 心包疾患

（1）心包积液：在心脏前方或后方出现无回声区，二维超声能评价心包积液的分布和定量。

（2）心脏压塞：发生在大量心包积液时，也可见于心包积液量不大，但急骤发生者，由于此时心包内压显著增高，右心房壁及右心室游离壁（在舒张期）呈现塌陷现象。此征象早于临床上心脏压塞的表现。

（3）心包肿瘤：心包为癌肿易转移的部位，尤发生于肺癌、乳腺癌、黑色素细胞瘤、淋巴瘤和白血病。心包肿瘤多伴心包积液，二维超声显像可显示种植于心包脏壁层肿瘤的异常回声反射。

（4）缩窄性心包炎：在超声心动图上显示心包回声反射显著增强，室间隔于舒张早期出现异常的前向运动，左室后壁由于舒张期充盈受限在舒张中晚期呈现平坦现象。

6. 心脏肿块

（1）左心房血栓：左心房血栓是风湿性心瓣膜病，特别是二尖瓣狭窄的常见并发症。在施行二尖瓣狭窄球囊扩张或分离术前，明确有无血栓，对于病例的选择或手术途径的决策具有重要的意义。虽然近来常规的二维超声心动图已被作为探测左房血栓的首选方法,但由于其经胸探测的限制,位于声束远场的左房后壁或顶部常显像欠佳,左心耳很难显露,文献报道其检出左心房血栓的敏感性仅为30%～60%。经食管超声心动图的出现为超声探测左心房血栓提供了新的途径,它对左心房各部的显像远较经胸超声清晰,尤其是左心耳部。

(2) 心脏肿瘤:超声心动图是诊断心脏肿瘤首选的方法。原发性心脏肿瘤多为良性,其中以黏液瘤为最常见,好发于左心房(图73-11),其次为右心房,也可以发生于心室。超声显像可显示特征性的肿瘤回声,随心动周期而来回摆动,心房黏液瘤大多有蒂、发自房间隔卵圆窝处。恶性肿瘤以转移性最多见,并最常累及心包,也可侵入心腔。形态不规则,基底宽,活动度小。

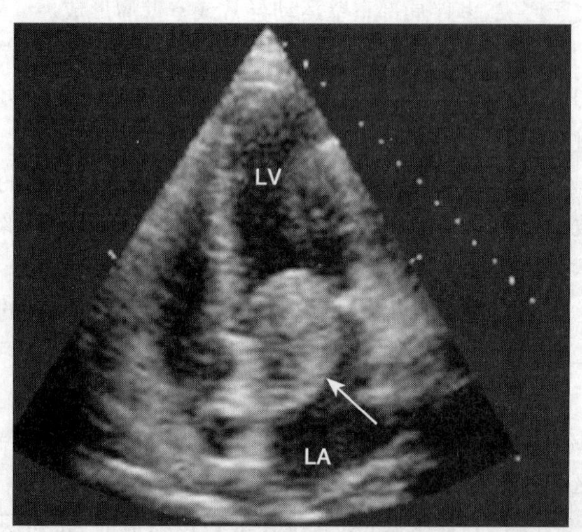

图73-11　箭头示左房黏液瘤
LA=左房;LV=左室

5

(舒先红)

五、心脏核医学检查

心脏核医学检查主要包括心血池显像和心肌血流显像两大部分,二者共同组成了心脏核医学(Nuclear Cardiology)这门独立学科。心血池显像以评价心脏的射血分数为特点,包括首次通过法和平衡门门电路法;心肌显像包括评价心肌血流状况的心肌灌注显像、评价心肌能量代谢状况的心肌代谢显像和评价心脏神经递质传递状况的神经递质显像,以及曾经在临床上使用,现已基本上不再使用的心肌梗死灶阳性显像。心脏核医学具有方法简便、无创伤性、以评价功能为特点等方面的诸多优势,在心血管疾病的诊断、临床治疗方案制定、危险度分层和疗效评价以及预后判断等方面发挥了重要作用。尽管近年来心脏影像学诊断方法有了飞速发展,CT冠状动脉血管造影、心脏MRI等检查技术在临床上应用广泛,但放射性核素心肌显像以其独特的应用价值和无可比拟的性价比仍然是目前临床工作中无可替代的重要检查手段。

根据所使用放射性核素及显像仪器的不同,分为应用单光子发射计算机断层仪(single photon emission computed tomography,SPECT)进行显像的单光子显像和应用正电子发射计算机断层仪(positron emission tomograph,PET)进行显像的正电子显像。前者以设备普及率高、检查费用低为特点在临床上使用广泛;后者以图像质量好、能够更加准确的评价心肌活力为特点,是对前者的有效补充和更加深入的检查。下面就目前临床上广泛使用的心肌显像方法及其临床应用价值介绍如下。

(一) 心肌灌注显像

放射性核素心肌灌注显像(myocardial perfusion imaging)是临床上应用最为广泛的心肌显像方法。其显像的原理是通过静脉注射的显像剂进入血液循环后为正常的心肌细胞所摄取,且其摄取的量与冠状动脉血流量成正比。当冠状动脉管腔狭窄引起冠状动脉血流减少或阻塞时,以及心肌细胞损伤甚至心肌梗死时,病变心肌细胞所摄取放射性药物的功能明显减退甚至不能摄取。通过显像仪器可获得心肌的影像并用以判断冠状动脉血流状况和心肌细胞成活状态。由此心肌灌注显像的结果既代表心肌局部冠状动脉血流状况,也反映了心肌细胞的活力(viability)。心肌灌注显像以SPECT显像在临床上应用广泛,PET显像因显像剂在国内获得较为困难,在临床上应用的较少。

1. SPECT心肌灌注显像剂　^{99m}Tc标记的化合物在静脉注射后在心肌内的分布与局部心肌血流量成正比。^{99m}Tc具有较理想的物理学特性,物理半衰期6小时,发射能量为140keV的纯γ射线,适合于γ照相。该类显像剂包括^{99m}Tc-MIBI、^{99m}Tc-tetrofosmin、^{99m}Tc-teboroxine和^{99m}Tc-Note等,目前国内临床以^{99m}Tc-MIBI为主,^{99m}Tc-tetrofosmin偶有应用。^{201}铊(^{201}Tl)发射69-83keV(88%)的X线和能峰分别为135、165和167keV(12%)的γ射线,物理半衰期为74h,其生物半衰期大约为58h。其物理特性在显像方面不如^{99m}Tc标记的化合物。

(1) ^{99m}Tc-甲氧基异丁基腈(^{99m}Tc-MIBI):是一种亲脂性单价阳离子,静脉注射后被心肌细胞摄取,摄取程度与局部心肌血流量成正比。^{99m}Tc-MIBI最大的特点是在心肌内没有再分布现象。^{99m}Tc-MIBI 与心肌细胞牢固结合，进入心肌细胞后进入线粒体，在心肌细胞内的分布相对固定，不随时间而变化，可在心肌细胞内稳定存在5小时以上。因而注射当时的心肌血流分布被保留，注射后数小时所进行的显像仍反映注射当时的心肌血流灌注情况。此点有利于心脏急诊入院时先注入放射性核素显像剂，抢救措施施行后数小时再进行显像，能了解入院时患者的状况。在常规应用中，进行心肌灌注显像时要分别在负荷状态和静息状态下注射两次^{99m}Tc-MIBI。由于^{99m}Tc 的物理特性佳，所以更能获得高质量的心肌影像。^{99m}Tc-MIBI 的排出途径主要是肝胆系统和肾脏。肝脏和胆囊的放射性摄取有可能干扰心肌影像，尤其是干扰下壁心肌影像的显示。^{99m}Tc-替曲膦（^{99m}Tc-tetrofosmin）：^{99m}Tc-MIBI 除了具有^{99m}Tc-MIBI 的优势外，还具有在肺和肝脏内清除快的特点，给药后5～30分钟即可开始采集程序并获得高质量的心肌影像，有利于使用一日法在完成负荷和静息心肌断层显像。

（2）氯化亚201铊（^{201}Tl）：^{201}Tl 的生物特性与 K^+ 相近，静脉注入后能迅速地被有功能的心肌细胞摄取。在心肌细胞膜上 Na^+-K^+-ATP 酶泵的作用下，持续不断地进行交换而穿过细胞膜进入心肌细胞。因而心肌摄取^{201}Tl 显示冠状动脉灌流，同时显示心肌细胞存活和心肌细胞膜的完整性。^{201}Tl 由回旋加速器产生，发射63～83keV 的 X 射线（88%）和135keV、165keV 和167keV 的 γ 射线（12%）。物理半衰期为74小时，生物半衰期约58小时。^{201}Tl 在心肌细胞内具有再分布（redistribution）的特性，即在静脉注射5～10分钟后正常心肌摄取达到高峰水平，其后^{201}Tl 通过弥散过程逐步清除。注射后3小时摄取和清除达到平衡，其清除速度与冠状动脉血流量呈正相关。因而正常部位^{201}Tl 清除快于冠状动脉狭窄部位，可表现为心肌缺血部位的放射性填充现象。这一特性为我们提供了^{201}Tl 心肌灌注显像的独特价值，一次静脉注射^{201}Tl后能进行早期相和延迟相或负荷态和静息态两次显像，这两次显像所提供的图像分别具有不同的病理生理学信息。注射后即刻显像的影像反映依赖于血流灌注的初始分布，即局部心肌血流量；而2小时至24小时延迟显像影像反映钾池分布，即心肌细胞活力。

2. PET 心肌灌注显像的显像剂　PET 心肌灌注显像的正电子药物包括加速器生产的^{13}NH（氮）和^{82}Sr-^{82}Rb（^{82}锶-^{82}铷）生器生产的^{82}Rb。前者的半衰期为9.96分钟，后者的半衰期仅为76秒，因此，需要现场生产并使用，由此也制约了 PET 心肌灌注显像的临床应用。与 SPECT 心肌灌注显像对比，PET 图像质量更佳，诊断的准确性更高，尤其是对于肥胖的患者更具优势。

3. 心肌 SPECT 灌注显像方法　目前普遍推荐门控 SPECT 断层显像。

（1）SPECT 断层显像：SPECT 断层显像是目前临床核心脏病学使用的主要显像技术。置患者于正确而舒适的体位，使心脏位于仪器旋转中心并防止患者移动。SPECT 仪探头采用圆形轨道绕患者心脏旋转，通常采集180°，自右前斜位45°采集至左后斜位45°，采集30（或32）～60（或64）个投影。采集完成后经过计算机处理获得左心室心肌短轴（short axis slices），水平长轴（horizontal long axis slices）和垂直长轴（vertical long axis slices）断层影像。

与非门控采集不同，门控采集是以患者自身心电图 R 波作为开启 SPECT 仪的触发信号，将一个心动周期的影像按照舒张末期至收缩末期的次序均分为若干等份，经过若干个心动周期的采集后叠加而成。门控采集的优势在于不但减低了心脏搏动所导致的图像边缘模糊程度，通过观察室壁运动识别伪影，提高了对心肌缺血诊断的灵敏度和特异性，而且经过计算机处理后还可以同时获得心功能参数，包括左室射血分数（LVEF）、左室收缩分数（LVCF）、舒张末期容积（EDV）和收缩末期容积（ESV）等。一般情况下，门控采集较非门控采集要多耗时约10分钟。但是对于新型的心脏专用伽马相机或者是具有心脏专用软件的 SPECT 而言，门控采集基本控制在10分钟左右。

（2）负荷心肌灌注显像（stress myocardial perfusion imaging）：完整的心肌显像过程包括静息和负荷心肌灌注显像二部分。在负荷状态下，正常冠状动脉的血流量可增加2～4倍，但狭窄的冠状动脉血流量不增加或不能增加至相同量，从而导致相应供血区域心肌血流灌注的减低，表现为放射性分部的稀疏或缺损区。负荷方法的应用大大增加了心肌灌注显像的诊断阳性率，使其具有临床实用价值。负荷心肌灌注显像与静息心肌灌注显像对比分析，可以评价缺血心肌是否为可逆性病变，为治疗方案的确定提供依据（表73-1）。

负荷试验首选运动负荷试验，不能或者是不适合于进行运动负荷者，可选择药物负荷试验。

4. 正常心肌灌注显像的影像分析　图像分析可以分为目测分析和定量分析二部分。

5

表 73-1 心肌负荷试验方法和机制对比

负荷方法		作用机制	实施方案	常见副作用
运动负荷		增加心肌耗氧	按照 Bruce 方案，在负荷达到高峰时，静脉注射放射性药物，注射后再持续运动几分钟	
药物负荷	腺苷	扩张冠状动脉	按 0.14mg/(kg·min) 剂量静脉缓慢滴注，共滴注 6min，在第 3min 时于利用三通或者在对侧肘静脉注射显像剂	部分患者出现面部潮红、头痛、头昏、心悸、恶心等症状，一般无需特殊处理
	三磷腺苷	扩张冠状动脉	同上	同上
	双嘧达莫	扩张冠状动脉	按 0.56mg/kg 体重加入 5% 葡萄糖溶液中(稀释成 5mg/ml 浓度)静脉缓慢推注，4min 内注射完成[0.142mg/(kg·min)]	出现面部潮红、头痛、头昏、心悸、恶心等症状，严重者可出现心绞痛
	多巴酚丁胺	增强心肌收缩力	静脉滴注，起始按 5μg/(kg·min)，后逐级增加至 10～20μg/(kg·min)，每级维持 3～5min，当达到预计心率时或其他终止指标时(同运动试验)，静脉注射心肌显像剂，并再继续滴注多巴酚丁胺 1min。最大可达 40μg/(kg·min)	胸闷、心悸、头痛、呼吸急促、恶心及面部潮红等，一般较轻微，不需特殊处理，如出现明显心绞痛或室性期前收缩等，需对症处理

(1) 目测分析：①正常心肌灌注影像：各断层所有层面心肌各壁放射性分布均匀，边缘光滑整齐。②可逆性缺损(reversible ischemia)：负荷态影像上存在放射性缺损，而在静息影像上该缺损区显示放射性不同程度的填充甚至可恢复至正常。这种模式常提示灌注该局部区域的冠状动脉狭窄造成心肌缺血。^{201}Tl显像则是在早期相表现为缺损，在延迟相上表现为正常，这种随时间的变化的征象称之为“再分布”。③固定性缺损(fixed defects)：负荷和静息影像上都存在同样的放射性缺损，该缺损区面积不发生变化。在使用^{201}Tl 作为心肌灌注显像剂时，可行在注射和 24 小时延迟显像，如果仍呈固定性缺损，这种模式常提示有心肌梗死和瘢痕组织。使用^{99m}Tc 标记的心肌灌注显像剂时，则可用硝酸甘油试验。但要注意仅凭 SPECT 心肌灌注显像出现固定性缺损诊断心肌梗死常常会低估心肌的活力。④部分可逆性缺损：负荷影像显示心肌放射性缺损，而延迟或静息显像时缺损区明显缩小或有部分填充，即其恢复程度介于固定性缺损和可逆性缺损之间，心室壁同时存在不可逆性和可逆性心肌缺血。此种模式提示心肌梗死，但部分心肌活力存在。其产生和侧支循环建立有关，也与心肌梗死基础上其他冠状动脉分支狭窄引起局部灌注量减少有关。这类患者往往有可能再次发生心肌梗死，甚至引起猝死，发生心脏事件的几率最高。

(2) 定量分析：基于门控采集所获得的信息，借助于定量分析软件获得的心功能及电生理方面的信息。

心肌灌注显像定量分析的指标包括：左心室负荷总积分(Summed stress score，SSS)，静息总积分(Summed rest score，SRS)和总积分差(Summed difference score，SDS)，缺血面积的定量分析和可逆性(具有活力心肌)面积的定量分析。缺血程度的积分标准是：0—正常灌注；1—轻度灌注减少，可疑异常；2—中度灌注减少，肯定异常；3—严重灌注减少；4—无灌注评分标准。SSS 积分<4 为正常，4～8 为轻度异常，9～13 为中度异常，>13 为严重异常。SDS 提示心肌活力方面的信息：低分节段提示瘢痕组织，高分节段提示有心肌活力。单纯依靠积分进行评价，需要排除其他因素所导致的放射性分布异常。缺血面积占左心室面积的 5%～10% 为轻度病变，15%～20% 为中度病变，大于或等于 20% 者为重度病变。从病变累及冠状动脉分支血管供血区域进行判断，不超过单支血管供血区域的 1/2 者为轻度病变，占据单支血管供血区域的全部者为中度病变，占据 2 支或 3 支血管供血区域者为重度病变。定量分析还可以提供以下信息，对目测分析提供很好的补充，有助于提供诊断的准确性。最常用的是肺/心放射性比值(lung/heart ratio，LHR)，评价放射性分布情况，间接了解心脏功能情况。心室腔一过性缺血扩大(transient ischemic dilation，TID)是负荷和静息状态下心室容积的比值。TID 可以客观反映心室腔扩

5

大,对于评价三支病变导致的“平衡”缺血、评估预后等方面都具有很好的帮助。

左心室同步化(onset of mechanical contraction, OMC)定量分析的指标包括:峰值相位(peak phase),出现频率最高的相位(相位图中的峰值部分);相位标准差(phase SD),即相位的分布范围;相位柱状图宽度(phase histogram bandwidth),包括相位分布的95%;柱状图偏离度(phase histogram skewness),即柱状图的对称性,其正值代表柱状图在右侧拖尾;相位柱状图陡度(phase histogram kurtosis),是柱状图的起始点到峰值的宽度,柱状图在越窄的范围内达到其峰值,提示其陡度越高。

5. 心肌灌注显像的临床应用　心肌灌注显像应用最为广泛的领域就是对冠心病的诊断和疗效评价。其价值主要体现在以下几个方面:

(1) 冠心病的诊断:为冠心病的诊断提供最为直接的心肌缺血证据,是无创伤性诊断冠心病的有效方法。冠状动脉狭窄50%以上的病变都能通过负荷-静息心肌灌注显像显示病变,了解病变的范围、程度和责任血管所在。心肌灌注显像诊断冠心病的灵敏度为80%~96%。

(2) 危险度分层:心肌灌注显像正常,或呈现固定性缺损者发生心脏事件的几率较低,而呈多处或大片可逆性缺损患者的心脏事件发生几率较高,应积极治疗。低危险度(发生心脏事件的概率<1%)灌注正常或者基本正常灌注、LVEF均正常或者基本正常,为典型低危险度;即使冠状动脉造影发现明显的冠状动脉狭窄,只要心肌灌注显像表现为正常,依然为低危险度。中等危险度(心脏死亡概率<1%,非致命心肌梗死概率接近1%),是指灌注缺损小(<LV面积的15%,负荷积分低)LVEF正常;没有运动状态下LV失代偿;高危险度(心脏死亡的概率>3%)是指静息和负荷状态下LV功能严重低下,负荷状态下大的灌注缺损,负荷状态下中等大小的灌注缺损伴有肺部摄取^{201}Tl,负荷状态下多发灌注缺损。

心肌灌注显像还可以用作非心脏外科手术术前的危险度评估,用于评价患者是否能够耐受手术创伤。

(3) 指导冠心病治疗方案的确定:对于低危险度的人群以药物治疗或随访为主;中等危险度(心脏死亡概率<1%,非致命心肌梗死概率接近1%)一般药物治疗随访为主,除非症状难于忍受或者特殊职业者;高危险度(心脏死亡的概率>3%)最好是血运重建治疗。对于拟行介入治疗的患者,国内指南是将缺血面积达到左心室面积的12%作为稳定型心绞痛患者支架植入的临界值,欧洲则定位15%。

(4) 心肌缺血治疗后的疗效评价:无论是药物治疗还是PCI治疗后,通过对治疗前后心肌灌注显像图像的对比分析,尤其是借助于门控定量分析方法,可以客观的评价疗效,早期发现有无新的缺血灶出现。

(二) 心肌葡萄糖代谢显像

1. 原理　葡萄糖是心肌的重要能量来源物质,^{18}F标记的脱氧葡萄糖(18F-deoxyglucose,^{18}F-FDG)是当前最常用和最重要的葡萄糖代谢显像剂。

2. 检查方法　注射显像剂前禁食至少12小时,测定空腹血葡萄糖水平,若<150mg/dl,患者口服葡萄糖50g;若≥150mg/dl,则不需要口服葡萄糖。注射^{18}F-FDG 185~370MBq(5~10mCi)后进行发射扫描,然后进行透射扫描,结束后通过计算机重建短轴、水平长轴及垂直长轴各断层面图像。

3. 结果判断　^{18}F-FDG心肌葡萄糖代谢显像一般与心肌灌注显像(应用常规^{99m}Tc-MIBI显像或$^{13}NH_3$、$H_2{}^{15}O$等PET显像)结合应用。禁食状态下,由于血浆葡萄糖水平下降,正常心肌能够减少利用甚至停用葡萄糖,转而增加利用游离脂肪酸进行氧化以维持能量的需要。而缺血心肌由于氧供随血流减少而减少,耗氧量较大的游离脂肪酸β氧化受到限制,需氧量较低的糖原酵解仍可进行,葡萄糖成为缺血心肌的唯一能量来源。禁食状态或葡萄糖负荷后坏死心肌均不摄取FDG。葡萄糖负荷后,缺血但仍存活的心肌以及正常的心肌可摄取FDG。在心肌灌注减低节段,葡萄糖负荷后FDG PET显像显示相应节段FDG摄取正常或相对增加(灌注-代谢不匹配),标志着心肌缺血但仍然存活,反之,相应节段FDG摄取减低和血流灌注呈固定缺损(灌注-代谢匹配)标志着心肌细胞没有活性。

4. 临床意义　心肌葡萄糖代谢显像是判断心肌细胞存活准确而灵敏的指标,当心肌灌注缺损区^{18}F-FDG摄取正常或增高时,提示心肌细胞存活;而血流灌注缺损区FDG代谢显像无显像剂摄取,则提示心肌坏死。普遍认为,PET心肌葡萄糖代谢显像是目前最准确的方法,称为“金标准”。对于存活心肌,当血运重建后,缺血心肌血流将得以恢复,心功能也将得以改善。

(三) 心脏神经受体显像

心脏神经分布十分丰富,受交感神经和副交感神经的双重支配,两者均通过末梢释放神经递质作用于心肌细胞膜中的受体而发挥调节心肌功能的作用。交感神经末梢释放去甲肾上腺素(NE),作用于心肌细胞中的β_1-肾上腺素能受体(β_1-受体);副交感神经末梢释放乙酰胆碱(ACh),作用于心肌中的毒蕈碱受体(M-受体);NE和ACh均可为神经末梢所摄取。

1. 原理及方法　放射性核素标记的NE类似物间位碘代苄胍(metaiodobenzylguanidine, MIBG),如^{123}I-MIBG或^{131}I-MIBG可通过与NE摄取相类似的途径

5

(钠依赖性摄取)进入交感神经末梢并储存于囊泡中。放射性核素^{11}C标记的拟交感神经药物羟基麻黄碱(HED)、^{18}F标记的氟间羟胺(FMR)和M-受体的配体均可用于心脏神经受体显像,应用^{123}I-PIN(吲哚洛尔)可用于β_1-受体显像。心脏受体显像能反映心脏神经功能的完整性、神经元的分泌功能及活性。目前较常用的显像剂为^{123}I-MIBG或^{131}I-MIBG,其中以前者较为理想。

MIBG以类似于去甲肾上腺素的机制参与特异性摄取与储存,但它不是通过儿茶酚-O-甲基转换酶或单胺氧化酶途径进行代谢。MIBG显像是通过去甲肾上腺素的途径特异性摄取,并储存于突触前束。这种摄取分布的影像可以反映心脏交感神经分布的完整性,常规平面或断层显像时,^{123}I-MIBG的应用剂量为148~370MBq,而^{131}I-MIBG的使用剂量为74~111MBq。显像结束后可以通过计算机对整个心肌或局部心肌进行定量分析。

2. 临床意义 心脏神经受体显像(cardiac neuroreceptor imaging)可以无创伤性地评价心脏的交感神经支配状态、心脏的病理生理过程,对心脏疾病的诊断、治疗及药物作用机制研究提供极有价值的信息。急性心肌梗死、充血性心力衰竭、肥厚型心肌病等均可表现为心脏神经功能和受体密度的异常。

(1) 充血性心力衰竭患者:MIBG的摄取减低,与心脏去甲肾上腺素储存耗尽的病理生理学观察结果是一致的,心脏MIBG的摄取与预后呈相反关系,通过测定心脏/纵隔的放射性比值,对于预测患者存活是一项具有独立价值的指标。

5

(2) 特发性心肌病患者:心肌^{123}I-MIBG的摄取活性与心内膜活检标本测定结果有较好的相关性,^{123}I-MIBG摄取减低始终与不同的左心室功能障碍指标如左心室EF、心排血指数和心室内压力等有关。

(3) 急性心肌梗死患者:也可表现为^{123}I-MIBG摄取异常,并可反映心肌梗死后的无神经区(denervated area)。有资料表明,在心肌梗死患者,无神经区明显大于血流灌注缺损区。

(四) 放射性核素心脏功能显像

放射性核素心脏功能显像(radionuclide imaging of cardiac function)测量心室功能,不仅能测定静息状态下的左、右心室功能,也可测定运动或药物负荷下的心室功能状态,并可获得整体与局部功能、收缩与舒张期功能的指标。核素显像测定心室功能的方法较多,临床应用最多的是γ照相机平衡多门电路心血池显像法(multiple gated cardiac blood pool imaging),另外也可应用首次通过法(first-pass method)和γ心功能仪非显像法测定左、右心室功能。

1. 平衡门电路法心血池显像

(1) 原理和方法:利用心电图的信号来确定放射性信息的采集与心动周期的容积组分之间的关系。目前常用多门电路技术。给患者静脉注射^{99m}Tc标记红细胞并在血池内达到平衡后,以受检患者自身的心电R波等为γ照相机门控装置的触发信号,按设定的时间间隔连续采集心血池的影像,通过多个心动周期影像的叠加,获得R-R间期内一系列的图像。显像前应停用干扰红细胞标记的药物,如肝素、甲基多巴、肼屈嗪、地高辛、哌唑嗪、普萘洛尔以及碘油造影剂。

(2) 结果与分析

1) 心室功能参数:①反映心室收缩功能的参数:左或右心室射血分数(ejection fraction,EF)、心输出量(cardiac output,CO)、每搏容量(stroke volume,SV)、高峰射血率(PER)、1/3射血分数(1/3EF)等;②心室舒张功能参数:高峰充盈率(peak filling rate,PFR)、高峰充盈率时间(time of peak filling rate,TPFR)、1/3充盈率(1/3FR)和1/3充盈分数(first-third filling fraction,1/3FF)等;③反映心室容量负荷的参数:收缩末期容积(end-systolic volume,ESV)和舒张末期容积(end-diastolic volume,EDV),有助于评价心力衰竭和严重的收缩功能减低患者合理治疗后心室大小的变化。将容积分析与压力测定相结合还能提供收缩期与舒张期中心室压力-容积关系的重要信息。正常情况下,静息状态与运动负荷时心脏功能指标有明显差别,且各实验室间的正常值亦有一定差异。通常在静息状态下,左心室的总体EF和局部EF均>50%,右心室EF>40%,否则为EF值减低;而负荷试验后射血分数的绝对值应比静息时增加5%以上,负荷后EF值无明显增加甚至下降均提示为心脏贮备功能异常;负荷后舒张末期容量也相应增加,收缩末期容量相对减少。需注意的是,有较多心律不齐的患者,可导致对心室功能参数的估计过低。

2) 局部室壁运动(regional wall motion)与功能分析:通过电影显示可以直观地了解心室各壁的运动情况,临床上,一般将心室壁的运动分为正常、运动减低(hypokinesis)、无运动(akinesis)和反向运动(dyskinesis)四种类型。并分别计算出各个区域的局部射血分数(regional ejection fraction,REF)和室壁轴缩短率。正常情况下,各个节段的轴缩短率均>20%、左室的REF>50%,但相当于间壁的节段可以略低。

3) 时相分析(phase analysis):心血池影像的每一个像素都可以生成一条时间-放射性曲线,由于心室的运动呈周期性变化,因而所得的时间-放射性曲线也呈周期性变化,通过对曲线进行正弦或余弦拟合(即傅里叶转换)可以获得心室局部(每个像素)开始收缩的时间(即时相)以及收缩幅度(振幅)两个参数。用这两个参数进行影像重建可以获得心室的时相图(phase image)、振幅图(amplitude image)和时相电影(phase cine)三种功能影像及时相直方图(phase histogram):①时相图:是以不同的灰度或颜色反映心肌壁发生收缩的时间,灰度越高示时相度数越大,即开始收缩的时间越晚。心房与心室开始收缩的时间相差甚远,故表现为完全不同的灰度或颜色,而左、右心室各壁的收缩基本同步,故表现为相同的灰度或颜色,无明显分界线。②时相直方图:为心室时相度数的频率分布图,纵坐标代表分布的频率,横坐标为时相度数(0～360°);正常情况下,心室峰高而窄,心房及大血管峰低且较宽,两峰的时相度数相差近180°,心室峰底的宽度称为相角程(phase shift),反映心室最早收缩与最晚收缩时间之差,其参数是反映心室协调性的重要指标,正常的心室相角程<65°。③振幅图:是以不同颜色反映心脏各部位收缩幅度的大小,灰度高提示幅度大,正常左心室收缩幅度明显大于右心室及心房、大血管,局部室壁运动障碍时则表现为病变处灰度减低。④时相电影:将心脏各部位开始收缩的时间以一种显著标志(如黑色或白色)依次进行动态显示,即可直观地观察心肌激动传导的过程;正常时,电影显示可见室壁收缩的兴奋点起源于室间壁基底右侧,然后沿间壁下行,迅速传导至整个心室,最后消失于左、右心室的后基底部,右室的收缩略早于左室,如果有传导异常或室壁运动障碍,则其收缩的顺序和颜色就会发生改变。

2. 首次通过心血池显像　首次通过法心血池显像(first pass cardiac blood pool imaging)与平衡法一样,可以定量分析心脏的功能指标。将显像剂作"弹丸(bolus)"式静脉注射后,立即启动具有高灵敏的γ照相机进行快速心血管动态照相,然后通过专用软件和感兴趣区勾画出左或右心室,获得显像剂首次通过左、右心室的系列影像及心室容积曲线,由此可以得到有关心功能的参数。本法的优点是首次通过时从时间上可以将左、右心室短暂分开,不存在相互重叠因素的影像,其结果应该更可靠,尤其是对于右心室功能的测定,优于X线心血管造影;缺点是"弹丸"注射技术及仪器的灵敏度要求较高,注射显像剂的剂量也较大,而且不能进行多体位的显像。

3. 临床应用　心血池显像主要应用于冠心病患者心功能评价,包括室壁瘤的诊断,心脏传导异常的诊断,心血管疾病疗效评价,充血性心力衰竭患者的评价,心肌病的辅助诊断,慢性阻塞性肺病与肺心病鉴别诊断等。同时还应用于化疗对心脏毒性作用的监测等方面,较心脏超声评价心功能更加客观、准确。

许多化学药物尤其是抗肿瘤药物,对心脏具有严重的毒副作用,引起充血性心力衰竭和心室功能紊乱,最终导致患者死亡。核素心功能显像是监测药物对心脏毒性作用的有效方法和心脏中毒的灵敏依据,通常可以在临床症状出现之前发现心脏中毒的情况,且心脏功能损害程度与使用药物的累积剂量密切相关,许多临床医师允许在化疗停止之前EF值降至45%以下。因此,在抗肿瘤治疗过程中,动态监测静息状态下心室功能的变化,可以帮助临床医师正确掌握用药剂量和指导停药时间。Schwartz等人根据多年的临床经验已制订出在多柔比星(doxorubicin)治疗过程中心功能监测的指导方案,收到了良好的效果。其心功能监测指导方案是:给予100mg/m^2多柔比星之前,应用门电路心血池显像测定静息时基础EF值,然后在给予总累积剂量后至少3周,即下一个剂量之前再测EF值。如果LVEF的绝对值下降≥10%时,应终止多柔比星治疗。

(石洪成)

第二节　体外循环

自1953年Gibbon首次应用"心肺机"成功地进行房缺修补术以来,历经60余年,体外循环(cardiopulmonary bypass,CPB)的装备技术已有大量研究及改进。体外循环的并发症和死亡大大减少,体外循环技术也得到了广泛应用。但是体外循环对肝素的依赖以及血与异物表面接触过程中对机体造成的影响仍亟待更广泛深入的研究。本章仅就体外循环的一些基本问题叙述如下。

(一)体外循环装置

体外循环装置发展至今,基本的结构及相应的设备逐步完善,大致包括:基本设备(动、静脉插管,贮血器,氧合器,血泵,变温器,过滤器等),心肌保护液灌注系统,超滤/透析系统,心内吸引系统,左室(房)插管系统,血液回收系统及监测系统等。

1. 基本设备

(1)动、静脉插管:动脉插管通常可分为股动脉及主动脉插管两种。股动脉插管用于再次手术、微创手术或升主动脉瘤患者的外周动脉插管,如腋动脉、锁骨下动脉、股动脉等,有不同尺寸可供选择。主动脉插管用于升主动脉插管,是最常用的体外循环插管,适合于大多数心血管手术。可分为直端和弯端,普通和钢丝加强型,薄壁高流量型与分散血流型等,可根据体重及手术需要选择相应口径及形状。

静脉插管,可分为腔静脉插管、腔房二极插管、股静脉插管和带囊直插管,其中腔静脉插管又可分为直插管和直角插管。外科医师根据心脏和血管病变不同、手术操作要求及患者体重,可选用不同静脉插管部位、种类和型号。

(2) 贮血器:圆筒状装置,有过滤织片,主要为接受心内吸引血、预充的液体、库存血等,经过滤后进入氧合器;还可作为血液贮存室,鼓泡肺必须配套使用,膜肺本身已有配备。

(3) 氧合器:也叫人工肺。目前常用的氧合器可分为鼓泡式和膜式两种,两种氧合器均能达到静止状态下人肺效应。鼓泡式氧合器,静脉血进入氧合室与发泡板上产生的氧泡进行 O_2 和 CO_2 的交换。其缺点是 O_2 和血液直接接触,容易引起血细胞损伤。同时因其只能靠纯 O_2 进行氧合,为了保证 CO_2 的排出,常常使氧分压高达 500mmHg 左右,目前临床上已经很少用。膜式氧合器则气血完全分开,空氧混合气进行氧合可以克服鼓泡式氧合器的这些不足。膜式氧合器根据其结构不同又可分为有孔型和无孔型。有孔型在临床应用最多,也叫中空纤维型,选用聚四氟乙烯和聚丙烯为原料,微孔存在提高了氧合效能,但可能发生血浆渗漏和气栓形成。无孔型主要由硅胶膜组成,没有微孔存在,降低了氧合效能,但能有效防止气栓发生和血浆渗漏。

无论是鼓泡式还是膜式氧合器均能激活血液成分,产生微栓。但膜肺由于气血分开,血液接触面很快有一层血浆蛋白覆盖,因此血细胞损伤较小。而鼓泡肺由于不断产生气泡,每个新的气泡就是一个新的异物界面,因此血细胞损伤是进行性的。但由于鼓泡式氧合器价格低廉,目前国内仍占一定的市场,尤其是中小医院。随着经济发展,观念更新及膜肺的国产化,膜肺的使用比例在逐年增加。复旦大学附属中山医院 1993 年膜肺使用比例约占 20%,1995 年约占 40%,1997 年占 80% 以上,2000 年以后已达 100%。

(4) 人工血泵:人工血泵常分三种:滚轴泵、离心泵及轴流泵。滚轴泵最常用,可提供平流和搏动血液。一般由两个泵轴构成,二轴在转动时,滚压在泵室内的泵管,推进血液向前。泵出流量取决于泵轴的转速和泵管的内径,泵转速 0~250r/min,流量可控制在 0~9.99L/min,最低流量 0.01L/min,仪表显示的流量为转速和泵管内径的计算值。滚轴泵挤压泵管必须松紧适度,如果压管太紧,将严重破坏血细胞,而太松又会引起血液反流而且流量不准。因此每次转流前,需测试泵挤压泵管的合适度。常用测试方法:通常要求在 100cmH_2O 压力下,液平面下降速率为 1cm/min 为松紧适度。滚轴泵的两个轴松紧不一致时,应以紧的一端为准,并做好标记,以防停机后血液反流。

离心泵的工作原理及操作要点详见本章第五节辅助循环。比较滚轴泵,离心泵具有以下优点:体积小,重量轻,操作安全,血液损伤小,灵活机动而应用广泛;除了体外循环转流使用外,常常作为长时间左、右心室辅助或体外膜肺氧合(extracorporeal membrane oxygenation,ECMO)用。

轴流泵依靠涡轮旋转产生动力,将血吸入并从出口泵出,可提供平流和搏动血流,而且停泵时无血液倒流,但目前仍处于实验探索阶段。

(5) 过滤器:在体外循环氧合血进入体内之前,血液必须过滤。理由有:①体外循环过程中,由于血液直接与异物表面接触,血液吸引,氧合器压差,泵驱动,降、复温及抗凝等因素可导致血液成分破坏,血小板-白细胞凝集形成微栓;②术中尤其是通过吸引器从术野吸入的包括:纤维、脂肪、钙化斑块、细胞碎片以及其他外源性物质;③吸入大量的空气后,会产生含有氮气的气泡微栓,而氮气在血浆中的溶解性极低,因此远比 CO_2 与 O_2 微栓更危险。

体外循环中过滤器种类很多,根据过滤机制可分为渗透式及滤网式。根据应用可分为:①动脉微栓过滤器:是体外循环中血液进入体内最后一道屏障,大多为滤网式;②贮血器滤器:一般为渗透式。白细胞滤器主要通过吸附和机械滤过血液中激活的白细胞来减轻全身炎症反应,但在临床上应用还有争论,未作大规模应用。其他还有气体过滤器及预充液过滤器等。

(6) 变温系统:用于体外循环时控制体温,以满足各种手术所要求的温度条件。变温系统包括变温水箱及氧合器内的热交换器,变温水箱一般可自动调节水温 1~42℃,不可超过 42℃,否则将引起血浆蛋白变性。目前商售的变温水箱一般具有几套出水系统,除与氧合器连接控制全身温度外,同时可以与变温毯相连接,以控制体表温度。有的还可以与心肌保护灌注系统变温管相连接,以控制心肌保护灌注液温度。

(7) 心肌保护液灌注系统:随着心肌保护研究进展,目前不仅限于心肌保护液配方的研究,而且非常重视心肌保护方法的改进。因此,心肌保护液灌注系统应该能满足各种灌注方法的应用,包括:①可以用于冷晶体液或含血保护液灌注;②可以主动脉根部插针灌注或主动脉切开左右冠脉插管灌注;③可以进行顺灌注、逆灌注或桥灌注;④可以用于温血(37℃)、中度低温(30℃)、冷血(<10℃)灌注,或随意控制温度;⑤可以用于持续或间断灌注;⑥灌注驱动力可以通过泵压或重力;⑦可以对灌注的压力、温度进行持续监测。因此其灌注结构应包括:血及心肌停搏液贮存槽、灌注泵、变温装置、测压装置、顺或逆行灌注管道,顺或逆灌注插管及监测装置等。

目前体外循环机器已附有心肌保护监测仪,包括流量、压力、温度和计时显示,压力监测等。压力监测可设报警范围,当压力超过设置范围时,心肌保护液灌注泵立即停止运转。计时设计可帮助自动计算每次灌注时间及两次之间的间隔时间。JOSTRA、STOCKERT 等人工心肺机等均配有这些设备。

(8) 心内吸引及左心减压吸引装置:在心脏直视手术时,应用心内吸引装置,将心内视野中血液回收到体外循环系统中,不仅保证了血液回收,减少血液丢失,同时,使术野显露良好,这是通常必需的装置,但是,这也是引起血液成分破坏的主要原因。其破坏主要存在以下几个方面:一是由于吸引回收的是与切口暴露组织直接接触而被激活了各种酶的血细胞;另外,负压吸引力及吸引泵的反复挤压对血液各成分造成的直接的损害作用,是造成溶血的主要原因;同时,由于从术野吸引出的血内含有组织及其他碎片,以及大量的气泡,所以必须经过过滤。一般将血液吸引回收入贮血器内经过初步过滤,再进入氧合器及动脉微栓过滤器,进一步除去气泡及栓子,以减少脏器栓塞的机会。高压、快速及血液在吸引管中反复吸引,将加重血细胞的破坏,应予避免。

左心减压吸引的目的在于预防心肌停止收缩后,心室膨胀及非缺血性心肌的纤颤。心室膨胀,心肌纤维过度牵拉,超微结构将严重破坏,可致术后心肌收缩无力。同时,心内膜下冠状动脉的供血将减少。有时甚至因心室过度膨胀增加了肺静脉压而导致急性肺损伤。而且左心减压又可成为二尖瓣、主动脉瓣及升主动脉手术野的积血吸引装置,改善局部显露。

左心减压插管可通过各种途径:①经右上肺静脉至左房;②经二尖瓣进入左心室;③经左心耳或左房前壁插入左房;④经左心尖插入左室;⑤还有术者切开主动脉通过主动脉瓣左室吸引,达到减压目的。因此,左心减压的方法将根据各术者的习惯及经验予以选择。

(9) 超滤与透析:超滤的基本原理是通过一个半透膜的滤器,将血浆中水分和可溶性小分子物质与血管内细胞成分和血浆蛋白分开并滤出。其滤过的驱动力主要靠膜两侧的静水压差,即跨膜压差。增加血流量或在膜的出水侧施加负压可增加溶液的滤出速度。目前大部分超滤器不必施加负压,其滤出速度可满足要求。超滤液成分大致相当于肾脏里原尿液成分,特别提醒,肝素可以被滤出。

超滤适应证:①术前心、肾功能不全,已有肺水肿等水钠潴留严重患者;②体外循环转流中,过度稀释,血细胞比容过低患者;③心脏复苏后,尿少,右心功能不全,或中心静脉压(CVP)偏高患者;④婴幼儿,目前主张常规进行改良超滤。超滤可分为三种方式:常规超滤、平衡超滤、改良超滤。

常规超滤(conventional ultrafiltration, CUF):其安装是将超滤器入口端与动脉管路相连接,出口端与贮血器相连接,必要时可在出水端加上适度的负压(-150mmHg)。这是成人患者转流中最常用的一种方式,主要起到滤出体内多余水分作用。超滤过程中可根据需要加入适量胶体或浓缩的红细胞。

平衡超滤(balanced ultrafiltration, BUF):安装方式同常规超滤,它主要是在滤出多少液体同时加入等量晶体液至贮血器。其目的是通过不断循环滤出炎性介质,文献报道只有当超滤量达到 4L 以上,对某些炎性介质滤出影响才有显著意义。由于是大容量的液体置换,此种超滤对药物和血中离子浓度影响最大。最近有学者通过荟萃分析发现单纯平衡超滤临床应用优势并不明显。

改良超滤(modified ultrafiltration, MUF):其安装方式与常规不同,但都可以进行常规超滤。多数采用动脉-静脉式,即进口端用一个 Y 形三通从出氧合器后的动脉灌注管分出,通过压泵进入超滤器,出口端与静脉引流管道连接。亦有人采用 Myers 介绍的静脉-动脉式,即静脉回路的血通过压泵进入超滤器完成超滤,再经氧合器后由动脉管输入体内。其应用于 CPB 结束后短时间内滤出体内多余水分,目前多用于婴幼儿。Mohsen 等对 1987～2013 年 26 篇有关 MUF 的文献荟萃分析表明 MUF 能减轻婴幼儿及儿童肺水肿,提高肺顺应性,改善气体交换功能,减少术后输血,降低死亡率。

以上三种超滤方式在实际操作中常是几种方式结合起来应用。如:CUF+MUF、CUF+BUF 或 CUF+BUF+MUF,可根据实际情况进行组合。比如血钾高时,可采用 CUF+BUF;小体重患者可采用 CUF+MUF。

血液透析,主要是透析液与血液中的溶质依靠扩散和对流进行转运。在体外循环中主要用于术前肾功能不全或慢性肾衰竭透析依赖的患者,且术前尿素氮、肌酐未获得纠正。为达到透析效果,应从体外循环开始用。如果同时需要脱水,可以选择超滤性能较好的透析器。

(10) 血液回收系统(cell saver):不用或少用库血是当今心血管手术的趋势,对于术前血细胞比容偏高且体重大的患者,术前可预先放血 400～800ml。关于血液回收,除了肝素化后心包腔内的血可经心内吸引直接回收入体外循环系统之外,术中全身肝素化前或鱼精蛋白中和后的血液均可经血液回收系统回收。手术期间,将术野内的血液经肝素化后通过负压吸引吸入贮血器内,待收集血液达一定数量,过滤后进入离心杯内，进行离心、浓缩、清洗，去除血浆和肝素等，留下红细胞注入贮血袋，再回输给患者。

2. 体外循环中的监测

（1）安全性监测

1）泵压力：反映自泵到动脉内插管顶端之间的阻力，是其间每个部分阻力的综合反映，与动脉插管部位、口径、方向等有很大关系，目前尚无统一的数值，一般控制在300mmHg（1mmHg=0.133kPa）以下。

2）气泡监测：常用气泡捕捉器。将捕捉器探头置于动脉管路上，如有气泡随血流经过即可发现而报警。

3）液面监测：目前多数进口心肺机上均配备液面报警装置，当回流室内液面低于设定值时则报警或停泵。

（2）流量监测：从人工血泵显示窗上可显示，此流量显示是根据泵速和泵管内径测算，因此不精确。而且可能有各种分流存在，它并不代表机体得到的灌流量，所以需同时监测静脉血氧饱和度（S_vO_2 不低于60%）、尿量［排除肾功能不全，应在1～2ml/（kg·h）以上］及血气。

（3）温度监测：临床常用的测温部位依次为鼻咽部、直肠、膀胱、动静脉血温。还可以监测鼓膜温度、颅内温度、心肌保护液温度。转流前要检查显示屏上所测的温度是否准确，温度导线是否固定好等。

（4）激活全血凝血时间（actived clotting time，ACT）监测：通过ACT监测仪测定，ACT基础值一般为60～140秒，转流中ACT值应维持在480～600秒。应用抑肽酶的患者，若以硅藻土为试剂，ACT应保持在750秒以上。ACT小于480秒，则需追加肝素，一般建议每相差50秒追加50～60IU/kg。

（5）血流动力学：一般采用有创桡动脉内直接测血压（BP），灌注压维持范围后面将有详述。还有中心静脉压（CVP）、左房压（LAP）、肺嵌压、肺动脉压等。

（6）血气、电解质、血糖、乳酸监测：近年来越来越多的医院通过监测乳酸水平来反映机体灌注状态，指导调节内环境，甚至用以判断患者预后。

（7）其他监测：胶体渗透压、血细胞比容、心电图、脑电图、脑血氧饱和度等。

（二）体外循环中温度的控制

体外循环中，代谢率及氧耗随温度下降而降低。常采用全身低温与局部低温相结合。全身低温一般根据直肠温可分为浅低温（30℃～35℃）、中度低温（25℃～30℃）、中深低温（20℃～25℃）、深低温（<20℃）。对于一些病情轻、心内畸形简单、心功能好、手术可短时间内完成的患者，可采用浅低温。而对于病情重、心内畸形复杂、心功能差的患者，则采用中度低温。而婴幼儿复杂先天性心脏病、动脉瘤累及弓部手术可能要采用深低温。深低温管理详见本章第四节深低温停循环。局部低温包括心包腔内置冰屑降低心肌温度，头部冰袋降温及变温毯体表降温等。

复温包括全身与局部复温。全身复温时，要注意水温最好不超过40℃，为了维持组织-温度-代谢平衡，尤其是脑组织，临床实践中复温速率应控制在0.2～0.5℃/min，对于深低温停循环复温要求更为严格，详见本章第四节深低温停循环。一般情况下，水温-血温差控制在10℃以内，小儿不超过8℃，鼻咽温至37℃左右方可停止复温。局部复温包括心包腔灌温水、变温毯体表复温及保温。还要注意室温调节。

（三）体外循环操作

1. 基本原则

（1）保证重要脏器供血、供氧，尤其是心、脑、肝、肾等脏器，对缺血的心肌进行良好的心肌保护。

（2）特别注意自身循环与体外循环相互转变时的操作，即体外循环开始和结束阶段。

（3）体外循环转流中必须注意保持组织内环境的稳定，避免或减少不良因素的产生，例如栓塞、炎性介质产生、免疫功能失衡等。

（4）根据不同的病情、年龄及心功能状态，选择适当的转流方法、温度及心肌保护方法。

体外循环操作一般可分四个阶段：①准备阶段：包括管道连接预充，气源、水管连接检查，仪器零点核定，药物准备，全身肝素化、ACT监测；②前并行阶段：从体外循环开始到升主动脉阻断；③升主动脉阻断阶段：心肌保护，保持内环境稳定，调整适宜体温直至心内操作基本结束；④后并行阶段：从升主动脉开放、心脏复苏开始至体外循环停止。

升主动脉阻断阶段的关键是心肌保护，详见本章第三节心肌保护，本节主要叙述前并行和后并行阶段：

2. 前并行的操作要点 关键是完成好自身循环向体外循环的转换，适当降温，为心脏停搏做好准备。

（1）体外循环刚开始时，尤其要注意泵压，若偏高要及时与外科医师沟通，同时注意氧合状况。

（2）保持心脏适当前负荷前提下，维持液体进出平衡，保持适当灌注压。操作关键是逐步放开静脉引流，同时逐步加大灌注流量，防止心脏突然空瘪或膨胀。

（3）转流平稳即在引流充分前提下，维持一定的流量和血压。常温下流量范围：婴幼儿150～200ml/（kg·min），15kg以下儿童100～150ml/（kg·min），15kg以上儿童60～100ml/（kg·min），成人50～70ml/（kg·min）。平均灌注压范围：婴幼儿30～50mmHg，儿童40～60mmHg，成人50～80mmHg，对于高龄或伴有高血压、冠心病、脑血管病、肾功能不全等患者应维持偏高的灌注压。

(4) 不要急于降温，先与外科医师交流，能否开始降温，一般需在左心引流后开始降温，降温亦不宜过快。尤其是对于婴幼儿、巨大左室患者室温偏低时预充液要预热，防止转流一开始低温致室颤。

(5) 对于发绀型心脏病，主张体外循环开始时不宜过度氧合，因为患者已经适应了低氧状态，突然高氧合状态会对其造成“氧中毒”，一般氧浓度置于40%左右（其他患者开始时一般在70%左右）。对于慢性肺功能不全患者体外循环开始时不宜过度通气，因为患者已适应了高CO_2状态。

3. 后并行阶段　这是由体外循环渐过渡至自身循环的阶段。主动脉开放、心脏复苏后，进行辅助循环，直到停止转流，是体外循环操作中非常重要的阶段，尤其对于重危及长时间体外循环的患者。主要操作是充分复温，调整好内环境，争取顺利脱机。

后并行又可分三个时期，各期具体操作的要点如下：

(1) 再灌注期：这一时期体外循环的操作主要是减低心肌再灌注损伤，尽快地使心肌恢复正常功能。再灌注损伤发生于再灌注后，10～15分钟为高峰，这一时期的操作要点如下：

1) 主动脉开放前可进行终末温血灌注，主要是减低心肌水肿，有利于氧自由基清除，达到减轻再灌注损伤作用，同时提高自动复跳率。

2) 开放前血温34℃左右，不宜太高，以防止心肌氧耗过大，因此在体外循环主动脉开放前后，要视具体情况调整复温速度。

3) 开放主动脉即刻，要低压灌注，即将流量减至30ml/(kg·min)左右，血压降至40～50mmHg，以防止高压灌注引起心肌水肿。

4) 开放后的10分钟内，禁止用钙剂，以防止心肌细胞钙内流，加重心肌细胞钙超载。

5) 其他：①防止左心室过度膨胀；②防止过长时间处于室性心率、室颤状态，适当使用利多卡因等药物，及时除颤；③辅酶A、Q_{10}、磷酸肌酸等药物应用，有利于心肌功能恢复。

(2) 辅助循环期：主要是调整心肌收缩力及保持内环境稳定。

1) 充分复温，鼻咽温至37℃左右，直肠温36℃左右，肢体末梢温暖。

2) 15分钟后，可适当使用钙剂，使血钙浓度在正常范围。根据病情需要，适当使用血管活性药及调整心律药或安装起搏器。

3) 心电图基本正常，心脏复跳有力，在上下腔已开放后，如危重患者或对心肌功能恢复有疑问时，可以在左房插入临时测压管监测左房压（LAP），以指导体外循环转流时调整给血量，估计心功能。

4) 调整血气、电解质、乳酸水平至正常范围；血细胞比容25%左右，小儿、危重及高龄患者适当提高。

5) 辅助循环的时间，取决于心肌功能恢复状况，如果部分循环后，平均灌注压（MBP）>60mmHg，LAP<15cmH_2O。心跳有力，表示心功能恢复良好，可以进入下一期，试行停机。

(3) 体外循环终止期：这个时期处理的关键是将体外循环的作用逐渐减少，同时逐渐增加心脏适当的前负荷。根据血压（BP）、中心静脉压（CVP）、LAP或心脏饱满状态来判断心功能及补充容量。如心脏完全能维持正常循环，则可以停止转流。操作及注意事项如下：逐步减少静脉回流，增加前负荷同时减低灌注量，观察LAP或CVP及BP。如均在正常范围，证明调整容量平衡，心脏功能良好，维持前负荷下继续减流量至停机。如果减低流量，减少静脉回流，出现LAP或CVP上升，BP下降，证明心功能不良，应立即恢复高流量辅助循环，等待心功能恢复后，重复上述操作。在心功能不全，阻断时间长的患者这种分段的循环是十分重要的，有时每次间隔时间甚至需达20～30分钟，才能进入下一阶段。

4. 难以脱离体外循环的处理方法

(1) 重新审视后并行期间各项准备是否充分，包括血气电解质酸碱是否平衡、正性肌力药物是否到位、温度是否充分、血液是否太稀等，并及时调整。

(2) 查找手术原因：手术纠正是否彻底，是否有合并疾病未加纠正，手术有无差错，例如冠脉阻塞或痉挛、瓣膜反流、人工瓣膜功能、流出道梗阻等。如有问题，必须依靠再次手术纠正者，应立即开始，绝不丧失时机。

(3) 若手术本身没有问题，其他原因已纠正，但情况仍没有改善，可能主要是心功能差的缘故，应予延长辅助循环时间，并适当调整血管活性药，在LAP或CVP、BP正常条件下，心搏有力时，再试行停机步骤。停机过程尽可能长，即每次控制引流量幅度更小，中间间隔时间拉长，使心脏逐渐适应。

(4) 如果延长辅助循环后，仍是难以脱离体外循环，则根据需要选择心脏辅助装置如主动脉内球囊反搏（IABP）、左（右）心室、双心室辅助或ECMO，详见本章第五节辅助循环。

（四）动脉瘤的体外循环管理

1. 中度低温常规体外循环　主要用于升主动脉手术。升主动脉病变大多为升主动脉呈瘤样扩张或假性动脉瘤，如果瘤体极度扩张，尤其是巨大假性动脉瘤,可能会与胸骨紧密相贴,即使应用摆动锯劈开胸骨时也极有可能把瘤体锯破。因此必要时,在劈开胸骨前,应先建立股动、静脉体外循环,先转流以降低瘤体的张力,再劈开胸骨行腔静脉插管引流以保证正常的流量需求。如瘤体不大,可根据需要采取升主动脉或股动脉插管,腔房二极引流管插右房引流建立体外循环。

2. 深低温停循环　用于动脉瘤累及弓部的手术或复杂降主动脉置换,详见本章第四节深低温停循环。

3. 上、下半身同时灌注法　主要用于破口在降主动脉而逆行剥离至升主动脉的患者,或复杂、难度大的胸主动脉瘤。最好选用泵前型人工肺以便直接从人工肺中分出上、下半身供血管,便于流量控制。若选用泵后型膜肺,则副泵流量始终小于主泵流量,否则会产生气栓。采用离心泵做主泵操作更方便,可充分显示其优点。上、下半身同时灌注流量分配,总体而言,上半身约占1/3,下半身约占2/3,但应视具体情况对待。温度根据术者要求适当降温,若要求局部低流量甚至停循环则按深低温要求。体外循环全程应作桡动脉及足背动脉压的监测,并随时调整上、下半身灌注流量。

4. 左心转流法　主要用于降主动脉手术,引流插管一般选左房。灌注采用股动脉插管,桡动脉和足背动脉同时监测压力。同麻醉师密切合作,根据降主动脉阻断水平高低调整流量。一般阻断水平越接近心脏则流量越大,还要结合上下肢血压,调节左房引流量。一般控制上肢收缩压90mmHg左右,下肢灌注压50~70mmHg,以保证重要脏器的血供,同时注意保温。灌注泵采用离心泵,不需要氧合器。注意避免发生气栓及肺损害。

5. 股静脉-股动脉转流　适合于降主动脉手术,降主动脉瘤手术时,阻断主动脉后,上半身靠心脏维持灌注,血压维持主要通过控制引流,一般上肢收缩压维持在90mmHg左右,下半身血压靠泵流量维持,下肢灌注压维持在50~70mmHg。

（罗海燕　胡克俭）

第三节　心肌保护

（一）概述

心肌保护是指体外循环心脏手术期间为防止心肌因缺血、缺氧和再灌注引起的解剖、功能、代谢诸方面损害所采取的各种有效措施,是心脏手术成功的基本条件。心肌保护面临的主要问题是由于阻断主动脉后,对心肌造成的直接损害,主要表现在以下三个方面:

1. 氧供和氧耗失衡　心脏是一高耗氧器官,心脏重量不到全身体重的5%,但它却占了全身氧耗的7%。在正常生理状态下,心肌比其他器官摄取更多的氧,并以增加冠脉血流量达到增加氧供的效果。正常跳动的心脏耗氧量100g心肌为8~10ml/min,冠状动脉血流量平均为80ml/(100g·min),其中75%的氧被摄取利用。空跳心脏的耗氧量约为正常跳动心脏的一半,停搏的心脏耗氧量为正常的25%。低温停搏下心肌耗氧量进一步下降,28℃时100g心肌的耗氧量为0.5ml/min,22℃时100g心肌的耗氧量为0.3ml/min,心肌温度降到10℃代谢可减少98%。在心肌缺血条件下,氧供与氧耗间的不平衡就会产生心肌缺氧。这种不平衡将会导致心肌的无氧代谢,从而使心肌能量耗竭,其代谢产物将会引起酸中毒、线粒体功能异常和心肌细胞坏死。心肌的耗氧量主要取决于心脏的做功、心率、强心药的用量,较少程度上取决于心脏的基础代谢、心脏电机械活动后的离子动态平衡及用于心肌细胞修复所耗的氧量。因此,降低心肌耗氧量成为心肌保护方法的基础。心肌保护的研究主要任务是如何优化在主动脉阻断后,心肌氧供与氧耗之间的平衡,从而改善心肌能量供需之间的关键比值。

2. 心肌缺血性损伤　一旦缺血,将迅速产生心肌代谢及超微结构的紊乱,高能磷酸的衰减几乎立即发生。缺血10分钟后将损失存储量的50%,糖酵解先增加后抑制,乳酸、脂酰CoA及游离脂肪酸蓄积和酸中毒。1~2分钟内可发生心肌收缩力下降,伴有缺血性挛缩。30~40分钟常温缺血可产生不可逆性的损伤,可检测到坏死心肌细胞释放的细胞内酶,如心肌特异性同工酶CKMB、LDH、AST等。这主要是由于心肌过分消耗掉高能磷酸盐及细胞内Ca^{2+}的积聚。Ca^{2+}及H^+激发释放带有破坏性的脂蛋白酶,引起细胞结构的破坏及功能的丧失。缺血心肌组织学检查显示有心肌凝固坏死、水肿。在梗死后4小时即可有中性粒细胞浸润,24小时可见严重的中性粒细胞浸润导致心肌细胞解离、纤维细胞增生,并在7日内有纤维蛋白沉积。

心脏手术升主动脉阻断期间,应用常规心肌保护方法,心肌组织处于停跳状态,心肌需氧量亦骤减至正常的10%左右。但是由于心肌细胞自身代谢的需要以及高钾心脏去极化停跳时依然存在的跨膜离子流动等需要,而现有的心肌保护方法无法完全满足心肌这种非生理状态的代谢需求。所以在升主动脉阻断期间心肌组织实质上是存在不同程度的缺血、缺氧,这也是心肌再灌注损伤发生的前提和背景。

3. 心肌缺血-再灌注损伤　心肌经过了一定时间的缺血,在恢复血流之后的再灌注早期,心肌细胞也

5

并未恢复到缺血前的状态,而是出现了更严重的细胞损害、顽固的心律失常和明显的心功能减退,即再灌注损伤。这是心脏术后心功能早期恢复不良和早期低心排出量的重要原因之一。

再灌注损伤的概念产生于20世纪60年代,Jennings等发现在再灌注后心肌发生超微结构的改变。Hearse等证明缺血后再供氧和再灌注使心肌发生超微结构的损伤。心肌缺血后的再灌注损伤具有明显的特点:①心肌超微结构的改变:心肌细胞的急剧肿胀、肌原纤维的断裂、出现致密的收缩带,糖原消失,线粒体明显肿胀破裂;②细胞内钙超载;③暴发性细胞内水肿,细胞的容量调节功能丧失;④严重的心功能不全,顺应性下降,急性心肌缺血后再灌注不但不能使心肌功能得到恢复,而且会进一步加重心肌功能的变化;⑤心肌细胞内酶大量释放,表明细胞重要代谢的紊乱;⑥心肌氧摄取和利用能力的减退,与线粒体的呼吸链电子传递功能的丧失有关;⑦顽固性或致死性心律失常;⑧出血性心肌梗死。上述导致心肌代谢、形态和功能的变化相互影响,形成恶性循环,达到一定程度将导致心肌细胞不可逆损害。虽然心肌缺血再灌注损伤的机制多年来一直是研究者关注的焦点,但是至今尚不完全清楚。目前认为氧自由基及其引起的脂质过氧化是造成心肌损伤的启动因素,细胞内钙超载是心肌损伤的共同环节,能量耗竭、氧化磷酸化脱耦联,细胞酶释放和细胞膜结构破坏是心肌损伤的共同结果。

氧自由基是氧在还原时接收电子不足所产生的一类具有高度化学反应活性的含氧基团,是机体内氧分子的不完全代谢产物。正常情况下,氧自由基可被内源性自由基清除系统清除。但当组织细胞缺血、缺氧时,氧自由基清除系统功能降低或丧失,而生成系统却活性增强,一旦恢复组织血液供应和氧供,氧自由基便大量产生与急剧堆积,以不同方式造成细胞急性或慢性损伤。自由基通过攻击膜组分磷脂中的不饱和脂肪酸,引发一系列自由基链式反应,生成多种脂质过氧化物。生物膜脂质过氧化的后果是使膜的结构和功能改变。心肌缺血-再灌注时,自由基通过心肌细胞线粒体、血管内皮细胞中黄嘌呤氧化酶及其他氧化酶、中性粒细胞的“呼吸暴发”及儿茶酚胺氧化等途径生成增加。损伤作用包括:①改变心肌细胞膜、亚细胞器膜的流动性及通透性,影响细胞的完整性和功能;②攻击结构蛋白,使肽链断裂;③与蛋白酶的氨基酸、巯基等反应致其结构和功能受损;④直接攻击核酸,使DNA、RNA交链甚至断裂,造成遗传物质改变,影响其转录、翻译和复制功能;⑤抑制前列环素合成酶、激活血小板环化酶,生成大量TXA_2;⑥使SR钙依赖性ATP酶失活,SR摄钙能力下降,肌浆内Ca^{2+}浓度升高,兴奋收缩耦联受损等。以上变化可导致再灌注心律失常、心肌抑顿、细胞凋亡和坏死,以及微血管与大血管损伤。细胞内Ca^{2+}平衡状态紊乱后引起的Ca^{2+}内流和Ca^{2+}分隔机制的失调导致缺血-再灌注心肌细胞内Ca^{2+}超载,其主要通过Na^+/Ca^{2+}交换或Ca^{2+}调蛋白激酶依赖的途径而实现。当心肌细胞超微结构的变化,包括收缩带发展、心肌纤维断裂和肌纤维膜破坏、细胞急剧肿胀、出现线粒体内致密体等,都是细胞内Ca^{2+}超载的信号。事实上,细胞内钙超载及氧自由基的过量产生是同一病理过程中的两种不同现象,且互为因果关系。细胞内过量产生的氧自由基可直接损伤细胞膜,导致细胞膜通透性增加,钙离子内流,引起钙超载。钙超载又可激活钙离子依赖性蛋白酶,后者可催化黄嘌呤脱氢酶转化为黄嘌呤氧化酶,后者在有氧条件下能促使黄嘌呤分解为尿酸,同时产生大量的氧自由基。

在心脏缺血-再灌注中,内皮细胞的形态和功能发生异常,主要表现在细胞代谢及合成各种血管活性物质和细胞因子的失调,如内皮源性舒张因子和前列环素的减少,内皮素的增加,均可引起心脏血管阻力增加、毛细血管收缩阻塞,内皮细胞和中性粒细胞黏附引起“无复流”现象。心肌缺血和再灌注时,细胞产生大量的促炎症介质如TNF-α、补体如C5a、细胞因子如IL-6、IL-8等。在炎症介质作用下,内皮细胞及白细胞表达活性提高,两种细胞相继被激活,细胞表面有多种黏附分子表达,均使白细胞在微血管内流速减慢,或沿内皮发生弱黏附,即滚动现象。中性粒细胞在组织内释放氧自由基及蛋白水解酶等细胞毒性物质造成一系列细胞损伤,可直接损伤心肌细胞膜,在再灌注早期导致可逆性收缩功能障碍(心肌抑顿)。炎性介质既可使血管内皮细胞受损,水、钠进入内皮细胞而致细胞水肿;还可使血管内皮细胞收缩致血管通透性增大,组织水肿,加重损伤,进一步激活炎性细胞,产生炎性级联反应。另外,活化的中性粒细胞变性、僵硬,使毛细血管、小血管堵塞,使微循环血流下降(无复流现象)。内皮细胞、中性粒细胞及心肌细胞表面的黏附分子在介导再灌注损伤中的重要作用,使再灌注损伤具有多种炎症反应的特征(全身及缺血心肌局部)。缺血-再灌注后内皮功能失调,以致细胞黏附分子表达上调,中性粒细胞分别与内皮细胞及心肌细胞间的作用是致病的必经环节。

一种有别于坏死的细胞死亡,即细胞凋亡。在凋亡过程中,不发生溶酶体、线粒体及细胞膜破裂及细胞内容物外漏,不引起炎症反应及周围组织的继发性损伤。心肌缺血-再灌注过程可导致心肌细胞坏死,同时也可导致心肌细胞凋亡。病理学认为，细胞凋亡机制与心肌短暂缺血后再灌注损伤密切相关。缺血-再灌注损伤中心肌细胞凋亡的发生机制尚未完全阐明，可能与氧自由基、钙超载和线粒体损伤等因素有关。目前仍不清楚细胞凋亡与坏死的彼此关系，初步认为轻度的缺血可引起凋亡。随着缺血的加重，特别有炎症反应参与时，心肌细胞从以凋亡为主过渡到以坏死为主。坏死细胞内容物释放，触发炎症反应，使坏死区域进一步扩大。

（二）心肌保护的方法

有关体外循环期间心肌保护方法的研究始终是研究的热点。根据手术中心肌损伤的原因，心肌保护应从减轻心肌缺血和缺血-再灌注损伤，提高心肌抗损伤能力入手。近年来，国内外在体外循环中心肌保护方面的研究有不少进展，本节对目前临床常用的一些方法以及一些最新实验阶段的研究作一介绍及评价。

1. 心脏停搏液的组成　化学性停搏液的使用，公认为目前心肌保护的最佳方法。然而，停搏液配方经研究及发表的有几百种，常用的配方如：ST. Thomas液、Young液、GIK液、Roe液、林格液等。这些晶体停搏液的配方，就其组成而言，主要分细胞外液和细胞内液两大类。即按停搏液内所含离子浓度，接近细胞外液或细胞内液为区别。这两类的停搏液各有优缺点，均已应用于临床。

组成停搏液较为常用的离子或化学物质和添加剂，为以下几种：

（1）钾：阻滞钠的内流和细胞初期去极化而诱发快速舒张期停搏。晶体停搏液含钾浓度为15～20mmol/L。诱导停跳的血液停搏液中钾离子浓度以21～25mmol/L为佳，持续灌注浓度为7～9mmol/L。在此浓度下Na^+通道停止工作，而Ca^{2+}通道又不开放，但当K^+浓度继续升高时又会产生相反效果。近年来，对心肌细胞钾通道的研究发现，应用ATP敏感性K^+通道开放剂（KCOS），可使心肌细胞膜电位超极化，减少Ca^{2+}内流而使心脏停搏，避免去极化时产生损伤性离子流动，且术中无电机械活动的静止期长，可以明显改善复苏后的心功能。但在高剂量时有一定的毒性作用，还有明显的致心律失常作用，故具体如何合理应用还有待于深入研究。

（2）镁：在细胞膜与钙离子具有共同通道，可防止钙离子的内流以减少能量消耗。同时有弱的心脏停搏作用。一般浓度为15～16mmol/L。

（3）钙：在停搏液中，加入低于细胞外液浓度的钙，可引起细胞外钙低环境，减少进入细胞内钙量，限制钙对心肌的收缩激发作用，有助于停搏。但实验证明，在停搏液中无钙或浓度过高，均将对心肌保护不良。浓度以0.2～1.2mmol/L为宜。

（4）葡萄糖：可以提高停搏液渗透压及提供无氧代谢的底物。以5～10g/L为安全。

（5）钠、氯：确保停搏液与细胞外或内液组织成分相似。Na^+浓度在100～150mmol/L、Cl^-浓度在95～110mmol/L为宜。

（6）碳酸盐或THAM或磷酸盐或组氨酸：调节停搏液pH，提供缓冲系统，防止酸中毒。停搏液pH为7.6～7.8，有较好的心肌保护作用。

（7）胶体：降低心肌水肿和防止冠状动脉内皮损伤，渗透压以300～380mOsm/L为宜，可选用白蛋白、羟乙基淀粉或右旋糖酐等。

（8）甘露醇：增加渗透性，防止心肌细胞水肿，并具有氧自由基清除作用。

（9）局部麻醉药：阻滞细胞膜的Na^+通道引起停搏，并能阻滞钙内流以及防止室性心律不齐。常用的有利多卡因、普鲁卡因等。普鲁卡因以0.05～1mmol/L最为适宜。

（10）钙通道阻滞剂：通过阻断钙通道，扩张血管以及抗心律失常，提高心肌保护作用。常用的有维拉帕米（0.15～0.5mg/L）、硝苯地平（0.27mg/L）和硫氮酮（0.15mg/L）等。

（11）氧自由基清除剂及抑制剂：可降低氧自由基对心肌的损害，改善再灌注损伤。例如维生素E、维生素C、超氧化物歧化酶、过氧化物酶、别嘌醇、谷胱甘肽和辅酶Q10等。此外，许多中药制剂如丹参、川芎嗪、人参总皂苷、三七总皂苷等也有此作用。

（12）氨基酸：添加天冬氨酸和谷氨酸可以补充缺血期被消耗的三羧酸循环路径的中间产物，有利于氧化代谢的恢复和ATP的产生。NO能够舒张血管，抑制细胞凋亡，减轻缺血-再灌注损伤。加入NO的供体L-精氨酸，可以增加NO的释放，提高心肌保护效果，更好促进心脏功能恢复。

（13）β受体阻滞剂：能减轻缺血-再灌注损伤的程度，减少氧耗，稳定细胞膜，常用艾司洛尔。

（14）血管紧张素转换酶抑制剂（ACEI）：卡托普利可使内皮素分泌减少，使PGI_2/TXA_2比值加大，有利于血管扩张，并且带有一个巯基，有拮抗氧自由基的作用，具有良好的心肌保护作用。

（15）高能化合物：加入外源性能量底物（磷酸肌酸），可直接进入心肌细胞为缺血的心肌提供能量补偿，保护细胞膜减少氧自由基的攻击，维护磷脂膜完整性，维持心肌收缩蛋白正常作用，减少收缩蛋白破坏来减轻心肌细胞缺血-再灌注损伤，并为随后的心肌细胞修复提供能量。

（16）辅酶复合物：由辅酶Ⅰ（NAD）、辅酶A

(CoA)、黄素核苷酸(FAD)、1,6-二磷酸果糖(FDP)、谷胱甘肽(GSH)及三磷腺苷(ATP)等组成,能促进氧化磷酸化,改善心肌能量代谢,有效清除氧自由基,减轻缺血再灌注损伤。

(17) 生物多肽:心肌肽素可通过抑制心室肌细胞内向钙电流,减少心肌酶的释放及抗心肌脂质过氧化,提高心肌清除氧自由基能力,改善缺血再灌注损伤心肌的能量代谢,提高膜脂质流动性,有利于维持细胞膜的功能,减轻受损心肌的变性、坏死反应。

(18) 细胞黏附抑制剂和细胞内黏附分子单克隆抗体:激活的白细胞是引起心肌缺血再灌注损伤的主要因素之一,添加细胞黏附抑制剂和细胞内黏附分子单克隆抗体可以减少白细胞聚集和由此引起的心室收缩和舒张功能的损害,去白细胞心肌保护液可明显减轻心肌的缺血再灌注损伤。

(19) 蛋白酶抑制剂:乌司他丁对胰蛋白酶、透明质酸酶、巯基酶、α-糜蛋白酶、粒细胞强性蛋白酶、纤溶酶等多种酶有抑制作用,有稳定溶酶体膜、抑制溶酶体酶释放、抑制心肌抑制因子产生、清除氧自由基及抑制炎性介质释放的作用,从而减轻手术中心肌的缺血再灌注损伤。

(20) Na^+-H^+交换抑制剂:甲磺酸苯甲酰胍类化合物HOE-642是一种特异的Na^+-H^+交换抑制剂,在心肌停搏液中加入后,通过抑制Na^+-H^+交换和Na^+-Ca^{2+}交换,减轻心肌细胞内钙超载,加快心肌收缩功能的恢复,减少心肌挛缩、心肌顿抑和心律失常的发生率。

(21) 金属离子螯合剂:心肌缺血时,铁从铁蛋白中释放后,氧化状态Fe^{3+}还原为有活性的还原状态Fe^{2+},可催化产生氧自由基。心肌细胞内增加的铁和过多的氧自由基进一步导致心肌细胞脂质过氧化程度增高,引起心肌功能受损。铁螯合剂通过结合体内多余的游离铁来减轻组织器官的氧自由基损伤,起到保护心肌细胞的作用。在心肌停搏液中加入铁离子螯合剂去铁胺、锌-去铁胺或镓-去铁胺可以抑制氧自由基的形成,改善缺血后动脉血流恢复。

(22) 全氟化合物(PFC):PFC和血液不同,它所溶解的氧含量与氧分压成直线关系,在600mmHg氧分压时每100ml Fluosol 43可提供5ml氧给心肌,显示出鼓舞人心的携氧供氧效果。近来认为其作为停搏液的媒介很有前途。

2. 常用心脏停搏液的种类

(1) 冷晶体心脏停搏液:1955年Melrose和Bentall首次在动物实验中应用2.5%枸橼酸钾作为心脏停搏液(含K^+ 240mmol/L),证明心肌缺血15~55分钟后心功能仍可恢复,但在临床使用效果并不满意。1960年,Mac Farland证明用这种方法容易导致心肌纤维化,怀疑可能与心脏停搏液中钾的浓度太高有关。指出使用2.5%枸橼酸钾肝素化血作为心脏停搏液,可引起心肌坏死。因此,心脏停搏液在临床的应用停顿了十多年。在此期间,心脏停搏液的实验性研究,在欧洲尚有学者继续进行。Bretschneider和Kirsch等人一直认为心脏停搏法是心脏手术的一种有益的辅助技术,停搏液的成分应为低钠低钙,并根据临床需要另加普鲁卡因和镁剂。20世纪70年代早期,在美国再次兴起心肌保护的研究,人们重新审视了有关钾停搏液的原始概念。1973年Gay和Ebert实验证明,钾浓度为24mmol/L的晶体液作为心脏停搏液,可改善缺血60分钟心肌功能的恢复状况,并于1975年首次在一组主动脉瓣置换患者中应用新研制的高钾停搏液,取得了良好效果。不仅为手术提供了一个安静、相对无血的术野,更重要的是,无一例手术死亡。之后,许多研究证实中量浓度含钾心脏停搏液对保护心肌的效果,一致认为Melrose溶液的损害作用不是本身成分问题,而是钾浓度过高导致的高渗透压引起。Engelman、Follettc等学者研究证实,低温和含钾心脏停搏液能维持缺血2小时心肌细胞的正常代谢结构和功能。随着对非冠状侧支循环的认识,从1976年开始,临床心脏手术中引入了多种成分的晶体心脏停搏液的心肌保护技术,这种高钾溶液需20~30分钟重复灌注1次,在为心脏外科创造无血术野的同时,起到了良好的心肌保护作用。从20世纪70年代后期之后相当长的一段时期内,冷晶体液心脏停搏法在全世界各医院成为最常用的心肌保护方法。临床采用的晶体心脏停搏液多种多样,虽然其成分不尽相同,但一般主张高钾(15~30mmol/L)、高镁(3~16mmol/L)、低钠(25~110mmol/L)和低钙(0.05~1.2mmol/L)。高钾、高镁使心脏快速停搏,低钠、低钙有利于减少停搏期间钠进入细胞内,以减轻心肌壁张力和保护细胞膜。最经典的是St. Thomas医院的停搏液,还有很多以其为基础的改良停搏液。目前,随着含血心脏停搏液的广泛使用,晶体心脏停搏液在临床中的使用越来越少。

现在,国外很多医疗中心常规应用另一种晶体停搏液,这种最初由德国人Bretschneider研制的组氨酸-色氨酸-酮戊二酸溶液(HTK液),是一种细胞内液型停搏液。其钠离子浓度为15mmol/L,与细胞内钠离子浓度相似。它是通过减少细胞外液中的钠离子,使心肌细胞内、外离子平衡而致心脏停搏。其钾离子浓度为9mmol/L,镁离子浓度为4mmol/L,没有钙离子,加入了色氨酸和α-酮戊二酸作为高能磷酸化合物的底物,并加入大量组氨酸(180mmol/L)作为缓冲系统,其缓冲能力很强,可有效的抑制心肌细胞酸中毒的发生。复旦大学附属中山医院对瓣膜置换术患者应用HTK液和4∶1冷含血停搏液进行研究，发现在主动脉开放后120分钟时HTK组的心肌钙蛋白T(cTnT)、肌酸激酶(CK)和肌酸激酶同工酶(CKMB、CKMM)浓度远远小于4∶1冷含血停搏液组，且有统计学差异($P<0.05$)，电镜显示HTK组中心肌超微结构变化明显优于4∶1冷含血停搏液组。提示HTK组的心肌细胞损伤程度较4∶1冷含血停搏液组轻，并且使用HTK液心脏停搏效果好，维持时间长，只需灌注一次，方法简便易行，特别适用于心肌缺血时间较长的患者。随着国产HTK液的研制成功，其使用费用也将相应降低，相信该种停搏液在国内广泛应用也将指日可待。

(2) 含血心脏停搏液：对心肌保护的深入研究发现，用低温氧合血心脏停搏液间断灌注，其保护心肌效果优于间断灌注冷晶体停搏液。采用间断20～30分钟冷含血停搏液，能维持主动脉阻断4小时之后复跳的心脏功能，且代谢基本正常。同期，Lakd研究发现，5℃冷含血停搏液不发生红细胞聚集，为冷含血停搏液灌注奠定了临床应用的理论基础。Buckerg等明确指出，含血停搏液优于晶体停搏液之处在于：①其使心脏停搏于有氧环境，避免停搏前短时间内电机械活动对ATP的消耗；②心脏停搏期间的有氧氧化过程得以进行，无氧酵解降低到较低状态，有利于ATP的保存；③较易偿还氧债，提供心肌代谢所需底物；④通过组氨酸和碳酸酐酶加强血液缓冲能力，减轻组织细胞酸中毒；⑤较高的渗透压能减轻组织水肿；⑥血液流变学效应可改善停搏液分布和微循环，并能产生较高灌注压有利于灌注梗阻远端心肌；⑦红细胞内含有内生性氧自由基清除因子，能清除局限性缺血损伤和可能产生的氧自由基。冷含血停搏液的心肌保护效果优于冷晶体停搏液，是目前应用最广的一种方法。然而，进一步研究表明，冷含血停搏液并非十分理想。当心肌温度低于15℃时，其副作用会比较明显，表现在：①低温时含血停搏液黏滞性增高，红细胞“钱串”形成和沉积，影响心肌微循环灌注和停搏液分布；②氧离曲线左移，氧释放减少；③低温使细胞膜和SR的离子泵活动降低，膜流动性降低，细胞水肿；④低温抑制线粒体呼吸并增加冠脉阻力，导致术后心室功能恢复延迟，心脏局部变异，产生传导紊乱；⑤心肌在未完全停搏下进行快速降温可致冷挛缩，细胞内钙离子积聚；⑥低温抑制ATP产生使心肌储备能力降低，延迟细胞代谢的恢复；⑦低温使心脏复温时间延长，可潜在增加再灌注损伤及其相关的再灌注心律失常。因此，人们开始重视灌注方法的研究，提出了“控制性再灌注”、“热血持续灌注”、“综合性心肌保护”等新方法，以进一步提高心肌保护效果。

3. 心脏停搏液的灌注途径　心脏外科手术的前提条件是需要有良好的手术视野。迄今体外循环心脏直视手术中心脏停搏液灌注部位包括：主动脉根部、左右冠状动脉口直接灌注（顺灌），冠状静脉窦或右房逆行灌注（逆灌），冠状动脉桥血管灌注（桥灌）。灌注方法有持续或间断灌注，但无论采用何种灌注途径，只有保证心脏停搏液均匀分布到心肌各个区域，达到充分灌注时，才能有效发挥其心肌保护作用。

主动脉根部或冠状动脉口直接灌注，是最常用的心肌保护灌注途径。对于冠状动脉有病变或冠状动脉顺行灌注有困难的患者，顺行灌注不能使得心脏停搏液迅速均匀的分布到心肌细胞中，增加了心肌耗氧量和热缺血时间。相反，通过冠状静脉窦或右房逆行灌注克服了此不足，有助于心脏停搏液在心肌内均匀分布和降温，且不受冠状动脉狭窄和栓塞的影响，使心肌得到充分保护。其机制在于，逆灌主要靠心脏静脉系统来完成，心脏静脉除了心外膜下动脉-冠状静脉窦系统外，还有动脉心脏血管、心肌窦状隙和最小静脉构成的网状管道系统。该系统与冠状动静脉毛细血管和心脏形成广泛的交通支，分布于整个心脏，而且管壁薄，与心肌纤维直接相邻，而且冠状静脉系统不受粥样硬化的影响。

Randoph等设计一种软质带自动膨胀套囊的灌注管，在心脏低负荷跳动时，将灌注管经右心房小切口插入冠状静脉窦进行灌注，导管尖部可入窦内几厘米，套囊自动膨胀防止停搏液漏出。阻断主动脉后，灌注高钾心脏停搏液，压力应低于40mmHg，流量100～150ml/min。如果应用热血灌注，流量可达到200ml/min，则产生乳酸为最低，可保持冠状静脉血的pH在生理范围内。由于冠状静脉系统有足够的侧支引流逆行灌注的停搏液，主动脉根部不必切开，经心房冠状静脉窦插管技术发展至今，已十分简单和安全。在美国至少有60%的心脏外科医师使用顺行/逆行灌注技术。Gates等发现单用顺灌并不能使心肌毛细血管得到有效灌注，而加用逆灌可提高心肌毛细血管的有效灌注。由于逆灌血液在缺血区心肌的心内膜下与心外膜下血流分布比值明显高于非缺血区心肌，这种血流的优先分布可能与缺血区低压以及众多静脉直接来自心内膜下有关。然而，在逆行灌注时，与左室灌注相比，经逆灌到右室的血液仅70%具有营养作用，而经右冠状动脉顺灌，90%的右室心肌可获得充分营养。仅仅单纯逆灌对于右心室和室间隔的保护有限，加用顺灌或前降支和右冠状动脉的桥血管上桥灌效果更好，Lee等报道用顺灌和逆灌较单独用逆灌对右心室保护更好。在主动脉开放前，逆灌少量停搏液或血液，可将冠状动脉内的气体冲出，协助升主

5

动脉内排气。进行逆灌管插管时，应注意避免以下几点：①插管用力过猛或插管的气囊过度膨胀均可损伤冠状静脉窦；②插管过深可使部分心肌灌注欠佳而造成损伤；③插管有时还可以引起右冠状动脉损伤和右房内壁穿孔。另外，当桥血管和病变血管远端吻合完毕后，通过桥灌不仅可以进行心肌停搏液的灌注，还可以进行桥血管内的排气和吻合口的检验。严格监测逆灌和桥灌时的灌注压力，使其分别小于40mmHg和50mmHg，避免冠状静脉窦的损伤和桥血管的撕裂。

4. 心脏停搏液的灌注方法

（1）间断晶体（或含血）停搏液灌注方法：这是最常用的传统方法。对一般心内直视手术，阻断时间在2小时内是安全的，引起的病理生理改变为可复性，不会导致严重的后果。但这种方法存在以下几个主要问题：

1）无氧代谢：冷晶体停搏液间断灌注方法，虽然可通过停搏和低温降低心肌耗氧量而延长缺血的时间，但实际上在停搏期间心肌仍常常处于无氧酵解状态。即使应用含血或含氧停搏液，以图促进停搏期间心肌有氧代谢，实验证明，在灌注20℃的冷血停搏液，可致使心肌细胞氧张力上升至7mmHg，但10分钟后很快降至3～5mmHg。因此心肌细胞的缺血缺氧不可避免。无氧酵解提供的能量无法满足低温下停搏心肌的能量需要。所以这种方法的心肌保护是不充分的，尤其对需要长时间阻断或心功能低下的患者。

2）再灌注损伤：心肌保护的不完全，尤其长时间阻断主动脉之后，间断灌注由于心肌仍处于无氧酵解状态，存在心肌缺血损害，因此再灌注损伤难以避免。实验材料证明，应用间断冷晶体停搏液灌注阻断3小时，恢复正常血供后，心肌损伤进一步加重，而间断冷含血停搏液进行灌注，这种再灌注损伤表现较冷晶体要轻，但仍然很明显。

3）低温：低温加化学性停搏液能明显降低心肌氧耗，与正常工作相比，可减少95%的心肌耗氧量。在间断灌注冷晶体或含血停搏液心脏停搏后，非冠状动脉侧支血流可冲走心肌血管中的停搏液，心肌电机械活动恢复，同时心肌温度升高，两者均能消耗心肌能量，低温可以降低组织代谢保护心肌。但也有其缺点：自动调节功能、酶功能和细胞膜功能受损，氧输送降低（氧离曲线左移）和凝血功能障碍加重。低温对心肌保护带来的副作用，近年来已受到重视。低温能抑制热休克蛋白的产生以及其mRNA的转录与翻译，由此降低全身的内保护机制。Willians等发现在用停搏液诱导缺血性停搏之前的快速降温会使心肌的张力明显增加，心肌在极度收缩状态下，停搏液分布不均可造成心肌损害。Rebegka等证明，在非停搏状态下心肌低温使细胞内钙离子浓度升高，导致心肌收缩力增加，甚至挛缩，增加心肌损害。

以上三个问题，在传统的心肌保护方法中难以解决，因而主动脉的阻断时间将受到限制。随着心肌缺血时间延长而出现不同程度的损害，尤其在临床中遇到的巨大左室，心功能不全等危重患者，将十分危险。因此，冷晶体间断灌注的心肌保护是不完全的，然而阻断时间在2小时内，仍然是相对安全的。Hendiy等报道，冠状动脉搭桥手术中应用冷晶体心脏停搏液间断灌注进行心肌保护，术后早期死亡率为1.0%，证实其仍然是十分有效的心肌保护方法。在婴幼儿的心肌保护中，间断灌注冷晶体停搏液仍较为常用。

1978年Follette等首次提出，心肌缺血后恢复正常血液灌注前，应用氧合的高钾温血停搏液作再次灌注，可减轻缺血后再灌注损伤。Teoh、Kirklin等均证明，应用开放前这种“控制性再灌注”可以减轻心肌损伤，减轻心肌再灌注后膜脂质的过氧化，保护与膜结构有关的细胞功能。具体方法：在主动脉开放前于主动脉根部或冠状静脉窦灌注温血停搏液，并可加入甘露醇、精氨酸、ATP等。控制性再灌注时要求心脏停搏的时间很短，且在正常血液灌注后能及时恢复心肌收缩，一般钾浓度不宜超过7～10mmol/L。另外，将控制性再灌注中的血液滤除白细胞，使用效果更好。

（2）持续含血停搏液灌注的方法：控制性再灌注可以减轻再灌注损伤，但是仍无法解决心肌缺血时氧、能量及底物的供需矛盾，采用持续灌注的方法，可在心脏停搏期间，提供充足的血氧和底物，以消除心肌缺血、缺氧状态及由此引起的再灌注损伤，改善再灌注后心肌的功能。早在1978年Khuri应用冷血停搏液持续灌注发现，冷血停搏液持续灌注可保存能量储备，维持心肌pH之外，其他作用与间断冷血停搏液灌注方法区别不大。其原因可能是持续灌注仅能消除心肌电机械活动及保持局部中低温，没有充分发挥常温血液的递氧、缓冲等作用。1991年Toronto大学首先发表持续热血灌注（CWBC），其一问世就引起了研究者的重视，可以说在心肌保护的研究中是一个重大的突破。

1）持续热血停搏液灌注的方法：常温体外循环，温度35℃～37℃，高钾热血停搏液诱导心脏停搏，含钾22～25mmol/L，一般灌注后5秒钟心脏停搏，流量300ml/min，可以顺灌或逆灌。持续灌注时，热血停搏液中钾为7～10mmol/L、血细胞比容0.20～0.22、含氧量15ml/100ml，流量100～300ml/min（约3～5ml/kg），顺灌压力小于60mmHg，逆灌压力小于40mmHg。

热血心肌保护的优点是显而易见的，如果能保证热血停搏液充分而均匀的分布于心脏各部位，那么就

5

可以避免心脏停搏期间缺血以及主动脉开放后的再灌注损伤，并且在整个手术过程中一直维持心肌有氧代谢状态。另外，机体温度保持在生理状态（37℃），则避免了低温体外循环的一些有害作用，如机体其他脏器损伤、凝血功能障碍等。大量的实验研究和一些临床应用初步结果都显示，热血停搏液持续灌注常温体外循环具有良好的心肌保护作用及广泛的应用前景。从临床角度看，热血常温体外循环术后的低心排发生率低、自动复跳为窦性心率可达99%、需要辅助支持时间短、心脏电生理功能紊乱者少。从形态学角度看，这种心肌保护方法对心肌超微结构，尤其是线粒体，具有良好的保护作用。但是在临床应用中为了得到良好的手术视野，常常需要暂停灌注，这样会造成短暂的心肌缺血、缺氧。另外还存在一些其他尚需解决的问题，诸如灌注的速率、暂停灌注的安全时限、最佳的热血停搏液配方、发生意外后灌注师能否在极短时间内处理并恢复灌注，以及如何改善或预防停搏后部分心肌恢复电机械活动等。因此，热血保护的效果很大程度上被削弱，使用也大大受限。

2）持续中低温或微温血停搏液灌注方法：中低温体外循环，心脏冰屑降温，高钾冷血停搏液诱导心脏停搏，首量700～1000ml/min。持续灌注时，中低温或微温血（25～29℃）停搏液，根据病情，选用顺灌或逆灌，流量80～150ml/min，心肌肥厚、心功能低下患者可适当加大流量。

中低温或微温血停搏液持续灌注心肌保护，是介于冷血和热血两种心肌保护方法之间。研究显示，其在心肌耗氧量上与热血停搏液并无差别，提示线粒体功能保存良好，还能轻度降低心肌代谢而使得心肌在乳酸等酸性代谢产物生成方面明显减少，并将心脏温度适度降低也使得心肌对停搏液灌注分布不均有了一定的耐受能力。因此，能部分克服持续热血持续灌注中为获得满意手术视野而暂停灌注时造成的心肌热缺血。同时，中低温血也部分克服冷血带来的不利因素。Hayashida等临床研究结果表明，29℃可能是停搏液的最佳温度，中低温血停搏液有利于已发生缺血损伤心肌的复苏、促进心室功能快速恢复。

5. 缺血预处理　缺血预处理（IP）是心肌缺血前先进行短暂一次或数次可逆性的心肌缺血过程。利用心脏的自然适应机制作为一种内源性心肌保护措施，提高对缺血和再灌注损伤的抵抗力。经过预处理的心肌不但能够缩小心肌梗死的面积，而且可以改善心肌收缩力，保护冠状动脉内皮和心肌细胞的超微结构，降低再灌注所致心律失常的发生率，保护微循环功能，更快使心肌从再灌注诱导的心肌抑顿中恢复。缺血预处理的心肌保护作用分为两个时相，第一时相又称为第一窗，即在缺血预处理后立即表现出来的心肌保护作用，持续不到3小时，随后有12～24小时的无保护状态。此后，心肌抗缺血的保护作用再次出现并持续达72小时，为第二时相又称第二窗。有关IP心肌保护的机制目前尚不清楚，大多数学者的共识是其保护的来源并不是血流动力学改变或缺血造成组织侧支循环的开放和单纯供氧的调节，而是一种复杂的受体激活现象，短暂缺血造成机体内源性物质的释放，包括：腺苷、缓激肽、降钙素基因相关肽、阿片类物质、蛋白激酶C、热休克蛋白和5'-核苷酸酶。具体的方法包括两种：机械性和药物性。对于心外科手术来说，采用直接阻断冠状动脉的方法是最简易可行的机械性IP。Kallner等研究证明，CABG时阻断冠状动脉左前降支2～3分钟，复灌4～5分钟，可以对心肌产生保护作用。但由于机制尚未完全阐明，在实际临床工作中较难操作。药物性IP包括腺苷、七氟烷和异氟烷等。实验证明，应用腺苷进行缺血预处理后，CK-MB的释放减少，心脏指数上升，有利于心肌功能恢复。缺血预处理对动物的心肌保护作用已经肯定，但临床研究结果并不一致，毕竟反复的机械性操作会造成血管壁损伤，所以还不能完全为外科医师接受。药物预处理可以避免这种损伤，但机械性缺血预处理的保护机制是多因素的，所以药物不能完全代替，况且其副作用的观察和如何避免以及给药方法尚需进一步实验探讨。另有实验发现，不同器官的缺血预处理对心肌也有保护作用，这给心肌保护提供了很好的方向。

6. 缺血后处理　缺血后处理（I-postC）是由Zhao等在2003年提出的概念，即心肌在经历长时间缺血后再灌注之前，进行数次短暂的再灌注/缺血的循环处理，诱导产生心肌保护效应，减轻心肌再灌注损伤。在实验研究中已经证实，缺血后处理可限制猪、犬、兔、大鼠心脏缺血再灌注所致的心肌坏死和凋亡。有文献报道，在大鼠离体和在体心脏缺血再灌注模型上缺血后处理可以减轻再灌注后的室性心律失常，改善再灌注后的心肌舒张功能，但在犬和兔的模型中发现其心肌舒张功能无明显改善。在大鼠心肌梗死后心肌重塑和腹主动脉狭窄致心肌肥大模型上，缺血后处理限制上述病变心脏缺血再灌注后心肌梗死范围，减少乳酸脱氢酶漏出，并改善心肌收缩功能和冠状动脉血流量，但在高脂血症兔和小型猪心脏缺血再灌注模型上缺血后处理并未显示限制心肌梗死范围的保护作用，因此对于老年心脏是否存在缺血后处理的保护现象有待研究。有研究发现，缺血后处理的保护作用不仅限于再灌注早期，可能存在于再灌注的全过程。研究认为，缺血后处理的保护机制可能和缺血预处理的十分相似，通过诱导触发因子释放，经多条细胞内信号转导途径的介导,作用于多种效应器,影响氧自由基产生、钙超载等缺血再灌注损伤的关键环节而发挥心肌保护作用。由于心肌缺血的难以预测以及其他各种因素,使得缺血前的预处理在临床应用中受到了极大地限制,因此在缺血后实施的后处理方法,给临床提供了新的可能性。Staat 等证实在急性心肌梗死患者实行 PTCA 后 1 小时内进行 4 轮 1 分钟的缺血后处理,可以降低肌酸激酶和减少心肌梗死面积。Laskey 等也发现对急性心肌梗死患者 PTCA 术中进行 2 轮 90 秒缺血和 3 ~ 5 分钟的再灌注处理,减轻缺血所致 ST 段抬高程度。随着对发生机制进一步的研究,和对实施方案进一步的优选,临床应用缺血后处理减轻缺血再灌注心肌损伤将有着良好的前景。

7. 心肌保护的监测　心肌保护的效果应及时监测以改善保护效果,而不是恢复心肌血供后才发现心肌损伤。cTnI 具有高度的心肌特异性和敏感性,但由于 cTnI 浓度峰值出现在术后 6 小时,不能及时反映心肌保护效果,因此,用其作为术中监测指标不够理想。体外循环心肌缺血期间,心肌温度和心肌 pH 的变化是很好的监测指标。心肌保护不佳,无氧代谢的增加使心肌产生酸性代谢产物,心肌 pH 值下降,目前国外已经出现用于心脏缺血停跳期间监测心肌 pH 值的仪器,用此仪器的心肌探针便可以随时探测心肌不同部位的 pH 值,提示心肌缺血的部位和程度。心肌温度监测可实时反映心肌低温的均衡程度,指导医师进行良好的心肌灌注,监测停搏液的灌注效果。

(赵赟　胡克俭)

第四节　深低温停循环

(一) 深低温停循环历史发展及临床应用

深低温停循环(deep hypothermia circulation arrest, DHCA)最初是作为转流模式之一出现于心脏手术的早期。19 世纪 60 年代,有个例报道将其应用于动脉瘤手术。不久,随着 Barrat-Boyes 等报道将其应用于婴幼儿复杂先天性心脏病纠治手术的优点后,激发了人们将其应用于成人动脉瘤手术的兴趣。1975 年就报道了一批将 DHCA 成功应用于动脉瘤手术的报道。从此,DHCA 在儿童复杂先天性心脏病纠治和成人动脉瘤手术中脑保护的有效性被广泛接受。但随着应用的增多,也暴露出它的局限性,尤其对长时间停循环安全性。由此又激发人们研究选择性脑灌注(selective cerebral perfusion, SCP)和逆行性脑灌注(retrograde cerebral perfusion, RCP)的兴趣。

DHCA 是通过低温尽可能地抑制脑代谢,同时低温可抑制细胞毒性氨基酸、氧自由基的释放,减轻全身炎症反应。一系列动物实验证实直肠温 18℃下停循环长达 60 分钟是安全的。但临床上大量前瞻随访调查显示,无论是婴幼儿还是成人脑部并发症发生率仍较高。所以如果单纯应用 DHCA,大多数学者主张只要停循环持续时间大于 20 分钟,则需将温度降至 12 ~ 15℃。超过 40 ~ 50 分钟,所需温度更低。也可通过监测颈静脉窦氧饱和度来反映降温是否充分,通常是持续降温至颈静脉窦氧饱和度大于 95% 为止。

应注意 DHCA 降温时间不能太短,通常若降温至 18℃,降温时间应在 30 分钟左右。复温前为偿还氧债,需首先恢复流量将静脉氧饱和度提高至 90% 以上,并持续 10 分钟后再开始升温。为保证均匀复温,复温速度不可快。近年来部分医疗中心主张鼻咽温 25℃以下时,水温-鼻咽温差应小于 5℃。鼻咽温 25℃以上时,水温-鼻咽温差小于 8℃;同时保持鼻咽温-直肠温差小于 5℃,血温不要超过 37℃。

(二) 选择性脑灌注

最早 Debakey 等主动脉弓部置换是采用常温多泵多分支脑血管插管灌注。但这种压力、流量难以控制,操作复杂,且效果不好。现大多数学者将低温与选择性脑灌注结合,为避免栓塞危险,多采用外周血管单根插管,如腋动脉、锁骨下动脉等。采用右腋动脉或右锁骨下动脉插管可以全流量灌注全身,停循环时脑灌流量 10ml/(kg. min)左右,脑保护效果切实。因为左右大脑的交通不仅依靠 Willis 环,左侧脑部血供还有椎动脉以及大量颅外和颈部侧支血供。由于 SCP 能够为脑部提供充分的血供,部分学者认为在中度低温(鼻咽温 26℃左右)结合脑灌下行弓部手术也是安全的,这样能够缩短体外循环时间,改善凝血功能,减少感染机会。

(三) 逆行性脑部灌注

通过上腔静脉逆行灌注脑部,脑部静脉没有静脉瓣,使逆行灌注成为可能。而且实验证明逆灌能够有效冲走大的栓子,但问题是到底有多少血最终能到达脑部,人类尸检研究发现,大部分逆灌血通过奇静脉系统从上腔进入下腔,有一小部分通过脊髓周围的侧支即椎静脉到达脑组织。尽管 RCP 不能为脑组织提供充分的血供,但它能减轻微栓造成的脑损伤,而微栓被认为是引起动脉瘤术后永久性脑损伤发生的主要原因。鉴于以上脑保护原理,部分临床医师主张将 RCP 应用于存在动脉粥样硬化斑块、有高度栓塞危险的患者。通过上腔静脉逆行灌注,维持上腔静脉压 15 ~ 20mmHg,流量可达到 100 ~ 500ml/min。

(四) 婴幼儿深低温脑保护特点

对于婴幼儿复杂先天性心脏病纠治,在 DHCA 下手术野暴露好,为手术纠治的精确性提供了较好的条件。但临床大量前瞻随访调查显示，婴幼儿复杂先天性心脏病在 DHCA 下纠治后，部分出现术后认知功能障碍，部分术后 1 年出现脑电图抽搐表现（无临床症状），且术后 1～4 年脑部影像学局灶损伤发生率较高，部分术后儿童时期 IQ 值偏低。因此大多数学者主张低温低流量灌注，尽量避免停循环，一般直肠温 25℃，流量 1.0～1.2L/(m^2·min)。若一定要用 DHCA，也应每隔 20～30 分钟间断恢复全流量几分钟。

对于血气管理，研究显示 pH 稳态尤其对婴幼儿深低温有更好的脑保护效果。降温期间较高的 CO_2 浓度能够扩张脑血管，增加脑血流量，有利于全脑均匀、快速降温，有利于氧的释放，但它消除了脑的自动调节功能。α-稳态有利于保护脑的自动调节功能，但局限了脑的血流。所以目前主张一开始降温期间采用 pH-稳态，扩张脑血管有利于脑部均匀降温，停循环前几分钟开始及升温期间采用 α-稳态。还有研究显示，对于婴幼儿维持较高的血细胞比容 25%～30% 能减轻术后 24 小时内的水肿，增加心输出量，提高 1 岁以后运动技能评分。

（五）麻醉监测及用药

麻醉期间的监测项目包括鼻咽温、直肠温或膀胱温、桡动脉压、足背动脉压、脑血氧饱和度或颈静脉窦氧饱和度、心电图、脑电图及食管超声等。麻醉用药同其他心脏手术，复旦大学中山医院脑保护药物选择甲泼尼龙 30mg/kg，于诱导后、停循环前分两次给予，停循环前给予丙泊酚 3mg/kg 及硫酸镁 2.5g 等。

（罗海燕　胡克俭）

第五节　辅助循环

5

随着心外科的迅速发展，心脏直视手术的数量急剧增加。人们发现有些患者心脏手术完成后，仍需要进行 1～2 小时的并行循环辅助。如果使用各种血管活性药物仍不能撤离体外循环，患者将面临死亡。虽然短期的并行循环对心功能的恢复有利，但对血液成分及其他器官造成较明显的损害。一般体外循环的时限在 4～6 小时，因此非常需要有一种对生理影响较小，能进行较长时间如几天或几星期的心脏辅助装置，使心脏得以休息进行修复，恢复心脏功能。心脏移植目前在世界范围内迅速广泛开展，手术数量明显增加，生存率也不断提高，使之成为治疗终末期心力衰竭最有效的手段之一。然而供心不足是心脏移植手术广泛开展的最大障碍。据统计，约有 30%～50% 的终末期心力衰竭患者因等不到合适的供心而死亡。使用机械辅助装置进行心脏辅助，可以为等待供心的患者摆脱心力衰竭，从而获得较充分的时间争取到合适的供心。

近年来，心脏辅助装置正在不断改进加以完善，许多产品已经商品化并应用于临床，性能良好、使用安全。这使得心脏辅助循环无论作为治疗措施还是作为心脏移植的过渡支持都取得了长足的进步。在此，对心脏辅助循环及其装置作一介绍。

（一）概述

辅助循环是指应用机械性或自体骨骼肌装置，部分或完全替代心脏或心肺功能，维持循环或呼吸功能，使受损害的心脏或肺脏功能恢复。从广义而言，应包括：药物辅助（pharmacological）、生物机械辅助（biomechanic）和机械辅助（mechanic）三种。药物辅助如正性肌力药物等。生物机械辅助如心脏移植、背阔肌或骨骼肌辅助心脏。机械辅助是指采用机械装置或机械方法来辅助血液循环，以达到稳定循环的目的。其包括挤压法、反搏法、转流法和替换法。心脏按压术是挤压法的代表。反搏法包括体外反搏和体内反搏，体内反搏的代表是主动脉内球囊反搏（intra-aortic balloon pump，IABP）。转流法包括心肺转流、左心转流、右心转流、体外膜肺氧合（extracorporeal membrane oxygenation，ECMO）。替换法是采用全人工心脏替换患者已衰竭的心脏，完全代替心脏做功来稳定循环。

辅助循环的目的主要是维持全身有效血液循环及氧的运输，改善肺、脑和肾等重要器官的功能，使机体代谢恢复；部分或全部代替心脏和肺脏工作，使心脏和肺脏得以休息，减少氧耗；增强心肌供血，供给心肌代谢所需要的能量，改善心肌代谢，促进心脏病变恢复；加强心脏收缩动力，在不增加心脏做功情况下提高心排出量，改善心脏功能。按照辅助时间长短的不同，其所达到的目标分别为：急诊心脏辅助，以治疗急性循环衰竭；短期的心脏辅助，以辅助循环几天到几个月，直到患者的临床状况恢复和稳定；长期的心脏辅助，以提供患者循环直至其生命终止。

根据血泵提供的血流形式，常用的机械循环辅助装置（mechanical circulatory support system，MCSS）可以分为提供连续血流和提供搏动血流的心脏辅助装置。搏动血流泵较为符合生理特点，在辅助装置的研究史上较早受到人们的重视，发展较成熟。提供非搏动血流的离心和轴流式血泵是近年来心脏辅助装置研制的一个重要方向，从进展趋势来看，有可能成为未来辅助装置的主要类型。但由于在研制史上起步较晚，目前临床应用的经验尚少。这两种类型的常见装置介绍如下。

1. 连续性血流心室辅助装置　利用各种泵的转流，通过管道与心脏或血管相应的部位连接进行直接循环支持，以达到辅助心室的功能。这种方法简单，多数可以不通过开胸手术即可建立。但辅助时间有限，特别在心脏手术围术期的循环辅助，大多数可采用此法。此类装置包括应用滚轴泵、离心泵和轴流泵等。

2. 搏动性血流心室辅助装置 各种类似于人工心脏的循环辅助装置，其基本结构由血泵、驱动装置、监测系统及能源四部分组成，通过人工血管与心脏及血管的相应部分连接，在安装辅助装置时仍保留原有的心脏结构。根据驱动装置的不同，可分为气体驱动型（implantable pneumatic，IP）和电机驱动型（vented electric，VE）两类。气体驱动型（IP）的特点是血泵与驱动装置各为一体，如 Thoratec LVAD 其血泵由气室和中央的血囊组成，两端出入口分别装有人工心脏瓣膜，血泵工作时，血液从入口瓣膜至囊，再经血囊挤压收缩，由出口呈搏动血流进入动脉腔内。动力来源于气室的正负压变化，达到挤压血囊排血和扩张血囊充血的作用，完成类似心室收缩与舒张的功能。电机驱动型（VE）的特点是血泵和驱动装置合二为一，成为血泵的一部分。其出入口同样装有人工心脏瓣膜，使血流呈单方向搏动流，其血室通过导线与体外或皮下的控制器及电源相通。通过电机推动使血室充盈与收缩，完成类似心室的收缩和舒张的功能。

常用的此类装置包括 Thoratec VAD、Abiomeo BVS5000、Medos VAD、Novacor VAD、Berlin Heart Excor 和 Thermo Heartmate VAD 等。

另有一种全心脏辅助装置，在自然心脏切除后暂时或永久性替代原有不可逆损害的心脏循环功能，称之为全人造心脏（total artificial heart，TAH）。常见的人工心脏有 Cardio West TAH（Jarvik TAH）、Baylor TAH、AbioCor TAH 等。1969 年美国休斯敦的 Cooley 用 Liotta 制作的血泵原位植入 1 例 47 岁巨大左室室壁瘤切除后心源性休克的患者，支持 64 小时后再作心脏移植，这是人工心脏作为心脏移植的“桥梁”手术的世界首例。1982 年犹太州的 DeVries 应用 Jarvik-7 TAH 为患者永久性植入，存活 112 天，之后又有存活 620 天之久的报道。但是，诸多并发症严重限制了永久性人工心脏的应用。目前，人工心脏大多数仍以作为过渡性心脏移植为目的。由于搏动性血流心室辅助装置具有部分人工心脏的作用，安装简单，控制系统及动力源可以佩带及更换补充，在体内植入时间越来越长，使用也较人工心脏为广泛。

心脏辅助循环经过近四十多年的发展和临床应用经验的积累，治疗效果有了明显的进步，应用范围也有了很大的拓宽，抢救了许多重度的心力衰竭患者的生命。小型、高效的心脏辅助装置的开发和应用使长期循环支持患者增加，特别是部分患者经过心脏辅助使心肌功能得以恢复，可以撤离心脏辅助装置，免于心脏移植，更加拓宽了心脏辅助的使用范围。

（二）左心辅助循环装置

1966 年，DeBakey 成功应用改良后的 Liotta 血泵抢救 1 例二尖瓣及主动脉瓣置换术后的患者，进行了 10 天的左心辅助，流量可达 1.2L/min，患者存活出院。这是世界首例应用左心辅助循环装置（left ventricular assist device，LVAD）进行左心辅助成功抢救术后心力衰竭的病例。经过研究的深入和装置的改进，左心辅助循环装置的临床应用发展迅速，其不仅可以作为心脏移植的过渡支持，还可以用于心肌恢复的过渡支持，以及心力衰竭的长期支持。

1. 左心辅助循环的作用 左心辅助循环是将左心房或左心室的血液引至体外，进入血泵，由血泵代替左心室的功能将血液泵入动脉内。如此产生两个生理效应：首先，可以减少左心的前负荷，即左心做功减少，从而使能量消耗减少，为心肌损害的修复提供更多的化学能量及物质，有利于受损心肌的恢复；其次，在心脏做功减少、心肌损害逐渐恢复期内由血泵代替心脏作一部分功，以保证体内重要器官的供血，当辅助循环的流量达到 2.5～4.0L/min 时，可以大部分或全部代替左心做功，有利于全身情况的恢复。

2. 左心辅助循环对右心的影响 由于右心室与左心室在解剖上的紧密关系，一侧心室的输出量、压力和功能的变化可以影响另一侧心室的输出量、压力和功能。左心辅助装置通过对前后负荷和心室收缩力的改变而对右心室的功能产生正面或负面的影响。左右心室间通过血流动力学相互作用（间接相互作用）和机械相互作用（直接或解剖学相互作用）两个基本途径互相影响。具体表现为：①左心辅助循环在增加右心回血量的同时促使右心增加其输出量，但是当增加的右心回血量超过了本已受损的右心收缩功能，增加了右心室的负担，可出现右心功能不全；②左心辅助循环直接降低了左房压，可明显降低继发性肺动脉高压和降低右室后负荷而改善右心功能；③左心辅助循环产生的左心室前负荷显著降低，可导致左室容量和压力的降低，室间隔明显向左偏移，致使舒张期增加了右心室的顺应性，收缩期降低了右心室的收缩效率，这两种相互矛盾的作用，最终的结果是左心辅助循环对正常心脏的右心功能仅有微小的改变。但是在心肌缺血及扩张型心肌病中左心辅助循环只能增加右心室舒张末期容积，不能增加这种已受损的右心室输出量，继续增加右心室舒张末压会导致右心收缩力降低，发生右心衰。如使用双心室辅助循环，心输出量将会显著改善。

3. 左心辅助循环的适应证和禁忌证　随着左心辅助循环装置临床应用越来越广泛,何时何处应用该辅助装置是一个非常关键的问题,虽然目前对于其尚无统一标准,但可以参考以下标准:

(1) 适应证

1) 心脏手术后不能撤离体外循环机的患者:心脏直视手术后约有1%的患者出现严重的低心排出量综合征,在使用各种血管活性药物和IABP仍不能脱离体外循环,则需要进行心室辅助循环,使患者撤离体外循环机,转ICU,经过一段时间的心室辅助,待患者心肌功能逐渐恢复后,再撤离心室辅助。

2) 急性心肌梗死并发心源性休克的患者:由于这种患者血流动力学很不稳定,即使应用血管活性药物和IABP仍有很高的死亡率,使用心室辅助循环可以稳定其紊乱的血流动力学,争取冠状动脉旁路移植术以获得较大的生存机会。

3) 急性心肌炎患者:尤其是年轻患者,临时性心室辅助循环应早期应用,以恢复心肌功能。

4) 顽固性室性心律失常患者:应用多种抗心律失常药物,电击复律等方法效果不佳,室性心律失常严重影响血流动力学稳定时使用心室辅助循环,维持其血流动力学的同时行进一步治疗。

5) 高危心脏手术患者:在高危冠心病患者进行经皮冠状动脉成形术时应用心室辅助循环,预防心搏骤停,有助于手术的成功。

6) 终末期心力衰竭等待心脏移植的患者:使用心室辅助循环,可以让这部分患者摆脱严重的心力衰竭,从而获得时间争取到合适的供心。

(2) 禁忌证

1) 严重的右心衰竭伴有重度肺动脉高压和肺血管阻力固定不变的患者。

2) 脑损伤瞳孔散大固定患者。

3) 严重肝功能障碍患者。

4) 严重凝血功能障碍患者。

5) 不能控制的脓毒血症患者。

6) 癌症转移患者。

7) 患者及家属由于各种原因而拒绝。

(3) 指征:当主动脉收缩压(ASP)<80mmHg或平均动脉压(MAP)<50mmHg,成人心指数(CI)<1.8~2.0L/(min·m^2)、儿童心指数(CI)<2.3L/(min·m^2),肺毛细血管楔压(PCWP)>20mmHg,体循环血管阻力(SVR)>2100dyn/(sec·cm^5),尿量<0.5ml/(kg·h),应用最佳容量负荷和大剂量血管活性药物及应用起搏器、IABP支持也不能改善者,即有指征,应用越早越好。

4. 左心辅助循环的常见并发症及处理方法　应用左心辅助循环装置作为心脏手术后循环支持,心功能恢复过渡支持和心脏移植过渡支持,其使用的时间跨度很大,从几小时到几百天不等。常见的并发症也有很多,如出血、感染、血栓形成及栓塞、右心功能衰竭、心律失常、血管扩张性低血压、泵机械故障、溶血、多脏器功能衰竭等。

(1) 出血:是左心辅助最常见的并发症。原因有:在辅助前长时间体外循环所引起的血小板破坏、低纤维蛋白血症;长时间应用肝素引起凝血障碍;止血不彻底;插管位置出血;严重肝功能障碍、凝血因子生成障碍等。统计表明,在心脏手术后心力衰竭及心脏移植前过渡应用心室辅助装置的患者中,近50%有出血并发症。建议在准确掌握适应证之外,还要准确把握指征和时机,这样可以减少体外循环对患者血液系统的损害。对因治疗的同时,还可以使用各种生物胶等对症治疗。

(2) 感染:是左心辅助的第二位常见的并发症。统计与心室辅助装置相关的感染发生率占全部患者的20%~38%,主要来源为仪器源性和肠(或血)源性。最常见的致病微生物为表皮葡萄球菌、假单胞菌及念珠菌。纵隔、血液、痰及驱动线周围皮肤是最常见的感染部位。在应用合理高效的抗生素同时,强调皮肤切口的处理。

(3) 血栓形成及栓塞:亦是左心辅助常见的并发症。主要有以下几点因素:泵和管道设计加工不合理、生物相容性差;辅助时间长;白细胞增多;血流紊乱、血液淤滞;脓毒血症;抗凝不足。据统计其总发生率在10.3%~16.6%。目前预防血栓形成的措施有给予肝素维持患者部分凝血活酶时间为正常值的1.5~2倍,用华法林替代肝素治疗,应用阿司匹林或双嘧达莫(潘生丁)作为抗血小板治疗。

(4) 右心功能衰竭:主要由两方面所引起,一方面是左心辅助所造成的静脉回流增加使右心负荷增加,但左室协助右室收缩作用的程度降低;另一方面是在辅助前就有右心衰竭,包括肺动脉高压、右冠状动脉病变、右心心肌保护不良等。有作者认为,当辅助流率>75%时,尤其达到90%~100%时右心功能衰竭的发生率增加。所以辅助流量的大小既达到对左心室的减容作用又维持一定的左心室内压,以保持左心室收缩对右心室压形成的作用时,可减少右心功能衰竭的发生率,达到最佳的辅助效果。同时应用合适的血管活性药物增加心肌收缩力,应用前列腺素和吸入NO降低肺动脉压和右心后负荷,是治疗和预防右心功能衰竭发生的一种有效手段。

若以上治疗都无效时,应尽早使用右心辅助。右心辅助是治疗左心辅助后重度右心功能衰竭最有效的方法。右心辅助可增加右心输出量,显著降低中心静脉压，减轻体循环系统的淤血状态，缓解淤血对脏器产生的不利影响。同时由于右心输出量增加，左心及左心辅助泵的充盈得以改善，左心输出量增加，从而有效提高平均动脉压，增加各脏器的血流灌注，特别是冠状动脉的灌注，改善心肌供血和心脏的泵血功能。此外，右心输出量增加，经过肺循环血流量增加，通气血流比得以改善，增加氧合和机体的氧供。临床上在左心辅助后右心功能衰竭表现明显时，应用双心辅助可显著改善血流动力学状况，使心脏负荷显著下降，减少做功量，降低氧耗，促进心肌组织的修复，增加心输出量和提高动脉压。因此，在左右心功能明显受损对药物治疗无效的情况下，双心辅助是推荐的首选方法。

(5) 心律失常：有作者报道，约 19% ~43% 的患者在左心辅助期间至少发作一次恶性心律失常（室性心动过速、心室颤动或心脏停搏）。缺血性心脏病的患者恶性心律失常发生的可能性较非缺血性心脏病患者更大。持续室性心动过速是左心辅助患者最常见的恶性心律失常。虽然辅助期间对心律失常的耐受性较好，但是在监护和治疗过程中，仍应予以重视。常用利多卡因、胺碘酮、艾司洛尔等治疗。在许多医疗中心中，进行循环辅助的患者安装了一种植入性心脏复律——除颤仪（ICD），这种除颤仪在室性心律失常时可自动除颤，终止室性心律失常。

(6) 血管扩张性低血压：是指血管失张力而导致的一组临床综合征，以低血压、低体循环阻力及心输出量正常或升高为特征，又称血管扩张性休克。采用膜肺进行心肺转流后可导致全身炎症样反应，部分患者可出现血管扩张性低血压状态。左心辅助循环患者由于血管失张力，血管扩张性低血压发生率高，这可能于血管加压素绝对或相对不足有关。针对这类患者，除补充血容量外，常需给予儿茶酚胺类及血管加压素等血管活性药物维持血管张力，提高血压。血管加压素作为一种升压药，与儿茶酚胺类升压药不同，其还可以抑制由白介素 1 和心房钠尿肽（ANP）所致的细胞内环鸟苷酸（c-GMP）产生，并抑制血管平滑肌 ATP-钾通道，用于去甲肾上腺素治疗无效的血管扩张性低血压患者。

5. 左心辅助循环装置的撤离　左心辅助装置的最初目的都是为了扭转患者日益恶化的血流动力学状况，所以只有心功能恢复得以证明时，才能考虑撤离。而左心辅助装置工作条件下造成的心室无负荷则是达到心功能恢复的先决条件。但临床观察发现，过长时间的无负荷会增加心肌的纤维化，影响心脏恢复，所以心室辅助作为心脏术后循环支持时，时间一般不长，只要心功能恢复就可以考虑撤离。而对于终末期心脏病等待心脏移植需长期循环支持者，选择合适的撤离时机则十分关键。研究认为，在左心辅助装置工作后，心功能会逐渐改善，表现为左室射血分数（LVEF）的增高和左室舒张末内径（LVIDd）的减少，但是这种改善不是无限的，在心功能参数达到一个最佳值后会出现缓慢下降，而达到最佳值的时间和程度，个体差异很大，这可能与患者术前心脏病变的程度有关。

在心脏辅助期间，通过监测血液中肿瘤坏死因子和去甲肾上腺素水平，可评估心功能的恢复情况。通过测定生物阻抗，无创的评估患者的心排出量。另外，临床观察如心动超声图和胸部 X 线检查，对撤离时机的选择也十分重要。虽然心肌活检是确诊心肌恢复最客观的指标，无论从临床上还是从科研角度上都有重要价值，但这种有创性检查会给患者带来一定的风险，尤其会对曾经严重受损的心肌造成危险，因此限制了其在临床上的广泛应用。

一般认为，若能使 LVEF 上升至 40% ~45% 以上，LVIDd 降至 55mm 以下，并提示右室功能好转，心胸比率接近正常，血液总肿瘤坏死因子水平下降及抗 β_1-肾上腺素受体自主抗体减少至消失，心肺训练测试表现持续好转时，可进行辅助装置的撤离计划。

调整装置的工作状态，减少辅助流量或改变辅助方式，逐步增加心脏的负荷量。经过一定时间的观察，当左室在一定的负荷下，仍然能保持多项心功能指标在接近正常范围后，可让装置停止工作。在超声的连续监测下观察 30 分钟，若血流动力学能保持稳定状态，可正式撤离装置。由于在心脏无负荷期间，心肌细胞会发生不同程度的萎缩，而且对儿茶酚胺敏感，因此当心脏从无负荷到有负荷时应尽可能平稳，以减少心肌细胞的破坏。

临床发现，有 30% ~50% 的患者在撤离辅助装置后因心衰复发而需再次进行循环辅助或心脏移植。一些分析表明，病程短的年轻患者，心肌纤维化程度较轻，循环支持后心功能改善较快者撤离的可能性大，心功能恢复比较完全（各心功能指标达到或接近正常）时撤离者，持久心功能稳定的希望较大。如何对心脏功能恢复进行很好的预测，指导临床上辅助装置的正确的应用和撤离，仍将是研究的热点之一。

（三）短期性心脏辅助装置

主要应用于心脏功能在短期内可能恢复的患者，或因条件限制不能直接使用长期性辅助装置者。急性心衰的情况是最好的适应证，包括心脏手术后低心排、急性心肌梗死心力衰竭、病毒性心肌炎、产后心肌病、恶性心律失常等。下面对临床上常用的短期性心脏辅助装置分别进行介绍。

1. 主动脉内球囊反搏（IABP）　目前IABP已成为心脏内科、外科医师常用的治疗手段，以其快速、安全、准确、效果好的优点，普遍应用于临床抢救危重患者，大大降低了重症心脏病患者心脏直视手术的死亡率，极大地促进了心脏内、外科的发展。

（1）工作原理：主动脉内球囊反搏治疗的主要目的是改善心肌氧耗和氧供之间的平衡。在主动脉瓣关闭左室舒张期开始的瞬间气囊迅速充气，使大部分血流逆行向上，主动脉根部压力升高，冠状动脉血流量增加，心肌供氧增加，脑血流量也同时增加。在等容收缩期，主动脉瓣开放前，球囊迅速放气，主动脉内压力骤然下降，左室射血阻力降低，左室后负荷减轻，减少心肌氧耗量，因此使衰竭心脏的功能得到改善，利于患者的恢复（图73-12）。

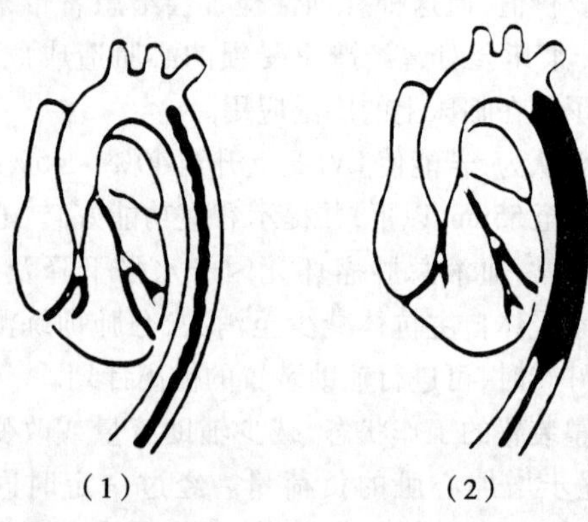

图73-12　IABP的作用原理

（1）主动脉瓣开放前，球囊迅速放气，主动脉内压力骤然下降，左室后负荷减轻；（2）主动脉瓣关闭前，球囊迅速充气，主动脉根部压力升高，冠状动脉血流量增加

（2）主要装置：包括球囊导管和反搏泵。球囊导管均由聚氨酯或相似材料制成，成人多用双腔单囊导管，直径为7～12Fr，球囊容积为7、9、12、20、25、34、40、50ml，供不同身高体重的患者选用。球囊要放在左锁骨下动脉以下、肾动脉以上，以免影响脑部及肾脏的血供。充气后的球囊直径应占主动脉直径的80%～90%，球囊容量超过患者每搏量的50%，球囊直径过小达不到预期的反搏效果，直径过大可能损伤主动脉壁。反搏泵包括驱动控制系统和监测警报系统，驱动系统的动力部分由气体压缩机和真空泵组成，通过密闭的气源系统对气囊充气和排气。目前驱动气体均采用氦气，因其密度低，在球囊内存在湍流的情况下可以顺应和改善气体流动性，对充气排气时相切换应答速度很快。控制系统包括触发系统、反搏时相调节装置、反搏频率选择装置、气囊充盈压力调节监控装置。监测报警系统通过屏幕显示心电图、动脉压及波形、球囊压力波形、气囊容量等，并将自动报警说明及检修流程显示在屏幕上。目前智能化的IABP设备，可以根据患者状况及心电图变化自动切换到最合适的触发模式，选择最合适的充放气时机，使操作更加简单化。国内现常用的为美国ARROW公司和DATASCOPE公司的产品。

（3）适应证、禁忌证和应用指征

1）适应证：①急性心肌梗死后心源性休克；②急性心肌梗死后的机械并发症；③不稳定性顽固性心绞痛经药物治疗24小时内不能缓解，心肌缺血导致的顽固性心律失常或考虑心肌梗死范围继续扩展者；④高危冠心病患者在行冠状动脉造影、冠状动脉成形术、溶栓术，冠状动脉旁路移植术中的循环支持；⑤高危心脏病患者在行非心脏手术时的循环支持；⑥体外循环术后不能脱离体外循环及或术后重度低心排出量综合征药物治疗效果欠佳者；⑦心脏移植患者术前术后的支持治疗。

2）禁忌证：①严重的主动脉瓣关闭不全；②主动脉窦瘤破裂；③主动脉瘤及夹层动脉瘤；④脑出血；⑤严重出血倾向；⑥心脏畸形矫正不满意；⑦重要脏器疾病晚期；⑧周围动脉疾病。

3）应用指征：包括心指数（CI）<2.0L/（min·m^2）；主动脉收缩压（ASP）<80mmHg或平均动脉压（MAP）<50mmHg；左房压（LAP）>18mmHg；中心静脉压（CVP）>15cmH_2O；尿量<1ml/（kg·h）；组织供氧不足，动脉或静脉血氧饱和度低；多巴胺用量>15μg/（kg·min），或两种升压药并用无效。

（4）临床操作要点：包括使用前的准备工作，插管过程和充放气时相的调节。准备工作依次包括：插好电源打开氦气瓶开关。检查氦气量，安装心电图导线，放好心电图电极片。打开电源开关，争取获得良好的心电图显示。安装压力换能器导线及一次性压力换能器，准备好肝素盐水加压冲洗装置，调整好机器各部分，选好触发模式，初步调整好充放气时相。插管操作依次包括：消毒铺单，静推1mg/kg肝素，已肝素化的患者不给肝素，局部麻醉后，以穿刺针刺入股动脉，放置导引钢丝，扩开穿刺处，放入鞘管，用注射器抽尽气囊内的气体，使气囊完全、均匀的缠绕在导管上。以盐水浸湿导管，用肝素盐水冲洗导管中心腔，以胸骨角为标准测量好气囊导管插入的长度，将气囊导管送入预定位置。连接好反搏泵，固定好导管。选择R波高尖、T波低平的心电图导联触发反搏，如心电图信号干扰无法触发，可改用动脉压力触发反搏。开始可用1∶2方式来调节气囊充放气时相，气囊充气点在心电图T波下降支，放气点在下一个P波之后R波之前。更确切的定时应根据气囊近端动脉内的压力曲线，充气点在重搏波切迹处，使动脉压力波出现V形，并使舒张压增高，气囊排气后使舒张末压达到最大限度地下降。

(5) 监测和管理：严密观察患者的生命体征，监测心律、心率、血压、中心静脉压、血气、尿量、精神状态、药物使用情况等。X线片确定气囊位置是否合适，观察下肢肤色、温度及足背动脉搏动情况。头部仰角应小于30°，防止气囊破裂后形成脑气栓。如果心率太快(>120次/分)可将频率调整为1:2。如果气囊导管内见到血液，提示气囊渗漏，应立即停机，拔除导管。反搏期间一般用肝素抗凝，0.5～1.0mg/kg，4～6小时静注一次或微泵持续泵入，ACT维持150～200秒。心脏手术后心包纵隔引流较多时暂不予抗凝，导管中心腔以肝素盐水10～20ml每4小时冲洗1次。

(6) 停机及拔除：当多巴胺用量<5μg/(kg·min)，心指数(CI)>2.5L/(min·m²)，平均动脉压(MAP)>80mmHg，尿量>1ml/(kg·h)，意识清醒，末梢循环好，停呼吸机而血气良好，反搏频率调整到1:4时，上述指标稳定，可以考虑停机。反搏机停止充气，将导管和测压管与机器脱开，连同鞘管将气囊导管一起拔除体外。创口局部压迫30分钟，见无活动性出血或皮下血肿后，局部加压包扎24小时。

(7) 并发症：包括下肢缺血，感染，出血和血栓形成，溶血，血小板减少，导管插入夹层，动脉穿孔，导管置入困难，气囊破裂等。随着球囊导管设计的不断改进和应用技术的不断提高，并发症渐趋下降。

(8) 局限性：不能主动辅助心脏，心输出量增加主要依赖自身心脏收缩和稳定的心脏节律，且支持程度有限，对严重左心功能不全或持续性快速型心律失常者效果欠佳。另外其不适用于股动脉较细或动脉粥样硬化严重的女性或老年患者，并且不能解决冠状动脉狭窄远端的血流问题。

2. 离心泵　在心脏辅助装置中，离心泵是应用最为普遍的一种。与其他心脏辅助装置相比，离心泵机械辅助(centrifugal mechanical assist，CMA)(图73-13)是一种临床可行且较好的心脏辅助方法，不仅费用较低，而且操作相对简单。

(1) 离心泵的结构特点：离心泵是一种旋转动力或辐射状流动泵，其通过高速运动的叶片、转子或同心圆锥将动力传给液体。液体经泵的入口处流进泵内，通过泵内结构的旋转运动，液体向外周运动到泵的出口处。当外周的压力高于腔外的阻力时，液体即可产生单方向运动。离心泵可在较低及非阻闭的压力下形成高流量输出，同时灌注流量对后负荷特别敏感，即阻力增高或降低使流量自动减少或增加，这种特性使之在辅助循环时因外周血压降低自动升高灌注流量，自身循环改善后灌注流量自动降低。

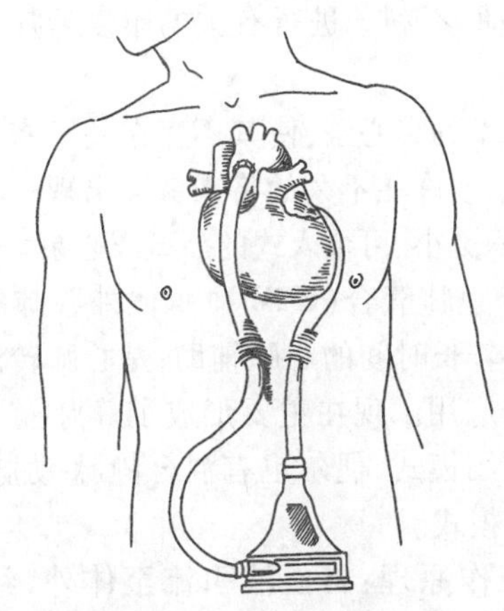

图73-13　离心泵辅助装置

离心泵可分为驱动部分和控制部分。驱动部分由一次性泵头和电机组成，电机带动磁性转子高速旋转，通过磁力带动泵头内密封的磁性轴承旋转。泵头可分为叶片式、槽式和圆锥式等。支撑方式又分为固定轴支撑、点支撑、无点支撑、流体悬浮和磁悬浮几种。控制部分包括流量监测和控制、压力监测、备用电源、应急手动驱动装置，以及自检报警装置。流量传感器有电磁传感和超声多普勒两种。

(2) 离心泵的使用：与传统的体外循环和复杂的辅助循环装置的使用相比，离心泵辅助循环的使用较为简单，应用范围也较广。不仅适用于心脏直视手术后泵衰竭时的心室辅助，还广泛应用于体外膜肺氧合，胸降主动脉瘤或降主动脉缩窄手术时的左心转流。此外离心泵还可以应用于心脏或心肺移植手术的过渡、心脏移植手术后的右心辅助、作为安装更加复杂的辅助循环装置的桥梁、紧急循环或呼吸支持、不停跳冠状动脉搭桥手术的右心辅助等。复旦大学附属中山医院自行研究的ZS-B型离心泵具有血液成分破坏小、操作安全、使用灵活、价格便宜等优点，性能与进口的Delphin离心泵不相上下，广泛应用于临床，效果良好。统计1085例心内直视手术，对其中27例(2.5%)停止体外循环后血流动力学发生恶化，顽固性心功能不全者，应用ZS-B型离心泵施行左心辅助循环，辅助时间为25～450分钟(118±102分钟)。23例患者成功脱离辅助循环，成功率达85.2%。

(3) 离心泵的局限性：现有的离心泵并非为长时间机械辅助设计，如果长时间使用，离心泵会出现密封性的破坏，泵内血栓形成，影响离心泵的功能。离心泵是非阻闭型血泵，任何原因导致停泵或泵转速下降时，可能导致辅助循环装置内血液反流，患者出现动脉静脉分流，甚至危及生命。离心泵的负压将空气从取血插管部位吸入循环是导致离心泵循环辅助障碍的重要原因。临床应用时患者需要机械通气和镇

5

静，不能活动，不利于进行有关的康复治疗及影响生活质量。

研究新型的离心泵，使其不存在关于密封及磨损等突出问题，或许在不久的将来就会出现一种使用时间很长、体积更小、可植入式的新型离心泵。

3. 体外膜肺氧合（ECMO） 体外膜肺氧合是一种能够提供较长时间的心肺辅助，是心肺转流技术的扩展和延长应用。现在主要形成了静脉-静脉、静脉-动脉两大应用模式，偶尔也有混合静脉-动脉和静脉-静脉的应用模式。

（1）工作原理：将血液引流至体外，经膜肺氧合后再灌注入体内，通过较长时间的转流，对呼吸和（或）循环衰竭的患者进行有效的支持，维持机体适当的氧供和去除体内的二氧化碳以保证机体代谢。同时可减少呼吸机的使用强度及因使用呼吸机而引起的各种并发症，保证血液的正常氧合，减少儿茶酚胺类药物的支持，降低心肌组织的氧耗，改善全身灌注，为心功能和肺功能的恢复赢得宝贵的时间。

（2）主要装置：包括动静脉插管、连接管道、泵、氧合器、热交换器以及各种监测设备。

（3）适应证、禁忌证和应用范围

1）适应证：主要包括各种原因引起的心跳呼吸骤停；急性严重的心功能衰竭；急性严重的呼吸功能衰竭；各种严重威胁呼吸循环功能的疾患。

2）禁忌证：包括：①不能全身抗凝及存在无法控制的出血、溶血和血栓形成；②患有其他终末期疾病；③存在多脏器功能衰竭；④无法治疗的脓毒症性休克；⑤不能控制的代谢性酸中毒；⑥中枢神经系统不可逆损伤；⑦严重的免疫能力低下；⑧在没有心肺移植的条件下不可逆的心肺功能损伤。

3）应用范围：临床主要应用于：①心脏手术以后心肺功能不全；②心源性休克；③原发性呼吸衰竭；④新生儿持续肺动脉高压；⑤新生儿肺透明膜病；⑥胎粪吸入；⑦脓毒症；⑧肺炎；⑨心和（或）肺移植围术期；⑩器官捐献的供体等。

（4）临床操作要点：根据患者需要进行呼吸循环辅助的情况确定辅助模式，选择合适的循环管路和插管。静脉-动脉模式中，成人一般选用股动静脉作为插管位置，股动脉插管选用15～20F，股静脉插管选用18～28F。为防止远端肢体缺血，在灌注管上连接一旁路，可用10F插管灌注股动脉插管远端肢体。儿童大多采用胸内插管，选择升主动脉和右房或股静脉作为插管位置，婴幼儿胸外插管往往选择颈内动静脉。静脉-静脉模式的ECMO可仅使用单根双腔的静脉插管（颈静脉），或者放置两根插管（颈静脉灌注、股静脉引流或一侧股静脉引流、对侧股静脉灌注）。

可选用离心泵或滚压泵为辅助泵，当ECMO管道连接完毕后，可先用二氧化碳预充，然后预充晶体胶体液进行排气。加入白蛋白以便在管道表面上形成一层蛋白膜，选择性预充血制品维持HCT在35～40，及时补充血小板。

（5）监测与管理：临床上监测心律、心率、血压、中心静脉压、血气、尿量、体温、精神状态和药物使用情况等。充分镇静，防止患者躁动引起插管脱出。降低呼吸机条件，同时应用一定的呼吸末正压保持肺膨胀，防止肺萎陷。微泵推注肝素，ACT维持在140～220秒。当遇到有抗凝禁忌、手术后有出血倾向，流速大于2L/min时，可不给或无出血后再给肝素。静脉-动脉模式时，应保持心指数>2L/（min·m^2）和SvO_2>70%。静脉-静脉模式一般维持在4L/min，也可根据血气调整，使SaO_2>90%。联合运用广谱抗生素预防感染，根据具体病情维持合适的温度，一般体温保持在35～36℃。

（6）撤离技术：静脉-动脉模式中，当心脏和（或）肺脏功能出现改善，可逐渐降低辅助流量，并逐渐加强辅助心肺功能的其他各种措施，在小剂量或中等剂量的强心药物支持下，心指数维持在3L/（min·m^2），可以撤离ECMO。静脉-静脉模式中，当ECMO的流量仅为总流量的20%～30%时，可以考虑停机。先停止向氧合器供气后继续转流监测静脉氧饱和度，稳定后撤离。

（7）并发症：主要有出血、低心排综合征、肾功能不全、感染、神经功能损伤、血栓形成、溶血、肝功能损害、肺循环衰竭及机器设备故障等。

4. Abiomed BVS 5000 Abiomed BVS 5000（图73-14）是由美国麻省制造的，1992年经美国食品药物管理局（FDA）批准通过应用于临床的心脏辅助装置。其为体外非植入型，气体驱动的搏动血流单心室或双心室辅助装置。泵体由上下排列的两个腔室组成，类似心脏的结构。双腔之间及流出口有单向瓣阀，心室腔通过隔膜与连通气体的外腔分离。控制装置完全电脑化，可自动进行循环辅助。血液靠重力引流入泵体，传感器感知血液充满后，反馈电脑充入驱动气体，血泵排空后电脑收到传感信号排放驱动气体。根据不同情况，可以从左心房或左室心尖引流，经升主动脉输送血液至体循环。装置能提供6L/min的流量，需要应用肝素抗凝，适合小于10天的辅助。其特点为手术操作简单、能进行双心辅助，提供有效的循环支持，并产生搏动性血流。但需要肝素抗凝，容易产生血流淤滞和血栓，辅助时间和患者活动受限。当需要短期支持时，作为康复桥梁，应用BVS 5000甚好。目前世界500家以上的医学中心配备该装置，全球应用超过6000例，术后心衰辅助后存活率约50%。

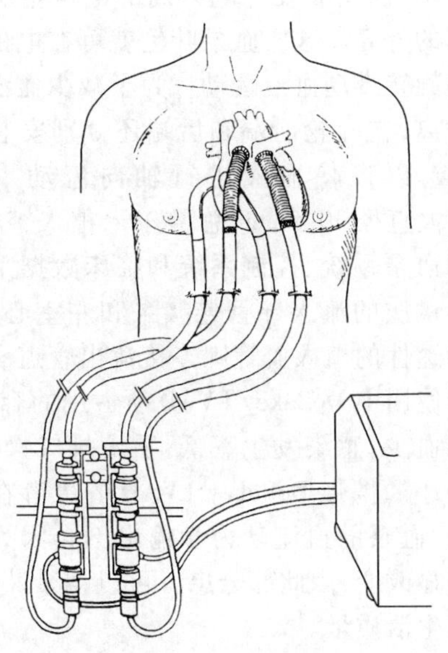

图73-14　心脏辅助装置

（四）长期性心脏辅助装置

主要应用于部分经短期性心脏辅助治疗后心脏功能仍不能恢复，需要改用长期性辅助装置支持等待心脏移植的患者；预计心脏功能无法经短期辅助恢复，需直接应用长期性辅助装置等待心脏移植的患者；不适合作心脏移植而需要长期甚至终身进行循环辅助的患者。根据是否植入体内可分为非植入型辅助装置和植入型辅助装置两种。近年来，国外有许多产品已商品化，使用安全、性能良好，在临床应用中积累了一定的经验，治疗效果有了明显的进步。但由于此类心脏辅助装置价格昂贵，每套数万美元至数十万美元不等，难以在我国推广应用，使用例数很少，因此研制价格适宜的国产心脏辅助装置是现在我们急需研究的方向。在此对一些国外常用的长期性心脏辅助装置进行介绍。

1. Thoratec VAD　Thoratec VAD是由美国加州Thoratec公司生产的体外非植入型、气驱的搏动血流单心室或双心室辅助装置。1996年美国FDA批准用于心脏移植前的过渡支持，最近又批准用于心力衰竭恢复期辅助。泵体通过导管与心脏和大血管连接，置于腹部体表外，导管引出体表与泵体相连。压缩气体推动泵内推板，驱动血囊内血液流动，流量可达7L/min。该装置可以提供长时间的左心辅助或双心辅助，因不必置于体内，可以为体表面积较小的患者提供辅助循环，观察血泵内是否形成血栓比较便捷，如泵体故障更换时不需手术。然而需要口服华法林抗凝治疗，且装置及驱动控制设备均在体外，患者活动受限。2004年全球175家中心为2861例患者使用了4383个Thoratec VAD，心脏移植前辅助支持时间平均为51天，心脏手术后低心排的辅助时间平均为23天，成功辅助接受心脏移植者最高可达74%。最常见的并发症有出血（42%）、肾衰竭（35%）、感染（36%）、肝衰竭（24%）和其他（22%）。

2. Berlin Heart　Berlin Heart Excor由德国柏林心脏公司制造，1988年开始在欧洲应用，也是一种非植入型气驱搏动单心室或双心室辅助装置。血泵安装机械单叶瓣或聚氨酯三叶瓣，容积从12～80ml不等，供临床不同年龄患者选择。目前临床应用有三种驱动系统：Heimes HD7、IKUS 2000和Excor提携式驱动系统，分别为不同患者使用。在长期Excor辅助支持过程中，成人口服华法林、阿司匹林、双嘧达莫抗凝，儿童采用肝素抗凝。临床应用证明，Excor在成人、儿童和婴幼儿中都获得了非常满意的结果，零技术故障和低血栓发生率是其重要优点，但体积和重量较大，限制了患者的活动。

新设计的Berlin Heart Incor是一种植入型电动非搏动轴流泵左心室辅助系统。驱动叶片采用磁悬浮技术，直径30mm，长12cm，重200g，体积82ml，转速5000～10 000rpm，流量可达7L/min，泵内行Carmeda涂层。由于Incor十分轻便，电动磁悬浮，手术操作简单可靠，常见的出血和感染并发症少，血栓发生率低，泵的拆卸和再行心脏移植时很安全，效果令人满意。

3. Medos VAD　由德国Medos公司生产，非植入型、气体驱动、搏动单心室或双心室辅助系统，其采用热塑性聚氨酯（TPU）材料制成，有良好的生物相容性，瓣膜三叶，血流更合理，全透明设计方便观察。血泵容量有10ml、25ml、60ml和80ml四种，从婴幼儿到成人都可使用。瓣膜的特殊材料和设计使其在小儿的应用中显示出独特的优势，且心室辅助效果优于ECMO。

4. Thermo HeartMate　HeartMate（图73-15）由美国Thermo公司制造，是一种植入型气驱（IP）或电驱（VE）的可搏动左心辅助装置。装置如同生理的左心室一样具有瓣膜（25mm猪瓣）和涤纶人工血管作为流入和流出道。每搏出血量可达85ml，心输出量可达12L/min。HeartMate最具特征的设计在于与钛合金结合的弹性膜由多聚氨酯覆盖，可以加速血液中成分的沉积形成假性内膜，减少血栓的发生率，避免了患者进行系统的抗凝。作为第一个被美国FDA批准的心脏移植前过渡性治疗的机械辅助装置，对部分患者已正常工作长达2年以上。

2000年HeartMate Ⅱ首次植入人体，其设计改为电动非搏动轴流泵，转速达到10 000rpm时，流量可达到

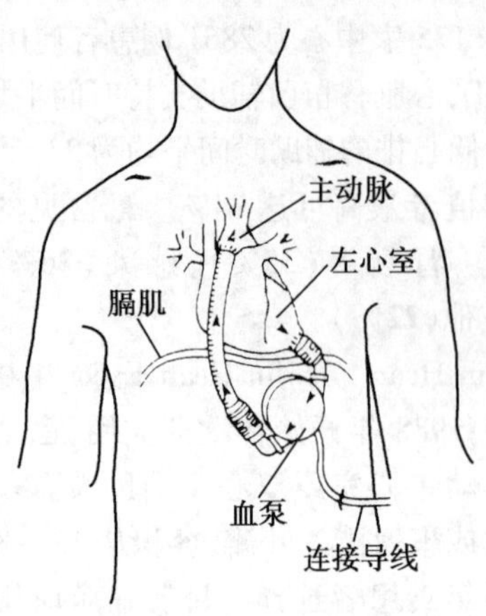

图 73-15　HeartMate 左心辅助装置

10L/min,泵体容积 120ml,重 400g,置于腹膜外或腹肌下,用于心脏移植前辅助,平均辅助时间 118 天,30%患者在辅助中死亡。目前,为了克服轴承的磨损和密封,HeartMate Ⅲ发展为磁悬浮式离心泵。

5. Novacor LVAD　Novacor LVAD(图 73-16)于 1998 年通过美国 FDA 批准,2000 年 Novacor 公司被加拿大 WorldHeart 公司收购。Novacor LVAD 以耐久著称,是唯一植入期超过 6 年的装置,3 年装置正常使用率>90%,60%~70%的患者在其辅助下成功地进行了心脏移植。同 HeartMate VE 相似,Novacor LVAD 也是植入型搏动电动左心室辅助装置,植入位置和连接方法也很相似,泵放置在左髂嵴和肋下,流出和流入导管的放置需在体外循环的支持下完成。泵能提供 10L/min 的血流量,早期需要静脉肝素抗凝,后期联合应用华法林和抗血小板药物预防血栓形成。体积更小,更耐久的 Novacor Ⅱ正在研究中。

5

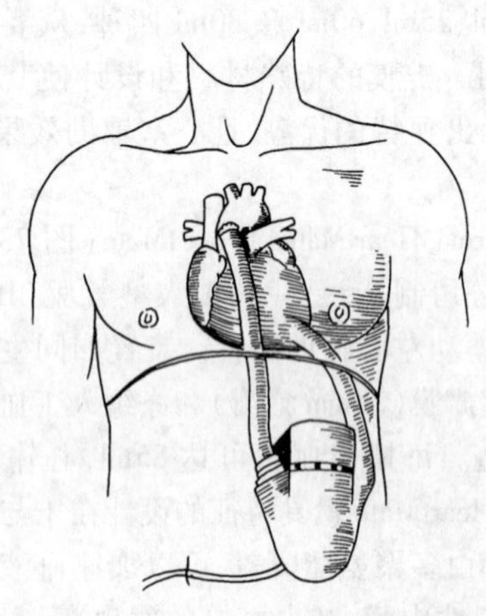

图 73-16　Novacor 左心室辅助装置

6. DeBakey LVAD　是美国 NASA/Johnson 宇航中心和 Baylor 医学院共同研制的植入型电动非搏动轴流血泵。与第一代泵体和电机各为一体的轴流泵如 Hemopump 不同,DeBakey LVAD 属于第二代轴流泵,即机电一体式。将电机的转子部分设计加工成能够推动血液运动的叶轮形状,这样电机的转子就是血泵的推动叶轮,而安装在叶轮外周的电机定子还可以当做泵体的外壳。这样血泵叶轮就可在电磁力的驱动下高速旋转带动血液运动。为了减少血液流动的旋转和分离,在叶轮前端和后端还分别安装了导叶和缓冲器,以便使血液进行轴向流动。血泵长 76mm,最大直径 30.5mm,总量 93g,植入容积 15ml。主要包括血泵系统、控制系统和临床数据采集系统三部分。钛质的流入导管连接泵和左室心尖部,一段没有渗透性的植入血管则连接流出管道和升主动脉。临床使用中 DeBakey LVAD 所占用的容积很小,围术期出血少,感染发生率低,手术排气操作简单,工作噪声小。携带 DeBakey LVAD 的患者在有限范围内活动,血泵的血流动力学输出不会因为位置的移动而明显改变,因此部分患者可以携带装置出院,明显提高生活质量。

7. Jarvik 2000　Jarvik 2000 是由美国 Texas 心脏中心、Oxford 心脏中心和 Transicoil 公司联合研制的植入型电动非搏动轴流泵,主要包括叶轮(电机转子)、泵体(电机磁缸)、陶瓷轴承和进出口组成。其中唯一运动的部分就是叶轮,旋转速度在 8000~12 000rpm。Jarvik 2000 体积很小,最大直径 2.5cm,长度 5.5cm,总重量 85g,植入容积 25ml,泵体为钛合金材料。此外其还有适合儿童的型号,体积只是成人用的 1/5,总量只有 18g,植入容积 5ml。目前用于临床的 Jarvik 2000 控制系统仍需要工作人员人为调节控制血泵的转速,从而满足患者的辅助要求。美国 Houston 心脏中心对 37 例扩张型心肌病不能做心脏移植的患者永久性植入该装置,13 例获得成功,平均支持时间为 274 天。

8. Cardiowest TAH　此泵的前身即为 Jarvik 血泵,为全植入型气动型人工心脏,采用聚酯材料制成,体外装置通过穿过皮肤的管道输送和排出压缩空气,气室进入空气后推动隔板排出血液,抽出气体时促进血液进入人工心脏(图 73-17)。其采用 Medtronic 机械

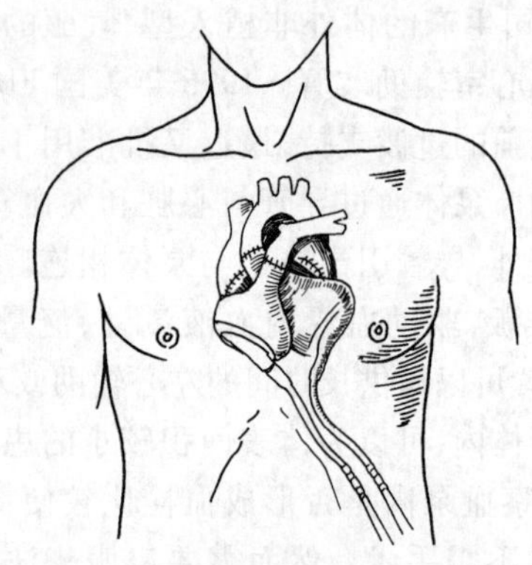

图 73-17　Cardiowest 全人工心脏

瓣，每搏量分为70ml和100ml两种，根据患者体重选择使用。2004年，一项历时10年的研究结果表明CardioWest TAH组患者有79%生存到心脏移植，对照组仅有46%。同年，美国FDA批准Cardiowest用于心脏移植前的循环辅助。应用Cardiowest TAH进行原位植入成功的关键问题是严密止血和选择合适的患者，必须考虑患者的原位是否能容纳下血泵。原位植入的手术操作与心脏移植相似，术后主要针对感染，出血及血栓形成进行处理，对于抗凝药物的应用，各家尚有不同意见，目前植入总例数已达近千。

9. AbioCor TAH　美国Abiomed公司与Kentucky州的Louisville Jewish医院协作研制的永久植入型电动人工心脏。应用电液压原理排出搏动血流，血囊和瓣膜由AngioFlex材料制成，强度在体外测试可高达5年，每搏量60ml，每分钟流量可达4～8L/min。AbioCor血泵的一切情况都通过体外的射频通讯箱反映到控制台，再由控制台发出指令调节各项数据。患者可携带两个外置蓄电池，每个可供电一小时以便活动。其手术植入方法与Cardiowest相同。感染发生机会较少，患者有较为正常的生活质量，使用结果令人鼓舞。但是AbioCor重达1kg，只适用于体型巨大者，对于一般妇女与儿童无法应用。其部件产生热量对皮肤引起损伤和产生栓塞都是今后需要解决的问题。2006年，美国FDA批准AbioCor商品化。但目前其制造商已经暂停生产和商业推广。

10. Carmat TAH　Carmat TAH由法国心脏外科医师Alain Carpentier发明，通过电动装置驱动双心室完成射血功能，使用牛心包等生物材料，降低了血栓栓塞并发症和排斥反应风险，内置诸多传感器以感受心室压力变化，可根据患者运动或安静状态调整相应心输出量，其形态和生理学的模拟度更高。预期使用寿命为5年，大小与自然心脏相当，但重量超过900g。Carmat TAH临床研究的第一例患者在2013年12月置入，存活75天。

11. BiVACOR TAH　BiVACOR是澳大利亚生物医学工程师Timms于2001年开始研发的一种新型TAH。其设计独特，有一个高速旋转的磁盘驱动其两侧的蝶形“桨片”。右侧小桨片将血液从右心腔推入肺，左侧大桨片将血液从左心腔推向全身。转子靠磁场悬浮和旋转，避免了机械泵常见的磨损，还可根据患者活动需求动态调节转速产生不同的输出量。这种设计最大限度降低故障风险，最大限度减少机械磨损，并且能做到微型化。

（赵赟　胡克俭）

第七十四章 心包疾病

心包呈锥形位于中纵隔，前后分别与胸骨和胸椎体疏松相接，下与横膈中央腱紧密联结，上端紧邻无名静脉下缘形成返折，包绕升主动脉和上腔静脉。心包由两层组织构成：脏层为单层间皮细胞形成的透明的浆膜，即心外膜；壁层为弹性纤维和胶原组成的较为坚韧的纤维膜。临床所谓心包，实际是指壁层。两层之间形成一个浆液性滑囊，内有少量（15～50ml）液体起润滑作用，使心脏在腔内自由活动而不受摩擦。心包的作用主要有两个：①保持心脏在纵隔的位置，防止其移位和扭曲，并阻止邻近感染向心脏蔓延；②防止心脏在负荷突然增加时发生过度扩张和膨胀。引起心包疾病的病因有感染、外伤、肿瘤、自身免疫病和出血等。而感染和瘢痕引起心包变厚皱缩，并粘连于心脏，就形成缩窄性心包炎。心外科临床实践中最常见的心包疾病为慢性缩窄性心包炎，急性心包炎、心包肿瘤、心包囊肿等也较为多见。

5

第一节 急性心包炎

急性心包炎是心包膜的脏层和壁层的急性炎症，通常呈自限性，可同时合并心肌炎和心内膜炎，也可以作为唯一的心脏病损而出现。

【病因】

急性心包炎多为继发性，可由多种致病因素引起，常是全身疾病的一部分，或由邻近组织病变蔓延而来。它的病因实质上是各种原发的内外科疾病，可因感染、结缔组织异常、代谢异常、损伤、心肌梗死或某些药物引起，部分病因至今不明。临床上以非特异性、结核性、化脓性、风湿性较为多见。近年来，由于抗生素药物的广泛应用，国外资料表明非特异性心包炎已成为成年人心包炎的主要类型。国内报道则仍以结核性心包炎居多。

急性心包炎的病因主要为感染性心包炎。病原体有结核性、化脓性（细菌性）、病毒性、真菌性和寄生虫性。化脓性心包炎常见的致病菌为链球菌、肺炎球菌和葡萄球菌，但革兰阴性杆菌如大肠埃希菌、沙门菌的感染也在增加。除此之外的原因有：代谢性心包炎、放射性心包炎、外伤性心包炎、．药物性心包炎和肿瘤性心包炎等。

【病理】

心包炎的炎症反应范围和特征随病因而异。可为局限性或弥漫性。结核性心包积液呈浆液纤维蛋白性或淡血性，化脓性呈稠厚的脓液，肿瘤性心包积液常呈血性。炎症反应常累及心包下表层心肌，少数严重者可累及深部心肌，甚至扩散到纵隔、膈和胸膜。急性纤维素性心包炎的炎症渗出物常可完全溶解，在2～3周内吸收。如果炎性渗出物量多、稠厚，则不易被吸收，引起机化，为结缔组织所代替形成纤维瘢痕，甚至心包钙化，最终发展成缩窄性心包炎。

【病理生理】

心包渗液是急性心包炎引起一系列病理生理改变的主要原因。当心包腔内积液达200ml以上时，心包无法伸展以适应其容量的变化，使心包内压力急骤上升，即可引起心脏受压，限制心脏的舒张，心室舒张期充盈减少，周围静脉压升高，心排出量降低，血压下降。如心包渗液继续增加，机体失代偿后可导致心排出量显著下降，循环衰竭和发生休克，此临床情形称为心脏压塞或称心脏填塞。

【临床表现和诊断】

1. 症状　心包炎的症状包括：①心前区疼痛，常于体位改变、深呼吸、咳嗽、吞咽或左侧卧位时加剧，坐位或前倾位时减轻。疼痛通常局限于胸骨下或心前区，常放射到左肩、背部、颈部或上腹部；②心脏压塞的症状，可出现呼吸困难、烦躁不安、发绀、水肿甚至休克；③心包积液对邻近器官压迫的症状，肺、气管受压迫引起通气受限制，加重呼吸困难；④气管受压可产生咳嗽和声音嘶哑；⑤食管受压可出现咽下困难症状；⑥全身症状，如发冷、发热、心悸、出汗、乏力等。

2. 体征　心包摩擦音是急性心包炎最特异的体征，具有确诊价值。在胸骨左缘第3～4肋间、胸骨下部和剑突附近最清楚，深吸气、身体前倾或俯卧位时增强。随着心包积液的增多，心包摩擦音逐渐消失，出现心包积液体征。快速心包积液可引起急性心脏压塞，出现明显的心动过速，如心排出量显著下降，可产生休克的表现。当渗液积聚较慢时，静脉压显著升高，可产生颈静脉怒张、肝大、腹水和肝-颈静脉反流征阳性等体循环淤血表现。

3. X线检查　透视可显示心脏搏动减弱或消失。当心包渗液超过250ml以上时，可出现心影向左右增大，心缘的正常轮廓消失，并随体位改变而移动，直立时呈烧瓶状或水滴状，卧位时呈球形。X线摄片显著增大的心影伴以清晰的肺野，或短期内几次X线片出现心影迅速扩大，常为诊断心包渗液的早期和可靠的线索。

4. 心电图检查　60%～80%患者可有心电图改变。全导联QRS低电压为特征性改变，ST段抬高，T波平坦或倒置，可合并房性心律失常如房性期前收缩、房性心动过速、心房扑动或心房颤动。在风湿性心包炎中可出现不同程度的房室传导阻滞。

5. 超声心动图检查　能探测出心包腔内积液量和部位，以及心包内肿瘤、凝块、心包增厚及钙化，并能引导心包穿刺。液性暗区大于2cm可诊断为大量心包积液。是一种简便、安全、灵敏和正确的无损性诊断方法。

6. CT检查　可明确有无心包积液及其性质，有无心包增厚和钙化。

7. 心肌损伤标志物　符合急性心包炎诊断，肌钙蛋白I或T以及CK-MB升高，在超声心动图上无局灶性或弥漫性左心室功能障碍，可以诊断为心肌心包炎。

8. 心包穿刺　有心包积液时，可行心包穿刺，将渗液作涂片、培养等细菌学检查和找病理细胞，有助于明确病因。心包液测定腺苷脱氨基酶（ADA）活性≥30U/L，对诊断结核性心包炎具高度特异性。可采用胸骨左旁途径或剑突下左肋缘途径。

【治疗】

急性心包炎的治疗包括对原发疾病的病因治疗、解除心脏压塞和对症治疗。大部分患者可望获得痊愈，部分病例可遗留心肌损害或发展成缩窄性心包炎。

1. 一般治疗　急性期应卧床休息，呼吸困难者取半卧位，吸氧，胸痛明显者可给予镇痛剂，必要时可使用可待因或哌替啶。加强支持疗法。

2. 推荐阿司匹林或NSAIDs　联合胃保护药物作为治疗急性心包炎一线药物，秋水仙碱作为辅助用药。阿司匹林/NSAIDs和秋水仙碱禁忌或治疗失败的急性心包炎病例，排除感染或存在特殊适应证如自身免疫性疾病，可考虑使用低剂量皮质类固醇。

3. 抗结核治疗　结核性心包炎时应尽早开始抗结核治疗，并给予足够的剂量和较长的疗程，直到结核活动停止后1年左右再停药。

4. 抗生素治疗　包括全身抗生素应用及心包腔内注入抗生素。

5. 心包穿刺　心包穿刺是治疗严重心脏压塞中急症引流最有效的方法，也用于诊断病因不明的心包积液。穿刺方法有两种：①胸骨左旁途径；患者半卧位，于前胸左侧第四成第五肋间距胸骨2～3cm处刺入穿刺针。向后内方推进，推入时抽吸注射器，抽到脓液时停止推入，避免损伤心脏和冠状血管。抽液不宜过快。②剑突下左肋缘下途径：患者半卧位，于下背部垫一薄枕，用长10cm的穿刺针，从剑突和左肋缘间的尖角处插入。针和腹壁呈45°角向上后内推进，同时吸引注射器，直至心包腔内抽出脓液。胸骨左旁途径易穿破胸膜和污染胸腔，并有刺伤冠状血管的可能，剑突下左肋缘途径方便安全。目前心包穿刺多在心超引导下完成，更加安全。穿刺成功后，可通过导丝，向心包腔内置入单腔深静脉导管或猪尾巴心导管，作持续引流，避免反复穿刺。

6. 心包开窗引流术　适用于急性化脓性心包炎，心包内大量积脓，或大量心包积液需反复穿刺者。剑突下心包开窗术是治疗心包疾病最常用的开放性外科处理，可获得良好心包引流，置入引流管尚可延长排空。手术可在局麻或基础麻醉下进行，皮肤切口于剑突正中并略向下延长数厘米，切除剑突。切开心包之前应先穿刺。心包窗口宜在4cm大小。

7. 心包切除术　有下列情况者，应考虑心包切除术：①心包腔包裹性积脓；②心包切开引流不够通畅；③未能控制感染者。采用左前外侧第5肋间切口，注意保护乳内动脉及膈神经。切开心包前需穿刺确诊。切开心包并剥开包裹性心包腔，排除脓液、纤维肉芽组织。尽量切除显露的心包，冲洗干净心包腔，放置胸膜腔引流管。围术期除加强抗生素外，需积极营养支持疗法。心包切除也可应用胸腔镜下完成。

第二节　慢性缩窄性心包炎

几乎任何一种急性心包炎均可能演变为慢性缩窄性心包炎。慢性缩窄性心包炎是由于心包壁层及脏层的慢性炎症病变，引起心包纤维化及增厚、粘连，甚至钙化，使心脏的舒张和收缩受限，从而降低心脏功能，造成全身血液循环障碍的疾病。

【病因】

慢性缩窄性心包炎的主要病因是结核菌感染。但许多病例因为长期抗结核药物治疗，在发生心包缩窄时，结核病变的证据已经消失，即使将切除的心包做病理检查和细菌学检查，能证实为结核的大约也仅为30%。其次是化脓性感染。外伤性及非外伤性心包积血引起缩窄性心包炎者约占10%。近年来，心脏手术后并发本病者有所增加。

【病理改变】

早期心包腔可有积液，心外膜上附着一层很薄的纤维素或纤维组织。随着病情进展，心包脏层和壁层广泛粘连、增厚和钙化，之间无明显分界面，心包腔闭塞，成为一个纤维瘢痕组织外壳，紧紧包裹和压迫整个心脏和大血管根部，也可以局限在心脏表面的某些部位，如在房室沟或主动脉根部形成环状缩窄，及在腔静脉入口处形成狭窄环。心包厚度常为0.2～0.5cm，也可厚达1cm以上，而在心室及膈面，瘢痕往往更坚厚。瘢痕组织主要由致密的胶原纤维构成，呈斑点状或片状玻璃样变性，有时瘢痕组织内有结核性干酪样物质、脓液、肉芽组织。心包病变常累及贴近其下的心肌，可呈斑块嵌入心肌内。

【病理生理】

缩窄性心包炎主要的病理生理变化是由于缩窄的心包限制双侧心室的正常活动。在心室舒张期间，由于心脏受到增厚坚硬的心包所束缚，明显地限制了心脏的舒张，心室内压快速升高，心脏的充盈血量减少，静脉血液回流受阻，体静脉系统压力增高，使身体各脏器淤血。同时，由于心脏充盈血量减少，心脏长期受瘢痕组织束缚使心肌萎缩，心肌收缩力降低，心排出量减少，引起各脏器动脉供血不足。在体力活动时或在严重缩窄时，主要靠增加心率来维持每分钟心排出量。由于肾血流量减少，造成肾对钠和水的潴留，使血容量增加，导致静脉压进一步增加，出现颈静脉怒张、肝大、腹水、胸腔积液、水肿等一系列体征，少数患者出现脾肿大。腹水和周围水肿的程度不成比例是本病的一大特点。在房室沟及大血管根部出现环形缩窄时，可产生相应部位瓣膜的功能障碍。

【临床表现和诊断】

缩窄性心包炎的起病隐匿，进展缓慢，常不自觉地出现症状，病程长短不一，长者可达十余年。患者体征常比症状显著，即使在后期，已有明显的循环功能不全的患者亦可能仅有轻微的症状。目前主要的有效检查为：超声心动图、CT、心导管检查等。

1. 症状　主要临床表现为进行性呼吸困难和疲乏。劳累后呼吸困难常为缩窄性心包炎的最早期症状。后期可因大量的胸腔积液、腹水将膈抬高和肺部充血，以致休息时也发生呼吸困难，甚至出现端坐呼吸。有时大量腹水和肿大的肝脏压迫腹内脏器，产生腹部膨胀感。此外可有乏力、胃纳减退、眩晕、衰弱、心悸、咳嗽、上腹疼痛、水肿等。阵发性夜间呼吸困难和急性肺水肿少见。

2. 体征　心浊音界正常或稍增大。心尖搏动减弱或消失，心音轻而遥远。部分患者在胸骨左缘第3、4肋间可听到舒张早期额外音（心包叩击音）。心率常较快，一般是窦性，可出现房性期前收缩、心房颤动或心房扑动等。绝大多数患者有颈静脉怒张，且随吸气明显（Kussmaul征）。可见浅静脉充盈，部分患者口唇发绀。静脉压可升高至20～40cmH_2O，出现肝大、腹水、胸腔积液、下肢水肿等。约10%的患者出现脾肿大。缩窄性心包炎的腹水较皮下水肿出现得早，且多属大量，皮下水肿出现较迟和较轻，且主要分布于下肢及腰骶部。此外，心排出量减少使动脉收缩压降低，静脉淤血，反射性引起周围小动脉痉挛使舒张压升高，因此脉压变小。有时出现奇脉。

3. 超声心动图检查　可显示心包增厚、粘连或积液，舒张中晚期心室舒张受限，室间隔和左心室壁的反常活动，腔静脉增宽。

4. X线检查　心影正常或稍大，心脏轮廓不规则、僵直。肺门影增大，肺血增多，有时可见结核病灶。50%～90%的患者可见胸腔积液，如单侧胸腔积液而无纵隔移位则是缩窄性心包炎的重要征象。心包钙化也是X线改变的主要证据，与临床特征共存即可明确诊断。

5. CT及磁共振　可明确显示心包增厚及钙化的程度和部位，心包增厚达4mm即可诊断，多数病例超过6mm。高速CT（UFCT）更为准确。磁共振是诊断缩窄性心包炎的最佳无创性检查，可准确测量心包厚度以及右心房扩张与右心室缩小的程度（图74-1）。

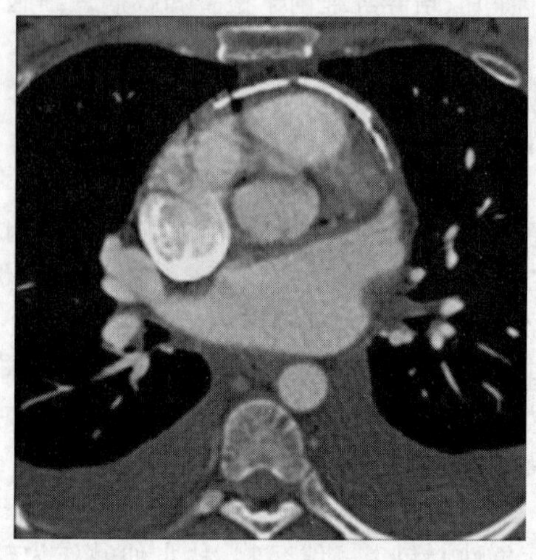

图74-1　缩窄性心包炎的CT表现

6. 心电图　所有患者都有心电图异常，但无特异性改变。多数患者表现为 QRS 低电压，T 波低平或倒置，P 波增宽且有切迹。部分患者有房性心律失常，其中多数为房颤。

7. 心导管检查　如无创性检查方法未能明确诊断时，可行右心导管检查。右心房、肺动脉及左心房在舒张末期压力相等是诊断本病的标志。右心室内压在舒张早期迅速下降，随后快速升高，继而在舒张中、晚期压力呈平高线，称之为"平方根征"，也支持本病的诊断。

根据病史和临床体征，结合超声心动图和 CT 或磁共振等检查，大多数患者的诊断并无困难。局灶性心包钙化并不是缩窄性心包炎的特异性表现，尚需结合外周静脉压升高(>20mm)确诊。少数病例为了明确诊断需要施行心导管检查。缩窄性心包炎需与肝硬化、结核性腹膜炎、充血性心力衰竭和心肌病等相鉴别。

【治疗】

缩窄性心包炎的首选处理为外科手术，适用于任何可耐受手术的有症状患者。手术目的是剥除增厚的心包膜和钙化的斑块，解除对心脏的压迫，使心脏恢复舒缩功能。病程过久，心肌常有萎缩和纤维变性，将影响手术的效果，因此应及早施行心包剥离术。

1. 手术的适应证与禁忌证　缩窄性心包炎诊断明确，即应手术治疗。患者一般情况较差时，如腹水严重，肝肾功能差，血浆蛋白低下，心率在 120 次/分以上，血沉快等，可保守治疗。待病情稳定及情况好转，再行心包剥脱术。除明确为非结核性缩窄性心包炎之外，抗结核治疗应不少于 6 周，最好为 3 个月。老年患者伴有严重心肺疾病不能耐受手术者为禁忌。

2. 手术方法

(1) 手术径路：①胸骨正中切口：此手术入路能够充分显示心脏前面及右侧面，有利于剥离和直接切除上下腔静脉和左右心室前方增厚的心包，尤其是右房室沟部的瘢痕组织。术后对呼吸功能影响小，目前绝大多数病例采用此切口。其缺点是，左心室膈神经后的心包部分及心尖部分显露较差，但有学者认为膈神经后的心包不必切除。②左胸前外侧切口：患者仰卧，左背垫高 20°，左臂向上悬吊。作左前胸第 5 肋间切口进入胸腔。分离、切断、结扎左侧胸廓内血管并横断胸骨。此种切口的优点是单侧开胸，创伤小，对呼吸功能的影响也小。左心显露好，右室及上、下腔静脉显露较差。③双侧胸前横切口：经双侧第 4 肋间切口，横断胸骨。切断结扎两侧胸廓内血管进入胸腔。此切口优点是手术野暴露良好，可兼顾心脏左右两侧，能彻底切除心包，术中有意外发生也便于处理。其缺点是切口较长，创伤较大，术后肺功能影响大，并发症较多，恢复慢，较少采用。

(2) 心包切除范围及顺序：心包切除范围应包括上下腔静脉、心房、心室和大血管区域，并切除心外膜的缩窄病变部分。心肌萎缩不严重者，左右应超过两侧膈神经并注意保护膈神经；上方至大血管基部；下方至心尖部并切除一部分膈面心包膜。上下腔静脉入口处纤维组织坚厚造成腔静脉环形狭窄，必须切断该处环形狭窄的心包膜以松解之。心肌萎缩者彻底切除心包后可能出现低心排综合征。切除时应按照先流出道后流入道的循序。切除顺序是：心尖、左室前壁和侧壁、右室前壁、右室流出道及心底大血管根部、右房室沟、上下腔静脉。

(3) 心包剥脱方法：剥离应由左心室部位开始。在接近心尖区作一小切口，用刀片逐次划开增厚的心包，增厚的心包与外膜之间常常有层疏松结缔组织为正确剥离心包的分界面。切开增厚心包后可见红润的心肌向外膨出，有明显搏动。沿此分界面交替运用锐性和钝性的方法剥离心包(图 74-2)。助手轻轻用钳子提起心包片，术者以左手轻压在心脏表面可充分显露。如粘连较疏松，可用手指套纱布或花生米钳予以钝性分离，分离时的用力部位应在心包面上，动作须轻柔。遇到条索或条带状粘连或粘连致密时，需用剪刀或手术刀片锐性分离。如粘连过分紧密，应放弃原来的分离部位而在其他位置重新切开分离。因纤维索沉积不均，粘连松紧不一，粘连甚紧处可暂绕过以后再作处理。随着心包剥离范围的扩大，心脏跳动会逐步增强。心包膜已分出一定范围时可作十字形切口，不必急于切除，以便于遇到心肌撕破出血时可用心包缝盖止血。

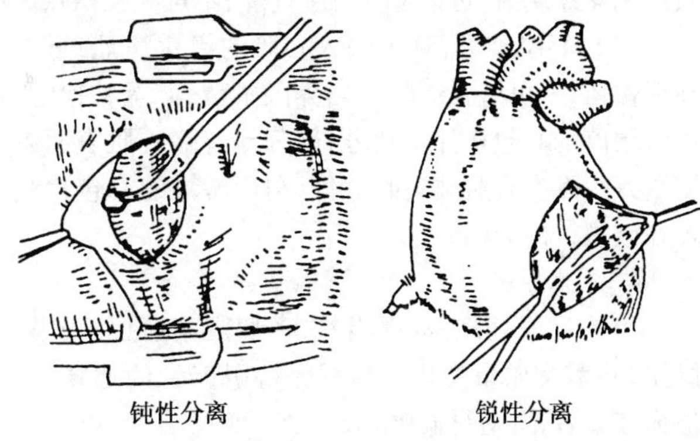

图 74-2　心包剥脱方法

剥离心包膜时既需彻底剥除纤维组织，又应避免损伤心肌和冠状血管。心包膜已有钙化时剥离应特别小心。有时钙化心包包绕房室沟，宜松解切断钙化环，消除对房室沟压迫。如钙化斑块嵌入心肌内，勉强剥离极易撕破心肌。这时可切除斑块周围的纤维组织留下钙化斑块，对心功能无重大影响。如心肌水肿或萎缩，需分期切除心包，初期小范围剥离仅限左右心室面，以免招致急性心室扩大，心力衰竭。

心包机化良好且非常易于剥离者，心包应完全剥离切除。如术中出现心律失常，循环不稳定或心肌颜色发白，心脏扩大，心肌收缩无力，剥离操作需适可而止，主要部位(左、右心室面及下腔静脉缩窄环)剥脱即可。同时应用地高辛及利尿制剂，尽快完成手术，以提高手术安全性。术后必要时给多巴胺等正性肌力药物。

3. 手术并发症

(1) 低心排：在心包剥离过程中，由于心室快速充盈、膨胀，产生急性低心排。因此，术中应限制液体入量，应用呋塞米排除过多液体以减轻心脏负担并注意电解质平衡。在左心室解除缩窄后，给予毛花苷丙快速洋地黄化强心。术后12~48小时之内，应用多巴胺等儿茶酚胺类药物。如对药物反应较差，低心排不能纠正，可使用主动脉内气囊反搏。

(2) 心室颤动及心搏骤停：是术中最危险的情况。剥离心包时操作应细致轻柔，避免过度牵拉和压迫。发生心律不齐或心跳减弱时，应暂时停止手术片刻，并静脉滴注1%利多卡因溶液控制。一旦发生心室颤动，应即予电击除颤，必要时建立体外循环。

(3) 膈神经损伤：如损伤膈神经，可造成膈肌的矛盾呼吸运动，影响气体交换，不利于呼吸道分泌物的排出。所以术中应尽可能随同膈神经多保留脂肪及软组织。

(4) 冠状动脉损伤：在分离前室间沟和房室沟时，要格外注意，勿损伤冠状动脉。遇到该部位有局限的钙化斑块时，可以留置不予处理，不可勉强切除。

(5) 心肌破裂：对于嵌入心肌的钙化病灶，可作岛形保留，不可勉强剥除。当界限不清，严重粘连时，可将增厚的心包作井字切开，部分地解除心肌表面束缚。万一发生心肌破裂时，可以利用游离的心包片缝盖在破裂口的周围。

4. 手术后处理

(1) 一般处理：常规吸氧，密切观察血压、呼吸、脉搏、心率及尿量变化。注意保持引流管的通畅，如渗血较多者，可适量输血。

(2) 强心利尿：术后严格控制输液量，继续给予利尿药物，减轻水钠潴留。心包剥脱后心功能改善，尿量增加，常发生低钾血症，应注意补钾。给予洋地黄制剂强心治疗。

(3) 预防性应用抗生素：除常规应用抗生素外，对于结核性心包炎，术后半年至1年内应维持正规抗结核药物治疗。

5. 手术效果 手术疗效取决于术前病变程度。术前病变属进展期、心功能为Ⅲ~Ⅳ级、严重腹水、周围水肿和右室舒末压增高者，均预后不良。住院死亡率约为4%~6%，疗效满意者达80%。影响晚期生存的主要因素仍是术前心功能状态，而与手术入路无明显关系。约2%患者缩窄性心包炎复发或第一次手术不彻底，需再次手术。

【预后】

如及早进行心包剥脱术，大部分患者可获满意的效果。病程较久者因心肌萎缩和心源性肝硬化，预后较差。如不经手术治疗，病情将恶化。少数病例长期带病，生活和工作都受到严重限制。

第三节 心包囊肿

心包囊肿是发生于心包的囊肿，常附着于心包外壁，为良性病变，极少引起压迫症状。

【病理】

心包囊肿为先天性发育异常，在体腔发育过程中形成。有单房或多房，由囊状薄壁的间皮细胞组成，囊内含有浆液或清水状液体。特点是：①壁薄，几乎透明；②囊内含有液体，有的则与心包相交通，液体量可达1000ml以上；③囊壁内为一层内皮细胞组织。囊肿部位和大小不一，可发生在心包任何部分，但最常见部位为右侧心膈角处，亦可发生在较高位置，甚至延伸至上纵隔。囊肿随患者体位改变而改变形状，囊肿过大则可压迫邻近器官而产生症状。

【临床表现】

典型的心包囊肿表现为中年人胸片上的无症状性肿物。大多数患者无自觉症状，少数患者有胸闷、胸痛、气急、咳嗽、心悸和吞咽困难等。巨大囊肿压迫胸内重要脏器，可危及生命。

【诊断和治疗】

特异性诊断须依赖CT检查。如CT显示心包旁囊性肿物，其内液体密度与水一致，则可确诊为心包囊肿。胸部X线检查可见心膈角处有明显阴影，深呼吸和体位改变时阴影形态和大小都有明显改变。超声检查可确定囊内液体，对诊断有一定帮助。心包囊肿无症状者不需手术，囊肿有压迫和感染症状时，需施行手术切除。在施行其他心脏手术中如发现心包囊肿，也应一并切除。

第四节 心包肿瘤

原发性心包肿瘤罕见，而继发性肿瘤的发病率则为原发肿瘤的20～40倍。原发性良性心包肿瘤有脂肪瘤、分叶状纤维性息肉、血管瘤和畸胎瘤。原发性恶性心包肿瘤有间皮细胞瘤和肉瘤。继发性肿瘤则是从胸腔内肺、纵隔、淋巴源性等恶性肿瘤直接蔓延或转移而来,扩散累及心包,最常见的是支气管肺癌和乳癌。

【临床表现】

很多心包肿瘤早期无症状与体征。晚期的症状与体征可大致分为两类:①心包肿瘤本身引起的症状与体征,如间皮细胞瘤或肉瘤引起的心包腔内出血、恶性心包肿瘤引起的发热、乏力和胸部疼痛及闷胀不适;②心包肿瘤所引起的心脏压塞症状与体征如干咳、气促、端坐呼吸。少数病例可闻心包摩擦音,心包渗液导致心脏压塞时出现类似"缩窄性心包炎"的症状与体征。

【诊断】

如有下列情况,应高度警惕心包肿瘤的可能:①心影轮廓异常,局部突出而不规则;②反复发作心包渗液,特别是血性渗液;③无明显原因、难以控制的心力衰竭,特别是有显著静脉压升高、肝脏肿大、腹水或持久性水肿者;④无法解释的胸痛,有脉压小、奇脉和上腔静脉阻塞现象等。X线检查显示心影扩大、心包积液,心包上有肿块。超声心动图检查可显示突出于心包的肿块和心包积液。CT和MRI检查可明确心包肿瘤的诊断,并提示部分肿瘤的部位和性质。

【治疗】

原发性心脏肿瘤一旦确诊,应尽早手术切除。手术的原则是尽可能完整地切除肿瘤并保持或恢复心脏的完整性和功能。根据肿瘤部位及大小选择手术方式:若肿瘤侵犯左右心房,可部分或大部切除心房壁而不致出现明显的心脏功能障碍。但需完善地重建心房,如累及腔静脉或升主动脉等大血管,可利用牛心包片和人工血管等材料一并重建。若肿瘤侵犯房室瓣,则同期行瓣膜替换术。肿瘤估计难以彻底切除者,可行部分切除,辅以化学治疗、免疫治疗、放射治疗、核素治疗等,以减轻心脏压塞,改善血流动力学。

心包良性肿瘤切除或引流心包积液可得到满意结果。心包原发性恶性肿瘤发现皆较晚,治疗多系减轻症状为主。不论采用哪种方式,均以争取较长时期缓解症状、提高生活质量为目的。

(孙笑天 王宜青)

5

第七十五章

先天性心血管疾病

第一节　动脉导管未闭

动脉导管未闭(patent ductus arteriosus,PDA)是一种常见的先天性心血管畸形,占先天性心脏病的12%～15%。发病率约为1/2000。在早产儿发生率较高,缺氧、呼吸窘迫和早产儿肺病是主要原因,在极低出生体重的早产婴儿(体重低于1500g)中,PDA的发生率为30%左右。

正常动脉导管是胎儿时期沟通肺动脉和降主动脉之间的通道。胎儿期由于肺血管阻力较大,右心室排出的静脉血,大都不能进入肺内循环进行氧合,而是经过动脉导管流入到降主动脉。随着婴儿出生啼哭后,肺泡膨胀,肺血管阻力下降,肺动脉血流直接进入肺循环进行气体交换,而不流经动脉导管,使其形成生理性闭合。之后由于导管平滑肌收缩,管壁黏性物质凝固,内膜垫凸入管腔,形成弥漫性纤维增生,完全封闭管腔,最终形成动脉导管韧带。据统计,88%的婴儿在出生后2个月内导管即闭合,98%在8个月内已闭合。如果出生后3个月,动脉导管持续开放,则认为是动脉导管未闭(图75-1)。

【病理解剖和病理生理】

动脉导管起源点通常位于肺动脉分叉处,靠近左肺动脉侧,然后向后下方走行,在左锁骨下动脉起源位置上方连接到降主动脉;偶尔也会连接到左锁骨下动脉的根部。其上缘与降主动脉交成锐角,下缘形成钝角,长度一般为5～10mm,直径由数毫米至1～2cm。其主动脉端开口往往大于肺动脉端开口。导管的位置可多变,从解剖形状上可分为:①管状:外形如圆管或圆柱,最为常见;②漏斗状:导管的主动脉侧比较粗大,肺动脉侧较狭细,呈漏斗状,也较多见;③窗状:管腔较粗大但缺乏长度,似主-肺动脉窗,较少见;④哑铃状:导管中段细,主、肺动脉两侧扩大,外形像哑铃,很少见;⑤动脉瘤状:导管呈瘤状膨大,壁薄而脆。

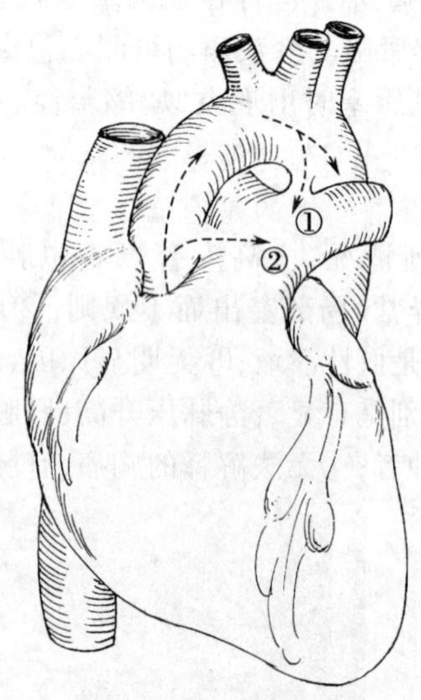

图75-1　动脉导管未闭和主-肺动脉隔缺损示意图
①示介于降主动脉与左肺动脉基部之间的动脉导管;②示介于升主动脉与肺总动脉之间的主-肺动脉隔缺损

动脉导管未闭的病理生理改变取决于导管的粗细和主、肺动脉压力阶差。出生后由于肺血管阻力和肺动脉压力下降,体循环阻力则因脐动脉的结扎而上升,因此未闭合的动脉导管血流发生逆转,由压力高的主动脉流向压力较低的肺动脉,即所谓左向右分流。由于体循环压力大于肺循环压力,在心脏的收缩期和舒张期持续存在左向右分流,临床上可听到连续性杂音。随着病程的进展,肺动脉压升高至降主动脉压力时,则血液分流仅在收缩期,临床上仅能听及收缩期杂音。晚期患者可发生肺小动脉管壁增厚、硬化,管腔变细,肺血管阻力增加,左向右分流逐渐消失,甚至逆转,临床上出现发绀,收缩期杂音减弱,甚至消失,称为艾森曼格(Eisenmenger)综合征。细小的动脉导管未闭产生比较小的左向右分流,即使是同样大小的缺损,PDA所造成的肺循环超负荷要比同样大小的VSD和ASD更重。粗大的动脉导管未闭产生大量的左向右分流,容易出现充血性心力衰竭。长期的血流冲击，可使导管壁变薄、变脆，以至发生动脉瘤样扩张或钙化，并容易招致感染，发生导管内膜炎。近端肺动脉可因为压力增高而扩张。

【临床表现和诊断】

动脉导管未闭的临床症状变化不一，取决于PDA的解剖、体循环和肺循环的阻力、患者年龄以及合并的心内畸形。细小的动脉导管未闭多无明显症状，仅在体检中发现心脏杂音获得诊断。足月患儿虽导管内径粗大，但由于此时肺动脉阻力较高，要在出生后6～8周，肺血管阻力下降后才出现相关充血性心功能衰竭的体征；主要症状包括喂养困难、心动过速、气促和发育落后等。婴儿和儿童PDA患者可出现频繁的上呼吸道感染和肺炎。但是，在许多儿童和成人可以是无症状的。存在大型PDA有肺动脉高压者可伴有活动后发绀（下半身发绀明显），有可能已出现艾森曼格综合征。值得一提的是有研究发现，早产新生儿PDA患者发生肺出血的概率较大，如不进行治疗，会导致死亡率的增高。

分流量大的患者，可出现左侧胸廓隆起，心尖搏动增强。典型的体征是在胸骨左缘第2肋间听到响亮的连续性机器样杂音，伴有震颤，肺动脉第2音亢进。分流量大者，在心尖区可以听到相对性二尖瓣狭窄所产生的舒张期杂音。患者动脉收缩压升高，舒张压降低，出现周围血管体征，如颈动脉搏动增强、水冲脉、指甲床或皮肤内有毛细血管搏动现象以及股动脉枪击音等。

心电图检查，轻者可以正常，分流量大时出现电轴左偏、左心室高电压或左心室肥厚。肺动脉高压者则示左、右心室肥大，晚期以右心室肥大为主。

超声心动图是首选的诊断方法，可以显示未闭的动脉导管，并能测量长度、内径和分流量，可以显示各房、室扩大以及发现其他心血管畸形，可以估测肺动脉压力（图75-2）。

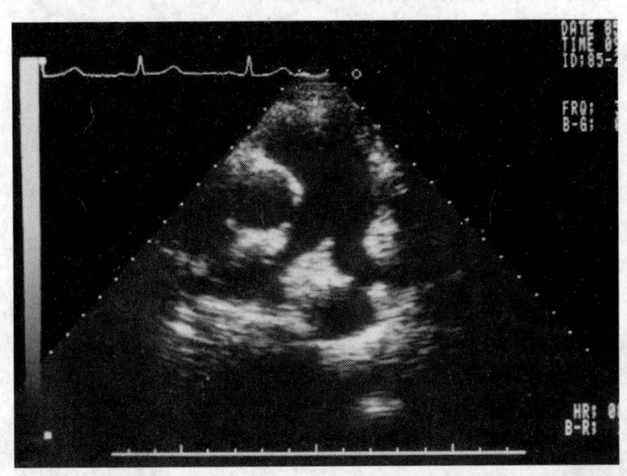

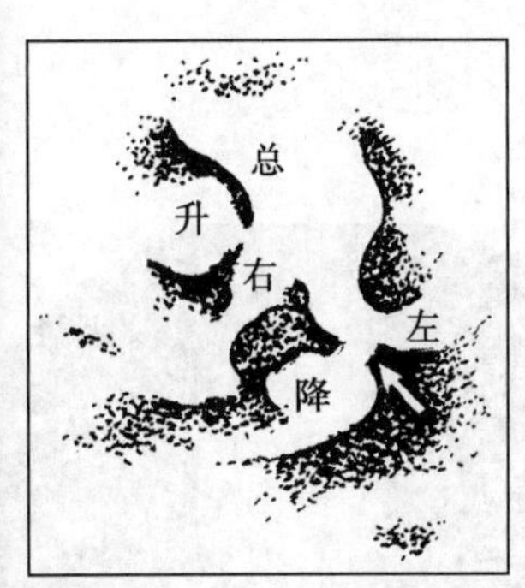

图75-2　超声显像所示动脉导管未闭情况
↑=动脉导管　总=肺总动脉　左=左肺动脉
右=右肺动脉　升=升主动脉　降=降主动脉

胸部X射线检查，可示心脏影增大，早期为左心室增大，晚期右心室亦增大。升主动脉和主动脉弓阴影增宽。肺门血管影增粗，搏动增强，肺动脉干轻至重度增宽。肺野纹理增粗（图75-3）。

后前位胸片示两肺充血，心影扩大，尤以左心室增大为甚，主动脉结增宽，肺总动脉扩大膨出；左前斜位胸片示左心室明显增大，左心房、右心室也增大心导管检查适用于诊断不明确或者病情严重、需要测量肺动脉压力、计算肺血管阻力等。肺动脉血氧含量如高于右心室0.5Vol%以上，提示肺动脉有左向右分流。如心导管通过动脉导管进入降主动脉至横膈水平，更能明确诊断（图75-4）。升主动脉逆行造影可以显示主动脉峡部和动脉导管的形态（图75-5）。

【鉴别诊断】

凡在胸骨左缘第2、3肋间听到响亮的连续性机器样杂音、外周血管体征，结合心电图、胸片和超声心动图检查，一般可初步诊断。对于杂音不典型，超声心动图示重度肺动脉高压者应行心导管检查，计算肺血管阻力。主要的鉴别诊断包括多种左向右分流的心内畸形，在胸骨左缘都可听到连续性杂音或接近连续的双期心脏杂音者，主要有高位室间隔缺损合并主动脉瓣脱垂、主动脉窦瘤破裂、冠状动脉瘘和主动脉-肺动脉间隔缺损等。

【治疗】

1. 药物治疗　主要治疗动脉导管未闭并发的呼吸道感染、心力衰竭、心内膜炎等。心力衰竭的治疗主要是强心药物的使用、控制入液量和加强利尿，多数患者心功能可获得改善。对于早产婴儿，PDA是造成显著的血流动力学损害的原因；此类患儿可试行药物闭合导管，即采用非甾体抗炎药吲哚美辛阻止前列

5

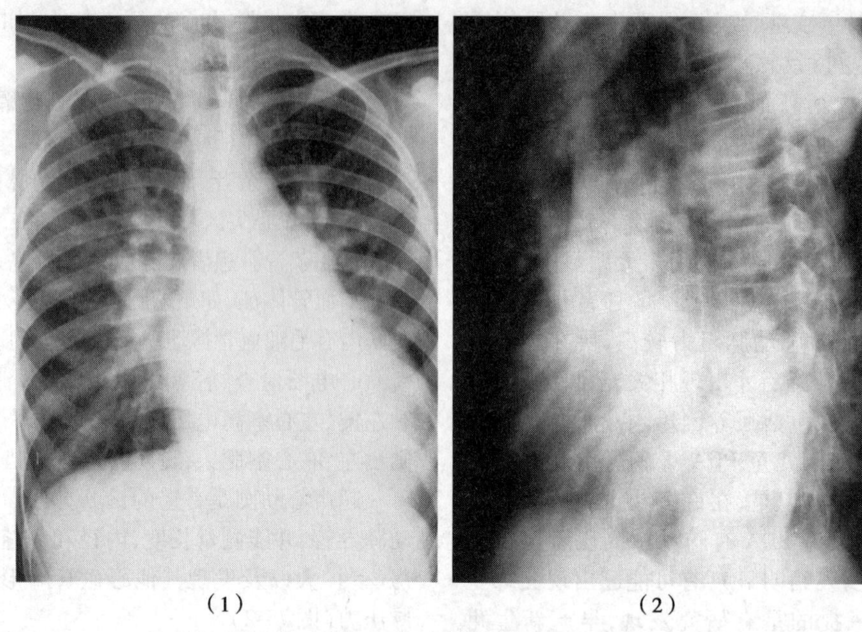
(1) (2)

图 75-3 动脉导管未闭病人胸部 X 线摄片

(1)后前位胸片示两肺充血,心影扩大,尤以左心室增大为甚,主动脉结增宽,肺总动脉扩大膨出;(2)左前斜位胸片示左心室明显增大,左心房、右心室也增大

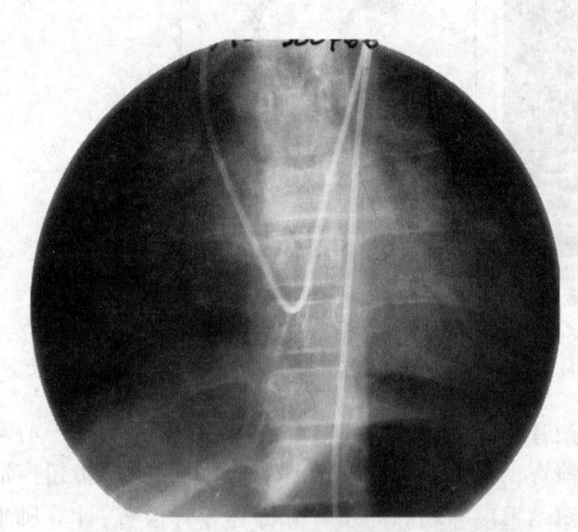
图 75-4 动脉导管未闭

右心导管检查,心导管从右上肢静脉插入,经上腔静脉、右心房、右心室、肺动脉及动脉导管,最后进入降主动脉

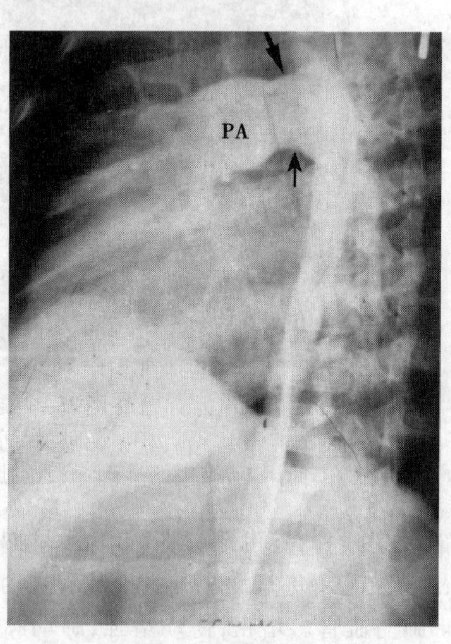

图 75-5 经股动脉插管作主动脉造影

图示对比剂自主动脉经粗大的动脉导管(↑)进入肺动脉(PA)

腺素合成,促使导管收缩闭合。一般首次剂量为 0.1～0.2mg/kg,静脉滴注或口服均可,隔 24 小时再给药 1 次,共 3 次。吲哚美辛的副作用比较大,主要对肾脏、肝脏和血小板功能的影响。

2. 介入性治疗 1966 年 Porstman 成功地利用心导管经动脉将聚乙烯海绵塞子填塞未闭的动脉导管,开创了介入性疗法。1979 年 Rashkind 提倡用右心导管推送两侧伞形塞子填塞导管。各种装置不断获得改进,并得到推广(图 75-6)。介入法不需要开胸,简便安全,患者恢复迅速,住院时间短,已经逐渐取代手术疗法。并发症有栓子脱落、股动脉出血和血栓形成等。

3. 手术治疗 所有诊断明确的婴幼儿或成人,无论有无症状,如无禁忌证均可考虑手术。早产儿可先试用药物闭合,如无效改用手术。伴有心力衰竭和呼吸衰竭,经内科和药物疗法无效,应行手术。足月患

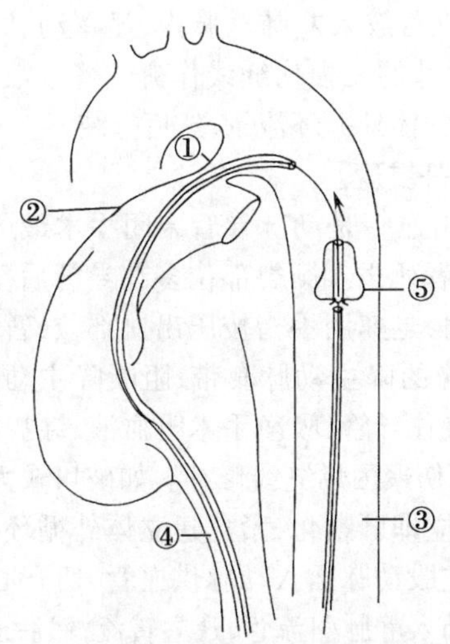

图 75-6　经动、静脉插管行动静脉导管栓闭术
①动脉导管　②肺动脉　③降主动脉　④下腔静脉　⑤海绵栓

儿如出现心力衰竭或心脏扩大,应及早手术。合并肺动脉高压者,只要是以左向右分流为主,应予手术,术中行肺动脉漂浮导管计算肺血管阻力。感染性心内膜炎者,给予抗生素治疗 4～6 个月再进行手术,对于感染不能控制者应争取手术。

严重肺动脉高压,以右向左分流为主,临床上出现发绀,静止状态血氧饱和度低于 90%,右心导管检查肺血管阻力大于 10 Wood 单位,则不宜手术。

【手术方法与技术】

手术方法有经胸加垫结扎、切断缝合,正中切口体外循环等。

1. 经胸手术法　一般采用左后外切口,第 4 肋间进入胸膜腔。用湿纱垫将左上叶肺向下推压,显露上纵隔。在肺动脉处可扪及震颤,轻压导管可减轻或消失。沿迷走神经后方、降主动脉近中线处纵形打开纵隔胸膜,上方可延伸至左锁骨下动脉。如有肋间静脉横跨可予切断结扎。用数把血管钳将纵隔胸膜的边缘提起,锐性分离主动脉和导管前方的疏松组织。贴近主动脉仔细解剖分离导管上缘和下缘的束状纤维组织,用直角钳分别从导管下缘和上缘,沿着主动脉壁向导管后壁滑动,在手指的引导下轻轻地逐渐分离导管后壁,切忌用力过大造成大出血。如果导管粗短,肺动脉扩张者,直接游离导管比较困难,也可在导管上下的降主动脉分别先行套过带子向内侧牵引,然后游离降主动脉后壁。导管游离后,根据具体情况、器械条件和手术医师的技术和经验,选择不同的闭合方法,在闭合导管使用控制性降压。

(1) 导管结扎术:又分为单纯结扎法和加垫结扎法。

1) 单纯结扎法:一般选用两根 10 号丝线绕过导管结扎,或在两根结扎线之间附加贯穿缝合结扎。适用于导管细长而富有弹性者(图 75-7)。

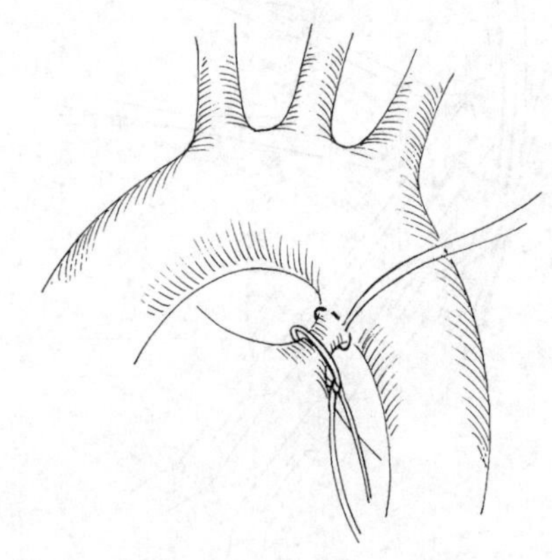
图 75-7　动脉导管结扎术
导管的主动脉端作荷包缝合,两线尚未扎紧

2) 加垫结扎法:用宽如导管长度的涤纶布条卷成柱形垫圈,将其游离缘与卷体缝固,并保留布卷中段作结后的线备用,缝拢布卷两端以防其松散。将布卷垫在导管前面,将绕过导管的两根丝线将其结扎在导管上,先结扎主动脉侧,后结扎肺动脉侧,用力要均匀,结扎完成后肺动脉侧的震颤应消失(图 75-8)。此法系结扎线着力于线卷上将导管腔压闭,防止结扎线损伤导管后壁。该法适用于导管粗大、管壁弹性较差的患者。

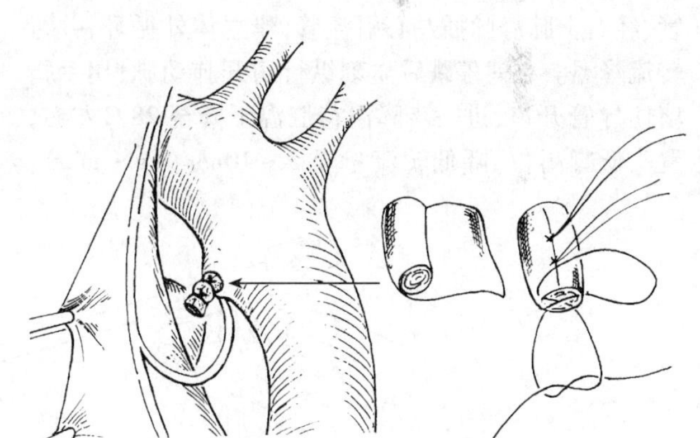
图 75-8　动脉导管加垫结扎全貌
右侧为卷垫制作示意图

(2) 导管切断缝合术:用两把 Potts 无损伤钳,分别钳夹已完全游离的导管主动脉端和肺动脉端,切断导管,用 4-0 无损伤聚丙烯缝线缝闭。也可边切边缝,先缝合主动脉端,后缝合肺动脉端(图 75-9)。这种方法适用于各种类型的导管,优点是术后不会再通,但血管缝合技术较高,术中有大出血的危险。

(3) 导管钳闭术:适用于直径在 2cm 以内、血管弹性较好的导管。用特制的动脉导管钳闭器,于导管

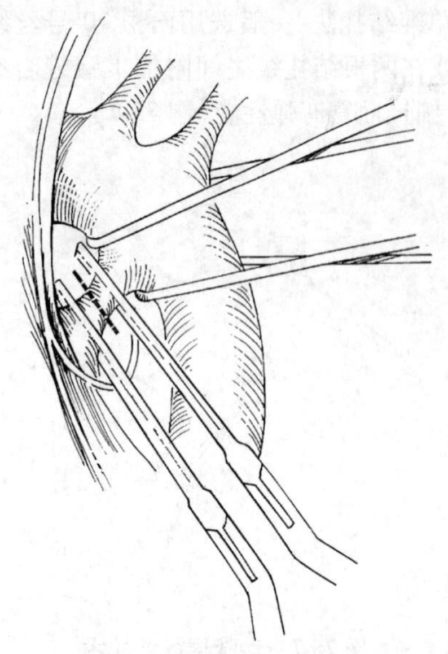

图 75-9 动脉导管切断缝合术

两把导管钳分别夹在导管的两端，虚线示准备切断处。导管处近、远端主动脉套置纱带，以备不测时控制出血。导管切断后缝闭两切端

的主动脉端和肺动脉端各钳闭一次（图 75-10）。由于局部操作空间较小，妥帖安放钳闭器有时会遇到困难，甚至会导致导管壁损伤出血，目前已很少使用。

2. 体外循环手术法 该方法虽然可用于各种类型的动脉导管未闭，但不能作为常规的手术方法。采用前胸正中胸骨劈开切口，肝素化后经升主动脉、上腔静脉、右心房分别插入动脉供血管和腔静脉引血管，经右上肺静脉插左心引流管，建立体外循环，并行转流降温。心搏停跳后立刻纵行切开肺动脉，用手指堵住导管开口，进一步降温待肛温下降至 28℃ 左右，置头低脚高位，降低转流量至 5～10ml/（kg · min）。将心内吸收器放入左肺动脉内，显露动脉导管开口，用 4-0 带毛毡的无损伤缝线作褥式缝合数针，拉紧缝线，恢复正常体外循环流量，然后打结。

【手术并发症】

1. 大出血 是动脉导管未闭手术最严重的并发症，可致患者死亡。撕裂部位多在导管后壁上角。出现大出血时，迅速用手指按压出血部位，暂时止血，在导管上下缘的降主动脉套带，阻断降主动脉，同时用无损伤钳夹住导管，吸净手术野血液，寻找破口，用 4-0 带毡无损伤聚丙烯缝线修补。如破口较大或无法显露破口，应立即肝素化，紧急建立体外循环，分别在降主动脉或左股动脉插入动脉供血管，切开心包于右心室流出道插入静脉引流管，建立转流，然后进行修补。

2. 左喉返神经麻痹 多是手术中损伤或牵拉所致，造成术后声音嘶哑，在喝水或进流质时呛咳。可短期给予激素。水肿所致可于 2～3 周内消退恢复。如果是手术损伤，需要对侧声带移位代偿。

3. 导管再通 多发生于导管结扎术后，主要由于结扎线松脱或垫圈移位所致。表现为术后早期或一段时间后又出现典型的心脏杂音，行超声心动图检查可以证实。治疗方法可选择导管封堵或在体外循环下经肺动脉进行导管缝闭。

4. 假性动脉瘤 比较少见，主要是由于局部感染或手术损伤导管所造成。临床表现为发热、声音嘶哑或咯血，胸部 X 线摄片示肺动脉段突出呈现块状阴影。手术应在体外循环下进行，用人造织物修补或行人造血管替换手术。

5. 乳糜胸 很少见，主要是由于解剖主动脉弓降部和左锁骨下动脉根部时损伤胸导管，如在术后早期发现可再次进胸缝扎。

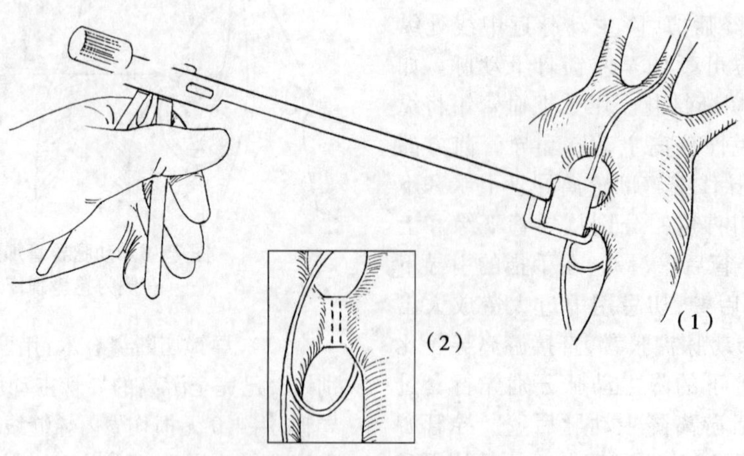

图 75-10 动脉导管钳闭术

（1）钳闭器已置于导管上；（2）导管已钳闭（可见两排钛钉）

如果导管开口比较粗大，不能直接缝合，可将一带球囊导尿管从动脉导管插入降主动脉，球囊充水后回拉，堵住导管，然后用 4-0 带毡的无损伤缝线作褥式缝合一圈，选择合适大小的补片进行修补

6. 脊柱侧弯　有报道发现有一定比例的患者术后出现脊柱侧弯，通过保护肋骨骨膜和使用保留后外侧肌肉的胸廓切口，有可能避免一些胸廓切口的后遗症。

【手术结果】

动脉导管未闭的手术死亡率可在1%以下。早产儿、紧急手术和高龄患者的死亡率较高，主要死亡原因包括呼吸衰竭和大出血。导管单纯结扎和钳闭法有再通的可能，其再通率一般在1%以上。导管闭合的远期效果，视术前有否肺血管继发性改变及其程度。

（谈卫强　贾兵）

第二节　主-肺动脉隔缺损

主动脉肺动脉隔缺损（aortopulmonaryseptal defect）是位于升主动脉和肺动脉干之间的一个圆形或卵圆形缺损，具有分开的主动脉瓣和肺动脉瓣。这一畸形又称为主动脉肺动脉窗或主动脉肺动脉瘘，是一种少见的先天性心血管畸形。发病率约占先天性心脏病的0.2%。发病原因是由于胚胎发育期动脉干分隔成主动脉和肺动脉时的异常而留下缺陷。圆锥动脉干嵴融合不完整即形成主动脉肺动脉间隔缺损。在多数情况下，主肺动脉窗是一个始于半月瓣上方数毫米处，位于主动脉左侧壁上的单个缺损。主肺动脉窗通常存在两组正常的半月瓣，这和永存动脉干是不一样的。

【病理分型】

Mori等根据主动脉肺动脉间隔缺损的位置，作如下病理分型。

Ⅰ型：近段缺损。缺损位于主动脉瓣上方，升主动脉左后侧壁与相邻的肺动脉干右侧壁之间。圆形缺损在主动脉右冠窦水平之上，右肺动脉起点下面。

Ⅱ型：远段缺损。缺损位于升主动脉较远侧，近右肺动脉开口起源处，右肺动脉口可骑跨在缺损处。

Ⅲ型：完全型或复合型缺损。指主动脉肺动脉间隔完全缺损，缺损位于半月瓣平面以下至左右肺动脉分支之间。

1979年Richardson等根据胚胎学和外科治疗提出主动脉肺动脉间隔缺损经典分类（图75-11）：

Ⅰ型：同Mori分类近段缺损。紧靠乏氏窦上方的升主动脉内侧壁的近端型缺损。

Ⅱ型：同Mori分类远段缺损。位于升主动脉后侧壁更远端位置上的缺损，通常在右肺动脉起始部附近。

Ⅲ型：缺损直接开口于右肺动脉。为圆锥干嵴对合不正引起主动脉肺动脉干不等分隔，升主动脉和右肺动脉间有缺损，使右肺动脉异常起自升主动脉。有时伴动脉导管未闭、主动脉弓峡部发育不良等畸形。

冠状动脉起源通常正常，偶尔左或右冠状动脉开口移位到肺动脉干，靠近缺损边缘或起自肺动脉干，这点在外科治疗中必须经常考虑到。本病可单独存在，文献报道约40%伴有其他心血管畸形，如房间隔缺损、室间隔缺损、动脉导管未闭、主动脉弓缩窄或主动脉弓中断。

【病理生理】

病理生理变化为主动脉高压的血液经缺损而流入肺动脉内，增加肺循环血流量，与大的动脉导管未闭引起的血流动力学变化相同（图75-12）。左向右分流量大，严重者伴有充血性心力衰竭。因肺动脉压力增高进而肺小动脉内膜和中层增生，随后发生肺血管阻塞性病变。当肺动脉压力高于主动脉压力时，出现逆向的右向左分流，患者出现发绀，即艾森曼格综合征。

主动脉肺动脉间隔缺损的自然病程与伴存心脏畸形有关。如伴有动脉导管未闭和主动脉弓中断，常在婴幼儿期死于难治的心力衰竭。如缺损较小，左向右分流程度和充血性心力衰竭的症状与体征均不严重，可存活到较大儿童和成年期。

【临床表现】

临床上，患者发育生长受限。可反复发生呼吸道感染，活动后心悸、气促。出现慢性充血性心力衰竭的症状与体征。胸部X线检查和心电图表现与动脉导管未闭相同，因此容易误诊。其他需要作鉴别诊断的疾病包括共同动脉干、肺动脉异常起源于主动脉、大的室间隔缺损伴主动脉瓣关闭不全和瓦氏窦瘤破裂等。二维超声心动图检查常能作出可靠的诊断，并可确立主动脉肺动脉间隔缺损的大小、类型。但对伴存的心脏畸形的诊断较困难。如超声心动图检查后仍不能确定解剖上的细节和伴存的心血管病变，或要评估肺血管生理状态、阻力大小，则有做心导管检查和心血管造影的指征。升主动脉造影检查可显示造影剂快速经缺损充盈肺动脉显影，并显示分开的主动脉瓣和肺动脉瓣，建立诊断。目前随着影像学技术的发展，CT或MRI可作为重要的检查手段，亦可明确诊断。

【治疗】

本病应手术治疗。1952年Gross报道结扎主动脉肺动脉间隔缺损治疗成功。以后切断缝合方法相继应用，但有术中大出血的危险，术后有再通并发症，死亡率较高，现一般不采用。体外循环下手术修补较为安全可靠。1968年Wright等报道在深低温体外循环下，经主动脉切口直接缝合缺损获得成功。

1. 手术指征　大多数患者在诊断明确后应及早

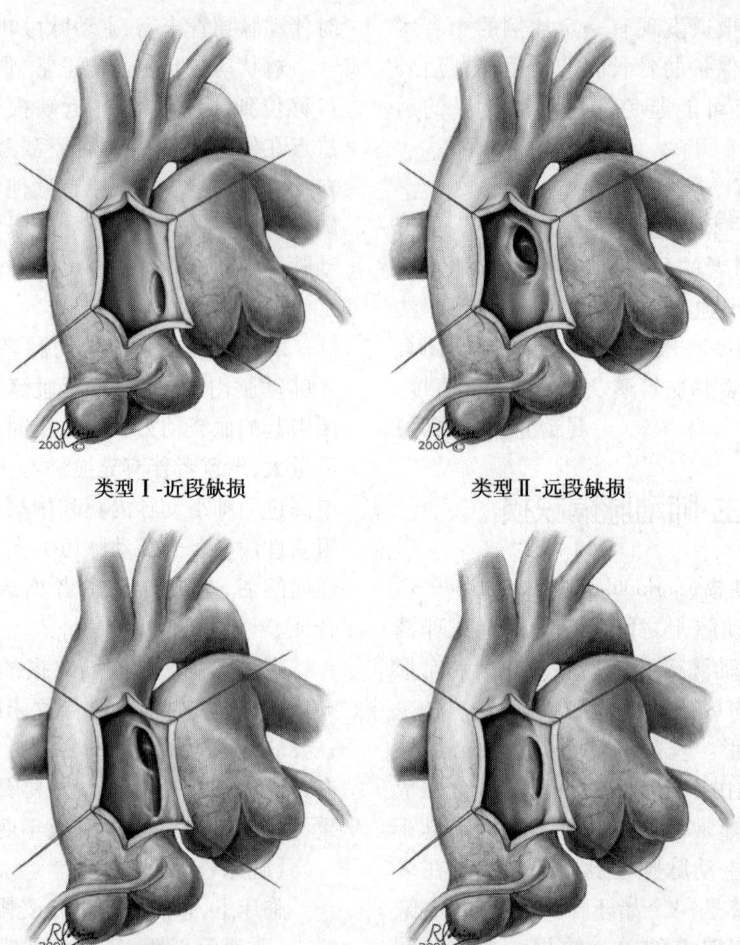

图 75-11　主动脉肺动脉间隔缺损经典分类

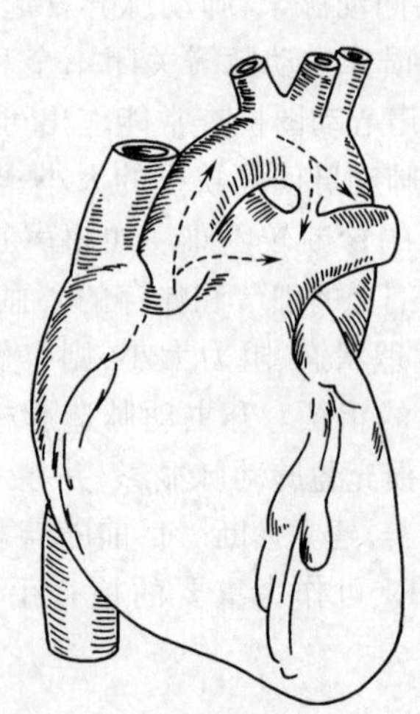

图 75-12　主动脉肺动脉间隔缺损血流动力学变化

手术。极少数患者如果缺损很小、症状不明显可推迟到婴儿期后进行。由于肺血管梗阻性病变的危险性大，所以大多数患者一经诊断即应手术。如果患者合并其他畸形，应同时给予修复。已经发生肺血管阻塞性病变，右向左分流表现发绀的晚期病例，为手术禁忌证。

2. 术前准备与术后处理　巨大主动脉肺动脉间隔缺损患儿及伴心脏畸形者，术前常有心功能衰竭、肺部感染。先治疗改善心功能、控制感染后手术，以减少术后并发症。

危重病例术后处理应特别注意循环、呼吸系统监测，正确评估心功能，维持血流动力学稳定。常需要正性肌力药物支持。血压也不宜过高，血压过高者应适当应用降压药物。对重症患儿，术后早期留置导管监测肺动脉压力。如有肺动脉高压，应用血管扩张剂硝普钠降低肺血管阻力。术后呼吸监测，作动脉血气（PO_2、PCO_2）测定，早期发现低氧血症并及时处理。预防肺部并发症。

3. 手术技术　婴幼儿采用深低温体外循环低流量或停循环的方法。较大儿童和成人在中度低温体外循环直视下以精确修补缺损。正中胸骨切口可良好暴露术野。切开心包后探查。升主动脉左后侧壁与肺动脉干右前外侧壁相联结，在两大血管之间有一浅凹。肺动脉干明显扩大，扪及收缩期或连续性震颤证实诊断。不要过分游离升主动脉和肺动脉交界处，以防大出血。仔细查明左右冠状动脉的起源有无异常。

修补主动脉肺动脉间隔缺损途径有三种选择：①经肺动脉干切口；②经升主动脉切口；③直接在主动脉肺动脉间隔缺损前壁切开。经升主动脉切口显露周围结构清楚，修补方便，是现今最常用方法（图75-13）。经肺动脉切口显露冠状动脉开口不好，目前较少采用。

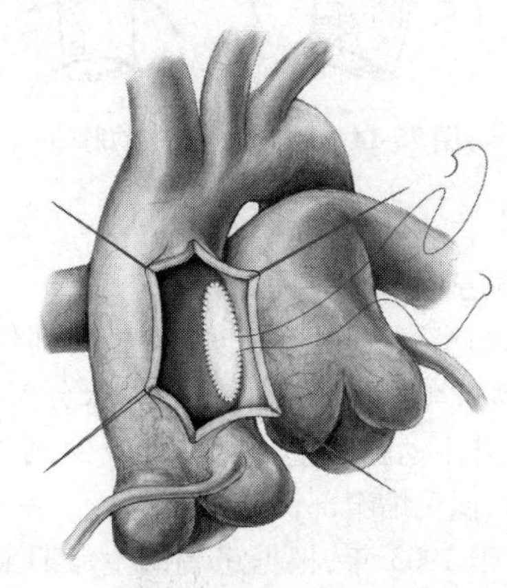

图 75-13 主动脉肺动脉间隔缺损修补方法

（1）Ⅰ型缺损修补术：选择升主动脉头侧高位插主动脉供血管，以便阻断升主动脉后缺损部位仍显露良好。插右心房单个静脉血引流管或分别插上下腔静脉引流管。经右上肺静脉根部插入左心减压管。体外循环开始，用手指压迫主动脉肺动脉间隔缺损部位，以防止大量血流进入肺动脉发生灌注肺。在供血管近心侧阻断主动脉。升主动脉前壁作纵切口，认清缺损、主动脉瓣叶及左右冠状动脉开口，直接经左右冠状动脉口灌注冷晶体或含血心脏停搏液作心肌保护。

对于小的主动脉肺动脉间隔缺损，边缘较厚，直接缝合不引起张力者，可采用间断褥式带垫片缝合修补，或连续缝合修补。缺损大于1cm者均应采用补片修补。

1）间断褥式带垫片缝合：在缺损边缘，从肺动脉侧进针，先缝置一周带垫片褥式缝线，再将缝线穿过补片，推下补片盖住缺损，逐个结扎。向肺动脉内灌注生理盐水排出肺动脉内气体后结扎最后一针，连续缝合主动脉切口。

2）续缝合修补：靠近左冠状动脉开口处，应特别注意缝合不引起冠状动脉扭曲、狭窄。

（2）Ⅱ型缺损修补术：因需要显露升主动脉的较远侧，升主动脉插管位置尽可能高位，靠近无名动脉根部，使手术野显露良好。在升主动脉前壁作与缺损平行的纵切口，或于缺损中部作横向切口。仔细查看右肺动脉口的起源位置，看清肺动脉分叉。右肺动脉口可骑跨在缺损处，必须注意修补缺损时不引起右肺动脉口狭窄，将补片剪成适合缺损的形状和大小。修补缺损开始缝线在缺损的右外侧缘，使补片附着主动脉壁，不要压迫右肺动脉起始部。将补片与缺损边缘作连续缝合，或间断褥式带垫片缝合，完成修补，连续缝合主动脉切口。

（3）Ⅲ型缺损修补术

1）右肺动脉异常起自升主动脉：在深低温体外循环下手术。20℃时停循环，将右肺动脉起源自升主动脉后外侧壁切除。可切除连着肺动脉的少许主动脉壁以保存右肺动脉最大长度，并避免右肺动脉吻合口狭窄。主动脉壁缺损用人造血管片作连续缝合修补。向前牵引升主动脉显露肺动脉干主要部分，作肺动脉干切口，将右肺动脉与肺动脉干作端-侧吻合。从肺动脉干切口上缘开始连续缝合，在肺动脉干洄右肺动脉前面吻合口一部分，作数个间断缝合，允许吻合口生长。

2）Ⅲ型复杂型主动脉肺动脉间隔缺损：常为一个大的缺损，合并动脉导管未闭、主动脉弓中断、右肺动脉异常起自主动脉。在深低温体外循环停循环下手术。游离主动脉弓头部血管、动脉导管及近侧降主动脉及左右肺动脉，分别绕一止血带。在体外循环开始，收紧左右肺动脉阻断带，降温到 18～20℃，停循环。阻断头部血管，在动脉导管远端阻断降主动脉，切除导管组织后缝合肺动脉切口。将主动脉弓下面和升主动脉远端切开，对端吻合降主动脉和升主动脉，手术时防止气体进入降主动脉。重建主动脉弓后恢复体外循环，在缺损和重建主动脉弓之间阻断升主动脉继续手术。整个手术也可在深低温停循环下进行。

直接切开主动脉肺动脉间隔缺损前壁，看到右肺动脉开口。将补片剪成适应缺损的形状，补片大小延长到右肺动脉口前。连续缝合修补缺损使右肺动脉和肺动脉干相连，并注意补片分隔右肺动脉和升主动脉的管腔不受损害、血流通畅，补片的前缘夹在切口的两个边缘中间连续缝合。

4. 术后监护　术中经食管超声以证实缺损已完全纠治及无肺动脉狭窄发生。一些患者可并发严重的肺动脉高压，术后突然出现低氧、低血压、外周低灌注。治疗措施包括镇静、肌松、过度通气、供给纯氧等。对于难治性肺动脉高压，给予一氧化氮吸入或体外膜肺氧合支持。

5. 术后结果　Tkebuchava 报道从 1971 年到 1993 年用各种方法手术纠治 11 例 APW 患者，平均年龄 31

个月,1 例伴发主动脉弓中断新生儿术中死亡,无远期死亡。2 例再手术,其中 1 例因 APW 再发,1 例因肺动脉狭窄。Di Bella 报道从 1993 年到 1995 年手术纠治 6 例 APW 患者,4 例单纯采用肺动脉前壁皮瓣技术,2 例并发主动脉弓中断。切断 APW 后,远端主动脉与主动脉缺损处直接吻合,无住院和远期死亡,平均随访 30 个月,无一例需要再手术。

McElhinney 等报道手术纠治 24 例小于 6 个月 APW 患者,12 例为单纯性,9 例伴发主动脉弓中断,伴发其他畸形 3 例。单纯性患者无住院和远期死亡,5 例近期死亡患者均并发心内其他畸形。伴发复杂畸形的患者预后大部分决定于伴发畸形是否同时纠治。大龄患者的结果大部分决定于手术时的肺血管阻力。

(谈卫强 贾兵)

第三节 主动脉缩窄

主动脉缩窄是一种较多见的先天性主动脉畸形,其发病率约为 0.06% 左右,约占先天性心血管畸形的 5% ~8%。主动脉缩窄可发生于主动脉的任何部位,Gross 报道其最常见部位为主动脉峡部和左锁骨下动脉分叉处,约占 98%。本病的主要危害是产生缩窄近段高血压,及缩窄远段血供不足。手术治疗可获得良好效果。

【病因】

主动脉缩窄的发病机制尚未明确。由于 98% 病例的缩窄段位于主动脉峡部,因此推论可能与胚胎时期血液循环的特殊形式有关。胎儿时期,由左心室输出的血液,供应头臂部,右心室输出的血液则经动脉导管供应躯体及下肢。而位于左锁骨下动脉及动脉导管之间的主动脉峡部,处于相对无血流通过的状态(图 75-14)。其腔径可比动脉导管还细,如此处腔径不能随发育而增大甚或退缩,则可产生缩窄。1972 年,Rudolph 指出主动脉狭窄是正常峡部过度狭窄的结果,与出生前动脉血流减少密切相关。认为凡是出生前造成动脉血流减少的任何情况,必将导致通过动脉导管的血流量增加,从而使经过主动脉峡部的血流量相应减少,形成主动脉狭窄。引起动脉血流减少的疾病(如主动脉瓣狭窄或闭锁,二尖瓣狭窄或关闭不全),主动脉缩窄发生率明显增高,而在肺动脉狭窄或闭锁、法洛四联症和三尖瓣闭锁中,发病率极低。Abrams 于 1956 年曾以逆行主动脉造影证实,正常婴儿有时主动脉峡部仍较狭,随着发育方逐渐增宽。此一发现支持上述推论。此外,有人认为缩窄可能由于动脉导管的闭合过程涉及主动脉峡部所致。但许多主动脉缩窄患者,其动脉导管并未闭合,故后一设想似难以被人接受。

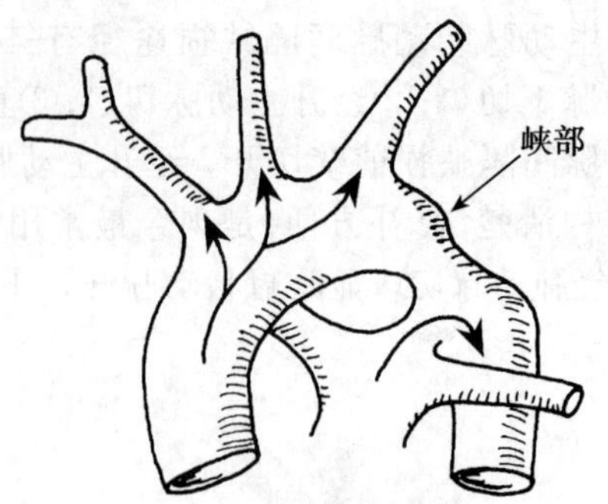

图 75-14 胎儿时期,主动脉血流分布情况

【病理解剖及病理生理】

主动脉缩窄可发生于主动脉的任何部位,最常见部位为主动脉峡部和左锁骨下动脉分叉处,约占 98%。位于升主动脉及主动脉弓者极少,个别病例位于降主动脉,偶见缩窄部位是多发的。

Bonnet 于 1903 年,根据患者的生命期限,结合缩窄部位与动脉导管(或韧带)的相互关系,将主动脉缩窄分为成人型和婴儿型,曾被沿用多年。1951 年 Johnson 等根据缩窄部位在动脉导管的远端或近端将其分为导管后型和导管前型。成人型称为导管后型,而婴儿型则为导管前型。又由于成人型缩窄病例,其动脉导管多已闭合,且甚少合并其他严重的心血管畸形,故又可称其为单纯型。而婴儿型者多合并动脉导管未闭,并常伴有其他严重的心血管畸形,可称为复杂型(图 75-15)。

1. 导管后型(单纯型、成人型) 此型比较常见。典型的病例主动脉缩窄段位于左锁骨下动脉起点处远端的峡部主动脉,多数病例动脉导管已闭合。缩窄病变短而局限位于动脉韧带的远端或紧邻部位,除其外径较其近、远段主动脉缩小外,主要是内径狭小,一般均在 5mm 以下,有时见缩窄部呈隔膜状,仅留一小孔容血流通过。少数病例其管腔完全闭锁。缩窄处近端的主动脉及其分支,均有某种程度的扩大,甚至延长或迂曲。邻近缩窄处远端的主动脉,由于流体力学的影响,多亦扩大,因而形成葫芦状外貌。由于缩窄近、远端血流量不同及阻力的差异,因而产生明显的压力阶差。近段高血压,以及继发性血管病变,使管壁脆性增加,可能产生主动脉破裂或颅内出血。此外,亦易导致动脉内膜炎或心内膜炎。机体为了增加缩窄部以下的血液供应,在发育过程中逐渐形成广泛的侧支循环(图 75-16)。主要由锁骨下动脉的颈肋干、肩胛下动脉、颈横动脉、胸廓内动脉、与缩窄段以

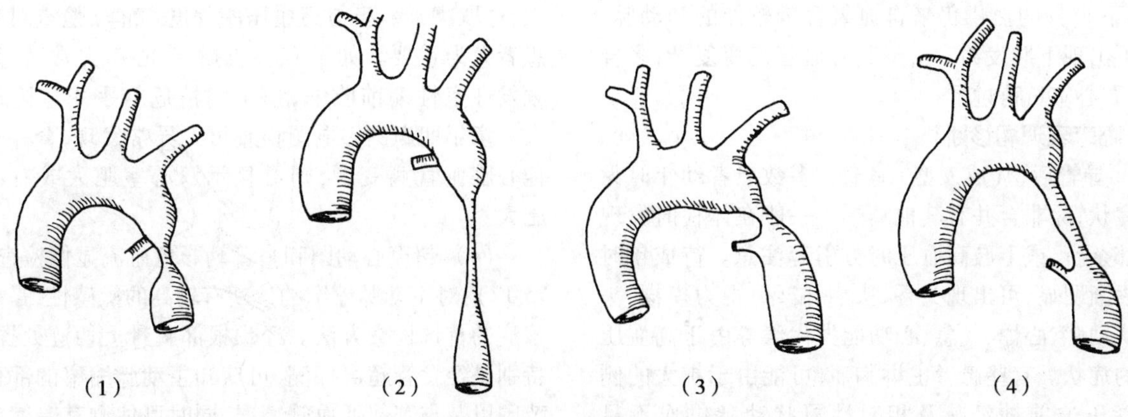

图 75-15　主动脉缩窄分型

(1)(2)导管后型(单纯型、成人型);(3)(4)导管前型(复杂型、婴儿型)

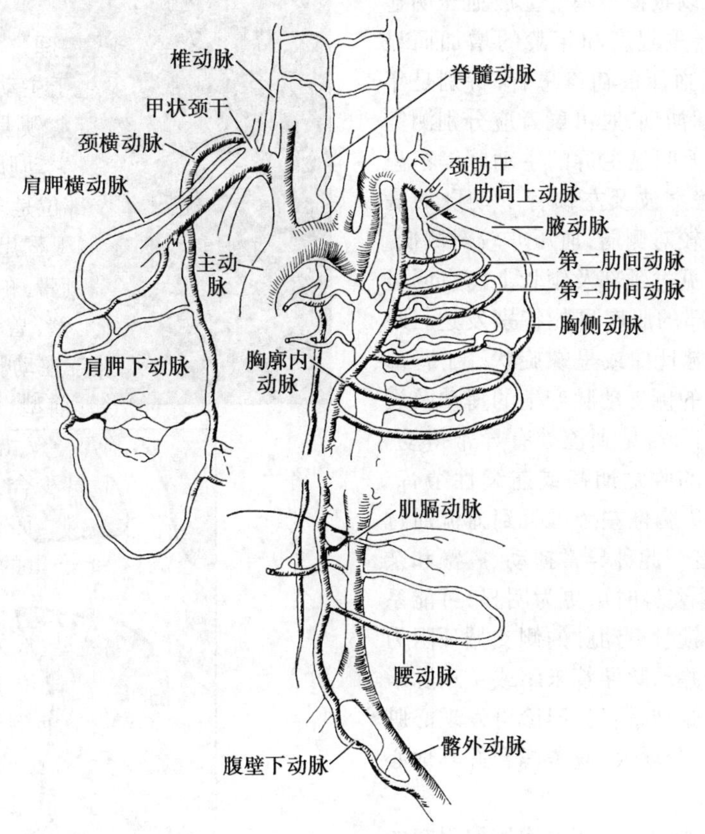

图 75-16　主动脉缩窄的侧支循环

下的肋间动脉、腹壁动脉等组成。侧支循环的多少与缩窄的程度成正比。由于肋骨下缘长期受扩大、迂曲和强烈搏动的肋间动脉的侵蚀,故可产生肋骨压迹。由于缩窄近段高血压,使心脏负荷增加,因而可导致左心室肥大及劳损。缩窄远段血供不足,则可导致下肢发育不良,及肌力较差等。导管后型缩窄患者一般不合并其他严重的心血管畸形,但主动脉瓣呈二叶畸形者约占 25% ~40%。多数患者可活至成年,此即成人型命名之由来。

2. 导管前型(复杂型、婴儿型)　此型比较少见。缩窄段位于动脉韧带或动脉导管的近端,缩窄段可能较长,甚至波及左锁骨下动脉起点处或部分主动脉弓。动脉导管多未闭合。由于胚胎发育过程中,下半身的血液可经动脉导管充分供应而不受缩窄的影响,故其侧支循环并未发展。出生后,如导管闭合,势必造成急剧的左心负荷过重,缩窄近段高血压,以及缩窄远段的血供不足。加之该型患者多合并其他严重的心血管畸形(如间隔缺损、瓣膜病变及大血管错位等),因而多于出生后不久即死亡,此即婴儿型命名之由来。若出生后导管仍未闭合,且侧支循环又未发展，则下半身的血供仍来自血氧含量较低的肺动脉，因而可出现下肢发绀。由于其心血管病变复杂，多合并左、右心室负荷过重。

【临床表现和诊断】

1. 导管后型(成人型)缩窄　多数患者幼年时无明显症状，除非合并有其他畸形。一般在体检时发现心底部杂音，或上肢高血压时方引起注意。待成年时症状逐渐明显，可出现头昏、头痛、眩晕、视力模糊、头颈部跳动感、心悸、气急、心功能失代偿等由于高血压引起的症状。有些患者主诉胸痛，可能由于扩大的侧支血管压迫前神经丛及相对性冠状动脉供血不足所致。

(1) 体检：体检时可发现桡动脉搏动甚强，股动脉及足背动脉搏动减弱，以致摸不清。上肢血压明显高于下肢，并随着病变严重程度和年龄的增加而显著。应当强调，凡上肢高血压的初诊患者，特别是年轻者，应对比其桡、股动脉搏动，对可疑者应分别测定上、下肢血压，这对发现无明显主诉的主动脉缩窄患者，有极重要意义。对缩窄波及左锁骨下动脉的病例，可发现该侧上肢脉搏较对侧弱，血压亦较对侧低。由于缩窄近段高血压，可见过颈部及锁骨上窝有明显的动脉搏动。上肢及肩部的肌肉可能特别发达。眼底检查可发现视网膜动脉迂曲或呈螺旋状。于背部肩胛间区，可能扪到扩大的侧支动脉产生的搏动及震颤。有时在适当的光线下，可见到该处有异常搏动。听诊可发现由此而产生的收缩期甚或连续性杂音。在心底部和背部第6、第7胸椎左旁可听到血流通过缩窄处产生的收缩期杂音。此种异常搏动、震颤和杂音，在患者取弯腰及垂臂姿势时可更为明显，可能系因肋锁间隙扩大，使来自锁骨下动脉的侧支循环阻力减低，血流增加之故。合并动脉导管未闭或主动脉瓣关闭不全者，尚可听到舒张期杂音。叩诊可发现心脏有某些程度的增大。如过分增大，应考虑合并其他心血管畸形。

5

(2) 胸部X线检查：可见到由于心室肥厚引起的心影增大和锁骨下动脉的扩大引起的上纵隔阴影增宽。由于左锁骨下动脉和缩窄近、远段主动脉的扩大，以及缩窄处形成的凹迹，可构成左上纵隔外缘特征性影像，呈一“3”字的图形。扩大的肋间动脉造成的肋骨后段下缘的压迹，乃是X线检查的一个重要特征，此征象约见于60%～80%的病例，但年龄在7岁以下者较少见。压迹一般以第3～9肋最显著，称Roesler征。如果压迹见于位置较低的肋骨，提示缩窄位置较低。如仅见单侧肋骨压迹，则应考虑到一侧锁骨下动脉已被累及。

(3) 心电图检查：可正常或有明显的左心室肥大，这取决于缩窄与高血压的程度。此项检查对年长患者尤为重要。如示有心肌损害、心律失常，特别是频发性室性期前收缩，预示病情危笃手术危险性较大。童年期病例心电图检查可无异常发现，合并有其他心脏血管病变者，则可显示双心室肥大或右心室肥大。

(4) 超声心动图和多普勒彩色血流显像检查(图75-17)：对主动脉缩窄的诊断有较高的敏感性，是确诊该症的首选检查方法。经颈根部胸骨上切迹处探测，特别是经食管超声探测，可获知主动脉缩窄的部位和范围以及与其邻近血管情况，同时可估测其跨缩窄处压力阶差，及发现有无合并其他的心血管畸形。

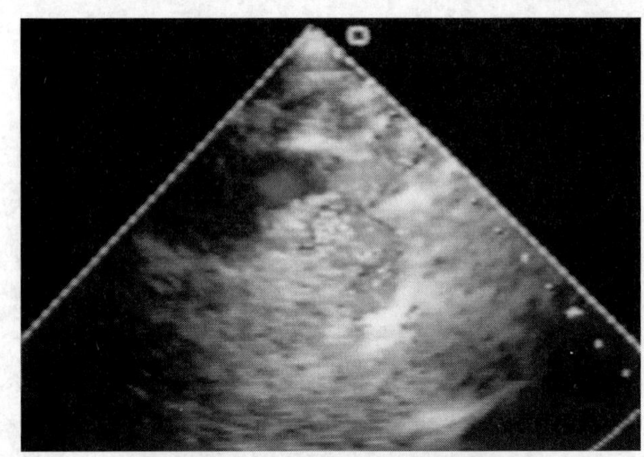

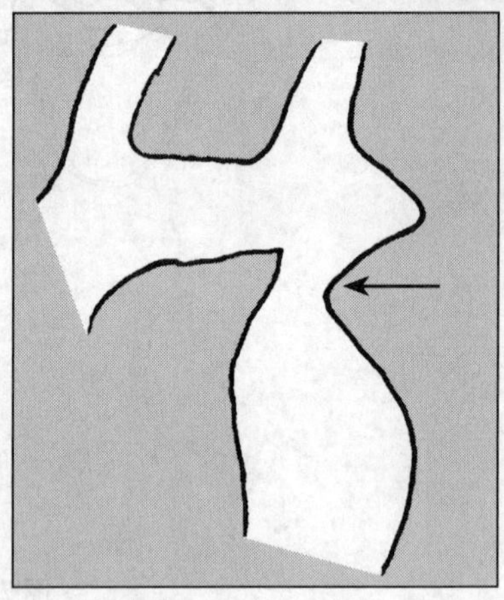

图75-17
超声心动图所示主动脉缩窄，下方为摹描图，“←”为缩窄处

(5) 磁共振成像(MRI)检查(图75-18)：可明确了解缩窄及其邻近血管情况。就对本症的诊断价值而言，MRI基本上可取代主动脉造影。

(6) CT成像检查：特别是螺旋CT成像以及三维重建技术，可全面显示主动脉缩窄的病理解剖状况，包括缩窄本身和侧支循环等改变，弥补了断层图像的不足。不仅有利于诊断，而且可以指导手术方案的制

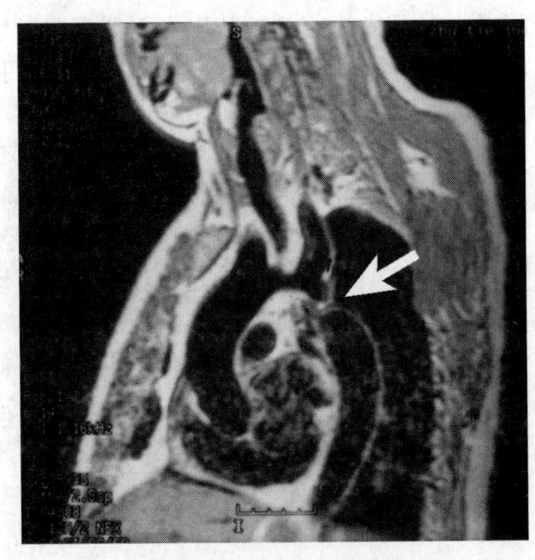

图 75-18　磁共振主动脉成像
箭头所指为缩窄处

订和术后的随访观察，值得推广应用。

(7) 主动脉造影(图 75-19)：在 MRI 和螺旋 CT 等无创性检查方法问世之前，是确诊本症的主要手段，并有助于手术方案的制订。当前，已不用作常规检查方法。

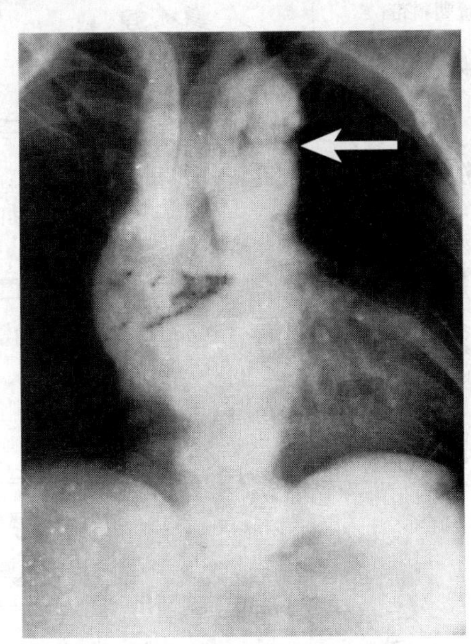

图 75-19　主动脉造影示缩窄情况

2. 导管前型(婴儿型)缩窄　由于其侧支循环甚少，又多合并其他严重的心血管畸形，于婴儿早期即出现难以控制的心力衰竭，患儿可有明显发绀，但严重的高血压较少见。体检、心电图及 X 线检查均可发现心脏明显扩大。超声心动图、MRI、CT 等项检查可显示缩窄及动脉导管未闭等其他的心血管畸形情况。

【预后】

Abbott 于 1928 年分析 142 例典型的导管后型主动脉缩窄的尸体解剖资料，发现其平均寿命为 32 岁。又据 Crafoord 于 1948 年统计，25% 患者死于 20 岁前，50% 死于 40 岁前，90% 死于 50 岁前。Reifenstein 于 1942 年分析 104 例导管后型患者的尸体解剖资料，示主要死因是充血性心力衰竭(26%)、细菌性心内膜炎(25%)、自发性主动脉破裂(21%)和颅内出血(13%)。

导管前型患者的预后更差，Glass 于 1960 年分析 108 例，发现 90% 于 1 岁内死于心力衰竭。

导管后型主动脉缩窄各种外科治疗的手术死亡率一般低于 3%，常见的死亡原因为心力衰竭和技术操作不当，血管或动脉瘤破裂大量出血。1 岁以下婴幼儿由于病情严重，手术死亡率比 1 岁以上的患者高。伴有心室间隔缺损者，手术死亡率为 20% ~ 30%。伴有其他严重心脏血管畸形者，手术死亡率则高达 50% ~70%。

单纯导管后型主动脉缩窄病例术后 15 年随诊生存率在 90% 以上；伴有心室间隔缺损者，则仅为 80%；伴有其他严重心脏血管畸形者，则下降至 40%。手术时年龄在 20 岁以上的病例远期生存率亦降低，常见的远期死亡原因有：心肌梗死、主动脉瓣病变、动脉瘤破裂以及残留狭窄或再狭窄导致的高血压和心力衰竭。因此，单纯导管后型主动脉缩窄病例诊断明确后，均应施行手术治疗。3 ~4 岁以上的病例应尽早施行手术。上肢血压超过 20kPa(150mmHg)或呈现心力衰竭内科治疗未能控制者，宜立即手术。伴有其他严重先天性心脏血管畸形、肺功能不全、充血性心力衰竭、心电图显示心肌损害或传导阻滞、主动脉壁呈现广泛粥样硬化或钙化病变，以及冠状动脉供血不足等情况，则对手术治疗应持慎重态度。

【治疗】

手术治疗是彻底解除主动脉缩窄、重建畅通主动脉血流通道的根本方法。Crafoord、Gross 等分别于 1945 年报道对局限性缩窄行缩窄段切除及主动脉对端吻合获得成功。以后随着外科技术和围术期处理不断改进，适用于各种不同病例的新型手术方法的创用、质优人造血管的问世以及对侧支循环发育不良的患者，术中阻断主动脉时采用动脉血转流法，以确保远段主动脉血供等有效措施的临床应用，使手术效果不断提高，手术死亡率逐渐下降。

导管前型缩窄严重的婴儿，其下半身的血供依赖于未闭的动脉导管，一旦导管闭合，其侧支循环又不足，极易发生急性充血性心力衰竭。又因下半身缺血，产生肾功能不全、酸中毒，以致失去手术时机。针对此情，应及时给予静脉滴注前列腺素 E 0.1μg/(kg · min)以延缓动脉导管闭合，结合应用正性肌力药物(多巴胺、多巴酚丁胺等)、气管插管及辅助呼吸等，约 80% 的病婴给药后病情迅速改善，出现股动脉搏动。待病情改善6～12小时后，再行手术治疗。对给药后未收效的病例则宜立即施行手术。

导管后型缩窄患者，若症状不显著，上肢高血压程度较轻，可延至6～8岁之后施行手术。因此时其主动脉已有相当的口径，高血压导致的血管壁继发性病变尚不明显，血管柔顺性好，在此基础上施行手术，操作比较方便，安全度大。未来因再狭窄而手术的几率可因此减低，术后晚期较少再发生高血压。但对上肢血压较高、左心功能受损较明显的患者，应适时手术。有些患者虽就诊时年龄已较大，只要有手术条件，仍应争取手术。已出现明显的心肌损害或传导系统障碍者，提示手术危险性较大。缩窄近段主动脉及其分支呈普遍明显扩大、延伸及迂曲的晚期病例，提示可能已有广泛性主动脉壁退行性病变，难以安全地度过血管吻合或成形术时的出血关。

主动脉缩窄矫治手术中，有的需要在暂时阻断主动脉血流的情况下完成。因此患者的侧支循环丰富与否，直接关系到手术是否会导致脊髓缺血性截瘫的问题。对提示侧支循环不良者（如上肢血压升高不显著、下肢脉搏减弱或血压降低不明显、肋骨压迹不清楚等），手术前应作好血液转流方面的准备工作。常用的转流方式有三种：①股动静脉转流法；②缩窄近、远段主动脉插管（搭桥）转流法；③左心房-降主动脉（或股动脉）转流法。既往低温麻醉曾被用于预防主动血流阻断导致脊髓缺血性损伤，取得了较好的效果。Dubost曾报道手术治疗主动脉缩窄900多例，对疑有侧支循环不足者，手术时采用低温麻醉，全组仅1例发生短暂性脊髓受损表现。近些年来，转流法已逐渐取代低温法，因前者简易、实用、效果可靠。另外对主动脉缩窄范围较广的病例，术前需要行多排螺旋CT血管成像检查了解根大动脉（the artery of adamkiewicz）的位置，避免手术中误扎或误伤。

【手术方法】

气管插管全身麻醉，右侧桡动脉置测压管。左胸侧后标准剖胸切口，离断背阔肌但保留前锯肌，经第4肋间或骨衣内切除第5肋进入胸腔。对切口中扩大的侧支循环血管，须认真结扎或缝扎，防止损伤肋间血管。将肺推向前方，仔细审视缩窄段及其近、远段血管情况，结合手术前影像学资料，选用合宜的手术方式。切开缩窄处的纵隔胸膜并向前牵拉，游离并保护迷走神经和喉返神经。试行阻断缩窄近端主动脉血流，穿刺测缩窄远段降主动脉压力，如其平均压低于45mmHg，则需要建立血液转流通道，备主动脉血流阻断时启用。对不需要转流者，当主动脉阻断期间，麻醉师应注意通过扩容、正性肌力药物应用及调整麻醉深度等方法来保持其上肢动脉压力不低于阻断前水平，以保证侧支循环的作用。压力过高时，酌用扩血管降压药。常用的缩窄纠治技术分述如下。

1. 主动脉缩窄段切除和对端吻合术（图75-20） 此种技术首先由Crafoord等报道。用于缩窄段较局限、切除长度在2cm以内且对端吻合处具有正常口径者。纵向剪开缩窄处纵隔胸膜，向上延长到左锁骨下动脉及最上肋间动脉，向下延伸至缩窄段平面以下4cm左右。解剖并充分游离该段主动脉，将迷走神经推向前方以防阻断主动脉时伤及，必要时左锁骨下动脉亦需游离并绕以塑料带或纱绳，以利届时与主动脉分别阻断。但在一般情况下，应尽量保持其通畅，以利其发挥侧支循环作用。切断动脉导管或韧带，置缩窄近、远端阻断钳，在此范围内需保留的肋间动脉，以弹性血管夹予以暂时钳闭，以防切开主动脉时出血。必要时可结扎切断1～2对肋间动脉。切除缩窄处连同其近、远端口径狭小段血管，以3-0或4-0单股聚丙烯（Prolene）缝线作血管对端吻合。此时应由助手将两个阻断钳相互凑近并保持稳定，以减少吻合处张力和防止血管撕裂。如使用双钳并合固定器则更好。对

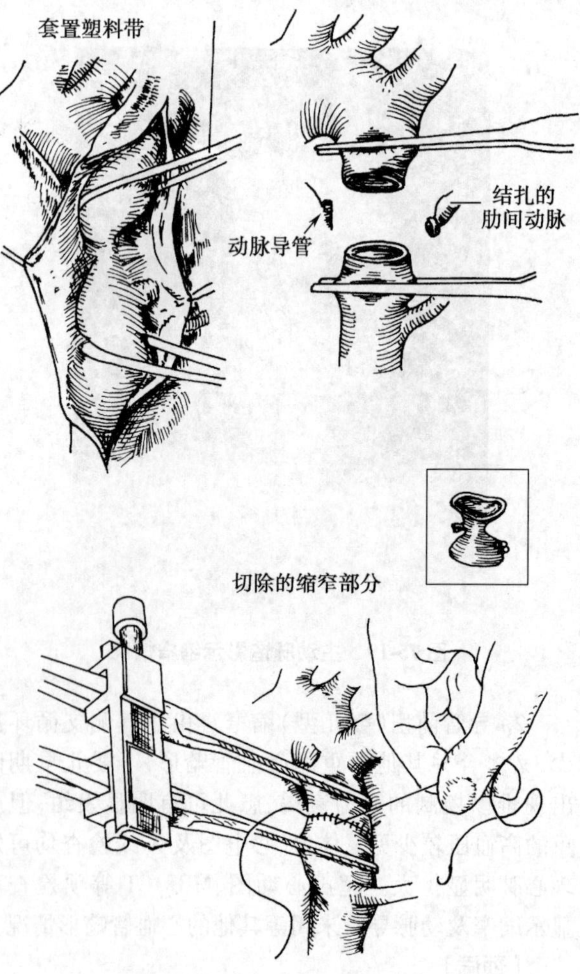

图75-20 缩窄段切除，主动脉对端吻合

年幼患者，吻合口后半部用连续缝合，前半部作间断缝合，以求部分吻合口能随发育而相应增大，防止日后吻合口相对性狭窄。缝合完成后，首先开启远端阻断钳，排出血管腔内气体，必要时辅助间断缝合以止血，然后缓慢松开近端阻断钳。此时麻醉师应注意补充血容量，保持血压平稳。

缩窄段切除及对端吻合法，用于大龄儿童及成年患者疗效较好。1岁内婴儿采用此手术的远期再狭窄率可高达50%以上。其他影响术后再狭窄的相关因素尚有：使用的缝线种类（丝线效果差，可吸收缝线较优，聚丙烯线尚可），狭窄段切除是否充分（狭窄段超过2cm者不宜采用此术式）及缝合技术等。随着现代缝线和微血管技术的发展，该手术方式的术后再狭窄率已进一步降低。

2. 缩窄段补片扩大术（图75-21）　主要由于缩窄段切除、对端吻合技术的术后再狭窄发生率较高，Vosschulte于1957年创用了缩窄段补片扩大术。该手术方式的优点是方法简单，吻合口足够大。其最初介绍的技术细节是：置主动脉阻断钳之后，纵向切开缩窄处及其邻近的近、远段主动脉，切除缩窄处突起的纤维隔膜，然后取聚四氟乙烯或涤纶人工血管，按照测量并计算出的所需宽度和长度，剪取大小适度的椭圆形补片，以单股聚丙烯缝线，将补片和主动脉切缘作连续环周缝合，以解除缩窄。

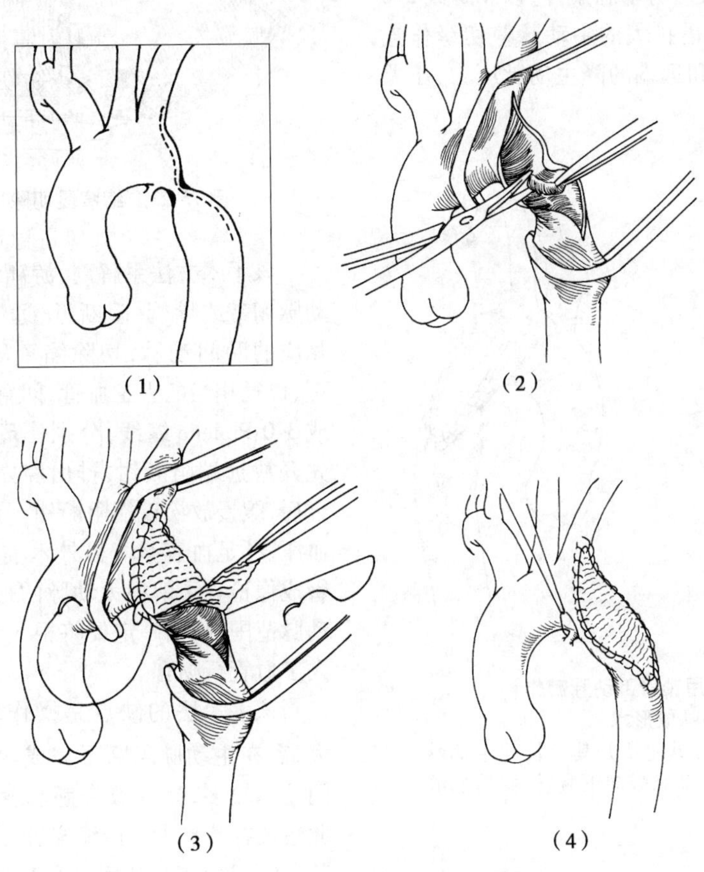

图75-21　主动脉缩窄段扩大术

（1）缩窄段切口；（2）切除增厚的内膜；（3）用涤纶人工血管片缝补扩大缩窄段主动脉；（4）缩窄段管腔已扩大

补片扩大术较其他缩窄纠治技术有其优点：①缩窄段不需广泛解剖、游离，所需主动脉阻断时间较短；②相关的肋间动脉均可保留；③不受缩窄及狭窄段长短的限制，特别适用于主动脉峡部长段发育不良者；④补片缝合就位时无张力，易于操作；⑤由于保留了自身的主动脉壁，有助于其随发育而增长。因此，年龄在1岁以上的患者，采用此技术效果较好。但是人们发现采用此种手术的患者，术后会在缩窄处发生动脉瘤，据Hehrlein等报道其发生率为5%～13%。因此后人主张对缩窄处腔内突起的膜状物（嵴）不作彻底切除，以免破坏血管内膜的完整性，导致管壁薄弱，而日后发生动脉瘤。此外，应强调补片扩大应充分，特别是面对缩窄处补片的宽度，应接近目标腔径的3倍，以免造成残留狭窄。

3. 锁骨下动脉瓣主动脉成形术（图75-22）　Waldhausen等于1966年介绍利用左锁骨下动脉瓣翻

转修补扩大缩窄的成形手术，适用于婴幼儿的主动脉缩窄。操作要点：显露与解剖左锁骨下动脉、缩窄段及近、远端主动脉（包括部分主动脉弓），切断、结扎或缝合动脉韧带或导管。于左锁骨下动脉近端的弓部和缩窄远端降主动脉阻断主动脉血。于胸顶部锁骨下动脉干远端，紧邻椎动脉分出处结扎、切断锁骨下动脉，远切端附加缝扎。该动脉切断后，上肢血供靠其远段分支丰富的侧支循环维持，而不致引起缺血性改变。沿近段左锁骨下动脉侧壁将其纵行切开，并延伸切口至主动脉峡部，缩窄部及其远端狭窄处。对缩窄处腔内突起的嵴不予切除，以免破坏该处管壁的完整性，导致日后发生动脉瘤。将锁骨下动脉瓣下翻，并针对缩窄段扩大需求，修剪动脉瓣片，以 4-0 或 3-0 Prolene 缝线将动脉瓣与需扩大的主动脉壁切缘作连续缝合。术毕测量近端和远端的降主动脉压力，压差应小于 10mmHg。

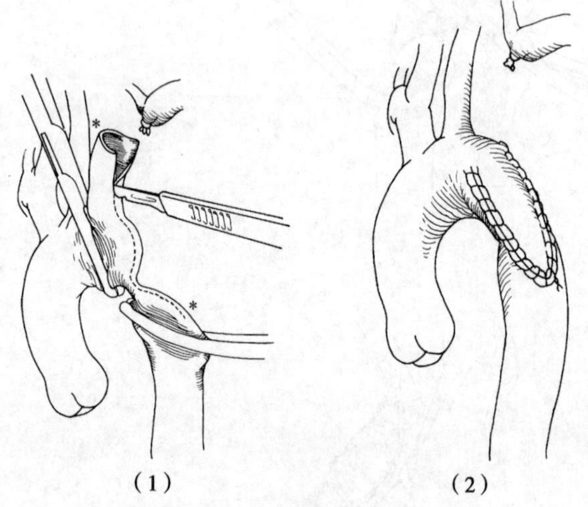

图 75-22　应用锁骨下动脉瓣作主动脉成形术

(1)切断左锁骨下动脉，纵向切开其全长和主动脉缩窄段；(2)将左锁骨下动脉瓣向下翻转，修剪后缝合在主动脉切口上

该成形技术的优点：方法简便易行，所需主动脉血流阻断时间较短。因补片系自身材料，因而易于控制吻合处出血，成形处管腔可随发育而增大。加之为非环周性吻合，因而日后再狭窄的发生率较缩窄段切除对端吻合法低。缺点是偶有术后发生左锁骨下动脉窃血综合征者，需行颈动脉-左锁骨下动脉吻合纠治。

4. 缩窄段切除和人工血管间置术（图 75-23）　此法适用于缩窄段较长或主动脉壁有退行性变，切除后无法行对端吻合，且已属发育成熟阶段的患者。因人工血管不能随年龄、体重增长而相应扩大，故不适用于未成年者。

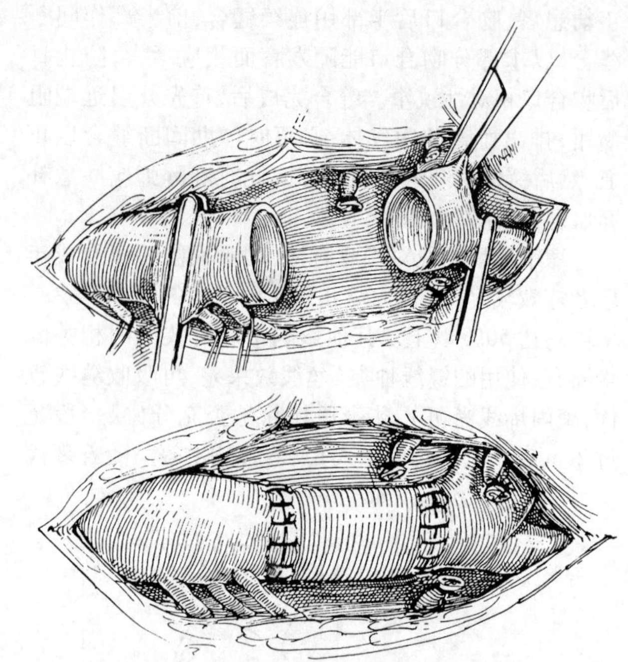

图 75-23　缩窄段切除，人工血管间置术

该手术方法系解剖、游离缩窄段血管，结扎、切断动脉韧带或导管，阻断近、远端主动脉后，切断、结扎相应的肋间动脉，切除缩窄段血管。取已作预凝处理、口径相当的人工血管，间置于近、远端之间，以 4-0 或 3-0 Prolene 缝线，分别作环周吻合。完成吻合后，先开放远端阻断钳，排出腔内气体，作必要的补加缝合后，缓慢放松近端阻断钳。此时麻醉师宜注意调整血压、补足血容量。另外术前需要行多排螺旋 CT 血管成像检查了解根大动脉的位置，如果其在缩窄段主动脉范围内，则一定要将根大动脉附近的肋间动脉与人工血管行吻合。

该手术法的缺点是操作范围较广，手术创伤较大，需在主动脉阻断下完成两处吻合，且需切断的肋间动脉较多，易导致脊髓和肾脏缺血性损伤。最近，此法被补片扩大术或缩窄近、远段血管旁路手术取代。

5. 缩窄近远段血管旁路手术（图 75-24）　适用于前述各手术方法不能完美地重建畅通的血流通道者，例如缩窄段较长且复杂、缩窄段附近粘连严重分离困难、缩窄段周围感染等。手术方法视缩窄及其近、远段主动脉的具体情况而定。旁路人工血管的近端可与降主动脉首段、左锁骨下动脉根部、主动脉弓或升主动脉作端-侧吻合。远端可与口径正常的降主动脉吻合。所选用的人工血管，口径应不小于 16mm。

【手术并发症的防治】

主动脉缩窄纠治手术中及手术后可能发生的并发症与多种因素有关，主要因素为手术适应证的把握、手术方案的选定、手术技术的运用以及围手术的

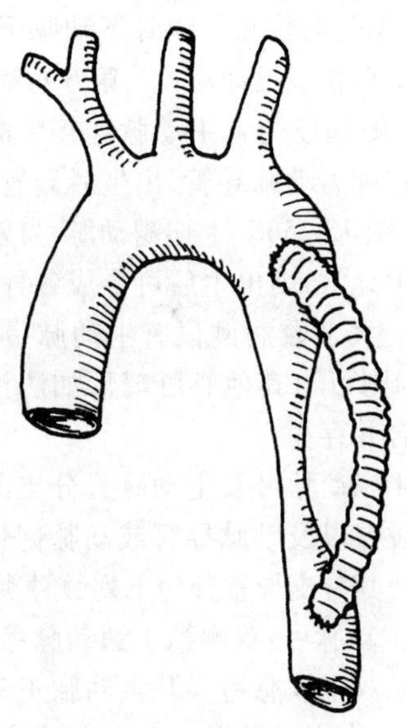

图 75-24　缩窄近、远段人工血管旁路手术

处理等。应强调预防为主和积极处理。较常见而重要的并发症分述如下。

1. 出血　手术中仔细操作，防止副损伤，如进胸时对胸壁切口的出血点认真止血以及满意的吻（缝）合等都很重要。如果采用血液转流技术，一旦停用，应及时给予鱼精蛋白以中和肝素。手术后应仔细观察胸管引流量，如关胸后每小时引流量超过300ml，且连续观察无减少倾向，或引流量突然增多伴随血压下降等，应及时剖胸探查止血。

2. 高血压　按常理，针对引起高血压的直接原因——主动脉缩窄施行纠治手术后，高血压应得以纠正，因此人们把术后早期高血压称作矛盾性或反常性高血压。其发生机制可能有两种解释：其一，当纠治手术毕、开放主动脉阻断钳后，突然的减压刺激了颈动脉和主动脉弓的压力感受器，因而引起反应性高血压（强调纠治术毕缓慢放松主动脉阻断钳）。这种高血压多出现在手术后数小时，待压力感受器适应新的情况后，血压逐渐趋向正常。其二，高血压（主要是舒张压升高）出现在术后 48～72 小时之内，约见于上述术后数小时即表现为高血压患者中的 1/3，经检验其血中肾素和血管紧张素水平升高，这可能与手术造成肾血流量改变有关。

若手术后疏于观察血压和及时予以调整，会引起灾难性后果。比如术前肠系膜动脉已适应于低血压状态，手术后血压突然升高，会导致肠系膜小动脉急性反应性炎症改变，肠系膜动脉炎继发肠系膜缺血，引起剧烈腹痛、腹胀和压痛，偶见重者发生肠坏死，需紧急剖腹行肠切除术。所以对术后出现高血压的患者，应及时给予扩血管药物的治疗。术后反应性高血压多在 2 周内或略后逐渐消退。持续性高血压应排除残留性狭窄或再狭窄。

但是 Presbitero 及 O' Sullivan 等对主动脉缩窄术后患者 10～30 年的随访结果提示，约有 20%～40%仍患有高血压，病因尚不明确。因此主动脉缩窄的患者，即使在术后，对高血压的治疗也是长期的。高血压的治疗应包括生活习惯的改变（如控制饮食和体重、适当的锻炼等）及药物治疗。另外还须定期做超声心动图检查，了解高血压对患者的主动脉瓣膜及左心室的影响。

3. 截瘫　Bing 等首先于 1948 年报道主动脉缩窄纠治术后发生截瘫这一严重而可怕的并发症。Brewer 等于 1972 年综合 12 532 例手术患者，截瘫发生率为 0. 41%。导致该并发症的相关因素为主动脉血流阻断时间过长，特别是侧支循环发育不良者。因此强调手术中应预先测知阻断后的远段主动脉压力，如果平均压低于 45mmHg，应在血液转流条件下行纠治术。对不需要转流者，阻断主动脉期间应保持近段主动脉压在较高水平（150～200mmHg），以确保侧支循环发挥作用。另外如果要行主动脉缩窄段切除和人工血管间置术，术前一定要行多排螺旋 CT 血管成像检查，了解根大动脉的位置。如果其在缩窄段主动脉范围内，术中要将根大动脉附近的肋间动脉与人工血管行吻合。

4. 动脉瘤和假性动脉瘤形成　手术后远期发生动脉瘤主要见于接受缩窄段补片扩大术者，动脉瘤源于补片对侧保留的缩窄处动脉壁。其病理成因有三种解释：①缩窄处动脉壁组织结构异常，呈退行性改变；②该处动脉壁与其对侧的涤纶补片相对而言，张力耐受性较差，这是因为涤纶补片接受血流冲击波时无伸缩表现，而缩窄处动脉壁承受的切应力较大；③缩窄处动脉壁的腔内侧多有嵴样突起隔膜，如手术时为求管腔平整和扩大腔径而将嵴切除和整平，会破坏内膜结构完整性，削弱管壁压力耐受性。结合上述前两个因素，说明动脉瘤多在此处形成的原因。Hehrlein 等于 1986 年报道 317 例行补片扩大术病例中，18 例（6%）术后远期发生动脉瘤，其中 14 例资料完整者，12 例手术时曾广泛切除该处嵴状物。其他学者亦有相同经验和见解。动脉瘤一经确诊应及时手术，以防止破裂出血致死。一般需行动脉瘤段切除和人工血管置换术。另外人工补片感染也会导致动脉瘤的发生，其死亡率可高达 80%。一旦发生应及早手术清除感染补片及感染组织，用自体组织做补片修补或行人工血管置换术。

假性动脉瘤主要发生于血管吻合补片处局部出血，形成包裹性囊腔。手术中仔细、认真地操作，提高手术质量是其关键。确诊后应及时手术，视各例具体情况，采用局部修补或人工血管置换术。

5. 残留狭窄和再狭窄 用以治疗主动脉缩窄的任一手术方式或方法，均会发生残留狭窄或再狭窄。形成的因素是复杂而多方面的，不同的手术医师和不同级别的医院施行的手术，其发生率有相当差异。易发因素包括：手术时年龄小于2～3个月、体重不足5kg、缩窄处病理解剖特点、所选用的纠治方法和技术运用不当等。

诊断方面，应先对比测定上、下肢血压，如收缩期压力阶差超过20mmHg，则需要进一步做MRI或CT以明确之。

当前，以介入法球囊扩张术作为治疗残留狭窄或再狭窄的首选方法，具有相当的成功率和较低的并发症发生率。但球囊扩张术会造成血管内膜和中层撕裂，故此法一般不作为治疗主动脉缩窄的首选方法。对球囊扩张失败或不适合行球囊扩张者，应再次手术。由于原手术区粘连紧密，广泛解剖、游离病变处血管相当困难，因此常用的再手术方法为补片扩大、人工血管置换或狭窄近远端人工血管旁路术。

（陈昊 王春生）

第四节 先天性主动脉弓畸形

一、血管环与肺动脉吊带

先天性主动脉弓及其分支发育异常构成的血管环可以压迫食管和气管产生临床症状，可以伴有或不伴有血流动力学改变。Hommel于1737年描述双主动脉弓。Bayford于1787年报道右锁骨下动脉异常起源于降主动脉导致吞咽困难。1939年Wolman描述双主动脉弓压迫气管、食管的临床表现。Gross于1945年施行外科手术成功地治疗第一例双主动脉弓。1946年Neuhauser提倡用食管钡餐造影诊断血管环，从而促进了对各种类型主动脉弓畸形的发现和认识。先天性主动脉弓畸形的诊断技术和外科治疗方法均得到发展和完善，且疗效良好。主动脉弓及其分支畸形在先天性心血管畸形病例中仅占1%～2%。

【胚胎学基础】

胚胎发育的第4周，两侧背主动脉的前端绕越咽肠后，在前肠的腹侧形成第一对主动脉弓和左、右原始主动脉。后者互相融合形成主动脉囊。随着鳃弓的成长，先后从主动脉囊发出6对鳃动脉弓并与背主动脉相连接。在第3对鳃动脉弓充分发育时，第1、2对鳃动脉弓均消失。第3对鳃动脉弓形成颈总动脉和一部分颈内动脉。第4对鳃动脉弓左侧形成主动脉弓，右侧形成无名动脉和右锁骨下动脉干。第5对鳃动脉弓不恒定存在或迅即消失。第6对鳃动脉弓形成肺动脉，其右侧远段与背主动脉连接中断；左侧在胎儿期持续存在称为动脉导管，出生后导管闭合成为动脉导管韧带（图75-25）。上述鳃动脉弓或背主动脉发育过程中发生异常，则出生后可形成各种主动脉弓及其分支畸形。大多数病例仅有主动脉弓或其分支畸形，少数病例则可与其他心脏畸形如法洛四联症、大动脉错位等合并存在。

根据第4鳃动脉弓及主动脉弓分支的发育情况，降主动脉的位置以及动脉导管或动脉韧带的行程，可将主动脉弓及其分支异常分为下列数种类型。

（1）双主动脉弓：双侧第4鳃动脉弓均存留并发育成长则形成双主动脉弓。升主动脉正常，在心包膜外分为左、右两支主动脉弓。左侧主动脉弓在气管前方从右向左行走，越过左主支气管，在脊柱左侧与右侧主动脉弓汇合成降主动脉。右侧主动脉弓跨越右侧主支气管在脊柱前方、食管后方，越过中线向左向下行，与左侧主动脉弓汇合成降主动脉。

左、右主动脉弓各自分出两个分支，即左侧主动脉弓发出左颈总动脉和左锁骨下动脉，右侧主动脉弓发出右颈总动脉和右锁骨下动脉。动脉导管或动脉韧带位于左侧主动脉弓、左锁骨下动脉起点部位的下缘与左肺动脉之间。大多数病例两侧主动脉弓口径不相等，一般右侧较粗（图75-26）。少数病例降主动脉位于右侧，左主动脉弓跨越左主支气管后，向后向右经食管后方，在脊柱右侧与右主动脉弓汇合成为降主动脉。不论降主动脉位于左侧或右侧，由于双侧主动脉弓形成的血管环围绕气管、食管，如两侧主动脉弓之间空隙狭小，临床上均可产生压迫症状。有时左主动脉弓远端段可能闭塞，形似纤维带。闭塞部位可位于左颈总动脉与左锁骨下动脉之间，亦可位于左锁骨下动脉与动脉导管或动脉韧带之间或动脉导管（动脉韧带）与左右主动脉弓汇合处之间（图75-27）。

（2）右位主动脉弓：左侧第4鳃动脉弓退化消失，右侧则发育形成主动脉弓，降主动脉位于脊柱右侧。从主动脉弓发出分支的排列顺序呈现正常的镜影，即第1支为左无名动脉，再发出左颈总动脉和左锁骨下动脉；第2支为右颈总动脉；第3支为右锁骨下动脉。有时主动脉弓共发出4个分支，而不存在左无名动脉。动脉导管或动脉韧带位于左无名动脉或左锁骨下动脉与左肺动脉之间。食管后方无血管者不构成血管环。右位主动脉弓一般对气管、食管不产生压迫，但有少数病例动脉导管或动脉韧带，从左肺动脉绕过食管后方连接于右侧主动脉弓远段；或左锁骨下动脉起源于近段降主动脉，经食管后方进入左上肢；

5

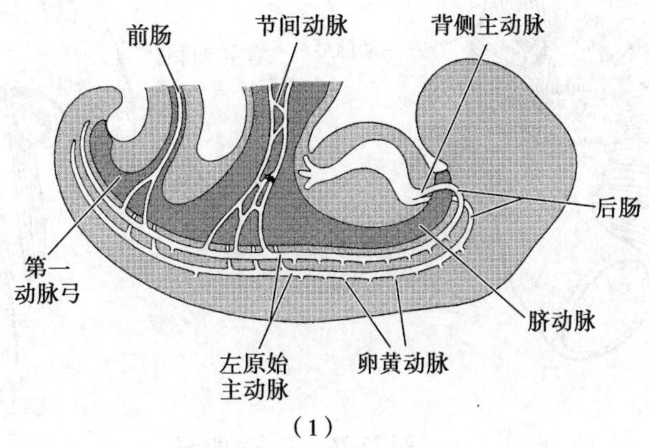

（1）

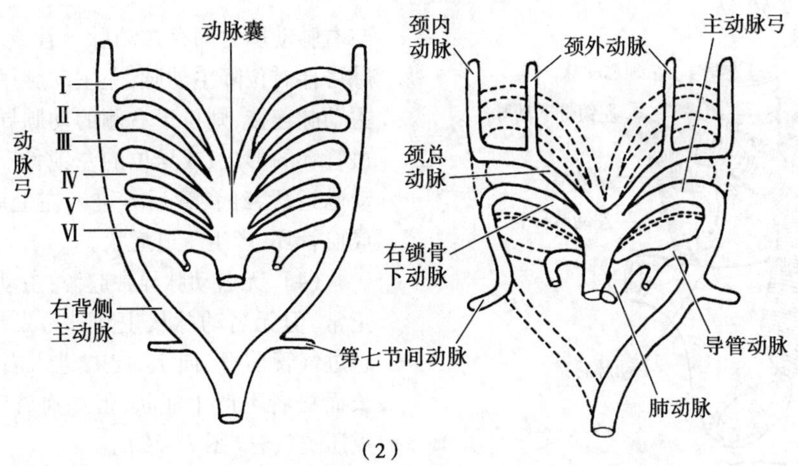

（2）

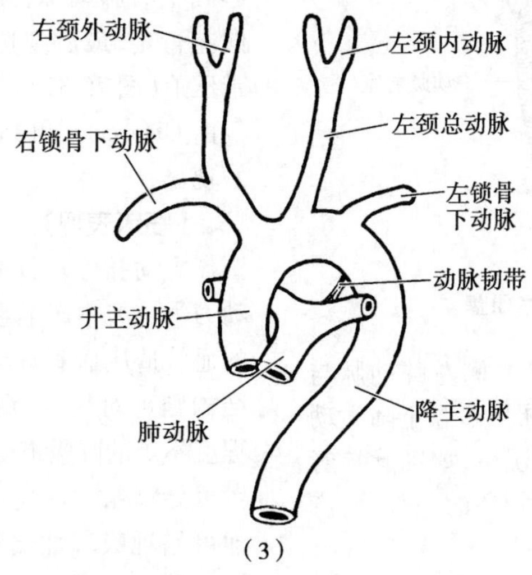

（3）

图 75-25　正常主动脉弓胚胎学

5

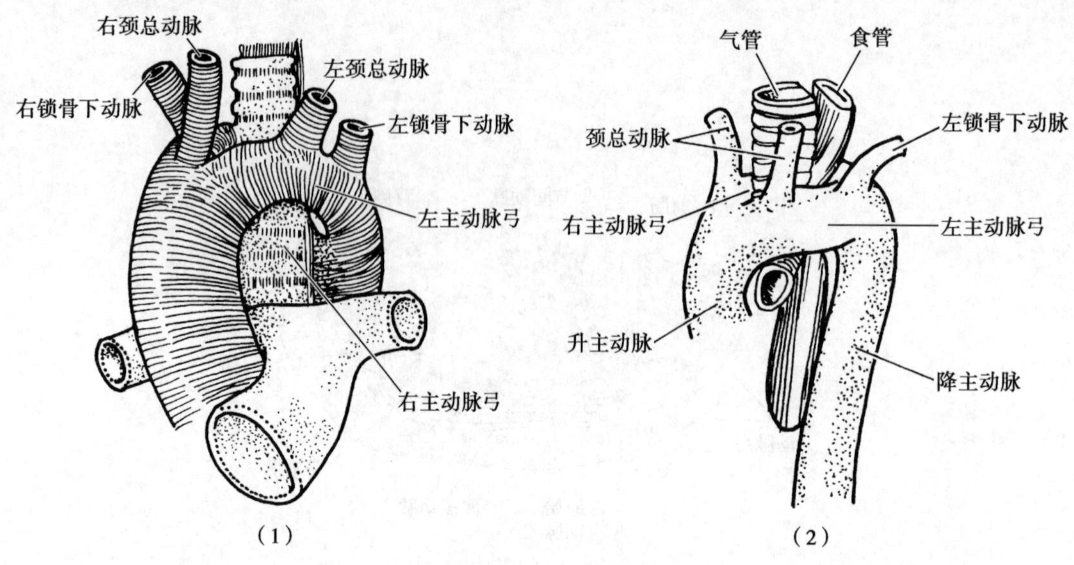

图 75-26　双主动脉弓

(1)正面观;(2)侧面观

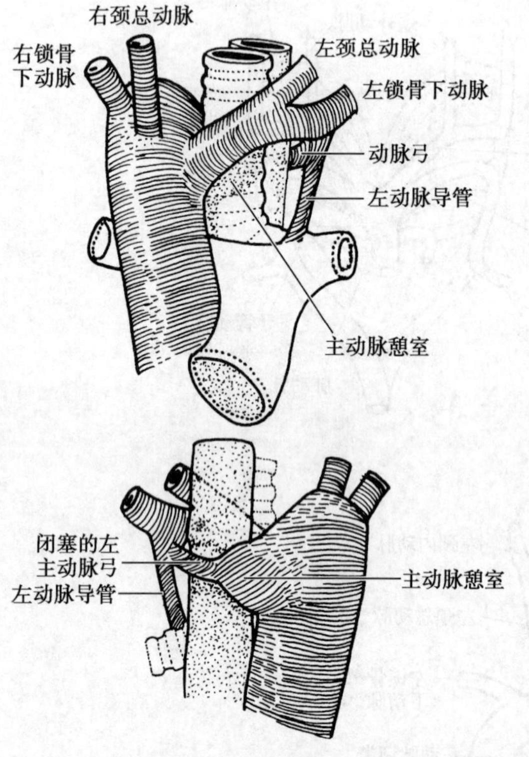

图 75-27　双主动脉弓左弓闭塞

动脉导管或动脉韧带亦可位于气管左侧左肺动脉与左锁骨下动脉之间;或位于左肺动脉与起源于降主动脉的左锁骨下动脉之间。在这些情况下,如动脉导管或动脉韧带较短则可能参与形成血管环的一部分,产生气管、食管压迫症状(图 75-28)。

(3) 左锁骨下动脉引起压迫左位主动脉弓:左位主动脉弓很少形成血管环,有的病例右锁骨下动脉异位起源于左锁骨下动脉远端的主动脉弓,再越过食管后方进入右上肢(图 75-29)。有时异位右锁骨下动脉与右肺动脉之间存在动脉导管或动脉韧带;左位主动脉弓伴右位降主动脉,左主动脉弓绕过食管后方与降主动脉连接,则位于右侧的动脉导管或动脉韧带参与血管环的形成;或异位的左锁骨下动脉发自右位降主动脉近段,经食管后方进入左上肢,这些情况均可形成血管环,产生压迫症状。

(4) 无名动脉异常起源:主动脉弓及其分支发育正常,但无名动脉从主动脉弓发出的部位偏向左侧,越过气管前壁,向上、向右进入右胸顶部。无名动脉长而松者不产生症状,但如血管粗大,短而紧则可严重压迫气管(图 75-30)。

(5) 肺动脉吊带　肺动脉吊带是左肺动脉异常起源于右肺动脉,并向后经气管分叉后方、食管前方向左行走,最后到达左侧肺门处,形成气管周围的吊带压迫(图 75-31)。这种左肺动脉的畸形最早于 1897 年由 Glaevecke 和 Doehle 在一例 7 个月的婴儿尸检中发现。

【临床表现】

主动脉弓及其分支畸形本身对循环生理及血流动力学一般不产生影响,但如主动脉弓及其分支畸形的血管造成血管环或血管与纤维条索联合组成环状结构则可对气管、食管产生压迫,在临床上呈现轻重程度不等的呼吸道受压和(或)吞咽困难的症状,严重者可导致死亡。气管、食管受压程度严重者,出生后即可呈现吸气性喘鸣及呼吸急促,呼吸音粗糙,持续性咳嗽,哭声嘶哑等。有时出现呼吸困难,发绀、短暂呼吸停顿或知觉丧失。进食及仰卧时,呼吸困难程度加重,侧卧及头颈后仰时症状可以减轻。呼吸道压迫严重者可呈现明显的吸气时锁骨上窝和肋间隙内缩

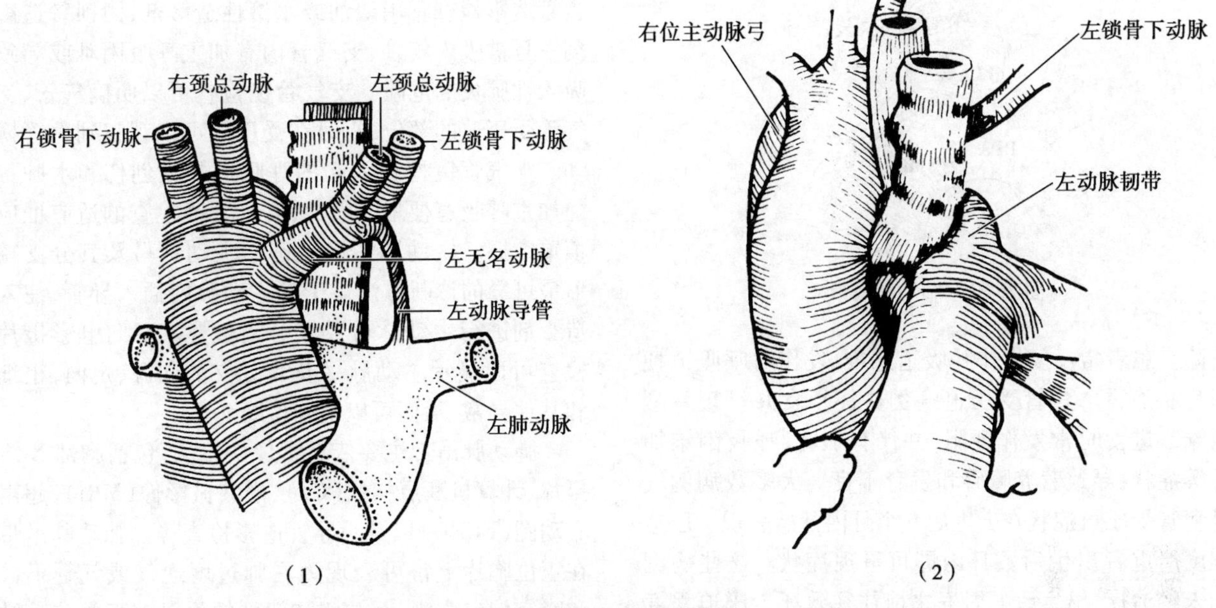

图 75-28　右位主动脉弓

(1)右位主动脉弓;(2)右位主动脉弓;左锁骨下动脉引起压迫

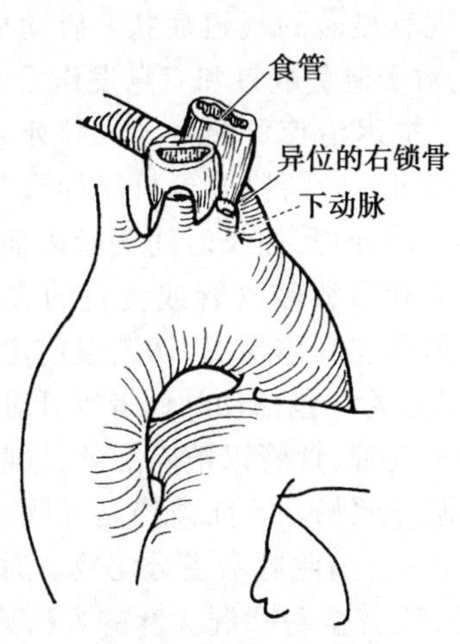

图 75-29　左位主动脉弓异位的右锁骨下动脉压迫食管

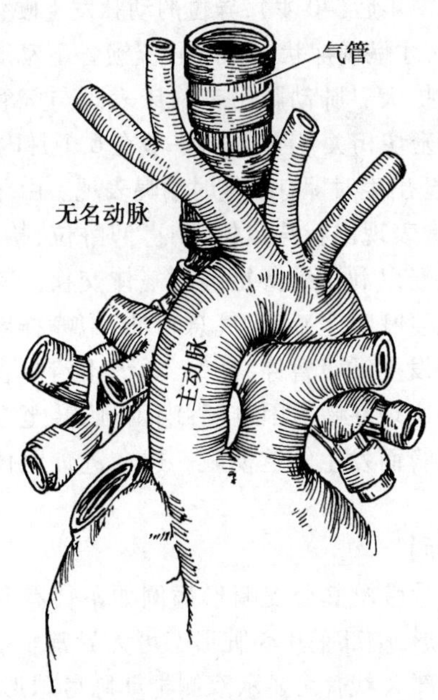

图 75-30　无名动脉发出部位偏向左侧，越过气管前壁时压迫气管

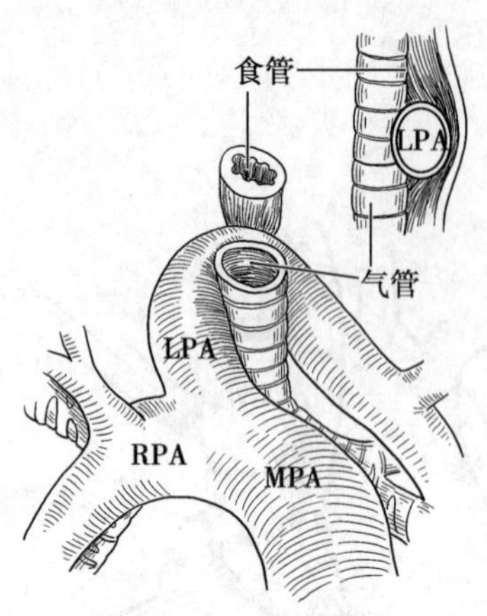

图 75-31　肺动脉吊带

下陷。患者常反复发作呼吸道感染，发作时呼吸道梗阻症状加重。食管受压迫病例往往拒食并呈现吞咽困难。进食时常发作梗阻，并伴有呕吐、呼吸困难加重等症状，导致营养障碍和发育不良。大多数病例气管食管受压迫症状在出生后6个月内开始呈现。压迫程度严重者出生后数日内即可呈现症状。这些病例如未经治疗，出生后1周岁之前往往致死。压迫程度较轻者，出生后6个月才呈现症状，且未持续加重的病例可能在成长期中症状逐渐缓解消失。但当并发呼吸道感染时，症状又可能加重。由于异位起源的锁骨下动脉压迫食管产生的吞咽困难症状，可能在患者长大到进入中年后(40岁)，异位的动脉发生硬化病变扩大增粗时，才呈现症状。有时异位锁骨下动脉可发生动脉瘤样扩大。肺动脉吊带临床表现与气管食管受压迫程度密切相关，症状出现一般在6个月内，严重者1个月甚至出生时即有吸气时喘鸣表现。由于存在喘鸣，患儿常表现出特殊体位，如喜仰卧位，抬高头，使呼吸道通畅以利于维持足够的气体交换。有些患儿表现为反复呼吸道感染，气息粗浊，咆哮样咳嗽。严重者甚至发生呼吸暂停、发绀、意识不清。食管压迫症状主要表现在喂养困难、吞咽困难，甚至在进食时因压迫气管而发生气道梗阻。这在进食固体食物时尤为明显。

【诊断】

主动脉弓及其分支畸形病例如不伴有其他先天性心脏畸形，胸部平片心脏形态可无异常。双主动脉弓病例胸部X线片可显示双侧主动脉弓球形隆起，右侧更为明显。食管钡餐造影检查在第3、第4胸椎水平可显示上段食管两侧压迹。右主动脉弓造成的压迹一般较大，且位置较高。左主动脉弓造成的压迹则较小，且位置较低。体层摄片可显示气管腔受压迫的征象。MRI轴位成像提供了和CT一样的信息而没有离子辐射。右位主动脉弓病例胸部X线片仅在右侧见到主动脉弓球形隆起，而左侧缺如。食管造影检查在主动脉弓部位可见到食管被推向左侧并显示压迹。异位锁骨下动脉病例食管造影检查可显示食管后壁受血管压迫，呈现斜形或螺旋形的压迹。婴儿病例作食管造影检查宜用碘油或水溶性造影剂，因钡餐造影剂一旦被吸入气管、支气管内有加重呼吸困难或导致吸入性肺炎的危险。支气管镜检查可以明确气管、支气管受压迫的部位，有时在受压处可以观察到血管搏动。支气管镜检查引起的呼吸道黏膜创伤和水肿可能加重呼吸道梗阻。因此，支气管镜检查的适应证应慎重掌握。主动脉造影是确诊主动脉弓及其分支畸形最可靠的诊断方法。于升主动脉内插入导管，注入造影剂进行主动脉弓及其分支造影。双向电影摄片检查可以显示主动脉弓及其分支的起源、走向，粗细和其他异常，从而可以明确诊断。

肺动脉吊带主要依靠影像学方法，包括胸部X线摄片、计算机断层扫描(CT)、磁共振影像(MRI)、超声心动图(ECHO)以及心导管造影检查等。肺动脉吊带在正位胸片上常可表现为右肺过度通气或气管下段和隆突偏向左侧，而左侧肺门区的位置较正常肺动脉主干位置低。侧位片可见气管、食管之间距离增宽。肺动脉吊带的病例，CT可见左肺动脉起源于右肺动脉，环绕气管，并在食管前方向左进入肺门，同时还可显示完全性气管环畸形。

【治疗】

主动脉弓及其分支畸形病例临床上呈现呼吸道和食管受压迫症状明显者均应施行外科手术治疗。与之密切相关的问题是，几乎所有有解剖性血管环的患者都会发现有显著的气道症状。启动早期且适宜的外科治疗，对于避免缺氧和窒息发作后的严重并发症是重要的。推迟治疗可能会导致猝死或进一步的气管支气管损害。诊断错误也可能导致对呼吸道梗阻进行了不正确处理，如长时间气管内插管，以及偶尔发生的主动脉弓溃破气管或食管的灾难性后果。手术方案根据病变具体情况，切断或游离造成气管、食管受压迫的血管或包括动脉韧带等纤维条索组织，充分松解游离气管、食管以消除症状，同时保证主动脉弓的血液循环顺畅。术前需控制呼吸道感染。必要时应用抗生素。清除呼吸道分泌物。通过补液、鼻饲，加强营养，改善全身状况。麻醉方法则选用气管插管麻醉。整个手术过程中应注意保持呼吸道通畅。最常用的手术切口是左侧后剖胸切口，经第4肋间切口进胸，血管环的处理方法则视病变的具体情况而定。

1. 双主动脉弓、左主动脉弓远段较细且动脉韧带位于左侧者　进胸后在迷走神经的后方或迷走神经与膈神经之间切开纵隔胸膜，游离喉返神经，注意避免喉返神经和胸导管受损伤。解剖游离动脉导管或动脉韧带，予以切断结扎或切断缝合。分离左主动脉弓远段。在左锁骨下动脉起始部与降主动脉之间或左颈总动脉与左锁骨下动脉之间，放置无创伤血管钳，切断左主动脉弓远段。分别缝合近、远段切端。充分游离近段主动脉弓切端后，将切端缝合固定于前胸壁筋膜，再剥离切除气管和食管周围的纤维组织，充分松解气管与食管，纵隔胸膜切口不需要缝合（图75-32）。左主动脉弓口径较粗的病例则在切断结扎动脉韧带后，解剖游离左主动脉弓远段和降主动脉，绕置线带并向左侧牵拉，显露右主动脉弓远段，放置无创伤血管钳，然后切断右主动脉弓，小心缝合其两侧切端。再将气管、食管与纵隔纤维组织及左主动脉弓充分游离。并将左主动脉弓与降主动脉缝合固定于前胸壁筋膜或肋骨骨膜上（图75-33）。

2. 右位主动脉弓、左侧动脉韧带、食管后异位右锁骨下动脉　这些情况形成的血管环可以经左胸切断结扎动脉韧带。在食管左侧切断结扎右锁骨下动脉，并将降主动脉与食管解剖分离后，与胸壁筋膜缝合固定。为了防止术后发生锁骨下动脉窃血综合征，可将右锁骨下动脉远段切端与左颈总动脉或主动脉弓作端-侧吻合术，亦可同时结扎椎动脉。

3. 左主动脉弓、食管后异位锁骨下动脉　这种情况通常只压迫食管产生吞咽困难症状。经左胸侧后第4肋间切口进胸，在靠近主动脉弓处游离右锁骨下动脉，放置无创伤血管钳，切断、缝合右锁骨下动脉，然后游离右锁骨下动脉远段，将其推送到食管右侧，同时游离、切断食管周围纤维组织。为了防止发生锁骨下动脉窃血综合征可同时结扎椎动脉。年龄较大的病例可以经右胸侧后剖胸切口，切断右锁骨下动脉后，缝合近段切口，将右锁骨下动脉远段与右颈总动脉或主动脉弓作端-侧吻合术（图75-34）。

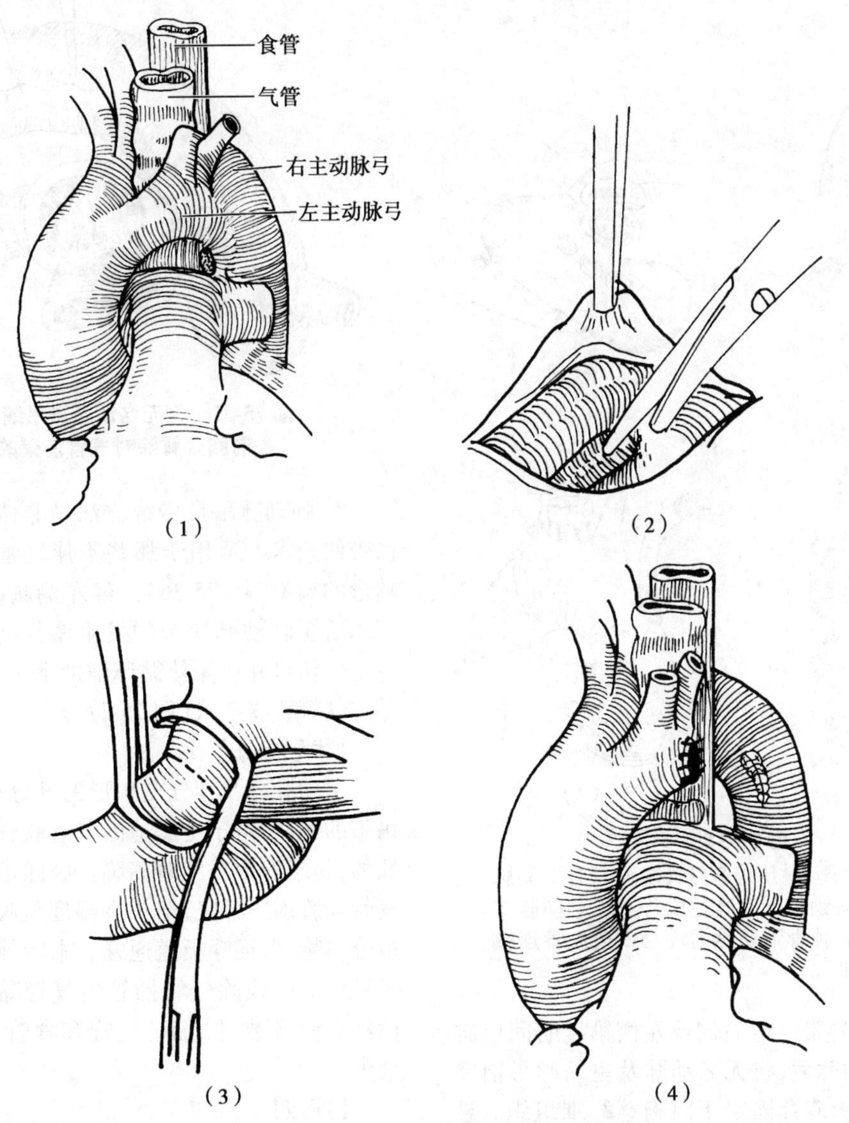

图75-32　双主动脉弓，切断导管和左弓

（1）显示双主动脉弓；（2）切断结扎动脉韧带；（3）钳夹左主动脉弓；（4）左主动脉弓已切断

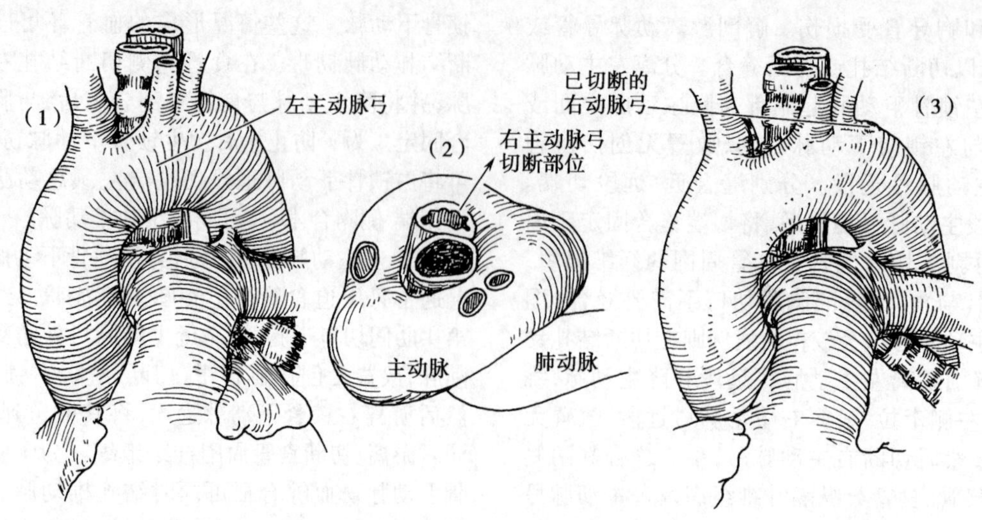

图 75-33　切断右主动脉弓

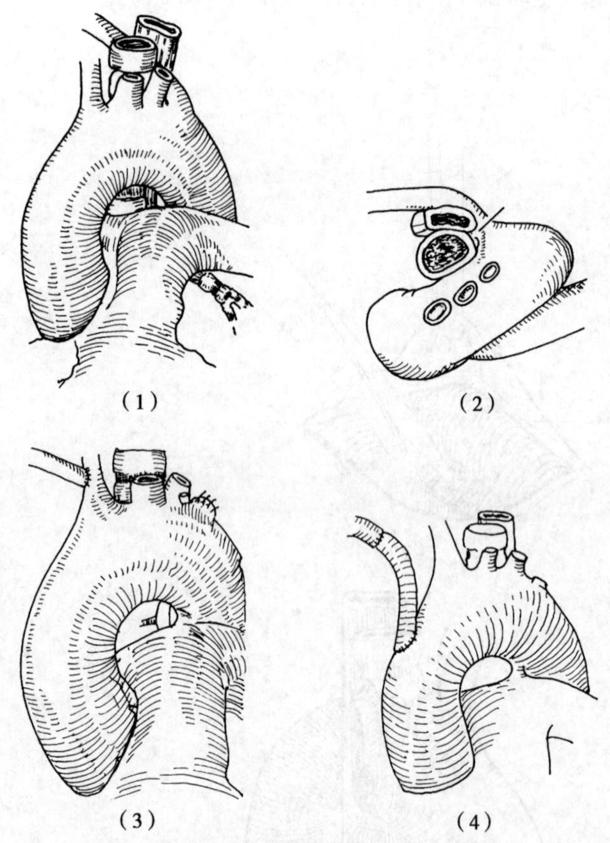

图 75-34

(1)异位右锁骨下动脉压迫食管;(2)右锁骨下动脉切断部位;(3)右锁骨下动脉远段与右颈总动脉作端侧吻合;(4)右锁骨下动脉远段与人造血管连接后植入升主动脉

4. 无名动脉异常　经右侧或左侧第 4 肋间前胸切口,游离无名动脉后,将无名动脉及主动脉弓前壁血管外膜纤维组织缝合固定于前胸壁纤维组织。悬吊无名动脉可以消除血管对气管前壁的压迫,增大气管腔直径(图 75-35)。

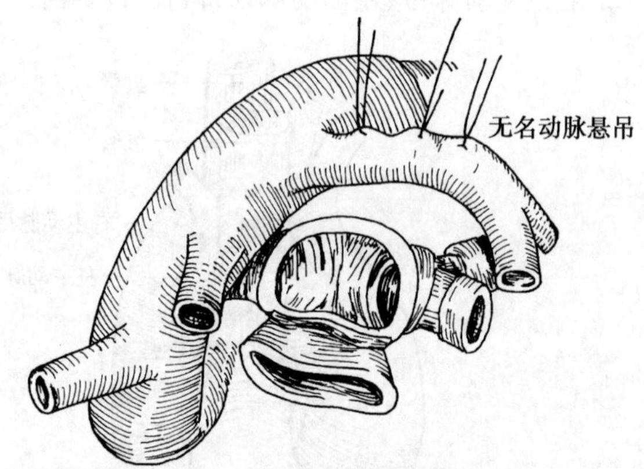

图 75-35　将无名动脉悬吊缝合固定于前胸壁解除对气管前壁的压迫

5. 肺动脉吊带传统方法是非体外循环的肺动脉吊带纠治术　适用于那些不伴气管狭窄和其他心内畸形的病例(图 75-36)。经左侧胸部切口纠治,但早年术后左肺动脉狭窄的发生率很高。近年来采用胸骨正中切口并在体外循环辅助下手术,可同时纠治伴随的气管狭窄症状(图 75-37)。

【术后处理】

主动脉弓及其分支畸形的部分病例,以及肺动脉吊带的病例,由于受压迫的气管软骨环发育不良且较软弱,易于发生吸气时萎陷。因此术后数日仍需持续气管插管加压呼吸,给予高湿度氧吸入。经常吸除气道分泌物,保证呼吸道通畅。术后静脉滴注少量地塞米松可减少拔除气管插管后气管黏膜水肿。有时术后经数周或数月之后,气管和食管压迫症状才完全消失。

【疗效】

目前手术死亡率很低。不伴有其他先天性心血管畸形的病例,远期疗效良好(图 75-38)。

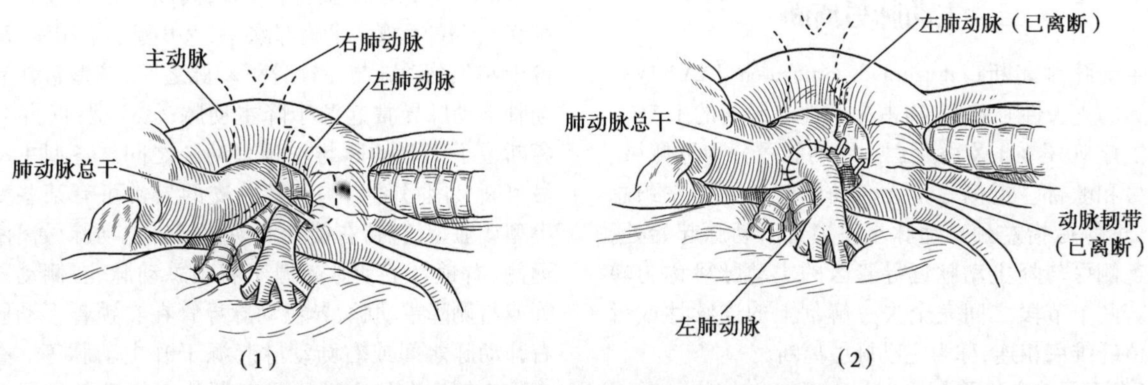

图 75-36　非体外循环下肺动脉吊带纠治术，左后外侧切口

(1)离断动脉韧带，充分游离左肺动脉，部分阻断肺动脉，于左肺动脉起始处离断(虚线)，肺动脉总干左侧切开(虚线)；(2)左肺动脉近端缝闭，动脉韧带切断缝闭，左肺动脉自气管后方拖出并吻合于肺动脉总干上

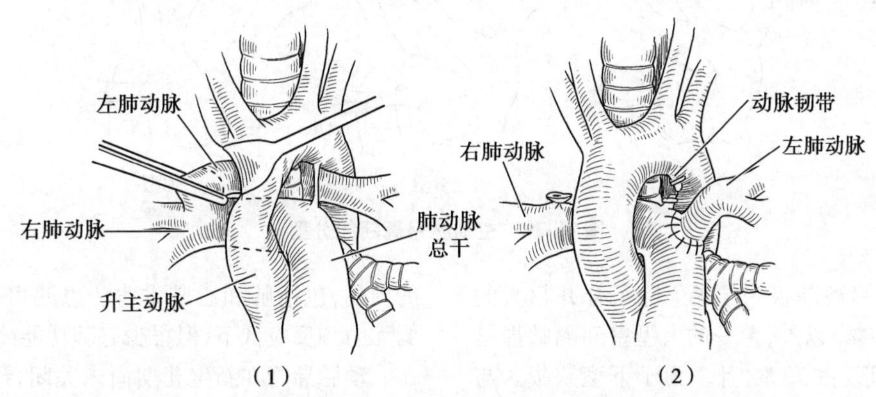

图 75-37　体外循环下肺动脉吊带纠治术，胸骨正中切口

(1)向左侧牵拉主动脉，充分显露右肺动脉和异常起源的左肺动脉，于虚线处离断左肺动脉，于肺动脉总干左侧作一切口(虚线)；(2)左肺动脉近端缝闭，动脉韧带分离并缝闭，将左肺动脉拖出后吻合于肺动脉总干

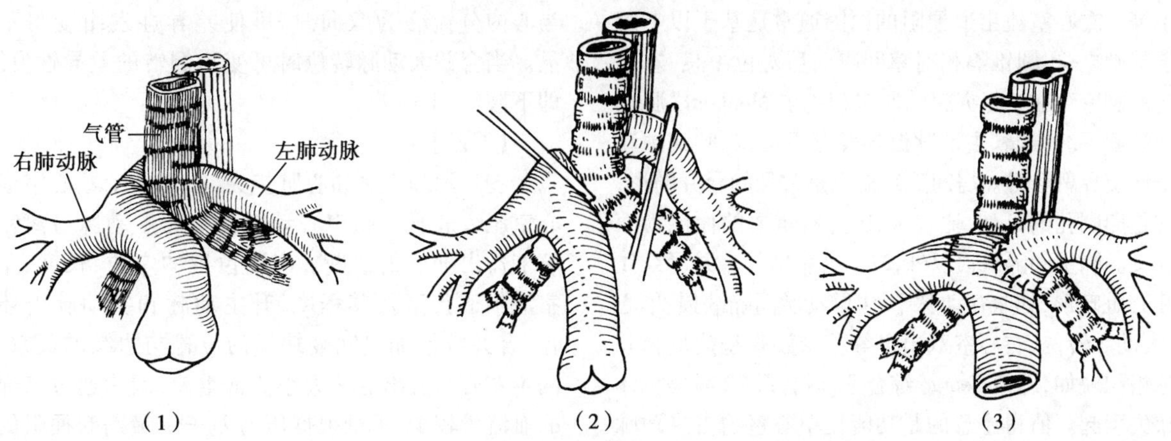

图 75-38　异位迷走左肺动脉矫治术

(1)异位迷走左肺动脉；(2)切下左肺动脉起源处，缝合左肺动脉近段切端；(3)左肺动脉与肺总动脉左侧壁作吻合术

5

二、主动脉弓离断

主动脉弓离断(interrupted aortic arch,IAA)是一种少见的先天性心脏病,约占先天性心脏病的1.5%。未经治疗90%在1岁内死亡。主动脉弓分为近侧弓、远侧弓和峡部。近侧弓指无名动脉起始处至左颈总动脉,远侧弓指左颈总动脉至左锁骨下动脉起始处。连接远侧弓与降主动脉近导管区的主动脉弓称为峡部。若两个节段之间完全失去解剖上的连续性或者仅残留纤维束相连,称为主动脉弓离断。

【分型及合并畸形】

1959年Celoria和Patton将主动脉弓离断分为三型(图75-39):①A型:占28%,离断位于左锁骨下动脉起始部的远侧,即峡部水平;②B型:占70%,离断位于左颈总动脉与左锁骨下动脉之间,该型常伴有右锁骨下动脉异常起源于降主动脉;③C型:仅占1%,离断位于无名动脉与左颈总动脉之间。各型主动脉弓离断又因弓部结构及其分支的异常可有某些变异类型或亚型,包括右锁骨下动脉起自主动脉弓离断的远侧、右锁骨下动脉起源于右颈总动脉、右侧动脉导管或右侧降主动脉、异位动脉导管在右锁骨下动脉与右肺动脉之间或右肺动脉起源于升主动脉等。有极少数病例为右位主动脉弓离断伴双侧动脉导管并发出双侧锁骨下动脉。

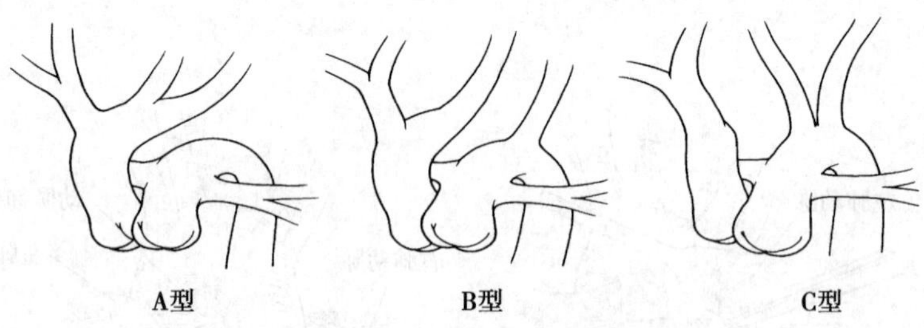

图75-39 主动脉弓离断的分型

单纯主动脉弓离断极为罕见。除了合并粗大的未闭动脉导管(99%)以外,单一的大型室间隔缺损是最多见的合并畸形,占72%,且多为干下型缺损。与动脉导管和巨大肺动脉形成鲜明对比的是,升主动脉的直径约为正常的一半,且常伴有左室流出道异常,有人称之为左心-主动脉综合征(left heart aortic complex)。后者包括左室发育不良、升主动脉或近侧主动脉发育不良、二叶式主动脉瓣、瓣膜或瓣下狭窄或瓣环细小等。左心室流出道梗阻的原因通常是基于以下解剖学基础之一:圆锥隔相对室间隔向后对位不良、左心室前外侧壁存在一组突起的肌肉(称为“Moulaert”肌)、主动脉瓣下纤维嵴、主动脉瓣环发育不良、二叶式主动脉瓣伴交界融合等。房间隔缺损也是常见的合并畸形,通常是卵圆孔的延伸,比较大,因此有重要的血流动力学意义。除室间隔缺损以外,27%的病例可合并复杂先天性心脏畸形,如永存动脉干、主肺动脉间隔缺损、单心室、大动脉转位、右心室双出口等。少数B型病例合并胸腺组织缺如,即DiGeorge综合征,后者系22号染色体微缺失引起。值得注意的是功能性单心室约占主动脉弓离断的3%~4%,永存动脉干占10%。

【临床表现】

生后早期动脉导管趋向关闭未及时诊断,临床表现为严重的酸中毒以及由于下肢的灌注完全依赖两个分离的主动脉系统之间的侧支供应,灌注不足造成无尿、内脏缺血。严重的酸中毒最终可导致重要器官的损伤,包括脑和心脏本身。患儿可表现为抽搐、软弱无力和反应低下,但很少有肺功能障碍。

动脉导管在新生儿期尚未关闭,诊断可能延迟数周。由于肺血管阻力下降,左向右分流增加,临床表现出充血性心力衰竭、生长落后、差异性发绀、四肢血压和脉搏不等,以及严重肺动脉高压。脉搏触诊依赖于解剖类型,例如B型主动脉弓离断,右上肢脉搏可触及,而若导管关闭后左上肢和股动脉则不能触及。当心内分流变为双向时,可使差异性发绀变得不明显。当合并大动脉转位时可变为倒转的差异性发绀,即下肢红、上肢紫。

【诊断】

胸片示肺充血和心脏扩大,心电图示左心室或双心室肥大表现。超声心动图检查对主动脉弓离断的解剖作出准确的诊断。离断位置的定位、长度、左心室流出道狭窄及其程度、升主动脉和主动脉瓣环直径、合并畸形如室间隔缺损的位置与边缘的关系等。测定左心室流出道的大小非常重要,因为通过该部位的血流量较少,很难根据压力差来定量判断梗阻的程度。室间隔缺损通常是非限制性的,其上缘(即圆锥间隔)多向后对位不良。超声心动图还应明确峡部存在与否,无峡部的患儿常伴有22号染色体的微缺失和DiGeorge综合征。

心血管造影检查时常同时进行左、右心及升主动脉造影,以及通过右心导管经肺动脉和动脉导管而行降主动脉造影。若心导管未能到达降主动脉，需经股动脉插管造影，明确主动脉弓离断的类型及其合并的心内畸形。磁共振成像对年长儿非常有用。

【外科手术】

建立动脉导管的开放是抢救治疗的第一步，保证下半身的血流依赖导管灌注。危重者尽早气管插管，机械通气。增加肺血管的阻力可使更多的血流经动脉导管进入降主动脉灌注下半身，但应避免吸入高浓度的氧（通常空气就合适），避免过度通气所致的碱中毒，应调整 PCO_2 水平为 40～50mmHg。静脉注射碳酸氢钠，积极纠正酸中毒。可常规给予多巴胺，改善心脏功能的同时增加缺血肾的灌注。经上述治疗 1～2 天，患儿全身情况改善，酸碱平衡、肾和肝功能等各项指标正常后可行亚急诊手术。

1. 主动脉弓重建术 适用于单纯性主动脉弓离断以及主动脉弓离断合并心内畸形。采用分期手术时，首次手术重建主动脉的连续性和闭合动脉导管，多数病例需同时行肺动脉环缩，待 2 周至 3 个月以后再次手术矫正心内畸形。合并某些心内畸形例如法洛四联症、永存动脉干以及左室流出道梗阻等，不适合分期手术。

手术步骤（图 75-40）：采用低温麻醉，取右侧卧位，左后外切口，经第 4 肋间进胸。游离主动脉、左锁骨下动脉、未闭动脉导管以及离断近侧的主动脉弓。动脉导管的两端用导管钳分别钳夹后在中间切断缝合，结扎加缝扎后切断。

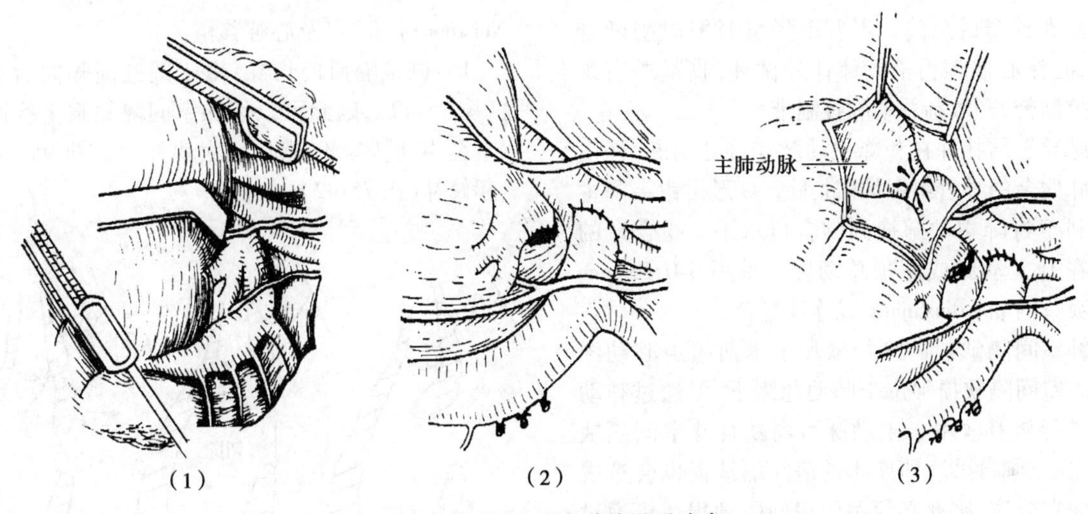

图 75-40 经左胸主动脉弓重建术

（1）左侧开胸后，推开肺脏显露畸形（以 B 型主动脉弓离断为例）；（2）降主动脉与升主动脉直接作端侧吻合；（3）主动脉弓重建后，切开心包，作肺动脉环缩

根据主动脉弓离断的类型、断端间的距离及其邻近分支血管发育状况，选用动脉间直接吻合术、转流术或人工管道连接。当离断距离短，远近侧主动脉端易于靠拢时，可直接进行降主动脉与近侧主动脉弓（或升主动脉）间的端-侧吻合术。该方法对于 A 型病例显露良好，但对 B 型和 C 型病例，尤其是需与升主动脉进行吻合时，显露困难，需切开心包完成吻合。用无创动脉钳分别夹住降主动脉的上端和近侧主动脉弓及其远端分支侧壁，分别做相应长度的主动脉切口，必要时近侧主动脉切口可向其分支上延长以使切口有足够长度。然后用6-0 或 5-0 Prolene 线进行切口吻合。缝合最后一针时，先暂时开放主动脉远端阻断钳，排出动脉内气体后再打结，检查无漏血或缝补漏血后再松开动脉阻断钳，完成吻合。

当离断距离较长，远近侧主动脉端难以拉拢时，可将邻近的左锁骨下动脉或左颈总动脉在远侧端切断并向下或向上翻转，远侧断端缝闭或结扎，近侧断端开口剪成斜形与主动脉行端-端吻合或端-侧吻合，建立主动脉的连续性。也可利用人造血管分别于远、近侧主动脉进行端-端或端-侧吻合。

对合并心内畸形尤其是大型室间隔缺损伴大量左向右分流的病例，在完成主动脉弓重建术后，尚应切开心包行肺动脉环缩术以减少心内分流，保护肺血管床。

2. 主动脉弓离断合并心内畸形的一期根治术

（1）无左心室流出道梗阻的主动脉弓离断一期根治术（图 75-41）：胸骨正中切口，主、肺动脉分别插管建立体外循环。开始时应阻断左右肺动脉，使插管血流通过动脉导管进入降主动脉（在体外循环降温期继续使用前列腺素 E1）。

在降温期间，充分游离升主动脉及其分支、动脉导管以及降主动脉，以减少主动脉弓吻合口的张力。如果有迷走右锁骨下动脉则需结扎并且从降主动脉起始处切断。对 B 型主动脉弓离断，切断左锁骨下动脉也有利于进一步减少吻合口张力，简化吻合过程，

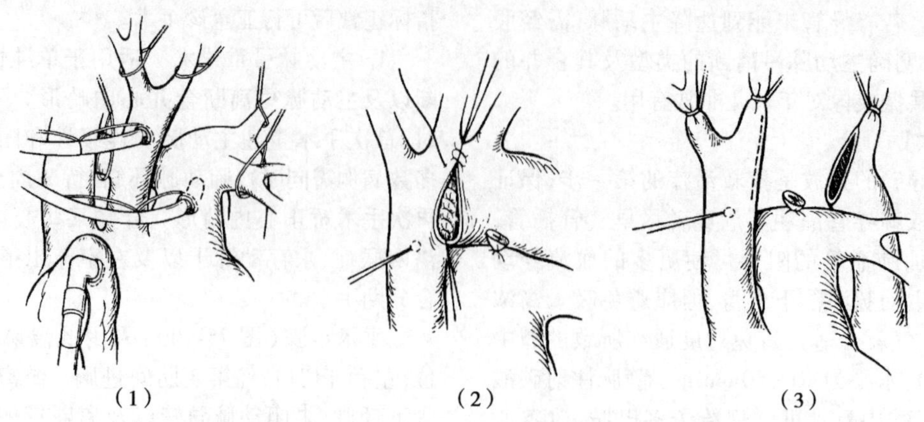

图 75-41　经胸骨正中切口主动脉弓离断 I 期成形术

(1)体外循环建立(主动脉和肺动脉两根动脉插管);(2)降主动脉与升主动脉作端侧吻合;(3)深低温停循环后,拔除动脉插管,结扎动脉导管并在和降主动脉连接处切断

减少出血和狭窄的风险。当肛温降至 18℃时阻断升主动脉,灌注心肌停搏液。停体外循环,收紧左右颈总动脉控制带,开放肺总动脉控制带。

动脉导管结扎并在和降主动脉连接处切断,任何降主动脉残余的导管组织均需切除。C 形钳钳夹降主动脉有利于将降主动脉拖到吻合口水平。吻合口的位置可在升主动脉或左颈总动脉。采用 6-0 Prolene 线或可吸收的 polydioxanone 线连续缝合。

修补室间隔缺损的途径依赖于术前超声心动图的评价。室间隔缺损常位于肺动脉瓣下,可通过肺动脉切口进行修补。由于主动脉弓离断合并室间隔缺损患儿左心顺应性差,即使小的房间隔缺损也会造成大的左向右分流,因此必须关闭房间隔缺损。可通过小的低位的右心房切口直接缝合关闭。升温,左心排气,心跳恢复、循环稳定后可脱离体外循环,完成手术。

对于合并复杂畸形,基本原则是新生儿期如果存在两个心室应进行双心室修补。如合并大动脉错位,则应当进行动脉调转、室间隔缺损修补和直接主动脉弓吻合术。尽管这一复杂手术需要较长主动脉阻断时间,但是只要能做到准确的修补,患儿一般都能耐受。在合并永存动脉干的患儿,由于单纯主动脉弓离断时常有升主动脉发育不良,因此相比较而言,永存动脉干和主动脉弓离断的患儿动脉干粗大,可降低主动脉插管的难度。功能性单心室合并主动脉弓离断的治疗依然是一个重大挑战,许多问题类似于左心发育不良综合征。

(2) 合并左心室流出道梗阻的主动脉弓离断一期根治术:根据左心室流出道梗阻的程度以及左半心发育情况,以下途径可供选择:直接处理左心室流出道(肌肉切除、室间隔缺损补片牵拉)、左心室流出道旁路手术(Damus-Kaye-Stansel 手术、Yasui 手术)、复杂的双心室修补术(Ross-Konno 手术)、单心室修补术(Norwood 手术)以及心脏移植。

1) 圆锥隔肌肉切除:由于圆锥间隔向后对位不良(图 75-42),因此可以切除室间隔缺损上缘圆锥间隔直至主动脉瓣环,然后用大块补片连同室间隔缺损一起修补(图 75-42)。

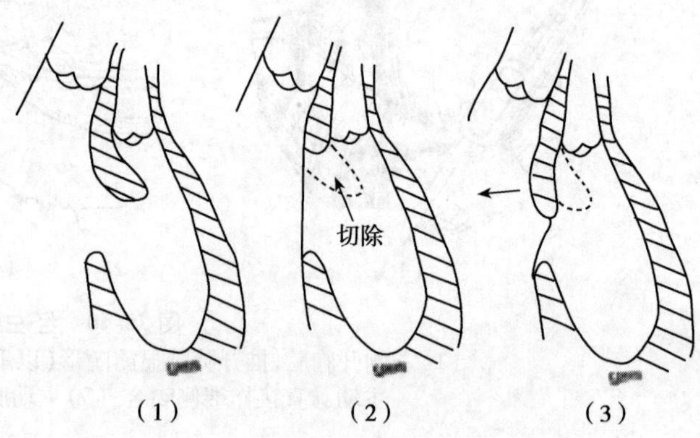

图 75-42　主动脉弓离断合并左心室流出道梗阻时圆锥隔的处理

(1)因圆锥间隔后移导致向后对位不良的室间隔缺损,引起左心室流出道梗阻;(2)通过切除圆锥间隔解除左心室流出道梗阻;(3)通过将较小的室间隔缺损补片上缘缝于圆锥间隔的偏左侧面解除左心室流出道梗阻

2) 采用偏小的室间隔缺损补片:将其上缘置于圆锥间隔的左室面,以将向后移位的圆锥间隔牵向右心室,防止术后出现左室流出道梗阻(图 75-42)。

3) Ross-Konno 手术:切开室间隔及主动脉瓣环,然后用自体带瓣肺动脉置换主动脉根部并移植冠状动脉。补片修补手术造成的室间隔缺损,再用同种带瓣肺动脉重建右心室至肺动脉的通道(图 75-43)。

4) Yasui 手术:即改良的 Damus-Kaye-Stansel 手术。左心室血流通过室间隔缺损,经补片板障引流至肺动脉。肺总动脉在分叉前离断,离断的近端肺总动

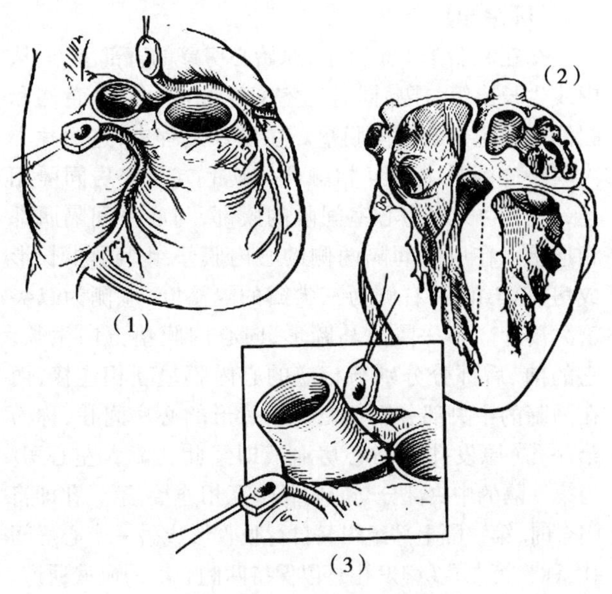

图 75-43　Ross-Konno 手术

(1)切断主动脉和肺动脉后,部分切开增厚的室间隔以扩大主动脉瓣环;(2)有时需切除部分室间隔肌肉以解除主动脉瓣下狭窄;(3)将之体-肺动脉与扩大的主动脉切口吻合

脉吻合到升主动脉侧面,利用管道移植物在主动脉弓离断处架桥,同种带瓣肺动脉或主动脉置放在右心室和离断后的肺总动脉远端之间(图 75-44)。

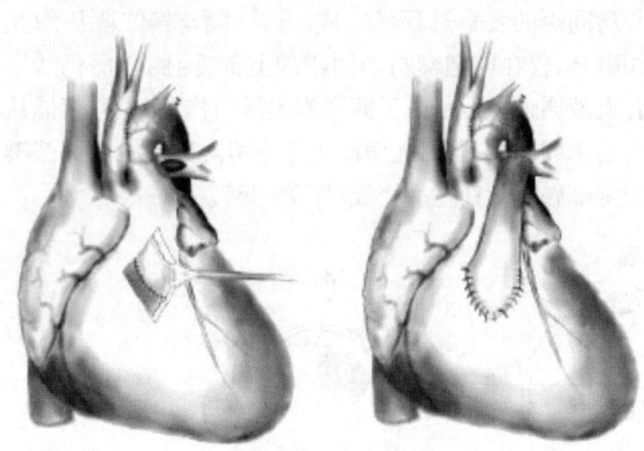

图 75-44　Yasui 手术

5)Norwood 手术:利用体-肺分流供应肺血流,然后进行肺动脉和主动脉吻合以及主动脉弓修补(图 75-45)。

6)心脏移植:适合于严重的左心功能低下的病例,移植的同时进行主动脉弓成形。

合并左心室流出道梗阻的主动脉弓离断的手术死亡率和远期再手术率均显著高于无左心室流出道梗阻的病例。CHSS 研究表明,新生儿期切除圆锥隔或进行肺动脉-主动脉吻合(Damus-Kaye-Stansel)早期死亡率高于单纯修补。尽管 Jacob 和 Bove 等的 Norwood 手术或圆锥隔切除死亡率并不高,

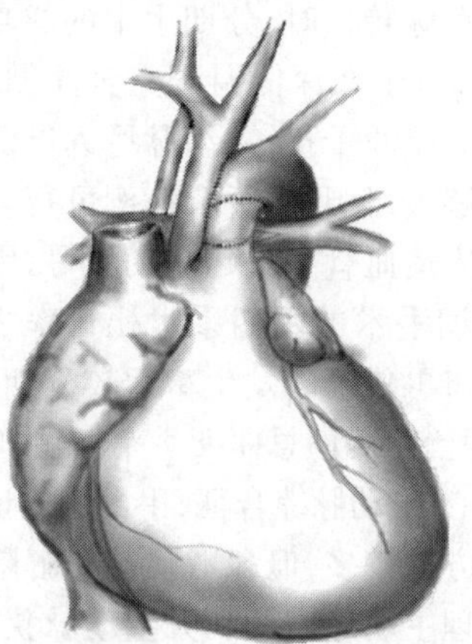

图 75-45　Norwood 手术

但对不熟悉这些方法的单位尽可能不要尝试。

【并发症】

术后早期常并发低心排出量综合征、充血性心力衰竭、继发性出血、肾衰竭和感染等。

出血常比较麻烦,可能是因为吻合口张力过大、组织过脆或导管组织缝入吻合口引起,后者还有增加远期狭窄的风险。此外,手术中还可能造成左喉返神经和膈神经损伤。

术后晚期将近半数病例并发主动脉瓣下狭窄,成为影响疗效和引起死亡的重要原因。其发生机制尚不完全清楚,可能由于术后左室肥厚以及主动脉瓣下肌肉肥厚加重所致。有的需要及时再次手术矫治。术后晚期还可发生主动脉弓吻合口再狭窄,其发生率为 14% ~40%。

【疗效评价】

前列腺素 E1 的应用使主动脉弓离断的手术疗效发生了革命性的变化,加上呼吸机支持和正性肌力性药物的应用,显著改善了患儿术前的全身状况。超声诊断技术的发展使大多数患儿避免了心导管等侵入性检查,使手术疗效大大提高。

在早年多采用分期手术,这是由于首期手术操作较为简单和成功率高,二期手术的体外循环灌注时间也可以缩短。但是,首期手术经左侧开胸重建主动脉弓的连续,在 A 型病例显露和手术操作尚容易,而在 B 型和 C 型病例,由于升主动脉细,侧壁钳夹近端主动脉时,切口能供缝合的边缘很窄,吻合困难。如钳夹较多的左颈总动脉或无名动脉,则有可能引起脑损害。同时,由于近侧端吻合口位置较深,直接动脉间吻合常较困难而多需应用人造血管来重建主动脉弓的连续性。在婴幼儿,由于所能选用的人造血管直径受到患儿自身血管直径的限制,术后不可避免地产生再狭窄,往往需要在二期手术中或行第三次手术予以更换。当主动脉弓离断合并永存动脉干、主肺动脉间

隔缺损或大动脉转位时，分期手术的成功率甚低。一期根治手术，由于在深低温和完全停循环下进行，避免了动脉阻断钳的干扰，主动脉弓远近侧端上的切口可以做得足够大，且几乎所有病例可行直接动脉间吻合而避免用人造血管来重建主动脉弓，因此手术死亡率并不比分期手术的两期手术死亡率之和为高。而且晚期吻合口再狭窄的发生率远较分期手术者为低。目前，一期根治手术的总体死亡率已在10%以下。

对于左心-主动脉综合征，手术适应证的确定仍较困难。手术方法较多，但多数仅针对解除主动脉瓣下狭窄而未处理主动脉瓣环和升主动脉狭窄，因此解除梗阻常不彻底，手术并发症多，术后早、晚期生存率低，常需要再手术。

（仇万山　贾兵）

第五节　心房间隔缺损

房间隔缺损（atrial septal defect，ASD）是最常见的先天性心脏病，Roesler 于 1934 年尸解时首次发现。房间隔缺损分原发孔型和继发孔型两种。原发孔型房间隔缺损通常合并房室瓣裂缺，属心内膜垫缺损范畴，将在本章第七节详细介绍。继发孔型房间隔缺损约占先天性心血管畸形的 10% ~20%，女性多见，女与男之比约 2 ~3∶1。约 10% ~15% 病例合并部分型肺静脉异位连接入右心房。继发孔房间隔缺损可以单独存在，也可伴有其他先天性心脏病如肺动脉瓣狭窄、室间隔缺损、动脉导管未闭、部分型肺静脉异常连接右心房、先天性二尖瓣狭窄及左上腔静脉永存等。

【胚胎学】

约在胚胎第 1 个月末，原始心房壁的背部上方，从中线生长出第一隔，同时房室交界处也分别从背侧和腹侧向内生长出心内膜垫。在发育过程中，这两片心内膜垫逐渐长大并互相融合。其上方与心房间隔相连，下方生长成为心室间隔的膜部，与心室间隔肌部相连接。在房室间隔两侧的心内膜垫组织则生长形成房室瓣组织，右侧为三尖瓣的隔瓣叶，左侧为二尖瓣大瓣叶。第一隔呈马蹄形，向心内膜垫方向生长，它的前、后部分分别与相应的心内膜垫互相连接，而在马蹄的中央部分则仍留有新月形的心房间孔，称为第一孔（原发孔），右心房血液即经此孔流入左心房。当第一隔的中央部分与心内膜垫互相连接，第一孔即将闭合时，第一隔上部组织又自行吸收形成另一个心房间孔，称为第二孔（继发孔），以保持两侧心房的血液通道。继而在第一隔的右侧又从心房壁上生长出另一个隔组织，称为第二隔。第二隔亦呈马蹄形，它的前下端与腹侧心内膜垫融合后分为两个部分，一部分向后沿第一隔组织的底部生长而与第二隔的后下端相连接，形成卵圆孔的下缘。另一部分则在冠状静脉窦与下腔静脉之间生长，并参与形成下腔静脉瓣。第二隔中部的卵圆形缺口称之卵圆孔。卵圆孔左侧被第一隔组织（卵圆瓣）所衬盖，由此而形成的浅窝称为卵圆窝。在胚胎第 8 周，心房间隔的发育过程已完成。第一隔与第二隔组织互相融合，仅在卵圆窝与卵圆瓣的上部，两侧心房仍然留有血液通道。但是由于卵圆瓣起活门作用，血液仅能从右心房卵圆窝，第二孔而流入左心房。卵圆孔与卵圆瓣的全部融合则在生后完成（图 75-46）。

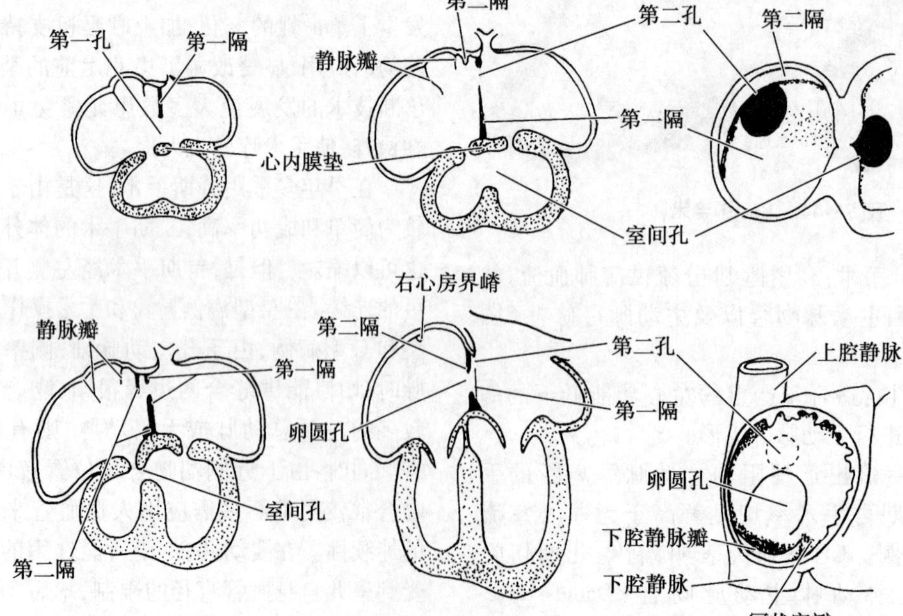

图 75-46　心房间隔胚胎学

5

【病理生理】

胎儿时期肺无呼吸功能，处于不张状态。肺动脉血流大多不进入高阻力的肺循环，而由动脉导管入降主动脉进脐动脉送往胎盘换氧。因此肺循环回入左心房的血很少，故回入右心房的血液必须在下腔静脉瓣的引导下通过卵圆窝进入左心房，以适应胎儿时期特殊循环的生理需要。出生时卵圆窝仍持续开放者约20%～30%，胎儿出生后自行以肺进行呼吸，肺组织扩张，肺血管阻力下降，肺循环血流量显著增多，左心房压力高并大于右心房，从而使卵圆瓣紧盖卵圆窝。出生后即使卵圆孔在解剖上仍未闭合，在正常生理情况下并不产生心房的血液分流。但如有肺动脉狭窄或右心室流出道梗阻等病理情况，右心室压力升高，即可产生右心房血液经卵圆孔进入左心房，所谓右向左的分流。继发孔房间隔缺损是在心房间隔的生长发育过程中由于第二隔或卵圆瓣发育不全所造成的。因左心房压力大于右心房，故产生左心房血液经房间隔缺损进入右心房，所谓左向右的分流。正常情况下，左心室肌肉比右心室厚，左侧心脏和体循环的血流阻力比右侧心脏和肺循环高，左心房平均压力约为8～10mmHg，而正常右心房平均压力在4～5mmHg以下。因此经心房间隔缺损的血液分流为左向右，临床上并不呈现发绀。左向右血液分流量的大小，取决于缺损的面积，左、右心室的顺应性和左、右心房的压力阶差。婴儿时期左、右心室肌肉厚度和顺应性以及体循环与肺循环的血管阻力均比较接近，因而经心房间隔缺损的血液分流很少。随年龄长大，肺血管阻力下降，右心室压力下降，右心室心肌顺应性增大，左心房血液分流量和肺循环血流量开始增多，右心房，右心室和肺循环逐渐扩大。随着右心房的增大，缺损的面积又可能相应地增大，分流量进一步增多，临床症状逐渐明显。右心导管检查发现肺循环血流量增多至体循环血流量的2～4倍，左心室排血量仍可维持正常的体循环和血压，但在剧烈运动时左心室排血量不能相应增多。虽然肺循环血流量明显增多，但由于肺血管床顺应性强，因此肺动脉压力在早年并不升高。在童年期，心房间隔缺损病例中，由于肺血管阻力增高，肺动脉压升高到50mmHg以上者仅占5%。而在40岁以上病例中，肺高压的发生率则可高达50%。肺小动脉因肺循环血流量增多引起的中层肥厚和内膜增生等肺高压病理改变也随着年龄增长而增多。20岁以上的病例，肺血管阻塞性病变、肺循环阻力升高、肺动脉高压等情况明显增多。随着肺动脉、右心室和右心房压力逐渐升高，经房间隔缺损左向右分流量逐渐减少，当右心房压力高于左心房则产生逆向分流，部分右心房血流经缺损流入左心房，即发生右向左分流，临床上就呈现发绀，即为艾森曼格综合征。肺循环高压易诱发呼吸道感染，并导致右心室、右心房肥厚增大。最终可产生右心衰竭及各种房性心律失常。产生右向左分流的晚期心房间隔缺损的病例，缝闭心房间隔缺损往往加重右心衰竭，因而手术无效。未经手术治疗的心房间隔缺损患者，平均死亡年龄约为50岁左右。死亡原因主要为进行性、严重的充血性心力衰竭。心房间隔缺损合并部分型肺静脉异位连接入右心房以及心房间隔缺损合并二尖瓣狭窄的病例，左向右分流量更多。反之，心房间隔缺损合并肺动脉或右心室流出道狭窄者，则视右房压力升高的程度，导致左向右分流量较少或表现为右向左分流。

【分型】

按缺损所在部位可分为下列四种类型（图75-47）：

1. 中央型缺损（卵圆窝型） 此型最常见，在心房间隔缺损病例中约占70%。缺损位于心房间隔的中央部分，相当于胚胎期卵圆窝所在之处。一般呈椭圆形或圆形，缺损面积较大，直径大约为2～4cm或更大。大多数病例呈单个巨大缺孔，也可被不规则条索状的残留第一隔组织（卵圆瓣）分隔成许多小孔，呈筛孔样。多数病例缺损边缘完整。冠状静脉窦开口位于缺损的前方。继发孔型缺损下缘与房室瓣之间似有较多的房间隔组织，缺损距离房室结较远，缝合缺损时容易避免损伤传导组织。有些病例缺损较大，后缘的房间隔组织极少或缺如，右肺静脉开口进入缺损区易被误认为右肺静脉异常连接右心房。

2. 上腔静脉型缺损（高位缺损） 亦称静脉窦型缺损，在心房间隔缺损中约占5%～10%，面积一般不大，很少超过2cm。缺损位于上腔静脉开口与右心房联结的部位，下缘为房间隔组织，上缘即为骑跨于左右心房上方的上腔静脉。高位房间隔缺损经常伴有右肺上静脉异常连接入右心房或上腔静脉。

3. 下腔静脉型缺损（低位缺损） 又称后位房间隔缺损，在房间隔缺损中约占20%。缺损位于心房间隔的后下部分，下缘接近于下腔静脉入口处，与下腔静脉之间可能仍然存在少量卵圆窝组织，亦可全部缺如。缺损下缘与下腔静脉入口之间没有明显界限，易将下腔静脉瓣误认为缺损下缘的房间隔组织，手术时应注意识别，以免缝合后造成下腔静脉血液全部回流入左心房，临床上术后出现静脉发绀。右肺静脉开口位于缺损区，亦可伴有右肺静脉异位连接入右心房或下腔静脉。

4. 混合型 两种或两种以上畸形同时存在，约占

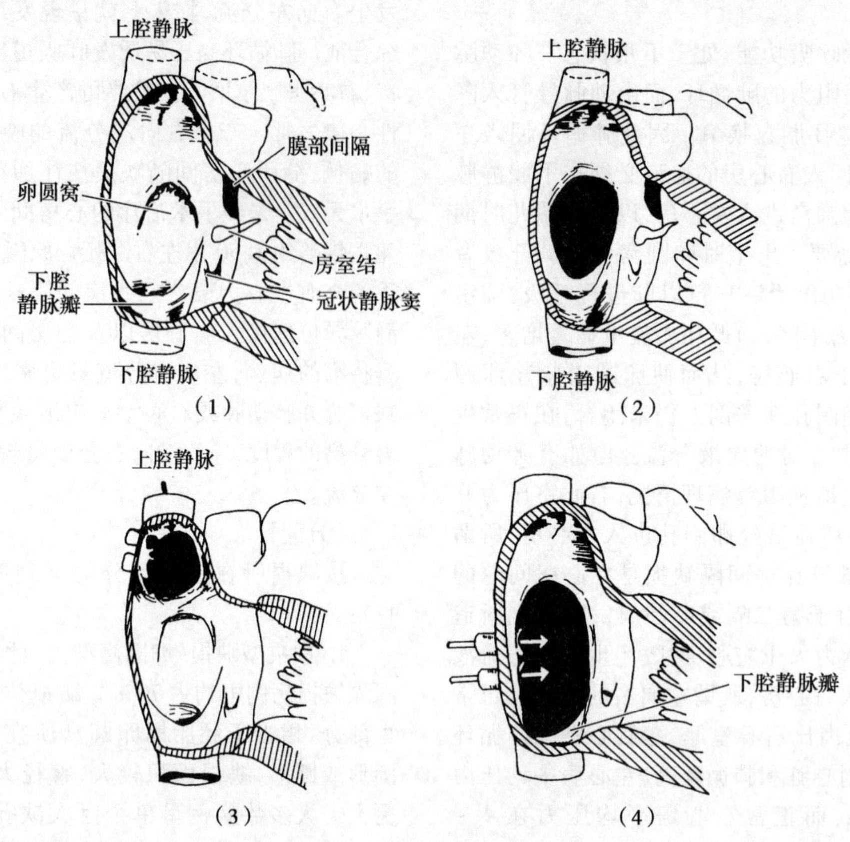

图 75-47 房间隔缺损类型
(1)正常;(2)卵圆窝缺损;(3)上腔静脉型缺损;(4)下腔静脉型缺损

8.5%,缺损往往占房间隔的极大部分。

【临床表现和诊断】

临床症状出现的早晚、轻重,取决于缺损大小。有的患者可以几十年没有症状。婴儿期因左右心室壁的厚度差距不大,左右心室舒张期的充盈阻力差别亦不大,因此左向右分流量也不致过大,临床症状不多。当肺/体循环血流量之比大于2∶1时才出现症状,如活动后易疲劳、气促,易患呼吸道感染和肺炎。伴有部分型肺静脉异常连接入右心房左向右分流量很大的病例,可在婴幼儿期出现心功能不全。30 岁以上的患者并发肺高压导致心力衰竭症状者增多。合并右心室流出道梗阻或肺动脉瓣狭窄的病例产生右向左分流时,临床出现发绀。

1. 体格检查 大多数患者生长发育正常,部分患者比同龄儿差。胸骨左缘第 2、3 肋间可听到由于大量血液通过肺动脉瓣,进入扩大的肺动脉而产生的喷射性收缩期杂音,常为 2~3 级。肺动脉第 2 音亢进,固定分裂,部分病例在上述部位尚可扪及收缩期震颤。在三尖瓣区可听到由于血液加速通过三尖瓣而产生的舒张中期滚筒样杂音。伴有肺动脉高压后,在肺动脉瓣区收缩期杂音减弱,而第 2 音亢进更明显。伴有肺动脉瓣关闭不全时,在肺动脉区可听到舒张期杂音。右心房、右心室高度扩大导致相对性三尖瓣关闭不全时,在三尖瓣区可听到收缩期杂音。重度肺高压,左向右分流量显著减少或呈现右向左分流时,则心脏杂音不明显,且可出现发绀。晚期患者可有颈静脉怒张、肝大、下肢水肿等慢性充血性心力衰竭的体征。

2. 胸部 X 线检查 婴幼儿病例心脏大小可正常或稍有增大,肺血增多亦不明显。左向右分流大的病例,显示心脏扩大,以右心房,右心室增大为主。肺动脉明显突出,两侧肺门区血管增大,搏动增强,在透视下有时可见"肺门舞蹈",肺野血管纹理增粗。主动脉弓影缩小,慢性充血性心力衰竭患者,由于极度扩大的肺部小血管压迫气道,可显示间质性肺水肿、肺实变或肺不张等 X 线征象。

3. 心电图检查 典型病例显示电轴右偏,右心室肥大,伴不完全性或完全性右束支传导阻滞,P 波增高或增大,P-R 间期延长。30 岁以上的病例出现房性心律失常多见,如阵发性心房颤动,房速及房扑等。继发孔房间隔缺损成人病例,呈现心房颤动者约占 20%。

4. 超声心动图检查 二维超声心动图检查可显示缺损的部位和大小。右心室内径增大,左室面心室间隔肌部在收缩期与左心室后壁呈同向的向前运动，与正常者相反，称为室间隔矛盾运动。彩超还可估量分流和推算右心室及肺动脉压力，且可发现部分型肺静脉异位连接入右心房。当静脉注射造影剂后，心尖四腔可见充满气泡的右心房中近房间隔处出现无回声的负性显影区，或少数气泡从右心房进入左心房。

5. 心导管检查及心血管造影检查　由于无创性的超声心动图检查安全、简单、准确、可重复的优点，对创伤性心导管及心血管造影检查用于单纯继发孔房间隔缺损的诊断已很少应用。右心房、右心室和肺动脉的血液氧含量高于上腔静脉的平均血液氧含量达1.9Vol%以上，说明心房水平存在左向右血液分流。此外，心导管进入右心房可通过房间隔缺损进入左心房，从心导管在缺损区的上下活动幅度，可推算缺损的面积。通过心导管检查尚可测定各心腔以及肺动脉和肺毛细血管压力。从心导管检查获得的资料可以计算心排量、体循环血流量、肺循环血流量、左向右分流量以及肺循环阻力等。心导管进入左心房注射造影可见心房间隔的部位和面积。左心室造影可判明是否伴有二尖瓣关闭不全。肺动脉造影可明确肺静脉连接是否正常。选择性指示剂稀释曲线测定对明确诊断、了解缺损大小和估计分流量很有价值，而且对血液分流测定更为敏感。以氢作为指示剂经呼吸道吸入，用带有铂电极的心导管在右侧心腔记录，氢稀释曲线敏感很高，从右心房开始即可测到指示剂在短于4秒内提前到达曲线。

近年来应用磁共振检查可显示缺损部位、大小伴发畸形等。

根据病史特点和辅助检查，一般比较容易明确诊断，但有时会对部分型肺静脉异位连接漏诊。继发孔型房间隔缺损首先要与原发孔型房间隔缺损相鉴别，后者症状一般出现较早，听诊可听到二尖瓣关闭不全的收缩期杂音，心电图以一度房室传导阻滞多见，超声心动图发现房间隔缺损位于心内膜垫处并有二尖瓣或三尖瓣裂缺，术中探查示冠状静脉窦开口位于缺损的后方。继发孔型房间隔缺损尚需与左向右分流的其他心血管疾病相鉴别，如主动脉窦破入右心房、冠状动脉右心房瘘等，均有特殊的来回或连续性粗糙杂音。少见的心室间隔缺损血液从左心室分流入右心房则杂音类似心室间隔缺损响亮和粗糙。完全型肺静脉异常连接右心房，其临床出现发绀的年龄早，而且症状重。另有一种情况是心房间隔本身完整无缺，只是冠状静脉窦与左心房之间无间壁，故左心房血可由冠状静脉窦开口与右心房相通，有人称此为“无顶”(unroofed)冠状静脉窦。在手术时需要注意和正确处理。

【治疗】

继发孔心房间隔缺损自然关闭问题引起重视，研究人群中的自然关闭率与诊断时缺损大小、自然关闭年龄以及外科手术间的关系，发现在出生后1年内自然关闭率较高，缺损直径4mm自然关闭或缺损缩小率为89%，5～6mm为79%，7～8mm为16%，>8mm为0.4%。

手术适应证及禁忌证：身长、体重明显低于正常同龄儿标准，有反复呼吸道感染史或肺炎史，胸片和超声心动图提示肺动脉压升高，或伴有部分型肺静脉异常连接右心房，肺循环血流量与体循环血流量之比超过1.5∶1，婴幼儿呈现充血性心力衰竭均应早期进行手术治疗。一般手术年龄为4～5岁，早期手术治疗可防止肺循环阻力升高和出现右心衰竭。如果缺损较小、没有肺动脉高压，则可以等到少年时行经皮导管封堵术。肺血管阻力指数(RpI)是评价房间隔缺损手术指征的可靠指标。当静息血氧饱和度(SaO_2)小于97%时，就应该行心导管检查，测定肺血管阻力指数。当肺血管阻力指数大于8个Wood单位以上，临床出现发绀，心房水平呈现右向左分流，运动后动脉血氧饱和度进一步降低，一般认为属手术禁忌。如果在静脉应用前列环素、吸入一氧化氮(NO)等降低肺动脉压措施后，血氧饱和度明显上升，肺血管阻力指数低于7个Wood单位以下时，说明肺动脉高压可逆转，仍可考虑手术。如果房间隔缺损为三尖瓣闭锁、肺动脉闭锁、完全性大血管转位等复杂畸形的生命通道者，也禁忌单纯手术闭合。

Gross于1952年报道钳夹部分右心房壁，在心房切口上缝接橡胶制成的“心房井”，开放心房切口后，右心房血液进入“井”内但不外溢，经“心房井”可直接对房间隔缺损进行缝合。1953年Lewis、Toufic、Swon先后应用体表低温麻醉，阻断腔静脉血液回流，经右心房切口在直视下缝合心房缺损。1953年Gibbon应用人工心肺机在体外循环下，缝合或缝补心房间隔缺损，取得良好疗效。20世纪80年代开始经皮导管封堵房间隔缺损，一般适用于直径在3cm以内、缺损边缘大于5mm的中央型继发孔型房间隔缺损，现已逐渐取代外科直视修补术。体外循环下施行直视修补一般适用于无法封堵和合并其他心内畸形的房间隔缺损患者。

目前体外循环下直视缝合或补片修补仍为房间隔缺损的标准治疗方法。体外循环和心肌保护技术已相当成熟，手术安全，心内操作时间充裕，不同部位的缺损或伴其他心脏畸形均可同期进行矫治。治疗结果满意,并发症少。一般采用胸骨正中切口,儿童、青年女性可采用右乳腺下缘切口或腋下小切口。切开心包后即可见右心房、右心室、肺动脉显著扩大,肺总动脉处尚可扪到收缩期震颤。注意有无左上腔静脉以及肺静脉进入左心房的部位有无异常。用手指按压右心房壁,常可扪到房间隔缺损。注射肝素后,升主动脉及上、下腔静脉插管,建立体外循环。降温至32℃,阻断主动脉血流,于主动脉根部注入4℃心脏停搏液。束紧环绕上下腔静脉的纱带,在右心房界嵴前方作斜行纵向切口,吸去右心房血液,显露心房间隔。详细探查右心房内部解剖结构,注意房间隔缺损的部位和面积,边缘组织是否完整,肺静脉开口有无异常,以及冠状静脉窦开口,房室瓣上、下腔静脉开口和下腔静脉瓣的情况。卵圆孔型房间隔缺损缝合术中央型缺损在3cm以内,左房发育良好,可直接连续缝合(图75-48),再间断缝合加固数针。缝针应穿过缺损前后缘较多的房间隔组织使缝合牢固。缺损巨大直接连续缝合张力较大或缺损边缘房间隔组织比较薄弱,缝合后易于撕裂者则宜用大小形态适宜的涤纶织片或心包片缝合于缺损边缘。成年病例直接缝合缺损后产生的张力易致手术后房性心律失常,因此宜用织片和心包片缝补缺损(图75-49)。多个筛状缺损,可剪除后成单孔再作缝合或补片缝合。伴有部分型右肺静脉异常连接右心房的病例,则将缝线或补片缝合固定在肺静脉开口前方的缺损右缘的房间隔组织,使缺损缝闭后肺静脉血液回流入左心房(图75-50)。

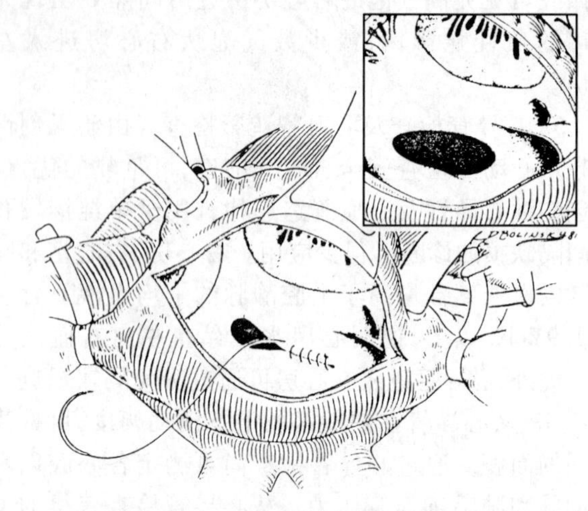

图75-48 卵圆孔型房间隔缺损缝合术

上腔静脉型房间隔缺损的位置靠近上腔静脉开口,且常伴有右上肺静脉异常连接入右心房,作右心房切口时,应避免损伤窦房结。此型缺损需要心包片或织片作缝补术,而不宜直接缝合,以免导致上腔静脉狭窄梗阻。使用补片的宽度比缺损直径长50%,补

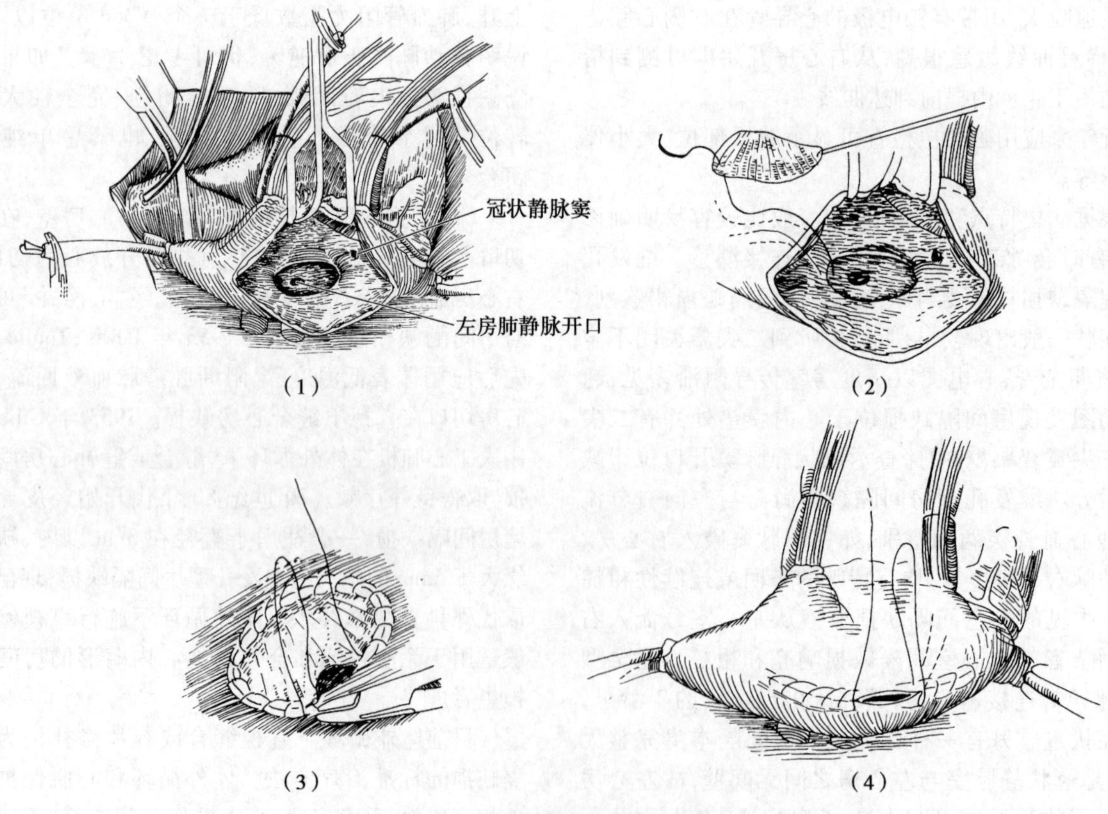

图75-49 心房间隔缺损织片缝补术

(1)切开右心房;(2)取织片缝合缺损;(3)缝补完毕;(4)缝合右心房切口

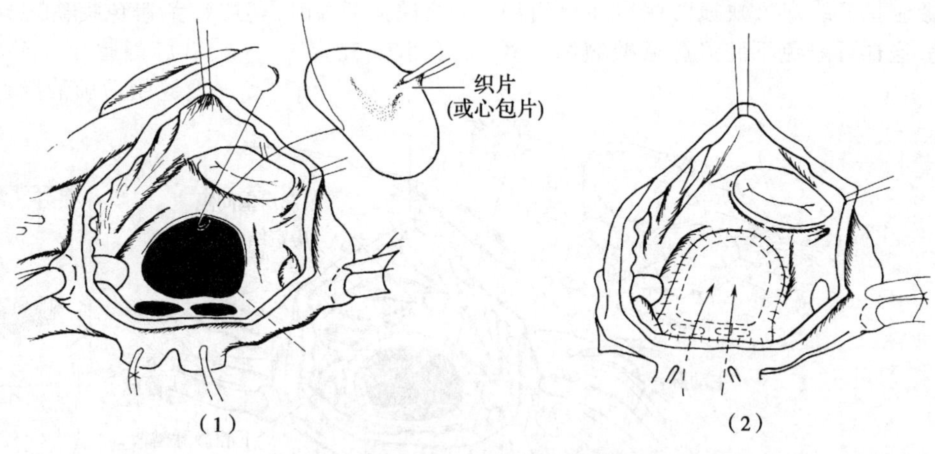

图 75-50 房缺伴肺静脉异位回流缝补术
(1)缝合织片;(2)缝合完毕

片长度则比肺静脉异位开口上缘到缺损下缘的距离长25%,这样在缝补缺损后左右心房通道即行隔断,异位右肺静脉又可经房间隔缺损通畅地回流入左心房,同时上腔静脉血液回流也不受阻碍(图 75-51)。有的病例一支较小的肺静脉异位回流流入上腔静脉,且开口入上腔静脉的位置较高,在这种情况下,只宜缝补房间隔缺损而对异位回流的小支肺静脉不作处理,以免补片伸入上腔静脉腔内引起上腔静脉管梗阻。有人主张作右心房整形术以扩大右心房与上腔静脉交接处的口径。下腔静脉型心房间隔缺损一般缺损面积较大,位置低,多数病例宜行缝补术,以免将下腔静脉瓣误认为缺损下缘予以缝合,以致术后下腔静脉血管回流入左心房,产生大量右向左分流,术后出现发绀。不论直接缝合或用心包片或织片作缝补

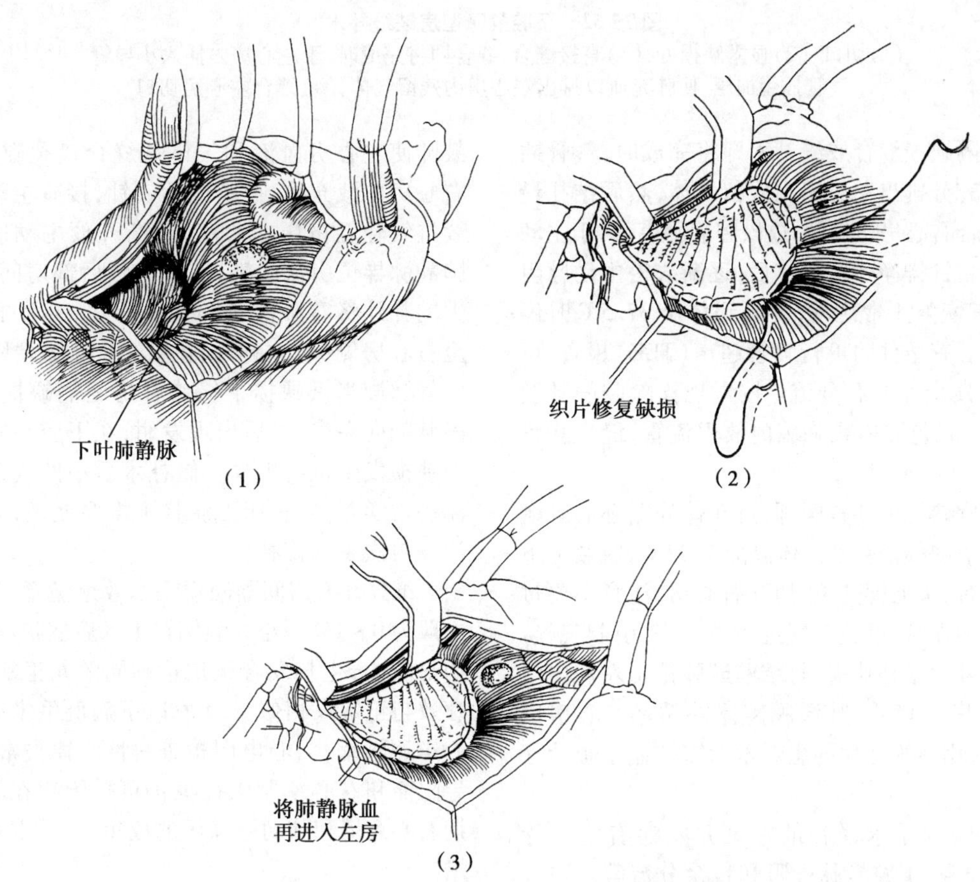

图 75-51 上腔静脉型房缺修补术
(1)显露缺损处;(2)用织片缝补缺损;(3)肺静脉血液回流入左心房

术，在缺损下缘应将缝线穿过缺损两侧房间隔组织和左心房后壁，这样可避免下腔静脉后壁皱缩。缝合缺损下缘时，还应注意避免损伤房室结和房室束（图75-52）。

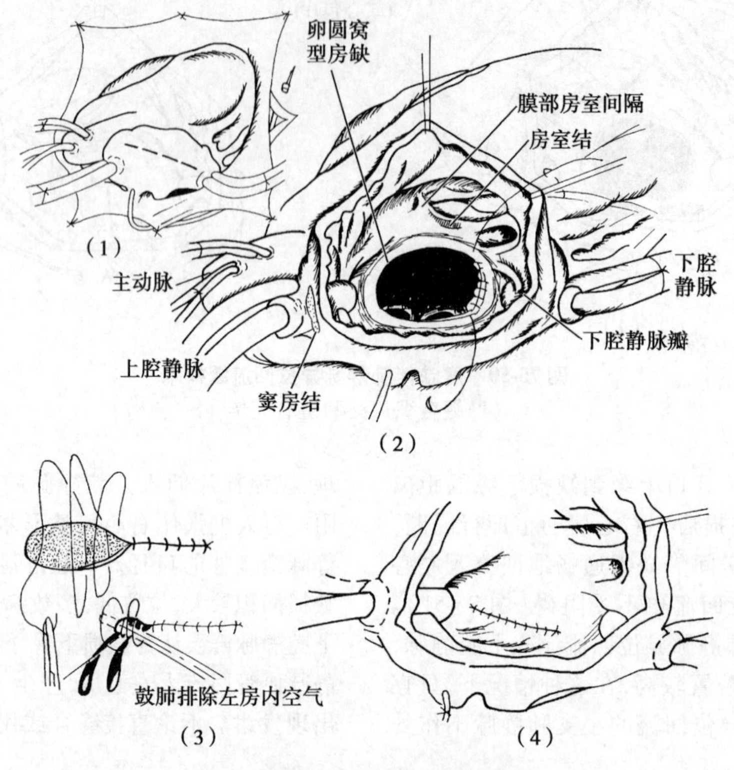

图75-52　下腔静脉型房缺缝补术

(1)切口；(2)显露缺损处；(3)直接缝合，缝合即将完成时，于左心房内插入小导管，气管插管加压，使肺充血以排出左心房内残留气体；(4)缝合左心房切口

心房间隔缺损缝合或缝补术即将完成时，气管插管加压使肺充分排出左心房内残留气体，然后结扎最后1针。缝合右心房切口后，放松腔静脉束带，于主动脉根部插入粗针排净残留气体后，逐渐放松主动脉阻断钳，待心脏恢复正常跳动，复温到体温37.5℃时停止体外循环。有条件的可行食管超声（TEE）检查，可以判明有无残余左向右分流。按常规拔除腔静脉及主动脉插管，心包腔内或胸腔内放引流管，缝合胸骨及胸壁。

技术非常熟练的外科医师，可在体外循环心脏跳动下行房间隔缺损修补术。体温降至32℃，收紧上下腔静脉阻断带，头低脚高位，切开右心房，注意不要过多吸除左房内血液，以免空气进入左心房，引起气栓。直接缝合或补片修补缺损，打结前鼓肺排出左房内气体。缝合右房切口后，升温脱离体外循环。心房巨大、房颤或应用涤纶补片的患者术后需抗血小板治疗或抗凝治疗。

房间隔缺损手术修补的常见并发症有空气栓塞、肺静脉梗阻、下腔静脉梗阻和残余分流等。空气栓塞是最严重的并发症，在术中避免吸引器头进入左心房吸引，在修补缺损结扎最后一针前，麻醉医师鼓肺使左心房血液和气体从缝合口裂隙中排出，当右心房血液充盈，抽紧最后一针，接着主动脉根部持续排气轻轻挤压左心室，逐渐开放主动脉钳。合并肺静脉异位引流的患者，要剪除后部房间隔组织，用大的补片将右肺静脉隔至左心房，补片的右侧要缝至右心房侧壁，这样才能避免肺静脉梗阻。误将下腔静脉瓣当做缺损下缘修补房间隔缺损，造成下腔静脉隔向左房，术后出现发绀，在下腔静脉插管下修补缺损发生机会极少。修补术后小的残余分流无血流动力学意义，临床无症状不需要处理，大的残余分流需再次手术修补。

继发孔心房间隔缺损手术效果满意，手术死亡率一般为0～1%。小儿病例在手术后症状消失，活动量明显增大，生长发育很快达到同龄儿正常标准，远期疗效与正常人相似。20岁以下病例手术后胸片显示心影逐渐缩小，心电图检查房性心律失常，右束支传导阻滞和右心室肥大征象仍可持续存在。术前有长期右心衰竭和肺动脉高压的成年人，手术死亡率相对增高。

（杨守国　王春生）

第六节　三　房　心

三房心是一种少见的先天性心脏畸形，在所有先天性心脏病中约占0.1%～0.4%。是指心房被异常的肌肉纤维隔膜分割成副房和真房两部分，又根据隔膜的部位分为左位和右位，左心房被分割者为左位三房心，右心房被分割者为右位三房心，右位三房心极为罕见，因此本章仅描述左位三房心，简称三房心。

【胚胎发育】

一般认为在胚胎发育过程中，共同肺静脉干未能与左心房融合，同时肺总静脉扩大构成左心房的一部分，未能与原始左心房融合成一体形成副房。原发房隔异常发育，左心房内形成隔膜，将左心房分割为副房及真正的左房。

【病理分型与病理生理】

三房心是由于胚胎期肺总静脉与左心房融合过程异常所致，因此常可伴有完全性或部分性肺静脉异位回流。也有人认为永存左上腔静脉可在左房壁上产生压力，引起局部组织过度增生以致促进隔膜形成。

房间隔缺损常位于副房与右心房之间，造成副房至右心房的左向右分流。因此在血流动力学上，副房接受肺静脉回流后即可通过房间隔缺损进入右房，也可通过隔膜开口经由真房进入左心室。向两个方向血流量分配取决于房间隔缺损和隔膜开口的大小。当隔膜开口较大时，肺静脉血回流入左室通畅，则无肺静脉梗阻；此时如有房间隔缺损存在，其血流动力学特点类似于单纯房间隔缺损，因此常出现右心房和右心室扩大，而左心室较正常小。当隔膜开口较小时，肺静脉回流入左室受阻，副房压力增高，如房间隔缺损较大则可产生大量左向右分流，临床可产生严重充血性心力衰竭和并发肺动脉高压。如房间隔缺损也较小时则可出现肺静脉高压、肺淤血及肺动脉高压，并造成严重低心排，可使患儿早期死亡。三房心因隔膜形态及房间隔缺损不同，存在较多变异，目前将其归纳成8种类型（图75-53），最常见者为Ⅰ和Ⅱ型。但无论属于哪一类型，决定其血流动力学特征的基本解剖因素主要是：左心房纤维肌性隔膜是否完整，即副房与真房之间是否交通；房间隔是否完整，即是否合并房间隔缺损及房间隔缺损的位置和大小；副

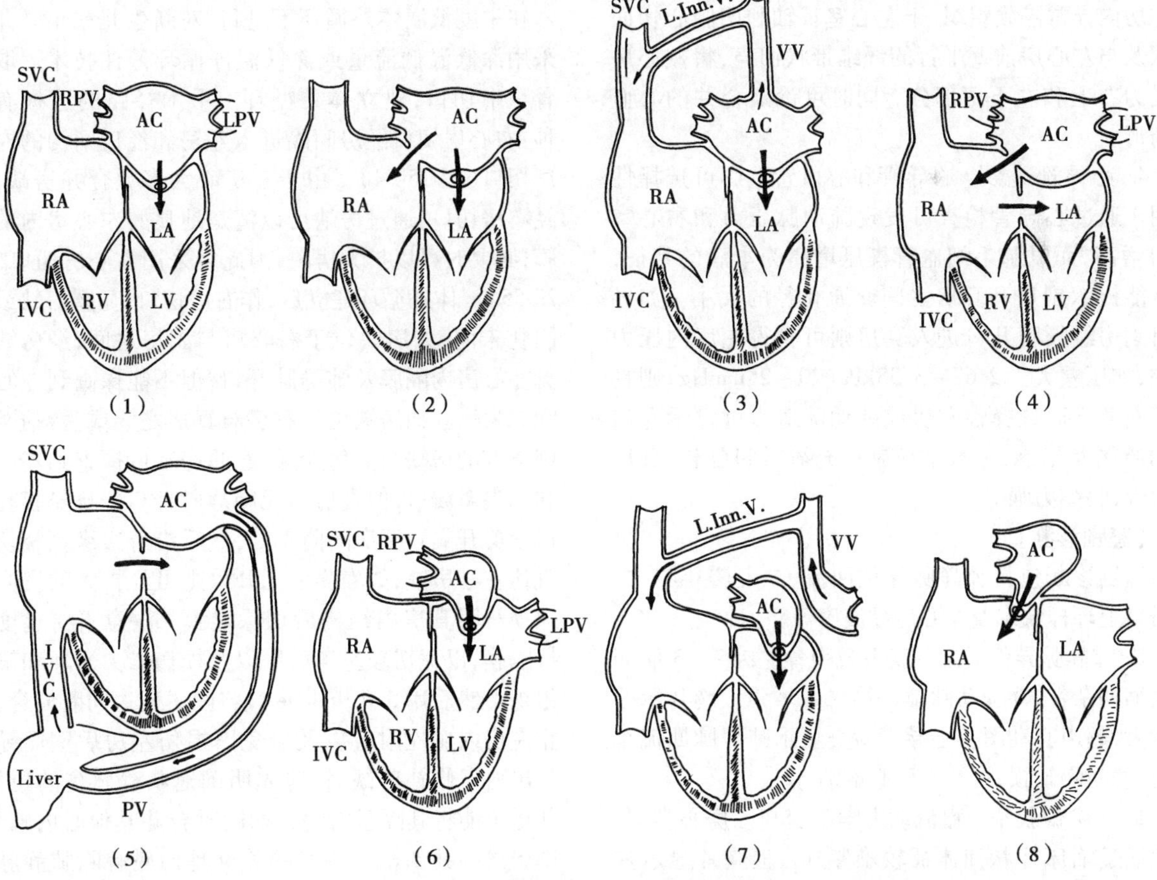

图75-53　三房心解剖分型和病理类型

RA：右房　RV：右室　LA：左房　LV：左室　SVC：上腔静脉　IVC：下腔静脉　RPV：右肺静脉　LPV：左肺静脉　AC：副房　VV：垂直静脉　CPV：肺总静脉　PV：门静脉　Liver：肝

房是否接受全部肺静脉回流，即是否存在肺静脉异位引流。三房心常合并有室间隔缺损和肺静脉异位引流，偶可合并存在完全性大动脉转位或法洛四联症。

【临床表现和诊断】

症状出现的时间和严重程度与隔膜孔径以及心房水平分流大小有关，且前者更为主要。如孔径狭小，则生后不久即出现肺充血、呼吸急促、心率增快、生长发育迟缓，随之发生严重的肺炎和充血性心力衰竭。孔径较大的病例症状出现较晚，到儿童期或青少年期才出现，甚至可无明显症状。

体格检查表现为患儿生长发育落后，心率加快，脉搏细弱，多数病例在心尖部可闻及收缩期和舒张期杂音或连续性杂音，肺动脉瓣区第二音增强。肺底部可闻及细湿啰音，肝脏增大，部分病例伴有发绀。

诊断主要依靠胸片、心电图和超声心动图检查。

1. 胸片　表现为两肺充血伴淤血，部分病例有肺水肿表现。心影增大，以右半心增大为主，左房不大，肺动脉段突出。

2. 心电图　表现为电轴右偏，右心室肥大，P 波高尖提示右心房肥大。

3. 超声心动图　是主要的诊断方法。可明确显示左房内异常隔膜组织，于左心室长轴和四腔心切面可探及与左心房前壁平行的纤维带状回声，将左心房分隔为右上和左下两部分。同时可诊断合并的心血管畸形。

4. 心导管造影　心导管和心血管造影可选择性采用。通过心导管检查可发现肺动脉压力和右心室压力增高，而以肺毛细血管楔压增高为本病的特征，它常能提示副房和真房之间交通孔径的大小。如导管自副房经隔膜开口进入真房则可测得左房内压力阶差，如压差大于 2. 67 ~ 3. 33kPa（20 ~ 25mmHg）则具有诊断意义。选择性左房或肺动脉造影可显示左房内的结构及形态，一般来说副房充盈时间延长，真房充盈晚，收缩力强。

【鉴别诊断】

鉴别诊断包括肺静脉异位回流、二尖瓣狭窄、二尖瓣瓣上环样狭窄及左心房黏液瘤等。

1. 肺静脉异位引流　表现为胸骨左缘 2 ~ 3 肋间的收缩期杂音，伴肺动脉瓣区第二音增强。胸片示心影增大，超声心动图及心导管检查显示肺静脉回流至右房，房间隔缺损，可与三房心鉴别。

2. 二尖瓣狭窄　血流动力学改变与三房心类似，因此通过临床症状和体征较难鉴别。但胸片显示左心房明显增大，心电图可见 P 波呈双峰，提示左房肥大，超声心动图和心导管造影可见左房增大，二尖瓣开放受限，左房排空延长，未见左心房内隔膜存在。

3. 二尖瓣瓣上环样狭窄　是在胚胎发育期，心内膜垫过度生长而遗留的一个瓣上的组织环，部分病例伴有二尖瓣畸形。此类疾病临床表现和体征与三房心类似，超声心动图检查为鉴别两类疾病的主要方法，二尖瓣瓣上狭窄的隔膜距二尖瓣环较近，有时甚至就附着在瓣环上，同时心超显示左心耳位于肺静脉回流腔内，而三房心左房隔膜与二尖瓣环有一定的距离，且左心耳位于真房内，即与二尖瓣位于同一个心腔。

4. 左心房黏液瘤　临床表现及杂音与三房心相似，但心尖部杂音随着体位的改变而改变，部分病例伴有晕厥史。超声心动图检查可见左房内异常肿块，心导管造影检查在左房内有充盈缺损可鉴别。

【手术治疗】

1. 手术适应证　三房心一旦诊断明确即回流应手术治疗，尤其是对那些隔膜孔径较小，有肺静脉梗阻和肺高压的患儿。只有极少数隔膜孔径较大、无肺静脉回流梗阻、不伴有其他心内畸形且终身无症状者可不需手术。

2. 手术方法　手术的目的是切除左心房内的隔膜，缝闭房间隔缺损，同时纠治合并的心内畸形。手术在中度低温体外循环下进行，对新生儿或小婴儿可采用深低温低流量或深低温停循环灌注技术。取胸骨正中切口，建立体外循环。手术径路的选择有两种：右心房切口经房间隔进入左房和经房间沟的左心房切口（图 75-54）。由于三房心大多数合并房缺，故经右房切口，通过房缺可以清楚地显露左心房内的隔膜，必要时可以扩大房缺，因此多采用右心房切口（图 75-55）。体外循环建立后，作右房切口，显露房缺或卵圆孔未闭，如房缺位于右心房与副房之间，经房缺可见左心房内隔膜及肺静脉开口，但不能探查到左心耳和二尖瓣。如房缺位于右房与真房之间或为双孔型，则下方的房缺与真房相通，经此房缺可探查到左心耳和二尖瓣瓣口，但真房内无肺静脉开口。自隔膜孔开口处剪开隔膜至房隔附着处，然后沿着边缘完整切除直达左心房壁，如隔膜上无开口则可经扩大的房间隔缺损辨明真房内结构后切除隔膜。注意不要过度牵拉隔膜，以免切破左房后壁以及损伤二尖瓣环和瓣叶组织。然后用 5-0 Prolene 线将隔膜残边间断缝合，防止左房内血栓附着以及避免因损伤左房后壁而导致的出血。修补房缺时，应先明确冠状静脉窦的位置，并尽可能将其隔至右房。如同时合并其他心内畸形，则予以一并纠治。手术的关键是彻底解除肺静脉梗阻，建立肺静脉、左房和左室通畅的交通。

【术后并发症】

1. 肺静脉梗阻　三房心手术操作不复杂，因此出

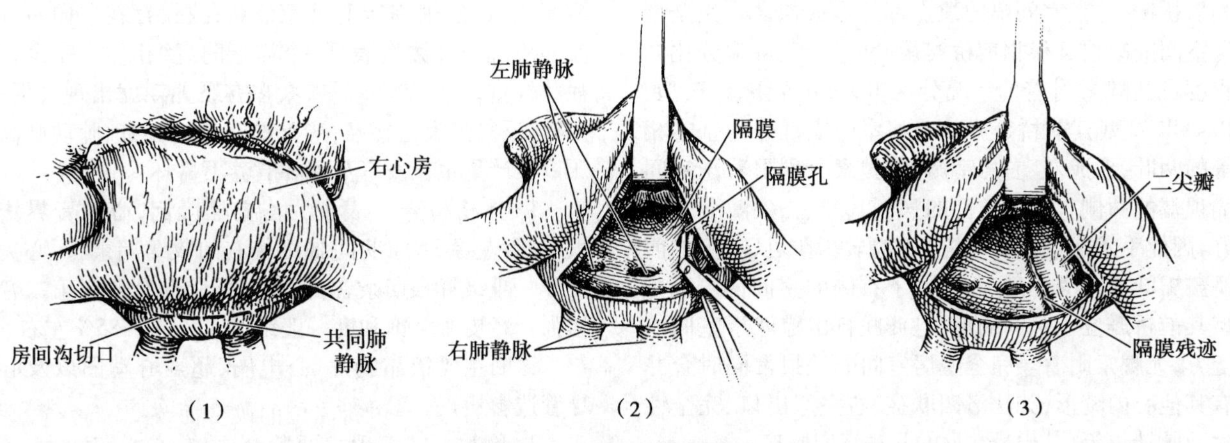

图 75-54　经房间沟切口手术

（1）在成人或大年龄儿童可采用此类切口；（2）将右房及房隔组织向前牵拉，充分显露左房内隔膜及其隔膜孔，仔细辨认左肺静脉开口，自隔膜孔处开始剪开隔膜；（3）完整切除隔膜组织，充分显露二尖瓣，将隔膜的残迹缝合

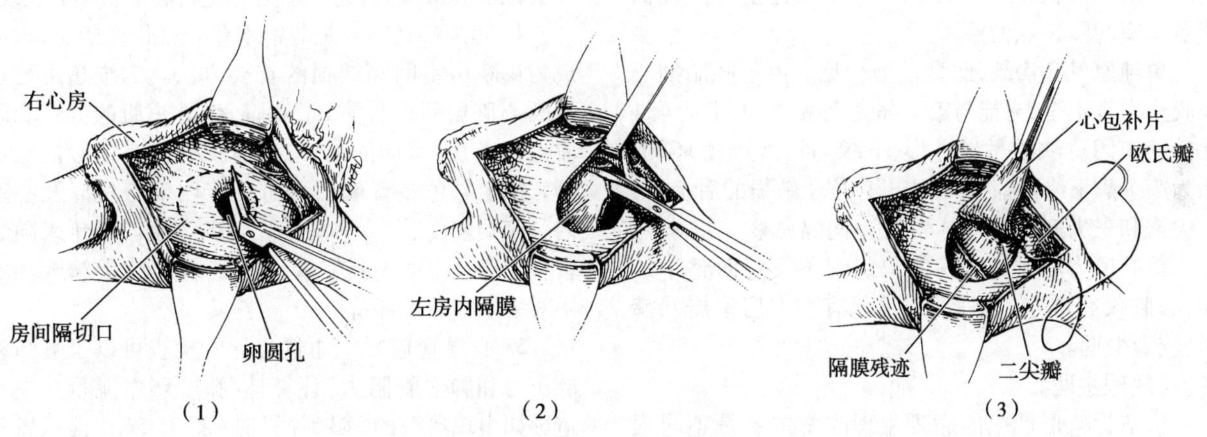

图 75-55　经右心房切口手术

（1）患儿年龄较小，如新生儿、小婴儿或右房明显扩大的病例应用此手术径路较佳。采用标准体外循环，对于新生儿和小婴儿，可采用短期的深低温停循环方法。作房间隔切口扩大房缺，充分显露肺静脉和左房；（2）通过扩大的房隔显露左房内隔膜，并将其切除，显露肺静脉和二尖瓣；（3）完整切除隔膜，以自体心包片修补房缺

现并发症的情况不多，但因隔膜切除不够彻底，术后仍会发生肺静脉回流梗阻，部分病例需再次手术。

2. 低心排综合征　由于三房心的病例左心室都有不同程度的发育不全，术后可能发生低心排综合征，因此密切监测血流动力学指标十分重要，除常规的心内直视术后监护要点外，特别强调左心房压力监测的重要性，并可适当应用血管活性药物如多巴胺、米力农等。

3. 心律失常　由于大量的心房内操作，术后并发房性和交界性心律失常的可能性较大。

【疗效评价】

三房心手术如彻底切除左房内隔膜组织，使血流动力学恢复正常，手术结果非常满意，远期随访效果良好。个别报道出现再狭窄，需再次手术。单纯三房心无手术死亡。重症三房心合并严重心内畸形时，死亡原因主要为严重低心排综合征。

（叶明　陈张根）

第七节　房室管畸形

【概述】

房室管畸形，即房室间隔缺损，又称心内膜垫缺损或房室共道。包括不同程度的房室瓣发育不全、原发孔房间隔缺损，以及室间隔流入道部的缺损。主要分为部分型、完全型和过渡型三种。另有单纯原发孔房缺和单心房，较为少见。

【病理分型】

部分型是指原发孔房缺伴二尖瓣裂缺，并由此导致不同程度的二尖瓣关闭不全。原发孔房缺位于房间隔的下部近邻房室瓣，而左侧的房室瓣反流是由前瓣的裂缺所造成的。

完全型则同时存在原发孔房缺和房室瓣下的室间隔流入道部缺损。在完全型房室间隔缺损的病例，其共同的房室瓣形似“桥”状，在左右心室形成前桥瓣

和后桥瓣，并在室间隔的顶点部位形成裸区。完全型房室间隔缺损又根据前桥瓣瓣叶的形态、桥瓣分化的程度及其腱索附着的情况分为 Rastelli A、B、C 三型。Rastelli A 型其前桥瓣瓣叶自房室间隔部分为基本相等的两叶，形成左、右房室瓣，其腱索分别附着于室间隔顶端的两侧。这一类型的病例其二、三尖瓣分化较好，因此手术疗效最为理想。B 型较为少见，左侧的前桥瓣瓣叶有异常乳头肌附着于右侧的室间隔。而 C 型其前桥瓣位于室间隔上，且瓣膜自由漂浮于室间隔上方，无腱索附着。完全型房室间隔缺损常同时合并有其他心内畸形，如法洛四联症、右室双出口、完全性大动脉转位等，其中最常见的是法洛四联症。

过渡型是介于部分型和完全型之间的病理改变，具有共同房室瓣、原发孔房缺以及位于房室瓣下方的室间隔缺损。但缺损部位往往有纤维连接并因此而覆盖了室间隔顶点的裸区。

单纯原发孔房缺，此型甚为少见。由于胚胎期心内膜垫发育不全，未能与第 1 隔完全融合，出生后第 1 孔持续未闭。缺损呈半月形，下缘为房室瓣瓣环，上缘为第 1 隔下缘，冠状静脉窦开口位于缺损的后上方，二尖瓣和三尖瓣瓣叶无异常，心室间隔完整。

单心房为胚胎期心房间隔组织不发育而整个缺如，心脏仅有单个心房腔，并可伴有左右房室瓣叶畸形，较为少见。

【病理生理】

房室管畸形产生的病理生理改变主要是不同程度的左向右分流。分流量的大小取决于病变的情况。室间隔完整且无房室瓣关闭不全的病例则仅心房水平存在左向右分流，造成的循环生理影响主要是右心室容量负荷过重，右心室搏出量及肺循环血流量增多，与继发孔型房间隔缺损相类似。兼有左房室瓣关闭不全者则心脏收缩时，左心室血液反流入左心房，左向右分流量显著增多，左、右心室心搏量均增大。这类病变在早期即可出现心脏显著增大和心力衰竭。完全型房室隔缺损病例由于室间隔存在较大缺损，舒张期左心房血液可流入右心室，收缩期左心室血液可流入右心房，左向右分流量更大，约 2/3 病例右心室和肺动脉压力接近于体循环压力，肺血管阻力可在出生后 3～6 个月迅速增高，右心衰竭更早出现。完全型病例随着肺血管阻力升高，左向右分流量逐渐减少，最终出现右向左逆向分流。

【临床表现和诊断】

主要取决于左向右分流和房室瓣反流的程度。左向右分流的程度又取决于原发孔房缺和室缺的大小。左侧房室瓣的反流往往都存在，因此部分病例会出现早期的肺血管病变。部分型临床表现较轻，可出现疲劳、生长发育差以及反复呼吸道感染。如果二尖瓣反流较轻，则临床上可无症状，或仅存在左向右分流的表现。过渡型表现大多与部分型相仿。完全型症状较重，且症状出现早，大多在婴儿期就出现气促、多汗、反复呼吸道感染、严重的充血性心衰、肺动脉高压以及严重生长发育落后和营养不良。

1. 体格检查　表现为心前区隆起，心浊音界增大，胸骨左缘 3～4 肋间Ⅲ级左右的收缩期杂音，心尖区Ⅱ～Ⅲ级舒张期杂音，伴或不伴肺动脉瓣区第二音增强。经皮血氧饱和度一般维持在 80%～85% 左右。

诊断主要依靠胸片、心电图、超声心动图以及心导管造影检查。

2. 胸片　常表现为两肺充血，左右心室增大，肺动脉段突出，尤以完全型更为明显。

3. 心电图　表现为电轴左偏，PR 间期延长，P 波高尖说明心房增大，完全型则有左右心室肥厚的表现。

4. 超声心动图　是非常重要和有价值的手段，已成为诊断房室间隔缺损的首要方法。二维超声可以诊断心脏瓣膜的异常，了解腱索、乳头肌的分布和附着点以及房、室间隔的形态，有无合并其他心内畸形等。加上彩色多普勒后可进一步明确心房以及心室内分流的程度、评价房室瓣反流的程度。近年来随着食管超声技术的不断完善，更多应用于术前诊断和术中对手术修补的评价。

5. 心导管造影　通过心导管检查可以了解肺动脉压力和肺血管阻力，计算体/肺循环血流量。左室造影如出现典型的"鹅颈征"时（图 75-56），提示患儿为完全型房室间隔缺损。但是随着心脏超声技术的不断提高，已经能通过心脏超声明确诊断此类疾病，因此大大减少了有创性检查的机会。近年来只有对那些存在重度肺血管病变的病例才需行心导管检查，以便明确有无手术指征。

【病程演变】

房室管畸形的病例未经手术治疗者，病程发展视病变类型和功能影响的轻重程度而异。少数部分型因伴有严重二尖瓣关闭不全，而表现出明显的充血性心力衰竭或生长发育迟缓。婴儿期仅少部分病例症状较重而需早期手术，大多不伴有肺血管病变。完全型病例常伴有肺动脉高压，且呈进行性加重趋势，同时出现严重充血性心力衰竭和肺血管阻力性改变，常失去手术机会。因此目前认为完全型房室管畸形应早期手术，最佳手术年龄为 3～6 个月。

【手术治疗】

1. 手术适应证　部分型房室间隔缺损的病例如无严重的充血性心衰和其他明显临床表现，一般选择在 2～4 岁手术。完全型房室间隔缺损大多在婴儿期就表现为严重的充血性心衰和肺动脉高压，因此这类患者应在 3～6 个月内予以手术纠治。如到 1 岁仍未

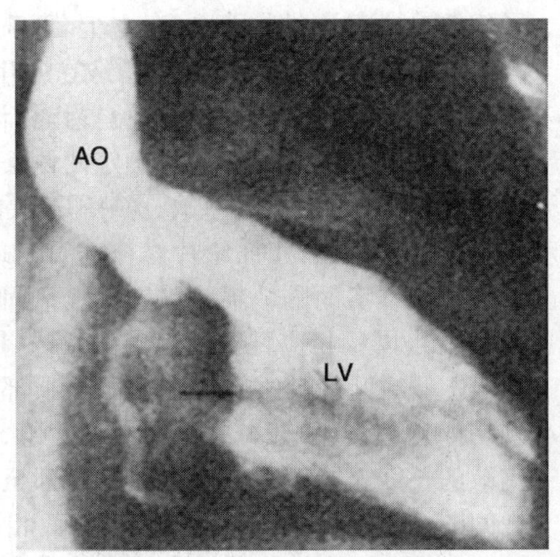

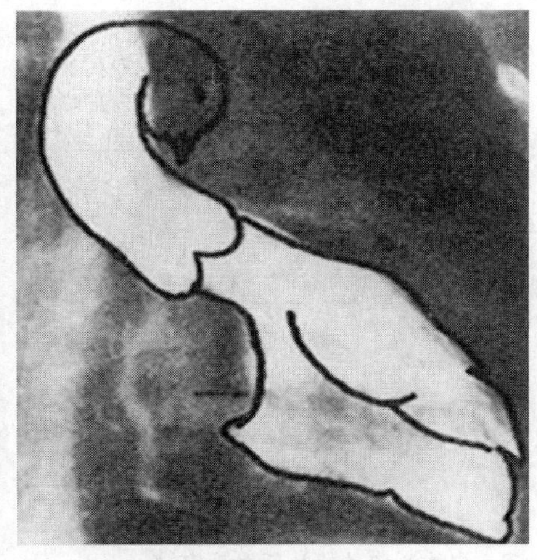

图 75-56 心导管造影检查，左室造影显示“鹅颈征”

得到手术纠治，则往往会发生不可逆性肺血管阻力性病变。一旦肺小动脉阻力升高并≥10 Wood 时为手术禁忌。有些心血管中心对部分较小的患儿采用分期手术的方法，即先行姑息性手术作肺动脉环缩限制肺血流，以后再行根治手术。但也有人认为相较于直接行根治手术的病例，肺动脉环缩术后可能会增加二尖瓣反流的程度，因而增加了死亡率和一些难以预料的结果。过渡型房室间隔缺损的手术时机选择与室缺的大小有关，室缺较大的病例需早期手术。

2. 手术方法 手术根治的目的包括：修补原发孔房缺、阻断左右心室间存在的交通、防止损伤传导系统如房室结和希氏束、分别形成左右两个房室瓣且不存在狭窄。对于完全性房室间隔缺损的病例目前传统单片法已较少应用，如果室间隔缺损大于 10mm，通常建议选择双片法修补，而缺损小于 10mm 的病例则可以应用改良单片法。

（1）部分型：作胸骨正中切口，取相应大小心包片备用。作升主动脉插管，并用弯头的金属直角插管直接插入上、下腔静脉，建立体外循环，阻断主动脉后于主动脉根部灌注心肌保护液，同时降温至 28℃。心肌保护液一般选择冷晶体，也有应用含血保护液。作右心房纵向切口，切口自右心耳直达下腔静脉入口处，有利于手术野的显露。仔细探查房缺的大小、冠状静脉窦的部位、房室瓣发育情况、乳头肌及腱索的结构和附着部位。向左心室注入冷盐水使二尖瓣浮起并处于关闭状态，用以评价二尖瓣结构，找出裂缺的部位以及是否存在反流。如果存在裂缺但无明显反流，则不予处理，如果有明显反流则需进行修补。可选用 5-0 或 6-0 带片双头针修补裂缺近间隔处，然后再注水了解瓣膜关闭情况，如反流仍存在就需要再以带片双头针 2～3 针修补裂缺的两侧瓣缘。修补过程中应避免过度缝合瓣缘造成瓣叶进一步扭曲和瓣口狭窄，因此最好用探杆探测修补好的瓣口，确保二尖瓣口面积在正常范围内。部分病例在裂缺修补后仍存在瓣膜反流，经仔细探查后发现存在腱索病变和瓣环异常，如腱索延长导致相应瓣膜脱垂，瓣环扩大导致二尖瓣中心性关闭不全。对于因腱索延长而发生的瓣膜关闭不全应行腱索缩短术。如为瓣环扩大则可在前、后瓣叶交界处行环缩术（图 75-57）。

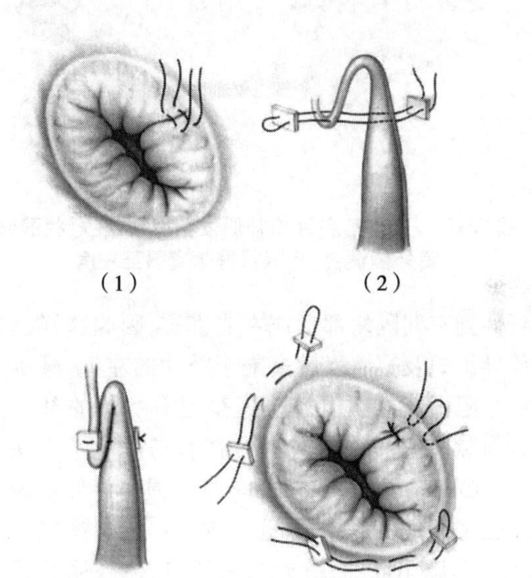

图 75-57 房室管畸形环缩术
（1）裂缺修补；（2）（3）腱索缩短；
（4）前、后瓣叶交界环缩

再次注水检测二尖瓣的结构和关闭情况。将剪裁好的心包片修补房间隔缺损，以 4-0 或 5-0 的带片双头针连续缝合。自室间隔嵴的中点开始，一端向前上沿着房室瓣环行进，另一端则沿着左下瓣叶的基底部经过左下瓣与房室瓣环的连接处，在距右下瓣叶基底部约 1cm 处绕过冠状静脉窦的外侧缝合（图 75-58，图 75-59）。由于传导组织位于十字交叉上方的房壁内，在冠状静脉窦与左右下瓣叶连接处之间的区域，

5

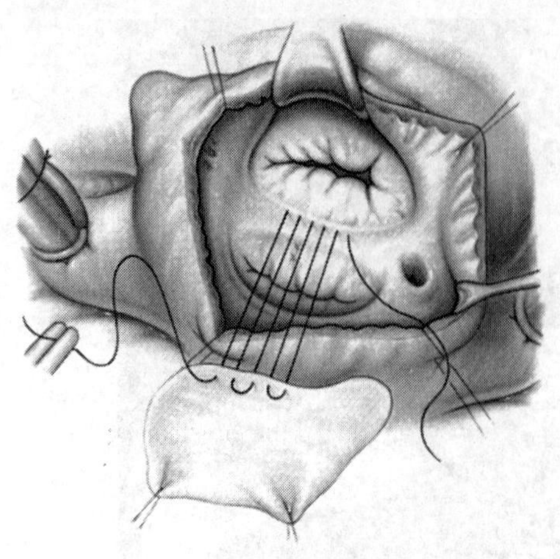

图 75-58　自体心包片修补原发孔房缺

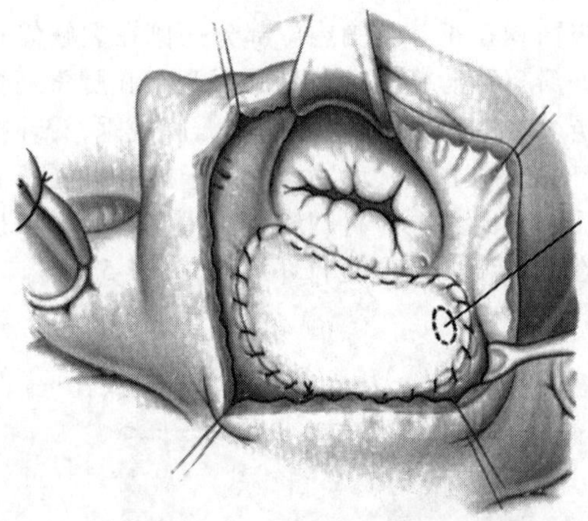

图 75-59　自体心包片修补原发孔房缺，在冠状静脉窦外侧缝合，将冠状静脉窦隔至左房

再延伸到室间隔嵴部形成左右束支，因此这样缝合后将传导组织及冠状静脉窦隔至补片的左侧，减少了术后传导阻滞发生的几率。但是也有房缺的补片沿着冠状静脉窦左侧而将其保留在右房的手术方法。不论采用哪种方法，最重要的是避免损伤传导系统。将原发孔房缺的游离缘缝闭后，吹肺，左心排气，复温，开放主动脉阻断钳，缝合右房切口，体外循环辅助转流，血液超滤。整个过程中十分重要的一点是要维持左房压在 10～14mmHg，尤其是婴幼儿，防止左房压过高损伤肺毛细血管和左心室的功能。

（2）完全型：完全型房室间隔缺损的传导系统分布与部分型相似。体外循环的建立和心脏切口的选择与部分型也基本相同。所不同的是降温一般需达到 20～25℃，并大多选择含血心肌保护液，对于小婴儿手术有些医师会选用深低温停循环技术。切开右房后需仔细探查并评价左、右心室的大小，房缺和室缺的大小、乳头肌的数目和部位、腱索结构及附着部位、有无合并体、肺静脉回流异常以及其他心内畸形。向左心室注入冷盐水使二尖瓣浮起并处于关闭状态，了解瓣叶的解剖结构及分型，左上、下瓣叶在室间隔嵴部准确对合的位置。以 6-0 滑线在瓣叶对合处将共同房室瓣分割为二、三尖瓣的位置作标记，并用探杆分别测量二、三尖瓣的口径，确定两侧瓣口均不存在狭窄。进而进一步修补室缺、房缺和瓣膜的裂缺。

（3）双片法：用涤纶片修补室间隔缺损，取自体心包片修补房间隔缺损。首先探查室间隔缺损的形态和大小以及相应腱索的附着部位，尽量保留腱索，但当左侧瓣叶的腱索附着在室间隔顶部的右侧时必须切断这些腱索，充分暴露室缺的边缘，有利于确定室缺的长度。接着测量自室间隔嵴部至共同房室瓣之间的距离作为涤纶片的宽度，剪裁相应形状的补片。以带片双头针将涤纶片间断缝合在室缺下缘的右侧面，并用拉钩拉开前、后桥瓣充分显露室缺的上、下缘，保证完整修补室缺（图 75-60）。补片的上缘则缝在桥瓣的中部，然后再从自体心包片穿出（图 75-61）。用 5-0 或 6-0 带自体心包片的滑线修补瓣膜裂缺，然后以探杆探查，确保瓣口无狭窄，瓣膜开放面积在正常范围。再用冷盐水注入左室，检查瓣膜关闭情况，如存在少量瓣膜中央的反流可不予处理，待心脏复跳、充盈后反流即消失。原发孔房缺的修补与部分型相同，冠状静脉窦可以左置也可以保留在右房内（图 75-62，图 75-63），关键是要避免损伤传导系统。术后需常规放置

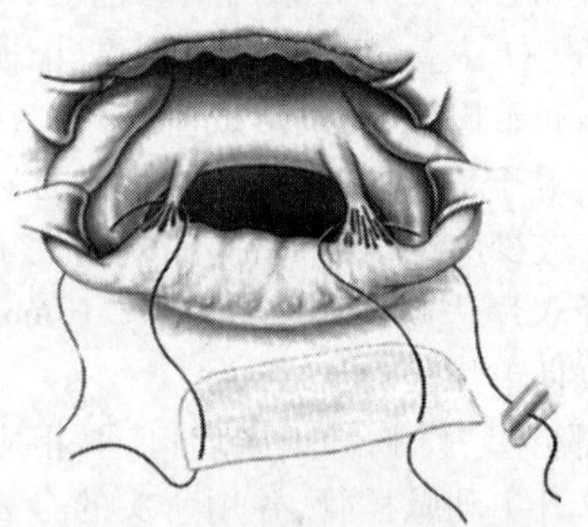

图 75-60　以带片双头针将涤纶片间断缝合在室缺下缘的右侧面，并用拉钩拉开前、后桥瓣充分显露室缺的上、下缘，保证完整修补室缺

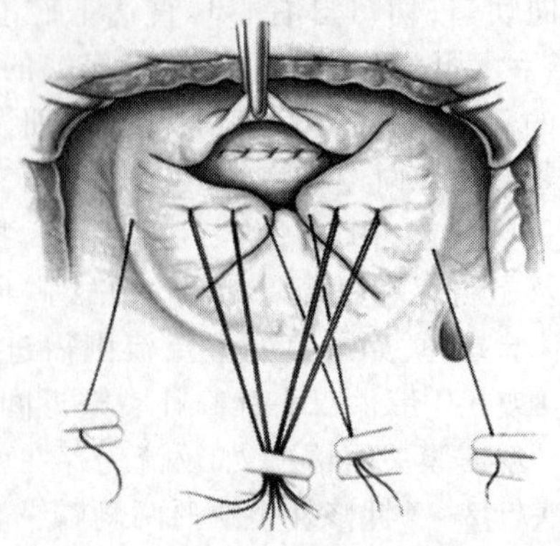

图 75-61　补片的上缘则缝在桥瓣的中部，然后再从自体心包片穿出

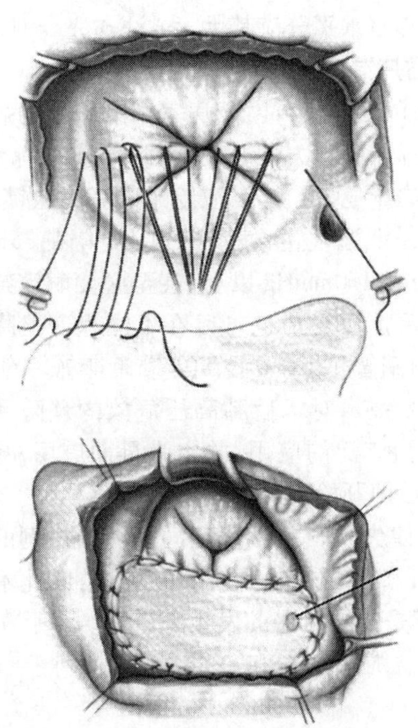

图 75-62　原发孔房缺的修补与部分型相同，冠状静脉窦左置

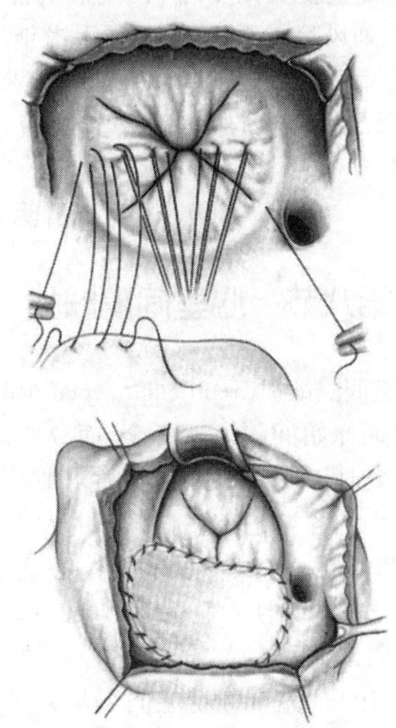

图 75-63　原发孔房缺的修补与部分型相同，冠状静脉窦保留在右房内

起搏导线。行改良超滤可以有效排出体内毒性代谢产物，并使血细胞比容上升到 38% ~40%。

（4）单片法：选用自体心包片或涤纶片同时修补室缺和房缺，并修补瓣膜裂缺。在手术过程中首先要将前、后桥瓣自瓣环的中部略靠右 1 ~2mm 处剪开（图 75-64），这样可以保证左侧有足够的瓣膜组织，以带片双头针修补室缺。进针的部位位于室间隔嵴部略靠右侧 3 ~5mm（图 75-65）。将室缺下缘缝合后，再将剪开的瓣膜与补片缝合。这时明确瓣膜在补片上的缝合部位非常重要，可以用镊子将瓣膜牵开，根据腱索的长度来判断瓣环所处的水平，有利于正确选择缝合部位（图 75-66）。用带自体心包片的双头针修补瓣膜

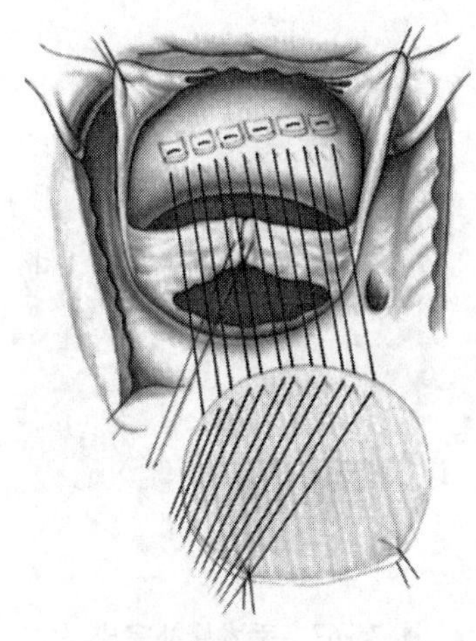

图 75-64　选用自体心包片或涤纶片一片法修补室缺和房缺，并修补裂缺

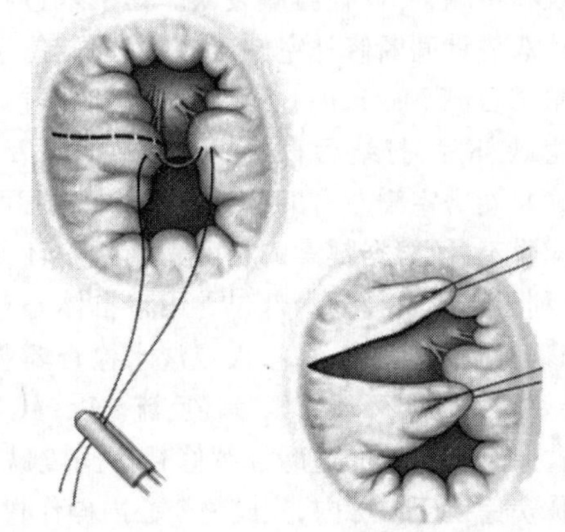

图 75-65　首先将前、后桥瓣自瓣环的中部略靠右 1 ~2mm 处剪开，以保证左侧有足够的瓣膜组织

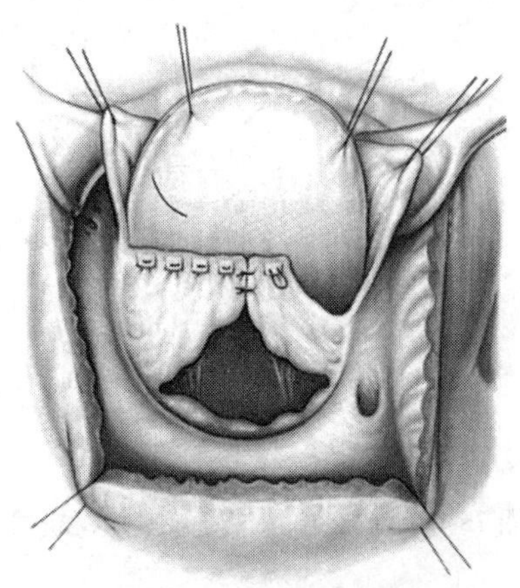

图 75-66　以带片双头针修补室缺，再将剪开的瓣膜与补片缝合

5

的裂缺，并注入冷盐水检查瓣膜修补结果。以 5-0 或 6-0 滑线自补片左侧穿出，然后依次穿过左侧瓣叶，补片，右侧瓣叶，补片，再回到左侧瓣叶，这样顺序修补将室缺上缘与左右瓣膜缝合。最后沿着原发孔房缺的边缘修补（图 75-67），完成整个心内操作过程。

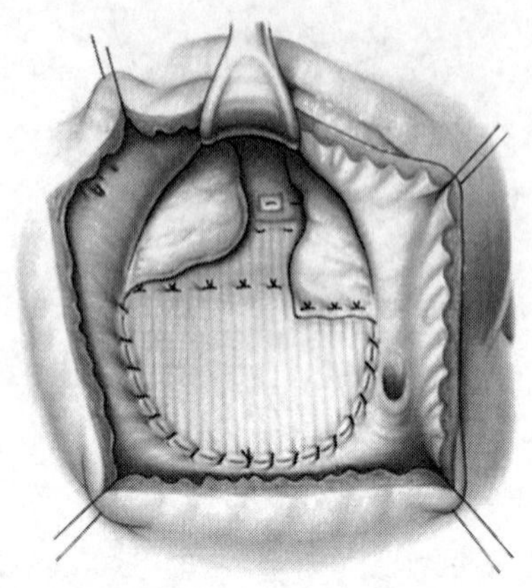

图 75-67　手术修补完成

（5）改良单片法：选用自体心包片或涤纶片同时修补室缺和房缺，并修补瓣膜裂缺。在手术过程中首先以带片双头针间断修补室缺，进针的部位位于室间隔嵴部略靠右侧 3～5mm。然后将双头针穿过共同房室瓣及房缺补片，打结后直接闭合室缺（图 75-68）。这时明确共同房室瓣左右的分界线极为重要，可以用镊子将瓣膜牵开，根据腱索的长度来判断瓣环所处的水平，有利于正确选择缝合部位。用带自体心包片的双头针修补瓣膜的裂缺，并注入冷盐水检查瓣膜修补结果，必要时可做瓣环环缩以减轻反流。以 5-0 或 6-0 滑线沿着原发孔房缺的边缘连续修补房间隔缺损，将冠状静脉窦保留于右房内，完成整个心内操作过程。

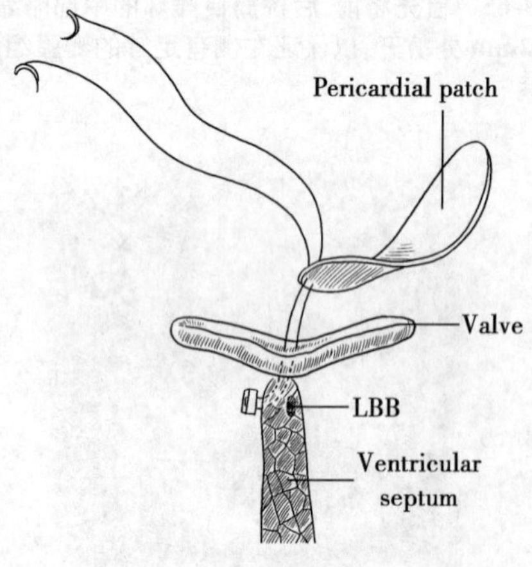

图 75-68　改良单片法修补室间隔缺损

（6）中间型：这一类病例的手术方法根据室缺的大小决定，如室缺很小则手术方法与部分型相同，如存在明显心室水平分流其手术方法与完全型相同。

【术后并发症】

1. 肺高压危象　由于房室间隔缺损的病例在早期会发生肺血管阻力性改变，因此部分病例术后早期会发生肺高压危象。此时应给予患者完全镇静，维持机械通气保证通气量，使动脉血 PCO_2 在 35mmHg 以下，而 PO_2 在 100mmHg 以上，甚至必要时需给予纯氧通气。应用扩血管药也可以在不同程度上降低肺高压程度，如硝普钠、酚妥拉明等。近年来一氧化氮及万他维吸入技术对术后肺高压危象的预防和治疗已得到了较为广泛的应用，并主张早期应用，甚至暂停体外循环后即开始吸入。

2. 心律失常　由于房室间隔缺损病例的手术操作范围较广，且与传导系统关系密切，因此术后心律失常，尤其是传导阻滞的发生率较高。术后早期可以应用起搏器维持心率和心输出量，有利于心功能的恢复。

【疗效评价】

房室间隔缺损的病例术后可能出现房室传导阻滞，二、三尖瓣重度关闭不全，慢性心功能不全等表现，且与一系列风险因素相关，包括手术年龄，术前肺高压程度、房室瓣反流程度、心功能状态，术中裂缺修补情况，术后是否存在心室水平残余分流，以及合并 Down 综合征。

（叶明　陈张根）

第八节　心室间隔缺损

先天性室间隔缺损（ventricular septal defect，VSD），是由于胚胎期原始间隔发育不全，而致左，右心室间存在的异常交通，为最常见的先天性心脏病。单纯室间隔缺损在小儿各类先天性心脏病的发生率占第一位，约占出生婴儿 1.5‰，占先天性心血管畸形的 12%～30%。在先天性心血管畸形中，室间隔缺损常为复杂心血管畸形中的组合部分之一，如法洛四联症、右心室双出口、完全性房室间隔缺损等。故在所有的先天性心血管畸形中，室间隔缺损的存在可高达 50% 以上。

1879 年 Roger 首先描述了室间隔缺损的临床表现。1897 年 Eisenmenger 在尸检一发绀患者时发现室间隔缺损合并主动脉骑跨。1936 年和 1949 年 Abbott 和 Selzer 描述了室间隔缺损的病理生理。1952 年 Muller 首次行肺动脉环缩术以限制肺血流治疗室间隔缺损。1954 年 Lillehei 采用交叉循环法修补首例室间隔缺损获得成功。1956 年 Dushane 应用体外循环进行室间隔缺损修补手术。1961 年 Kirklin 报道成功纠治婴儿室间隔缺损,使大多数患儿避免了肺动脉环缩术。

【病理解剖】

在胚胎发育第4周,分别在原始心室的尖部由下而上和心球嵴处自上而下形成肌性隔膜,并由来自房室瓣处心内膜垫的膜部间隔与前两者相互融合,形成完整的室间隔,将左右心室完全隔开。如果在此发育过程中出现异常,即会造成相应部位的室间隔缺损。如室间隔膜部融合不良则形成高位膜部室间隔缺损,室间隔肌部发育不良则形成低位肌部缺损。一般系单个缺损,偶见多发者。

【解剖分型】

室间隔缺损分类方法较多,尚未统一。从组织学上考虑,室间隔分为肌部间隔与膜部间隔两部分。在面积上前者占整个室间隔的绝大部分。根据胚胎起源的解剖结构,肌部室间隔又分为流入道、肌小梁部和流出道三部分。从右心室面观,上述三部分室间隔的汇合处由半透明的纤维组织覆盖,该处即为膜部室间隔。以此正常解剖学为基础,室间隔缺损分为三类(图75-69)。

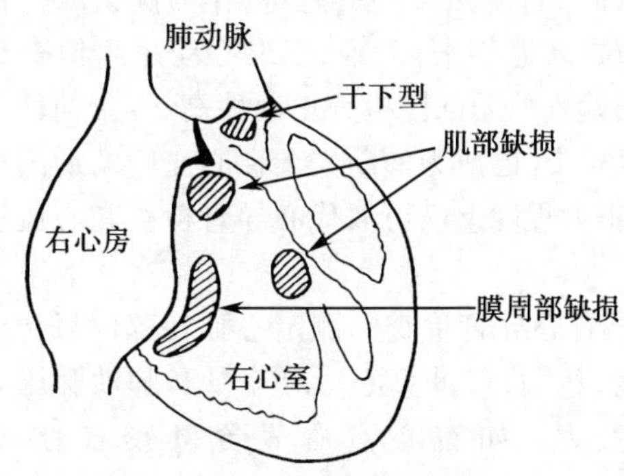

图75-69 室间隔缺损的分类

1. 膜周室间隔缺损 它是最常见的一类,约占室间隔缺损总数的80%,形态学特点是缺损的后上缘是三尖瓣瓣环,其余边缘为肌性组织。根据缺损累及的范围可再细分为膜周流入道、膜周肌小梁和膜周流出道缺损。完全性房室通道的室间隔缺损就属于膜周流入道缺损,而法洛氏四联症的"嵴下型缺损"属于膜周流出道缺损。这类缺损解剖上与传导系统紧邻。缺损全周均是纤维组织的单纯膜部小缺损,也属于膜周缺损的一种。

2. 肌部缺损 整个缺损边缘均为肌性组织,按其所在部位,又分为流入道间隔、肌小梁间隔、流出道间隔缺损三种类型。前者位于三尖瓣隔瓣下,后者位于圆锥间隔,又称为"嵴内缺损"。肌部室间隔缺损的特点是多发性,即肌部缺损有多个大小不等的缺损组成,又称Swiss-Cheese型缺损。

3. 动脉干下室间隔缺损 形态学特点是缺损的上缘为半月瓣或瓣间纤维延续。干下缺损大小不一,小者直径仅1~2mm,大者整个漏斗间隔缺如。在少数病例,缺损可自肺动脉瓣下扩展至三尖瓣隔瓣下,构成干下-膜周混合缺损。由于干下缺损的存在,主动脉瓣右冠窦失去支撑组织,加上长期局部血流动力学改变(Venturi效应),临床上较常见主动脉瓣膜脱垂及关闭不全。

【病理生理】

室间隔缺损的病理生理影响,主要是由于左右心室互相交通,引起血液分流,以及由此产生的一系列继发性变化。分流量的多少和分流方向取决于缺损口径的大小和左右心室的压力阶差,而后者又取决于右心室顺应性和肺循环阻力情况。

在循环阻力和体循环阻力正常的情况下,左心室收缩期压力明显高于右心室,两者之比为4∶1。室间隔缺损时,每当心室收缩期,血液通过缺损产生左向右分流。新生婴儿出生后头几周内,由于肺动脉仍保持某种程度的胚胎期状态,肺血管阻力仍较高,因此左向右分流量较少,此后分流量逐步增多。由于肺血流量增多,肺静脉和左心房的压力亦随之升高,致使肺间质内的液体增多,肺组织的顺应性降低,肺功能受损,且易招致呼吸系统感染。因此,分流量较多时,特别在婴幼儿时期,会出现呼吸急促,呼吸困难增加能量消耗,加以体循环血流量相应减少,因而影响生长发育。心室水平的左向右分流,使左、右心室负荷均增加。起初,随着肺血流的增多,肺总阻力可作相应调节,因而肺动脉压力增高不明显(肺血管床正常时,肺血流量增加4倍,仍可依赖肺总阻力的自身调节而保持肺动脉压力无明显改变)。继之,肺及动脉发生痉挛、收缩等反应性改变,肺血管阻力随之增加,肺动脉压力亦相应升高,肺静脉和左心房压力反见下降,肺间质水肿和肺组织顺应性相应好转,呼吸功能和呼吸系统感染等可随之改善。虽然有这种相对平衡和缓解阶段,但是肺小动脉却由痉挛等功能性改变,向管壁中层肌肉肥厚,内膜增厚,管壁纤维化和管腔变细等器质性改变方面发展,使肺动脉阻力日益增高,产生严重的肺动脉高压。随着上述病理生理演变,左向右分流量由逐步减少发展成双向分流,以至最终形成右向左的逆向分流。后者使体循环动脉血氧含量降低,临床出现口唇及指、趾端发绀,体力活动时尤甚,即所谓艾森曼格(Eisenmenger)综合征。此时,左心室负荷减轻,而右心室负荷进一步加重。上述病理生理演变过程的长短,视缺损口径的大小而异。大口径缺损可能在2~3岁时出现严重肺动脉高压,但在术后往往可望恢复正常。中等程度缺损可能延到儿童期,而小口径缺损上述发展较慢,可能在成年后才出现，偶见安然度过终身者。病理生理演变过程中除了肺血管病变外，由于大量左向右分流，肺循环血量增加，肺充血加重，约10%的婴幼儿可发生充血性心力衰竭。在儿童病例因漏斗部继发肌肉肥厚，促使右心室压力升高，限制了左向右的分流量，形成右心室流出道梗阻。在小型及中等大小的室间隔缺损中，血流冲击心内膜受损，细菌在该部停留而致细菌性心内膜炎。

【临床表现和诊断】

临床表现与缺损大小、分流量、肺动脉压力及是否伴发其他心血管畸形有关。一般缺损直径较小、分流量较少者，临床无明显症状。缺损较大、分流量较多者，出现症状早，可有生长发育迟缓，活动后易疲劳及气促，反复出现呼吸系统感染，严重时可出现充血性心力衰竭症状。在发生轻、中度肺动脉高压时，左向右分流量相应减少，肺部感染等症状反见减轻，但活动后气急、心悸和活动受限等症状仍存在。重度肺动脉高压，产生双向或右向左分流量时，临床出现发绀，体力活动和肺部感染时发绀加重，最终发生心力衰竭。

体检时，缺损小者生长发育正常。缺损大则生长发育比同龄儿明显瘦小。当发生重度肺动脉高压、右向左分流时，临床可见唇、指发绀或出现杵状指，以及肝脏肿大、下肢水肿等右心衰竭表现。最典型的体征为左心前区隆起，胸骨左缘第3～4肋间可闻及Ⅲ～Ⅳ级粗糙全收缩期杂音，伴收缩期震颤。肺动脉高压患者肺动脉瓣第二音亢进，在心尖部尚可听到因大量血液通过二尖瓣，形成相对狭窄而产生的舒张期隆隆样杂音。严重肺动脉高压、左右心室压力相近时，收缩期杂音轻以致消失，而代之以响亮的肺动脉瓣的第二音或肺动脉瓣关闭不全的舒张期杂音（Graham-Steell杂音）。高位室间隔缺损伴有主动脉瓣脱垂或关闭不全者，除收缩期杂音外尚可听到向心尖传导的舒张期递减性杂音。由于杂音之间的间隔时间较短，易误为连续性杂音。血压可见脉压增宽，并有股动脉枪击声等周围血管体征。有时缺损表面因被腱索、乳头肌或瓣膜组织覆盖，致使杂音强度较弱，震颤不明显，但根据其喷射性杂音性质及临床症状的表现，仍可加以判断。

1. 胸部X线检查　缺损小、左向右分流量较小者，常无明显的心、肺和大血管影像改变，或仅示肺动脉段较饱满或肺血管纹理增粗。缺损大、左向右分流量较大，但肺动脉压力轻度增高时，则示左心室和右心室扩大，肺充血明显。如左心室扩大为主，提示可能为巨大高位缺损合并主动脉瓣脱垂或关闭不全。肺动脉段膨隆，肺门和肺内血管影增粗，主动脉影相对小。当肺血管阻力明显增高，严重肺动脉高压者，心影反见缩小，主要示右心室肥大或合并右心房扩大。突出的表现为肺动脉段明显膨大，肺门血管影亦扩大，而肺野血管接近正常或反较细小。

2. 心电图检查　因室间隔缺损直径的大小和病期的早晚而异。缺损小心电图正常。缺损大的初期示左心室高电压，左心室肥大。随着肺血管阻力增加和肺动脉压力升高，逐步出现左、右心室合并肥大。最终主要是右心室肥大，并可出现不完全性束支传导阻滞和心肌劳损等表现。

3. 超声心动图检查　可发现室间隔缺损的部位、大小，回声中断，心室、心房和肺动脉主干扩大等情况。高位的大缺损合并主动脉瓣脱垂或关闭不全者，可见舒张期瓣膜脱垂或关闭不全。彩色多普勒超声检查可见经缺损处血液分流情况和并发主动脉瓣脱垂者舒张期血液反流情况。另外，尚可有助于发现临床漏诊的伴发的各种心血管畸形，如右心室流出道狭窄、右心室异常肌束、动脉导管未闭、继发孔房间隔缺损等。此外，超声检查还可提供在缺损周围是否形成“膜部瘤”，有自然关闭的趋势，作为随访缺损自然关闭的数据。近年来，二维、三维心动超声检查和彩色多普勒检查的无创性检查正确性高，方法简便、安全，可重复检查，已成为诊断先天性心血管畸形的主要手段，在很大程度上已可取代心导管检查和心血管造影检查。

4. 右心导管检查　测定心肺各部位氧含量和氧饱和度、压力，可计算心内分流量和肺动脉压力和肺血管阻力。如右心室血氧含量较右心房高出0.9Vol%，说明心室水平存在左向右分流。分流量较少的小缺损，或缺损虽不算小，但已有明显的肺动脉高压致使左向右分流量减少者，右心室/右心房血氧差常不足0.9Vol%。疑有这种情况时，应加作吸氢试验，对比观察右侧心腔各处氢离子曲线出现的时间。如右心室较右心房明显超前出现，说明心室水平存在左向右分流。严重肺动脉高压，心室水平呈双向或逆向分流者，右心室、右心房间已无血氧差，可以同期测定的体动脉血氧饱和度有不同程度的下降而加以验证。测定右侧心腔，特别是连续测定肺动脉和右心室压力，看右心室压力明显超出肺动脉压力，根据其压力曲线特征，可辨明其合并右心室流出道和(或)肺动脉瓣狭窄的情况。一般按肺动脉压与体动脉压的比值判定肺动脉升高的程度，<40%者为轻度，40%～70%者为中度，>70%者为重度。根据肺动脉压力与心排血指数，换算出肺血管阻力，肺小动脉正常为<2 Wood单位，肺血管总阻力<3 Wood单位，有助于手术时机的选择和手术适应证及禁忌证的测定。测算肺

循环与体循环血流量及两者的比值，一般以<1.3 为低分流量，1.3～2.0 为中分流量，>2.0 为高分流量。

5. 心血管造影检查　经股动脉逆行性插管经主动脉入左心室，加压注入造影剂连续摄影，可显示缺损的部位、大小和数量。并可排除其他心血管畸形，如在主动脉根部造影可判断是否伴有主动脉瓣脱垂或关闭不全、动脉导管未闭和主动脉-肺动脉隔缺损等。

6. 磁共振　单纯室间隔缺损不需要磁共振检查。复杂畸形伴有室间隔缺损或心脏超声检查不易查得的缺损，磁共振可揭示诊断。

室间隔缺损的诊断，一般根据病史、心脏杂音、胸片、心电图、超声心动图检查可做出诊断。心导管检查和心血管电影检查仅在必要时作为辅加诊断措施。在术前除了确诊室间隔缺损外，必须排除伴发其他心血管畸形，不然因漏诊可造成不良后果。

【鉴别诊断】

1. 动脉导管未闭伴肺动脉高位时，听诊仅为收缩期杂音，易与高位室间隔缺损混淆。高位室间隔缺损伴主动脉瓣关闭不全，易误为动脉导管未闭。心脏超声检查有助鉴别。

2. 肺动脉瓣狭窄需与室间隔缺损小，尤其是肺动脉瓣下型缺损鉴别。前者胸片肺血少，肺动脉总有狭窄后扩张。

3. 室间隔缺损伴重度肺动脉高压临床出现发绀时，需与其他发绀型先天性心血管畸形鉴别。病史中发绀从无到有，肺动脉瓣区第二音亢进等有鉴别价值。

【治疗】

室间隔缺损的治疗可分为介入治疗和手术修补。对于缺损较小的儿童，股血管已足够粗大，可行介入封堵。而对于婴幼儿，则可采用小切口杂交技术进行封堵。直径较大的缺损，邻近主动脉瓣和房室瓣，或合并其他心内畸形者，应行手术治疗。手术方法有肺动脉环束术和室间隔缺损修补术。以往对 1 岁以下大型缺损伴动脉高压、心功能不全者先行肺动脉环束术，2 岁以后再解除肺动脉环缩，修补缺损。由于需要二次手术，增加手术死亡率，且手术拆除环缩困难，易损伤肺动脉壁或因肺动脉已呈器质性狭窄，需行管腔扩大手术等。近年来由于婴幼儿心内直视手术的发展，体外循环技术的进步，围术期处理的重视，故多主张一期修补。

1. 室间隔缺损修补术适应证

（1）根据流行病学调查，约有 25%～30% 单纯膜部室间隔缺损可以自然闭合或缩小。Kirklin 等报道大约 80% 的室缺可在出生后第 1 个月内自然闭合，60% 在 3 个月内闭合，50% 在 6 个月内闭合，25% 在 12 个月内闭合。随着年龄的增长，自然闭合的可能性减少，到 5 岁以后闭合机会更少。膜部小缺损可因边缘纤维组织生长或三尖瓣隔瓣与缺损边缘粘连覆盖而闭合。在闭合前心脏超声检查常可见“膜部瘤”形成，故不需积极手术治疗。可由超声心动图检查及临床杂音随访。对单纯室间隔缺损患者门诊长期随访杂音和定期超声心动图检查，其自然闭合率约为 12%。因此膜部缺损无肺动脉高压、临床无明显症状、心电图及胸片检查无明显异常改变者，一般在 5 岁左右手术为宜。关于室间隔膜部瘤形成的手术选择问题，根据 Ramaciotti 等报道 247 例膜部室间隔缺损中 190 例（77%）伴膜部瘤，经长期随访发现约 10% 缺损自然闭合，33% 缩小，约 11% 需手术治疗。故可在 5 岁以后再决定手术与否。

（2）干下型缺损常合并主动脉瓣膜脱垂，这种缺损由于左心室分流血液直接进入肺动脉，以致早期引起肺动脉高压及主动脉瓣关闭不全，且无自然闭合可能，临床出现症状早，故手术不受年龄限制，主张早期诊断及手术治疗。大口径缺损分流量大，易早期发生肺动脉高压，在婴幼儿期即有症状，反复呼吸道感染或肺炎，心肺功能不全。多数病例在 1 岁左右因大量的分流致肺血管阻力增高，继而限制左向右分流量，因此临床症状反见减轻，是手术的最佳时间。如不及时手术，肺血管阻力将进一步增高，最终造成不可逆性器质性病变。一般认为在 2 岁时，尽管肺动脉压力已有中至重度增高，而肺血管阻力往往仅为轻至中度增高，手术可获满意效果。对于 6 个月以下患儿，有严重充血性心力衰竭及反复呼吸系统感染、药物不易控制者应手术纠治。

（3）室间隔缺损并存心房间隔缺损、动脉导管未闭等畸形者，可尽早同期手术纠治。合并主动脉缩窄者可先行手术解除主动脉缩窄，然后视血流动力学情况，再择期修补室间隔缺损，也可同期手术纠治。合并右心室流出道狭窄，必须同期纠治。室间隔缺损伴亚急性心内膜炎者，应予积极内科治疗，控制后 3～6 周再修补室间隔缺损。

（4）室间隔缺损伴肺动脉高压的手术适应证：临床无发绀，动脉血氧饱和度达 95%，肺循环流量/体循环流量≥1.5，肺动脉阻力/体循环阻力≤0.75，肺总阻力<10Wood 单位。

2. 手术禁忌证　出现下列情况者，说明病期过晚，已失去手术修补缺损的时机，如勉强为之侥幸度过手术阶段，亦无临床效果，而且手术反而加速其心肺功能衰竭。包括：①静止和轻度活动后发绀，或已有杵状指（趾）；②缺损部位的收缩期杂音不明显或消失，代之以因肺动脉高压产生的肺动脉瓣区第二音亢

5

进或肺动脉瓣关闭不全的舒张期杂音；③动脉血氧饱和度降低<90%静止时为正常临界水平，稍加活动即明显下降；④Doppler超声心动图检查示心室水平以右向左为主的双向分流或右向左的分流；⑤右心导管检查示右心室压力与左心室相似或反而高出肺总阻力>10Wood单位（800dyn·s·cm^{-5}）；肺循环与体循环血流量比值<1.2，或肺循环阻力与体循环阻力比值>0.75。

3. 手术步骤与操作技术 气管插管全身麻醉下，经锁骨下静脉穿刺插入中心静脉测压管，经桡动脉穿刺插入动脉测压管。进行心电监测。前胸正中切口，纵向锯开胸骨，剪开心包两侧固定，在右心室表面触摸最显著的收缩期震颤处，作为拟定心脏切口及寻找缺损部位的参数。绕置上、下腔静脉套带。注射肝素后，自右心房（耳）插入上腔静脉引血管，在右心房近下腔静脉处插入下腔静脉引血管，自升主动脉高位插入动脉给血管，与人工心肺机系统连接建立体外循环装置。心肺转流（体外循环）开始后经血流降温保持直肠温度25～30℃，在婴儿如有需要可采用深低温20℃左右。于插管近端阻断主动脉，并在其根部插针（管）加压注入4℃心脏停搏液，待心脏停止跳动后，勒紧上下腔套带，阻断其回心血流。切开心脏进行室间隔缺损修补。在心内操作即将结束前开始复温。心脏切口缝闭过程中排尽右侧心腔内空气，自主动脉根部插针排尽左侧心腔及主动脉内气体。开放主动脉阻断钳，恢复冠脉循环后，心脏可能自行复跳，否则待室颤活跃后予电击除颤，一般在开放主动脉阻断钳，恢复冠脉循环后，至少再维持高流量心脏转流一段时间，以期心脏代谢及舒缩功能得到最大限度地恢复。待心脏跳动有力、血压、心率正常时，逐渐减少体外循环血流量，直至停止心肺转流，需要时作血液超滤排出体外循环后的液体，有利心肺功能的恢复。

为了防止心肺转流期间及心脏复跳初期左心室膨胀受损，常需经房间沟处左心房插入减压管，并通过二尖瓣进入左室，使心腔内血液随时经插管引入体外循环系统，在心脏复跳情况良好和体外循环行将停止之前将其钳闭。这特别适用于心脏扩大较显著，术前心功能不全，需施行主动脉瓣脱垂或关闭不全成形术者，以及并发某种程度的肺动脉口狭窄，肺内侧支循环较多者。一般性单纯性室间隔缺损手术可以免用。

（1）心脏切口：一般而论，不论何种类型的室间隔缺损，以往均可通过右心室切口完成缺损修补术。但为了避免右心室切口可能使其功能受损，按照缺损类型解剖部位的不同，目前均分别采用相应的切口，达到手术视野清楚、操作方便之目的：

1）右心房切口：平行于房间沟约1cm切开右心房，牵开三尖瓣，可清楚显露膜部和膜周部缺损进行修补。对三尖瓣隔瓣后大的膜部缺损，需切开隔瓣叶基部，显露更好。

2）肺动脉切口：位于肺动脉根部上1cm横切口，牵开肺动脉瓣，可清楚显露肺动脉瓣下型或双动脉瓣下型的缺损。

3）右心室切口：为尽可能减少切口对右室功能的影响，切口宜做在右心室流出道前壁。依照该处附近冠状血管的分布情况，分别采用纵切口、横切口或斜切口。在能满足心内操作的前提下，尽量做短切口。如需延长，尽可能延向肺动脉瓣环下方，而少涉及右心室体部。特别适用于膜周偏向流出道的大缺损或法洛四联症中连接不良型缺损，或伴右心室流出道有梗阻者。

4）右心房及肺动脉切口：大型膜周部缺损向肺动脉瓣下延伸时，右心房切口修补缺损下半部，肺动脉切口修补上半部，这样修补方便，又可避免右心室切口。

5）主动脉切口：位于主动脉根部横切口，适用于需兼作主动脉瓣脱垂或关闭不全成形术或主动脉窦瘤修补等病例、可通过主动脉瓣孔施行缺损修补。

6）左心室切口：仅适用于近心尖部多发性肌部缺损。由于左心室压力大，易发生术后切口出血，另外也可影响左心功能，故此切口应慎用。

除上述以缺损的部位为选择心脏切口的依据之外，外科医师的经验与习惯是决定因素之一。

（2）寻找缺损的方法：根据手术前检查分型，结合术中扪及右心室表面震颤最明显处，切开心腔后不难发现缺损所在处。对小缺损，表面被腱索或膜状组织覆盖的缺损，可请麻醉师张肺，有血涌出下即缺损所在。对经上述方法仍未能确定缺损所在处时，可以左心室插管加压注入亚甲蓝稀释液以显示。

（3）缺损修补技术：依缺损大小和类型，分别采用不同的修补方法，直接缝合法和补片法。补片修补方法有间断褥式缝合、连续缝合和间断褥式+连续缝合三种。直接缝合法适用缺损直径<5mm，边缘为纤维组织者。可直接作间断缝合，必要时再加褥式垫片缝合加固。肌性边缘的小缺损，以褥式垫片缝合为宜，以防因缝线切割肌肉影响手术效果。缺损直径>5mm，边缘为肌性组织者，以采用相应大小的自体心包片或涤纶或聚四氟乙烯织片修补为宜，以免因直接缝合张力太大而撕脱。

肺动脉瓣下型缺损，均应采用补片修补，应防止误伤其上方的主动脉瓣。膜周和隔瓣后的大缺损，其右缘为隔瓣口环，传导束即沿此而下，因此缝线宜置于隔瓣的基部。缺损的后下角边缘组织为肌性，宜用褥式垫片缝法，并离开缺损边缘不少5mm。缝线深度应仅及肌性间隔的近右室部分，以防损伤传导束。邻近隔瓣的1针，应同时穿过瓣叶基部边缘，以防打结后此处有漏隙，其余部分可与补片作连续缝合，必要时间断作褥式垫片加固（图75-70）。

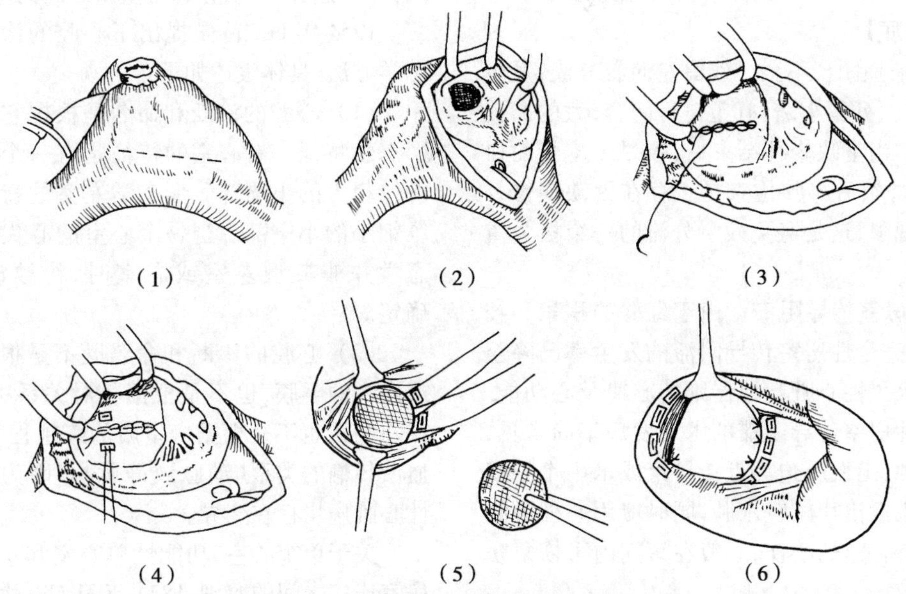

图75-70　经右心房切口室间隔缺损修补术
(1)右心房切口；(2)显露缺损；(3)小室缺缝闭；(4)双头针垫片加固；(5)大缺损修补；(6)补片修补完成

室间隔缺损并发主动脉瓣脱垂，有明显主动脉瓣关闭不全者，宜经升主动脉低位切口，将脱垂而变长的瓣缘多余部分折叠后，以褥式垫片缝合。将其与附近的主动脉壁缝固，线结打在主动脉壁外，以求脱垂的瓣缘与邻近瓣缘等长，闭合时不留缝隙。极个别脱垂的瓣叶已呈严重继发性退行性变，不能满意修复时，需行瓣膜替换术。如不能经主动脉切口通过瓣孔满意地缝补室间隔缺损，则应另作右心室切口完成。

室间隔缺损合并动脉导管未闭者，在体外循环准备工作就绪后，沿肺动脉向前游离导管后，加以结扎。如操作过程中因按压肺动脉导致循环不稳，可在体外循环条件下，从速完成。务必认清主动脉，左右肺动脉和动脉导管的解剖关系，防止误扎左肺动脉和降主动脉。另一种方法在头低位和低流量甚至停止灌注的状态下，切开肺动脉，从腔内迅速经开口处插入Foley气囊导管入主动脉，注入盐水鼓囊拉紧后视野不再涌血，间断缝合缺损一排缝线取除气囊导管，依次一排缝线结扎缝闭缺损。然后按常规完成室间隔缺损。

室间隔缺损伴主动脉缩窄者，如缺损直径小，且有自然闭合者，可分二期手术，即先行主动脉缩窄纠治术，术后随访如在学龄前仍未自然关闭，则再行室间隔缺损修补术。大型缺损室间隔缺损伴主动脉缩窄，目前均主张一期根治，先采取左胸后外侧第4肋间切口，行主动脉缩窄纠正术，然后取胸骨正中切口在体外循环下修补室间隔缺损。也有仅在一个胸骨正中切口下完成的。

4. 室间隔缺损的微创封堵技术　近年，国内外学者融合传统外科技术和心导管介入治疗的技术特点，探索了在食管超声引导下、应用改良的封堵器和输送系统、经胸微创封堵VSD技术。该技术一方面避免了体外循环手术创伤和潜在并发症，另一方面又避免放射线辐射以及婴幼儿患者年龄和体重的限制。据不完全统计，目前国内已有超过5000例室间隔患者接受了该手术而成功治愈，我国学者积累了相当的经验，该技术迅速得到推广应用。

适应证：①年龄通常≥3月龄；②有血流动力学异常的单纯膜周VSD，1岁以内者VSD直径4～8mm；③有血流动力学异常的单纯肌部VSD，直径>3mm和多发肌部VSD；④干下型VSD不合并明显主动脉瓣脱垂者，1岁以内者VSD直径<6mm；⑤外科手术后残余分流；⑥心肌梗死或外伤后室间隔穿孔。

禁忌证：①对位不良型VSD；②隔瓣后房室通道型VSD；③合并明显主动脉瓣脱垂、伴主动脉瓣中度以上反流者；④感染性心内膜炎，心腔内有赘生物；⑤合并需要同期CPB外科手术纠正的其他心血管畸形，但并不包括合并VSD的复杂畸形需要利用该技术缩短CPB和阻断时间等的情形。”

室间隔缺损的微创封堵技术作为一种新的方法，简化了部分室间隔缺损的治疗，节约了医疗资源。但是，这种微创技术仅仅应用于临床不到10年的时间，尽管临床效果明确，但缺乏大样本长期的随访资料。

【术后并发症】

1. 室间隔缺损闭合不全 残留左向右分流，发生率为1%～10%。残留小漏，有望自行闭合，大的漏孔需再手术闭合。当室缺修补结束后，吸尽手术野的血液，阻断肺动脉，然后膨肺检查是否存在因缺损修补不全而有漏血现象，这是避免残余分流的一个极为重要的有效措施。

2. 完全性房室传导阻滞 由于经验的积累和技术提高，永久性完全性房室传导阻滞的发生率已降至2%以下，需用永久性心脏起搏器维持心律及心功能。而暂时性完全性房室传导阻滞的术后发病率尚常见，多为缝线处水肿，出血压迫邻近传导束或术中牵拉损伤所致。采用激素治疗减轻水肿，同时应用心外膜临时起搏方法维持一定的心律，一般在短期内可恢复窦性节律。

3. 术后肺动脉高压的处理 术后持续应用镇静剂和肌松剂保持患儿绝对安静。在呼吸机辅助通气下，通过高频通气或增加潮气量方法，维持PEEP 2～4mmHg，PCO_2在4kPa(30mmHg)，则可将肺动脉压力控制在体循环压的1/3以下。用扩血管药及强心利尿药前需补充足够血容量，常用妥拉唑林、酚妥拉明、硝普钠、卡托普利、多巴胺、氨力农、米力农等。在上述处理后肺动脉压仍很高，为了防止肺动脉高压危象的发生可吸入NO，往往见效。

【疗效评价】

5

取决于手术年龄、体重营养状况、病情轻重、病期早晚、是否伴有肺动脉高压及其他心血管畸形等因素。围术期处理甚为重要。单纯室间隔缺损手术死亡率明显降低约1%以下。但在小年龄、低体重伴其他心内畸形和重度肺高压者死亡率仍较高。成人在术前已有严重的肺血管继发病变者，术后呼吸、循环系统并发症发生率高，死亡率也明显增高。室间隔缺损修补的远期疗效较好，生活质量与同龄人相似。但如果肺血管病变已成为不可逆转者，则预后较差。

（孙晓宁 王春生）

第九节 单 心 室

【概述】

心室被定义为一个心内膜为边界，内部有心室肌组织的腔。解剖学上一个正常的心室的特征是存在流入道、肌小梁部和流出道三部分。流入道主要包括房室瓣环下游部分，无论瓣膜是能够开放还是闭锁。小梁部包括心室体远端至乳头肌部分。流出道部分为心室的动脉瓣提供支持，它可能是一个完全肌性的结构或可能由于动脉和房室瓣之间的连续性而弱化。

1954年Lev首先提出了心腔的诊断和命名的形态学方法，具体表述如下：

(1) 心腔的诊断和命名是根据它们的总体心肌形态学特征。右心室的特征是有一个位于心尖前的纤维粗大的小梁部。形态学左室的特征是心尖区纤维细小的小梁部。当一个心室的心尖和小梁部的形态学并非典型左室或右室时，将被诊断为心室不确定。

(2) 心腔的诊断和命名既不是根据连接的血管或出入的瓣膜，也不是根据相对关系决定(例如右侧或左侧)，也不是根据房室瓣的跨越程度，或根据心腔血液传输的类型(动脉或静脉)。因为以上这些先天性心脏病均存在变异。

关于单个心室、功能性单心室和功能性单心室型房室连接之间的鉴别，1824年McGill大学的第一任医学院院长Andrew F. Holmes描述了只有一个心室的心脏(Holmes heart)，即左室双入口、右室未发育和心室动脉连接一致。历年来，许多学者研究了仅有一个心室的心脏。由于方法学的采用、概念的引入和命名法的使用，仅有一个主要心室的心脏作为一个一组疾病的总的名称仍充满争议。1964年Van Praagh和同事首次尝试定义诊断单心室的标准。他们指出："二组房室瓣或共同房室瓣向单个心腔开放时单心室才存在"。那时起，双入口连接是单心室的标准成为共识，而房室瓣闭锁被排除在单心室范围之外。另一方面，人们也逐步认识到大部分的"单心室"具有两个心室腔，其中一个较大占优势，另一个较小且缺乏一到两个部分。如果一根大动脉发自小腔，这个小腔称为流出腔；否则称为小梁袋。1979年Anderson和同事发表了一系列关于单心室的文章，主要关于单心室的命名的问题和心室的形态学。Anderson和同事提出以下观点：

1) 根据小梁部结构特点，形态学上可将单心室分为三类：左室型、右室型和不确定型。除了不确定型外，通常都有第二个腔存在。

2) 定义单心室的标准是全部的心房血流进入心室肌形成的单腔。

3) 此种定义并不排除心脏有两个心室腔，但是第二心室不直接接受心房血流。

4) 构成一个心室的最基本要求是至少有流入道和小梁部。一个没有流入道的腔应被认为是未发育的腔。这主观上定义为不是心室的腔通常是发育不良,但并不完全是这样。

5）真正的单心室包括单个腔的心室合并各类心室畸形和一个未发育的腔合并各类心室畸形。

对应以上的观点,1982 年 VanPraagh 和同事承认了他们对于单心室的"经典的定义"是错误的。使用房室瓣确定单心室的存在这样的定义无意中妨碍了 1954 年 Lev 提出心腔诊断和命名的形态学方法。他们于是修正了观点并指出:

1）单心室的"经典定义"并不是一个令人满意的诊断和心室命名的范例。由于没有与形态学方法和心室的命名相一致,使用经典定义时单心室和双心室心脏可能会被混淆。

2）当形态解剖学分析结果和经典的定义结论不一致时,应当首选形态解剖学的分析。

3）房室瓣的跨越程度(50% 定律)或闭锁在心室的命名上并不能起决定性作用。

4）事实上房室瓣可以以任何方式和心室连接,因此房室的连接不能用作心室的诊断和命名。

5）三尖瓣闭锁和二尖瓣闭锁的心室解剖并不一致,心室水平的解剖发现存在一系列的不同,因而名词三尖瓣闭锁和二尖瓣闭锁需要保留原来的解剖诊断。

Anderson 和同事们继续致力于解决单心室定义的争论。他们主张使用形容词"单一心室的"或"单心室的"来限定房室连接而不是心室的形态是单心室定义纷争的解决之道。例如 Van Praagh 和同事提出的有两个心室的心脏也能称为单心室。这是房室连接的问题而不是只有一个心室。单心室型房室连接的概念是指双入口或正常连接伴有一组房室瓣缺如的这样一组心脏。此外,这样命名可以排除应用 50% 原则命名心室时带来的潜在的问题。如果一个心脏可以通过房室连接和心室形态学的具体描述来命名,以上争议就可以避免。

【功能性单心室的概念】

虽然仅有一个占优势的心室腔的心脏的描述和分类仍有争议,随着外科技术的发展,对于三尖瓣闭锁的心脏可以将体-肺循环分离开来,并将此方法应用于其他不适合于双心室修补的心脏。对于心脏形态学进行研究后,Anderson 和 Ho 通过形态学机制将一组心脏独立出来,此类心脏心室不平衡,不适合双心室修补。该形态学机制主要是根据心室的大小和形态、室间隔的移位、瓣膜的形态和心室的组成部分。仅有一个功能性心室的心脏包括单心室型房室连接、房室瓣骑跨、不均衡性的房室间隔缺损和双心室连接的心脏但有其中一个总体发育不良。2004 年 Anderson 和 Cook 将单心室定义为"心室组织不能通过外科手段分离成分别支持体-肺循环的排列"。这种生理学的概念与临床实践相关性更强,它的出现将使对于仅有一个占优势的或单个心室的心脏的描述和分类的争论黯然失色。

【功能性单心室的循环】

在正常心脏,体-肺循环分别各自独立连接,并由单独的心室支持。在功能性单心室的病例中,单个心室泵出的血液同时进入肺循环和体循环。进入各自循环的血量取决于各自循环血量的相对阻力。如果体-肺循环血流阻力正常、肺静脉血氧饱和度饱和、体-肺静脉回流混合相同、心排量正常,动脉血氧饱和度将会接近 80%(假设混合静脉血氧饱和度 65%,肺静脉血氧饱和度 95%)。如果体-肺循环处于平衡状态,虽然有中等度发绀,患者可能长时间生存,并且生活质量良好。

更常见的是,如果肺循环阻力低或功能性心室和主动脉之间的通道有梗阻(例如左心发育不良综合征),肺血流过多将会出现充血性心衰的表现。如果心脏对于容量负荷过多能够耐受,将会发生肺血管病变。当肺循环阻力和体循环阻力平衡时,患者的症状在一段时间内会减轻,但是发绀仍将逐渐加重。患者将会出现一系列严重发绀带来的问题,包括红细胞增多、卒中、脑脓肿、咯血和死亡。

当体-肺循环均有梗阻时,压力负荷过重将会引起心室肥厚逐步加重,出现心室顺应性和功能的退化。

【治疗】

功能性单心室的病例临床过程取决于体-肺循环血流的平衡。未经治疗的功能性单心室患者的自然病史通常不良,及时的干预治疗是非常必要的。

1. 治疗目的

(1) 减轻症状。理想状态下,姑息性手术带来的结构和功能变化不应该对"根治性"手术带来不良风险。

(2) 保证"根治性"手术能在低风险时及时进行。

因此,在生命早期决定手术的最佳时机和干预的方法是非常重要的。有些病例由于解剖和生理学的问题,姑息性手术是唯一的治疗方法。

2. 需要干预的临床问题

(1) 由于肺血流限制引起的发绀。例如动脉导管关闭后,由于肺静脉异位连接或心房内交通受限引起的肺静脉高压。

(2) 肺血管疾病的风险。

(3) 主动脉瓣下梗阻的风险,通常继发于限制型 VSD(球形心室孔)。

3. 姑息性手术　包括以下几方面:

(1) 增加肺血流的手术以减轻发绀。包括:体-

肺动脉分流手术或上腔静脉-右肺动脉吻合；心房间隔切开。

当新生儿或小婴儿的动脉血氧饱和度持续低于75%～80%，必须考虑进行干预，增加血氧饱和度至80%～85%。

当新生儿肺循环血流是动脉导管依赖型时，首先使用前列腺素E1维持，然后进行体-肺动脉分流术。

对于体重3～6kg的新生儿，由于存在正常的新生儿肺血管高阻力，心室需要有效地将血流泵入肺内，故首选使用PTFE管道进行改良Blalock分流术。分流需要相对小的管道（直径4mm），这样可以防止肺血管阻力下降时心室容量负荷过重的发生。通过胸骨正中切口进行手术具有一定的优势，同侧有占优势的上腔静脉。进行体-肺动脉分流手术后是否结扎动脉导管仍有争议。有些外科医师对于单纯大型动脉导管进行结扎，而对于动脉导管依赖型的患者（例如肺动脉闭锁）由于可能分流管血栓形成而不予处理。

对于大年龄患儿（4或5个月大）由于肺血管阻力已经明显下降，静脉血流的压力可以使血液直接进入肺内，更合适的处理方法是直接进行双向腔-肺分流术（上腔静脉-右肺动脉端-侧吻合）。双向腔-肺分流术（上腔静脉-右肺动脉端-侧吻合、上腔静脉心房连接端结扎、缝合至最近的右肺动脉处）的优势在于双侧肺动脉均可以接受上腔静脉血流。

完成Fontan手术后肺可以同时接受来自上腔和下腔静脉的血流。

与常规的体-肺动脉分流术相比，腔-肺分流可以有效增加肺血流而不增加心室容量负荷。

当肺血流不足是由于完全性肺静脉异位连接梗阻引起时，出现临床表现后及时进行手术。手术同时任何合并存在的肺动脉分支狭窄或错误连接应同时纠正。出现肺血流梗阻的相关症状时，应该加行改良Blalock分流术。

由于心房水平交通不够引起肺静脉梗阻表现时，例如二尖瓣闭锁，通常需要进行房隔切开术。球囊房隔造口或扩张可扩张至最佳大小，梗阻复发很少出现。

（2）肺动脉环缩术防止肺血管疾病的发生：没有右室流出道梗阻或肺静脉回流梗阻的单心室新生儿或小婴儿随着肺阻力下降会发生肺血流过多。手术目的是消除单心室的过度容量负荷和肺血过多时引起的肺动脉压力升高。一般肺动脉环缩多在主肺动脉进行。总的原则是最佳的环缩大小是增加5～10mmHg的收缩压，同时血氧饱和度在80%～85%。环缩带必须妥善固定防止滑向远端。同时必须牢记术后开始的数天内如果发现环缩过紧或过松，必须及时调节环缩带。

（3）手术解除主动脉瓣下梗阻，包括：左室-降主动脉管道，切除室间隔肌肉扩大室间交通，在主肺动脉和升主动脉间进行动脉调转和吻合术，通常同时进行体-肺动脉分流术（Damus-Stansel-Kaye术）。

伴有主动脉瓣下狭窄的单心室远景不佳。各类手术的总体生存率仍然较差。

4.“根治性”手术 包括Fontan-Kreutzer手术或改良、分隔术。1956年在Mayo临床中心一例单心室病例在手术得到诊断。患者接受补片分隔手术后存活。那时起，单心室患者心室腔轻度扩张、二组房室瓣形态功能良好、肺血管阻力低、没有主动脉瓣下狭窄和可切除的肺动脉瓣下狭窄时分隔手术的风险和Fontan类手术相同的观点被普遍接受。同时具备以上条件的单心室心脏并不常见。另外一方面，Fontan类手术风险的减小和Fontan类手术良好的远期结果使Fontan类手术成为单心室的首选。有趣的是如果分隔术可以成功实施，将此类心脏分类为功能性单心室是值得争议的。

总的来说，在心室双入口或正常流入道心室、单心室型房室连接和是否排除或纳入三尖瓣闭锁和二尖瓣闭锁为同一类这些概念上并没有达成统一。功能性单心室仍将包括一些双心室房室连接的心脏。虽然有形态学上的差异，功能性单心室循环有相同的并发症和治疗方面的挑战。由于心脏形态学复杂和血流动力学的改变，为了达到最佳的治疗结果，重要的是准确连续地进行评估，及时小心地进行姑息或“根治”手术。

（贾 兵）

第十节 右心室流出道梗阻

一、肺动脉瓣膜狭窄

肺动脉瓣膜狭窄（pulmonary valve stenosis，PVS）是指室间隔完整的单纯先天性肺动脉瓣狭窄。1761年Margagni首次提出该病的概念。1947年Sellors经右心室成功地实施了闭式肺动脉瓣切开术。1953年Swan应用体表降温中度低温下阻断循环，施行肺动脉瓣交界切开术。同年Dodrill在体外循环下行肺动脉瓣切开术。1982年Kan等报道经皮球囊肺动脉瓣成形术。国内自1986年开展这一技术。

【发病率和病因学】

肺动脉瓣膜狭窄是一种极为常见的先天性心脏畸形，约占先天性心脏病的8%～10%。肺动脉瓣狭窄的病因不明，母亲在妊娠前3个月风疹病毒感染有较高的发生率，基因变化在某些病例发病机制中扮演重要角色。Noonan综合征、18-三体综合征、多发雀斑

(Leopard 综合征)、Watson 综合征、神经纤维瘤等一些明确定义的染色体畸形和基因综合征常伴有肺动脉瓣狭窄。

【形态学】

肺动脉瓣狭窄根据肺动脉瓣的形态可分为6种不同的解剖亚型:穹顶型、三叶瓣型、二叶瓣型、单一瓣融合型、瓣发育不良和瓣环发育不良型。70%的病例为三叶瓣结构,除瓣发育不良型外,一般均存在瓣叶增厚和交界融合,瓣口狭窄呈鱼嘴状向肺动脉突出,狭窄的瓣孔在中央或偏向一侧。发育不良型占肺动脉瓣狭窄的10%~20%,瓣叶增厚呈残迹状无瓣膜交界融合。瓣环发育不良型经常合并有肺动脉瓣上和(或)瓣下狭窄。

右心系统病变多为瓣膜狭窄所引起的继发性改变。除瓣膜发育不良型外,大多数病例有狭窄后肺动脉干扩张,扩张程度与狭窄程度不成比例,以中等程度狭窄的年长儿最为明显,可能与肺动脉壁本身缺陷有关。右心室压力负荷增加导致右心室肥厚与漏斗部梗阻。由于三尖瓣张力的不断增加,导致腱索延长、瓣环扩张和瓣膜反流。新生儿重症肺动脉瓣狭窄,经常存在三尖瓣及右心室发育不良、三尖瓣反流、右心房壁增厚和右心房扩大,扩大程度与三尖瓣反流有关。重度肺动脉瓣狭窄可产生右心室心内膜下缺血,造成缺血部位心肌梗死和纤维化。

【病理生理】

肺动脉瓣狭窄主要病理生理改变是右心室血液向肺动脉流出受阻,右心室、右心房压力增高,肺动脉压力降低,右心室与肺动脉之间存在不同程度的压力阶差。正常情况下右心室压力小于30mmHg,右心室与肺动脉压力阶差小于5mmHg。Kirklin 依据右心室收缩压、右心室-肺动脉压力阶差和左右心室收缩压比率将肺动脉瓣狭窄分为三级(表75-1)。

表 75-1 肺动脉瓣狭窄分级

程度	右室-肺动脉收缩压力阶差	右室收缩压	左右室收缩压比
轻度	<6.7kPa(50mmHg)	<10kPa(75mmHg)	<0.5
中度	6.7~10.7kPa(50~80mmHg)	10~13.3kPa(75~100mmHg)	0.5~0.9
重度	>10.7kPa(80mmHg)	>13.3kPa(100mmHg)	>0.9

新生儿重度肺动脉瓣狭窄,肺动脉血流完全依赖于动脉导管,如果生后不能早期发现,动脉导管的关闭将导致肺血流下降,进行性低氧血症、酸中毒、心血管衰竭,甚至在生后几天到几周内死亡,需高度警惕。大龄婴儿及儿童肺动脉瓣狭窄病理变化与右心室流出道狭窄程度直接相关。由于梗阻的进展和右心室持续压力升高而引发继发性形态学改变。中到重度瓣膜梗阻的加重并非由于相对的瓣环发育不全,因为瓣膜空间尺度在大多数大龄儿童和成人患者仅轻度减小,但肺动脉瓣狭窄并不是均呈进行性加重,长期的右心室压力负荷增高引起肌束肥厚,增加心肌氧耗量。同时由于心排量的降低、氧传递受限,可导致心内膜下缺血和心肌梗死,随之发生右心衰竭、右心室顺应性降低和右心房压力增高。严重肺动脉瓣狭窄患者心排量明显减少,出现周围型青紫,活动量增加时可能发生晕厥和猝死。

【自然病史】

肺动脉瓣狭窄是一种进展性疾病,预后和进展速度与肺动脉瓣狭窄的程度密切相关。新生儿期重度肺动脉瓣狭窄,可表现为进行性加重的低氧血症、酸中毒、心力衰竭,约15%在出生1个月内死亡。大龄儿童易发生梗阻加重且进展较快。随着年龄的增长,婴幼儿期重度狭窄伴漏斗部肌肉肥厚,加重右心室流出道梗阻,预后差,大多数死于充血性心力衰竭。儿童期轻度肺动脉瓣狭窄患儿很少出现症状,病情进展缓慢,寿命可延续到青壮年,少数可活到高年。

【临床表现和诊断】

1. 症状 新生儿严重肺动脉瓣狭窄生后发绀,呼吸困难和心动过速是此病的典型表现。如发生动脉导管关闭,则呼吸窘迫、发绀,代谢情况进行性恶化。

症状的出现主要取决于狭窄程度和继发右心室肥厚对心排量的影响。轻度甚至中度狭窄病例可长期无临床症状。中度狭窄病例最明显症状为随着年龄增长出现活动乏力、气急、心慌。75%的重度肺动脉狭窄病例临床症状明显。长期的右心室严重梗阻会导致右心充血性心力衰竭。晚期右心室梗阻和较大房间隔缺损可表现发绀。有时出现胸痛甚至晕厥,以及室性心律失常引起的猝死。

2. 体征 一般发育良好,狭窄严重者则发育较差。肺动脉瓣区闻及特征性收缩期喷射样杂音,在胸骨左上缘最响并向整个心前区、颈部和背部传导。除了晚期右心衰竭病例由于心排量的降低使杂音变得柔和外,通常收缩期喷射音的强度与狭窄程度成正比。在胸骨左下缘可闻及三尖瓣反流的全收缩期杂音。肺动脉瓣第二音降低,广泛、固定的第二音分裂是伴有房间隔缺损的标志。严重肺动脉瓣狭窄可见颈静脉怒张并伴有显著的A波脉及肝大。心前区可及抬举感,胸骨左缘第2肋间或胸骨上凹震颤。患者血压和周围动脉搏动一般均正常,但狭窄严重者,由于心排出量减少,动脉搏动幅度变小,并可观察到静脉搏动,可出现周围型发绀。

3. 胸部X线检查　多数轻至中度狭窄患儿胸部X线片心脏大小与肺血大致正常。重度患儿常有心脏增大,肺血减少,肺野清晰。心影因右心室增大,一般呈球形,严重者可见右心房增大。侧位X线胸片可见到增大的右心室与前胸壁接触面增加。特征性的X线改变是在婴儿后期出现的狭窄后肺动脉扩张,显示肺动脉段向外凸出,扩大的肺动脉主干可延及左肺动脉。透视下可见肺动脉主干有明显搏动。

4. 心电图检查　轻度狭窄者心电图在正常范围。多数中度狭窄和严重狭窄病例有异常心电图表现:电轴右偏并右心室肥厚,V1导联R波的高度与右心室肥厚程度正相关。极重度狭窄者,电轴偏向多在150°左右,RV1振幅在20mm左右,心前区导联T波倒置,还可出现心房肥大的高尖P波。

5. 超声心动图　二维超声心动图及彩色多普勒检查对肺动脉瓣狭窄的诊断准确率非常高,是目前主要的确诊方法。二维超声心动图可评估肺动脉瓣和瓣下结构的梗阻程度,根据瓣膜的形态学特点识别发育不良型肺动脉瓣狭窄。也可评价右心室功能和右心室肥厚程度及三尖瓣解剖和功能。并可根据三尖瓣反流程度估测右心室压力。肺动脉瓣流速有助于估测右心室-肺动脉压差。二维超声心动图可明确房间隔缺损,彩色多普勒可显示心房内分流的方向。

6. 心导管检查和心血管造影　大多数患者经临床检查及超声心动图可明确诊断,只有少数情况下需行右心导管和造影检查。心导管可以确切评估狭窄程度,造影可显示右心室流出道形态,判断有无漏斗部狭窄。典型肺动脉瓣膜狭窄右心室造影表现为狭窄瓣膜呈圆顶状向肺动脉干腔内膨隆,瓣膜较正常增厚、开放受限。造影可观察肺动脉干及其分支的改变,如狭窄后的扩张等。

肺动脉瓣狭窄需与以下疾病进行鉴别诊断:无症状的轻度或中度肺动脉瓣狭窄与轻度主动脉瓣狭窄、房间隔缺损、先天性肺动脉干扩张、外周肺动脉狭窄、二尖瓣脱垂和良性心脏杂音等。严重肺动脉瓣狭窄需与室间隔缺损、室间隔缺损伴肺动脉狭窄和中度主动脉狭窄相鉴别。

【治疗】

1. 手术适应证　临床表现有活动后心慌、气短、心前区疼痛、右心衰竭及发绀、静息时右室压>75mmHg,肺动脉与右心室压力阶差>50mmHg为治疗适应证。肺动脉瓣口面积<0.5cm^2/m^2,心电图示右心室肥大并有心肌劳损者,即使无明显临床症状也应考虑治疗。重度肺动脉瓣狭窄新生儿、婴幼儿合并青紫或心力衰竭,须出生后急诊手术。

2. 术前准备　重度肺动脉瓣狭窄症状出现早,尤其新生儿重度肺动脉瓣狭窄伴低氧血症,一旦动脉导管关闭或缩小,会迅速出现充血性心力衰竭,需紧急处理。保持动脉导管开放,一般需要禁吸氧,给予前列腺素E持续静脉应用,剂量为0.1～0.4ng/(kg·min),必要时机械通气支持,待临床上低氧症状、代谢性酸中毒改善后,尽早纠正。

3. 手术方法　多数肺动脉瓣狭窄病例均可行经皮球囊肺动脉瓣膜成形术,效果与外科手术相近,目前已经成为首选方法。手术治疗作为对经皮球囊肺动脉瓣膜成形术疗效不佳者的保留手段。

(1) 经皮球囊肺动脉瓣膜成形术:新生儿期以后的经皮球囊肺动脉瓣膜成形术的疗效良好,死亡率极低。跨肺动脉瓣压力阶差高于50mmHg均可行经皮球囊肺动脉瓣膜成形术,而且早期干预治疗可避免右心室长期暴露于有害因素下而导致心肌纤维化。经皮球囊肺动脉瓣膜成形术或外科手术后狭窄复发的患者仍可反复进行经皮球囊肺动脉瓣膜成形术。

(2) 直视下瓣膜交界切开术:直视手术治疗肺动脉狭窄是经皮球囊肺动脉瓣膜成形术的补充。其指征为经皮球囊肺动脉瓣膜成形术失败和解剖类型不适合经皮球囊肺动脉瓣膜成形术。最常见的需手术干预的类型为瓣环发育不良型肺动脉瓣狭窄,往往需行跨瓣补片及瓣下梗阻切除才能完全解除梗阻。

手术要点:目前最常用的是常温平行循环辅助下进行肺动脉瓣交界切开术。胸骨正中切口进胸,留取心包备用,主动脉和双腔静脉插管建立体外循环,不降温。仅进行流出道补片或交界切开者不需要主动脉阻断,但如需经三尖瓣切除漏斗部梗阻肌束者,需行主动脉阻断。

在肺动脉瓣狭窄后扩张病例,平行循环下经肺动脉横切口,切开瓣叶交界粘连至瓣根,仔细分离瓣膜与窦壁粘连,增厚的瓣缘略作修整。在做瓣膜右后交界充分松解切开时,要避免损伤肺动脉后壁及冠状动脉。如存在明显瓣环发育不良(直径小于两个标准差),做肺动脉纵行跨瓣切开,尽量沿肺动脉瓣前交界切开瓣环并将切口延伸至右心室前壁。右心室切口大小与预计的正常肺动脉瓣环相当,漏斗部梗阻肌束作适当切除。无瓣膜交界的肺动脉瓣膜发育不良病例,行跨瓣切口并切除发育不良瓣叶,梗阻肌束切除后以自体心包或0.4mm厚度的聚四氟乙烯补片做适当的流出道和肺动脉干扩大,并关闭房间隔缺损或未闭卵圆孔。如有明显的右心室功能不全或发育不良，则心房间交通不能关闭。术毕撤离体外循环并测量右心室、肺动脉压力以判断梗阻解除情况。建议经食管超声心动图评估右心室功能、瓣膜反流程度、残余压力阶差及存在心房间交通时的分流方向等。

约10%的新生儿重度肺动脉瓣狭窄与室间隔完整型肺动脉闭锁相同，需外科建立体-肺分流术，因为多数伴有肺动脉瓣和右心室发育不良，对肺动脉瓣环严重发育不良者（Z值小于-3），手术方式应包括右心室流出道补片扩大及体—肺分流术。肺动脉严重狭窄伴有右心室依赖型冠脉交通者，右心室减压为反指征，仅行体—肺分流术以期后续再行单心室修补路径。

【疗效评价】

单纯肺动脉瓣狭窄介入导管技术的结果与外科手术想到，经皮球囊肺动脉瓣成形术目前为治疗首选。经皮球囊肺动脉瓣膜成形术的中期效果极佳。中期疗效差者多为肺动脉瓣环小和术后存在较高的残余压力阶差。有经验的介入治疗者对新生儿球囊肺动脉瓣成形术的成功率为90%～95%，约5%～10%病例需后续体-肺动脉分流术。新生儿球囊肺动脉瓣成形术的死亡率约3%～5%，10%病例出现并发症。对需要行流出道补片扩大的肺动脉瓣发育不良病例，如不同时行体-肺动脉分流，死亡率较高。除早期行体-肺动脉分流病例外，3～8年再干预率约为15%。

手术解除瓣膜狭窄后，长期随访结果甚佳，但肺动脉瓣狭窄伴有右心室发育不良者远期随访欠佳。Kirklin报道的247例随访20年中仅有3例（1.2%）死亡，其中1例伴有严重右心室发育不良，余2例与严重充血性心力衰竭有关。

在近期的报道中，手术治疗肺动脉狭窄的危险度极低，手术早期死亡率在0～4%。外科手术治疗的长期存活率为25年97%。远期结果受手术年龄的重要影响，出院后存活25年以上者，0～4岁手术组占93%，4～10岁手术组为100%，11～20岁手术组为92%，21岁以上手术组为71%。肺动脉瓣狭窄再手术率较低，约75%的新生儿，术后4年内不需要再次手术。约10%新生儿仍有较严重的低氧血症，而需行体-肺动脉分流术，少数需重复施行。90%新生儿手术或经皮穿刺球囊瓣膜扩张术后残余压差在6～12个月后消失，右心室、肺动脉压差通常为20mmHg左右，少数病例超过50mmHg，而需行跨瓣环补片。

二、肺动脉瓣上狭窄

肺动脉瓣上狭窄指自肺动脉瓣上至远端分支均可发生狭窄的病变，可以单发或多发。肺动脉左右分叉处为狭窄多发部位。肺动脉瓣上狭窄是非常少见的畸形，大多伴有其他心血管畸形，如肺动脉瓣狭窄、室间隔缺损、主动脉瓣上狭窄及重度法洛四联症等，狭窄的长度及程度不等。极少情况下肺动脉瓣上狭窄可单发而不伴其他心内外缺损。

【分型】

肺动脉瓣上狭窄可分为四型：①Ⅰ型：肺动脉主干局限性隔膜型狭窄或其左右分支发育不良或狭窄；②Ⅱ型：肺动脉主干分叉处延伸到左右分支开口的开口处狭窄；③Ⅲ型：肺动脉远端分支一侧性狭窄，肺动脉远端分支多发性狭窄累及左、右两侧肺动脉分支；④Ⅳ型：肺动脉主干及其周围分支混合性狭窄，常伴有其他心血管畸形如：肺动脉瓣狭窄、法洛四联症、动脉导管未闭、室间隔缺损、房间隔缺损或三尖瓣闭锁等。

【临床表现及诊断】

临床表现取决于肺动脉瓣上狭窄的程度，大多数无临床症状。严重的肺动脉瓣上狭窄会使右心室负荷过重，导致右心衰竭或使卵圆孔持续开放，心房水平的右向左分流，临床上出现发绀。有时在胸骨左缘第2、3肋间可听到喷射性收缩期杂音，并向腋下及背部传导。胸部X线检查一般均为正常，严重时显示肺部缺血改变或可见某段肺野血管影减少。心电图检查示右心室肥厚，肥厚程度提示肺动脉瓣上狭窄的严重性。超声心动图检查显示肺动脉瓣上狭窄的部位和程度。肺动脉造影可进一步明确病变。

【治疗】

处理办法和指征同肺动脉瓣狭窄，但首选外科手术。多数病例补片扩大已足够，但由于外周肺动脉狭窄也多见且可累及肺动脉分支或肺实质内肺动脉，对这些病例伴或不伴血管内支架的球囊血管成形术为治疗首选。

1. 直接切除法　适用于隔膜型狭窄或局限型狭窄。在体外循环下纵形切开肺动脉前壁，将隔膜或增生的内膜切除，肺动脉切口做横形缝合，以增加局部的宽度不致再狭窄（图75-71）。

2. 右心室跨瓣环补片法　适用于右心室漏斗部，肺动脉瓣环、瓣叶及肺动脉主干同时狭窄。在体外循环下纵行向上切开狭窄的肺动脉，并向狭窄段扩展到左、右肺动脉分叉处，向下沿肺动脉瓣前方交界切开瓣环，并向右心室流出道延伸，切除右心室漏斗部等处形成梗阻的肌肉组织。应用自体心包片跨瓣环补片扩大右心室流出道。也可用带单瓣的牛颈静脉补片或同种异体的肺动脉补片（图75-72）。

3. 左、右肺动脉狭窄成形术　在体外循环下显露

5

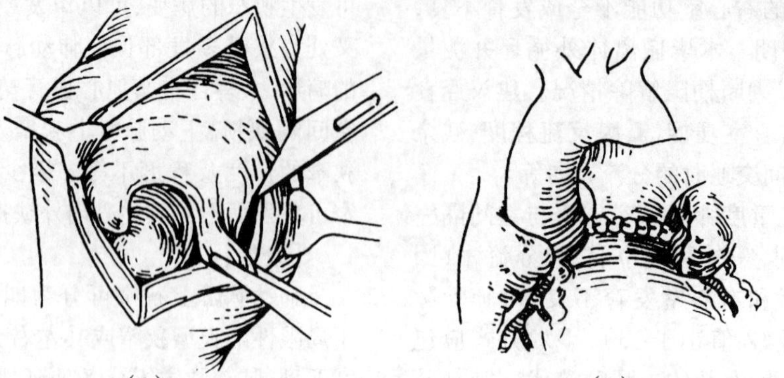

（1）　　（2）

图 75-71　肺动脉瓣上狭窄切除术

（1）切除瓣上隔膜样狭窄；（2）横向缝合肺动脉切口

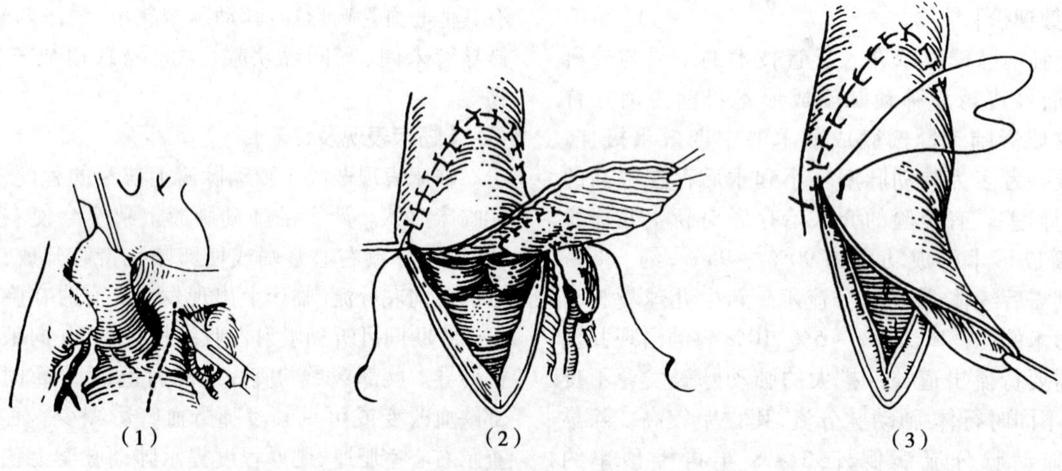

图 75-72　肺动脉狭窄，右心室跨瓣环补片法

（1）切开肺动脉狭窄段、瓣环、瓣叶和部分右心室流出道；（2）用带单瓣生物组织片缝补扩大肺动脉口；（3）缝补扩大术即将完成

左、右肺动脉的狭窄联合段及其分支，沿狭窄段及平行血管长轴切开管壁，用补片加宽狭窄的管腔（图 75-73）。

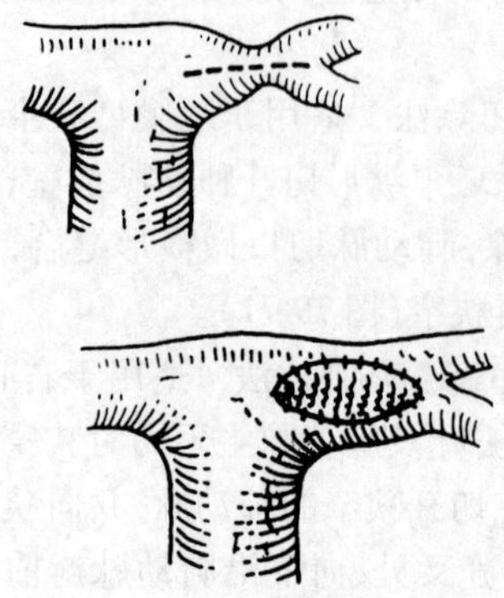

图 75-73　左肺动脉狭窄成形术

4. 肺动脉分支狭窄成形术　在体外循环下，游离出狭窄的肺动脉段，切口做在分支上或从主干切口延伸至分支，用补片加宽狭窄部位（图 75-74）。

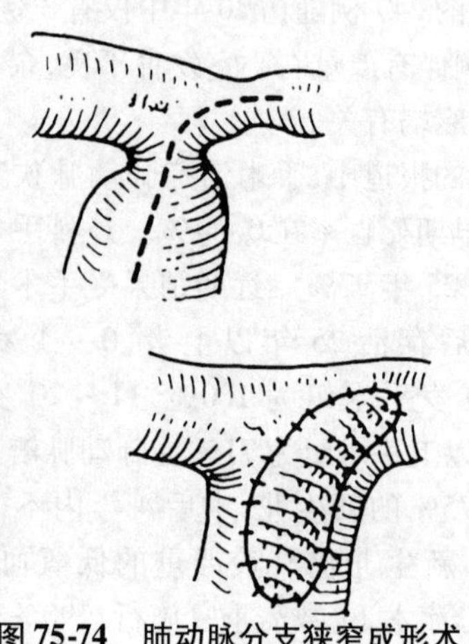

图 75-74　肺动脉分支狭窄成形术

三、右心室流出道狭窄

右心室流出道狭窄为右心室漏斗部肌肉肥厚和纤维增生造成血流梗阻性疾病。单纯漏斗部狭窄占所有孤立性右心室流出道梗阻病例的 5%，肺动脉瓣

狭窄病例中15%～20%可产生继发性肌肉肥厚而致漏斗部狭窄。右心室漏斗部狭窄在胚胎期相当于肺动脉瓣下圆锥部的心球近端吸收不完全，是形成右心室漏斗部狭窄的原因。1948年Brock从右心室小切口插入咬除器咬除漏斗部狭窄口边缘，术后可改善症状，但漏斗部狭窄解除不彻底。1959年Swan在低温麻醉下阻断腔静脉血流解除右室漏斗部狭窄，效果尚可，但手术安全时间仅在8分钟内。随着体外循环技术的发展，为完善疏通右心室漏斗部狭窄提供了安全和充分的条件。

【病理解剖】

漏斗部狭窄呈纤维性、肌性和纤维肌性，本病可分为两型：①环状狭窄：梗阻纤维肌束位于右心室主腔与漏斗部近侧结合处，形成环状狭窄；②管状狭窄：漏斗部广泛狭窄呈狭隘的管状通道，梗阻直接位于肺动脉瓣下，向漏斗部近端延伸。肺动脉瓣正常或伴狭窄，常伴有室间隔缺损。巨大型室间隔缺损由于大量左向右分流，可产生继发性右心室漏斗部肌肉肥厚，对肺动脉高压的进行性发展起自限性作用。

【病理生理】

同肺动脉瓣狭窄。

【临床表现及诊断】

临床表现取决于右心室漏斗部狭窄程度与室间隔缺损的大小。如漏斗部轻度狭窄，室间隔缺损较大，临床表现同室间隔缺损。如漏斗部重度狭窄，室间隔缺损较小，临床表现类似肺动脉狭窄。如漏斗部狭窄严重伴有室间隔缺损，临床上出现发绀，类似法洛四联症。

1. 胸部X线表现　肺血可显示正常、减少或充血，以右半心增大为主。肺动脉段平。

2. 心电图　显示右心室肥大为主。

3. 超声心动图　显示右心室漏斗部狭窄，内径狭小，室上嵴肥厚，经肺动脉血流增快。伴有室间隔缺损，无主动脉骑跨。

4. 右心导管检查和选择性心血管造影　右心室压力增高，收缩压力增高程度与狭窄程度成正比。肺动脉压力与右心室压力阶差增高，导管自肺动脉退入右心室时显示的压力曲线和肺动脉瓣狭窄明显不同。若为右心室漏斗部狭窄，压力曲线先为肺动脉压力，导管过瓣膜后，出现右心室舒张压力波形，但收缩压与肺动脉压相同，直到右心室腔才出现高耸的收缩压力波形。若瓣膜和漏斗部均有狭窄，则出现两个压力阶差梯度，一个在过瓣膜处，一个在过右心室漏斗部（图75-75）。在严重的瓣膜狭窄合并漏斗部狭窄时，仅出现右室漏斗部狭窄压力曲线。造影显示右心室漏斗部呈管状狭窄或局限性狭窄，无主动脉骑跨，肺动脉发育正常。

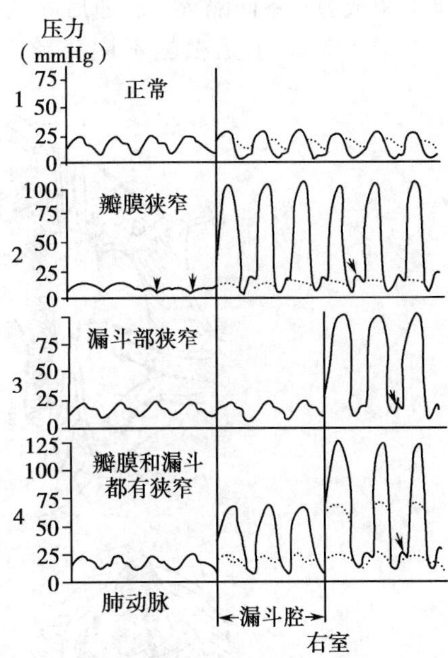

图75-75　正常和右心室流出道梗阻的右心导管测压结果

【鉴别诊断】

1. 大型室间隔缺损　室间隔缺损的杂音与漏斗部狭窄的杂音相似，杂音最响处也在胸骨左缘第3、4肋间。但室间隔缺损一般均有左心室肥大，右心导管检查发现自左向右分流，分流量大者肺动脉主干突出，肺血管增粗。漏斗部狭窄者无此现象。大型室间隔缺损代偿性漏斗部肌肉肥厚为自然保护性机制所致狭窄，发生率约在5%～10%，病史中在婴幼儿期易患肺炎及心功能不全，年龄增大后症状减轻。

2. 法洛四联症　漏斗部狭窄严重者可有周围性发绀，收缩期杂音在胸骨左缘的位置也较低，需要与法洛四联症相鉴别。单纯漏斗部狭窄严重者，收缩期震颤和杂音较法洛四联症长，第二心音分裂，肺动脉瓣部分极轻且延迟。而法洛四联症则有明显而不分裂的第二心音。单纯漏斗部狭窄严重者，右心室显著肥大，右心室收缩压显著升高，可高于体循环动脉的收缩压，股动脉血氧饱和度正常。法洛四联症患者常有蹲踞现象，主动脉有扩大、右移或骑跨现象，右心室收缩压与体循环动脉收缩压相等，右心导管可由室间隔缺损进入主动脉，股动脉血氧饱和度降低。

【手术治疗】

在体外循环直视下进行纠治。经右心室切口，切除漏斗部肥厚肌肉，包括隔束、壁束、部分室上嵴和心内肥厚的肌柱，以疏通流出道，但需避免切断乳头肌、

5

圆锥肌、调节束或剪穿室间隔等。疏通后的流出道直径成人应大于 1.7cm，小儿根据不同年龄，直径在 1.0～1.4cm，否则应用心包片补片扩大流出道，应用跨瓣环补片机会较少（图 75-76）。

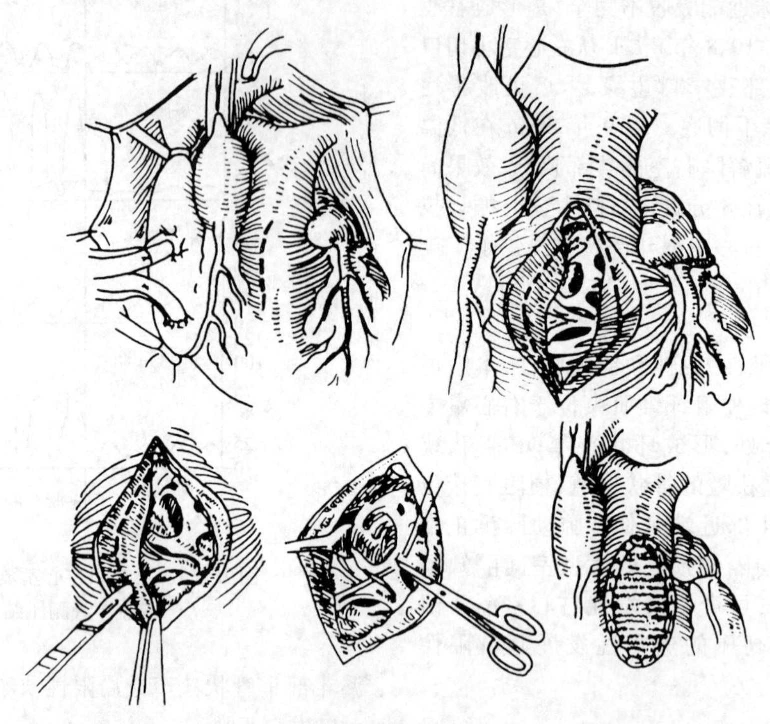

图 75-76　切除漏斗部肥厚肌束，补片修补扩大右心室流出道

注意检查有无其他合并畸形，常与室间隔缺损同时存在，勿遗漏。寻找方法是让麻醉师作辅助呼吸，若有鲜红血液自室间隔面涌出，即表示室间隔缺损存在，根据室间隔缺损大小，直接缝闭或补片关闭缺损。

【预后】

对一般单纯性右心室漏斗部狭窄者，术后预后良好，即使临床出现发绀，术后平稳，并发症少。但在重症漏斗部狭窄，尤其是广泛性肌肉严重肥厚患者，术后易发生右心室功能衰竭而预后不佳。

四、双腔右心室

双腔右心室（double-chambered right ventricle，DCRV）是由一条或数条异常肌束跨过右心室腔，将右心室分隔为流入部分的高压腔和流出部分的低压腔，并引起血流梗阻的一种先天性心脏病。也有人称之为右心室异常肌束（anomalous muscle bands of right ventricle），但右心室异常肌束并不一定形成典型的双腔右心室。双腔右心室多伴有其他先天性心脏畸形。本病占先天性心脏病的 1%～2.6%，男女比例为 1.4∶1。

Eakin（1933）报道了首例双腔右心室。Blount（1959）报道了 3 例低温下右心室漏斗部狭窄疏通术，其中 2 例为典型的双腔右心室改变。Tsifutis（1961）首次准确描述此病，并称之为双腔右心室，他报道了 7 例，其中 3 例在体外循环下手术成功。Lucas（1962）报道了 7 例手术的经验和教训。同年，Hartmainn 报道 9 例，4 例手术成功，并指出该病常与法洛四联症、室间隔缺损混淆。右心导管和右心室造影可以确诊。Matina（1983）报道 14 例双腔右心室患者的超声特征，认为二维超声检查本病无创、简单、可靠。

【病理解剖】

右心室异常肌束起自室上嵴或下方的室间隔，横跨右心室腔，止于右心室流入道部分的前壁，前乳头肌根部和靠近心尖的室间隔上。异常肌束的阻塞部位常发生在右心室腔内的小梁部，阻塞程度不一，从轻度狭窄到完全阻塞，将右心室分隔为流入部的高压腔和流出部的低压腔，两者之间有不同大小的交通口。异常肌束近端心室肌肉肥厚，远端心室肌肉正常，形成大的薄壁漏斗部心腔。肺动脉瓣和肺动脉发育正常。肥厚肌肉随着年龄的增长而加重，可见心内膜增厚和心肌纤维化。异常肌束的大小、多少不一，根据肌束的形态，可分为肌隔型、肌束型和混合型。

1. 肌隔型　异常心肌，在流入道和流出道之间形成肌性隔，其上有狭窄孔使血液通过，孔边缘常为纤维组织，孔大小不等。

2. 肌束型　异常肌束大小、粗细及数量不一。有的仅为一条异常肌束，有的为多条纵横交错的肌束堵塞于右心室流入道和流出道之间，血液仅通过肌束之间或肌束和室间隔间的缝隙流入流出道。

DCRV 常合并其他心内畸形，室间隔缺损占80%～90%，肺动脉狭窄占10%～30%，另外还有主动脉瓣下狭窄、右心室双出口、动脉导管未闭、Ebstein畸形等。室间隔缺损可位于异常肌束的上部或下部。绝大多数室间隔缺损位于高压腔。

根据 Rowland 分类，按右心室流出道梗阻程度，是否伴有室间隔缺损及其直径大小，将本病分为四种：①Ⅰ型：流出道梗阻不伴室间隔缺损；②Ⅱ型：流出道严重狭窄，伴位于高压腔内的室间隔缺损，存在右向左分流；③Ⅲ型：流出道梗阻伴左向右分流；④Ⅳ型：流出道梗阻伴其他心内畸形。

【病理生理】

由于异常肌束将右心室分为近三尖瓣（流入部分）的高压腔和近肺动脉瓣（流出部分）的低压腔，右心室到肺动脉血流受阻，受阻程度与异常肌束的大小、多少以及合并的其他心内畸形有关，可表现为轻到重度梗阻。如合并的室间隔缺损位于高压腔，右心室压高于左心室压，可造成不同程度的右向左分流。如合并的室间隔缺损位于干下，可造成不同程度的左向右分流和肺动脉高压。

【临床表现】

与血流受阻程度和合并的心内畸形有关。

1. 症状　幼年易感冒、发热，可有活动后心悸气短，易疲劳，狭窄严重者可有发绀。

2. 体征　胸骨左缘第2、3肋间可听到响亮的喷射性收缩期杂音，传导广泛，可伴有震颤。多数肺动脉第二心音减低，少数正常或亢进。

【辅助检查】

1. 心电图　多见右心室肥厚。由于仅狭窄近端心肌肥厚，心电图多表现为aVR导联R波不突出，表示右心室远心端心肌不肥厚。V3R和V4R导联R波高，表示右心室近心端心肌肥厚。V1～V5导联多数正常。

2. 胸部X线　无特征性改变，类似肺动脉瓣狭窄，但无狭窄后扩张的肺动脉干影。根据狭窄程度和室间隔缺损大小，可表现为心脏增大，肺血正常、增多或减少。

3. 超声心动图　可明确肥厚肌束的大小、位置，流出道入口的狭窄程度。该病的特征性改变为漏斗部正常，右心室前壁和室间隔有肌束突向室腔，异常肌束近端室间隔与左心室后壁同向运动。超声心动图可探明合并的心脏畸形。

4. 右心导管及选择性心血管造影　①肌束型：右心室压力不同程度增高，导管从肺动脉缓慢后退，可测得压力阶差。②肌隔型：导管不易通过狭小的肌隔孔进入肺动脉，如能进入肺动脉，则可测出右心室高压腔和低压腔之间的压差。造影可显示确定异常肌束位置、形态，流出道梗阻情况及是否伴有室间隔缺损，并可计算出心室水平的分流量。

【诊断与鉴别诊断】

随着对该病认识的提高及超声心动图性能的改进，根据临床查体和超声检查能够明确诊断。右心导管和心室造影仅用于肺动脉高压造成右向左分流时手术适应证的选择和合并复杂畸形时的诊断。该病应与下列疾病鉴别：

1. 肺动脉狭窄、漏斗部狭窄　见表75-2。

5

表75-2　右室双腔与肺动脉狭窄、漏斗部狭窄的鉴别

项　目	DCRV	肺动脉狭窄	漏斗部狭窄
收缩期杂音最响亮位置	胸骨左缘第3、4肋间	胸骨左缘第2肋间	胸骨左缘第2、3、4肋间
肺动脉段凸（胸部X线片）	有或无	有（狭窄后扩张）	无
压差部位（心导管）	右心室内	肺动脉瓣上下	漏斗部及压差移行区
右心造影	右心室腔内充盈缺损	肺动脉瓣呈圆顶状，并有喷射征	漏斗部狭窄

2. 室间隔缺损　DCRV合并室间隔缺损时有肺血增多，胸骨左缘第3、4肋间有粗糙响亮的收缩期杂音，而小的VSD肺血增多常不明显，这造成两者鉴别上的困难。其鉴别要点为：DCRV听诊有肺动脉第二心音降低，心电图显示右心室肥厚，超声心动图发现右心室异常肌束，右心导管显示有高低压腔和压差。而VSD听诊肺动脉第二音不低或亢进，心电图显示左心室肥厚或双心室肥厚，超声心动图发现VSD，右心导管显示右心室血氧含量增加。

3. 法洛四联症　DCRV狭窄严重时可能伴有发绀，应与法洛四联症鉴别。两者鉴别要点为：超声心动图发现TOF有大型VSD。右心导管显示，DCRV在右心室腔内存在压力差，分为近心端的高压腔和远心端的低压腔。法洛四联症在肺动脉与右心室之间存在压力差或漏斗部压差移行区。右心室造影显示：DCRV在右心室流入道和流出道之间狭窄，漏斗部正常；法洛四联症漏斗部狭窄，并有主动脉增粗骑跨。

不典型病例临床表现很难与其他畸形鉴别，鉴别主要依靠右心导管和右室造影。导管在右心内移动速度要慢,但有时仍测不到右室各部压力变化,造影也会有不典型流出道狭窄表现,更确切的诊断要到术中鉴别。

【自然病程和预后】

尚未见大组长期报道,与右心室梗阻程度和合并畸形有关。Perloff 和 Hartmamn 报道异常肌束随年龄增加而增长,使梗阻逐渐加重,严重者可造成漏斗下完全阻塞。室间隔缺损可自发闭合。

【手术适应证】

1. 单纯 DCRV　右心室内压差大于 5.3kPa(40mmHg),应手术治疗,小于 5.3kPa(40mmHg)可暂不手术,定期随访,观察变化。也有人认为,由于异常肌束可进行性加重,所以一经诊断即应手术。

2. 合并其他心脏畸形　需手术矫正,同时切除异常肌束。

【手术技术】

手术在低温体外循环下进行。由于部分患者术前不能明确诊断,术中及时确立诊断非常重要。心外探查 DCRV 有如下特点:主动脉、肺动脉直径相似,肺动脉也可略细;在舒张期右心室表面心底和心尖之间可见轻度凹陷(dimple),此凹陷是由异常肌束附着所致;该部位心肌运动减弱,在其附近可触及收缩期震颤;漏斗部正常或增大。心外探查具有上述四点改变应想到 DCRV 的可能性。术中 DCRV 与法洛四联症的鉴别见表 75-3。

常规建立体外循环,探查有无房间隔缺损或三尖瓣病变,并经房间隔置入左心引流管,阻断升主动脉。在右心室流出道做纵切口或横切口,注意避开冠状动脉左前降支和大的圆锥支,勿损伤前乳头肌。明确心室内解剖结构和病理改变,以便正确矫治。由于异常肌束的阻挡,通过右心室切口往往看不到三尖瓣,但可见到异常肌束形成的狭窄孔,勿将其误为 VSD。直角钳通过狭窄孔不能进入主动脉内,此点可与 VSD 鉴别。单个粗大的异常肌束应与调节束鉴别,异常肌束接近三尖瓣,而调节束靠近室间隔。异常肌束跨越右心室腔,位于主流道,可造成血流梗阻;调节束不横过右心室腔,不妨碍血流。

表 75-3　术中 DCRV 与法洛四联症鉴别

DCRV	法洛四联症
肺动脉瓣可正常	肺动脉瓣绝大多数为狭窄
主动脉与肺动脉直径相似	主动脉增粗、骑跨
VSD 一般不大,为嵴下型	VSD 一般较大,显露较差
漏斗部正常,狭窄在右室窦部和心尖	漏斗部明显狭窄,圆锥间隔前移
室上嵴位置正常	室上嵴偏前
异常肌束近端心肌肥厚,远端心肌正常	全右心室肥厚

在直角钳引导下小心切除异常肌束,显露三尖瓣瓣口和 VSD(图 75-77,图 75-78)。操作时应注意:异常肌束的终点可在前乳头肌根部,不要切断前乳头肌,以免造成三尖瓣反流。在切除室间隔前方的肌束时,不要损伤主动脉瓣,可加压灌注少量停搏液,以观察主动脉瓣和室间隔的关系。

修补 VSD 时需显露视野,有两点可确认 VSD:直角钳通过缺损可进入主动脉腔;膨肺时有血液自缺损涌出。小的缺损可直接缝合,较大缺损应补片修复。

注意矫正其他合并畸形,如解除肺动脉狭窄,闭合未闭的动脉导管。注意如存在动脉导管未闭,应首先闭合,以防血液灌注造成肺损害。排左心气体后开

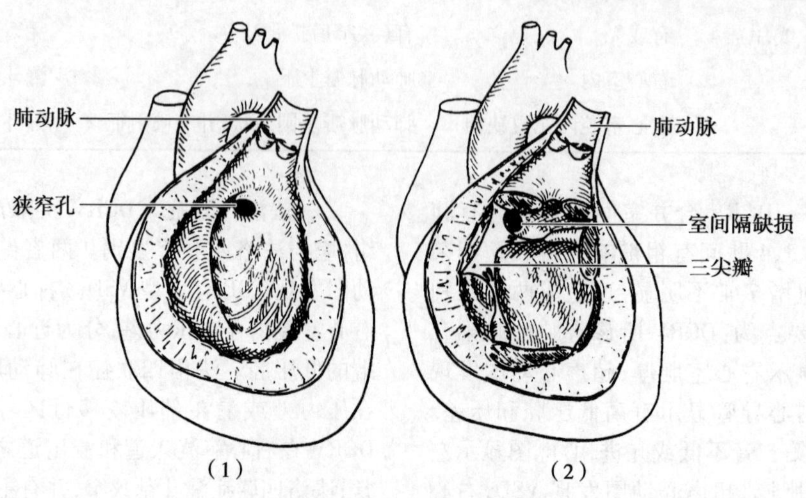

图 75-77　DCRV 肌隔型

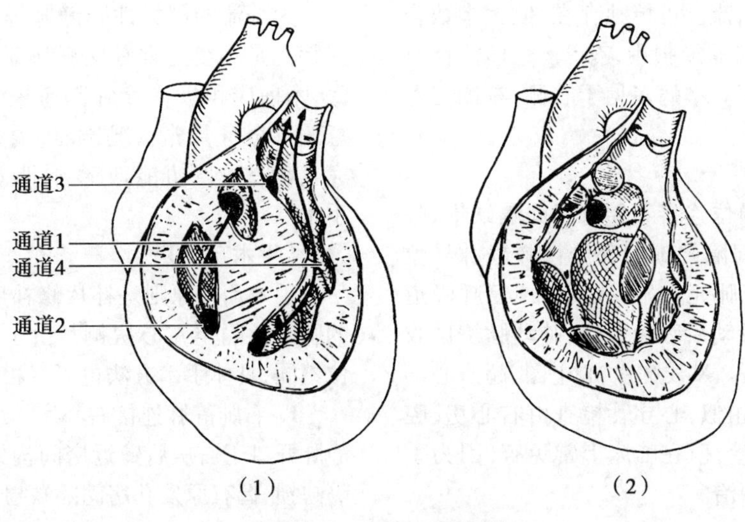

图 75-78　DCRV 肌束型

放主动脉阻断钳。心脏复跳后,应常规触摸右心室表面,如右心室表面存在收缩期震颤,要查清原因,进行处理,可能为残留异常肌束和狭窄、室间隔缺损闭合不全或遗漏。

【术后处理】

术后处理和合并畸形与病理生理改变有关。单纯 DCRV 术后不需要任何特殊处理。合并重度肺高压应充分镇静,减少吸痰等刺激。合并复杂畸形者,应根据循环情况应用血管活性药物。

【术后并发症】

近年来,随着心外科技术的提高和经验的积累,术后患者恢复平顺,很少发生并发症。结合文献报道和复旦大学附属儿科医院的资料,可有如下并发症。

1. 残留梗阻　原因为未发现异常肌束,或怕损伤前乳头肌而保留过多的异常肌束。患者表现为心前区收缩期杂音伴震颤,有时有低心排表现。预防方法是在修补 VSD 后,常规探查右心室流入道,停机后常规探查右心室表面,发现问题及时处理。术后有体征、无症状的病例可不必处理。轻度心力衰竭可用强心利尿治疗。右心室内压差在 5. 3kPa(40mmHg)以上者,应考虑再次手术治疗。

2. 遗漏室间隔缺损或残余分流　遗漏室间隔缺损多因异常肌束遮挡,显露差,或解剖不熟所致。表现为胸前收缩期杂音伴震颤,心力衰竭。因此,手术时应彻底切除异常肌束,充分显露手术野,以预防遗漏。一旦发生应使用强心利尿剂控制心力衰竭,并再次手术修补室间隔缺损。小的残余分流多为撕脱所致,可不必处理。

3. 误缝或误补狭窄口　把狭窄口误为 VSD 而进行缝合或修补。如有几个狭窄口,缝合一个,心室表面仍有收缩期震颤及心力衰竭表现。如只有一个狭窄口,则缝合后心脏不能复苏。术中应探清室内结构,以预防这种并发症的发生。一旦发生,应再次手术,拆除补片,切除狭窄肌束,修补 VSD。

4. 低心排综合征　极少发生,主要原因为:①病情重,如合并重度肺动脉高压或复杂畸形;②心肌保护不好,主动脉阻断时间过长;③畸形矫正不满意,如遗漏室间隔缺损和残余狭窄;④术中副损伤,如主动脉瓣损伤;⑤术后心脏压塞;⑥血容量补充不足或过量。处理原则是术前明确诊断,对合并重度肺动脉高压或复杂畸形者,应做心导管及心室造影检查。术后做床旁超声检查,明确病因,及时采取正确的治疗措施。如心肌收缩无力,应用强心类药物。术中畸形纠正不满意或副损伤,应再次手术。心脏压塞应及时解除。

5. 三尖瓣关闭不全　多为切断前乳头肌所致,表现为右心房收缩期震颤、术中静脉压升高、肝脏增大。预防方法是术中不要损伤前乳头肌,如有损伤应仔细缝合。本并发症应用强心利尿药物治疗只能减轻症状,应再次手术缝合乳头肌断端。

【手术效果】

早期对此病认识不足,并发症多,死亡率高。如有人将狭窄孔误做 VSD 闭合。1962 年,Lucas 报道 7 例,死亡 4 例。1970 年,Hartmann 报道手术治疗 28 例,死亡 4 例。目前对此病的认识较充分,手术效果满意。

(闫宪刚　贾兵)

第十一节　肺静脉异位引流

一、部分性肺静脉异位引流

一支或数支肺静脉直接与右心房、腔静脉连接称

5

为部分性肺静脉异位引流。可单独存在,但大多数合并房间隔缺损。在房间隔缺损中,有 9% ~15% 伴有部分性肺静脉异位引流。本病多见于右侧,右侧与左侧的发生率之比为 2∶1。

【症状体征】

单独一支肺静脉异位连接不伴有房间隔缺损,临床可无症状。伴有房间隔缺损的部分性肺静脉异位引流,可因左向右分流肺充血出现症状,反复呼吸道感染,生长发育迟缓,活动后呼吸急促,肺动脉瓣区收缩期杂音及第二音分裂。X 线胸片、心电图、超声心动图检查与房间隔缺损相似,心导管检查由右心房、腔静脉插入肺静脉可确诊,但在临床上常免查,因为手术中均能发现并同时纠治。

【手术适应证】

1. 部分性肺静脉异位引流分流量较大,临床有症状者需手术治疗。

2. 部分性肺静脉异位引流合并房间隔缺损者早期手术。

大分流的部分性肺静脉异位引流合并房间隔缺损特别是小婴儿常有反复肺部感染及充血性心力衰竭,术前应积极治疗肺部感染和控制心力衰竭。注意改善全身营养状况,经过内科治疗肺部啰音不能完全消失、心功能改善不明显者,考虑及时外科手术。

【手术方法】

手术治疗原则是补片修补房间隔缺损,并将异位的肺静脉隔至左心房侧。由于肺静脉畸形引流的部位不同,具体手术方法也不尽相同。

1. 右肺静脉连接右心房　最为常见,1 ~2 支右肺静脉开口于右房后壁近房间沟处,常伴有继发孔房间隔缺损,偶有原发孔房间隔缺损。

正中胸骨切口,体外循环下切开右心房,剪除部分房间隔组织扩大房间隔缺损(房缺足够大者免除),用自体心包片或涤纶片盖在右肺静脉开口的右侧及房缺上,修补缝合后将异位连接的肺静脉血导入左心房(图 75-79)。

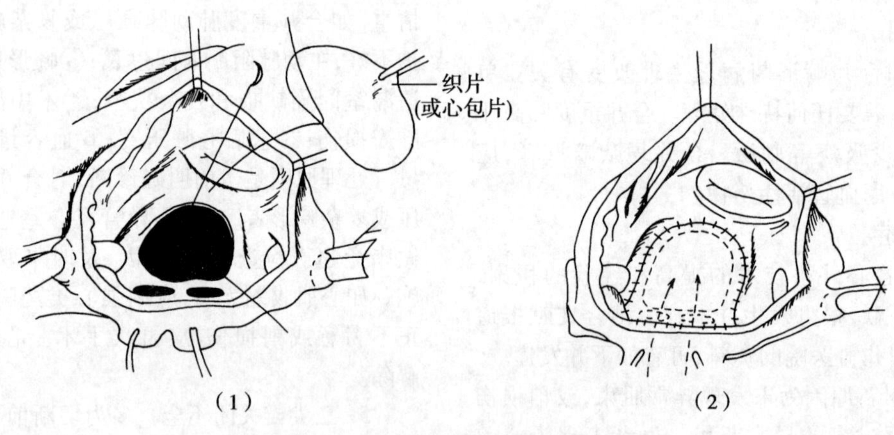

图 75-79　房缺伴肺静脉异位回流缝补术

(1)缝合织片;(2)缝合完毕

2. 右肺静脉连接上腔静脉　通常伴有上腔型房间隔缺损,又称静脉窦型房间隔缺损。

右上肺叶静脉或右上加右中肺叶静脉进入上腔静脉和右心房交界处的部分型肺静脉异位连接,在极少数情况下会不合并房间隔缺损,在这些患者中,必须在房间隔上建立一个开口,在心包板障下方将肺静脉隔入左心房。当异位的肺静脉进入上腔静脉高位部分时,需使用 Warden 技术。该技术的细节包括上腔静脉高位插入直角回流管,紧靠异位肺静脉上方离断上腔静脉,以保留上腔静脉近端的长度,用心包补片来盖住上腔静脉的近心端,以防止肺静脉回流的狭窄或梗阻。在右心耳尖端做一个切口,小心切除所有肌小梁,以避免晚期狭窄。使用自体心包补片将右心房内的肺静脉开口通过静脉窦型房间隔缺损隔入左心房。最后,使用可吸收锋线将切下来的上腔静脉吻合到右心耳上。

3. 右肺静脉连接下腔静脉　右肺的所有肺静脉或部分肺静脉形成一根异常的静脉连接至下腔静脉,连接部位可在横膈的上下。在胸片上,这根静脉呈现出稍稍弯曲的垂直外形,就像一把弯刀,故此型又称为弯刀综合征。常见的伴发畸形包括心脏居于右侧,右肺及右肺动脉发育不良,以及腹主动脉发出异常体动脉穿过横膈进入右肺形成叶内型隔离肺。

手术干预应该个体化,并以症状的程度及心导管检查结果为依据。可在心导管检查时将异常进入肺的体动脉供血堵闭,不能堵闭的异位体动脉应在手术时予以离断。异常回流的静脉可直接吻合到左心房或使用一块心内补片作为板障,将来自异常静脉的血流经房间隔缺损导入左心房。如果肺实质有炎性变化,如果患者持续存在咯血,如果右肺局部明显发育不良,则应考虑施行右侧肺叶切除术。实施切除就是消灭了左向右分流及肺部感染。

4. 左肺静脉与冠状静脉窦或右房异位连接　一支左肺静脉异位连接,临床上无血流动力学意义。全部左肺静脉异位冠状静脉窦或右心房,手术方法类似于心内型完全性肺静脉异位引流。体外循环下,扩大房间隔缺损与异位静脉开口相通,用自体心包或涤纶片覆盖其上予缝合。

5. 左肺静脉连接至无名静脉　左肺静脉通过垂直静脉与无名静脉连接,汇入上腔静脉入右房。在体外循环下,解剖出异常连接的左肺静脉从无名静脉切断,结扎或封闭无名静脉侧残端,将肺静脉远心端与左心耳作端-侧吻合,使肺静脉引流入左心房。

二、完全性肺静脉异位引流

完全性肺静脉异位引流是指左右肺静脉不与左心房相连接而是直接引流入右心房或通过冠状静脉窦、上腔静脉或下腔静脉再引流入右心房,左心房只能接受右心房来的混合血。本病占先天性心脏病的1.5%~2.0%,多为单独存在,少数伴有其他复杂心脏畸形。完全性肺静脉异位引流患者必须有房间隔缺损或卵圆孔未闭,方能生存。完全性肺静脉异位引流的自然生存率,同有无肺静脉回流梗阻及肺动脉高压程度有很大关系。部分患者在生后早期就出现严重发绀和右心衰竭,是少数需行急诊手术的儿科心脏血管疾病之一。前来就诊的患者常有很多类型的解剖学病变,并引起各种完全不同的生理变化和临床症状。

【胚胎发育】

在胚胎发育的第3周肺静脉开始发育,肺静脉丛与体静脉系统交通。肺的始基由前肠萌发,肺静脉为前肠的内脏血管丛,引流入主要静脉、脐静脉及卵黄静脉。原始心房的左后壁向外突起形成肺总静脉,此时肺静脉丛汇合成四个肺静脉与肺总静脉逐渐相连,最终开口于左心房,而与体静脉的交通逐渐萎陷闭合。胚胎发育异常时,如肺总静脉和肺静脉丛汇合的肺静脉不连接或肺总静脉过早闭塞,造成肺静脉与左心房不连接,而肺静脉血与体静脉仍存在原始连接,全部肺静脉血回流入右心房或体静脉系统,即为完全性肺静脉异位引流。

【病理解剖与病理生理】

肺静脉系统发育过程中任何一个环节中断,均会引起肺静脉解剖异常。Darling等根据肺静脉回流的部位将完全性肺静脉异位引流分为四种类型(图75-80)。

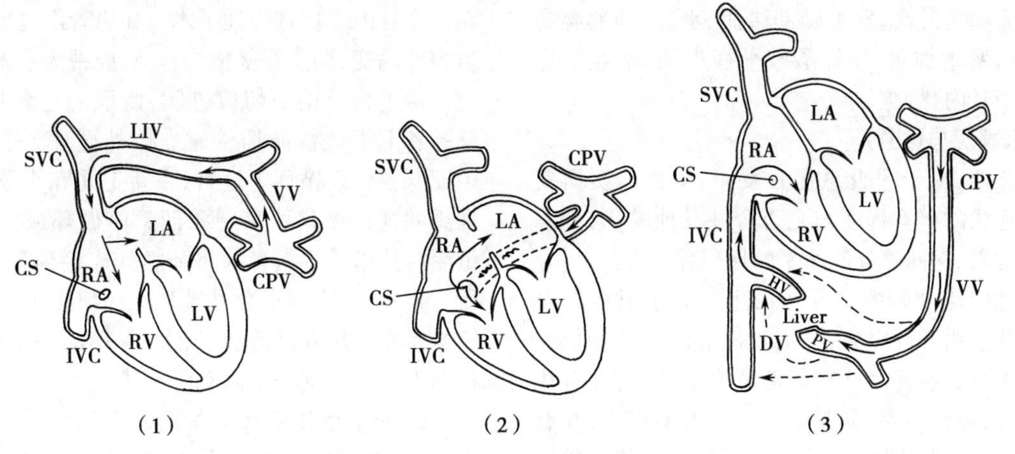

图75-80　完全性肺静脉异位引流常见类型
(1)心上型;(2)心内型;(3)心下型

1. 心上型　占40%~50%,最为常见。肺静脉在左心房后上方汇合成共同肺静脉干,经垂直静脉引流至左无名静脉、上腔静脉或奇静脉,大部分病例经左无名静脉入上腔静脉回流至右心房。由于左无名静脉血流量增多,在X线片上显示左上纵隔阴影增宽,形成所谓"雪人征"。

2. 心内型　占25%~30%,大部分患儿的肺静脉总干与冠状静脉窦连接,肺静脉血经冠状窦口到右心房,因此冠状窦口明显扩大。小部分患儿的肺静脉总干直接连接到右心房或各肺静脉分别开口于右心房内。

3. 心下型　又称膈下型,占12%~20%。肺静脉总干在食管前方穿过膈肌进入腹腔,与门静脉或静脉导管相连;少数患儿的肺静脉总干与下腔静脉直接相通,肺静脉血经下腔静脉回流到右心房。

4. 混合型　占3%~7%。包括上述两种或两种以上的肺静脉回流畸形。

全部肺静脉的氧合血回流到右心房后，与体循环的静脉血混合。混合血的大部分经三尖瓣由右心室流入肺动脉，肺血流量明显增加，体-肺循环血液全部回流至右心房，右心房扩大，右心室肥厚，肺小动脉相继肥厚，早期出现肺动脉高压。小部分血液经过房间隔缺损或卵圆孔未闭流入左心房至左心室，成为体循环的血流来源。左心系统由于回心血量较少，左心房、左心室发育较正常时小。房间隔缺损的大小对血流动力学的影响举足轻重。如合并大型房间隔缺损，右心房血液大量分流入左心房引起较明显的发绀，但可使右心房容量负荷得以减轻，延缓肺动脉高压和右心衰竭的发生，这样可较好地维持患儿的循环，患儿通常能生存至1岁以上。如合并卵圆孔未闭或小型房间隔缺损，分流入左心房的血液较少，此时右心房压力上升以增加右向左分流量来弥补左心血流不足，体循环灌注不足，但临床发绀程度较轻。

肺静脉梗阻程度取决于肺静脉干的解剖和回流途径。心下型由于肺静脉总干受膈肌及腹腔内脏器压迫而多见梗阻。心上型垂直静脉一般在左肺动脉和左支气管之前通过，若在左肺动脉和左支气管之间通过或经肺门后通过可造成肺静脉梗阻。心内型肺静脉梗阻最少见，但也有报道肺静脉总干入冠状窦发生引流梗阻。肺静脉梗阻发生后，肺静脉压力上升，肺动脉阻力随之升高，发生肺部淤血、水肿，肺部容易感染、缺氧，发绀加重，导致酸碱平衡失调，不经治疗通常在1个月内死亡。

【临床表现与诊断】

在婴儿期，由于呼吸急促和发绀、生长迟缓而就诊。这些症状的严重程度与是否合并其他畸形，肺静脉回流的梗阻、房间隔分流水平的梗阻程度有关。

5

肺静脉回流梗阻的患儿在出生后数小时内即可出现严重的发绀和呼吸窘迫，表现出心动过速和低血压。动脉血气分析提示严重的低氧血症，通常伴有代谢性酸中毒；胸部X线检查提示心影大小正常，并有广泛的肺淤血及肺水肿，多见于心下型和肺静脉回流严重梗阻的患者。

无肺静脉梗阻的患者，症状和体征取决于房间隔缺损的大小和右向左分流量。多数患者的体动脉血氧饱和度有不同程度的下降，取决于肺血流和体血流量的比值。多数患者经房间隔血流不受限，引起进行性右心扩张和肺动脉高压，导致心衰。

完全性肺静脉异位引流临床症状变化多端，早期诊断比较困难。无肺静脉梗阻，仅轻度心衰的患者，初发症状和体征与大型房间隔缺损患者相似，常表现出肺血流增多的症状，第二心音明显分裂，肺动脉收缩期杂音。有轻度呼吸急促，及不同程度的发绀。肺静脉回流梗阻的患者，心脏收缩期杂音轻，有肺水肿体征和明显的发绀。胸片表现以肺静脉梗阻程度而变化。肺动脉充血，伴或不伴肺水肿的现象。心上型心影呈“雪人状”或者“8字型”。其回流通过垂直静脉进入左无名静脉，当胸腺退化时，在上纵隔的心影边缘上方，呈现一个圆形的阴影，形成雪人样特征。

超声心动图常可明确诊断完全性肺静脉异位引流。一般患者不需做心导管检查，但对伴心血管畸形或混合型的患者，心导管检查可提供更多的信息。

【外科治疗】

如患儿伴有严重肺静脉梗阻，出生后不久即出现明显的发绀、酸中毒和充血性心力衰竭，不予治疗常在数周内死亡。这些病例要施行急诊手术。术前应进行适当的准备，如纠正水和电解质紊乱、改善酸中毒以及给予正压通气有利于改善患儿术前状态，可提高手术成功率。必要时可输注前列腺素 E_1 来维持动脉导管的开放，可以通过右向左分流来改善体循环灌注的作用。体外膜式氧合（ECMO）也是术前有效的干预治疗方法。非梗阻型患者肺循环血流增多，往往早期并发充血性心力衰竭及肺动脉高压，其药物治疗的目的是通过使用正性肌力药物支持、利尿、扩血管减轻心脏前后负荷，并避免使用高浓度氧吸入，此类患者很少需要使用支持性通气。非梗阻型TAPVC建议在3个月内进行选择性手术。如患者已经出现肺血管阻力性病变，即艾森曼格综合征，应视为手术禁忌证。

常规胸骨正中切口进胸，留取心包备用，经升主动脉和上下腔静脉插管建立体外循环。手术一般在中度低温体外循环下进行，在新生儿和小婴儿为达到理想的视野显露可采用深低温停循环或深低温低流量灌注技术。手术目的将肺静脉连接到左心房，消除所有异常连接，纠正合并畸形。任何手术方法必须能够暴露左心房和肺静脉共汇。具体的手术操作方法，根据不同的解剖分型而有所不同。

1. 心上型肺静脉异位引流

（1）心脏上翻法：在分离并结扎垂直静脉后，将心脏向上方翻转，自左肺静脉起沿长轴切开肺总静脉，达右肺静脉处。自左心耳根部起向后横行切开左心房，将左房切口和肺静脉切口作侧-侧吻合。（图75-81）。

（2）改良方法：经右心房切口路径（图75-82）。在左心房后分离肺静脉总干和垂直静脉，结扎垂直静脉。右心房切口从右心房体前面横行向左，通过房间沟卵圆窝水平，至左心耳根部。同时，肺静脉总干正中作长轴切口，与左心房后壁相对应，使两切口吻合。

（3）心脏上翻可能会造成心房及肺静脉共同的

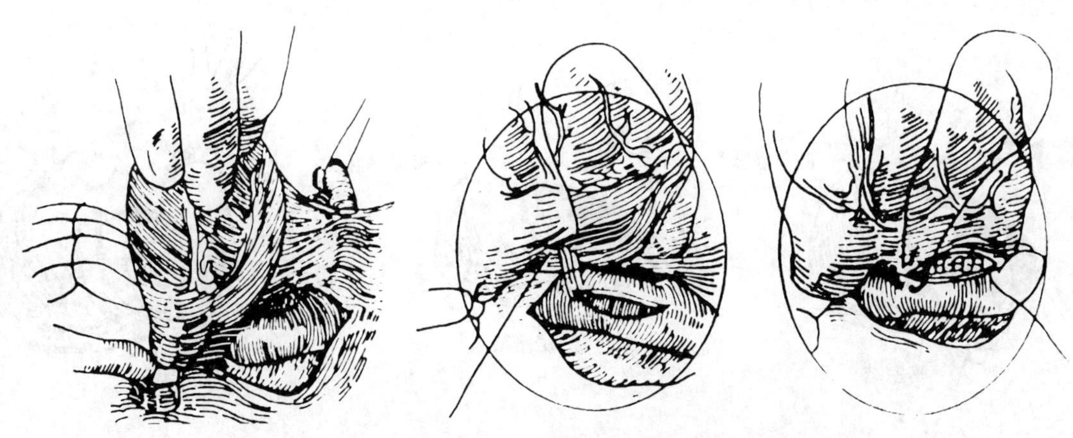

图 75-81　经左心房切口心上型完全性肺静脉异位引流纠治术

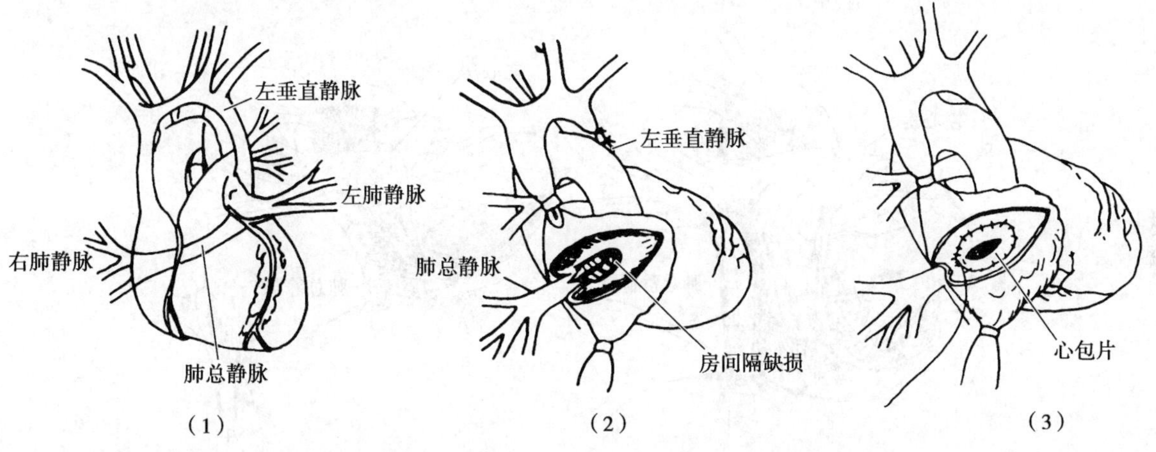

图 75-82　经右心房切口心上型完全性肺静脉异位引流纠治术

扭曲，导致术后的吻合口狭窄。心房横向切口可能导致术后房性心律失常。为避免这些问题，一些中心提倡在上腔静脉和主动脉根部之间分离出肺静脉总干及左心房，施行肺静脉总干与左心房顶部的吻合。

对肺静脉共汇直接引流到上腔静脉的患者，经右心房切口，使用板障将肺静脉回流血液通过房间隔缺损进入左心房。必须注意防止肺静脉回流或上腔静脉因板障引起的梗阻。如果肺静脉引流的位置很高，必须使用 Warden 技术，切断上腔静脉，将远心端吻合到右心耳上，使得上腔静脉血回流入右心房，上腔静脉近心端缝闭，肺静脉血回流经过板障隔入左心房。

2. 心内型肺静脉异位引流　心脏停搏后切开右心房，常可见冠状静脉窦异常扩张。切开卵圆窝或房间隔缺损与冠状窦之间的间隔组织，形成一个大的房间隔缺损，以扩大肺静脉向左心房回流的通道。以自体心包片关闭房间隔缺损的同时将冠状窦隔入左心房，这样就将异位引流肺静脉纠正至左心房。心包片缝于冠状窦开口的内壁，以避免损伤房室结和传导束（图 75-83）。

3. 心下型肺静脉异位引流　在心脏停搏后将其向右上方翻起，解剖显露并在膈肌水平结扎肺总静脉。沿肺总静脉长轴作一切口，尽可能长。在与肺总静脉切口相对应处作左心房斜切口，行侧-侧吻合。（图 75-84）。

4. 混合型肺静脉异位引流　此型由于其解剖变异较多，应采用上述不同的方法处理不同类型的病变。最常见的混合型为三根肺静脉形成共汇，第四根肺静脉独立回流到体静脉系统。手术取决于异位回流的部位。三根肺静脉共汇处理方法是将其重新引导到合适的连接水平。如果可能的话，单独引流的肺静脉也应该重新改向或者重新吻合到正确位置，但是这种独立的小静脉再吻合后，远期狭窄的发生率很高，所以决定是否修正单独引流的肺静脉是比较困难的。如果单独引流的单根肺静脉并无梗阻的话，可暂不予处理，待其日后发生梗阻再重新移到正确位置。

由于肺静脉总干和左心房后壁切开，空气容易藏匿在肺静脉及左心耳内，因此完成心内操作在主动脉开放前要反复排气。可采用心腔内注水、挤压或轻拍心脏，同时结合主动脉根部吸引排气。

术后持续动态监测左房压、肺动脉压变化。如术

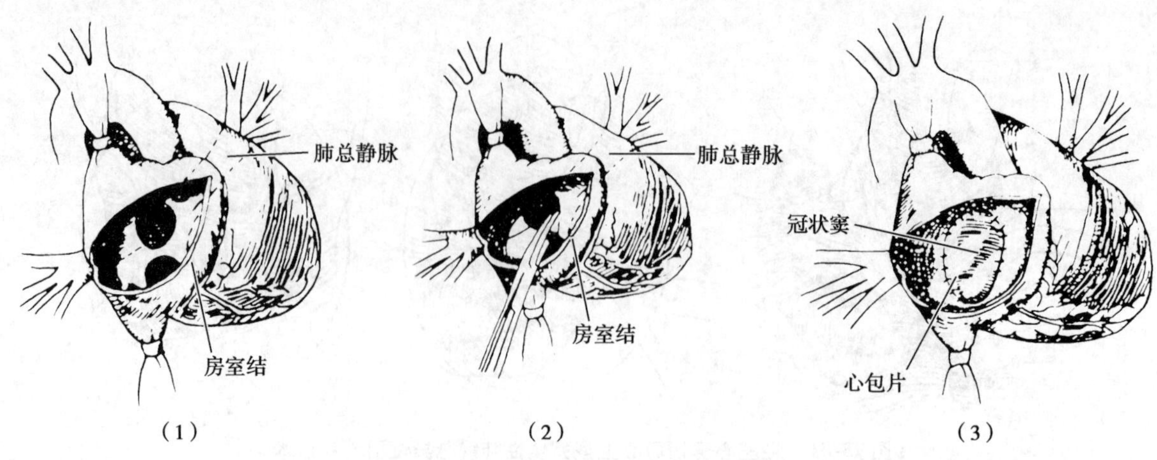

图 75-83　心内型完全性肺静脉异位引流纠治术

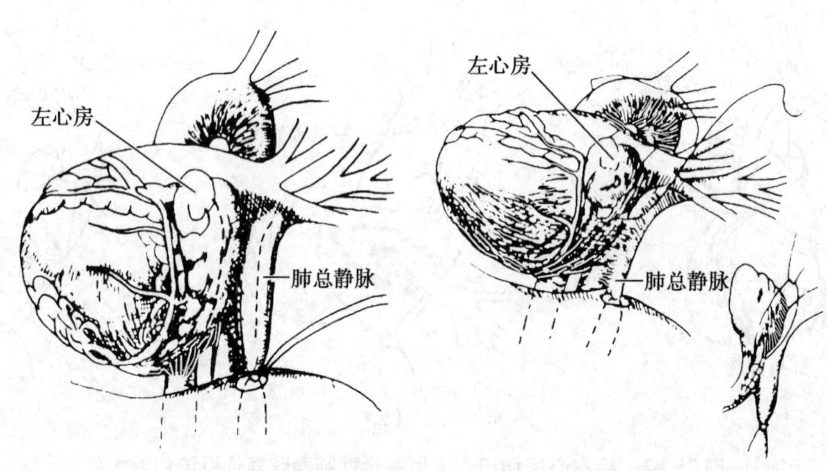

图 75-84　心下型完全性肺静脉异位引流纠治术

后肺静脉压力较高常提示存在吻合口狭窄和梗阻,须即刻行床旁超声心动图检查,一旦确诊应立即再次手术。术后需控制入液量,避免容量负荷过重而诱发急性肺水肿。保持酸碱电解质平衡,避免出现心律失常。对肺动脉高压的处理要及时,应予充分镇静,保持过度通气,应用血管扩张剂。应用吸入一氧化氮可有效治疗肺动脉高压危象。如有心排量降低可适当应用正性肌力药物,并适当延长机械通气时间。

【预后】

随着心脏外科技术水平的不断提高,体外循环材料和术后监护技术的改进,完全性肺静脉异位引流患儿的死亡率已大幅下降。术前严重的肺静脉梗阻和术后残余的肺静脉梗阻,以及合并的其他心脏畸形都可能导致预后不良。术后肺静脉狭窄的发生率为6% ~11%,以心下型或混合型多见。术后发生的肺静脉狭窄几乎总是需要手术干预的,传统的手术方法如切除吻合口处过度增生纤维化的心内膜、肺静脉补片扩大成形以及球囊血管成形术及放置血管内支架等介入方法的效果均不理想,预后差。一些中心报道了非缝合技术来治疗术后肺静脉狭窄,这种技术避免在肺静脉上直接缝合,而是缝合在肺静脉周边的心包上,达到尽可能最宽的开口并减少内膜增生。非缝合技术在肺静脉狭窄的矫正中取得了良好的效果,并且推动了该方法在 TAPVC 的一期修补时的使用。

(陶麒麟　贾兵)

第十二节　法洛四联症

法洛四联症是常见的先天性心脏血管畸形,在发绀型先天性心脏病中居首位,约占发绀型先天性心脏病手术的 80%,在所有先天性心脏病手术中占 12% 左右。1672 年 Stensen、1777 年 Sandifort、1783 年 Hunter、1839 年 Hope、1866 年 Peacock 等先后报道过此病。1888 年 Fallot 详细描述了法洛四联症的四种基本病变。1945 年 Blalock 和 Taussig 认为该疾病的主要病理生理改变是肺循环血流量不足,动脉血氧含量降低,导致发绀和死亡,首创行锁骨下动脉-肺动脉分流术治疗法洛四联症。1954 年 Lillehei 首先在人体交叉循环下施行了法洛四联症根治手术,1955 年 Kirklin 用人工心肺机在体外循环下行法洛四联症手术治疗。我国于20世纪60年代初期开展法洛四联症根治术。法洛四联症自然预后差，Kirklin和Barratt-Boyes指出，法洛四联症不经手术治疗的自然死亡1岁以内为25%，3岁以内达40%，10岁以内死亡70%，40岁以内95%死亡。自然预后主要取决于右心室流出道阻塞的严重程度，绝大多数患者死于缺氧或心力衰竭。因此，法洛四联症应该尽早手术治疗。

【病理解剖】

法洛四联症的基本病理解剖改变为：右室流出道狭窄，室间隔缺损，主动脉骑跨和右心室肥厚，并且常合并其他心脏畸形。其胚胎学基础是圆锥动脉干发育异常，圆锥动脉干的正常旋转运动不充分，主动脉瓣未能完全与左室相沟通，而是骑跨在室间隔之上，和左、右心室均相通。由于圆锥间隔未能与膜部室间隔及肌部室间隔共同闭合室间孔，而残留主动脉瓣下室间隔缺损（图75-85）。

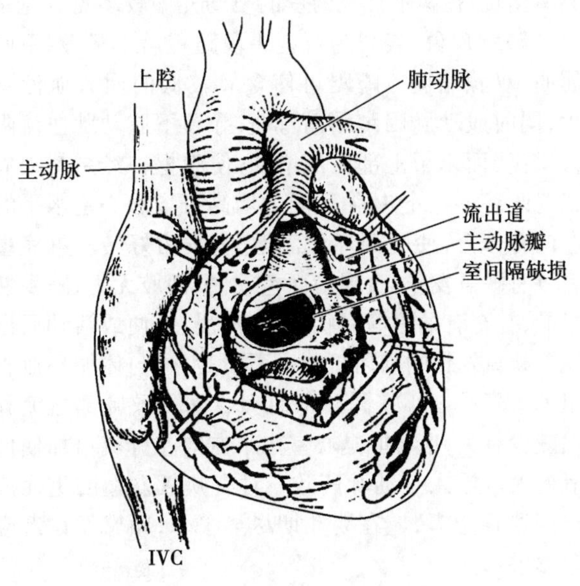

图75-85 法洛四联症病理解剖示意图

1. 右室流出道狭窄 右心室流出道狭窄可位于漏斗部、肺动脉瓣膜、肺动脉瓣环、肺动脉主干或肺动脉分支处等，有的病例可有多处狭窄。其中单纯右心室流出道狭窄而不合并肺动脉瓣狭窄的约占26%。

（1）漏斗部：法洛四联症几乎都存在不同程度的漏斗部狭窄，是由肥厚的隔束、壁束和室上嵴所造成，分为三型：①漏斗部近端狭窄：狭窄较局限，有较大的第三心室，肺动脉瓣环发育良好。单纯切除肥厚的室上嵴往往可以达到疏通流出道的目的。②漏斗部弥漫性狭窄：肺动脉环也小，漏斗部为长管状狭窄，第三心室不明显。外科手术往往需要在右室流出道补片加宽扩大内腔。③漏斗部发育不全或不发育：漏斗部短小，肺动脉瓣口可闭锁形成假性共同动脉干，肺血靠动脉导管或主动脉侧支供应。外科矫治需要用带瓣的管道在右室和肺动脉之间架桥。

（2）肺动脉瓣：肺动脉瓣狭窄约占法洛四联症的75%。肺动脉瓣狭窄可能由于二瓣化或者三个交界互相融合而狭窄，在肺动脉瓣口形成向心或偏心的小孔，使整个瓣呈拱顶状。约58%的病例伴肺动脉二瓣畸形，偶尔可见到四个瓣叶或瓣缺如。肺动脉瓣的狭窄程度不同，由轻度交界粘连到接近肺动脉闭锁。瓣叶也可增厚、发育不全而呈不规则残迹，瓣叶边缘有时可见到大小不等的赘生物，约16%的患者同时合并肺动脉瓣环狭窄。漏斗部弥漫性发育不良，呈现细长管状狭窄的病例，肺动脉瓣环更狭小。

（3）肺动脉：法洛四联症的主肺动脉都有不同程度的发育不良、细小，向左、向后移位，直径均小于升主动脉的直径。由于狭窄的瓣叶向内牵拉，可能会造成肺动脉瓣上局限性狭窄，手术时可能需要处理。左肺动脉大多呈现为主肺动脉的直接延续，而右肺动脉则与主肺动脉形成90°角。狭窄可位于肺动脉分叉处，尤以左肺动脉起始处狭窄最常见，单纯右肺动脉狭窄者少见。重要的梗阻可发生在肺动脉左右分支的任何水平，有时可见一侧分支发育不良。左右肺动脉近段往往发育不良，口径较细，也可呈现局限性狭窄，肺动脉近段缺如较多见于左侧，肺部血供来自未闭的动脉导管、升主动脉、主动脉与肺动脉之间的侧支循环分支，或来自支气管动脉、肋间动脉或锁骨下动脉的分支。

2. 室间隔缺损 典型的法洛四联症的室间隔缺损为非限制性。由漏斗隔及隔束左移对位不良引起的缺损，位于主动脉下方，相当于正常心脏右室漏斗部壁束的位置，即位于膜部间隔之前，肌部室间隔之上，主动脉瓣之下和肺动脉瓣之后方，可延及膜部，均较大。缺损的后缘与三尖瓣隔前瓣叶相邻，其下缘为隔束的右后肢，前缘为隔束的左前肢。希氏束穿行于缺损的后下缘。当漏斗隔缺如或发育不完善时，缺损可向肺动脉部位延伸，此时缺损的后缘与三尖瓣瓣环之间可能隔以宽2～5mm的肌性组织，主动脉瓣环与肺动脉瓣环之间仅隔以薄而窄的纤维脊索。有3%～15%的病例可同时存在肌部室间隔缺损。

3. 主动脉骑跨 法洛四联症病例的主动脉骑跨是由于主动脉的根部右移位而形成骑跨于室间隔之上。它包括三个内容：即主动脉瓣环的旋转、右移和抬高。主动脉瓣左右瓣的交界和肺动脉瓣的左右瓣交界相邻，位置很少变化，主动脉瓣环以左右瓣间交界为轴心向右前方旋转。此外圆锥间隔向右、前方偏移，使主动脉嵌于右室游离壁之内，骑跨于室间隔之上，与左右心室相通。右移后的主动脉瓣环仍与二尖

5

瓣环保持不同程度的纤维性连续,即使极度骑跨的病例亦如此,如果此纤维性连续完全消失,则应视为右室双出口。主动脉瓣环抬高而远离三尖瓣隔瓣,使三尖瓣与主动脉瓣环之间保持一段距离,构成室间隔缺损的后缘。

4. 右心室肥厚　患者出生后随着右室负荷的加重,右室肌肉日益肥厚,室上嵴的隔束、壁束及各乳头肌都会进一步肥厚增粗并导致右室流出道梗阻。少数患者可在右室流出道形成第三心室。右心室肉柱增粗,右心室舒张末期容量减少,顺应性下降,并因心肌长期缺氧而射血功能减弱。左心室壁厚度和容量可正常,也可能减少或发育不全,或合并二尖瓣关闭不全。

5. 传导系统　窦房结和房室结位置正常。房室束从无冠瓣基部穿过右纤维三角区紧靠室间隔缺损的下缘或偏左侧向前行,到达左心室面,发出分支。主动脉根部顺钟向转位和骑跨程度显著的病例,室间隔缺损后下缘的肌肉组织发育不全,房室束位置较浅,接近右室面仅覆盖以主动脉瓣环与三尖瓣基部汇合形成的致密纤维组织,修补缺损时易受损伤。

6. 合并病变　最常见的合并畸形为房间隔缺损和卵圆孔未闭,其次为右位主动脉弓和永存左上腔静脉。法洛四联症病例中3% ~5%有冠状动脉左前降支起源于右冠状动脉,左前降支紧贴肺动脉瓣环下方,横跨右心室流出道到达前部室间隔。少数合并动脉导管未闭、右位心、完全性房室隔缺损、冠状动脉-肺动脉瘘、主动脉瓣和三尖瓣关闭不全、二尖瓣狭窄并左室发育不良,以及右心室憩室。

【病理生理】

法洛四联症的病理生理改变主要决定于右心室流出道和肺动脉系统的狭窄、体循环阻力和室间隔缺损。右室流出道狭窄引起右心室压力增高和肺血流量减少。由于右室压力增高使室间隔缺损引起的左向右分流减少,主动脉的右跨使右室血分流入主动脉,产生右向左分流,出现发绀,且逐渐加重。肺血减少主要取决于右室流出道狭窄的严重程度,而与狭窄的部位无关。右心室流出道与肺动脉梗阻越重,肺部血流越少,发绀和组织缺氧就越严重。肺循环血流量减少和右向左血液分流造成体循环血氧含量降低,组织氧供不足,长期低氧血症可导致红细胞增多、血细胞比容升高、凝血因子减少和大量侧支循环形成。右心室流出道中等程度梗阻,右心室压力升高不太严重,心室水平可呈现双向分流。梗阻程度很轻时则肺循环血流量减少不明显,经室间隔缺损的血流方向主要是左向右分流,临床上可不出现发绀,称为“粉红样四联症”。肺动脉远端发育不良者则常有严重发绀。由于左心发育较差,右心负担重,且随年龄的增长日益加重,最终导致心力衰竭。任何使体循环阻力降低、右心室流出道和肺动脉狭窄加重的诱因,均可使病情加重。

【临床表现和诊断】

1. 症状　发绀是本病最突出的症状。出现临床症状的时间和轻重程度取决于右心室流出道梗阻的程度和肺循环血流量的多少。出生后短期内由于动脉导管尚未闭合,肺循环血流可来自未闭的动脉导管,因此临床上常不出现发绀。绝大多数病例在出生后数周或数月随年龄增长,右心室漏斗部肥厚的进展而加重,动脉导管闭合后才出现发绀。若右心室流出道梗阻程度严重如肺动脉闭锁、流出道弥漫性发育不良以及漏斗部、肺动脉瓣环、肺动脉瓣膜乃至肺动脉分支多处重度狭窄等,则出生后即可出现发绀。气喘和阵发性呼吸困难也是常见症状之一,多在哭闹或劳累后出现,在两个月至两岁的婴幼儿中较多见。儿童常有蹲踞现象,表现为行走一段路程后下蹲,双下肢屈曲,双膝贴胸。蹲踞可使含氧较低的回心血液减少,同时股动脉因蹲踞而弯曲,导致下肢动脉血流阻力增高,而躯干上部血流增加,使中枢神经系统缺氧状况改善。此外,体循环阻力增高可增加心室水平的左向有分流,使肺循环血流增多,发绀好转。重症患者可有缺氧发作,表现为面色苍白、四肢无力、阵发性晕厥,甚至有抽搐等症状,多在清晨、排便或活动后出现。缺氧发作的确切机制尚不清楚,这与体循环血管阻力下降或右心室漏斗部肌肉收缩而致肺部血流骤然减少有关,也可能是心室水平右向左分流增加使低氧血大量流入主动脉所致。对有缺氧发作的重症法洛四联症患者,应在婴儿期尽早手术,频繁发作者应急诊手术。

2. 体格检查　患者一般发育较差,消瘦,口唇明显发绀,严重者面部及耳廓都有发绀。四肢末梢因缺氧而有发绀及杵状指(趾),杵状指(趾)的轻重与缺氧程度成正比。在一些婴幼儿患者可表现为肥胖和贫血,临床上发绀不明显。少数成年法洛四联症患者可有高血压的表现。左胸心前区常隆起,有的可见心前区抬举性搏动。胸骨左缘第3和第4肋间有收缩期喷射样杂音,少数患者没有杂音常提示梗阻严重或合并肺动脉闭锁。肺动脉瓣区第二心音单一。合并粗大的未闭动脉导管或体-肺动脉侧支者有时可在相应部位听到双期连续性杂音。

3. 实验室检查　法洛四联症患者动脉血氧饱和度可降至70%以下。通常有红细胞增多症,血红蛋白可升至200g/L以上。但合并贫血的法洛四联症患者血红蛋白可能并不升高,多见于婴幼儿。

4. 心电图　多为窦性心律，电轴右偏，右心室肥大和劳损，右心房肥大。其他异常心电图较少见，可出现完全或不完全右束支传导阻滞。

5. X 线胸片　心脏大小基本正常，典型的法洛四联症心脏形态呈“靴状心”，即心尖上翘圆钝，心脏扩大以右心房、右心室为主(图 75-86)，在较大龄婴儿和儿童多见。肺血减少，肺血管纤细，有时可见网状的侧支血管影。心腰凹陷越深和肺部纹理越细，常提示肺动脉干及其分支发育较差。两侧肺门和肺部血管纹理不对称，一侧肺血比对侧明显减少，常提示法洛四联症可能伴有一侧肺动脉严重狭窄或缺如。25% 病例为右位主动脉弓。

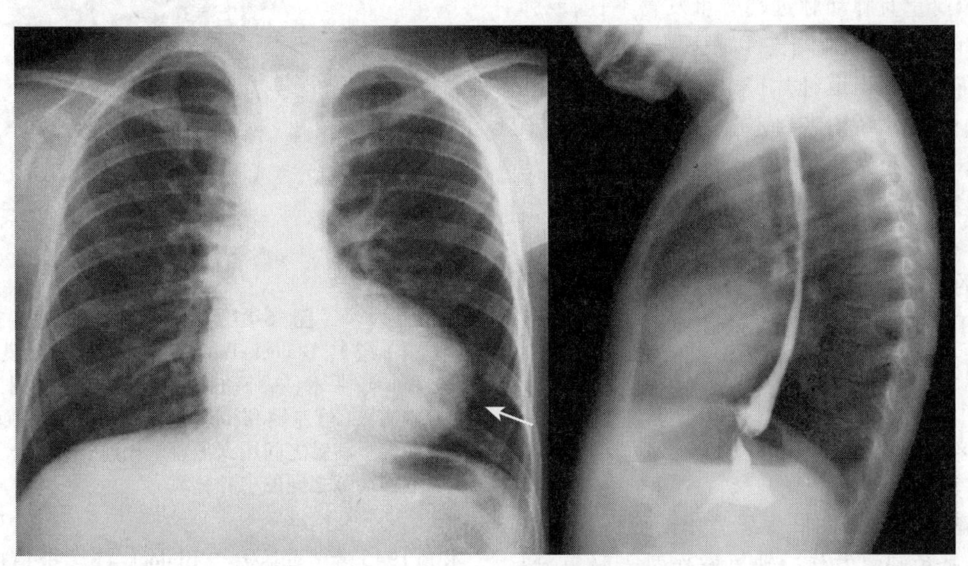

图 75-86　法洛四联症 X 线胸片表现

6. 超声心动图　超声心动图检查有无创、方便、准确等优势，是确诊法洛四联症的首选方法。可直接观察到右室流出道狭窄部位和严重程度，室间隔缺损的类型和大小，主动脉骑跨程度，并测算左心室容积和功能以及合并畸形。冠状动脉左前分支通常也能较好显示。外周肺动脉显示较差。因此，描述肺动脉畸形为进行心导管的一个主要指征。

7. 心导管和心血管造影检查　多数病例不需要心导管检查。如要了解肺动脉解剖、超声心动图冠状动脉显示不清或疑有多发室间隔缺损，则建议行心导管检查。

8. CT 和 MRI 检查　超高速 CT 及 MRI 检查能对主肺动脉和左右肺动脉直径进行准确的测量，并可直观地观察肺动脉的形态及其与主动脉的关系，同时对室间隔缺损的大小、部位和右室流出道狭窄的部位和程度得出准确的诊断。

【治疗】

1. 手术适应证　法洛四联症唯一有效的治疗方法是外科手术。随着外科、麻醉、灌注及围术期处理技术的改进和手术效果的提高，法洛四联症根治术的适应证逐渐放宽，已不受年龄限制，从新生儿到成人均可取得满意的效果。

法洛四联症中肺动脉和左心室的发育状况是决定能否进行根治手术的重要因素。法洛四联症中右室流出道狭窄的部位和程度有很大差别，包括肺动脉瓣与瓣上狭窄，左右肺动脉及其远端狭窄等。用“McGoon 指数”反映肺动脉分叉远端狭窄程度是比较实用的指标。McGoon 指数即左右肺动脉的直径之和与膈肌平面降主动脉直径的比值，其正常值应大于 2.0，一般认为法洛四联症患者的 McGoon 指数大于 1.2 方考虑一期根治术。另一参考指标是肺动脉指数(pulmonary arterial index，PAI)，又称 Nakata 指数，即左右肺动脉分支前的截面积之和与体表面积的比值，其正常值应≥330mm^2/m^2。肺动脉指数≥150mm^2/m^{2}方考虑一期根治术，<150mm^2/m^{2}根治手术应慎重。肺动脉指数小于 120mm^2/m^{2}提示两侧肺动脉发育不良。过去一直认为肺动脉发育较差或左心室发育不良者不适合做根治术的标准近年来已被放宽。但是，手术适应证放宽到什么程度还应根据每个心脏中心的技术力量和设备条件，以及医师自己探索的经验而定。

由于肺部和左心房血流减少，绝大多数法洛四联症患者往往左心室发育偏小。但是，同时由于法洛四联症患儿在胎儿期就存在右心室流出道和(或)肺动脉狭窄，右心室的一部分血液经心室间隔缺损流入左心室。这样左心室同时接受经卵圆孔及心室间隔缺损来的血液，因此左心室不会发育过小。左心室发育情况可通过左室舒张末期容量指数来评估，其正常值在男性为 58ml/m^2，女性 50ml/m^2，平均 55ml/m^2。在左心室舒张末期容量指数≥30ml/m^2，约为正常值的60%以上时，法洛四联症根治术才能得到满意的结果。

单纯型法洛四联症首选一期根治手术，即使病情较重均可行一期根治术，但也有一些特殊情况。对右室流出道狭窄严重且肺动脉远端严重发育不良，或肺动脉缺如伴有较大的体-肺侧支，以及婴儿冠状动脉畸形难以施行右心室流出道补片扩大，也不宜施行心外管道者或一个半心室矫治者，应先做姑息手术再做根治术。其基本原理是先建立体-肺动脉分流，增加肺动脉内血流，待肺动脉发育改善后还有机会做二期根治术。

合并大的体-肺侧支会影响法洛四联症患儿的手术疗效。对于临床表现发绀不重、肺血不少、血氧饱和度不低，而心脏超声显示肺动脉细小者，应高度重视合并体-肺侧支的可能性。对这类患者，需心血管造影判断侧支存在与否及大小，以及与肺动脉有无融合。

2. 术前准备　法洛四联症患者术前应保证足够的液体摄入，避免缺氧发作。缺氧发作时需吸氧，屈曲下肢，同时皮下或静脉注射吗啡 0.1～0.2mg/kg 或普萘洛尔 0.05～0.1mg/kg。纠正酸中毒，必要时可使用缩血管药物，静脉注射去氧肾上腺素 0.05～0.1mg/kg，以提高体动脉压力，使左心室压力增高，减少心室水平右向左分流，增加肺血流量，减轻发绀。血压上升后可用静脉维持，病情稳定后维持应用 12～24 小时。长期口服普萘洛尔每日 1～2mg/kg 可以预防缺氧发作。年龄小的患儿，如表现为低体重和低血红蛋白小细胞性贫血者，多为营养不良的表现，其毛细血管通透性也会增加，体外循环术后在炎性介质的作用下易出现渗漏综合征及低心排综合征。这些患者术前应作充分准备，纠正贫血，最大限度地改善患者营养状况。病情重、缺氧发作频繁的患儿要尽早手术，而对发绀不明显，生长发育影响不大的患儿，可选择在幼儿期手术，以提高安全性。

3. 手术方法

(1) 姑息手术：指体-肺循环分流术，在体循环与肺循环之间施行血管吻合术，使部分体循环血液分流入肺循环，增加肺循环血流量，提高动脉血氧含量，消除和改善发绀等症状，并且扩大肺血管床，促进肺血管发育，为根治手术做准备（图 75-87）。由于心脏外科技术的发展，一期根治手术逐年增多，而姑息手术逐年减少，仅用于肺动脉发育极差以及伴有其他严重心内畸形不适合一期根治的患者。

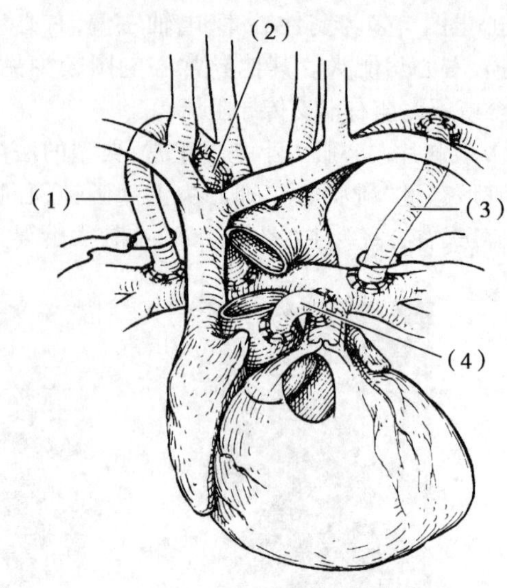

图 75-87　几种体肺分流方法

(1) 经典 Blalock-Taussig 手术；(2) 改良 Blalock-Taussig 手术（右肺动脉与无名动脉之间用人工血管相连）；(3) 左侧 Blalock-Taussig 手术（左肺动脉与左锁骨下动脉之间用人工血管相连）；(4) 升主动脉与主肺动脉之间的中心分流

1）锁骨下动脉-肺动脉分流术（Blalock-Taussig 手术）：1945 年 Taussig 与 Blalock 首次报道应用锁骨下动脉或无名动脉与肺动脉作端-侧吻合术治疗 3 例临床上出现严重发绀的法洛四联症，取得良好疗效。以后即将应用主动脉弓分支与肺动脉作吻合术的体-肺循环分流术，称为 Blalock-Taussig 手术。由于分流效果较好，临床应用较多。但由于吻合口血栓形成或吻合口不能随年龄增长而扩大，以及可能并发心内膜炎等原因，其远期疗效不确定。是过渡性手术，为根治手术做准备。

手术在全麻常温下进行，一般采用右锁骨下动脉与右肺动脉吻合术，以免因牵拉扭曲而影响血流。也可采用左锁骨下动脉与左肺动脉吻合术，常用可吸收线连续缝合。改良的锁骨下动脉-肺动脉吻合术（改良 Blalock-Taussig 手术）是用适当粗细的聚四氟乙烯人工血管作为血管桥（表 75-4），一端与锁骨下动脉吻合，另一端与肺动脉吻合。此手术优点：①分离范围较少，不受锁骨下动脉直径的限制，且保存了上肢血供；②人造血管通畅率高；③有足够的分流长度；④易拆除。目前临床应用较多。其缺点是血清从人造血管缝隙中渗出，会导致胸腔积液和（或）人造血管周围血清样囊肿形成，其发生率约为 10%～15%。在根治手术时，当体外循环开始前须闭合此血管，以免造成灌注肺。

2）升主动脉与肺动脉分流术（Waterston 手术）：常采用右胸前外切口，在上腔静脉后方，建立升主动脉后壁和右肺动脉前壁的主-肺动脉分流吻合，吻合口通常约0.4cm。由于手术简单、保留锁骨下动脉和不需要人工材料，最初广泛应用，但是，由于它可能造成严重的肺动脉扭曲、会造成肺血过多或不足，以及改良Blalock-Taussig分流术的成功，该手术现在很少应用。

表75-4　不同体重患者聚四氟乙烯人工血管的参考直径

体重(kg)	直径(mm)
>3	3.0
3~5	3.5
5~6	4.0
6~10	5.0
<10	6.0

3）降主动脉-左肺动脉分流术（Potts-Smith手术）：该手术是通过左胸切口进行降主动脉和左肺动脉吻合，吻合口更易保持通畅。但吻合口直径必须严格掌握。若过大术后可引起肺水肿、肺动脉高压和动脉瘤等并发症。此吻合在以后的二次根治术时拆除较困难，故目前较少应用。

4）中心分流术（改良Brock手术）：胸部正中切口，体外循环下纵行切开右心室和肺动脉，切除少部分肥厚的隔束和壁束，并作右心室流出道至肺动脉的跨环补片，一般加宽至肺动脉最小可接受面积的1/2~2/3。

5）肺动脉瓣球囊扩张术：该方法适用于局限的肺动脉瓣水平狭窄，通过适度扩张肺动脉瓣，增加肺血流量，促进肺血管发育，为根治手术做准备，效果良好。但是球囊扩张有诱发缺氧发作、室性心律失常甚至室颤的可能，因此要慎重选择患者，并有良好的心肺复苏准备。

（2）根治手术：为达到满意的手术效果，外科医师对肺动脉分支的大小和分布、肺动脉瓣环的大小、右心室梗阻范围、冠状动脉分布、室间隔缺损的大小和位置以及合并畸形在内的解剖要了然于心。一般采用胸骨正中切口显露心脏，进一步证实冠状动脉的分布。心肺转流前尽量避免刺激心脏，以免引起缺氧发作和严重的低氧血症。

手术在体外循环下进行，大多采用右房、右室流出道切口，也有采用右房切口进行右室流出道疏通和室间隔缺损的修补。根据右室流出道狭窄程度及术中回血多少采用中度低温（25~27℃）或深低温（20~22℃）低流量。患儿越小越应增加预充液的胶体成分，晶胶比例应在0.6~0.8之间。深低温应先降体温后减流量，待鼻温降至20~22℃，肛温降至27℃以下后再减流量，可减至40ml/（kg・min），但最好不要超过1小时。目前多不采用深低温停循环技术。复温时不宜过快，水温不能高于血温10℃，复温要均匀，鼻温肛温差应控制在5℃以内。在婴幼儿患者多采用术后超滤技术。尽量简化手术程序，缩短麻醉至转机时间，以免血压下降，增加右向左分流，加重组织缺氧。具体手术方法如下（图75-88）。

1）右室流出道疏通及重建：通常在右室流出道行纵切口，避开冠状动脉大分支，切口不宜过长，以免影响右室收缩功能。根据狭窄的部位和程度切除部分肥厚的隔束、壁束异常肌束，使右室流出道疏通满意。切除肌束多少当以病变而定，过少不能充分解除狭窄，过多会影响心肌收缩。一般以保留心室壁厚度0.5~0.8cm为宜，使切除的异常肌束下面可以形成一个较完整的平面。室上嵴及调节束如不过分肥厚可不必切除，以利于室间隔缺损的修补及保持良好的右室功能。特别是婴幼儿继发性肥厚不严重，常不必过度疏通。切除时应显露良好，勿损伤主动脉瓣、前乳头肌，防止室间隔穿孔。切开狭窄的肺动脉瓣交界，要尽量分离瓣叶与肺动脉壁粘连部分，并用血管钳扩张，使肺动脉瓣环直径足够大，最小可接受的肺动脉瓣环直径见表75-5。若瓣环不够大，肺动脉发育差，则应将右室切口向头侧延伸，跨越肺动脉瓣环至肺动脉，必要时直达左右肺动脉分叉部，如有左右肺动脉起始部狭窄，应加宽到狭窄后扩张部。部分右室漏斗部狭窄属异常肌束型、隔膜型者，如右室腔够大可将右室切口直接缝合。但在下列情况常考虑右室流出道加宽补片：①多处右室流出道狭窄，包括漏斗部、肺动脉瓣和肺动脉干及其分支；②干下型室间隔缺损，尤其是缺损较大者；③一侧肺动脉缺如合并瓣环狭窄者。跨瓣环补片常用连续缝合法。跨瓣环补片时最好沿瓣膜交界切开瓣环，以保存原有肺动脉瓣的功能，必要时将其他狭窄的瓣交界切开，以增加瓣叶的活动度。跨瓣环补片后，如有严重的肺动脉瓣关闭不全会加重右心负担，甚至导致右心衰竭，必要时需要二次手术。早年曾尝试在补片材料上缝合一个单瓣的补片来作为跨环补片防止反流，常用的材料有牛心包片和自体心包片，由于自制的单瓣随时间的变化而发生纤维化和钙化导致瓣口梗阻和反流，因而远期疗效较差。目前最常用的是同种异体主动脉瓣或肺动脉瓣，因其瓣叶具有活性，钙化仅限于管壁，因此取得了较好的远期效果。由于同种瓣膜来源困难，牛颈静脉单瓣也在临床试用，远期疗效尚不确定，有待观察。对婴幼儿，由于同种单瓣瓣叶较大，缝合时应略高于自体瓣膜，使其关闭时能与自体瓣膜在同一水平上，确保术后瓣膜关闭严密。在肺动脉瓣缺如的患者应

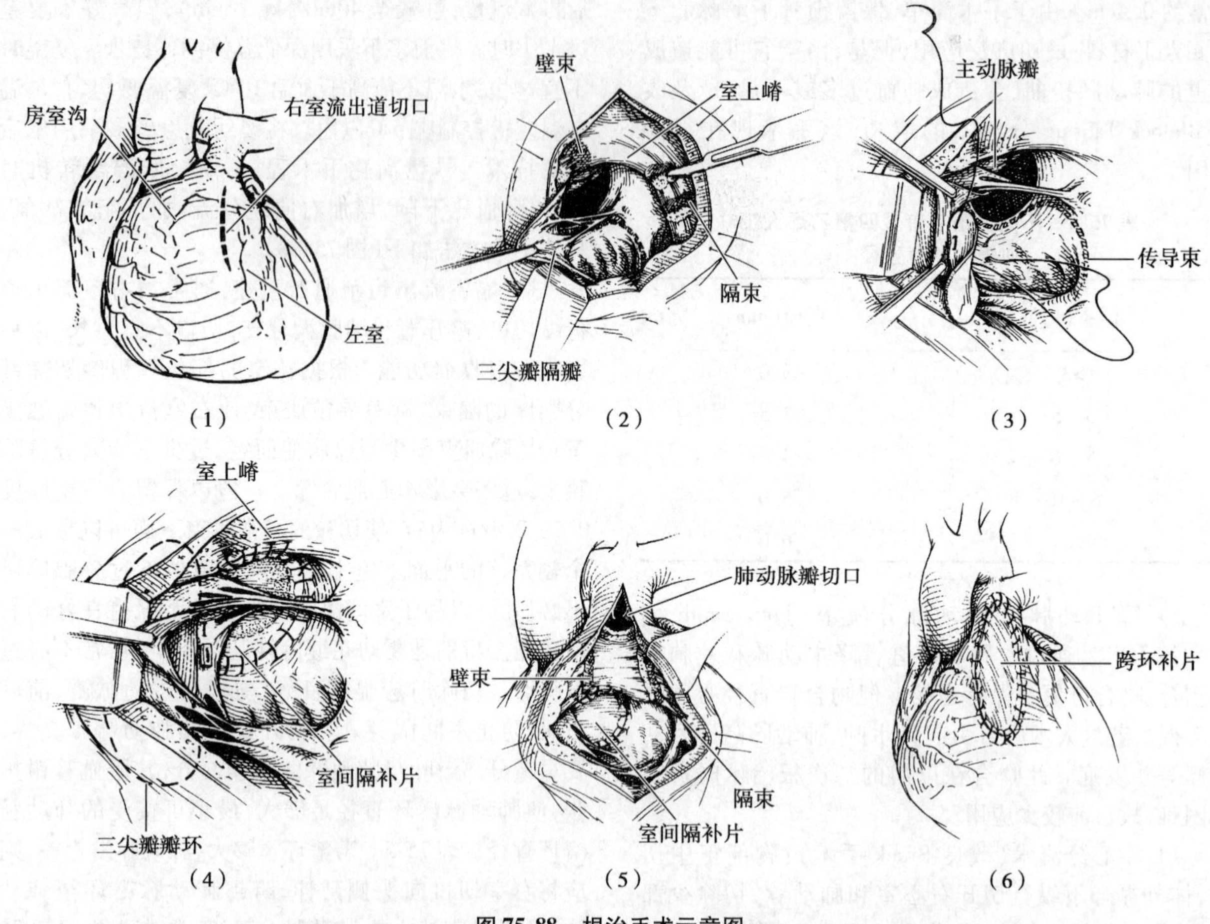

(1) (2) (3) (4) (5) (6)

图 75-88 根治手术示意图

(1)右室流出道切口;(2)疏通右室流出道;(3)修补室间隔缺损;(4)室间隔缺损修补完成;(5)右室流出道跨环切口;(6)右室流出道跨环补片

在右心室和肺动脉之间重建肺动脉瓣。

表 75-5 最小可接受的肺动脉瓣环大小

体重(kg)	直径(mm)	面积(mm^2)
4	7.0	38
5	7.5	45
6	8.0	50
7	9.0	63
8	9.5	72
9	10.0	81
10	11.0	90
12	12.0	113
14	13.0	126
16	13.5	144
18	14.0	162
20	15.0	177

2) 室间隔缺损修补:法洛四联症的室间隔缺损属于对合不良型,缺损较大,均应采用涤纶布补片进行修补。也可用自体心包,但心包补片不宜过大,以免在心内摆动,而致残余分流。一般经右室切口修补,也有医师经三尖瓣口修补室间隔缺损。经右室修补嵴下型室间隔缺损时,为充分显露缺损,可将三尖瓣之前瓣和隔瓣分别向右前外侧牵开,而将室上嵴左侧端向左前上方牵开,以良好显露缺损右后下缘的三尖瓣前、隔瓣交界处及右后上方的主动脉瓣环。一般采用连续缝合法,缝线时可以圆锥乳头肌为标志,右后下方缺损缘为危险区,通常采用超越及转移针的缝合方法,应缝在室间隔的右室面,避免损伤传导束,转移针要确切。可利用无传导束的三尖瓣环或隔叶的基底部,既要防止撕脱,又要保证三尖瓣关闭严密。危险区缝线也采用褥式带小垫片间断缝合 3~4 针。缺损前上缘及圆锥乳头肌左侧缘均为安全区,可采用连续缝合法。修补嵴内型或干下型室间隔缺损一般不会损伤传导束。若主动脉骑跨严重,则补片应稍大于缺损,并缝合时稍远离主动脉瓣环,以保证左室流出道通畅。

3) 合并畸形的手术:右位主动脉弓及右位降主动脉一般不必处理,但应注意动脉导管的位置会发生变异。左上腔静脉引流至冠状静脉窦,体外循环过程中可间断阻断或经插管引流。存在房间隔缺损或部分肺静脉畸形引流时,术中切开右房壁直视修补并将异位的肺静脉隔入左房。合并动脉导管未闭应在术中转流前游离结扎或切开肺动脉壁直视缝合。单冠畸形时右室流出道切口处有冠状动脉经过,若右室流出道不需加宽补片则可选用右房切口及肺动脉切口施行根治术或采用与此异常血管平行的右室切口修补室间隔缺损,以避免伤及此血管。若右室流出道需要加宽补片则可在血管下切除肥厚的肌束,并在血管的两侧补片加宽右室流出道,但应避免血管承受过大的张力。如果右室流出道疏通不够标准,也可采用右室-肺动脉瓣外通道方法。对合并冠状动脉畸形行法洛四联症根治手术有困难的患者,以及少数合并三尖瓣发育不良,特别是三尖瓣狭窄的患者,应考虑行一个半心室矫治。

(3) 法洛四联症外科治疗的几个特殊问题:

1) 手术及介入联合矫治伴有体-肺侧支的法洛四联症:近年来,法洛四联症的术前诊断越来越依靠超声心动图检查,但超声心动图检查诊断体-肺侧支有一定的局限性。对临床表现为发绀不重,X 线显示肺血不少,血氧饱和度降低不明显,超声心动图显示肺动脉细小的程度与上述表现不成比例者,应高度怀疑合并体-肺侧支的可能性,应行心血管造影检查,以明确诊断。术前心血管造影和选择性侧支造影明确体-肺侧支是否与固有肺动脉有融合非常重要。对没有融合的巨大侧支,不能封堵,否则有发生肺梗死的危险,需手术将其与主肺动脉融合。对肺动脉有融合者应先行体-肺侧支的封堵,而后进行根治手术,可取得较好效果。技术上无法封堵的体-肺侧支,可考虑术中识别和游离结扎。对术前漏诊体-肺侧支,术中左心回血过多,术后出现充血性心力衰竭或肺的严重损伤者,也可考虑术后造影行封堵或相应处理。侧支封堵术可明显改善心肺功能,是外科矫治术后重要的挽救性手段(图 75-89)。对于体-肺侧支的正确有效处理是提高法洛四联症手术疗效的有效手段。

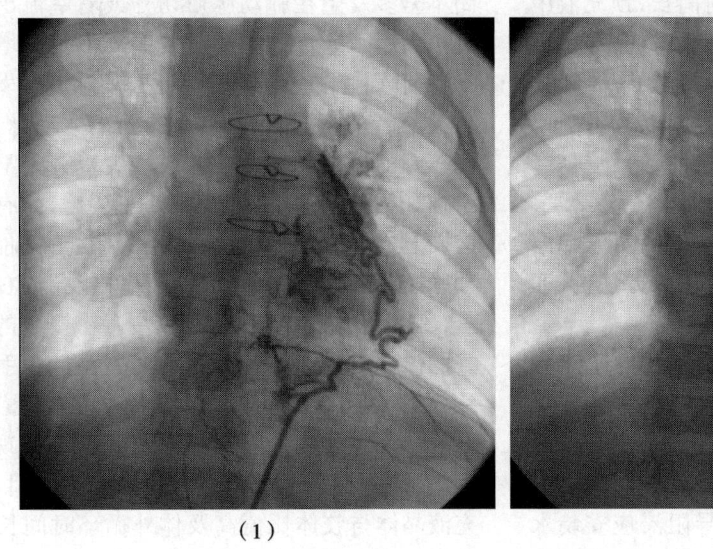
(1)

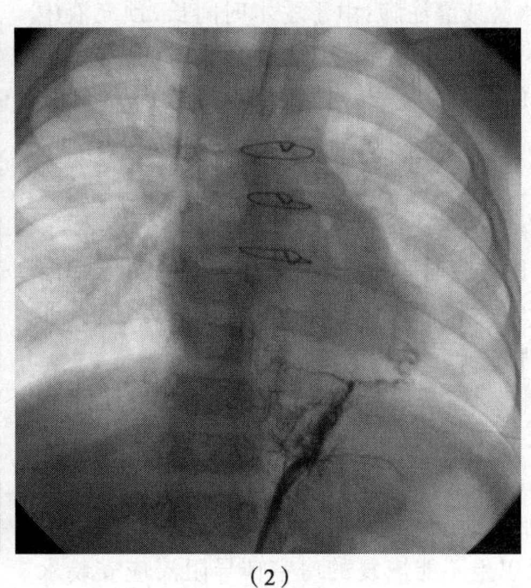
(2)

图 75-89　侧支封堵术

(1)法洛四联症根治术后选择性造影提示有一起自膈下降主动脉的体肺侧支供应左肺;(2)弹簧圈封堵以后再次造影提示封堵成功

2) 一侧肺动脉缺如:与一侧肺动脉起源异常不同,一侧肺动脉缺如是指解剖上一侧肺动脉不存在。法洛四联症合并肺动脉缺如不多见,常发生在左侧,右侧肺动脉缺如则更少。X 线胸片主要特征为两侧肺血管不对称,影像学检查多能对该病作出明确诊断,放射性核素肺血灌注扫描也可较好地了解有无一侧肺动脉缺如以及患肺发育程度。早年受技术因素的限制,手术死亡率较高,随着外科技术的提高,近年来死亡率已有明显下降。我们认为合并一侧肺动脉缺如法洛四联症行根治手术的前提是健侧肺动脉发育良好,手术中常需行跨环补片,最好用带瓣补片材料,保证血流动力学矫治满意。对一侧肺动脉起源异常者可将患侧肺动脉移植至肺动脉。

3) 肺动脉瓣缺如:肺动脉瓣缺如的发生率约占法洛四联症的 3% ~5% 左右。除了一般法洛四联症的病理改变外,肺动脉瓣环可狭窄,瓣叶完全未发育而成环形嵴,有时可能连残迹也没有。狭窄大多位于肺动脉瓣环,主肺动脉或左右肺动脉明显扩张,甚至压迫支气管,出生后即可出现顽固性支气管炎、呼吸窘迫以及充血性心力衰竭。内科治疗常不能缓解。X

线胸片可见肺门血管影增宽,而肺血减少,可有肺段或肺叶不张。超声心动图看不见肺动脉瓣叶活动。手术需选择较大的同种肺动脉或主动脉在重建肺动脉瓣。

(4) 手术并发症

1) 低心排出量综合征:这是法洛四联症根治术后最常见的并发症。除因血容量不足外,产生原因多为术中心肌保护不好,心内畸形矫治不满意,如右心室流出道狭窄解除不够,室间隔缺损有残余分流,右心室切口过长,右室流出道过度疏通,以及心脏压塞等,均可导致低心排出量综合征的发生。表现为心率快、血压低、左心房压及CVP升高,四肢凉、组织灌注不足、少尿或无尿,代谢性酸中毒、静脉血氧饱和度降低等,超声心动图或漂浮导管检查可以确诊。首先予以针对病因治疗,如畸形矫治不满意的应考虑二次手术干预。术后应常规使用正性肌力药物,增强心肌收缩力,改善循环。必要时可考虑使用心室辅助设施可能会有帮助。

2) 肺水肿或灌注肺:由于手术时间长,预充液中晶胶比例不合适,体外循环中炎症介质损伤,术后可表现为严重的低氧血症、肺内出血或大量渗出,X线肺透亮度下降。此外室间隔缺损残余分流以及术中回血过多,左心引流不畅也是原因之一。防治方法是严格控制输液量,适当提高体内胶体渗透压,充分给氧,适当延长辅助呼吸时间,及时纠正酸中毒。对于肺内侧支循环较多者术中采用深低温低流量的方法,保证左心引流通畅。

3) 心律失常:术后早期出现的房室传导阻滞多与外科技术有关,随着手术技术的改进,房室传导阻滞的发生率已显著减少。一旦发生高度房室传导阻滞应安放临时起搏器,非器质性损伤多能在3~5天内恢复,1个月以上不能恢复的房室传导阻滞应安装永久起搏器。室上性心动过速,早期多因心肌损伤或缺氧所致,应改善通气,纠正水电解质酸碱紊乱,必要时可使用胺碘酮等药物。晚期出现室上性心动过速多由于流出道梗阻所致,需再次手术解除梗阻。室性期前收缩和室性心动过速多在晚期出现,可导致猝死,所以术后应定期随访监测。

4) 肾功能不全:法洛四联症患者由于长期缺氧,常有不同程度的肾功能损害,因此在围术期要注意保护肾功能,术中要保证肾脏的灌注量和降温,术后要维持血压,以保证肾脏的基本灌注。出现肾功能不全时,婴幼儿可以考虑腹膜透析,成人可考虑血液透析。

5) 渗漏综合征:婴幼儿毛细血管发育不成熟,长时间的体外循环后在炎症介质的作用下易引发全身毛细血管渗漏综合征,影响术后患儿恢复,其发生常与患儿的特异性体质有关。我们研究发现渗漏综合征的发生与年龄有关,而与病种、性别、术前血浆蛋白水平及体外循环时间等没有相关性。在治疗上主要是使用正性肌力药物及提高胶体渗透压,也可适当使用激素治疗。

6) 室间隔缺损残余分流:多为缺损修补不完全,也可见于未发现的多发肌部室缺,分流量较大时可引起低心排出量综合征或肺水肿,应加强强心利尿。残余分流较大,婴幼儿室间隔缺损超过5mm者,影响患者心肺功能的应考虑再次手术修补。

7) 右室流出道残余狭窄:残余狭窄多见于肺动脉瓣环,也可发生于右室流出道加宽补片的远端,多由于流出道疏通不满意或补片加宽不够所致。此类患者易发生右心衰、三尖瓣反流以及低心排出量综合征和各种心律失常,甚至猝死,狭窄严重者应再次手术矫治。

8) 瓣膜关闭不全:法洛四联症患者术后常合并肺动脉瓣关闭不全和三尖瓣关闭不全。肺动脉瓣关闭不全多发生在肺动脉瓣切开或右室流出道跨环补片扩大后。严重的肺动脉瓣关闭不全可增加右室容量负荷,引起右心衰竭。因此肺动脉瓣环发育小需跨环补片者,我们建议用同种带瓣的大动脉片,常可收到较好的血流动力学效果。三尖瓣关闭不全多为手术损伤所致,术中应避免损伤三尖瓣,如有关闭不全应同时成形三尖瓣,以免影响术后右心功能。术后肺动脉瓣或三尖瓣关闭不全都有可能导致右心功能不全,因此手术时应至少保证其中一个瓣膜的功能是良好的。术后主动脉瓣关闭不全往往也是手术损伤所致,严重的可能需行主动脉瓣成形或瓣膜置换。

(5) 手术高危因素:我们在研究中发现手术时体重小、体外循环时低流量时间与低温时间比值大、预充液晶体与胶体比值高及体外循环时间长与手术后早期死亡或发生灌注肺和严重的低心输出量综合征有关,是法洛四联症根治手术的高危因素。因此法洛四联症根治手术时应充分考虑年龄的因素,体外循环应先降体温后减流量,并选择合适的晶胶比例,在婴幼儿患者多采用术后超滤技术。此外,年龄小的患儿,如表现为低体重和低血红蛋白小细胞性贫血者,多为营养不良的表现,其毛细血管通透性也会增加,体外循环术后在炎性介质的作用下易出现渗漏综合征及低心排综合征。这些患者术前应作充分准备,纠正贫血,最大限度地改善患者营养状况。

【治疗效果】

国内外对法洛四联症手术治疗进行了长期的基础研究和临床实践,治疗效果不断提高,并发症减少,死亡率逐渐下降。目前,法洛四联症纠治效果较为满意。绝大多数心脏中心住院死亡率已低于2%，近10年内复旦大学儿科医院手术死亡率在0.8%～1%。死亡最多原因是并发症，常见并发症为残余右心室流出道梗阻、残余室间隔缺、心律失常、完全性房室传导阻滞和肺动脉瓣关闭不全等。

早期再手术的最常见适应证是RVOT残余梗阻，残余狭窄可位于漏斗部水平、瓣膜水平或者在肺动脉分支上。当肺动脉分支存在残余狭窄时，通常适于进行心导管球囊成形术或植入支架。残余VSD也是再手术的原因，来自德国的一项大宗病例研究表明，914例患者中，102例在术后12.8年时再次手术，其中半数是残余VSD。

应用单瓣补片重建RVOT逐渐引起人们的兴趣，其目的是尽量减少肺动脉瓣反流，进而降低反流对右心室功能的长期影响。短期数据未能表明单瓣补片病例的术后恢复优于常规跨瓣补片的病例，尤其是跨瓣补片短且未切除右心室肌束者(Bigras et al. 1996)。另外，长期随访研究提示术后数月内，单瓣在丧失功能之前能维持满意的功能。

肺动脉反流是晚期再手术最常见的原因，肺动脉瓣置换是一种TOF根治术后晚期的重要干预手段，TOF根治术后晚期植入肺动脉瓣来改善心室功能并解除症状的报道越来越多。

（闫宪刚　贾兵）

第十三节　心室双出口

心室双出口是指主动脉和肺动脉均起源于同一心室，起源于右心室者称右心室双出口(double outlet right ventricle，DORV)，起源于左心室者则为左心室双出口(double outlet left ventricle，DOLV)。在胚胎上主要是由于圆锥动脉干转位、圆锥-心室交叉点移位和动脉圆锥吸收异常所致。若主动脉下圆锥吸收消失，肺动脉下圆锥存在则形成正常心室大动脉连接；若肺动脉圆锥吸收而主动脉下圆锥不吸收，则形成大动脉错位；若两大动脉下圆锥均不吸收，则形成右室双出口；若两大动脉下圆锥均吸收消失则形成左心室双出口。由于在诊断和处理原则上有很多相似之处，而右心室双出口更为常见故在此重点讨论。

一、右心室双出口

【概述】

右心室双出口是一个病理生理混乱和解剖结构异常排列非常繁杂的系列，形态学表现从VSD合并主动脉骑跨到大动脉错位合并VSD。这些极端差异的组成导致了多年以来在其定义、分型以及外科修复时机上存在大量相互矛盾的争议。86% DORV心房心室连接一致，11%房室连接不一致，其他包括心房与单心室连接、房室瓣闭锁或心房异构。文献统计在1000个新生儿中，DORV的发病率约0.09%，在先天性心脏病中DORV占1%～1.5%。

【定义和分类】

1972年Lev等提出DORV经典的定义是①主动脉和肺动脉都起始于形态右心室；②两个大动脉瓣之间有多少不等的圆锥结构，半月瓣和房室瓣纤维连续中断，被肌性圆锥结构分隔开来；③VSD为左心室的唯一出口。DORV的定义中是否应该包括主动脉瓣-二尖瓣纤维连续缺如尚存在争论。Lev的定义把合并主动脉瓣/肺动脉瓣-二尖瓣纤维连续的病例排除出DORV，并且提供了一个将合并主动脉瓣下VSD及PS的TOF与DORV明确的分界点，但这个概念却与病理学数据不符合。在从合并主动脉瓣下VSD和PS的TOF向DORV过渡过程中，正常的主动脉瓣-二尖瓣间纤维连续逐渐缩小范围直至完全消失，但是从肺动脉主干在室间隔上没有任何骑跨的Taussig-Bing到肺动脉主干轻度骑跨在左心室、肺动脉主干从双心室相等发出、肺动脉主干大部分由左心室发出、直至TGA-VSD过程中，肺动脉瓣-二尖瓣纤维连续逐渐发育。另一个相关争议就是DORV的诊断是否必须存在双侧圆锥。Baron、Hallerman等人应用主动脉瓣和二尖瓣叶分离这一标准从影像学上区分DORV和TOF。Howell等人分析认为只有37.5%存在完整的双侧肌性圆锥；从而得出结论：这一标准对于形态学描述非常实用，但并非是DORV分型的绝对必须标准。

目前比较一致的观点是将DORV定义为心室大动脉连接的一种类型，其两条大动脉完全或绝大部分起自右心室。这一定义比较广泛，让每个医师自己决定是否大血管"绝大部分"起自右心室。这一定义中，DORV可以是单心室或双心室，合并各种类型的房室连接和心房排列方式。在真正的DORV解剖矫治手术中，必须要预留一个通道将VSD与体循环半月瓣相连接，从而产生一个宽大不阻塞的左室流出道，这一点非常明确。这是DORV本质的形态学特点，使之与其他可能混淆的畸形相区别。

DORV最早的分型方法是Neufeld等基于以下三个原则建立①VSD和室上嵴的关系；②VSD相对于大动脉的位置关系；③是否存在肺动脉狭窄。1972年Lev等根据VSD和大血管间解剖关系描述DORV，从而建立了当前被广泛应用的分类基础：DORV合并主动脉瓣下VSD、DORV合并肺动脉瓣下VSD(Taussig-Bing)、DORV合并双动脉瓣下VSD、DORV合并远离双动脉VSD。尽管这种分型对生理学特性和外科手

5

术选择非常实用,它仍然存在很多重要的缺陷。正如Lecompte、Kirklin等学者指出VSD-大动脉关系类型和外科手术选择之间并不存在绝对的相关关系。对于这一复杂的心室大动脉连接畸形,其分类和命名法远没有一个提供术前解剖标准的实用性定义重要,因为它对决定最佳手术方案非常有帮助。目前比较一致和实用的分类是STS先天性心脏病命名及数据库委员会数次讨论之后建立的数据库,可以对目前各种外科手术的结果进行可靠的、有意义的分析研究。该分类在所需要的DORV的相关形态学描述可以分为几个标题:VSD、右室流出道、大动脉关系、冠脉解剖、圆锥解剖、左室流出道、三尖瓣环—肺动脉瓣环距离、及其他合并畸形。最简单的数据库,把DORV分为以下五型:VSD型(主动脉下或双动脉下VSD,不合并RVOTO)、TOF型(主动脉下或双动脉下VSD,合并RVOTO)、TGA型(肺动脉下VSD,Taussig-Bing)、室缺远离型(remote VSD,合并或不合并RVOTO)和室间隔完整型。这一命名法采用简单数据库设置,是因为它简洁的表述了VSD的相关解剖,并将DORV按照可能的外科矫治方法加以归类。VSD的相关解剖(主动脉下、肺动脉下、双动脉下、无关远离)将在二级命名里和是否合并RVOTO一起描述。该数据库将冠状动脉解剖将与5种可能的两条大动脉相对排列关系一起描述。大动脉关系详见下文。冠脉解剖依据数据库委员会所采用在TGA相关冠脉解剖系统来描述。是否存在圆锥、术前是否合并左室流出道梗阻、三尖瓣环-肺动脉瓣间距离以及是否存在其他相关心脏畸形等数据将作为附加的重要形态学变量在更全面的数据库中记录。

5

【解剖特点】

1. VSD的特点 构成形态学左室流出道一部分的VSD通常是非限制性的(直径等于或大于主动脉管径)。此外约10%的VSD是限制性的,在非常罕见的情况下可不存在两心室间的交通。室间隔完整的DORV通常合并二尖瓣和左心室发育不良,并且小的房间隔缺损成为唯一的左向右分流通道。约13%的患者VSD是多发的。DORV的VSD的实际解剖位置比较固定,多数是心室圆锥部位于"间隔小梁缘"或隔束的前支和后支的环抱中。当位于流入道间隔、小梁部肌间隔或膜旁向下方延伸占据流入道间隔时,VSD不是在心室圆锥部。这些罕见病例中,VSD是典型的与大动脉无关型,很难用心内隧道来修补,并且可以并发于任何大血管相对关系。

DORV的VSD通常用"主动脉瓣下"、"肺动脉瓣下"、"肺动脉瓣下"、"双动脉下"和"远离大动脉"这些名词来描述。这些VSD和半月瓣的关系对外科手术有特殊的意义,VSD和半月瓣的这种重要关系更依赖于高度变化的大血管之间相对关系,以及圆锥漏斗隔的方向和大小。在DORV中,"主动脉瓣下"、"肺动脉瓣下"和"双动脉瓣下"意味着VSD是"近主动脉瓣"、"近肺动脉瓣"和"近二大动脉"(图75-90)。这些VSD在室间隔位置的差别以及与半月瓣的关系对彻底理解DORV这一畸形非常重要。

主动脉瓣下VSD在占DORV手术接近50%。VSD均位于主动脉瓣下方,并且根据主动脉瓣下圆锥的存在和长度而与主动脉瓣间隔不同的距离。主动脉瓣下圆锥缺如,主动脉瓣左冠瓣或者二尖瓣前瓣将构成VSD实际的后上缘。约77%的DORV合并主动脉瓣下VSD患儿存在双动脉下圆锥,23%只存在肺动脉瓣下圆锥。双动脉下VSD约占DORV手术患儿10%。VSD位于室间隔上方TSM的区域内,紧邻主动脉瓣和肺动脉瓣下方(近双动脉)。由于漏斗部间隔发育不良或缺如,肺动脉瓣和主动脉瓣一般很邻近。这种典型大室缺的上缘由半月瓣构成。TSM及其前后支区域构成它的前、下和后缘。可能双侧圆锥都发育不良,同时漏斗部间隔发育不良或缺如,或者在两组半月瓣下方仅存在一个圆锥。绝大多数合并肺动脉瓣下VSD的DORV没有肺动脉狭窄,属于Taussig-Bing型。在接受外科手术的DORV患者中有30%左右是肺动脉瓣下VSD,一般为非限制性。VSD位于肺动脉瓣下室间隔的前上方,并为TSM分支包绕。漏斗隔(圆锥)从室间隔向右室前壁延伸,将VSD和肺动脉瓣下区域与主动脉瓣下区域隔开,使VSD与肺动脉相关。在Taussig-Bing畸形中,漏斗隔的异常肥厚以及部分分支可能导致主动脉瓣下不同程度的梗阻。双/单圆锥,主动脉瓣下圆锥在Taussig-Bing畸形中各占50%。DORV外科手术患儿中远离型VSD约占10%~20%。这种VSD距离主动脉瓣和肺动脉瓣都很远,不位于TSM的分支之间,位于流入道间隔但不向膜周延伸或者在小梁部间隔。多数这种远离型VSD发生在DORV合并完全房室间隔缺损中。

2. 大动脉关系 DORV畸形中两条大动脉的相对关系有两种基本类型:螺旋型和平行型。大多数患儿大动脉位置相对正常,即主动脉干位于肺动脉主干的后方偏右侧,并且从心底部发出时两条大动脉呈螺旋状相互盘绕。此类患儿VSD常位于主动脉瓣下。另一种情况是,主动脉和肺动脉相互平行(没有螺旋盘绕)。此时主动脉可以任意程度围绕肺动脉主程度前后移位:主动脉可以并排位于肺动脉右侧;或者肺动脉右前方;或者肺动脉正前方;最后甚至在肺动脉左前方(左侧异位)。当大动脉是并列平行走向时,VSD多数位于肺动脉瓣下。主动脉左侧异位是最不

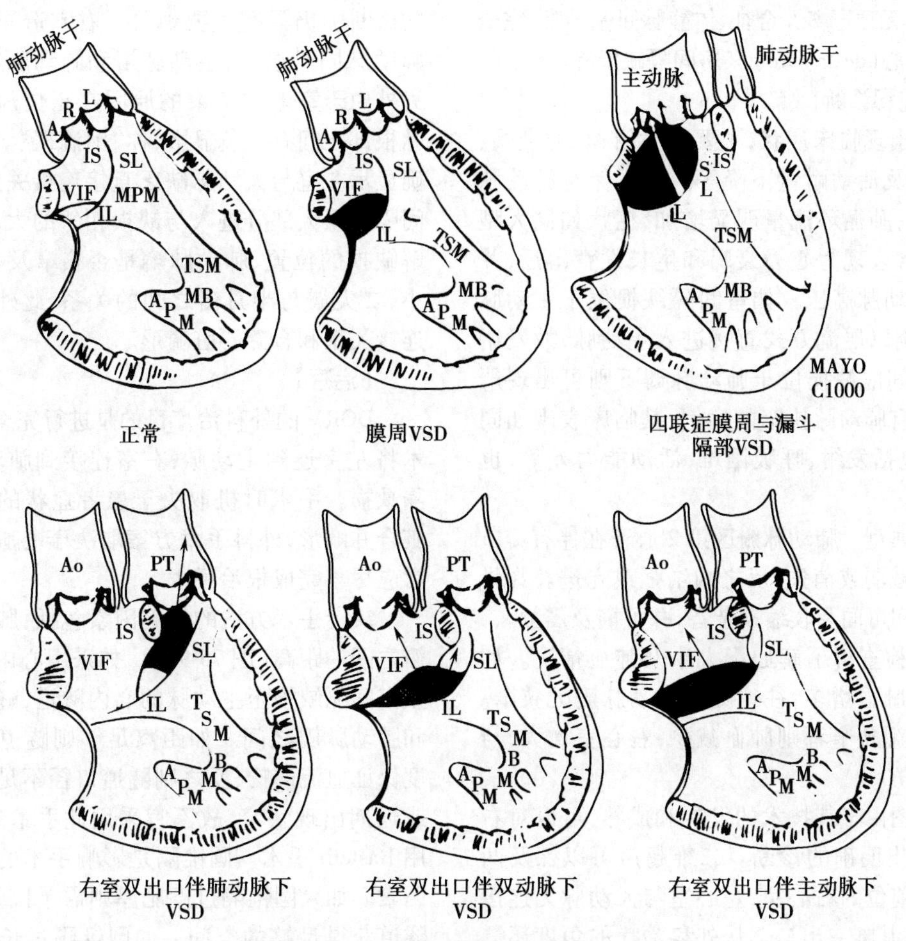

图 75-90　DORV 不同 VSD 位置示意图

常见的大动脉走行，VSD 一般位于主动脉瓣下。肺动脉狭窄通常并发在主动脉左侧异位患者，同时右冠状动脉经常横跨肺动脉瓣下流出道。尽管 VSD 和半月瓣间关系通常可以根据大血管间关系来推测，但事实上 VSD 的相关解剖与大血管间关系无关。

3. 右室流出道梗阻（RVOTO）　所有在 TOF 中出现的 RVOTO 类型都可以在 DORV 中出现。RVOTO 最常见于主动脉瓣下或双动脉瓣下 VSD；在 Taussig-Bing 和远离型 VSD 中不常见。尽管 RVOTO 最常位于漏斗部，但也可以是单纯瓣膜性狭窄，合并或不合并肺动脉瓣环和主肺动脉发育不良。DORV 可以合并肺动脉闭锁。

4. 主动脉瓣下狭窄　主动脉瓣下狭窄并不常见，但其是 DORV 的重要特征，有非常重要的临床意义。主动脉瓣下狭窄多数存在于肺动脉瓣下 VSD；Sondhermer 统计病例中占 Taussig-Bing 畸形的 35%。Taussig-Bing 合并主动脉弓缩窄病例中，伴有主动脉瓣下狭窄多由于左室流出道发育不良引起。主动脉瓣下狭窄也可以由房室瓣结构造成，或是附属组织冗长脱垂，或者肌束异常肥厚增生，也可伴有主动脉瓣狭窄或闭锁

5. 传导系统　房室连接一致的 DORV，其房室结一般位于房室间隔的肌肉部分。无论 VSD 是主动脉瓣下、双动脉下、还是肺动脉瓣下，His 束均穿过中心纤维体的右侧三角，邻近三尖瓣沿 VSD 后下缘走行。如果在 VSD 和三尖瓣之间有肌束，此时传导束不再沿着缺损的后下游离缘走行，肌束可起到保护传导束的作用。

6. 冠状动脉解剖　从头侧向下方看，绝大多数 DORV 冠脉开口是按顺时针方向旋转。因此，左冠发出处更靠后方，同时右冠起源更靠前。主动脉位于肺动脉右侧靠前时，冠脉特点类似于 d-TGA：右冠起自右后瓣窦（瓣窦 2），而左冠起自左前瓣窦（瓣窦 1）。在 Wilcox 的统计中，冠脉分支类型多数是正常的，但有 25% 是 LAD 从 RCA 上发出，并在肺动脉瓣前下方横跨右室流出道；5% 为主动脉左侧异位，其 RCA 均横跨右室流出道进入右侧房室沟。

7. 合并心脏畸形　DORV 几乎可以合并房室瓣的任何畸形，如房室瓣狭窄甚至闭锁、骑跨、完全性房室通道缺损，严重时可以使实施解剖矫治手术变得非常困难。主动脉弓缩窄及其他左室流出道梗阻多见于 Taussig-Bing 畸形。其他合并畸形包括：动脉导管未闭、

心室发育不良、无顶冠窦综合征、体静脉回流异常、完全内脏反位、右位心(dextrocardia)、房间隔缺损等。

【临床表现和诊断】

一般较早出现临床症状,主要有发绀、心力衰竭、生长发育滞缓及活动耐量下降等。在不伴有肺动脉瓣狭窄的病例,肺循环流量明显增加,症状如同大型室间隔缺损,常表现为心力衰竭和生长发育落后,并可早期并发肺动脉高压。如室间隔缺损位于主动脉瓣下,左室血流以层流方式直接进入主动脉,故发绀不明显。如室间隔缺损位于肺动脉瓣下则可出现严重发绀。在伴有肺动脉狭窄的病例,其临床表现如同法洛四联症,包括发绀、呼吸困难、活动能力差等,也可有蹲踞现象。

体征并不典型。肺动脉瓣区第2心音在伴有瓣口狭窄的病例可减弱或消失,反之则增强或亢进。胸骨左缘第3、4肋间可闻及收缩期杂音,并可扪及震颤。

胸部X线检查可了解心影大小及肺血情况。如提示心影扩大肺血增多,往往提示肺动脉瓣无狭窄。在伴有肺动脉瓣狭窄者则肺血减少,右心室增大,与法洛四联症相仿。

超声心动图由于其技术的发展和成熟,可以对右心室双出口作出明确的诊断。二维超声可以探及两大动脉均发自前位的右心室;左心室与大动脉无连接关系,室间隔是其唯一出口。从外科治疗的角度还需进一步了解①室间隔缺损的位置和大小;②肺动脉瓣有无狭窄;③有无其他合并畸形如主动脉缩窄、冠状动脉异常;④心房位置、房室连接关系,并与大动脉错位作鉴别。

目前心导管及心血管造影检查在右心室双出口的诊断中仍具有重要地位。右室造影可见主动脉和肺动脉同时显影,主动脉瓣和肺动脉瓣处同一水平。另外由于室上嵴壁束的原因在正位片上可见主肺动脉根部之间有一负显影,称"泪滴征"。左室造影可明确显示左室与大动脉缺乏直接连接关系,造影剂经室间隔缺损大部分进入与缺损相邻的大动脉,同时可了解缺损的位置、肺动脉瓣是否狭窄及其程度、心室大小、二尖瓣与半月瓣之间的关系,此外还可了解房室连接关系和合并心脏畸形。

【治疗】

DORV的外科治疗目的是进行完全解剖修复。手术将左室连到主动脉,右室连接到肺动脉,关闭室间隔缺损。手术时机取决于患者症状的显著程度和心脏合并畸形,外科手术方案取决于心脏解剖条件。通常应尽早完成根治手术。

决定手术方法的解剖因素包括:肺动脉瓣和三尖瓣之间的距离(图75-91)。如采用心内隧道法则需建立室间隔缺损至主动脉的心内隧道,隧道位于三尖瓣和肺动脉瓣之间。如距离足够则隧道具有充分的宽度保证血流通畅,反之则隧道口径不足致使隧道狭窄或远期出现狭窄,故不宜采用此手术方法,应考虑采用Rastelli手术。圆锥隔是影响手术的另一重要解剖因素。如果圆锥隔过度肥厚则需予以切除,以使心内隧道获得足够的空间。如圆锥隔过长伴有肺动脉与室间隔缺损之间距离过小则提示不宜采用心内隧道法。另外过长的圆锥隔通常伴有主动脉瓣下狭窄或主动脉弓发育不良。如果伴有肺动脉瓣下狭窄,在采用心内隧道法时需充分解除狭窄,甚至需要采用心外管道重建右心室和肺动脉连接。

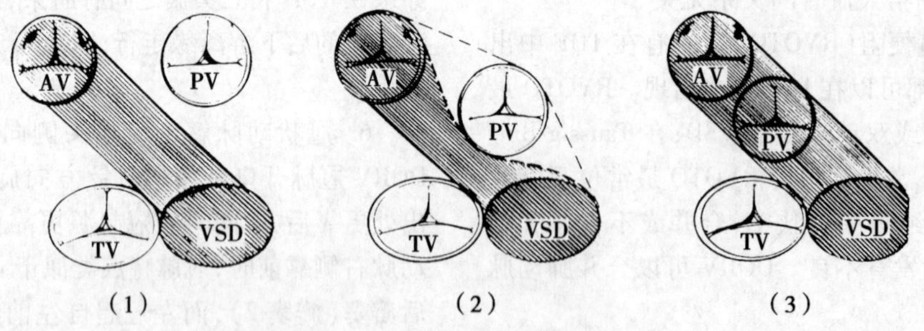

图75-91 肺动脉瓣与三尖瓣间的距离

(1)肺动脉瓣与三尖瓣之间有足够距离,因此自室间隔缺损至主动脉的心内隧道不全梗阻;(2)肺动脉瓣与三尖瓣之间的距离小于主动脉内径,因此心内隧道法将造成主动脉瓣下狭窄(3)当肺动脉瓣与三尖瓣距离极小时,需行Rastelli手术

1. 手术指征 目前认为右室双出口诊断明确即有手术指征,关键是手术时机的选择,以及根据不同的病理形态包括室间隔缺损的位置和有无肺动脉瓣狭窄等选用相应的技术方法。不伴有肺动脉瓣狭窄的病例需应用药物治疗控制心力衰竭和肺动脉高压并尽早施行手术。如果药物治疗不能有效控制心力衰竭则需提前手术,包括姑息性的肺动脉环束术或根治手术,目前认为患者有适应证即应在婴儿早期行根治手术。伴有肺动脉狭窄的病例较少发生心力衰竭和肺动脉高压,目前由于技术水平的提高以及新的血

管材料的应用,手术年龄适当提前至6月~1岁。如室间隔缺损属限制型也应早期手术,否则可造成左室进行性肥厚。对于心室发育不良、任一房室瓣的严重畸形、不可逆的肺血管病变均是DORV解剖根治手术的禁忌证,而非常远离二大动脉的VSD以前认为是双心室修补的禁忌,随着DRT(Double-Root Translocation)技术的成熟,该类DORV双心室修补也成为可能。

2. 手术方式选择　右室双出口手术治疗目的是将左心室血流导入主动脉而将右心室血流导入肺动脉。根据不同的病理类型可采用不同的方法。最常用的是心内隧道法,适用于室间隔缺损位于主动脉瓣下或双动脉瓣下的病例,如伴有肺动脉狭窄则需切除肥厚肌束,右室流出道补片或跨瓣补片,有时需应用带瓣外管道。室间隔缺损远离两大动脉者传统手术需置心内管道,连接室间隔缺损和主动脉,右心室切口与肺动脉之间置带瓣外管道,或者进行单心室Fontan类手术,目前根据各个中心技术水平不同多选择DRT手术。对室间隔缺损位于肺动脉瓣下且不伴有肺动脉瓣狭窄者,修补室间隔缺损时将左室血流导入肺动脉形成功能上的完全性大动脉错位,然后施行Switch手术。Nikaidoh手术适用于伴有肺动脉狭窄的病例的另一种手术。另外在合并有升主动脉病变、房室瓣异常和心室发育不良的病例,Damus-Kaye-Stansel,左心室至主动脉带瓣外管道及Fontan或改良Fontan手术等均可选用。

3. 手术技术

(1) DORV,VSD型(主动脉瓣下或双动脉下VSD,不合并PS):用连接左室和主动脉的心内隧道手术修复(图75-92)。右室流出道纵切口,注意保护冠状血管,探查心内解剖结构,包括室间隔缺损的位置及有无肺动脉狭窄。室间隔缺损位于主动脉或双动脉瓣下,可采用Dacron人造血管,将其修剪成梭状,补片长轴实际长度取决于主动脉右位程度,应为主动脉周长的2/3。补片的宽度应覆盖从VSD下缘到主动脉瓣环上界的距离。在实施心内隧道修复时,如果VSD是限制性的(直径小于主动脉瓣),则需要向前上方切开或者在这一区域内楔形切除部分室间隔以扩大VSD使其口径不小于主动脉直径,这一区域远离传导系统,也不易损伤二尖瓣组织。对于梗阻的右心室肌束予以切除。偶尔需要切除部分漏斗隔来构建从VSD到主动脉的垂直通道。有时心内隧道可能引起RVOTO,需流出道补片扩大。

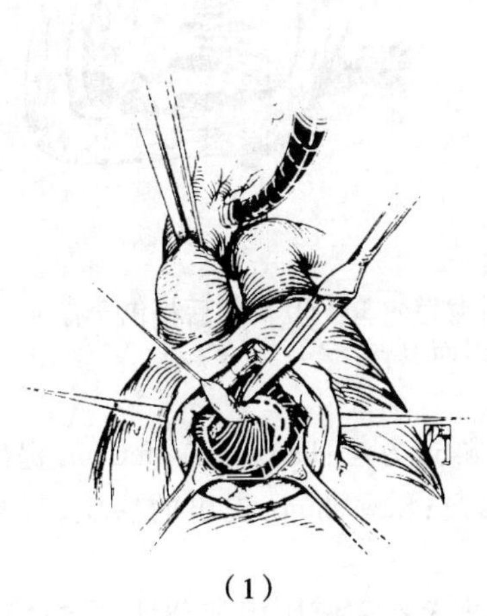

(1)

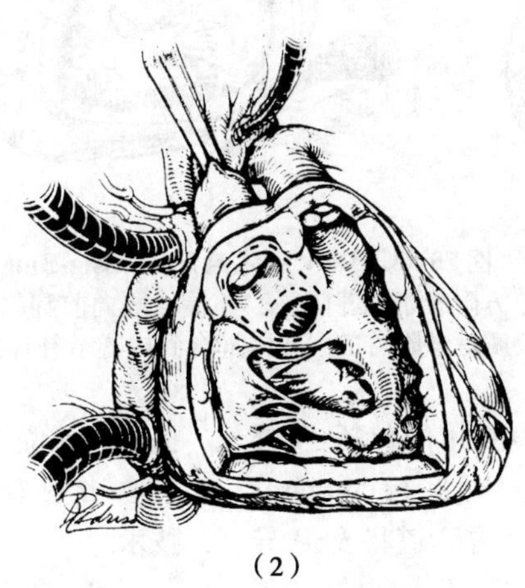

(2)

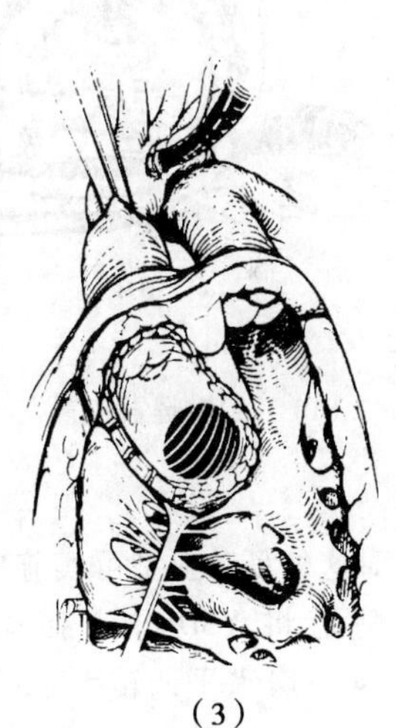

(3)

图75-92　DORV合并主动脉瓣下VSD或双动脉瓣下VSD、无肺动脉狭窄的心内隧道修补

(1)限制型VSD切除室间隔扩大VSD,切除范围用虚线标示;(2)扩大VSD;(3)建立内隧道连接VSD和主动脉

心内隧道法矫治无PS的DORV合并主动脉下/双动脉下VSD术后并发症很少。完全性传导组织不常见,并且至少87%以上的患者心功能为Ⅰ级(NY分级)。需要再次手术的并发症包括:主动脉下梗阻(无论是否与管道相关)、肺动脉下流出道梗阻、残余漏。以往认为低年龄是手术的独立危险因素,目前认为已经消除,但是大年龄仍然是一个显著的风险因素,可能是随年龄增长的肺血管病变引起。

(2) DORV,TOF型(主动脉下/双动脉下VSD合并PS):对于存在肺动脉狭窄的病例,除了闭合VSD时需要内隧道技术而不是直接补片之外,其修复技术和TOF中描述的类似。对于冠状动脉解剖正常的患儿,建议6~12月龄内手术。如果肺动脉分支严重发育不良或根治手术时需要用心外管道,建议采用体-肺动脉分流手术。对于合并异常冠脉在肺动脉瓣环下方横跨右室流出道单纯行心内疏通不能解除右室流出道梗阻,以及长时间体-肺分流导致的显著肺血管疾病的大龄患儿,需要放置心外带瓣管道。单纯肺动脉瓣狭窄而瓣环及分支正常的患者,可以实施肺动脉瓣交界切开或肺动脉瓣切除术。

为避免使用外导管,有学者采用充分游离肺动脉及其分支,然后将其拉下与右心室切口做吻合。通常后壁直接吻合而前壁应用自体心包补片,此即 REV 手术(图 75-93)。REV 手术同样适用于不能进行心室内隧道手术的心室动脉连接不一致的患者。REV 手术会产生肺动脉反流,所以仅适用于术前肺动脉狭窄且肺动脉压力低的患儿。为缩短肺动脉至右心室的距离,有采用横断主动脉将肺动脉前置于主动脉之前与右心室吻合,然后吻合主动脉,此即所谓的 Lecompt 操作。当主肺动脉侧-侧位或主动脉稍微在肺动脉前方时,即没有必要进行 REV 手术。REV 操作的开始步骤和大动脉调转的操作一样;然后纵向右室切口;构建心内隧道将 VSD 导入主动脉;肺动脉移位至右室流出道,并且缝闭肺动脉开口;在主肺动脉前壁做纵切口;肺动脉后缘缝合于右室流出道切口上缘;用宽大的自体心包片闭合右室流出道的下部切口和肺动脉前壁。有学者使用带单瓣的自体心包补片可以减轻术后肺动脉反流,而使用 Contegra 裁减后作为补片更可以取得良好效果。对于冠状动脉异常的患儿会妨碍右室切口,是 REV 手术的禁忌证。相对 Rastelli 手术,其远期无需更换外管道,因此对于此类患儿 REV 手术是首选治疗方案。虽然早期手术效果令人鼓舞,但是对于 REV 手术尚缺乏长期随访资料。

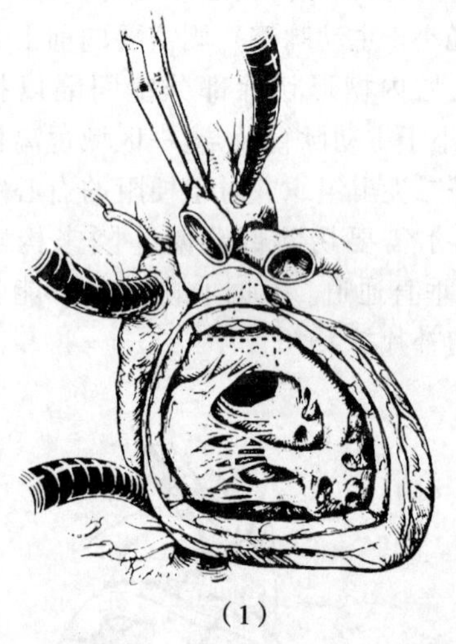

(1)

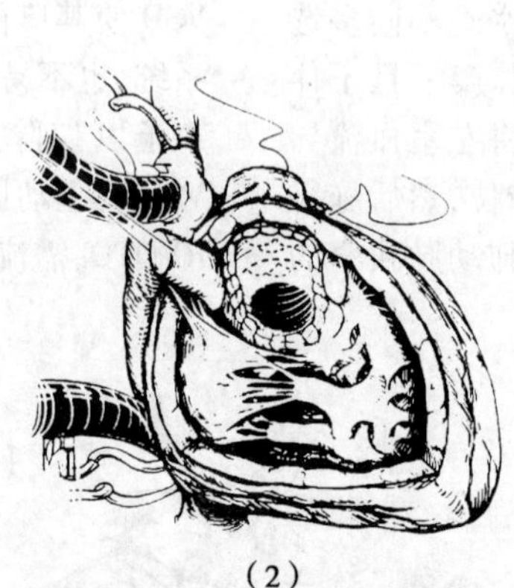

(2)

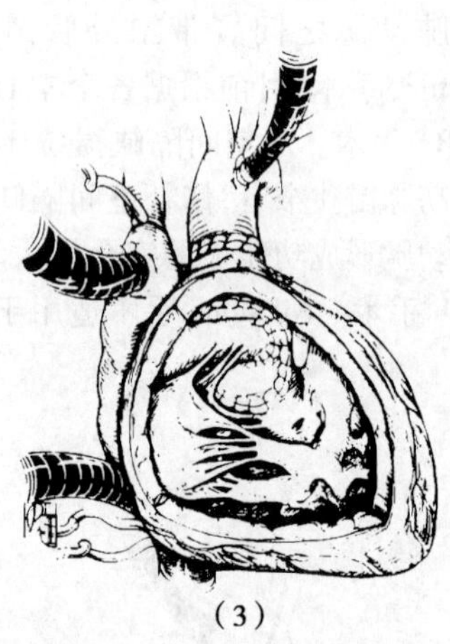

(3)

图 75-93 REV 手术治疗 Taussig-Bing 畸形

(1)三尖瓣腱索装置在 VSD 上方附着于漏斗隔;(2)将漏斗隔向前翻起,而非切除;(3)VSD 关闭后将包含有三尖瓣腱索附着的漏斗隔缝合到内隧道补片的右室面上

5

对这种复杂亚型可实施的修复手术的包括:①补片内隧道将 VSD 导入肺动脉,同时进行 Mustard/Senning 心房水平调转手术;②补片内隧道将 VSD 导入肺动脉,主动脉-肺动脉连接(Damus-Kaye-Stansel 手术),同时在右室和远端肺动脉间放置带瓣心外管道;③直接将 VSD 导入主动脉;④补片内隧道将 VSD 导入肺动脉,同时行大动脉水平调转(Switch 手术);⑤补片内隧道将 VSD 导入主动脉同时肺动脉移位(REV 手术)。目前心房调转手术后远期严重心律失常、肺静脉回流梗阻、体循环心室功能下降等原因和 DKS 手术需要使用心外管道,且内隧道同时大动脉调转术式的广泛接受应用,前二者目前已经很少采用。

合并肺动脉下 VSD 的 DORV 手术修复中最吸引人的选择就是不需要大动脉调转或者心外管道的完全心内隧道修复。这种类型的修复手术已经有多种技术实现:Abe 提出的后位、管样隧道方法修复;Doty 提出的前位、管样隧道方法;Patrick 和 McGoon 提出的前位、螺旋管道修复;Kawashima 提出的后位、直管道技术。

Abe 和 Doty 技术都需要应用部分性或完全性心内隧道将 VSD 导向主动脉。但是这些技术由于管道无法生长,易发生主动脉瓣下狭窄,已经不再被推荐用在 Taussig-Bing 的任何亚型中。Patrick-McGoon 法和 Kwashima 手术都为应用心室内隧道法修复合并肺动脉下 VSD 的 DORV 的技术,目前仍然有一定的适用范围。

Patrick-McGoon 技术用于大动脉倾斜关系或前后位的患儿,建立一个长而复杂几何形状的心内隧道。这个隧道走行在肺动脉左前方,将 VSD 与主动脉直接相连。由于隧道围绕肺动脉的左侧走行,构建这个隧道不依赖于三尖瓣于肺动脉瓣间的距离。这一技术通常需要扩大 VSD,即使 VSD 本身是非限制性的。Patrick-

McGoon 技术现在已经被大动脉调转手术所取代,但在这部分亚型的患者中还是一种可以选择的技术。

(3) Kawashima 手术(图 75-94):当大动脉位置接近侧-侧位时,且主动脉在肺动脉右侧时,采用走行在肺动脉后方、三尖瓣和肺动脉瓣之间的管道将主动脉和左心室相连接。必须切除漏斗隔以使心内隧道无不梗阻。当 VSD 是限制性时,需要扩大。由于这个隧道走行在肺动脉瓣和三尖瓣环之间,这两个结构之间必须间隔足够大的距离才可能构造隧道。三尖瓣环和肺动脉瓣环间最小距离应等于或大于主动脉瓣环直径。如三尖瓣环和肺动脉瓣环间距离不足或大动脉关系倾斜位或前后位时应选择动脉调转术。有时由于右室流出道被心内隧道构建时占用,右室流出道直径必须用流出道补片加宽。

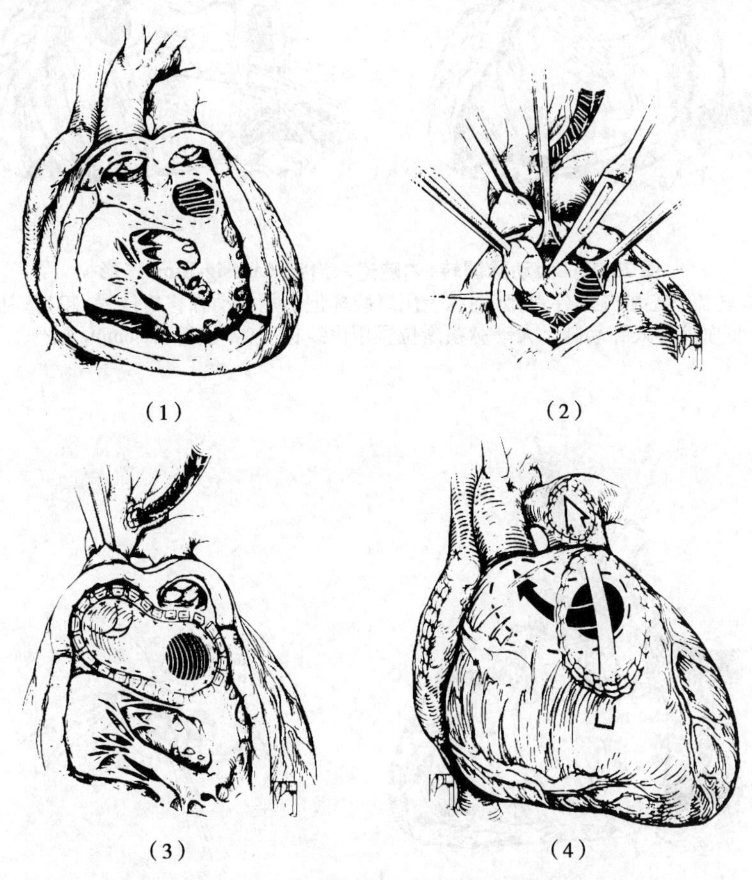

图 75-94 Kawashima 手术治疗 Taussig-Bing 畸形

(1)内圈虚线为需要切除的漏斗隔部分;(2)切除整个漏斗隔以免造成肺动脉下内隧道梗阻;(3)三尖瓣和肺动脉瓣间建立内隧道连接 VSD 和主动脉;(4)必要时补片扩大右室流出道,以免内隧道造成右室流出道狭窄

(4) 大动脉调转同时心内隧道闭合 VSD:最常应用于合并肺动脉下 VSD 的 DORV 的手术方案是大动脉调转同时心内隧道闭合 VSD(图 75-95、图 75-96)。这一技术已经被成功的应用于任何大动脉排列关系的 Taussig-Bing 畸形。手术采用胸骨正中切口,高位主动脉插管,建立转流后阻断 PDA,降温至 18℃,分离主肺动脉,同时标注冠状动脉移植位置。阻断主动脉后推荐经三尖瓣修补 VSD,也可纵行切开右室流出道进行修补。用涤纶补片沿 VSD 边缘连续缝合上缘,引导左心室血在补片下进入肺动脉使成为完全性大动脉错位,部分病例由于严重肺高压肺动脉瓣环明显增大,可通过肺动脉瓣暴露 VSD 并修补,从而避免切开右心室。

大动脉的横断取决于是否进行 Lecompte 操作。预计使用 Lecompte 操作则在主动脉瓣交界上方横断主动脉,在肺动脉中部横断肺动脉。如不实施则在尽可能远处很多主动脉,而在肺动脉瓣交界上方横断肺动脉。横断时切勿损伤肺动脉瓣,因为完成大动脉转位后肺动脉瓣成为新的主动脉瓣。探查左右冠状动脉开口,并沿瓣窦边缘剪下主动脉壁,成为带蒂的冠状动脉。在肺动脉根部的相应位置剪开肺动脉壁,将左右冠状动脉在无扭曲和张力的状态下植入。如实施 Lecompte 操作,将肺动脉和升主动脉做换位,使新的肺动脉在主动脉前、然后将升主动脉与新主动脉吻

5

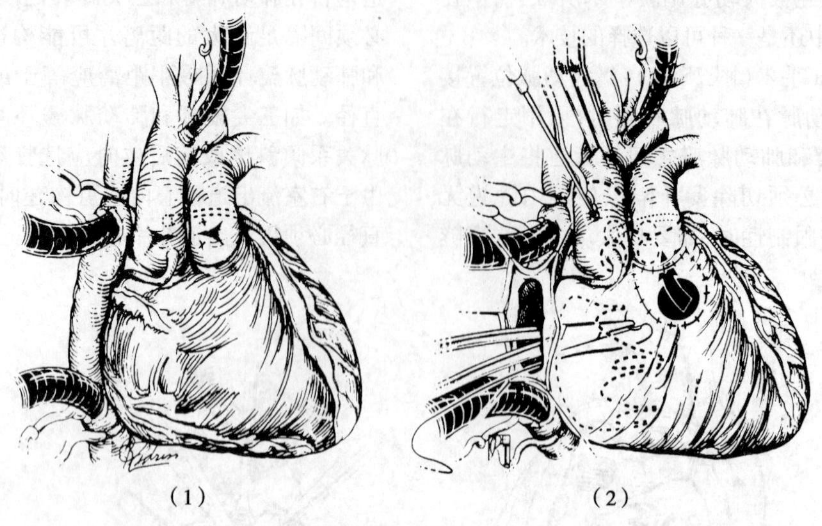

图 75-95 大动脉调转+内隧道术治疗 Taussig-Bing 畸形

(1)建立转流后心脏畸形外观,肺动脉上用缝线标记出冠状动脉移植位置;(2)修补 VSD,将血液导入肺动脉。大动脉横断位置用虚线标明(不进行 Lecompte 操作)

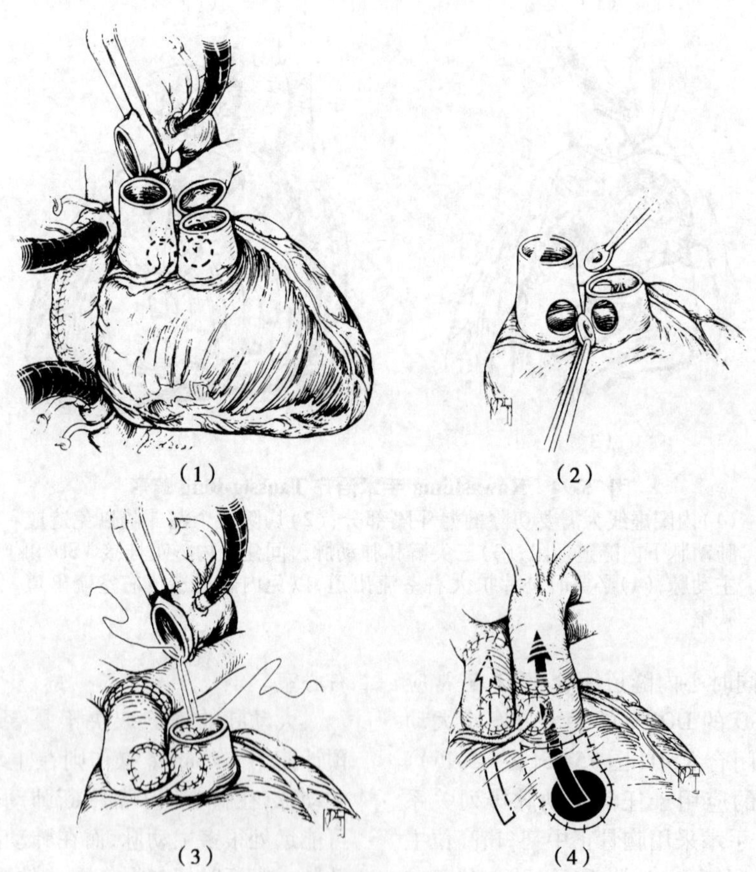

图 75-96 大动脉调转+内隧道术治疗 Taussig-Bing 畸形

(1)不进行 Lecompte 操作时大动脉横断位置;(2)纽扣状切下包含冠状动脉开口的主动脉壁,在肺动脉标记的移植点切除肺动脉壁;(3)将冠状动脉移植到新主动脉上,避免有张力、扭曲。新肺动脉壁用自体心包补片修补;(4)新主动脉和自体升主动脉吻合,重建左室-主动脉一致性连接;新肺动脉与自体肺动脉吻合,重建右室-肺动脉一致性连接

合、心包补片修补冠状动脉取下后的缺损再与远端肺动脉吻合，形成新的肺动脉。

如果大血管位置是侧-侧位，交叉换位后缝合分叉处的肺动脉部分，并向右肺动脉延长切口，再与换位前的主动脉根部吻合。也有学者建议不实施 Lecompte 操作，将剪下的肺动脉远端部分在升主动脉后拖到升主动脉的右侧，然后再与换位前的主动脉根部吻合，依旧保持其大血管侧-侧关系。如主动脉足够远而肺动脉切的足够近则可轻松完成吻合，这样可避免交叉换位导致的肺动脉牵拉狭窄。

大动脉调转术适用于任何大动脉位置关系的病例，冠状动脉移植术在各个大动脉位置均完全可行。对于新生儿和小婴儿，是一种理想的一期手术方案。但是比较 Taussig-Bing 患儿行 Kawashima 术还是 ASO 手术各有利弊。Kawashima 手术可用于大动脉侧-侧位，特别是冠状动脉解剖畸形或肺动脉瓣不能代替主动脉功能时，心内隧道方法修补可保留原来的主动脉瓣，避免冠状动脉移植。但术后远期易出现左室至主动脉瓣的心内隧道狭窄及左室流出道梗阻。ASO 手术适合大动脉前后位，其冠状动脉适合移植的患儿。如原来已做肺动脉环缩术，术后的肺动脉瓣代替主动脉瓣可能出现主动脉关闭不全，推荐进行心内隧道手术。由于 DORV 的解剖类型复杂，大动脉转换术要求操作要求相当精确，手术时间长，因此术前必须做好准确的判断，准备好各种手术方法应用的器械。根据术中心内解剖条件决定手术方案，才能不断提高手术的成功率。

Nikaidoh 手术是将主动脉换位、同时重建双心室流出道的技术，主要应用于由于肺动脉狭窄（重建后的左室流出道）而不能行大动脉调转手术的 DORV 或 TGA/VSD 患者。这个手术的灵感起源于主动脉-心室成型术及 TGA-IVS 患者中进行的 Switch 手术。

Nikaidoh 手术主要手术方法是将主动脉及其瓣膜从其右室起源处游离下来，如同 Ross 手术中切取肺动脉及其瓣膜。同时按 Switch 手术中同样的方法游离冠状动脉；在瓣环水平横断肺动脉，将肺动脉瓣、圆锥隔切除，这样就切除了室间隔缺损的上缘；纵向切开肺动脉根部通过室间隔直至 VSD 腔内，以打开肺动脉下区域；切除瓣下狭窄部位。主动脉根部向后移位并双层缝合在完全打开的自体肺动脉瓣环上；将冠状动脉移植至新的主动脉根部；然后修补室间隔缺损，补片上缘缝合在主动脉根部。最后将肺动脉连接至右心室切口，前壁以自体心包片作扩大成形。

理论上 Nikaidoh 手术可用于合并肺动脉下 VSD、大动脉前后位合并肺动脉狭窄的 DORV 患儿。与 Rastelli 手术比较，Nikaidoh 手术后心脏的解剖形态更接近正常，且心内补片占据右心室空间比 Rastelli 手术的内隧道更少，比较适合小婴儿和右心室腔较小的患儿。另外 Nikaidoh 手术还比较适合室间隔缺损为限制性或向流入道延伸、房室瓣骑跨或冠状血管分支密集影响右心室表面切口的病例。如果选择 Lecompte 技术可以不需要采用 Homograft，减少了远期外管道梗阻和更换。但是由于其手术复杂，相对 REV 手术并无明显优势，并不强烈推荐此类患儿进行该术式。

（5） DORV，远离/无关型 VSD（DORV，remote/noncommitted VSD）：这些患者通常合并流入道即房室通道型 VSD。部分患者可以通过心内隧道矫治，部分需要向前上方扩大 VSD。如果心内隧道导致右室流出道梗阻，则需要跨瓣环补片或应用带瓣心外管道。如果将肺动脉隔于补片的左室面，则需要应用 REV 手术重建右室-大动脉连接或用带瓣心外管道。如果解剖条件要求将 VSD 隔入肺动脉，而又没有肺动脉狭窄时，应该实施大动脉调转手术。随着外科技术进步，目前更多的临床中心选择 DRT 手术。DRT 手术在保留左心室流出道完整性的同时，将主动脉根部移植到正常位置，并将肺动脉根部重建后与主动脉根部调换位置，恢复左、右心室流出道的正常解剖结构和位置关系。利用保留一侧冠状动脉主动脉根部的半旋转技术，在简化术式的同时，减少了手术创伤，取得更好的治疗效果。基本的过程是在主动脉根部心外膜下游离左、右冠状动脉主干，在主动脉瓣下 0.5cm 处将主动脉根部从右心室流出道离断，并切下一侧冠状动脉开口（通常是右侧冠状动脉）。经右心室流出道切口用补片修补 VSD。沿靠前方的瓣交界处切开肺动脉瓣环，并将整个主肺动脉根部从左心室流出道离断，注意避免损伤二尖瓣瓣环。切除肺动脉瓣下残余纤维狭窄，疏通左心室流出道。以离断的冠状动脉开口部（通常是左侧冠状动脉）为支点，将主动脉根部向后旋转约 60°至左心室流出道开口，注意避免冠状动脉的扭曲。完成主动脉根部与左心室流出道吻合；切下的冠状动脉开口纽扣状片缝合移植至相应的主动脉根部。选用同种异体肺动脉单瓣补片或牛颈静脉单瓣补片加宽并重建已经游离下和主肺动脉根部。充分疏通右心室流出道，通过右心室流出道出口切除右心室流出道肥大的壁束。行 Lecompte 操作将肺动脉调至主动脉前，吻合主肺动脉根部与右心室流出道开口（图 75-97）。

（6） 房室连接不一致 DORV：双心室修补手术是治疗房室连接不一致 DORV 的理想选择。采用 VSD 修补和形态学左室—肺动脉心外管道连接术，这种手术方法也达到了双心室修补的目的，有良好的近期治疗效果，手术方法比较容易。主要缺点是容易发生Ⅲ

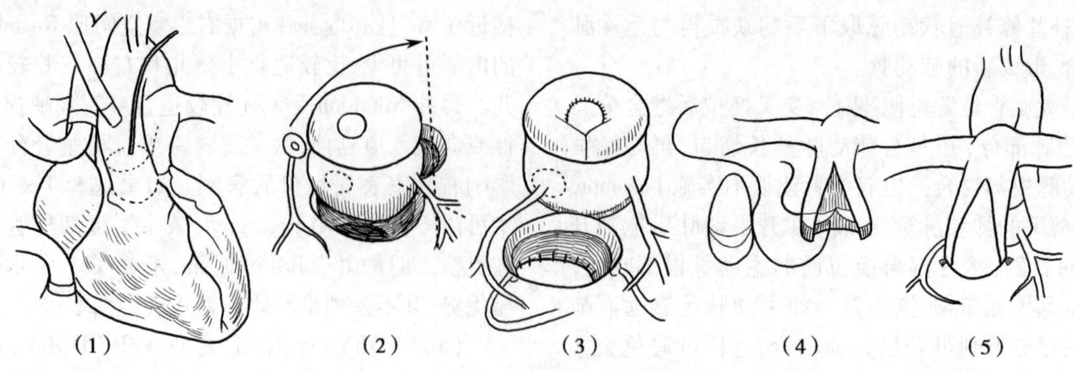

图 75-97 DRT 技术治疗远离二大动脉 VSD 型 DORV

(1)沿虚线切下主动脉及肺动脉根部;(2)以离断的冠状动脉开口部为支点,将主动脉根部向后旋转至左室流出道开口;(3)间断缝合完成主动脉根部与左室流出道吻合,将切下的冠状动脉开口纽扣状片再植至主动脉根部;2 针 U 形缝合环缩右心室流出道开口,使其与新肺动脉根部相匹配;(4)(5)用同种异体肺动脉单瓣补片或牛颈静脉单瓣补片重建主肺动脉根部,并与重建后右室流出道开口吻合

度房室传导阻滞、心室功能错位。纠正型大血管错位的资料显示,解剖右心室不能长期承担体循环工作,因此 10 年生存率仅 50% ~80%,大约 58% 的患儿术后远期出现三尖瓣反流。从许多解剖特征提示左心室与二尖瓣较右心室与三尖瓣更能承受长期的高压泵作用。由于主动脉下圆锥较长、主动脉瓣位置较高、肺动脉开口与 VSD 接近甚至骑跨在 VSD 之上,血流动力学类似纠正型大血管错位。如果患儿年龄小于 6 月且无肺动脉狭窄,可采用 Double Switch 手术,即 Senning/Mustard 术联合 ASO 手术。如果患儿伴有肺动脉狭窄,小婴儿时可以选择体肺分流等姑息手术改善缺氧情况,3 岁后采用 Senning/Mustard 联合和 Rastelli 手术。

房室连接不一致 DORV 还可以合并有多种复杂畸形,包括共同房室瓣、三尖瓣骑跨或附属组织嵌入到 VSD 和主动脉之间的区域、两个心室发育不平衡、上下心室等,如果双心室修补无法完成,应该选择单个心室的修补方案包括双向腔肺分流术和改良 Fontan 手术等。

4. 术后并发症

(1) 左室流出道梗阻:DORV 心室内隧道手术取得成功必须保证左室流出道的通畅。手术后左室流出道梗阻可发生在不同部位,如主动脉瓣下圆锥肌肉肥厚、限制性 VSD 小于主动脉直径未予扩大、远离两大动脉型 VSD 裁剪的内隧道补片太小或心内隧道扭曲等。如果术中食管超声检测左室到主动脉压力阶差>2.7kPa(20mmHg),提示有左室流出道梗阻存在,如果压力阶差大于 50mmHg,必须重新手术解除梗阻。

(2) 右室流出道梗阻:由于漏斗部肌肉肥厚或心室内隧道占用右室腔内空间,引起右室流出道变窄。手术时应根据局部情况用补片扩大右室流出道。如有肺动脉瓣、瓣环狭窄则需做跨瓣环补片。如果超声检测右室到肺动脉压力阶差大于 30mmHg,提示有右室流出道梗阻存在。

(3) 完全性房室传导阻滞:DORV 房室连接不一致者,形态学左室(功能右室)切口修补 VSD 时由于传导束走向的变异和 VSD 边缘室隔厚度变薄,即使在传导束危险区将垫片放在形态学右室侧也容易发生Ⅲ度房室传导阻滞,需安装起搏器。另外如果 VSD 向膜部延伸,缺损后下缘有时需要超越缝合,否则可能损伤传导束。

(4) VSD 残余分流:多见原因是在补片缝合时心肌撕裂造成术后残余心内分流,如果肺循环流量与体循环血流量比大于 1.5,需再手术修补。

Shen 等研究报道,DORV 手术后存在 18% 的远期猝死率。应用 Cox 风险模型分析证明手术年龄大、围术期或术后室性心律失常、Ⅲ度房室传导阻滞是远期猝死的显著风险因素。但是目前国内外的 DORV 外科研究并没有报道如此高的远期猝死率。

二、左心室双出口

【命名与分类】

DOLV 是一种极少见的先天性心脏畸形,其两大动脉完全或绝大部分起自形态学左心室。目前对 DOLV 的定义与命名尚有争议,本节所指的 DOLV 是以一根大动脉全部起于左心室,另一根大动脉 50% 以上起于左心室作为 DOLV 的诊断标准。

常用 Van Praagh 分段表示法对 DOLV 进行分类和命名。最常见为 SDD 型,即心房内脏正位、心室右拌、右位主动脉。另外 DOLV 按心房位置及房室连接分类:①心房正位、房室一致;②心房正位、房室不一致;③心房反位、房室一致;④心房反位、房室不一致;⑤心房不定位。DOLV 可按 VSD 的位置分为以下四类:①VSD 位于主动脉下;②VSD 位于肺动脉下;③VSD 位于两大动脉下;④VSD 远离两大动脉。

尽管有多种不同的分类法及各种伴随畸形,

DOLV中最常见的类型为心房正位、房室一致、主动脉下VSD伴肺动脉狭窄的病例。此型DOLV主动脉常位于右后方，主动脉瓣稍低于肺动脉瓣，主动脉瓣下无圆锥，肺动脉下有较小的圆锥或无圆锥。

【病理解剖】

1. 室间隔缺损　DOLV大多有VSD，VSD通常较大。与DORV一样，VSD也是属于圆锥心室间隔缺损。Bharati分析了45例患者，71%的VSD是主动脉下型，18%是肺动脉下型，9%是双动脉下型，2%是远离大动脉型。当VSD位于二大动脉下时，很难分别是DORV还是DOLV，也称为变异性双心室双出口。

2. 圆锥结构　DOLV两大动脉下圆锥可有以下四种情况：两大动脉下均无圆锥；两大动脉下均有圆锥；主动脉下有圆锥而肺动脉下无圆锥；肺动脉下有圆锥而主动脉下无圆锥。如果主动脉下圆锥缺如，主动脉和二尖瓣相连续。当肺动脉下圆锥缺如时，会存在二尖瓣和肺动脉之间的连续。两侧圆锥并存较少见。

3. 大动脉位置关系　主肺动脉关系可以是前后位，主动脉在右的侧-侧位，主动脉右侧异位和主动脉左侧异位。

4. 并发畸形　大部分DOLV患者有肺动脉狭窄，38%的DOLV患者有二尖瓣和右心室发育不良。其他并发畸形包括三尖瓣闭锁、Ebstein畸形、二尖瓣闭锁等。

5. 传导系统　DOLV的房室结和希氏束位置正常。VSD邻近三尖瓣时，希氏束沿VSD的后下缘行走，在修补VSD时有被损伤的危险。当VSD和三尖瓣环之间有肌束隔开的时候，传导束不再沿VSD的后下缘行走。

【病理生理】

DOLV血流动力学改变主要取决于VSD的位置及有无肺动脉狭窄存在，当VSD位于主动脉下时，含氧低的右室血经VSD主要进入主动脉，其血流动力学改变类似完全性大动脉转位伴VSD，患儿有发绀并可有心力衰竭。由于有85%的DOLV患者合并肺动脉狭窄，因此发绀更明显。DOLV的VSD位于肺动脉下时，其血流动力学类似普通VSD，若伴有肺动脉狭窄，则其血流动力学改变类似法洛四联症，发绀明显而心力衰竭少见。

【诊断】

DOLV的诊断主要依赖于超声和心导管造影检查。超声心动图检查可显示两大动脉与左室的关系、VSD位置、大血管下的圆锥及其他并发畸形等。心导管造影在左右心室射血时相表明两大动脉起自左心室，VSD的位置和数量，是否有肺动脉狭窄及其狭窄位置，左右心室大小以及是否平衡。

DOLV是一罕见的先天性心脏畸形，应注意不要将其他先天性心脏病误诊为DOLV。最易误诊为DOLV的先天性心脏病为房室不一致的右室双出口，该畸形形态学右心室位于左侧，与二尖瓣相连并发出两大动脉，心血管造影时若未注意心肌小梁粗糙的程度，误将位于左侧的形态学右心室诊断为形态学左心室，即可导致误诊房室不一致的右心室双出口为房室一致的DOLV。

【外科治疗】

DOLV在诊断明确后原则上均应手术治疗。目前解剖根治方法主要包括心室内板障修补手术、VSD修补加自体肺动脉移植或Rastelli手术等。由于DOLV病例稀少，外科治疗报道较零碎，尚难以对疗效作准确评价。

1. 心室内隧道修补手术　Murphy等首次用心室内板障修补技术治疗DOLV，经右室切口检查心内解剖，包括VSD位置、大血管的起源、圆锥结构、瓣膜和心腔的发育。确定DOLV后，通过VSD检查二尖瓣、主动脉瓣、肺动脉瓣的相互位置关系，然后用涤纶或膨体聚四氟乙烯补片在肺动脉和二尖瓣交界做缝合起始部，沿主动脉瓣的上缘、肺动脉瓣环下缘和VSD的边缘将二尖瓣和主动脉瓣隔到左室，而肺动脉瓣则发自右室。如缺损小，切除其前上缘，扩大缺损使其直径大于主动脉开口。

2. VSD修补加自体肺动脉换位　如果VSD为限制性，担心扩大该缺损后造成低心排或VSD位置不理想，难以通过VSD建立心室内隧道，或肺动脉瓣下狭窄不能解除，而肺动脉瓣环和瓣膜接近正常，则可做右室直切口，通过VSD关闭肺动脉瓣的流出道，并修补VSD，此时主动脉与左心室相连，将肺动脉及其完整的瓣环自左室基底分离，再将带瓣膜的肺动脉缝于右室切口上面，形成右心室与肺动脉连接，前壁心包补片扩大，这样右心室血进入肺动脉。

3. REV手术　对于有肺动脉瓣和总干狭窄者，可以横断肺动脉，近心端关闭，远心端通过外管道与右心室连接，同时解除左右肺动脉起始部的梗阻，使血流能顺利进入周围肺动脉。

4. Rastelli手术　右心室切口，通过VSD观察肺动脉下狭窄，并带垫关闭肺动脉下狭窄部位。补片关闭VSD，同种带瓣心外管道的远端与肺动脉缝合，近端与右心室切口缝合。

5. 单心室修补　如果DOLV包括右室发育不良、三尖瓣闭锁、二尖瓣闭锁等并发畸形两个心室修补手术无法完成，有肺动脉高压者，在新生儿期必须进行肺动脉环缩，以后根据年龄和发育考虑行双向腔肺分流或Forum类手术。无肺动脉高压者，根据年龄和肺动脉发育情况，考虑双向腔肺分流或Fontan类手术。

（陈纲　贾兵）

第十四节 大动脉错位

一、完全性大动脉错位

完全性大动脉错位(complete transposition of the great arteries,TGA)是婴儿期最常见的发绀型先天性心脏畸形之一,占先天性心脏病发病率的7%~9%。大动脉错位是指心房与心室连接一致,而大动脉与心室连接不一致,主动脉发自右心室,肺动脉发自左心室。主动脉内接受体循环的静脉血,而肺动脉接受的是肺静脉的动脉血,因而形成了两个隔绝的循环系统。

【胚胎学】

在胚胎发育第5~7周,正常的发育过程中,左侧的肺动脉瓣下圆锥继续发育,使肺动脉瓣向左上生长连接右室流出道,右侧主动脉瓣下圆锥渐渐消失,使主动脉瓣向后与左心室连接。而大动脉错位与正常相反,主动脉下圆锥持续存在,而肺动脉下圆锥隔吸收并与二尖瓣间纤维连续,结果导致主动脉瓣位于肺动脉瓣前方,连接右心室,肺动脉连接左心室。而两组半月瓣未经正常的变换分别与远端大血管连接,这些演变最终形成大动脉错位。

【病理解剖】

主动脉发自解剖右心室,肺动脉发自解剖左心室。其房室连接一致,即解剖右心房连接解剖右心室,解剖左心房连接左心室。绝大部分心脏位置正常,右位心少见。

根据有无合并室间隔缺损分为室间隔完整型TGA和室间隔缺损型TGA。室隔完整型TGA,常伴卵圆孔或动脉导管未闭。生后数周随着肺血管阻力下降,左心室压力降低,而右室压力相对升高,室间隔可凸向左室侧,严重时可导致左室流出道梗阻。随着病程的进展,左心室室壁会逐渐变薄,1个月后出现不同程度退化。

约50%的TGA伴有室间隔缺损,称为室间隔缺损型的TGA。室间隔缺损多位于膜周和漏斗部,合并其他心脏畸形比室间隔完整型TGA更多见,包括肺动脉狭窄、肺动脉闭锁、房室间隔缺损、主动脉弓缩窄或主动脉弓离断等。

5%~10%TGA患者中存在冠状动脉异常开口和走行,包括左冠状动脉回旋支起源于右冠状动脉,单根冠状动脉,肌壁内冠状动脉等。目前最常用的命名方法是LEIDEN分型(图75-98)。

【病理生理】

大动脉错位的特征是两个独立的平行循环,使回流到右室的体静脉血泵入体循环,回流到左室的肺静脉血泵到肺循环。如果两个循环之间互不沟通,患儿将不能存活。因此多数伴有动脉导管、房间隔缺损或室间隔缺损。

室间隔完整型TGA只能依靠动脉导管或者房间隔缺损进行血流交通,仅能满足氧合的低限。随着出生后肺阻力的下降,左心室压力也相应下降。生后4~6个月,左心室将不能适应急剧增加的体循环压力负荷。同时肺阻力下降也引起肺血流增加,造成左心室扩张,最终导致左心衰竭。

室间隔缺损型TGA,根据室缺的大小以及有无合并肺动脉流出道狭窄,存在不同的表现。小型室间隔缺损的TGA类似于室间隔完整型,较早存在发绀。大型的室间隔缺损混合多,临床发绀轻,如果不伴有肺动脉流出道的狭窄,随着肺阻力的下降,引起严重的肺充血,导致肺动脉高压,很快引起不可逆的肺血管病变,在生后6个月时就可能失去手术机会。如果伴有肺动脉流出道狭窄,临床上则会较早出现发绀,发绀的程度与肺动脉流出道狭窄的轻重有关,但在一定程度上限制了肺血流。一部分患者处于生理平衡,延迟了心功能衰竭的发生。

不论是否存在室间隔缺损,TGA患者均可发生肺血管病变,但室间隔缺损型TGA要早于室间隔完整型TGA,这可能与氧饱和度、二氧化碳浓度以及肺动脉pH变异有关。

【临床表现和诊断】

临床上主要表现为呼吸困难、缺氧、发绀、酸中毒和心脏增大等,出现的时间和严重程度取决于体循环和肺循环的血液混合程度以及合并畸形的程度。室间隔完整型的TGA主要依赖房间隔缺损和动脉导管来的混合血液,一旦出现动脉导管的关闭,心房内分流小,就会出现严重低氧血症和酸中毒,吸氧不能改善。室间隔缺损型的TGA发绀轻,甚至不明显,但早期可出现充血性心力衰竭,对药物治疗效果不佳。如果合并肺动脉流出道狭窄,也可较早出现发绀、低氧血症,但心衰症状较轻。

听诊可有柔和的收缩期杂音,第二心音响亮单一。肝脏增大。胸片示肺血管纹影增多增粗,心影呈斜置蛋形,右心室扩大。因肺动脉与主动脉前后重叠,上纵隔变窄。如伴肺动脉流出道狭窄,肺血管纹影减少。心电图示窦性节律,电轴右偏,右心室肥大。ST段和T波可出现缺血性表现。

超声心动图可明确诊断。肺动脉主干出自左心室,并发出左右肺动脉分支,升主动脉出自右心室。通过超声心动图可以明确主动脉和肺动脉主干之间的位置关系和瓣膜的大小以及功能;明确左、右冠状动脉开口的位置和主干的走行;明确体-肺循环交通

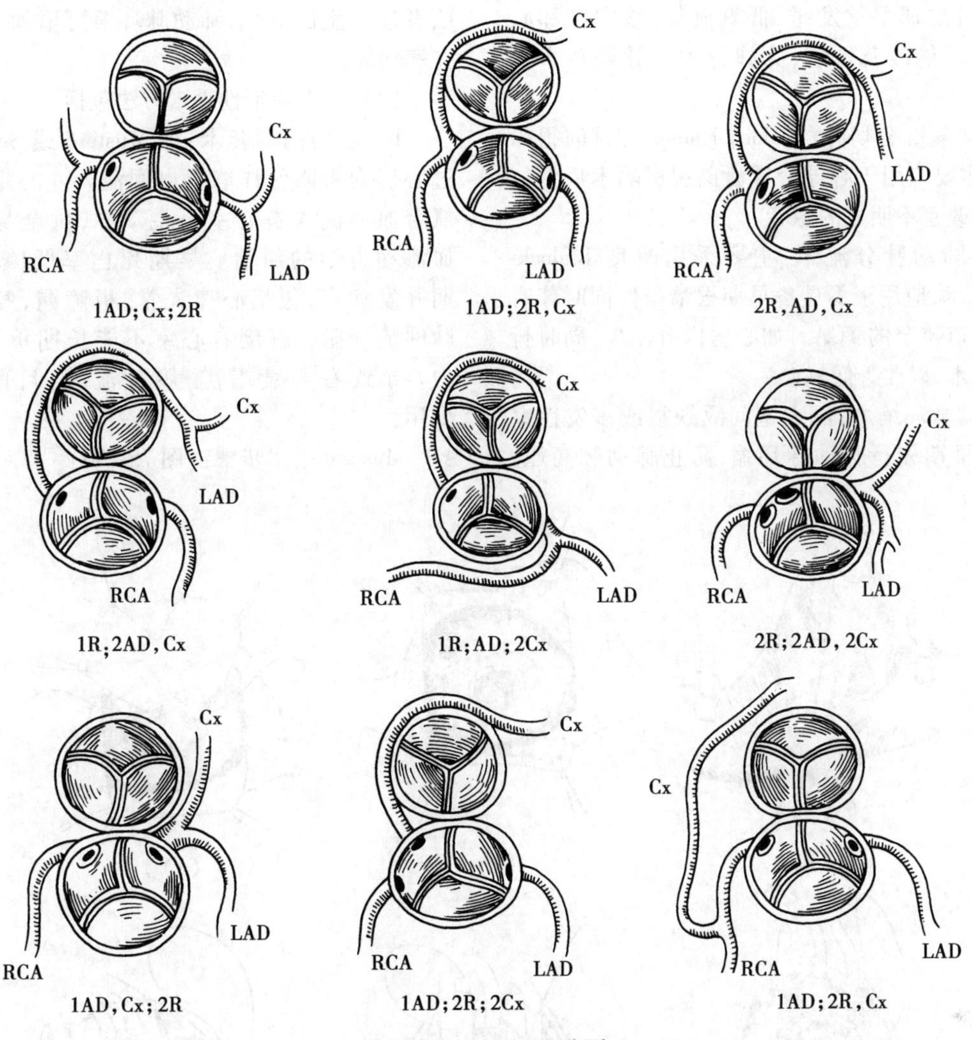

图 75-98　LEIDEN 分型

Sinus 1:位于观察者右侧　Sinus 2:位于观察者左侧

RCA:右冠状动脉　LAD:左冠状动脉前降支　Cx:回旋支

(ASD、VSD 或 PDA)的大小位置和分流量;明确左心室后壁的心肌厚度以及心肌质量的测定,以判断可否做大动脉转换术;明确有无合并其他心脏畸形,如主动脉弓离断、主动脉弓缩窄、完全性肺静脉异位引流等。

心导管造影可进一步明确冠状动脉的起源和行径,两大动脉的位置关系,测定左心室压力了解左室功能,明确有无合并肺动脉流出道狭窄和主动脉弓病变。目前作为检查手段已经很少应用,较多地应用在房间隔球囊撕裂术中。

【治疗】

1. 内科治疗　诊断明确,存在临床症状,禁止吸氧,应用前列腺素 E1[保达欣 5~50ng/(kg·min)]保持动脉导管开放,同时应用多巴胺或多巴酚丁胺改善心功能,纠正酸中毒、低血糖,为手术创造条件。

2. 手术治疗

(1) 姑息性手术:当患儿存在严重青紫,代谢性酸中毒,全身基础状况差,或者伴有严重肺动脉发育不良等而无法行一期根治手术时,需要先接受姑息性手术。

1) 心导管球囊撕裂房隔术(Rashkind)(图 75-99):主要应用于室间隔完整型的 TGA。由于心房交

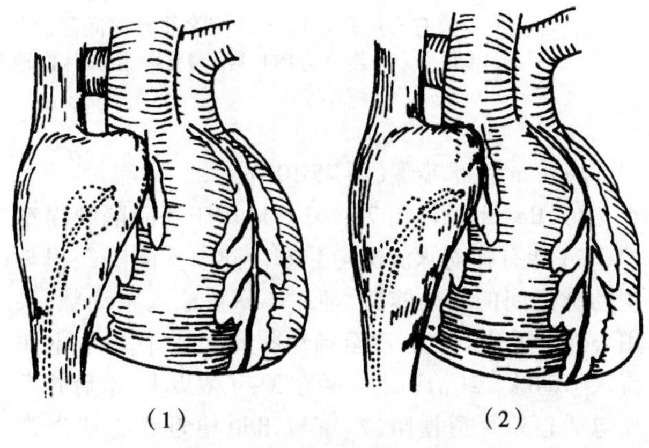

图 75-99　球囊囊管撕裂房隔术

(1)导管从右心房进入左心房;(2)气囊充气后拉回右房,扩大房间隔缺损

5

通小,生后可出现严重发绀,低氧血症,酸中毒和心力衰竭。术后能改善低氧,为施行大动脉调转术作准备。

2）房间隔部分切除(Blalock-Hanlon):目前很少采用,以往主要应用于心导管球囊撕裂房隔术后低氧和心力衰竭改善不明显的患者。

3）体-肺动脉分流术:主要采用改良 Blalock-Taussig 分流术,应用于不具备早期根治条件同时伴有肺动脉流出道狭窄的 TGA。如心房内分流少,同时行房间隔扩大术,以改善低氧血症。

4）肺动脉环缩术:巨大室间隔缺损或多发性室间隔缺损,早期先行肺动脉环缩,防止肺动脉高压。或者左心室已退化,肺动脉环缩可增加后负荷,锻炼左室功能。

(2) 完全纠治性手术方法包括

1）心房内调转术:即 Mustard 或 Senning 术,通过心房内板障使体静脉血回流入左心室至肺动脉,氧合血回流入右心室至主动脉,供全身循环,达到血流动力学的纠治。早期死亡率低(<5%),但远期并发症多,包括心律失常,板障漏,腔静脉、肺静脉回流梗阻,解剖右心室不能长期承受体循环压力,导致右心衰竭,瓣膜反流等,目前临床上已少用。

Mustard 手术步骤:(图 75-100)。

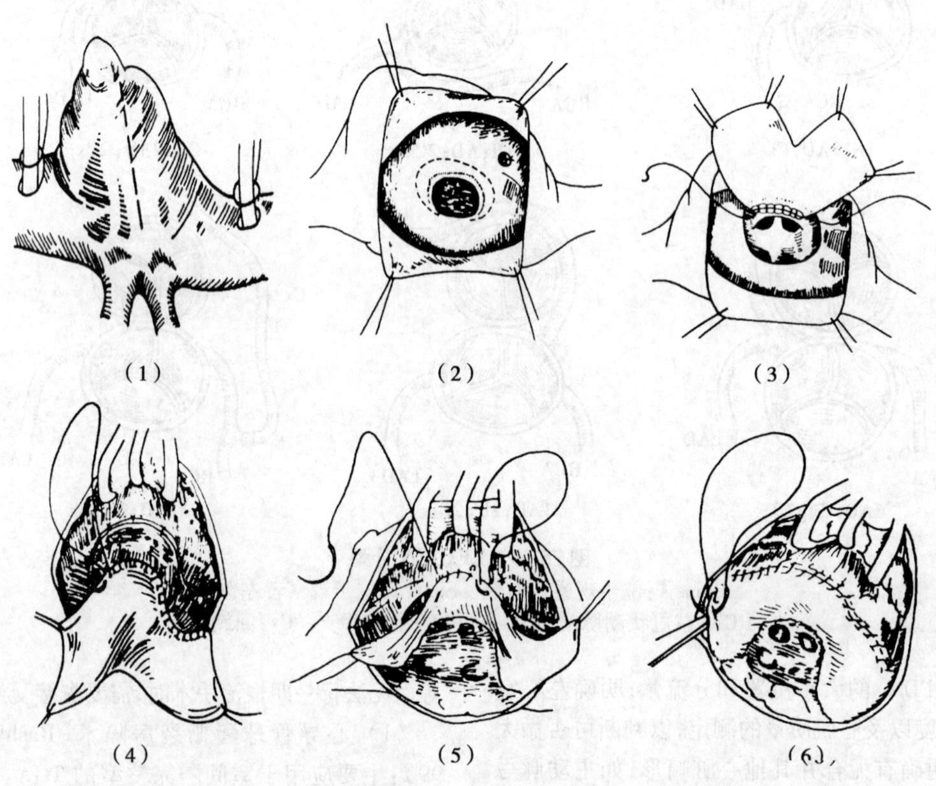

图 75-100 Mustard 术

(1)右心房斜切口;(2)切除部分房间隔组织;(3)裤形心包边与左肺静脉开口左侧壁缝合;(4)~(6)建立心内板障,最终将腔静脉血通过房间隔缺损引入左心室至肺动脉,肺静脉血引入右心室至主动脉

Senning 手术步骤(图 75-101):

2）Rastelli 术(图 75-102):应用于室间隔缺损型的 TGA 伴有肺动脉流出道狭窄。建立室间隔缺损与主动脉之间的心内隧道,使左心室血流入主动脉,采用心外管道建立右心室至肺动脉的连接,使右心室血流入肺动脉。纠治手术年龄在 3~4 岁以上,术后并发症包括心外管道梗阻、左室流出道梗阻和心律失常等。由于心外人工管道不能随着年龄的增长而生长,需多次手术置换。同时,心内隧道致左心室流出道梗阻的发生率较高。对室缺远离主动脉开口和室缺至主动脉开口之间有三尖瓣腱索或乳头肌阻挡,不易行 Rastelli 手术。

手术步骤:胸骨正中切口,建立体外循环。右心室切口,探查室间隔缺损位置、大小,确定室缺足够大,室缺至主动脉开口之间无多余心肌和三尖瓣组织阻挡,必要时可扩大室缺,采用补片或者 1/3~1/2 周径的人造血管补片建立室缺至主动脉瓣口的心内隧道。横断肺动脉,近心端连续缝合关闭。采用同种带瓣管道连接右心室切口至远心端肺动脉。

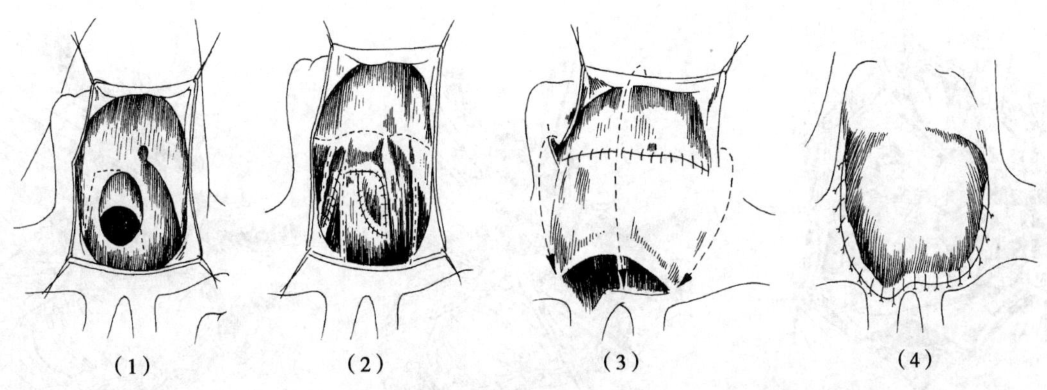

图 75-101　Senning 术

(1)近三尖瓣处切开房间隔;(2)缝合房间隔组织至左肺静脉开口前缘,使肺、体静脉分隔;(3)缝合右心房切口后缘至残留房间隔组织,使腔静脉血流入左心室;(4)右心房前缘沿着腔静脉上下端缝合至左心房切口侧面,使肺静脉血流入右心室

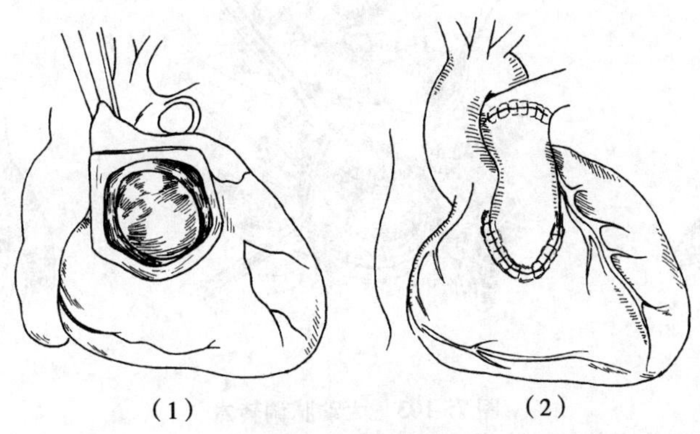

图 75-102　Rastelli 手术

(1)室间隔缺损至升主动脉开口间建立心内隧道;
(2)同种带瓣管道连接右心室切口至肺动脉

3) 大动脉调转术(Arterial Switch 术)(图 75-103):进行主动脉和肺动脉的换位使得主动脉与左心室连接,肺动脉与右心室连接。室间隔完整型 TGA 最佳手术年龄在出生后 2 周内。如果超过 1 个月,左心室功能可能退化,需进一步行心脏超声和心导管检查评价左心室功能,以决定能否行一期大动脉调转术。如果室间隔位置居中或者测得左心室压力大于右心室压力的 60%,可考虑行决定一期大动脉调转术。室间隔缺损型 TGA 的左心室压力能较长时间维持在体循环压力的 2/3 以上,因此纠治时间可相对晚,但对于不伴有肺动脉流出道狭窄的患者最好不要超过 3 个月。6 个月后可能出现肺血管阻塞性病变,失去手术机会。

手术步骤:胸骨正中切口。上下腔静脉插管建立体外循环,在转流降温时,解剖游离并缝扎离断动脉导管,彻底游离升主动脉、肺动脉干和左右肺动脉。一般肛温降至 32℃,主动脉根部注入心肌保护液。右心房切口,通过房间隔缺损或卵圆孔未闭放置左心引流,可先行室间隔缺损修补,然后行大动脉转换术。在升主动脉距瓣上 1cm 处横断,探查左右冠状动脉开口,沿冠状动脉开口 1~2mm 外缘剪下主动脉壁,并游离冠状动脉近端约 5mm。此过程中要不断探测冠状动脉行径,勿损伤冠状动脉的各分支。肺动脉干位于左右肺动脉分叉处横断,检查肺动脉瓣,在肺动脉根部相应位置剪去直径约 5mm 的圆形肺动脉壁,将左右冠状动脉向后与肺动脉吻合,注意冠状动脉不能扭曲,保持通畅,缝合严密,避免补针。将左、右肺动脉提至主动脉前方,将主动脉阻断钳换至肺动脉前方再阻断,将升主动脉与肺动脉根部连续缝合,形成新的主动脉。采用自体心包片应用 0.6% 的戊二醛处理后修补原主动脉根部取冠状动脉后的缺损,最后与肺动脉干吻合形成新的肺动脉干。关闭房间隔缺损后松开主动脉阻断钳,冠状血管灌注充盈和心肌颜色转红。

大动脉调转术的生存率明显升高,术后并发症少见。早期死亡原因主要是冠状动脉功能不全,出血。

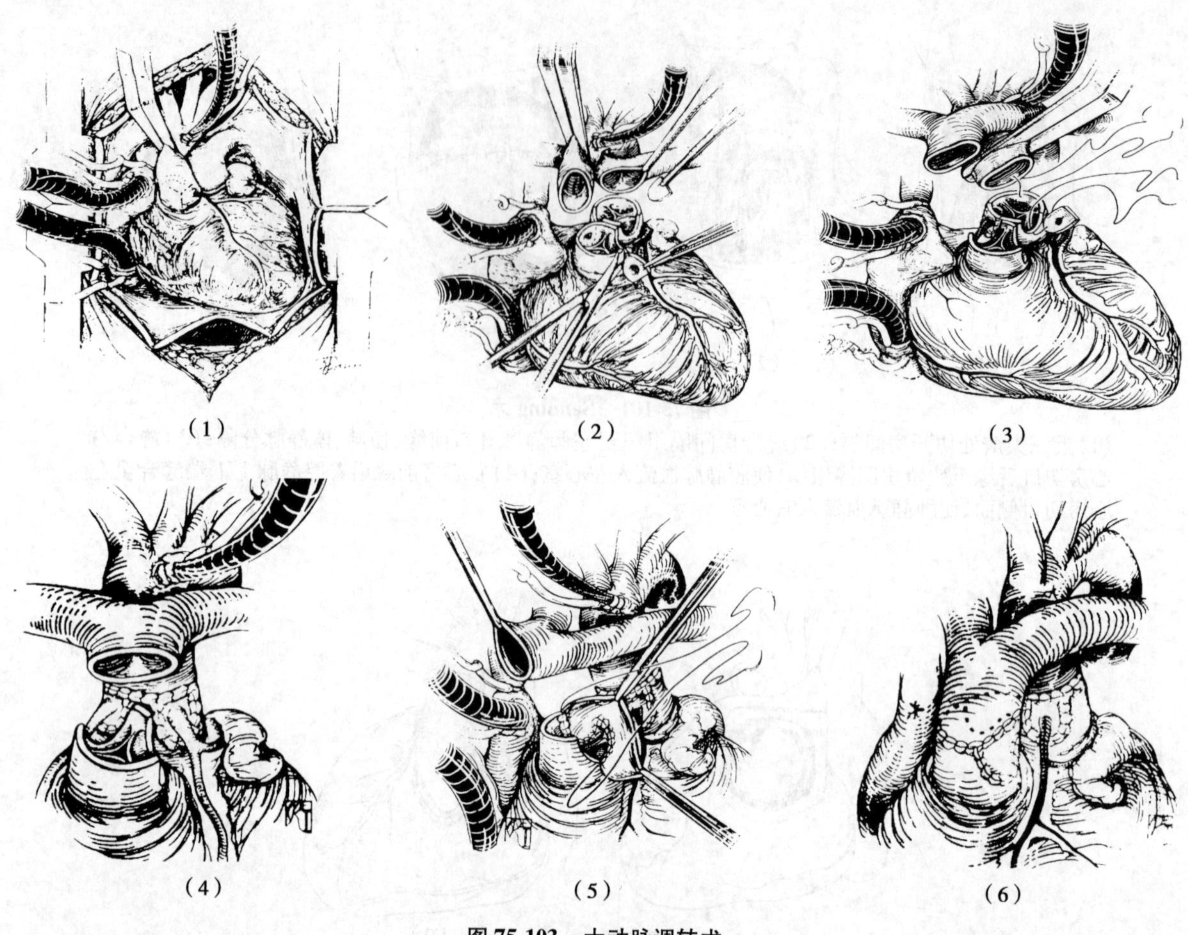

图 75-103　大动脉调转术

(1)上下腔静脉插管(也可采用单根右心房插管);(2)横断主、肺动脉,取下带有主动脉壁的冠状动脉开口,适当游离;(3)将冠状动脉开口吻合于新主动脉根部,并将肺动脉远端提于主动脉前面;(4)吻合新主动脉;(5)取心包片重建新肺动脉;(6)完成后

5

远期并发症主要为右室流出道梗阻,新主动脉瓣反流和瓣上狭窄。

4) Damus-Kaye-Stansel 术:适合右室流出道或主动脉瓣下严重狭窄,因冠状动脉畸形或大血管侧-侧位或二次手术粘连冠状动脉移植困难的患者。该手术不需要移植冠状动脉,左心室到主动脉的血流是通过近心端肺动脉与升主动脉端-侧连接而成,带瓣管道连接右心室和远端肺动脉。缺点是主动脉瓣位于静态关闭的右心室,容易瓣膜漏和形成凝块,同时需定期更换心外管道。

5) 大动脉移位术(Nikaidoh 术)(图 75-104):采用连同自体冠状动脉一起进行主动脉换位以及双心室流出道重建。适用于室间隔缺损型的 TGA 并伴有严重的左室流出道狭窄。

手术步骤:从右心室取下自体主动脉瓣,勿损伤冠状动脉。横断狭窄的肺动脉,剪除狭窄的瓣叶,切开左心室流出道至室间隔缺损,将主动脉瓣移植至肺动脉瓣环处。然后取补片关闭室间隔缺损至主动脉瓣环处,形成左心室流出道。肺动脉远端与右心室切口吻合。

3. 二期大动脉调转手术　适用 4 周龄到 8 周龄以上的患者。因为左心功能的退化不能行Ⅰ期手术纠治,先行肺动脉环缩术进行短暂的左室功能锻炼,如果左室功能达到完全纠治的要求并且患者耐受,则进行大动脉调转术。通常应用于左心室压力低于体循环压力的 60% 和心房内转换矫治术后体循环功能衰竭的患者。

手术步骤:一期手术胸骨正中切口下行右侧改良 B-T 分流和肺动脉环缩术,肺动脉环缩同时检测左心室压力,使左心室压力达到右心室压力的 80% 左右。如果房间交通小,术中行房间隔切除扩大术。术后机械辅助通气,心脏超声了解左心室功能和质量,7 ~ 10 天后行二期大动脉调转术,术中需拆除肺动脉环缩和右侧 B-T。

【术后监护】

术后延迟关胸是避免移植后的冠状动脉受压,便

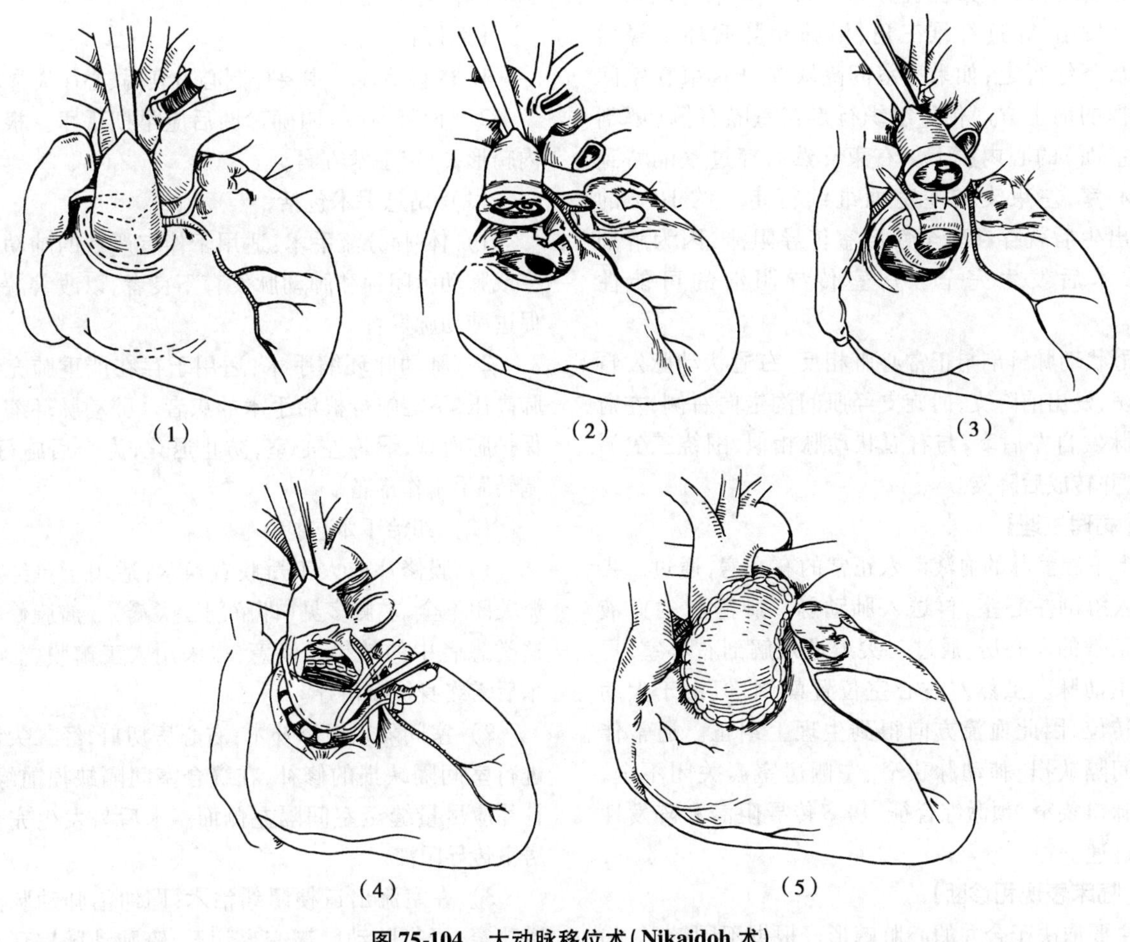

图 75-104　大动脉移位术(Nikaidoh 术)

(1)主动脉瓣叶下 5mm 处切开右室流出道,探查冠状动脉开口及走向;(2)小心游离冠状动脉,完整取下带着左右冠状动脉的主动脉瓣;(3)肺动脉干横断,剪开肺动脉瓣环至室间隔缺损贯通,将取下的主动脉瓣向后移植于原肺动脉瓣环;(4)补片关闭室间隔缺损至主动脉瓣环处,形成左心室流出道;(5)远端肺动脉后壁与右心室切口上缘直接缝合,前面采用心包补片覆盖,重建右室流出道

于急诊止血的一种重要手段。国外 TGA 的延迟关胸率在 40% 左右,通常在术后 24 ~ 48 小时关闭胸骨。期间充分镇静,机械辅助通气,多巴胺,米力农,小剂量肾上腺素等正性肌力药物维持,适当利尿,维持水电解质酸碱平衡。注意引流管是否通畅,如果怀疑急性心脏压塞,需立即床旁开胸止血。

【手术结果及疗效】

近年来,由于体外循环和术后监护的提高以及大动脉调转手术技术日益成熟,TGA 的近远期疗效得到了大幅的提高。国外报道 TGA 手术死亡率在 2.5% ~ 5%。远期新肺动脉瓣上狭窄、新主动脉瓣关闭不全和新主动脉吻合口狭窄的发生率很低,再手术率不到 1%。最近有报道采用大动脉移位术治疗肺动脉狭窄的 TGA 取得了满意效果,但远期疗效有待观察。

二、纠正性大动脉错位

纠正性大动脉错位(congenital corrected transposition of the great arteries)是一种心房与心室连接不一致和心室与大动脉连接不一致的复杂心脏畸形。体静脉连接右心房,右心房与解剖左心室相连接同时发出肺动脉,而左心房接受肺静脉血,与解剖右心室相连接发出主动脉,因此血流动力学正常。通常伴有室间隔缺损、左室流出道狭窄、房室瓣反流等,还存在传导系统和冠状动脉异常。

【病理解剖】

正常原始心管的弯曲突向右侧,故名右袢,使右心室位于右侧靠前,而左心室位于左侧靠后。如果心管弯曲方向相反,向左侧,即形成了解剖右心室位于左后方,成为承担体循环的心室,而解剖左心室位于右前方,成为承担肺循环的心室,这样主肺动脉位于右后方,升主动脉位于左前方。左心室,二尖瓣和肺动脉瓣通常有纤维连接,而在右心室,三尖瓣和主动脉瓣之间被漏斗部隔开,少数病例有双圆锥结构或均无圆锥结构。

房室结和 His 束位置分布异常，His 束一般从前房室结发出，穿过纤维三角，沿肺动脉瓣环上缘然后即从下缘行走，如果有室间隔缺损，His 束在室间隔缺损的前上方。传导组织行走在室隔右侧（解剖左心室面）的心内膜下。右束支然后穿过室隔嵴到达右心室，左束支在左室面继续行走。约 10% 的患者出生后就存在完全性房室传导阻滞，因为解剖异常，术后发生完全性房室传导阻滞的可能性很大。

冠状动脉解剖与正常心脏相反，右冠状动脉发自右后窦，发出前降支，回旋支经肌间沟走向右侧，左冠状动脉发自左后窦，与右冠状动脉相似，围绕三尖瓣入口，并转成后降支。

【病理生理】

上下腔静脉的血液汇入正常的右心房，通过二尖瓣进入解剖左心室，再送入肺动脉。肺静脉的血液汇入正常的左心房，通过三尖瓣进入解剖右心室，再送入主动脉。虽然左右心室位置颠倒，但由于大动脉也转位，因此血流方向得到生理上纠正。通常伴有室间隔缺损、肺动脉狭窄、左侧房室瓣关闭不全、主动脉口狭窄、预激综合征、房室传导阻滞和阵发性心动过速。

【临床表现和诊断】

主要取决于合并的心脏畸形。根据不同畸形，临床可表现为充血性心力衰竭，类似于大分流的室间隔缺损。或者可表现为合并肺动脉狭窄所致的青紫和缺氧发作，或者心律失常，常见于左侧房室瓣关闭不全的患者。

5

体格检查可于胸前区听到心脏收缩期杂音。伴有肺动脉狭窄的患者可有发绀。伴有完全性房室传导阻滞时，心率减慢。

胸部 X 线片表现心脏左上方阴影增大，为升主动脉弓左位。大部分伴肺动脉瓣下狭窄表现为肺缺血。心脏位置异常，如右位心而内脏位置正常或中位心或左位心伴内脏转位。

心电图右胸导联出现深 Q 波，房室传导异常，或完全性房室传导阻滞，阵发性心动过速和室性期前收缩等。

心脏超声可明确诊断，左侧房室瓣向心尖方向移位，腱索与室间隔流入道连接，同时右侧房室瓣和肺动脉瓣纤维连接。

心导管和心血管造影检查可进一步明确诊断。测量各心脏部位的压力和氧含量，得知肺动脉狭窄程度和心内分流。心血管造影可显示各心腔形态，体静脉和肺静脉的回流部位和与心脏的连接，以及瓣膜和肺动脉发育情况等。

【治疗】

1. 内科治疗　主要控制心力衰竭、心律失常。

2. 外科治疗　明确诊断后应早期手术。根据心内畸形，决定手术方案。

(1) 姑息手术包括

1) 体-肺分流手术：适用于伴有严重的肺动脉狭窄或肺动脉闭锁和肺动脉发育不良者，以改善缺氧和促进肺动脉发育。

2) 肺动脉环缩手术：适用于存在严重肺充血和肺高压，不能施行根治手术的患者。肺动脉环缩可以保护肺血管，锻炼左心室，防止退化，为今后施行"双调转"手术作准备。

(2) 纠治手术包括

1) 膜修补或人工瓣膜置换术：适用于单纯房室瓣关闭不全，左侧多见（即解剖三尖瓣）。瓣膜修补在这类患者中的效果不满意，多采用人工瓣膜置换术，术后需终身抗凝治疗。

2) 室间隔缺损修补术：右心房切口，经二尖瓣口进行室间隔缺损的修补，在缝合室间隔缺损前缘时，补片应尽量缝至室间隔左侧面。术后易发生完全性房室传导阻滞。

3) 左室流出道梗阻纠治术：即纠治肺动脉流出道狭窄，可行肺动脉瓣交界切开、跨肺动脉瓣环补片扩大或者外道管连接等。

以上纠治并未改变心室位置，因此解剖右心室仍然承受体循环压力，解剖左心室承受肺循环压力，中远期会发生三尖瓣反流，右心功能失代偿而衰竭，左心功能退化等。近来，双动脉调转术取得了满意疗效，这是一种完全的解剖。

4) 双调转术（图 75-105）：即先进行心房内调转（senning 术），将右心房的体静脉血引入解剖右心室，左心房的肺静脉血引入解剖左心室，再进行大动脉调转（switch 术），最终使解剖右心室与肺动脉连接，解剖左心室与主动脉连接，完成解剖纠治。如果存在左室流出道狭窄，冠状动脉移植困难等而无法行大动脉调转术时，可行 Rastelli 术。

【疗效评价】

纠正性大动脉错位的手术纠治仍面临很大的挑战，经典心内修补手术方法简单，但术后完全性房室传导阻滞发生率高，远期疗效不佳，10 年生存率仅 60% 左右。近年提倡双调转术方法比较复杂，开展早期死亡率较高，国内采用少。但是作为一种解剖纠治方法，能明显提高中远期生存率，是纠正性大动脉错位理想的手术方法。

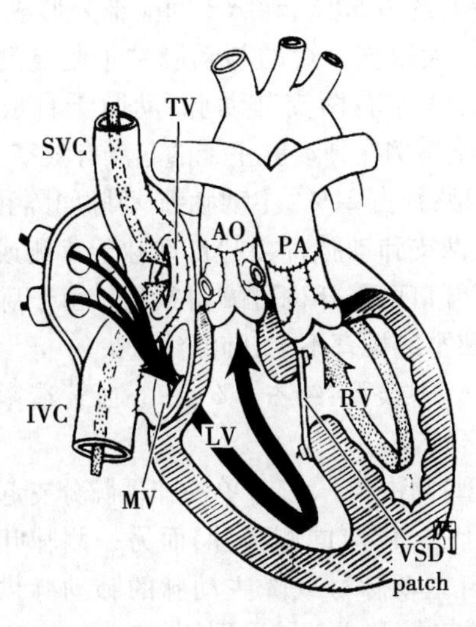

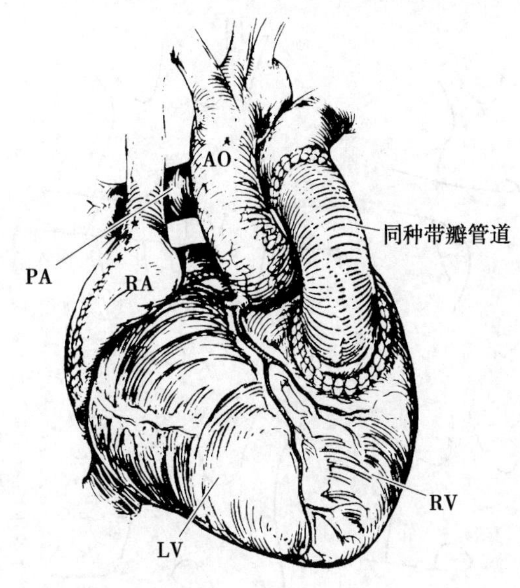

图 75-105　双调转术

Senning+switch(双调转术)后　心房调转+Rastelli 术后

SVC:上腔静脉　IVC:下腔静脉　RA:右心房　LV:左心室　RV:右心室

AO:主动脉　PA:肺动脉　MV:二尖瓣　TV:三尖瓣

(张惠锋　贾兵)

第十五节　永存动脉干

永存动脉干又名共同动脉干,是指左、右心室均向一根共同的动脉干射血,动脉干的半月瓣骑跨于高位室间隔缺损之上。解剖上仅见动脉干,未见闭锁的主肺动脉的遗迹,肺动脉主干与右心室无直接联系,而是从动脉干的某处分出,体循环、肺循环和冠状动脉循环血供均直接来自共同动脉干。永存动脉干是种极为罕见的复杂先天性心血管畸形。发病率约为先天性心血管疾病的 0.5% ~3%,在先天性心脏病的尸解中约占 1% ~3%。

【胚胎学和病理解剖】

在胚胎发育的第 3 及第 4 周,正常情况下动脉干间隔的发育将总动脉干分隔成升主动脉及主肺动脉,动脉干间隔由圆锥部向头端方向呈螺旋形生长,使升主动脉位于左后方,主肺动脉位于右前方,动脉干间隔与圆锥部的圆锥间隔相连,参与膜部室间隔的形成,关闭室间孔。如心球纵隔缺如或发育不全则形成室间隔的高位缺损,动脉干即骑跨在室间隔缺损之上。动脉干的半月瓣常为 3 瓣,可有 2 ~6 个瓣叶畸形。动脉导管经常缺如,即使存在而功能上也不重要。肺动脉可从动脉干根部、主干部或弓部分出,甚至肺动脉不发育,肺循环的血液仅来自扩大的支气管动脉。故永存动脉干可有各种不同的类型,但不论何种类型,体循环、肺循环、冠状动脉的血液来自心室和动脉干。

【血流动力学】

永存动脉干病例,来自左、右心室的血液全部进入动脉干。静脉血液和左心室喷射的来自肺循环的氧合血和右心室喷射的来自体循环的血液混同进入动脉干,因此而产生的血氧饱和度降低的程度取决于肺循环血流量的多少。若肺血流量多,则临床上发绀不明显或程度轻,但心脏负荷加重。伴有动脉干瓣膜关闭不全者易造成心力衰竭,左心房压力升高可发生肺水肿、肺血流量少则发绀明显。最常见原因是肺血管床随体循环高压的大量血流逐渐产生肺小血管阻塞性病变,致肺循环阻力升高,血流量减少。肺动脉狭窄亦可造成肺血流量减少,但较为少见。

【临床分类】

根据肺动脉起源部位的不同,永存动脉干有数种分型方法。目前临床上常用的是按 Collett 和 Edwards 法分为四型(图 75-106)。

Ⅰ型:动脉干部分分隔,肺动脉主干起源于动脉干的近端,居左侧与右侧的升主动脉处于同一平面,接受两侧心室的血液。此型常见,约占 48%。

Ⅱ型:左、右肺动脉共同开口或相互靠近,起源于动脉干中部的后壁,约占 29%。

Ⅲ型:左、右肺动脉分别起源于动脉干的两侧,约占 11%。

Ⅳ型:肺动脉起源于胸段降主动脉或肺动脉缺如,肺动脉血供来自支气管动脉,约占 12%,现已归入肺动脉闭锁的范畴。

Van Praagh 根据主动脉-肺动脉间隔形成的程度

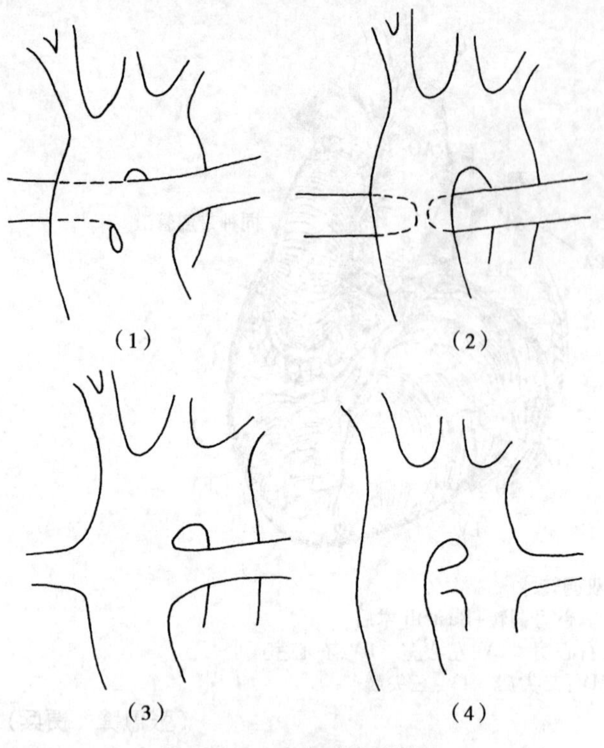

图 75-106　永存动脉干类型（Collett 和 Edwards 法）

（1）Ⅰ型；（2）Ⅱ型；（3）Ⅲ型；（4）Ⅳ型

和肺动脉及主动脉弓的解剖形态将共同动脉干分为四类（图 75-107）：

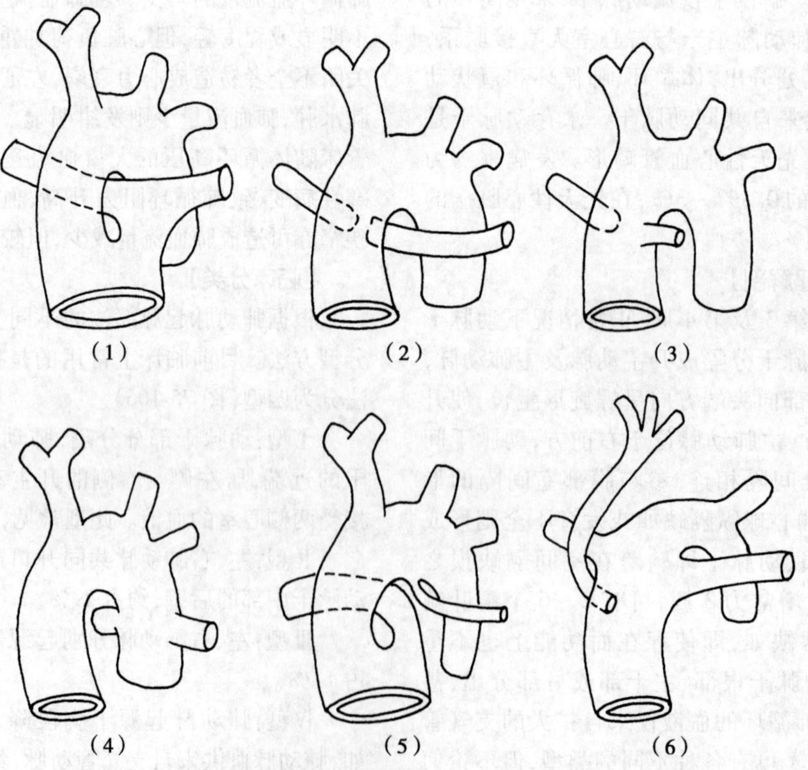

图 75-107　永存动脉干解剖畸形分类示意图（Van Praagh 法）

（1）A_1 型；（2）A_2 型；（3）Ⅲ型；（4）Ⅳ型；（5）A_3 型；（6）A_4 型

A_1 型：约占 50%，动脉干间隔部分形成，但在干瓣上方有巨大缺损。短的肺动脉主干起自动脉干的左背侧并分为左右两支肺动脉，动脉干自成为升主动脉，约 7% 病例在肺动脉主干的起点有狭窄。

A_2 型：约占 21%，主动脉-肺动脉间隔和肺总动脉干缺如，两支肺动脉直接起自动脉干背侧或侧面行向肺部，其开口可分开也可靠得很近。由于肺动脉分支的起点狭窄或发育不全，肺灌注量少。

A_1-A_2 过渡型：约占 9%，在心血管造影和手术中均不能区别。

A_3 型：约占 8%，仅有单一肺动脉分支起自动脉干佛氏窦上方，供应同侧肺叶，而另一侧肺叶由主肺侧支或起自主动脉弓或降主动脉的肺动脉供应。通常缺如的肺动脉与主动脉弓同侧，较少在对侧。

A_4 型：约占 12%，动脉干直接在干瓣上方分为一狭窄或发育不全的升主动脉和显著扩大的肺动脉主干，大的动脉导管连接肺动脉分支和降主动脉，而发育不全的主动脉弓在峡部还有狭窄，甚至完全断离。

【临床表现及诊断】

婴儿出生后数周内由于肺血管床阻力高，肺血流量少，临床症状不明显。随着肺血管床阻力降低后即可出现心力衰竭和肺部感染症状。肺血流量增多者常呈现呼吸困难、心力衰竭和心动过速。肺血流量减少则出现发绀，同时伴红细胞增多和杵状指（趾）。体格检查显示全身情况较弱，体重不增，心率增快，心脏扩大，肝脏肿大，在肺动脉瓣区闻及单一的第二心音，胸骨左缘第3、第4肋间有响亮、粗糙的收缩期杂音和震颤。伴有瓣膜关闭不全者则有舒张期或舒张早期杂音，动脉干瓣膜关闭不全常有水冲脉。

胸片示心影增大，肺血管纹理增多，以心室增大为主，升主动脉明显增宽，搏动强烈而不见肺动脉，约25%病例为右位主动脉弓。肺动脉起源部位较正常高，若见动脉分支影高达主动脉弓水平时，则有诊断价值。

心电图检查：肺血增多时为左、右心室肥大。

超声心动图：见动脉干骑跨在室间隔缺损之上，常见左心房、左心室大，动脉干瓣膜可增厚。

心导管检查及心血管造影：右心室压力增高，左、右心室收缩压相近，肺动脉与动脉干压力亦相近。心导管可从右心室进入主动脉弓头臂分支。心血管造影见单一动脉干骑跨在室间隔缺损之上，仅有一组半月瓣。冠状动脉及肺动脉均起源于动脉干。

CT造影：通过多排螺旋CT造影、大血管三维重建可明确共同动脉干和肺动脉的解剖行径，具有快速、简便、创伤小的特点，为近年来常用的诊断手段。

【鉴别诊断】

1. 主、肺动脉间隔缺损　类似永存动脉干的Ⅰ型，超声心动图可见到两组大动脉的瓣膜，主动脉造影可显示两个大动脉和室间隔缺损的部位。

2. 完全性大动脉错位　生后即呈现发绀和心力衰竭。若伴大型房间隔缺损或室间隔缺损时发绀较轻，症状出现较迟。X线检查示心脏增大呈蛋形，超声心动图可见大动脉连接异常，心血管造影显示主动脉起源于右心室，主肺动脉起源于左心室。

3. 三尖瓣闭锁　右心房扩大，左心室肥大，心电图示轴心偏左，而永存动脉干常见右心室肥大。多普勒超声心动图及心血管造影可见三尖瓣闭锁。

【手术治疗】

手术是本病唯一有效的治疗方法。

1. 手术适应证

（1）永存动脉干的患儿在出生最初的几周内即可表现为呼吸急促和明显的心脏杂音，甚至充血性心力衰竭。如果不加以治疗，6个月死亡率可高达65%，1年死亡率为75%，因此手术应早期进行。目前根治手术已可常规在新生儿期，通常在出生1周内进行，而不再需要等待其体重的增长。已经认识到，永存动脉干患儿出生后一旦肺血管阻力下降，肺血管床即处于“未保护”的高灌注状态，这种状况即使仅维持数周时间，也会大大增加术后出现肺动脉高压危象的危险性。

（2）年龄较大的患儿存在肺动脉高压，要求肺血管阻力<8 Wood单位/m^2。

（3）肺功能发育正常。

2. 手术步骤（图75-108）

（1）常规胸部正中切口，切开心包并留取一片，用0.9%戊二醛固定10分钟。留取的心包片宜足够大，用来修补室间隔缺损和作为肺动脉外管道与右心室吻合上部的补片。分别作升主动脉、右心耳和下腔静脉荷包缝线。升主动脉上的荷包缝线作在无名动脉的起始部，以便为肺动脉的分离留出尽可能多的空间。采用上下腔静脉分别插管建立体外循环、连续转流的方法进行手术。体外循环开始后收紧左右肺动脉套带，将一根左心引流管置于左心室进行减压。降温至28℃。动脉干阻断，灌注心肌保护液。如果存在动脉干瓣反流，则可切开动脉干，经冠状动脉插管直接灌注，或通过右心房切口经冠状静脉窦逆行灌注心肌保护液。

（2）先在动脉干前部作横切口，探查清楚肺动脉的开口后继续向后延长切口，在肺动脉开口的上方完全横断动脉干，并将肺动脉从动脉干上切下。对于Ⅲ型永存动脉干，即左右肺动脉分别开口于动脉干的两侧者，可袖状切下动脉干，即利用动脉干组织连接左右肺动脉，缝合上缘形成肺动脉的共汇。充分游离左右肺动脉，并作右心室切口。

（3）对动脉干根部进行修剪以便与远端升主动脉进行端-端吻合。如果要对动脉干瓣进行整形，应在此时进行。用6-0聚丙烯线将动脉干根部与升主动脉进行端-端吻合。

（4）将经戊二醛处理的自体心包片剪成椭圆形，修补室间隔缺损。补片上方缝在心室切口上，然后向下仔细转移到心室肌上。高位的室间隔缺损通常远离传导束，其下缘与传导束之间存在一肌束将两者隔开。有时，室间隔缺损的下缘可一直延伸到三尖瓣隔瓣根部，此时其下缘的缝线应置于三尖瓣隔瓣上以避免损伤传导系统。

（5）选择一根合适大小的冷冻保存的同种带瓣肺动脉或牛带瓣颈静脉（Contegra）。外管道的尺寸新生儿一般为8～12mm，婴儿12～14mm。裁剪外管道远端，保留瓣上3mm组织，避免过长而发生折叠、扭曲。先采用6-0聚丙烯线将同种管道远端与肺动脉进行吻合，然后再用5-0聚丙烯线与右心室切口的上缘吻合，采用风帽延长技术以经戊二醛处理的心包片扩大吻合口，可减少近端狭窄的发生。

（6）探查房间交通，小的卵圆孔未闭通常不需要缝合；对较大的缺损作部分缝合，留4mm孔。房间隔留孔可降低术后早期因肺动脉高压危象导致右心功能衰竭的风险。

5

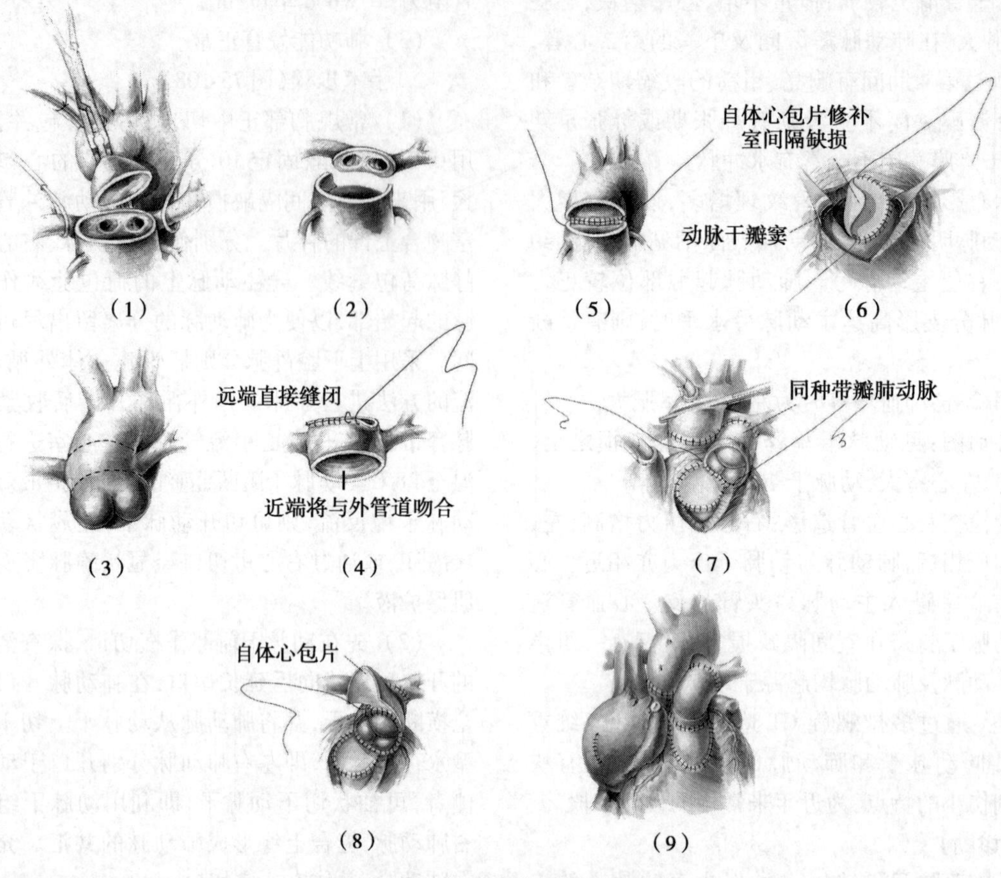

图 75-108 永存动脉干的手术方法

(1)在肺动脉开口的上方完全横断动脉干;(2)将肺动脉从动脉干上切下;(3)对Ⅲ型永存动脉干,袖状切下动脉干,即利用动脉干组织连接左右肺动脉;(4)缝合上缘形成肺动脉的共汇;(5)将动脉干根部与升主动脉进行端-端吻合;(6)修补室间隔缺损;(7)将同种管道远端先与肺动脉进行吻合,再与右心室切口的上缘三分之一吻合;(8)取一块三角形心包片完成余下吻合;(9)手术完成图

5

(7)右心房切口缝合完成后用针头在主动脉根部充分排气,开放主动脉阻断钳。在复温和心肌再灌注期间,应用一次负荷剂量的米力农(50μg/kg),然后静脉维持[0.5μg/(kg·min)],同时应用多巴胺[3~5μg/(kg·min)]。体外循环结束后进行改良超滤,通常为10分钟。拔除插管,左侧胸膜完全打开可使心脏略向左侧旋转,防止胸骨压迫外管道。在缝合胸骨之前用一片Gore-tex补片无张力地缝于心包上,以减少再次手术开胸的困难。如果缝合胸骨时出现血压和氧饱和度的改变,则可能由压迫引起,可暂不缝合胸骨,2~3天后延迟缝合胸骨。

【术后并发症】

主要是肺动脉高压危象的预防和处理。充分镇静,呼吸机维持高通气量,达到 $PaCO_2$ 低于30mmHg和呼吸性碱中毒,pH在7.45~7.5。应用血管扩张药如米力农、前列环素等,降低肺血管阻力。部分病例需要吸入一氧化氮治疗。

【预后】

术后早期生存率取决于肺血管阻力、动脉干瓣有无反流以及合并畸形。重要的是要早期手术纠治,减少术后肺动脉高压危象的发生和防止肺血管阻塞性病变,保护心功能。因此,永存动脉干的手术疗效与手术年龄有密切关系,如能在新生儿期手术,则术后近期生存率可超过95%。术后中、远期生存率取决于动脉干瓣有无反流和肺动脉外管道的置换率。随访发现,对中、重度的动脉干瓣反流应在初次手术时整形,尽管不是根治性的,但会改善瓣膜功能,同时可避免机械瓣抗凝,并与生长发育相适应。以后动脉干瓣的反流情况可在肺动脉外管道置换时再评价,决定再次整形或换瓣。肺动脉外管道的寿命问题已被广泛关注,其寿命的长短取决于管道的大小、瓣膜变性和新生内膜增生。带异种生物瓣的涤纶管道可因瓣膜钙化和严重的假内膜增殖而狭窄。近10余年来,同种带瓣管道的应用经验日益丰富,与涤纶管道相比,出血发生率低,生存率高,更适用于新生儿。Weipert等认为同种带瓣管道的替换取决于初次手术管道的大小和生长发育。如果管径小于15mm,7年内置换率是100%。如果大于15mm,10年内必须置换率仅为

20%。Chan 等通过严密随访发现，如果初次管道植入年龄小于 18 个月，50%的管道在术后 21.8 个月内狭窄，年龄大于 18 个月者狭窄率仅为 5%。Perron 报道同种带瓣管道的再次手术更换的平均时间为初次手术后 3.1 年。Schlicter 等提出应用自体心包管道，其 82 例患者的 5 年和 10 年免于再手术置换率分别为 92%和 76%。Powell 等报道植入支架可延长外管道的使用寿命，其 44 例植入支架的患者术后 30 个月有 65%免于再次手术。Mayer 等应用组织工程技术，以自身内皮细胞在动物实验中"生长"带瓣管道，显示有生长性、抗变性和钙化的特征，这样就存在一次性手术根治的可能性。未来的新技术和研究必将带来良好的远期效果。

（张文波　贾兵）

第十六节　心脏异位

心脏异位是指心脏的位置部分或完全不在胸腔内，是一种罕见而严重的先天性心血管畸形。最常见合并的各种先天性心血管畸形有双腔心、三腔心、法洛四联症、肺动脉瓣狭窄或闭锁，大动脉错位、心房心室间隔缺损以及其他脏器畸形。同时常伴有胸骨缺陷、膈肌缺损、腹直肌分裂或脐疝。依其心脏异位不同，临床可分为五型：

1. 颈型　心脏位于前颈部，可见局部皮肤隆起并见搏动，胸骨正常。

2. 颈胸型　部分心脏位于颈部，部分位于上胸部，常存在胸骨柄缺陷。

3. 胸型　心脏部分或完全位于胸腔外，常见心包缺如，胸骨缺陷。

4. 腹胸型　又分为两型，一为胸骨部分缺损或分裂、膈肌缺损，二为腹直肌有缺损或伴脐疝。胸腹型心脏异位，又称先天性心脏病及胸骨-膈-前腹壁综合征。

5. 腹型　均有膈肌缺损，心脏位于上腹部。

颈型、颈胸型和胸型预后差，为此可致早产或死胎，或在产后早期不久死亡。胸腹型和腹型预后较好，可存活较久，如无其他严重心血管畸形，甚至可活到成年。

（张文波　贾兵）

第十七节　左心发育不良综合征

左心发育不良综合征（hypoplastic left heart syndrome，HLHS），最早由 Noonan 和 Nadas 所描述。发病率为活产新生儿的 1.8/10 000，占先天性心脏病的 3.8%，发病率排位第八。男性发病率高于女性。临床和尸检发现合并有心外畸形的占 12% ~37%。流行病学调查发现可能与母体糖尿病、父体接受全身麻醉以及接触有机溶剂有关。

HLHS 主要的解剖特点为主动脉瓣闭锁或严重狭窄、室间隔完整、二尖瓣闭锁或严重狭窄，以及左心室纤维弹性组织增生。目前普遍认为，除了心脏移植以外治疗 HLHS 唯一的外科方法是单心室纠治方法，即 Norwood 系列手术。但也有学者认为对于部分主动脉瓣狭窄而非闭锁者可采用双心室循环方法纠治。

对于 HLHS 的定义、相关的心脏解剖特点以及治疗的方法等方面仍有不尽相同的观点，其治疗效果以及长期预后报道差异极大，因此成为先天性心脏病诊断和治疗中在继续发展和不断进步的领域。

【病理解剖和血流动力学】

由于胎儿循环的特殊性，尽管 HLHS 是一种严重的心脏畸形，但胎儿的生长发育和其他器官的发育基本正常。与出生后的循环不同，在胎儿期间，两个心室是平行工作的，这样就可以通过静脉导管、卵圆孔和动脉导管这三个交通进行血流改向代偿左侧心室的发育不良。正常情况下右心室在胎儿综合心排量中起主要作用，占 60% ~65%，因此能够较好耐受使胎儿能够发育成熟。尽管如此，胎儿循环的紊乱还是对胎儿造成了一定的影响，如出生体重常为正常低限。由于主动脉发育不良，因此脑部血流主要来自动脉导管的逆向低氧灌注，出生后神经系统常有一定的异常，如小头畸形和胼胝体发育不全。

HLHS 属于心房正位，心房和心室以及心室和大动脉连接关系一致，如伴有二尖瓣闭锁，则通常缺乏左侧房室连接关系，表现为优势的右心室和残余左心室的单心室形态。很少有左心房异构，体静脉回流大多正常。血液循环主要依赖功能良好的右心室。肺静脉回流需经房间隔上的交通进入右心房，再经右心室从肺动脉经动脉导管供应全身。而进入上半身和冠状动脉的血流则需经过主动脉的峡部逆向而上。因此在血液循环中，两个影响血流的最关键的解剖部位是房间隔交通和动脉导管及其相连的主动脉峡部。如经该两处的血流有梗阻则可严重影响全身循环。约 10%的患者左心房和冠状静脉窦交通，因此即使没有房间交通或交通不够，也能有较好的体-肺静脉混合。这些患者中其肺静脉很有可能呈现明显的增厚并呈动脉化，两肺同时可出现严重的淋巴管扩张症。

【临床表现和诊断】

1. 临床表现　新生儿的临床表现因个体的解剖结构特点而异。大部分出生后即病情危重，表现为发绀、呼吸窘迫以及心动过速。部分病例临床症状迅速加重恶化，表现为心力衰竭，不及时治疗可能导致死亡。动脉导管的关闭可能发生于数小时至数周，一旦关闭将导致循环的衰竭。

2. 体检 通常可发现心前区右心室的抬举样搏动，在胸骨左缘可闻及收缩中期的中等度杂音，第二心音单一并降低。如有心力衰竭则可闻及肺部啰音，同时伴有肝脏肿大。多数情况下，外周血管搏动减弱，灌注差，并伴有血压降低。通常表现为心影中度增大，肺血过多。

3. 辅助检查

（1）心电图：表现为电轴右偏，右心室肥厚，通常无左心室心电表现。

（2）超声心动图：是最重要的诊断依据。可显示扩大的右心室和三尖瓣、动脉导管，同时可发现发育不良的左心室、二尖瓣和升主动脉。可了解房间隔有无交通及大小。多普勒彩色血流可发现从动脉导管至主动脉弓和升主动脉的逆向血流（图 75-109）。

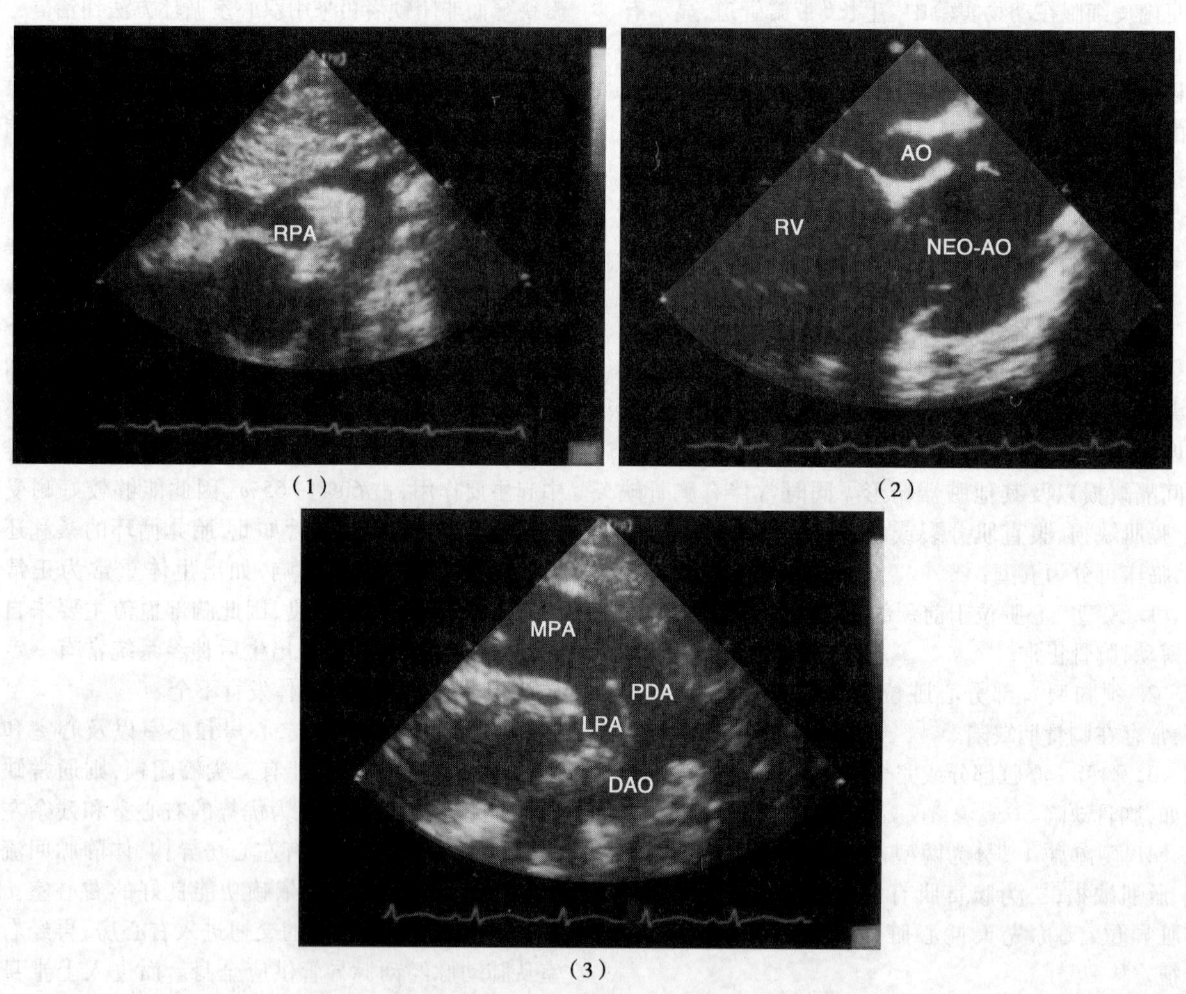

（1） （2） （3）

图 75-109 左心发育不良

在超声心动图诊断明确的病例不需要行心导管检查。在诊断不明或为临界型 HLHS 则需行心导管检查，可测定二尖瓣压差，左心室舒张末压等。这些资料将有助于决定是否可采用双心室修补。另外对于房间交通较小造成肺静脉高压的病例，可施行心导管术采用不同的介入治疗方法如房间隔球囊扩张、房间隔切开或房间隔穿刺后扩张缓解病情，在病情稳定之后再行手术治疗。

1）新生儿多普勒超声评价：出生后，脉冲和连续波多普勒超声检查可以评价心内和心外分流情况，重点在于了解动脉导管和房间交通情况，同时可以评价右心室、三尖瓣和肺动脉瓣的功能情况，了解主动脉和肺动脉的血流。外周血管的多普勒检查可以发现重要部位和器官的异常血流情况，包括大脑中动脉和肠系膜上动脉的血流。

多普勒超声检查可发现所谓的“舒张期窃血现象”，即当肺循环阻力太低时，大量的血流在舒张期从头部、上半身和下半身进入肺循环，导致舒张期重要脏器灌注不足，包括心脏、大脑和其他内脏。舒张期冠状动脉供血不足很快可导致低心排。正常情况下大脑中动脉应存在舒张期血流，当其消失时说明“舒张期窃血”已影响到大脑的血流供应。监测肠系膜上动脉血流也可以发现即使在病情相对稳定的 HLHS 新生儿，也存在“舒张期窃血”，提示应尽可能予以喂养。这些监测和处理的目的是要达到比较理想的肺、体循环流量比例，如果血气分析动脉血氧分压和二氧化碳分压均为 40mmHg，则较为理想，提示肺-体循环流量比例在比较理想的 2∶1。

2）三尖瓣功能评价：经胸和经食管超声均有价值。Rydberg 等发现 60% 的患者三尖瓣环直径都在 95% 可信限以上。40% 有三尖瓣反流，大部分为轻度，少数为中度，右心室内径均增大。美国费城儿童医院研究 114 例 HLHS，三尖瓣反流轻度 37%，中度 33%，重度 3%。两年以后随访无变化。原因主要是解剖形态异常，其次包括容量负荷过重、主动脉和肺动脉分流、新主动脉瓣反流以及右心室功能不全。如主动脉弓有狭窄也可导致后负荷增大，引起三尖瓣反流。

【治疗】

1. 产后早期处理　新生儿出生后，肺循环阻力的下降会改变肺-体循环的流量比例，而肺-体循环流量之比常对病情起着决定性的作用。应维持 $PaCO_2$ 35～45mmHg，避免吸氧。只有在产房内出现呼吸窘迫、肺功能衰竭或气道阻塞时才可予以吸氧。强调监测脉搏血氧饱和度，应保持在 85% 左右。如脉搏血氧饱和度过高常提示肺循环流量过高。有估算如血氧饱和度由 85% 上升至 92%，则肺循环流量明显上升，而体循环流量则下降一半，造成体循环灌注不足。右心室负荷过重，可导致右心室扩大，三尖瓣反流。早年曾采用低通气以及给予镇静剂以减少通气，以提高肺阻力，但可引起肺不张。目前可采用吸入 CO_2 和 N_2 以使 FiO_2 下降至 18%～20%，以此维持适当的氧分压和二氧化碳分压，增加肺阻力，同时可给予足够的通气量以免肺泡萎陷。

有效降低体循环的后负荷可起到平衡肺-体循环流量比例的作用。通常应用米力农 0.5μg/(kg·min)，必要时可用硝普钠进一步降低体循环阻力。只有在严重酸中毒和低氧血症情况下才有必要给予肌松剂以降低代谢和氧耗量。适当的保暖可降低体循环的阻力，增加体循环流量。当毛细血管充盈时间小于 3 秒时，表明血流动力学状态良好。

通常需给予 5% 白蛋白，每天每公斤 10ml。前列腺素 E 在出生后 3～4 小时开始应用。尽可能避免使用正性肌力药物，以避免引起体循环阻力增加。地高辛 5μg/kg 静脉应用，每天 2 次，可有利于扩大的心脏。利尿剂如呋噻咪 1mg/kg，静脉应用每天两次，可排出多余水分避免肺充血水肿。足够的营养供给非常重要，可保持有效的血浆渗透压。

2. 手术治疗　目前有两大选择，即重建手术或心脏移植手术。早年由于重建手术存在较高的死亡率和并发症，有学者倾向于采用心脏移植手术。随着重建手术技术的不断提高，疗效的不断改善，加上心脏移植一直存在供体短缺的问题，目前重建手术占主导地位。本章中主要介绍重建手术。

重建手术的目的是在新生儿期间建立有效的混合血液循环，体-肺循环流量平衡，然后在肺循环阻力降低到正常水平时再施行后续手术。达到的目的是提供自右心室开始无梗阻的体循环动脉血流，而体静脉血流则无梗阻进入肺循环，无梗阻的肺静脉血流经房间隔进入右心房到达右心室。

（1）手术发展史：1970 年和 1977 年 Cayber 和 Freedom 等先后都采用环缩左右肺动脉，肺动脉和主动脉之间建立分流的方法治疗 HLHS，均获得早期生存，但都在第二次手术以前死亡。探究失败的原因，可能是肺动脉环缩后导致扭曲，引起肺血流分布异常所致。1977 年 Doty 采用两根心外管道，分别将体静脉血经右心房连接至肺动脉，而将肺静脉回流血经右心室和肺动脉干连接至降主动脉。5 例患者术后均早期死亡，原因显然是肺动脉阻力过高。

Norwood 自 1977 年起开始对 HLHS 的外科治疗进行探索性的研究。最早采用的方法是扩大房间交通，结扎动脉导管，施行改良 Glenn 吻合同时环扎左肺动脉，升主动脉和肺动脉行侧-侧吻合，但患者术后早期即告死亡。1980 年 Norwood 采用直径为 10mm 的人造血管连接近端肺动脉和降主动脉，环缩远端肺动脉，结扎动脉导管。数周后再次手术将外道管改良为连接右心室和降主动脉。这一成功的病例使得治疗 HLHS 的基本原则得以确立，即建立右心室和主动脉间的连接，限制肺循环血流以避免过多的血流造成肺血管病变，建立和扩大左右心房之间的交通。后几经努力和不断改进，终于建立了目前广为应用的治疗 HLHS 的经典术式，即 Norwood 系列手术。由于该系列手术在治疗上分阶段实施，故简称为 Norwood Ⅰ、Norwood Ⅱ和 Norwood Ⅲ手术。在一些特殊的病例，目前有报道采用内外科复合技术进行第一期的干预。采用左、右肺动脉双侧环缩手术和动脉导管内支架植入手术，来控制肺循环血流，同时维持必要的体循环血流。第二期再行主动脉弓重建及 Glenn 手术，第三期则与常规 Norwood Ⅲ手术一致。

（2）手术方法：目前 Norwood 系列手术的主要内容如下：

1）Norwood Ⅰ：建立和扩大房间交通，切断缝扎动脉导管，横断肺动脉，近端肺动脉与升主动脉侧-侧吻合，建立改良 Blalock-Taussig 分流。近年来有采用 Sano 法即以人造血管右心室和肺动脉间连接取代改良 Blalock-Taussig 分流的手术。

2）Norwood Ⅱ：拆除改良 Blalock-Taussig 分流，施行上腔静脉和右肺动脉端-侧吻合即双向腔-肺分流手术。也有采用 Hemi-Fontan 手术。

3）Norwood Ⅲ：施行全腔静脉肺动脉吻合术。包括心内板障法或心外管道法。

HLHS 的手术指征是明确的，除非法定监护人拒绝治疗。即使在西方发达国家 HLHS 的治疗效果已达到比较理想的中期效果，但拒绝手术治疗也时有发生。尽管 Norwood 系列手术已成为治疗该病的主要术式，但仍有医疗中心主张施行心脏移植术，因此对于手术方法的选择仍存一定的争议。

（3）手术步骤

1）Norwood Ⅰ手术（图 75-110）：患儿进入手术室后应维持循环稳定。低温体外循环期间手术室温度维持在 16℃（60℉），以利体表降温。同时应用水毯，头部应用冰帽。

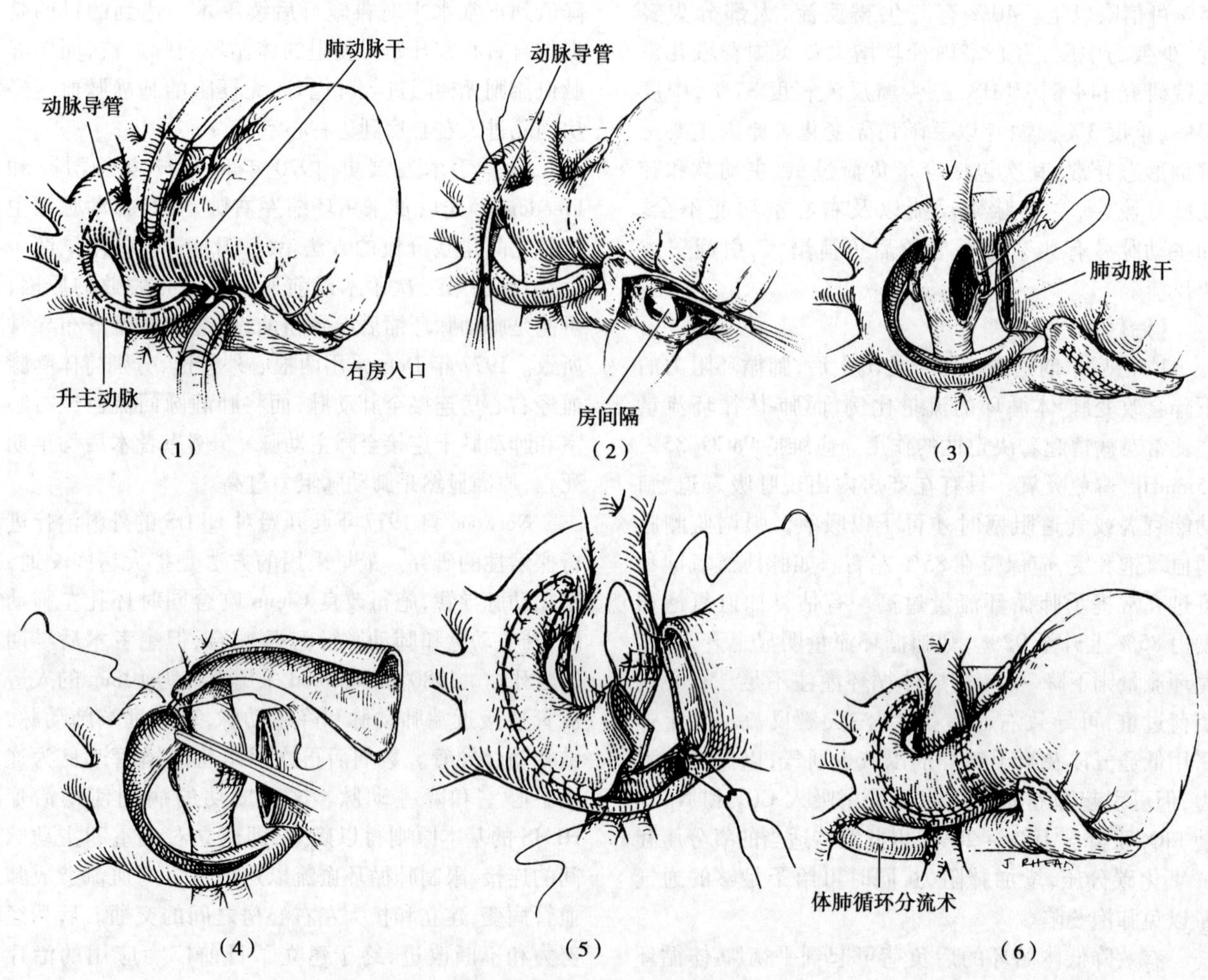

图 75-110 Norwood Ⅰ期手术

气管插管全身麻醉，胸部正中切口，部分或全部切除胸腺，切开心包。如果这时由于肺循环血流增加导致循环不稳，即可解剖右肺动脉，控制其血流以维持体循环。肺动脉干略高于肺动脉瓣位置放置荷包缝线，右心耳荷包缝线。如果此时循环稳定可用剪刀或电刀解剖肺动脉干和升主动脉。然后游离动脉导管、主动脉弓及其分支直达降主动脉第一肋间血管水平。主动脉头臂血管予以套线备用。如在此过程中循环不稳任何时间均可予以插管进行体外循环。

体外循环采用单根肺动脉灌注管和单根右心耳静脉回流管，开始时采用阻断钳或套带临时阻断左右肺动脉。此时可在升主动脉和肺动脉干对应的位置放置标记缝线作为以后吻合缝线的起始点。这一步骤非常重要，因为可保证良好的吻合，而如吻合口对合不佳则可造成冠状动脉血流梗阻。肺动脉的标记线应放置在正对升主动脉位于瓣窦上方约 1～2mm 处。

当体外循环降温至鼻咽或鼓膜温度 16～18℃并

平衡适当时间后，阻断头臂血管，实施深低温停循环。这时候可松开原来左右肺动脉的套带或阻断钳，拔除灌注管，充分回收体内血液后也拔除右心耳插管。灌注心肌保护液可采用不同的方法。此时可在左肺动脉开口以远处结扎动脉导管。右心房做一小切口，经此次切除房间隔，建立非限制的心房内交通。注意避免损伤传导系统。缝合右心房切口。

尽可能在近心端横断肺动脉干，注意避免损伤半月瓣。远心端以7-0 polypropylene线采用自体心包片缝合，或可直接连续缝合。在动脉导管结扎线上方横断动脉导管，切除大部分的导管组织。经由动脉导管开口向降主动脉做切口约5～10mm，再逆向往升主动脉方向做切口直达近主动脉瓣水平，即与在肺动脉干横断同一水平。将同种异体或其他适用材料做适当的修剪后，自主动脉切口的远端开始吻合，采用7-0 polypropylene线先缝主动脉切口的后缘直达无名动脉水平处，再缝合前缘至相同水平。此时可暂停主动脉的补片吻合操作，而进行近端肺动脉干与升主动脉的侧-侧吻合。通常这部分的吻合采用7-0 polypropylene线实行针的间断缝合。其中的第一针是根据以前放置的标记缝线将升主动脉和肺动脉干的切缘对合。然后向两侧作2～3针间断缝合。接着将补片的缝线继续向下缝合达到主动脉和肺动脉干侧-侧吻合水平，完成补片缘和肺动脉干缘的吻合。这就完成了右心室到体循环动脉血流的重建。

体循环动脉至肺动脉的分流是该手术的后续部分。经典的是改良Blalock-Taussig分流术。应用高分子材料(PTFE)人造血管，体动脉端置于无名动脉和右锁骨下动脉结合部，肺动脉侧置于右肺动脉近端。两个吻合口均采用移植物至血管端-侧吻合法，应用7-0 polypropylene线或PTFE缝线行连续缝合。分流的直径通常为3.5mm，很少有需要更大直径的。当体重低于3公斤，更多是低于2.5kg时应用直径3mm的人造血管。但随着分流直径的缩小发生血栓栓塞的危险性升高。外科医师都是在重新建立体外循环后再进行这部分操作的。

右心房和新建立的主动脉重新插管建立体外循环并开始复温，如果已经建立体-肺分流的现在应予以临时阻断。当复温至鼻咽或鼓膜温度25～30℃时，测定灌注液中的钙离子浓度，必要时补充氯化钙使钙离子浓度达到正常水平。此时麻醉师可开始恢复机械通气，并常规行气管内吸引。当完成复温并预期在5分钟左右可撤离体外循环时予以开放分流，此时应密切注意测量平均动脉压，预期会下降约定10～15mmHg，证明有充分的血流进入肺血管床。如果没有明显的血压下降，则应设法寻找原因。如系外科技术原因导致分流梗阻应及时予以解决。当完成复温并撤离体外循环拔除插管后，应即刻实施术后监护治疗。

通常将两根可用于测压和输液的导管直接置入右心房并缝线固定，然后穿出胸壁固定。放置心包或胸腔引流管。暂时不予关胸一定程度上有利于早期的恢复，并有利于紧急情况下的复苏治疗。通常应用适当大小的硅橡胶补片缝合皮肤切口边缘，待续48～96小时后心肺循环功能稳定后再按常规方法缝合胸骨和软组织。部分心脏中心选择在监护室内完成关胸，而不需要再将患者送回手术室。

NorwoodⅠ手术的若干改良：

A. 采用持续灌注的Norwood Ⅰ手术：这一改良的目的是要尽可能缩短甚或避免深低温停循环，以避免相应并发症的发生。尽管有很多方法被报道，但下述是目前较多被应用的方法。重建手术的基本要点与前面描述的基本相仿。在开胸后，解剖分离主动脉弓的头臂干。左颈总动脉放置C形钳并置荷包缝线，插入8F或6F的动脉插管作为灌注管，右心房插管作为静脉回流管。当体外循环开始后即刻结扎并切断动脉导管。在降温期间横断肺动脉干，断端处理方法如前述。当达到预期降温目标后，在无名动脉近端阻断升主动脉，主动脉根部灌注心肌保护液。然后向上切开升主动脉达到肺动脉横断水平，然后完成升主动脉与肺动脉干的侧-侧吻合。为进行主动脉弓重建，另外斜行放置阻断钳使动脉灌注管的血流进入无名动脉和左颈总动脉，同时流量降至30ml/(kg·min)，去除原主动脉阻断钳。将升主动脉的切口继续向上延伸，然后完成新主动脉的重建。暂时阻断静脉回流管，右心房作小切口，以心内吸引器协助暴露完成房间隔切除，缝合右心房切口后去除主动脉阻断钳，开放静脉回流，并恢复正常流量开始复温。其余部分同深低温停循环下操作相仿。

研究表明左心发育不良综合征术后的神经发育是低于正常的，而这是由较多因素作用造成的，深低温停循环是其中的原因之一，但并没有证据表明避免停循环的技术可有效改善早期生存率，因其并不能避免体外循环以及心肌缺血这些过程，可能有利于远期的神经发育，但需研究证实。

另一种改良方法是在体外循环开始后的降温过程中，先完成改良B-T分流中人造血管与无名动脉和右锁骨下动脉结合部的端-侧吻合。在实施深低温停循环后阻断无名动脉近端，将人造血管连接动脉灌注管进行选择性脑部灌注。

B. 右心室至肺动脉之间的分流(Sano procedure)取代改良B-T分流：改良B-T分流手术已是建立体-肺

分流的经典术式，广为应用。但其潜在的不足是，要么流量过高，要么栓塞导致流量不足，以及导致体循环舒张压过低以致冠状血管供血不足。1999 年有学者报道采用带瓣或不带瓣的人造血管连接右心室和肺动脉，这一改良避免了舒张期体循环向肺循环的分流，提高了体循环的舒张压，有利于改善心肌血供。另外由于该外导管常置于肺动脉的中央更有利于左右肺动脉的血流平衡，有利于左侧肺动脉的发育，在二次施行双向腔-肺分流术时甚至可以免除体外循环。但最近的研究报道这一改良总体并没有改变 HLHS 的手术早期生存率(图 75-111)。

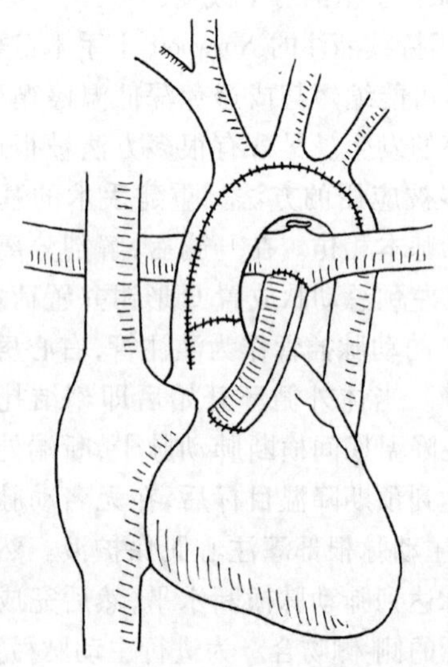

图 75-111 右心室至肺动脉之间的分流(Sano Procedure)

2) Norwood Ⅱ手术：施行上腔静脉和右肺动脉端-侧吻合即双向腔-肺分流手术，或采用 Hemi-Fontan 手术即为 Norwood Ⅱ手术。具体方法在另章描述。通常在 Norwood Ⅰ手术完成并出院后至 Norwood Ⅱ手术期间仍有一定的死亡率。这是因为第一期手术后其循环生理存在很多异常的情况，尤其是右心室功能。容量负荷的异常使右心室失去正常的 Starling 曲线，并且使心脏向左偏移。由于承担体循环功能，因此三尖瓣通常会扩大导致反流，并且成为远期 Fontan 手术重要的预后决定因素。改良 B-T 分流由于血栓栓塞或内膜增生导致狭窄，即便是通畅的分流由于患儿的生长发育也会导致肺循环流量的不足，使发绀加重，生长发育落后。分流还可造成体动脉舒张压降低导致心肌缺血。

基于上述原因选择恰当的时机施行 Norwood Ⅱ手术就非常重要。目前通常认为 3～6 月龄为最合适的时机，较早期经验有较大的提前。主要的优点是早期手术使得 B-T 分流的血管相对小即可满足要求，可避免早期肺循环量过大而体循环流量相对不足；有利于保护三尖瓣和右心室功能。在某些特殊情况下甚至可更加提前施行，尽管此时肺循环阻力较高，肺氧合较差，更有因为血流较慢导致肺动脉栓塞可能。这些情况包括：分流不足导致持续加重的发绀，生长发育严重落后，高肺-体循环血流之比下的充血性心力衰竭，三尖瓣反流右心室功能衰竭。当然这些因素同时也是手术的高危因素，甚至是施行心脏移植的适应证。

术前需进行超声心动图和心血管造影检查，以了解肺动脉的解剖、主动脉弓的解剖、右心室和三尖瓣的功能以及其他的形态学和血流动力学资料。

3) Norwood Ⅲ手术：即施行全腔静脉肺动脉吻合术。包括心内板障法或心外管道法。详见另章描述。通常认为 18～24 个月龄是最适宜的手术时机(图 75-112)。

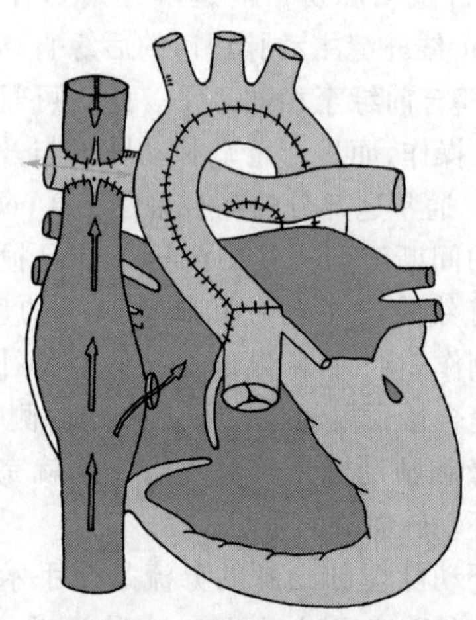

图 75-112 Norwood Ⅲ手术
即施行全腔静脉肺动脉吻合术

3. 术后监护治疗 Norwood Ⅰ手术后的监护是非常重要而且复杂的。需维持恰当的肺-体循环血流之比，如果植入的分流大小合适则处理相对容易。即便如此，由于手术对心功能造成的巨大损害，维持足够的心排量仍非常困难。因此术后心脏超声应重视前述要点，包括主动脉弓是否有狭窄以及有否肺静脉梗阻。在监护室中监护心肌功能非常重要，对整体心功能的评价有助于决定何时关胸、撤离呼吸机和正性肌力药物，有助于判断总体预后。Tei myocardial performance index 和 dP/dt 联合应用可预判治疗结果。正常值 Tei index 为 0.37～0.46，dP/dt 1000～1200。Tei index 高，dP/dt 值低提示预后差。

患儿转入监护室后需至少充分镇静和保持肌松动 24 小时以上。可选用 fentanyl 和 midazolam 作镇静剂，pancuronium 作肌肉松弛剂。根据临床情况以及血气分析结果，调节呼吸机参数如呼吸频率、潮气量和吸入氧浓度以最大限度平衡肺-体循环流量之比。如判断肺循环流量不足可调节 $PaCO_2$ 至 30～35mmHg，如判断肺循环流量过高则可调节 $PaCO_2$ 至 45～50mmHg，如流量适当则维持 $PaCO_2$ 40mmHg。同样根据对肺循环流量的判断可将吸入氧浓度在 17%～100%之间调节。如肺循环流量适当，通常设置吸入氧浓度在 25%～30%。吸入一氧化氮的适应证仅限于由于肺阻力增高而体-肺分流并无梗阻的病例，而对于明确由于体-肺分流梗阻造成的肺循环流量下降则即刻予以手术解决。

手术后早期正性肌力药物通常包括多巴胺 3～5μg/(kg·min)，米力农 0.25～0.50μg/(kg·min)，必要时肾上腺素 0.03～0.05μg/(kg·min)。对于肺循环流量过高而体循环流量不足的病例增加正性肌力药物的剂量只会时病情加重。其他可增加体循环组织氧供的方法包括提高充盈压以增加心排量，另外可通过提高血细胞比容至 45%以上。要积极处理代谢性酸中毒，可采用间断或持续输注碳酸氢钠。术后头部 24 小时通常尿量较少[小于 1ml/(kg·h)]，甚或发生无尿。如少尿或无尿超过 6 小时则需施行腹膜透析治疗。

如果患儿未曾关胸返回监护室，则于 36～48 小时后循环稳定再予以关闭。如循环仍不稳定则可延迟至 4～5 天后。如术后返回监护室时已关胸，术后 24 小时内如果循环不稳定，可在监护室内将胸骨打开，往往可明显改善病情。撤离呼吸机可能会是较长的过程，通常 3～5 天，长的甚至超过计划 10 天。营养支持非常重要，常在术后 48 小时开始静脉高营养，或在一定时间后转为鼻胃管营养。胃肠内营养应在心肺功能稳定后及早开始。为防止体-肺分流血栓形成应进行适当的抗凝治疗，目前常用的是术后控制出血后应用阿司匹林 1mg/(kg·d)。

双向腔-肺分流术后以及 Fontan 手术后的处理见另章。

【治疗结果和预后】

1. Norwood 系列重建手术　手术后的早期死亡率因不同的心脏中心而异。美国费城儿童医院 1984—2000 年共约 1000 例 Norwood Ⅰ手术，统计显示随时间推移治疗效果明显进步。目前早期生存率已超过 80%。大多数的报道认为形态学因素与死亡率并无明显相关性，包括房间隔解剖特点、术前右心室肥厚程度、升主动脉直径和合并的主动脉缩窄。但有学者认为升主动脉直径小于 2mm 是危险因素。术前三尖瓣中重度反流以及术前酸中毒是导致死亡的危险因素。目前普遍认为产前诊断有利于早期及时的治疗，因而成为提高生存率的有利因素。

Norwood Ⅰ手术后需要再次干预的主要包括以下主要的并发症，分流狭窄或梗阻、主动脉弓梗阻以及房间交通限制。后两者可采用导管介入球囊扩张的方法予以治疗。

Norwood Ⅱ手术前的心导管和造影检查通常提示肺-体循环比在 0.8～2.0，15%～20%的患者肺循环阻力超过 4 Wood 单位，右心室舒张末压常有升高，但大于 12mmHg 的患者少于 10%。在分流吻合口处以及主动脉的后方常可发生肺动脉狭窄。

有经验的心脏中心报道的 Norwood Ⅱ手术和 Norwood Ⅲ手术的早期死亡率与其他类型单心室施行双向腔-肺分流术基本相仿，均为 5%左右。美国费城儿童医院更报道近年 HLHS 施行 Fontan 手术早期死亡率低至 0.8%，平均机械通气时间 6 小时，仅 6.8%的病例机械通气时间超过 24 小时。平均监护室滞留时间为 1 天，住院时间 6 天，监护室滞留超过 7 天住院时间超过 14 天的仅 6.8%。而且近年来随着经验的积累，在 Norwood Ⅱ手术和 Norwood Ⅲ手术之间已极少发生死亡。目前完成 Norwood 系列手术后总体的 3 年生存率约为 70%。至于第一期采用复合技术的治疗效果，目前报道较少，但提示是一种可以选择的替代方法。

2. 心脏移植手术　与 Norwood 系列手术相比，该方面的经验和数据明显不足。Loma Linda 医院 84 例 HLHS 实行心脏移植手术，早期死亡率为 13%，5 年生存率为 82%，如果加上在等待手术期间死亡的病例，5 年生存率为 61%。但在经验相对少的心脏中心心脏移植手术的早期死亡率就高达 40%以上。

（贾　兵）

第十八节　主动脉口狭窄

5

先天性左心室流出道狭窄（LVOTO）又可称为先天性主动脉口狭窄，包括造成左心室到升主动脉不同水平梗阻的数种心血管畸形。其发病率在先天性心脏血管畸形中约占 3%～10%，多见于男性患者，男女比率约为(3～4)∶1。病例中 70%病变部位发生于主动脉瓣膜水平，其余狭窄部位可位于主动脉瓣膜上或下方。

早在 1700 年 Boneti 即描述主动脉瓣膜部狭窄。Chevers 于 1842 年报道瓣膜下狭窄。Mencarelli 于 1930 年报道主动脉瓣上狭窄。Hallopeau 于 1896 年报道心室间隔肥厚导致主动脉瓣下狭窄。

胚胎期第 4 周，动脉共干被主动脉-肺动脉间隔分成通入左心室的主动脉和通入右心室的肺总动脉，继而在主动脉和肺总动脉根部内壁各自生长出三片半月瓣。如果动脉共干分隔不均等，半月瓣和(或)主动脉根部发育不正常，则出生后可呈现主动脉瓣、瓣下或瓣上狭窄。先天性主动脉瓣水平狭窄亦可伴有主动脉瓣下纤维隔膜狭窄，或主动脉瓣上狭窄，且常合并有主动脉缩窄或二尖瓣和左心室发育不良。因此近年来认为至少一部分主动脉瓣口狭窄病例的发病原因与胎儿期左、右心室排血量严重失平衡有关。在正常情况下，从下腔静脉回流入右心房的血液经卵圆孔进入左心房，再经左心室排出。从上腔静脉回流入右心房的血液经右心室排入肺动脉后，大部分经动脉导管进入降主动脉，仅小部分进入肺循环。如胎儿期卵圆孔小，血流阻力高，则从下腔静脉回流入右心房的血液大量进入右心室，致使左心室排血量显著减少，影响二尖瓣、左心室、主动脉和升主动脉的正常生长发育。

一、主动脉瓣狭窄

主动脉瓣狭窄（图 75-113）：先天性左心室流出道狭窄中最为常见，约占 60% ~70%。主要病变是主动脉瓣膜发育畸形，瓣口狭小，一般不伴有主动脉瓣环发育不良；发育畸形的主动脉瓣可表现为单个瓣叶，或呈双瓣叶、三瓣叶，以至四个瓣叶，其中以双瓣叶畸形最为常见，约占 70%。主动脉瓣呈现增厚的左、右或前、后两个瓣叶，瓣叶的两个交界互相融合，交界的近中央部分小的裂口即为主动脉瓣瓣口。两个瓣叶大小不等，通常左侧瓣叶较大，并呈现增厚的条状浅嵴，为左冠瓣与无冠瓣交界融合的痕迹。约 2% 人群主动脉瓣呈双瓣叶畸形，如果两个瓣叶的交界不互相融合，并不产生主动脉瓣口狭窄，但 30 岁以后由于血流湍流造成的瓣膜创伤，瓣叶增厚，纤维化甚或钙化。瓣口逐渐狭窄或合并关闭不全。约 30% 的病例主动脉瓣由三个增厚的瓣叶组成，每个瓣叶大小相似，三个瓣叶交界的边缘部分互相融合，中央部分向升主动脉隆起呈拱顶状，圆顶的中心即为狭小的瓣口。少数患者主动脉呈单叶型，主动脉瓣形似倒置的漏斗，瓣口狭长，位于瓣膜的中央部分或偏向一侧。有时可见到一条瓣叶交界融合的浅嵴痕迹，这一类型的主动脉瓣狭窄在婴幼儿期即可呈现严重的瓣口狭窄症状。四叶型主动脉瓣甚为罕见，多见于永存动脉干病例，四个瓣叶可能大小相似，或一个瓣叶较其他三个瓣叶小得多。四叶型主动脉瓣一般功能正常，不引起瓣口狭窄症状，仅在尸体解剖时才被发现。20% 患者合并其他心内畸形，包括动脉导管未闭、主动脉缩窄、室间隔缺损和肺动脉瓣狭窄。

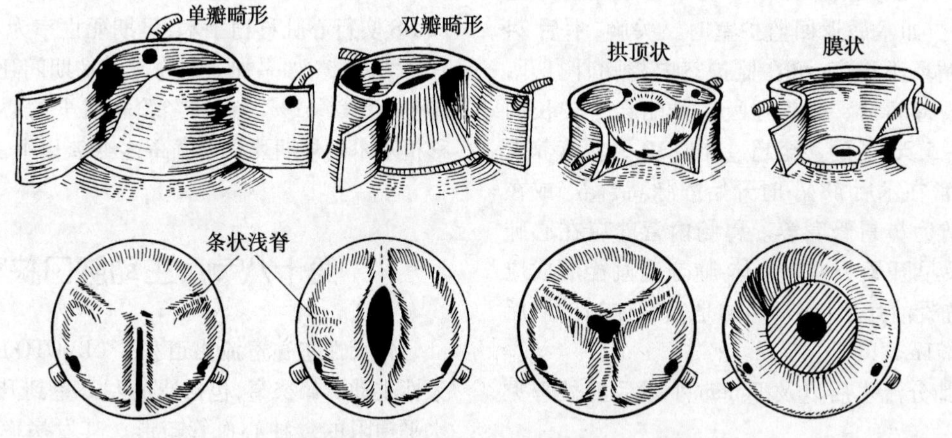

图 75-113　先天性主动脉瓣膜部狭窄的类型

【病理生理】

主动脉瓣狭窄程度轻的病例，对心脏的排血功能影响不大，临床症状亦不明显，仅有收缩期杂音和左心室肥厚。主动脉瓣狭窄严重者，血流动力学产生显著的不良影响，左心室排出血液进入主动脉就必须加强做功，延长收缩期时限，致左心室腔压力升高。左心室与主动脉收缩压呈现阶差，严重者跨瓣压差可达 100 ~150mmHg。左心室心肌呈现高度向心性肥厚，心肌肥厚和主动脉瓣跨瓣压差会造成冠状动脉灌注不足而出现心肌缺血、心绞痛和小面积心肌梗死，一些患者易出现室性心律失常而猝死。累及心内膜时可能导致心内膜弹性纤维组织增生。

出生后患儿由于左心室流出道梗阻、左心室发育不良，左心室血流量增加，左心室收缩的后负荷大，患儿容易出现左心衰竭。由于左心室顺应性下降、左室舒张末压力升高以及左心室高压，引起二尖瓣反流，继而左心房、肺循环以及右心室的压力也升高，并出现左心房、右心腔扩大和心肌肥厚。左心室收缩时血流经狭窄的瓣口喷射到主动脉壁，导致升主动脉局部血管壁纤维化增厚，长期可形成升主动脉狭窄后扩张。严重的患儿出生后由于动脉导管关闭，单纯依靠左心室不能负担全身体循环，导致患者出现低血压、发绀、少尿、代谢性酸中毒等循环衰竭的表现。

【临床表现和诊断】

严重的先天性主动脉瓣狭窄病例在出生后1周内即出现临床症状，2个月时约2/3患儿呈现左心衰竭、呼吸急促、出汗、喂食困难、发育迟缓等症状。当导管闭合时，患儿可突然出现循环衰竭的症状。少数患儿6个月时出现症状。大多数儿童及青少年病例常无明显症状，仅因发现心脏杂音就医，才明确诊断。狭窄程度较重的可呈现乏力、劳累后心悸、气急、心绞痛或晕厥。少数患儿可出现心内膜炎，甚至出现猝死。

1. 体格检查　婴幼儿病例常呈现肤色苍白、气急、脉搏较弱、血压低和发绀。由于左心室功能和心排出量减少程度不同，只有部分婴幼儿在胸骨左缘可闻心脏收缩期杂音。儿童及青少年病例则颈动脉搏动强烈，心尖搏动强并向左、向下移位。主动脉瓣区可闻及响亮的收缩期吹风样杂音及收缩早期喀喇音，常伴有震颤并传导到颈动脉及心尖部。少数患者还可听到主动脉瓣关闭不全产生的舒张期叹气样杂音，主动脉瓣区第二心音延迟、减弱和分裂。

2. 影像学检查　瓣口狭窄轻者，胸部X线检查无异常。有些病例胸部X线可显示升主动脉扩大和左心室肥大，出现心力衰竭时则可见到心脏扩大、肺野淤血。近年来随着磁共振及计算机技术的进步，MR静态影像可三维重建动态播放，从中可得到更多的信息。此无创性检查可部分代替心导管检查。

3. 心电图检查　狭窄轻者可无异常征象。重度狭窄病例则可显示左心室肥大、劳损和左心房肥大。V6导联T波倒置是LVOTO的特征表现。

4. 心导管检查　可以用于诊断复杂合并畸形和介入治疗，并可以直接测量左心室收缩压与主动脉收缩压之间出现压力阶差，了解心室功能。目前应用减少，大部分功能可由无创的超声心动图取代。

5. 超声心动图检查　是目前诊断该病的主要手段，可了解患者主动脉瓣的形态、厚度、瓣环大小、心室腔的大小、心室功能，以及是否存在心内膜纤维组织增生等详细情况，并可以发现可能存在的合并畸形。通过多普勒可测量主动脉瓣跨瓣压差，二维超声测定主动脉瓣的开口面积和流速，评估狭窄程度。轻度狭窄静息时压力阶差小于25mmHg，流速小于3.0m/s，瓣口面积大于1.5cm^2。中度狭窄压力阶差为25～40mmHg，流速3.0～4.0m/s，瓣口面积1.0～1.5cm^2。重度狭窄压力阶差大于40mmHg，流速大于4.0m/s，瓣口面积小于1.0cm^2。

病程演变：先天性主动脉瓣狭窄临床无症状者，约10%的病例于出生后10年才开始呈现临床症状，其中20%的病例再经过10年后，45%的病例再经过20年后发展为中度或重度狭窄，最终因左心衰竭死亡。约1%病例发生细菌性心内膜炎。猝死的发生率约为1%。

【治疗】

1912年Tuffier首次用手指扩张先天性主动脉瓣狭窄获得成功。1956年Bailey通过心尖和主动脉扩张狭窄的主动脉瓣。Gott又有低温和腔静脉阻断方法切开主动脉瓣狭窄。Bigelow在体外循环下进行手术。Ross分别于1962年和1967年应用同种异体主动脉瓣和自体肺动脉瓣进行主动脉瓣替换术。1983年开始主动脉瓣球囊扩张术。

新生儿重度主动脉瓣狭窄出现循环衰竭者需紧急手术治疗。如果患儿主动脉瓣症状明显或跨瓣压差在40mmHg以上也需手术治疗。术前应用正性肌力药物，短期给予前列腺素E1，维持动脉导管开放，纠正代谢性酸中毒，必要时气管插管机械通气，提高患者对手术的承受能力。儿童及成年患者的手术指征有重度主动脉瓣狭窄，临床上出现如胸闷心悸、心绞痛、晕厥等症状，运动试验时收缩压下降，左室收缩功能下降（EF<50%），瓣膜严重钙化，合并中度以上主动脉瓣关闭不全，需进行冠状动脉旁路移植的患者。对于没有临床症状患者的治疗存在争议，目前的倾向是早期手术干预更加有利。

解除症状的有效方法为解除主动脉瓣机械梗阻。婴幼儿主动脉瓣狭窄可考虑介入治疗经皮主动脉瓣球囊扩张术，80年代应用以来，技术明显进步，短期、中期治疗效果与外科瓣膜切开术相当。但当存在瓣膜发育不良、主动脉瓣环细小、主动脉瓣反流则不适合应用球囊扩张术。术前明确左心室大小及心肌情况即有无左心室发育不良和心内膜弹力纤维化对主动脉瓣狭窄外科手术方式的选择和降低手术死亡率起决定性作用。在重度主动脉瓣狭窄病例，通常有左心室发育不良和心内膜弹力纤维化，此时应施行Norwood手术，即改变心脏解剖，使右心室成为单一体循环泵。如果Norwood手术条件不成熟，则进行房间隔球囊扩张术，降低肺动脉压。

先天性主动脉瓣狭窄的外科手术方法包括主动脉瓣交界切开术、主动脉瓣成形术、主动脉瓣替换术。由于瓣环相对小以及人工瓣膜的并发症，对于婴幼儿、年轻患者，应力争行主动脉瓣成形术。虽然二次手术率较高，但可推迟主动脉瓣换瓣的时间。必须行主动脉瓣替换的患者，有时需要行主动脉瓣环扩大术。合并左室流道严重、弥漫狭窄者，需行Konno术、Konno-Ross术，甚至心尖-降主动脉带瓣管道旁路术。

1. 主动脉瓣膜交界切开术　是治疗新生儿与婴儿主动脉瓣狭窄的经典方法。分离融合的瓣叶交界，扩大瓣口，解除对左心室排血造成的梗阻性病变，但又不引起主动脉瓣关闭不全。由于新生儿对体外循环的耐受能力较差，而且瓣叶交界切开可在1~2分钟内完成，因此有些医师在浅低温阻断腔静脉血流下完成手术，但由于安全因素，目前此种手术已经很少应用了。手术方法为：胸骨正中切口，建立体外循环降温至30℃左右，阻断主动脉后在升主动脉根部沿瓣环上方约1.5cm处作横切口，经左、右冠状动脉开口灌注心脏冷停搏液，并用冷生理盐水作局部心脏降温。在直视下按瓣膜病变情况进行瓣膜交界切开术，切开融合的瓣膜交界的范围应根据交界的厚度和相邻瓣叶瓣窦的深度而定，交界及瓣窦发育良好者，可将融合的交界切开到距主动脉壁1~2mm处。交界及瓣窦发育不全者，则仅能切开融合的交界长度的一半。单瓣叶畸形仅能作一个切口。双瓣叶畸形则在左、右冠状动脉瓣叶与无冠瓣叶之间切开融合的前后交界。三瓣叶畸形如三个瓣叶大小相近且交界发育良好，则可切开三个融合的交界。如三个瓣叶大小悬殊，则按病变情况切开两个融合的交界，使主动脉瓣成为双瓣叶型（图75-114）。瓣膜切开术应适当保守，避免切开过度造成瓣膜关闭不全。增厚的主动脉瓣叶可用小刀削薄。虽然瓣膜交界切开术能明显改善主动脉瓣狭窄的症状，近年来在婴幼儿手术死亡率为3%~7%，儿童为2%，但35%患儿远期会出现主动脉瓣关闭不全、狭窄或双病变，需再次手术。

2. 主动脉瓣成形术　Yacob和Starr等进行主动脉瓣成形术治疗先天性主动脉瓣狭窄。自体心包取下后戊二醛固定，裁剪成等腰三角形，切开瓣叶界嵴，以倒置三角形补片的对折线缝于主动脉壁，建立一个新的主动脉瓣交界。然后将三角形的两边分别与切开的主动脉瓣叶作连续缝合，使单叶或双叶主动脉瓣

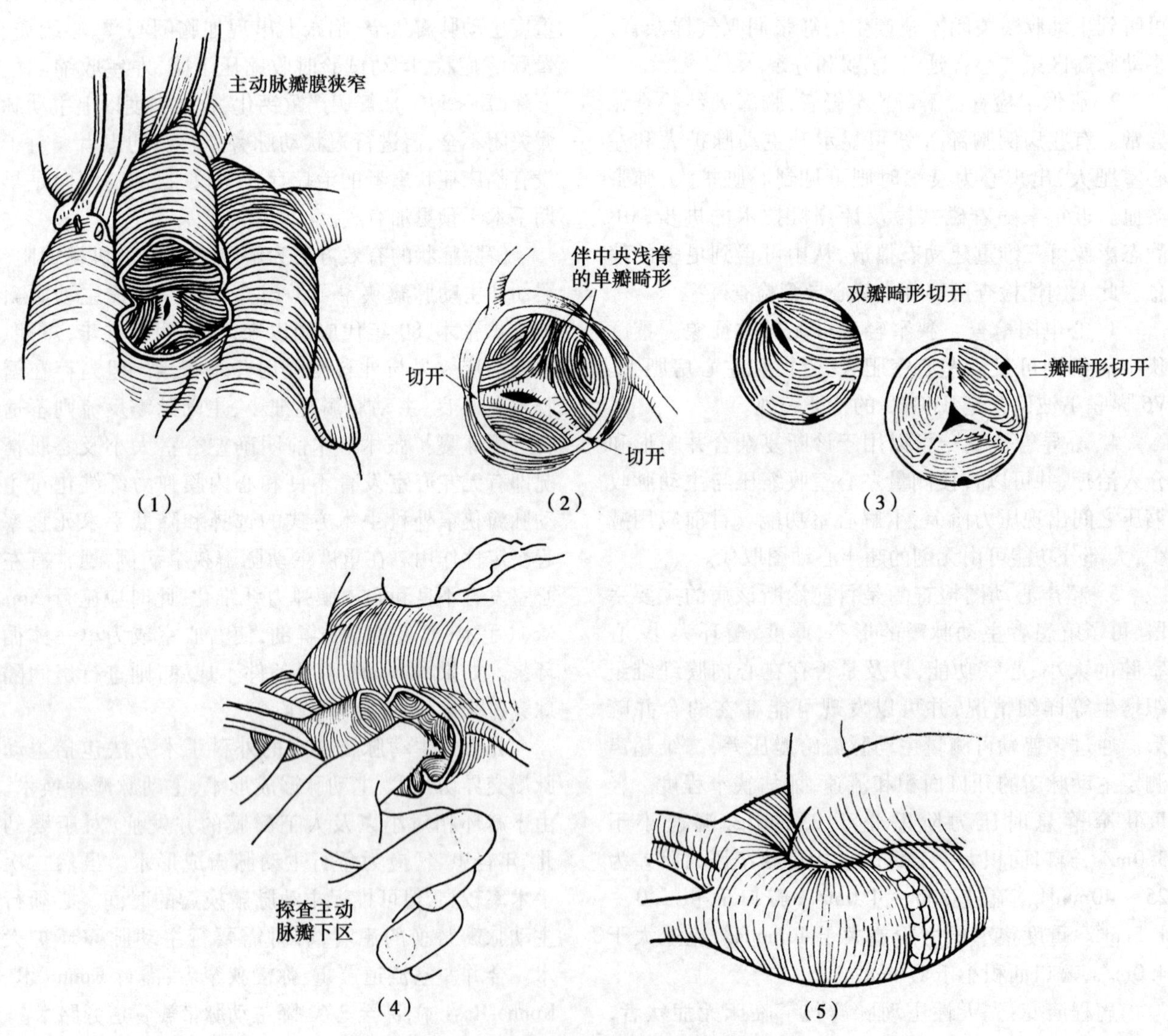

图75-114　先天性主动脉瓣膜狭窄交界切开范围

(1)升主动脉切口；(2)交界切开部位；(3)交界切开部位；(4)升主动脉切口；(5)缝合主动脉切口

成为三叶式主动脉瓣，瓣膜开口面积扩大（图 75-115）。动脉瓣成形术可有效解除梗阻，明显改善症状，术后 10 年有 80% 患儿免除再次手术，但手术技术要求高。

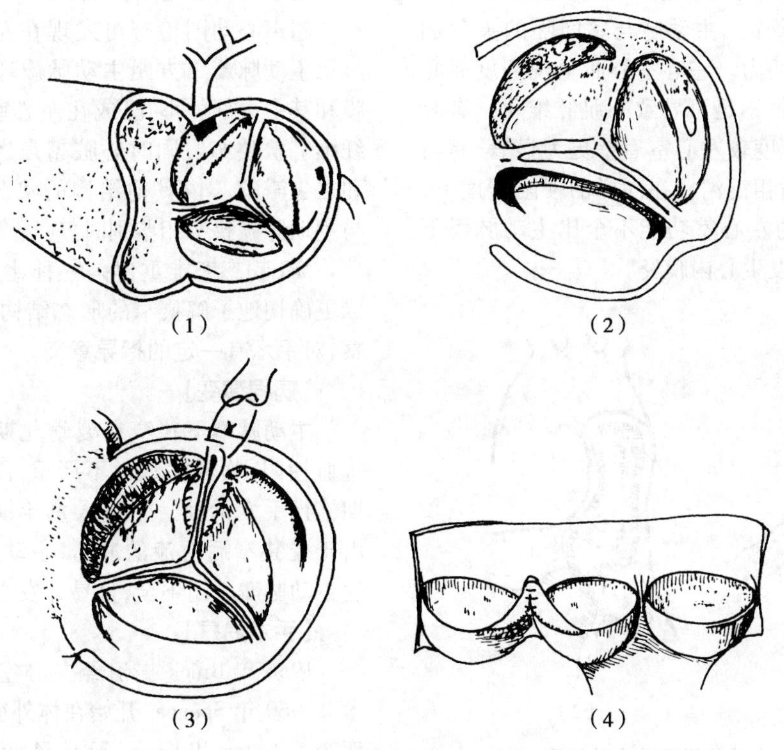

图 75-115　二叶式主动脉瓣成形术

（1）主动脉根部横切口；（2）切开前瓣叶界嵴；（3）心包补片扩大，三角对折线缝于主动脉壁，二边缝于切开的主动脉瓣叶；（4）主动脉瓣成形后纵面观

3. 主动脉瓣膜替换术　适应于主动脉瓣叶已呈现纤维化增厚或钙化，再次狭窄，或关闭不全病例。应选用缝合环外径相对小，瓣口内径较大，血流阻力低的机械瓣或生物瓣，有时较难作出合适的选择。由于最小的人工瓣膜外径在 16 ~ 17mm，而患儿的主动脉瓣环细小，故通常需要扩大主动脉根部。新生儿需用 Konno 法，儿童可用 Manouguian 法或 Nicks 法。机械瓣替换主动脉瓣术后需终身抗凝，患儿难以配合，还存在与人工机械瓣膜有关的并发症。同种异体主动脉瓣术后不需抗凝，无血栓栓塞并发，钙化发生率低，有时是主动脉环细的婴幼儿及儿童主动脉替换术的唯一选择。虽然同种异体瓣膜较猪生物瓣远期效果好，但同种异体瓣膜仍存在钙化衰败几率。由于自体肺动脉瓣无抗原性，有发育的潜能，由它置换主动脉瓣，耐久性强，避免了免疫排异造成的钙化衰败，而将同种异体瓣膜放置于肺动脉瓣位置，由于压力低，钙化衰败明显减慢，即使衰败后右心也可长期耐受。因此 Ross 手术（自体肺动脉瓣置换主动脉瓣，同种异体肺动脉带瓣管道代替右室流出道）目前成为儿童先天性主动脉瓣狭窄治疗的较好选择。目前短期观察 Ross 手术成活率较其他瓣膜置换法高，术后再次手术率明显低于其他手术，但这种手术技术复杂，在婴幼儿左主干和前降支细小，易遭损伤，而肺动脉瓣的耐久性及发育潜能还需要长期的观察。儿童主动脉瓣机械瓣替换术的手术存活率为 94% ~96%。Ross 手术在儿童的手术死亡率为 0 ~ 12%，晚期死亡率为 3% ~9%，再次手术率为 6% ~50%。

二、主动脉瓣下狭窄

主动脉瓣下狭窄在 LVOTO 中约占 25%，男性发病率为女性的 2 倍，常在儿童发现。常见的有两种类型：①纤维隔膜型狭窄（局限型）：约占主动脉瓣下狭窄 70% 以上，主动脉瓣环下方约 1cm 处有环状或新月状纤维肌性薄膜，造成流出道梗阻。少数病例纤维肌性隔膜与主动脉瓣叶之间或与二尖瓣前瓣叶之间有纤维粘连。②纤维隧道型狭窄（弥漫型）：此型较少见，在主动脉瓣下狭窄中约占 20%，纤维肌性组织隆起呈管道状，从主动脉瓣环下方 1 ~ 2.5cm 起向下延伸入左心室流出道的远段。纤维管道一般内径约为 1cm，长度为 1 ~3cm。管道长者往往主动脉瓣环狭小，血流梗阻程度重（图 75-116）。主动脉瓣下狭窄病例，主动脉瓣大多正常，呈三瓣叶型。主动脉瓣由于高速血流冲击而增厚，30%～50%患儿有主动脉瓣关闭不全。少数患者可兼有双瓣型主动脉瓣狭窄。二尖瓣腱索和乳头肌异常附着于室间隔，或左室异常肌束也可导致主动脉瓣下狭窄。主动脉与室间隔的夹角加大，增加室间隔的剪切力。左心室心肌呈现高度向心性肥厚，心内膜下血供不足可导致心肌纤维化。有时心室间隔心肌肥厚程度较左心室后壁更为显著，易与阻塞性肥厚性心肌病相混淆。在同样的梗阻程度下，主动脉瓣狭窄引起的左心室功能不全比主动脉瓣下狭窄轻，患儿更容易发生心内膜炎。

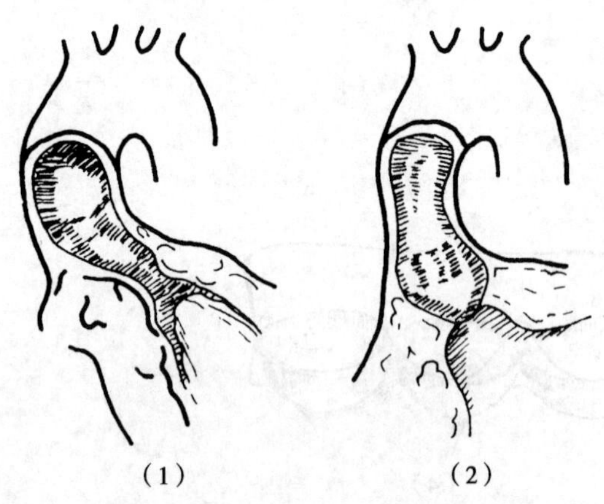

图 75-116 主动脉瓣下狭窄的类型

(1)纤维隧道型狭窄；(2)纤维隔膜型狭窄

主动脉瓣下狭窄的确切病因不明确，考虑为多因素造成，包括主动脉室间隔连接扭转、切应力上升、遗传因素和细胞增殖因素等。主动脉瓣下纤维狭窄约有50%～65%病例伴有其他先天性心脏血管畸形，常见者有心室间隔缺损、主动脉弓中断、主动脉缩窄、动脉导管未闭、法洛四联症、心房间缺损、肺动脉瓣狭窄和右心室流出道狭窄等。

【临床表现】

主动脉瓣下纤维狭窄的病理生理、临床表现、X线、心电图、心导管检查结果均与主动脉瓣狭窄相似，但极少听到收缩早期喀喇音。二尖瓣前瓣叶活动度受纤维狭窄限制的病例在心尖区可听到因二尖瓣关闭不全产生的舒张中期杂音，胸部X线一般无升主动脉狭窄后扩张，主动脉瓣叶无钙化征象。

少数病例左心导管检查时连续记录左心室流出道和主动脉压力曲线，可在左心室流出道记录到收缩压与主动脉相同，舒张压与左心室相同，介于左心室和主动脉之间的第三心室压力曲线，依此可与主动脉瓣狭窄相鉴别。左右心导管检查还能发现合并的其他心内畸形。选择性左心室造影可显示左心室流出道局限性很短的环状隔膜型狭窄，或较长的隧道型狭窄。但左右心造影是有创性检查，随着心脏超声技术的进步及MR动态三维重建技术的出现，目前左右心造影已较少应用。但患者合并有其他复杂的先天性心脏畸形时仍有应用价值。

超声心动图检查可发现在左心室长轴切面直接显示主动脉瓣下方距主动脉瓣环约1cm处的纤维隔膜和其中央部位小孔，或在左心室流出道显示较长的纤维管状狭窄。同时心脏超声还可以了解主动脉瓣和二尖瓣等心内其他结构的状况。对于体表超声难与主动脉瓣狭窄相鉴别时，应行食管超声检查。

MR动态三维重建是一种比较新的诊断方式，可以更确切地了解狭窄的形态结构，并可以在动态下观察，对手术有一定的指导意义。

【病程演变】

主动脉瓣下狭窄在婴幼儿期不产生重度左心室排血梗阻，临床症状也不严重，因此不需要在婴幼儿期施行手术治疗。但进入童年期，梗阻进行性加重，由于受狭窄后血流的冲击，主动脉瓣叶往往增厚，产生主动脉瓣关闭不全，且易并发心内膜炎。

【手术治疗】

1956年Brock报道经左心室施行闭式狭窄扩张术。1960年Spencer开始在体外循环下直视切除狭窄病变。Rostan和Konez于1974年、Konno于1975年各自应用主动脉-心室成形术治疗纤维管道型主动脉瓣下狭窄。

主动脉瓣下狭窄的手术适应证与主动脉瓣狭窄类似，患者临床症状明显(充血性心力衰竭、晕厥、心绞痛)，诊断明确应考虑手术治疗。症状不明显但跨狭窄压差大于40mmHg以上也应手术治疗。由于该病梗阻进行加重，最终可导致主动脉瓣病变，所以有报道认为诊断明确应尽早手术。

手术操作：

1. 主动脉瓣下纤维隔膜切除术　体外循环结合低温应用冷心脏停搏液和心脏局部降温。在升主动脉根部作横切口，辨认病变与二尖瓣前瓣叶和心室间隔的解剖关系。左冠瓣基底部及与其相邻的无冠瓣与二尖瓣前瓣叶相连接，右冠瓣靠近室间隔，右冠瓣与无冠瓣交界处为膜部室间隔和房室束。用拉钩牵引主动脉瓣叶，显露瓣下纤维隔膜，用镊子牵拉隔膜，切除纤维环，接近二尖瓣前瓣叶处应注意避免切破膜部心室间隔。隔膜附着于二尖瓣前瓣叶处，应充分切除以游离瓣叶，使其活动不受限制。在右冠瓣下方与心室间隔肌部区切除隔膜组织不可太深，以避免损伤传导组织。如果隔膜附着于主动脉瓣叶，应小心地分离切除(图75-117)。由于主动脉与室间隔夹角加大，血流冲击以及瘢痕愈合导致瓣下狭窄复发，因此在作纤维环切除同时必须作左室流出道肌肉切除或心肌

5

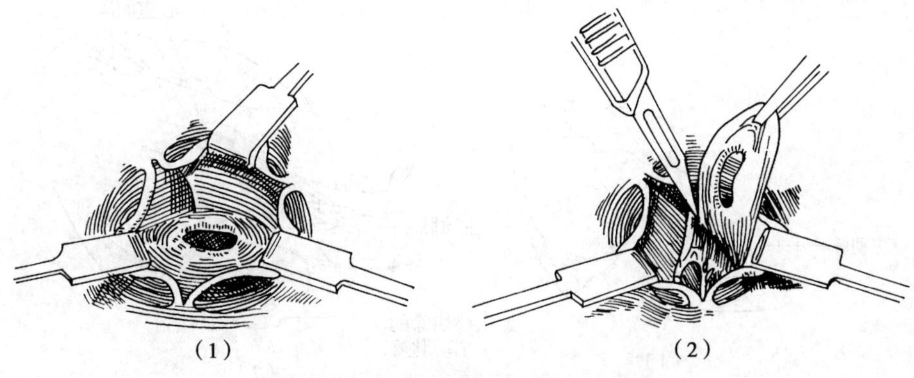

图 75-117　主动脉瓣下纤维隔膜切除术
(1)显露瓣下纤维隔膜;(2)切除纤维隔膜

切开术,可大大提高远期疗效,避免梗阻复发。流出道肌肉切除的方法与特发性肥厚型梗阻性主动脉瓣下狭窄(IHSS)相同,只是切除范围稍许小些,即室间隔右冠开口侧作一纵向切口,在左右冠交界下方再作一平行的纵向切口,在两条纵向切口间切除部分肌性室间隔组织。术毕应测定跨左室流出道压差,如果体外循环结束时压差大于30mmHg,则应重新体外循环进一步解除瓣下狭窄。

伴有重度主动脉瓣关闭不全的病例,在切除主动脉瓣下狭窄后需同期实行主动脉瓣替换术。

2. 纤维隧道型狭窄切除术　外科处理有挑战性。此型主动脉瓣下狭窄往往主动脉瓣环小,为了解除左心室流出道狭窄,大多数病例需同期作主动脉-心室成形术(主动脉根部扩大术)和主动脉瓣替换术(经典Konno-Rastan术)。应用体外循环结合心脏冷停搏液和局部心肌降温保护心肌。建立体外循环后,阻断升主动脉,解剖升主动脉根部前壁脂肪组织,明确右冠状动脉开口的位置,纵向切开升主动脉根部前壁,切口距右冠状动脉约7mm,以便于缝合主动脉切口时有足够的主动脉壁组织,不影响右冠状动脉血流。切口下缘向下、向左在右冠瓣与左冠瓣交界处切开主动脉瓣环,并延伸入肺动脉瓣下方的右心室流出道前壁,这样即可显露心室间隔的左、右侧。从主动脉瓣环切口下缘在室上嵴部位纵向切开增厚的心室间隔,并全部切开主动脉瓣下管状狭窄。切除主动脉瓣,置入直径足够大的人工主动脉瓣,将人造主动脉瓣的大部分(约60%)缝合环固定于主动脉瓣环上。按心室间隔切口和主动脉切口的形态、大小和长度,将涤纶织片或心包片修剪成适当形状,补片下端缝合于心室间隔的左侧,右心室一侧的缝线用涤纶小垫片加固。由于左室腔压力高,可使补片紧贴于心室间隔,减少空间隔修补区产生左至右分流的可能性。补片中部与人工瓣膜的缝环作缝合固定,完成人工瓣膜置换术。补片的上部则与升主动脉切口边缘连续缝合,右心室流出道切口则用心包或补片扩大,作连续缝合,并将心包片的上半部缝合并覆盖于已用于缝补升主动脉切口补片的表面(图75-118),心内操作即告完成。主动脉-室间隔成形术后主动脉瓣环直径可增大5~8mm,同时左心室流出道也可增大50%。

主动脉瓣下纤维隧道型狭窄,如主动脉瓣环及瓣叶正常,不需要作主动脉瓣膜替换术的患者,可在升主动脉根部和肺动脉瓣下方约2cm处的右心室流出道各作一个横切口,经主动脉切口于左心室流出道内放入直角钳,经右心室切口可在心室间隔下方扪到直角钳。在直角钳的导引下从右心室侧切开心室间隔,室间隔切口与右室流出道平行,约长2~3cm,切口上缘不超越主动脉瓣,剥离并切除主动脉瓣下纤维管道,用补片缝补心室间隔切口,并扩大左心室流出道,然后缝合主动脉及右心室切口(图75-119)。对于弥漫性左心室流出道狭窄和主动脉瓣十分细小不适合行主动脉瓣环扩大和主动脉瓣替换术的患者,主张行心尖-降主动脉带瓣管道旁路手术,在左心室与升主动脉、胸降主动脉或腹主动脉之间连接一根较粗的带有人工瓣膜的人造血管,用带垫褥式缝线将带瓣管道近心端与左心室心尖部切口作对端吻合术,远心端与主动脉作端-侧吻合术(图75-120)。

【疗效评价】

先天性主动脉瓣下狭窄病例极少需在婴幼儿期施行手术,因此手术死亡率比主动脉瓣狭窄低,一般约为5%。一组大宗病例报道,局限性狭窄的手术死亡率为6%,免除再次手术率10年为93%,20年90%,30年和40年为89%;而弥漫性狭窄手术死亡率为16%,免除再次手术率10年为32%,20年18%,30年为16%,40年为14%。再次手术原因为狭窄复发和合并主动脉瓣关闭不全。主动脉-心室成形术的手术死亡率较高,约10%,而且术后传导束损伤的并发率较高。术后左心室与主动脉收缩压差明显降低,心功能改善,恢复到Ⅰ级者约占80%。术后15年约

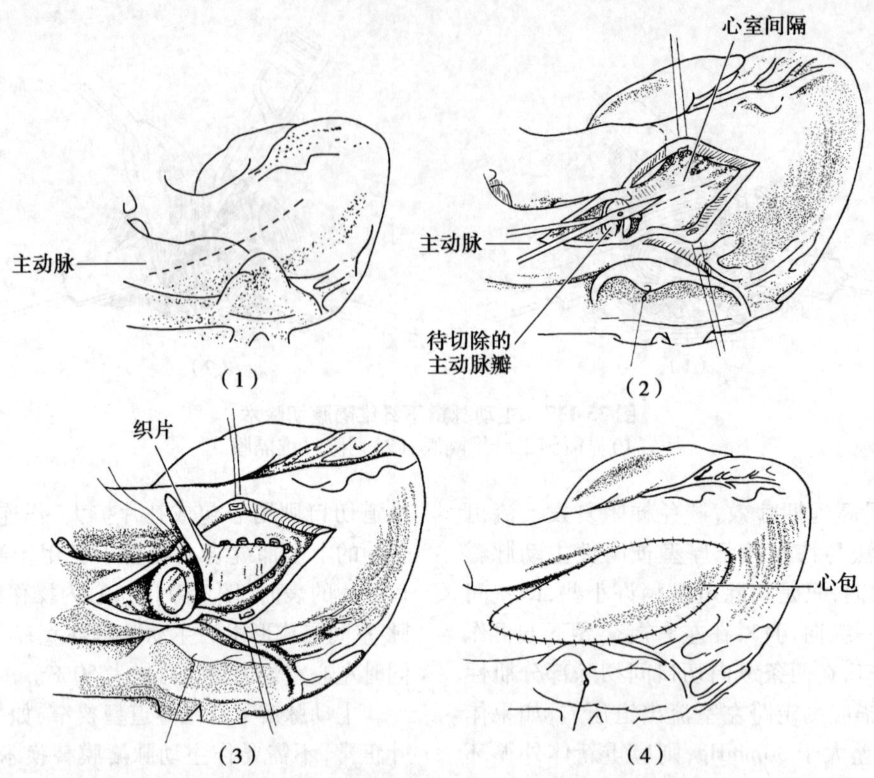

图 75-118　纤维隧道型狭窄切除术(需置换人工瓣膜)

(1)切口;(2)纵向切开增厚的心室间隔和主动脉瓣下管状狭窄;(3)切除主动脉瓣,作人工瓣膜置换,并取大小合适的织片,其下端缝合固定于心室间隔的左侧,右心室一侧的缝线用涤纶小垫片加固,织片中部与人工瓣膜的缝环作缝合固定;(4)右心室流出道切口用心包缝合

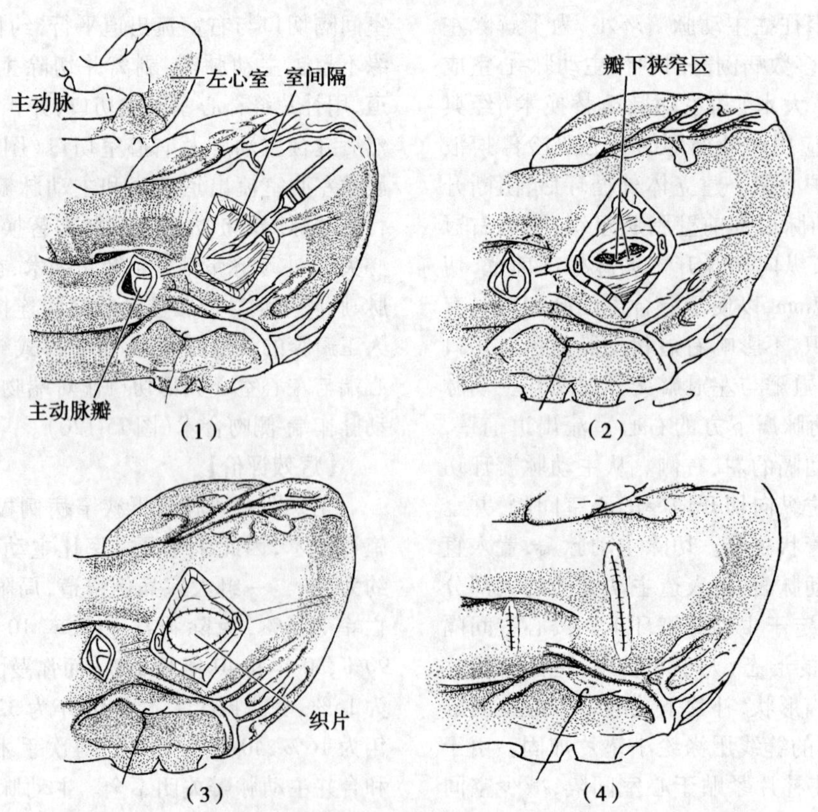

图 75-119　主动脉瓣下纤维隧道型狭窄切除术(不置换人工瓣膜)

(1)在主动脉根部和肺动脉瓣下方约 2cm 处的右心室流出道各作一横切口;(2)切除主动脉瓣下纤维管道;(3)涤纶织片缝补心室间隔切口;(4)缝合主动脉及右心室切口

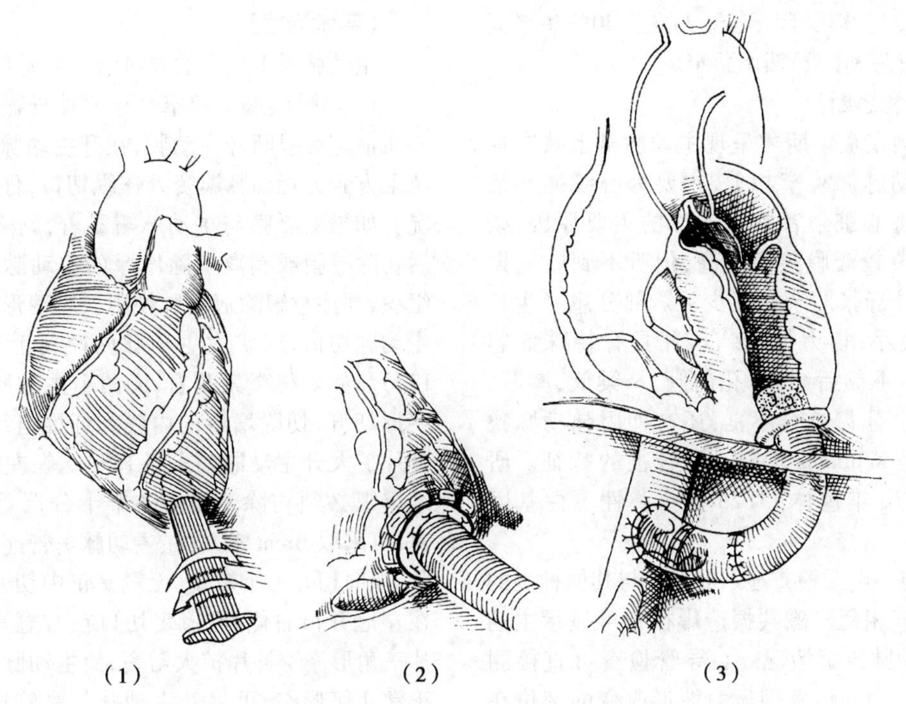

图 75-120　吻合带人工瓣膜的人造血管

(1)环状切除心尖部心肌;(2)将外管道与心尖切口缝合;(3)带瓣外管道另一端与腹主动脉作端侧吻合

40%病例晚期死亡,原因有左心室流出道残留梗阻性病变,狭窄复发,房室传导阻滞和主动脉瓣或二尖瓣关闭不全等。

三、主动脉瓣上狭窄

主动脉瓣上狭窄在 LVOTO 中最为少见,约占5%~10%,男女性发病率相近。30%~50%瓣上狭窄病例可伴有智力发育迟钝。狭窄病变位于冠状动脉开口的上方,可分为局限型和弥漫型两种(图 75-121)。局限型较为常见,约占75%,最常见的病变是在主动脉瓣窦上方隔膜样狭窄,隔膜中央部位有一小孔,有时隔膜与左冠瓣连接,并对左冠动脉血流造成梗阻。主动脉瓣叶可能增厚,升主动脉外观正常,也不伴有狭窄后扩大。局限型瓣上狭窄还可表现为升主动脉在狭窄部位外径狭小,呈砂漏表状或"8"字形。该处主动脉壁纤维化增厚,内膜也增厚,组织学检查病变与主动脉缩窄相似。广泛型主动脉瓣上狭窄较少见,约占25%,狭窄范围从主动脉瓣窦上方的升主动脉延伸及无名动脉起点部,甚至侵及主动脉弓部。主动脉瓣上狭窄病例常伴有冠状动脉迂曲扩大和主动脉瓣窦扩大,2/3患者有合并畸形如肺动脉瓣狭窄、肺总动脉发育不全、主动脉弓分支狭窄、主动脉缩窄、

5

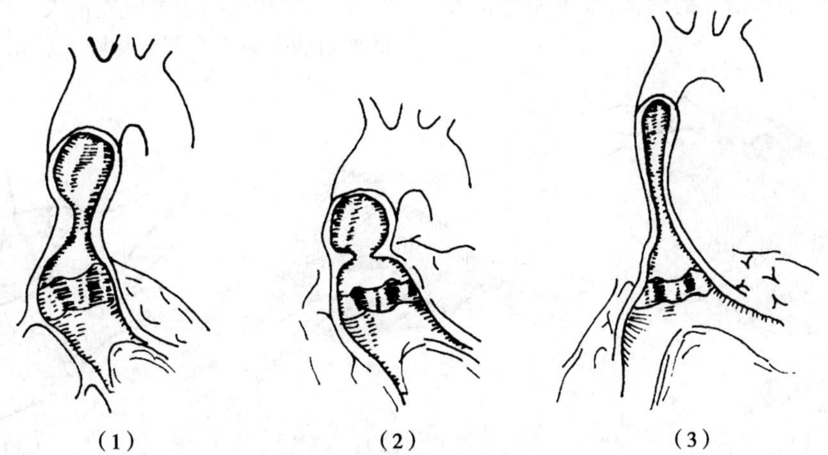

图 75-121　主动脉瓣上狭窄的类型

(1)升主动脉根部环状缩窄;(2)主动脉瓣上膈膜型狭窄;(3)长段升主动脉发育不全

动脉导管未闭、二尖瓣关闭不全。17% ~40% 患者同时存在主动脉瓣膜和(或)瓣下狭窄。

【临床表现和诊断】

大多数病例在童年期才呈现主动脉瓣上狭窄症状。症状与主动脉瓣狭窄相似,主要为心绞痛和活动后气急。发现心脏杂音常为初诊的主要原因,杂音及震颤的部位较瓣膜狭窄为高,但听不到收缩期喀喇音。主动脉舒张期杂音很少见。部分患者生长发育差,体态矮小,智力低,多言,并具有特殊面容(小精灵面容):下颌后缩、鼻孔前倾、鼻梁低、唇厚、前额宽、眼距大、牙齿咬合不良,还有外周肺动脉狭窄,此类表现是 Williams-Beuren 综合征的特征。研究显示该病与 7q 染色体 11.23 位点弹性蛋白基因微删除有关。

X 线检查与心电图检查显示的征象与其他种类的主动脉出口狭窄相似。磁共振造影检查可显示主动脉根部和升主动脉狭窄情况。心导管检查可直接测量左室流出道压力曲线发现压力波形改变的部位在主动脉上方,可显示瓣上狭窄的部位、长度和轻重程度,同时尚可查看主动脉瓣的功能是否正常,以及主动脉瓣窦和冠状动脉的情况,并可发现其他合并畸形。

超声心动图可直接显示瓣上狭窄的部位和长度,彩色多普勒可发现狭窄后湍流,并可测定跨狭窄压差。

【病程演变】

主动脉瓣上狭窄病理生理与主动脉瓣下狭窄相似,左心室流出道梗阻,左心室后负荷加重,左心室向心性肥厚,心肌灌注不良。与瓣下狭窄不同的是冠脉开口处于高压腔,冠状动脉常较早发生病变。部分合并有智力发育迟缓、特殊面容和肺动脉广泛狭窄的病例常在早年因左心室流出道严重梗阻和冠状动脉病变而发生猝死。未经手术治疗的病例,很少能生长入成年期。

【手术治疗】

主动脉瓣上狭窄的外科治疗主要是补片扩大术。

1. 局限型瓣上狭窄　建立体外循环并采取保护心肌措施后阻断升主动脉,在升主动脉根部从狭窄部位上方到无冠动脉瓣窦处作纵切口,仔细检查病变情况。如瓣上隔膜与主动脉瓣黏着,则需细致分离,然后切除隔膜或剥离切除增厚的主动脉壁内膜和纤维组织,并注意解除冠动脉梗阻。用菱形涤纶织片缝补主动脉切口,以扩大主动脉内径到正常大小(图 75-122)。如果狭窄累及右、无两个主动脉瓣窦,则作人字形切开,切除增厚的内膜和纤维组织后,用人字形补片扩大升主动脉(图 75-123)。在左冠开口处的纤维组织必须切除。如果狭窄十分严重,累及三个瓣窦,可采取 Brom 术式:在主动脉窦管连接处横断主动脉,纵向切开三个瓣窦,无冠窦正中切开,左冠窦切口在左冠开口右侧,右冠窦切口在右冠开口左侧,用三片三角形涤纶补片扩大瓣窦,使主动脉瓣窦基本恢复正常几何形态,再将升主动脉与窦管连接处端-端吻合。近年来改良 Brom 术应用于主动脉瓣上狭窄的治疗,将横断的升主动脉远端修剪出三个三角形,以此代替补片与窦管交界吻合,这样可保留升主动脉的生长潜能。

2. 广泛型瓣上狭窄　经股动脉插供血导管,游离无名动脉、左颈总动脉和左锁骨下动脉及主动脉建立体外循环和采取心肌保护措施。在左锁骨下动脉开口的近端阻断主动脉并钳夹左颈总动脉和无名动脉。在升主动脉作长的纵切口,切口下端到达无冠瓣窦,剥离并切除无冠瓣窦上方增厚的纤维组织,然后用涤纶织片缝补扩大升主动脉切口。有时用同种异体主动脉管道替换主动脉瓣和升主动脉可能是最佳选择。

【疗效评价】

局限性主动脉瓣上狭窄病例手术死亡率低,远期疗效好,术后收缩压力阶差消失。广泛型瓣上狭窄病例梗阻病变如未全部切除则术后死亡率稍高。

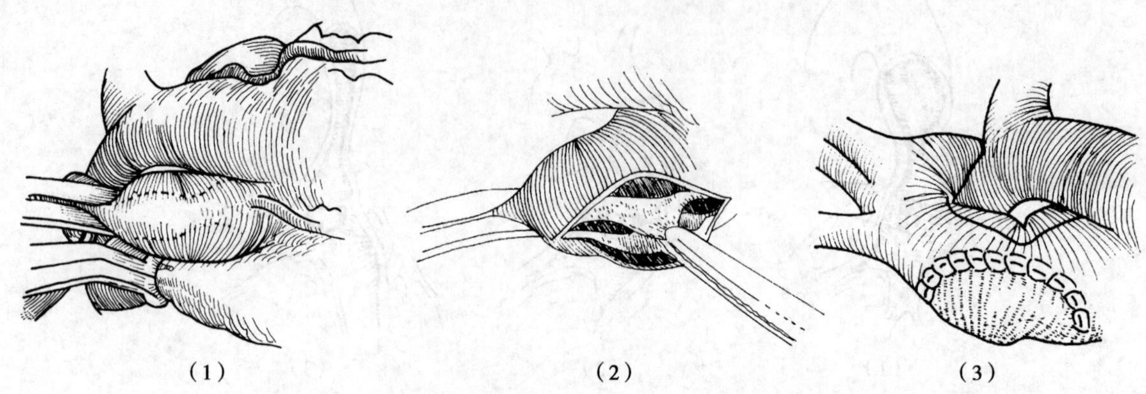

图 75-122　局限型主动脉瓣上狭窄的手术

(1)阻断升主动脉;(2)切除隔膜或增厚的主动脉壁内膜;(3)用织片缝补切口

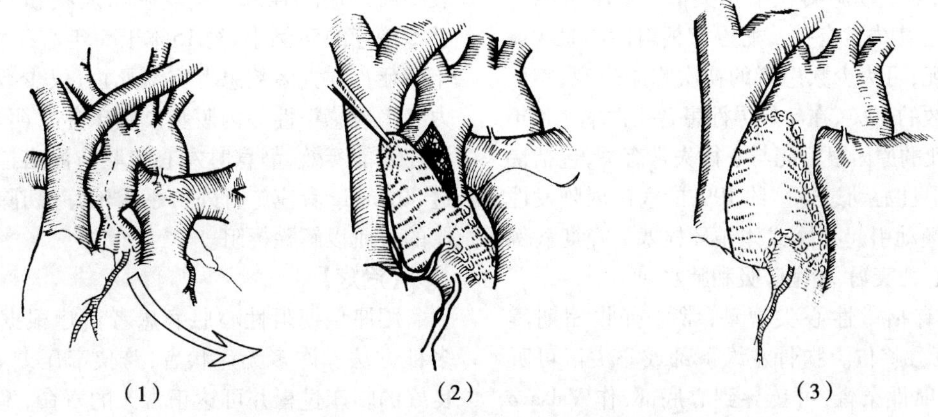

图 75-123 局限型主动脉瓣上狭窄扩大术
(1)"人"形切开升主动脉;(2)切除增厚的内膜和纤维组织后用织片缝补扩大升主动脉;(3)缝合完毕

四、肥厚型梗阻性心肌病

肥厚型心肌病是一种常染色体隐性遗传性疾病，主要是由于编码肌小节的10个基因的突变所引起的，人群患病率约为0.2%。肥厚型梗阻性心肌病(HOCM)是肥厚型心肌病的一种特殊类型,又叫特发肥厚性主动脉瓣下狭窄(IHSS),主要因其肥厚的心肌造成左室流出道梗阻而得名,其解剖、病理生理改变与主动脉瓣下狭窄相似。1958年Teare首先描述，1960年后被认为是原发性心肌病的一种类型,在各类心肌病中约占20%。男女之比为2:1,发病时间可从婴幼儿到60多岁,但最常见的是在10~30岁之间。1960年起Goodwin、Kelly、Morrow、Branwald、Wigle等先后对本病开展外科手术治疗。

【病理】

肥厚型梗阻性心肌病左心室梗阻病变的程度轻重不一。典型的病变心室间隔非对称性肥厚,以心室间隔中上部肥厚最为显著,其厚度远远超过左心室游离壁,心尖、左室游离壁也有一定程度的向心性肥厚。左心室后壁则增厚较少,心室间隔与左心室后壁厚度之比可达3:1以上。心肌细胞粗而短,排列杂乱,细胞间侧向连接丰富,肌细胞和结缔组织排列紊乱。左房扩大,而左心室腔较小。二尖瓣通常有异常改变。心室间隔最厚部位处于二尖瓣前瓣叶游离缘的下方,心室间隔在该处因与前瓣叶互相冲撞而呈现局限性纤维化内膜增厚。肥厚的心室间隔心肌的厚度向上(主动脉瓣环),向下(心尖部)逐渐减少。左心室流出道下段梗阻位于肥厚的心室间隔心肌与前瓣叶游离缘之间。心脏收缩时,肥厚的心室间隔突入心室腔,靠近前移的二尖瓣前瓣叶,导致左心室流出道狭窄。收缩早期流出道梗阻程度较轻,此时心室排血量较多。病变进入晚期,由于心肌梗死或长期重度心力衰竭,左心室可能扩大,左心房腔常扩大,心房壁增厚,二尖瓣前瓣叶增厚,可伴有腱索断裂或先天性畸形。右心室因肥厚的心室间隔突入右心室可导致流出道梗阻。病程长者右心室游离壁可因梗阻病变或肺循环压力升高而增厚。心室间隔和心室壁的冠状动脉分支管壁常增厚,管腔狭小,可能导致透壁心肌梗死。

【病理生理】

肥厚型梗阻性心肌病心脏血流动力学异常主要包括舒张期左心室顺应性下降,收缩期左室过度收缩,左室流出道有压差。顺应性降低表现为等容舒张期过长、左室充盈压升高和左室充盈减少,容量-压力曲线提示增加容量导致左室压力不成比例地异常升高。舒张功能不良引起冠状动脉血流量下降,可能为心绞痛的原因之一。心室收缩加速,使较小的左心室腔迅速排空,前后心室壁几乎碰在一起。

肥厚型梗阻性心肌病引起流出道梗阻的机制早已阐明。在心室收缩期,不对称肥厚的室间隔心肌突向左室流出道,并有二尖瓣收缩期前移(SAM),从而在左室腔与主动脉瓣下的流出道之间存在压差,降低前负荷、增加心肌收缩力均可加重流出道梗阻。这在导管室令患者作Valsava动作、应用硝酸异戊酯或异丙肾上腺素时可证实。食管超声发现二尖瓣前叶冗长,瓣叶接触点离瓣叶游离缘之间的距离加大,收缩期前1/3时段部分瓣叶组织与肥厚的室间隔接触,而收缩期中1/3时段前后瓣叶接触减少,引起二尖瓣关闭不全。综上所述,小的左心室腔、左心室顺应性降低、二尖瓣收缩期前移及关闭不全、冠脉血流量减少,导致心脏每搏输出量减少,心排量和心指数下降,晚期出现心力衰竭。

【临床表现和诊断】

临床症状有劳累后气急,少数患者有心绞痛、头晕或晕厥。心绞痛主要是做功增加和冠脉血流量降低的共同作用，与主动脉瓣狭窄相类似。晕厥可能与脑灌注不足或心律失常有关。肥厚型梗阻性心肌病最大的危害是猝死，可为少数患者的初次临床表现，猝死占本病死亡人数的50%，在年轻男性患者死亡率达每年2%～3%。猝死的原因很可能与心律失常有关，包括快速性室性和室上性心动过速。约10%的病例因阵发性或持续性心房颤动引起心悸或体循环栓塞。晚期病例则出现充血性心力衰竭、端坐呼吸和肺水肿。

常见体征有抬举性心尖搏动，常伴有收缩期震颤，心尖向左下方移位。胸骨左缘下部或心尖区可听到收缩中期喷射性杂音，可传导到心底部，作Valsava动作时杂音可明显增强，以此可与主动脉瓣狭窄相区别。但听不到收缩期喷射样喀喇音。伴有二尖瓣关闭不全病例则心尖可呈现全收缩期杂音。

胸部X线检查示心影增大，左心室增大，但无升主动脉扩大或瓣叶钙化征象。晚期病例则左心房、右心室亦可增大，肺淤血。

心电图检查显示左室肥大和劳损，有时前胸aVL和Ⅰ导联呈现异常Q波。有些病例呈现完全性右束支、左束支或左前半支传导阻滞和左心房肥大。24小时连续心电图(Holter)可发现室性期前收缩、阵发性室性或室上性心动过速等心律失常。

心导管检查：右心导管检查可显示肺动脉压力升高或右心室流出道狭窄征象。左心导管检查显示左心室舒张末期压力显著升高，左心室腔与流出道之间存在收缩期压力阶差。主动脉或周围动脉压力波形显示上升支快速升高，呈现双峰，然后缓慢下降。心室期外收缩后主动脉脉压减少。服用硝酸甘油、亚硝酸异戊酯、异丙肾上腺素、洋地黄以及体力劳动和Valsava动作后心肌收缩力加强，左心室流出道梗阻加重，均可导致杂音响度加强，收缩压力阶差增大。

选择性左心室造影显示流出道上方肥厚隆起的心室间隔和流出道后壁的二尖瓣前瓣叶，左心室腔弯曲，收缩末期左心室容量小和粗大的乳头肌。

左心室造影尚可判明有无二尖瓣关闭不全。成年患者宜作冠状动脉造影，以了解冠状动脉有无病变。

超声心动图显示左心室壁显著增厚，心室间隔较心室后壁更为肥厚，室间隔与左室后壁厚度之比大于1.5。左心室腔较小，流出道狭窄和心脏收缩时二尖瓣前瓣叶向前移位。

【病程演变】

肥厚型梗阻性心肌病可在任何年龄呈现症状，最多见的发病年龄为20岁前后。经心导管检查明确诊断的病例，在10岁以下仅10%呈现严重症状，50岁以上则增加到70%。有的病例病情可多年稳定或持续发展日趋严重。发生心房颤动后常呈现充血性心力衰竭或体循环栓塞。呈现临床症状和心律失常未经手术治疗的病例中，约15%于5年后死亡，25%于10年后死亡。大多数患者突然死亡，仅少数病例死于心力衰竭或感染性心内膜炎。临床症状明显，内科药物治疗未能奏效，静息时左心室腔与流出道收缩压差超过50mmHg者应施行外科手术治疗，切除心室间隔肥厚的心肌以解除梗阻。

【治疗】

肥厚型梗阻性心肌病患者治疗根据病情轻重有多种方法。许多无症状者，跨狭窄压差<30mmHg，具良好的临床过程并可达正常人的寿命，不需要治疗干预。对仅有轻度症状的患者可予以美托洛尔、钙离子拮抗剂等药物控制，也可通过安装房室顺序起搏器(心室同步治疗)或介入方法向肥厚室间隔注入无水乙醇等手段治疗。但对中、重度症状的患者，在药物治疗等方法无效时则需考虑手术干预，以达到减轻流出道梗阻、缓解症状、预防并发症的目的。外科手术指征为：①诊断明确，经药物治疗无明显好转；②有晕厥史或跨狭窄压差>50mmHg，有明显症状者；③无症状患者，有明确的亲属因该病猝死史。1961年Morrow首次报道切除部分肥厚的心室间隔肌肉组织减轻左室流出道梗阻，可明显改善临床症状和血流动力学，从此Morrow术作为经典的手术切除方式被广泛应用。但近年有学者发现术后复发狭窄的主要原因是肥厚肌肉切除不彻底，因此有作者主张采用扩大Morrow术。肥厚型梗阻性心肌病常常伴有二尖瓣反流，收缩期二尖瓣前叶前移。此类患者需要同时处理二尖瓣问题，大部分患者可行二尖瓣成形术，成形效果不佳或二尖瓣瓣下组织影响手术效果，可行瓣膜置换术。

术中应有食管超声检测手术前后左室流出道梗阻解除和二尖瓣反流情况。

经主动脉切口心室间隔心肌切除术是目前最为常用的手术方法。建立体外循环，降温至28℃，阻断升主动脉，右冠状动脉上方1cm处作升主动脉根部横向切口。左右冠脉口灌注冷停搏液心肌保护，检查主动脉瓣，左手示指伸入左室流出道，左手拇指在心外膜(前降支表面)，探查流出道肥厚梗阻部位和程度。向上、向左牵引右冠瓣，并用海绵纱布向下按压心脏前壁，充分显露心室间隔。用10号圆刀在右冠瓣中点主动脉瓣环下5～10mm的心室间隔作一纵向切口，向心尖延伸，长约4cm，在距第一条切口左侧10～12mm再作一平行的纵切口，注意深度要一致，避免远端切除太浅薄，然后切除两个平行切口之间的长方形肥厚心肌组织，根据肥厚情况再作适当修剪。用冰生理盐水冲洗左心室腔，吸除碎屑。术中应避免以下技术错误：①主动脉瓣尤其右冠瓣，可能因为过度牵拉或被手术刀损伤;②如果不向下牵引二尖瓣腱索,可能会损伤二尖瓣瓣叶;③室间隔第一条纵向切口如太靠右侧,可能会损伤房室结和室间隔膜部;④室间隔横向切口太深,可造成医源性室间隔穿孔。肥厚肌肉切除后缝合主动脉切口,排出左心室腔和主动脉内气体,去除主动脉阻断钳。恢复体温达37℃,心脏搏动有力后,逐渐停止体外循环。如果术中食管超声证实心室间隔肥厚的心肌切除欠满意,或二尖瓣收缩期前移未消除而需作二尖瓣替换术才能更好地解除左室流出道梗阻,或发现有室间隔穿孔,则应重新体外循环。许多患者术后发生左束支传导阻滞,如有完全性房室传导阻滞,应安装永久性起搏器。改良 Morrow 术即在以上手术的基础上,切除肥厚心肌时纵向不仅切除主动脉瓣下而且切除范围扩大至心尖,横向不仅仅局限在右冠瓣下,还包括左冠瓣达左无冠交界,必要时切除部分左室游离壁之肥厚肌肉,切除后室间隔厚度达正常标准(图 75-124)。此术切除肥厚心肌彻底,狭窄不易复发,远期效果好。

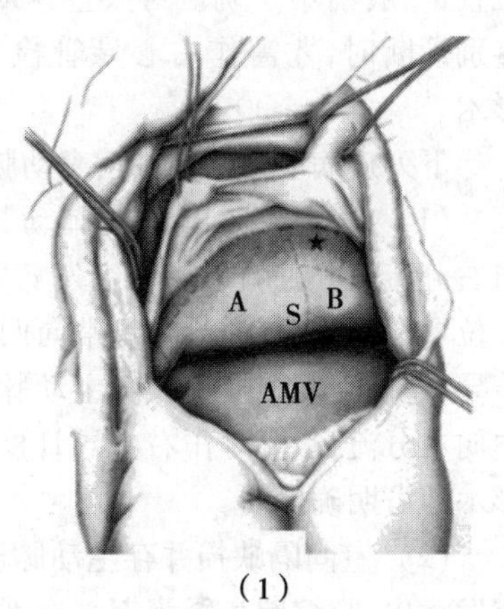

(1)

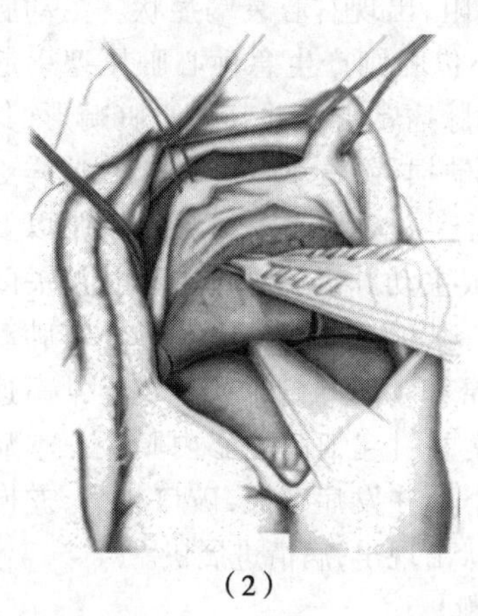
(2)

图 75-124 肥厚型梗阻性心肌病

(1)室间隔肥厚肌肉切除范围:突起的室间隔(S),首先切除区域(A),其次切除区域(B),传导束(★),二尖瓣前瓣叶(AMV);(2)手术切除

【治疗效果】

单纯室间隔肥厚肌肉切除手术死亡率小于1%,如同期行冠脉搭桥或二尖瓣成形/替换术,手术死亡率为5%。常见的死亡原因为低心排出量和左心室切口出血。术后约5%的病例并发完全性传导阻滞,左束支或右束支传导阻滞的发生率更高。此外少数患者并发围术期心肌梗死、心室间隔穿孔,左心室室壁瘤和医源性主动脉瓣或二尖瓣关闭不全。

心室间隔肥厚心肌切除彻底的病例术后症状消失或显著减轻,收缩压差消失,主动脉压力波形恢复正常。超声心动图和选择性左心室造影复查显示左心室腔增大,收缩期二尖瓣前瓣叶前移消失,约90%的患者术后心功能改善到Ⅰ~Ⅱ级。

术后长期随访70%~90%的病例生存10年以上。主要死亡原因为充血性心力衰竭或严重心律失常。

(赖颢 王春生)

第十九节 主动脉瓣窦动脉瘤破裂

主动脉瓣窦动脉瘤破裂又名 Valsalva 窦瘤破裂(瓦氏窦瘤破裂),是一种比较少见的先天性心脏病。据报道发病率在东方国家高于西方国家,男女之比为3~4∶1,尸检的发生率为0.09%,占先天性心脏病的0.14%~1.5%。

Hope 于1839年首先描述本病。20世纪50年代中期 Morrow、Bieglow、Barnes 利用低温和阻断腔静脉方法进行修补,Lillehei(1956年)、McGoon(1958年)等报道在体外循环下施行直视修补术获得成功。

主动脉瓣窦动脉瘤通常由先天发育异常引起,也可因梅毒、感染、动脉硬化和囊性中层坏死等后天因素引起。在胚胎发育过程中,由于主动脉瓣窦的基部发育不全,窦壁中层弹性纤维和肌肉组织薄弱或缺如,使主动脉壁中层与主动脉瓣纤维环之间缺乏连续性,造成主动脉瓣窦的基底部薄弱点。出生后主动脉血流压力将主动脉瓣窦的薄弱区逐渐外推膨出,形成主动脉瘤样突出。最后在伴有或不伴有体力劳动或外伤的情况下发生破裂,即形成主动脉瓣窦动脉瘤破裂。主动脉瓣窦动脉瘤常呈风兜状,顶端有破口,窦瘤破裂多发生在右冠动脉瓣窦,其次为无冠动脉瓣窦,左冠动脉瓣窦则很少见。由于解剖学上的关系右冠动脉瓣窦动脉瘤多破入右心室腔(约占70%),少数破入心房腔,而无冠动脉瓣窦动脉瘤多数破入右心房腔(约占70%),少数破入右心室腔。主动脉瓣窦动脉瘤破裂后如不治疗,其生存率平均为3.9年。

【病理生理】

主动脉瓣窦动脉瘤发生破裂后通常破裂入右侧低压心腔,血液从高压的主动脉分流入低压的右心室腔,由于两者存在明显的压力阶差,产生大量的左向右分流,其血流动力学改变类似动脉导管未闭。肺循环血流量增多,右心室负荷加重,导致右心室扩大、肺动脉高压和右心衰竭。主动脉瓣窦动脉瘤破入右心房腔则使右心房压力明显增加,右心房明显扩大,上、下腔静脉血液回流受阻,出现右心衰竭症状。主动脉瓣窦动脉瘤破裂入心包腔则产生急性心脏压塞引起死亡。主动脉瓣窦动脉瘤常可合并其他心脏畸形,其中最常见的为室间隔缺损(约占40%~50%),这样更加重左右心室的负荷。主动脉瓣窦动脉瘤扩张以及合并室间隔者,可造成主动脉瓣脱垂和主动脉瓣关闭不全,引起左心衰竭。其他合并的先天畸形还有肺动脉瓣狭窄、主动脉缩窄和动脉导管未闭等。异常高速血流冲击损伤心内膜可引起细菌性心内膜炎。本病病程进展与破口大小和并发症有关,破口越大,左向右分流量越多,则症状出现早,病情进展快。

【临床表现和诊断】

未破裂的主动脉瓣窦动脉瘤一般无临床症状,很少情况下压迫房室传导系统出现房室传导阻滞,压迫冠状动脉出现心肌缺血,或瘤体突入右心室流出道引起梗阻。主动脉瓣窦动脉瘤破裂发病年龄多数在20~40岁之间,约有1/3的患者起病急骤,在剧烈劳动时突然感觉心前区或上腹部剧烈疼痛、胸闷和呼吸困难,病情类似心绞痛。病情迅速恶化者,发病后数日即可死于右心衰竭。多数病例破口较小,起病后可有数周、数月或数年的缓解期,然后呈现右心衰竭症状。少数患者由于破口甚小,仅有小量左向右分流,很长时间内患者可无自觉症状,这些患者常因心脏杂音而偶然发现。

体格检查:舒张压明显下降,脉压增大,出现水冲脉、毛细血管搏动和股动脉枪击声等周围血管体征。心脏检查时在胸骨左缘第3、第4肋间可触到震颤,该处可听到典型来回性或连续性粗糙杂音。杂音性质类似动脉导管未闭,但杂音位置较低。主动脉瓣窦动脉瘤破入右心房的病例则常呈现颈静脉怒张。

心电图检查显示左心室肥大或双心室肥大、心肌损害和右束支传导阻滞。

X线胸片可见心脏明显扩大,肺动脉段突出,肺野充血,肺纹理增多。

CT和MRI检查示病变的主动脉瓣窦显著向外扩张,并见瘤体和囊袋。

超声心动图检查显示主动脉窦壁波形中断,舒张期主动脉窦壁脱入右心室流出道。多普勒示收缩期和舒张期均有主动脉向右心房和右心室的分流。并能发现有无主动脉瓣脱垂和合并畸形。

右心导管检查可证实在右房、右室或肺动脉部位血氧饱和度升高,提示该部存在左向右分流。逆行主动脉造影:可明确主动脉窦瘤破口部位及破入的心脏腔室。

对于主动脉瓣窦动脉瘤的诊断,依据病史、体格检查和心脏连续性杂音,再结合X线片及超声心动图检查,一般不难明确。对某些诊断怀疑者,需要作出鉴别诊断时,才需作右心导管检查或逆行主动脉造影术。

下列疾病应与主动脉瓣窦动脉瘤作鉴别:

(1)动脉导管未闭、主肺动脉间隔缺损:这类左向右分流的心脏畸形没有突发病史,机器样连续性杂音位置在左第2肋间,杂音常向两肺及同侧锁骨下区传导,超声心动图检查在降主动脉与左肺动脉区存在左向右分流,必要时作右心导管检查或逆行主动脉造影术即可明确诊断。

(2)室间隔缺损并存主动脉瓣关闭不全:本病无突发病史,收缩期和舒张期来回性杂音部位在左侧第2、第3肋间,超声心动图检查显示心室间隔回声段缺如和心室腔内存在左向右分流,主动脉瓣可显示瓣膜关闭不全征象。

(3)冠状动脉瘘:指左、右冠状动脉与心腔或冠状静脉存在异常交通,在心前区下方可听到连续性杂音,以舒张期为主。超声心动图检查或逆行主动脉造影见到冠状动脉呈扩大曲张,并可见到造影剂由冠状动脉流向心脏内。

【治疗】

主动脉瓣窦动脉瘤形成后逐渐发展扩大,最终必然导致动脉瘤破裂。因此凡确诊为主动脉瓣窦动脉瘤者,无论破裂与否,都应施行主动脉瓣窦动脉瘤切除术。对急性破裂者,经内科治疗心力衰竭改善后即应尽早施行手术治疗,如心力衰竭未能控制更需早期施行手术。手术在体外循环结合低温和心肌保护下施行直视修补术,患者取仰卧位,胸骨正中切口,纵向锯开胸骨,切开心包后在破入处心脏表面可触及明显震颤感。必要时作心内探查。

手术径路通常采用主动脉切口,也可经窦瘤破入的房室腔或伴发心脏畸形来决定采取右房或右室切口,也可作主动脉右房室双切口。切开主动脉后,经冠状动脉开口灌注停搏液,仔细检查主动脉瓣。破裂的动脉瘤有内外两个口,内口位于主动脉瓣窦处,外口位于右房或右室,瘤体呈风兜样壁薄而光滑,顶部有一个或几个破口。将囊状窦瘤牵回主动脉内,纵向剪开瘤壁，切除多余瘤壁，距内口约0.3～0.4cm处再环形剪除整个囊壁，保留内口周围较坚韧的囊壁组织以便缝合，缝合时先作间断或8字连续缝合，然后囊壁两侧再加垫褥式缝合以加固缝线。如瘤体较大，直接缝合可能导致主动脉瓣环变形，则应用心包片或涤纶片修补（图75-125）。缝针一定要缝至正常主动脉壁，以免复发。对合并的嵴上型室间隔缺损，可经主动脉切口或右心室切口予以修补，室缺上缘用双头针褥式垫片穿过主动脉瓣环，然后再缝至主动脉根部正常组织或窦瘤补片下缘，室缺下缘按常规褥式垫片缝补。如伴发中度以上的主动脉瓣关闭不全，应同时作主动脉瓣成形术或主动脉瓣膜置换术。合并马方综合征者应行主动脉根部替换术或保留主动脉瓣的David手术。

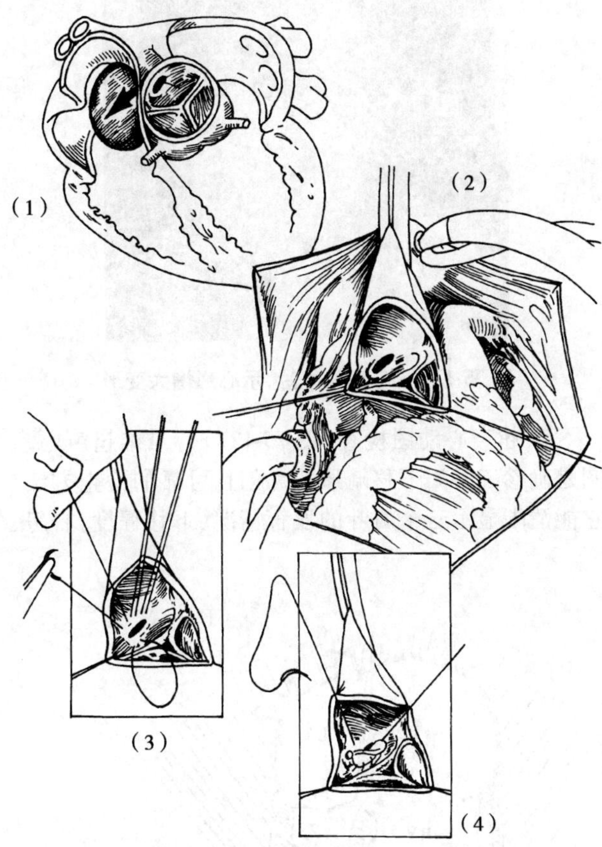

图75-125　主动脉窦动脉瘤破裂经主动脉切口修补术

（1）右冠状动脉窦瘤破入右心房；（2）主动脉根部切口，检查主动脉瓣；（3）瘤体较小，间断缝合；（4）瘤体较大，补片缝合

【手术效果】

近年随着手术技术和围术期处理的提高，手术死亡率已降至0～3.9%。10年生存率为90%±7%，20年为93%，影响远期效果的主要因素是残留的或进行性进展的主动脉瓣关闭不全。

（杨成　王春生）

第二十节　三尖瓣下移畸形

三尖瓣下移畸形是一种较少见的先天性心脏畸形，指部分或整个有效的三尖瓣瓣环向下移位于右心室腔，同时伴有三尖瓣瓣膜的畸形和右心室结构的改变。其发病率约占所有出生婴儿的1/200 000，不及先天性心脏病总数的1%，性别分布无显著差异。Ebstein于1866年首先对1例患本病的尸体解剖心脏标本作了科学性论述。为此，Arstein于1927年首先建议将此病称为Ebstein畸形（Ebstein's anomaly），被后人沿用至今。

【胚胎学】

三尖瓣下移畸形胚胎发育异常的机制尚有争论。许多学者认为正常三尖瓣来源于右心室内壁，在其内侧向下疏松形成空隙，结果内层与右心室内部分离而形成三尖瓣和瓣下结构，其余外侧部分成为右心室肌肉层。当右心室流入部分层不完全以及后瓣和隔瓣起源未达到三尖瓣环时则形成三尖瓣下移畸形。

【病理解剖和病理生理】

三尖瓣下移畸形的主要病理解剖改变为三尖瓣下移和发育不全以及右心室发育异常。其隔瓣和后瓣的基部不附着在正常瓣环上，而不同程度地向右心室尖部移位，附着于心室壁上。由于绝大多数病例的前叶仍附着于正常瓣环上或仅毗邻后瓣处略有下移，故其下移的形态呈顺时针方向的螺旋状。下移的隔瓣和后瓣常发育不全，瓣体较小，瓣叶菲薄或厚薄不均，有时隔瓣仅见残迹，下移的瓣叶边缘或其瓣体上可见散在的细短纤维条索，与右心室腔壁或小乳头肌相连而失去正常乳头肌和腱索结构。上述瓣叶和瓣下结构发育异常的程度，多为隔瓣最重，后瓣次之，而前瓣多发育良好。面积较大呈帆状，但可见其瓣叶呈不同程度的筛孔状。依据三尖瓣下移和瓣下结构异常的程度，产生相应的瓣膜关闭不全，有时瓣叶可相互融合引起三尖瓣狭窄，甚至闭锁。下移的瓣膜附着处将右心室分隔成两部分：房化右心室和功能右心室。前者介于下移瓣叶附着处与正常瓣环之间的部分，室壁变薄和纤维化，缺乏收缩功能，当右心房收缩时，房化右心室呈不同步收缩。后者介于下移瓣叶附着处与肺动脉瓣环之间，为容量变小、具有正常收缩功能的实质性右心室，但亦可呈继发性扩大。

该畸形约60%患者合并Ⅱ孔型房间隔缺损（ASD）或卵圆孔未闭，原发孔型ASD较少见。根据左、右心房压力情况，可产生右向左、双向或左向右分流。其他常见合并畸形依次为肺动脉瓣狭窄、二尖瓣脱垂、室间隔缺损、动脉导管未闭以及法洛四联症等。

本畸形患者的房室结和希氏束多处于正常位置，约5%的患者合并异常传导通路(Kent束)产生预激综合征。

三尖瓣下移畸形的病理生理主要取决于右心室发育不全和三尖瓣关闭不全的严重程度，以及可能存在的异常房室传导束。轻者可以耐受，重者右心室向前排血缓慢则出现心力衰竭。预后在胎儿和新生儿最差，婴儿次之。儿童和成人较好。患者总数的1/3～1/2死于2岁之内，死亡的主要原因是充血性心力衰竭，低氧血症和心律失常。

【临床表现和诊断】

1. 症状 由于Ebstein畸形各例的病理改变程度不一，血流动力学异常亦各异。症状取决于三尖瓣关闭不全的程度，是否合并ASD或其他畸形，以及右心室功能受损的程度。在新生儿早期，由于肺动脉阻力较高，对三尖瓣关闭不全的耐受程度较差，易发生充血性心力衰竭。婴儿早期卵圆孔尚未闭，三尖瓣关闭不全使右心房压力增高，产生大量的右向左分流，可出现明显发绀，合并ASD者，情况会更严重。如患儿度过婴幼儿期，症状会随着肺血管阻力的下降而逐渐减轻。儿童或成年期患者的主要症状是乏力和活动后心悸、气促、或伴有发绀，或时发室上性心律失常。心房水平没有右向左分流的病例，右心衰尤其严重和顽固。

2. 体征 心脏听诊位于心前区三尖瓣部位可闻及轻柔的收缩期杂音。如三尖瓣反流血量多，亦可闻及因瓣口相对狭窄产生的轻柔舒张期杂音。以上杂音在吸气时更明显。肺动脉第二音多呈分裂。三尖瓣反流严重者可见颈静脉搏动。心功能不全时出现肝大，尤以不合并ASD者为甚。合并ASD者多可见程度不等的周围型发绀，严重者可见杵状指(趾)。

3. 心电图 典型的心电图示不完全性或完全性右束支传导阻滞和电轴右偏，P波高耸和V1～V4导联R波偏低，P-R间期延长；QRS波常变形，心律不齐较常见，约5%的病例可见B型预激综合征图形。

4. 胸部X线检查 可见心影增大、变形，右心房明显扩大是其特征，心胸比率亦随之增大(图75-126)。肺血管影可减少。

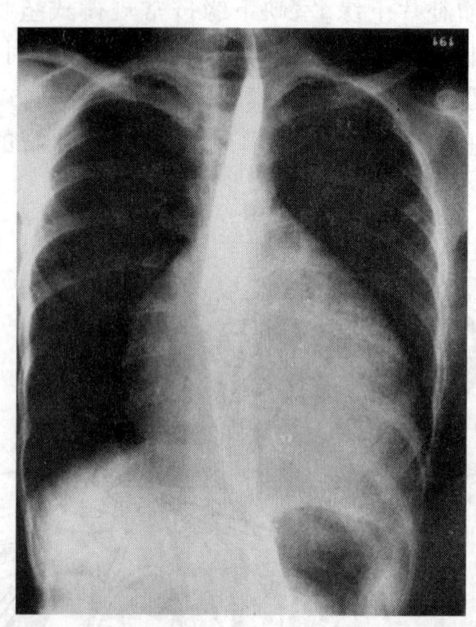

图 75-126 胸部X线片，示心影增大变形

5. 超声心动图检查(图75-127) 二维超声心动图是确诊三尖瓣下移畸形的无创且可靠的检查方法。它能清晰显示三个瓣叶的发育情况、下移程度，右房、

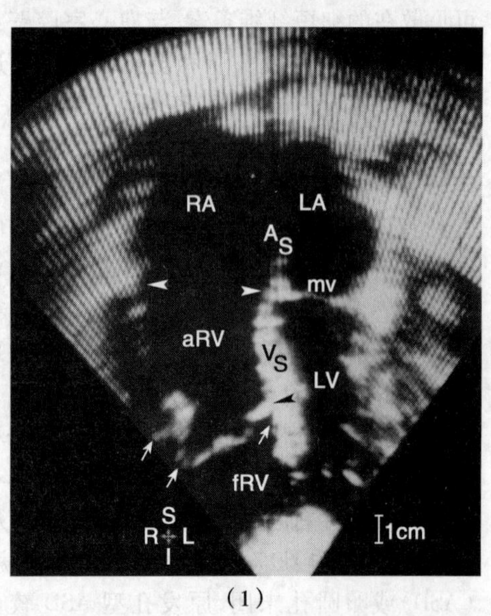

(1)

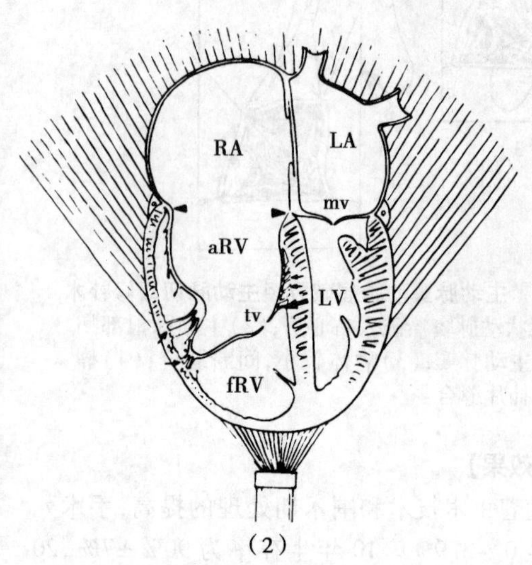

(2)

图 75-127 超声心动图四腔心切面(1)及其示意图(2)

←示下移的隔瓣；RA：右心房；LA：左心房；mv：二尖瓣；aRV：房化右心室；fRV：功能性右心室；LV：左心室；tv：三尖瓣；VS：室间隔

室和房化右室腔的大小，有无合并 ASD 和其他心血管畸形。结合彩色多普勒血流显像，可明确三尖瓣反流的程度，ASD 分流的方向等。根据超声心动图检查所见，特别是对前（主）瓣叶的发育情况的了解，有助于判断该患者是否可行瓣膜修复重建术或需行瓣膜替换术。

6. 心导管检查和心血管造影　近年来，由于超声心动图检查已作为诊断三尖瓣下移畸形的有效手段和方法，心导管检查和心血管造影仅用于合并复杂心血管畸形或既往曾接受过分流手术的患者。在大多数 Ebstein 畸形患者，经心导管可测得其右心房压力呈中度增高，所测得的压力波形呈现明显上升的 V 波和走行下降的 Y 波，视三尖瓣关闭不全的程度而异。右心室压力多正常，但其舒张期终末压会上升。肺动脉压力正常或降低。通过导管异常径路、血氧测定和染料稀释曲线可发现并存的 ASD 和其分流情况。

造影剂注入右心房显示其腔径增大，并可见三尖瓣环的正常位置，在右心室的下壁处可见一凹迹，示下移的瓣膜附着处。另外可见正常房室环所示的凹迹，两凹迹之间显示房化右室的轮廓（图 75-128）。动态造影可见造影剂随心动周期往返于三尖瓣孔、房化右室的反常运动、扩大的右房以及造影剂通过 ASD 或卵圆孔未闭进入左侧心腔的情况，造影剂流经肺血管较正常偏慢。

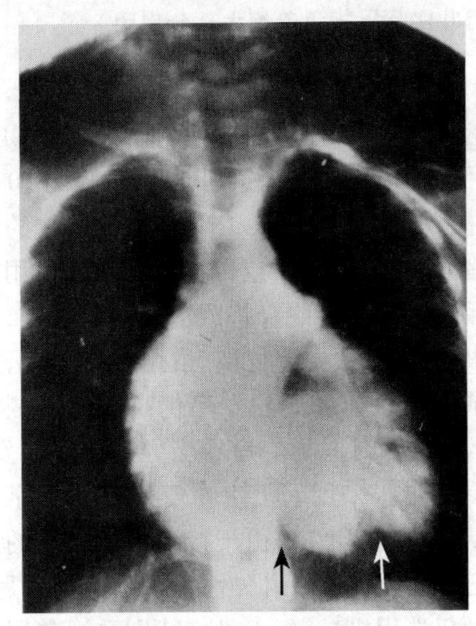

图 75-128　心血管造影

自上肢静脉注入造影剂后，见右心房明显扩大，黑箭头示三尖瓣环处，白色箭头示下移三尖瓣附着处，二者之间示房化右室

【治疗】

由于该症是三尖瓣解剖结构上的畸形导致血流动力学异常，因此内科治疗不能根本解决问题。积极的内科疗法仅可使约 50% 的婴幼患儿活至 13 岁。对症状轻微者可暂行内科治疗，待其度过婴幼儿期再行外科治疗，可适当提高手术的安全度及远期疗效。对成年患者，凡因该症影响其生命质量者，均应施行手术治疗。20 世纪 60 年代，Glenn 等曾采用上腔静脉-肺动脉分流作为减状手术治疗该症，对合并肺动脉瓣或瓣下狭窄的患者，可改善其血液循环状况，对无右心室输出梗阻者，其疗效不佳。接受该手术治疗的总共 36 例患者中，17 例手术后存活，仅 14 例疗效较满意。Hardy 等 1964 年报道了其采用的置间断缝线于后瓣和隔瓣下移的螺旋线上和瓣环的扩大部分上，作结后使两者相互靠近的修复方法，手术的 6 例中 4 例存活，此法不适用于中、重型三尖瓣下移患者，且易发生传导阻滞。Danielson 等 1979 年报道了一种行之有效的修复方法，在临床应用上得到推广。Carpentier 等 1988 年介绍了一种三尖瓣重建手术方法，具有实用价值。这两种修复重建手术以及对不宜采用修复术而需采用的三尖瓣替换术将作为本节重点介绍的外科治疗方法。对并发预激综合征者，术前应作电生理检查以确定其类型，在同期纠治三尖瓣下移的手术中，先行心外膜标测，确认异常传导通路的部位后，行异常房室传导束切断术。合并心房颤动者，可同时行右侧迷宫手术。合并 ASD 等畸形者，手术同期予以纠治。手术前视病情需要，给予强心、利尿等药物治疗，以改善心功能状况。对肝脏淤血肿大，凝血酶原时间延长者，应给予维生素 K 和凝血酶原复合物等加以纠正。

1. 手术技术　采用前胸正中劈开胸骨切口，常规体外循环下行心内直视手术，下腔静脉引血管宜在右心房后下方插入，以利于右房切口与显露。常用手术方法分述如下。

（1）三尖瓣修复重建术

1）Danielson 术式（图 75-129）：其主要内容包括：①房化心室折叠术：以褥式带垫片的双头针缝线分别自下移的后瓣叶基部进针，至相对应方位的实质性瓣环出针，再穿过垫片，同法相继缝数针，打结后下移的后瓣叶基部回复至与前叶基部相一致的瓣环水平；房化右室腔得以消除。应注意缝针穿过实质性瓣环时不宜过深，以免伤及壁外走行的右冠状动脉的后降支或位置异常的其他冠脉分支。②三尖瓣环成形术：完成上述折叠缝合后，如三尖瓣环仍较大，则加用节段性 DeVega 三尖瓣环成形术，最后使三尖瓣口能容纳 2～3 指尖。经折叠缝合和瓣环缝缩术之后，三尖瓣的关闭主要依赖发育好、面积大的前瓣叶，部分患者前叶可呈程度不等的筛孔样改变，可用细 Prolene 线缝闭裂孔。完成修复后，反复注水试验，检视三尖瓣关闭

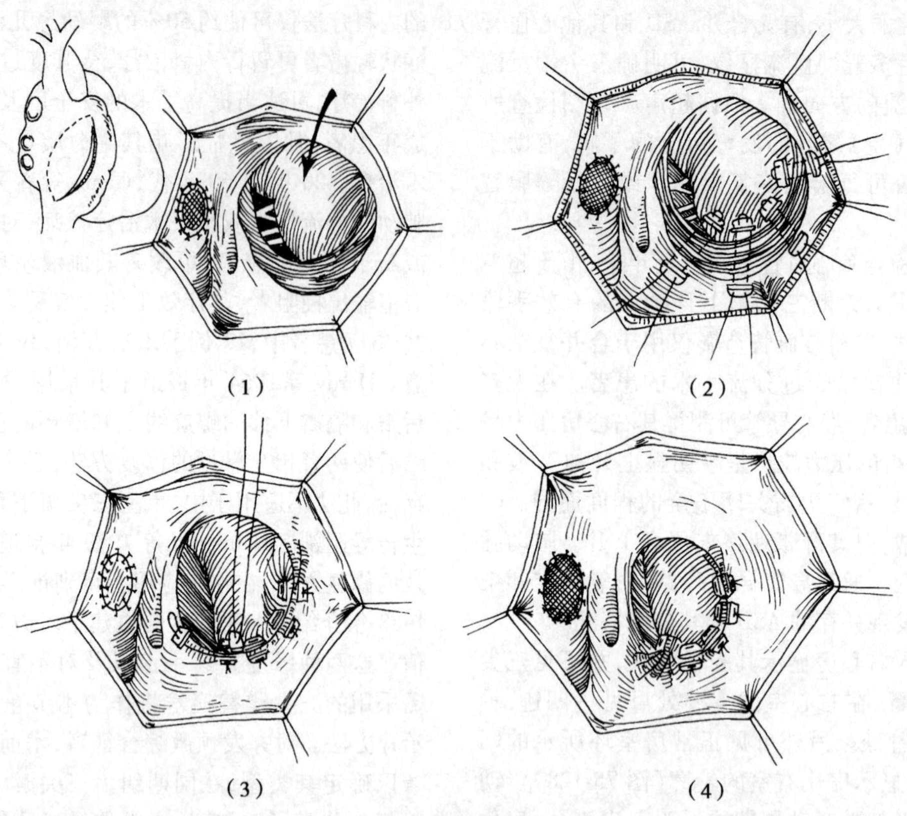

图 75-129 三尖瓣修复重建术 Danielson 术式

(1)示扩大的右房部分切除后,修补了房间隔缺损,箭头示较大、呈风帆状的前瓣叶,后瓣叶自正常瓣环处下移,隔瓣叶发育异常;(2)双头针褥式垫片将下移的瓣叶基部缝至瓣环处,作结后使下移的瓣叶复位,并消除房化右室;(3)在后瓣环处作瓣环缝缩术,以消除瓣叶覆盖不全处,置缝缩线时应避开冠状静脉窦下缘处,以防伤及传导束;(4)修复完成后瓣孔宜能容纳二横指(成年患者),此时面积较大的前瓣叶实际上担负着绝大部分启闭功能

情况。凡具有面积较大的前瓣叶且瓣下结构正常者,该修复技术均可达到较理想的效果。③右心房整形术:梭形切除扩大的部分右心房壁,使之接近正常大小。

2) Carpentier 术式(图 75-130):将前瓣叶和相邻的部分后瓣叶自瓣环附着处瓣叶基部剪开,切断瓣叶与右室壁间异常的纤维条索,劈开相互融合的腱索,将多于瓣叶范围、扩大的部分瓣环连同房化右室作与瓣环呈垂直方向的折叠缝合,以缩小瓣环、房化右室和右房,然后将瓣叶切缘与瓣环对应缝合,纠正瓣膜关闭不全,注盐水入右室,检视修复效果。缝置尺码相宜的人工瓣环以防未来瓣环扩大,并减轻瓣膜复位缝合处张力。

(2) 三尖瓣替换术(图 75-131):对三尖瓣及瓣下结构发育异常严重者,特别是前瓣叶瓣体较小、瓣下结构影响瓣叶的启闭活动而又无法矫治者,应放弃瓣膜修复重建术而采用瓣膜替换术。在三尖瓣修复重建后,如仍有明显三尖瓣关闭不全,也应行三尖瓣置换术。在选用人工瓣膜的种类时,应根据患者的具体情况和客观条件等通盘考虑。当前,人工生物瓣的牢度和使用寿命方面尚欠满意,其耐久性仅为 10～20 年不等。置于三尖瓣处的人工生物瓣所承受的压力较左心侧者轻,其使用寿命或可相应延长。使用人工生物瓣者手术后不需要终身抗凝治疗是其优点,而且应用人工机械瓣作三尖瓣替换,虽用抗凝治疗,其术后血栓形成和血栓栓塞的发生率仍高于左心侧瓣膜替换术者,且尚可因抗凝治疗不当导致出血并发症等,因此仍有人主张采用人工生物瓣替换术治疗 Ebstein 畸形。从另一角度考虑,由于接受手术治疗的患者年纪多较轻,而机械瓣的耐久性几乎不存在问题,因此不少医师仍选用机械瓣,不过应特别重视掌握好术后抗凝治疗。如用机械瓣,当前以性能较优的双叶型者为首选。切除各瓣叶及其腱索,取带垫片的双头针缝线,依次从瓣环的心房侧进针,然后穿过人工瓣的缝合环。为防止伤及房室结和希氏束,可将该方位的缝线置于冠状静脉窦上方的房壁上,使静脉窦的血回流入右心室无妨。至于房化右室是否需处理,应视其大小而定,若其范围较小,人工瓣缝置于非下移的真正

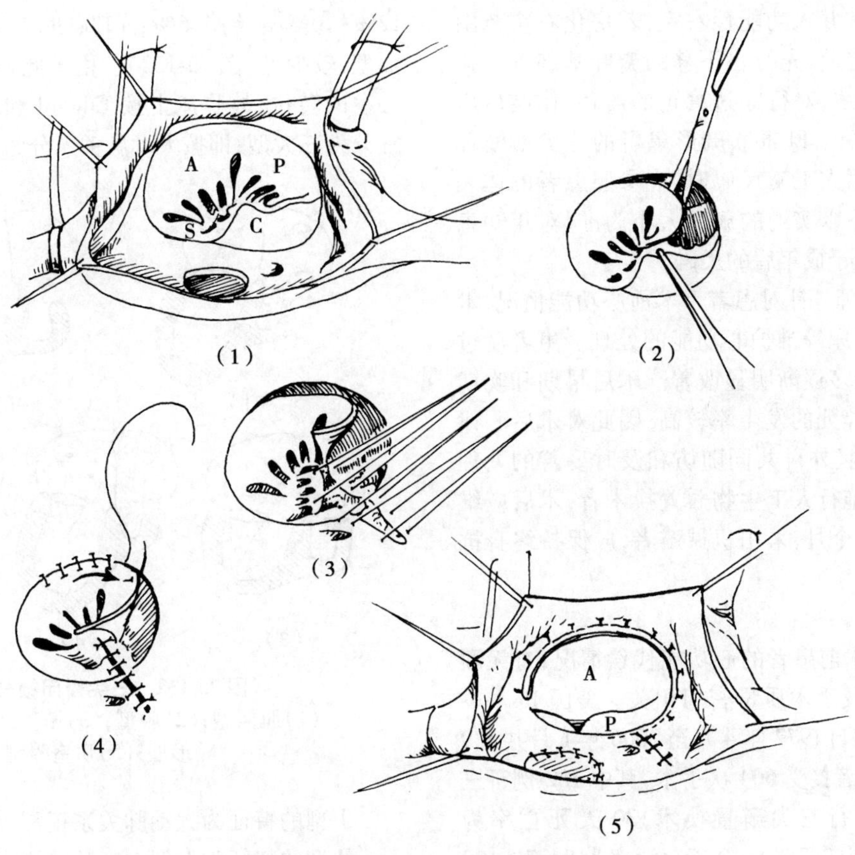

图 75-130　Carpentier 修复技术

(1)手术所见　A. 前瓣叶,P. 后瓣叶,S. 隔瓣叶,C. 房化右室;(2)将前瓣叶及后瓣叶的相邻部分自瓣环处剪开,切断其附着于室壁上的纤维索条,瓣叶得以游离,如腱索之间相互融合,则予以分离或开窗;(3)以间断缝线穿过隔瓣和后瓣相邻处,跨越多余的瓣环和房化右室两侧,作结后使之形成纵向折叠;(4)将前、后瓣叶按顺时针方向(箭头)转位缝至瓣环上,使之能覆盖全部瓣孔;(5)缝置人工瓣环以重塑瓣孔,并强化修复效果。房间隔缺损已作了修补

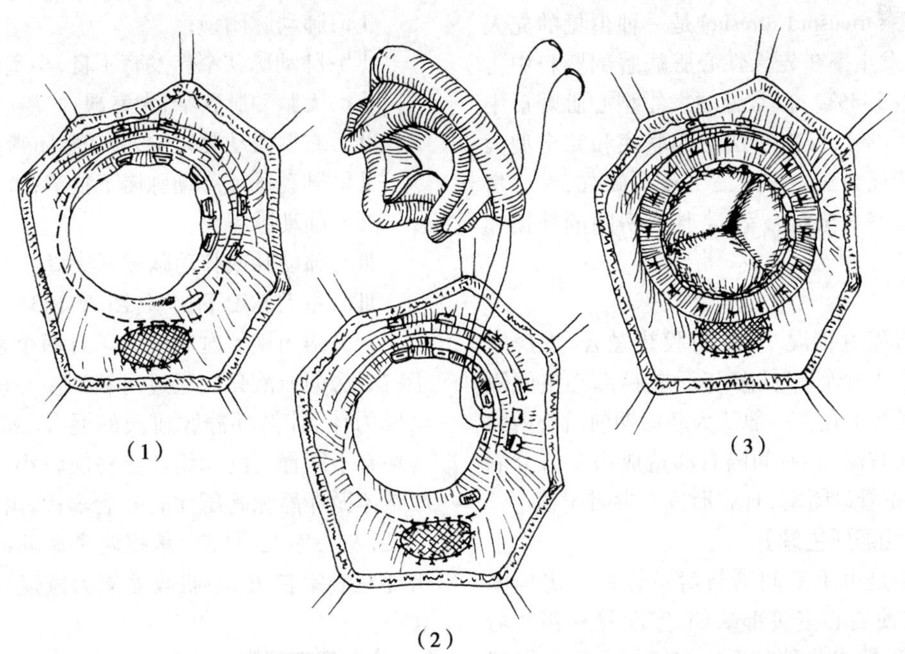

图 75-131　三尖瓣置换术用于 Ebstein 畸形

(1)如房化右室较大、壁薄和丧失收缩力,则施以折叠缝闭术;(2)缝线置于冠状静脉窦和房室结的心房侧,以避免伤及传导功能;(3)在心脏灌流和跳动下结扎上述范围的缝线,以确保传导系统未受损

瓣环，让房化右室并入功能性右室；若房化右室范围较大，可在置瓣之前，先行在下移的瓣叶基部置一排带垫片的褥式缝线，对行穿过真正的瓣环，作结后房化右室腔得以消失。Ebstein 畸形患者的三尖瓣瓣环多明显扩大，选用人工瓣尺码时，应参照患者的体表面积或体重，而不以实测的瓣环大小为准，对年幼患者，应选择能适用于成年后的尺码。

2. 手术后处理　针对患者手术前心功能情况，术后应考虑强心、利尿等维护心功能的处理。患者度过围术期后，心功能多逐渐明显改善。术后早期和晚期因心律失常引起猝死的发生率较高，因此对术后心律失常的患者，心内、外科共同随访和及时妥善的处理是十分重要的。施行人工生物瓣置换术者，术后应维持抗凝治疗 3～6 个月，采用机械瓣者，应保持终身抗凝治疗。

【手术结果】

手术结果与术前患者的心功能代偿情况，有无顽固的心律失常以及手术质量密切相关。美国 Rochester Mayo 医院报道自 1972 年 4 月至 2006 年 1 月共 539 例 Ebstein 畸形患者接受 604 次手术，其中 182 例行三尖瓣修补，337 例行三尖瓣置换术，30 天死亡率为 5.9%（2001 年后为 2.7%），10 年存活率为 84.7%，29 年存活率为 71.2%。

（过常发）

第二十一节　三尖瓣闭锁

三尖瓣闭锁（tricuspid atresia）是一种少见的先天性心脏畸形，其发生率在先天性心脏病解剖资料中占 3%，临床组中占 1.3%。在常见的发绀型心脏畸形中居第三位（占 5.5%），仅次于法洛四联症和完全型大动脉转位。其特征为三尖瓣或三尖瓣口缺如，右心房不能通过右侧房室瓣至右心室，常伴有房间隔缺损和右心室发育不良。

5

【胚胎学】

胚胎在正常发育情况下，心内膜垫融合，将房室管平均分成左右两个管口并参与形成膜部心室间隔和闭合心房间隔第 1 孔。一般认为胚胎期前后心内膜垫融合部位偏向右侧，心室间隔右移造成房室口分隔不均等，右侧房室管口闭塞，日后形成三尖瓣闭锁。

【病理解剖和病理生理】

三尖瓣闭锁是由于室间隔与房室管在一定程度上对位异常，致使右心室窦部缺如，室间隔右移并堵塞右侧房室瓣口，即成此种畸形。在解剖上可将闭锁的三尖瓣分为五种类型：①肌肉型：最常见，特征为右心房底部有一中心纤维陷窝，约占 76%；②膜型：约占 12%；③瓣型：约占 6%；④Ebstein 型：约占 6%；⑤房室隔型：较少见（图 75-132）。由于此畸形常有大血管和心室的转位，故临床上按 Edward 和 Burchell 分类，通常分为三大型：即按大动脉关系分为Ⅰ、Ⅱ、Ⅲ型。

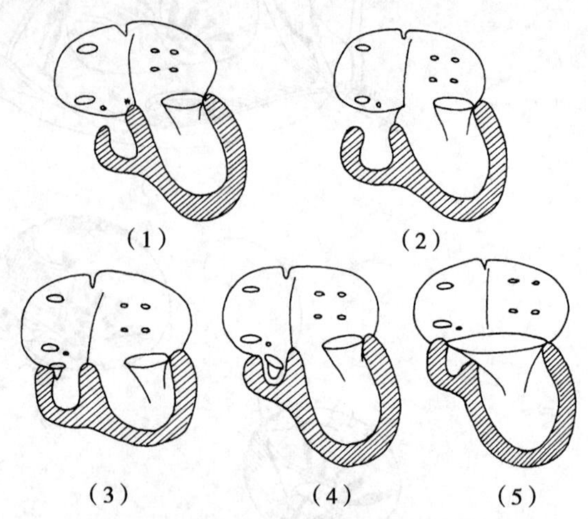

图 75-132　三尖瓣闭锁分型

（1）肌肉型；（2）膜型；（3）瓣型；（4）Ebstein 畸形型；（5）房室隔型

Ⅰ型的特征为大动脉关系正常，占 69%～83%；
Ⅱ型的特征为右型大动脉转位，占 17%～27%；
Ⅲ型的特征为左型大动脉转位，占 3%。

此三型中再根据肺动脉血流阻塞和室间隔缺损的大小情况再分为 a、b、c 型。a 型为肺动脉闭锁；b 型为肺动脉狭窄；c 型为肺血流无梗阻。

这样实际上，可分为 8 种类型：

Ⅰa：肺动脉闭锁；
Ⅰb：肺动脉狭窄伴发育不良，小室缺；
Ⅰc：无肺动脉狭窄，大室缺；
Ⅱa：右型大动脉转位，肺动脉闭锁；
Ⅱb：肺动脉或肺动脉瓣下狭窄；
Ⅱc：肺动脉粗大；
Ⅲa：肺动脉或肺动脉瓣下狭窄；
Ⅲb：主动脉瓣下狭窄（图 75-133）。

三尖瓣闭锁的血流动力学有两个显著特点：①由于右心房的血液只能通过房缺到左心房，从而左心房就成为体、肺循环静脉血液的混合心腔，因此所有患者均有不同程度的发绀。如房缺较小，出生后即出现严重体循环静脉高压和右心衰竭；②由于右心室发育不良，左心室几乎完全承担两个循环的泵血工作，可出现左心室扩大，心肌收缩能力减退，最后出现左心衰竭。

【临床表现】

1. 症状　大约一半的患者在生后第一天即发现有发绀或心脏杂音，85% 的患者在两个月内被发现。

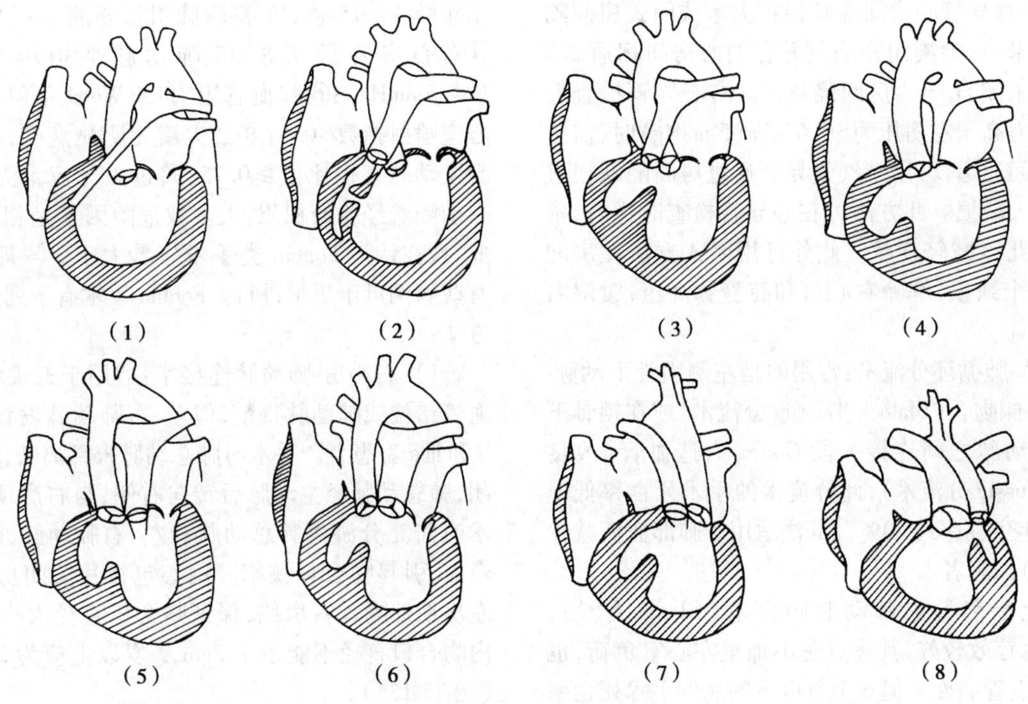

图 75-133　三尖瓣闭锁分型

(1) Ⅰa 型;(2) Ⅰb 型;(3) Ⅰc 型;(4) Ⅱa 型;(5) Ⅱb 型;(6) Ⅱc 型;(7) Ⅲa 型;(8) Ⅲb 型

发绀是最常见的临床表现。偶有蹲踞,约有一半的患者有缺氧发作史。2 岁以上患者常出现杵状指(趾)。肺血流量增多的病例,发绀程度减轻,但常有气急、呼吸快速,易发作肺部感染,常呈现充血性心力衰竭。房间隔通道小的病例,临床上呈现体循环淤血,颈静脉怒张,肝大和周围型水肿。

2. 体征　胸骨左缘常听到肺动脉瓣狭窄或室间隔缺损产生的收缩期杂音,合并有动脉导管未闭者可听到连续性机器样杂音。此外还可能有肝大、水肿、颈静脉怒张和肺水肿等征象。

3. 心电图检查　90% 的病例为电轴左偏、心前区导联均显示左心室肥大、T 波倒置改变。80% 病例示 P 波高或增宽并有切迹。

4. X 线检查　胸部 X 线表现颇多变异。肺血流量减少者心影正常或轻度扩大,肺血流量增多者心影显著扩大。典型的胸部 X 线征象为心脏右缘平直,左心缘圆钝,心尖抬高,心腰部凹陷,有时心影与法洛四联症相似。大动脉错位者心影可呈鸡蛋形。肺血流量少的病例肺纹显著减少,肺充血者可见肺纹增多。

5. 心导管和心血管造影术　右心导管可经房缺进入左心房,右心房压力高于左心房。压差大小和房缺直径成反比,缺损小,压差大。动脉血氧含量减少,左房、左室、肺动脉及主动脉的血氧含量相同。选择性右心房造影显示造影剂从右心房进入左心房、左心室,再进入肺动脉和主动脉。心影下方可见未显影的三角区即右心室窗,位于右心房、左心室与膈肌之间。有时造影检查可显示室间隔缺损,右心室腔及流出道和肺动脉。此外尚可显示两根大动脉的互相关系及位置,左心室造影可判定有无二尖瓣关闭不全。

6. 超声心动图　在四腔心切面检查未能见到三尖瓣回声反射,房间隔回声中断,并有心室间隔上部回声中断。超声心动图和多普勒检查可见到血流自右房至左心房再进入左室。二尖瓣活动幅度增大,右房、左房、左室腔均增大,右心室小或消失。

【诊断】

临床上呈现发绀、气急和乏力等症状,而心电图显示电轴左偏和左心室肥厚,P 波高而宽,则应高度怀疑可能有三尖瓣闭锁。右心导管检查和心血管造影、超声心动图检查可以明确诊断。本病需与法洛四联症、Ebstein 畸形、大动脉错位、右心室双出口和单心室等鉴别。

【治疗】

三尖瓣闭锁的预后极差,生存期很短,约 70% 患儿出生后 1 年内死亡。对三尖瓣闭锁预后差的类型(Ⅰa、Ⅱa、Ⅱc、Ⅲb),应在婴儿早期甚至新生儿施行姑息手术。对预后较好的类型(Ⅰb、Ⅰc、Ⅱb、Ⅲa),可择期施行矫治性手术。近十多年来,三尖瓣闭锁的外科治疗有了很大发展,表现在双向腔-肺动脉分流术代替了 Glenn 手术,全腔静脉与肺动脉连接代替了传统改良 Fontan 手术。

1. 手术技术

(1) 姑息性手术

1）带囊导管心房间隔缺损扩大术或闭式房间隔部分切除术：三尖瓣闭锁病例并存的心房间相通2/3为卵圆孔未闭，1/3为房间隔缺损。右心导管检查发现右房压力高于左房压力>0.67kPa(5mmHg)时，需扩大心房之间通道，可用带气囊导管通过房间隔缺损进行气囊扩大缺损。此方法可在心导管检查时进行，常用于婴幼儿以减轻症状。此外可用闭式方法在房间隔造成一个缺损，解除右心房和腔静脉高压，缓解右心衰竭。

2）体-肺循环分流术：常用的是左侧锁骨下动脉-肺动脉端-侧吻合(Blalock-Taussig分流术)或在锁骨下动脉与肺动脉之间连接一段Gortex人造血管(改良Blalock-Taussig分流术)，此分流术的手术死亡率低于10%，10年生存率约80%。此法适用于肺部血流减少(Ⅰa、Ⅱa)的患者。

3）上腔静脉右肺动脉吻合术(Glenn手术)：Glenn手术疗效较好，其优点是不加重左心室负荷，也不产生肺血管病变。但6个月以下的病例手术死亡率较高，且手术造成的左、右肺动脉连续中断，日后重建手术时操作难度很大。此法适用于肺动脉压不高，且肺动脉发育尚可的患者。

4）双向腔-肺动脉分流术或半Fontan术：双向腔-肺动脉分流术为改良的腔-肺吻合术，对二期施行Fontan术有较大益处。该术式采用上腔静脉近侧端与右肺动脉行端-侧吻合，使上腔静脉血液流向双肺，可避免上腔静脉33%的体静脉回流与右肺55%的肺毛细血管床间的不平衡，并保持了肺动脉的连续。为降低Fontan术的死亡率，应先解决左心发育不良，将手术分期进行，即先施行半Fontan术，使上腔静脉的血液回流至双肺动脉，心室的容量负荷降低，心室肥大逐渐恢复。手术时采用补片将上腔静脉-肺动脉吻合口与右房分隔开，使下腔静脉的血液流向体循环而非肺循环。以后再完成全腔静脉与肺动脉连接以延长生存期。

5）肺动脉环束术：肺循环血流量过多导致充血性心力衰竭，并易产生肺血管阻塞性病变。经内科治疗难于控制心力衰竭者，可施行肺动脉环扎术减少肺循环血流量，改善心力衰竭和防止发生肺血管病变。此法适用于肺部血流增多和顽固型心力衰竭(Ⅱc)的患者。

(2) 矫治性手术：1968年Fontan施行右心房-肺动脉吻合术同时缝闭心房间隔缺损治疗三尖瓣闭锁获得成功。Fontan手术的目的是将体循环静脉回流入右心房的血液全部引入肺动脉，在肺内进行氧合而不需要依靠右心室排送血液。Choussat曾制订10条标准确保施行Fontan手术的安全性，这10条标准为：①年龄4～15岁；②腔静脉引流正常；③窦性心律；④右心房容量正常；⑤肺动脉平均压力≤2kPa(≤15mmHg)；⑥肺血管阻力<4 Wood单位/m^2；⑦左心室喷射指数>0.6；⑧二尖瓣无明显病变；⑨肺动脉与主动脉直径比值≥0.75；⑩过去分流术无害作用。目前随着经验的积累，大多数危险因素是相对的。因此，现在认为Fontan类手术年龄大于2岁即可施行，有些病例可于更早进行。Fontan手术有下列数种操作方法：

1）右心房-肺动脉连接术：适用于三尖瓣闭锁大血管错位或肺动脉狭窄，但左、右肺动脉发育好，如Ⅱb和Ⅲa型患者。手术时肺总动脉根部离断，近心端关闭，肺总动脉经主动脉后转向右侧，与右房顶部吻合。术时需充分游离肺总动脉和左、右肺动脉，防止术后牵拉，引起吻合口狭窄。用心包补片关闭房缺时，将左房顶部隔入右房侧，保证吻合口直径大小。2岁以内吻合口直径不能小于2cm，3岁以上应为2.5～3cm(图75-134)。

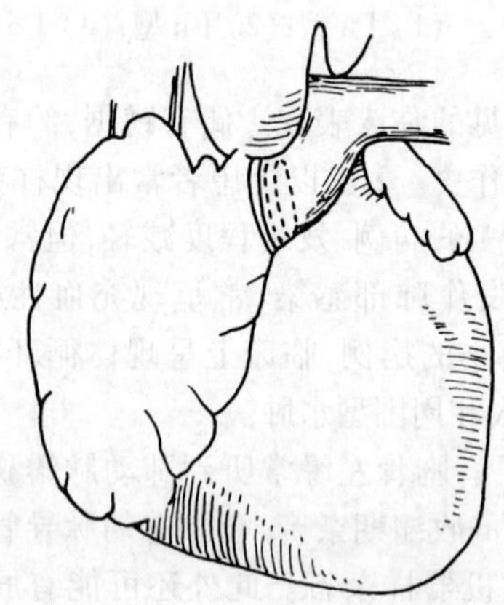

图75-134 右心房-肺动脉连接

2）右房-右室流出道吻合：适用于右心室流出道无狭窄，肺动脉瓣环和肺总动脉无狭窄或主动脉与上腔静脉间无空隙，不适合于右房顶部与肺动脉吻合，多为Ⅰb和Ⅰc患者。手术方法有右房作门形切口，心房壁翻向右室流出道切口，与切口下边缘作吻合，前壁用心包补片覆盖，形成通道。此外有右心房与右心室之间安放外导管的，可在体外循环下作右心室切口，切除漏斗腔内肥厚肌肉，室间隔缺损直接缝合或补片修复。经右心房切口，用补片闭合房间隔缺损。最后用涤纶织片或Gortex外管道吻合右心房与右心室漏斗部(图75-135)。

3）全腔静脉-肺动脉连接术：近年来通过大量病例观察到Fontan手术后易产生心律失常，分析主要是血液在右房易形成涡流，损耗了能量，并证明了管道内线型流动的重要性及腔静脉压力足以承担肺循环

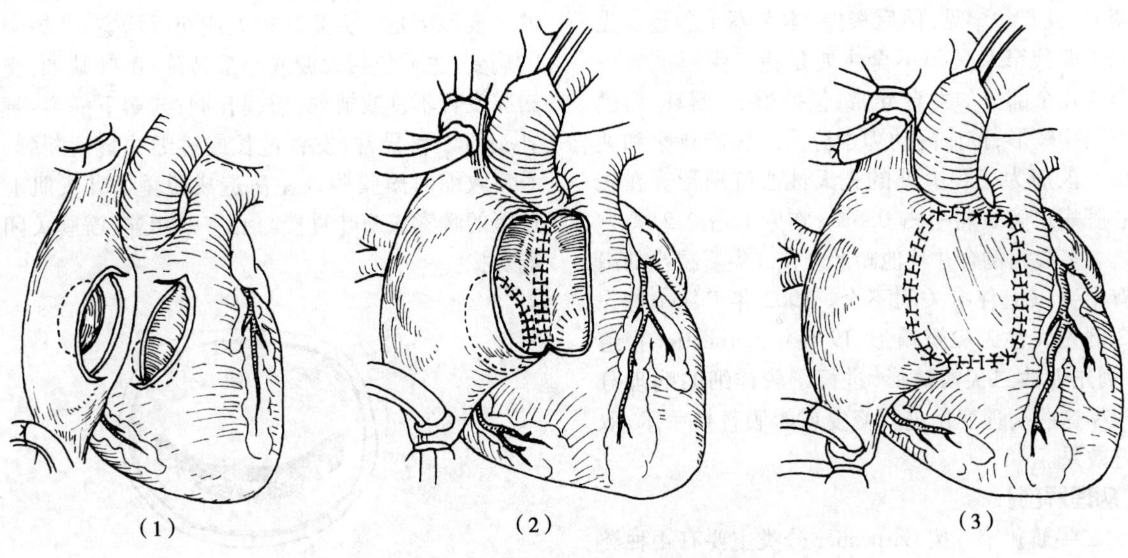

图 75-135　右心耳和右心室漏斗部吻合

(1)右心耳和右心室漏斗部切口;(2)吻合右心耳切口左缘与右心室切口右缘;(3)用心包补片覆盖切口前壁

的动力。故更多的作者推荐使用全腔静脉与肺动脉连接手术(图 75-136)。此方法是将上腔静脉离断、远端与右肺动脉吻合。而下腔静脉则通过心房内隧道或心房外管道和肺动脉分叉处吻合连接。此方法简便易行,对指征合适如Ⅰb 型的患者手术成功率在95%以上。手术时应注意:①尽可能保持右心房解剖和功能上的完整性。使之术后有效肺循环动力血泵和减少房性心律失常。②带瓣或无瓣外管道口径要足够大。管道在肝素化前抽血预凝,防止心跳后渗血。③放置管道位置应适当,避免胸骨压迫管道。④术毕右心房测压力,如超过 3kPa(25mmHg)和右心排出量低于 $2L/m^2$,应作上腔静脉和右肺动脉吻合,减低右房压力。安置临时心脏起搏器控制心率。近年来也有采用将连接下腔静脉与肺动脉人工管道放置于右心房内,即所谓的心房内人工管道技术。

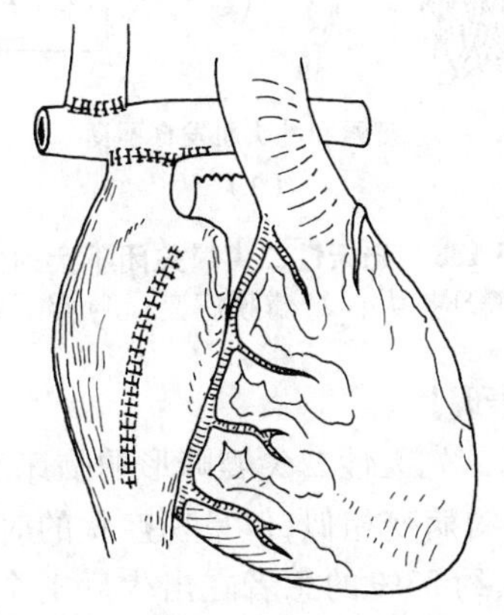

图 75-136　全腔静脉与肺动脉连接手术

4）部分 Fontan 术:一些患者手术的高危险性促使形成了部分 Fontan 术,即在心房间补片上打孔,允许术后有右向左分流。该术式用在有高危因素的患者如肺动脉高压合并肺血管阻力升高者、肺动脉直径细小者、心功能降低者及婴儿。部分 Fontan 术借助于增高的体静脉压分流到体循环,可降低因低心排引起的死亡率和体静脉高压的发生率。

2. 手术后处理　术后心肺功能监测,早期保持右房压>2.0kPa(15mmHg),如不能维持应输血和血浆。低心排出量综合征时,则应用多巴胺、异丙基肾上腺素或硝普钠等药物。术后早期渗血较多时,应及时应用新鲜血、血小板和纤维蛋白原。术后右房压力增高,淋巴液回流受限可造成引流量增多,可用利尿药和(或)洋地黄。术后抗凝 2~3 个月。

【疗效评价】

早期各种姑息手术疗效欠佳,以 Glenn 手术效果最好。近年来通过改良 Fontan 手术,平均死亡率为10%~20%。病例选择严格按照 Choussat 10 条标准者,死亡率为 0~7%。手术后右心房压力高,手术死亡率和并发症明显增高。晚期死亡率为 6%,原因多为左心衰竭,心律失常,右心衰竭等。再手术率为9%,多由于残余分流和右心房与肺动脉连接的阻塞。长期效果满意,心功能Ⅰ和Ⅱ级占 92%,97%的患者可恢复工作和学习,5%需应用药物。手术后 1 年、5 年、10 年和 15 年生存率分别为 72%、68%、61% 和 50%。

(贾　兵)

第二十二节　先天性二尖瓣畸形

先天性二尖瓣畸形包括先天性二尖瓣狭窄和关闭不全及二尖瓣闭锁。由于二尖瓣闭锁常合并其他复杂畸形,且非常罕见,预后极差,本节不予叙述。先天性二尖瓣狭窄和关闭不全主要是指二尖瓣装置中的1个或几个部分的发育异常,包括瓣上、瓣环、瓣膜和瓣下结构畸形,按血流动力学分为二尖瓣狭窄和关闭不全。该病为一种少见的先天性心脏畸形。在先天性心脏病尸解资料中占0.6%,临床上占0.21%~0.42%。多数病例合并其他畸形。在二尖瓣狭窄的患者中有半数以上伴有关闭不全。1902年Fisher首先报道2例先天性二尖瓣畸形,1976年Carpentier报道了47例先天性二尖瓣畸形,进行了较详细的病理分类。根据这些病理变化进行修复或瓣膜替换手术,取得较好效果。

【病理解剖】

1. 二尖瓣狭窄　按Carpentier分类主要有4种类型:①交界融合型:瓣膜交界处先天性融合,导致瓣口狭窄,瓣叶本身正常;②吊床型:瓣膜改变主要为大小瓣融合,遗有一小孔,瓣下腱索和乳头肌融合成一片,腱索缩短,乳头肌肥厚,前后乳头肌融合成“拱桥”,因此,除瓣膜狭窄外,瓣下也有阻塞;③降落伞型:瓣膜本身病变不重,阻塞主要在瓣下,腱索相互融合,附着在单一乳头肌上,融合的腱索形成筛孔状膜片,形成狭窄;④漏斗型:交界相互融合形成一小孔,腱索再融合成膜片状,分别附着在前后乳头肌上,形成漏斗状狭窄(图75-137)。除上述畸形外,二尖瓣狭窄还包括瓣上纤维环。主要是二尖瓣环上方有一纤维膜,中间有一孔洞。

5

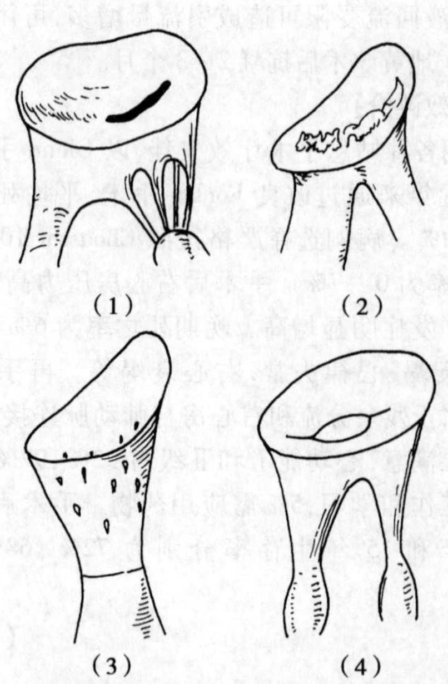

图75-137　先天性二尖瓣狭窄的分型
(1)交界融合型;(2)吊床型;(3)降落伞型;(4)漏斗型

2. 二尖瓣关闭不全　病理解剖上可分为三种类型(图75-138):①瓣环扩大:瓣膜组织正常,关闭不全的主要原因是二尖瓣环扩大或交界增宽;②瓣膜本身的病变:主要包括大瓣或小瓣裂隙、瓣叶缺如,交界处瓣膜发育不良或缺如,瓣膜孔洞;③瓣下病变:腱索或乳头肌发育异常,发育过长或过细的腱索断裂,从而心室收缩时瓣膜脱入左房造成脱垂。乳头肌上发育过短的腱索或瓣叶直接与心室壁相连,瓣膜关闭时不能对拢。

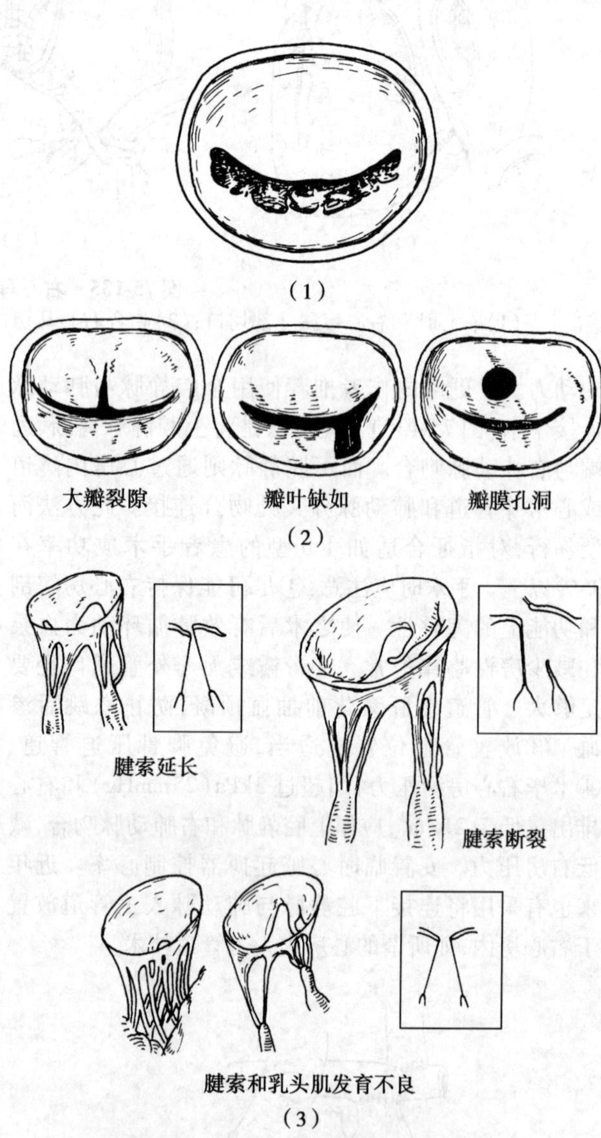

图75-138　先天性二尖瓣关闭不全的分型
(1)瓣环扩大;(2)瓣膜病变;(3)瓣下病变

【临床表现】

1. 症状　先天性二尖瓣畸形的临床表现与后天获得的二尖瓣病变相似,但呈现症状的时间早,且无风湿热病史,约33%的患者在出生后1个月内,75%在出生后1年内呈现症状。儿童通常表现为肺静脉充血和肺顺应性下降的症状和体征,如气急、端坐呼吸、肺水肿、反复发作肺部感染和生长迟缓等。病情严重者由于并发肺循环高压,呈现充血性心力衰竭和发绀。

2. 体征 患者体格生长发育差,易倦乏。二尖瓣狭窄病例典型体征是心尖区舒张期滚筒样杂音,并可伴有震颤,第一心音亢进和开放拍击音,若瓣叶活动受限制则上述体征不明显。并发肺循环高压病例则肺动脉瓣区第二心音亢进分裂。并发肺部感染者可听到湿啰音。二尖瓣关闭不全病例心尖区可见到或扪到有力的抬举性搏动,心尖区尚可听到全收缩期杂音传导到左腋部,常可听到第三心音。肺循环高压者肺动脉瓣区第二心音亢进分裂。

3. 胸部X线检查 胸片显示心脏阴影增大,左心房扩大异常显著,肺动脉圆锥突出,肺淤血导致肺纹理增粗,病情严重者可呈现肺水肿征象。

4. 心电图检查 EKG典型征象为P波增宽,有切迹。右胸导联呈现增大的双相P波表示左心房肥大,二尖瓣狭窄病例显示右心室肥大,电轴右偏。二尖瓣关闭不全病例则显示左心室肥大和劳损或左右心室肥大。心房颤动很少见。

5. 心导管检查和选择性左心造影检查 心导管和选择性左心造影检查可显示病变的部位、形态和轻重程度,查明肺循环压力和肺血管疾病。

6. 超声心动图检查 切面超声心动图检查可直接显示瓣叶形态、活动及对合情况,测定瓣口大小,有无瓣上纤维环和瓣下结构的形态异常。超声脉冲多普勒检查尚可判定二尖瓣有无反流及其程度。超声心动图亦可检查并存的其他心脏血管病变。

【病程演变】

先天性二尖瓣畸形病例如二尖瓣病变对心功能影响较轻又不伴有其他心脏血管畸形,临床症状较迟出现,可能生存到成年期,出现症状的平均年龄为1.6岁。如在出生后1年内即呈现临床症状,则往往病情进展迅速并持续加重,约半数病例在6个月到1年内死亡,很少生存到10岁以上。因此明确诊断后应争取施行手术治疗。

【治疗】

1. 手术适应证 Starkey于1959年、Creech于1962年开展先天性二尖瓣畸形的外科手术治疗。由于先天性二尖瓣畸形病变比较复杂,形态多样且本病很少见,手术治疗的病例数不多,积累的经验很少。关于手术治疗的方法尚有不少不同的意见。选择施行手术的年龄需考虑体格生长发育,体力活动能力和是否并发肺高压等情况。婴儿病例手术死亡率高达50%,出生后3个月内胶原组织尚未发育成熟,瓣膜组织脆弱,手术时容易破损。如病情许可宜延迟到2~3岁时施行手术。并发重度肺高压者则应在1岁半之前施行手术治疗。手术方法首选二尖瓣修复术。儿童病例应用人工器械瓣膜术后易并发血栓栓塞,需长期抗凝治疗,而抗凝在儿童则很难控制,生物瓣膜虽然术后不需要长期抗凝治疗,瓣膜的血流动力学性能也较好,但在儿童有加速钙化和过早衰坏现象,因此儿童患者应尽可能避免施行二尖瓣替换术。因病变情况必须行瓣膜替换术者约占病例数的10%~15%。

2. 手术方法

(1) 二尖瓣修复术:手术采用胸骨正中切口,上下腔静脉和升主动脉插管。建立体外循环,将体温降至25℃左右,间断冷停搏液顺行或逆行灌注。阻断主动脉,经右心房和房间隔或左心房显露二尖瓣,判定二尖瓣病变情况,特别注意瓣叶活动度、对合情况以及瓣环、腱索和乳头肌的形态。二尖瓣修复术的评估可在手术时于心室腔内加压注入生理盐水,如能达到瓣叶闭合时两个瓣叶对合面较多,则可认为瓣膜畸形已获得较满意的矫治。体外循环结束后经食管超声心动图检查能非常清晰地观察二尖瓣全部装置,如果还有严重的二尖瓣反流存在,则需补充修复或考虑行瓣膜置换术。按瓣膜病变的具体情况作如下整形矫治术(图75-139):

1) 先天性二尖瓣狭窄修复术:乳头肌交界融合可通过交界切开、开窗、乳头肌劈开和次级腱索切除等方法。二尖瓣瓣上环可沿左心房壁切除纤维环,但须注意勿损伤前瓣叶。降落伞型和吊床型二尖瓣修复的方法是切薄和劈开乳头肌,在腱索间开窗,切除不重要的腱索。

2) 先天性二尖瓣关闭不全修复术:瓣环扩大:瓣环成形术包括改良的De Vega或Reed瓣环成形术。10岁以上的患者可采用人工环矫治关闭不全。瓣膜畸形:瓣叶裂隙通过间断缝合方式缝合裂隙,瓣叶缺如可将瓣膜边缘矩形切齐,对缘缝合,相应部位瓣环折叠。瓣下畸形:腱索延长可行腱索缩短术,将过长的腱索植入乳头肌内。腱索部分缺如可切除该段失去支撑的瓣叶,再缝合瓣叶和瓣环。乳头肌过长可行乳头肌缩短术。近年有报道缘对缘抗反流技术应用于小儿二尖瓣关闭不全的治疗,取得了一定的疗效。但由于该技术会明显减小二尖瓣口开放面积,引起二尖瓣狭窄,因此在儿童中应慎用。

(2) 二尖瓣替换术:患严重二尖瓣畸形且不能行修复手术的患者需要行二尖瓣替换术,手术应当使用尽量大尺寸和低外形的瓣膜。切除二尖瓣后用子宫颈扩大器轻柔地扩大瓣环,仅将人工瓣膜的瓣柱放入瓣口而将瓣环缝合于左心房壁,这样可以选用口径较大的人工瓣膜。

【手术结果】

二尖瓣狭窄病例,瓣膜修复整形术的手术死亡率为25%~40%。二尖瓣关闭不全患者手术死亡率则

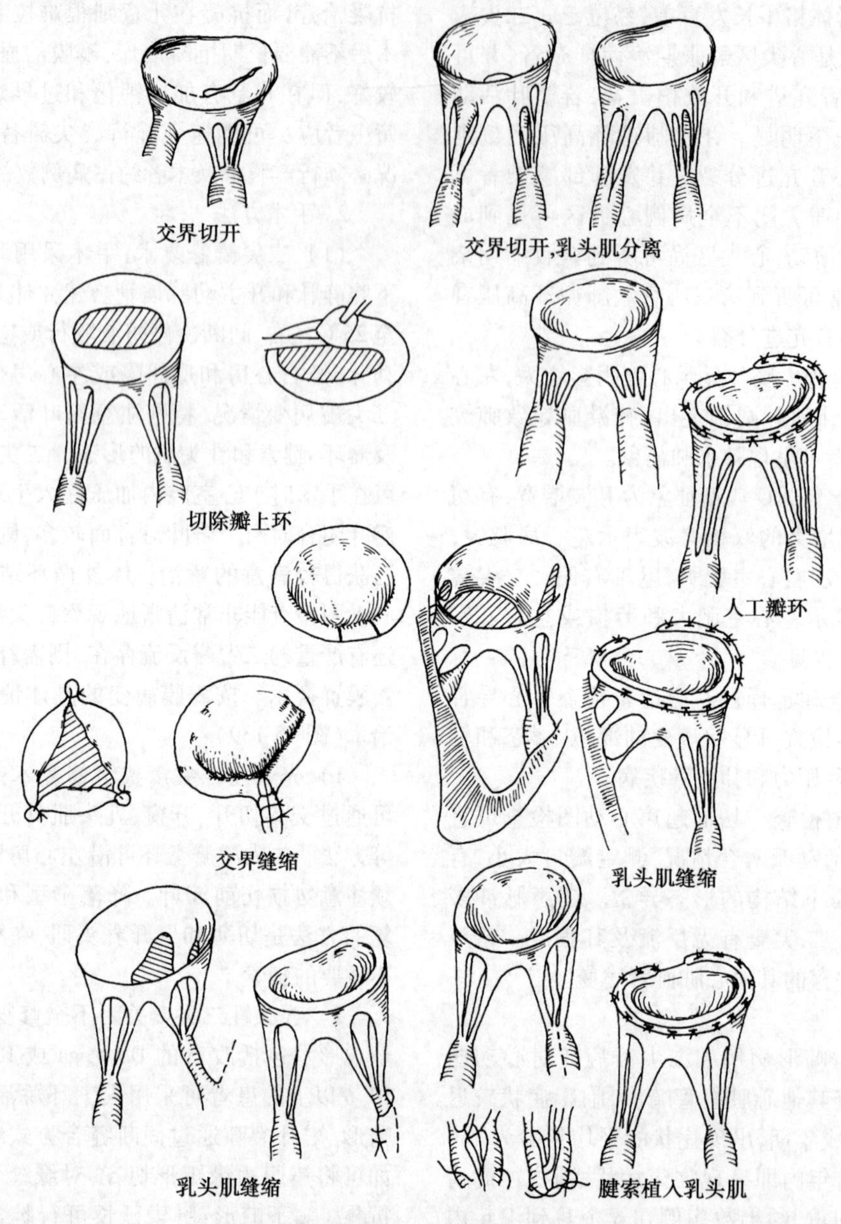

图 75-139 先天性二尖瓣瓣膜病变整复术

仅 3% ~10%。瓣膜替换术在二尖瓣狭窄病例手术死亡率为 20% ~60%,二尖瓣关闭不全为 30%。术后生存的病例虽然半数以上左心房、左心室之间仍有残余的舒张压差或心尖区仍可听到收缩期杂音,但近 90% 的病例心功能可恢复到Ⅰ级。

(贾 兵)

第二十三节 冠状动脉先天性异常

冠状动脉先天性异常是一组先天性冠状动脉疾病的总称,可大体分:①冠状动脉行径或分布异常;②冠状动脉异位起源;③冠状动脉终止部位异常;④冠状动脉动脉瘤;⑤左冠状动脉主干开口部膜性阻塞等。随着选择性冠状动脉造影进入临床应用后,有关冠状动脉先天性异常的病例报道日益增多。严重的冠状动脉先天性异常出生后难于生存,轻者则不需要对冠状动脉异常本身施行外科手术治疗。需要外科手术治疗的冠状动脉先天性畸形包括左右冠状动脉异位起源、先天性冠状动脉瘘、先天性冠状动脉动脉瘤和先天性左冠状动脉主干开口膜性阻塞等。

(一) 冠状动脉行径或分布异常

冠状动脉行径或分布异常形式多样,但冠状血管的血液循环功能保持正常,心肌的血液供应,营养代谢均无异常。不需要给予矫治。正常的冠状动脉的解剖图(图 75-140)。

冠状动脉行径或分布异常大多见于复杂的先天性心脏畸形病例。如法洛四联症、右室双出口、大动脉错位、永存动脉干等。它的临床重要性在于对这些

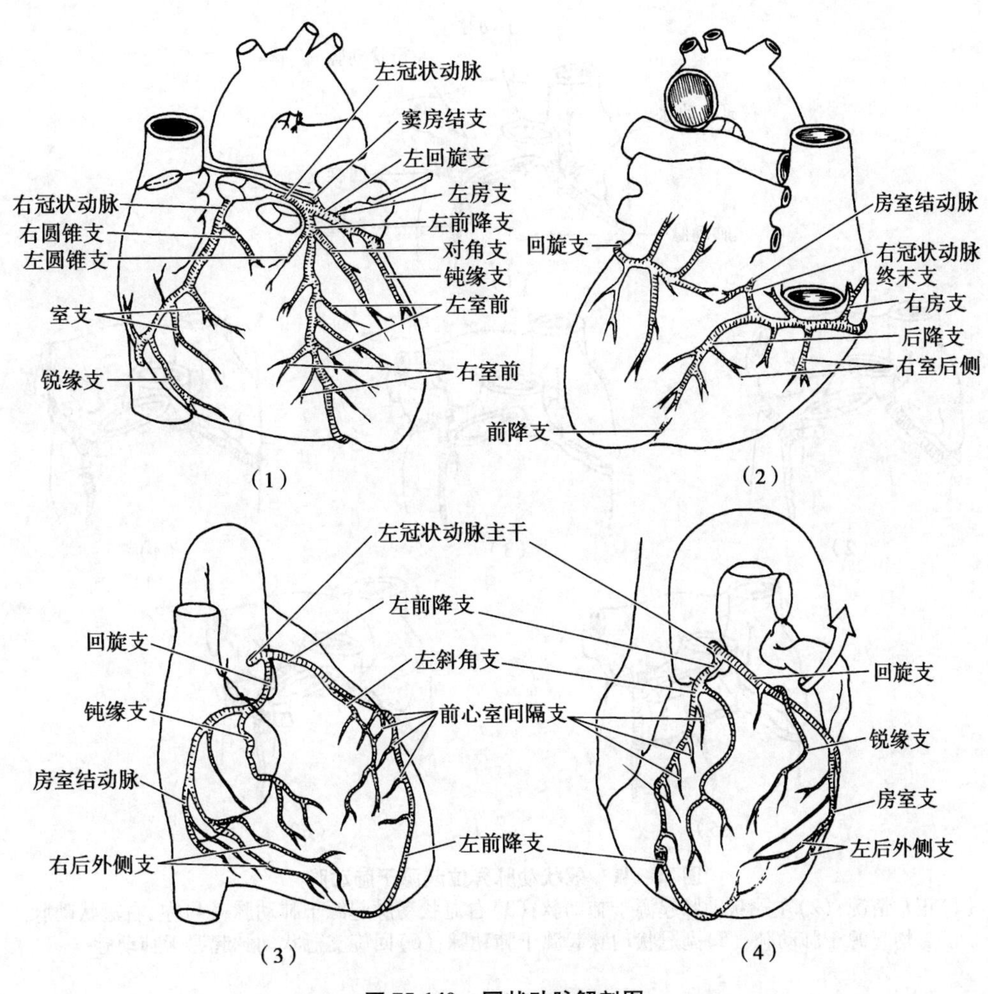

图 75-140　冠状动脉解剖图

(1)前面观;(2)后面观;(3)右前斜位;(4)左前斜位

复杂的先天性心脏畸形施行外科手术治疗时,要识别和避免损伤这些行径或分布异常的冠状动脉。因此对于复杂的先天性心脏畸形,术前进行主动脉或选择性冠状动脉造影可以明确冠状动脉行径或分布情况,有利于制订合理的操作方案,以提高治疗效果。

(二) 冠状动脉异位起源

冠状动脉主干及其分支可异位起源于不同的主动脉窦和肺动脉。其在年轻人猝死的原因中处于重要地位,并且在冠状动脉介入治疗中有重要的临床意义。文献显示国人冠状动脉移位起源中右冠状动脉开口变异占大部分,其中右冠状动脉起源于左冠窦为最常见类型,其在剧烈运动时可产生压迫而引起心肌缺血表现。冠状动脉起源于肺动脉是少见而又严重的先天性心脏病,左冠状动脉异位起源于肺动脉最为多见(图 75-141)。右冠状动脉异位起源于肺动脉则比较少见。双侧冠状动脉均起源于肺动脉的婴儿出生后数日即因心肌严重缺血缺氧而死亡。此外尚有少见的左冠状动脉回旋支起源于肺动脉和副冠状动脉或圆锥冠状动脉起源于肺动脉。

1. 左冠状动脉异位　起源于肺动脉左冠状动脉起源于肺动脉,但其分支分布和行径无异常。

(1) 病理解剖:左冠状动脉起源于肺动脉左瓣叶或后瓣叶瓣窦上方,距起始部约 5~6mm 处分为前降支和回旋支。左冠状动脉比正常者扩大,左、右冠状动脉之间存在侧支循环血管分支,但其数量多少不一。右冠状动脉起源部位正常,血管直径显著扩大。左心室显著扩大,室壁较薄,可伴广泛纤维化、局部钙化和心肌梗死。左心室纤维化和继发性腱索融合及缩短导致的左心室和二尖瓣瓣环扩大等原因均可引起二尖瓣关闭不全。

(2) 病理生理:左冠状动脉异位起源于肺动脉产生的病理生理影响取决于体循环与肺循环之间的压差,以及左、右冠状动脉之间侧支循环数量的多少。新生儿出生后 7~10 日起肺循环阻力降低,使得肺循环阻力小于体循环,与此同时肺动脉血氧饱和度和血细胞比容下降,血红蛋白含量随之降低,于是异位起源的左冠状动脉不仅灌注压力下降(约为 20~50mmHg),而且灌注血液的氧含量也显著减少,导致

5

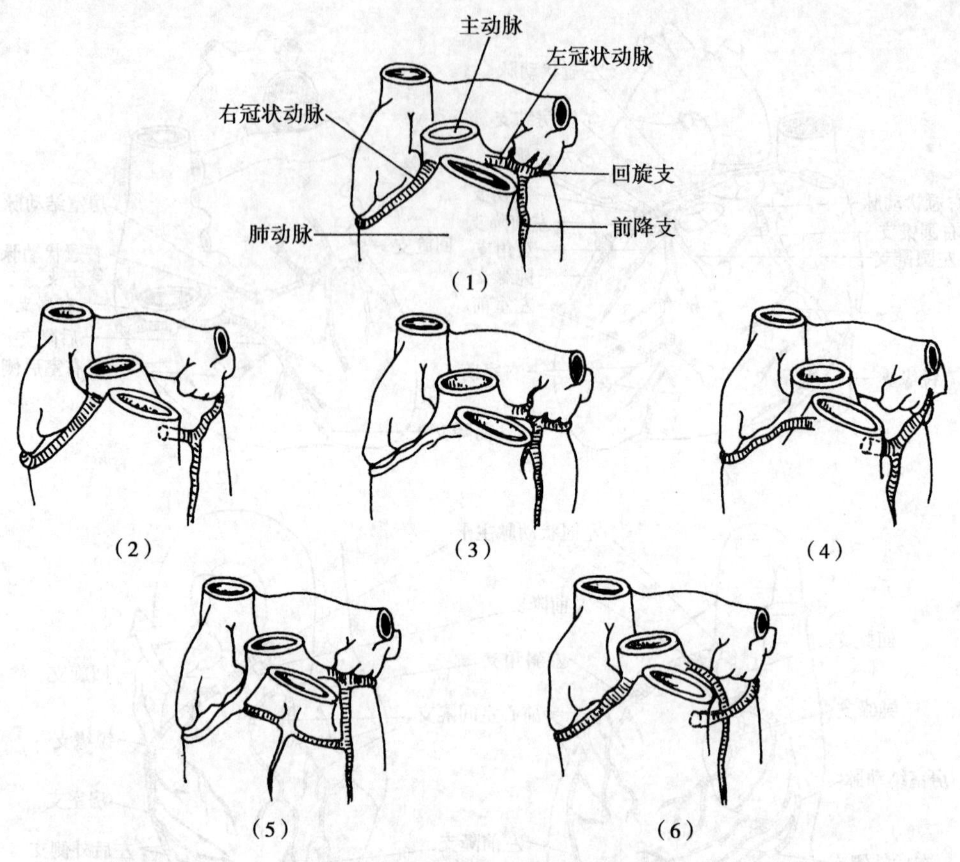

图 75-141 冠状动脉异位起源于肺动脉

(1)正常情况;(2)左冠状动脉起源于肺动脉;(3)右冠状动脉起源于肺动脉;(4)左、右冠状动脉均起源于肺动脉;(5)副冠状动脉起源于肺动脉;(6)回旋支冠状动脉起源于肺动脉

左冠状动脉供血区的心肌氧供不足,左心室心内膜下区心肌广泛纤维化。婴儿能否存活取决于左右冠状动脉之间侧支循环的发育情况。侧支循环发育充分则婴儿得以生存,侧支循环发育不充分则必将导致心肌缺血甚至于梗死而死亡。侧支循环过度丰富可导致右冠状动脉运送血流进入左冠状动脉和肺动脉,产生左至右分流,导致充血性心力衰竭和冠状血管窃血综合征。约90%的患者于出生后1年内死于充血性心力衰竭或心肌梗死。仅少数患者由于左右冠状动脉之间侧支循环丰富,且大部分心肌包括左心室膈面、大部分心室间隔和左心室侧壁的血供来自右冠状动脉,则可能生长入成年期。80%～90%平均在35岁左右发生猝死。

(3) 临床表现和诊断

1) 病婴在出生1个月内可无异常表现。出生后2～3个月即可开始呈现呼吸急促和呼吸困难,随后可出现咳嗽、哮鸣和发绀。病婴在进食时或进食后可能呈现气急、烦躁不安、大汗淋漓、乏力、心率增快、咳嗽、喘鸣、口唇苍白或发绀等症状。这种现象被认为因进食而诱发充血性心力衰竭进一步加重。少数患者由于左右冠状动脉间侧支循环非常丰富,则可延迟到20岁左右才呈现心绞痛和慢性充血性心力衰竭的症状。这些病例心前区常可听到连续性杂音,二尖瓣关闭不全也较严重。

2) 体格检查:生长发育差,体重不增、呼吸增快、心率增速,心浊音界扩大,有肝大,颈静脉充盈,肺野音等心力衰竭征象。心尖区可以听到二尖瓣关闭不全产生的收缩期杂音。冠状动脉侧支循环丰富者,心前区可听到柔和的连续性杂音。

3) 超声心动图检查:显示左心室扩大,二尖瓣关闭不全,心肌收缩力明显减弱。大血管短轴切面超声心动图和超声脉冲多普勒检查可显示左冠状动脉异位起源于肺动脉。

4) 右心导管检查:冠状动脉侧支循环丰富的病例由于来自主动脉的右冠状动脉血液经侧支循环进入左冠状动脉再流入肺动脉,于是肺动脉血液含氧量增高,有时可明显高于右心室,显示在肺动脉水平有左至右分流。肺动脉压力亦可增高。

5) 选择性心脏血管造影检查:心血管造影检查是确诊冠状动脉异位起源的可靠方法。主动脉造影和选择性右冠状动脉造影显示仅有右冠状动脉一支起源于主动脉。右冠状动脉显著增粗,造影剂从右冠状动脉进入扩张的侧支血管然后逆向充盈左冠状动脉,再回流入肺动脉。选择性左心室造影尚有助于诊断二尖瓣关闭不全。

6) CT 血管成像:CT 血管成像(CTA)用于探查冠状动脉近端狭窄导致血流动力学变化具有较高的敏感性。最近的指南和治疗原则倾向于通过 CTA 评价冠状动脉变异,确保可以精确地评价冠状动脉变异的解剖结构。有研究报道,在描述冠状动脉起源方面,多排螺旋 CT 较传统冠状动脉造影更为优越。

7) 心脏 MRI:MRI 是当前认为最好的检查手段,在判断冠状动脉起源方面优于常规血管造影,尤其是检查有先天性缺陷的患者。2010 年美国心脏病学院和美国心脏协会推荐冠状动脉 CTA 或 MRI 血管成像是检查异常起源冠状动脉变异的Ⅰ类选择。

(4) 治疗:左冠状动脉异位起源于肺动脉的病例,自然预后恶劣,约 65% 的患者于出生后 1 年内死于左心衰竭。侧支循环发育丰富的病例虽可生存入成年期,但往往因左心室缺血性病变逐渐加重而死于慢性充血性心力衰竭或发生猝死。因此一旦诊断明确应及早行外科治疗。

目前左冠状动脉异位起源于肺动脉的外科治疗有两种基本方法:一是在左冠状动脉结扎术,二是左冠状动脉血运重建术。左冠状动脉结扎术操作简单,可以杜绝冠状循环系统的血流被"偷窃"入肺动脉,从而提高冠状动脉压改善心肌血供。术后长期随诊证实从右冠状动脉发出的侧支循环发育丰富,能为左冠状动脉系统提供充裕的血液灌注者则结扎左冠状动脉是有效的治疗方法。术后患者症状减轻,心脏缩小。但是,由于冠状动脉之间侧支循环血管发育情况颇多差异,有的病例结扎左冠状动脉不能立即有效地改善左心室心肌灌注,手术死亡率高。手术后生存的病例全部心脏血供来自一支冠状动脉,因此较不符合正常的冠状血液循环生理,发生动脉粥样硬化者危险性较大,猝死的发生率较心肌血供为两支冠状动脉者为高。

左冠状动脉结扎术(图 75-142):经左胸前外第 4 肋间切口,在膈神经前方切开心包,即可显示扩大的冠状动脉,在靠近肺总动脉处解剖游离左冠状动脉,先用无创伤血管钳阻断血流数分钟,观察心电图改变情况及左冠状动脉是否仍保持较高的压力。如心电图无改变,冠状动脉压力亦不降低,则可用缝线双重结扎。左冠状动脉结扎术操作简便,但仅适用于侧支循环丰富,左至右分流量较大的病例婴儿病例结扎术死亡率可高达 50%,2 岁以上病例则手术死亡率显著降低。

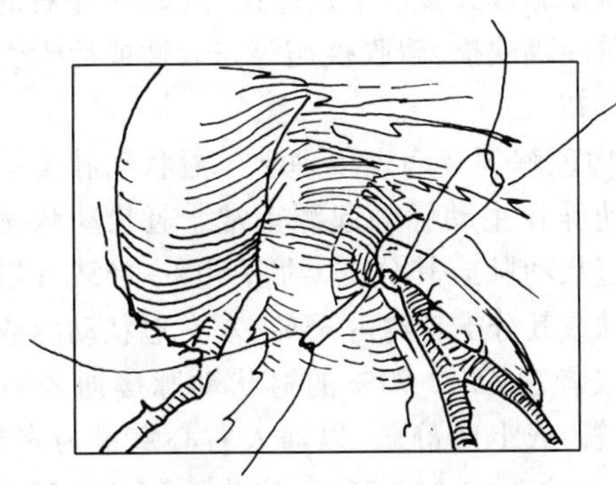

图 75-142 左冠状动脉双结扎术

恢复两支冠状动脉系统心肌供血是目前治疗左冠状动脉异位起源于肺动脉的首选外科手术方法。重建两支冠状动脉供血系统,将左冠状动脉开口重新移植于主动脉左冠窦,或通过肺动脉腔内通道将左冠状动脉开口连接于升主动脉,或结扎左冠状动脉后利用胸廓内动脉,或大隐静脉行冠状动脉旁路移植术,恢复正常的生理状态。手术要求设计合理,操作妥善,避免移植或吻合的血管发生扭曲狭窄,保持远期通畅则疗效甚为满意。手术操作方法:

1) 左冠状动脉开口移植术:心脏停搏后,游离肺总动脉,在肺动脉窦管交界处横断肺动脉,显露左冠状动脉开口,将左冠状动脉开口连同四周一部分肺动脉壁一起切下,适当游离左冠状动脉近段。在升主动脉根部切开一小窗口,将游离的左冠状动脉开口及其四周肺动脉壁与升主动脉根部切开的小窗口作端-侧吻合术。主动脉开放后,用自体心包或牛心包片修补肺动脉后壁缺损,然后再缝合肺动脉切口(图 75-143)。这种手术操作设计合理符合正常生理要求,治疗效果良好。但如左冠状动脉长度不足,移位植入升主动脉后张力过大则需采用其他手术方法。

2) 肺动脉内隧道术(Takeuchi 术):应用肺动脉前壁、自体心包,一段游离的左锁骨下动脉或聚四氟乙烯织片在肺动脉腔内建成通道将左冠状动脉连接于升主动脉。这种手术的优点在于不需要解剖游离左冠状动脉和对细小的冠状动脉施行操作难度较大的切开缝合术,特别适用于左冠状动脉开口位于肺动脉左侧壁,因而长度较短的病例。胸骨正中切口,切开心包,建立体外循环结合中度低温。在靠近肺动脉瓣上方切开肺动脉左侧壁,显露左冠状动脉开口部位。然后在升主动脉左侧壁与肺总动脉紧邻部位,各切除径约 5~6mm 的环状主动脉和肺动脉壁,直接吻合主动脉壁与肺动脉壁的小窗形成人造的主肺动脉瘘。在主肺动脉瘘的上方另作肺动脉横向切口,到达肺动脉左侧壁时,再向下切开,与肺动脉壁下方横切口相连接。这样在肺动脉前壁形成平行的长方形血管壁瓣片。将此瓣片缝合于肺动脉后壁。瓣片的右端和左端分别缝合于主-肺动脉瘘和左冠状动脉开口

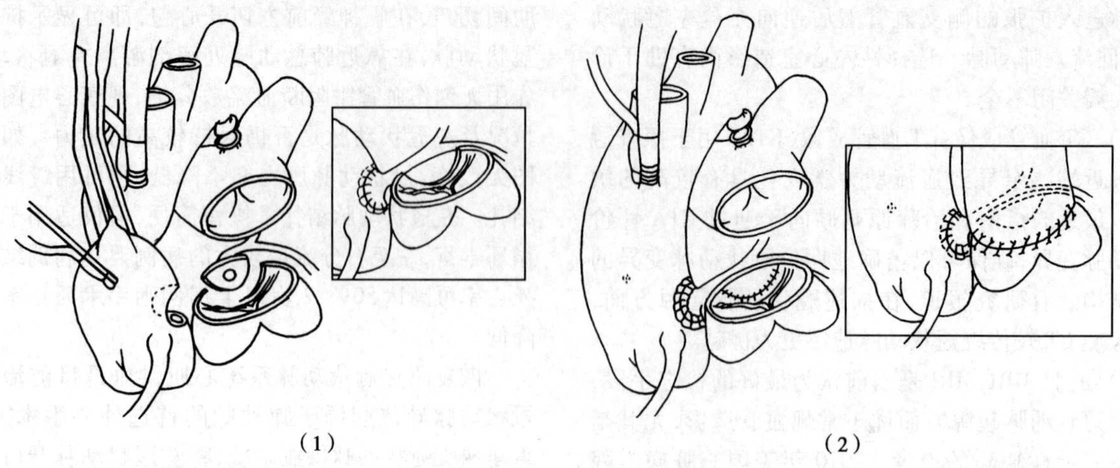

（1）　　（2）

图 75-143　左冠状动脉开口移植术

（1）肺总动脉离断和左冠状动脉开口游离，升主动脉打孔；（2）左冠状动脉开口重新移植至升主动脉，修补肺动脉缺损，缝合肺动脉切口

的四周，于是血液即可从升主动脉通过主-肺动脉瘘再经肺动脉腔内由肺动脉前壁缝成的通道进入左冠状动脉。肺总动脉前壁遗留的缺损区则用自体心包片或涤纶织片覆盖缝补（图 75-144）。影响手术死亡率的主要因素是病情轻重程度和手术时患者的年龄。术前心功能在Ⅲ级以下者，手术死亡率低于 20%，术前心功能Ⅳ级或病情危重需要紧急手术者则手术死亡率高达 70%。术后左室显著缩小，心肌缺血的症状和征象明显减轻。由于心肌缺血导致中度二尖瓣关闭不全者，大多数病例术后仍可听到心尖区收缩期杂音。

3）冠状动脉旁路移植术：可用大隐静脉、锁骨下动脉或人造血管在升主动脉与左冠状动脉之间建立血管旁路。供作移植术的血管一端与升主动脉作端-侧吻合术，另一端则与左冠状动脉作端-侧或对端吻合术。在成人可将远端吻合口作于左前降支和回旋支，并应用胸廓内动脉和桡动脉等动脉移植物，手术操作详见第七十七章。由于婴幼儿病例冠状动脉和大隐静脉均较细小，且血管壁薄弱，术后长期通畅率及治疗效果尚有待随访观察。

2. 右冠状动脉异位　起源于肺动脉较左冠状动脉异位起源远为少见。大多数病例不呈现临床症状，在尸体解剖时才明确诊断。由于右心室壁薄，张力低，两侧冠状动脉之间形成侧支循环，因此右冠状动脉供血区域的心肌氧供仍能维持。婴儿期不呈现临床症状，生长发育亦无异常。进入成年期后少数患者可出现心力衰竭或猝死。升主动脉或选择性冠状动脉造影和肺动脉造影检查可显示异位起源的右冠状动脉。左冠状动脉扩张，冠状动脉之间的侧支血管向右冠状动脉供应血流，并逆向流入肺动脉。治疗方法是在体外循环下施行手术，将右冠状动脉开口连同其四周的部分肺动脉壁从肺总动脉切下后，移植入升主动脉根部前壁，由于右冠状动脉较长，且起源于肺动脉前壁，靠近升主动脉，因此移植术操作比较简便（图 75-145）。

3. 两支冠状动脉均起源于肺动脉　这种畸形极为少见。1986 年 Heifetz 等描述文献报道的 25 例双冠状动脉起源于肺动脉的病例，出生后存活时间一般仅数小时。

（三）冠状动脉终止异常

冠状动脉终止异常或冠状动脉瘘包括左、右冠状动脉的主支或分支直接通入心腔、冠状静脉窦、肺动脉、肺静脉、上腔静脉或支气管血管。1865 年 Krause 首次描述 1 例冠状动脉瘘。Oldham 等于 1971 年从文献上收集 200 例冠状动脉瘘，最常见的是右冠状动脉右心室瘘，约占 25%，而冠状动脉通入左侧心腔者最为少见。随着心导管检查和选择性冠状动脉造影的广泛应用，临床上发现的冠状动脉瘘病例日益增多。冠状动脉瘘是最常见的先天性冠状动脉畸形，据统计每 5 万个先天性心脏畸形病例中有 1 例冠状动脉瘘，每 500 例施行冠状动脉造影的患者中有 1 例冠状动脉瘘。冠状动脉瘘大多数单独存在，但 25% 左右的病例可与心脏间隔缺损、瓣膜疾病等先天性或后天性心脏病合并存在。

1. 病理解剖及病理生理学　冠状动脉瘘的特点是冠状动脉在主动脉的起源正常。冠状动脉瘘最常累及右冠状动脉或其分支，约占 50% ~55%；累及左冠状动脉或其分支者约占 35%，左右冠状动脉或其分支均受累者占 5%。90% 的冠状动脉瘘通入右侧心腔、肺血管，或上腔静脉，以通入右心室最为多见，约占 40%；次之为右心房 25%，肺动脉 15% ~20%。冠状动脉瘘通入左心室者甚为罕见。

5

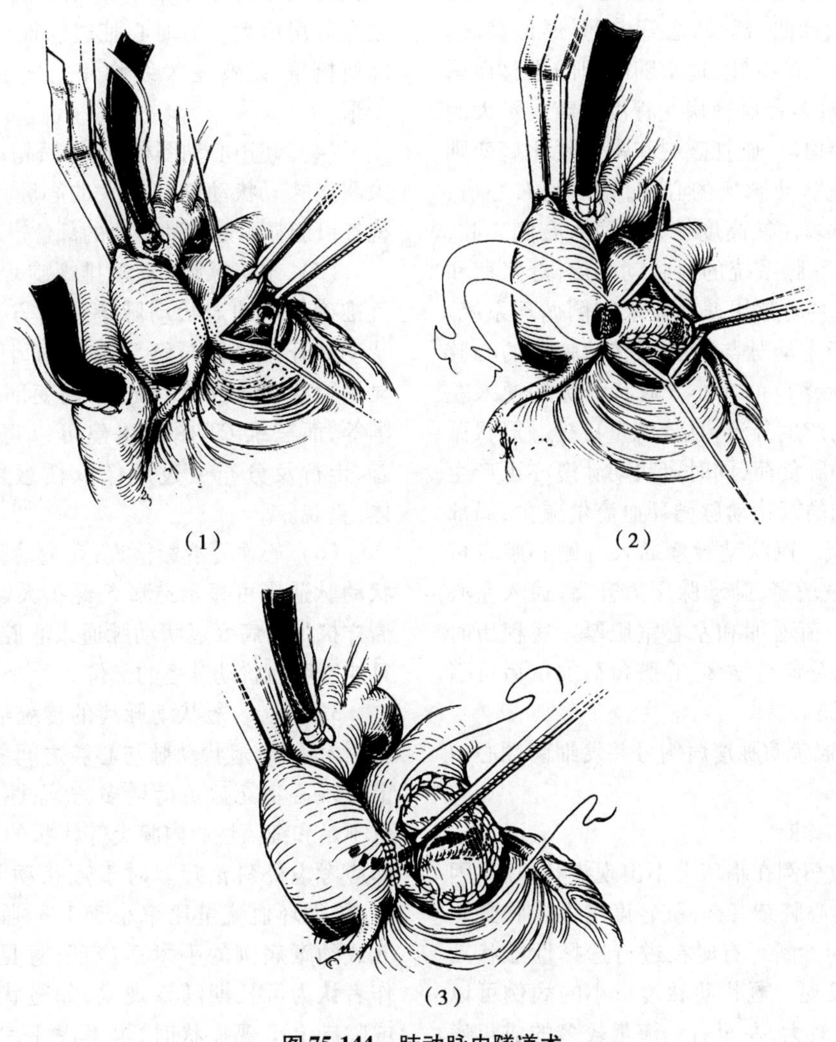

图 75-144　肺动脉内隧道术

(1)肺动脉前壁切口;(2)主动脉-肺动脉瘘口形成,在肺动脉腔内建立左冠状动脉-主动脉内隧道;(3)另一心包片修补肺动脉切口

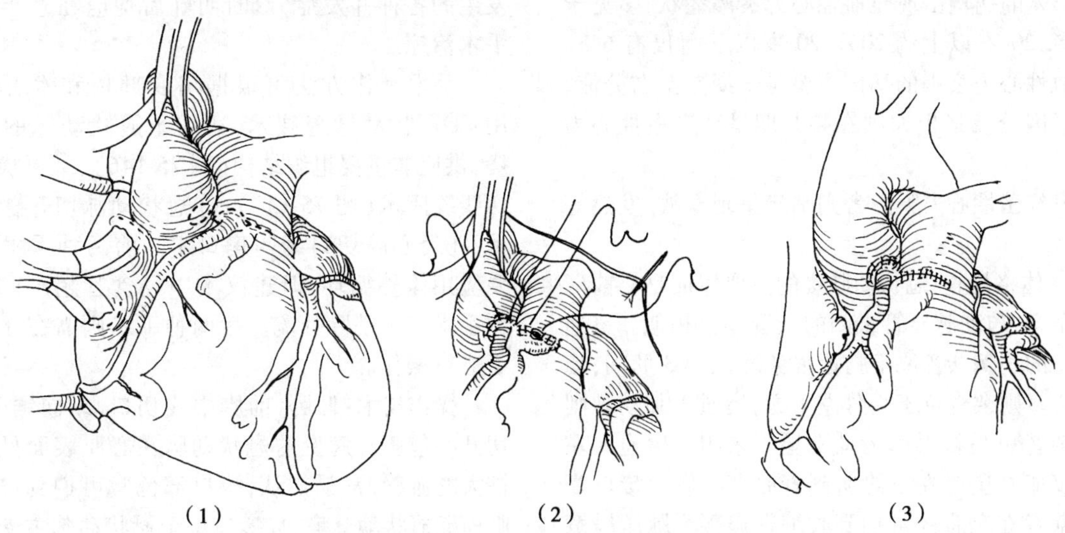

图 75-145　右冠状动脉植入主动脉

(1)从肺总动脉切下右冠动脉;(2)右冠动脉与主动脉作吻合术,缝合肺总动脉;(3)右冠动脉移植术完成

冠状动脉瘘一般有单个瘘口，径约2～5mm。受累的冠状动脉扩大迂曲、延长、血管壁薄，形似静脉。瘘道的大小可有较大的变化，通常随时间的推移而增大。瘘口大、分流量多者血管病变程度更重。扩大的血管一般外径比较均匀、血管破裂和粥样硬化病变则甚为少见。接受冠状动脉瘘的心腔，特别是右心房、左心房或冠状静脉窦往往高度扩大。通入右侧心腔、肺动脉，或体循环静脉系统的冠状动脉瘘，舒张期和收缩期时，血液从主动脉快速分流入右侧循环系统。分流量多少取决于主动脉与接受冠状动脉瘘的心腔之间压差的高低及瘘口的大小。冠状动脉瘘通入左心室则仅在舒张期产生分流，且分流量更少。冠状循环血液分流增加心脏负荷，同时冠状动脉瘘亦可产生窃血作用以致远侧的冠状动脉循环血流量减少，局部心肌血供相应降低。冠状动脉瘘通入右侧心腔者可导致肺循环血流量增多，肺动脉压力升高；通入左心室者则导致左心负荷增加和左心室肥厚。病程历时长，瘘口逐渐增大，分流量增多，心脏负荷加重后可引起充血性心力衰竭。

约5%～10%冠状动脉瘘病例可并发细菌性心内膜炎。

2. 临床表现和诊断

（1）绝大多数病例在临床上不出现症状，往往因体检时发现连续性心脏杂音，心脏轻度增大或肺野充血引起注意而得到诊断。有时在进行选择性冠状动脉造影时被偶然发现。冠状动脉瘘口小的病例可以终身无症状。瘘口较大，左至右分流量较多的成年病例可呈现乏力、心悸、气急等症状。心绞痛和心肌梗死均甚少见，前者仅见于7%的病例，后者则仅3%。12%～15%的病例出现充血性心力衰竭症状，多见于成年患者，20岁以上约20%，20岁以下则仅有6%。导致充血性心力衰竭的病因主要是长期左至右分流，少数患者因分流量极大则在婴儿期呈现充血性心力衰竭。

并发细菌性心内膜炎者则临床呈现寒战、发热等症状。

（2）体格检查：冠状动脉瘘的主要体征是心前区连续性杂音，与动脉导管未闭的杂音非常相似。瘘通入右心房的病例杂音位于胸骨右缘第2、第3肋间；瘘通入右心室则杂音位于胸骨左下方；瘘通入肺动脉则产生的杂音更易被误诊为动脉导管未闭。瘘通入左心室则仅能在胸骨左下缘听到舒张期杂音。瘘口靠近前胸壁者在杂音区可扪到收缩期震颤。脉压增宽较为少见。

（3）胸部X线检查：大多数病例无异常征象或显示心脏轻度增大，肺动脉隆起和肺血管充血。呈现充血性心力衰竭的病例则心脏明显增大，右心房或左心房增大。有时心脏边缘被扩大迂曲的冠状动脉所掩盖，以致在X线胸片上显示心脏轮廓不规则变形。

（4）超声心动图检查：切面超声心动图可显示扩大明显的冠状动脉和增大的心腔。超声脉冲多普勒检查可能显示冠状动脉瘘的部位。

（5）多层螺旋CT：多排螺旋CT是一种安全可靠且准确有效的冠状动脉瘘诊断方法，不仅能显示冠状动脉开口位置与解剖关系，而且能在一个平面上显示冠状动脉自身情况，如病变部位、性质、程度、范围等，而三维CT图像重建可以将冠状动脉瘘的形态、走行及分布通过成像以任意角度显示，图像立体、直观。

（6）心血管造影检查：升主动脉造影或选择性冠状动脉造影可显示造影剂经扩大、迂曲、有时呈动脉瘤样扩张的病变冠状动脉通入心腔，可明确诊断。而且能查明冠状动脉瘘的部位。

3. 治疗　冠状动脉瘘的传统治疗方法是施行外科手术，闭合冠状动脉与心腔之间的异常通道。临床上呈现心室充盈负荷增多、充血性心力衰竭、心肌血供不足和细菌性心内膜炎等症状的患者，诊断明确后即应考虑外科治疗。对于冠状动脉瘘口小、分流量少、肺循环血流量比率小于1.3、临床上无症状的婴儿或幼童病例的手术适应证，意见尚不一致。有的作者认为可长期随诊观察，如冠状动脉瘘趋向增大或临床上呈现症状时，再考虑手术治疗。另一种意见是冠状动脉瘘自行闭合的可能性极少，手术治疗比较简便安全，治疗效果良好，为了预防长大后可能发生的各种并发症，诊断明确后均应在童年期施行手术治疗。

手术操作方法可根据病变部位和术者经验选用：①冠状动脉缝扎术，适用于冠状动脉的小分支瘘，供应非重要组织结构（图75-146）；②冠状动脉瘘切线缝闭术（图75-147）；③冠状动脉切开缝闭瘘口术；④经心腔切口缝闭瘘口术。前两种手术可不需要应用体外循环，但建议术中经食管超声（TEE）监测手术完全消除分流。后两种手术则需在体外循环下进行操作。

操作技术：仰卧，前胸中线切口，纵向锯开胸骨，切开心包膜。病变的冠状动脉在心肌表面呈现迂曲扩大的血管，甚易辨认，瘘口部位常可扪到震颤。心脏前壁冠状动脉瘘，且瘘口位于冠状动脉主支或分支的终末端者可作冠状动脉结扎术。在靠近瘘口处，游离冠状动脉后先暂行阻断至震颤完全消失，严密监测心电图5～10分钟，如无心肌缺血征象，即可用缝线双

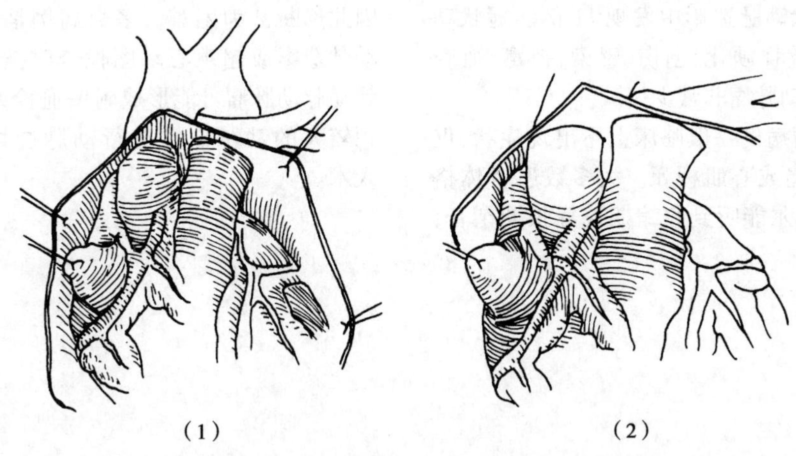

图 75-146　冠状动脉结扎术治疗右冠状动脉～上腔静脉瘘
(1)显示病变;(2)结扎通入上腔静脉的右冠状动脉分支

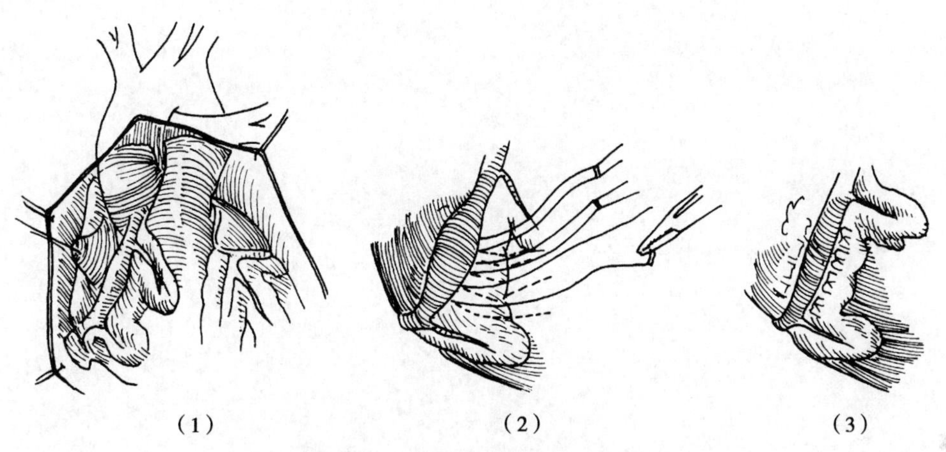

图 75-147　冠状动脉瘘切线缝闭术
(1)病变;(2)病变冠状动脉下方放置缝线;(3)结扎缝线闭合瘘口

重结扎或予以切断。冠状动脉有瘘口数个位于主支的下壁者,则宜作冠状动脉瘘切线缝闭术。在病变冠状动脉下方穿越浅层心肌,并列放置数针与血管呈垂直方向的交锁褥式缝线,暂行收紧缝线至震颤消失,心电图监测无心肌缺血征象后即可逐一结扎缝线,封闭瘘口。

冠状动脉瘘位于左侧房室沟,累及回旋支或右冠状动脉远侧段,显露比较困难,或呈动脉瘤样扩大,需行部分切除术。瘘口部位不在冠状动脉的终末端者则需在体外循环下施行冠状动脉腔内瘘口缝闭术。建立体外循环之前应先在心肌表面放置缝线,精确标明冠状动脉瘘的部位,以防建立体外循环后局部震颤消失,难于确定病变部位。建立体外循环结合低温后阻断升主动脉,纵向切开病变的冠状动脉,缝合瘘口,再缝合冠状动脉切口。如病变的冠状动脉呈动脉瘤样扩大,则可部分切除冠状动脉瘤壁,再行缝合。极少数病例需切除动脉瘤,植入一段大隐静脉。冠状动脉瘘破入心房、心室或肺动脉者则可在体外循环结合低温下,阻断升主动脉,切开冠状动脉瘘通入的心腔或大血管腔,在腔内缝闭瘘口。

冠状动脉瘘外科治疗效果良好,术后长期随诊,临床症状消失,心功能恢复正常。并发巨大冠状动脉瘤者则手术危险性增高,手术死亡率约为 2%。术后心肌梗死并发率约为 3%～6%。4% 患者术后冠状动脉瘘复发。

近期的研究表明,对于严格筛选的病例,经皮介入治疗和传统外科手术相比,总体疗效相当。对于不合并其他心脏畸形的冠状动脉瘘、外伤性或冠状动脉介入治疗所致医源性冠状动脉瘘、易于安全到达和能够清晰显影的瘘管、非多发的冠状动脉瘘开口、单发冠状动脉瘘,介入治疗可以得到良好的效果。包括可控弹簧圈栓塞、支架植入、自膨胀伞状封堵器和新型 Amplatzer 血管栓塞治疗等。

(四) 冠状动脉动脉瘤

1812 年 Bougon 首次报道 1 例冠状动脉瘤。冠状动脉瘤比较少见,Daoud 等在 644 例尸检中发现 9 例。

Falsetti 在 742 例冠状动脉造影中发现 11 例。冠状动脉瘤的病因有动脉粥样硬化、创伤、感染、梅毒、血管炎等，但先天性冠状动脉瘤非常少见。

冠状动脉动脉瘤病例一般临床上不出现症状，仅少数患者诉说心绞痛或心肌梗死。大多数患者体格检查无特殊发现，偶尔能听到收缩期或舒张期杂音，因此诊断甚为困难。多数病例是在进行选择性冠状动脉造影或超声心动图检查时被偶然发现。由于冠状动脉动脉瘤可能形成附壁血栓或破裂，因此对于体积较大的动脉瘤宜施行动脉瘤切除和大隐静脉植入术。

（孙笑天　王宜青）

第七十六章

后天性心脏病

第一节　二尖瓣病变

一、二尖瓣狭窄

目前所知，风湿性心脏瓣膜病变是引起二尖瓣狭窄的最主要原因。而在我国，风湿性心脏瓣膜病仍是最为多见的心脏手术疾病，其发病年龄可从少年至老年，而以 20～40 岁之间较为多见，女性多于男性。累及的瓣膜以二尖瓣最为常见，其次为主动脉瓣，三尖瓣很少见，肺动脉瓣则更为罕见。可累及一个或多个瓣膜，临床上最常见的是单纯二尖瓣病变约占 70%，其次为二尖瓣合并主动脉瓣病变约占 25%，单独主动脉瓣病变约占 2%～5%，三尖瓣或肺动脉瓣病变则多与二尖瓣或主动脉病变合并存在。二尖瓣狭窄的其他病因还有老年性二尖瓣钙化狭窄、类风湿关节炎和感染性心内膜炎等。

【病理】

风湿热大多在青少年期发病，是一种变态反应性疾病。病变侵害结缔组织的胶原纤维，产生黏液性变和纤维素样变，逐渐出现成纤维细胞增生，淋巴细胞和单核细胞浸润形成风湿小体。随着病程发展，风湿小体纤维化形成瘢痕组织。风湿热急性期常侵犯心脏引起全心炎，累及心包、心肌及心内膜。反复发作造成心内膜损害，特别是二尖瓣的心内膜组织。长期反复风湿炎变、血液湍流产生的机械性损伤和血小板积聚，导致二尖瓣膜融合，瓣叶纤维化增厚，腱索和（或）乳头肌纤维缩短、融合和瓣叶钙化。上述病变过程一般历时 10～30 年，但交界融合和瓣叶纤维化有时仅需 2～3 年。二尖瓣狭窄的病理改变可分为：膈膜型、膈膜漏斗型、漏斗型。病变初期二尖瓣瓣叶交界融合发生在前外和后内交界，逐步向瓣口中央部分延伸，瓣口虽因交界融合而狭小，瓣叶开放受限，但瓣叶质地和活动尚可，瓣膜呈隔膜样。随着病程进展，二尖瓣瓣口面积进一步缩小，前后瓣叶均有增厚纤维化，瓣叶活动受限，瓣下腱索增粗、挛缩，瓣膜呈膈膜漏斗状。病变晚期，瓣叶显著增厚纤维化甚至钙化，瓣下结构严重挛缩、钙化，瓣叶附于乳头肌甚至心室壁，活动显著受限，瓣膜呈漏斗状。膈膜漏斗型、漏斗型二尖瓣狭窄常伴有关闭不全。正常二尖瓣开口面积为 4～6cm^2，开口面积小于 2.5cm^2 就可出现症状。美国心脏病协会根据瓣口面积、平均跨瓣压差和肺动脉压对二尖瓣狭窄程度进行分型：①轻度：瓣口面积大于 1.5cm^2，跨瓣压差小于 5mmHg，肺动脉收缩压小于 30mmHg；②中度：瓣口面积在 1.0～1.5cm^2 之间，跨瓣压差 5～10mmHg，肺动脉收缩压 30～50mmHg；③重度：瓣口面积小于 1.0cm^2，跨瓣压差大于 10mmHg，肺动脉收缩压大于 50mmHg。

二尖瓣狭窄病例左心房常扩大肥厚，血液滞留在左心房内，首先在左心耳内形成血栓，并向左心房蔓延，心房肌纤维化和血栓机化可导致左房壁钙化。左房扩大、纤维化、钙化可导致心房颤动的发生，则更易形成左房血栓。由于肺循环血液回流受阻，肺组织长期淤血，可发生间质水肿和纤维化。肺泡内可有许多吞噬含铁血黄素的巨噬细胞（心力衰竭细胞）。右心房、右心室也可扩大。

【病理生理】

二尖瓣狭窄时血液流入左心室受阻，左心房压升高，导致肺循环血容量增多、肺淤血，患者出现劳累后气急。随着左心房压力升高，肺毛细血管漏出液进入肺泡，肺底部可出现湿啰音。如因劳累或情绪激动致心室率增快，则患者可突然呈现气急、端坐呼吸以至急性肺水肿。同时由于心排出量减少，体循环血压相应降低，患者感到头晕、乏力、易倦。长时期左心房和肺动脉压升高，肺小动脉开始痉挛，继而管壁增厚、管腔窄小导致梗阻性肺血管病变。肺毛细血管膜与肺泡膜界面增厚，漏出液进入肺泡导致的肺水肿反而少见。中度以上肺动脉高压，右心室后负荷明显增加，心

5

室肥厚、扩大,引起功能性三尖瓣关闭不全。右心功能不全时,呈现颈静脉怒张、肝大和下肢水肿等征象。长期重度二尖瓣狭窄病例,肺动脉压力可高达 90 ~ 120mmHg,并可出现心脏恶病质。出现心房颤动后,心房失去收缩功能,心室充盈受到影响,整体心功能下降,同时增加形成左房血栓、导致脑卒中的危险。

【临床表现和辅助检查】

1. 临床表现 二尖瓣狭窄病例中约仅 50% 有风湿热或游走性多关节炎病史,症状出现时间一般距风湿热 10 年以上。二尖瓣狭窄的临床症状进展缓慢,初期症状为瓣口狭窄肺淤血导致的呼吸困难。起初在重体力劳动后,继而在中度和轻度劳动后出现气急,活动耐量明显受限。在体力劳动、呼吸道感染、情绪激动或心房颤动时出现端坐呼吸,阵发性夜间呼吸困难和肺水肿。咳嗽也是常见的症状,劳动后,夜间睡眠和发作支气管炎时更常发生,痰液呈白色黏液。有的病例呈现类似哮喘的发作,心悸、阵发性心房颤动、乏力、易倦、头昏等症状。患者可有反复咯血,出血的数量多少不等。支气管黏膜出血导致痰中带血丝,急性肺水肿出血呈粉红色泡沫状黏液,曲张的支气管静脉破裂出血则可发生大量咯血。晚期病例可呈现肝大、腹水、下肢水肿等右心衰竭症状。少数患者临床上首先呈现的症状为体循环栓塞。

2. 体格检查 典型的二尖瓣狭窄可出现二尖瓣面容,双侧颧颊部潮红,口唇轻度发绀。心前区可隆起,肺动脉高压者胸骨旁可隆起。胸骨左缘可扪到右心室收缩期抬举性搏动,心尖区可扪及舒张期震颤。叩诊心浊音界向左扩大。听诊心尖区可听到第一心音亢进,它是一个重要体征,并且在临床上可以是二尖瓣狭窄听诊的第一个发现。二尖瓣狭窄听诊的另一特征性发现为开瓣音,通常提示二尖瓣前瓣叶弹性和活动度尚较好,狭窄为膈膜型。如果瓣叶增厚、僵硬,则心尖第一音减弱,而且听不到开瓣音。典型的二尖瓣狭窄的杂音为心尖区舒张中晚期隆隆样杂音,不传导,左侧卧位和吸气加强。二尖瓣口小、跨瓣压差大则舒张期杂音强度增大。伴有二尖瓣关闭不全者则心尖区还可听到收缩期杂音,向腋中线传导。肺动脉高压者,肺动脉瓣区第二心音亢进并分裂。肺动脉及瓣环扩大者胸骨左缘第 2、3 肋间第一心音之后可听到收缩期喷射音,呼气时最响,吸气时减轻或消失。有时尚可听到相对性肺动脉瓣关闭不全产生的柔和高音调吹风样舒张早中期杂音(Graham-Steell 杂音),吸气时增强,呼气时减弱。合并三尖瓣关闭不全者在胸骨左缘第 4、5 肋间可听到收缩期杂音,吸气时增强,呼气和作 Valsalva 动作时减轻。心房颤动病例心律不规则。右心衰竭病例可查到肺底部啰音,肝大,下肢水肿,有时尚有腹水征。并发栓塞的病例则呈现中枢神经症状或四肢运动功能障碍。

3. 实验室检查 风湿活动期可出现抗"O"(ASO)升高和血沉加快。合并细菌性心内膜炎时白细胞总数和中性粒细胞比例升高,甚至血培养阳性。

4. 胸部 X 线检查 早期可无异常征象。二尖瓣明显狭窄者左心房扩大,右心缘可见到典型的左右心房重叠的双房影。心影增大呈梨形,左心耳、右心室及肺总动脉扩大,主动脉弓缩小,肺动脉圆锥突出,肺动脉分支增宽,肺门阴影加深。左心室及主动脉结之间的正常凹陷消失,左心缘平直。长期肺淤血病例肺野可见到含铁血黄素沉积的散在斑点状阴影,也可在肺野下部见到因长期肺淋巴淤积呈现的密度增高的细短水平横线(Kerley B 线)。食管钡餐侧位或斜位 X 线检查可显示扩大的左心房压迫食管产生的切迹并使食管移向后方,扩大的左心房也可将左主支气管抬高,两侧主支气管形成的角度增大,单纯二尖瓣狭窄病例左心室不应扩大,如左心室扩大则应高度怀疑伴有二尖瓣关闭不全。

5. 心电图检查 轻度二尖瓣狭窄病例心电图可无异常征象。左心房肥大者在心电图上呈现 P 波增宽有切迹及在右胸导联出现增大的双相 P 波。肺动脉高压病例呈现电轴右偏、右心室肥大和劳损的征象。病程长的病例常有心房颤动。

6. 心导管和心血管造影检查 二尖瓣狭窄病例不需要常规行心导管检查。但是重度肺动脉高压者术前应行右心导管检查或放置漂浮导管,测定肺动脉压力和肺血管阻力,判断预后,并可通过漂浮导管进行围术期用药。年龄 50 岁以上以及原因不明的左心功能低下的患者,应行冠状动脉造影术,排除冠心病的存在。

7. 超声心动图检查 为确诊的主要手段。可清晰地显示和评价二尖瓣叶、瓣下结构如乳头肌、腱索,为选择治疗方式提供依据;计算瓣口面积,判断狭窄程度;有无合并其他瓣膜疾病;有无左房血栓;测定肺动脉压力和阻力;评估心脏功能等。经食管心动超声(TEE)对左心耳、左心房内血栓的诊断更为可靠。二尖瓣狭窄的典型心动超声表现为在 M 型超声二尖瓣前后叶呈"城墙样"改变,二维心动超声示舒张器二尖瓣开放受限呈圆隆状,多普勒示二尖瓣口血流速度加快伴舒张期湍流。

【诊断与鉴别诊断】

根据风湿病史、临床表现、体征和超声心动图检查,可明确诊断风湿性二尖瓣狭窄。风湿性二尖瓣狭窄需与左心房黏液瘤、三房心和先天性二尖瓣狭窄相鉴别。左心房黏液瘤的临床表现及心脏体征与风湿

5

性二尖瓣狭窄极为相似，但其心脏杂音可能随体位变动而改变响度或消失，超声心动图可显示左心房内肿瘤的云团状回声反射，并在舒张期进入二尖瓣瓣口或左心室，收缩期回纳入左心房内，对明确诊断极有价值。三房心很早即可出现呼吸困难和肺动脉高压的临床表现，听诊无舒张期杂音和开瓣音，超声心动图示左心房内有隔膜。先天性二尖瓣狭窄发现杂音也较早，超声心动图还提示有二尖瓣发育不良和其他先天畸形，尤以房间隔缺损多见。考虑作外科手术治疗的二尖瓣狭窄病例，尚需查清是否伴有二尖瓣关闭不全，其他瓣膜是否也有病变以及病变的轻重程度，年龄50以上的病例要注意合并冠心病的可能。

【病程演变】

二尖瓣狭窄病例就医时年龄大多在30岁以上，随着二尖瓣病变逐步加重，左心室功能也受到损害，起病后10～15年心功能往往降到Ⅲ～Ⅳ级。内科治疗虽可缓解心力衰竭症状，但不能解除二尖瓣和肺血管梗阻性病变。未经手术治疗的患者10年总体死亡率为50%～60%，20年为80%。心功能Ⅲ级患者的10年死亡率为85%，Ⅳ级几乎无存活，多数在50岁左右死于肺动脉高压、心力衰竭、心房颤动、体循环栓塞或感染性心内膜炎。

【治疗】

二尖瓣狭窄的有效治疗方法是外科手术或介入方法，扩大狭窄的瓣口，解除或减轻血流从左心房进入左心室的机械性梗阻，改善心脏和肺循环的血流动力学，或切除损坏严重的二尖瓣，置换以人工二尖瓣。

1. 手术适应证和禁忌证　美国心脏病学会2006年制订的心脏瓣膜病治疗指南明确了经皮二尖瓣球囊扩张术和二尖瓣外科手术的手术适应证。

（1）经皮二尖瓣球囊扩张术：早期通过左心耳和房间沟用手指、扩张器进行闭式二尖瓣交界扩张分离术，已基本由经皮二尖瓣球囊扩张术取代。

适用于心功能Ⅱ、Ⅲ或Ⅳ级，二尖瓣中度或重度狭窄，病变为膈膜型狭窄适合二尖瓣球囊扩张的有症状患者；二尖瓣中度或重度狭窄伴肺动脉高压（静息肺动脉收缩压≥50mmHg），病变适合二尖瓣球囊扩张的无症状患者；心功能Ⅲ或Ⅳ级，二尖瓣中度或重度狭窄，不适合外科手术或手术风险较高者。手术禁忌证为心功能Ⅰ级、左心房血栓和中度以上二尖瓣关闭不全。经皮二尖瓣球囊扩张术由于其疗效存在不确定性、远期效果难以肯定等原因，目前也较少开展。

（2）二尖瓣置换手术：心功能Ⅲ、Ⅳ级，中度或重度二尖瓣狭窄，病变不适合二尖瓣球囊扩张或禁忌的有症状患者，应进行外科手术治疗。如有可能，可考虑二尖瓣成形术。心功能Ⅰ、Ⅱ级伴有肺动脉高压（静息肺动脉收缩压≥50mmHg），中度或重度二尖瓣狭窄合并中度以上二尖瓣关闭不全，不适合二尖瓣球囊扩张或成形术的有症状患者，应行二尖瓣置换术。

2. 人工瓣膜的选择　二尖瓣置换术是治疗二尖瓣狭窄最常用的手术方法，但目前瓣膜置换术后可能发生的并发症仍较多，因此在瓣膜病变许可的条件下应争取施行整形修复术，不宜首选瓣膜置换术。但如瓣膜损坏严重，瓣叶纤维硬化，增厚挛缩，活动度丧失或瓣下组织钙化，患者自身瓣膜无法修复者，则需作瓣膜置换术。人工瓣膜进入临床应用是近代胸心外科学的一个重大发展。近40年来，通过医学和工程技术人员不断努力钻研，推陈出新，先后已有数十种人工瓣膜问世。理想的人工瓣膜应具有：①血流动力学性能良好；②不产生血栓；③对人体组织相容性好；④对血液成分破坏极少；⑤植入操作方便；⑥经久耐用，不变形，不损破，不断裂；⑦不骚扰患者。现有的人工心脏瓣膜尚未能全部满足上述要求，有待于进一步改进提高。人工心脏瓣膜可分为由合成材料制成的人工机械瓣膜和用生物组织制成的人工生物瓣膜两大类。目前临床上以双叶机械瓣应用为主。但现有的人工机械心脏瓣膜均尚未能消除术后并发血栓栓塞的可能性，因此术后需长期或终身抗凝治疗。人工生物瓣膜在发展过程中曾应用过多种自体、同种异体和异种组织和灭菌及贮藏方法。临床上应用较多的有猪主动脉瓣和牛心包瓣。人工生物瓣膜为中心血流型，接近于正常人体瓣膜功能，血流动力学性能良好，对血流成分破坏极少，血栓栓塞发生率低，术后不需要终身抗凝，从而避免因抗凝药物过量引起的出血并发症，适用于有出血倾向、育龄妇女和边远农村地区不便于进行抗凝治疗的病例。人工生物瓣膜的最大缺点是生物组织退行性改变导致瓣膜钙化、僵硬、破裂、衰败、丧失功能，需再次施行置换术。通过防钙化处理，目前国外较好的生物瓣膜平均寿命在15～20年。老年人接受生物瓣其衰败较年轻人迟，故目前国际上多主张对于65岁以上的老年人采用生物瓣膜。

3. 二尖瓣置换术操作技术　手术切口多采用房间沟切口或右房、房间隔切口，切开左心房后，应检查左心耳是否有血栓，如发现有血栓即予清除，现广泛推荐有心房颤动患者需要行左心耳封闭术。检查二尖瓣病变情况，如瓣膜损坏严重不宜行整形修复术，则需行瓣膜置换术。于前瓣叶游离缘中部用Kock钳或牵引缝线将前瓣叶拉紧，先在前瓣叶基部距瓣环约2～3mm处做切口，一般瓣叶组织在此处仍较柔顺且便于操作，然后用刀或剪沿瓣环并与瓣环保持2～3mm的距离处切开并切除前瓣叶，而后瓣叶尽量予以全部或部分保留，尤其对于老年患者。切除二尖瓣后,用瓣环测定器测量瓣环大小,根据患者年龄、性别、社会及经济情况和瓣环大小,选用适当种类和尺寸的人工瓣膜。用两端各带无创伤缝针的2-0涤纶缝线加涤纶小垫片12~16针,分别从心房面进针穿越瓣环于心室面出针。放置上述褥式缝线时应注意缝线间距均匀分布于环周全长,将每对褥式缝线依顺序卡在人工环形固定圈上,避免缝线互相搞错。放置好全部瓣环上缝线后,再逐一将每对褥式缝线精确地依序穿过人工瓣膜缝合圈上的相应部位,然后将人工瓣膜推送入瓣环部位,同时收紧每一根褥式缝线,检查缝圈已与瓣环贴紧后逐一结扎缝线。每根褥式缝线应打结5~6个,剪除缝线时残留的线结不宜过长,以免嵌入瓣口。另一种缝法是先用1针2-0Prolene带垫片缝线将瓣环与人工瓣膜缝圈缝合固定后,将人工瓣膜送入瓣环部位,然后分别用缝线两端连续缝合瓣环与缝圈(图76-1)。为了使人工瓣膜放入左心室腔后不影响血流通畅,应按不同类型人工瓣膜的结构选定人工瓣膜置放的最佳方位,双叶机械瓣一般将瓣膜纵形放置,但最重要的还是要保证瓣叶的启闭自如。瓣膜不宜选择过大,换瓣线在后瓣瓣环上缝合进针不宜过深,否则有可能损伤回旋支动脉,或使回旋支受牵拉扭曲血流不畅,造成术后心室收缩功能障碍。在二尖瓣前交界和右纤维三角之间缝合过深,可能无意损伤无冠瓣或左冠瓣。同样在右纤维三角与后交界之间缝合太深也可能损伤房室结和希氏束。后者往往是由于感染性心内膜炎或钙化病变,对瓣环病灶清除过多,遗留的组织太少以至于换瓣线缝合过深所致。传导系统的永久损伤,可能需要到术后许多天后才被发现,这时需要植入永久性起搏器。生物瓣膜置换术后应用华法林抗凝3~6个月,但合并房颤、左心房巨大和血栓者应长期抗凝。机械瓣膜置换术后应终身抗凝,维持国际标准比值(INR)在2~3之间。

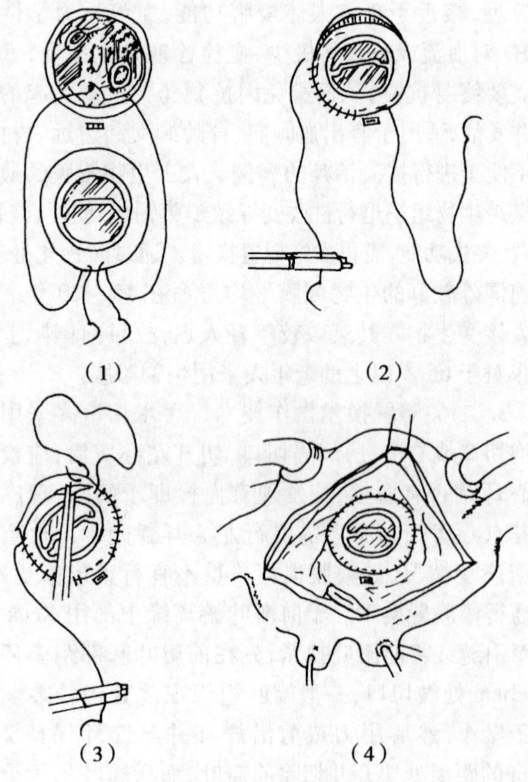

图76-1　二尖瓣膜替换术

左室后壁破裂是二尖瓣置换术后一种严重的并发症,尤其对于一些老年女性患者较为多见,其后果将会十分严重。当左室壁薄弱时,过度切除或牵拉乳头肌可能引起左心室破裂。如果存在急性或亚急性心肌梗死,特别是老年患者也可能发生左室破裂。近年来,许多学者通过大量的动物实验和临床研究,证实保持左室二尖瓣装置的连续性有利于保护左心室功能和减少左心室后壁破裂的并发症,故鼓励行二尖瓣置换术时尽可能保留瓣下结构。手术方式分为保留后叶腱索乳头肌和保留全部腱索及乳头肌两类。前者大多数患者可采用,后者仅少部分患者采用:①保留后叶腱索和乳头肌:术中探查如见后叶组织无明显钙化,其附着的腱索无明显伸长或粘连,自心房进针,穿过瓣环,从后叶粗糙带出针,作间断褥式缝合,收紧整个后叶,若后叶很宽,则切除后叶组织的中间带,保留腱索附着的粗糙带,用带垫片的针线,作间断褥式缝合,收紧后叶(图76-2);②保留全部腱索和乳头肌:在前叶附着部的中心开始做切口,劈开前叶并从中间把瓣叶切开,然后把前叶翻卷,使其部分心室面朝上,并切除无腱索附着的瓣叶组织。用带垫片的针线作间断褥式缝合,进针于腱索之间的前叶心室面,穿过后叶与后叶瓣环,收紧缝线使前叶贴向后叶(图76-3)。术中应避免因保留组织而妨碍人造瓣瓣阀活动与嵌塞瓣口,现有的大多数机械瓣均可旋转瓣叶,以利于调整。

4. 微创二尖瓣置换术　一直以来,为了充分地暴露,手术大都以胸骨正中切口为主,这就需要锯开胸

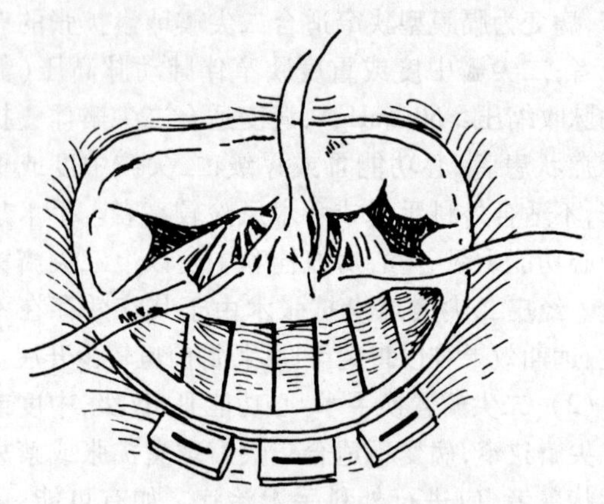
图76-2　保留后叶腱索和乳头肌示意图

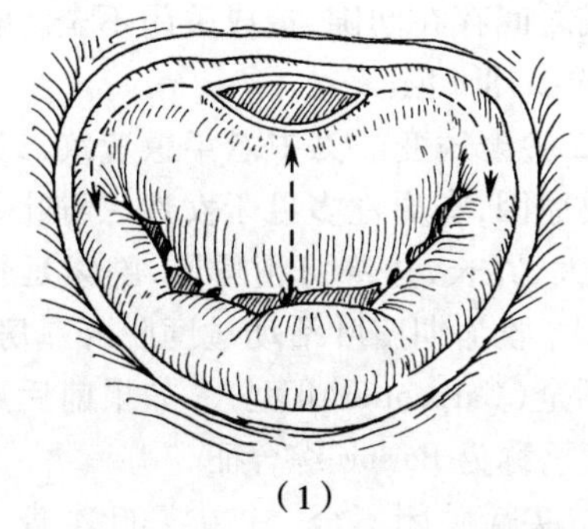
(1)

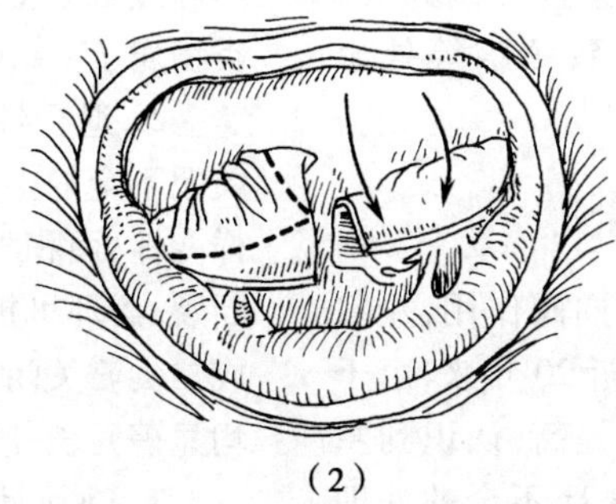
(2)

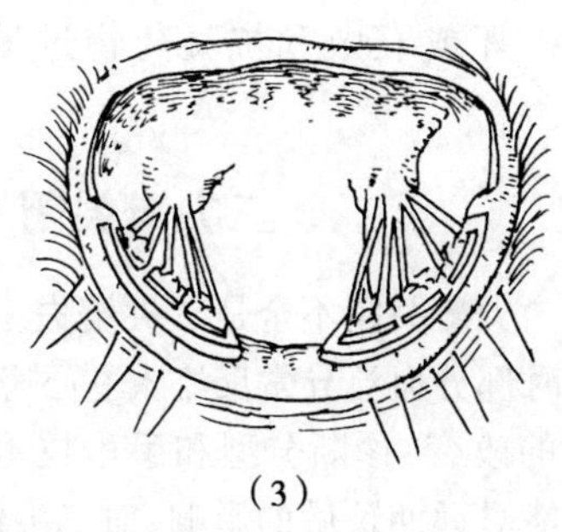
(3)

图 76-3　保留全部腱索和乳头肌行瓣膜替换示意图
(1)在前叶附着部的中心开始作切口;(2)在前叶中部劈开,并将两半瓣叶翻转向后叶;(3)将前叶瓣膜缝于后瓣环处

骨,对患者造成了较大的创伤。由于破坏了胸骨的完整性,术后患者往往疼痛较明显,整个恢复过程较长,甚至一段时间后遇到阴雨潮湿天气时仍会隐痛。自20世纪90年代以来,国际上逐渐开展了一些心脏外科的微创手术,尤其是最近几年来,微创手术已遍布几乎所有的外科领域。微创二尖瓣置换术以其较小的创伤和满意的效果,已经被越来越多的外科医师所接受,也越来越受到患者的欢迎。

微创二尖瓣置换术目前主要包括右胸小切口手术、全胸腔镜手术及机器人手术,手术均在全麻体外循环下进行,股动静脉插管,股静脉插管至右房上腔静脉开口水平。右胸小切口手术采用右侧乳房下弧形切口,长度4~5cm,于第4肋间进胸,用弹性塑料圆圈固定切口,并予小型撑开器撑开肋骨。打开心包并牵拉固定,右侧第5肋间腋后线打洞放置CO_2充气管,应尽量置于较低处,右侧第2肋间腋后线打洞放置主动脉阻断钳。体外循环中应用股静脉单管引流,并加用少量负压吸引,可以充分保障术中全流量转流。心肌保护采用经主动脉根部顺灌含血停跳液,行房间沟切口,从左侧胸骨旁第4肋间插入特制拉钩暴露二尖瓣。全胸腔镜手术采用右侧胸腔三个1~2cm操作孔进行操作,其中两个作为主操作孔,另一个放置电视胸腔镜光源及摄像头,具体内部操作步骤与右胸小切口手术相同。由于视野通过电视机予以放大,手术野的暴露应该不成问题,操作者最好是原先具有一定胸腔镜操作的基础,否则胸腔镜的熟练操作需要一定的学习时间。机器人手术切口与全胸腔镜手术切口相似,只是其操作的精确性更高,损伤更小。

微创二尖瓣置换术的主要优点有:①美容效果明显:小切口手术切口为4~5cm,全胸腔镜手术切口仅2~3cm,且位于较为隐蔽的乳缘下,尤其对于术后患者心理的康复影响较大;②节省资源:包括缩短住院天数、减少输血率及输血量;③减少并发症的发生:由于微创创面及损伤较小,术后胸液引流量、输血量较少,均减少了并发症发生的可能性;④减轻疼痛:由于微创手术保留了胸廓的完整性,胸骨稳定性良好,对呼吸功能影响小,利于患者的早期活动和术后恢复;⑤减少了伤口愈合不良的可能性。

5. 伴有心房颤动的治疗　心房颤动是风湿性心脏病二尖瓣狭窄患者的一种常见并发症,接近一半的二尖瓣狭窄患者最终会出现心房颤动,其发生率随年龄增长而增加。

对于二尖瓣置换术的患者,可以同时行房颤的纠治术。目前较为成熟的主要是外科射频消融治疗,包括单极射频消融术和双极射频消融术,其射频消融线路主要依据改良的 Maze Ⅲ方法,同时行左、右心耳切除,其治疗效果与房颤的时间及心房的大小存在直接的关系。目前冷冻消融的应用,也有逐渐增多的趋势。

【治疗效果】

二尖瓣置换术年轻患者手术死亡率可低于2%,但在老年、肺动脉高压、有其他并发症的患者,手术死亡率可高达10%~20%,主要死亡原因是病程太晚、心功能太差、伴有重度肺动脉高压和心源性恶病质等。二尖瓣置换术10年生存率为70%~85%,远期并发症有血栓栓塞、抗凝出血、瓣周漏、人工瓣心内膜炎和人工瓣膜失功等。

二尖瓣瓣膜置换术的手术死亡率约为2%~6%。75%的病例心功能从术前的Ⅲ~Ⅳ级改善到Ⅰ~Ⅱ级。临床症状显著减轻,运动能力增大,心影逐渐缩小并可恢复到正常大小。术后5年、10年、15年生存率分别降至90%、80%和60%。生物瓣和机械瓣10年生存率基本相同,前者因为瓣膜损坏心力衰竭或再次手术死亡,后者因为血栓栓塞、抗凝出血或人工瓣心内膜炎死亡。影响疗效的不利因素有病程长、术前心功能Ⅲ~Ⅳ级、左心室功能减退、心脏显著扩大、肺动脉高压、心房纤维颤动、高龄、兼有冠状动脉粥样硬化性心脏病和第二次手术等。瓣膜置换术后并发症与选用的人工二尖瓣的种类有关,有慢性溶血性贫血，瓣周漏血，血栓栓塞，人工瓣膜感染性心内膜炎，瓣膜损坏或衰败和抗凝药物过量导致颅脑等处出血等。

二、二尖瓣关闭不全

二尖瓣关闭不全是二尖瓣失去单向阀作用，左室收缩时部分血流异常反流入左心房。近20年来，由于病因的改变，诊断分型和手术技术的提高，认识到左室功能对远期预后的影响，对二尖瓣关闭不全的处理也在发生很多变化，主要是根据不同的病因和功能分型采取不同的外科手术方法。

【解剖与功能分型】

正常的二尖瓣功能需瓣叶、瓣环、腱索乳头肌、心室壁四部分结构正常形态和功能的维持与协调。二尖瓣叶可分为前瓣叶、后瓣叶、前外隔叶、后内隔叶，前瓣叶又可根据腱索附着部位从前向后分成A1、A2、A3三个区域，后瓣叶同样分成P1、P2、P3三个区域，前外与后内隔叶又命名为Ac和Pc。Carpertier根据瓣叶参照二尖瓣环的活动度，将二尖瓣关闭不全病变类型分成三型，Ⅰ型：瓣叶活动正常；Ⅱ型：瓣叶活动过度；Ⅲ型：瓣叶活动受限，Ⅲa型为舒张期瓣叶活动受限，Ⅲb型为收缩期瓣叶活动受限（图76-4）。二尖瓣瓣环呈马鞍形立体结构，其周长在收缩期和舒张期约有17%的变化，而且主要在后瓣环。

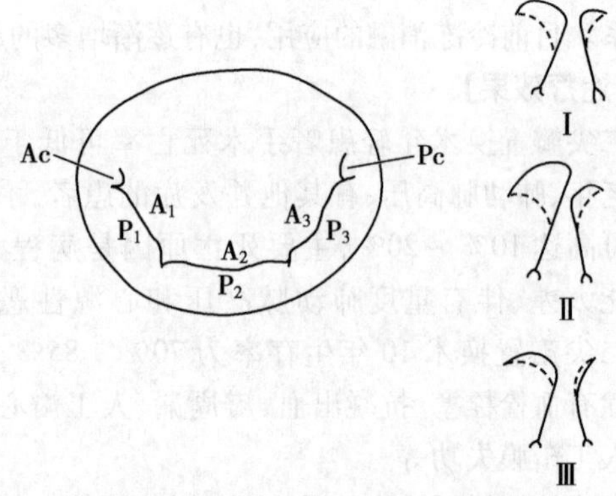

图76-4　二尖瓣叶分区和功能分型

【病因与病理改变】

成人二尖瓣关闭不全的病因有许多，在我国仍以风湿性为主，但退行性和缺血性二尖瓣关闭不全在逐渐增加，其他病因还有感染性心内膜炎、Marfan综合征、主动脉瓣严重狭窄、扩张型心肌病、外伤或医源性、心内膜纤维化等。

1. 风湿性二尖瓣关闭不全　多见于年轻患者，并伴有风湿性二尖瓣狭窄，10%为单纯风湿性二尖瓣关闭不全。瓣叶纤维化增厚、钙化、挛缩，瓣下腱索融合、缩短并向下牵拉瓣叶，瓣叶活动受限，收缩期前后瓣叶接触不良或之间存在间隙，造成关闭不全。病变类型属于Carpentier Ⅲa型。

2. 退行性二尖瓣病变　为中老年患者致二尖瓣关闭不全的主要原因，在男性多见于女性。瓣叶黏液样变性，面积增大、冗长，边缘可稍增厚，腱索延长或断裂，瓣环可扩大，收缩期瓣叶活动过度脱入左房，造成二尖瓣关闭不全（Carpentier Ⅱ型）。如果前后瓣叶均显著冗长、脱垂，称为Barlow综合征。

3. 缺血性二尖瓣关闭不全　二尖瓣叶本身无器质性病变，但急性心肌梗死可导致乳头肌断裂，造成急性二尖瓣关闭不全，病变类型为Carpentier Ⅱ型。多数缺血性二尖瓣关闭不全患者是由于陈旧性心肌梗死导致乳头肌缺血纤维化而功能失调，局部心肌收缩活动差或左室扩大，造成乳头肌移位，心脏收缩时乳头肌腱索向下牵拉瓣叶，瓣叶接触面积缩小，造成关闭不全（Carpentier Ⅲb型）。

4. 感染性心内膜炎　感染性炎症反应过程中细菌团块、炎症细胞和纤维素聚集在瓣叶形成赘生物，炎症严重者可引起瓣叶穿孔或瓣周脓肿。瓣叶体部穿孔或赘生物介于瓣叶之间，可造成瓣膜水平的反流，病变类型属于Carpentier Ⅰ型。心内膜炎也可导致腱索断裂，造成瓣膜脱垂关闭不全（Carpentier Ⅱ型）。

Marfan综合征有60%～80%的患者合并二尖瓣黏液样变性，造成二尖瓣脱垂（Carpentier Ⅱ型）。主动脉瓣严重狭窄或关闭不全、扩张型心肌病导致左室扩大，继而二尖瓣相对性关闭不全（Carpentier Ⅲb型）。

【病理生理】

二尖瓣关闭不全病例在收缩期二尖瓣对合不良可以产生一个反流口，由于左室与左房之间的压力阶差就产生一定的反流量。反流量与有效反流口（ERO）大小和收缩期时相长短成正比。反流量在收缩期进入左心房，在舒张期进入左心室，因而产生左心室容量负荷过重，改变了左心室的负荷与功能。心脏收缩时左心室血液一部分反流入左心房，因而进入体循环的血流量相应减少。

在代偿期，左心室前负荷增加，而后负荷可正常或因二尖瓣关闭不全而降低，增加心率排出更多血液，增加心排量。同时由于左心室舒张末压升高，心室腔扩大，心室壁代偿性肥厚、张力升高，因此心脏增加耗氧。在代偿期即使左室射血分数（LVEF）和缩短分数（FS）在正常范围，但实际上心脏的收缩功能已严重损害。一旦进入失代偿期，随着左心室的扩大，引起二尖瓣环扩大，反流面积增加，对血流动力学产生进一步影响，形成恶性循环，加快病程的进展，引起左心功能不全。二尖瓣关闭不全引起左心室功能改变的同时,左房压明显升高,继而肺循环系统淤血,肺血管压力和阻力升高,增加了右心室的后负荷,引起右心功能不全。右心室扩大和衰竭又可导致相对性三尖瓣关闭不全。

急性二尖瓣关闭不全可由黏液样变性腱索突然断裂,心肌梗死导致腱索或乳头肌断裂,或胸部外伤引起的创伤性二尖瓣关闭不全引起。由于起病急骤,左心房未能适应突然增多的反流充盈量,左房压力迅速升高,于是肺循环压力也急剧升高,出现肺水肿、肺高压。有时肺动脉压力可接近体循环压力。在慢性二尖瓣关闭不全,由于左心室收缩时反流的血液长期冲击左心房致使左心房壁逐渐变薄,左心房容积极度增大,左心室舒张时左心房血液仍可通畅地进入左心室,左心房压力迅速下降,因而肺循环压力不明显升高。并发肺高压或肺水肿者比较少见,或进展缓慢。

【临床表现和检查】

1. 临床表现　二尖瓣关闭不全的临床表现轻重不一,随起病的缓急、病程早晚、反流量多寡及左心室功能状况而异。从风湿热到风湿性二尖瓣关闭不全的形成一般需要9年时间,二尖瓣黏液样变性导致的二尖瓣脱垂可以无症状达20年,而缺血性二尖瓣关闭不全可在心肌梗死后数天发生,而且可以合并心源性休克。

轻度二尖瓣关闭不全,大多无自觉临床症状,仅体格检查时听到心脏杂音。病程历时较久、反流量较多的病例,由于左心室搏出量虽然增大但排送入体循环的血流量减少,以及肺淤血,可呈现乏力、易倦、活动耐量减低、劳累后气急等症状。但静息时呼吸困难、端坐呼吸等则很少见。晚期二尖瓣关闭不全病例可呈现左心衰竭和右心衰竭,患者可有下肢水肿,肝大和腹水等症状。但急性肺水肿、咯血或体循环栓塞较二尖瓣狭窄病例少见。心房颤动亦较二尖瓣狭窄少见。

冠状动脉粥样硬化性心脏病、胸部创伤、感染性心内膜炎,和二尖瓣交界分离术引起的急性二尖瓣关闭不全,由于左心房不能适应急骤的血流动力学改变,左心房、肺静脉压力均升高并传导到肺微血管、肺小动脉和肺动脉,于是右心排血阻力增大,肺循环血容量增多,肺充血,可导致肺水肿。临床上迅速呈现严重呼吸困难、端坐呼吸和右心衰竭症状。

2. 体格检查　轻度二尖瓣关闭不全病例,除心尖区听到收缩期杂音之外,可无其他异常体征。中度以上二尖瓣反流者,则心前区可扪到较强的弥散性搏动,心尖搏动移向左下方,心尖区可听到粗糙、响亮、Ⅲ级以上、时限较长的全收缩期杂音。深吸气时杂音响度减弱,呼气时响度可稍增强,常传导到腋中线。杂音传导方向与病变部位有关系。关闭不全病变主要位于后瓣叶者,杂音常传导到胸骨或主动脉瓣区。关闭不全病变主要位于前瓣叶者,则反流的血液冲向左心房后壁,收缩期杂音常传导到脊柱或头项部。有的病例伴有收缩震颤。有时心尖区尚可听到因大量血流通过二尖瓣瓣口产生的短促的舒张期隆隆样杂音。第一心音减弱或消失并常被杂音所掩盖。肺动脉瓣区第二心音响度正常或略亢进,并因主动脉瓣提前关闭呈现分裂。心尖区可能听到第三心音。病程进入晚期可呈现颈静脉怒张、肝大、下肢水肿等右心衰竭症状。兼有二尖瓣狭窄及关闭不全的病例则心尖区既可听到时限较长的舒张期隆隆样杂音,又可听到全收缩期杂音,第一心音较为响亮。

3. 影像检查　胸部X线检查:胸部X线检查显示左心房、左心室扩大,心脏右缘形成双重密度增高阴影,肺动脉段突出,主动脉弓小。食管钡餐检查显示食管被扩大的左心房压迫移向后方,肺野血管无明显改变或轻度扩张。X线检查尚可判明瓣膜有无钙化病变。

4. 心电图检查　轻度二尖瓣关闭不全可不呈现异常心电图征象。中度以上关闭不全和病程较长者则显示左心室肥大并可伴有劳损,电轴左偏。出现肺循环高压的病例则可显示左、右心室肥大征象。病程长的病例常呈现心房颤动。

5. 超声心动图检查　是非常敏感的检查方法,特别是由于彩色多普勒超声的发展,临床上无任何症状或体征的轻微二尖瓣关闭不全亦能发现。一般根据反流程度可分为+~++++,同时超声心动图还可显示瓣叶是否增厚、钙化,有无合并狭窄等,亦可显示腱索是否延长或断裂,左心室、左心房扩大程度和心肌收缩幅度及肺动脉压力等,为手术提供可靠参考,而且在术中作为二尖瓣成形术的监测和评价工具。

【病程演变】

二尖瓣关闭不全的病程演变及预后与起病年龄及病因有关,左心室功能状态是影响预后的重要因素。风湿性二尖瓣关闭不全病例一般病程发展较为缓慢,左心室代偿功能良好的病例发现心脏杂音后,仍可多年不呈现明显症状。一旦出现临床症状,则提示左心室代偿功能开始衰减,左心室逐渐扩大,病情即可迅速恶化。二尖瓣瓣叶脱垂引起二尖瓣关闭不全的病程演变与风湿性二尖瓣关闭不全相近似。心肌梗死、胸部创伤、感染性心内膜炎以及二尖瓣狭窄手术时产生的医源性二尖瓣关闭不全,一般起病急骤,病情迅速恶化,可在短期内死于急性左心室衰竭和肺水肿。

【诊断】

根据患者的症状和杂音，以及超声心动图检查的结果，可以明确二尖瓣关闭不全的诊断。同时，要结合既往史和化验检查，对二尖瓣关闭不全的病因、严重程度作出诊断，才能对治疗方法的选择提供依据。根据血流反流至在左心房的深度而作出的反流程度判断尚不够精确，需结合反流面积(ERO)和反流量对反流程度作出定量分析(表74-1)。

表76-1　二尖瓣反流程度

	轻度	中度	重度
反流束长度	+	++ ~ +++	++++
反流束速度(m/s)	<3	3 ~ 7	>7
反流面积(mm^2)	<20	20 ~ 40	>40
反流量(ml)	<30	30 ~ 60	>60

【治疗】

1. 手术适应证　二尖瓣外科手术治疗的Ⅰ类手术适应证为：①有症状的急性重度二尖瓣关闭不全；②心功能Ⅱ、Ⅲ、Ⅳ级的慢性重度二尖瓣关闭不全但左室功能尚未严重受损(严重受损指射血分数EF<0.30，收缩末内径LVESD≥55mm)；③慢性重度二尖瓣关闭不全伴轻、中度左室功能受损(EF 0.30 ~ 0.6，LVESD≥40mm)；④重度二尖瓣关闭不全左室功能良好的无症状但新发生房颤的患者；⑤重度二尖瓣关闭不全左室功能良好的无症状但合并肺动脉高压的患者(静息肺动脉收缩压≥50mmHg，运动后≥60mmHg)；⑥二尖瓣瓣下结构不良导致的慢性重度二尖瓣关闭不全，心功能Ⅲ ~ Ⅳ级，左室功能严重受损；⑦因左心功能不全左室扩大引起的重度二尖瓣关闭不全，心功能Ⅲ ~ Ⅳ级，抗心衰治疗包括双心室同步起搏治疗效果不佳的患者。⑧对于重度二尖瓣关闭不全而无症状患者，如术前评估有95%概率可行修复，则也建议手术。

对于左心功能良好无症状的二尖瓣关闭不全，以及轻到中度的单纯二尖瓣关闭不全，不需要外科手术治疗。

2. 二尖瓣成形手术操作技术　近20年来二尖瓣瓣膜整形修复术取得较大进展，目前大多数的二尖瓣关闭不全病例可通过自体瓣膜的整形修复改善启闭功能，避免了瓣膜置换术的与人工心脏瓣膜有关的人工瓣心内膜炎、血栓、抗凝出血等并发症，远期生存和生活质量均优于二尖瓣置换术。二尖瓣成形术的基本原理为增加前后瓣叶的接触面积。

(1) 瓣叶成形技术

1) 矩形切除：矩形切除是二尖瓣后叶成形的经典方法，对于后叶脱垂或腱索断裂，受累的瓣叶小于后瓣的1/3者可矩形切除瓣叶，边缘缝合，对应的瓣环做折叠，从而消除了脱垂造成的反流。其修复成功率较高、围术期死亡率低、远期疗效较好(图76-5)。

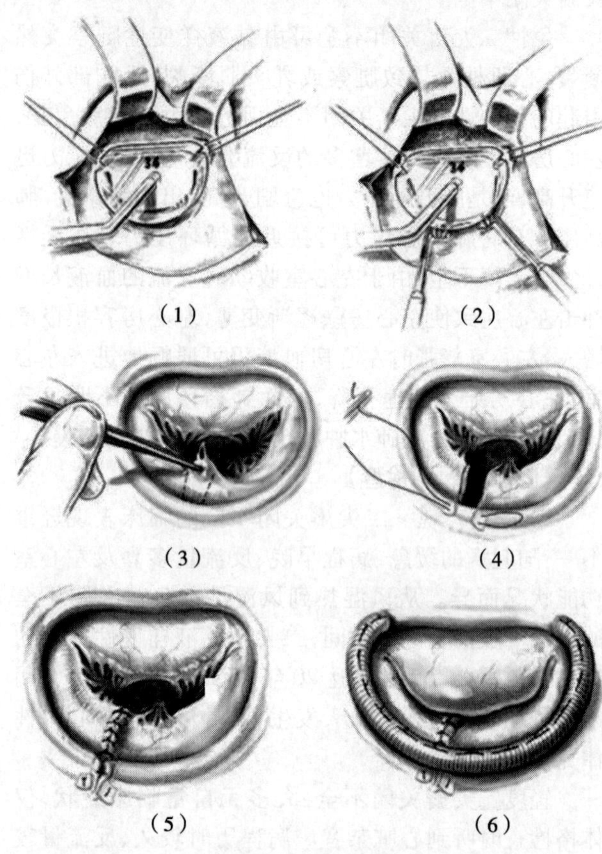

图76-5　二尖瓣成形术

(1)、(2)测量二尖瓣前瓣面积选择人工二尖瓣环型号；(3)切除脱垂的瓣叶；(4)瓣环环缩；(5)缝合后瓣叶切口；(6)放置人工二尖瓣环

2) 瓣叶修复：包括瓣叶扩大、心包片修补穿孔、瓣叶削薄和去钙化等方法。

3) 移行技术(Sliding)：它是针对二尖瓣收缩期前移(SAM现象)的方法，或纠正非对称瓣叶，是瓣叶脱垂矩形切除技术的一种补充术式，也可用于后叶脱垂或腱索断裂。其原理是降低后叶的高度，使收缩期瓣叶的对合线后移(图76-6)。

4) 三角形切除：三角形切除是二尖瓣前叶脱垂成形的常用方法，它对于消除前叶冗长及解除SAM现象，具有较好的疗效。

5) 双孔二尖瓣技术(缘对缘成形术)：可以作为其他成形技术效果不佳时的一种补救措施，也可以单独使用。其特点是必须保证前后瓣叶缝合处有足够的对合面，且处于同一平面，以便收缩期瓣叶能够充分闭合。同时尽可能减低缝合部位张力，防止缝合部位瓣叶撕脱，是提高远期疗效的关键(图76-7)。

5

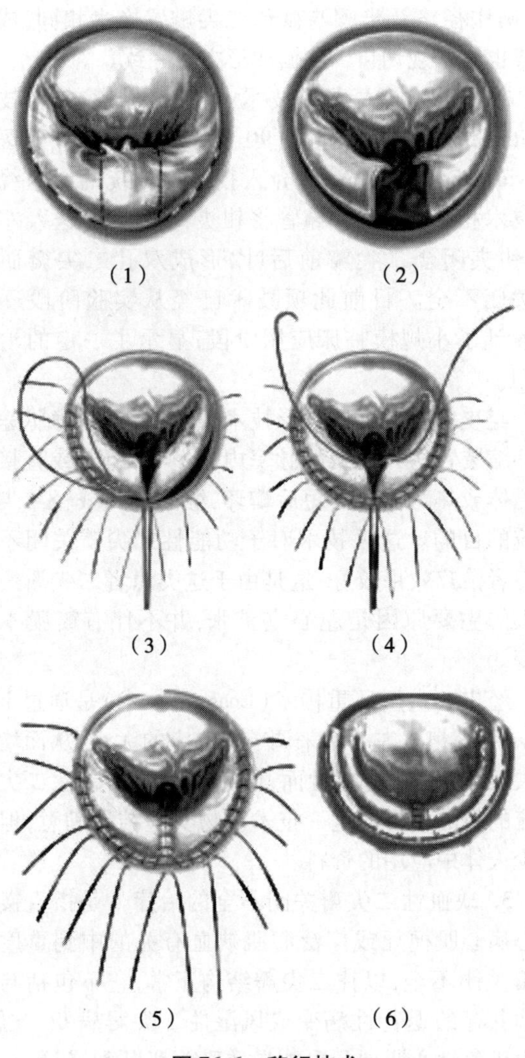

图 76-6　移行技术
（1）切除脱垂后瓣叶；（2）沿后瓣叶基底部作新月形切除；（3）将后瓣叶缝合于后瓣环；（4）缝合后瓣叶；（5）放置瓣环缝线；（6）置入人工瓣环

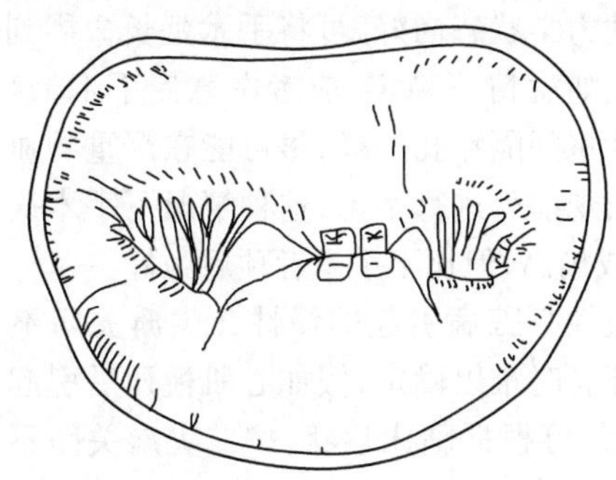

图 76-7　双孔二尖瓣

（2）腱索成形技术

1）腱索缩短：腱索缩短术是对于前瓣腱索延长的主要修复方法，将乳头肌尖端劈开一纵沟，用 5-0 缝线绕过腱索，穿过纵沟的两侧，拉紧缝线将腱索埋在沟内，然后缝合乳头肌切口。如乳头肌细小，则直接做“8”字缝合把腱索折叠固定在乳头肌上，再用垫片褥式缝合穿过腱索和乳头肌加固。

2）腱索转移：常用的腱索转移技术包括后叶一级腱索转移至前叶边缘和前叶二级腱索转移至前叶边缘两种（图 76-8）。其优点在于用正常的自体腱索支撑前叶，无需其他复杂的技术而达到持久满意的效果。

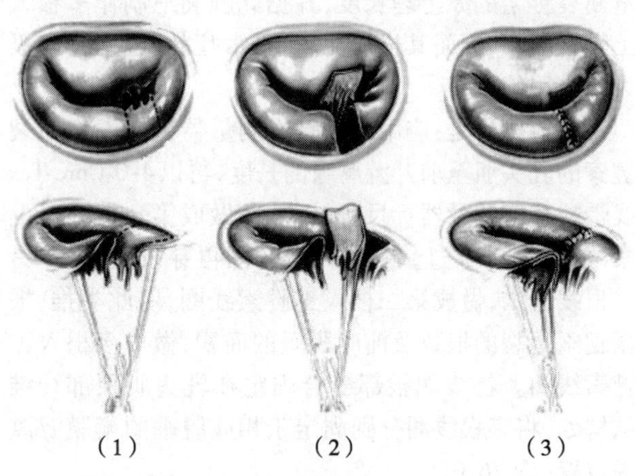

图 76-8　腱索转移
（1）前瓣腱索断裂脱垂；（2）相应部位后瓣矩形切除；（3）将后瓣叶腱索褥式垫片缝合至前瓣叶

3）人工腱索：对于前瓣腱索断裂，常用的方法有：一级腱索断裂，将瓣叶边缘固定在二级腱索上，此方法需要有 1、2 根较结实的二级腱索。以及人工腱索，目前多采用 4-0 Gore-Tex 线重建断裂的腱索，其优势在于人工腱索不易延长或断裂，可根据需要选择植入点，可单根也可多根植入。技术难度在于确定人工腱索的长度及固定，避免腱索过短过长、固定不牢，造成效果不佳、固定部位撕脱等，严重影响治疗效果（图 76-9）。

4）人工腱索线圈技术（Loop 技术）：最早由 Mohr 于 20 世纪 90 年代首先使用，主要用于解决二尖瓣前

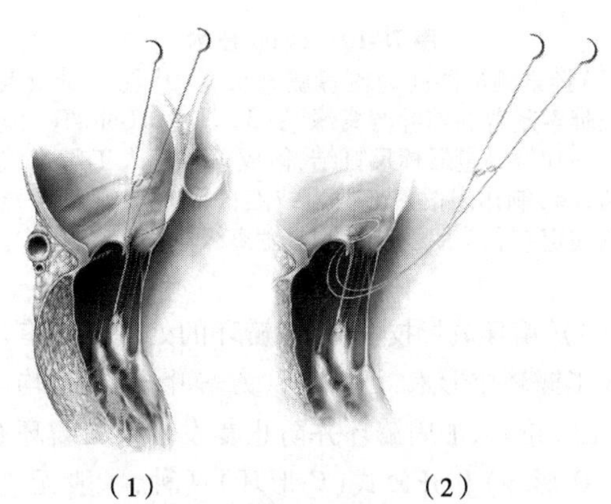

图 76-9　人工腱索
（1）4-0 Gore-Tex 缝线褥式缝于乳头肌纤维帽，穿过瓣叶游离缘，调整好长度后打结；（2）缝线再反穿入瓣叶心室面打结

后瓣叶多根腱索断裂造成大面积脱垂的病变。其优点在于避免了 Gore-Tex 线易于滑脱、打结时滑动缩短的问题；保留有效瓣叶组织，避免了因瓣口缩小而导致术后跨瓣压差增大这一缺点，减少了 SAM 现象的发生；目前认为其更适合于微创瓣膜修复，明显提高了手术成功率。另外专用腱索测量器能够较精确地测量断裂腱索的原生理长度，并据此顺利地制作多根人工腱索线圈，因而其操作简单，手术疗效确切，具有极大的应用价值。

具体操作是：应用专用腱索测量器测量发出断裂腱索的乳头肌至前叶游离缘的长度，再以 4-0 Gore-Tex 线带垫片绕测量器标尺打结，从而做成第一根人工腱索线圈；缝针穿过垫片绕标尺一圈再穿过垫片，和另一根线打结，做成第二根人工腱索线圈，以此类推，根据腱索断裂的根数及前叶脱垂的面积，做成多根人工腱索线圈。将线圈根部缝合固定在乳头肌顶部纤维结构处，将多根线圈分别固定于相应脱垂的瓣膜游离缘位置（图 76-10）。

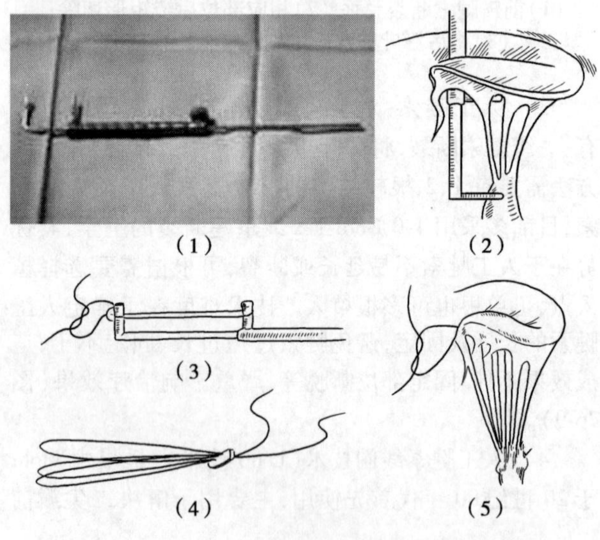

图 76-10　Loop 技术

(1)腱索测量器；(2)测量腱索长度（从乳头肌顶点至腱索附着的前叶游离缘）；(3)以 4-0 Gore-Tex 线带垫片绕测量器标尺打结，做成第一根人工腱索线圈；(4)制作多根人工腱索线圈；(5)将人工腱索线圈固定在乳头肌及脱垂瓣叶游离缘

(3) 瓣环成形技术：针对瓣环的处理方法有环缩术、人工瓣环成形术，目前多认为瓣叶成形后，均应使用人工纤维环，加固瓣环并防止复发。人工瓣环有封闭式（O 形环）和开放式（C 形环）两种，一般无差别，但 C 型环的两端必须缝合至前叶纤维三角在瓣环上的着力点处。

(4) 微创二尖瓣成形术

1) 右胸小切口手术、全胸腔镜手术及机器人手术：操作径路及步骤与微创二尖瓣置换术相同，成形方式也与常规切口二尖瓣成形方法一致。

2) 经皮介入成形技术：经皮二尖瓣夹合技术（MitraClip 技术），20 世纪 90 年代由意大利外科医师 Otavio Alfieri 首创，是将介入技术与传统的缘对缘缝合技术相结合，通过导管将钳夹闭合装置送入左心房，钳夹闭合二尖瓣前后叶，形成双孔二尖瓣而治疗关闭不全。目前此项技术已经从实验阶段逐渐过渡到了小规模临床应用阶段，显示了一定的治疗作用。

经皮二尖瓣瓣环成形技术，是经右颈内静脉途径将环缩装置送入冠状静脉窦内缩短后瓣环，或直接通过磁体或热力作用缩短后瓣环，继而达到减轻二尖瓣反流的目的。这项技术对于功能性二尖瓣关闭不全的患者治疗效果较好，这是由于这类患者二尖瓣瓣环增大的主要原因是左心室扩张，并不伴有瓣膜本身病变。

经皮心室瓣环重构术（Coapsys 技术）是通过 iCoapsys 系统植入左心室来调节左心室的大小，从而增加二尖瓣前、后叶的接触面，以达到改善功能性二尖瓣反流的目的。目前这一技术动物实验结果满意，但仍缺少人体中应用的资料。

3. 缺血性二尖瓣关闭不全的治疗　是指直接与冠心病心肌梗死或广泛心肌缺血有关的中到重度二尖瓣关闭不全，以往二尖瓣结构正常，它不包括与冠心病共存的退行性病变或风湿性二尖瓣病变。冠心病由于急性心肌梗死可能导致乳头肌断裂或延长，或者由于室壁瘤形成和心室扩张造成乳头肌移位和扭曲，最终都会引起二尖瓣关闭不全。

急性心肌梗死患者突然出现二尖瓣关闭不全，假如血流动力学状态尚好，可将手术延长 2 周到 2 个月进行。假如病情不稳定，应考虑急症手术治疗，就像处理急性室间隔穿孔一样，尽可能在严重的血流动力学障碍出现前就进行手术，这种情况下手术病死率约为 30% 或稍高，但比不手术者预后为好。

缺血性心脏病引起的慢性二尖瓣关闭不全的手术适应证有时难以确定，假如心肌梗死后引起乳头肌部分断裂，可根据临床症状，按二尖瓣关闭不全一般手术适应证处理。

对于冠脉搭桥手术患者，如果伴有中度以上二尖瓣反流，应同时行二尖瓣成形术，瓣膜成形方法可采用前述各种技术。

4. 感染性心内膜炎成形术　对于感染性心内膜炎的成形手术治疗，目前开展的越来越多，尤其是感染愈合后病变。

如果存在瓣叶穿孔多行穿孔修补术，一般而言，感染愈合期穿孔周围的组织已较强韧，可选择直径稍大于穿孔的人造涤纶或自体心包补片，以4-0无创缝线缝合修补。

5. 风湿性病变的成形术　由于风湿性病变可引起瓣叶纤维化增厚、挛缩甚至钙化，瓣下腱索或乳头肌融合、缩短，病程较长时修复远期效果较差，故仅适合于一些较早期的病变。

成形方法包括瓣叶增厚的纤维组织剥离，瓣叶钙化灶切除补片修补，以及对腱索增厚、融合的矫正等。纤维组织剥离方法为沿前叶基底带部分切开瓣叶表层，用刀片逐渐剥离，去除基底带和中间带的纤维组织，但必须保持留下的瓣叶组织基本的厚度，防止剥穿，也不宜剥离有腱索附着的粗糙带，以免影响腱索的附着。瓣叶局灶性片状钙化，钙化灶深入瓣叶全层，容易脱离，应予以切除，然后用自体心包补片修补。腱索增厚、融合的矫正可选择性地采取切除增厚的Ⅱ级腱索，增加后叶活动度，切除腱索上增厚的纤维组织，留下正常腱索以及劈开融合的腱索，或同时劈开乳头肌，也称腱索乳头肌开窗，目的是减轻瓣下狭窄和因瓣叶过分受牵拉引起的关闭不全。

【治疗效果】

二尖瓣成形术的手术死亡率约为2%～5%，最常见的死亡原因为左心室衰竭和心律失常。10%的患者因残留二尖瓣关闭不全需再次手术。晚期死亡率7%，主要死亡原因为关闭不全复发而再次手术。二尖瓣成形术治疗退行性病变的疗效要明显优于其他原因引起的二尖瓣关闭不全。90%的二尖瓣退行性病变可行二尖瓣成形术获得成功，10年总的免除再次手术率为93%，后瓣脱垂成形术的疗效优于前瓣，后瓣成形术10年和20年免除再次手术率可分别高达98%和97%。风湿性二尖瓣关闭不全成形术的10年免除再次手术率为72%。

（赵东　王春生）

第二节　主动脉瓣疾病

【病因】

需外科治疗的主动脉瓣疾病主要有下列4种情况：

1. 先天性主动脉瓣疾病　较常见者为二叶式主动脉瓣畸形，临床表现以主动脉瓣狭窄为主。另一常见的先天性主动脉瓣病变为主动脉瓣叶脱垂产生主动脉瓣关闭不全，这种畸形往往发生在较大的高位室间隔缺损或主动脉瓣窦瘤破入右心室的病例。在较大的高位室缺病例，其上方相应的瓣叶失去室间隔的依托，心室舒张期瓣叶经由室缺向右心室内脱垂。而在瓦氏窦瘤破裂的病例，相应的主动脉瓣叶则向左心室脱垂。

2. 风湿性主动脉瓣疾病　风湿性二尖瓣膜病中约有20%合并有主动脉瓣病变，单纯性的主动脉瓣病变少见。主动脉瓣三片瓣叶都有纤维化增厚、收缩、硬变甚至钙化、活动度甚差。因此风湿性主动脉瓣病变往往为狭窄兼有关闭不全的双病变，且病程较长，心功能损害也较严重。

3. 主动脉瓣退行性病变　主动脉瓣叶呈黏液样改变，组织菲薄呈半透明状，不能耐受主动脉内舒张期压力而产生关闭不全。常见于梅毒性主动脉炎、马方综合征、主动脉中层坏死、老年性退行性改变和其他原因引起的升主动脉瘤。

4. 细菌性心内膜炎　细菌性心内膜炎常破坏主动脉瓣叶组织，在瓣叶上产生赘生物、穿孔或撕裂。因此临床上细菌性心内膜炎引起的主动脉瓣病变常表现为主动脉瓣关闭不全。由于病程较短，血流动力学的改变急骤，使左心室难以耐受突然增加的容量负荷。此外，赘生物可能脱落而产生体循环动脉栓塞。

【病理生理】

主动脉瓣狭窄的主要影响是增高了左心室的后负荷，并对收缩期左心室排空有继发性损害。正常主动脉瓣收缩期压差小于5mmHg，主动脉瓣面积是2～4cm^2。当主动脉瓣面积<0.8cm^{2}或平均主动脉瓣压差>50mmHg为重度主动脉瓣狭窄。跨主动脉瓣压差的增高使左心室压力必须升高以保持升主动脉内正常的灌注压，随之收缩期左心室壁张力增高，室壁厚度增加，左心室向心性肥厚。主动脉瓣狭窄严重者可因左心室收缩期压力过高产生相对性二尖瓣关闭不全。当处于代偿期时可能使患者在几十年中无症状，失代偿时则发生有症状的充血性心力衰竭。此外患者可能有劳力性心绞痛，这与左心室压力增高引起的心内膜下缺血有关。晕厥也较常见，乃由于心律失常或运动诱发的血管扩张所致。

主动脉瓣关闭不全引起左心室容量负荷过重。心室舒张期左室承受主动脉反流的额外血量。随着病程发展，左室心肌代偿性扩大、偏心性肥厚，失代偿时左心室收缩力和射血分数进行性下降，出现心功能衰竭。由于舒张期冠状动脉灌注压降低、心室压增高，可能引起心内膜下缺血。

【临床症状和诊断】

1. 症状和体征　早期主动脉狭窄的患者可多年无自觉症状，有症状的患者表现为劳累后呼吸困难、心绞痛或晕厥。在单纯主动脉瓣狭窄病例，可在主动脉瓣区听到粗糙的收缩期喷射性杂音，向颈部传导。严重的

5

主动脉瓣狭窄,杂音的高峰出现在收缩晚期,常可扪及震颤。但有严重左心衰竭者,收缩期杂音会减轻。

主动脉瓣关闭不全最常见的症状是充血性心力衰竭的症状:呼吸困难、端坐呼吸和夜间阵发性呼吸困难,有一半以下的患者可能发生心绞痛,但晕厥不常见到。体格检查可发现心尖搏动向外侧移位。舒张早期可及递减性杂音并向心尖传导,严重主动脉瓣关闭不全时可发现心尖区舒张中期 Austin-Flint 杂音。由于舒张压降低,脉压增加,可及水冲脉和周围血管搏动征。

2. 辅助检查

(1) 心电图检查:一般显示左心室肥大,常有劳损或心肌损害,也可能有心房颤动或心室内传导阻滞。

(2) 胸部 X 线检查:可见主动脉瓣钙化、左心室扩大和升主动脉扩张,偶有左心衰竭并发肺水肿。重度主动脉瓣关闭不全时左心室向左、向下和向后增大最为显著。主动脉瓣狭窄时,左心室则呈向心性肥大。

(3) 心脏超声检查:不但可测到主动脉瓣开口大小、反流程度、升主动脉直径和瓣环直径,而且可测出左心室收缩终末期和舒张末期内径,从而对左心室射血功能有进一步了解。近几年来彩色超声的发展使这种无创性检查提高了准确性。由于超声检查安全、无创伤、无痛苦,易为患者所接受,已替代了左心室和逆行主动脉造影术。

(4) 心导管检查:仍然是诊断主动脉瓣狭窄的"金标准",可直接测定主动脉瓣压力阶差。通过主动脉根部注射造影剂可证实主动脉瓣反流,通过左心室造影可评价左心室功能,通过冠脉造影可评估冠状动脉解剖。此检查应在 40 岁以上或有冠状动脉疾病危险因素的患者中施行。

(5) 磁共振检查:对于合并升主动脉扩大的患者,行此检查可清晰显示升主动脉病变情况,为手术方式提供依据。

【治疗】

1. 手术适应证 先天性主动脉瓣畸形在幼儿时期如无明显临床症状,可待小儿长大后再行手术。在先天性主动脉瓣脱垂病例,可在修补高位室间隔缺损或瓦氏窦瘤时施行主动脉瓣悬吊术。成年人的轻度至中度主动脉瓣狭窄或关闭不全,在未出现临床症状之前也可暂缓手术。但如患者因合并存在的严重二尖瓣病变需行二尖瓣手术治疗时,应考虑同期纠治主动脉瓣病变。否则在二尖瓣病变纠治后,左心室向主动脉内排血量增多,由主动脉瓣病变引起的血流动力学改变必将加重,从而使左心室不胜负荷,术后将出现左心衰竭。因此在风湿性心脏病,患二尖瓣和主动脉瓣双瓣膜病变的患者,其手术治疗方案应综合两处瓣膜病变情况加以考虑。在主动脉瓣狭窄和关闭不全的病例,最危险的症状为心绞痛和晕厥。这两种症状是心肌缺血和脑缺血的表现,患者可随时发生心搏骤停或心室颤动,倒地猝死。因此在有心绞痛和(或)晕厥史的病例都应及早择期手术。

主动脉瓣关闭时承受的压力高,即使是单纯性主动脉瓣狭窄,施行瓣膜交界切开术后往往引起明显的关闭不全,同时由于严重的主动脉瓣狭窄常有瓣叶增厚和钙化病变,交界切开术或分离术难以收到满意的疗效。因此主动脉瓣病变常需施行瓣膜替换术,即切除病变的主动脉瓣,代以人工瓣膜。主动脉瓣成形术主要适用于室间隔缺损合并主动脉瓣脱垂所致的关闭不全。近年,对部分主动脉环扩张症如马方综合征、升主动脉瘤或夹层动脉瘤所致的主动脉瓣关闭不全的患者,采用升主动脉置换,同时保留主动脉瓣的方法,近期效果良好。

经导管球囊瓣膜成形术由于迅速发生再狭窄,且主动脉瓣面积仅轻度增加,因此仅能作为过渡方案用于严重主动脉瓣狭窄需急诊非心脏手术,或难治性心力衰竭或休克的患者。严重的没有钙化的先天性主动脉瓣狭窄的年轻患者是经导管球囊瓣膜成形术的最佳指征。

2. 手术方法

(1) 主动脉瓣悬吊术:脱垂的主动脉瓣叶常为缺损上方的右冠瓣叶或无冠瓣叶,在建立体外循环后,采用升主动脉前壁的斜、横切口。切口下端延伸至无冠瓣窦,可使主动脉瓣得到良好显露。正常瓣窦深,瓣叶边缘和交界联合处都无异常,而脱垂的瓣叶边缘伸长,瓣窦变浅,向心室方向脱垂。在交界联合处,脱垂瓣膜边缘明显变薄。悬吊时,用无损伤镊夹持脱垂瓣叶的一端,向交界处拉紧,估计脱垂程度和悬吊重叠缝合的范围,然后用带涤纶或四氟乙烯垫片的双头无损伤针线,穿过重叠的瓣膜边缘和瓣叶,穿出升主动脉壁外的另一垫片,予以结扎。悬吊的要点是:①垫片必须竖直放置,使整个垫片压住瓣叶,可避免瓣叶撕裂;②脱垂的瓣叶在交界处必须高出邻近正常瓣叶约 1mm,可使瓣窦加深,瓣膜良好对合;③悬吊时必须将脱垂瓣膜边缘稍行拉紧,稍行矫枉过正可使瓣膜较好地承受主动脉舒张期压力,这种悬吊方法较用细丝线牵引三个瓣叶边缘中央的 Morgagni 结节来判断脱垂程度和悬吊范围的方法更为精确有效;④如果瓣叶两端的边缘均有明显退行性改变,变薄和变松,应在瓣叶两端用垫片施行悬吊术(图 76-11)。

(2) 主动脉瓣替换术

1) 手术技术:取胸骨正中切口,建立体外循环,降温后阻断升主动脉,常用心停搏液顺灌和逆灌相结合,做横行或斜行的主动脉切口。轻轻拉开近侧主动

5

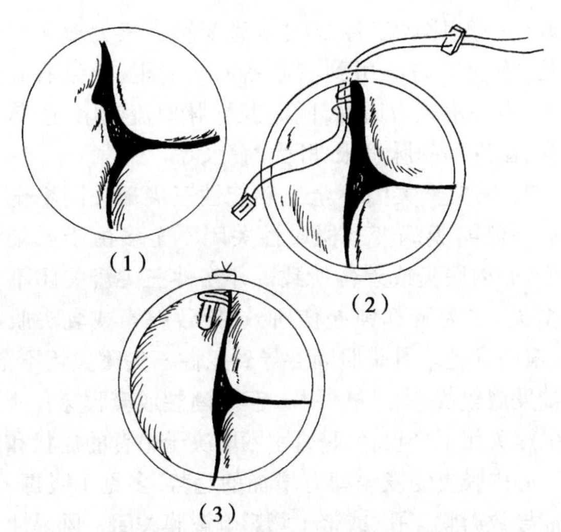

图 76-11　主动脉瓣脱垂瓣叶悬吊术

脉壁前缘，显露主动脉瓣，从最易切开的一点开始切除瓣膜，并用咬骨钳从瓣环上尽可能多地清除钙化。用测瓣器测量主动脉瓣环，决定置入瓣的大小。用带垫片的褥式缝合，先通过主动脉瓣环，再通过人造瓣膜的缝合环。正常大小的主动脉瓣环需 12～16 针水平褥式缝线。结扎缝线应从置瓣最关键和最困难部位开始，同时开始复温。最后用 3-0 或 4-0 聚丙烯线两层连续缝合主动脉切口。

2）人造瓣膜的选择：选择瓣膜需考虑年龄、合并存在的内科疾病、估计寿命、生活方式、进行长期抗凝治疗的能力等因素。生物瓣适用于 60 岁以上和预计寿命在 10～12 年以下者。慢性肾衰竭可能是采用生物瓣相对的禁忌证。近年来无支架生物瓣膜的研制和冷冻保存的同种异体瓣，其性能较有支架的瓣膜更优。有广泛主动脉根部脓肿的心内膜炎可能是应用无支架生物瓣的相对指征，例如同种移植和自身肺动脉瓣移植。年轻女性想要再妊娠者应使用生物瓣。通过几个随机试验发现生物瓣和机械瓣在患者存活、血栓栓塞或非瓣膜有关并发症等方面无显著差异。不论机械瓣或生物瓣，都宜选用人工瓣开口面积较大、阻力较小的瓣膜。

3）自体肺动脉瓣移植术：即所谓 Ross 手术，这种手术是将自身肺动脉瓣和根部移植到主动脉瓣环，再用同种肺动脉瓣移植物替换重建肺动脉流出道。

4）狭小主动脉瓣环的治疗：在风湿性病变中瓣环组织往往增厚且甚坚硬，瓣环缩小。为了置入较大的口径的人工瓣膜，人工瓣膜最好放置在瓣环上方。在这种病例，可用不带垫片的双头无损伤针线，缝线由心室侧穿向主动脉侧，顺势由下而上穿入人工瓣膜的缝圈。结扎缝线后，人工瓣膜安置在瓣环上。如瓣环仍太小，则需考虑行瓣环扩大术，最常用的方法为 Nicks 法：此方法相对安全，在主动脉根部对向无冠瓣叶的中部斜行向下切开主动脉与瓣环，切口向下切开右纤维三角 0.8cm，采用预凝的舌形涤纶补片，宽 1.8～2.5cm，长 3.5～4.5cm。在切口最低处作两个褥式缝合，缝线沿切口两侧将补片分别与瓣环的主动脉壁作连续缝合，一般可扩大瓣环 3.3mm，人造瓣膜缝合固定在扩大瓣环平面上，其余的补片缘缝于主动脉壁切口（图 76-12）。

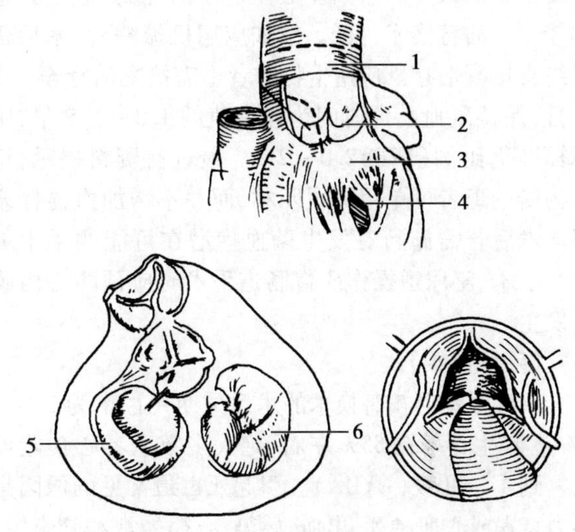

图 76-12　Nicks 法瓣环扩大成形术

1. 升主动脉　2. 主动脉左冠瓣　3. 二尖瓣前瓣　4. 左室腔　5. 二尖瓣后瓣　6. 三尖瓣

5）微创主动脉瓣替换术：①胸骨上段小切口：胸骨上段小切口是目前最常用的微创主动脉瓣手术切口，自胸骨切迹下 2 指至第 3 或 4 肋间作皮肤切口，长 6～10cm，"J" 形劈开胸骨上段，可经升主动脉和右心耳常规插管，也可经股动、静脉插管建立体外循环以求更好的暴露。②右胸骨旁横切口：沿胸骨旁第三肋间隙做 4～6cm 横行皮肤切口，切断第三肋软骨，切开胸大肌、胸间筋膜进入胸腔，软组织撑开器撑开肋骨。经股动静脉插管建立体外循环，经右上肺静脉置入左房或左室引流管，Chitwood 阻断钳阻断升主动脉并顺灌停搏液。③Sutureless 微创主动脉瓣手术（SU-AVR）：使用 Sutureless 主动脉瓣释放装置通过胸骨上段小切口或右胸骨旁横切口完成主动脉瓣置换。Sutureless 瓣膜可以减少了人工瓣膜缝线打结的步骤和时间。

Sutureless 微创主动脉瓣置换术和常规微创主动脉瓣置换术的相同点：①都需要外科小切口；②都需要体外循环及主动脉阻断；③都需要切除病变的主动脉瓣瓣膜。不同点主要在于 Sutureless 瓣膜减少了人工瓣膜缝线打结的步骤和时间，减轻了体外循环损害。

6）经导管主动脉瓣置换术（Transcatheter Aortic Valve Implantation，TAVI）：随着我国老龄化发展趋势，对于严重主动脉瓣病变患者，常因高龄、体质弱、病变

5

重或合并其他疾病而无法接受传统的外科开胸手术。经导管主动脉瓣置换术可以作为一种有效的治疗手段。入路问题导致无法经股动脉途径行TAVI术,可选用经心尖、经升主动脉、经锁骨下动脉或经颈动脉等其他途径。

(3)术后处理:所有主动脉瓣手术的患者都需控制术后高血压,一般用硝普钠做静脉滴注。置于主动脉瓣位置的人工瓣膜因左心室射血的冲刷,血栓栓塞率较二尖瓣替换术为低。但如应用机械瓣者,术后仍需终身抗凝治疗。应用生物瓣者也需抗凝治疗至少3个月,保持凝血酶原时间为正常值的1.3~1.5倍,国际标准化比例(INR)2.0~2.5。最近有资料提示,用生物瓣的患者可单用阿司匹林,而并不增加血栓栓塞率。术后若需施行有发生菌血症潜在可能的手术如齿科手术、泌尿道操作或胃肠道手术时应预防心内膜炎发生。

【手术结果】

单纯主动脉瓣替换术的术后早期死亡率为2%~5%,5年生存率在85%左右,绝大多数患者心功能可恢复到Ⅰ~Ⅱ级(NYHA)。引起死亡最常见的原因是心力衰竭或心肌梗死、出血、感染、心律失常和脑卒中。远期并发症最常见的是血栓栓塞和与抗凝有关的出血,其他有心内膜炎、瓣周漏、人造瓣膜功能障碍等。

(孙勇新 王春生)

第三节 三尖瓣病变

后天性三尖瓣病变包括功能性和器质性两种。

功能性三尖瓣病变多为关闭不全,是由于左侧瓣膜病变导致肺动脉高压、右心室扩张和三尖瓣环扩大所致。二尖瓣病变所引起的功能性三尖瓣关闭不全比主动脉瓣病变更为常见。三尖瓣功能损害程度与左侧心脏瓣膜的病变程度、病程、继发性肺血管阻力严重程度和右室扩张程度有关。

器质性三尖瓣病变又可分为三尖瓣狭窄和关闭不全,最常见的原因是风湿热,常与二尖瓣或主动脉瓣病变同时存在,单纯累及三尖瓣而左侧瓣膜未受影响的情况很罕见。除了风湿性三尖瓣病变外,其他器质性三尖瓣病变还包括感染性心内膜炎、创伤性瓣膜损伤、右心室心肌梗死、类癌综合征、右房肿瘤等。

【病理解剖和病理生理】

1. 三尖瓣狭窄 三尖瓣狭窄主要是由于风湿性病变所致,偶尔也见于类癌综合征、心内膜纤维化和红斑狼疮,有时也见于右心房肿瘤。病理改变主要是瓣膜交界粘连,瓣膜增厚,使瓣口呈圆形或卵圆形,多同时伴有关闭不全,但很少出现瓣膜钙化。瓣下结构的改变一般比风湿性二尖瓣病变轻。三尖瓣狭窄形成后,血流从右心房到右心室回流受阻,导致右心房扩大,右心房压力增高,同时腔静脉回流受阻,静脉压升高,出现颈静脉怒张、肝大、腹水等。

2. 三尖瓣关闭不全 功能性三尖瓣关闭不全多伴有左侧瓣膜病变。器质性关闭不全多由于风湿性病变、心内膜炎或外伤所致。外伤性三尖瓣关闭不全较罕见,多为胸部钝挫伤所致,导致腱索或乳头肌断裂、瓣膜穿孔。乳头肌断裂导致急性三尖瓣关闭不全,病情发展较快,应尽早手术。腱索断裂或瓣膜穿孔所致三尖瓣关闭不全较轻,是否手术取决于患者的症状和体征。心内膜炎的发病率有增加的趋势,多见于吸毒者。炎症导致瓣膜穿孔,或赘生物影响瓣膜关闭。风湿性三尖瓣关闭不全多与左侧瓣膜病变同时存在,瓣膜可见增厚,瓣膜钙化少见,瓣下结构的改变也比较轻。由于三尖瓣关闭不全,收缩期右心室血流反流到右心房,导致右心房扩张,压力增高,颈静脉回流受阻,同时右心室负荷增加,导致右心室增厚和扩张。

【临床表现和诊断】

1. 三尖瓣狭窄 三尖瓣狭窄的临床表现主要是由于静脉回流受阻,导致胃肠道淤血引起,如食欲缺乏、无力、活动后气急和外周水肿。水肿多见于房颤的患者,而窦性心律者则较少出现。严重者伴有肝大和腹水。体格检查可见颈静脉怒张、肝大、腹水。心脏检查在胸骨左缘第4、第5肋间或剑突下方可听到舒张期滚筒样杂音,深吸气时更加明显。偶尔可查到三尖瓣开放拍击音,但很难与二尖瓣开放拍击音鉴别。三尖瓣狭窄的心电图表现无特异性。约有1/3患者伴有房颤,右房明显增大者P波高尖。胸部X线表现为右房增大,肺动脉不增宽,肺野清晰。超声心动图和彩色多普勒血流显像技术是目前诊断的主要方法,二维超声心动图可见瓣膜增厚、舒张期活动幅度减小。彩色多普勒血流显像可用于测量瓣口大小。

2. 三尖瓣关闭不全 功能性三尖瓣关闭不全的主要临床表现与左侧瓣膜病变的程度有关,轻度患者不易察觉,较严重者可出现活动后气急,甚至端坐呼吸。器质性三尖瓣关闭不全根据不同病因临床表现各异,外伤性和感染性病变者发病较急,风湿性病变者病程则较长。体检发现可见颈静脉怒张和搏动增强,90%以上的患者出现肝大,严重者出现腹水,肝颈回流征可见阳性。只有20%的患者在胸骨左缘第4、第5肋间或剑突下可听到收缩期吹风样杂音,吸气末增强。心电图所见为非特异性,多数患者伴有房颤,窦性心律者可见P波高尖。胸部X线检查多可发现右房增大,少数患者伴有肺动脉增宽。其他X线改变取决于左侧瓣膜病变的情况。二维超声心动图和彩色多普勒血流显像是主要的诊断方法，可发现瓣膜是否增厚、在收缩期的对合情况，并能估测瓣膜的反流程度，根据三尖瓣反流估测肺动脉压力。

【治疗】

1. 手术适应证　除了少数单纯三尖瓣病变外，所有具有手术指征的三尖瓣病变均与左心瓣膜功能不全有关。三尖瓣病变（包括功能性和器质性）通常发生在左心瓣膜病变的晚期。所以手术效果也应该和主动脉瓣和（或）二尖瓣的治疗效果一起评价。需要行三尖瓣修复或替换术的患者心功能多为Ⅲ～Ⅳ级。三尖瓣关闭不全均伴有不同程度的瓣环扩张，由于三尖瓣解剖特点，瓣环扩张主要发生在右心室游离壁。Carpentier 等发现，在三尖瓣环扩张中后瓣宽度增加 80%，前瓣增加 40%，而隔瓣很少增加。

2. 手术方法

（1）三尖瓣交界切开术：三尖瓣狭窄患者多同时伴有关闭不全，多数患者瓣膜仍然柔软有弹性，很少有钙化，瓣下结构也改变不明显。瓣膜切开部位为前瓣与隔瓣的交界和后瓣与隔瓣的交界，一般不应切开前瓣与后瓣的交界。两个交界切开后使得三尖瓣呈两叶式，通过右室注水法观察有否反流，残余反流可缝 1～2 针修补（图 76-13）。

（2）三尖瓣修复术：三尖瓣关闭不全的修复术有以下三种：①瓣环折叠术；②人工瓣环成形术；③瓣环成形术。其目的都是为了缩小扩大的瓣环，同时维护瓣膜的长度和功能，而不损伤传导束。

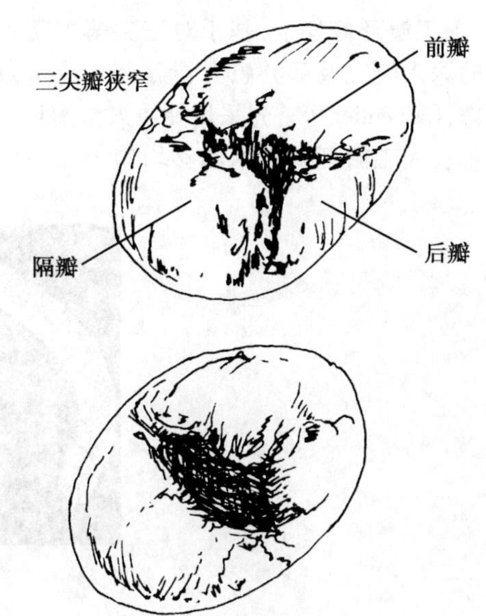

图 76-13　三尖瓣交界切开术
方法是将前瓣和隔瓣的交界，以及后瓣和隔瓣的交界切开，使瓣膜呈二叶式

1）三尖瓣环折叠术：三尖瓣瓣环折叠术由 Kay 和 Reed 等首先报道。基本方法是将后瓣缝闭，使三尖瓣变成二叶式结构，同时将扩大的瓣环缝合在后瓣上。该方法的优点是在后瓣处缝合可避免损伤传导束，临床报道效果不错。缺点是该方法只缝缩后瓣及邻近的瓣环，而对右心室游离壁处扩大的瓣环未能达到缩小作用，因而该方法对纠治后瓣处明显扩张的三尖瓣反流效果较好（图 76-14）。

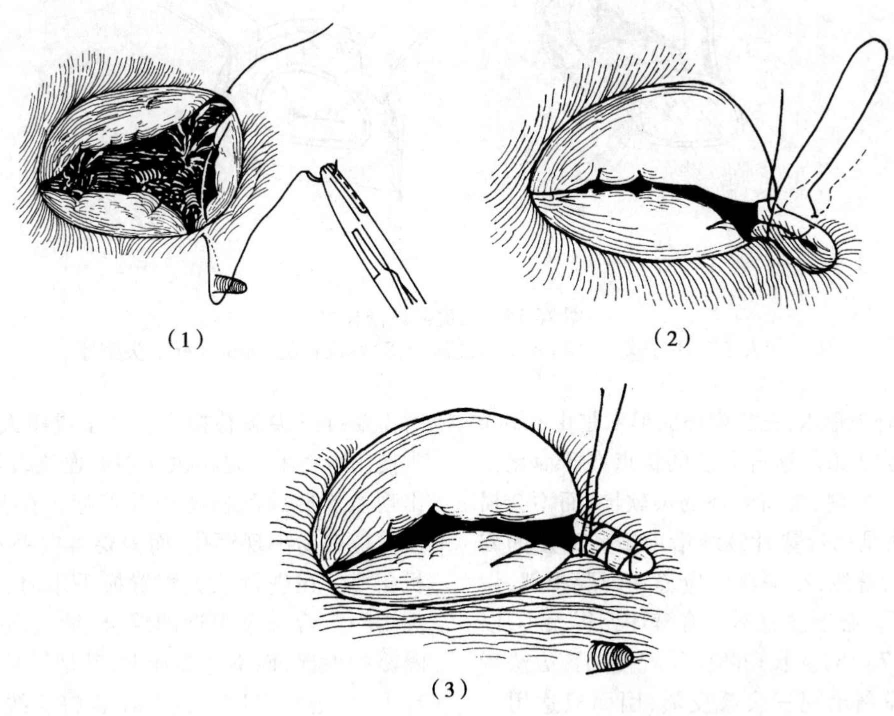

图 76-14　三尖瓣关闭不全的瓣环折叠术
（1）～（3）示手术过程

2）人工瓣环修复术：基于对三尖瓣关闭不全病理改变的深入研究及部分患者行瓣环折叠术效果不佳的考虑，Carpentier 等首先采用硬质人工瓣环行三尖瓣修复术。人工瓣环修复术能够均匀地缩小整个瓣环，长期随访效果满意。后来 Carpentier 等将人工瓣环进行改进，设计出软质瓣环并在前瓣和隔瓣的交界处留一缺口，为“C”字形，这样可以减少缝线的张力和减少传导束的损伤（图 76-15）。

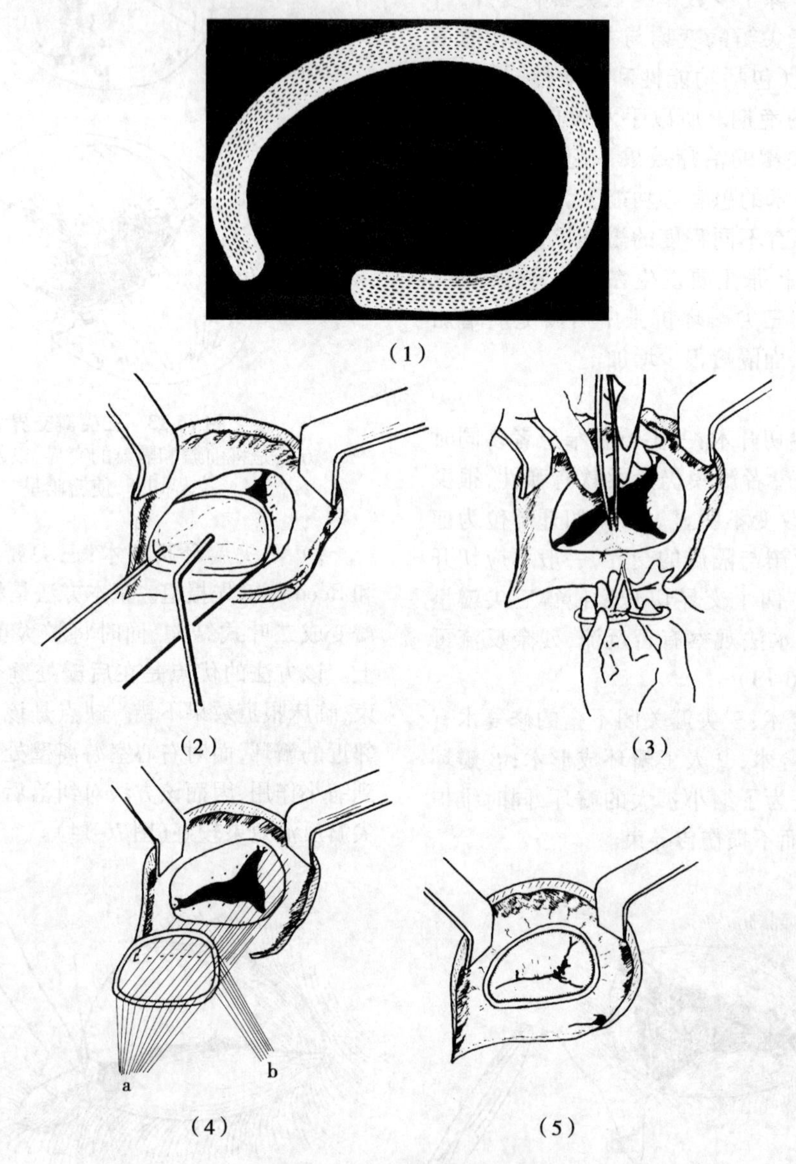

图 76-15　三尖瓣环修复术

（1）示人工瓣环　（2）～（4）示手术过程　（5）示改良型 Carpentier 三尖瓣环

3）三尖瓣环成形术：三尖瓣环成形术是由 Cabrol 和 DeVega 等首先报道。这种方法的优点在于简化操作、避免使用人工材料、维持瓣环的柔软性，而不会损伤传导束。方法是用带垫片缝线沿前瓣和后瓣的瓣环处作两排平行缝线，在隔瓣处应缝在瓣膜根部，做结后可缩小瓣环。必须注意不要将瓣环缩得太小，以免出现狭窄（图 76-16）。长期随访发现使用该方法者部分患者可能重新出现三尖瓣反流，因而只适用于轻、中度以下关闭不全者。

（3）三尖瓣替换术：严重的三尖瓣器质性病变有时需要行三尖瓣替换术。对于成年人在三尖瓣位置常使用生物瓣。这是由于右心血流缓慢，机械瓣容易出现血栓形成和栓塞等并发症。在儿童患者，生物瓣可能容易出现钙化，而需要再次手术，有时则选用机械瓣。在进行三尖瓣置换手术时，特别应注意三尖瓣隔瓣希氏束附近的缝合，缝线应放置在三尖瓣隔瓣的根部，而不是瓣环上，其他部位缝线则放在瓣环上，以增加牢度。也有作者将缝线置于三尖瓣的心房面，将冠状静脉窦隔到右心室，这样也可避免损伤传导束。

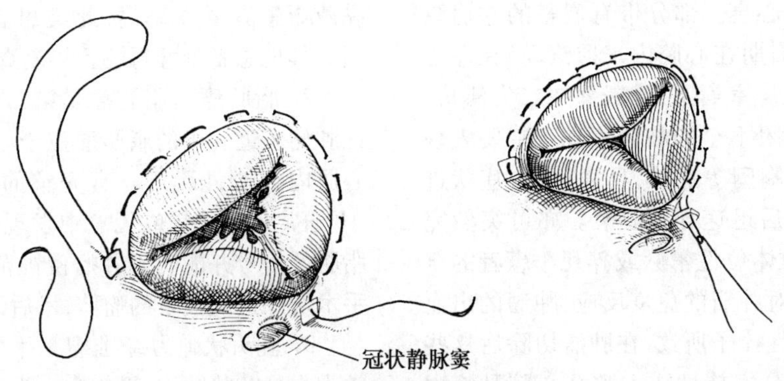

图 76-16 De Vega 三尖瓣成形术

【手术结果】

三尖瓣置换术手术病死率为7%~40%,5年生存率为55%~80%。三尖瓣手术的效果取决于主动脉瓣或二尖瓣病变的适当处理、左心功能不全的程度和可逆性、肺血管阻力的程度和可逆性以及右心功能不全的程度。三尖瓣环收缩期运动幅度(TAPSE)反映右室的纵向收缩功能,TAPSE<16mm 提示右室收缩功能不全,对预后的评价具有重要的临床意义。修复术后轻度关闭不全的发生率较高,而置换术后高跨瓣压差发生率较高,并有一定的并发症(如血栓形成、栓塞和抗凝有关的问题)。三尖瓣替换机械瓣的患者术后抗凝强度需大于左心瓣膜置换的患者,INR 通常维持在2.5~3.5。

(刘琛 王春生)

第四节 心脏肿瘤

心脏肿瘤是一种罕见病,可分为原发性和继发性。原发性心脏肿瘤尸检报告发生率为0.02%,其中80%为良性肿瘤,20%为恶性肿瘤。继发性心脏肿瘤是指心外的肿瘤侵犯心脏,其发生率约为原发性心脏肿瘤的20~40倍。

心脏肿瘤的病理生理及临床表现为:瘤栓脱离引起体和肺循环的栓塞;瘤体产生的机械性血流动力学的阻塞造成的心功能不全,腔静脉压迫综合征、低血压和晕厥等症状;肿瘤干扰心脏瓣膜的正常活动,造成瓣膜狭窄和(或)关闭不全;侵犯心肌的肿瘤导致心肌收缩受限,心律失常,心包积液和心脏压塞;全身症状包括发热、体重减轻,贫血、疲乏、血沉加快,白细胞升高,低血清蛋白,高C反应蛋白和高球蛋白血症等;肿瘤侵犯或瘤栓栓塞冠状动脉导致急性冠脉综合征。

心脏肿瘤由于其临床症状的隐匿性,常规体检较难发现。近年来由于心血管诊断技术的发展更新和普及推广,使得更多的患者可能被早期发现并得到及时的治疗。心外科手术切除仍是首选治疗方案。在心脏肿瘤切除术中,在完整切除病灶同时,须兼顾切除后心脏结构的重建和修复以保留心脏功能完整。肿瘤如果累及心室肌、冠状动脉、传导束等重要组织,则完整切除存在较大的技术难度,心脏移植术也是备选治疗方案。因此充分认识各种心脏肿瘤类型的特性及全面术前评估对于提高临床治疗的疗效就显得十分重要。

一、原发性心脏肿瘤

(一)原发性良性心脏肿瘤

最常见的原发性良性心脏肿瘤是占其75%的心脏黏液瘤,其他良性心脏肿瘤包括脂肪瘤、乳头状弹力纤维瘤、横纹肌瘤、纤维瘤、血管瘤,畸胎瘤,间皮瘤,副神经节瘤,嗜铬细胞瘤。

1. 心脏黏液瘤 心脏黏液瘤发病率为0.5人/百万,发病年龄多为30~50岁。男性多见于女性。4.5%~10%患者为家族性。心脏黏液瘤的起源仍无定论,其来源可能是心内膜神经细胞,也可能是多能间充质细胞。心脏黏液瘤最常见的位于左房内,约占总数的75%,其次为右房10%~20%,左室和右室6%~8%,在肺动脉和腔静脉较少见。94%心脏黏液瘤为单发,亦有心腔内多发性与家族性的报道。中山医院切除的瘤体重量一般为50~60g,最重为160g,最轻仅10余克。瘤体直径1~15cm,肉眼见瘤体为不规则圆状,表面有高低不平的或绒毛状的突起,常有瘤蒂形成。外观颜色为红黄杂交,呈葡萄状或团块状透明胶冻。在镜检下瘤体表面覆以内皮细胞,为稀疏分布的少量多边形细胞与大量的黏液样间质组成。

部分患者心脏黏液瘤较小,可无症状。有症状者主要为栓塞、血流梗阻与全身症状。约40%的患者部分肿瘤组织或附于瘤体表面的血栓脱落造成栓塞。左房黏液瘤多发脑栓塞,右房肿瘤脱离可造成肺梗死。瘤体栓塞部位是否导致局部肿瘤种植转移,未有明确的证据与经验。黏液瘤的平均生长速度为1.2g/月,或14g/年,随肿瘤生长而最终可导致心脏内房室腔的阻塞以及充血性心衰。部分带有瘤蒂的左房黏液瘤的瘤体，随心动周期在心腔内来回滚动，在左心房内的可间断地突入房室瓣下，或嵌塞在二尖瓣口，导致二尖瓣狭窄或关闭不全的临床表现。主要表现为劳累后心悸、气急、胸闷等症状，且病程短，症状进展较快。一出现症状后迅速导致心衰。亦可突然完全嵌塞二尖瓣口，导致体位性晕厥或猝死。患者的全身反应被认为是机体对肿瘤的免疫反应、肿瘤的出血坏死以及多处的全身性栓子所致，在肿瘤切除后这些症状可以消失。大部分家族性或占整个心脏黏液瘤的7%的患者合并卡奈综合征。

阳性体征可包括颈静脉充盈，下肢水肿或肝脾大，甚至有腹水；二尖瓣的舒张期杂音，而且具有其强度随体位改变而改变的特征。有时可听到肿瘤碰击心室壁的第三心音。心电图可发现左房肥大。心超显示心脏内有密集的雾状光团，可随心动周期而在心腔内不同部位或进出房室瓣口。CT 和 MRI 可发现心腔内圆形或椭圆形有分叶轮廓的肿块。

对于中年患者，如出现症状进展迅速，且很快导致心衰，或有体位性晕厥，或窦性心律的患者出现体肺循环栓塞，应高度怀疑此病，心超可确诊。该病可根据心超特点及术中所见与恶性心脏肿瘤作鉴别诊断。

心脏黏液瘤虽属良性肿瘤，且症状发展险恶，故主张积极手术治疗，对于心衰和高栓塞风险的患者需急诊手术。手术治疗要考虑“三防”原则：①要彻底切除肿瘤，防止复发；②要防损伤，尽可能多地保留正常心脏组织，妥善修复心脏创口，维护正常心脏功能；③要预防瘤栓脱落，防止栓塞并发症。手术切口除传统胸骨正中切口外可选择右胸前外侧第四肋间小切口行微创手术。一般主张体外循环下进行，必须注意手术操作不要碰碎瘤体。对于少数位于右房室腔者，更需谨慎选择插管位置及插入方向，可在上腔静脉插管先插入单根，建立体外循环后，切开右房，由右房切口直接插入下腔插管，或者通过股静脉插入下腔静脉引流管。对于左房黏液瘤，可经房间沟和右房切口。可将瘤蒂附着的房间隔的切除。取出肿瘤时应尽量避免瘤体碎片脱落，取除后需用生理盐水冲洗心腔，并仔细查看，警惕心内多发性黏液瘤的存在。切除瘤蒂附着部位要考虑复发可能，应尽量切除邻近 0.5cm 组织。肿瘤切除后房间隔缺损较大者，应用补片修补。心房黏液瘤的手术死亡率小于5%。手术并发症较多表现为束支传导阻滞的心律失常和栓塞。远期复发为2%～5%，除表现为心脏局部复发外，也可在心外器官如脑、肺、骨骼肌、骨、肾、胃肠道和皮肤等部位出现转移复发。年青男性、多发病灶和家族性心脏黏液瘤患者复发率高，此类患者应长期频繁复查心超。其他患者推荐每隔 5 年复查一次心超。

2. 脂肪瘤　脂肪瘤是第二常见的原发性心脏良性肿瘤。近一半的脂肪瘤位于心内膜下，其余可位于心肌内或心外膜下。有完整的包膜，常为几厘米大小，通常是无症状或无意中发现。MRI 可发现特异性脂肪低信号并能明确肿瘤侵蚀范围。可无需治疗，或手术切除造成梗阻的瘤体，术后无复发报道。

3. 乳头状弹力纤维瘤　平均发病年龄为 60 岁，常为小分叶状肿瘤，平均大小为 1cm，可发生在心内膜任何部位，90% 附着于心脏瓣膜，主动脉瓣占大部分。瘤体似海葵，松软易碎，常有血栓附着，可带蒂。多无症状，偶有发热，肿瘤切除后热退。可出现感染性心内膜炎表现，极少因血栓脱落引起栓塞。心超可发现带蒂随瓣膜摆动的，质地均匀界线清晰的圆形或不规则形状的瓣膜赘生物。肿瘤较小且活动度小的无症状患者可不需手术。手术应予以切除肿瘤并重建瓣膜，尽量避免瓣膜置换。手术切除疗效佳，迄今尚未有术后肿瘤复发的报道。

4. 横纹肌瘤　在儿童患者心脏肿瘤中，发病率第一，常多发，主要位于心室，呈灰黄色质地坚韧分叶状肿块，外周由正常心肌包裹，肿瘤大小可由几毫米至几厘米。80% 合并有结节性硬化症。肿瘤可引起血流梗阻症状或心律失常，后者是成年患者常见症状。心超和 MRI 可明确诊断。多采取保守治疗，对于明显流出道梗阻有症状者，可手术切除造成梗阻的部分瘤体。尚未有横纹肌瘤切除后复发的报道。

5. 纤维瘤　在儿科心脏肿瘤中发病率处于第二位，也有近一半为成年人患者。纤维瘤为单个，圆形的左心室游离壁内或室间隔内肿块，平均直径达 5cm，切面呈螺纹状。1/3 患者无症状，余患者可有心悸，室性心动过速和心功能不全的症状。可因心律失常而导致猝死。EKG 可发现心室肥厚，束支传导阻滞，房室结传导阻滞和室性心动过速。心超和 MRI 可发现心室壁间无收缩活动的肿块。对于有症状患者需手术完整切除肿瘤，预后佳。如无法完全切除，也可采取姑息性部分切除手术。对心律失常症状顽固肿瘤不能切除者也可考虑心脏移植术。该肿瘤术后有复发可能，需定期随访心超。

6. 血管瘤　占原发心脏肿瘤的不到 2%。多见于心室，30% 为多发灶，少数合并全身性血管瘤病。部分患者无症状，余患者症状表现各异。冠脉造影和增强 CT 可发现病灶造影剂富集。由于肿瘤不完整切除后复发率高，对于有症状的患者需在有完整切除的可能性下行手术治疗，对于无症状或术前评估肿瘤不能完整切除的患者行保守治疗。

7. 畸胎瘤　病灶位于心包内,通过瘤带附着于心脏或大血管,常位于右心前。新生儿和婴儿期多见,女性占大多数,死亡率高。及时手术切除可挽救患儿生命。术后无复发报道。

8. 错构瘤　多见于年幼的患者,常位于左心室。可出现持续性室性心动过速,可因心律失常而导致猝死。因病灶往往较小,超声和影像学检查常为阴性,电生理检查可定位病灶。需积极手术切除病灶。

(二) 原发性恶性心脏肿瘤

即原发性心脏肉瘤,可包括人体上所有的肉瘤类型。血管肉瘤是最常见的原发性心脏肉瘤,几乎占其一半。其他常见的类型包括未分化肉瘤、横纹肌肉瘤、平滑肌肉瘤、纤维肉瘤、滑液肉瘤、脂肪肉瘤、内膜肉瘤、骨肉瘤和神经源性肉瘤等。血管肉瘤多发于右房,而左房发病率最高的是未分化肉瘤。原发性心脏肉瘤多见于中年人,症状也表现为栓塞、血流梗阻与全身症状。虽然各种肉瘤类型之间有明显的特征差异,但总体来讲原发性心脏肉瘤恶性程度高,其局部生长速率快,常因广泛累及心脏组织无法切除,且易远处转移,其预后不佳,中位生存时间仅为6月。

对于无远处转移的原发性心脏肉瘤,手术切除是唯一有效的治疗方案。为了取得较好的疗效,原发性心脏肉瘤手术需遵循彻底扩大切除的原则。对于起自于心房的肿瘤,需连同周围一定范围的正常心房壁一并切除;对于肺动脉内肉瘤,需连同肺动脉主干或分支一并切除。行心包或人工血管重建切除后缺损,必要时应单侧肺切除术。对于右房肉瘤,扩大切除的范围可包括三尖瓣和游离右心室壁,之后行三尖瓣置换,右房重建和右冠状动脉搭桥,注意不能切除心脏纤维骨架和室间隔。

原发性心脏肉瘤行手术者中位生存时间为12月,而非手术者仅为1月。肿瘤切除范围需尽量达到显微镜下切缘阴性,术后中位生存时间可延长至22~36月,显微镜下切缘阳性者与肿瘤部分切除者预后无差异,中位生存时间仅为数月。故推荐术中冷冻切片病理证实切缘状况,必要时再次阻断主动脉和心脏停跳行进一步的扩大切除。左房心脏肉瘤易被误诊为黏液瘤,导致手术切除范围不够,故对于可疑恶性肿瘤者推荐术中冷冻切片病理。

对于肿瘤局部广泛侵犯或位于心室肌而不能完整切除者,在无远处转移的情况下可考虑行心脏移植术以达到完整去除病灶的目的。但术后抗免疫排斥药物会削弱人体自身免疫力,促进移植术后肿瘤的转移。因此,有明显远处转移倾向的病理类型如血管肉瘤行心脏移植术的预后差,恶性程度较低的心脏肉瘤行心脏移植术预后较好。

对于肉瘤完整切除者行新辅助和辅助化疗的有效性尚无定论。肉瘤不能完整切除者行化放疗可延长生存期。

二、继发性心脏肿瘤

源于人体其他组织器官的肿瘤累及到心脏及心包称为继发性心脏肿瘤,发病率要大大高于原发性肿瘤。多见于60~70岁。多见于全身多处转移累及心脏,心脏转移肿瘤作为唯一的转移灶少见。多灶的继发性心脏肿瘤多见,单个病灶少见。病理类型最常见为恶性间皮瘤,恶性黑色素瘤,肺癌,肾脏恶性肿瘤。邻近的纵隔结构如肺、食管、乳腺和胸腺等恶性肿瘤表现为直接扩散至心脏,侵蚀心外膜。白血病、淋巴瘤、身体其他组织器官恶性肿瘤则经血行转移至心脏,可侵蚀心包,心肌和心外膜,可能破坏心内结构。经淋巴转移途径多累及心包。膈下肿瘤如肝、肾、子宫和后腹膜的肿瘤经下腔静脉腔或胸腺瘤经上腔静脉生长至心脏腔室内,多为恶性肿瘤,也可为良性的脉管内平滑肌瘤。

晚期恶性肿瘤患者出现心血管病的症状,体检发现新发心脏杂音,EKG发现传导阻滞和心律失常,影像学检查发现心脏肥大、占位或心包积液,可怀疑继发性心脏肿瘤的可能,需进一步的检查明确诊断。仅30%继发性恶性心脏肿瘤出现心功能的损伤,且需与有心脏毒性的化疗药如多柔比星造成的心功能损伤相鉴别。心血管病的症状很少是首发的,且往往不是晚期肿瘤患者的直接死因。全身多处肉瘤累及心脏者难以鉴别原发灶部位。

对于继发性恶性心脏肿瘤患者,常有全身多处病灶,多选择保守对症治疗,预后差。对于恶性心包渗出所致的心脏压塞者,可通过局麻下心包穿刺,胸骨剑突下开窗得到有效缓解缓解。对于单个心脏恶性转移灶并引起严重心内梗阻患者如能耐受手术,可谨慎考虑手术切除心脏肿瘤延长患者的生存期。

对于肿瘤沿下腔静脉侵入到心脏者,如原发病灶可完整切除,可选择胸腹联合切口多学科协作方式,完整切除原发灶同时经心脏和下腔静脉切口切除腔内病灶。积极外科手术治疗对于良性的肿瘤如脉管内平滑肌瘤,可获得治愈,也可大大延长恶性肿瘤患者的生存期。

其他治疗:有心包内滴注放射性磷酸铬,从而减少心包积液。有用放疗方法对心包内肿瘤性渗出予以治疗。放疗敏感的恶性肿瘤有望可得到症状缓解。其他的治疗方案与方法尚需结合基础病变积极进行探讨。

(李化　王春生)

5

第七十七章

心房颤动

心房颤动(atrial fibrillation)是最常见的心律失常。在人群中房颤患病率为0.4%～1%。<60岁的人群,房颤患病率较低。>80岁人群,房颤患病率增加到8%。血流动力学损害、不规则心室率引起的不适以及血栓形成和血栓栓塞是其主要的危害。

1968年美国Will Sealy首次通过外科切割方法治愈一例Wolff-Parkinson-White(WPW)综合征的患者,创立了现代心律失常外科治疗的理论基础,即心脏电活动不能通过手术切割或其他永久性损伤所形成的瘢痕而传导。1980年Williams等提出了左房隔离术(left atrial isolation procedure),1985年Guiraudon提出了治疗房颤的走廊术(corridor procedure),但效果不是很理想,成功率较低。直至1989年Cox等报道了迷宫手术(maze procedure),才使房颤达到了较理想的根治效果,即:永久消除房颤、维持窦律、保留房室同步激动、保留心房的传输功能。这是外科治疗房颤的历史性转折。

5

【定义及分类】

房颤指心房活动失去协调性,导致心房机械功能恶化为特征的室上性快速心律失常。在心电图上,房颤表现为正常的P波被大小、形状不等的纤颤波形(F波)替代,往往伴有不规则的心室律。如果存在房室传导阻滞、交界性快速心律失常,则R-R间期可能比较规则。

根据房颤的发作特点和治疗反应,将房颤分为:①初发房颤(first-detected episode房颤),首次发现的房颤;②阵发性房颤(recurrent paroxysmal房颤),发病后往往自行终止者,发作时间<7天;③持续性房颤(recurrent persistent房颤),不能自行终止,需要药物或其他干预方法终止房颤发生;④长程持续性房颤(long-lasting persistent房颤),发作时间大于1年,患者有转复愿望;⑤永久性房颤(permanent房颤):持续性房颤经药物或其他方法治疗后不能终止或终止后复发房颤者,患者无转复愿望。

【病因和发病机制】

所有能够对心房肌产生影响,导致包括心房扩张、心房肌增生、缺血、纤维化、炎性浸润和渗出等改变的心脏病都属于房颤的病因。年龄相关的改变、交感和副交感神经活性、全身感染、肺部疾病、肺栓塞或其他一些代谢异常都可能促发房颤。房颤绝大多数发生在有器质性心脏病的患者,其中以风湿性二尖瓣病变、冠心病及高血压性心脏病最为常见。亦见于心肌病、甲状腺功能亢进、心包炎、房间隔缺损及其他病因的心脏病。在二尖瓣疾病中房颤发生率高达79%。有15%的房颤患者比较年轻(<60岁),没有临床或心脏超声证据的心-肺疾病,包括高血压,称为孤立性房颤。

房颤的机制研究起始于20世纪初期,但至今也没有完全得到阐明。房颤的发生包括两个基本过程:心房兴奋性局灶的自律性增高,和激动环路的折返。其基础是心房基质的不均一性,这种不同部位之间的电位差极易引起多发子波折返。此外,房颤也可由房扑、房性心动过速等演变而来。心房兴奋性局灶90%以上存在于肺静脉内,也可存在于上腔静脉、界脊、冠状静脉窦、左心房后壁和Marshall韧带等。房颤的维持与心房的电重构和解剖重构相关。

【临床表现】

房颤的常见症状为心悸、胸闷。心室率接近正常且无器质性心脏病的患者,可无明显症状。但发生在有器质性心脏病,尤其是心室率快而心功能较差时,可导致心搏量明显降低、心脑供血减少的症状,头昏甚至晕厥。房颤易引起左房血栓及脑部等栓塞并发症。典型体征是心律完全不规则,心音强弱不等及脉搏短绌。

【诊断和鉴别诊断】

患者通常主诉心悸,听诊心律完全不规则,心音强弱不等,心室率多快速,120～180次/分,当心室率低于90次/分或高于150次/分时,心律不规则可不明显。有脉搏短绌，心率越快，脉搏次数少于心搏次数越明显。心电图P波消失，代之以房颤波即可诊断房颤。

鉴别诊断：①房颤与其他不规则心律的心律失常，如频发期前收缩、室上性心动过速或房扑伴有不规则房室传导阻滞等的鉴别，可由心电图检查作出判断。②房颤伴完全性束支传导阻滞或预激综合征时，心电图表现酷似室性心动过速。仔细辨认房颤波以及P-R间距明显不规则，有助于确诊房颤。③房颤伴频率依赖性心室内传导改变与室性异位搏动的鉴别，前者畸形的QRS波群与前一次心搏有固定配对间距，而后者无固定间距等常规心电图表现可作鉴别。

【手术适应证和禁忌证】

迷宫手术适应证为：①持续性或阵发性房颤药物治疗无效或不能耐受；②慢性心房颤动或阵发性心房颤动至少有1次血栓栓塞史；③房颤合并其他心脏病：有其他心脏病需行心外科手术，可同期作房颤手术。

手术禁忌证：①明显左心功能不全，并非心律失常本身引起；②合并肥厚性心肌病；③合并心脏原发病或全身疾病手术危及生命者。

【房颤的外科手术】

1. 迷宫手术简介　Cox于1991年报道了他发明的迷宫手术治疗房颤取得成功。随后，Cox对其手术进行了2次改进，分别称为迷宫Ⅱ、迷宫Ⅲ手术。迷宫手术的原理是：用精心设计的心房切口，形成一个狭窄而弯曲的心房组织通道，使窦房结冲动可到达房室结并激动心室；同时，窦房结冲动也能沿着这条迷宫通路的多个2～3cm宽的盲径兴奋除两侧心耳和左房后壁以外的心房组织，从而保留正常心房的收缩功能；此外，由于切口之间的距离小于大折返环的波长，使之不能在切口之间空隙区形成折返，因此，房颤不能发生。通过2次改进，迷宫Ⅲ型手术较好的保持了房室收缩的顺序性、双侧心房的整体同步性，从而维持对心律和心房收缩的生理性控制，减少血栓和栓塞的危险，能够比较满意的达到房颤外科治疗的目标。

然而，迷宫手术的“切和缝”技术操作复杂、创伤大、手术时间长、术后出血多、心房收缩功能下降、传导阻滞等并发症较多，大大限制了其临床应用。尤其对于器质性心脏病合并房颤患者，经典迷宫手术大大延长心肌缺血时间，增加了手术风险。近年来，国内、外学者依据Cox经典迷宫手术的原理采用冷冻、射频、微波、激光及超声等不同能量形式，按照迷宫手术路径对心肌组织进行消融，希望通过能量消融产生的线性透壁损伤来代替手术切开和缝合，部分甚至全部代替手术切口。在不影响疗效的同时简化手术操作，减少心脏切口，缩短手术时间，避免术后并发症。目前，应用双极射频消融方法部分替代手术切口的迷宫手术最为广泛接受，称之为迷宫Ⅳ手术。

2. 迷宫Ⅳ手术方法　标准Cox迷宫Ⅳ手术的术式如下：

（1）正中开胸，肝素化后主动脉插灌注管，行上、下腔静脉插管引流，右上肺静脉插左心减压管，联机转流。阻断主动脉，顺行或逆行灌注停搏液。

（2）左房房颤消融：左侧房颤消融线路包括：左心耳切除、双侧肺静脉隔离线、肺静脉间连接线、左心耳连接左肺静脉连线，以及二尖瓣峡部线。心脏停搏后，将心脏提起并翻向左侧，暴露左心耳。切除左心耳，并用双极射频消融钳钳夹左侧肺静脉（图77-1：消融线a）及左心耳至消融线a连线（图77-1：消融线b），缝闭左心耳。右肺静脉口的隔离通过房间沟切口和消融线c（图77-1）达到的。消融线d（图77-1）为双极钳通过房间沟切口上端，于上腔静脉后方，通过横窦，钳夹至左上肺静脉；消融线e（图77-1）为双极钳通过房间沟切口下端，通过左房后壁，钳夹至左下肺静脉。消融线a、c、d、e以及房间沟切口形成肺静脉的箱式隔离（Box法）。最后，双极射频消融钳通过房间沟切口下端夹至二尖瓣后瓣环中点，为二尖瓣峡部线（图77-1：消融线f）。左侧消融结束，一般耗时9～12分钟。此时，可行二尖瓣、主动脉瓣、冠脉搭桥等手术，接着开放主动脉钳，使心脏复跳。

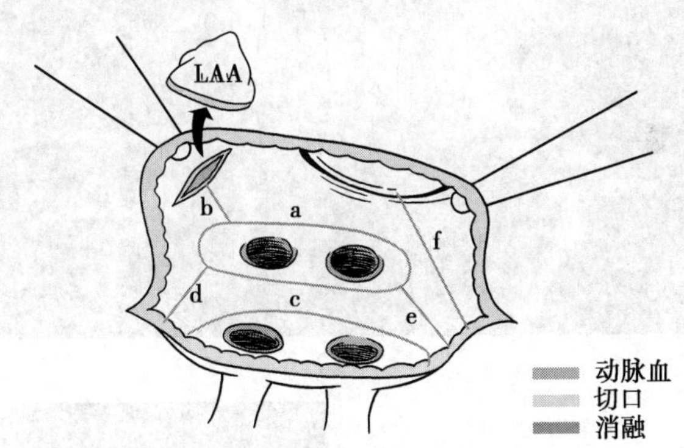

图77-1　左心房房颤消融径路

包括左心耳切除、双侧肺静脉隔离线（消融线a、c和房间隔切口）、肺静脉间连接线（消融线d和e）、左心耳连接左肺静脉连线（消融线b），以及二尖瓣峡部线（消融线f）

（3）右房房颤消融：右侧的操作在主动脉阻断开放后，复温期间进行。切除右心耳，双极房颤消融钳做一垂直于心耳切口、指向下腔静脉的消融线（图77-2：消融线b），在做右心房背外侧做纵向切口（图77-2：切口c），延伸于房室沟直至房间隔。从切口c的底端做指向上、下腔静脉的消融线d、e（图77-2）。拉开切口c，在三尖瓣的2点钟、5点钟和10点钟分别做消融

5

线(图 77-2:消融线 f、g 和 h),并做切口底端至冠状静脉窦消融线(图 77-2:消融线 i)、及冠状静脉窦至下腔静脉消融线(图 77-2:消融线 j)。右侧消融完毕。右心房切口全部缝闭完毕,置心外膜起搏导线,至此完成了 Cox 迷宫Ⅳ手术的全过程。

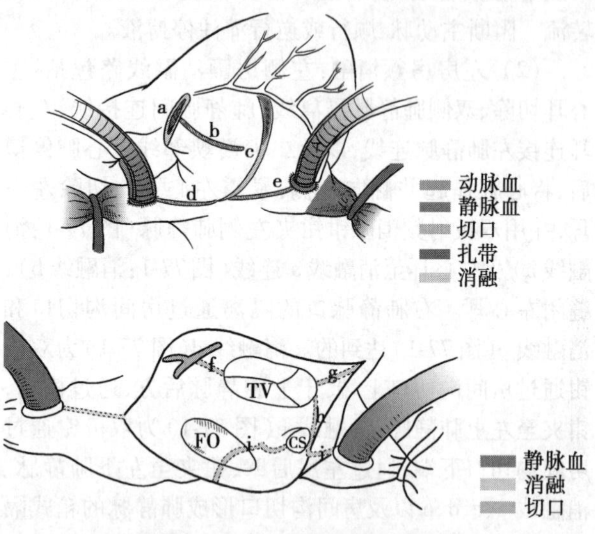

图 77-2　右心房房颤消融径路图

3. 房颤的微创外科治疗(Wolf Mini-maze 手术)　传统观念认为,外科手术消融适用于瓣膜病、冠心病、先天性心脏病等器质性心脏病并发房颤。但随着微创心脏外科技术的发展,房颤外科治疗正在突破原有适应证范围,向孤立性和阵发性房颤领域延伸。孤立性和阵发性房颤的微创外科治疗的根基为肺静脉隔离术。该术式可以采用胸腔镜或小切口,在心脏跳动状态下进行心外膜消融。根据 Hassaiguerre 小组的报道,在阵发性房颤中,心脏的兴奋性局灶 90% 以上存在于肺静脉,肺静脉隔离术可解决大部分问题,然而还有部分学者期望对心脏的位于心外膜的神经节(ganglionic plexi)进行消融,从而进一步提高房颤消融的成功率。

Wolf Mini-maze 手术由美国 Randall Wolf 医师于 2002 年提出,适应于孤立性房颤和阵发性房颤。手术在非体外循环下进行,在腔镜辅助下,采用双侧胸部小切口进行双侧肺静脉隔离、心外膜部分神经节消融以及左心耳切除。其优点为患者损伤小、操作快速准确、并发症少、疗效好。肺静脉的隔离方法可采用分别隔离的方法或者“Box”法隔离(图 77-3)。目前采用

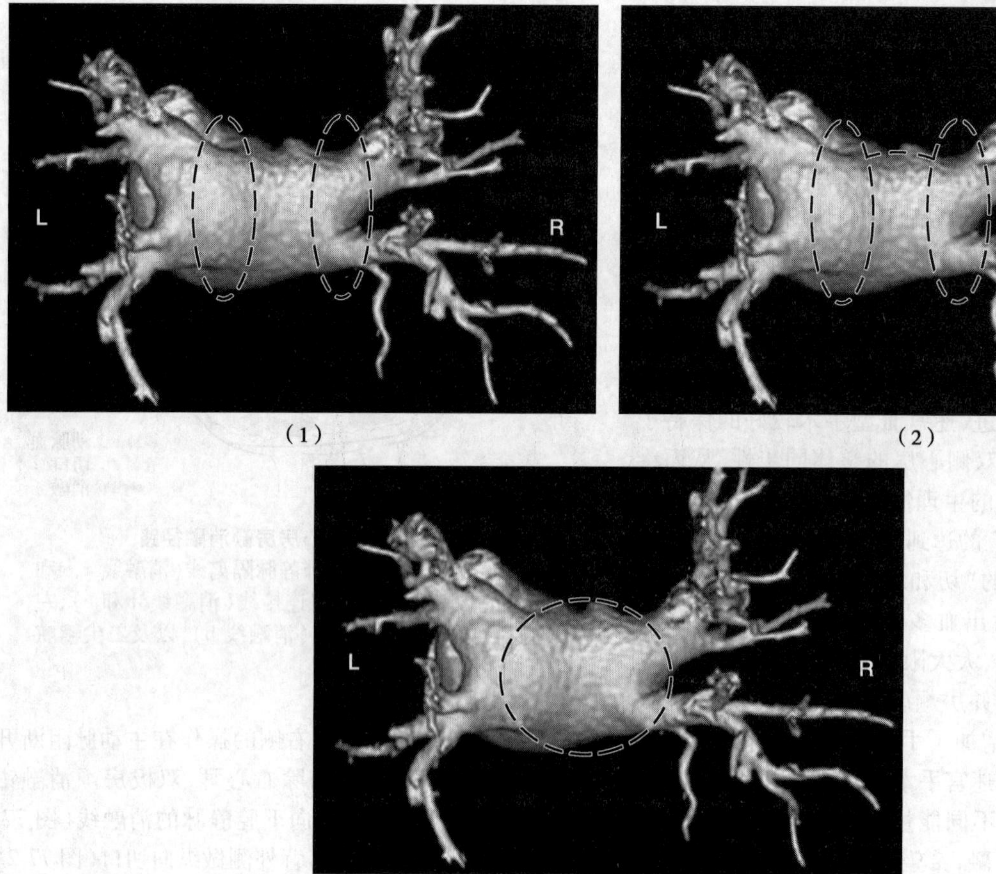

图 77-3　肺静脉隔离方法

(1)左、右肺静脉分别隔离;(2)左、右肺静脉隔离线以及左房顶连线;(3)“Box”法隔离

双极射频消融是最为普遍接受的方法。

麻醉时患者双腔气管插管,术中经食管超声心动图确认有无左心耳血栓。如果发现了左房或左心耳血栓,则不能行微创手术或转换为常规正中开胸手术,从而降低血栓栓塞的风险。术前需体表放置体外除颤器垫。

患者左侧位,右侧抬高45°~60°,右手臂置于头部上方,暴露右腋部。胸腔镜置入孔位在第6肋间腋前线。微创的工作口可以根据外科医师的偏好和患者的解剖,选择第3或第4肋间腋间。平行于右膈神经前切开心包,暴露从上腔静脉到心脏的膈面。分离进入斜窦和右肺动脉和右上肺静脉之间的间隙。在剥离器引导下,置入双极消融钳(图77-4所示),进行右侧肺静脉消融。消融后,进行标测,确保肺静脉隔离完全,同时也可进行右侧心外膜神经节消融。经确认后退出器械,放置起搏导线,关闭右侧切口。

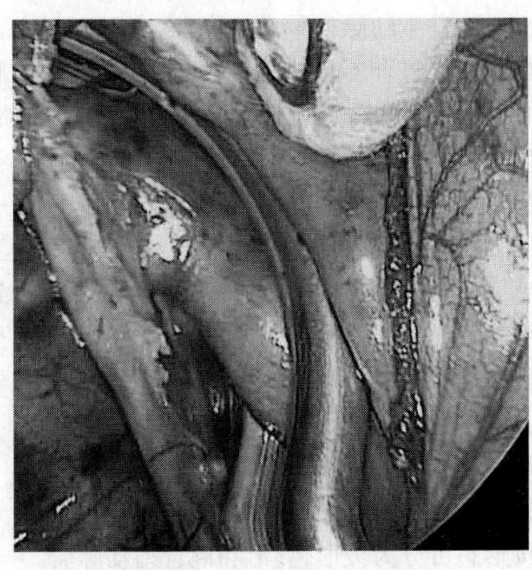

图77-4　右侧肺静脉消融

左胸的方法与右侧相似。患者左胸抬高60°,左臂举起暴露左腋。左膈神经后切开心包,暴露和消融Marshall韧带,在剥离器引导下,置入双极消融钳,进行左肺静脉消融。消融再次标测,确认消融成功后,进行左侧心外膜神经节消融。应用切割器切除左心耳,切除时,小心心耳的牵拉,从而避免出血。

4. 手术疗效评价及并发症　Cox等报道了1987—2000年一组346例房颤迷宫手术的治疗效果,其中299例接受了maze Ⅲ手术。围术期死亡率为2%~3%,房颤治愈率为99%。应用双极射频代替部分"切和缝"后,迷宫Ⅳ也可取得较为满意的结果。在华盛顿大学的一个单中心实验中,迷宫Ⅳ在6个月的随访中,可取得91%的治愈率。同时,采用迷宫Ⅳ手术,可显著降低总主动脉阻断时间30分钟以上。在随后的1年随访中,与迷宫Ⅲ手术相比,总治愈率无显著性差异。

对于孤立性房颤,2005年Wolf医师报道,采用微创肺静脉隔离+左心耳切除术,治疗总27例房颤患者(其中阵发性房颤18例;持续性房颤4例,长程持续性房颤5例),6个月治愈率(恢复窦性心律)可达到91.3%,同时免除了服用抗心律失常药物及抗凝药物。术后2年总体治愈率为80%,术后无脑卒中发生。2009年,北美的一多中心实验也显示,在选择的100例孤立性房颤患者(阵发性房颤,39例;持续性房颤,29例,长程持续性房颤32例)中,采用微创Mini-maze手术(微创肺静脉隔离+左心耳切除术+心外膜部分神经节消融)治疗后,在13.6个月的随访中,总治愈率87%:其中阵发性房颤93%;持续性房颤96%;长程持续性房颤71%。总之,在1年左右短时间的随访中,对于孤立性房颤,Mini-maze手术能取得较好的疗效,更长时间的研究对于Mini-maze手术的远期效果是必要的。

(过常发　王春生)

第七十八章 主动脉疾病

主动脉疾病近年来发病率呈上升趋势,2014 版欧洲指南已提出了将主动脉视为一个整体器官的理念,国内各大医院的心脏外科也纷纷更名为心脏大血管外科,体现了对该病的重视。

第一节 胸主动脉瘤

胸主动脉瘤(thoracic aortic aneurysm)是指胸主动脉因动脉壁结构的异常或腔内血流的异常而致主动脉呈永久性异常扩大变形。一般认为胸主动脉直径至少为正常值的 1.5 倍时,才可诊断为胸主动脉瘤。

【病因】

1. 退行性主动脉瘤　动脉硬化是因血脂代谢异常,胆固醇沉积于血管内膜所引起。动脉外层营养血管因硬化阻塞,中层肌与弹力纤维变性而断裂,管壁因之脆弱,在管内血流的不断冲击下逐渐扩大成动脉瘤。退行性变为胸主动脉瘤最常见原因,最好发部位为升主动脉。

5

2. 梅毒性主动脉瘤　梅毒螺旋体引起的主动脉外层营养血管脉管炎造成中层营养受损,肌纤维与弹力纤维断裂,进而引起管壁瘤样扩大。其病变与退行性者相似,好发部位自主动脉根部向升主动脉和弓部蔓延。

3. 中层囊性坏死性主动脉瘤　位于主动脉瓣环与升主动脉之间的管壁中层因退行性病变而有肌纤维与弹力纤维断裂,并伴有囊性变化,瓣环亦随之扩大而引起主动脉瓣关闭不全。多为 Marfan,Loyes-Dietz,血管型 Ehlers—Danlos,Tuner 综合征等遗传综合征或家族性胸主动脉瘤所致。近年对相关基因的研究较多。

4. 先天性主动脉瘤　常合并发生某些先天性血管畸形,如动脉导管未闭和主动脉狭窄等。前者因导管管壁脆弱或有内膜炎,易引起瘤样扩张。后者因在狭窄段后的血流引起漩涡,冲击造成狭窄后扩大,形成动脉瘤。先天性二叶式主动脉瓣常伴有升主动脉扩张,尤其是有瓣叶钙化和狭窄时,升主动脉呈瘤样改变,甚至并发动脉夹层。

5. 创伤性主动脉瘤　在高速运动中突然停止时,主动脉内的血流因惯性作用猛烈冲击血管壁,剧烈震荡,致使血管内膜和中层肌与弹力纤维破裂。此症多位于升主动脉根部或峡部。多数突然死亡,少数形成假性动脉瘤。在心内直视手术中广泛应用经升主动脉供血及经升主动脉根部灌注心肌停搏液以来,由于插管或穿刺处缝合不良或内膜损伤,升主动脉内膜残留裂口,或术后纵隔感染造成升主动脉缝合处溃烂,而发生术后早期或晚期升主动脉假性动脉瘤的报道已屡见不鲜。

6. 细菌性或真菌性主动脉瘤　大都继发于主动脉外感染或心内膜炎。常因管外细菌侵入中层,致使肌纤维和弹力纤维遭受破坏。病变常为局限性,呈囊形,周围多为正常组织。最常见的菌种是金黄色葡萄球菌,其次为表皮葡萄球菌。

7. 夹层主动脉瘤(详见第二节)。

【分类】

按形态可分为梭形、囊形和混合型动脉瘤。

按病变部位可分为主动脉窦瘤(另题论述)、升主动脉瘤、主动脉弓部瘤和降主动脉瘤。但动脉瘤可跨越分界,如常见的弓降部动脉瘤。

按病理解剖分类可分为:①真性动脉瘤,瘤壁具有动脉壁内、中、外三层组织结构;②假性动脉瘤,瘤壁无动脉壁的结构,仅为纤维组织及附壁血栓;③夹层动脉瘤,主动脉内层破裂,引起内层和中层间剥离。

【临床表现和诊断】

1. 症状和体征　胸主动脉瘤多发生于 50 岁以上中老年人,男性居多,与动脉粥样硬化密切相关。青少年患者多与主动脉中层囊性坏死、创伤、感染及先天性发育不良有关。

临床表现与主动脉瘤的部位、大小、性质等有关。病程早期多无任何症状。动脉瘤破裂出血发生休克危及生命是其最凶险的症状。有时病变处血管壁未完全破裂但有血液向外渗漏，发生胸腔、纵隔甚或心包腔积血。动脉瘤压迫、侵袭邻近器官或组织，依其部位的不同，产生的症状和体征亦各异：如气管受压会产生气促、排痰困难或咯血；上腔静脉或无名静脉受压则出现颈静脉怒张及头颈和双上肢肿胀；胸交感神经节受压产生 Horner 综合征；喉返神经受压出现声音嘶哑；食管受压造成吞咽困难等。胸痛亦是常见的症状之一，如胸痛急剧进展，常预示动脉瘤趋于破裂。升主动脉瘤合并主动脉瓣关闭不全者，有相应的心功能受损表现，可发现舒张期杂音和脉压增宽。弓部动脉瘤可有两上肢血压和脉搏强度不一致。

2. 辅助检查

（1）心电图：如有高血压、主动脉瓣关闭不全，可有左心室高电压、心肌损害等表现。

（2）胸部 X 线摄片：可见纵隔阴影增宽或见动脉瘤阴影，有时可见动脉瘤壁钙化影（图 78-1）。

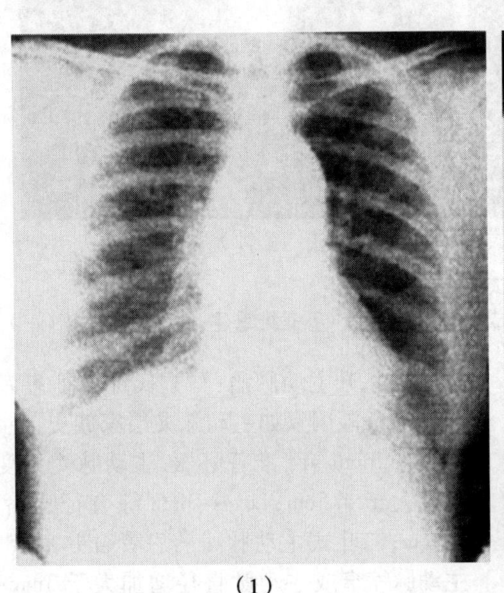

（1）

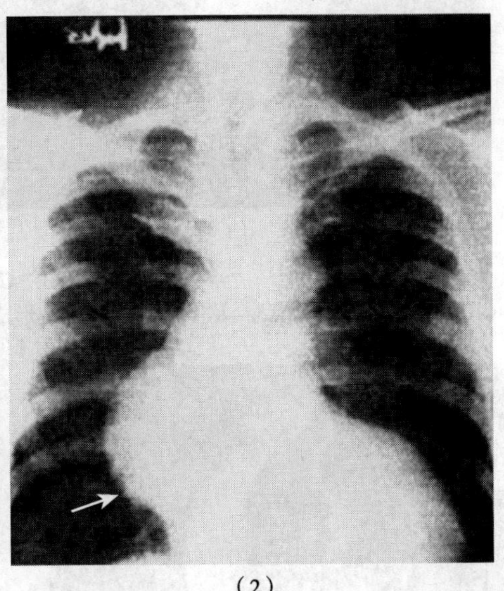

（2）

图 78-1　胸主动脉瘤胸部 X 线摄片

（1）升主动脉瘤，示纵隔影增宽，可见动脉瘤壁钙化影；（2）升主动脉根部瘤，示瘤体突向右侧胸腔

如气管、支气管、肺受压可见肺膨胀不全或肺不张。如动脉瘤发生破裂或渗漏，依其部位不同，可见胸腔、纵隔或心包腔积液征。

（3）超声心动图（图 78-2）：包括经食管超声心动图，常是初步发现和确诊胸主动脉瘤的简便、无创和有效的检测方法，并可发现并存的主动脉瓣关闭不全等。超声心动图操作简单，便于实施，可重复性强，是危重患者的首选。

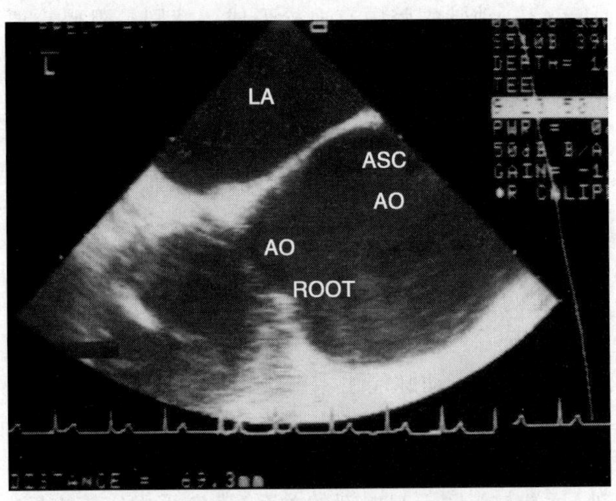

图 78-2　经食管超声心动图示升主动脉瘤和主动脉瓣环扩大

ASO：升主动脉；AO ROOT：主动脉根部；LA：左心房

（4）CT 检查（图 78-3）：包括快速 CT、CTA，速度快，扫描范围广，诊断夹层敏感度大于 90%，评价主动脉及其分支受累范围和程度方面优于超声心动图，目前最为常用。

（5）MRI 检查（图 78-4）：对诊断胸主动脉瘤优于 CT，对瘤体的大体和内部结构显示更为清楚，但不适用于危重抢救期患者。

（6）血管造影检查（图 78-5）：包括选择性动脉造影和数字减影血管造影（DSA），曾经是诊断胸主动脉瘤最可靠的方法。自超声心动图、CT、MRI 等非创伤性检查问世并取得良好诊断效果后，已不作为常规检查项目，除非正在进行冠脉照影术。

【治疗】

1. 手术适应证

（1）动脉瘤已破裂，或已有明确渗漏者。

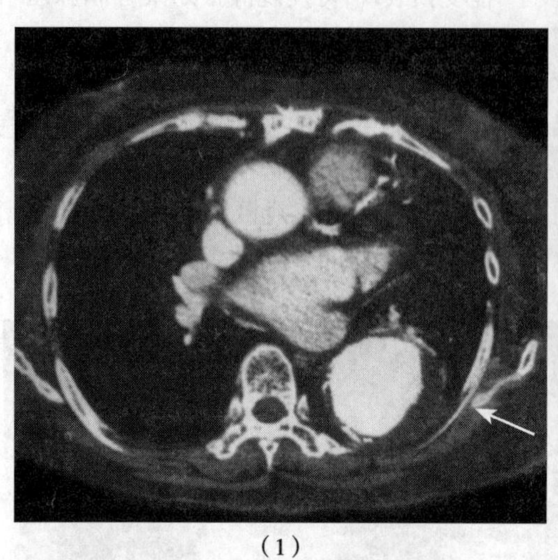

(1)

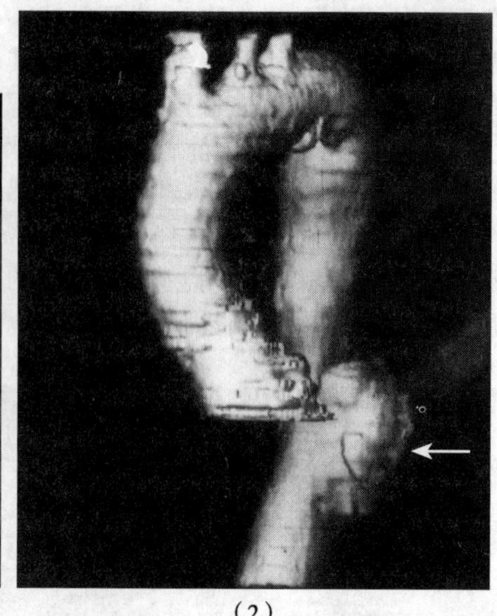

(2)

图 78-3 CT 检查所见

(1)横切面示降主动脉瘤,及后外侧壁处血栓形成(↖);(2)螺旋 CT 三维重建,示降主动脉瘤(←)

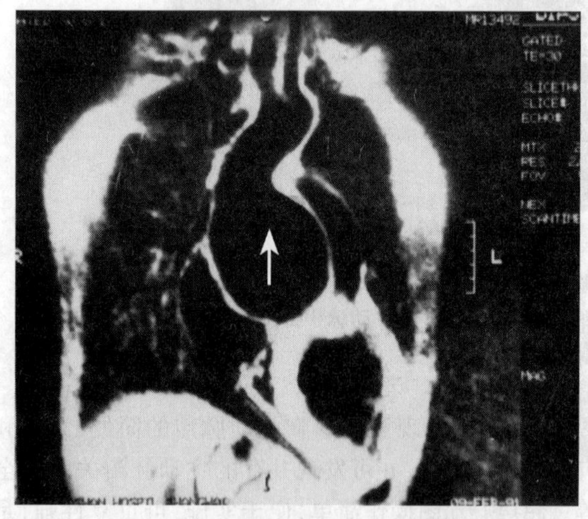

图 78-4 磁共振成像(MRI)冠状切面示升主动脉瘤(↑处)

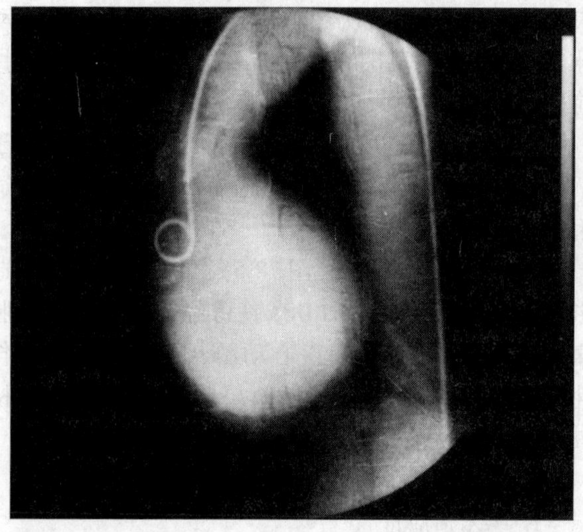

图 78-5 主动脉造影侧胸位显示升主动脉瘤

(2)升主动脉瘤:马方氏综合征患者,直径大于5cm,有危险因素如主动脉夹层家族史,主动脉直径增加大于3mm/年,准备妊娠,主动脉瓣重度反流等的,直径大于4.5cm;Loyes-Dietz 综合征患者,直径大于4.2cm;二叶式主动脉瓣的患者合并家族史,高血压,主动脉缩窄或主动脉直径增加大于3mm/年的,直径大于5cm;需行主动脉瓣膜手术者,低限是直径大于4.5cm;所有患者,主动脉直径超过5.5cm 均应手术。

弓部动脉瘤直径超过5.5cm,或相邻的升主动脉或降主动脉有病变的,应考虑手术治疗。

降主动脉瘤直径超过5.5cm 应考虑行 TEVAR 术;直径超过6cm 且不能行 TEVAR 术的可考虑开放手术;但马方综合征等遗传性疾病的患者应选择开放手术。

(3)动脉瘤腔内有血栓形成。特别是阻碍重要血管分支灌流或已有血栓栓塞史者,动脉瘤周边的器官或重要组织严重受压、受侵者。

2. 手术前准备 依据影像学资料制订明确的手术方案,备妥手术所需材料,备足库血、血小板和促凝血制品、止血药等。

3. 手术方法和技术要点 不同部位或类型的主动脉瘤,手术方法既有其共同性,又各有其特点,分别叙述如下。

(1)升主动脉瘤手术:气管插管全身麻醉,仰卧位。采用胸部正中切口或。结合手术前影像学资料仔细察明升主动脉瘤的范围,近端与冠状动脉发出处、远端与头臂干起始部的关系,确定手术实施方案。一般采用中低温体外循环,分别自右心耳插入腔房管,无夹层分离者可做升主动脉远端或主动脉弓起始段插管；有或疑有夹层分离者或需行半弓替换者，应做股动脉或腋动脉插管。经右上肺静脉放置左心减压管。鼻咽温度降至26～28℃。在无名动脉下方阻断升主动脉，心肌保护经左右冠状动脉灌注或经冠状静脉窦逆灌心脏停搏液，同时心脏表面局部降温。

1）主动脉瘤切线切除缝合术或补片修复术：适用于囊性动脉瘤，现已很少使用。此类疾病一般采用升主动脉人造血管替换术，近年有血管腔内修复成功的报道。

2）升主动脉人工血管替换术（图78-6）：适用于冠状动脉开口远侧的升主动脉瘤，主动脉根部血管质地良好者。但不宜用于囊性中层坏死和马方综合征患者，因日后可能发生根部主动脉瘤，再次手术风险大。纵向切开升主动脉瘤，在动脉瘤近、远端血管壁正常处横向切断。经冠状动脉开口灌注停搏液，取相应口径经预凝处理的涤纶人工血管，以3-0聚丙烯缝线先行近端吻合，拉直人工血管剪去多余部分再做远端吻合。开放主动脉阻断钳，心脏复苏或电击除颤后，如有出血处补加间断或褥式垫片缝合。如采用人工血管包盖法，则剪除多余血管瘤壁，对拢缝合在人造血管外面。在可能条件下尽早结束体外循环，给予鱼精蛋白中和肝素，以利止血。

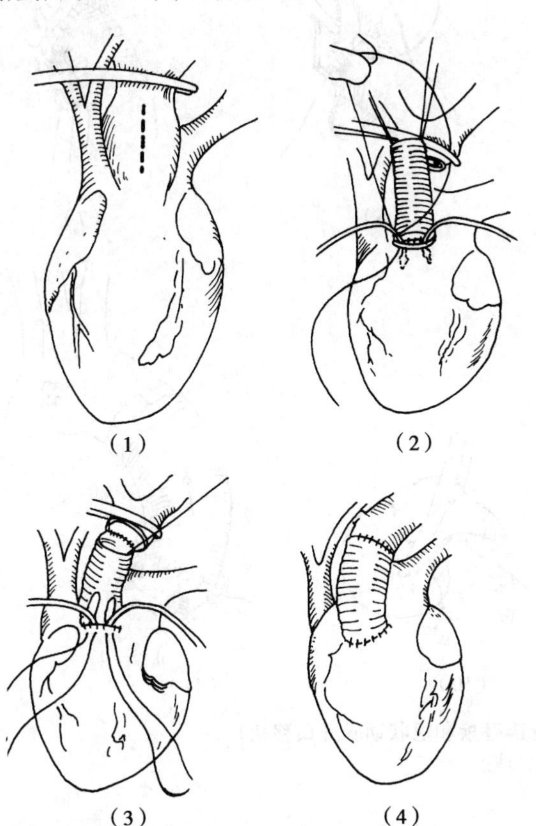

图78-6 升主动脉瘤血管替换术

（1）切开动脉瘤；（2）近端后壁缝合；（3）近端吻合完毕，远端后壁缝合；（4）血管替换完成

3）Wheat手术（图78-7）：适用于升主动脉瘤合并主动脉瓣关闭不全或狭窄，但主动脉窦和窦管界无明显扩大者。手术保留主动脉窦部，先行主动脉瓣替换术，然后用人造血管行升主动脉移植。先做近端，再做远端吻合。

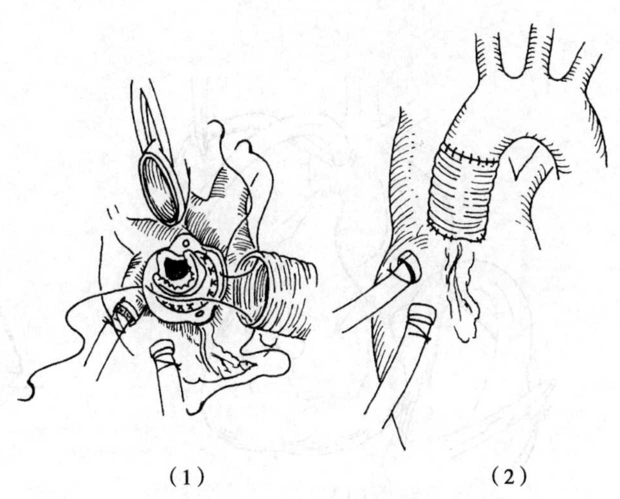

图78-7 升主动脉和主动脉瓣替换术

（1）合并主动脉瓣关闭不全者先完成主动脉瓣替换，然后作近端血管吻合；（2）近、远端血管吻合已完成

4）Bentall手术（图78-8）：适用于升主动脉瘤同时有主动脉瓣病变，而且主动脉窦和窦管界明显扩大，或升主动脉夹层累及左右冠状动脉开口，并造成瓣膜关闭不全者。Bentall手术即用带瓣人工血管行主动脉瓣置换、升主动脉移植及左右冠状动脉移植术。切除主动脉瓣后，将带瓣人工血管间断褥式缝合于主动脉瓣环。冠状动脉开口移植至人工主动脉侧壁上，最后用4-0聚丙烯缝线将人工血管远端与升主动脉做对端吻合。若无复合带瓣人工血管成品，可分别取人工瓣和人工血管（比人工瓣外径大3～5mm）临时缝制。

左、右冠状动脉移植常用方法术式有三种：①连续腔内吻合技术：适用于冠状动脉开口移位比较高者。人工血管皱褶拉直，在与冠状动脉口对应处的侧壁打孔，直径约1～2cm，以4-0聚丙烯缝线与冠状动脉口周围对吻。先左冠状动脉，后右冠状动脉。冠状动脉口周围缝线要深及主动脉壁全层以防拉紧缝线时组织撕裂。②纽扣式（或底盘式）（图78-9）：适用于冠状动脉开口位置不高者。将冠状动脉开口连同其周围宽约5mm的主动脉壁剜出，与人工主动脉上的造孔对吻合。先吻合左冠状动脉，后吻合右冠状动脉。③Cabrol手术（图78-10）：适用于冠状动脉开口位置正常或无明显移位者。为减轻左、右冠状动脉吻合口的张力，采用一段直径8～10mm人工血管，两端分别与左、右冠状动脉开口吻合，然后于该人工血管中段做

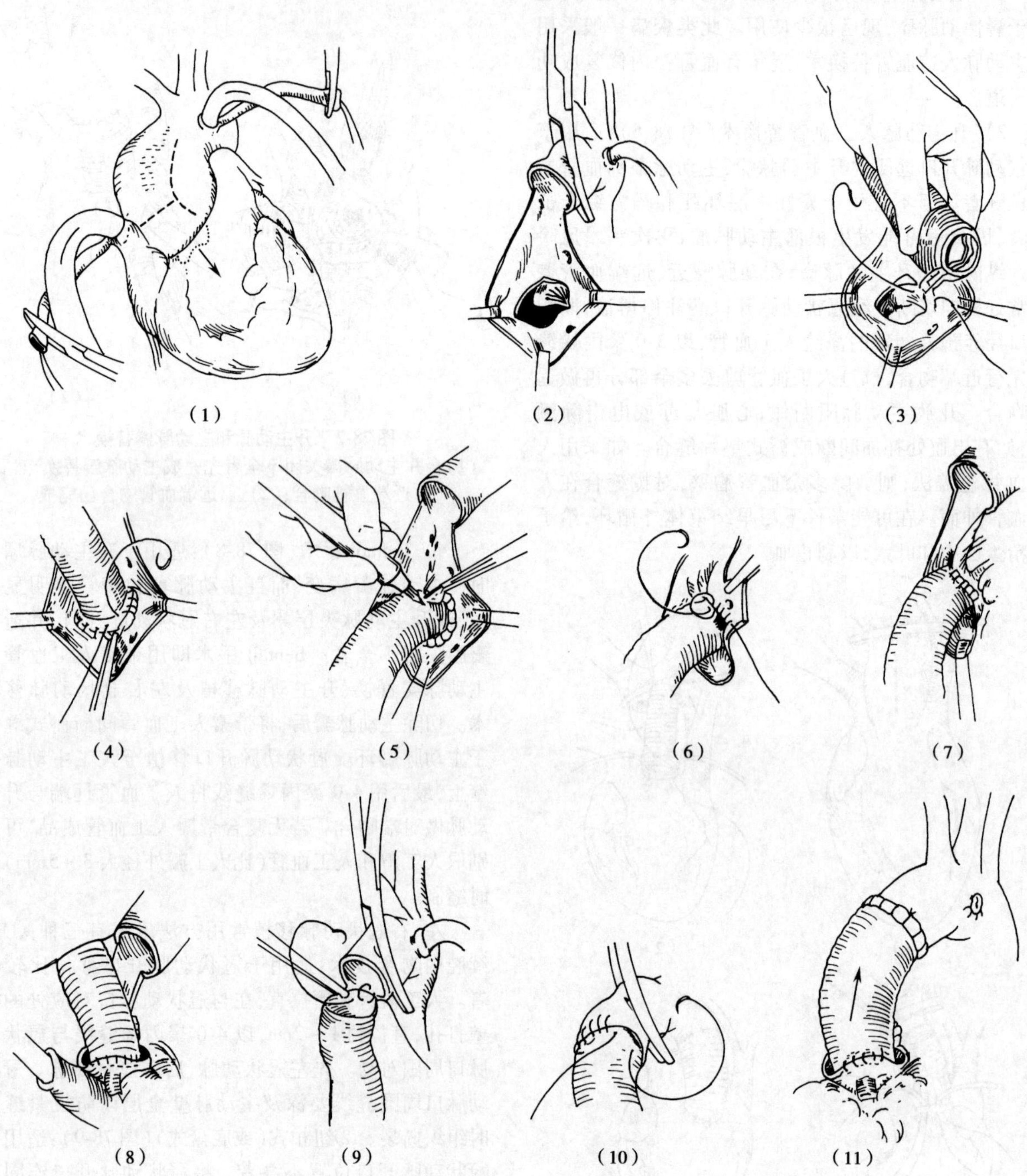

图 78-8　Bentall 手术(升主动脉、主动脉瓣替换和冠状动脉开口移植)
(1)~(11)手术步骤

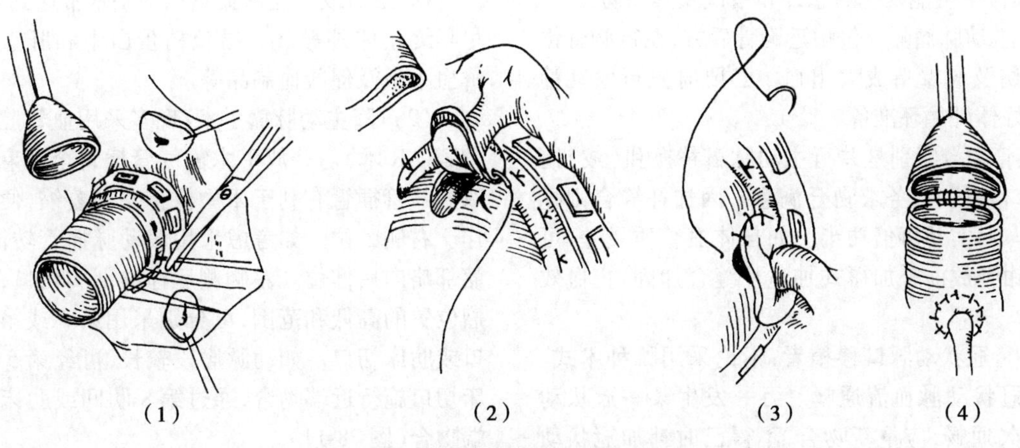

图 78-9　纽扣式冠状动脉开口移植术
(1)～(4)手术步骤

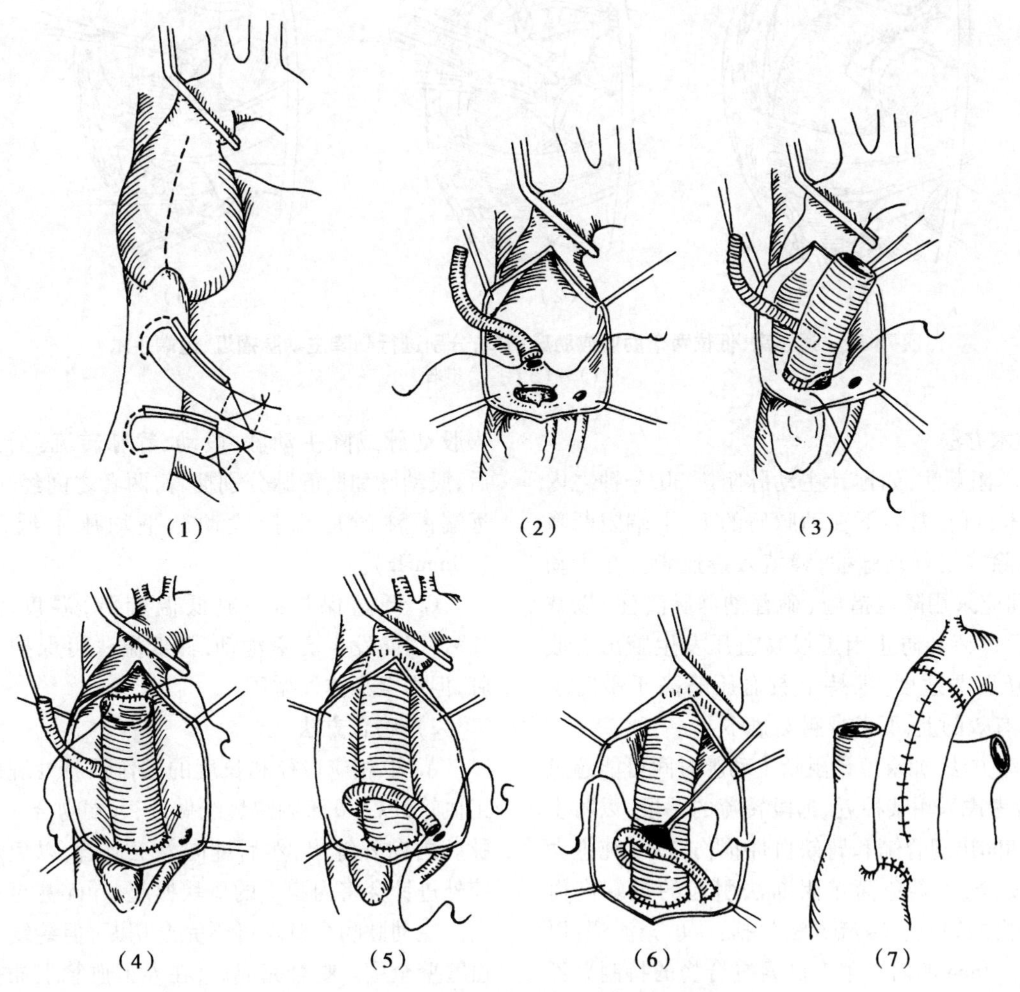

图 78-10　Cabrol 术式冠状动脉开口移植
(1)～(7)手术步骤

一纵切口，在适当位置侧-侧吻合于带瓣人工血管上。

5）操作中可能发生的意外和错误及其预防：

A. 升主动脉瘤隔心包贴近胸骨后方，在行胸骨锯开时严防伤及瘤壁造成大出血。必要时先行股动静脉插管做好体外循环准备。

B. 血管吻合特别是并行主动脉瓣替换和（或）冠状动脉开口移植时，务求吻合满意。因加补缝合则显露差、操作难，实乃事倍功半。如自体血管质量差，可于主动脉钳开放前补加褥式加毡片缝合加固，止血效果较好。

C. 并行冠状动脉口移植者，不论采用哪种术式，均应确保冠状动脉血流通畅。万一发生某一冠状动脉口血流欠通畅，应重新吻合，不得已时补加冠状动脉旁路移植术。

D. 出血或广泛渗血是该项手术常遇到的问题，宜尽早终止体外循环。给鱼精蛋白中和肝素和输给新鲜血小板及促凝血制品等。

（2）降主动脉瘤手术：现多采用血管腔内成形术（TEVAR 术）。开放手术需气管插管全身麻醉。采用双腔气管插管有利于术中保持左肺萎缩，便于外科操作。右侧卧位。如考虑采用股动脉插管转流，则取左髂部略向后仰位。左胸侧后标准剖胸切口，根据动脉瘤位置的高低和范围，可分别采用第 5 或第 6 肋间切口或肋床切口。如动脉瘤段较长，可经第 5 肋间或肋床切口施行近端吻合，通过第 8 肋间或肋床切口作远端吻合（图 78-11）。

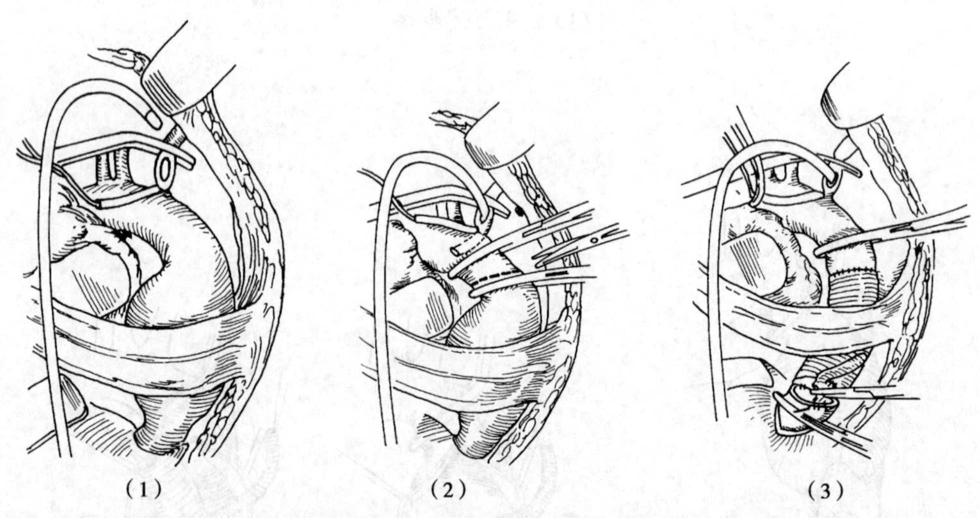

图 78-11 通过高、低位两个肋间或肋床切口，分别进行胸降主动脉瘤近、远端手术
（1）~（3）手术步骤

5

1）手术方法

A. 简单阻断法：如预计主动脉阻断 30 分钟之内可完成手术，可在常温下在动脉瘤的上、下端阻断降主动脉，切除或切开动脉瘤，移植入造血管。在主动脉阻断期间应采用降压措施（硝普钠静脉滴注）以减轻左心室后负荷和防止因近段高血压发生脑出血或水肿。但降压要适度，维持上肢血压略高于平时水平，以保持有效的上、下半身侧支循环。

B. 转流方法：如果预计阻断主动脉时间可能超过 30 分钟，应考虑采用某种近、远段转流的手段，以防主动脉阻断期间出现脊髓和肾缺血性损伤，较单纯主动脉阻断法安全，可避免简单阻断法引起的近端高血压、远端缺血的缺点。转流方法包括：Gott 分流法：以内径不小于 9mm 的内壁附有肝素复合物的特制聚乙烯导管，两端分别插入升主动脉（或主动脉弓）和降主动脉（或股动脉）；左心转流：部分肝素化（肝素 1.0 ~ 1.5mg/kg）后左心房插管引血至贮血器，再经血泵注入股动脉或降主动脉；股动、静脉转流：全身肝素化后，股动脉和股静脉分别插管，两者之间经一氧合器。远端灌注时应保持股动脉平均压不低于 6.6kPa（50mmHg）。

C. 低温保护：一般低温麻醉，温度不宜低于 32℃，以防发生心室颤动；深低温法可保护脊髓和肾脏，但需全身体外循环。

2）吻合方法

A. 取相应口径和长度的已作预凝处理的涤纶人工血管，以 3-0 聚丙烯缝线做近、远端吻合。针自主动脉腔内向外缝出，然后缝向人工血管，以免从主动脉腔外进针会将内膜上的斑块掀起，弄碎甚至脱落至腔内。主动脉吻合口端可不完全切断，但缝线必须深含血管壁全层。吻合完成后，在人工血管上插排气针先开放远端阻断钳，气体排尽后再缓慢地移去近端阻断钳，如有出血处，则补加缝合止血。修剪动脉瘤壁，包盖缝合在人工血管外面（图 78-12）。

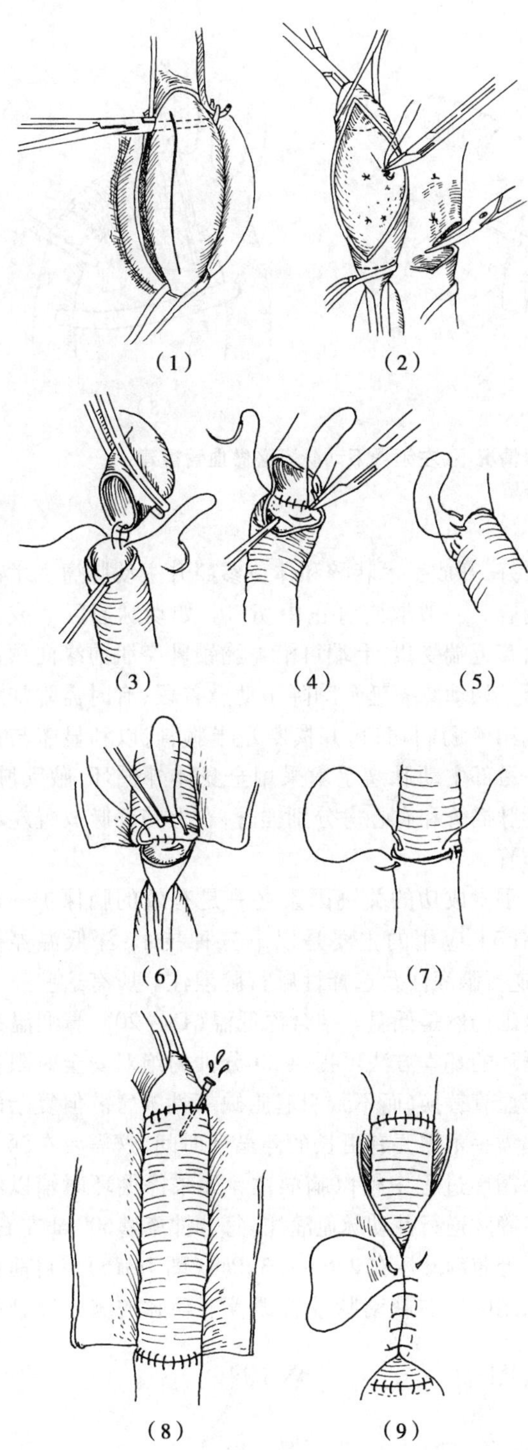
图 78-12　胸降主动脉瘤血管替换术
(1)～(9)手术步骤

B. 带环人工血管套扎法：取相应口径和长度、两端包有带槽金属环的人工血管，分别套入近、远端正常主动脉腔内，以涤纶织带环绕主动脉壁将其扎在硬质环的凹槽内，再将主动脉切端与人工血管环缝数针加强固定。该法操作省时，因而可显著缩短主动脉阻断时间(图 78-13)。

C. 弓降部动脉瘤：自左颈总动脉和左锁骨下动脉

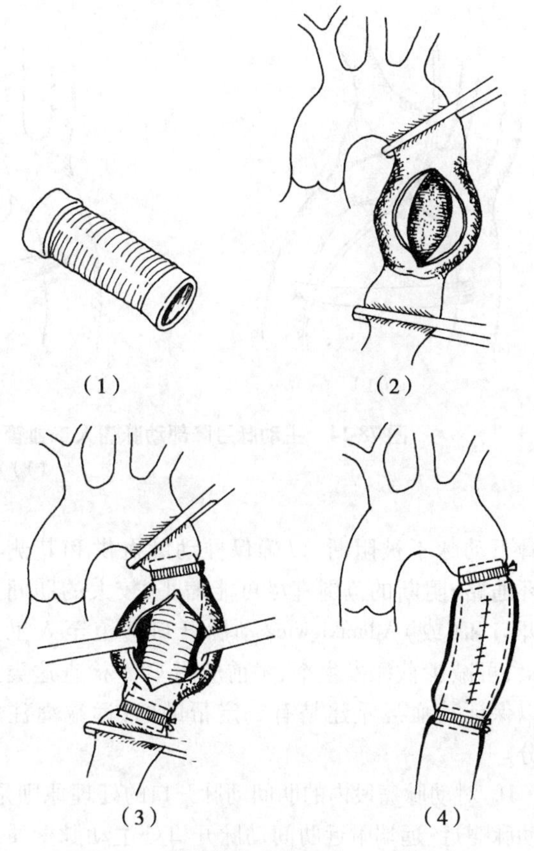
图 78-13　胸降主动脉瘤手术——带环人工血管套扎法
(1)～(4)手术步骤

之间游离主动脉弓，自动脉瘤远侧游离降主动脉。阻断主动脉和左锁骨下动脉血流后，启动 Gott 分流或左心转流。纵向切开血管瘤，取相应口径和长度的已作预凝处理的涤纶人造血管，用 3-0 聚丙烯缝线与动脉瘤近、远端血管壁正常处做吻合，先近端、后远端(图 78-14)。一般左锁骨下动脉切断后远端结扎加缝扎，左上肢血供可靠侧支循环维持，不强调做血流重建。偶见术后发生窃血综合征，可补做锁骨下动脉与颈总动脉端-侧吻合术加以矫治。

3）操作中可能发生的意外和错误及其预防：

A. 术中应辨认并防止损伤左侧迷走神经和喉返神经。

B. 防止损伤肺和食管：仔细分离肺与动脉瘤之间的粘连，游离胸下端动脉瘤应注意防止损伤食管。

C. 预防脊髓缺血性损伤及术后截瘫：脊髓的血供来自椎动脉的脊髓前动脉，并辅以来自胸降主动脉的众多肋间动脉和来自腹主动脉的血供。此外，自 T5～L3 水平有一发自降主动脉的分支(Adamkiewicz 动脉)，其口径明显粗于各肋间动脉，对脊髓的血供至关重要。为减少截瘫发生率采取的措施有：尽可能缩短主动脉阻断时间，一般在 30 分钟之内较安全；保留左

5

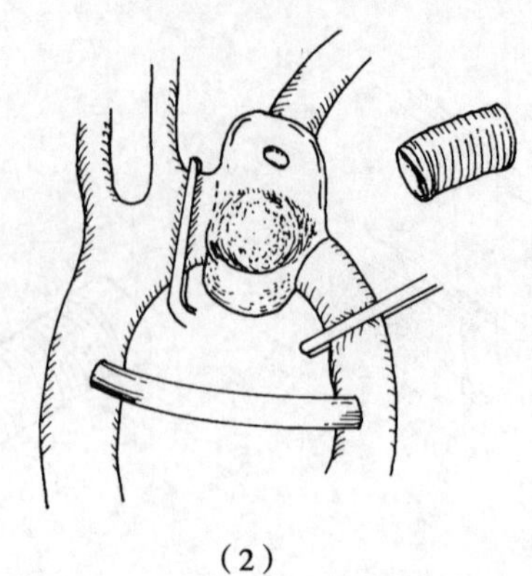

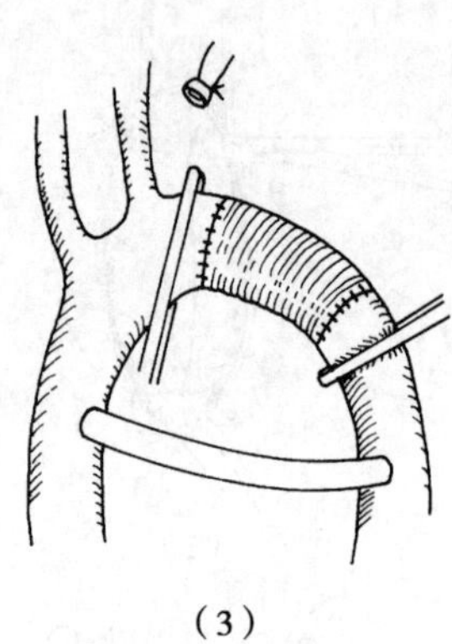

（1）　　（2）　　（3）

图 78-14　主动脉弓降部动脉瘤人工血管替换术，一般情况下，左锁骨下动脉不必做血管重建

（1）~（3）手术步骤

锁骨下动脉不被阻断，以确保椎动脉血供和其侧支循环通路；阻断的范围宜尽可能缩小；较大的肋间血管开口和（或）Adamkiewicz 动脉开口移植至人工血管上，可减少截瘫发生率，术前应用 CTA 检查这类血管以保证其血运重建是有一定帮助的；远端灌注宜充分。

D. 对动脉瘤段内的肋间动脉开口的处理原则是：如动脉瘤近、远端附近肋间动脉开口处主动脉壁质地尚好，可将涤纶人工血管吻合端剪成斜面，吻合后可保留数个肋间动脉开口在管腔内（图 78-15）。缝闭口径较小和通畅度较差的肋间动脉开口，将口径较大的肋间动脉开口与人工血管相应处侧壁上的造口行吻合。

E. 防止动脉栓塞：动脉硬化性动脉或伴有附壁血栓的动脉瘤，斑块或血栓容易脱落，故放置阻断钳的位置应在动脉壁组织较正常的部位。

（3）弓部主动脉瘤手术：仅累及远段主动脉弓的动脉瘤可行 TEVAR 术，累及近段主动脉弓的动脉瘤可用“去分支”杂交手术。年轻患者行开放手术远期疗效好，开放手术麻醉和体位参照升主动脉瘤手术有关内容。一般取胸骨正中切口。如动脉瘤巨大或分支血管近端受累，上端可沿左胸锁乳突肌前缘向颈部伸延。如动脉瘤延及胸降主动脉首段，有时需附加左前胸第 4 肋间切口，并横断左半胸骨，以利显露与操作。弓部主动脉瘤手术采用全身体外循环，腋动脉、股动脉插管和右心房分别插管，右上肺静脉放置左心减压管。

手术成功的关键因素之一是有效的脑保护。目前临床上应用的主要是以下三种技术：深低温停循环、逆行脑灌注及选择性顺行脑灌注。所有这些技术的基础仍然是低温。结合深低温（18 ~ 20℃鼻咽温），停循环的基本方法可提供 20 分钟的绝对安全时限供弓部血管替换，而不致引起脑缺氧性损害。但复杂的弓部瘤手术需要有更长的停循环时间，这需要在深低温停循环过程中辅以脑灌注。如果停循环时辅以经上腔静脉逆行性动脉血灌注（每分钟流量 600ml 左右，保持上腔静脉压在 2.6 ~ 3.3kPa）（图 78-16）。目前普遍采用的经右腋动脉或右锁骨下动脉的顺行性脑灌

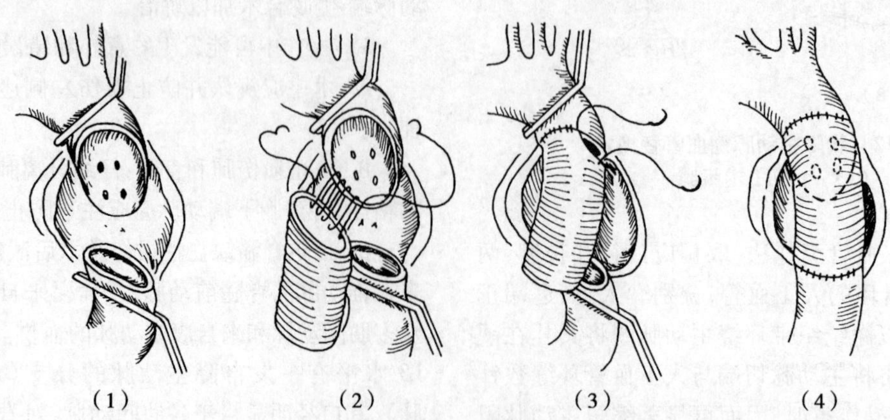

（1）　　（2）　　（3）　　（4）

图 78-15　保留部分肋间动脉开口的胸降主动脉血管替换术

（1）~（4）手术步骤

注[(5～10ml/(kg·min)]效果最好，绝对安全时限可达40分钟以上，可满足大部分弓部手术的需要，停循环时也多采用低温(鼻咽温<25℃)甚至中度低温(26～28℃)，以减少降复温及体外循环时间，对脏器保护及凝血功能均有利。

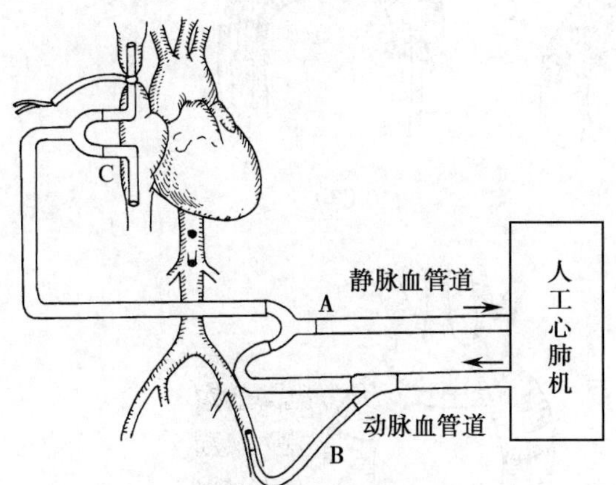

图 78-16 逆行性脑灌注示意图

当深低温全身停灌施行逆行脑灌注时，阻断静脉血管道(A)、通向股动脉的动脉管道(B)和下腔静脉插管(C)

由于弓部动脉瘤的范围各异，因此血管替换的形式亦不尽一致(图78-17)：

1）半弓置换术：适用于升主动脉瘤累及弓部近端，或年龄较大、病情危重不宜行全弓置换者。采用单纯深低温停循环或深低温停循环单侧顺行脑灌注，降温期间可先完成近端的Bentall术或近端吻合。保留弓部的大弯侧，即三个分支血管的主动脉壁，由右上向左下作斜切口，小弯侧剪至降部，用3-0或4-0聚丙烯线连续内反缝合后壁，再连续缝合前壁。

2）全弓置换术：适用于升主动脉和弓部真性动脉瘤及单纯的弓部瘤。采用深低温停循环及顺行选择性脑灌注。如果头臂干三分支本身及其基部主动脉壁质地尚好，则可将其“岛状”整体吻合于人工血管弓的开口上，否则应分别处理。纵行切开动脉瘤，先缝合人工血管和降主动脉口，而后缝合弓部包含3个分支血管开口的后壁，最后缝合前壁。充分排气后钳夹人造血管，将人造血管与升主动脉近心端吻合。先多采用带分支人工血管做全弓置换，先吻合远端即恢复下半身灌注，完成左颈总动脉吻合后即可恢复流量升温(图78-18)。

3）操作中可能发生的意外和错误及其预防：

A. 保护迷走和喉返神经：游离主动脉弓远端时应仔细确认迷走和喉返神经。

B. 脑灌注时，选择性顺行脑灌注时，保持右桡动脉压≤50～70mmHg，压力过高可引起脑水肿。术中经皮脑氧饱和度监测十分重要，一旦出现脑氧饱和度降低可及时调整流量或增加左颈动脉插管双侧脑灌注。

C. 为减轻深低温时脑损害，术中可给予适量(一般为30mg/kg)甲泼尼龙等。

4. 手术后处理

(1) 严密监测心律、血压、中心静脉压、血气、血钾及尿量等，并及时作相应处理。动脉收缩压控制在100～120mmHg，防止血压骤升引起吻合口出血或撕裂。

(2) 维持机械呼吸，视情停用和拔除气管插管。必要时应延长辅助通气时间。注意呼吸道护理。

(3) 根据引流血量及时补充血容量，仔细记录和观察手术后最初3小时内引流量。如每小时超过300ml且无减少趋势，应考虑再次剖胸止血。

(4) 注意观察神志和肢体活动情况，如有脑、脊髓神经功能受损征象，应请神经科协同处理。

(5) 注意肝、肾功能情况，并做相应处理。

5. 手术治疗结果 综合近年来各家报道，手术死亡率逐步有所下降，升主动脉瘤手术死亡率最低，一般小于3%。弓部动脉瘤者略高，早期死亡率为7%～10%，术后早期脑卒中或脑并发症发生率在5%～10%。降主动脉瘤的主要危险性是截瘫和肾衰竭，手术死亡率虽在10%以下，但另有5%左右的术后截瘫发生率。

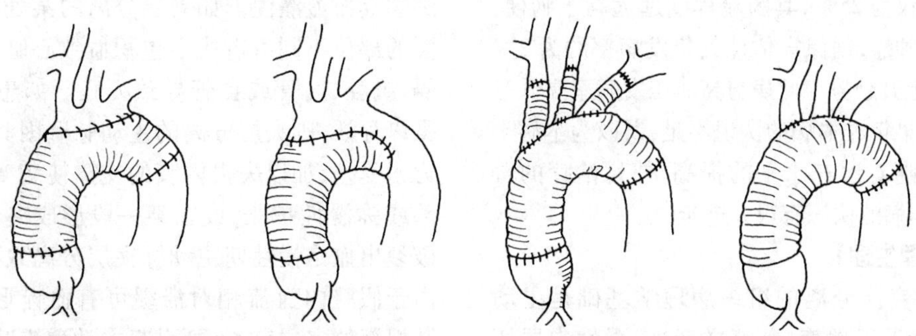

图 78-17 主动脉弓动脉瘤，视病变涉及的范围，分别做相应范围的血管替换术

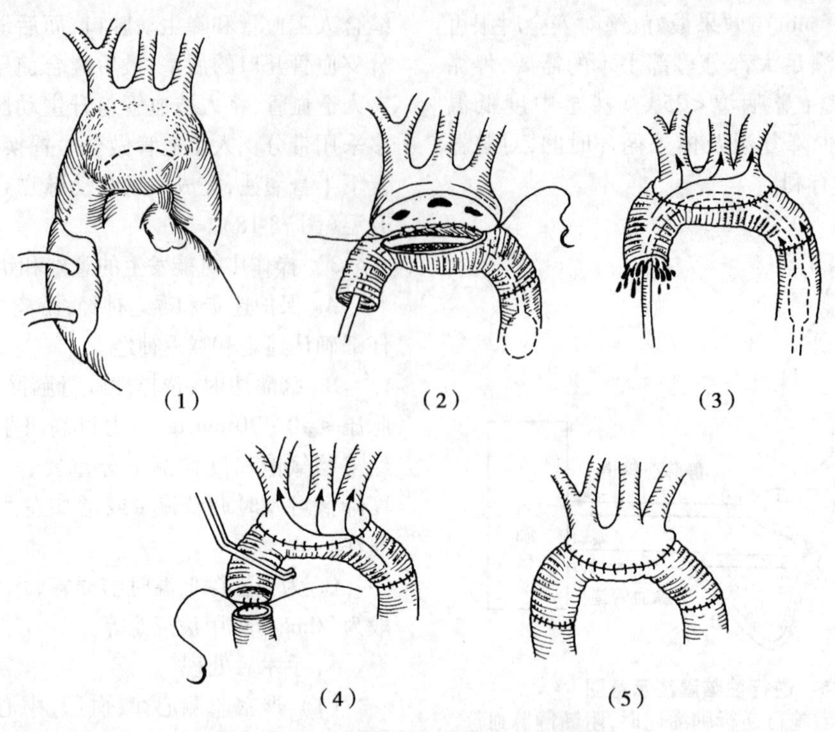

图 78-18 主动脉弓部动脉瘤血管替换术

(1)主动脉弓部动脉瘤;(2)切下头臂三分支及弓上部底盘,胸降主动脉内插入球囊导管;(3)完成人造血管与胸降主动脉及头臂三分支吻合术,放松球囊,排除残留气体;(4)恢复头臂血供,施行升主动脉与人造血管对端吻合术;(5)完成主动脉弓替换术

第二节 主动脉夹层分离

2014 版欧洲指南重点论述了急性主动脉综合征(AAS),其定义为累及主动脉且临床表现相似的一系列急性疾病,而这些临床表现都是因为内膜及中膜受累而形成。AAS 表现形式是壁间血肿(IMH)、主动脉穿透性溃疡(PAU),急性主动脉夹层(AD)及胸主动脉破裂。IMH 和 PAU 的分型及治疗原则基本与 AD 相同。

5

主动脉夹层是(aortic dissection)临床最为凶险的急症之一,根据病情的缓急,通常将夹层分离分为急性(<2 周)、亚急性(2 周 ~ 3 个月)和慢性(>3 个月)三类。Stanford A 型主动脉夹层 24 小时自然生存率仅 40%,1 周后自然生存率仅为 25%,其凶险程度远远高于脑梗、心肌梗死和恶性肿瘤,据保守估计其年发病率约为 2 ~ 6/10 万人,且有上升趋势。此病与高血压发病率高低有关,在中国,由于早年对本病的认识不足,误以为本病十分罕见。近年来随着诊查水平的提高,外科治疗的普及,临床医师对本病的认识有很大进步。

【病理和病理生理】

发生主动脉夹层分离的组织病理学基础是主动脉中层病变包括退行性变、黏液样变性、囊性中层坏死(Marfan 综合征为其典型)、粥样硬化等。在此基础上,附着于其表面的内膜失去稳固的条件,在高血压(据统计 75% 以上的急性主动脉夹层分离发生时呈高血压状态)血流冲击下,在受剪切力较大的部位(夹层分离的先发部位多在升主动脉窦管交接处和降主动脉首段左锁骨下动脉发出处远侧)发生内膜撕裂,继之血流涌入内膜下造成夹层分离。其他易发主动脉夹层分离者包括先天性主动脉狭窄和缩窄、二叶式主动脉瓣畸形、医源性损伤(主动脉插管、钳夹等)及妊娠期后 3 个月等。

主动脉发生夹层分离后,形成主血流的真腔和内膜外侧的假腔。如夹层分离进展迅速,假腔的容积不断增大,造成有效循环血量的猛减,会出现虚脱和休克。分离移位的内膜可堵塞主动脉分支血管的开口,影响其血流灌注。如夹层分离的某处破裂出血,因破裂的部位不同可造成心包积血致心脏压塞,或破入纵隔、胸腔、气管或食管导致死亡。如患者度过急性期得以存活,则夹层分离的主动脉壁因其病变的中层张力耐受差,加以失去内膜的支撑使病变区动脉壁呈局部或弥漫性扩张,或在某一段形成夹层动脉瘤,后者破裂出血是慢性期主动脉夹层分离致死的主要原因。由于假腔内血流相对滞缓可有血栓形成。涉及主动脉根部的夹层分离,可引起主动瓣瓣叶附着处失去支撑而下垂,瓣叶交界错位引起关闭不全,或因瓣环松弛、扩大造成关闭不全。

【分型】

根据夹层分离的部位和涉及的范围，DeBakey（1965年）将其分为三型（图78-19）：①Ⅰ型：夹层分离遍及升主动脉、主动脉弓、降主动脉及腹主动脉；②Ⅱ型：夹层分离限于升主动脉；③Ⅲ型：夹层分离限于胸降主动脉（Ⅲa）或延及腹主动脉（Ⅲb）。此后，Stanford将分类简化为两型（图78-20）：①A型：夹层分离涉及升主动脉段，而不论其内膜破口源自何处（相当于DeBakey Ⅰ型和Ⅱ型）；②B型：夹层分离未涉及升主动脉者（相当于DeBakey Ⅲ型和该型兼有弓部夹层分离者）。目前临床多采用Stanford分型。

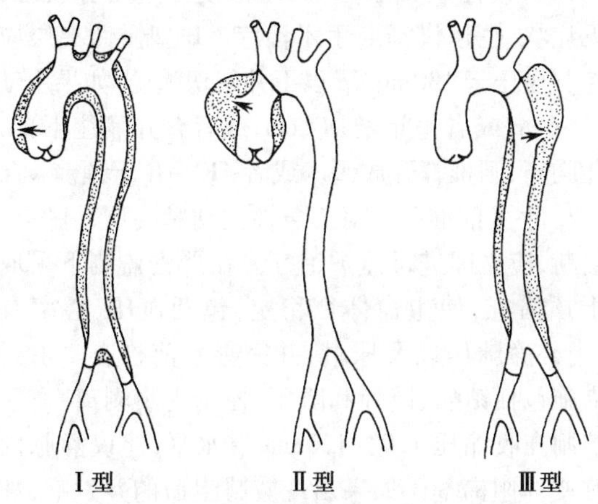

图78-19　主动脉夹层分离DeBakey分型

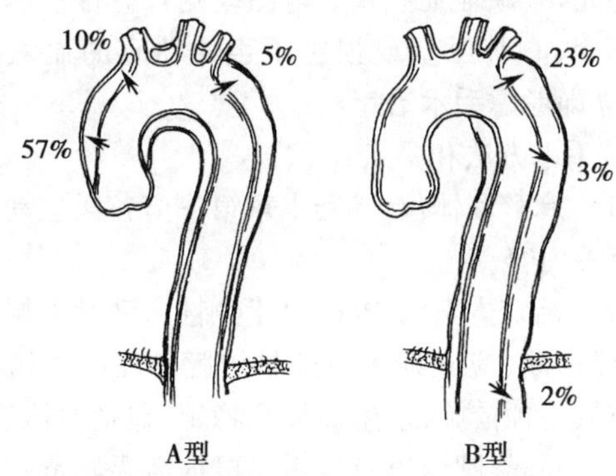

图78-20　主动脉夹层分离Stanford分型百分数示各部位发生内膜破裂所占的比率

【临床表现和诊断】

1. 症状和体征　发生主动脉夹层分离时，多数患者感到前胸、背部或延及腹部的扯裂样剧痛。常伴有短暂的虚脱或昏迷、失明、一侧肢体丧失知觉或活动能力，依夹层分离的部位和发展走向而不尽相同。如分离的内膜覆盖或堵塞主要血管分支或晚期由于假腔内血栓形成影响重要分支血管灌注（如冠状动脉、头臂干分支、肾动脉、肠系膜动脉等），会导致相应的异常表现。如假腔扩大明显或形成动脉瘤则可压迫、侵袭邻近器官或组织，产生相应的症状和体征。慢性主动脉夹层分离亦常伴有胸痛。如胸痛急剧进展，常预示夹层动脉瘤趋于破裂。一旦发生破裂出血易迅速致死，偶有急送医院抢救成功者。有时病变处管壁未完全破裂但有血液向外渗漏，发生胸腔、纵隔或心包腔积血会引发相应的症状和体征。某肢体脉搏减弱或消失亦是主动脉夹层分离和夹层动脉瘤的重要临床征象之一。无论急、慢性主动脉夹层分离或夹层动脉瘤，凡涉及升主动脉者，常伴有主动脉瓣关闭不全，因而有其相应的症状和体征。

2. 辅助检查　见第一节胸主动脉瘤。

3. 诊断　急性胸主动脉夹层的诊断主要取决于医师在患者自诉剧烈胸痛时，是否考虑有急性夹层的可能。一旦高度怀疑即行相应的检查。CTA或MRI均可确诊，心脏超声对升主动脉、主动脉弓及腹主动脉夹层也可初步明确诊断（图78-21～图78-23）。急性动脉夹层禁忌做主动脉造影检查。

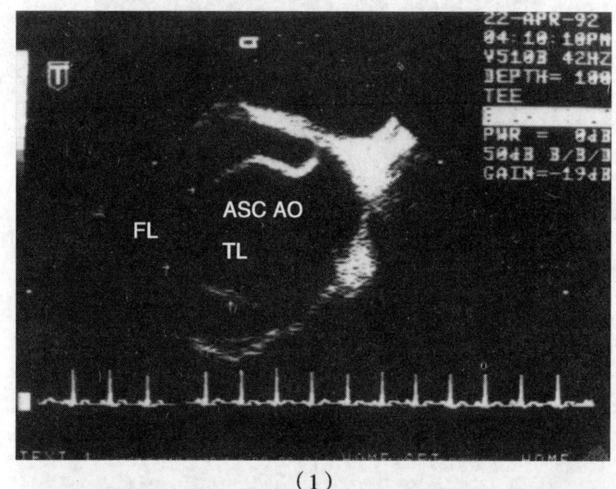

（1）

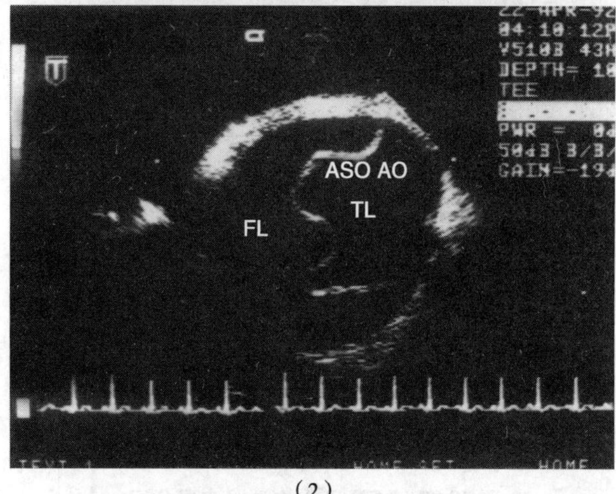

（2）

图78-21　经食管超声检测示升主动脉夹层分离，可见分离的内膜随心脏收缩期（1）及舒张期　（2）在真腔（TL）与假腔（FL）之间飘动 ASC
AO：升主动脉

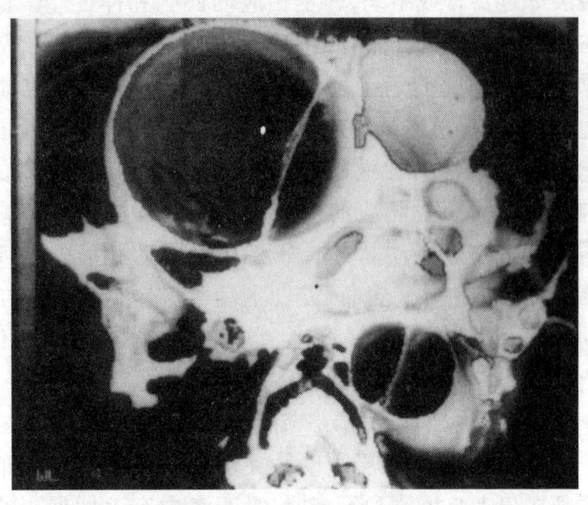

图 78-22　螺旋 CT 三维成像示 Stanford Ⅰ型夹层分离，升主动脉及降主动脉扩大，分离的内膜及真、假腔清晰可见

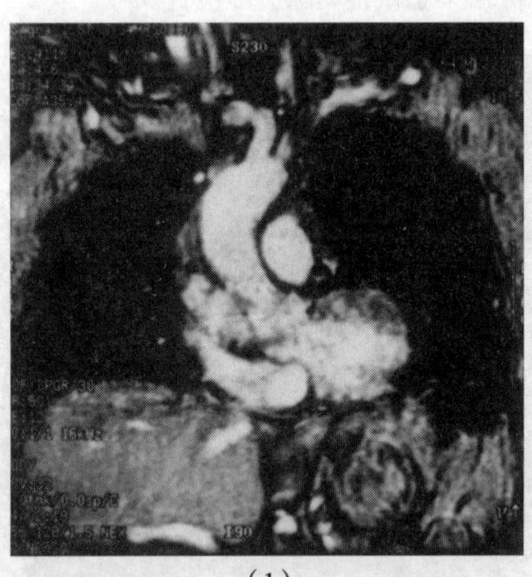

（1）

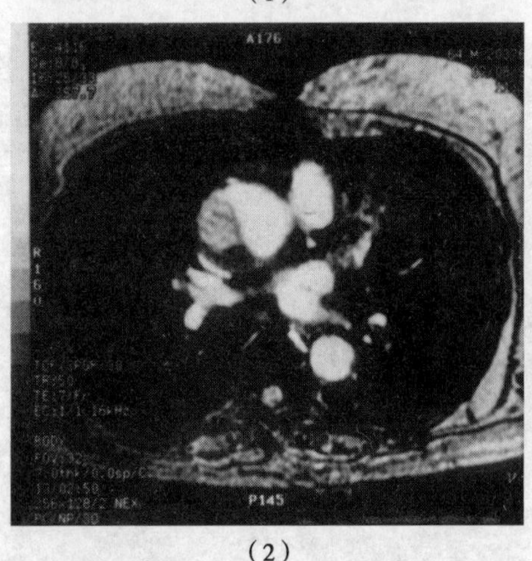

（2）

图 78-23　MRI 示升主动脉夹层分离

（1）纵切面示夹层分离始于主动脉根部并延至升主动脉远端；（2）横切面示升主动脉瘤样扩大，真、假腔情况

【治疗】

1. 手术适应证

（1）急性期夹层分离：

1）Stanford A 型夹层分离：源自升主动脉的急性夹层分离。病情凶险，极易发生主动脉破裂致死，或导致急剧进展的主动脉瓣关闭不全，或分离的内膜堵塞冠状动脉开口。若无禁忌证应急诊手术。

2）Stanford B 型夹层分离：手术或介入治疗近期疗效与内科疗法相近似。对呈现持续性疼痛、难以控制的高血压、伴有主动脉重要（内脏或躯体）血管分支灌流障碍以及血管极度扩张趋向破裂者，宜积极行 TEVAR 手术或开放手术。

（2）慢性期夹层分离：A 型慢性主动脉夹层，即使无症状，也建议择期手术治疗。B 型慢性夹层应严格控制血压于 130mmHg 以下并密切随访，如果主动脉直径>6cm 或者每年增加 1cm，或者合并灌注不良，复发性胸痛，则推荐开放手术或者 TEVAR 干预。

2. 手术前准备　对于急性主动脉夹层动脉瘤，一经诊断，应立即进行监护治疗。在严密监测下采取有效干预措施，使生命体征稳定，包括血压、心率及心律、中心静脉压以及尿量，并完善术前检查。主要治疗措施包括镇痛、镇静和降压，控制内膜剥离，血压一般控制在收缩压 100～120mmHg 水平，建议静脉内使用 β 受体阻滞剂。如果出现威胁生命的并发症，如主动脉破裂的先兆或剥离（心包、心腔积液）、侵及冠状动脉的先兆（缺血症状及心电图改变），急性主动脉瓣关闭不全、心脏压塞或损害了生命器官的血液循环等，应立即考虑手术治疗。

3. 手术方法和要点

（1）麻醉和体位：参阅本章第一节各段主动脉瘤手术有关内容。

（2）治疗方案的选择：对于急性主动脉夹层动脉瘤，一经诊断，应立即进行监护治疗。在严密监测下采取有效干预措施，使生命体征稳定，包括血压、心率及心律、中心静脉压以及尿量。根据需要测量肺毛细血管楔压和心排出量。主要治疗措施包括镇痛、镇静和降压，控制内膜剥离，血压一般控制在收缩压 100～120mmHg 水平，平均压在 60～70mmHg。待病情平稳后，应进行最后诊断，复查超声、CTA、MRI 等，以决定是否需要手术治疗。如果出现威胁生命的并发症，如主动脉破裂的先兆或剥离（心包、心腔积液）、侵及冠状动脉的先兆（缺血症状及心电图改变），急性主动脉瓣关闭不全、心脏压塞或损害了生命器官的血液循环等，应立即考虑手术治疗。

1）对于 Stanford A 型夹层动脉瘤，特别是合并主动脉瓣关闭不全者，是外科手术的适应证。目前常用手术方法有2种：①升主动脉及半弓置换，包括同时行主动脉瓣置换、冠状动脉移植，或主动脉瓣成形；②升主动脉和全主动脉弓置换，支架"象鼻"手术：对于病变广泛的A型夹层动脉瘤，在行升主动脉及弓部置换的同时，另外应用一段支架血管将其近端与弓降部吻合，远端置于降主动脉内。Ⅱ期手术行降主动脉替换时，只需在常温下将一段人工血管直接与Ⅰ期手术置入的支架血管（即"象鼻"）行端-端吻合，即避免了对主动脉弓降部的直接游离，也不需要在深低温停循环下完成移植血管与主动脉弓的吻合，降低了手术危险性。此外，支架血管可以使受压迫的降主动脉真腔张开，压迫假腔，使得一部分患者假腔内完全血栓化愈合而不需要Ⅱ期手术。

2）对于Stanford B型夹层动脉瘤的治疗，可采用降主动脉人工血管移植术。对于相应器官受累时，应考虑血运重建，如肋间动脉、肾动脉或肠系膜上动脉重建术。由于近年介入血管内支架腔内成形术（TEVAR）已广泛用于降主动脉夹层动脉瘤的治疗。一般认为只要瘤体距离左锁骨下动脉超过1.5cm，动脉瘤本身无过度迂曲，介入通路通畅，假腔较小，就可以考虑采用覆膜支架介入治疗。这种方法可以减轻手术、麻醉、体外循环等对患者的创伤和应激。

3）近年来随着杂交手术室建立，各种新材料、新技术的发展，杂交手术应用越来越多。如对Ⅰ型夹层动脉瘤合并升主动脉和降主动脉多个破口并累及主动脉根部的病变，先在体外循环下行主动脉根部及升主动脉手术，并以分支血管吻合弓上分支，之后再经股动脉置入支架覆盖主动脉弓及降主动脉，支架近端锚定于升主动脉人造血管上，这样就可以避免深低温体循环。又如术中带分支支架的使用等。

（3）主动脉夹层动脉瘤手术（不同于一般主动脉瘤手术）的特殊相关问题：

1）凡需要在体外循环条件下手术的患者，除夹层分离仅限于升主动脉中、下段者，其他患者首选经右腋动脉插动脉灌注管，可同时采用股动脉插管。部分主动脉夹层分离，其病变远达股动脉。因此凡需作股动脉插管者，术前应对比测定两侧股动脉搏动强度。必要时加做股动脉超声检测，以便选用正常侧股动脉。

2）合并主动脉瓣关闭不全者，如系因主动脉根部夹层分离，使瓣叶交界在主动脉壁附着处失去支撑而下垂，致使瓣叶相互对位和对合发生错位，可做瓣叶交界悬吊术（图78-24）而不必施行瓣膜替换术。如夹层累及两个窦及以上，则应行保留瓣膜的David手术或Bentall手术。

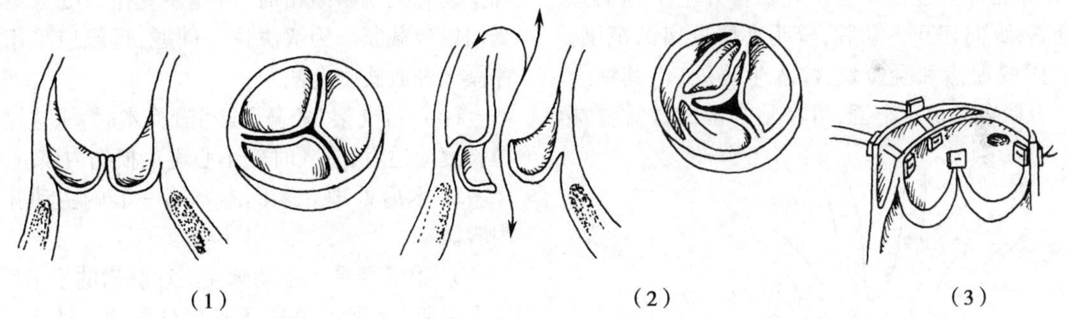

图78-24 主动脉根部夹层分离导致主动脉瓣关闭不全示意图

（1）正常主动脉瓣对位对合情况；（2）夹层分离导致瓣叶脱垂；（3）瓣叶交界悬吊术

3）如夹层分离累及冠状动脉开口致其通而不畅，或冠状动脉口或其内有陈旧血栓，清除后仍欠通畅，应考虑施行冠状动脉主干与主动脉之间搭桥术。

4）主动脉吻合处消除夹层分离的方法：

A. 主动脉吻合端内外垫缝毡条法（图78-25）：取宽约3mm的人工毡条分别垫在吻合端的内外，以连续褥式缝合法将夹层分离的主动脉壁夹在内外毡条之间（"三明治"化），吻合时缝针穿过内外毡条及两者之间的主动脉壁。也可采用间断褥式"叠瓦"状缝合加固主动脉壁的方法。

B. 带环人工血管套扎法（图78-26）：在血管替换处，纵行切开主动脉进入夹层分离的真腔。取相应口

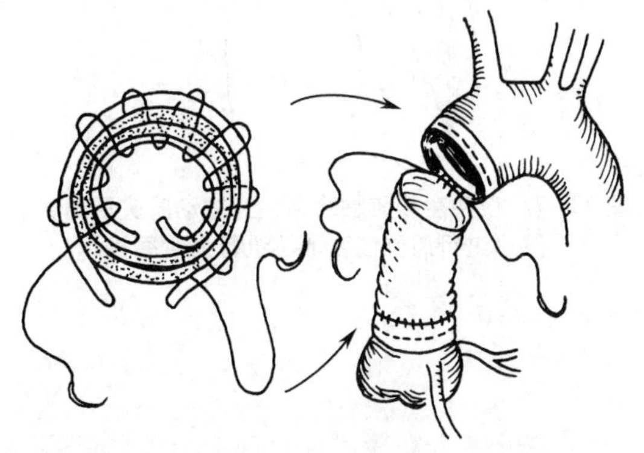

图78-25 主动脉吻合端夹层分离，三明治化后与人造血管吻合

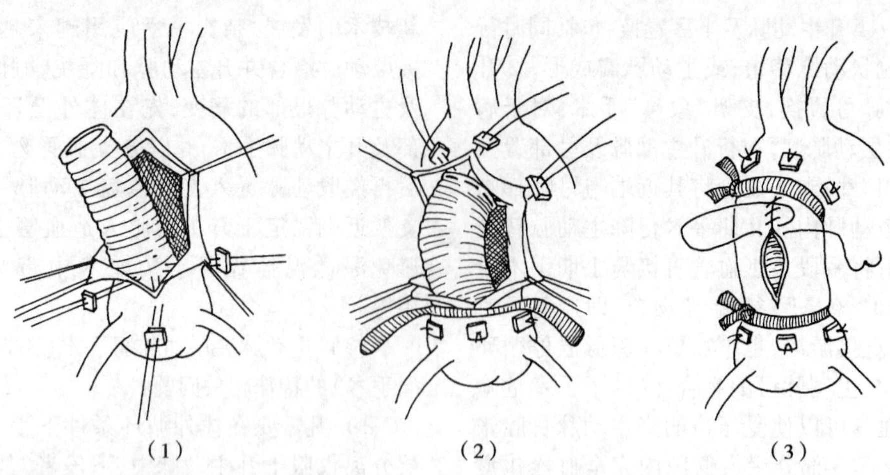

图 78-26　带环人造血管套扎法
(1)-(3)手术步骤

径和长度、两端包有带槽金属环的人工血管，分别套入近、远端主动脉腔内。为准确就位，可在金属环处分散置 3 ~ 4 针褥式缝线，各线分别自内向外穿过主动脉壁相应处和小垫片。人工血管套入就位后，结扎各褥式缝线，再以涤纶织带将主动脉环扎在金属环的凹槽处。血流复通后，将主动脉壁修剪后包缝在人工血管外面。此法较吻(缝)合法便捷。

C. 应用生物(外科)胶粘合夹层分离(图 76-27)：在吻合端夹层分离处注入生物胶加压使之粘合成一体，约 5 分钟后即可进行吻合。对源自升主动脉的急性夹层分离，纵向切开主动脉，辨明夹层分离的范围，吸净假腔内的血液和凝血块，注入生物胶，将其粘合成一体。为粘合贴切及牢固，可在粘合区做数排贯穿主动脉壁全层的褥式缝合，并放置多个小血管夹，约 5 分钟后将一体化的主动脉壁切口对拢缝合。

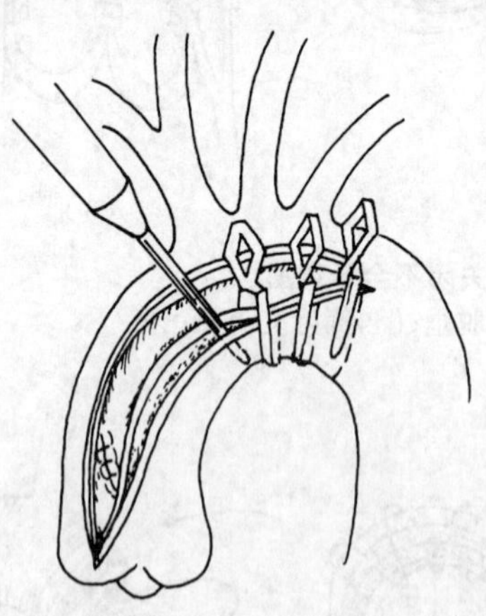

图 78-27　应用生物胶粘合急性升主动脉夹层分离，然后进行原位缝合而不进行血管替换

4. 操作中可能发生的意外和错误及其预防

(1) 参阅本章节第一节相关动脉瘤有关内容。

(2) 凡重要血管分支其血供来自假腔者，在施行主动脉替换术时，在远端吻合处应剪除部分分离的内膜(开窗)，以免使某重要分支血管断流。否则应同期施行相应手术，以确保分支血管的血供。

(3) Stanford A 型主动脉夹层动脉瘤手术，放置升主动脉远端阻断钳时，可能使受钳夹处分离的内膜受损以致截断。为解决这一问题，远端应采用深低温停循环开放式吻合法。

(4) 行支架"象鼻"全弓置换术时，所选用支架直径长度应适宜，置入时应小心避免损伤内膜进入假腔。

5. 术后处理　参阅本章第一节胸主动脉瘤有关内容。

6. 手术结果　主动脉夹层动脉瘤的手术后并发症发生率和手术死亡率较无夹层分离的主动脉瘤手术为高，远期生存率亦较低。部分夹层患者，由于手术或介入治疗后遗有远段夹层病变，日后夹层分离段会继发动脉瘤样变，易在未知情况下突发破裂出血致死，或发生分支血管栓塞。因此，手术后应同慢性夹层处理，加强随访，控制血压，必要时作再次手术治疗。另一部分夹层分离者，由于其病变仅限于升主动脉或手术纠治彻底，术后假腔完全血栓化并愈合消失，则预后较好。

(赖颢　王春生)

第七十九章

缺血性心脏病和心肌梗死

第一节　缺血性心脏病

缺血性心脏病是指由于冠状循环改变引起冠状动脉血流和心肌需求之间不平衡而致的心肌损害，包括急性暂时性和慢性情况，可由功能性改变或器质性病变引起。缺血性心脏病或冠状动脉心脏病简称冠心病。冠状动脉粥样硬化是冠心病的最常见原因，也是冠心病一词的通常含义。

【流行病学】

自20世纪50年代，冠心病发病率和死亡率不断上升，20世纪60年代已成为欧美发达国家的第一位死亡原因。据1981年美国心脏病学会报道，每年有150万人患心肌梗死，其中65万人死亡。在我国，随着生活水平的提高，冠心病的发病率、死亡率逐年上升。2008年中国卫生服务调查研究结果显示，城市地区冠心病患病率为15.9‰，农村地区为4.8‰，城乡合计为7.7‰，较2003年的调查结果大幅度升高；2014年冠心病死亡率在城市为107.5/10万，农村为105.37/10万，较2013年（100.86/10万、98.68/10万）上升。城市冠心病死亡率高于农村，男性高于女性。

【病因学】

冠状动脉粥样硬化的发病机制比较复杂，至今尚未完全了解。包括脂质代谢紊乱，尤其是低密度脂蛋白水平升高，冠状动脉和内皮细胞损伤，内皮源性舒血管因子和抗血栓素分泌减少等。根据大量流行病学及实验研究资料，主要危险因素有：高血压、高脂血症、糖尿病、吸烟、高热量高脂肪高糖饮食，肥胖、体力活动过少、紧张脑力劳动，情绪激动、精神紧张，中老年以上男性，高密度脂蛋白过低，凝血机制异常，炎症反应等；少数病例可能有家族性遗传因素；前三者是冠心病最重要的危险因素。

【冠状动脉应用解剖】

冠状动脉分为左冠状动脉（left coronary artery，LCA）和右冠状动脉（right coronary artery，RCA），分别开口于主动脉左冠状动脉窦和右冠状动脉窦。左冠状动脉发出左前降支（left anterior descending artery，LAD）和左回旋支（circumflex，Cx）。临床上将左前降支、回旋支和右冠状动脉视为供应心脏血供的“三血管”。

部分人群的冠状动脉可发生变异。30%左冠状动脉、8%右冠状动脉开口异常位于窦管连接平面甚至之上。两支冠状动脉同时开口于一个主动脉窦，通常右冠窦较左冠窦常见。左主干可异常地起源于右冠窦或右冠状动脉，发生率约为0.05%。异常的左主干行于主动脉前肺动脉后，活动时冠状动脉扭曲或肺动脉高压时可因受挤压而引起猝死。起源于右冠状动脉的左前降支像圆锥支一样横跨过右室流出道。更常见的变异是回旋支起源于右冠窦。更多情况下起源于右冠状动脉，而且发育不良，行走于主动脉后，终止于左室高侧壁。单支冠状动脉，即左右冠状动脉只有一个开口，有猝死的隐患。开口于冠状窦内的冠状动脉数目也可有变异，右冠状动脉和其动脉圆锥支分别从右冠窦上发出约占30%，窦房结动脉可直接起源于右冠窦或左冠窦，前降支与回旋支也可分别起源于左冠窦。

左冠状动脉主干通常与左冠窦形成45°夹角向前向下行走于肺动脉始部和左心耳之间，长度约0.2～2.0cm。左主干于左心耳下方分为左前降支和回旋支，有10%～15%的心脏在夹角之间有一中间支（ramus intermedius）。

左前降支是左主干的延伸，其直径和行径较恒定，行走于前室间沟内，上二分之一位于心外膜下的脂肪中，下二分之一位于心外膜下，肉眼可见。左前降支在肺动脉水平较恒定地发出细小的第一分支，为圆锥支，与右冠状动脉圆锥支形成侧支循环（Vieussens环）。接着发出3～6支间隔穿透支，可达心内膜下。通常第一间隔支比较粗大，在冠状动脉造影右前斜投

5

照位与左前降支成90°角,作为辨认左前降支的解剖标志。接着左前降支在下行过程中向左室前壁发出3~5支对角支(diagonal,D),分别称为第一、第二、第三对角支,左心缘或心尖斜行。在0.5%~7.5%的人群左前降支深埋于心肌组织内数厘米,成为心肌桥血管,心脏收缩时受到压迫。在解剖心肌内左前降支时易破入心室腔,可改变远端吻合部位,作在左前降支远端或与其有交通的对角支。80%人群左前降支经心尖切迹,呈S形绕至心尖后面,也为冠状动脉造影辨认左前降支的重要标志。在40%的人群左前降支在后室间沟内向上行走约2cm,终止于后室间沟中、下三分之一处,并与右冠状动脉后降支形成侧支循环。前降支供应左心室前壁、前室间隔、心尖和部分右室前壁(图79-1)。

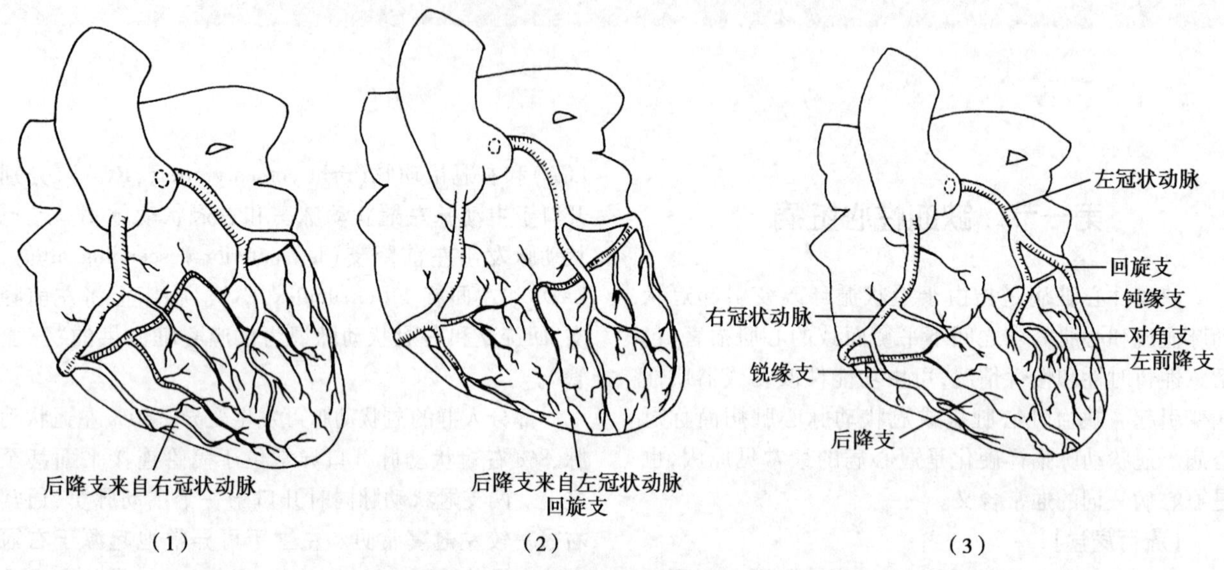

图79-1 左、右冠状动脉分布类型

(1)右冠状动脉优势型;(2)左冠状动脉优势型;(3)左、右冠状动脉均势型

回旋支在肺动脉根部的后方起源于左冠状动脉主干,在左心耳下方进入左房室沟,向后行走至心脏膈面。回旋支在房室沟内恰巧位于二尖瓣环与心大静脉之间,因此当进行二尖瓣手术时,特别是左冠优势时,缝线放置过深可损伤回旋支。在房室沟脂肪中,较难显露回旋支主干,故在回旋支系统需行冠状动脉血管重建时,远端吻合口常常作在其分支钝缘支上。回旋支在左房室沟的行程中向左室侧壁、后壁发出2~3支钝缘支(obtuse marginal,OM),分别称作第一、第二钝缘支。钝缘支有时潜行于心肌内,但其起始段1~2cm较浅,肉眼可分辨出。回旋支还可向上发出左房支,在45%的人群左房前支可经升主动脉后方、左右心房前方达上腔静脉根部,成为窦房结动脉。在15%人群回旋支行至心脏后十字交叉,继续向下发出后降支,形成左冠优势型动脉分布。回旋支的血液供应范围包括部分左心室前壁、侧壁、后壁(下壁)和左心房(图79-1)。

右冠状动脉成直角自右冠窦发出,长约1.5cm,其近段向上、向下分别发出窦房结动脉和圆锥支。然后在右房室沟内的心外脂肪深处前行,发出心房前、中、后支,向上行走供应心房组织。在55%~60%的个体中心房前支发出窦房结动脉。当远段分支供应窦房结时,这一分支在右心耳中穿过,作右房切口时损伤这一动脉会引起窦房结功能障碍。右冠状动脉在右房室沟内发出3~5支向下行走,供应右室前壁,称为锐缘支。锐缘支与圆锥支一样,可与左前降支、右冠状动脉远端甚至后降支形成侧支循环。至心底后十字叉时,90%的个体右冠状动脉沿心脏膈面向下行走,延续为后降支(posterior descending artery,PDA)。在转弯处形成倒U形弯曲,在弯曲顶端发出房室结动脉,在冠状动脉造影上形成解剖标志。后降支向上发出间隔支供应室间隔后1/3,也是造影上辨认后降支的解剖标志。通过室间隔支或心尖,后降支是左前降支侧支循环的主要来源。在一部分人群,右冠状动脉的终末支是PDA,而多数人的右冠状动脉则跨越心脏房室交界成为右后外侧支,供应部分左室后壁,成为右冠状动脉优势分布。右冠状动脉提供右心室、右心房和后室间隔的血液供应(图79-1)。

冠状动脉分型:影响个体冠状动脉供血的主要解剖变异是后降支的起源。根据左、右冠状动脉在膈面的分布情况,可将冠状动脉分为三种主要类型:①右冠优势型:占75%,右冠状动脉在膈面不仅发出后降支,还可发出右后外侧支;②左冠优势型:占15%,后降支由左冠回旋支延续形成;③均衡型:占10%,左、

5

右冠状动脉均衡分布于心脏膈面，互不越过十字交叉，后降支可由右冠发出或来自两侧冠状动脉（图79-1）。

冠状动脉曾被认为是"终末"动脉。现在认为尽管心肌可大体分为若干个区域，并由相应的动脉供应。但动脉间仍有多种联系，特别是在冠心病病程不断进展过程中，侧支循环血管直径可由原来的20～200μm扩大到20倍。最常见的是左前降支与右冠状动脉之间的侧支循环。已发现冠状动脉相互间的侧支循环有：前后室间隔中的穿通支、前后降支动脉的终末支、供应心房的动脉（Kugel动脉）、圆锥动脉（Vieussem环）、回旋支-右后外侧支（右冠状动脉）、窦房结动脉-回旋支或右冠分支。根据冠状动脉造影所显示，Cohen将侧支循环可分成4级：0级，冠状动脉无造影剂显示；1级，仅细小分支显影；2级，冠状动脉心外膜段部分显影；3级，冠状动脉心外膜段完全显影。

【病理解剖】

冠状动脉粥样硬化病变大多数发生在冠状动脉主要分支的近段，距主动脉开口约5cm的范围内。常位于室间沟、房室沟内，四周包绕以脂肪组织的冠状动脉的主支。伴有高血压或糖尿病者，则病变范围广，可累及冠状动脉小分支。

粥样硬化病变早期，内膜和中层细胞内出现脂质和含脂质的巨噬细胞（泡沫细胞）浸润，内膜增厚呈现黄色斑点。随着多种原因引起的内膜细胞损伤和内膜渗透性增高，脂质浸润增多，斑点也逐渐增多扩大，形成脂质条纹。内膜水肿，结缔组织分离，细胞成分减少，转变成纤维斑块，向血管腔形成胶栓突起，在正常内膜或早期粥样斑块上血小板聚集形成微血栓。成熟的动脉粥样硬化斑块前纤维脂质斑块，有内皮覆盖，先是直径8～12μm的卵圆形突起，继续发展由数个小斑块融合成大斑块，除脂质、纤维、泡沫细胞、平滑肌细胞、巨噬细胞、淋巴细胞、血小板外，还有基质成分为胶原、弹力蛋白、糖蛋白等。斑块可为向心性或偏心性生长，造成管腔狭窄。当超过管腔面积50%时，即造成心肌缺血。斑块逐渐生长与管腔分离，形成不稳定性斑块。斑块破裂，夹层分离，继发性血栓形成，造成管腔急性闭塞，即可引起急性心肌梗死。冠状动脉内膜粥样硬化斑块下血管壁中层坏死并发动脉瘤者非常罕见，多数病例动脉瘤为单个，少数病例多发，直径可达2.5cm，瘤体内血栓形成，但血管腔仍可保持通畅。粥样硬化病变导致的冠状动脉狭窄，如仅局限于冠状动脉的一个分支，且发展过程缓慢，则病变血管与邻近冠状动脉之间的交通支显著扩张，建立有效的侧支循环，受累区域的心肌仍能得到足够的血液供应。病变累及多根血管，或狭窄病变进展过程较快，侧支循环未及充分建立，或并发出血、血肿、血栓形成、血管壁痉挛等情况，则可导致严重心肌缺血，甚或心肌梗死。病变区域心肌组织萎缩，甚至坏死、破裂、瘢痕化，心肌收缩功能受到严重损害，则可发生心律失常或心力衰竭。

【病理生理】

心肌组织的血流量较其他组织高，每100g心肌每分钟血流量60～80ml，而全身其他组织每100g每分钟血流量7ml。冠状动脉循环的另一特点是舒张期动脉血流量多，舒张期冠状动脉血流量是收缩期的两倍，而在心脏收缩期由于心肌血管受挤压，冠状动脉循环血流量反而减少。在一个心动周期中，心内膜下心肌血供变化较大。由于心脏收缩期心室壁张力升高，心内膜下心肌血流减少甚至完全停止，其血供主要依赖于舒张期冠状动脉灌注，故心内膜下心肌更易发生缺血、缺氧性损伤。心肌摄氧能力强，能从毛细血管中摄取约65%～70%的氧。在正常情况下，每100g心肌每分钟摄氧8～10ml，而全身器官组织仅能从血液中摄取25%的氧，每分钟每100g组织仅摄氧约0.3ml。运动时，心排出量显著增多，心脏工作量加大，心肌需氧量增加，由于进一步从血液中提高摄氧量的余地不多，必须通过扩大冠状动脉管腔，增加冠循环血流量以适宜需氧量增加的要求。冠状动脉循环具有灵敏的调节能力。调节冠状动脉循环血流量的因素有：动脉灌注压、冠血管阻力、心率、心脏舒缩时限、血液二氧化碳张力、氧张力、酸碱度以及神经体液因素等。

心室肌张力和心室率是心肌耗氧量的决定因素，而心室肌张力与心室内压和心室腔半径成正比。心室内压又与动脉血压、舒张末容积有关。故心室舒张末容积和压力越高，心率越快，心肌耗氧越多。心肌代谢能量的基础物质有葡萄糖、脂肪酸、乳酸等。在冠状动脉循环血供不足，心肌处于缺氧代谢的情况下，脂肪酸氧化作用降低，碳水化合物的氧化作用居主要地位，提供能量有限。心肌持续缺血缺氧超过20分钟即可造成线粒体不可逆复的变质，心肌细胞坏死，心肌酶的活性丧失。临床上呈现心绞痛、心律失常和心力衰竭等症状。

【临床表现和诊断】

1. 症状　临床上冠心病可表现为心绞痛、心肌梗死和心源性猝死。

（1）心绞痛：可分为稳定型心绞痛和不稳定型心绞痛。

1）稳定型心绞痛：又称劳力性心绞痛，诱发的原因、发作次数及持续时间比较稳定，在一段时间内（1～3个月以上）心绞痛阈值相对不变。大多在劳累、情绪激动、饱餐或受冷时诱发。常见的疼痛部位是胸骨后、心前区，可放射到左臂内侧、左肩部、肩胛间区、颈、喉和下颌，有时位于上腹部。疼痛性质可为剧烈的绞痛、挤压痛、压迫痛、紧束痛，或疼痛很轻，仅感到胀闷不适。偶或剧痛发作时伴出汗和濒死的恐惧感。疼痛一般历时3～5分钟，休息或含服硝酸甘油片后缓解。

心绞痛的疼痛程度对于选择治疗方案和预后估测有一定价值。1972年加拿大心血管协会根据劳力性心绞痛发作时的劳力量进行分级：

Ⅰ级：一般日常活动不引起心绞痛发作，费力大、速度快、时间长的体力活动可引起发作。

Ⅱ级：日常体力活动受限制，在饭后、冷风、着急时更明显。

Ⅲ级：日常体力活动显著受限，在一般条件下以一般速度步行一个街区，上一层楼即可引起心绞痛。

Ⅳ级：轻微活动可引起心绞痛，甚至休息时也有发作。

2）不稳定型心绞痛：胸痛部位、性质与稳定型心绞痛相似，以胸骨后压迫感、憋闷感、堵塞感、烧灼感为多见。主要表现为心绞痛频繁发作，疼痛持续时间延长，程度加重，范围扩大，放射部位变广泛。轻微活动甚至不活动也出现心绞痛。一般不超过半小时，也有长达1小时而心电图、心肌酶无心肌梗死表现者。严重发作时可伴有大汗、心悸、血压改变，发生急性心肌梗死的危险性增大。

（2）急性心肌梗死：表现为胸骨后或心前区难以忍受的压榨感、窒息感或烧灼样疼痛，可放射至后背、左上肢内侧。持续时间超过30分钟，经常可达数小时，少数长达数天。休息或服用硝酸甘油不能缓解。疼痛常具移动特点，多伴有恶心、呕吐、大汗、恐惧不安、濒死感。常伴有心律失常和心源性休克。少数老年患者，可无明显疼痛症状。

2. 体征　冠状动脉粥样硬化性心脏病病例平时常无特殊体征，心绞痛发作时血压可略增高或降低，心率可正常、增快或减慢。疼痛程度严重者表情焦虑、烦躁、肤色苍白、出汗，偶然呈现房性或室性奔马律。伴有乳头肌功能失调者，心尖区可听到收缩期杂音。心肌梗死病例，心率可增快或减慢、血压下降，心浊音界可稍增大，心尖区第一音减弱，有时出现第3、4心音或舒张期奔马律，可有各种心律失常、休克或心力衰竭征象。

3. X线检查　胸部X线检查一般无异常发现。伴有高血压病例可显示左心室增大，主动脉增宽、扩大、迂曲延长、钙化。并发充血性心力衰竭者则心脏明显增大，肺部充血。

4. 心电图检查　心电图检查是反映心肌缺血的重要方法之一。心绞痛发作时，常显示ST段降低，T波低平或倒置。ST段水平压低伴冠状T波（T波可直立可为倒置），表示心肌严重缺血。发作终止后数分钟内ST-T波改变逐渐恢复正常，若6～12小时不能恢复，可能为非Q波心肌梗死。有时心电图提示心律失常。心电图无异常改变的患者可做负荷试验，增加心脏负荷，增大心肌耗氧量，暂时诱发心肌缺血的电生理改变。心电图负荷试验可采用双倍二级梯运动试验、活动平板运动试验、蹬车运动试验和葡萄糖负荷试验等。若24小时动态心电图（Holter）提示ST-T改变总是伴随胸痛发作时出现，则对冠心病诊断有重要价值，Holter检查还对各种心律失常的检出有重要意义。急性心肌梗死病例的典型心电图特征为深Q波或QS波，ST段明显抬高，弓背向上和T波倒置。根据呈现上述特征性改变的导联，可作出心肌梗死的定位诊断。

5. 血清酶学检查　急性心肌梗死的早期，肌酸磷酸激酶（CPK）、血清谷草转氨酶（GOT）、乳酸脱氢酶（LDH）均升高。CPK阳性率为92%，同工酶CPK-MB敏感性和特异性高达100%和99%。心肌肌钙蛋白（cTnT）则特异性更高，持续时间更长。

6. 超声心动图　可评价心脏整体和节段收缩功能，还可发现有无合并缺血性二尖瓣关闭不全、附壁血栓和升主动脉粥样斑块。近年在术中进行经食管超声（TEE）检查，可明确心肌缺血区域，或根据心肌血运重建后心室节段收缩功能有无改善，判断冠状动脉移植物是否通畅。

7. 核素扫描　包括心肌灌注显像和代谢显像在内的核素心肌显像在冠状动脉旁路术适应证选择和疗效评价中起着越来越重要的作用。它可在众多具有心力衰竭症状的患者中甄别出缺血性心肌病患者，再从中筛选出适宜进行冠状动脉旁路术的患者。它也可以在冠状动脉旁路术后适时评价心肌缺血状况和心功能是否改善。

8. 选择性冠状动脉造影和左心室造影检查　选择性冠状动脉造影可清楚地显现冠状动脉解剖，明确冠心病诊断，了解冠状动脉狭窄的部位、范围、程度和侧支循环等情况。病变的冠状动脉分支内径减小1/3，血管腔面积减少50%；内径减少1/2，管腔面积减少75%；内径减少2/3，管腔面积减少90%。左心室造影检查可观察左心室各节段收缩功能是否正常、减退或消失，以及测定左心室射血分数。左心室造影尚可用以诊断心肌梗死引起的室壁瘤、心室间隔缺损和二尖瓣关闭不全等并发症。对于考虑实行外科治疗的冠心病例术前必须进行选择性冠状动脉造影和左心室造影，以明确手术适应证和制订手术方案。

【治疗】

冠心病的治疗方法包括药物、经皮球囊冠状动脉成形术(PTCA)和冠状动脉旁路移植术(冠状动脉搭桥术,CABG)。

1962 年 Sabiston 首次采用大隐静脉行主动脉右冠状动脉旁路移植术,但患者死于脑血管意外。1967 年 Favaloro 在体外循环下成功地利用大隐静脉进行了主动脉右冠状动脉旁路移植术,从此冠状动脉旁路移植术迅速普及,成为冠心病治疗的主要方法。1968 年 Green 等将乳内动脉移植至左冠状动脉系统。1985 年 Loop 证实接受乳内动脉移植物的冠状动脉搭桥术患者 10 年生存率和无心脏事件发生率优于单纯静脉移植物,从此乳内动脉移植至前降支、大隐静脉移植至其他血管成为标准术式。1973 年 Carpentier 应用桡动脉作为移植物,1987 年 Pym 和 Summa 应用胃网膜动脉进行右冠状动脉移植术,对于年轻患者应用全动脉化血管移植物,可大大降低再次手术可能。1981 年 Mirhoseini 应用二氧化碳激光进行经心肌激光血管重建术(激光心肌打孔,TMR),治疗不能行搭桥术的晚期冠心病患者,其远期疗效尚有待进一步随访研究。选择性冠状静脉动脉化(coronary vein bypass grafting, CVBG)提出于 20 世纪 70 年代,但在临床上并未得到广泛应用,其结果仍然存在争议。近期有学者报道再用乳内动脉行心中静脉动脉化能改善心肌缺血,并且在中远期较为安全。但这种外科方法的疗效、安全性仍有待进一步证实。1991 年 Benetti 报道非体外循环心脏不停跳冠状动脉搭桥术(off-pump CABG,OPCAB)。1995 年 Benetti 通过胸部小切口辅以胸腔镜技术在心脏跳动下将左乳内动脉与左前降支直接吻合(minimally invasive direct CABG,MIDCAB)。由于常规冠状动脉搭桥术的手术死亡和并发症主要与体外循环有关,故非体外循环心脏不停跳冠状动脉搭桥术又称微创冠状动脉搭桥术,被认为是人工心肺机发明以来最大的进展。1998 年首例机器人辅助搭桥术在欧洲获得成功,将成为未来冠状动脉外科乃至心脏外科的发展方向。

1. 手术适应证　冠状动脉旁路移植术的目的主要是解除心绞痛症状,其次是改善心肌的血供,防止致命性心肌梗死发生,再次为增加活动耐量,改善心脏功能,提高生活质量。患者选择应综合考虑患者的全身情况、心脏功能(EF)和血管条件等因素。

(1) 稳定型心绞痛内科治疗无效:当患者患有严重心绞痛内科积极治疗不能控制,外科手术可有效地解除心绞痛症状。冠状动脉外科研究组(CASS)随访 4000 例心绞痛Ⅲ~Ⅳ级患者,外科手术和药物治疗的 5 年生存率分别为 87% 与 65%,而且对于左心功能不全患者更为明显,手术还能使 50% 以上的患者降低再次心肌梗死的危险。

(2) 不稳定型心绞痛:随时有发生心肌梗死的危险,对该类患者主张先用药物控制,并尽早行冠状动脉造影术。如果患者已接受静脉点滴硝酸甘油和主动脉内球囊反搏(IABP)等抗心绞痛治疗,但仍不稳定,则应行急症冠状动脉造影术,继而进行急症经皮冠状动脉成形术(PTCA)或冠状动脉搭桥术。不稳定型心绞痛的手术死亡率为 3.7%,围术期心肌梗死发生率为 10%,是稳定型心绞痛的 2~3 倍。手术的长期疗效优良,10 年生存率为 80%,无心绞痛率为 80%。

(3) 左主干病变:左主干堵塞可引起大面积心肌梗死,内科药物治疗每年死亡率达 10%~15%。VA(美国退伍军人医院)、CASS(冠状动脉外科研究组)和 ECSS(欧洲外科协作组)的随机临床研究表明,对于左主干狭窄 50% 以上的患者,而且不管患者有无症状,心功能是否受损,手术治疗较内科治疗明显提高远期生存率(4 年生存率 90% vs 60%)。左心功能不全、狭窄程度超过 75% 和合并右冠状动脉高度狭窄的患者对手术得益更大。前降支以及回旋支近端病变,狭窄程度大于 70%,其病理生理改变同左主干病变。

(4) 三支血管病变:如果三支血管狭窄均在 50% 以上,VA、CASS 随机试验证明手术能提高远期生存率,尤其是合并左室功能减退(EF<50%)、前降支近端严重狭窄和心绞痛Ⅲ~Ⅳ级患者。研究还发现手术能降低再次致命性和非致命性心肌梗死的风险。

(5) 二支血管合并前降支病变:对于前降支近端严重狭窄患者,手术治疗较内科治疗更有效地降低心肌缺血风险,5 年为 47%,10 年为 22%,在左心功能不良者更为显著。

(6) 心肌梗死后心绞痛:有 40%~50% 无 Q 波心肌梗死患者早期可出现梗死后心绞痛,而无心电图改变。对于多支血管病变患者应行冠状动脉旁路移植术,手术死亡率在 5% 左右。虽然手术时机在择期手术中并非为独立的危险因素,但心肌梗死 24 小时内急症手术的死亡率会大大增加。如病情允许,则在 1 个月后手术,以待心肌充血水肿消退,心功能改善。但等待时间过长可再次发生心肌梗死或死亡。

(7) 急性心肌梗死合并心源性休克:急性心肌梗死合并心源性休克,如果不及时进行血管再通,死亡率接近 100%。在心肌梗死后 4 小时内,可进行溶栓治疗或急症 PTCA 术,存活率可达 70%。如果患者需主动脉内球囊反搏,心源性休克主要由机械性因素如心肌梗死后室间隔穿孔、二尖瓣反流和左室室壁瘤引起,则手术尚能挽救一些患者生命,但手术死亡率高达45%～50%。

(8) PTCA失败:发生率约为3%,主要由于扩张血管血栓形成或夹层分离造成管腔急性闭塞,患者出现急性心肌梗死,心源性休克,甚至心搏骤停。改进心肌保护技术及彻底血管化,可使急症手术的死亡率控制在5%～6%。

(9) 心绞痛复发:由于冠状动脉粥样硬化的自然发展,可引起血管移植物和自然冠状动脉狭窄,心绞痛症状复发,约20%的患者需再次搭桥术。再次搭桥术技术难度大,再血管化不满意,应限于顽固心绞痛患者。手术死亡率是初次搭桥术的2～3倍,而且远期生存率较初次搭桥术差,5年为80%,10年为65%。

2. 术前准备　术前常规化验检查包括血尿粪三大常规、肝肾功能、电解质、血糖、部分凝血酶原时间、肌酸磷酸激酶及其同工酶和肌钙蛋白。特殊检查包括心电图、X线胸片、心动超声和冠状动脉造影。高龄、长期吸烟和有慢性阻塞性肺病患者,需做肺功能检查。高龄、有长期高血压史、卒中史、一过性脑缺血史(TIA)、升主动脉钙化和左主干病变患者,术前应行颈动脉彩色B超或颈动脉无创性血管检查,了解颈动脉有无狭窄及其程度。胸部X线片提示升主动脉有钙化的患者,术后易发生脑卒中和升主动脉夹层分离致命并发症,术前应进一步CT或经食管超声(TEE)检查,详细了解升主动脉病变情况,以便选择合适的手术方案。术前心功能评价的方法有左室造影、心动超声和核素扫描。在不宜行左室造影,如有左心室附壁血栓的患者,心动超声不失为一良好的无创心功能评价方法。左室射血分数(LVEF)严重低下的患者,在临床上有时很难鉴别是心肌缺血还是缺血性心肌病所致,门控心肌灌注和18F-FDG PETCT心肌代谢显像不但用于评估心室功能,还有助于术前评估心肌活力、预测手术效果。

5

稳定型心绞痛患者术前活动不应受限制。不稳定型心绞痛、严重左主干病变、心肌梗死急性期患者应卧床休息,并心电监护。术前饮食应为低脂低盐,糖尿病患者则为糖尿病饮食。手术前一天晚上10时后开始禁食。皮肤准备范围包括颈、胸、腋下、腹、会阴和双下肢。如果取桡动脉为移植物,则前臂皮肤也应准备。术前用抗菌肥皂洗澡,可以减少切口感染机会。冠心病患者多数为高龄患者,或有长期吸烟史和慢性阻塞性肺病史,术前要指导和训练应用肺活量计,深呼吸、咳嗽咳痰。术前晚上灌肠和术日晨放置胃管并不必要。

冠心病患者术前常规服用三联药物:抗血小板药物、硝酸甘油类药物和β-受体阻滞剂。为了减少术中及术后出血风险同时尽可能降低术前心肌梗死风险,欧洲指南认为,对于择期冠脉搭桥患者,可口服阿司匹林(100～325mg/d)至手术前一日,而氯吡格雷则应术前停药至少5天,对于急诊患者,氯吡格雷至少应停药1天,而对于使用新型短效抗GPⅡb/Ⅲa受体的抗血小板药物(如替罗非班),应在术前2～4小时停药。对于停用口服抗血小板药物期间是否建议使用皮下低分子肝素过渡,目前并没有确切证据支持。口服硝酸甘油类药物有硝酸异山梨酯,或硝酸甘油贴膜。对于不稳定型心绞痛患者,应静脉持续点滴硝酸甘油。常用的β-受体阻滞剂有美托洛尔、阿替洛尔等。β-受体阻滞剂一般用至手术日清晨(早上6点),阻止患者心理紧张引起的心率加快,而且术中心率比较平稳。哮喘患者可改用比索洛尔减慢心率。如果患者有高血压,则应同时应用钙离子拮抗剂和(或)血管紧张素转氨酶(ACE)抑制剂,对于心功能不全者,应用洋地黄类药物、利尿剂和正性肌力药物多巴酚丁胺、米力农等。

糖尿病是冠状动脉搭桥术的独立危险因素之一,感染发生率是非糖尿病患者的2～5倍,而糖尿病患者胸骨感染后死亡率将增加2～3倍。除控制饮食外,非胰岛素依赖性糖尿病术前口服降糖药物控制血糖。胰岛素依赖性糖尿病则用胰岛素控制血糖,使血糖控制在200mg/dl以下。每日三餐前半小时及睡前手指法查血糖(FBG),根据血糖水平给予胰岛素皮下注射,方法见表79-1。严重糖尿病患者,皮下注射胰岛素不能满意控制血糖,则应持续静脉点滴胰岛素(胰岛素40U/40ml生理盐水),并每2小时手指法查血糖,方法见表79-2。

表79-1　胰岛素治疗方案(皮下注射)

血糖(mg/dl)	胰岛素RI(U)皮下,餐前半小时
150～180	2
181～210	4
211～240	6
241～270	8
271～300	10
>300	改为静滴

表79-2　胰岛素治疗方案(静脉滴注)

血糖(mg/dl)	胰岛素RI(U/小时)静脉滴注
150～200	1
201～250	2
251～300	3
301～350	4
351～400	5

术前晚上应给予安眠药，使患者获得良好睡眠，通常使用安定或甲基安定。术前半小时给予东莨菪碱、吗啡肌注，减少胃肠道分泌和术前镇静，一般不用哌替啶。H_2 受体阻滞剂如雷尼替丁或奥美拉唑可防止术后应急性溃疡的发生，一般主张术前晚和手术日清晨各服1次。

3. 麻醉及监护　麻醉前放置各类监测管包括中心静脉、桡动脉、漂浮导管、导尿管和心电监护。在手术各个环节避免心肌缺血，尤其是左主干病变患者和冠状动脉严重狭窄患者。通常以咪哒唑仑、异丙酚、芬太尼静脉诱导麻醉，气管插管，以异丙酚维持。在非体外循环心脏不停跳冠状动脉搭桥术，应用短效镇静剂和肌松剂，以便早期清醒、早期拔管。在麻醉及手术过程中连续监测各种血流动力学指标，定时检查血气、电解质及心排量。

4. 提取血管移植物　皮肤消毒范围包括颈、胸、双下肢，双膝下垫软枕，屈膝呈蛙式。一组医师取大隐静脉，可以卵圆窝为解剖标志从大腿根部开始，也可以从踝关节开始。沿大隐静脉行径切开皮肤、皮下组织，分支近端结扎线距大隐静脉1～2mm，远心端钛夹钳夹后切断（图79-2）。分离时避免过度牵拉和对血管壁的损伤。静脉远心端切断插入塑料针，用肝素生理盐水充盈静脉，逐段检查有无渗漏或未结扎分支，最后将静脉保存于肝素生理盐水中。现在还可以通过内镜取大隐静脉，降低手术创伤。

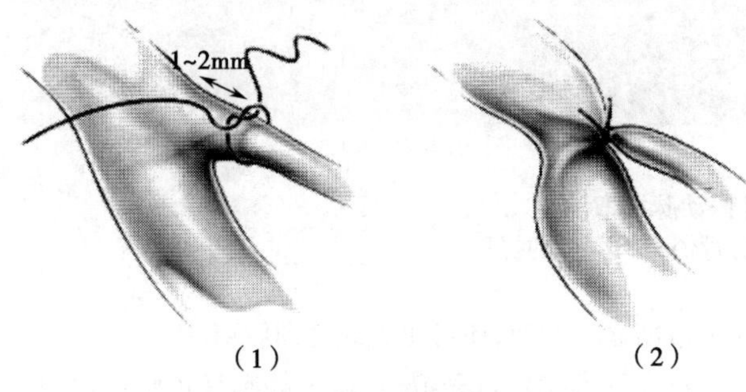

图79-2　提取血管移植物
（1）正确结扎大隐静脉分支；（2）结扎太靠主干，造成大隐静脉缩窄

另一组医师开胸取乳内动脉。前胸正中切口，切开纵隔胸膜进入左胸膜腔。带蒂乳内动脉的游离：用手触摸乳内动脉搏动及其行径，距离1cm处用电刀切开两侧胸壁筋膜作为标志，在乳内动脉床注入10%罂粟碱液，用电刀头钝性分离将乳内动脉蒂从胸壁剥离，分支近心端用钛夹钳闭，远心端烧灼切断止血。分离乳内动脉蒂上达锁骨下静脉，下端第6肋软骨水平，分离完毕后用浸泡罂粟碱液纱布包裹乳内动脉蒂（图79-3A）。骨骼化乳内动脉的游离：使用低功率电刀（15～20J），首先将胸骨后的胸膜返折，沿胸内筋膜和胸膜壁层之间轻轻向下游离以显露乳内动脉。一般从视野较好的第3或第4肋间开始游离，以电刀切开血管表面组织，沿乳内动脉走行逐步分离，钳夹乳内动脉外膜上少许残留组织，用剪刀或电刀头将乳内动脉与周围组织（包括伴行静脉、筋膜、淋巴管和脂肪组织）分开，注意勿直接钳夹动脉外膜，以免引起动脉壁血肿或夹层。用钛夹分别在靠动脉侧和胸壁侧夹住乳内动脉的侧支后剪断，避免热烧伤。为了获得最大的长度、直径和血流，必须切断最上的胸壁穿支，将乳内动脉游离至锁骨下动脉，远端到第6肋间分出腹壁上动脉处，保证足够长度（图79-3B）。

桡动脉从非优势前臂获取。在腕关节与肘关节之间沿桡外侧展肌作一弧形切口，在肌间隙采用“无接触”技术解剖分离桡动脉。分支近桡动脉侧用钛夹钳夹，远端烧灼切断。避免损伤桡外侧皮神经和桡神经。取出后的桡动脉浸润在含1%罂粟碱自体血中。自手术开始即静脉滴注硫氮酮0.25～1.0μg/（kg·min）防止桡动脉痉挛。

血管移植物的选择，原则上乳内动脉移植至前降支，大隐静脉移植到其他目标血管。双侧乳内动脉用于非糖尿病患者。对于年龄65岁以下患者，宜采用全动脉化血管，包括双侧乳内动脉、桡动脉、胃网膜动脉等。近年来逐渐兴起双侧骨骼化乳内动脉联合桡动脉的全动脉化搭桥因疗效确实、切口并发症少、桥血管远期通畅率高，值得临床上逐步推广应用。如有大隐静脉曲张或已行大隐静脉剥脱术，或再次搭桥术，无合适血管移植物，可选用桡动脉、胃网膜动脉、小隐静脉、头臂静脉。大隐静脉是最常用的血管移植物，优点为取材方便，有足够的长度与口径，手术疗效良好，通畅率满意。乳内动脉为二级弹力血管，血管结构、内径与冠状动脉相似，血流量大，远期通畅率高，缺点为供材长度有限。桡动脉为三级肌性血管，较易痉挛，通过提取技术的改进和应用钙离子拮抗剂，通畅率大大提高，作为游离或Y移植物可移植至任何目标血管。无上腹部手术史的患者，可选用胃网膜右动脉移植至后降支。腹壁下动脉长度变异较大，通常取4～6cm，作为Y移植物。

5. 体外循环和心肌保护　全身肝素化，切开心包，探查升主动脉有无粥样硬化斑块，选择合适的主动脉插管部位和近端吻合口部位。升主动脉远端荷包插入主动脉灌注管，右心耳插入双极静脉引流管。开始体外循环，中度低温（25～28℃）。升主动脉顺行和（或）冠状静脉窦逆行灌注4∶1冷血停跳液保护心肌，少数单位采用温血停跳。也可采用浅低温（31℃）诱导室颤法，尤其是升主动脉钙化无法阻断者。

5

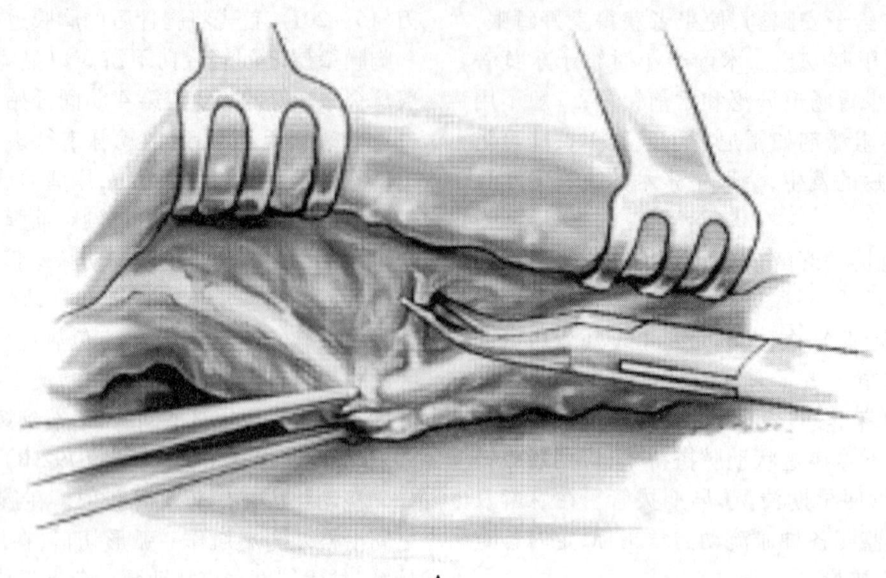

A

图 79-3A 乳内动脉提取

牵拉胸壁筋膜显露胸廓内动脉，穿透支近端钛夹钳夹，远端烧灼切断

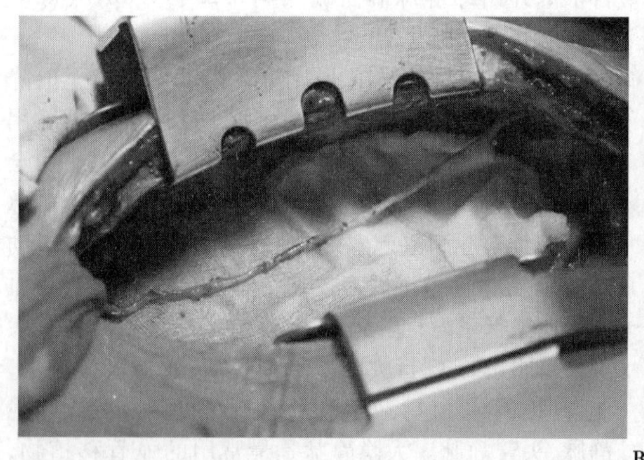

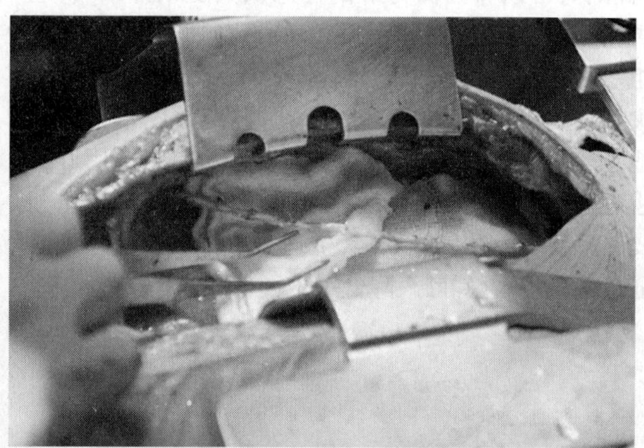

B

图 79-3B 骨骼化乳内动脉提取

左为骨骼化 LIMA 的提取，右为骨骼化 RIMA 的提取

5

6. 血管吻合 体外循环后，解剖出目标血管，尽量选择无病变的部位作为远端吻合口，直径大于 1.5mm 狭窄程度大于 50% 的血管均应施行旁路术，以充分重建心肌血流。阻断主动脉，灌注停跳液，使心脏停止跳动变得松软。先作远端吻合口，依次为钝缘支、对角支、右冠、后降支、左前降支。静脉移植物修剪成 45°斜面，在冠状动脉中轴线作 5～8mm 长切口，静脉移植物应用 7-0 Prolene 连续缝合作端-侧吻合。远端吻合口一般先缝远离主刀位置的一端（移植物脚跟），静脉由外向内，动脉由内向外，然后用双头针的一头先是正手连续缝合，绕过脚尖后改为反针连续缝合，最后在脚跟打结。也可用双头针从两侧作正手连续缝合，在脚尖打结（图 79-4）。在缝合脚跟和脚尖时，尤其注意不要缝到后壁，造成管腔闭塞，在冠状动脉腔内放置分流栓，不仅可帮助显露切缘，还可避免缝合到后壁。

每个远端吻合口完成后，通过静脉移植物注水，检查有无漏血。在作左乳内动脉-左前降支吻合时，横向切开左侧心包，以保证胸廓内动脉无扭曲和张力，端-侧吻合口应用 8-0 Prolene 作连续缝合，然后用间断缝线将胸廓内动脉蒂与心外膜固定，以减少吻合口张力。一般一个目标血管一根血管移植物，但如果移植物有限或者静脉移植物直径粗大而冠状动脉相对细小，则可进行序贯吻合法（蛇形移植物）（图 79-5）。序贯吻合术后桥血管通畅率较高，但操作需细致准确，注意避免移植物扭曲。在做最后一个远端吻合口时可开始复温。所有远端吻合口完成后，开放主动脉阻断钳，电除颤恢复心跳，部分钳夹升主动脉，用打洞器打一圆洞，以 5-0 Prolene 连续缝合完成近端吻合口（图 79-6）。如果升主动脉

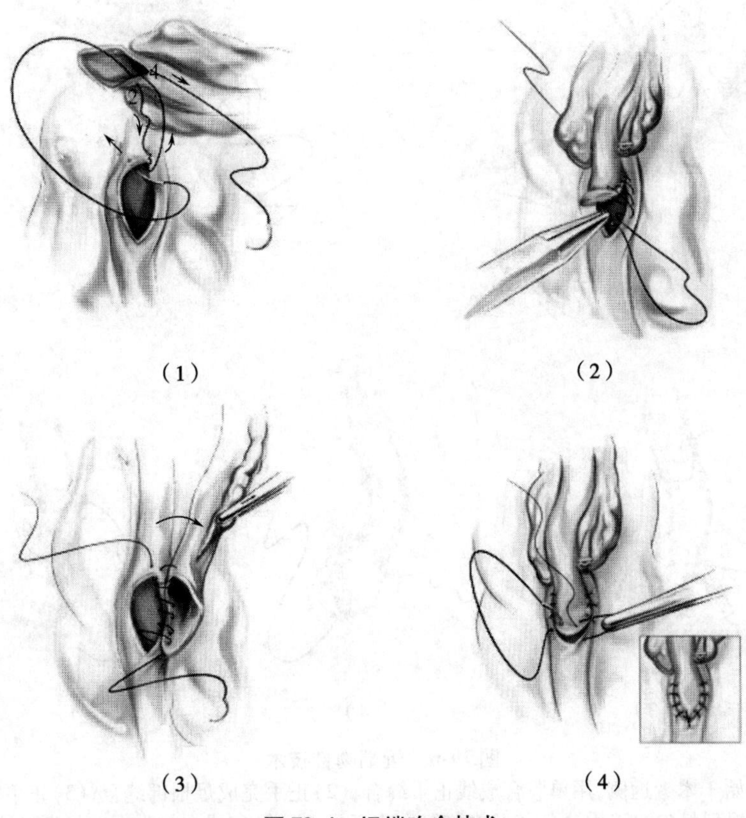

(1)　　(2)

(3)　　(4)

图 79-4　远端吻合技术

(1)缝足根部;(2)正手向下缝合吻合口右侧;(3)将移植血管位置重置;
(4)正手向下向足尖缝合吻合口左侧,在足尖部打结

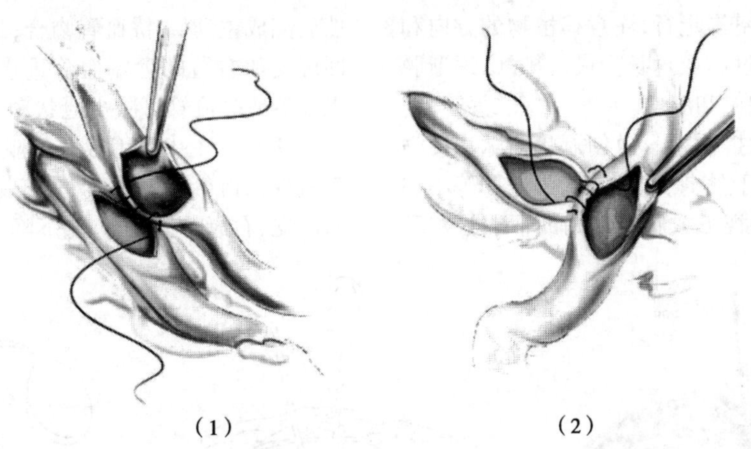

(1)　　(2)

图 79-5　序贯吻合法

(1)线型侧侧序贯吻合;(2)钻石样侧侧序贯吻合

5

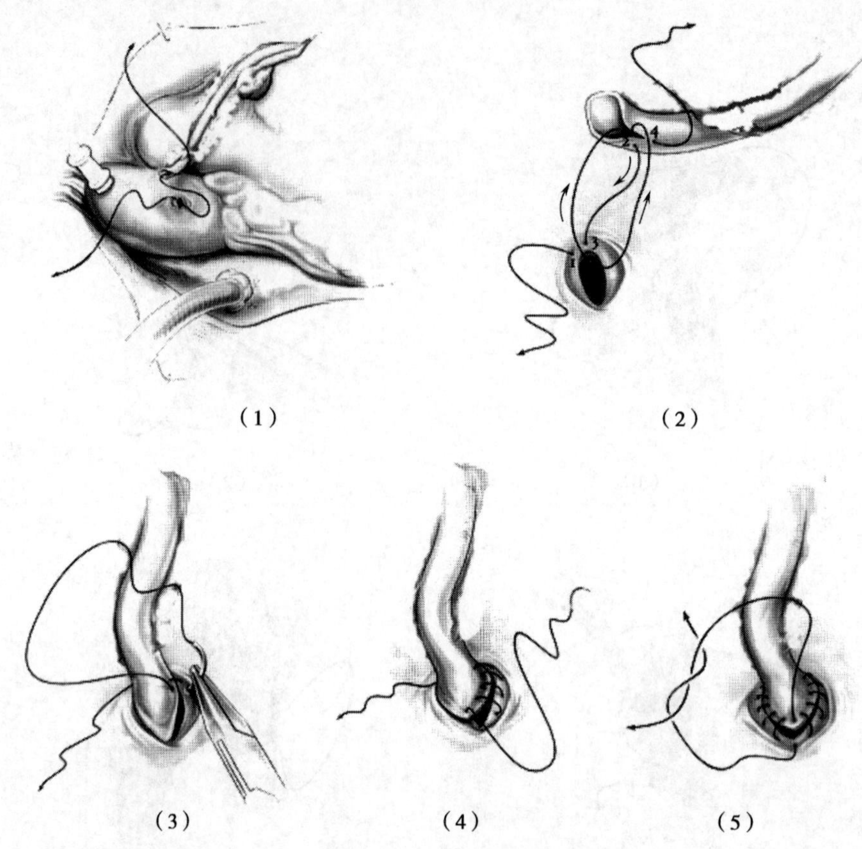

图 79-6　近端吻合技术

(1)起始于术者远侧,用单股合成线正手缝合;(2)正手完成足根部缝合;(3)正手完成足根到足尖的正手缝合;(4)右侧缝合止于足尖;(5)完成左侧吻合在足尖打结

钙化,钳夹主动脉可造成斑块脱落引起脑卒中,以及急性主动脉夹层分离等严重并发症,可将大隐静脉的近端吻合口作于无名动脉、降主动脉或乳内动脉,或用大隐静脉血管吻合装置,或使用 Enclose Ⅱ或 Heartstring 等主动脉局部隔离装置。至心脏侧面和底部的移植物通常沿两侧房室沟走行,注意移植物的方向和长度,避免扭曲、张力过高或过长。最后排气,逐渐脱离体外循环,鱼精蛋白中和肝素。

7. 微创冠状动脉搭桥术　微创冠状动脉直接吻合(MIDCAB)采用肋间、胸骨旁、部分胸骨劈开等小切口,通常 8～10cm。直视下或胸腔镜辅助下取下左乳内动脉带,用血管固定器固定前降支,将左乳内动脉与前降支作直接吻合。非体外循环心脏不停跳冠状动脉搭桥术(OPCAB)采用前胸正中切口,胸骨全部劈开。血管固定器固定靶血管,先进行左乳内动脉与前降支的吻合,这样心脏才能耐受进一步搬动和压迫;然后完成主动脉-桥血管吻合;最后依次完成对角支、回旋支和右冠的远端血管重建。使用冠状动脉腔内阻断器或分流管可减少冠状动脉切口出血,改善显露(图 79-7)。术中应用 β-受体阻滞剂减慢心率,也有助于减少靶血管运动幅度,便于血管吻合。显露、固定回旋支、右冠时,血压可能下降,需麻醉师配合改变患

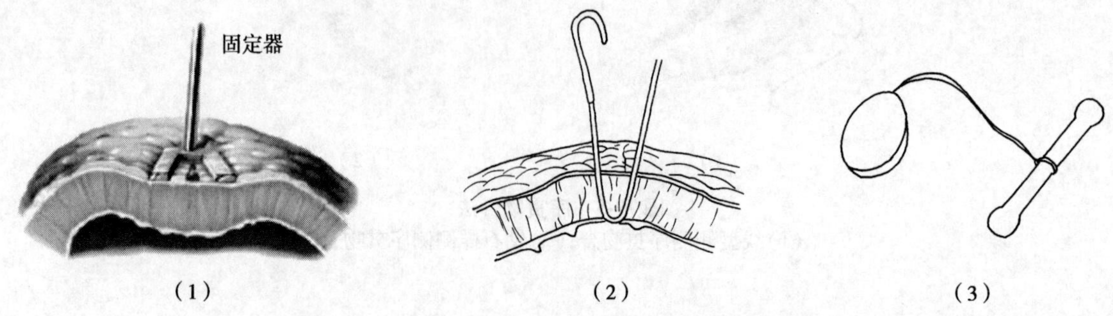

图 79-7　微创非体外循环心脏不停跳冠状动脉移植术

(1)血管固定器固定目标血管;(2)放置橡皮筋阻断带;(3)冠状动脉腔内分流栓

者体位、补充容量和应用升压药物,使收缩压维持在100mmHg以上。所有远端吻合口完成后,需麻醉师控制性降低收缩压在90mmHg左右,部分钳夹升主动脉,完成所有近端吻合口,鱼精蛋白中和肝素(详见第七十八章微创心脏手术)。随着机器人的应用,目前可采用达芬奇机器人腔镜下冠状动脉搭桥术(TECAB)。

8. 术后处理 冠状动脉旁路移植术后,应严密监测血压、中心静脉压、左心房压力、心率心律、体温、胸腔引流量、尿量、血液气体分析和电解质。防止血容量不足、缺氧、酸中毒和电解质紊乱。术后早期恢复β受体阻滞剂,可防止心律失常尤其是房颤的发生。

术后尽量避免使用凝血酶原复合物等促凝血药物,术后6小时内如无出血征象,建议皮下注射低分子肝素4000U,术后24小时内应用阿司匹林等抗血小板药物,如术前未给予初始剂量的阿司匹林(100~325mg),建议术后6小时内给予,可提高大隐静脉通畅率。少数患者术后并发低排血量综合征,药物治疗效果不满意者,尽早采用主动脉内气囊反搏(Intra-aortic balloon pumping,IABP)治疗可降低死亡率。如无禁忌证,术后应尽早开始他汀类药物治疗,可有效提高血管桥的远期通畅率,对于低危患者,建议控制LDL<100mg/dl或是达到LDL较术前降低至少30%以上,对于高危患者,建议控制LDL<70mg/dl。

9. 手术疗效

(1) 手术死亡率:冠状动脉旁路移植术的手术死亡率(术后30天内)已从2004年2.8%降至2012年1.1%,但国内各心脏中心之间差异较大(死亡率0.8%~7.3%)。影响手术死亡率的重要危险因素有:急症手术、年龄、再次手术、性别、左室射血分数、左主干病变和严重病变的主要冠状动脉分支数目。其他相关因素有近期心肌梗死、PTCA史、室性心律失常、充血性心力衰竭、二尖瓣反流及其他并发症如糖尿病、脑梗死、周围血管病变、慢性阻塞性肺气肿和肾功能不全等。

(2) 手术并发症

1) 围术期心肌梗死:约有2%的冠状动脉旁路移植术患者术后发生非致死性手术周围区域心肌梗死。心电图上可出现新的Q波,血清心肌酶水平升高。该并发症的发生主要与吻合技术、血管移植物质地与提取方法、目标血管的内径、吻合口有无病变等因素有关。

2) 冠状动脉搭桥术后的出血:发生率约为1%~5%,是冠状动脉外科手术后最常见并发症之一。主要原因为外科手术因素和患者凝血机制障碍。常见的出血部位有冠状动脉血管吻合口,乳内动脉蒂和乳内动脉床,大隐静脉分支,心外膜解剖处,胸骨后骨膜和穿钢丝肋间以及心包粘连分离面。易患因素有术前抗凝和抗血小板治疗、慢性肾功能不全、肝功能不全、二次手术、长时间体外循环、术后高血压和低温等。

3) 神经系统并发症:冠状动脉旁路手术后神经系统损害与低氧、栓塞、出血和(或)代谢紊乱有关,发生率可达6%~13%。术中采用主动脉"No-touch"技术或使用主动脉近端吻合辅助装置可显著降低神经系统并发症。易患因素有升主动脉粥样硬化、脑梗死史、颈动脉狭窄、应用主动脉内球囊反搏装置(IABP)、糖尿病、高血压、高龄等。

4) 急性肾损伤:冠状动脉搭桥术后急性肾损伤发生率10%~30%,其中5%~10%需透析治疗。术后出现药物治疗不能改善的无尿、高钾血症、水负荷过重、酸中毒等情况,则尽早床边血透治疗。影响因素有高龄、慢性充血性心衰、1型糖尿病、再次手术或有肾脏疾病史。

5) 纵隔炎:深部胸骨伤口感染发生率为1%~4%,由此引起的死亡率可达25%。影响因素有糖尿病、肥胖、应用双侧胸廓内动脉和再次手术等。采用骨骼化胸廓内动脉技术明显降低深部伤口感染发生率。

6) 房颤:心房颤动是冠状动脉搭桥术后最常见的心律失常,发生率约为20%~30%,在同期行冠状动脉搭桥术和心脏瓣膜手术的患者中明显增高。一般发生在术后2~3天,通常为阵发性,但可反复发作。房颤不经治疗可自行终止,在少数患者房颤可持续数周。对血流动力学有一定的影响,尤其对左心室功能差、有卒中高危因素的患者更为不利。冠状动脉搭桥术后房颤是多因素造成的,一些重要因素包括:外科创伤和静脉插管引起的心包炎、手术引起交感神经兴奋、缺血性损伤、电解质和体液失平衡、高龄、术前停用β-肾上腺素受体拮抗剂、体外循环时间过长等。β-肾上腺素受体拮抗剂可预防部分房颤的发生。他汀类药物预防房颤发生的有效性目前仍有争议。一旦发生术后房颤,胺碘酮是有效的治疗药物。

(3) 远期疗效

1) 心绞痛缓解率:95%的患者术后可解除心绞痛,但10年后10%~15%的患者再次出现心绞痛症状。心绞痛的复发是由于血管移植物粥样硬化发生闭塞或其他冠状动脉有新的病变。约有20%的患者在术后10年因严重心绞痛需行再次冠状动脉搭桥术。

2) 长期生存率:冠状动脉旁路移植术后的长期生存率与手术时患者因素、手术因素、术后动脉粥样硬化的进展速度以及非心脏性疾病的发生因素有关。总体来说,术后5年生存率为92%~93%,10年为79%~80%。

3）移植血管的通畅率：冠状动脉旁路移植术后的远期效果、长期生存率与移植血管通畅率密切有关。术后动脉造影研究表明，大隐静脉术后1年通畅率为90%，5年为80%，10年为50%。胸廓内动脉的远期通畅率远远高于大隐静脉，术后1年通畅率为98%，5年为95%，10年为90%。通过提取技术改进和应用钙离子拮抗剂，桡动脉术后1年通畅率为90%，5年为83%。据文献报道，胃网膜右动脉2～5年通畅率为92%，腹壁下动脉21个月通畅率为95.7%。应用骨骼化胸廓内动脉、全动脉化血管移植物能明显提高冠状动脉移植术的手术成功率和远期生存率，降低心脏缺血事件发生率和再次手术率。应用单纯大隐静脉冠状动脉搭桥术后10年再次手术率为20%，而全动脉化血管冠状动脉搭桥术的再次手术率可降至0.8%。

（4）CABG与PCI之争：随着冠心病发病率不断上升，需要接受血运重建的患者越来越多。但到底是CABG优抑或PCI优，目前仍是争论焦点。

1）对于单一前降支病变的血运重建，Meta分析结果表明：微创搭桥和PCI都是有效的治疗方案。短期及中期随访发现，PCI的死亡率是搭桥的2.19倍；PCI术后6个月至10年再狭窄发生率13%～34%，而桥血管再狭窄发生率2%～11%；PCI组临床症状复发率及心脑血管事件发生率高于搭桥组。经济效益方面，尽管搭桥住院时间及心肌梗死发生率高于PCI组（7.7% vs 1.5%），但因其再狭窄率更低，所以搭桥仍是更划算的治疗方案。也就是说微创搭桥对单一前降支病变是优先考虑的策略。

2）对于左主干病变、多支冠脉血管病变合并左心功能不全患者的血运重建，多中心随机临床对照试验已证明冠状动脉旁路术比PCI明显提高术后的5年生存率。对于左主干或前降支存在复杂解剖因素如严重钙化、成角或CTO，预期手术成功率低或存在更大手术风险时，杂交手术可能是更完美的选择：微创搭桥解决前降支病变血管，PCI辅助解决其余病变血管。

（丁文军）

第二节 心肌梗死并发症的外科治疗

一、左室室壁瘤

左室室壁瘤：约10%～38%的心肌梗死病例，左心室室壁心肌全层坏死，逐渐被纤维瘢痕组织所代替，丧失活动能力，心脏收缩时病变区薄层的心室壁向外膨出或呈现反常运动，形成室壁瘤。据报道室壁瘤5年死亡率为53%，10年为88%。1955年Likoff和Bailey利用精制侧壁钳开展室壁瘤闭式切除术。1958年Cooley在体外循环下利用切线位褥式缝合施行首例室壁瘤切除术获得成功。1985年Jatene利用涤纶补片修补心室壁，维持左心室几何形态，避免心室腔变形。Dor利用圆形室壁瘤瘢痕化内膜修补室壁瘤。

【病理学】

50%左心室室壁瘤通常发生于急性心肌梗死后48小时，其余患者发生在两周内。多数由于前降支严重栓塞引起大面积心肌梗死，约85%位于前外侧靠近心尖区，少数病例可位于心脏膈面。病变区域心室壁变薄，呈现为白色纤维瘢痕，边界清晰，局部心外膜与心包膜紧密黏着。约半数病例心内膜面有附壁血栓，有时呈现钙化。在正常心肌和室壁瘤之间有一交界区域，含有瘢痕组织和活的心肌细胞，心电活动在该区域易形成折返，从而引起致命性室速或室颤。冠状动脉梗阻病变大多局限于左前降支，但亦可累及数支血管。左心室腔容量增大，正常部分心肌肥厚。单纯室壁瘤较少破裂，但心脏底部室壁瘤可与膈肌摩擦，在破裂前与膈肌粘连，形成假性室壁瘤，当室壁瘤累及二尖瓣后乳头肌时，可造成二尖瓣关闭不全。

【病理生理】

左心室壁肌性结构较为特殊，具有走行方向相反的浅层和深层肌束，深层肌束还呈螺旋状，与二尖瓣环、乳头肌连成一体，发挥最佳的收缩排血效益。心肌梗死后，肌层被瘢痕替代，残存肌肉收缩使左心室腔向纵向和横向扩张。左心室收缩时，由于心室内压高，室壁瘤张力低，室壁瘤部分向外膨出，心室射血减少。在心室舒张时，室壁瘤回缩，影响了左心充盈，形成心室壁反常运动，从而搏血效率降低，引起心功能不全。而正常的心肌收缩力加强，张力增大，心肌需氧量增多。室壁瘤容量超过左心室舒张末期容量15%以上时，左心室舒张末期压力升高。由于左心室排血功能受到损害导致左心衰竭并逐渐加重。室壁瘤内血栓一旦脱落，即可产生体循环栓塞。

【临床表现和诊断】

1. 临床症状 轻重程度与室壁瘤的大小和左心室正常部分心肌的数量和功能状况有密切关系。左心室室壁瘤最常见的临床表现为充血性心力衰竭。心绞痛也是常见的症状之一，是由于非梗死血管有严重狭窄引起的，发生率为44%～98%。再次表现为严重室性心律失常，发生率在大的室壁瘤患者为20%，在小的室壁瘤患者占3%。室壁瘤内血栓脱落可导致体循环动脉栓塞。

2. 体格检查 有心衰的体征和表现。在前壁室壁瘤患者，心尖区可扪到弥散的收缩期抬举或双搏动。听诊检查可能听到第三心音或第四心音。若合并二尖瓣关闭不全，心尖区可听到收缩期杂音。

3. 胸部X线检查　显示心脏左缘心尖部局部膨出，搏动减弱或呈现反向搏动，肺野淤血，左心房、左心室扩大。

4. 心电图检查　常显示心脏前壁陈旧性心肌梗死，束支传导阻滞和ST段抬高。

5. 二维超声心动图检查　左室长轴切面显示病变区心肌局部膨出隆起，心脏舒缩时瘤壁与正常左心室呈反常运动。并能发现有无纤维附壁血栓。彩色多普勒能确定二尖瓣关闭不全程度。经食管多普勒超声(TEE)能作出更加明确的判断。

6. 选择性左心室造影　可显示室壁瘤部位、体积和瘤体内是否含有血栓，并可测定和计算左心室舒张末期压力、喷血分数和舒张末期容积等。在室壁瘤有附壁血栓的病例，应当避免左室造影，以防血栓脱落栓塞。

7. 选择性冠状动脉造影术　可显示冠状动脉分支的病变部位和程度，为制订外科治疗方案提供重要资料。

【外科治疗】

对于无症状的小室壁瘤，可考虑药物治疗，但应进行心动超声和核素检查随访。如果室壁瘤扩大，左室射血分数(LVEF)下降，则考虑手术。外科手术切除通常适应于有症状的患者，包括室壁瘤直径大于5cm，心室扩张射血分数下降、充血性心力衰竭，室壁瘤内附壁血栓或有栓塞并发症，有室性心律失常，合并的冠心病需行冠状动脉旁路移植术时。只要肺动脉压力不是太高(<40mmHg)，心指数不是很低[>2L/(min・m^2)]，即使LVEF在20%左右，手术也是安全的。如果存在整体心室或弥漫性纤维化，或LVEF严重低下，则为手术禁忌证，因为即使手术切除，远期效果并不佳，而且增加手术死亡率。应成为心脏移植候选者。

由于左心室的复杂结构，单纯切除室壁瘤，将两侧纤维组织缝合，改变了左心室的几何形态，并不能完全改善心脏功能。因此在切除室壁瘤时，必须恢复并维持左心室的正常形态，消除心室扩张，使该部位室壁成为梗死过的无收缩区域，可称为左心室重建或室壁瘤内膜固定术(endo-aneurysmorrhaphy)。术中必须注意：①在切开左心室腔前确定室壁瘤范围；②仔细取出血栓；③决定切除范围；④消除室间隔反常运动；⑤若有必要，利用补片重建左心室。

外科手术技术：前胸正中切口，纵向锯开胸骨，切开心包。注意在建立体外循环后分离心包粘连，以防附壁血栓脱落。经右心房、右心耳切口插入上、下腔静脉引流管，升主动脉插入灌注管，开始体外循环。室壁瘤与心包之间粘连疏松者可予以分离，但如室壁瘤与心包膜粘连紧密、分离困难，则可将部分瘤体留于心包。阻断主动脉，沿室壁瘤长轴并行于前降支切开左心室，即使前降支完全闭塞的病例，也不要跨越前降支和房间沟。吸除心室内血液，仔细检查，若瘤体内有血块或附壁血栓，先清除血栓，左室腔内填以盐水纱布，以防碎屑脱落引起栓塞。明确瘤体范围、室壁瘤颈部和切除范围，室壁瘤病变累及部分心室间隔组织的病例，为了防止术后心室间隔反常运动，需同期加固或缝补纤维化薄弱的心室间隔，可用间断缝线折叠缝合薄弱区，或用织片缝合加固心室间隔薄弱区(图77-8)。接着最重要的手术步骤是关闭左室切口：小的室壁瘤，在离瘤体与正常心肌交界1cm处修剪，切除瘤体，用2-0 Prolene带毡片连续两道直接缝合。大的室壁瘤，则需利用补片行左心室重建。Cooley利用一椭圆形涤纶片，用3-0 Prolene连续缝合修补瘤体颈部。而Dor则在补片修补前，先用2-0 Prolene在瘤体颈部作一道荷包缝线，使瘤颈缩小到正常梗死区大小，然后用戊二醛处理的自体心包、或涤纶布、或瘢痕化心内膜修补缺损。在放置荷包线时勿损伤前降支，或穿透至右室使之变形。在补片连续缝线打结时，要求麻醉师鼓肺排气。瘤体颈部补片修补后，再修剪瘤体组织，最后以2-0 Prolene连续缝合关闭左室切口，可加用也可不加用毡片(图79-8)。

需同期施行冠状动脉分流移植术的病例，开胸后提取乳内动脉和大隐静脉备用。切除室壁瘤后，可在心脏冷停跳下，或在体外循环心脏跳动下作冠状动脉旁路移植术，将乳内动脉移植至前降支。若前降支闭塞，可移植至粗大的对角支或中间支，将静脉移植至其他血管。若合并缺血性二尖瓣关闭不全，则可通过左室切口作二尖瓣替换术，或经房间沟外作二尖瓣成形术。术后有的患者需正性肌力药物，甚至主动脉内球囊反搏支持。

【结果】

外科治疗效果：近年来手术死亡率已降到10%以下，主要手术后早期死亡原因为急性心力衰竭、低排综合征、严重心律失常和脑血管栓塞。术后症状明显改善，7年生存率为60%～80%。冠状动脉单支病变术后生存率比多支病变高。

手术死亡率和远期效果与心功能损害程度、存活心肌多少、是否合并冠状动脉阻塞等密切有关。手术死亡率各家报道差异较大，从4%到50%。Jatene等报道1977～1987年10年间进行室壁瘤切除1381例，其中只有25%为单支血管病变，手术死亡率仅5.8%，

5

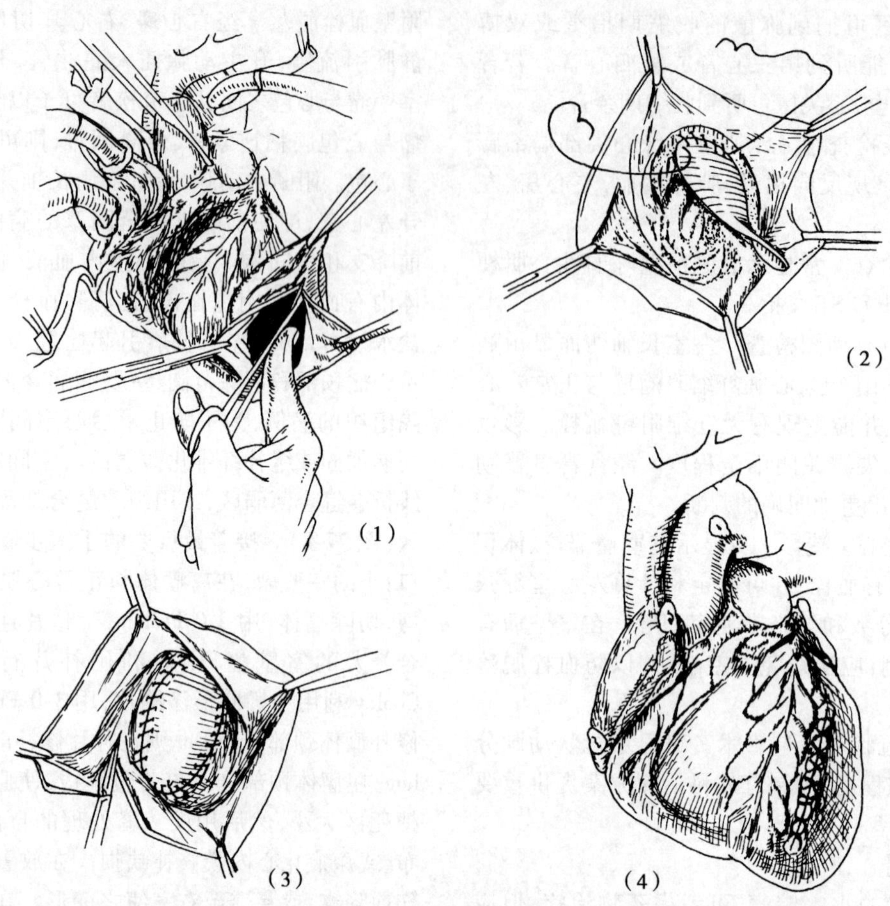

图 79-8　腔内修补室壁瘤

(1)暴露室壁瘤后，从心尖延最薄处纵向切开室壁瘤；(2)编制的 Dacron 片剪切成椭圆形并合适缺损大小；(3)连续 2-0 或 3-0 prolene 缝线将织片缝于缺损处；(4)心室切口以连续 3-0 缝线关闭。因为修补处并不承受腔内压力故不需要用垫片

远期死亡率 4.5%。由于采用补片方法，手术死亡率近年大大下降，DiDonato 报道心室内补片成形的手术死亡率为 3.5% ~6.5%，而单纯切除线性缝合的手术死亡率为 2% ~2.3%。而且 Kowata 证实补片技术能明显改善术后心功能。

二、缺血性二尖瓣关闭不全

二尖瓣关闭不全：缺血性二尖瓣关闭不全约占所有冠状动脉造影术的 3%，冠状动脉旁路移植术患者的 4% ~5%。它是继退行性变和风湿性之后的第三位引起二尖瓣关闭不全的原因，约占二尖瓣手术的 10%。与其他二尖瓣疾病相比，缺血性二尖瓣关闭不全手术死亡率更高，远期生存效果更差。近年随着对缺血性二尖瓣关闭不全机制的深刻了解，保存瓣下结构能更好地维护左心室功能的概念，术中食管超声监测的广泛应用，二尖瓣修补技术的改进和更好的心肌保护技术，使缺血性二尖瓣关闭不全的外科疗效大大提高。

【病理解剖及病理生理】

二尖瓣前内与后内乳头肌的顶端各自发出腱索，连接于二尖瓣瓣叶边缘，每个乳头肌分别负责二尖瓣两个瓣叶前半部或后半部的腱索功能。在心室收缩时拉紧二尖瓣防止瓣叶边缘向左心房翻转产生关闭不全，前后瓣叶的接触面为 5 ~10mm。前外乳头肌的血供来自左前降支的对角支和回旋支的边缘支，而后内乳头肌的血供则来自右冠状动脉的后降支，在冠心病患者中，后内乳头肌较前外乳头肌更易发生缺血性病变。

急性心肌梗死造成的乳头肌坏死断裂的发生率为 0.1%，在急性心肌梗死后 3 ~7 天发生，约 80% 发生在后内乳头肌。由于急骤产生二尖瓣关闭不全，心室收缩时大量血液从左心室反流入左心房，左心排出量减少，血压降低，严重者呈现休克，同时肺血管充血，出现肺水肿。

对于急性心肌梗死非乳头肌部分断裂引起的二尖瓣关闭不全，过去认为是乳头肌(尤其是后乳头肌)缺血引起功能失调，心室收缩时二尖瓣瓣叶可脱垂入左心房。但近年利用不透 X 线心肌标记物进行二尖瓣结构三维重建和微声呐阵列定位仪研究证明，急性心肌梗死缺血性二尖瓣关闭不全的机制是由于乳头肌附着的心室壁梗死后，心脏收缩时左室心腔向下、向外扩张，从而牵拉乳头肌、腱索向下、向外移位，二尖瓣叶接触面积减少，造成关闭不全（图 79-9）。其他的机制可能还包括二尖瓣环前后径扩大和马鞍形形态变平或消失。

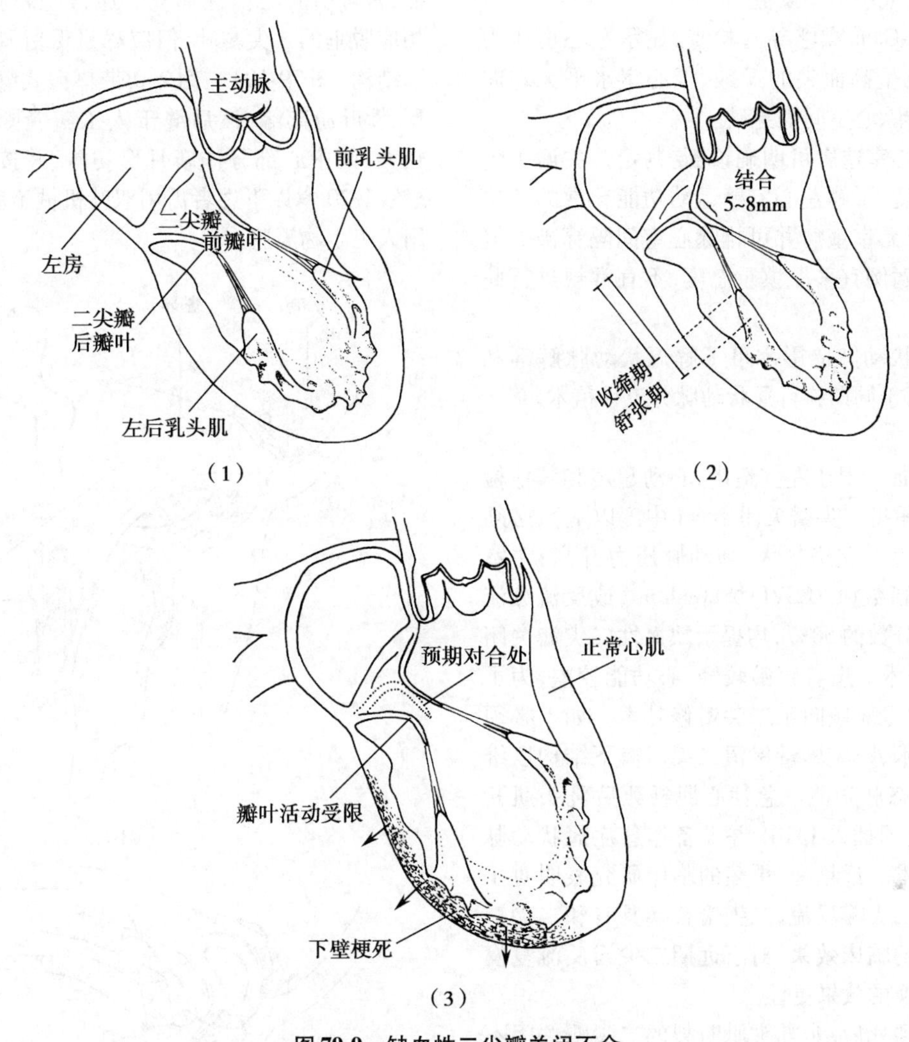

图 79-9 缺血性二尖瓣关闭不全

（1）舒张期左心室、二尖瓣和乳头肌；（2）正常心脏收缩时二尖瓣环和乳头肌基底部距离缩短，瓣叶有 5～8mm 接触面；（3）左室下基底部梗死造成乳头肌和所附室壁向下移位，瓣叶活动受限

乳头肌断裂或功能失调导致二尖瓣关闭不全的病例，常伴有心室游离壁心肌梗死，梗死的范围和受累的心肌厚度颇多差异，可为透壁梗死或梗死病变仅限于心内膜下区，严重者与心室间隔穿破、心室游离壁穿破或室壁瘤合并存在。

【临床表现和诊断】

乳头肌断裂可在急性心肌梗死起病后数小时至 2 周内突然呈现急性肺水肿，低血压和心源性休克，一般情况迅速恶化。心尖区可闻及新的收缩期杂音，传导到腋部，乳头肌部分断裂者杂音更易听到，心尖区常可听到第三心音。胸部 X 线检查显示肺水肿，但心脏和左心房增大不常见。

慢性乳头肌缺血导致的二尖瓣关闭不全常在发生心肌梗死后数月呈现二尖瓣关闭不全的症状和体征。病变早期症状可断续出现，然后二尖瓣关闭不全的程度逐渐加重。心室及左心房明显扩大，心脏功能减退并呈现心力衰竭。

超声心动图检查可显示二尖瓣叶运动异常，心室收缩时前后两个瓣叶边缘未能对合；并可区别乳头肌断裂和乳头肌功能失调。前者心室收缩时，病变区腱索及部分二尖瓣瓣叶翻转入左心房，前、后瓣叶未能对合，心室舒张时又随血流返入左心室，有时还可见到断裂的远段乳头肌附着于腱索，随同瓣叶上下翻动。乳头肌功能失调病例则显示乳头肌收缩功能减低，心室收缩时二尖瓣瓣叶边缘对合不良，二尖瓣脱垂呈连枷样，常形成偏心的反流，心肌游离壁亦显示

5

运动失常。

有的慢性缺血性二尖瓣的患者，可以出现左室扩大，乳头肌向外移位，腱索牵拉瓣叶，造成二尖瓣收缩期无法对合，形成中央型反流。

右心 Swan-Ganz 漂浮导管检查，显示左心房压力升高，压力曲线呈高而尖的 V 波，但心室水平无左向右分流，可以排除心室间隔穿破。

选择性左心室造影可明确诊断，判定二尖瓣关闭不全的轻重程度，了解左心室壁运动功能异常的部位和程度，查明有无室壁瘤并可排除心室间隔穿破。但对病情危重的病例宜采取慎重态度，不宜常规进行此项检查。

选择性冠状动脉造影术可了解冠状动脉解剖和病变部位，有助于同期施行冠状动脉分流移植术。

【治疗】

1. 手术指征　对于左室造影、心动超声和其他检查提示的中至重度二尖瓣关闭不全（中度以上），必须行外科手术治疗。左房扩大，肺动脉压力升高，左室收缩末期容积指数（LVESVI）≥80ml/m^2，或反流分流超过前向射血分数的50%，均提示缺血性二尖瓣关闭不全，需行修补术。患者年龄较轻，心功能较差，为了保证远期疗效，也应倾向于二尖瓣修补术。如果必须行二尖瓣替换术，则应尽量保留二尖瓣瓣下结构以维持左室几何形态和功能。急性心肌梗死后乳头肌断裂的患者，应立即插入 IABP，并准备作急症冠状动脉造影和外科手术。近年来，更多的临床研究表明对于严重的缺血性二尖瓣反流，二尖瓣替换具有和二尖瓣成形手术相同的临床效果，对于远期二尖瓣反流复发来说二尖瓣替换的效果更佳。

5

急性心肌梗死后，非乳头肌断裂的二尖瓣关闭不全，应首先对有关血管行急症 PTCA 术。如果二尖瓣关闭不全没有消失或明显减轻，则需行外科手术修补。

对于轻、中度缺血性二尖瓣关闭不全，患者以心绞痛症状为主。心肌再灌注显像提示后侧壁心肌缺血可逆转，则仅需行冠状动脉旁路移植术。

2. 手术操作技术　气管插管全麻。常规插入 Swan-Ganz 导管。术中必须使用经食管超声，以保证最佳的疗效。升主动脉插动脉灌注管，上下腔静脉分别插入大号静脉引流管（34～36F）以保证引流良好。应用离心泵、膜肺。整个手术过程仅单次阻断主动脉，应用4∶1冷停跳液保护心肌。

冠状动脉旁路移植术先于二尖瓣手术。因为二尖瓣成形（50%）或换瓣后，较难搬动心脏显露冠状动脉吻合口，而且容易导致人工瓣环缝线撕脱或左室破裂。远端吻合口完成后，可以通过血管移植物灌注心脏冷停跳液，更好地保护心脏。首先完成冠状动脉远端吻合口，应尽量使用乳内动脉。所有远端吻合口必须牢靠固定。

（1）急性乳头肌体部断裂：为心肌梗死严重并发症，常可引起心源性休克。通常需瓣膜置换术，切除相应脱垂的二尖瓣叶，但应尽量保留剩余的瓣叶和瓣下结构（图 79-10）。用 2-0 带垫褥式缝线穿过二尖瓣环、瓣叶游离缘，然后缝于人工瓣缝圈。如果前瓣叶较大，则中心部分作新月形切除，并按上述方法放置缝线。70 岁以下患者需用双叶机械瓣膜，70 岁以上需用人工生物瓣膜。

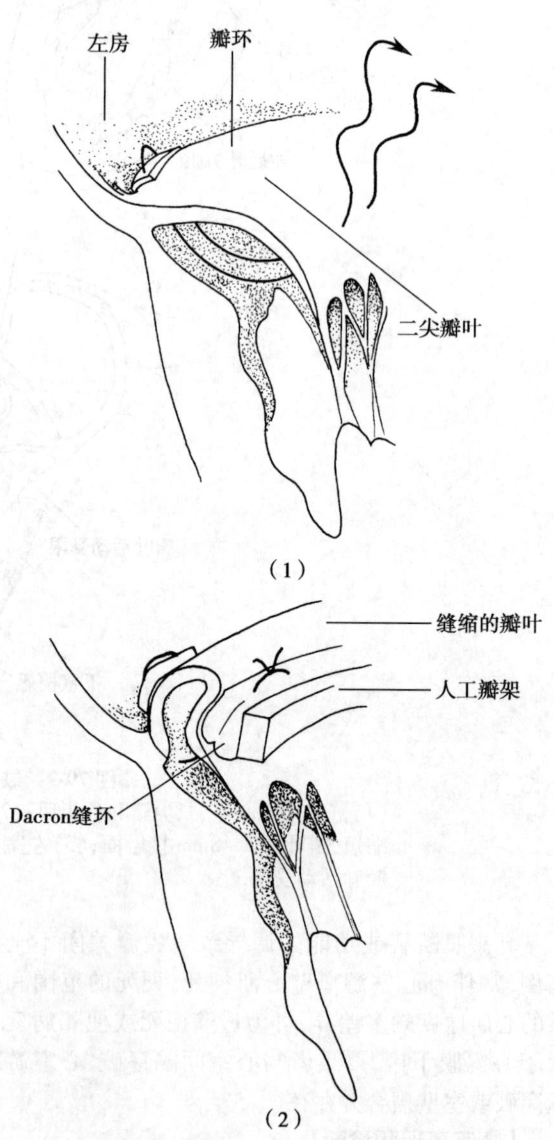

图 79-10　保留瓣下机构二尖瓣替换术

（1）以 2-0 Dacron 间断外翻水平褥式加 Teflon 垫片，缝针穿过瓣叶和腱索连接处，当缝线收紧打结时可将腱索位置抬高至瓣环处；（2）人工瓣环作为附加垫将保留的腱索向左室后壁和瓣叶方向固定

（2）乳头肌头部断裂：如果梗死局限于断裂的乳头肌头部，而邻近乳头肌头部和乳头肌体部存活，则

可进行修补。用4-0 Prolene缝线带Teflon或自体心包垫片,将断裂的乳头肌头部和相应的腱索重新固定于乳头肌体部。如果对复杂瓣膜修补富有经验,可利用后瓣腱索转至或PTFE人造腱索修补二尖瓣(图79-11)。

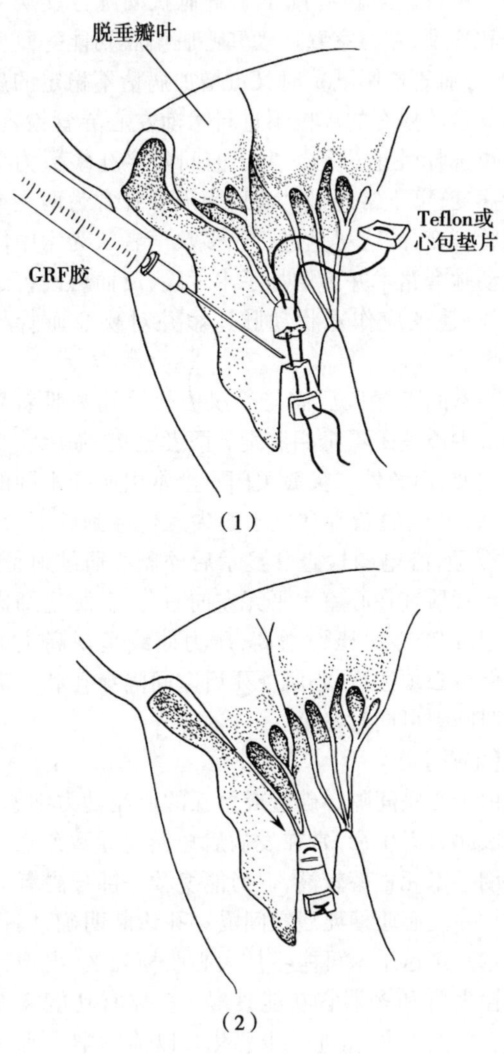

图79-11 乳头肌头部断裂

(1)前乳头肌头部破裂造成前叶脱垂,4-0 Prolene双头针缝线加垫并用GRF胶加固;(2)修补后脱垂纠正

(3)急性心肌梗死后缺血性二尖瓣关闭不全:该情形下乳头肌无断裂。如果对梗死的冠状动脉行急症PTCA后二尖瓣关闭不全无改善,则应行急症二尖瓣替换术。虽然二尖瓣修补的早期疗效满意,但中长期随访发现,由于左室重构或梗死对乳头肌及其邻近心室壁的远期影响,二尖瓣关闭不全易复发。

(4)慢性缺血性二尖瓣关闭不全:心肌梗死后由于二尖瓣环或左室扩张,后乳头肌移位,下壁收缩功能不良,瓣叶活动受限等原因所致的中重度二尖瓣关闭不全,二尖瓣修补术是最佳的治疗方法。人工瓣环可选用标准Carpentier环、生理环(physio ring),Duran和Cosgrove C形软环。现主张应用硬质或半硬质全封闭成形环,有的已塑形,如马鞍形环(Sadale Ring, St. Jude Medical, USA)、ETiologic环(Edward lifescience, USA)。并采用限制性瓣环成形技术,即选择小一号的人工瓣环。根据前瓣面积及其宽度决定人工瓣环的大小。水平褥式缝线须缝于二尖瓣环,宽约5~6mm,才不至于撕脱。呈放射状穿过人工瓣环,使瓣环缩短并向中心靠拢,增加前后瓣接触面积(图79-12)。虽然交界U形褥式缝合或“8”字缝合也能使前后瓣接近,但远期疗效不明确。

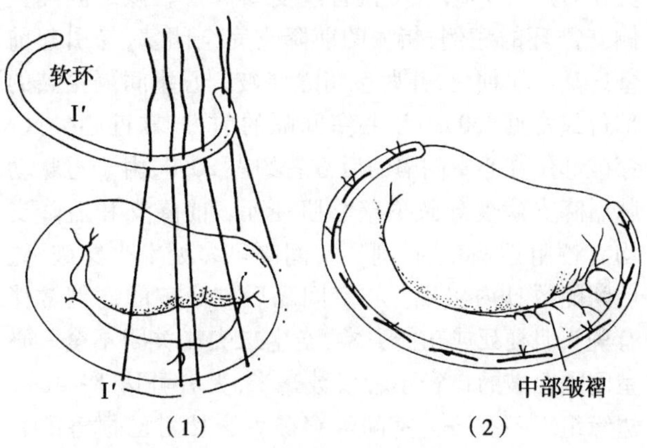

图79-12 人工瓣环用于二尖瓣修补术

(1)缝线穿过成形环,折叠自右纤维三角至游离壁中点的中后部,使后瓣环缩至成形环相应区域40%大小;(2)修复完成后瓣环直径恢复正常

(5)室壁瘤合并二尖瓣关闭不全:前壁心肌梗死致左心室室壁瘤,前乳头肌缺血或纤维化引起的二尖瓣关闭不全,应通过左房切口进行保留瓣下结构的二尖瓣替换术。下壁或后壁室壁瘤合并的二尖瓣关闭不全,应争取二尖瓣修补术。

3. 手术疗效 缺血性二尖瓣关闭不全外科手术的危险因素有急性心肌梗死并发乳头肌断裂、术前充血性心力衰竭、左室射血分数低于40%、冠脉病变支数的多少、年龄>65岁和肺动脉高压。轻度二尖瓣关闭不全伴有心绞痛可逆性灌注缺损。

冠状动脉旁路移植术的手术死亡率(<30天)为3%~5%。慢性缺血性二尖瓣关闭不全,同期冠状动脉旁路移植术和二尖瓣成形或换瓣术,手术死亡率达10%,有个别报道达33%。急性心肌梗死乳头肌断裂,手术死亡率为20%~50%。术后5年生存率主要取决于术前心功能和术后有无残余二尖瓣关闭不全。单纯搭桥术后5年生存率85%,同期搭桥和二尖瓣修补术70%,同期搭桥和二尖瓣换瓣手术60%~65%。远期疗效还受抗凝剂的应用、人工瓣血栓栓塞、能否保留瓣下结构等因素的影响。

三、心室间隔穿破

心室间隔穿破是急性心肌梗死后的严重并发症之一。发生在心肌梗死后1～7天，通常2～4天，发生率为1.0%～2.0%，好发于女性和粗大的前降支单支病变，及第一次心肌梗死时。如果不及时手术，1周内死亡率高达50%，6周内87%。由于对外科解剖和血流动力学恶化过程的进一步了解，在合适的时机选用合适的外科手术才能挽救患者的生命。

【病理生理】

室间隔穿破病例中单支冠状动脉病变占64%，二支血管病变7%，三支血管病变29%。在缺乏间隔支侧支循环的病例，粗大的前降支完全闭塞，易引起前壁广泛心肌梗死，并发室间隔穿破。心室间隔穿破的部位最常见(60%)于心室间隔的前方，靠近心尖区。穿破部位在心室间隔的后方者约占20%，由于冠状动脉后降支病变导致下壁心肌梗死。前降支和后降支均有梗阻性病变时，则心室间隔可多处发生穿破，先后间隔数日内出现。心室间隔后方穿破的病例常伴有乳头肌梗死或功能失常，产生二尖瓣关闭不全。心室间隔穿破的口径小者仅数毫米，大者可达3～4cm。边缘组织不整齐。室间隔穿破可突然对已损害的心脏增加负荷，左向右分流(平均肺循环/体循环血流量3:1)，可造成左心室容量负荷过重、肺高压，继而造成右室后负荷增加。心室间隔穿孔可扩大心肌梗死周围区，使血流动力学恶化。出现心源性休克，少尿和肺间质水肿，患者在短期内死亡。

【临床表现和诊断】

心室间隔穿破的典型临床表现是在心肌梗死后数日至两周出现新的收缩期杂音，胸痛复发和血流动力学突然恶化。杂音通常是收缩期的，位于胸骨左缘下方，可传导至腋部。约半数患者伴有震颤。一部分患者在开始呈现杂音前感觉到剧烈胸痛。杂音出现的同时，临床过程迅速恶化，伴有急性充血性心衰和心源性休克。心衰以右心衰竭为重，而肺水肿较二尖瓣乳头肌断裂引起的急性左心衰少见。患者面色苍白，四肢厥冷，脉搏细弱，血压降低，尿量减少，呼吸困难。约50%患者因病情严重短期内可死于心力衰竭和休克。

胸部X线检查：显示肺血管纹理增多。

心电图检查：可显示心肌梗死的部位。透壁心肌梗死部位通常是室间隔穿孔部位。1/3患者可有不同程度的房室传导阻滞。

经胸和经食管超声心动图：尤其是彩色多普勒检查，可提示室间隔穿孔的存在与部位。灵敏度和准确率均高达100%。核素心肌扫描也有助于判定心肌梗死的部位和程度。

右心导管检查：肺动脉较右房血氧增高9%，提示心室水平分流，肺循环血流量与体循环血流量之比在1.4～8:1，肺动脉压及肺毛细血管楔压升高。

术前是否行左心导管和选择性冠状动脉造影检查尚有争议。虽然有助于了解冠状动脉分支病变的数目和程度，左心室壁运动和心脏瓣膜功能等重要资料，但心血管造影既费时又可增加病情不稳定的患者死亡危险。故有的单位不进行术前左心导管检查，有的单位选择性地进行。由于前间隔穿孔多数为单支血管病变，可不常规做。而后间隔穿孔常为两支或三支血管病变，故应尽量进行。多数学者认为术中同时冠状动脉旁路术并不增加手术危险，反而可改善远期生存，故建议应作冠状动脉造影并对狭窄血管行旁路术。

心室间隔穿破后需与心肌梗死后乳头肌断裂导致的二尖瓣关闭不全相鉴别。两者病史、临床症状和体征相似，但急性二尖瓣关闭不全常引起肺水肿的临床症状，产生的杂音常位于心尖区传导到腋部，很少伴有震颤，心电图检查常显示后外侧心肌缺血征象，右心导管检查在心室水平无左向右分流，肺毛细血管楔压显示左心房压力增高，压力曲线呈现高尖的V波。但也必须注意，心肌梗死后室间隔穿孔和二尖瓣乳头肌断裂可同时发生。

【治疗】

由于心室间隔穿破造成急骤的血流动力学恶化，严重威胁患者生命，常在发病后短期内导致死亡。虽然早期手术死亡率较高，但尚能挽救一部分患者的生命。故一旦心肌梗死后室间隔穿孔诊断明确，应行急症手术。延迟手术可能会扩大心肌梗死区，出现致命性心律失常和多器官功能衰竭。多器官功能衰竭可使患者的全身情况进一步恶化。以前的学术观点认为手术需在心肌梗死后6周进行，以便手术更安全，室间隔缺损修补更牢固，复发率更低，但仅有少数患者能等到这个时间。目前认为需在24小时内手术修补，只有以下极少数情况下才可推迟手术：①梗死灶小，室间隔缺损小，患者没有心衰症状，冠状动脉病变不严重；②大面积心肌梗死伴心源性休克，但室间隔缺损较小，患者在室间隔穿孔前早已出现心衰，分流比例小于1.5:1；③少数高龄患者，不能耐受手术。

心室间隔穿破病情危急，应立即进行主动脉内球囊反搏，暂时改善心脏排血功能，稳定血流动力学。正性肌力药物对这类患者改善心输出量的作用不大，反而会增加心肌氧耗和引起心律失常。快速将患者转移至手术室非常重要。

手术操作：心室间隔穿破缝补术需应用体外循

环,32～34℃低温。由于患者近期有心肌梗死,通常伴有心源性休克,因此妥善的心肌保护极为重要。应采取顺行和逆行灌注冷血停跳液保护心肌。阻断主动脉前避免插入左心引流管和搬动心脏,以防附壁血栓脱落。

多支病变患者在室间隔修补前,应先行冠状动脉旁路移植术。前降支梗死伴室间隔前部破裂或后降支梗死伴室间隔后部破裂者,可不必做旁路移植术。

心肌梗死后室间隔穿孔的外科修补主要采用David的梗死区隔离法。

1. 室间隔前部破裂　室间隔前部破裂通常位于室间隔上半部分远端。自左心室心尖部心肌梗死区做切口,向心脏底部延长,切口平行于左前降支,旁开1cm。在切口边缘缝合数针牵引线,固定于无菌单,暴露室间隔,然后检查梗死心肌范围,确定破口位置。

将戊二醛处理过的心包片修剪成梗死区形状(通常为卵圆形),但要比梗死区大1～2cm,通常为4～6cm大小。用大针3-0 Prolene缝线自室间隔心底部向心尖作连续缝合,将心包片缝至室间隔正常组织,用缝线另一头将心包片与左心室前壁缝合(图79-13)。操作必须小心,避免心肌撕裂。在室间隔上进针深度为5～7mm,间距为4～5mm,进针点距心包片边缘6～7mm。缝至室间隔和左心室前壁交界处时,暂停缝合,仔细检查左心室侧壁心内膜:若梗死未累及前乳头肌基底,补片的前或外侧部分用3-0 Prolene线自室间隔基底向心尖连续缝于外侧心室壁的内侧。缝合完毕时,两线头打结。如梗死累及乳头肌基底部,则补片不能将梗死心肌完全隔离在左心室腔外。这种情况下,安全的操作方法为将褥式缝线穿过补片和全层心室壁至心外膜,在心外膜衬垫长条Teflon毡片或牛心包片,每2～3针打结。

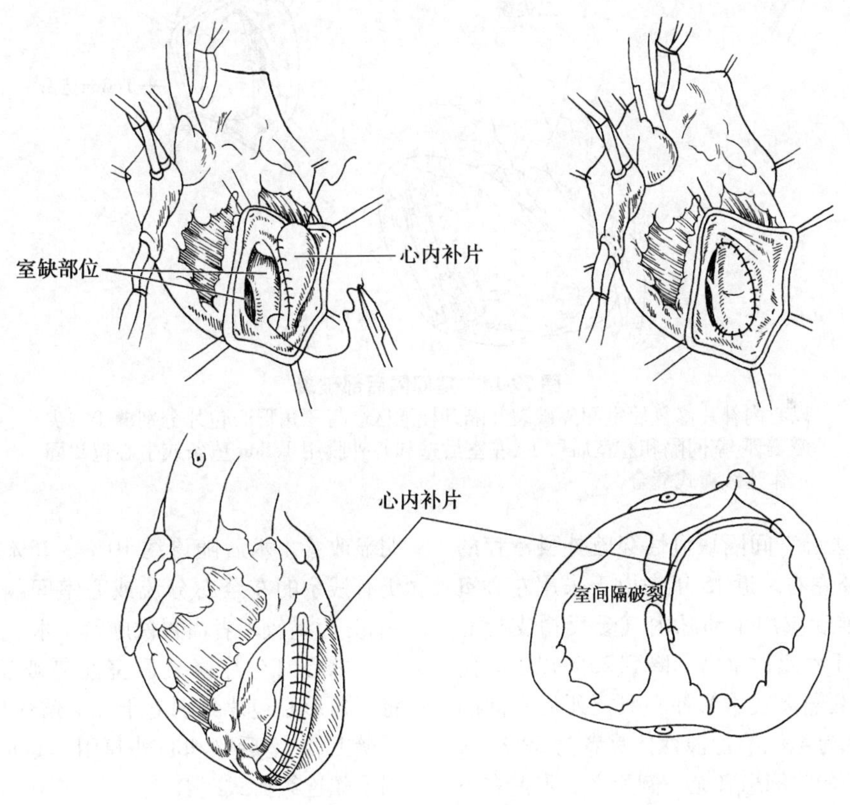

图79-13　室间隔前部破裂

以心内补片修补前间隔破裂并隔开梗塞组织,卵圆形心包补片一侧缝于室间隔上,另一侧缝于侧室壁上以将梗死区和左心室腔隔开

左心内膜补片修补完成后,用大针2-0 Prolene缝线垫以长条Teflon毡片或牛心包片褥式加连续缝合关闭左室切口。手术过程中未做梗死心肌切除,破裂的室间隔及大部分梗死心肌被隔离于左室腔之外。

2. 室间隔后部破裂　室间隔后部破裂通常位于后室间隔靠心底部。在左室后壁心尖与基底中点,后降支外侧1～2mm,作一切口进入左心室腔。切口应靠近室间隔,避免损伤后乳头肌。切口向心脏基底延长至距二尖瓣环1cm以内,注意不要伤及冠状静脉窦,同时向心尖和后乳头肌基底延长。在室间隔后部破裂时,心尖和后乳头肌有不同程度的梗死。为了更好地显露左心室腔及二尖瓣,在心尖部大针粗线缝合一针牵引缝线固定于胸骨切口上部,同时在心肌切口边缘缝合数针牵引缝线固定于两侧手术单。

将戊二醛固定的牛心包片修剪成三角形，约4～7cm大小，先以3-0 Prolene线与二尖瓣环连续缝合，自二尖瓣后瓣中点缝向二尖瓣后内交界。当缝至室间隔中部时，按需要修剪补片中间部分大小，从心底部向心尖方向用3-0线将心包片缝至正常室间隔心肌组织。然后，将补片另一侧缝至左室后壁，若补片太宽，应仔细修剪。一般来讲，后室间隔破裂者左室后壁往往已梗死，补片的外侧部分应与左室后壁贯穿缝合，心外膜衬垫长条Teflon毡片或牛心包，每2～3针打结。最后，左心室切口两侧衬垫长条Teflon毡片或牛心包片，粗针线褥式加连续缝合，关闭心肌切口（图79-14）。

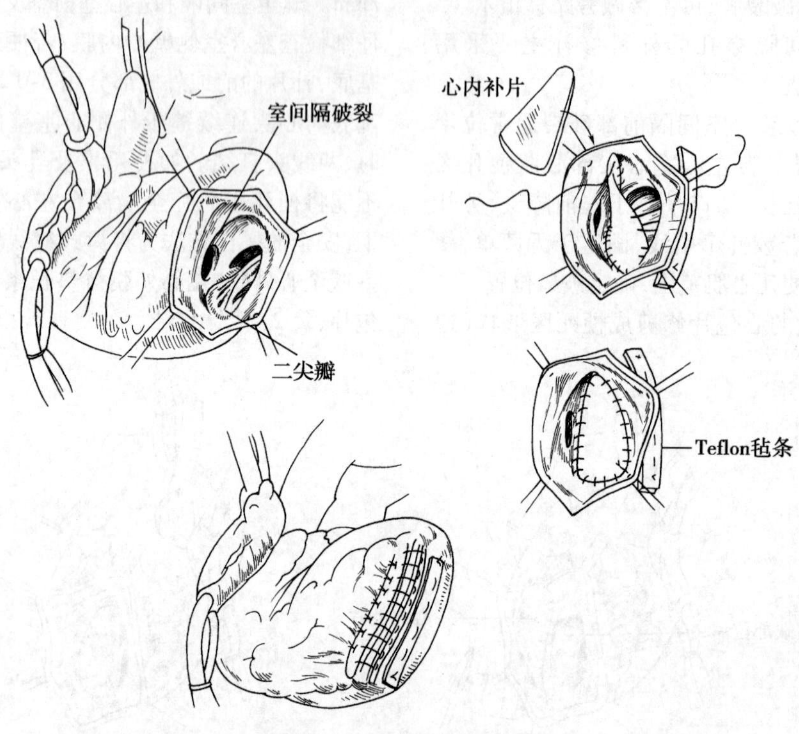

图79-14　室间隔后部破裂

以心内补片修复后室间隔破裂并隔开梗死区。将三角形心包片分别缝于二尖瓣瓣环，室间隔和左室后壁上，左室后壁和心外膜用Teflon毡条或牛心包片固定作连续褥式缝合

治疗结果：过去心室间隔缺血性穿破外科治疗的早期死亡率达35%左右。近15年来由于采用左心室切口途径和手术前后应用主动脉内气囊反搏支持心脏排血功能，早期手术死亡率已下降到25%以下。而David利用心肌梗死隔离技术修补心肌梗死后室间隔穿破44例，死亡率为4%，有心源性休克者为20%，术前血流动力学稳定的5例患者无一例死亡。术前右心室功能下降、心源性休克和肾衰竭是独立的术后死亡率预测因素。术后5年生存率为75%～89%，心功能明显改善。术后随诊约10%～25%的患者心室水平仍有残余的左至右分流或心室间隔破口缝后再次破裂，分流量较多者需再次施行手术。

以心内补片修复后室间隔破裂并隔开梗死区。将三角形心包片分别缝于二尖瓣瓣环，室间隔和左室后壁上，左室后壁和心外膜用Teflon毡条或牛心包片固定作连续褥式缝合。

（夏利民）

第八十章

微创心脏手术

微创外科(Minimally Invasive Surgery,MIS)概念的提出是外科学的一场革命,它深刻地影响了外科学的基本理念,并渗透于外科学的各个专业,由此出现的微创心脏外科(Minimally Invasive Cardiac Surgery,MICS)实际上是微创外科学的一个组成部分,其极大地推动了传统心脏外科学的发展,成为继体外循环、心脏移植之后的又一里程碑。目前,MICS的观念已经被多数心脏外科医师接受,并且在相关技术的支撑下得到迅速发展。

微创心脏外科主要在两个方面减轻手术创伤:①减轻或免除体外循环给机体带来的创伤。改良的体外循环技术包括不开胸建立体外循环(经外周动、静脉插管,主动脉内阻断技术等),或体外循环下心脏不停跳手术。免除体外循环的心脏手术是通过特殊设备和技术取代体外循环,如不停跳冠状动脉旁路移植术、介入心脏瓣膜手术等。②缩小甚至免除经胸手术切口。例如避免传统的胸骨正中切口而代之以各类部分胸骨切口、侧开胸小切口等,也可以经胸插入胸腔镜或机器人手术操纵杆而避免常规外科切口。

美国胸外科医师协会2003年对微创心脏外科定义为"所有无需全胸骨切开及体外循环的心脏手术"。2008年美国心脏病协会进一步扩展了定义,微创心脏外科是指"不包括常规全胸骨切开的胸壁小切口心脏手术"。根据这些定义,目前临床上比较成功的MICS治疗技术包括以下几个内容:①小切口心脏手术;②电视胸腔镜辅助的心脏外科手术;③机器人心脏手术;④不停跳心脏手术;⑤介入心脏手术。

第一节　微创先天性心脏病纠治术

【概述】

微创先天性心脏病纠治术是通过各种胸部小切口,中心动静脉直接插管或外周股动静脉插管建立体外循环进行心内修补。1991年Levinson报道利用胸腔镜辅助施行PDA结扎术,1993年Bueke等报道用类似方法完成一例体重仅575g早产儿的PDA结扎术。1997年Levinson通过剑突下途径、Fontana通过右胸前外侧肋间小切口、Serraf通过右侧腋后线肋间小切口、Gundry通过部分胸骨切开等完成房间隔缺损修补术。Lin等报道通过右胸前外侧小切口完成室间隔缺损修补术。微创手术具有术后疼痛轻,恢复快,失血输血少,美学效果佳,医疗费用低等优点。对于儿童患者,可明显减少成长后的潜在并发症,如脊柱侧弯畸形、翼状肩胛、畸胸、瘢痕和慢性疼痛等。

【适应证和禁忌证】

适应证包含多数常见先天性心脏病,包括房间隔缺损、室间隔缺损、肺动脉瓣狭窄等,但重度肺动脉高压、心脏巨大者禁忌。其中房间隔缺损封堵术的适应证为有边缘的继发孔型缺损。

【手术方法】

1. 微创房间隔(室间隔)缺损修补术　切口选择包括胸骨上端部分劈开、胸骨下端部分劈开、右胸第4肋间小切口和右腋下小切口等。胸骨上端部分劈开可满意地显露主动脉、肺动脉和右心房,胸骨下端部分劈开亦能较好地显露右房、右室和房间沟。但以上两种切口均需破坏胸骨稳定性,目前对于房间隔缺损和室间隔缺损修补主要通过右胸第4肋间前外侧小切口进行。患者取仰卧位,全麻双腔气管插管左侧单肺通气,右胸抬高15°~30°,食管心超(TEE)监测,贴体表除颤电极片。经右胸前外侧切口(4~5cm)第四肋间进胸(女性患者将乳房推向内上方,作乳房后下缘弧形皮肤切口),进胸后以软组织撑开器适度撑开肋间隙暴露并切开心包。全身肝素化(普通肝素3mg/kg),经股动脉、股静脉及右侧颈内静脉插管建立外周体外循环,上下腔静脉分别套带阻断。为改善静脉血引流可加用负压吸引装置。经右侧第三或第四肋间腋中线插入Chitwood阻断钳阻断升主动脉,加长停搏液灌注针经主动脉根部顺灌4:1冷血停搏液,冰屑降

5

温。经右房切口直接缝闭房缺(室缺)或取心包补片实施房缺(室缺)修补。

2. 经胸房间隔缺损封堵术　全身麻醉,双腔气管插管,左侧单肺通气,右胸抬高30°。插入TEE,分别观察心房两腔切面、剑突下心尖四腔及大血管短轴切面,测量房间隔缺损距上腔静脉、下腔静脉、主动脉后壁、肺静脉开口、冠状静脉窦口及二尖瓣环的距离。于右第4肋间胸骨旁2cm作一3cm切口。全身肝素化(普通肝素1mg/kg),激活全血凝固时间(actived coagulation time,ACT)>250秒。切开心包,作直径约8mm荷包缝合,置入封堵器鞘管,利用双腔推送导管在荷包缝合中央穿刺入右心房,在TEE引导下接近垂直角度经推送导管送入镍钛记忆合金封堵器(图80-1)。通过房间隔缺损,进入左房。于左房释放第一伞,回撤鞘管至房间隔,再释放第二伞于右房,彻底封堵房间隔缺损。食管超声显示封堵器推拉试验后定位良好,房室瓣活动无阻碍,无残余分流。撤出鞘管,荷包缝线打结,间断缝合心包切口,缝合胸壁切口。经胸室间隔缺损封堵亦有开展,但效果尚存争议。

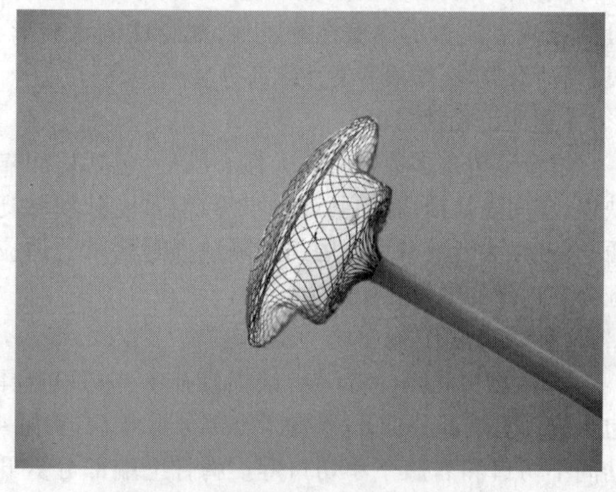

图80-1　封堵器(SHSMA,Shanghai)

3. 先天性心脏病杂交手术　杂交手术是将外科技术和介入技术的有机结合,尤其适合于外科或者介入都不能单独有效治疗的复杂患者。选择合适的手术适应证,外科医师和介入医师精妙配合是手术成功的关键。目前国外已有约5%的先天性心脏病手术基于杂交技术实施。如杂交手术可完成右心室流出道很多手术,包括术中球囊扩张、肺动脉瓣支架置入等。这些手术均不需要体外循环,仅需要穿刺右室流出道即可。对于部分发绀型心脏病(如法洛氏四联症)患者先介入封堵代偿性体肺侧支,再开胸手术矫治,可达到简化外科手术过程,降低并发症发生率,提高手术成功率的良好效果。

【疗效评价】

已有许多文献报道微创先天性心脏病纠治术可达到与胸骨全部劈开相同的手术疗效。Gundry报道84例微创心脏手术,其中通过胸骨上端部分劈开切口纠治婴幼儿先天性心脏病57例。Black报道23例婴幼儿通过胸骨下端部分劈开切口进行微创房间隔缺损修补术。刘迎龙报道右外侧小切口剖胸根治法洛四联症42例,均无手术死亡。微创先天性心脏病手术并不增加体外循环时间和主动脉阻断时间,平均分别为51分钟和26分钟。

第二节　微创心脏瓣膜手术

【概述】

常规心脏瓣膜手术需胸骨全部劈开,解剖纵隔组织,手术创伤大,术后出血多,患者恢复慢。微创瓣膜手术虽然开展时间短,但是发展迅速。1996年Carpentier通过电视辅助装置经胸部小切口诱导室颤法行二尖瓣成形术获得成功,同年Cosgrove经胸骨旁小切口进行微创主动脉瓣替换术。Mohr等1998年报道利用达芬奇机器人辅助行二尖瓣置换术,Loulmet报道利用微小心内摄像机辅助下小切口行二尖瓣修补术。

【适应证和禁忌证】

微创心脏瓣膜手术一般适用于心功能较好、心脏不大,无严重肺动脉高压的病变,如单纯主动脉瓣替换术、二尖瓣替换和成形术、三尖瓣替换和成形术和部分再次手术患者等,也可应用于联合升主动脉替换术。手术禁忌证主要包括:①严重胸廓畸形如漏斗胸、异位心脏完全位于左侧胸腔,显露不佳等;②既往右胸外伤、手术或感染史;③严重外周血管疾病,如腹主、髂、股动脉病变,严重主动脉粥样硬化、升主动脉内径大于4cm;④心功能Ⅳ级或并发肝、肾功能不全、出凝血障碍、过度肥胖体质指数>35kg/m^{2}等;⑤合并需要外科手术的冠心病、合并近期心肌梗死(30天内)等;⑥严重慢性阻塞性肺疾病或术前肺功能检查确认不能耐受单肺通气者;⑦瓣环严重钙化,小主动脉瓣环需行瓣环扩大者。

【手术方法】

微创心脏瓣膜手术可采用多种胸部小切口入路。术中心肌保护和排气十分重要。应用4∶1冷血停跳液每25分钟灌注1次,可有效地保护心肌,亦可使用HTK等长时效停搏液单剂量灌注。术野CO_2、主动脉根部负压吸引、体位调整、心脏充盈、TEE监测等均有助于心脏排气。

1. 胸骨右旁小切口　这是最早开始使用的微创主动脉瓣手术入路。此技术于胸骨右缘2~3cm第2~4肋软骨处作纵向切口,分离胸大肌后,切断第2、3肋软骨及右乳内动脉,切开心包,升主动脉和右心耳

5

插管,建立体外循环。此途径早期被用于主动脉瓣替换术,因术后发生胸壁反常运动、损伤乳内动脉及发生胸壁切口疝的几率较高,常需要二次修补而逐渐被弃用。

2. 胸骨上段小切口 胸骨上段小切口是目前最常用的微创主动脉瓣手术切口,自胸骨切迹下 2 指至第 3 或 4 肋间作皮肤切口,长 6 ~ 10cm,“J”形劈开胸骨上段,注意保护胸廓内动脉,放置单叶小胸骨撑开器(图 80-2)。可经升主动脉和右心耳常规插管,也可经股动、静脉插管建立体外循环以求更好的暴露。主动脉阻断可采用常规阻断钳或蛇形可弯曲的 Cosgrove 阻断钳(图 80-3)。

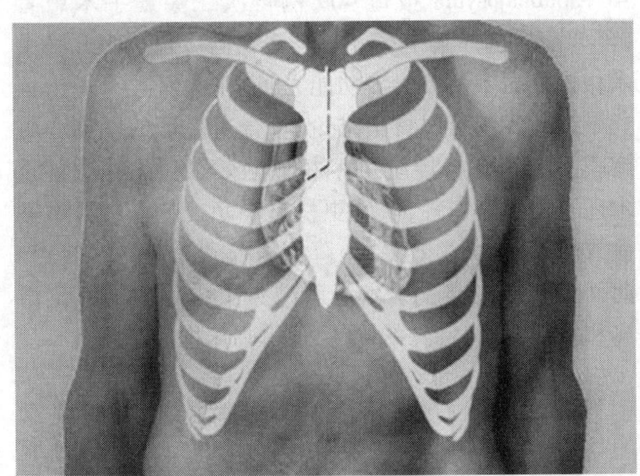

图 80-2 胸骨上段部分劈开

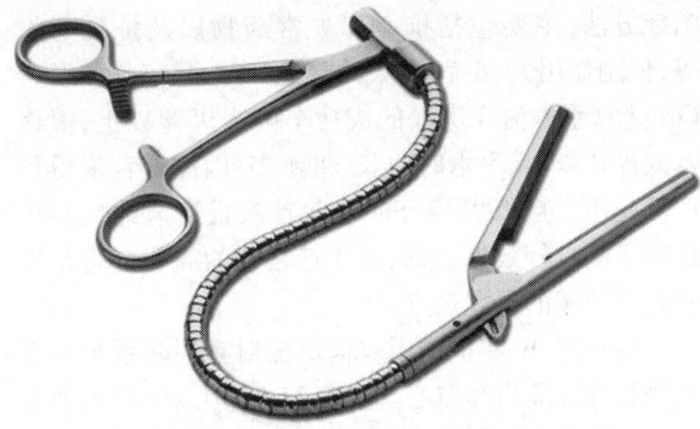

图 80-3 Cosgrove 阻断钳

3. 右胸骨旁横切口 主要用于微创主动脉瓣手术,亦可用于完成微创主动脉瓣和二尖瓣联合手术。沿胸骨旁第三肋间隙做 4 ~ 6cm 横行皮肤切口,切断第三肋软骨,切开胸大肌、胸间筋膜进入胸腔,软组织撑开器撑开肋骨。经股动静脉插管建立体外循环,经右上肺静脉置入左房或左室引流管,Chitwood 阻断钳阻断升主动脉并顺灌停搏液。选择此类切口需术前行胸部 CT 平扫,合适患者须遵循以下标准:①在主肺动脉水平必须是右位升主动脉(一半以上的升主动脉位于胸骨右缘右侧);②升主动脉距离胸骨的距离不能超过 10cm;③正中线与升主动脉之间的成角需 >45°。而既往有心脏手术史、右侧胸膜炎史及主动脉夹层不适合行该手术。

4. 右胸第四肋间前外侧小切口 是目前公认最经典的微创二尖瓣手术入路。全身麻醉后,右胸抬高 30°,股动静脉插管建立体外循环。经右胸第四肋间前外侧小切口(女性为右侧乳房下弧形切口),切口长 4 ~ 6cm,逐层进胸,用软组织保护器保护切口。右侧第三或四肋间腋前线处打洞放置电视胸腔镜光源及摄像头,Chitwood 阻断钳阻断升主动脉并顺灌停搏液。体外循环中应用负压吸引装置可以充分保障术中全流量转流。经房间沟切口入左房,用特殊左房牵开器暴露二尖瓣瓣叶及瓣下结构,根据病情行二尖瓣成形或置换术。

5. 胸骨下段小切口 主要用于微创二尖瓣手术。切口自第 2 肋间至剑突,胸骨于第 2 肋间向右横断。切开心包后,向下牵引升主动脉,用穿刺扩张法插入 DLP 18 ~ 22F 股动脉管,右房显露较好,可按常规插入静脉引流管。

6. Sutureless 微创主动脉瓣手术(SU-AVR) 使用 Sutureless 主动脉瓣释放装置通过胸骨上段小切口或右胸骨旁横切口完成主动脉瓣置换。Sutureless 瓣膜是人工生物心包瓣膜,通过不多于 3 根缝线结锚定在主动脉瓣环上,从而减少了人工瓣膜缝线打结的步骤和时间。目前主要有三种可用的 Sutureless 瓣膜释放装置:3F Enable(Medtronic, Minneapolis, USA, 1 根缝线结)、Perceval S(Sorin, Saluggia, Italy, 无缝线结)及 Intuity Elite(Edward Lifesciences, Irvine, USA, 3 根缝线结)。其中 3F Enable 和 Perceval S 装置为自膨式记忆镍钛合金支架,Intuiry 装置为球扩式不锈钢支架。Sutureless 微创主动脉瓣置换术和常规微创主动脉瓣置换术的相同点:①都需要外科小切口;②都需要体外循环及主动脉阻断;③都需要切除病变的主动脉瓣瓣膜。不同点主要在于 Sutureless 瓣膜减少了人工瓣膜缝线打结的步骤和时间,减轻了体外循环损害。

7. 全胸腔镜下心脏瓣膜手术 近年来,国内外部分心脏中心逐步尝试全胸腔镜下二尖瓣手术。欧洲微创瓣膜手术先行者如 Perrier, Vanermen 等主要采用经右胸第四肋间 4cm 左右微小切口开展全胸腔镜下二尖瓣成形手术,不用硬性撑开器撑开肋间隙,其余与上文所述微创二尖瓣手术步骤相同。国内以西京医院为代表主要开展独特的“三孔法”入路全胸腔镜二尖瓣置换手术,切开右房经房间隔入左房,亦取得比较好的效果。全胸腔镜技术将患者胸壁的创伤降

5

到最低,切口瘢痕小,更加美观。但全胸腔镜下心脏手术操作难度较大,掌握该技术学习曲线较长,主动脉阻断时间、体外循环时间与手术者的熟练度存在明显相关性。

【疗效评价】

Cosgrove 报道 607 例微创主动脉瓣手术,76% 为瓣膜置换,24% 为瓣膜修补手术。只有 1.7% 改行全胸骨劈开术。在改变切口的患者中,只有 2 例患者是因为暴露不佳,没有因为出血原因改行全胸骨劈开。心脏阻断和灌注时间平均分别为 60 分钟和 70 分钟,与传统主动脉瓣膜手术相近。微创主动脉瓣膜总手术死亡率为 0.8%,并发症包括出血 4.9%、呼吸衰竭 1.5%、脑梗 2.5% 和伤口问题 0.7%。与美国胸外科学会数据库资料对比,微创主动脉瓣手术死亡率和住院时间优于传统手术。

Glauber 报道了自 2005 年 1 月至 2010 年 6 月 192 例经右胸骨旁横切口微创主动脉瓣置换术,总死亡率及中转开胸率都为 1.6%、术后房颤发生率 18%、输血率 16%,平均住院时间 5 天,95% 患者 4 周后恢复正常生活。其后 Glauber 进一步对比了 138 名右胸骨旁横切口患者和常规手术患者,结果显示两者的院内总死亡率皆为 0.7%,而右胸骨横切口患者术后房颤发生率(18.1% vs 29.7%)及输血率(18.8% vs 34.1%)都低于常规手术患者。Miceli 等人也发现右胸骨旁横切口入路术后房颤发生率、辅助通气时间及住院时间均低于胸骨上段小切口入路。

Borger 进行了目前唯一微创 Sutureless 主动脉瓣置换术与常规手术的多中心随机对比研究。其中 46 名患者使用 IntuitySutureless 瓣膜,48 名患者行常规手术。结果显示 Sutureless 组主动脉阻断时间明显短于常规手术组(41.3 分钟 vs 54 分钟),体外循环时间相似(68.8 分钟 vs 74.4 分钟)。Sutureless 组患者平均跨瓣压差较高(10.3mmHg vs 8.5mmHg),两组间早期预后及生存质量无差异。Pradelli 及 Zaniolo 在成本分析评估中发现 Perceval S 瓣膜患者的并发症发生率及医疗成本低于传统瓣膜。在中远期效果评价中,Dalen 报道 Sutureless 瓣膜患者 30 天死亡率及 2 年生存率和常规手术患者相似。而 Santarpino 的对比研究显示 Sutureless 瓣膜和 TAVI 手术相比瓣周漏发生率更低(0% vs 13.5%,$P=0.027$),在平均随访 18.9 个月后发现 Sutureless 瓣膜的生存率高于 TAVI 患者(97.3% vs 86.5%)。

Cosgrove 报道 1427 例微创二尖瓣手术,其中 82% 为退行性病变,9% 为风湿性疾病。90% 的患者为二尖瓣关闭不全。几乎所有患者均行二尖瓣修补手术,其中 98% 行瓣环成形术,85% 行瓣叶部分切除术。体外循环时间和主动脉阻断时间分别平均为 80 分钟和 60 分钟。

Davierwalal 2014 年报道了 3438 例微创二尖瓣手术,其中 2829 例为二尖瓣成形、609 例为二尖瓣置换。转正中开胸 1.4%,术后 30 天死亡率 0.8%。全组 5 年及 10 年生存率分别是 85.7%±0.6% 和 71.5%±1.2%,其中二尖瓣成形患者 5、10 年生存率分别是 87.0%±0.7% 和 74.2%±1.4%,5 年、10 年免除再次手术率分别为 96.6%±0.4% 和 92.9%±0.9%。

2014 年王春生等报道采用右胸小切口在再次二尖瓣手术可避免再次损伤胸骨、分离广泛的粘连组织、损伤心脏结构和血管移植物,是安全可行的。2015 年 Vallabhajosyula 报道 409 例再次二尖瓣手术患者(经匹配后选择其中 67 例)与 220 例传统正中开胸手术相比死亡率及二尖瓣功能无明显差异。

因此我们可以得出结论:符合适应证的微创心脏瓣膜手术具有与传统手术相似的效果。此外微创手术还有术后疼痛轻,恢复更快更平稳,出血少,可不输血或少输血,美学效果好,降低医疗费用等许多优点。此外对于再次瓣膜手术患者减少了纵隔内的解剖游离和损伤,具有特殊的优势,值得临床推广。

第三节　微创房颤射频消融手术

【概述】

心房纤颤是最常见的心律失常之一,房颤增加死亡率、卒中和心功能不全。药物治疗是目前最常用的治疗方法,主要包括抗心律失常药物以及抗凝药物等,但副作用大,患者依从性差,临床效果欠佳。经典 Cox 迷宫手术治疗房颤的成功率可达 95% 以上,但该术式操作繁杂、手术时间长、出血多,因此一直未得到广泛应用。自 1996 年 Sueda 等首次报道单纯左心房迷宫术的良好效果以来,对于迷宫术的简化一直是外科治疗领域的研究热点。

1997 年 Wolf 报道用双极房颤射频消融系统施行双侧肺静脉隔离和左心耳切除 27 例,91.3% 的患者在 6 个月微创窦性心律,外科治疗房颤进入了一个新的时代。双极射频消融钳夹技术非常适合于心外膜的消融,并可以实现透壁性,且术中可切除左心耳,防止血栓发生,是外科治疗房颤的一项重要进展。

【适应证与禁忌证】

外科微创治疗房颤主要适用于阵发性和孤立性房颤患者、导管消融后房颤复发的患者。禁忌证为:心耳内有血栓形成者、既往有心脏手术史者、左心房内径>65mm 者、有肺静脉狭窄的房颤患者和过度肥胖的患者。

【手术方法】

患者取仰卧位，右臂举起过头以协助显露腋中线并拉宽右侧肋间距。全麻双腔气管插管。手术开始时左肺单侧通气，在右侧腋中线第3、第4和第5肋间作戳孔分别插入胸腔镜与器械。于上腔静脉后方分离右肺动脉和右上肺静脉之间间隙，再钝性分离右下肺静脉和下腔静脉之间间隙，插入带光源的钝性分离引导钳自右肺动脉和右上肺静脉之间穿出，并引导双极房颤消融电极夹闭右侧肺静脉前庭消融2次，消融线重叠呈X形直至透壁，退出器械。

改变体位，经左侧以类似方法入路，电刀切断Marshall韧带，钝性分离左侧肺静脉，以双极房颤消融电极夹闭左侧肺静脉前庭消融2次。最后以切割缝合器切除左心耳。

术中静脉注射胺碘酮150mg，并持续静脉维持。出院后口服胺碘酮200mg/d维持6个月，同时患者术后服用阿司匹林100mg/d和氯吡格雷75mg/d 6个月。

【结果】

采用Wolf法微创双侧肺静脉隔离治疗房颤，消融线路完整、透壁，消融钳的弧度弯向心房侧，因而可以避免肺静脉狭窄等并发症的发生。心外膜双极消融不需要切开左心房，在跳动的心脏上实施连续消融，避免了体外循环带来的损伤和并发症。心外膜消融后，环绕肺静脉周围形成连续的消融线，阻断了左右肺静脉和左心房之间的不正常通道。Marshall韧带含有肾上腺能纤维，对Marshall韧带进行分离及烧灼，以防止房颤的复发。术中同时切除左心耳，大大降低了因房颤而导致的血栓形成和栓塞风险。

Wolf报道以阵发性房颤为主的治疗对象，6个月的总体治愈率可达91.3%。整体费用低，仅为导管消融治疗的60%。该技术可能带给临床的不仅是一种新型有效的治疗方法，更是治疗理念的更新和提高。它改变了房颤患者特别是孤立性和阵发性房颤患者通常选择导管消融术的单一局面。

近年来，国外兴起了内外科“杂交”治疗房颤的新术式，可将外科消融与导管消融的优势互补，但费用昂贵，远期效果仍有待观察。

第四节 达芬奇机器人辅助心脏手术

1995年阿根廷Benetti医师将胸腔镜技术应用于冠状动脉外科，称为胸腔镜辅助冠状动脉旁路移植术(video-assised coronary artery bypass grafting，VACAB)，借助胸腔镜-电视监视系统提供的视野完成乳内动脉的游离，然后通过左前胸4～5cm切口完成乳内动脉的修剪与吻合。但腔镜技术的协调性和灵活性差、精细解剖困难、器械操作难度大，不能满足心脏手术所需的精细操作，追求更完美的微创手术效果成为机器人手术系统的发展动力。1995年美国Intuitive Surgical公司制造了达芬奇机器人手术系统(da Vinci robotic surgical system)，1998年Loulmet等使用达芬奇机器人手术系统完成了世界上首例机器人辅助下冠状动脉旁路移植术(robot assisted coronary artery bypass grafting，RACAB)，同年，Carpentier和Mohr使用达芬奇机器人手术系统完成机器人辅助下二尖瓣成形手术，自此，微创心脏外科在经历了小切口、腔镜、声控腔镜三个渐进性阶段后，机器人辅助心脏手术逐步应用于心脏外科。

机器人对微创心脏外科的发展具有重要的意义，机器人手术可最大限度减小手术切口、降低手术创伤，同时也有望应用于远程急救医学，实现战争、地震等极端环境下的遥控手术。达芬奇机器人手术系统与传统腔镜外科的区别是，可控制性强、操作精细、手术视野良好，术者劳动强度降低、不易疲劳，可以提高术者工作效率和准确度，且学习曲线较短。

2000年，达芬奇机器人手术系统通过了美国食品和药物管理局(FDA)认证后，成为世界上首套可以正式在医院手术室中使用的机器人手术系统，早期主要用于腹腔手术中。目前，在达芬奇机器人手术系统辅助下可进行的心脏手术包括冠状动脉旁路移植术、二尖瓣手术、先天性心脏病纠治术、心内肿瘤切除术、心房颤动消融术、起搏导线置入术等。2007年达芬奇机器人手术系统最先被解放军总医院引入中国并应用于心脏外科。此后，复旦大学附属中山医院、上海交通大学医学院附属瑞金医院等也先后开展此项技术。

【手术器械与设备】

达芬奇机器人手术系统(图80-4)，由三部分组成(图80-5)：①主刀医师操作系统，外科控制台；②床旁机械臂系统，共有4个臂，包括3个器械臂和1个镜头臂；③高清三维视频成像系统。内镜由两个独立三棱镜捕获略有差别的影像，形成立体视觉。突出的优势在于可提供独有的Endo Wrist机械关节，有7个活动自由度，可模拟人手的形状和功能，使内镜操作更加灵活(图80-6)。

一、达芬奇机器人辅助冠状动脉旁路移植术

机器人辅助下冠状动脉旁路移植术包括机器人乳内动脉游离加胸壁小切口冠状动脉旁路移植术(minimally invasive direct coronary artery bypass，MID-

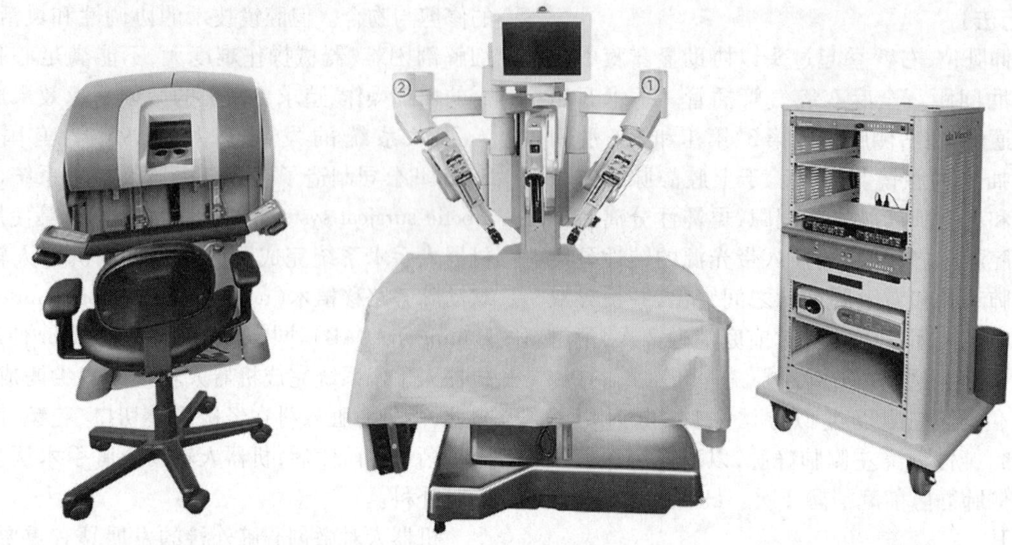

图 80-4 达芬奇系统

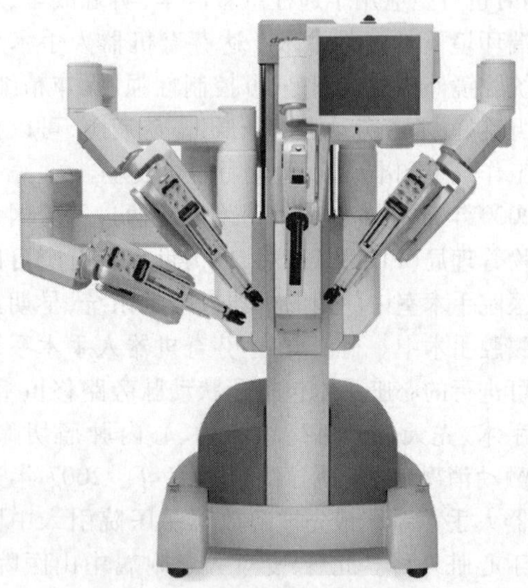

图 80-5 患者旁操作台

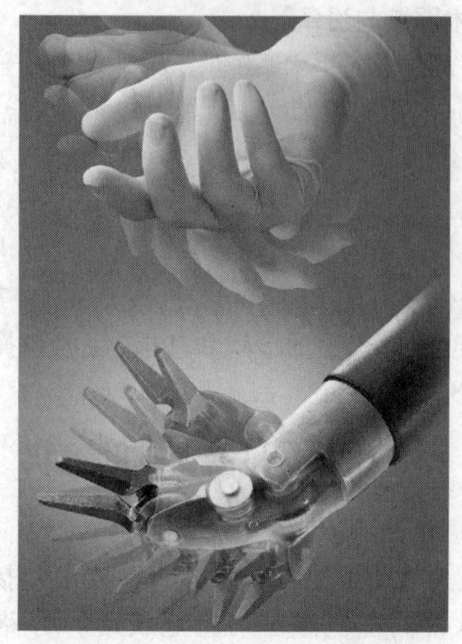

图 80-6 Endo Wrist 机械关节

CAB）和全机器人下冠状动脉旁路移植术（totally endoscopic coronary artery bypass，TECAB）。上述手术可在体外或非体外循环下完成。

【病例选择】

目标血管直径应大于 1.5mm。相对禁忌证包括左胸部手术史、严重的左主干病变、室性心律失常、心肌内血管、目标血管太细、弥漫性血管病变、巨大心脏、肺功能差、肥胖指数>35kg/m^{2}者，急症手术和再手术也被列为禁忌。术前应做肺功能检查以评估能否耐受术中单肺通气。有 TIA 或脑梗病史的患者应行颈动脉超声检查。术前造影时应一并评估乳内动脉的直径，对于术中选择行 Y 形或 T 形吻合有重要的作用。

【移植物选择】

左侧乳内动脉（LIMA）和右侧乳内动脉（RIMA）。

（1）单支病变：LIMA-LAD、Dx、OM，RIMA-LAD、Dx、RCA。

（2）两支病变：LIMA-LAD、RIMA-D；RIMA-LAD、LIMA-OM；RIMA-RCA、LIMA-LAD。

（3）三支病变：LIMA-Dx-LAD（序贯）、RIMA-RCA；RIMA-LAD、LIAM-Dx-OM。

【手术技术】

1. 手术室准备　左胸抬高 30°，体表贴体外除颤电极，手术床应有加温毯。无论取 LIMA 还是 RIMA，机械臂系统总是置于患者右侧。

2. 麻醉和监测　双腔气管插管，行右侧单肺通气。TEE 持续监测操作过程中的室壁运动和心室充盈情况。低血压通常通过头低脚高位和补充液体来纠正，药物支持对于控制血压是第二位的，使用短效麻醉药以确保术后快速苏醒。如同 OPCAB，麻醉师必须保持警惕，快速反应以确保血流动力学的稳定。

3. 乳内动脉获取　左肺萎陷，右侧单肺通气，经左侧第3、第5、第7肋间（或第2、第4、第6肋间）腋前线作器械孔（图 80-7），三孔基本呈一直线。首先，自第5肋间腋前线置入内镜。然后，检查左侧胸腔，确认无粘连。充入二氧化碳压缩左肺，确认左乳内动脉（LIMA）、锁骨下动脉、膈神经的位置。注意在胸廓入口水平，锁骨下动脉后方膈神经和 LIMA 相邻。在内镜引导下，右侧机械臂自第3肋间腋前线置入，左侧机械臂自第7肋间腋前线置入。

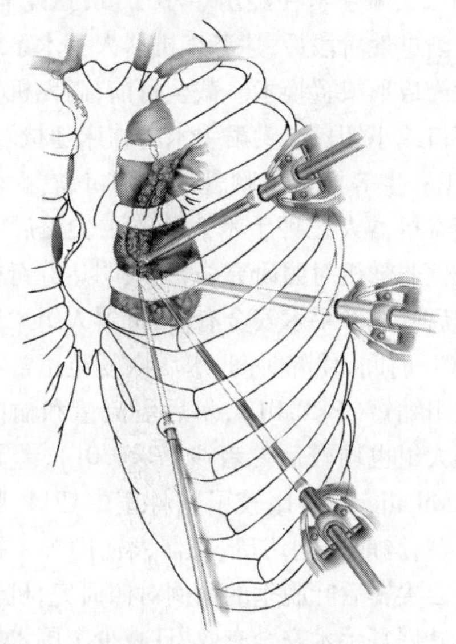

图 80-7　机械臂配置

一般左机械臂持精细组织镊（或双极电凝镊），右机械臂持单极电刀，打开心前间隙，增加操作空间。当需获取双侧乳内动脉时，先游离胸骨后纵隔组织，打开右侧胸膜获取 RIMA，然后再获取 LIMA。乳内动脉获取一般自第2或者第3肋间组织相对疏松处开始，以电刀头电灼或钝性将乳内动脉骨骼化自胸壁表面剥离。遇分支近端上钛夹，远端电灼切断，亦可两端均上钛夹，中间剪断。注意不要过度牵拉乳内动脉，避免乳内动脉痉挛甚至血肿夹层。一般乳内动脉上端游离至第1肋间，向下达第5肋间。

4. 注意事项　目前达芬奇机器人系统缺乏触觉反馈，因此在 IMA 获取过程中，务必保持轻柔的动作，使用“视觉反馈”以避免损伤。IMA 的心包膈动脉分支非常靠近膈神经，一旦出血，应夹闭而不应该电凝止血。IMA 自第3肋间以下有胸横肌覆盖，避免与膈肌的纤维混淆，发生过早离断 IMA 的后果。在解剖 IMA 远端时，右机械臂可能和患者左肩发生碰撞，助手可以将患者左肩压低或者将右机械臂抬高解决。

5. 目标血管暴露　在膈神经前方约 4～5cm 切开心包，牵拉心包远离左心室，避免电刀触及心室引发心肌损伤或者心律失常。作 T 形心包切口，以方便显露前降支和对角支。术前仔细阅读造影，术中根据目标血管走行特征作出判断，以防对角支被误认为前降支。

6. MIDCAB　撤除达芬奇机器人系统，于左胸壁第4肋间取 4～6cm 的切口（女性行乳房下缘切口）进胸，悬吊心包，显露目标血管并用稳定器固定，切开目标血管，以 8-0 Prolene 连续吻合。

7. TECAB　前降支或对角支显露好后，特殊血管固定器自剑突下孔插入，固定目标血管。带交锁的硅胶阻断带阻断吻合口近端和远端，作 6～7mm 的切口。修剪 IMA 末端，以 7-0 或 8-0 缝线吻合，前两针在“足跟”处吻合，收紧后先缝合远离镜头侧直至“足尖”，再继续缝至“足跟”打结。注意“足尖”和“足跟”要收紧，避免出血。亦有选择 Medtronic U-clip 8～10 针吻合方法，以简化手术步骤和难度。吻合完毕，撤出固定器。

8. 术后护理　可以在手术室拔管，但多数患者在术后6小时拔管。术后第一天拔出胸腔引流管。术后3～5天患者可以出院。

【疗效评价】

2006 年美国进行了多中心临床试验，评价达芬奇机器人外科手术系统辅助 TECAB 的安全性和有效性，全美 12 个医学中心共 98 例 LAD 单支病变病例，无手术死亡、脑卒中发生，6% 转为传统手术方式，术后3个月造影检查发现6例患者吻合口狭窄>50%。美国 FDA 基于该研究结果，正式许可达芬奇机器人外科手术系统应用于冠状动脉旁路移植术。欧洲多中心临床试验结果显示，1998～2002 年5个医学中心应用达芬奇机器人外科手术系统辅助治疗 228 例患者，其中体外循环心脏停跳下冠状动脉旁路移植术 117 例，心脏不停跳下冠状动脉旁路移植术 111 例，共 64 例转为传统手术方式，转换比例随着操作者对达芬奇机器人外科手术系统操纵的熟练而不断降低，2.6% 的目标血管 30 天内需再次血管化，略高于美国胸外科医师学会（STS）数据库中的数据，6 个月内主要心血管事件发生率约 5%，与 STS 数据库中的数据相近。2010 年，Srivastava 等报道 214 例机器人外科手术系统辅助下冠状动脉旁路移植术，其中单支病变 139 例，二支病变 68 例，三支病变 7 例，无手术死亡和心肌梗死，无1例转换成体外循环，再血管化率为 1.4%，98.4% 的患者免除血管移植物失败。

目前，心脏跳动下机器人外科手术系统辅助冠状动脉旁路移植术主要应用于 LAD 单支病变，其次为对角支和高位钝缘支。目标血管直径<1mm、吻合口严重钙化、心肌内冠状动脉仍是此术式的绝对禁忌证。对于包括 LAD 在内的多支血管病变，可以选择

5

MIDCAB 或 TECAB 结合经皮冠状动脉介入治疗(PCI)的杂交技术。国内外多个研究显示,无论是先进行 MIDCAB(TECAB)或 PCI 治疗,还是同期进行两种治疗,总的手术风险低,术后并发症少,治疗安全、有效。如条件允许,最值得推荐的是将 TECAB 与介入治疗同时进行,但需要一站式杂交手术室。

二、达芬奇机器人辅助二尖瓣手术

【概述】

1998 年,Carpentier 等首次在达芬奇机器人手术系统辅助下完成二尖瓣成形术,同年 Mohr 等进行了 5 例达芬奇机器人辅助二尖瓣成形术。Chitwood 等在北美进行了第 1 例达芬奇机器人手术系统辅助下二尖瓣成形术。2002 年 FDA 基于全美 10 个医学中心 112 例患者成功手术的结果,正式批准达芬奇机器人手术系统应用于二尖瓣手术。

【病例选择】

单纯二尖瓣病变或合并三尖瓣病变患者可考虑行机器人辅助二尖瓣手术。手术禁忌包括右胸部手术史、肾衰竭、肝功能障碍、出凝血障碍、严重肺动脉高压、合并明显的主动脉瓣疾病、合并需要外科手术的冠心病、合并近期心肌梗死(30 天内)、严重钙化的二尖瓣环、体质指数>35kg/m^{2}等。术前应做肺功能检查以确认患者能否耐受单肺通气。对拟行二尖瓣成形手术者,术前 TEE 检查对于术前规划十分重要,要将 Carpentier 功能分级和术中病理改变结合起来判断。年龄大于 40 岁、有冠心病家族史或有冠心病高危因素的患者术前应做冠状动脉造影。

【手术技术】

麻醉和监测:仰卧位,全身麻醉双腔气管插管,右胸部抬高并左倾 30°,右上肢置于半垂位固定,暴露右侧胸壁。胸壁贴除颤电极片并连接体外除颤仪。行股动脉和股静脉插管以建立外周体外循环,可辅以右颈内静脉经皮穿刺插管增加引流效果。

右锁骨中线外侧第 4 肋间隙作长度 3cm 工作孔,用于置入镜头及床旁助手传递手术器材;于右腋前线内侧第 3 肋间间隙作 0.8cm 左手器械孔;于右腋前线第 6 肋间隙作 0.8cm 右手器械孔;于右锁骨中线内侧第 5 肋间隙作 0.8cm 心房拉钩孔。上述各孔定位可根据患者体形和心脏位置作适当的调整,注意避免机械臂互相碰撞干扰,以达到最佳的术野暴露和操作效果。

将达芬奇机器人手术系统 4 个机械臂分别与胸壁 Trocar 连接,观察胸腔内有无粘连,右肺有无萎陷,以及心包及膈神经位置。于膈神经前方 2cm 切开心包并悬吊,暴露心脏及主动脉根部。经右侧第 3 或 4 肋间腋前线戳孔插入 Chitwood 阻断钳阻断升主动脉,用特制加长灌注针顺灌 4∶1 冷血停搏液至心脏停跳,胸腔内持续给予低流量二氧化碳气体,流量 2～3L/min。

沿房间沟剪开左心房,调整心房拉钩至二尖瓣及瓣下结构暴露满意,根据二尖瓣病变决定手术方式,予二尖瓣瓣叶、瓣环成形术或二尖瓣置换术,方法同常规二尖瓣手术。瓣膜操作完成后缝合左心房切口。膨肺排气开放升主动脉,采用 TEE 评估二尖瓣成形或置换效果。

【疗效评价】

微创二尖瓣手术在经历了小切口、腔镜辅助、全腔镜等三个渐进性阶段后,达芬奇机器人手术系统逐步应用于二尖瓣成形或置换术。截至目前,尚无机器人与胸骨正中切口或小切口二尖瓣手术的临床随机对照研究,2012 年,王春生等报道了胸骨正中切口、右胸前外侧切口和达芬奇机器人三种手术入路行二尖瓣后叶成形手术的前瞻性非随机对照研究,研究表明达芬奇机器人辅助二尖瓣后叶成形手术安全有效,机器人组术后机械通气时间、ICU 时间、住院时间、术后恢复至正常活动状态时间较两组缩短($P<0.01$),术后引流量和输血患者的比率机器人组也均较后二者少($P<0.01$),差异有统计学意义。Mihaljevic 等比较了胸骨正中切口、胸骨上段部分切口、右胸前外侧切口、机器人辅助等 4 种不同手术径路行二尖瓣后叶脱垂的病例对照研究,机器人辅助二尖瓣后叶修复手术安全有效,且减少了围术期新发房颤发生率,缩短了术后住院时间。

三、机器人辅助其他心脏手术

1. 机器人辅助先天性心脏病纠治术　Touraca 等于 2001 年、2003 年在欧洲报道通过机器人外科手术系统辅助下行房间隔缺损修补的成功病例。一项美国 FDA 认可的临床试验证实成人 ASD 可安全、有效地在完全内镜下使用机器人外科手术系统辅助进行修补,17 例患者中有 16 例顺利完成手术,达到满意修补效果。心脏外科医师通过较短时间的学习曲线后就可掌握手术方法。Morgan 等报道,机器人外科手术系统辅助 ASD 修补术在患者术后恢复和生活质量提高方面均优于小切口胸廓切开术和正中胸骨切开术。Suematsu 等报道,使用达芬奇机器人外科手术系统治疗 15 例动脉导管未闭或血管环患儿,仅 1 例因胸膜粘连转为传统手术方式。所有患儿均在手术室拔除气管插管,中位住院时间 1.5 天。目前达芬奇机器人外科手术系统辅助技术还不能纠治所有的先天性心脏病,但随着相关技术和器械的改进,越来越多的患者将从中获益。

2. 机器人辅助心脏肿瘤切除术　2005 年,Murphy 等报道了达芬奇机器人手术系统辅助左心房黏液瘤

5

切除获得成功。手术使用自体心包修复肿瘤切除后的房间隔缺损，所有患者在术后4天出院，3周后开始正常活动。与传统手术相比，机器人外科手术系统辅助心脏肿瘤切除术具有避免正中切口、缩短住院时间、减少输血等优势。

3. 机器人辅助其他心脏手术　亦有文献报道达芬奇机器人手术系统应用于心房颤动消融术和起搏导线植入等术式。

第五节　介入心脏瓣膜手术

一、经导管主动脉瓣置换术

【概述】

随着我国老龄化发展趋势，退行性瓣膜病发病率不断增加，其中主动脉瓣狭窄已逐渐成为这一人群最常见的瓣膜性心脏病。对严重主动脉瓣狭窄患者，外科主动脉瓣置换术曾经是唯一可以延长生命的治疗手段，但老年患者常因高龄、体质弱、病变重或合并其他疾病而禁忌手术。发达国家统计表明，约1/3重度主动脉瓣狭窄患者因为手术风险高或有禁忌证而无法接受传统的外科开胸手术。对于高龄高危患者，经导管主动脉瓣置换术可以作为一种有效的治疗手段。全球第一例TAVI术于2002年4月16日由Alain Cribier教授在法国Charles Nicolle医院完成，目前该技术已经在50多个国家得到应用。我国于2010年10月3日由复旦大学附属中山医院葛均波教授成功完成国内首例经导管主动脉瓣置换术(transcatheter aortic valve implantation，TAVI)手术。

【适应证及禁忌证】

TAVI手术目前主要用于常规心外科手术高危或有禁忌证的主动脉瓣狭窄患者，国产J Valve瓣膜也可用于高危主动脉瓣反流患者。经股动脉途径TAVI的主要禁忌证包括：①股动脉直径太小，根据植入装置厂商及所需置入鞘的不同，对股动脉直径的要求有所差异；②主动脉严重扭曲，可能导致植入器无法顺利通过扭曲段血管；③瓷化主动脉，多发生于严重的主动脉钙化或大动脉炎症，可能增加主动脉夹层和围术期脑梗的发生率；④主动脉夹层；⑤主动脉瓣瓣环过大或过小，目前最大可适用于27mm主动脉瓣，最小适用于17mm瓣环；⑥感染性心内膜炎或有心脏血栓形成。如因入路问题导致无法经股动脉途径行TAVI术，可选用经心尖、经升主动脉、经锁骨下动脉或经颈动脉等其他途径。

【手术入路】

1. 股动脉入路　用Seldinger法穿刺双侧股动脉，进入相应导丝、导管，于一侧穿刺点顺着导丝导入植入系统至预定部位，并逐步释放人工瓣膜。

2. 心尖入路　用Seldinger法穿刺一侧股动脉，进入相应导丝、导管。定位心尖，于该处做左胸小切口进胸，切开心包，于心尖部留置荷包线，切开心尖部肌肉导入植入系统至预定部位，释放人工瓣膜并退出植入系统后使用预置荷包线闭合心尖切口。

3. 升主动脉入路　于右胸第2肋间胸骨旁做一小切口进胸，穿刺主动脉并导入相应导丝，通过导丝缓慢引入植入系统至预定部位后释放人工瓣膜，退出植入系统后缝闭穿刺点。

4. 经锁骨下动脉或颈动脉入路　暴露左侧锁骨下动脉或颈内动脉，于动脉穿刺点处预置荷包线，植入人工瓣膜后使用预置荷包线闭合动脉穿刺点。

5. 经腔静脉入路　适用于极少一部分无法经以上所有入路行TAVI术的患者。植入系统经股静脉→下腔静脉→腹主动脉→升主动脉→瓣膜预定释放部位，正确释放瓣膜并退出植入系统后，使用镍钛记忆合金自封闭装置封闭主动脉穿刺点。

【疗效评价】

PARTNER研究是一项大型、多中心、随机对照研究。研究分为两个队列，A队列入选了外科手术高危的、重度钙化性主动脉瓣狭窄(CAS)患者，B队列入选了外科手术禁忌的CAS患者。结果显示，介入组和外科手术组30天和1年全因死亡率均无明显区别。与外科手术组相比，30天时介入组有更高的血管并发症发生率(11.0% vs 3.2%，$P<0.001$)，但大出血(9.3% vs 19.5%，$P<0.001$)和新发房颤发生率(8.6% vs 16.0%，$P=0.006$)较低。30天时介入组患者症状较外科手术组明显改善，平均住院日期显著少于外科手术组。1年后两组患者症状和6分钟步行距离均较术前有所改善，但两组间无明显差异。

二、经导管二尖瓣夹合术

【概述】

经导管二尖瓣夹合术(MitraClip)源于外科二尖瓣缘对缘缝合技术，二尖瓣膜缘对缘修补术在20世纪90年代初由意大利医师Alfieri首先提出。该项技术的原理是用手术线将前后二尖瓣的游离缘缝合在一起，由此将扩大而关闭不全的二尖瓣口从一个较大的环形转换成两个或多个总面积较小的环形面，从而使二尖瓣口的总面积减小而减少回流。另外，由于二尖瓣前后瓣叶被固定，可防止二尖瓣前叶收缩期前移，提高了二尖瓣的闭合率，同样可以减少二尖瓣回流。Alfieri和他的医疗小组为121名患者实行了二尖瓣缘对缘瓣膜修补术，术后6年生存率为

(92±3.1)%,其中(95±4.8)%不需要再次手术。术后患者在(2.2±1.5)年心功能提高Ⅰ～Ⅱ级。随后,Umana等的研究再次证实了二尖瓣缘对缘修补技术可以改善二尖瓣环的功能,并且不会引起二尖瓣狭窄。

St. Goar受到Alfieri的二尖瓣缘对缘修补技术的启示,在此技术上开发出MitraClip的最初原型以及其输送系统并在短期动物实验中获得成功(图80-8)。目前,MitraClip已在发达国家普遍展开,我国此项技术应用较晚,2012年由复旦大学附属中山医院葛均波等完成了第一例手术。MitraClip手术器材昂贵是其难以常规开展的重要原因。值得注意的是,Smith等对MitraClip的安全性提出了质疑,他们研究表明,相对于其他经房间隔的介入治疗,MitraClip对房间隔损伤较大,并且很可能导致持续性医源性房间隔缺损(观察期为12个月)。

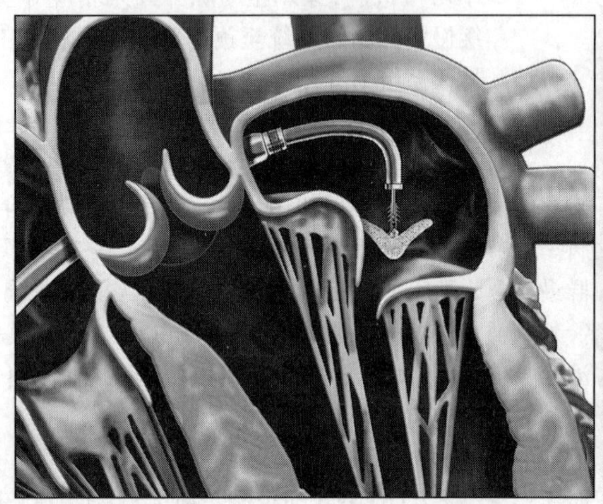
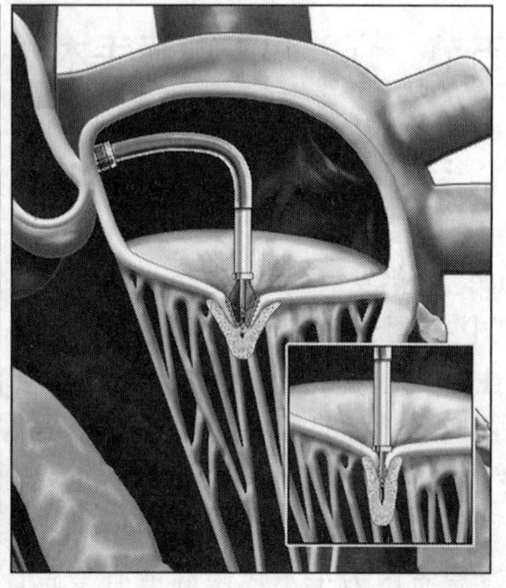

图80-8　经导管二尖瓣环成形术

【适应证】

主要包括以下几点:①中重度(Ⅲ～Ⅳ级)二尖瓣反流;②存在与二尖瓣反流相关的临床症状,或有其引起的并发症,如心脏扩大、心房颤动或肺动脉高压;③LVESD≤55mm、LVEF>25%,可平卧耐受手术;④二尖瓣口开放面积>4.0cm²;⑤二尖瓣初级腱索无断裂;⑥前后瓣叶无严重瓣中裂;⑦若为功能性二尖瓣反流患者,二尖瓣关闭时,两瓣尖的对合长度应>2mm,瓣尖接合处相对于瓣环深度<11mm;对于二尖瓣脱垂者,连枷间隙<10mm,连枷宽度<15mm。由于MitraClip的夹钳大小有限(每个臂长8mm),若瓣叶关闭时对合组织少,或两个瓣距离太远,MitraClip的两个臂将无法同时抓获两个瓣尖。所以患者术前行心脏超声检查,尽量满足上述入选标准,以保证手术成功。

【手术方法】

手术在杂交手术室进行。患者全身麻醉、气管插管后插入食管超声探头备用,经颈静脉置入漂浮导管。常规消毒、铺巾,穿刺左股动脉并置入6F猪尾导管至主动脉根部,监测主动脉压力;穿刺右股静脉,在TEE指导下穿刺房间隔(房间隔穿刺点距二尖瓣环4cm左右),置入超硬导丝并退出房间隔穿刺鞘。通过超硬导丝置入24F可控性导引导管至左心房后,送入MitraClip输送系统,在TEE引导下调节MitraClip输送系统指向二尖瓣口反流最明显处并能垂直活动,打开MitraClip的双臂至120°,在TEE指导下调整MitraClip使之位于二尖瓣前后瓣叶中间,并使两臂位于6点和12点。于心脏舒张期送入心室腔,缓慢回撤MitraClip,并使前后瓣叶均落在MitraClip的两个臂上。操作MitraClip使之夹住两个瓣尖,经TEE确认二尖瓣反流显著减轻,二尖瓣跨瓣压差<5mmHg,最终释放MitraClip。退出MitraClip输送系统和可控性导引导管,以血管闭合股静脉和股动脉。

【疗效评价】

MitraClip创伤小、手术时间短、无需开胸和体外循环支持,手术安全性高。截至目前,全球完成MitraClip超过10 000例,但中国尚处于起步阶段。EVEREST Ⅱ是MitraClip里程碑式的前瞻性、多中心随机对照研究,比较MitraClip系统与外科手术的有效性和安全性,证实有效终点MitraClip稍劣于外科手术,但安全性更高,在改善临床终点方面两者效果相似。亚组分析显示,在年龄≥70岁、LVEF<60%和功能性反流的人群中,MitraClip劣于外科手术。EVEREST Ⅱ高危组研究发现,MitraClip治疗组较传统治疗具有更高的安全性,12个月生存率显著升高。4年随访结果显示,MitraClip组和手术组的复合终点率(未发生死亡、手术、3+或4+MR)分别为39.8%和53.4%,而两组患者的死亡率、3+或4+MR率并无差别。MitraClip治疗组更多患者需要手术治疗残余的MR,但其主要发生于

MitraClip 治疗后 1 年内。因此,MitraClip 为外科手术高危患者提供了一种新的治疗手段。

许多注册研究如 ACCESS—EUROPE 研究发现 MitraClip 的成功植入率为 99.6%。30 天死亡率为 3.4%,1 年存活率为 81.8%。1 年随访发现,MitraClip 能够显著改善 MR 和 NYHA 心功能,仅 6.3% 的患者需要手术,表明 MitraClip 对手术高危的高龄患者是安全有效的。针对亚洲人群的 MARS 注册研究也初步得到了相似结果,为 MitraClip 的广泛临床应用奠定了基础。

随着经验积累,MitraClip 手术的应用范围不断扩大。初始经验主要参照 EVEREST Ⅱ 标准,现在欧美很多有经验的中心根据患者具体情况,突破 EVEREST Ⅱ研究中排除的解剖学标准,并取得了很好的临床结果。以反流区域为例,Loureiro 等研究发现 MitraClip 手术对非 A2-P2 的偏心性反流具有与 A2-P2 的中心性反流一样的手术成功率和手术相关并发症,术后临床随访如心功能恢复等差异也无统计学意义。

三、经导管二尖瓣环成形术

该技术的原理与外科常用的二尖瓣成形术原理相同,定位引导缝线于二尖瓣环,通过收紧缝线达到收缩二尖瓣环从而减少二尖瓣反流的作用,该系统目前正处于前期临床评估。目前正在研究的较知名系统有:Mitralign 系统、AccuCinch 系统(图 80-9)。

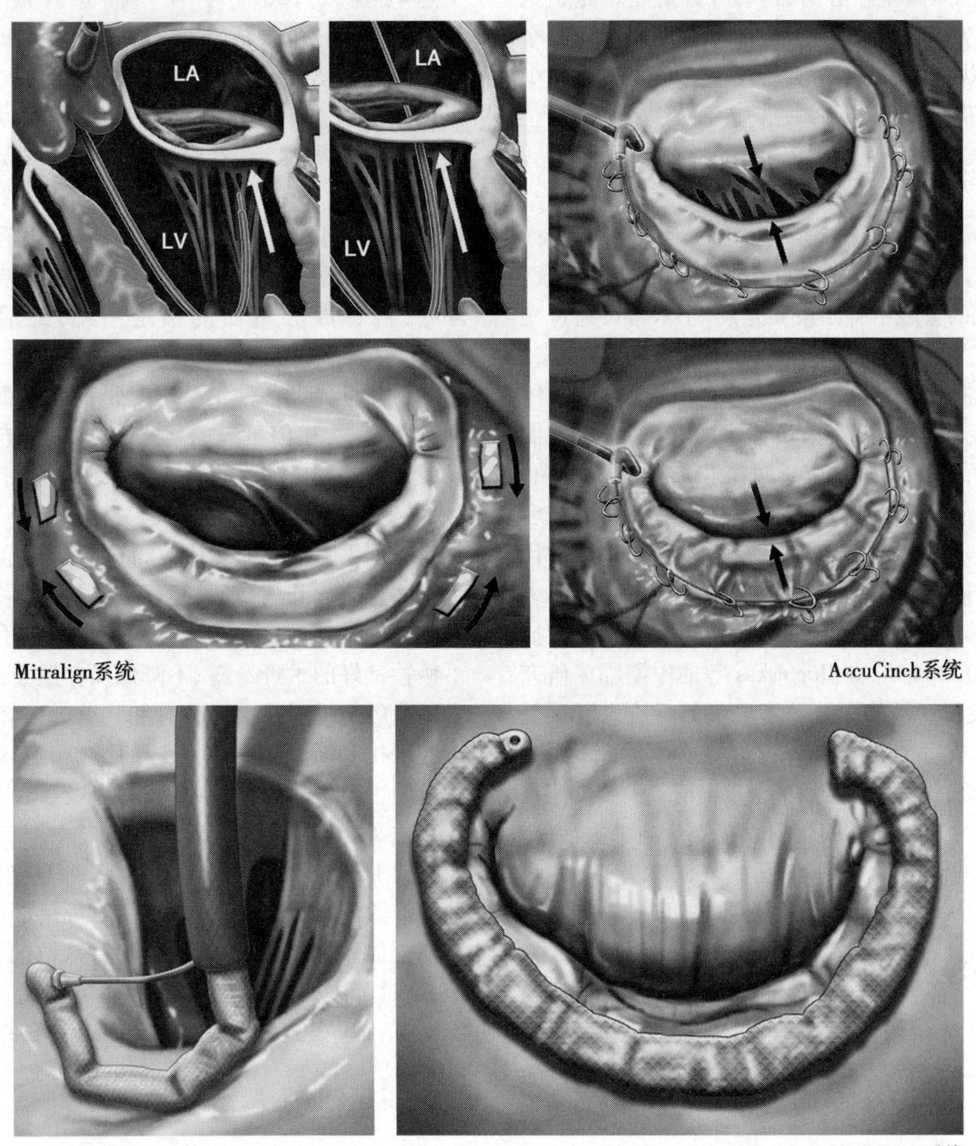

图 80-9　经导管二尖瓣环成形术:Mitralign 系统、AccuCinch 系统、CardioBand 系统

Mitralign 系统利用 X 线引导下逆行经主动脉-左心室置入指引导管,通过将带有磁性的引导装置送入冠状窦,利用其与二尖瓣环平行相邻关系,随后导丝穿刺瓣环进入左心房植入成对垫片,类似外科的褥式

5

缝合 A1-P1 和 A3-P3 两处起到缩小瓣环的作用。此系统已经进入临床试验并得到了 CE 认证。

Accucinch 系统是另一种直接的二尖瓣瓣环成形系统，同样是经左心室逆行植入导管和导丝，将一连串用线连接的具有锚定功能的抓钩固定在二尖瓣后瓣环，所有锚定区通过一个镍钛合金导丝联系在一起，最终一同牵拉收紧整个后瓣环，使得二尖瓣瓣口聚拢，也可使左心室根部得到重塑。该系统在 10 例患者体内进行了临床可行性研究，30 天内没有出现主要不良事件及需要再手术的情况，但是二尖瓣反流改善程度差异较大，可能与抓钩的安置困难及其准确性有关。

Valtech CardioBand 系统经股静脉穿刺进入右心房后穿房间隔入路至左心房，逆时针螺旋型锚定植入成形环于二尖瓣后瓣。由于成形环的张力使得整个二尖瓣环聚拢，从而减少二尖瓣反流。动物实验和少数临床试验获得了成功。

四、经导管二尖瓣人工腱索植入术

NeoChord DS1000 系统是为二尖瓣腱索重建术而设计开发的，该系统有稳定的二尖瓣钳夹捕获系统。DS1000 系统的管腔中有四束导光束，手术者可通过光束透过钳夹物时显示的不同颜色来判断是否捕获二尖瓣。当捕获夹未捕获二尖瓣时，光束透过血液，体外显示器显示光束透过血液后显示的红色；当成功捕获二尖瓣时，感应器的光束透过二尖瓣的纤维组织，体外显示器显示出白色，说明捕获成功。捕获成功后将 PTFE 缝线固定在瓣缘，另一端在心尖固定，以替代自身腱索。Seeburger 等的动物实验证实，DS1000 系统具有极高的捕获率，熟练掌握捕获技巧后平均每次捕获时间为 130±86 秒。在 Rucinskas 等的中期临床研究中，13 例二尖瓣脱垂伴中至重度二尖瓣反流患者接受了治疗，手术成功率为 100%，85% 的患者术后 6 个月二尖瓣反流<Ⅱ级，一例患者术后 1 个月出现二尖瓣反流复发，一例患者由于术中瓣膜受损而接受开胸手术治疗，没有其他手术相关并发症发生。该项研究表明 NeoChord DS1000 系统具有较为乐观的临床应用前景。

五、经导管二尖瓣植入技术（TMVR）

TMVR 手术的原理与 TAVI 手术一致，是通过经导管技术将装载了人工生物瓣膜的二尖瓣支架送入左心并通过各种方式固定之，目前主要包括 CardiAQ 支架（美国），Lutter 支架（美国），Tiara 支架（加拿大），Endovalve-Herrmann 支架（美国），CardioValve 支架（以色列）等。目前部分处于动物实验阶段，部分已应用于临床。影响 TMVR 手术发展的关键是由于二尖瓣及其周围组织解剖结构复杂导致支架固定困难、瓣周漏、左室流出道梗阻、血栓形成以及支架疲劳损坏。

2014 年以来 Edwards Lifesciences 公司研发的 FORTIS 瓣膜，先后完成了 8 例 TMVR，为二尖瓣反流患者带来希望。该瓣膜由支架和牛心包瓣构成，经心尖途径置入。2014 年另一种介入瓣膜 Tiara 瓣（Neovasc Inc）也被成功植入人体，并取得良好的效果。该瓣膜经心尖通过 32F 鞘管置入，支架为“D”形以减少对左室流出道的压迫，心房面大片外展的裙边防止瓣周漏，心室面特殊的两个锚定结构可防止瓣膜移位。手术在全身麻醉、TEE 及 DSA 引导下进行，先穿刺心尖，置入鞘管，将导丝放至左心房，沿导丝送入瓣膜系统，先释放心房面，后将瓣膜拉至瓣环处，再释放心室面的锚定系统，最后回撤输送系统。

目前世界上各种 TMVR 瓣膜正处于百花齐放、激烈竞争阶段，相信不久的将来 TMVR 将与 TAVI 一样发展成熟并推广。

【本章结语】

微创手术因其众多优点，目前已经成为心脏外科手术的主流。开展微创心脏手术，首先必须具备正确的微创手术理念。一个完美的微创心脏手术，需要在不牺牲良好的术野暴露、不降低操作质量和不增加手术风险的前提下减小对胸骨和胸壁的破坏、减小对机体的干扰和减小对患者心理的影响。实施微创心脏手术的主刀医师除需熟练掌握常规心脏手术的所有技巧之外，还需长时间训练以适应小切口、胸腔镜摄像头或 DSA 影像提供的不同视野，并且能熟练操作各种特殊微创器械和设备，另一个对外科医师的要求是需要更加仔细和耐心，遇到各种特殊情况要能处变不惊、及时解决。

（魏来　王春生）

第六篇

泌尿外科

第八十一章

泌尿系统和男性生殖系统外科疾病的诊断

第一节　泌尿系统和男性生殖系统外科疾病的常见症状

（一）疼痛

泌尿系统疼痛的主要原因为梗阻或炎症。上尿路结石是梗阻的最常见原因。其疼痛的产生主要取决于结石的位置。位于输尿管开口处2mm的结石可引发剧烈的疼痛，而肾盂的鹿角形结石或膀胱结石可无症状。器官实质发生炎症时，疼痛比较明显，如肾盂肾炎、前列腺炎或附睾炎。膀胱和尿道黏膜的炎症通常造成局部的明显不适感，疼痛不严重。肿瘤一般不引起疼痛，除非造成梗阻或侵犯周围神经。疼痛对于肿瘤往往是疾病晚期的信号。

1. 肾区痛　大多位于一侧的肋脊角，梗阻或炎症因素引起肾包膜急性扩张所致。疼痛向胁腹部和脐周放射至睾丸。梗阻引起的疼痛强度波动，炎症引起的疼痛强度恒定。由于刺激腹腔神经节和肾的邻近脏器（如肝、脾、胆囊、十二指肠和结肠），疼痛多伴有消化道症状。胸11、12的肋间神经刺激可产生相同部位的疼痛，但可随体位的变化而改善。

2. 输尿管痛　多为结石或血块梗阻引起的急性疼痛，呈绞痛，向男性的阴囊或女性的大阴唇放射。疼痛的原因是输尿管急性扩张，蠕动加强和平滑肌痉挛。疼痛的区域可提示梗阻的部位。肿瘤引起轻度的梗阻，疼痛不严重。

3. 膀胱痛　多由急性尿潴留或炎症引起。炎症表现为间断的耻骨上区的疼痛，同时可伴不同程度的尿路刺激征，见于细菌性或间质性膀胱炎。慢性尿潴留很少有膀胱痛，除非残余尿量达到1000ml。

4. 前列腺痛　多因炎症导致前列腺水肿和包膜的扩张。疼痛主要位于会阴部，向后背部、腹股沟区和睾丸放射，多伴有尿路刺激征。严重的前列腺水肿可导致急性尿潴留。

5. 睾丸痛　急性疼痛见于睾丸或附睾的扭转，急性附睾睾丸炎。慢性疼痛多发生于精索静脉曲张和睾丸鞘膜积液。

6. 阴茎痛　未勃起的阴茎疼痛见于包皮嵌顿或膀胱尿道炎的放射痛。勃起的阴茎疼痛见于阴茎纤维性海绵体炎（Peyronie病）和阴茎异常勃起。

（二）血尿

包括肉眼血尿与镜下血尿，前者指肉眼看到血样或洗肉水样尿液，后者指离心尿每高倍视野下红细胞多于3个。发生于任何年龄段的血尿都不应忽视，特别是成年人。下列问题需要注意：①血尿与排尿时段的关系，尿初、尿末或全程；②是否伴有疼痛；③有无血块，若有血块，何种形态。

肉眼血尿者几乎都存在泌尿系统的病理学改变，镜下血尿者依目前的检查方法能诊断病因的比例不高。尿初血尿多来自于膀胱颈和尿道，终末血尿提示出血部位在膀胱颈，全程血尿提示出血在膀胱、输尿管或肾脏。血尿伴疼痛应考虑上尿路梗阻，如结石或血块；血尿伴尿路刺激征多为下尿路炎症所引起。无痛性肉眼血尿应高度警惕泌尿系统的恶性肿瘤。有血块形成提示血尿的程度严重，条状血块提示出血部位在肾脏或输尿管。膀胱或尿道来源的血块形态不定。

50岁以上出现肉眼血尿的患者中，膀胱癌的比例较高，应积极检查，特别是膀胱镜检查非常重要。

（三）下尿路症状

包括刺激症状和梗阻症状。

1. 刺激症状

（1）尿频：是最常见的症状之一。正常成人每日排尿5～6次，每次约300ml。尿频可由于尿量增多或膀胱容量减少引起。尿量增多见于糖尿病、尿崩症或摄入大量的液体。膀胱容量减少发生于膀胱出口梗阻伴膀胱顺应性降低，残余尿增多，膀胱功能容量减少，高敏感低顺应性的神经源性膀胱，膀胱外压力和焦虑等。

(2) 尿急:是一种强烈而突发的排尿冲动,见于下尿路炎症(如急性细菌性膀胱炎)、高敏感低顺应性的神经源性膀胱、下尿路梗阻引起的膀胱功能容量减少和顺应性降低。亦可由精神因素引起,如焦虑。

(3) 尿痛:多为炎症或膀胱结石引起的排尿时疼痛,疼痛指向尿道外口,常与尿频和尿急伴随。

(4) 夜尿增多:正常成年男性夜间排尿次数为0~1次。白天尿频而夜尿正常者,需注意精神性因素。白天无尿频但夜尿增多者见于充血性心力衰竭或外周水肿。白天尿频同时夜尿增多者提示膀胱出口梗阻或膀胱顺应性降低。

2. 梗阻症状

(1) 尿线无力:见于前列腺增生或尿道狭窄引起的膀胱出口梗阻。在疾病的早期尿流的变化很少被注意。

(2) 排尿等待:正常男性在排尿前约等待一秒钟使尿道括约肌松弛,膀胱出口梗阻的患者排尿前的等待期延长。

(3) 排尿间断:为不自主的尿流间断,主要由于前列腺侧叶间断地压迫尿道引起。见于前列腺增生的患者,也可见于膀胱结石、膀胱肿瘤阻塞尿道内口等情况。

(4) 尿末滴沥:主要由于少量的尿液残留于前列腺部或球部尿道,通常这部分尿液回入膀胱,当膀胱出口梗阻时,这部分尿液则漏出。尿末滴沥是前列腺增生引起的下尿路梗阻的早期症状。

膀胱出口梗阻的患者在排尿时会借助腹肌用力以帮助排尿,因此易于发生腹股沟疝。

前列腺增生的原发病理改变为下尿路梗阻,但由于改变了膀胱顺应性,所以下尿路刺激征反而明显。夜尿增多是最常见的症状。必须注意的是高分级的扁平膀胱原位癌多有膀胱刺激的表现。神经源性膀胱可表现为膀胱刺激。泌尿科医师采用手术治疗下尿路梗阻前,应先确定患者是否是神经源性膀胱,否则会造成永久的尿失禁。

"下尿路症状"是近年来提出的一个症候群,通常包括储尿期症状、排尿期症状和排尿后症状。传统概念中,下尿路症状常与前列腺增生等原因造成的膀胱出口梗阻有关。但近期研究表明,下尿路症状往往不仅与前列腺病变相关,还可能与膀胱逼尿肌过度活跃、神经源性膀胱功能障碍、感染、肿瘤、结石、尿道狭窄等因素有关。任一患者均存在多个因素引起的下尿路症状的可能性。

目前推荐国际前列腺症状评分(IPSS)为评价患者下尿路症状的科学标准(表81-1)。

表81-1 国际前列腺症状评分表(IPSS)

在过去一个月,您有否以下症状?	没有	少于一次在五次中	少于半数	大约半数	多于半数	几乎每次	症状评分
1. 是否经常有尿不尽感?	0	1	2	3	4	5	
2. 两次排尿间是否经常短于两小时?	0	1	2	3	4	5	
3. 是否经常有间断性排尿?	0	1	2	3	4	5	
4. 是否经常有憋尿困难?	0	1	2	3	4	5	
5. 是否经常有尿线变细现象?	0	1	2	3	4	5	
6. 是否经常需要用力及使劲才能开始排尿?	0	1	2	3	4	5	
	没有	一次	二次	三次	四次	五次或以上	
7. 从入睡到早起一般需要起来排尿几次?	0	1	2	3	4	5	
症状计分的总评分=							
因排尿的症状而影响了生活质量							
	高兴	满意	大致满意	还可以	不太满意	苦恼	很糟
8. 如果在您的后半生始终伴有现在的排尿症状,您认为如何:	0	1	2	3	4	5	6
生活质量评分(QOL)=							

6

（四）尿失禁

表现为不自主地流出尿液，分为四类。

1. 压力性尿失禁 表现为咳嗽，运动或增加腹压的运动时有尿液突然流出。多见于妊娠期和绝经期的妇女，前列腺手术后外括约肌损伤的男性亦可发生。

2. 急迫性尿失禁 有强烈的尿意后出现快速的尿液流出。主要见于膀胱炎，神经源性膀胱，重度膀胱出口梗阻伴顺应性丧失。

3. 充溢性尿失禁 见于有大量残余尿的患者。每次有少量的尿液滴出，夜间多见。病因为下尿路梗阻，如前列腺增生或神经源性膀胱。

4. 功能性尿失禁 由于个人能力或意愿而无法及时到达厕所而发生。可由患者的感知能力和（或）行动能力障碍而造成。多数情况下患者的下尿路功能是正常的。

（五）遗尿

遗尿指夜间的尿失禁。遗尿在3岁内的儿童为正常现象，约15%的5岁儿童和1%的15岁青少年存在遗尿，需与连续性尿失禁鉴别。在女性小儿中，应考虑输尿管异位的可能。6岁以上的儿童遗尿，应接受检查。

（六）血精

精液中混有血液称血精，常见的原因有前列腺炎，精囊炎或尿道炎，前列腺穿刺后，特异性感染如结核，巨细胞病毒感染或血吸虫。亦可发生于前列腺癌和精囊癌。

（七）气尿

尿液中混有气体称气尿。见于肠道膀胱瘘，如乙状结肠癌，局限性肠炎，憩室炎等。糖尿病患者尿液中大量的糖分被细菌发酵分解产生 CO_2，也会引起气尿。

（八）尿道分泌物

是淋病患者最常见的症状，呈稠厚的暗黄色脓性分泌液是典型症状。血性液体提示尿道癌。稀薄的水样分泌物是非特异性尿道炎的表现。

（九）寒战和发热

严重的泌尿系统感染可引起寒战和发热，见于急性肾盂肾炎，急性前列腺炎和急性附睾炎等。对于有尿路梗阻，特别是输尿管结石引起的上尿路梗阻的患者，症状的出现提示肾盂积脓等上尿路感染可能，引起败血症，必须及时解除梗阻因素，引流尿液。

（十）性功能障碍

1. 性欲丧失 体内雄激素水平不足可引起。测定血清雄激素，促性腺激素释放激素和催乳素水平，可判断是否有内分泌因素的疾病，病变的部位在睾丸或垂体。如果精液正常，内分泌因素与之关系较小。可对患者进行心理学评价和治疗。

2. 勃起功能障碍 分为心理性和器质性，需要鉴别。心理性因素的患者有阴茎勃起和成功的性交。器质性患者无勃起能力。

3. 早泄 是一个主观的症状，不少男性有正常的性功能，但性期望太高。一般认为包含：射精发生在阴茎进入阴道1分钟以内、不能在阴茎进入阴道后延迟射精以及消极的个人精神心理因素。

4. 射精障碍 原因有雄激素不足，交感神经切除术后，药物或膀胱颈和前列腺手术。雄激素不足使精液量减少，交感神经切除术使神经对平滑肌失支配，不能引起收缩和射精，药物如α-受体阻滞剂和前列腺手术可影响膀胱颈的关闭，在性高潮时引起逆向射精。

5. 无性高潮 为精神性因素引起或服用抗精神病药物。糖尿病患者出现外周神经病变后，阴部神经的功能减退，阴茎的性敏感性降低，不能达到性高潮。

（张元芳 邹鲁佳）

第二节 泌尿系统及男性生殖系统器官的检查

（一）体格检查

1. 肾 肾位于腹膜后间隙，脊柱的两侧，贴靠腹后壁的上部。肾的大小有个体差异，正常成人男性的肾平均长约10cm，宽约5cm，厚约4cm，男性略大于女性。

肾触诊时，被检查者平卧位，检查者一手放在患者的肋脊角，略向上抬，一手放在同侧的肋弓下，向前下方触压，同时嘱患者深吸气。正常成人双侧肾不能触及。儿童和体瘦的成年女性在深吸气末可触及右肾的下极。

肾叩诊时，患者取坐位，略前屈，检查者左手手掌放在肋脊角处，右手握拳轻击左手背。肾区叩痛表示肾或肾周组织有炎症或肿胀。

肾听诊时，在上腹部或胁腰部听到血管的收缩期杂音者，可能存在肾动脉狭窄动脉瘤或动-静脉瘘。

透光试验对鉴别1岁以内幼儿腹部肿块有意义。手电光从患儿的背部向腹部照，肾囊肿或肾积水时，腹部可见暗红光。实质性肿块无透光。

2. 膀胱 是存储尿液的肌性囊状器官，正常成人的膀胱在空虚时不能触及，正常成人的膀胱容量为300~500ml，最大可达800ml。女性较男性小，新生儿的膀胱容量是成人的1/10，老年人的膀胱容量增大。当尿液量多于150ml时，可叩及膀胱浊音。当尿液量多于500ml时，在下腹部可见扩张的膀胱形成的肿块。在判断扩张膀胱的大小方面，叩诊优于触诊。

膀胱双合诊对诊断膀胱肿瘤或盆腔肿瘤的范围意义不大，但可确定膀胱的活动度，这是CT或MRI不具备的。男性采用腹部和直肠双合诊，女性采用腹部和阴道双合诊。

3. 阴茎 观察阴茎大小，阴毛的分布程度，包皮是否覆盖龟头，包皮若不能回退而显露龟头则为包茎，应行包皮环切术。退回包皮，观察龟头和冠状沟有无肿块或溃疡。尿道外口的位置，有无分泌物，暗黄色稠厚的脓性分泌物是淋病的典型表现。触摸阴茎海绵体有无肿块，硬结和条索状斑块，有无肿胀和压痛。

4. 阴囊及其内容物 阴囊是一个疏松的空腔，内有睾丸和精索，阴囊皮肤有毛囊和汗腺，容易发生局部的感染而形成脓肿，因此应仔细检查，特别是对糖尿病或免疫功能低下的患者。

睾丸呈微扁的椭圆形，光滑质韧，后缘与附睾和输精管的下段连接，成人约6cm×4cm大小，以双手同时触诊比较，体积小的睾丸提示性腺功能不足或生精小管发育不全(Klinefelter病)。睾丸上的质硬不光滑的肿块多为恶性，必须系统地检查。

附睾呈新月形，紧贴睾丸的上端和后缘略偏外。有明显的边界，附睾的肿块多为良性，如附睾炎，囊肿和精液囊肿等。

精索为柔软圆索状结构，由输精管，精索动，静脉，神经丛和淋巴管等组成。输精管在睾丸的上后方，呈圆索状，质地坚韧。检查精索时，患者应站立，触摸有无柔软的蚯蚓状肿块，患者用力呼气时，肿块是否增大或从阴囊外可见，平卧时肿块是否消退或缩小。

5. 前列腺 是一纤维肌肉腺体器官，呈扁栗子形，正常成人的前列腺重约20g，前列腺底部的宽度为3.5cm，前后径和上下径约为2.5cm。采用直肠指诊检查前列腺时，患者取膝胸位或直立弯腰位，检查者戴手套，示指抹润滑剂，轻轻进入肛门，触诊时注意前列腺的大小、外形、质地、光滑度，中央沟是否存在，有无压痛以及精囊的情况。对于前列腺表面不平，质地坚硬，特别是有质硬结节者应怀疑前列腺癌，同时与结节性前列腺增生、前列腺结核、肉芽肿性前列腺炎、前列腺结石和非特异性前列腺炎等鉴别。50岁以上的男性应每年进行一次直肠指诊。同时注意直肠内有无其他肿块，指套有无血染等。

(二) 尿液分析

尿液分析是基本的常规检查。标本要求是清洁中段尿。对慢性尿路感染的男性患者，可留取分段尿液标本，区分男性尿道、膀胱和前列腺感染。参考Mears Stamey试验，“四杯法”方法：VB1为最初的5～10ml尿液，VB2是中段尿，EPS是前列腺按摩液，VB3是前列腺按摩后最初的2～3ml尿液。VB1代表尿道，VB2代表膀胱，EPS和VB3代表前列腺。对于前列腺按摩液无或少的患者，VB3有很大的帮助。实际操作过程中，“四杯法”复杂、耗时、费用高，因而推荐“两杯法”，即通过获取前列腺按摩前、后的尿液，进行显微镜检查和细菌培养。

女性患者需清洁外阴，然后留取中段尿。对新生儿，最佳方法是经耻骨上膀胱细针穿刺留取尿液。尿液标本应在收集后的1小时内完成检查。

正常尿液的颜色为淡黄色，随着浓度的变化而不同，食物，药物，代谢产物和感染等因素均可改变尿液颜色。正常的尿液较清，当尿液中有大量的磷酸盐晶体或白细胞时，尿液混浊。尿液镜检可以区分磷酸盐晶体和白细胞。其他如乳糜尿，脂尿，高草酸尿和高尿酸尿等尿液也混浊。

尿比重的范围在1.008～1.035，反映人体内体液的平衡状态，同时受肾功能变化的影响。尿比重固定在1.010是急慢性肾功能不全的指标。引起尿比重减低的因素有：①大量液体的摄入；②利尿剂；③肾浓缩功能下降；④尿崩症。引起尿比重升高的因素有：①液体摄入不足；②由发热，出汗，呕吐或腹泻引起的体液丧失；③糖尿病；④抗利尿激素分泌过多。静脉注射含碘的造影剂或右旋糖酐可使尿比重升高至1.035。

尿渗透压表示尿液中溶质的数量，范围在50～1200mOsm/L。引起尿比重变化的因素也可引起尿渗透压的改变。尿渗透压能更好地反映肾功能。

尿液pH的范围在4.5～8，平均为5.5～6.5，低于5.5为酸性，高于6.5为碱性。尿液的pH可反映血浆的pH。代谢性或呼吸性酸中毒的患者，尿液呈酸性；而代谢性或呼吸性碱中毒的患者，尿液则呈碱性。在Ⅰ型或Ⅱ型肾小管酸中毒(RTA)的患者，血浆酸性，但尿液碱性。严重的Ⅱ型患者尿液可呈酸性。尿液pH对泌尿系统结石和感染的诊断和治疗有帮助。尿酸结石或胱氨酸结石的患者尿液为酸性，碱化尿液有助于结石的消退。

正常尿液的红细胞数少于每高倍视野3个。多于3个则为血尿，血尿应与血红蛋白尿和肌红蛋白尿鉴别。

(三) 尿沉渣检查

尿沉渣检查需要清洁中段尿，最好是晨起的第一次尿液，在1小时内完成检查，检查仅需要0.01～0.02ml。尿沉渣显微镜下可观察细胞、管型、晶体、细菌、真菌和寄生虫。

在高倍镜下可观察红细胞形态，推断血尿的来源。肾小球来源的血尿，红细胞形态会发生变化，相差显微镜检查对红细胞异形的诊断帮助较大。正常尿液中的白细胞应少于每高倍视野5个。白细胞有两种形态，陈旧的白细胞较小，胞膜不完整，多见于女性外阴部污染的尿液。新鲜的白细胞大而圆，核结构清楚。当尿比重低于1.019时，胞质内有闪烁的颗粒，称"闪光细胞"。正常尿液中不应有新鲜白细胞。

尿液中有上皮细胞，鳞状上皮细胞见于女性，来源于尿道外口和阴道。移行上皮细胞来源于尿路上皮，恶性细胞的形态和核的结构发生变化。尿细胞学检查对诊断尿路上皮肿瘤有重要价值，又是治疗后随访的方便手段。尿中出现肾小管细胞提示肾病变。

管型是包裹肾小管腔内物质的蛋白质凝块，正常尿液中可有透明管型。红细胞管型提示肾小球来源的血尿，如急性肾小球肾炎。白细胞管型对肾盂肾炎和间质性肾炎的诊断有帮助，是鉴别上、下尿路感染的证据之一。上皮细胞管型见于急性肾小管坏死或活动性肾小球肾炎。

对泌尿系统结石的患者，尿晶体检查对病因的诊断有帮助。酸性尿可有尿酸或草酸钙的晶体。磷酸钙晶体发生于碱性尿。在脂肪尿中可见圆滴状的胆固醇晶体。胱氨酸尿中可见胱氨酸晶体。

正常尿液无细菌，在无污染的新鲜尿液中发现细菌说明有尿路感染。高倍视野下1个细菌提示菌落计数在20 000/ml以上，5个细菌计数在100 000/ml以上，为诊断尿路感染的标准。如果在尿液中发现有细菌，应做革兰或其他特殊染色以确定细菌的性质，应在使用抗生素以前做细菌培养和菌落计数以及药物敏感试验等。

在糖尿病或阴道念珠菌病的女性患者中，有时可发现尿液中有白念珠菌，特征的表现是双凹椭圆状细胞上有胞芽和菌丝。

淋病患者的尿道或阴道分泌物中可找到淋病奈瑟菌，非淋病奈瑟菌性尿道炎患者的尿道拭子检查可发现衣原体或支原体。

前列腺液检查对诊断前列腺炎症有重要意义。经直肠示指由前列腺两侧向中央沟按摩数次，然后自上向下按压前列腺，一般可在尿道外口获得前列腺液。如无液体流出，可推挤球部尿道和前尿道帮助前列腺液排出。对前列腺液行显微镜检查，必要时可做细菌培养。怀疑急性前列腺炎的患者可暂缓前列腺液检查。

（四）肾功能检查

检查肾功能的方法很多，通常采用内生肌酐清除率，血浆肌酐和尿素氮浓度反映肾小球滤过功能，对氨基马尿酸清除率反映肾血浆流量，酚磺酞排泄试验反映近端肾小管分泌功能，浓缩稀释试验或尿血渗透浓度比及自由水清除率反映原端肾小管重吸收功能。一些泌尿外科的特殊检查，如静脉肾盂造影，肾动脉造影和核素肾显像等均可反映肾功能，并可分别了解左右肾的功能。

（五）生化学检查

泌尿生殖系统疾病可出现血清和（或）尿液的生化指标的异常，如性激素水平、糖皮质激素、醛固酮、肾素、血管紧张素、肾上腺素、去甲肾上腺素、促肾上腺皮质激素（ACTH）及香草基杏仁酸（VMA）等。各种特殊的肿瘤标记物如HCG、AFP、PSA和BTA等的诊断价值受到重视。

（张元芳　邹鲁佳）

第三节　影像学检查

一、X线检查

（一）尿路X线片

尿路X线片是泌尿系统检查中的一种最基本的方法，摄片范围包括肾、输尿管和膀胱。在X线片上可以观察双肾的轮廓、大小、位置，整个泌尿系统有无钙化或结石和腰大肌阴影，同时可观察脊柱和骨盆的情况。为鉴别肾结石和其他钙化影，可行静脉肾盂造影或输尿管插管后摄正位和侧位尿路X线片，肾结石阴影位于脊柱前缘的后方。

（二）静脉肾盂造影

静脉肾盂造影又称排泄性尿路造影，是泌尿系统最常用的检查方法，可以良好地显示肾盂、输尿管、膀胱的形态，对诊断肾盂积水及积水的原因，泌尿系统结石、囊肿、畸形和尿路上皮肿瘤等有非常重要的意义。同时可分别观察双肾的功能。对严重肝肾功能不全、多发性骨髓瘤、尿闭和碘过敏者，禁忌行该检查。

造影前准备：测定血肌酐和尿素氮，评价肾功能。碘过敏试验，造影前晚服用轻泻剂，造影前禁水6小时，禁服重金属药物3天。

造影方法有常规法、大剂量静脉滴注法和肾实质造影法。

1. 常规法　造影前先摄尿路X线片，静脉内注入60%的泛影葡胺20～40ml，于20～30秒内注射完，然后对下腹部加压，在注射后的5～7分钟和15～20分钟各摄片一张，观察双肾情况，肾功能良好者，5分钟即能显示肾盂和肾盏。显影满意后在25～30分钟时解除腹部压迫，拍摄全尿路片。若肾功能不良，显影不清，可延迟至60分钟摄片，最迟可至120分钟。诊断肾下垂时，应摄立位全尿路片。

2. 大剂量静脉滴注法 因肾功能不良导致常规法显影不满意以及下腹部不能加压的患者可采用该法。60%泛影葡胺(按2.2ml/kg)加等量的5%葡萄糖液,混合后于10分钟内静脉滴注完,腹部不加压,然后摄片。对老年人和心脏病患者应注意控制滴速。

3. 肾实质造影法 用于显示肾实质,了解肾脏的占位性病变。在30秒内注入60%的泛影葡胺40ml,在注射完的20秒及5、10、15分钟摄片,可清晰地显示肾实质。

(三) 逆行肾盂造影

逆行肾盂造影先做膀胱镜检查,然后从输尿管口插入输尿管导管至肾盂,有尿液滴出后,注入10%~15%泛影葡胺8~10ml,显示肾盂及输尿管的方法称逆行肾盂造影。此方法适合静脉肾盂造影显影不清或不能做静脉肾盂造影者。注射造影剂时应注意速度,当患者感腰部酸胀时应停止注射。当肾盂或肾盏内有充盈缺损的病灶或阴性结石时可注入空气,与造影剂联合摄片,有助于诊断。

(四) 顺行肾盂造影

顺行肾盂造影又称穿刺肾盂造影,经皮穿刺至肾盂,注入10%~15%泛影葡胺8~10ml,然后摄片。主要适用于上尿路梗阻引起的肾盂积水,静脉肾盂造影不满意,逆行肾盂造影不成功或无法行膀胱镜检查的患者。对肾盂积水严重的患者,可先引流出部分尿液,然后注入造影剂,可适当调整浓度和剂量。

(五) 膀胱造影

膀胱造影将造影剂注入膀胱内进行摄片。常用方法有下列两种:

1. 排泄法 静脉肾盂造影末,造影剂排至膀胱并充盈,摄片。

2. 逆行法 经尿道插入导尿管至膀胱,排空尿液,注入10%~15%泛影葡胺150~200ml,摄片。然后可让患者排尿,观察全尿道以及输尿管有无反流。逆行法可诊断膀胱肿瘤,神经源性膀胱,输尿管反流和前列腺增生等。为显示较小的膀胱肿瘤,可同时注入少量空气,行双重对比造影。

6

(六) 尿道造影

尿道造影造影剂注入尿道后摄片,摄片时患者应立位,右斜60°,右腿屈曲外展,左腿伸直,避免尿道与耻骨的重叠。尿道造影用于诊断尿道狭窄、尿道肿瘤和尿瘘等。常用方法有:

1. 注入法 将注射器直接插入尿道外口,握紧龟头,注入10%~15%泛影葡胺10~15ml,立即摄片。有时需要在注射的同时摄片。

2. 排尿法 静脉肾盂造影后造影剂充盈膀胱或先在膀胱内注入造影剂,让患者排尿并摄片,以显示尿道。该法可观察膀胱颈部的开放情况。

(七) 精囊造影

精囊造影可观察输精管和精囊的病变,用以诊断血精、精囊疾病和男性不育的原因。

1. 经尿道法 膀胱镜插至前列腺部尿道,从两侧射精管开口逆行插管3~5cm,每侧注入60%泛影葡胺3~4ml,摄片。

2. 经输精管法 局麻手术游离出双侧输精管,向精囊方向插入针头或细导管,注入60%泛影葡胺3~4ml,可显示输精管,精囊和射精管。

(八) 淋巴造影

淋巴造影淋巴管内直接注入造影剂使淋巴管及淋巴结显像的方法为淋巴造影。主要了解泌尿系统和男性生殖系统肿瘤有无淋巴转移及对乳糜尿和腹膜后纤维化等疾病的诊断。常用造影法有:

1. 足背注射法 两侧足背第1~2趾蹼间皮内注入0.5%亚甲蓝1.5ml,15分钟后切开足背皮肤,显露已变蓝的淋巴管,25~27号针头刺入淋巴管,并以丝线固定,以防脱出,每分钟缓慢注入0.2ml造影剂(Ethiodol或Myodil)10ml,在注射5ml后摄片以了解造影剂到达的部位,有无外溢或阻塞,1.5~2.5小时及24小时再次摄片。

2. 阴茎注射法 阴茎皮下淋巴管较足背处为粗,便于寻找及穿刺,在造影剂注射2~4ml后,就可显示盆腔及腹股沟区的淋巴,注射后15分、60分及24小时摄片。

(九) 肾动脉造影

肾动脉造影经皮股动脉穿刺插管,将造影剂注入肾动脉并显影的方法称肾动脉造影。该法可诊断肾的良恶性肿瘤,肾动脉狭窄引起的肾血管性高血压。

1. 腹主动脉、肾动脉造影 采用Seldinger法经皮穿刺股动脉,插管至腹主动脉,将导管置于两肾动脉开口上方(第1腰椎水平),以15~18ml/s的速度注入76%泛影葡胺50ml,每秒摄片2张,摄6~8秒,可满意显示两肾动脉和肾实质。

2. 选择性肾动脉造影 穿刺插管成功后,将Cobra管插入检查侧肾动脉,注入76%泛影葡胺10~15ml,每秒摄片1张,摄6~8秒。

(十) 数字减影血管造影

数字减影血管造影(digital substraction angiography,DSA)采用血管内注入造影剂,通过减影技术消除与血管显像的无关阴影,获得清晰的血管造影图像。DSA分静脉数字减影血管造影(IVDSA)和动脉数字减影血管造影(IADSA)。DSA主要用于:①诊断肾动脉狭窄引起的肾血管性高血压,可显示狭窄的部位,程度,狭窄段长度和肾的血供情况;②对于经皮肾镜碎石术后存在活动性肾脏出血患者，经保守治疗失败后，可使用DSA进行超选择性肾脏动脉栓塞止血；③肾血管手术后（包括肾移植）的疗效随访，具有实用价值。对肾良恶性肿瘤的鉴别和肾静脉或下腔静脉癌栓的诊断有很大的帮助。亦可诊断少见原因引起的肾血管性高血压如外伤性动-静脉瘘，先天性动静脉畸形和肾移植术后高血压。

二、计算机断层扫描

计算机断层扫描（computed tomography，CT）是近30年迅速发展起来的诊断方法，目前已广泛应用于临床。它结合了X线成像技术和计算机的数据处理功能，根据人体不同组织对X线吸收能力的差异所表现出不同的X线衰减为基础获得横断面影像。

CT扫描可发现肾上腺，肾，膀胱，前列腺和精囊等0.5cm以上的占位性病变，显示肿块的大小和形态，并可根据平扫和增强密度值的变化判断病变的性质。

CT可鉴别肾癌，肾血管平滑肌脂肪瘤和肾囊肿等。尤其是肾脏增强CT，能精确估计肾癌的大小和范围，有无淋巴结转移和血管癌栓，确定分期，随访疗效。可作为肾癌的早期诊断方法。CT血管造影（CTA）可进行肾动脉影像的三维重建供医师进行分析，用于肾部分切除术或供肾切除前评估肾脏血管，亦可确定肾盂输尿管连接部狭窄患者有无迷走血管，较DSA检查更安全、快捷。

CT对肾上腺占位性病变的诊断方便而可靠，目前已成为首选方法。CT能清楚显示肾上腺的位置、形态，有无增生和腺瘤，并能鉴别肾上腺原发肿瘤与肾上腺外的肿瘤。

CT已成为评估尿石症的主要影像学检查方式，灵敏度高且成像快速，同时可判断结石伴发的肾积水及输尿管扩张。加之不必使用造影剂，故近年来在结石诊断方面有取代静脉肾盂造影的趋势。

CT不是诊断膀胱肿瘤的首选方法，但可了解膀胱癌的浸润程度，有无淋巴结和远处转移，是确定临床分期的最好方法。

CT对前列腺癌的诊断价值不大，但可观察前列腺癌包膜侵犯程度，有无盆腔淋巴结转移，对确定临床分期有很大的帮助。

CT对睾丸癌的诊断帮助不大，可检查盆腔和腹膜后淋巴结有无转移，确定分期。

三、磁共振成像

磁共振成像（magnetic resonance imaging，MRI）作为一种新的诊断技术应用于临床工作时间不长但发展迅速，它利用计算机技术处理信息得到体层图像。

MRI目前主要用于前列腺癌的诊断及分期，较常用的序列为T_2加权。该序列下呈现的低信号占位灶对诊断癌症具有较强的提示作用。随着MRI技术的不断发展，弥散加权成像（diffusion weighted imaging，DWI）、动态对比增强（dynamic contrasted enhance，DCE）、磁共振波谱（magnetic resonance spectroscopy）等新技术亦被逐步应用于诊断中。近年来，欧洲泌尿放射学会提出基于MRI的前列腺成像报告系统（prostate imaging-reporting and data system，PI-RADS），综合上述T_2加权、DWI、DCE、MRS技术进行前列腺癌的诊断，展现了可观的应用前景。

另外，MRI可用于肾上腺和肾肿瘤的诊断，鉴别囊性和实质性病变，显示肾上腺恶性肿瘤、肾癌、膀胱癌形态以及浸润范围，确定临床分期。磁共振尿路水成像（MRurography，MRU）可显示肾盂和输尿管积水的程度，诊断病因。MRI还可用于肾移植排斥反应的监测，早期诊断移植排斥。

四、超声检查

超声检查是一种无创伤性的检查方法，在泌尿生殖系统疾病的诊断中有重要的意义。目前已普遍采用B型超声检测仪，广泛用于肾上腺、肾脏、输尿管、膀胱、前列腺和睾丸等器官的检查和疾病的诊断。

（一）肾上腺检查

采用扇形的具有动态聚焦的3.5MHz超声检测仪可较满意地显示肾上腺。正常肾上腺边缘规则，有清楚的包膜，内部光点均匀低弱。

超声检查可诊断肾上腺肿瘤。肾上腺皮质腺瘤和嗜铬细胞瘤的声像图边界整齐，内部光点均匀。肾上腺癌表现为边界不规则，回声不均匀。

（二）肾检查

肾是实质性器官，周围有脂肪组织包围，肾窦内有脂肪组织充填，肾盏肾盂内有尿液，具有良好的超声反射界面，因此肾是超声诊断的良好对象。

肾的探测可经背部，腹部和侧腰途径。正常的肾声像图有明亮的轮廓线，肾皮质呈低回声区，肾锥体为三角形的暗区，集合系统的回声密集而明亮。

临床上超声检查用于诊断肾盂积水，肾囊肿，肾结石，肾肿瘤，肾下垂，肾周围脓肿和先天性畸形等，并可作肾穿刺活检和肾囊肿穿刺治疗的引导。

肾肿瘤：声像图有四种类型。

（1）低回声型：回声亮度与肾皮质的回声相等或略强，肿瘤的边界不如囊肿清晰，见于中等大的肾细胞癌、较大的肾盂肿瘤、肾母细胞瘤、转移性癌、淋巴瘤和肉瘤。

(2) 高回声型:呈较亮的均匀光点,较肾皮质的回声为亮。

(3) 强回声型:回声呈密集的强光点,边界清晰。仅见于血管平滑肌脂肪瘤。

(4) 不均匀回声型:回声呈不均匀分布的光点,这是由于肿瘤不均质,或肿瘤内部坏死、出血、钙化等所致。

肾盂积水:声像图为清晰的透声区。暗区的大小与积水的多少相关。典型的肾囊肿表现为边缘整齐的圆形无回声区。超声检查对囊肿的诊断率几乎达到100%,对鉴别肾囊性肿块和实质性肿瘤有重要意义。

肾结石:肾结石直径大于0.5cm时,声像图表现为浓密的强光点,深部有声影。结石越大,光点和声影越清楚。超声能发现X线片不能发现的透光结石。

肾下垂:俯卧位和坐位或立位超声检查,比较两次肾位置的变化,正常肾的活动范围在3cm内,超过3cm可诊断肾活动度大或肾下垂。

移植肾监测:实时超声能确定移植肾的位置,测量大小,观察有无排斥以及积水,尿瘘,肾周围淋巴囊肿,血肿,脓肿,肾血管吻合口狭窄和动脉瘤等并发症。

(三) 膀胱检查

膀胱超声检查必须在膀胱充盈下探测。尿液是一种良好的声学对比剂,充盈膀胱容易显示病变。探测途径有经耻骨上、经直肠和经尿道。正常膀胱内尿液为无回声的暗区,透声良好,膀胱后壁呈现为明亮光带。输尿管口喷尿表现为间断出现的条状光带。

膀胱肿瘤:在膀胱透声暗区出现光点,光点区的大小随肿瘤而异。一般膀胱肿瘤的光点较明亮,尤其是乳头状肿瘤,组织呈菜花状。采用边探测边转动体位的方法观察肿瘤是否漂动,有无蒂。肿瘤附着部膀胱壁轮廓明亮,整齐,完整,表示肿瘤尚未浸润肌层。如果附着部的膀胱壁轮廓光带不明显,不完整或有缺损现象,表示肿瘤浸润肌层。采用经尿道超声检查能探测到更小的肿瘤。

超声检查可测定膀胱残余尿,诊断膀胱结石、憩室、畸形和输尿管口囊肿等。

6

(四) 前列腺检查

超声检查前列腺的方法有耻骨上经腹壁途径和经直肠途径。后者是公认的检查前列腺的最可靠方法,可得到前列腺的横切图像,并可推算前列腺的体积。在声像图上,正常的前列腺细长或半月形,形态对称,包膜回声光滑,连续且薄,内部光点细致均匀。

前列腺增生:前列腺断面呈对称性增大,在前后径上最显著。包膜回声光滑,连续完整,内部回声稀疏细小,光点分布均匀。

前列腺癌:表现为腺体变形和不对称,内部光点不均匀,局部出现光点或低回声暗区。晚期肿瘤向包膜外浸润时,表现为包膜和内部回声的极不规则。在超声引导下可行前列腺的穿刺活检。

前列腺炎:表现为包膜光带连续完整,内部回声增多,光点大小不等,分布不均。

五、放射性核素检查

(一) 放射性核素肾图

放射性核素肾图简称肾图,是最常用的泌尿系统核医学检查方法。放射性示踪剂进入体内后,记录两侧肾区放射性曲线,达到诊断的目的。常用的示踪剂是^{131}I-邻碘马尿酸,80%由近端肾小管上皮细胞分泌,20%由肾小球滤过。它在肾脏内的过程可反映肾功能和尿排泄情况。

正常肾图包括陡然上升的放射性出现段a,聚集段b和排泄段c。b段上升良好,峰形锐利,峰时多在2~3分钟;c段近似指数规律下降,下降斜率与b段上升斜率近乎对称,15分钟的曲线高度低于峰值的一半,两侧肾图基本相同(图81-1)。正常峰时T_b<4.5分钟,半排时间$C_{1/2}$<8分钟,小儿与成人的肾图无明显差别。

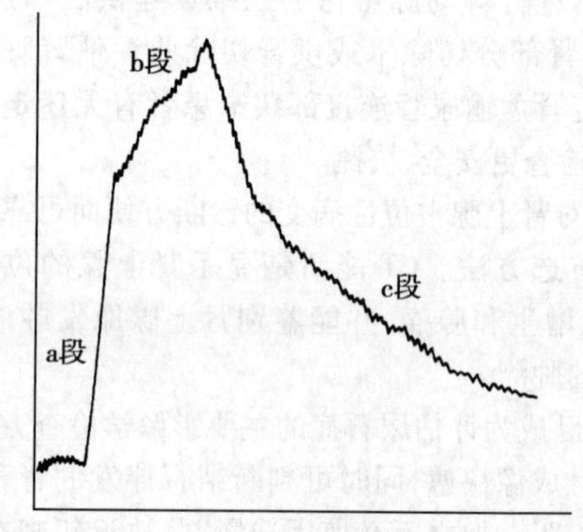

图81-1 正常肾图

异常肾图通常有下列三种类型(图81-2,图81-3)

(1) 功能受损型:a段有不同程度的减低;b段不同程度的上升缓慢,T_b>4.5分钟,峰值低;c段下降延缓,$C_{1/2}$>8分钟。受损严重时不见明显的b、c段,而呈低水平线。此型肾图提示肾缺血和(或)肾功能受损,但尿路轻度梗阻时可出现类似图形。

(2) 无功能型:a段较健侧低30%以上,不见b段上升,只见放射性逐渐下降,且比健侧同期的放射性低。此型肾图提示该肾无功能,功能差或无肾。

(3) 排出不良型:整个图形呈不对称的抛物线状,b段上升正常或缓慢,c段下降延缓,$C_{1/2}$>8分钟,甚至15分钟不见下降;峰时多延后,峰形圆钝。此型肾图提示上尿路梗阻,但当肾灌注减少(如肾缺血,脱水,急性肾炎等)或肾小管广泛水肿或阻塞时,有相同的表现。

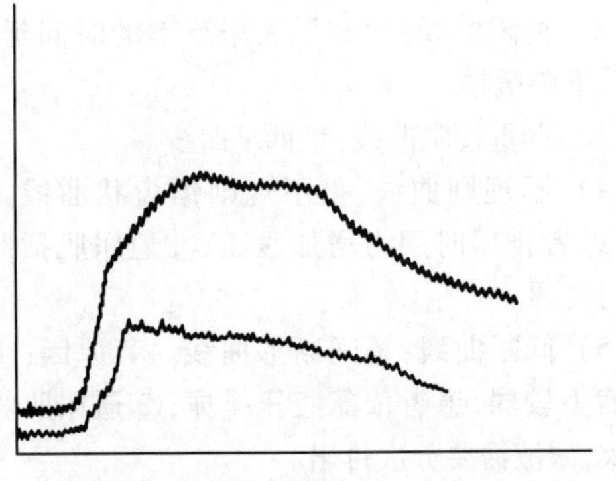

图 81-2　功能受损和无功能图形

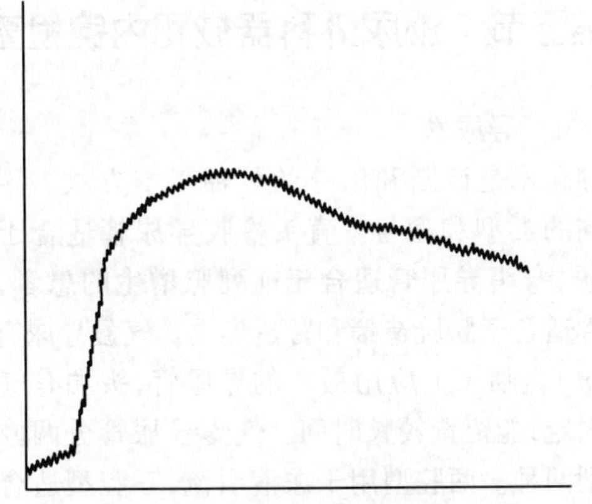

图 81-3　尿路不全梗阻肾图

(二) 肾动态显像

肾动态显像"弹丸"式静脉注射^{99m}Tc-DTPA,应用γ照相机及计算机以 2～3 秒/帧的速度连续采集核素通过腹主动脉,肾动脉和肾脏的系列影像,共 30～45 帧,又称灌注显像,它反映肾脏和肾脏占位性病变的血供情况,然后以 1～2 分钟/帧速度采集 10～20 帧,记录肾、输尿管和膀胱的放射性分布,通过计算机系统对各参数的处理计算肾功能。

灌注相:在腹主动脉显影后的 2～4 秒双肾出现放射性分布,4～6 秒后双肾区放射性增高,轮廓清晰,腹主动脉影渐消退,肾实质影增浓,同时显示肝、脾影。

动态相:2～4 分钟后双肾放射性分布达高峰,肾影清晰完整,随后,肾影渐淡,肾盏,肾盂出现放射性分布,15～20 分钟肾影消退,膀胱区显影。正常情况下输尿管很少能显示。

临床上用于肾血管性高血压和尿路梗阻的诊断,肾占位性疾病的鉴别诊断以及移植肾监测。

(三) 肾静态显像

肾静态显像采用肾排泄缓慢的显像剂静脉注射,γ照相机显像,观察肾放射性分布,显示肾的位置,形态,大小和有无占位性病变。常用的显像剂有^{99m}Tc-glucoheptonate 和^{99m}Tc-DMSA。

临床用于诊断肾先天畸形,占位性病变,肾血管性高血压,肾功能不全和移植肾监测等。

(四) 骨显像

骨显像采用^{99m}Tc-MDP 静脉注射,3 小时后,骨骼的放射性清晰可见,非骨组织的放射性很低。骨显像是诊断恶性肿瘤骨转移的敏感方法,比 X 线片早 3～6 个月发现骨病灶,目前是诊断前列腺癌骨转移的最佳方法,同时可作为敏感的随访手段。

(五) 正电子发射计算机断层显像

正电子发射计算机断层显像(PET)是将极微量的正电子核素示踪剂(如^{15}O、^{13}N、^{11}C、^{11}F 等)注射到人体内,然后采用特殊的体外测量装置探测这些正电子核素在人体内的分布情况,通过计算机断层显像方法显示人的主要器官的结构和代谢功能。核素的载体是生命代谢的基本物质如葡萄糖(^{18}FDG)。

PET 可以鉴别肾上腺肿瘤和肾肿瘤的性质,确定恶性肿瘤的分期和监测复发情况,并可明确恶性肿瘤的原发灶。

PET 实质上是一种代谢功能显像,在分子水平上反映人体的生理或病理变化。PET 与 CT 或 MRI 的结合可极大地提高诊断准确性。

(张元芳　张立旻)

第四节　尿动力学检查

尿动力学检查是专门研究排尿功能障碍的一项检查,是近 20 年来发展较快的新技术。随着计算机应用与医学的密切结合,新的尿流动力学仪器可实时记录测压曲线,并可通过影像学方法描记膀胱尿道形态的变化。

(一) 输尿管压力-流速测定(Whitaker 法)

主要用于诊断上尿路梗阻。通过肾造口导管或采用 F18 号穿刺针穿刺入肾盂,连接 Y 形管,一端作肾盂灌注,另一端测压用;同时自尿道插入 F12～14 号导尿管至膀胱引流尿液。将生理盐水或造影剂以恒定速度(10ml/min)滴进肾盂直到液体充满上尿路,当灌注肾盂及流入膀胱的速度相等时(均为 10ml/min),通过测压管测肾盂内压(称肾盂绝对压力)和导尿管测定膀胱内压。

肾盂绝对压力-膀胱内压=相对压力,根据相对压力,可推测上尿路有无梗阻和梗阻程度(表 81-2)。

6

表 81-2 肾盂内相对压力与上尿路梗阻关系

相对压力(cmH_2O)	上尿路梗阻
<14	无梗阻
14～20	轻度梗阻
21～34	中度梗阻
>34	严重梗阻

(二) 尿动力学仪

目前尿动力学仪的功能日趋完善,同时具备尿流率测定、膀胱压测定、尿道压力描记、肌电图测定、X 线片或超声影像同步记录,阴茎海绵体测压和胃肠动力学研究等。在泌尿外科领域主要用于诊断膀胱尿道功能障碍性疾病,如神经源性膀胱、下尿路梗阻和尿失禁等。一台完整的尿动力学仪由以下部分组成:尿流传感器、压力传感器、肌电图、尿道压力描记拉杆、灌注泵、计算机主机及相关应用软件、尿动力学主处理器、打印机及影像同步系统。下面主要介绍尿流率测定。

(三) 尿流率测定

尿流率测定(uroflowmetry)是尿动力学最基本的检查,方法简便而无损伤,是诊断下尿路梗阻及观察术后疗效的重要手段。目前采用的尿流率仪有称重式和转盘式。通过尿流率仪测定能将整个排尿过程以每秒的流率记录下来描绘成曲线。

尿流率的主要参数有最大尿流率、平均尿流率、最大尿流率时间、尿流时间及总尿量等,其中以最大尿流率意义最大。一般认为,总尿量>200ml 情况下,男性最大尿流率>20ml/s,女性>25ml/s 为正常,但年龄不同,正常值不同(表 81-3)。在 10ml/s 以下者为明显异常,在 10～15ml/s 者为可疑异常。使尿流率低的原因有下尿路梗阻或膀胱收缩无力,单项尿流率指标不能直接反映下尿路梗阻,约 25% 的低尿流率不存在梗阻,因此在分析尿流率结果时需要考虑膀胱本身因素,包括尿量、年龄、体位和心理等因素综合分析。

表 81-3 年龄与尿流率的关系

性别	年龄(岁)	尿流率(ml/s)
男性	<40	>22
	40～60	>18
	>60	>13
女性	<50	>25
	≥50	>18

尿流率曲线有下列 5 种类型:

(1) 正常曲线:开始排尿后尿流率曲线快速增加,1/3 尿流时间即能达到最大尿流量。

(2) 梗阻曲线:达到最大尿流率的时间延迟,达顶峰后下降缓慢。

(3) 严重梗阻曲线:呈低平曲线。

(4) 不规则曲线:呈不规则锯齿状曲线。其原因:①患者排尿时用力增加腹压;②逼尿肌括约功能的协同失调。

(5) 间断曲线:呈间断形曲线。其原因:①逼尿肌收缩力较弱,患者依靠腹压排尿;②逼尿肌收缩不能持久,尿液需要分次排出。

(张元芳 张立旻)

第五节 泌尿外科器械和内镜检查

(一) 导尿术

导尿术是诊断和治疗的一种基本方法。导尿管有不同的类型和型号。直头橡胶导尿管适合于一次性导尿,弯头导尿管适合于前列腺增生的患者,开花导尿管适合于膀胱造瘘和肾造瘘术。气囊导尿管(Foley-type)是临床上应用最广的导尿管,头端有气囊可膨胀固定,能留置较长时间。气囊导尿管分两腔型和三腔型两种。两腔型用于尿液引流,三腔型适合于膀胱的灌注和引流。导尿管的大小以管子的周长(Fr,mm)表示,1Fr=0.33mm 管腔直径。

导尿术作为一种诊断方法,可用于探测尿道有无狭窄,收集尿液标本做检查,测定残余尿及尿流动力学检查和膀胱尿道造影。导尿术是解除急性尿潴留的最直接方法,同时也是膀胱灌注治疗的常用手段。间歇导尿是治疗女性神经源性膀胱的一种方法。

导尿前常规消毒,尿道内注入 5～10ml 的麻醉润滑剂,然后从尿道外口插入导尿管至膀胱,见尿后向气囊导尿管的气囊口注水 15～20ml。整个插管过程中手法应轻柔,遇到阻力时先判断部位,然后保持持续的轻压力,一般能成功。女性的尿道短而粗,操作容易。男性的尿道较长,有两个解剖弯曲,特别是患有前列腺增生的老年男性,导尿时有一定的难度。对于成人,16Fr 和 18Fr 的导尿管比较适合,3Fr 和 5Fr 的导尿管适合于儿童。

(二) 尿道扩张术

尿道扩张术是治疗男性尿道狭窄和膀胱颈口挛缩的一种方法,应该注意的是反复的尿道扩张可造成尿道损伤,引起感染和加重尿道狭窄。过去尿道扩张用于治疗女性的排尿困难和反复感染,但目前尚无研究支持这一手段。

（三）内镜

内镜检查是诊断尿路疾病的重要方法，可在直视下观察器官的病理学变化，确定病变的性质和部位，并可进行相应的治疗：

1. 膀胱镜 主要用于诊断下尿路的疾病，同时对上尿路疾病的诊断和治疗也很重要。膀胱尿道镜可直接观察膀胱和后尿道的解剖结构，确定病变的性质和部位，可取活组织做细胞学和病理组织学的检查，输尿管插管收集尿液进行分肾功能检查、细菌学检查和尿细胞学检查，逆行肾盂造影术。是诊断血尿原因、下尿路梗阻、泌尿系统结石和膀胱、输尿管和肾盂肿瘤的常用方法。

2. 输尿管镜（transurethral ureterorenoscopy，URS）从输尿管开口插入，直视下经过输尿管至肾盂，可直接观察肾盂和输尿管的情况，并可钳取活组织或结石等，对上尿路疾病的诊断有不可替代的作用。输尿管肾盂镜有硬性和可弯曲性两种。

3. 经皮肾镜（percutaneous nephroscopy，PCN） 在超声引导或X线定位下先穿刺入肾盂，经造影显像证实后从穿刺针中放入导丝，沿导丝扩张穿刺通道，放入肾镜。经皮肾镜可清楚地观察肾盏、肾盂和肾盂输尿管连接部，并可插入导管或取活组织检查。目前最多用于肾结石的治疗。

4. 腹腔镜（laparoscopy） 是现代泌尿外科领域内的新技术，手术的基本特点是以套管针为进入腹腔和后腹膜的通道，用人工CO_2气腹造成观察和操作空间，通过腹腔镜和电视显像系统显示手术视野，用专用手术器械完成手术。随着手术器械与技巧的不断改进，泌尿外科医师现已可利用腹腔镜，完成除阴茎及阴囊手术以外几乎所有的泌尿外科手术，包括：肾脏切除术、肾囊肿去顶、盆腔淋巴结清扫等；有些术式已体现了开放手术所不具备的优越性，如根治性前列腺切除；甚至某些术式已取代开放手术成为“金标准”，如腹腔镜肾上腺手术。

（张元芳 张立旻）

第六节 穿刺活检

病理学检查对确定疾病的性质是非常重要的。穿刺活检是诊断肾和前列腺疾病的常用方法，并偶见于肾上腺疾病的诊断。

（一）经皮肾穿刺活检

Vim-Silverman 穿刺针的应用，使此项检查比较安全可靠，已逐步取代了开放性肾活检。活检指征：

1. 肾弥散性病变的诊断，如肾小球肾炎、高血压和无症状性血尿等。

2. 肾衰竭患者，预估血透治疗的效果。

3. 移植肾活检，对排斥、类似排斥反应或急性肾衰竭的诊断和鉴别诊断。近年来，采用多次穿刺活检，观察移植肾的病理变化进行预测。

4. 慢性肾疾病的随访。

穿刺活检方法如下：经B超或X线定位，先在肾下极外侧区确定穿刺标志，局部消毒和麻醉后，皮肤标志处作一小切口，将 Vim-Silverman 针在病者深吸气时，沿同一部位和方向刺入肾实质内，抽出针芯，将活检针插进套管针内，旋转360°后，拔出穿刺针，即可从针管内取出活检标本，置于10%甲醛液固定，局部穿刺处加压包扎，抗生素预防感染和卧床休息48～72小时。

肾脏肿物穿刺活检近年来在国外逐步被更多的泌尿外科医师所应用，可用于小肾癌保守治疗前的明确诊断，还可用于疑似肾脓肿、肾淋巴瘤、转移性恶性肿瘤的诊断等。研究表明，除中央型或呈浸润性生长的肾脏肿物外，穿刺活检导致的针道转移极其罕见。

（二）前列腺穿刺活检

前列腺穿刺活检是诊断前列腺癌和前列腺增生的“金标准”，对直肠指诊或B超检查或MRI发现前列腺结节者，PSA>10ng/ml者，建议前列腺穿刺活检。对无明显结节但PSA异常升高者，可采用系统活检法。研究结果表明，10针以上穿刺的诊断阳性率明显高于10针以下，并不明显增加并发症。

常用穿刺路径有经会阴和经直肠两种。

1. 经直肠法 术前晚清洁灌肠，患者侧卧位或胸膝位，肛周消毒，在经直肠超声（TRUS）或手指引导下，将18G Bard穿刺枪刺入病变组织内0.5cm后扣下扳机，穿刺枪便会被激发而自动切割穿刺路径上长1.5～2.0cm（可调节）的前列腺组织并保留在针芯凹槽内，将整个穿刺枪拔出，打开针槽内即见前列腺组织。为预防穿刺后败血症的发生，可在检查前的2天开始使用抗生素。

2. 经会阴穿刺法 患者取截石位，会阴部消毒后，在经直肠超声引导下，经会阴部皮肤穿刺获取前列腺组织。方法同上。

此外，超声实时弹性成像（real-time elastography）、磁共振-超声图像融合（MR-US fusion）等新技术近年来亦被用于靶向穿刺活检中，经临床研究表明可提高前列腺癌的检出率，减少漏诊及重复穿刺的发生。

（三）肾上腺穿刺活检

肾上腺肿物的穿刺活检目前应用较少，归因于影像学发展的日趋成熟及穿刺活检的安全性等。但当影像检查确实无法鉴别肿物良恶性时亦可酌情使用，穿刺前须除外肾上腺嗜铬细胞瘤。主要并发症包括：

出血、气胸或血气胸、潜在的针道转移风险等。

（张元芳 张立旻）

第七节 基因检测与分子标记物

随着全基因组关联分析、二代测序及各类组学的研究手段的广泛应用，新型肿瘤分子标记物及基因检测陆续应用于临床。在本节中，主要对技术成熟、可重复性高的检测方式作介绍，对尚处于探索及研究阶段的检测技术不做赘述。

（一）肾癌

1. 分子标记物 目前为止，尚无有效的肾癌早期诊断的分子标记物。肾癌的早期诊断，通过超声及影像学检查已经能够达到较好的效果。

2. 基因检测 基因检测的应用，除 VHL 综合征（Von Hippel-Lindau 综合征，即中枢系统血管网状细胞瘤合并肾脏或胰腺囊肿、嗜铬细胞瘤、肾癌以及外皮囊腺瘤等疾病的综合征）的 *VHL* 基因突变检测外，还包括对晚期肾癌肿瘤组织基因突变的检测筛选靶向药物。所需遗传物质的获取可通过多种方式，如血细胞（种系遗传）以及肿瘤组织、循环肿瘤细胞、循环肿瘤 DNA（体细胞遗传）等。

（1）健康人群的早期筛查：主要通过遗传检测的手段，发现高危人群，指导进一步的健康筛查（如对高危人群尽早进行每年或每半年一次的肾脏超声检查）。其中之一，是对健康个体（如新生儿及未发病年轻个体）血细胞 DNA 及妊娠妇女（妊娠妇女外周血中遗传物质或羊膜穿刺检测）中 *VHL* 基因突变的检测，*VHL* 基因突变的携带率约为 3/10 万，外显率接近 100%，可导致 *VHL* 综合征，提高早期发现率或实现优生，该检测亦可以对患病个体进行基因诊断。此外，近年来发现的肾癌相关的单核苷酸基因多态性（single nucleotide polymorphisms，SNPs）的检测，可以有效评估散发肾癌的个体患病风险，发现高危人群，并针对高危人群制订个体化的健康体检及筛查方案，提高癌症早期诊断的可能。

（2）疾病早期的评估：在该阶段，主要通过对手术病理或穿刺活检所得肿瘤组织 DNA 进行检测，预测个体的预后情况，例如，携带 *VHL*、*TP53* 等突变的散发肾癌的预后更差，检测的结果有助于指导预期预后较差的患者制订个体化的治疗（如辅助靶向药物治疗）及随访方案（如缩短随访间隔）。近两年提出的观点认为小肾癌（直径<4cm 的肾癌）可采取密切监测的手段，对于此类肾癌进行穿刺，评估预后情况，有助于制订个体化治疗方案，例如，基因检测提示预后较好的小肾癌可采用密切监测手段，基因检测提示预后较差的小肾癌则应尽早手术切除等。目前，该阶段的应用尚在临床探索阶段。

（3）晚期肿瘤靶向药物的筛选：在这一阶段，基因检测的应用较为成熟，DNA 的获取主要通过手术标本或穿刺活检获得，在西方国家也有尝试利用循环肿瘤细胞及循环肿瘤 DNA 进行检测。例如索拉非尼作为 VEGFR/PDGFR/Raf 激酶抑制剂对相关基因及其通路上存在突变的晚期肿瘤具有较好的疗效，而对于 mTOR 通路发生突变的肿瘤，替西罗莫司（又称坦西莫司）或依维莫司（mTOR 抑制剂）会有更好的疗效。国外亦有通过对肿瘤组织的全基因组测序，寻找非常规用药的靶基因突变（如 *HER2* 等）的报道。详细内容，请参考肾癌相关章节。

（二）膀胱癌

1. 分子标记物 膀胱癌尚无有效的分子标记物。大量研究探索潜在的血清、尿液的分子标记物，但存在诸多缺点，如可重复性较差、敏感度特异度较差等。

2. 基因检测 检测所需遗传物质的获取同肾癌，此外，膀胱癌基因检测的遗传物质还可以通过尿液中的细胞或游离 DNA 获得。

（1）健康人群的早期筛查及诊断：对于健康人群的早期筛查，主要目的是发现高危人群，通过对膀胱癌相关的 SNPs 的检测，计算个体遗传风险评分，结合环境因素（如毒物接触史、吸烟史等），可以有效评估个体患病风险。对于临床上镜下或肉眼血尿的患者，基因检测可以提示患肿瘤的风险，降低对血尿患者过度的有创检查（如膀胱镜检查、活检）。在诊断方面，广泛应用的针对特定基因的 FISH（荧光原位杂交）检测，然而传统 FISH 检测的费用较高，特异度较脱落细胞学低、敏感度较膀胱镜低，在西方国家已较少应用。近几年有大量研究通过对尿液遗传物质的甲基化检测及 miRNA 检测对膀胱癌进行早期筛查及诊断，目前正处于临床应用的探索阶段。

（2）疾病早期的评估：国外有大量研究，希望通过对肿瘤组织（如膀胱电切、活检获得）的 DNA 甲基化、DNA 基因突变、RNA 表达等检测，预测 Ta、T1 期膀胱癌的复发进展及基层浸润性膀胱癌的预后，以期望指导个体化的治疗，但目前仍处于探索阶段。

（3）针对晚期肿瘤的基因检测：目前尚无有效、可重复的基因检测用于预测晚期膀胱癌的预后情况。国外有个案报道，通过检测肿瘤组织的基因突变情况，有针对地使用非常规靶向或化疗药物进行治疗，获得一定的疗效。

（三）前列腺癌

1. 分子标记物 近年来，研究发现了一些前列腺癌早期诊断的新型肿瘤标记物，这些新的肿瘤标记物的检测，弥补了传统前列腺特异性抗原（prostate specific antigen，PSA）检测特异性较低的缺点，并在 PSA 灰区（PSA：4～10ng/ml）中提高对前列腺癌的诊断能力。目前已上市的检查有：

（1）前列腺健康指数（prostate health index，PHI）：PHI 是通过检测血清的 PSA 前体 p2PSA（带有二肽前端的 PSA 分子）在血清中的水平，结合 PSA，游离 PSA（fPSA）进行计算：PHI =（p2PSA/fPSA）× $\sqrt{PSA}$，对前列腺癌进行预测。国内外大量研究表明，PHI 可以有效预测 PSA 水平在 2～10ng/ml 区间人群的前列腺癌和高级别前列腺癌（Gleason 评分≥7）。根据 PHI 的区间，可将患者分为 3 个不同的风险等级，PHI：0～21 为低危，患前列腺癌的概率<10%；21～40 为中危，患前列腺癌概率约为 20%；PHI>40 为高危，患前列腺癌概率约为 45%。此外，基于上海 3 家医学中心的联合研究结果发现，PHI 在中国人群中具有更好的预测效果，并可降低过度穿刺。

（2）4K 检测（4K score）：4K 检测包含了 4 种血清中的人类激肽释放酶（human kallikrein），这些人类激肽释放酶是前列腺组织中存在的分子，在肿瘤情况下，由于合成加速、细胞-血液屏障受损等原因进入血中，因而出现水平增高。在基于欧洲人群的研究中发现，4K 检测较 PSA 等预测前列腺癌及高级别前列腺癌的效果强，并且可以有效预测前列腺癌的预后（即预测高危前列腺癌）。在早期研究中，利用 4K 检测，可在每 1000 个 PSA 升高的人中，减少 513 例穿刺，但却会漏诊 12% 的高级别前列腺癌。在近期的大规模研究中，通过 4K 检测可以降低 10%～29% 的不必要穿刺，同时将高级别前列腺癌的漏诊率控制在 2%～10%。目前 4K 检测在中国人群中的应用有待进一步探索。

（3）PCA3：即新型前列腺癌抗原 3，是非编码信使核糖核酸（mRNA）片段，定位于第 9 号染色体上（9q21-22）。PCA3 在 95% 的检测的全部前列腺癌中过度表达，因此认为通过检测前列腺按摩后的尿液中 PCA3 水平可以准确预测前列腺癌。样本采集方法主要是先对前列腺进行细致直肠指诊（DRE），使细胞片状剥落到尿液中。在直肠指诊中对前列腺每侧至少扫三次，紧压（表面压低约 1cm）从基部到顶尖，从侧面到中线。按摩完成后，采集 DRE 后第一段 20～30ml 的排泄尿，并保存在含有 RNA 酶抑制剂的试管中送检，通过定量 PCR 检测尿液中 PCA3-mRNA 及 PSA-mRNA 的含量，计算 PCA3 分数 =（PCA3mRNA）/（PSA mRNA）×1000。然而，该检测具有一定的缺点：①检测的精确度有赖于直肠指诊的力度、手法，不同的操作者会导致结果存在巨大差异；②样本获取方法较繁琐，不易被临床工作者接受；③RNA 易降解但不易保存，延迟检测会导致严重误差；④实验可重复性有待进一步探索。受限于这些缺点，PCA3 检测目前应用并不广泛。

（4）融合基因：欧美国家较常用的融合基因检测为 TMPRSS2-ERG 融合基因，特异度达 100%，并且大量研究认为，具有 TMPRESS3-ERG 融合基因的前列腺癌预后较好。然而该融合基因在中国人群中的携带率较低，不利于广泛应用。

2. 基因检测　研究表明，遗传因素对于前列腺癌发病的影响占到了 42%，遗传易感性是前列腺癌主要的患病风险之一。

（1）健康人群的早期筛查及诊断：通过遗传检测的手段，发现高危人群，指导进一步的健康筛查（如提早进行 PSA 筛查）。例如，有研究利用中国人群的前列腺癌风险 SNPs 建立了基因评分系统（genetic risk score，GRS），可以通过外周血检测有效预测前列腺穿刺结果。在 PSA 灰区中，当 GRS<0.5 时，个体患病风险较低，低于正常人群，因此不推荐穿刺，对于 GRS>1.5 的个体，个体患病风险较高，该人群的阳性穿刺率>50%。由于外周血遗传物质不会发生改变（即受精卵开始即决定），因此该类检测可以用于高危人群的筛检。

（2）疾病早期的评估：传统的病理特征（如 Gleason 评分）并不能准确预测前列腺癌预后，因此在该阶段，主要的基因检测均为了帮助发现易进展的前列腺癌。目前国外上市的有三种 RNA 检测：Prolaris、Decipher 以及 OncotypeDx，通过对不同基因组合的表达情况的检测，评估前列腺癌的预后，具有一定的临床应用价值。此外，大量研究表明基因拷贝数突变、失功能点突变等基因突变的检测亦与前列腺癌预后密切相关，但仍处于探索阶段。

（3）晚期肿瘤药物个体化筛选：除对靶向药物作用基因的突变情况进行检测外，目前应用较为广泛的个体化用药基因检测有：①雄激素受体（AR）第 3 外显子（exon 3）突变检测，突变个体对雄激素受体作用药物有抵抗作用（如雄激素受体拮抗剂）；②雄激素受体剪切变体的检测，其中 AR-V7 是剪切变体的一种，具有该类剪切变体的个体对任何内分泌治疗均不敏感（如 GnRH 受体类似物亮丙瑞林、戈舍瑞林等，或二代内分泌治疗药物恩扎鲁胺、阿比特龙等），但对微管解聚抑制剂（化疗药物）有效（如多西他赛、卡巴他赛等）。

（徐剑锋　那溶）

第八十二章

泌尿系统及男性生殖系统先天性异常

在胚胎发育过程中,由于遗传因素或环境因素的影响,可产生胚胎分化发育异常,从而导致人体某种或多种先天性异常(畸形)的发生。泌尿生殖系统先天性异常的发生率很高,有的单独发生,有的常伴发消化、心血管等其他系统异常。这些先天性异常有的无功能上的重要性,在临床上并无症状,可终身不被发现,如孤立肾、重复肾输尿管;有的虽不影响正常生理功能但易发生梗阻、感染、结石、肾功能损害等并发症而需治疗,如马蹄肾;有些异常可直接影响器官生理功能和患者心理健康,必须及时矫治,如隐睾、尿道下裂等。本章按解剖部位介绍泌尿及男性生殖系统常见的先天性异常。

第一节 肾先天性异常

(一) 肾数目异常

1. 肾不发育(renal agenesis) 可发生于双侧或单侧。

(1) 双侧肾不发育:是上尿路异常中对胎儿影响最大的一种畸形,所幸较为少见,新生儿发生率为1/4800,尸检发生率为0.28%。双肾缺如的患儿,偶有一个小的间质肿块组织,但其中罕有原始肾小球成分;25%无肾动脉,输尿管完全或部分缺如;肾上腺一般位置正常,超声检查形态较扁平;50%无膀胱,另外50%膀胱发育不良;伴有多发性畸形,常见肺发育不全,Peter等提出胎内肺发育的2阶段模式,包括早期肾生长因子相关和后期羊水容量相关的肺发育阶段,胚胎早期12～16周,气道分支依赖proline,proline为支气管中胶原形成所必需,主要由肾脏产生,无肾胎儿可能无法产生足够proline。临床表现上双侧肾发育不良多为早产儿,出生体重低于2500g。面部眼间距增宽,两眼内上角有一异常突起的皮肤褶皱,鼻短而扁平,小下颌,耳郭低位、异常柔软等,即所谓Potter面容。皮肤异常干燥而松弛,手相对大而呈爪形,铃状胸,下肢常呈弓状或杵状,髋和膝关节过度屈曲,偶有并腿畸形。此症状群被称为Potter综合征。诊断方面,孕中期和末3个月都有可能通过B超检查发现。出生时约40%是死产,活产者一般在出生后24～48小时内死于呼吸窘迫,个别存活数天者亦最终死于肾衰竭。若出生后第1个24小时后无尿,膀胱又不扩张,提示本病可能。B超检查可作为初步筛查,如超声检查不肯定可采用核素肾静态显像证实诊断。

(2) 单侧肾不发育:尸检发生率为0.1%,男女之比为1.8:1。由于中肾管分化过程中一侧输尿管芽未发生所致。患儿一侧肾缺如,同侧输尿管缺如或闭锁,膀胱三角区一侧不发育或不对称。约10%伴有同侧肾上腺缺如;10%～15%的男性患儿可合并单侧附睾尾、输精管、精囊和射精管缺如或发育不全;25%～50%的女性患儿则可合并单侧卵巢、输卵管缺如或发育不良、子宫发育不良及阴道不发育。单侧肾不发育出生后对侧肾常代偿增大,可以负担正常生理需要,临床上无任何症状,生命健康不受影响,且终身不被发现。对侧肾可能出现异位和旋转畸形,其他肾发育异常少见,但对侧输尿管异常并不少见,肾盂输尿管连接部梗阻和膀胱输尿管连接部梗阻分别达11%和7%,反流达30%,孤立肾发生病变时易导致肾功能不全,治疗时需特别重视。单侧肾不发育无任何症状,以前由尸检发现,现在产前B超检查可发现胎儿期肾不发育及对侧肾代偿增大。B超和核素肾静态显像可诊断,肾发育不良或多囊性肾发育不良可能被误诊为单侧肾不发育,腹部X线片检查肾窝无结肠充气影提示肾发育不良或多囊性肾发育不良可能,同时肾窝位置可能存在钙化曲线。

2. 额外肾(supernumerary kidney) 是指独立存在的第三个肾,泌尿系统最罕见的畸形之一,男女发生率无差异,好发于左侧。额外肾多形态正常,但比同侧正常肾小,有独立的血液供应、集合系统和肾被膜,其输尿管通至同侧正常输尿管,或自行开口于膀胱，也可有其他形式的尿液引流。50%的额外肾病例有输尿管梗阻，一般在成年后出现症状，平均诊断年龄为36岁，包括疼痛、发热、高血压以及触及腹块。有并发症时进行相应治疗，必要时可予切除。

（二）肾结构异常

1. 肾发育不良（hypoplasia）　是指肾小于正常体积一半以上，肾单位的数量减少，肾小盏和肾小叶的数目也相应减少，但肾单位和导管的分化发育正常。有以下三种类型：

（1）真性肾发育不良（true hypoplasia）：属非遗传性畸形，个别有家族史，无性别差异。肾小，肾皮质和髓质清晰，肾单位排列正常。双侧肾发育不全是小儿慢性肾功能不全最常见的原因之一。单侧肾发育不全，常在B超尿路造影或因高血压筛查时被发现。

（2）节段性肾发育不良（segmental hypoplasia）：多见于女性，无家族性。肾小，形态不规则，有些部位肾实质菲薄，镜下该部位肾小球稀少，肾小管萎缩，充满胶样管型。静脉尿路造影可见肾表面有切迹，肾影小，并有扩大的肾盏。临床上多以严重高血压为主要表现，需行肾切除或肾部分切除。

（3）肾单位减少伴代偿肥大（oligomeganephronia）：多见于男性，常为双侧性，无家族性。肾小球数量只有正常的20%，但肾小球显著肥大，近球肾小管长度增加。病程晚期可有间质纤维化和肾单位萎缩。临床表现主要为进行性肾功能不全，进展较慢，远期需肾移植治疗。

2. 囊性肾发育异常（cystic dysplasia of kidney）常为单侧，无家族性，无性别差异。可累及重复肾的一段或马蹄肾的一半，常伴有输尿管闭锁、缺如等畸形，双侧病变者偶见伴有严重后尿道瓣膜。组织学上，肾实质中含有局灶性或弥漫性、节段性原始结构，尤其是原始肾小管、结缔组织以及软骨灶，可含有或不含囊肿。如果肾实质为大小数目不等的囊肿所代替，外观呈葡萄状，则称为多房性肾囊性变，患肾失去正常形态，对侧肾可有代偿性肥大或肾盂输尿管连接部梗阻。临床表现主要为腹部包块，位于腹部一侧，透光试验阳性。B超检查为肾多房性囊性变，静脉尿路造影为患侧肾不显影。单侧病变如有并发症可行肾切除，双侧病变缺乏有效治疗。

3. 多囊肾（polycystic renal disease）　是遗传性疾病，病变为双肾弥漫性囊肿形成，无明显的肾实质发育不全，但由于囊肿压迫肾实质，导致进行性肾实质萎缩和肾功能受损。根据遗传学特点，分为常染色体隐性遗传性多囊肾（又称婴儿型多囊肾）和常染色体显性遗传性多囊肾（又称成人性多囊肾）。

（1）婴儿型多囊肾（infantile polycystic renal disease，IPCD）：较少见，6000～14 000例新生儿中可见1例，属常染色体隐性遗传。发病并不限于婴儿，也可发生于儿童或成人。患者肾和肝同时存在不同程度病变，多伴有肺发育不全。发病越早者，肾病变越重，病理表现为双肾显著增大，肾实质呈海绵状，远端肾小管和集合管在髓质内呈梭形囊状扩张，条形放射状延伸至皮质，肾盂肾盏受压变形。发病越晚则肝病变越重，肝门脉区胆管扩张伴结缔组织增生，致门脉周围纤维化和囊肿形成，引起门脉高压。临床表现为新生儿严重腹部膨隆，双侧肾区对称性巨大肿块，常有尿少，出生后数日内出现贫血、脱水、失盐等肾功能减退症状。此型病情严重，患儿常于出生后不久死于肾衰竭和呼吸功能不全。极少数存活至儿童期或成年者，则有肾功能不全、高血压、肝硬化及门脉高压症。实验室检查示出生后数日内血清肌酐、尿素氮进行性升高，酸中毒，贫血，尿比重低和轻微蛋白尿。静脉尿路造影示双肾显影不清，但造影剂可在皮质和髓质的囊肿内滞留达48～72小时，呈现散在不规则的斑点状和放射状影像。B超可显示双肾增大，整个肾实质回声增强。本症可予以对症支持治疗、血液透析和加强呼吸管理。有条件者考虑肾移植。

（2）成人型多囊肾（adult polycystic renal disease，APCD）：较为常见，发病率约0.1%，多见于成人，10岁以内出现症状者不到10%。属常染色体显性遗传，男女无差别，有明显家族聚集性。近年来研究发现其致病基因位于16号染色体短臂1区3带（16p13），与血红蛋白的α链基因和磷酸羟乙酸磷酸酶基因紧密连锁，3′端有一高变区重复序列（3′HVR），利用核素标记的3′HVR作为基因探针可对90%以上的高危个体作出早期诊断或产前诊断，从而可考虑及早终止妊娠。

病变为双肾增大，皮质和髓质内布满大小不等的囊肿，囊肿可起源于近曲小管到集合管的任何部位，囊液淡黄色或因出血而呈褐色，囊壁被覆单层上皮。囊肿间肾组织因受压而致肾小管萎缩、肾小球硬化消失。两侧肾病变程度不一致，可伴发其他脏器囊肿，如肝、胰腺、脾囊肿及结肠憩室。大多数患者病变在胎儿时期即已存在，囊肿进行性增多长大，造成对肾实质的压迫和并发症的发生，使功能性肾实质日益减少，最终导致肾衰竭。

大多数患者在40岁左右开始出现症状，以腰痛、腹部肿块和肾功能不全为主，还可出现血尿和高血压。B超检查可见双肾布满大小不等的液性暗区，亦可见肝、脾囊肿。CT检查亦有类似表现，有助于诊断。静脉尿路造影可见肾影增大，外形不规则；肾盂、肾盏受压变形拉长，呈蜘蛛状。治疗包括对症支持疗法、囊肿去顶减压术、血液透析和肾移植。早期治疗重点为控制高血压、防治尿路感染。囊肿增大到一定程度时，在发生肾功能不全以前选择适当时机施行囊肿去顶减压术，对双肾囊肿彻底减压，可减轻对肾实质的压迫，延缓病情发展，但对于晚期病例减压则无意义。囊肿穿刺减压意义不大。终末期肾功能不全者可行血液透析，以维持患者生命，有条件者可行肾移植。以往报道本病预后不良，一般于出现症状后10年左右死于肾衰竭或继发感染。近年由于对尿路感染、高血压、结石等并发症的治疗有了较大的进步，特别是由于肾替代治疗的进步，预后有明显改善。

4. 单纯性肾囊肿(simple cyst of kidney) 多见于50岁以上男性。囊肿为单发，也可多发或位于双侧肾。来源于肾实质，不与集合系统相通，囊壁与肾实质紧密贴附不易剥离，囊内为浆液，含少量乳酸脱氢酶、氯化物、蛋白质、胆固醇结晶和少量尿液成分，偶为血性液。临床常无症状，偶可扪及腹部肿块，常因B超检查或静脉尿路造影时偶然发现。B超检查表现为类圆形液性暗区，可与实体性肿瘤鉴别。辅以CT检查和囊液生化、细胞学检查，诊断准确率几达100%。静脉尿路造影可了解集合系统有无受压。无症状的中小囊肿不需要治疗，可定期B超检查随访。较大囊肿产生腰痛等症状或压迫集合系统时可在B超引导下行囊肿穿刺，抽尽囊液后注入无水乙醇、苯酚、四环素等。此方法虽简单而有效，但易复发。采用经腹腔镜行囊肿去顶减压术，损伤小，疗效肯定，术后恢复快。无条件的医院也可行传统的开放囊肿去顶减压术。

5. 肾多房性囊肿(multilocular cyst of kidney) 是肾内局限性的大而具有完整被膜的囊肿，推移、压迫周围肾组织。囊肿被间隔分为多个囊腔，间隔中含有不成熟肾组织，囊壁被覆规则的扁平及立方上皮，囊液草黄色或为血性液。可发生于任何年龄，多因腹部肿块而就诊，偶有血尿。B超检查可见肾内液性暗区，有分隔。静脉尿路造影可见肾集合系统变形。CT表现为多个囊腔的囊肿，囊腔内均匀，增强后间隔较清晰，但不增厚，无实质性占位病变。小儿患者需与囊性肾母细胞瘤鉴别，而成人患者需与肾囊腺癌鉴别，最终诊断依靠术后病理。治疗为患肾囊肿切除或肾切除，双侧病变可行囊肿切除或肾部分切除。

6. 髓质海绵肾(medullary sponge kidney) 多见于男性，罕见家族史。病变为一侧或双侧肾髓质内的集合管囊性扩张，双侧多见。扩张的集合管限于锥体，近侧与集合管相通，远侧与肾乳头内小管或直接与肾盏相通，囊腔内含钙质或小结石。肾皮质正常。一般无症状，往往于40岁以后因并发结石、感染或血尿作静脉尿路造影时诊断，显示肾盏正常或增宽，杯口扩大突出，于其外侧可见造影剂在扩张的集合管内呈扇形阴影，多发性小结石或钙化点位于锥体部，呈簇或放射状。肾功能一般不受影响，可有轻度肾浓缩功能减退和高尿钙。治疗为鼓励多饮水，预防结石和尿路感染。

7. 肾髓质囊性病(medullary cystic disease) 又称肾视网膜发育异常，为遗传性疾病。病变为双肾较正常小，皮髓质交界部及髓质内大量囊肿，内衬扁平上皮，显微解剖可见囊肿局限于远端集合管，肾小球数目减少，肾小管萎缩，肾间质弥漫性纤维化及慢性炎性细胞浸润。由于囊肿占据髓质，早期主要导致肾浓缩功能障碍，病情进展时导致慢性肾功能不全。无论男女均于儿童期出现症状，表现为多尿、烦渴和生长发育迟滞。病程进展迅速，多于5年内发展至肾功能不全。此外，患者或家系成员有色素性视网膜炎，白内障、黄斑变性、近视或眼球震颤等。尿检查有浓缩功能障碍，B超和CT可检出肾囊肿。治疗为保护肾功能，补充水和电解质，晚期病例行透析及肾移植治疗。

（三）肾位置、形态、旋转及血管异常

1. 异位肾(renal ectopia) 胎儿期后肾的原始位置在盆腔内，以后在发育过程中肾逐渐上升至腰部。若上升过程停滞或过度或误向对侧上升，则形成异位肾。可位于盆腔、髂窝、腹部、胸部或对侧，常见有以下几种：

(1) 盆腔肾(pelvic kidney)：500～1200人中有1例。肾较小，呈扁平或球形，并向前旋转；输尿管较短，有轻度迂曲。肾功能正常。大部分异位肾无症状。除了积水和结石，异位肾出现其他肾脏疾病的可能不会增加。因尿路梗阻、结石、感染可引起症状，主要有疼痛、血尿、排尿困难、腹部肿块等。B超检查、泌尿系统造影和核素肾显像可辅助诊断。无症状的盆腔肾不需要治疗，发生并发症时作相应处理。

(2) 胸内肾(thoracic kidney)：很少见，左侧及男性略多，肾脏可部分或全部进入膈上。应和先天性和外伤性膈疝鉴别，膈疝除肾脏外还有其他腹腔脏器进入胸腔。一般无症状，常在胸部X线检查时发现膈上有肿物。泌尿系统造影可确诊，不需要治疗。

(3) 交叉异位肾(crossed ectopic kidney)：一侧肾跨越中线移位至对侧，而其输尿管仍位于原侧。异位肾低于正常肾，肾盂位于肾的前面，输尿管仍从原来径路进入膀胱，开口于正常部位。交叉异位肾有融合型和非融合型，前者较多见，此外，还有孤立肾异位和双侧肾异位。融合型交叉异位肾可表现为乙状肾(融合型交叉异位肾)、盘形肾和块状肾等各种类型。原位肾一般无异常，交叉异位的肾脏常合并其他泌尿系统畸形，如膀胱输尿管反流、肾盂输尿管连接部梗阻等。患者多数无症状,如出现症状一般在三四十岁,可有下腹痛、肿块及压迫症状,故一侧下腹部活动性肿块应想到本病,泌尿系统造影可协助诊断。无症状或症状轻微者不需要治疗。

2. 马蹄肾(horseshoe kidney)　由胚胎早期两个后肾组织块发生融合所致,发生率约0.1%,是最常见肾融合畸形。多见于男性。两肾的上极或下极(95%为下极)在腹部大血管前方相互融合,少数在脊柱前方大血管后方融合,其融合部分称为峡部,由肾实质或结缔组织构成。由于融合的肾峡部受肠系膜下动脉阻挡不能上升,因此融合肾的位置均低于正常并有旋转不全。其血供来源也有多种,30%两侧肾脏各由一根肾动脉供应,也可以有2根甚至3根动脉。峡部血供可来自肾动脉、主动脉、肠系膜下动脉、髂总动脉和骶中动脉。

马蹄肾1/3以上病例合并其他畸形,其中4/5病例合并肾积水,其原因:①肾盂高位开口;②肾旋转不全,输尿管越过融合部时向前移位,导致尿流不畅;③膀胱输尿管反流。约1/3病例无症状,在检查时偶然发现或尸检时发现。部分病例有腹痛、胃肠道症状或腹部肿块。B超可见肾外形改变,双肾下极靠拢或肾实质相连续。静脉尿路造影可见肾长轴方向异常,其延长线向尾侧交叉。无症状者不需要治疗。

3. 肾旋转异常　在正常发育过程中,肾从盆腔上升至腰部并发生90°旋转,使肾盂从前方旋转到内侧。此过程发生异常则可导致肾旋转不全(最常见,肾盂朝向前方)或旋转过度(罕见,肾盂朝向后方)。绝大多数无临床意义,如无并发症不需要治疗。

4. 肾血管异常　原始的肾血管来自骶中动脉、髂动脉或低位腹主动脉。在正常发育过程中,原始的血管逐渐萎缩而由肾动脉替代。如原始血管持续存在,则成为肾血管异常的原因之一,或成为肾的副血管。多见于输尿管的前方或肾盂输尿管连接部附近,常可影响输尿管的蠕动,成为输尿管梗阻的外部因素。肾上极的异常血管则不影响尿液排泄。

(毕允力)

第二节　肾盂输尿管连接部梗阻

肾盂输尿管连接部梗阻(pelviureteric junction obstruction,PUJO)是肾积水的常见病因之一,可见于任何年龄段。随着产前胎儿B超的广泛应用,约25%病例诊断时年龄在1岁以内。男性较女性多见,多为单侧,双侧约占10%。

【病因和发病机制】

临床常见有各种腔内病变和腔外压迫引起的机械性梗阻,如管腔狭窄、瓣膜样黏膜皱襞、肾盂输尿管高位连接、迷走血管压迫、纤维条索压迫及其引起的连接部折叠扭曲等。此外,临床也见肾盂输尿管连接部并无机械性梗阻存在而被认为是功能性梗阻。有关研究指出肾盂输尿管连接部管腔狭窄可能是宫内胎儿血管压迫产生的局部发育障碍所致,也可能是胚胎发育期输尿管管腔化不完全的结果;管腔内瓣膜样黏膜皱襞则可能是胚胎发育的残留。有人认为输尿管高位连接并不是造成梗阻的直接原因而是肾盂扩张变形后的继发改变。肾下极的异位血管压迫常常不是造成梗阻的独立因素而只是加重了原有的管壁内在病变,肾盂输尿管连接部管壁的内在病变是发生梗阻的基础。近年来国内外有人通过电镜及分子生物学技术发现,在并无明显管腔狭窄的肾盂输尿管连接部梗阻病例,其连接部管壁胶原纤维明显增生,胶原结构致密;肌束稀疏菲薄,肌细胞变小,细胞间隙增宽;肌层中神经分布减少;神经生长因子mRNA表达减弱。这些变化可能影响肾盂蠕动波的传导,妨碍肾盂输尿管连接部的动力传递,在肾盂输尿管连接部梗阻的发病机制中可能起着重要作用。

主要的病理生理变化为肾盂输尿管连接部机械性或功能性梗阻,妨碍尿液从肾盂排入输尿管,使集合系统内静水压进行性增高,导致肾盂肌层从代偿性肥厚到失代偿扩张,肾盏扩张变形,肾小球滤过率降低,最终可导致肾实质破坏和肾功能丧失。在梗阻的基础上可继发尿路感染和结石,加速肾损害的发生。

【临床表现】

由于产前B超检查的普及,目前临床发现的肾积水表现为两个年龄段的两种模式。一方面,肾积水的婴儿往往通过产前B超检查发现,无临床症状;另一方面,学龄儿童的肾积水,可以表现为各种临床症状。

产前肾积水表现,孕20周的胎儿尿量为5ml/h,到孕40周时达到20ml/h。孕17~19周超声检查可以发现正常肾脏,最早孕12周即可探及扩张积水的集合系统。胎儿肾积水肾盂输尿管连接部梗阻的超声表现为:①肾盂、肾盏分离;②羊水量正常;③无同侧输尿管扩张;④膀胱壁厚度正常,膀胱充盈、排空正常。产前B超不能区分一过性肾积水与真正的梗阻,需要产后随访及其他影像学检查。

儿童肾积水表现,绝大多数年长儿童均能陈述腹部疼痛或脐周痛,多为间歇性伴有恶心、呕吐,故可误诊为急腹症或肠蛔虫病。大量饮水后可诱发疼痛,是肾盂因利尿突然扩张而引起,有时可出现肾绞痛。血尿发生率在10%~30%,可因肾髓质血管破裂所致或并发结石而引起血尿。约30%病例有尿路感染,一旦出现,常病情严重,可伴有全身中毒症状,如高热、寒战和脓毒血症。无论在小儿或成人均可有高血压，可能因扩张的集合系统，引起肾内血管受压，血供减少而导致肾素分泌增多所致。最严重的情况是积水肾受到直接暴力或跌倒时与硬物相撞而导致肾破裂，常导致大出血、休克或急性腹膜炎表现。双侧肾积水或孤立肾积水的晚期可出现氮质血症等慢性肾功能不全表现。

【诊断】

B超是首选的辅助检查方法，如肾盂扩大，为无回声区，而输尿管又不扩张，可初步诊断为肾积水。通过测量残余肾实质的厚度以初步判断患肾功能，还可与实质性肿瘤相鉴别。此外，B超可用于胎儿产前检查，产前超声有单侧或轻度双侧肾积水病史的患儿，出生后首次超声应在7～10日龄时进行，但明显梗阻者出生后48小时检查结果亦可靠。

静脉尿路造影曾为历史上首选的非侵袭性尿路检查，可以精确地显示解剖形态同时反映功能。在肾积水中表现为肾盂扩张，肾盏杯口变钝、拉直、杵状扩张；造影剂中止于连接部，呈“鸟嘴样”特征，输尿管常常不显影；重度肾积水则显影很淡或不显影，主要是积水量较大，造影剂被稀释的结果；或是肾功能已丧失（图82-1）。目前在发达国家和有条件的国内儿童专科医院，对于梗阻性尿路疾病静脉肾盂造影已被B超和核素肾显像所取代。

核素肾显像目前国内多采用^{99m}锝标记二巯基丁二酸（^{99m}Tc-DTPA）的肾动态显像，它能显示肾吸收、浓聚和排泄的全过程，同时能计算肾小球滤过率（GFR）而判断分肾功能。不仅可作为选择治疗方法时的参考，还可作为手术后随访观察疗效的辅助检查手段（图82-2）。

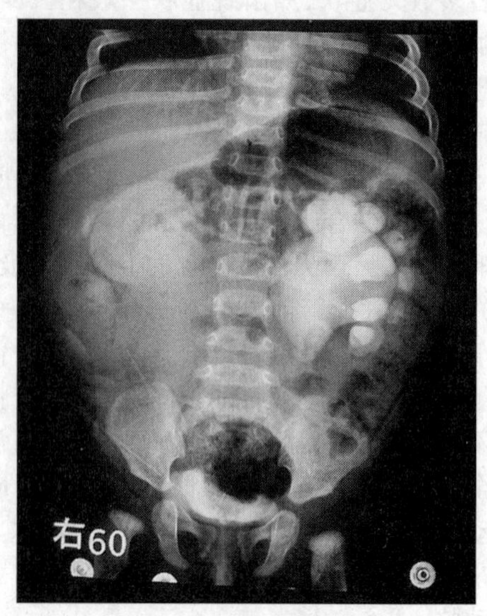

图82-1　双肾积水（静脉尿路造影，60分钟）
患儿，7个月

排尿性膀胱尿道造影（VCUG）用于发现膀胱输尿管反流。膀胱输尿管反流是最常见的儿童下尿路异常，约10%的肾积水存在膀胱输尿管反流。历史上发达国家对产前发现的肾积水病例均行排尿性膀胱尿道造影。但新的研究表明，合并肾积水的低级别的膀胱输尿管反流可自行缓解，而合并肾积水的高级别反流B超上往往会有所表现，因此VCUG目前被推荐仅用于B超发现有输尿管扩张的肾盂输尿管连接部梗阻病例。

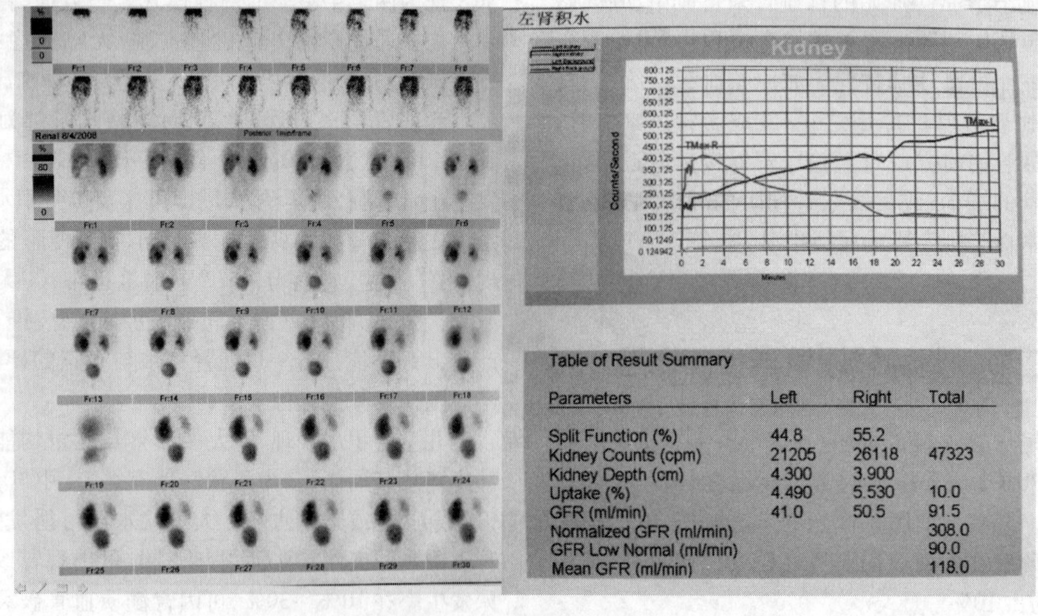

Table of Result Summary

Parameters	Left	Right	Total
Split Function (%)	44.8	55.2	
Kidney Counts (cpm)	21205	26118	47323
Kidney Depth (cm)	4.300	3.900	
Uptake (%)	4.490	5.530	10.0
GFR (ml/min)	41.0	50.5	91.5
Normalized GFR (ml/min)			308.0
GFR Low Normal (ml/min)			90.0
Mean GFR (ml/min)			118.0

图82-2　左肾积水（核素肾动态显像^{99m}Tc-DTPA）
患儿，17个月

磁共振成像(MRI)为无辐射性影像学检查方法,其冠状面图像可显示肾盂和输尿管形态,测定肾血流、解剖和尿液排泄方面有着独特的优势。特别是动态增强 MRI,通过计算增强肾实质的容量得到的差异肾功能,可与核素肾图的结果相比(图 82-3)。但对患儿镇静要求较高,费用较昂贵。

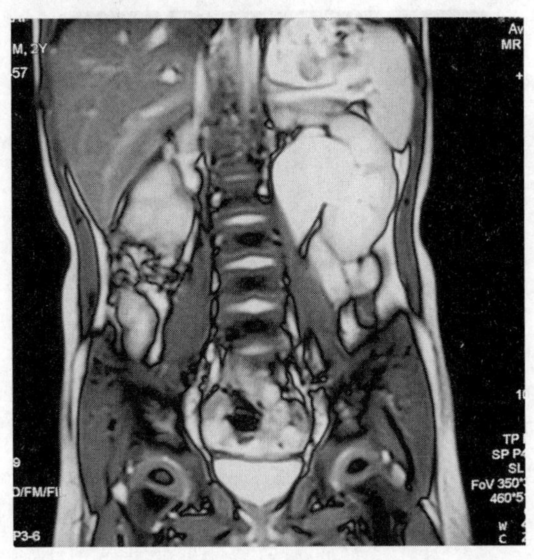

图 82-3 左肾积水(MRI)
患儿,2 岁

【治疗】

手术目的是解除梗阻,保留患肾。手术指征目前仍有不少争议,因为有报道提出围生期或新生儿期 B 超检出的肾积水病例,经 B 超及核素肾显像随访监测,约有 25% 病例在 2 年中梗阻明显缓解。因此目前比较一致的主张是:肾盂肾盏扩张明显者,肾盂前后径>30mm,分肾功能<40% 者应尽早手术治疗,不受年龄限制;肾盂肾盏轻度扩张,经 B 超和核素肾显像定期随访,肾盂进行性扩张或分肾功能低于 35% ~40% 以下者,亦应尽早手术;双侧肾积水病例可一期行双侧肾盂成形术,也可先对积水较严重的一侧施行手术。对于肾切除指征,黄澄如等认为只有当患肾功能在 10% 以下或有明显发育异常时才行肾切除术。赵国贵等认为当肾实质厚度在 2mm 以下时,病理所见已无肾单位,才是肾切除的指征。结合国内外文献,我们认为肾组织的代偿能力很强大,凡能保持全肾功能的 1/5 以上者应尽量保留患肾。患肾功能严重受损,经引流后仍不到 10%,或反复感染形成肾积脓而对侧肾正常者,可行患肾切除。总之,对于小儿患者应从严掌握肾切除指征,宁可保留一个功能恢复有疑问的肾也不轻易切除。

离断性肾盂成形术,即 Anderson-Hynes 手术,主要切除无蠕动功能的输尿管狭窄段和扩张的大部分肾盂,恢复肾盂较正常的解剖关系,并使其具有较正常的功能。此手术是目前公认的治疗肾盂输尿管连接部梗阻疗效肯定的方法,成功率在 90% 左右,在小儿病例被广泛采用,在成人也是首选术式。非离断性的手术(如 Y-V 成形、Culp 法成形、单纯异位血管离断或粘连索带切除等)主要应用于狭窄段较长不能采用离断式肾盂成形术的病例。离断性肾盂成形术应注意以下几点:①切除病变的输尿管上段1.5 ~3cm,肾盂切除尽量靠近肾边缘 0.5 ~1cm 即可,肾盂最低处呈漏斗状;②输尿管上段切除后纵行切开上段输尿管与肾盂进行端-侧斜吻合;③吻合口无张力;④内置双 J 管支撑或留置肾盂外造瘘;⑤操作区域妥善止血防止局部血肿纤维化,保护肾盂和输尿管的血供,修复后用周围脂肪保护吻合口。

近年来,采用微创技术进行肾盂输尿管连接部狭窄修复的报道增加,可分为内镜下手术和腹腔镜下肾盂输尿管成形术。内镜下顺行或逆行肾盂输尿管切开术,虽然损伤小,但成功率较开放手术明显降低(61% ~89%),且对于有迷走血管的病例存在术中出血的风险,因此在儿童中应用较少。目前腹腔镜肾盂成形术在儿童中报道的成功率和成人病例相近达 95%,成形方法包括离断式和非离断式,途径包括经腹腔和后腹腔,其中经腹腔途径由于操作空间大应用更广泛,毕允力等报道,后腹腔镜下肾盂成形术也可在儿童中取得肯定的治疗效果。但总体上儿童的腹腔镜手术中成形手术方法多,学习曲线长,开展受到限制,目前肾盂成形这类手术国内外仍主要在大型的儿童医学中心才能开展,普及较为困难。在美国,随着达芬奇机器人腹腔镜手术的普及,由机器人腹腔镜辅助的肾盂成形术已得到较广泛的开展,相信这将成为微创技术的一个发展方向。

(毕允力)

第三节 输尿管先天性异常

(一)重复输尿管

输尿管重复畸形(ureteral duplication)为泌尿系统的常见发育畸形之一,发病率为 0.2% ~0.85%,男女比例为 1:1.6,单侧比双侧多 6 倍,左侧占到 6 成。同一侧发生三条以上重复输尿管的情况罕见。胚胎第 5 周时,在中肾管的末端发育出一个输尿管芽,其近端形成输尿管,远端不断反复分支,逐渐演变为输尿管、肾盂、肾盏和集合小管,同时各分支末端的弓形盲端诱导邻近的后肾胚基分化为肾单位。如一侧中肾管末端发生两个输尿管芽并行发育则形成完全性双输尿管。如输尿管芽分支过早则形成不完全性双输尿管，最终经一根输尿管汇入膀胱。

重复输尿管与重复肾并存，双输尿管各自引流所属肾段的尿液。完全性双输尿管并行或交叉向下，引流下肾段的输尿管在进入膀胱前越过引流上肾段的输尿管开口于膀胱内正常位置，而引流上肾段的输尿管则开口于其内下方，此种情况被称为 Weigert-Meyer 定律，少有例外。大多数重复输尿管畸形没有临床症状。完全性双输尿管较常见的是合并反流及梗阻性病变。因引流下肾段的输尿管汇入膀胱时，输尿管开口发生横向位移，往往偏上方和外侧，因此常发生反流，可以诱发反复性尿路感染（UTIs），如果没有正确治疗，可形成肾瘢痕和永久的肾功能损害。而梗阻性病变则几乎都发生于引流上肾段的输尿管，经常表现为输尿管末端膨出，也称之为输尿管囊肿。在女性患者该囊肿开口往往位于尿道括约肌以外，可导致尿失禁。在男性患者可表现为盆腔囊性肿块，该囊肿的存在可使尿液排出变慢，甚至通过精阜逆流入生殖系统，造成附睾炎症。不完全性双输尿管呈 Y 形，于进入膀胱前的任何部位汇合，在膀胱内只有一个开口，但汇合点位于输尿管下段的病例常合并膀胱输尿管反流。此外约 10% 的病例合并半肾的多囊性发育不良、肾盂输尿管连接部梗阻等畸形。

超声检查是首选的辅助检查方法，在肾区见到两个集合系统，即可确诊。输尿管重复畸形常常有肾积水和输尿管扩张，比较容易发现，亦可以寻及肾瘢痕，但如上部肾小，发育不良，输尿管无扩张，则确诊有一定难度。随着胎儿超声的普及和技术提高，无症状的重复肾也越来越多地在胎儿期发现。进一步影像学检测包括核医学检查、排尿性膀胱尿道造影（VCUG\MCUs）、MR 或 CT。核素肾动态显像，敏感性高，常用^{99m}Tc-DTPA 作为造影剂，静脉注入体内后，经肾排泄于体外，只要重肾残存 5% 左右功能，即能显示出同侧两个肾影像，如功能尚可，随时间延长，其上部排泄较下部明显推迟。亦可行核素肾静态显像，以^{99m}TC-DMSA 作为造影剂，可检测出急性肾盂肾炎和肾瘢痕，具有高度敏感性和特异性，目前作为金标准已成为评价 UTIs 造成肾损害的主要方法。MR 能清晰显示扩张积水的上部肾及输尿管，通过对肾实质厚薄的测量，也可初步评估肾功能（图 82-4）。但如上部肾发育不良而很小，输尿管又不扩张时容易忽视。通过计算机技术处理形成的磁共振水成像（MRU）能特别清楚地显示扩张积水的肾集合系统和输尿管的迂曲程度，也能很好地显示输尿管囊肿或输尿管异位开口位置。增强 CT、静脉尿路造影（IVU）和上尿路逆行造影检查，因为有放射性暴露，在儿童已尽量减少使用，但必要时也可应用于特殊病例，比如 MR 镇静困难的病例。IVU 可见上下排列的两组集合系统和双输尿管影像，上组集合系统常有积水或不显影，此时下组集合系统则受压下移，大剂量造影和延迟摄片可更清楚地显示这些特点。上尿路逆行造影检查可见“凋零的百合花征（drooping lily sign）”，仅有下部集合系统和输尿管有造影剂充盈。

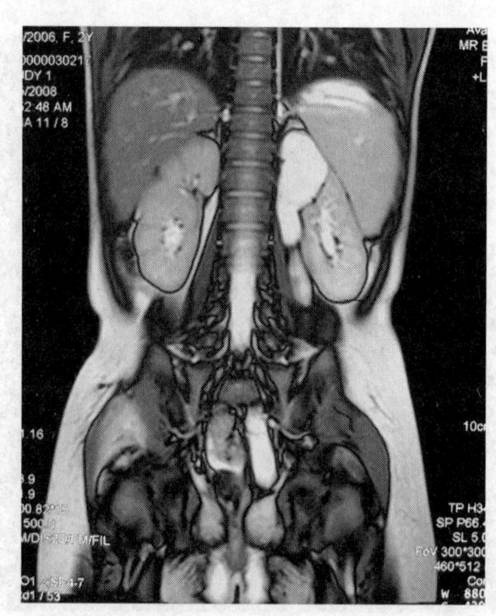

图 82-4　左重复肾输尿管磁共振成像（MRI）
患儿，2 岁

无并发症者不需要治疗。并发感染但无形态及功能改变者，可予抗生素药物治疗。当尿路感染严重而不能用药物控制时，可依据并发症病因作相应外科干预。比如，输尿管囊肿可在膀胱镜下作囊肿开窗引流。输尿管末端梗阻或异位开口，可行输尿管膀胱再植手术。因并发症导致所引流肾段严重病变、积水，丧失功能者，可行相应肾段切除。

（二）输尿管异位开口

输尿管异位开口（ectopic ureterostoma）是由于胚胎发育异常导致输尿管开口于膀胱之外。在男性，输尿管异位开口位于尿道外括约肌的近端，常在后尿道、精囊、射精管；在女性，输尿管异位开口位于尿道外括约肌的远端，常为尿道、阴道、外阴前庭甚至子宫颈等部位。异位的输尿管开口常有狭窄，输尿管壁神经肌肉常有功能障碍，因此输尿管可由于梗阻而迂曲扩张，其引流的肾或肾段常有积水。其类型据统计有十多种，但根据其引流情况可归纳为两类：①引流重复肾：最多见，约占 80%，且多数来自上肾段；②引流单一肾脏：男性病例多为此类。单侧占 90% 以上，双侧单一输尿管异位开口者合并有膀胱发育异常而出现小膀胱或膀胱萎缩。

输尿管异位开口临床上女性较多见。女性患者由于输尿管异位开口于尿道外括约肌远端部位，婴幼儿期即表现为遗尿、经常湿裤；年长儿和成年患者表现为“有正常排尿的尿失禁”，即患者有正常的排尿活动，但在两次排尿之间仍有尿液不自主溢出。患者会阴部皮肤潮湿、潮红，或有湿疹、糜烂，仔细检查可能在会阴部发现异位的输尿管开口，有时可见间歇喷尿，如果能插入输尿管导管行逆行造影即可确诊。男性患者因异位开口于尿道外括约肌近端部位，常无尿失禁。如开口于精囊，可有骶部疼痛，并可反复发生附睾炎症。并发尿路感染者，可有腰痛、发热及尿液检查异常。极少数双侧单一输尿管异位开口者表现为完全性尿失禁。膀胱内注入亚甲蓝后会阴部仍滴出无色液体提示输尿管异位开口，并可排除膀胱会阴瘘或阴道瘘。超声检查有时可见膀胱后存在扩张的输尿管并上溯到积水肾或重复肾。核医学检查、磁共振成像或静脉尿路造影、排尿性膀胱尿道造影、输尿管异位开口逆行造影以及膀胱镜检查相结合是确立诊断、评价肾功能和制订治疗方案的必要措施。

手术治疗方法应根据开口异位的输尿管所引流的肾形态和功能而定，分别于重复肾或膀胱两个途径进行处理。若该输尿管引流的肾有严重感染或基本无功能而对侧肾或另一肾段功能良好，则行患肾或患侧肾段切除。若受累肾或肾段的功能良好且无感染，可行相应的输尿管膀胱再植手术。双侧输尿管异位开口合并小膀胱者，则根据病情，先行双侧输尿管造口，解除梗阻，或直接行双侧输尿管再植结合膀胱扩大手术。

（三）输尿管囊肿

输尿管囊肿（ureteroceles）是输尿管末端的囊性扩张，膨出于膀胱内或尿道中。囊肿外层覆盖膀胱黏膜，内层衬输尿管黏膜，中间为薄弱的肌纤维和结缔组织，狭窄的输尿管口即位于囊肿壁上。其起因是胚胎发育期输尿管芽成管延迟或不完全，导致输尿管芽在与尿生殖窦沟通之前形成不同程度的狭窄和扩张；或因输尿管壁纤维支持结构薄弱而扩张。根据 Ericsson的分类，输尿管囊肿分为单纯型和异位型。单纯型多见于成人，输尿管开口位置正常或略有偏移，囊肿较小，位于膀胱内，可引起输尿管梗阻，程度多较轻，一般不阻塞尿道内口。异位型占大多数，多见于婴幼儿及儿童，囊肿一般较大，可脱垂于膀胱颈部或延伸至后尿道，引起输尿管梗阻及下尿路梗阻，病变输尿管往往来自重复肾的上肾段。本病女孩多见，约为男孩的 3 ~4 倍，左侧多见，双侧者占 10% ~15%。

临床表现主要为反复尿路感染和不同程度的排尿困难，甚至发生急性尿潴留。女性患者有时可见囊性肿物脱垂至尿道外，偶可发生嵌顿。严重梗阻病例可表现为患侧肾功能下降。超声检查可见单侧或双侧肾积水，输尿管全程扩张，有时可在膀胱无尿区见到囊肿，能测其大小，并可观察到囊肿内尿液流动及混浊度。磁共振成像及静脉尿路造影可见膀胱内偏向一侧的圆形充盈缺损，边缘光滑，有时可见重复肾表现（图 82-5，图 82-6）。排尿性膀胱尿道造影可更清晰显示三角区充盈缺损，并有助于异位型囊肿的诊断。膀胱镜检查可见膀胱底部球形隆起，有时可在后尿道见囊肿延伸段，如能见到囊肿开口喷尿则可确诊。

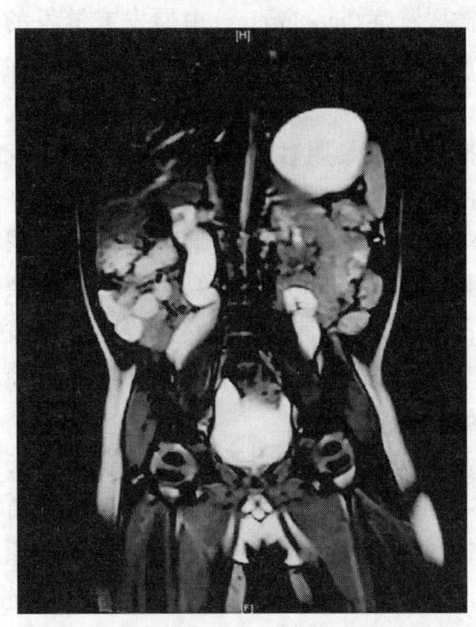

图 82-5　双输尿管囊肿（磁共振成像 MR）
患儿，19 个月

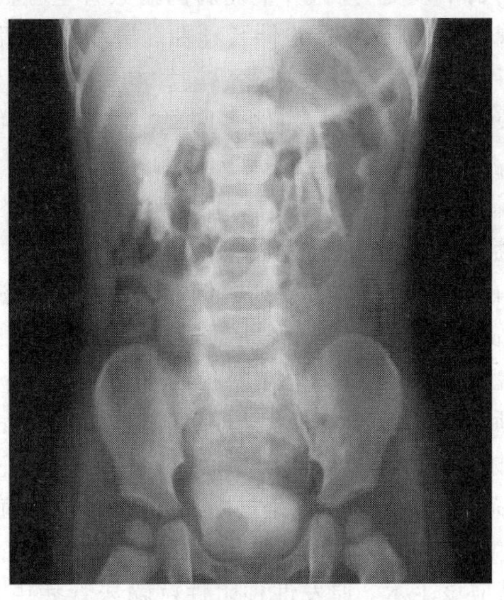

图 82-6　右输尿管末端囊肿伴右肾积水（静脉尿路造影 IVU）
患儿，3 岁

治疗原则是解除梗阻、防止反流、保护肾功能、防治尿路感染等并发症。无临床症状、无明显梗阻的小囊肿可不处理，定期随访。输尿管囊肿梗阻严重，导致受累肾或肾段功能严重受损或丧失者，可行肾或肾

6

段切除，术后仍有症状者再处理囊肿。有临床症状并引起受累肾积水或感染，但仍有正常或部分肾功能的输尿管囊肿可先行膀胱镜下囊肿开窗手术，术中注意囊肿上所开窗口大小适中，最好做到既能引流通畅，又不至于引起膀胱输尿管反流。术后随访如果并发膀胱输尿管反流且感染症状明显，再行囊肿切除和输尿管再植手术。

（四）先天性巨输尿管症

巨输尿管症（megaureter）由原发或继发的病因引起输尿管严重扩张积水。原发性巨输尿管症可分为梗阻性、反流性和非梗阻非反流性三类。先天性巨输尿管症指原发性梗阻性巨输尿管而言。反流性巨输尿管是由于膀胱输尿管反流，导致输尿管扩张积水（详见本章第四节）。非梗阻非反流性巨输尿管是由于梗阻和反流以外的因素所致，可见于某些梨状腹综合征患者，偶见于尿崩症和尿路感染者。继发性巨输尿管症多源于膀胱内高压，如尿道瓣膜、神经源性膀胱、膀胱肿瘤等。

先天性巨输尿管症多数是由于输尿管末端存在长0.5～4cm的无功能段，有组织学和超微结构上的异常，如管壁螺旋状肌层缺如、环肌增厚、胶原纤维明显增生，影响输尿管蠕动波的传导，导致功能性梗阻。输尿管开口往往看上去正常，输尿管导管大多可以顺利地通过，较少遇到真性狭窄。末端梗阻段以上输尿管扩张，下段更为明显，重症病例输尿管全程极度扩张，管径与小肠相仿，并伸长迂曲。肾积水及肾功能损害程度不等，易并发尿路感染。本病多见于男性，男∶女为3.5∶1～5∶1，左侧多见，左∶右为2∶1～3∶1，双侧占15%～25%。

临床表现有发热、腹痛、血尿和腹部肿块。儿童病例症状较明显，病情发展较快，肾损害多较重，双侧者常有生长发育迟缓，成人病例症状常较轻。磁共振成像及静脉尿路造影可见上述输尿管形态学改变，在排尿性膀胱尿道造影排除膀胱输尿管反流和下尿路病变后可明确诊断。胎儿超声可以早期诊断先天性巨输尿管症。受累患儿出生后应该接受一次完整的泌尿系统检查。如果仅是梗阻，部分巨输尿管症可以在出生后的一段时间内自发地改善；如果改善不明显，就应该手术。原发性梗阻性巨输尿管症患儿，有患肾功能下降（分肾功能低于35%～40%）、反复尿路感染、患肾瘢痕形成、连续检查患肾功能持续下降等均是明确的手术指征。双侧巨输尿管症或孤立肾的巨输尿管症，威胁到整个肾功能时，应该积极治疗。输尿管皮肤造瘘术进行尿液转流，可用于上尿路的特别严重感染。在病情严重的新生儿，当根治手术或肾切除都不适合的时候也可采用。在这种情况下，暂时的经皮肾造瘘引流可能更有效、并发症更少。儿童病例应尽早治疗，切除输尿管病变段，适当裁剪整形后行抗反流的输尿管再植手术。成人病例无临床症状和无进行性肾功能损害者可随访观察。由于病变段以上输尿管壁发育正常，预后良好。

（五）腔静脉后输尿管

腔静脉后输尿管（postcaval ureter）是胚胎期腔静脉发育异常所致。在正常发育过程中，下腔静脉主要由下主静脉和上主静脉演变而来，从而使右输尿管在下腔静脉的外侧下行。胚胎发育异常时，右侧后主静脉不退化并参与形成下腔静脉，则迫使右输尿管经下腔静脉的后方、内方绕至前方，再回到外侧下行进入膀胱。因此，腔静脉后输尿管都发生在右侧。发病率不高，可见于任何年龄，但多数患者在30～40岁才出现症状，男性多见，男∶女为2.8∶1。

下腔静脉的压迫引起输尿管部分梗阻，导致梗阻部位以上输尿管上段扩张和肾积水，可并发泌尿系统结石和感染。临床表现主要有腰痛、血尿和膀胱刺激征等。大年龄儿童右肾及右输尿管上1/3段积水的病例应考虑腔静脉后输尿管的可能。诊断主要依据静脉尿路造影和逆行造影，显示右输尿管向正中线移位，越过第3、4腰椎，形成S形。若同时行下腔静脉造影，可显示右输尿管与腔静脉的关系。现在可再采用增强磁共振成像或增强CT检查，更好地显示血管和输尿管走向及相互间关系。核医学检查主要采用^{99m}Tc-DTPA标记的肾动态显像及利尿性肾图，可以评估分肾功能，多数腔静脉后输尿管患者的分肾功能正常或轻微下降。治疗可根据肾积水程度和发展速度以及并发症情况确定是否需要手术。手术方法为切断、复位输尿管并重新吻合，也有人主张切断腔静脉复位输尿管，然后吻合腔静脉，以避免术后输尿管狭窄。本病预后良好。

（王 翔）

第四节 原发性膀胱输尿管反流

当输尿管膀胱连接部抗反流机制不健全时，膀胱内的尿液即可随着膀胱内压的升高而向上逆流，称膀胱输尿管反流（vesicoureteral reflux）。其后果是上尿路扩张和感染机会增加，且感染后产生肾盂肾炎性瘢痕，继发高血压和慢性肾功能不全。膀胱输尿管反流分为原发性和继发性两类。原发性膀胱输尿管反流由输尿管膀胱连接部发育缺陷所致，较为常见，在小儿泌尿系统感染病例中50%～70%存在膀胱输尿管反流。以往6～9岁为发病高峰，目前随着对本病的日益重视，患儿的发病年龄有幼龄化的趋势，甚至1岁以内的婴儿也可在临床上常见。继发性膀胱输尿管反流由神经源性膀胱功能障碍或膀胱颈以下的下尿路梗阻如尿道瓣膜等疾病引起。

膀胱内压上升时输尿管受压而不发生反流的条件是：膀胱内黏膜下斜行的输尿管有足够长度；膀胱壁段输尿管的管径（长度与管径的比例）适当；膀胱壁段输尿管的柔韧性；支持膀胱壁段输尿管的逼尿肌的完整性。原发性膀胱输尿管反流病例常有输尿管开口偏上或偏外侧，输尿管近乎垂直进入膀胱，膀胱三角区肌肉发育不良等因素存在。这些因素均可导致输尿管膀胱连接部的抗反流机制不健全而引起膀胱输尿管反流。原发性膀胱输尿管反流有随着年龄增长逐渐好转和自愈的趋势，可能与膀胱壁段输尿管和三角区肌肉逐渐成熟有关，也可能由于体长增加，重力对尿液的影响使反流级别降低。

根据排尿性膀胱尿道造影所见，膀胱输尿管反流分为五级（International Reflux Study Committee，1981）。Ⅰ级：反流仅达下段输尿管；Ⅱ级：反流到肾盂肾盏，但无扩张；Ⅲ级：肾盂轻度或中度扩张。但肾盏无或仅轻度穹隆变钝；Ⅳ级：输尿管迂曲，肾盂肾盏中度扩张，穹隆消失，但多数肾盏维持乳头形态；Ⅴ级：输尿管重度迂曲扩张，肾盂肾盏严重扩张，多数肾盏失去乳头形态。

临床表现主要是小儿反复发作的尿路感染，偶尔因慢性肾功能不全、生长发育迟缓或高血压就诊。疑及本病时应行排尿性膀胱尿道造影和核医学检查。排尿性膀胱尿道造影是诊断膀胱输尿管反流的主要依据，既可确定诊断又可判定反流级别（分级）。核素肾静态显像（DMSA）可显示肾瘢痕和分肾功能，了解肾功能有无损害。静脉尿路造影对诊断起筛选作用，当发现肾盂肾盏及输尿管扩张而远端无明显梗阻，或见不规则肾轮廓阴影时，应进一步检查。经非手术治疗反流不愈或加重者必要时可行膀胱镜检查，了解输尿管口形态、位置，有无输尿管囊肿等异常，通过输尿管插管估计输尿管膀胱壁间段黏膜下输尿管的长度和管径，以帮助判断是否需要手术。

治疗包括非手术治疗和手术治疗。Ⅰ～Ⅲ级反流的自愈率较高，首选非手术治疗，抗生素控制感染后改小剂量（1/3～1/4 治疗量）口服维持，至少 6 个月，也有国外文献报道抗生素保守治疗可持续 2～3 年。平时定期随访尿常规和中段尿细菌培养，每 6～12 个月复查排尿性膀胱尿道造影，如反流无加重则继续随访，直至各项检查正常。Ⅳ级以上反流、进行性肾瘢痕形成以及抗生素难以控制的反复性尿路感染，应施行抗反流的输尿管再植手术。常用手术方式有经膀胱内的 Politano-Leadbetter、Glenn-Anderson 和 Cohen 术式以及经膀胱外的 Lich-Gregoir 术式。以 Cohen 术式最为简单、安全而有效，被广泛应用。近年来，在膀胱腹腔镜下施行 Cohen 术取得满意疗效，使伤口更加微创而美观。术中黏膜下隧道的长度与输尿管直径的比例应大于 2.5∶1，有作者认为达到 4∶1 更为有效。输尿管扩张严重者需行裁剪以形成适当大小的输尿管管径和输尿管开口。国外近年有报道应用各种材料（如 Teflon、Deflux 等）经膀胱镜注射治疗膀胱输尿管反流，近期有效率达 90%，但远期疗效还有待观察。对于上尿路严重扩张而并发严重感染的病例，应先行膀胱造口/造瘘或留置导尿引流，以控制尿路感染。

（王　翔）

第五节　膀胱先天性异常

（一）膀胱发育不全与不发育

膀胱发育不全罕见，由于双侧输尿管芽开口异位，缺乏对膀胱发育的刺激所致，表现为膀胱容量小，三角区不发育。膀胱不发育（agenesis of bladder）更为罕见，由于尿直肠褶的分隔障碍，泄殖腔残留，导致不能形成尿生殖窦和进一步发育为膀胱，输尿管最终开口于直肠。患者多因合并其他严重畸形死产或于出生后不久死亡，生存的病例与双侧单一输尿管开口异位问题相似。

（二）重复膀胱

重复膀胱（duplicated bladder）有完全性和不完全性重复，又有前后、左右和上下重复膀胱之分，还有葫芦形和多房性膀胱。可能是由于胚胎尾部的一部分对生所致，常伴有后肠重复畸形，多合并上尿路或外生殖器畸形以及其他系统畸形，存活率低。临床上多因尿路梗阻或感染而就诊，必须经全面检查后根据膀胱病变和合并畸形情况综合考虑制订治疗方案，包括解除尿路梗阻、恢复和保留膀胱功能、外生殖器整形和其他畸形矫治等。

（三）膀胱外翻

膀胱外翻（bladder exstrophy）是一种少见而复杂的先天性畸形，发病率男女之比为 2∶1，有明显遗传倾向，但遗传类型尚不清楚。典型的膀胱外翻患儿常为足月儿，多限于开放的膀胱、尿道的邻近结构发育异常，包括：①脐部以下不同程度的腹壁缺损，腹直肌分离，膀胱黏膜外翻，与邻近腹壁皮肤融合，常伴脐疝和腹股沟斜疝；②骨盆发育异常，耻骨联合分离，耻骨支外翻或外旋，患儿行走时呈摇摆步态；③肛门括约肌发育异常，造成不同程度的大便失禁和直肠脱垂；④尿道上裂、外生殖器畸形，男性阴茎短小、背曲，女性阴蒂分裂、小阴唇分离。出生时外翻的膀胱黏膜尚属正常,此后发生鳞状上皮化生、腺性膀胱炎,膀胱壁纤维化而失去弹性,易继发尿路感染和肾积水。如不治疗,半数病例于10岁前死亡,2/3病例于20岁前死亡。

临床分为完全性和不完全性膀胱外翻,以前者较为多见,有上述典型畸形,可直接见到外翻的膀胱黏膜和喷尿的输尿管口。不完全性膀胱外翻者下腹壁缺损较小,膀胱黏膜翻出不多,耻骨联合无明显分离。通过视诊即可确诊,骨盆X线片可明确耻骨联合分离程度,磁共振成像或静脉尿路造影可了解上尿路有无畸形及肾功能状况。

治疗目的是修复腹壁和膀胱,保护肾功能,能控制排尿,重建有功能的阴茎。膀胱功能性重建术是较理想的选择,而尿流改道术适用于功能重建术失败和少数因膀胱发育不良等不宜行功能重建者。经典的膀胱功能重建术包括分期完成一系列手术:①争取在出生后48小时内完成膀胱后尿道修复术,此时不必行髂骨截骨术;②出生72小时后,必须行双侧髂骨截骨术以纠正耻骨联合分离,同时或术后1周内完成膀胱后尿道修复术;③3~5岁时,如膀胱容量大于50ml,可行膀胱颈重建和输尿管抗反流手术;④尿道成形术,一般在膀胱颈重建术后1年进行。目前也有根据病情选择一期膀胱功能重建手术,下腹壁缺损采用局部腹壁皮瓣修复而不进行髂骨截骨术。

(四)膀胱憩室

膀胱壁先天的局限性薄弱部位在膀胱内压作用下,膀胱壁从分离的逼尿肌束之间突出而形成膀胱憩室(bladder diverticulum)。可伴有或不伴有下尿路梗阻。憩室的形成与膀胱壁肌纤维排列异常有关。憩室壁由膀胱黏膜和薄弱的肌层及结缔组织外膜构成,有逐渐增大的趋势,黏膜可发生鳞状上皮化生。憩室常为单发,多位于输尿管口附近。随着憩室逐渐增大,输尿管可被带入憩室内,使潜行的壁间段缩短,造成膀胱输尿管反流。膀胱顶部的憩室系由于脐尿管近膀胱端未闭所致,少见。本病多见于男性,常表现为排尿困难和尿路感染。因憩室在排尿时不能收缩反而增大,形成无效腔和假性残余尿,易继发感染和血尿。诊断主要依据磁共振成像和排尿性膀胱尿道造影,变换体位摄片有利于显示憩室形态,必要时辅以膀胱镜检查。治疗原则主要是解除下尿路梗阻,控制感染。憩室较大、有膀胱输尿管反流者,可切除憩室加抗反流的输尿管再植手术。

(五)脐尿管畸形

膀胱形成初期其顶部与脐管相连通,随着胚胎发育膀胱逐渐下降,脐与膀胱顶之间形成一条细管,即脐尿管。以后脐尿管逐渐闭锁退化为纤维索。脐尿管如果完全不退化,则出生后膀胱顶部与脐相通,称脐尿管瘘。如果两端退化而中段有管腔残存,则形成脐尿管囊肿。如果只有一端,则形成脐窦或膀胱顶部憩室。

脐尿管瘘(urachal fistula)多见于男性,表现为脐部漏尿,小的瘘口有时难以发现。从尿道向膀胱内注入亚甲蓝见染色尿液从脐部漏出,或造影显示瘘管通向膀胱均可确诊。需注意与卵黄管瘘和脐茸鉴别,后两者系肠道发育异常所致,膀胱造影正常;卵黄管瘘在瘘管造影侧位片可见造影剂进入小肠,而脐茸无瘘管。治疗方法为瘘管切除。

脐尿管囊肿(urachal cyst)亦多见于男性,表现为下腹部中线处肿块,可引起腹痛。超声检查可见紧贴前腹壁的囊性肿块,侧位腹部X线片显示前腹壁与肿块之间无肠曲存在。治疗方法为囊肿切除,继发严重感染者可先切开引流,二期手术再切除囊肿。

(王 翔)

第六节 尿道先天性异常

(一)尿道缺如和闭锁

尿道缺如和闭锁(urethral agenesis and atresia)常合并其他严重发育畸形,且由于胎儿排出的尿液使膀胱膨胀,可压迫脐动脉,引起胎儿循环障碍,故多为死产或于出生后不久死亡。偶因合并膀胱外翻、脐尿管瘘或膀胱直肠瘘而可存活。闭锁于前尿道尤其是靠近尿道外口者,上尿路受压影响较轻,预后较好。可先行尿道造口术,以后再行尿道成形术。

(二)重复尿道

重复尿道(duplication of urethra)属少见畸形,可单独存在,也可伴发于重复膀胱,或为男性重复阴茎的附属部分。副尿道的管径较细,近端起于正常膀胱颈或重复膀胱,远端开口于阴茎背侧、腹侧或会阴部。完全性重复者多开口于背侧,常因其起源于括约肌功能之外而出现尿失禁。静脉尿路造影或逆行尿道造影可确诊。治疗方法是将副尿道切除。不完全性重复者多开口于腹侧,70%与另一尿道相通,其余为盲端型或呈窦道状,可因感染而出现脓性分泌物,应于感染间期切除,无症状者不需要治疗。

(三)先天性尿道瘘

先天性尿道瘘(congenital urethral fistula)是一种较罕见的尿道畸形,尿道和尿道外口均正常,而有尿道皮肤瘘存在,瘘口通常位于冠状沟或冠状沟下。其发病原因不明,可能与尿道板局限性缺陷妨碍尿道褶融合有关。治疗方法可行尿道瘘修补术,如瘘口与尿道外口之间的皮桥薄而窄，可切除皮桥行尿道成形术。

（四）尿道口囊肿

尿道口囊肿（cyst of urethral orifice）是位于尿道外口旁龟头黏膜和尿道黏膜之间的薄壁囊肿，被覆立方上皮，内含澄清囊液。诊断不难，但需与包皮的皮样囊肿和皮脂腺囊肿鉴别。囊肿日益增大而引起排尿不畅者可行囊肿切除，否则可不必处理，但术后有时会引起尿道口不对称。

（五）尿道瓣膜

后尿道瓣膜（posterior urethral valve）是男孩下尿路梗阻最常见的原因。正常男性尿道来自精阜远端的黏膜褶皱沿尿道下壁走行，至膜部侧壁消失。如果这些褶皱肥厚或在前端发生融合，则形成后尿道瓣膜，使该部位尿道呈裂隙状或仅存一小孔，引起排尿梗阻。瓣膜近端的前列腺部尿道扩张，膀胱颈抬高，膀胱壁增厚扩张，形成小梁和假性憩室。多数病例并发不同程度的上尿路积水和膀胱输尿管反流，在此基础上易继发感染，加重肾脏损害。

临床表现因瓣膜裂孔大小和上尿路损害程度而异，梗阻越重，症状出现也越早。婴儿可因脓毒症和电解质紊乱、生长发育迟缓或腹部肿块而就诊。最严重者可出现肾功能不全或肾脏破裂形成肾周及后腹膜尿液性囊肿或腹腔大量积液。排尿性膀胱尿道造影可提示尿道狭窄部位，后尿道扩张程度，有无合并膀胱输尿管反流等。尿道镜检查可证实诊断。磁共振成像、静脉尿路造影及核医学检查可帮助了解上尿路病变情况。

治疗方法包括引流尿液、控制感染、纠正水电解质失衡和瓣膜切除术。有时导尿管能通过瓣膜裂孔，留置导尿引流后易控制尿路感染；有时需行膀胱造瘘/造口、输尿管造瘘或肾造瘘。待感染控制、一般情况改善后可行尿道瓣膜切除术，现在多数病例可通过尿道镜行腔内手术瓣膜切除。继发的膀胱输尿管反流可随访，必要时行抗反流的输尿管再植手术。

前尿道瓣膜（anterior urethral valve）可单独存在，也可伴发于前尿道憩室。瓣膜常位于阴茎阴囊交界处的尿道腹侧壁，呈尖瓣、虹膜样或半月形，不阻碍导尿管插入但妨碍尿液排出，引起近端尿道扩张，严重时可继发上尿路扩张积水。临床表现与后尿道瓣膜相似，但以大年龄儿童相对多见，以排尿困难为主诉，可发生急性尿潴留。排尿性膀胱尿道造影是主要诊断方法，磁共振成像或静脉尿路造影可了解上尿路情况。治疗方法为尿道镜下瓣膜切除术。

（六）尿道憩室

先天性尿道憩室（urethrocele）一般为前尿道憩室，多位于球部尿道和阴茎部尿道，呈袋状或球形，内衬尿道黏膜，缺乏海绵体支持。球形憩室常发生于球部尿道，带蒂，有狭窄的开口与尿道相通，易形成梗阻和结石。前尿道憩室亦可见于尿道下裂手术后，因远端尿道狭窄梗阻而出现。后尿道憩室一般继发于炎症或外伤等后天性因素。

临床表现为排尿时阴茎阴囊交界处出现肿物，按压时有尿液排出，尿后仍有尿滴沥。可有排尿困难，继发感染时出现尿道溢脓和尿痛。排尿性膀胱尿道造影可明确诊断，注意伴发尿道瓣膜的可能。治疗为切除憩室和伴发的尿道瓣膜，近年有人提出经尿道行憩室切开手术，远期疗效尚待观察。

（七）尿道上裂

尿道上裂（epispadias）是尿道背侧壁的部分或全部缺损。常与膀胱外翻伴发，单独发生率<1/10万，女性尤为少见。根据尿道口位置，男性分为阴茎头型、阴茎体型和耻骨联合下型；女性分为阴蒂分裂型和耻骨联合下型。

临床半数以上病例有尿失禁，程度取决于后尿道背侧壁缺损程度。后尿道背侧壁完全缺损者，尿道外括约肌于此处不连续，导致完全性尿失禁。如果后尿道背侧壁肌层和尿道外括约肌有相当程度发育，则表现为压力性尿失禁。后尿道发育正常时不发生尿失禁。外观上男性表现为尿道外口位于阴茎背侧或膀胱颈，分开尿道口有时可见精阜。尿道外口至龟头有一浅沟，被覆黏膜，但无海绵体组织。包皮悬垂于阴茎腹侧。阴茎短而扁平，左右阴茎海绵体分离，龟头呈铲状。由于尿道沟和阴茎悬韧带收缩，阴茎向背侧弯曲。女性表现为阴蒂分裂，尿道短或不存在，阴唇短小远离。男女均可有不同程度的耻骨联合分离。本病凭外观即可确诊，静脉尿路造影和排尿性膀胱尿道造影可了解是否合并上尿路畸形和膀胱输尿管反流。

治疗应根据类型和患者性别及尿失禁程度作个性化选择。阴茎头型和体型尿道上裂可一期或分期行尿道成形术，包括松解阴茎脚，矫正阴茎背曲，延长阴茎体和尿道成形术。典型耻骨联合下型尿道上裂和伴有完全性尿失禁者，应行分期重建术，依次完成阴茎重建术、尿道成形术和膀胱颈重建术，必要时行抗反流的输尿管再植术。

（八）尿道下裂

尿道下裂（hypospadias）是泌尿生殖系统最常见的先天性畸形之一，发病率为3‰~4‰，均为男性。目前国外的调查显示，本病发病率在不断上升。美国从1970年到1993年，尿道下裂的发病率从2.02/1000上升到3.97/1000，即目前每250名新出生男婴中就有1名尿道下裂患儿，而重度尿道下裂的发病率更是上升了3~5倍。

确切病因目前仍不清楚，已知的病因有：①内分泌异常，如雄激素分泌不足或靶器官组织对雄激素不敏感，但只有很少的病例能发现此类异常；②遗传因素异常，同一家系中数位或几代成员同时患有尿道下裂；③胎盘因素异常，低龄或高龄产妇及低体重儿和双胞胎中尿道下裂发病率都较高；④环境因素，近二十年尿道下裂的发病率呈上升趋势，可能与环境中激素干扰物和杀虫剂的使用有关；⑤生长因子异常或不足也可引起发病。这些病因导致胚胎期阴茎尿道远侧段发育障碍，阴茎两侧的尿道褶未能在阴茎腹侧完全融合成管，而在阴茎腹侧或阴囊、会阴等异常部位形成尿道开口。未能形成尿道的部位其海绵体也不发育或发育不全而形成纤维索带，牵拉阴茎头形成不同程度的阴茎下弯。

Browne根据手术前尿道口位置将尿道下裂分为阴茎头型、远段阴茎体型、近段阴茎体型、阴茎阴囊型和会阴型，这种分型方法曾被广泛采用。但由于不少病例的尿道原始开口于阴茎体或冠状沟，而实际其尿道海绵体分叉却在阴茎根部或更低，中间只是一层薄薄的几乎透明的膜性组织。因此，近年Duckett提倡采用Barcat于1973年提出的分型方法，即阴茎完全脱套伸直后，切开膜性组织到尿道海绵体处，再观察尿道开口位置。根据阴茎伸直后新尿道外口的位置将尿道下裂分为前型（新尿道口位于阴茎头至冠状沟下，占50%）、中间型（新尿道口位于阴茎体，占30%）和后型（新尿道口位于阴茎阴囊交界至会阴部，占20%），认为这种分型较为准确，更能反映疾病的严重程度，因为任何尿道下裂手术的尿道重建都必须从有真性尿道海绵体处开始缝接。

依据视诊多可确诊尿道下裂，各型均有不同程度的阴茎下弯，包皮如帽状堆积于阴茎头背侧，系带缺如，腹侧可见未闭合的尿道呈一浅沟。后型常见阴囊分裂，阴茎下弯严重，可伴发上尿路或直肠肛门畸形。前列腺囊常伴发于后型尿道下裂，一般认为在会阴型及阴茎阴囊型尿道下裂中的发生率可高达10%~15%，更有人报道可达57%。前列腺囊可能是副中肾管退化不全，或尿生殖窦男性化不全的遗迹，开口于前列腺部尿道的后方。合并前列腺囊的尿道下裂术后易因为远端尿道狭窄梗阻而出现感染，进而引发反复的附睾炎症。后型伴双侧隐睾者需与性别发育障碍（disorder of sex development，DSD）类疾病，如真两性畸形、男性假两性畸形或女性假两性畸形相鉴别。鉴别方法有：①细胞核性染色体组型分析；②皮肤活检或口腔黏膜刮片行性染色质检查，女性阳性率高，男性阳性率<5%；③24小时尿17-酮类固醇测定，显著增高者提示肾上腺性征异常症；④不能确定性别时可考虑腹腔镜探查和性腺活检。还可以采用基因检测的方法，发现诸如性别决定基因（SRY）、雄激素受体基因（AR）、5α-还原酶基因、抗米勒管抑制因子等异常。

尿道下裂均应手术治疗，要求矫正阴茎下弯畸形，重建缺损尿道使其开口尽可能接近于阴茎头前端。手术时间提倡尽早完成，以减轻对患儿心理的负面影响。以6个月到1岁左右为宜，5岁前应完成全部矫治手术。阴茎发育较差者，术前2个月可肌注人绒毛膜促性腺激素（hCG）1~2个疗程。尿道成形术可大致分为一期完成和二期完成两类，方法繁多。前型尿道下裂及其他各型中尿道板发育良好、包皮丰富、阴茎腹侧皮肤松弛者，可一期完成手术。而阴茎发育差，下弯严重、包皮不够丰富的尿道下裂，以分期手术为宜，可提高成功率，减少并发症。第一期充分矫正阴茎下弯畸形，注意尽可能保留包皮并将其转移至腹侧，第二期行尿道成形术。具体应根据尿道下裂不同类型及尿道板的发育情况作适当选择：①如果尿道板发育良好并足够宽，可以选Therisch-Duplay技术进行直接卷管成形尿道。②如果尿道板比较窄，无法直接卷管，就可采用Snodgrass法，或取带蒂包皮内板覆盖到尿道板上的Onlay法，或用腹侧皮肤上翻的Mathieu法。③如果尿道短缺的长度小于2cm和远端尿道发育良好，也许可以将整个尿道从海绵体上游离下来并上提，通常要游离至阴茎阴囊交界或更下方，这样尿道才可能延长至龟头顶端，即Koff法。这个手术的优点与Therisch-Duplay相同，即可以不用尿道组织以外的组织来代替。④如果尿道板无法保留，就需要用其他组织来重建尿道，如带蒂的长方形包皮内板卷管（Duckett）或口腔黏膜。膀胱黏膜代尿道在20世纪80年代被认为是较为合理的方法，因为这样成形的尿道上皮与正常尿道上皮相同，但是该手术方法目前已越来越少应用，或者只作为最后的选择。主要原因是膀胱黏膜代尿道除了创伤大之外，即使手术较为熟练的医师，也还会出现较多的并发症，如尿道狭窄、尿道瘘。⑤尿道口前移、龟头成形术（MAPGI法），该手术方法在20世纪80年代非常流行，用于治疗远端型尿道下裂。但事实上该方法不是将尿道外口前移，而是将龟头扁平化，而术后尿道外口下移非常常见，所以现在这种方法已较少应用。尿道下裂各类手术后要达到的目标是：①勃起时能伸直的阴茎海绵体；②尿道外口位于龟头顶端呈裂隙样；③没有赘生的包皮；④站立排尿时直而单股的尿线，没有分叉、疼痛和费力；⑤美观的阴茎头腹侧。

（王　翔）

第七节　阴茎先天性异常

（一）阴茎发育不全

阴茎发育不全(penile agenesis)是生殖结节不发育或发育不全所致的畸形，罕见，发病率约1/1000万。有时仅外阴部有极小的可勃起组织，尿道多数开口于会阴部或直肠下端近肛门处。阴囊和睾丸一般发育正常。50%以上患儿伴发泌尿生殖系统其他畸形、直肠肛门畸形或心血管畸形，如隐睾、肾发育不良、膀胱直肠瘘、尿道直肠瘘等。伴发严重畸形者常于出生时或之后不久死亡。治疗多主张应作为女性抚养，在婴儿期行变性手术，包括睾丸切除、尿道成形加外阴成形术，青春期后酌情考虑行阴道成形术。目前有人认为关于性别选择须慎重，应征求父母意见，或可待患者成年后由本人自己决定。

（二）重复阴茎

重复阴茎(diphallia)可能是生殖结节融合缺陷所致，罕见，发病率约1/500万。有分支阴茎和完全重复阴茎两种类型。前者被部分纵向分隔为二，其中之一有一个尿道开口。完全重复阴茎为基本完整的两个阴茎，可完全分开，也可相互依附在一起，各有其尿道及阴茎海绵体，连接同一膀胱或分别与重复膀胱相通。合并畸形常见，包括尿道上裂、膀胱外翻、尿道下裂、隐睾、肾发育不良、异位肾、重复肾、肛门直肠畸形、重复结肠、脊柱畸形、心血管畸形等。治疗应根据伴发畸形和阴茎局部情况综合考虑，制订保留功能的整形方案。切除发育相对不良的阴茎海绵体及尿道，对发育较好的阴茎实施整形手术。

（三）蹼状阴茎

蹼状阴茎(webbed penis)指阴囊皮肤向前延伸至阴茎腹侧，使阴茎体皮肤与阴囊皮肤相连，形成蹼状。多为先天性异常，部分由于包皮环切等手术切除阴茎腹侧皮肤过多所致，除外观异常外一般无其他妨碍，多随年龄增长、阴茎发育后逐渐好转。但蹼状皮肤延伸接近龟头者可造成勃起障碍致性交困难，需行整形手术，可楔形切除蹼状皮肤、V-Y、W或横切纵缝矫正。

（四）隐匿阴茎

隐匿阴茎(concealed penis)指阴茎外观短小，似乎没有阴茎体，仅剩包皮，但检查时沿阴茎向后推压皮肤即可见阴茎体有足够长度隐藏于丰满的耻骨前脂肪垫下。患者多较肥胖，常伴有包茎，阴囊和睾丸发育异常。隐匿阴茎可能是先天性的，也可能是继发性的(包皮环切等术后)。先天性异常为阴茎皮肤未能附着于阴茎体深筋膜，而阴茎浅筋膜缺乏弹性，限制了阴茎的伸展，以致丰富的皮下脂肪充填于皮肤和阴茎海绵体之间，造成了阴茎的隐匿。应注意与尿道上裂鉴别。治疗方法及手术年龄有较大争议。因大多数隐匿阴茎患者随年龄增长，阴茎发育及躯干部脂肪再分布而逐渐好转，如能上翻包皮暴露阴茎头则不一定手术。治疗应结合减肥和包皮成形手术，可清除耻骨前多余脂肪，切除阴茎浅筋膜层的纤维索，将阴茎皮肤固定于耻骨前筋膜和阴茎根部。注意隐匿阴茎的特点是包皮外板少、内板多，阴茎背侧皮肤少、腹侧多，因此有时需要将腹侧带蒂包皮瓣转向背侧修复缺损的皮肤，或用V-Y法成形。禁忌行包皮环切术。

（五）小阴茎

小阴茎(micropenis)指阴茎外观结构正常，长度小于同龄平均值2.5个标准差以上。Schonfeld(1987)一组统计资料示，足月新生儿的阴茎长度至少为1.9cm，1～2岁时至少2.6cm，5岁时至少3.5cm，成人至少9.3cm。国内无同类参考资料，成人一般以阴茎松弛长度不足3cm为小阴茎。小阴茎患者睾丸通常较小且下降不全，少数病例有阴茎海绵体发育不良。

可能与以下因素有关：①下丘脑不能产生足量的促性腺激素释放激素，称为低促性腺激素性功能减退症(hypogonadotropic hypogonadism)。有脑组织结构异常和无脑组织异常两类。后者多为综合征，如：Kallmann、Prader-Willi、Lawrence-Moon-Biedl综合征等，可伴多发畸形，与染色体、基因异常有关。可引起胎儿促性腺激素分泌不足，外生殖器发育障碍。②原发性睾丸功能低下，称为高促性腺激素性功能减退症(hypergonadotropic hypogonadism)。患儿的下丘脑、垂体分泌功能均正常，可能是在妊娠后期睾丸出现退行性变，如因感染、损伤和胎儿睾丸扭转而睾丸萎缩，致睾酮分泌减少，通过负反馈途径使促性腺激素分泌过多。所以引起小阴茎的原因主要在睾丸本身。③特发性小阴茎，患者下丘脑-垂体-睾丸轴功能正常，到了青春期后发育可基本正常。病因尚不清楚，可能是由于促性腺激素分泌的时机错误或延迟所致。

诊断应询问有无家族遗传病史，注意有无与染色体或脑发育异常有关的症状和体征。应常规检查染色体组型，如Kallmann综合征、Prader-willi综合征及Klinefelter综合征等可伴有小阴茎。应行下丘脑-垂体-性腺轴功能的检查，包括测定促性腺激素［血清黄体生成素(LH)、卵泡刺激素(FSH)］和性腺激素［睾酮(T)、双氢睾酮］的水平，促性腺激素释放激素(GnRH)兴奋试验、人绒毛膜促性腺激素(HCG)兴奋试验及促肾上腺皮质激素(ACTH)激发试验等，以协助分析小阴茎的病因和指导治疗。可做磁共振成像或CT检查脑部有无下丘脑、垂体畸形，伴有颅面畸形者，应该特别注意视交叉、第四脑室和胼胝体的情况。疑为

Kallmann 综合征时，必须特别注意嗅沟的情况。

治疗一般在6个月至1岁时开始。性腺功能异常者，如单纯睾丸功能低下，分泌睾酮不足者，可采用睾酮替代疗法：外用睾酮霜或肌内注射睾酮，每次25mg，每3周1次，持续4次，并随访观察至6岁。治疗后阴茎、阴囊均可增长，但需注意有的患儿可发生脊柱发育过快。对睾酮治疗无反应者，根据上述激素测定结果选用HCG或长效睾酮。青春期后阴茎仍较短者必要时考虑行整形手术。手术方法主要为阴茎延长术。如果阴茎过小，患者坚持做男性的可用阴茎再造成形、阴茎假体放置等方法，转性别者行双侧睾丸切除、外阴整形术及雌激素替代治疗。

（六）阴茎扭转

阴茎扭转（penile torsion）是由于阴茎体不平衡和旋转所致。临床多见逆时针扭转，中缝和系带沿阴茎体螺旋状偏向左侧或上方，可伴发尿道下裂。90°以内的扭转一般不需要矫治，或仅需将阴茎皮肤脱套后重新按正常方向缝合即可纠正。超过90°的扭转往往需要松解阴茎根部，切除发育不良的纤维索后方可纠正。若仍不满意，可扭转对侧的阴茎海绵体白膜与耻骨联合固定进行矫治。

（七）包茎及包皮其他疾病

1. 包茎（phimosis）　指由于先天性或后天性因素，包皮口狭小，或包皮与阴茎头粘连，使包皮不能翻转露出全部阴茎头。胎儿阴茎发育完成时，包皮完全覆盖阴茎头，包皮内板与阴茎头之间有粘连，因而新生儿几乎都存在生理性包茎。随着年龄增长，阴茎逐渐发育，阴茎头和包皮间的粘连逐渐吸收，至3岁时约10%的儿童存在包茎，仍属正常，应待其随阴茎发育而包皮自然退缩，强行上翻可造成包皮撕裂、炎症，导致局部纤维化增厚反而加重包茎。

严重的包茎可使包皮口如针孔样狭小，在排尿时包皮鼓起如球状，尿线细，可导致排尿困难。长期排尿梗阻可引起上尿路扩张、感染、结石和慢性肾功能不全等严重并发症。长期包茎所致慢性炎症刺激阴茎头，是阴茎癌发病的重要因素之一，故因包茎行包皮环切术，对预防阴茎癌可能有一定意义，但仍缺少文献及随机对照研究支持。

对于婴幼儿期的生理性包茎，如果无排尿困难，对婴幼儿包皮口狭窄，可行包皮口扩张术；一般6岁以上，再行包皮环切术。包皮环切术要求：儿童应在包皮无张力下距冠状沟0.8cm处的包皮行远端环形切除，成人应酌情在距冠状沟1.0cm处行环切，系带处应予适当保留，仔细止血后对称缝合包皮内外板。术后注意局部清洁，年长儿及成人应用雌激素预防勃起，口服抗生素防止感染。也可用包皮环扎术，具有简便快速、伤口整齐美观、无出血等优点。

2. 包皮阴茎头炎（prepuce balanitis）　随着年龄增长，尿液积留于包皮间隙经常刺激包皮及阴茎头，促使其产生皮脂腺分泌物和上皮脱屑，逐渐堆积形成白色或淡黄色的包皮垢，如豆腐渣样从细小的包皮口排出。包皮垢容易积存大量细菌而引发感染。特别是青春期后，由于阴茎头及冠状沟长期得不到清洗，可继发包皮阴茎头炎。急性期表现为局部红肿、疼痛、瘙痒或不适感，包皮与阴茎头间隙有臭味的脓性分泌物，有时伴有尿频、尿急、尿道外口红肿。病变严重者可发生包皮或阴茎头浅表溃疡，腹股沟淋巴结常有肿大、压痛。若治疗不及时，可导致包皮与阴茎头炎性粘连，形成包皮口或尿道外口瘢痕性狭窄，严重者致阴茎头坏死或影响阴茎发育。治疗上首先要设法使包皮上翻，包茎者可根据包皮口的大小和组织的柔韧性决定做包皮口扩张或背侧切开术，以便露出整个阴茎头和冠状沟进行清洗。可用温开水、1∶5000高锰酸钾溶液、0.02%呋喃西林溶液等浸泡冲洗。若感染处于急性期，可应用口服抗生素治疗。待炎症消退后择期行包皮环切术，若有尿道外口狭窄，可行尿道口扩张或切开成形术，包皮阴茎头粘连、系带粘连、系带瘢痕挛缩等，给予包皮分离整形术。

3. 嵌顿性包茎（incarceration of phimosis）　由于包皮口狭小，强行向上翻转后未及时完全复位，造成包皮口紧勒在冠状沟处，使远端包皮和阴茎头的血液与淋巴回流障碍，发生水肿、淤血、疼痛，如不及时处理，可导致阴茎头缺血、感染、溃烂，甚至坏死。发生包皮嵌顿者需尽早手法复位，早期容易成功，若嵌顿时间短，可用1‰苯扎溴铵溶液消毒，局部涂抹液状石蜡，两手中指和示指握住包皮并向下轻拉，同时，用双手拇指均匀用力将阴茎头向包皮内推送，短时间内即可复位。如手法复位困难，可尝试先用针头刺破肿胀的包皮，并适当挤压，使组织液渗出，水肿减轻后再复位。对于嵌顿严重者，可在局部麻醉下，纵行切开嵌顿包皮的背侧皮肤及深筋膜，包皮复位后，再做横行缝合切口，待炎症水肿消退后再行包皮环切术。

4. 包皮过长（redundant prepuce）　是指包皮虽然覆盖于全部阴茎头和尿道口，但能上翻露出阴茎头和冠状沟。儿童期多为假性包皮过长，随年龄增长，阴茎发育而自行缓解。青春期后多为真性包皮过长。包皮过长者要经常翻起包皮进行清洗，否则易引起包皮阴茎头炎。长年反复发作包皮阴茎头炎，成年性交后亦成为女性宫颈癌的诱发因素之一。治疗可行包皮环切术。

（八）阴茎阴囊转位

阴茎阴囊转位（penoscrotal transposition），指阴囊

异位于阴茎上方，分为完全性转位和部分性转位，一般认为是由于阴唇阴囊隆突在发育过程中位置迁移障碍所致。完全性阴茎阴囊转位很少见，阴茎完全移位于阴囊后方，而阴茎本身发育正常，可不伴有阴茎弯曲和尿道外口位置异常。部分性阴茎阴囊转位常与后型尿道下裂并存，也有报道并发性染色体及骶尾部发育异常。治疗方法为阴囊整形，沿两侧阴囊翼上缘、阴茎阴囊交界处作M形切口，阴茎背侧皮条宽度应在1cm以上以保证血供，分离两个阴囊翼皮瓣，于阴茎腹侧缝合，使阴囊转至阴茎下方。对于合并后型尿道下裂者，可与尿道成形手术同时完成。

（王　翔）

第八节　睾丸、附睾及精索先天性异常

（一）无睾症

在不能扪及睾丸的病例中3%～5%为单侧或双侧无睾症（anorchia）。其发生原因尚不明确，可能是胚胎性性腺不发育或妊娠期、围生期睾丸扭转而萎缩。无睾症患者可合并输精管缺如，但常见输精管盲端终止于髂窝部位，精索血管残迹终止于腹股沟管。无睾症患者染色体核型一般为46XY。双侧不能扪及睾丸的患儿，如果促性腺激素（尤其是FSH）基础水平升高可确诊双侧无睾；如果FSH不升高，则需进一步行人绒毛膜促性腺激素（hCG）刺激试验以帮助确定是否存在睾丸组织。试验方法为每天一次肌内注射hCG 2000IU，连续3天，试验前后分别测定血浆睾酮水平。睾酮水平对外源性hCG刺激无反应者为双侧无睾症。

（二）隐睾症

隐睾症（cryptorchidism）又称睾丸下降不全（undescended testis），是指睾丸停留于正常下降途径中的某一部位而未下降至阴囊内，是常见的生殖系统先天性异常。文献报道发生率在足月儿中为1.2%～3.4%，在早产儿中达30%。在1岁前尤其是出生后头3个月内，由于体内睾酮水平较高，隐睾可能自行下降，1岁以后再降者少。故1岁时隐睾发生率降为0.8%～1%，成人隐睾发生率为0.3%～0.4%。睾丸停留的常见部位为腹股沟区（约占75%），单侧明显居多，单侧∶双侧为5∶1。可能有遗传性。

在胚胎发育过程中睾丸的正常下降过程受内分泌因素和物理机械因素的影响。睾丸下降分为两个阶段，第一阶段包括胚胎期分化、睾丸形成及从泌尿生殖嵴移到腹股沟；第二阶段即睾丸从腹股沟移至阴囊中。内分泌因素是促使睾丸下降的主要因素，雄激素作用于引带上的雄激素受体，使引带收缩牵引睾丸下降至阴囊并将睾丸固定于阴囊内。支配引带的生殖股神经在此过程中起着重要的辅助作用。其他如发育过程中体壁与引带的相对运动、腹内压等机械因素在睾丸下降中也发挥一定作用。因此母体绒毛膜促性腺激素分泌不足、胎儿下丘脑-垂体-性腺轴的异常、引带缺如或雄激素受体缺乏、腹股沟管发育异常、腹膜后纤维性粘连以及累及生殖股神经的脊髓缺陷，均可导致隐睾的发生。

隐睾常合并鞘状突未闭，可在此基础上并发斜疝，容易发生睾丸扭转。因位置相对固定，隐睾易受损伤。隐睾发生睾丸癌的机会是阴囊内睾丸的30～50倍，睾丸固定术后虽未必能减少恶变的机会，但一旦恶变易于早期发现。隐睾常导致不育，双侧隐睾患者如未经早期有效治疗，90%以上不育，单侧者亦半数不育，引起不育的原因主要有：隐睾的睾丸组织中间质细胞（Leydig细胞）数目减少且萎缩；精原细胞数目低且不随年龄增多；精原细胞A向B转变有障碍，影响生殖细胞繁殖，睾丸的位置越高，生精小管损害的可能性越大。此外，隐睾造成的畸形以及家长的焦虑情绪可影响患儿的心理发育。

临床上根据睾丸停留的位置将隐睾症分为高位隐睾（睾丸位于腹内或邻近腹股沟管内环）和低位隐睾（睾丸位于腹股沟管或外环附近）。寒冷刺激和紧张姿势可使提睾肌收缩造成睾丸未降的假象，因此要求检查室内和检查者双手保持温暖。6个月以上患儿宜取盘腿坐位、立位和卧位等不同体位进行检查，以确定隐睾诊断及其分型。高位隐睾一般不能扪及，B超、CT和用放射性核素标记的hCG行睾丸组织显像有助于定位，必要时可行腹腔镜检查或手术探查。双侧不能扪及睾丸者，应先行hCG刺激试验，如试验后血浆睾酮明显升高则为高位隐睾症，应进一步做定位检查；如无变化则为双侧无睾症。低位隐睾症应与异位睾丸和回缩睾相鉴别。异位睾丸是指睾丸未沿正常途径下降至阴囊内而下降到阴囊附近的其他部位，如下腹部皮下、股部、会阴部或耻骨上。两者在组织学上有明显区别：隐睾的组织结构异常，而异位睾丸的组织结构正常。回缩睾是由于提睾肌过度收缩使原已下降的睾丸回缩至阴囊上方或腹股沟管内，用正确的方法检查时可轻柔地将睾丸推回阴囊内。回缩睾的阴囊发育良好而隐睾的同侧阴囊不发育或发育不良。异位睾丸需行睾丸固定术，回缩睾一般不需要治疗或根据情况采用内分泌药物治疗。

根据对隐睾症内分泌功能测定和组织学超微结

构的研究结果,隐睾症的治疗应在1～2岁以内,即睾丸出现组织结构退行性改变之前进行。双侧隐睾者首选内分泌治疗,其目的是促进睾丸发育和增加睾酮分泌以促使睾丸下降。治疗方法有:①人绒毛膜促性腺激素(hCG)疗法:隔日肌内注射hCG 1000～1500IU,10次为一疗程,有效率14%～52%;②黄体生成素释放激素(LHRH)疗法:LHRH 1.2mg/d分3次鼻腔喷雾,4周为一疗程,有效率29%～38%;③LHRH+hCG疗法:先按上述方法使用LHRH一疗程,接用hCG 1500IU每周1次肌注,共3周,有效率达80%。单侧隐睾或内分泌治疗无效者应争取在2岁以前行睾丸固定术。低位隐睾以肉膜囊内固定法最佳。部分高位隐睾可行长襻输精管睾丸固定术(Fowler-Stephens术),多采用分期手术,即首期结扎精索、血管,半年后再行睾丸下降固定术。但术后有可能发生睾丸萎缩。腹内睾和高位隐睾可采用腹腔镜辅助下睾丸下降固定术,手术的一期成功率较开放手术明显提高。不适用于上述方法的双侧隐睾或腹内睾丸,可行自体睾丸移植术。单侧发育不良的睾丸和青春期后的单侧隐睾主张行睾丸切除术。睾丸固定术后应定期随访,注意睾丸有无回缩、萎缩以及有无睾丸肿块及腹股沟淋巴结肿大,尤其在25～35岁隐睾癌变的高峰年龄。

(三) 附睾囊肿

附睾囊肿(cyst of epididymis)在成人中较为多见,囊肿多位于附睾头部,罕有继发破溃、出血者,恶变亦极为罕见。近年发现母亲在妊娠期服用过己烯雌酚的男孩中附睾囊肿发生率较高。附睾囊肿是否影响生育尚无定论。临床经触诊和B超检查可确诊。若囊肿增大,出现坠胀不适等症状时可手术治疗。

(四) 鞘膜积液

正常情况下,睾丸下降至阴囊底部后,腹膜鞘状突在胎儿出生前闭合为一条纤细的纤维索,仅遗留睾丸周围的一部分,形成睾丸鞘膜的脏层和壁层,两层之间为鞘膜囊,内含少量浆液。如鞘膜囊内或未闭的鞘状突内浆液量增多则为鞘膜积液(hydrocele)。鞘状突在不同部位发生闭合不全形成不同类型的鞘膜积液。鞘状突闭合正常,仅睾丸鞘膜囊积液称为睾丸鞘膜积液;鞘状突完全未闭合,鞘膜囊与腹腔相通称为交通性鞘膜积液,有时合并斜疝;鞘状突在内环和睾丸上方均闭合,而在精索部位遗留一个积液的鞘膜囊称为精索鞘膜积液或精索囊肿,在女性则称为圆韧带囊肿(Nuck cyst)。鞘膜积液在小儿很常见,据统计足月男性新生儿的发病率为6%或更高,多为单侧,1岁以内鞘状突可能自行闭合,积液消失。鞘膜积液的发生机制除通过未闭的鞘状突来源于腹腔液外,还与鞘膜分泌和吸收能力失衡有关。成人睾丸鞘膜积液可为睾丸和附睾各种炎症、外伤和肿瘤等原因所致,为继发性鞘膜积液。

临床表现为无痛的透光的囊性肿物,形状与部位因不同类型而异。睾丸鞘膜积液为椭圆形,积液张力高时睾丸摸不清楚;精索鞘膜积液为梭形,多位于腹股沟;交通性鞘膜积液的肿物大小和形状随体位改变。

3岁以内可等待鞘状突自行闭合,不急于治疗。观察期间积液量进行性增多或3岁以后仍未消失者需要治疗,施行鞘状突高位结扎和鞘膜开窗术。也有人报道经腹腔镜结扎鞘状突,但似乎没有必要。不主张硬化剂注射治疗,因有硬化剂进入腹腔引起化学性腹膜炎的危险以及注射部位粘连形成硬块。也不主张穿刺抽液,因多无疗效且易招致感染。

(五) 输精管缺如

输精管缺如(absence of vas deferens)是由于中肾管发育障碍所致。偶与肾缺如伴发,但不一定伴有睾丸缺如,因睾丸是由原始性腺发育而来。双侧输精管缺如者无生育能力。临床无症状,常因不育而就诊。体格检查阴囊内不能触及输精管,附睾尾部往往因发育不全而摸不清楚,附睾头部则往往因精液积聚而有饱胀感。精液检查无精子。有生育要求者可行人工辅助生育。

(毕允力)

第九节　精囊与前列腺囊先天性异常

(一) 精囊异常

1. 精囊缺如　双侧或单侧精囊发育不全或缺如。常伴发生殖系统其他畸形,如输精管缺如等。无明显临床症状,多因不育就诊。精液检查无精子且精液量明显减少,常少于1ml。精浆果糖测定明显降低甚至为零。有生育要求者可行人工辅助生育。

2. 精囊囊肿　由于邻近膀胱颈和后尿道,可因压迫膀胱颈或后尿道而引起排尿困难。诊断有赖于B超(尤其是经直肠超声检查)、盆腔CT或MRI。治疗方法为尿道镜下囊肿切除术。

(二) 前列腺囊憩室或囊肿

副中肾管退化不全且在正中线融合,可在膀胱下后方形成一个很深的憩室或囊肿(米勒囊肿),其机制可能是抗米勒管激素缺乏或米勒管对该激素不敏感,导致米勒管不退化或退化不全。憩室或囊肿内充满液体时,压迫后尿道,可引起排尿困难和性功能紊乱,也容易引起尿路感染和睾丸炎、附睾炎。治疗方法为手术切除。

(毕允力)

第十节　梨状腹综合征

梨状腹综合征(即 Prune-belly 综合征)是一种罕见畸形,以腹肌缺陷、尿路畸形和隐睾三联征为主要表现。患者几乎都为男性,发病原因尚有争议,一般认为是胚胎第 6～10 周时中胚层发育停滞所致。由于中胚层中间板和侧板的原发性缺陷,影响胚胎中肾管、副中肾管以及腹壁肌层的分化发育。以往预后很差,约半数于出生时死亡,余者多于 2 岁前死亡。近年来由于产前 B 超检查的广泛应用,多数能在妊娠后期获得诊断。由于内科、外科及尿流动力学方面的进步,预后也有明显改善。

临床表现主要为上述三联征:①腹壁肌层不规则、不对称的缺损或发育不良,主要在下腹和脐周。病变部位腹壁松弛,皮肤多皱褶。②尿路畸形:巨大膀胱,膀胱壁肥厚但逼尿肌不肥厚,张力低下;双侧巨输尿管,下段明显扩张迂曲,常伴有膀胱输尿管反流,有时可在薄弱的腹壁上扪及腊肠样输尿管;肾发育不良和肾积水,其程度是患儿能否存活的决定性因素。③双侧高位隐睾,常为腹内型,位于髂血管附近。其他合并畸形有四肢畸形、肠旋转不良、肛管闭锁等。

治疗目的是防治尿路感染和维持肾功能。新生儿期心肺功能不全需要急症处理。肾功能损害严重者可先行膀胱造瘘或输尿管皮肤造瘘。整复手术应根据患者病情作个性化选择。巨大膀胱可行部分切除整形术,巨输尿管可行下段切除、裁剪和再植术,个别存在后尿道梗阻的病例可行尿道内切开术,双侧隐睾行睾丸下降固定术(多数需选择 Fowler-Stephen 术或自体睾丸移植术),腹壁松弛可行各种整形术或穿弹力紧身衣加以支持,有利于改善呼吸和腹内脏器功能。有人主张对适当病例行一期矫治手术,长期疗效还有待于观察。无论采用何种治疗,都应长期随访,定期检查。

(毕允力)

第十一节　性别发育障碍

一、概　述

人体的性别分化从精子和卵子的结合即开始,在母体内完成第一性征的发育。性别分化是一个复杂而精确的过程,受精卵的性染色体决定了个体的遗传性别,遗传性别决定性腺性别,性腺性别决定内、外生殖器的分化和发育。某个步骤或某个因子引起的畸变均可造成性别发育障碍(disorder of sex development, DSD)。在临床上患者表现为外生殖器或形象上的非男非女,或与其染色体性别和性腺性别不符。本章介绍正常的性别分化,性别发育障碍的诊疗原则和常见类型。

(一)正常的性别分化

1. 遗传性别　正常人体的二倍体细胞含 22 对常染色体和 1 对性染色体。性染色体决定性腺的发育性质。男性的性染色体为 XY,女性为 XX。Y 染色体上的基因控制性腺发育成睾丸,没有 Y 染色体的人体的性腺向卵巢发育。Y 染色体上的基因被命名为睾丸决定因子(TDF),目前发现 Y 染色体短臂上紧邻假常染色体区的 SRY 基因在性腺分化中起主要作用。

2. 性腺和内生殖器的发育　胎儿 6 周后,性腺开始分化,在睾丸决定因子的作用下,性腺向睾丸分化。如果没有睾丸决定因子的作用,性腺在 X 染色体的影响下向卵巢分化。第 8 周时,中肾管(mesonephric duct, Wolffian duct,又称沃尔夫管)和副中肾管(paramesonephric duct,Müllerian duct,又称米勒管)组成内生殖管的始基。中肾管止于尿生殖窦的上端,该处发育成膀胱和膀胱颈,尿生殖窦的下端发育成前列腺和外生殖器。胎儿睾丸产生副中肾管抑制物质(Müllerian-inhibiting substance,MIS)促使副中肾管完全退化,残基形成睾丸附件和前列腺嵴。睾丸产生睾酮,促进精原细胞的成熟,同时通过旁分泌和内分泌的作用调节男性外生殖器的发育。睾酮通过被动弥散进入靶细胞,在胞质内被 5α-还原酶转化为双氢睾酮(dihydrotestosterone,DHT),双氢睾酮与雄激素受体的亲和力比睾酮强 4 倍,对尿生殖窦和外生殖器的男性化有直接作用。睾酮通过旁分泌途径影响中肾管的分化。邻近睾丸的中肾小管与生精小管相连形成输精管。中肾管的头部形成附睾、输精管和附睾附件。第 13 周,中肾管的末端形成精囊、射精管和输精管壶腹。因此,胎儿前 12 周,性别分化基本完成。

3. 外生殖器的分化　胎儿 9 周,外生殖器的性别发育开始。在双氢睾酮的影响下,尿生殖窦的盆部形成前列腺和膜部尿道。此处的内胚层发育成前列腺腺体。生殖襞在尿生殖窦的阴茎部闭合,开口向阴茎头端移动。生殖突融合成阴囊,生殖结节延长形成阴茎。外胚层的上皮从龟头长入尿道外口与内胚层形成的阴茎部尿道连接。包皮的发育与阴茎头端尿道的形成是相关的。阴茎头侧的尿道不融合影响腹侧包皮的发育。胎儿 15 周,尿道完全成形,包皮发育,覆盖阴茎头。胎儿 6 个月,睾丸下降,到达腹股沟管,男性外生殖器进一步发育。

如果没有睾酮和副中肾管抑制物质的影响,中肾管发生退化,副中肾管发育成输卵管、子宫、子宫颈和阴道上段。中肾管的残基形成卵巢系膜。由于没有双氢睾酮,尿生殖窦盆部形成尿道和阴道。胎儿 17 周,子宫和子宫颈发育完全,胎儿 20 周阴道腔形成。尿道襞不融合,形成小阴唇,生殖突形成大阴唇。

(二)性别发育障碍的诊疗原则

性别发育障碍的诊断和治疗有一定的特殊性,比较复杂。医师应对患者的遗传性别、性腺性别、外生殖器性别和社会心理性别分别作出明确的诊断,特别是后两者,对治疗的选择和最终性别的确认有重要意义。

许多性别发育障碍为常染色体隐性遗传,因此对患者的家族史必须详细地了解。母亲在妊娠期有否接触雄激素类药物,亲属中有无性别异常者,不明原因的婴儿死亡,不育和女性无月经者。体格检查对诊断非常重要。注意男性患者阴茎的大小,阴囊内有无睾丸,尿道外口的位置;女性患者阴蒂的大小,腹股沟区有无肿块,双合诊是否可触到子宫。阴囊处皮肤的色素沉着提示先天性肾上腺增生症。超声检查可探测性腺、子宫和肾上腺。尿生殖窦造影可明确尿生殖窦的位置,有无阴道和子宫颈的存在。性腺活检对性腺发育不全和真两性畸形的诊断有重要意义。应常规行染色体组型的检查。生化学的检测对诊断先天性肾上腺增生症帮助很大,21-羟化酶缺乏,血浆 17-羟孕酮水平明显升高。血浆孕烯醇酮和脱氢表雄酮升高提示 3β-羟甾脱氢酶缺乏;血皮质酮和去氧皮质酮升高提示 17-羟化酶缺乏。C-19 和 C-21 类固醇水平异常提示 20,22-裂解酶和 17,20-裂解酶的缺乏。怀疑患者睾丸功能不足或鉴别睾酮合成障碍和雄激素抵抗时,可先测定睾酮、FSH 和 LH 的基线水平,注射 hCG 500 ~ 1500IU 后再测定一次。睾酮水平升高 5 ~ 10 倍,证明睾丸有功能。在雄激素抵抗的情况下,血浆睾酮可超过 2ng/ml。5α-还原酶缺乏者,血浆睾酮与双氢睾酮的比值大于 30。外阴皮肤活检、成纤维细胞培养可测定 5α-还原酶的活性和双氢睾酮的亲和性。

最终性别的确认必须重视患者的社会和心理性别。当生理性别和心理性别相矛盾,需要变更性别时,心理治疗必须与生理治疗放在同等或更重要的位置上。年龄越大治疗越困难。在婴儿 18 个月以前改变性别对心理的影响不大,大于 2 岁半者会产生严重的心理影响,必须有一套完整的治疗计划。治疗的选择应注意下列问题:患者能否具有生育能力;患者能否保持正常的性能力;避免性腺的癌变(如条纹状性腺和性腺不发育);激素替代的开始时间和疗程;合适的外生殖器整形;患者对心理和社会的适应。

二、性别发育障碍

以前根据性腺组织学分类法将性别发育异常分为 5 大类:真两性畸形、女性假两性畸形、男性假两性畸形、混合性腺发育不全和完全性腺不发育。2006 年以后对两性畸形采用新的分类方法,原两性畸形现改为 DSD,真两性畸形改为卵睾型 DSD,男性假两性畸形改为 46/XY DSD,女性假两性畸形改为 46/XX DSD,其他为性染色体 DSD,见表 82-1。

表 82-1 DSD 的分类

类型		备注
46/XY DSD	严重尿道下裂	
(男性化不足)	雄激素不敏感综合征(完全或部分)	女性外观
		雄激素基因变异
	5-a 还原酶缺乏	无法产生双氢睾酮
	完全性性腺发育不良	女性外观、SRY 基因变异(~20%)、一般青春期发现
	Leydig 细胞发育不良	常染色体隐性遗传
	苗氏管抑制因子或受体异常	ARM 及受体基因变异
46/XX DSD	先天性肾上腺皮质增生	
	胎盘芳香化酶缺乏	
	外源性雄激素暴露	
	卵睾型 DSD	
性染色体 DSD	45/XO(特纳综合征)	蹼状颈、身材短小、女性外观、主动脉缩窄
	45XO/46XY(混合性性腺发育不良)	
卵睾型 DSD	46XX/46XY(嵌合体卵睾型 DSD)	

引自 Lee PA, Houk CP, Hughes IA, et al. Consensus statement on management of intersex disorder. Pediatrics, 2006, 118: e488-e500

（一）卵睾型 DSD

约占性别异常的10%。这类患者既有睾丸又有卵巢。Hinman 将此种畸形分成三类：①双侧性：每一侧均为睾丸与卵巢的融合体（卵睾）；②一侧为卵巢，一侧为睾丸；③一侧为卵睾，另一侧为卵巢或睾丸。这种患者的染色体组型为46XX/46XY、46XY、46XX，其中多数为46XX，占60%～70%，一侧性腺的性质决定同侧生殖管道的分化，卵巢侧为输卵管，睾丸连接输精管，但卵睾侧的生殖管既可分化为输精管，也可分化为输卵管，这取决于卵巢和睾丸两者成分的比例，但多数分化为输卵管。1%～2%的性腺是无性细胞瘤。卵睾半数位于正常的卵巢位置，其中睾丸的成分越多则越易进入腹股沟和阴囊内。卵巢与睾丸的成分在卵睾中有一分界线。

患者的外生殖器可表现为女性型合并阴蒂肥大或男性型伴尿道下裂和不对称的睾丸未降。部分患者伴有腹股沟疝。青春期时可出现女性的第二性征，女性化的体型、乳房和阴毛分布，半数有正常的月经或被误作为男性的周期性血尿。

体格检查可发现有发育不良的子宫和阴道，阴道开口于尿生殖窦。尿17-酮类固醇、促卵泡激素（FSH）均在正常范围内。

卵睾型 DSD 患者的外生殖器常似男性，至发育期出现女性的第二性征，特别是乳房女性化，出现月经或周期性“血尿”，再经检查染色体组型为46XX，而尿17-酮类固醇值正常，就应怀疑为真两性畸形。可做尿生殖窦造影和性腺活组织检查以明确诊断。

对于幼儿期的患者可根据外生殖器提示的性别确定最终性别，对性器官适当整形。对社会性别已确认的患者，根据本人的愿望及原有的社会性别决定最终性别，必须将另一套性腺切除，并适当行性器官的整形。

（二）46/XX DSD

是新生儿性别异常中最多的一组畸形，染色体组型为46XX。SRY 基因阴性，仅有卵巢组织。女性胎儿的男性化程度取决于雄激素的刺激程度、在发育的哪个阶段受雄激素的刺激和刺激的持续时间。外生殖器从女性型合并阴蒂肥大至完全男性化。

1. 先天性肾上腺增生　占病因的大多数，糖皮质激素合成过程的某个途径的缺陷决定了临床表现。21-羟化酶和11β-羟化酶的缺陷是常见的原因。21-羟化酶和11β-羟化酶的缺陷是常染色体隐性遗传。21-羟化酶位于6号染色体 HLA-B 和 HLA-DR 间，突变基因的携带者有家族性。11β-羟化酶位于8号染色体上。这两种酶的缺陷使糖皮质激素的合成减少，ACTH 水平升高，促使肾上腺大量合成类固醇。11β-羟化酶缺乏者伴有高血压。3β-羟甾脱氢酶的缺乏，可使男性或女性均发生性别异常，同时合并严重的失盐，比11β-羟化酶缺乏引起的死亡率高。20,22-裂解酶和17α-羟化酶缺乏少见。

治疗首先需要长期服用肾上腺皮质激素。目的为避免后遗症、男性化和躯体早熟。合适的治疗将使患者有正常的月经，女性第二性征发育和具备生育能力。

对于46/XX DSD，手术主要的问题是改善外观，保留阴蒂功能，分离尿道和阴道。女性化外阴手术包括阴道成形，阴道成形包括部分或全部尿生殖窦游离、阴道拖出术或阴道替代术。外阴成形以达到更好的女性外观。

某些成年女性对儿时的手术效果不满，主要是外观和性功能，使这类女性化手术存在争议，近来，有保守处理的趋势，这类手术仅用于男性化最严重的儿童。

目前 DSD 手术还缺乏长期随访，新的女性化手术如全部或部分尿生殖窦整体游离手术效果缺乏对照研究和长期随访。同时需要统一量化指标来评价手术效果。

2. 副中肾管发育不全　是先天性的阴道缺如伴子宫缺如或发育不全。多数女性患者的外生殖器外观正常，但至青春期时无月经来潮。周期性的腹痛提示子宫内膜的周期性变化存在。患者多伴有肾和骨骼的畸形。治疗采用肠道或皮肤的阴道成形术。

3. 母体雄激素的影响　妊娠妇女服用有雄激素作用的促孕药或接触外源性雄激素可使女性胎儿出现外生殖器不同程度的男性化。对此类婴儿不需要特殊治疗。妇女在妊娠期的谨慎用药是预防的方法。

（三）46/XY DSD

患者染色体组型为46/XY，仅含有睾丸组织，但外生殖器发育不良或性别难辨。产生这种畸形的原因是由于胚胎期雄激素合成障碍，靶器官对雄激素不敏感，副中肾管退化不全和其他尚不清楚的原因。

1. 小阴茎　新生儿的阴茎伸长短于2cm为小阴茎。病因为促性腺激素分泌不足的性腺功能减退和原发性性腺功能减退。前者的血浆促性腺激素水平低，患儿对 hCG 的刺激反应好，睾酮水平明显升高。后者的血浆促性腺激素水平高，患儿对 hCG 的刺激反应不佳。小阴茎可与其他畸形合并发生，如无脑畸形或先天性垂体缺如等。外源性雄激素治疗的长期效果还不肯定。早期的治疗可能会诱发雄激素受体的下降调节和造成阴茎的发育不完全。

2. 胎儿睾丸功能减退或丧失　胎儿期睾丸功能减退或丧失可造成性别发育异常。患者的染色体组型为46/XY，睾丸缺如或仅有睾丸残基，可有正常的外生殖器。少数病例有家族遗传的特征。多数病例是由于睾丸在下降过程中血供丧失而造成的。若睾丸在胚胎发育的早期无雄激素的产生，则患儿的外生殖器呈女性型。

3. 持续性副中肾管综合征　胎儿睾丸不能分泌副中肾管抑制物质（MIS）或组织对MIS无反应。典型的临床表现是男性婴儿出现腹股沟疝，疝内容物为子宫或输卵管或两者都有，常伴隐睾。阴道上段可同时存在。患儿的输精管与圆韧带邻近，在手术整形时应避免损伤。如无特殊，不必切除子宫和输卵管，仅行隐睾固定术与疝修补即可。

4. 酶缺陷　在糖皮质激素合成的过程中相关酶的缺陷可造成性别异常和先天性肾上腺增生症。20，22-碳链裂解酶、3β-羟甾脱氢酶和17α-羟化酶的缺陷既可引起女性假两性畸形，又可造成男性假两性畸形和先天性肾上腺增生。三者均影响睾酮和糖皮质激素的合成。20，22-碳链裂解酶和3β-羟甾脱氢酶缺陷的病死率较高。17，20-碳链裂解酶和17β-羟化酶的缺陷使雄激素合成减少，糖皮质激素合成正常，外生殖器正常。

（1）20，22-碳链裂解酶缺陷：此缺陷使胆固醇不能转化为孕烯醇酮而积聚在肾上腺皮质。外生殖器表现为女性型，性腺为睾丸，肾上腺皮质增生，细胞内充满类脂质，又称为类脂性肾上腺皮质增生。

（2）3β-羟甾脱氢酶缺陷：此缺陷使孕烯醇酮不能合成孕酮，致使睾酮合成障碍，从外生殖器很难区分男女性别。这种缺陷引起醛固酮及糖皮质激素分泌减少，肾上腺皮质增生，严重时可产生失盐性危象，甚至死亡。在发育期可出现乳房肥大。

（3）17α-羟化酶缺陷：导致雄激素和糖皮质激素的合成障碍，ACTH分泌增加，刺激肾上腺皮质分泌脱氢表雄酮和醛固酮，醛固酮增多而引起高血压及低钾血症的症状。从外生殖器上性别难定。男性患者表现为性幼稚、高身材、类阉体型、乳房不发育等。女性患者到发育期虽然身材增高，但无乳房及阴毛的发育。

（4）17，20-碳链裂解酶缺乏：完全缺陷者，临床表现与17α-羟化酶缺陷相似，但无高血压和低钾血症。外生殖器难分性别。

（5）17β-羟化酶缺陷：患者的表现在青春期前与17α-羟化酶缺陷相似，但无高血压与低钾血症。青春期可出现男性化症状、阴蒂肥大、多毛等。

以上5种酶缺陷的诊断需经血浆睾酮的各种中间产物测定才能得以确定，它们大多是常染色体隐性遗传。根据外生殖器的男性化程度确定畸形矫正的方案，同时必须注意补充肾上腺皮质激素的不足以免危及生命。

5α-还原酶缺乏使睾酮转化为双氢睾酮减少，属于常染色体隐性遗传。患者表现为严重的会阴型尿道下裂伴双侧睾丸下降不全。阴道盲端开口于尿生殖窦或尿道。附睾、输精管和精囊正常。睾酮与组织胞质的亲和度决定了患者男性化的程度。测定睾酮和双氢睾酮的基线比值和hCG刺激后的比值以确定诊断。治疗为矫正尿道下裂。

5. 雄激素不敏感综合征　患者能正常合成睾酮，但是靶组织受体对睾酮及双氢睾酮无反应，从而造成性别发育障碍。分为两类：

（1）完全性睾丸女性化：是最常见的男性假两性畸形，发生率1/64 000～1/20 000。临床表现为“女孩”出现腹股沟疝，睾丸在疝囊内，在大阴唇中。至青春期无月经来潮（原发性闭经）。外生殖器呈女性型，但阴道是盲端、浅，无子宫与输卵管。体型呈女性化，乳房发育，阴毛和腋毛少，分布正常。血浆雌激素水平比正常男性高。由于睾丸有恶变的危险，需做睾丸切除术，但可在青春期后施行，长期雌激素替代治疗。

（2）不完全性睾丸女性化：由于雄激素受体的量与质低于正常，导致外生殖器有不同程度分化。临床表现为阴囊皮肤的部分融合，阴蒂肥大，浅的有盲端的阴道或为会阴部或阴囊型的尿道下裂、隐睾和乳房发育，以及男性不育。最终性别的选择应个体化。如果选择性别为女性，应在青春期前行性腺切除术。如果选择男性，应尽早地进行外生殖器整形术，同时切除乳房和乳腺组织，用雄激素维持。

（四）性染色体DSD

1. 混合性腺发育不全　混合性腺发育不全患者的性腺一侧是睾丸，另一侧是不发育或条纹状的性腺，染色体组型为46，XY/45，XO。睾丸有支持细胞和间质细胞，但无精原细胞。睾丸产生的副中肾管抑制物质的水平决定内生殖器的分化。部分患者有输卵管和发育不良的子宫存在。外生殖器为男性型伴尿道下裂，阴囊部分融合和睾丸不降。条纹状性腺发生恶变的可能高达25%，常见的是性腺胚细胞瘤和无性细胞瘤。染色体组型为46，XY的患者性腺恶变率最高，需行性腺切除术，将最终性别定为女性。如果患者睾丸正常下降，可选择男性作为最终性别，但必须接受不育的事实。

2. 完全性腺不发育　完全性腺不发育患者外生殖器的性别特征存在，但如儿童或成人的性幼稚症。双侧性腺为条纹状，副中肾管的分化结构存在但不发育。染色体组型确定临床表现。45，XO者表现为特纳综合征（Turner syndrome），矮小、蹼颈和盾状胸等。46，XX和46，XY者表现为女性无月经和第二性征发育延迟。46，XY者的性腺恶变率高，应尽早行双侧性腺切除术。对特纳综合征者可周期注射雌激素和孕激素作为替代疗法。在青春期前使用人生长激素(hGH)可有较好的效果。

3. 其他畸形

（1）睾丸生精小管发育不全症：Klinefelter 等在 1942 年首先报告第一例男性患者。Tacobs 等在 1959 年发现此类患者比正常男性多一条 X 染色体，因此判定这是性染色体畸变疾病。其病因是精细胞或卵细胞在减数分裂时双条的 X 染色体发生不分离，造成精子或卵子多了一条 X 染色体。临床上患者表现为男性，下肢长，身材较高，体型呈类无睾丸者（eunuchoid），皮肤细白，阴毛与胡须稀少，常无腋毛。部分患者双侧乳房发育，外生殖器如正常男性，但阴茎短小，两侧睾丸显著缩小且坚实，性功能差，精液中无精子。这类人的智力比正常人差些。患者血与尿中睾酮水平低下，促性腺激素却明显增高。病理检查睾丸有下列两种病变：①生精小管基膜增厚，呈玻璃样变性，无弹力纤维，管腔内无精子生成。当病变严重时，生精小管可完全纤维化。②间质细胞明显增生，患者的 X 染色质阳性，典型的染色体组型为 47，XXY，但也有变型，如 48，XXXY，49，XXXXY。X 染色体数愈多智力障碍愈严重，有时还伴有腭裂、隐睾、斜颈等畸形。另一部分是性嵌合体，常见为 46，XY/47，XXY。如果有 46，XY 的患者，其体征与睾丸病变比 47，XXY 为轻。

这类患者在发育期前要作出诊断较困难，常因不育、性功能障碍而就诊。除临床体征外，X 染色质试验阳性，染色体组型为 47，XXY 可确定诊断。

对本病的治疗一般用男性激素改善患者第二性征，但疗效一般不大满意。雄性激素可采用丙酸睾酮 25mg 肌内注射，每周 2～3 次；或甲基睾酮含片，每日 25～50mg。也可用一些长效睾酮制剂，并可同时使用人绒毛膜促性腺激素（hCG）2000IU，每周 2 次肌注。对于两侧乳房发育过大者可做手术切除。

（2）性别逆转症：患者的染色体组型为 46，XX。外生殖器呈男性型，伴尿道下裂和乳房发育。在大多数患者的 X 染色体短臂的远端可检测到源自 Y 染色体短臂远端的 DNA 片段。

（毕允力）

6

第八十三章

泌尿系统及男性生殖系统损伤

第一节 肾损伤

肾位于腹膜后间隙，后面有腰大肌、腰方肌和胸廓软组织，外面有第10~12肋骨，前面有腹膜及腹腔脏器，这些解剖结构使肾受到保护。肾外面被肾周筋膜（又称杰罗塔筋膜，Gerota fascia）所包围，其中富有脂肪，称为脂肪囊，形成肾的脂肪垫，可以缓冲外界暴力的作用，所以轻度外力肾不易受到损伤。但是常因刀刺及枪弹伤而致肾开放性损伤。也可因腰部或上腹部的暴力直接打击或激烈振荡致使肾实质损伤，称为闭合性损伤。由于肾脏血运丰富，一旦损伤极易引起出血及尿液外渗到组织间，发生休克和感染。

【发病率】

肾损伤的发病率是不高的，肾损伤占住院患者总数的0.03%~0.06%。肾损伤常是严重多发性损伤的一部分。国内报告腹部损伤病例中，肾损伤占14.1%；腹部穿透损伤病例中，肾损伤占7.5%。

肾损伤多见于20~40岁男性。而婴幼儿的肾损伤主要与解剖特点有关：①婴幼儿肾相对大，位置较低；②肾周围脂肪较少，肌肉不发达；③具有缓冲作用的肾周筋膜发育不全，肾直接依靠相当紧张的腹膜；④有时患者有先天性肾积水、肾胚胎瘤等疾病而易发生损伤。

6

肾损伤多为闭合性损伤，占60%~70%，可由直接暴力或激烈振荡所致。开放性损伤多见于战时及意外事故，常因刀刺及枪弹伤所致，常伴有其他脏器损伤，后果严重。偶然的医疗操作如体外冲击波碎石、肾穿刺、腔内泌尿外科检查或治疗也可发生肾损伤。

【病因】

1. 直接暴力　患者受到撞击、跌打、挤压等，肾区受到直接打击所致，为最常见的致伤原因。

2. 激烈振荡　患者在运动中突然加速或减速、高处坠落后双足或臀部着地，爆震冲击波等致使肾受到惯性移位而致伤。

3. 穿透伤　多见于弹片、枪弹、刀刺等锐器损伤，多合并胸、腹及其他脏器损伤，损伤复杂而严重。

4. 医源性肾损伤　自从体外冲击波碎石术及腔内泌尿外科开展以来，由于碎石时盲目升高电压或增加轰击次数、肾穿刺、输尿管导管插入过深、肾盂逆行造影注入过量造影剂等不当操作可造成医源性肾损伤。

5. 自发性肾破裂　如果肾已有原发疾病如：肾积水、肾结核、肾肿瘤或囊性疾病，肾也可在无明显外来暴力作用下自发破裂。

【分类】

见图83-1。

根据肾损伤的严重程度可以分为：

1. 肾轻度挫伤　损伤仅局限于部分肾实质，形成实质内瘀斑、血肿或局部包膜下小血肿，也可涉及肾集合系统引起少量血尿。由于损伤部分的肾实质分泌尿液的功能减低，故很少有尿外渗。一般症状轻微，愈合迅速。

2. 肾挫裂伤　是肾实质挫裂伤，如伴有肾包膜破裂，可致肾周血肿。如肾盂、肾盏黏膜破裂，可见明显的血尿。但一般不引起严重的尿外渗。经内科治疗，大多可自行愈合。

3. 肾全层裂伤　肾实质严重挫伤时外及肾包膜，内达肾盂、肾盏黏膜，此时常伴有肾周血肿和尿外渗。如肾周筋膜破裂，外渗血尿可沿后腹膜外渗。血肿若破入集合系统，则引起严重的血尿。有时肾一极可完全撕脱，或肾完全裂伤呈粉碎状。这类肾损伤症状明显，后果严重，均需急诊手术治疗。

4. 肾蒂损伤　肾蒂血管撕裂时可致大出血、休克。如肾蒂完全断裂，伤肾甚至可被挤压通过破裂的横膈进入胸腔。锐器刺伤肾血管可致假性动脉瘤、动-静脉瘘或肾盂静脉瘘。对冲伤常使肾动脉在腹主动

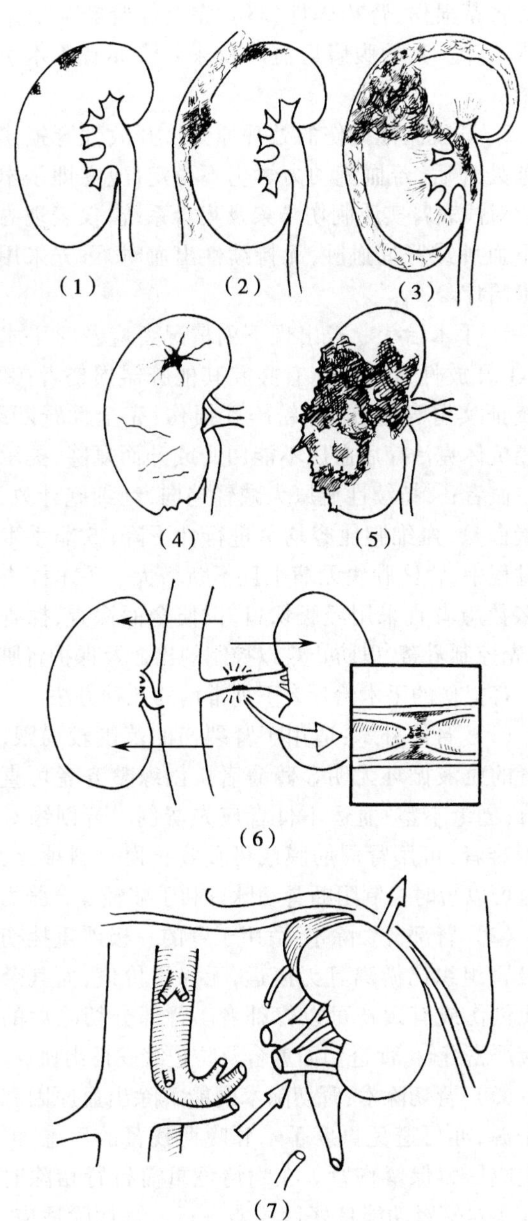

图 83-1　肾损伤的类型

(1)肾皮质轻度挫伤;(2)肾挫裂伤,包膜下血肿,肾周血肿;(3)全层肾实质裂伤;(4)肾实质多处裂伤;(5)粉碎肾;(6)对冲伤引起的肾动脉血栓形成;(7)肾蒂完全断裂

脉开口处内膜受牵拉而破裂,导致肾动脉血栓形成,使肾失去功能。

5. 病理性肾破裂　轻度暴力可使已有病理性改变的肾破裂,如肾肿瘤、肾积水、肾囊肿、肾积脓等。有时暴力甚至不被察觉,称为自发性肾破裂自发性肾破裂。

【临床表现】

肾损伤的主要症状有休克、出血、血尿、疼痛、伤侧腹壁强直和腰部肿胀等。

1. 休克　早期休克可由于剧烈的疼痛所致,但其后与大量失血有关,其程度依伤势和失血量而定。除血尿失血外,肾周筋膜完整时,血肿局限于肾周筋膜;若肾周筋膜破裂,血液外渗到筋膜外形成大片的腹膜后血肿;若腹膜破裂,则大量血液流入腹膜腔,使病情迅速恶化。凡在短时间内迅速发生休克或快速输血 2 单位后仍不能纠正休克时,常提示有严重的内出血。迟发性出血常见于伤后 2～3 周,偶尔在 2 个月后亦可发生,常常由于肾包膜下血肿保守治疗后偶发肾包膜破裂引起。

2. 血尿　90% 以上的肾损伤患者可存在血尿,轻者仅为镜下血尿,但肉眼血尿较多见。严重者血尿甚浓,可伴有条索状血块和肾绞痛。起床活动、用力、继发感染是继发血尿的诱因,多见于伤后 2～3 周。没有血尿不能除外肾损伤的存在,尿内血量的多少也不能断定肾损伤的严重程度和范围。如肾盂遭受到广泛的损伤、肾蒂撕脱、肾动脉血栓形成、输尿管断裂或被血块或者是肾组织碎片完全堵塞尽管伤情很严重,但血尿可不明显。

3. 疼痛与腹壁强直　伤侧肾区有痛感、压痛和强直。这种痛感是由于肾实质损伤和肾被膜膨胀所引起。疼痛可局限于腰部或上腹部,或散布到全腹,放射到背后、肩部、髋部或腰骶部。如伴腹膜破裂而有大量尿液、血液流入腹腔,可致全腹压痛和肌紧张等腹膜刺激征。

另外,当血块通过输尿管时可有剧烈的肾绞痛。腹部或腰部的贯通伤常有广泛的腹壁强直,由腹腔或胸腔的脏器损伤引起,但亦可由肾区血肿或腹腔内出血所造成。

4. 腰区肿块　肾破裂时的血或尿外渗在腰部可形成一不规则的弥漫性肿块。如肾周筋膜完整,则肿块局限,否则在腹膜后间隙可形成一广泛的肿胀。以后皮下可出现瘀斑。这种肿胀即使在腹肌强直时也往往可以扪及。从肿胀的进展程度可以推测肾损伤的严重程度。为缓解腰区疼痛,患者脊柱常呈侧突。

【诊断】

肾损伤的诊断可根据病史、症状和体征、尿液检查和 X 线尿路造影及 CT 等而确定。多数病例经过上述步骤或仅从临床现象和血尿即可肯定肾损伤的诊断。

1. 病史　肾损伤时常伴有多脏器严重损伤。由于伴发损伤的症状严重,常使人忽视了肾损伤的表现。详细询问受伤的经过、暴力的性质、贯通伤的方向,仔细检查体征和尿常规检查,多数患者可以确诊肾损伤。进一步检查有利于确定肾损伤类型和严重程度,有利于确定保守或手术治疗方案。

2. X 线检查　肾挫伤及表浅肾裂伤,腹部 X 线片常无重要发现。肾损伤时应采用大剂量静脉尿路造影,不需要腹部加压,避免进一步加重肾损伤。当肾内有出血时显示肾盂、肾盏受压,变形或移位,肾破裂时出现造影剂外渗。由于肾损伤后血管挛缩或肾分泌功能受抑制,显影效果差,对肾损伤程度分级缺少特异性和敏感性,当前已很少使用,大多为 CT 所替代。

3. B 超检查　具有快速、简便、无创伤之优点,能立即提供肾实质损伤的情况、有无肾周血肿和尿外渗以及腹膜后间隙的情况。当全身情况不稳定不宜做 CT 检查时,更有意义。但肾挫伤时可无异常发现,也不能清晰显示肾实质破裂程度。

4. CT 检查　在肾损伤的诊断及随访中有十分重要的价值。在患者全身情况允许的情况下,应作为首选的检查。肾损伤时常规行 CT 增强扫描检查,增强 CT 扫描能精确显示肾实质裂伤、尿外渗、肾周血肿以及肾损伤程度,还可同时明确有无其他腹腔脏器的损伤。CT 检查诊断肾损伤敏感性与特异性高,诊断符合率为 98% ~100%。

5. 肾血管造影　目前已很少用,当 CT 或静脉尿路造影显示一侧或双侧肾不显影,或其他肾血管损伤征象时,可作肾动脉造影或数字减影血管造影,进一步确定诊断。目前临床上主要为进行肾动脉栓塞治疗而行肾动脉造影。

6. 放射性核素检查　有助于确定诊断和伤肾功能测定。但在急症情况下,其可行性及正确性均不及 CT 或静脉尿路造影。

【治疗】

肾损伤的治疗依照伤员的一般情况、肾损伤的范围和程度,以及有无其他器官损伤而确定。

1. 一般处理　对有严重休克的患者,首先进行紧急抢救,包括卧床休息、镇静止痛、保温、补充血容量等。若休克由大量出血或弥漫性腹膜炎引起,则应选择及早而安全的探查手术。伴有腹腔脏器损伤时,需剖腹探查。单纯的肾损伤,如无严重的出血一般采用支持治疗。包括:①绝对卧床休息至少 2 周,待尿液变清后可允许起床活动;②镇静、止痛、解痉;③合理的抗生素的预防性应用和止血药物的应用;④严密的观察生命体征,必要时输血补充血容量;⑤及时随访有无并发症如高血压的出现。

2. 闭合性肾损伤的处理原则　轻度肾损伤采用非手术治疗,包括卧床休息,预防性应用抗生素,密切观察血尿及局部情况,测定血红蛋白、红细胞数、血细胞比容等。近来,对深度皮质裂伤亦主张先采用非手术治疗,避免不必要的手术探查及由此所致的肾切除。观察期间若有持续出血的征象,应及时手术治疗。肾蒂损伤、肾粉碎性损伤、完全性肾断裂应采取手术治疗。大的腹膜后血肿及尿外渗亦有手术引流的指征。

3. 开放性肾损伤的处理原则　开放性肾损伤经复苏处理后,若血流动力学仍不稳定,应立即手术探查。对浅表肾实质刺伤未累及集合系统,仅表现为包膜下血肿或肾周血肿,无持续性出血时,可先采用非手术治疗。

4. 手术治疗　若出现下列情况者应及时手术探查:①开放性肾损伤伴有腹腔其他脏器损伤者;②经检查证实肾蒂损伤、肾粉碎性损伤、完全性肾断裂;③经抗休克治疗后血压不能回升或升而复降,提示有大出血者;④持续性血尿无减轻趋向,红细胞计数、血红蛋白量、血细胞比容均呈进行性下降;⑤非手术治疗过程中,肾区肿块无缩小且不断增大。手术探查对于多数患者宜采用经腹切口,以便全面探查,探查肾前,先控制肾蒂,以防止难以控制的出血及保护肾脏。

肾损伤的手术治疗有下列常用的几种方法:

(1) 肾修补术:适用于肾裂伤的范围较局限,整个肾的血液循环无明显障碍者。创缘整齐者可直接缝合;创缘不整、血运不良者应先清创。若创缘对合有困难者,可用肾周筋膜或可吸收止血材料填充,缝合时可以短时控制阻断肾动脉有利于减轻缝合张力。

(2) 肾部分切除术:适用于肾的一极严重挫伤或一极肾组织已游离且无血运,无保留价值,而其余组织无创伤或有裂伤可以修补者。肾部分切除后的断面应严密缝合,促进切面愈合及防止继发性出血。

(3) 肾切除术:肾切除术既能解除出血原因和感染来源,亦可避免再度手术和晚期残肾的后患,但原则上应尽力保留伤肾。在病情危重需行肾切除时必须证实对侧肾功能良好后才能进行。肾切除适应证:①无法控制的大出血;②广泛的肾裂伤,尤其是战时的贯通伤;③无法修复的肾蒂严重损伤;④伤肾原有病理改变且无法修复者,如肾肿瘤、肾脓肿、巨大结石和肾积水。

(4) 肾血管修复手术或肾血管重建手术:肾蒂损伤时,在术中应根据伤情,争取吻合或修补断裂或破裂的血管,重建肾的血液循环。此类手术应争取在伤后 12 小时以内完成,若延迟至 18 小时以后,手术修复已无意义。

5. 栓塞治疗　随着介入技术和设备的不断完善,尤其是数字减影血管造影技术的出现,可以动态监测血管和组织内密度的微小变化,为肾内动脉超选择性栓塞治疗提供可靠的依据。对于单纯肾挫裂伤范围较局限者,经非手术治疗严重血尿仍无缓解时可以选用。许多医源性肾损伤可以通过肾内动脉超选择性栓塞治疗治愈并保留肾功能。对于严重的肾盂、肾盏或近段输尿管破裂，合并确切的或可疑的需外科手术处理的肾毗邻脏器损伤、生命体征不平稳者则不宜选用栓塞治疗。

【并发症】

肾损伤的并发症发生率约为20%，肾挫伤或肾裂伤愈合后，形态和功能上可完全恢复正常；而碎裂伤和肾蒂损伤经修复愈合后，可能出现并发症。严重损伤的并发症大多由血或尿外渗以及继发性感染等所引起。主要有肾周脓肿、尿瘘、肾盂肾炎和肾积脓、输尿管狭窄、肾积水、假性尿囊肿、结石、肾萎缩肾功能丧失、动-静脉瘘、高血压和血肿钙化等。部分病例伤肾有持久性的形态学改变如肾盂肾盏憩室、肾盏变形、部分肾实质萎缩等，但不伴有任何症状。对于并发症应及早诊断并及时处理，一般早期并发症多为尿外渗在腹膜后形成的假性尿囊肿、血肿继发感染或形成肾周脓肿，均需切开引流。晚期并发症主要是高血压，其原因主要有肾损伤后供血不足、动-静脉瘘、动脉瘤、肾动脉血栓形成、肾实质广泛纤维化（瘢痕肾）等，因此对于肾损伤患者定期随访是很重要的。

（钱伟庆）

第二节　输尿管损伤

输尿管为一细长而由肌肉黏膜构成的管形器官，位于腹膜后间隙，周围保护良好并有相当的活动范围。因此，由外界暴力（除贯通伤外）所致的输尿管损伤较为少见。输尿管受外界暴力损伤时，其症状几乎全被伴发的其他内脏损伤所隐蔽，故多在手术探查时才被发现。在临床上因在输尿管内进行检查操作，广泛性盆腔手术和后腹膜手术时容易引起输尿管损伤。

【输尿管的实用解剖】

输尿管位于腹膜后，为一肌肉黏膜组成的管状结构，上起自肾盂，下终止于膀胱三角。全长25～30cm，将其分为上、中、下三段，也可称为腹段、盆段、膀胱段。腹段在腹膜后沿腰大肌前面下降，前面有腹壁及内脏，后有肌肉及脊柱保护，再加上输尿管本身有一定活动度，故此段输尿管很难单纯损伤，若损伤多合并内脏及脊柱损伤。输尿管盆段长约15cm，沿腰大肌前向下向内斜行，在卵巢动静脉后方斜行向中移而到达盆缘。当跨过髂血管后，则沿盆壁向外向后继续下行，在近于坐骨棘平面时转向内、向前，经过阔韧带底部并与其后叶相附着，形成较大弧度。女性输尿管位于子宫下段的两侧，其下段与子宫动脉相交叉，相距很近。当穿过子宫主韧带时，行走在输尿管沟内，使其活动受限，手术时不易被推开。盆段之末端潜行于膀胱宫颈韧带之前后叶内，而前行即达膀胱底部，进入膀胱壁。输尿管膀胱段长1.5～3cm，该段输尿管为一特有的鞘膜包绕，呈隧道形插入膀胱，在进入膀胱时和膀胱呈一钝角，然后斜行向下，向内通过膀胱壁层后，开口于膀胱三角处。输尿管腹段在腹部外伤时可造成直接损伤，盆段最易发生手术损伤，而膀胱壁段最不易损伤。盆段输尿管的弧形行径，将其拉直后的延伸长度，对于修复损伤后所短缺的输尿管有重要价值。

输尿管被一层完整的筋膜包裹，称输尿管鞘，该鞘附着于周围疏松的脂肪组织中。输尿管腹段的血液供应主要来自肾盂的动脉及腰动脉，盆段主要接受来自髂动脉的输尿管支、子宫动脉分支、痔动脉支及膀胱动脉支，各支间相互吻合，形成丰富的血液循环。营养血管穿过输尿管鞘膜后，皆分为升降两支，上下支吻合，编织成血管网供给平滑肌及黏膜层。除非把输尿管周围脂肪组织连同输尿管鞘全部剥脱，完全切断各分支及破坏血管网，否则不致发生输尿管的缺血性坏死。

【病因】

1. 手术损伤　多见于后腹膜或盆腔内进行较广泛的手术时，如结肠、直肠、子宫切除术以及大血管手术，由于解剖较复杂，匆忙止血，大块钳夹、结扎、切开切断输尿管。肿瘤将输尿管推移或粘连，后腹膜纤维化等会使手术发生困难，较容易误伤。术时不一定发现损伤，术后发生漏尿或无尿才察觉。

2. 腔内器械损伤　经膀胱镜逆行输尿管插管、扩张、套石、擦刷活检，输尿管肾镜检查，取（碎）石等操作均可发生输尿管损伤。有过结石、创伤或感染性炎症的输尿管，因壁层溃疡或组织脆弱较易遭受损伤。正常输尿管轻度损伤时大多不产生永久性的损害，仅在严重损伤时可致输尿管狭窄。当输尿管有狭窄、扭曲、粘连或炎症时，可能发生输尿管被撕裂，甚至被拉断，务必慎重处理。

3. 外伤性损伤　多见于枪击伤所致，偶见于锐器刺伤，以及交通事故、从高处坠落引起输尿管撕裂。输尿管损伤时常伴有其他内脏或血管的损伤或贯通伤。非贯通性损伤很少见，可因直接暴力使肾突然向上移位及使相对固定的输尿管被强烈牵拉而过度伸展，导致输尿管从肾盂肾盏撕裂或离断。

4. 放射性损伤　比较罕见，见于宫颈癌、前列腺癌等放疗后，使输尿管管壁水肿、出血、坏死、形成尿漏或纤维瘢痕组织形成，造成输尿管梗阻。

【分类】

输尿管损伤的病理变化及后果与创伤的类型、发现及处理的时间和方法有密切关系。

6

1. 钳夹伤　轻者无不良后果，重者造成输尿管狭窄、肾积水。如钳夹部位短期内坏死脱落则形成输尿管瘘。

2. 结扎伤

（1）单侧结扎：若对侧肾功能正常，可无症状，或仅轻度的腰部胀痛。单侧输尿管完全结扎后的梗阻，引起肾盂、肾盏反流及再吸收来维持尿生成与尿排泄之间的平衡，在一定时期内可以保持肾功能不致丧失，当梗阻解除后，肾的排尿功能可完全恢复。病理缓冲的安全时间，根据已知的动物实验及临床经验，2周的时间比较安全，也可长达2～3个月。长期完全输尿管梗阻，可因反流压力致使肾血液循环受阻而发生肾萎缩。

（2）双侧结扎：一旦双侧输尿管均被完全结扎，立即发生无尿，很容易被查出。如贯穿结扎为部分性的，则所致的部分性狭窄可引起肾积水或输尿管瘘。也有将结扎肠线吸收后，梗阻解除而恢复原状者。

3. 离断或切开　如在手术或外伤当时即被发现，可立即实行修补或吻合。若未发现，尿液渗入腹膜腔可引起腹膜炎，渗入腹膜后可引起蜂窝织炎。此类病例如不及时处理，终将中毒、休克致死。部分病例尿液可经阴道或腹壁切口引流出来，形成输尿管瘘。未经手术处理的输尿管切口或形成的输尿管瘘，必将引起输尿管狭窄，继而引起肾、输尿管积水，并易诱发肾盂肾炎。

4. 穿孔伤　多见于输尿管插管、输尿管镜检查、输尿管镜下碎石术中，尿液漏至腹膜后，可引起腹痛、腹胀。穿孔较小者可给予留置双J管促其自愈。

5. 扭曲结扎　缝合输尿管附近组织时，或因输尿管周围组织的炎症反应及瘢痕收缩，可牵拉输尿管形成扭曲，导致尿液引流不畅，输尿管上段扩张、肾积水，并可并发结石及感染。

6. 缺血性坏死　在盆腔手术时，如根治性子宫切除术，广泛的清扫髂血管及输尿管周围淋巴组织时，输尿管盆段的鞘膜和血液循环都可能遭到破坏，有的甚至使平滑肌撕裂。这样一段输尿管的蠕动功能会减退或消失，尿液将在此淤积、扩张。而广泛的组织创伤，盆腔的组织液渗出较多，引流不畅易导致感染。缺血、扩张、内压升高、蠕动很差的输尿管浸泡在可能感染的积液中，会发生穿孔及大段坏死。此时若已形成周围组织粘连，尿液外渗后，可被包围形成局限性的盆腔脓肿，并向薄弱的阴道穿孔，形成输尿管阴道瘘。完成上述病理过程，常需经1～2周的时间。故此类输尿管损伤多在术后一周左右开始出现症状，多为双侧受累。

【临床表现】

输尿管损伤的症状极不一致，根据损伤的性质和类型，其临床表现不尽相同，如有其他重要脏器同时损伤，常可掩盖输尿管损伤的症状。另外，输尿管单侧损伤和双侧损伤的临床表现也不一致。如无继发感染，结扎一侧输尿管不一定有严重症状而被忽视，但患者常因此损失了一个肾脏。孤立肾或双侧输尿管结扎后可发生无尿。

1. 尿外渗或尿瘘　可发生于损伤一开始，也可于4～5天后因血供障碍（钳夹、缝扎或外膜剥离后缺血）使输尿管壁坏死而发生迟发性尿外渗。尿液由输尿管损伤处外渗到后腹膜间隙，引起局部肿胀和疼痛，腹胀、患侧肌肉痉挛和明显压痛。如腹膜破裂，则尿液可漏入腹腔引起腹膜刺激征。尿瘘常发生于输尿管损伤后2～3周，如同时与腹壁创口、阴道或肠道创口相通，可发生尿瘘，经久不愈。

2. 感染　多为继发性感染，受伤后的输尿管周围组织发炎、坏死及尿液渗入腹膜后及腹腔，很快形成脓肿或腹膜炎，临床上多表现为发热、腰痛、腹肌紧张及肾区叩痛。一旦出现寒战、高热，就要怀疑脓毒血症的可能。

3. 血尿　常见于器械损伤输尿管黏膜，一般血尿会自身缓解和消失。输尿管完全断离者，不一定有血尿出现。故损伤后血尿有无或轻重，并不与输尿管损伤程度一致。

4. 梗阻症状　输尿管被缝扎、结扎后可引起完全性梗阻，因肾盂压力增高，可有患侧腰部胀痛、腰肌紧张、肾区叩痛及发热等。梗阻的早期，因肾盂、肾盏反流及再吸收能力，可维持尿生成与尿排泄之间的平衡，在一定时期内可以保持肾功能不致丧失。部分患者患肾因长期完全梗阻而萎缩，可完全无症状。如孤立肾或双侧输尿管被结扎，则可发生无尿。输尿管狭窄者可致不完全性梗阻，也会产生腰部胀痛及发热等症状。

【检查】

外部暴力引起的输尿管损伤90%表现为镜下血尿，其他原因引起的输尿管损伤行尿液检查及其他实验室检查对诊断的帮助很小，除非双侧输尿管梗阻，否则，血肌酐水平是正常的。

1. 静脉尿路造影　95%以上的输尿管损伤都能通过静脉尿路造影确诊，50%可定位输尿管损伤部位的水平，可表现为输尿管完全梗阻；输尿管扭曲或成角；输尿管断裂、穿孔，而表现为造影剂外渗，病变上方肾盂输尿管扩张。此检查同时可判断患侧肾功能及肾积水的程度。

2. 逆行输尿管插管和肾盂输尿管造影　当静脉肾盂造影不能明确诊断或有疑问时，应配合逆行输尿管插管和肾盂输尿管造影以明确诊断。膀胱镜输尿管插管检查时，于损伤处受阻或穿出输尿管腔外。泌尿系统造影可见造影剂外溢，或肾盂不显影而显重染的肾影像。另经输尿管插管造影，可确定瘘的部位、性质和类型。

3. 超声检查　可发现患侧肾积水、损伤上方输尿管扩张和尿外渗，是术后早期排除输尿管损伤的较好检查手段。

4. CT检查　由于损伤部位和性质的不同，CT表现不同，盆腔手术造成的输尿管破裂往往有造影剂外漏，CT扫描到高密度的腹水。

5. 靛胭脂静脉注射试验　手术中怀疑输尿管有损伤时，由静脉注射靛胭脂，蓝色尿液就会从输尿管裂口流出。术中或术后作膀胱镜检查，并做靛胭脂静脉注射时，如伤侧输尿管口无蓝色尿液喷出，输尿管插管至损伤部位受阻，多表示输尿管梗阻。

6. 亚甲蓝试验　通过导尿管注入亚甲蓝溶液，可鉴别输尿管瘘与膀胱瘘，若膀胱或阴道伤口流出的液体仍澄清，可排除膀胱瘘。

7. 放射性核素肾显像　输尿管被结扎侧上尿路肾图可表现为排泄延迟或梗阻性曲线。

【诊断】

输尿管损伤的诊断经常会遇到下述三种情况：第一种是在手术时，立即发现输尿管损伤，经及时处理，效果好，不留任何后遗症。第二种是在第一次手术时未发现输尿管损伤，其中有些被钳夹或深部缝扎而忽略，患者处于休克状态，肾不排尿而未发现输尿管断端。这类病例于伤后数日内输尿管漏尿或出现其他症状时被检查发现。第三种是晚期形成输尿管外瘘时，经检查而确诊。尚有少数病例，将一侧输尿管完全结扎，术后未被发现，直至数年后出现肾性高血压或其他原因行泌尿系统造影时方被发现。

后腹膜和盆腔手术时，应警惕有输尿管损伤之可能。手术时缝扎、切断管状组织时，应当考虑有输尿管可能。手术时发现创口内不断有血水样液体积聚时由静脉注射靛胭脂，观察创口内有无蓝色液体积聚，由此可以早发现输尿管损伤。外伤或术后出现尿少、血尿、无尿阴道溢液、腹壁切口渗液、突然出现的腹水、不可解释的弥漫性腹膜炎、腰肌紧张或肾区有叩痛者应想到输尿管损伤的可能性，并做进一步检查。并需与肾、膀胱损伤相鉴别。坏死性输尿管瘘发生较缓慢，但在瘘形成前会提供种种线索：肾区胀痛、叩击痛、发热、下腹痛、腹肌紧张、盆腔可触及炎性硬块，以上这些都是输尿管坏死穿孔的先兆。肾图常可显示结扎侧上尿路梗阻。而排泄性尿路造影或逆行输尿管造影常可以明确诊断。

【治疗】

1. 处理原则　输尿管受损伤时应尽早修复，保证尿液引流通畅，减少局部发生狭窄的机会，保护肾脏功能。如伴有其他脏器的严重损伤，病情危重，应首先抢救患者生命。术后72小时内发现的输尿管损伤，是修复的最佳时机，此时损伤组织尚无水肿或粘连，手术修复简单易行，术后恢复良好，并发症亦少，应立即处理。对延迟发现或发生的输尿管损伤，若超过72小时，原则上不宜立即修复，因为尿外渗引起局部组织充血、水肿及炎症反应，输尿管及周围组织的修复能力差，手术成功的机会很小。尿外渗应彻底引流，避免继发感染。上段输尿管损伤可经腰切口探查，中下段输尿管损伤可经伤侧下腹部弧形切口或腹直肌切口探查。探查时应注意中、下段输尿管常与腹膜一起被推向前方，使寻找发生困难。对输尿管的损伤段应彻底扩创，直至输尿管两端有明显渗血为止，无生机的损伤输尿管应彻底切除，以防止因局部组织缺血、失活而导致吻合口破裂，同时应注意不能过多破坏输尿管鞘及周围组织。修复及吻合输尿管应在无张力的情况下进行。

2. 处理方法　根据输尿管损伤的类型、部位、缺损范围、损伤时间长短、患者全身情况及肾功能情况选择不同的处理方法，目前尚无统一的治疗标准。

（1）留置支架管法：对于输尿管挫伤、逆行插管、输尿管镜操作等造成的损伤或术后早期发现的输尿管损伤，若输尿管的完整性未被破坏，血运良好，可经输尿管镜逆行插管或破裂部位插入双J管，保证引流通畅即可。术前留置输尿管导管留作标记是预防术中损伤输尿管的好方法。

（2）经皮肾穿刺造瘘术：对于休克、全身条件差的患者，肾造瘘术是挽救生命的重要措施。另外对于发现较晚（超过72小时）的输尿管损伤，也应当行肾造瘘术，3个月后再行输尿管修复手术。

（3）吻合手术：对开放手术术中及术后72小时内发现的输尿管损伤应立即行输尿管端-端吻合术或输尿管膀胱吻合术。若输尿管部分断裂或完全断裂，但无明显缺损者，可行端-端吻合术，内置双J管引流。对损伤部位距输尿管膀胱开口5cm以内的输尿管损伤可考虑用黏膜下隧道法或乳头法等抗逆流方法把输尿管与膀胱重吻合；对缺损或病变段在5～9cm的患者，可采用输尿管膀胱瓣（Boari膀胱瓣）吻合术；对于缺损或病变段较长者，也可采用膀胱腰大肌悬吊输尿管膀胱吻合术。若缺损段太长，也可行回肠代输尿管术。后者因手术较复杂，并发症多，选择应慎重。

（4）肾切除术：对梗阻时间长，患肾功能丧失者；长期尿瘘继发肾脏感染无法控制者应尽早切除患肾，以免长期使用抗感染药物影响对侧肾功能。

（徐　骏）

第三节 膀胱损伤

膀胱位于盆腔，是贮存、排泄尿液的肌膜性囊状器官，为腹膜间位器官，其随着贮存尿液的多少而呈膨起或空虚。儿童的膀胱位置较高，几乎全在前腹壁之后，无骨盆保护。在成年男性，膀胱介于耻骨与直肠之间，顶部及后壁的一部分为腹膜所覆盖，其下与前列腺部尿道相连，连接部后方为精囊和输精管壶腹部，膀胱与直肠之间是直肠膀胱陷凹。在膀胱排空时，全部在骨盆内；膀胱充盈时，则顶部上升与前腹壁接触。女性膀胱之后方为子宫，两者之间是子宫膀胱陷凹。故女性膀胱的位置较男性为低，女性膀胱充盈时顶部可因宫体压迫而成马鞍形，而覆盖于膀胱后壁的腹膜返折，因与子宫相连，故较男性者为高。

【病因与分类】

膀胱空虚状态时位于骨盆深部，一般不易损伤。但当骨盆骨折或贯通伤时，尖锐的骨折端及异物可撕裂膀胱。而膀胱充盈时，膀胱顶部高出耻骨联合，与前腹壁相贴，失去骨盆的保护，由于体积增大，壁薄而紧张，在受到外力作用时容易导致膀胱挫裂伤。而膀胱自发性破裂在严重醉酒状态或肿瘤、结核、神经源性膀胱等病理情况下较易发生。此外，妇产科手术、骨盆、下腹部手术及泌尿科部分手术时，均可造成医源性损伤。膀胱异物如铁钉、铁丝、缝针、游走异位金属避孕环等也可造成膀胱穿孔。

根据膀胱损伤的原因不同，膀胱损伤可分为闭合性损伤、开放性损伤、医源性损伤三类。

1. 闭合性损伤　最常见，约占膀胱损伤的80%，钝挫伤为主。多发生于膀胱膨胀时，因机动车碰撞而迅疾减速，或撞击、踢伤、坠落等直接或间接暴力，使膀胱内压骤然升高而破裂。其他如骨盆骨折时断端刺破膀胱等复合伤也较为常见。另外，存在病变的膀胱如肿瘤、结核等不能耐受过度膨胀，酒醉后自身感觉异常使膀胱过度膨胀引发破裂，则称之为自发性膀胱破裂。

2. 开放性损伤　多见于战时，以弹片和刺伤多见，常合并其他脏器损伤如直肠、阴道损伤，形成膀胱直肠瘘或膀胱阴道瘘。

3. 医源性损伤　近年趋于常见，膀胱镜检查、尿道扩张、TURP、TURBT、膀胱碎石、PCNL术等操作不慎，可损伤膀胱。下腹部、盆腔手术如腹腔镜疝修补术、前置胎盘再次剖宫产等也可伤及膀胱。

另外，根据裂口与腹膜的关系，膀胱破裂可分为腹膜内型、腹膜外型和腹膜内外混合型。分型与治疗的选择密切相关。腹膜内型膀胱破裂部位多位于膀胱顶部及后壁，裂口与腹腔相通，尿液进入腹腔，可引起严重的尿源性腹膜炎。腹膜外型膀胱破裂多由骨盆骨折所致，其破口多在膀胱的前侧壁或底部，尿液外渗在腹膜外膀胱周围组织中。战时的火器伤，其损伤部位与弹道方向有关，腹膜内外破裂可同时存在，且多伴有其他脏器复合伤。

【临床表现】

轻微的膀胱损伤，可无明显症状或仅有下腹部不适和轻微血尿。膀胱破裂可因损伤程度不同而产生腹痛、排尿困难、尿量减少和血尿等症状，严重者可致休克。但复合伤患者的腹部及盆腔损伤症状可能掩盖膀胱损伤症状，应予警惕。

休克是由创伤和尿源性腹膜炎引起；如合并其他脏器损伤出血严重者，则可发生出血性休克。疼痛多表现为下腹部或耻骨上区疼痛，有骨盆骨折时，疼痛更明显。腹膜外型破裂者，疼痛局限于骨盆部及下腹部，或放射到会阴、直肠及下肢。患者下腹部膨胀，有压痛及肌紧张。直肠指诊有明显疼痛及周围浸润感。腹膜内型破裂者，疼痛由下腹部扩展至全腹，至全腹肌紧张。渗尿多时，可出现腹部膨隆及移动性浊音、肠鸣音降低等腹膜刺激征。而骨盆骨折后有排尿困难及膀胱尿潴留，又无腹膜炎体征者，则提示前列腺尖部尿道断裂。开放性膀胱损伤有尿液从伤口流出。若伤后有气体或粪便排出，或见到直肠或阴道有尿液溢出时，则提示膀胱与直肠或膀胱与阴道之间有破口存在。

【诊断】

膀胱损伤根据受伤史、血尿情况、详细的体格检查和X线检查等予以诊断分型。膀胱挫伤是膀胱黏膜或肌肉损伤而膀胱完整性良好，故其在膀胱损伤中常被低估，腹膜外型损伤常因骨盆骨折引发，而腹膜内型损伤除骨盆骨折外，更常见于穿刺伤或膀胱过度充盈时的下腹部暴力致膀胱后顶壁破裂。必要时应进行下列检查。

1. 导尿检查　肉眼血尿是膀胱损伤最常见而可靠的体征。骨盆骨折时，如有排尿困难，应首先进行导尿检查。若能顺利将导尿管插入膀胱，可观察尿液颜色，并应进一步在导出尿液后向膀胱内注入一定量的生理盐水。然后抽出，如抽出量与注入量相同，则表明膀胱壁是完整的。但若抽出量明显多于或少于注入量，则提示膀胱可能有破裂。

2. 膀胱造影　自导尿管注入15%泛影葡胺200~300ml，拍摄正、侧位X线片，抽出造影剂后再拍摄X线片，可发现造影剂漏至膀胱外。腹膜内膀胱破裂时，则显示造影剂衬托的肠袢。

3. CT检查　目前，CT已经作为外伤患者的常规检查，所以对复合伤怀疑合并膀胱损伤的患者可予稀释浓度为2%～4%的造影剂行膀胱造影，对膀胱损伤的判断与其他损伤的评估有益。而单纯CT平扫对膀胱损伤的评估可能不充分。

4. 腹腔穿刺　采用腹腔穿刺抽液，测定抽出液中肌酐含量，与血液中肌酐对照，对诊断有无腹膜内型膀胱损伤有一定帮助。

5. 手术探查　经检查证实有膀胱破裂、腹内其他脏器损伤或后尿道断裂者，应做好术前充分准备，及时施行手术探查。根据探查发现，进行适当处理。

【治疗】

膀胱挫伤一般不需要特殊处理，除卧床休息，多饮水，让其自行排尿或尿道置管引流外，必要时给予镇静、抗感染药物。血尿和膀胱刺激征可在短期内消失。

对于单纯外伤或内腔镜手术操作所致的腹膜外型膀胱破裂患者，如果血尿可以药物控制，可以留置导尿2周以便膀胱自行愈合，并予止痛、持续抗感染至拔管后3天等保守治疗。但应注意使用大孔径(22F以上)导尿管以保证引流通畅，并在拔管前再次膀胱造影以确定膀胱恢复良好。

对于医源性腹膜外型膀胱破裂患者，如果血尿严重，而估计膀胱破裂程度尚未形成贯通膀胱全层时，可在手术探查准备下试行等离子电切镜下膀胱血块清除并彻底止血，成功可靠地止血并留置大孔径导尿管引流，可避免开放性手术修补的更大损伤。

对于所有的腹膜内膀胱破裂和开放性膀胱损伤，均应立即手术修补膀胱。立即开放手术修补膀胱的指征还有：开放性骨盆骨折；骨盆骨折需要切开复位内固定修复；医源性非泌尿外科损伤；直肠或子宫损伤；膀胱无法通畅引流；碎骨片插入膀胱内等。手术时应探查腹腔，了解有无其他器官损伤。若腹腔内有血性液体，更应全面探查。手术修复的原则是清除损伤组织，用可吸收线分层缝合破裂口，清除腹腔内渗液，膀胱周围间隙引流和尿液转流。对破口应切除坏死组织，一期分层缝合黏膜及肌层，同时，术中应检查输尿管开口及喷尿情况。如可疑输尿管损伤或输尿管壁间段损伤，应考虑术中留置双J管。

如已有严重感染者，应充分引流，待炎症消退，患者情况好转，一般需要半年后进行二期手术。有膀胱直肠瘘者，应先行结肠造瘘术，使粪便暂时改道，以利瘘口愈合或尽早分层修补。膀胱破裂严重，修补困难或估计术后膀胱容量太小者，可采用带蒂大网膜片瓣修补，以扩大膀胱或再生膀胱。

（盛　璐）

第四节　尿道损伤

尿道按其解剖结构可分为前尿道(包括尿道球部和阴茎部)及后尿道(包括尿道前列腺部和膜部)。尿道损伤按致伤原因可分为：①尿道内暴力伤；②尿道外暴力闭合性损伤；③尿道外暴力开放性损伤；④非暴力性尿道损伤，如化学药物烧灼伤、放射性损伤等。前尿道损伤多由骑跨伤引起；后尿道损伤往往为骨盆骨折所致。尿道内暴力伤多为医源性损伤，常见于经尿道内器械操作不当所致，如暴力导尿、膀胱镜检查、尿道扩张和各种内镜手术如TURP、TURBT、输尿管镜检查等。

在成年男性，由于有致密的耻骨前列腺韧带将前列腺固定于耻骨，而膜部尿道在穿过尿生殖膈时被固定于坐骨耻骨支之间，典型的后尿道损伤常位于前列腺尖部。如骨折移位轻，尿道可为不完全断裂；严重者可为完全断裂，此时由于前列腺及膀胱周围血肿可将前列腺上抬而移位。在小儿，其前列腺组织尚未发育，因此后尿道破裂可发生在尿道前列腺部或膀胱颈部。后尿道损伤多为暴力或挤压性骨盆骨折所致，因此临床上常合并有其他脏器或组织的损伤，这些合并伤增加伤情的复杂性及严重程度，如忽视全面检查，后尿道的损伤易被忽略，处理不当会增加并发症的发生，并可伴有膀胱或直肠等脏器的损伤。尿道损伤按伤情分挫伤、裂伤、完全性断裂三种。平时闭合性损伤常见，而战时以贯通伤多见。

因此在损伤的处理上必须按照损伤的部位、伤情及其程度而有不同。早期诊断及正确处理非常重要。损伤后常易发生尿道狭窄、梗阻、尿瘘、假道形成或性功能障碍等并发症。

【临床表现】

尿道损伤最主要的临床表现是尿道出血、排尿困难、尿潴留及尿外渗。前尿道损伤有会阴部疼痛，并可放射至尿道外口；后尿道损伤者常诉下腹部疼痛。骨盆骨折致后尿道损伤者或合并其他内脏损伤者，常发生休克。休克的程度常与损伤的严重程度一致，出血性休克常为早期的死亡原因。尿道破裂或断裂后，损伤部位可形成血肿，尿液亦可经破损的尿道渗至周围组织内，形成尿外渗(图83-2)。伤后有频繁的排尿者更易发生尿外渗。尿外渗的部位、范围和蔓延方向，与尿道损伤的部位和局部解剖有密切关系。球部尿道损伤时，尿外渗先聚积于会阴浅袋内，使阴囊肿胀；若继续发展，可沿会阴浅筋膜蔓延至会阴、阴茎；再向上，可蔓延至腹壁皮下组织(图83-3)。由于尿生殖膈的限制，球部尿道损伤的尿外渗不能渗入盆腔

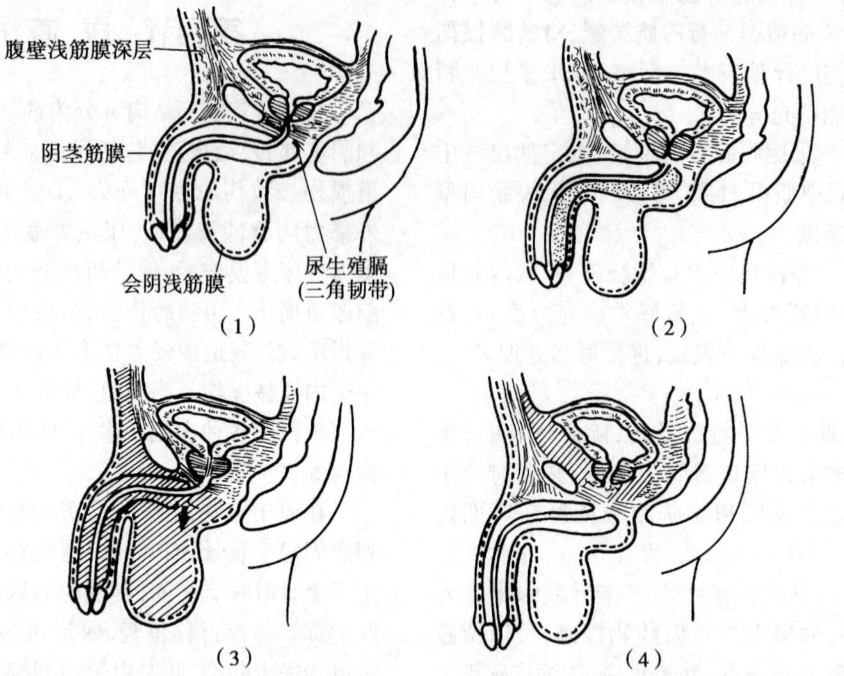

图 83-2　尿道损伤后尿外渗

(1)正常阴茎、阴囊、筋膜解剖;(2)阴茎部尿道损伤尿外渗(阴茎筋膜完整);(3)球部尿道损伤尿外渗(阴茎筋膜破裂);(4)前列腺部尿道损伤尿外渗

内。后尿道损伤时,尿外渗聚集于盆腔内前列腺及膀胱周围,尿生殖膈若未破损,尿外渗不能进入会阴浅袋内;若已破损,阴囊及会阴部亦可出现尿外渗。尿外渗若未及时处理,或继发感染可导致组织坏死、化脓,严重者可引起败血症。局部坏死及感染,可形成尿瘘。受伤组织常有肿胀及瘀斑。尿道球部损伤者会阴部可出现明显瘀斑,呈蝴蝶样改变。

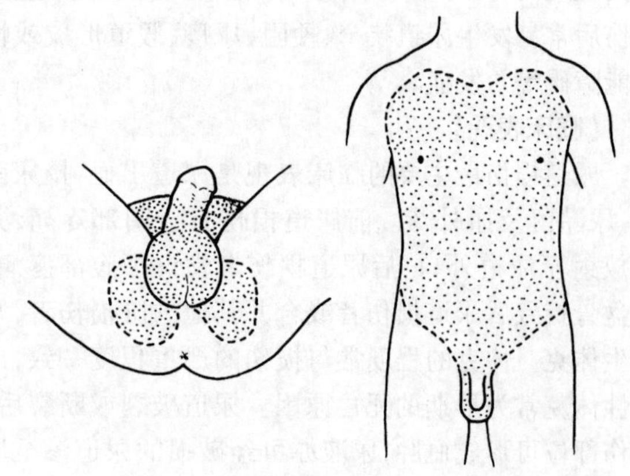

图 83-3　球部尿道损伤尿外渗的范围

【诊断】

根据病史、症状和体征,尿道损伤的诊断并不困难。前尿道损伤的征象一般较为明显,诊断较易;后尿道损伤的诊断较困难,特别是伴有膀胱及直肠损伤时。疑有骨盆骨折时,应行骨盆摄片检查。对于尿道损伤者,尿道造影检查是确诊的主要方法,一般多主张在X线透视下行逆行尿道造影。诊断性导尿有可能使部分损伤成为完全损伤,加重出血,增加感染机会,对怀疑有尿道破裂或断裂者,不宜使用。有指征者必须在严格无菌条件下轻柔地试插导尿管,如能顺利插入导尿管,则说明尿道损伤不重,可保留导尿管作为治疗,不要随意拔出;如一次插入困难,不应勉强反复试探,以免加重创伤和导致感染。直肠指诊在判断有无肛管直肠合并伤的存在具有参考价值,可常规进行,但在判断时应慎重考虑。直肠指诊是必要的,对于前列腺周围血肿不明显,且能清楚地扪及前列腺者,说明后尿道未完全断裂;若发现前列腺向上移位,表明后尿道完全断裂。在骨盆内有血肿时,在指诊时可能误将血肿当做没有移位的前列腺而作出错误的判断;后尿道断裂而耻骨前列腺完整时,无前列腺的向上移位。对于严重休克者,不可只注意尿道损伤的诊断,应注意有无盆腔大血管损伤及其他内脏器官的合并伤,必要时应进行手术探查。对于开放性损伤,只要仔细检查局部一般都能得到明确诊断,但对于贯通性枪弹伤,应特别注意合并伤的存在,以防漏诊。

【治疗】

1. 处理原则　首先应纠正休克,然后再处理尿道损伤。伴有骨盆骨折的患者须平卧,勿随意搬动,以免加重损伤。治疗尿道损伤的基本原则是引流尿液和尿道断端的重新衔接以恢复尿道的连续性。

2. 前尿道损伤的处理 对于症状较轻，尿道挫伤或轻度裂伤的患者，尿道的连续性存在，无排尿困难者，一般不需要特殊治疗。如果裂伤较重并有排尿困难或出血者，可留置导尿，一旦导尿成功，则保留导尿2～3周，如导尿失败应立即手术探查并行经会阴尿道修补术，术后留置导尿管2～3周。对于尿道完全断裂的患者应立即行经会阴尿道修补术，并同时彻底清除坏死组织、血肿。如病情严重不允许较大手术，可单纯行耻骨上膀胱造瘘术，3个月后再修补尿道。

3. 后尿道损伤的处理 目前后尿道损伤主要有三种治疗方法：单纯膀胱造瘘+延期尿道修复、急诊Ⅰ期尿道吻合术以及开放或经内镜的尿道会师术。

(1) 单纯膀胱造瘘+延期尿道修复：当存在生命垂危、组织广泛受损、医疗条件有限或医师经验不足等情况时，都主张只进行膀胱造瘘。在3～6个月后再行后尿道修复。

(2) 急诊Ⅰ期尿道吻合术：由于后尿道断裂多伴骨盆骨折，患者濒于休克，耻骨后及膀胱周围有大量出血，如行修复术，要清除血肿，碎骨片，有可能导致更严重的出血，故有一定的困难。但如患者伤情允许、血源充沛，有经验的医师可以选用且可得到较好的效果。

(3) 尿道会师术：后尿道损伤时，常由于合并其他脏器严重外伤，病情危重，患者不能耐受大手术，此时可经耻骨上切口经膀胱行尿道会师术。目前随着内镜技术的进步，也可以在内镜下完成会师术。

三种方法各有优缺点，单纯膀胱造瘘不行耻骨后探查，可减少血肿感染机会，但术后尿道狭窄几乎是不可避免的，需再次手术修复，治疗时间长。急诊Ⅰ期尿道吻合可在手术同时清除血肿，但要在结构破坏严重的盆腔中控制出血，并进行尿道断端的吻合并非易事；在游离、修剪前列腺及尿道周围组织的过程中可能损伤血管神经束和尿道内括约肌，造成阳痿和尿失禁，并可能将尿道不完全断裂转变成完全性尿道断裂。尿道会师则无法完全保证尿道断端的解剖对合，如对合不当，尿道回缩，断端分离，瘢痕再次形成反而造成长段尿道缺损；如两个断端套叠则可造成人为的瓣膜，形成尿道梗阻。另外，会师过程中还可能加重尿道或血管神经损伤，导致术后阳痿的发生增多。总的来说，不管采取何种方法，治疗的目的均为尽可能减少尿道外伤后并发症的发生或力争将并发症的程度降至最低，尤其是避免尿失禁以及医源性的性功能损伤。

4. 损伤后尿道狭窄的处理 Ⅰ期尿道连续性恢复后尿道狭窄是常见并发症，若引起下尿路梗阻，则需要治疗尿道狭窄。根据狭窄程度和长度可采用不同的手术方法，包括：定期尿道扩张、尿道内切开、尿道断端吻合、尿道替代术。尿道替代术主要用于长段瘢痕严重的狭窄，以及反复修补失败的患者，近年来涌现了多种尿道黏膜替代技术，如皮瓣尿道成形、膀胱黏膜、口腔黏膜以及舌黏膜尿道成形技术。

（汪东亚）

第五节 阴茎损伤

阴茎由背侧的两个阴茎海绵体及腹侧的尿道海绵体组成，是泌尿和生殖系统的联合器官。阴茎海绵体与尿道海绵体共为一层深筋膜（称阴茎筋膜或Buck筋膜）所包绕，其外层为会阴浅筋膜（Colles筋膜）及皮肤。会阴浅筋膜与阴茎筋膜间组织疏松，血管较少，阴茎皮肤撕脱伤即从此处撕脱，血肿及尿外渗亦多沿此间隙扩散。

阴茎的皮肤血运来自阴囊前、后动脉。尿道海绵体则由尿道球动脉和尿道动脉分布，并与阴茎背动脉相交通。阴茎海绵体由阴茎深动脉和阴茎背动脉分布，并且两动脉多次吻合。阴茎背动脉走行于阴茎背侧沟内，分支营养阴茎海绵体和阴茎的背膜。阴茎背动脉的末端与对侧的同名动脉吻合成动脉弓。由动脉弓发出分支营养阴茎头和包皮。阴茎背动脉和阴茎深动脉进入阴茎海绵体后，沿海绵体小梁分布，并营养小梁，其中有些小动脉终于海绵体毛细血管网或直接开口于海绵体腔内；另一些小动脉呈螺旋状弯曲，即成螺旋动脉；直接开口于海绵体腔。螺旋动脉发出毛细血管营养海绵体小梁。在阴茎头，尿道动脉、阴茎背动脉和阴茎深动脉形成致密的吻合网，因此阴茎的血运是极为丰富。阴茎皮肤和包皮的静脉血经阴茎背浅静脉，行于阴茎皮下，注入阴部外静脉。阴茎头和阴茎海绵体的静脉血经小静脉汇入阴茎背深静脉。其中一些小支静脉由阴茎背面穿出，另一些则从阴茎海绵体腹侧穿出，经阴茎海绵体的两侧至阴茎背侧再汇入阴茎背深静脉。阴茎背深静脉经耻骨弓韧带和尿生殖膈前缘进入盆腔，分为左右两支。进入前列腺静脉丛和阴部静脉丛，阴茎背深静脉于耻骨联合下缘附近与阴部内静脉吻合。阴茎背深静脉收集阴茎海绵体的静脉血并注入阴部内静脉。

阴茎损伤几乎占生殖器损伤的一半。阴茎勃起时，受外力打击及骑跨或踢伤时，阴茎被挤压在外界硬物和耻骨弓之间，造成阴茎折断。阴茎在松软状态下，暴力袭击阴茎根部可将阴茎推移至不同部位，造成阴茎脱位；阴茎被卷入旋转的机器上，可造成阴茎折断、切断或撕脱。精神异常的患者或企图自杀者，用锐利小刀、刀片、剪刀等切断阴茎的情况亦不少见。

由于解剖关系，阴茎损伤多与尿道或阴囊损伤伴发，因此，遇到阴茎损伤时，必须注意有无尿道损伤，以便同时作相应处理。阴茎损伤常分为挫伤、撕裂伤、阴茎脱位、阴茎折断、切割伤和阴茎绞窄等。现分述如下：

（一）阴茎挫伤

阴茎受暴力打击可发生挫伤，但未发生尿道损伤，一般有皮下出血或肿胀，严重者海绵体白膜破裂，可出现纺锤形血肿。无尿道损伤的轻度阴茎挫伤仅需休息，局部抬高，渗血期用冷敷止血；出血停止后用热敷，以促进其吸收。较严重的挫伤，如皮下继续出血，血肿增大，应切开止血，清除血肿。脓肿或气肿亦需切开引流处理。

（二）阴茎皮肤撕裂伤

阴茎突出体外，且皮下组织疏松。发生于工矿、农机上转动的皮带和树枝伤是常见的原因。被暴力拉扯时，皮肤可从 Buck 筋膜外分离撕脱。特点多以会阴部为顶点，阴茎根部或耻骨联合为基边的三角形，深达会阴浅筋膜与白膜之间，一般不累及较深的阴茎海绵体、尿道和睾丸。

治疗方法可因阴茎皮肤剥脱的范围及附近皮肤损伤的情况而定，但伤后必须立即修补，因为延期修补将会导致广泛瘢痕形成，痉挛和生殖器畸形。阴茎皮肤缺损少者，可任其自愈或游离皮肤行无张力缝合。因阴茎血运丰富，撕脱皮片若挫伤不重，经彻底清创后缝回原处可望成活。皮损缺少多者，如阴囊完好，可用阴囊皮肤行隧道状阴茎埋藏，以待二期分离成形。阴囊亦有损伤或撕脱者，多主张采用大腿内侧、腹股沟区或下腹部带蒂皮瓣植皮，亦可采用中厚皮片游离植皮。所用皮瓣厚度应少于 0.15cm，皮膜瓣超过 0.15cm 会使阴茎勃起不适。尿道留置支持尿管，阴茎用阴茎套或铁丝网加压包扎固定。植皮的对合缘应置于阴茎背侧，并采用波浪式，与阴茎根部的皮肤缝合亦应作锯齿形，以免瘢痕挛缩或产生环形狭窄。

（三）阴茎脱位

较大暴力直接作用于阴茎根部，阴茎脱离原来位置，移至阴囊、会阴、耻骨上或腹股沟皮下，此时多合并有尿道损伤。治疗应及早行切开复位，清除血肿，吻合尿道，皮下放置引流。

（四）阴茎折断

阴茎勃起时遭暴力作用（暴力折曲、打击、粗暴性交）容易折断。折断常发生于阴茎远端的 1/3 或中部，少见于阴茎根部。折断瞬间可听到断裂声，阴茎变软，并见出血及血肿。仅一侧海绵体断裂，阴茎弯向对侧或扭转。其特征为阴茎白膜及海绵体破裂出血，局部剧痛，阴茎血肿并扭曲。未伤及尿道者，可实施保守治疗，采用冷敷止血，损伤部位固定抬高，注射酶抑制剂，后期热敷促进血肿吸收。必要时手术清除血肿，缝合海绵体破裂处的白膜，尿道留置尿管，阴囊外加压包扎。在愈合期间必须防止阴茎勃起。

（五）阴茎切割伤

可以是自伤、他伤、爆炸伤或其他机械性损伤的结果。阴茎血运丰富，切割伤后往往出血较多，切割深达阴茎海绵体时，出血尤多，严重者可发生休克。切伤浅而未累及海绵体者同一般软组织切割伤处理。累及海绵体而致严重出血或休克者，在血压恢复以前可将裂开的海绵体白膜及阴茎筋膜缝合以压迫止血。切忌盲目结扎阴茎背动脉。阴茎动、静脉如有破裂或断裂应予修补或吻合。因切割而至阴茎离断者，应力行再植手术，以维持其生理功能。离体阴茎的适当保存是重新再植成功的必要条件，通过显微外科技术以 8-0～11-0 不可吸收线分别吻合阴茎背动脉和阴茎背静脉，2-0 或 3-0 可吸收线吻合海绵体，断缘皮肤一般都受到污染，应做适当的修剪。术后并发症有尿道狭窄、尿道瘘、远处皮肤坏死，勃起能力降低等。再植成功的关键在于吻合好阴茎血管，特别是阴茎背动脉和阴茎背深静脉。阴茎背动、静脉一定要吻合成功，阴茎背动、静脉位于阴茎筋膜和白膜之间，白膜比较固定，血管断端回缩受限，易于寻找，且其口径比阴茎深动、静脉大，易于吻合；未吻合则阴茎深动、静脉应予结扎。尿道断裂的处理同尿道损伤。为避免尿外渗，再植前可先行膀胱造瘘。术后主张静脉滴注低分子右旋糖酐，口服肠溶阿司匹林，防止小血管栓塞，一般 10～14 天，并口服乙底酚。术后 3～4 周拔除尿管；排尿通畅后拔出耻骨上膀胱造瘘管。

（六）阴茎绞窄

多见于戏耍、精神不正常患者，用线、橡皮筋缚扎，塑料环甚至金属环等各种硬性环状物套入阴茎致使血回流受阻，远端肿胀，如不及时取下，可造成阴茎坏疽。因环形结扎的坏疽，多出现整齐的环形坏死缘，线环深陷，治疗时必须找到并剪断结扎线。导致绞窄的硬性环圈，更难取出，特别是钢环，锯裂法不仅费时，且会加重损伤。对绞窄尚未导致坏死但一时绞窄成因又无法迅速解除的病例，可先在阴茎头上用针穿刺数孔，并注入透明质酸酶，将淤血挤出，使之变细变软。最后解除绞窄成因。

（七）医源性阴茎损伤

虽然不常见，但是一旦发生常给患者带来痛苦，甚至残疾，严重影响患者生活质量。包皮环切术将阴茎头切除一部分；包皮切除过多，造成阴茎痛性勃起、弯曲，严重影响性功能，需进行整形手术。

（周　俊）

第六节　阴囊及其内容物损伤

阴囊为一皮肤囊袋，以中隔分为左右两个间隙，内容睾丸、附睾及部分精索。阴囊活动度大，可以保护其内容物免受或少受机械性损伤。阴囊是腹壁的延续部分，其层次与腹壁各层均相似，但阴囊皮下没有脂肪，且有一层有肌纤维组成的肉膜和会阴浅筋膜（相当于腹壁浅筋膜层），三层紧密相连。阴囊皮肤撕裂时，常为三层一起撕脱。精索外筋膜、提睾肌和精索内筋膜，分别延续自腹壁的三层肌肉层。上述各筋膜之间组织疏松，外伤后极易形成广泛的淤血。

睾丸表面有一层坚硬而无弹性的纤维膜，称为睾丸白膜。睾丸受伤后，因白膜不能缓冲所产生的张力而有剧痛，甚至压迫白膜内组织而产生缺血性萎缩。附睾位于睾丸的背侧，被来自腹壁鞘突的鞘膜所覆盖。鞘膜腔内含有少量液体，以减少睾丸摩擦。外伤后鞘囊内液体量增加，可形成鞘膜积液。精索起自睾丸后上，终于腹股沟内环，内含提睾肌、精索内动静脉、精索神经及输精管。

（一）阴囊损伤

阴囊位置隐蔽，皮肤柔韧，活动度大，平时受伤机会少。多见于战时枪伤和锐器伤、严重的复合伤、运动场上或工农业劳动中的撞伤或踢伤、或者动物咬伤或抓伤，多伴有阴囊内容物及附近组织的损伤。损伤类型主要分为闭合性损伤和开放性损伤。闭合性损伤包括阴囊挫伤，阴囊血肿，主要是钝性损伤，开放性损伤，包括阴囊裂伤，撕脱伤，穿透伤及枪伤等，主要为锐性损伤。临床主要症状是出血和疼痛，如未伤及睾丸多无休克。主要的诊断依据是：①阴囊有外伤史；②阴囊肿胀，疼痛，表面皮肤有瘀斑，阴囊内有血肿，开放性损伤者可见阴囊皮肤撕脱，睾丸裸露；③透光试验阴性。诊断阴囊损伤时应注意：①阴囊损伤是否伴有其他损伤，如阴茎损伤，睾丸损伤，睾丸扭转；②阴囊血肿的范围；③阴囊内是否有异物。B 超检查可了解阴囊内容物损伤情况，特别对睾丸附睾损伤有意义，X 线检查对开放性损伤后阴囊内异物（如弹片、玻璃碴、小石子等）的留存有帮助。对于单纯阴囊开放性损伤主要是进行清创处理，如果有大片皮肤撕脱可考虑Ⅱ期皮瓣移植，而对于单纯闭合性损伤阴囊血肿是否需要手术治疗目前仍存一定争议，比较一致的观点是对于症状不严重，单纯的，小的阴囊血肿可以采取保守治疗，其余情况下均建议手术探查，积极主动，以期减少睾丸萎缩、睾丸切除的概率。

（二）精索损伤

精索位于腹股沟和阴囊内，其位置隐蔽，且位于皮下环至睾丸后缘活动度大，较少发生闭合性损伤，多为医源性，多为术者解剖不熟或操作不仔细而误伤。如鞘膜翻转时缝合结扎过紧；附睾切除时伤及精索内动脉的睾丸分支；精索静脉高位结扎时误结扎精索内动脉；隐睾固定时牵拉过紧等，都可影响睾丸的血供，使睾丸部分或全部萎缩。修补腹股沟疝时误伤睾丸动脉的病例也不少见，在儿童更易发生。只要熟悉局部解剖关系，认真仔细操作，此类误伤多可避免。但也有暴力撞击导致的闭合性精索损伤报道，其临床表现为急性精索血肿或同侧阴囊血肿，亦有血肿仅局限于精索，血肿源于精索静脉损伤或睾丸动脉或两者兼有损伤，此类情况均需手术探查止血。有报告精索静脉曲张患者遇直接闭合伤易致精索损伤，术中若发现精索静脉特别是原已曲张的精索静脉损伤，可结扎此损伤静脉止血可获得满意疗效，若为睾丸动脉损伤，应尽可能行动脉修复手术，如急症手术时无技术条件，对高位睾丸动脉损伤，也可结扎睾丸动脉，因睾丸尚有输精管动脉和提睾肌动脉供应，不致发生睾丸萎缩，但最好是修复睾丸动脉。

（三）睾丸破裂

外伤性睾丸破裂较为少见，且常被误诊为阴囊血肿而延误治疗。外伤原因有碰伤、踢伤、撞伤、击伤、骑跨伤、挤压伤及枪伤等。多为单侧损伤，双侧同时受伤者少见。钝性伤及锐性损伤均能导致睾丸破裂。

在所有的阴囊损伤病例中均需考虑有无睾丸破裂，患者多主诉阴囊局部剧痛，疼痛可向同侧下腹部放射。可伴有恶心、呕吐。阴囊肿胀和瘀斑各不相同，血肿的程度与睾丸损伤的严重度无相关性，即使没有血肿也不能完全排除睾丸破裂的可能，而有时无破裂的睾丸挫伤也会表现为明显的出血。体格检查见局部压痛明显，睾丸界限不清。应与睾丸扭转、睾丸挫伤和阴囊血肿相鉴别。阴囊的出血和血肿以及触摸的疼痛往往限制了完整体格检查的进行。

超声检查对于明确睾丸的完整性和血运情况十分有帮助，而且超声检查快捷，方便，无创。但因其在很大范围上取决于操作者，故而假阴性和假阳性率的范围约为 56% ~94%。具有睾丸破裂提示意义的超声图像包括睾丸实质组织回声不均匀及白膜不完整，此外，由睾丸内的被膜动脉组成的白膜下血管膜损害可导致部分睾丸血供消失，因此超声下见到白膜下无血管区对诊断睾丸破裂也有意义。而磁共振检查可以有判明睾丸的完整性，但因其费用较昂贵，使用范围有限，可能延误外科手术时间，故而不作为常规检查。睾丸破裂时放射性核素睾丸扫描检查可见睾丸图像有缺损，但同样由于价格昂贵且一般无法行急症检查，限制了其应用。而 CT 检查能清晰地显示白膜，准确诊断损伤类型、程度和范围,CT征象可见白膜影中断,睾丸组织突出或睾丸断片分离。CT还能清晰显示睾丸内血肿、附睾损伤,精索血肿等。

睾丸破裂的保守治疗常合并发感染,萎缩,坏死,延迟的睾丸切除,时间拖得越长,手术后感染机会就越大,睾丸功能的恢复就越差。保守治疗和延迟手术可导致睾丸切除的概率增高3~8倍,保守治疗的睾丸保留率低至33%。所以睾丸破裂一经诊断立即手术,可以增加挽救睾丸的机会,保持生育功能和产生激素的功能。外科手术探查的目的是挽救睾丸,预防感染,控制出血和缩短恢复期。可取阴囊切口,清除血肿,对破裂的睾丸用4-0肠线间断缝合睾丸白膜。对突出白膜外的睾丸组织应切除后再缝合。应注意闭合白膜的每一处小破损,因为睾丸进行性的肿胀和内压升高会使生精小管沿此破损突出。白膜缺损时应切除多余的睾丸实质以关闭残存的白膜。注意同时行睾丸鞘膜翻转,术后留置引流,并给予抗生素及阴囊抬高等处理。

在睾丸破裂诊断可疑时,应及早进行手术治疗,即使术中未发现睾丸破裂,也可同时进行血肿清除及时引流,预防感染。

(四)外伤性睾丸脱位

外伤性睾丸脱位是男性生殖系统较少见的一种损伤,但随着社会及交通的发展,该病发生率呈增加趋势。外伤性睾丸脱位是在外界暴力作用下睾丸脱离阴囊至其他部位的泌尿外科疾病,属于继发性隐睾的一种。睾丸由于位置特殊,常可避免一般性损伤,损伤多发生在遭受直接钝性暴力时,报道较多的发生于摩托车肇事后,猛烈的外力作用于阴囊上,将睾丸挤至周围组织或进入腹腔,如腹股沟浅层(占50%)、耻骨、阴茎、盆腔、腹部或会阴等处。腹部外伤时也可能伴有睾丸脱位,但容易被忽视。睾丸脱位以单侧者多见,双侧少见。睾丸脱位的侧别和部位取决于暴力的大小、方向、性质及局部解剖薄弱环节等情况。根据损伤后睾丸的位置分为深浅两种。深脱位是指睾丸在遭受暴力的瞬间腹肌和提睾肌强烈收缩,而使睾丸移位于腹股沟管内,甚至腹腔,腹膜后。浅脱位是指睾丸脱位于以腹股沟外环为轴心,以外环下精索为半径区域范围内的皮下及筋膜间隙中,如外环口,耻骨联合附近,阴茎根部,会阴部,对侧阴囊,最常见的部位是Scarpa筋膜和腹外斜肌腱膜之间的浅袋(Dennis Browne袋),临床以浅脱位多见。

睾丸脱位诊断并不困难,但往往由于对此病认识不足,问诊不全,体检不仔细而漏诊,或因伤后阴囊血肿致睾丸触诊不清。若体检发现阴囊内无睾丸触及,应询问患者伤前阴囊内有无睾丸。检查会阴部、腹股沟部及阴茎部有无类似睾丸样肿块存在。对诊断不明者应即时行阴囊彩超或CT检查,放射性核素定位检查使用于上述检查未能发现睾丸者,但准确性较差。对骨盆,腹股沟区及会阴部外伤患者,应高度警惕本病的存在,即时行B超,CT及放射性核素扫描定位检查。

在治疗其他复合伤的同时治疗睾丸脱位。手法复位仅适用于受伤时间短且局部症状轻微的闭合性浅部脱位者,手法复位成功率较低且存在一定风险,主要是睾丸脱位常常合并睾丸精索扭转或睾丸破裂,伤后常致睾丸萎缩,甚至有恶变的报道,复位后观察可能延误对睾丸缺血的判断,因此复位后应严密观察,及时复查彩超了解睾丸血供情况。深部睾丸脱位和手法复位失败者应行手术复位,并注意行睾丸固定。损伤后早期手术分离睾丸及精索并不困难,但延迟就诊的患者,睾丸脱位局部组织损伤形成的瘢痕粘连明显,解剖层次消失,可能使手术变得困难,术中分离精索血管和睾丸要小心,防止医源性精索及睾丸损伤。

(张豪杰)

第七节 前列腺及精囊损伤

前列腺及精囊位置隐蔽,故单独的前列腺或精囊损伤极为罕见,大多是会阴或直肠外伤、骨盆损伤的一部分,并常伴有膀胱、后尿道等邻近器官的损伤。医源性损伤反而是前列腺及精囊损伤的主要病因,如尿道扩张、膀胱尿道镜的不当操作,常导致前列腺损伤。近年来,大量前列腺增生患者采用经尿道前列腺切除或深低温冷冻的治疗方法,常发生损伤前列腺外科包膜甚至精囊的情况:在经尿道行前列腺切除时,如见到有黄色的脂肪颗粒时,说明前列腺外科包膜已经切穿。当切破精囊时,可见乳白色的液体如云雾状从精囊破口中涌出。精囊损伤多并发于前列腺损伤,近来国内开展精囊镜手术,用细输尿管镜进入精囊腔,行碎石等治疗,可能单独损伤精囊。前列腺损伤的后果有:①出血:多为尿道口持续滴血,与排尿无关或与排尿相随;当前列腺周围静脉丛被撕裂时,血液可流入膀胱前及膀胱周围间隙而出现血肿。②排尿困难:由血块或组织水肿堵塞后尿道所致,常可导致排尿困难或尿潴留。③尿外渗:尿液可沿盆筋膜向腹膜后间隙外渗。④脓毒性蜂窝织炎:常继发于尿外渗,可局限在肛门、会阴、坐骨肛门窝等处。⑤尿瘘:继发于尿道破裂、尿道周围炎或蜂窝织炎。⑥尿失禁:由尿道括约肌受损所致。

前列腺、精囊损伤的治疗可与其他伴发的损伤

(如骨盆、膀胱、尿道损伤)同时进行。膀胱镜、尿道镜或尿道探杆操作所引起的损伤,只要能顺利置入气囊导尿管牵拉压迫前列腺一般均能止血;如无法置入气囊尿管,应行耻骨上膀胱造瘘充分引流尿液,大多不会引起严重的尿外渗及其他严重的并发症。如出血不止,应急诊手术止血,如仍无法止血,应行双侧髂内动脉结扎。在经尿道行前列腺切除时,一旦发现切穿前列腺包膜,尤其发现同时损伤静脉窦时,由于大量灌注液渗入骨盆和腹膜后间隙或直接进入静脉窦破口吸收,可导致严重的并发症,如电切综合征,一旦发现,应争取尽快结束手术,气囊导尿管牵拉压迫止血,穿孔常可自行愈合,无需手术缝合。精囊镜较少引起直肠损伤,引起的精囊损伤多为闭合性损伤,常规予以留置尿管、止血、镇痛、抗菌治疗即可。

(张忠云)

第八十四章

泌尿系统及男性生殖系统非特异性感染

第一节 概 述

泌尿道感染(或称尿路感染,urinary tract infections,UTIs)是常见病症,男女两性在各个年龄段都可以罹患此症,而且临床表现和转归都是千变万化的,轻者治疗后很容易缓解,重者可以导致患者死亡。通常情况下,细菌在泌尿道内不会生长,但是直肠来源的细菌可以产生上行性感染。当细菌的毒力增加,而宿主的防御机制下降时,细菌发生接种(inoculation)、定植(colonization),然后导致了尿路感染。所以,我们需要明确下面一些概念。

【重要名词解释】

1. 尿路感染 是指尿路上皮对于细菌入侵所产生的一种炎症反应,通常与菌尿和脓尿相关。

2. 菌尿正常 本应无菌的尿液中,出现了细菌,称为菌尿。而这些细菌估计来源于尿路本身,而不是皮肤、阴道或者包皮等的污染物。尿液标本细菌污染的可能性取决于尿液的采集方式。

3. 脓尿 是指尿液中出现白细胞,这通常是尿路上皮对于细菌入侵的炎症反应。无脓尿的菌尿表明细菌定植,而非感染。无菌尿的脓尿则表明可能存在结核、结石或者肿瘤。通常,临床上根据感染的原发部位定义该感染。

6

4. 定植(colonization) 人体各部位(如皮肤、口、咽部、阴道和结肠等)存在大量微生物,这些微生物(主要是细菌,也可有真菌、原虫、病毒等)在宿主细胞上定居、生长和繁殖的现象称为细菌定植。定植的细菌称为“正常菌群”。

发生尿路感染后,在大多数的情况下,只要有细致的诊断和治疗,就能够解决尿路感染的问题。随着对于尿路感染的致病因素、宿主和细菌的相互影响等各个方面认识的加深,我们就能提高对于患者所处的感染状态的判定能力,从而使其后果最小化。

尿路感染的临床症状可以是无症状的膀胱内细菌定植,也可以是细菌感染所造成的尿频、尿急、尿痛等尿路刺激症状,也有上尿路感染造成的寒战、高热及腰区疼痛。还包括致死性的细菌感染,如败血症。

新型抗微生物制剂即使通过口服,也能够在泌尿道内和周围组织内达到较高的浓度水平,而且其肾毒性也较小。因此,现在较为严重的感染也可以在家中进行治疗。短疗程的治疗以及预防性治疗,对于女性反复发生的尿路感染也达到了减少病痛、降低花费的目的。

治疗过程中我们还需要明确下述概念:

5. 再感染(reinfection) 是指泌尿道外源性的不同种类的细菌引起的感染,为新感染,而且感染间歇的尿培养结果为阳性。女性95%以上的复发尿路感染病例都属于再感染。

6. 持续感染(bacterial persistence) 是指泌尿道内同一种细菌(如前列腺、感染性结石)所造成的再次感染。

7. 预防性抗微生物治疗(prophylactic antimicrobial therapy) 是指使用抗微生物药物预防泌尿道的再感染。在该治疗开始之前,前次的细菌应当被完全清除。

8. 抑制性抗微生物治疗(suppressive antimicrobial therapy) 是指对于不能完全清除的持续性的局部细菌感染进行抑菌治疗。

【分类】

1. 孤立感染(isolated infections) 在30~40岁女性中,25%~30%会发生首次感染或者孤立感染(与上次感染至少间隔六个月时间),而且这些女性中的1/4可能在随后几年中出现复发。但是,孤立感染在泌尿道正常的男性中却很少发生。

2. “治疗过程中未解决的细菌尿(unresolved bacteriuria)” “未解决”是指初次治疗没能够达到充分有效。

原则上,治疗期间细菌培养结果阴性是判断治疗成功与否，以及今后是哪一种复发类型的前提条件。

我们在平时的临床工作中常忽视这个问题，原因是：

(1) 治疗过程中未进行尿培养，即使采取了标本，菌落计数<10^5/ml 常常会被误认为是标本污染。事实上，治疗过程中尿液里出现本次感染的菌种，无论数量多少，都表明细菌没有被完全清除。其最常见的原因是引起感染的致病原对于治疗所选择的抗微生物药物的耐药。

(2) 在治疗感染的过程当中，原先是敏感的致病菌种逐渐产生了耐药。这种耐药类型大约占经治的尿路感染患者的5%。其他原因包括：治疗过程中产生了继发性的耐药菌种、治疗未结束前迅速发生的新耐药菌种的再感染、氮质血症患者的肾脏无法在尿液中浓聚必要的抗生素浓度、大型鹿角形结石中菌团的释放等。

3. 再感染　女性95%以上的复发尿路感染病例都属于再感染。而在男性，除非存在尿路畸形，再感染则比较少见。膀胱小肠瘘或者膀胱阴道瘘造成的再感染也很少见，而且可以进行外科手术纠正。

4. “细菌持续感染”　一旦菌尿治疗成功(如抗生素停用后数天尿培养结果仍然是阴性)，同一致病菌种造成的复发可能来源于泌尿道内部，该部位抗生素浓度分布较差。引起泌尿道内菌尿复发、并且可以纠正的泌尿外科情况有以下12种，见表84-1。参考上述项目，可以作为诊断复发原因的依据。

表84-1　引起泌尿道内菌尿复发并且可以纠正的泌尿外科情况

感染性结石
慢性细菌性前列腺炎
单侧感染的萎缩肾
双重或异位输尿管
异物
尿道憩室和尿道旁腺感染
单侧髓质海绵肾
肾切除后输尿管残端感染(外表正常，非反流性造成的感染)
脐尿管囊肿感染
与肾盂相通的囊肿感染
肾乳头坏死
膀胱周围脓肿伴瘘管

再感染和细菌持续感染这两种情况均属复发性的尿路感染，可以兼有泌尿道的内源性和外源性细菌感染。除非使用了正确的抗生素彻底解决了尿路感染，临床上对于上述两类感染之间的细微差别，其实无法确切地加以分别。但是明确这些概念上的不同，却能够较好地选择治疗策略。尽管绝大多数的尿路感染患者对于治疗的反应是快速而有效的，但是，由于存在上述可能，对于复杂尿路感染的早期诊断和治疗还是显得非常重要，稍有不慎，就会导致严重后果。因此，泌尿外科医师对此必须了然于心。

【发病率和流行病学】

除了新生儿阶段，尿路感染的发生率很高，且女性明显多于男性。据统计，青春期前后女性菌尿的发生率有一个显著的上升，该现象可能与初次性交的发生有关。所以年轻女性的菌尿发生率是该年龄段男性的30倍。但是随着年龄的再上升，男女间的差异就逐渐减小。过了65岁，人群中则至少有20%的妇女和10%的男性存在菌尿。

有无菌尿症状，并不总是判断预后好坏的特征。研究表明，有症状和无症状之间可以相互转化。但是，有过一次尿路感染的患者容易再有下一次感染。绝大多数妇女的尿路感染一经诊断即接受抗生素治疗，因此，对于她们菌尿的未经治疗的自然史所知甚少。为数不多的研究表明，那些不经抗生素治疗或者使用安慰剂治疗的妇女，其菌尿也会自动消失。

其他研究表明，尿路感染复发的可能性，与在此之前的感染次数呈正相关，而与两次感染之间的间隔时间呈负相关。而这些复发感染，其致病菌种往往(71%～73%)是新的菌种。大部分再感染发生在上次感染治愈后的2周至5个月，而且其中多数与上次感染时间较接近。

影响再感染概率的因素还有：膀胱功能失调、放射影像学有表现的慢性肾盂肾炎、输尿管膀胱反流等。

根据对于感染周期的研究，如果在一个感染周期病程内(a set)为防止复发而预防性使用抗生素，则其中大约1/3的妇女是接受了不必要的治疗的，而且其余2/3的妇女与正常人群未感染的妇女相比，仍存在更大的再感染的可能性。一个尿路感染患者，如果完全不接受治疗，或者接受短期、长期以及预防性抗生素治疗，其菌尿复发的概率其实是相似的，所谓治疗似乎只是推迟了下一次复发的时间而已。上述表述提示，宿主的抵抗力也是尿路感染发生、发展的重要一面。

【泌尿系统解剖的特点】

泌尿系统的解剖和病理生理的特点，对于细菌的感染因素是“双刃剑”，既易于引发感染，又能够抵抗感染。因此，应尽量发挥和保护有利因素，消除和克服不利因素，这对于泌尿系统感染的防治有重要意义。

1. 肾皮质的特殊性　肾皮质血供丰富，每分钟血流达1200～1400ml，具有强大的抗炎作用，少量细菌侵入不至引起感染。但是如果肾皮质有瘢痕收缩而引起局部缺血，一旦发生感染则不易消除。

2. 肾髓质的易感因素　①肾髓质的血供较差；②高渗环境(300mOsm/L)，该环境抑制了白细胞的吞噬作用。

3. 尿液引流的通畅性　如果尿液引流不通畅，产生残余尿则易受感染，且不易控制。

4. 泌尿系统上皮细胞的特性　泌尿系统上皮属于复层移行上皮细胞，具有旺盛的生长能力，即使有轻度损害，也会很快愈合，细菌不至于形成病灶，尤其是膀胱黏膜具有吞噬作用。但发生了溃疡等病灶时，则感染不易愈合。

5. 尿液的酸碱性　正常人的尿液处于酸性状态。尿液的酸碱度对于抑制细菌有不同的作用。

6. 尿液内尿素作用　目前认为尿素可能具有抗菌能力。

7. 抗生素和肾功能在肾的代谢　大多数抗生素均从肾分泌和排泄，并经肾小管浓缩，尿液内就具备相当浓度的抗生素，可以灭菌。当肾功能减退时，抗生素在肾内的排泄受阻，尿液中的浓度也降低，灭菌效能减退。

8. 男女解剖差异　男性的尿道长，不易引起逆行感染。前列腺液有强大的杀菌作用，但是一旦发生前列腺炎，又会成为泌尿系统感染的病灶。而女性的尿道短，与阴道和直肠的毗邻关系，容易产生逆行感染。而且妊娠和性交也容易引起感染。

【病因学】

泌尿系统感染是病原体和宿主相互作用的结果，与病原体的致病力和宿主的抵抗力密切相关。单纯某一方面的因素，如细菌的毒力等并不是发生尿路感染的唯一决定因素。

感染的途径主要有三种方式：①逆行感染：绝大多数的尿路感染为上行性的。前尿道部的细菌可以逆行进入膀胱，性交或者导尿更易将细菌带入膀胱，细菌经尿道侵入膀胱后可发生下尿路感染。细菌一旦在膀胱内形成感染，如果存在下尿路梗阻，膀胱内残余尿增多，输尿管膀胱开口处有逆流等，细菌可逆行向上进入输尿管和肾盂。一般情况下肾不断分泌尿液，稀释并排出细菌，因此亦不易形成感染。但若细菌侵入量多、毒力强，繁殖迅速或排泄系统有梗阻，则细菌在肾盂内引起感染。逆行感染是泌尿系统感染的最常见原因，大约85%的尿路感染是由逆行感染引起的。②血行感染：主要发生在肾。身体上的、体内感染病灶内的细菌通过血液系统进入泌尿系统，大多数患者由远处皮肤感染如疖、痈，肺部感染、骨髓炎、龋齿、扁桃体炎和前列腺炎等的炎症病灶引起。其致病菌大多为葡萄球菌，经血行进入肾实质，引起肾皮质感染，然后可形成小脓肿。血行感染途径较少见。③淋巴感染：腹腔和盆腔脏器的淋巴管与肾周围的淋巴管之间存在大量的交通支，当出现盆腔炎症、阑尾炎等时，邻近脏器内的细菌可以经过淋巴系统进入肾。但是该途径是否真实存在，尚存质疑。

1. 病原菌

(1) 最近上海地区的一项细菌耐药性检测研究中，研究人员采用Kirby-Bauer(KB)法，对5380个尿液样本进行细菌培养和药敏试验，结果表明，常见分离菌种依次为大肠埃希菌(*E coli.*)、肠球菌、克雷白杆菌和凝固酶阴性葡萄球菌。大肠埃希菌和肺炎克雷白菌的超广谱β内酰胺酶(ESBLs)检出率分别为36.5%和45.0%。产ESBLs菌株对于大多数β内酰胺类抗菌药物耐药。肠杆菌科细菌对于环丙沙星的耐药率大多在20%～36%，但是大肠埃希菌高达55.4%。因此，每家医院如果对院内感染的一些特征性信息进行更新，就能很好地进行抗生素应用的指导。该资料对于临床诊断和使用抗菌药物具有指导作用。

(2) 有关致病机制方面的论述，因为偏重于细菌学基础，在此简述。可见各论。细菌致病力的研究方向：既然大肠埃希菌是最常见的致病菌种，细菌学家就提出疑问，其在致病力方面是否比其他菌种存在优势？常用的研究假设有：溶血性菌株(hemolytic *E coli.*)可能更具致病力、特异性K抗原(酸性多聚糖抗原)也可能使大肠埃希菌更具致病力。此外，还有许多环节影响细菌的黏附和定植，从而影响致病力。例如：黏附相关蛋白(pili族)的作用、泌尿道黏膜上皮细胞的易感性的不同等。

2. 增加发病率和死亡率的因素　表84-2提示了导致诱发尿路感染、肾功能受损和(或)泌尿系统瘢痕形成的各种情形。对于表84-2中罗列的情形所引发的尿路感染，作为泌尿外科医师应当采取特别积极的态度去除病因。

表84-2　导致诱发尿路感染、肾功能受损和(或)泌尿系统瘢痕形成的各种特殊情况

梗阻因素
分裂尿素细菌(Urea-splitting bacteria)所引起的感染性肾结石
发生继发感染的先天性泌尿系畸形
留置导尿和(或)尿路器械检查
肾乳头坏死
糖尿病，尤其是合并肿胀性肾盂肾炎
脊髓损伤合并膀胱张力增大
妊娠
急性前列腺炎

临床医师面对这些因素应当充分认识到它们对

6

于尿路感染所起到的关键性作用，同时，它们的危害性也是可怕的，因此，在治疗过程当中努力排除或者减少这些因素及其造成的影响就变得至关重要。

【诊断】

诊断的准确性取决于尿标本采集过程当中细菌污染的程度，而且有很多人为因素的影响不容忽视。如果能够最大限度地减少采集尿标本时所造成的细菌污染，就能够大大提高诊断的准确性。所以，从采集到镜检以及细菌培养都应当一丝不苟。

(1) 尿标本的采集：按照方法的复杂程度可有下列三种采集方式，依次为：①耻骨上膀胱穿刺抽吸，必须严格遵循操作规程。②导尿，仅用于女性，为防治导尿引起的感染，可预先给予一剂口服抗生素。③清洁中段尿，男女兼用。中段尿的采集要注意尿流其实是连续的。女性事先清洁（只用洁净湿纱布即可，不必采用消毒剂）尿道口周围区域（方向为从前向后），在采集过程中须保持阴唇分开。

(2) 尿液镜检：取得尿标本后应立即进行细菌涂片检查，根据革兰染色的初步结果判断是阴性杆菌还是阳性球菌，作为使用抗生素的指导。而且，即使有的病例已开始使用抗生素，尿培养阴性，尿沉渣革兰染色找细菌仍有可能找到细菌，这样就可弥补在应用抗生素的情况下往往会出现的尿细菌培养阴性的缺点。

除细菌外，还要检查有无白细胞和脓球存在，一般国内认为每高倍镜视野白细胞超过5个为脓尿，提示尿路感染的证据，但是因为此项检查的影响因素太多，这个判断标准当然应当视为是相对的。而且，存在脓尿并不一定有尿路感染。

(3) 细菌学检查：尿细菌培养的目的主要是运用中段尿培养菌落计数的方法以鉴别是否为尿路感染。

临床上常用定量接种环法，即蘸取0.001ml新鲜中段尿，均匀涂划在血液琼脂平板上（平板直径<9mm）[其组分一半是血琼脂、另一半是伊红甲基蓝(EMB)，前者能同时生长革兰阳性菌和阴性菌，后者生长革兰阳性菌]，在37℃条件下，经24小时孵育后，整个平板上所见的菌落数乘以1000，即得每毫升菌落数。若尿菌落数大于10^5/ml为感染，准确率约80%；细菌数小于10^3/ml或有多种细菌生长，为污染所致，无临床意义。

但值得注意的是球菌，特别是粪球菌及肠球菌繁殖缓慢，其尿菌落数若在10^3～10^4/ml，即有诊断价值；细菌数在10^3～10^5/ml者不能排除感染，考虑是否因应用抗生素、清洗消毒剂混入、尿过频、细菌生长缓慢等因素所致，必要时复查。

尿培养的常见菌可分为3组：①致病菌，如大肠埃希菌、副大肠埃希菌、克雷白菌属等急性感染菌，变形杆菌、假单胞菌属、结核分枝杆菌等慢性感染菌，链球菌、葡萄球菌等潜在致病菌。②少见的、不肯定的致病菌，如沙门菌属等。③污染菌，如白色葡萄球菌类等。

尿液细菌培养除了上述普通的方法外，还有几种特殊的培养方法：①高渗培养：长期使用抗生素、溶菌酶或体内补体作用等因素，常使细菌的细胞壁损伤、缺失、变异为L形菌，需要在高渗培养基中进行培养。培养基含有15%蔗糖或5%氯化钠时细菌才能繁殖。②结核分枝杆菌培养：培养方法是留清晨尿，以3000r/min离心，在沉渣中加入4%硫酸或2%氢氧化钠，20分钟后去除杂菌，中和后接种于罗氏培养基中，4～8周报告结果。③真菌培养：患者若长期使用广谱抗生素或激素，往往继发真菌感染（如酵母类白念珠菌或新型隐球菌）。将此类患者的尿液接种于沙保罗培养基中，置于37℃或室温，培养5天进行观察。

尿培养出现假阳性或假阴性结果，一般占1/3～2/3。影响尿培养结果的因素很多，如：中段尿收集是否符合标准（如：外阴消毒对尿培养影响很大，消毒液过多而混入尿标本，抑制了细菌生长，就容易出现假阴性结果）；尿液收集是否新鲜（采集尿液后应当马上放入冰箱，且放置时间距离培养不超过24小时）；尿培养前如使用抗菌药物，则容易出现假阴性；采集时机是否正确，若膀胱内尿液停留时间短（不到6小时），或饮水太多，稀释了尿中细菌，影响了结果的正确性；是否存在尿路梗阻造成感染灶和尿路不相通，则尿中细菌往往呈阴性；此外菌种不同对菌落计数也有影响。由此可知，对尿细菌学检查结果的判断，必须结合临床表现，有时还要反复多次进行。

【定位检查】

由于尿路感染的部位不同，反复发作的性质、预后及治疗方案均不相同，因此区分上、下尿路感染，即鉴别尿路感染的部位有着重要的意义。上尿路感染以肾盂肾炎为主，下尿路感染以膀胱炎为代表。

传统的观点是以临床症状和体征作为鉴别感染部位的依据。但临床上有不少肾盂肾炎患者以尿频、排尿不适为主，无其他尿路感染症状；膀胱炎患者有时亦可出现腰痛，少数患者有低热。故仅靠临床症状和体征难以作出正确定位诊断。

1. 肾的定位方法　有以下几种：①输尿管导管法(Stamey法，1965年)：两侧输尿管分别插管，取出尿标本送检，行细菌培养和常规检查，以确定有无上尿路感染，是一侧性还是两侧性感染。此法准确性高(100%)，但属于有创伤性检查方法。②膀胱冲洗尿培养法(Fairley法，1967年)：排尿后，用三腔导管插入膀胱，向膀胱注入无菌生理盐水（内含 0.2% 新霉素，链激酶 12.5 万 U）保留 30～45 分钟后排空膀胱，再用无菌生理盐水 2000ml 反复冲洗膀胱，最后一次冲洗液留取数毫升作为标本Ⅰ，以后每隔 10 分钟留尿一次，共 4 次，作为标本Ⅱ～Ⅳ。每份标本作细菌培养和菌落计数。如为下尿路感染，则培养无菌生长。如为上尿路感染，则尿菌阳性。据统计，确诊为肾盂肾炎者，此试验符合率为 84.8%，膀胱炎符合率为 66.6%。③血清和尿抗体检测：虽然可能在急性尿路感染的诊断当中有参考价值，但是作为临床诊断的依据还有待于进一步的研究。方法举例：尿抗体包裹细菌检查（Thomas，1974 年）：此为简便的直接免疫荧光法检测患者尿沉渣中的抗体（免疫球蛋白）包裹细菌（antibody coated bacteria，ACB）的方法。尿 β2-微球蛋白（β2-microglobulin，β2-M）测定：可以初步鉴别上、下尿路感染。

2. 前列腺和尿道定位法 见慢性前列腺炎。

【影像学检查】

对于大部分泌尿生殖系统感染的临床评估，放射影像学检查并非必要。但是，在表 84-3 所列的情况下，有进行影像学检查的指征。

表 84-3 急性临床肾盂肾炎的放射影像学检查指征

感染性结石的病史
输尿管潜在的梗阻（如输尿管结石、狭窄或者肿瘤）
肾乳头坏死（如：镰刀状红细胞性贫血、严重的糖尿病、止痛药滥用）
正确抗生素治疗 5～6 天后无效
神经源性膀胱
泌尿生殖系手术史有梗阻趋向（如输尿管再植等）
血透过程中或者严重肾功能不全的多囊肾患者
非特异性感染如：结核、真菌、溶解尿素细菌等
糖尿病

在上述情况下，放射影像学检查的目的是可以根据影像学的结果判断急性感染的原因、是否需要进一步的外科干预，并同时能够发现复杂性尿路感染的原因。

X 线及超声检查：肾盂肾炎通过静脉尿路造影（IVU）被发现的阳性率不高，对定位诊断帮助不大，即使见到典型的慢性肾盂肾炎改变亦不能鉴别感染是既往就有还是新发生的。但多次检查动态观察发现新的进行性改变，则可提示持续性感染。

对于静脉尿路造影难以发现的肾内脓肿和局灶性细菌性肾炎，CT 和超声显像都能及时发现。超声尤其对于尿路感染伴有肾积水、肾盂积脓和肾周积脓特别有诊断价值。但是，超声检查的人为因素制约了检查结果的准确性（主要是操作者的技术水平）。

随着 CT 检查的普及，CT 作为诊断手段的临床限制有放宽的趋势，因此 CT 被列入常规检查的范围。CT 检查对于解剖上的异常细节尤其有价值，如肾结石、多囊肾、梗阻等。有这些异常存在时通常都提示上尿路感染。

核素肾图检查：该检查可了解分肾功能、分泌功能、尿路梗阻、膀胱输尿管逆流及膀胱残余尿等情况，方法简便。确诊为尿路感染而无尿路梗阻者，放射性肾图的异常所见，对区别膀胱炎与肾盂肾炎是一个简易而有效的诊断方法，并可观察治疗后肾功能的改变情况。对于超声和 CT 无法判断的腹腔内脓肿形成尤其有诊断价值。

【药物治疗】

尿路感染的药物治疗是以抗菌药物的使用为主，辅以其他药物增强其疗效，并进一步缓解临床症状。主要有以下药物：

1. 解痉止痛药物 主要消除尿路平滑肌痉挛所引起的尿路刺激征。

2. 尿路感染的抗生素治疗原则

（1）针对尿路感染的抗菌药物的选用原则

1）初次治疗必须争取有效：首先在于选择有效的抗菌药物杀灭细菌，如果抗菌药物选择正确，尿中的细菌甚至在几小时内就能够得到有效的控制，并完全消失。尿培养细菌阴性是治疗成功的标志。即使细菌有少量残留或者仅仅受到抑制，治疗也就称不上成功。

2）抗菌药物的治疗作用取决于该药物在尿中的浓度，而非该药物的血浆浓度。

3）必须要考虑细菌对于药物的耐受特点。

4）疗程：治愈尿路感染的疗程与很多因素有关，如尿路上皮受侵犯的时间长短和程度、尿液中的细菌浓度、尿液中抗菌药物的浓度、有没有影响宿主及其自然抵抗力的危险因素等。按国外指南描述，在尿路的结构和功能未受损的情况下，单纯尿路感染需要 3 天的疗程。除此之外，一般至少需要 10 天的疗程。鉴于目前国内抗菌药物的使用现状，笔者认为可能需要 14 天或者更长的用药时间。“单剂治疗”的研究证明该方法一方面成功率不高，另一方面容易带来复发的可能。

5）根据病变部位选择抗菌药物：下尿路感染为尿路浅层的黏膜病变，要求在尿中有高浓度的抗菌药物，如呋喃类药物、庆大霉素等。少数抗菌药（如氯霉素）在尿中排出时变为灭能的衍生物，丧失了杀菌能力，不宜选用。上尿路感染是肾实质深部感染，因此，要求抗菌药在尿中和血中均有较高的浓度，只有这样，才能使肾内达到有效浓度。对肾盂肾炎来说最好能选用杀菌剂，迅速灭菌，这样才能避免肾实质永久性损害。

6）避免使用肾毒性药物：抗菌药物多由肾排泄，故在治疗尿路感染时，应尽可能避免使用肾毒性药物。慢性肾盂肾炎患者或多或少伴有肾功能不全，应避免使用强的或中等度的肾毒性抗菌药。肾功能减退时，抗菌药物的排泄减少，致使尿中的药物浓度降低，感染不易控制，在体内则易蓄积中毒，进一步损害肾功能。因此，选用抗菌药物时，要考虑到药物的毒性，半衰期，蛋白结合率，在体内代谢和排泄情况以及目前的肾功能状态。

7）进行联合用药：在必要的情况下，联合使用两种或两种以上的抗菌药物，以产生协同作用，从而达到提高疗效的目的。联合用药要避免具有拮抗作用的药物联用。正确的联合使用抗菌药可减少耐药菌株的出现。联合用药的指征为：单一药物治疗失败；严重的感染；混合感染；耐药菌株同现。

（2）抗菌药物在泌尿系统内吸收、分布、代谢和排泄有一定的特点，泌尿系统的临床药代动力学特点：大部分抗菌药物（青霉素类和头孢菌素类的大多数品种、氨基糖苷类等）主要经肾排泄，因此，尿药浓度高，可达血药浓度的数十倍至数百倍甚至更高；即使非主要经肾排泄的大环内酯类、林可霉素类和利福平等也可在尿中达到有效药物浓度。磺胺类药物、呋喃妥因、吡哌酸、诺氟沙星等化学合成药也可在尿中达到较高浓度，只有两性霉素 B 例外。因此，凡未累及肾实质的下尿路感染，多种抗菌药物均可应用。应首先选用毒性小、使用方便、价格低的磺胺类药物、呋喃类和喹诺酮类。

不同的抗菌药物在不同酸碱度的尿液当中，抗菌活性可有明显的差异，例如：庆大霉素等氨基糖苷类药物在碱性尿液中抗菌作用显著增强，而四环素类则在酸性尿中抗菌活性增高。因此治疗尿路感染时，可根据情况加服碳酸氢钠碱化尿液，或服用维生素 C 酸化尿液以提高药物疗效。

（3）抗菌药物的肾毒性特点：肾毒性相当常见，表现轻重不一。从单纯尿常规和（或）血生化异常、不同程度肾功能减退到尿毒症等均有所见。肾小管上皮细胞中的药物浓度远较血液中为高，故肾小管病变最为常见，严重者发生坏死。上述提到的多种药物均有可能引发肾毒性。大多为可逆性，于停药后逐渐恢复。

（4）临床应用抗菌药物的基本原则

1）及早确立感染性疾病的病原诊断。

2）熟悉选用药物的适应证、抗菌活性、药动学和不良反应，在药敏结果未知晓前可先进行经验治疗，获知结果后是否调整用药仍应以经验治疗后的临床效果为主要依据。

3）按照患者的生理、病理、免疫等状态而合理用药，如：老年人的血浆清蛋白减少，肾功能也随年龄逐渐减退。妊娠妇女肝脏易遭受药物的损伤，氨基糖苷类易进入胎儿血液循环造成听力损伤。肾功能减退时，应避免使用、慎用、减量或延长给药间隔。

4）下列情况抗菌药物的使用应当严加控制或尽量避免：预防用药估计占抗菌药物总用量的 30% ~ 40%，应当加以限制；皮肤和黏膜、前列腺等局部应用抗菌药物应尽量避免；病毒性感染和发热原因不明者，除并发细菌感染或病情危急外，不宜轻易采用抗菌药物；联合用药必须有明确的指征。

5）常用抗菌药物举例的合理使用：①青霉素：如致病菌对本品敏感，则大多数 β 内酰胺类药物包括新发现的品种在内，均难与其抗菌活性相匹敌；②四环素类和氯霉素耐药菌株逐年增长，两者的疗效已经有大幅度的降低，所以通常不用于尿路感染；③大环内酯类药物通常可用于衣原体和支原体的感染；④氨基糖苷类药物由于其肾毒性一般不作为首选药物，而与 β 内酰胺类药物合用；⑤头孢菌素类药物除第一代、某些第二代和口服制剂外，通常不作为首选；⑥一般可先采用口服制剂如：复方磺胺类以及喹诺酮类，但是 18 岁以下禁用喹诺酮类。

6）选用适当的给药方案、剂量和疗程：宜按照药动学参数和（或）抗菌药物后效应制订给药方案，通常每 3 ~ 4 个血药半衰期给药 1 次。一天量一般分 2 ~ 4 次平均给予，即每 6 ~ 12 小时给药一次。

7）菌尿的预防性用药：无症状性菌尿常见于妊娠期、老年人和婴幼儿。常见病菌为大肠埃希菌。发现菌尿应立即给予相应抗菌药物治疗以防止感染上行。疗程 10 ~ 14 天。反复排空残余尿相当重要，必要时对于尿路逆流和前列腺增生进行手术治疗。

（5）和手术相关的预防用药：应尽量避免留置导尿。有尿路感染者手术前应使尿培养转阴或至少手术开始前已经应用抗菌药物治疗。尿路结石需手术者，应根据病原菌药敏结果选用抗菌药物。前列腺活检术前 24 小时可选用哌拉西林 2g 或环丙沙星 500mg，每日 2 次，连续 48 小时可有效防止经直肠活检后感染的发生。TUVP/TURP 是否应当术前给药还存在争议。

3. 中医中药 可作为辅助治疗和预防复发的手段。

值得注意的是，尿路感染的治疗不能只强调药物对病原细菌的作用而单纯依赖抗菌药物，必须提高患者的抵抗力和去除感染因素，方可有效控制感染。

（方 杰）

第二节　尿路感染

一、急性肾盂肾炎

急性肾盂肾炎是指肾盂黏膜及肾实质的急性感染性疾病。急性肾盂肾炎多由于下尿路感染上行引起。病变往往发生于一侧。致病菌主要为非特异性细菌，其中以大肠埃希杆菌最多（占60%～80%），其次为变形杆菌、葡萄球菌、粪链球菌、产碱杆菌，少数为铜绿假单胞菌；偶为真菌、原虫、衣原体或病毒感染。尽管肾盂肾炎是指肾脏和肾盂的炎症，其实事实上，该诊断的性质更偏重于临床而非病理学。确诊只能够通过对输尿管、膀胱的置管引流所得尿液进行检测才能够成立。但在临床上对于大多数急性肾盂肾炎的患者来说，该方法可操作性不高，而且也没有这个必要。所以，目前还没有完全可靠的区分肾和膀胱的非侵袭性检查手段。

有报道称肾盂肾炎，特别是慢性期病灶和肾瘢痕组织中，存在某些病原体的抗原成分，有些还可有免疫复合物沉积，结合致病菌有抗体包裹以及肾组织中有淋巴细胞和单核细胞浸润等事实，表明肾盂肾炎的发病机制中存在免疫反应性损害。

【临床特征】

1. 全身表现　起病大多数急骤，常有寒战或畏寒、高热，体温可达39℃以上，全身不适、头痛、乏力、食欲减退，有时恶心或呕吐等，不典型患者可以没有该表现。

2. 尿路系统症状　最突出的是膀胱刺激征即尿频、尿急、尿痛等，每次排尿量少。大部分患者有腰痛或向患侧腹部、会阴部和大腿内侧放射。

3. 轻症患者可无全身表现，仅有尿频、尿急、尿痛等膀胱刺激征。

4. 体检发现患者肋脊点压痛、肾区叩击痛，有的患者无此表现。

5. 实验室和辅助检查

（1）尿常规：脓尿（每高倍视野≥5个白细胞）为其特征性改变，若平均每高倍视野中有0～3个白细胞，而个别视野中可见成堆白细胞，仍有诊断意义。

（2）细菌学检查：尿细胞培养及菌落计数是确诊的重要指标。

（3）其他检查：尿沉渣抗体包裹细菌检查，阳性时有助诊断，膀胱炎为阳性，有鉴别诊断价值。X线及肾盂造影检查发现双侧肾影增大。同时可了解尿路系统有无结石、梗阻、畸形、肾下垂等情况。而且，静脉尿路造影是诊断慢性肾盂肾炎的最佳方法（慢性肾盂肾炎表现：受累肾脏通常变小、萎缩，特征性的表现为：局灶性粗糙瘢痕形成、杵状压迫下方肾盂）。B超和CT非一线检查，但在诊断有疑问时可作参考。

【治疗】

1. 一般治疗　急性期有高热者应卧床休息，鼓励多饮水、勤排尿、促使细菌及炎性渗出物迅速排出。

2. 抗菌药物　应根据菌株及药敏结果进行针对性用药，在细菌培养结果出来之前可以根据经验选择抗菌药物。常选用抗革兰阴性杆菌药物，如磺胺甲噁唑、呋喃妥因、头孢菌素等口服制剂。体温高，全身症状明显者，可用庆大霉素、氨苄西林等针剂。疗程至少为14天或者更长，疗程结束后每周复查尿常规及细菌培养，共2～3次，6周后再复查一次，均为阴性者方可认为治愈。

3. 许多有发热和腰痛的患者，用抗菌药物治疗数天后，症状即可得到改善。如果用药后72小时症状无明显改善，则需使用CT排除肾内和肾周脓肿、泌尿道畸形和梗阻。

二、肾皮质感染

肾疖、肾痈：大多数患者由于远处皮肤感染如疖、痈、肺部感染、骨髓炎、龋齿、扁桃体炎和前列腺炎等的炎症病灶传播而来。其致病菌大都为葡萄球菌，经血行进入肾实质。形成小脓肿，称为肾疖；许多小脓肿合并形成的脓肿称为肾痈。常伴有严重肾皮质炎，不与肾小管相通。在病理上与典型急性肾盂肾炎不同，病变发展可从肾皮质向外破溃形成肾周围脓肿。

临床特征：患者具有严重感染的症状和体征，如寒战、高热和腰部疼痛，肋脊角叩击痛阳性。典型病例无尿路刺激征，亦无脓尿和细菌尿。红细胞沉降率加快，中性粒细胞计数可升高，诊断上如果有上述病史和临床表现应当疑及本病。并发肾周围脓肿时，可用尿路X线片及静脉尿路造影帮助诊断。尿路X线片显示脊柱弯曲，凸向健侧，肾脏轮廓有软组织凸出，患侧腰大肌影消失。静脉尿路造影显示炎性肿块阴影，肾盂肾盏有推移，同时患肾功能减退显影延迟。超声检查显示肾区有多房性囊肿。针刺抽吸抽到脓液则能肯定本病的诊断。CT则对诊断有较大帮助。

治疗：以往对肾痈的治疗采用切开排脓，严重者则行肾切除术。现因抗生素的发展，多数患者可用非手术治疗，控制炎症，轻、中度患者炎症可以慢慢吸收。若炎性肿块扩大，抗生素不能达到治愈目的，则需手术切开引流。晚期肾功能丧失者可行肾切除术。

三、肾周围脓肿

肾周围组织的化脓性感染形成脓肿称为肾周围

6

脓肿，以单侧为多见（往往右侧多见）。病变位于肾固有筋膜与肾周围筋膜之间，以金黄色葡萄球菌及大肠埃希菌为多见，临床上也可发生于严重尿路感染之后。大部分患者是由肾皮质小脓肿破裂侵入肾周围组织而形成。若脓肿继续扩大可以穿破，脓液流入髂腰间隙，形成腰大肌脓肿，严重时穿破横膈形成脓胸。肾周围感染经及时治疗可在数周内逐渐消退。形成脓肿后则可持续数月。

临床特征：患侧腰痛，脓尿、肋脊角有压痛及肿块，有时局部皮肤有水肿，脊柱凹向患侧并有腰大肌刺激征。实验检查有贫血，中性粒细胞计数升高。继发于慢性肾皮质感染者，尿内有白细胞和细菌阳性，红细胞沉降率加快，血培养有1/5患者阳性。X线片肾外形不清楚，腰腹部有肿块阴影，脊柱凹向患侧，腰大肌阴影模糊。静脉尿路造影患肾功能减退，显影延迟或不显影，也可呈现有占位性病变。呼吸运动时拍片肾脏固定不动。超声和CT检查可以进一步明确诊断。

治疗：早期肾周围炎症采用敏感的抗菌药物；若脓肿形成伴有结石性肾积脓，或感染性肾盂积水所引起者，则需手术切开引流或肾盂造瘘等。

四、肾乳头坏死

肾乳头坏死又称肾髓质坏死或坏死性肾乳头炎，是急性肾盂肾炎的严重并发症。往往伴有糖尿病，泌尿系统梗阻，长期服用非那西丁、阿司匹林等镇痛药病史或免疫缺陷病等症。肾髓质部血管在上述疾病中均会产生不同程度的循环障碍，血流缓慢、淤滞，导致乳头部缺血坏死，肾髓部肾小管的坏死组织从尿中排出。尤其是患糖尿病的中老年妇女，在发生急性肾盂肾炎时常并发此病。

临床特征：发病初期出现高热、寒战、腰痛、输尿管区有绞痛，伴有脓尿、血尿，尿沉渣中能找到肾髓质的脱落坏死组织和各种管型，病情迅速恶化而出现中毒性休克，最终由于坏死脱落组织引起梗阻，产生少尿、无尿。静脉尿路造影可见双侧肾脏大小不一，坏死部有小空洞，造影剂可进入坏死的肾乳头和肾锥体的间隙内呈圆圈形，未脱落的肾乳头易钙化，常被认为是结石。CT可以辅助诊断。

治疗应控制感染和糖尿病，解除尿路梗阻，停用一切镇痛药物。一旦脱落组织阻塞输尿管造成尿闭，则需手术取除梗阻或行肾造瘘。当单侧肾因病变丧失功能和不能控制感染时，可考虑肾切除。

五、细菌性膀胱炎

细菌性膀胱炎分急性细菌性膀胱炎与慢性细菌性膀胱炎两种。本病系细菌感染所致。两者致病菌类似，因此不必严格区分。本病的发病率女性明显高于男性。女性多为上行感染，在男性常继发于前列腺炎、前列腺增生、结石、上尿路感染等。

急性细菌性膀胱炎主要由大肠埃希菌引起，而由革兰阳性需氧菌（葡萄球菌和肠球菌）引起者相对少见。感染常由尿道上行至膀胱所致。女孩及妇女比男孩和成年男性更易患膀胱炎。妇女膀胱炎易发生于性交后（“蜜月性膀胱炎”）、月经期后及尿道器械、妇科器械检查后。男性很少罹患该病。但也不可以忽视男性膀胱炎。男性若有尿路梗阻如前列腺肥大或膀胱结石、异物等也易患膀胱炎。在儿童，腺病毒感染可导致出血性膀胱炎，但成人患病毒性膀胱炎者少见。在急性膀胱炎早期，膀胱黏膜充血、水肿，有白细胞浸润，后期，黏膜脆性增加、易出血，表面呈颗粒状，局部有浅表溃疡，内含渗出物，通常不累及肌层。

慢性细菌性膀胱炎是由于膀胱感染持续存在或急性期感染迁延不愈而致。慢性细菌性膀胱炎常是上尿路感染的并发症，也可能是下尿路梗阻的并发症。如前列腺增生、尿道狭窄、神经源性膀胱等都会导致排尿困难，膀胱剩余尿增加，而成为慢性膀胱炎反复发作和感染不易治疗的原因。在女性，处女膜伞、尿道与处女膜融合、尿道旁腺脓肿，也是造成慢性膀胱炎的重要因素。慢性膀胱炎的症状与急性膀胱炎相似，但程度较轻。其特点为持续性或反复发作的尿频、尿急、尿痛，尿液混浊或呈脓性。症状可持续数周或间歇性发作。

临床上所见特殊类型的慢性膀胱炎有以下几种：

1. 气性膀胱炎（emphysematous cystitis）　少见。常在糖尿病患者中发生。由于在膀胱壁内葡萄糖被细菌（变形杆菌）侵入后发酵导致黏膜的气性外形。抗菌药物治疗后气体即消失。

2. 坏疽性膀胱炎（gangrenous cystitis）　这是膀胱损伤的一种少见结果。严重感染时可见膀胱壁脓肿与坏死。有的患者在整个膀胱壁有坏疽性改变，需行耻骨上膀胱造瘘和抗菌药物冲洗。

3. 结痂性膀胱炎（incrusted cystitis）　常见于女性患者。这是由于有尿素分解细菌感染（沙门杆菌或者变形杆菌），使尿液变成碱性，从而促使尿液内无机盐沉淀于膀胱底部，呈片状、黄白色、坚硬扁平或略隆起的病变而被炎性黏膜所包围。当沉淀的物质被揭去时，下面的黏膜极易出血。酸化尿液与控制感染后沉淀物常消失。可用喹诺酮类药物治疗，辅以维生素C酸化尿液。

4. 滤泡性膀胱炎（follicularcystitis）　本病常见于慢性尿路感染。膀胱镜可观察到小的灰黄色隆起结节,常被炎性黏膜包围,但有时在结节间亦可看到正常黏膜。病变常见于膀胱三角区或膀胱底部。显微镜检查发现在黏膜固有层内有淋巴细胞滤泡组成的结节,需与肿瘤作鉴别。治疗是控制感染,对症处理。

(一)急性细菌性膀胱炎

1. 临床特征　有明显的膀胱刺激症状:发病突然,昼夜差别不大。可有尿频、尿急、夜尿增多、排尿烧灼感或尿痛。排空后仍感到尿未排尽。并常见排尿中断和终末血尿(或者厕纸上带血),有时为全程血尿,甚至有血块排出。可有急迫性尿失禁。全身症状不明显,体温正常或仅有低热,当并发急性肾盂肾炎或前列腺炎、附睾炎时才有高热。常有腰骶部或耻骨上区疼痛不适。

体征:耻骨上有时有压痛,但缺乏特异性体征。有关的可能致病因素都应检查,如阴道、尿道口、尿道异常(如尿道憩室)、阴道分泌物、尿道分泌物、肿痛的前列腺或附睾。实验室检查:血象正常,或有白细胞计数轻度升高。尿液分析常有脓尿或菌尿,有时可发现肉眼血尿或镜下血尿。尿培养可发现致病菌。如没有其他泌尿系统疾病,血清肌酐和血尿素氮均正常。X线检查:如果怀疑有肾感染或其他泌尿生殖道异常,这时需要行X线检查。对变形杆菌感染的患者,如治疗效果差或根本无疗效者,应行X线检查,确定是否合并有尿路结石。在儿童,某些洗涤剂或蛲虫可引起外阴和尿道刺激症状,且与膀胱炎的症状相似。

2. 治疗

(1) 特殊治疗:短期抗菌药物疗法(1~3天,甚至单剂量)对男性患者的疗效尚未得到证实。但这种疗法对女性急性无并发症的膀胱炎有效。抗菌药物的选择最好根据细菌培养及药敏试验。由于发生在医院外的大部分无并发症的感染是由对多种抗菌药物敏感的大肠埃希菌菌株引起,磺胺、磺胺甲噁唑、呋喃妥因、氨苄西林通常有效。但是抗菌药物的使用一般要求在细菌培养阴性后还要持续一段时间。当疗效不满意时,须进行全泌尿系统检查。

(2) 一般治疗:因为无并发症的急性膀胱炎对适当的抗生素治疗反应迅速,因此通常不需要额外的治疗。偶尔,有必要进行热水浴,或使用抗胆碱能药物(如溴丙胺太林)和止痛药以缓解症状。

(二)慢性细菌性膀胱炎

慢性细菌性膀胱炎常伴有结石、畸形或其他梗阻因素,为非单纯性膀胱炎。因此,慢性膀胱炎治疗的首要问题是纠正尿路的复杂因素。尿路复杂因素纠正后可予以较长时间的抗菌疗法。慢性膀胱炎时必要时可以配合局部治疗,可采用抗菌药物膀胱灌洗术。常用的灌洗液是生理盐水100ml内含1∶20 000青霉素或1%呋喃西林或40万U庆大霉素,将灌洗液灌入膀胱内,留置30分钟后放出,如此反复4~6次。灌洗后可灌注5%弱蛋白银30ml及2%普鲁卡因2ml以保护膀胱黏膜。但是,此方法的实际疗效有待研究证实。

六、非细菌性膀胱炎

有以下几种,从严格意义上来讲,不属于尿路感染的范畴。在此不详述。

1. 间质性膀胱炎(interstitial cystitis)。
2. 腺性膀胱炎(glandular cystitis)。
3. 化学性膀胱炎(chemical cystitis)。
4. 放射性膀胱炎(radiocystitis)。

七、尿道综合征

尿道综合征是指有下尿路刺激征,却无明显膀胱尿道器质性病变或及菌尿的一组症状群,而非一种疾病。该症多发生于女性,1990年英联邦报道:每年有250万妇女受此症影响。为临床操作方便,可分为三个亚型:①与感染相关;②有间质性膀胱炎的病理基础;③单纯性的尿道综合征。

临床特征:其症状呈多样性,尿频、尿急、排尿困难是其主要症状,与急性膀胱炎极为相似。而且症状具有情绪化的特点。其次,有耻骨上疼痛、急迫性尿失禁、压力性尿失禁、里急后重、排尿后疼痛、性交困难等。此外,还有下腹痛、背痛、双侧腰痛。有人认为,其症状特点是反复发作,药物治疗能减轻症状,但不能根治。尿道综合征的体征也是多样的,包括尿道压痛,尿道硬结,黏膜水肿、充血、萎缩,尿道息肉,三角区颗粒状增生,尿道处女膜融合征等。特殊检查有膀胱尿道镜活检、排泄性尿路造影及排尿性尿道造影等,近年,尿动力学也成为重要的临床检查手段。但是所有方法的效果均有待观察。

尿道综合征的诊断是排除法,只有排除了其他可以导致尿路刺激征的疾病后才能确诊。

尿道综合征目前的治疗方法存在争议。

八、妊娠期的尿路感染

1. 妊娠期病理生理影响　妊娠期间尿路感染是发生率比较高的妊娠期疾病,比例达6%~10%,可能有下面几种影响因素。

(1) 妊娠期肾体积增大。

(2) 膀胱的部位被子宫所占据。受逐渐增大的子宫的压迫,输尿管会被动性的扩张,同时在孕激素的作用下集合系统和膀胱平滑肌的张力减弱,输尿管壁肌张力也降低,蠕动减弱、减慢。到妊娠晚期,膨大的子宫压迫膀胱和输尿管，这些会造成尿流不畅和尿潴留，有利于细菌的逆行向上。

（3）肾小球滤过率平均增加30%～50%，肾功能增加。因此在临床上，妊娠妇女肌酐或者尿素氮在正常范围内并不意味着该妊娠妇女的肾功能就是正常的。

（4）妊娠期间阴道的分泌物会相应增多，且受激素影响分泌物的酸碱度降低，有利于局部细菌的滋长，成为感染的源头。

2. 妊娠妇女尿路感染的自然史　无论治疗与否，妊娠妇女的菌尿非常容易复发。与非妊娠期的妇女相比，未经积极治疗的无症状菌尿妊娠妇女42%发生急性肾盂肾炎。60%～75%的肾盂肾炎发生时间在妊娠7～9个月，最常见表现为肾盂积水和尿液停滞。研究者对菌尿症妊娠妇女行静脉尿路造影，发现异常者较多，包括慢性肾盂肾炎、尿路结石、肾乳头坏死等。10%～20%的尿路感染出现在分娩前或者分娩过程中。而且，产后的持续尿路感染在肾源性患者远远大于膀胱源性的患者。

3. 并发症

（1）菌尿症患者妊娠期高血压疾病发病率可能增加，可能易发生先兆子痫和子痫。虽然尚存在争议，在妊娠期出现蛋白尿时，除应注意妊娠期高血压疾病外，还应考虑菌尿症的可能，约有3/4的菌尿症患者出现蛋白尿。

（2）妊娠期的尿路感染还可并发流产、早产及死胎。根据调查统计，200名妊娠妇女中6%患无症状性菌尿，其中15%～20%发生早产，20%～25%发生死胎。经治疗后，早产发生率可下降7%，尿路感染对胎儿的影响可能与致病菌的毒素增加，子宫收缩，并通过胎盘直接影响胎儿有关。但是，也有统计资料表明，妊娠妇女的早产率和围生期胎儿的死亡率与妊娠期菌尿或肾盂肾炎并不存在密切的关系。

（3）菌尿与贫血的关系也存在争议。

（4）有一点是公认的，妊娠期菌尿无论是有症状还是无症状都应当积极治疗，目的是防止肾盂肾炎的发生和其他可能的危害。

4. 诊断和治疗原则

（1）诊断主要靠筛查：随着妊娠期的延长，菌尿的风险逐渐增加。如果有条件，从妊娠16周开始，每一个月左右去医院做一次尿液检查，如果确诊患了尿路感染，务必做到早期彻底治愈，即使是无症状的菌尿。

（2）选择对母体和胎儿毒性最低的抗生素：这一点必须特别重视。而且，母体体液总量的增加、药物分布在胎儿、肾血流和肾小球滤过率的增加这些特点，可能降低药物的血浆浓度。这些特点决定了药物的剂量和治疗时间的长短。

首先考虑使用氨苄西林、头孢菌素类药物。若能根据尿液细菌培养和药物敏感试验结果选用抗生素则最好，但不可选用那些对尿路感染很有效而对胎儿不利的药物（如喹诺酮类药物、庆大霉素、卡那霉素、氯霉素等）。西药如果找不到合适的药物或者反复发作，可以同时辅助用中药治疗，或者辅以药膳食疗，以提高和巩固疗效。

九、老年人的尿路感染

尿路感染在老年人十分常见，女性65岁以上者至少为20%，在男性为10%，与年轻时男女尿路感染30∶1的比率不同，老年男女之比逐渐降到2∶1。尿路感染的易感因素在老年人十分复杂，可以是多种因素的结果。单纯的脓尿在老年人并不是一个良好的诊疗指标。相反，没有脓尿倒是却表明没有菌尿。所以确诊需要依靠细菌培养。

与青壮年人相比，老年人的尿路感染原因复杂，尿路感染的易感性增加，包括：①老年化所伴随的生理变化。②尿路感染的因素增多。老年男性可因前列腺增大、肿瘤，女性可因膀胱颈部肥大或挛缩，而致排尿不畅，细菌滞留；男女均可因脑血管疾病而致神经功能减退，引起排尿无力；还可因逼尿肌的功能低下和腹壁松弛，以及不明原因的尿潴留等，而使尿液排出不畅，成为易发生尿路感染的因素。糖尿病和长期卧床亦是尿路感染的诱发因素。③尿路感染的菌种复杂。老年人由于肾发生退行性病变，肾组织有硬化及瘢痕形成，血液供应差，对细菌抵抗力减弱，因而易发生两种以上的病原菌感染，多是变形杆菌、葡萄球菌等。

老年人尿路感染的另外特点为症状多变，轻者无症状的菌尿和重者危及生命的败血症均可能发生。多数为无症状的菌尿。不少老年人的尿频、尿痛、脓尿等尿路感染症状不明显，有的表现为其他系统的症状，如：嗜睡、意识混乱、食欲下降和尿失禁，会导致误诊。有的甚至没有症状，只有经实验室检查才能发现。无症状的菌尿则易漏诊，部分患者直至出现肾功能不全或高血压时才被发现。尿路感染难以控制。老年人排尿不畅，感染菌种多，又常伴多种慢性疾病，接触抗菌药物多，细菌易出现抗药性，加上免疫功能减弱，因而治愈率低，且容易复发。需要指出的是：老年人肾盂肾炎常存在尿潴留的因素，易引起尿路败血症，应加以警惕。尿路败血症易并发休克，死亡率甚高。

由于老年性无症状性菌尿多不会引起全身性或

泌尿生殖系统症状，而且大多数是短暂性的，故现有资料不支持进行常规治疗。尽管治疗并消除无症状的菌尿有其临床意义，而且降低死亡率，但是这不是绝对的。因此，对于有些病，例如在插管之前，或遇尿路先天性或后天性严重异常，免疫功能严重缺陷，或致病菌的病发率特别高（如高尿素分裂细菌）等，可进行短期的抗菌药物治疗。而对于有症状的菌尿则一定需要治疗。

防治老年人的尿路感染应做到以下几点：①定期检查，如为慢性复发性尿路感染，还应行前列腺或尿路造影检查；②老年人的细菌尿，无论有无症状均应认真治疗。为能获得彻底治愈最好选用两种以上的抗菌药物，疗程最好不少于一周，但剂量不能过大，还应嘱老年患者大量饮水，对抗菌药物疗效不好的患者，应注意全面检查，以发现和除去尿路的梗阻因素（如结石、囊肿、前列腺肥大、肿瘤等）。

（方　杰）

第三节　前列腺炎与相关症状

【前列腺的解剖和生理】

前列腺是男性生殖系统中重要的性腺器官，外形似栗子，位于耻骨联合后方、小骨盆内。前列腺尖端抵近盆底肌，其环绕尿道的部分即为尿道外括约肌；后方与膀胱颈部相连，并且可能凸向膀胱内；腹侧附着于耻骨后，间隙内有阴茎背深静脉等血管穿行；背侧与直肠以狄氏间隙相隔，两侧有包含阴茎勃起神经的血管神经束通过。正常前列腺横径约4cm，垂直径约3cm，前后径约2cm。前列腺体积随年龄增长而增长，儿童和老年阶段，其体积增长较快，而青年阶段，其增长处于相对静止。

前列腺具有多项生理功能，最主要的有以下几方面：

（1）分泌前列腺液：乳白色、弱碱性，每天约2ml，含有酸性磷酸酶、纤溶酶、透明质酸酶等多种酶，是精液的主要组成部分，在精子的生存、活动和受孕等功能中发挥重要作用；正常前列腺液内含有强力抗细菌因子(PAF)，对大多数致病菌有杀菌作用，成分主要是自由锌；

（2）富含5α-还原酶：能将睾酮转化为作用更强的双氢睾酮，在前列腺的发育成熟、前列腺增生的发病过程中起决定性作用；

（3）参与排尿、控尿：前列腺包绕在尿道外部，贴向膀胱颈部，其环状平滑肌纤维参与尿道内括约肌的组成，控制、协调排尿功能；

（4）参与射精：尿道和射精管从前列腺组织内通过，射精时，前列腺及精囊腺的平滑肌收缩，挤压、协助精液排出。

【前列腺炎概述】

前列腺炎是一组疾病，而非单一病种，是指前列腺在病原体和(或)某些非感染因素作用下，患者出现以骨盆区域疼痛或不适、排尿异常、全身症状等为特征的一组疾病，其概念随着对其认识的深入而不断变化。前列腺炎是泌尿、男性生殖系统的常见病，约有50%的男性曾经受其影响，在泌尿外科门诊中占8%～25%。最近有许多学者认为前列腺炎不是一个单独的疾病，而是前列腺炎综合征(prostatitis syndrome，PS)，其各有病因、临床特点和预后。

此病多见于中青年，尤其是50岁以下的成年男性。但可发生于成年男性任何年龄段。在美洲，20～79岁前列腺炎患病率为2.2%～16%；在欧洲，20～59岁的患病率为14.2%；在亚洲，20～79岁的患病率为2.67%～8.7%。而尸检中的患病率为24.3%～44%。

到目前为止，前列腺炎的发病机制、病理生理改变尚不十分清楚。前列腺炎发病的重要诱因包括：酗酒、嗜辛辣食物；不适当性活动、久坐引起前列腺长期充血；长期憋尿习惯；受凉；过劳导致机体抵抗力下降或特异体质；盆底肌肉长期慢性挤压；导尿等医源性损伤等，长期患病后，精神心理因素也可能参与前列腺炎的发病过程。

【前列腺炎分类及其相关症状】

传统上，利用Meares-Stamey“四杯法”把前列腺炎划分为急性细菌性前列腺炎、慢性细菌性前列腺炎、慢性非细菌性前列腺炎和前列腺痛，这基于过去以感染作为前列腺炎主要病因的认识，但该方法操作繁琐、费用较高，对临床的指导意义有限。“四杯法”定义：初始尿液(voided bladder one，VB1)、中段尿液(voided bladder two，VB2)、前列腺按摩液(expressed prostatic secretion，EPS)、前列腺按摩后尿液(voided bladder three，VB3)。1995年美国国立卫生研究院(NIH)根据当时对前列腺炎的基础和临床研究情况，制定了新的分类方法(表84-4)：

Ⅰ型：急性细菌性前列腺炎(acute bacterial prostatitis，ABP)。起病急，可表现为突发的发热性疾病，伴(或不伴)下腹部、会阴区疼痛不适，伴有持续和明显的下尿路感染症状，尿液中白细胞数量升高，血液和(或)尿液中的细菌培养阳性。

Ⅱ型：慢性细菌性前列腺炎(chronic bacterial prostatitis，CBP)。占慢性前列腺炎的5%～8%。有反复发作的下尿路感染症状，持续时间超过3个月，前列腺按摩液(EPS)/精液/前列腺按摩后尿液(VB3)中白细胞数量升高，细菌培养结果阳性。

Ⅲ型：慢性前列腺炎/慢性骨盆疼痛综合征（chronic prostatitis/chronic pelvic pain syndromes，CP/CPPS）。是前列腺炎中最常见的类型，约占慢性前列腺炎的90%以上。主要表现为长期、反复的骨盆区域疼痛或不适，持续时间超过3个月，可伴有不同程度的排尿症状和性功能障碍，或伴有腰腹部疼痛不适，甚至伴有性功能障碍或焦虑、抑郁等精神症状，严重影响患者的生活质量；EPS/精液/VB3细菌培养结果阴性。根据EPS/精液/VB3常规显微镜检查结果，该型又可再分为ⅢA（炎症性CPPS）和ⅢB（非炎症性CPPS）两种亚型：ⅢA型患者的EPS/精液/VB3中白细胞数量升高；ⅢB型患者的EPS/精液/VB3中白细胞在正常范围。ⅢA和ⅢB两种亚型各占50%左右。

Ⅳ型：无症状性前列腺炎（asymptomatic inflammatory prostatitis，AIP）。无主观症状，仅在有关前列腺方面的检查（EPS、精液、前列腺B超、前列腺组织活检及前列腺切除标本的病理检查等）时发现炎症证据。

表84-4　Ⅱ型和Ⅲ型前列腺炎诊断建议

- 必需项目
  - 病史
  - 体格检查（包括直肠指诊）
  - 尿常规检查
  - 前列腺按摩液常规检查
- 推荐项目
  - NIH-CPSI
  - 下尿路病原体定位检查："四杯法"或"两杯法"
  - 经腹或经直肠B超（包括残余尿测定）
- 可选择项目
  - ■ 实验室检查
    - 病原体检查：沙眼衣原体、支原体、淋病奈瑟菌、真菌等
    - 精液检测
    - 尿细胞学
    - PSA（年龄大于50岁为推荐）
  - ■ 器械检查
    - 尿流率
    - 尿动力学检查（包括压力-流率测定或影像尿动力学）
    - 膀胱尿道镜
  - ■ 影像学检查
    - CT、MRI
    - 前列腺穿刺活检

【各型前列腺炎的诊治】

1. 急性细菌性前列腺炎　病原体感染为主要致病因素。由于机体抵抗力低下，毒力较强的细菌或其他病原体感染前列腺并迅速大量生长繁殖而引起，多为血行感染和经尿道逆行感染。病原体主要为大肠埃希菌，其次为金黄色葡萄球菌、肺炎克雷白杆菌、变形杆菌、假单胞菌属等，绝大多数为单一病原菌感染。若疾病进展，可发展为前列腺脓肿。

（1）症状：常突然发病，表现为寒战、发热、疲乏无力等全身症状，伴有会阴部和耻骨上疼痛，尿路刺激征和排尿困难，甚至急性尿潴留。

（2）体检：可发现耻骨上压痛、不适感，有尿潴留者可触及耻骨上膨隆的膀胱。直肠指诊可发现前列腺肿大、触痛、局部温度升高、外形不规则等。

（3）诊断：主要依靠病史、体检和血、尿的细菌培养结果。对患者进行直肠指诊是必需的，但禁忌进行前列腺按摩。在应用抗菌药物治疗前，应进行中段尿培养或血培养。经36小时规范处理，病情未改善时，建议对患者进行经直肠B超等检查，全面评估下尿路病变，明确有无前列腺脓肿。

（4）治疗：主要是广谱抗菌药物、对症治疗和支持治疗。抗菌治疗是必要而紧迫的。一旦得到临床诊断或血、尿培养结果后，需立即应用抗菌药。开始时可经静脉应用，如：广谱青霉素、第三代头孢菌素、氨基糖苷类或喹诺酮等。待患者的发热等症状改善后，改用口服药物（如喹诺酮），疗程至少4周。症状较轻的患者也应口服抗菌药2～4周。急性细菌性前列腺炎伴尿潴留者需避免经尿道导尿引流，应用耻骨上膀胱穿刺造瘘引流尿液。伴脓肿形成者可采取经直肠超声引导下细针穿刺引流、经尿道切开前列腺脓肿引流或经会阴穿刺引流。

2. 慢性细菌性前列腺炎　致病因素亦主要为病原体感染，但机体抵抗力较强和（或）病原体毒力较弱，以逆行感染为主，病原体主要为葡萄球菌属，其次为大肠埃希菌、棒状杆菌属及肠球菌属等。前列腺结石和尿液反流可能是病原体持续存在和感染复发的重要原因。

由于诊断慢性前列腺炎的客观指标相对缺乏并存在诸多争议，因此推荐应用NIH-CPSI进行症状评估。其可运用于评估Ⅱ型和Ⅲ型慢性前列腺炎的患者症状。NIH-CPSI主要包括三部分内容，有9个问题（0～43分）。第一部分评估疼痛部位、频率和严重程度，由问题1～4组成（0～21分）；第二部分为排尿症状，评估排尿不尽感和尿频的严重程度，由问题5～6组成（0～10分）；第三部分评估对生活质量的影响，由问题7～9组成（0～12分）。

（1）症状：可表现为反复发作的下尿路感染，多有疼痛和排尿异常等，伴或不伴尿道口滴白。

（2）体检：直肠指诊可了解前列腺大小、质地、有无结节、有无压痛及其范围与程度，盆底肌肉的紧张度、盆壁有无压痛，按摩前列腺获得EPS。直肠指诊前，建议留取尿液进行常规分析或选择进行尿液细菌

培养。

(3) 诊断：为了明确诊断，可选择的检查有：前列腺液常规分析和细菌培养、前列腺特异性抗原（prostate-specific antigen，PSA）、尿细胞学、经腹或经直肠超声、尿动力学、CT、MRI、尿道膀胱镜检查、前列腺穿刺活检等，其中以前列腺液相关检查为主。

(4) 治疗：以抗菌药物为主，选择敏感药物，常用的抗菌药物是喹诺酮类药物，如环丙沙星、左氧氟沙星和洛美沙星等，因前列腺包膜对药物渗透的干扰，治疗至少维持4～6周，其间应对患者进行阶段性的疗效评价，建议用药2周后进行评估，若疗效满意，建议继续用药至足疗程。疗效不满意者，可改用其他敏感抗菌药物。此外，可选用α-受体阻滞剂改善排尿症状和疼痛。植物制剂、非甾体抗炎药和M-受体阻滞剂等也能改善相关的症状。不推荐前列腺内注射抗菌药物的局部治疗方法。

3. 慢性前列腺炎/慢性骨盆疼痛综合征　发病机制未明，病因学十分复杂，存在广泛争议：可能是多种病因同时起作用，其中一种或几种起关键作用；或者是许多不同疾病，但具有相同或相似的临床表现；甚至这些疾病已经治愈，而它所造成的损害与病理改变仍然持续独立起作用。多数学者认为其主要病因可能是病原体感染、炎症和异常的盆底神经肌肉活动等的共同作用。近年有学者认为间质性膀胱炎导致的症状常与此型综合征夹杂，应予注意。

(1) 症状：主要表现为骨盆区域疼痛，可见于会阴、阴茎、肛周部、尿道、耻骨部、腰骶部等部位。排尿异常可表现为尿急、尿频、尿痛、夜尿增多、尿滴沥、尿不尽、尿等待等。由于慢性疼痛久治不愈，患者生活质量下降，并可能有性功能障碍、焦虑、抑郁、失眠、记忆力下降、自主神经功能失调等。

(2) 体检：直肠指诊可了解前列腺大小、质地、有无结节及压痛及其范围与程度，盆底肌肉的紧张度、盆壁有无压痛，按摩前列腺获得EPS。直肠指诊前，建议留取尿液进行常规分析或选择进行尿液细菌培养。

(3) 诊断：为了明确诊断，可选择的检查有：前列腺液分析或细菌培养、前列腺特异性抗原、尿细胞学、经腹或经直肠超声、尿动力学、CT、MRI、尿道膀胱镜检查、前列腺穿刺活检等。

(4) 治疗：健康教育、心理和行为辅导有积极作用。患者应戒酒，忌辛辣刺激食物；避免憋尿、久坐，注意保暖，加强体育锻炼。热水坐浴有助于缓解疼痛症状，但须注意其可能影响精子质量，对于有生育需求的男性应用需谨慎。最常用的药物包括抗菌药物、α-受体阻滞剂和非甾体抗炎药，而其他药物对缓解症状也有不同程度的疗效。介绍几种治疗方法，如下：

1）抗菌药物：最常用的一线药物，但只有约5%的慢性前列腺炎患者有明确的细菌感染。在ⅢA型，抗菌药物治疗大多为经验性治疗，理论基础是推测某些常规培养阴性的病原体导致了该型炎症的发生，故先口服喹诺酮等抗菌药物2～4周，然后根据疗效反馈决定是否继续抗菌药物治疗。只在患者的临床症状确有减轻时，才继续应用抗菌药物。推荐的总疗程为4～6周。部分此型患者可能存在沙眼衣原体、溶脲脲原体或人型支原体等细胞内病原体感染，可以口服大环内酯类等抗菌药物治疗。而在ⅢB型，不推荐使用抗菌药物治疗。

2）α-受体阻滞剂：能松弛前列腺和膀胱等部位的平滑肌而改善下尿路症状和疼痛，故成为治疗Ⅱ型/Ⅲ型前列腺炎的基本药物。可以根据患者的个体差异选择不同的α-受体阻滞剂。须注意该类药物导致的眩晕和体位性低血压等不良反应。α-受体阻滞剂的疗程至少应在12周以上。α-受体阻滞剂可与抗菌药物合用治疗ⅢA型前列腺炎，合用疗程应在6周以上。

3）非甾体抗炎药：其主要目的是缓解疼痛和不适。迄今只有数项随机、安慰剂对照研究评价此类药物的疗效。临床对照研究证实塞来昔布对改善ⅢA型前列腺炎患者的疼痛等症状有效，但要注意该药物的胃肠道刺激等多方面的副作用，定期进行相关检查。

4）植物制剂：植物制剂主要指花粉类制剂与植物提取物，其药理作用较为广泛，如非特异性抗炎、抗水肿、促进膀胱逼尿肌收缩与尿道平滑肌松弛等作用。常用的植物制剂有沙芭特、沙巴棕及其浸膏等，不良反应较小。

5）M-受体阻滞剂：适用于伴有膀胱过度活动症（overactive bladder，OAB）表现如尿急、尿频和夜尿但无尿路梗阻的前列腺炎患者，可以使用索利那新、托特罗定治疗。

6）抗抑郁药及抗焦虑药：这些药物既可以明显改善患者情绪障碍症状，还可明显改善身体的不适与疼痛。合并抑郁、焦虑的慢性前列腺炎患者，根据病情，在治疗前列腺炎的同时，可选择使用。可选择的抗抑郁药及抗焦虑药主要有三环类抗抑郁剂、选择性5-羟色胺再摄取抑制剂和苯二氮草类药物等。

7）别嘌醇：小规模的随机对照临床试验证实，别嘌醇对ⅢA型前列腺炎有一定的疗效。

8）中医中药治疗：采取辨证论治予以清热利湿、活血化瘀和排尿通淋等方法。根据患者的辨证分型选择汤剂或中成药或予以针灸治疗等。

9）前列腺按摩：是传统的治疗方法之一，研究显示适当的前列腺按摩可促进前列腺腺管排空并增加局部的药物浓度，进而缓解慢性前列腺炎患者的症状，适用于Ⅲ型前列腺炎的辅助疗法。一疗程为4～6周，每周2～3次。联合其他治疗方式可显著缩短病程，但Ⅰ型前列腺炎患者禁用。

10）生物反馈治疗：可使盆底肌疲劳性松弛，并使之趋于协调，同时松弛外括约肌，从而缓解慢性前列腺炎的会阴部不适及排尿症状。生物反馈治疗要求患者通过生物反馈治疗仪主动参与治疗。该疗法无创伤性，为可选择性治疗方法。

11）物理治疗：主要利用多种物理手段所产生的热力作用，增加前列腺组织血液循环，加速新陈代谢，有利于消炎和消除组织水肿、缓解盆底肌肉痉挛等。有经尿道、经直肠及会阴途径应用微波、射频、激光、体外震波等物理手段的报道。短期内虽有一定的缓解症状作用，但尚缺乏长期的随访资料。对于未婚及未生育者不推荐。

12）其他对症支持治疗：由于患者可能出现性功能障碍（以勃起硬度减弱、早泄等为多见），可联合运用PDE5抑制剂或5羟色胺再摄取抑制剂加其他慢性前列腺炎相关治疗药物等。

4. 无症状性前列腺炎　无临床症状，在经直肠B超、前列腺按摩液、前列腺按摩后尿液、前列腺组织活检及前列腺切除标本的病理检查时被发现。缺乏发病机制的相关研究资料，可能与Ⅲ型前列腺炎的部分病因与发病机制相同，但未引起明显的临床症状，一般不需要治疗。

5. 间质性膀胱炎和前列腺炎的鉴别诊断有学者认为某些前列腺痛可能是间质性膀胱炎导致的。对于临床诊断为前列腺痛或非细菌性前列腺炎并难以治疗的患者，应考虑间质性膀胱炎的诊断。

（陈伟　茅善华）

第四节　膀胱疼痛综合征/间质性膀胱炎

膀胱疼痛综合征/间质性膀胱炎（BPS/IC）是一种以疼痛症状为基础的症候群，其诊断很大程度上依赖医生的主观判断。BPS/IC中以“膀胱疼痛”症状为主，而所谓膀胱疼痛性疾病，指的是主诉膀胱伴或不伴尿道、盆腔疼痛、排尿激惹症状（尿急、尿频、夜尿增多、排尿困难）但尿培养阴性的患者。这类疼痛的特点为痛觉过敏，而并无病理学上的改变。与以往不同的是，如今即便是麻醉下膀胱镜水扩张后出现的黏膜出血点，亦不被认为是BPS/IC的必备条件。目前认为BPS/IC更多的是一种排除性诊断。该诊断是基于患者自觉的由膀胱或盆腔散发出的慢性疼痛症状，并伴有尿频尿急，同时排除其他明确的病因。

在过去的一百年里，此类病症被一再更名。目前，国际尿控协会（ICS）倾向于用膀胱疼痛综合征（PBS）来描述“与膀胱充盈相关的耻骨上疼痛，伴有其他症状如日间或夜间尿频，且并无尿感或其他明确的病理性改变”。同时，ICS也保留了间质性膀胱炎（IC）的称谓，用于描述“典型膀胱镜及组织学上的改变”但并未明确指出这些改变的特点。这样的诊断标准将排除约36%的仅存在耻骨后疼痛或膀胱充盈痛的患者。鉴于目前对间质性膀胱炎的诊断标准和定义较模糊，而对BPS/IC的命名法不一，本文中将统一采用以往“间质性膀胱炎”的称谓，以和大多数近期的文献一致。

（一）病因

目前尚未发现间质性膀胱炎的明确病因。不同的患者发生机制似乎有其特殊性。目前有关间质性膀胱炎发病的最公认机制有：①膀胱黏膜屏障的破坏。这些患者尿液中往往存在不同物质，而这些物质的共同特点是能破坏膀胱黏膜，改变膀胱黏膜的通透性，从而破坏膀胱黏膜屏障，尿液大量渗入膀胱间质内而引发间质性膀胱炎。②过敏或自体免疫反应。③某种复杂的微生物感染。④膀胱神经部分的改变。⑤膀胱缺血等。

（二）评估

美国国立卫生研究所（NIH）糖尿病、消化系统及肾脏疾病研究院（NIDDK）于1988年颁布了最初间质性膀胱炎的诊断标准，并于1994年进一步修改，最后制定了得到全球公认的间质性膀胱炎NIDDK诊断标准（表84-5）。但该诊断标准过于严格以致很多患者漏诊。

1. 初始评估

（1）病史：间质性膀胱炎的典型病史是盆腔或会阴部疼痛，膀胱充盈时疼痛明显加重，而膀胱排空后疼痛可明显缓解。由于憋尿将引起明显的下腹膀胱区或会阴部疼痛，患者常伴有尿急和夜尿增多现象。但并非所有的患者都会出现典型的间质性膀胱炎症状。某些患者也主诉排尿时膀胱区疼痛明显，或有排尿困难，尿急症状的严重程度甚至超过疼痛。也有表现为持续性尿急现象。很多症状并非间质性膀胱炎特有症状，如尿急可能与膀胱过度活动症有关，而排尿困难伴排尿后疼痛常由尿道憩室所致。症状的产生也可能与其他疾病有关，如腰背疼痛、神经系统疾病和泌尿系统结石等有可能引起类似于膀胱痛的症状。典型的间质性膀胱炎在经期前症状常明显加重，而子宫内膜异位则多表现在经期内疼痛。尽管间质性膀胱炎的症状可极为严重，但很少引起尿失禁尤

表 84-5 美国国立卫生研究所(NIH)糖尿病、消化系统及肾脏疾病研究所(NIDDK)间质性膀胱炎诊断标准

要确诊为间质性膀胱炎,患者必须在膀胱镜下发现有点状出血或 Hunner 斑,且有膀胱区的疼痛或者尿急。要发现点状出血,必须是在麻醉下的膀胱镜检查,且膀胱水扩张后压力达到 80 ~ 100mmH_2O,并维持 1 ~ 2 分钟。要做出正确的评估,膀胱需充盈 2 分钟以上,点状出血必须累及 3 个以上的膀胱区域,且每个区域要存在 10 个以上的点状出血。且上述点状出血不能包括在膀胱镜行径途中(以排除器械操作损伤造成的干扰)。出现以下任何一项均需排除有间质性膀胱炎:

1. 清醒状态时膀胱容量>350ml(灌水或气)
2. 按每分钟 30 ~ 100ml 的速度灌注气体或水,当膀胱容量至 100ml(气体)或 150ml(水)时仍无强烈尿急感
3. 用上述气体或液体灌注膀胱时显示有膀胱非随意收缩
4. 持续时间少于 9 个月
5. 没有夜尿
6. 抗感染、抗微生物、抗胆碱能和抗痉挛药物能缓解症状
7. 清醒时白天排尿次数<8 次
8. 近 3 个月内有细菌性膀胱炎或前列腺炎
9. 膀胱或输尿管结石
10. 阴道炎或活动性生殖器疱疹
11. 子宫、宫颈、阴道、或尿道癌
12. 尿道憩室
13. 环磷酰胺、或其他任何化学性膀胱炎
14. 结核性膀胱炎
15. 放射性膀胱炎
16. 良恶性膀胱肿瘤
17. 阴道炎
18. 年龄小于 18 岁

其是压力性尿失禁。除了患者症状,还应了解患者的药物史,手术外伤史和过敏史等。

(2) 体检:体检的主要目的是除外其他可能引起类似症状的因素,如有无脊柱弯曲,有无骶柱裂的体表征,肋脊角有无叩痛。间质性膀胱炎者腹部检查一般无阳性发现,有些患者可能会有耻骨上压痛。神经系统检查主要检查 S2 ~ S4 神经分布区域和下肢的活动。女性患者盆底检查会有较多的阳性体征,如会阴皮肤萎缩等雌激素缺乏体征,提示患者可能存在阴道疼痛、排尿痛、性交痛和压力性尿失禁等。外阴阴道炎也可能引起排尿疼痛和排尿困难。特发性外阴前庭炎可单独存在,也可能为间质性膀胱炎的症状之一,体检可在阴唇系带处发现有红肿和触痛。典型的间质性膀胱炎女性患者经阴道双合诊触及膀胱时常有明显压痛。盆底肌尤其是肛提肌触痛,提示可能存在盆底功能障碍,该病可单独存在和(或)间质性膀胱炎并存。尿道检查重点应除外有无尿道肿物、触痛和压痛,以及挤压尿道时尿道口有无脓性分泌物,这些症状同时出现常提示有尿道憩室的可能。生殖器官的膨出本身与间质性膀胱炎无关,但两者可同时存在,也提示患者可能同时存在压力性尿失禁。直肠检查的目的也是了解有无引起类似症状的其他病因,如肛门溃疡和肛裂常引起会阴疼痛,括约肌张力常与膀胱神经功能相关。直肠阴道双合诊可发现有无子宫内膜异位症。宫颈检查和宫颈涂片应为基本检查之一。

(3) 其他基本检查:在评估刺激性排尿症状时还应行尿液分析、尿培养和细胞学检查。有尿频主诉者还应行残余尿测定,残余尿多者可能为慢性尿潴留引起的尿频,而无残余尿者尿频可能与间质性膀胱炎有关,也可能为膀胱过度活动症所致。残余尿测定可与超声或膀胱测压同时完成。

总之,在间质性膀胱炎的初始评估中,不但要了解患者有无典型的间质性膀胱炎症状,更重要的是了解有无可引起类似间质性膀胱炎的其他疾病的病史和体征。间质性膀胱炎的症状和体征,甚至大部分患者的膀胱活检病理都无明显的特异性,因此排他性诊断(除外其他疾病的可能性)在间质性膀胱炎的诊断中有重要的临床意义,NIDDK 间质性膀胱炎的诊断标准也充分体现了排他性诊断的重要性。

2. 初始评估后进一步的诊治原则 经过以上的初始评估,如无严重的病理改变性疾病,即可以考虑保守治疗。症状轻微者可能不需任何治疗。症状稍严重者适当增加饮水量、碱化尿液、改变卫生和饮食习惯等即可足以缓解轻度间质性膀胱炎症状。如以尿频和尿急为主,疼痛症状不明显者对行为治疗可能有良好的反应,行为治疗的主要措施有定时排尿,逐渐延长排尿时间等。如病史和检查提示可能为盆底功能障碍,治疗的主要原则是由有经验的护士或治疗师对患者盆底肌肉进行再训练,辅助治疗有盆浴和口服肌松剂等。最常用的肌松剂为地西泮,一般采用低剂量。如初始评估出现以下情况时应作进一步检查:①保守治疗症状不能缓解;②初始评估患者症状严重而需要尽快治疗,或初始评估体检或尿常规发现异常;③伴有尿失禁;④如为男性患者,需进一步检查了解有无下尿路梗阻性疾病。

(1) 静脉尿路造影:如患者有血尿、反复泌尿系统感染、背部或腰部疼痛等应进行静脉肾盂造影。除外有无结核、泌尿系统结石、泌尿系统肿瘤等可能产生与间质性膀胱类似症状的疾病。

(2) 尿动力学检查:当患者有尿失禁、梗阻性排尿症状或严重尿频时,尿动力学检查可分别对以上疾病做出功能性评估。间质性膀胱炎者一般无明显残余尿,膀胱灌注至 150ml 时通常有强烈尿急感,由于膀

胱充盈后疼痛剧烈，膀胱测压容量一般不会超过350ml。早期膀胱顺应性正常，但晚期膀胱顺应性常明显减低。逼尿肌不稳定并非为间质性膀胱炎的典型表现，并被NIDDK列为排除标准。如尿动力学检查时发现疼痛和尿急症状与逼尿肌不稳定有关，治疗原则与间质性膀胱炎有所不同，主要采用抑制逼尿肌收缩的方法缓解患者症状。但是逼尿肌不稳定可与间质性膀胱炎并存，治疗时应双管齐下，一种方法不可能解决所有的问题。

（3）膀胱镜检查：间质性膀胱炎局麻下膀胱镜表现常无异常发现，但在脊髓麻醉或全麻下，膀胱镜检查时如充水扩张膀胱不但有助于诊断，也是间质性膀胱炎最有效的一种治疗方法，有时一次水扩张后间质性膀胱炎的症状缓解期能长达9个月，但个体之间存在很大的差异。因膀胱扩张所致的疼痛可能经交感神经通路传入，因此采用脊髓麻醉时麻醉平面应在T8以上，以彻底消除膀胱扩张产生的疼痛。置入膀胱镜后，先进行基本的观察。膀胱充水压力逐渐升至80cmH_2O左右，并维持1～2分钟。此时典型的间质性膀胱炎出现黏膜下多发球状出血点，其原因可能与膀胱长期不能很好充盈有关。有时还可以看到黏膜破裂现象。Hunner溃疡尽管有确诊性诊断意义，但是仅出现于少数患者，无Hunner溃疡者也不能除外间质性膀胱炎的可能。

麻醉下间质性膀胱炎的膀胱容量各不相同，小至30～60ml，多者可达1000ml以上。麻醉下膀胱容量正常不能除外间质性膀胱炎。如麻醉下患者膀胱容量仍明显减小，提示膀胱壁已出现纤维化，经治疗疼痛缓解后患者仍可能存在尿频症状。麻醉下行膀胱镜检查时还应行多处活检，但这种病理活检对间质性膀胱炎的诊断并无多大帮助，因为除Hunner溃疡外，间质性膀胱炎的病理表现并无特异性。活检能除外其他引起类似症状的疾病，如原位癌和嗜酸性粒细胞性膀胱炎。

（三）治疗

1. 间质性膀胱炎的治疗目的　如果保守治疗失败，有众多的口服或膀胱内灌注药物供选择。间质性膀胱炎症状本身有间歇性。目前多数治疗有助于症状消失期的维持或延长，而对症状发作期无明显快速有效的缓解作用。对症状发作期可能起作用的治疗有膀胱内局部麻醉，经皮骶神经电刺激治疗或镇痛药物等。

2. 口服药物治疗　治疗间质性膀胱炎的口服药物众多，但多数药物原本并非治疗该病，而且要想取得一定的疗效，一般药物服药时间应在2～3个月或以上。药物治疗的原则是先用最常用、疗效最为肯定的药物，如无效可逐个选用其他药物治疗。常用口服药物有：

（1）盐酸羟嗪抗组胺药物：开始剂量为每次10mg，每天4次，口服，最大耐受剂量为每次50～75mg，每天4次，口服。主要副作用为嗜睡但随着用药时间的延长，嗜睡副作用会减轻甚至消失。

（2）阿米替林：为三环类抗抑郁药物。低剂量时有抑制疼痛传导通路的作用及稳定肥大细胞膜的作用。开始剂量为每次10mg，每天4次，最大耐受剂量为每次50～100mg，每天4次。主要副作用嗜睡和体重增加。该药物与盐酸羟嗪有协同作用。

（3）多塞平：与阿米替林为同一类药物，但镇静作用轻，稳定肥大细胞膜的作用更强。常用剂量为50～75mg/d。

（4）氯硝西泮：苯二氮䓬类抗惊厥药物，尤其对神经痛有很好疗效。常用剂量每次0.5mg，每天2次。治疗间质性膀胱炎的疗效与三环类药物有协同作用。副作用有中枢神经系统抑制（尤其是有酒精或其他中枢神经系统药物合用时）。经长期治疗后不能突然停药，需逐渐减量。应定期复查肝功能和全血象。

（5）戊糖多硫酸钠：口服肝素类似物，可改善膀胱上皮细胞的抗渗透的黏膜屏障功能。一般要求连续服用3个月以上才可能起到一定的疗效。常用剂量为每次100mg，每天3次。副作用有可逆性脱发、腹泻、恶心和皮疹等。

（6）硝苯地平：钙离子通道阻滞剂。该药物能扩张膀胱壁内血管，改善膀胱的血液循环，改变神经传导和抑制免疫系统等作用。常用剂量为长效硝苯地平每天30～60mg。主要副作用有体位性低血压、头晕和下肢水肿等。

（7）美西律：口服利多卡因类似物，目前常用于治疗慢性疼痛。尽管用于治疗间质性膀胱炎的临床资料不多。但用其治疗间质性膀胱炎有一定的合理性，值得做进一步的临床研究。

（8）麻醉药物：如其他药物治疗失败，患者症状严重，麻醉药物对缓解患者的症状有一定好处。常用药物有成瘾性最轻的美沙酮或长效吗啡。服用方法最好采用每天定时服用方式，这样可避免服用过量。如无间质性膀胱炎的客观证据，如病理活检，或膀胱镜水扩张后团伞状黏膜出血等，一般不建议采用麻醉药物治疗。症状严重者可与镇痛医生合作，可能会更有效改善患者的生活质量。

3. 膀胱内灌注治疗　多种药物经膀胱内灌注治疗间质性膀胱炎。膀胱灌注可在医院或在家自行操作。不同药物膀胱灌注的疗程各异。有些需要每周定期灌注，有的一次膀胱内灌注能持续数月。

(1) 二甲亚砜:是目前唯一被美国食品和药物管理局(FDA)批准的治疗间质性膀胱炎的膀胱内灌注药物。二甲亚砜治疗间质性膀胱炎的机制有抗炎、镇痛、血管扩张、胶原溶解和诱导细胞分化等。治疗疗程每周灌注2瓶,共6周。疼痛缓解后每个月或每2个月膀胱灌注一次,以维持疗效。治疗期间应监测肝肾功能及全血象。

(2) 肝素:成分为硫酸葡糖胺聚糖,局部膀胱内灌注可改善膀胱黏膜的屏障功能。肝素单独使用的方法为10万单位肝素加10ml生理盐水或注射用水,膀胱灌注,每周3次。尽管肝素膀胱灌注无吸收,对全身无影响,但也需要每2~4周检查凝血酶原时间、部分凝血活酶时间和血小板计数等以防意外。

(3) 利多卡因:膀胱灌注并不能完全有效缓解膀胱的疼痛,可能的原因有:①慢性疼痛者常伴有新的神经末梢出现,而这些新生的神经对利多卡因无反应。②疼痛也与脊髓内通路有关。③太低的pH环境阻止利多卡因进入细胞内,同时加入8.4%碳酸氢钠1ml常能提高利多卡因的镇痛疗效。如利多卡因确实能缓解疼痛,在间质性膀胱炎发作期,可经尿道膀胱灌注1%利多卡因10ml,每天3次。

(4) 类固醇激素:各种类固醇激素膀胱灌注治疗间质性膀胱炎均有所报道。但无严格的临床双盲研究证实其疗效。

(5) 色甘酸钠:为肥大细胞膜稳定剂,对一些患者有很好疗效。但目前尚未研究出理想的治疗剂量。如膀胱活检组织中有很多肥大细胞时,该药物可能会取得很好的疗效。

(6) 辣椒辣素:该药物能刺激与疼痛相关的C神经纤维中的神经介质P物质,使得膀胱在短期的剧痛后(灌注后5分钟内),一次灌注后缓解疼痛长达数月之久。目前有关辣椒辣素治疗间质性膀胱炎是临床研究的热点之一,但是尚无大宗临床试验结果证实其安全性、有效性、适合的剂量及灌注疗程方案。为减轻疼痛,辣椒辣素灌注之前可采用局部麻醉,或骶管麻醉。

(7) 联合药物灌注:曾报道了多种联合治疗方案,如丁哌卡因(布比卡因)30ml、肝素10 000U、氢化可的松100mg、碳酸氢钠48mEq、庆大霉素80mg,每周或每2周一次,共6次。

4. 间质性膀胱炎的其他治疗

(1) 经骶神经电刺激:神经调节已有临床研究显示经骶神经电刺激治疗间质性膀胱炎有良好前景,尤其是在疼痛发作严重时,进行电刺激神经调节治疗,不但能增强治疗的效果,也能明显延长植入体内电池的使用时间。

(2) 外科手术:可供选择的术式有膀胱自体扩大术、肠道膀胱扩大术、膀胱全切尿流改道术等。这些手术仅适用于长期间质性膀胱炎,膀胱顺应性明显减低并可能影响上尿路功能者。单纯为缓解疼痛而采用手术治疗不可取,因为间质性膀胱炎的疼痛可能与膀胱本身有关,也可能与外周或脊髓中枢神经病变有关,如为后者,手术往往达不到预期目的。

总之,间质性膀胱炎是多因素所致,个体之间症状及其严重程度也有很大差异。从目前的研究看,并无诊断该病的特异性方法,因此除外引起类似症状的其他病因极为重要。治疗方法也因人而异,治疗选择的原则是先口服后膀胱灌注,先保守后手术,应和患者充分讨论各种治疗的利弊。治疗的目的在于尽量延长间质性膀胱炎的缓解期。尽管多数患者依靠口服或膀胱灌注等保守治疗,症状能得到良好的缓解,但如果膀胱顺应性发生明显改变,并可能影响到上尿路功能时,外科手术也是一种重要的治疗选择。手术能有效改善膀胱顺应性,降低膀胱内压力,保护上尿路功能,但有时手术并不能完全缓解间质性膀胱炎所引起的疼痛。

(郑 捷)

第五节 非特异性男性生殖系统感染

非特异性男性生殖系统感染是指由于非特异性细菌引起的睾丸炎、附睾炎、精囊炎、前列腺炎。病原菌包括需氧革兰阴性杆菌(大肠埃希菌、变形杆菌),革兰阳性球菌(葡萄球菌、肠球菌)以及少见的专性厌氧菌等。它与特异性感染(结核、淋病、放线菌病)是截然不同的两种感染。男性生殖系统非特异性感染可以波及生殖器官及泌尿系统的任何部位,并可从一个器官扩散到另一个器官。该类疾病包含急慢性前列腺炎(见本章第三节内容),急慢性精囊炎,急慢性附睾炎,急慢性睾丸炎以及阴囊感染等。

(一) 非特异性精囊炎

单纯的精囊液很难获得培养及分析,因此临床上精囊炎诊断较难,且单纯精囊炎发病率亦较低。精囊炎可分为急性精囊炎及慢性精囊炎。急性精囊炎多伴发精囊内精液潴留,患者多有会阴部胀痛不适,直肠指诊多可扪及肿大的精囊,经会阴穿刺抽吸可达到减压的目的;慢性精囊炎多表现为血精,其治疗方法与前列腺炎治疗方法相同。

(二) 非特异性睾丸炎

睾丸与附睾炎症时,有时为单个器官、有时则为二者同时受累,因此根据受累程度,分为睾丸炎、附睾炎、睾丸附睾炎。而急性非特异性睾丸炎常发生在尿道炎、膀胱炎、前列腺炎等患者中，亦可发生于泌尿科手术后长期留置导尿管的患者当中。致病菌多数为大肠埃希菌，可经淋巴管或输精管传播，血行传播少见，因为睾丸血供丰富，对感染有较强的抵抗力。

非特异性睾丸炎多见于急性和单侧性，常伴有全身性发热、寒战、恶心、呕吐，继发全身性细菌性败血症。病原菌有葡萄球菌、链球菌、大肠埃希菌、肺炎球菌、铜绿假单胞菌等，以血行和淋巴途径播散为多见，也有自尿道、精囊、输精管、附睾逆行侵入睾丸。发病急骤，阴囊皮肤红肿，有明显压痛。有统计称青春期阴囊内肿胀疼痛时 1/3 为睾丸附睾炎、1/3 为睾丸扭转、1/3 为睾丸附睾附件的扭转所致。病理变化为睾丸肿大 1～2 倍，阴囊壁水肿，鞘膜脏层充血红肿，鞘膜腔内浆液纤维素渗出，睾丸切面有局灶性坏死，多核白细胞浸润，生精小管上皮破坏、脱落，有时整个睾丸为脓腔所占有。慢性期鞘膜壁增厚，鞘膜腔闭锁，睾丸纤维化萎缩，生精小管的基底层呈玻璃样变及退行性变化，生精上皮细胞消失。

诊断主要依靠病史和局部体征，必须和精索扭转和嵌顿性腹股沟斜疝鉴别。多普勒超声有助于鉴别睾丸扭转及睾炎炎症。

治疗方面，存在留置导尿等诱因者，因尽早拔除导尿管及去除诱因。急性炎症期阴囊局部冷敷。进入慢性期炎症控制后则用温热敷促使炎症加快吸收。抬高阴囊。应用血浓度高的抗生素。若已形成脓肿，则需切开引流。睾丸完全破坏时则行睾丸切除。

（三）非特异性附睾炎

非特异性附睾炎由革兰阴性杆菌和阳性球菌引起，有急性与慢性两种。非特异性附睾炎多见于中青年和儿童，常因泌尿系统感染和前列腺精囊炎等所并发。感染从输精管逆行传播为多见，血行者少见。在施行前列腺切除术的患者常会引起急性附睾炎，可以采取双侧输精管结扎加以预防，由此可证明传播途径。

1. 急性附睾炎　发病急骤，全身症状明显，疲惫乏力，可有高热、寒战，患侧阴囊明显肿胀、发热、红肿，精索增粗，睾丸及精索都有明显压痛及触痛，同时也可引起尿急、尿频等症状。需要与睾丸扭转、附睾结核、急性淋病性附睾炎等作鉴别诊断。

治疗：急性化脓性附睾炎是一种严重的疾患，必须尽早积极治疗。但是常伴有附睾炎造成梗阻所引起的不育症。应注意卧床休息，抬高阴囊，局部冷敷，直至急性炎症控制为止。缓解疼痛可用精索封闭，冰袋置于阴囊上。如有高热、细菌尿、脓尿、前列腺炎或其他细菌性感染证据时，应即采用广谱抗生素。禁止性生活。如上述抗菌药物应用 5 日后仍无疗效，应进一步检查附睾炎少见的病因，如结核、真菌感染、淋病、梅毒或炎性癌肿等。附睾形成脓肿可行切开引流或行附睾切除术。

2. 慢性附睾炎　较急性者为多见。部分患者在急性期未彻底治愈而转为慢性；也有很多人并无急性发作病史而产生慢性附睾炎，后者往往继发于前列腺炎。临床表现常有阴囊疼痛、发胀、下垂等感觉，疼痛可放射到下腹部及同侧大腿内侧。检查时可触及附睾头及尾部肿大，较硬或呈结节状，有压痛，输精管粗厚并有压痛。本病需与附睾结核、丝虫病相鉴别。

治疗：本病常与慢性前列腺炎同时存在，因此药物治疗同慢性前列腺炎。对局部症状严重又久治不愈的病例，可考虑手术切除附睾硬块、结节或整个附睾。一般不会影响睾丸，不需要行睾丸切除。

（孙剑良）

第八十五章

泌尿系统及男性生殖系统特异性感染

泌尿、男性生殖系统感染分非特异性感染和特异性感染，前者为非特异性致病菌侵入泌尿生殖道引起的感染，后者主要包括结核分枝杆菌、淋病奈瑟菌、梅毒螺旋体、衣原体、支原体、病毒、滴虫、真菌等病原体所引起的感染，其引起的病变较为独特，在病程演变及治疗处置等方面也与非特异性感染不同。本章节重点介绍目前发病率较高的结核、淋病、梅毒，以及支原体和衣原体所导致的泌尿、男性生殖系统感染。

据 WHO 1997 年报道，全球三分之一的人口感染过结核分枝杆菌，每年新发病例 800 万～1000 万例，结核病曾经是危害人类身体健康和生命的最重要的传染病之一。虽然随着生活水平提高，卫生条件改善，防痨及有效抗结核药物的应用，其传播得到控制，泌尿、男性生殖系统结核病亦趋减少。但是，近年来由于 HIV 感染者增多、器官移植导致免疫抑制人群增加，加之对结核病的忽视、耐药结核病例增加、人口流动性增长等因素的影响，全球的结核病发病率又有上升趋势。结核病至今仍然是人类死于传染病的主要原因之一，每年因其造成的死亡约 300 万人。肺外结核占所有结核病例数的 10%，泌尿生殖系统结核是最常见的肺外结核病之一，由于男性生殖系统器官与泌尿系统器官在体内邻近且关系密切，最后还殊途同归，因此两个系统除可以单独患病外，往往还可相互影响而患病。所以，结核病需加强预防，早期诊断和早期治疗。

梅毒是常见的经典性传播疾病（sexually transmitted diseases，STDs），可侵犯几乎全身的脏器，对人体的危害较大。而一些由特殊病原微生物导致的泌尿生殖道感染被归类为广义的 STDs，其中以尿道炎最常见，可分为 2 大类：①淋球菌性尿道炎（gonorrhea urethritis，GU），由淋病奈瑟菌所引起；②非淋球菌性尿道炎（nongonococcal urethritis，NGU），沙眼衣原体和支原体是最常见的病原体。目前 NGU 在欧美国家的发病率已超过了 GU，在我国其发病率也呈逐年上升趋势，在临床上正引起越来越多的重视和研究。

第一节 泌尿系统结核

【发病机制】

泌尿系统结核是继发于全身其他部位的结核病灶，以肾结核最为常见，往往最先发生，并由肾脏再蔓延至整个泌尿系统。肾结核的病原菌主要来自肺结核，也可来自骨关节结核、肠结核等其他器官结核。结核分枝杆菌（mycobacterium tuberculosis，MTB）传播至肾的途径有 4 个：①血行播散：经大量的实验研究、尸体解剖和临床观察证实为主要的感染途径，结核分枝杆菌从肺结核病灶中侵入血流而播散到肾；②尿路感染：结核分枝杆菌在一侧尿路由上而下的蔓延扩散，同时当一侧尿路发生结核病变后，结核分枝杆菌也可由下尿路回流上升传至另一侧肾；③淋巴感染：全身的结核病灶或淋巴结核病灶内的结核分枝杆菌可通过淋巴道播散到肾；④直接蔓延：肾附近的器官如脊柱、肠的结核病灶直接扩散蔓延累及肾。

血行播散是肾结核的主要感染方式。结核分枝杆菌初次侵入肾脏后，首先在肾小球毛细血管丛中形成微结核病灶。约 90% 发生在皮质、10% 发生在髓质，且是多发性的，几乎同时累及双侧肾。在机体抵抗力正常的情况下，感染 3～4 周后，细胞免疫及迟发型变态反应建立，绝大多数的结核菌被杀死，病灶吸收愈合，不引起任何临床症状，这一阶段只有尿液中可查见结核分枝杆菌，称为“病理性肾结核”或“临床前期肾结核”。少数病理性肾结核在宿主抵抗力下降、细菌毒力增加或局部因素改变等因素时，残留病灶中的结核分枝杆菌进一步增殖，出现显著的组织破坏和临床症状，此时称为“临床肾结核”。Ellner 认为休眠期结核菌易在机体发生下述情况时增殖并导致发病：①虚弱；②创伤；③激素应用；④免疫抑制；⑤糖尿病；⑥AIDS。

一般从无症状的临床前期肾结核发展到临床期肾结核需要经历3～10年甚至更长的时间，期间原发病灶可能已经痊愈，因此相当部分的肾结核患者不能发现其原发病变。如果临床前期肾结核病灶不愈合则发生局部扩散或沿着肾小管向下蔓延到内层的髓质部分，肾乳头溃疡甚至逐渐扩大破溃，侵入肾盂或肾盏。这种侵入肾内层引起临床肾结核的病例，85%以上是单侧性，15%为双侧性。临床上的双侧肾结核，既可直接从早期的双侧性病理肾结核发展而来，也可由一侧肾结核另一侧假象愈合而后再发展而成，还可由一侧性临床肾结核经尿路感染蔓延到对侧而成。

如肾结核未及时治疗，结核分枝杆菌可随尿流下行播散到输尿管、膀胱、尿道致病。输尿管结核几乎都是由肾结核直接扩散而来。通常以首先累及输尿管下段尤其是膀胱输尿管交界处常见。膀胱和尿道结核多发生于泌尿系统结核的晚期。膀胱尿路上皮对结核分枝杆菌的感染的抵抗力较强，膀胱结核往往在肾结核菌尿出现的数年以后才发生，最常见的部位是输尿管口周围及三角区。尿道结核主要发生在男性，较少见，病变往往从前列腺、精囊直接蔓延到后尿道或由膀胱结核感染而来。

【病理】

肾结核的病理变化与机体内其他器官的结核病变相同，可分为：①结节型；②溃疡空洞型；③纤维钙化型。早期的临床前期肾结核病变为结核分枝杆菌在肾小球发生粟粒样灰白色结核结节，此时出现多形核白细胞消失而巨噬细胞增多，以后形成结核性肉芽组织，由成团的上皮样细胞夹杂着少数朗格汉斯巨细胞和淋巴细胞、成纤维细胞等。如果结核分枝杆菌继续增殖，病变未能愈合而扩散蔓延，则肾小球内的粟粒样结核结节逐渐扩展到肾乳头处溃破，以后累及肾盏黏膜，形成不规则溃疡，病变通过肾盏、肾盂直接向远处蔓延或者结核分枝杆菌由肾的淋巴管道扩散至全肾而发展成为临床期肾结核。当肾乳头处结核结节中央的干酪样坏死物质发生液化后排入肾盂形成结核性空洞，这种空洞可局限在肾的一部分，亦可波及全肾而成为“结核性肾积脓”，这是临床最多见的病理变化。病理表现往往是干酪空洞、纤维萎缩、硬结钙化混合存在，在干酪样物质中还有结核分枝杆菌存在。病灶后期常发生纤维化及钙化。严重纤维化导致的梗阻会使梗阻以上病变破坏加重，但少数患者输尿管完全闭塞，含有结核分枝杆菌的尿液不能流入膀胱，膀胱继发性结核病变逐渐好转和愈合，膀胱刺激症状缓解，这种情况称为“肾自截”。但钙化物中的结核分枝杆菌可继续存在数年，如有机会仍会继续发展。

肾结核病变直接向下蔓延或者病灶中结核分枝杆菌经尿液播散可累及输尿管黏膜、黏膜下层甚至肌层引起结核结节、干酪样坏死及溃疡。继之发生纤维组织增生，导致输尿管管腔部分闭锁，粗细不均，内腔粗糙不平。病变最初常累及输尿管膀胱连接部或肾盂输尿管交界处，广泛者可波及全程输尿管，使之成为一条僵直索条，并可使输尿管缩短并导致膀胱内输尿管口向上内缩而呈凹陷的洞穴。

结核病变的直接蔓延和结核分枝杆菌在膀胱增殖播散，均可导致膀胱结核。最初引起的是黏膜充血水肿，以后形成结核结节或溃疡，这种膀胱病变早期常局限于患侧输尿管口周围，以后扩散到整个膀胱。如病变发展，可侵及肌层，造成膀胱组织纤维化，使膀胱壁收缩失去弹性，容量减少，最后形成膀胱挛缩，并累及对侧形成对侧肾脏和输尿管扩张积水。

尿道结核多为膀胱结核或前列腺、精囊结核蔓延到后尿道所致，少部分见于卡介苗灌注的患者。往往先在黏膜上形成结核结节，结节扩大、融合形成溃疡，由肉芽组织组成，肉芽组织纤维化引起狭窄梗阻。

【临床表现】

泌尿系统结核多在成年人发生，我国综合统计75%的病例发生在20～40岁之间，但幼年和老年亦可发生。男性的发病数略高于女性。临床表现因病变侵犯的部位及组织损害的程度有所不同。病变初期结核局限于肾的某一部分时临床症状甚少，仅在检验尿液时发现尿中有红、白细胞和结核分枝杆菌。当结核病灶累及膀胱时，则有一系列症状出现，其主要表现有：

1. 膀胱刺激征　是泌尿系统结核最主要的症状，也是最早出现的症状之一，发生率75%～80%。当结核分枝杆菌侵及膀胱黏膜造成结核性炎症时，患者开始先有无痛性尿频，排尿次数最初是在夜晚增加，以后白天和晚上都逐渐增加，每天数次到数十次，严重者甚至每小时数次，直至出现类似尿失禁现象。膀胱病变广泛者还可出现尿急、尿痛，难以忍耐。排尿终末时在尿道或耻骨上膀胱区有灼痛感觉。膀胱病变越严重，这些症状也越显著。

2. 血尿　是泌尿系统结核的第二个重要症状。多在膀胱刺激征发生后出现，多为轻度的肉眼血尿和镜下血尿，但有3%的病例为明显的肉眼血尿并且是唯一的首发症状。血尿多数为终末血尿，为排尿时膀胱收缩引起膀胱的结核性炎症和溃疡出血。全程血尿则可来自肾。

3. 脓尿　发生率约为20%，是由于肾和膀胱结核性炎症造成组织破坏，尿液中可出现大量脓细胞或同时混有干酪样物质，使尿液混浊不清，严重者呈米汤样，也可混有血液，呈脓血尿。

4. 腰痛　发生率约为1/3,是由于病变严重者发展到结核性肾积脓或严重的肾积水,肾体积增大,在腰部可扪及肿块,出现腰痛。对侧肾盂积水时也可出现腰部症状。约10%患者在干酪样坏死物、血块、结石通过输尿管时还可引起肾绞痛。

5. 全身症状　一般结核病消耗性或胃肠道的各种症状,如食欲减退、消瘦、乏力、盗汗、低热等,可在肾结核较严重时出现,或因其他器官结核而引起。

6. 其他症状　泌尿系统结核为继发性,因此可以出现一些其他器官结核的症状,如骨结核的冷脓肿,淋巴结核的窦道,肠结核的腹泻、腹痛,尤其是伴发男生殖道结核时常有附睾结节存在。值得注意的是由于有效的抗结核药物的应用,更多的广泛的肾结核病灶被控制而形成广泛的纤维化,可能导致由此而引发的肾性高血压,其发生率不断增加。

【诊断】

泌尿系统结核的病变过程非常缓慢,临床表现以膀胱刺激征为主。因此对泌尿系统结核的诊断,常以膀胱刺激征为线索。对于迁延不愈的膀胱炎,查找病因时都应考虑泌尿系统结核可能,必须行进一步的泌尿系统的系统性检查。

1. 病史分析和体格检查　长期慢性的尿频、尿急、尿痛及血尿,一般抗感染治疗经久不愈,均应考虑泌尿系统结核的存在。特别是男性青壮年尿路感染,尿液培养又无一般细菌生长,则更应进行泌尿系统结核检查。在体格检查时应注意全身的结核病灶,其中,泌尿系统应检查肾区有无肿块,肋脊角有无叩痛,男性还应检查前列腺、输精管、附睾有无结节等生殖道结核的表现。

2. 实验室检查

(1) 尿液常规检查:尿液常呈酸性,含少量蛋白,少数患者镜检可见少量或中等量的红细胞和白细胞。但在混合性尿路感染时尿液则可呈碱性,镜检可见大量的白细胞或脓球。

(2) 尿液一般细菌培养:多数为阴性,但有20%以上的泌尿系统结核患者存在混合性感染,可为阳性。

(3) 尿液结核分枝杆菌检查。

1) 24小时尿液涂片抗酸杆菌检查:Ziehl-Neelsem抗酸染色是筛查泌尿系统结核的主要方法,留取第一次新鲜晨尿送检,连续检查3~5次,或收集24小时尿液送检。方法简单,结果迅速,但其阳性检出率仅为5.8%~42.7%。且包皮垢杆菌、分枝杆菌等抗酸杆菌也经常存在尿液中,因此假阳性率高。但是反复多次检查均能找到同样抗酸杆菌,并且结合临床病史特征,对结核的诊断还是有一定的参考意义。采用荧光素酶技术可以发现尿液中数量较少的结核分枝杆菌,提高阳性率。

2) 尿液结核菌培养+药敏试验:是确诊泌尿系统结核的主要方法。其阳性率可高达80%~90%,特异性接近100%,但培养时间较长,需1~2个月。因尿中病原体呈间歇性释放,故需多次培养。由于酸性尿液的暴露时间延长会延缓结核分枝杆菌的生长,选取3~5次晨尿标本用于培养优于24小时尿液标本。所有患者在启动治疗时都应接受药敏试验,以便确定最合适的治疗方案。

3) 尿液结核菌动物接种:阳性率高达90%以上,但费时较长(2个月),过程过于繁琐,因此已经较少采用,但对较难明确诊断的肾结核仍有极高诊断价值。

(4) 结核菌素皮肤试验(tuberculin skin test, TST):结核菌素皮肤试验为检查人体有无受到结核分枝杆菌感染的一种方法,最常应用于肺结核病,但对全身其他器官的结核病变亦同样有参考价值。其阳性仅表明结核分枝杆菌的感染而非结核病。原理是人体感染MTB后,体内会产生效应性T细胞,当人体皮内注射PPD后,由于迟发型超敏反应的存在,效应性T细胞会与特异性抗原结合,引起以单核细胞浸润和组织损伤为特征的炎症反应,导致注射局部形成红肿或硬结,通过测量注射PPD后注射局部红肿或硬结的大小来判断是否有MTB感染。

1) 结核菌素种类:①旧结核菌素(old tuberculin, OT);②纯结核菌素;③非典型分枝杆菌制成的纯蛋白衍生物(purified protein derivative, PPD);④卡介苗纯蛋白衍生物(BCG-PPD)。目前国内均已采用国产PPD。其制剂有50U/ml(含PPD 1μg/ml)和20U/ml(含PPD 0.4μg/ml)两种。前者是由人结核分枝杆菌提取,后者由卡介苗(BCG)制成,每0.1ml含5u。国际上常用的PPD-RT23为WHO推荐制剂,已经取代OT。

2) 结核菌素试验方法:一般采用皮内注射法(Mantoux法),将PPD 5U(0.1ml)注入左前臂内侧中上1/3交界处皮内,使局部形成皮丘。48~72小时后观察反应,局部硬结直径<5mm为阴性反应,5~9mm为一般阳性反应,10~19mm为中度阳性反应,≥20mm或<20mm但有水疱或坏死为强阳性反应。

3) 结核菌素反应阳性的意义:①接种过卡介苗而人工免疫;②已感染结核分枝杆菌,但需要进一步证实或除外活动性结核;③儿童阳性的意义:8岁以下,活动性结核可能大于50%;4岁以下,几乎都有活动性结核病的可能;3岁以下,不但有活动性结核,如果不治疗,预后可能不好;1岁以下,均有活动性结核,如果不治疗,预后肯定不好;④结核菌素试验强阳性,则有活动性结核病,必须予以进一步检查。

4）结核菌素反应阴性的意义：①没有结核菌感染；②结核菌感染4～8周后变态反应才能充分建立，在变态反应前期结核菌素反应可为阴性；③严重结核病和各种危重患者对结核菌素无反应，或仅为弱阳性，这是由于人体免疫力连同变态反应暂时受抑制所致，待病情好转，又会转为阳性反应；④应用糖皮质激素等免疫抑制剂者，营养不良及麻疹、百日咳等患者，也可暂时阴性；⑤淋巴细胞免疫系统缺陷（如淋巴瘤、白血病、艾滋病等）患者及老年人的结核菌素试验常为阴性。

5）对于一些特殊人群的结核菌素试验的判断可能存在不同的意义。美国疾病控制与预防中心（CDC）提出的“三级阳性”标准就考虑了上述因素（表85-1）。

表85-1　CDC不同人群的TST阳性标准

局部红肿硬块直径	判断为阳性的人群
≥5mm	发生活动性结核的最可能人群。包括HIV感染者、近期与活动性肺结核患者有密切接触、胸片上纤维灶改变、器官移植或有其他免疫抑制疾病（包含服用15mg/d泼尼松同等剂量超过1个月的患者）
≥10mm	结核病高危人群。包括5年内自高患病地区移民到美国的、静脉吸毒者、高风险聚集地的居民和工人、分枝杆菌实验室工作人员、患有某些容易并发结核感染的疾病（硅沉着病、糖尿病、严重肾病、特殊类型的癌症等）、5岁以下的儿童、接触高风险患病成年人的婴儿或儿童
≥15mm	所有人群

（5）γ-干扰素释放实验（interferon-gamma release assays，IGRAs）：其原理是人体感染MTB后，引起机体产生T细胞介导的细胞免疫应答反应，致敏后的T细胞可产生大量以γ-干扰素（γ-IFN）为主的细胞因子。目前国际上较为成熟的2种IGRAs中，一种是采用酶联免疫吸附试验（ELISA）检测致敏T细胞释放γ-IFN的水平，另一种是采用酶联免疫斑点技术（enzyme-linked immunospot assay，ELISPOT）测定外周血单个核细胞中能够释放γ-IFN的效应T细胞数量，美国FDA均已批准应用。前者为QuantiFERON®-TB Gold In-Tube test（QFT-GIT），后者为T-SPOT®.TB test（T-Spot）。由ELISPOT发展而来的T-SPOT通过结核感染患者外周血经过6KD早期分泌抗原靶蛋白（early secreting antigen target protein 6，ESAT-6）和10KD培养滤过蛋白（culture filtrate protein 10，CFP-10）2种结核分枝杆菌特异性抗原的刺激，检测释放γ-干扰素的T细胞数量，在肺结核和肺外结核的诊断中均具有很好的临床应用价值。卡介苗和大多数环境分枝杆菌均不能合成ESAT-6和CFP-10，因此，与TST相比，IGRAs的诊断特异度高，而且除可检测外周血外，还可检测胸腔积液、腹水及脑脊液等，但由于其价格昂贵、实验室设施要求高、需要专业人员操作的缺点，在结核病流行地区或偏远地区仍难以普及。近来，有研究将TST与IGRAs两种方法的优点结合，探索采用ESAT-6和CFP-10作为皮试试剂的新的皮肤试验诊断MTB感染的方法，具有操作简单、价格便宜、皮试操作及结果读取方便的优点，可达到与IGRAs相似的诊断敏感度和特异度。

（6）血清学诊断：与以T细胞介导的细胞免疫应答为基础的检测方法不同的是，它以宿主感染结核分枝杆菌后的体液免疫应答为基础，检测血清中结核分枝杆菌抗原的特异性抗体。由于结核分枝杆菌诱导的机体免疫属细胞免疫，体液免疫意义仍不清楚，且其抗原复杂，迄今未获高特异性抗原。现有的商品化血清学检测方法敏感性及特异性均较差，不推荐作为诊断TB的有效手段。

（7）分子生物学诊断：近年来有研究尝试从分子水平检测TB病原体。TB相关的分子生物诊断学技术有核酸扩增技术、DNA探针技术、指纹图谱技术、DNA测序技术以及高效液相色谱技术等。其中，最常用者是采用聚合酶链反应（PCR）将特异性DNA或RNA扩增至百万倍，便于快速检测病原体，具有较高的特异性及敏感性。但是，由于标本易受到提取过程遭遇污染、核酸变性、扩增抑制药物、操作复杂等因素影响，结果易出现假阳性或假阴性，因此，必须结合尿培养、影像学或活检标本的组织病理学检查结果才能确立诊断。

（8）红细胞沉降率检查：结核是慢性长期的消耗性疾病，因此红细胞沉降率可以增快。对结核无特异性，但膀胱炎患者伴红细胞沉降率增快常提示有泌尿系统结核可能。

3. 超声肾结核的超声声像图变化多端，根据不同病理类型，有较大差别，因此诊断肾结核无实用价值，但可了解肾盂、输尿管积水情况，挛缩性膀胱的容量以及随访治疗中病灶大小的变化，同时还可鉴别结核与肿瘤。

4. X线检查　是泌尿系统结核的主要诊断方法之一。X线表现出典型的泌尿系统结核图像即可确立诊断。常规的X线检查有以下几种：

（1）尿路X线片：肾脏钙化灶是最常见的表现，

可呈片状、云絮状或斑块状钙化灶,其分布不规则、不定型,但多限于一侧肾。“肾自截”常表现患肾广泛破坏的同时,大量钙化遍及整个结核肾(图 85-1)。结核病引起的输尿管钙化要与血吸虫病引起的钙化鉴别,前者钙化发生在输尿管壁上,管腔扩张扭曲,而后者钙化均在管腔内与管腔形态一致,管壁增厚但不扩张。

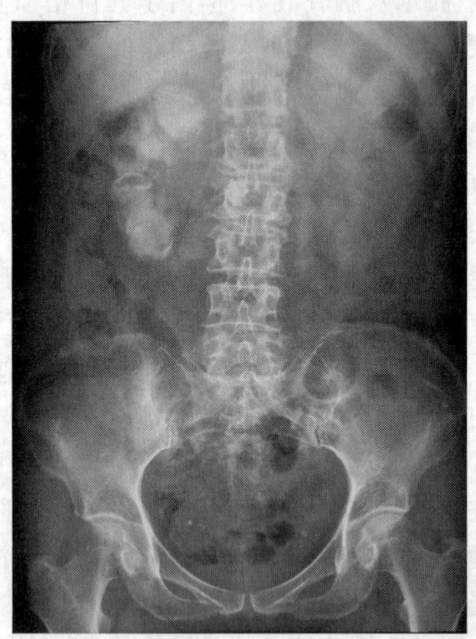

图 85-1　KUB 示右肾结核“肾自截”

(2) 静脉肾盂造影(IVU):造影剂从肾脏分泌后显示整个尿路,不仅可以显示尿路病变,还可以了解肾功能。典型的肾结核表现为肾实质破坏,局限在肾乳头和肾小盏的病变常边缘毛糙,不整齐,如虫蛀样变(图 85-2),或其漏斗部由于炎症病变或瘢痕收缩,使小盏变形,缩小或消失。如病变广泛,可见肾盏完全破坏,干酪坏死呈现边缘不齐的“棉桃样”结核性空洞。若全肾破坏,形成肾积脓,肾功能丧失,则患肾不

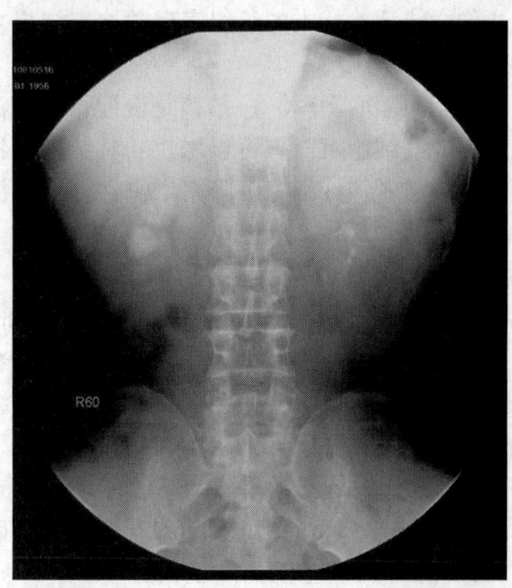

图 85-2　肾结核右肾下盏毛糙呈虫蛀样变

显影。输尿管结核在 IVU 可显示管壁不规则,管腔粗细不匀,失去正常的柔软弯曲度,呈现僵直的索状管道。

如患肾功能较差,一般的 IVU 不能很好显示肾脏情况时,可采用大剂量 IVU,可能使原来显示不清的病变部位显影清晰。

(3) 逆行肾盂造影:可在静脉肾盂造影不显影或显影不满意而又无其他明显依据支持肾结核时进行。典型表现有肾盏变形、破坏,虫蛀样变,肾结核性空洞及脓肿形成,输尿管僵硬,严重时呈串珠样改变(图 85-3)。

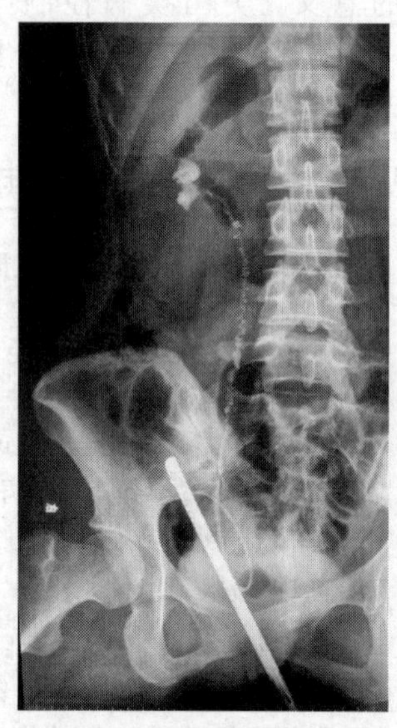

图 85-3　逆行肾盂造影示右输尿管串珠样改变

(4) 经皮肾穿刺顺行造影:静脉肾盂造影不满意或逆行肾盂造影因输尿管梗阻难以进行时,可直接肾盂穿刺后注入造影剂,如显示肾结核或其他病变的典型 X 线表现,有助于明确诊断。在肾盂穿刺后还可进行引流,并可将引流出的内容物进行涂片、培养及监测用药后肾盂内药物的浓度等。在超声引导下的肾穿刺成功率和安全性大幅提高,得到了越来越多的应用,但也存在发生出血、感染扩散、结核性瘘管形成等并发症可能。

(5) 胸部及脊柱 X 线片:疑似泌尿系统结核患者应做胸部 X 线片及脊柱 X 线片,如发现陈旧性或活动性肺结核和脊柱结核,可进一步支持泌尿系统结核诊断。

5. CT 尿路造影(CTU)和磁共振尿路造影(MRU)　CTU 对于泌尿系统结核病变的观察优于静脉尿路造影。CT 不仅能清晰显示肾结核的钙化和肾盂、肾盏及肾实质的形态结构破坏,还能显示其对周围组织结构的累及情况和淋巴结病变。CTU 通过三维图像重建模拟静脉尿路造影,可以清晰显示肾、输尿管、膀胱整

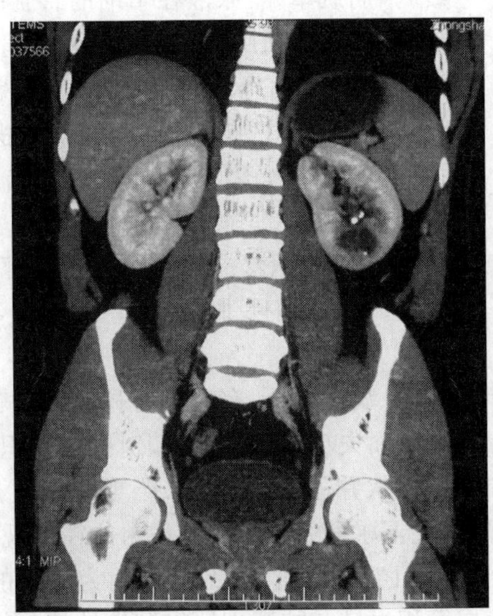

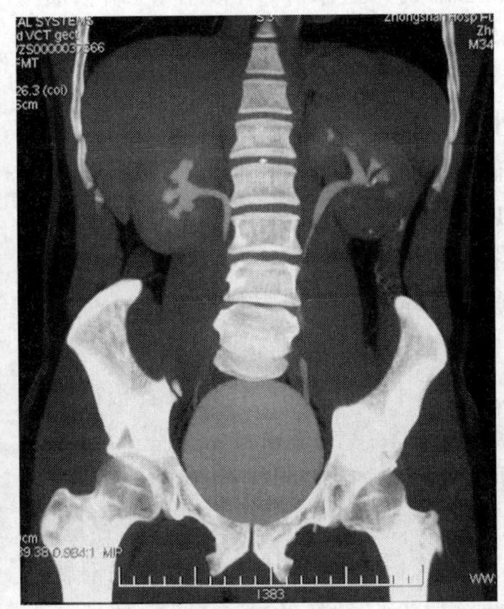

图 85-4　CTU 示左肾下盏破坏、结核空洞形成

个泌尿系统轮廓,能准确反映泌尿系统结核的不同病理改变,特别是对于肾功能差和 IVP 显影不良的患者能提供更多的诊断信息。泌尿系统结核的 CTU 征象主要有:肾内点片状钙化灶、肾盏虫蚀状坏死、肾实质内单发或多发类圆形低密度结核空洞(图 85-4),输尿管管壁增厚变粗、僵直,或呈狭窄和扩张交替出现的“串珠样”改变,以及膀胱挛缩、健侧肾积水等。

MRU 技术可分为两类:静态液体 MRU(简称静态 MRU)和动态排泄期 MRU(简称排泄 MRU)。静态 MRU 采用 T_2 加权水成像技术获得静态下的尿路影像,能够显示尿路的全貌及病变的部位,如肾盏破坏、结核空洞、膀胱挛缩、健侧肾积水等(图 85-5)。患者严重肾功能不全无法行增强 CT 检查时可行静态 MRU。排泄 MRU 用于经静脉注射造影剂后获得增强的排泄期影像。患者碘过敏时可选用 MRU,但 MRU 分辨率不高,对肾实质及输尿管壁的改变显示不如 CT。

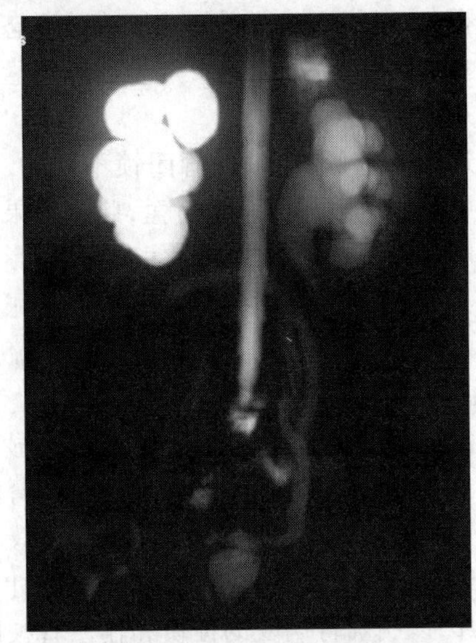

图 85-5　MRU 示右肾结核空洞、膀胱挛缩、健侧肾积水

6. 膀胱镜检查　可以直接看到膀胱内的典型结核变化而确立诊断,是诊断泌尿系统结核的重要手段。早期膀胱结核可见膀胱黏膜充血水肿及结核结节,病变范围多围绕病变肾的同侧输尿管口周围,以后向膀胱三角区和其他部位蔓延。较严重的膀胱结核可见黏膜广泛充血水肿,有结核结节和溃疡,输尿管口向上回缩呈洞穴样变化。黏膜病变活检病理可诊断膀胱结核。在膀胱镜检查的同时还可行双侧输尿管逆行插管,收集双侧肾盂尿进行镜检和结核菌培养及结核菌动物接种。由于这些是分肾检查数据,故其诊断价值高。在逆行插管后还可经双侧输尿管导管注入造影剂行逆行肾盂造影,了解双肾情况及双侧尿路梗阻情况。多数患者可以明确病变性质、发生部位和严重程度。若膀胱结核严重,膀胱挛缩容量小于 100ml 时,较难看清膀胱内情况,故不宜进行此项检查。

7. 放射性核素肾显像　肾结核病灶局限时,显示正常;肾实质有相当范围的破坏时,则显示血供不足或分泌排泄时间延长;患肾破坏严重时,呈无功能水平线;肾结核导致对侧肾积水时,则对侧可显示梗阻曲线。此项检查虽无特异性诊断价值,但有助于了解分肾功能。

【并发症】

1. 膀胱挛缩

(1) 病因与病理:上海中山医院统计 837 例肾结核中膀胱挛缩的发病率为 9.67%。来自肾结核的结核分枝杆菌反复侵袭膀胱,造成严重的结核性膀胱炎，膀胱黏膜和肌层形成充血水肿、结核结节、结核溃疡、结核性肉芽，大量淋巴细胞浸润和纤维组织形成，最后造成膀胱挛缩。膀胱挛缩后，膀胱壁失去正常弹性，容量显著缩小。一般认为挛缩膀胱的容量在50ml以下，严重者可缩至数毫升。由于膀胱内结核分枝杆菌反复感染，因此膀胱内的病理变化呈现急性与慢性、炎症与纤维化反复交杂与并存。

（2）症状：膀胱挛缩引起膀胱容量显著缩小使患者表现为尿频。由于挛缩过程逐渐进展，尿频亦逐渐加重。排尿次数从每天十余次到数十次，患者极度痛苦。由于挛缩膀胱常夹杂急性结核性炎症甚至合并混合性非特异性细菌感染，尿频明显的患者，在抗炎和抗结核药物控制感染后才能得到真实的膀胱容量。膀胱挛缩还常由输尿管口周围的结核变化影响对侧壁间段输尿管，使输尿管口的括约功能破坏，造成排尿期尿液逆流而致对侧输尿管扩张、肾盂积水。同时患者膀胱内尿液排空后输尿管肾盂内尿液立刻又充盈膀胱而再次排尿，因此出现断续排尿。

（3）诊断：除上述症状外，必须依靠影像学检查，如MRU、膀胱造影等。膀胱造影不仅可以显示膀胱的体积显著缩小，还能通过延迟膀胱造影观察到输尿管口的反流和对侧输尿管、肾盂扩张积水。但是当膀胱急性炎症存在时，一方面不适宜行膀胱造影，另一方面造影剂的刺激可促使膀胱收缩，造成膀胱挛缩的假象，故应予重视，以免误诊。超声检查可以确定膀胱容量的大小，并可以作为是否需行膀胱扩大术的依据。尿流动力学检查可以了解膀胱挛缩的严重程度。

2. 对侧肾积水　对侧肾积水由膀胱结核引起，是肾结核的晚期并发症。吴阶平(1954)报道的发病率为13%；1963年综合4748例肾结核病例，继发对侧肾积水者为13.4%。

（1）病因与病理

1）对侧输尿管口狭窄：结核性膀胱炎从患侧输尿管口周围向整个膀胱蔓延而侵犯到对侧输尿管口，由炎症、溃疡、纤维化，最终导致对侧输尿管口狭窄，输尿管和肾盂扩张积水。

2）对侧输尿管口闭锁不全：一侧尿路结核蔓延到膀胱并且影响对侧输尿管口，造成输尿管膀胱壁间段括约功能损害，形成对侧输尿管口闭锁不全，当膀胱收缩排尿时由于膀胱内压上升，尿液可反流至输尿管和肾盂，导致对侧肾盂、输尿管扩张积水。

3）对侧输尿管下段狭窄：结核菌由下尿路回流向上，感染对侧尿路的下段输尿管，或膀胱三角区结核病变经黏膜表面直接蔓延或黏膜下层浸润，使输尿管口以上的一段输尿管产生结核病变，进而形成瘢痕，发生狭窄，引起对侧肾盂、输尿管扩张积水。

4）膀胱挛缩：尿液在挛缩的膀胱中充盈，使膀胱内压升高，长期高压状态可阻碍对侧肾盂和输尿管内尿液的排出，或在挛缩膀胱排尿时尿液向对侧输尿管反流，均可引起对侧输尿管、肾盂扩张积水。

（2）症状：患者除陈述一般肾结核的临床症状外，依据肾积水的程度不同而有不同表现，较轻者可无症状、体征，积水严重时可出现腹部饱满胀痛或腰部胀痛，同时可扪及肿块。

（3）诊断

1）病史分析：有对侧肾积水的患者，患肾一般破坏严重而失功，肾功能依赖对侧肾。积水程度较轻时临床症状并不明显；积水严重时则可出现肾功能减退，甚至尿毒症。对侧肾积水往往出现在抗结核药物应用相当一段时间后，这是因为继发的对侧肾盂、输尿管积水是在结核病灶得到抗结核药物控制后，在病灶愈合纤维化的过程中逐步出现输尿管下端或输尿管口的狭窄和反流而产生的，积水程度随着狭窄逐渐加重亦逐步发展，因此总肾功能减退的肾结核患者提示有对侧尿路积水。

2）超声检查：可探查对侧肾的大小、积水的程度和肾实质的厚薄，方法简单，患者无痛苦，是最常用的检查方法。

3）放射性核素肾显像：可见对侧积水肾的曲线呈排泄延缓或无功能低平曲线。

4）X线检查：X线检查颇为重要，常用的方法有下列几种：

①延迟静脉肾盂造影：一般的静脉肾盂造影对肾盂扩张积水、肾功能减退的患者不能满意显示肾盂形态，因此应将静脉肾盂造影的摄片时间按照酚磺酞排泄时间延长至120分钟，使肾盂内的造影剂积聚到更多数量时摄片，以使肾盂肾盏及输尿管的形态显示清晰。若肾功能尚佳，也可采用大剂量静脉肾盂造影使图像显示更为清楚。

②延迟膀胱造影：当输尿管闭锁不全时，造影剂可从膀胱中反流至输尿管甚至肾盂，此时如果让注入膀胱的造影剂在膀胱中延迟一个短时间，造影剂就可更多一些反流到肾，然后摄片，可使肾盂输尿管的积水形态显示更为清楚。为了预防造影剂反流造成逆行感染，在造影剂中需加入适量抗生素。

③肾盂穿刺顺行造影：静脉肾盂造影不显影或逆行肾盂造影不成功，膀胱造影又无反流，则肾盂穿刺顺行造影是了解肾盂情况的可靠方法。不仅可吸取尿液标本进行各种必要的检查，并可从穿刺针注入造影剂后摄片，以明确肾病变的性质和输尿管梗阻或反流情况。

5）CT尿路造影（CTU）和磁共振尿路造影

(MRU):可了解输尿管梗阻的部位及梗阻以上肾、输尿管的病变情况。但有明显肾功能不全的患者,不能行增强扫描。

3. 尿道狭窄

(1) 病因与病理:泌尿系统结核晚期的尿道结核并发症,为尿道结核造成尿道广泛纤维化引起尿道瘢痕狭窄,导致梗阻。

(2) 症状:主要表现为尿线变细、尿射程缩短、排尿无力、排尿困难;会阴部扪及粗、硬呈索条状的尿道或形成尿道瘘;尿道狭窄易发生尿道周围炎、尿道周围脓肿或继发感染、破溃后形成的尿道瘘,可发生尿道直肠瘘。

(3) 诊断:尿道分泌物直接涂片找到结核菌有助尿道结核诊断。尿道造影可显示尿道狭窄及狭窄范围。

4. 膀胱自发破裂　膀胱自发破裂较少见,破裂病例中以结核为最多。国外文献报道,80 例膀胱破裂中有 10 例(12.5%)为膀胱结核引起。

(1) 病因与病理:膀胱内的结核病变广泛严重,结核性炎症溃疡深入肌层,进而累及膀胱壁全层,此时如有下尿路梗阻、膀胱收缩或腹内压突然增高等因素,即可引起自发破裂。破裂易发生于顶部或后壁,几乎均为腹膜内型。

(2) 症状:患者常在无外伤情况下突然发生下腹疼痛,发作后无排尿或仅排出少量血尿,同时有腹膜刺激征。追问病史,患者存在结核病史及泌尿系统结核症状,可诊断明确。

(3) 诊断:泌尿系统结核患者突发急腹症症状,且以下腹部明显,应予考虑。膀胱破裂后,尿液流入腹腔,故常有腹水症。诊断性腹腔穿刺能抽出较多黄色液体。导尿常无尿或仅有少量血性尿液。经导尿管行膀胱灌注试验,则注入的液体量与抽回的液体量相比有显著差别,可明显减少(液体进入腹腔)或明显增多(腹腔内尿液被抽出或导尿管从破裂口进入腹腔)。必要时行 X 线膀胱造影可明确诊断。

【治疗】

泌尿系统结核继发于全身性结核病,因此在治疗上必须重视全身治疗并结合局部病变情况,全面考虑,才能得到比较满意的效果。

1. 全身治疗　全身治疗包括适当的休息和医疗体育活动以及充分的营养和必要的药物治疗。

2. 药物治疗　20 世纪 40 年代以后,链霉素(1943 年)、对氨基水杨酸(1946 年)、异烟肼(1952 年)、利福平(1966 年)等药物相继问世,很多临床期肾结核病例单用药物治疗就可以得到痊愈。50 年代以后采取了联合用药,使肾结核的疗效又有很大提高,几乎可以治愈全部早期结核病变。对于确诊为结核的患者,无论其病变程度如何或是否需行外科手术,都必须按一定方案服用抗结核药。

(1) 应用抗结核药的适应证:①围术期用药:手术前必须应用抗结核药物,一般用药 2 ~ 4 周,手术后继续应用抗结核药物。②单纯药物治疗:适用于男性生殖系统结核及早期肾结核或虽已发生空洞破溃,但病变不超过 1 ~ 2 个肾盏,且无输尿管梗阻者。

(2) 常用抗结核药物种类:各种抗结核药物药理特点不同,药物应用的要求和注意点也各有不同。抗结核药物治疗指南列举了一线和二线抗结核药物,其中一线药物包括异烟肼、利福平、利福喷汀、利福布汀、链霉素、吡嗪酰胺、乙胺丁醇等。

1) 异烟肼(isoniazid,INH,I):能抑制结核分枝杆菌叶酸合成,对胞内、外代谢活跃或近乎静止的结核分枝杆菌均有杀菌作用。成人每日 300mg,一次口服即可达到满意杀菌浓度。口服后能迅速吸收渗入全身各种组织(包括血-脑屏障),对纤维化和干酪样病变亦易渗入,对结核病灶有促进血管再生作用,能促使抗结核药物更易进入。常规剂量不良反应少,故可长期服用;肾衰者需减量,肝衰者不需要减量。主要副作用为周围神经炎和中枢神经系统中毒,与维生素 B_6 排出增加或干扰吡哆醇代谢有关,因此加服维生素 B_6 5 ~ 10mg,可防止副作用发生。10% ~ 20% 患者服用后血清转氨酶升高,但无肝损害。

2) 利福平(rifampin,RFP,R):为半合成的口服广谱抗生素,通过抑制菌体 RNA 聚合酶,阻止 mRNA 合成,对细胞内、外旺盛生长和偶尔繁殖的结核分枝杆菌均有强力杀灭作用,比链霉素、对氨基水杨酸、乙胺丁醇作用更强,对耐药的结核分枝杆菌亦有效。成人每日 450 ~ 600mg,空腹一次口服。与其他抗结核药物无交叉抗药性,同异烟肼或乙胺丁醇合用可相互增强作用。副作用很少,偶有消化道反应、流感综合征及皮疹。少数病例有肝功能损害,血清转氨酶升高、黄疸等。近年来一些长效的利福类衍生物陆续问世,如利福喷汀(rifapentine,RFT),在人体内半衰期长,故每周口服一次,疗效与每日服用利福平相仿。利福布汀(rifabutine,RBT)对某些已对其他抗结核药物失效的菌株的作用比利福平强。这些药物的出现使抗结核药物服用更加方便,能提高患者的依从性,也为治疗耐药菌株提供了新武器。

3) 链霉素(streptomycin,SM,S):干扰结核分枝杆菌的酶活性,阻碍蛋白合成的杀菌剂,但对细胞内结核分枝杆菌作用很小。成人每日 0.75 ~ 1g(或每日 12 ~ 18mg/kg),肌注。60 岁以上患者不能耐受每日 0.5 ~ 0.75g 以上剂量,推荐将剂量减为每日 10mg/kg;

体重小于50kg患者每日最大剂量不超过0.5～0.75g。其制菌作用在pH 7.7～7.8时最强，因此同时服用碳酸氢钠碱化尿液可增强其疗效。链霉素可使结核病灶纤维化。若病变位于泌尿系统的排泄系统如输尿管等处，则易造成局部纤维化收缩形成梗阻，应予注意。注射链霉素后可出现口周麻木，如不严重可继续应用，常在使用中逐渐消失。主要的副作用是对第Ⅷ对脑神经前庭支的影响，出现耳聋立即停药可恢复。作为氨基糖苷类药物，可引起肾脏毒性反应。少数病例可出现过敏性休克。

4）吡嗪酰胺（pyrazinamide，PZA，Z）：口服吸收产生吡嗪酸，抑制脂肪酸合成，可杀死深藏在吞噬细胞内酸性环境中的结核分枝杆菌。成人每日25mg/kg，一次口服。副作用为肝脏毒性，严重时可引起急性重型肝炎。另可有高尿酸血症、胃肠反应、关节痛等。

5）乙胺丁醇（ethambutol，EMB，E）：抑制RNA合成，对各型结核分枝杆菌均有抑菌作用。吸收及组织渗透性较好，对干酪纤维病灶也能透入。每日25mg/kg，8周后改为15mg/kg，一次口服。其毒性作用主要是球后视神经炎，出现视物模糊，不能辨别颜色（尤其对绿色）或者视野缩小等，严重者可致失明。视神经炎是可逆性的，停药后多能恢复。毒性反应的发生率与剂量有关，常规剂量很少发生。在治疗中应定期检查视力与辨色力。

6）其他：喹诺酮类药物对结核菌有一定疗效，特别是新一代的喹诺酮类药物莫西沙星（moxifloxacin）对结核分枝杆菌具有很强的杀菌作用，是一种治疗结核病有希望的新药。注射用药物有卷曲霉素（capreomycin）、卡那霉素、阿米卡星等，由于卷曲霉素与卡那霉素和阿米卡星存在不完全交叉耐药，所以在治疗某些结核耐药菌株中存在更多的优势。

除上述药物外，还有乙硫异烟胺（ethionamide）、氨硫脲（thiosemicarbazone，TB1）、环丝氨酸（cycloserine）、对氨基水杨酸（para-aminosalichylate，PAS）等抗结核药物，作为二线药物，在必要时可考虑选用。

（3）抗结核药的使用方法

1）治疗方案的制订原则：早期、联合、足量、足期和规律用药，以减少耐药性和毒性反应。

2）抗结核药的选择与联合应用：抗结核药种类繁多，最理想的应该是对结核分枝杆菌敏感，在血液中达到足以抑菌或杀菌的浓度，并能为机体所承受。抗结核药物的疗效与细菌的代谢及其生活环境有关，代谢旺盛、迅速繁殖的结核菌对各种杀菌药物均敏感。细胞外的结核菌代谢最高，其次为细胞内及干酪样物质内的结核菌。半休眠状态下的结核菌平时不繁殖，待环境适宜时短期内可活动起来，因此常能逃逸异烟肼的杀灭，但能为利福平消灭。链霉素只能杀灭细胞外菌，吡嗪酰胺则能深入巨噬细胞将酸性环境（pH 5～5.5）内的静止期细菌清除，但不能杀灭细胞外菌。而利福平对细胞内外、代谢高低的结核菌均有效。因此联合不同的药物可以提高疗效。

3）抗结核药应用的疗程：世界卫生组织（WHO）/国际防痨与肺病联合会（IUATLD）推荐的结核病短程化疗是指为期6个月的治疗方案，包括四药联合强化期和两药联合巩固期。标准方案2HRZE（S）/4HR：前2个月异烟肼、利福平、吡嗪酰胺、乙胺丁醇（或链霉素）联合用药，后4个月服用异烟肼与利福平。上述药物应将全日剂量一次口服，可使药物于体内达到较高峰浓度，对消灭细菌，防止耐药性产生均更为有效。宜空腹服药半小时后再进食，国外也推荐用牛奶吞服认为有助于提高患者耐受性。这一方案能将结核菌杀死，防止耐药菌株产生，并可消除已对异烟肼及链霉素耐药的细菌。患者采用上述方案治疗2～3周即可减少细菌至1/1000。对于病情严重者短期内可加用链霉素或乙胺丁醇。

短程疗法的优点为：①治疗时间缩短一半或更多；②用药总量减少；③慢性药物中毒机会减少；④节约费用；⑤易取得患者合作而规范服药，增强患者的依从性。

间歇用药方案：由于结核分枝杆菌生长繁殖需1.75～3.5天，同时结核分枝杆菌在接触抗结核药后生长受到抑制，因此如将给药时间间歇在1天以上，也可取得与连续疗法相近的效果，而副作用较少。推荐方案2HRZE/4H3R3：强化期四种药物，1次/天，巩固期两种药物，3次/周，疗效与每日用药的标准方案大致相当。但对艾滋病合并结核者，仍建议标准化疗，且疗程宜增至9个月或更长。

4）多药耐药结核的治疗：近年发现多药耐药结核（multidrug-resistant TB，MDR-TB）菌株，对患者构成严重威胁，特别是艾滋病患者感染耐药结核菌后，4～16周即可引起死亡。不适当的治疗，不能按时、按规定服药是诱发多药耐药结核菌株最常见的原因。为此WHO敦促各国采取直接面视下督导化疗（directly observed treatment，DOT），确保患者的治疗依从性，以降低新结核患者及耐药患者发病率。针对MDR-TB，WHO指南将抗结核药物分为五组：

第1组：所有一线抗结核药物都属于第1组，但不包括链霉素；第2组：注射剂药物，包括卡那霉素、阿米卡星、卷曲霉素、链霉素；第3组：喹诺酮药物，包括左氧氟沙星、莫西沙星、氧氟沙星；第4组：对氨基水杨酸、环丝氨酸、特立齐酮、乙硫异烟胺、丙硫异烟胺等；第5组：利奈唑胺、阿莫西林-克拉维酸、亚胺培南/西司他丁和氯法齐明、高剂量异烟肼等。制定化疗方案的原则：基于患者先前的用药史和药敏试验结果，按疗效分等级纳入第1组到第5组内的药物。采用任一种可能有效的一线口服药（第1组），注射有效的氨基糖苷类或多肽类药物（第2组），可选择一种喹诺酮药物，尽可能在前四组药物中选择药物，组成至少含有四种有效药物的治疗方案。对于仍不足四种有效药物的治疗方案来说，可考虑添加第5组内的两种药物。

5）药物治疗期间的观察和随访：药物治疗期间，注意各种药物副作用的防治。

在抗结核药治疗过程中，必须密切注意病情的变化，定期作尿常规、结核菌培养、药敏试验、IVU或CTU等影像学检查，评估疗效。抗结核药的停药标准：①全身情况明显改善，红细胞沉降率正常，体温正常；②排尿症状完全消失；③反复多次尿液常规检查正常；④24小时尿液浓缩查抗酸杆菌，长期多次检查皆阴性；⑤尿结核菌培养阴性；⑥影像学检查病灶稳定或已愈合；⑦全身检查无其他结核病灶。停药后，患者仍需继续长期随访观察，定期作尿液及泌尿系统影像学检查至少3~5年。

3. 手术治疗　虽然抗结核药治疗已可使大部分肾结核患者控制甚至治愈，但仍有一部分患者因药物治疗无效，仍需进行手术治疗。手术方式需视病变的范围、破坏程度和药物治疗的效果而选定。术前药物治疗至少2~4周，待红细胞沉降率、病情稳定后手术，术后继续药物治疗。

（1）肾切除术：适应证：①无功能肾，伴或不伴钙化；②结核病变累及整个肾脏，合并高血压或肾盂输尿管交界处梗阻；③结核肾同时存在肾癌。

一般术前需药物治疗至少2~4周。肾切除术需要在全身状况稳定时择期施行。其他部位结核不是禁忌证，相反肾切除有利于其他部位结核的治疗。肾积脓引起高热且药物不能控制者，应尽早切除患肾。如术前X线示肾外形不清或肾蒂有淋巴结钙化阴影，提示结核肾与周围组织粘连紧密，宜行肠道准备。手术宜经腰部切口腹膜后途径进行，术中尽量避免进入腹腔和胸腔，尽可能保护肾上腺，切除病变的输尿管及肾周脂肪。术后一般不置引流，可减少窦道形成。术后继续抗结核药物治疗6~9个月。女性患者术后2年内应避免妊娠。男性生殖系统结核患者全身情况许可时可以同期手术。

（2）肾部分切除术：适应证：①局限在肾一极钙化病灶，经过6周强化药物治疗无明显改善；②钙化病灶逐渐扩大而有破坏整个肾脏危险者。无钙化的肾结核，不必行肾部分切除术。肾部分切除术前药物治疗至少4周，术后进行抗结核药物治疗6~9个月。由于泌尿系统结核诊断技术和抗结核药物不断发展，而早期局限性肾结核病灶药物治疗一般均能治愈，此术式现已少用。

（3）肾脓肿引流术：是药物治疗的补充，当肾脓肿药物治疗无效时，有利于控制感染和恢复肾功能。目前利用超声或X线定位经皮行结核脓肿穿刺吸脓、引流及腔内灌注抗结核药物，简单、微创且疗效良好，而且通过置管可以将引流液涂片或培养以观察疗效，已经取代开放手术。由于穿刺可能发生结核扩散或难以治愈的瘘管，目前应用较少。

（4）输尿管狭窄的手术治疗：泌尿系统结核引起的输尿管狭窄最常见部位是输尿管下段和输尿管膀胱交界处，其次是肾盂输尿管交界处，输尿管中段的狭窄少见。输尿管狭窄的手术方式需要根据狭窄部位和狭窄程度来决定。

1）肾盂输尿管连接部梗阻：病变较轻，狭窄段较短，可在抗结核药物治疗的同时采用内镜下扩张后留置双J管，创伤较小，但术后复发率较高。梗阻严重者可采用开放手术或腹腔镜肾盂离断成形术或肾盂瓣肾盂成形术，术后双J管留置引流4~6周。

2）输尿管中段狭窄：病变较轻，狭窄段较短，可采用内镜下球囊扩张或内切开术，术后双J管需留置6周以上。内镜治疗失败者，输尿管中段狭窄小于3cm时，可以采用狭窄段切除端-端吻合术；输尿管中段狭窄超过3cm时，可采用狭窄段切除，回肠或阑尾代输尿管术。

3）输尿管下段狭窄：药物治疗开始后发生的狭窄，可能是药物反应引起的输尿管水肿，可以加用糖皮质激素观察3~6周，期间可留置双J管，如没有改善或继续恶化，再考虑外科手术干预。输尿管下段病变可在切除病灶后，行输尿管膀胱再植术。对于输尿管缺损较长的采用腰大肌悬吊膀胱角输尿管吻合术可增加5cm的距离；若输尿管缺损过长超过5cm，可采用Boari膀胱瓣输尿管成形术，也可联合腰大肌悬吊术。但是如果结核性膀胱炎患者出现膀胱挛缩时，则难以采用前两种术式，可选择回肠代输尿管术。

【并发症的处理】

1. 膀胱挛缩

（1）行为训练：经肾切除或抗结核药治疗，结核病变控制，在极个别挛缩较轻的病例，训练患者逐渐延长排尿间隔时间，使膀胱容量逐渐增大。挛缩严重者效果不明显，一般不采用。

（2）药物治疗：由于严重膀胱结核的炎症与愈合过程交替进行，因此在泌尿系统原发病灶处理后就应着手治疗。早期用链霉素因其尿液中的浓度高有利于感染的控制，但容易造成纤维化的加重。有报道急性膀胱炎期，泼尼松20mg、每天3次加四联抗结核治疗可以减少膀胱挛缩的发生。另有报道用愈创蓝油烃（guaiazulene）、吡嗪酰胺（PZA）、奥普氯生（clorpactin XCB）等治疗膀胱结核，可以扩大膀胱容量，阻止挛缩的发生。奥普氯生是一种有效的杀菌剂，冲洗膀胱时在水中能释放次氯酸（hypochlorous acid）达到杀菌目的，同时清除膀胱病灶内坏死组织而起扩创作用，但对正常黏膜无任何损害，因此可使病灶痊愈，膀胱容量增加。若膀胱已经形成瘢痕收缩，则经冲洗亦无法增大容量。Lattimer指出在局部冲洗同时，尚需应用全身抗结核药治疗。

（3）手术治疗：容量在100ml以下的膀胱挛缩，不能应用保守治疗使膀胱容量扩大，则应考虑手术治疗。扩大膀胱的方法是采用游离的肠段与膀胱吻合。以往常用游离回肠段，优点是活动度较大，易于吻合；缺点是手术后回肠段易扩张并失去张力，使尿液潴留在扩大的膀胱内不能排空。目前一般采用游离结肠段或回盲肠，优点是收缩力较强，膀胱容易排空；膀胱挛缩常导致对侧输尿管口狭窄或反流，引起对侧肾积水，可在行膀胱扩大术时在梗阻上方离断输尿管，重新与结肠段进行抗反流吻合；如已引起肾功能不全，应行暂时性肾造口术，待积水改善、肾功能恢复正常，再行膀胱扩大术。极度膀胱挛缩（容量在20ml以下）可考虑原位新膀胱手术。若膀胱挛缩的同时有结核性尿道狭窄或膀胱颈部狭窄存在，除非该狭窄能用尿道扩张或膀胱颈切开等方法解决，否则只能行尿液改道手术。

2. 对侧肾盂积水　需全面了解泌尿系统情况，如肾盂积水的程度、输尿管扩张的状态、输尿管下段及输尿管口有无狭窄、膀胱有无挛缩及挛缩的程度等，最后选择正确的处理方案。一般的处理方案如下：

（1）对侧肾轻、中度积水合并膀胱挛缩：见膀胱挛缩处理。

（2）对侧肾轻、中度积水而无膀胱挛缩（积水是由输尿管口或输尿管下段狭窄所致）：争取行内镜下输尿管口扩张或切开术，或输尿管下段狭窄段扩张；若内镜治疗不成功，则考虑行输尿管与膀胱重新吻合。

（3）对侧肾重度积水而致肾功能不全

1）暂时性肾造口术：先作积水肾造口术引流，待积水改善、肾功能恢复正常，根据肾积水原因行相应手术，然后再拔除肾造口导管。若肾造口后肾积水、肾功能无明显改善，则可将肾造口的导管永久保留在肾盂内，长时间引流。

2）永久性尿流改道：若肾盂积水严重而又没有机会修复原来泌尿系统通道，则可直接行尿流改道手术，常用的有永久性肾造口术、输尿管皮肤造口术或回肠膀胱术（Bricker手术）。其适应证包括：①并发严重尿道结核，难以修复使尿流通畅者；②膀胱挛缩极度严重伴膀胱颈或尿道狭窄，难以进行膀胱扩大术或原位新膀胱术；③合并肠道结核、腹膜结核或其他肠道疾病者；④积水肾功能严重障碍，估计手术后难以恢复者；⑤一般情况很差而无法耐受成形手术者。

3. 结核性膀胱自发破裂　破裂后常为急腹症。如诊断不能明确则应及早剖腹探查以免贻误抢救时机。对于结核性膀胱自发破裂应尽早施行手术，修补膀胱穿孔并行膀胱造口。手术前后应常规服用抗结核药物。以后再根据肾结核的病变行进一步处理。

【预防】

1925年Calmatze和Guérin从结核分枝杆菌重复多代培养中提取到减毒疫苗并最终获得永久的无毒疫苗，称为卡介苗（BCG）。BCG不仅能预防感染，而且可以限制结核分枝杆菌增殖和扩展。然而对BCG的应用仍有争论：①预防作用仅能维持约15年；②各年龄组中均有一定比例以前感染过结核的人群，BCG不起作用；③副作用较多，包括淋巴结炎、寻常狼疮、炎症等；④并不能显著降低感染率。因此发达国家已经终止了大规模BCG接种，但发展中国家仍将BCG接种作为预防结核感染的主要方法。接种后如TB试验弱阳性建议几年后重复接种。不同地区根据结核发病的不同规律应制订接种的最佳时间。

由于对结核分枝杆菌基因组全测序成功，新的安全有效的疫苗将问世，包括DNA疫苗、细胞基因重组体疫苗等均已投入临床试验。但BCG仍在发展中国家得到广泛的应用。

（武睿毅）

第二节　男性生殖系统结核

【发病机制】

男性生殖系统结核大多与泌尿系统结核同时存在，发达国家发病率有下降趋势，但发展中国家发病率仍无明显改善。据文献统计，男性生殖系统结核中的50%～70%并发于泌尿系统结核，单一男性生殖系统结核仅10%。

男性生殖系统结核的感染途径有：①血行感染：男性生殖系统结核亦为身体其他器官结核病灶的继发病变，结核分枝杆菌由血液侵入男性生殖系统；②尿路感染：在肾结核基础上，结核分枝杆菌由尿液侵入男性生殖系统，因此也是肾结核的继发病变。临床上发现尿路感染远较血行感染多见。肾结核病变越严重，并发男性生殖系统结核的机会也越多。在一组143例肾结核病例中，粟粒性肾结核并发男性生殖系统结核为13%，干酪样肾结核为58%，空洞型肾结核为100%。结核通过性传播的少见，有报道虽然丈夫精液中含结核分枝杆菌，仅3.7%的妻子生殖道会感染结核。目前认为男性生殖系统结核不论经血行感染或尿路感染往往由前列腺、精囊开始以后蔓延到输精管，再从输精管管腔或管壁淋巴管蔓延到附睾，在附睾尾部发生病变后再扩展到附睾的其他部位和睾丸，但有时附睾结核可能是泌尿生殖系统结核的唯一表现。从血行感染的男生殖道结核可直接引起附睾结核，这种感染往往从附睾头部开始。阴茎结核少见，可由性交或衣物传播。

【病理】

主要是在前列腺、精囊、输精管、附睾等生殖器官中形成结核肉芽肿、干酪化，当干酪样物质排出后形成空洞，亦可纤维化成为肿块。前列腺结核偶可见向周围溃破，于会阴部形成窦道。输精管结核可使输精管增粗变硬，形成串珠状。附睾病变由尾部向体部和头部扩展，亦可侵及附睾外，形成冷脓肿，常与阴囊皮肤粘连。脓肿导致局部皮肤破溃可形成慢性窦道。附睾结核亦可蔓延到睾丸。

【临床表现】

多于青壮年发病，国内统计年龄20~40岁患者占78%。男性生殖系统结核一般呈慢性病程，常是双侧性病变，但可先后出现。

早期前列腺结核多无明显症状或类似于慢性前列腺炎的症状，仅表现为会阴部不适和坠胀感、肛门和睾丸疼痛。精囊结核可有射精痛、血精及精液数量减少。因此，常在附睾结核出现症状而进行直肠指诊时才发现前列腺、精囊硬结，易和前列腺癌混淆。

附睾结核往往为男性生殖系统结核仅有的临床表现。症状轻微时，附睾逐渐肿大，偶有下坠或轻微隐痛，病情发展缓慢，可不引起患者注意，常在无意中发现。附睾病变从尾部向体部、头部蔓延而累及整个附睾，病变进展时发生干酪样坏死形成冷脓肿，常与阴囊皮肤粘连，最后溃破形成窦道，经久不愈。少数患者脓肿合并其他细菌混合感染，可有局部红、肿、热、痛等急性症状，当脓肿溃破，急性症状逐渐消退后又转入慢性阶段。输精管结核的表现仅仅是纤维化后增粗、变硬，呈索状或串珠状。双侧输精管、附睾结核可引起患者不育。阴茎结核常表现为特殊的阴茎头部溃疡，与肿瘤难鉴别，需活检证实。

【诊断】

诊断一般并不困难，主要根据上述临床表现和阴囊部位体检及直肠指诊。前列腺和精囊不规则肿大、硬结，附睾硬结，以及输精管增粗呈串珠样等体征可确立诊断。附睾硬结与阴囊粘连并溃破形成慢性窦道者，更能明确为结核病变。少数诊断不能明确者可作精液培养或涂片检查结核分枝杆菌，以及前列腺液结核分枝杆菌检查，虽阳性结果机会较少，但仍有参考价值。经直肠前列腺彩超和X线检查可见前列腺部钙化影。超声附睾结核常表现为低回声结节，可单发或多发，外形不规则，边界不清晰，内部回声不均匀。当附睾结核侵犯睾丸，冷脓肿与窦道形成，以及散在小钙化灶伴声影时，声像图表现则具有特征性。磁共振成像（MRI）既能清楚地显示前列腺、精囊和附睾的病变位置，又能显示附睾结核的侵犯范围，可用于早期诊断。

男性生殖系统结核诊断尚需与前列腺癌、淋菌性和非特异性附睾炎及阴囊内血丝虫病相鉴别。一般无困难，可从病史、化验检查和穿刺活检等资料予以明确。

诊断男性生殖系统结核时，必须重视可能同时存在肾结核而未出现泌尿系统症状的情况。因此需要常规作尿结核分枝杆菌的各种检查，必要时作泌尿系统的系统性检查以明确。

【治疗】

男性生殖系统结核的治疗包括药物治疗和手术治疗两部分。

1. 药物治疗　男性生殖系统结核使用抗结核药治疗有较好的疗效。前列腺及精囊结核均以药物治疗为主，方案与肾结核相同，可采用为期6个月短程标准化疗方案2HRZE(S)/4HR。

2. 手术治疗　主要目标是解决附睾结核，因为附睾切除有助于生殖系统其他部位结核的愈合。手术一般在附睾病变局限后施行，术前至少使用抗结核药物2周，手术后需继续抗结核药物治疗。附睾切除的适应证为：①药物治疗效果不佳，局部病灶无反应或继续增大；②附睾干酪样脓肿对药物治疗无反应；③附睾阴囊慢性窦道形成。

手术采用阴囊切口，如有窦道需一并切除。切除附睾时，应尽量高位切除输精管，残端结扎，以免残留的输精管内结核病变在阴囊内引起结核性脓肿。切除附睾时，正常睾丸应尽量保留；如睾丸已有累及，则部分切除病变睾丸，以保留部分睾丸功能；若病变已累及睾丸大部，则可将睾丸一并切除。

单侧附睾结核行附睾切除时如何处理对侧输精管目前尚有争议，大多数意见认为无需结扎对侧输精管。

【预防】

基本同泌尿系统结核。单纯的男性生殖系统结核预后较好。积极的药物治疗或药物与手术联合治疗一般可以治愈。如同时存在严重泌尿系统结核，则治疗困难，预后不良。

（武睿毅）

第三节 性传播疾病

一、淋 病

淋病（gonorrhea）是由淋病奈瑟菌引起的主要发生于泌尿生殖道黏膜的感染，是目前流行最广泛的性传播疾病之一。

【病原学】

淋病的病原菌是淋病奈瑟菌，又称为淋病奈瑟菌（gonococcus）或淋病奈瑟菌（diplococcus gonorrhoeae）。因1879年Albert Neisser首先发现得名。1885年Bumm培养淋病奈瑟菌获得成功，通过人体感染试验证实淋病奈瑟菌为淋病的病原菌。淋病奈瑟菌的形态与脑膜炎双球菌、黏膜奈瑟菌及干燥奈瑟菌等相似，同属奈瑟菌属。人类是奈瑟菌属的天然宿主，对人致病的是脑膜炎双球菌和淋病奈瑟菌，淋病奈瑟菌主要寄居于泌尿、生殖道黏膜。

淋病奈瑟菌呈卵圆形或圆形，常成对排列，两菌接触面扁平或稍凹，呈双肾形，无鞭毛、芽胞和荚膜，但有菌毛，长为0.6～0.8μm，宽约0.5μm，革兰染色阴性。淋病奈瑟菌的外膜含有蛋白Ⅰ、Ⅱ和脂多糖等物质，蛋白Ⅰ为外膜的主要蛋白，占外膜蛋白的60%。不同菌株都有其自身的蛋白Ⅰ。蛋白Ⅱ能使淋病奈瑟菌与宿主上皮、白细胞相互结合，引起感染。脂多糖为淋病奈瑟菌的内毒素，它在黏膜下和体内补体协同作用引起炎性反应，使上皮细胞坏死脱落、多核细胞增多，形成脓液。

淋病奈瑟菌是需氧菌，适宜在潮湿、温度为35～36℃、含2.5%～5% CO_2 以及pH 7.0～7.5的条件下生长。淋病奈瑟菌在体外抵抗力较弱，不耐干热和寒冷，干燥环境下1～2小时死亡；一般的消毒剂容易将它杀灭，如1%苯酚溶液可使其在1～3分钟内死亡，1∶4000硝酸银溶液可使其在2分钟内死亡。在患者的内裤和被褥中（不完全干燥）能生存18～24小时，在患者分泌物所沾污的潮湿物体如马桶、浴盆、浴巾上可生存数天。

【流行病学】

淋病遍布世界各地。据美国CDC估计，1997年全球当年感染淋病的患者约6200万人，美国有32万人发病，年发病率为122/10万。在非洲、亚洲一些发展中国家发病率更高。我国1964年宣布性病（曾称性传播疾病）在我国绝迹，但1977年我国卫生部门报道了自20世纪60年代以来的第1例淋病，之后淋病的发病率呈持续上升趋势。自80年代起，淋病一直占据我国各种性传播疾病的首位，到21世纪淋病报告病例数开始有所下降，2002年GU报道数为206 713例，低于NGU的260 799例。我国淋病的好发年龄为20～39岁，儿童淋病逐渐增加。

淋病奈瑟菌耐药菌株的出现与流行是造成淋病蔓延扩散的重要原因之一。现已分离出产青霉素酶的耐青霉素淋病奈瑟菌菌株（PPNG）和染色体介导的耐青霉素菌株（CMRNG），染色体和质粒介导的耐四环素淋病奈瑟菌菌株，近年又发现耐喹诺酮类药物的菌株正逐渐增加。

【传播途径】

人是淋病奈瑟菌的唯一天然宿主，淋病患者是淋病的主要传染源。人类对淋病奈瑟菌有易感性，且发病后获得的免疫力极低下，愈后仍可能再度被感染。淋病有以下传播途径：

1. 性接触直接传播　是淋病传播的主要途径。淋病奈瑟菌对人泌尿、生殖道上皮细胞有很强的亲和力，可直接附着于黏膜上生长繁殖，因此与患有淋病或无症状的淋病奈瑟菌携带者有性接触很容易受到感染，尤其是急性淋病患者。有资料表明，若与患急性淋病的女性发生1次性接触，男性受感染的机会为20%～30%，而与患急性淋菌性尿道炎的男性发生1次性接触，女性受感染的机会达80%以上，这与急性期分泌物中含有大量淋病奈瑟菌，分泌物潴留在女性阴道内有关。大多数淋病是通过阴道性交感染，但其他性接触方式如口交、肛交也可导致淋病奈瑟菌感染。

2. 间接接触传播　主要指通过接触带有淋病奈瑟菌的内裤、被褥、毛巾、浴盆、便盆和手等而受到感染。

3. 产道传播　患淋病的妊娠妇女经产道分娩可使新生儿眼睛直接受淋病奈瑟菌感染，引起淋菌性眼结膜炎、角膜炎等。

淋病奈瑟菌亦可经血流播散引起关节、胸膜和心内膜等的全身严重感染，但较罕见。

【病理】

男性尿道以尿生殖膈为界分为前尿道和后尿道，而尿道黏膜除舟状窝黏膜由鳞状细胞组成外，阴茎部和球部尿道黏膜均由柱状细胞组成，后尿道包括膜部和前列腺部，其黏膜由移行细胞组成。三种细胞对细菌的抵抗力各不相同，鳞状细胞的抵抗力最强，移行细胞其次，柱状细胞最弱。一旦淋病奈瑟菌侵入尿道或宫颈后，其菌毛和外膜蛋白Ⅱ迅速使淋病奈瑟菌黏附于黏膜上皮细胞，淋病奈瑟菌被上皮细胞吞噬，并在其中增殖。上皮细胞受到损伤，发生溶解，被吞食的淋病奈瑟菌从细胞内释放至细胞外黏膜下层，并可直接沿黏膜表面向后尿道蔓延。淋病奈瑟菌通过脂多糖内毒素与宿主补体协同作用，引起局部炎症反应。1～2天后，黏膜广泛水肿，白细胞聚集，上皮细胞坏死脱落，出现大量脓液。淋病奈瑟菌可侵袭泌尿生殖道的腺管和隐窝，严重时腺管及隐窝的开口被阻塞，导致脓肿形成。

炎症反应演变：尿道黏膜细胞脱屑，形成溃疡。严重的感染可累及黏膜下层组织和海绵体而发生尿道周围炎、腺窝炎、淋巴结炎等。如感染未能及时控制，炎症可由前尿道向后尿道发展，而引起尿道嵴炎、前列腺炎和精囊炎，进一步可蔓延到精索和附睾。炎症消退、坏死黏膜修复时，尿道黏膜均为鳞状细胞所替代。黏膜下层、腺管、隐窝及其他周围组织修复时，则为结缔组织所替代。感染轻者，结缔组织在吸收后可恢复正常；感染严重或反复感染者，结缔组织形成纤维化，使尿道逐渐狭窄。尿道狭窄的程度与感染的轻重及其范围有关。后尿道炎症消退后一般不引起瘢痕性狭窄，但慢性尿道嵴和前列腺炎可因组织纤维化而引起膀胱颈部的梗阻。

【临床表现】

1. 急性淋菌性尿道炎　淋病奈瑟菌感染2～10天发病，平均潜伏期为3～5天。在急性淋菌性前尿道炎，感染初期患者尿道口黏膜水肿、发痒和异物感，并有轻微刺痛。尿道分泌少量稀薄的乳白色黏液，排尿不适。红肿可继续发展到前尿道全部，阴茎肿胀，尿道溢出多量深黄色的脓液（图85-6）。

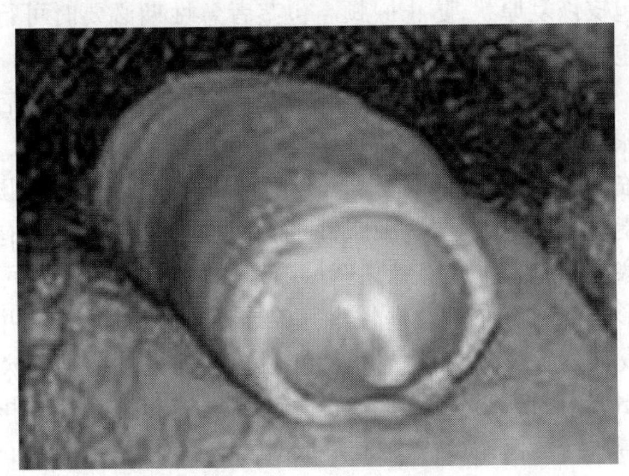

图85-6　急性淋病（示尿道口溢出黄色脓液）

此时尿道灼热感明显，排尿频繁甚至疼痛，入夜阴茎呈痛性勃起，往往难以入睡。两侧腹股沟淋巴结呈急性炎症反应。及时治疗者大约1周后症状逐渐减轻，尿道口红肿消退，尿道分泌物减少而稀薄，排尿恢复正常，1个月后症状完全消失。急性淋菌性前尿道炎一般不向后发展，如治疗不当，或由于饮酒、性交、过激运动、会阴部刺激如骑马、骑车等，可使病变波及后尿道。急性淋菌性后尿道炎的临床表现主要为尿频、尿急、血尿，排尿终末时在后尿道、会阴感觉坠胀，并有里急后重等现象。

2. 慢性淋菌性尿道炎　急性淋菌性尿道炎的自然病程长达2～3个月，大部分变为慢性淋菌性尿道炎。急性期治疗未治愈，致使淋病奈瑟菌潜伏于尿道旁腺、腺体周围、前列腺等组织内亦可造成慢性淋菌性尿道炎。慢性淋菌性尿道炎有反复尿道流脓或尿道口经常有分泌物，排尿时有尿道刺激感。过度性交、饮酒和劳累后，会使症状加重或反复。尿道炎可并发前列腺炎、精囊炎、附睾炎，其表现和处理在后面的“并发症及其治疗”中有具体表述。

3. 淋病的其他表现　淋病的症状还与患者属异性恋或同性恋有关，后者还可表现为咽炎和直肠炎。咽炎见于口交行为者，直肠炎主要见于有肛交行为者。轻者通常无明显症状，直肠炎严重者有直肠疼痛、里急后重、脓血便等症状。查体可见肛管和直肠黏膜充血、水肿、糜烂。女性患者还可表现为宫颈炎、盆腔炎等。新生儿眼结膜炎表现局部充血、水肿，脓性分泌物，严重者可致角膜炎，甚至角膜溃疡或穿孔。

1%～3%的患者淋球菌进入血行可引起淋菌性菌血症，导致播散性淋病。常表现为发热、寒战、关节炎、腱鞘炎等。最常见的是关节炎-皮炎综合征，肢端部位有出血性或脓疱性皮疹，手指、腕和踝部小关节常受累，出现关节痛、腱鞘炎或化脓性关节炎，少数患者可发生淋菌性脑膜炎、心内膜炎、心包炎、心肌炎等。

【诊断】

应根据流行病学史、临床表现，结合以下实验室检查结果，进行综合分析，慎重作出诊断。

1. 涂片检查　患者分泌物涂片作革兰染色检查，在多形核白细胞内找到革兰阴性双球菌为阳性。对有大量脓性分泌物的男性尿道炎患者有诊断价值，不推荐用于咽部、直肠和女性宫颈感染的诊断。

2. 淋球菌培养　为淋病的确诊试验，并可作药敏试验。仍然是诊断NG感染的“金标准”。适用于男、女性及所有临床标本的淋球菌检查。口淫者咽部取材，肛交者直肠内取材，女性患者应宫颈管取材。淋球菌培养需用选择培养基，如改良的Thayer-Martin（TM）培养基，培养基内含有万古霉素、多黏菌素、制霉菌素和三甲氧苄二氨嘧啶，可抑制杂菌生长。尿道口通常聚集各种细菌，取材要防止污染，以收集尿道口自动流出的脓液为妥，否则嘱患者先排尿，在排尿后1～2小时取材。培养所得细菌可进行菌落形态、革兰染色及氧化酶试验鉴定。因为所有奈瑟菌均为氧化酶阳性，菌落上滴加氧化酶试剂（0.5%～1%的二甲基对苯二胺溶液）后，菌落颜色被染成呈紫色，直到变成黑色。

3. 免疫学检测方法 目前有酶联免疫测定和直接荧光抗体染色方法，主要应用多克隆或单克隆抗体，通过抗原-抗体的特异性结合，直接检测临床标本中淋病奈瑟菌抗原，为诊断GU提供了快速、简便的方法。但敏感性和特异性低，需高质量的荧光显微镜，判定结果受检查者的主观因素影响较大。

4. 分子生物学方法 用PCR等技术检测各类临床标本中淋球菌的靶核酸、靶基因等。有较高的敏感性和特异性，但操作的条件要求高，存在一定的假阳性和假阴性，应在通过相关机构认定的实验室开展。

【鉴别诊断】

淋菌性尿道炎需与非淋菌性尿道炎鉴别。非淋菌性尿道炎是性传播疾病中占第1位的性病。凡不是淋病奈瑟菌引起的特异性尿道炎统称为非淋菌性尿道炎，这类尿道炎主要因不洁性行为的接触传染。在美国每年患非淋菌性尿道炎者与淋病一样，25岁以下的占60%。非淋菌性尿道炎的病原体主要有沙眼衣原体和支原体。据统计此病约80%是由这两种病原体所引起，两者各占40%。其余20%是由阴道滴虫、白念珠菌、单纯疱疹病毒、肝炎病毒、包皮杆菌等引起。一般在感染后1~3周发病，临床表现与淋菌性尿道炎相似，但症状较轻。典型症状为尿道刺痒伴尿频、尿急、尿痛和尿道排出少量水性黏液分泌物，有时仅表现为痂膜封口或裤裆污秽，稍不细心易被尿液冲失，以晨起首次排尿前为显著。在男性，沙眼衣原体感染可侵犯附睾引起急性附睾炎，从而导致男性不育。衣原体或支原体亦可引起前列腺炎，较为隐匿，起病慢。很少一部分患者可伴发Reiter综合征，表现有尿道炎、关节炎和眼结膜炎等。

淋菌性尿道炎与非淋菌性尿道炎可以在同一患者同一时期中发生双重感染，因症状相似，鉴别诊断应极为慎重。由于沙眼衣原体和支原体的培养检测工作十分复杂，患者的症状较轻或无症状，使诊断较困难。而尿道分泌物涂片每高倍视野下见到10~15个多核白细胞，找到衣原体或支原体的包涵体，无淋病奈瑟菌，据此可与淋菌性尿道炎相鉴别。

【治疗】

淋病急性期必须注意休息，增加饮水量，禁忌饮酒和刺激性食物。病愈前绝对不能性交。局部必须保持清洁，严防脓液传染。

药物治疗原则应遵循及时、足量和规范用药。注意多重病原体感染，一般同时应用抗沙眼衣原体的药物或常规检测有无沙眼衣原体感染，也应作梅毒血清学检测以及HIV咨询与检测。常见的治疗方案包括：

1. 单纯性淋菌性尿道炎、直肠炎 推荐方案：头孢曲松250mg，单次肌注；或大观霉素2g（宫颈炎4g），单次肌注。替代方案：头孢噻肟1g，单次肌注；或其他第3代头孢菌素类，如已证明其疗效较好，亦可选作替代药物。

2. 淋菌性附睾炎、前列腺炎、精囊炎 推荐方案：头孢曲松250mg，每日1次，肌注，共10天；或大观霉素2g，每日1次，肌注，共10天。替代方案：头孢噻肟1g，每日1次，肌注，共10天。

3. 播散性淋病 需检查有无心内膜炎或脑膜炎推荐方案：头孢曲松1g，每日1次，肌注或静脉滴注，共≥10天。替代方案：大观霉素2g，每日2次，肌注，共≥10天。淋菌性脑膜炎经上述治疗的疗程约2周，心内膜炎疗程>4周。

4. 儿童淋病 体重>45kg者按成人方案治疗。体重<45kg者按以下方案治疗：头孢曲松25~50mg/kg（最大不超过成人剂量），单次肌注；或大观霉素40mg/kg（最大剂量2g），单次肌注。

治疗期间对性交配偶或婚外性接触者应追踪治疗，防止再传染。配偶在30天内有性接触史者也应行分泌物涂片及细菌培养。

【并发症及其治疗】

1. 包皮龟头炎 对包茎或包皮过长者，一旦发生急性淋菌性尿道炎，由于脓液的刺激极易并发包皮龟头炎。临床表现为阴茎头部瘙痒、灼热感、疼痛，阴茎包皮、冠状沟、龟头红肿、潮湿，并可发生包茎嵌顿。包皮能翻起者，用生理盐水清洁局部，清洁后及时将包皮恢复原状，防止嵌顿。包茎者急性期必要时可行包皮背侧切开，待炎症控制后再行包皮环切术。

2. 淋菌性前列腺炎、精囊炎 凡有急性淋菌性后尿道炎的患者并发前列腺炎、精囊炎的可能性很大。临床表现为尿频、排尿痛、会阴部坠胀、血精等，直肠指诊有前列腺、精囊肿胀，压痛明显。感染严重时，有寒战、高热、排尿困难甚至尿潴留。病情继续恶化，可形成前列腺脓肿。慢性淋病奈瑟菌性后尿道炎常并发前列腺炎，其症状与非特异性感染的慢性前列腺炎相似。因病变蔓延至生殖系统，淋病的药物治疗时间需适当延长，前列腺脓肿形成时，需行切开引流。

3. 淋菌性附睾炎 主要为逆行性感染所致，其诱因为饮酒、过度性交、过激运动，医源性的原因如尿道内器械的插入、药液灌注等。附睾炎通常是单侧性的，临床表现早期有局部牵引感、轻度疼痛，继之发热、附睾部疼痛、肿大或脓肿形成，炎症可累及睾丸，发生急性鞘膜积液，患侧阴囊红肿，下坠感明显，并有显著的全身症状。经抗菌药物治疗，炎症可消退，但附睾可残留硬结。若两侧附睾均受侵犯，往往造成无精子症，引起男性不育。

4. 尿道狭窄　尿道狭窄是慢性淋菌性尿道炎所致，与外伤性尿道狭窄局限于尿道某一段不同，淋菌性尿道狭窄大多涉及整个前尿道。临床表现为慢性尿道炎和排尿困难。治疗以定期尿道扩张为主，同时应用抗炎药物。必要时行尿道口狭窄的切开，广泛性前尿道狭窄可应用内镜行尿道内切开等手术。

【预防】

人是淋病奈瑟菌的唯一天然宿主，对淋病奈瑟菌有易感性，发病后获得的免疫力低下，即使治愈仍可能再度被感染发病。预防此病最重要的措施，是加强性传播疾病防治的宣传教育，提高公民洁身自好意识。对某些人群要加以严格教育和管理。对患者做到早期发现、早期诊断和及时治疗，以缩短传染期。

二、梅　毒

梅毒(syphilis)是由梅毒螺旋体(treponema pallidum,TP)引起的一种慢性、系统性的性传播疾病，几乎可侵犯全身所有的组织和器官，常导致组织破坏、功能障碍，严重的可致死亡。梅毒的症状和体征多种多样，也可以很多年无症状而呈潜伏状态。其传播途径主要有性传播和母婴传播，少数可通过输血或其他间接方式传播。

【病原学】

梅毒螺旋体通常不易着色，故又称苍白螺旋体，于1905年由Schaudinn和Hoffmann首先发现。其结构外形细长、螺旋整齐、数目固定、折光性强，运动方式为螺旋向前或伸缩向前运动。梅毒螺旋体在体外不易生存，煮沸、干燥、肥皂水以及一般的消毒剂，如氯化汞(升汞)、苯酚(石炭酸)、乙醇(酒精)等，很容易将其杀死。

【流行病学】

梅毒的历史很漫长，几个世纪前即在欧洲和世界各地流行。之后随着欧洲商船进入亚洲，梅毒从欧洲传入亚洲。梅毒的流行与社会因素密切相关。新中国成立前梅毒曾一度在我国蔓延流行，新中国成立后中国政府加大力度对梅毒进行防治，至1962年后被基本消灭。但20世纪80年代以来，随着对外交流和旅游事业的发展，该病死灰复燃，发病率逐渐增加。全国多个省份均报告其发病率每年大幅上升，其中上海市2003—2007年报告梅毒发病率平均年增长14.2%。当前，全球范围内梅毒的发病率也呈上升趋势。

【传播途径】

梅毒的传染源是梅毒患者，其传播途径包括：

1. 性传播　约95%患者是通过性接触由皮肤黏膜的微小破损传染。未经治疗的患者在感染后的1年内最具传染性，与一期或二期梅毒患者一次性接触后，梅毒的受感染率是30%，随着病期的加长，传染性越来越小，至传染后2年，通过性接触一般无传染性。

2. 母婴传播　通过胎盘及脐静脉由母体传染给胎儿，可引起死产、流产、胎儿先天性梅毒。未经治疗的梅毒妇女，病期越长，传染性越小。

3. 其他　直接接触如接吻、哺乳等；间接接触有传染性患者的日常用品等；输血(早期梅毒患者作为供血者)也可发生传染，通过输血而受感染者不发生一期梅毒损害，而直接发生二期梅毒。

【病理】

梅毒可分为后天获得性梅毒和胎传梅毒(先天性梅毒)。获得性梅毒又分为早期和晚期梅毒。早期梅毒指感染梅毒螺旋体在2年内，包括一期、二期和早期隐性梅毒，一、二期梅毒也可重叠出现。晚期梅毒的病程在2年以上，包括三期梅毒、心血管梅毒、晚期隐性梅毒等。神经梅毒在梅毒早、晚期均可发生。胎传梅毒又分为早期(出生后2年内发病)和晚期(出生2年后发病)。

梅毒螺旋体从完整的黏膜和擦伤的皮肤进入人体后，一方面在皮肤黏膜下繁殖，一方面很快沿着淋巴管侵入附近淋巴结。经过2~4周潜伏期(称第一潜伏期)，在侵入部位发生炎症反应和皮肤损害(典型损害为硬下疳)。即使不经治疗，由于机体免疫的作用，使梅毒螺旋体迅速地从病灶中消除，经3~6周后，硬下疳也会自然消失，进入潜伏期。硬下疳存在的这段时期，临床上称为一期梅毒。出现硬下疳同时，梅毒螺旋体已由其附近淋巴结经血液循环播散全身，使几乎所有的组织和器官受侵，所以潜伏期的患者或早期梅毒患者血液都具有传染性。

未被杀灭的螺旋体仍在机体内繁殖，经6~8周无症状的潜伏期，可出现低热、浅表淋巴结肿大、皮肤黏膜损害、骨膜炎、虹膜睫状体炎及脑膜炎等症状，临床上称为二期梅毒。二期梅毒的螺旋体在许多组织中可以见到，如皮疹内、淋巴结、眼球的房水和脑脊液中，传染性很强。随着机体免疫应答反应的建立，产生大量的抗体，绝大部分螺旋体又被杀死，经3~12周后自然消失，再进入潜伏状态，此时称为二期潜伏梅毒(或隐性梅毒)。这时临床虽没有症状，但残存的螺旋体可有机会再繁殖，当机体抵抗力下降时，螺旋体再次进入血液循环，发生二期复发梅毒。随着机体免疫的消长，病情活动与潜伏交替，如此不断反复。

2年后有30%~40%患者发生晚期活动性梅毒，包括皮肤黏膜梅毒、骨梅毒、心血管梅毒及神经梅毒，对患者健康影响较大，甚至可导致死亡。一部分患者可无任何症状，而仅有梅毒血清试验阳性，称为晚期潜伏梅毒(或隐性梅毒)。也有部分患者梅毒血清滴度逐渐下降，最后转阴，而自然痊愈。

以上为未经治疗患者的自然病程，但由于个体抵抗力强弱、治疗的影响等因素，可使每个患者的病程不尽相同。

梅毒螺旋体感染人机体后，会引起一系列的免疫反应变化。至今对梅毒的免疫学机制还了解不多。早期梅毒发生皮肤损害后，初期的浸润细胞是中性多形核细胞，其后被淋巴细胞所取代，以T细胞为主。在硬下疳形成时，还可检测到螺旋体特异性抗体，说明细胞免疫和体液免疫应答同时存在。二期梅毒时，细胞免疫是受抑制的，而受螺旋体大量增殖影响，抗螺旋体抗体滴度上升。在晚期梅毒时，存在对螺旋体抗原的迟发型超敏反应，可出现树胶肿、结节性及溃疡性梅毒组织损害等。在体液免疫方面，螺旋体侵入机体后可产生2类抗体：

1. 非螺旋体抗体　主要是抗心磷脂抗体，一期梅毒早期时呈阴性，到后期是呈阳性；二期、三期梅毒时呈阳性。

2. 抗螺旋体抗体比　抗心磷脂抗体出现早，最初为IgM抗体，其后为IgG及IgA类抗体。治疗后，仍能持续存在，甚至终身，但IgM抗体可消失。

【临床表现】

（一）一期梅毒

主要表现为硬下疳和硬化性淋巴结炎，一般无全身症状。

1. 硬下疳　出现在梅毒螺旋体侵入处，多见于外生殖器，少数发生于唇、咽、宫颈等处。常为单发，也可多发。初为小红斑，后变为丘疹，并扩大为高出皮面的硬结，中央坏死形成直径1～2cm的圆形或椭圆形溃疡。典型的硬下疳界限清楚、边缘略隆起，触诊呈软骨样硬度，无明显疼痛或轻度触痛，表面有浆液样分泌物（见文末彩图85-7）。

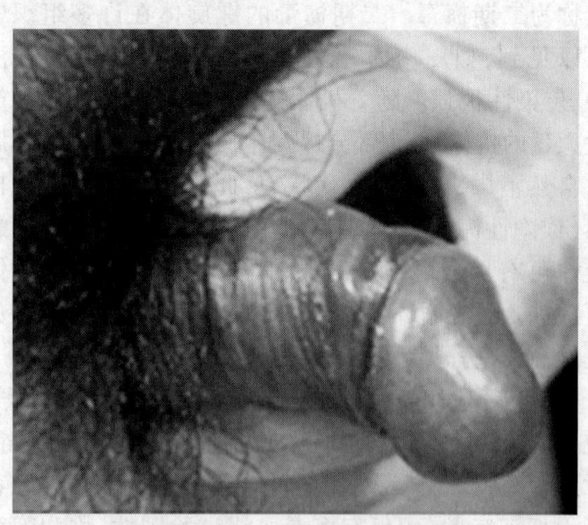

图85-7　梅毒硬下疳（阴茎背侧）

2. 硬化性淋巴结炎　硬下疳发生后数天到1周，患部附近无痛性淋巴结肿大，可为单侧或双侧，最常见于腹股沟处，较硬，相互孤立而不粘连，不化脓破溃，其表面皮肤无红、肿、热。穿刺检查可见大量梅毒螺旋体。

（二）二期梅毒

一期梅毒未经治疗或治疗不彻底导致，常在硬下疳发生后4～6周出现，表现为皮肤黏膜和系统性损害。

1. 皮肤黏膜损害　皮损类型多样化，包括斑疹、斑丘疹、丘疹、鳞屑性皮损、毛囊疹及脓疱疹等，分布于躯体和四肢等部位，常泛发对称。斑疹，又称玫瑰疹，最早出现，淡红色，圆形或椭圆形，直径0.5～1.0cm，境界较清晰（见文末彩图85-8）。掌跖部暗红斑及脱屑性斑丘疹，外阴及肛周的湿丘疹或扁平湿疣为其特征性损害。皮疹一般无瘙痒感。可出现口腔黏膜斑、虫蚀样脱发。二期复发梅毒皮损数目较少，皮损形态奇特，常呈环状、弓形或弧形。

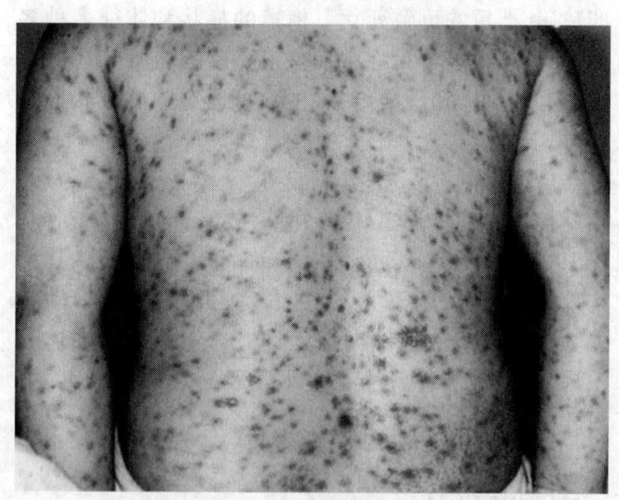

图85-8　梅毒玫瑰疹

2. 多发性硬化性淋巴结炎　表现为全身浅表淋巴结无痛性肿大。

3. 梅毒性脱发　约10%二期梅毒患者发生。这是毛囊受梅毒浸润导致供血不良引起。表现为梅毒性斑秃或弥漫性脱发，呈虫蛀状，头发稀疏，长短不齐。眉毛、睫毛、胡须和阴毛亦有脱落现象。如及时进行治疗，毛发可再生，甚至不治疗也可以再生。

4. 梅毒性骨关节损害　可出现骨膜炎、关节炎、骨炎、骨髓炎、滑囊炎等，以前2种常见。多见于四肢长骨和大关节，也可发生于骨骼肌的附着点。可有局部疼痛，但通常无发热等全身表现，表面组织无炎症表现。

5. 眼损害　包括虹膜炎、虹膜睫状体炎、视网膜炎、角膜炎、基质性角膜炎及葡萄膜炎等，可引起视力损害。

6. 内脏梅毒少见,可引起肝炎、肾小球肾炎、胃肠道病变等。

(三) 三期梅毒

可有一期或二期梅毒史,病程2年以上。

1. 皮肤黏膜损害 包括头面部及四肢伸侧的结节性梅毒疹,大关节附近的近关节结节,皮肤、口腔、舌咽的树胶肿,上腭及鼻中隔黏膜树胶肿可导致上腭及鼻中隔穿孔和马鞍鼻。树胶肿(gumma)又称梅毒瘤,是三期梅毒的标志。初发如豌豆大小皮下硬结,逐渐增大,与皮肤粘连,容易坏死,可逐渐软化,破溃,流出树胶样分泌物。常一面愈合,一面继续蔓延发展,形成特异的肾形或马蹄形的穿凿性溃疡,境界清楚,边缘整齐隆起如堤状,周围有褐红或暗红浸润,触之有硬感(见文末彩图85-9)。可出现在全身各处,而以头面及小腿伸侧多见,病程长,由数月至数年或更久,愈合后形成瘢痕,瘢痕周围有色素沉着带。

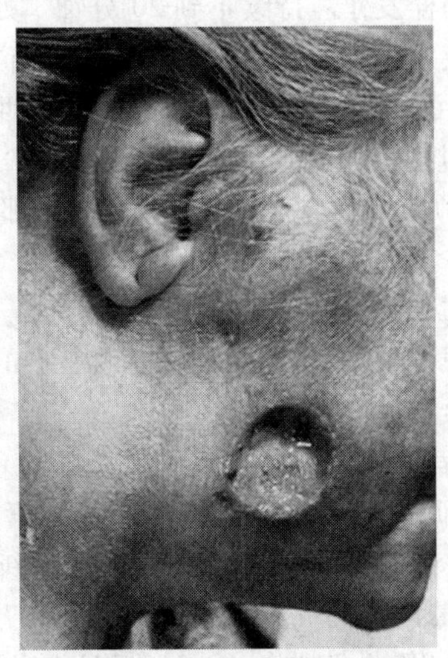

图85-9 梅毒树胶肿(面部)

2. 骨梅毒 最常见的是长骨骨膜炎,与二期梅毒相似,但损害较少,疼痛较轻。其次是树胶肿性骨炎,常见于扁骨,如颅骨,可形成死骨及皮肤溃疡。

3. 眼梅毒 类似于二期梅毒。

4. 心血管梅毒 发生率约10%,多在感染后10~20年后发生。可发生单纯性主动脉炎、主动脉瓣闭锁不全、冠状动脉狭窄或阻塞、主动脉瘤、心肌树胶肿等。

5. 其他内脏梅毒 发生率较低,可累及呼吸、消化、泌尿系统等。

(四) 神经梅毒

在梅毒早、晚期均可发生。①无症状神经梅毒:无明显的神经系统症状和体征;②脑膜神经梅毒:表现为发热、头痛、恶心、呕吐、颈项强直、视盘水肿等;③脑膜血管梅毒:为闭塞性脑血管综合征的表现,如偏瘫、截瘫、失语、癫痫样发作等;④脑实质梅毒:可出现精神症状,表现为麻痹性痴呆,可出现注意力不集中、情绪变化、妄想,以及智力减退、判断力与记忆力、人格改变等;可出现神经系统症状,表现为震颤、言语与书写障碍、共济失调、肌无力、癫痫发作、四肢瘫痪及大小便失禁等。若梅毒螺旋体引起脊髓损伤,即为脊髓痨。可发生闪电样痛,感觉异常,触痛觉及温度觉障碍;深感觉减退及消失;位置觉和振动觉障碍等。

【诊断】

1. 病史分析和体格检查 由于梅毒临床表现复杂多样,仔细询问病史、体格检查尤其重要。首先需了解接触史是否有不安全性行为,多性伴或性伴感染史,或有输血史。以及配偶健康状况,有无梅毒或其他性传播疾病史。询问是否发生过硬下疳和二、三期梅毒的症状或其他性传播疾病的症状。已婚妇女需询问有无早产和死产史。体格检查应作系统的全身检查,感染期短的患者应重点检查皮肤、黏膜、阴部、肛门、口腔等处,感染期较长的患者还应注意心血管、神经系统等的检查。对临床疑似病例应进行反复多次梅毒血清学等实验室检查以尽早明确诊断。对于患有其他STD者、6周前有不安全性行为者、梅毒患者的性伴侣应常规行梅毒血清学筛查。

2. 实验室检查

(1) 梅毒螺旋体的检查

1) 暗视野显微镜检查:检查病损内的梅毒螺旋体,对早期梅毒的诊断具有十分重要的价值,包括一期梅毒硬下疳渗出液或淋巴结穿刺液、二期梅毒的扁平湿疣、湿丘疹渗出液等。口腔黏膜斑因不易与口腔中的其他螺旋体相鉴别,故一般不采用此法检查。

2) 银染色:可显示内脏器官和皮肤损害中的梅毒螺旋体。但操作较困难、实用性不强。

3) 分子扩增试验:①聚合酶链反应(PCR):用47kD梅毒螺旋体蛋白做引物,可用于诊断有生殖器溃疡的梅毒、神经梅毒及先天性梅毒。②反转录聚合酶链反应(RT-PCR):用梅毒螺旋体16S核糖体RNA做模板进行检测。比PCR更为敏感,结果阳性提示标本中含有活得梅毒螺旋体。但以上两种方法可因污染或口腔及其他部位的共生螺旋体的存在而不准确。

(2) 血清学检查分为两类:①非梅毒螺旋体抗原血清试验:用心磷脂做抗原,检测血清中的抗心磷脂抗体。②梅毒螺旋体抗原血清试验:检测抗梅毒螺旋体抗体。

1) 非梅毒螺旋体抗原血清试验:主要包括性病研究试验室试验(venereal disease research laboratory test,VDRL)或快速血浆反应素试验(rapid plasma reagin test,RPR)。本试验敏感性高而特异性较低,且易发生生物学假阳性。可作为筛选和定量试验，及观察疗效、是否复发及再感染。其滴度与梅毒活动性相关，可以用于评价疗效。治疗后非螺旋体试验抗体滴度可以下降甚至转阴，一期梅毒1年内转阴，二期梅毒2年内转阴，大多数晚期梅毒正规治疗后第5年可转阴。治疗后血清滴度增加4倍，提示再感染或治疗失败。

经抗梅毒治疗，非梅毒螺旋体抗原血清试验在一定时间内不转阴，也不增加4倍，称为血清固定。早期梅毒常与治疗不足或不规则治疗、复发、再感染或与神经系统梅毒等因素有关；晚期梅毒与梅毒的类型和开始治疗的时间早晚有关，部分患者即使规范抗梅毒治疗后也不能使血清滴度降低。

2）梅毒螺旋体抗原血清试验：包括荧光螺旋体抗体吸收试验（fluorescent treponemal antibody absorption test，FTA-ABS）、梅毒螺旋体颗粒凝集试验（treponema pallidum particle agglutination test，TP-PA）、梅毒螺旋体血凝试验（treponema pallidum hemagglutination assay，TPHA）和梅毒酶联免疫吸附试验（ELISA）等。其敏感性和特异性均高，一般用来做证实试验。大部分梅毒患者螺旋体抗原血清试验可以终生持续阳性，其抗体滴度与疗效无关。这类试验所测的是抗梅毒螺旋体IgG抗体，即使患者经足够的抗梅毒治疗，血清反应仍保持阳性，因此不能用于观察疗效、复发及再感染。梅毒螺旋体抗原血清试验阳性的患者需同时进行标准的非螺旋体抗原血清试验，根据后者的抗体滴度决定进一步治疗方案。

（3）脑脊液检查：梅毒螺旋体侵犯中枢神经系统后，早期即可通过检查脑脊液发现。脑脊液检查包括脑脊液细胞计数、蛋白测定和脑脊液VDRL等。脑脊液细胞计数白细胞≥10/mm^3，蛋白量>500mg/L，提示中枢神经系统炎症。脑脊液VDRL诊断神经梅毒的特异度高，但灵敏度低。如果患者有神经系统症状及体征，脑脊液VDRL阳性，在排除血液污染后，可诊断神经梅毒。脑脊液VDRL阴性，临床上出现神经梅毒的症状和体征，血清学检查阳性时，如果脑脊液细胞计数或蛋白测定异常，考虑诊断神经梅毒。也可以考虑行脑脊液FTA-ABS。与脑脊液VDRL相比，脑脊液FTA-ABS灵敏度高，特异度低。脑脊液FTA-ABS阴性，尤其对于神经系统表现没有特异性的患者，不应考虑神经梅毒。

【治疗】

1. 梅毒的治疗原则　早期发现、规范、足量治疗、足够随访。以达到根治目的，减少复发及晚期损害出现。并对所有性伴同时进行检查和治疗。

2. 梅毒药物治疗过程中的特殊反应

（1）吉海反应（Jarisch-Herxheimer reaction）：是梅毒治疗时梅毒螺旋体被迅速杀死并释放出大量异种蛋白，引起机体发生的急性超敏反应。患者在首次用药后数小时至24小时（通常为3～12小时）出现流感样症状，体温升高（38～40℃），全身不适，梅毒性损害可暂时加重，内脏及中枢神经系统梅毒症状显著恶化。此反应通常发生于早期梅毒，晚期梅毒发生率较低（约10%），但反应较严重，特别是在心血管梅毒及神经梅毒患者可造成严重后果，甚至危及生命。如在冠状动脉口、主动脉瘤壁和脑，吉海反应可导致这些解剖部位的损害迅速愈合形成瘢痕，而危及生命。预防发生吉海反应，青霉素可由小剂量开始逐渐增加到正常剂量，对于神经梅毒及心血管梅毒可以在治疗前24小时给予口服泼尼松，每日30～40mg，分次给药，抗梅毒治疗后2～4日逐渐停用。

（2）普鲁卡因反应：表现为精神异常、躁狂、Hoigne综合征，以恐惧死亡为特征，注射后立即产生幻觉或癫痫样发作。持续不到20分钟。处置上先排除过敏反应，再进行安抚，必要时也可进行行为控制，如有抽搐，可静脉或肌内给予5～10mg地西泮。

（3）过敏性休克：立即予肾上腺素1∶1000肌注0.5ml，随后肌注或静注抗组胺药（如氯苯那敏10mg）、肌注或静注氢化可的松100mg。

3. 梅毒治疗方案

（1）早期梅毒：包括一期、二期梅毒和病程<2年的隐性梅毒。

1）推荐方案：成人：普鲁卡因青霉素G 80万U，每日1次，肌注，连续15天；或苄星青霉素240万U，分为双侧臀部肌注，每周1次，共2次。新生儿及儿童：苄星青霉素，5万U/kg，最大剂量240万U，单次，肌注；替代方案：头孢曲松1～2g，每日1次，肌注或静脉用药，连续10～14天。

2）对青霉素过敏用以下药物：多西霉素100mg，每日2次，口服，连续14天；四环素500mg，每日3次，口服，连续14天（肝、肾功能不全者禁用，下同）。阿奇霉素2g，每日1次，口服，连服10天，对某些一期梅毒及二期梅毒有效，仅当青霉素或多西霉素治疗无效时可以选用。四环素和多西环素禁用于妊娠妇女。红霉素和阿奇霉素对胎儿感染梅毒疗效差，不用于治疗妊娠梅毒。若青霉素过敏者的依从性及随访追踪不能确定时，应先行脱敏治疗后予以苄星青霉素治疗。

（2）晚期梅毒（三期皮肤、黏膜、骨梅毒，晚期隐性梅毒或不能确定病期的隐性梅毒）及二期复发梅毒。

1）推荐方案：普鲁卡因青霉素G，80万U，每日1次，肌注，连续20天为1个疗程，也可考虑给第2个疗程，疗程间停药2周；或苄星青霉素240万U，分为双侧臀部肌注,每周1次,共3次。

2）对青霉素过敏用以下药物:多西环素100mg,每日2次,口服,连服30天;或盐酸四环素500mg,每日3次,口服,连服30天。

（3）心血管梅毒

1）推荐方案:如有心力衰竭,首先治疗心力衰竭,待心功能可代偿时,注射青霉素,需从小剂量开始以避免发生吉海反应,造成病情加剧或死亡。水剂青霉素G,第1天10万U,1次肌注;第2天10万U,每日2次肌注;第3天20万U,每日2次肌注;自第4天起按下列方案治疗:普鲁卡因青霉素G,80万U,qd,肌注,连续20天为1个疗程,共2个疗程(或更多),疗程间停药2周;或苄星青霉素240万U,分为双侧臀部肌注,每周1次,共3次。

2）对青霉素过敏者用以下药物:多西环素100mg,每日2次,口服,连服30天;或盐酸四环素500mg,每日3次,口服,连服30天。

（4）神经梅毒

1）推荐方案:水剂青霉素G 300万~400万U,每4小时1次,静脉滴注,连续10~14天。必要时,继以苄星青霉素G 240万U,每周1次,肌注,共3次。或普鲁卡因青霉素G,240万U,每日1次,肌注,同时口服丙磺舒,0.5g,每日3次,共10~14天。必要时,继以苄星青霉素G 240万U,每周1次,肌注,共3次;替代方案:头孢曲松2g,每日1次,静脉给药,连续10~14天。

2）对青霉素过敏者用以下药物:多西环素100mg,每日2次,口服,连服30天;或盐酸四环素500mg,每日3次,口服,连服30天。

4. 随访与复治

（1）早期梅毒:应随访2~3年。治疗后第一年内每3个月复查1次,包括临床与血清(非螺旋体抗原血清试验),以后每半年复查1次。

如有血清复发(血清反应由阴转阳,或滴度升高4倍,如RPR试验阴转后又超过1∶8)或临床症状复发,除应立即进行复治外,还需做腰椎穿刺进行脑脊液检查,以观察中枢神经系统有无梅毒感染。如血清固定(不阴转)而无临床复发征象者,也应根据具体情况考虑检查脑脊液。

（2）晚期梅毒与晚期潜伏梅毒患者:如治疗后血清固定,需要随访3年以上判断是否终止观察。

（3）神经梅毒:治疗后3个月做1次临床、血清学及脑脊液检查,以后每6个月检查1次,直到脑脊液变化转为正常,此后每年复查1次,至少3年。

（4）妊娠期梅毒:早期梅毒治疗后,分娩前应每月检查1次梅毒血清反应,3个月内血清反应滴度不下降至原来的1/4或上升4倍,应予复治。分娩后按一般梅毒病例进行随访。

【预防】

预防和控制梅毒的原则是干扰其传播链和预防新的病例发生。首先,所有患者需完成规范治疗和足够的随访观察。所采用的对可疑患者进行筛查、对患者所有性接触者进行预防性检查、对已接受治疗患者进行疗效观察等措施都需要血清学实验。一期梅毒、二期梅毒或早期潜伏梅毒患者,在其诊断前90天前接触过的性伴侣,如果无法立即做梅毒血清学检查或不能保证接受随访,给予预防性治疗。如果梅毒血清学检查阴性,无需治疗。如果梅毒血清学检查阳性,则应根据临床表现及梅毒血清学检查结果进行治疗。晚期潜伏梅毒的长期性伴侣应接受梅毒血清学检查,并根据检查结果决定治疗方案。

三、泌尿生殖道支原体感染

自20世纪80年代以来,随着临床诊断技术的不断提高和分子生物学技术的发展,人们对支原体(mycoplasma)的认识不断深入,发现支原体与包括非淋菌性尿道炎(nongonococcal urethritis,NGU)在内的多种泌尿生殖道感染性疾病的发生密切相关,是导致STD的主要病原体之一。

【病原学】

支原体是一种大小介于细菌和病毒之间,能在无生命培养基中生长、增殖的最小微生物。支原体的大小为0.1~0.3μm,可通过滤菌器,常给细胞培养工作带来污染的麻烦。菌落小(直径0.1~1.0mm),在固体培养基表面呈特有的"油煎蛋"状。无细胞壁,不能维持固定的形态而呈现多形性,对渗透压敏感,对抑制细胞壁合成的抗生素不敏感。革兰染色不易着色,故常用Giemsa染色法将其染成淡紫色。细胞膜中胆固醇含量较多,约占36%,对保持细胞膜的完整性具有一定作用。支原体基因组为环状双链DNA,不能自主进行分解及代谢,只能依附寄主生存。支原体繁殖方式多样化,可以出芽、分枝、断裂及二分裂繁殖等方式进行繁殖,以二分裂繁殖为主。

6

目前,从人泌尿生殖道分离出的支原体有6种,其中解脲脲原体(U. urealyticum,Uu)、人型支原体(M. homenis,Mh)、生殖支原体(M. genitalium,Mg)与泌尿生殖系统疾病密切相关。Uu由14个血清型组成,根据DNA扩增片段的大小又将14个Uu的血清型划分成两大生物群,其中生物1群包括1、3、6、14等4个血清型,而生物2群则由其他10个血清型组成。近年来,系统进化分析确定脲原体的两大生物群实际上是2个不同的种属,现命名为微小脲原体(Up,即原来的生物1群）和Uu（原来的生物2群）。常规培养不能区分这两种不同的脲原体，但可通过PCR进行检测。

【流行病学】

支原体导致的泌尿生殖道感染患者年龄多集中在21～50岁，提示其好发于性活跃期的中青年，符合性传播疾病的特点。因此，当性活跃期的中青年患者出现泌尿生殖道感染症状时，要高度重视支原体感染的可能。

目前认为，UU、Mh及Mg主要寄居于人体泌尿生殖道，人群中可存在无症状的健康携带者。引起NGU等泌尿生殖道感染时，其感染的程度取决于机体激素水平、免疫状况、手术创伤等因素。

【传播途径】

泌尿生殖道支原体感染主要通过性接触传播。此外，也可通过间接接触传播，如通过接触带有支原体的内裤、被褥、毛巾、浴盆、便盆和手等而受感染。

【病理】

支原体可黏附于尿道上皮细胞表面，释放毒素损害宿主细胞膜，导致细胞破裂。Uu血清型与其致病性有关，Uu所具有的多种酶与其毒力有关。脲酶能分解尿素作为能量，还产生NH_3，使周围环境的pH升高，对宿主细胞有急性毒性作用；IgA蛋白酶将人泌尿生殖道黏膜分泌型IgA分解成两个片段，使黏膜表面的重要防御机制受到破坏；磷脂酶不仅能水解宿主细胞上的磷脂，还能将宿主体内的花生四烯酸转变为白三烯，后者通过中性粒细胞的聚集和血管通透性的增加而损害组织。Uu血清型与NGU显著相关。与男性NGU相关的Uu为生物2群，而生物1群与NGU无明显相关性，可能是尿道定植的非致病性共生微生物。

Mh的膜蛋白P100和P50是Mh的两个主要黏附因子，Mh吸附于宿主细胞表面后，通过磷脂酶水解宿主细胞上的磷脂，并通过精氨酸酶分解精氨酸产生NH_3，产生类似Uu的氨毒性作用。

Mg的致病性已得到广泛认可。其位于烧瓶状尖端突起部位的黏附蛋白MgPa与其黏附细胞的过程密切相关。Mg能借助本身的尖端突起黏附于宿主上皮细胞神经氨酸受体，并可进一步进入细胞，躲避巨噬细胞的吞噬，形成慢性感染。在排除Ct感染及其他混杂因素后，Mg与NGU独立相关，Mg阳性者患NGU的危险性显著增加。Mg可通过分泌过氧化氢酶和过氧化代谢产物损伤细胞，其表面蛋白主要是脂蛋白相关蛋白，可以诱导免疫反应，通过诱导单核细胞、巨噬细胞和淋巴细胞分泌TNF-α、TNF-β、IL-6、IL-8和IL-10等细胞因子造成泌尿生殖道炎症反应。

【临床表现】

1. 非淋菌性尿道炎 NGU的发生与支原体感染密切相关，其中以Uu感染最常见。男性患者主要表现为尿道口或尿道内的刺痒、疼痛或烧灼感，可伴程度不同的尿急、尿痛等症状。尿道口常有浆液性或浆液脓性分泌物，晨起首次排尿或长时间不排尿时，可因分泌物结成痂膜封住尿道口（称为"糊口"现象）。体检时尿道口黏膜充血水肿。女性患者尿道炎症状常不明显，可表现为尿急、尿频、排尿困难，尿痛不明显或仅有轻微的刺痛或烧灼感。女性患者尚可有黏液脓性宫颈炎，多无临床症状或症状不典型，出现症状时主要是白带增多，阴道及外阴刺激瘙痒。体检宫颈充血、水肿，触之易出血，宫颈口可见黏液脓性分泌物。

Mh在男性尿道部位常见，但在NGU中似乎没有独立病原学作用。

近年来发现Mg与急性、持续性或复发性NGU相关。Mg的检出率不仅与男性非淋菌性尿道炎相关，还与尿道炎症状的严重程度相关，高倍镜下每视野白细胞≥10个的患者的Mg检出率显著高于白细胞<10个的患者。临床上许多有症状的复发性NGU患者经抗生素治疗后Mg仍阳性，提示Mg持续存在于尿道可能是导致NGU复发的原因。

2. 附睾炎和前列腺炎 泌尿生殖道支原体可从尿道逆行感染，引起前列腺炎或附睾炎。但关于支原体在附睾炎和前列腺炎中的作用仍有争议。在NGU合并附睾炎时，支原体感染是常见的致病因素之一。在慢性前列腺炎发病过程中，Uu和Mg感染可能起了重要作用。有报告除从患者尿道检出Uu外，从发炎的附睾吸出物中分离出Uu，并且血清中特异性抗体高于初期的4倍。急性Uu尿道炎时，可能波及前列腺，患者比对照组更经常和更多分离到Uu。附睾炎常与NGU并存，临床表现多为单侧附睾疼痛、肿胀，有触痛，可伴阴囊水肿和全身发热。当炎症转为慢性时，附睾尾部有硬结，精索增粗，性生活过度和酗酒等诱因可导致急性发作。慢性前列腺炎可无症状或轻微症状，多表现为会阴部及其周围酸胀或疼痛，伴直肠坠胀感。

大多数研究中没有发现Mh与附睾炎和各种慢性前列腺炎相关。

3. 不育和不孕 泌尿生殖道支原体感染与不孕和不育症的发生有关，尤其是Uu感染，但其具体作用机制尚未完全阐明，且尚具争议。有研究发现，Uu能改变精子细胞形态或出现不成熟的精子，阻碍精子运动。此外，Uu能够直接影响精子和卵细胞的相互作用，抑制其对卵细胞的穿透力。Mg可引起输卵管炎症、输卵管瘢痕形成等而导致女性不孕。

【诊断】

1. 病史分析和体格检查 流行病学上多有不安

全性行为，多性伴或性伴感染史。根据潜伏期长短、症状和体征、分泌物涂片在高倍镜下每个视野平均中性粒细胞≥5个，同时排除淋球菌感染，可以初步诊断为NGU。再进一步排除沙眼衣原体感染，实验室检查找到支原体感染的证据，即可诊断本病。

2. 实验室检查　检测生殖道支原体可从患者尿道、宫颈和阴道分泌物取材。支原体培养一般用液体培养基，通过观察培养基中指示剂颜色变化判断有无支原体生长，Uu和Mh均可通过培养基进行分离。Mg培养需数周且分离培养极为困难，因此目前一般采用PCR方法检测。由于支原体无细胞壁，缺少足够的抗原决定簇，Uu、Mg、Mh免疫原性弱，血清学检测方法分析结果较困难。

（1）Uu的实验室诊断

1）分离培养方法：含酚磺酞（酚红）指示剂的Uu液体培养基上，Uu含有的尿素酶能分解尿素产氨，使pH上升，颜色由黄色变为红色。如再将液体培养物转种到Uu固体培养基上，能生长成具特征性的油煎蛋样集落。代谢抑制试验和生长抑制试验根据特异性抗体能阻止支原体生长和代谢这一特性，可用患者血清进行试验。在加有抗血清的培养基中，支原体的代谢受到抑制，从而阻止培养基的颜色改变。生长抑制试验通过观察加抗血清的滤纸周围的情况判断种群。培养支原体一般需2~4周。该法结果可靠，但程序繁琐，技术条件要求高，所需时间长，不利于早期快速诊断。

2）分子生物学方法：采用PCR及DNA探针技术检测支原体，DNA探针相对敏感性较差，而PCR具有较高的特异性和敏感性，并且快速、简便，但操作条件及要求非常严格。Uu的PCR引物一般以Uu的16sRNA、脲酶基因、MB抗原基因为靶基因。目前，此技术尚难以在临床上作为常规检测普遍开展。

（2）Mh的实验室诊断：Mh在有氧及无氧环境中均能生长，培养基中不加尿素，需加入精氨酸，其他营养成分与Uu相同。Mh具有精氨酸脱氢酶，能水解精氨酸产氨，使含酚磺酞指示剂的Mh液体培养基pH上升，呈碱性，颜色由橙黄色变为红色。Mh和Uu一样，不发酵葡萄糖，这与Mg有区别。Mh的其他实验诊断方法与Uu相同。

（3）Mg的实验室诊断

1）分离培养方法：Mg生长周期长，在普通培养基中难以生长，分离培养极为困难。Mg在1980年首次通过改良支原体液体培养基（SP-4）从男性NGU患者中检出，但其生长极其缓慢，需要超过50天以上的时间来观察培养基颜色的改变。组织细胞培养支原体，可为支原体提供良好的类似体内的生长环境，虽较传统培养基的方法更为高效，但依旧费时。

2）分子生物学方法：在PCR发展之前，DNA探针技术通过设计针对16rRNA的放射标记的寡核苷酸探针，可以敏感、特定的检测Mg，克服了Mg培养费时、费力、阳性率低等弊端，也解决了Mg在血清学上与肺炎支原体产生交叉反应的问题。PCR扩增的靶基因主要为Mg的表面抗原MgPa基因和16sRNA基因。MgPa片段序列在Mg的各株间有明显的异质性，而不同来源Mg的16sRNA区域PCR产物序列分析其同源性为100%，故16sRNA引物用于研究人群中Mg的感染情况更合适。PCR可检测的标本包括尿液、宫颈分泌物和阴道分泌物、精液等。近年来，实时PCR技术的应用，显示了比传统PCR更高的敏感性，既可以定量检测标本中的Mg，也可以用于Mg药物敏感性试验，是较理想的Mg检测方法。

【治疗】

1. 一般原则尽早、足量、规范用药。

首先对怀疑支原体有致病意义的感染者作出诊断评价，Uu和Mh的培养阳性，Mg的PCR检测阳性，特别是不存在其他微生物时可以作为治疗依据。

支原体对所有作用为抑制细胞壁合成的抗生素耐药，对影响细胞蛋白合成的抗生素敏感，主要包括四环素类、喹诺酮类和大环内酯类药物。四环素类曾是治疗支原体感染的首选药物，新一代的多西环素和米诺环素的疗效优于四环素。但是，目前支原体对抗生素的耐药较为普遍，需根据支原体的培养及药物敏感试验，寻求最敏感的药物。在单一药物难以控制的疾病时，联合应用2种或3种不同类型抗生素有助于提高疗效。

2. 常用治疗方案　多西环素，0.1g，每日2次，口服10~14天；米诺环素，0.1g，每日2次，口服10~14天；交沙霉素，0.2g，每日3次，口服10~14天；红霉素，0.5g，每日3次，口服10~14天；阿奇霉素，1g，1次顿服，饭前1小时或饭后2小时服用；左氧氟沙星0.5g，每日1次，口服10~14天，或司帕沙星0.2g，每日1次，口服10~14天。由Mg引起的感染可能持续或反复，一些学者认为必须采用长疗程（>1个月）的四环素或大环内酯类药物治疗。

妊娠、哺乳期间禁用四环素类、喹诺酮类药物，建议采用大环内酯类药物。儿童（体重<45kg）可采用红霉素，50mg/（kg·d），每日3次，口服10~14天。

【预防】

控制传染源和传播途径，加大监测力度，加强宣传教育，有利于减少支原体感染的发生。支原体感染的患者应及时对自己的衣物和洗具等进行消毒，对于日常用品，一定不能共用，以免造成病原体大范围传播。早期、规范治疗支原体感染者可防止支原体传播到性伴，未治愈期间避免性生活或使用安全套，以免传染对方。

四、泌尿生殖道沙眼衣原体感染

沙眼衣原体（Chlamydia trachomatis，Ct）是一种寄生于细胞内的病原微生物，引起的疾病范围广泛，可累及生殖道、眼、直肠等多种脏器。在泌尿生殖道感染方面，是目前世界范围内最为流行的性传播疾病（STD），男性可引起的疾病包括尿道炎、附睾炎和前列腺炎等，以下将做重点介绍。

【病原学】

沙眼衣原体分类学上属于衣原体目衣原体科的衣原体属，又分为沙眼、性病淋巴肉芽肿和鼠3种生物变型和19个血清型。前两种生物变型自然宿主都是人，分别感染眼、生殖道和呼吸道，以及淋巴结；鼠型为鼠间传播。根据Ct外膜蛋白（major outer membrane protein，MOMP）的抗原表位及空间构象差异划分血清型，沙眼生物变型有A、B、B_a、C、D、D_a、E、F、G、G_a、H、I、I_a、J、K血清型；淋巴肉芽肿有L_1、L_2、L_{2a}、L_3。沙眼衣原体感染范围很广泛，可侵害不同的系统和器官，不同型Ct最佳感染部位是不同的。其中，血清型A、B、B_a及C引起沙眼。D-K型主要为泌尿生殖道感染，其中D、E和F型最为常见。L_1、L_2、L_{2a}、L_3型能引起性病性淋巴肉芽肿。

沙眼衣原体是一类在细胞内寄生的微生物。衣原体不耐热，其传染性在37℃时48小时内显著下降，加温至60℃时10分钟即完全丧失。但是衣原体耐寒，-70℃下能存活数年。常用的消毒剂如0.1%甲醛、0.5%苯酚可将衣原体迅速灭活。

【流行病学】

沙眼衣原体是最常见的性传播疾病（STD）病原体之一。近年来，由Ct引起的STD在许多国家已超过淋病和梅毒，发病率跃居STD的首位。据WTO估计，全世界每年约有9千万新的泌尿生殖道Ct感染病例发生。我国的泌尿生殖道Ct感染发病率也呈逐年上升趋势。大多数Ct感染属于隐匿性感染和持续感染。约有70%的女性和50%的男性感染者不表现出明显的临床症状，而无症状或症状轻微患者主动就治者甚少，这类人群是造成沙眼衣原体迅速传播的重要传染源，且隐匿感染会形成慢性感染并进一步发生不可逆的纤维化而导致严重后遗症。机体感染沙眼衣原体后，能诱导产生特异性细胞免疫和体液免疫，但通常免疫力不强，且时间短暂，可能是由于沙眼衣原体进入机体后不能通过经典的Ⅰ类和Ⅱ类抗原递呈途径启动有效的免疫应答，所以持续感染、反复感染以及无症状隐性感染持续存在。目前，随着Ct广泛传播，以及其耐药性的不断出现，严重威胁着发达国家和发展中国家的人群健康。

【传播途径】

沙眼衣原体主要通过性接触直接传播，也可通过间接接触传播，如通过接触带有沙眼衣原体的内裤、被褥、毛巾、浴盆、便盆和手等而受感染。另外，若妊娠期妇女生殖道感染，则新生儿经由母体产道生出时亦有可能被传染。

【病理】

Ct的生命周期有两种生命形态：①具有黏附和感染活性的原体（elementary body，EB），EB代谢缓慢，不能进行二分裂繁殖，其具有一层保护性细胞壁，能在细胞外存活。②代谢活跃的繁殖体形式，称为网织体（reticulate body，RB），RB没有细胞壁，仅在被感染的宿主细胞中存在。

EB吸附于敏感细胞的表面受体蛋白，通过摄粒作用进入胞质。进入胞质数小时后，失去细胞壁，转化为代谢活跃的RB，依靠宿主细胞提供能量，以二分裂方式繁殖，逐渐增大填充整个胞质，形成包涵体，约24小时后部分RB再次转化为EB颗粒，最终宿主细胞死亡，EB颗粒被释放到细胞外并进一步感染邻近的细胞。

Ct感染泌尿生殖道的主要病理改变是慢性炎症，造成组织损伤，可形成瘢痕。免疫反应间接导致的组织损伤是Ct的主要致病机制。近年来，研究发现衣原体热休克蛋白60（chlamydial heat shock protein 60，cHSP60）是引起Ct免疫反应和损伤的关键抗原，是体液免疫和细胞免疫的主要靶点。cHSP60在110-1635bp区域的核苷酸序列与人HSP60存在50%～70%的同源性，两种蛋白的氨基酸序列则存在51.6%的一致性，这是导致交叉免疫反应的基础，使得机体免疫系统在对抗Ct的同时也攻击自身组织。Ct的持续感染状态是衣原体致病的关键，Ct慢性感染时，cHSP60表达的同时Ct-MOMP表达水平降低，这不仅为Ct的持续感染状态提供了合适的环境，也为cHSP60的持续刺激提供了可能。cHSP60可导致迟发型变态反应（DTH），CTL在破坏Ct感染的宿主细胞的同时，造成组织的炎症性损伤。Ct感染后cHSP60尚能通过诱导单核细胞合成和释放IL-10、IFN-γ和TNF-α等细胞因子，参与局部黏膜免疫反应和免疫逃逸等。

【临床表现】

1. 尿道炎　潜伏期1～3周。表现为尿道不适、尿痛或有尿道分泌物。尿痛症状比较轻，有时仅表现为尿道的轻微刺痛和痒感，尿道分泌物为黏液性或黏液脓性，较稀薄，量较少。

2. 附睾炎　如尿道炎未治疗或治疗不当，可进一步感染引起附睾炎。表现为附睾部位疼痛，严重时局部阴囊表面的皮肤充血、水肿、发红，可有发热等全身症状，触诊附睾肿大、硬结，硬结多发生在附睾的生精小管，可触及痛性的附睾硬结。有的患者可并发睾丸炎，出现阴囊明显肿胀、疼痛，触诊睾丸肿大及触痛等。

3. 前列腺炎　患者有衣原体尿道炎或既往有衣原体尿道炎病史。表现为会阴部及其周围轻微疼痛或酸胀感，伴有直肠坠胀感，可伴有排精痛。体检时前列腺呈不对称肿大、变硬或有硬结和压痛。尿中可出现透明丝状物或灰白色块状物。

4. 关节炎（Reiter 综合征）　为少见的并发症。常在尿道炎出现 1 ~4 周后发生。表现为发生于下肢大关节及骶关节等的非对称性、非侵蚀性关节炎。跟腱及足底筋膜也可能受累。在大多数患者中，关节炎可能是唯一的表现。Reiter 综合征则指除上述病变外，还有眼（结膜炎、葡萄膜炎）、皮肤（环状包皮龟头炎、掌跖角化病）、黏膜（上腭、舌及口腔黏膜溃疡）等损害。

5. 直肠炎　多见于男性同性性行为者，尤其在被动肛交者。轻者无症状，重者有直肠疼痛、便血、腹泻及黏液性分泌物。

6. 眼结膜炎　通过手-眼途径传播。表现为畏光、流泪，眼睑肿胀，睑结膜充血及滤泡，可有黏液脓性分泌物。

【诊断】

1. 病史分析和体格检查　流行病学上多有不安全性行为，多性伴或性伴感染史。新生儿感染者的母亲有泌尿生殖道沙眼衣原体感染史。如同时符合临床表现和实验室检查中的任一项（主要为培养法、抗原检测和核酸检测），即可确诊。部分无症状感染者可无明显临床症状，但实验室检查阳性。

2. 实验室检查

（1）细胞培养法：是诊断 Ct 感染的“金标准”。由于 Ct 的专性细胞内寄生，一般培养法不能使其生长，只有在活的细胞内才能增殖复制。常采用 McCoy 细胞或 Hela-229 细胞分离培养，染色后在显微镜下观察细胞内有无包涵体。培养法的特异性为 100%，敏感性为 70% ~95%。但分离培养所需时间长，操作复杂，技术及设备要求高，且敏感性受标本采集、运送、保存等的影响较大。

（2）直接涂片镜检：将标本涂片后通过吉姆萨染色、碘染色或帕氏染色直接镜检可发现沙眼衣原体包涵体。但由于泌尿生殖道中完整细胞较少，以及细胞内包涵体脆性较大，从而造成敏感性过低，只适用于新生儿眼结膜刮片的检查。

（3）免疫学方法

1）抗原检测：通过直接荧光抗体测定、酶免疫测定等检测沙眼衣原体抗原。①直接荧光抗体测定（direct fluorescent antibody，DFA）：是将针对 Ct 的单克隆抗体用荧光标记，与标本中的 Ct 结合后，用荧光显微镜检测。其抗原主要为脂多糖（LPS）和外膜蛋白（MOMP）。DFA 不像培养法必须存在有活力的 Ct，故对保存时间较长或质量欠佳的标本仍适用。但 DFA 法特异性和敏感性取决于单克隆抗体，由于荧光易淬灭，结果判定带有主观性和经验性，且不适于检测大量标本。②酶免疫测定（EIA）：用酶标记的单克隆或多克隆抗体检测 Ct 的 LPS 或 MOMP，其敏感性为 65% ~90%。EIA 的优点在于方法简便，操作自动化，适于短时内大批量标本的检测；其最大缺点在于易与其他常见微生物偶尔产生交叉反应，如金黄色葡萄球菌、A 群及 B 群链球菌、淋病奈瑟菌等，故假阳性高，而使其特异性降低。随着高特异性的单克隆抗体试剂的产生，这一缺陷有望得到克服。

2）抗体检测：应用 Ct 抗原检测待测者血清中有无 Ct 抗体，常用的有微量免疫荧光法。部分患者感染 Ct 以后，并不产生抗体或仅产生少量抗体时，也可能显示阴性结果，且重复性差，不建议单独用于 Ct 的诊断。

（4）核酸检测：基于核酸扩增技术发展起来的一系列新技术被用于检测 Ct 核酸，如聚合酶链反应（PCR）、实时荧光定量 PCR、转录介导扩增技术（transcription mediated amplification，TMA）等，其敏感性和特异性均优于传统的细胞培养法，其中又以实时荧光定量 PCR 技术的应用尤为广泛。不过，PCR 检测应在通过相关机构认证的实验室开展。

1）PCR：早先的 PCR 是建立在 PCR 扩增、电泳、染色后，紫外光检测有无相应目的基因。由于易污染而引起假阳性和不能定量测定等问题，已被新的技术所取代。

2）实时荧光定量 PCR：该技术对 CT 的检测从定性到了定量检测。其原理为以参照物为标准，对 PCR 终产物进行分析从而对待测样本中靶基因的拷贝数进行定量。其特异性高，敏感性好，且属于全闭管 PCR 扩增系统，免除了电泳导致的交叉污染，并通过参考样本制定标准曲线，能客观、准确地判断结果，且可以通过内标法及时发现由于抑制物的存在而造成的假阴性现象，或采用管家基因内参照法对 PCR 结果进行校正。对临床诊断具有重要的辅助价值。

3）PCR-杂交技术：PCR 产物与特异性探针在膜上进行 DNA 杂交，再用核素放射自显影、酶显色或化学发光反应将结果放大，从而对 Ct 进行检测，并能对 Ct 进行分型。该方法敏感性好，特异性高，且适用于 Ct 不同血清型的双重或多重感染的检测。

【治疗】

1. 一般原则 早期诊断、早期治疗和足量、规范用药。性伴应同时接受治疗。治疗后需进行随访。

2. 治疗方案

（1）成人沙眼衣原体感染：①推荐方案：阿奇霉素 1g，单剂顿服，或多西环素 0.1g，每日 2 次，口服，共 7～10 天。②替代方案：米诺环素 0.1g，每日 2 次，口服，共 10 天，或红霉素 0.5g，每日 3 次，口服，共 7 天，或罗红霉素 0.15g，每日 2 次，口服，共 10 天，或氧氟沙星 0.3g，每日 2 次，口服，共 7 天，或左氧氟沙星 0.5g，每日 1 次，口服，共 7 天，或司帕沙星 0.2g，每日 1 次，口服，共 10 天，或莫西沙星 0.4g，每日 1 次，口服，共 7 天。有研究显示，阿奇霉素顿服方案对某些患者疗效欠佳，而 3～5 天疗程的方案可能更好。妊娠、哺乳期患者禁用四环素类、喹诺酮类药物，建议采用大环内酯类药物。

（2）儿童衣原体感染推荐方案：体重<45kg，红霉素碱或红霉素干糖浆粉剂，50mg/(kg·d)，每日 3 次，共 14 天。体重≥45kg 同成人阿奇霉素治疗方案。

3. 随访以阿奇霉素或多西环素治疗的患者，在完成治疗后一般无需进行微生物学随访。有下列情况时考虑作微生物学随访：①症状持续存在；②怀疑再感染；③怀疑未依从治疗；④无症状感染；⑤红霉素治疗后。

判愈试验的时间安排：抗原检测试验为疗程结束后第 2 周；核酸扩增试验为疗程结束后第 4 周。对于女性患者，建议在治疗后 3～4 个月再次进行沙眼衣原体检测，以发现可能的再感染，防止盆腔炎和其他并发症的发生。

【预防】

目前在无有效的疫苗预防 Ct 感染的情况下，控制传染源和传播途径，加大监测力度，加强宣传教育，将有利于减少 Ct 感染的发生。早期、规范治疗 Ct 感染者可防止 Ct 传播到性伴，治疗性伴有助于防止患者再感染和感染其性伴。使用安全套可有效阻断 Ct 的传播。对妊娠妇女需要防止 Ct 传播到婴儿。

（武睿毅）

第八十六章

泌尿系统结石

第一节 概 论

泌尿系统结石又称尿石症(urinary lithiasis),是肾结石、输尿管结石、膀胱结石和尿道结石的总称,是泌尿系统最常见的疾病之一。人类对此疾病的认识始于历史悠久的远古时代。早在公元前4800年的埃及木乃伊中发现的膀胱结石和肾结石是迄今为止人类认识到的最古老的泌尿系统结石。公元前12世纪,Susruta开展了经会阴膀胱取石术。由于当时还没有专业的泌尿外科医师,取石手术死亡率极高。著名的希腊名医希波克拉底(非泌尿外科医师)在他的誓言中写道:“我不做切割膀胱的取石手术,把它留给专业的从医者”。表明当时人们对泌尿系统结石的认识已经取得了很大的进步。

在两千多年前祖国医学文献中亦有关于结石病的病因、症状和治疗的记载。《黄帝内经·素问》提出“石淋”或“沙淋”,即指结石病。汉代张仲景《金匮要略》在消渴小便利淋病篇云:“淋之为病,小便如粟状,小腹弦急,痛引脐中。”“淋”相当于尿路感染,“石淋”亦表明结石与尿路感染关系密切。唐王《外台秘要》中亦记载:“石淋者,淋而生石也”。其他如《备急千金方》等,均对石淋、沙淋等症状、病因及治疗有进一步描述。对其发生的机制认为“煮海水成盐之象而成砂石淋者是也”,与现代过饱和结晶学说也是有相同之处。说明这一疾病早为我们先辈医学家所认识和重视,并积累了许多有效的治疗泌尿系统结石的方剂、针灸等方法,至今仍广为应用。

近30年来,泌尿系统结石的治疗有了突破性的进展。体外冲击波碎石术和各种腔内碎石术、取石术等微创技术的广泛应用,使得泌尿系统结石的治疗发生了根本的革命性变化,并已成为目前治疗的主要手段。以往传统的开放手术已大幅减少,90%以上的泌尿系统结石患者通过微创技术免除手术取石的痛苦,获得满意的治疗效果。然而,泌尿系统结石是一个复发率很高的疾病,例如肾脏草酸钙结石,其1年复发率约为10%,5年为35%,10年为50%。因此,一方面应重视泌尿系统结石的诊断和治疗,充分利用现代先进的微创技术,不断提高治疗效果,降低并发症的发生率;另一方面更应该引起重视的是,加强对结石形成病因和发病机制的研究,探索新的、更有效的防治方法,最大限度降低结石的发病率和复发率。

【流行病学】

泌尿系统结石的发病有以下特点:

1. 有明显的地区性差异 泌尿系统结石是一个全球性疾病,在世界范围和我国的发病均有明显的地区性差别。英国、中欧、地中海、美国东南各州、澳洲北部、东南亚及我国南方都属于高发地区。目前,在美国和欧洲,普通人群肾结石的年发病率为0.1%~0.4%。地理环境是泌尿系统结石症流行病学的重要因素,同时,人们的营养状况、生活习惯、劳动条件、种族、性别和年龄等因素均有一定的关系。

迄今为止,在我国还缺乏严格按照现代流行病学的研究方法,整体调查泌尿系统结石发病率的报告。但整体来说,南方地区发病率高,北方地区发病率低。1976年北京医学院泌尿外科研究所统计了全国29个省市自治区45所医院的泌尿外科住院患者10 876人,发现泌尿系统结石患者在全国的分布有着明显的差异,发病人数以黑龙江省最低,仅占2.5%,贵州省最高占59.0%。北方13个省、市、自治区中,泌尿系统结石患者占同期泌尿外科住院患者中所占比例均低于15.0%,其中辽宁、内蒙古、山西等8个省、市、自治区均低于11.0%。南方16个省、市、自治区中,泌尿系统结石患者占同期泌尿外科住院患者中所占比例全部超过11.0%,其中,广东、广西、云南等6个省市自治区超过30.0%,南方诸省中泌尿系统结石患者在泌尿外科住院患者中几乎占首位。

流行病学调查的数据表明,近年来我国泌尿系统结石的发病率呈上升趋势，需引起重视。广西融水县泌尿系统结石的新发病率由1977年的20.2/10万逐渐上升到1986年的65.3/10万。据1983年广东东莞地区调查50万人口的资料显示，1年内泌尿系统结石新发病率为107/10万，1984年为123/10万，1985年上升为140/10万。广东珠江三角洲的多发地区花县266 895例人群普查（普查率为75%），泌尿系统结石总的发病率为3.3‰，其中，男性为4.5‰，女性为2.2‰，城镇6.4‰，农村3.2‰，上尿路结石占73.4%。

2. 尿路结石发生的部位与年龄、性别的关系　上尿路结石和下尿路结石，无论在病因、年龄、性别，还是在结石发生的部位和成分都有明显的差异。近年来，随着我国社会经济发展，人们生活水平的提高，泌尿系统结石的发病部位和年龄构成发生了明显的变化。体现在下尿路结石如膀胱结石在我国的发病率迅速下降，而上尿路结石如肾结石和输尿管结石却有明显增多的趋势，中壮年泌尿系统结石患者增多。过去小儿常由于缺乏乳类和动物蛋白营养，容易发生膀胱结石，发病常在3～5岁，10岁以下占膀胱结石57%。据1976年一组20 424例泌尿系统结石患者分析，下尿路结石仅占16%，比较流行的地区多属交通、经济较不发达的偏僻山区。亦见于偏食儿童患膀胱结石，其余下尿路结石主要见于男性老年的前列腺增生症或尿道狭窄患者，而上尿路结石日渐增多。建国初期，上、下尿路结石之比为1:1.4，到1983年倒转为7.5:10。上尿路结石大多数患者为20～50岁，其中30～40岁更多见，且男性多于女性，约3.5:1，可能是男性尿中代谢产物高于女性，雄激素能增加草酸的形成，而雌激素则增加尿中枸橼酸含量的作用。不过近年来女性患尿石症亦有增多的趋势。双侧尿路结石占10%～20%，单个结石占61.4%。同一器官中多发结石占20.80%，而多部位多个结石约占17.8%。

3. 尿路结石的成分和性质　尿路结石是由尿液中所含晶体和胶体组成。通常都是先有一个核心，其核心大小不等，可由显微镜下的微粒到肉眼可见的斑块，另为基质（黏蛋白及黏多糖）和尿中草酸钙、磷酸钙、尿酸等晶体组成。另外，小血块、细胞碎屑、细菌、管型和各种异物等都可能成为结石形成的核心，然后尿中的各种晶体成分和胶体基质围绕核心逐渐沉积增大而形成结石。决定结石晶体的成分除体内代谢异常所致的某些晶体在尿中过量以外，还受细菌感染、尿酸和尿的酸碱度的影响，故含一种成分的纯结石少见，多数是以两种成分以上的混合性结石。

近年来重视尿路结石成分的分析研究，对病因和预防复发均有一定意义。现在对尿石成分的分析方法较多，简单的有一般化学定性分析方法，能检查出结石中含钙、磷、镁、铵、草酸、尿酸和胱氨酸等，此法基本解决了临床医疗的需要。在有条件者亦可采用X线衍射、红外线光谱、热重和差热分析方法。结构分析有偏光显微镜、扫描和透射电镜等技术的应用。在大多数工业化国家，大约80%的肾结石成分为钙盐，其他20%的肾结石为尿酸、鸟粪石或碳酸磷灰石、胱氨酸和其他罕见结石。在美国和欧洲，尿酸结石大约占5%～10%，而近东的某些国家和地中海国家尿酸结石的发病率较高（30%）；胱氨酸结石大约占1%。有关尿石的物理化学特点，取决于化学成分、形成过程和所在部位。下列介绍几种常见的尿石及其物理化学性质。

（1）草酸钙结石或草酸钙与磷酸钙混合结石：占80%～84%。X线片上显影最佳。肉眼所见结石表面呈桑葚状或呈星状突起。亦有光滑的，褐色，质地硬，不易碎。化学成分为一水或二水草酸钙。

（2）磷酸钙与磷酸镁铵混合结石：占6%～9%，X线片可显示。结石表面呈灰白色，多呈鹿角形，生长速度快，质地较松软，易碎。在碱性尿中形成，并常伴有尿路感染。

（3）尿酸石：占6%～10%，成分为尿酸石。X线片不能显示，即阴性结石。值得注意的是该结石常和其他结石混合存在。多为黄色，质硬，表面光滑或粗糙。在酸性尿中形成。血尿酸增高。

（4）胱氨酸石：仅占1%～2%。X线片不能显示结石。此石表面光滑，质坚，如黄色蜡样物质，常在无感染酸性尿中形成，主要成分为胱氨酸。

（5）其他结石：有黄嘌呤结石与磺胺石，均在酸性尿中形成，临床很少见。

【病因】

尿石症的病因较为复杂。至今多数病例尚找不到确切的原因。目前多认为尿石的发生是各种原因的综合作用所致，个体差异大。主要的原因是机体代谢性改变，有的可能是全身存在发病因素，其次是局部因素。下列因素可诱发尿结石。

1. 个体的全身因素　即存在体内和肾内代谢紊乱性疾病，导致高钙血症或高钙尿症。甲状旁腺功能亢进者使骨钙大量溶出，并促进胃肠道对钙的吸收，导致血钙增高，血磷降低，尿钙增高，容易形成结石。有的患者肠道吸收钙超过正常人，形成特发性高钙尿症，尿钙增高，亦容易形成结石。高钙尿症大约占肾结石的50%。该类患者红细胞膜Ca^{2+}/Mg^{2+} ATP酶活性增强并与尿钙浓度相一致。但未发现钙泵基因的突变。枸橼酸可以抑制和减慢肾结石的形成，故低枸橼酸尿症容易形成结石。酸中毒是低枸橼酸尿的主要原因，由此原因所致的肾结石占该类结石的20%～

60%。嘌呤代谢紊乱的痛风患者，血中尿酸增高，尿中排泄尿酸增加，故尿酸容易沉积形成尿酸结石。10%～20%的肾结石患者有痛风。结石由尿酸、草酸钙或磷酸钙组成，抑或为混合结石。该类患者的尿pH总是低的（pH<5.5）。高草酸尿症可导致草酸钙结石形成，可分为原发性和获得性两种类型。原发性高草酸尿症罕见，获得性高草酸尿症占肾结石患者的10%，其为肠对草酸盐吸收增加所致。还有的药物如长期服用皮质醇，造成过多脱钙而发生尿结石，以及溶骨性肿瘤或某些恶性肿瘤患者。亦有少数存在肾排钙增加，称之为肾性高钙尿症，均可诱发尿结石。还有骨折或瘫痪患者，因长期卧床引起骨质脱钙，导致尿钙增加；同时又由于尿潴留伴发感染，均容易形成尿结石。

2. 尿路局部因素　各种原因引起的尿路梗阻导致尿液淤积、尿路感染，尤其是某些细菌能将尿素分解为氨，使尿液变为碱性，有利于磷酸盐、碳酸盐沉积而形成结石。同样尿路中存留异物如缝线，长期留置导尿管或造瘘管等，均可发生医源性尿路结石。肾结石亦容易发生在多囊肾、海绵肾和肾盂输尿管连接处狭窄的患者。

3. 生活环境、气候、水源和饮食习惯　如地处炎热地区，出汗多，尿液易浓缩；食物和饮水内含有过多晶体成分，如草酸盐、尿酸盐等，都是结石形成的危险因素。近年来认为人们的食物趋向精细，进食肉类多于蔬菜等纤维素，与尿石的发生有一定的关系。此外，服用某些药物如磺胺药和激素等，都可能是尿石的诱因。

有关泌尿系统结石形成的机制一直是人们研究和探索的热点，但目前尚未完全明了，已提出了很多学说，比较代表性的有：认为肾结石发生于肾乳头钙化灶基础上的肾乳头钙斑学说；结石在基质构成的骨架上形成的基质学说；结石发生于尿液中晶体-胶体失衡的保护性胶体学说以及尿液中过饱和结晶和抑制物缺乏学说；结石形成是由于尿液中晶体面的互相高度配合而相互附生的取向附生学说和机体的免疫损伤学说等。20世纪70年代以来利用物理化学方法对尿液进行综合性的研究，认为不能用一个学说来阐明，而是包括尿液pH、尿酸和黏多糖等多种因素综合所致。正常尿液中含有形成结石的无机盐，即草酸盐、尿酸盐和磷酸盐等晶体，也含有晶体聚合抑制物质（焦磷酸盐，尿素和镁等），它们的共同作用使尿液维持过饱和状态，并阻止尿中晶体的析出。尿液中的晶体过多或晶体聚合抑制物减少，此为结石发生的基本条件。

近年来有人将结石分为原发性（代谢性）和继发性（感染性）两大类。前者因体内或肾本身的代谢紊乱，引起高钙血症和高钙尿症，损害了肾小管，产生结石基质，继有晶体沉积而形成结石。这种代谢性结石多为尿酸盐、草酸盐、胱氨酸和黄嘌呤结石。感染性结石是由于尿液中存在变形杆菌等能产生溶酶，将尿素分解为游离氨，使尿液碱性化，促使磷酸盐沉积。通常结石是在肾盏或肾盂内形成，临床多是磷酸镁铵盐结石，并容易形成鹿角形结石。由于局部梗阻和尿淤积而引起尿路感染，或结石本身伴发感染，甚至有的细菌生长于结石内的间隙中，故不易被抗生素彻底消灭。

【病理】

泌尿系统结石的病理损害主要有三个方面：

1. 梗阻　结石在尿路各个部位均能造成梗阻，其上方发生尿路积水。多数是不全梗阻，有的结石虽大，但尿液仍可通过结石旁的缝隙排出；但也有小结石可引起严重梗阻，甚至使患侧肾失去功能。双侧尿路梗阻则出现尿闭、肾功能不全。

2. 直接损伤　结石表面粗糙，容易造成尿路上皮损伤和血尿。长期慢性刺激可发生癌变，如肾盂或膀胱铸形结石可伴发鳞状上皮癌。

3. 感染　凡能引起梗阻的结石，多可导致尿路感染。结石、梗阻和感染三者互为因果，结石引起梗阻，梗阻促进感染，感染使结石增大。重者可导致肾积脓和肾周炎症。

【预防】

泌尿系统结石的形成因素复杂，且复发率高，因此采取有效的预防措施，是从根本上减少结石发病率的关键。整体来说，泌尿系统结石的预防大致分为两类：

1. 一般性预防措施　凡有结石史的患者都应养成多饮水的习惯，以稀释尿液。正常人每24小时尿量维持在2000ml以上，患过结石的患者则应维持在2000～3000ml尿量，以降低尿内盐类的浓度，减少尿盐沉积的机会。仅大量饮水一种措施即可有效地预防结石的复发。改善水源水质对预防结石也有一定意义。对食物中的钠盐要进行限制（大约100mmol/d），同时要限制草酸盐的摄入。可多饮柠檬果汁，少吃肉类，适当食用含钙食物。去除尿路一切梗阻因素，如尿道狭窄、前列腺增生症等。积极治疗尿路感染。长期卧床患者应多活动，多翻身，可在床上加强锻炼，以减少骨质脱钙，增进尿液通畅度。

2. 个体化预防措施

（1）早期研究显示，39%～78%的原发性甲状旁腺功能亢进症患者会发生肾结石，但近年来的研究表明，大约只有1%的原发性甲状旁腺功能亢进发生肾结石。故应注意筛查,并首先着重诊治甲状旁腺功能亢进,否则结石去除后会很快复发。少数甲状旁腺瘤患者于腺瘤切除术后,原有的结石也会自行溶解。

(2) 根据已排出的结石或手术取出的结石,行结石成分分析,并相应进行防治。如尿酸结石是体内嘌呤代谢紊乱的产物,故嘱患者多饮水(2000ml/d),除控制感染外,可应用碱化药物,使尿 pH 维持在 6.5 ~ 7.0,并用碱性合剂,如口服苏打片。如血尿酸含量过高,可先用食物治疗,限制每日蛋白质总量在 0.8 ~ 1.0g/kg,糖类占总热量不超过50% ~60%。多吃新鲜蔬菜和水果,因其含多种维生素,代谢最终产物是碱性,有利于治疗。由于患者多较肥胖,膳食宜低热量,少油脂和糖类。尽量少食动物内脏、菠菜、豆类、酒、浓茶、咖啡饮料。

对胱氨酸尿患者,可以应用 D-青霉胺或硫普罗宁,两种药物均可与胱氨酸结合而形成可溶性混合性二硫化物,将尿液胱氨酸浓度降低至 200mg/L。

(郭剑明)

第二节 肾结石

肾结石在泌尿系统结石中占重要地位,随着人们物质生活水平的提高,营养状况的改善,加重了饮食调配的不合理,高蛋白、高糖饮食成分的提高,使上尿路结石(特别是肾结石)的发病率不断上升。任何部位的结石都可以始发于肾,而肾结石又直接危害肾。结石常始发于下盏和肾盂输尿管连接处,可为单个或多发,其大小非常悬殊,小的如粟粒,甚至为泥沙样,大者可充满肾盂和整个肾盏,呈铸形结石。双肾结石占 8% ~15%。男女之比约 3:1 ~9:1,中青年占 80%。

【临床表现】

最常见的症状是腰痛和血尿。仅少数在肾盂中较大、不活动的结石,又无明显梗阻感染时,可长期无症状,甚至患肾完全失去功能,症状仍不明显。在肾盂内较小的结石由于移动性大和直接刺激,能引起平滑肌痉挛,或结石嵌顿于肾盂输尿管交界处发生急性梗阻时,则出现肾绞痛。典型的肾绞痛为突然发作,呈剧烈的刀割样痛。疼痛可沿输尿管向下放射到下腹部、外阴部和大腿内侧,男性可放射到阴囊和睾丸,女性放射到阴唇附近。持续时间不等,并伴有恶心、呕吐,患者坐立不安,面色苍白,大汗淋漓,可呈虚脱状态。绞痛后出现血尿,多为镜下血尿,也有肉眼血尿,或有排石现象。亦有结石逐渐长大导致慢性梗阻,发生肾积水和脓尿。在独肾或双侧肾结石,偶可发生急性肾功能不全。有的患者表现为贫血、胃肠道症状或尿路感染而就诊,易造成误诊。

【诊断与鉴别诊断】

根据病史、体检和必要的实验室、B 超、X 线等检查,不难作出肾结石的诊断,但还应进一步了解结石的大小、数目、形状和部位、有无伴发梗阻、感染、肾功能减退,以及可能的原发病因与估计结石的成分。病史中凡是有腰部疼痛后伴血尿,或运动后发生血尿,都应考虑肾结石的可能。肾结石中多数为镜下血尿,少数为肉眼或无痛性血尿。亦有表现为尿路感染的症状,如尿中有脓细胞、细菌。尿液中找到结晶体或有排石史,是诊断尿路结石的一个重要线索。

实验室检查:尿常规检查能见到肉眼或镜下血尿,伴感染时有白细胞和脓尿,尿液细菌培养可能呈阳性。有时可发现尿液中有晶体。当怀疑泌尿系统结石与代谢状态有关时,应测定血、尿的钙、磷、尿酸、草酸等,必要时行钙负荷试验。

B 超:结石显示为增强回声伴声影,且能够评价肾积水和肾实质萎缩的程度,可发现 X 线片不能显示的小结石和透 X 线结石。对造影剂过敏、妊娠妇女、肾功能不全、无尿患者,不能行静脉尿路造影时,选择 B 超有助于诊断。

尿路 X 线片:是确诊肾结石的重要方法,还可看到肾的外形,结石的大小、形态和部位。尿路结石约 90%以上含钙,可在 X 线片上显示出来,故尿路 X 线片是诊断肾结石必不可少的检查。尿路 X 线片显示结石的清晰度主要取决于结石的成分和厚度,亦受患者的胖瘦、肠道积气的多少和摄片技术的优劣等影响。结石含钙愈多,X 线片显示愈清楚。含钙少或结石小则显示不清,甚至模糊看不出。但若在拍片前晚冲服番泻叶 6 ~9g 或灌肠后,有可能被检出。纯尿酸结石或胱氨酸结石因不含钙,故 X 线片上不能显示,称为阴性结石,约占全部尿路结石的 3% ~5%。

静脉尿路造影(IVU):了解双肾功能、有无积水和整个尿路情况,并为选择治疗提供依据;还能发现引起肾结石的局部病因,如先天性肾盂输尿管连接处狭窄、马蹄肾和多囊肾等畸形。在阴性结石可表现为肾盂内占位性病变,对碘过敏者和阴性结石患者可行膀胱镜检查及逆行肾盂输尿管造影,必要时行肾盂空气造影。

放射性核素肾显像:评价治疗前后分肾功能的受损和恢复情况,协助了解双侧尿路的梗阻情况。

鉴别诊断主要是右肾结石引起的上腹痛,需与急性胆囊炎、胆道结石、溃疡病、胰腺炎等疼痛鉴别,但这些患者尿液检查均无红、白细胞。虽然胆道结石或腹腔淋巴结钙化亦可在 X 线片上显影,但摄侧位 X 线片时,肾结石阴影与腰椎重叠或位于椎体稍后方,而胆道结石或腹腔内淋巴结钙化则位于椎体前方。通过病史和体检还要排除其他可以引起腹部疼痛的疾病如急性阑尾炎、异位妊娠、卵巢囊肿扭转、肾盂肾炎等。尿酸结石患者血尿酸值增高，尿液 pH 呈持续强酸性的特点，患者多有痛风病。

甲状旁腺功能亢进的筛选检查：对于双肾或复发结石患者，术前均应常规测定血钙和血磷。由于血钙可能间隙性升高，故应行 2～4 次血钙、血磷测定。甲状旁腺功能亢进患者的血清钙均超过 10.5mg/dl（正常值 8.5～10.5mg/dl），血清磷（空腹）降到 2.5mg/dl 以下（正常值 3～5mg/dl）。24 小时尿钙、尿磷排出增高[正常人尿钙(130±50)mg/24h，尿磷 500mg/24h)]。

口服 1g 钙负荷试验：由于甲状旁腺分泌与血钙浓度成反比，正常人服钙后抑制甲状旁腺分泌，尿磷明显减少（20%～60%），血磷明显升高，而患者有甲状旁腺功能亢进，服钙后尿磷减少，不足 20%，而血磷很少改变。

近年应用环磷酸腺苷（cAMP）替代复杂的甲状旁腺素测定。甲状旁腺腺瘤可用 B 型超声及 CT 检查。

【治疗】

肾结石治疗的目的是去除梗阻因素和感染因素，排除结石，减除对肾脏的损害，挽救肾功能，减轻患者的痛苦，同时采取适当的措施预防结石复发，治疗结石的发病因素。结石复杂多变，结石的性质、形态、大小、部位、泌尿道局部解剖情况等都存在差异，因此治疗方法的选择应该依患者的具体情况而定，实施个体化的治疗方案。小结石可观察等待其自然排出或应用药物排石，如伴疼痛即对症治疗。经常伴有症状、梗阻或者感染的结石又不能自行排出时，应积极采用微创技术或者手术取石，结石梗阻严重影响肾功能时，应及早解除梗阻，改善肾功能。

1. 一般疗法

（1）饮水治疗：尽量多饮水，使每日尿量维持在 2000～3000ml，配合利尿解痉药物。尿液稀释有利于小结石的冲刷和排出，并有助于防止复发。

（2）对症治疗：肾绞痛发作时，首先应解痉止痛，可用阿托品或山莨菪碱，哌替啶，含服硝苯地平等。局部热敷，针刺肾俞、京门、三阴交、足三里或耳针，均可缓解疼痛。必要时静脉补液，或用吲哚美辛栓剂肛门塞入。合并感染者应同时进行抗感染治疗。

（3）排石治疗：其适应证为：结石直径小于 0.6cm，表面光滑，结石以下尿路无梗阻，结石未引起尿路完全梗阻。可服用各种排石冲剂或中药煎剂，配合多量饮水和适当运动有助于结石排出。近年来报道口服 α-受体阻滞剂或钙离子通道拮抗剂，排石效果较好。坦索罗辛是一种高选择性 α-肾上腺素能受体阻滞剂，使输尿管下段平滑肌松弛，促进输尿管结石排出。排石过程中应注意定期复查。

（4）病因治疗：患有甲状旁腺功能亢进者有时在甲状旁腺瘤或癌切除后，尿石不再发展，甚至自行溶解消失，同时结石亦不再复发。患有肾小管酸中毒者常并发磷酸钙结石，服用枸橼酸钾、磷酸盐合剂、氢氯噻嗪等降低尿钙，碳酸氢钠可纠正酸中毒。特发性高钙尿使用噻嗪类利尿药、枸橼酸钾、磷酸纤维素钠、正磷酸盐等降低尿钙，减少尿中钙盐结晶和结石形成。肠源性高草酸尿可使用高钙饮食、钙剂、葡萄糖酸镁等，对原发性高草酸尿，可使用维生素 B_6。上尿路畸形、狭窄、长期卧床等，应采取相应的治疗措施。

（5）药物溶石治疗：单纯尿酸结石最常用碳酸氢钠或碱性溶液碱化尿液，碳酸氢钠剂量为 500～1000mg，每天 3～4 次。或可选择枸橼酸氢钾钠 2.5g，每天 3～4 次。碳酸酐酶抑制剂乙酰唑胺是尿酸结石患者另一种常用的碱化尿液药物，常用剂量为 250～500mg，睡前服用，维持夜间尿液碱化。治疗期间，应经常监测尿 pH，以求达到最有效治疗。限制高嘌呤饮食，尿 pH 保持在 6.5～7.0，同时每天大量饮水 3000ml 以上，亦有用 1.5% 碳酸氢钠溶液经肾造瘘管冲洗，局部溶石。如饮食不能控制高血尿酸时，可服用别嘌醇 0.1～0.2g，每日 3 次，服用半年左右可使尿酸结石溶解，本药的优点为无不良反应。黄嘌呤肾结石治疗方法也相同。

胱氨酸结石采用低胱氨酸饮食，碱化尿液，大量饮水。使用降低胱氨酸药物，主要为硫醇类，如 D-青霉胺、硫普罗宁、乙酰半胱氨酸等。D-青霉胺的治疗剂量为 1～2g/d，分 4 次服用，一般从小剂量开始，耐受良好时可逐渐增加剂量，并加用维生素 B_6，以减少副作用的发生。硫普罗宁的常用剂量为 600～1800mg/d，分 4 次服用，治疗目的是减少尿液中胱氨酸的排出量至 200～300mg/d 以下。乙酰半胱氨酸的成人常用剂量为每次 0.7g，每日 4 次，副作用很少。磷酸盐结石可口服葡萄糖醛酸苷或亚甲蓝。溶石疗法配合 ESWL，疗效更佳。

2. 体外冲击波碎石术（extracorporeal shock-wave lithotripsy，ESWL）　世界上首台体外冲击波碎石（ESWL）机由德国 Dornier 公司研制成功。1980 年 2 月，德国 Chaussy 首先将此技术应用于临床，获得成功，标志着治疗泌尿系统结石的新时代的到来。ESWL 很快在世界各国推广应用。国内上海交通大学和上海医科大学附属中山医院于 1984 年自行设计研制成功同类的体外冲击波碎石机，即 JT-ES-WE-T 型，并不断改进为 V 型机，已广泛应用于临床。由于 ESWL 疗效显著、受损轻微，目前已成为上尿路结石治疗的主要手段。

（1）原理：Dornier 型机是采用电极放电的原理。利用高电压（10～30kV），大电流（10～20kA）通过在水中（含 1% 氯化钠）瞬间放电，产生液电压性冲击波，并沿半椭圆反射器的反射聚焦于半椭圆反射器的第二焦点处（放电处为第一焦点），能量可增加 360 倍，在两台 X 线球管与荧光增强管组成的结石定位系统监视下，高能冲击波即可精确地到达焦点的结石处，通过反复调整位置，多次冲击波轰击，结石可粉碎成 2mm 大小而排出体外。不过冲击波焦点的有效面积仅 2cm，故较大的结石不可能一次彻底击碎，尤其是含钙致密坚硬的结石较难震碎。人体器官和组织密度和震波中的水溶液相似，因此冲击波从水中通过人体各层组织时不能发生能量交换（无阻抗），故组织不会受到明显损害；而肾结石阻抗比水大，故被粉碎。冲击波以声学特性传播，故能量在空气中比水削减得多，所以患者浸卧在水中震波比卧在水囊袋上效果更好些。冲击波粉碎结石是利用冲击波在两种声阻抗不同的传播媒质（组织和结石）的界面发生反射，它在结石的前缘产生压应力，在其后缘产生拉应力，两种媒质的声阻抗的差别越大，应力就越大，物质（结石）结构越容易破坏。在结石面对冲击波源的界面上的压应力使结石破裂，而空化作用产生水的射流使裂口内面的结石剥落，一连串的冲击波使结石由表及里的逐层破碎，直到完全粉碎成为细小的颗粒排出体外。除液电冲击波源外，尚有压电晶体、电磁波等冲击波源，现有用电磁波源取代其他冲击波源的趋势。

（2）震波碎石装置的组成

1）震波发生器：是体外震波碎石的核心部件，它决定着碎石效果、治疗工作的效率与对人身体的影响。要求具备：冲击波需带有足够的能量；要求在合适的介质中传播，耦合进入人体，衰减较小；冲击波具有良好的方向性——聚焦特性；冲击波应力脉冲必须保持稳定；必须对人体组织、器官无损害或影响很小。冲击波源主要有三种：①液电冲击波源：液电冲击波源在一个椭圆反射体内，电能通过液体中火花放电的方式转化为热、光、力、声等其他形式的能量。在体外冲击波碎石术中，只是利用它的力学效应——冲击波。Dornier 机均属此类。②压电晶体超声波：压电晶体超声波源是在一个半径 50cm 左右的球冠上均匀分布数千个压电晶体元件，在同样电脉冲作用下产生相同的超声脉冲，而且同步到达球心，而获得高强的超声脉冲，达到碎石。如 EDAP 即为此类。③电磁脉冲波源：电磁脉冲波源是将电能首先转化为磁能，再转化成为机械能。它的第一种转换类似液电冲击波源，是高电压电容器的充放电。但它的放电不在水中，而是对一个线圈放电，放电产生的脉冲大电流形成一个高强的脉冲磁场。Siemens Lithostar 属此类。德国 Dormer 产品 Compacts 碎石机也属此类。

2）定位系统：是在半椭圆形反射体两侧用两套 X 线球管交叉定位，同时配有荧光增强电视观察图像仪，定位时移动人体的结石正好位于焦点上。

3）水槽：由不锈钢制成，配有恒温装置、进出水道，槽底部有孔，安置冲击波发生器。水囊袋代替水槽，应用较为方便。由于其能量较小，故不宜用于大的肾结石。

干式（水囊袋）Dornier 型机和 B 型超声定位干式压电晶体的体外冲击波碎石机（如德国与法国的 EDAP 型机）可避免接触放射线，并可用于阴性肾结石、胆道结石。较疏松的输尿管结石定位较难。

（3）ESWL 的适应证和禁忌证：对小于 2cm 肾结石患者的治疗可以首先考虑选择 ESWL。随着碎石机性能不断完善及临床经验的不断积累，适应证也在不断扩大，由 20 世纪 80 年代初的单一肾结石，直径<1cm，输尿管上段结石至目前的全尿路结石。除结石以下部位的梗阻、狭窄外，绝大多数结石患者可用单一 ESWL 或配合经皮肾镜取石（PCNL）、输尿管镜取石术等治疗，效果良好。从理论上讲，尿路结石除远端有器质性梗阻外均可采用体外冲击波碎石术治疗。但为了取得最佳治疗效果和尽可能减少不良反应，临床上必须对结石患者加以选择。

目前，ESWL 治疗肾结石的适应证为：①直径≤2cm 的肾盂或肾盏单发结石或总体积与之相当的多发结石是 ESWL 的最佳适应证；②直径 2～4cm 的肾结石，仍可以选择 ESWL 治疗，但术前常需放置输尿管导管或支架管，且往往需要多次碎石；③直径>4cm 的巨大结石或者难碎结石（胱氨酸结石），应根据具体情况选择 PCNL 或者 PCNL 联合 ESWL 治疗；④PCNL、输尿管镜碎石术或者开放性取石术后的残余肾结石、畸形肾结石、移植肾结石等。

早期 ESWL 的禁忌证相当广泛，近年来，随着 ESWL 适应证的不断扩大，其禁忌证不断缩小。目前认为，妊娠是唯一的 ESWL 绝对禁忌证，而其他的如结石以下尿路有器质性梗阻、泌尿系统感染、心血管疾患等均属于相对禁忌证，在一定条件下或者经过适当处理后都可以行 ESWL 治疗。在临床工作中，下述情况应列为禁忌证：①不能纠正的全身出血性疾患；②高危患者如心肺功能不全，严重心律失常等；③泌尿系统活动性结核；④无症状的肾盏憩室结石；⑤妊娠妇女，特别是结石在输尿管下段者；⑥严重肥胖或骨骼畸形；⑦结石以下尿路有器质性梗阻，在梗阻未解除之前不宜碎石；⑧严重肾功能不全。

(4) 治疗方法和效果:震波前必须有近期的尿路X线片和CTU或静脉(逆行)肾盂造影证实。术前做心电图、血、尿常规检查,血小板计数,出凝血时间测定。ESWL前晚用番泻叶6~9g冲服清肠。术晨禁食,以免肠积气影响结石定位。控制泌尿系统感染。治疗时的工作电压应随不同厂家的碎石机而定。Dornier公司的碎石机工作电压为14~24kV,冲击次数则视结石粉碎为度,若结石不能完全粉碎时,其冲击总数不宜超过2500次。对小儿肾结石和孤立肾结石,应适当调低工作电压和减少冲击次数,尽量减少其对肾的损害。对于同一部位的肾结石,ESWL治疗次数不宜超过3~5次(具体情况依据所使用的碎石机),否则,应该选择其他方法如经皮肾镜取石术。治疗间隔时间目前尚无确定的标准,但多数学者通过研究肾损伤后修复时间认为间隔时间为10~14天。

一般来说,肾盂结石容易粉碎,肾中盏和肾上盏结石的疗效较下盏结石好。下盏漏斗部与肾盂之间的夹角为锐角,漏斗部长度较长和漏斗部宽度较窄,ESWL后不利于结石清除。磷酸铵镁和二水草酸钙结石容易粉碎,尿酸结石可配合溶石疗法进行ESWL,一水草酸钙和胱氨酸结石较难粉碎。据上海医科大学中山医院与上海交通大学报告,1985—1987年应用JT-ESWL-Ⅰ型体外震波碎石机治疗上尿路结石(主要是肾结石)1222例,单侧1069例,双侧153例,震碎率99.67%,电压在14 000~15 000V,最高为18 000V,每次震波冲击次数为400~1600次。86.07%病例1次治愈,13.83%需2次震波,个别经3~5次才获治愈,震波碎石后1天至7个月全部排清,平均排清48天。89.6%效果满意。

震波时并发症有:局部皮肤疼痛、血压改变、心绞痛、窦性心动过速或窦性心动过缓及心律失常等,经对症治疗后大多可以完成震波。震波后近期并发症:血尿(100%)、肾绞痛(约70%)、发热(1%~5%)、局部皮肤瘀点、恶心、呕吐、食欲缺乏、咯血、肾周围血肿、大便隐血或痰中带血等。震波后远期并发症有:高血压(8%左右)、结石复发(2年后为6%,4年后为20%)及肾功能损害等。

(5) 震波后的处理:鼓励患者多饮水以利排石;用解痉剂、抗生素、排石汤和黄体酮等。及时观察和收集结石排出情况。尚需定期复查尿路X线片和CT或静脉尿路造影。对停留在输尿管的碎石不能排出者,或形成输尿管阻塞(石街)时,应及时给予再次震波或行输尿管镜碎石术等措施,解除梗阻,促进结石排出。并发肾严重感染者应积极抗感染,并及时行肾造瘘引流。

3. 经皮肾镜取石术经皮肾镜取石术(percutaneous nephrolithotomy,PCNL)　是指在B超引导或X线荧光透视监控下,通过经皮肾穿刺造瘘(percutaneous nephrostomy,PCN)所建立的通道,在肾镜直视下借助取石或碎石器械达到去除结石、解除梗阻的一种微创技术。PCNL最早在欧美一些国家开展,20世纪80年代中期以来,随着光学、电子工程技术的进展,超声、放射介入、CT、MRI等技术的广泛应用,PCNL技术在临床上的应用有了飞跃性发展,1997年国外学者提出使用微创经皮肾取石术(minimally invasive percutaneous nephrolithotomy,MPCNL),以减少手术并发症与肾实质的损伤,但多用于治疗≤2cm的结石、小儿肾结石或需建立第二通道的病例,使用指征局限。而国内吴开俊教授和李逊教授等从1992年开始采用"经皮肾微造瘘、二期输尿管镜碎石取石术"。1998年提出有中国特点的微创经皮肾取石术,并逐步在全国推广应用,使经皮肾取石技术的适应范围不断扩大,并应用于大部分ESWL和开放手术难以处理的上尿路结石。PCNL具有创伤小、疗效高、并发症少、适应证广、恢复快等优点,是肾、输尿管复杂性结石治疗的首选方法。

(1) 治疗方案和原则:①PCNL应在有条件的医院施行,推荐首选微通道PCNL(或微造瘘PCNL),并在术中由有经验的医师根据具体情况采用不同大小的通道和不同类型的器械进行手术;②开展手术早期宜选择简单病例,如:单发肾盂结石合并中度以上肾积水,患者体形中等偏瘦,无其他伴随疾病;③复杂或体积过大的肾结石手术难度较大,应由经验丰富的医师诊治,不排除开放手术处理(方法见肾开放性手术);④合并肾功能不全者或肾积脓先行皮肾穿刺造瘘引流,待肾功能改善及感染控制后再二期取石;⑤完全鹿角状肾结石可分期多次多通道取石,但手术次数不宜过多(一般单侧取石≤3次),每次手术时间不宜过长,需视患者耐受程度而定。多次PCNL后仍有直径>0.4cm的残石,可联合应用ESWL。

(2) PCNL的适应证和禁忌证:随着腔内技术和各种碎石设备特别是EMS超声联合气压弹道碎石机和钬激光的问世和应用,PCNL适应证不断扩大。包括:①所有需开放手术干预的肾结石,包括完全性和不完全性鹿角结石、直径≥2cm的肾结石、有症状的肾盏或憩室内结石;ESWL难以粉碎及治疗失败的结石;②输尿管上段L4以上、梗阻较重或长径>1.5cm的大结石;或因息肉包裹及输尿管迂曲、体外冲击波碎石(ESWL)无效或输尿管置镜失败的输尿管结石;③特殊患者的肾结石,包括:小儿肾结石,肥胖患者的肾结石,肾结石合并肾盂输尿管连接部梗阻或输尿管狭窄,孤立肾合并结石梗阻,马蹄肾合并结石梗阻,移植肾合并结石梗阻,无萎缩、无积水肾结石。

PCNL 的禁忌证:①未纠正的全身出血性疾病;②严重心脏疾病和肺功能不全,无法承受手术者;③未控制的糖尿病和高血压者;④盆腔游走肾或重度肾下垂者;⑤脊柱严重后凸或侧弯畸形、极肥胖或不能耐受俯卧位者亦为相对禁忌证,但可以采用仰卧、侧卧或仰卧斜位等体位手术;⑥服用阿司匹林、华法林等抗凝药物者,需停药 1 ~ 2 周,复查凝血功能正常才可以进行手术。

(3) 治疗方法:PCNL 术前必须进行一般生化检查及测出凝血时间及尿细菌培养。术前做 KUB+IVU 或 CTU 检查,了解结石的位置、大小、形态及其与肾盏的位置关系。术前给予抗生素治疗或预防感染。

1) 术前经膀胱镜逆行插入输尿管导管:经逆行输尿管插管造影,显示肾集合系统。

2) 在 B 超或 X 线 C 形臂机下定位下,穿刺点可选择在第 12 肋下至第 10 肋间腋后线到肩胛线之间区域,穿刺经后组肾盏入路,方向指向肾盂;对于输尿管上段结石、肾多发结石以及合并 UPJ 狭窄需同时处理者,可首选经肾后组中盏入路,穿刺点常选第 11 肋间腋后线和肩胛下线之间的区域。上组盏和下组盏的穿刺,须注意胸膜和肠管的损伤可能。

3) 扩张肾穿刺通道,插入肾镜。

4) 小的结石用取石钳直接取出,较大的结石通过激光、气压弹道、超声等击碎后排出。EMS 兼有气压弹道碎石与超声碎石并吸出的优点,使肾内压降低,尤其适用于感染性、大结石的患者。碎石结束后放置双 J 管和肾造瘘管较为安全,留置肾造瘘管可以压迫穿刺通道、引流肾集合系统、减少术后出血和尿外渗,并有利于再次处理残石。

PCNL 的主要并发症:术中出血(1% ~ 2.5%)、延迟出血(1% 左右)、结石残留(3% ~ 3.5%)和复发(1 年内复发率 8% 左右)、发热和感染、邻近器官损伤、肾集合系统穿孔、输尿管狭窄、电解质失衡、液气胸、高血压、肾周脓肿及腹膜后血肿等。如果术中出血较多,则需停止操作,并放置肾造瘘管,择期行二期手术。当肾造瘘管夹闭后,静脉出血大多可以停止,临床上持续的、大量的出血一般是由于动脉性损伤所致,需行血管造影进行超选择性栓塞,若出血凶险难以控制,应及时开放手术探查止血,必要时切除患肾。迟发大出血大多由于肾实质动-静脉瘘或假性动脉瘤所致,血管介入超选栓塞是有效的处理方法。

(4) 术后处理:术后均有血尿,应卧床休息,直至尿色变清。术后静滴抗生素,有菌尿者连续 3 ~ 5 日,菌尿转阴后改为口服。术后检查血常规和电解质。术后摄 KUB 或顺行显影若无残留结石,显影剂进入膀胱,则可夹闭引流管。术后如无特殊并发症,尿液清晰,引流管可在 2 ~ 4 日拔除。如有较多的残余结石,则保留引流管一段时间,待二期手术再通过原通道取出残留结石。

4. 输尿管镜取石术(ureteroscopic lithotripsy) 逆行输尿管镜治疗肾结石以输尿管软镜为主,其损伤介于 ESWL 和 PCNL 之间。随着输尿管镜和激光技术的发展,逆行输尿管软镜配合钬激光治疗肾结石(<2cm)和肾盏憩室结石取得了良好的效果。其适应证包括:①透 X 线的肾结石(<2cm),ESWL 定位困难;②ESWL 术后残留的肾下盏结石;③嵌顿的肾下盏结石,ESWL 治疗效果不好;④极度肥胖、严重脊柱畸形,建立 PCNL 通道困难;⑤结石坚硬(如一水草酸钙结石、胱氨酸结石等),不利于 ESWL 治疗;⑥伴盏颈狭窄的肾盏憩室内结石。禁忌证为:①不能控制的全身出血性疾病;②严重的心肺功能不全,无法耐受手术;③未控制的泌尿道感染;④严重尿道狭窄,腔内手术无法解决;⑤严重髋关节畸形,截石位困难。

采用逆行途径,向输尿管插入导丝,经输尿管硬镜或者软镜镜鞘扩张后,直视下放置输尿管软镜,随导丝进入肾盏并找到结石。使用 200μm 激光传导光纤传导钬激光,将结石粉碎成易排出的细小碎粒。综合文献报道,结石清除率为 71% ~ 94%。逆行输尿管软镜治疗肾结石可以作为 ESWL 和 PCNL 的有益补充。

5. 手术治疗 近年来随着 ESWL 和腔内微创技术的发展,特别是经皮肾镜和输尿管镜碎石取石术的应用,使得肾结石的治疗取得了突破性的进展,开放性手术在肾结石治疗中已经显著减少。在一些大的结石治疗中心,肾结石病例中开放手术仅占 1% ~ 5.4%。但是开放性手术取石在某些情况下仍具有重要的临床应用价值。

其适应证包括:①ESWL、输尿管镜取石和(或) PCNL 作为肾结石治疗方式存在禁忌证;②ESWL、PCNL、输尿管镜取石治疗失败,或上述治疗方式出现并发症需开放手术处理;③存在同时需要开放手术处理的疾病,例如肾脏内集合系统解剖异常、漏斗部狭窄、肾盂输尿管交界处梗阻或狭窄、肾脏下垂伴旋转不良等。

手术方法较多,主要有以下几种:

(1) 肾盂或肾窦内切开取石术:多用于肾盂或肾盏内单个结石。优点是手术较简单,出血及并发症少。即使是高危或梗阻性尿毒症患者亦可接受此种手术。若是多发性小结石,可以凝块法取石,但仍有取不净结石的可能。对有肾盂输尿管连接处狭窄伴发肾结石者,在取石同时应行肾盂成形术,以解除梗阻,预防结石复发。

(2) 肾实质切开取石术：适宜某些较为复杂的肾鹿角形结石、肾内型肾盂结石或因结石分支嵌顿于肾盏内，无法经肾窦内肾盂肾盏切口取出，或肾盂内多发性结石，难以经肾盂切口取出，又不适宜行肾部分切除术者。肾实质切开取石术的手术方法过去一直是沿用 Brodel 线的概念，其实这并不是真正的“无血管平面”，在这个平面常会遇到肾动脉前支的后分支。Boyce 的无萎缩性肾切开是根据肾段血管分布及其与肾盂肾盏的解剖概念而设计的手术方法。在无血管区行肾切开不会引起肾萎缩，能最大限度地保护肾功能，又能行肾盏整形，纠正肾内异常及改善引流，故这种术式比传统肾切开取石方法为佳。为保护肾功能，常需在阻断肾蒂血管后进行局部降温。鹿角形结石或较大多个分散结石可行肾实质劈开取石，亦可做离体肾工作台取石术与髂窝肾移植术。此法虽有取完结石的优点，但手术复杂，创伤大，故应用不多。

(3) 肾部分切除术：多用于集中在上、下极肾盏的结石，或存在肾盏狭小、宜切除肾的一极，以及肾先天性异常合并结石者。肾部分切除术具有以下优点：易取净结石，手术并发症少，能去除结石复发的局部因素。

(4) 肾盂-肾下盏(经肾实质)切开取石术：适合于肾盂-肾下盏巨大结石，因结石大而又延伸至下盏，单纯肾盂肾窦切开不能取出，需同时经肾下极实质延伸切开才能取出，临床上较为常用。

(5) 肾切除术：仅在肾大量结石伴有严重感染、积脓或患肾功能丧失，或癌变而对侧肾功能正常时采用。

(6) 双侧上尿路结石的手术治疗：一侧肾结石对侧输尿管结石，应先处理有梗阻的输尿管结石；双侧肾结石时，应在尽可能保留肾的前提下，先处理容易取出且安全的一侧；如病情严重结石难以去除，可先行经膀胱镜输尿管插管肾盂引流或肾造瘘术，必要时手术前后行透析治疗。

(郭剑明)

第三节　输尿管结石

输尿管结石是一种常见病，占泌尿系统结石的28.8%，绝大多数来源于肾，包括肾结石或体外震波后结石碎块下落所致。由于尿盐晶体易随尿液排入膀胱，故原发性输尿管结石少见。输尿管结石大多为单个，左右侧发病大致相似，双侧输尿管结石占 2% ~ 6%。临床多见于青壮年，20 ~ 40 岁发病最高，男与女之比为 4.5∶1，结石位于输尿管下段最多，占 50% ~ 60%。输尿管结石可引起上尿路梗阻和扩张积水，并危害患肾，严重时可使肾功能逐渐丧失。

【临床表现】

输尿管结石可以引起多种症状，少数无症状。结石的大小与梗阻、血尿和疼痛程度不一定成正比。在输尿管中、上段部位的结石嵌顿阻塞或结石在下移过程中，常引起典型的患肾绞痛和镜下血尿。疼痛可向大腿内侧、睾丸或阴唇放射。常伴有恶心、呕吐，有时血尿为肉眼可见。输尿管膀胱壁间段最为狭小，结石容易停留。由于输尿管下段的肌肉和膀胱三角区相连，并且直接附着于后尿道，故常伴发尿频、尿急和尿痛的特有症状。在不影响尿流通过的大结石，可仅有隐痛，血尿也较轻。在孤立肾的输尿管结石阻塞或双侧输尿管阻塞，或一侧输尿管结石阻塞使对侧发生反射性无尿等情况，都可发生急性无尿，甚至肾功能不全。

【诊断】

输尿管结石的正确诊断不仅是肯定有无结石，还有确定结石的大小、位置、两侧肾的功能和肾积水的程度、有无感染等。典型的肾绞痛与血尿是诊断的重要线索。在疼痛发作时肋脊区有压痛、叩击痛。女性输尿管下端较大的结石能在阴道穹隆处触及。

90%以上的输尿管结石在尿路 X 线片上可被显示，草酸钙显示最佳，但需与腹腔淋巴结钙化、盆腔内静脉石、阑尾内粪石等相鉴别。IVU 主要了解结石的部位和肾功能及有无积水，必要时行大剂量尿路造影及放射性核素肾图检查，均能进一步了解肾功能情况。膀胱镜检查与输尿管插管在结石处受阻，并拍 X 线片显示钙化影在导管的同一平面，即能肯定输尿管结石的诊断。阴性结石用空气对比剂行逆行造影摄片，则可显示结石的存在。另外 CT 及 B 型超声检查有助于对 X 线片不显影的阴性结石的诊断。对于尿路 X 线片未能显示结石，IVU 有充盈缺损而不能确诊时，输尿管镜检查可以明确诊断和进行治疗。

【治疗】

输尿管结石的治疗旨在解除梗阻、缓解或去除疼痛、清理结石、改善肾功能和预防复发。输尿管结石的治疗包括对症治疗、药物排石治疗、药物溶石治疗、ESWL、PCNL、输尿管镜碎石取石、腹腔镜取石和开放手术取石等。

1. 对症治疗　主要是控制肾绞痛，在明确诊断后可用阿托品 0.5mg 与哌替啶 50 ~ 100mg 肌注，痛区亦可热敷或行针刺，腰部敏感区可行皮下 1% 利多卡因封闭。亦可用硝苯地平或吲哚美辛栓剂塞肛。有恶心、呕吐、腹胀者可适当输液。

2. 药排石治疗　适用于直径<0.6cm、表面光滑、结石以下无明显梗阻的结石。可选用中药清热利湿：

金钱草、海金砂等；清热解毒：黄柏、银花、连翘等；活血化瘀、软坚化湿：三棱、莪术等；补肾：如肉桂、附子、肉苁蓉等；补气补血：如党参、黄芪等。还有各种排石冲剂，应用方便。近年来，研究表明，口服α-受体阻滞剂（坦索罗辛、多沙唑嗪、阿夫唑嗪等）或钙离子通道拮抗剂，能使输尿管下段平滑肌松弛，促进输尿管结石排出，特别是对于输尿管下段结石效果更明显。

3. 药物溶石治疗　只有纯尿酸结石才能通过口服溶石药物溶石，而含有尿酸铵或尿酸钠的结石则效果差。口服溶石药的剂量和方法见第二节。尿酸结石在行逆行输尿管插管进行诊断及引流治疗时，如插管成功到达结石上方，可在严密观察下用碱性药物局部灌注溶石，较口服溶石药溶石速度更快。

4. ESWL　早期ESWL只限于治疗输尿管上段结石。随着治疗经验的积累和碎石机的改进，目前输尿管全长任何部位的结石都可以用ESWL治疗。由于输尿管结石在尿路管腔内往往处于相对嵌顿状态，周围缺少一个有利结石粉碎的水环境，与同等大小的肾结石相比，粉碎难度较大，治疗的成功率较低，结石排净率为53%～97%，再次治疗率10%～30%。因此，ESWL治疗输尿管结石通常需要较高的冲击波能量和更多的冲击次数。同时必须加强震波时的定位准确性，有困难者同时行排泄性尿路造影或做膀胱镜逆行插管造影，以协助定位。目前认为，输尿管上段结石宜采用仰卧位并稍向患侧倾斜，这种体位一方面可以减轻脊柱阻挡X线而有利于结石的观察与定位，另一方面可使冲击波避开椎体的阻挡而减少衰减，提高碎石效率。中段结石采用侧俯卧位，患侧向上，这种体位可使肠管挤向对侧，减少了肠道气体对冲击波的干扰。下段输尿管结石宜采用斜侧半卧位，对于髂骨翼重叠部位的结石应采用俯卧位，不能俯卧位者可改用坐位或者半坐位，适当提高电压，均可取得一定的成功率。

ESWL疗效与结石的大小、结石被组织包裹程度及结石成分有关，停留时间过长、或者结构致密的结石（如胱氨酸结石）的碎石效果较差。对于复杂结石（结石过大或包裹很紧）常需多次碎石或者需联合应用ESWL和其他微创治疗方式（如输尿管支架或输尿管镜碎石术等）。对直径≤1cm上段输尿管结石首选ESWL，>1cm的结石可选择ESWL、输尿管镜（URS）和PCNL取石/碎石；对中下段输尿管结石可首选输尿管镜碎石术。目前，对于患输尿管结石特别是输尿管下段结石的妊娠妇女，ESWL是唯一绝对禁忌证。

大多数输尿管结石原位碎石治疗即可获得满意疗效，而有些输尿管结石（如阴性结石、需要协助定位的小结石、体积巨大结石等）需放置输尿管支架管，通过结石部位或者留置于结石下方行原位碎石，对治疗有一定的帮助；也可以将输尿管结石逆行推入肾盂后再行碎石治疗。

5. 输尿管镜碎石取石术　自20世纪80年代输尿管镜应用于临床以来，输尿管结石的治疗发生了根本性的变化。新型小口径硬性、半硬性和软性输尿管镜的应用，与新型碎石设备如超声碎石、液电碎石、气压弹道碎石和激光碎石的广泛结合，以及输尿管镜直视下套石篮取石等方法的应用，使得整个输尿管结石都能得到高效、微创治疗，极大地提高了输尿管结石微创治疗的成功率。目前认为，半硬性输尿管镜下钬激光碎石术是治疗输尿管结石特别是中、下段结石首选的治疗方法，具有微创、高效、安全、恢复快等优点。综合文献报道，碎石成功率为98%～100%，结石排净率为87%～100%。

输尿管镜下取石或碎石方法的选择，应根据结石的部位、大小、成分（密度）、合并感染情况、可供使用的仪器设备、泌尿外科医师的技术水平和临床经验以及患者本身的条件和意愿等综合考虑。

（1）适应证和禁忌证

1）目前输尿管镜取石术的适应证包括：①输尿管下段结石；②输尿管中段结石；③ESWL失败后的输尿管上段结石；④ESWL或者PCNL后形成的“石街”；⑤结石并发可疑的尿路上皮肿瘤；⑥透X线的阴性输尿管结石，ESWL定位困难；⑦体型肥胖、坚硬、停留时间长的嵌顿性结石而ESWL困难。

2）禁忌证：①不能控制的全身出血性疾病；②严重的心肺功能不全，无法耐受手术；③未控制的泌尿道感染；④严重尿道狭窄，腔内手术无法解决；⑤严重髋关节畸形，截石位困难。

（2）治疗方法

1）先在直视下将输尿管镜由尿道插入膀胱，找到患侧输尿管口，将安全导丝（guide wire）置入患侧输尿管，然后在安全导丝引导下，向输尿管开口导入输尿管镜。输尿管口是否需要扩张，取决于输尿管镜的粗细和输尿管管口的大小。输尿管硬镜或半硬性输尿管镜均可以在直视下逆行插入上尿路。输尿管软镜需要借助输尿管镜镜鞘或通过接头导入一根安全导丝，在其引导下插入输尿管。对于采用逆行输尿管镜途径困难、梗阻明显的输尿管中上段结石患者，可通过PCN通道行顺行输尿管镜取石术。

2）在进镜过程中，利用注射器或者液体灌注泵调节灌洗液体的压力和流量，保持手术视野清晰。

3）经输尿管镜看见结石后，利用碎石设备（如钬激光、气压弹道、超声等）将结石粉碎成3mm以下的碎片。而对于那些小结石以及直径≤5mm的碎片也可用套石篮或取石钳直接取出。

4）手术结束时，并非所有患者都需常规放置双J管，但遇有下列情况，宜放置双J管引流：①较大的嵌顿性结石（>1cm）；②输尿管黏膜明显水肿或有出血；③输尿管损伤或穿孔；④伴有息肉形成；⑤伴有输尿管狭窄，有/无同时行输尿管狭窄内切开术；⑥较大结石碎石后碎块负荷明显，需待术后排石；⑦碎石不完全或碎石失败，术后需行ESWL治疗；⑧伴有明显的上尿路感染。一般放置双J管2～4周，如同时行输尿管狭窄内切开术，则需放置4～8周甚至更长时间。

（3）并发症：输尿管镜取石术并发症的发生率与所用的设备、术者的技术水平和患者本身的条件等有明显关系。据报道发生率为5%～9%，较为严重的并发症发生率为0.6%～1%。

近期并发症及其处理包括：①感染：根据尿细菌培养及药敏试验应用敏感抗生素积极抗感染治疗。②黏膜下损伤：放置双J支架管引流1～2周。③假道：放置双J支架管引流4～6周。④穿孔：为主要的急性并发症之一。小的穿孔可放置双J支架管引流2～4周，如穿孔严重，应进行手术修补（输尿管端-端吻合术等）。⑤输尿管断裂或长段输尿管黏膜撕脱：为最严重的急性并发症之一。应积极手术重建（自体肾移植、输尿管膀胱吻合术或回肠代输尿管术等）。

输尿管狭窄为主要的远期并发症之一，其发生率为0.6%～1%。输尿管黏膜损伤、假道形成或者穿孔、输尿管结石嵌顿伴息肉形成、多次ESWL致输尿管黏膜破坏等是输尿管狭窄的主要危险因素。远期并发症及其处理如下：①输尿管狭窄：输尿管狭窄内切开或狭窄段切除端-端吻合术；②输尿管闭塞：狭窄段切除端-端吻合术或输尿管膀胱再植术；③输尿管反流：轻度：随访；重度：行输尿管膀胱再植术。

6. 腹腔镜输尿管取石术　仅用于ESWL和输尿管镜碎石、取石治疗失败以及输尿管镜取石或ESWL存在禁忌证的情况下，例如存在输尿管狭窄等。手术途径有经腹腔和后腹腔两种，腹腔镜下的输尿管切开取石可以作为开放手术的另一种替代选择。需注意该类手术有一小部分病例会出现术中结石漂移，需要术中结合软镜取石或二期手术取石。

7. 开放手术取石　随着ESWL、PCNL及URSL等微创技术的不断应用与发展，使得95%以上的患者免于开放手术的痛苦，取得满意效果。输尿管结石的开放性手术取石仅用于：ESWL和输尿管镜碎石、取石治疗失败、严重并发症以及输尿管镜取石或ESWL存在禁忌证的情况下，例如：输尿管严重穿孔、撕脱、存在重度输尿管狭窄等。手术前须拍尿路X线片定位。

（徐志兵）

第四节　膀胱结石

膀胱结石可分为原发性和继发性两种，主要发生于5岁以下的儿童和60岁以上的老年人。男性患者的发病率是女性的十几倍。原发性膀胱结石多由营养不良所致，偏远山区多发于婴幼儿，已不多见。继发性膀胱结石主要继发于良性前列腺增生症或者下尿路梗阻，随着寿命的延长此病也逐渐增多。另外结石容易发生在有尿道狭窄、膀胱憩室、异物以及长期引流管和神经源性膀胱功能障碍等。

【临床表现】

典型的膀胱结石常见于儿童，在排尿时由于结石突然阻塞在膀胱颈部，发生排尿中断，并引起剧烈疼痛，此时病孩常用手握阴茎，蹲坐哭叫，但体位变化后又可顺利排尿。膀胱黏膜与不光滑的结石摩擦引起出血、感染、黏膜溃疡，偶可发生严重的膀胱溃疡，甚至穿破到阴道、直肠，形成尿漏。结石和炎症长期刺激可诱发膀胱鳞状上皮癌。长期梗阻可造成输尿管与肾盂扩张、积水、肾功能受损。多数患者平时有尿频、尿急、尿痛和终末血尿，常有排尿中断现象。前列腺增生引起继发性结石，可能仅有排尿困难。大的膀胱结石在直肠指诊有时能摸到。

【诊断】

根据病史、临床表现、B超和尿路X线片容易确诊，复杂的病例可以采用CT平扫检查帮助诊断。寻找梗阻的原因甚为重要。必要时行膀胱镜检查，除能明确诊断外，尚可发现结石的原因。

【治疗】

膀胱结石治疗原则：①取出结石；②纠正形成结石的原因。治疗方法包括：内腔镜手术、开放手术和ESWL。经尿道内镜下碎石术是目前治疗膀胱结石最常用且有效的方法。目前使用较多的是钬激光碎石。钬激光还能同时治疗引起结石的其他疾病，如前列腺增生、尿道狭窄等，且不受结石大小的限制。此外，还可以应用经尿道气压弹道碎石术，但碎石效率差于钬激光碎石术。

如成人的膀胱结石直径在2cm以内，也可采用经尿道碎石钳碎石术，并将碎石块冲洗干净。此法简单有效，可在门诊进行，但患者有一定程度的疼痛感。对于有严重尿道狭窄和结石直径超过4cm者，如无条件行经尿道钬激光碎石术，也可行耻骨上膀胱切开取石；如有前列腺增生，应同时摘除，以减少结石复发。其他亦有应用体外冲击波碎石或超声波、微爆破等碎石的报道，但目前应用较少。

婴幼儿有足够的乳制品，即可预防发生膀胱结石。另外，去除诱发因素，如积极治疗尿道狭窄等梗阻疾病，在膀胱手术时不可用不吸收缝线穿入黏膜以免异物形成结石核心。有造瘘导管者应定期更换，并确保通畅。

（徐志兵）

第五节　尿道结石

尿道结石较少见，常见于男孩。大多数来自膀胱结石，排出时停留在尿道的前列腺部、球部或舟状窝处，也有发生于尿道狭窄及尿道憩室者。女性尿道结石多发生在尿道憩室内。尿道结石可引起局部疼痛、排尿困难、感染，导致尿道炎，甚至脓肿、溃疡，形成尿道瘘。前尿道结石可扪及结石。尿道探杆探查有摩擦感。X线片可证实诊断。停留在前尿道不大的结石，可扩大或切开尿道外口，采用钳夹法、钩出法或挤压法取石，取石前应先注入润滑剂以利取石。如结石较大，经努力不能移动时，可行尿道切开取石术。后尿道结石主张用探杆将结石推回到膀胱，再按膀胱结石处理，也可在直视下尿道镜取石或者碎石。有尿道狭窄或憩室并发结石者，在取石的同时应予处理。

（徐志兵）

6

第八十七章

泌尿系统肿瘤

第一节 肾脏肿瘤

【名词解释】

无症状肾癌(asymptomatic renal cell carcinomas):无临床症状或体征,由B超或CT检查发现的肾癌。

副瘤综合征(paraneoplastic syndromes):发生于肿瘤原发病灶和转移病灶以外、由肿瘤引起的综合征。

局限性肾癌(localized renal cell carcinoma):2002年版AJCC的TNM分期中的T1~T2N0M0期肾癌,临床分期为Ⅰ、Ⅱ期。

局部进展性肾癌(locally advanced renal cell carcinoma):伴有区域淋巴结转移和(或)肾静脉瘤栓和(或)下腔静脉瘤栓和(或)肾上腺转移或肿瘤侵及肾周脂肪组织和(或)肾窦脂肪组织(但未超过肾周筋膜),无远处转移的肾癌,2002年版AJCC临床分期为Ⅲ期。

转移性肾癌(metastatic renal cell carcinoma):2002年版AJCC临床分期Ⅳ期肾癌,包括T4N0M0期肾癌。

保留肾单位手术(nephron-sparing surgery,NSS):保留肾的手术总称,包括肾部分切除术、肾楔形切除术、肾肿瘤剜除术等。

微创治疗(minimally invasive treatment):文献中对微创治疗手段没有严格的界定,本书中将射频消融、高强度聚焦超声、冷冻消融归为微创治疗范畴。而腹腔镜下根治性肾切除术或NSS,由于切除组织及范围同开放性手术,未将其划为微创治疗范畴。

一、肾　癌

肾细胞癌是起源于肾实质泌尿小管上皮系统的恶性肿瘤,又称肾腺癌,简称为肾癌,占肾恶性肿瘤的80%~90%。包括起源于泌尿小管不同部位的各种肾细胞癌亚型,但不包括来源于肾间质以及肾盂上皮系统的各种肿瘤。

【流行病学及病因学】

肾癌占成人恶性肿瘤的2%~3%,各国或各地区的发病率不同,发达国家发病率高于发展中国家。我国各地区肾癌的发病率及死亡率差异也较大,据全国肿瘤防治研究办公室和卫生部(现国家卫生计生委)卫生统计信息中心统计我国试点市、县1988—1997年肿瘤发病及死亡资料显示:①肾癌的发病率和死亡率均有上升趋势;②男女比例约为2:1;③城市地区高于农村地区,两者最高相差43倍。发病年龄可见于各年龄段,高发年龄50~70岁。

肾癌的病因未明。其发病与吸烟、肥胖、高血压、长期血液透析、长期服用激素、解热镇痛药物等有关;某些职业如石油、皮革、石棉等产业工人患病率高;近亲中有肾癌患者也是危险因素之一;而适度的酒精摄入则是一种保护因素。少数肾癌与遗传因素有关,称为遗传性肾癌或家族性肾癌,占肾癌总数的4%。其中VHL综合征肾癌是主要类型。非遗传因素引起的肾癌称为散发性肾癌。

【分类】

肾癌有几种分类标准,以往我国最常采用的是1981年Mostofi分类标准。WHO 1997年根据肿瘤细胞起源以及基因改变等特点制定了肾实质上皮性肿瘤分类标准,此分类将肾癌分为透明细胞癌(60%~85%)、乳头状肾细胞癌或称为嗜色细胞癌(7%~14%)、嫌色细胞癌(4%~10%)、集合管癌(1%~2%)和未分类肾细胞癌。根据形态学的改变乳头状肾细胞癌分为Ⅰ型和Ⅱ型。

2004年WHO对1997年的肾细胞癌病理组织学分类进行了修改,保留了原有肾透明细胞癌、乳头状肾细胞癌(Ⅰ型和Ⅱ型)、肾嫌色细胞癌及未分类肾细胞癌4个分型,将集合管癌进一步分为Bellini集合管癌和髓样癌,此外增加了多房囊性肾细胞癌、Xp11易位性肾癌、神经母细胞瘤伴发癌、黏液性管状及梭形细胞癌分型。推荐采用2004年WHO肾细胞癌病理分类标准。

【病理】

绝大多数肾癌发生于一侧肾，常为单发肿瘤，10% ~20% 为多发。肿瘤多位于肾上下两极，瘤体大小差异较大，常有假包膜与周围肾组织相隔。双侧先后或同时发病者仅占散发性肾癌的 2% ~4%。遗传性肾癌则常表现为双侧、多发性肿瘤。

1. 肾透明细胞癌　大体标本多为圆形，较大时外形不规则，可为分叶状或结节型。肿瘤常为实性，质硬，少数合并囊肿或囊性变。有一层纤维包膜包裹，血供丰富，表面常有怒张的血管。肿瘤的颜色与血管多少、癌细胞内脂质含量以及出血、坏死等因素有关。一般说来，生长活跃区为白色，含脂质丰富的区域呈金黄色并发亮，灰色可能为分化不良或未分化肿瘤。可有局灶性钙化，液化坏死，不规则的出血灶。显微镜下透明细胞体积大，边界清楚，呈多角形，核小而均匀，染色深，因胞质内含大量磷脂、糖原和中性脂肪，在切片过程中这些物质被溶质溶解呈透明状。细胞常排列呈片状、乳头状或管状。分化不良的核多样性，有明显的核仁。

2. 嗜色细胞癌　乳头型，占肾癌的 10% ~15%。嗜色细胞癌表现为乳头状或小管乳头状生长，在未分化肿瘤变为实性。其乳头的蒂常为充满了脂类的巨噬细胞和巨灶性砂样瘤小体。乳头状肾癌预后比非乳头状好。

3. 嫌色细胞癌　约占肾癌的 4%，切面常为橘黄色。显微镜下嫌色细胞的特点是细胞多角形，胞质透明但有细的网状结构，有明显的细胞膜。常规染色胞质不染，可以用 Hale 铁染胞质。电镜下可见胞质内有丰富的网状结构，肝糖少，细胞形态和免疫组织化学表现是皮质集合管上皮。嫌色细胞癌的预后比透明细胞癌好。

4. 肾集合管癌　位于肾髓质中部，扩展至肾周围脂肪和肾盂，肿瘤切面为白色，实性，间有深色出血灶。肿瘤边缘不规则，在皮质围绕肿瘤有结节。显微镜下中等大小细胞，嗜碱性，胞质淡，PAS 染色强阳性，常有细胞核退行性发育。有时可见颗粒细胞变异，梭形，多型性，肉瘤样型。

肾癌可通过直接浸润、淋巴途径和血运转移。

(1) 直接浸润：肾癌达到一定体积后突破包膜，向内侵入肾盂，向外突破肾包膜，侵及肾周脂肪组织和筋膜，蔓延到邻近的组织，如肝、脾、肾上腺及横膈等。向内侵入肾盂后常发生血尿。

(2) 淋巴途径：25% 的肾癌都有区域淋巴结转移。左侧经淋巴管转移到肾蒂、主动脉和主动脉左外侧淋巴结。右侧首先累及肾门附近和下腔静脉周围淋巴结，并可向上蔓延到颈部淋巴结，也可直接通过膈肌淋巴结转移到肺。

(3) 血行转移：肾癌具有向静脉侵入的倾向，故血行转移是肾癌重要的转移途径。肾癌细胞侵犯静脉，在静脉内形成瘤栓，进一步延伸至下腔静脉，甚至到达右心房，并转移到骨骼和肺等其他脏器，引起广泛血行转移。癌细胞转移至肾静脉和下腔静脉的发生率分别为 20% 和 10%。多数瘤栓来自右侧肾癌，个别来自肾上腺内的转移灶。

肿瘤转移并不是与原发肿瘤大小完全相关。低度恶性的肿瘤常保持完整的包膜，虽然体积巨大，仍可没有转移。恶性程度较高的肿瘤，虽然肉眼看来肿瘤包膜保持完整，实际上癌细胞往往已侵入和穿出肾包膜。而对于淋巴转移和血行转移来说，少数恶性程度很高的肾癌在原发肿瘤体积很小时即已出现转移。

【分期】

推荐采用 2010 年 AJCC 的 TNM 分期和临床分期 (clinical stage grouping, cTNM)（表 87-1，表 87-2）。2010 年 AJCC 病理分期中评价 N 分期时，对检测淋巴结的数目没有规定。

表 87-1　2010 年 AJCC 肾癌的 TNM 分期

分期	标准
原发肿瘤(T)	
TX	原发肿瘤无法评估
T0	无原发肿瘤的证据
T1	肿瘤局限于肾脏，最大径≤7cm
T1a	肿瘤最大径≤4cm
T1b	4cm<肿瘤最大径≤7cm
T2	肿瘤局限于肾脏，最大径>7cm
T2a	7cm<肿瘤最大径≤10cm
T2b	肿瘤局限于肾脏，最大径>10cm
T3	肿瘤侵及大静脉或肾周围组织，但未累及同侧肾上腺，也未超过肾周围筋膜
T3a	肿瘤侵及肾静脉内或肾静脉分支的肾段静脉(含肌层的静脉)或侵犯肾周围脂肪和(或)肾窦脂肪(肾盂旁脂肪)，但是未超过肾周围筋膜
T3b	肿瘤侵及横膈膜下的下腔静脉
T3c	肿瘤侵及横膈膜上的下腔静脉或侵及下腔静脉壁
T4	肿瘤浸透肾周筋膜，包括侵及邻近肿瘤的同侧肾上腺

6

续表

分期	标准
区域淋巴结(N)	
NX	区域淋巴结无法评估
N0	没有区域淋巴结转移
N1	区域淋巴结转移
远处转移(M)	
M0	无远处转移
M1	有远处转移

表 87-2　2010 年 AJCC 肾癌临床分期

分期	肿瘤情况		
Ⅰ	T_1	N_0	M_0
Ⅱ	T_2	N_0	M_0
Ⅲ	T_1	N_1	M_0
	T_2	N_1	M_0
	T_3	N_0	M_0
	T_3	N_1	M_0
	T_{3a}	N_0	M_0
	T_{3a}	N_1	M_0
	T_{3b}	N_0	M_0
	T_{3b}	N_1	M_0
	T_{3c}	N_0	M_0
	T_{3c}	N_1	M_0
Ⅳ	T_4	N_0	M_0
	T_4	N_1	M_0
	任何 T	任何 N	M_1

（五）临床表现

1. 局部肿瘤引起的症状和体征

（1）血尿：无痛性血尿是肾癌较常见的症状。出现血尿多表明肾癌已侵入肾盂肾盏等集合系统。最常见的表现为间歇性、全程性、无痛性血尿。

（2）腰痛：是肾癌常见症状，发生率约为 40%，多为钝痛。原因主要是由于肿瘤生长导致肾被膜张力增加，另外还可因晚期肿瘤侵犯周围脏器或腰肌所造成。也可导致持续性的腰部疼痛，且疼痛较剧烈，此外，血块经输尿管排出时，也可引起肾绞痛。

（3）肿物：腰、腹部肿物也是肾癌常见的症状，肿物体积较大时方可被发现，质硬，无明显压痛，肿物随呼吸活动。如肿物比较固定，表明肿物已处于晚期，可能已侵犯腰肌和周围脏器。随着我国健康人群体检的普及和 B 超、CT 等影像学技术的发展，肾癌患者多在肿块发展到此阶段前，已获确诊和治疗。

既往经典血尿、腰痛、腹部肿块“肾癌三联症”临床出现率不到 15%，这些患者诊断时往往已为晚期。无症状肾癌的发现率逐年升高，近 10 年国内文献报道其比例为 13.8% ~48.9%，平均 33%，国外报道高达 50%。所谓肾癌三联症实际价值需要重新评估。

2. 全身症状和体征

（1）发热：肾癌患者中较常见，发生率 10% ~20%。常为 38℃以下的低热，发热的原因现已明确是肾癌的致热原所致。在切除肿瘤后，体温多能恢复正常。

（2）高血压：约 20% 的肾癌患者有高血压，主要原因为肿瘤压迫或肿瘤内动-静脉瘘导致肾素分泌过多引起。但应注意，只有近期出现的并且在切除肾癌后恢复正常的高血压才能认为是肾癌引起的。

3. 生化指标异常

（1）贫血：25% 的患者可伴有轻度的正常红细胞贫血。目前认为是肾癌毒素影响骨髓造血功能，以及肾自身的促红细胞生成素分泌不足造成的。

（2）红细胞沉降率增快：在肾癌比较常见，发生率 50%。现认为是致热原所致，红细胞沉降率增快和肿瘤细胞类型、血清蛋白的关系尚不明确，但发热伴红细胞沉降率增快是预后不良的征兆。

（3）高钙血症：原因不清，有发生率 10%，可能与肿瘤产生的类似于甲状旁腺素相关蛋白的多肽有关。也可能由肿瘤转移到骨骼引起。

（4）红细胞增多症：肾癌时肾皮质缺氧，释放促红素，调节红细胞生成和分化，在肾癌患者血中促红素升高 3% ~10%，这种物质可以是肿瘤直接产生，也可能由肿瘤挤压缺氧引起。当肿瘤切除后，红细胞增多症即可消失，肿瘤转移或复发后又重新出现。

（5）肝功能异常：肾癌未出现肝转移时即可有肝功能改变，包括碱性磷酸酶升高、胆红素升高、低白蛋白血症、凝血酶原时间延长、高 α2 球蛋白血症。肾癌切除后肝功能恢复正常者是预后较好的表现，肝功能异常并非是肾癌根治术的手术禁忌。

10% ~40% 的患者出现副瘤综合征，表现为高血压、贫血、体重减轻、恶病质、发热、红细胞增多症、肝功能异常、高钙血症、高血糖、红细胞沉降率增快、神经肌肉病变、淀粉样变性、溢乳症、凝血机制异常等改变。30% 为转移性肾癌，可由于肿瘤转移所致的骨痛、骨折、咳嗽、咯血等症状就诊。

【诊断】

1. 肾癌的发现 许多肾癌患者的早期临床表现并不典型,需要我们提高警惕,予以鉴别。首先,对于间歇性、无痛性血尿患者,应予以重视,即使是镜下血尿,亦应予以检查。同样,对于持续性腰部隐痛患者,以及具有贫血、红细胞沉降率快和其他肾外表现的患者,也应谨慎对待,寻找上述表现的原因。体检时应注意有无腰、腹部包块和锁骨上淋巴结病变。精索静脉曲张平卧不消失提示有肾肿瘤伴静脉瘤栓可能。推荐的实验室检查项目包括:尿素氮、肌酐、肝功能、全血细胞计数、血红蛋白、血钙、血糖、血沉、碱性磷酸酶和乳酸脱氢酶。

2. 肾癌的确诊 实验室检查可作为对患者术前一般状况、肝肾功能以及预后判定的评价指标,肾癌的临床诊断主要依靠影像学检查。影像学技术不仅提供最直接的诊断依据,同时,还能够做出准确的肿瘤分期,从而在手术以前明确病变的性质和病变的发展侵犯情况。

(1) B超:是肾癌诊断最常用且无创、经济的检查方法。超声检查可以发现肾内1cm以上的占位病变。尤其可以很容易地将肾囊肿、肾积水等疾病与肾癌鉴别开来。肾癌在超声检查时典型征象表现为肾实质内的圆形或椭圆形、边界较清楚的团块状回声。低回声占位居多,因肾癌常有出血、坏死、实性变,回声不均匀。肾囊肿亦可表现为肾内占位病变,但其境界清晰、内部无回声。如果囊肿内出血、感染、钙化亦可出现异常回声。近年注意肾内实性囊肿,其内容可能为黏稠血性液体,其回声可以与肾癌相似,其特点为边缘光滑,因内部无血管,CT表现为肿物无增强,可以区别。肾血管平滑肌脂肪瘤为实性肿物,女性较多,可能双侧发病,超声表现为强回声,可以和肾癌鉴别。B超还可以提供肾门、腹膜后淋巴结情况和肝、肾上腺有无转移。彩色多普勒超声可了解肾静脉和下腔静脉内有无癌栓,对癌栓诊断的准确率为93%。

(2) CT:可以发现肾内0.5cm以上的病变,能显示肿瘤的范围及邻近器官有无受累,准确性较高,是目前最可靠的诊断肾癌的影像学方法。

1) 典型的肾癌:在CT上呈圆形、椭圆形或不规则形占位,平扫时,肾癌的密度略低于肾实质,增强扫描后,肾癌病灶的密度轻度增强,而正常肾实质的密度呈明显增强,两者形成明显对比,使肿瘤的边界更明显。由于肾癌病灶中多有程度不等的坏死、出血、囊性变甚至钙化灶,因此在CT图像上表现为密度不均。部分肾癌有钙化灶,在肿瘤内呈不规则分布。

2) 静脉瘤栓:肾癌侵入肾静脉或下腔静脉后,CT平扫可发现静脉内低密度区肿块影,增强扫描可见肿块增强不明显,形成管腔内的低密度充盈缺损区。

3) 淋巴结转移:CT可确定肿瘤淋巴结转移情况。肾门周围直径大于2cm淋巴结多为肿瘤转移所致。肾门区淋巴结直径小于2cm则为可疑淋巴结转移。

(3) MRI:对肾癌诊断的敏感度及准确性与CT相仿,肾癌在T1加权像上呈低信号,在T2加权像上呈高信号,肿瘤内组织信号不均匀,为椭圆形或不规则形肿块,可见肾外形改变,边缘能见到假包膜形成的环状低信号区。

MRI在显示周围器官受侵犯及、肿瘤与周围脏器关系上明显优于CT,可以确定肾蒂淋巴结转移情况。由于MRI有冠状面、额状面和矢状面多种层面的影像,可以轻易地界定肿瘤与肾、肾上腺以及下腔静脉的关系,确定肿瘤的来源,使肾上极肿瘤与肝和肾上腺肿瘤得以鉴别。MRI还可以清晰地显示肾静脉与下腔静脉内的瘤栓,尤其是MRI的额状面图像,可以清晰地显示瘤栓的范围。

(4) X线片:对于肾癌诊断价值不大,较大的肿瘤可遮盖腰大肌阴影,肿瘤内有时可见到钙化,局限或弥漫絮状影。

(5) 排泄性尿路造影:通过了解肾肿瘤对肾盂、肾盏的压迫情况来明确诊断。当肿瘤体积较小、仅限于肾实质内时,集合系统可无异常改变,容易导致漏诊。排泄性尿路造影的主要表现:①肾盂肾盏变形、拉长、扭曲;②当肿瘤刚刚开始侵入集合系统后,可使肾盂、肾盏的轮廓不规则、毛糙或出现充盈缺损;③可引起患肾的功能丧失,造影时不显影。排泄性尿路造影也可以了解双肾功能尤其是健侧肾功能情况,但不能鉴别囊肿、肾血管平滑肌脂肪瘤和肾癌,必须配合超声、CT或MRI检查。

(6) 逆行上尿路造影:该项检查对肾癌的诊断帮助不大,但对于排泄性尿路造影不显影的肾脏,可以用来与其他上尿路病变进行鉴别。

(7) 肾动脉造影:随着造影技术的发展,血管造影多采用选择性数字减影的方法来清楚地显示病变。肾癌动脉造影的主要征象有:肿瘤区出现多数迂曲、不规则、粗细不均、分布紊乱的小血管,肿瘤周围的血管呈包绕状;由于肿瘤内存在动-静脉瘘,在动脉期即可见肾静脉显影;向肾动脉内注射肾上腺素时,正常肾血管和良性肿瘤内的血管将发生收缩,但肾癌组织内的肿瘤血管却不会收缩。

肾动脉造影目前常用于较大的或手术困难的肾癌,术前进行造影和动脉栓塞可以减少手术出血量;晚期肾癌,动脉栓塞加入化疗药物可以作为姑息疗法;对需保留肾单位手术前需了解肾血管分布及肿瘤血管情况者可选择肾血管造影检查。肾动脉造影是

6

有创的、昂贵的检查方法，也可能出现出血、假性动脉瘤、动脉栓塞等并发症。

（8）正电子发射断层扫描（positron emission tomography，PET）或 PET-CT：检查费用昂贵，主要用于发现远处转移病灶以及对化疗或放疗的疗效评定。

（9）穿刺活检：不推荐对能够进行手术治疗的肾肿瘤患者行术前穿刺检查；对影像学诊断有困难的小肿瘤患者，可以选择定期（1～3个月）随诊检查或行保留肾单位手术。对不能手术治疗的晚期肾肿瘤需化疗或其他治疗的患者，治疗前为明确诊断，可选择肾穿刺活检获取病理诊断。

（10）除外转移灶：肾癌患者就诊时有 20%～25%已发生转移，因此在进行根治性肾切除术前，建议行胸部 CT、肝脏 B 超检查，除外肺部和肝转移的存在。如有骨转移和脑转移的可能，亦应行全身核素骨扫描和脑部 CT。

【治疗】

综合影像学检查结果评价 cTNM 分期，根据 cTNM 分期初步制订治疗原则。依据术后组织学确定的侵袭范围进行病理分期（pathological stage grouping，pTNM）评价，如 pTNM 与 cTNM 分期有偏差，按 pTNM 分期结果修订术后治疗方案。

1. 局限性肾癌的治疗　外科手术是唯一可能治愈局限性肾癌的首选治疗方法。行根治性肾切除术时，不推荐加区域或扩大淋巴结清扫术。

（1）根治性肾切除手术：是目前得到公认可能治愈肾癌的方法之一。经典的根治性肾切除范围包括：肾周筋膜、肾周脂肪、患肾、同侧肾上腺、区域淋巴结（上起肠系膜上动脉起源处，下至肠系膜下动脉起源以上、下腔静脉及主动脉旁淋巴结）及髂血管分叉以上输尿管。根治性肾切除术应先结扎肾动、静脉。手术关键是必须从肾周筋膜外开始。根治性肾切除术患者不常规行同侧肾上腺切除术；但如果术前 CT 检查发现肾上腺异常或术中发现同侧肾上腺异常考虑肾上腺转移或受侵，推荐同时行同侧肾上腺切除术。根治性肾切除术可经开放性手术或腹腔镜手术进行。开放性手术可选择经腹或经腰部入路，对于肿瘤体积较小的Ⅰ期肾癌可采用腰部第 11 肋间切口；而对于肿瘤较大的Ⅱ、Ⅲ期肿瘤则应采用腹部切口；如肿瘤巨大并偏向肾脏上极，则可采用胸腹联合切口。根治性肾切除术的死亡率约为 2%，局部复发率 1%～2%。

（2）保留肾单位手术（nephron sparing surgery，NSS）：推荐按各种适应证选择实施 NSS，疗效同根治性肾切除术。

NSS 适应证：肾癌发生于解剖性或功能性的孤立肾患者，根治性肾切除术将会导致肾功能不全或尿毒症的患者，如先天性孤立肾、对侧肾功能不全或无功能者以及双侧肾癌等。

NSS 相对适应证：肾癌对侧肾存在某些良性疾病，如肾结石、慢性肾盂肾炎或其他可能导致肾功能恶化的疾病（如高血压、糖尿病、肾动脉狭窄等）患者。

NSS 适应证和相对适应证对肿瘤大小没有具体限定。

NSS 可选择适应证：临床分期 T1a 期（肿瘤≤4cm），肿瘤位于肾脏周边，单发的无症状肾癌，对侧肾功能正常者可选择实施 NSS。

NSS 只要能完整切除肿瘤，边缘厚度不影响肿瘤复发率。不推荐选择肿瘤剜除术治疗散发性肾癌。对肉眼观察切缘有完整正常肾组织包绕的病例，术中不必常规进行切缘组织冷冻病理检查。NSS 可经开放性手术、腹腔镜手术或者机器人辅助腹腔镜手术进行，开放性 NSS 仍是目前 NSS 的金标准。保留肾单位手术后局部复发率 0～10%，而肿瘤≤4cm 手术后局部复发率 0～3%。需向患者说明术后潜在复发的危险。NSS 的死亡率为 1%～2%。

（3）微创治疗：射频消融（radio-frequency ablation，RFA）、高强度聚焦超声（high-intensity focused ultrasound，HIFU）、冷冻消融（cryoablation）适用于不适合手术的小肾癌患者，应严格按适应证慎重选择，不推荐作为外科手术治疗的首选治疗方案。如进行此类治疗需向患者说明。

适应证：不适于开放性外科手术者、需尽可能保留肾单位功能者、有全身麻醉禁忌者、肾功能不全者、有低侵袭治疗要求者。多数研究认为适于<4cm 位于肾周边的肾癌。

（4）肾动脉栓塞：对于不能耐受手术治疗的患者可作为缓解症状的一种姑息性治疗方法。术前肾动脉栓塞可能对减少术中出血、增加根治性手术机会有益，但尚无循证医学Ⅰ～Ⅲ级证据水平证明。肾动脉栓塞术可引起穿刺点血肿、栓塞后梗死综合征、急性肺梗死等并发症。不推荐术前常规应用。

（6）术后辅助治疗：局限性肾癌手术后尚无标准辅助治疗方案。pT1a 肾癌手术治疗 5 年生存率高达 90%以上，不推荐术后选用辅助治疗。pT1b～pT2 期肾癌手术后 1～2 年内 20%～30%的患者发生转移。手术后的放、化疗不能降低转移率，不推荐术后常规应用辅助性放、化疗。

2. 局部进展性肾癌的治疗　局部进展性肾癌首选治疗方法为根治性肾切除术，而对转移的淋巴结或血管瘤栓需根据病变程度选择是否切除。术后尚无标准治疗方案。

（1）区域或扩大淋巴结清扫术：早期的研究主张

行区域或扩大淋巴结清扫术，而最近的研究结果认为，区域或扩大淋巴结清扫术在术后淋巴结阴性患者中只对判定肿瘤分期有实际意义；而在淋巴结阳性患者中只有少部分患者有益，由于多伴有远处转移，手术后需联合免疫治疗或化疗。

(2) 下腔静脉瘤栓的外科治疗：肾静脉、下腔静脉发生癌栓提示肾癌预后不佳。静脉瘤栓尚无统一的分类方法。推荐采用美国梅奥医学中心(Mayo Clinic)的五级分类法：0 级：瘤栓局限在肾静脉内；Ⅰ级：瘤栓侵入下腔静脉内，瘤栓顶端距肾静脉开口处≤2cm；Ⅱ级：瘤栓侵入肝静脉水平以下的下腔静脉内，瘤栓顶端距肾静脉开口处>2cm；Ⅲ级：瘤栓生长达肝内下腔静脉水平，膈肌以下；Ⅳ级：瘤栓侵入膈肌以上下腔静脉内。

经验表明肾静脉、下腔静脉癌栓如果没有发现局部或远处扩散，肾癌根治性切除术可同时取出癌栓，预后良好。多数学者认为 TNM 分期、瘤栓长度、瘤栓是否浸润腔静脉壁与预后有直接关系。建议对临床分期为 T3bN0M0 的患者行下腔静脉瘤栓取出术。不推荐对 CT 或 MRI 扫描检查提示有下腔静脉壁受侵或伴淋巴结转移或远处转移的患者行此手术。腔静脉瘤栓取出术死亡率约为9%。

(3) 术后辅助治疗：局部进展性肾癌根治性肾切除术后尚无标准辅助治疗方案。2004 年德国的一项随机对照研究表明，术后辅助性应用自体肿瘤疫苗可提高 T3 期肾癌患者的5年生存率，但需多中心性研究进一步证实。肾癌属于对放射线不敏感的肿瘤，单纯放疗不能取得较好效果。术前放疗一般较少采用，对未能彻底切除干净的Ⅲ期肾癌可选择术中或术后放疗。

3. 转移性肾癌(临床分期Ⅳ期)的治疗　转移性肾癌尚无统一的标准治疗方案，应采用以内科为主的综合治疗。外科手术主要为转移性肾癌辅助性治疗手段，极少数患者可通过外科手术而获得长期生存。近年来，靶向药物的使用使转移性肾癌患者可以获得更长的生生存时间。

6

(1) 手术治疗：切除肾原发灶可提高 IFN-α 和(或)IL-2 治疗转移性肾癌的疗效。对根治性肾切除术后出现的孤立性转移瘤以及肾癌伴发孤立性转移、行为状态良好、低危险因素(表 87-3)的患者可选择外科手术治疗。对伴发转移的患者，可视患者的身体状况与肾手术同时进行或分期进行。对肾肿瘤引起严重血尿、疼痛等症状的患者可选择姑息性肾切除术、肾动脉栓塞以缓解症状，提高生存质量。转移性肾癌手术死亡率为2%～11%。

(2) 内科治疗

1) 免疫治疗：随机对照研究结果不能证明 LAK 细胞、TIL 细胞、IFN-γ 治疗转移性肾癌有效。目前将 IFN-α 和(或)IL-2 作为转移性肾癌免疫治疗方案，有效率约为15%；5年生存率仅6%。

IFN-α 推荐治疗剂量：每次 9MIU，im 或 H，3 次/周，共12 周。可从每次3MIU 开始逐渐增加，第1周每次3MIU，第 2 周每次 6MIU，第 3 周以后每次 9MIU。治疗期间每周检查血常规1次，每月查肝功能1次，白细胞计数<3×10^9/L 或肝功能异常时应停药，待恢复后再继续进行治疗。如患者不能耐受每次 9MIU 剂量，则应减量至每次 6MIU 甚至每次 3MIU。

国外常用 IL-2 方案：

大剂量方案：IL-2(6.0～7.2)×10^5IU/(kg·8h)，15 分钟内静脉注射，第1～5 天，第 15～19 天。间隔 9 天后重复1次。大剂量应用 IL-2 有4%的死亡率。

小剂量方案Ⅰ：IL-2 2.5×10^5IU/kg，IH　5 天/周×1周

IL-2 1.25×10^5IU/kg，IH，5 天/周×6 周　每 8 周为1个周期。

小剂量方案Ⅱ：18MIU/d　IH　5 天/周×8 周。

目前国内尚无高剂量的 IL-2 商品。

尚不能确定常用化疗药物(无论是单用还是联合应用)对转移性肾癌的疗效，化疗联合 IFN-α 和(或)IL-2 也未显示出优势。近几年以吉西他滨为主的化疗对转移性肾癌取得了一定疗效，也可作为一种治疗方案。

2) 靶向药物治疗

VEGF 抑制剂：几个随机对照的临床研究结果显示针对血管内皮生长因子(vascular endothelial growth factor，VEGF)及受体的多靶点激酶抑制剂治疗转移性肾癌有效率在10%～40%，治疗组中约80%的患者病灶稳定，可以延长患者无疾病进展时间，延长患者总生存时间，但是需长期维持给药，患者一般对此类药物具有较好的耐受性，但治疗费用昂贵。抗 VEGF 的多靶点激酶抑制剂可以作为转移性肾癌治疗的一线用药或 IFN-α 和(或)IL-2 治疗失败后的二线用药。

m-TOR 抑制剂：是针对西罗莫司靶蛋白的抑制剂。一项针对 VEGF 抑制剂治疗失败的 mRCC 患者改用 m-TOR 抑制剂的对照研究证实：相对于对照组(安慰剂)延长疾病无进展生存期(PFS)1.87 个月，m-TOR 抑制剂可以延长 PFS4.9 个月。

推荐采用新的实体瘤疗效评定标准(RECIST)评价肾癌免疫治疗或化疗的疗效。

(3) 放疗：对局部瘤床复发、区域或远处淋巴结转移、骨骼或肺转移患者，姑息放疗可达到缓解疼痛、改善生存质量的目的。近些年开展的立体定向放疗、三维适形放疗和调强适形放疗对复发或转移病灶能

起到较好的控制作用。

【手术并发症】

无论是开放性手术或腹腔镜手术治疗肾癌均有可能发生出血、感染、肾周脏器损伤(肝、脾、胰腺、胃肠道)、胸膜损伤、肺栓塞、肾衰竭、肝衰竭、尿漏等并发症,应注意预防和适当处理。严重者可因手术导致患者死亡,术前应向患者及家属告知手术风险及可能发生的并发症。

【预后影响因素】

影响肾癌预后的最主要因素是病理分期,其次为组织学类型。乳头状肾细胞癌和嫌色细胞癌的预后好于透明细胞癌;乳头状肾细胞癌Ⅰ型的预后好于Ⅱ型;集合管癌预后较透明细胞癌差。此外,肾癌预后与组织学分级、患者的行为状态评分、症状、肿瘤中是否有组织坏死等因素有关。转移性肾癌预后的危险因素评分见表87-3。

表 87-3 影响转移性肾癌预后的危险因素

影响因素	标准	评分	标准	评分
血沉	>70mm/h	2	≤70mm/h	0
乳酸脱氢酶	>280U/L	2	≤280U/L	0
中性粒细胞计数	<6000/μl	1	≥6000/μl	0
血红蛋白	<100g/L	1	≥100g/L	0
肺以外的孤立转移	有	1	无	0
骨转移	有	1	无	0

注:低危:0分;中危:1~3分;高危:>4分。

【随诊】

随诊的主要目的是检查是否有复发、转移和新生肿瘤。尚不能确定经济、合理的随诊内容和随诊时限,主管医师可结合当地医疗条件、患者病情等参考以下内容进行。

第一次随诊可在术后4~6周进行,主要评估肾功能、失血后的恢复状况以及有无手术并发症。对行NSS的患者术后4~6周行肾CT扫描,了解肾脏形态变化,为今后的复查作对比之用。

常规随诊内容包括:①病史询问。②体格检查。③血常规和血生化检查:肝、肾功能以及术前检查异常的血生化指标,如术前血碱性磷酸酶异常,通常需要进一步复查,因为复发或持续的碱性磷酸酶异常通常提示有远处转移或有肿瘤残留。如果有碱性磷酸酶异常升高和(或)有骨转移症状如骨痛,需要进行骨扫描检查。碱性磷酸酶升高也可能是肝转移或副瘤综合征的表现。④胸部X线片(正、侧位)。胸部X线片检查发现异常的患者,建议行胸部CT扫描检查。⑤腹部超声波检查。腹部超声波检查发现异常的患者、NSS以及T3~T4期肾癌手术后患者需行腹部CT扫描检查,可每6个月1次,连续2年,以后视具体情况而定。

各期肾癌随访时限:①T1~T2:每3~6个月随访一次连续3年,以后每年随访一次;②T3~T4:每3个月随访一次连续2年,第3年每6个月随访一次,以后每年随访一次;③VHL综合征治疗后:应每6个月进行腹部和头部CT扫描1次。每年进行一次中枢神经系统的MRI检查,尿儿茶酚胺测定,眼科和听力检查。

二、肾母细胞瘤

肾母细胞瘤(nephroblastoma)是小儿泌尿系统中最常见的恶性肿瘤,约占小儿恶性实体肿瘤的8%。大多发生于10岁以下,最多见于3岁以下的儿童,3岁以后发病率显著降低,5岁以后少见,成人中罕见,约有3%发生在成人,被称为成人肾母细胞瘤。肾母细胞瘤的发病原因尚不明了,有一定的家族性发生倾向,发生率为1%~2%。也有人认为有遗传性,一家几个孩子可先后生长本瘤。男女发病率大致相同。双侧患者占3%~10%。1814年Rance首先报告此病,1899年德国医师Max Wilms对该病的特性作了较详细的叙述,故习惯上又将肾母细胞瘤称为Wilms瘤。罕见肾外肾母细胞瘤,可在后腹膜或腹股沟区发现,其他部位还包括后纵隔、盆腔后部及骶尾部。

【病理】

肿瘤起源于未分化后肾胚基,肾母细胞瘤可发生于肾实质的任何部位,与正常组织边界清晰,有纤维性假包膜。肿瘤剖面呈鱼肉样膨出,灰白色,常有出血及梗死,偶形成巨大囊性肿瘤,囊壁不规则。肿瘤破坏并压迫正常组织,使肾盂、肾盏变形,少见的情况是肿瘤侵入肾盂,并向输尿管发展,可引起血尿及梗阻。肿瘤钙化呈蛋壳样位于肿瘤边缘,与神经母细胞瘤的分散钙化点不同。肿瘤突破肾被膜后,可广泛地浸润周围器官及组织。

显微镜下可见肿瘤由胚基、间质及上皮三种成分构成。胚基成分为排列紧密的较小的幼稚细胞，其核呈卵圆形、核仁不明显，胞质中等量，核分裂象常见，对周围组织有侵袭性。上皮成分形成发育不全的肾小球、肾小管、乳头等肾上皮组织。间质成分多为幼稚间叶组织，包括原始细胞及不同量的横纹肌、平滑肌、成熟结缔组织、黏液组织、脂肪及软骨等成分。肿瘤经淋巴转移至肾蒂及主动脉旁淋巴结，亦可沿肾静脉伸入下腔静脉，甚至右心房。血行转移可播散至全身各部位，而以肺转移最常见，其次为肝，也可转移至脑。

【组织学分型】

肾母细胞瘤的组织成分与肿瘤的预后关系密切。根据病理组织分型与预后的关系，美国国家 Wilms 瘤研究合作组（National Wilms Tumor Study，NWTS）经过一系列研究，逐渐加深对其认识，将肾母细胞瘤分为两大类：

1. 不良组织类型　包括间变型、肾透明细胞肉瘤和肾恶性横纹肌样瘤。此类型虽然只占肾母细胞瘤的 10%，却占肾母细胞瘤死亡病例的 10%。近年多数学者认为肾透明细胞肉瘤与肾恶性横纹肌样瘤不是来自后肾胚基，不属于肾母细胞瘤范畴。间变的标准是：①间变细胞核的直径至少大于非间变同类瘤细胞核的三倍以上，细胞核染色质明显增多；②有核多极分裂象，每个分裂极染色体长度都长于正常有丝分裂中期的长度。间变按其范围分为局灶性间变和弥漫性间变。

2. 良性组织类型　任何婴儿期肾肿瘤，具有高级分化，均可归类于良好组织类型，本类型预后较好。主要包括上皮型、胚基型和混合型以及囊性部分分化性肾母细胞瘤和胎儿横纹肌型肾母细胞瘤。肿瘤组织中上皮、间质或胚基组织成分占组织成分 65% 以上，即分别定为上皮型、间叶型和胚基型；如果三种成分均未达到 65%，则为混合型。

【肿瘤分期】

临床病理分期与掌握病情、制订治疗方案及估计预后均有密切关系，至为重要。下面是 NWTS 对肾母细胞瘤的分期标准：

Ⅰ期：完整切除的肾内肿瘤，肾被膜未受侵。术前或术中无瘤组织外溢，切除边缘无肿瘤残存。

Ⅱ期：肿瘤已扩散到肾周组织，但能完整切除；肾外血管内有瘤栓或被肿瘤浸润；曾行活体组织检查；或有局部肿瘤溢出，但限于腰部。

Ⅲ期：腹部有非血源性肿瘤残存；肾门或主动脉旁淋巴结受侵；腹腔内有广泛肿瘤污染；腹膜有肿瘤种植；肉眼或镜下切除边缘有肿瘤残存或肿瘤未能完全切除。

Ⅳ期：血源性转移至肺、肝、骨、脑等脏器。

Ⅴ期：双侧肾母细胞瘤。

【临床表现】

1. 上腹部肿物　肾母细胞瘤其他临床症状均较少见，90% 的患者以上腹部肿物为首次就诊原因。腹部肿物多在家长给患儿更衣或洗澡时被发现。肿物一般位于上腹季肋部，表面光滑、实质性、中等硬度、无压痛，较固定；肿瘤巨大者可超越中线，并引起一系列肿瘤压迫症状。

2. 血尿　10% ~15% 的患者可见肉眼血尿，血尿出现的原因目前认为是由于肿瘤侵及肾盂、肾盏所致。

3. 发热　肾母细胞瘤患者有时可有发热，多为低热，认为是肿瘤释放致热原所致的肿瘤热。

4. 高血压　30% ~60% 的患者有高血压表现，这是由于肿瘤压迫造成患肾的正常肾组织缺血后，肾素分泌增加或者是因为肿瘤本身产生某种升压物质所致。

5. 贫血或红细胞增多症　贫血多由于肿瘤内出血、肿瘤消耗所致，红细胞增多症则往往是肿瘤自身可分泌促红细胞生成素所致。

6. 其他表现　可有腹痛，偶有以肿瘤破溃表现为急腹症就诊者。罕见有因肿瘤压迫引起左精索静脉曲张者，也不常见以转移瘤就诊者。肾母细胞瘤患者约有 15% 的病例可能合并其他先天畸形，如无肛症、马蹄肾等。

【影像学检查】

1. B 超　超声可检出肿物是否来自肾，了解肿物的部位、性质、大小以及相关脏器的关系。彩色多普勒超声还可检出肾静脉和下腔静脉有无癌栓。另外，肾母细胞瘤内常有出血、坏死，肿块常不均质，囊壁比较厚，此时超声可以轻易地将其与肾囊肿鉴别开来。

2. 泌尿系统 X 线片和静脉尿路造影　泌尿系统 X 线片可以见到患侧肾肿瘤的软组织影，偶可发现肿物边缘部分散在或线状钙化。静脉肾盂造影可见肾影增大，肾盂、肾盏受压而变形、伸长、移位。部分病例患侧肾完全不显影。静脉尿路造影同时还可了解对侧肾情况。

3. CT　可以明确肿瘤的大小、性质以及与周围脏器的相邻关系。CT 同时对下腔静脉有无瘤栓也能明确。

4. 逆行肾盂造影　仅在诊断不明，而静脉尿路造影患肾不明显时采用。

5. MRI　在对肾母细胞瘤的诊断上优于 CT，因为 MRI 除了像 CT 一样可明确诊断肿瘤大小、性质以及与周围脏器的相邻关系外，由于 MRI 有冠状面、额状面和矢状面多种层面的影像，可以轻易地界定肿瘤与肾、肾上腺以及下腔静脉的关系，容易确定肿瘤的来源，使肾母细胞瘤与肾上腺部位的神经母细胞瘤得以鉴别。MRI还可以清晰地显示下腔静脉内的瘤栓，尤其是MRI的额状面图像，可以清晰地显示瘤栓的范围。

6. 骨扫描　多在怀疑肿瘤骨转移时进行，可确定全身骨骼转移灶的位置，以便与神经母细胞瘤鉴别。

【治疗】

肾母细胞瘤是小儿恶性实体瘤中应用综合治疗（包括手术、化疗及必要时加放射治疗）最早和效果最好的。化疗对提高肾母细胞瘤的存活率发挥了巨大作用。

1. 手术治疗　仍是肾母细胞瘤最主要的治疗方法，手术能否完全切除肿瘤，对术后患者的化疗效果和预后，有着重要的影响。

手术时宜采用上腹部横切口，自患侧第12肋尖部切至对侧腹直肌边缘，此种切口暴露基本足够，目前已很少有肿瘤需行胸腹联合切口，以求得足够的暴露。手术中首先应进行腹腔探查，先应探查肝有无转移，然后是查看主动脉和肾门周围有无肿大的淋巴结。如发现可疑肿瘤转移，则可切取淋巴结活检。

触诊探查对侧肾，尽管各种影像学检查可以基本除外双侧肿瘤的可能性，术中仍需仔细探查，可疑有肿瘤病变时应取活检。然后再探查患侧肿瘤大小、侵犯范围、肿瘤活动度和与周围脏器的关系。

依据肿瘤手术的基本原则，首先处理肾蒂的肾动脉和肾静脉，以防止手术过程中血缘性肿瘤转移的可能性。但在实际手术操作过程中，因肿瘤多比较巨大，仍存在一定的困难。此时可先切开后腹膜、游离患肾，然后再暴露肾门，处理肾蒂，注意避免首先结扎肾静脉，导致血液回流受阻，肿瘤胀大，容易发生肿瘤破裂。如肾静脉内有瘤栓，需取出瘤栓，再结扎肾蒂，然后完整切除瘤肾。操作应轻柔以免肿瘤破溃，如破溃，局部复发机会将增加一倍。目前认为淋巴结清扫并不能改善预后，只应切取淋巴结活检以确定肿瘤分期。如肿瘤向周围浸润固定，已无法完全切除，则应在肿瘤残余组织附近留置银夹，作为放疗的标记。待3～6个月后再次行手术探查予以切除。

2. 术前综合治疗　近年来治疗上的重要进展是联合化疗，显著提高了肾母细胞瘤患者的存活率。必要的术前化疗是很重要的治疗手段。肿瘤过大、估计不易切除时，应用化疗和放疗，待肿瘤缩小、包膜增厚后，再行手术，可以减少手术中肿瘤破溃扩散的危险，提高完整切除率。

（1）术前化疗：肿瘤较大，估计手术切除有一定难度的患者，可给予VCR+ACTD化疗6～12周，VCR剂量为1～2mg/m^{2}体表面积，每周一次，不宜超过10周。ACTD进行1～2个疗程，中间间隔6周，每个疗程每天15μg/kg，连续用5天。每天的剂量不得超过400μg。

（2）术前放疗：术前放疗主要用于化疗效果不明显的病例，可在6～8天内给予800～1200Gy的照射，并在照射后2周内行肿瘤切除术。亦有人认为术前化疗不宜进行，一是诊断尚未明确，容易造成错误治疗；另一方面，术前放疗可能影响活检病理组织类型分析，造成组织中间变型检出率降低，掩盖正确的组织分型，影响术后化疗方案的确定。

3. 术后综合治疗

（1）术后化疗：术后化疗是近年来肾母细胞瘤患者存活率提高的主要原因。NSWT的一系列研究使术后化疗的效果提高，副作用受到控制，避免了不必要的化疗并发症。NWTS于1995年提出，认为小于2岁的Ⅰ期肿瘤患儿术后可不需要任何化疗，而对预后较差的组织类型患者提出强化治疗的方案（表87-4～表87-7）。

表87-4　良性组织类型Ⅰ、Ⅱ期和间变型Ⅰ期肿瘤术后化疗方案

周	0	1	2	3	4	5	6	7	8	9	10	12	15	18
	A			A			A			A		A	A	A
		V	V	V	V	V	V	V	V	V	V	V*	V*	V*

表87-5　良性组织类型Ⅲ、Ⅳ期和局限间变Ⅱ、Ⅲ期肿瘤术后化疗方案

周	0	1	2	3	4	5	6	7	8	9	10	12	15	18	21	24
	A			D			A			D		A	D*	A	D*	A
		V	V	V	V	V	V	V	V	V	V	V*	V*	V*	V*	V*
放疗																

表87-6　弥漫型间变Ⅱ～Ⅳ期肿瘤和透明细胞肉瘤Ⅰ～Ⅳ期术后化疗方案

周	0	1	2	3	4	5	6	7	8	9	10	11	12	13	15	18	21	24
	D						D						D			D		D
		V	V		V	V	V	V	V		V	V	V*	V*		V*		V*
放疗				C			C*			C			C*		C	C*	C	C*
				E						E					E		E	

表 87-7 恶性横纹肌样瘤Ⅰ~Ⅳ期术后化疗方案

周	0	3	6	9	12	15	18	21	24
	P	P		P	P		P	P	
	E	E		E	E		E	E	
			C			C			C

注:A:放线菌素 D 用法:45mg/kg,IV;V:长春新碱 用法:0.05mg/kg,IV;V*:长春新碱 用法:0.067mg/kg,IV;D:多柔比星 用法:1.5mg/kg,IV;D*:多柔比星 用法:1.0mg/kg,IV;C:环磷酰胺 用法:14.7mg/(kg·d)×5,IV;C*:环磷酰胺 用法:14.7mg/(kg·d)×3,IV;E:依托泊苷 用法:3.3mg/(kg·d)×3,IV;P:卡铂 用法:16.7mg/(kg·d)×2,IV

(2) 术后放疗:良性组织类型Ⅰ、Ⅱ期和间变型Ⅰ期术后放疗对预后无明显影响,不需要进行。放疗目前主要用于良性组织类型Ⅲ、Ⅳ期及间变型Ⅱ~Ⅳ期。术后48小时与术后10日开始放疗,疗效相同,但若晚于10日,局部肿瘤复发机会明显增多。早期放疗并不影响伤口的愈合。术后放疗的剂量为手术野照射2000Gy,有全腹播散的病例可行全腹照射。如局部有肿瘤残留,可以追加照射500~1000Gy。1岁以内的患儿可仅照射1000Gy,以避免影响发育。

【双侧肾母细胞瘤】

双侧肾母细胞瘤占肾母细胞瘤病例的4.4%~9%,以往的治疗方法是双侧单纯肿瘤切除或切除一侧大的瘤肾,对侧行活体检查或肿瘤切除。目前,随着化疗的进步,手术治疗应以保留肾组织为原则。手术首先进行双侧探查,并行肿瘤活检。仅在可以保留肾组织超过2/3时,才行肿瘤切除活检术。根据肿瘤活检结果,以分期最高的肿瘤组织类型确定化疗方案。经过6周到6个月的化疗,然后进行第二次手术探查,术中如部分肾切除即能去除肿瘤,则行肾部分切除术;否则,便再次关腹,术后继续化疗和放疗。6个月之内,行第三次手术探查,本次在保留肾组织的同时,应尽可能进行彻底的切除。

双侧肾母细胞瘤对化疗的敏感性与单侧肾母细胞瘤相同,因此,化疗是双侧肾母细胞瘤的重要治疗手段。而对化疗不敏感的病例,放疗的效果也很差。对于双侧肾母细胞瘤,影响预后的主要因素仍是肿瘤分期和组织类型。由于多数双侧肾母细胞瘤为良好组织类型和Ⅰ期肿瘤,双侧病变经治疗后3年存活率可达76%。

【预后】

随着综合治疗的发展,尤其是配合手术的术前化疗和术后化疗、放疗的应用,肾母细胞瘤患者的预后有了极大的改善。目前,肾母细胞瘤患者的4年无瘤生存率为75%~85%。肾母细胞瘤预后的主要因素是:

1. 肿瘤组织类型 肿瘤存在间变,明显影响肿瘤的预后。Wilms瘤患者中存在未分化型肿瘤组织的占5%,而这5%的肿瘤复发率为无间变型肾母细胞瘤的4倍,死亡率为无间变型肾母细胞瘤的9倍。组织结构良好型肿瘤患者5年生存率为83%~97%,而组织结构不良型为55%~68%。随着化疗的发展,肾透明细胞瘤的预后明显改善,5年生存率为75%,而横纹肌肉瘤预后仍很差,5年生存率为26%。

2. 肿瘤分期因素 肿瘤浸润程度和淋巴结的转移,都对肿瘤患者的预后有着明显的影响。

(1) 血行转移:不管是肺部转移,还是肝、骨骼、脑部转移的存在,都将影响患者的预后。术后化疗可以明显改善存在血行转移的患者预后。

(2) 淋巴结转移:淋巴结转移也是影响预后的重要因素,因为肿瘤淋巴结转移是分期中的重要因素。淋巴结无转移的患者的4年生存率为82%,而淋巴结转移的患者的4年生存率仅为54%。

(3) 肿瘤局部浸润程度:有无假性包膜的存在,以及肾内静脉的浸润,都将明显影响预后。

三、肾脏良性肿瘤

(一) 肾血管平滑肌脂肪瘤

肾血管平滑肌脂肪瘤(angiomyolipoma)又被称为错构瘤(hamartoma),肿瘤组织由血管、平滑肌和脂肪组织组成,占肾肿瘤的2%~3%。本病多见于成人,40岁以后占多数,女性常见。国外报道有40%~50%的病例伴有结节性硬化症,但国内统计绝大多数并不伴有结节性硬化症。肿瘤血管成分丰富,管壁没有弹性组织,因此易发生肿瘤内出血或肿瘤破裂出血,而出现腹痛、腰腹部肿块等表现。若肿瘤破溃后进入腹腔,可有急腹症的表现,甚至出现休克。

1. 诊断依据

(1) 临床表现:多出现在肿瘤内出血或肿瘤破裂出血时,突然出现腹痛,查体腰腹部有增大的肿块,有时伴有肉眼血尿。无明确外伤病史,应考虑错构瘤出血的可能。

(2) B超:可见肾内占位性病灶,内部有脂肪和血管的高回声及肌肉和出血的低回声。肿瘤组织内有脂肪组织,超声表现为强回声,这是B超检查错构瘤特有的表现。

(3) CT:可见肾内密度不均的肿块,其中有CT值-90~-40Hu的脂肪成分,可与其他肾肿瘤鉴别。

2. 治疗 错构瘤是良性肿瘤。一般认为,肿瘤直径在3cm以下,诊断明确,无症状者,可定期随访;若肿瘤直径在5cm以上,或增长较快,伴有疼痛时,可行手术治疗，行肿瘤剜除术。不能除外肾癌者应行手术探查，术中首先行肿瘤切除，并送冷冻病理，如为恶性肿瘤，则应行根治性肾切除术。双侧肾错构瘤或结节性硬化症者，随访观察，对症处理。

（二）肾球旁细胞瘤

肾球旁细胞瘤（renal juxtaglomerular cell tumor）又称肾素分泌瘤、肾素分泌球旁细胞瘤等，是分泌肾素的良性肿瘤。多见于青少年和中青年，尤好发于女性。肿瘤来源于肾小球旁细胞，肿瘤多为单侧，肿瘤直径一般在3cm以下。病理特征为纺锤形细胞，胞质内有大量嗜酸颗粒体，自主分泌肾素，致肾素-血管紧张素-醛固酮系统活性增强，水电解质紊乱。临床少见。

主要表现为高血压和高肾素血症。偶伴低钾血症和高醛固酮血症，可有多尿、夜尿，神经肌肉功能障碍等表现。实验室检查有低钾血症、高肾素、高醛固酮血症。诊断明确后行肾部分切除术，与肾癌难以鉴别时行根治性肾切除术。

（三）肾嗜酸细胞瘤

肾嗜酸细胞瘤占肾肿瘤的3%～5%，中老年发病。多为单发的实性、界限清楚的肿瘤。肿瘤细胞内有大的嗜酸性颗粒，核分裂象少见。但对于肾嗜酸细胞瘤的恶性倾向，仍有争议。有报道显示，肿瘤达到一定体积后，可侵犯肾周脂肪或出现淋巴、血管浸润。

临床多无明显症状，少数患者有血尿、腰痛、肿块等类似肾癌的表现。由于临床少见，对该病的认识尚不完善。肿瘤体积小时，影像学上与肾癌鉴别诊断。所以不能除外肾癌的患者，应尽早行根治性肾切除术。

（王杭 郭剑明）

第二节 输尿管肿瘤

输尿管肿瘤少见，占泌尿系统肿瘤的1%～2%，发病率低于肾盂肿瘤，男性与女性之比约为2∶1。患者年龄大多在50岁以上，75～79岁的老年人中最常见。双侧上尿路上皮肿瘤罕见。

输尿管肿瘤的病因尚不明确，但已知的可以导致膀胱癌的相关因素也都与上尿路上皮癌相关，如职业暴露、遗传因素、生活方式、饮食习惯、长期服用某些药物和长期慢性刺激等。吸烟是输尿管肿瘤最重要的危险因素之一，且风险与吸烟量相关，有文献报道烟龄45年以上人群发病率为不吸烟者的7.2倍。相比肾盂癌，吸烟更容易引起输尿管癌；咖啡与本病可能相关，但是经过近年来研究结果显示两者关系并不密切，可能需要进一步的研究证实；滥用镇痛药物与上尿路肿瘤有明确关系。11%的输尿管癌患者有2年以上的镇痛药物应用史；从事化学，石油，塑料工业等工作的人员患上尿路肿瘤的相对危险度为4；已经证明鳞癌和输尿管慢性感染及结石有明确的关系；此外，放疗也能增加输尿管癌的患病率；已经证实输尿管癌和某些家族性的遗传疾病有关。研究发现有巴尔干肾病家族史患者上尿路移行细胞癌发病率高于正常人，肿瘤往往低级别，多发，或者双侧同时发生，但是本病并不增加膀胱肿瘤的发病。

输尿管肿瘤发生于下段输尿管比发生于上段输尿管多见。总的来说，大约70%的输尿管癌发生在远端输尿管，25%发生在中段，5%发生在近端输尿管。这种现象可能反映了肿瘤细胞随着尿液自上向下的冲刷种植。同理上尿路肿瘤患者也容易患膀胱癌，根据多项研究估计可能的5年膀胱癌发病率为15%～75%。这一现象提示输尿管肿瘤需要常规行膀胱镜检。既往研究报道2%～4%的膀胱癌患者在17～170个月内会发展成为输尿管癌。膀胱肿瘤后上尿路肿瘤复发的危险因素包括膀胱肿瘤分期、分级，膀胱内多发灶，输尿管尿液反流，BCG治疗后原位肿瘤复发，膀胱切除后发现多发性的原位癌，以及输尿管口附近的膀胱肿瘤。最近也有长期随访的研究显示膀胱肿瘤复发为输尿管肿瘤可能远比过去想象的高，可能高达25%。

输尿管肿瘤容易发生肌肉侵犯和远处转移。可能的转移途径包括上皮转移、淋巴结转移和血行转移。上皮转移的机制有两种不同的解释，一种解释是：所有上皮肿瘤都是同一个基因改变所引起的上皮恶性病变；另一种解释是：不同部位多发的肿瘤并非同源，而是因为共同地长期接触尿液中的致癌物质所导致。现在证据虽然比较支持第一种假设，但是第二种解释的情况临床上也非罕见。从部位上讲虽然上皮肿瘤顺行的种植复发更加多见，但同样可以存在逆行复发。输尿管恶性肿瘤淋巴转移常见部位是主动脉周围淋巴结、腔静脉周围淋巴结、髂血管周围淋巴结以及盆腔淋巴结，淋巴结转移的位置和原发肿瘤的位置有关。输尿管肿瘤血行转移最常见部位是肝，肺以及骨骼。

输尿管肿瘤中90%以上为移行细胞癌，表现为乳头状或固定的病灶，可能为单发或者多发。组织学检查发现这些肿瘤与膀胱移行细胞癌类似，但是由于输尿管肌层较薄，肿瘤经常早期穿透输尿管。鳞状细胞癌占输尿管肿瘤的0.7%～7%，和慢性炎症、感染和滥用止痛药有关。鳞癌在肾盂癌比输尿管癌更加常见，可以从中等分化到低分化，发现时往往已经侵袭到周围组织。腺癌比较少见，常常和长期的梗阻，炎症，尿路结石有关，分期比较高，预后比较差。其他类型的输尿管肿瘤如肉瘤等罕见。

输尿管肿瘤最常见的症状是血尿，包括肉眼血尿和镜下血尿，大部分患者都会有这种表现。胁部疼痛是第二常见的症状，30% 患者有此种表现，多为隐痛，有时也会出现绞痛，可能是血块阻塞输尿管引起积水所致。部分患者因为晚期或者转移症状被发现，包括腹部肿块、消瘦、畏食、骨痛等。

B 超检查可以发现肾脏、输尿管肿块、肾盂积水。KUB+IVU 和逆行尿路造影可发现肾盂、输尿管充盈缺损（图 87-1），了解上尿路积水情况和肾功能。CTU 在大多数情况下可替代 IVU 甚至逆行造影，常表现为输尿管内软组织密度结节，动静脉期轻度增强，分泌期充盈缺损，偶见肾盂移位，增强 CT 对肿瘤分期有重要价值（图 87-2、图 87-3）。相比于 KUB+IVU 和逆行尿路造影，CTU 提供的信息更为全面、有效，不仅可以直接显示患侧输尿管肿块的大小，部位，外侵的范围，还可以显示患侧上尿路积水的情况，反映肾功能，也能清晰地显示对侧尿路和膀胱形态。当诊断有困难时可进一步行输尿管镜检查。输尿管镜以及活检的准确性可以达到 90% 以上，输尿管镜检的优点是可以活检提供病理检查的标本，活检的病理具有很高的准确性，可以为临床诊断甚至疾病分期提供有力的依据。但是活检能够取到的标本毕竟有限，必须结合放射学检查共同对患者的疾病分期进行初步的评估。输尿管癌往往伴随膀胱癌，膀胱镜检查可以排除同时存在的膀胱癌。

55% ~75% 的输尿管肿瘤是低分化的。输尿管肿瘤中 85% 是乳头状的。大约 50% 的乳头状肿瘤侵袭到固有层和肌肉层，在固定的肿瘤这个比例可以达到 80%。

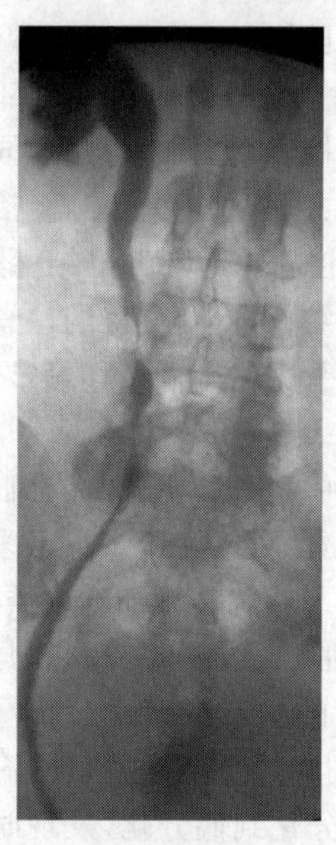

图 87-1　右侧输尿管逆行造影提示输尿管上中段充盈缺损

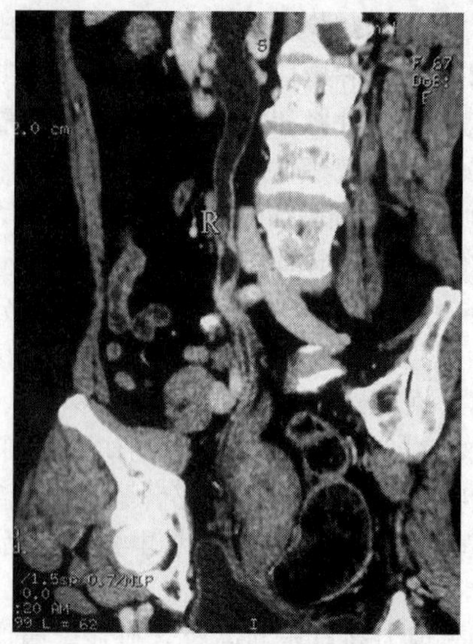

图 87-2　CTU 冠状面重建显示输尿管上段实质性占位

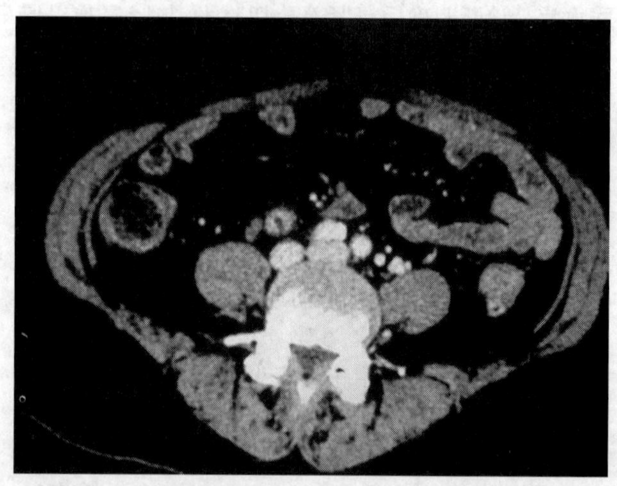

图 87-3　CT 增强扫描提示输尿管壁占位，侵及全层

脱落细胞学检查对于输尿管癌诊断有一定作用，不过其敏感性和肿瘤的分级有关，分级越高的肿瘤细胞学检查越容易被发现。输尿管插管冲洗收集细胞可以提高阳性率。

输尿管肿瘤诊断一旦明确应尽早开始治疗。根治性肾输尿管全长切除加膀胱袖状切除是针对所有位置输尿管肿瘤治疗的金标准。手术过程必须严格遵守无瘤原则，术中不可切破尿路以防止肿瘤种植。手术范围包括患侧肾、输尿管、输尿管膀胱开口周围部分组织。手术还应该进行淋巴结清扫，范围包括患侧肾门淋巴结、主动脉和腔静脉旁淋巴结，对于动脉粥样硬化或者肉眼观察淋巴结阳性或者固定的不应强行切除，这样反而会增加患者的围术期死亡率。输尿管部分切除术比较适合于远端输尿管的低危或高危肿瘤，但是，必须保证肿瘤周围组织未受侵犯。对于髂段和腰段输尿管的部分切除术，其成功率要显著低于远端输尿管。

输尿管镜下治疗输尿管肿瘤适用于孤立肾，双侧发病，肾功能减退或者其他不适合根治性肾输尿管全长切除的情况。对于病灶小，分级低，对侧肾脏功能良好的患者也适用。对于输尿管镜下治疗输尿管肿瘤的适应证选择主要取决于肿瘤的分期，活检结果可以对肿瘤分期产生一定的帮助，大约85%的1级和2级的肿瘤是Ta或者T1期，67%的4级肿瘤已经侵犯到表皮下。因此，高分级高分期的患者还是应该选择常规的手术。

输尿管肿瘤放疗和化疗的效果不好。由于上尿路尿路上皮癌与膀胱癌性质相同，因此以铂类为基础的化疗方案被期望产生与膀胱癌类似的效果。已经有一些以铂类为基础的化疗方案在临床中应用。术后灌注疗法包括通过肾造瘘进行的顺行灌注或者输尿管插管进行的逆行灌注。近来有报道甚至可以进行近距离放疗。

输尿管恶性肿瘤一般来讲预后都比较差。高达19%输尿管移行细胞癌患者早期即可出现转移。分期是输尿管癌患者最重要的预后因素。根据TNM分期，T3期是生存预后的转折点。传统的膀胱癌分级系统也适用于输尿管。高级别的肿瘤更加易于侵袭周围组织。微卫星不稳定性(MSIs)是能够提示肿瘤预后的一个独立分子标志物。E钙黏蛋白(E-carherin)与低氧诱导因子(HIF)-1α和端粒酶RNA成分一样，已被证实为提示预后的独立预测因素。然而至今没有一种分子标志物的有效性被广泛证实，来支持其作为临床决策参考的标准淋巴血管侵袭是输尿管癌生存率的独立预测因素。病理检查发现淋巴血管侵袭的患者往往预后比较差。

（王杭　郭剑明）

第三节　膀胱肿瘤

膀胱肿瘤是人类泌尿系统中最常见的肿瘤之一，组成膀胱的各种组织都可以发生肿瘤。膀胱肿瘤可分为上皮来源和非上皮来源两大类肿瘤，两者中又有良恶性之分。膀胱上皮来源的尿路上皮癌、鳞状细胞癌、腺癌，占全部肿瘤的95%以上。膀胱非上皮来源的纤维瘤、平滑肌瘤、血管瘤、嗜铬细胞瘤等以及膀胱以外异位组织发生的横纹肌肉瘤、软骨瘤、皮样囊肿等均极少见。膀胱肿瘤中最常见且最容易危及患者生命的是膀胱癌。

一、膀胱尿路上皮癌

【流行病学】

世界范围内，膀胱癌位列男性最常见实体瘤的第四位，在女性位列第七位，每年新诊断的膀胱癌患者超过35万例。在我国，膀胱癌发病率远低于西方国家，但仍是最常见的泌尿系统恶性肿瘤，男性发病率为女性的3～4倍。膀胱癌好发年龄51～70岁，发病高峰为65岁，罕见于30岁以前，发病率随年龄增长而增加。

膀胱尿路上皮癌约占膀胱癌的90%以上，临床上可分为两大类肿瘤，一类是非肌层浸润性的肿瘤，恶性程度低，占70%～80%，预后佳，转移概率很小，但复发率可达50%～70%，并且10%～30%的患者日后会发展成浸润性癌。另一类是肌层浸润性的肿瘤，恶性程度高，占20%～30%，较容易出现转移，五年生存率仅为50%左右。认识这两类生物学行为截然不同的肿瘤对于膀胱癌的诊断，治疗选择，预后评估，监测随访均具有重要意义。

【病因学】

膀胱癌的发病是一个多因素混合、多基因参与、多步骤形成的过程，异常基因型的积累加上外在环境的作用最终导致恶性表型的出现。目前比较公认的观点是病毒或某些化学致癌物作用于人体，使原癌基因激活成癌基因，抑癌基因失活而致癌。80%以上的膀胱癌发病与致癌的危险因素相关。

吸烟和长期职业接触芳香胺是目前明确的膀胱癌两大危险因素。吸烟者患膀胱癌的危险性是不吸烟者的2～4倍，发病危险与吸烟数量、持续时间和吸入程度有关。欧美国家约一半的膀胱癌患者发病与吸烟有关。吸烟的可能致癌机制为：烟雾中亚硝胺、2萘胺和对氨基联苯使得尿液中的色氨酸代谢产物升高，尿液中的这些致癌成分长期刺激并诱导膀胱上皮细胞发生癌变。长期职业接触芳香胺是另一重要的膀胱癌致病危险因素，高危人群包括从事纺织、染料制造、橡胶化学、药物制剂和杀虫剂生产、油漆、皮革及铝、铁和钢等生产的从业人员，此外，经常使用有毒染料染发者也有可能增加膀胱癌患病的危险性。动物实验和流行病学研究确认，2-萘胺和联苯胺等芳香胺物质是主要的膀胱致癌物质。接触这些物质后发生膀胱癌的潜伏期为3～30年，平均为20年左右。这些致癌物质通过皮肤、呼吸道或消化道进入人体，在尿中以邻羟氨基酚类物质排出而使尿路上皮细胞发生癌变。

其他可能的致病因素还包括慢性感染（细菌、血吸虫及HPV感染等）、应用化疗药物环磷酰胺、滥用含有非那西汀类止痛药、盆腔放疗、长期饮用氯消毒水、咖啡、人造甜味剂及染发剂等。

膀胱癌还可能与遗传有关，有家族史者发生膀胱癌的危险性明显增加。目前大多数膀胱癌病因学研究集中在基因改变。与膀胱癌相关的癌基因包括HER-2、H-Ras、BcL-2、FGFR3、C-myc、c-erbB-2、MDM2、CDC91L1等。膀胱癌发生的另一个重要分子机制是编码调节细胞生长、DNA修复或凋亡的蛋白抑癌基因失活，使DNA受损的细胞不发生凋亡，导致细胞生长失控。研究发现，含有p53、Rb、p21等抑癌基因的17、13、9号染色体的缺失或杂合性丢失与膀胱癌的发生发展密切相关，而且p53、Rb的突变或失活也与膀胱癌侵袭力及预后密切相关。此外，膀胱癌的发生还包括编码生长因子或其受体的正常基因的扩增或过表达，如EGFR过表达可增加膀胱癌的侵袭力及转移。

【病理学】

膀胱癌可分为非肌层浸润性膀胱癌（NMIBC）和肌层浸润性膀胱癌（MIBC）。局限于黏膜和黏膜固有层的NMIBC（以往称为表浅性膀胱癌）占70%～80%，MIBC占20%～30%。此外，20%～30%的膀胱尿路上皮癌有区域性鳞状化生，腺样化生以及微乳头样变异，是预后不良的指标。膀胱癌按照肿瘤生长方式分三类：

1. 乳头状癌　最多见。分为绒毛乳头状和乳头状尿路上皮癌两种。病理特点是各乳头粗短融合，瘤蒂粗短或无蒂而基底宽，瘤表面有坏死或钙盐沉着。肿瘤可向下侵犯基底膜及肌层。镜下见乳头的尿路上皮层次增多（大于7层），癌细胞排列紊乱，细胞形态明显差异，纤维血管轴心不像乳头状瘤那么明显，可见核分裂象及有巨核细胞，细胞核质比例增大，染色质浓染，肿瘤不同程度地保持尿路上皮的特性。

2. 非乳头状癌　此型恶性程度高。肿瘤为白色，扁平或呈结节性团块，无明显的乳头形成。肿瘤常侵犯膀胱全层，表面不平，有溃疡形成，或有坏死及钙盐沉着，肿瘤的边缘可高起呈结节状。早期向深层浸润，80%～90%的肿瘤在确诊时已有肌层浸润，发生转移早。肿瘤起自尿路上皮，瘤细胞大小不等，形成条索状或巢状，有大的异形细胞核，常见异常核分裂象，偶见高度恶性小细胞，类似肺燕麦细胞。肿瘤局部可有鳞状化生和假腺腔结构。在肿瘤周围和膀胱其他部位常见明显的上皮异常或原位癌。非典型增生和原位癌是该肿瘤的常见起源。

3. 原位癌　是一种特殊的尿路上皮性肿瘤，恶性程度高。癌细胞是巨大的未分化细胞，细胞核不成比例地增大，染色深，染色体粗糙，核仁突出，分裂象增多，胞质少，细胞层次增加，排列紊乱。原位癌分为两类，一类为孤立性原位癌，另一类为原位癌伴有其他类型癌。表现为扁平斑片，边缘不清或呈颗粒状隆起，黏膜充血。开始时局限于尿路上皮内，形成稍突起的苔藓状红色片块，不向基底膜侵犯，但细胞分化不良，细胞间黏附性丧失，细胞容易脱落而易从尿中检出。常与恶性度高的、分化不良或浸润深的膀胱癌同时存在。在局限性膀胱癌行多处膀胱活检时原位癌的发生率为3.2%，对膀胱全切标本行系列切片时原位癌发生率可达90%。原位癌的分布有时比较散在，远离原来的肿瘤，提示行膀胱活检时要从多处获取组织。当在膀胱肿瘤周围上皮有原位癌时，5年内多复发为浸润性癌。从原位癌发展为浸润性癌一般需1～1.5年，有长达20年者，而有些却长期静止。原位癌虽然也属于NMIBC，但一般分化差，属于高度恶性的肿瘤，向肌层浸润生长的概率要高得多。

膀胱癌侵犯膀胱壁以三种方式进行：肿瘤浸润呈一致密团块的包裹性浸润，占70%；孤立的凸出式浸润，占27%；沿肌肉内平行或垂直于黏膜表面的淋巴管浸润扩散，占3%。由于肿瘤实际侵犯膀胱壁的范围远比临床所见广泛，故肿瘤不能被充分切除而易复发，这是临床上膀胱肿瘤易复发的重要原因之一。膀胱肿瘤可发生在膀胱的任何部位，但以三角区和输尿管口附近最多，约占一半以上，其次为膀胱侧壁、后壁、顶部、前壁。

膀胱癌的转移途径包括血道、淋巴道、直接扩散、种植转移等。淋巴道转移发生最早，是最常见的转移途径，最多转移至闭孔淋巴结，其次为髂外淋巴结，骶前、髂内、髂总和膀胱周围淋巴结。晚期患者常发生血行转移，常见转移脏器为肺、肝、骨、肾上腺等处。膀胱癌可侵出膀胱壁直接侵及前列腺、尿道、子宫、阴道等处，甚至直接侵及盆壁和腹壁。种植转移常发生在术中，是术后发生切口和尿道残端复发的原因之一。

膀胱癌的组织学分级是指肿瘤的恶性程度，与膀胱癌的复发和侵袭行为密切相关。目前，膀胱癌的分级较多采用WHO国际肿瘤组织学分类，即WHO 2004分级标准（表87-8），既往的WHO 1973年分级标准目前逐步较少采用。

表87-8　膀胱尿路上皮肿瘤分级系统（WHO 2004）

WHO 2004组织学分级
扁平病变
增生（非不典型或乳头状扁平病变）
反应性不典型增生（不典型扁平病变）
意义不明的不典型增生
尿路上皮异型增生
尿路上皮原位癌
乳头状病变
乳头状瘤
低度恶性潜能的乳头状尿路上皮肿瘤
乳头状尿路上皮癌，低级别
乳头状尿路上皮癌，高级别

膀胱癌的临床和病理分期按照膀胱肿瘤的浸润深度和转移程度，是评估膀胱癌预后最重要的指标。目前采用 AJCC（美国癌症联合会）2010 年 TNM 分期方法（表 87-9）。

表 87-9　膀胱癌的 AJCC 分期（2010 年，第 7 版）

分期	描述
T（原发肿瘤）	
Tx	原发肿瘤无法评估
T0	无原发肿瘤证据
Ta	非浸润性乳头状癌（黏膜层）
Tis	原位癌（"扁平癌"）
T1	肿瘤侵入上皮下结缔组织（固有层）
T2	肿瘤侵犯肌层
T2a	肿瘤侵犯浅肌层（内侧半）
T2b	肿瘤侵犯深肌层（外侧半）
T3	肿瘤侵犯膀胱周围组织
T3a	显微镜下发现肿瘤侵犯膀胱周围组织
T3b	肉眼可见肿瘤侵犯膀胱周围组织（膀胱外肿块）
T4	肿瘤侵犯以下任一器官或组织，如前列腺基质、精囊腺、子宫、阴道、盆壁、腹壁
T4a	肿瘤侵犯前列腺基质、精囊腺、子宫、阴道
T4b	肿瘤侵犯盆壁、腹壁
N（区域淋巴结，限于主动脉分叉以下）	
Nx	区域淋巴结无法评估
N0	无区域淋巴结转移
N1	真骨盆内单个淋巴结转移（髂内，闭孔，髂外或骶前）
N2	真骨盆内多个淋巴结转移（髂内，闭孔，髂外或骶前）
N3	髂总及以上淋巴结转移
M（远处转移）	
M0	无远处转移
M1	远处转移

【临床表现】

1. 血尿　无痛性肉眼血尿是最常见的症状，80%以上的患者可以出现，其中 17% 患者血尿严重，但也有 15% 患者可能开始仅有镜下血尿。血尿多为全程，间歇性发作，也可表现为初始血尿或终末血尿，部分患者可排出血块或腐肉样组织。血尿持续的时间，出血量与肿瘤恶性程度、分期、大小、数目、范围、形态有一定关系，但不一定成正比。当血尿自行停止时可造成疾病已愈的错觉，以致延误患者就诊。

2. 膀胱刺激征　尿频、尿急、尿痛，约占 10%，与广泛分布的原位癌和浸润性膀胱癌有关，尤其病变位于膀胱三角区时。故长期不能痊愈的"膀胱炎"应警惕膀胱癌可能，尤其是原位癌。

3. 尿流梗阻症状　肿瘤较大、膀胱颈部位的肿瘤及血块堵塞均可引起排尿不畅甚至尿潴留。肿瘤浸润输尿管口可引起上尿路梗阻，出现腰痛、肾积水和肾功能损害。

4. 晚期肿瘤表现　晚期肿瘤侵犯膀胱周围组织、器官或有盆腔淋巴结转移时导致膀胱区疼痛、尿道阴道瘘、下肢水肿等相应症状，远处转移时也可出现转移器官功能受损、体重减轻、骨痛及恶病质等表现。

【诊断】

凡有原因不明的血尿或膀胱刺激征的患者，特别是年龄 40 岁以上者，都应考虑到膀胱癌的可能，必须进一步做详细检查。膀胱癌的诊断应明确肿瘤的部位、范围、大小、数目、恶性程度、浸润深度及有无转移，作为治疗的依据。

1. 体格检查　膀胱癌患者触及盆腔包块多是局部进展性肿瘤的证据。体检还包括经直肠、经阴道指诊和麻醉下腹部双合诊等。NMIBC 患者通常没有特别的阳性体征。

2. 实验室检查

（1）尿液常规检查：是一种简单易行的实验室检查，尤其某些膀胱肿瘤在发病开始肉眼血尿不严重，仅为镜下血尿且间歇出现时。如果离心后的尿沉渣中每高倍镜视野下红细胞数目超过 5 个，应引起重视。

（2）尿脱落细胞学检查：方法简便、无创、特异性高，患者易于接受，是膀胱癌诊断和术后随访的主要方法。凡疑有尿路上皮肿瘤但尚未得到确诊的患者均应进行尿脱落细胞检查。尿的收集很重要，标本的采集一般通过自然排尿，也可以通过膀胱冲洗，容器必须清洁，以新鲜尿为好，搁置长久的尿细胞容易破坏，难以诊断。第一次晨尿往往夜间在膀胱内停留时间较长，影响诊断，因此建议送第二次或新鲜尿液检查，连续送检 3 天。尿脱落细胞检查可以作为职业性膀胱癌患者的筛查方法，是接触化学致癌物人群普查的首选。

尿液脱落细胞诊断的敏感性与肿瘤的分级有较密切的关系。对于分级低的膀胱癌敏感性较低，阳性率仅有 3%。一方面原因是由于肿瘤细胞分化较好，其特征与正常细胞相似，不易鉴别，另一方面由于肿瘤细胞之间粘连紧密，脱落到尿中的细胞少，影响了诊断。相反，对于分级高的膀胱癌，特别是原位癌，敏感性和特异性均较高。有报道称对原位癌的诊断敏感性可接近 100%。此外，炎症、结石、异物、放疗、化疗、导尿和膀胱内器械操作等可引起尿路上皮细胞脱落和影响细胞形态而造成一定假阳性率（5% ~ 10%）。

（3）尿液肿瘤标记物检查：近年来对于膀胱肿瘤标记物的研究发展迅速，该方法是以自然排出的尿液为标本的无创性分子生物学诊断技术，对于膀胱癌的

6

早期诊断和监测随访具有重要意义。理想的肿瘤分子标记物检测应该是敏感性高、特异性高、快速简便且费用低廉。

1）膀胱肿瘤抗原（bladder tumor antigen, BTA）：BTA是膀胱肿瘤在生长过程中释放的蛋白水解酶降解基底膜的各种成分形成的胶原片段、糖蛋白和蛋白多糖等释放进入膀胱腔内形成的复合物。BTA检测有BTA Stat和BTA Trak两种方法，前者是快速定性试验，后者是酶联免疫定量试验。BTA-stat与BTA-TRAK的敏感性分别为70%和66%，特异性为75%和65%。BTA检测的敏感性随着肿瘤分级和分期的上升而提高；泌尿系统感染、结石、血尿等可以导致假阳性结果而使特异性降低。

2）核基质蛋白22（nuclear matrix protein 22, NMP-22）：NMP22是核基质蛋白的一种，当细胞恶变时，NMP22合成激增并通过凋亡细胞核的溶解释放入尿中。美国FDA批准NMP-22检测可指导泌尿外科医生决定患者是否需要作膀胱镜检查，但不能代替膀胱镜检查，其敏感性为48%～81%，特异性为60%～86%，远高于尿细胞学检查30%～40%的敏感性。NMP22在低分级和低分期膀胱癌中仍能保持较高的敏感性，目前国内已经有NMP22检测试剂盒，临床操作迅速方便，是一种很有价值的膀胱癌早期诊断标记物。

3）荧光免疫原位杂交（FISH）：FISH试验是采用荧光标记的核酸探针检测3、7、17、9p21号染色体上的着丝点，以确定染色体有无与膀胱癌相关的非整倍体，检测膀胱癌的敏感性和特异性分别为64%～100%和89%～96%，与BTA、NMP22相比，特异性较高，FISH比膀胱镜能更早地发现膀胱癌复发，美国FDA批准其用于膀胱癌的诊断和术后监测，目前在国内也已经有同类商品化的检测试剂盒。近年，有研究发现FISH检测对评估膀胱癌BCG灌注后的疗效具有较大价值。

其他分子标记物还有透明质酸（hyaluronic acid, HA），透明质酸酶（hyaluronidase, HAase），端粒酶（telomerase），存活素（survivin），ImmunoCyt，黏液素-7、核基质蛋白（BLCA-4）、微卫星序列分析和单核苷酸多态性分析等。以上所涉及的几种膀胱肿瘤标记物在诊断的敏感性、特异性，检测方法的便捷性等方面均不令人十分满意。此外，缺乏标准化和可重复性差也妨碍了上述大部分肿瘤标志物的临床应用。尽管与尿脱落细胞学相比有较高的敏感性，特别对于低级别肿瘤，但特异性仍不超过尿脱落细胞学检查，故目前尚不能取代膀胱镜检查和尿脱落细胞学，但其临床应用可减少膀胱癌高危人群监测随访中的膀胱镜使用频率。

3. 影像学检查

（1）B超：作为一种无损伤性的检查，临床上广泛用于膀胱癌的诊断和血尿患者的筛查。超声检查可通过经腹、经直肠和经尿道三种途径进行，可同时检查肾、输尿管、前列腺和其他脏器（如肝等），以了解上尿路是否有肿瘤、积水，以及其他器官是否有转移。B超不易发现直径小于0.5cm且位于膀胱前壁的肿瘤，而83%直径大于1cm的肿瘤和95%直径大于2cm的肿瘤可以通过B超发现。此外，采用经尿道和经直肠的超声检查，图像更清楚，对分期可能也有帮助，但因为是创伤性检查，患者不易接受，临床应用不多。

（2）泌尿系统X线片和静脉尿路造影：过去一直被视为膀胱癌患者的常规检查，以期发现并存的上尿路肿瘤，但初步诊断时此项检查的必要性受到质疑，理由是其获得的重要信息量较少，在浸润性膀胱肿瘤或膀胱肿瘤并发肾盂、输尿管肿瘤以及有肾积水征象时该检查仍有其应用价值。目前临床上泌尿系统X线片和静脉尿路造影可以由尿路CT成像（CTU）来代替。

（3）CT：传统CT（平扫+增强扫描）对诊断膀胱肿瘤有一定价值，可发现>1cm的肿瘤，还可与膀胱内血块鉴别。螺旋CT使分辨率大大提高，可以发现1cm以下的肿瘤，但是对<0.5cm的肿瘤和原位癌诊断率仍不高。CT还可以发现区域肿大淋巴结，但是不能区分其是转移性还是炎症性。CT检查的一个缺点是对膀胱癌分期的准确性不高，特别是Ta-T3a期的肿瘤，但对肿瘤侵犯到膀胱外或邻近器官有一定诊断价值，准确性在55%～92%。

CTU是一种无创伤性检查，操作简便，图像分辨率高，具有多种成像方式、多方位观察病变、无需肠道准备和腹部加压等优点，可根据需要显示泌尿系统全程或者重建所需要的图像，并在一定程度上反映了肾脏分泌，排泄功能，对病变的显示更清晰直观，集合了传统CT、IVU及B超的优点，较其他泌尿系统检查方法更容易做出定性诊断。

（4）MRI：MRI可三维成像，对软组织显示优于CT，能够更准确的判断膀胱肿瘤的大小和浸润深度，分期作用优于CT和B超，准确性可达85%。当肾功能不全导致静脉肾盂造影肾脏不显影时，还可采用MRI水成像使无功能肾的集合系统清晰显像，有助于发现上尿路肿瘤。近来MRI仿真膀胱镜技术被用于诊断膀胱癌，据报道对直径<1cm的肿瘤检出率达70%以上。弥散加权成像（DWI）较传统MRI的T1和T2加权像能更好地评价膀胱癌新辅助化疗后的疗效。在检测有无骨转移时MRI敏感性和特异性均高于核素骨扫描。

（5）核素骨扫描：一般不推荐常规检查，只在浸润性或转移性膀胱癌患者出现骨痛等特异症状，怀疑骨转移时才行骨扫描协助诊断。

（6）PET-CT（正电子发射断层扫描）：一般不用于常规检查。因示踪剂FDG（氟脱氧葡萄糖）经肾排入膀胱会影响对较小肿瘤的诊断，而且检查费用高，限制了其临床应用。PET-CT对膀胱癌的淋巴结及远处转移有一定诊断价值，但目前研究仍较少，例数不多，有待进一步研究结果。

（7）胸部检查：膀胱癌诊断明确的患者应常规拍胸部X线片，了解有无肺部转移。对肺部转移最敏感的检查方法是胸部CT。

4. 膀胱镜检查和活检　目前膀胱镜检查仍然是诊断膀胱癌最可靠的方法。通过膀胱镜检查可以发现膀胱内是否有肿瘤，明确肿瘤的数目、大小、形态和部位，并且可以对肿瘤和可疑病变部位进行活检以明确病理诊断。

膀胱镜检查可以初步鉴别肿瘤的良恶性，直接看到膀胱肿瘤的形态是乳头状还是实性或团块状，有细蒂，宽蒂还是无蒂，根据形态可以初步估计肿瘤的分期。良性乳头状瘤的蒂很细，乳头分支细长、透明，随着膀胱冲洗液漂动，有时还可见到上面的毛细血管，肿瘤附近的膀胱黏膜正常。原位癌可以类似炎症、发育不良等病变，表现为浅红色天鹅绒样黏膜改变，也可以表现为正常，膀胱镜检查时出现膀胱激惹或痉挛提示可能有广泛的原位癌，应该行随机多处活检证实。乳头状癌多数为表浅的Ta、T1期肿瘤，单发或多发，肿瘤局限在黏膜或黏膜固有层，蒂细长，蒂上长出绒毛状分支，在膀胱内注水时，肿瘤乳头在水中飘荡，犹如水草；结节、团块乳头状癌常为T2、T3期肿瘤，乳头状癌的蒂较粗，乳头分支短而粗，有时像杨梅，往膀胱注水时肿瘤活动较少，附近黏膜增厚、水肿。浸润性癌常为T3、T4期，肿瘤无蒂，境界不清，局部隆起，表面褐色或灰白色，肿瘤坏死处形成扁平的溃疡，溃疡出血或有灰白色脓苔或磷酸盐类沉淀，边缘隆起并向外翻，肿瘤附近黏膜不光洁、增厚、水肿、充血。大多数膀胱尿路上皮肿瘤位于膀胱底部，包括三角区及其附近的膀胱侧壁以及输尿管口周围。有些肿瘤位于膀胱顶部或前壁，一般膀胱镜不易发现，如有条件，建议使用软性膀胱镜检查。与硬性膀胱镜相比，软性膀胱镜检查具有损伤小、疼痛轻、视野无盲区、检查体位舒适等优点。

膀胱镜活检时需要注意尽可能在肿瘤深部进行，对判断肿瘤分期和制定治疗计划有指导意义。当尿脱落细胞学检查阳性或膀胱黏膜表现异常时，建议行选择性活检，以明确诊断和了解肿瘤范围。当尿脱落细胞学检查阳性但膀胱黏膜无明显异常时，建议在膀胱左右侧壁、顶部、前壁、后壁及三角区进行随机活检。肿瘤位于膀胱三角区或颈部、尿脱落细胞学阳性，或怀疑有原位癌时，应该行前列腺部位尿道活检。对于单一的乳头状肿瘤，如果其他部位的膀胱黏膜表现正常并且尿脱落细胞学检查阴性，不主张常规行随机活检。

膀胱癌的光动力学诊断（PDD），即荧光膀胱镜检查，是向膀胱内灌注HAL，5-ALA等光敏剂，这些光敏物质可在一定波长的光源激发下产生特异性红色荧光并积聚于肿瘤细胞中，与正常膀胱黏膜的蓝色荧光形成鲜明对比，能够发现普通膀胱镜难以发现的小肿瘤、不典型增生或原位癌，从而提高膀胱癌的检出率，减少术后病灶的残余和复发，有助于在随访中早期发现肉眼无法可见的病灶。

窄谱成像（NBI）膀胱镜，是一种利用窄谱光的成像技术，窄谱光穿透黏膜表层后即能被黏膜内的血红蛋白大量吸收，从而能够细微地反映毛细血管和黏膜表面变化，改善图像的对比性和可视性，能较普通白光膀胱镜提高膀胱肿瘤诊断的敏感性和准确性，而且与荧光膀胱镜光动力学诊断方法相比，NBI不需使用光敏剂，避免了光敏剂灌注的不良反应，也不受光漂白对诊断时间的限制，具有一定优势。

【治疗】

膀胱癌的生物学异质性很大，治疗方法也有很多，但基本的治疗方法仍为手术治疗，放疗、化疗和免疫治疗作为辅助。应根据患者的肿瘤分期，分级，大小，数目，复发性，既往治疗情况和全身状况等选择合适的治疗方案。

1. 非肌层浸润性膀胱癌（NMIBC）的治疗　NMIBC占全部膀胱癌的70%～80%。Ta和T1期膀胱癌虽然都属于NMIBC，但两者的生物学特性有一定不同，黏膜固有层内血管和淋巴管丰富，因此T1期肿瘤较容易发生肿瘤播散。原位癌（CIS）虽然也属于NMIBC，但一般分化差，属于高度恶性的肿瘤，向肌层浸润性进展的概率要高得多。

根据复发风险及预后的不同，NMIBC可分为以下三组：①低危：单发、Ta期、LG（低级别尿路上皮癌）、直径<3cm，同时需满足以上所有条件。②高危：T1期，HG（高级别尿路上皮癌），CIS，多发复发且直径>3cm的Ta期非高级别肿瘤，满足以上任一条件即符合。③中危：除外低危和高危两类的其他情况。近期在高危NMIBC中又分出另一类极高危NMIBC，满足以下任一条件即符合：T1期高级别且合并CIS，多发或复发或直径>3cm的T1期高级别肿瘤，病理伴有LVI（淋巴血管浸润）或微乳头样改变。

（1）手术治疗

1）经尿道膀胱肿瘤切除术（TUR-Bt）：经尿道膀胱肿瘤切除术既是膀胱癌的重要诊断方法，同时也是NMIBC主要的治疗手段。TUR-Bt的目的，一是切除肉眼可见的全部肿瘤，即治疗，二是对肿瘤标本进行组织学检查以明确病理诊断、肿瘤分级和分期，为进一步治疗以及判断预后提供依据。

具体操作步骤是：患者截石位，术者先向尿道内注入润滑剂，有尿道狭窄者先以金属探子探查扩张尿道，将膀胱镜插入膀胱，先从各个角度仔细全面地检查膀胱内情况，注意肿瘤的大小，范围，部位，数目，形态，与膀胱颈和输尿管口的关系。非常小的肿瘤应先抓取活检而不直接电灼。表浅有蒂的乳头状肿瘤应直接从基底切除，若肿瘤较大，难以看清时争取先电凝肿瘤蒂部而凝固蒂内血管，然后再逐步切除其余部分，以减少出血，也可以先从肿瘤顶部一侧开始切除，逐渐接近蒂和基底部而切除之。切除范围应以肿瘤为中心达周边0.5～1cm正常黏膜，深度应达膀胱逼尿肌纤维出现。切除全部肿瘤后在基底部抓取活检以评价浸润深度和切除是否彻底，这点十分重要。

一次TUR-Bt有时并非想象那么彻底，而且分期也不准确，手术后仍有较高的肿瘤阳性率，有报道T1期膀胱癌可达33%～53%，分期升高至T2期可达4%～25%。因此，近年二次电切（second TUR）的价值越来越受到重视，并在国内外膀胱癌诊疗指南中获得一致推荐，已成为目前标准的治疗方法。二次电切适用于以下患者：T1期；高级别膀胱癌；初次电切标本中未见肌层；肿瘤直径大于3cm或肿瘤多发初次电切不彻底。二次电切一般安排在初次电切手术后的2～6周进行，特别强调，手术需要切除初次电切时的肿瘤创面。

通常，TUR-Bt后进行持续膀胱冲洗，冲洗液一般用蒸馏水，以使手术创面止血和漂浮残留的肿瘤细胞坏死。术后留置导尿管2～3天，如创面较大较深，导尿管应适当延长至1周左右。电切术后并发症少，如止血不满意引起血块积存，可经膀胱镜冲洗净后电凝止血处理。偶有手术者未察觉的膀胱穿孔，可导致尿外渗。患者可有腹痛、发热，一般只需留置导尿管7～10天，尿外渗严重或并发感染者，可穿刺或手术引流。发生TUR综合征即低钠血症时应严密观察病情变化，酌情应用呋塞米、高渗盐水对症处理。

近年出现的经尿道双极等离子电切较传统的单极电切手术能减少闭孔神经反射，冲洗液使用生理盐水也不会引起TUR综合征，此外切除的肿瘤标本电灼损伤较小，有利于病理科医生做出正确的诊断。

2）根治性膀胱切除术：根治性膀胱切除术并不是NMIBC的首选治疗方式，但近年研究表明在一些高危的NMIBC选择性进行根治性膀胱切除术较保留膀胱可以获得更佳的疾病控制和生存时间。Bracker等报道，Ta和T1期的膀胱癌在行根治性膀胱切除术后，生存率接近正常人的自然死亡率。Freeman等报道，对分级高且传统方法难治的膀胱癌患者行根治性膀胱切除术，5年生存率约为80%，死亡的大多是那些在手术时已有肌层浸润的膀胱癌患者。对膀胱灌注治疗无效的高危NMIBC（如肿瘤进展、肿瘤多次复发、CIS和T1HG肿瘤经TUR-Bt及膀胱灌注治疗无效等），二次电切仍发现高级别浸润性肿瘤，或极高危的NMIBC患者可考虑行根治性膀胱切除术。

3）经尿道激光手术：激光由于其特殊的物理特性，可以对组织产生凝固以及汽化的作用，从而对肿瘤起到治疗效果。激光手术术中膀胱穿孔发生率低且没有闭孔神经反射，疗效及复发率与TUR-Bt相近，但术前需进行肿瘤活检以便进行病理诊断，目前适用于乳头状低级别尿路上皮癌的治疗。

4）光动力学治疗：光动力学治疗（photodynamic therapy，PDT）是通过静脉注入光敏物质，选择性地到达并滞留于肿瘤处，通过膀胱镜导入光纤，以特殊波长的光照射膀胱黏膜，对肿瘤产生直接破坏作用，同时破坏血管和产生免疫作用，膀胱原位癌、控制膀胱肿瘤出血、肿瘤多次复发、不能耐受手术治疗等情况可以选择此疗法。治疗的副作用主要是全身皮肤过敏，因此需要患者在治疗后避光6～8周。约有20%的患者出现膀胱痉挛，表现为强烈的膀胱刺激征，可持续10～12周，减少光暴露可以减少或消除膀胱痉挛的表现。

（2）术后辅助治疗：TUR-Bt术后有50%～70%的患者复发，其中10%～30%的患者肿瘤会向肌层进展，可能与新发肿瘤、肿瘤细胞种植或原发肿瘤切除不彻底有关。NMIBC经TUR-Bt术后复发有两个高峰期，分别为术后的半年和术后的2年。术后复发的第一个高峰期同术中肿瘤细胞播散有关，而术后膀胱灌注治疗可以大幅降低由于肿瘤细胞播散而引起的复发。尽管在理论上TUR-Bt术可以完全切除非肌层浸润的膀胱癌，但在临床治疗中仍有很高的复发概率，而且有些病例会发展为MIBC。单纯TUR-Bt不能解决术后高复发和进展问题，因此建议所有的NMIBC患者术后均进行辅助性膀胱灌注治疗。

1）膀胱灌注化疗：膀胱灌注化疗主要用于减少膀胱肿瘤的复发，没有证据显示其能预防肿瘤进展。灌注化疗常用药物包括塞替派、丝裂霉素、多柔比星（阿霉素）、表柔比星（表阿霉素）、吡柔比星（吡喃阿霉素）、羟喜树碱等。目前并没有证据表明各组药物的疗效有显著差异。尿液的 pH、化疗药的浓度与膀胱灌注化疗效果有关，并且药物浓度比药物剂量更重要。化疗药物应通过导尿管灌入膀胱，并保留 0.5～2 小时，灌药前应避免大量饮水，以免尿液造成药物稀释。

荟萃分析表明 TUR-Bt 术后 24 小时内进行膀胱灌注化疗可以使肿瘤复发率降低 11.7%，因此推荐所有的 NMIBC 患者 TUR-Bt 术后 24 小时内均进行膀胱灌注化疗，有条件的可以在手术后即刻或 6 小时内进行灌注，但术中有膀胱穿孔时不宜采用。即刻膀胱灌注化疗对单发，小体积的膀胱癌更有效。低危 NMIBC 术后即刻灌注后，肿瘤复发的概率很低，因此可以不再进行后续的膀胱灌注治疗。

对于中危和高危的非肌层浸润性膀胱癌，术后 24 小时内即刻膀胱灌注治疗后，建议继续膀胱灌注化疗，每周 1 次，共 8 周，随后进行膀胱维持灌注化疗，每月 1 次，一共 1～2 年。

膀胱灌注化疗的主要副作用是化学性膀胱炎，程度与灌注剂量和频率相关。灌注期间出现严重的膀胱刺激征时，应延迟或停止灌注治疗，以免继发膀胱挛缩。多数副作用在停止灌注后可以自行改善。

理想的膀胱灌注化疗应是药物能迅速在膀胱上皮内达到有效药物浓度，而全身吸收量少，毒副作用小。常见的膀胱灌注化疗药物介绍如下：

①塞替派（thiotepa）：塞替派于 1960 年开始用于膀胱内化疗。是一种烷化剂，阻止核酸合成蛋白质。常用剂量为 60mg 塞替派溶于 60ml 生理盐水（浓度 1mg/ml），通过导尿管注入膀胱，保持 2 小时。一般的治疗方案是每周 1 次，共 6～8 周，然后每月 1 次共 1 年。有研究对膀胱癌患者术后随访 2 年，塞替派膀胱灌注可使肿瘤的复发率从 73% 下降到 47%，其中对分级低的肿瘤治疗效果最好，另有 16% 的塞替派治疗患者有肿瘤进一步浸润和转移。塞替派对原位癌的治疗效果不佳。塞替派分子量小（198D），故容易通过尿路上皮吸收，有 15%～20% 的患者发生骨髓抑制，故每次塞替派治疗前应先检查血白细胞和血小板计数。

②丝裂霉素 C（MMC）：1956 年，日本协和发酵工业株式会社若木博士等人从头状链霉菌培养液中分离出 MMC。MMC 具有烷化作用，能与肿瘤细胞 DNA 双链交叉连接或使 DNA 降解，抑制其复制，发挥抗肿瘤作用。丝裂霉素是一种抗生素化疗药物，分子量为 334Da，比塞替派高，因此很少被尿路上皮吸收。MMC 的治疗剂量一般为 20～60mg 溶于生理盐水（浓度 1mg/ml），每周 1 次膀胱灌注，共 8 次，以后每月 1 次，共 1 年。由于尿液的 pH 和药物浓度与膀胱灌注化疗效果密切相关，因此有研究提出了 MMC 优化疗法，即碱化尿液和减少灌注期间尿量，与常规疗法相比，可显著延长复发时间和降低复发率。MMC 治疗的副作用包括化学性膀胱炎、膀胱壁钙化以及生殖器皮疹等。

③多柔比星（adriamycin）：多柔比星是一种抗生素化疗药物，为广谱抗肿瘤药，对机体可产生广泛的生物化学效应，具有强烈的细胞毒性作用。其作用机制主要是嵌入细胞 DNA 而抑制核酸合成，从而起到抗肿瘤作用。它的分子量为 580D，故极少被尿路上皮吸收。治疗表浅性膀胱癌的剂量并不统一，但一般不少于 50mg，治疗方案各家报道从每周 3 次到每月 1 次不等。在分级不同的膀胱癌患者中，治疗效果无明显的差别。在用于膀胱肿瘤复发的预防中，多柔比星的常用剂量为 60～90mg（1mg/ml）。多柔比星的副作用主要是化学性膀胱炎，在许多患者中膀胱刺激征非常严重，一小部分患者甚至可发展为永久性的膀胱挛缩。故目前临床上已较少应用。

④表柔比星（epirubicin）：表柔比星是意大利学者 Arcamone 等于 1975 年通过半合成途径合成的一种蒽环类抗肿瘤抗生素，与多柔比星的区别只是在氨基糖部分 4′位的羟基由顺式变成反式，但这种立体结构的细微变化可使心脏、骨髓毒性明显降低。表柔比星主要作用是直接嵌入 DNA 碱基对之间，干扰转录过程，阻止 mRNA 的形成。它能抑制 DNA 和 RNA 的合成，故对细胞周期各阶段均有作用，为细胞周期非特异性药物。表柔比星与多柔比星相比，抗肿瘤活性相等或较高，但毒副作用低。膀胱灌注常用剂量为 50～80mg，可用生理盐水或 5% 葡萄糖溶液稀释成 1mg/ml 浓度的溶液，灌注频率与 MMC 相同。表柔比星治疗的副作用主要是化学性膀胱炎，少见过敏反应。

⑤吡柔比星（pirarubicin，THP）：THP 是多柔比星的衍生物，具有很强的抗肿瘤活性和广泛的抗癌谱，研究结果表明，其对耐多柔比星的肿瘤亦有杀灭作用。THP 能迅速进入癌细胞，通过直接抑制核酸合成，在细胞分裂的 G2 期阻断细胞周期，从而杀灭癌细胞。常用膀胱灌注剂量为 40mg，由于药物难溶于生理盐水，故应以 5% 葡萄糖溶液作为溶剂，稀释成 0.5～1mg/ml 浓度溶液，灌注频率与 MMC 相同。THP 治疗副作用主要为化学性膀胱炎。

⑥羟喜树碱（hydroxycamptothecin）：羟喜树碱是植物类化疗药，是从喜树中提取的一种生物碱，为喜树碱的羟基衍生物，与喜树碱相同，主要对增殖细胞敏感，为细胞周期特异性药物。作用于 S 期，并对 G2/M 边界有延缓作用，还有一定免疫抑制作用，较喜树碱剂量小、毒性轻、抗瘤谱也广。常用膀胱灌注剂量为 10～20mg，药物浓度为 0.5～1mg/ml，灌注频率可参照 MMC。主要副作用也是化学性膀胱炎。

2）术后膀胱灌注免疫治疗：膀胱灌注免疫治疗

除可以减少肿瘤复发外，还可以降低膀胱肿瘤的进展。最常用的药物是卡介苗（BCG），其他如干扰素（IFN）、肿瘤坏死因子（TNF）和白介素-2（IL-2）等也可用于膀胱灌注治疗。

Morales 等在 1976 年开始最早应用 BCG 膀胱灌注治疗膀胱肿瘤。但目前为止，BCG 的确切作用机制尚不清楚，多数研究认为其对膀胱癌的治疗作用是通过免疫反应介导的。

BCG 适合于高危 NMIBC 的治疗，可以降低膀胱癌的复发率，并能减少其进展。BCG 不能改变低危 NMIBC 的病程，而且由于 BCG 灌注的副作用发生率较高，对于低危患者不建议行 BCG 灌注治疗。对于中危 NMIBC 而言，其术后肿瘤复发概率为 45%，而进展概率为 1.8%，因此，中危 NMIBC 膀胱灌注一般建议采用膀胱灌注化疗，某些情况也可以采用 BCG 灌注治疗。

BCG 治疗一般采用 6 周灌注诱导免疫应答，再加 3 周的灌注强化以维持良好的免疫反应。BCG 灌注用于治疗高危 NMIBC 时，一般采用常规剂量（120～150mg）；BCG 用于预防 NMIBC 复发时，一般采用低剂量（60～75mg）。研究发现采用 1/4 剂量（30～40mg）BCG 灌注治疗中危 NMIBC 时，其疗效与全剂量疗效相同，副作用却明显降低。不同 BCG 菌株之间的疗效没有差别。BCG 维持灌注可以使膀胱肿瘤进展概率降低 37%。需维持 BCG 灌注 1～3 年（至少维持灌注 1 年），因此建议在 3、6、12、18、24、36 个月时重复 BCG 灌注，以保持和强化疗效。

膀胱肿瘤复发后，一般建议再次 TUR-Bt 治疗。依照 TUR-Bt 术后分级及分期，重新进行膀胱灌注治疗。对频繁复发和多发者，建议行 BCG 灌注治疗或根治性膀胱切除术。

膀胱原位癌的治疗方案是行彻底的 TUR-Bt 术，术后行 BCG 膀胱灌注治疗。BCG 灌注每周 1 次，每 6 周为 1 个周期，1 个周期后有 70% 完全缓解。休息 6 周后，进行膀胱镜检和尿脱落细胞学检查，结果阳性者再进行 1 个周期，共 6 周的灌注治疗。另有 15% 的病例获得缓解。休息 6 周后，重复膀胱镜检和尿脱落细胞学检查，若结果仍为阳性，建议行根治性膀胱切除术。对于缓解的病例，应在第 3、6、12、18、24、30、36 个月时进行 1 个周期的 BCG 灌注防止复发。通过此方案，约 70% 的病例可以避免行全膀胱切除。

BCG 灌注一般在 TUR-Bt 术后 2 周开始，灌注前需要做结核菌素实验（PPD），除外活动性结核患者。BCG 膀胱灌注的主要副作用为膀胱刺激征和全身流感样症状，少见的副作用包括结核败血症、前列腺炎、附睾炎、肝炎等。因此，TUR-Bt 术后膀胱有开放创面或有肉眼血尿等情况，不能进行 BCG 膀胱灌注。此外，尿路感染，排尿刺激症状严重及正在使用抗菌药物的患者也不宜灌注。患者如果在 BCG 治疗后出现连续超过 48 小时的发热，且用退热药后无效，可用异烟肼 300mg/d 及维生素 B_6 50mg/d 口服。如果患者症状严重，时间长，则加用利福平 600mg/d。如果患者全身情况差，则需加用乙胺丁醇 1200mg/d 和环丝氨酸 250～500mg/d 治疗。一般认为，疗程为 6 周，但也有学者建议治疗周期应为 6 个月。

2. 肌层浸润性膀胱癌（MIBC）的治疗　MIBC 的治疗仍是以手术为主，手术方式首选根治性膀胱切除术，术前需根据膀胱癌的分期、分级、肿瘤发生部位并结合患者全身情况进行选择，术后根据情况辅以化疗或放疗。化疗联合放疗的综合治疗可作为根治性手术的替代方式，有强烈保留膀胱意愿或不适合行根治手术患者可考虑此法，但疗效尚未证明能超过根治性手术。

（1）手术治疗

1）根治性膀胱切除术：根治性膀胱切除术的基本手术指征为 T2～T4a，N0-X，M0 浸润性膀胱癌，其他指征还包括高危 NMIBC 如 T1HG 肿瘤，BCG 治疗无效的膀胱原位癌，反复复发的 NMIBC，以及保留膀胱治疗无效和膀胱非尿路上皮癌等。以上手术指征可独立选用，亦可综合应用。但应除外有严重并发症（心、肺、肝、脑、肾等疾病）不能耐受手术的患者。

根治性膀胱切除术的手术范围包括膀胱及周围脂肪组织、输尿管远端，并行盆腔淋巴结清扫术；男性应包括前列腺、精囊，女性应包括子宫、附件和阴道前壁。如果肿瘤累及男性前列腺部尿道或女性膀胱颈部，则需考虑施行全尿道切除。

根治性膀胱切除术同时行盆腔淋巴结清扫术，是 MIBC 的标准治疗，也是提高浸润性膀胱癌患者生存率、避免局部复发和远处转移的有效治疗方法。文献报道浸润性膀胱癌患者盆腔淋巴结转移的可能性为 30%～40%，淋巴结清扫范围应根据肿瘤范围、病理类型、浸润深度和患者情况决定。淋巴结清扫不仅是一种治疗手段，而且为预后判断提供重要的信息。根据清扫范围可分为局部淋巴结清扫（闭孔区域），常规淋巴结清扫（髂内、髂外、骶前和闭孔区域），扩大淋巴结清扫（常规区域和主动脉分叉区域）以及超扩大淋巴结清扫（清扫上界提高到肠系膜下动脉水平）四种手术方式。目前淋巴结清扫建议至少需要清扫到常规区域，清扫出的淋巴结数目需要 10 枚以上。

根治性膀胱切除术后必须行尿流改道或膀胱重建术。目前有多种方法可选，包括不可控尿流改道、可控尿流改道和膀胱重建（原位新膀胱）等。手术方式的选择需要根据患者的具体情况，如预期寿命、年龄、伴发疾病、肿瘤分期、尿道和肠道解剖情况以及盆腔手术及放疗史等，并结合患者的要求，依从性及术者经验综合考虑后选择。手术总的原则应该是确保不影响肿瘤治疗效果的基础上，尽可能保护患者肾功能，提高患者生活质量。

不可控尿流改道术式有：回肠膀胱术、乙状结肠膀胱术、横结肠膀胱术和输尿管皮肤造口术等。回肠膀胱术，又称 Bricker 术，是一种简单、安全、有效的术式，应用较为广泛。主要缺点是需要腹壁造口、患者终身佩戴集尿袋，生活质量有所降低。输尿管皮肤造口术操作简便，但需佩戴集尿袋，有时需终身留置输尿管支架管，适用于预期寿命短、有远处转移、姑息性膀胱全切、膀胱旷置、肠道疾患无法利用肠管进行尿流改道或全身状态不能耐受其他手术者。

可控尿流改道术式有：可控贮尿囊（如回结肠贮尿囊，使用原位阑尾作输出道的回结肠贮尿囊以及去带盲升结肠贮尿囊等）和利用肛门括约肌控制尿液（如输尿管乙状结肠吻合术、输尿管结肠-结肠直肠吻合术、直肠膀胱术以及直肠膀胱-结肠腹壁造口术等）。可控贮尿囊患者术后不需要佩戴尿袋，生活质量明显提升。适用于预期寿命较长、能耐受复杂手术；双侧肾脏功能良好可保证电解质平衡及废物排泄；无上尿路感染；肠道未发现病变；能自行导尿者。膀胱重建术是最理想的接近生理排尿功能的术式，患者不需要腹壁造口，可以通过腹压排空尿液。由于患者术后生活质量高，已逐渐成为尿流改道的首选术式，主要包括：回肠原位新膀胱术、回结肠原位新膀胱术以及去带回盲升结肠原位新膀胱术等。

目前根治性膀胱切除术的方式可以分为开放手术，腹腔镜手术以及机器人辅助三种。与开放手术相比，腹腔镜及机器人辅助手术具有术中出血量少、术后疼痛轻、进食早、恢复快，住院时间短的特点，但手术时间一般要多于开放性手术，而且腹腔镜及机器人手术对术者的操作技巧要求较高，相对开放性手术而言其学习曲线明显延长。腹腔镜及机器人辅助手术也已应用于多种尿流改道术。现多采用在腹腔镜或机器人手术下行根治性膀胱切除术后通过小切口在体外进行尿流改道术。完全腹腔镜或机器人辅助下完成全膀胱切除及尿流改道手术目前虽然可行，但仍存在一定争议，只在少数具有一定经验的中心开展。

根治性膀胱切除术联合尿流改道或重建是一项复杂艰巨的手术，虽然手术方式成熟，但是并发症仍较常见，约 1/3 的患者会出现至少一个早期并发症（术后 30 天内），常见的有肠梗阻，出血，盆腔感染，伤口感染，肾盂肾炎，尿路梗阻，急性肾衰竭，输尿管吻合口或新膀胱瘘，淋巴瘘等。此外，围术期的死亡率为 1.8% ~2.5%，主要死亡原因有心血管并发症、败血症、肺栓塞、肝衰竭和大出血。

2）保留膀胱的手术：对于身体条件不能耐受根治性膀胱切除术，或不愿接受根治性膀胱切除术的 MIBC 患者，可以考虑行保留膀胱的手术。施行保留膀胱手术的患者需经过细致选择，对肿瘤性质、浸润深度进行评估，正确选择保留膀胱的手术方式，并辅以术后放疗和化疗，且术后需进行密切随访。

MIBC 保留膀胱的手术方式包括 TUR-Bt 和膀胱部分切除术。对于多数保留膀胱的浸润性膀胱癌患者，可通过经尿道途径切除肿瘤。但对于肿瘤位于膀胱憩室内、输尿管开口周围、经尿道手术操作盲区或有严重尿道狭窄和无法承受截石位的患者应考虑行膀胱部分切除术。

（2）化疗：MIBC 行根治性膀胱切除术后，高达 50% 的患者会出现转移。术前或术后联合化疗不仅能控制局部病变，还可以消除淋巴结或远处微转移灶。膀胱癌对含顺铂的化疗方案比较敏感，总有效率可达 40% ~75%，其中 12% ~20% 的患者局部病灶获得完全缓解，10% ~20% 的患者可获得长期生存。

对于可手术的 T2 ~ T4a 期患者，术前可行新辅助化疗。新辅助化疗的主要目的是控制局部病变，使肿瘤降期，降低手术难度和消除微转移灶，提高术后远期生存率。新辅助化疗后，5 年生存率可提高 5% ~7%，死亡风险降低 14%。对于 T3 ~ T4a 期或淋巴结转移患者，其生存率提高可能更明显。目前对于新辅助化疗的方案、剂量和疗程尚无统一的意见，也不应作为所有 MIBC 患者的标准治疗，一般是在根治性手术前使用基于顺铂的联合方案化疗 2 个疗程，如无效则及时终止而进行手术或其他治疗，如有效可再用 1 ~2 个疗程后进行后续治疗。

对于临床 T2 或 T3 期患者，根治性膀胱切除术后病理若显示淋巴结阳性或为 T3 期及以上，术前未行新辅助化疗者术后可采用辅助化疗。膀胱部分切除患者术后病理若显示淋巴结阳性或切缘阳性或为 T3 期，术后亦可采用辅助化疗。辅助化疗能够杀灭术后微转移灶，预防和降低远处转移率，推迟肿瘤复发。但由于缺乏大样本长期随访资料，根治术后辅助化疗的应用及临床效果仍存在一定争议，辅助化疗能提高患者的无瘤生存率，但尚未发现其对总生存率的益处。

转移性膀胱癌患者、身体状况不适宜或不愿意接受根治性膀胱切除术者应常规行全身系统化疗，这是唯一能延长患者生存时间合并改善生活质量的治疗方法，可使多数患者的预计生存时间由 3 ~6 个月延长至 1 年左右，少数患者可获得长期生存。

动脉导管化疗,是通过对双侧髂内动脉灌注化疗药物来达到对局部肿瘤病灶的治疗作用的。其对局部肿瘤效果较全身化疗好。动脉导管化疗常用于新辅助化疗,作为术后辅助化疗则效果不佳。

1)膀胱癌常用化疗药物

①顺铂(CDDP):为铂的金属络合物,是重金属抗癌药,作用似烷化剂。主要作用靶点为DNA,作用于DNA链间及链内交链,形成DDP-DNA复合物,干扰DNA复制,或与核蛋白及胞质蛋白结合,产生细胞毒作用。无周期特异性。其主要副作用为肾毒性和恶心、呕吐,用药同时需水化,给予利尿剂,并同时应用强效止吐药物。其他还可有神经毒性、骨髓抑制以及过敏反应等。

②甲氨蝶呤(MTX):为抗代谢类抗肿瘤药。对二氢叶酸还原酶有高度亲和力,以竞争方式与其结合,使叶酸不能转变为四氢叶酸,从而使脱氧尿苷酸不能转变为脱氧嘧啶核苷酸,阻止DNA合成,亦干扰RNA,蛋白质合成。属细胞周期特异性药,主要作用于G1及G1/S转换期细胞。口服亦可迅速吸收,使用时应碱化尿液。其毒性反应主要为胃肠道反应、肝功能损害、高尿酸血症肾病及骨髓抑制等。

③长春碱(VLB):为夹竹桃科植物长春花中提取的一种有抗癌活性的生物碱。主要抑制微管蛋白的聚合,而妨碍纺锤体微管的形成,使有丝分裂停止于中期。也可作用于细胞膜,干扰细胞膜对氨基酸的转运,使蛋白质合成受抑制,亦可抑制RNA合成。主要毒性作用为骨髓抑制、消化道反应、周围神经毒性以及血栓性静脉炎等。

④吉西他滨(gemcitabine):是细胞周期特异性抗代谢类药物,主要作用于DNA合成期的肿瘤细胞,即S期细胞,在一定条件下,可以阻止G1期向S期的进展。吉西他滨是一种前体药,在细胞内是脱氧胸苷激酶磷酸化的良好底物,在酶的作用下转化成多种活性代谢物而发挥细胞毒作用。主要毒副作用为骨髓抑制、肝肾功能损害以及过敏反应等。

⑤紫杉醇(paclitaxel):是新型抗微管药物,通过促进微管蛋白聚合抑制解聚,保持微管蛋白稳定,抑制细胞有丝分裂。体外实验证明紫杉醇具有显著的放射增敏作用,可能是使细胞终止于对放疗敏感的G2和M期。紫杉醇过敏反应常见,发生率为39%,其中严重过敏反应发生率为2%,多数为Ⅰ型变态反应,表现为支气管痉挛性呼吸困难,荨麻疹和低血压,故治疗前需应用地塞米松、苯海拉明和H2受体拮抗剂进行预处理。其他毒副作用主要为骨髓抑制、周围神经病变、肌肉关节疼痛、胃肠道反应以及脱发等。

2)膀胱癌常用化疗方案

①GC方案(吉西他滨、顺铂):此联合化疗方案被认为是目前标准一线治疗方案。吉西他滨800~1000mg/m^{2}第1、8、15天静脉滴注,顺铂70mg/m^{2}第2天静脉滴注,每3~4周重复,共2~6个周期。临床上为减少顺铂肾毒性等不良反应,也可以将顺铂分为3天注射,25mg/m^{2}第1~3天静脉滴注。研究显示GC方案的完全缓解率为15%,部分缓解率为33%,中位疾病进展时间为23周,总生存时间为54周,较MVAC方案耐受性好。

②MVAC方案(甲氨蝶呤、长春碱、多柔比星、顺铂):是传统上膀胱尿路上皮癌标准一线治疗方案。甲氨蝶呤30mg/m^{2}第1、15、22天静脉滴注,长春碱3mg/m^{2}第2、15、22天静脉滴注,多柔比星30mg/m^{2}第2天静脉滴注,顺铂70mg/m^{2}第2天静脉滴注,每4周重复,共2~6个周期。两项随机前瞻性研究已经证实MVAC方案效果明显好于单种药物化疗效果。多项研究显示此方案的完全缓解率为15%~25%,有效率为50%~70%,中位生存时间为12~13个月。但其毒性反应较大,主要表现为骨髓抑制、黏膜炎、恶心、呕吐、脱发以及肾功能损害等,超过一半的患者因此而需要减量。

③其他化疗方案:TC方案(紫杉醇、顺铂),TCa方案(紫杉醇、卡铂),DC 3周方案(多西他赛、顺铂),GT方案(吉西他滨、紫杉醇),以及CMV方案(甲氨蝶呤、长春碱、顺铂)和CAP方案(环磷酰胺、多柔比星、顺铂)等。

(3)放疗:MIBC患者的放射治疗分为根治性治疗和辅助性/姑息性放射治疗两部分。前者指T2期以内的患者,或T3期及以上,患者不愿或医疗原因无法行手术切除的部分患者,亦可选择以放射治疗作为根治性手段,但在此种情况下往往需要联合化学治疗。后者指膀胱癌手术后复发或残留,或有淋巴结转移,或因远处转移需行放疗者。对于没有转移的MIBC者,单纯放疗患者的总生存期短于根治性膀胱切除术。

放疗最常用的是膀胱外照射方法,包括常规外照射、三维适形放疗及调强适形放疗。单纯放射治疗靶区剂量通常为60~66Gy,每天剂量通常为1.8~2Gy,整个疗程不超过6~7周。放疗的局部控制率约为30%~50%,MIBC患者5年总的生存率为40%~60%。根治性膀胱切除术前放疗与单纯手术或单纯放疗相比,并无明显优越性。

欧洲文献报道,T1、T2期小肿瘤患者可通过膀胱切开显露肿瘤后置入放射性碘、铱、钽或铯行组织内近距离照射,再联合外照射和保留膀胱的手术,从而达到治疗目的。根据肿瘤分期不同,5年生存率可达

6

60%～80%。

膀胱全切或膀胱部分切除手术未切净的残存肿瘤或术后病理切缘阳性者,可行术后辅助放疗。

对于晚期膀胱癌,无法行手术治疗时,通过姑息性短程放疗(7Gy×3 天;3～3.5Gy×10 天)可减轻因膀胱肿瘤造成的血尿、尿急、疼痛等症状。但这种治疗可能会增加急性肠道并发症的危险,包括腹泻和腹部痉挛疼痛。姑息性放疗剂量不宜过大,以免引起放射性膀胱炎。

(4) 其他治疗:晚期膀胱癌,由于患者全身情况差,无法耐受常规手术、化疗或放疗,因此对其治疗的主要目的是缓解肿瘤转移导致的疼痛、控制肿瘤引起的出血从而提高患者生活质量。

对有转移的膀胱肿瘤患者行 30～35Gy 的体外放疗,能暂时缓解骨痛。建议对包括承重骨骼在内的有症状的骨转移病灶进行放疗,比如脊柱和股骨颈等。

放射性膀胱炎引起的血尿可行 1% 的明矾溶液膀胱灌注。在行膀胱持续灌注时一般不需要麻醉,如有膀胱痉挛时可以间断滴注明矾溶液。该方法可能导致肾功能损害。

1%～10% 的甲醛溶液膀胱灌注,也曾用于控制晚期膀胱肿瘤或放射性膀胱炎引起的出血。由于会引起严重的膀胱痉挛,灌注时需要对患者进行麻醉;灌注后会引起输尿管开口的纤维化和梗阻,故在临床上近年未见应用。

晚期膀胱癌如果引起威胁生命的大出血,其他方法止血无效时,可选择双侧股动脉插管行双侧髂内动脉栓塞,或手术双侧髂内动脉结扎同时行双侧输尿管皮肤造口膀胱旷置,如有条件还可以行姑息性膀胱切除。

【预后及随访】

膀胱癌的预后与肿瘤分级、分期、肿瘤大小、肿瘤复发时间和频率、肿瘤数目以及是否存在原位癌等因素密切相关,其中肿瘤的病理分级和分期是影响预后的最重要因素。分级和分期越高,远期生存率越低。

近年来随着对肿瘤分子机制认识的加深,许多肿瘤标记物相继被发现可用于膀胱癌的预后判断。研究发现,核基质蛋白 22、端粒酶、血管内皮生长因子、透明质酸酶、增殖相关核抗原 Ki-67 以及 p53 基因等均对膀胱癌的预后判断有一定价值。例如:由抑癌基因 p53 编码的蛋白,控制细胞周期从 G1 期到 S 期的转变,通过调节转录,影响和引导 DNA 受损的细胞凋亡。在大多数情况下,p53 蛋白的变异体在细胞核中稳定存在,可用免疫组织化学的方法测出。一些研究表明,在膀胱癌细胞核中如果有 p53 基因积聚,则提示治疗的效果和预后较差。但必须指出的是,目前膀胱癌肿瘤标记物的研究尚处于实验室阶段,临床上尚没有一种标记物能准确估计膀胱癌的预后。

膀胱癌患者治疗后随访的目的是尽早发现局部复发和远处转移,从而指导进行合适的补救治疗。

在 NMIBC 患者的随访中,膀胱镜检查目前仍然是“金标准”,一旦发现异常则应该行病理活检,对于中高危如高级别癌或原位癌患者,尿液脱落细胞学检查也是必要的。所有的 NMIBC 患者都必须在术后 3 个月接受第一次检查,但是如果手术切除不完整、创伤部位有种植或者肿瘤发展迅速则需要适当提前检查的时间。以后的随访应根据肿瘤的复发与进展的危险程度决定:低危肿瘤患者如果第一次检查阴性,则 9 个月后进行第二次随访,此后改为每年一次直至 5 年;高危肿瘤患者前 2 年中每 3 个月随访一次,第三年开始每 6 个月随访一次,第五年开始每年随访一次直至终身;中危肿瘤患者的随访方案介于两者之间,由个体的预后因素决定。一旦患者出现复发,则治疗后的随访方案须重新开始。

根治性膀胱切除术和尿流改道术患者后应该进行终身随访,随访重点包括肿瘤复发、转移和与尿流改道相关的并发症。推荐的随访间隔为:pT1 期每年一次,pT2 期每 6 个月一次,pT3 期每 3 个月一次。随访内容应包括体格检查、血液生化检查、胸部 X 线片检查和 B 超检查(包括肝、肾、腹膜后等)。对于 pT3 期肿瘤患者可选择每半年进行一次盆腔 CT 检查。可选择上尿路影像学检查以排除输尿管狭窄和上尿路肿瘤的存在。尿流改道术后患者的随访主要围绕手术相关并发症、代谢并发症、泌尿道感染以及继发性肿瘤等几方面进行。

二、膀胱非尿路上皮癌

膀胱非尿路上皮癌包括鳞状细胞癌、腺癌、小细胞癌、癌肉瘤以及少见的转移性癌等。膀胱鳞癌占膀胱癌的 3%～7%,膀胱腺癌占膀胱癌的比例<2%。

(一) 鳞状细胞癌

膀胱鳞状细胞癌可分为非血吸虫病性膀胱鳞癌和血吸虫病性膀胱鳞癌两种。诊断主要靠膀胱镜活检。虽然尿路上皮癌常伴有鳞状分化,但鳞癌的病理诊断必须完全是鳞癌,没有任何尿路上皮癌成分。如果肿瘤没有扩散,膀胱鳞癌首选根治性膀胱切除术。但患者总体预后较差,多半患者就诊时肿瘤已经为局部晚期,术后盆腔局部复发为治疗失败的主要原因。术前放疗有助于降低肿瘤分期,减少术后盆腔复发率。膀胱鳞癌对化疗不敏感,可以参考头颈部鳞癌的化疗方案,如 PCG 方案(紫杉醇,吉西他滨,顺铂)和 TPF 方案(多西他赛,氟尿嘧啶,顺铂)。

非血吸虫病性膀胱鳞癌的诱发因素可能为细菌感染、异物、慢性下尿路梗阻或膀胱结石等引起的慢性炎症，以及膀胱黏膜白斑、长期留置导尿管等。肿瘤好发于膀胱三角区和侧壁，大多呈浸润性生长，主要表现为溃疡，可伴有膀胱憩室或膀胱结石。血尿是其主要的临床表现，大多数患者伴有泌尿系统感染。

血吸虫病性膀胱鳞癌的发生可能与血吸虫存在导致的细菌和病毒感染有关，而非寄生虫本身。在血吸虫流行地区，膀胱鳞癌可占所有恶性肿瘤的30%，也是女性第二大常见的恶性肿瘤。维生素A缺乏也可能是膀胱上皮鳞状化生及肿瘤发生的重要原因之一。血吸虫病性膀胱鳞癌的平均发病年龄比非血吸虫病性膀胱鳞癌低10～20岁。主要症状是尿频、尿痛和血尿。肿瘤多发于膀胱后壁的上半部分或顶部，很少发生于三角区。

（二）腺癌

根据组织来源膀胱腺癌可分为三种类型：原发性非脐尿管腺癌、脐尿管腺癌和转移性腺癌。诊断主要依靠膀胱镜活检。B超、CT以及MRI等检查可显示肿瘤大小及侵犯范围，以帮助临床分期。

原发性非脐尿管腺癌可能起源于腺性膀胱炎，或尿路上皮腺性化生。长期的慢性刺激、梗阻以及膀胱外翻则是引起化生的常见原因。血吸虫感染也是腺癌发生原因之一，在血吸虫流行地区膀胱腺癌约占膀胱癌的10%。其主要症状有血尿、膀胱刺激征以及黏液尿等。原发性膀胱腺癌大多发生于膀胱三角区及膀胱侧壁，病变进展较快，多为肌层浸润性膀胱癌，临床就诊时大多数已属局部晚期，5年生存率仅30%～60%。治疗推荐根治性膀胱切除术。TUR-Bt或膀胱部分切除术的疗效差。放疗效果不佳。对于进展期和已有转移的腺癌可以考虑化疗，一般采用以氟尿嘧啶为基础的联合化疗方案。

脐尿管腺癌可能与脐尿管上皮增生及其内覆尿路上皮腺性化生有关，约占膀胱腺癌的1/3。只发生在膀胱顶部前壁，膀胱黏膜无腺性膀胱炎和囊性膀胱炎及肠上皮化生的表现。肿瘤集中于膀胱壁，而非黏膜层，可向膀胱壁深层、脐、膀胱前间隙以及前腹壁浸润。临床表现为脐部血性或黏液性分泌物或黏液囊肿，肿瘤侵入膀胱后，尿中可见黏液。手术为主要治疗方式，包括扩大性膀胱部分切除术和根治性膀胱切除术。术后使用氟尿嘧啶联合顺铂的辅助化疗可能降低复发率和转移率。脐尿管腺癌常见的转移部位是骨、肺、肝和盆腔淋巴结，5年生存率为40%～50%。

转移性腺癌是最常见的膀胱腺癌。常见的原发病灶为直肠、胃、子宫内膜、乳腺、前列腺和卵巢。治疗上采用以处理原发病为主的综合治疗。

（三）小细胞癌

小细胞癌被认为来自于神经内分泌干细胞或正常尿路上皮中的树突状细胞，有神经内分泌的特殊染色。它可能与尿路上皮在同一个肿瘤中出现。膀胱小细胞癌的细胞病理学特征为零散的、相互孤立、圆形、大小均匀的小细胞，其最重要的特征是相邻的肿瘤细胞间缺乏巢状或腺状结构。膀胱小细胞癌在组织学上类似肺小细胞癌。肿瘤好发于膀胱两侧壁和膀胱底部，瘤体直径往往较大，平均约5cm。有早期转移和深层浸润倾向。诊断与膀胱尿路上皮癌相似，但应同时检查有无原发的肺及前列腺的小细胞癌病灶。治疗考虑采用小细胞肺癌的化疗方案行辅助化疗或者新辅助化疗，并联合手术或局部放疗。手术方式应选择根治性膀胱切除术。化疗常用药物为顺铂和依托泊苷。

（四）其他膀胱非尿路上皮癌

癌肉瘤是指同时含有恶性的上皮和间质成分的肿瘤。恶性上皮成分通常为尿路上皮癌，也可以是鳞癌或腺癌；恶性间质成分则常为软骨肉瘤或骨肉瘤。肿瘤恶性程度高，临床上较为罕见，多见于中年男性。常见的症状为无痛性肉眼血尿。手术、放疗及化疗效果均不佳。预后差，5年生存率约为20%。

混合细胞癌是指原发于膀胱的两种不同类型恶性肿瘤同时出现或并存。通常以鳞癌、腺癌或小细胞癌与尿路上皮细胞癌共生。病程进展快，恶性程度高，预后极差，治疗上建议行根治性膀胱切除术。如果含有小细胞癌的成分，根治性膀胱切除术后可以根据分期选择小细胞癌的辅助化疗方案。

三、膀胱上皮来源良性肿瘤

膀胱上皮来源良性肿瘤临床上少见，包括乳头状瘤、内翻性乳头状瘤、息肉、腺瘤以及肉芽肿等。

乳头状瘤主要发生年龄在60～69岁，男性多于女性。可发生在膀胱任何部位，侧壁最常见，其次为三角区和输尿管开口部。肿瘤可单发或多发，乳头状瘤遍及膀胱各部时称为膀胱乳头状瘤病。瘤细胞呈栅栏状排列，上皮有轻度和不规则增厚，但细胞分化良好，核分裂象不明显。乳头由5～7层形如正常的移行细胞覆盖，有清楚的纤维组织及血管中心束。从组织学上看，乳头状瘤起源于正常膀胱黏膜，像水草样突入膀胱腔，有柔软细长的蒂，瘤体直径很少超过2cm，肿瘤上皮之基底层分界清楚，无浸润征象，细胞层次虽有增多，但无异型性，应属良性病变。但从肿瘤的生物学行为看，乳头状瘤有复发的倾向，5年内复发率为60%，而且其中一部分肿瘤复发很快甚至进展为肌层浸润性肿瘤。因此有人认为乳头状瘤应属交界性肿瘤,需严格掌握诊断标准。手术为主要治疗手段,包括 TUR-Bt 和膀胱部分切除术。术后应定期随访膀胱镜,以发现复发病例。

内翻性乳头状瘤不属于肿瘤性改变,为膀胱慢性炎症或膀胱出口梗阻所致的一种良性增殖性损害。病理表现为膀胱黏膜下肿块,移行上皮向黏膜下生长,形成乳头状结构。

四、膀胱非上皮来源肿瘤

膀胱非上皮来源肿瘤占膀胱肿瘤的 1% ~5%,按组织来源可以分为三种:①原始的结缔组织来源肿瘤,包括平滑肌肉瘤、横纹肌肉瘤、软骨肉瘤、骨肉瘤、脂肪肉瘤等;②非结缔组织来源肿瘤,包括血管瘤、血管肉瘤、神经肉瘤、神经纤维瘤、嗜铬细胞瘤、黑色素瘤等;③继发性的非上皮肿瘤,包括转移性淋巴瘤、白血病、浆细胞瘤、骨髓瘤等。

膀胱神经纤维瘤是良性肿瘤。由神经鞘的施万细胞过度生长而形成,常由膀胱壁的神经节发生,表现为实体或丛状的病灶。大多在儿童时发生症状,表现为尿路梗阻、尿失禁、膀胱激惹、血尿或盆腔肿块。多采用保守治疗,除非有严重的尿路梗阻或症状严重不能忍受时才考虑手术治疗。极少数病例会演变为神经纤维肉瘤。

膀胱嗜铬细胞瘤约占膀胱肿瘤的 1%,同时其在全身嗜铬细胞瘤中的比例也为 1% 左右。肿瘤多见于膀胱三角区,从膀胱壁的神经节旁细胞发生。好发年龄为 10 ~30 岁,无性别差异。约 10% 的嗜铬细胞瘤为恶性,可发生转移。一般多从临床表现而非组织学检查来判定其良恶性。大多数的膀胱嗜铬细胞瘤有内分泌功能,约 2/3 的患者在排尿或尿充盈时出现阵发性高血压,有时可发生晕厥。约 1/2 的患者可以出现血尿。膀胱镜检查,肿瘤表现为黏膜下结节,膀胱黏膜完整。组织学表现,肿瘤由一簇多面体的细胞组成,胞质为嗜酸性。治疗采用膀胱部分切除术完全切除肿瘤。禁用 TUR-Bt 术,因其可能刺激肿瘤,引起患者血压急剧升高。术前应行 CT 检查,了解有无盆腔淋巴结肿大,如果怀疑有淋巴结转移,应行盆腔淋巴结活检,若证实存在转移,应行盆腔淋巴结清扫。与其他部位有分泌功能的嗜铬细胞瘤一样,术前合理应用 α-受体阻滞剂可以减少术中血压、心率的波动。在切除肿瘤后需进行终身随访,内分泌症状的再次出现通常提示肿瘤复发。

膀胱原发淋巴瘤是较常见的膀胱非上皮来源肿瘤。肿瘤发生于黏膜下的淋巴滤泡。好发年龄为40 ~60 岁,女性多见。放疗是治疗局部原发淋巴瘤的最好方法,5 年生存率约为 50%,放、化疗联合可使生存率提高到 65%。

膀胱平滑肌肉瘤好发于男性,是成人恶性间质肿瘤中最常见的类型之一。膀胱镜检可见黏膜下结节或溃疡样肿块。治疗首选根治性膀胱切除术。局部晚期患者,在手术前可考虑新辅助化疗,如异环磷酰胺和多柔比星,5 年肿瘤特异生存率可提高至 60%。

膀胱横纹肌肉瘤好发于青少年,10 岁以下最常见,罕见于成人。儿童的胚胎性横纹肌肉瘤可出现膀胱底部的多发性病灶,被称为儿童膀胱葡萄状肉瘤。膀胱横纹肌肉瘤分为三种细胞型:纺锤细胞、泡状细胞和巨细胞。青少年患者治疗上建议新辅助化疗联合全膀胱切除或膀胱部分切除术。

其他如脂肪肉瘤、软骨肉瘤、骨肉瘤等均极少见,可与恶性上皮成分一起形成癌肉瘤。治疗方法为根治性膀胱切除术,但预后很差。

(叶定伟　沈益君)

第四节　尿道肿瘤

尿道肿瘤少见,按照病理性质可以分为良性和恶性肿瘤。良性肿瘤有乳头状瘤、息肉、血管瘤和尿道肉阜等。恶性肿瘤包括尿道癌、黑色素瘤和淋巴瘤等。其中尿道癌可以进一步分为原发性和继发性,继发性尿道癌多由膀胱癌或输尿管癌等尿路上皮癌继发而来,较多见于全膀胱切除术后尿道复发。原发性尿道癌罕见,仅占所有泌尿生殖系统恶性肿瘤的不到 1%。原发性尿道癌男女均可发生,由于男性尿道与女性尿道解剖上的差异,以及肿瘤发生、治疗上的不同,本节仅分别阐述男性及女性原发性尿道癌的诊治。

【流行病学】

原发性尿道癌罕见,仅占所有泌尿生殖系统恶性肿瘤的不到 1%。根据美国 SEER 数据库 1973—2002 年的统计资料,原发性尿道癌的年发病率在男性和女性分别为 4. 3/100 万和 1. 5/100 万。中位发病年龄为 60 岁,并且发病率随年龄增加而相应升高。男性尿道癌的危险因素包括尿道狭窄、性传播疾病(包括 HPV 感染)、慢性尿道炎、尿道损伤等。女性尿道癌的危险因素包括慢性刺激,尿道炎症,尿道憩室和分娩等。

【病理】

正常男性尿道舟状窝部覆盖鳞状上皮,阴茎部和球部尿道覆盖柱状上皮,后尿道则覆盖移行上皮。约 60% 的男性尿道癌位于球、膜部尿道,33% 位于阴茎部尿道,7% 位于前列腺部尿道。在女性,近 50% 的尿道癌累及远端尿道,约 40% 的尿道癌累及全尿道,仅有不到 10% 的患者仅有近端尿道累及。在男性,尿道癌最常见的组织类型是尿路上皮癌(78%),其次为鳞状细胞癌(12%),腺癌仅占5%左右。在女性,最常见的组织类型是也尿路上皮癌(45%),其次为腺癌(29%),鳞癌约占19%。

尿道癌的TNM分期(第七版)

T(原发肿瘤)

Tx:原发肿瘤无法评估

Tis:原位癌

T0:无原发肿瘤证据

Ta:非浸润性乳头状、息肉状或疣状癌

T1:肿瘤侵及上皮下结缔组织

T2:肿瘤侵犯以下任一器官或组织:尿道海绵体,前列腺,尿道周围肌肉

T3:肿瘤侵犯任何以下任一器官或组织:阴茎海绵体,前列腺包膜以外,阴道前壁,膀胱颈

T4:肿瘤侵犯其他相邻器官

N(区域淋巴结)

Nx:区域淋巴结无法评估

N0:无区域淋巴结转移

N1:单个淋巴结转移,最大直径≤2cm

N2:单个淋巴结转移,最大直径>2cm;或多个淋巴结转移

M(远处转移)

Mx:远处转移无法评估

M0:无远处转移

M1:远处转移

【临床表现】

男性尿道癌早期即可有排尿困难的症状,肿瘤位于阴茎部可扪及肿块。一般以尿道流血、尿道梗阻、肿物、尿道周围脓肿、尿外渗、尿道瘘和尿道分泌物等症状而就医,一些患者有疼痛、血尿或血精症状。直肠双合诊检查可了解肿瘤有无扩展至前列腺、肛门和尿生殖膈。

女性尿道癌常见症状为尿道流血、尿频和排尿困难,有时尿道口可见类似肉阜脱出。肿瘤增大后可在尿道局部触及肿块,并可形成溃疡,部分患者有阴道分泌物增多,尿失禁及性交疼痛。肿瘤坏死时可出现恶臭分泌物并可继发感染,肿瘤晚期可蔓延至会阴皮肤或外阴,并可出现尿道阴道瘘或膀胱阴道瘘、消瘦、贫血等症状。

尿道癌转移以直接扩散和淋巴转移为主。在男性,尿道球、膜部肿瘤常侵犯会阴部深层结构,包括尿生殖膈、前列腺和膀胱;舟状窝的肿瘤可侵犯富含血管及淋巴管的阴茎头。在女性,肿瘤向近侧生长侵犯膀胱,向远侧侵犯阴唇,亦可侵犯阴道,形成尿道阴道瘘。全尿道癌更易向深部组织浸润。淋巴转移:前尿道肿瘤通常转移至腹股沟浅、深淋巴结。后尿道肿瘤则转移至闭孔和髂内、外淋巴结,但当后尿道肿瘤侵犯阴茎或会阴部皮肤时则可转移至腹股沟淋巴结。尿道癌发生血行转移少见,血行转移的部位最多为肺,次为肝,偶可转移至胸膜和骨。

【诊断与鉴别诊断】

对于以往无尿道疾病或外伤病史,而出现尿道出血或梗阻症状,尿道狭窄在治疗过程中症状加重,出现尿道周围脓肿或尿道瘘的患者应疑有尿道癌。体检时需注意检查双侧腹股沟有无肿大淋巴结,直肠双合诊检查可了解肿瘤有无扩展至前列腺、肛门和尿生殖膈。尿道癌的诊断需行尿道造影、膀胱尿道镜检查+活体组织检查及尿道分泌物或尿道冲洗液细胞学检查。MRI检查在尿道癌的诊断中要优于CT,有利于准确了解球膜部尿道肿瘤的浸润深度以及盆腔淋巴结转移情况,有助于准确分期及指导治疗。

尿道癌应与尖锐湿疣、尿道狭窄、尿道周围脓肿、尿道肉阜、阴茎海绵体硬结症等鉴别,必要时应行活体组织检查。

【治疗】

1. 男性尿道癌按照肿瘤部位及浸润深度有不同的治疗方案。

(1) 远端阴茎部尿道癌:浅表的Ta期肿瘤,可以行经尿道的肿瘤电切术或激光烧灼术。侵入尿道海绵体及扩展至尿道海绵体外组织的肿瘤,宜距离肿瘤1~2cm处行阴茎部分切除术。若不能获得满意的无瘤切缘,则应施行阴茎全切及会阴部尿道造口术。切除原发肿瘤后,若肿大的腹股沟淋巴结不缩小,活检证实癌转移者,应行双侧腹股沟深,浅淋巴结及盆腔淋巴结清除术。未行淋巴结清除术者应密切随访,尚没有证据表明要行预防性腹股沟淋巴结清扫。

(2) 球、膜部尿道癌:浅表肿瘤可经尿道行电切或激光烧灼术,但电切肿瘤往往不完全,且电切括约肌附近的肿瘤易发生尿失禁。少部分病灶局限的球膜部尿道癌,可行受累尿道切除吻合术。大多球膜部尿道癌,以施行膀胱前列腺及全阴茎切除术较为合理,且应同时行盆腔淋巴结清除术。活检证实腹股沟淋巴结转移者,亦应予以清除。

(3) 前列腺部尿道癌:原发于前列腺部尿道癌少见,Ta和Tis期的浅表性肿瘤,可经尿道行广泛电切或激光烧灼术,术后给予卡介苗灌注治疗,但应注意电切括约肌附近的肿瘤易发生尿失禁。对于卡介苗灌注无效或有前列腺间质或导管侵犯的尿道癌患者,以施行膀胱前列腺及全尿道切除术较为合理,同时行双侧盆腔淋巴结清除术。活检证实腹股沟淋巴结转移者,亦应予以清除。

2. 女性尿道癌

(1) 手术治疗：是治疗女性尿道癌的主要方法，尿道部分切除术适用于T2期之前的前尿道癌，术后可能尿失禁。腹股沟淋巴结清扫术仅限于已证明有淋巴结转移者。近段尿道癌和(或)全尿道癌发现时常较晚，需行根治性切除术，切除范围包括尿道、膀胱、阴道前壁、子宫和卵巢，同时行盆腔淋巴结清除和尿流改道。

(2) 化学治疗：对于局部晚期的尿道癌患者，最近有报道含铂类的新辅助化疗后手术切除可以提高生存率，但多是小样本的回顾性研究。

(3) 放射治疗：有外照射和组织内照射，前尿道低分期小肿瘤放疗满意，较大的、分期晚的近段尿道癌放疗效果不佳。术前同期新辅助放化疗在治疗局部晚期的尿道鳞癌中取得了不错的疗效，但尚需要大规模临床研究进一步证实。放射治疗常见并发症有肠梗阻、肠瘘、尿道狭窄、局部坏死、外阴脓肿、放射性盆腔炎等。

【预后】

尿道癌的预后与肿瘤位置及分期密切相关。一般来说，前尿道肿瘤易于手术切除，预后较好。而后尿道肿瘤在确诊时往往已有广泛扩展，即使行根治手术，亦无法治愈。术后复发率高的原因是其邻近的耻骨下支、耻骨联合和盆底肌肉，妨碍了对尿道肿瘤的局部广泛切除。若将肿瘤、下尿路、生殖系统以及上述结构行广泛整块切除，可提高治愈率。

(朱一平)

第五节　睾丸肿瘤

睾丸肿瘤并不常见，仅占男性的恶性肿瘤的1%～1.5%，约占男性泌尿系统恶性肿瘤的5%。睾丸肿瘤中约90%～95%为生殖细胞肿瘤，其余为非生殖细胞肿瘤。精原细胞瘤是生殖细胞肿瘤中最常见的，在20～30岁男性中发病率最高，非精原细胞瘤则在30～40岁男性中发病率最高。近年来睾丸肿瘤在欧美白种人中的发病率有增高趋势，但在不同国家和地区发病率不相同。北欧睾丸肿瘤发病率最高，为3.2/10万，美国、英国次之，为2.1/10万～2.3/10万；中国为1/10万。上海市肿瘤登记资料(2007年)的该项发病率为0.71/10万。睾丸肿瘤右侧多于左侧，这与右侧隐睾的发病率较高相关，双侧同时发病者少见，双侧睾丸肿瘤占1%～2%。睾丸肿瘤转移较早，多经淋巴和血行扩散，其中精原细胞瘤以淋巴转移为主。由于治疗上的进步，睾丸肿瘤的死亡率由1970年前的50%降至近年的5%，是少数可被治愈的恶性实体肿瘤之一。

【病因】

睾丸肿瘤病因不十分清楚，与其发病有关的先天因素有隐睾、一级亲属的家族史、不育症、多乳症、睾丸女性综合征；后天因素有物理及化学性损伤、激素代谢紊乱及感染等。隐睾和异位睾丸是睾丸肿瘤发病的重要因素，隐睾患者睾丸肿瘤发生率较正常人群高20～40倍，约30%的睾丸肿瘤患者患有隐睾。隐睾或异位睾丸未降时，所处的环境温度比阴囊内要高2～4℃，可促使睾丸萎缩，精子生成障碍，容易恶性变。隐睾还可能伴先天性发育不良，或有先天性缺陷，而容易恶性变。隐睾与精原细胞瘤的关系比较密切，发生于隐睾的肿瘤80%以上是精原细胞瘤。创伤被认为是睾丸肿瘤的另一相关因素，但尚难肯定或可能已患肿瘤的患者很可能因创伤而使病情加重，或引起播散。睾丸是产生激素的器官，因而也认为，内分泌功能障碍可能与睾丸肿瘤的发生有一定关系。

【分类】

睾丸肿瘤分为原发性和继发性两大类，原发性睾丸肿瘤又分为睾丸生殖细胞肿瘤和睾丸非生殖细胞肿瘤，睾丸生殖细胞肿瘤主要有精原细胞瘤、精母细胞性精原细胞瘤、胚胎癌、畸胎瘤、绒毛膜上皮癌、卵黄囊肿瘤、生精小管生殖细胞内瘤七种细胞类型。精原细胞瘤是最常见的睾丸肿瘤，占全部睾丸肿瘤的30%～60%；胚胎癌占3%～4%；畸胎瘤占5%～10%，绒毛膜上皮癌占1%。睾丸非生殖细胞肿瘤中来自生殖基质肿瘤的为间质(Leydig)细胞瘤，占1%～5%，其次是支持(Sertoli)细胞瘤。继发性睾丸肿瘤主要来自网状内皮组织肿瘤及白血病等转移性肿瘤，如白血病睾丸肿瘤，显微镜下可见白血病细胞在睾丸间质内浸润。睾丸肿瘤可为单一组织类型，一半以上为多种组织类型的混合肿瘤。

【临床分期】

睾丸肿瘤的临床分期基于病理学诊断、胸部和腹膜后的影像学检查。分为不同的组织学类型，恶性淋巴瘤不包括在内。病理检查作为确定TNM的最低要求。否则用TX、NX、或MX表示。

1. TNM分期方法(UICC，2009年第七版)

T(原发肿瘤分期)

Tx：如未行睾丸切除术，则用此表示。

T0：未见原发性肿瘤。

Tis：导管内肿瘤，非浸润性(原位癌)。

T1：肿瘤局限于睾丸体部和附睾(无血管及淋巴侵犯)，肿瘤可侵犯白膜，但无睾丸鞘膜侵犯。

T2：肿瘤局限于睾丸体部和附睾，但有血管及淋巴侵犯，或肿瘤侵犯睾丸鞘膜。

6

T3:肿瘤侵及精索。

T4:肿瘤侵及阴囊。

N(区域淋巴结或邻区淋巴结分期):区域淋巴结即主动脉旁及腔静脉旁淋巴结,在阴囊手术后同侧腹股沟淋巴结也包括在内。邻区淋巴结是指盆腔内淋巴结、纵隔和锁骨上淋巴结。

Nx:不能评估区域淋巴结受侵的范围。

N0:无区域淋巴结受侵的征象。

N1:同侧淋巴结受侵,最大直径不超过2cm。

N2:同侧淋巴结受侵,直径在2~5cm之间。

N3:任何淋巴结转移直径超过5cm。

M(远处转移分期)

Mx:未能确定远处转移的范围。

M0:无远处转移征象。

M1:有远处转移征象。

M1a:非区域淋巴结转移或肺转移。

M1b:其他远处转移。

S(血清肿瘤标志物分期)

Sx:血清肿瘤标志物未检测。

S0:血清肿瘤标志物正常。

S1:LDH<1.5*N;hCG<5000mIU/mL;AFP<1000ng/mL。

S2:LDH 1.5~10*N;hCG:5000~50000mIU/mL或AFP:1000~10 000ng/mL。

S3:LDH>10*N;hCG>50000mIU/mL或AFP>10 000ng/mL。

N表示LDH检测的正常值上限。

2. 常用分期方法

Ⅰ期:肿瘤限于睾丸,无腹膜后淋巴结转移。

Ⅱ期:有腹膜后淋巴结转移。

Ⅱa期:转移性淋巴结,直径不超过2cm。

Ⅱb期:转移性淋巴结,直径2~5cm。

Ⅱc期:转移性淋巴结,直径超过5cm。

Ⅲ期:淋巴结转移越过横膈以上,或者有实质性脏器的癌转移。

【临床表现】

1. 睾丸肿大 患者常在洗澡时偶然发现阴囊内肿块,约占88%的睾丸肿瘤患者,睾丸呈不同程度肿大,睾丸感觉消失,无痛感,部分患者因睾丸肿大引起下坠感而就诊。有时睾丸完全被肿瘤取代,质地坚硬,正常的弹性消失。早期表面光滑,晚期表面可呈结节状,与阴囊粘连,甚至破溃,阴囊皮肤呈暗红色,表面常有血管迂曲。透光试验检查时,不透光。隐睾发生肿瘤时多于下腹部、腹股沟等处扪及肿块,而同侧阴囊是空虚的。部分睾丸肿瘤患者可同时伴有鞘膜积液。睾丸肿瘤较小时,患者很少自己发觉,往往在体检或治疗其他疾病时被发现。

2. 疼痛 一般认为睾丸肿瘤是无痛性阴囊肿块,疼痛不常见,约20%的患者以阴囊疼痛为首发症状。值得注意的是在临床还可以见到大约10%以急性疼痛表现的睾丸肿瘤,发生疼痛的原因是肿瘤内出血、梗死、中心坏死、合并附睾炎或因睾丸肿瘤侵犯睾丸外的组织而发生疼痛。

3. 转移症状 约10%的睾丸肿瘤以转移癌症状就诊。睾丸肿瘤以淋巴结转移为主,常见于髂内、髂总、腹主动脉旁及纵隔淋巴结。转移灶可以很大,腹部可以触及,侵犯腰肌和神经根引起腰背痛,十二指肠后转移引起食欲缺乏、恶性呕吐、消化道出血。肺转移引起呼吸困难,颈部肿块为锁骨上淋巴结转移,髂静脉腔静脉梗阻或栓塞引起下肢水肿。

4. 男性乳腺发育 睾丸间质细胞瘤、支持细胞瘤和绒毛膜上皮癌患者,可出现乳房肥大,乳头乳晕色素沉着。

5. 体检 检查从健侧睾丸开始,对比两侧的大小、硬度和轮廓,同时检查附睾、精索和阴囊,10%~15%睾丸肿瘤累及附睾或精索。精原细胞瘤常在睾丸内发展成大而沉重的肿块,但仍保持睾丸的形态。胚胎癌、畸胎瘤常表现为睾丸内的不规则肿块。体检还应包括锁骨上、胸部、腹部、腹股沟和乳腺有无异常。

【诊断与鉴别诊断】

1. 诊断

(1) 根据病史和体征:睾丸肿瘤的常见表现是阴囊肿块不断增大,有下坠感,无压痛,而睾丸正常时的敏感性消失,应首先考虑睾丸肿瘤。迅速肿大的肿瘤内出血会产生触痛和剧痛。

(2) B超检查:可较准确测定睾丸的大小、形态及有无肿瘤发生,灵敏度接近100%。特别是隐睾患者,可了解睾丸发育情况及是否肿大、恶变等。精原细胞瘤的典型B超声像图为边界清晰、均匀一致的低回声团块,胚胎癌往往是边界不清、回声不均的团块。畸胎瘤示混合回声、质地不均、边界亦不清、常有钙化,表明骨和软骨成分,绒毛膜上皮癌见有坏死、出血和钙化灶同时存在。B超检查可了解有无肾积水,如发现腹膜后淋巴结肿大、腹腔脏器转移灶,对诊断及分期都很有帮助。

(3) 肿瘤标记物:甲胎蛋白(AFP)、绒毛膜促性腺激素(HCG)、乳酸脱氢酶(LDH)是睾丸肿瘤的三种主要肿瘤标记物,有助于睾丸肿瘤早期诊断、判断疗效和术后随访。

甲胎蛋白(AFP,正常值<25μg/L)对判断胚胎性肿瘤有帮助,全部卵黄囊肿瘤、50%~70%胚胎癌和畸胎瘤升高,而绒毛膜上皮癌和精原细胞瘤不升高。绒

毛膜促性腺激素(HCG)阳性(血 HCG,正常值<5μg/L),对判断睾丸肿瘤有无滋养层成分具有参考价值,精原细胞瘤 5% ~10% 阳性,胚胎癌 40% ~60% 阳性,绒毛膜上皮癌 100% 阳性。同时检测 AFP 和 HCG,大约 90% 睾丸肿瘤有一种或两种肿瘤标记物升高。乳酸脱氢酶(LDH)普遍存在于不同组织的细胞中,其特异性较差,在 80% 的进展性睾丸癌患者中 LDH 水平可升高。

(4) X 线检查:可了解有无肺、骨转移。绒毛膜上皮癌容易转移到肺,胸部 X 线片可发现肺及纵隔淋巴结有无转移。

(5) 静脉尿路造影:可显示输尿管有无受压、移位及尿路扩张积水,以发现直接或间接的转移证据,对协助诊断与分期均有帮助。

(6) CT 检查:能更详细地、准确地反映睾丸及全身各处的转移情况,对睾丸肿瘤的临床分期、综合治疗以及预后的指导都有重要价值。CT 可较为精确地了解腹膜后有无转移,灵敏度 70% ~80%,对尚未行隐睾摘除、可能已恶变的患者尤为有益。CT 已能检出小于 2cm 的转移淋巴结,从而可替代有创的淋巴管造影。另外,对所有睾丸肿瘤患者均推荐行胸部 CT。

(7) MRI 检查:MRI 在诊断睾丸肿瘤时的灵敏度近 100%,特异度 95% ~100%,睾丸肿瘤在 T2WI 通常为低信号,造影后呈快速、早期增强,但费用较昂贵,推荐当超声和 CT 结果不一致时使用。

(8) PET:作为一种高新检查手段在睾丸肿瘤后腹膜淋巴结转移方面有应用价值,但其与 CT 比较并无明显优势。

2. 鉴别诊断

(1) 睾丸附睾炎:有炎症症状,急性发作时有红肿热痛。偶有难以鉴别诊断时,应在积极抗感染治疗后复查。

(2) 阴囊血肿:有外伤史,阴囊肿块在外伤初期较大,随时间延长逐渐缩小。对阴囊血肿机化者应注意与肿瘤区别。

(3) 睾丸扭转:常发生于青少年,病史中有突发的睾丸疼痛及肿胀。多普勒超声示患侧睾丸无血流或明显减少。

(4) 鞘膜积液:囊性、软而透光,抽出液体后可触到正常睾丸,B 超检查易于鉴别。丝虫病引起的睾丸鞘膜积液使阴囊皮肤与皮下组织水肿,往往同时有象皮肿存在。

(5) 附睾结核:检查附睾为无痛性硬结,开始局限于附睾尾部,进一步发展可累及整个附睾及睾丸,输精管可呈串珠样改变。

难以鉴别诊断时,可严密随访或手术探查,术中冷冻切片行病理检查,决定手术方式。

【治疗】

睾丸肿瘤的组织类型较多,有起源于生殖细胞的肿瘤,也有起源于非生殖细胞的肿瘤,还有转移性睾丸肿瘤,因此,睾丸肿瘤无论哪一种类型都要先行根治性睾丸切除,确认肿瘤的组织类型,再根据临床分期决定进一步的治疗方案。对标本应进行多处连续切片,以了解可能存在的多种成分。如为混合性肿瘤则按恶性程度最高的一种治疗。单纯手术的疗效远不如综合治疗的结果,即使早期的睾丸肿瘤,仍有 10% ~15% 腹膜后淋巴结转移,因此手术后的辅助性化疗或放射治疗应作为常规。

1. 手术治疗

(1) 根治性睾丸切除术:适用于任何类型的睾丸肿瘤,强调采用经腹股沟途径的根治性睾丸切除术。手术采用腹股沟斜形切口,达阴囊上方,分离精索,在腹股沟内环处先将精索、血管结扎切断,然后再切除睾丸及其肿瘤。应注意手术时尽可能先结扎精索血管及输精管,尽可能地高位切除精索,术中防止挤压肿瘤以免促使扩散。单纯根治性睾丸切除往往达不到彻底的手术切除效果,根据睾丸肿瘤的病理,需配合施行腹膜后淋巴结清除术、化疗或放疗以达到根治的目的。如精原细胞瘤要加放疗或化疗;胚胎癌或恶性畸胎瘤要加腹膜后淋巴结清除术及化疗或放疗;绒毛膜上皮癌要加化疗。

(2) 腹膜后淋巴结清除术:适用于非精原性生殖细胞瘤,如胚胎癌、恶性畸胎瘤,使Ⅰ期中的高危患者(存在睾丸血管网侵犯)和Ⅱ期的病例可以得到治愈的机会,Ⅰ期低危且依从性好的患者可推荐密切随访 5 年以上。手术采用从剑突至耻骨联合的腹部正中切口,其优点是:能充分暴露腹膜后间隙,在直视下进行手术操作,肾蒂和大血管周围均能完善地暴露和彻底清除。其范围包括同侧下 2/3 肾筋膜内所有的淋巴结、脂肪和结缔组织。腹膜后淋巴结清除术有几种术式较为常用,不同术式各有利弊。

1) 根治性腹膜后淋巴结清除术:由肾蒂平面以上 2cm 起,两侧输尿管内侧为界,结扎两侧腰动、静脉,使腹主动脉和下腔静脉完全游离,可提起腹主动脉和下腔静脉,将腹膜后区域内的淋巴结、脂肪组织全部清除,以达到完全清除的目的。睾丸肿瘤腹膜后转移主要位于肠系膜上动脉根部水平以下的肾周围到大血管分叉水平之间的范围内,对该区域行彻底清除是提高手术疗效的关键。至于大血管后方是否需要清除,意见尚不一致。该术式手术范围广,创伤大,并发症多,交感神经丛容易受损,易发生射精功能障碍和不育,易发生淋巴漏、血肿等。

2）改良的腹膜后淋巴结清除术：①右侧：应由肾蒂平面以上2cm起，沿下腔静脉到腹主动脉分叉处，切除所有的脂肪、结缔组织与淋巴组织，同时也切除腹主动脉与下腔静脉之间的淋巴结及腹主动脉前的淋巴结，以达到脊柱前韧带，再由腹主动脉分叉处向右、向下切除髂淋巴结，与内环精索结扎处会合，将其残端一并切除，保留两侧交感神经链和肠系膜下动脉；②左侧：沿腹主动脉自肾蒂上2cm向下解剖直至腹主动脉分叉处，切除所有的脂肪，结缔组织与淋巴组织，同时也切除腹主动脉与下腔静脉之间的淋巴结，保留肠系膜下动脉，再由腹主动脉分叉处向左、向下沿髂血管解剖，保护骶腹神经丛，切除髂淋巴结达左侧内环处，将精索结扎残端一并切除。

3）保留神经的腹膜后淋巴结清除术：为了避免和减少勃起功能障碍、射精功能障碍、不育和排尿功能障碍的并发症，在腹膜后淋巴结清除时，尽量保护神经，包括下腔静脉后方或腹主动脉左侧的腰交感干、交感神经链，腹主动脉周围的网状交感神经支干、交感神经丛，手术较费时，大血管旁剥离淋巴结更需要谨慎轻巧。

4）腹腔镜或机器人辅助腹腔镜腹膜后淋巴结清除术：具有创伤小，痛苦少，恢复快的优点，并且可行保留神经的腹膜后淋巴结清除术，目前已日益普及。多篇报道表明其治疗效果正逐渐得到肯定。

关于腹膜后淋巴结清除术的时机及操作一般认为：①手术时间，在睾丸切除术的同时或两周后进行；②清除淋巴结应按解剖顺序，争取做整块切除；③在腹膜后大血管旁剥离淋巴结应谨慎轻巧，以免损伤大血管，并且不应过度牵拉肾蒂血管；④术后若需要化疗，应在两周之后进行；⑤腹膜后巨大淋巴结转移可先行化疗或放疗，使转移灶缩小后，再清除淋巴结。

（3）孤立转移灶的切除：对于有肺、肝和孤立转移灶的患者，经过观察一定时间及化疗或放疗后，病灶未消退，并且无新病灶出现时，可考虑手术切除，以争取治愈。

2. 放射治疗　精原细胞瘤对放射线高度敏感，根治性睾丸切除后对于Ⅱ期患者应采用放射治疗。对于Ⅰ期患者尤其是低危且随访依从性好的患者，推荐密切随访。

（1）术前照射：适用于腹部隐睾并发精原细胞瘤，而且睾丸肿瘤或腹部转移灶巨大，估计手术困难时采用。一般照射量以10Gy左右为宜。

（2）术后照射：适用于Ⅱ期或Ⅲ期精原细胞瘤患者，睾丸切除术后行淋巴引流区照射；或局部肿瘤处于较晚期，腹部未触及包块，但经影像学检查证实或估计有转移者；或腹膜后淋巴结清除术后，病理检查为阳性或未能清除彻底者；或晚期肿瘤已有腹腔内转移，行姑息性切除术后加以补充放疗。方法：目前多采用"五野照射治疗"，即耻骨上、脐部、腰椎、上腹部、胸部下方。照射剂量如下：预防照射为每两周25～30Gy，治疗量Ⅱa和Ⅱb期分别为30Gy和36Gy。

3. 化学治疗　睾丸肿瘤单药化疗的疗效不如联合化疗，但单药化疗对睾丸肿瘤仍有一定的疗效，其中顺铂（DDP）最有效。2个疗程的卡铂辅助化疗（AUC=7）适用于Ⅰ期高危精原细胞瘤患者（肿瘤大于4cm或肿瘤侵犯睾丸血管网）。睾丸肿瘤的全身联合化疗是比较有效的治疗方法，完全缓解率和长期生存率较高。适用于腹膜后淋巴结清除术后组织中有癌浸润者；手术、放疗后，或化疗完全或部分缓解后的维持、挽救治疗；以及不宜手术或不愿手术的Ⅱ、Ⅲ期患者。化疗禁忌证包括：①心、肝、肾等重要脏器功能障碍者；②有感染以及发热等严重并发症者；③年老体衰或呈恶病质者；④有严重骨髓抑制者。目前较常用的联合化疗方案：

（1）PEB方案（优于PVB方案）：顺铂（DDP，P），20mg/m^2，静脉滴注，第1～5天（配合水化利尿等）；依托泊苷（VP-16，E），100mg/m^2，静脉滴注，第1～5天；博来霉素（BLM，B），30mg/周，静脉滴注，第1、8、15天；

对于不愿进行密切随访的Ⅰ期低危患者或者进行了后腹膜淋巴结清扫发现肿瘤浸润的Ⅰ期患者，推荐以上药物每3周重复，共2个周期。

对于Ⅱ期患者，以上药物每3周重复，共3～4个周期。

（2）PEI方案：用于首次治疗失败或复发的解救方案。

顺铂（DDP，P），20mg/m^2，静脉滴注，第1～5天（配合水化利尿等）；依托泊苷（VP-16，E），75～100mg/m^2，静脉滴注，第1～5天；异环磷酰胺（IFO，I），1.2g/m^2，静脉滴注，第1～5天。以上药物每3周重复，共4个周期。

（3）TIP方案：用于首次治疗失败或复发的解救方案。

紫杉醇（TAX，T），250mg/m^2，第1天24小时泵入；异环磷酰胺（IFO，I），1.5g/m^2，静脉滴注，第2～5天；顺铂（DDP，P），25mg/m^2，静脉滴注，第2～5天（配合水化利尿等）。以上药物每4周重复。

大剂量顺铂（DDP）治疗主要副作用是胃肠道反应（恶心、呕吐）和肾毒性，应用时要积极应用镇吐药物，并进行水化。20世纪80年代初，临床上有开始使用卡铂（JM-8）的报道，卡铂适应证与顺铂相同，该药对睾丸肿瘤具有高度亲和性，而毒性低于DDP，但治疗睾丸生殖细胞肿瘤卡铂的效果不如顺铂好。博来霉素(BLM)主要不良反应为发热、肺纤维化和皮肤色素沉着等。治疗非精原细胞瘤的方案亦可以用于精原细胞瘤患者。

(丁强 吴亦硕)

第六节 附睾肿瘤

附睾肿瘤又称睾丸附件肿瘤,相比睾丸肿瘤较少见,其中大部分是良性肿瘤,但也有一部分是恶性肿瘤。附睾肿瘤可发生于任何年龄组,但以20~50岁性功能活跃的青壮年多见。国内报道年龄最大80岁,年龄最小的2例附睾胚胎性横纹肌肉瘤分别为6岁及14个月。临床表现为阴囊内肿块,部分伴有阴囊隐痛或下坠感。良性肿瘤病变发展缓慢,病程长,恶性肿瘤生长迅速。附睾病变多数为单侧,左右侧无明显差异,也有文献报道左侧比右侧多。良性肿瘤多发生于附睾尾部,头部次之,有文献报道附睾尾部是头部的4倍。双侧病变多为平滑肌瘤。附睾良性肿瘤一般呈圆形或卵圆形,表面光滑,界限清楚,与周围组织无粘连,实质感,质地坚硬,一般无压痛或压痛不明显。肿瘤直径一般在0.5~3.0cm之间。恶性肿瘤生长迅速,往往已浸润整个附睾,故原发部位常难以辨认,表面不光滑呈结节状,界限不清,质硬,往往侵及周围组织。采用B超及多普勒超声检查,有助于术前对本病的诊断。术前超声检查,均可显示附睾实性肿物影像,以均匀强回声占多数,少数为中低回声肿物。

良性附睾肿瘤主要有腺瘤样瘤、囊腺瘤、腺瘤、平滑肌瘤、血管瘤、纤维瘤、淋巴管瘤、血管平滑肌瘤和畸胎瘤等病理类型,除囊腺瘤是源于上皮组织外,其余大多数来源于间皮。

附睾腺瘤样瘤是最常见的睾丸旁良性肿瘤,通常累及附睾(也可发生于睾丸白膜或精索)。高发年龄为30~40岁之间,通过常规查体发现睾丸旁的无痛性小结节(0.5~5cm)是其最常见的症状。显微镜下这些肿瘤由圆柱形或立方形的上皮样细胞组成,瘤细胞有嗜酸胞质,排成实性条索,条索之间有大小不一的空隙,其间含有大小不一的空泡和纤维基质。

附睾囊腺瘤属于上皮增生性良性病变,通常是多房囊性,囊壁内附着上皮样细胞乳头状结节。大约1/3病例发生于VHL综合征患者。病变多数较小,通过体检发现于年轻的成年男性。

睾丸旁间皮瘤起源于睾丸鞘膜,来源于附睾鞘膜的间皮组织,通常表现为无痛的阴囊肿块,伴有鞘膜积液。最常发生于中老年男性,但也可能发生于其他任何年龄。良性和恶性间皮瘤均有报道,良恶性区分基于细胞异型程度,有丝分裂活性和侵袭性表现。恶性病例可能与石棉暴露相关。

原发性附睾恶性肿瘤罕见,病理上主要分为肉瘤和癌,肉瘤主要包括脂肪肉瘤、横纹肌肉瘤、平滑肌肉瘤、纤维肉瘤、淋巴瘤等,癌主要包括恶性黑色素瘤、腺癌等。附睾淋巴瘤应视为全身淋巴瘤的局部表现。继发性附睾恶性肿瘤多由其他部位的恶性肿瘤转移所致,以胃肠道腺癌转移最多见。

附睾肉瘤是成人男性最常见的泌尿生殖系统肉瘤。脂肪肉瘤是其中最多见的病理类型,其次是横纹肌肉瘤,平滑肌肉瘤,恶性纤维组织细胞肿瘤,以及纤维肉瘤。胚胎性横纹肌肉瘤是30岁以下年轻男性最常见的病理类型。睾丸原发的肉瘤非常罕见。

附睾肉瘤最常见的症状是可触及的无痛性肿块(>5cm),超声表现为实质性占位(无法区分良恶性病变),因此,阴囊内的实性肿块只要累及鞘膜和白膜都建议通过腹股沟切口探查和活检。在腹股沟管内的精索脂肪肉瘤易被误认为是腹股沟疝或脂肪瘤,CT或MRI有助于区分这些病变。

附睾良性肿瘤应与附睾结核、慢性附睾炎、附睾炎性假瘤、附睾精液囊肿等疾病鉴别。治疗上以腹股沟切口探查手术切除附睾肿瘤或联合患侧附睾切除(保留睾丸)的方式可治愈除间皮瘤外的大多数附睾良性肿瘤。如术前怀疑为恶性肿瘤,术中可行组织冷冻切片检查,一旦确诊为恶性肿瘤,则应行经腹股沟切口精索高位结扎切断的根治性睾丸附睾切除术。根治性腹股沟切口睾丸高位切除是附睾间皮瘤的标准治疗方法。术后病理进一步确诊恶性间皮瘤的患者如果没有广泛远处转移,应接受腹膜后淋巴结清扫手术治疗。化疗在附睾恶性间皮瘤中的地位尚未确认。

附睾恶性肿瘤具有生长迅速,质地坚硬有压痛,易侵及睾丸精索,界限不清,应与附睾结核、睾丸肿瘤等鉴别。绝大多数睾丸旁肉瘤在诊断初期属于局限性病变。阴囊内肉瘤都应该通过腹股沟切口进行包括睾丸和精索在内的高位结扎和广切;如果初次切除不彻底,应该进行补充切除。后续应根据病理学分型以及区域或远处转移来指导进一步治疗。脂肪肉瘤极少发生远处转移,但是很容易局部复发。因此,尽管仍存在争议,对于手术切除不彻底的患者可以选择术后辅助放疗。存在腹膜后或远处除转移的病例应给予系统性化疗。除了脂肪肉瘤之外的其他类型肉瘤都应进一步接受腹膜后淋巴结清扫术,因附睾与睾丸的淋巴回流是相同的。附睾恶性肿其转移途径同睾丸肿瘤,可向腹膜后淋巴结、肺、肝、骨等转移。横纹肌肉瘤的恶性程度较高,按多形性、胚胎性和腺泡性的顺序恶性程度依次增高。横纹肌肉瘤易发生区域淋巴结转移和血道转移,文献报道区域淋巴转移率为15%~25%,血道转移率可超过50%,血道转移主要为肺转移,其次为骨、肝、胸膜和皮肤。术后如果发现腹膜后淋巴结转移,还应当给予进一步辅助化疗。目前,联合手术放疗和化疗的综合治疗,附睾肉瘤的总体长期生存率约50%,如在开始治疗前无转移的患者,其5年生存率接近80%。

(张海梁)

第七节 阴茎肿瘤

阴茎肿瘤是一种少见的男性生殖系统肿瘤,其对患者常常会造成毁坏性的影响,而且在临床上又会面临困难的抉择,因此,此病是一个非常值得关注的男性健康问题。

阴茎的病变包括各种阴茎恶性肿瘤、阴茎良性肿瘤以及癌前病变,阴茎恶性肿瘤中最常见的病理类型为鳞状细胞癌。

一、阴茎癌

阴茎癌(penile cancer)是一种罕见的恶性肿瘤,主要发生于老年男性,患者年龄平均为60岁,年龄越大发病可能性越高,在约70岁时发病率达到最高。此病也偶发于年轻男性。以往阴茎癌的发病率均较稳定,近年来发现在美国和芬兰患病率有所下降。不同的人群中阴茎癌的患病率差别很大,其中以部分发展中国家的发病率最高。在非洲、亚洲和南美的部分国家中,阴茎癌可占男性恶性肿瘤的10%,比如巴拉圭和乌干达的发病率分别为4.2/10万和4.4/10万。在西欧和美国,阴茎癌的年龄标化发病率范围为0.3/10万~1.0/10万,占恶性肿瘤的0.4%~0.6%。不同地区的患病率可能与各地的社会经济和宗教习俗有关。

阴茎癌常发生于出生后未及时行包皮环切的男性,在新生儿或童年期常规行包皮环切术的人群中,阴茎癌极为罕见。即使在一些阴茎癌高发的国家中,如尼日利亚和印度,部分居民由于宗教信仰在新生儿出生后即行包皮割礼,在这些人群中男性几乎没有阴茎癌发生。

一直以来,比较公认的阴茎癌危险因素有不良卫生习惯、包皮垢、包茎和包皮过长。另外,许多阴茎病变可能与阴茎癌发病相关,如阴茎白斑、阴茎裂伤、尿道狭窄和阴茎炎症。此外,银屑病口服光敏剂和紫外线照射可增加阴茎癌的发病率。在肿瘤的发生和发展中,炎症可能扮扮着重要的角色,因为许多阴茎癌原发于阴茎感染、慢性刺激或外伤部位。

彻底的包皮环切术可预防以上大多数病理状态。因为包茎常常导致包皮垢和正常脱落的上皮细胞长期滞留,并进一步导致包皮和龟头长期处于伴或不伴细菌感染的慢性刺激环境中。阴茎癌患者中伴有包皮过长的比例较高,占44%~85%。病例对照研究发现包皮过长是阴茎癌发病重要诱因之一。在排除包皮过长这一因素后,分析发现包皮的存在并没有增加患阴茎癌的风险。包皮垢的刺激效应引起的慢性炎症在一定程度上促使肿瘤发生,虽然没有明确的证据表明包皮垢本身就是一种致癌物。

阴茎癌致病的其他危险因素包括多个性伴侣、生殖器疣或其他性传播性疾病。以上危险因素中至少有部分与感染人类乳头瘤病毒(HPV)有关。根据阴茎癌的年发病率情况每年约有26 000例患者,其中约有7000名可通过根治HPV16/18感染而得以预防。HPV16感染与阴茎癌之间的相关性一直来都得到许多流行病学研究结果和前瞻性实验研究的支持。HPV16血清阳性与阴茎癌之间的相关性就如同HPV16血清阳性与女性宫颈癌一样明显,近年来的不少病例对照研究也证实了两者间有明显关联。

【病理】

几乎95%的阴茎癌病理类型为鳞状细胞癌(squamous cell carcinoma,SCC),而鳞状细胞癌最常见亚型为角化型癌(49%),其他有基底样癌(4%)、湿疣样癌(6%)、基底样湿疣样混合癌(17%)、疣状癌(8%)、乳头状癌(7%)、肉瘤样癌(1%)和其他(7%)。其他阴茎癌病理分型包括小细胞癌、梅克尔肿瘤、透明样癌、脂肪样癌和基底细胞癌,均为罕见。非上皮性阴茎癌如黑色素瘤、肉瘤也很少见。阴茎癌原则上可发生于阴茎任何部位,但临床上常见于龟头、冠状沟或包皮的上皮组织,而只有5%以下患者始发于阴茎体。

Broder分类系统是较为常用的分级系统,将阴茎鳞癌分为1~4级。另一种常见的分类方法是将阴茎癌分为高、中、低分化。分化良好的肿瘤无未分化细胞出现;中等分化的肿瘤和分化差的肿瘤分别包含低于50%和超过50%的未分化细胞。阴茎癌的组织学分级一直是阴茎癌区域淋巴结受累和全身转移的重要预测因素。

【分期】

虽然目前还没有公认的分期系统,但AJCC TNM系统是使用最普遍的分期方法。该系统仍存在缺陷并有很大的改进空间。目前最新的AJCC分期系统建立于2002年(表87-10)。

表 87-10　1997/2002 年 AJCC 阴茎癌 TNM 分期系统

原发肿瘤(T)
- TX:原发肿瘤不能评估
- T0:未发现原发肿瘤
- Tis:原位癌
- Ta 乳头状非浸润性癌

  T1:肿瘤侵犯上皮下结缔组织
- T2:肿瘤侵犯阴茎海绵体或尿道海绵体
- T3:肿瘤侵犯尿道或前列腺
- T4:肿瘤侵犯其他邻近结构

区域淋巴结临床分期(cN)
- cNX:局部淋巴结不能评估
- cN0:未发现局部淋巴结转移
- cN1:单个表浅腹股沟淋巴结转移
- cN2:多个或双侧表浅腹股沟淋巴结转移
- cN3:腹股沟深层或盆腔淋巴结转移,单侧或双侧

区域淋巴结病理分期(pN)
- pNX:局部淋巴结不能评估
- pN0:未发现局部淋巴结转移
- pN1:单个表浅腹股沟淋巴结转移
- pN2:多个或双侧表浅腹股沟淋巴结转移
- pN3:腹股沟深层或盆腔淋巴结转移,单侧或双侧

远处转移(M)
- MX:不能评估远处转移
- M0:无远处转移
- M1:有远处转移

AJCC 总分期:

Stage 0
- Tis,N0,M0
- Ta,N0,M0

Stage Ⅰ
- T1,N0,M0

Stage Ⅱ
- T1,N1,M0
- T2,N0,M0
- T2,N1,M0

Stage Ⅲ
- T1,N2,M0
- T2,N2,M0
- T3,N0,M0
- T3,N1,M0
- T3,N2,M0

Stage Ⅳ
- T4,any N,M0
- Any T,N3,M0
- Any T,any N,M1

【临床表现】

阴茎癌通常表现为阴茎龟头处一个难以愈合的小病灶。确切的外观具有多样性,可以从平坦质硬型到大块外生型生长。大约有一半的肿瘤位于龟头,20%在包皮上,20%同时发生在龟头和包皮,其余的发生在阴茎体。有时会出现多个病灶。从患者首次发现病灶到寻求治疗经常会有显著的延误,从 8 个月到 1 年不等。这种病变一般很少引起疼痛,即使在广泛的组织破坏之后。肿瘤起初可以表现为龟头处充血的斑块。龟头处的红斑疹样改变并且活检证实为原位癌的病变又称为红斑增生病。病灶还可以表现为包皮处久不愈合的溃疡。当肿瘤进展时,可以看到溃疡性的生长方式并侵蚀破坏周围的正常组织。这些病灶常常会发生感染,产生众多的恶臭脓液。

【诊断】

阴茎癌的患者比其他肿瘤的患者似乎更晚去诊治,其原因常是害羞及对于包茎缺乏正确认识,故早期病例延误诊断并不少见。临床上需要评估病灶的位置、大小、外形、通过触诊病灶活动性及与阴茎深部组织的关系估计病变可能侵犯的深度。彻底的腹股沟淋巴结检查也是极为重要的,因为这对疾病的分期十分重要。活检仍然是阴茎鳞状细胞癌的标准诊断手段。活检对疾病的分级和组织学分类提供了有用的信息。对于小病灶,侵犯深度也可经活检得到确认。同样,阴茎癌单侧或双侧腹股沟淋巴结肿大,若抗感染治疗后不缩小、质硬、固定和无痛,腹股沟淋巴结活检可以确定是否为转移病灶。影像学检查,如超声、CT、MRI 及 PET/CT 有助于确定癌肿浸润深度和范围、淋巴结有无转移、转移灶大小和范围等。

【治疗】

1. 原发病灶的治疗　治疗的目标首先是保证切缘无肿瘤。其次是保存功能和外观。因此,病灶的位置和范围是决定术式的关键,同时还要重视患者的期望。原发病灶的治疗主要包括以下几个方面。

(1) 局部药物治疗:局部外用的氟尿嘧啶(5-FU)是一种胸苷酸的类似物,能够通过抑制胸腺嘧啶合成来阻断 DNA 的合成。外用 5 氟尿嘧啶已作为阴茎龟头原位癌的局部治疗手段。咪喹莫特是一种四环胺,兼具抗病毒和抗肿瘤特性。咪喹莫特可以用来治疗包括原位癌在内的多种癌前病变。

(2) 激光治疗:激光治疗是低分期病变(如原位癌,T1)的一个很好的治疗方案并且已被证明能够保持良好的生活质量。

(3) 龟头表面重塑:这种方法适用于原位癌患者,通常是使用像 5-FU 这类的局部治疗失败或者由于随访依从性差而不能使用局部治疗的患者。表浅的疣状肿瘤伴或不伴周边原位癌都可以采用表面重塑

的方法进行处理，前提是必须保证切缘无瘤。

(4) 局部广泛切除：局限在包皮和龟头局限区域的病灶可以采用局部广泛切除的方法进行处理。不论治疗方式如何，所有的阴茎癌病例都需要进行包皮环切术。

(5) Mohs 显微镜手术：该手术是一种采用多层薄片切除送检直至达到安全切缘的技术。这种方法可以使得组织的损失最小化。

(6) 龟头切除：这项手术是局限于龟头的肿瘤的外科处理的一次革命。

(7) 阴茎部分切除和新龟头重建：龟头切除并不是所有的病例均能实施。当病灶侵犯阴茎海绵体时需要行阴茎部分切除。

(8) 阴茎全切术和阴茎再造术：一小部分的阴茎肿瘤由于广泛侵犯近心端，因此只能实施阴茎全切术。

(9) 阴茎延长术：如果患者希望阴茎的外观长些，阴茎延长术可以在首次手术或是日后来完成。可以通过切开悬韧带的方法使阴茎下垂的更多。

(10) 近距离放疗：近距离放疗也是一种结果令人鼓舞的保留阴茎的方法。

2. 淋巴结转移的治疗　淋巴道转移是阴茎鳞状细胞癌的主要播散途径，淋巴结有无转移和转移的程度是阴茎鳞癌的重要预后指标，淋巴结转移的诊断和治疗是否恰当决定了疾病的总体疗效。淋巴结转移的治疗主要包括以下几个方面。

(1) 随访观察：主要适用于淋巴结转移风险较小的患者。欧洲泌尿外科协会制订了淋巴结转移风险的分组：低危组为 pTis、pTaG1-2、pT1G1，中危组为 pT1G2，而高危组则≥pT2 或 G3。

(2) 腹股沟淋巴结清扫术：一般认为阴茎癌有以下情况者，应行腹股沟淋巴结清除术：①有肿大的淋巴结。当原发灶切除，以及 4～6 周抗生素治疗后淋巴结仍持续肿大者。②原发灶切除时或之后行肿大淋巴结的针吸细胞学检查。如阳性结果，则在 4～6 周内行淋巴结清除术。如阴性结果，则仍需要继续密切观察，因为针吸细胞学检查的假阴性率是 20%～30%。③对浸润性阴茎癌，其分级和分期高，同时有腹股沟淋巴结肿大者。临床上常采用分期手术，即先行原发灶切除，在 4～6 周再行腹股沟淋巴结清除术。腹股沟淋巴结清除术有多种术式，包括表浅、改良和根治的淋巴结清除，其不同之处是清除术的范围。表浅的腹股沟淋巴结清除需去除浅、深两组淋巴结。淋巴管造影研究表明，至少 12% 的患者有阴茎淋巴液引流至双侧腹股沟区，而淋巴管闪烁造影术则认为这个比例应为 60%～79%。因此初诊的阴茎癌患者需要行双侧腹股沟淋巴结清扫。手术后早期并发症如皮缘坏死、血清肿、淋巴漏、伤口感染、下肢静脉血栓，晚期并发症如淋巴囊肿、会阴下肢肿胀、神经麻木。

3. 放射治疗　对于阴茎癌主要适合以下几种情况：①年轻患者，表现为阴茎头或冠状沟小的(<4cm)、表浅的、外生型的、非浸润病变；②拒绝进行手术治疗的患者；③有不可手术的肿瘤或远处转移的患者，需要对原发肿瘤进行局部治疗，且又想保留阴茎。此外，放射治疗还可以作为腹股沟淋巴结转移的治疗手段，但治疗不如手术有效，对不能手术的姑息性治疗有用。放射治疗有外放射和近距离放射，近距离放射可以使用多种放射性核素(镭-226，铱-192，铯-137)的组织间近距离放射治疗。放射治疗前需要行包皮环切术来暴露病变，方便治疗任何表面的感染以及预防包皮水肿。

总之，小的表浅的肿瘤对放疗反应较好，并发症低。对于<4cm 肿瘤的近距离放射治疗可以因更快速的剂量放射而取得较高的局部控制率；对较大的浸润性阴茎癌的治疗效果不理想，且与局部并发症发生有关。

4. 化学治疗　主要用于晚期阴茎癌，有单药治疗和联合治疗两种方法。单药治疗对阴茎癌的治疗效果并不满意，而多种药物的化疗方法，如顺铂、甲氨蝶呤和博来霉素，在平均时间为 6 个月的时间里显示其有效率超过 50%，平均生存时间少于 1 年。毒副作用比较显著。目前常用药物有：博来霉素(BLM)、长春新碱(VCR)、顺铂(PDD)、多柔比星(阿霉素、ADM)、甲氨蝶呤(MTX)、氟尿嘧啶(5-FU)等。常用的化疗方案有：甲氨蝶呤+博来霉素+顺铂(MBP)，长春新碱+博来霉素+甲氨蝶呤(VBM)和顺铂+氟尿嘧啶。

化疗联合手术或放疗可能相对单药治疗方法可提高疗效。其可用于以下情况：①Ⅲ期肿瘤者的新辅助治疗；②病理证实腹股沟广泛转移或盆腔转移的预后较差者的辅助治疗；③局部肿瘤不能手术或远处转移患者的姑息性化疗。

【预防】

阴茎癌是一种可预防的疾病。由于阴茎癌的发生与包茎或包皮过长有关，所以对有包茎的男性，在儿童期即行包皮环切术。对包皮过长者，应经常翻转包皮进行洗澡，保持冠状沟处清洁；若上翻有困难者，也应及早行包皮环切术。不仅如此，包皮环切术有益于预防感染、HIV 感染及其传播、宫颈癌等。此外，避免 HPV 感染、使用避孕套、戒烟、预防包茎、治疗生殖器慢性炎症性疾病、限制 PUVA 治疗和提高卫生等也可预防阴茎癌。

二、其他阴茎恶性肿瘤

（一）基底细胞癌

基底细胞癌（basal cell carcinoma，BCC）是一种少见的阴茎恶性肿瘤，生物学行为与其他部位的BCC类似。该肿瘤可以为单个或多灶，局限于阴茎体部，少数位于龟头。文献报道发生于避光部位的51例BCC中有2例位于阴茎。BCC分化好，通常位于表浅部位，转移机会小。其与浸润性基底样鳞癌的鉴别要点是，后者浸润深部，有突然发生的角化、粉刺样坏死和高核分裂率。

（二）佩吉特病

佩吉特病（Paget disease）是皮内腺癌的一种类型，原发于表皮或由皮下腺癌扩散而来。虽然通常发生于阴囊、腹股沟、会阴和肛周皮肤，但也有发生于阴茎皮肤的病变。好发年龄为60～70岁，表现为增厚的红到灰白色的斑块伴鳞屑或渗出。镜下可见Paget细胞，胞质淡染，核呈泡状，核仁明显。真皮浸润的Paget病可出现腹股沟淋巴转移或广泛扩散。佩吉特病应与Paget样扩散的阴茎或尿道癌、Bowen病和恶性黑色素瘤相鉴别，也应与透明细胞丘疹Paget样角化不良或黏液化生相区别。佩吉特病常为黏蛋白染色阳性，并表达CEA、小分子角蛋白、EMA、GCDFP和MUC 5 AC。

（三）黑色素细胞病变

发生于阴茎的恶性黑色素细胞病变（melanocytic lesions）少见。自1859年Muchison首次报告以来，只有100多例阴茎恶性黑色素瘤的报道。其他黑色素病变包括阴茎黑变病，生殖器着色斑病，非典型着色增生，色素细胞痣。阴茎恶性黑色素瘤常见于50～70岁的白人，危险因素包括先天痣，暴露于紫外线和恶性黑色素瘤病史。60%～80%的恶性黑色素瘤发生于阴茎龟头，不到10%发生于包皮，其余的发生于阴茎体部皮肤。大体表现为溃疡、丘疹或结节，呈蓝褐色或红色。组织学亚型包括结节型、表浅扩散型和黏膜雀斑病型。浸润深度是决定患者生存预后的重要指标。

（四）间叶肿瘤

阴茎的间叶肿瘤（mesenchymal tumors）不多见。通常遇到的良性间叶肿瘤是一种与血管相关的肿瘤，最常见的恶性间叶肿瘤是卡波西肉瘤和平滑肌肉瘤。阴茎软组织肿瘤发生的年龄范围广泛：幼年性黄色肉芽肿、巨细胞成纤维细胞瘤和横纹肌肉瘤主要见于儿童。阴茎神经纤维瘤发病高峰在10和20岁两个年龄组，颗粒细胞瘤主要发生于30和40岁两个年龄组。施万细胞瘤在50岁以上发病率高。平滑肌瘤通常发生于中年。平滑肌肉瘤、恶性纤维组织细胞瘤和血管肉瘤在中老年常见。对于无免疫缺陷病史（如：使用免疫抑制剂/细胞毒性治疗，某些淋巴增殖紊乱和先天性免疫缺陷综合征），60岁以前的明确诊断的阴茎卡波西肉瘤的病例，应视为艾滋病提示信号。

1. 神经纤维瘤（neurofibroma） 其亚型包括孤立皮肤型、神经内局限型、丛状型、弥漫型、色素型和上皮样型。所有这些肿瘤均以S-100蛋白阳性为特征的施万细胞杂以数量不等的EMA阳性的神经周细胞，CD-34阳性的成纤维细胞和残余的神经纤维蛋白阳性的轴突。Wagner-Meissner样小体经常存在于弥漫型神经纤维瘤，黑变的星形和梭形细胞存在于色素型神经纤维瘤。一般肿瘤无非典型性表现，核分裂少见或缺失。

2. 神经鞘瘤（Schwannoma，neurilemmomas） 是界限清楚的外周神经鞘瘤，分Antoni甲型（细胞）和Antoni乙型（疏松黏液）两种生长方式。发育好的Antoni甲型区有栅栏状细胞核并包含Verocay小体。在神经鞘瘤中通常可见的其他特征包括厚壁血管和血管周黄瘤细胞，这与神经纤维瘤不同。非典型性（通常考虑为变性）常见，偶见核分裂象。

3. 颗粒细胞瘤（granular cell tumors） 是S-100蛋白阳性的施万细胞来源的神经肿瘤。该肿瘤特征是上皮样或梭形细胞伴有丰富嗜酸颗粒胞质。核形态多样，但核分裂象一般很少，有纤维结缔组织增生，表浅的病例可伴明显的假上皮瘤样增生，有时误诊为鳞癌。

4. 肌性内膜瘤（myointimoma） 是较特殊的血管内肌内膜增殖，常伴多结节或丛状结构，有累及海绵体倾向。该瘤常对SMA，肌特异肌动蛋白（HHF35）和Calponin有广泛免疫反应，D33和DE-R-11结蛋白呈弱阳性。

5. 平滑肌瘤（leiomyoma） 由分化好的平滑肌细胞增殖而成，无显著非典型性，通常无核分裂象。因为阴茎平滑肌瘤比平滑肌肉瘤更少见，故只有在仔细检查后方能做出该诊断。

6. 卡波西肉瘤早期病变（斑点/斑块期） 由小的毛细血管增殖组成，位于原有的真皮血管和皮肤附件的周围。这些血管可有凋亡的细胞核。当存在含铁血黄素沉积，淋巴、浆细胞炎性浸润和胞质内玻璃样小体的葡萄样聚集时有助于诊断。小的增殖血管突起进入大的原有的血管腔（所谓海角征）亦有助于诊断。Kaposi肉瘤的晚期（结节期）以梭形细胞占优势，呈束状生长，有裂隙样管腔。该期典型的玻璃样小体很丰富，卡波西肉瘤细胞通常具CD34免疫活性，也表达CD31。人类疱疹病毒8的PCR检测有助于早期和亚型病变的诊断。

7. 血管肉瘤(angiosarcoma) 有很宽的形态学范围。部分病变可相似于良性血管瘤,在另一部分可呈梭形,似纤维肉瘤,或上皮样,类似于癌或恶性黑色素瘤。浸润性及相互吻合性生长,内皮细胞异型并深染,细胞密集成片,CD31、F8rAg、CD34反应阳性有助于确立诊断。

8. 平滑肌肉瘤(leiomyosarcoma) 由具核异型的梭形细胞组成,核分裂活跃,呈束状生长方式,存在胞质纵纹和核旁空泡。免疫反应为α-SMA和Desmin阳性。

9. 恶性纤维组织细胞瘤(malignant fibrous histocytoma) 为排除性诊断,该诊断限定多形性肿瘤(常伴黏液或胶原基质并呈席纹样生长方式),缺乏其他肿瘤的特异性的形态和免疫组织化学证据(如:上皮的、黑色素的、肌源性的或神经源性的分化)。

(五) 淋巴瘤(lymphomas)

阴茎淋巴瘤非常少见,其多数考虑为原发。目前为止,文献中只有22例原发阴茎淋巴瘤的相关报道。临床表现为阴茎体、龟头或包皮的无痛性肿块、轻微肿胀或溃疡,阴囊肿块,阴茎异常勃起或与阴茎淋巴瘤有关的海绵体硬结病。若系统性B细胞综合征则不属于原发阴茎淋巴瘤。

(六) 阴茎的继发肿瘤(secondary tumors of the penis)

阴茎转移癌少见,自1989年来只有225例报道。症状常表现为阴茎异常勃起或剧痛。任何伴有已知原发癌的患者出现阴茎异常勃起都应怀疑有阴茎转移癌的可能。其他特征包括阴茎体积增大,溃疡或可触及的肿瘤结节。阴茎海绵体是转移的最常见部位,阴茎皮肤,尿道海绵体和龟头黏膜也可受侵。转移性阴茎癌的特点是肿瘤在阴茎海绵体内多结节状生长。研究显示前列腺和膀胱是最常见的原发部位,其次是肾和结肠。转移癌可发生在阴茎的任何部位,但最常见的是充满血管的海绵体,往往具有原发肿瘤的病理学形态。

三、阴茎良性肿瘤

(一) 非表皮病变

常见阴茎包裹囊肿、潴留性囊肿、汗管瘤和神经鞘瘤。阴茎包裹囊肿中,先天性包裹囊肿发生在阴茎阴囊缝,而后天性包裹囊肿往往由包皮环切术或外伤所致。潴留性囊肿起源于包皮黏膜表面和阴茎体皮肤的皮脂腺,多见于尿道口周围。汗管瘤是汗腺的良性肿瘤。有报道神经鞘瘤发生在包皮系带和包皮处。此外,由阴茎支持组织形成的良性肿瘤,包括血管瘤、纤维瘤、神经瘤、脂肪瘤和肌瘤。由于患者阴茎注射药物或者假体植入后可能形成肿块、畸形或假瘤。在阳痿患者注射药物的阴茎部位可能发生化脓性肉芽肿。静脉炎、淋巴管炎和脉管炎也可导致阴茎皮下条索或结节。当诊断不确定时,所有的良性病变应行局部切除并行病理检查。

(二) 皮肤病变

常见阴茎头部丘疹、乳头状瘤、冠状乳头,此病变发生在约15%青春期后的男性,尤其是未行包皮环切术者。病变呈圆锥状或球状疣,白色、蓝色和红色,沿冠状沟分布。这些病变不会发生恶变,但需与尖锐湿疣区别。一般不需要治疗,较大时可用激光治疗。

四、癌前病变

(一) 硬化性苔藓(Lichen sclerosis)

累及男性阴茎时又称为闭塞性干燥性龟头炎(balanitis xerotica obliterans)。硬化性苔藓主要累及男性患者包皮,偶尔累及龟头,受累部位有瘙痒、发热和疼痛感,表现为苍白样萎缩和出现硬化样斑块。

(二) 阴茎角(Penile horn)

阴茎角是一种罕见的病因未知的皮肤角化病。有时可为发生在龟头的红斑基底隆起的硬圆锥形角化块。组织学显示为良性表皮产物、各种无序的上皮疣、角化棘皮瘤、上皮癌、鳞状细胞癌或者疣状癌。组织学上该病可表现为过度角化的乳头状疣或者是发生于邻近真皮的慢性炎症浸润。大约30%的阴茎角可转化为鳞状细胞癌,其中大部分为低分化癌。

(三) 黏膜白斑病(leukoplakia)

该病多发生在龟头或包皮上,为白色或略呈浸润的疣状斑块。组织学检查可为高度角化、角化不全、不规则棘或马氏层萎缩,角化细胞排列改变和细胞不典型增生。有报道称,黏膜白斑病可转变为恶性病变,溃疡、糜烂和龟裂均是恶性肿瘤病变的标志。

(四) 假上皮瘤性角化病碎屑状龟头炎(pseudo-epitheliomatous, keratotic and micaceous balanitis)

该病是一种罕见的病因未知的影响老年人的疾病。患者主诉多为不能回缩包皮。检查可见单一的界限分明的病变,龟头常呈病理性生长。表面可为鳞状,可出现剥脱,最终形成角化型肿块。该病多发生在包皮过长的老年男性。临床可见龟头高度角化,失去正常弹性。组织学检查可见高度角化的明显的网状嵴和渗透至真皮层的高密度的分叶核白细胞和高度增生的假上皮瘤变。

(五) HPV相关的癌前病变

HPV相关的病变包括巨大尖锐湿疣、鲍温样丘疹、鲍温病和红斑增生病,而慢性炎症相关的病变则包括生殖器硬化性苔藓、干燥闭塞性龟头炎、阴茎角、黏膜白斑病和假上皮瘤性角化病碎屑状龟头炎。

1. 巨大尖锐湿疣(giant condyloma) 又称作巨大恶性尖锐湿疣、疣状癌、癌状湿疣或 Buschke-Löwenstein 肿瘤。该病通常发生在 18 ~ 86 岁的任何年龄的包皮过长的男性中。患者可注意到菜花状病灶缓慢生长,甚至可达阴茎端囊 5cm。该疾病可侵及肛门与生殖器之间的腹股沟、尿道和肛管等结构,可发展为尿道直肠瘘或者疾病向基底组织发展成为皮下组织溃疡,感染通常为此时的常见表现。

2. 鲍温样丘疹(Bowenoid papulosis) 该病通常发生在 28 岁以下的男性,特别是性生活紊乱的人,但也可发生在 50 岁以上的男性身上。患者可注意到阴茎上出现病变,该病变可引起周期性的痒和灼烧感,并出现因新近出现的龟头炎而导致的性交困难。该病变可为单一的,也可融合成大片斑块,但很少出现糜烂病变。病变颜色取决于所在位置的色素沉着,涉及阴茎内包皮的多为棕褐色、肉红色或者灰白色的白斑样。涉及更多阴茎有色区域的病变则往往是灰色或者棕黑色。

3. 鲍温病(Bowen disease)和红斑增生病(erythroplasia of queyrat) 鲍温病和红斑增生病是具有不同临床表现的相同疾病。Bowen 病通常指病变发生在阴茎体上,患者通常为男性老年人,患者主诉为出现在阴茎体上的单个鳞状红色斑块,同时可累及腹股沟和耻骨上区域等部位。红斑增生病则更多是指那些涉及阴茎内包皮和阴囊的病变。该病通常比较罕见,多发生在平均 61 岁的男性身上[53]。该病大多数时候没有症状,但患者可主诉疼痛、出血,并且由于结痂和萎缩出现包皮无法回收。二者皆为 HPV 16 和 HPV18 相关的,HPV16 更常见,约占 80%。鲍温病和红斑增生病在组织病理学上均为原位癌。

(朱 耀)

第八十八章

前列腺、精囊疾病

前列腺是男性生殖系统中重要的器官，外形似栗子，位于耻骨后、小骨盆内。前列腺尖端抵近盆底肌，其环绕尿道的部分即为尿道外括约肌；后方与膀胱颈部相连，并且可能凸向膀胱内；腹侧附着于耻骨后，间隙内有阴茎背深静脉等血管穿行；背侧与直肠以狄氏间隙相隔，两侧有包含阴茎勃起神经的血管神经束通过。

前列腺具有多项生理功能，最主要的有以下几方面：①分泌前列腺液：乳白色、弱碱性，每天约2ml，含有酸性磷酸酶、纤溶酶、透明质酸酶等多种酶，是精液的主要组成部分，在精子的生存、活动和受孕等功能中发挥重要作用；正常前列腺液内含有强力抗细菌因子(PAF)，对大多数致病菌有杀菌作用，成分主要是自由锌；②富含5α-还原酶：能将睾酮转化为作用更强的双氢睾酮，在前列腺的发育成熟、前列腺增生的发病过程中起决定性作用；③排尿、控尿：前列腺包绕在尿道外部，贴向膀胱颈部，其环状平滑肌纤维参与尿道内括约肌的组成，控制、协调排尿功能；④尿道和射精管从前列腺组织内通过，射精时，前列腺及精囊腺的平滑肌收缩，挤压、协助精液排出。

第一节　良性前列腺增生症

6

良性前列腺增生症(benign prostatic hyperplasia，BPH)是泌尿科的常见病，也是中老年男性最常见的疾病之一，是引起中老年男性排尿障碍中最为常见的原因。据统计，50岁后的男性中50%以上都有不同程度的前列腺增生，且随年龄的增加有进行性发展的趋势，部分人群出现排尿刺激症状及排尿梗阻症状，需要药物治疗。药效不理想，或疾病发展较快，对日常生活、身体状况产生较大影响，则需要外科手术等治疗。

最新研究表明，前列腺增生症可能是一种缓慢进展的良性前列腺疾病，随着患者年龄的增加逐渐出现不同症状并可进行性加重，也可出现相应的并发症。35岁以后从组织学上可观察到前列腺体积的增大，可见到前列腺间质和腺体成分的增生，在解剖学上表现为前列腺增大(benign prostatic enlargement，BPE)。50岁后可观察到前列腺体积明显增大、腺体增生，部分患者可出现伴随症状，临床上表现为以下尿路症状(lower urinary tract symptoms，LUTS)为主的症状，在尿动力学上出现膀胱出口梗阻(bladder outlet obstruction，BOO)。

【解剖和生理基础】

前列腺是男性泌尿生殖系统中重要的器官，外形似栗子，位于耻骨后、小骨盆内。前列腺尖端抵近盆底肌，其环绕尿道的部分即为尿道外括约肌；后方与膀胱颈部相连，并可凸向膀胱内；腹侧附着于耻骨后，间隙内有阴茎背深静脉等血管穿行；背侧与直肠以狄氏间隙相隔，两侧有包含阴茎勃起神经的血管神经束通过，正中线有一条浅沟，称为前列腺中央沟。

前列腺包膜为致密的环状纤维组织，增生的组织和腺体向外压迫，使外周少部分前列腺组织萎缩形成前列腺"外科包膜"，是外科手术时切除增生的前列腺的标志。两层包膜间有时有清晰的间隙，有时又密不可分。受此约束，增生的前列腺组织即向内压迫尿道、膀胱颈，出现排尿梗阻症状。

临床上有将前列腺分为五叶，即左、右、前、中、后叶，在实际工作中有一定实用性，但目前已经较少采用。1981年，McNeal根据形态、功能和病理特点，将前列腺分为四区，即外周带、中央带、移行带和尿道周围腺体区。前列腺增生症和前列腺癌各有不同的好发区域。

前列腺增生症多发生在移行带和尿道周围腺体区，可表现为腺体的增生或间质组织的增多，也可两者兼而有之，多见的是混合型。间质组织中含有平滑肌细胞，这些平滑肌细胞、前列腺包膜以及尿道周围组织均含有神经递质的受体，受肾上腺素能神经、胆碱能神经或其他酶类递质神经支配，其中以肾上腺素能神经起主要作用。而前列腺和膀胱颈部含有丰富的α受体，尤其是α1受体，激活这些受体可以明显提高前列腺尿道阻力，反之则能缓解尿道梗阻。前列腺有多项生理功能，具体见本章前言。

【病理生理】

前列腺增生症引起的系列病理生理变化主要是增生的腺体压迫膀胱颈和后尿道所致。增生的腺体压迫膀胱颈，直接刺激膀胱颈部的感受器，引起膀胱刺激征；压迫导致静脉回流障碍，膀胱颈部充血水肿，感受器阈值降低易受刺激；增生腺体向内压迫后尿道，导致尿道受压变形、狭窄、延长，尿道阻力增加，引起膀胱内压增高，并出现相关排尿梗阻症状。

在早期，膀胱内压的增加促使膀胱逼尿肌出现代偿性肥厚，以克服增加的尿道阻力，以致形成膀胱小梁，小梁和小梁之间形成小室或假性膀胱憩室。如梗阻长期存在而未得到有效改善、排尿梗阻进一步加剧时，即使逼尿肌代偿性肥厚仍不足以克服尿道阻力，则逼尿肌失去代偿能力，残余尿增多，膀胱内压持续增高，肾分泌降低，或输尿管反流，继而出现肾积水、肾功能损害等上尿路改变。

梗阻加剧过程中，残余尿过多及肾积水，可加重尿路感染的发生和延长缓解时间，并可继发泌尿系统结石。结石、感染、梗阻，三者互为因果，形成恶性循环，加快病情的进展，出现严重的症状。部分尿潴留患者，因膀胱内压力超过尿道阻力，可出现充溢性尿失禁；极少患者因增生的前列腺腺体直接影响了尿道括约肌而导致真性尿失禁。

【发病机制】

关于前列腺增生症的发病机制，曾有“肿瘤学说”、“动脉硬化学说”、“内分泌学说”、“受体学说”等假设，但迄今仍尚未完全清楚，公认的重要因素包括年龄和有功能的睾丸。从青春期结束至40岁这一阶段，前列腺体积几乎无变化，此后因人而异，前列腺体积开始逐渐增加。针对青年时期已去除睾丸的人群（太监）的调查发现，这部分人群身上无一发生前列腺增生症，绝大多数人的前列腺已经明显萎缩或完全不能触及。因此，雄激素在前列腺增生症的发病机制中发挥着重要作用。

前列腺的发育和正常生理功能，需要足够的雄激素来维持。在雄激素的长期作用下，前列腺体积逐渐增大。前列腺组织中的5α-还原酶能使血清中的睾酮转化为双氢睾酮，后者特异性地与前列腺细胞上的雄激素受体结合，刺激细胞增大、增多，从而形成前列腺增生症。虽然年龄的增加使雄激素整体水平下降，但老年人前列腺局部摄取睾酮、转化为双氢睾酮的能力增强，因此前列腺体积逐渐增大、影响加重，前列腺增生的发展呈现出时间相关的进展性。打破这一机制，就有可能逆转疾病的进展。双氢睾酮与前列腺细胞上的雄激素受体结合后，还促使诱导分泌碱性成纤维细胞生长因子（bFGF）、表皮生长因子（EGF）等生物因子，动物实验证明，这些生长因子的失衡，可对基质细胞产生刺激，导致纤维结节形成，促使腺性细胞增生等。最近的研究表明，激素、生长因子等因素，还干扰了前列腺组织内细胞的凋亡，同样导致前列腺体积增大、出现前列腺增生症的相关症状。

因此，在前列腺增生症发病的具体机制中，可能是多种因素、多种机制的相互作用共同形成的，其中雄激素、生长因子、上皮和间质细胞的增殖以及细胞凋亡的平衡性失调等起了重要作用，其他相关因素有：雄激素及其与雌激素的相互作用、前列腺间质-腺上皮细胞的相互作用、炎症细胞、神经递质及遗传因素等。

【临床表现】

前列腺增生症的症状主要是由于增生的腺体压迫膀胱颈部和后尿道而逐步产生的。临床上的表现主要有膀胱刺激征、梗阻症状及相关并发症，各种症状可先后出现或同时出现，也可在整个病程中进行性发展。

1. 尿频、尿急　是前列腺增生症的早期症状。表现为排尿频率增加，而每次尿量减少，夜尿增多尤有意义。如无特殊原因，夜尿超过1次即为异常，严重者可出现10次以上的夜尿，常常严重影响患者睡眠和生活质量。尿频产生的原因，主要是增生的腺体压迫膀胱颈部，直接刺激了膀胱颈感受器，同时颈部受压充血水肿，梗阻加重，排尿不畅，膀胱有效容量减小。若伴有继发性膀胱炎或膀胱结石，症状更为明显。

2. 排尿困难　是前列腺增生症的重要症状。可出现排尿无力、射程短、尿线变细、排尿等待、尿后滴沥不尽、排尿中断、排尿时间延长等，部分患者可进展为尿潴留。排尿困难产生的原因，主要是增生腺体向内压迫后尿道，导致尿道受压变形、狭窄、延长，同时刺激膀胱颈部感受器，导致肌群紧张，这些均使尿道阻力增加，严重时患者需要增加腹压才能克服阻力。部分患者出现残余尿增多。

3. 尿潴留　是前列腺增生症的失代偿期表现。表现为无法排尿，需要导尿以引流尿液。急性尿潴留常在排尿困难的基础上，由于气候变化、劳累、饮酒、憋尿、使用解痉药等诱因，前列腺和膀胱颈部局部充血水肿，引起急性的完全性排尿梗阻。慢性尿潴留的发生，因残余尿缓慢增多，患者不易警觉，常表现为充溢性尿失禁，体检可发现下腹正中隆起，叩诊浊音。

4. 尿失禁 通常是前列腺增生症的后期表现。可能是前列腺受压后充血，刺激感受器而导致的急迫性尿失禁；也可能是残余尿缓慢增多，慢性尿潴留，膀胱内压超过尿道阻力而导致的充溢性尿失禁；极少可能是病变波及尿道括约肌，引起真性尿失禁。鉴别诊断主要依靠询问病史、检查残余尿量等检查。

5. 血尿 是前列腺增生症的少见症状。由于前列腺增生，表面血管怒张，在用力排尿等诱因的作用下血管破裂而致，通常出血量少，偶尔可致出血性休克。

6. 后期并发症 梗阻后期，膀胱内压增高，输尿管反流，导致肾分泌功能降低、肾脏积水，可出现氮质血症甚至尿毒症，可表现为恶心、呕吐、乏力、食欲缺乏、少尿、水肿、贫血、心悸等。部分患者出现神经肌源性膀胱功能障碍。

7. 并发症 为克服尿道阻力，通过增加腹压以协助排尿，可引起或加重痔疮、脱肛、疝、血压升高等病症，出现或加重这些疾病的相关症状。

【诊断】

50 岁以上男性，出现尿频，特别是夜尿频，以及各种排尿困难的表现，都应考虑前列腺增生症的可能，需要做一系列检查，以明确诊断、评估程度。诊断主要依据症状、体格检查尤其是直肠指诊、影像学检查、尿动力学检查及内镜检查等综合判断。

1. 病史询问 需要详细了解发病情况、持续时间、诊治过程等，注意询问有无诱因、并发疾病等，特别是手术史、外伤史、既往史，了解患者目前或近期是否服用了影响膀胱收缩功能的药物，帮助判断是前列腺增生症或其他可引起排尿困难的疾病，如糖尿病、尿道狭窄、神经源性膀胱功能障碍等。

2. 国际前列腺症状评分(I-PSS) 国际前列腺症状评分是美国泌尿学会制订的关于前列腺增生症所导致的症状的评估系统，共分七个问题，每个问题从无到严重程度的不同分别取分 0 ~ 5 分，总分为 0 ~ 35 分。这一评估系统，较全面地反映了前列腺增生症症状的影响程度，已被世界上大多数国家和地区的专业人员所采用，是前列腺增生症患者下尿路症状严重程度的主观反映。可将患者分为以下三组：0 ~ 7 分，为轻度症状；8 ~ 19 分，为中度症状；20 ~ 35 分，为重度症状。作为国际前列腺症状评分的补充，为了解患者生活质量及忍受程度，还有生活质量评分(QOL)，QOL 评分为 0 ~ 6 分。

3. 体格检查 体检中最重要的是直肠指诊(digital rectal examination，DRE)，宜在膀胱排空后进行，可取侧卧位、站立弯腰位、胸膝位或截石位。直肠指诊可以了解前列腺凸向直肠部分的大小、质地、有无结节等，还可了解前列腺周围的直肠情况、肛门括约肌张力等。这可以帮助我们间接了解前列腺体积的大小、盆底肌神经状况，同时鉴别、排除前列腺癌。前列腺增生症时，直肠指诊可摸到增大的前列腺组织，两侧增大，中央沟浅、平或隆起，表面光滑，向直肠内突起明显，质地中等，韧而有弹性感。

对疑有神经肌源性膀胱功能障碍的患者，必须进行相关的神经系统检查(包括运动和感觉)。

4. 实验室检查 常用的实验室检查有尿常规、血清前列腺特异性抗原(prostate specific antigen，PSA)、肾功能检查等。

尿常规可以了解患者是否有血尿、蛋白尿、脓尿及尿糖等，可以判断有无继发感染、结石及糖尿病的鉴别诊断。

PSA 是良好的前列腺肿瘤标记物，在前列腺增生症、前列腺癌、前列腺炎患者中都能升高，但表现和变化不同。在前列腺增生症患者中，PSA 升高的比例低、数值小，其游离 PSA 占比例高，升高往往与前列腺体积呈正相关。在前列腺炎患者中，PSA 升高数值可能较高，但变化较快，与前列腺炎疾病的变化密切相关。而在前列腺癌患者中，随着疾病的进展，PSA 直线上升，伴随治疗开始及疗效的显现，PSA 出现相关联的下降。PSA 是了解前列腺增生体积、预测临床进展的指标之一，更是鉴别前列腺癌、随访治疗效果的重要指标。此外，泌尿系统感染、经前列腺的检查、急性尿潴留、导尿、直肠指诊及前列腺按摩等也可以影响血清 PSA 值，还与年龄和种族有密切关系。

对有肾积水、输尿管扩张及其他怀疑有肾功能不全的患者，需做肾功能指标检查。

5. 影像学检查 影像学检查包括超声、X 线、计算机体层扫描(computed tomography，CT)和磁共振成像(magnetic resonance imaging，MRI)等，各有其适应证。

超声方便、灵活，可在任何地点开展，可以了解前列腺形态、大小、有无异常回声、突入膀胱的程度以及残余尿量，还可以精确测定前列腺体积(计算公式：0.52×前后径×左右径×上下径)。前列腺的超声检查有两个途径，经腹壁，最常用，可同时了解泌尿系统其他部位(肾、输尿管)有无积水、扩张，结石或占位性病变；经直肠(transrectal ultrasonography，TRUS)，更直接探测前列腺的形态等，更清楚地了解前列腺结节的情况。超声是前列腺增生症的重要检查，对判断前列腺增生症的程度、影响程度、有无并发结石和肾积水等均有较大价值。

X 线检查是经典的影像学检查，其中尿路 X 线片主要用于检查尿路结石，在前列腺增生症患者中用于

6

了解继发的膀胱结石等。对伴发反复泌尿系统感染、血尿、肾积水或者怀疑有输尿管扩张反流、泌尿系统结石等情况时，应行静脉肾盂造影检查(intravenous urography，IVU)。疑有尿道狭窄时可行尿道造影。前列腺增生症时X线的表现有：①膀胱底部抬高；②下部可有充盈缺损；③膀胱内小梁、小室或憩室。

CT、MRI，由于检查费用高，一般情况下不需要使用，如疑有肿瘤等其他疾病时，可考虑采用。放射性核素检查仅用于了解肾功能和有无肿瘤骨转移。

6. 尿流率检查和尿动力学检查　尿流率检查(uroflowmetry)主要用于了解下尿路有无梗阻，各项参数包括最大尿流率(Qmax)、平均尿流率(average flow rate，Qave)，2秒钟尿流率，最大尿流率时间，排尿时间和排尿总量等，应在尿量为150～200ml时进行检查较为准确，其中最大尿流率、平均尿流率较为重要，但不能区分梗阻和逼尿肌收缩力减低，必要时行尿动力学检查(urodynamics)。尿动力学检查较为复杂，但更为准确，结合其他检查，可以鉴别神经肌源性膀胱功能障碍。

7. 尿道膀胱镜检查　对前列腺增生症并发血尿、疑有膀胱内占位或继发膀胱结石等的患者，应行尿道膀胱镜检查，可了解前列腺体积增大所导致的尿道或膀胱颈梗阻，观察到膀胱颈部倒V形改变，后尿道延长，膀胱颈后唇抬高，膀胱小梁、小室及憩室，还可观察有无膀胱结石或膀胱肿瘤、尿道有无狭窄等。必须注意，增生的前列腺对尿道膀胱镜检查可能造成困难，粗暴检查可能引起前列腺、尿道和膀胱的损伤。

8. 残余尿量的测定　残余尿量的多少，反映梗阻的程度，在前列腺增生症患者的检查中占有一席之地。但测定时容易出现误差，且不能区分膀胱颈梗阻和膀胱逼尿肌收缩无力，多次检测有助于避免误差产生。残余尿量的测定可选以下三种方法：①超声波检测法：嘱患者排尿后测定膀胱内残留尿液的体积，该方法简便易行，无痛苦，结果有时不够准确，但有参考价值；②导尿法：嘱患者排尿后立刻在消毒条件下导尿，放出的尿液即为残余尿量，该方法结果最准确，但有继发感染、出血的可能，应谨慎采用；③分泌排泄法：在X线造影时，待膀胱显影后摄片，嘱患者排尿后立刻再次摄片，比较膀胱内残留造影剂即可估算出残余尿量，该方法在行X线造影时刻顺带进行，但估算有一定误差。

以往曾以残余尿量超过50ml为前列腺增生症的手术指征，而今良好的药物疗效，使手术指征更为严格，通常认为，经过正规的药物治疗、排除神经肌源性膀胱功能障碍，多次测定残余尿量超过80ml，应进行外科手术。

【鉴别诊断】

任何能引起排尿困难的疾病，出现在50岁以上男性，都应与前列腺增生症鉴别，常见的有以下几种疾病：

1. 膀胱颈挛缩　又称膀胱颈部纤维化，40～50岁出现症状，临床表现与前列腺增生症极其相似，询问病史可有慢性炎症，直肠指诊前列腺体积增大不明显，质地较硬。

2. 前列腺癌　通常早期无症状，常伴随前列腺增生，也可引起排尿梗阻，但进展较快。血清前列腺特异性抗原(PSA)异常，通常PSA>4ng/ml。直肠指诊前列腺质硬，有结节，需要行穿刺活组织检查以鉴别。

3. 尿道狭窄　可发生于任何年龄，症状为排尿困难，尿流变细，询问病史可有尿道的外伤史或感染史，尿道探杆检查及尿道造影可以明确狭窄的部位及程度。

4. 神经肌源性膀胱功能障碍　有排尿困难甚至出现尿潴留，询问病史有明显的神经系统损害史，体检有相应的体征，尿流动力学检查结合其他神经系统相关检查可明确鉴别。

5. 膀胱癌　特殊部位如膀胱颈附近的膀胱癌，其临床症状也可能表现为膀胱出口梗阻，常有血尿，超声检查、尿道膀胱镜检查等可较容易鉴别。

6. 膀胱结石　疼痛伴尿流中断是其典型表现，改变体位后又可继续排尿，可有血尿，超声检查、尿道膀胱镜检查等可较容易鉴别。

【治疗】

前列腺增生症是常见病，个体差异极大，临床症状有轻有重，患者对疾病症状的耐受程度也不尽相同。因此在决定前列腺增生症患者是否需要治疗时，应该了解疾病导致的下尿路梗阻症状以及生活质量的下降程度，了解患者的治疗意愿，病情是否允许可以不进行治疗。还应向患者介绍各种治疗方法的疗效、可能的不良反应等。治疗计划包括观察等待、药物治疗、手术治疗、物理治疗等。

1. 观察等待(watchful waiting)　前列腺增生症是一种良性增生过程，发展缓慢，多数患者症状长期无变化，自然过程较难预测。基于此，前列腺增生症患者症状轻微，或虽有症状但不影响生活质量，不需要治疗，可以采用等待观察。观察等待不使用任何药物、手术或其他物理治疗措施，但需要制订治疗随访的计划，包括对患者进行教育、给予生活方式的指导、安排随访观察等。

对接受观察等待的患者，应该介绍前列腺增生症的相关知识，简单的病理生理、发病机制、可能的自然进展，可能出现的临床表现包括下尿路症状，观察等待可能的结局和处理，在观察等待计划中注意要点等，同时还应该提供前列腺癌的相关知识。嘱咐患者适当饮水，每日水的摄入不少于1500ml，睡前限制饮水可以缓解夜尿频多症状。节制含乙醇饮料和刺激性食品，如茶、咖啡等，这些食物可能刺激或加重排尿刺激症状，引起尿频、尿量增多等。对于全身其他疾病治疗用药如M受体阻滞剂等，应该了解、评估这些药物对前列腺的潜在影响，并告知患者，对可能的影响做好预处理的指导，必要时嘱其到其他专科医师门诊，帮助调整以减少合并用药对排尿的干扰。

初诊患者，不管症状轻重，均须进行全面检查，包括直肠指诊、尿常规、血清PSA、超声检查等。如接受观察等待，应嘱咐、安排进行定期复查，开始后6个月进行随访，病情稳定以后可每年进行一次复查。随访的目的主要是了解患者的病情状况，是否出现临床进展以及前列腺增生症相关并发症，是否需要改为药物治疗或手术治疗，并可根据患者的愿望转为药物治疗或外科治疗。

2. 药物治疗　随着年龄增长，前列腺体积的增大，部分患者出现排尿刺激症状和(或)排尿梗阻症状，症状明显并影响生活质量，需要治疗，首选的是药物治疗。药物治疗的短期目标是缓解下尿路症状，长期目标是延缓疾病的临床进展、预防并发症的发生，在尽可能降低药物治疗副作用的同时保持较高的生活质量是前列腺增生症药物治疗的总体目标。针对不同的发病机制，药物治疗原理不同，主要有以下几类：

(1) 抗雄激素治疗：抗雄激素治疗较早运用于前列腺增生症的治疗，最早采用的是雌激素，如已烯雌酚，初期治疗效果显著，可较快速地消退前列腺组织的水肿，解除尿道阻力，恢复排尿通畅。但有较明显的不良反应，主要有男性乳房发育、性功能障碍、血脂异常等，长期服用后冠心病的发病率增加，因此仅可短期应用。也曾采用过孕激素等制剂，如醋酸环丙孕酮、甲羟孕酮等，治疗后不但梗阻症状好转，前列腺体积也有缩小。

新型雄激素拮抗剂，如氟他胺(flutamide)等药物，抗雄激素作用更强，服用3个月以上，能明显缩小前列腺体积。而LHRH类似物，如诺雷德(zoladex)等通过耗竭雄激素的释放，也能很好地缩小前列腺体积。但这些药物价格昂贵，有消化道反应及肝功能损害等不良反应，不宜广泛使用。抗雄激素治疗干扰了血清总睾酮的作用，全身反应明显。

(2) 5-α还原酶抑制剂：前列腺增生症患者的前列腺组织中富含5-α还原酶，它将睾酮转化为作用更强的双氢睾酮，后者特异性地与前列腺细胞上的雄激素受体结合，从而激发前列腺的增生。5-α还原酶抑制剂通过抑制前列腺组织内睾酮向双氢睾酮的转变，进而降低前列腺内双氢睾酮的含量，逐渐达到缩小前列腺体积、改善排尿困难的治疗目的。目前国内应用的主要为非那雄胺(finasteride)和依立雄胺(epristeride)。

已有多项大规模随机临床试验的结果证实，长期服用非那雄胺，能缩小前列腺体积、改善患者的症状评分、提高尿流率，并使前列腺增生症患者发生急性尿潴留和手术干预的风险降低50%。非那雄胺的长期疗效已得到证实，随机对照试验的结果显示使用非那雄胺6个月后获得最大疗效，连续药物治疗6年疗效持续稳定。研究还显示非那雄胺能减少前列腺增生症患者血尿的发生率，资料显示术前应用非那雄胺(5mg/d，4周以上)，能减少经尿道前列腺电切时前列腺体积较大的患者在手术中的出血量。

非那雄胺最常见的副作用包括勃起功能障碍、射精异常、性欲低下及其他表现，如男性乳房女性化、乳腺痛等。非那雄胺能降低血清PSA的水平，长期服用非那雄胺每天5mg可使PSA水平减低50%。在观测、随访前列腺癌时，对于长期应用非那雄胺的患者，应将其血清PSA水平加倍后才体现其真实的PSA水平。

依立雄胺是一种非竞争性5-α还原酶抑制剂，临床试验显示，依立雄胺能降低I-PSS评分、增加尿流率、缩小前列腺体积和减少残余尿量。

(3) α-受体阻滞剂：α-受体阻滞剂通过阻滞分布在前列腺和膀胱颈部平滑肌表面的肾上腺素能受体，松弛平滑肌，降低尿道阻力，达到缓解排尿梗阻的作用。常用的α-受体阻滞剂有以下三类：

1) 非选择性α-受体阻滞剂：如酚苄明(phenoxybenzamine)，具有阻滞α1和α2受体的双重作用，效果明显，但头晕、鼻塞、体位性低血压、逆行射精等不良反应强烈，目前临床上以逐渐被选择性α-受体阻滞剂取代。

2) 选择性α1-受体阻滞剂：如多沙唑嗪(doxazosin)、阿夫唑嗪(alfuzosin)、特拉唑嗪(terazosin)等，这类药物相对于非选择性α-受体阻滞剂，不良反应明显减少，而效果更好，临床上已广泛应用。

3) 高选择性α1-受体阻滞剂：如坦洛新(tamsulosin)、萘哌地尔(naftopidil)，这类药物起效更明显，不良反应更小，临床应用前景更广泛。

α-受体阻滞剂治疗后48小时即可出现症状改善，分析结果显示，与安慰剂相比，各种α1-受体阻滞剂均能显著改善患者的症状，使症状评分平均改善30%～40%、最大尿流率提高16%～25%，但采用I-PSS评估症状改善应在用药4～6周后进行。研究证实单独使用α-受体阻滞剂有长期疗效。临床研究的结果显示前列腺增生症急性尿潴留患者接受α-受体阻滞剂治疗后成功拔除尿管的机会明显高于安慰剂治疗。连续使用α-受体阻滞剂1个月无明显症状改善则不应继续使用。

(4) 抑制胆固醇类药：在增生的前列腺组织中，胆固醇明显增高，可能与雄激素的代谢有关。美帕曲星具有抑制胆固醇从肠道中吸收的作用，减少前列腺内胆固醇的含量，能改善排尿症状，减少残余尿。

(5) 中药和植物制剂：许多植物制剂含有植物固醇和多种氨基酸，能干扰前列腺素的合成，产生抗炎作用；也能降低激素的结合；还可能降低5-α还原酶的活性，减少双氢睾酮的生成。棕榈科中一些植物的提取物，如伯泌松等能降低5-α还原酶Ⅰ和Ⅱ型的活性，减少双氢睾酮的生成。其他，如太得恩、前列平、保前列、护前列等有类似疗效。一些花粉制剂，服用后可加强排尿力量，降低膀胱颈和尿道阻力，缓解临床症状。

中医药对我国医药卫生事业的发展以及中华民族的健康具有不可磨灭的贡献，目前应用于前列腺增生症临床治疗的中药种类很多，如翁沥通、癃闭舒、前列舒乐等，在缓解前列腺增生症相关下尿路症状方面获得了一定的临床疗效，在国内外取得了较广泛的临床应用。中药和植物制剂的成分复杂，具体生物学作用机制尚未阐明。积极开展对包括中药在内的各种药物的基础研究有利于进一步巩固中药与植物制剂的国际地位。同时，以循证医学原理为基础的大规模随机对照的临床研究对进一步推动中药和植物制剂在前列腺增生症治疗中的临床应用有着积极的意义。

对单一药物治疗效果不满意的患者，可采用药物的联合治疗。联合治疗通常是指联合应用α-受体阻滞剂和5-α还原酶抑制剂治疗，适用于前列腺体积增大、有下尿路症状的前列腺增生症患者。临床进展危险较大的患者更适合联合治疗。也可以其他不同类型的药物进行联合治疗。治疗前应充分考虑患者前列腺增生临床进展的危险性、患者的意愿、经济状况、联合治疗带来的费用增长等。目前的研究结果证实联合治疗的疗效是长期有效的。

3. 手术治疗　前列腺增生症是进展性疾病，下尿路症状加重可导致患者生活质量下降、最大尿流率进行性下降、急性尿潴留、反复血尿、复发性尿路感染以及肾功能损害等，患者最终可能需要接受手术治疗，来解除下尿路症状及其对生活质量所致的影响和并发症。

当患者出现以下状况时，建议采用手术治疗：①反复尿潴留（至少在一次拔管后不能排尿或两次尿潴留）；②反复血尿，5-α还原酶抑制剂治疗无效；③反复发作的继发性泌尿系统感染；④继发膀胱结石；⑤继发性上尿路积水（伴或不伴肾功能损害）；⑥合并膀胱大憩室，腹股沟疝，严重的痔疮或脱肛，临床判断不解除下尿路梗阻难以达到治疗效果者；⑦残余尿量明显增多，经正规药物治疗无效、排除神经肌源性膀胱功能障碍或神经肌源性膀胱功能障碍因素不明显的，有充溢性尿失禁的患者应当考虑外科治疗。手术治疗方式分为开放性手术、经尿道手术、激光治疗。

(1) 开放性手术：开放性手术主要适用于前列腺体积大于80ml的患者，特别是合并膀胱结石，或合并膀胱憩室需一并手术者。共有三种径路：①耻骨上经膀胱前列腺摘除术：最多采用，能同时处理膀胱内病变；②耻骨后前列腺摘除术：能行改良的保留尿道的术式，减少术后尿道狭窄的发生率；③经会阴前列腺摘除术：创伤较小，手术显露差，难度大，较少采用。开放性前列腺摘除术需要输血的概率高于经尿道前列腺电切术（TURP）。逆行射精的发生率约80%，术后尿失禁、膀胱颈挛缩和尿道狭窄的发生率分别约1%、1.8%和2.6%。可能产生勃起功能障碍，但这可能与手术无关。近年来，随着前列腺剜除技术的成熟，即使大体积前列腺，也较少采用开放手术。

(2) 经尿道手术：经典的手术方法有经尿道前列腺电切术（transurethral resection of the prostate，TURP）、经尿道前列腺切开术（transurethral incision of the prostate，TUIP）等。目前TURP仍是前列腺增生症治疗的“金标准”。各种外科手术方法的治疗效果与TURP接近或相似，但适用范围和并发症有所差别。作为TURP或TUIP的替代治疗手段，经尿道前列腺电汽化术（transurethral electrovaporization of the prostate，TUVP）、经尿道前列腺双极电切术（transurethral bipolar plasmakinetic prostatectomy，TUPKP）、经尿道前列腺等离子电切术（transurethral resection of the prostate in saline，TURiS）目前也广泛应用于外科治疗。所有上述各种治疗手段均能够改善前列腺增生症患者70%以上的下尿路症状。

1) 经尿道前列腺电切术（TURP）：主要适用于治疗前列腺体积在80ml以下的前列腺增生症患者，技术熟练的术者可适当放宽对前列腺体积的限制。

手术时，患者采用硬膜外麻醉或腰麻，取截石位，使用5%葡萄糖液或10%甘露醇液及甘氨酸液作冲洗液，可选用F24或F26电切镜进行手术。为降低膀胱内压力，可选用低压连续冲洗式电切镜，或先行膀胱穿刺造瘘。

手术中，先于截石位5点或7点处开始切除组织，深达包膜，前抵精阜，可将前列腺分块切除，如中叶、右侧叶、左侧叶等循序切除；如果前列腺体积较大、长径较长，可将前列腺分段切除。

应注意观察双侧输尿管口位置，避免损伤。术中要意识到闭孔神经反射的可能性，往往在颈部两侧手术时较易发生，一旦发生及时停止脚踏，可采用闭孔神经阻滞或反复电灼刺激麻痹后再继续手术。术中仔细辨别前列腺包膜，如不慎穿孔，宜尽快结束手术，同时应用利尿药和糖皮质激素，以免水吸收致“水中毒”的发生。手术至前列腺尖端时，不宜超越精阜平面，尽力避免尿失禁的发生。

因冲洗液吸收过多导致的血容量扩张及稀释性低钠血症（经尿道电切综合征，TUR syndrome，TURS，“水中毒”）发生率约2%，危险因素有术中出血多、手术时间长和前列腺体积大等。TURP手术时间延长，经尿道电切综合征的发生风险明显增加。出现TURS，需应用利尿剂并补钠以避免出现脑水肿危及生命。需要输血的概率2%～5%。术后尿失禁的发生率1%～2.2%，逆行射精的发生率65%～70%，膀胱颈挛缩及尿道狭窄的发生率分别约4%和3.8%。

2）经尿道前列腺切开术（TUIP）：适用于前列腺体积小于30g，且无中叶增生的患者。手术步骤、方式与TURP相似，治疗后患者下尿路症状的改善程度也与TURP相似。因手术时间相对短，与TURP相比，并发症更少，出血及输血危险性降低，逆行射精发生率低、住院时间缩短。但远期复发率较TURP高。

3）经尿道前列腺电汽化术（TUVP）：适用于凝血功能较差的和前列腺体积较小的前列腺增生症患者，是TUIP或TURP的另外一种选择。由于采用了电汽化止血技术，与TURP比较止血效果更好，远期疗效及并发症与TURP相似。

4）经尿道前列腺双极（等离子）电切术（TUPKP/TURiS）：是使用双极电切系统，并以与单极的TURP相似的方式进行经尿道前列腺切除手术，采用生理盐水为术中冲洗液。术中出血及TURS发生减少。因为良好的止血效果和极少的TURS发生率，目前有越来越多的泌尿外科医师采用这一系统，已逐渐取代传统的TURP。

（3）激光治疗：前列腺激光治疗是通过组织汽化或组织的凝固性坏死后的迟发性组织脱落达到解除梗阻的目的。疗效肯定的方式有经尿道钬激光前列腺剜除术、经尿道前列腺激光汽化术、经尿道前列腺激光凝固术等。

1）经尿道钬激光前列腺剜除术（transurethral holmium laser resection/enucleation，HOLRP）：激光所产生的峰值能量可导致组织的汽化和前列腺组织的精确和有效的切除，术后留置导尿时间短。术后排尿困难是最常见的并发症，发生率约为10%。75%～80%的患者出现逆行射精，没有术后勃起功能障碍的报道。

2）经尿道激光汽化术（transurethral laser vaporization）：与前列腺电汽化术相似，用激光能量汽化前列腺组织，以达到外科治疗的目的。短期IPSS评分、尿流率、QOL指数的改善与TURP相当。术后尿潴留而需要导尿的发生率高于TURP。术后无病理组织，疑有前列腺癌的病例应慎用。长期疗效尚待进一步研究。

3）经尿道激光凝固术（transurethral laser coagulation）：是治疗前列腺增生症的有效手术方法。光纤尖端与前列腺组织之间保持约2mm的距离，能量密度足够凝固组织，但不会汽化组织。被凝固的组织最终会坏死，脱落，从而减轻梗阻。优点在于其操作简单，出血风险以及水吸收率低。采用meta分析发现经尿道前列腺激光凝固术后需要导尿的尿潴留发生率和尿路刺激征发生率分别为21%和66%，明显高于TURP的5%和15%。

上述三类手术方式均有肯定的疗效，治疗效果主要反映在患者主观症状（如I-PSS评分）和客观指标（如最大尿流率）的改变。治疗方法的评价则应考虑治疗效果，并发症以及社会经济条件等综合因素。外科治疗方式的选择应当综合考虑医师个人经验、患者的意愿、前列腺的大小以及患者的伴发疾病和全身状况。

4. 物理治疗　对前列腺增生症患者，药物治疗的疗效不满意，而又不能或不愿采用手术治疗，可选用物理治疗。常用而有确切疗效的方法有以下几种：

（1）经尿道微波治疗（transurethral microwave therapy，TUMT）：可部分改善前列腺增生症患者的尿流率和LUTS症状。适用于药物治疗无效（或不愿意长期服药）而又不愿意接受手术的患者，以及伴反复尿潴留而又不能接受外科手术的高危患者。各种微波治疗仪的原理相似。超过45℃为高温疗法，而低于45℃治疗效果差，不推荐使用。其5年的再治疗率高达84.4%，其中药物和手术再治疗率分别为46.7%和37.7%。

（2）高强度聚焦超声（hight intensive focus ultrasound，HIFU）：可部分改善前列腺增生症患者的尿流率和LUTS症状。适用于药物治疗无效（或不愿意长期服药）而又不愿意接受手术的患者，以及伴反复尿潴留而又不能接受外科手术的高危患者。HIFU超过60℃为热疗，治疗效果佳。

（3）经尿道针刺消融术（transurethral needle ablation，TUNA）：是一种简单安全的治疗方法。适用于不能接受外科手术的高危患者，对一般患者不推荐作为一线治疗方法。术后下尿路症状改善率50%～60%，最大尿流率平均增加40%～70%，3年需要接受TURP

约 20%。远期疗效有待进一步观察。

（4）前列腺支架（stents）：是通过尿道膀胱镜放置在前列腺部尿道的金属（或聚亚氨脂）装置。可以缓解前列腺增生症所致下尿路症状。仅适用于伴反复尿潴留又不能接受外科手术的高危患者，作为导尿的一种替代治疗方法。常见并发症有支架移位、钙化，支架闭塞、感染、慢性疼痛等。

（5）经尿道前列腺气囊扩张：仍有一定应用范围。

【随访】

针对前列腺增生症的各种治疗计划都应该包含随访，目的是评估疗效、尽早发现与治疗相关的副作用或并发症并提出解决方案。根据计划的不同，随访内容也不同。

观察等待不是被动的单纯等待，应该告知患者需要定期的随访，在症状没有加剧、没有发展到需要外科手术时，可在 6 个月时开始第一次随访，之后每年一次。如果发生症状加重或出现手术指征时，就需及时改变治疗方案，进行药物治疗或采取手术治疗等。随访内容包括国际前列腺症状评分（I-PSS）、尿流率检查和残余尿测定、直肠指诊、血清 PSA 测定等。

在药物治疗的患者中，在症状没有加剧、没有进展到需要外科手术时，可在服药后 6 个月时进行第一次随访，之后每年一次。随访内容包括国际前列腺症状评分（I-PSS）、尿流率检查和残余尿测定、直肠指诊、血清 PSA 测定等。对服用 α-受体阻滞剂的患者，开始服药后 1 个月内应该关注药物副作用。如果患者有症状改善同时能够耐受药物副作用，就可以继续该药物治疗。对服用 5-α 还原酶抑制剂的患者，应该特别关注血清 PSA 的变化并了解药物对性功能的影响。

在接受各类手术治疗后，应该嘱咐患者在术后 1 个月时进行第一次随访，主要是了解患者术后恢复状况、术后早期可能出现的相关症状并告知患者病理检查结果。术后 3 个月时基本可以评价治疗效果。随访内容包括国际前列腺症状评分（I-PSS）、尿流率检查和残余尿测定、尿液细菌培养等。必要时重复上述检查。

对接受微创治疗的患者，由于治疗方式的不同，其疗效和并发症可能不同，建议较长时间随访，可选择接受治疗后第 6 周和第 3 个月，以后每 6 个月一次。随访内容包括国际前列腺症状评分（I-PSS）、尿流率检查和残余尿测定、尿液细菌培养等。

（陈　伟）

第二节　前 列 腺 癌

前列腺癌是世界上最常见的男性恶性肿瘤之一。美国的前列腺癌发病率占男性恶性肿瘤首位。发达国家发病率高于发展中国家，我国前列腺癌发病率近年呈显著增长趋势，2009 年发病率达到 9.92/10 万，2010 年已位居男性恶性肿瘤的第 7 位。

【流行病学】

前列腺癌的发病率有明显的地理和种族差异，加勒比海及斯堪的纳维亚地区最高，中国、日本及前苏联国家最低；美国黑人前列腺癌发病率为全世界最高。前列腺癌中位年龄为 72 岁，高峰年龄为 75～79 岁。美国 70% 以上的前列腺癌患者年龄都超过 65 岁，50 岁以下男性很罕见，但是大于 50 岁，发病率和死亡率就会呈指数级增长。39 岁以下的男性，患前列腺癌的可能性为 0.005%，40～59 岁年龄段增至 2.2%（1/45），60～79 岁年龄段增至 13.7%（1/7）。国内前列腺癌的发病率显著上升，但存在城乡地区差异，大城市发病率已逐步接近发达国家水平。

临床无症状而于尸检或其他原因检查前列腺时发现的为潜伏癌，即组织学证实为前列腺癌，但不发展成为临床癌。前列腺潜伏癌的发病率在 25%～40%。对前列腺增生症手术标本进行病理检查，发现有癌病灶者称为偶发癌，占前列腺增生症手术的 8%～22%，我国统计为 4.9%。

前列腺癌的危险因素尚不清楚。遗传是重要的因素，有前列腺癌家族史的患者比无家族史患者的发病年龄大约早 6～7 年。“遗传性前列腺癌”指家族中有 3 个或以上亲属患前列腺癌或 2 个或以上亲属前列腺癌发病在 55 岁以前，比例大约为 9%。

遗传性前列腺癌：前列腺癌有一定的家族遗传倾向，一级亲属中有 2～3 人患前列腺癌的男性发生前列腺癌的概率高出对照组 5～11 倍。发病年龄小于 55 岁的前列腺癌患者约 43% 有遗传倾向。在所有前列腺癌患者中仅约 9% 有家族遗传倾向。

影响前列腺癌从潜伏发展到临床型进程的因素有很多，如饮食，富含动物脂肪饮食是重要的危险因素，其他危险因素包括维生素 E、硒、木脂素类、异黄酮的低摄入。绿茶、绿色蔬菜中高水平的维生素和雌激素样物质可能是前列腺癌的预防因子。

【病理】

前列腺癌最常见的病理类型是腺癌，占 64.8%～98%。腺癌的特征是前列腺管腔衬以微腺泡增生样结构，没有基底细胞，其中一部分细胞以核变大为主。前列腺上皮内瘤（PIN）细胞学上达到恶性标准，但结构上未达到，PIN 有低级别和高级别两种，高级别 PIN 属于癌前病变。

免疫组织化学技术的应用对前列腺癌的病理诊断有辅助价值，其中以 PSA 和基底细胞特异性角蛋白

(Clone 34β-E12)最有意义。PSA 染色可以区别前列腺原发腺癌和转移腺癌,或移行细胞癌侵及前列腺导管。基底细胞特异性角蛋白可以鉴别非典型增生、高级别 PIN 与腺癌。

Gleason 分级系统是应用最为广泛,其主要依据低至中倍镜下的腺体结构变化,而与高倍镜下癌细胞学特征关系不大。Gleason 系统分为主要分级和次要分级,其形态特征为:

(1) 1 级:结节界限清楚,由一致的单个、分开、排列紧密的腺体组成。

(2) 2 级:肿瘤界限清楚,癌组织在边缘扩展至周围前列腺。腺体单个、分开,排列疏松,不如 1 级时一致。

(3) 3 级:癌组织侵入前列腺,腺体大小和外形显著不同,许多腺体较 1、2 级小。分界清楚的筛状结构也分在 3 级。

(4) 4 级:腺体主要由融合的腺体组成参差不齐的浸润边缘。

(5) 5 级:无腺体分化,或伴有实心细胞巢、单个浸润细胞、癌巢或伴中心坏死。

主要分级加上次要分级就是 Gleason 评分。若只有一种分级存在,该分级×2 即为 Gleason 评分,这种情况在活检标本中很常见。Gleason 评分有 5 级(1 代表分化最好,5 代表分化最差),总分从 2(1+1)分到 10(5+5)分。

WHO 根据腺管分化进行分级:①高分化癌:由单纯的腺体形成,腺体可大可小,亦可伴有乳头状结构;②中分化癌:呈筛状结构或互相融合的腺体;③低分化癌:仅有极少量腺管或发育不良的腺管;④未分化癌:无腺管成分可见。低分化癌与未分化癌较难区别而合并在一起。

【临床表现、诊断和分期】

1. 临床表现　前列腺癌无特异的临床表现,症状可归纳为膀胱出口梗阻症状、局部浸润症状和转移症状。早期前列腺癌常无梗阻症状,只有当肿瘤体积大至压迫尿道时,才可出现,与前列腺增生症(BPH)所引起的膀胱口梗阻症状不易区别。

前列腺癌向尿道浸润可引起血尿,不具特异性。尿道外括约肌受肿瘤侵犯时,可出现尿失禁。精囊受侵犯时可出现血精,但少见,老年男性出现血精应怀疑前列腺癌可能。肿瘤向后侵犯直肠可引起排便异常。

骨骼的局部疼痛是最常见的癌转移性症状,其中以骨盆和腰椎最常见,可引起病理性骨折。前列腺癌致淋巴结转移发生率很高,但常难以发现。当转移淋巴结增大压迫相应器官或引起淋巴回流障碍时才表现出相应的症状。其他器官和组织的发生率很低,如肝、肺等。

2. 直肠指诊(DRE)　直肠指诊对前列腺癌的诊断和临床分期具有重要意义。检查时要注意前列腺大小、外形、有无不规则结节、中央沟情况;肿块大小、活动度、硬度及精囊情况。前列腺增大、表面平滑、中等硬度者多为增生,触到硬结者应疑为癌。50 岁以上男性每年至少做一次直肠指诊筛选前列腺癌。

早期前列腺癌(T2a 期)直肠指诊时仅能触及结节而表面尚光滑(肿瘤未侵及包膜)。T2b 期前列腺癌直肠指诊在触及结节同时可触及病变一侧前列腺增大。T3 期前列腺癌直肠指诊不仅可触及坚硬的结节,而且常因包膜受累而结节表面粗糙,致前列腺外形不正常,同时可触及异常的精囊,但前列腺活动尚正常。T4 期前列腺癌直肠指诊前列腺不但体积增大、变硬、表面粗糙、精囊异常,并且前列腺固定且边界不清。

直肠指诊触及的前列腺硬结应与肉芽肿性前列腺炎、前列腺结石、前列腺结核、非特异性前列腺炎和结节性 BPH 相鉴别。此外,射精管病变、精囊病变、直肠壁静脉石、直肠壁息肉或肿瘤也可在直肠指诊时误诊为前列腺肿瘤。

3. 前列腺特异性抗原(prostate specific Antigen, PSA)　PSA 是由 237 个氨基酸组成的单链糖蛋白,分子量约为 34kDa,由前列腺上皮细胞分泌产生,功能上属于类激肽释放酶的一种丝氨酸蛋白酶。目前比较一致的观点是血清 PSA 水平 0～4.0ng/ml 为正常值范围。连续 2 次以上血清 PSA>4.0ng/ml 定为异常。PSA>10.0ng/ml 发生前列腺癌的可能性大于 50%,PSA 在 4～10ng/ml 时,发生前列腺癌的可能性约 25%。一般认为 PSA>4.0ng/ml 有活检指征,也有将标准降到 2.5ng/ml,有报道 PSA<0.5ng/ml 的人群中前列腺癌的检出率为 6.6%,而且其中包括有低分化肿瘤。PSA 对前列腺癌早期诊断、分期预后、评价疗效、随访观察的临床意义重大,但目前欧美地区的专家对 PSA 筛查带来的过度诊断与治疗存在争论。

PSA 检测应在前列腺按摩后 1 周,直肠指诊、膀胱镜检查、导尿等操作 48 小时后,射精 24 小时后,前列腺穿刺一个月后进行。急性前列腺炎、尿潴留等会影响 PSA 的结果。

对 50 岁以上男性进行常规 PSA 筛查,75 岁以上的男性可不作为常规筛查。如有直肠指诊异常,或出现临床转移征象(如骨痛、骨折、影像学异常等)应进行 PSA 检查。有前列腺癌家族史的男性应从 45 岁开始筛查。

游离 PSA(free PSA, fPSA):当血清 PSA 介于 4～10ng/ml 时,fPSA 水平与前列腺癌的发生率可能呈负相关。PSA 4～10ng/ml，fPSA/tPSA 在 0～10% 之间，前列腺癌的发生率达 56%；fPSA/tPSA>25%，前列腺癌的发生率为 8%。对 PSA 4～10ng/ml 的患者，推荐 fPSA/tPSA<25% 为前列腺穿刺活检的依据。

PSA 密度（PSA density，PSAD）：即血清 PSA 浓度与超声检查测定的前列腺体积的比值（PSA 单位为 ng/ml，前列腺体积单位为 ml），正常 PSAD<0.15，PSAD 可辅助鉴别前列腺增生症和前列腺癌。但前列腺体积的计算或测量存在差异，因此 PSAD 仅作临床参考。

PSA 速率（PSA velocity，PSAV）：即连续观察血清 PSA 浓度的变化。前列腺癌的 PSAV 显著高于前列腺增生症和正常组。其正常值为 PSAV<0.75ng/（ml·y）。因此 PSAV 可区分早期前列腺癌和前列腺增生症。在两年内至少检测三次 PSA，PSAV=[（PSA2－PSA1）+（PSA3－PSA2）]/2。PSAV>0.75ng/（ml·y），怀疑前列腺癌可能。PSAV 比较适用于 PSA 值较低的年轻患者。

不同年龄组的男性 PSA 值不同，前列腺癌的检测应选用年龄特异 PSA 参考值，对提高早期诊断率亦有重要意义（表 88-1）。

表 88-1　年龄与 PSA 的关系

年龄（岁）	血 PSA 正常范围	
	Oesterling 等（471 例）	Dalkin 等（5226 例）
40～49	0～2.5	
50～59	0～3.5	0～3.5
60～69	0～4.5	0～5.4
70～79	0～6.5	0～6.3

4. 影像学检查　经直肠超声检查（TRUS）是前列腺癌影像学检查的重要方法之一，但超声检查对前列腺癌诊断的特异性较低。超声检查中前列腺癌多表现为前列腺外周带的低回声改变，外形不对称、回声不均匀、中央区和外周区界限不清和包膜不完整。精囊受侵犯也可在超声检查中发现。低回声病灶要与良性前列腺增生结节、急性或慢性前列腺炎、前列腺梗死和前列腺萎缩等鉴别。部分前列腺癌表现为等回声，在超声上不能发现。

静脉尿路造影（IVU）对诊断前列腺癌本身并无特殊意义，早期前列腺癌除非有血尿症状，一般不需要行 IVU 检查。前列腺癌骨转移者可以在 X 线片中发现。

前列腺癌的 CT 主要表现为增强扫描时癌灶呈现增强不明显的低密度区，被膜显示不规则。CT 对于早期前列腺癌的诊断敏感性明显低于 MRI，不用于前列腺癌的普查，但可以显示前列腺周围组织和盆腔淋巴结，协助临床分期的判断。

MRI 对前列腺的检查优于其他影像学方法。前列腺癌 MRI 的典型表现是在 T_2加权像上高信号的前列腺外周带内出现低信号的缺损区。T_1加权像上肿瘤信号均匀，与正常前列腺难以区别。MRI 可显示前列腺包膜和周围组织、盆腔淋巴结及骨转移的病灶，对临床分期的判断很有帮助。MRI 弥散成像技术可根据水分子在前列腺癌组织和前列腺增生及正常组织中弥散差异来发现前列腺癌，对早期诊断前列腺癌有一定价值。一项研究显示磁共振弥散成像技术诊断早期前列腺癌的敏感性为 71.9%，优于经直肠超声的 22.8%。

放射性核素骨扫描诊断前列腺癌骨转移敏感性较 X 线检查高，能比 X 线早 3～6 个月发现转移灶，但也有假阳性结果，如关节炎、陈旧性骨折、骨髓炎、骨手术后等。X 线检查可以帮助鉴别。血 PSA 可帮助诊断骨转移，敏感性较高。PSA<20ng/ml 者，骨扫描少有异常发现。

5. 腹腔镜盆腔淋巴结活检术（LPLND）　腹腔镜下盆腔淋巴结切除术可以准确判断淋巴结转移情况，适合于 Gleason 评分>6 或 PSA>20ng/ml，但尚无转移证据的患者。

6. 穿刺活检　病理检查是诊断前列腺癌的“金标准”。前列腺穿刺路径主要有经会阴和经直肠两种，前列腺穿刺活检可在直肠指诊引导和（或）各种影像学检查引导下进行，推荐经直肠超声（TRUS）引导下的前列腺系统穿刺。

系统穿刺是将前列腺人为分割为若干区域，并对每个区域进行穿刺活检，并保证每针间距尽可能相当；此外，还可以采用体外定位模板配合进行穿刺，目的是抵消操作时在每针间距控制上可能存在的人为误差。传统的系统穿刺活检为六针穿刺法，即左右叶各三针。目前多推荐在前列腺穿刺活检前先做前列腺 MRI，常规穿刺 10 针及以上，活检范围包括前列腺移行区、外周带中线、外周带尖部及两个后外侧叶。

靶向穿刺是利用包括超声或磁共振等影像学技术进行引导，针对影像学异常区域进行有目的的穿刺；提高穿刺准确性，减少不必要的穿刺针数，从而降低穿刺并发症的发生。时下主要使用的图像引导方式包括：超声弹性实时成像、磁共振-超声图像融合技术等。后者主要步骤包括：①在穿刺前对患者进行前列腺 MR 扫描，将所获得图像导入到具备图像融合功能的新一代超声仪中；②穿刺中 B 超探头引导时，利用体外磁感定位仪将磁共振图像与超声图像进行定标、匹配;③最后,当超声显示前列腺时即可在屏幕上实时获取所对应层面的 MR 图像而方便识别病灶,针对 MR 所示病灶位置进行有目的的穿刺活检。

前列腺穿刺活检前患者停止使用抗凝剂 5~7 天,经直肠途径的检查前 2~4 小时清洁肠道,适当应用抗生素。

前列腺穿刺活检的指征:①直肠指诊异常,任何 PSA 值;②PSA>10ng/ml,任何 f/t PSA 和 PSAD 值;③PSA:4~10ng/ml,f/t PSA 异常或 PSAD 值异常;④PSA:4~10ng/ml,f/t PSA 和 PSAD 值正常,B 超发现前列腺低回声结节和(或)MRI 发现异常信号;⑤PSA:4~10ng/ml,f/t PSA 和 PSAD 值正常,穿刺或严密随访。

第一次前列腺穿刺阴性结果,需要重复穿刺的指征如下:①PSA>10ng/ml,任何 f/t PSA 和 PSA 密度值;②PSA:4~10ng/ml,f/t PSA 或 PSA 密度值异常,或直肠指诊和 B 超异常;③PSA:4~10ng/ml,f/t PSA、PSA 密度、直肠指诊、B 超均正常,则每月复查 PSA。如 PSA 连续 2 次>10ng/ml,应再穿刺;④非典型性增生或高级别前列腺上皮肉瘤(PIN)。

重复穿刺间隔时间尚有争议,目前多为 1~3 个月。

7. 前列腺癌分期和危险因素　正确的临床分期是选择合适治疗方法和评价预后的指南。通过 DRE、PSA、骨扫描、CT、MRI 以及淋巴结切除来判断临床分期。AJCC 的 TNM 分期系统被广泛采用(表 88-2)。

表 88-2　前列腺癌 TNM 分期(AJCC,2002 年)

临床	病理
原发肿瘤(T)	
临床	病理(pT)*
Tx　原发肿瘤不能评价	pT2*　局限于前列腺
T0　无原发肿瘤证据	pT2a 肿瘤限于单叶的 1/2
T1　不能被扪及和影像发现的临床隐匿肿瘤	pT2b 肿瘤超过单叶的 1/2 但限于该单叶
T1a 偶发肿瘤体积<所切除组织体积的 5%	pT2c 肿瘤侵犯两叶
T1b 偶发肿瘤体积>所切除组织体积的 5%	pT3　突破前列腺
T1c 穿刺活检发现的肿瘤(如由于 PSA 升高)	pT3a 突破前列腺
T2　局限于前列腺内的肿瘤	pT3b 侵犯精囊
T2a 肿瘤限于单叶的 1/2(≤1/2)	pT4　侵犯膀胱和直肠
T2b 肿瘤超过单叶的 1/2 但限于该单叶(1/2-1)	
T2c 肿瘤侵犯两叶	
T3　肿瘤突破前列腺包膜**	
T3a 肿瘤侵犯包膜(单侧或双侧)	
T3b 肿瘤侵犯精囊	
T4　肿瘤固定或侵犯除精囊外的其他邻近组织结构,如膀胱颈、尿道外括约肌、直肠、肛提肌和(或)盆壁	
区域淋巴结(N)***	
临床	病理
Nx　区域淋巴结不能评价	PNx　无区域淋巴结取材标本
N0　无区域淋巴结转移	pN0　无区域淋巴结转移
N1　区域淋巴结转移	pN1　区域淋巴结转移
远处转移(M)****	
Mx	
M0	
M1	
M1a 有区域淋巴结以外的淋巴结转移	
M1b 骨转移	
M1c 其他器官组织转移	

注:*穿刺活检发现的单叶或两叶肿瘤、但临床无法扪及或影像不能发现的定为 T1c;**侵犯前列腺尖部或前列腺包膜但未突破包膜的定为 T3,非 T2;***不超过 0.2cm 的转移定为 pN1mi;****当转移多于一处,为最晚的分期

续表

分期编组				
Ⅰ期	T1a	N0	M0	G1
Ⅱ期	T1a	N0	M0	G2,3-4
	T1b	N0	M0	任何 G
	T1c	N0	M0	任何 G
	T1	N0	M0	任何 G
	T2	N0	M0	任何 G
Ⅲ期	T3	N0	M0	任何 G
Ⅳ期	T4	N0	M0	任何 G
	任何 T	N1	M0	任何 G
	任何 T	任何 N	M1	任何 G
病理分级				
G_X	病理分级不能评价			
G1	分化良好(轻度异形)(Gleason 2-4)			
G2	分化中等(中度异形)(Gleason 5-6)			
G3-4	分化差或未分化(重度异形)(Gleason 7-10)			

T 分期表示原发肿瘤的局部情况，主要通过 DRE 和 MRI 来确定，前列腺穿刺阳性活检数目和部位、肿瘤病理分级和 PSA 可协助分期。

N 分期表示淋巴结情况，只有通过淋巴结切除才能正确地了解淋巴结转移情况。N 分期对准备采用根治性疗法的患者是重要的，分期低于 T2、PSA<20ng/ml 和 Gleason 评分<6 的患者淋巴结转移的机会小于 10%，可保留淋巴结切除手术。

M 分期主要针对骨骼转移，骨扫描、MRI 和 X 线是适合的检查方法。对病理分化较差(Gleason 评分>7)或 PSA>20ng/ml 的患者，应常规行骨扫描。

根据血 PSA、Gleason 评分和临床分期将前列腺癌分为低、中、高危三类，对治疗选择和预后评价有帮助(表 88-3)。

表 88-3　前列腺癌分为低、中、高危评价标准

	低危	中危	高危
PSA(ng/ml)	<10	10～20	>20
Gleason 评分	≤6	7	≥8
临床分期	≤T2a	T2b	≥T2c

【治疗】

1. 等待观察　等待观察指主动监测前列腺癌的进程，在出现疾病进展或临床症状明显时给予其他治疗。等待观察的适应证：①低危前列腺癌和预期寿命短的患者；②晚期前列腺癌患者：仅限于治疗伴随的危险和并发症大于延长生命和改善生活质量的情况。禁忌证：①预期寿命较长的高危肿瘤患者；②在等待观察时有进展或转移的证据。选择等待观察的患者必须了解并接受局部进展和转移的危险。

对临床局灶性前列腺癌(T1-3，Nx 或 N0，Mx 或 M0)适合根治性治疗的患者但选择等待观察的需要规律的随访：每 6 个月 DRE 和 PSA 检查；如果首次活检<10 点或检查不一致(如在活检阳性处的对侧触及肿瘤)，需要在明确诊断的 6 个月内重复前列腺穿刺活检；如果初始活检>10 点，在 18 个月内重做前列腺穿刺活检，并循环；临床检查和肿瘤标记物提示任何疾病进展的证据需要重新活检。

等待观察的有利之处：避免根治性疗法的不良反应；保持生活质量/正常活动；减少对小的静止肿瘤的不必要治疗和减少初始的医疗费用。

等待观察的不足之处：进展和(或)转移的危险；后续治疗可能更强烈、不良反应增多；焦虑增加；要求定期的检查和周期性活检；前列腺癌长期自然病史的不确定；对周期性影像学检查的时机和价值目前尚不明确。

2. 前列腺根治性切除术　前列腺根治性切除术是治疗局限性前列腺癌最有效的方法，适合于可能治愈的局限于前列腺的肿瘤，即临床 T1 和 T2 期肿瘤。近年来越来越多的证据显示，前列腺癌根治术对于有局部晚期和盆腔淋巴结转移的前列腺癌仍然具有重要治疗价值，可以提高这类患者的生存率。对有骨寡转移(<5)病灶的患者，少数机构在评价根治切除的疗效。前列腺癌根治术的适应证较过去有所拓展。目前认为同时满足以下 3 条的患者适合行前列腺癌根治

术:①T1-2,根治术的最佳适应证,T3-4 或 N1,单纯根治术难以达到根治目的,根治术可作为多学科综合治疗的一部分;②预期寿命超过10年;③身体状况良好,没有严重的心肺疾病,能耐受根治术。

手术禁忌证有:患有显著增加手术危险疾病,如严重的心血管和呼吸系统疾病,严重出血倾向或血液凝固性疾病,已有淋巴结转移或骨转移,预期寿命不足10年。

手术有三种主要术式,传统的经会阴和经耻骨后(逆行切除和顺行切除)开放手术、腹腔镜手术及机器人辅助前列腺癌根治术。开放手术推荐经耻骨后前列腺根治性切除。手术包括盆腔淋巴结切除、根治性前列腺切除和尿道重建。淋巴结切除范围为髂动脉和静脉周围的纤维脂肪组织,下至腹股沟管,后至闭孔神经后方。根治性前列腺切除范围包括完整的前列腺、双侧精囊、双侧输精管壶腹段和膀胱颈部。尽量保留神经血管束。如果发现肿瘤侵犯神经血管束,则不予保留。最后完成膀胱和尿道的吻合。

腹腔镜手术有经腹腔途径和经腹膜外途径,手术的要求与开放手术一致,疗效与开放手术类似,优点是损伤小、解剖结构清晰,但是技术比较复杂。机器人辅助系统(达芬奇系统)简化了腹腔镜技术。

经会阴穿刺活检者可等待4~6周,经直肠穿刺活检者应等待6~8周,经尿道前列腺切除术者等待12周,再行手术,可能降低手术难度和减少并发症。

围术期死亡率为0~2.1%。主要并发症有术中严重出血、术后阴茎勃起功能障碍、尿失禁、膀胱尿道吻合口狭窄、直肠损伤、尿道狭窄、深静脉血栓、淋巴囊肿、尿瘘和肺栓塞。腹腔镜手术还可能发生穿刺口种植转移、中转开放手术、空气栓塞、高碳酸血症和穿刺口切口疝等。

3. 放射治疗　放射治疗通过放射线的直接效应或间接通过产生自由基来破坏DNA双链。当肿瘤细胞分裂时,由于其DNA的完整性受损,无法进行细胞分裂而死亡;而不分裂的肿瘤细胞则可以存活较长时间。一般细胞在M期和G2期对放射线较敏感,而S期的细胞则较不敏感。前列腺癌的放射治疗有外放射和近距离放疗。

6

(1) 外放射治疗(EBRT):对早期前列腺癌放射治疗可达到治愈的目的,肿瘤局部控制率和10年无病生存率与前列腺根治性切除术相似。放疗的并发症较少、生存质量较高。对局部晚期前列腺癌可采用放射治疗结合内分泌治疗。三维适形放疗(3D-CRT)和调强放疗(IMRT)等逐渐成为前列腺癌放疗的主流技术,能提高疗效、明显降低不良反应。

外放射治疗适用于T1a~T4期的前列腺癌患者。治愈性放疗针对T1~2N0M0期前列腺癌。对T3和T4期前列腺癌以及根治术后切缘阳性或PSA复发的患者可采用辅助放疗。对前列腺癌有淋巴结转移或骨转移的患者采用姑息性放疗,缓解症状。

外照射采用^{60}Co或高能X线,先通过MRI或CT来确定前列腺和周边正常组织范围,然后采用计算机辅助治疗计划系统设计出计划目标区域,计算中央面肿瘤及周边正常组织的剂量分布,利用计算机断层资料并参考患者解剖标志,将放疗区域划入定位片上。对前列腺采用前、后及两侧野的四野照射技术,根据临床分期和病理分级决定是否包括精囊及周边组织、是否进行全骨盆放疗。

三维适形放疗通过计算机治疗计划系统使放射线高剂量区在体内分布到三维图像上并与被照射靶区形态一致。适形放疗可以提高肿瘤局部的照射剂量及靶区的照射总量,最大限度地减少照射正常组织,提高局部控制率并降低并发症。

调强放疗通过在直线加速器上安装最新多叶光板及专用软件,经计算机精确计算,给予目标区域内肿瘤及邻近正常组织不同的放射剂量,减少对直肠和膀胱的不良反应。

T1a期肿瘤,只需照射前列腺。T1b~T3期肿瘤的计划靶体积应包括前列腺、精囊及周围0.5~0.7cm范围内的组织,同时应考虑周围器官移动和位置变化。出现淋巴结转移时建议行盆腔淋巴结照射。

不同分期患者所需的最小照射剂量:T1a期64~66Gy;T1b~T2期66~70Gy;T3期70~72Gy;T1~T3期根治术切缘阳性66~70Gy;根治术后复发:70~72Gy;T4期的姑息性放疗:50~65Gy。随着照射剂量的递增,局部控制率升高,但是临床上一般不应用大剂量照射,避免明显的不良反应。常规放疗是每周照射5次,每天照射剂量为1.8~2Gy,至累积量达到目标剂量。

外放射对局限性前列腺癌(T1-2cN0M0)的疗效较好。对低危组(T1a-2aN0M0、Gleason评分≤6和PSA<10ng/ml),治愈性放疗的推荐剂量为70~72Gy,疗效与根治性前列腺切除术相似。中危组(T2bN0M0或Gleason评分6~7分或PSA 10~20ng/ml)的照射剂量在76~81Gy之间,可提高T1c~T3期患者的5年无生化复发率。最佳照射剂量目前尚未定论,78Gy可能比较合适。高危组(T2cN0M0或Gleason评分>7分或PSA>20ng/ml)患者提高照射剂量的同时应用辅助性内分泌治疗可以提高肿瘤特异生存。

对局部晚期前列腺癌(T3-4N0M0,T1-4N1M0,病理分期为pT3N0M0)可采用放疗加内分泌治疗方法,放疗前先采用内分泌治疗的新辅助方式,目的使肿瘤体积明显缩小。新辅助内分泌治疗的疗程多长目前没有定论。放疗期间或放疗后加内分泌治疗的辅助方式，辅助内分泌治疗提高局部控制率、无肿瘤生存和总生存率。T2c-3N0-x 且 Gleason 2～6 分患者，在放疗前和放疗期间短时间应用内分泌治疗能提高总生存率。

前列腺根治性切除术后切缘阳性或 PSA 复发时，可采用辅助放疗，对 pT3N0 期的患者根治性切除后即刻放疗能提高 5 年生存率。

对前列腺癌盆腔扩散、淋巴结转移和骨转移的晚期患者，在内分泌治疗的同时可考虑采用姑息性放疗，缓解症状。

外放射治疗常见的不良反应有下尿路刺激征、尿道狭窄、出血性膀胱炎、膀胱瘘、血尿、尿失禁、放射性直肠炎等。急性放疗副作用多发生在放疗第三周，并在治疗结束约数天后消失。慢性副作用在放射治疗后三个月发生，多因放射治疗对血管及结缔组织损伤引起，放射治疗剂量愈高会增加慢性副作用概率。

（2）近距离放疗（brachytherapy）：通过三维治疗计划系统的准确定位，将放射性粒子植入到前列腺内，提高前列腺局部的放射剂量，而减少对直肠和膀胱的放射损伤。目前国内使用碘-125（^{125}I）和钯-103（^{103}Pd）做永久性粒子植入，两者的半衰期分别为 60 天和 17 天，粒子能量低，穿透距离短，不需要特殊防护。

近距离治疗的治疗指征：①临床分期为 T1～T2a；②Gleason 评分 2～6 分；③PSA<10ng/ml。

近距离治疗联合外放疗的治疗指征：①临床分期为 T2b 和 T2c；②Gleason 评分 8～10；③PSA>20ng/ml；④周围神经侵犯；⑤多点活检的病理为阳性；⑥MRI 证实前列腺包膜外侵犯。

对于 Gleason 评分为 7 分，或 PSA 10～20ng/ml 的患者根据近距离放疗的结果决定是否联合外放疗。对治疗前前列腺体积>60ml 的患者，先使用雄激素阻断，使前列腺缩小，然后开始近距离治疗。

近距离放疗的禁忌证：①预期生存小于 5 年；②TURP后前列腺缺损较大；③全身情况差；④有远处转移。

既往有 TURP 史、前列腺中叶突出、严重糖尿病和多次盆腔放疗及手术史是相对禁忌。

单一近距离治疗的患者，^{125}I 的处方剂量为 144Gy，^{103}Pd 为 115～120Gy；联合外放疗者，外放疗的剂量为 40～50Gy，^{125}I 和^{103}Pd 的照射剂量分别调整为 100～110Gy 和 80～90Gy。外放疗和近距离治疗的次序对疗效无影响。

近距离放疗常见的并发症有尿路刺激征，如尿频、尿急和尿痛，尿潴留，尿失禁，尿道狭窄，直肠刺激症状，直肠炎，严重时会发生直肠溃疡甚至于前列腺直肠瘘。

4. 内分泌治疗　1941 年，Huggins 和 Hodges 发现手术去势和雌激素可延缓转移性前列腺癌的进展，证实了前列腺癌对雄激素有依赖性。前列腺细胞在无雄激素刺激的情况下会发生凋亡。人体 90% 以上的雄激素来源于睾丸，5%～10% 由肾上腺产生。下丘脑-垂体-性腺轴调控雄激素的产生。下丘脑分泌的黄体生成素释放激素（LHRH）刺激垂体分泌黄体生成素（LH）和卵泡刺激素（FSH），刺激睾丸的间质细胞分泌睾酮。

内分泌治疗的目的在于降低体内雄激素水平、抑制肾上腺来源的雄激素合成、抑制睾酮转化为双氢睾酮以及阻断雄激素与受体的结合，促使前列腺癌细胞凋亡或抑制生长。目前主要通过下列两种途径达到雄激素阻断的目的：①抑制或去除睾酮产生：手术去势或药物去势；②阻断雄激素与受体结合。其他次要的方法有抑制肾上腺来源的雄激素（酮康唑等）以及抑制睾酮转化为双氢睾酮（5-α 还原酶抑制剂）。内分泌治疗是局部晚期前列腺癌和转移性前列腺癌的主要治疗方法，可作为根治性手术或放疗前使用的新辅助治疗，根治性手术或放疗后的辅助治疗，以及在治愈性治疗后局部复发或进展后的治疗。

（1）去势治疗：手术去势为双侧睾丸切除或包膜下睾丸切除，去势后血睾酮水平迅速下降至术前水平的 5%～10%，PSA 亦迅速下降。手术可在局麻下完成，并发症少。主要的不良反应是对患者的心理影响。

药物去势指采用人工合成的黄体生成素释放激素类似物（LHRH-a）。LHRH-a 与垂体的 LHRH 受体有高度的亲和力，作用能力比 LHRH 更强和更长。给药初期可刺激垂体产生 LH 和 FSH，使睾酮水平上升，在 1 周时达到最高点。随后垂体的 LHRH 受体逐步丧失敏感性，LH 和 FSH 分泌停止，睾酮的水平逐渐下降，至 3～4 周时可达到去势水平。但有 10% 的患者睾酮不能达到去势水平。在用药初期由于睾酮水平的一过性升高，可使转移性症状如骨痛或排尿困难等加重，称为 LHRH-a 治疗的“闪烁现象”（flare-up），应在注射开始前两周先给予抗雄激素药物。对于已有骨转移引起脊髓压迫的患者，慎用 LHRH-a，可选择迅速降低睾酮水平的手术去势。LHRH-a 的疗效与手术去势相当。主要不良反应是勃起功能障碍和性欲丧失。目前国内主要应用的有：戈舍瑞林（诺雷德，zoladex）：每 28 天在皮下注射 3. 6mg，3 个月的长效剂型为 10. 8mg；亮丙瑞林（抑那通，enantone）：每 28 天在皮下注射 3. 75mg，3 个月的长效剂型为 11. 25mg；曲普瑞林

6

(达菲林,triptorelin):每28天在皮下注射3.75mg,3个月的长效剂型为15mg。

雌激素的作用有减少LHRH的分泌,直接抑制睾丸间质细胞功能,减少雄激素产生,同时抑制雄激素活性,对前列腺细胞有直接毒性。己烯雌酚常用剂量1~3mg/d,可以达到与去势相同的效果,但心血管方面的不良反应明显增加。由于副作用更小的LHRH-a出现,雌激素已不再作为一线治疗药物用于前列腺癌的内分泌治疗。但是,雌激素在前列腺癌的二线内分泌治疗中仍然起着重要作用,为减少心血管方面的不良反应,需同时应用低剂量华法林(1mg/d)或阿司匹林(75~100mg/d)预防。

(2) 抗雄激素药物:抗雄激素药物有类固醇类和非类固醇类两大类。类固醇类抗药物主要是孕激素类药物,机制为阻断前列腺的雄激素受体同时抑制垂体释放LH,减少睾酮分泌达到去势水平。长期单药使用,睾丸会逃逸垂体的控制作用而使睾酮水平逐渐回升,长期疗效不如去势治疗稳定。代表药物有醋酸环丙孕酮(cyproteron acetate),100mg口服,每日2次。不良反应有胃肠道症状及男性乳房发育。

国内已上市的非类固醇类抗雄激素药物有2种:①氟他胺(flutamide,fugerel,福至尔)250mg口服,每日3次。常见副作用为腹泻,可出现乳房女性化。单独使用疗效不如与LHRH-a或手术去势联合应用好。②比卡鲁胺(bicalutimide,casodex,康士得)50mg口服,每日1次,与LHRH-a联合使用时。也有150mg每日针对局部晚期的前列腺癌。

(3) 全雄激素阻断(或最大限度雄激素阻断,total or maximum androgen blockade,TAB or MAB):指手术或药物去势联合抗雄激素药物,最大限度地阻断睾丸和肾上腺来源的雄激素。根据文献报道的27项临床试验结果的荟萃分析认为手术或药物去势联合非类固醇类抗雄激素药物的方法相比单一去势治疗,PSA复发率低,总生存期延长3~6个月。采用比卡鲁胺的全雄激素阻断可使死亡风险降低20%,同时相应延长无进展生存期。但是不良反应和治疗费用要高于单一去势治疗。

全雄激素阻断的患者出现进展时,停用氟他胺或比卡鲁胺4~6周后,约1/3的患者出现临床症状的好转和PSA下降,可持续4月至1年,这一现象称为“抗雄激素撤除综合征”(antiandrogen withdraw syndrome)。

(4) 间歇内分泌治疗(intermittent hormonal therapy,IHT):指内分泌治疗一段时间,患者临床症状和PSA稳定后,暂停治疗,当PSA再次升高后,予以新一轮内分泌治疗。间歇治疗的目的在于提高患者的生活质量,降低治疗费用,有可能延长雄激素依赖的时间。间歇内分泌治疗的适应证与持续内分泌治疗的基本相同,可能更适合局限性前列腺癌或经治愈性治疗后局部复发的病例,最佳的适应证目前还没有确定。间歇治疗在治疗期仍推荐全雄激素阻断的方法,当PSA≤0.2ng/ml后,维持治疗3~6个月,可以考虑停药。重启治疗的标准没有定论,文献报道的有PSA>10ng/ml,PSA>20ng/ml,国内推荐PSA>4ng/ml为治疗开始。

(5) 新辅助内分泌治疗(neoadjuvant hormonal therapy,NHT):指在根治性手术或放疗前给予一段时间的内分泌治疗,目的在于缩小前列腺体积、降低临床分期,降低手术的切缘阳性率。新辅助治疗针对T2和T3a期的肿瘤,目前多推荐采用全雄激素阻断3~9个月。文献对根治手术的新辅助治疗存在争论,能否改善总体生存期还未有定论。

(6) 辅助内分泌治疗(adjuvant hormonal therapy,AHT):指在根治性手术或治愈性放疗后给予内分泌治疗,目的在于治疗前列腺切缘的残留病灶、淋巴结转移以及微小转移病灶。辅助治疗针对根治性手术后切缘阳性、淋巴结阳性、病理分期为T3(pT3),局限性前列腺癌(T2期)伴高危因素的患者行根治性手术或治愈性放疗后,局部晚期前列腺癌放疗后。辅助内分泌治疗应在手术或放疗后即刻开始,单用去势或抗雄激素药物或全雄激素阻断均可。采用间歇还是持续治疗没有定论。

5. 试验性局部治疗 前列腺癌的试验性局部治疗包括:冷冻治疗、高强度聚焦超声和组织内肿瘤射频消融,这些方法对临床局限性前列腺癌的疗效还需要更多长期的多中心临床研究资料来评价。

(1) 冷冻治疗:是利用低温技术使局部组织迅速降到-160~-190℃,导致细胞蛋白变性、脱水;细胞内外的冰晶形成均可直接导致细胞膜破裂;小血管痉挛、血流淤滞,导致血栓形成和微循环障碍;最终造成组织缺血、坏死而脱落。现代的冷冻治疗在经直肠超声引导下,将12~15根17G的冷冻探针插入前列腺,准确地冷冻并破坏前列腺及其癌组织,减少损伤周围组织,同时在尿道外括约肌和膀胱颈等部位放置温敏计进行温度监测,并用细导管将温热的液体导入尿道,防止低温损伤。目前氩氦联合应用代替传统的液氮。一次冷冻治疗需要完成2个冷冻-复温周期,使腺体和血管神经束部位的温度都能降到-40℃,以保证治疗效果。

冷冻治疗最适合低危前列腺癌(PSA<10ng/ml,Gleason评分≤6,分期≤T2a);中危前列腺癌(PSA 10~20ng/ml或Gleason评分7或分期T2b)患者也可以选择。前列腺≤40ml,如前列腺>40ml,可先行新辅

6

助内分泌治疗使腺体缩小。对于有勃起功能并希望保留的患者,应谨慎选择。冷冻治疗尝试性用于转移性前列腺癌和激素非依赖性前列腺癌的局部姑息治疗,放疗后的补救性治疗。

冷冻治疗对临床局限性前列腺癌的疗效与放疗的相似,但生存率还达不到根治性手术的结果。美国泌尿外科协会已将冷冻疗法列入临床局限性前列腺癌的治疗选择。目前缺乏足够的长期随访资料。并发症主要是勃起功能障碍,其他有组织腐坏、尿失禁和尿潴留等,直肠瘘少见。

(2) 高强度聚焦超声:是将体外发射的高强度超声波在体内聚焦在前列腺区,通过气腔空化效应破坏细胞膜,同时又转化为热能,在组织局部产生65～100℃的瞬时高温,使组织发生凝固性坏死、吸收或分解脱落。治疗需要在计算机控制下依次逐点烧灼,烧灼10g前列腺组织大约要1小时。该方法治疗的病例数较少,随访时间短,目前难以对此疗法作出科学的评价。并发症常见的是尿潴留、勃起功能障碍和尿失禁。

(3) 组织内肿瘤射频消融:是将大功率射频能量通过直接刺入肿瘤部位的消融电极传送到肿瘤组织内,利用导电离子和极化分子按射频交变电流的方向作快速变化,使组织本身产生摩擦热。温度达到60℃以上时,肿瘤组织产生不可逆的凝固性坏死,以达到治疗目的。目前只有3个小样本的Ⅰ/Ⅱ期临床试验观察了该方法的疗效和安全性,难以作出科学评价。

【随访】

前列腺癌治疗后的随访是完整治疗的重要部分。

1. PSA 是判断疾病进展的重要指标,PSA复发比影像学证实的局部复发和远处转移早数年。在根治性手术和放射治疗之前、同时和之后进行内分泌治疗影响PSA预后评价的作用,因此需要根据治疗方法的决定生化复发标准,同时结合影像学的证据。

前列腺根治性切除术后3周应测不到PSA。PSA水平的持续升高说明有残留的前列腺癌病灶。根治手术后,连续两次血清PSA>0.2ng/ml提示前列腺癌生化复发。生化复发不等同于临床复发和疾病进展。

放疗后前列腺仍然存在,PSA下降缓慢。PSA最低值是生化治愈的标志,也是重要的预后判断因子。一般认为在3～5年内PSA≤0.5ng/ml的预后较好。放疗后PSA水平超过最低值2ng/ml或以上时被认为有生化复发。

近距离照射的PSA最低值目前仍未确定,有0.1ng/ml、0.2ng/ml和1.0ng/ml多个标准在比较中。

PSA动力学可能是临床复发和肿瘤特异生存的最重要的预后因素。前列腺根治性切除术或放疗后PSA倍增时间(PSA doubling time,PSADT)短于3个月与前列腺癌特异性死亡率关系密切,对于这样的患者可以考虑进行辅助内分泌治疗。

内分泌治疗以PSA<0.2ng/ml为PSA最低值,也有以PSA<0.5ng/ml为最低值。治疗后3个月和6个月的PSA水平与预后关系密切,此时PSA降到最低值以下,治疗有效反应的持续时间更长。

2. 直肠指诊 是前列腺根治性切除术和放疗后随访的一线检查方法,可判断前列腺癌的局部复发。在前列腺区发现新结节应考虑局部复发。

3. 经直肠超声和活检 经直肠超声与前列腺活检结合确诊局部复发。前列腺活检不作为常规的随访手段,仅对放疗复发,考虑进行补救性前列腺切除术和其他治疗的患者行活检。

4. 骨扫描与CT/MRI 骨扫描与CT/MRI检查的目的是发现转移病灶。对无临床症状、无生化复发或生化复发早期的患者骨扫描与CT/MRI的临床意义有限,不作为常规的随访手段。PSA>10ng/ml者以及PSADT<6个月或PSAV>0.5ng/ml者应做骨扫描与CT/MRI。

5. 血清学检查 肝功能、肾功能和血红蛋白可了解患者的总体情况以及药物的毒性。血清碱性磷酸酶对内分泌治疗的随访有一定价值。

6. 随访的时间 治愈性治疗后每3个月随访一次,2年后每6个月一次,5年后每年一次。常规内容包括临床症状、PSA和直肠指诊等。如果直肠指诊阳性、PSA持续升高,行骨盆CT/MRI和骨扫描;存在骨痛,不论PSA水平,行骨扫描;放疗后拟行补救性前列腺切除术,应经直肠超声与前列腺活检。

内分泌治疗后每3个月查PSA,采用抗雄激素药物的监测肝功能,以后3～6个月检查一次。病情稳定期不推荐常规影像学检查。PSA持续升高或发生骨痛,行骨扫描。疾病进展时缩短随访间期。

【附】去势抵抗性前列腺癌(castrate-resistant prostate cancer,CRPC)

去势抵抗性前列腺癌指经过初次持续雄激素剥夺治疗(ADT)后疾病依然进展的前列腺癌。

去势抵抗性前列腺癌的诊断标准是:血清睾酮达去势水平(<50ng/dl或<1.7nmol/L);间隔1周连续3次检测PSA升高,较最低值升高50%以上。

疗效评估方法:①PSA下降≥50%保持8周与较好的预后结果显著相关;②骨或软组织转移病灶是否有改变;③临床症状的改善。

治疗首先是保持睾酮在去势水平,可采用持续的药物去势或手术去势。

对非转移性CRPC可采用二线内分泌治疗:单一

手术或药物去势的患者，加用抗雄激素药物（氟他胺或比卡鲁胺）；已采用全雄激素阻断的患者，停用抗雄激素药物，观察有无“抗雄激素撤除综合征”；不同抗雄激素药物的互换，如氟他胺与比卡鲁胺互换；肾上腺来源的雄激素抑制剂；小剂量的雌激素，如雌二醇、己烯雌酚等。

对转移性 CRPC 需根据患者是否有症状、体力状态、可得药物情况及患者的意愿综合考虑后选择治疗方案。目前明确可延长转移性 CRPC 患者生存的药物包括：①新一代抗雄激素药物，阿比特龙（abiraterone）及恩杂鲁胺（enzalutamide）；②化疗药物，多西他赛（docetaxel）及卡巴他赛（cabazitaxel）；③免疫治疗药物 Sipuleucel-T；④骨靶向治疗药物氯化镭-223（radium-223 dichloride）。除了以上药物和方案还可以酌情选择：二线内分泌治疗，米托蒽醌、雌莫司汀为基础化疗等。

对广泛骨转移，疼痛症状明显的患者，减轻疼痛和改善生活质量是治疗重点。地诺单抗（denosumab）及唑来膦酸可减轻转移性骨痛及减少和延缓骨相关事件发生。外照射放疗+糖皮质激素减轻局灶的转移性骨痛，锶-89（^{89}Sr）或钐-153（^{153}Sm）核素内照射对某些患者的转移性骨痛有效。使用镇痛药物，按阶梯服药：非阿片类药物至弱阿片类再增至强阿片类药物。

（孙忠全　姜昊文）

第三节　其他原发性前列腺恶性肿瘤

一、前列腺肉瘤

【流行病学】

前列腺肉瘤（sarcoma of the prostate）是前列腺恶性肿瘤的一种亚型，发病率低，国外研究报道前列腺肉瘤只占所有前列腺恶性肿瘤的 0.1% ~0.2%，国内报道为 2.7% ~7.5%。国内外报道差异可能是由于我国前列腺癌的总体发病率较低。前列腺肉瘤在任何年龄段均可发病，但多见于青年及儿童，10 岁以下儿童患者约占 50%，成人中则以青年人居多。

6

【临床表现】

前列腺肉瘤患者早期临床表现不具有特异性，但因其侵袭性较强，较早即可发生转移而出现转移性症状，所以多数前列腺肉瘤出现症状时已属晚期。患者常以下尿路梗阻为首发症状，部分患者因肿瘤侵及尿道、膀胱三角区及压迫直肠而出现尿频、血尿、排便困难等伴随症状；另可因骨盆转移、肺转移等出现盆腔疼痛、咯血、胸痛等症状而就诊。

【病理】

前列腺肉瘤起源于前列腺间质细胞，胚胎发育来源于中胚层，因而可以向不同方向分化而形成各种类型肉瘤，包括平滑肌肉瘤、横纹肌肉瘤、纤维肉瘤、梭形细胞肉瘤、恶性间质瘤等。前列腺肉瘤中最常见的是横纹肌肉瘤，而横纹肌肉瘤几乎都发生于儿童；成人中最常见的前列腺肉瘤是平滑肌肉瘤。

【诊断】

前列腺肉瘤患者在体检时，直肠指诊常可触及肿大的前列腺，质地中等或柔软，部分有波动感和囊性感，但纤维细胞肉瘤质地较硬，前列腺表面可光滑，亦可触及结节，常无压痛。因为肿瘤来源于间质细胞而非前列腺上皮细胞，血清 PSA 检查对前列腺肉瘤诊断的敏感性和特异性均不高，PSA 和 PSAP 大多在正常范围内。影像学辅助检查对前列腺肉瘤的早期诊断有重要临床价值，前列腺 B 超、CT 和 MRI 检查可发现前列腺体积增大，其中 MRI 特异性较高。MRI 可以从不同的截面观察肿瘤的大小、形态、信号高低以及内部结构，尤其在 T2 加权像更为显著。前列腺肉瘤常表现为外形不规则，体积显著增大，甚至可占据整个盆腔，腺体结构多不能分辨。另外由于前列腺肉瘤生长速度过快，肿瘤内部可出现不同程度的坏死，T1WI 信号不均，T2WI 呈高低混杂信号。另由于 MRI 对软组织显像具有优势，75% 的前列腺肉瘤在 MRI 检查中发现累及包膜和周围的神经血管束、闭孔内肌、肛提肌、精囊腺、膀胱和直肠等；另 40% 前列腺肉瘤伴有淋巴结和肺、骨骼、肝等脏器转移，其中骨骼转移多为溶骨性，增强可见病灶为不均匀强化和液化坏死。放射性核素检查对评估前列腺肉瘤是否伴有骨骼转移也具有一定帮助。因此，影像学检查对早期诊断前列腺肉瘤有重要价值，并可了解肿瘤分期，对治疗方法的选择和预后评价有重要意义。经直肠前列腺 B 超引导下前列腺穿刺活检并行病理检查是明确诊断前列腺肉瘤最主要的方法。

前列腺肉瘤需与良性前列腺增生症、前列腺脓肿及前列腺癌相鉴别。前列腺脓肿在指诊时可触及波动感肿块，并常伴有压痛以及发热等全身症状；前列腺癌发病年龄较晚，常伴有 PSA 水平升高。前列腺肉瘤发病年龄较轻，病程进展快，尿潴留出现早，前列腺肿块大且柔软，一般易与前列腺增生鉴别。

【治疗】

前列腺肉瘤的治疗方法是以手术切除为主，化疗、放疗和免疫治疗为辅的综合治疗，具体的治疗方案主要取决于肿瘤的临床分期及患者的全身情况。对于局限于前列腺包膜内的前列腺肉瘤，可行根治性前列腺切除术；若肿瘤仅局部侵犯膀胱颈而无远处转移，可行根治性膀胱切除术，术后配合适当的化疗或放疗；若肿瘤体积较大，但尚无远处转移，可先行新辅助化疗使肿瘤缩小，以利于手术切除；对于已有远处转移或侵犯直肠、盆腔而切除困难者，可行姑息性手术，如经尿道前列腺电切术以缓解症状，并辅以放疗及化疗等综合治疗，以期提高生存率。

平滑肌肉瘤、淋巴肉瘤较纤维肉瘤、横纹肌肉瘤对放疗敏感，可于术前或术后配合应用。但也有报道认为横纹肌肉瘤进行放疗反而可能造成肿瘤进一步发展。化疗对儿童横纹肌肉瘤的效果较成人横纹肌肉瘤好，目前常用的化疗药物有紫杉醇、长春新碱、环磷酰胺、多柔比星和放线菌素 D 等，化疗药物的联合使用效果要优于单一用药。与其他肉瘤相似，前列腺肉瘤的病理类型比较复杂，而肉瘤病理亚型不同，其对化疗的敏感性也不同，滑膜肉瘤对含有异环磷酰胺的方案敏感，而平滑肌肉瘤则不敏感，但达卡巴嗪对平滑肌肉瘤的效果较好。近年来也有研究报道术后辅助配合免疫治疗，如肌注干扰素、白介素Ⅱ、胸腺肽等，可能对前列腺肉瘤也有一定治疗作用。

【预后】

前列腺肉瘤预后较差，影响预后的因素包括切缘是否阳性、肿瘤分期，尤其是有无远处转移等，而与肿瘤的细胞类型和肿瘤大小无关。以手术为主的综合治疗有利于延长前列腺肉瘤患者的生存期，优于手术、化疗或放疗单一治疗方式。国内研究报道，前列腺肉瘤患者接受以手术为主的综合治疗后，其 1、3、5 年生存率分别为 56.6%、47.16%、33.68%，与国外报道数据基本相似。

二、前列腺导管腺癌

【流行病学】

前列腺导管腺癌（ductal adenocarcinoma of the prostate）是前列腺癌的一种特殊亚型，其起病隐匿，发病年龄和典型的前列腺癌相当，约占所有前列腺癌的 0.2% ~0.8%。临床上发现的前列腺导管腺癌常与典型的腺泡腺癌混合出现。

【临床表现】

前列腺导管腺癌通常发生于前列腺外周带和尿道周围，生长于尿道周围大导管的导管腺癌，常表现为下尿路梗阻症状、血尿；而主要生长于次级大导管的导管腺癌临床表现与典型的前列腺癌相似。需要注意的是，从临床症状角度很难区分三者。

【病理】

前列腺导管腺癌起源于前列腺腺管，通常发生于前列腺外周带和尿道周围，由大的被覆假复层高柱状上皮细胞的腺体构成。前列腺导管腺癌最早于 1967 年由 Pachter 和 Melicon 首次报道，因其组织形态类似于子宫内膜样腺癌，故起先被描述为“前列腺椭圆囊的子宫内膜样癌”，称为“子宫内膜样癌”，并认为前列腺导管腺癌起源于男性胚胎期副中肾管残留的前列腺椭圆囊。但随后的研究发现，前列腺椭圆囊和精阜处的上皮来源于泌尿生殖窦，椭圆囊上皮和大多数前列腺导管腺癌 PSA、PSAP 染色阳性；另外，部分前列腺导管腺癌雄激素受体阳性，而雌激素受体阴性，且临床上发现有些前列腺导管腺癌对雄激素拮抗治疗有效；前列腺导管腺癌和典型的前列腺癌在基因表达上高度同源。据此，虽目前就前列腺导管腺癌的起源仍有争议，但大多数学者倾向于接受前列腺导管腺癌起源于前列腺上皮。但需要注意的是，非所有的前列腺导管腺癌 PSA、PSAP 阳性，这也给诊断带来了一定难度。

由于前列腺导管腺癌与典型的前列腺癌生物学行为不同，Gleason 评分不一定完全适用于前列腺导管腺癌。目前认为前列腺导管腺癌至少相当于 Gleason 4 级，若出现粉刺样坏死则等同于 Gleason 5 级。

【诊断】

前列腺导管腺癌患者早期行直肠指诊常常无法探及前列腺质硬结节，同时其血清 PSA 升高亦不显著，因此前列腺导管腺癌的早期诊断很难，此类腺癌常常误诊。因此绝大多数前列腺导管腺癌在初诊时即为晚期。前列腺导管腺癌的影像学表现与典型的前列腺癌相似，其确诊有赖于经直肠前列腺 B 超引导下前列腺穿刺及病理检查。部分患者也可由经尿道前列腺电切术后病理发现。

【治疗】

前列腺导管腺癌进展快，侵袭性强，局部复发率高，前列腺导管腺癌的治疗尚无统一的治疗原则，推荐首选前列腺根治性切除术。前列腺导管腺癌大多数为 pT3，研究发现术后有 93% 的前列腺导管腺癌具有包膜浸润，47% 切缘阳性，40% 精囊浸润，27% 盆腔淋巴结转移，故目前建议术前予以新辅助治疗以降低其临床分期、切缘阳性率、减少局部复发率。另外由于前列腺导管腺癌相当于 Gleason 评分 7 分以上，术后可考虑予以辅助治疗，包括内分泌治疗、放疗、化疗等，但其治疗效果较典型的前列腺癌差。关于前列腺导管腺癌放疗和内分泌治疗的确切疗效，PSA 能否作为随访复发的指标，以及挽救性辅助治疗在前列腺导管腺癌复发中的作用等方面，仍有待临床大宗病例研究进一步明确。

【预后】

前列腺导管腺癌为恶性程度较高的肿瘤，大多发现时已处于晚期，5 年存活率仅为 15% ~50%。单纯的前列腺导管腺癌中位生存时间（13.8 年）比合并典型的前列腺癌(8.9 年)长,而根治术后局部复发较快(2.8 年 vs. 4.9 年),远处转移慢(3.9 年 vs. 2.0 年),因此认为单纯的前列腺导管腺癌进展稍缓慢,但局部容易复发。

三、原发性前列腺鳞状上皮癌

原发性前列腺鳞状上皮癌(primary squamous cell carcinoma of the prostate,以下简称鳞癌)十分罕见,占前列腺恶性肿瘤的 0.2% ~1%,具有早期诊断困难、恶性程度高、预后差的特点,目前临床治疗方案尚不统一。原发性前列腺鳞癌病因尚不明确,多数学者认为是尿道周围腺上皮鳞状化生及恶变导致,也有文献报道前列腺结石长期刺激可引起前列腺鳞癌发生。

【临床特征与诊断】

原发性前列腺鳞癌起源于尿道移行上皮及尿道周围部的导管内,也有人认为起源于前列腺尖部的基底组织。原发性前列腺鳞癌临床上多表现为进行性排尿困难,也可表现为前列腺炎症状。直肠指诊可扣及增大而变硬的前列腺。实验室检查中血清 PSA、PSAP 不增高;而血清鳞癌抗原可升高,具有提示意义。B 超、CT 和 MRI 等影像学检查也均无明显特异性。原发性前列腺鳞癌比前列腺癌恶性程度高,转移发生早,易发生淋巴结转移,易转移至骨骼、肝和双肺。其中骨骼转移病灶为溶骨性改变。

在诊断原发性前列腺鳞癌时,可参考 Mott 提出的诊断标准:①具有恶性肿瘤证据;②具有鳞状上皮特征,包括角化、鳞状上皮珠和细胞间桥;③无腺上皮特征;④无雌激素治疗史;⑤无原发性膀胱和尿道鳞癌的证据。原发性前列腺鳞癌需与前列腺鳞状上皮化生相鉴别,后者无病理性核分裂象;另外,人高分子量细胞角蛋白(CK-HMW)在原发性前列腺鳞癌中的阳性表达率也显著高于鳞状上皮化生。

【治疗与预后】

原发性前列腺鳞癌的治疗方案以手术为主,辅以化疗或放疗。需要注意的是,原发性前列腺鳞癌对内分泌治疗无效。若肿瘤局限于前列腺包膜内,可行根治性前列腺切除术;若仅侵犯膀胱颈而无远处转移,可行根治性膀胱切除术加盆腔淋巴结清扫并行尿流改道术;若肿瘤已侵犯周围组织无法切除,或已发生远处转移,可行经尿道前列腺电切或膀胱穿刺造瘘术对症姑息治疗,并辅以加化疗或放疗。

原发性前列腺鳞癌预后差,生存时间为 6 ~24 个月。

四、前列腺神经内分泌癌

前列腺神经内分泌癌(neuroendocrine cancer of the prostate)是前列腺恶性肿瘤中较为罕见的一种,与其他器官的神经内分泌癌类似,可分为前列腺小细胞癌(prostatic small cell carcinoma)、前列腺大细胞神经内分泌癌(large cell neuroendocrine carcinoma)、前列腺类癌(carcinoid)等,占所有前列腺恶性肿瘤的 1% ~5%。另外部分前列腺癌具有神经内分泌分化(neuroendocrine differentiation),所占比例约为前列腺癌的 10%。目前对于前列腺神经内分泌癌的起源仍具有争议,虽然前列腺内存在大量神经内分泌细胞(NE 细胞),但目前认为前列腺神经内分泌癌可能起源于前列腺内的多能干细胞,而非 NE 细胞。

【临床特征与诊断】

前列腺神经内分泌癌好发于青年男性,病程发展迅速。前列腺神经内分泌癌的临床症状不典型,可表现为尿频、排尿困难等下尿路症状,也可表现为会阴部胀痛不适、肛门坠胀等非特异性症状,部分患者可出现因肿瘤细胞分泌激素所致的高钙血症、重症肌无力、库欣综合征等。前列腺神经内分泌癌具有易早期发生远处转移的特点,早期可发生肝、骨骼、双肺和腹膜后淋巴结转移,也有文献报道过肾和肾上腺以及中枢神经系统的转移,部分患者可表现为转移症状或体检发现转移病灶而就诊。部分患者接受直肠指诊时可发现前列腺增大、质硬、结节等典型前列腺癌征象。前列腺神经内分泌癌常常不伴有血清 PSA 升高,影像学表现也无明显特异性,给其诊断增加了一定的困难。而前列腺癌合并神经内分泌分化,因其同时存在典型的前列腺癌,其临床症状、实验室检查及影像学检查等均与单纯的前列腺癌相似,确诊有赖于病理检查发现神经内分泌分化细胞存在。

前列腺神经内分泌癌主要通过病理检查与典型的前列腺癌相鉴别,其在光镜下表现为无腺泡结构、肿瘤细胞较小、细胞质少、细胞核深染而核仁不明显。免疫组织化学染色对于前列腺神经内分泌癌的诊断意义更为重大,目前最常用的标志物是神经元特异性烯醇化酶(NSE)、嗜铬粒蛋白 A(CgA)、CD56 和 PSA,它们对前列腺神经内分泌癌的确诊具有决定性意义,其中 PSA 染色往往是阴性的。此外,在电镜下发现致密核的神经内分泌颗粒也有助于诊断前列腺神经内分泌癌。

【治疗与预后】

前列腺神经内分泌癌对内分泌治疗敏感性较差。目前研究进一步发现一部分典型的前列腺癌经内分泌治疗后,可转变为神经内分泌癌,包括小细胞癌和大细胞神经内分泌癌。前列腺神经内分泌癌的发生与内分泌治疗的关系尚未明确,是否神经内分泌癌的发生造成了前列腺癌去势抵抗的发生,还是内分泌治疗促进了神经内分泌癌的发生，还有赖进一步研究证实。而前列腺癌合并神经内分泌分化是临床上更为常见的情况，当病理检查提示前列腺癌合并神经内分泌分化，常意味着内分泌治疗对此类患者作用较差，去势抵抗阶段出现早。

目前针对前列腺神经内分泌癌尚缺乏有效的治疗手段，且由于病例较少，国际上尚无统一规范的治疗指南。根据目前经验总结，针对前列腺内分泌癌，早期行根治性前列腺切除术仍是最有效的方法，即使已发生局部侵犯，也应采取根治性切除或姑息性切除。但该病起病隐匿，绝大部分患者诊断时因已有远处转移而失去了手术机会。前列腺神经内分泌癌不表达雄激素受体，其生长并不依赖雄激素，故内分泌治疗对前列腺神经内分泌癌无效，可选用放疗或化疗。但对前列腺癌合并神经内分泌分化者，使用内分泌治疗仍然可以明显降低 PSA；单用内分泌治疗疗效欠佳，往往需联合其他治疗方法，如放疗或化疗。放疗的效果目前还存在较大的争论，但对于局灶性肿瘤和无法进行根治的肿瘤，在激素或药物治疗后应用放疗可以巩固治疗效果。化疗方案目前可联合应用多柔比星、顺铂和依托泊苷，可以使患者症状得到明显缓解。

虽然目前全球报道的前列腺神经内分泌癌病例不多，但其预后普遍极差，平均生存期不到一年。

五、原发性前列腺淋巴瘤

前列腺淋巴瘤的发病率占所有前列腺恶性肿瘤比例不足0.1%，仅占结外淋巴瘤的0.2%～0.8%；前列腺淋巴瘤中以继发性淋巴瘤更常见，原发性前列腺淋巴瘤（primary lymphoma of the prostate）占所有前列腺淋巴瘤的35%。虽然此类肿瘤少见，但是最近发病率有逐渐增加的趋势，这主要可能由于标本取材手段和病理诊断上的改进。前列腺淋巴瘤的相关文献报道较少，临床表现和实验室检查缺乏特异性，容易被误诊。

【临床特征与诊断】

在文献中报道的原发性前列腺淋巴瘤中，均为非霍奇金淋巴瘤，未见霍奇金淋巴瘤的报道。其组织学类型主要是B细胞来源的淋巴瘤，其中以弥漫性大B细胞淋巴瘤最常见，在原发性前列腺淋巴瘤中约占43%，其次是小淋巴细胞淋巴瘤/慢性淋巴细胞白血病，约占30%，随后是滤泡性淋巴瘤占13%，其他如套细胞淋巴瘤、黏膜相关淋巴组织淋巴瘤、单核样B细胞淋巴瘤、灰区淋巴瘤（Burkitt 样高级别B细胞淋巴瘤）也均有报道。目前尚无原发性T细胞淋巴瘤的报道。

原发性前列腺淋巴瘤患者年龄范围为5～89岁，平均62岁，原发性前列腺淋巴瘤的临床症状与其他类型前列腺恶性肿瘤无明显不同，以尿频和尿急最常见，也可以出现尿痛、血尿、尿潴留等症状。原发性前列腺淋巴瘤患者在直肠指诊时可发现前列腺体积增大、质韧、有纤维弹性、中央沟消失、结节等，也可以没有阳性表现。患者血清 PSA 通常不升高，其他实验室检查如淋巴细胞计数在原发性肿瘤中可以没有变化。B超、CT 或 MRI 可以发现前列腺肿物，但无特异性。放射性核素扫描和 PET-CT 在前列腺淋巴瘤的诊断上也有一定帮助。原发性前列腺淋巴瘤的确诊有赖于病理诊断。但由于淋巴瘤的组织学分类复杂，亚型众多，免疫组织化学染色在淋巴瘤诊断中的作用至关重要。CD20 是诊断弥漫大B细胞淋巴瘤必不可少的抗体；小淋巴细胞淋巴瘤/慢性淋巴细胞白血病除了 CD20 阳性外，同时表达 CD5 和 CD23，也可以表达 CD43；套细胞淋巴瘤中 CD20 和 Cyclin D1 阳性；滤泡性淋巴瘤通常 CD10 阳性，当淋巴细胞浸润表现为结节性生长方式时，bcl-2 有助于鉴别滤泡性淋巴瘤和反应性滤泡性增生；目前结外边缘区淋巴瘤没有特异性标记物。

【治疗与预后】

原发性前列腺淋巴瘤主要的治疗方法包括放疗、化疗以及放化疗联合治疗等，如果病灶局限也可以采用根治性前列腺切除术，其中更推荐化疗。原发性前列腺淋巴瘤比较理想的治疗方法是以多柔比星为基础的化疗方案（如 CHOP 方案）；对于 CD20 阳性的淋巴瘤，如弥漫性大B细胞性淋巴瘤，推荐靶向药物和化疗联合（R-CHOP 方案）；若此方案治疗后疾病进展，可改用 R-IEV 方案（利妥昔单抗、异环磷酰胺、表柔比星和依托泊苷）。

原发性前列腺淋巴瘤预后较典型的前列腺癌差，5年生存率为33%。采用化疗的方法可以显著延长患者的生存时间。

六、前列腺黏液腺癌

前列腺黏液腺癌（mucinous adenocarcinoma of the prostate）是一种罕见的前列腺恶性肿瘤，在美国的发病率为0.61/100万人年，占所有前列腺恶性肿瘤的0.4%左右。

【临床特征与诊断】

前列腺黏液腺癌的临床表现与典型的前列腺癌类似，早期无明显症状，随着前列腺体积的增大可表现为类似前列腺增生的症状，如尿路梗阻、血尿和膀胱逼尿肌不稳定等，部分患者可导致尿潴留。晚期时可出现恶病质及转移症状。全身骨骼仍是最常见的转移部位，其次为淋巴结转移及肺转移。

前列腺黏液腺癌患者在直肠指诊时可发现前列腺增大、质硬、结节，约77.8%患者的血清PSA升高，PSAP在高分期肿瘤中也可明显升高。MRI在诊断前列腺黏液腺癌时，其敏感性有所下降，主要是因为与典型的前列腺癌不同，由于肿瘤内黏液湖的影响，前列腺黏液腺癌在T_2WI中表现为外周带等信号或高信号。但MRI仍可以显示前列腺形态和盆腔淋巴结侵犯及骨转移情况，并可用于评估保守治疗后病灶的反应。

前列腺黏液腺癌的典型病理学特点是光镜下可见细胞外大量黏液形成黏液湖，不规则的筛状、实体或小腺泡状癌细胞巢漂浮在黏液湖中，周围常伴有典型的前列腺癌。为进一步排除前列腺外的黏液腺癌，需进一步行免疫组织化学染色，PSA、PSAP阳性而CEA阴性支持原发性前列腺黏液腺癌诊断。前列腺黏液腺癌的分化一般较差，国际泌尿病理协会建议将前列腺黏液腺癌的Gleason评分为4+4=8分。

【治疗与预后】

前列腺黏液腺癌的治疗方案与典型的前列腺癌一致。预期寿命超过10年的局限性前列腺癌可行根治性前列腺切除术。前列腺黏液腺癌对内分泌治疗敏感，PSA反应率可达77.8%。对于错过根治性手术时机或无法耐受手术者，可选用放疗或化疗，并联合内分泌治疗。

前列腺黏液腺癌的与典型的前列腺癌相似，两者在接受根治性手术后其5年总生存率和5年无生化复发生存率无显著差异。而在中晚期的前列腺黏液腺癌随访中，其3年生存率为50%，5年生存率为25%，与典型的前列腺癌亦类似。

（许华 姜昊文）

第四节 精囊疾病

（一）精囊的解剖和生理

6

精囊位于前列腺后上方、输精管壶腹外侧和膀胱与直肠之间的成对男性附属性腺。左右各一，表面凹凸不平，正常成年男性精囊长4～6cm，横径1.5～2.0cm，容量2～4ml，呈前后扁平的梭锥形囊体。

精囊具有分泌功能，产物为白色或淡黄色，含有果糖、前列腺素、蛋白酶抑制剂等成分，与精子获能、子宫松弛、稳定精子和顶体等作用有关。精囊还储存部分的精子，参与精液的组成和排精。性激素对精囊具有调节作用。

精囊疾病较少见，先天性疾病如精囊缺如、精囊囊肿、输尿管精囊异位开口等较罕见，其他疾病有精囊炎症、精囊结石、精囊肿瘤等。

（二）精囊先天性疾病

1. 精囊发育不良 精囊由中肾管演化发育而成，在胚胎发育过程中，由于基因突变等原因，中肾管停止发育或发育缺陷，导致精囊缺如或发育不全。一侧发育不全较为常见，可伴有同侧输精管缺如和同侧肾发育异常。可无症状，可能影响生育。B超及造影有助于诊断，无明确治疗方法。

2. 精囊梗阻 可能是由于精囊炎症或输精管炎症所致，可出现精囊囊肿。小囊肿无症状，较大时可压迫膀胱，伴有感染时可出现下腹、腰骶部或会阴部疼痛不适，偶见血尿、血精。B超、CT、MRI等检查有助于确诊。无症状不需要治疗，较大者或有症状，可行穿刺抽液或手术切除。

（三）精囊炎症

精囊炎是青壮年时期男性比较多见的疾病，发病年龄多在20～40岁，是由大肠埃希菌、克雷白产气杆菌、变形杆菌及假单胞菌等引起。当精囊邻近器官，如前列腺、后尿道、结肠等有感染或任何情况下导致前列腺、精囊充血时，疾病侵及精囊，诱发精囊炎。临床上以血精为主要表现，可将精囊炎分为急性精囊炎和慢性精囊炎。

1. 临床表现

（1）急性精囊炎：全身症状为周身疼痛，畏寒发热，甚至寒战、高热、恶心、呕吐等，泌尿系统症状主要为尿道热灼感、尿频、尿急、尿痛及终末血尿与尿后滴沥等前列腺炎症状，伴会阴部及直肠内剧痛，大便时疼痛加重，严重者可影响性功能，性交时可引起剧痛，血精明显。血常规检查见白细胞总数及分类都升高。

（2）慢性精囊炎：多为急性精囊炎病变较重或未彻底治疗演变所致。部分患者是因经常性兴奋或手淫过频，引起精囊前列腺充血，继发感染，导致慢性精囊炎。慢性精囊炎的症状和慢性前列腺炎不易区别，经常同时存在。精液中含有血液（血精）为慢性精囊炎的特征，且不易自止，每于射精时出现，延续数月。

2. 诊断 直肠指诊时可触及肿大的精囊，并伴有触痛。也可在下腹部、会阴部及耻骨上区轻度压痛。

辅助检查：精液常规检查，可见大量红细胞、白细胞。精液细菌培养可为阳性。血常规检查，急性者可见血中白细胞明显增加。

3. 治疗

（1）药物治疗：应选用恰当的抗生素，如头孢菌素、喹诺酮类药物，急性精囊炎应治疗到症状完全消失后，再继续用药1～2周；慢性精囊炎则需继续用药4周以上，以巩固疗效。

（2）局部物理治疗、温水坐浴：可以改善局部血运，帮助炎症尽早消退。平时应注意避免坐时间过长，以防盆腔充血；保持大便通畅；避免过多性刺激，以减少性器官充血程度；生活规律，劳逸结合，忌烟酒及辛辣刺激性食物。

（3）精囊镜手术治疗：对于有顽固性血精症状且药物治疗无效患者，精囊镜手术有助于探查病因，解决射精管梗阻、精囊结石，并清除精囊内陈旧性血块。对于有明显精囊炎症者，还可以在精囊镜术中利用抗生素冲洗精囊。

（四）精囊结石

与精囊的梗阻、感染等有关，临床表现包括血精、下腹部或会阴胀痛不适。由于精囊的慢性炎症，射精管阻塞，精囊液潴留，代谢紊乱等，引起无机盐结晶沉积在脱落的上皮细胞和炎性渗出物上形成。结石常为多发，一般较小，直径为 1～2mm，表面光滑质硬呈棕色。

常无症状，但也可有腹股沟部疼痛，可放射至睾丸及会阴。如结石停留于射精管中，阻碍精液排出时，可引起绞痛，阴茎勃起时或射精时，症状加重。可有血性精液。直肠指诊在前列腺外上缘可触到多个质地坚硬，表面光滑的结石感或有结石摩擦感。精囊变硬、有压痛。X 线摄片可发现精囊部位有结石阴影。治疗以对症治疗为主，可采用解痉止痛等药物。

（五）精囊肿瘤

1. 精囊囊肿　临床上罕见，单侧发病，部分因胚胎发育异常所致，此种类型常合并有尿道下裂及两性畸形等先天性反常；部分因射精管因炎症等因素所致梗阻而引起精囊囊性扩张。多发生于 20～30 岁性生活旺盛的时期。

早期多数无症状，囊肿发展较大时可出现下腹部或腰部疼痛，会阴、睾丸或直肠等部位不适，亦可出现尿频、脓尿、排尿困难、血精及血尿等。直肠指诊时可在前列腺侧前方扪及单发的、大小不等的囊性肿物，其边缘光滑完整，质韧有弹性。B 超、CT、MRI 等检查可了解精囊囊肿的部位、大小等情况。多数采用观察及对症治疗，体积较大、症状明显者可考虑微创手术切除。

2. 精囊良性肿瘤　少见，相对常见的有乳头状腺瘤、囊腺瘤、平滑肌瘤、纤维瘤、神经瘤及畸胎瘤等。通常肿瘤生长缓慢，临床症状不明显，偶然检查发现。经直肠超声、CT、MRI 检查有助于诊断。穿刺活检可以确诊。无症状可密切随访，肿瘤较大并出现临床症状，应手术切除精囊。

3. 精囊恶性肿瘤　极为罕见。分为原发性和继发性两种。原发性精囊肿瘤包括乳头状瘤和精囊腺癌，亦有间质肉瘤。继发性精囊肿瘤是由邻近组织肿瘤如前列腺癌、膀胱癌、直肠癌等直接蔓延而来，也可由其他肿瘤转移播散所致。

可有邻近部位组织肿瘤或其他原发性肿瘤的病史。早期有血精，亦可出现尿频，尿急、血尿、排尿困难及盆腔深部或腹股沟处疼痛、可牵涉睾丸等处。后期有消瘦、乏力，排便困难等症状。直肠指诊可以触到精囊部不规则的硬结，甚至累及整个精囊。B 超、CT、MRI 等检查可了解精囊肿瘤的部位、大小、浸润等情况。膀胱镜检查可发现膀胱颈部及底部隆起，严重时可见膀胱壁和输尿管下端有肿瘤浸润。精囊造影可见精囊轮廓不规则扩张，有破坏征象，与周围组织关系不清楚。经直肠或会阴穿刺活组织学检查可以发现癌细胞。一旦诊断明确，身体条件许可，应手术切除，侵犯前列腺、膀胱的必须一并切除。

（王　翔）

第八十九章

阴茎、阴囊及泌尿、男性生殖系统淋巴疾病

第一节 阴茎疾病

一、阴茎纤维性海绵体炎

阴茎纤维性海绵体炎由 Peyronie 于 1743 年首次临床报道，故将该病命名为 Peyronie 病，也称阴茎海绵体硬结症，慢性阴茎海绵体炎。其临床特征为阴茎白膜和海绵体内形成纤维样斑块并影响阴茎的勃起功能。此病并不少见，包括亚临床的病例在内，1% ~ 2.5% 的成年男性患病。

【病因】

病因尚未明了，但局部损伤被认为是可能的重要因素。有研究资料提示因损伤之后出现纤维蛋白沉积，最终形成纤维样斑块。但是，相关基因研究发现并不是所有男性在阴茎损伤后都会发展成海绵体硬结，而仅一些人群对损伤的反应易发展成海绵体硬结，提示有特定的基因决定了这些易感的人群，与遗传因子有关。有学者研究认为硬结症与 Dupuytren 挛缩和特异的 HLA 亚型有关，提示自身免疫因素的存在。另外可能还与慢性感染、糖尿病、痛风等有关。

【病理】

病变主要在阴茎白膜及海绵体内出现纤维化斑块，呈条索状，单个或多发，也可多个融合成较大斑块。显微镜下，早期结缔组织中的小血管周围有淋巴细胞和浆细胞浸润，之后呈纤维化增生，并形成斑块，以后病程缓慢发展，少数出现钙化或骨化。病变可有反复，也可表现为自限性，无恶变倾向。

6

【临床表现】

本病很少发在年轻人，以 40 岁以上的中老年人多见，尤其是中年人发病率最高。

1. 勃起疼痛　多数患者有此主诉，但勃起疼痛在疾病活动期更为多见，部分病例随时间而缓解。勃起疼痛常伴阴茎弯曲，部分病例仅有阴茎弯曲而无疼痛。

2. 勃起弯曲　由于无弹性的斑块或硬结使阴茎在勃起时不能伸展，故勃起时阴茎向患侧弯曲。斑块常位于阴茎背侧，则勃起时出现背部弯曲。勃起弯曲常与勃起疼痛同为主诉。

3. 勃起功能障碍　由于勃起时阴茎变形，阴茎血管功能受损；广泛的硬结致海绵体破坏以及心理障碍，使患者产生痛性勃起、勃起不坚、阳痿等性功能障碍。

4. 阴茎硬结　部分患者可直接主诉阴茎体硬结。体检时发现海绵体或白膜上椭圆形或条索状单个或多个硬结或斑块，无明显边界，与皮肤不粘连，也不累及尿道。

【诊断与鉴别诊断】

从患者的主诉及对阴茎的仔细触诊，阴茎纤维性海绵体炎诊断不困难。阴茎超声可发现阴茎白膜钙化斑块、血流异常和阴茎畸形，较 X 线、CT 和 MRI 创伤更小，准确率更高。此病应与阴茎转移性癌、肉瘤、海绵体神经鞘瘤鉴别，对可疑原发或转移肿瘤的患者应行肿块活检。

【治疗】

治疗目的是局部消炎、止痛、硬结的软化或消除。

1. 维生素 E　维生素 E 为生育酚，有抗氧化作用。推荐剂量为每天 300mg 口服，连用 6 个月。有报道 20% 的早期病例，症状缓解或消除。而近期的随机、双盲、对照试验发现口服维生素 E 无治疗作用。大剂量长期应用可能有抗凝血副作用，一旦出现应立即停药。

2. 秋水仙碱　是一种强力抗炎剂，已被作为一线药物应用。推荐剂量为第一周每天 0.6 ~ 1.2mg 口服，第二周起加到每天 1.8 ~ 2.4mg 口服，共用 3 个月。副作用有腹泻等消化道不适。但近期的随机、双盲、安慰剂对照试验发现其效果并不优于安慰剂。

3. 他莫昔芬　有利于成纤维细胞释放 β-转化生长因子，进而使炎症反应减弱，减少血管生成及纤维

化作用。应用剂量为20mg,每天两次口服。有报道治疗有一定效果。

4. 维拉帕米 是一种钙离子拮抗剂,其在抑制细胞对分泌胶原蛋白、纤维连接蛋白、糖胺聚糖方面很有效。在基础代谢过程中可抑制胶原蛋白合成,最终抑制纤维形成。临床研究证实,维拉帕米可以缩小斑块,改善阴茎弯曲的作用,是新近报道的有效治疗方法,是治疗本病的重要进展之一。局部注射治疗,每2~4周注射10mg,共12周。副作用是注射局部出现瘀斑。

5. 干扰素 用α-2b干扰素500万U溶于10ml生理盐水,用10ml注射器和25号针头多次不同部位注射入阴茎硬结斑块,隔周注射一次,共6次。临床研究结果安全而疗效满意。

6. 手术治疗 手术治疗阴茎海绵体硬结症不被轻易采用,只有那些症状严重,非手术治疗失败的病例才被考虑。

(1)适应证:症状明显,阴茎勃起时严重弯曲,又由于弯曲导致性功能障碍或性伴侣不适,阴茎斑块有钙化,且非手术治疗无效时。

(2)手术时机:若患者接受外科治疗,疾病须处于稳定期。稳定期的表现包括阴茎疼痛缓解和稳定的阴茎畸形。一般认为发病后12~18个月进入稳定期。多数学者建议病程至少要有6个月稳定期后手术。

(3)手术方法:Nesbit法和单纯缝扎法都无海绵体损伤,不影响术后阴茎勃起功能,并能矫正阴茎弯曲。对于伴有药物治疗无效的勃起功能障碍的患者推荐阴茎假体植入术。

7. 皮质类固醇 过去一直被局部应用,目前认为治疗效果不肯定,且有严重的副作用。

8. 局部X线照射及其他治疗 近年的研究发现放射治疗没有空白对照组病例有效,且有潜在的恶变诱导,增加老年患者的勃起功能障碍风险,WHO的有关委员会认为放射治疗应尽量避免。其他治疗方法如超声离子电诱疗法未证实其有效性。PDE5抑制剂可减少氧化应激相关的炎症改变,每日低剂量的他达拉非治疗对阴茎瘢痕重塑是一种安全有效的选择。

二、阴茎异常勃起症

阴茎异常勃起症是指与性欲和性刺激无关,持续4小时以上的阴茎勃起。持续勃起并不是性功能强的表现,而是一种会导致阴茎损伤和勃起功能紊乱的异常状态。据报道,其年发病率在0.34/10万~1.19/10万之间。可发生于任何年龄,但好发于5~10岁和20~25岁。

【分型】

从血流动力学上,阴茎异常勃起可分为局部缺血性和非局部缺血性两型。局部缺血性阴茎异常勃起又称静脉闭塞性或低血流量性阴茎异常勃起,此型多见。以阴茎海绵体内血流减少或缺失为特点,由于回流受阻,海绵体内压增加,表现为阴茎坚硬并伴疼痛,海绵体血气分析显示为低氧血症和酸中毒,海绵体及动脉造影示静脉回流延迟,仅有阴茎背动脉显影。非局部缺血性阴茎异常勃起又称动脉性或高血流量性阴茎异常勃起,此型少见。以阴茎海绵体内血流量增加为特点,发病后海绵体通常不坚硬,无疼痛,海绵体血气分析与动脉血相似,海绵体及动脉造影显示静脉回流加快,海绵体动脉破裂,海绵体内血液淤积。

依照是否有引发的病因可分为原发性或特发性与继发性两类,发病率各占约一半。

【病因】

1. 血液系统疾病 血液病中引起异常勃起的以镰状细胞病最多见,有报道镰状细胞病占成人异常勃起的23%,占幼儿中的63%。由于内皮异常黏附、勃起时相对酸性状态、睡眠时低通气量造成轻度酸中毒、手淫或性交时的轻度创伤等可导致镰状红细胞在海绵体内淤积。当睡眠时阴茎勃起,静脉通道最大限度受压时,淤积的红细胞阻塞白膜下微静脉,引起广泛静脉阻塞。这类病例主要为低流型异常勃起。

白血病、一些血红蛋白病及有血栓形成倾向的人也易发生此病,约50%的慢性粒细胞性白血病患者会发生阴茎异常勃起。对全胃肠外营养患者,静脉给予20%脂肪乳剂,使血液高凝,脂肪栓塞等引起低流型异常勃起。应用较低浓度的脂肪乳剂缓慢滴注,并与氨基酸-右旋糖酐混合使用,可以预防发生。

2. 治疗阴茎勃起功能障碍的药物应用 如口服的西地那非(伟哥),经尿道用的前列地尔等也可引起异常勃起,特别是有良好勃起功能的年轻人、有神经系统病变的患者用药后易受影响。由于阴茎海绵体内药物注射的广泛应用,使得低流型异常勃起的发生率明显增加。其中以阴茎海绵体内注射罂粟碱或包含罂粟碱的其他药物发生阴茎异常勃起的概率最高。

3. 神经系统失调 异常勃起可见于神经系统梅毒感染、脑脊髓损伤、癫痫、脑肿瘤、腰椎管狭窄、腰椎间盘突出,可能的机制是与副交感神经和交感神经兴奋失调有关。在手术麻醉中,消毒刺激生殖器可引起反射性的异常勃起。

4. 恶性肿瘤 阴茎局部原发或转移性肿瘤可引起静脉回流受阻或海绵窦受侵犯,引起血流淤滞及血栓形成,导致异常勃起,如阴茎癌、尿道癌、白血病、膀胱癌、前列腺癌、肾癌、乙状结肠癌及黑色素瘤等。

5. 创伤　阴茎或会阴部创伤可使组织水肿、出血、血栓形成，使静脉回流受阻，引起低流型异常勃起。而阴茎或会阴部损伤及反复针刺注射海绵体引起动脉破裂，在性生活后或睡眠阴茎勃起，引起阴茎体压力增高导致先前损伤的背深动脉功能紊乱，出现无调节的高速血流进入海绵体，为硬度较低、无缺血和疼痛的高流型异常勃起。

6. 其他药物　有些全身应用的药物与引起异常勃起有关，如抗高血压药肼屈嗪和胍乙啶，以及α-肾上腺素能拮抗剂。此外，一些镇静催眠药、精神类药物如吩噻嗪类丙米嗪，抗抑郁类药物曲唑酮，免疫抑制剂 FK506，雄激素补剂及酗酒也可引起异常勃起。

7. 原发性因素　不明原因的阴茎异常勃起为原发性或特发性，有研究报道阴茎异常勃起病例有一半找不到明确病因。

【病理生理】

缺血性阴茎异常勃起的组织病理特征为阴茎海绵体组织小梁结构的水肿改变。在阴茎缺血初期，海绵体发生超微结构的改变，12 小时后出现小梁间质水肿；24 小时后，窦状内皮暴露，血小板黏附于暴露的基底膜上；48 小时后窦状隙血栓形成，平滑肌细胞坏死，转变为成纤维细胞样细胞。当缺血性阴茎异常勃起缓解的时候，由于再灌注损伤的反应，会再次造成海绵体的损伤。异常勃起若持续数天，在显微镜下能见到海绵体组织变厚、水肿及纤维化。

低流型异常勃起是勃起消退机制失调的结果，主要是由于阴茎血流阻滞和阴茎内静脉回流减少及海绵体平滑肌过度松弛等原因造成勃起消退机制瘫痪，见于血液疾病、肠外营养引起的高凝、血透引起的高凝等。然而，长时间的阴茎勃起却没有形成血栓，是因为相对于体循环来说，阴茎体内有独特的很高的纤溶酶活性的血流环境。海绵体组织损伤主要与异常勃起的生化改变有关，研究证实缺血 4 小时就会导致局部缺氧、酸中毒、低血糖等改变，进而造成阴茎组织功能的损伤。

创伤性或海绵体穿刺致血管损伤引起的病理生理过程，主要是过度的血流灌注进入海绵体内，海绵体动脉和海绵体组织腔隙之间瘘管形成，使血液经过正常的螺旋动脉床分流，由于静脉通道的开放，这种勃起硬度较低，组织没有缺血，无疼痛。多数高流型异常勃起患者，在栓塞或外科结扎破裂动脉后，能够恢复正常勃起能力。

【诊断】

阴茎异常勃起症通过异常勃起的主诉和体检就能明确诊断。由于低流型异常勃起需要紧急处理，故诊断的关键是确定局部缺血性阴茎异常勃起症还是非局部缺血性阴茎异常勃起症。

1. 病史询问和体格检查

（1）病史询问：应包括疼痛情况，阴茎异常勃起持续时间，有无异常勃起病史及相关情况，有效缓解途径及治疗情况，其他的全身疾病史及家族遗传因素，过去的正常勃起功能状况等。

（2）体检：应注意阴茎勃起的硬度及龟头尿道海绵体和阴茎海绵体的硬度情况，还应检查腹部、会阴、直肠指诊及神经检查，有无外伤及肿瘤的情况。

对于低流型异常勃起病史可能有血液疾病、胃肠外营养、药物治疗史、肿瘤病史等，有勃起疼痛，体检发现勃起海绵体坚硬等。而高流型异常勃起常由会阴部损伤或阴茎直接损伤引起，异常勃起无疼痛、勃起的阴茎海绵体部分或完全坚硬。

2. 实验室检查　①血常规，网织红细胞计数，血红蛋白电泳；②尿常规、尿培养；③阴茎海绵体抽吸血液检查。

海绵体血表现：低流型为低氧的暗红色，PO_2 低于 30mmHg，PCO_2 高于 60mmHg，pH 低于 7.5。高流型为含氧正常、色鲜红，PO_2 高于 90mmHg，PCO_2 低于 40mmHg，pH 与正常动脉血一致为 7.4（正常阴茎不勃起状态血气为 PO_2：40mmHg，PCO_2：50mmHg，pH 7.35）。

3. 影像学检查

（1）多普勒彩超：低流型的患者阴茎动脉及海绵窦血流很低或缺如；高流型的患者则有正常或高血流。超声检查同时能显示解剖结构的异常，如海绵窦动脉瘘管形成或假性动脉瘤，有助于高流型异常勃起的诊断。

（2）放射性核素 ^{99m}Tc 扫描：低流型异常勃起显示核素摄入量低而高流型异常勃起核素摄入量高。

（3）海绵体造影：低流型异常勃起显示静脉血淤积，高流型异常勃起则表现为海绵窦血快速回流。

【治疗】

阴茎异常勃起症的治疗原则是使阴茎恢复疲软状态，防止发生勃起功能障碍（ED）。一旦诊断阴茎异常勃起症，应尽早按急症正确处理，尤其是低流型异常勃起被认为持续勃起超过 4 小时，就应积极处理。如超过 24 小时，多数患者此后会产生不同程度的性功能障碍。

1. 非手术治疗　根据低、高流型有的放矢地选择治疗方法，但对所有类型的异常勃起应先考虑非手术治疗。

（1）缺血型阴茎异常勃起症：如病因确定，应针对病因处理。对镰状细胞病阴茎异常勃起应补充液体、补碱、止痛、大量输血或行红细胞分离疗法。如为药物引起，应停用可疑药物。如应用肠外营养的脂肪乳剂引起，则应降低脂肪乳剂浓度和滴注速度，并与氨基酸-右旋糖酐混合使用。如为其他血液病或肿瘤引起，应采用针对性的治疗。

在病程早期，非手术治疗可试用镇静止痛剂、扩血管药物、雌激素、抗雄激素药、神经封闭及冰水灌肠减轻阴茎充血等措施，以此达到减少阴茎动脉血流，增加静脉回流的目的。但当异常勃起持续超过4小时后，首选有效的非手术治疗是海绵体抽吸淤血、灌洗和海绵体注射α-拟肾上腺素能药。操作方法：在阴茎背神经阻滞或局部阴茎阻滞麻醉下，用18号粗针头或血管穿刺导管从龟头进针直穿入阴茎海绵体行Winter分流。Winter分流由Winter首先应用，经阴茎龟头穿刺或切开至阴茎海绵体，使龟头与阴茎海绵体交通，达到阴茎海绵体与尿道海绵体的分流作用。因双侧阴茎海绵体有交通，所以行龟头与单侧阴茎海绵体分流即可。然后行阴茎海绵体淤血的抽吸，生理盐水灌洗至流出新鲜血液，同时注射α-拟肾上腺素能药（去氧肾上腺素250～500μg、肾上腺素10～20μg），每5～10分钟一次，直至异常勃起消退。此方法治疗异常勃起很有效，有报道在发病12小时内应用，治疗有效率几乎达到100%。因药物可进入体循环，此治疗的主要副作用有高血压、头痛、心悸、心动过速、心律失常等，注射中应严密观察血压、心率和心律情况，尤其是老年人，必要时应行心电监护。曾有报道注射α-拟肾上腺素能药物后引起死亡的病例，其他副作用可能有阴茎体血肿、感染化脓、海绵体尿道瘘、尿道皮肤瘘等，故操作时应细致并注意严格无菌操作。

（2）非缺血型阴茎异常勃起症：部分非缺血型异常勃起症可自行缓解，保守治疗包括局部冰敷、加压包扎和特定位置的压迫等。

2. 手术治疗　对缺血型异常勃起非手术治疗失败，异常勃起时间较长，若超过48小时应立即行外科手术分流。

阴茎头-阴茎海绵体分流术：在阴茎头冠状沟处远侧中线部位，局麻下用尖头刀刺入阴茎头内，并刀刃向一侧阴茎海绵体戳切韧硬的白膜，再将刀柄向下转切90°角，刀尖向前潜行继续切开白膜，白膜切口以0.5～1.0cm为宜，拔出刀尖，立即挤压排出阴茎淤血，直到流出新鲜血时，缝合龟头部伤口，可见阴茎头膨胀，阴茎体变软。此方法在各种分流术中为最简单、有效且并发症少。

改良的方法是E1-Ghorab分流，即在阴茎头背侧冠状沟处作半环形切口，将阴茎头组织剥开以显露海绵体尖端，切除一小块白膜组织形成分流，阴茎头切口重新缝合。本法被认为静脉分流更符合生理，不易引起阳痿，为次选方法。

如上述分流无效，可选行下面的手术方式：

阴茎海绵体-尿道海绵体分流术：在阴茎近阴囊处做切口，暴露部分阴茎海绵体白膜，椭圆形切除0.5cm白膜，挤出淤血，在对应的尿道海绵体白膜上作相应的切口，行侧-侧吻合。术中注意勿损伤尿道黏膜，以免发生海绵体尿道瘘。

大隐静脉-阴茎海绵体分流术：将切断的大隐静脉近端游离，从皮下隧道拉至阴茎近端海绵体白膜切口处，行端-侧吻合，建立一个直接流入体循环的通路，优点是适用于高压型异常勃起，缺点是较为复杂，术后可能干扰勃起功能。

阴茎海绵体-阴茎背深或浅静脉分流术：因阴茎背静脉回流无障碍，海绵体切口与背静脉吻合后可解除异常勃起，也不影响正常生理性勃起。

对非缺血型异常勃起一般采取非手术治疗，部分阴茎或会阴部损伤的患者在行阴茎动脉造影时可同时给予栓塞治疗。部分海绵体动脉破裂或假性动脉瘤的病例需慎重地选择手术结扎出血的动脉血管，有效率可达63%。

对所有阴茎异常勃起的患者，无论勃起的持续时间长短和治疗方法如何，大约50%的患者可能发展成不同程度的阳痿，治疗前应向患者讲明治疗失败的可能性，并说明将来阴茎勃起功能障碍，并非是治疗的原因，而是异常勃起造成的结果。

（林宗明）

第二节　阴囊及其内容物疾病

一、鞘膜积液

在胚胎早期，睾丸位于腹膜后L2～L3旁，以后逐渐下降，到胎儿出生前后睾丸经腹股沟下降到阴囊内。睾丸从腹膜后下降时，由两层腹膜构成盲袋，即鞘膜囊鞘状突与睾丸伴行进入阴囊，鞘状突在腹股沟内环至阴囊上方是封闭的，正常时睾丸鞘膜囊内含少量浆液。如因某些疾病致睾丸鞘膜囊的液体量增加，或应该闭合的鞘状突出现积液，则称为鞘膜积液（hydrocele）。

【病因】

按病程的进展可以分为急性和慢性两类。急性鞘膜积液多继发于急性睾丸炎、附睾炎、精索炎、腮腺炎、精索静脉手术、腹股沟疝修补术、阴囊手术以及局部创伤等。慢性鞘膜积液以原发性最为多见，其原因不明。病程发展很缓慢，可能与创伤和慢性炎症有关。慢性鞘膜积液也可继发于慢性睾丸、附睾炎，精索炎,血吸虫病、血丝虫病,结核病、梅毒、肿瘤等。

【病理】

正常时鞘状突在睾丸、附睾处形成鞘膜囊,内有少量浆液,其余部分鞘状突均闭合成纤维条索。如固有鞘膜分泌过多或吸收减少,可造成睾丸鞘膜积液;如应该闭合的鞘状突未闭合或部分闭合,则形成不同类型的鞘膜积液。慢性鞘膜积液如张力大会影响睾丸血运和温度,可引起睾丸萎缩。积液成分依急、慢性积液而不同。原发性鞘膜积液为淡黄色清亮液体,内含蛋白质、电解质、胆固醇、纤维蛋白、上皮及淋巴细胞。继发性鞘膜积液可见混浊、血性或铁锈色液体。

【分类及临床表现】

因鞘状突闭合的形式不一,以及鞘膜积液的部位和程度不一,临床表现有所差异,临床可分为五种类型。

1. 睾丸鞘膜积液　是鞘膜积液最常见的一种类型。鞘状突正常闭合,因固有鞘膜液体分泌过多或吸收减少,致使鞘膜腔内积液增多,不断增加,患侧阴囊呈球形、椭圆形或梨形,大者可如篮球。

临床上原发性慢性睾丸鞘膜积液可无明显症状,患侧阴囊缓慢增大,到一定大小时阴囊下坠发胀不适,进而引起行动不便,影响性生活及排尿。继发性睾丸鞘膜积液依不同病因表现原发病症状,一般起病较急,鞘膜积液较少,如继发于睾丸、附睾炎,局部可有胀痛,可能伴有发热等。

体检可见患侧阴囊肿大,触诊时肿大阴囊呈弹性囊状感,表面光滑。因鞘膜积液包裹睾丸和附睾,且积液张力较高,睾丸和附睾不能触及,其表现不同于腹股沟疝。继发性者积液一般量较少,如睾丸炎急性期触诊有疼痛等。

2. 精索鞘膜积液(也称精索囊肿)　从腹股沟内环至紧邻睾丸的上方应该闭合的鞘状突的两端闭合,但其之间的某处鞘状突未闭,在阴囊上方和(或)腹股沟内形成囊性积液,积液不与腹腔或睾丸鞘膜腔相通,呈卵圆形。

临床上患者一般无不适,多为原发性,无意中发现腹股沟处或睾丸上方肿块。体检肿块表面光滑,呈椭球形、囊性感、边界清、可为多囊性,牵拉同侧精索,肿块随之移动。

3. 混合型鞘膜积液　多见于原发性、睾丸鞘膜积液与精索鞘膜积液同时存在,两者互不相通。临床上,多为偶然发现阴囊及沿精索走行的肿块,缓慢进展增大,表现特点与睾丸鞘膜积液和精索囊肿相同。

4. 交通性鞘膜积液　为先天性鞘状突未闭合,致腹腔与睾丸鞘膜腔相通,腹腔液体与睾丸鞘膜腔液体可通过未闭的鞘状突通道流动。此鞘状突通道可细如0号线,也可以大到腹腔内容物如肠管、大网膜等进入而形成腹股沟斜疝。

临床上患者主诉患侧阴囊有时增大,有时变小。体检时让患者立位,睾丸鞘膜积液增多,平卧挤压阴囊积液减少或消失。如通道大,已形成斜疝,则检查为斜疝表现。

5. 婴儿型鞘膜积液　鞘状突仅在内环处闭合,而精索其他处未闭锁并与睾丸鞘膜腔相通,形成睾丸精索鞘膜积液。约25%患儿为双侧性。

临床上发现患儿一侧或双侧阴囊增大,呈梨形,阴囊加压积液未减少。多数患儿随发育生长,一年内积液逐渐消退自愈。

【诊断】

1. 病史　有阴囊内或腹股沟区的肿块,且呈慢性进行性增大,伴有或无局部发胀或下坠感,肿块很大时影响活动、排尿及性生活。交通性鞘膜积液主诉为肿物大小随体位改变有变化。继发性鞘膜积液患者可有急慢性睾丸、附睾炎,精索炎,血吸虫病、血丝虫病,结核、梅毒、肿瘤等病史。

2. 体检　睾丸鞘膜积液患者的阴囊内扪及大小不等的肿物,呈椭球形或梨形,表面光滑,囊性感,无压痛。因鞘膜腔内张力高,摸不清患侧的睾丸和附睾。精索鞘膜积液肿块位于睾丸上方的阴囊或腹股沟部,为边界清、表面光滑的囊性肿块,因位于精索内,及牵拉精索肿块随之移动,肿块下方可扪及睾丸和附睾。对可疑交通性鞘膜积液者,应行立、卧位检查,如立位肿物增大,卧位肿物变小或消失可诊断。

3. 辅助检查

(1) 透光试验:在暗室内用光源贴着肿物的一侧照射,从对侧观察肿物,如肿物内是清亮液体,可看到肿物的透亮表现,为透光试验阳性;如肿物内是实性、肠管、大网膜或血性、乳糜液体,则看不到亮光,为透光试验阴性。

(2) B超:鞘膜积液表现为无回声的液性肿块,可除外鞘膜积液内另有肿瘤存在,也可除外肿块为腹股沟疝的内容物表现。

(3) CT或MRI:对于少数可疑肿瘤继发的鞘膜积液患者,可用CT或MRI检查,以确定或排除肿瘤。

【鉴别诊断】

1. 腹股沟疝　睾丸鞘膜积液摸不到患侧睾丸和附睾,积液上方可摸到正常精索及腹股沟管外环,透光试验阳性,B超检查肿块为液性。而腹股沟疝的阴囊肿物在平卧时有可能回纳,皮下环处摸不到正常精索,皮下环增大,可扪及肿块旁或下方的睾丸和附睾,肿块处听诊可能闻及肠鸣音,透光试验阴性,B超检查肿块内有实性内容物。

6

2. 睾丸肿瘤 阴囊内肿块呈实性，质地硬，有沉重感，透光试验阴性，彩超检查肿块为实性，血供丰富，易鉴别。但要警惕睾丸肿瘤继发鞘膜积液的病例，此类患者鞘膜积液为血性，故透光试验阴性，彩超仍见有睾丸实质肿块。

【治疗】

1. 非手术治疗

(1) 适用于病程缓慢，积液少，张力小而长期不增长，且无明显症状者。此外，2岁以内患儿的鞘膜积液往往能自行吸收，不需手术。

(2) 对因急性睾丸、附睾炎或外伤等引起的反应性鞘膜积液主要是治疗原发疾病，同时可抬高阴囊减轻疼痛。如阴囊胀痛剧烈，也可行阴囊穿刺抽液减压。

(3) 部分婴幼儿因睾丸鞘膜积液明显，张力大，自行吸收缓慢，有可能因张力大影响睾丸发育，可考虑穿刺抽液治疗。

2. 手术治疗 2岁以下婴儿的鞘膜积液，伴有先天性腹股沟疝或者考虑睾丸有病变的可能，早期手术是必要的。2岁以上的患者有交通性鞘膜积液或较大的睾丸鞘膜积液有临床症状影响生活质量者应予手术治疗。但应排除附睾炎及睾丸扭转等引起的鞘膜积液。手术方法简单，效果肯定，治愈率达99%以上。

(1) 睾丸鞘膜翻转术：是临床上最常采用的手术方法，即切除大部的鞘膜，仅留少部分足够翻转后，再缝合在一起。效果很好，并发症少。

(2) 鞘膜切除术：适用于鞘膜明显增厚的病例，将全部壁层鞘膜切除，不必再翻转，但需注意鞘膜切除须彻底缝扎止血，保证不会出现术后出血并发症。

(3) 鞘膜开窗术：手术方法更简单，但易复发。

(4) 精索鞘膜积液与局部的囊肿类似，可以将整个积液的鞘膜壁完整切除，操作简单，效果好。

(5) 交通性鞘膜积液的处理：应在腹股沟做切口，解剖出精索，在精索内侧找到鞘突并横断，高位结扎、缝扎、远端的鞘膜与睾丸一并拉出，将鞘膜翻转后与睾丸一起放回原处。近年来，随着腹腔镜技术越来越成熟。由于腹腔镜的局部放大作用，能清晰辨认内环口血管，缝合时可避免损伤精索血管及输精管；术后并发症少，疼痛轻，住院时间短，无明显瘢痕。但其费用较高，复发率未能明显降低，因此临床上还需根据具体情况选择最佳方案。

二、精索静脉曲张

由精索内静脉血液逆流致精索的蔓状静脉丛扩张、伸长、迂曲称为精索静脉曲张(varicocele)。发病多见于青壮年，约有15%的男性发生明显的蔓状静脉曲张。绝大多数发生于左侧，约占90%，其余病例为双侧病变。此病可影响精子发生和精液质量，是男性不育的重要原因。

【病因】

精索静脉曲张有先天性解剖因素引起的原发性精索静脉曲张和后天性因素引起的继发性精索静脉曲张两类。

精索静脉由精索内、精索外静脉和输精管静脉组成，三组静脉在阴囊部相互交通，形成蔓状静脉丛，向上回流经三条路径：①于腹股沟管内汇成精索内静脉，经腹膜后向上，左侧直接呈直角汇入左肾静脉，右侧在肾静脉水平以下进入下腔静脉；②回流至睾提肌静脉，经腹壁下静脉、阴部浅静脉、深静脉回流至髂外静脉；③经输精管静脉随输精管进入盆腔回流至髂内静脉。

原发性精索静脉曲张的主要原因为精索静脉瓣膜发育不良、无瓣膜及静脉壁的平滑肌或弹力纤维薄弱引起静脉血逆流引起。而精索静脉曲张主要发生在左侧有其明显的解剖原因：①左侧精索静脉瓣膜缺失高达40%，右侧仅为3%；②左精索静脉呈直角汇流至左肾静脉，回流阻力加大，易逆流；③左精索静脉回流路径较右侧长8～10cm，静脉压力较大；④左肾静脉位于肠系膜动脉和腹主动脉之间，形成“胡桃夹”现象，致左精索静脉内压增高；⑤左精索静脉在腹膜后受乙状结肠压迫；⑥左髂总静脉从右髂总静脉后面汇入下腔静脉，受其压迫左精索静脉部分回流受阻。

继发性精索静脉曲张主要为肾区大恶性肿瘤或其他腹腔、腹膜后肿瘤、肾积水、异位血管压迫精索静脉，回流受阻，尤其是右肾静脉、下腔静脉癌栓者导致单侧或双侧精索静脉曲张。

【病理生理】

精索静脉曲张的主要后果是睾丸静脉血回流不畅，滞留，甚至肾的静脉逆流，如此：①患侧睾丸局部温度升高0.6～0.8℃；②血液滞留，睾丸必要的营养和供氧减少，CO_2蓄积；③肾静脉血中的肾和肾上腺代谢产物如类固醇、儿茶酚胺、5-羟色胺随逆流血进到睾丸；④通过双侧睾丸静脉的交通血管网影响健侧的睾丸。上述多种因素影响精子的发生，睾丸慢性中毒，睾丸血管收缩，精子过早脱落，影响睾丸间质的内分泌功能，进而使精子数量减少，形态异常，活力低下，最终可能导致不育。

【临床表现】

1. 症状

(1) 阴囊坠胀、隐痛：患侧阴囊有下坠发胀不适，部分患者胀痛，可向下腹部、腹股沟或腰部放射。症状多在运动、站立过久或劳累后加重，平卧或休息后减轻或消失。有些患者合并神经衰弱和性功能减退症状。

（2）偶发病例：有相当多的病例并无不适症状，也未影响发育，在体检时被发现。

（3）不育：部分患者以不育就诊，在检查中发现精索静脉曲张。

2. 体征

（1）原发性精索静脉曲张：病例于立位时可见患侧阴囊胀大，严重的可直接见到曲张的静脉，睾丸下垂，触诊时可扪及蚯蚓状曲张的静脉团，放在手掌上似“一包虫”的感觉，有时可扪及睾丸较对侧偏小。患者卧位时，曲张的静脉缩小，再次立位可再度曲张。

（2）继发性精索静脉曲张：同样在立位时可见或触及曲张的静脉，但在卧位时并不缩小，检查腹部可能扪及压迫的肿块。

【诊断】

对可疑精索静脉曲张的患者应行立、卧位阴囊部的视诊和触诊。根据病史及体检容易对精索静脉曲张作出诊断。临床上按静脉曲张的程度分为三级。轻度：立位时触不到曲张静脉，在令患者吸气后屏气，并增加腹压后，可在阴囊部触到曲张静脉（Valsalva法）。中度：立位时可触到曲张的静脉，但视诊阴囊外观正常。重度：立位时视诊就能见到阴囊表面曲张的静脉，触诊时更为明显。用多普勒超声及放射性核素^{99m}锝阴囊血池扫描等检查可以帮助进一步明确诊断。

对于精索静脉曲张且不育患者，应行精液分析检查。

原发性精索静脉曲张患者平卧后曲张的静脉应缩小或消失，否则应怀疑为继发性精索静脉曲张，进一步行腹盆部B超、CT或MRI检查，排除肿瘤压迫引起。

【治疗】

1. 观察随访　适用于轻、中度精索静脉曲张，无临床症状，且已婚生育者。多数原发性精索静脉曲张患者不需要处理。

2. 非手术治疗　适用于有轻微症状的患者，用阴囊托带或紧身内裤，可促进血液回流，减轻临床症状。

3. 手术治疗　手术指征：局部症状较重，影响正常的工作、学习和生活者；精索静脉曲张不育患者，精液分析显示精子数目减少，活力减低和形态异常；精索静脉曲张严重，年龄轻，为防止睾丸萎缩，生精障碍导致不育者。

（1）显微外科精索静脉曲张切除术：能有效保护睾丸动脉及淋巴管，辨别细小静脉防止漏扎，从而减少术后复发，且该方法创伤小、并发症少，已经成为治疗精索静脉曲张的“金标准”。

（2）腹腔镜精索静脉高位结扎术：在开展腹腔镜的医院已是一种很成熟的手术，具有手术创伤小，疗效好，恢复快的优点，且可同时处理双侧曲张的静脉，缺点是费用高。

（3）开放手术：对基层医院，缺少腹腔镜设备及要求节省费用的地区开放手术仍是主要的选择。主要方法是在腹膜后或腹股沟内环水平上高位结扎和切断精索内静脉。

（4）其他手术：精索静脉栓塞术，因要特殊设备和技术，未能广泛开展。精索静脉转流术也因效果不理想未被广泛接受。

精索静脉曲张手术治疗，解除阴囊部症状效果较好，对改善精液质量则与术前静脉曲张的程度和曲张的时间有关。术前静脉曲张越重，时间越长，睾丸功能受损害越严重，术后恢复生育可能性越小。

三、睾丸扭转

鞘膜精索、睾丸解剖发育不良及提睾肌剧烈收缩引起精索扭转，睾丸随精索一起扭转致精索内供应睾丸的血液循环发生障碍，睾丸急性缺血，甚至坏死，称睾丸扭转，又叫精索扭转。隐睾本身就有解剖发育异常，也可发生扭转。此病从新生儿到老年人均有报道，但主要发生于青少年。在青少年中，本病并不少见，加上一旦睾丸扭转，可在数小时内造成睾丸不可逆的坏死，因此要引起首诊医师的高度重视，避免误诊或漏诊，及时正确诊断，及早予以处理。

【病因】

正常情况下，鞘膜在睾丸、附睾附着阴囊内膜处返折，在该处的睾丸和附睾无鞘膜覆盖，直接附着于阴囊壁的内膜上，仅有一定的活动度。睾丸扭转发生的原因和机制尚未完全清楚，下列情况与睾丸扭转发生有关。

（1）由于发育异常，睾丸、附睾和远段精索完全被脏层鞘膜所包绕，睾丸、附睾悬挂在精索上，在壁层鞘膜囊内可自由活动及旋转。这种发育异常多为双侧性的。

（2）睾丸下降不全致睾丸、附睾呈水平位，或睾丸系膜过长，睾丸与阴囊附着处发育不全也是睾丸扭转的解剖基础。

（3）提睾肌呈螺旋形包绕于精索上，在剧烈收缩时可以发生扭转。

（4）外伤、异常活动或阴囊内容物手术时不慎而扭转，较少见。

（5）睡眠时迷走神经兴奋，提睾肌随阴茎勃起收缩加剧，可致睾丸扭转，故在睡眠中常可发生睾丸扭转。

【病理】

睾丸扭转会引起睾丸的静脉回流和动脉供血障碍,使睾丸、附睾缺血,细胞变性直至坏死,同时鞘膜壁层,阴囊内膜及皮肤出现淤血水肿。

由于提睾肌肌纤维的特定排列方向,使得双侧扭转均是外侧向前、内侧向后方向转动,即右侧呈顺时针方向,左侧呈逆时针方向扭转。这一点可提供手法复位的操作方法。

睾丸失功率与扭转的程度和缺血的时间成正比。有研究报道,即使完全缺血2小时再复位,睾丸仍可完全恢复生精和内分泌功能;如扭转6小时内复位,大多数(约90%)睾丸可存活;如在扭转10小时后再复位,80%的睾丸已坏死失功,提示睾丸扭转及时诊断和处理的重要性。

【分型】

根据扭转的部位,睾丸扭转可分为两种类型。

1. 鞘膜内型　多见,好发于青少年。其发病基础是脏层鞘膜完全包绕睾丸、附睾和远端精索,在壁层鞘膜囊内睾丸、附睾悬挂于精索上,活动度大,从而发生扭转。

2. 鞘膜外型　少见,主要发生于新生儿和1岁以内的婴儿。其因睾丸和附睾与阴囊附着部位发育不全所致。

【临床表现】

睾丸扭转主要发生于青春期,12～18岁约占65%。

1. 阴囊剧痛　突发的一侧阴囊剧烈持续性疼痛,常发生于夜间睡眠之中,疼痛可向腹股沟及下腹部放射,伴有恶心、呕吐,开始不伴发热。

2. 阴囊红肿、触痛　扭转早期阴囊皮肤可无红肿,发生时间较长者,整个阴囊红肿,触痛明显。

3. 精索缩短、睾丸上移　由于提睾肌收缩精索扭转,使得阴囊部精索缩短,精索粗厚,睾丸上移到阴囊上部,甚至移到腹股沟外环口。

4. Roche's征阳性　因扭转后静脉回流受阻,睾丸、附睾肿大,阴囊肿胀严重,触诊不能区分阴囊内结构。

5. 阴囊托高试验(Prehn's test)阳性　由于精索已呈麻绳样扭转,抬高阴囊,使扭转加重,睾丸疼痛加剧。

【诊断】

对于青少年突发阴囊剧痛,尤其是在睡眠中痛醒,体格检查发现阴囊肿胀,触痛,精索缩短、粗厚,睾丸上移,Roche's征和Prehn试验阳性,诊断不困难。值得一提的是,任何一个以阴囊疼痛就诊的患者,均要疑有睾丸扭转的可能,这样才不至于漏诊和误诊,不会错失治疗的时机。对于诊断有困难的病例,可借助多普勒超声和放射性核素^{99m}Tc阴囊睾丸扫描检查。

多普勒超声检查:可检测睾丸和精索的血流量。扭转的睾丸血流量明显减少或消失。该检查对睾丸扭转的诊断正确率达80%左右。

放射性核素^{99m}Tc睾丸扫描:测定睾丸的血流量,显示扭转侧血流灌注减少,呈放射性冷区,与健侧比较,其血流差异显著,诊断率达90%以上。

【鉴别诊断】

主要鉴别诊断是急性附睾炎。急性附睾炎也表现为阴囊疼痛,但多见于成年人,发病较缓慢,疼痛较轻,伴发热和血白细胞增加。体检见阴囊皮肤肿胀不明显,触诊发现附睾肿大,与睾丸的界限清楚,且睾丸和附睾往往呈下垂状,托高阴囊时,睾丸疼痛减轻。彩色多普勒超声和放射性核素^{99m}锝扫描均显示睾丸血流灌注增加。

【治疗】

睾丸扭转是最重要的外科急症之一,应及时诊断处理。治疗目的是挽救睾丸功能,因为睾丸长时间缺血将导致不可逆的功能损害,故首诊医师对突发睾丸疼痛的患者一定要想到睾丸扭转的可能性,迅速作出诊断,不应做过多而费时的辅助检查,尽快行手术探查。

1. 手术治疗

(1) 手术指征:已诊断睾丸扭转,应手术复位;阴囊疼痛,不能明确诊断,不能排除睾丸扭转,应行手术探查。

(2) 手术方法:当有手术指征时应急症手术复位,特别是应在发病后6小时内完成手术。术中明确睾丸扭转,即在直视下睾丸复位,如睾丸色泽由紫蓝色变为粉红色,表明睾丸仍有功能,应予保留。如对睾丸活力有怀疑时,可在白膜上作小切口观察睾丸出血情况,也可用温湿纱布包绕睾丸,观察15分钟。如见睾丸仍有新鲜出血或色泽变为红润,也应保留,并将睾丸与壁层鞘膜缝合固定,防止将来再次扭转。否则应将患睾切除。睾丸扭转多有基础的解剖发育不良的缺陷存在,且这种缺陷常为双侧同时存在,故术中应同时行对侧睾丸固定术。不过,术前应让患者或家属知情并同意。

2. 手法复位　部分病例在手术探查之前,尤其是在发病后2小时之内,可试行手法复位。方法:在精索内阻滞麻醉下,如为左睾丸扭转先以顺时针方向试复位,右睾丸扭转先以逆时针方向试复位,若疼痛立即缓解或不加重,即可慢慢转动睾丸360°,睾丸位置下移并可直腰行走,继续观察,若睾丸肿胀较前缩小,无触痛,手法复位成功。但即使复位成功,也应尽早行睾丸探查固定,防止再次扭转。

【附】睾丸附件扭转

正常男性90%有睾丸附件,33%有附睾附件。睾丸附件是米勒管(副中肾管)上端退化的残留物,一般为直径0.1~1.0cm有蒂的卵圆形小件,附着于睾丸或附睾表面。附件扭转也常发生于青少年,突然发生睾丸疼痛,睾丸本身无变化,如未发生阴囊水肿,可触摸到扭转附件的痛性结节。透光试验呈暗蓝色或黑色小体时为附件梗死表现。如明确为附件扭转,保守治疗10天左右疼痛缓解,无后遗症。如可疑睾丸扭转,应行手术探查切除扭转附件,不必行对侧睾丸探查。

四、阴囊湿疹样癌

阴囊湿疹样癌也称阴囊类性癌,或阴囊Paget病,是乳房外湿疹样癌的一种,少见,好发于60岁以上老年人。

【病因】

病因目前尚不清楚,目前对Paget病的发病有几种假说:①可能与顶泌汗腺癌有关,为汗腺癌在表皮内转移生长所致;②可能是起源于胚胎恶性肿瘤转移引起;③可能因其他疾病,局部放疗后造成。

【病理】

阴囊、阴茎皮肤可见界限清晰的红斑和湿疹样病变。显微镜下阴囊皮肤表面角化增厚,表皮内见有大圆形、空泡状、核大不规则,多个核仁或核仁巨大,有丝状分裂的Paget细胞,无细胞间桥,这种细胞呈条索状、巢状、岛屿状弥漫性分布,部分区域可见顶泌汗腺癌。癌细胞可侵犯真皮层,并可能向腹股沟淋巴结转移。有人认为Paget病是一种特殊类型的原位癌,癌细胞在基层和基底膜之间向表皮内侵犯,并在表皮细胞内蔓延,形成Paget病。

Paget病的临床病理分期:A1期病变局限在阴囊。A2期病变累及阴茎、精索、睾丸,但无腹股沟淋巴结转移。B期:手术切除的腹股沟和髂腹股沟淋巴结转移。C期:肿瘤无法切除,或有远处淋巴结或脏器转移。

【临床表现】

主要见于老年人,因病程进展缓慢,可历经数年至几十年。阴囊局部表现分早、晚期。早期阴囊表面见多个小水疱样皮疹,可能因搔抓破溃,渗液。后期阴囊皮肤病变加重并向外扩展至阴茎、下腹部、会阴部等处。病变处出现乳头状增殖与溃疡渗出交错,并附有分泌物。整个阴囊病灶的皮损可见有红斑、渗出、糜烂、结痂和脱屑等。通常病灶与正常皮肤界限清楚,容易分辨。病变严重的可浸润深层组织,甚至内容物等,也可能转移至腹股沟或远处淋巴结。

【诊断】

根据阴囊局部皮损的特点及病灶活检容易作出诊断。因早期诊断重要,且临床上易被误诊为阴囊湿疹或皮炎,故对阴囊湿疹样病变应怀疑有湿疹样癌的可能,及时行病变组织活检。对活检阴性,但仍久治不愈的应考虑重复活检。对有腹股沟淋巴结肿大,可疑转移者应行CT检查除外髂血管旁淋巴结转移。

【治疗】

手术切除是首选的有效治疗方法。切除范围应包括肉眼所见病灶边缘外3cm的正常皮肤,深度应达皮下组织至睾丸壁层鞘膜。对病灶广泛,可疑肿瘤切除不够彻底的应行切缘冷冻切片检查,如切缘仍见癌细胞应补充切除。如切除范围广泛,创面无法对合覆盖的,可用带血管蒂的转移皮瓣覆盖。腹股沟淋巴结肿大仅少数为肿瘤转移,大多为炎症性肿大,应行腹股沟淋巴结活检。如活检阴性,不行淋巴清扫术;如活检有淋巴结转移,结合CT检查,是否行腹股沟和髂血管周围淋巴清扫术;如侵犯深层组织,应包括同侧睾丸、精索一并切除。如病变已属晚期,无法手术切除,可以试用放疗或化疗,可短期延长患者生存期,预后差。

(林宗明)

第三节 淋巴疾病

一、乳糜尿

由某种原因引起淋巴系统病变而致淋巴液回流障碍,淋巴管内压力升高,淋巴管扩张,曲张的淋巴管破裂,淋巴液漏入尿路,尿液呈乳白色或奶酪样,称为乳糜尿(chyluria)。乳糜尿的成分为脂肪、白蛋白、卵磷脂、胆固醇等;如还含有较多血液则称为乳糜血尿。

【病因及发病机制】

1. 寄生虫性 占95%以上,其中绝大多数由班氏丝虫感染后的并发症引起,其他可见于马来丝虫、包虫、疟原虫、钩虫、滴虫等。丝虫感染后寄生于淋巴管内,引起广泛的机械性损伤和淋巴系统炎症,淋巴管管壁和瓣膜功能受损,使淋巴管梗阻扩张,淋巴液回流障碍、反流,淋巴管内压力增高,引起远端毛细淋巴管破裂。如胸导管、乳糜池、腰肠总干淋巴管病变,肾盂肾盏周围及穹隆处结构薄弱,易发生破裂,出现乳糜尿。由于淋巴管可在不同部位破裂,乳糜尿可同时伴有乳糜腹或乳糜胸。丝虫感染者约有5~10年后发病,以青壮年者多见,可单侧或双侧发病。

2. 非寄生虫性 极少数病例由于肿瘤广泛侵犯淋巴系统,创伤、结核、手术或先天淋巴疾患,淋巴管梗阻,内压力增高,远端淋巴管破裂致乳糜尿。

【临床表现】

(1) 患病以青壮年多见,男女均可发病,可在剧烈活动、劳累或多脂肪餐等情况下诱发或加重此病。

(2) 尿色呈乳白色,可伴有白色胶冻样斑块状物。当胶冻状造成尿路梗阻时,可出现排尿痛,排尿困难及尿潴留。病情可持续数周,也可自行缓解,间歇发作,发作频率不一,多者每年发作数次,少者数年发作一次。

(3) 乳糜血尿:当乳糜尿中混有血液,尿呈粉红色。

(4) 患者常感腰背疼痛、乏力、腹部不适等,如长期大量发作时,营养丢失,可能致营养不良、贫血等。

【诊断】

1. 定性诊断 当患者尿呈乳白色,不管有无其他症状,应行尿液乳糜试验。方法:向静置后分层的尿液中加入乙醚或三氯甲烷(氯仿),振荡后脂肪颗粒被溶解,尿液由混浊转清,为乳糜尿试验阳性。取上层尿液置于显微镜下检查,可见脂肪滴存在,加入苏丹Ⅲ,脂肪滴被染成红黄色。尿液细胞学检查可见尿内白细胞数量增加,且其中淋巴细胞的比例特别高,占白细胞总数的76%~100%,有特征性。尿蛋白检查可见96.7%乳糜尿患者尿蛋白增加。

2. 定位诊断 主要是确定乳糜尿来源于哪侧上尿路或双侧,指导治疗方法的选择和临床疗效的观察。

(1) 膀胱镜检查:可明确地观察到双侧或患侧输尿管口喷出乳白色尿。行双侧输尿管逆行插管收集尿液行乳糜尿试验,可行定位诊断。

(2) 逆行肾盂造影:逆行肾盂造影时可见患侧肾盂肾盏反流,但因注射造影剂时用力过大,非乳糜尿者也可出现反流。故此检查仅作为参考,不能据此作出定位诊断。

(3) 淋巴造影:因操作较为复杂,仅对部分定位困难的病例检查,是最可靠的定位诊断方法。造影片上可见造影剂进入泌尿管道,浓聚于肾乳头或自腰干反流向肾区即可诊断。

3. 病因诊断

(1) 对可疑丝虫病的患者应了解有无丝虫疫区居住史,丝虫感染史,血、尿中微丝蚴检查。

(2) 可疑非寄生虫性乳糜尿,应了解有无肿瘤、外伤、结核、手术等病史,并行影像学检查除外肿瘤、外伤影像学改变。

【治疗】

1. 一般治疗 发作期间应嘱患者卧床休息,忌食油腻性食物,以此减少淋巴管内乳糜负荷,使病情好转。

2. 治疗血丝虫 如在血中或尿中查到微丝蚴时,应服用乙胺嗪(海群生),每次200mg,每日3次,一周为一个疗程,间隔2~4周再用一个疗程,多数患者的丝虫病病情可被控制。

3. 肾盏灌注疗法 首先在膀胱镜下确定乳糜尿来自于哪一侧或双侧肾,之后患侧逆行插输尿管导管至肾盂,经导管用消毒的1%硝酸银或20%碘化钠溶液行肾盂灌注,每次低压灌注10ml左右,严重患者可每周重复一次,共数次。此法治疗乳糜尿具有操作简便,疗效迅速的优点,缺点是复发率较高。

4. 手术治疗 适应证:①乳糜尿严重或反复发作;②非手术治疗无效者;③长期发作已引起营养不良、贫血等。手术采用肾蒂淋巴管结扎(剥脱)术:开放或腹腔镜手术游离患侧肾蒂、肾盂及输尿管上端约3cm,结扎所有进出肾的淋巴管、结缔组织。手术疗效可靠,临床应用广泛。

5. 中医中药治疗 中医据其发病原因辨证施治,包括清热利湿、补中益气、补肾固摄等。

二、阴茎阴囊象皮肿

由于某种原因引起生殖系统淋巴管炎症、淋巴管阻塞、破裂,组织内淋巴液积聚致皮肤表皮及皮下组织增生,包皮及阴囊肥厚增大,阴茎内陷入阴囊,外观与大象皮肤相似,故称阴茎阴囊象皮肿。此病绝大多数由血丝虫病引起,也是晚期丝虫病最突出的表现之一。

【病因及发病机制】

阴茎阴囊象皮肿绝大多数是由血丝虫感染引起。丝虫侵入人体后致阴囊弥漫性淋巴管炎,淋巴管阻塞、破裂,淋巴回流障碍,富含蛋白成分的淋巴液积聚于组织内,阴囊呈水肿状,体积增大,皮肤表面粗糙脱屑。病变迁延持续,潴留的淋巴液刺激皮下组织增生肥厚,同时皮脂腺、汗腺萎缩,组织弹性丧失,皮肤表面色素增加,酷似大象皮肤。

其他如慢性链球菌感染、恶性肿瘤浸润、梅毒等病累及阴囊淋巴时,也可致阴囊淋巴管网的破坏,造成阴茎阴囊象皮肿,但症状较丝虫病引起的轻。

【临床表现】

(1) 有血丝虫病疫区接触史或丝虫感染史。

(2) 阴囊部有反复发作的淋巴管炎,蜂窝织炎的肿瘤病史。

(3) 主诉阴囊肿大,发硬,影响日常活动或工作。

(4) 体检发现肿大的阴囊并下垂,皮肤增厚变硬,呈皮革样,无弹性及收缩力,表面可有皲裂及继发感染灶或溃疡。由于阴囊皮肤增厚明显,体积增大,睾丸和附睾触诊不易查清,阴茎及包皮下陷或完全埋藏于阴囊象皮肿内。

【诊断】

(1) 根据典型阴茎、阴囊表现可诊断阴茎阴囊象皮肿。

(2) 如有丝虫疫区接触史、丝虫病发作史，血中查到微丝蚴，血嗜酸性粒细胞增高达5%以上，则丝虫病性阴茎阴囊象皮肿可诊断。

【治疗】

1. 一般治疗　适度休息，阴囊托高。

2. 药物治疗　如血中或体液内查到微丝蚴，应给予乙胺嗪200mg，每日3次，7～10天为一个疗程。

3. 手术治疗　①准备工作：在手术之前应彻底治愈丝虫病，以防术后复发；②根据阴囊病变程度选用不同的阴囊重建术，细致地考虑切除范围和皮肤移植的方案等；③方法：切除象皮肿的阴囊和(或)阴茎皮肤，重建新的阴囊外形，多数病例需行游离皮瓣移植或植皮术；④如为非丝虫病性阴茎阴囊象皮肿，治疗原则：原发病治疗为主，酌情行阴囊重建术。

（林宗明）

第九十章 上尿路梗阻性疾病

第一节 尿路梗阻概况

正常尿路由肾盏、肾盂、输尿管、膀胱和尿道组成,肾实质分泌形成的尿液,经过这一通畅的尿路排出体外,以维持机体内环境的平衡。因此,尿路腔道的通畅是保持尿液正常排空的首要条件。尿路梗阻则是指泌尿系统本身或其以外的一些病变,引起泌尿系统腔道的任何部位的梗阻,造成梗阻近端尿路的尿液潴留,最终导致肾积水、肾功能减退,甚至肾衰竭。

【病理】

尿路梗阻引起的基本病理改变是梗阻部位以上的尿路扩张。初期,管壁的肌肉代偿性增厚,在收缩力增加的情况下,可以克服梗阻。到了后期,管壁失去代偿能力,管壁变薄、肌肉萎缩和张力减退。这是由于尿路梗阻后,管腔内流体静止压力升高,其反向压力影响尿液的形成和排空,梗阻部位以上尿路的一系列病理改变,均可显著降低肾的血流量和肾小球滤过率,同时影响肾小管对水和电解质的重吸收功能。无论急、慢性梗阻,最终导致肾功能减退直至肾衰竭。各段尿路梗阻所引起的病理过程不一,故分别论述如下。

1. 肾 肾盂内的压力略高于腹腔内压力,通常认为在正常闭合时压力为0,而肾小管内推进尿液的流体静止压力为0.69kPa(7cmH_2O),肾小球滤过的压力约1.37kPa(14cmH_2O),因此肾小球与肾小管间的流体静止压力坡度仅0.69kPa(7cmH_2O)。原尿的滤过是物理性的,原尿130ml/min,经过肾小管重吸收,最后形成尿液仅2ml,由集合管汇流,经肾乳头流入肾小盏。当尿路梗阻时,肾盂和肾盏扩张形成肾积水,肾盂内压升高,压力经集合管传至肾小管、肾小球,当压力达到或超过肾小球滤过压时,肾小球即停止滤过,尿液形成亦停止。肾积水的程度与发展取决于梗阻的部位、程度和时期。梗阻部位越高对肾影响越大。如肾内型肾盂的输尿管肾盂交界处狭窄,压力影响整个肾实质;如梗阻部位较低或为肾外型肾盂则肾实质和肾外型肾盂壁均承受部分压力,形成扩张,而肾盏则相对地受到"减压"的保护,影响不大。在早期,肾盂的肌肉产生代偿性的肥厚形成较高的肾盂压力以推动尿液通过梗阻部位,然而很快地变为一层菲薄的肌肉,失去代偿力而发生延伸和动力弛张性肾盂扩张。在肾积水的发展过程中,开始见之于肾盏形态的改变,由于内压升高,使穹隆部变钝成为圆形,然后乳头成为扁平,肾盏形态成为杵状。这些改变除了压力因素外,还可由于压迫后造成局部组织的缺血性萎缩。最后肾实质也逐渐相应萎缩,全肾成为一个无功能的巨大水囊。

2. 输尿管 输尿管的功能是输送尿液,它是通过输尿管肌肉协调收缩产生蠕动来进行的。输尿管梗阻对肾功能的影响与梗阻的程度和时间长短有关。急性完全梗阻后,输尿管肌肉强烈收缩,使蠕动压力升高,直至增强到仍不能克服梗阻时,蠕动就停止,失去代偿。在慢性梗阻时,肌肉代偿性增生肥大,当输尿管失去代偿时,管腔容量增大,压力减少,蠕动力降低而不能恢复到正常的强度,引起尿液在梗阻部位以上的管腔内潴留,此时非常容易诱发感染和结石的形成。梗阻伴有感染时,不仅感染难以控制,而且会发展为菌血症。

3. 膀胱 当下尿路发生梗阻时,最初是膀胱逼尿肌的肥厚代偿产生较强的收缩力,以克服升高的阻力。但随着升高的阻力持续存在,逼尿肌将失去代偿,肌纤维拉长弛张无力,而代之以纤维组织结构的膀胱憩室与小梁形成,使膀胱逼尿肌收缩功能受损。当排尿压力继续升高时,膀胱失代偿后出现残余尿。开始时,由于膀胱的缓冲作用,对肾的影响不明显。但是随着梗阻时间的延长,最后两侧肾均发生肾积水。

4. 梗阻解除后的利尿 梗阻解除后肾功能的恢复与梗阻的程度、时间、是否伴感染等因素有关。

梗阻时间短，肾脏受损程度不严重，梗阻解除后，患肾的功能恢复很快；梗阻时间长，肾小管细胞受压已经发生萎缩，功能降低。当梗阻解除后，肾小管的重吸收功能特别是近曲小管对钠离子和水的吸收不能立即恢复，而出现暂时性的利尿，一般都可自行恢复，但处理不当也可危及生命。这主要是因为水和钠盐从尿中大量丧失，迅速发生细胞外脱水，周围循环衰竭而导致死亡。梗阻解除后的利尿现象，每天尿量可达4500～15 000ml，其治疗主要是监测尿量和电解质，根据尿量补充水分，纠正电解质和酸碱平衡紊乱，补充适量的优质蛋白质，以利肾功能的自行恢复。

对于梗阻解除后利尿的原因可有下列解释：①在梗阻解除前所给予的液体输入或大量静脉补液治疗导致血容量增加；②在梗阻时大量不能被重吸收的物质如尿素的积聚可引起溶质性利尿，导致大量的水和钠丧失；③肾小管功能的损害及无尿期的体液积聚影响了肾小管对水和钠的重吸收，引起大量的水、钠排出；④完全梗阻时血液中积聚了利钠因子，在解除梗阻后利钠因子可引起水与钠的大量排出。

【分类和病因】

尿路梗阻往往是大部分泌尿外科疾病的原发病或并发症。在临床上，尿路梗阻的原因在年龄和性别上有一定区别。20岁以前的男女发病率相似，而小儿以先天性畸形为多见。20～60岁之间，男性常见原因是结石、肿瘤、结核或损伤，女性因生育、子宫内膜异位症和子宫肿瘤及妇科手术等因素，发病率较高。60岁以上，男性因良性前列腺增生症和泌尿系统肿瘤等原因，使尿路梗阻的发病率明显高于女性。

根据临床诊治的需要，可从其病因、部位及性质等作以下五种分类：

1. 按部位分为上、下尿路梗阻　膀胱作为上、下尿路的分界。膀胱是个贮尿器官，它的功能是贮尿和排尿。下尿路梗阻一般是指膀胱颈以下的梗阻。由于膀胱的缓冲作用，故对肾功能损害需长期梗阻后才发生。上尿路梗阻由于缺乏膀胱的缓冲作用，将直接影响肾，导致肾积水与肾单位破坏。

2. 按梗阻的程度分为完全性与不完全性　急性完全性梗阻发病急，症状明显，常引起严重后果，需急诊处理。而不完全性梗阻可以是很缓慢地影响肾功能，出现的症状较晚，甚至可不明显，但进行性不完全性梗阻，如处理不当或不及时，也可发展为完全性梗阻。

3. 按病因分为先天性和后天获得性　先天性梗阻，多见于后尿道瓣膜、输尿管膀胱和输尿管肾盂交界处的狭窄，膀胱输尿管反流为婴儿中的输尿管壁间段发育不健全所致。后天获得性梗阻，可由尿路本身病变或尿路外压迫而引起，其中常见的原因有：①尿路结石；②良性前列腺增生；③尿路肿瘤，包括输尿管肿瘤或膀胱肿瘤侵犯膀胱颈部或输尿管在膀胱内的开口；④尿道狭窄，尤其是损伤引起的尿道狭窄；⑤盆腔脏器肿瘤局部浸润或转移压迫输尿管或膀胱底部；⑥泌尿系统结核，主要是膀胱和输尿管结核引起输尿管狭窄（表90-1）。

表 90-1　泌尿系统梗阻原因

部位	先 天 性	后 天 性
尿道	包茎、闭锁、狭窄、膨出、憩室、上裂、下裂、后尿道瓣膜、精阜增生	肿瘤、憩室、膨出、狭窄、结石
膀胱	膀胱颈部硬化、膀胱颈部肥厚、膀胱外翻、输尿管膨出	前列腺增生（瘤）、结石、肿瘤、憩室、膀胱颈部、挛缩、输尿管间嵴增生
输尿管	瓣膜、狭窄、囊肿、数目异常、末端异常（巨输尿管）、血管压迫	结石、肿瘤、外来压迫、扭曲、狭窄
肾盂	形态异常、大小异常、数目异常、位置异常、迷走血管压迫	结石、肿瘤、下垂

4. 按病程分为急性与慢性梗阻　急性梗阻发生迅速，症状明显，确诊后立即解除，肾功能可很快恢复。慢性梗阻常为隐匿性的，症状多不典型，常常表现为感染的症状，到确诊时肾的破坏往往已很严重。

5. 按梗阻的病因性质分为机械性和动力性两类　机械性梗阻常是狭窄、肿瘤、结石等因素。动力性梗阻，多是神经或肌肉发育不良引起的功能紊乱，其管腔是通畅的，但丧失或减弱了蠕动与收缩、舒张功能，同样引起其上方尿路尿液的潴留与功能损害。多发生于输尿管肾盂交界处、输尿管膀胱入口处和膀胱颈部等。

6. 腹膜后纤维化引起上尿路梗阻的外部因素除以上分类以外，尚有特发性腹膜后纤维化可引起上尿路梗阻。腹膜后纤维化是一种少见的疾病，指纤维或

6

炎性肿块包绕并且阻塞了腹膜后结构，包括主动脉、下腔静脉和它们的主要分支，以及输尿管。肿块从肾门延伸至骶岬，少部分从纵隔直到盆腔和阴囊。仅有30%左右的患者可以找到明确的病因，那些找不到明确原因的腹膜后纤维化患者称之为特发性腹膜后纤维化。

【检查和诊断】

1. 静脉尿路造影(IVU)　是检查上尿路梗阻的“金标准”，能同时了解梗阻侧尿路的功能和解剖情况，适合肾功能正常、造影剂不过敏和非妊娠患者。急性尿路梗阻在IVU片上可以见到以下4个方面的变化：①梗阻的肾图像；②集合系统延迟显影；③集合系统扩张，可能伴有肾脏增大；④可能穹隆破裂伴有尿外渗。

2. 超声检查　是氮质血症、造影剂过敏、妊娠妇女或儿童首选的检查。但超声诊断尿路梗阻也存在相应的问题，在急性梗阻的早期，肾内集合系统可能不扩张而遗漏梗阻(假阴性)；对较大的肾外型肾盂、肾盂旁囊肿、膀胱输尿管反流和高尿流状态等可能误认为尿路梗阻(假阳性)。因此对超声来诊断梗阻，如果结果是阴性的，但患者症状持续存在，应进行静脉尿路造影检查。

3. 利尿性肾图　比静脉尿路造影更好的评价集合系统扩张，它提供了非侵入性检查分肾功能的手段并能够促使药物从扩张的集合系统排泄掉。放射性药物剂量明显减少，无药物肾毒性。

使用最广泛的放射性药物是：①肾小管示踪剂：碘马尿酸^{131}I(^{131}I-OIH)和^{99m}Tc巯基乙酰次氨基三醋酸(^{99m}Tc-MAG3)；②肾小球示踪剂：^{99m}Tc二亚乙基三胺五醋酸(^{99m}Tc-DTPA)。目前选择的用以评估梗阻的放射性药物是^{99m}Tc-MAG3，它比^{99m}Tc-DTPA能更有效地被肾脏排泄，与^{131}I-OIH相比对梗阻肾的辐射量更低，并且在肾内的排泄部位与对呋塞米发生反应的肾小管相同。^{99m}Tc-MAG3较^{131}I-OIH及其他放射性药物可提供更好的统计资料计数及梗阻解剖显影。

进行利尿性肾图检查时，患者的准备以及利尿剂的使用时间非常重要。患者应大量饮水。不能自行排尿者需要导尿以保证充分的膀胱引流，减少对膀胱和睾丸的辐射量以及假阳性结果。用利尿性方式检查肾梗阻程度取决于患者的肌酐清除率。当肌酐清除率下降时，必须增加利尿剂的量以达到足够的尿量来减少假阴性结果的可能。

传统的利尿性肾图通过使用放射性药物获得肾图像，20分钟后静脉注射利尿剂，然后测量示踪剂在集合系统的清除率的半衰期$T_{1/2}$。如果提示肾有部分排泄功能障碍，则需要鉴别是肾功能减退导致的排泄减退还是真正的部分梗阻。

利尿性肾图的数据既可以通过视图又可以通过$T_{1/2}$利尿反应的数值测定进行判断。许多因素影响$T_{1/2}$包括：①肾功能、包括肾发育成熟的程度；②集合系统的顺应性；③集合系统的容量；④患者有无缺水；⑤有无导尿管；⑥放射性药物；⑦利尿剂的剂量。普遍接受的观点是肾盂放射性药物清除率的$T_{1/2}$小于10分钟被认为是正常；一些专家认为$T_{1/2}$小于15分钟为正常。$T_{1/2}$介于15～20分钟为可疑尿路梗阻，而大于20分钟被认为是尿路梗阻。

4. Whitaker试验　提供了在一定尿流率下上尿路机械性梗阻的尿动力学证据。随着利尿性肾图和一些新的放射性药物的出现，目前Whitaker试验在临床上使用较少。Whitaker试验进行时患者俯卧位于带有荧光屏的检查台上，留置导尿管和连接压力传导器以监测随着肾压力改变而改变的膀胱内压力。插入肾套管(18-gauge)并与压力传导器连接。生理盐水与造影剂混合后以10ml/min的速度经肾套管注入。全程检测膀胱压力，因为它与肾压力变化的关系是有意义的。造影剂与生理盐水同时使用，使梗阻部位通过荧光屏显示出来。压力$<15cmH_2O$为无梗阻；压力$15\sim22cmH_2O$为可疑梗阻；压力$>22cmH_2O$为梗阻。

5. CT和MRU　对造影剂过敏患者(如对含碘造影剂或贝壳类食物过敏和哮喘患者)或肌酐升高的患者可用CT替代静脉尿路造影。非对比增强的CT平扫在诊断急性腹痛的上尿路结石方面比尿路造影更敏感。非增强螺旋CT比普通CT成像快，可以提供上尿路详细的解剖和发现结石。梗阻的继发改变在螺旋CT图像上有：①输尿管积水；②肾周纤维状结构；③肾积水；④输尿管周围水肿；⑤肾肿胀。

MRU无需使用造影剂，可清晰显示整个尿路，能发现尿路梗阻的部位，对梗阻的原因如腔内输尿管肿瘤和输尿管狭窄也能清楚显示，但是MRU不能辨认结石，检查费用高。对碘造影剂过敏和肾衰竭患者这项技术还是有其独到之处的。

6. 上尿路尿动力学检查　上尿路尿动力学检查方法有经肾或输尿管造瘘管的压力测量、经皮肾盂穿刺灌注测压法、经膀胱输尿管插管测压、术中肾盂输尿管穿刺测压、静脉尿路造影时的动态放射学观察等，其中临床使用价值较大的有以下两种：

(1) 经皮肾盂穿刺灌注测压法：检查时，需在透视或超声指引下经皮作肾盂穿刺，并置入一测压导管。由于肾盂压力与膀胱内压有一定关系，故需同时经尿道插管记录膀胱压，肾盂插管后先作一次测压，为肾盂静止压力与导管阻力。然后，以10ml/s的流量向肾盂内灌注生理盐水，至平衡状态或压力陡增时为止，记录此时的肾盂灌注压，用此值减去肾盂静止压及膀胱压即为肾盂灌注时的相对压力，此值应小于 $12cmH_2O$。此压力越高，说明上尿路梗阻越重。有助于上尿路梗阻的鉴别诊断。

（2）上尿路动态放射学检查：在常规或大剂量静脉滴注尿路造影时，通过荧光屏对肾盂输尿管在输送尿液过程中的收缩、舒张、蠕动等情况作连续的动态观察，称上尿路动态放射学检查。肾盂输尿管收缩蠕动频率改变或出现扩张、狭窄、充盈缺损等情况，可反映疾病的部位及性质。借助电视录像或电影摄影可将观察到的图像记录下来。此项检查需要性能良好的 X 射线检查设备，常见的方法包括排泄性、顺行和逆行尿路造影。

【治疗原则】

尿路梗阻的治疗应根据梗阻的原因和程度确定。原则是尽快解除梗阻，预防和控制感染，保护肾功能。解除梗阻的方法有放置导尿管、输尿管导管和肾造瘘管。对引流出的尿液进行培养和药敏试验，合适的抗生素控制感染。急性梗阻解除后，根据梗阻的原因再决定最终治疗方案，如常见的泌尿系统结石引起的梗阻，治疗方法包括体外冲击波碎石、输尿管镜碎石、经皮肾镜碎石和手术取石等。通过正确评价分肾功能决定是否保留肾脏，如核素测定分肾 GRF。肾切除的指征是患侧肾功能占总肾功能的 10% 或以下，但是肾切除的选择必须充分考虑患者的总肾功能，否则将导致患者需要永久的血液净化治疗。另外，患肾的解剖情况、对侧肾功能状况、患者年龄、全身健康状况以及患者的意愿等也是决定是否保留患肾的重要因素。

针对特发性后腹膜纤维化，因其较为少见，临床上常误诊或漏诊。单述如下。

特发性腹膜后纤维化组织学特征表现为：致密纤维结缔组织区域内可见混杂的炎性细胞浸润，如淋巴细胞、巨噬细胞、浆细胞、嗜酸性粒细胞和多核白细胞，无新生物和脓肿形成。

特发性腹膜后纤维化男女比例为 2∶1～3∶1，50～60 岁患者居多。腹膜后纤维化最常见的症状是背部、腹部或胁肋部疼痛，疼痛通常是隐匿的，呈束带样分布，可以放射至睾丸。输尿管长期受压梗阻可能导致进行性的肾衰竭，表现为无尿和尿毒症症状。

肾功能正常的患者首选排泄性尿路造影，典型的表现是狭窄的中段输尿管与上段扩张积水的输尿管在中部分离。逆行肾盂造影可以帮助确定输尿管被包绕的水平与范围，同时可插入输尿管支架管进行治疗。氮质血症期的患者应选择超声检查。

CT 通常显示位于中线包绕大血管的软组织肿块，肿块从肾门扩展至髂血管分叉处，多同时包绕输尿管。肿块可以强化，活动性炎性纤维化区域强化最明显。MRI 的作用与 CT 相似，MRI 的优点是可以对病变多个轴面扫描，清楚辨认肿块与大血管的关系并可观察纤维化引起的收缩血管的异常血流。

治疗首先是要解除上尿路梗阻，恢复肾功能和水电解质平衡，控制泌尿系统感染。先尝试放置输尿管导管或支架管，如果逆行插管不成功，改行经皮肾穿刺造瘘。在恢复肾功能和水电解质平衡，控制尿路感染后，进行下一步的治疗。

手术对明确诊断和治疗是关键性的。手术探查获取腹膜后肿块的标本进行组织学诊断。对不能承受手术的患者可行经皮细针穿刺。排除恶性肿瘤后，行输尿管松解术。手术必须十分仔细，以免误切输尿管或将输尿管过度游离而引起缺血。游离输尿管后，用腹膜围绕输尿管并用大网膜包裹，置于后腹腔的外侧，或者将输尿管置于腹膜内。如果术前仅发现单侧输尿管受累，也应行双侧输尿管腹膜内移位术，因为对侧输尿管几乎总是会累及。

对不适合外科手术的患者，经皮穿刺或针吸活检排除恶性肿瘤后，可以采用类固醇治疗，同时停用引起腹膜后纤维化的药物（如美西麦角、甲基多巴）。

（郑捷　徐可）

第二节　肾　积　水

泌尿系统的梗阻使尿液从肾盂排出受阻，引起肾盂与肾盏扩张，称为肾积水。因为肾内尿液积聚，压力升高，久而久之使肾盂与肾盏扩大，最后导致肾实质的萎缩。一旦潴留在肾盂肾盏内的尿液发生感染，则称为感染性肾积水；当肾组织因感染而坏死失去功能，肾盂充满脓液，称为肾积脓。造成肾积水的最主要的病因是先天性的肾盂输尿管交界处梗阻。

【病因】

肾积水的原因有先天性病变、肾盂输尿管后天性疾病、下尿路疾病和泌尿系统外病因四类病因。

1. 先天性病因

（1）肾盂输尿管连接部狭窄：狭窄段通常为 1～2mm，也可长达 1～3cm，产生不完全的梗阻和继发性扭曲。在电子显微镜下可见在梗阻段的肌细胞周围及细胞中间有过度的胶原纤维，最终导致肌肉细胞被损害，形成以胶原纤维为主的无弹性的狭窄段阻碍了尿液的传送而形成肾积水。

（2）肾下极异位血管或纤维束压迫输尿管：大多为异位的肾门血管或腔静脉后输尿管，位于肾门和输尿管交界的前方。

（3）输尿管节段性无功能：由于肾盂输尿管交界

处或上段输尿管有节段性的肌肉缺如、发育不全或解剖结构紊乱，影响了此段输尿管的正常蠕动，造成动力性的梗阻。此种病变如发生在输尿管膀胱入口处，则形成先天性巨输尿管，导致肾、输尿管扩张与积水。

(4) 内在性输尿管狭窄：大多发生在肾盂输尿管交界处。

(5) 先天性输尿管扭曲、粘连或瓣膜样结构：常发生在肾盂输尿管交界处、输尿管腰段，儿童与婴儿几乎占2/3。

(6) 马蹄肾：马蹄肾和胚胎发育时肾脏旋转受阻相关，影响肾盂内尿液的引流。

(7) 先天性输尿管异位、囊肿、重复输尿管等，造成膀胱输尿管反流，引起肾盂扩张。

2. 肾、输尿管后天性病变　包括：①肾盂与输尿管的肿瘤、息肉等新生物，引起继发性肾积水；②输尿管炎症或结核后或缺血性瘢痕导致局部狭窄；③尿路结石和外伤及外伤后的瘢痕狭窄。

3. 下尿路疾病造成的梗阻　如前列腺增生、膀胱颈部挛缩、神经源性膀胱、尿道狭窄、肿瘤、结石甚至包茎等，也都会造成上尿路排空困难而形成肾积水。

4. 泌尿系统外的病因　泌尿系统外的病变造成的梗阻包括动脉、静脉的疾病，女性生殖系统病变（子宫内膜异位症等），盆腔肿瘤（包括子宫颈癌）、炎症，胃肠道病变，腹膜后病变（包括腹膜后纤维化、脓肿、出血、肿瘤等）。

【病理】

泌尿系统梗阻造成的基本病理改变是由于梗阻妨碍了正常的尿流，使梗阻以上的尿路扩张。初期管壁肌肉增厚，收缩力增强，以帮助克服梗阻部位的阻力；后期失去代偿能力，管壁变薄，肌肉萎缩，收缩能力减弱，肾盂膨胀成囊状，并逐渐扩大，肾实质也逐步伸长变薄，并有充血，肾盏随着肾盂与肾实质的膨胀而渐扩大，肾锥体与肾柱受压变薄最后几乎消失，最后肾盏融合，盏间仅存菲薄的"隔"。肾小球仍能维持排尿功能，但因肾小管坏死、失去浓缩功能，造成尿液稀释。在其发病过程中可造成各种病理变化。

1. 肾盂尿的反流　在尿路梗阻的过程中，肾积水逐渐形成，一部分尿液继续从输尿管排出，另一部分将通过肾周围间隙、肾盂周围的静脉和肾盂周围的淋巴管三个途径反流。在正常情况下，肾的淋巴容量随尿流增加而增加，如出现于渗透性利尿时或输尿管梗阻时。肾淋巴管的急性梗阻，可发生利钠与利尿作用，对肾功能不会引起多大变化，但当双侧肾淋巴管被结扎加上输尿管梗阻，则在几天内就可引起肾的坏死性改变。在输尿管梗阻开始时仅有肾小管与肾窦的反流，当压力继续增高则有一部分尿液在相当于肾盂出口部位进入到淋巴与静脉系统并开始外渗，慢性肾积水时则尿液大多进入到肾静脉系统，这就加重了肾负担。

尿液反流后将产生三方面的改变：①肾盂内压提高加速了尿液的反流；反流反过来可减低肾盂内压，而使肾能继续分泌尿液；②通过反流，代谢的产物能由此回流到循环系统，再由正常的肾排泄出来；③由此途径感染也能进入到肾实质内，引起炎症，或进入循环而产生菌血症。

2. 肾的平衡与代偿　肾积水发生后，正如由其他原因所导致的肾组织丧失功能后一样，余下的组织能产生肥大改变且代偿部分功能，但此种作用随着年龄的增加而减弱，一般在35岁后此代偿功能便几乎丧失。

肾平衡的概念是1919年由Hinman提出的，这是指当肾由于外伤或病变导致部分或一个肾丧失，切除该肾后，对侧肾可调整总肾功能。在肾积水后，由于尿路近端的压力升高而引起肾组织损害，此时就产生一个明显提高的修复能力。若并发感染或梗阻不能完全解除，就会影响到修复与增生代偿能力，最后因积水对肾实质的损害由退化性改变进一步发展成萎缩。但由于对侧肾自身具有调节平衡能力，故总肾功能仍将表现为正常水平，直到最后两侧发生不可逆改变，才会出现总肾功能的损害。如果梗阻解除，积水消退，按失用性萎缩的原理，原来肥厚代偿的肾组织或另外移植上去的肾将会萎缩。现已证明，在动物的生长发育过程中，肾的生长是在生长激素刺激下完成的，而代偿性生长则是在一个未明确的体液刺激因子激发下发生的。假如一个不成熟的肾移植到正常的动物身上，这个不成熟的肾能继续发育；而如果移植一个已经有代偿性增生的肾到一个仅有单个增生代偿肾的动物身上，那么这两个由于代偿而增生的肾均会发生萎缩，直至恢复到正常大小。在肾积水的实验动物与患者中，如梗阻解除，尽管对侧已有一个代偿性增生肥厚的肾，积水的肾仍能恢复其功能。

3. 梗阻对肾功能的影响　梗阻对肾功能的影响与梗阻的程度及单侧还是双侧、梗阻时间的长短、有无合并感染等因素有关。

(1) 急性完全梗阻后最开始90分钟肾血流增高：主要是因为肾小球前动脉的血管扩张，而90分钟至5小时则肾小球前血管收缩，引起肾血流减少。如果梗阻持续存在，输尿管内压力升高，到5小时后肾小球前血管的收缩可引起双侧肾血流减少和输尿管压力降低。这些梗阻后的肾血流改变机制被认为是由对血管有效应的前列腺素引起，它可导致持续的血管收缩。在急性完全性输尿管梗阻时，肾小球的滤过率

6

减少，肾小管的功能受到损害。而部分梗阻时，开始几个小时肾小管通过的时间减少，但仍有较好的重吸收，尿液容易减少，渗透压增加，尿钠浓度降低。

(2) 慢性完全性单侧梗阻：其对肾功能的损害在开始第2周，肾血管收缩、肾小管萎缩，到第6周输尿管的压力逐渐减少到1.99kPa(15mmHg)，肾血流量减少到对侧肾的20%。

(3) 慢性部分梗阻：对肾功能的损害类型类似于完全梗阻，肾功能损害较轻且出现缓慢。

(4) 单侧与双侧梗阻的不同生理改变：在实验动物中两者的差异24小时即能观察到，单侧梗阻的肾有较多的肾单位未被灌注与充盈，而双侧梗阻时大多数肾单位仍被灌注，总的肾血流和肾小球灌注有类似的减少。单侧与双侧梗阻对肾功能的影响机制不同。单侧梗阻入球动脉的血管收缩，从而减少了血流与肾小球灌注；双侧梗阻时，近曲小管的压力和出球动脉的阻力增加，一旦梗阻缓解，排钠与利尿立即发生，但单侧梗阻则不发生类似改变。

(5) 对肾代谢的改变：主要表现在对氧的利用减少和二氧化碳的产生增加，逐步形成一个在低氧环境下的代谢，对脂肪酸、α-酮戊二酸(α-ketoglutarate)的利用和肾中糖的产生均丧失，在代谢过程中乳酸盐到焦葡萄糖酸盐的比率增加，这被指出是在肾积水后肾内转向厌氧的代谢。当成为持续性梗阻时，肾的代谢功能进行性丧失，到6周后即表现为明显的不能逆转的改变。

4. 肾积水梗阻解除后的功能恢复　人类的肾如果输尿管完全梗阻一段时期后得以解除，其功能恢复比实验动物中观察到的时间要长。在双侧慢性梗阻的肾积水患者中尿液酸化过程，包括氨排出、酸度滴定和碳酸氢钠的吸收均呈现异常。在人类的研究中，尿路部分梗阻后，所有肾功能的测定除非尿液被稀释，均表现有损害，在梗阻解除后则可证明某些功能可得以恢复。

在双侧输尿管梗阻或孤立肾梗阻解除后发生的利尿过程，是由于潴留的液体和电解质造成较高的渗透负压和高的肾小球滤过率。利尿后必须增加和延长水与电解质的替代疗法，以预防由于利尿造成的水、电解质负平衡而延缓了正常水、电解质平衡的恢复。在梗阻解除后，肾功能即开始恢复，其恢复的快慢取决于肾损伤的严重程度和是否存在感染，另一点是与对侧肾功能的损害程度有关。

5. 肾积水引起的其他改变　急性单侧输尿管梗阻时能引起高血压，主要因为肾素分泌增加，而慢性单侧肾积水则很少发生因肾素分泌增多引起的高血压，但可诱发促红细胞生成素增加，可出现红细胞增多。当单侧肾积水不伴有肾动脉梗阻引起肾素分泌增加的前提下，手术修复后可以使高血压完全缓解恢复正常。而双侧肾积水很少伴有因肾素分泌增加所引起的高血压。在高血压与慢性肾积水之间的关系主要是由于水钠潴留、血容量扩张而引起。

在上尿路梗阻后可出现腹腔积液，而自发性腹腔内尿液渗漏是很少见的。在鼠的实验性双侧输尿管结扎后可产生尿性腹腔积液。在急性输尿管梗阻后，肾穹隆部发生尿液渗漏，甚至在由后尿道瓣膜造成梗阻的婴儿中也可发生这种类型的渗漏。

在实验性尿性腹水中，应测定腹水中尿素与肌酐的比例。正常人尿液与血浆中肌酐之比为30∶1～100∶1。当尿液透过腹膜形成尿性腹腔积液时，其与血浆的肌酐之比可低至2∶1，而非尿性腹腔积液中肌酐之比是1∶1。

肾积水患者常发生继发性红细胞增多症。在原发性红细胞增多症患者同时伴有巨脾、白细胞增多和血小板增多症；而各种肾脏疾病常会引起红细胞增多症，它是单纯的红细胞增多，动脉血氧饱和度正常。在积水的肾脏切除后，红细胞数量减少。在引起积水的梗阻解除后，促红细胞生成素在血内仍处于高水平，其机制尚不清楚。

【临床表现】

1. 无症状性肾积水　是指处于静止状态的肾积水，可多年无症状，直至发生继发感染及造成邻近器官的压迫症状才去诊治。也有在体检B超检查时偶尔发现者。

2. 有症状的肾积水

(1) 疼痛：腰部疼痛是主要症状。在慢性梗阻时往往症状不明显，仅表现为腰部钝痛。大多数急性梗阻可出现较明显的腰痛或典型的肾绞痛。有个别患者虽发生急性双侧性梗阻或完全梗阻，但并不感到疼痛。Diedl危象，指在肾盂输尿管连接部梗阻造成间歇性肾积水，少尿与多尿呈交替出现，当大量饮水后出现肾绞痛、恶心、呕吐。在儿童，肾积水常表现腹部肿块，上腹部突发剧烈疼痛或绞痛，继之有多量小便，当疼痛缓解则肿块缩小甚至消失。

(2) 肾肿大与腹块：慢性梗阻可造成肾肿大或腹块，但并不一定有其他症状，长期梗阻者在腹部可扪及囊性肿块。

(3) 多尿和无尿：慢性梗阻导致的肾功能损害可表现为多尿，而双侧完全性梗阻、孤立肾或仅一个肾有功能者完全梗阻可发生无尿。部分梗阻时尿量可大于正常，表现为明显的多尿，而肾结石如间歇性阻塞肾盂时，可出现间歇性多尿。在多尿时，伴有腹块消失或腹胀痛缓解。

(4) 血尿:上尿路梗阻很少引起血尿,但如梗阻原因为结石、肿瘤则在肾绞痛的同时出现血尿。在部分梗阻的病例,表现为间歇性梗阻,当绞痛出现后则尿量增多,并可产生血尿。在有继发感染时也可伴有血尿或脓尿。

(5) 胃肠道症状:如恶心、呕吐、胃纳减退等,出现于两种情况:一种是急性上尿路梗阻时反射性的胃肠道症状;另一种为慢性梗阻的后期肾功能减退造成尿毒症引起的胃肠道症状。

(6) 继发性顽固性尿路感染:梗阻的尿路一旦继发感染,常很难治愈,易复发,发作时常有畏寒、发热、腰痛,并会延伸至下尿路形成膀胱刺激征。

3. 体征 最主要的是上尿路梗阻形成肾积水后发生肾区饱满叩痛,甚至扪及肿块。如为不完全梗阻造成的间歇性梗阻,则可造成间歇性扪及的肿块。一般的肾积水肿块,质不坚,无触痛,表面光滑无结节,并发感染时则出现疼痛、触痛及全身性感染症状与体征。

【诊断】

1. 病史 其临床表现与梗阻部位、时间、发生快慢、有无继发感染及原发病变的性质有关,为此在诊断时应注意:①在早期或隐性或慢性的梗阻可能无症状;②患者的敏感程度与其症状的发现有密切关系。对于腹块、慢性腰背酸胀、顽固性的尿路感染、不明原因的低热等患者均应考虑有上尿路梗阻存在的可能,应进一步检查。对于儿童间歇性腹块与多尿者更应重视。

2. 体征 可从肾区叩痛、肿块、腹块等体征中进一步检查确定是否有上尿路梗阻存在。

3. 实验室检查

(1) 尿液常规检查:早期轻度的肾积水患者尿常规可正常,当发展到肾盏扩大时可出现血尿与蛋白尿,合并感染时亦可出现菌尿。大量的蛋白尿与管型在上尿路梗阻性疾病不常见。

(2) 肾功能测定:单侧上尿路梗阻肾积水患者肾功能检查一般由于对侧的代偿而不出现异常,酚磺酞试验与靛胭脂排泄性测定如表明有损害则说明双侧肾脏损害。当严重的双侧肾积水时,尿流经过肾小管缓慢,就有大量的尿素被再吸收,但是肌酐一般不吸收,这就导致尿素与肌酐之比超过正常的10∶1。当肾脏实质破坏严重影响肾功能时,血肌酐与内生肌酐清除率均将上升。

(3) 贫血:在双肾积水肾功能减退时出现。

4. X线检查

(1) 尿路X线片:显示增大的肾影,如尿路出现钙化影提示肾输尿管有结石造成梗阻。

(2) 静脉尿路造影:了解梗阻的部位及原因;肾盂、肾盏与输尿管扩张的程度;从肾皮质的厚度与其显影的密度大致可估计肾功能。大剂量静脉尿路造影结合电视录像可动态观察肾、输尿管的蠕动功能,以分辨其为机械性还是动力性梗阻,并可对两侧的蠕动功能加以比较。肾功能明显损害为禁忌证。

(3) 逆行肾盂造影:对肾功能不佳,静脉尿路造影显示不佳者可作逆行造影,了解梗阻部位、病因及梗阻程度,但必须警惕逆行插管造影时将细菌带入积水的肾脏引起肾积脓,或是由于插管及造影剂的刺激使梗阻部位的黏膜水肿,加重了梗阻的程度,从不完全变成完全梗阻。故应严格掌握适应证及无菌技术。

(4) 经皮穿刺肾盂输尿管造影:对于静脉尿路造影不理想,逆行造影失败或不宜行逆行造影者,可在B超引导下经皮穿刺积水的肾行顺行造影,以了解梗阻部位与程度以及梗阻近端输尿管与肾盂的情况,同时对采集的尿液行细胞学检查及培养,并可留置导管行尿液引流。

(5) 血管造影:凡怀疑梗阻与血管畸形病变有关的患者,按需要可行肾动脉、腹主动脉、下腔静脉或肾静脉造影,以了解梗阻原因与血管的关系。从血管造影中还可了解肾的血供、肾皮质的厚度等。

(6) 膀胱尿道造影:双侧肾盂输尿管积水患者行此造影可了解是否有膀胱输尿管反流及神经源性膀胱等病变。

5. 超声检查 是一种简便无创伤的检查。可了解肾、输尿管积水的程度,肾实质萎缩程度,也可初步探测梗阻的部位与原因,并可引导穿刺造影。彩色多普勒B超显像,除上述诊断价值以外,对肾供血、肾实质的血流及剩余肾功能的评估也有意义。

6. 放射性核素检查

(1) 放射性核素肾图:在梗阻性肾图,其血管相与分泌相有一定程度压抑,这与梗阻的严重程度及梗阻时间有关,主要表现为排泄相下降迟缓。肾图有助于估计双肾功能及梗阻程度的差别,但不能做定量分析。

(2) 放射性核素肾动态显像:揭示核素摄入差,放射性核素经过肾皮质的缓慢传送在肾盂中有显像剂积聚。

7. CT 可了解梗阻的部位,有助于对梗阻病因的探测,能清晰显示肾、输尿管的扩张程度及肾皮质的厚度,并可同时作两侧的结构与功能的比较。螺旋CT可快速确诊上尿路结石以及KUB阴性的结石。

8. 经皮肾镜与输尿管镜检查 直接观察梗阻部位,可同时完成活检、扩张、内切开、碎石、插管或肾造瘘等治疗。

9. 膀胱镜检查　可直接观察双侧输尿管开口及插管收集分侧尿液进行肾功能化验、尿素的定量分析、酚磺酞或靛胭脂的比色试验，并可从尿量推测肾盂容量，还可经插管行逆行造影。

10. 肾盂内压测量　经皮肾穿刺插管（>F18），同时自尿道内插一 F12～14 导尿管留置于膀胱，保持开放以引流膀胱内液体，用生理盐水或造影剂以 10ml/min 的流速注入肾盂，直到液体充满上尿路和注入肾盂及膀胱流出的速度（均为 10ml/min）相等时，经肾盂的 Y 形接管连续测压管记录肾盂内压（肾盂绝对压力）。同时由导尿管测出膀胱压力，将肾盂绝对压力扣除腹腔压力（膀胱压力）即为相对压力，正常为 1.18～1.47kPa（12～15cmH_2O），>1.47kPa（15cmH_2O）提示有轻度梗阻，>2.16kPa（22cmH_2O）提示有中度梗阻，>3.9kPa（40cmH_2O）为严重梗阻。

如在测压同时注入造影剂，还可同时拍片或录像以了解梗阻部位与原因。

11. 磁共振尿路成像（MRU）　能清晰地显示肾盂和输尿管的结构、梗阻的部位和上尿路积水扩张的程度，梗阻积水越重，图像越清晰。MRU 对梗阻的定位诊断有极大的帮助，该检查为非侵袭性，不需要注射造影剂，对肾功能严重受损的患者亦可采用。

【治疗】

1. 治疗目标　在针对消除病因的基础上解除梗阻，改善肾功能，缓解症状，控制感染，尽可能修复其正常的解剖结构。

2. 治疗的评估

（1）年龄：婴幼儿应尽早处理，青壮年可适当观察，如有进展应及时手术，50～60 岁或更年长者，宜早期考虑手术治疗以保留健全的肾功能。

（2）对肾功能与梗阻的估计：①至少保留 1/4 的正常肾组织才能维持生命的最低限度功能，如非必要，尽量不作肾引流，以防感染的产生。②对于无症状、无感染的肾积水患者，可每 6～12 个月用 B 超、CT 及静脉尿路造影复查观察，如无进展可暂不手术。③肾盂输尿管交界处梗阻可能由结石造成，因此在取出结石的同时，必须探查是否存在形成结石的病因。如有狭窄，应同时纠正。

（3）对肾内与肾外肾盂手术的估计：肾内型肾盂处理较困难。

（4）双侧肾积水的手术时机：在双侧肾盂积水无感染时，可先处理功能差的一侧，使对侧持续处于功能负荷的代偿肥大。手术侧肾在一定的刺激下可恢复较好。对于伴有感染者，则宜选择严重一侧先行手术，并应尽快处理对侧。如果仅为功能较好的一侧感染，则应优先考虑手术，以最大限度保留肾功能，控制感染，另一侧在稳定病情后再考虑手术。在一侧功能较好的肾有肾盂积水，但可以通过手术力争挽回肾功能，应首先考虑手术。若对侧肾已无功能，则必须待手术侧的肾功能恢复，病情稳定后方可决定是否即行切除。

3. 治疗的方式

（1）局部处理：适于梗阻部位的病变可用局部处理解决者，如粘连分离、纤维索带切断、血管移位再吻合、结石摘除等。对于局部压迫过长已造成输尿管严重受损时，应将此段输尿管切除再吻合。

（2）对于梗阻已造成肾严重积水时，需先行造瘘引流。

（3）整形手术：必须掌握整形手术的要点：①使肾盂输尿管吻合处在肾盂的最低点；②肾盂输尿管吻合口应构成漏斗状；③修复时应切除周围纤维、粘连、瘢痕组织，但勿损伤血供；④切除多余的肾盂壁，保持一定的肾盂张力，如肾积水过大，则可将较薄的肾皮质处内翻折叠后固定，以缩小肾内容积；⑤为减少吻合口漏尿，可置双猪尾巴导管，为避免由于漏尿及溶血淤结而形成吻合口周围瘢痕纤维化，可在吻合口外放置负压吸引管充分引流。整形手术方式很多，但目前从病因病理学角度出发认为以将病变段输尿管切除再吻合为佳。

（高鹏　瞿连喜）

第三节　膀胱输尿管反流

【输尿管膀胱连接处的解剖】

正常人尿液可通过输尿管膀胱连接处从输尿管进入膀胱，不能自膀胱反流到输尿管，特别是当排尿期膀胱内压升高的情况下。这种抗反流作用是一种十分重要的正常生理功能，一则可保护肾不会经常受到尿液反流的冲击，另外当膀胱尿液感染时也不会因反流而扩散到肾。

由于输尿管膀胱连接处的解剖生理特点使其具有抗反流的功能。输尿管膀胱连接处有由中胚层发育来的输尿管、三角区的浅肌层、输尿管鞘（Waldeyer 鞘）和三角区深肌层（图 90-1），还有从内胚层衍化而来并且由膀胱逼尿肌肌束构成的三层输尿管壁间段的通道。

1. 输尿管与三角区的浅肌层　尿液从肾盏经肾盂流入输尿管，主要依靠这些结构中的平滑肌和输尿管中的螺旋形肌纤维所产生的蠕动，使尿液得以向下传递。螺旋形的纤维到达膀胱壁水平处就变为纵行方向。此段斜行通过膀胱壁的输尿管称之为输尿管的壁间段（长约 1.3cm）。输尿管壁间段由纵行肌纤维

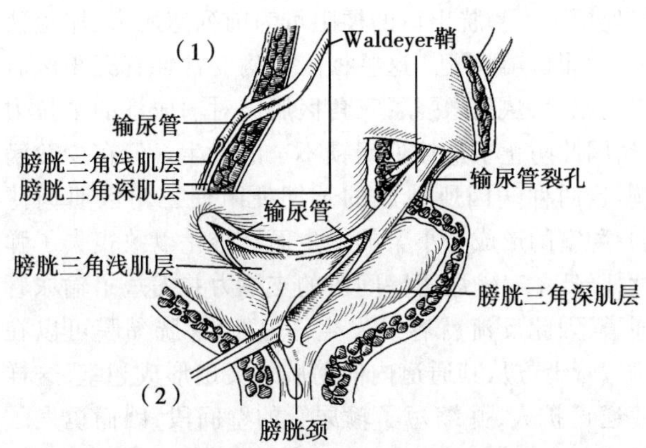

图 90-1 正常的输尿管膀胱连接处，Waldeyer 鞘

(1)输尿管膀胱连接处的侧面图，Waldeyer 鞘包裹着近膀胱段输尿管，并向下延续成为膀胱三角区深肌层，最后终止于膀胱颈部。输尿管肌层向下延续成膀胱三角区浅肌层，最后在男性终止于精阜，在女性终止于尿道外口 (2)Waldeyer鞘在输尿管裂孔处被少许逼尿肌纤维所连接。在输尿管口以下这层肌肉鞘变成膀胱三角区深肌层。输尿管肌层向下成为膀胱三角区浅肌层

构成，没有蠕动。接近管口的输尿管平滑肌纤维的顶部纤维向背侧转移，与膀胱底部纤维合并后向下展开与来自对侧输尿管的纤维相汇合，再向下延续形成膀胱三角浅肌层。此层肌肉经过膀胱颈部最后终止于男性的精阜或女性的尿道外口。所以在输尿管开口上方是一个管状结构而下方成为平面结构。

2. 输尿管鞘（Waldeyer 鞘）和三角区深肌层 在膀胱之上 2～3cm 处开始有一层纵行的平滑肌纤维包围着输尿管，并通过膀胱壁与少许逼尿肌纤维相连接，此即 Waldeyer 鞘。该鞘进入膀胱腔后其顶部纤维向下转移到底部，再与对侧鞘的纤维相汇合，并展开形成三角区深肌层，最后终止于膀胱颈部。

以上两层来自中胚层的平滑肌，均受交感神经支配。

3. 膀胱底部逼尿肌来自内胚层。膀胱逼尿肌肌束交织成网状，向膀胱颈部汇集并逐渐分成三层：①内层纵肌：在黏膜下向下延续到女性的尿道外口，男性的前列腺部、尿道的终末部；②中层环肌：此层在前面最薄，终止于膀胱颈部；③外层纵肌：这些肌纤维成螺旋环形，在女性向下包围尿道，在男性与前列腺周围组织合并。这三层肌肉交织形成尿道内括约肌。膀胱逼尿肌受副交感神经支配。

【输尿管膀胱连接处的生理】

正常膀胱为什么在排尿时不会发生输尿管反流，长期以来有各种不同的学说。Bell 早在 1812 年就提出，排尿时，由于三角区的收缩，对输尿管形成一个有力的牵引，使之防止尿液反流。Wesson 等更认为三角区的收缩既拉紧了膀胱壁间段输尿管使之闭锁，又协助张开了膀胱颈部使尿液顺利地从尿道排出。这个解释过去虽然有不少学者表示怀疑，但 Tanagh 等在 1965 年用一系列的动物实验所证实。在无反流的狗的实验中证实了下列几点：

1. 切断三角区可引起反流，在输尿管开口下方 3mm 处切断三角区的肌纤维，可使该侧输尿管向上和向外侧移位，造成膀胱内输尿管缩短，就可证实发生反流。而当这个切口愈合之后反流即消失。

2. 单侧腰交感神经切断后，同侧膀胱三角区发生麻痹，张力消失造成该侧输尿管开口向外侧上方移位，随即产生反流。

3. 电刺激三角区时，输尿管开口随着三角区肌纤维的收缩而向下移动，这样膀胱内输尿管被拉长。这种刺激引起尿流在输尿管膀胱连接处的阻力明显增加，尿液停止自输尿管口流出。静脉注射肾上腺素也可引起上述类似的反应，但当三角区被切开后再在三角区作电刺激或用肾上腺素则不能增加输尿管的闭锁能力。

4. 在缓慢充盈膀胱的过程中，膀胱内压升高不多，但膀胱壁间段输尿管内压却不断上升，且在膀胱内压当排尿时直线上升之前上升更加快速，并在逼尿肌停止收缩之后再持续 20 秒钟。这说明输尿管膀胱连接处的生理功能不取决于逼尿肌的活动，而主要由三角区的张力所控制。所以在排尿前的即刻，三角区的强烈收缩使膀胱颈部呈漏斗状张开，同时紧紧地牵拉壁间段输尿管使之关闭，因此在排尿期输尿管内尿液就停止流出。

从以上实验可得出如下结论，即正常的膀胱三角区的张力是防止膀胱输尿管反流的主要因素。应用电流或药物刺激排尿都能引起壁间段输尿管闭锁和压力增加，从而提高尿液从输尿管流入膀胱的阻力。相反，切开或麻痹膀胱三角会引起反流。对原发性反流患者行三角区活检，显示其平滑肌组织在发育上有明显缺陷。用电流刺激其三角区仅能引起三角区的微弱收缩。因此可见反流的常见原因，特别在儿童，是膀胱三角区肌肉的先天性薄弱。

【膀胱输尿管反流的原因】

引起膀胱输尿管反流的原因极多，有先天性的，也有后天获得的，都与膀胱输尿管连接处的解剖生理异常有关。

1. 先天性的原因

（1）三角区薄弱（原发性反流）：这是最常见的反流原因，多见于幼女，男孩偶见。成人中多见于妇女，可能也与先天性缺陷有关。如三角区的一侧薄弱则仅该侧壁间段输尿管闭合压力有减弱，而广泛的三角区薄弱则引起双侧反流。

膀胱三角区薄弱被认为与来自中肾管的输尿管芽的发育有关。输尿管肌层的发育开始于头部，再逐渐推向尾部。因此如有一段缺乏肌肉，常发生在尾部的最低处。此外，如来自中肾管的输尿管太接近尿生殖窦，则在胚胎发育的较早时期，在尚未获取足够的间叶组织之前即与尿生殖窦连接，这些间叶组织后来演变成为三角区及输尿管下段的肌肉。这种胚胎学上的假设可以说明有反流的输尿管的各种表现，如肌肉的薄弱处于膀胱底部较外侧的部位，输尿管的黏膜下节段很短，输尿管口外形如裂隙状（严重者呈高尔夫球穴状）。也可说明为何在双侧输尿管畸形中如只有一根输尿管有反流，常发生在上边的一根（因上边一根较接近尿生殖窦）。这种反流及其引起的尿路感染在10岁以后常有所减少，这是由于在青春期这些结构可以发生改变，反流的程度减轻，尿路感染比较容易被控制。

（2）输尿管异常

1）完全的重复输尿管：在重复输尿管畸形中两根输尿管经过一个共同的鞘通过膀胱壁，肾上极的输尿管常开口在膀胱底部的下方，而下极的开口则在其上。引流肾上极的输尿管壁间段长度正常，而引流肾下极的输尿管壁间段较正常为短，因此这根输尿管常发生反流。随着病情的进展，输尿管的壁间段逐渐扩张，导致输尿管的通道扩大，其后壁的逼尿肌承担的压力也因扩张而被减弱，引起另一根输尿管的反流。在双输尿管中表现有反流的一根输尿管在解剖上常呈现节段性的平滑肌缺陷，说明这根输尿管的反流与平滑肌的薄弱有关。

2）异位的输尿管口：当输尿管开口于三角区下部的膀胱颈或后尿道时，常发生反流。这种反流不仅是由于输尿管壁间段的长度不足，还有壁间段输尿管缺乏平滑肌的因素。

3）输尿管囊肿：引起的反流有两种情况：其一是单根输尿管囊肿，很少发生反流而表现为上尿路梗阻。随着囊肿的增大，导致输尿管在膀胱壁的通道扩大，使输尿管壁间段在膀胱内的长度缩短。因此，在囊肿切除后，由于输尿管开口闭合力差，即可导致反流。第二种情况是发生在双输尿管的患者，其中一根输尿管有囊肿，且通常发生在引流肾上极开口于膀胱低位的那根输尿管。一方面由于引流肾下极开口于膀胱高位的输尿管壁间段较短，加上囊肿近端的输尿管积水引起通道的扩大，就进一步缩短了它的壁间段长度，有利于反流的发生。当囊肿切除后，甚至可使两根输尿管都发生反流。

2. 膀胱小梁增加　严重的膀胱小梁增加偶可伴反流，病因包括痉挛性神经源性膀胱和严重的膀胱出口处梗阻。膀胱出口的梗阻可为前列腺肥大、尿道狭窄、后尿道瓣膜等。这些梗阻性病变常伴有三角区肌肉的肥厚，从而增强了三角区肌肉对输尿管的牵拉力量，因此防止了连接处闭锁不全的发生。但在少数病例，这两种病因所造成的长期梗阻使三角区肌肉薄弱，憩室的形成与小梁的增生而纤维化以致丧失了弹性，降低了对输尿管壁间段的支撑力并缩短了输尿管通道，因此反流就容易发生。另外，膀胱黏膜可以在输尿管上方从其通道内向膀胱外突出形成憩室，这样使通道扩大，并缩短了输尿管的壁间段，因而诱发了反流。

3. 膀胱炎症　输尿管膀胱连接处的闭锁不全可有不同的程度。程度很轻者当尿液无菌时不发生反流，但在膀胱有炎症时闭锁功能可受到损害，并因排尿压力的增高而导致反流及继发性肾盂肾炎。在尿路感染控制之后，膀胱造影则显示无反流。一般认为完全正常的连接处即使在膀胱发生炎症时也不会引起闭锁不全。妊娠期肾盂肾炎常伴有膀胱输尿管反流。这些妇女中很多在儿童时期有尿路感染病史，提示连接处的功能先天性闭锁不全，但程度较轻。经过青春期的发育，功能已能代偿，但在妊娠期可能由于内分泌的作用促使三角区更加松弛，因而再次出现反流。一般在分娩后，反流即告消失。

4. 医源性原因　某些手术能造成暂时性或永久性输尿管反流。

（1）前列腺摘除术：前列腺摘除术不论采用何种方法，均将三角区的浅肌层切断，致输尿管口向上收缩，使壁间段输尿管松弛，发生暂时性的反流。一般在2~3周后三角区重新被固定，反流随之消失。在前列腺肥大、长期梗阻的患者，由于三角区已呈肥厚，术后可代偿三角区浅肌层切断的后果而不发生反流。

（2）膀胱颈部后唇的楔形切除术：由于在膀胱颈部的三角区肌肉被切断诱发反流，如在经耻骨上或耻骨后前列腺摘除中，同时行膀胱颈部后唇的楔形切除，当因梗阻造成的三角区肥厚尚不足以代偿三角区浅肌层被切断时随后会发生反流，有时可在拔除导尿管后发生急性肾盂肾炎。

（3）输尿管口切开术：如果在膀胱内输尿管的顶部行顺纵轴方向的切开则不一定产生反流，因为三角区肌肉并未被切断。但如在膀胱肿瘤手术时输尿管口被广泛切开，则常会引起反流。

（4）输尿管囊肿的切除：一般仅在输尿管囊肿较大，压迫输尿管壁间段的通道时才发生反流。

5. 膀胱挛缩　结核性膀胱炎、放射性膀胱炎、间质性膀胱炎等均可使膀胱挛缩，这些容量极度缩小的膀胱均能引起输尿管反流。

【反流的发病率】

输尿管膀胱连接处的闭锁不全是一种反常的情况。反流有时在常规的膀胱尿道造影中被遗漏，往往在一种检查中未显示而在另一种检查中却表现出来。膀胱输尿管反流的发病率在有尿路感染的儿童中占50%，但在有菌尿症的成人中仅占8%。反流在有尿路感染的儿童中的发病率随着年龄的增长而逐步降低，在12岁以下的患者中占50%，12～20岁占20%，20岁以上仅占8%。在女孩以肾盂肾炎为多见，而在成年女性常仅表现为膀胱炎。

连接处闭锁不全的程度较轻者仅在膀胱炎急性发作时出现反流。膀胱造影都在感染控制后进行，因此这类患者的反流发病率就显得极低。在静脉尿路造影中有明显的慢性肾盂肾炎的典型表现者则有85%患者被证实有反流。在完全的双输尿管患者中，56%显示有反流。

【反流的临床表现】

膀胱输尿管反流的较常见临床表现是反复发作的急性肾盂肾炎，大多见于女性，特别是幼年女孩。

1. 与反流有关的症状

（1）肾盂肾炎：在成人常表现为寒战、高热、肾区疼痛、恶心和呕吐，有时伴有膀胱炎的症状。在儿童可仅有发热、腹部隐痛，有时有腹泻等不典型的症状。这些症状常反复发作，不易彻底控制。有些患者虽有肾盂肾炎，但没有明显症状。尿液检查发现脓细胞增多，尿培养有细菌生长。

（2）膀胱炎：有些患者主要表现为反复发作膀胱炎症状，这些患者一般都有慢性肾盂肾炎，尿中细菌对抗菌药大多耐药。

（3）排尿时肾区胀痛：少数有反流患者可有此症状。

（4）高血压：由反流引起的萎缩性肾盂肾炎患者中，有较高的高血压发病率。

（5）尿毒症：双侧反流因可造成肾盂积水或肾盂肾炎或两者兼有常使肾实质损害，逐渐加重，在终末期时出现尿毒症表现。如能在较早时期（儿童时期）作出诊断并及时处理常能防止肾盂肾炎的继续发展。

2. 与原发疾病有关的症状

（1）尿路梗阻：在幼女中多继发于尿道周围横纹肌的痉挛，常表现为排尿起始时踌躇及尿流缓慢或分次间断排尿。在男性婴幼儿的下尿路梗阻多为后尿道瓣膜，而在50岁以上的老年人多为前列腺肥大所引起。

（2）脊髓病变：神经源性膀胱患者常有截瘫、四肢麻痹、多发性硬化症和脊膜膨出症等严重神经病变。排尿症状可有尿频、尿急、排尿困难、尿潴留和尿失禁等。

【反流的诊断】

膀胱输尿管反流的诊断与鉴别诊断，除病史和体检外，尚需行一系列检查。

1. 病史

（1）女性特别是幼儿，有反复尿路感染病史者。

（2）有排尿困难、尿流缓慢等下尿路梗阻症状伴有肾盂肾炎病史者。

（3）慢性肾衰竭及肾性高血压的患者，特别是有慢性尿路感染史者。

2. 体格检查

（1）肾区压痛：常在急性肾盂肾炎发作时出现，但没有这种体征也不能除外慢性肾感染。

（2）膀胱膨胀：下尿路梗阻患者通过耻骨上区叩诊有时可发现膨胀的膀胱。

（3）神经系列检查：常可发现有阳性神经系体征。

3. 实验室检查

（1）尿液检查：女性大多有细菌尿与脓尿，男性尿液检查正常者稍多见。

（2）肾功能试验：酚磺酞试验结果较为灵敏，即使肾功能在正常范围，其分泌曲线亦较平坦，缺乏高峰，因开始半小时分泌的酚磺酞一部分可反流入肾盂。有严重双侧反流者总的酚磺酞分泌可显著下降。在有显著反流及肾盂积水的患者血清肌酐仍可保持正常，只有当肾功能有较严重损害时才升高。因此在反流患者酚磺酞试验是一种较好的筛选试验。

4. 残余尿测定　如排尿后立即插导尿管发现仍有尿液，则可能不是残余尿而是反流的尿液重新回入膀胱。因此必须行进一步检查，明确病情。

5. X线检查

（1）尿路X线片：如显示脊椎裂、脊膜膨出或骶骨不发育，提示有神经源性膀胱并发反流的可能。静脉尿路造影：即使有反流存在，静脉尿路造影仍可显示正常；但如出现下列一些线索，需进一步追查反流是否存在：①输尿管下段持续呈扩张状态；②输尿管的全长被显示；③输尿管出现节段性扩张；④肾盂输尿管积水伴输尿管下端狭窄；⑤显示已痊愈的肾盂肾炎的改变：肾盏杵状膨大、漏斗部狭窄或皮质变薄。在双输尿管畸形病例中，当肾下极或上极显示肾盂积水或肾盂肾炎引起的瘢痕时，提示引流该极的输尿管有反流的可能。

（2）膀胱造影：包括单纯性或延迟性膀胱造影，排尿期膀胱尿道造影或电视录像等。排尿期录像还可显示有无膀胱颈部梗阻或后尿道瓣膜等病变。

6. 放射性核素 检查用^{99m}Tc 加入无菌盐水后注入膀胱，用γ相机摄影可显示有无反流。

7. 膀胱镜检查 用每100ml内含5ml靛胭脂的无菌水充盈膀胱(一般200～300ml)。令患者自行排尿。插入膀胱镜，用无菌水充分灌洗膀胱后，观察输尿管口有无蓝色液体流出。如反流只在排尿时发生，则其闭锁不全的程度比反流发生于较低的膀胱内压者为轻。输尿管口如呈马蹄形或高尔夫球穴形，一般表示其功能有闭锁不全。闭锁不全的程度愈重则管口向上向外侧移位愈显著。

8. 尿道口径测定 在有下尿路梗阻的女性患者应用尿道探子探查有无狭窄。在幼女远端尿道狭窄是引起尿路感染及反流的常见病因。将尿道的环状狭窄消除后可降低排尿期膀胱内压而使反流缓解。在成年女性这种情况较少见。

9. 输尿管反流的分级(图90-2)

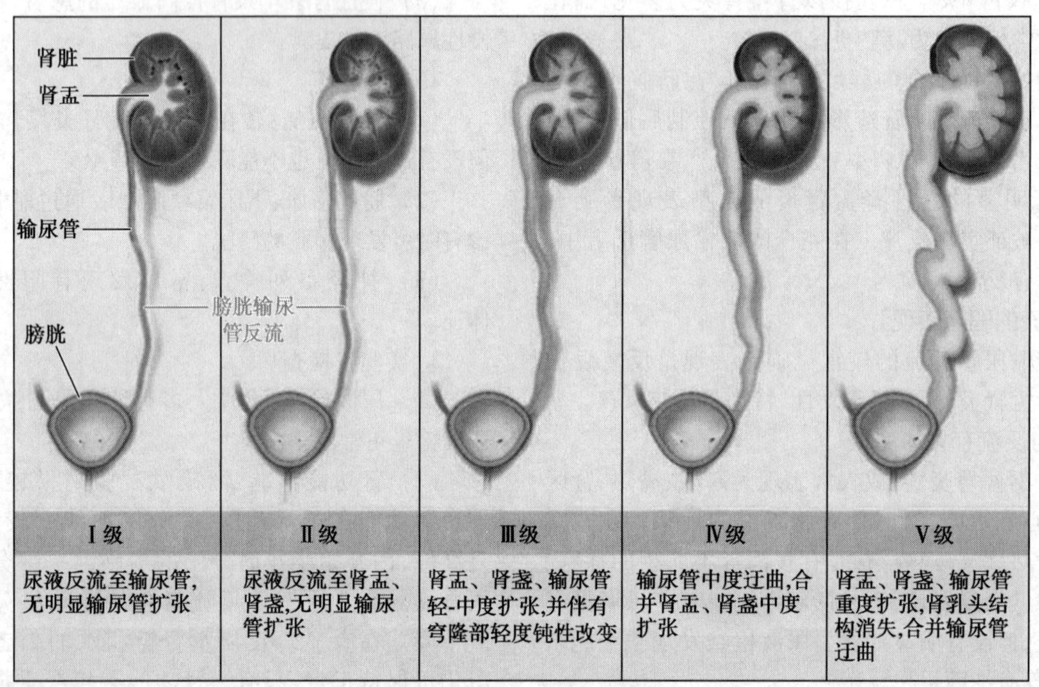
肾脏
肾盂
输尿管
膀胱
膀胱输尿管反流
Ⅰ级
尿液反流至输尿管，无明显输尿管扩张
Ⅱ级
尿液反流至肾盂、肾盏，无明显输尿管扩张
Ⅲ级
肾盂、肾盏、输尿管轻-中度扩张，并伴有穹隆部轻度钝性改变
Ⅳ级
输尿管中度迂曲，合并肾盂、肾盏中度扩张
Ⅴ级
肾盂、肾盏、输尿管重度扩张，肾乳头结构消失，合并输尿管迂曲

图90-2 输尿管反流的分级

Ⅰ级：尿液反流入无扩张的输尿管。

Ⅱ级：尿液反流入肾盂和肾盏，但无扩张。

Ⅲ级：输尿管、肾盂和肾盏轻、中度扩张，穹隆部稍变钝。

Ⅳ级：中度输尿管扭曲伴肾盂、肾盏明显扩张。

Ⅴ级：输尿管、肾盂、肾盏的巨大扩张，肾乳头消失，输尿管迂曲。

6

【膀胱输尿管反流的治疗】

对膀胱输尿管反流的治疗目前还没有统一的方案。依据一般的经验，在患原发性反流的儿童有一半以上可用非手术治疗得以控制。而成人中的反流却多数需行膀胱输尿管成形术。治疗的目的是保持尿液无菌，解除或防止肾盂输尿管积水以及肾功能减退等并发症的继续发展。

1. 保守治疗

(1) 指征：①患原发性反流的儿童(膀胱三角肌肉薄弱)静脉尿路造影检查显示上尿路正常；②膀胱镜检查输尿管形态正常；③膀胱造影显示仅有短暂的或"高压性反流"；④成年女性偶尔在性交后发生急性肾盂肾炎，抗生素治疗后很快被控制，当尿液转为无菌后膀胱造影未见明显的反流。这类患者只要采取措施保持膀胱无感染即可。

(2) 方法

1) 扩张或切开女孩中远端尿道狭窄环，在儿童可扩张至F30～F34，在成年女性可扩张到F40～F50。在男孩切除后尿道瓣膜就可降低膀胱内压力，消除膀胱残余尿后，反流大多随之消失。

2) 三次排尿法：由于反流的存在，膀胱不能1次排空，在排尿时有部分尿液反流到上尿路后又流入膀胱。因此嘱患者每隔2～3分钟排尿1次连续3次，常可将膀胱尿液完全排空。膀胱的防御能力也得以保持，这种3次排尿法每天应进行1次。

3) 按时排尿法：有反流的儿童的膀胱壁常很薄且当膀胱充盈时缺乏尿意。这样可引起膀胱过度膨胀使逼尿肌逐渐丧失张力，残余尿逐渐增多。对这些儿童应嘱他们按时排尿，不论有无尿意，每3～4小时一次。

4）间歇性自行导尿（非无菌性）：用于上尿路严重积水的患者。可先长期（几个月以上）保留导尿，待肾积水减轻和肾功能改善后，再采用间歇性自行导尿术。多数患者可避免尿流改道的手术。方法是用F14的导尿管，在膀胱较充盈时进行自行导尿，导毕可用自来水清洗后放入清洁塑料袋以备下次再用。

5）抗菌药物的应用：有尿路感染的患者在下尿路梗阻已被解除后，应继续使用较长时间的抗菌药物。按尿培养与药物敏感试验选用抗菌药物，最好选2～3种药物联合应用以减少耐药性。用药剂量必须充足。开始用药2周后再减至1/4～1/2的剂量，维持1～3个月。

（3）保守治疗效果的观察

1）在1年内至少每月做1次尿液常规检查与细菌培养。能持续保持无菌者的疗效满意。

2）保守治疗后6个月、1年及2年分别行膀胱尿道造影和静脉尿路造影，观察有无反流、肾功能及上尿路积水情况。在儿童中大约一半患者应用保守疗法可获得满意结果。

2. 外科治疗　对膀胱输尿管反流患者，做出手术决定前必须考虑下列因素：①年龄：年幼儿童三角区发育不全所引起的反流，有些会随着年龄的增长逐渐消失，因此对这些患者如反流程度不重，倾向于采取保守治疗；②反流的程度；③输尿管和肾扩张积水的程度；④肾功能损害的程度；⑤保守治疗的效果；⑥患者的情况是否允许进行较长期的随访。

（1）外科手术指征

1）不能自行消失的先天性异常：①异位输尿管；②重复输尿管；③输尿管囊肿切除后的严重反流；④高尔夫球穴状的输尿管口。

2）尿路感染应用保守治疗效果不佳。

3）定期静脉尿路造影显示肾脏损害有所增加。

4）在较低的膀胱内压下产生的严重反流。

5）保守治疗1年仍然有明显的反流存在。

（2）尿流改道术

1）指征：①在肾功能有显著损害和输尿管有严重扩张的病例，需先行尿流改道以改善肾功能和恢复输尿管张力，以后再行进一步的手术治疗；②对肾功能严重受损及输尿管极度扩张的病例需行永久性尿流改道。

2）方法：①暂时性的尿流改道术：如输尿管至膀胱的通道无器质性梗阻则行膀胱造瘘，女性可保留导尿管引流；如输尿管有扭曲等梗阻则行肾造瘘或肾盂造瘘术；②永久性的尿流改道术：对肾功能已严重受损及已失去张力的极度扩张输尿管则可行输尿管回肠皮肤造瘘术（Bricker 手术）或输尿管皮肤造瘘术。

（3）输尿管膀胱成形术：①切除输尿管末端上2～3cm，因这一段的肌肉大多发育不全；②游离足够长度的输尿管以便将其下端2.5cm长的一段构成膀胱内输尿管；③将膀胱内输尿管置于黏膜下；④缝合输尿管下端（新的输尿管开口）于三角区肌肉的切缘。

输尿管膀胱成形术的方法种类很多，但可归纳为两大类：一类是保留原有的输尿管通道，另一类则不保留。现将几种较常用的手术方法的指征、操作方法与优缺点作一概要介绍。

1）保留原输尿管通道的成形手术：做这类手术的前提是必须有一个正常的输尿管通道。

A. Gregoir 手术：其原理为将输尿管终末段在“膀胱外包埋”，重建输尿管膀胱壁间段的后壁，加强对输尿管的支持。

方法：经腹膜外游离膀胱后外侧，暴露输尿管进膀胱入口处，在其连接处上方纵行切开全层肌肉而仍保持黏膜完整，输尿管被“包埋”于黏膜下，在其上将肌肉缝合（图90-3）。这种手术的优点为不切开膀胱，不干扰原来的膀胱输尿管连接处，方法简便易行。

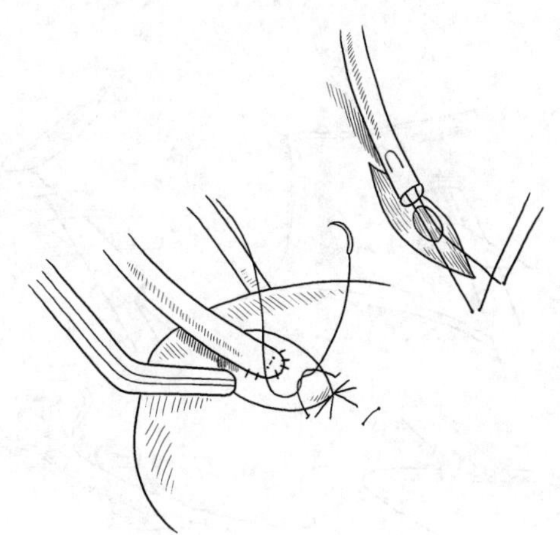

图 90-3　Gregoir 手术

B. 黏膜成形术：Bischoff 根据 Denis-Browne 修补尿道下裂的原理，延长黏膜下输尿管长度，以加强其抗反流功能。

方法：切开膀胱，自输尿管口插入输尿管导管，在输尿管周围作黏膜切口，然后将两侧黏膜缝合以延长黏膜下输尿管长度，2～3天后去除输尿管导管。

①膀胱黏膜外切口（后壁）；②输尿管终末段的游离与膀胱黏膜的分离；③膀胱肌肉在输尿管后的缝合。

此法的优点为：①可在双侧反流病例一期完成手术，并可同时进行解除膀胱颈部梗阻的手术，如Y-V成形术或膀胱颈部后唇切除；②也可应用于输尿管成形术后继发性反流。其缺点为：①膀胱黏膜必须正

6

常，两侧黏膜瓣缝合时必须无张力，否则易裂开；②双侧手术时在输尿管开口之间必须有一定距离，这种手术不适于婴儿。

2）不保留原来输尿管通道的成形手术：一种是将输尿管连同它在壁间段的通道一并向下移动，延长其壁间段的长度。另一种是切除输尿管末端并再植到膀胱的另一部位。

A. HutchⅡ式手术：切开膀胱，在输尿管口周围作一黏膜切口，经此切口游离壁间段输尿管。将输尿管口以下之黏膜切除，然后将输尿管向下拉至中线处，输尿管口与切口下端缝合。这种手术对于小儿较困难，因为三角区本身较薄弱，且两侧输尿管之间较近，不宜行双侧手术。

B. Lead Better-Politano 手术（图 90-4）：经膀胱原来的壁间段输尿管及输尿管下段切除壁间段输尿管。在原输尿管口上方约 2.5cm 处切开膀胱壁引入输尿管。在引入处与原输尿管口之间作一黏膜下隧道，在黏膜下将输尿管引入至原来开口处，并缝合固定于膀胱黏膜上，缝合原来膀胱壁上输尿管通道的肌层，最后缝合上方输尿管引入处切开之黏膜。

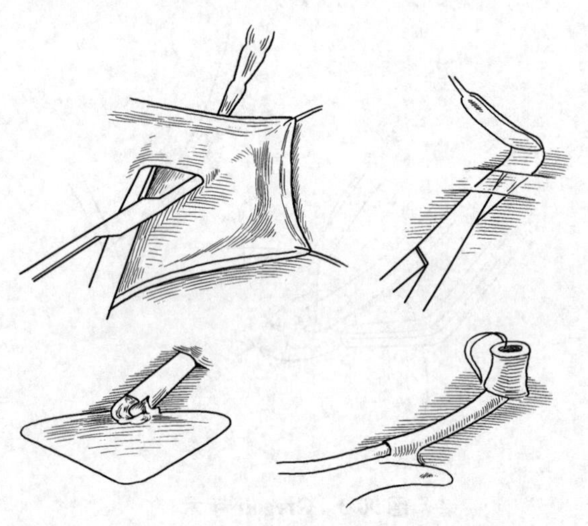

图 90-4　Lead Better-Politano 式手术

这是一个较常用的输尿管再植方法，除被用于抗反流外，尚可在输尿管下端狭窄或其他病变需切除输尿管末端时应用。此法可使新的壁间段输尿管得到坚实的逼尿肌的衬托。在输尿管经过膀胱壁的途径中不作任何缝合，所以也不会影响输尿管的蠕动。双侧输尿管能同期作再植。

C. Paquin 手术：与上法类似，但并不将壁间段输尿管切除，只在其上方另作一黏膜下隧道将输尿管再植。输尿管下端与膀胱黏膜不作直接吻合，将输尿管末端翻卷成乳头状植于膀胱黏膜上。

D. Mathisen 手术：在输尿管进入膀胱后壁处切断并游离一定长度，在膀胱后壁斜行切开一肌肉瓣，其基底位于后上方。反卷缝合肌肉瓣时将输尿管置于其中，并将输尿管开口与肌肉瓣构成之管道末端吻合。最后缝合膀胱切口。

3）其他手术：在重复输尿管畸形，如肾的一极因反流使其功能接近完全丧失，可将此极连同其输尿管一并切除。如整个肾都已受到严重损害，功能极差，而对侧肾正常者，应行全肾及其输尿管切除。

输尿管膀胱成形术的并发症：①近期并发症：在术后 1 周内由于吻合口的暂时性梗阻（如水肿）或是由于支架管而导致急性肾盂肾炎。加强抗菌药物的应用大多可使感染获得控制。此外，在对扩张的输尿管进行广泛的修整手术时，有时可因末端输尿管血供的损害而导致其坏死脱落。②后期并发症：反流可仍存在或由“低压”反流变为“高压”反流。在这种情况下，再次手术的指征与第一次手术相同。少数病例可发生吻合口梗阻，必要时需作修整，严重者应先行肾造瘘术。

输尿管膀胱成形术大多效果良好，手术后反流消失，尿路感染被控制，反流消失者约占 90%，发生输尿管膀胱处狭窄者 3% 左右。大多数患者术前的上尿路扩张在术后可逐渐有所减轻。在术后停止抗生素后，约有 75% 的病例在 3～6 个月尿液保持无菌。在输尿管有严重扩张病例，手术效果较差。

尽管存在多种手术方式，目前对于输尿管反流是否真正需要手术治疗仍存在争议。虽然手术可以从解剖学上更正反流的病因，但目前尚无循证医学证据支持手术或预防性抗生素相较单独观察病情可降低患者远期尿路感染或肾损害的几率。如何选择性地推荐高危反流患者适当的治疗方法是一个亟待解决的问题。从经验角度，高级别反流（Ⅲ～Ⅴ级）的患者如果存在抗生素治疗无效、无法持续接受抗生素治疗或出现进行性肾脏瘢痕化的情况，则考虑手术干预。同时，女性患者若临近青春期而反流症状无改善的亦可考虑手术治疗。开放输尿管再植手术总体上成功率达到 98%，因此目前是治疗输尿管反流的标准术式。

（4）内镜手术：最近出现的内镜手术虽然成功率稍低（70%～80%），却因创伤及并发症较少，在选择性的患者中取得了良好的效果，其基本原理是向输尿管黏膜下注射药物造成输尿管口物理性梗阻。内镜治疗的常见禁忌证是重度反流（Ⅳ～Ⅴ级）及膀胱输尿管连接处解剖变异，其他禁忌证包括：①反流造成无功能肾；②输尿管开口旁膀胱憩室；③重复输尿管；④排尿功能障碍；⑤尚未控制的尿路感染。目前的内镜手术包括（图 90-5）：

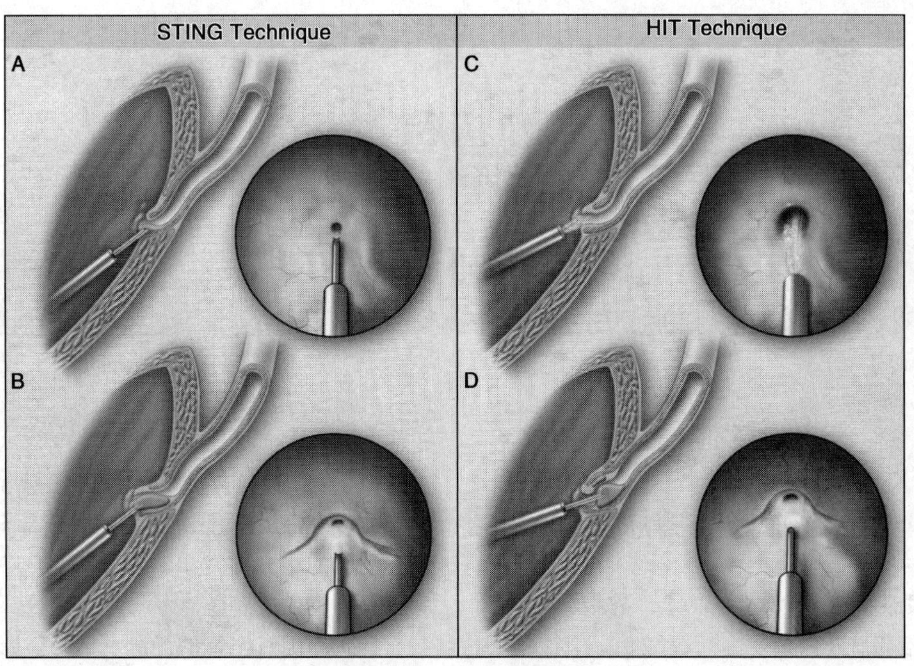

图 90-5　输尿管反流的内镜下治疗

1）STING 手术：全称 subureteral Teflon injection，最早即膀胱镜下直接向反流输尿管开口黏膜下注射特富龙，后因特富龙安全性原因目前已改用聚糖苷透明质酸酸，但为方便仍沿用该名称。聚糖苷透明质酸酸是目前美国 FDA 唯一批准用于治疗Ⅱ~Ⅳ级输尿管反流的注射类药物，而 FDA 尚未批准其用于Ⅴ级反流。该手术操作较简单，直视下在输尿管 6 点方向将聚糖苷透明质酸酸注射至黏膜下层形成一黏膜丘即可。

2）HIT 手术：全称 hydrodistention implantation technique，即水扩张下注射治疗，其与 STING 术不同的是，需膀胱镜对准输尿管口持续冲水使其打开，注射针进入管腔并将聚糖苷透明质酸酸注射于壁间段输尿管黏膜下层

3）Double-HIT 手术：与 HIT 术类似，采用距离输尿管口一近一远二点注射。

输尿管反流的内镜治疗均需全身麻醉，术后辅以预防性抗生素，每 3 个月复查一次直至反流消失。若首次治疗失败，亦可行二次注射，然其成功率下降至 50%~69%。目前尚无对内镜治疗长期随访的结果，但总体上认为 Double-HIT 术式的效果较好，维持时间更长。

（温　晖）

6

第九十一章

下尿路功能障碍

第一节　下尿路解剖与排尿生理

（一）下尿路解剖

下尿路包括膀胱及尿道。

膀胱是肌性非实质性脏器，主要功能是贮存尿液。成人正常膀胱容量一般为400～500ml。

膀胱的局部解剖：成人膀胱空虚时，它是作为盆腔脏器位于耻骨联合后方；婴幼儿的膀胱位置较高。当成人膀胱充盈时，它会高于耻骨联合，并在体外可以扪及。急慢性尿潴留导致膀胱过度充盈的时候，可以在下腹部扪及明显突出的囊性包块。

从膀胱顶部到脐有一条纤维条索样组织，正常情况下是脐正中韧带，成年后成为闭锁的脐尿管。两侧的输尿管在膀胱下后方，相距约5cm处，斜行进入膀胱。输尿管开口位于膀胱内底部新月形输尿管间嵴的两端，相距约2.5cm。而输尿管间嵴和膀胱颈间的部分称为膀胱三角区。膀胱颈，即之前所谓的"内括约肌"的位置，实际上并没有真正意义上的环形括约肌成分，它是由相交错的膀胱逼尿肌在此处局部增厚形成的，并向下延伸为尿道的平滑肌。

膀胱毗邻：男性膀胱的后方有精囊、输精管、输尿管和直肠。女性膀胱和直肠之间是子宫和阴道。膀胱的后方和顶部覆盖有腹膜，所以这个区域与小肠和乙状结肠非常近。膀胱的前方，在空虚的时候是耻骨联合，在充盈的时候是下腹壁。

组织学：膀胱壁由四层组织构成，分别是黏膜层、黏膜下层、肌层和浆膜层。从内而外，黏膜层由移行上皮细胞构成；黏膜下层是分化完全的连接组织和弹性组织构成；肌层是由纵横交错（呈纵行、环行、螺旋行等随机方向）的平滑肌构成，我们把这层平滑肌组织称为膀胱逼尿肌。在膀胱出口的地方，逼尿肌逐渐形成三个相对独立的层次：内侧为纵行肌，中间为环行肌，外侧为纵行肌。

血供：膀胱由膀胱上、中、下动脉供给，而膀胱的动脉主要由髂内动脉的前支发出，部分由闭孔动脉、臀下动脉的小分支发出。在女性，子宫动脉和阴道动脉也有侧支供应膀胱。

膀胱周围有丰富的静脉丛，最终注入髂内静脉。

神经支配：膀胱接受交感神经和副交感神经双重支配。膀胱的感觉传入神经起源于逼尿肌束之间的上皮下神经末梢。

淋巴系统：膀胱的淋巴管回流入膀胱、髂外、髂内和髂总淋巴结。

尿道起始于膀胱出口，一直延伸到尿道外口。

男性尿道既是尿液由膀胱排出体外的通道，又是射精的通道。全长16～22cm，管径平均为5～6mm，尿道全长可分为五段，分别为：前列腺部、膜部、球部、阴茎部和阴茎头部，球部尿道和阴茎部尿道统称海绵体尿道。

尿道起自膀胱内的尿道内口，垂直穿过前列腺下行，自前列腺尖部延伸为膜部尿道，膜部尿道位于耻骨联合下方，向前到达会阴部，然后移行为球部尿道，球部尿道被球海绵体包绕，向上向前行走，直到阴茎阴囊交界处（正对阴茎悬韧带的位置）转向下方移行为阴茎部尿道，再向前经过阴茎头部终止于尿道外口。因此全程尿道呈S形，在自然状态下有两个弯曲：一个位于耻骨联合的下方，称为耻骨下弯，此弯曲凹向上，恒定无变化；另一个位于耻骨联合的前下方，称为耻骨前弯，凹向下，如将阴茎拉向腹前壁，此弯曲可消失。另外尿道全长有三处生理性狭窄和扩大。狭窄处分别位于尿道内口、膜部和尿道外口，其中以尿道外口最为狭窄；三处扩大分别为前列腺部、球部和舟状窝处，其中又以前列腺部最为宽阔。

近端尿道黏膜是由移行上皮细胞构成，而横贯阴茎的尿道黏膜由鳞状上皮细胞构成。尿道的黏膜下层里有许多尿道腺，开口于尿道腔。尿道的动脉主要来源于阴部内动脉。近端尿道的淋巴管回流入髂内和髂总淋巴结。

女性尿道起自膀胱颈至尿道外口,长约4cm,直径约8mm,稍有弯曲,位于耻骨联合后方,阴道前方。远端尿道黏膜是由鳞状上皮细胞组成,其余的尿道上皮则是假复层或移行上皮细胞组成。黏膜下层中也有许多尿道周围腺体,以远端尿道为主,最大的一个要数Skene腺,它的开口位于尿道外口平面。在女性黏膜下层中还有一种比较特殊的结构——海绵状静脉间隙,这种结构直接参与女性的控尿机制。女性尿道肌层可分为三层,内层是来源于膀胱逼尿肌内层的纵行平滑肌;中间是比较厚实的环行平滑肌,是膀胱逼尿肌外层平滑肌的延续,构成了非自主性尿道括约肌;最外层是由环行的骨骼肌构成自主性尿道括约肌,但是仅覆盖尿道中1/3。所以,非自主性尿道括约肌和自主性尿道括约肌共同构成女性尿道中段的外括约肌,参与女性控尿。女性尿道的动脉主要来源于膀胱下动脉、阴道动脉和阴部内动脉。静脉回流到阴部内静脉。外层尿道的淋巴管回流进入腹股沟及腹股沟下淋巴结,内层尿道的淋巴管回流进入髂内淋巴结。

(二)排尿生理

1. 膀胱充盈期 膀胱的反应在成年人,生理节律下尿液充盈过程中膀胱内压的改变是不易被察觉的。在膀胱充盈的最初阶段,膀胱壁从塌陷状态逐步展开,这种高度的顺应性主要取决于膀胱良好的弹性和黏弹性能。膀胱壁的弹性可以保证膀胱扩张到一定程度而不引起膀胱内压力的增高,在膀胱充盈缓慢或停止时,膀胱黏弹性导致膀胱壁肌伸长而延缓压力升高。膀胱黏弹性被认为主要与膀胱壁含有细胞外基质有关,其最主要的成分为弹性纤维和胶原,它们主要存在于浆膜、膀胱肌束间以及肌肉平滑肌细胞之间。当膀胱充盈时,膀胱平滑肌细胞有持续的收缩活动以调节它们的长度,然而这种肌肉的收缩是不同步的,如果肌肉是同步收缩的话,那么就会引起膀胱内压力的上升,妨碍膀胱的充盈,从而导致尿液溢出。充盈期时膀胱上皮亦随膀胱一并扩张,但并不影响其屏障功能。膀胱的储尿过程可能是非神经调节的过程。泌尿上皮释放的一氧化氮可能对刺激的传导有一定的抑制作用。间质的黏弹特性和在尿流动力学上定义的逼尿肌的松弛是膀胱在储尿期发生被动扩张和保持膀胱正常顺应性的基础。

当膀胱胶原蛋白的含量增加时,膀胱的顺应性会相应降低,这种情况经常发生于膀胱慢性感染、膀胱出口梗阻、神经传导障碍和各种损伤。膀胱间质中的其他成分一旦被胶原蛋白所替代,膀胱的顺应性会下降,这时膀胱对药物、水扩张及神经刺激基本没有反应。在这种情况下,多数通过膀胱扩大成形术可以达到令人满意的储尿功能。

储尿期主要由交感神经支配,而排尿期主要由副交感神经支配以及膀胱尿道分布的神经所控制。在交感和副交感系统中神经节前神经递质是乙酰胆碱,作用于烟碱样胆碱能受体,而神经节后副交感神经递质虽然也是乙酰胆碱,但却作用于毒蕈碱样胆碱能受体(M受体)。神经节后交感神经递质是儿茶酚胺和去甲肾上腺素,影响着肾上腺素能受体。

膀胱逼尿肌上主要分布乙酰胆碱受体(副交感神经)和β-肾上腺素受体(交感神经),在尿道平滑肌上分布α-肾上腺素受体(交感神经),排尿是受这些自律神经系统调节。更进一步在大脑半球的中央排尿中枢,参与有意识的排尿控制。在储尿时交感神经兴奋,抑制副交感神经从而抑制逼尿肌收缩,随着β-肾上腺素受体被刺激逼尿肌松弛,同时尿道平滑肌α-肾上腺素受体被刺激,提高尿道闭合压力。

2. 膀胱充盈期出口的反应 膀胱充盈过程中尿道压力逐渐升高是由于外括约肌的收缩引起的,同时可能存在内括约肌的作用。在储尿期,尿道压的升高与阴部神经传出冲动频率的增加以及肌电图描记的尿道周围括约肌电活动的增加密切相关。这构成了脊髓-躯体反射的传出部分,被称为“防卫反射”。在正常储尿期,这种脊髓-躯体反射导致括约肌的电活动增加。目前推测内括约肌可能通过肾上腺素来调节肌肉收缩的途径,从而对膀胱充盈过程中尿道压力的变化起一定的调节作用。

尿道的这种被动性特点值得重视,因为它在维持正常排尿功能上起十分重要的作用。尿道壁的张力由尿道外层产生,但尿道压不仅仅是内、外括约肌活动的产物,而且与导致尿道被动特性的弹性成分、胶原成分、脉管成分有关,因为压力必须作用于软的、有弹性的尿道内层组织才能起到闭合尿道的作用。这一系列组织主要位于尿道黏膜下层,该区域越柔软、越柔韧,控尿所需的压力就越小。最后,不论施加什么样的压力,尿道必须能被一防水结构闭合。这种黏膜密闭结构可以类似内层涂有精密油脂的薄壁胶管仅仅需要轻微的压力就能够闭合,如果情况相反,则所需的压力将很大,后者与临床上所见的尿道瘢痕和尿道黏膜萎缩所导致的尿道不能够有效的闭合甚为相似。

3. 正常的膀胱收缩与排空 尽管排尿过程的诱发需要众多因素,但在成人膀胱内压力的增加导致膀胱张力感觉的形成是诱导自主膀胱排空的最主要因素。尽管直接控制膀胱排空的副交感神经冲动是从骶神经的阴部神经发出的,但在完整的神经轴上,排尿反射真正的协同中枢位于脑干，正常排尿的完整的神经通路包括脊髓的上行及下行传导通路和从大脑其他部分发出的促进和抑制信号，特别是大脑皮质。自主排尿最终步骤包括控制尿道括约肌的躯体传出神经反射和膀胱储尿过程中激发的所有交感神经反射的抑制，控制膀胱逼尿肌高度协同收缩的骨盆副交感传出神经的激活。

排空时膀胱出口松弛，形态发生适当的改变成漏斗状。膀胱出口阻力下降，除了对所有维持储尿状态的神经反射进行有效抑制外，膀胱出口阻力的改变也牵涉平滑括约肌的松弛，该过程通过非肾上腺素非胆碱能神经机制发生，可能由一氧化氮介导。膀胱出口形态的改变部分是由膀胱基底和近段尿道平滑肌在解剖学上的相互关联而引起的。这些纵行连续的平滑肌可以在协同收缩排空膀胱时使近段尿道变短变宽。膀胱逼尿肌的收缩和尿液通过尿道时的刺激可激发其他神经反射，协同完成膀胱排空。这种重叠的躯体反射和自主反射的机制是非常复杂的，这些刺激和抑制冲动源于多个神经区城、协同完成成年人的自主排尿过程。

（郑捷　冯陈陈）

第二节　下尿路尿动力学检查

（一）尿流率

尿流率是指单位时间内经尿道排出的尿量，单位为毫升/秒（ml/s）。尿流率测定是尿动力学检查中最基本检查方法，简便且无损伤，可单独应用，亦可作为全套尿动力学检查的一个部分。常用作普查、疑有下尿路功能性疾病患者的初步检查手段以及下尿路手术前后评价的常规方法，适用于任何年龄和性别。需指出，尽管尿流率测定对许多患者而言是一种很好的检测手段，但由于尿流是排尿的动力与尿道阻力相互作用的结果，且影响因素较多，因此尿流率有其局限性，要更精确地了解膀胱和尿道的功能须进一步行压力-尿流测定。

1. 测定方法　患者大量饮水后等待膀胱充盈，至患者有强烈排尿意时即开动记录仪，让患者独自排尿至容器内以测定尿流率。在没有专门仪器的情况下，可简单地让患者用秒表记录排尿起始和终止时间，然后测量尿量并除以排尿时间即可得出平均尿流率。正常人最大尿流率粗糙计算为平均尿流率的一倍，但有尿道梗阻患者最大尿流率和平均尿流率几乎相等。

2. 尿流率的参数　尿流率测定的主要指标是尿液总量、最大尿流率、平均尿流率、2 秒钟尿流率和排尿时间。其中最大尿流率和排尿总量对下尿路梗阻的诊断最为重要。一般而言正常成人最大尿流率男性大于 20ml/s，女性大于 25ml/s；男性在 10～20ml/s，女性在 10～25ml/s 有梗阻可疑；如小于 10ml/s 则肯定存在下尿路梗阻。

3. 尿流率测定的影响因素　尿流率受多种因素的影响，①环境和心理：有部分患者在新的环境下（如有人或嘈杂时）或紧张时尿流率低下或不能排尿；②体位：站位或坐位时尿流率较卧位高；③排尿量：200～500ml 之间尿流率测定较稳定，小于 200ml 或大于 500ml 尿流率均下降；④年龄：不同年龄相应的尿流率正常值范围亦不尽相同，成年人随着年龄的增加尿流率下降，据统计 10 岁以后每隔 30 年尿流率可下降 10ml/s；⑤性别：一般女性尿流率较男性高；⑥其他：如逼尿肌功能、尿道情况、有无炎症等均对尿流率的测定产生影响。

4. 常见的尿流曲线

（1）正常尿流曲线：尿流曲线图形态随记录速度快慢而定，当记录速度为 0.25cm/s 时正常成人尿流曲线呈钟形，在 1/3 尿流时间（3～5 秒）或排尿量 30%～45% 内达到最大尿流率，最大尿流率在男性大于 20ml/s，而女性则大于 25ml/s，平均排尿时间为 10～15 秒。

（2）异常尿流曲线

1）梗阻曲线：表现为最大尿流率下降并提早出现，平均尿流率下降但高于最大尿流率的二分之一，该类患者尿流曲线的上升支上升很快，但下行支缓慢下降，患者的排尿时间延长，曲线近似平坦状。此类曲线见于前列腺增生、尿道外伤性狭窄等。

2）不规则曲线：产生不规则曲线的原因有三：①患者在排尿时用力通过收缩腹肌和膈肌以增加腹压协助排尿，多见于逼尿肌无力或下尿路梗阻，亦可由于患者习惯所致，需要进一步尿流-压力测定方能明确；②逼尿肌-括约肌功能协同失调；③少数正常人由于对环境不熟悉而情绪焦虑时其外括约肌自主收缩使尿流曲线不规则。

3）间断曲线：产生间断的原因有二：①逼尿肌收缩力较弱，患者依靠腹压排尿；②逼尿肌收缩不能持久，尿液需要分次排出。

4）其他类型的排尿曲线：在压力性尿失禁的患者或有些正常女性中，往往在排尿初期因膀胱颈部漏斗早期形成（颈部功能不全时）可出现一种排尿时间短而尿流率极大的曲线。有时可能见到一些难以解释的异常尿流曲线，应考虑到仪器因素造成的可能。

（二）膀胱测压

膀胱测压是一种测定膀胱内压和容量（尿量）之间关系的方法，可分储尿期膀胱测压和排尿期膀胱测压,其目的是为了了解储尿期和排尿期膀胱和尿道的功能。通常以耻骨联合上缘为压力参照平面,大气压为零点压力,应用液体或气体连续灌注下,来测定其在储尿期和排尿期膀胱内压力变化及感觉等。

灌注介质分液体(蒸馏水、患者的尿等)和气体(二氧化碳)两种,目前常用蒸馏水,如行影像尿动力学检查则可加造影剂,因为尽管气体灌注速度快而在短时间内可多次重复,但因其具有可压缩性,测量膀胱容量往往偏大,气体更易诱发假性膀胱无抑制收缩,曾有报道二氧化碳灌注可使逼尿肌收缩幅度下降。

1. 方法　膀胱测压可分充盈期测压和排尿期测压两个阶段。

(1) 充盈期膀胱测压(filling cystometry):检测前应向患者详细解释测压过程可能引起的不适情况及如何进行有效配合,以消除患者的紧张心理。令患者排尿后取仰卧(也可坐位或立位),经尿道或经耻骨上穿刺置入 5~10F 测压导管,排空膀胱并测残余尿量,经肛门置入直肠测压导管,将各导管妥善固定后连接传感器和灌注泵并仔细排出各管道内气泡。然后向膀胱内灌注液体,灌注速度可分慢、中、快三种:10ml/min、10~100ml/min、>100ml/min,越慢则越接近生理,但费时;快速灌注易诱发逼尿肌无抑制性收缩且测得的膀胱容量较实际小,通常采用中速灌注。在灌注过程中要求患者放松并报告出现的各种感觉如初始尿意、强烈尿意和急迫尿意等,同时每隔数分钟令患者咳嗽以观察有无膀胱逼尿肌无抑制收缩出现,直至达到患者最大膀胱容量为止。此时即可进入排尿期膀胱测压。

(2) 排尿期膀胱测压(voiding cystometry):当患者膀胱达到最大容量后,令患者改变体位,坐位(女)或站立(男),令患者排尿完成排尿期膀胱测压。

2. 结果分析

(1) 正常膀胱:正常人在膀胱充盈过程其膀胱内压上升极为缓慢,通常在 10cmH_2O 左右,最大不超过 15cmH_2O,膀胱顺应性大于 40ml/cmH_2O(膀胱顺应性为膀胱内压力增加 1cmH_2O 时所增加的膀胱容量)。当膀胱容量达 150~250ml 时,患者可出现初始尿意,膀胱的最大容量一般为:男性在 350~750ml 之间,女性略低,在 250~550ml 之间,但膀胱容量个体间差异较大。在测压过程中无逼尿肌不稳定(DI,以往定义为膀胱充盈期逼尿肌压力波动超过 15cmH_2O,ICS 标准为在压力增高及下降之间的阶段性收缩)。患者可随意起始和终止排尿。

(2) 膀胱感觉异常:膀胱感觉障碍往往是神经损害的早期表现,易被忽略。膀胱壁内感受器包括一般感觉受器如温度觉、痛觉和触觉感受器及本体感受器如膀胱壁张力感受器等两部分。充盈期正常膀胱感觉有三个标志点:膀胱充盈初始感觉、初始尿意、强烈尿意。感觉异常通常可分为两类:一类为膀胱感觉过度敏感;另一类为感觉敏感度减退以至消失。

所谓膀胱感觉过度敏感是指膀胱容量小于 100ml 时患者就出现初始尿意,并迅速增强至急迫尿意,而此时膀胱容量往往小于 250ml,此类患者膀胱顺应性多正常,多见于各种膀胱炎症及女性尿频尿急综合征患者。

膀胱感觉减退则表现为患者初始尿意及排尿意延迟,不出现急迫尿意,患者膀胱容量增大,但膀胱顺应性正常,多见于糖尿病性周围神经病变、骶部病变如脊髓裂及脊髓疾患、因慢性尿潴留膀胱过度扩张而致末梢神经损害的患者。膀胱感觉缺失见于脊髓急性病变时或感觉麻痹性神经源性膀胱患者,此时膀胱测压曲线平坦,容量明显增大,患者需定时排尿。

(3) 膀胱顺应性异常:膀胱顺应性异常包括高顺应性膀胱和低顺应性膀胱二类。

高顺应性膀胱系指容量大于 750ml 或 1000ml,但膀胱内压正常、逼尿肌稳定的膀胱。患者初始尿意延迟或尿意缺失,排尿期逼尿肌收缩力减弱或无力,多见于神经源性膀胱或出口梗阻引起的肌源性病变患者。应注意正常膀胱容量个体间差异较大,约 30% 正常人其膀胱容量可达 800ml,所以不能单纯根据大容量膀胱而诊断高顺应性膀胱。

低顺应性膀胱是指较小膀胱容量时患者即出现初始尿意,而且膀胱压力曲线随膀胱容量的增加而很快升高,膀胱内压常大于 15cmH_2O,患者常伴有逼尿肌无抑制性收缩,膀胱感觉正常或有感觉过敏。多见于神经源性膀胱患者,但也可能为局部因素所致。应注意在快速灌注时可以引起类似膀胱低顺应性假阳性表现。

(4) 逼尿肌功能异常:膀胱逼尿肌功能异常包括逼尿肌功能过度活跃、逼尿肌活动低下及逼尿肌无收缩。

逼尿肌功能过度活跃是指充盈期膀胱逼尿肌无抑制性收缩,可自发或由咳嗽、体位改变等因素诱发,分为逼尿肌不稳定(DI)和逼尿肌反射亢进(DHR)。前者是指在膀胱充盈期时,逼尿肌自发地产生收缩,但患者可能自行抑制或不能自行抑制,但有时也不为患者觉察,是非神经源性(即由局部因素)引起;后者专指由于神经系统功能紊乱所引起的逼尿肌过度活跃,亦即只有当有客观证据表明存在相关的神经功能紊乱时才能用逼尿肌反射亢进这一术语。

逼尿肌活动低下是指排尿期逼尿肌的收缩力低或持续时间短,从而使患者不能在正常时间内排空膀胱。

逼尿肌无收缩是指排尿期未见逼尿肌收缩，多见于神经源性膀胱患者。

(5) 逼尿肌-括约肌功能协同失调：有储尿期逼尿肌-括约肌功能协同失调和排尿期逼尿肌-括约肌功能协同失调两种类型。

储尿期逼尿肌-括约肌功能协同失调是指膀胱充盈的过程中在无逼尿肌收缩的情况下尿道括约肌无抑制性松弛而产生尿失禁。这种尿道无抑制性松弛也称为尿道不稳定。

排尿期逼尿肌-括约肌功能协同失调(DSD)是指排尿期逼尿肌收缩同时伴有尿道和(或)尿道周围横纹肌的非自主性收缩。而逼尿肌-膀胱颈协同失调是指逼尿肌收缩时伴有客观证据显示的膀胱颈开放失败。多见于神经系统损伤的患者，特别是高位脊髓损伤的患者。

(6) 尿道外括约肌痉挛：指排尿时尿道外括约肌不能松弛，而非自主收缩，除盆底水平的横纹肌括约肌外尿道均扩张，多见于脑脊膜膨出的患者。

(三) 尿道测压

尿道测压是在膀胱静止时连续测定尿道(女性：膀胱颈部至尿道口，男性：膀胱颈部至膜部尿道)内压力变化以了解尿道功能的一种方法。尿道压力由尿道外括约肌、平滑肌、弹性纤维产生，腹压对尿道压也产生一定影响。

1. 测定方法　尿道测压的方法较多，目前多采用灌注法。具体是采用特制的尿道测压管经尿道插入膀胱。导管的一端连接Y形管并分别接换能器和灌注液，以恒定缓慢的速度(2～10ml/min)自导管注入液体，同时由自动拖拉器以恒定缓慢(小于7mm/s)的速度将导管自尿道拉出，当液体自导管壁的侧孔不断进入尿道时，尿道对液体的压力随即被记录下来而得到尿道内压的曲线。

2. 相关数据　尿道测压有以下主要数据：①最大尿道内压：即在测定中最大的尿道压力；②最大尿道关闭压：即尿道最大压力和膀胱压力之差值；③尿道功能性长度：即所测定压力大于膀胱内压的部分尿道长度。

6

欧美人正常功能性尿道长度：女性3～5cm，平均3.5cm；男性3～7cm，平均6cm。正常最大尿道闭合压力：女性4.93～9.27kPa(50～94cmH_2O)，平均7.59kPa(77cmH_2O)；男性8.68～9.86kPa(88～100cmH_2O)，平均9.27kPa(94cmH_2O)。中国人的正常闭合尿道压力图的各项参数与欧美人略有差异，功能性尿道长度较欧美人为短，最大尿道闭合压力较高。上海华山医院检查88例正常人的结果见表91-1。

表91-1　中国正常女性和男性的功能性尿道长度和最大尿道闭合压力

	功能尿道长度(cm)	最大尿道闭合压(kPa)
女性	2.9±0.72	8.84±2.22(89.6cmH_2O±22.5cmH_2O)
男性	3.6±1.2	9.87±3(100.1cmH_2O±30.4cmH_2O)

3. 尿道测压的影响因素　有以下几种影响尿道测压的常见因素：①体位：站立位时最大尿道压力较仰卧位高，功能性尿道长度也增加；②性别：与男性相比，女性最大尿道压较低及功能性尿道长度较短；③年龄：随年龄的增加女性最大尿道压和功能性尿道长度趋于下降；④测量技术：如灌注速度、拔管速度、导管直径以及膀胱充盈程度等均会对测量数据产生影响。

尿道闭合压力图常被应用于尿失禁和神经源性膀胱、诊断及尿失禁手术前后的检查。

(四) 尿道外括约肌肌电图

尿道外括约肌电流描记常与膀胱测压及尿道测压同时进行，已成为诊断神经源性下尿路神功能障碍的重要手段。

尿道外括约肌与盆底肌肉如耻骨尾骨肌以及肛门外括约肌均受骶髓3～5前后根分出的阴部神经支配。肛门外括约肌的活动情况可以代表尿道外括约肌的活动情况。检查时用一电极针刺入肛门外括约肌(或用肛门塞电极塞入肛门内)，然后连接至肌电图测定仪，观察其活动情况。这种检查常与膀胱测压、尿流率测定等同时联合进行。正常情况下，在膀胱充盈期尿道外括约肌收缩，尿道括约肌电流增强，排尿时膀胱逼尿肌收缩，尿道外括约肌协调性松弛，尿道外括约肌肌电流消失，排尿结束前电流又逐渐增强。括约肌电流测定可明确盆底肌肉去神经变化及逼尿肌-括约肌收缩是否协调。

(五) 多道程尿动力学检查和影像

上述尿动力学检查方法单独使用时有其局限性，主要问题是单项测定的结果，无法从中鉴别出其他干扰因素所造成的影响，而且由于正常值和异常值之间界限重叠，所以目前在临床上和实验研究中常采用多道程的尿动力学检查，即将上述方法结合起来进行多项同步测定，并将所得结果进行比较，从而得出膀胱和尿道实际功能情况，建立正确诊断。

所谓影像尿动力学检查就是将X线或超声与尿动力学检查结合起来以便获取尿动力学资料的同时了解相关的解剖信息，如确定梗阻的部位、膀胱颈位置、有无膀胱颈口开放、盆底的功能、有无逼尿肌-括约肌功能失调以及是否存在解剖异常(如膀胱输尿管反流、膀胱憩室)等。

（六）肌电图检查

盆底及尿道外括约肌的肌电活动反映了尿道外括约肌的临床功能状态。会阴和盆底的肌电图测定能为临床医生提供有关膀胱和尿道功能的重要信息。由于人类为直立行走,盆底的重要功能是支撑盆腔内的器官,起着类似于括约肌的作用,在泌尿系统、生殖系统和肠道的括约机制中也起着关键的作用。肌电图即可对膀胱和尿道功能起着重要影响的盆底肌肉进行详尽的分析和研究。

1. 肌电图检查指征和操作步骤　尿动力学检查时是否同时进行肌电图检查的指征:①可疑或已确定存在外周神经系统疾病;②脊髓损伤、病变或脊髓其他疾病;③功能性排尿障碍;④生物反馈治疗的评估。相对禁忌证有凝血性疾病或出血体质。伴有心血管疾病或人造物植入者在进行检查前应预防性使用抗生素。患者检查的姿势应感到舒服和放松,如仰卧且两腿外展等。室温环境不能太冷,否则患者因过冷寒战而影响肌电图结果。为减少患者紧张和焦虑,检查室内不宜有过多人员。

2. 从会阴部肌电图检查中能得到两类有关信息一是括约肌的协同性,即指逼尿肌收缩时括约肌肌电图活动是否相应减低。表面电极、导线电极和针形电极均能监视括约肌的协同性,但有时因针形电极采样面积小及造成不适而引起人为误差。二是了解肌肉神经支配的完整性,主要是采用针形电极了解有无去神经征象。在尿动力学检查的所有项目中,肌电图检查是检验操作者技术的最为敏感的一种诊断性方法,为得到准确的诊断,该检查应由医生亲自操作,以避免或及时发现人为误差。

3. 正常会阴部肌电图　正常的会阴部肌肉在静止状态下肌电图也有一定的活动度。正常的会阴部肌电图应该是双相或三相,无纤颤电位和阳性尖波图形。肌肉自主收缩、反射性收缩或膀胱充盈时,肌电图的活动逐渐增加直至出现完全干扰模式。可有少量的多相电位。在逼尿肌开始收缩之前肌电图活动终止,并维持静止状态直至排尿结束。当膀胱排空排尿反射结束后,肌电图的活动又恢复一定的水平。

4. 括约肌神经疾病　神经损伤的肌电图诊断主要依靠是否存在神经再分布征象,故在神经损伤的最初2～6周内行肌电图检查常无有临床意义的结果。神经完全损伤6周以后在残余的肌肉内肌电图可发现纤颤电位和阳性尖波图形,神经不完全损伤者,存活的神经可再分布,产生具有特征性的多相电位,肌肉收缩时由于神经元的丧失,出现不完全干扰模式。妇女生产后常见神经损伤的肌电图图形。

5. 脊髓圆锥水平以上疾病的肌电图表现　最典型的表现为逼尿肌-尿道横纹肌括约肌协同失调,主要见于高位脊髓的完全性损伤。肌电图表现为逼尿肌收缩时尿道括约肌或会阴部肌肉出现持续收缩的肌电活动。诊断逼尿肌-尿道横纹肌括约肌协同失调时需同时具备两个条件,一是有真正的逼尿肌收缩,二是尿道括约肌收缩是非自主的。有时很难判断患者尿道括约肌收缩时自主收缩还是非自主收缩,但是这对诊断逼尿肌-括约肌协同失调极为重要,需仔细询问患者,得到患者的积极合作,同时详尽观察患者在检查中的表现才能得到可靠的诊断。最可靠的方法是当出现尿道括约肌收缩时鼓励患者尽量放松,观察在患者放松时尿道括约肌收缩是否有所缓解。从理论上来说骶上脊髓截瘫者并不影响盆底肌肉的肌电图表现,但有时会出现外周神经损伤的肌电图图形,原因尚不清楚。脑桥以上的神经系统疾病,盆底肌电图可正常,但随意控制会阴部的能力消失,如帕金森病患者就不能随意收缩尿道括约肌。

（郑捷　冯陈陈）

第三节　神经源性下尿路功能障碍

神经源性下尿路功能障碍是指任何中枢或周围神经系统病变引起的膀胱和尿道的储尿和排尿功能障碍。近十余年来,随着神经解剖学、神经生理学和神经药理学以及尿动力学的发展,神经源性下尿路功能障碍的诊断和治疗取得了突破性的进展。常见的病因为外伤、血管性疾病、先天性疾病、代谢性疾病、肿瘤、炎症及老年退行性疾病等。

【病因】

神经源性下尿路功能障碍类型取决于神经系统病变的部位和性质(破坏性或刺激性),一般来说脑干以上神经系统病变常引起膀胱无抑制性收缩而逼尿肌-括约肌功能协调,通常尿意和外括约肌功能正常,但也可见逼尿肌无反射;S2以上脊髓完全性损伤"休克期"后通常表现为膀胱无抑制性收缩伴尿意丧失及括约肌不协调;S2以下脊髓严重损伤"休克期"后通常表现为逼尿肌无反射,并根据损伤的类型和程度可出现程度不同的膀胱顺应性下降,膀胱颈部开放,可出现各种形式的外括约肌功能障碍,通常表现为静息时外括约肌仍保留部分张力但不能随意控制;外周反射弧的损伤引起的下尿路功能障碍和远端脊髓损伤相似,包括逼尿肌无反射、膀胱顺应性下降、内括约肌功能不全、外括约肌保留部分张力但不能随意控制,外周神经系统病变可分运动神经元和感觉神经元病变。

（一）脑干或以上神经系统病变

1. 脑血管疾病　在美国和欧洲,脑血管意外

(CVA)是第三大致死原因,也是最常见的致残原因之一。据估计65~74岁年龄组脑血管意外的年发病率为60/1000,75岁以上年龄组为95/1000。75%脑血管意外患者可以生存,其中轻度残疾及重度残疾的发生率均达到40%。脑血管意外的常见病因有:栓塞、梗阻和出血,可引起不同部位脑组织的缺血和梗死,通常在内囊附近。是否影响排尿功能取决于病变部位。

急性期表现为逼尿肌无反射致尿潴留;数周或数月后通常表现为逼尿肌反射亢进,因感觉正常故出现尿频、尿急,这时通过增强尿道外括约肌的随意收缩来对抗膀胱的非自主收缩,如果尿道外括约肌随意收缩的增强不能完成,则可出现尿失禁。CVA后尿失禁的发生率可达32%~79%。Fowler发现CVA后一周内出现尿失禁往往提示预后较差,在CVA后3个月的死亡率是无尿失禁者的2.8倍。CVA后亦可出现持续逼尿肌无反射,发生率为20%,机制尚不明确。

脑血管意外后一般不影响平滑肌括约肌。至于横纹肌括约肌,以往一直认为尽管存在逼尿肌反射亢进但括约肌功能协调。但最近的尿动力学和影像学研究表明:基底核或丘脑病变时括约肌功能常正常;大脑皮质或内囊病变时由于存在大脑皮质-脊髓循环障碍,括约肌处于"无抑制性"松弛状态而无法随意用力收缩。脑血管意外后一般无逼尿肌-外括约肌不协调,但有时会出现假性逼尿肌-外括约肌不协调。

2. 脑干卒中　脑干卒中后可出现排尿症状,主要表现为:夜间尿频、排尿困难、尿潴留和尿失禁。脑干出血相对脑干梗死更容易出现排尿症状。排尿症状的发生还与脑干卒中的部位有关:延髓和脑桥卒中时出现排尿症状,中脑卒中则不出现排尿症状。研究发现,脑桥背外侧的网状核和网状结构是脑桥排尿相关中枢所在部位。

3. 痴呆　这是一种老年性脑部弥漫性退行性病变,以记忆和认知力的障碍为特征,常伴有脑萎缩,特别是大脑前叶。常伴有广泛的血管病变、阿尔兹海默病、梅毒、皮克病、克-雅脑病、脑炎等。排尿障碍常表现为尿失禁,但难以判断是逼尿肌反射亢进所致还是患者认知力的障碍所致,由于患者没有求治的欲望故治疗极其困难。

4. 脑外伤　脑外伤是外伤导致神经源性下尿路功能障碍的最常见原因。脑外伤后排尿功能障碍首先表现为逼尿肌无反射期。如果脑外伤部位在脑桥排尿中枢以上部位,下尿路功能异常主要表现为逼尿肌非随意性收缩引起的异常;如果脑外伤累及脑桥排尿中枢,则表现为逼尿肌-括约肌不协调引起的异常。

5. 脑肿瘤　脑肿瘤是否引起排尿障碍取决于肿瘤的部位而不是其性质,大脑前叶上部肿瘤易引起排尿障碍。32%~70%的颅后窝肿瘤亦可出现排尿障碍。患者常表现为逼尿肌反射亢进和尿失禁,通常逼尿肌-括约肌功能协调,但尿动力学检查时可出现假性逼尿肌-括约肌功能不协调。

6. 小脑共济失调　小脑共济失调是由于神经系统的退行性病变累及小脑所致,以运动失调、深腱反射减弱、发声困难及舞蹈样运动为特征。排尿障碍以尿失禁为主,常伴有逼尿肌反射亢进但逼尿肌-括约肌功能协调。如病变累及脊髓则可出现逼尿肌无反射及逼尿肌-括约肌功能不协调,此时患者常表现为尿潴留或有大量残余尿。发生机制可能与奥奴弗罗维奇核(Onufrowicz nucleus)功能受损,从而影响阴部神经功能有关。

7. 正常颅压脑积水　正常颅压脑积水是指脑室系统扩张伴有进行性痴呆和共济失调,但脑脊液压力正常,气脑造影提示无气体通过大脑中线。排尿障碍主要表现为尿失禁。

8. 脑性麻痹　脑性麻痹是指胎儿期、围生期或婴儿期(出生后三年内)发生的非进行性脑损伤,导致神经肌肉功能障碍。大多数脑性麻痹患者排尿功能正常。大约36%的脑性麻痹患者出现下尿路功能障碍。主要表现为尿失禁、尿频和尿急,尿动力学检查提示逼尿肌发射亢进和逼尿肌-括约肌不协调。

9. 帕金森病　帕金森病是一退行性疾病,首先影响黑质、纹状体通道的多巴胺能物质传递,从而导致纹状体内多巴胺物质缺乏、胆碱能物质积聚以及黑质内色素细胞缺失。典型的神经系统表现为运动过缓、静止性震颤、肢体强直。35%~70%的患者有排尿困难,通常表现为尿频、尿急、夜尿增多和急迫性尿失禁。

最常见的尿动力学表现为逼尿肌反射亢进而逼尿肌-括约肌功能协调,有时可出现假性逼尿肌-括约肌功能不协调及横纹肌括约肌在排尿起始时松弛延缓,常易误诊为真性逼尿肌-括约肌功能不协调。正常情况下,基底核对排尿发射有抑制作用,在帕金森病,多巴胺D1样受体对逼尿肌的抑制作用减弱,而多巴胺D2样受体对逼尿肌的刺激作用增强。通常横纹肌括约肌随意控制力低下,所以这类患者前列腺术后尿失禁的发病率增高。有时该类患者亦可表现为逼尿肌收缩力受损,如收缩力下降或不能持续等。

当帕金森病的男性患者出现排尿困难时需要判断膀胱出口梗阻是否由前列腺增生所致以及是否需要前列腺切除或其他降低前列腺尿道阻力的治疗措施。与脑血管意外情况不同,通常脑血管意外后逼尿肌收缩力没有受损且无逼尿肌-括约肌功能不协调,因此患者脑血管意外后出现排尿困难通常表明有前列腺梗阻,此类患者解除膀胱出口梗阻可改善症状。而帕金森病的男性患者由于存在逼尿肌持续收缩力下降，有时还可以伴括约肌松弛缓慢，故该类患者前列腺切除后排尿困难症状通常无改善甚至加重，并易出现前列腺术后尿失禁。

10. 多系统萎缩症　多系统萎缩症（multiple system atrophy，MSA），以前称 Shy-Drager 综合征，是进行性的神经变性疾病，原因不明。临床症状结合了帕金森病、小脑和自主神经系统（包括泌尿系统和勃起功能）、皮质锥体束功能异常的表现。MSA 的神经系统改变表现为广泛的神经细胞缺失和神经胶质增生。

MSA 最早出现的泌尿系统症状是尿频、尿急和急迫性尿失禁。逼尿肌亢进很常见，并伴有膀胱顺应性降低，提示神经系统病变同时累及脊髓和支配下尿路的自主神经。随着病情的进展，可出现排尿延迟或排尿困难，提示病变可能累及脑桥或骶髓，往往表明预后很差。

膀胱尿道测压或影像尿动力学检查常提示膀胱颈部开放，而许多患者肌电图检查显示横纹肌存在去神经表现。由于平滑肌和横纹肌括约肌的异常，女性患者易出现括约肌功能不全性尿失禁，而男性患者行前列腺摘除术后易出现灾难性后果。

MSA 治疗困难，疗效不满意。治疗充盈期膀胱逼尿肌亢进通常加剧其排尿困难症状，而且这类患者通常存在括约肌功能不全。所以降低膀胱出口阻力的手术均不适宜。治疗括约肌功能不全引起的尿失禁亦会加重排尿困难。所以对这类患者最理想的治疗方案是加强其贮尿期功能，如降低逼尿肌张力，加强括约肌功能等。另一方面辅以间歇自身导尿。

（二）脊髓疾病

1. 多发硬化　多发硬化好发于中青年，女性发病率是男性的两倍。该病是免疫性疾病，以神经元脱髓鞘为特征，神经轴突缺乏，病变部位可分布与脑和脊髓，常见病变部位是颈髓的侧锥体束和网状脊髓束。50%～90%的患者中可出现排尿障碍，其中 37%～72%患者表现为尿失禁，其他排尿症状有尿频、尿急和尿潴留。

逼尿肌反射亢进是该类患者最常见的尿动力学表现，其中有 30%～65%的患者合并随意括约肌不协调，12%～38%患者可有逼尿肌收缩力下降或逼尿肌无反射；而平滑肌括约肌通常协调。

多数患者可以非手术治疗，仅有 7%的患者需要手术。非手术治疗包括使用降低逼尿肌张力的药物，加用或单独使用间隙自身导尿，以及行为治疗。

2. 脊髓损伤　脊髓损伤最常见的原因是暴力或车祸等致脊椎骨折或脱位，神经系统的损害程度和表现取决于损伤的程度和水平，是否出现排尿功能障碍则取决于损伤脊髓的节段和部位。脊髓的排尿中枢在骶髓，位于 T_{12}～L_1 椎体水平。

严重脊髓损伤休克期，表现为膀胱逼尿肌无收缩力及逼尿肌无反射。影像学检查见膀胱轮廓光滑无憩室，膀胱颈部关闭提示平滑肌括约肌功能正常。可记录到横纹肌括约肌部分肌电图，最大尿道关闭压较正常低，外括约肌有一定的张力，但不能随意控制。由于括约肌有一定的张力，故不会引起尿失禁，除非充盈性尿失禁，但患者均有尿潴留而需要导尿或膀胱造瘘。若骶髓排尿中枢正常，逼尿肌功能可望渐恢复，脊髓完全性损伤的患者恢复期约需 6～12 周，并可一直持续到 1～2 年，而脊髓不完全性损伤的患者恢复期较短甚至仅需数天。

交感神经于 T_7～T_8（相当于第三胸椎）出脊髓。“休克期”后通常骶髓以上、T_7～T_8 水平以下脊髓完全性的损伤，由于交感神经系统未受影响，所以常表现为逼尿肌反射亢进、病变以下感觉缺失，但平滑肌括约肌协调而横纹肌括约肌不协调。T_7～T_8 以上脊髓完全性损伤可致平滑肌括约肌不协调。骶髓以上脊髓损伤在膀胱充盈时可出现反射性排尿，该类患者的排尿障碍通常表现为贮尿期和排尿期两个方面。

骶髓损伤于“休克期”后表现为病变部位以下腱反射消失、弛缓性瘫痪及感觉缺失。逼尿肌无反射，最初膀胱顺应性较高或正常，以后逐渐降低。平滑肌括约肌张力正常但不能松弛，故膀胱颈不开放，而横纹肌括约肌保留部分张力但不能随意控制。尿道闭合压降低。到了晚期膀胱颈部可开放。病程初期腹肌排尿时梗阻部位在膀胱颈（初期不开放），而晚期梗阻部位在外括约肌。脊髓以上的排尿中枢调节逼尿肌-括约肌的协调，随意括约肌不协调提示神经损伤阻断了脑桥-中脑网状结构与骶髓间的神经轴。

3. 脊髓型颈椎病　脊髓型颈椎病通常由于脊柱关节强直、后纵韧带骨化或颈椎椎间盘突出压迫颈髓引起。排尿症状可表现为尿路刺激征、梗阻症状和尿失禁。尿动力学检查表现为逼尿肌非随意收缩、逼尿肌-括约肌不协调。

4. 急性横贯性脊髓炎　急性横贯性脊髓炎是一种快速进展的疾病，可导致感觉、运动及括约肌功能的异常，发病机制与类感染、自身免疫、血管改变及脱髓鞘相关。病情一般在 2～4 周后平稳，但会遗留神经功能缺陷。排尿异常可表现为尿潴留、排尿困难。尿动力学检查表现为逼尿肌无反射、逼尿肌-括约肌不协调。

5. 神经脊髓闭合不全　神经脊髓闭合不全包括隐性脊柱裂和囊性脊柱裂。囊性脊柱裂主要分为两个亚类：脊髓脊膜突出和脑脊膜突出。下尿路功能障碍的发生率超过 90%。通常表现为膀胱逼尿肌无反射、膀胱颈开放，亦可表现为压力性尿失禁。10% ~ 15% 的患者表现为随意括约肌不协调，但这些患者膀胱颈功能正常。

6. 脊髓痨、恶性贫血　梅毒性脊髓病可累及脊髓后束及骶神经根后束，导致膀胱感觉功能丧失、残余尿量增加，形成“感觉源性膀胱”。梅毒性脊髓病是脊髓痨性膀胱的首要病因，少见的原因是恶性贫血。

7. 脊髓灰质炎　脊髓灰质炎患者排尿障碍的发生率为 4% ~42%。排尿功能障碍是典型的“运动神经源性膀胱”。表现为尿潴留、逼尿肌无反射、膀胱感觉功能正常。

8. 椎间盘脱出症　椎间盘脱出最常见的部位为 L_4 ~ L_5 及 L_5 ~ S_1，最常表现为腰腿痛，严重时可出现排尿困难症状及尿潴留，发生率为 1% ~18%。尿动力学检查常表现为逼尿肌无反射但膀胱顺应性正常，外括约肌张力正常或部分丧失；偶可因神经根刺激而表现为逼尿肌反射亢进。

9. 脊髓狭窄症　是指由椎管、神经根管、椎间孔狭窄引起的一组疾病，可由椎间盘脱出或其他原因如椎关节强直等引起，由于神经根或脊髓压迫而引起神经元损害、缺血或水肿，从颈髓到马尾均可发生。临床症状和尿动力学表现随病变节段和程度不同而变化。

（三）周围神经系统病变

1. 糖尿病　糖尿病是引起周围神经病变最常见的原因，常见于糖尿病的长期患者或未良好控制的患者，以中老年多见。排尿障碍的确切发病率目前尚不清楚，但报道在有外周神经系统症状的糖尿病患者中有 5% ~59% 出现排尿障碍。表现为尿频、排尿不尽感、排尿困难及充盈性尿失禁等，有人将之统称为糖尿病膀胱病。

糖尿病膀胱病的发病同时有感觉神经病变和运动神经病变的因素。典型的尿动力学表现为膀胱感觉功能受损、膀胱容量增加、逼尿肌收缩功能减退、残余尿量增加。典型的糖尿病膀胱病没有平滑肌及随意肌协调功能异常。

糖尿病膀胱病的病理生理：血糖浓度的升高增加了细胞间质葡萄糖及其代谢产物的沉积，高血糖引起微血管及神经并发症，神经并发症导致了有髓及无髓神经纤维的丢失，神经纤维沃勒变性，钝性神经纤维增生。血糖通过醛缩酶-还原酶通路增加了多元醇的蓄积，抑制血管和神经中肌醇的合成。肌醇合成的降低抑制磷酸肌醇的代谢，降低 Na^+-K^+-ATP 酶活性。高血糖还可促进高级糖基化产物的形成，导致周围神经形态异常和功能受损。

2. 盆腔手术　盆腔手术如根治性的子宫切除及 Mile 手术后常损伤盆腔神经丛从而引起排尿障碍，据报道其发生率为 10% ~60%，其中 15% ~20% 为永久性不可逆。排尿障碍的类型取决于损伤神经类型和程度以及神经再生的情况。

盆腔神经丛损伤后引起副交感神经去支配，导致膀胱和尿道交感神经支配增强，使其对肾上腺素能刺激超敏而引起排尿障碍。

盆腔根治性手术后一旦出现永久性的排尿障碍，常表现为膀胱随意收缩障碍或膀胱收缩力下降，膀胱颈部开放，横纹肌括约肌张力下降，虽仍保持一定的张力却不能随意松弛而引起梗阻。膀胱顺应性下降，因而患者同时存在贮尿和排尿功能障碍。临床上通常表现为压力性尿失禁但有不同程度的残余尿，在女性尿失禁尤其多见，在男性由于前列腺肥大常可弥补尿道闭合功能缺陷。

大部分患者的排尿障碍是暂时的，所以处理应谨慎，术后早期主张自身间歇导尿，尤其是对那些术前无排尿障碍的患者。由于上尿路的损害取决于膀胱内压及逼尿肌漏尿点压力，所以治疗主要以维持贮尿期膀胱内低压并辅以间歇导尿，而前列腺手术应慎重，除非明确存在膀胱出口梗阻，否则会由此进一步损害尿道括约肌功能而引起或加重尿失禁。

3. 带状疱疹　带状疱疹病毒侵及骶神经脊侧根神经节和后根时可引起尿潴留和逼尿肌无反射，常在带状疱疹其他症状出现后数天或数周出现；肛门周围带状疱疹病毒感染亦可出现尿潴留。若神经根受刺激，亦可出现逼尿肌反射亢进而引起尿失禁，膀胱镜可发现膀胱黏膜有类似于皮肤的表现如丘疹等。病情常于 1 ~2 个月后自愈。

4. 吉兰-巴雷综合征（Guillian-Barré syndrome）是外周神经系统炎性脱髓鞘疾病，可危及生命。属自身免疫性疾病，临床上表现为特发性的多神经根病，常于感染或免疫接种后出现。首先表现肢体远端运动性瘫痪，以后渐而发展至头部。自主神经的损害则表现为心律失常、高血压或低血压，肠功能和性功能紊乱。下尿路功能障碍的发生率为 25% ~80%。尿潴留的发生率为 11% ~30%，治疗最好采用自身间歇导尿，以期能自行恢复。

（四）无神经病原的神经源性膀胱

亦称 Hinman 综合征，是一种获得性的疾病，起于儿童期，表现为在排尿过程中括约肌间隙性收缩而产生下尿路梗阻。目前认为这是儿童为了控制排尿而有意收缩外括约肌这一学习过程的长期存在的结果；或是儿童对膀胱无抑制收缩的一种正常反应，由于儿童期不能区分是膀胱无抑制性收缩还是正常排尿，所以这种行为渐成为习惯，结果开始排尿即穿插括约肌间隙性收缩或不能完全松弛；亦有人认为可能与儿童排尿训练不当有关。其临床表现为尿急、急迫性或压力性尿失禁，随意排尿次数减少，排尿中断，反复尿路感染等。

检查可发现患者肾输尿管积水，严重膀胱输尿管反流，膀胱憩室及膀胱容量增大，大量的残余尿。影像尿动力学或排尿期膀胱尿道造影出现外括约肌部位持续或间歇存在狭窄。尿动力学检查表现为膀胱容量增大，膀胱顺应性下降，无抑制性收缩，排尿期逼尿肌收缩力下降，可有逼尿肌-括约肌不协调；由于排尿时外括约肌间歇收缩或不能完全松弛；尿流率曲线表现为多次停顿，曲线变化快且不一，氯贝胆碱（Bethanechol）超敏试验阳性，因此这类患者常被误诊为神经源性膀胱。

【分类】

神经源性下尿路功能障碍的分类极其繁杂，传统的分类方法基本上可以归纳为两大类。第一类是以神经系统病变为基础，如鲍斯-考默分类法（Bors and Comarr），它将神经源性下尿路功能障碍分为上运动神经元病变和下运动神经元病变及混合型病变，然后进一步分为感觉神经元病变和运动神经元病变；第二类是以膀胱尿道功能变化为基础，如拉彼德斯分类法（Lapides），它将神经源性下尿路功能障碍分为：①无抑制性神经源性膀胱；②反射性神经源性膀胱；③自主性神经源性膀胱；④感觉麻痹性神经源性膀胱；⑤运动麻痹性神经源性膀胱。但各种分类方法各有其优点及局限性，没有一种分类能将症状、病因、解剖、病理生理等几方面均归纳其中，给临床应用带来不便。

近年来随着尿动力学的迅速发展和普及，人们对神经源性膀胱尿道功能障碍的病理生理变化有了进一步的认识。克兰恩和西劳基（Krane and Siroky）从尿动力学的角度出发，根据逼尿肌和尿道括约肌功能的变化及两者间相互协调与否提出分类，此分类方法完全基于尿动力学发现，对临床制订治疗计划具有重要意义。

附：神经源性下尿路功能障碍分类

1. 国际尿控学会分类标准

逼尿肌反射：逼尿肌反射正常型、逼尿肌反射亢进型、逼尿肌反射减弱型

横纹肌活动：横纹肌活动正常型、横纹肌活动亢进型、横纹肌活动不全型

感觉功能：感觉正常型、感觉亢进型、感觉减弱型

2. Bors 和 Comarr 分类标准

感觉神经元病变

运动神经元病变（平衡型和非平衡型）

感觉-运动神经元病变

上运动神经元病变

下运动神经元病变

混合上下运动神经元病变

3. Nesbit、Lapides 和 Baum 分类标准

感觉神经元病变

运动神经元病变

非抑制性膀胱

反射性膀胱

自主性膀胱

4. Krane 分类标准

逼尿肌反射亢进型：括约肌协调型、横纹肌括约肌不协调型、平滑肌括约肌不协调型。

逼尿肌无反射型：括约肌协调型、横纹肌括约肌无反射型、横纹肌括约肌去神经支配型、平滑肌括约肌不松弛型。

5. Wain、Benson 和 Raezer 分类标准

排空障碍型

储尿障碍型

【诊断】

（一）临床症状

1. 神经系统的表现　诊断神经源性下尿路功能障碍时应详细询问神经系统的有关病史，如脑血管意外、糖尿病、脑脊膜或骶脊膜膨出、脊髓外伤、骶裂及盆腔手术史，若排尿功能障碍原因不明或伴有神经系统病史或症状时应考虑神经源性下尿路功能障碍的可能。

由于感觉传入纤维的路径很长，极易受到损伤，故神经源性下尿路功能障碍常较早表现为膀胱感觉的异常，如感觉的减弱或异常加强而产生尿意减弱或缺失或尿频、尿急等。

神经源性的下尿路功能障碍患者还应详细询问是否存在肢体的感觉或运动障碍；有无头晕、头痛、视力障碍以及会阴部的感觉障碍等。

2. 泌尿系统的表现

（1）贮尿期膀胱尿道功能障碍

1）排尿意愿：属本体感觉，其感受器位于膀胱逼尿肌的胶原纤维结构组织内，当膀胱容量增大时逼尿肌张力感受器受到刺激，经盆神经传至骶髓，然后经脊髓后柱传至脑干的排尿中枢和大脑皮质而产生尿意，它源于会阴部并沿尿道放射至耻骨后区。膀胱局部的病变以及中枢神经系统感觉传导通路的异常，均可引起异常的神经冲动而引起逼尿肌收缩而产生尿频。需注意残余尿增加时亦可引起尿频，站立位时骶髓固有神经元受到刺激加强亦可引起逼尿肌反射亢进而致尿频。

2）急迫尿意：这是一种复合感觉，由支配膀胱的内脏神经和体神经经骶髓中枢传入纤维传递。膀胱壁内感受器受到刺激而产生膀胱感觉，而体神经感觉是由盆底肌肉内张力感受器受到刺激而引起。由于这两种感受器病变使其在很低阈值时即产生异常冲动而出现急迫尿意，急迫尿意或尿流通过尿道时刺激尿道黏膜内体神经感受器产生冲动，经阴部神经传入脊髓，经由脊髓后束和丘脑束传至脑部。

排尿感觉和急迫排尿感的存在说明感觉传入纤维和副交感神经以及阴部神经的完整性得以保持，若尿意丧失则说明神经的完整性受到破坏，常见于骶上中枢的完全性的病变或骶髓排尿中枢的病变。

3）其他本体感觉：膀胱的触觉和痛觉分别由膀胱黏膜下的肌层内的触觉和痛觉感受器受刺激产生冲动，经骶部副交感神经和胸腰交感神经传递。膀胱镜检查时出现感觉一侧化的现象往往提示骶反射弧存在病变。

（2）排尿期膀胱尿道功能障碍

1）起始及中断排尿：正常人排尿可随意起始及终止，骶上中枢完全性病变可引起反射性排尿，而骶髓中枢完全性病变则需用腹压或其他方法（Crede 法）进行排尿；骶上中枢病变常引起排尿自行中断，而骶髓中枢完全性病变则排尿随间歇性腹压增加而呈断断续续。

2）尿失禁：神经源性下尿路功能障碍者可表现为各种尿失禁，如急迫性尿失禁、充盈性尿失禁以及真性尿失禁和反射性尿失禁。骶髓中枢不完全性病变常引起急迫性尿失禁，而骶上中枢的完全性病变通常引起反射性尿失禁；充盈性尿失禁则常见于脊髓损伤休克期及骶髓排尿中枢的完全性病变和由糖尿病等引起的外周神经系统的病变以及部分逼尿肌-括约肌不协调的患者；真性尿失禁则主要见于骶髓排尿中枢的病变。

3）尿潴留：逼尿肌无反射及逼尿肌-括约肌功能不协调的患者可出现尿潴留，后者常表现为尿潴留和尿失禁交替出现。逼尿肌无反射常见于脊髓损伤休克期、骶髓排尿中枢的病变及外周神经病变，逼尿肌-括约肌功能不协调见于 T7 ~ T8 以上脊髓完全性损伤、部分多发硬化及小脑共济失调已累及脊髓的患者。

3. 其他方面的表现

（1）大便情况：由于排尿和排便活动密切相关、相互协调，所以神经源性下尿路功能障碍的患者常伴有大便的异常，典型的表现为排便愿望减弱或消失、不能随意起始或中止排便、便秘和腹泻交替出现以及大便失禁。

（2）自主神经反射异常：T_4 ~ T_6以上水平脊髓完全损伤的患者当膀胱和直肠充胀时可引起脊髓交感神经反射亢进，从而反射性地引起内脏及下肢动脉收缩，血压急骤升高，刺激颈动脉窦压力感受器产生过度兴奋而致窦性心动过缓，并出现鼻塞、头痛头晕、面色潮红及出汗等症状，严重时需要加用抗肾上腺能类药物或抗高血压药物。

（3）性活动史：正常男性的性活动可分四个阶段，即性兴奋、性高潮、性快（射精）和消退阶段。阴茎勃起是性兴奋最明显的标志，由中枢和周围神经参与管理和控制，神经系统疾病常可影响到性功能，尤其是勃起功能。一般认为引起勃起的神经中枢在骶髓（S_2 ~ S_4）和胸腰髓（T_{12} ~ L_1），前者主要负责反射性勃起，而后者负责心理性勃起。S_2 ~ S_4的完全性病变则无反射性勃起但部分患者仍有心理性勃起，S_2 ~ S_4以上但胸腰髓以下的完全性病变则两者均有可能保留，而胸腰髓及以上平面的完全性病变则仅有反射性勃起而心理性勃起功能丧失。

（二）体征

神经源性的下尿路功能障碍患者通常无泌尿系统阳性体征，所具有的体征通常为神经系统疾患的表现，如深肌腱反射亢进或消失、巴宾斯基征阳性、肢体的感觉或运动功能障碍、肛门括约肌张力减弱及随意收缩功能丧失、会阴部和阴囊感觉障碍以及球海绵体反射消失等。

1. 中枢神经系统病变　大脑或脊髓锥体束损害可出现深肌腱反射亢进、巴宾斯基征阳性、肛门括约肌张力存在但随意收缩功能丧失；帕金森病患者可出现运动过缓、静止性震颤、肢体强直；小脑病变则表现为运动失调、深肌腱反射减弱、发声困难及舞蹈样运动；脊髓损伤休克期深肌腱反射消失，休克期后则视损伤的程度和水平不同而表现不一，脊髓圆锥或马尾损伤表现为下肢感觉和腱反射消失，其上水平的脊髓完全损伤表现为深肌腱反射亢进、巴宾斯基征阳性。

2. 周围神经系统病变　周围神经的损害表现为感觉和腱反射消失，伴肢体远端运动障碍。感觉障碍可表现为会阴部及阴囊皮肤感觉的减弱或消失。阴囊皮肤的神经支配分上下两部分，上部分由 T_{12} 支配，下部分则由骶神经和阴部神经支配。

3. 球海绵体肌反射　指挤压龟头（阴蒂）或牵拉保留导尿患者的 Foley 气囊导尿管时因刺激阴茎背神经（阴蒂神经）而使球海绵体肌和肛门括约肌反射性收缩，此反射存在说明骶反射弧完整。但多次分娩的正常女性亦可假阴性。

（三）辅助检查

1. 实验室检查　神经源性下尿路功能障碍的患者无特异性的实验室检查，常由于出现并发症而致血尿常规及生化的异常，如这类患者需自身或保留导尿易引起尿路感染或菌尿；由于长期卧床而致骨质脱钙使血钙升高、尿钙排出增加；晚期则可出现肾功能和电解质的异常等。

2. 特殊检查

（1）尿动力学检查：在神经源性下尿路功能障碍的诊断和治疗中具有重要的意义。通过尿动力学检查可以了解膀胱和尿道的功能、对神经源性的下尿路功能障碍进行分类并指导制订治疗方案。

尿动力学检查包括膀胱测压（贮尿期及排尿期）、尿道测压、肌电图、尿流率等。有条件可以行影像尿动力学检查。尿动力学检查可以区分是否存在膀胱和尿道功能障碍，并能区分是由骶上系统病变抑或骶髓中枢及周围神经系统的病变引起，但由于不同的神经系统疾病引起的膀胱尿道功能无特异性，故不能对具体的神经系统疾病作鉴别诊断，而需神经系统的进一步检查。

1）膀胱测压：膀胱测压时应注意观察患者膀胱的感觉、初感尿意时的膀胱容量、膀胱的最大容量、膀胱顺应性以及是否存在逼尿肌反射亢进。逼尿肌反射亢进主要由于骶上神经系统病变，包括脑血管意外、帕金森病、多发性神经硬化症、骶髓排尿中枢以上脊髓完全性损伤休克期后等，主要表现为充盈期膀胱压力波动超过 $15cmH_2O$，可由咳嗽、体位改变等诱发。若尿道括约肌协调则患者主诉尿频、尿急而无尿失禁；若尿道括约肌不协调则除尿频、尿急外可出现排尿困难；若尿道括约肌抑制性或反射性松弛则除尿频尿急外可伴尿失禁。

通常膀胱容量在 150～300ml 时患者第一次出现尿意，而最大膀胱容量在 400～500ml，神经源性下尿路功能障碍的患者若第一次尿意出现延迟或消失，最大膀胱容量则明显增大达 750ml 或 1000ml 以上，则提示有骶髓排尿中枢及周围神经系统的病变或处于脊髓损伤休克期，但部分正常膀胱其容量亦可达 800ml；若过早出现初觉尿意及膀胱容量明显减小、膀胱顺应性降低，可能是骶上神经系统病变，但膀胱局部病变如炎症亦可引起。

逼尿肌无反射既可见于骶髓排尿中枢及周围神经系统的病变，如脊髓马尾或圆锥损害、糖尿病性周围神经病变等，亦可见于膀胱肌源性的疾病，有时一些人为因素如测压导管留置体内产生的不适等亦可引起逼尿肌无反射，但一般膀胱感觉和括约肌肌电图正常。

氯贝胆碱（Bethanechol）超敏感试验，用于鉴别神经源性或非神经源性逼尿肌无反射，最早由拉彼得斯（Lapides）提出，指去神经膀胱在氯贝胆碱的作用下其膀胱内压可急剧升高，超过 $15cmH_2O$，若膀胱内压在注射后升高小于 $15cmH_2O$ 则说明骶髓及反射弧正常。本试验适用于下运动神经元病变的鉴别。

2）尿道测压：可分静态和动态的尿道压力测定。一般而言骶髓排尿中枢及周围神经系统病变时尿道内压下降，而骶髓排尿中枢以上神经系统病变时尿道内压升高。

3）肌电图：尿道外括约肌肌电图已成为检查神经源性下尿路功能障碍的重要手段，常与膀胱测压及尿道测压同时进行。主要用于鉴别是否存在逼尿肌-外括约肌不协调以及充盈期无抑制性或反射性外括约肌松弛。逼尿肌-外括约肌不协调多见于骶上神经中枢病变，表现为排尿开始后外括约肌肌电图仍持续存在或反而增强，外括约肌不能放松而呈持续状态。而下运动神经元病变则可表现为肌电图减弱或消失。而充盈期无抑制性外括约肌松弛则表现膀胱充盈期逼尿肌突然收缩，膀胱内压升高而外括约肌突然放松，肌电流消失尿道压力下降。引起急迫性尿失禁，多见于遗尿症、脑血管意外、糖尿病性膀胱病等。

4）尿流率：是一种简便而无创伤的检查方法，对下尿路排尿功能障碍的患者常作为一种初步的检查，难以对病因进行鉴别。

（2）X 线检查：放射学检查包括排尿期膀胱尿道造影、静脉肾盂造影等，是神经源性下尿路功能障碍的主要检查手段之一。膀胱造影可发现膀胱多发憩室，膀胱的外形呈圣诞树样改变；排尿时可了解有无尿道狭窄、膀胱颈是否开放，排尿过程中能否随意收缩外括约肌而致中断排尿，是否存在膀胱输尿管反流，了解有无膀胱结石等并发症，排尿期还可了解有无残余尿。而静脉肾盂造影则对上尿路的功能进行评估。

（3）其他检查：B 超作为无创伤性的检查手段可对整个尿路的情况进行初步的评估，如有无肾积水、是否伴有膀胱结石及测定残余尿等。对老年男性患者可鉴别有无前列腺增生及程度。

膀胱镜在神经源性下尿路功能障碍患者的诊断中并非必需，但出现并发症时如膀胱结石、血尿等，则膀胱镜检可明确诊断。

【治疗】

神经源性下尿路功能障碍的治疗方法繁多，没有统一的方案，宜因人而异。排尿功能障碍的治疗目的：保护和改善上尿路功能、控制或消除尿路感染、良好的膀胱低压充盈、良好的低压膀胱排空、良好的排尿控制、无导管及造口、社会可接受及社会可适应、职业可接受及职业可适应。在遇到下列情况时应调整治疗方案：上尿路功能恶化，泌尿系统感染引起的反复败血症和发热,贮尿、排尿或控尿功能不满意、严重的副作用、尿失禁引起皮肤病变。选择治疗方案时还应注意患者的其他方面因素:其他潜在的疾病、性功能状态、对治疗的期望值、受教育程度、心理状态、社会经济状况等。

(一)保守治疗

1. 导尿术 分保留导尿和自身间歇导尿。

保留导尿:主要用于急性期的患者严重的尿失禁患者、不能自理或其他原因无法自身间歇导尿的患者以及因膀胱输尿管反流等导致上尿路严重损害者。长期保留导尿易引起尿路感染,故无菌操作和积极的抗菌治疗至关重要。

间歇导尿:是最常用且简便、有效的方法。适用除因不能自理或其他原因不能自身导尿以外所有无法自行排空膀胱的神经源性膀胱的患者,对女性而言尤其方便。由于膀胱内压的增高和适度的扩张可使膀胱壁的血供应减少,从而降低膀胱黏膜对细菌的抵抗能力,间歇自身导尿通过引流使膀胱内压下降,防止膀胱过度扩张从而减少尿路感染的概率。所以操作并不一定要求无菌,因为即使有少量细菌带入膀胱,亦不会引起尿路感染。

间歇自身导尿需要经过医护人员的指导和培训,事先将导尿管清洁后煮沸或浸于消毒液中待用,女性患者洗手及清洗外阴后取下蹲位,于适合位置放一镜子,一手分开大阴唇显露尿道外口,另一手持已蘸有液状石蜡的导管以尿道缓缓插入膀胱。通常患者每24小时入液量宜控制在1500~2000ml之间,导尿3~4次,每次导尿前患者尽可能自行排尿,记录尿量,导出的尿液亦应记量,一般两者之差不宜大于500ml,否则应增加导尿次数。

2. 辅助排尿训练 骶髓排尿中枢的下神经系统病变常表现为逼尿肌无反射,此类患者可采用腹部屏气或腹部及耻骨区压迫的方法(Credé)法协助排尿,这样可使膀胱内压增加50~80cmH$_2$O,从而可促进膀胱排空。

骶髓排尿中枢以上病变则Credé法反而因盆底肌肉反射性收缩而增加尿道阻力,对有膀胱输尿管反流的患者则膀胱内高压而加重对上尿路的损害。此类患者可采用扳机点的方法以诱发膀胱逼尿肌的收缩,扳机点可位于腰骶髓神经支配节段的任何部位,如搔抓特定部位的皮肤、挤压阴茎或阴蒂、牵拉阴毛、手指伸入肛门进行刺激或有节律性地持续地敲击耻骨上区等,有时均可诱发排尿,患者选一最方便有效的方法进行。

3. 电刺激治疗 电刺激治疗是下尿路功能障碍治疗的重要里程碑。它的作用体现在两个方面。①改善膀胱储尿功能:抑制逼尿肌收缩,减轻尿频、尿急、伤害性感受,增加膀胱容量和膀胱出口阻力;②改善膀胱排尿功能:刺激逼尿肌收缩、恢复排尿反射。电刺激的部位有:骶前神经根、骶神经根、阴道、肛门、膀胱内、耻骨上、腓总神经、胫神经。

骶神经刺激治疗可治疗难治性尿频、尿急、急迫性尿失禁、非梗阻性尿潴留,疗效可达60%。经尿道膀胱电刺激不仅可以改善膀胱的充盈感觉和逼尿肌收缩功能,还可以用于小儿脊髓脊膜突出的治疗,增加膀胱低压状态下的容量。经皮电刺激治疗操作方便,但疗程偏长,可用于改善膀胱充盈和排尿困难。

常用的选择性神经电刺激治疗有三种:①阴部神经电刺激:可以抑制排尿反射,改善逼尿肌反射亢进;②生殖背神经电刺激:可以改善尿失禁,增加膀胱容量;③胫后神经电刺激:可以改善逼尿肌反射亢进和尿潴留。

4. 药物治疗 药物治疗应据患者存在神经源性下尿路功能障碍的类型针对性地选用相应的药物。

(1)治疗逼尿肌过度活跃和逼尿肌反射亢进(DO)药物:发病机制有肌源性、神经源性或混合性。治疗药物有许多种,药物的选择因人而异。

常用的药物有以下几类。

1)抗胆碱能药物:抗胆碱能药物可阻断乙酰胆碱对胆碱能受体的刺激,抑制膀胱收缩,改善尿频,增加膀胱容量,常用药物有阿托品、溴丙胺太林、曲司氯胺、托特罗定、达非那新、索利那新。

2)钙离子拮抗剂:钙离子拮抗剂阻断L型钙离子通道,降低钙离子细胞内流,抑制逼尿肌过度活跃,临床应用较少。

3)钾离子通道开放剂:钾离子通道开放剂导致细胞超极化,降低钙离子细胞内流,抑制逼尿肌过度活跃,但疗效不是很满意,常用药物有吡那地尔、克罗卡林。

4)混合作用药物:一些药物可同时产生抗胆碱及钙离子拮抗作用,如特罗地林。

5)奥昔布宁:奥昔布宁口服经胃肠道吸收,在肝脏细胞P450酶的作用下形成代谢产物,具有抗胆碱和直接的逼尿肌松弛作用。

6)双环维林:通过抗胆碱和直接逼尿肌松弛作用抑制逼尿肌过度活跃。

7)丙哌维林:具有抗胆碱和钙离子通道拮抗剂作用。

8)黄酮哌酯:作用机制尚未明确,可能通过抑制L型钙离子通道发挥作用。

9)α-肾上腺素能受体拮抗剂:在部分DO患者可降低逼尿肌压力,增加尿流率。

10）β-3 肾上腺素能受体激动剂：已通过临床试验阶段，其代表为米拉贝隆。

11）抗抑郁药物：三环类抗抑郁药通过三个环节发挥作用，中枢和外周的抗胆碱作用、突触前阻断去甲肾上腺素和五羟色胺的摄取、抗组胺作用，常用药物有丙米嗪、多塞平、度洛西汀。

12）环氧合酶抑制剂：作用机制尚不明确。

13）二甲亚砜：50%二甲亚砜溶液膀胱内灌注，可治疗伴有间质性膀胱炎的 DO，有效率达50%～90%。

14）多突触抑制剂：巴氯芬可抑制脊髓病变引起的 DO。

15）肉毒杆菌毒素：肉毒杆菌毒素可阻断突触前释放乙酰胆碱，发挥抑制逼尿肌收缩的作用，已用于逼尿肌-括约肌不协调、DO。

16）辣椒辣素和辣椒辣素类似物（RTX）：辣椒辣素和 RTX 膀胱内灌注治疗 DO 有效。

17）雌激素：雌激素用于女性尿失禁的治疗目前疗效存在争议，且由于其潜在的致癌作用（子宫内膜癌、乳腺癌等），故应慎用。

（2）增加膀胱内压和逼尿肌收缩性药物

1）拟副交感神经药：可以刺激乙酰胆碱释放，增加膀胱排空能力，常用有甲氧氯普胺、西沙必利。

2）前列腺素：有利于维持膀胱张力和收缩力。

3）阿片受体拮抗剂：内源性阿片样物有强烈的抑制排尿反射作用，阿片受体拮抗剂纳洛酮有刺激逼尿肌收缩的作用。

（3）降低膀胱出口阻力药物

1）α-肾上腺素能受体拮抗剂：高选择性 α1-受体阻滞剂（坦索罗辛）、选择性 α1-受体阻滞剂（多沙唑嗪、阿夫唑嗪、特拉唑嗪）、非选择性 α-受体阻滞剂（哌唑嗪和酚苄明）

2）一氧化氮供体：一氧化氮供体可松弛膀胱颈，并有治疗逼尿肌-括约肌不协调的作用。

3）地西泮、巴氯芬和丹曲林：这三种药有松弛随意括约肌的作用。

4）肉毒杆菌毒素：肉毒杆菌毒素可用于治疗逼尿肌-括约肌不协调。

（二）手术治疗

1. 神经阻滞切断术

（1）阴部神经阻滞或切断术：尿道外括约肌由阴部神经支配，该神经阻滞后使外括约肌松弛，从而使尿道阻力下降，适用于外括约肌痉挛或不能松弛的神经源性下尿路功能障碍的患者。在阴部神经阻滞前应行尿流率检查并尿道测压，无条件尿道测压可以排尿期膀胱尿道造影代替，明确梗阻部位在外括约肌。阴部神经阻滞后再行尿流率检查及尿道测压以进行对照判定阻滞的疗效，若有效可考虑行永久性阻滞或切断。一般先行一侧阴部神经阻滞和切断，必要时行双侧。

（2）骶神经阻滞或切断术：目的是为了抑制膀胱逼尿肌反射亢进，增加膀胱容量，使之成为无反射性膀胱。用于治疗上运动神经病变引起的逼尿肌反射亢进且经保守治疗无效者。治疗前应行膀胱测压，若逼尿肌反射亢进，则可经骶孔注入利多卡因。再行膀胱测压，如表现为逼尿肌无反射则可考虑行骶神经根切断术。一般多选择 S_3运动神经根，据认为 S_3运动神经与逼尿肌收缩关系最为密切，切断该神经根即可取得满意的疗效，而阳痿和大便失禁的发生率远较非选择性骶神经根（S_2～S_4前后根）切断术低。

2. 膀胱颈部电切术　适用于下运动神经元病变引起的逼尿肌无反射而且膀胱颈部不能适时开放的患者，但若患者同时并存外括约肌功能障碍如逼尿肌-外括约肌不协调、外括约肌痉挛或失弛缓则疗效较差。酚妥拉明试验有助于预测手术的疗效。而对骶髓排尿中枢以上脊髓损伤休克期引起的逼尿肌无反射患者选用膀胱颈部切开应极慎重。膀胱颈部电切术结合上述的辅助排尿法如 Credé 法往往可使患者膀胱完全排空。

3. 增加膀胱出口阻力的手术　阴道尿道悬吊术、TVT 术、膀胱出口成形术、尿道括约肌成形术、人工尿道括约肌术等。

4. 外括约肌切开术　最早于1958 年 Ross 等应用于神经源性下尿路功能障碍治疗。主要适用于骶髓排尿中枢以上神经系统病变所致的外括约肌痉挛的患者或骶髓排尿中枢及其以下神经系统病变引起的外括约肌失弛缓的患者。一侧或双侧阴部神经阻滞以及尿道测压和排尿期的膀胱尿道造影等有助于判断外括约肌切开术的疗效及是否引起术后尿失禁。

若患者逼尿肌-括约肌协调则该手术无效。此外，外括约肌切开术结合膀胱颈部电切术以使患者达到完全性尿失禁，然后辅以尿收集器或阴茎夹等。主要适用于有大量残余尿并反复路感染或致肾功能损害的患者。

5. 膀胱扩大术　最早于结核、间质性膀胱炎引起膀胱挛缩的患者。其目的是为了增加膀胱的有效容量，减少排尿次数，并能随意控制排尿。现有作者将之用神经源性下尿路功能障碍的患者中。主要适用于上运动神经元病变引起的逼尿肌反射亢进、膀胱挛缩的患者，但须无外括约肌功能障碍。在合适的患者中其有效率达 50%～70%。但易产生结石、感染、电解质紊乱及膀胱不能有效排空而致大量残余尿等并发症。

6. 膀胱成形术 适用于残余尿很多的巨大膀胱,手术切除膀胱顶部,不影响膀胱底部功能。

7. 尿流改道 主要用于有严重并发症的神经源性下尿路功能障碍的患者,如膀胱输尿管反流等引起的输尿管及肾积水严重影响肾功能者、其他保守治疗无效而尿路感染和下尿路梗阻持续存在者、下尿路有严重并发症如尿道瘘及周围脓肿等而经其他治疗无效者、大量残余尿而不能自身导尿或其他治疗无效者以及女性完全性尿失禁严重影响生活或不能自理等。尿流改道包括耻骨上膀胱造瘘术、输尿管皮肤造瘘术、肾造瘘术、回肠膀胱(Brick)术等。

8. 其他 常用于神经源性下尿路功能障碍患者的治疗方法还包括:人工尿道括约肌用于治疗括约肌功能不全所致的完全性尿失禁;有膀胱输尿管反流者可行抗逆流术;膀胱周围神经剥脱术用于治疗逼尿肌反射亢进引起严重尿频或急迫性尿失禁患者;尿道扩张术主要用于尿道狭窄的神经源性下尿路功能障碍患者,对无尿道狭窄的患者仅可暂时缓解。

(方祖军 熊祖泉)

第四节 膀胱过度活动症

膀胱过度活动症(overactive bladder,OAB)被国际尿控学会定义为一种以尿急为特征的症候群,常伴有尿频和夜尿症状,伴或不伴有急迫性尿失禁,没有尿路感染或其他明确的病理改变。而尿急(urgency)是指一种突发的、强烈的、很难被延迟的排尿欲望。急迫性尿失禁是指与尿急相伴随或尿急后立即出现的尿失禁现象。尿频是指患者自觉每天排尿次数过于频繁,一般认为日间排尿小于等于7次为正常,但这一数值受到睡眠时间和饮水习惯等诸多因素的影响。夜尿是指夜间(睡后到起床时间)因尿意而觉醒排尿1次以上者。

OAB为下尿路症状(lower urinary tract symptoms, LUTS)的一部分。OAB仅为储尿期症状,而LUTS既包括储尿期症状,也包括排尿期症状和排尿后症状。

6

【流行病学】

根据2011年中国的数据显示,OAB的总体患病率为6.0%,其中男性患病率为5.9%,女性患病率为6.0%,且患病率随年龄的增长而明显增高,同年龄段男性和女性患病率相当。2002年欧美根据OAB定义报道,18岁以上成人OAB的患病率为11.8%,男女患病率相当。

【病因及发病机制】

OAB的病因目前尚不明确。

1. 神经源性假说 介导排尿反射的两个主要传入纤维分别是:具有髓鞘的Aδ纤维和无髓鞘的C纤维。Aδ纤维被认为能感受膀胱充盈并且介导正常的脊髓-延髓-脊髓排尿反射;而C纤维被认为是对膀胱黏膜的化学刺激和热刺激发生反应。在膀胱充盈的不同时期,传入神经末梢传入的冲动数量会有生理性的变化;感觉神经末梢得到刺激的多少可以随着"传入纤维的敏感性"改变。这表明,当传入神经纤维末梢致敏后,即使膀胱处于低充盈状态,也可获得与膀胱高度充盈所产生相同的冲动。因此,在膀胱不同程度充盈时传入神经活性升高导致逼尿肌兴奋,被认为可能是OAB的发病机制。导致膀胱传入神经活性升高可能由以下几种因素:第一,脑损伤引起逼尿肌过度活动是由于脑桥的抑制作用减弱。第二,脊髓轴突损伤会使原始的脊髓-膀胱反射出现。第三,突出的可塑性导致骶神经活动的重建,膀胱C纤维传入神经元会触发产生一些新的反射。

2. 肌源性假说 肌源性假说认为逼尿肌过度收缩是逼尿肌自发性收缩增强和肌细胞间冲动传递增强相结合的结果。斑片状去神经在逼尿肌过度活动中最常见;平滑肌细胞剥夺神经支配后,跨膜电位发生改变,增加了其自发性收缩的可能性,这种改变使收缩在逼尿肌的传导比正常情况下更容易。

3. 外周自主活动假说 外周自主活动假说认为正常膀胱是由模块组成的,膀胱敏感性增强是由于局部模块收缩的信号扩大引起的,这些模块活动的协调性通过膀胱肌丛而升高,协调性的升高最终导致逼尿肌的过度活动。

【临床评估和诊断】

1. 筛选性检查病史 包括典型症状、相关症状以及相关的病史。尿急的临床定义在之前已经明确,但是在给OAB患者诊治的过程中,医师对确定患者是否有尿急以及尿急的程度很难把握。2005年Abrams对膀胱感觉进行了分级,该种方法得到广泛认可:

1级:无尿急:"我感觉不需要去排尿,排尿是由于其他原因。"

2级:轻度尿急:"我可以延缓排尿直到必须排尿时,并且不担心漏尿。"

3级:中度尿急:"我可以短时间延缓排尿,并且不担心漏尿。"

4级:重度尿急:"我不能延迟排尿,我为了不漏尿不得不快速跑向卫生间"。

5级:急迫性尿失禁:"在到卫生间之前就尿了出来。"

体检包括泌尿及男性生殖系统、神经系统、女性生殖系统的检查。

2. 选择性检查 如果不能明确 OAB 诊断或怀疑患者有某种病变存在,应该选择性完成的检查项目有尿流率、泌尿系统超声检查(包括残余尿测定)、排尿日记。鼓励患者记录排尿日记,尤其对于不能描述每日液体摄入及排尿情况的患者,还可以评估治疗效果。建议连续记录 3~7 天。

3. 症状问卷 可选择 OABSS、Overactive Bladder Questionnaire(OAB-q)、UDI-6 Short Form 及 Incontinence Impact Questionnaire(II-Q)等。

4. 病原学检查 怀疑有泌尿生殖系统感染的患者可以进行尿液、前列腺液及分泌物的病原学检查。

5. 细胞学检查 怀疑有尿路上皮肿瘤的患者建议进行尿液的细胞学检查。

6. 影像学检查 包括尿路 X 线片、CT 及 MRI 等。

7. 侵入性尿动力学检查 其目的是为了确定有无下尿路梗阻,评估膀胱功能。但并非常规检查项目,在以下情况时需要进行侵入性尿动力检查:尿流率减低或残余尿增多;首选治疗失败或出现尿潴留;在任何侵袭性治疗前;对筛选检查中发现的下尿路功能障碍需进一步评估。

【治疗】

(一) 首选治疗

1. 行为治疗

(1) 改变生活方式:减肥,控制液体的摄入量,减少咖啡因或酒精的摄入等,从而改善患者的症状。

(2) 膀胱训练:指导患者延迟排尿,延长排尿间隔时间,逐渐使每次排尿量大于 300ml。有低顺应性膀胱、充盈期末逼尿肌压大于 $40cmH_2O$ 的患者禁忌使用。另外可以指导患者定时排尿。

(3) 盆底肌训练。

(4) 生物反馈治疗。

2. 药物治疗 常用的是 M 受体拮抗剂,常见副作用包括口干,便秘,眼干,视力模糊、尿潴留等。相应药物有不同品种和剂量,可能需要根据患者的个体化差异进行剂型和剂量的适应性调整。闭角型青光眼患者不能使用 M 受体拮抗剂。

目前对于 M 受体拮抗剂的分类,最常用的是依据 M 受体的选择性进行分类,分为非选择性 M 受体拮抗剂(托特罗定、奥昔布宁)和选择性 M_3 受体拮抗剂(索利那新)。目前,在国内用于 OAB 治疗的 M 受体拮抗剂主要是索利那新和托特罗定(表 91-2)。

β3 肾上腺素受体激动剂已获美日等国推荐批准用于临床使用,其代表为米拉贝隆。

其他可选药物有镇静和抗焦虑药物、钙通道阻滞剂、前列腺素合成抑制剂及中草药制剂,但尚缺乏可信的实验报告。

表 91-2 常用 M 受体拮抗剂的剂型与用量

药物	剂型	用法
奥昔布宁	速释剂型	2.5~5mg,每日 2 次
	缓释剂型	5mg,每日 1 次
索利那新	长效片剂	5、10mg,每日 1 次
托特罗定	速释剂型	2mg,每日 2 次
	缓释剂型	4mg,每日 1 次

(二) 可选择的治疗

在上述治疗无效后;出现或可能出现不可耐受的副作用;治疗过程中尿流率明显下降或残余尿量明显增加时,应考虑其他可选的治疗方式:

1. A 型肉毒毒素逼尿肌注射对 M 受体阻滞剂治疗效果欠佳或不能耐受 M 受体阻滞剂副作用者,可以使用 A 型肉毒毒素逼尿肌注射治疗。

2. 膀胱灌注辣椒碱或 RTX 灌注后可减低膀胱感觉传入,对严重的膀胱感觉过敏者可试用。

3. 神经调节经阴道、肛门经皮电神经调节治疗以及磁刺激治疗,对部分患者有效。骶神经调节治疗,对顽固性的 OAB 患者有效。

4. 外科手术要严格掌握指征,仅适用于严重低顺应性膀胱、膀胱安全容量过小,且危害上尿路功能或生活质量严重影响,经其他治疗无效的患者。包括膀胱扩大术和尿流改道术。

(方祖军 郑捷)

第五节 尿失禁

【定义】

严格地讲,尿失禁并非独立的疾病而是一个综合征。在女性,尿失禁很常见且很少由严重疾病引起;在男性,尿失禁少见但几乎均由严重疾病引起。

根据国际尿控协会的定义:尿失禁是指尿液不自主地流出且能经客观证实的现象,并由此给患者造成了社会活动不便以及卫生方面的麻烦。从临床上看尿失禁表示一种症状、一种体征和一种状态。一种症状是指患者不自主地漏尿;一种体征是客观地证明有尿流出;一种状态是指经临床或尿动力学检查证实的病理生理过程。

【病理生理】

正常人在贮尿期膀胱逐渐充盈的过程中由于大脑皮质对皮质下排尿中枢(脑桥排尿中枢)存在抑制作用,使膀胱壁随着容量的增加而不断伸展变薄,使膀胱内压维持在一个较低的水平(小于 $15cmH_2O$)。

6

而此时平滑肌括约肌和外括约肌呈收缩状态，尿道内压维持在40～60cmH_2O，尿道呈关闭状态，且其压力高于膀胱内压而维持控尿。

维持正常的尿不失禁需要依赖于以下几个方面：①膀胱顺应性正常；②逼尿肌功能正常；③尿道括约肌功能正常；④逼尿肌-括约肌功能协调。此外尿道壁张力或外界的压力、管壁的柔软程度以及黏膜下的填充物如黏膜下血管丛等对维持控尿亦具有辅助作用。这几个方面任何一个环节出现异常均可引起尿失禁。另外由于盆底及邻近器官等周围支持组织薄弱、神经系统发育障碍以及腹压传递出现障碍亦可引起尿失禁。腹压传递出现障碍是指在咳嗽等腹压升高的情况下，压力不是均匀地传递至膀胱和尿道，而使膀胱内压和尿道关闭压之间失衡，膀胱内压高于尿道内压而产生尿失禁（压力性）。

【病因和分类】

（一）分类

尿失禁的分类方法极其繁多，目前仍被应用的有：据年龄可分为小儿尿失禁、成年尿失禁、老年性尿失禁；根据性别可分为男性尿失禁和女性尿失禁等。但各种方面尽管有其独到一面，但常不能全面而准确地反映患者的共同特征。目前比较统一的分类方法由国际尿控协会颁布，共分为九类。

1. 压力性尿失禁　是指在咳嗽、喷嚏、抬重物或奔跑等腹压增高的情况下尿流不自主地从尿道流出。这是由于正常情况下，腹压突然上升时其压力均匀地传递到膀胱和尿道内，使膀胱内压和尿道内压同时升高，两者间的平衡仍得以维持而控尿。当由于产伤、子宫切除及内分泌等因素影响，使尿道周围支持组织薄弱，从而使膀胱颈和尿道产生后移和旋转、膀胱尿道后角增大，腹压升高时其压力不能均匀地传递至膀胱和尿道，使膀胱内压高于尿道内压而产生尿失禁。另外手术、创伤、先天异常如尿道上裂以及神经系统病变等引起括约肌功能损害时亦可引起压力性尿失禁。

2. 急迫性尿失禁　是指患者有强烈的尿意，因不能随意抑制排尿反射而使尿液不自主地自尿道流出。可分运动性急迫性尿失禁和感觉性急迫性尿失禁两大类。运动性急迫性尿失禁是由于膀胱逼尿肌无抑制收缩引起，常见于骶髓排尿中枢以上运动神经元病变、前列腺增生等下尿路梗阻性疾病代偿期等，骶髓排尿中枢以上运动神经元病变时由于逼尿肌-括约肌不协调及逼尿肌反射亢进而致急迫性尿失禁。感觉性急迫性尿失禁并非逼尿肌无抑制收缩引起，而是由于膀胱的感觉和本体感受器受异常刺激而引起，常见于尿路感染、间质性膀胱炎、放射性膀胱炎等。

3. 混合性尿失禁　尿液不自主流出，可伴有尿急，或在咳嗽、打喷嚏等腹压增高情况时出现。

4. 无意识尿失禁　没有尿急或腹压增高时出现尿液不自主流出。

5. 持续性尿失禁　尿液持续的不自主流出。

6. 夜间遗尿　睡眠状态下尿液不自主流出。

7. 排尿后滴尿　排尿结束随即出现尿液不自主流出。

8. 充溢性尿失禁　尿液不自主流出伴有尿潴留。

9. 尿道外尿失禁　尿液经尿道外途径（如：瘘管、异位输尿管）不自主流出。

（二）病因

引起尿失禁的原因很多，可大致归纳为以下几个方面：

1. 膀胱功能障碍

（1）膀胱顺应性降低：正常人在膀胱充盈时由膀胱的特殊调节作用而使逼尿肌内压几乎保持不变，在膀胱测压时其内压小于15cmH_2O。当膀胱壁由于细胞基质的改变而引起弹性和黏弹性的异常，或膀胱逼尿肌张力异常时可引起膀胱顺应性的降低，在膀胱充盈时逼尿肌压力急剧升高。但膀胱顺应性的降低并不总是引起尿失禁，除非同时存在括约肌的异常。常见于神经源性膀胱如完全性副交感神经损伤及局部因素如反复慢性感染放射性膀胱炎等。

（2）逼尿肌反射亢进或逼尿肌过度活跃：逼尿肌反射亢进是指由于神经系统异常引起的非自主性逼尿肌收缩，常见于骶髓排尿中枢以上神经系统病变；逼尿肌不稳定是指由非神经系统异常引起的非自主性逼尿肌收缩，如尿路感染、放射性膀胱炎、间质性膀胱炎、下尿路梗阻等；逼尿肌过度活跃则指不能确定是否由神经系统异常引起的不自主性逼尿肌收缩。临床表现为患者在膀胱充盈过程中出现膀胱无抑制性收缩，膀胱内压急剧上升而引起尿频、尿急及急迫性尿失禁。

（3）逼尿肌无反射或反射低下或不能维持持续收缩：多见于骶髓排尿中枢及其以下神经元病变、盆腔根治性手术、糖尿病以及下尿路梗阻膀胱失代偿期等。患者表现为充盈性尿失禁。

2. 括约肌功能障碍　括约肌功能障碍在男性常是由于前列腺手术、创伤或神经系统疾病引起的器质性的括约肌功能障碍。而在女性括约肌功能障碍可分为功能性和器质性两大类。女性功能性括约肌功能障碍包括尿道活动过大和内在的括约肌功能不全。

尿道活动过大是由于尿道周围支持组织的薄弱，在腹压增加的情况下膀胱颈部和近端尿道旋转下降，膀胱后尿道增大，其压力不能均匀地分布在膀胱和尿道内，使膀胱内压明显高于尿道内压，尿道开放而产生压力性尿失禁。常见于多次分娩、子宫或盆腔手术、老年女性绝经后内分泌改变等引起盆底肌肉和周围支持组织变薄弱。但单纯尿道活动过大不能作为功能性括约肌功能障碍的诊断，除非伴有尿失禁。

内在括约肌功能不全(IDS)是指内在的括约肌本身的功能障碍，主要表现为在静息状态下膀胱颈部呈开放状态且尿动力学检查时腹压漏尿点压力(ALPP)明显降低。一般认为没有尿道活动过大或旋转而表现为括约肌性尿失禁则表示存在IDS。引起IDS的常见病因有盆腔手术或抗尿失禁手术、尿道手术、经尿道膀胱颈切开(TURBN)、腰骶髓神经系统病变、Shy-Drager综合征等。

另外由于神经系统病变如胸腰段交感神经传出支以上损伤、骶髓病变以及局部的因素如感染等可引起内、外括约肌痉挛或失弛缓，则可产生充盈性尿失禁。

3. 逼尿肌-括约肌不协调　逼尿肌-括约肌不协调包括逼尿肌-外括约肌不协调和逼尿肌-内括约肌不协调，前者见于骶髓排尿中枢以上而 T_7～T_8(交感神经传出)以下脊髓损伤；而 T_7～T_8 以上脊髓损伤则表现为逼尿肌-内括约肌不协调。逼尿肌-括约肌不协调既可产生急迫性尿失禁，亦可产生充溢性尿失禁。

4. 其他　下尿路梗阻如前列腺增生、尿道狭窄等可引起各类尿失禁，膀胱代偿期则产生急迫性尿失禁，膀胱失代偿期则产生充溢性尿失禁。

另外认知异常如阿尔兹海默病及运动障碍如帕金森病等虽未直接引起尿失禁但可加重临床症状。类似的情况有尿路感染、萎缩性阴道炎、尿崩症等。

【诊断】

尿失禁本身诊断相对简单，只需观察到尿液自尿道口不自主流出即可明确诊断。仅仅如此是不够的，尚需对尿失禁类型、病因及程度等进行系统的评价，这就需要临床医师从几个方面进行综合评估。

(一) 病史

病史是诊断尿失禁的基本手段，详细的病史常可初步反映尿失禁的类型和病因，为进一步的检查提供可靠的依据。询问病史过程应特别注意以下几个方面：①尿失禁发生的年龄：儿童在3～4岁以前不能随意控制排尿，出现尿失禁属正常现象，若持续存在并延至成年或成年以后再出现则属病理状况；而压力性尿失禁则多见于老年女性。老年男性可因前列腺增生而合并急迫性尿失禁，故详细评估下尿路症状很重要。②尿失禁是持续性抑或间歇性，持续性尿失禁应与异位输尿管开口和膀胱阴道瘘等鉴别。③尿失禁前有无尿意，是否能主动加以抑制，有急迫尿意者多为急迫性尿失禁；能主动抑制排尿者多为充盈性尿失禁；而既无尿意又不能主动抑制的多为反射性尿失禁。④尿失禁与腹压增加的关系。若漏尿随腹压增加而同时出现且随腹压下降而停止则提示压力性尿失禁；若腹压升高时出现漏尿而下降仍持续存在或下降后才出现则提示急迫性尿失禁，亦有人称之为咳嗽-急迫性尿失禁。⑤是否有慢性尿路感染、间质性膀胱炎、放射性膀胱炎等。⑥是否有盆腔手术及膀胱、尿道或妇科手术史，女性患者分娩的情况如次数及是否难产。⑦神经系统病史，有无神经的疾患或手术及外伤史。⑧是否应用可能对下尿路功能产生影响的药物。

(二) 体格检查

尿失禁的体格检查应集中在与尿失禁相关的解剖异常和神经系统异常两个方面。

在体检时特别注意外生殖器和会阴部的检查，尤其在女性尿失禁患者中。注意有无子宫脱垂，直肠和膀胱膨出。了解会阴部的感觉有无障碍。肛门指诊可了解括约肌的张力和随意收缩能力，应检查球海绵体反射有无异常(详见神经源性膀胱章节)、有无尿道憩室或尿瘘。男性患者还需要了解前列腺的大小等。

尿失禁患者伴有神经功能障碍时常有相关神经系统体征，如肢体运动障碍、皮肤感觉异常、腱反射异常及病理反射(如巴宾斯基征)阳性等。

尿道抬举试验(Bonneg-Marshall test)：用于了解女性压力性尿失禁患者有无尿道活动过大。患者膀胱充盈时取截石位，嘱其咳嗽等使腹压增加以观察尿道移动和尿失禁情况，若不能诱发尿失禁则取直立位甚至下蹲位。然后将示指和中指经阴道前壁置于膀胱颈水平的尿道两侧将其向上抬举并固定，但注意不要压迫尿道或将尿道压向耻骨，此时再嘱患者咳嗽等使腹压增高，若尿失禁不再出现，据此可认为尿失禁是由于膀胱颈下移、尿道活动过度和尿道周围支持组织薄弱所致。尿道抬举试验不仅用于诊断，还可预测手术疗效。

Q-tip试验：用于判断有无尿道活动过度，鉴别Ⅰ型或Ⅱ型压力性尿失禁。其方法是患者平卧位，将一端包有棉花的棒(即Q棒)经消毒并润滑后轻轻地经尿道插入膀胱，待Q端进入膀胱即轻轻后退至有阻力即止，以使Q端位于膀胱颈水平。记录Q棒远端与水平面间的角度，然后嘱患者作最大valsalva法鼓气动作并记录Q棒远端与水平面间角度，若两者之间大于30°则说明尿道活动过大，属Ⅱ型压力性尿失禁。

(三) 辅助检查

1. 尿常规检查　尿常规虽然不是尿失禁的诊断

性试验,但所有的尿失禁患者都要做该项基本检查,因为血尿、脓尿、糖尿可能提示患有其他疾病,而泌尿系统肿瘤、尿路感染、糖尿病等可伴有尿失禁。

2. 尿垫试验　用于了解尿失禁的程度。患者口服非那吡啶 200mg,每日 3 次,每 6 小时换一次尿垫共 24 小时,称干、湿尿垫的重量,其差值即为尿液的体积,可根据尿液的体积和尿垫着色的深浅判断尿失禁的程度。

3. 排尿日记　患者对排尿的情况进行详细的记录,通过排尿日记可对尿失禁的性质和程度进行初步的判断,以决定下一步采取的检查手段。

4. 症状和生活质量评分　第三届国际尿失禁会议推荐了几种症状和生活质量评分表格,可帮助临床医师更详细地了解患者的症状严重程度和症状对患者的影响,便于选择治疗方案,常用的有 ICI-Q-SF 评分(表 91-3)。

表 91-3　国际尿失禁咨询委员会尿失禁问卷表简表(ICI-Q-SF)尿潴留的评分

许多患者时常漏尿,该表将用于调查尿失禁的发生率和尿失禁对患者的影响程度。仔细回想你近四周来的症状,尽可能回答以下问题。(　　)

1. 您的出生日期:　□□□□年　□□月　□□日

2. 性别(在空格处打✓)　男 □　女 □

3. 漏尿次数?	不漏尿	≤1 次/周	2～3 次/周	1 次/天	数次/天	一直漏尿
	0	1	2	3	4	5(分)

4. 每次尿量?	不漏尿	少量漏尿	中等量漏尿	大量漏尿
	0	2	4	6 (分)

5. 对生活影响	无									→影响很大
	0	1	2	3	4	5	6	7	8	9	10(分)

ICI-Q-SF 评分(把第 3、4、5 个问题的分数相加):　　分

6. 什么时候发生漏尿?(请在与您情况相符合的那些情况下打✓)

从不	未能到达厕所就有	咳嗽或打喷嚏时	睡着时	活动或体育运动时	便后和穿好衣服时	无明显理由情况下	所有时间内

评估者:＿＿＿＿＿＿　日期:＿＿＿＿＿＿

5. 放射学检查　膀胱尿道造影在女性压力性尿失禁患者中可见膀胱颈部在静息状态即呈开放状态,腹压增加时明显。侧位片上可见膀胱后尿道角增大(大于 90°);排尿期可了解有无尿道狭窄、膀胱输尿管反流以及患者随意中止排尿的能力以初步判断括约肌的功能;排尿后可观察有无残余尿。金属珠链试验亦可用于测定膀胱后尿道角。

6. B 超　是测定残余尿最好的非创伤性检查方法。另外经直肠 B 超可了解前列腺大小等。最近有报道经阴道 B 超和 MRI 用于研究盆底的功能和形态以了解有无内括约肌功能不全。

7. 尿动力学检查　尿动力学检查对尿失禁诊断特别是复杂尿失禁的诊断及分类具有重要的价值,而且可以为制订治疗方案提供方向并对治疗的疗效进行评价。

(1) 膀胱测压:详见神经源性下尿路功能障碍章节。尿失禁患者行膀胱测压应注意初次尿意时膀胱容量及最大容量、膀胱感觉、膀胱顺应性及有无逼尿肌反射亢进或过度活跃及反射性排尿等。溴丙胺太林抑制试验明确逼尿肌无抑制性收缩是否由神经源性疾病引起,同时亦可测定抗胆碱能药物在急迫性尿失禁患者中的治疗疗效。

压力性尿失禁患者膀胱测压时可能初次尿意时间提前,腹压漏尿点压力(ALPP)降低($<60cmH_2O$)可伴有逼尿肌过度活跃。逼尿肌-括约肌不协调及逼尿肌无反射可引起充盈性尿失禁,此类患者排尿期膀胱测压结果多异常。

(2) 尿道测压:是尿失禁患者主要的尿动力学检查方法之一。可以测定患者最大尿道闭合压及其功能性尿道长度。正常人尿道测压时压力曲线在膀胱颈部开始升高,最高处在女性位于尿道中部,而在男性位于近尿道膜部。最大尿道压在不同性别、年龄均有差异。功能性尿道长度男性 3～7cm,女性 3～5cm。在前列腺术后患者其近端括约肌张力消失,尿道内压仅在近膜部处可测得,外括约肌损伤时该处压力下降产生尿失禁。急迫性和充盈性尿失禁患者尿道压则多为正常或升高。尿道括约肌功能不全时则尿道内压下降,严重时可呈一低平曲线。功能性尿道长度在梗阻性疾病患者(如前列腺增生)中增加,而在压力性尿失禁患者可缩短。但功能性尿道长度的改变是否

对压力性尿失禁产生影响目前尚有争论，有报道压力性尿失禁患者行膀胱颈悬吊术后功能性尿道长度并无明显改变。

（3）括约肌肌电图：用于测定括约肌的功能。在部分膀胱无抑制收缩的患者中可见外括约肌反射性痉挛，而上运动神经元病变时可见逼尿肌-括约肌不协调而致充盈性尿失禁。在部分神经系统疾病患者中在膀胱充盈时可出现括约肌无抑制松弛，另有患者在排尿期括约肌失弛缓。

（4）尿流率：在尿失禁的诊断中意义较小，在下尿路梗阻的患者中尿流率可下降，而女性压力性尿失禁患者若膀胱颈部功能不全则表现排尿时间短、瞬间即达到最大尿流率且最大尿流率极大。

（5）影像尿动力学检查：影像尿动力学检查是标准尿动力检查的进一步完善，可同步提供影像和压力-容量记录，能取代肌电图的检查，是下尿路功能障碍最准确的诊断工具，与传统的尿动力学检查以及膀胱造影或排尿期膀胱尿道造影相比具有非常大的优点，能对潜在的病理过程如逼尿肌-括约肌不协调、括约肌失弛缓、括约肌充盈期无抑制松弛以及尿道狭窄等具有更深入的了解。

8. 膀胱镜和尿道镜　在尿失禁的诊断中并非必需，主要用于：①除外其他下尿路疾病如间质性膀胱炎、膀胱肿瘤、膀胱或尿道结石和异物以及前列腺增生或尿道狭窄等；②悬吊手术时用于膀胱颈部定位、排除缝线意外进入膀胱或尿道以及观察悬吊后膀胱颈部或尿道抬高的程度；③前列腺术后尿失禁时行尿道镜检查除外因前列腺组织残留或血块等而影响括约肌正常收缩。

【治疗】

尿失禁治疗最理想的结果是消除病因，但在许多情况下如神经源性的患者中几乎是不可能的，这就需要通过其他方法加以控制。

（一）非手术治疗

1. 药物治疗　根据治疗药物的特性可分为以下几个方面：

（1）抑制逼尿肌收缩的药物：如抗胆碱能药物、三环类抗抑郁药等用于治疗逼尿肌反射亢进或过度活跃引起的急迫性尿失禁。前者有阿托品、溴丙胺太林、托特罗定等，托特罗定对膀胱有较高的选择性，所以其口干、便秘、视物模糊等抗胆碱能药物的副作用较少，使患者的依从性较高；后者以丙米嗪为代表，具体的作用机制尚不明确，但有直接松弛膀胱平滑肌及抗交感作用和中枢作用，对膀胱颈肾上腺素能受体亦有刺激作用，故亦可增加尿道阻力，亦有抗胆碱能药物的副作用，该药起效较慢，一般25mg每日一次开始渐增加至（不超过150mg）症状好转或抗胆碱能副作用出现，停药亦需渐停药以免反弹。

（2）增加尿道阻力的药物：如α肾上腺素能受体兴奋剂（麻黄碱、丙米嗪等）；β肾上腺素能抑制（普萘洛尔）。

（3）降低尿道阻力的药物：如α-受体阻滞剂（酚妥拉明、坦索罗辛、哌唑嗪、特拉唑嗪等）可降低尿道平滑肌的张力；多突触抑制剂（巴氯芬、地西泮等）可解除外括约肌痉挛。

（4）激素：如雌激素可增强α-肾上腺受体的密度和敏感性，营养尿道黏膜、黏膜下组织以及盆底和尿道周围的胶原组织以增加尿道阻力，对女性尿失禁患者具有治疗作用。

2. 盆底锻炼和生物反馈技术　有意识地作盆底肌肉收缩和放松，具体动作包括提肛、中断排尿等。应包括快速和维持盆底肌肉的收缩以加强快、慢两种肌纤维，主要为了重建软弱的盆底支撑功能。其治愈或改善率达50%～80%。在盆底锻炼中可辅以生物反馈技术，通过正反馈以增加治疗效果，如会阴收缩测压计，或通过声音或肌电图控制器等生物反馈装置等让患者听到或看到收缩的强度及持续时间，从而产生听觉或视觉增强效应。目前已有作者用膀胱内压测定作为治疗逼尿肌过度活跃的生物反馈技术。

3. 膀胱训练又称行为矫正，主要用于尿频、尿急和急迫性尿失禁的患者中。其方法是让患者仔细记排尿记录，并学会盆底锻炼，根据上周的日记固定排尿间期，在排尿间期内通过收缩括约肌延迟排尿，排尿间期每周增加15分钟，直至达3～4小时为止。其原理是约半数患者在膀胱逼尿肌不自主收缩时能感到尿急并能通过收缩括约肌、放弃排尿而消除逼尿肌的不自主收缩。

4. 电刺激　电刺激是通过引起括约肌和（或）盆底肌的收缩及反射性抑制逼尿肌而达到治疗尿失禁的目的，可用于治疗压力性尿失禁和急迫性或反射性尿失禁患者。电刺激包括感应电刺激、干扰电刺激和经皮神经电刺激。电刺激的常见部位有阴道、会阴、直肠、胫后神经及骶孔神经根处。

5. 阴道托及尿道夹　阴道托用于有盆底器官脱垂伴有尿失禁的患者，可以暂时地缓解症状，是一种有效的非侵入性的治疗方法。

尿道夹主要用于男性括约肌功能不全的尿失禁患者中，易引起尿道憩室等。

6. 保留导尿或间歇自身导尿　主要用于充盈性尿失禁的患者（详见神经源性下尿路功能障碍章节）。

7. 尿道填充剂治疗　尿道填充剂主要用于治疗女性压力性尿失禁，治愈率可达25%。尿道填充剂可以扩张尿道黏膜下层，从而增加对尿道腔内的压力。常用的填充剂有：牛戊二醛交联样胶原、碳表面锆珠、聚四氟乙烯、透明质酸、聚二甲基硅氧烷、二甲亚砜、自身组织（脂肪、软骨）。尚无独具优势能取代其他的填充剂。填充剂用于男性前列腺切除术后尿失禁，疗效不满意。

8. 膀胱内灌注和逼尿肌注射治疗　膀胱内灌注辣椒辣素和辣椒辣素类似物（RTX），可阻断膀胱壁辣椒碱受体，用于治疗逼尿肌亢进引起的尿失禁。经尿道内镜引导下逼尿肌注射肉毒杆菌毒素，抑制乙酰胆碱的释放，可治疗逼尿肌亢进引起的尿失禁。

（二）手术疗法

外科手术治疗尿失禁是为了以下目的：①抑制逼尿肌反射亢进或过度活跃；②增加或降低尿道阻力；③加强盆底的支撑。

1. 抑制逼尿肌反射亢进或过度活跃（详见神经源性下尿路功能障碍章节）。

（1）神经阻滞或切断术。

（2）膀胱周围神经剥脱术。

（3）严重患者考虑尿流改道。

（4）膀胱扩大术治疗膀胱顺应性低及小容量的患者。

2. 增加或降低尿道阻力

（1）增加尿道阻力的手术：包括尿道延长或折叠术、人工尿道括约肌置入术。

（2）降低尿道阻力的手术：包括膀胱颈部切开术、前列腺手术、尿道狭窄行尿道内切开术等。

3. 加强盆底支撑　手术方法很多，但基本术式有以下四种：

（1）针悬挂术：即用特殊的带线针在耻骨上区通过皮肤进入阴道，复位或提起膀胱颈和尿道，如 Raz 术等。

（2）悬吊手术：将各种材料（如自体筋膜、合成物等）经手术置于膀胱颈后作为支撑或腹压升高时作为尿道的压迫物。可经阴道切口或开放手术及腹腔镜进行。

（3）开放手术或阴道悬吊术：如 Burch 手术、Marshall-Marchetti-Krantz 术。

（4）经腹腔镜手术：基本手术方式与上述相同，只是利用腹腔镜对上述三种手术进行改进。

4. 无张力中段尿道悬吊术　上述的创痛治疗尿失禁手术共有的缺点是手术创伤较大、并发症多，同时效果欠佳且复发率较高。在本世纪初中段尿道悬吊术治疗女性压力性尿失禁的疗效已得到普遍认同。首先推出的是经阴道无张力尿道中段悬吊带术（tension free vaginal tape，TVT），由瑞典 Ulmsten 教授所首创，即用人工网带置于中段尿道，在腹部用力时提供骨盆底的支撑保持不漏尿。长期随访结果显示其对压力性尿失禁治愈率在 80% 以上，然而始终存在如膀胱穿孔、出血、排尿困难等并发症。2003 年比利时的 de Leval 在传统 TVT 的基础上提出了“内进-外出”的经闭孔无张力阴道吊带术——TVT-O。TVT-O 术系将弧形穿刺针经阴道前壁切口分别绕两侧的耻骨支，从闭孔内侧面穿入，从双侧大腿根部穿出。研究表明，TVT-O 可以将尿道、膀胱损伤降至最低，几乎无闭孔动脉损伤的可能，且疗效与 TVT 相似。TVT-O 不经过耻骨后间隙的特点扩展了手术的适应证，有盆腔手术史者不再是手术禁忌。尿道中段悬吊技术简单、快速、微创，对设备要求低，使患者住院周期大大缩短。现已近乎取代传统的开放悬吊术，已经成为治疗的金标准。

（郑捷　冯陈陈）

第六节　遗尿症

遗尿症俗称“尿床”，通常是指小儿熟睡时不自主排尿。遗尿多见于儿童，是儿童最常见的泌尿系统疾病，男性多于女性，少数患者为成年遗尿。夜间遗尿多见，约占 80%，也可表现为白天遗尿或两者皆有。

由于婴幼儿缺乏控制排尿的能力，故尿失禁在婴幼儿中多属正常。一般而言，能控制排尿的婴幼儿以每年 15% ~20% 比例增加，所以 4 岁时有约 80% 的儿童能完全控制，而 5 岁时仍约有 15% 的儿童有夜间遗尿。因此，诊断遗尿时以多少年龄为界限目前标准不一，大多数作者倾向于 5 岁以后仍有尿床且频繁出现即可诊断。

【分类】

遗尿症可分为原发性和继发性两大类。原发性遗尿症是指尿床从婴儿期延续而来，从未有过 6 个月以上的不尿床期；继发性遗尿症是指曾有过 6 个月以上的不尿床期后出现尿床，多继发于某些器质性疾病如尿路感染、下尿路梗阻、神经肌肉疾病等。临床常见的是原发性遗尿症。

【病因】

1. 发育延迟　婴幼儿排尿的控制是一种反射性行为，即膀胱充盈时诱导逼尿肌收缩并协调性引起括约肌舒张。整个过程无须意识参与，主要由位于脑干和脊髓的次高级中枢控制。小儿发育完全后，正常情况下排尿控制指令由大脑皮质有关中枢发出，若发育不全，则将保留婴幼儿排尿特点，使睡眠中大脑皮质控制能力下降，即出现遗尿。

2. 睡眠过深和夜间唤醒障碍　由于遗尿患者常

常睡眠极深且难以唤醒,且有研究表明遗尿常出现在深睡眠期,同时成人遗尿患者服用苯丙胺使睡眠变浅后遗尿症状亦得以改善,因而有作者提出睡眠过深学说。但对照研究表明遗尿患者的睡眠深度并不比正常儿童深,而且有相当部分患者遗尿发生在浅睡眠期。

3. 抗利尿激素过少 正常人抗利尿激素(AVP)的分泌具有昼夜节律的变化,夜间分泌增加使夜尿减少。但有些遗尿患儿(约25%)的AVP昼夜分泌节律消失,由于夜间AVP分泌减少使其夜间产生大量的尿液,以至于超过患儿的功能性膀胱容量而遗尿。但最近有作者认为AVP昼夜分泌节律的消失可能不属病理而是发育延迟的一种表现。

4. 膀胱-逼尿肌功能障碍 遗尿症儿童可出现夜间膀胱功能性容量减少,机制尚不明确。有报道,高敏感性膀胱、低膀胱顺应性、逼尿肌不稳定收缩、逼尿肌-括约肌协同失调等是遗尿患儿尿动力学检查异常的典型表现。

5. 遗传因素 遗尿症可能具有遗传性,双亲或其中一人患遗尿症者其后代患遗尿症的概率明显增高,而且单卵双生者其中一个遗尿则另一个也容易尿床。

6. 器质性疾病 某些器质性疾病可引起遗尿,如尿路感染、尿路梗阻、神经源性下尿路功能障碍等。白天遗尿者器质性疾病的发生率较高。夜间遗尿者,尤其男孩,如伴有白天排尿症状则应进行系统检查以排除器质性疾病。

7. 心理因素 遗尿患儿心理性疾病的发生率较正常儿童高。另外,某些精神疾病如精神发育迟滞、焦虑症可导致继发性遗尿,但在原发性遗尿症的发生发展过程中,心理学因素也起着重要的推进作用。

【诊断】

对于年龄≥5岁、睡眠状态下不自主排尿≥2次/周、持续时间超过6个月以上的小儿即可考虑遗尿症的诊断。诊断遗尿后,要通过病史及检查,确定遗尿是功能性抑或器质性的。

首先应详细询问病史,包括以下几个主要方面:①父母及兄弟姐妹中有无遗尿病史;②患儿遗尿类型(白天遗尿还是夜间遗尿、原发性抑或继发性)及遗尿的频率;③有无伴随症状如尿频、尿急、排尿困难等;④有无泌尿系统以外的异常,如大便情况、肢体活动功能、语言发育情况、有无睡眠异常等;⑤患儿进行排尿训练的年龄及进展;⑥以往治疗史。

单纯夜间遗尿特别是原发性遗尿患儿多无器质性疾病,而白天遗尿及继发性遗尿应除外器质性疾病的可能。若遗尿频率已逐渐减少则说明患儿控制排尿的能力正在进一步发展中,遗尿有自愈的可能。若有伴随症状则遗尿多由器质性疾病引起。有发育延缓的患儿常同时表现有其他方面的异常,如控制大便能力的发育延缓、肢体活动能力及语言表达较同龄儿差。

其次应进行全面的体格检查,应特别注意神经系统检查,包括四肢的协调能力、腰骶部有无毛发或脂肪瘤或管道等以除外脊柱隐裂及神经系统发育不良。

由于大多数遗尿患者无器质性疾病,即使有,经上述详细病史询问和体格检查以及尿常规检查和尿培养也大多可以发现,若无阳性发现则不必进一步检查,尤其对单纯夜间遗尿患者;对白天遗尿、继发性遗尿或发现有神经系统病变及有排尿症状者需要进一步检查,如B超、静脉肾盂造影、膀胱造影、膀胱镜及尿动力学检查等,也可以先行诊断性治疗。

【治疗】

由于大多数遗尿是由发育延缓引起,有自愈倾向,所以除了器质性疾病引起的遗尿以外,单纯夜间遗尿的患者何时开始治疗尚有争论,大多数作者主张7岁前,因为此年龄的患儿持续遗尿常影响其社会活动,往往有迫切的治疗愿望。

治疗前应向患者或家长说明遗尿在医学上是无害的,以尽量消除紧张恐惧心理,避免歧视或责骂患儿,应多予鼓励以增强患儿的信心;同时讲清楚治疗可能历时较长且起效较慢,治愈后仍可复发,但这种复发的遗尿大多为暂时性且对再次治疗疗效好,以取得患者或家长的配合。

1. 行为治疗 调整饮食及生活习惯,加强膀胱训练。应保证日间液体摄入,但控制睡前液体摄入;控制膀胱训练:即鼓励患儿日间有意识摄入大量液体并憋尿,尽可能地延长排尿间隔时间,以增加功能性膀胱容量;另外,患儿在白天排尿时,可有意识中断排尿,之后再排尿,以加强尿道外括约肌对排尿的控制。行为治疗被推荐应用于所有遗尿症的患儿。

2. 觉醒治疗 即将一特制的电子装置用电线与内裤或尿布相连,一旦内裤或尿布上有数滴尿液即可触动电子装置发出警报,将患者唤醒并起床排尿,反复多次后可产生条件反射,使患儿能在警报前或遗尿前即惊醒并起床排尿。遗尿报警器疗效确切,复发率低,无不良反应,常作为遗尿治疗的一线方法,缺点是起效时间较长。报警器需要专用设备,国内应用较少,目前国内主要应用闹钟唤醒训练,该方法需要家长的密切配合,摸索患儿遗尿的时间规律,让唤醒与小儿膀胱充盈时产生的尿意同时出现,并刺激和训练患儿在清醒状态下自主排尿。如此反复可达一定疗效。

3. 药物治疗

（1）去氨加压素：为抗利尿激素类似物，对夜间抗利尿激素分泌减少和夜间多尿的患者有明显疗效。在闹钟不起效或者不能接受闹钟治疗时，去氨加压素可作为一线药物。临床上建议7岁以上儿童应用，而5～7岁患儿，若症状严重、要求迅速控制症状的患儿亦可考虑应用。常用剂量0.1～0.2mg每晚口服。副作用有水中毒合并低钠血症和抽搐等，所以服药前及其后8小时应限制液体摄入。

（2）抗胆碱能药物：如奥昔布宁、山莨菪碱等，仅对有膀胱逼尿肌不稳定的患者有效，对单纯夜间遗尿或尿动力学检查正常的患者价值不大。

（3）丙米嗪：为三环类抗抑郁药，具有轻微的抗胆碱作用、体外能抑制膀胱平滑肌痉挛、抑制去甲肾上腺素对α-受体的作用以及因中枢神经系统兴奋而减轻睡眠深度。丙米嗪治疗遗尿症的复发率较高，有一定不良反应，不推荐为临床一线用药。

4. 中医针灸治疗　针灸对遗尿症有较好的疗效，可以作为遗尿症短期治疗的选择之一。但是针灸治疗对患儿有一定创伤和压力，需要家长和患儿的配合，且容易复发。

5. 生物反馈　生物反馈治疗作为一种新兴的方法在遗尿症中逐渐得到应用。生物反馈可以改善盆底肌舒缩，强化整个盆底肌群，对于改善原发性遗尿症患儿的最大尿流率和尿量，帮助建立正常的尿流曲线和调整逼尿肌-括约肌收缩协调性有一定作用。治疗需要专用设备和软件，同时需要患儿对治疗的依从性和一定的理解力，适用于较大年龄患儿。

（张正望　张忠云）

第七节　女性盆底功能障碍

盆底功能障碍是中老年妇女的常见疾病，又称盆底缺陷病。是各种病因导致盆底肌肉和筋膜组织薄弱，进而引发盆腔器官位置及功能的异常。长期以来，盆底功能障碍的诊治基本属于妇科范畴。但由于盆腔脏器的脱出常合并尿失禁或排尿障碍等泌尿系统症状，而妇科医师在尿控方面大多需要泌尿科的支持，因此学科间的完全隔离不利于患者的整体康复。20世纪90年代以来，盆底解剖及病理生理学理论取得了突破性的进展。Petros和Ulmsten于1990年提出了女性盆底结构解剖学的“整体理论”。这一理论认为，女性盆底在解剖上是一个由肌肉及韧带将膀胱尿道、阴道子宫、直肠肛门等三组不同器官联系在一起的整体。在功能上这些盆底组分均接受同一中枢神经系统控制，因此盆底就形成了一个功能整体，任何一组器官的功能发挥与功能障碍均不是孤立的，而是相互关联的。由此，肌肉、韧带和神经作为联系纽带将泌尿、妇科和肛肠等小学科整合成为盆底外科学。以此为基础，近年来随着盆底整体重建和康复新技术的涌现，促成了妇科、泌尿科乃至肛肠、疼痛科等在盆底功能障碍的诊治领域中相互整合协作。女性泌尿外科逐步兴起并成为泌尿外科新的亚专科分支，而女性盆底功能障碍是女性泌尿外科的诊治重点。

严格意义上，女性盆底功能障碍包含了盆腔器官脱垂、尿失禁、排尿或排便异常（如膀胱过度活动症或粪失禁等）、慢性盆腔疼痛、泌尿生殖道瘘以及女性性功能障碍等一系列病症。鉴于尿失禁、膀胱过度活动症和泌尿生殖道瘘已由其他章节论述，从泌尿外科的临床实际出发，本节主要介绍盆腔器官脱垂（pelvic organ prolapse，POP）。

（一）POP的危险因素

1. 阴道分娩成为POP发生的重要因素，可能与直接损伤盆腔内筋膜支持结构和阴道壁，以及直接或间接破坏盆底肌肉和神经有关。另外，各种产科因素，如巨大儿、产程延长、会阴侧切、肛门括约肌损伤、产钳助产以及缩宫素（催产素）的使用等都可能引起POP。

2. 绝经、雌激素低下是POP的高危因素也已成共识，因为盆底支持组织状态与体内雌、孕激素水平密切相关。

3. 长期便秘、慢性呼吸道疾病、肥胖等慢性腹压增加因素均能导致子宫脱垂和膀胱、直肠膨出。

4. 资料显示盆腔手术（如子宫切除）术后发生的脱垂可能与各个支持组织、韧带被切断有关，保留宫颈的次全子宫切除也未能减少以后发生脱垂的风险。

5. 单独一个盆腔腔室的重建术可能诱发术后另一个腔室的脱垂或膨出，如膀胱颈悬吊、尿道缝合术发生的后盆腔脏器的脱垂。

（二）POP的临床表现

根据脱垂的部位，可分为子宫脱垂、阴道前壁膨出、阴道后壁膨出、阴道穹隆脱垂等。而膀胱膨出、直肠膨出的传统提法由于应用广泛，仍然适用。

1. 症状　最特异的症状是患者能看到或者感到膨大的组织器官脱出阴道口，可伴有明显下坠感，久站或劳累后症状明显，卧床休息后症状减轻，严重时脱出的器官不能回纳，可有分泌物增多、溃疡、出血等。子宫脱垂和阴道前壁膨出的部分患者可发生压力性尿失禁。但随着膨出的加重，其压力性尿失禁可消失，取而代之的是排尿困难，甚至需要手助压迫阴道前壁帮助排尿或者需用手将阴道前壁向上抬起方能排尿。阴道后壁膨出者可能合并便秘、排便困难、膨出重者发生排便困难，需下压阴道后壁方能排便。

2. 体征　不能回纳的子宫脱垂常伴有阴道前后

壁膨出,阴道黏膜增厚角化,宫颈肥大并延长。单纯的阴道前壁膨出可见阴道前壁呈球状膨出,阴道口松弛,膨出膀胱柔软,阴道壁黏膜皱襞消失、发生溃疡。阴道后壁膨出可见后壁黏膜呈球状物膨出,阴道松弛,常伴陈旧性会阴裂伤,肛门检查手指向前方可触及向阴道凸出的直肠,呈盲袋。阴道穹隆膨出可见阴道口壁黏膜称球状物膨出,阴道松弛。如合并有肠膨出,指诊可触及疝囊内的小肠。

(三) POP 的诊断

1. 询问病史　全面了解患者的临床症状。

2. 体格检查　包括全身检查、专科检查和神经肌肉检查。专科检查时宜取膀胱截石位,观察患者放松状态下以及屏气用力状态下的最大脱垂情况,同时注意外阴形态和有无阴道黏膜溃疡。如果患者提示脱垂不能达到最大限度,可取站立位检查。使用双叶窥具进行顶端支持的评估,使用单叶窥具进行阴道前后壁脱垂的评估。检查结果使用盆腔器官脱垂定量(pelvic organ prolapse quantitation, POP-Q)分度法记录。神经系统检查应包括会阴部感觉、肛门反射等。

3. 辅助检查　下尿路功能的检查应结合患者的实际情况进行选择。对于 POP 且无压力性尿失禁症状者,可行脱垂复位后的隐匿性尿失禁试验。对于合并尿失禁的患者,建议术前常规行尿动力学检查或尿失禁的临床检查,如排尿日记、尿垫试验等。行 POP 手术治疗前应测定残余尿量和尿流率。对于复杂病例,建议行影像尿动力学检查。

4. POP 的量化分期　目前国际上较为广泛接受和采用的评价 POP 的定量系统是(Pelvic Organ Prolapse Quantitation, POP-Q)定量分期法(表 91-4)。此分期系统是分别利用阴道前壁、阴道顶端、阴道后壁上的 2 个解剖指示点与处女膜的关系来界定盆腔器官的脱垂程度。与处女膜平行以 0 表示,位于处女膜以上用负数表示,处女膜以下则用正数表示。测量值均用厘米(cm)表示。

表 91-4　国际尿控协会盆腔器官脱垂(POP)分期系统

0 期:Aa、Ap、Ba、Bp 均在-3cm,C 或 D 点不低于(X-2)cm
Ⅰ期:不符合 0 期标准,脱垂最远端高于-1cm
Ⅱ期:脱垂最远端在-1cm,但不超过+1cm
Ⅲ期:脱垂最远端超过+1cm,但少于+(X-2)cm
Ⅳ期:脱垂最远端至少+(X-2)cm

注:X:在0、Ⅲ和Ⅳ期中以厘米表示的阴道总长度。Ⅰ~Ⅳ期可根据生殖道脱垂最远端部分按照下列术语表示:a:阴道前壁;p:阴道后壁;C:阴道顶端,Cx:宫颈;和 Aa,Ba,Ap,Bp,和 D 相对于所界定的点,例如Ⅳ-Cx(指宫颈或阴道残端脱垂的Ⅳ期),Ⅱ-a(指阴道前壁脱垂的Ⅱ期),Ⅲ-Bp(指后壁脱垂的Ⅲ期)

POP-Q 量化的真正意义并不在于临床诊断,而是作为治疗前后的评估手段。对于有临床处理意义的脱垂多认为是脱垂最低点达到或超过处女膜缘或 POP-Q≥Ⅱ度的状态。

5. POP 导致的盆底功能障碍是一组疾病症状群,其严重程度与解剖学改变不完全呈正相关关系。建议应用经中文验证过的国际标准化问卷,如盆底功能影响问卷简表(pelvic floor impact questionnaire short form 7, PFIQ-7)和盆腔器官脱垂及尿失禁性生活问卷(pelvic organ prolapse-urinary incontinence sexual questionnaire, PISQ-12)了解脱垂症状对患者生活质量的影响。

(四) POP 的治疗

1. 治疗原则　POP 伴有临床症状是界定患者是否需要进行治疗干预的重要依据。POP 的处理可分为随诊观察、非手术治疗和手术治疗。对于无自觉症状的轻度脱垂(POP-QⅠ~Ⅱ度,尤其是脱垂最低点位于处女膜之上)患者,可以选择随诊观察,也可以辅助非手术治疗。治疗分为非手术治疗和手术治疗,只适用于有症状的患者,包括脱垂特异性症状以及相关的排尿、排便、性功能障碍等。治疗前应充分了解每位患者的症状及对其生命质量的影响,确定治疗目标。对于可以耐受症状且不愿意接受治疗的患者,特别是重度脱垂(POP-QⅢ~Ⅳ度)的患者,必须定期随访监测疾病进展情况以及有无排尿、排便功能障碍,特别是泌尿系统梗阻问题。

2. 行为指导　对所有 POP 患者,都应予以积极的行为指导,包括减肥;避免一过性或慢性的腹腔内压力增高(如排便时过分用力、慢性咳嗽或经常负重),不可避免要负重时应该采取正确的姿势,即弯曲膝盖背部挺直;保持足够的水分摄入并在规律的间隔时间内排空膀胱;排便费力者增加膳食纤维的摄入,改善排便习惯如定时排便,使用缓泻剂避免用力排便。

3. 非手术治疗

(1) 适应证:POP-QⅠ~Ⅱ度有症状的患者;希望保留生育功能、不能耐受手术治疗或者不愿意手术治疗的重度脱垂患者。主要方法包括子宫托、盆底肌训练。

(2) 子宫托:是经济有效的非手术治疗方法,适应证:患者不愿意手术治疗或者全身状况不能耐受手术治疗,孕期或未完成生育者,POP 术后复发或者症状缓解不满意者,术前试验性治疗。

(3) 盆底肌训练:即 Kegel 运动,方便易行,但不适合脱垂超出处女膜水平者,最好是在专业人员指导下进行,可参照如下方法实施:持续收缩盆底肌不少于 3 秒,松弛休息 2~6 秒,连续 15~30 分钟,每天 3 次;或每天做 150~200 次。持续 8 周以上或更长。对于训练效果不满意者可辅以生物反馈治疗或电刺激等方法。

4. 手术治疗 手术治疗的原则是缓解症状，修补缺陷组织，恢复正常的解剖位置和脏器功能，达到稳定持久的效果。应当体现微创化和个体化的原则，根据患者年龄、全身状况、生育要求和期望值、解剖缺损类型和程度、是否存在下尿路、肠道障碍及医师本人的经验、技术等综合考虑决策。手术的适应证为：非手术治疗失败或者不愿意非手术治疗的有症状患者，最好已完成生育且无再生育愿望者。手术途径分为：经阴道、开腹和腹腔镜 3 种，必要时可以联合手术。针对不同类型的 POP，手术方式繁多，对于合并压力性尿失禁者可同时行膀胱颈悬吊手术后阴道无张力尿道中段悬吊带术。简介如下：

(1) 子宫脱垂：常采用下列方法，合并压力性尿失禁患者应同时行膀胱颈悬吊手术或悬带吊手术。

1) 曼氏（manchester）手术：包括阴道前后壁修补、主韧带缩短及宫颈部分切除术。适用于年龄较轻、宫颈延长的患者。

2) 经阴道子宫全切除及阴道前后壁修补术：适用于年龄较大、无须考虑生育功能的患者，但重度患者的术后复发概率较高。

3) 阴道封闭术：阴道半封闭术（LeFort 术）和阴道全封闭术。将阴道前后壁分别剥离长方形黏膜面，然后将阴道前后壁剥离创面相对缝合以部分或完全封闭阴道。术后失去性交功能，故仅适用于年老体弱不能耐受较大手术者。

4) 盆底重建手术：阴道穹隆或宫骶韧带悬吊术，通过吊带、网片和缝线固定于骶前或骶棘韧带上。

(2) 阴道前壁膨出：重度有症状的患者应行阴道前壁修补术，加用医用合成网片或生物补片来达到加强修补、减少复发的作用。

(3) 阴道后壁膨出：有症状的阴道后壁膨出伴会阴陈旧性裂伤者，应行阴道后壁及会阴修补术。修补阴道后壁，应将肛提肌裂隙及直肠筋膜缝合于直肠前，以缩紧肛提肌裂隙。阴道后壁裂伤严重者，应多游离阴道后壁，将两宫骶韧带缝合，缩窄阴道。加用医用合成网片或生物补片可加强局部修复，对重度膨出修复有减少复发的作用。

(4) 阴道穹隆膨出：可行盆底重建手术将阴道穹隆或宫骶韧带悬吊通过吊带、网片和缝线固定于骶骨前或骶棘韧带上。对于年老体弱不能耐受较大手术者，可行阴道全封闭术将阴道前后壁剥离创面相对缝合完全封闭阴道。

（五）盆底整体理论对于 POP 治疗理念的影响

整体理论在其发展过程中吸纳了 Delancey 的“三个水平”理论和“吊床假说”，逐步形成了关于女性盆底结构和功能障碍的解剖学新概念，并对 POP 的治疗理念产生影响。

1. 女性盆底解剖结构的“三腔室”概念 将盆腔分为前、中、后三个腔室。前盆腔包括阴道前壁、膀胱和尿道，功能障碍主要是阴道前壁的膨出，合并或不合并尿道及膀胱膨出，与女性下尿路功能障碍及压力性尿失禁密切相关。中盆腔包括阴道顶部和子宫，功能障碍表现为盆腔器官膨出性疾病，主要为子宫或阴道穹隆脱垂。后盆腔包括阴道后壁和直肠，功能障碍主要为直肠膨出和会阴体组织的缺陷。

2. 女性盆底支持结构的“三个水平”理论 第一水平：骶-主韧带复合体悬吊支持子宫，阴道（顶端悬吊支持）上 1/3。第二水平：直肠阴道筋膜、耻骨宫颈筋膜向两侧与（侧方水平支持）盆筋膜腱弓相连，合并肛提肌水平支持膀胱，阴道上 2/3 和直肠。第三水平：耻骨宫颈筋膜体和会阴体，在会阴中心腱与会阴体近端融合，支持尿道远端。

3. 不同腔室和水平的脱垂之间可以相互影响 例如压力性尿失禁在行耻骨后膀胱颈悬吊术（Burch 术）后常有阴道后壁膨出发生，阴道顶部脱垂在行骶棘韧带固定术后可发生阴道前壁膨出。由此，不同腔室、不同阴道支持轴水平共同构成一个解剖和功能的整体。

4. 盆腔重建的手术 根据三腔室概念，将 POP 分为前盆腔缺陷、顶端缺陷及后盆腔缺陷。

(1) 对前盆腔缺陷的重建手术：包括传统的阴道前壁修补术和特异部位的修补术（site-specific repair）。对于有复发高风险的患者（如前壁缺损严重或复发患者），可以酌情加用网片（可吸收或永久性人工合成网片）或生物补片。最新的Ⅰ级证据说明，经阴道前壁植入聚丙烯网片的手术能降低阴道前壁解剖学复发率，在生命质量评分、术后新发性交痛及因脱垂复发再次手术率方面与传统的修补术无明显差异。

(2) 针对中盆腔缺陷的重建手术：术式主要有阴道骶骨固定术、骶棘韧带固定术（SSLF）和高位宫骶韧带悬吊术。

(3) 针对后盆腔缺陷的重建手术：包括传统的阴道后壁修补术、特异部位的修补术以及会阴体修补术，修补术时是否需要加用聚丙烯网片目前还无定论。

(4) 全盆底重建术（total vaginal mesh，TVM）：通过将网片后部两翼固定于骶棘韧带上实现第一水平的支持，同时还能加强膀胱阴道筋膜和直肠阴道筋膜，实现第二水平的支持。主要优点是能够同时纠正多腔室缺陷，纠正中央型缺陷和侧方缺陷，手术操作简化。可使用成品网片套盒或自裁网片。主要适应证为 POP 术后复发的患者以及年龄偏大的重度 POP 初治患者。该类手术对性生活是否有影响目前尚无定论,故在年轻、性生活活跃的患者,应慎重选择。术前有慢性盆腔痛或性交痛的患者也不宜选择该术式。

现在,越来越多的泌尿科医生突破传统界限,以盆底整体理论为指导,开展了女性盆底功能障碍诊治的医疗实践,中华泌尿外科学会女性泌尿外科学组也已于 2014 年成立。需要指出的是,由于我国女性泌尿亚专科医师培养制度缺乏国外完善的体系,跨学科的医疗活动一定程度上受到执业范畴的限制,因此有必要通过学组牵头尽快颁布女性盆底功能障碍的泌尿外科学诊治指南,以规范各项医疗行为;当然通过成立多学科合作的盆底疾病诊治中心也不失为一个解决良方。

（张正望）

第八节　膀胱和尿道憩室

（一）膀胱憩室

膀胱憩室(bladder diverticulum)是膀胱黏膜通过膀胱肌层向外的隆起,是一种大小不等、薄壁、被尿液充填并和膀胱相通的囊腔。组织学上往往缺乏完整的肌层结构。从病因来说可以分为先天性和获得性两种膀胱憩室。先天性膀胱憩室往往发生于 10 岁以下的儿童,其发生原因可能和输尿管膀胱连接部发育不全有关。获得性膀胱憩室往往继发于膀胱出口梗阻或者神经源性膀胱。

1. 临床表现　先天性膀胱憩室往往伴有尿路感染、血尿和腹痛,而获得性膀胱憩室的症状往往和膀胱出口梗阻的症状类似,表现为膀胱排空不全,二次排尿等症状。巨大的膀胱憩室可以触及下腹部肿块。

2. 诊断　膀胱憩室的诊断主要依靠影像学和膀胱镜检查。B 超检查可以探及与膀胱相通的无回声囊腔样结构,静脉尿路成像(IVU)可以显示与膀胱相通的充满造影剂的囊腔结构,但当憩室位于膀胱前后壁时需要改变摄片体位,否则容易出现假阴性结果。增强 CT 检查可以显示膀胱各个部位突出的充满造影剂的囊腔。逆行膀胱尿道造影可以显示是否存在膀胱输尿管反流。膀胱镜检查可以显示膀胱憩室的开口,还可以观察憩室内部黏膜的情况。

3. 治疗　无论是先天性或是获得性膀胱憩室,只要不伴有持续的临床症状如感染、结石、肿瘤或膀胱输尿管反流等,不需要进一步处理。而当膀胱憩室继发于膀胱出口梗阻时,必须首先处理膀胱出口梗阻,然后或者同时处理膀胱憩室。

（二）尿道憩室

尿道憩室(urethral diverticulum)是一段尿道上皮的扩张成陷窝或与尿道相邻的结构颈部狭窄所致。好发于中年女性。偶见于儿童,有人认为是先天性的。成人的尿道憩室常由于尿道旁腺的反复感染以致腺管阻塞产生囊性扩张,再穿破入尿道形成相连通的憩室。

1. 临床表现　尿痛、尿液滴漏,常伴有反复的尿路感染。有时尿道憩室伴感染时尿道外口有脓性分泌物。患者可有性交痛。巨大的尿道憩室可被患者自行发现。

2. 诊断　阴道前壁可触及圆形囊性肿块,挤压时尿道口可有脓性分泌物。尿道镜检查发现憩室的开口。有时排泄性尿路造影加排尿后摄片可以发现病变部位。但一般的造影或尿道镜常难以发现。如果无法确诊和定位,可以采取以下加压造影方法:

（1）患者先排空憩室,通过导尿管注入靛胭脂 5ml 和造影剂 60ml 进入膀胱,移去导尿管,再嘱患者用一枚手指堵住尿道外口,并排尿使憩室内充满造影剂后摄片。之后可以行膀胱尿道镜检查观察憩室开口。

（2）应用 Davis-Telind 导管,作加压造影往往可以明确诊断。这种导管有两个气囊,两个气囊之间导管侧壁有一孔。气囊可以充气或水。将导管插入膀胱并充盈顶端的气囊,然后牵引导管,将第二个气囊在尿道外口充盈压住尿道外口。然后导管内注入造影剂,这样可以使尿道憩室充盈造影剂再摄片(图 91-1)。

此外,经阴道超声检查和阴道线圈 MR 检查有助于确诊。

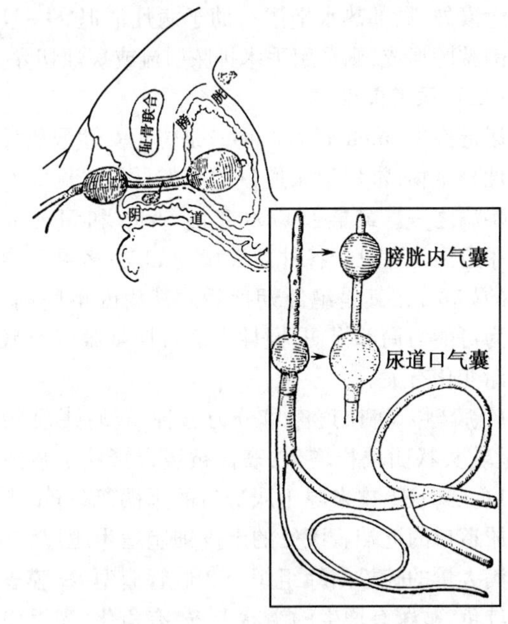

图 91-1　Davls-Telind 导管及加压造影(示意图)

6

3. 治疗　尿道憩室经阴道径路做手术切除。手术方法:经阴道前壁直切口或是U形切口切除整个憩室,关闭颈口。手术时经憩室入口置入带气囊的导管有助于辨认及解剖。同时应注意避免损伤尿道括约肌。一般在手术后应该常规留置导尿1~2周,如果憩室颈口较大则需要行耻骨上膀胱造瘘。手术并发症包括由于损伤尿道括约肌导致的尿失禁,有时会产生尿道阴道瘘,如果充分的耻骨上膀胱造瘘引流尿液不能使之愈合,则需3个月后行手术修补。

(王　杭)

第九节　女性尿道疾病

(一) 尿道炎

尿道炎(urethritis)分两类,即尿道非特异性炎症和尿道特异性炎症,前者主要由大肠埃希菌、副大肠埃希菌、变形杆菌、葡萄球菌、粪链球菌等引起,细菌多来自邻近的阴道和肛门。后者常为淋病奈瑟菌所致,主要通过性接触直接传播。女性淋病奈瑟菌性尿道炎与生殖系统感染合并存在,患者往往伴急、慢性盆腔炎。

临床表现为排尿疼痛、灼痛感,尿频、尿急,可有尿道分泌物,呈脓性。急性炎症可累及尿道周围腺体,同时造成尿道旁腺感染。久治不愈,逐渐形成慢性病灶或脓肿。除常规的尿检外,尿三杯试验以第1杯脓尿最明显。尿细菌培养阳性。如尿道分泌物涂片,在多核白细胞内找到成对的革兰阴性双球菌,则可确诊为淋病奈瑟菌尿道炎。

治疗:急性炎症采用适合的抗生素,慢性炎症除用抗生素外,局部热水坐浴有助于病灶消退。一旦尿道周围脓肿形成,则采用手术排脓引流或病灶切除。

(二) 尿道肉阜

尿道肉阜(urethral caruncle)是位于女性尿道外口的良性赘生物,常位于尿道口的后方。是常见的女性尿道疾病之一。最早于1750年由Sharp和Mogani记载。尿道肉阜可见于各种年龄段的妇女,多见于中年以后的妇女,尤其是绝经期前后。其病因不明确,一般认为可能与局部损伤,慢性炎症长期刺激以及雌激素代谢变化有关。

6

1. 病理　将尿道肉阜分为五种类型:①乳头瘤型:呈乳头状团块样增生,表面被覆以鳞状上皮或移行上皮。鳞状上皮来源于尿道口的远端,移行上皮来源于尿道口的近端。该处的上皮细胞增生肥厚,其深面充满大量的疏松结缔组织。②血管瘤型:黏膜表面呈鲜红色,被覆有增生的鳞状上皮,有角化,光滑而菲薄,其中有多数迂曲扩张的海绵状毛细血管,血管壁菲薄,触之极易出血。③肉芽肿型:黏膜表面呈鲜红色,以肉芽组织增生为主,表面有增厚的鳞状上皮,其下有炎性细胞浸润,结缔组织间有水肿。④腺样增生型:黏膜表面有增厚的鳞状上皮,其下有腺体及腺管增生。⑤混合型:黏膜表面为鳞状上皮细胞或移行上皮细胞,其下有炎性细胞浸润、静脉曲张及腺样增生。

2. 临床表现　尿道外口的息肉样肿块,有蒂或无蒂,表面光滑、柔软,鲜红色。轻微损伤后易出血。其形状大小不一,突出于尿道口之外,多数位于尿道后壁,也有呈环形生长者;体积较大者可堵塞尿道外口。有患者可伴有排尿痛或性交痛,或伴有排尿刺激症状,患者常因尿道出血、灼痛感或摩擦疼痛而就诊。

3. 诊断　根据临床表现和体格检查可以诊断,但因其与早期尿道癌外观不易区别,应结合病理检查排除尿道外口肿瘤才可以确诊。

4. 鉴别诊断

(1) 尿道癌:少见,鳞状上皮癌为多,次之为移行上皮癌。癌肿病灶位于尿道外口,质硬,表面可溃烂及继发感染,可浸润尿道及周围组织,晚期还可触及腹股沟肿大淋巴结。最终诊断需病理证实。

(2) 老年性尿道炎:患者常伴有尿道外口肿物,患者血中雌激素水平常明显降低,雌激素替代治疗有明显的疗效,必要时可局部切除行病理检查以确诊。

(3) 尿道静脉血栓形成:表现为尿道外口青紫色、水肿的柔软肿块,常和血栓性外痔伴发,一般不需要特殊治疗,可以自行缓解。

5. 治疗

(1) 药物治疗:采用乙莀酚氯霉素鱼肝油制剂外涂,常可缩小瘤体体积,缓解临床症状,伴有消炎消肿作用。

(2) 电灼:对尿道外口小肉阜可行电灼治疗。

(3) 手术切除:当尿道肉阜较大或伴有明显出血及刺激症状时,需要手术切除。手术时需完整切除病变,创面黏膜需要对合缝合,术后留置导尿以保护创面,并防止尿道外口狭窄。

(4) 局部注射硬化剂或冷冻治疗:目前临床使用较少。

(三) 尿道脱垂

尿道脱垂(prolapse of urethra)指尿道黏膜经外口翻出,严重的尿道脱垂有时可达数厘米。多见于儿童及老年妇女。其病因可能与先天性尿道壁薄弱、产伤、年老体衰等有关。因分娩、慢性咳嗽、便秘或其他经常用力屏气等情况而诱发。

临床表现为尿道外口黏膜翻出,局部炎症,有血性浆液分泌,脱垂过多而回纳困难时,由于血管栓塞而引起黏膜坏死。

治疗可采用手术，将脱出的多余黏膜环形切除并缝合，或在脱垂的黏膜上行放射状电灼，每2周一次，可重复数次，治疗后的黏膜因纤维化而回缩。

（王　杭）

第十节　妇产科手术中的泌尿系统器官损伤

由于女性泌尿道与生殖道部位邻近，妇产科手术时如不慎极易发生泌尿系统器官损伤。因此，泌尿系统损伤是妇产科盆腔手术中常见的并发症。据统计，其总的发生率约为0.4%～2.5%。如果损伤在术中当即被发现并得到正确处理，则较少遗留后患；反之即有可能导致尿瘘的形成或者伤侧肾功能的完全丧失，有时还可伴发腹膜炎或盆腔及后腹腔的严重感染危及生命。

按发生率以膀胱损伤为最多，但较易发现，治疗效果亦佳。输尿管损伤容易疏忽，且后果严重。尿道损伤较少，而尿失禁处理很棘手。本节重点讨论输尿管损伤以及尿瘘。

一、输尿管损伤

【输尿管的解剖生理概要】

输尿管起自肾盂漏斗部，止于膀胱壁，长24～34cm，分为上、中、下三段。上段的肾盂输尿管连接部为解剖上第一狭窄部，中段与髂动脉交界处为第二狭窄部，下段进入膀胱壁内部分为第三狭窄部。上1/3段输尿管的血液供应来自肾动脉、肾下极动脉分支；中1/3段来自主动脉或髂总动脉、肠系膜下动脉、腰动脉、精索或卵巢等动脉的分支；下1/3段来自膀胱上、下动脉、髂内动脉骶中动脉和子宫动脉/输精管动脉的分支。这些动脉到达输尿管缘后相互沟通，分为升、降两支，并与螺旋形的交通支相吻合，组成弓形动脉网，发出小支穿过肌层，在黏膜层基底部形成毛细血管丛。与输尿管相应的静脉注入这些动脉的伴行静脉，淋巴管注入髂内淋巴结和骶淋巴结。

在女性，输尿管下段行进于盆腔侧壁，卵巢后方到达子宫阔韧带之下，抵达距子宫颈的外侧面约1.5～2.0cm处，从子宫动脉下方绕过，在阴道上段侧壁水平进入膀胱底。在子宫切除结扎子宫动脉时易损伤输尿管（图91-2）。

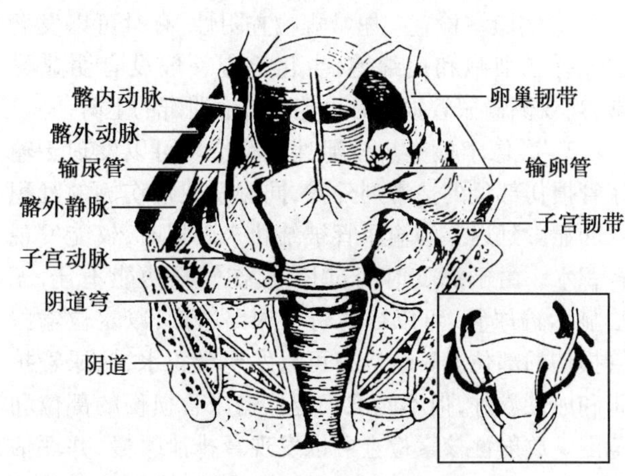

图91-2　子宫动脉与输尿管的位置关系

【损伤原因】

巨大的盆腔占位（良性或恶性）均可以挤压输尿管使之产生移位并可导致纤维化。由于组织的移位，在手术时有可能损伤正常器官，而炎症性的盆腔病变也会导致类似的结果。浸润性的盆腔肿瘤也可能累及输尿管而导致手术中的损伤。盆腔肿瘤行淋巴结清扫或放射治疗后手术也可以引起局部的粘连和损伤。在妇科手术导致的输尿管损伤中，以子宫切除手术（包括单纯性切除和根治性切除）最为常见，其次为剖宫产手术、卵巢手术。子宫切除损伤输尿管容易发生在以下几处：①在处理骨盆漏斗韧带时，尤其输尿管粘连甚至一段包埋在骨盆漏斗韧带内；②结扎子宫动脉和主韧带时；③在处理子宫耻骨韧带时，如果子宫耻骨韧带与阔韧带后叶有严重粘连未做充分游离，或者远离宫颈侧钳夹子宫耻骨韧带时；④剥离膀胱不充分，过早钳夹阴道角，下推膀胱未远离宫颈外口时；⑤缝合盆腔腹膜如不慎重，将阔韧带后叶腹膜边缘缝入过多时，可能将输尿管结扎或缝入。

【临床表现】

1. 症状　当输尿管被完全或者部分结扎，患者可有持续性低热伴有同侧腰背部疼痛；当输尿管损伤伴有尿外渗时，可有低热和局部的肿痛，有时患者还可表现为麻痹性肠梗阻的症状如恶心和呕吐。输尿管尿瘘常于术后10天内发生。双侧输尿管损伤可引起术后的无尿。

2. 体征　一侧输尿管完全结扎可引起同侧肾的迅速积水和同侧腰部疼痛。当尿液进入腹腔可引起腹膜炎和肠麻痹症状。尿外渗可以引起局部的尿性囊肿，较大的尿性囊肿可于体外触及肿块。有时可以发现阴道内和伤口中有清亮的液体流出。

【诊断】

输尿管损伤的早期诊断非常重要，手术中怀疑输尿管损伤时，由静脉注射靛胭脂，可见蓝色尿液从输尿管裂口流出。有时病情需要行膀胱镜检查，发现伤侧输尿管口无蓝色尿液喷出，输尿管插管至损伤部位受阻，逆行输尿管造影显示梗阻或造影剂外溢。当手术后发现可能输尿管损伤时，需根据具体情况行进一步检查，以明确输尿管损伤的部位、程度及类型。

1. 实验室检查 尿常规检查阴性，有时可以发现尿中有红细胞和白细胞；生化检查一般没有明显异常，当双侧输尿管损伤时可能引起血肌酐的上升。

2. 影像学检查 排泄性尿路造影可以发现于输尿管损伤部位的造影剂外渗，同时发现损伤侧的肾积水和显影延迟。当输尿管被结扎未破损时，仅能发现肾积水。由于病变时间过长，损伤侧肾功能不佳，无法显示输尿管，可以行逆行性尿路造影，以定位输尿管损伤的部位。B超检查可以发现肾积水、输尿管扩张和尿性囊肿，但不能准确定位输尿管损伤的部位和范围。放射性核素检查可以发现肾排泄缓慢，并评估肾功能情况。CT和CTU可以显示肾积水和输尿管扩张的情况，显示尿外渗的程度，可以比较正确地定位输尿管损伤的部位和尿外渗的范围，相对于排泄性尿路造影和逆行性尿路造影对患者的损伤小，是目前比较常用的检查方法。

【治疗】

因手术造成的输尿管损伤按其性质分为完全结扎、部分结扎，钳夹挫伤、切开、切断或者切除一段等。输尿管损伤修复手术的原则是：彻底的清创，无张力吻合，致密的缝合以及充分的引流（包括尿液引流以及腹膜后引流）。处理的方法应根据损伤的类型、程度、时间、范围以及原来手术类型等因素综合决定。

1. 在术中发现的输尿管损伤 应该立即进行处理。对完全结扎、部分结扎或被钳夹挫伤者，发现后应立即拆除结扎线或松开钳夹的器械，然后仔细观察损伤处输尿管的局部情况，如松解后的输尿管局部的蠕动和血运良好，无肉眼可见的损伤时，可不做特殊处理。如松解后输尿管局部的蠕动和血运虽好，但输尿管壁上夹痕和瘀斑经久不消退者，应立即放置输尿管导管引流2周以上。如松解后输尿管的蠕动不恢复，局部损伤又较严重，应切除损伤段的输尿管，根据情况行输尿管吻合术或输尿管膀胱吻合术。输尿管纵行切伤长度超过2cm以上，完全切断或切断一小段者，均需行输尿管吻合术或输尿管膀胱吻合术。

下段输尿管损伤后不能用输尿管吻合术完成修复的病例，常用的手术方法是输尿管膀胱再吻合，吻合时尽量建立输尿管抗反流机制，输尿管内留置支架引流尿液。当输尿管缺损范围较大时，直接吻合张力过大，可以行膀胱瓣输尿管吻合。有时由于局部炎症和感染，盆腔内致密粘连，输尿管局部缺血坏死等因素，导致输尿管大段缺损，此时可以采用肠代输尿管吻合术。

2. 在术后7～10天发现的输尿管损伤 只要不伴有感染、脓肿或者其他并发症，建议尽早进行探查。如果伴有感染或者其他并发症，或者输尿管损伤发现太迟，可以先行经皮肾穿刺引流或者肾造瘘术以引流尿液，待病情稳定后再作进一步处理。

二、尿 瘘

尿瘘（urinary fistula）指输尿管、膀胱或尿道与周围的组织和器官之间形成的异常通道。如果瘘管与女性生殖道相通，尿液由生殖道流出，即为生殖道尿瘘。生殖道尿瘘最早出现在古埃及和罗马时代的医学书籍中。考古学家曾在保存完好的埃及王室成员的木乃伊上发现生殖道尿瘘。女性常见的尿瘘有膀胱阴道瘘、尿道阴道瘘、输尿管阴道瘘等，尿瘘的发病原因较多，在发展中国家，产伤最多见，有时感染性疾病也可能导致尿瘘（如埃及血吸虫病）；而在发达国家，常见的原因是妇科或盆腔手术的并发症。

【病因】

1. 妇科手术损伤 在发达国家，经腹或阴道的子宫切除是导致尿瘘的主要原因，约占75%。在既往史有剖宫产、子宫疾病或因肿瘤行盆腔放疗患者中更易发生生殖道尿瘘。据统计，在子宫切除时，输尿管损伤的发生率为0.62%，而膀胱损伤的发生率为1.04%。在宫颈癌行子宫根治性切除时，膀胱和输尿管损伤大约为1%。近年来腹腔镜手术的开展也导致了生殖道尿瘘发生率的上升，某些缺乏经验的妇科腹腔镜手术医师在操作时，可能损伤盆腔部位输尿管和膀胱导致生殖道尿瘘。有报道1993—2005年1300例因子宫良性疾病行腹腔镜子宫切除患者中，生殖道尿瘘发生率为0.3%。

2. 产伤 在发展中国家，约9%的患者是由产伤所致。在滞产时，由于胎位异常、头盆不称、胎儿异常等，或者由于阴道畸形、狭窄，导致胎儿的先露部分在小骨盆腔受阻。膀胱、阴道前壁和尿道受到挤压，发生缺血、水肿、坏死，形成瘘管。

3. 其他 妇科恶性肿瘤，盆腔放疗，肠道手术，尿路结核等亦可导致生殖道尿瘘。还有很少见的原因包括：体外异物的使用如阴道栓剂、阴道隔膜以及节育环的不恰当使用，一些自身免疫性疾病也可能导致生殖道尿瘘的形成。

【临床表现】

1. 漏尿 在妇科或者盆腔手术后阴道内持续性的漏尿，漏尿可以在术后立即发生或在术后几天到几周内出现。在膀胱阴道瘘患者，由于尿道瘘口位于括约肌以上部位，尿液持续从生殖道流出。当瘘口较大时，表现为完全性的持续性尿失禁。当瘘口较小时，往往表现为间歇性漏尿，仍可以有正常的排尿。单侧输尿管阴道瘘患者除漏尿外，对侧正常输尿管引流至膀胱的尿液可以有正常排尿。而双侧输尿管阴道瘘患者往往没有正常的排尿。当尿道阴道瘘尿道内瘘口位于低位尿道括约肌远端时,漏尿往往不明显,患者能自行控制排尿。

2. 感染　在尿瘘形成早期,由于尿外渗可以引起局部明显的感染和炎症,此时患者往往伴有局部的症状和体征,有时伴有发热等全身反应。当尿瘘形成后,间断性或持续性外漏的尿液可引起会阴部或外生殖器部位的局部炎症及感染。有时瘘口由于肉芽组织增生堵塞,尿液引流不畅,可以导致上尿路的逆行感染,引发急性肾盂肾炎。

3. 其他症状　尿路感染时可有尿路刺激征,由于结核等炎症导致的尿瘘更为明显。可有血尿,在肿瘤引起的尿瘘患者中更为常见。长期尿瘘导致局部瘢痕增生引起的性交痛以及心理障碍,可以影响患者性功能。

【诊断】

1. 体格检查　在生殖道尿瘘的诊断中具有极其重要的作用。阴道检查不仅可以了解瘘管的位置,还可以检查瘘口的大小以及瘘管周围组织纤维化程度和活动度。子宫切除后生殖道尿瘘的瘘口常位于阴道残端即阴道穹隆部。

2. 膀胱尿道镜检查　可以观察尿道膀胱内瘘口的位置、大小以及与输尿管口的关系,观察和估计瘘口周围黏膜的完整性和健康程度,为手术时机和方式的制订提供依据。有时膀胱尿道镜检查还可以发现复杂性尿瘘的多个开口。

3. 影像学检查　排泄性膀胱尿道造影可以观察瘘管的位置、长度以及走行。在诊断下尿路生殖道瘘时,需要排除是否同时存在输尿管的损伤;有报道12%膀胱阴道瘘患者同时伴有输尿管阴道瘘。有时漏尿症状存在,但是膀胱尿道镜检查未见明显异常,此时也需要考虑是否存在输尿管瘘。排泄性尿路造影是有效的诊断方法,可以发现输尿管尿液外渗的部位以及是否存在输尿管发育畸形,一般情况下常伴有患侧上尿路的积水。有时瘘口较小时排泄性尿路造影检查可能为阴性,而逆行肾盂造影往往具有诊断意义。

4. 输尿管镜检查　可以通过输尿管镜直接观察到输尿管内瘘口的位置、大小以及瘘口周围输尿管壁的情况。

5. 染色检查　①亚甲蓝(美蓝)试验:预先在阴道内塞入干净的纱布,再将5ml亚甲蓝稀释成100~150ml注入膀胱,等待5~10分钟后将纱布小心抽出,根据纱布的染色程度和位置可以估计瘘口的大小和位置;②靛胭脂试验:在生殖道输尿管瘘患者,亚甲蓝试验常为阴性,此时可给患者静脉注射靛胭脂5ml,在阴道内放置清洁纱条,观察纱条的颜色和染色部位,估计瘘口大小和位置。

【治疗】

1. 保守治疗　留置导尿以持续性尿液引流,可以合用抗胆碱能药物预防膀胱痉挛以及抗生素预防感染。这种方法可以应用于任何生殖道尿瘘的患者,通畅的引流减少可以或防止尿液的反流和逆行感染的风险,在早期尿瘘往往有效,但在瘘管形成后(尿瘘时间>6周)治疗的成功率很低。还有人采用电凝固的方法治疗尿瘘,沿着瘘管的走行进行电灼,这是采用物理学的方法摧毁瘘管并激发炎症反应促使瘘管闭合。

2. 手术治疗

(1) 治疗时间:治疗时间对尿瘘手术的成功是至关重要的。在初次手术后24~48小时发生的尿瘘可以马上进行修补手术,对初次手术数天以后出现的尿瘘,既往经验认为尿瘘的修补应该在发病3~6个月后进行,期间应充分引流尿液,以缓解术后的炎症和水肿。此方法还能使大约15%~20%的尿瘘自愈。近来有人在尿瘘后4~6周进行早期修补并获得了良好的结果。因此,尿瘘的修补时间应该遵循个体化原则,对患者的各种情况进行综合评估,包括尿瘘局部是否进行过放疗,局部组织的炎症和健康程度,瘘口的大小及部位,患者的一般情况等。选择手术时间遵循的原则是:①水肿和炎症消退后;②感染已被控制。

(2) 手术方法:对生殖道尿瘘的患者可以经三条途径手术,即经阴道,经腹或经腹、阴道联合途径。途径的选择和瘘管的位置、瘘管周围组织的情况以及手术者的经验有关。经腹和经阴道途径的成功率类似,在未经放疗的患者,其成功率为70%~100%;在经放疗的患者中,其成功率为40%~100%。

经阴道途径是大多数膀胱阴道瘘的手术途径,其绝对禁忌证:阴道和盆腔或腹腔其他脏器相通如输尿管、结肠、直肠等,多发性膀胱阴道瘘。其相对禁忌证:放疗后尿瘘,阴道瘢痕狭窄,复发性尿瘘等。其手术方法有Latzko方法和分层缝合法:①Latzko法:在阴道内瘘口周围1cm处阴道壁上分离,不切除瘘管,分别将膀胱,膀胱阴道筋膜,阴道壁叠瓦状缝合。此方法简单方便,出血量少,没有严重的并发症,可以应用于复发性尿瘘患者。②分层缝合法:将膀胱壁和阴道以及筋膜分离,完整切除瘘管全层及瘘口周围膀胱黏膜,再分三层缝合膀胱、筋膜以及阴道壁。Latzko法与分层缝合法的主要区别为前者不切除膀胱黏膜。

经腹途径经由腹部手术修补,特别是复杂性尿瘘或输尿管阴道瘘需要行输尿管膀胱再植的患者。可以打开腹腔或者经由腹膜外途径,打开腹腔后可以利用带血管蒂的大网膜作为衬隔置于修补后的膀胱和阴道之间。

1）Bivalve 技术：先将膀胱游离，而后从顶部切开至瘘管处，可以在直视下完整切除瘘管，将阴道和膀胱分层缝合，如果瘘管累及膀胱三角，需保护输尿管。必要时可在阴道和膀胱之间放置带蒂大网膜。

2）经膀胱途径：此方法为直接打开膀胱暴露瘘管，沿膀胱瘘口切除瘘管，将膀胱和阴道分开，分别垂直缝合。此方法虽然分离膀胱和阴道的范围较小，但是暴露范围有限，并且在膀胱和阴道间无法放置衬隔。

注意事项：①尿瘘修补之后应留置导尿管引流尿液2周，对复杂的尿瘘修补或者放疗后尿瘘，应同时作耻骨上膀胱造瘘术，有利于瘘口愈合。术后应保持留置导尿管引流通畅，绝对避免导尿管或者造瘘管堵塞引起的膀胱过度充盈，缝合口裂开直至手术失败。②术后在引流尿液期间常规给予抗生素预防感染，老年患者可同时应用雌激素治疗。③患者出院之后3个月内禁止性生活，一般不要进行阴道检查。④如有妊娠，一定要强调必须进行剖宫产。

（王　杭）

第九十二章

肾血管性高血压

各种原因导致的肾动脉狭窄性病变，无论是单侧或双侧，主干或其分支，并使受累肾血流减少，发生肾缺血，引起肾生成尿和内分泌功能异常，因而发生的高血压，称为肾动脉狭窄性高血压，又称肾血管性高血压(renovascular hypertension，RVH)。此病在继发性高血压中排名第二位。RVH一方面可以导致心、脑、肾等多种靶器官损害；另一方面可以通过外科手术使病变血管重新通畅，高血压可被治愈，受累肾功能减退情况可以逆转，手术有效率可达72%～94%。

【概述】

据记载，早在公元前200年，战国时代秦越人所著《难经》中曾有“按之至骨，举指来疾者，肾也”。公元200—250年间，魏晋时王叔和在《脉经》中也写有“脉火而坚病在肾”。虽然古代肾的概念与现代医学肾有区别，但不难看出古人已认识到高血压与肾之间存在关联。近代，英国医师Bright(1827)首次提出蛋白尿、脉搏强而硬与肾硬化有关。Traube(1856)从分析描记的脉搏提出异常脉搏可能为高血压所致。Mohomed(1874年)指出动脉系统的高张力与肾疾病有关。对肾血管病变引起的高血压。有报道Janeway(1906)曾缩窄犬的一侧肾动脉后产生高血压持续了105天。Goldbatt(1934)用特制的夹子钳夹犬的肾动脉主干产生高舒张压，开放肾动脉后高血压消失，从而建立了肾动脉狭窄型高血压的动物模型。之后，Leadbatter和Burkland(1938)首次临床病例报道一名5岁半男孩患肾动脉狭窄经肾切除后血压恢复正常。但是，采用肾切除的治疗方法因其疗效常会令人失望，而有必要进一步研究肾病变引起高血压的病因。20世纪50年代，Smith(1952)经皮血管腔内腹主动脉造影观察肾动脉病变；Howad(1954)发明了通过逆行双侧输尿管插管的分肾功能测定法，从而将本病从形态和功能两个方面由高血压患者中筛选出来，并为开展肾血管成形术提供了影像学的依据。关于肾血管性高血压的基础理论和临床研究从20世纪60年代至今从未间断，赢得相关学科学者的极大关注和兴趣。

肾血管性高血压的发病率差异较大，文献指出，肾血管性高血压约占所有高血压患者的1%～10%，在恶性高血压合并肾功能不全者中其发病率升至30%～40%。美国Franklin等(1989)报道为3%～6%，我国有报道为2%左右。熊汝成等分析上海中山医院1950—1975年25年间患高血压的住院患者总人数为3365例，其中肾性高血压患者占19.5%，而肾血管性高血压为1.84%。近年来由于对此病的认识水平提高，诊断技术改进，筛选方法的敏感性和特异性增强，越来越多的高血压患者被证实为肾血管性高血压。美国15个医疗机构“肾动脉性高血压协作研究”报道的2442例高血压患者中，肾动脉性高血压占27.75%。我国北京阜外医院1964—1982年住院的1372例高血压患者中，经肾动脉造影证明有明显肾动脉狭窄者占12.4%。据统计，上海中山医院2003年1月至2007年12月5年间10种常见的肾疾病共6324例，发现824例并发高血压，占13.03%，其中肾动脉狭窄283例，占肾性高血压的34.34%。比较中山医院以前25年间(1950—1975年)的分析资料，同样10种常见的肾疾病3145例，发现655例并发高血压，占上述各种肾病总数的20.8%，包括肾动脉狭窄62例，仅占肾性高血压9.47%。由此可见，目前肾血管性高血压在肾性高血压中所占的比例已大大上升，两者百分数相差约3.6倍，值得引起重视和研究。

此病可以发生于任何年龄，尤应注意小于25岁及大于55岁患严重高血压患者。在欧美国家50岁以上的患者以动脉粥样硬化引起此病最为普遍，男女比例为2∶1，吸烟及高脂血症患者更多见；年轻的患者则以纤维肌性发育异常为多见，女性多于男性。在我国由大动脉炎引起的肾血管性高血压较西方多见，年轻女性多发。

近年来，医学影像学技术的发展、新型抗高血压药物的出现和血管外科手术技术的改进，使肾血管性高血压在诊断和治疗方面有很大的进展。

【病因】

肾动脉本身的病变是肾血管性高血压发生的基本条件。据文献记载,在欧美国家病因以动脉粥样硬化和纤维肌性发育异常为主,而我国则以多发性大动脉炎(aorto-arteritis)为最多见。但是,近期有不完全统计显示在我国肾血管性高血压的病因,已和欧美国家类似,动脉粥样硬化为首位,而大动脉炎、纤维肌性发育异常次之。

1. 动脉粥样硬化　多见于50岁以上男性,男性发病率是女性2倍。动脉粥样硬化病变主要发生于动脉内膜,形成粥样斑块,所产生的肾动脉狭窄常在主干开口处及近端2cm以内。由主动脉内粥样斑块延伸至肾动脉内者,75%为双侧性,而粥样斑块位于肾动脉内,围绕主动脉开口处,一般是单侧性,单侧者左侧较右侧为多见。5%的患者病变可累及第2或第3级肾血管。动脉粥样硬化所致的肾动脉狭窄患者,常表现为进行性肾功能减退。吸烟和高胆固醇是动脉粥样硬化造成肾动脉狭窄的重要诱因。

2. 纤维肌性发育异常　常见于儿童、青年,女性多于男性。纤维肌性发育异常的发病机制尚不清楚,因白种人发生率比黑人高,且有家族发病的报告,此病被认为有遗传倾向。肾动脉病变主要发生于中1/3和远1/3段,常累及分支,单侧者右侧多见。根据动脉壁发育异常的部位分为内膜纤维增生,纤维肌肉增生、中层纤维增生和外膜下纤维增生。

3. 多发性大动脉炎　多见于青年,女性居多。此病为一种病因不明的慢性炎症性疾病,目前认为可能与自身免疫性疾病有关。这一炎症变化可发生在胸主动脉使主动脉弓大的分支闭锁,在腹主动脉及其分支使肾动脉开口受累。此种病变的炎性改变累及动脉壁全层,尤其是中层。动脉壁呈弥漫性不规则增厚及纤维化改变。

4. 其他原因

(1) 先天性肾动脉异常:临床上常在影像学检查中被发现,表现为:①肾动脉均匀细小;②迷走肾动脉;③狭窄累及肾动脉或肾动脉分支;④扭曲;⑤肾动脉瘤;⑥肾动脉缺如,但有侧支循环。多见于儿童。

(2) 肾动脉急性栓塞:栓子来自心脏、主动脉等处,或并发于手术后,半数以上患者同时伴有其他脏器梗死。临床表现为突发性肾区疼痛,出现高血压并有镜下血尿和蛋白尿。

(3) 肾动脉瘤:由于血管壁纤维缺陷,创伤使血管壁夹层分离,或发生结节性多发血管炎而形成囊状动脉瘤、夹层动脉瘤和小动脉瘤,通常无症状,破裂时有出血危险。若瘤体直径大于1.5cm,影响肾血液循环,则有高血压症状。

(4) 肾动-静脉瘘:一般为先天性病变,50%病例伴有先天性心脏病,出现高血压者占总数的50%,75%以上有血尿,70%～75%病例能听到腹部杂音。此类患者在肾动脉造影时过早见到静脉显影,则可以诊断确立。若因肾穿刺活检时造成,约70%病例在1年半内自行愈合。

(5) 外伤血肿、腹主动脉瘤、嗜铬细胞瘤、神经纤维瘤、肾肿瘤等因巨大肿块对肾动脉的压迫而导致肾动脉梗阻,产生肾血管性高血压。

(6) 放射线的损害:引起肾动脉周围组织纤维化或特发性腹膜后纤维化也可成为肾血管性高血压的病因。

【病理】

1. 肾血管病变　肾血管性高血压早期主要是肾血管病变,随后继发肾单位缺血性变化。其病理变化有急性和慢性两种:

(1) 急性变化:多发生于恶性高血压型。主要在大叶间动脉和肾内小动脉壁内膜增生,使管腔变狭窄。此种内膜增生在年轻人为细胞增生,老年人为弹性纤维增生;另外,动脉管壁及周围有局限性的坏死区,其中有大量纤维蛋白,称为类纤维素坏死。内膜下增生的结果使微动脉堵塞,以后形成肾小球萎缩,被胶原所替代。

(2) 慢性变化:见于长期的持久性高血压。肾的细动脉,特别是入球动脉发生硬化,使肾单位缺血,发生萎缩。随着病情加重,血管狭窄或闭塞,可形成细动脉性肾硬化。病肾明显缩小、变硬,表面凹凸不平,散布着颜色较淡的细小颗粒,并伴有小囊腔,形成细颗粒肾。

由于长期受到高血压因素的危害,早期对侧肾可呈代偿性肥大,功能增强;后期引起坏死性肾小动脉炎和肾硬化、肾萎缩。故患者双侧肾功能逐渐减退,最终导致慢性肾衰竭。此时即使切除肾动脉梗阻一侧的肾,高血压并不能降至正常,因为对侧肾已发生不可逆性肾血管损害(Floyer肾)。"Floyer肾"具有重要的临床意义,对怀疑有肾动脉狭窄的患者,应及时进行检查,明确诊断,适宜治疗,以保护对侧肾不进展成为Floyer肾,防治高血压。

2. 肾小球旁体结构的改变　肾动脉狭窄使肾缺血、肾内压降低,引起近球细胞数增加,胞质内颗粒增加,分泌肾素增多;另外,肾小管内钠离子的变化通过致密斑刺激近球细胞分泌肾素,这些均可导致全身血压升高。肾动脉正常一侧肾小球旁体结构改变则与之相反。这一病理变化,对阐明在单侧肾动脉狭窄中患肾肾素增高和对侧肾肾素降低具有理论意义。

3. 病理类型

（1）动脉粥样硬化：病变发生于动脉内膜，形成粥样斑块，可沿血管壁蔓延，使管腔狭窄和内膜破坏。内膜被一堆无细胞的粥样物所代替，其中有脂肪、钙盐、吞噬坏死碎屑的组织和血栓等（图 92-1）。肾动脉粥样硬化往往是全身性血管病变的局部表现。

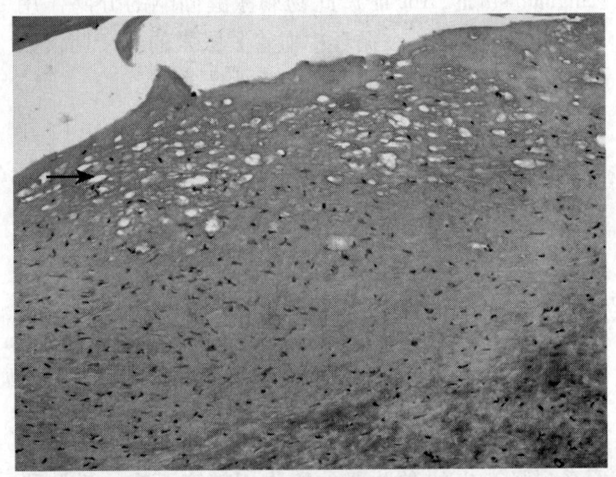

图 92-1　动脉粥样硬化

镜下显示凸于内膜表面的纤维帽中含有大量脂质、胆固醇结晶及泡沫细胞，动脉内膜增厚，管腔狭窄（×100）

（2）纤维肌肉增生：①内膜纤维增生：内膜显著增厚，有胶原累积，其中有原始成纤维细胞散在，伴发血肿时使动脉狭窄部分变形，有发展倾向。血管造影显示肾动脉中段有灶性狭窄；②纤维肌肉增生：病变发生于血管中层，平滑肌与纤维组织同时增生。动脉壁呈同心性增厚，弹力溃破而引起壁间血肿，在血肿周围有大量胶原形成。血管造影显示肾动脉或其分支有光滑狭窄；③中层纤维增生：主要是纤维组织增生，内弹力膜变薄或消失，肌纤维被胶原所代替，中层稀薄，部分呈球囊性扩张，病变一般较为广泛，大多蔓延血管远端 2/3 或累及分支。血管造影显示肾动脉呈念珠状；④外膜下纤维增生：病变位于血管的外弹力层，中层外膜有胶原沉着。由于肾动脉被大量稠密的胶原所环绕使血管变窄。血管造影显示有不规则的狭窄，侧支循环丰富（图 92-2）。

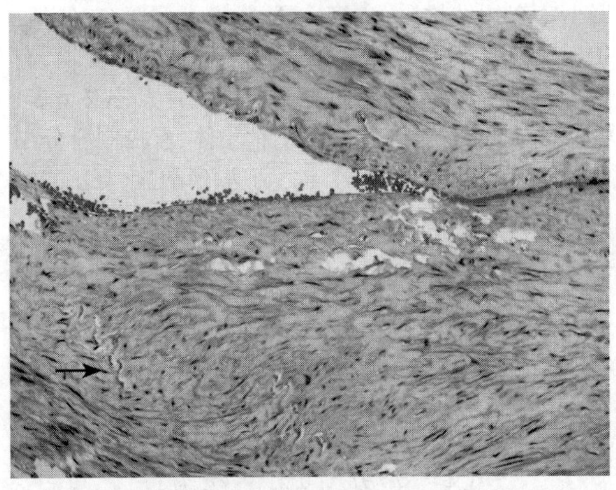

图 92-2　纤维肌肉增生

与正常侧相比，病变侧中膜平滑肌与纤维组织明显增生（×100）

（3）多发性大动脉炎：主要病变在主动脉，以动脉中膜层为主的全层动脉炎（图 92-3）。中层呈弥散性肉芽肿组织增生，伴有淋巴细胞和浆细胞浸润，弹力纤维明显破坏或断裂，被胶原所代替。血管外膜增厚，有细胞浸润与周围组织紧密粘连。内膜纤维增殖，表面肿胀、粗糙和血栓形成致使肾动脉开口狭窄，影响肾血液供应。肾内小动脉一般没有肥大或退行性变化，内膜无增生。血管造影显示以多发性狭窄为主，少数可呈节段型扩张或动脉瘤形成，也可有继发性血栓形成。

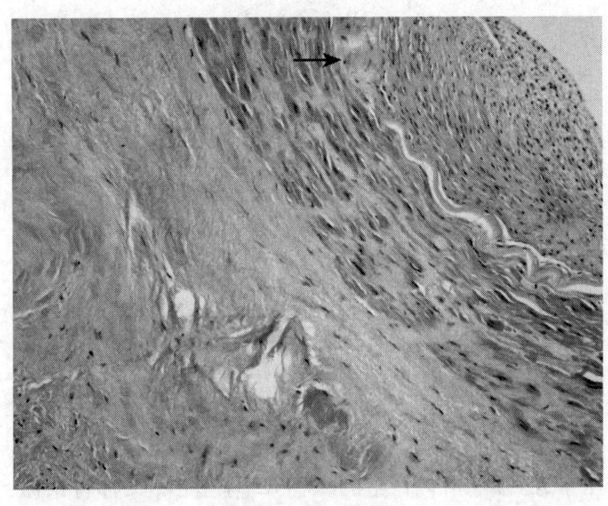

图 92-3　大动脉炎

动脉壁内、外膜纤维性肥厚，中膜弹力纤维破坏、纤维瘢痕形成，并于动脉各层见到灶性慢炎细胞浸润（×100）

【病理生理改变】

20 世纪 30 年代，Goldbatt 的经典实验发现肾动脉缩窄使肾血流量减少，肾缺血、缺氧，这仅是促成肾血管性高血压的基本条件，但尚未完全阐明其发病机制。其后的研究结果认为，发病机制主要有以下三个方面。

1. 肾素-血管紧张素-醛固酮体系（renin-angiotensin-abldosterone system，RAAS）　Tigerstedt 和 Bergman（1898）曾发现给兔静脉注射兔肾浸出液后动脉血压升高，认为肾浸出液中含有某种升压物质，将其命名为“肾素”。其后的研究又证实肾素存在于肾小球附近的组织中，称为肾小球旁体结构(juxtaglomerular apparatus)。它包括:①近球细胞:分泌肾素;②致密斑:为压力感受器,高钠可以通过致密斑刺激近球细胞促使肾素分泌增多;③Goormaghtigh细胞:是神经末梢小体,有控制肾分泌的功能;④Becher细胞群:与葡萄糖、磷酸盐、氨基酸的吸收和合成有关(图92-4)。

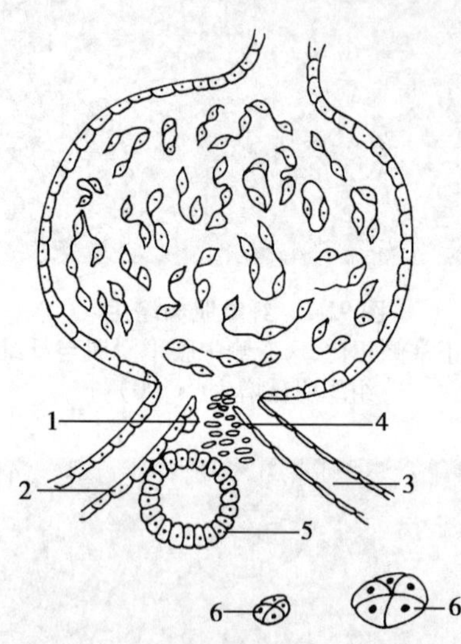

图92-4 肾小球旁体结构示意图

1. 近球细胞 2. 入球动脉 3. 出球动脉 4. Goormaghtigh细胞 5. 致密斑 6. Becher细胞群

进一步研究指出,肾素是一种天门冬氨酰蛋白水解酶,由340个氨基酸组成,分子量为37 200Da,具有不耐热和不可透析的特性。血浆肾素的半衰期为15~20分钟,主要代谢场所位于肝。肾素本身不是加压素,必须与肝内产生的一种α2球蛋白(又称肾素激活素或高压素原)相结合而发生效应,使其分子结构的第10位及第11位两个亮氨酸肽键连接处断裂,释出十肽,成为血管紧张素Ⅰ(angiotensin Ⅰ,AngⅠ),AngⅠ亦无升压作用。当它流经各脏器血管床时,尤其在肺循环,与血管紧张素转化酶(angiotensin converting enzyme,ACE)结合,使其第8位及第9位之间肽键断裂,释出八肽,成为血管紧张素Ⅱ(angiotensin Ⅱ,AngⅡ)。

AngⅡ是一种强有力的血管收缩物质,使血压升高。研究发现,人体内AngⅡ通过与其受体(AT1、AT2)的结合发挥生物效应:①作用于全身血管平滑肌使血管收缩,刺激中枢及周围交感神经系统间接引起血管收缩;②刺激肾上腺球状带产生醛固酮,促使远段肾小管钠重吸收,钾排泄;③作用于中枢神经系统使渴觉中枢兴奋,饮水增加,同时也刺激盐欲,使摄盐增加;④促使肾内血管收缩,血流量减少,肾小球滤过率降低,滤过液在肾小管内的流速减慢,延长了肾小管内对水、钠重吸收的时间,引起水、钠潴留,增加细胞外液容量,促进血压增高。

此外,由于分子生物学技术的广泛应用,最近的研究发现AngⅡ可以刺激许多生长因子,包括血小板源性生长因子(PDGF)等,有可能完全排除循环RAAS的干扰,了解肾内RAAS的分布、调节及功能,并检测它们的基因表达。AngⅡ再由氨基转肽酶去除第1位氨基酸,释出一种多肽(七肽),称为血管紧张素Ⅲ(angiotensin Ⅲ,AngⅢ),此物刺激醛固酮的分泌作用比AngⅡ强数倍。在循环中血管紧张素的半衰期仅数分钟,降解后形成小分子的无活性产物氨基酸、二肽、三肽,最终高血压的维持需依赖于肾上腺素和醛固酮。通常过多的醛固酮,由反馈作用抑制肾素的进一步分泌,这就是肾素-血管紧张素-醛固酮体系的调节作用。当肾动脉狭窄时,由于肾缺血刺激球旁细胞产生大量肾素,而醛固酮的反馈作用相对地减弱,不能抑制肾素的过量分泌,故肾素-血管紧张素-醛固酮体系失去平衡是引起高血压的原因之一。

2. 激肽释放酶-激肽-前列腺素体系(kallikrein-kinin-prostaglandin system,KKPS) 激肽是由肝的激肽原受到肾产生的激肽释放酶作用转变而来。激肽释放酶90%以上分布于肾的皮质,而肾的髓质和乳头分别占4.5%及4.1%,其主要生成部位可能在肾小球旁体。激肽释放酶具有丝氨酸蛋白酶的活性,活性越高,催化激肽原水解,生成激肽越多。另外,肾尚能分泌激肽水解酶,可以破坏所产生的激肽。

前列腺素(PGs)是花生四烯酸(AA)的产物,它在肾通过三大代谢途径即环氧化酶途径、脂氧化酶途径和细胞色素P-450单氧化酶途径来产生活性代谢产物而发挥其生物效应。在肾髓质中分离出来的前列腺素主要有PGE2、PGA2、PGF2a。前列腺素在肾皮质内含量很低,在髓质中以乳头的含量较高。在肾内主要是PGE2和PGF2a,而PGA2的量较少。

激肽和前列腺素具有降低血压的作用,其机制:①促使全身小动脉舒张,外周血管阻力下降;②促使肾内小动脉舒张,增加肾血流量,尤其是肾皮质的血流量,提高肾小球滤过率;③促进水、钠从肾排出,使血容量降低,增加血浆血细胞比容及血浆总蛋白浓度;④前列腺素具有抑制抗利尿激素及拮抗儿茶酚胺的作用。此外,激肽能刺激肾髓质间质细胞分泌前列腺素增多,从而对动脉产生降压作用。当肾动脉狭窄时,由于肾缺血后激肽释放酶的量减少,使激肽原缺少激肽释放酶的作用,而生成激肽相应减少,刺激分泌前列腺素也相应降低,结果对动脉的降压作用减弱,并使血管容量增多,造成高血压。

3. 心钠素体系(atrial natriuretic peptide system,ANPS) 1979年De Bell首先发现在心肌细胞内存在

一种强烈的利尿利钠因子。1984 年它被证明是由心房合成,贮存和分泌的多肽激素,命名为心钠素(心房促排钠利尿多肽)。现已确认 ANP 对 RAA 是一种内源性生理拮抗物质,对控制钠盐和血容量与调整血流和血压具有重要作用。心钠素和肾素的原发处分别为心和肾,但根据信使核糖核酸(mRNA)的检测,它们继发性产生于许多共同场所,包括脑、肾上腺、垂体和生殖系统。研究证明 ANPS 与 RAAS 的生物作用是相互抗衡的,ANP 对 RAA 有抑制作用,其作用的方式:①扩张小动脉,降低外周动脉阻力,使动脉压下降;②使肾利尿排钠作用增强;③抑制肾素、醛固酮的释放和分泌;④抑制血管紧张素Ⅱ所致近曲小管对钠的重吸收;⑤降低交感神经系统活动;⑥抑制去甲肾上腺素和加压素对小动脉的收缩作用。由此可见,ANP 同时能降低血管紧张素源性高血压和容量性高血压。

肾除有抗高血压的物质外,还有调节体液、电解质的功能和排出体内升压物质的作用。去肾性高血压(renoprival hypertension)指肾组织没有功能所产生的高血压,也称为肾缺如性高血压或肾切除后高血压。肾组织完全丧失功能如同双肾切除一样,其所发生的高血压与体液和钠盐平稳失调有关。体内的升压物质因去肾后不能排出,积聚后使血压升高。肾动脉狭窄时,由于肾血管损害,肾缺血可发生肾单位硬化,肾功能减退明显,可引起全身及肾内循环的 ANPS 与 RAAS 平衡失调,最终导致高血压产生。

【临床表现】

1. 病史特点 ①青年发病常小于 30 岁,老年发病常大于 50 岁;②高血压病程短或病情进展快,发作突然;③长期高血压骤然加剧;④高血压伴有腰背或胁腹部疼痛;⑤常用的降压药物无效或疗效不佳;⑥无高血压家族史,但是,由于此病与多种病因和遗传密切相关,约 1/3 患者有明显的高血压家族史。

2. 高血压 大部分患者有严重的高血压,收缩压高于 200mmHg 和(或)舒张压高于 120mmHg 者约 60%。以舒张压增高明显为其特点,肾动脉狭窄越严重,舒张压越高。

3. 腹部血管杂音 在上腹部正中或脐两侧各 2~3cm 范围内,或在背部第二腰椎水平处可听到收缩期杂音或收缩期与舒张期连续杂音,后者提示肾动脉瘤、肾动-静脉瘘或多灶性纤维肌肉增生。当听诊器胸件自上腹部正中向旁侧逐渐移位随之杂音增强者,则可为肾血管性高血压,并与腹主动脉或其他腹部动脉产生的血管杂音相鉴别。杂音的强弱与肾动脉狭窄程度无平行关系。Maxwell 指出在肾血管性高血压中,约 50% 可在上腹部听到血管杂音,并认为在纤维肌肉增生比动脉粥样硬化为高。国内资料报道,上腹部可听到杂音约占 60%~74%。

4. 眼底改变 大部分患者有高血压视网膜病变,表现为小动脉狭窄、痉挛或硬化。病程急骤者病变特别显著,有视网膜出血、渗出。

5. 动脉粥样硬化表现 发生心房颤动、室性期前收缩,各种房室传导阻滞,尤其在发生三度房室传导阻滞时,会引起阿-斯综合征。高胆固醇血症在皮肤可见黄斑瘤。

6. 多发性大动脉炎表现 因大动脉炎病变广泛、多发,常合并其他部位大动脉狭窄,故临床上表现为多样而复杂。一侧颈动脉狭窄时,则双侧颈动脉搏动强弱不等,在狭窄部位能听到杂音,可发生脑供血不足、脑血栓形成和白内障。冠状动脉狭窄时,引起心肌供血不足,主动脉瓣关闭不全。肺动脉狭窄则引起肺动脉高压或咯血。下肢缺血可出现间歇性跛行、患肢温度明显降低甚至局部皮肤苍白、青紫、坏死。左锁骨下动脉受累时,左上肢血压低于右上肢,左上肢无脉症。腹主动脉发生严重缩窄时,双下肢血压低于上肢,甚至有双下肢无脉症。腹部动脉狭窄可引起脏器供血不足,发生餐后腹痛。大动脉炎患者有活动性病变时,又可出现发热、血白细胞增高,血流增快,贫血等。

【诊断】

由于临床症状难以明确是否存在肾动脉狭窄,或者明确肾动脉狭窄是否为高血压的原因,患者还必须有泌尿系统疾病的常规检查和某些特殊检查才可确诊。

1. 实验室检查 有价值的实验室检查为低钾血症和氮质血症。低钾血症的产生与继发性醛固酮的过度释放有关,但仅见于 20% 的肾动脉狭窄患者。肾功能受损提示对侧肾已发生高血压肾损害或双侧肾血管病变。尿常规检查有微量或轻度蛋白尿,如果尿蛋白定量>0.5g/d,提示患者的肾动脉完全闭塞。血常规检查表现为红细胞增多症,系肾缺血所致促红细胞生成素合成增多。

2. 静脉尿路造影(IVU) 在 20 世纪 60~70 年代,许多学者推荐用分钟间隔连续静脉尿路造影(minute-sequence intravenous urography),造影显示:①两肾大小的差异,缺血肾比对侧肾长径缩短 1.5cm 以上,同时肾盂肾盏亦相应缩小;②两肾肾盂显影时间的差异,早期摄片缺血肾较对侧肾肾显影迟缓,反映其肾小球滤过率减低;③两肾肾盂显影浓度差异,快速连续摄片最初 5 分钟内患侧肾盂显影较健侧浅淡,但 15 分钟摄片反而较健侧浓密,与缺血肾的肾小管中尿流减慢,造影剂得以充分浓缩有关,而肾功能严重不全时,肾盂肾盏则不显影;④肾盂与输尿管边缘多处切迹，提示为肾盂输尿管周围动脉因侧支吻合而迂曲扩张压迫输尿管所致。Maxwell(1967)认为此法诊断肾血管性高血压的阳性率可达90%。然而，MacGregor(1975)指出此法的假阳性率为15%，假阴性率为17%～27%。因此，静脉尿路造影可以作为初步筛选此病的方法之一，但不再依靠其确立肾血管性高血压的诊断。

3. 分肾功能检测　动物实验证实当肾动脉狭窄时可以导致水钠重吸收增加，并使尿中非重吸收成分浓度增加，这是分肾功能检测的实验基础。Howard(1953)用两侧输尿管插管法进行分肾功能试验来诊断单侧性肾动脉病变。后来，Stamey(1963)等将此法又作了改进和调整，包括菊糖廓清率、对氨马尿酸廓清率等，试图提高阳性率。Howard试验阳性结果为患侧尿量降低50%，尿钠降低15%，尿肌酐增高50%；而Stamey试验阳性结果为患侧尿量降低65%，尿肌酐和尿菊糖均增高100%。其临床意义：①能确定因两肾血液循环动力的不同而存在两肾功能上的差异；②估计健侧肾受到高血压影响而引起肾硬化的程度；③结果直接反映两侧肾的分肾功能。然而，该试验操作较为复杂，准确度难以掌握，又有更精确的检测可以测定肾素等活性，目前此方法仅用于单侧肾实质病变患者。

4. 放射性核素检查

(1) 肾图：通常用^{99m}Tc-二乙烯三胺(DTPA)作肾图。单侧肾动脉狭窄患者肾图表现为a段(血管相)不同程度的降低；b段(分泌相)与c段(排泄相)延缓，提示肾图对肾血管性高血压的诊断并无特异性，敏感性为74.4%，假阳性率达10%，不能作出病因诊断，应结合其他的检查综合考虑诊断。

(2) 肾显像：采用^{99m}Tc-二巯丁二酸(^{99m}Tc-DMSA)作为示踪剂进行肾扫描或γ照相。当肾动脉狭窄引起肾萎缩时，肾显像显示患肾较正常偏小，放射性核素分布较稀疏，且不均匀，对侧肾可能出现代偿性肥大。若肾动脉狭窄尚未引起肾功能变化时，肾显像可无明显异常变化。此方法的检测阳性率高于肾图，在单侧肾动脉狭窄患者可达95.5%，假阳性率为7.7%。

(3) 放射性核素计算机断层摄影(ECT)：Chiarini(1982)提出以^{99m}Tc-DTPA做示踪剂进行双肾区动态γ照相，检测肾功能、形态有无异常。在正常情况下，腹主动脉显影后0～15秒可见双肾灌注相，放射性分布均匀而对称；2～3分钟时肾区放射性达到高峰，显示实质相；3～4分钟时膀胱部位开始有放射性出现。以后，肾区放射性逐渐减弱，膀胱区放射性随之增强，25分钟时膀胱区放射性明显高于肾区。用此种技术检查肾血管性高血压患者，发现肾灌注相及放射性高峰期出现延迟，放射性分布低于健侧肾，减低程度与肾动脉狭窄严重程度有关。其阳性率为89%，假阳性率为10%，假阴性率为9%。

(4) 卡托普利(巯甲丙脯酸，captopril)肾图：为提高敏感性和特异性，近几年采用联合口服卡托普利进行肾图检查，即在静脉注射核素前1小时，口服卡托普利25～50mg，饮水500ml，然后按常规方法完成肾图检查。由于卡托普利是血管紧张素转换酶抑制剂，它通过减少血管紧张素转换酶阻断ATⅠ生成ATⅡ，遂使出球小动脉扩张，使肾内吸收、积聚、排泄示踪剂均有显著的延缓，但对侧肾功能不受影响，使双侧肾图、肾小球滤过率、肾有效血浆流量、肾显影差别加大，出现非常明显的不对称，使诊断肾血管性高血压的敏感性和特异性均超过90%，并可作为术前疗效预测。

5. 肾素活性测定　Goldblatt等建立肾动脉狭窄型高血压的动物模型，以后的研究普遍认为过量的肾素分泌引起血管紧张素Ⅱ的增加，这是肾血管性高血压产生的原因，故测定肾素活性有一定的意义，它有助于评定肾血管病变对患肾功能影响的程度，以明确手术指征，也有助于对手术预后作出较确切的评价。

(1) 周围循环肾素活性(PRA)测定：正常钠摄入量，停用降压药、利尿剂2周以上，取立位抽血，测定结果：若周围循环肾素值≥5ng/(ml·h)，则提示肾缺血性高血压，应进一步作分侧肾静脉肾素活性测定，或作血管紧张素阻滞剂试验；若测定值<5ng/(ml·h)则可排除肾血管性高血压。

(2) 分侧肾静脉肾素活性测定：用下腔静脉插管分别采集左、右肾静脉和下腔静脉血标本测定肾素值。肾血管性高血压患者周围循环肾素活性升高者，外科治疗后90%获治愈或改善，10%无改善；肾素活性不高者，则成功与失败各50%，故此项检查结果可以预测患者手术的预后。两侧肾静脉肾素活性测定结果之差为1.5:1.0，通常大于此值手术疗效佳，但阴性比值并不能排除手术后满意反应，其假阴性率为15%。

6. 血管紧张素转化酶抑制剂试验(angiotensin blockade and converting enzyme inhibitor test，ACEIT)　近年来应用血管紧张素转化酶抑制剂来增强肾血管性高血压患者的高肾素反应以提高试验的敏感性。1986年Muller和Sealey等用口服单剂量卡托普利进行试验，从高血压患者中筛选肾血管性高血压。方法：患者取坐位，休息30分钟后抽血测血浆肾素活性，口服卡托普利25～50mg，测定1小时后血压下降程度和血浆肾素活性水平较服药前升高的变化。高肾素分泌反应的标准为：①服药后1小时血浆肾素活性>

12ng/(ml·h)。②血浆肾素活性增加的绝对值>10ng/(ml·h);③血浆肾素活性增加150%,基础血浆肾素活性<3ng/(ml·h)者则应大于400%。此方法的敏感性与特异性均为100%。但是,试验必须严格控制以下的条件:①试验前2周停用以下药物,除β受体阻滞剂外,还有其他的利尿剂、抗菌药等影响肾素活性的药物;②保持正常或稍高的钠入量饮食,进钠量过少可以引起假阳性结果,必要时需要检测24小时尿钠排出量>50mmol/d。该方法简单、准确性高,但不能提供肾动脉狭窄的解剖特点,也不能测定分肾功能情况,且双侧肾血管病变、肾功能损害、某些药物等因素可影响其准确性。

7. 多普勒超声检查　肾多普勒超声(renal duplex sonography,RDS)在诊断肾血管性高血压中,可显示患肾体积小于健肾,若肾动脉狭窄,则显示血管起始段血流流道变细,可测及高速血流,阻力指数升高,但是在肾内小动脉阻力指数往往降低;若发生闭锁,则患肾的肾内血流明显减少或消失。在术后随访嫁接的血管和血管代用品是否通畅有重要意义。此外,常用的参数包括收缩峰速度、肾主动脉比率和肾动脉阻力指数。有研究表明如果肾动脉收缩峰值速度大于180~200cm/s,且与主动脉收缩峰速度比值大于3.5时提示重度的肾动脉狭窄。此检查无创伤,敏感性和特异性分别为90%和100%,但技术要求较高,检查较费时,在肥胖、肠胀气患者不易成功,使其应用受到限制。

8. 血管造影检查

(1) 腹主-肾动脉造影:有资料指出,在无高血压人群的腹主-肾动脉造影中也可有3%~32%显示有不同程度的肾动脉狭窄,而在高血压患者中则有67%患肾动脉狭窄。因此,腹主-肾动脉造影仍然是目前确诊肾血管性高血压的“金标准”,手术治疗的必要依据,尤其是要行肾动脉导管扩张成形术、安装内支架、经皮导管肾动脉栓塞术等患者,此检查具有重要意义。常用的方法是经股动脉穿刺逆行插管,腹主-肾动脉造影主要显示腹主动脉、肾动脉及其分支和实质期的影像形态,了解肾动脉有无狭窄、有无狭窄后扩张,狭窄部位、范围、程度,远端分支及侧支循环的情况。有的病例可行选择性肾动脉造影,造影剂可直接进入肾动脉,使其肾内小分支亦显影,对了解肾内动脉结构、狭窄和硬化情况有特殊价值。根据上海中山医院放射科资料,动脉造影中发现符合多发性大动脉炎者217例,其中影响肾动脉而产生高血压者71例,占32.7%。X线征象与动脉粥样硬化病变有时不易区别。鉴别诊断见表92-1。

表92-1　动脉粥样硬化与大动脉炎在动脉造影的鉴别

动脉粥样硬化	大动脉炎
1. 病变范围广泛,累及胸腹主动脉	1. 病变广,但散在状,有时为局限性
2. 病变处管腔不规则,常有扩大,呈动脉瘤样	2. 病变处管腔狭窄,并轻度不规则,动脉瘤少见
3. 病变处管腔凹凸不平	3. 病变处管腔基本光滑,但可伴轻度不规则
4. 病变处扭曲、伸长	4. 病变处长度多数不改变
5. 病变处显影密度均匀	5. 病变处密度大多均匀
6. 病变处时有充盈缺损	6. 病变处无充盈缺损
7. 有钙化存在	7. 一般无钙化影

高血压患者肾动脉造影的指征:①年龄在40岁以下者;②分肾功能试验提示两侧肾功能有一定差异;③静脉尿路造影或放射性核素肾图有明显异常;④腹部有血管杂音;⑤长期高血压,近期发展迅速,诊断不明。腹主-肾动脉造影有一定危险性,高血压患者动脉造影死亡率为1/5000~1/2000。主要并发症有出血、动脉栓塞、急性肾衰竭,个别患者可发生椎动脉痉挛引起截瘫、肠系膜上动脉栓塞,急性心衰、急性心肌梗死、心搏骤停、呼吸衰竭、颈动脉血栓形成等,故应慎用此项检查。并发症占3%左右。为了减少或避免并发症,应注意造影前、后3日,将患者血压控制在135~150/82.5~90mmHg;注意控制造影剂量勿过大,造影后立即静脉注射20%甘露醇40~60ml,并续以静脉补液。

(2) 数字减影血管造影术(digital subtraction angioplasty,DSA):Buonocere和Hillman等(1981)报道数字减影血管造影术应用于肾血管造影,乃是从直接动脉插管进行血管造影术减去与未注射造影剂前的X线片影像,可消除与血管图像无关的其他阴影(如骨骼、软组织阴影),使血管像显影清楚(图92-5、图92-6)。

效果:DSA的分辨率足够观察肾实质内径小至1mm的血管,可诊断肾动脉病变达到91.9%,6.6%有参考价值,只有2.3%图像不能作出诊断,并可区别纤维肌性发育不良、动脉粥样硬化、肾萎缩、肾动脉细小或肾动脉闭锁等症。现在,利用计算机数字图像处理系统,经静脉注射造影剂,使主动脉及肾动脉清晰显影,或用小导管动脉注射小剂量造影剂均可获得与上述动脉造影同样质量的图像,而且罕有并发出血者。

(3) 螺旋CT血管成像和磁共振血管成像:螺旋CT血管成像(CTA)可以在单次呼吸之间完成全部的

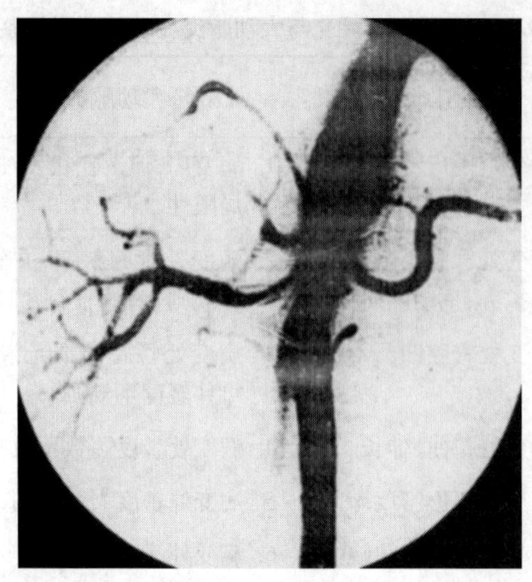

图 92-5　DSA-腹主-肾动脉造影

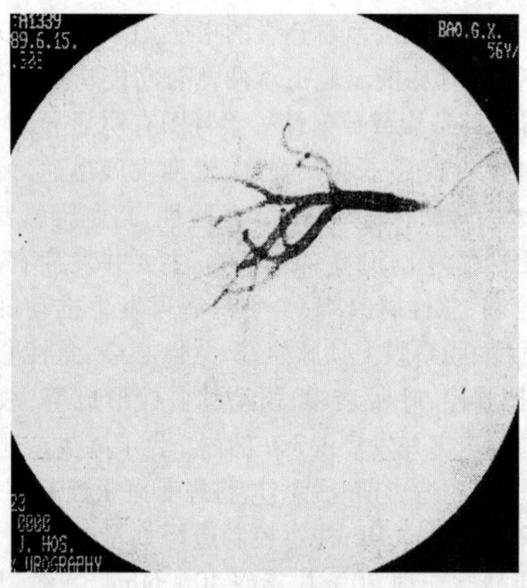

图 92-6　DSA-肾动脉造影

扫描，在动脉期即可获得所有的数据以进行任何一个平面的血管重建，特别适用于肾动脉近段的狭窄。磁共振血管成像（MRA）不用碘造影剂，对碘过敏反应不能作肾动脉造影，或用大量的碘造影剂有可能造成肾毒性者具有特殊意义。它可以不受肠道气体及体型肥胖的影响。磁共振血管成像在诊断肾动脉狭窄的敏感性达 83% ~100%，特异性达 92% ~97%。近年 CTA 和 MRA 已在国内大的医疗机构得到推广和应用。

此外，本病还必须与肾素瘤、原发性醛固酮症、遗传性假性醛固酮增多症、嗜铬细胞瘤及原发性高血压相鉴别。

【治疗】

1. 药物治疗　抗高血压药物用于因手术或 PTA 前须将血压控制到适当水平，一些不愿或不能接受手术或 PTA 治疗以及手术或 PTA 治疗失败的患者。但是，抗高血压药物只可控制患者的高血压，尚不能控制引起肾动脉狭窄的病理改变的进展。

目前药物治疗首选血管紧张素转换酶抑制剂（ACEI）如卡托普利（captopril）或依那普利（enalapril），并可与钙离子拮抗剂或 β 受体阻滞剂合用。对不宜用 ACEI 者，亦可试用 β 受体阻滞剂配合利尿剂治疗。简述如下各类药物。

（1）血管紧张素转换酶抑制剂（ACEI）：其作用主要是抑制血管紧张素Ⅱ的形成以降低血压。ACEI 大部分从肾排出，且其许多副作用与剂量有关，故在肾功能受损的患者用量应减少。此药物长时期应用可产生某些副作用有皮疹、味觉消失、中性粒细胞减少和蛋白尿。肾功能不良者可使肌酐升高。有资料报道，全世界范围内仅 5% 的接受 ACEI 治疗肾血管性高血压患者因进行性肾功能减退而停药，而 74% 的患者血压受到良好的控制。因此，在所有接受 ACEI 治疗的患者中，需要密切随访肾大小及功能变化。

（2）钙离子拮抗剂：其降压作用为扩张血管，对双侧肾动脉狭窄者，不像 ACEI 可致肾功能减退。此药可单独应用或与 ACEI 合用。

（3）β 受体阻滞剂：此类药物通过阻断 β-肾上腺素能受体抑制肾素的释放，以降低血浆肾素水平，故适合于本病患者的治疗。由于 β 受体阻滞剂可使肾血管流量及肾小球滤过率稍降低，偶可引起氮质血症。

（4）扩张血管药：可与 β 受体阻滞剂、利尿剂合用，对肾功能无不利影响，但对肾血管性高血压患者应慎用。

（5）利尿剂：噻嗪类利尿剂的作用相对小，对低肾素高血压最有效。在肾血管性高血压患者中，此药偶可使血压上升，且有低钾血症的风险。由于双侧肾动脉狭窄患者有钠潴留，用襻利尿剂如呋塞米，可有辅助降压作用，不宜过多使用，易加重氮质血症。一般不用保钾利尿剂。

2. 经皮腔内血管成形术（percutaneous transluminal angioplasty，PTA）　Gmntzig 等（1978）报道应用 PTA 扩张肾动脉狭窄获得成功，为肾血管性高血压的治疗开辟了新的途径。适应证：纤维肌性发育异常引起者，首选的治疗措施即 PTA。单侧的非钙化、非闭塞性的动脉粥样硬化性肾动脉狭窄、大动脉炎引起的肾动脉狭窄以及肾动脉重建术后的吻合口狭窄、PTA 术后复发性狭窄者。此外，对于进行性肾功能减退者，若由于肾动脉病变或缺血性肾病引起，则可以用 PTA 达到保护肾功能的目的。相对禁忌证：弥漫性主动脉粥样硬化性狭窄累及肾动脉开口者、肾动脉完全闭塞或多个分支病变，特别是血管分叉处病变者。

方法及注意点：经皮穿刺后，用一种头部有圆柱形双腔球囊的小口径动脉导管和J形扩张导管,通过导丝在荧光电视监视下插入狭窄的肾动脉内,每隔10~15秒用生理盐水稀释的造影剂充盈水囊1次(一般需2~3次),借以扩大肾动脉的狭窄处。粥样斑块被扩张的气囊压碎或挤到血管壁中,血管壁的平滑肌和弹力纤维被拉伸到超过其弹力回缩极限,而后一层新的内膜重新覆盖被压进血管壁的碎片。神经肌肉发育不良性的狭窄者,需要拉伸动脉中层的纤维且常有撕裂伴外膜膨胀,使血管外径增加。术后再狭窄与拉伸的程度是否足以压碎粥样斑块、动脉外膜是否过分拉伸到超过其回缩限度有关。操作时应注意所用球囊加压扩张后的直径不能太小,约与肾动脉造影显示的直径相当。加压后保持足够的压力和时间。术前服用钙离子通道阻断剂以预防肾血管痉挛。术中用肝素抗凝,术后用阿司匹林80mg/d,共6个月,防止血栓形成。

PTA的优点:不需要全身麻醉,手术并发症较低,可与肾动脉造影同时进行,即诊断与治疗一次完成,住院时间短甚至不需要住院。但是,实施PTA应有放射科医师、内科及外科医师在场以处理高血压变化和潜在的外科并发症。

Rainsay和Waller(1990)综述1981—1987年10组共691例肾血管性高血压患者PTA治疗情况,其中464例为动脉粥样硬化所致肾动脉狭窄,193例为纤维肌性发育异常,余为移植后狭窄等。随访11~26个月,资料完整者670例,技术成功率平均为88%,失败率12%。据血压评价,治愈率平均为24%,改善率43%,失败率33%。纤维肌性发育异常患者治愈率为5%,比动脉粥样硬化患者治愈率高。缪廷杰等报道,在1986年上海中山医院应用PTA治疗多发性大动脉炎伴发肾动脉狭窄时,同时扩张肾动脉和腹主动脉,分别扩张4mm和9mm,从而改善了腹主动脉和肾动脉的血供,使血压下降。目前PTA已在国内广泛应用,成为肾血管性高血压的首选方法(图92-7)。

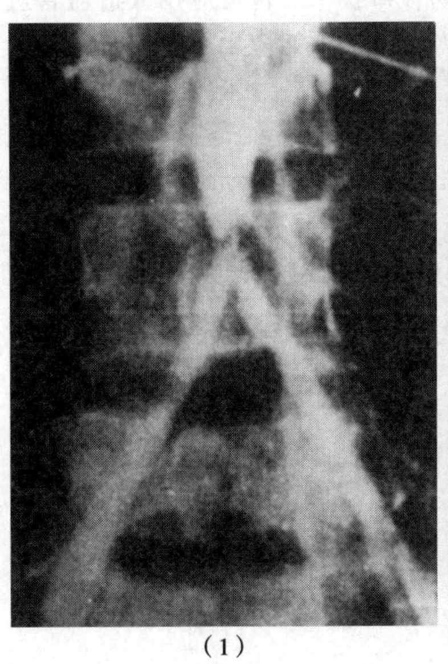
(1)

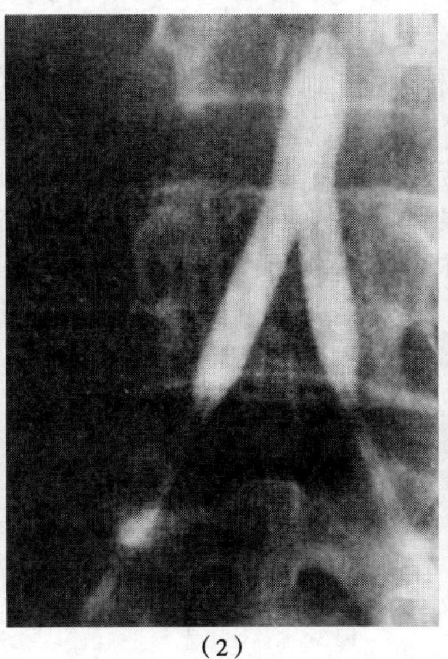
(2)

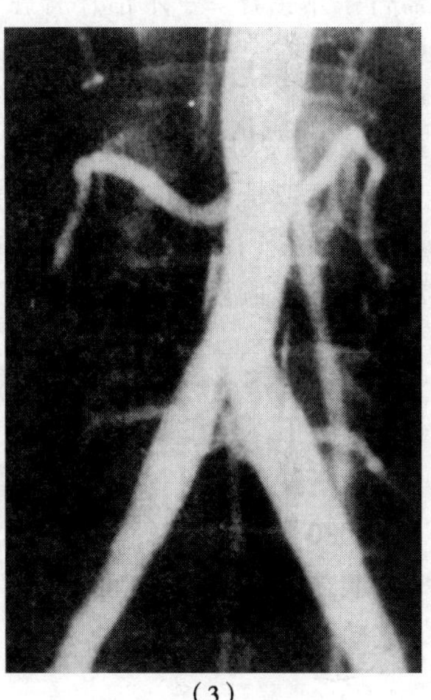
(3)

图92-7　腹主动脉造影及PTA术后造影

(1)主动脉造影显示腹主动脉远端近分叉部位严重狭窄;(2)双球囊导管并列于狭窄段进行同时扩张;(3)PTA术后造影显示原狭窄段管腔明显增宽

PTA的并发症:与PTA直接相关的并发症有穿刺部位出血、动脉内膜剥离形成急性栓塞、肾梗死、急性末梢缺血、臀部坏死、下肢坏死、动脉穿破以及球囊破裂等。与PTA非直接相关的并发症有造影剂过敏、因血压下降所致脑或心肌缺血、暂时的或不可逆的肾损害等。Roberts报告600例PTA的并发症为4.5%,发生栓塞为1%。Mabler和Triller等报道,在80例肾动脉病患者105次PTA治疗中其并发症发生率为11%,其中严重者为4%,死亡率约1%。Kremar Hovinga和De Jong等(1986)报道PTA扩张成功后再狭窄的发生情况,随访4~45个月,经血管造影证实,33例中12例发生再狭窄,其中动脉粥样硬化患者(24例)发生再狭窄有10例(占42%);纤维肌性发育异常患者9例中有2例(占22%)。由于发生再狭窄后再行PTA多不成功,所以宁可进行手术治疗。

近年来肾动脉支架应用是血管成形术的最重要的进展。在动脉粥样硬化斑块所致肾动脉狭窄患者,经常发生PTA术后肾动脉再狭窄,放置肾动脉支架是防止血管扩张后再狭窄的重要措施。目前最常用的支架是气囊扩张型的支架,即支架位于气囊导管顶端,随气囊膨胀而扩张,并有自我膨胀的装置,通过自身固有的弹性膨胀到预定的直径。放置支架的适应证:肾动脉开口处狭窄、PTA 术后再狭窄或其他常规肾动脉成形术疗效不佳的患者。有资料统计,肾动脉支架放置的技术成功率为 90%;高血压治愈或改善达 47%,较单独应用血管成形术高,但与血管重建手术相比较仍较低。

3. 经皮导管肾动脉栓塞术　通过导管选择性或超选择性对肾动脉或肾内分支动脉进行栓塞,将栓塞物如不锈钢弹簧钢圈、吸收性明胶海绵、无水乙醇、硅橡胶等置入肾动脉管腔狭窄部位,使之完全闭塞,阻断血供,达到类似肾切除的目的。这种方法适用于肾内型动脉瘤、肾内动-静脉瘘、单侧肾动脉或肾内动脉分支狭窄。但是,术后可发生发热、恶心、暂时性血压升高,经对症处理后症状逐渐消失。

4. 手术治疗　肾血管性高血压主要是有解剖学上肾动脉发生病变,在以上方法疗效不佳或失败时,往往需行手术治疗。手术治疗有患肾切除术和肾血管重建手术两大类。

(1) 肾切除:这是最早出现的外科治疗肾血管性高血压的方法。采用此方法时,必须注意患者对侧肾动脉有无病变或是否会逐渐发展。若肾萎缩,其长径 <9cm、肾动脉主干闭塞或梗死、严重的肾小动脉硬化、不可能纠正的肾血管病(肾内动脉病或动静脉畸形)可考虑肾切除。当有节段性肾梗死或节段性肾发育不全可作部分肾切除。但是,肾血管性高血压可为双侧病变且呈进行性,故目前除少数病例外,患肾切除已很少采用。

(2) 肾动脉重建术:20 世纪 50 年代以来,各种肾动脉重建手术相继出现,手术目的是恢复足够的肾动脉血流量,纠正肾缺血,达到改善肾功能和降低血压。这类手术包括肾动脉血栓内膜剥除术、血管旁路移植术、脾-肾动脉吻合术、肾动脉狭窄切除和血管移植术。现将几种主要的肾动脉重建术简述如下:

1) 动脉血栓内膜剥除术(thromboendarterectomy):由 Freeman(1952)首先采用,适用于肾动脉开口处或其近端 1/3 的动脉粥样硬化斑块或内膜增生病变。

2) 旁路手术(又称搭桥手术,by-pass operation):De Weese 首先开展自体大隐静脉肾动脉旁路手术。由于静脉特有的弹性,利用自体静脉行肾血管成形术,不易形成吻合口狭窄。也可应用人造血管进行血管重建,但是人造血管不能应用于小血管的重建并且容易导致吻合口的中层增生,且较自体血管有更高的感染率。内皮细胞化的人造血管,即将静脉内皮细胞种植于人造血管腔,不易血栓形成,并提高抗感染能力。血管旁路手术通常适用于肾动脉狭窄伴有狭窄后扩张的病例(图 92-8)。

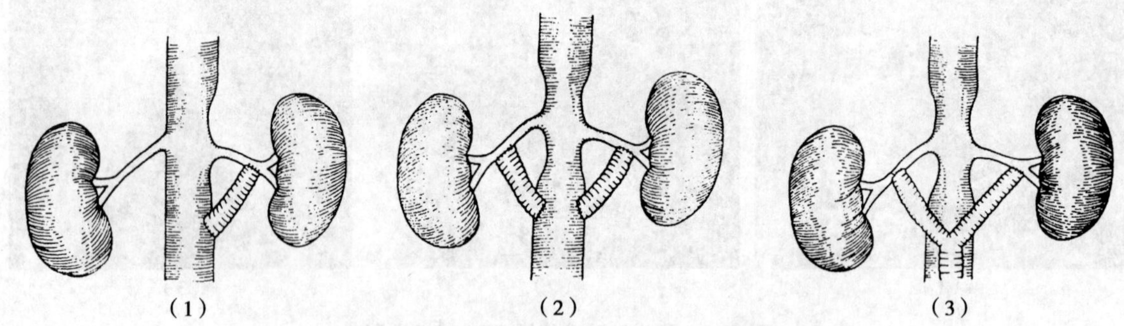

图 92-8　腹主动脉-肾动脉旁路手术示意图

(1)单侧旁路手术;(2)双侧旁路手术;(3)"Y"形双侧旁路手术

6

3) 脾-肾动脉吻合术:由 Libertino 和 Novick 首先采用,最常用的术式为脾-肾动脉吻合术。适用于左肾动脉狭窄性纤维肌肉增生病变,要求脾动脉有足够的管径大小,而右肾动脉狭窄可采用肝-肾动脉吻合术。这两种术式均需要腹腔动脉是完好的。

4) 肾动脉狭窄段切除术:适用于肾动脉局限性纤维肌肉增生,狭窄的长度在 1~2cm。

5) 病变切除及移植物置换术:适用于肾动脉狭窄长度超过 2cm 的病变。

6) 肾动脉再植术:适用于肾动脉开口异常或肾动脉开口水平的腹主动脉内有斑块硬化病变切断肾动脉后将远端再植于附近正常的腹主动脉。

7) 自体肾移植(auto-renotransplantation):1974 年开始我国采用自体肾移植治疗肾动脉狭窄(图 92-9)。此手术的优点:①髂内动脉血压较肾动脉压为高,移植后该肾有充分的血供;②大动脉炎患者髂内动脉较少引起狭窄;③不用血管代用品或缺血性离体血管,不易引起异物反应和栓塞;④手术野较表浅,操作容易;⑤可以保留患肾,尤其适用于双侧肾动脉狭窄病例。方法及疗效:在肾蒂近端切断肾动脉和肾静脉,保留较长的正常血管。将肾置于 4℃ 生理盐水中冷却,用 4℃ 肾灌注液注入肾动脉,直至肾表面呈苍白、肾静脉流出液完全澄清后冷却。通常将此肾移植于同侧髂窝。1988 年全国 291 例肾自体移植术总结治愈者 225 例，好转 43 例，无变化 11 例，死亡 12 例。另外，据两组资料分析，212 例自体肾移植近期效果分别为 82% 及 95.2%，远期效果为 79.8%。

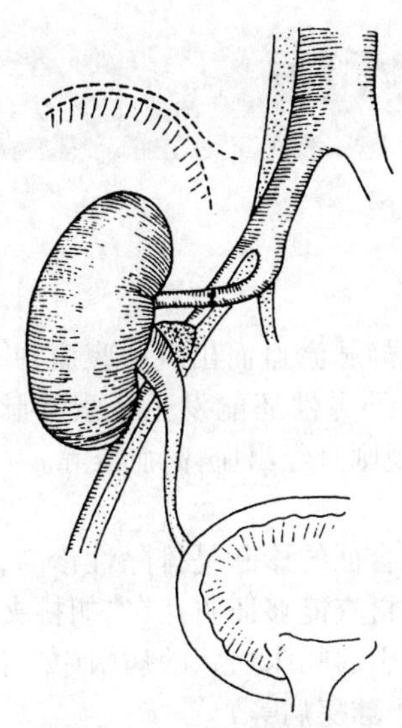

图 92-9　自体肾移植术示意图

右肾移植于右髂窝部，右肾动脉与右髂内动脉端端吻合，右肾静脉与右髂外静脉端侧吻合，输尿管移植于膀胱

8）体外肾血管显微修复术：应用于累及多段血管或同时伴有动脉瘤样病变的患者，尤其是有某些细小或分支的肾动脉狭窄，由此使不能作血管重建术需行肾切除的患肾可能被挽救。方法：①肾的保护：患肾切除前，先在静脉内注射 5% 葡萄糖溶液 500ml，加呋塞米 1g 或加 20% 甘露醇 100ml，可使该肾在充分利尿状况下切除，有利于保护患肾。肾离体后立即用 0.5% 利多卡因 20ml 和肝素 2500 单位加于 100ml 生理盐水，注入肾动脉。离体肾置于 4～6℃冷却的林格液内，随之进行肾动脉灌洗至肾表面呈苍白，肾静脉流出液澄清为止；②显微镜血管修复，一般需要切断输尿管。肾取出体外置于工作台冷却液盘内，操作时始终保持低温。应用显微外科设备及器械仔细地解剖肾门和病变血管的切除或修复，包括：分支肾动脉合并缝合，动脉瘤切除，离体血管嫁接，多支肾动脉吻合和病变肾组织局部切除等；③自体肾移植：患肾修补完成后，移植于同侧髂窝内，输尿管再植于膀胱壁内。优点：①在低温灌注下不受缺血时间的限制完成手术；②在无血状态下进行，解剖清楚，操作方便；③可最大限度保留肾和肾组织；④术中减少出血。

【预后评价】

关于肾血管性高血压治疗的效果，可从两个方面予以评价，即血压变化和解剖上的改变。

1. 血压变化

（1）治愈：平均舒张压 90mmHg，且较术前水平至少减低 10mmHg。

（2）改善：平均舒张压较术前降低 15% 或以上，但仍高于 90mmHg 和低于 100mmHg。

（3）失败：平均舒张压较术前降低少于 15%，仍高于 90mmHg 或平均舒张压仍高于 110mmHg。

2. 解剖上的改变　根据术后血管造影所显示的重建血管的通畅程度，分为成功、有效和失败。

（王国民）

第九十三章

盆腔与后腹膜其他疾病

第一节 胡桃夹综合征

胡桃夹现象(nutcracker phenomenon)中最常见的病变类型称左肾静脉受压,是指左肾静脉回流入下腔静脉过程中在穿经由腹主动脉和肠系膜上动脉形成的夹角或腹主动脉与脊柱之间的间隙内受到挤压,常伴有左肾静脉血流速度的下降、受压处远端静脉的扩张。其他罕见的胡桃夹现象包括:"后胡桃夹",其为左肾静脉异位至腹主动脉与锥体间并形成卡压;以及"右侧胡桃夹",其病因可为左侧腔静脉或半奇静脉延续。鉴于左肾静脉受压是其最常见的类型,本章节主要讨论左肾静脉受压。当胡桃夹现象引起血尿、蛋白尿和左腰腹痛等一系列临床症状时,称为胡桃夹综合征。虽然1950年首次报道了左肾静脉受压的现象,但当时并未引起重视。1972年比利时学者通过膀胱镜检分侧留取尿液证实左肾静脉受压可引起左肾出血,并首次将该病命名为"胡桃夹综合征"。胡桃夹综合征患者发病年龄在4~40岁之间。最常见的临床症状为血尿(包括肉眼或镜下血尿),蛋白尿及左侧腰腹部疼痛。

【病因】

正常情况下左肾静脉经过腹主动脉与肠系膜上动脉之间的夹角跨过腹主动脉前方注入下腔静脉。此夹角为45°~60°,被肠系膜脂肪、淋巴结、腹膜和神经纤维丛等填充,使左肾静脉不致受压。胡桃夹综合征患者此夹角一般小于16°。

6

【临床表现】

胡桃夹综合征患者多数以血尿伴或不伴腰痛就诊,大部分患者为体型瘦长的青少年,临床表现为直立性蛋白尿、男性左侧精索静脉曲张也常见。部分中老年妇女患者可表现为血尿和盆腔淤血综合征。胡桃夹现象的主要症状是血尿和蛋白尿,其中无症状肉眼血尿更易发现。血尿的原因是左肾静脉受压致肾静脉高压,左肾静脉扩张所引流的输尿管周围静脉与生殖静脉淤血、与肾集合系统发生异常交通,或部分静脉壁变薄破裂,引起非肾小球性血尿,还会发生睾丸静脉和卵巢静脉淤血而出现胁腹痛,并于立位或行走时加重。另外男性还能发生精索静脉曲张。此外有蛋白尿,不规则月经出血,高血压等。

【诊断】

胡桃夹综合征的诊断是排除性诊断,即典型的临床症状和辅助检查能够证明存在"胡桃夹"结构,同时排除其他可能引起临床症状的病因(如肿瘤、结石、感染、畸形和肾小球疾病等)。

目前较为公认的诊断指标为:

1. 尿红细胞形态为非肾小球源性(即尿中红细胞形态正常比例>90%)。
2. 尿中钙排泄量比正常(钙/肌酐<0.20)。
3. 膀胱镜检查为左侧输尿管喷血(肉眼血尿发作时)。
4. 肾活检正常或轻微病变。
5. 腹部B超、CT和MRI表现为左肾静脉受压、扩张。
6. 下腔静脉和左肾静脉测压证实左肾回流障碍,左肾静脉压与下腔静脉压力差在4mmHg以上(也有报道压力差为5mmHg)。
7. 排除其他可能引起血尿的病因。

本病诊断的"金标准"是左肾静脉造影,测量其远端与下腔静脉的压力差>0.49kPa以上,即可确诊。但血管造影是有创检查,相比之下B超检查方便易行,应作为最常用的检查手段。超声对胡桃夹综合征的诊断有着明显的优势,超声检查时可清晰显示腹主动脉、肠系膜上动脉及左肾静脉的解剖情况,在不同横断面均可找到左肾静脉扩张近段的最大内径,测值准确,同时可观察并测量肠系膜上动脉与腹主动脉夹角变化。彩超血流速度提供更准确的血流动力学变化,有助于此病诊断。一般来说,超声检查在仰卧位、直立位、左侧卧位、右侧卧位时受压的左肾静脉内径扩张3倍以上即可确诊。同时,超声检查还能除外先天性畸形、外伤、肿瘤、结石、感染性疾病及血管异常等造成的血尿。

【治疗】

有保守治疗和手术治疗。对于大部分儿童、少年患者,在临床上虽有反复发作的镜下血尿或间断性、短时无痛肉眼血尿,但无贫血、腰痛者,临床上可以观察随访,一方面可以等待侧支循环建立,另一方面肠系膜上动脉起始部周围脂肪结缔组织增加可缓解左肾静脉压迫程度。对于确诊为单纯胡桃夹综合征的患者,表现为无症状血尿及直立性蛋白尿者可保守治疗而暂不需要特殊治疗。某些诱因(如剧烈运动、感冒)可诱发血尿或使血尿反复发作,嘱患者避免剧烈运动及预防感冒。但对于反复血尿的患者,出现贫血、严重精索静脉曲张或腰痛者,患者不能忍受的,特别是成年患者,保守治疗效果一般,此时常采用外科手术治疗。也有用1%硝酸银溶液经输尿管导管灌注肾盂的报道,每周两次,灌注时应根据肾盂容量和患者的耐受力调整灌注的速度和剂量。

手术治疗也是常见的治疗方法。手术适应证包括:①经2年以上观察或内科对症治疗,症状无缓解或加重的;成人患者治疗可更为积极,观察6~12个月即可;②出现并发症者,如贫血、腰肋痛及精索静脉曲张,反复乏力、头痛、焦虑等,已影响工作或生活的患者;③有肾功能损害,排除其他原因者。

手术治疗的目的为解除左肾静脉压迫,使流出肾的静脉血流通畅无阻。可选择的方式有:

(1) 左肾静脉下移-下腔静脉端-侧吻合术。

(2) 自体肾移植。

(3) 肠系膜上动脉切断再植术。

(4) 介入治疗(左肾静脉扩张、支架植入术),即在左肾静脉狭窄处行血管支架置放术,有比较好的疗效,现在已越来越多地替代了手术治疗。

(5) 左生殖静脉腔静脉吻合术。

(6) 左生殖静脉髂外静脉吻合术(分流术)。

(7) 左肾静脉下腔静脉自体大隐静脉旁路术。

(8) 左肾静脉外支架置入术。

(冯陈陈 姜昊文)

第二节 腹膜后肿瘤

原发性腹膜后肿瘤(primary retroperitoneal tumor, PRT),是指起源于腹膜后潜在腔隙内的肿瘤,包括脂肪、疏松结缔组织、筋膜、肌肉、血管、神经组织、淋巴组织以及胚胎残留组织,并不包括原在腹膜后间隙的实质性器官(肾、胰、肾上腺及输尿管等)的肿瘤和转移性肿瘤。

【流行病学】

原发性腹膜后肿瘤发病率较低,仅占所有肿瘤构成的0.07%~0.2%。可发生于任何年龄,平均发病年龄为50~60岁,男性发病率略高于女性,占50%~67%,约15%的腹膜后肿瘤发生在10岁以下的儿童。腹膜后肿瘤由于发病率较低,且起病隐匿难以获取病理诊断,多数患者至死前均未确诊,其发病率和良、恶性的比例均难以准确统计。文献报道原发性腹膜后肿瘤恶性占82%,良性者占5%~18%。在腹膜后恶性肿瘤中,软组织肉瘤最为常见,约占55%,40%为淋巴瘤或各种泌尿生殖嵴肿瘤。在软组织肉瘤中,又以脂肪肉瘤为常见,约占41%。

【病理类型】

原发性腹膜后肿瘤由于起源多样,其病理类型也较为复杂,可按照其来源,分为软组织来源、生殖细胞来源、淋巴造血系统来源和其他来源不清肿瘤。按照性质区分,有良性、中间性和恶性。恶性占2/3以上,良性不足1/3。发生在全身的软组织肿瘤均可以发生在腹膜后。根据其起源不同,罗列其常见分类:

1. 间叶组织组织来源肿瘤

(1) 起源于脂肪组织:脂肪瘤、髓样脂肪瘤、脂肪肉瘤等。

(2) 起源于平滑肌:平滑肌瘤、平滑肌肉瘤等。

(3) 起源于骨骼肌:横纹肌瘤、横纹肌肉瘤等。

(4) 起源于纤维及纤维组织:纤维瘤病、血管外周细胞瘤、炎症肌纤维母细胞性肿瘤、纤维肉瘤等。

(5) 起源于淋巴管:淋巴管瘤,淋巴管肉瘤等。

(6) 起源于淋巴结:恶性淋巴瘤等。

(7) 起源于血管:血管瘤、血管内皮细胞瘤、血管外皮细胞瘤、血管肉瘤等。

2. 起源于神经组织

(1) 神经鞘来源:神经纤维瘤、神经鞘瘤、神经纤维肉瘤、恶性神经鞘瘤。

(2) 交感神经系统来源:副神经节瘤等。

(3) 异位肾上腺皮质及嗜铬组织来源:嗜铬细胞瘤等。

3. 泌尿生殖嵴、胚胎残余及异位组织起源 包括精原细胞瘤,胚胎癌、成熟性及未成熟性畸胎瘤、成熟性畸胎瘤恶变、卵黄囊瘤和绒毛膜上皮癌等。

4. 其他来源不清肿瘤 囊肿、未定类恶性肿瘤、未分化肉瘤、神经内分泌肿瘤等。

由于腹膜后肿瘤病理类型多样,这里仅介绍三种最常见腹膜后恶性肿瘤的病理特征。

脂肪肉瘤:与肢体等浅表部位相比,腹膜后脂肪肉瘤往往体积更大,肉眼观大多数肿瘤呈结节状或分叶状,表面常有一层假包膜,黄红色有油腻感,有时可呈鱼肉状或黏液样外观。镜下,肿瘤细胞大小形态各异,可见分化差的星形、梭形、小圆形或呈明显异型性和多样性的脂肪母细胞,胞浆内含有大小不等脂肪空泡,也可见成熟的脂肪细胞。根据WHO分类可将腹膜后脂肪肉瘤分为四种主要组织类型:高分化脂肪肉瘤、去分化脂肪肉瘤、黏液样圆形细胞脂肪肉瘤和多形性脂肪肉瘤。

恶性纤维组织细胞瘤:其典型的组织学特征是瘤

组织由梭形的纤维母细胞、卵圆形的组织细胞、单核或多核的瘤巨细胞、黄色瘤细胞和炎细胞组成，纤维母细胞常常排列成典型的车辐状结构，瘤细胞有明显的异型性，核大而畸形，核仁明显，病理性核分裂像多见。如果瘤组织中富于血管的基质黏液样变成分超过全肿瘤的50%则称之为黏液型恶性纤维组织细胞瘤。当瘤组织中出现大量破骨样多核巨细胞，并伴有局灶性的骨或骨样组织时，则称之为巨细胞型恶性纤维组织细胞瘤。当瘤组织中出现大量黄色瘤细胞，同时混杂大量的急性和慢性炎症细胞，称之为黄色瘤型（炎症型）恶性纤维组织细胞瘤。

平滑肌肉瘤：腹膜后平滑肌肉瘤的组织学呈多样性，根据瘤细胞的分化程度分为高、中、低分化三型，瘤细胞呈梭形，境界清楚，胞质丰富，染成深伊红色，常含有与核长轴平行的肌源纤维，瘤细胞常平行排列，并有明显的囊性变倾向。当腹膜后平滑肌源性肿瘤中每个高倍视野含有5个或5个以上核分裂像时，应该诊断为平滑肌肉瘤。另外肿瘤组织中有大片坏死或肿瘤直径超过10cm时，即使核分裂像较少，也高度提示为恶性。这类肿瘤预后极差，85%以上的病人于诊断后2年内死于肿瘤广泛转移。

【临床表现】

腹膜后肿瘤因其来源复杂，不同患者临床表现差异较大，腹膜后结缔组织间隙宽大疏松，因此在临床症状和体征出现之前，原发瘤和转移瘤均可以在这个潜在的腔隙中隐匿生长，所以腹膜后肿瘤的症状和体征通常不明显。随着居民健康意识提高，多数肿瘤在患者体检时发现。当肿瘤逐渐增大，压迫邻近器官时，可出现临床症状，此时往往意味着肿瘤已发展到相对较晚的程度。

1. 占位症状　早期多无症状，在查体时或无意中发现，腹、背部不适或疼痛较为常见。多数患者先有腹部不适，随着肿瘤增大，患者可出现腹部膨大、腹部饱涨感、腹部沉重感。并扪及腹部肿块。如肿瘤生长慢，则适应性较强，症状就轻。肿瘤生长快，突然增大，有出血坏死，则出现胀痛或剧痛。

2. 压迫症状　由于压迫脏器而产生的刺激症状，如刺激胃可有恶心、呕吐；刺激压迫直肠可出现排便次数增多或慢性肠梗症征；刺激膀胱则出现尿频、尿急；压迫输尿管则有肾盂积水；侵入腹腔神经丛可引起腰背疼痛、会阴部及下肢疼痛；压迫静脉及淋巴管可引起下肢水肿。

3. 全身症状　恶性肿瘤发展到一定程度，可出现体重减轻，发热、乏力、食欲不振、甚至恶病质。部分肿瘤有分泌激素功能，如嗜铬细胞瘤可分泌儿茶酚胺，导致阵发性高血压。部分肿瘤压迫胰腺可刺激胰岛素的分泌出现低血糖。

【辅助检查】

1. 超声检查　超声检查无禁忌证、费用较低、操作方便。可有效显示出肿块的位置、大小、数目、与周围脏器的关系、判别囊性或实性。但缺点是容易被肠道气体所干扰，空间分辨率低，在肥胖、肿瘤较小的情况下受到限制，因此不推荐作为单一的治疗前评估手段。根据肿瘤病理和性质不同，其超声下表现亦有其特殊性。如良性肿瘤多边缘光整，境界清晰，内部回声均匀，恶性者如肉瘤多较大，无包膜，境界可不清晰，内部回声强弱分布不均匀。部分肿瘤中心伴有坏死、出血或囊性变时可见不规则无回声。

2. CT检查　CT检查因分辨率高，图像清晰，且不受肠道气体干扰。是目前腹膜后肿瘤最主要的影像学检查方法。可准确显示肿瘤部位、大小、形态、数目、密度、边界等特点及腹膜后淋巴结情况。静脉内注射含碘对比剂是腹膜后肿瘤评估的必须手段，在此基础上的血管成像可显示肿瘤的血供和与周围大血管的关系，对手术方案制定具有较高价值。CT对于判断肿瘤起源方面有一定的价值，但当部分肿瘤生长较大、向腹腔突出，且累及周围脏器时。影像学表现难以与该脏器原发肿瘤区别，如来源于肾上腺、肾脏和胰腺的肿瘤。此外，当腹膜后脂肪较少活肿瘤与周围组织密度接近时，CT诊断的价值也受到限制。

不同病理类型的肿瘤在CT下的表现也不尽相同，肿瘤密度往往与其内部的成分有关。脂肪瘤多有包膜、内部均匀，偶而可见细的分割或条状纤维。脂肪肉瘤的密度则与脂肪细胞分化程度、纤维及黏液组织的比例有关，多为中低密度不等。畸胎瘤CT表现为不同组织的混杂密度，可含囊性、牙齿、骨骼等成分。肿瘤的生长部位也可提示肿瘤的类型，如淋巴瘤常常包绕器官及血管周围生长，表现为CT血管造影征或主动脉漂浮征。神经节瘤则倾向于沿着交感神经链生长蔓延，CT表现为主动脉旁界清肿块。CT增强可提供肿瘤的血供的信息并对其性质加以判断，一般的，富血供肿瘤包括神经节细胞瘤和血管性肿瘤（如血管内、外皮肉瘤），中等程度血供的肿瘤包括黏液性恶性纤维组织细胞瘤、平滑肌肉瘤及大多数肉瘤，而乏血供肿瘤包括低级别的脂肪肉瘤、淋巴瘤和大多数良性肿瘤。

3. MRI检查　与CT相比，MRI具有高软组织对比分辨率，在腹膜后肿瘤影像检查中有十分重要地位。通过病灶的T1、T2加权成像及脂肪抑制、组织灌注成像、水分子扩散加权成像等技术，可提供腹膜后肿瘤解剖结构、毗邻关系、浸润范围、血管及神经受累情况，以及肿瘤的病理生理特征等多种信息，为肿瘤的定位及定性诊断、个体化治疗方案的制定、疗效评估、方案调整以及随访提供了较全面且可靠的信息。缺点是检查时间长，价格较贵。

腹膜后脂肪瘤多数在MRI各序列上与皮下脂肪相似,T1加权、T2加权上呈均匀高信号,在脂肪抑制序列上呈现低信号。恶性肿瘤内部信号多不均匀,如脂肪肉瘤信号与其内部成分有关,成熟脂肪组织部分与皮下脂肪相似,黏液区域呈T1加权等低信号、T2加权高信号,内可由低信号的纤维间隔分隔成多小叶块。神经纤维瘤常无明确包膜,MRI显示为圆形或类圆形边缘光滑的肿块,T1加权等信号、T2加权高信号,有明显增强。而神经鞘瘤则有明显包膜,MRI可见围绕肿块的环形低信号。

4. 正电子发射计算机断层扫描系统(PET-CT)检查　PET-CT检查作为功能学检查手段,在腹膜后肿瘤诊治中的地位日趋凸显,主要用于良恶性肿瘤的鉴别、肿瘤复发和转移灶的检测,其全身功能性评估使其成为目前其他检查所不能替代的恶性肿瘤分期手段,从而可能为个体化治疗方案的制定提供依据。由于其价格昂贵,目前不推荐常规用于腹膜后肿瘤的诊断。但视为MRI以及CT等常规检查的有力辅助工具。

5. 其他影像学检查　如腹部X线片,胃肠道钡剂检查,泌尿系造影术等,对了解肿瘤与腹腔内及腹膜后脏器的关系和明确诊断有一定帮助。

6. 病理学检查　病理学检查是肿瘤诊断的金标准,可以准确获得组织病理学分级以及生物学特征,对制定后续治疗方案提供可靠依据。目前推荐对于影像学检查评估为可切除的病例,无需常规进行术前组织活检。对于影像学检查评估为不可切除,或已有不适于手术切除的远处转移,治疗前可行活检,可提供如化疗敏感性的信息。

后腹膜肿瘤病理的获取可采用细针穿刺或芯针穿刺,腹腔镜下活检、或开腹经行活检的方式。目前认为,影像学引导下经皮芯针穿刺是较为安全、经济、便捷的方式。当肿瘤比较大且可触及时,可凭术者的经验经行盲法穿刺,但风险较大,仍推荐在B超引导下进行活检以避免周围组织的损伤。细针穿刺活检获得的是细胞,组织的量较少,病理诊断的局限性较大,难以做出准确诊断。而空芯针穿刺活检是目前最常用的活检手段,定性诊断较细针穿刺活检容易,但毕竟标本量有限,明确病理分型有其局限性,因此推荐采用多针穿刺(4~5针)以获取足够的组织进行病理检查和分子分型。

然而,穿刺活检理论上存在肿瘤播撒和针道残留的风险。但近年来研究发现,穿刺细胞学检查并不影响患者生存率,肿瘤针道残留极其少见。因此,推荐在明显获益情况下,患者应接受穿刺活检以明确病理。须注意的是,腹膜后肿瘤多具有很强的组织病理学异质性,活检结果常难以反映肿瘤整体的准确类型和分级。

【诊断与鉴别诊断】

腹膜后肿瘤症状、体征隐匿,肿块多不活动,患者可有腹部坠痛、饱胀感,部分可扪及腹部肿块。CT或MRI检查可助于诊断该疾病,最终确诊往往依赖病理学检查。

原发性腹膜后肿瘤必须与其他更常见的原发于腹膜后脏器的良、恶性病变鉴别,这往往是鉴别的难点。如原发于肾脏的多囊肾、巨大肾积水等,原发于肾上腺的髓样脂肪瘤、嗜铬细胞瘤在影像学上亦可表现为腹膜后肿块。胰腺肿瘤及假性胰腺囊肿多表现为中腹部肿块。巨大的卵巢肿瘤、膀胱肿瘤可表现为盆腔占位。某些炎症疾病,如腹膜后脓肿也可与腹膜后肿瘤相混淆。

此外,原发性腹膜后肿瘤的诊断须排除其他部位肿瘤的腹膜后转移灶,泌尿外科常见的是睾丸的原发肿瘤,可以表现为巨大腹膜后淋巴结转移。腹膜后原发性及转移性生殖细胞肿瘤在大体形态上有所不同,一般原发于腹膜后肿瘤多形成单个肿块,而由睾丸转移来者则倾向于形成多个结节,且常位于腹膜后两侧。另外,精原细胞瘤原发的可能性较其它类型的生殖细胞性肿瘤大。某些病例睾丸内只能见到小管内生殖细胞肿瘤(即原位癌),因此提示腹膜后肿瘤可能与之无关,即非睾丸生殖细胞肿瘤转移所致。

【分级与分期】

目前,尚无专门针对原发性后腹膜肿瘤的分级分期标准。对于以软组织肉瘤的分级标准有多种,目前国内推荐的是1984年法国癌症中心联盟肉瘤学组(Fédération Nationale de Centres de Lutte Contre le Cancer,FNCLCC)制定的分级评分系统(表93-1)。包括对肿瘤分化程度、核分裂相、细胞坏死三个维度进行评分,最后总分相加来进行分级。

表93-1　FNCLCC软组织肉瘤分级标准

参数	标　准
肿瘤分化程度	
1	肿瘤形态与正常成熟的间叶组织(如高分化脂肪肉瘤)相似
2	可以明确组织类型的肿瘤(如黏液样脂肪肉瘤)
3	胚胎性及未分化肉瘤;不明组织学类型的肉瘤
有丝分裂相	
1	0~9/10HPF
2	10~19/10HPF
3	≥20/10HPF
肿瘤坏死(镜下)	
0	无坏死
1	≤50%肿瘤坏死
2	>50%肿瘤坏死
组织学分级	
1级	2~3分
2级	4~5分
3级	6~8分

6

国际上对于软组织肉瘤的分期标准也存在争议，目前推荐的是美国癌症联合会（American Joint Committee on Cancer，AJCC）的标准（表 93-2、表 93-3）。

表 93-2　AJCC 软组织肉瘤分期系统

原发肿瘤（T）	
Tx	原发肿瘤无法评估
T0	无原发肿瘤
T1	肿瘤最大径≤5cm
T1a	浅表肿瘤
T1b	深在肿瘤
T2	肿瘤最大径>5cm
T2a	浅表肿瘤
T2b	深在肿瘤
区域淋巴结（N）	
Nx	区域淋巴结无法评估
N0	无区域淋巴结转移
N1	有区域淋巴结转移
远处转移（M）	
M0	无远处转移
M1	有远处转移
组织病理学分级 （推荐采用 FNCLCC 分级标准）	
Gx	无法分级
G1	1 级
G2	2 级
G3	3 级

注：浅表肿瘤是指完全位于浅筋膜以上而未侵及筋膜者；深在肿瘤是指：①完全位于浅筋膜以下者；②虽位于筋膜浅面但已侵及或侵透筋膜者；③跨越了浅筋膜界限者

表 93-3　软组织肉瘤的 TNM 分期

分期	T	N	M	G 组织学分级	
ⅠA 期	T1a	N0	M0	G1	Gx
	T1b	N0	M0	G1	Gx
ⅠB 期	T2a	N0	M0	G1	Gx
	T2b	N0	M0	G1	Gx
ⅡA	T1a	N0	M0	G2	G3
	T1b	N0	M0	G2	G3
ⅡB 期	T2a	N0	M0	G2	
	T2b	N0	M0	G2	
Ⅲ期	T2a，T2b	N0	M0	G3	
	任何 T	N1	M0	任何 G	
Ⅳ期	任何 T	任何 N	M1	任何 G	

【治疗】

1. 手术治疗　手术仍然是原发性后腹膜肿瘤重要的治疗方法，如果肿瘤发现早，体积小，手术并无明显困难。但往往恶性腹膜后肿瘤症状隐匿，生长较大，手术前应仔细评估患者情况，通过影像学手段全面了解肿瘤的位置，范围，特别是与周围脏器和重要血管的关系，进行充分的术前准备。可能侵犯肠道者术前应做正规肠道准备，可能侵犯输尿管者可先行膀胱镜下 DJ 管置管，以减少术中输尿管损伤情况。一般地，腹膜后肿瘤的禁忌证包括：①广泛的大血管动脉、腔静脉和髂血管侵犯（腔静脉和髂血管受累是手术的相对禁忌证）；②广泛的腹膜种植；③多部位远处转移；④肠系膜根部主要大血管侵犯；⑤椎体和（或）脊髓侵犯。

手术原则是应尽可能在安全范围行彻底切除（R0 切除）。腹膜后肉瘤首次手术的 R0 切除是影响患者预后的重要因素。如果原发腹膜后肿瘤完整切除 3 个月左右就复发，往往提示前次手术残留所致，即便对于局部复发病灶，也应努力争取获得再次完整切除。相比于其他实体肿瘤的切缘评价，多数腹膜后肉瘤切缘评价难度很高，由于肿瘤解剖部位和组织学类型特殊性，术中依靠冰冻切片评估切缘的准确率很低。因此，手术中多依靠术者的经验判断来决定。

由于腹膜后肿瘤生长缓慢，往往肿瘤较大时才出现得以诊断，因此，对于腹膜后肿瘤的切口选择应强调满足手术操作需要的大切口，避免在视野不清的情况下盲目操作，导致脏器误伤和发生大出血。常用的是腹部正中切口，可根据需要从剑突至耻骨联合延长，利于暴露，必要时加做 T 形切口或胸腹联合切口，充分显露术野，以免给深部操作带来困难，其他常用切口包括：经腰切口（常经第 11 肋间），下腹部联合腹股沟切口，经骶尾部切口等，均需要术者根据经验和肿瘤生长位置灵活选择。近年来，腹腔镜或机器人手术系统在泌尿外科得到了广泛的应用，然而，对于腹膜后的肉瘤，由于肿瘤巨大，结构复杂，与周围脏器分界不清，无固定的手术方式，往往需要术中经过探查才能确定手术方案，且腔镜下操作空间有限，给本已困难的手术增加了难度。因此，目前不推荐使用现有的微创方式。仅对于术前诊断为良性、与周围组织界限清晰或体积较小的肿瘤，可以选择性采用腔镜方式切除。

当肿瘤侵犯重要血管或脏器，术中可将肿瘤联合受累脏器整块切除，如侵犯大血管，可行人工血管重建。有时术者如强行将肿瘤与粘连脏器分离，可能造成脏器损伤，血管破裂出血难以控制，增加术后消化道漏、腹腔感染等并发症的风险，并可能造成肿瘤残留，反而不利于患者的预后。一般的，左上腹部腹膜后肿瘤可联合切除左肾、脾、左半结肠、胰体尾、胃等。右上腹可联合切除右肾、右半结肠、右肝等。

术中，如肿瘤侵犯广泛，无法切除肿瘤时，可切除大部分肿瘤，一般要求切除肿瘤体积在 3/4 以上，这样可减轻肿瘤的压迫症状，同时增加术后放化疗效果，需要指出的是，被迫行减瘤术而非彻底切除的仅对某些低级别的肉瘤是一种合理的治疗选择，对于高级别肉瘤患者虽然可以暂时缓解部分临床症状,但不能改善总生存时间,手术并发症和死亡率都很高,需要对是否手术的利弊进行权衡。

巨大的恶性腹膜后肿瘤手术难度大,容易发生术中出血。因此术前要做好充分备血。当分离肿瘤过程中发生大出血时,术者要镇静,避免慌乱,手术者及麻醉师要密切配合,严格检测生命体征,积极采取有效的抗休克措施。如出血点清晰,则钳夹止血,或缝扎和结扎出血点。如出血部位不明,切忌慌乱中盲目钳夹,以免造成重要大血管或腹膜后器官误伤,而且腹膜后大血管的裂口可能在止血钳的钳夹下越裂越大,出血更加凶猛。此时应立即以手指或纱布纱垫压迫控制出血,并迅速判明出血原因。若为大血管破裂出血,立刻取出血管器械,用无创钳控制破裂的大血管,直视下缝合修补。有时肿瘤占据空间并遮掩视野,无法显露出血部位,应在快速输血输液下,迅速将肿瘤从包膜内钝性剥离剜除。在大出血剜出肿瘤时,切忌手法粗暴,应做到胆大心细,避免撕破重要血管、器官及输尿管。肿瘤取出后,立刻以干纱布垫填塞肿瘤床,约10~15分钟后,缓缓掀起取出纱布垫,将出血点逐一缝扎或修补撕破之血管。

腹膜后肿瘤往往手术难度高,时间长,由于手术过程大量出血,丢失很多凝血物质,患者的凝血机能很差,肿瘤床出血有时很难控制,尽管将可见出血的血管结扎或缝扎后,或局部使用各种凝血海绵或止血材料,也无法控制,并且在进行止血的同时,创面仍在不停渗血,而患者的生命体征很不稳定,应尽快结束手术。此时最简便有效的止血方法,就是用填塞法止血,即使用长纱条或纱垫填塞、压迫创面,填塞前可先以止血材料如明胶海绵铺盖出血创面,再用纱条加压填塞。切记准确记录填压的长纱条或纱垫数,并将纱条一端置于切口外,术后5~7天开始逐步拔除。

2. 化疗

(1) 化疗药物:目前证据表明,原发恶性后腹膜肿瘤除了恶性淋巴瘤和儿童横纹肌肉瘤外,其他病理类型均对化疗不太敏感。对于软组织肉瘤的病理类型,敏感的药物并不多,以多柔比星(ADM)为主的化疗方案仍是目前首选。与单用多柔比星相比,多柔比星+异环磷酰胺(IFO)的化疗方案能更好提高腹膜后肉瘤的无复发生存率和总生存率,但也增加了不良反应。近年来,又有几种新药用于软组织肉瘤的化疗,如脂质体阿霉素(PLD)、多西紫杉醇、吉西他滨(GEM)、曲贝替定(Trabectedin)等,可作为二线治疗的选择。

脂质体阿霉素是在ADM基础上增加了脂质体载体,从而增加了与癌细胞的亲和力及肿瘤细胞对药物的摄取,从而具有更高的疗效及较少的不良反应。EORTC关于PLD与ADM的临床研究证实,两者有效率相近,但PLD在更低的不良反应方面具有较大优势,尤其是心脏毒性。

多西紫杉醇与吉西他滨联合作为一线治疗的临床研究中,客观有效率(ORR)达35.8%,疾病获益率超过50%,中位总生存时间>16个月。二线使用ORR仍有27%,疾病获益率为50%,中位无病进展生存时间超过5.6个月。相对于ADM与IFO,多西紫杉醇与吉西他滨联合方案可避免前者累积的心脏和肾脏毒性,现多建议用于平滑肌肉瘤。

曲贝替定已在部分国家获批用于ADM和IFOS治疗失败的软组织肉瘤,尤其推荐用于脂肪肉瘤、平滑肌肉瘤、滑膜肉瘤及黏液样脂肪肉瘤。研究表明,曲贝替定一线治疗软组织肉瘤的疗效与ADM单药相似,ORR为17%,1年无病进展存活率为21%,1年总存活率为72%。二线使用ORR为4%~8%,临床获益率达60%。曲贝替定使用后,部分病人虽未见肿瘤缩小,但可观察到肿瘤的密度明显降低。其主要不良反应为骨髓抑制、肝功能异常及罕见的横纹肌溶解等。

(2) 化疗方式

1) 辅助化疗:根治性手术是治愈腹膜后软组织肿瘤的惟一方法,术后辅助化疗仍存在较大争议。迄今为止最大规模的EORTC 62931研究显示,351例病人接受肿瘤完全切除术后,随机分入AI(多柔比星+异环磷酰胺)方案辅助化疗组(175例)与单纯手术组(176例),两组5年总存活率分别为66.5%及67.8%,无复发生存风险比(HR)为0.91(0.67~1.22),差异均无统计学意义。研究者还合并分析了EORTC 62931(AI方案)和EORTC 62771(CVAD方案),共纳入819为患者,结果同样显示辅助化疗对总生存率无差异,亚组分析显示仅对R1切除的病例生存获益。但是,目前的研究均存在样本量小,组间差异大,研究质量不高等问题,因此,对于研究的结论应该谨慎对待。但可以肯定得是,在现有辅助化疗基础上,患者1年后的死亡风险仍然很高。

目前,国内对于软组织肉瘤辅助化疗的推荐是:对于Ⅰ期有安全外科边界的软组织肉瘤患者,不推荐辅助化疗。对于Ⅱ~Ⅲ期患者,建议术后放疗±辅助化疗,对有以下情况的Ⅱ~Ⅲ期患者强烈推荐术后辅助化疗,包括①化疗相对敏感;②高级别、深部、直径>5cm;③手术未达到安全外科边界或局部复发二次切除后的患者。横纹肌肉瘤建议术后辅助化疗12个周期,其他软组织肉瘤的辅助化疗推荐多柔比星±异环磷酰胺方案,建议化疗6个周期。

2) 新辅助化疗:对于术前化疗,可以使原发灶缩小,便于手术根治性切除,能避免潜伏的病灶在切除后加速生长,同时尽早控制微小转移灶。但化疗前应通过穿刺获取病理组织并制定敏感的化疗方案。同样的,新辅助化疗在腹膜后肿瘤中的意义尚存争议。

6

Mullen 等对 MAID 方案(美司钠+阿霉素+异环磷酰胺+达卡巴嗪)进行术前化疗研究,肿瘤远处转移率降低,无病存活率及总生存率得到提高。Bonvalot 等研究也支持对于复发的腹膜后肿瘤病人行术前化疗,可缩小肿瘤体积,提高手术切除率。但也有研究则认为,与单纯手术对比,术前化疗无明显生存获益。目前,对于软组织肉瘤,国内推荐以下情况可酌情考虑术前化疗:①化疗相对敏感的高级别软组织肉瘤;②肿瘤体积较大,并与周围重要脏器血管关系密切,预计无法一期 R0 切除;③局部复发需要二次切除或远处转移行姑息手术前。术前化疗方案推荐:AI 方案或 MAID 方案。

3) 姑息性化疗:对于局部晚期无法手术切除,或已远处转移的患者,可采用姑息性化疗,控制肿瘤进展、缓解症状,并且延长生存期。化疗前应评估患者一般情况,对于不能耐受者,美国东部肿瘤协作组体能状态(Eastern Cooperative Oncology Group Performance Status, ECOG-PS)评分>1 分,应该以控制症状,尽可能提高患者生活质量为主。

3. 放疗 放疗作用在于杀灭微小残留灶,降低肿瘤局部复发率。将腹膜后肿瘤按放射敏感性分为高、中、低 3 类。第 1 类主要包括胚胎性肿瘤、横纹肌肉瘤和淋巴瘤;第 2 类包括大部分软组织肿瘤;第 3 类主要指神经源性肿瘤,如恶性神经鞘瘤等。临床上,可根据肿瘤病理类型对放疗的敏感性,决定采用何种方式与程度的放疗。

(1) 放疗主要类型

1) 术前放疗:对一些生长迅速、放疗敏感的肿瘤,如胚胎性肿瘤、横纹肌肉瘤,术前放疗可使肿瘤体积明显缩小。在此种情况下放射治疗可使原来无法切除的肿瘤转变为可以手术切除,增加患者获得根治的机会。此外术前放疗还能减少局部复发和远处转移的机会。术前放疗多采用高能 X 线,有条件者尽量使用三维适形技术。手术应在放疗结束后 2 ~ 3 周内进行。

2) 术中放疗:术中放疗是指经手术切除或暴露肿瘤,在手术中一次大剂量照射病灶、术后瘤床或残留灶、淋巴引流区。其最大优点是直视靶区,精确度高,同时可以推开或屏蔽腹腔正常组织,避免肿瘤邻近结构损伤。为避免大剂量照射的放射性损伤,术中一次照射剂量应在 20 ~ 30Gy。如肿瘤完全切除,为降低肿瘤复发率,杀灭潜在病灶或亚临床病灶,给予手术区及淋巴引流区预防性照射,术中预防性照射后,术后不需再追加照射。对有残留的病灶则术中照射后尚需术后进一步追加照射。

3) 术后放疗:这是目前普遍采用的方法。术后放疗的最大优点是明确了病理类型,如能在手术时以金属标记需要照射的区域,则更为术后放疗提供了极大的便利,此点尤需外科医师和放疗科医师事先密切讨论,充分沟通,即所谓的有计划的综合治疗。

术后放疗主要适应证为:①病理高级别肿瘤;②肿瘤最大径>5cm;③手术切缘阳性或未达到安全外科边界,肿瘤侵犯周围血管、神经。术后照射剂量50 ~ 70Gy/5 ~ 7 周。如果肿瘤位置表浅、体积小、病理低级别、手术已达到安全外科边界者,不建议行术后辅助放疗。尤其要注意的是彻底切除肿瘤仍是目前的首选,放疗不可成为姑息性切除的补救措施。

4) 姑息性放疗:与姑息性化疗类似,主要适应于术前评估无法手术切除的局部晚期肿瘤患者,可缓解肿瘤进展导致的各种并发症,如侵犯神经导致的疼痛、急性脊髓压迫症等。目的是尽量延缓或减轻局部严重症状,提高生活质量。

(2) 放疗主要方式

1) 单纯放疗:单纯放疗是最常应用的放疗方式,放疗剂量和照射野视不同大小、部位和病理类型的软组织肉瘤而定,常规剂量为 50 ~ 75Gy,分 25 ~ 38 次完成。

2) 同步放化疗:对于身体状况良好的患者,可在不增加不良反应的前提下,同步联合化疗。应用化疗药物的放射增敏作用来增加肿瘤对放射线的敏感性,有助于肿瘤细胞被更彻底的消灭,且化疗药物可对潜在的肿瘤转移细胞有杀灭作用,其局部控制率高于单纯放疗,对于恶性程度高和肿瘤体积较大的软组织肉瘤患者尤其适用。主要采用的化疗增敏药物有阿霉素、异环磷酰胺和顺铂等。视患者情况,可以使用单药或联合用药。

3) 序贯放化疗:序贯放化疗是指在放疗前、后使用化疗,其局部肿瘤控制率不及同步放化疗,但优于单纯化疗或放疗,血液学和胃肠道等不良反应相对同步放化疗较轻,适用于无法耐受同步放化疗的患者。

4) 立体定向放射治疗(stereotactic bodyradiation-therapy, SBRT):主要包括 γ 刀、X 刀、射波刀、TOMO 刀以及具有高 LET 射线特点的快中子、质子和重粒子照射。其治疗效果优于普通直线加速器治疗。

4. 介入治疗 介入治疗作为微创的治疗手段,可适用于不能切除或仅能做部分切除的患者,可以减缓肿瘤的生长速度,减小肿瘤体积。此外,对于血供丰富,体积巨大的腹膜后肿瘤,术前可选择性栓塞肿瘤供血动脉,以降低手术难度和风险,增加彻底切除几率。栓塞后应尽快手术,以避免血管再通或形成侧支循环。对于发生破裂出血或术后发生动脉性出血的患者,亦可尝试行肿瘤血管栓塞、或球囊阻断,控制症状并为后续治疗赢得时机。

5. 其他治疗方式 包括肿瘤局部的消融治疗,如射频、微波、激光、冷冻、高强度聚焦超声(high intensity focused ultrasound, HIFU),中医中药治疗等,可视医师经验和患者情况选择性运用。

近年来，靶向治疗药物运用于后腹膜恶性肿瘤，特别是软组织肉瘤中的研究也见诸报道。在激酶抑制剂帕唑帕尼治疗软组织肉瘤的的Ⅱ期临床研究中，研究者纳入了142位不适合化疗既往化疗失败失败的患者，其1年内无进展生存率为40%～49%，Ⅲ～Ⅳ级不良反应率为6%。该药也是目前唯一取得美国FDA批准治疗软组织肉瘤(非脂肪肉瘤和胃肠道间质瘤)适应证的分子靶向药物。

综上，鉴于腹膜后肿瘤在生物学，病理学类型，所处部位，缺乏有效治疗手段，涉及普外科、泌尿外科、妇产科、病理科、放疗科、肿瘤科等多个学科，尚缺乏模式化治疗手段。建议通过多学科协作团队(multi-disciplinary team，MDT)，针对每位患者情况给予讨论后制定个体化治疗方案。要强调的是，手术治疗仍是腹膜后肿瘤的主要治疗手段。未来，期待更多的高质量的临床研究以及更有效地治疗方法和药物问世。

【随访】

对于病理证实为恶性的腹膜后肿瘤，建议切除术后每3个月随访1次，连续3年，随访内容包括病史、体检、腹部、盆腔CT或MRI，必要时包括头颅CT、骨扫描或PET-CT检查等。3年以上可每6个月随访1次。对于姑息性治疗的患者，随访情况可根据实际情况而定。

附：典型病例1

患者，女，45岁，体检发现后腹膜占位2个月。入院后行腹部增强CT示胰腺后方可见约63mm×90mm混杂密度肿块影，内可见囊实性区及脂肪、牙齿，增强扫描实性区动脉期轻度强化，门脉期明显强化，边缘清；毗邻脏器未见明显侵犯，腹腔干、肠系膜上动脉受压移位，影像学诊断：畸胎瘤可能。

查体：皮肤巩膜无黄染，腹平坦，腹壁软，腹无压痛，无肌紧张及反跳痛，肝脾肋下未触及，肝肾脏无叩击痛，肠鸣音3次/分，移动性浊音阴性。

术前诊断：腹膜后畸胎瘤。

治疗：腹腔镜下腹膜后肿瘤切除术。

手术经过：术中取脐左缘小切口长约2cm，逐层切开进腹，置入10mm Trocar及腹腔镜镜头，探查腹腔见：无腹水，腹膜、小肠系膜、肝脏、胆道、小肠、结肠、胰腺未见明显异常。左肋缘下腋前线水平置入10mm Trocar为主操作孔，左锁骨中线脐上2cm水平、右侧同前位置共置入3个5mm Trocar为牵引暴露孔，将胃大弯向中线方向牵拉，游离结肠肝曲，打开十二指肠降段外侧缘，游离十二指肠、胰头后方间隙，暴露肿瘤，其大小约11cm×7cm，有完整包膜，质地中等，经评估后决定行腹腔镜下肿瘤切除术。暴露并离断肿块内下侧起源滋养血管，将肿块完整游离并切除。切开肿瘤，见肿块内多隔分隔，内含黄色脂肪样分泌物及骨性、结缔组织等多种组织结构，考虑为畸胎瘤(图93-1)。

病理诊断：成熟畸胎瘤。

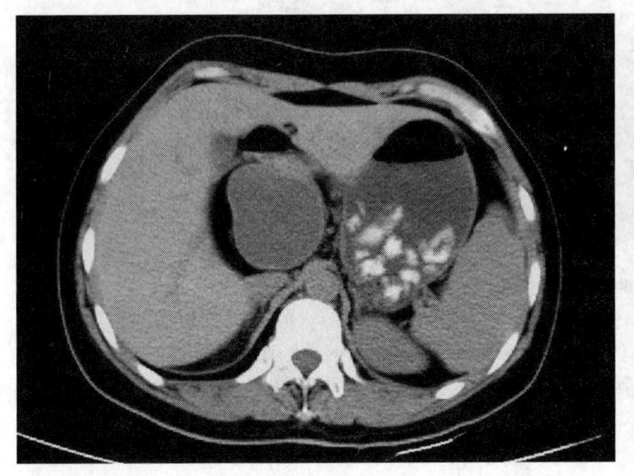

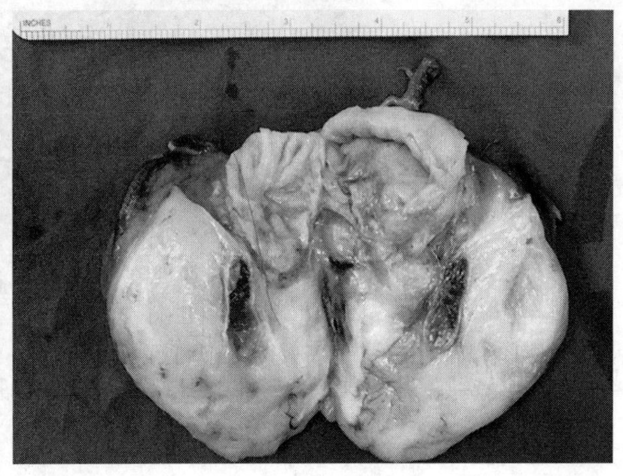

图93-1　典型病例1

术前CT平扫示胰腺后方可见约63mm×90mm混杂密度肿块影，内可见囊实性区及脂肪、牙齿(左)；术后肿瘤标本剖面图(右)

典型病例2

患者，女，76岁，上腹部胀痛2个月。进食后明显，无恶心呕吐、排便习惯改变。行CT示：左侧肾上腺区可见较大软组织肿块，大小约72mm×48mm，邻近左肾可见受压向前外侧移位，肾周围可见不规则稍高密度影；右侧腹膜后可见较大椭圆形脂肪密度影，大小约135mm×61mm，邻近胰头钩突向前移位，肾脏后移，右侧肾盂稍扩张。影像学诊断：考虑后腹膜间叶组织来源肿瘤，脂肪肉瘤可能。

查体：腹平坦，右腹部可触及质软肿块，无压痛，

无肌紧张及反跳痛，肝脾肋下未触及，肝肾脏无叩击痛，肠鸣音3次/分。肛门及外生殖器未见异常

术前诊断：(左、右)腹膜后软组织肿瘤。

治疗：腹膜后肿瘤切除术+小肠肿瘤切除术。

手术经过：取上腹部正中切口进腹，探查共发现3枚肿块。第1枚位于空肠起始段内，约8cm×5cm，肠管与周围组织无明显粘连；第2枚位于右侧腹膜后，约20cm×10cm，质软，自肝下至髂嵴水平，内侧与十二指肠关系紧密；第3枚位于左肾内上方肾上腺区，约10cm×8cm，质硬，内侧与主动脉及胰尾关系紧密，与周围组织粘连明显。遂距第1枚肿块边界1cm行空肠节段切除，十二指肠及空肠断端行端端吻合。第2枚、第3枚肿块均沿包膜仔细分离，完整切除肿块，并保护周围脏器(图93-2)。

病理诊断：(左、右后腹膜，十二指肠)去分化脂肪肉瘤。

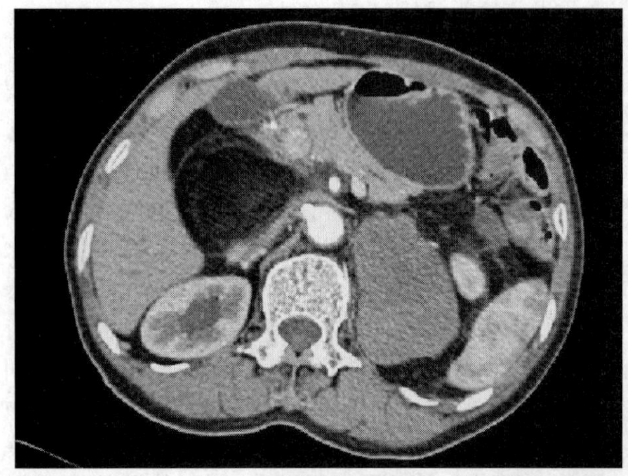

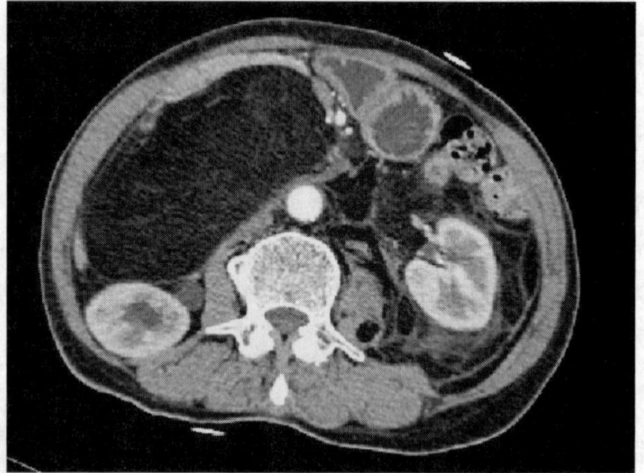

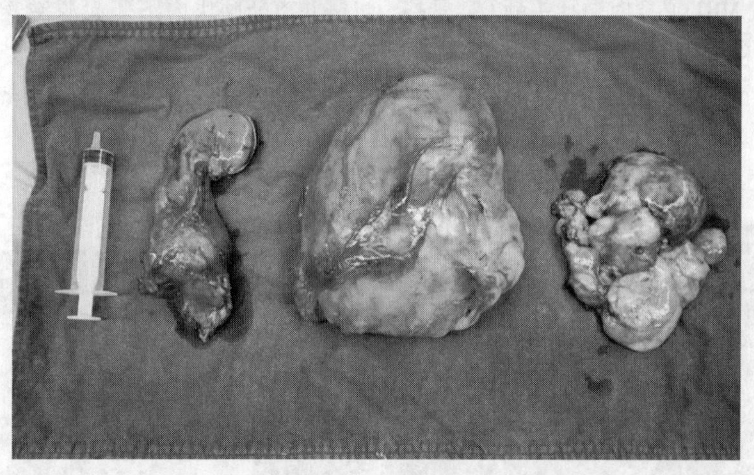

图93-2　典型病例2

(上左)左侧肾上腺区可见较大软组织肿块，大小约72mm×48mm，边界清楚，密度尚均匀，邻近左肾可见受压向前外侧移位；(上右)右侧腹膜后可见较大椭圆形脂肪密度影，大小约135mm×61mm，有包膜；(下)术中3处肿瘤标本，左为位于空肠起始端肿瘤，中为右侧腹膜后肿瘤；右为左肾上腺区肿瘤，术后病理均提示去分化脂肪肉瘤

典型病例3

患者，女，29岁，体检发现右侧肾上腺区占位1年余，无头晕，心悸，乏力。CT增强提示右肾上腺区及下腔静脉左旁间隙囊实性占位，大小62mm×55mm，考虑偏良性肿瘤。MRI提示右侧肾上腺区畸胎瘤可能。血醛固酮452.30pg/ml，尿钾40.60mmol/24h，尿钠139mmol/24h，皮质醇27.88μg/dl，血变肾上腺素35pg/ml，去甲变肾上腺素71.6pg/ml。

查体：皮肤巩膜无黄染，腹平坦，腹壁软，腹无压痛，无肌紧张及反跳痛，肝脾肋下未触及，肝肾脏无叩击痛，肠鸣音2次/分，移动性浊音阴性。

术前诊断：腹膜后肿瘤(畸胎瘤可能)

治疗：腹腔镜下探查+开放右肾上腺区肿瘤切除术

手术经过：取脐上2cm为观察孔，距观察孔7cm左右分别做第二、三穿刺孔，置入Trocar及腹腔镜镜头。探查见肿瘤与肝下缘粘连紧密，内侧包绕右肾静脉并与十二指肠粘连致密，遂改行开放手术。术中取右侧肋弓下斜切口，长约15cm左右，逐层开腹。先游离肿瘤与肝脏之间无血管区，将肝脏向上、左侧拉开，在肿瘤外上方仔细分离出下腔静脉，继续向下游离，

分离出左肾静脉，于肿瘤内侧小心分离出十二指肠，确保十二指肠浆膜层完好，继续游离肿瘤下级，充分暴露肿瘤并切除。

病理诊断：(右侧肾上腺区)成熟畸胎瘤。

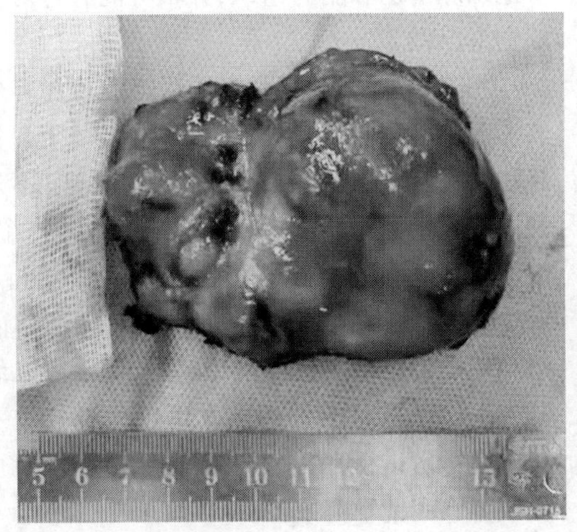
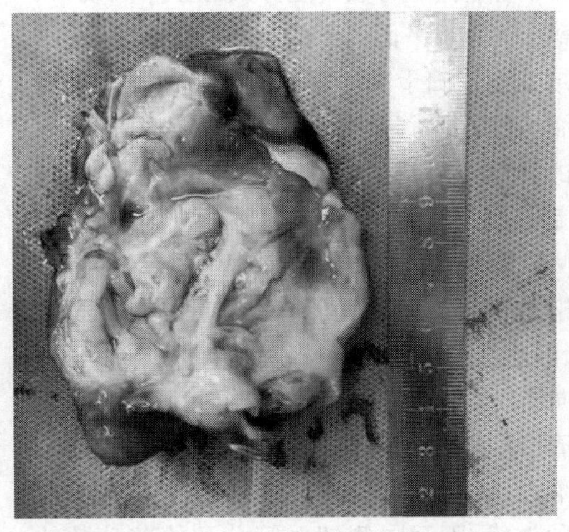

图 93-3　典型病例 3

(左)示切除肿瘤外观，示包膜完整，直径约 6.5cm；(右)示肿瘤剖面图，为囊实性肿块，内有脂肪等组织

(刘晟骅　姜昊文)

第三节　后腹膜与盆腔淋巴结的解剖与清扫

(一) 后腹膜淋巴结的解剖

横膈以下所有器官的淋巴回流均直接或者间接汇入腹膜后主动脉旁和下腔静脉周围的淋巴结，包括位于同名动脉根部的腹腔淋巴结、肠系膜上、下淋巴结，以及位于腹主动脉和下腔静脉两侧的腰淋巴结。随后，其引流注入位于后侧中线的肠淋巴干和两侧的腰淋巴干，注入乳糜池，再经胸导管回流。

从外科角度来看，后腹膜淋巴结可以分为三个引流区域：右侧腔静脉旁、主动脉腔静脉之间和左侧腹主动脉旁。右侧腔静脉旁淋巴结的范围从下腔静脉中线到右输尿管之间；主动脉腔静脉间淋巴结的范围从下腔静脉中线到腹主动脉中线；而左侧腹主动脉旁淋巴结范围从主动脉中线到左输尿管之间。

对泌尿外科医师而言，了解后腹膜淋巴结的分布主要用于睾丸肿瘤的后腹膜淋巴结清扫术。

对右侧睾丸肿瘤，其淋巴转移主要到主动脉腔静脉间淋巴结和右侧腔静脉旁淋巴结，少数可以转移到左侧腹主动脉旁淋巴结；而左侧睾丸肿瘤，其淋巴转移主要到左侧腹主动脉旁淋巴结和主动脉腔静脉间淋巴结，基本不会转移到右侧腔静脉旁淋巴结。

对肾脏肿瘤，后腹膜淋巴结清扫术的临床意义越来越小。当然，还是有必要了解肾脏的淋巴回流。双肾的淋巴回流，首先都注入肾门附近的肾静脉周围淋巴结。随后，左侧大多注入左侧腹主动脉旁淋巴结；右侧大多注入主动脉腔静脉间淋巴结和右侧腔静脉旁淋巴结。

(二) 盆腔淋巴结的解剖

盆腔的淋巴结大多埋藏在盆腔的脂肪组织和筋膜组织中，可以大致分为三个淋巴结群：髂内淋巴结及其分支是盆腔脏器的主要淋巴回流通路，包括骶前淋巴结、闭孔淋巴结和阴部内淋巴结；髂外淋巴结位于髂外血管前、外和内侧，负责腹前壁、脐尿管、膀胱和部分内生殖器的淋巴回流；而髂总淋巴结接受来自髂内、髂外淋巴结和输尿管盆腔段的淋巴回流，并汇入主动脉旁淋巴结。

(三) 后腹膜淋巴结清扫术

早前，很多泌尿外科疾病需要进行后腹膜淋巴结清扫术，比如非精原细胞性生殖细胞睾丸肿瘤、肾细胞癌、肾盂癌、肾上腺癌和后腹膜肿瘤等。早期的后腹膜淋巴结清扫术采用的是经腹或者经胸腹联合切口入路，其清扫范围为上至双侧肾门上，下至髂血管分叉处，两侧以输尿管为界的四方区域。

随着循证医学的不断发展，越来越多的证据表明，很多泌尿系统疾病已经不需要标准的、大范围的后腹膜淋巴结清扫术。时至今日，后腹膜淋巴结清扫术最主要运用于睾丸肿瘤的手术治疗。对于Ⅰ期的非精原细胞性生殖细胞睾丸肿瘤，后腹膜淋巴结清扫术不但是必要的二期手术治疗步骤，也可以提供准确的病理分期，为后期的化疗提供治疗依据；当然它也可用于化疗后残留病灶的切除。

目前,标准的双侧后腹膜淋巴结清扫术一般采用自剑突下向下绕脐达耻骨联合上方的腹正中大切口,将患侧肾蒂上方2cm平面以下的腹膜后脂肪、结缔组织及淋巴结完全清扫干净。双侧淋巴结清扫手术操作复杂,耗时较长,手术风险大且并发症较多,因此出现了单侧的淋巴结清扫术。由于左侧睾丸的主要淋巴引流不越过腹主动脉,肿瘤向右转移机会小,因此主张经左侧结肠旁沟进路行单侧腹膜后淋巴结清扫术;而右侧睾丸淋巴可以引流到对侧,肿瘤可累及对侧淋巴结,因此主张沿右侧结肠旁沟切开后腹膜至盲肠下方转向屈氏韧带,显露腹膜后组织并行双侧腹膜后淋巴结清扫术;当然也有主张右侧睾丸肿瘤仅行右侧后腹膜淋巴结清扫的。右侧的淋巴结清扫范围上至右肾静脉上缘,下至同侧髂血管分叉的髂动脉外侧,内界在主动脉腔静脉之间,其左侧为主动脉,外侧到右输尿管。左侧的淋巴清扫范围上至左肾静脉上缘,下达左髂总动脉下段,左侧到左输尿管内侧,右侧面达下腔静脉前方肾下极水平,以及肠系膜下动脉以下的腹主动脉、髂动脉前外侧。对于到底是选择双侧还是单侧淋巴结清扫,目前还没有足够的循证医学依据来确定。

传统的后腹膜淋巴结清扫术损伤了腹下神经及盆神经丛,几乎所有患者术后都会出现逆行射精、阳痿或不育等。为减少和避免这类并发症,推荐采用保留神经的腹膜后淋巴结清扫术,采用该术式肿瘤复发率与传统术式相仿,采用标准腹部正中切口,术中剥离并注意保护肠系膜下神经节周围和沿主动脉下行的主要内脏神经,在清扫淋巴组织的同时尽量保护交感神经支干,以保留勃起和射精功能。

保留神经的后腹膜淋巴结清扫术,主要用于I期的非精原细胞性睾丸生殖细胞肿瘤。在术后的病理分析中大概有18%~30%的病例可以发现有淋巴结转移而需要进行进一步化疗。对于化疗后进行后腹膜淋巴结清扫的患者,由于其手术起因多存在后腹膜的残留病灶,因此不推荐保留神经的手术,而需要进行标准的双侧后腹膜淋巴结清扫术,清扫范围为上至双侧肾门上,下至髂总血管分叉处,两侧以输尿管为界的区域。

目前,应用腹腔镜或机器人辅助腹腔镜技术进行标准的或者保留神经的腹膜后淋巴结清扫术已日益普及,其治疗效果正也得到了越来越多的肯定,其主要应用于Ⅰ期非精原细胞性生殖细胞睾丸肿瘤的预防性治疗,而较少用于化疗后的清扫术。

(四) 盆腔淋巴结清扫术

盆腔淋巴结清扫术是指切除髂总和髂内、髂外血管周围的淋巴组织。盆腔淋巴结位置隐蔽,对有无转移的判断很困难,因此盆腔淋巴结清扫时采用的是大块地切除淋巴和脂肪组织,并不可能有针对性地切除病变淋巴结。

膀胱癌、前列腺癌和近端尿道癌可能首先侵犯盆腔淋巴结,因此盆腔淋巴结清扫术多用于根治性全膀胱切除术和前列腺癌根治性切除术。它不是一个单独的手术,常常作为整个根治性手术的一个步骤,在根治性切除膀胱或者前列腺之前或之后进行。

盆腔淋巴结清扫的范围一般应包括髂内淋巴结组和髂外淋巴结组,少数可能涉及骶前淋巴结和主动脉旁淋巴结。根治性切除术可以通过开放手术或者腹腔镜手术进行,因此盆腔淋巴结清扫术也可以在开放或者腹腔镜下完成。

开放手术时进行盆腔淋巴结清扫术,一般在进行根治性切除术前进行。先清扫肿瘤同侧的淋巴结。首先剥离髂外血管的血管鞘,自髂总血管分叉处,向下剥离髂外血管旁的淋巴组织,完全"骨骼化"髂外动静脉,并向下剥离直至游离、结扎髂外血管的远端分支旋髂动静脉和腹下动脉,此过程中注意保护与髂血管并行的生殖股神经。再剥离髂血管内侧的淋巴组织,清除髂内动脉旁淋巴结,结扎闭孔动脉,注意保护闭孔神经。淋巴结清扫范围由骨盆侧壁向下直至股管,且必须行双侧淋巴结的清扫术。

和开放手术一样,腹腔镜下盆腔淋巴结清扫术的步骤大同小异,第一步的关键仍然是从髂外静脉上分离淋巴结团,再将淋巴结团向内侧提起,显示淋巴结和盆壁之间的无血管平面,逐步向下清扫。同样的,需要注意保护且不要损伤闭孔神经。热损伤或者误切断闭孔神经,都会引起术后同侧大腿的内收障碍。

术后淋巴水肿和深静脉血栓是盆腔淋巴结清扫术的主要手术并发症。相对的,腹腔镜手术的并发症发生率比开放手术要小一些。

(胡骁铁)

第四节 盆腔脂肪增多综合征

【概述】

盆腔脂肪增多症(pelvic lipomatosis,PL)是一种原因不明的良性罕见疾病,是一种大量脂肪组织异常增生、堆积,压迫周围组织脏器,从而产生泌尿道及下消化道症状的良性病变,病变晚期可能会由于大量脂肪组织的增生堆积和长时间压迫,导致全身器官功能的损害,其诊断主要依靠影像学检查。病理检查可见大量脂肪组织堆积，前列腺、膀胱及直肠周围脂肪组织异常增生，无边界及包膜，罕见伴有腹膜后脂肪增多。镜下可见脂肪内纤维血管丰富，部分纤维血管组织高度充血、出血。该病在 1959 年首次由 Engels 描述，1968 年由 Fogg 和 Smyth 正式命名。

【流行病学及病因】

本病临床罕见，美国 1967—1975 年发病率为 0.6/10 万～1.7/10 万，近年随着对该病的认识提高，文献报道病例数有增加的趋势。发病有种族和性别差别，在美国，黑人的发病率是白人的 2 倍，男女比为 18∶1。发病年龄 9～80 岁，多数在 20～60 岁之间。病因不明。有学者认为与慢性泌尿系统感染所致的盆腔炎症、激素代谢紊乱、先天性静脉血管异常有关。有学者认为本病是肥胖的局部表现。有资料显示 65% 的患者有不同程度的肥胖，但是 29% 根本没有肥胖，甚至有 6% 的患者为瘦弱体形。所以也有学者认为本病与肥胖无关。Battista 等通过动物实验证明带有截短的 HMGI-C 基因的转基因大鼠表现为一种以腹部或盆腔脂肪增多症占优势的表型，所以认为该病可能与 HMGI-C 基因有关；在人类包括脂肪瘤的各种良性间质肿瘤发现了 12 号染色体上的 HMGI-C 基因发生易位。Tong 等报道越南籍兄弟 2 人均患有盆腔脂肪增多症。KHOL 等报道软骨发育不全并发盆腔脂肪增多症，而软骨发育不全属先天性遗传性疾病。因此，推测盆腔脂肪增多症可能与先天或遗传因素有关。

【病理】

盆腔脂肪增多症病理特征为盆腔脂肪组织大量堆积。75% 的盆腔脂肪增多症膀胱黏膜病理为增生性膀胱炎性改变（腺性膀胱炎、膀胱黏膜囊肿、滤泡性膀胱炎、慢性炎性息肉状膀胱炎等），其中增生性膀胱炎的 40% 为腺性膀胱炎，此改变可能与盆腔脂肪增多造成不同程度的淋巴回流受阻有关，因腺性膀胱炎可发展成膀胱癌，故膀胱镜检查仍有一定价值。

【临床表现】

盆腔脂肪增多症早期无特异性表现，随着病情发展，可见泌尿系统症状（尿频、排尿困难、夜尿增多、血尿等）和消化系统症状（腹痛、腹泻、便秘、血便等），偶见耻骨上、腰背部、会阴部疼痛等，触诊可有双肾增大、前列腺位置抬高，不易触及等特征性体征。

【诊断与鉴别诊断】

1. 影像学诊断

（1）X 线膀胱造影：显示膀胱颈部细长，底部上移，形状改变，为本病特征之一（图 93-4）。患者行排泄性尿路造影时，侧位片可见膀胱颈部及后尿道变形，静脉肾盂造影（IVU）检查，可见骨盆内有大量脂肪组织影，注射造影剂后可见双侧输尿管在膀胱入口处受压变窄，受压段以上输尿管扩张积水。同时，由于脂肪组织压迫，钡剂灌肠可见直肠、乙状结肠受压变细。Moss 等总结出 X 线三联征，即膀胱变形伸长、直肠乙状结肠受压伸直和输尿管向正中移位。

（2）CT 检查：可见膀胱直肠周围有大面积低密度脂肪影，包围整个膀胱，这是盆腔脂肪增多症的典型改变（图 93-5）。另外，CT 可显示相关脏器受脂肪压迫状况，尤其以膀胱、前列腺、精囊等脏器的形态位置改变最为明显。CT 三维重建图像可见双侧输尿管几乎全程受压变形，甚至节段扩张，严重者可导致双肾盂扩张积水。故 CT 应作为诊断该病的首选检查。

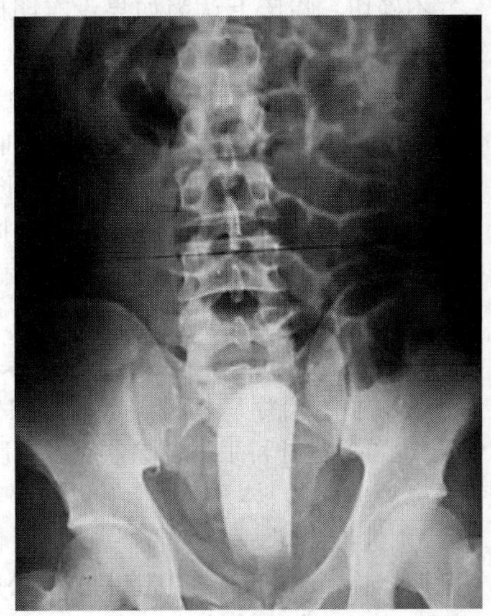
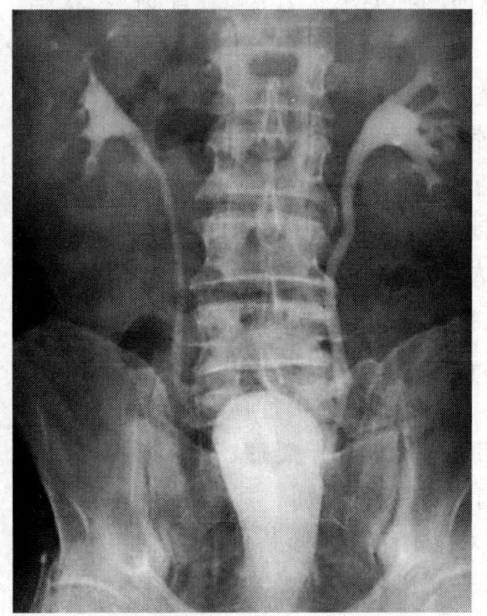

图 93-4　盆腔脂肪增多症的排泄性尿路造影

6

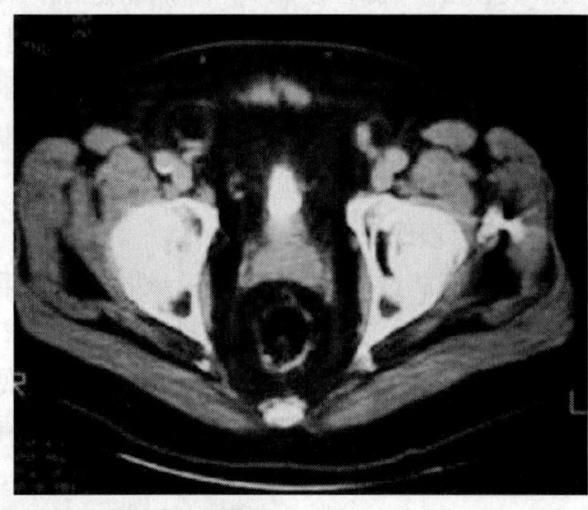
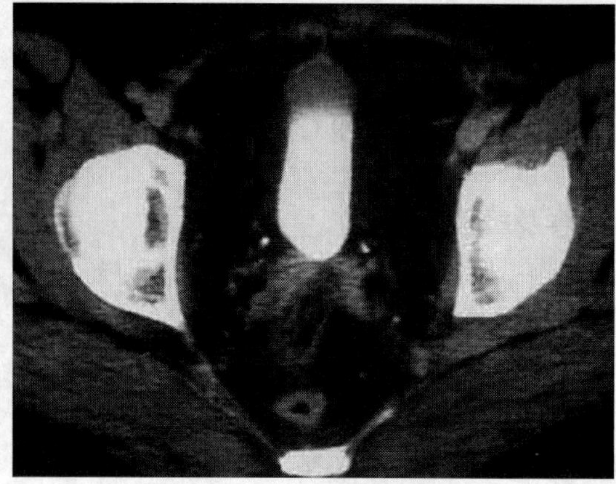
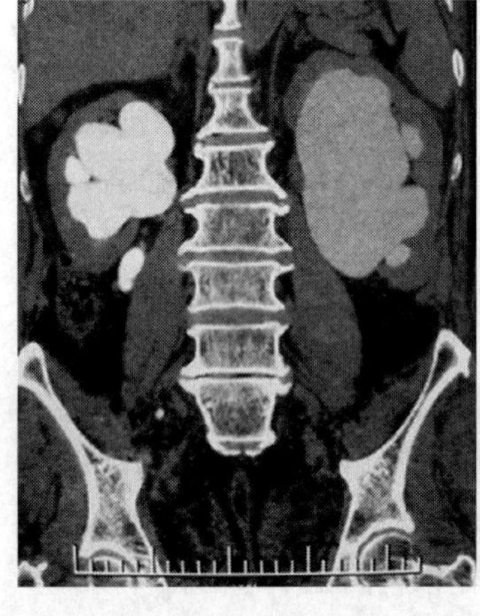
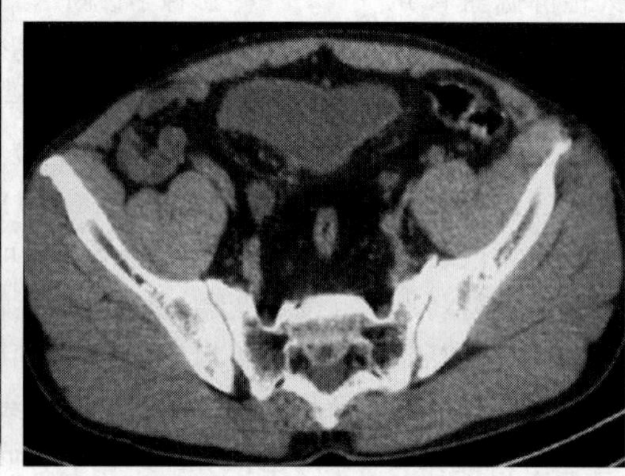
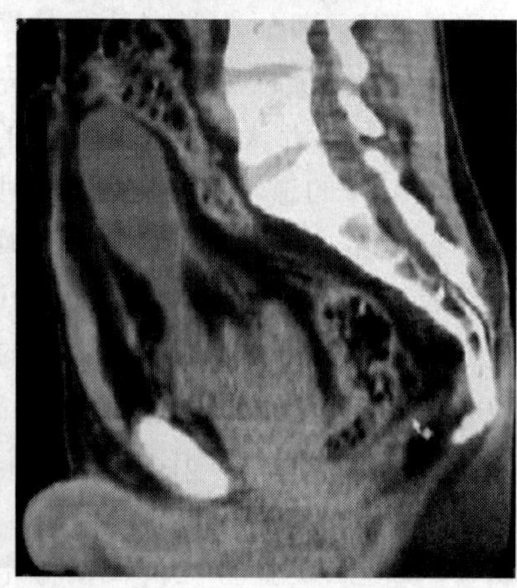

图93-5　盆腔脂肪增多症的CT表现

（3）MRI：MRI是诊断该病最特异、最准确的方法。周良平等通过实验证明，矢状面T_1WI膀胱形态指数（膀胱上下径/前后径）和膀胱精囊角（双侧精囊腺和膀胱构成的角度）的测量对本病的定量诊断具有重要价值，在MRI上盆腔脂肪增多症表现为T_1WI高信号，T_2WI中等稍高信号，膀胱不同程度受压变形，上端及后缘位置相对改变，突出骨盆边境，直肠、乙状结肠受压变形。

（4）超声：盆腔脂肪增多症特有的声像图表现是诊断该病的重要指征，声像图可显示膀胱周围大量脂肪组织回声，脂肪组织对膀胱的压迫可导致膀胱高悬、变形，膀胱下段至膀胱颈呈上宽下窄的"漏斗"形改变。由于盆腔大量的脂肪组织挤压，盆腔段输尿管抬高，形态受压迂曲变细，继而出现输尿管梗阻，导致上端输尿管扩张，甚至产生肾积水。

2. 鉴别诊断　盆腔脂肪增多症应与脂肪瘤、下尿路感染造成的膀胱周围非特异炎症、盆腔脓肿、骨盆骨折血肿、脂肪肉瘤等疾病鉴别。其中，最重要的是与脂肪肉瘤鉴别，CT具有鉴别诊断价值，脂肪肉瘤有线性、条纹性信号衰减区域，较盆腔脂肪增多症更宽、更广；脂肪肉瘤边界不清楚且边界不清楚区域的CT值较脂肪组织高；另外，脂肪肉瘤有浸润邻近脏器的征象，而非单纯压迫，并且存在局部钙化灶和远处转移等特征。

【治疗】

1. 保守治疗　包括长期口服抗生素、饮食控制、激素治疗和放射治疗等。虽然国内外都有保守疗获得一定疗效的报道，但个案报道及随访时间短，疗效并不确切。临床上认为如果没有明确的脏器功能改变，才考虑保守治疗。

2. 药物治疗　奥利司他是一种新的非中枢神经系统作用的减肥药，是半合成的脂抑素衍生物，具有强效和选择性抑制胃脂肪酶和胰脂肪酶的作用，能竞争性抑制约30%摄入脂肪的吸收，抑制甘油三酯水解，降低甘油一酯和游离脂肪酸的摄入，从而控制体重。贺大林等通过临床研究证实，口服减肥药奥利司他对治疗盆腔脂肪增多症有良好效果。

3. 手术治疗　外科干预治疗主要是针对尿路梗阻，也可通过外科手术切除盆腔多余脂肪。Klein等根据患者的年龄、体质、病情急缓程度等进行了分组治疗，急性期患者一般考虑外科干预，慢性期患者进行定期体检；Halachmi等报道了1例松解并切断输尿管与膀胱顶吻合开放手术，以上方法均取得了较好疗效。

4. 并发症　徐涛等研究表明盆腔脂肪增多症患

者可并发高血压、膀胱黏膜囊肿、腺性膀胱炎、非特异直肠炎、前列腺癌、乙状结肠黏液癌、膀胱癌、肾积水、输尿管扩张、血栓栓塞、双侧精索静脉曲张等多种疾病。

综上所述，盆腔脂肪增多症是一种罕见的良性病变，主要依靠影像学检查结合临床表现进行诊断，目前为止没有确切的治疗方法，药物及保守治疗虽可改善症状，但不易根治；手术治疗存在较多争议，增多的脂肪组织在充足的血供下异常增生，容易与周围组织粘连，难以找到空隙将脂肪组织剔除干净，手术难度大，手术适应证的掌控和手术方式的选择尤为重要，而且术后是否复发及对肾脏功能的改善，都有待长期的随访观察。但如果脂肪组织长期堆积压迫，可能会导致周围器官组织病变，因此提倡定期体检，通过影像学检查尽早做出诊断，根据病情及时进行正确的处理和治疗，避免病情的进一步发展。如何选择合适的治疗，仍有待进一步的研究与探索。

（姜帅　郭剑明）

6

第九十四章 男科学

男科学(andrology)是研究男性生殖系统结构与功能、基础与临床、多学科相互渗透的一门新兴学科。男科学研究范围包括男性生殖结构与功能、男性生殖与病理、男性节育与不育、男性性功能障碍、男性迟发性性腺功能障碍和男性生殖系统疾病的各类疾病，学科领域涉及基础医学的生殖解剖、生理、生化、胚胎、遗传、微生物、免疫、病理、细胞生物学、分子生物学和临床医学的泌尿外科、内分泌科、精神心理科和皮肤性病科等。我国将男科学作为一门独立学科进行研究只是近30年的事情。20世纪中后期至今，随着男科学基础与临床研究的深入，男科学在疾病的病因、诊断、治疗及预防方面取得了很大进展。我国男科学发展也进入了一个新阶段，基础与临床研究取得令人瞩目的进展，新的诊治方法不断得到应用和推广，但同时也给临床医师对疾病认识和选择诊治方法带来一定的困惑。

第一节　男性性功能障碍

正常的性功能是人类繁衍的基础，它不仅有赖于正常解剖的性器官，还依靠包括大脑、脊髓、神经、血管、肌肉、内分泌在内的全身各系统的功能协调一致、密切配合。人类的性功能更受社会心理因素的影响。男性的性功能是由一系列条件反射和非条件反射所组成，其中主要的是条件反射。

男性性功能障碍在临床上并不少见。有的只是对性知识缺乏正确认识和理解，有的则可能存在血管、神经、代谢内分泌疾病和精神障碍等方面的原因。

(一) 男性生殖系统解剖学和性生理学

男性生殖系统包括外生殖器阴茎和内生殖器睾丸、附睾、输精管、精囊、前列腺和其他腺体。

正常男性性生活过程包括性兴奋、阴茎勃起、性交、射精、达到情欲高潮。整个性生活过程受神经中枢调节。首先大脑皮质的性功能中枢通过意识控制性过程，该性功能中枢还对间脑和下丘脑皮质下性中枢、腰骶部脊髓中的勃起中枢和射精中枢起抑制和兴奋作用。

阴茎勃起是性交的必备条件。它是阴茎海绵体血管充血的结果。随着动脉的扩张，血流进入海绵体组织中的窦状隙，当动脉血流入量达到每分钟20～25ml时，液压增高造成阴茎体积膨大和坚硬；当动脉血流入的速度与静脉血回流速度相持时，达到平衡状态，勃起得以维持。

阴茎勃起的血管因素受神经冲动的控制。阴茎感觉神经末梢在性交动作摩擦中所受到的刺激冲动，通过阴茎背部神经和阴部神经传向脊髓的勃起中枢，再经勃起神经传向生殖器，支配阴茎小动脉扩张，并收缩坐骨海绵体肌和球海绵体肌而压迫静脉，促使海绵体充血勃起。同时，冲动也经中枢神经系统的联系到达大脑皮质，引起性兴奋，再传到勃起中枢，促使阴茎勃起。性兴奋刺激同样可来自眼、耳、鼻、舌、身等感觉器官，通过感觉神经传导到大脑皮质产生感性认识，印象、情欲、想象成为概念或回忆等条件反射也可引起性兴奋。

对勃起中枢的刺激经一定积累后引起射精中枢的兴奋。附睾、输精管、前列腺、精囊和尿道等平滑肌及会阴部肌肉反射性收缩，出现射精，在节律性射精动作出现同时达到情欲高潮。射精后性兴奋急剧消退，阴茎充血消失，立即疲软。

神经调控主要通过其神经递质作用于相应的受体完成的。副交感神经的神经递质乙酰胆碱(ACh)作用于相应的胆碱能受体，使阴茎动脉平滑肌和海绵体平滑肌舒张，大量血液进入阴茎海绵体导致阴茎勃起；交感神经的神经递质去甲肾上腺素作用于相应的肾上腺素能受体，通过相反机制，使阴茎疲软。

一氧化氮(NO)是既非胆碱能又非肾上腺素能的一种重要神经递质，它已被证实在阴茎勃起过程中起重要作用。其他调控因素还有血管活性肠肽(VIP),降钙素基因蛋白、前列腺素、组胺及三磷腺苷等也有重要影响。

此外,睾丸产生的男性激素与性功能也有密切关系。性器官的成熟,第二性征的出现与维持,依赖于男性激素。在性功能方面,男性激素还可提高性中枢的兴奋性,它对性欲和性行为有重要影响。但临床上也见到勃起功能障碍(ED,以前称阳痿)或性欲减低者与血浆睾酮含量并不相关。许多神经衰弱患者往往性功能低下,但睾酮含量正常。这也说明神经精神因素与性行为有密切关系。

(二)病因和分类

男性性功能障碍病因复杂,有社会、历史、道德、精神、心理、生理解剖、遗传、疾病、药物等诸多因素。同一临床表现可能由不同病因所致,也可能非单一病因所致,而是多种病因相互作用的结果。而同一病因也可能引起不同的临床表现。同一男性可能同时存在或先后发生不同类型的性功能障碍。为了临床诊治的方便,男性性功能障碍分类如表 94-1 所示。

表 94-1　男性性功能障碍分类

男性性功能障碍类型	
兴奋型性欲亢进 早泄 遗精	抑制型性欲低下 勃起功能障碍 不射精

临床最常见的男性性功能障碍是阴茎勃起功能障碍(erectile dysfunction,ED),根据其病因和临床特征又有下列临床分类(表 94-2)。

1. 功能性 ED　又称心理性 ED 或精神性 ED,不存在器质性病变。精神过度紧张、焦虑、抑郁、内疚、对自己性能力缺乏自信心、人际关系不协调、夫妻感情危机、首次性交的创伤以及对以往手淫的精神负担,甚至医师的出言不慎或患者错误理解医师的解释,都可能是功能性 ED 的直接原因或促进原因。

2. 器质性 ED　存在器质性病变,某些病例也有可能合并精神性因素。

(1)神经性 ED:骶脊髓副交感神经中枢及传入和传出神经纤维病变均可引起神经性 ED。骶上神经损害同样引起 ED,在这些病例反射性勃起机制存在,但由于缺乏更高中枢的控制没有持续的触觉刺激,勃起不能维持。最通常引起神经性 ED 的原因有脊髓损伤、多发性硬化症,以及由于糖尿病和乙醇中毒引起的周围神经病变。此外,根治性前列腺切除术、膀胱前列腺全切除术、直肠切除术等可能破坏海绵体的自主神经支配。

表 94-2　阴茎勃起功能障碍的病因及危险因素

精神心理性
- 情绪异常(兴奋性低,紧张,恐惧,压力大)
- 心境障碍(焦虑、抑郁等)
- 精神疾病(精神分裂症等)
内分泌性
- 性腺功能减退症
- 高泌乳血症
- 甲状腺功能亢进或减退
- 其他(如库欣病等)
血管性
- 心脏疾病
- 高血压
- 外周血管病变
- 盆腔或腹膜后手术或创伤(如前列腺癌根治术、骨盆骨折等)
代谢性
- 糖尿病
- 高脂血症
神经性
中枢神经
- 卒中
- 肿瘤
- 帕金森病
- 脊髓病变
- 腰间盘疾病
- 多发性硬化
- 多发性萎缩
周围神经
- 糖尿病
- 酒精中毒
- 尿毒症
- 多发性神经病变
- 盆腔或腹膜后手术或创伤(如前列腺癌根治术、骨盆骨折等)
阴茎解剖或结构异常
- 小阴茎
- 阴茎先天性弯曲
- 尿道下裂、上裂
- 阴茎硬结症
- 阴茎白膜破裂
药物性
- 抗高血压药(如利尿剂和 β 受体阻滞剂)
- 抗抑郁药
- 抗精神病药
- 抗雄激素药
- 抗组胺药
- 毒品(海洛因、可卡因及美沙酮等)
危险因素
- 吸烟
- 酗酒
- 超重
- 缺乏锻炼

6

(2) 内分泌性 ED:已经证实骶脊髓副交感神经核和下丘脑及边缘系统的神经元内有雄激素受体,提示勃起相关中枢存在激素调节:①低促性腺激素性睾丸功能低下或高促性腺激素性睾丸功能低下是引起 ED 的主要内分泌障碍。②高催乳素血症可能以 ED 为早期症状,由于催乳素(PRL)水平的增高抑制了促性腺释放激素的分泌,因而减少了睾酮(T)的血中浓度。补充睾酮达正常水平仅能恢复一半高催乳素血症患者的勃起功能,说明催乳素对周围睾酮活性有某种程度的拮抗。药物、慢性肾衰竭或垂体肿瘤均可引起高催乳素血症。③甲状腺功能亢进或减退均可引起 ED。④糖尿病经常引起 ED,是其血管和神经并发症所致。阴茎海绵体功能研究证实糖尿病 ED 患者自主神经调节和阴茎平滑肌的内皮依赖性松弛均降低。

(3) 血管性 ED:血管粥样硬化或髂-海绵体动脉的创伤性动脉阻塞可降低阴茎海绵体的血流量和灌注压,减少阴茎勃起的硬度和延迟达到最佳勃起的时间。最通常的危险因素有高血压、高脂血症、嗜烟、糖尿病、会阴部或盆腔创伤以及盆腔放射治疗。

异常的静脉回流(窃血现象)同样引起 ED。阴茎海绵体静脉闭合障碍可能由于小梁平滑肌松弛不足,后者可发生于焦虑患者(交感神经过度兴奋)或副交感神经损害病例。小梁的纤维弹性结构变化导致顺应性丧失,不能压迫白膜下的静脉,常发生于老年病例。高胆固醇血症影响胶原合成也会导致静脉闭合障碍。阴茎创伤或手术以及阴茎海绵体硬结症等都能引起纤维弹性结构改变导致静脉闭合障碍。

(4) 药物性 ED:药物可以作用于中枢或外周神经、血管或影响激素水平导致 ED,常见的有抗精神病和抗抑郁药物、降压药、胆碱能拮抗剂、激素、内分泌药物等。

(三) 流行病学

ED 是成年男性的常见病。美国马萨诸塞州男性老龄化研究(Massachusetts Male Aging Study,MMAS)发现,1290 名 40 ~70 岁男性的 ED 患病率为 52%,其中轻、中、重度 ED 患病率分别为 17.2%、25.2% 和 9.6%。

随着社会人口老龄化趋势及人们对生活质量要求的不断提高,最新的流行病学数据显示 ED 在我国也具有较高的患病率。据统计,我国 11 城市医院门诊就诊的 ED 患者中,30 ~50 岁的 ED 患者占 60% 以上,中度和重度的 ED 患者分别占 42.9% 和 29.9%。2000 年上海市 1582 名中老年男性[年龄(62.1±9.21)岁]的 ED 患病率为 73.1%。2003 年在北京、重庆及广州 3 个地区调查 2226 名中年男性[年龄(40.2±5.8)岁]的 ED 患病率为 40.2%;同年,北京市社区调查 1247 名已婚男性,其中 40 岁以上者 ED 患病率为 54.5%;2010 年 BPC-BPH 研究小组调查北京市社区共 1644 名 50 ~ 93 岁[(64.5±9.8)岁]男性,ED 的患病率为 90.45%;另一组北京地区 764 名健康体检 60 岁以上[(71.4±5.8)岁]的男性问卷调查 ED 的患病率为 89.4%。

综合国内现有报道资料,ED 的患病率随年龄增加而升高。以上 ED 的流行病学报告结果波动较大,主要与研究设计和方法,以及被调查者的年龄分布和社会经济地位有关。

(四) 临床表现

男性性功能障碍的临床表现主要依据患者的自我感觉和主观陈述。绝大多数患者对正常性功能缺乏正确认识,他们往往将自身现象同主观想象或道听途说情况做牵强附会的比较,得出性功能障碍的错误结论;或为争取医师同情有意无意地夸大病情,因而不能客观地反映真实情况。其实男性性功能障碍的临床表现都有特定的内容和确切的定义。

1. 性欲改变 性欲是指进行性交的欲望,是在一定的场合和对象的刺激下激发起性的兴奋。当性欲达到一定程度即引起阴茎勃起。

性欲强度的个体差别非常显著,是受血液中性激素和大脑皮质活动所控制。年龄、婚龄、感情、身体素质乃至文化素养、道德情操、表达情爱的方式等都可能对性欲发生重要影响。因性欲亢进而就诊者临床少见。性欲反常是指施虐淫、虐待淫乱症、崇拜衣物症和色情倒错症等,则属精神病范畴。

临床多见的性欲改变是性欲低下或无性欲。至今尚缺乏精确的测定性欲的方法。医师一般是通过询问患者性活动次数来了解性欲,但这方面受配偶、社会、环境等很多因素影响。不能将未有足够刺激引起性欲或醉心于工作,思想过分集中,或过分疲劳对性不感兴趣的个别现象判断为性欲低下或无性欲。只有长期在适当刺激下不引起性欲或在同样条件下性欲明显减退者方可称为性欲低下或缺乏。性欲低下或缺乏,大多是精神社会性的,仅极少数患者归咎于内分泌疾病。某些慢性病患者如结核病、糖尿病、肝硬化等可能降低性欲,某些镇静麻醉药、降压药等亦可能影响性欲。

2. 勃起功能障碍(ED) 是指阴茎持续不能达到或维持足够的勃起以完成满意的性生活。偶尔暂时的不能勃起属正常现象,多由疲劳、焦虑、不安、醉酒、急性病所致,不能作为诊治的依据。经常出现的阴茎勃起障碍则为病态。

ED 可分为原发性和继发性,前者为一开始就存在的 ED;后者为有过正常性生活,后来出现 ED。但无论是原发性或继发性ED,其病因可能是功能性(也称精神性或心理性)或器质性(包括血管障碍性、神经障碍性、内分泌障碍性和药物性),一般统计功能性ED占55%左右。

通常患者主诉有三种不同情况:①在任何情况下阴茎均不能勃起,即阴茎在性兴奋时不能勃起也无自发的勃起(如睡梦中或在膀胱胀满时);②在性兴奋时阴茎不能勃起,但有自发的勃起;③在性兴奋时阴茎勃起,但企图性交时勃起消失。这些差别在病因诊断方面有一定的重要性。对第一种情况多考虑器质性ED,后两种情况很可能是功能性ED。

为了较客观量化勃起功能障碍症状,目前常用国际勃起功能评分-5(international index of erectile function-5,IIEF-5)对过去六个月情况进行评估。它涉及5个问题包括勃起功能三个问题(性刺激后,有多少比率阴茎能坚挺插进阴道;性交时有多少比率能维持阴道内勃起;性交时保持勃起至性交完毕有多大困难),性生活总体满意度和患者对阴茎勃起及维持勃起的信心各1个问题。每个问题从0分到5分计数,满分25分。根据IIEF-5评分分类:各项得分相加,≥22分为勃起功能正常;12～21分为轻度ED;8～11分为中度ED;5～7分为重度ED。

另外,按阴茎勃起硬度分级:Ⅰ级,阴茎只胀大但不硬为重度ED;Ⅱ级,硬度不足以插入阴道为中度ED;Ⅲ级,能插入阴道但不坚挺为轻度ED;Ⅳ级,阴茎勃起坚挺为勃起功能正常。

3. 早泄　是男性性功能障碍最常见的症状之一,但往往被误解。许多患者自认为有早泄,其实性功能完全正常。误解通常有以下三种情况:①性交没有几分钟就射精,以性交时间的绝对值来衡量是否早泄;②妻子还没有得到快感就射精,以女方是否达到情欲高潮作为有无早泄的标准;③错将阴茎勃起准备性交时从尿道外口流出的无色透明尿道分泌的黏液当做精液。其实射精快慢个人差异很大,即使同一个人在不同时期、不同状况下,射精快慢也可有很大变化。虽然有统计表明,一般正常壮年男性在性交2～6分钟左右射精,但少于或超过这个范围,夫妻双方都得到性满足的也不乏其例。女方是否达到情欲高潮,影响因素很多,据统计5%～10%已婚妇女从未出现过性交高潮,但她们丈夫性功能可以完全正常,有的也已生儿育女。

尽管如此,给所有的早泄病例下一个确切定义似乎很困难,目前医学界还有争论。有些学者仍然认为性交时男方不能控制足够长时间后射精,使性功能正常的女性至少在50%的性交机会中得不到满足或不能随意地控制射精反射称为早泄。这个定义缺乏客观的、明确的标准,容易使人误解。充其量这是个如何提高性交质量的问题。性交持续时间在健康的精神状态支配下和夫妇双方对性生活取得一定经验之后可以适当延长,有助于双方和谐地共同达到情欲高潮。更多学者坚持认为只有在阴茎插入阴道之前出现射精才能称之为早泄。当患者经常如此,完全不能性交则属病态。

将前列腺炎和泌尿生殖系统炎症作为早泄的器质性原因,尚缺乏临床依据。通过训练改变大脑和脊髓中枢病理性兴奋使早泄得到改善,则说明早泄主要是精神生理性因素引起。

4. 不射精　指性交过程中没有射精活动,也无性欲高潮。与其容易混淆,需要鉴别的是逆行性射精。在后者,患者性交持续时间正常,并以情欲高潮结束后仍无正常射精,性交后尿液中出现精子和果糖。这些患者从无遗精,病因往往是器质性病变。

不射精有原发性和继发性两种,前者即从未有过阴道内射精活动,后者即以往有过正常性交射精历史,后来丧失阴道内射精能力。

部分不射精病例是性无知所致,他们或只是将阴茎插入阴道而没有抽送动作或抽送幅度和频率不足。大部分病例是精神性不射精。对过去频繁手淫的忧虑、精神创伤,过度纵欲而射精中枢衰竭,害怕生育,夫妻感情不和等因素均可能引起不射精。器质性不射精较少见,其病因包括泌尿生殖系统先天性解剖异常、脊髓损伤、腰交感神经节损伤或交感神经拮抗剂如胍乙啶、吩噻嗪类药物影响。

5. 遗精　在无性交活动的状况下发生的射精称为遗精。在多数情况下遗精属于正常现象,特别是所谓梦遗,即入睡后伴有色情梦的遗精更是常见的生理性现象。据统计80%未婚青壮年男性都发生过遗精,其频率从1～2周一次到4～5周一次不等。但在有规则的性生活时经常出现遗精或遗精过于频繁达每日一次至数次者,并于事后伴有精神萎靡、腰酸、耳鸣、疲倦者应视为病理现象。精神过度兴奋、疲劳和性神经过敏和过分纵欲都会引起遗精。睡眠中无梦自遗可能是前列腺和精囊慢性炎症等器质性病变所致。

上述性功能障碍可能单独存在,也可同时或先后出现。比如早泄合并ED,遗精、ED和不射精并存等,它们或因有共同致病因素,或相互影响,对某一现象的忧虑恐惧导致另一新症状出现。

(五)诊断

疾病诊断的手段包括病史、体格检查、实验室和其他特殊检查,男性性功能障碍的诊断也不例外。但一般性功能障碍患者多数无器质性病变,主要是大脑皮质功能紊乱,即使存在器质性病变,精神因素也可能是附加因素使之症状加重或增加治疗困难。所以详细询问病史，在男性性功能障碍的诊断中尤为重要。

1. 详细询问病史　在询问病史中医师应对患者具有充分的同情心，取得患者完全信任。询问对象包括患者和他的配偶。通过对患者妻子的会谈常可以得到许多有价值的资料和看法。病史包括下列内容：

（1）一般情况：年龄、婚龄、婚史、夫妻感情、职业（有无有毒物品接触史）、劳动强度、精神状态、健康状况、烟酒嗜好以及药物使用史。

（2）性生活史：何时开始性生活，有无婚前或婚外性生活史，是否有过性生活的精神创伤和对目前的影响，手淫和遗精史，是否至今仍存在忧虑和内疚，以及目前性生活状况，包括间隔日期，是否真有兴趣，还是勉强为之。请患者叙述一次性生活的具体过程和感受，从中发现是否存在错误的态度和方法。

（3）性功能障碍的具体情况：要明确患者主诉是否正确客观，是正常的生理现象还是患者主观猜疑或确是病态。性功能障碍是原发性还是继发性，是突发的（多为精神性），还是逐渐发展的（多为器质性）。性功能障碍若是绝对性的，比如在任何情况下阴茎都不勃起或都不射精；若是在特定条件下，比如手淫、看色情读物能勃起，但性交不勃起或手淫能射精，但性交不射精，此谓条件性障碍。后者多为精神性，前者多与器质性因素关系密切。了解性功能障碍的存在期限、治疗过程，对治愈的信心以及配偶的态度。

一般来说，通过上述了解，可以明确性功能障碍的严重程度，是功能性还是器质性，或是以哪一种为主，具体致病因素是什么，治愈的前景如何等。

2. 体格检查　体格检查也是一个重要的诊断资料来源。

（1）生殖器检查：包括阴茎和阴囊内容物的检查以及第二性征的检查，了解身体和性发育是否正常，有无先天性解剖异常阻碍性生活。夜间阴茎勃起是正常男性从幼儿期开始就有的生理现象，单纯依靠询问答案往往不可靠，目前可用特殊装置测试。若测试结果证实勃起机制完整，则ED以精神性因素解释。

（2）全身体格检查：以期发现影响性功能的全身性疾病。比如从皮肤体征发现某些疾病，如肝脏疾病的蜘蛛痣，艾迪生病的过度色素沉着。从眼部体征揭示某些疾病如甲状腺功能亢进的突眼症，神经性梅毒的阿罗瞳孔，糖尿病性的视网膜病变等。神经和血管损害经常伴发性功能障碍，这方面检查十分必要，包括神经反射、共济调节、运动感觉、力量等测试以及皮肤温度测试、周围脉搏的触诊和听诊等。

3. 实验室和其他特殊检查　对可能存在的器质性病因的性功能障碍，特别是ED和性欲低下者，应结合病史，有针对性地进行下述检查。

（1）阴茎夜间勃起测试（nocturnal penile tumescence，NPT）：夜间阴茎勃起是健康男性从婴儿至成年的生理现象，是临床上鉴别心理性和器质性ED的重要方法。NPT是一种能够连续记录夜间阴茎胀大程度、硬度、勃起次数及持续时间的方法，并可以在家中监测。正常人夜间8小时熟睡时阴茎勃起3～6次，每隔72～100分钟发生一次，每次持续15分钟以上，阴茎根部周径胀大>3cm，阴茎头部>2cm。勃起硬度>70%为正常勃起，40%～70%为无效勃起，<40%为无硬度性勃起。由于该监测方法也受睡眠状态的影响，通常需要连续观察2～3个夜晚，以便更准确地了解患者夜间勃起情况。

（2）视频刺激下阴茎硬度测试（visual stimulation tumescence and rigidity，VSTR）：近年来，有学者应用VSTR方法，让患者看性刺激电影或录像加上口服PDE5抑制剂后诊断记录患者阴茎勃起情况，确定患者是否能得到阴茎勃起反应。大约5%不表现正常夜间阴茎勃起的男性，对此类视觉性刺激有正常阴茎反应，若勃起持续5分钟则该试验最正确。

该仪器还能提出动脉性、静脉性和肌性等病因学诊断。

（3）罂粟碱试验：罂粟碱是非特异性平滑肌松弛剂，酚妥拉明为α-肾上腺素能受体阻滞剂，单独或联合注射这两种血管活性药物于阴茎海绵体内，通过观察阴茎勃起情况判定阴茎动脉供血和静脉回流情况。方法：患者平仰卧位，阴茎根部置弹力带，在一侧阴茎海绵体内注入罂粟碱30～60mg和（或）酚妥拉明0.5～1mg，压迫注射点2～3分钟后除去弹力带。患者站立位用手直接刺激或视觉刺激后观察阴茎长度和角度的变化，若注药后4～5分钟阴茎勃起，阴茎与下肢轴线角（勃起角）>90°并持续，则判断阴茎血流正常，若勃起角<60°，1周后重复试验如故，则判断为血管性ED。勃起角在60°～90°则属可疑，需进一步检查。前列腺素E 120μg可取代上述药物试验。

（4）阴茎血压测定：用指状带和手提超声多普勒仪测定阴茎血压。阴茎血压低于肱动脉血压2.7kPa（20mmHg）以内为正常，超过4kPa（30mmHg）说明阴茎血供不足，压力差在2.7～4kPa则属可疑。阴茎-臂压力指数（PBI），即阴茎血压与肱动脉血压之比≥0.75则正常，<0.6说明动脉血供不良，0.6～0.75则属可疑。

（5）阴茎彩色双功能超声检查（color duplex ultrasonography，CDU）：早在1985年Cue等用高频（5～10MHz）超声探头来确认阴茎动脉的位置及阴茎海绵体、尿道海绵体、白膜的实时图像，后来又引入彩色多

6

普勒技术，使得快速探及并测量低灌流状态下小血管成为可能。结合阴茎海绵体内注射血管活性药物，观察注射前后阴茎海绵体的血流情况，对了解阴茎动脉血供和静脉闭合机制均有帮助。评价阴茎内血管功能的常用参数有：动脉收缩期最大血流速度（PSV），是评估阴茎动脉血供的主要参数，舒张末期血流速度（EDV）和阻力指数（RI）。注药后正常情况下阴茎海绵体动脉直径应大于 0.7mm，PSV>25cm/s，当 PSV<25cm/s 时提示阴茎海绵体动脉存在异常，其中 82% 为严重功能不全；EDV 是评估阴茎背静脉闭合功能的重要指标，正常状况下 EDV<5cm/s。当 EDV>5cm/s 时，提示背静脉闭合功能不全；RI 是（PSV-EDV）/PSV 的比值，正常情况下 RI 平均值接近 1，如果 RI<0.75，95% 有静脉瘘。

（6）阴茎海绵体造影：若罂粟碱试验中阴茎不能充分勃起，但阴茎测压 PBI 正常，临床怀疑有静脉瘘者，则接受阴茎海绵体造影。患者平仰卧位，阴茎根部置弹力止血带，将带有压力转换器的针头刺入一侧海绵体中部，注射罂粟碱 30～60mg，2～3 分钟后除去压力带，5～15 分钟内海绵体压力上升。若压力<8.0～10.7kPa（60～80mmHg），阴茎呈现不完全勃起，即将生理盐水以 80～120ml/min 速度灌注阴茎海绵体，使阴茎海绵体内压达 10.7kPa 以上至阴茎完全勃起。此时以 40～80ml/min 速度注入 30% 复方泛影葡胺，同时摄阴茎正侧位片和包括骨盆在内的正斜位片。正常男性阴茎在完全勃起以前，90% 以上有不同程度的显影静脉，但在阴茎勃起后，造影摄片上无明显的显影静脉。若出现阴茎背静脉、背深静脉前列腺丛、阴部内静脉、髂内静脉、阴茎海绵体静脉或龟头显影，以及与阴茎海绵体有交通的异位静脉显影则可诊断静脉性 ED。我们曾对 35 例临床可疑静脉性 ED 病例行阴茎海绵体造影，26 例（74.3%）显示异常的静脉回流或静脉瘘，得到确诊。

（7）阴茎动脉造影：若病例罂粟碱试验异常，PBI<0.75 临床怀疑动脉病变造成阴茎海绵体供血不足导致 ED 的病例，尤其是有动脉粥样硬化、高血压、高脂血症和糖尿病以及骨盆骨折、阴茎外伤等高危因素的病例，有指征进行阴茎动脉造影。操作方法：从一侧股动脉插管，跨过主动脉分叉处达对侧髂内动脉，快速注入造影剂 60～80ml，同时摄骨盆斜位，阴茎侧位片。尔后将该导管回抽至同侧髂内动脉，再次推药摄片。也可以将罂粟碱 60mg 注入海绵体内，5～15 分钟后待阴茎部分勃起，再重复上述造影方法，即药物性动脉造影。若造影发现阴部内动脉，阴茎背动脉或海绵体动脉不显影、狭窄等病变，可诊断动脉性 ED，随着插管技术的进步可以进行选择性阴部内动脉药物血管造影，更满意显示动态下阴茎动脉支分布。

（8）放射性核素显像：经静脉注射放射性药物，在规定时间内用 γ 照相机监测显像剂的流动。在血管活性药物作用下，正常男性阴茎显像剂明显增加，血液在阴茎内滞留时间延长。若显像剂流量无明显变化则说明阴茎血管性障碍，也可在海绵体内注入 ^{133}Xe（氙-133），测定其流出量，以评价静脉系统的回流状况。常态 ^{133}Xe 被血流冲走，为下降曲线，若视觉刺激诱发勃起后仍被冲走则提示存在静脉瘘。

（9）诱发电位试验：包括骶诱发电位试验和背神经-躯体感觉诱发电位试验。前者测试阴茎背神经→阴部输入神经→骶髓→阴部输出神经→球海绵体肌反射弧的完整性，从刺激至出现第一个反射性肌电图（EMG）的时间称反射潜伏期，正常为（34.6±5.1）毫秒，若>45 毫秒提示外周神经或骶髓病变。后者则客观记录从阴茎到骶髓，再从骶髓到大脑皮质诱发电位波（EEG），确定外周传导时间及中枢传导时间。在外周神经病变时，外周传导时间延长；骶髓病变时，外周及总传导时间延长；骶髓以上病变时，总传导时间及中枢传导时间均延长，而外周传导时间正常。

（10）阴茎生物震感阈测量试验：将振荡器置于阴茎两侧及龟头，让患者告知当振幅逐渐增加时何时感到振动，当振幅逐渐减弱时，何时感到振动消失。测试其感觉阈，以评估从阴茎传向骶髓的神经末梢对振动的感觉及传导功能，是一种检测神经性 ED 的简单而有效的试验。

（11）内分泌生化检查：一般认为糖尿病有 50% 的 ED 发生率，所以血糖和糖耐量测定被列为常规。血清睾酮（T）、卵泡刺激素（FSH）、黄体生成素（LH）以及催乳素（PRL）测定可揭示下丘脑-垂体-性腺轴功能障碍。

病史提示有甲状腺、肾上腺疾病，血脂代谢异常，或肝肾功能障碍者，均应进行相应的生化检查。

（六）治疗

男性性功能障碍的治疗应个体化。试图用一个模式治愈所有病例是不可能的，甚至会产生不良反应，使患者失去信心，因为病因各自不同。此外，应当强调性生活是夫妻双方共同的生理过程，有性功能障碍者经常需要夫妻双方接受治疗。目前，阴茎勃起功能障碍的治疗包括基础治疗和三线治疗（表 94-3）。

表 94-3　阴茎勃起功能障碍的治疗选择

方案	方　法
基础治疗	生活方式的调整，基础疾病的控制，心理疏导，性生活指导，雄激素治疗
一线治疗	PDE5 抑制剂、中成药、真空装置（VED）
二线治疗	海绵体活性药物注射（ICI）
三线治疗	动脉手术、静脉瘘、手术假体植入

1. 器质性病因治疗　器质性病因所致男性性功能障碍者，无论是生殖器官的局部解剖异常或者是内分泌性、血管性、神经性病变，均应明确，并根据病因给予针对性治疗。因为药物引起的性功能障碍应从病史中明确，并停用该药物。器质性性功能障碍患者往往并存精神因素，对他们的精神心理治疗同样不可忽视。

2. 精神心理治疗

（1）性教育和性咨询：性教育指通过个别谈话、书籍、电影或其他教育手段给患者以正确的性知识，包括性解剖和性生理知识，消除有关性行为和性感受的偏见。性咨询则偏重于指导和鼓励，给患者处理特殊问题的具体建议，鼓励自我或与配偶共同完善性过程。许多患者通过性教育和性咨询了解了自己的症结所在，消除了无根据的忧虑，性功能障碍会逐渐消除，甚至霍然而愈。

（2）性感集中训练：多数ED患者有性交恐惧特点，这是一种性焦虑。停止一阶段性交和避免性接触可能对他们消除性焦虑有益。妻子的态度应非常宽容和合作，任何奚落或冷淡，只能加剧病情。在这个基础上进行性感集中训练可能产生良好的治疗效果。性感集中训练旨在减少忧虑，避免不必要的精神负担，加强性感受。通过夫妻爱抚和自如地抚摸将注意力集中在肉体感上而不进行性交。无性交企图，没有精神负担，反而出现阴茎勃起。经反复刺激获得足够勃起功能时，双方再将性感集中原理扩大到生殖器接触，然后采取女方上位姿势，由女方将阴茎插入阴道。这样男方注意力分散的因素得以消除，有可能完成性交过程。

对精神性不射精或早泄病例，性感集中原理同样适用。对精神性不射精者当生殖器接触阶段，鼓励女方有意地按需要方式刺激阴茎，首先让妻子用手刺激引起射精，一旦成功即推荐用女方上位姿势进行性交，或当有射精紧迫感时再将阴茎插入阴道，往往一次成功即可获得或恢复阴道内射精功能。对早泄病例可教女方在性感集中进入生殖器接触阶段应用“捏挤法”，即女方将拇指放在阴茎系带部位，示指与中指放在背侧冠状沟上下，用指腹稳捏压迫阴茎数秒钟，然后突然放松，几分钟一次，借此缓解射精紧迫感，改善射精抑制，延缓快速射精倾向。

3. 药物治疗

（1）对功能性兴奋型性功能障碍：如早泄、遗精等可用溴剂或苯巴比妥等镇静剂。在阴茎头涂搽油膏或冷霜剂型的局部麻醉药，或25%硫酸镁5~10ml每日或隔日肌内注射，对某些早泄病例有一定效果。氯米帕明（氯丙米嗪）25mg，每日3次治疗早泄也有一定疗效。

（2）对不射精病例：麻黄碱50mg睡前服用有治疗效果。电按摩刺激对某些病例有一定效果。

（3）对紧张度差的病例：可试用士的宁、卵磷脂等治疗，或选用助阳、固涩和补气中药治疗。

（4）对无内分泌激素缺乏病例：滥用男性激素无益，但对某些病例短期使用男性激素，借以加强精神心理疗法作用可能有一定效果。因非垂体功能紊乱所致的低血清睾酮出现的ED，应用庚酸睾酮200mg每2~3周一次效果好。对高催乳素性ED选用溴隐亭2.5mg，每日3次治疗。

β肾上腺素能受体兴奋剂异克舒令（isoxsuprine）10~20mg每日3次和（或）突触前α2受体阻滞剂育亨宾（yohimbine）5.4~6mg每日3次，减少海绵体组织血液流出量，并增加性欲，对某些器质性ED病例有一定效果。有时对单药治疗无效应，两药并用可取得疗效。

抗抑郁药曲唑酮（trazodone）50~100mg选择性应用于有抑郁情绪的ED，与育亨宾联合应用可提高疗效。

阿扑吗啡（apomorphine）3~4mg舌下含剂，刺激中枢神经系统与性有关的多巴胺受体和骶副交感神经丛扩张阴茎海绵体血管，对不同病因的ED也有一定疗效。

阴茎海绵体内注射血管活性药物（ICI），罂粟碱60mg阴茎海绵体内注射可引起动脉扩张、静脉收缩和窦状隙开放，对激素性或神经性ED有良好效应，5分钟内可致阴茎勃起，持续超过60分钟之久。对轻型精神性ED也有较好效果，经过几次治疗可明显树立自信心，因而治愈。但对血管性ED效果差。加用酚妥拉明可进一步增加动脉血流而对静脉影响不大，可减少罂粟碱剂量，因此减少痛性勃起和海绵体纤维化的严重并发症。一般剂量为罂粟碱30mg和酚妥拉明1mg一侧或分侧阴茎海绵体内注射，每月1次。前列腺素E，也有同等功效。

前列地尔（alprostadil，一种前列腺素E的合成化合物）。尿道内应用较为方便，它不发生痛性勃起和海绵体纤维化并发症。

磷酸二酯酶抑制剂——西地那非（万艾可）的应用是口服药物治疗勃起功能障碍的里程碑。它是一种对环磷酸鸟苷（cGMP）特异的磷酸二酯酶5型（PDE5）的选择性抑制剂。它通过抑制海绵体内分解cGMP的磷酸二酯酶5型（PDE5）来增强一氧化氮（NO）/环磷酸鸟苷（cGMP）的作用。当性刺激引起局部NO释放时，西地那非可增加cGMP水平，松弛海绵体内平滑肌，使血液流入致阴茎勃起。在没有性刺激时，治疗量的西地那非不起作用。西地那非的推荐剂量为50mg,在性活动前的0.5～4小时内服用。最大推荐剂量为100mg,也可将剂量减至25mg,每日最多服用1次。根据全球超过3700患者参与的21个随机双盲安慰剂对照临床试验结果,西地那非明显改善ED患者的勃起功能。它对器质性ED的改善率为68%,心理性ED为84%,混合性ED为77%。中国的西地那非Ⅱ期随机双盲安慰剂对照的多中心临床试验(628名患者)得到了类似的结果。西地那非在脊髓损伤引起ED的患者中亦有可靠疗效,168名患者勃起功能改善率达到83%。西地那非临床应用安全,不良反应少,但对有心血管疾病的患者应谨慎使用,特别是正在服用硝酸酯类药物的男性应禁用。

随后出现的PDE5抑制剂还有伐地那非(艾力达,vardenafil,leviltra)和他达拉非(希爱力,tadalafil,cialis)。推荐剂量均为每次10mg,可以加大剂量至每次20mg。疗效与西地那非相当,他达拉非效果可持续36小时。服药注意事项同西地那非。

有关勃起的基础研究,可能催发治疗勃起功能障碍的新的药物出现。阴茎海绵体平滑肌松弛过程信号通路中的酶和分子机制,如一氧化氮合成酶(NOS)和钾离子通道(hSLo)等研究,生长因子促进血管和神经的再生修复的研究,血管内皮生长因子(VEGF)治疗血管性和神经性ED的尝试以及基因疗法治疗勃起功能障碍的研究已取得了很大的发展。一氧化氮基因转染,肌细胞调控的基因转染和eNOS基因疗法等能改善实验大鼠的阴茎勃起。中药淫羊藿中提取的淫羊藿苷,在体外试验中对磷酸二酯酶5型有浓度依赖性抑制作用等。这些都对新药开发提供了理论基础和实验依据。

4. 真空缩窄装置(vaccum constriction device,VCD)　借助负压作用使阴茎充血勃起,可应用于某些ED病例,使阴茎膨大后,在阴茎根部上缩窄环。此时阴茎勃起、坚硬,能完成性交。负压产生的勃起与正常勃起或药物注射的勃起不同,海绵体血流的氧供较少,同时压缩环会影响射精。该方法使患者满意度为68%～83%,较适合于有器质性疾病的老年男性。

5. 手术治疗　主要有血管重建手术和阴茎假体植入两大类。

(1) 血管重建术:应用于血管性ED,包括大血管重建术(旁路手术、动脉内膜切开术和经皮腔内血管再通术)和阴茎海绵体血管重建术。将腹壁下动脉或股动脉,或直接吻合于阴茎海绵体或吻合于阴茎背动脉或阴部内动脉。迄今血管重建术疗效尚不满意,尤其是远期疗效更不理想。

(2) 阴茎假体植入:因糖尿病、阴茎严重创伤、骨盆骨折、血管或神经性疾病以及各种手术后导致的ED皆可考虑阴茎假体植入。目前应用的假体主要有两大类型,即半硬性海绵状硅胶假体和水流动力装置的膨胀性硅胶假体。主要并发症有感染、疼痛和局部肿胀。两类假体各有其优缺点。前者手术简单易行,但术后感染、假体脱出或需手术摘除较多,且假体植入后阴茎呈持续半勃起状态,以致产生精神烦恼和体质上的不适。后者手术复杂,但不易引起组织糜烂及穿孔,只在性生活时才勃起,患者及其配偶乐于接受。主要并发症常由机械失灵所致。

（王　翔）

第二节　男性不育症

男性生育的基本条件是具有正常的性功能和具备正常的能与卵子结合的精子。这些又依赖于生殖器官的正常解剖和生理功能,以及下丘脑、垂体、睾丸内分泌的平衡协调。

男性不育症指夫妻未采用任何避孕措施,同居1年以上(WHO推荐),由于男方原因而致女方不孕者。男性不育不是一个独立的疾病,而是由某一种或很多种疾病和(或)因素造成的结果。一对正常夫妇婚后实现妊娠所需的平均时间为5.3个月,在1年内妊娠的占80%。据估计10%～15%育龄夫妇无生育能力,其中男方原因占35%～50%。

据WHO调查,15%的育龄夫妇存在不育的问题,而发展中国家的某些地区可高达30%,男女双方原因各占50%。过去20年里,西方男性的精子密度以平均每年2.6%的速度下降,正常精子比例和活动力平均每年分别下降了0.7%和0.3%。我国人口和计划生育委员会科学技术研究所对1981—1996年间公开发表的,来源于北京、上海、天津等39个市、县、256份文献共11 726人的精子分析数据进行研究后发现,我国男性的精液质量正以每年1%的速度下降,精子数量降幅达40%以上。

影响不育的主要预后因素有:①不育持续时间:当未采取避孕措施而不能生育的时间超过4年,则每月的妊娠率仅约1.5%。②是原发还是继发不育:在一方生育力正常的情况下,夫妇双方获得生育的机会主要取决于将有绝对或相对不育的一方治愈。③精液分析的结果:精液分析是评估男性生育力的重要依据,结果异常提示存在生育能力的减退,精液参数中与生育力关系最密切的是精子数目与活力,而精子的形态学检查对预测体外受精—胚胎移植(IVF-ET,in vitro fertilization-embryo transfer)的成功率有重要参考价值。活动精子总数大于等于4000万个的多数可以通过双方的性交妊娠;500万～4000万个可以考虑采取宫腔内人工授精(IUI)妊娠;大于零、小于500万个者应争取采用IVF-ET和卵胞质内单精子显微注射(ICSI,intracytoplasmic sperm injection)妊娠。④女性的年龄和生育能力:女性在35岁时的生育力仅约25岁时的50%,在38岁时下降到25%,而超过40岁时可能进一步下降到5%以下。在辅助生殖中,女性年龄是影响成功率的最为主要的因素。

现已清楚,睾丸的生精和分泌功能均受下丘脑、垂体调节,存在下丘脑-垂体-性腺轴调节系统。下丘脑分泌促性腺激素释放激素(GnRH),刺激垂体分泌卵泡刺激激素(FSH)和黄体生成素(LH)。FSH刺激睾丸生精小管产生精子,LH刺激睾丸间质细胞分泌睾酮。FSH和LH是通过腺苷环化酶(adenyl cyclase)和环磷酸腺苷(cAMP)的作用发挥特有的生化功能。FSH在睾丸中还有一个生理作用,能使支持细胞产生抑制素(inhibin),抑制素溶于水,是既非雄性激素也非雌性激素的肽类物质,主要作用是反馈抑制下丘脑、垂体功能,减少FSH的分泌。同时睾酮(T)本身对垂体促性腺激素分泌有反馈作用,血液中睾酮浓度增加1倍,垂体促性腺激素将下降50%。上述这些条件中无论是生殖器官解剖或功能缺陷,还是下丘脑-垂体-性腺轴调节障碍均导致男性不育。

【病因】

因男性性功能障碍引起不育的占男性不育的1%~5%。除去这个因素,男性不育症病因一般可分为3大类。

1. 睾丸前原因　垂体或下丘脑病变引起继发性性腺功能低下。

(1)下丘脑病变:促性腺激素释放激素不足,导致出现低促性腺激素性类无睾症(Kallman综合征)和青春期延缓(Prader-Labhaxt-Willi综合征)的临床表现。患者睾丸小而且软,缺乏男性第二性征,血清睾酮FSH和LH低下。

(2)垂体病变:LH和FSH不足,临床表现为垂体功能不全。或单纯LH不足,出现所谓能生育的无睾症,有明显的类似宦官表现,或催乳素分泌过多,导致乳房发育、ED和少精症。

6

2. 睾丸原因　睾丸间质病变引起原发性性腺功能低下或生精小管病变引起生精障碍。病因是多方面的。

(1)先天性睾丸功能障碍:主要指染色体异常,包括染色体数目、大小异常及染色体断裂、缺如、相嵌、易位、倒位等结构畸变。常染色体畸变引起机体畸形、发育迟缓、神经精神障碍,自然直接或间接地引起生育障碍。与生育有关的主要是性染色体畸变,临床表现主要有Klinefelter综合征、超雄综合征和真假两性畸形等。

先天性睾丸缺如或下降不全,睾丸扭转导致萎缩,睾丸创伤或手术损伤睾丸本身或其血供,均可导致生精障碍。

(2)全身性疾病:如肾上腺皮质功能亢进(库欣综合征)或减退(Addison病),甲状腺功能亢进或低下(黏液性水肿),糖尿病等内分泌疾病,低蛋白血症和维生素缺乏症等营养代谢性疾病,以及发热性疾病,特别是病毒性感染,如麻疹或腮腺炎病毒以及淋病或非淋病感染,支原体感染等睾丸炎症,均影响生精功能。近年来精索静脉曲张引起不育症越来越受到重视。静脉曲张导致局部温度升高,睾丸供氧和营养缺乏,以及从肾上腺静脉和肾静脉倒流的血液含有对睾丸毒性物质如肾上腺类固醇(甾体)激素、儿茶酚胺、5-羟色胺等,因而影响精子发生和精液质量。据估计1/3的男性不育症与精索静脉曲张有关。

放射线照射可导致少精症,长期过量接触可使生精作用永久停止。细胞毒物质和化学药品导致睾丸损害,已知铅、砷、锌、铝、苯胺等工业危害和磺胺、硝基呋喃妥因、烷化剂、激素、螺内酯(安替舒通)、5-羟色胺、单胺氧化酶抑制剂、环磷酰胺、甲氨蝶呤、秋水仙碱以及大量阿司匹林等药物均影响精子生成。

3. 睾丸后原因　包括精道炎症、梗阻,先天性输精管缺如,逆行射精,尿道畸形等导致精子输送障碍,附睾病变影响精子获能、精子运动障碍缺乏穿透授精能力,以及免疫反应等均导致不育症。已证明存在抗精子抗体,使精子产生凝集或制动。据统计不育症中,10%~20%是由免疫原因所致。

【诊断】

通过详细询问病史及全面体格检查,一般不育病例不难明确病因,但部分病例却要进行一系列专科特殊检查才能达到病因诊断的目的。

1. 病史询问　通过详细地询问病史,部分病例可明确诊断。对大部分病例,病史可提供进一步检查的线索。

(1)询问性生活史和婚姻史:性生活史,有无性功能障碍。婚姻史,是否近亲婚配,有无家族性遗传性疾病。如非原配夫妻,还要询问以往生育史,以便了解确系男性不育及其原发性或继发性不育。

(2)了解有无影响生育的全身性及泌尿生殖系统疾病:包括先天性、炎症性、血管性、内分泌性、营养代谢性,以及发热性疾病。存在或曾经有过尿频、尿急、尿痛、尿道滴白色黏液、流脓以及血精等情况,明显提示泌尿生殖器官炎症而影响生育。患遗尿症者,特别是青春后期持续遗尿者,可能有膀胱和前列腺神经供应异常,有逆向射精可能。

（3）了解有无影响生育的外伤及手术史：外力可直接损伤睾丸。疝修补术、精索静脉曲张高位结扎、鞘膜外翻术等腹股沟部位或阴囊部位手术有可能损伤睾丸或睾丸血供。腰交感神经切断术以及膀胱颈成形术可能造成逆向射精。

（4）询问是否接触过放射性物质或能影响精子生成或生育功能的毒品及药物。

（5）了解个人生活习惯、嗜好以及工作、生活环境，过量吸烟、摄入乙醇（酒精）：尼古丁中毒可影响性功能和精子生成。职业紧张、畏惧父辈、婚姻不合以及其他精神紊乱，不仅引起性功能障碍，同样有害于精子生成。对来自产棉区的男性不育症患者应询问是否经常食用粗制生棉籽油，该食用油影响生精功能。内裤过紧使睾丸贴近腹部，经常热坐浴及高温操作环境，均会干扰阴囊热量调节，影响生精功能。

2. 体格检查

（1）系统的体格检查：注意体型，营养状况，是否特别消瘦或过于肥胖，有无高血压、内分泌异常表现。注意第二性征特征，如言语声调、喉结、胡须及前额发际类型（前额发际微呈圆形者有睾酮分泌不足可能），乳房发育以及腋毛、阴毛的分布情况。

（2）生殖器官检查

1）阴茎发育情况：有无严重包茎或尿道口狭窄，有无尿道上裂或下裂畸形，是否存在阴茎海绵体纤维硬结症。

2）阴囊及腹股沟部位：有无手术瘢痕，是否有或已康复的窦道痕迹。阴囊皮肤是否增厚，有无巨大鞘膜积液或疝。若阴囊空虚说明隐睾或无睾。是否存在精索静脉曲张。

3）睾丸：大小、部位、质地是否正常，有无结节。测定睾丸大小可直接测量其长度、宽度、厚度，也可用预先制备好的不同体积大小的睾丸模型和被检查者睾丸对照，直接读出睾丸容积。正常成年男性睾丸容积多数>15ml，若<11ml提示睾丸功能不佳。

4）附睾与睾丸的关系：附睾有无结节或纤维化。

5）输精管：存在否，是否光滑圆整，是否增厚，有无串珠状结节。

6）前列腺和精囊：其大小，质地，有无结节和触痛（可通过直肠指诊明确）。在性腺功能低下病例前列腺较小，质地均匀。慢性炎症患者前列腺可增大、正常或缩小，但质地不一，可扪及炎症结节。正常精囊直肠指诊不能触及，而慢性炎症患者可扪及扩张肿大的精囊。必要时还可行前列腺按摩取得前列腺液进行细菌学和细胞学检查。

3. 精液检查　是男性不育症最基本的实验室诊断项目，包括物理和生化特征检查。应强调采集精液的正确方式，送检精液应是受检者避免性交5天后一次射精的全部精液。精液检查至少进行3次，每次标本参数可能有明显差异，故多次检查结果更为客观。

（1）物理学检查：①精液量：禁欲3～5天后，一次正常射精量为1.5～6ml，平均2～5ml。射精量<1ml或>8ml均可影响生育。②气味和色泽：有些刺激气味，呈灰白色，液化后呈透明状，久未射精或遗精者，精液可呈淡黄色。精液为黄棕色，提示生殖道炎症，若红色则为血精，除可能有生殖道感染外，尚需排除肿瘤。③精液液化：刚射出的新鲜精液呈稠厚的胶冻状，可有凝块，在5～30分钟内（平均15分钟）发生液化。精液黏度过高或过低均影响输送活动精子的能力，妨碍受孕。④精液pH：精液包括精囊液（约2.3ml）、前列腺液、附睾液、精子（约0.5ml）以及尿道球腺、尿道腺液。前列腺分泌液为酸性，精囊分泌液则是碱性，精液pH反映这两种分泌物的相对含量，正常值7.2～7.8。精液pH异常，可能存在附属性腺感染。

（2）显微镜检查

1）精子计数：判断成年男性生育力，精子计数量是一个基本的、重要的指数。包括两个参数：①精子密度，即每毫升精液的精子数，正常为$(40\sim200)\times10^6$/ml；②每次射精精子总数，正常为1亿个以上。当精子密度低于20×10^6/ml，受孕率将明显下降；精子密度在40×10^6/ml以下不育者，往往伴随其他参数异常。在临床上精子密度低于20×10^6/ml，或每次射精精子数均低于40×10^6/ml，应视为异常。多精症（精子$>2.5\times10^8$/ml）可导致机械性阻碍精子活动和游走。在不育症中占1%～2%，且配偶自然性流产率高。

2）精子活动力：目前的检查方法带有一定的主观性。显微镜下观察精子活动强度分为5级（表94-4）。

表94-4　精子活动力分级

级别	精子活动情况
0	精子不动
1	精子原地活动
2	精子缓慢向前进
3	中等速度直线活动
4	高速直线活动

正常精子活动力（指2级以上活动力）射精后1小时≥70%，射精后3小时≥60%，射精后7小时≥40%。精液在35～37℃水溶液中保存6小时后，精子活力低于10%者，应视为异常，很难有受孕机会。

3）精子形态：已经辨认的精子形态大约有60多种，但在实际应用中，根据精子头部形态和大小，有7个主要类型，即椭圆形、大头、小头、联体、尖形、不成熟的和无定型的精子。正常精子头部正面为卵圆形，侧面为扁平形，尾长而弯曲，外形如蝌蚪。正常精液中，异常精子头部中精子头粒蛋白（acrosin）浓度下降。精子头粒蛋白是精子穿透卵子透明带的必需物质。

正常精液中正常形态精子应占70%左右，异常精子可占30%～40%，超过50%则属不正常。精液中不成熟精子和尖头精子超过20%，反映生精上皮出现应激反应，最常见于精索内静脉曲张症，往往同时有精子计数和运动力的下降。

（3）精浆生化分析：精浆主要是提供输送精子和营养精子的基质。基质由三部分组成：①尿道腺和前列腺分泌物；②睾丸、附睾和输精管分泌物；③精囊液。精浆数量和成分的变化直接影响精液容量、精子密度、精液黏度以及精子活力。由于射精时各附属性腺的排空不同步，上述三部分按先后次序射出。如有可能采用分段射精检查法，精确测定各附属性腺的生化标志物，检查其功能。

精浆的主要成分是水，约占90%以上，其他成分有脂肪、蛋白质颗粒、色素颗粒、前列腺液的磷脂小体、胺类、游离氨基酸、无机盐、酸类、乳酸及果糖等。

常用参数有前列腺分泌活性的生化标志：酸性磷酸酶（0.9～10U，平均值4U），枸橼酸（2～8mg/ml，平均值5mg/ml）和锌（25～420μg/ml，平均值200μg/ml）。精囊分泌活性的生化标志：果糖（1～5mg/ml，平均值3mg/ml），前列腺素（A-B组平均值50μg/ml）。附睾分泌活性的生化标志：甘油磷酰胆碱（平均值0.9μmol/ml）。

4. 睾丸活组织检查　目的是评估无精或严重少精的男性睾丸生精功能。对小睾丸和FSH明显上升的无精症者，睾丸活检应特别谨慎。

对无精症患者，睾丸活组织检查可鉴别梗阻性和非梗阻性无精症，以及确定非梗阻性类型和功能障碍的范围。对严重少精症者，睾丸活组织检查可以发现睾丸病变的类型，同样有诊断和判断预后的价值。在生精部分抑制病例，活组织检查特征是存在少量精子，其预后较局部或全身病变引起的进行性改变为好。睾丸活组织检查对男性学手术的疗效估计同样有价值，睾丸活组织检查除观察病理变化外，还可做定量分析，病理结果推荐使用JOHNSEN评分（表94-5）。评定200个生精小管的生精程度，分1～10级，由此产生平均分数，反映睾丸的平均生精功能，正常人平均分数是9.38±0.24。也可以检查30个生精小管，计数其中支持细胞比率。因支持细胞在幼儿后期不再分裂，且对创伤有抵抗能力。支持细胞比率可作为生精功能的定量估计。

表94-5　睾丸活检病理结果推荐使用JOHNSEN评分法

评分	组织学标准
10	生精功能正常
9	生精功能轻度改变，后期精子细胞较多，上皮细胞排列紊乱
8	每小管小于5条精子，后期精子细胞较少
7	无精子或后期精子细胞，初期精子细胞较多
6	无精子或后期精子细胞，初期精子细胞较少
5	无精子或精子细胞，精母细胞较多
4	无精子或精子细胞，精母细胞较少
3	只有精原细胞
2	无生精细胞，只有支持细胞
1	无生精上皮

5. 精道检查　精道通畅与否直接关系着射精和生育。精道检查是了解精道病变和通畅的直接可靠的检查手段，包括输精管穿刺造影、尿道造影和尿道镜检查。

6. 细胞遗传学的实验室检查　包括性染色质和核型鉴定。其指征是：①不育男性第二性征发育异常或有两性畸形体征者；②功能性无精症，严重少精症或无精症；③不育男性精子密度异常和正常形态的精子比率低下；④配偶习惯性流产或婴儿畸形。

（1）性染色质检查：性染色质又称X小体，是由一个在遗传上不活动的X染色体所形成。正常男性是“XY”型，只有一个X染色体，一般不形成性染色质小体。正常女性是“XX”型，有一个X染色体在遗传上不大活动，常形成性染色质小体（即性染色质，X小体）。若在男性个体发现存在性染色质，表示其存在染色体异常，所以性染色质检查可以鉴别男性性别，并可推算染色体异常。

检查性染色质可以采用外周血检查中性粒细胞，统计500个中性粒细胞，计算其存在鼓槌状小体（性染色质）的百分数。正常男性在1%以下或无，女性3%以上。也可以检查其他分裂间期细胞（即不处在细胞分裂中的细胞），如颊黏膜细胞或毛根细胞等。镜检200个颊黏膜细胞，其染色质百分数，正常男性在14%以下或无，女性在40%以上。

（2）染色体核型分析：人体细胞染色体数目有46个(23对)，其中22对是男女两性都一样的，称为常染色体，以1～22编号，共7组，一般用A～G代表7个组。有一对是男女两性不同的性染色体，即性染色体X和性染色体Y。在男性细胞中性染色体是X和Y(XY型)，在女性细胞中性染色体是X和X(XX型)。若受检查者性染色体为47,XXY，无疑是Klinefelter综合征。

6

7. 内分泌检查　血清 FSH、LH 和睾酮测定以及激素动力学试验，可以对下丘脑、垂体、睾丸功能进行估计，鉴别性腺功能不足是原发睾丸原因还是继发于促性腺功能低下。

(1) 睾酮测定：对有明显内分泌疾患或性器官发育障碍者，睾酮测定有其意义。对患有性欲、性功能低下者，应测定睾酮水平。睾酮浓度降低，作间质细胞功能试验，看注射 HCG 后血清睾酮是否上升，以此鉴别原发性或继发性病因。

(2) 血清 FSH、LH 测定：对无精症和严重少精症有诊断价值。原发性睾丸生精障碍，反馈控制丧失而导致 FSH、LH 水平升高，相反，梗阻性无精症，LH、FSH 水平正常。

8. 免疫学检查　一对不育夫妇性交后试验不佳，而男方精子数量和质量正常，则表明存在抗精子抗体，且往往发生在男性，应行免疫学检查。

精液中以及精子本身具有抗原性物质，在正常情况下血-睾屏障防止这些抗原性物质进入血液循环。而且免疫细胞与正常精道是隔开的，所以不发生免疫反应。但精道炎症、创伤或手术则破坏血-睾屏障导致免疫反应，产生抗精子抗体。女性存在的抗精子抗体一般是性交中精子抗原与阴道及子宫接触产生免疫反应所致，但有部分女性从未有性交史也存在抗精子抗体。血清中和男性生殖道中抗精子抗体，两者可能并不同时存在或效价不一致，但影响生育的主要是精液中或宫颈黏液中的抗精子抗体。抗精子抗体导致精子产生凝集或制动，临床应用精子凝集试验和精子制动试验进行检测，或直接进行精子宫颈黏液接触试验及精子宫颈黏液穿透试验，观察精子在宫颈黏液中活动能力和穿透能力。

测定活动精子表面免疫球蛋白有几种方法，如混合抗球蛋白反应(MAR)、放射性标志抗球蛋白(RAT)和免疫球试验(IBT)等。特别是后者能确定特异性抗体与精子结合的具体区域，结合区域不同影响精子运动、存活或受精等不同功能。WHO 推荐这些方法。

男性不育症的诊断流程图见图 94-1。

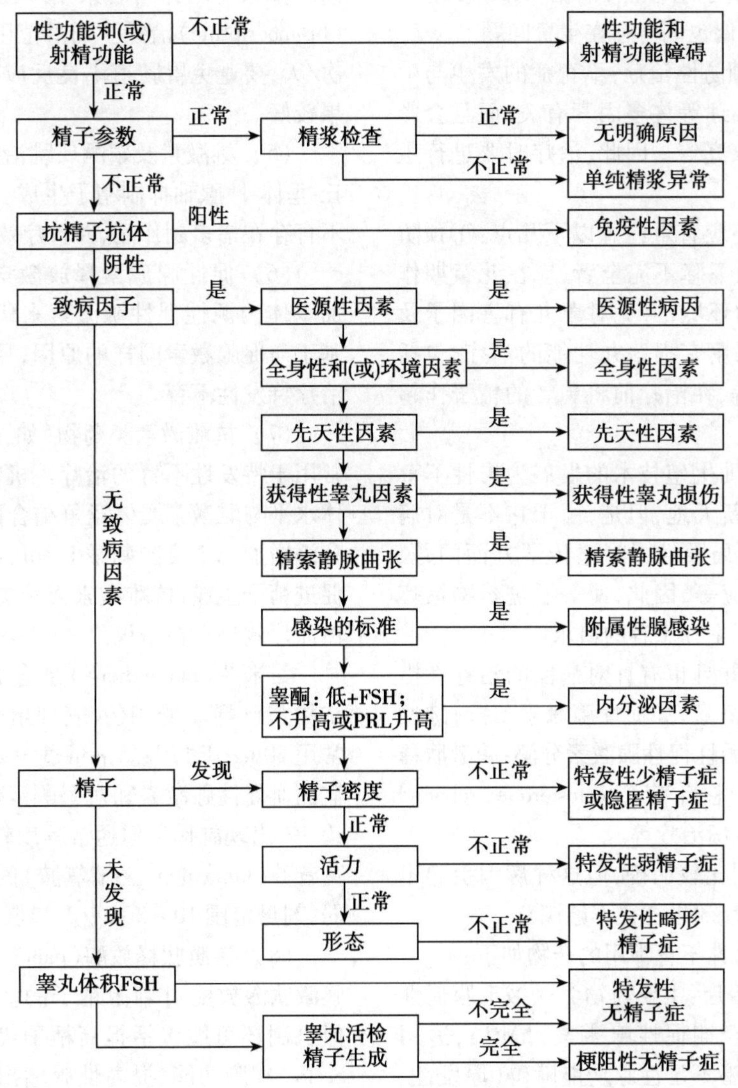

图 94-1　男性不育症诊断流程图

【治疗】

针对病因治疗男性不育症。因性功能障碍引起不育者，必须给予性生活指导及有关治疗。一些病例仅仅精子数目略低，选择配偶排卵期前后性交，有可能使妻子妊娠。避免诸如精神紧张、营养不良、接触放射性物质和某些阻碍精子发生的药物以及感染等影响生育的一切因素，对部分有关病例有可能恢复生育能力。下丘脑-垂体-性腺轴调节功能障碍不育者可应用药物治疗。对精道梗阻病例则选择外科手术治疗。

1. 一般治疗

(1) 不育夫妇双方共同治疗：不育症是诸多病因作用的结果，生育力与夫妇双方有关。因此，不育症治疗时要特别注意夫妇共同治疗。即使是绝对不育男性（即不作治疗不能获得生育者，如不射精症、无精子症等）在男方进行治疗前也应对检查女方的生育力。男性生育力降低如特发性或继发性少精子症，精子活力低下症和畸形精子增多症，根据 WHO 多中心临床研究，约 26% 女配偶也同时存在生育问题。

(2) 宣传教育和预防性治疗：不育症的发生与生活、工作、环境、社会、心理等许多因素有关，而且会影响到患者心理、婚姻、家庭等。因此，治疗时要进行生殖健康知识教育。

为预防男性不育还应着重注意以下几点：①预防性传播性疾病；②睾丸下降不完全者，应在儿童期作出相应处理；③安全的环境，避免对睾丸有害因子及化学物品的接触；④采用有损睾丸功能的治疗，包括某些药物如肿瘤化疗等，在治疗前将患者的精子作超低温保存。

2. 药物治疗　辅助生殖技术的发展为男性不育症的治疗提供了一片新天地，但是，由于它不是对病因的治疗，存在一定的局限性，如：遗传学方面问题、对不育人群的放大效应等，因此，使等通过药物治疗自然受孕仍然是许多医生和患者的追求。

当病因诊断明确，并且也有针对病因的治疗性措施，治疗效果就将较为满意，如促性腺激素治疗；脉冲式 GnRH 治疗；促进内源性促性腺激素分泌；胰激肽释放酶治疗；睾酮反跳治疗（teslosterone rebound therapy）；其他内分泌疾病治疗等。

当引起不育的病因比较明确，但这种病因引起不育机制尚未阐明的，治疗效果往往不够满意。

目前临床上治疗男性不育常用的药物如下：

(1) 促性腺激素治疗：主要药物为人绒毛膜促性腺激素（hCG）和人绝经期促性腺激素（hMG），适用于：各种促性腺激素分泌不足性腺功能障碍（原发性、继发性）。促性腺激素替代治疗前应常规行性激素检测，排除高泌乳素血症，对于怀疑垂体肿瘤应行 MRI 检查，激素替代治疗可用外源性促性腺激素或 GnRH。后天性促性腺激素分泌不足的治疗：hCG2000IU，皮下注射，2～3 次/周。原发性（先天性）促性腺激素分泌不足的治疗：上述基础上另加用 FSH，可用 hMG 或纯的重组人 FSH。FSH 37.5～75IU，肌注，3 次/周，连续 3 个月。当精子密度接受正常时停用 FSH。单独 LH 缺乏 hCG 治疗可提高睾丸内和血清睾酮。单独 FSH 缺乏，可用 hMG 或纯的重组人 FSH 治疗，也可用氯米芬（克罗米芬）治疗。

(2) 甲状腺素：甲状腺功能减退者补充甲状腺素可能改善生育力。

(3) 糖皮质激素：继发于先天性肾上腺皮质增生的男性不育症可用糖皮质激素治疗。补充糖皮质激素可减少 ACTH 和雄激素水平、促进促性腺激素释放、睾丸内甾类物合成和精子生成。

(4) 多巴胺受体激动剂（如：溴隐亭）：泌乳素过高的排除垂体肿瘤后采用多巴胺受体激动剂溴隐亭（bromocriptine）治疗。剂量范围：2.5～7.5mg/d，2～4 次/天，要避免胃肠道不良反应。约需 3 个月疗程，效果较好。

(5) 雄激素及睾酮反跳治疗法：雄激素可通过下丘-垂体-性腺轴抑制精子生成。临床治疗男性特发性不育存在诸多副作用，并且疗效不肯定。

(6) 促性腺激素释放激素（GnRH）：GnRH 是增加垂体内源性促性腺激素来代替 hCG/hMG 的方法。基于与促腺激素同样的原因，目前也不推荐该类药物治疗特发性不育。

(7) 抗雌激素类药物（如：氯米芬、他莫昔芬）：最常用于特发性不育的治疗。机制为药物在下丘脑、垂体水平与雌激素受体竞争结合而导致 GnRH、FSH、LH 分泌增加。主要能刺激 Leydig 细胞产生睾酮，其次也促进精子生成，抗雌激素类药物相对便宜，口服安全，然而疗效仍存在争议。

氯米芬（clomiphene）是合成的非甾体类雌激素，结构与已烯雌酚相仿，表现出较显著的雌激素效应。常用 50mg/d，口服。剂量过大易抑制精子生成。必须监测血促性腺激素和血睾酮以保证睾酮在正常范围。约 5% 出现副作用但通常程度较轻。疗效不确切。他莫昔芬（tamoxifen，三苯氧胺）的雌激素效应较氯米芬弱，剂量范围 10～30mg/d，口服。

(8) 胰激肽释放酶（pancreatic kallikrein）：据认为胰激肽激放酶可刺激精子的活动力和精子生成。其他机制还可能包括提高精子代谢、增加睾血供、刺激 Sertoli 细胞功能、提高性腺输出道的功能等。疗效存在争议。

（9）重组人生长激素（recombinant human-growth，rh-GH）rh-GH 可以增强睾刃间质细胞功能并增加精液量、rh-GH 可刺激激释放胰岛素样生长因子-1（IGF-1），IGF-1 可作为精子生长过程中自分泌/旁分泌生长因子而发生作用于。其剂量为 2 ~ 4IU/d，皮下注射。其疗效目前尚无令人信服的大规模研究。

（10）肉碱（Carnitine）：其可提高精子的活力和附睾功能，因此用于男性不育的治疗。常用剂量：1 ~ 2g/d，每日 2 ~ 3 次，口服，疗程 6 个月至 2 年，疗效不确切。

（11）其他药物：锌、维生素 A、维生素 C、维生素 E、前列腺素合成酶抑制等均有报道的经验，可能有助于提高精子的参数和受孕率，但均缺乏足够的说服力。

（12）中医中药治疗：中医中药治疗男性不育历史悠久，积累了丰富的经验，但对其疗效仍需作进一步的探讨。

3. 手术治疗　男性不育是一个复杂而较难解决的问题。在诊断时首先要找到不育的原因，然后进行治疗，男性不育症的治疗有病因治疗，然后进行治疗，男性不育症的治疗有病因治疗，内分泌治疗、非特异性治疗等，有一些男性不育症患者的器质性病变，无法通过药物解决，只能采取手术治疗的方法。手术治疗指征主要有以下几类：

（1）生殖器畸形或发育异常：常见的有隐睾、尿道狭窄、尿道瘘、尿道下裂、尿道上裂、严重的阴茎硬结症等。

隐睾或睾丸下降不全者可行睾丸下降固定术。手术最好在 2 岁前完成。当精索或血管太短而不能固定在阴囊位置时，可以分期实施睾丸固定术（Fowler-Stephenson 手术）。尿道上下裂：尿道下裂是男性下尿路及外生殖器常见的先天性畸形，治疗目的一是矫正腹侧屈曲畸形，使阴茎抬竖直；二是重建缺损段之尿道。治疗时机宜在学龄之前完成最好，即在 5 ~ 7 岁时间为宜。手术治疗方法繁多，基本原则是：①力求一期完成手术治疗，即将阴茎下弯矫正与尿道成形两步手术一次完成；②分期完成手术治疗，第一期完成阴茎下弯矫正术，第二期完成尿道成形术。

（2）梗阻性无精子症：包括输精管、精囊先天缺如引起的梗阻性无精子症；输精管节段性不发育；输精管医源性损伤或结扎；炎症后梗阻；射精管口先天性狭窄等。输精管道梗阻是造成男性不育的常见原因之一。对于输精管结扎等输精管道梗阻者应积极手术治疗。输精管吻合术和输精管-附睾吻合术是治疗梗阻性无精子症常见和有效的方法。显示微外科手术有更高的复通率，术后效果更佳。

睾丸内梗阻：常用睾丸取精术（testicular sperm extraction，TESE）或睾丸细针抽吸精子（testicular sperm aspiration，TESA），获取 TESE 或 TESA 几乎适合所有梗阻性无精子症。

附睾梗阻：CBAVD 常用经皮附睾精子抽吸术（percutaneous epididymal sperm aspiration，PESA）或显微外科附睾精子抽吸式（microscopic epididymal sperm aspiration，MESA）获取精子，获取的精子一般用于 ICSI 治疗。由获得性后天性附睾梗阻引起的无精子症可行显示微外科附睾输精管端一端或端一侧吻合术。

显微外科复通率为 60% ~ 87%，累计妊娠率为 10% ~ 43%。从出生率来看，因输精管结扎引起的梗阻行显微外科吻合，成功率较高，比做 ICSI 更经济。近端输精管梗阻：输精管切除后的近端梗阻需要显示微外科输精管切除复通，输精-输精管吻合术只能用于少数患者，当术后的输精管液中未查到精子即可证实继发附睾梗阻的存在，特别当近端输精管液中有牙膏样（toothpaste）黏稠液出现时，应行输精管附睾吻合术。远端输精管梗阻：儿童时期行疝气或睾丸下降固定手术损伤导致双侧面输精管大范围缺失一般是不可重建的。这些病例应在近端输精管抽取精子或 TESE、TESA、PESA、MESA 用于 ICSI 治疗。大范围单侧输精管缺失伴同侧睾丸萎缩可考虑将其与对侧面作输精管-输精管吻合术或输精管-附睾吻合术。

射精管梗阻：射精管口梗阻可试行经尿道射精管切除术。

（3）精索静脉曲张：精索静脉曲张导致的男性不育症，采用精索内静脉高位结扎治疗，目前显微镜下精索静脉结扎术已成为主流，且术后疗效确切，并发症少。

4. 辅助生殖技术　辅助生殖技术（assistant reproductive technology，ART）指运用各种医疗措施，使不孕者受孕方法的统称，包括人工授精、体外受精-胚胎移植。人类辅助生育技术前应对夫妇双方进行体格检查，必须是已婚，同时符合我国计划生育条例和伦理原则。

临床对梗阻性无精子症或非梗阻性无精子症患者手术时，通过外科手术从睾丸、附睾或远端输精管取得的精子或睾丸组织，推荐进行超低温保存。

5. 人工授精　人工授精是指男方通过体外排精，待精子液化加入培养液采用上游法或密度梯度离心法处理后注入女方的体内，使精子和卵子结合促使妊娠的一种治疗措施。

（1）根据精子来源不同分为：丈夫精人工授精（artificial insemination of husband，AIH）和供精人工授精（artificial insemination of donor，AID）。

（2）根据精液注入女方体内的部位不同，主要分为两种:①宫颈周围或宫颈管内人工授精(intracervical insemination,ICI):将处理过的精液缓慢注入宫颈内,其余精液放在阴道穹隆,供精人工授精采用此法。②宫腔内人工授精(intra-uterine insemination,IUI):是人工授精中成功率较高且较常使用的方法,IUI的精子经过洗涤优化,用导管通过宫颈,将精子注入子宫腔内。

6. 体外受精-胚胎移植(IVF-ET)　这是避开输卵管的受孕方法,通过阴道B超将女方的卵子取出放置在培养皿中,4~6小时后将洗涤优化的男方精子加入其中,使卵子受精,形成受精卵,发育至4~8个细胞的胚胎约需48小时,发育成囊胚需72小时,移植入女方的子宫腔内,等待着床受孕。

7. IVF-ET衍生的助孕技术

(1) 卵胞质内单精子显微注射(intra-cytoplasmic sperm injection,ICSI):即将一个精子通过透明带及卵细胞膜注入形态正常并成熟的卵母细胞胞质内。拟行ICSI的男方必须排除遗传性疾病,必要时进行遗传咨询。

(2) PGD:植入前遗传学诊断(preimplantation genetic diagnosis,PGD)指从体外受精的胚胎取部分细胞进行基因监测,排除致病基因的胚胎后才进行移植,可以排除遗传病基因的胚胎后进行移植,防止遗传病的发生。其过程包括激素诱导超排卵,获得卵母细胞,用常规IVF-ET或ICSI受精,体外培养至6~10细胞期,取1~2个细胞或者胚胎发育到囊胚期取部分细胞,根据指征通过PCR或FISH进行相应的监测,再将2~3个经分析正常的胚胎移植入子宫。

(杨念钦)

第三节　男性计划生育

实行计划生育是我国的一项基本国策,也是全球性的一项战略任务,目前世界人口正以每年约20‰的速度增长。计划生育工作的实施包括两个方面:提倡晚婚;婚后采用避孕或绝育手术,有计划地控制生育。

计划生育,尤其是男性计划生育的研究,近30余年来虽然取得某些进展,但仍不理想。要取得突破性进展,还需要在男性生殖生理、临床男性学、临床药理学方面做深入研究。

(一) 男性的节育环节

男性性腺即睾丸主要有两个功能:①生精小管中的生精上皮产生精子;②间质细胞产生睾酮,促使第二性征和附属性器官(精囊、前列腺等)的发育和维持正常性功能。而睾丸这两个功能均受下丘脑-垂体-性腺轴系统调节,已在前文叙述。通过干扰下丘脑-垂体-性腺轴系统对睾丸的调节以及直接抑制睾丸生精等因素,可达到节育目的。

睾丸产生的精子必须在附睾内进一步成熟、获能。干扰附睾功能,降低精子活力的药物,同样具有抗生育作用。

阻断精子在精道中运输或阻止精子与卵子接触是节育的重要环节,也是目前应用最为普遍的避孕措施之一。

应用免疫法节育,是近年来许多学者热衷研究的重要课题。通过免疫接种达到不育目的是人类节育的最理想途径。如获成功,将开创人类计划生育的新纪元。

(二) 常用的男性节育措施

1. 男性节育药物　理想节育药物应具有肯定的抗生育效果,但不影响第二性征和性功能,且无不良反应,停药后生育能力可恢复,对子代无影响,给药方便等优点。可惜迄今尚未找到理想的节育药物。

(1) 棉酚:是我国首先发现和使用的,在20世纪80年代曾被认为是最有希望的男性节育药物。棉酚具有抗生育效能是在我国产棉区食用粗制生棉籽油的人群中观察到男性不育患者而受到关注。1971年经动物实验证实棉籽中抗生育的有效成分是棉酚。随后对棉酚的抗生育效果、作用部位和机制、药理以及毒性作了广泛研究。研究表明棉酚抗生育的主要部位是在睾丸的生精上皮细胞,干扰精子发生。棉酚对精子能源代谢有抑制作用,并可选择性地干扰睾丸功能,这与睾丸对棉酚易感性有关。1972年开始临床应用,至1980年全国14个省、市共8806例志愿者应用棉酚抗生育。应用制剂有醋酸棉酚和甲酸棉酚,口服起效量为20mg/d,平均口服75天达到抗生育目的,之后改服维持量为每周40mg。临床资料表明棉酚抗生育效果达99%。对其中部分服药者的精液用光镜和电镜观察其精子形态、活率、存活时间以及精液LDH-C4及ATPase等指标测定,进一步证实了棉酚的抗生育作用。对身体多系统多器官的检查和遗传学指标的观察,表明棉酚对人体无明显不良影响,停药后精子恢复至每毫升4000万个以上者为73.68%。认为服药总量最好不超过6g,超过者精子恢复率明显降低。少数服药者在起效期出现一过性乏力、食欲减低、性欲减退等不良反应,可在短期内自行消失或经对症治疗后恢复正常。主要的不良反应是低钾血症和停药后精子不恢复。

(2) 雷公藤:抗生育的效应已被证实,但对细胞免疫有明显抑制作用,作为临床应用尚需时日。

(3) 激素类药物:睾酮可通过垂体负反馈机制抑制FSH、LH的分泌,导致破坏精子发生。已证实丙酸睾酮 50mg/d，肌内注射，或庚酸睾酮每 7 天注射 1 次，可维持对精子的抑制作用。但长期应用睾酮有出现痤疮、乳腺胀痛及睾丸体积减小等不良反应，妨碍临床广泛应用。

醋酸环丙孕酮（cyproterone acetate）：是一种具有抗雄激素和抗促性腺激素作用的类固醇药，10～20mg/d 的剂量可使精子减少。

联合应用孕激素-雄激素，既抑制脑下垂体 FSH 和 LH 产生，又可补偿内源性的睾酮下降，其结果是抑制精子发生，但性欲不受影响，停药后生殖力又能恢复，因而受到重视。醋酸甲羟孕酮（medroxyprogesterone acetate，DMPA 或 MPA）200mg 和庚酸睾酮 200mg，每月注射 1 次，据小数量临床观察效果好，无明显不良反应。

LHRH（黄体生成素释放激素）类似物：目前研究颇多，希望通过 LHRH 类似物与 LHRH 在垂体内竞争受体，干扰 FSH 和 LH 的分泌，达到抗生育目的。但迄今尚未找到强有力的竞争受体的类似物，且因睾酮同时受到抑制，导致性欲及性功能低下，临床应用受到限制。

（4）直接抑制精子发生或干扰精子在附睾内成熟的药物：如双二氯乙酰二胺、5-硫代-D 葡萄糖、α-氯乙醇、6-氯-6 脱氧葡萄糖等仅处于试验阶段，且毒性过大，远非临床所能应用。

（5）最近有报告一种可成功使雄性灵长类免疫避孕的附睾/睾丸特异蛋白 Eppin，给男性避孕带来曙光，但真正能在临床应用还有待许多基础和临床研究。

其他干扰附睾功能的新型 5α 还原酶抑制剂（Ⅰ、Ⅱ亚基双解抑制剂）和可溶性腺苷酸环化酶抑制剂作为新型男性避孕药物正在研究开发。

2. 避孕套及外用避孕药　应用避孕套或外用避孕药旨在阻碍精子与卵子接触。避孕套使用得法，即每次性交必用，用前检查确无破损，性交结束后严防滑脱，不使精液流在阴道内，则效果可靠，且具价格便宜、易于发放、不需要医务人员管理、无毒性及无不良反应等优点。据统计在瑞典和英国有 40% 的人使用，在日本高达 70%。目前有些国家艾滋病流行，避孕套更受欢迎。

外用避孕药通过改变精子渗透压，使精子丧失活性或被杀灭，阻碍精卵接触。一般有三类：①表面活性剂，可分阴、阳离子型及非离子型两种；②有机金属化合物；③弱酸。近年来表面活性剂逐步取代有机金属化合物，上海、天津等地曾制成壬苯醇醚和烷基苯氧聚乙醇等外用药膜用于临床。

3. 物理因子节育法　此法是指应用各种物理因子，包括声、光、电、磁、热、力、机械、放射和针灸等，产生温热效应，使睾丸增温，以破坏精子发生所需要的条件，从而阻止精子的产生，达到节育目的。众所周知，睾丸最适宜的环境是处在阴囊内，阴囊内温度一般要比体腔温度低 3℃左右。隐睾患者睾丸所处部位局部温度过高，因而发育不良，精子产生障碍。实验证明，给阴囊局部加温，同样可以阻碍精子产生，达到节育目的。

4. 男性绝育术

（1）输精管结扎术：手术切除一小段双侧输精管，再结扎其断端，从而切断输送精子的管道，阻止精子排出体外，达到男性绝育的目的。输精管结扎术不影响睾丸产生精子和分泌男性激素，不影响性生活及正常射精过程。而且术后一旦需要还可行输精管吻合术，恢复其通畅。因此自 20 世纪 60 年代，输精管结扎术已被国内外广泛应用。我国学者努力革新手术器械，改进手术方法，使输精管结扎术日趋完善，成为简便、安全、可靠的男性绝育措施。

输精管结扎后，男性生殖道内残留精子仍可继续生存 1 个月左右，有的甚至延迟 4 个月后才消失。术后需要 4～10 次排精才能排尽这些残余精子。所以输精管结扎术后一段时间内仍需采取其他避孕措施，如使用避孕套。若在术中即时经输精管远切端向精囊灌注杀精药物，如 1∶1000 醋酸苯汞溶液、0.1% 硝酸呋喃唑酮、高锰酸钾溶液以及普鲁卡因、蒸馏水等，可杀死、冲出残余精子，防止术后再孕。

动物实验和临床观察已充分证明输精管结扎术后不但睾丸生精和分泌男性激素功能不受影响，聚集在附睾内的精子也能不断被分解吸收，不断保持动态平衡，因此对附睾也无明显影响。虽有证据表明输精管结扎术后会产生自身免疫反应，但长期随访，对健康并无妨碍。

（2）输精管电凝术：切断输精管后，以电凝代替结扎，将电灼针头插入输精管腔内 2mm，电灼破坏其黏膜，然后充分电凝输精管切断面。此法简便、可靠，而感染和痛性结节形成等并发症更少发生。

（3）输精管注射粘堵绝育术：国内首创经皮作输精管穿刺，推注 25% 苯酚、“504”（α-氰基丙烯酸正丁酯）混合液，粘堵输精管达到绝育目的。据一组 3175 例资料统计，此法有效率达 95.4%，组织损伤小，并发症少。

赵生才曾采用经皮下注射聚氨基甲酸乙醇弹性体引起输精管栓堵方法，在输精管内形成长约 1cm 的栓子，对输精管内膜无刺激。自 1983 年开始累计应用 10 万例。对 12 000 例进行临床观察，其中只有 56 例（0.47%）有轻微的早期并发症，无任何远期并发症。500 例随访 3 年，证明其精浆无精子率达 98%。84 例经取栓后，有 51 例的妻子受孕，其中取栓 1 年以上的

6

31 例全部受孕,出生 38 个正常婴儿。故认为此法为可复性的。

(4) 输精管内置栓绝育术:选用聚氯乙烯栓子堵塞输精管管腔达到绝育目的。湖北宜昌地区医院自 1979 年开始动物实验和临床应用,证实效果良好。

(5) 可复性输精管节育装置:针对输精管结扎等绝育术后,因特殊原因需要复育者,行输精管吻合术成功率有限(常规方法术后妊娠率平均为 33%,应用显微外科技术术后妊娠率也不超过 55% ~75%)。近年来国内外对可复性输精管装置做了大量研究。

5. 其他避孕法　包括安全期避孕法:选择女方非排卵期性交。体外射精法:即将达到性高潮时,迅速抽出阴茎,射精于体外。会阴压迫法:即将射精时,压迫会阴部,让精液逆射向膀胱。这些避孕法可靠性差,且有可能影响性功能,不宜作为常规避孕法,但不失为一种应急措施。

(三) 男性绝育术的并发症及其防治

输精管结扎术简便、安全、可靠,有可能最低限度地减少并发症的发生。据上海市 1972 年对 6203 例术后远期随访,输精管结扎的并发症发生率为 5.81%。早期有局部血肿和感染,远期有痛性结节、附睾淤积、性功能障碍、输精管再通和术后再孕。

1. 出血　输精管结扎术后出血有浅表切口渗血与阴囊内血肿。术中注意选择阴囊皮肤无血管区进路,妥善固定、解剖输精管,不误伤周围血管;如损伤则严格止血,可以预防术后出血。如遇术后切口渗血,则加压包扎或缝合止血。阴囊内血肿局限者,可冷敷加压包扎,应用止血和抗感染药,术后 72 小时穿刺抽出积血,并注入透明质酸酶 1500U,每天或隔天肌内注射糜蛋白酶 5mg,对促进积血吸收或有帮助。如血肿迅速扩大,宜手术清除血块,严密止血,彻底引流。后期进行理疗以促使肿胀消退。

2. 感染　严格执行无菌操作要求,严防局部积血,则术后感染发生率极低。如术后局部红、肿、热、痛则应抬高阴囊,加强抗感染治疗,促使炎症吸收。一旦脓肿形成则应及时彻底引流。

3. 痛性结节　输精管结扎术后产生的结节,绝大多数无自觉症状。少数术后结节大,自觉疼痛,触痛明显则为痛性结节,追究其原因多数是术中未充分游离输精管,结扎输精管包括过多周围组织或形成血肿,以致术后形成过多瘢痕,甚至因结扎精索神经纤维形成神经纤维瘤。其他可能原因尚有局部组织对缝线反应形成异物肉芽肿,输精管残端感染形成炎性肉芽肿,以及精液从破裂的输精管中溢出,引起局部炎症反应,形成精液肉芽肿。术中操作要轻巧精细,充分游离输精管,避免意外损伤及过多结扎,以及注意在附睾较远处结扎输精管残端,以增加容纳精液的缓冲地,可预防发生痛性结节。一旦出现痛性结节,可采用抗炎、理疗和对症治疗,应用醋酸氢化可的松或醋酸确炎舒松加利多卡因,局部浸润封闭结节周围,可促进肉芽肿吸收消退,缓解症状。若症状明显,长期治疗无改善者可手术切除痛性结节。

4. 附睾淤积　输精管结扎术后,睾丸产生的精子和附睾分泌的液体一般能在附睾中被吸收,不形成附睾淤积。附睾淤积形成的可能因素有:①排入附睾的精子和睾网液随性活动而增加,过度的性生活加重了附睾吸收负荷;②手术操作损伤附睾血供或精索静脉,从而影响静脉回流,降低附睾吸收能力;③术前生殖道潜在感染或精索内静脉曲张,也影响附睾吸收功能。附睾淤积的临床表现为一侧或双侧附睾形成肿块,局部坠胀疼痛,疼痛可向精索方向放射,且于房事或劳累后加剧。处理方法依附睾淤积程度和症状轻重及持续时间长短而定。对轻症者行附睾周围封闭、局部热浴、抬高阴囊、理疗等方法可奏效。对重症或持久不愈者,尤其已形成精子肉芽肿者,应施行附睾和部分输精管切除术。采用输精管近睾端开放、远睾端结扎包埋法的输精管结扎术,可能有助于预防附睾淤积的发生。

5. 输精管再通与术后再孕　输精管再通多是技术问题。往往由于结扎线脱落、输精管切除太短或断端未作包埋所致。此外,也有报告精子侵入输精管结扎硬结中,输精管内壁黏膜上皮细胞随之向前增生延伸,导致输精管自然再通。术后再孕除输精管再通原因外,尚有输精管先天性畸形,术中误扎或漏扎,或术中未向精囊侧灌注杀精药物,术后短期内又未采用避孕措施所致。注意上述问题,当不致术后再孕。发现输精管漏扎或再通者,应再次结扎。

6. 性功能障碍　理论和实践证实输精管结扎术后不致影响性功能,但确有个别人术后出现性功能减退。对其原因要作具体分析,区别对待。无原则地归咎于结扎本身是错误的,一概否定与结扎术关系也不妥当。对因精神因素导致大脑功能紊乱出现的性功能障碍,应按照上节精神心理疗法治疗。若局部有器质性病变,如痛性结节、附睾淤积或其他泌尿生殖系统病变,则应作积极的病因治疗。部分病例因性交过度而致性中枢衰竭,或健康水平下降,年龄增长出现性功能自然减退,应多加解释。术前作好解释工作,使受术者和配偶均乐意接受输精管结扎术,是防止术后性功能障碍的重要环节。

(杨念钦)

第九十五章

肾上腺外科

第一节　概　　论

(一) 肾上腺的解剖

1. 肾上腺及其毗邻关系　肾上腺是人体重要的内分泌腺体,左右各一,位于双侧肾的内上方,相当于第11胸椎水平,与肾同在肾周筋膜囊中,被脂肪组织包绕。双侧肾上腺均靠后,接近腰椎曲线。右侧肾上腺比左侧略高,呈锥形或三角形,其上方是膈脚,前上方是肝脏,内侧为下腔静脉和十二指肠;左侧肾上腺呈半月形,更靠近中线和肾上极,其后方为膈脚和内脏神经丛,内侧为腹主动脉,前方与胰体尾部和脾血管接近,而尾部可向下延伸至肾门处(图95-1)。

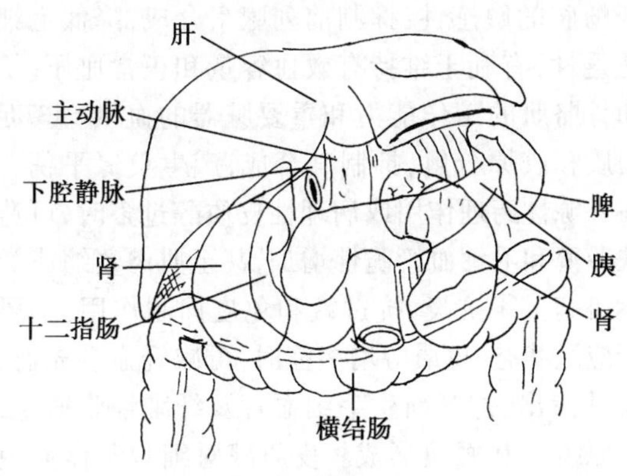

图95-1　肾上腺的毗邻

正常成人肾上腺重4～5g,外观浅黄色、扁平,但形态多变。双侧肾上腺的体积大致相等,长4～5cm、宽2～3cm、厚3～6mm。肾上腺有完整的包膜,借自身韧带固定于周围组织和脂肪囊,使得肾上腺不随呼吸而上下移动,也不会因下方的肾切除而下降。

2. 血液供应　肾上腺的血供极为丰富,血流量6～7ml/min,但没有一支主要动脉。每侧有三支动脉供应:膈下动脉分出的肾上腺上动脉,腹主动脉直接分出的肾上腺中动脉,肾动脉分出的肾上腺下动脉(图95-2),分布于肾上腺的上、中、下部。每支动脉环绕肾上腺形成动脉环,并分出很多梳状短动脉沿肾上腺边缘进入肾上腺包膜,在包膜下又形成小动脉网。小动脉网进入肾上腺皮质后,大部分在束状排列的肾上腺皮质细胞间形成血窦,并向髓质延伸,形成髓质静脉型的血供;部分小动脉网直接穿过肾上腺皮质到髓质,形成富含氧气的动脉型血供。流经皮质血窦的血液进入髓质血窦后,其中富含的糖皮质激素可增强髓质细胞内苯乙醇胺N-甲基转移酶活性,促使去甲肾上腺素转化为肾上腺素。肾上腺髓质激素的合成是以高浓度的皮质醇为前提的。同样肾上腺皮质分泌的其他激素对髓质激素生成亦有影响。

肾上腺的静脉回流不与动脉伴行,且左右侧静脉回流不相同。肾上腺皮质不存在静脉回流,髓质的血窦汇成小静脉,最后汇入中央静脉穿出皮质,构成皮质和髓质间特殊的门脉系统。右侧中央静脉短粗,直接注入下腔静脉,因此右肾上腺切除手术容易误伤下腔静脉。少数右侧中央静脉汇入右肾静脉、右膈下静脉或肝短静脉;左侧中央静脉稍长,呈直角注入肾静脉,少数呈锐角在腹主动脉后方注入左肾静脉。

肾上腺的淋巴回流有两组:①在包膜下与肾周淋巴管相通;②在髓质内沿肾上腺中央静脉回流到肾蒂淋巴结。最终回流至腹主动脉外侧、下腔静脉外侧淋巴结。

3. 神经支配　肾上腺髓质主要受交感神经支配,来自T_{10}～L_1脊神经元的交感神经节前纤维,通过腹腔神经丛,随肾上腺小动脉进入肾上腺髓质,以突触的形式终止于嗜铬细胞的周围,节前纤维末梢释放乙酰胆碱作用于髓质细胞,引起后者分泌颗粒释放肾上腺素和去甲肾上腺素。肾上腺皮质并无直接的神经支配,少量交感神经末梢支配小血管壁的舒缩来影响皮质的血供。肾上腺皮质激素对下丘脑-垂体-肾上腺轴的负反馈调节,是调节肾上腺皮质功能的重要信息通路。

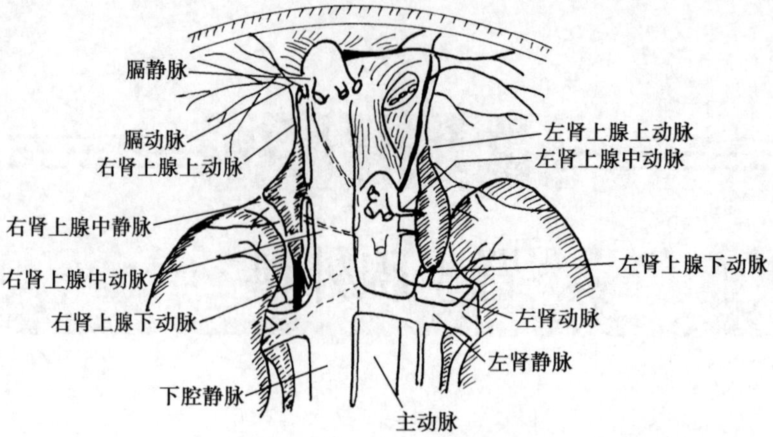

图 95-2　肾上腺的血供

（二）肾上腺的组织学

肾上腺分皮质和髓质两部分，两者的胚胎来源完全不同，前者来自中胚层，后者来自外胚层。髓质被皮质所包裹，其组织结构和激素分泌功能是独立的。成人肾上腺皮质较坚实，呈金黄色，占腺体总重量的90%；髓质疏松，呈棕褐色，占10%。肾上腺皮质分为三层：最外层为球状带（zona glomerulosa），占皮质15%，细胞排列成球状，分泌盐皮质激素；第二层为束状带（zona fasciculata），占皮质的75%，细胞排列成条索状，分泌糖皮质激素；第三层为网状带（zona reticularis），约占皮质的10%，分泌性激素。在促肾上腺皮质激素（ACTH）的刺激下，网状带可增宽而束状带相应变窄。肾上腺髓质的主细胞即为嗜铬细胞。这些细胞在用重铬酸钾染色时，胞质内存在棕色的含铬盐的颗粒，故此得名，嗜铬细胞的功能是合成和分泌肾上腺素（epinephrine，E）或去甲肾上腺素（norepinephrine，NE）。人类肾上腺髓质储备的85%左右是肾上腺素。

（三）肾上腺皮质的激素和生理功能

1. 肾上腺皮质激素及其作用　肾上腺皮质以胆固醇为原料，在一系列特异性酶的作用下，经过多种中间产物，最终合成三类激素，即：①糖皮质激素，以皮质醇为代表；②盐皮质激素，以醛固酮为代表；③性激素，以具有弱雄激素作用的脱氢表雄酮和雄烯二酮为代表。这些激素在化学结构上均以环戊烷多氢菲为基础，由三个六碳环（A、B、C）和一个五碳环（D）组成（图 95-3），都属于甾体类激素，统称为类固醇激素。目前从肾上腺皮质分离出来的类固醇化合物已达40余种，人工合成的激素包括泼尼松龙、泼尼松、地塞米松。类固醇激素以主动弥散方式进入细胞，并与相应的高亲和力的蛋白受体结合，形成类固醇—受体复合物，该复合物缓慢转入激活状态并进入细胞核，再与染色质上的特异核受体结合，促进或抑制和该激素相关的某种基因的转录，从而影响蛋白质的合成，产生该激素的生物效应。

（1）糖皮质激素：以皮质醇为代表，参与糖、蛋白、脂肪等各种的物质代谢调节，是维持机体内环境平衡必需的激素。①和胰岛素、胰高糖素、生长素及儿茶酚胺等一起调节机体的物质代谢和能量供应。在一般情况下，皮质醇的分泌量很稳定，参与肾上腺素或胰高糖素促进脂肪分解、糖原异生及糖原分解的作用。在应激时，皮质醇的分泌可以增加几倍至十几倍，能通过抑制皮肤、脂肪、淋巴、结缔组织对葡萄糖的利用，同时加强肝糖异生，使血糖升高；促进脂肪分解，动员非酯化脂肪酸及甘油以提供足够的能量。②增加心肌的收缩力和心输出量，增强血管平滑肌对儿茶酚胺的敏感性，抑制前列腺素合成，降低毛细血管通透性，有利于维持有效血容量和正常血压，从而增加骨骼肌的工作能力和重要脏器的血供。③促进蛋白质和胶原分解，抑制其合成，产生负氮平衡。特别在外源性药理作用或病理性皮质醇过多时，可造成皮肤菲薄和毛细血管脆性增加，甚至肌肉萎缩或类固醇性肌病。④抗炎、抗过敏和免疫抑制作用：主要发生于应激状态、皮质醇增多症时，可减轻血管充血、减轻炎性渗出、抑制新生毛细血管及纤维细胞增生，减少胶原组织和瘢痕形成。皮质醇对细胞和体液免疫均有抑制作用。这也是增生糖皮质激素作为治疗药物的主要作用机制。⑤皮质醇可抑制肾小管对钙的重吸收，促进尿钙排出，加上负氮平衡作用，可导致骨质疏松，对小儿可影响骨骼发育。⑥对造血系统影响：可刺激骨髓中粒细胞及血小板进入血液循环，长期作用可使血红蛋白、红细胞、中性粒细胞增多，淋巴细胞和嗜酸性粒细胞减少。⑦可增加中枢神经系统的兴奋性，降低抑制性神经递质，病理状态下发生重度精神疾病、促使癫痫发作。⑧药理剂量的皮质醇增加胃酸和胃蛋白酶的分泌，降低黏液分泌和上皮更新，可引起消化性溃疡。

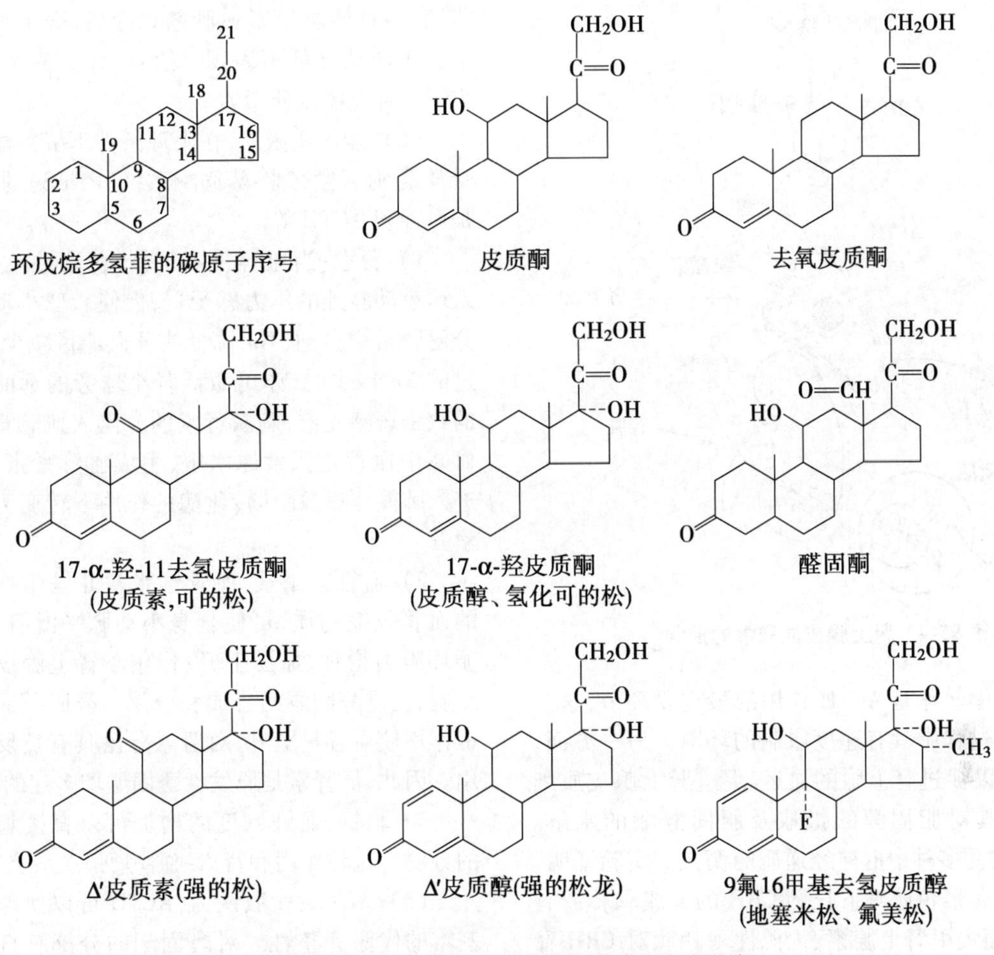

图 95-3 几种主要肾上腺皮质类固醇和合成激素

(2) 盐皮质激素:醛固酮是最强的盐皮质激素。其主要作用于肾远曲小管和集合管上皮细胞,在促进这些细胞对原尿中钠离子重吸收的同时,钾离子和氢离子被交换到尿液中排出。因此,醛固酮具有“保钠排钾”的作用,以维持体钠总量,维持正常的血容量。醛固酮分泌过多时,由于钾丢失过多,血和组织中钾浓度降低,伴有碱中毒,将严重影响心、肾、神经、肌肉的功能,水钠潴留将引起血容量增高和高血压。盐皮质激素对汗腺、唾液腺及胃肠的上皮细胞也有相似的保钠排钾作用。另外,盐皮质激素可增强血管平滑肌对儿茶酚胺的敏感性,而且作用比糖皮质激素更强;高浓度的醛固酮可直接造成心肌、肾小球血管的纤维化,导致心肾功能损害。

(3) 肾上腺雄性激素:肾上腺皮质分泌的睾酮仅占男性睾酮分泌量的2%,主要分泌脱氢表雄酮和雄烯二酮,后两者是睾酮的前体,本身的雄性激素活性很低,男性正常的性征维持主要取决于性腺而不是肾上腺。在某些病理情况下,肾上腺雄性激素的分泌会大幅度增加,多见于先天性肾上腺皮质增生症的21-羟化酶或11β-羟化酶缺陷,偶见于肾上腺分泌雄性激素的肿瘤。临床表现为女性多毛和男性化,在男孩为假性性早熟。分泌雌激素的肾上腺肿瘤极少见,表现为男性患者乳房发育、阳痿和不育,在女性会出现早熟和月经不调。

2. 肾上腺皮质功能的调节

(1) 皮质醇的调节:皮质醇的分泌受下丘脑-垂体-肾上腺轴的调控,是一种多回路的自动控制系统。下丘脑又受大脑皮质及皮质下中枢的调节,使神经系统和内分泌系统有机地结合起来(图 95-4)。

促肾上腺皮质激素释放激素(CRH)为下丘脑室旁核的小细胞神经元所合成,通过轴突输送到位于正中隆起的神经末梢中贮存,必要时释放出来,进入旁边的下丘脑-垂体门静脉的初级毛细血管丛,并通过门脉被转运到腺垂体,促进垂体释放促肾上腺皮质激素(ACTH)。CRH 呈脉冲式释放,因此 ACTH 的分泌也是脉冲式的。ACTH 的作用机制同其他蛋白质多肽激素一样。先和肾上腺皮质细胞膜上的特异受体结合,然后激活细胞膜上的腺苷环化酶,使三磷酸腺苷(ATP)转变为环-磷酸腺苷(cAMP)。cAMP 作为第二信使,在钙离子(Ca^{2+})存在的条件下,激活细胞内的磷酸化过程,并通过一系列反应促进某种特殊蛋白质的合成和酶的激活,加速皮质类固醇的合成。促进胆固

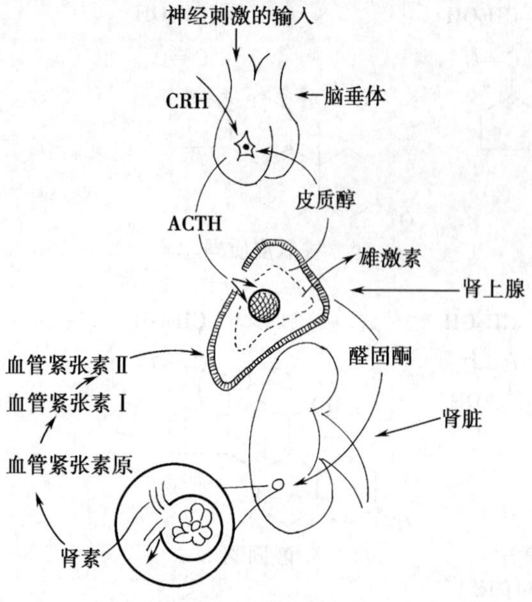

图 95-4　肾上腺皮质激素的控制

醇向孕烯醇酮转化是 ACTH 作用的最重要环节，这是皮质醇合成过程中具有速度限制的环节。另一方面，ACTH 还可以促进肾上腺的血运，促进肾上腺皮质细胞生长，及其对胆固醇的摄取及胆固醇酯的水解。CRH 的释放受多种中枢神经递质的调控。实验证明，乙酰胆碱和5-羟色胺对下丘脑 CRH 的合成和释放有兴奋作用；而去甲肾上腺素、内源性阿片肽对 CRH 释放有抑制作用。

正常成人每天分泌皮质醇 15～30mg，80%以上与皮质醇结合球蛋白（CBG）结合，10%～15%与白蛋白结合，仅7%～10%呈游离状态并处于生物活性状态。皮质醇的分泌具有明显的昼夜节律性，外周血皮质醇的峰值在早上8～9点，谷值在半夜24点前后。皮质醇的分泌节律与 CRH 和 ACTH 的脉冲式释放有关，这些脉冲都是同步的。皮质醇分泌的急剧增加是机体对应激反应的一个主要方面。躯体的、心理的和代谢的急剧变化可通过传入神经到达中枢神经系统，后者通过释放某些神经递质使 CRH 分泌增加，导致 ACTH、皮质醇的分泌增加。皮质醇分泌增加的幅度和应激的强度平行。

皮质醇对 ACTH 的分泌存在一种负反馈调节。当外周血皮质醇浓度升高时，皮质醇可以抑制垂体 ACTH 分泌细胞的释放；皮质醇浓度低于正常时，垂体 ACTH 的分泌就增加，从而达到自我调节。皮质醇对于下丘脑的 CRH 分泌，ACTH 对 CRH 的分泌，可能也存在类似的负反馈机制。负反馈调节在临床上具有重要的意义。长期接受较大剂量糖皮质激素治疗、或皮质醇增多症（Cursing 症）的患者，下丘脑-垂体-肾上腺轴被严重抑制，血 ACTH 水平很低，肾上腺皮质严重萎缩，一旦撤除激素或肿瘤切除后，会出现严重的肾上腺皮质功能低下表现，低血压休克甚至死亡，因此应予以补充糖皮质激素。

（2）盐皮质激素：在生理条件下醛固酮分泌主要受肾素-血管紧张素-醛固酮系统（RAAS）的调节，其次是血钾和 ACTH 等。

1）肾素：当血容量不足，肾血流量减少时，刺激入球小动脉处的压力感受器，促使入球小动脉壁细胞分泌肾素增多；血 Na^+降低或肾血流量减少，肾小球滤过的 Na^+减少时，亦可激活肾小球旁的远曲小管形成的致密斑感受器，刺激肾素的分泌入血。肾素可促进血浆中血管紧张素原水解，生成血管紧张素Ⅰ，后者进入肺循环后，在其转化酶的作用下转变为血管紧张素Ⅱ。

2）血管紧张素：血管紧张素Ⅱ是生物活性最强的血管收缩物质，可使全身小动脉平滑肌收缩，周围循环阻力增加，血压上升；作用于肾上腺皮质球状带细胞，促进醛固酮的合成和分泌。醛固酮通过保钠排钾作用使血容量上升，对肾素分泌具有负反馈抑制作用。因此，低肾素是原发性醛固酮增多症的重要特征。

3）血钾：血钾浓度的增加可以直接刺激醛固酮的分泌。这种作用和肾素-血管紧张素系统无关。

（3）ACTH：一般认为，ACTH 可以使球状带保持基本的代谢完整性。对醛固酮的分泌有直接的调节作用，但不像肾素-血管紧张素系统那样重要。在应激状况下，醛固酮分泌也有短时间的升高，但不如皮质醇明显。

（4）心房钠尿肽（ANP）：又称心钠素，在心房浓度最高，中枢神经系统及内分泌系统也有生成。其最重要的作用是促进肾小管及集合管钠和水的排泄，可间接抑制醛固酮的分泌。原发性醛固酮增多症的患者，由于其血容量的增加，使 ANP 分泌继发地增加。

（5）肾上腺雄性激素：目前尚不肯定 ACTH 是否参与肾上腺雄性激素的分泌调节。虽然外源性 ACTH 或糖皮质激素可以刺激或抑制肾上腺雄性激素的浓度，但肾上腺雄性激素的分泌并不总与皮质醇同步。

（四）肾上腺髓质的激素和生理功能

1. 儿茶酚胺的生物合成　肾上腺髓质有两种细胞：交感神经节细胞和嗜铬细胞。后者能合成、贮藏、分泌儿茶酚胺（CA），包括肾上腺素、去甲肾上腺素和多巴胺等。肾上腺髓质合成的肾上腺素和去甲肾上腺素直接分泌入血，通过血液循环输送到全身发挥作用。

肾上腺髓质在血液循环中摄取酪氨酸或苯丙氨酸作为原料，后者在肾上腺髓质经羧化而转变为酪氨酸，在酪氨酸羟化酶的作用下，酪氨酸转变为多巴

(DPA),DPA在多巴胺脱羧酶的作用下转变为多巴胺(DA),DA在β-羟化酶的作用下,转变为去甲肾上腺素(NE),NE在苯乙醇胺N-夹击转移酶作用下,生成肾上腺素(E)。DPA是调节肾上腺素合成速度的中间产物。当嗜铬细胞内的儿茶酚胺贮量增加时,酪氨酸酶的活性下降,儿茶酚胺的合成速度下降;当细胞内的儿茶酚胺释放出去后,酪氨酸羟化酶的活性增加,儿茶酚胺的合成速度增加。在肾上腺髓质,大部分NE转变E。E和NE一起贮存在髓质细胞的囊泡内以待释放,E约占70%,NE占30%。而交感神经末梢主要释放NE。

E和NE主要在肝降解灭活,代谢的终末产物为香草基扁桃酸,即VMA(vanillymandelic acid),其中30%～50%的儿茶酚胺以VMA的形式从尿液排出。其他中间产物主要有甲氧基肾上腺素,即MN(metanephrine)和甲氧基去甲肾上腺素,即NMN(normetanephrine)。这些产物均在尿中排泄,占儿茶酚胺代谢产物的20%～25%。另有未经代谢的E和NE以原形尿排泄。因此尿液中VMA可作为重要的临床检测指标。

2. 肾上腺髓质激素的作用　髓质与交感神经系统组成交感-肾上腺髓质系统,在应激状态下,儿茶酚胺大量分泌。E和NE通过与靶细胞细胞膜上的肾上腺素能受体结合发挥作用。肾上腺素能受体有α和β两类,β受体又分为β1和β2两个亚型。β受体主要存在于心和脂肪组织,α受体存在于支气管平滑肌和血管。α受体兴奋时血管平滑肌收缩,收缩压和舒张压均有升高,心率不快甚至变慢;β受体兴奋时骨骼肌血管扩张,支气管平滑肌松弛,心率增快,心肌收缩力增强,心输出量增加,收缩压升高而舒张压升高不明显。E和NE都能激活α和β受体,但NE主要作用于α受体,对β受体的作用较弱。对某一组织、脏器的作用如何,主要与局部存在的受体类型相关。

E和NE可提高中枢神经系统的兴奋性,使机体处于警觉状态,以应对应激事件。对于心血管、呼吸、骨骼肌系统,E和NE的作用不完全相同,静脉注射NE,主要激活α受体;静脉注射E时,可同时激活α和β受体,E的剂量进一步增加时,则α受体的激活占优势。事实上E和NE的作用很难截然分开,应激时可以见到以血压升高、心率加快、心收缩力增强、心输出量增加、呼吸加快、通气量增加、内脏血管收缩、骨骼肌血流量增多、全身血液重新分布等为表现的综合现象;长期的应激状态下或肾上腺髓质肿瘤患者,则出现高血压和心血管、肺、肾功能的损害。

E和NE对能量代谢的影响很突出,是维持机体能量代谢平衡的重要因素之一。特别是在应激状态下,可以促进肝糖原和肌糖原的合成和分解,提供足够的血糖;可以通过促进蛋白质和脂肪分解,加强糖原异生使血糖升高。另外,E和NE还通过影响其他激素的分泌间接地影响物质代谢。如抑制胰岛素分泌,促进胰高糖素、生长激素(GH)和促肾上腺皮质激素(ACTH)分泌等。

肾上腺各部位分泌的激素及其功能的异常可以引起不同的疾病,在肾上腺外科疾病中以皮质醇增多症、原发性醛固酮增多症和儿茶酚胺增多症最为常见,本章以下各节将予以讨论。

(刘宇军)

第二节　皮质醇增多症

皮质醇增多症(hypercortisolism)是指由于血液循环中皮质醇过多而产生的临床症候群。因美国神经外科医师Harvey Cushing于1912年首先描述而得名库欣综合征(Cushing syndrome)。病因包括肾上腺皮质自主分泌皮质醇的肿瘤、垂体或其他脏器分泌过量ACTH引起的双侧肾上腺皮质增生等。其中由于垂体疾病分泌过量促肾上腺皮质激素(ACTH)引起的皮质醇增多症又称为库欣病(Cushing disease),占皮质醇增多症病例的75%～85%。长期大量使用糖皮质激素治疗者也可出现皮质醇增多症的临床表现,不属于本节描述范围。

【病因】

皮质醇增多症按其病因和垂体、肾上腺的病理改变不同可分为ACTH依赖性库欣综合征和ACTH非依赖性库欣综合征,前者包括库欣病、异位ACTH综合征,后者包括肾上腺皮质腺瘤或腺癌、肾上腺皮质大结节样增生等。

1. 库欣病

(1) 垂体ACTH腺瘤:68%～80%的库欣病患者垂体存在分泌ACTH的腺瘤。与其他的垂体瘤不同,80%以上ACTH腺瘤为微腺瘤,直径>10mm者很少见。很少患者因X线检查表现为蝶鞍扩大而诊断垂体瘤,即使是CT扫描,临床上能查到垂体肿瘤者仅占10%。垂体ACTH瘤的绝大多数为良性腺瘤,但比较大的肿瘤体具有向周围浸润的倾向。

(2) 垂体ACTH细胞增生:少数库欣病由垂体ACTH细胞增生引起,占20%以下。表现为垂体ACTH细胞呈弥漫性、簇状或结节状增生,后者与微腺瘤很难区分。ACTH细胞增生的原因尚不清楚,可能与下丘脑分泌过多CRH等有关。

2. 异位ACTH综合征　即垂体以外的肿瘤组织分泌大量ACTH导致的双侧肾上腺皮质增生和皮质醇

6

分泌过量。最常见的是小细胞性肺癌、胸腺癌、甲状腺髓样癌、支气管类癌、鼻咽癌，也可见于起源于神经嵴的嗜铬细胞瘤、神经节瘤、神经节旁瘤、神经母细胞瘤等，又称异源性 ACTH 综合征。异位 ACTH 的分泌一般是自主性的，既不受 CRH 兴奋，口服大剂量地塞米松也不能抑制。

3. 肾上腺皮质肿瘤　分泌皮质醇的肾上腺肿瘤大多数为良性的腺瘤，少数为皮质腺癌。肿瘤的皮质醇分泌是自主性的，不受 ACTH 控制。由于肿瘤分泌了大量的皮质激素，下丘脑 CRH 及腺垂体 ACTH 分泌均处于抑制状态，肿瘤以外的同侧和对侧肾上腺组织均呈萎缩状态。

肾上腺皮质腺瘤一般只分泌皮质醇，皮质腺癌不仅分泌大量皮质醇，还分泌大量的雄性激素，甚至醛固酮、雌二醇的分泌也可高于正常。肾上腺皮质腺癌根据肿瘤的内分泌表现分为功能性和非功能性两种，其中功能性肿瘤占 26% ~75%，外科或癌症机构报道非功能性肿瘤发病率高，而内分泌科报道功能性肿瘤多见。复旦大学附属中山医院泌尿外科报道功能性肾上腺皮质癌占 40.6%，其中 92.3% 表现为皮质醇增多症。

4. 肾上腺皮质大结节样增生　又称腺瘤样增生。一般认为是肾上腺皮质在增生的基础上形成的、具有高度自主分泌功能的结节，当结节>4mm 时即属此类。临床上并不罕见，部分肾上腺腺瘤患者术后病理标本中合并肾上腺组织腺瘤样增生。

【病理】

1. 库欣病　大部分患者表现为双侧肾上腺皮质弥漫性增生，其重量一般为 5 ~12g，比正常肾上腺稍有增大。20% ~40% 的患者表现为双侧肾上腺皮质结节性增生，结节呈单个或多个，从显微镜下可见到直径 2 ~3cm 不等。这些结节主要由巢状或索状分布的透明细胞组成，细胞肥大、核多形性。结节周围的肾上腺皮质呈增生状态，是与腺瘤的主要区别。少数患者的肾上腺呈单侧较大的结节，或多个腺瘤样生长，其分泌功能呈自主性，表现为血 ACTH 低水平、大剂量地塞米松不能抑制。

2. 异位 ACTH 综合征　肾上腺皮质的病理改变与库欣病相似，表现为双侧肾上腺皮质弥漫性或结节样增生，增生程度往往比库欣病更明显。

3. 肾上腺皮质肿瘤　肾上腺皮质腺瘤一般为单发、比较小，大多数直径 2 ~4cm，呈圆形或椭圆形，有完整包膜。两侧的发生概率大致相等。切面为黄色稍暗红，质地较均一。显微镜下，腺瘤细胞呈索状或巢状排列，细胞多形性不多见。与库欣病肾上腺结节性增生及无功能的肾上腺肿瘤不同，肿瘤周围的腺体呈萎缩状态。

肾上腺皮质腺癌就诊时一般比较大，重量一般都超过 100g。复旦大学附属中山医院泌尿外科曾报道一组肾上腺皮质腺癌，肿瘤平均直径 9.3cm，其中 87.5% >6cm。腺癌的形状常常不规则，呈分叶状。没有完整的包膜。切面呈灰红色，可伴有散在钙化点、出血、坏死和囊性变。腺癌细胞排列成较大的巢状、片状，胞质呈嗜伊红染色，细胞及胞核的大小常不一致，多形性很明显，常有 1 个或多个核仁，有时可见核分裂象。血管中或血栓中含有瘤细胞是肿瘤为恶性的有价值的指标。肿瘤周围及对侧肾上腺都处于萎缩状态。肿瘤在较早时期就可向周围淋巴结、纵隔淋巴结、骨、肺及肝等脏器转移。

【临床表现】

皮质醇增多症可以发生于任何年龄，但以 15 ~40 岁的青壮年最为多见。库欣病女性明显多于男性，男女之比为 1∶3 ~1∶8；肾上腺腺瘤和腺癌患者也以女性占多数，男女之比为 1∶4左右。肾上腺皮质腺癌好发于<10 岁和 40 ~50 岁两个年龄段。异位 ACTH 综合征则男性略多于女性。儿童患者多为癌肿。另外，女性患者男性化、男性患者女性化均提示癌肿可能。

皮质醇增多症临床表现为糖、蛋白质、脂肪、电解质代谢紊乱和多脏器功能障碍。这些主要由长期皮质醇增多症所致。

1. 向心性肥胖　多数为轻至中度肥胖，很少有重度肥胖。主要为头面部和躯干部肥胖。典型的表现是满月脸、水牛背、悬垂腹、颈部短粗和锁骨上窝脂肪垫，而四肢正常或偏瘦，称为向心性肥胖。主要与皮质醇过量引起的脂肪代谢异常和脂肪异常分布有关。血皮质醇水平增高促使糖异生加强，刺激胰岛素的分泌，进而可增加脂肪的生成。皮质醇同时又可加强肾上腺素对脂肪的动员，加之四肢肌肉萎缩，加重了脂肪异常分布的体型特征。

2. 蛋白质代谢异常　皮质醇增多症患者蛋白质合成下降，分解加速，机体长期处于负氮平衡。表现为皮肤菲薄、皮下毛细血管壁薄颜面发红，呈多血质；毛细血管脆性增加，轻微损伤易有瘀斑；约 3/4 患者在腰、腹、股、腋窝等处有宽大紫纹，而单纯性肥胖患者的紫纹一般比较细小。负氮平衡导致伤口不易愈合；肌肉萎缩无力，严重骨质疏松，甚至病理性骨折。骨质脱钙可能会增加尿路结石的机会，发生率约 15%。肌肉萎缩和骨质疏松均会导致患者的极度疲倦、衰弱感。

3. 糖尿病　高水平皮质醇在加速糖异生作用的同时，使脂肪细胞和肌肉细胞对胰岛素的敏感性下降，60% ~90% 的皮质醇增多症患者有空腹血糖升高或糖耐量异常，约 20% 出现临床糖尿病症状和尿糖。患者对胰岛素治疗效果不佳，处理原发疾病后大部分患者糖代谢异常明显改善甚至治愈。

4. 高血压和电解质紊乱　皮质醇具有明显的潴钠排钾作用，皮质醇增多症有时合并去氧皮质酮、皮质酮等弱盐皮质激素，或醛固酮的分泌增加。因此，会导致水钠潴留、血容量扩大和高血压。尿钾排出量增加，将导致低钾血症和碱中毒。但皮质醇增多症的高血压、低钾血症一般为轻至中度，收缩压很少超过 200mmHg，舒张压很少超过在 120mmHg。血钾也很少低于 3.0mmol/L。

5. 性功能障碍　皮质醇增多症可直接影响性腺的功能，还可抑制下丘脑促性腺激素释放激素的分泌；肾上腺皮质癌尚有分泌弱雄激素的功能。因此，皮质醇增多症患者普遍有性腺功能紊乱的问题。男性表现为性欲减退、勃起功能障碍、早泄、不育；女性则表现为继发闭经、月经紊乱或减少、多毛甚至男性化表现。

6. 精神症状　部分患者有不同程度的精神异常，如失眠、记忆力减退、注意力不能集中等。中度的有欣快、忧郁、或躁狂，严重者表现为抑郁症或精神分裂症。

7. 多毛、脱发、痤疮　男女均常伴有多毛，面部、胸部、臀部和背部痤疮。主要发生在库欣病、异位 ACTH 综合征、肾上腺皮质腺癌，与肾上腺雄性激素分泌增加有关，严重者表现为女性男性化。

8. 其他表现　包括：①机体抗感染力下降。易罹患各种化脓性细菌、真菌、病毒感染，感染不易局限，易发展为败血症或毒血症。②生长发育障碍。过量皮质醇会抑制生长激素的分泌，对性腺也有抑制作用。儿童期患者会表现为生长停滞、青春期延迟。③消化道溃疡加重或出血。

【实验室检查】

1. 血尿皮质醇的测定

（1）血浆皮质醇：皮质醇的分泌有明显的昼夜变化，清晨达到高峰，之后逐渐下降，晚上入睡前至最低水平。因此每 4 小时测定 1 次血皮质醇浓度连成曲线呈 V 型。皮质醇增多症患者血浆皮质醇基础水平升高和（或）分泌节律紊乱，单次测定不足以发现问题，一般需要取 8、16、24 点钟的血样进行测定，特别是肾上腺腺瘤引起的亚临床库欣综合征患者，可仅表现为皮质醇昼夜节律消失。

（2）24 小时尿游离皮质醇（UFC）：约 1% 的皮质醇以游离的、未经代谢的形式从尿中排泄。尿游离皮质醇不受皮质醇结合球蛋白（CBG）浓度的影响，也不受血浆皮质醇波动的影响，能客观地反映皮质醇的分泌量。约 98.2% 的皮质醇增多症患者 UFC 高于正常。

2. 皮质醇代谢产物的测定　包括 24 小时尿 17-羟皮质类固醇（17-OHCS）、24 小时尿 17 酮类固醇（17-KS）等。17-OHCS 代表皮质醇的大部分代谢产物，包括皮质醇、皮质素及去氧皮质醇；17-KS 化合物主要包括脱氢表雄酮、原胆烷醇酮、雄酮及雄烯二酮。库欣病患者 17-KS 可正常或稍高于正常，肾上腺腺瘤可正常或低于正常；而肾上腺腺癌则可大大高于正常。正常值因不同实验室而异。

【诊断】

皮质醇增多症的诊断包括定性诊断、病因诊断和定位诊断。

1. 定性诊断

（1）临床症状：典型的临床表现如向心性肥胖、多血质。宽大紫纹、多毛、肌肉萎缩、疲乏等是诊断皮质醇增多症的重要依据，但并非所有病例均有典型表现，特别是早期轻度患者，应与单纯性肥胖和非肾上腺源性库欣综合征鉴别。近年来发现，5% ~20% 的肾上腺偶发瘤可以引起皮质醇节律的紊乱，或轻度 ACTH 非依赖的皮质醇增多症。这种皮质醇的异常分泌尚不足以引起典型的库欣综合征，但与高血压、高血脂、糖尿病等代谢综合征和心血管疾病危险因素密切相关，临床称之为亚临床库欣综合征，术后“三高”症状不同程度缓解。

（2）血尿皮质醇及其代谢产物测定：血浆皮质醇高于正常水平并失去昼夜节律性可作为诊断依据，但应反复测定。24 小时尿游离皮质醇含量是血液循环中皮质醇分泌过多的最直接和最可靠的标志。

（3）小剂量地塞米松抑制试验：地塞米松是高效的糖皮质激素，服用后可以抑制下丘脑-垂体-肾上腺轴的功能，使正常人皮质醇分泌下降，小剂量时不影响皮质醇增多症患者的分泌水平。方法是连续两天内每 6 小时服用地塞米松 0.5mg，测定用药前一天及用药第二天的 24 小时尿 UFC 或 17-OHCS 水平。临床常用的是过夜简化法，即晚 11 点至 0 点间服用地塞米松 1mg，次日晨 8 点测定血浆皮质醇水平。正常人表现为 24 小时尿 UFC 降低至 27nmol/L（10μg/24h）以下，或血皮质醇<50nmol/L（1.8μg/dl），如无明显降低则为皮质醇增多症，符合率 90% 以上。小剂量地塞米松抑制试验是皮质醇增多症最有价值的诊断指标，但不能用于病因诊断。

2. 病因诊断

（1）血浆 ACTH 测定：对于皮质醇增多症的病因鉴别诊断具有重要价值。肾上腺皮质腺瘤或腺癌患者由于分泌过量的皮质醇，通过负反馈机制血 ACTH 均被抑制到正常值以下。而库欣病和异位 ACTH 综合征患者 ACTH 均高于正常或在正常范围之内。约 50% 的库欣病患者 ACTH 在正常高限，其余 50% 稍高于正常；异位 ACTH 综合征患者 ACTH 均高于 100pg/ml，约 60% 患者超过 300pg/ml。

（2）大剂量地塞米松抑制试验：方法同小剂量地塞米松试验，只是剂量从每次 0.5mg 增至 2mg；过夜简化法将剂量增至 8mg。以服药第二天 UFC 或 17-OHCS、或血皮质醇水平下降到用药前的 50% 以下为阳性。该法用于皮质醇增多症的病因鉴别，80% ~ 90% 垂体性的皮质醇增多症患者可以被抑制；而肾上腺皮质肿瘤、异位 ACTH 综合征均有自主分泌功能，基本不被抑制。

（3）ACTH 兴奋试验：用于鉴别肾上腺皮质增生和腺瘤。将 ACTH 20U 加入 5% 葡萄糖 500 ~ 1000ml 中静脉滴注。肾上腺皮质增生者注射后第二天 24h 尿 17-OHCS 排出量比注射前增加 50% 以上；肾上腺腺瘤因皮质处于萎缩状态，对此无反应或反应微弱。

（4）美替拉酮试验：美替拉酮（metyrapone，甲吡酮）通过抑制 11β-羟化酶使 11-脱氧皮质醇转换为皮质醇的生物合成受阻，从而降低血皮质醇。口服美替拉酮 750mg，每 4 小时测定 1 次，共 6 次，测定服药前 1 天、服药当日及服药次日 24 小时尿 17-OHCS、血 ACTH、皮质醇及 11-脱氧皮质醇水平。正常人应用此药后，皮质醇生成减少、ACTH 分泌增加、11-脱氧皮质醇增加；库欣病患者对美替拉酮的反应与正常人相似，且反应更大。肾上腺肿瘤及异位 ACTH 综合征患者皮质醇的生成被美替拉酮抑制，但血 ACTH 水平不上升，血 11-脱氧皮质醇水平的上升也不如库欣病明显。

（5）CRH 兴奋试验：静脉注射 CRH 100μg 或 1μg/kg，测定注射前后血 ACTH 及皮质醇水平。注射后 ACTH 峰值比基础值增 50% 以上，血皮质醇峰值比基础值增 25% 以上为阳性。86% 的库欣病呈阳性反应，90% 的异位 ACTH 综合征及 100% 的肾上腺肿瘤无反应。该试验对鉴别 ACTH 依赖性皮质醇增多症有重要价值，和大剂量地塞米松抑制试验一起应用，可提高鉴别诊断能力。

（6）静脉插管分段取血测定 ACTH：主要用于异位 ACTH 分泌瘤的定位。也有双侧颞骨岩下静脉插管采血的方法，以明确垂体 ACTH 微腺瘤的部位。这一有创性操作临床几乎不用，仅适用于科研。

3. 影像学定位诊断

（1）肾上腺病变：CT 是肾上腺病变最主要的、首选的检查方法。MRI 与 CT 相比没有优势，特别是对肾上腺增生或小结节性病变，不能获得更多诊断信息，因此，MRI 不作为肾上腺检查的常规方法。

1）肾上腺增生：库欣病及异位 ACTH 综合征均可引起双侧肾上腺增生，CT 常表现为肾上腺弥漫性增生和结节性增生。前者多见，约占 85%，显示双肾上腺弥漫性增大，单侧肢厚度>10mm，但腺体边缘光滑且形态正常；结节性增生占 12% ~ 15%，CT 表现为在双侧肾上腺弥漫性增厚的基础上，一侧或双侧腺体边缘多发的小结节，致使腺体凹凸不平。须注意：①CT 无法区分库欣病及异位 ACTH 综合征引起的肾上腺增生。②经病理证实为肾上腺增生的患者中，约 50% CT 表现正常，因此 CT 无异常不能排除肾上腺增生。③某些甲亢、糖尿病、恶性肿瘤患者或处于应激状态时，双侧肾上腺也可增大，应予鉴别。

2）肾上腺腺瘤：多为单发性，位于一侧肢或两侧肢之间，类圆形，多为直径 2 ~ 3cm，因肿瘤细胞内富含脂质，故呈低密度均质肿块，可轻度强化。肿瘤旁腺体及对侧肾上腺萎缩、变小、侧肢纤细（图 95-5）。MRI 检查 T_1 加权信号强度类似肝，T_2 加权类似于肝或略高于肝是其特征。

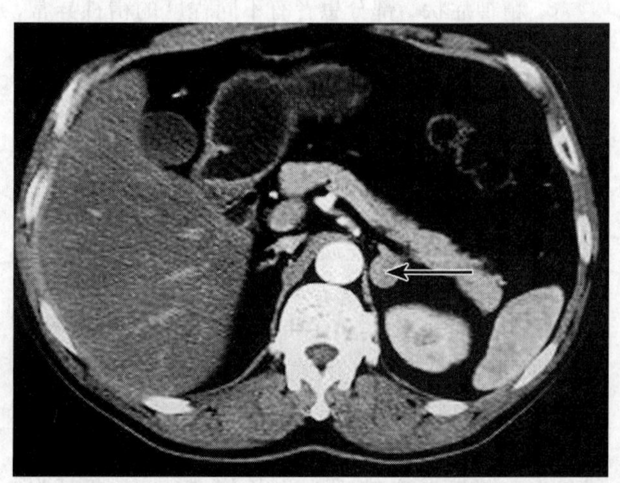

图 95-5　左肾上腺腺瘤引起的皮质醇增多症
CT 显示肿瘤直径<2cm，类圆形，呈均质低密度，轻度强化，肿瘤旁腺体及对侧肾上腺萎缩、变细

3）肾上腺皮质癌：就诊时多数直径>6cm，几乎没有<3.5cm 者。肿瘤呈类圆形、分叶状或不规则形，CT 扫描呈不均匀中低密度，因内有坏死或陈旧性出血可出现不规则低密度区，增强扫描可见不规则强化，有时周边强化明显形成薄的强化环（图 95-6）。20% ~ 40% 的肿瘤可有点状或结节状钙化。下腔静脉癌栓在 CT 增强扫描时表现为低密度充盈缺损。MRI 检查 T_1 加权呈等、低信号，T_2 加权均为高信号，下腔静脉癌栓 T_2 加权呈高信号。肾上腺转移性肿瘤和嗜铬细胞瘤的 MRI 图像与皮质腺癌相似，应根据临床表现及实验室检查鉴别。

（2）垂体：约 80% 以上库欣病的垂体 ACTH 瘤为

6

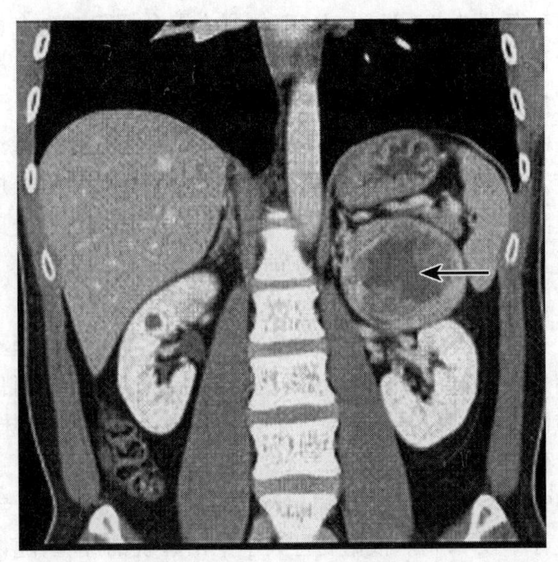

图 95-6　左肾上腺皮质癌引起的皮质醇增多症
冠状位 CT 显示肿瘤直径>6cm，呈卵圆形，不均匀中低密度，瘤内伴有不规则坏死低密度区，增强后不规则强化，以周边明显

微腺瘤，X 线蝶鞍摄片很少有异常发现；大的腺瘤可表现为蝶鞍体积增大、鞍底双边及鞍背直立等。蝶鞍部冠状位薄层 CT 增强扫描加矢状面重建时，微腺瘤的发现率可达为 50%，MRI 对垂体微腺瘤的诊断优于 CT，发现率可达 90% 以上。

(3) 异位 ACTH 分泌瘤：位于胸腔的比例很高，也可见于甲状腺和起源于神经嵴的后腹膜肿瘤。对可疑异位 ACTH 综合征的患者，胸、腹部 CT 检查应列为常规。

4. 诊断要点　临床表现是诊断皮质醇增多症的重要依据，但是约 20% 的病例没有典型临床表现。同时应排除长期大剂量使用糖皮质激素引起的医源性皮质醇怎多症，以及长期饮用酒精饮料引起的类似皮质醇增多症的表现等。

小剂量地塞米松抑制试验是确诊皮质醇增多症的可靠方法；大剂量地塞米松抑制试验仍然是病因诊断的最主要手段，库欣病患者呈阳性反应，而肾上腺皮质肿瘤、异位 ACTH 综合征对大剂量地塞米松无反应；肾上腺 CT 扫描对于确定肾上腺肿瘤或 ACTH 依赖型皮质醇增多症有重要意义，后者表现为双侧肾上腺增生。

【治疗】

皮质醇增多症的治疗目标包括：①恢复血皮质醇的正常浓度；②切除潜在的致命性肿瘤；③避免任何永久性的内分泌异常；④避免永久性的激素依赖。根据皮质醇增多症的病因不同，治疗如下。

1. 垂体肿瘤　经鼻、经蝶窦显微手术摘除垂体肿瘤是最有效的疗法，在发达国家已成为垂体性皮质醇增多症治疗的首选，特别适用于伴有视神经压迫症状的病例。治愈率达 80% 以上，复发率低于 10%。下丘脑依赖性的垂体微腺瘤术后容易复发。手术切除不彻底或不能切除者，可选择垂体放疗，照射剂量一般为每疗程 45 ~ 50Gy（4500 ~ 5000rad），放疗疗效出现较慢，至少需半年时间。对垂体手术失败的患者，特别是肾上腺呈结节样或腺瘤样增生（大结节样增生）的患者，其增生病灶具有一定的功能自主性，分泌皮质醇不依赖于 ACTH，可做一侧肾上腺全切、另一侧次全切除术，再加垂体放射治疗。

双侧肾上腺切除曾经是治疗垂体性皮质醇增多症的经典方法，术后症状可迅速缓解，且避免复发。但术后需终身补充糖皮质激素，停药或应激情况下皮质激素需要量增加时可能出现肾上腺危象，危及患者生命。另外，双侧肾上腺切除后，血皮质醇水平过低，垂体失去负反馈抑制机制，可使垂体 ACTH 瘤加快发展，出现纳尔逊综合征，表现为肿瘤压迫视神经引起视力障碍；垂体分泌大量 ACTH 和促黑色素激素引起全身皮肤黏膜色素沉着，甚至呈古铜色等。因此，垂体性皮质醇增多症以一侧肾上腺全切，另一侧次全切除为宜，大多数患者病情可获得缓解，由于右侧肾上腺紧靠下腔静脉，如残留腺体增生复发，再次手术将十分困难。因此，一般作右肾上腺全切除，左侧次全切除。但个因体差异很大，切除多少尚难以界定。

2. 肾上腺肿瘤　手术是最有效的治疗方法。对于单侧腺瘤或大结节样增生患者，首选腹腔镜肿瘤切除或患侧肾上腺全切术。以复旦大学附属中山医院的经验，部分患者腺瘤旁组织同时存在微结节或大结节样增生，这些病灶常规的影像学检查较难发现，需行薄层扫描仔细鉴别。这些患者如仅行肿瘤摘除无法达到预期效果，应行患侧肾上腺全切除。

因皮质醇增多症对下丘脑和垂体的抑制作用，腺瘤以外的双侧肾上腺组织呈萎缩状态，术后会有一段时期肾上腺皮质功能不足，如不及时纠正，将出现休克、心率快、呼吸急促、发绀、恶心呕吐、腹痛、腹泻、高热、昏迷甚至死亡等肾上腺危象，大多发生在手术后 48 小时之内。因此，术中开始应静脉滴注氢化可的松 200 ~ 300mg，术后 48 小时内应给氢化可的松 100 ~ 200mg，第 3 天起可予醋酸可的松 50mg 肌内注射，每 8 小时一次，共 5 天，之后可予泼尼松 30mg 每天一次口服。以后每周减少 5mg/d，3 ~ 4 周左右减至每日 10 ~ 15mg 维持剂量。腺瘤术后一般需小剂量维持 3 ~ 6 个月，也有建议用药 6 ~ 12 个月。病情稳定后，测定血皮质醇水平、或 24 小时尿 17-OHCS、17-KS 接近正常，则可逐步减量停药。必须注意，约 50% 由肾上腺偶发瘤引起的亚临床库欣综合征患者术后将会发生肾上腺皮质功能不足的表现，同样需要激素替代治疗。

肾上腺皮质癌对化疗、放疗不敏感，手术是最有效的治疗手段。对于无远处转移者，肿瘤切除是唯一的治愈机会。肾上腺皮质癌就诊时多为Ⅲ期以上，目前多主张附近转移的淋巴结也应一并切除。即使已有远处转移，原发肿瘤和孤立的转移灶仍应尽量切除，可能有益于提高药物治疗或放疗的效果。

3. 异位 ACTH 综合征　手术切除原发肿瘤是首选治疗。有淋巴结转移者，将淋巴结一并切除，再加局部放疗，以获得良好的效果。对于不能彻底切除的巨大肿瘤，也应尽量行减瘤手术，术后辅以放疗，可使病情得以缓解。小细胞肺癌是异位 ACTH 综合征最常见的病因，除了手术外，对化疗或放疗也较敏感。皮质醇增多症将引起的严重代谢和电解质紊乱，直接威胁患者生存和生活质量。对于未能找到原发肿瘤，或异位 ACTH 分泌瘤无法切除者，可行肾上腺一侧全切、一侧大部切除，以缓解皮质醇增多症。

4. 药物治疗　目前常用的药物副作用大，停药后仍可复发，疗效不肯定，主要用于术前准备及手术无法切除的肾上腺皮质癌。

（1）邻、对二氯苯二氯乙烷（O，P'-DDD）：即密妥坦（mitotane）。除了抑制皮质醇合成的作用外，还可直接作用于肾上腺皮质的正常或肿瘤细胞，使束状带和网状带细胞坏死。常用剂量 4～12g/d，分 3 次口服。从小剂量开始逐渐增加到维持剂量，根据患者耐受力和皮质功能情况调节。用药数日后起效。该药对肿瘤组织有一定的破坏作用，主要适合于不能手术切除的肾上腺皮质癌。该药胃肠道和神经系统副作用常见，并可导致急性肾上腺功能不足。

（2）美替拉酮（metyrapone，甲吡酮）：如前文所述，该药为 11β-羟化酶抑制剂，可抑制皮质醇的生物合成。常用剂量 1.0g/d，该药副作用较小，作用短暂，仅能暂时缓解症状。一旦皮质醇分泌减少刺激 ACTH 的分泌，可抵消美替拉酮的阻断作用。

（3）氨鲁米特（aminoglutethimide，氨基导眠能）：可通过抑制胆固醇向孕烯醇酮的转变，减少皮质醇合成；对 21-羟化酶及 11-羟化酶也有抑制作用。常用剂量为 0.75～2.0g/d，分 3～4 次口服。1～2 周后皮质醇增多症的临床表现不同程度缓解。部分患者会出现肾上腺皮质功能低下的表现，用药期间应密切随访皮质激素水平，必要时应减少用量，同时加用小量地塞米松和盐皮质激素。主要副作用有头痛、头晕、嗜睡、皮疹及胃不适等。

（4）赛庚啶（cyproheptadine）：是 5-羟色胺的拮抗剂，5-羟色胺可兴奋下丘脑-垂体轴释放 ACTH，故赛庚啶主要用于双侧肾上腺增生，能抑制垂体分泌 ACTH。有效剂量为 8～24mg/d。双侧肾上腺全切除或次全切除后皮质功能低下的患者，在补充激素的同时，口服赛庚啶可减少纳尔逊综合征的发生。

（5）酮康唑（ketoconazole）：主要用于抗真菌治疗。对碳链酶及 17-羟化酶均有抑制作用，可用于皮质醇增多症的治疗。有效剂量 0.8～1.2g/d，见效后适当减量。主要副作用为肝功能异常。

【预后和术后管理】

皮质醇增多症很少自愈，不予治疗者一般病程不超过 5 年，主要死因有感染、心血管疾病、尿毒症、消化道出血、糖尿病昏迷等。肾上腺腺瘤手术疗效最佳；垂体瘤摘除或双侧肾上腺手术后 5 年生存率可达 85%～95%；肾上腺皮质癌预后最差，广泛手术后 5 年生存率仅 10%。根据复旦大学中山医院的经验，随访期间出现肺转移者预后不良，从发现肺转移到死亡平均仅 4 个月。

术后管理的重点是糖皮质激素替代治疗，预防急、慢性肾上腺功能不全的发生。在此期间，如遇到应激因素或出现肾上腺功能不全表现应及时增加剂量 1/2～1 倍。如患者出现精神不振、疲乏嗜睡、肌肉僵痛、腹胀、恶心、呕吐、血压下降、体温上升等症状，提示肾上腺危象。立即在 1～2 小时内迅速滴注氢化可的松 100～200mg，5～6 小时内达 500～600mg，第 2～3 天 300mg，以后逐日减少 100mg。低血压者应予以补液和纠正电解质紊乱，并适当使用血管活性药物。

（刘宇军）

第三节　原发性醛固酮增多症

原发性醛固酮增多症（primary aldosteronism，PA），简称原醛，1955 年由 Jerome W. Conn 首先描述的由肾上腺皮质肿瘤分泌过多醛固酮而引起的高血压、低钾血症为特点的临床症候群，故又称 Conn 综合征。目前，原醛是指由于肾上腺皮质肿瘤或增生导致醛固酮分泌增多，引起水钠潴留、尿钾排出增多、肾素-血管紧张素系统抑制，以血醛固酮水平增高、血肾素水平降低、高血压、低钾血症为主要表现的一类疾病。以往认为原醛发病率较低，在高血压人群中发病率仅为 0.5%～2%，近年来随着认识的提高及诊断技术的进步，其发病率明显提高。近年研究数据表明约占高血压患者的 10%，在继发性高血压中占到 17%～23%。除了引起高血压、低钾血症，高醛固酮血症对心、肾等靶器官的损害更为严重，早期诊断早期治疗直接影响原醛的远期预后。随着影像学和外科微创技术的发展，越来越多的早期原醛病例被发现，并通过腹腔镜手术获得了良好的疗效。

【病因和病理】

1. 醛固酮瘤（aldosterone-producing adenoma，APA）是发生于肾上腺皮质球状带的良性腺瘤，占外科治疗的原醛病例的60%～80%，近年来随着内分泌诊疗水平的提高，以及内、外科、影像等多学科协作的发展，肾上腺增生引起的原醛增多，APA比例降至30%～40%。APA多数为单侧单发，左侧略多于右侧。腺瘤体积较小，呈圆形或卵圆形，直径多不超过3cm。根据复旦大学附属中山医院的经验，双侧肾上腺APA仅占1.2%；单侧多发腺瘤亦不少见，约占7%～18%。醛固酮瘤切面呈金黄色，由大量分泌醛固酮的富脂亮细胞和嗜酸性暗细胞组成，这些细胞呈索状或巢状分布，伴有丰富的血管或窦状结构，可有完整包膜，但根据有无包膜来鉴别腺瘤或结节样增生是不可靠的。

2. 醛固酮癌（aldosterone-producing adrenocortical carcinoma，APC）　即分泌醛固酮的肾上腺皮质癌，较少见，约占原醛症的1%。肿瘤体积多>3cm，确诊时多为Ⅲ期以上，即侵犯周围脏器、后腹膜淋巴结转移或有远处血行转移。癌细胞除分泌大量醛固酮外，常同时分泌糖皮质激素和性激素，引起相应的临床症状。

3. 单侧肾上腺结节样增生（unilateral nodular adrenal hyperplasia，UNAH）　以往认为较罕见，随着影像学的进展，其在原醛中所占比例迅速提高，仅次于APA。病理表现为单侧肾上腺皮质弥漫性结节样增生，内分泌和生化测定结果与醛固酮瘤相似：肾上腺静脉插管取血（AVS）显示患侧醛固酮优势分泌；对肾素-血管紧张素系统兴奋试验（如体位试验）及抑制性试验（如钠负荷试验）均无反应。患侧肾上腺切除术疗效亦与醛固酮瘤相似。此型可能为腺瘤的早期阶段，但确切病因仍不清楚。

4. 特发性醛固酮增多症（idiopathic hyperaldosteronism，IHA）　病理为双侧肾上腺皮质球状带增生，表现为腺体增大、重量增加、皮质变厚。病变可为微结节增生，腺体表面呈高低不平或颗粒状金黄色隆起；也可表现为大结节性增生（或称为腺瘤样增生）。其病因不明，生化异常较醛固酮瘤更常见，但低钾血症发生率低。手术效果差，以药物治疗为主。

5. 家族性醛固酮增多症（familialhyperaldosteronism，FH）　较罕见，为常染色体显性遗传性疾病，多见于青少年，分为FHⅠ型和FHⅡ型。FHⅠ型即糖皮质激素可抑制的醛固酮增多症（GRA），病理表现为肾上腺大小不等的结节性增生。研究表明，该病的发生机制是同源染色体间遗传物质发生不等交换，产生一种11β-羟化酶-醛固酮合成酶嵌合体（*CYP11B1/CYP11B2*），正常情况下醛固酮合成酶在肾上腺球状带表达，11β-羟化酶在束状带表达，后者受ACTH兴奋性调控。上述嵌合基因的形成导致醛固酮合成酶在束状带异位表达，并受ACTH的调控。临床表现为血浆醛固酮浓度与ACTH的昼夜节律平行，用生理替代性的糖皮质激素数周后可使醛固酮分泌量、血压、血钾恢复正常，故此得名。临床上除表现为原醛症外，严重者还合并性腺功能低下，男孩外生殖器发育不良或假两性畸形，女性表现为原发性闭经和缺乏副性征等。FHⅡ型较Ⅰ型多见，但不受糖皮质激素抑制。

6. 肾上腺外分泌醛固酮的肿瘤　此型极为罕见，仅见于卵巢癌和肾癌，残留在这些器官中的肾上腺皮质组织恶变而成醛固酮肿瘤。对ACTH和血管紧张素Ⅱ均不起反应，是完全自主性分泌醛固酮的病变。

【临床表现】

原醛症可发生在任何年龄段，以30～50岁多见，女性略多于男性。原醛症的早期症状不典型，仅有高血压，大多数患者血钾正常。但由于醛固酮分泌增多，肾素系统受抑制，血浆醛固酮与血浆肾素活性比值（ARR）上升。随着病情发展，逐渐出现血钾轻度下降或呈间歇性低钾血症，或表现为在某些诱因下（如用利尿剂时）出现低钾血症，疾病晚期出现严重的低钾血症。有研究认为原醛出现低钾血症的病程为5～7年。以往在泌尿外科接受手术治疗患者多为原醛症的晚期，按照症状发生的频率依次如下：高血压93.7%，低钾血症89.7%，肢端麻木、肌无力、弛缓性瘫痪79.5%，夜尿增多21.7%；心电图异常28.9%。

1. 高血压　与醛固酮分泌过多引起水钠潴留及血管壁对去甲肾上腺素敏感性增高有关。是最常见、最早出现的症状，常比低钾血症引起的症状早出现4年左右。一般不呈恶性演进，随着疾病的发展，血压渐高，以舒张压升高较明显。可伴有头痛、乏力、视物模糊等症状，患者对一般抗高血压药物的反应较差。晚期肾血管硬化，致使肿瘤切除后血压仍不易恢复正常。

2. 神经肌肉功能障碍　与低钾血症的程度和病程有关。早期可能仅表现为感觉异常、麻木、隐痛，当病程发展到一定时期，则有典型的阵发性肌肉软弱及麻痹。出现全身无力、肌肉酸痛、下肢麻痹等症状，重者可波及上肢，甚至累及呼吸肌，但很少影响脑神经支配的肌肉。肌无力发作时呈双侧对称性、弛缓性瘫痪。持续时间数小时至数日。约1/3患者表现为手足搐搦、肌肉痉挛，可持续数日至数周，可与阵发性麻痹交替出现。低钾血症低氯血症引起的碱中毒、血钙降低亦与之有关。

3. 肾脏表现　长期慢性失钾致肾小管上皮细胞呈空泡变性，尿浓缩功能减退，出现低比重尿，伴多尿,尤其夜尿多,可达白天的两倍。钠潴留刺激下视丘司渴中枢,引起继发烦渴、多饮。

4. 心脏表现　根据复旦大学中山医院泌尿外科的经验,28.9%的原醛症患者出现低钾血症的心电图表现,如Q-T间期延长,T波增宽、降低或倒置,U波明显等。部分患者出现阵发性室上性心动过速、室性期前收缩等心律失常,严重时可发生心室颤动。长期的高血压可导致心脏扩大甚至心功能衰竭。

近十余年来的研究发现,醛固酮可能在心脏胶原网络代谢调控中起重要作用,介导心肌和血管壁重塑,导致外周血管和冠状动脉外膜、间质纤维化,直接参与心、肾等器官组织的损伤。因此原醛症的心脑血管并发症及蛋白尿的发生率比原发性高血压更常见。

【实验室检查】

1. 血生化检查　早期原醛症血钾可以在正常范围,低钾血症是原醛的晚期表现。低钾血症为间歇性,或呈持续性低钾间歇性加重,因此需连续多次测定才更可靠。血钾一般为2~3mmol/L,严重者更低。笔者医院泌尿外科总结的病例中,血钾最低值为1.5mmol/L,平均(2.47±0.51)mmol/L。二氧化碳结合率上升,提示代谢性碱中毒。随着筛查方法的改进,目前仅1/3~2/3的患者有低钾血症,事实上约20%的患者血钾始终正常。因此,低钾血症不能作为原醛的诊断标准。

2. 尿液检查　尿pH为中性或偏碱性,可见持续性或间歇性少量蛋白尿,尿比重偏低且较为固定,常在1.010~1.020之间。尿钾升高,24小时尿排钾25mmol以上。

3. 醛固酮测定　原醛患者血浆醛固酮浓度和尿醛固酮排出量均高于正常。我院泌尿外科收住的病例中,85.5%血浆醛固酮高于正常。

4. 肾素、血管紧张素Ⅱ测定　某些肾脏疾病和肾素分泌性肿瘤也会引起继发性醛固酮增多,但其肾素水平明显升高。原醛患者血浆肾素、血管紧张素Ⅱ基础值降低。低钠饮食、呋塞米激发并在直立位2小时后,继发性醛固酮增多症血肾素、血管紧张素较基础值增加数倍,而原醛患者增加轻微或无反应。

6

【诊断】

鉴于原发性醛固酮增多症是继发性高血压最常见的原因,以及其早期症状的隐匿性,有必要对广泛的高血压人群进行筛查。

有以下情况者应考虑到原醛症:①高血压伴自发性低钾血症或容易促发低钾血症者;②顽固性高血压、用一般降压药疗效不显著;③儿童、青少年患有高血压者;④高血压患者伴肾上腺偶发瘤;⑤左心室肥大的高血压患者。也有人认为低钾麻痹等症状是原醛症的晚期表现,应该对更广泛的高血压人群进行筛选。

1. 筛查对象　①血压水平2级(160~179/100~109mmHg)、3级(≥180/110mmHg)的高血压患者;②难治性高血压,包括使用3种以上降压药物血压未能控制在140/90以下,或需4种及以上降压药物血压控制在正常范围的高血压患者;③高血压伴有持续性或利尿剂促发的低钾血症;④高血压伴肾上腺偶发瘤;⑤有早发性高血压或40岁之前发生脑血管以外家族史的高血压患者;⑥一级亲属中有原发性醛固酮增多症患者的高血压患者。

2. 筛查指标　1976年Dunn和Espiner提出利用血浆醛固酮/肾素活性比值(ARR)诊断原发性醛固酮增多症,1981年Hiramatsu首先用于该症的筛查,使得原醛的检出率较之前明显提高。2008年The Endocrine Society《原发性醛固酮增多症患者的病例检测、诊断和治疗:内分泌学会临床实践指南》指出,大多数医疗中心ARR值切割点介于20~40(ng/dl)/[ng/(ml·h)],大多为30(ng/dl)/[ng/(ml·h)]。该试验受β受体阻滞剂、利尿剂、钙拮抗剂、血管紧张素转化酶抑制剂(ACEI)、血管紧张素受体拮抗剂(ARB)、患者体位、盐摄入量等多种因素影响,结果不够稳定,必要时测定前应停药或换药2周以上,并建议多次检测。应注意,30%~50%的高ARR患者醛固酮能被钠负荷试验抑制,因此ARR增高不是原醛的确诊试验。

3. 定性诊断　高血压患者如同时伴有低钾血症、血/尿醛固酮高、血浆肾素活性降低及肾上腺病变,则原发性醛固酮增多症诊断可基本成立。确诊试验包括:

(1)口服钠负荷试验:适用于病情轻、低钾血症不明显的疑似原醛症患者。连续3天每日摄入钠200mmol,从第3天早晨开始留取24小时尿液检测醛固酮、尿钠、尿肌酐。如尿醛固酮>12μg/24h(Mayo Clinic)或14μg/24h(Cleveland Clinic),则可确诊为原醛。由于大量钠在远曲小管吸收,通过离子交换使尿钾排出增加,低钾血症变得更明显。因此对于严重低钾的典型病例,该试验将加重病情。

(2)静脉盐水负荷试验:从早晨8时开始,以500ml/h速度静脉滴注生理盐水2000ml,滴注前后测定血浆醛固酮、肾素活性及血钾、血皮质醇浓度。如滴注后皮质醇浓度低于滴注前,且血浆醛固酮>10ng/dl,则可确诊;如<5ng/dl可基本排除。该试验准确性和敏感性可达90%,特异性84%。

(3)氟氢化可的松抑制试验(fludrocortisone suppression test,FST):口服氟氢化可的松0.1mg每6小时一次,连续4天。因低钾低钠影响醛固酮分泌,需同时口服足量缓释氯化钾和高钠饮食，保证血钾>4.0mmol/L，尿钠3mmol/kg。第4天上午10:00测定血醛固酮、肾素活性和皮质醇水平。结果判定：10:00皮质醇水平低于上午7:00，且醛固酮>6ng/dl，肾素活性<1ng/(ml.h)，则确诊试验阳性。该试验被认为是最符合生理表现、最准确的方法，但国内尚无氟氢化可的松供应，无法开展。

（4）卡托普利试验：患者保持坐位或立位1小时后，口服卡托普利25～50mg，服用前即刻和服用后1、2小时测定血浆醛固酮、肾素活性和皮质醇水平。服药后醛固酮抑制度≤30为阳性。

以上4种确诊试验均为2008年内分泌学会指南所推荐，但第4种准确率仅50%，前3种方法均需高钠负荷，对于未经控制的严重高血压、心肾功能不全、严重低钾和心律失常的患者应慎重使用。

（5）螺内酯试验：治疗原醛引起的高血压应用一般降压药效果不明显，螺内酯是其特效药物，可拮抗醛固酮在肾小管中保钠排钾的作用。每日320～400mg，分3～4次口服，用药1～2周，可使患者的电解质紊乱得到纠正，血压有不同程度下降。是该症重要的诊断性治疗试验。

4. 病因诊断 醛固酮瘤（APA）、单侧肾上腺结节样增生（UNAH）、特发性醛固酮增生症（IHA）是原发性醛固酮增多症的常见病因，后者与前两者治疗方法不同，故在确诊原醛后，必须作病因诊断。重点鉴别APA和IHA，也应考虑其他少见的病因。

（1）一般病情：一般认为，APA的临床表现比IHA为重。低钾血症更为明显，约28%的APA患者血钾≤2mmol/L，而IHA血钾≤2mmol/L者约13%。但也有学者指出后者激素及生化异常更常见。

（2）体位试验：是鉴别APA和IHA的重要方法。患者清晨7时留置静脉导管，8时抽血测定血浆醛固酮、肾素活性。然后站立4小时，再抽血测定上述项目。结果判定：正常人及非原醛高血压患者站立4小时后，肾素活性轻微增加，醛固酮增加2～4倍；IHA患者血浆醛固酮比站立前增加33%以上，而APA患者则表现为降低或无明显变化。该试验临床符合率74%。

（3）赛庚啶试验：血清素具有刺激醛固酮分泌的作用，赛庚啶是血清素的拮抗剂，口服赛庚啶8mg前、后每半小时测定血醛固酮浓度，共2小时。大多数IHA患者醛固酮下降110pmol/L以上，或较基线值下降30%；而APA患者无明显改变。

（4）地塞米松抑制试验：主要用于诊断糖皮质激素可抑制的醛固酮增多症（FHⅠ型，GRA），特别是生化检测提示醛固酮瘤，而影像学检查又像特发性醛固酮增生症，并有家族史者。口服地塞米松2mg/d，3周后患者血钾、血/尿醛固酮、血压皆恢复正常，则可明确诊断。

5. 影像学检查和定位诊断 对已确诊的原醛患者应进行定位诊断，以判定是单侧抑或双侧肾上腺过度分泌醛固酮，是手术治疗的前提。

（1）B超：醛固酮瘤或醛固酮癌可显示一侧肿瘤，大于3cm者应考虑醛固酮癌。但对于小于1cm的肿瘤较难发现，无法鉴别增生或小的腺瘤。

（2）磁共振成像（MRI）：空间分辨率低于CT，可能出现运动伪像，一般不作为常规。

（3）CT：是原醛定位诊断的首选方法。薄层扫描（2～3mm）可检出<5mm的肾上腺肿块。APA肿瘤直径多<1～2cm，很少超过3～3.5cm。APA在CT上表现为均质低密度圆形或卵圆形肿块，增强扫描不强化或轻度强化，CT值低于分泌皮质醇的腺瘤和嗜铬细胞瘤（图95-7）。IHA表现多样，可表现为双侧肾上腺增厚或结节、一侧结节对侧增厚、单侧弥漫性增厚、单侧结节状增生，约10%的IHA双侧肾上腺无异常表现。测量肾上腺各肢的厚度可鉴别APA和增生，APA患者各肢厚度不超过5mm。CT不能区分结节样增生的IHA，小的APA也可能漏诊。总的来说，CT诊断单侧醛固酮增多症的敏感性为78%，特异性75%。

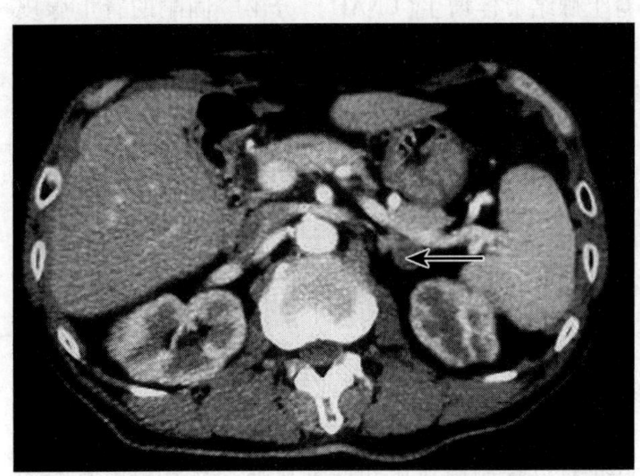

图95-7 左肾上腺腺瘤引起的醛固酮增多症（醛固酮瘤，APA）

CT表现为均质低密度圆形或卵圆形肿块，增强扫描强化不明显，低于分泌皮质醇的腺瘤

（4）肾上腺静脉采血（adrenal vein sampling，AVS）：APA、UNAH、与IHA、FHⅠ型治疗不同，因此功能分侧定位非常重要。AVS即选择性双侧肾上腺静脉插管采血测定醛固酮和皮质醇浓度，是功能分侧定位诊断的金标准，敏感性和特异性分别为95%和100%。AVS为有创检查，费用较高，有一定并发症率（<2.5%），适用于临床确诊原醛症，拟行手术治疗，但CT显示正常肾上腺、单侧肢体增厚、单侧小腺瘤<1cm、双侧腺瘤或

结节者。对于<40 岁,CT 为明显的单侧孤立性腺瘤者,可直接手术,不必行 AVS。结果判定:皮质醇校正的醛固酮比值高低两侧之比>4,确定为单侧优势分泌,手术效果良好。AVS 有一定技术难度,成功率 74%~90%,目前国内开展的单位不多,尚需进一步积累经验。AVS 失败的单侧病变,体位试验是有效补充。

单独以 CT 为依据被不恰当排除手术或手术的发生率分别为 22% 和 25%。CT 肾上腺患侧与 AVS 优势侧符合率仅 54%。在目前尚无更佳的无创检测手段的情况下,开展 AVS 是有必要的。简言之,对生化检确诊的原醛患者,除非单侧肾上腺肿块>1cm,CT 为其他表现者均应行 AVS 检测,以明确病变与原醛的关系、评估手术的必要性。

6. 家族性原发性醛固酮增多症的诊断 FH Ⅰ型(GRA)发病早、脑血管意外发生率高、病死率高。对于确诊原醛时年龄<20 岁、有家族史、<40 岁发生脑血管意外者,应做 FH 相应的基因 *CYP11B1/CYP11B2* 检测。

【治疗】

1. 手术治疗

(1) 手术适应证:适用于醛固酮瘤(APA)、单侧肾上腺结节样增生(UNAH)、分泌醛固酮的肾上腺皮质癌或异位肿瘤。单发的 APA 可施行腺瘤切除术,尽量保留肾上腺组织;多发性腺瘤或腺瘤伴结节性增生者,宜行患侧肾上腺切除;醛固酮癌及异位产生醛固酮的肿瘤作肿瘤根治性切除术;UNAH 作优势侧肾上腺全切除术。单侧结节性增生与醛固酮瘤很难区分,随着临床上对原发性醛固酮增多症筛查的重视,肾上腺增生和单侧多发腺瘤所占的比例越来越高,保留肾上腺组织的手术(adrenal-sparing surgery,ASS)应慎重,病灶残留是手术治疗失败或复发的重要原因。

IHA 和 GRA 以药物治疗为主,即使肾上腺次全切除仍难以控制高血压和低钾血症。只有当患者因药物副作用无法坚持长期内科治疗时可考虑手术,切除醛固酮分泌较多或体积较大的一侧肾上腺。

(2) 术式选择:可采用开放手术或腹腔镜手术,后者具有创伤小、术后疼痛轻、生理干扰小、康复快等优点,近年来已成为肾上腺手术的金标准。但也应重视严格掌握手术指征,避免随意扩大手术适应证的不良趋势。腹腔镜手术路径分为经腹腔和经腹膜后两者种,前者操作空间大,视野和解剖标志清晰,易于处理肾上腺中央静脉和与之相关联的脏器和血管,特别适用于较大的、与周围组织脏器粘连的良恶性肿瘤。缺点是对腹腔脏器有干扰,增加术后肠粘连的机会;后者避免了腹腔脏器的干扰,但手术空间有限、缺少明显的解剖标志。大量研究表明两种路径在手术时间、出血量、并发症、术后恢复时间、疗效预后等方面并无明显差异。术式的选择取决于术者的习惯,应注意,对分泌醛固酮的肾上腺皮质癌的腹腔镜手术尚有争议,可能会增加种植转移和出血的机会。如影像学检查提示肿瘤已严重侵犯周围组织者,应以开放手为佳;如术中分离困难、或出血严重者,及时转为开放手术是明智之举。

(3) 术前准备:术前准备主要目的是纠正电解质紊乱、恢复血钾正常。主要措施包括低钠饮食和口服补钾。一般每天补钾 3~6g 分次口服,至少 1 周以上。推荐同时口服螺内酯 100~400m/d,分 2~4 次服用,通过竞争拮抗醛固酮来促进肾小管排钠、排水和保钾作用,同时降低血压。如血压控制不满意,可联合应用 ACEI、钙通道拮抗剂等。

(4) 术后处理和随访:术后血/尿醛固酮迅速下降至正常范围,96% 的患者一般在 1~7 天内血钾恢复正常。术后第 1 天起即可停止补钾和螺内酯。术后禁食期间可适当补充钠、钾,或根据电解质监测结果补充。除醛固酮癌外,原醛患者很少发生对侧肾上腺萎缩或功能抑制,术后一般不需要激素替代治疗。高血压一般仍持续数月,血压恢复与否、恢复的速度取决于高血压病程和原醛的病因。长期的高血压和高醛固酮血症将导致肾小球或小动脉硬化,影响血压恢复。对于保留肾上腺组织手术的患者,如术后复发高血压、低钾血症,或血压下降之后再次升高,应重新评估是否原醛复发。

2. 内科治疗 适用于 IHA、FH Ⅱ(GRA)、不能根治切除的醛固酮癌,以及原醛的术前准备。螺内酯是醛固酮受体拮抗剂,是内科治疗最主要的药物。初始剂量 20~40mg/d,逐渐递增,最大剂量<400mg/d,每天 2~4 次,降压的同时恢复血钾,以维持血钾在正常值上限为度。降压效果欠佳时联用其他降压药物。肾功能不全的患者剂量酌减,以免高钾血症。该药对醛固酮受体的作用为非选择性,对雌、孕激素受体也有拮抗作用,长期服用可引起月经紊乱、乳房触痛、男性乳房女性化、性功能障碍等不良反应。依普利酮是一种新的选择性的醛固酮受体竞争拮抗剂,与雌、孕激素受体结合力低,副作用轻,有较好的应用前景,初始剂量 25mg/d,递增至 50~200mg/d,每天 2 次。醛固酮的合成需要钙的参与,因此,钙通道阻滞剂在降低血压的同时,可使部分患者的醛固酮产生量减少,血钾恢复正常。糖皮质激素治疗适用于 GRA 患者,初始剂量地塞米松 0.125~0.25mg/d,或泼尼松 2.5~5mg/d 睡前服用,以维持正常血压、血钾、ACTH 水平为度。对于失去手术机会的醛固酮癌,密妥坦、美替

拉酮、酮康唑等可暂时减轻醛固酮分泌过多所致的临床症状，但对预后无明显改善。

（刘宇军）

第四节　嗜铬细胞瘤

嗜铬细胞瘤来源于外胚层神经嵴的交感神经元细胞，属 APUD（amine precursor uptake anddecarboxylation）系统肿瘤。交感神经元细胞是交感神经母细胞和嗜铬母细胞的共同前体，在胚胎早期，多数嗜铬母细胞移行至肾上腺，形成胚胎肾上腺髓质，另一部分嗜铬母细胞随交感神经母细胞移行至椎旁或主动脉前交感神经节，形成肾上腺外嗜铬细胞。因此，嗜铬细胞瘤除发生在肾上腺内，还见于神经节丰富的其他部位，如肾周围、腹主动脉旁、输尿管末端的膀胱壁、纵隔等处，肾上腺外的嗜铬细胞瘤统称为副神经节瘤或异位嗜铬细胞瘤，本文重点介绍肾上腺嗜铬细胞瘤。自 1926 年 Roux 与 Mayo 首次成功地切除嗜铬细胞瘤，1949 年 Holton 及 1950 年 Goldenberg 等发现嗜铬细胞瘤分泌肾上腺素和去甲肾上腺素后，人们才开始了解嗜铬细胞瘤的临床发病机制。实际上，除分泌肾上腺素及去甲肾上腺素等儿茶酚胺类物质外，嗜铬细胞瘤尚可合成其他激素，或合并其他内分泌系统肿瘤，引起多种内分泌功能失调。

嗜铬细胞瘤在高血压患者中的发病率为 0.1% ~ 0.6%，每百万人口每年为 0.4 ~ 9.5 例，尸检发现率为 0.094% ~ 0.25%。该病发病率随年龄增长而增高。随着对本病的诊治水平的提高，近年来国内报道的嗜铬细胞瘤病例数急剧增加。据统计，嗜铬细胞瘤中肾上腺偶发瘤占 1.5% ~ 18%，10% 的良性散发性肾上腺嗜铬细胞瘤患者是因偶发肾上腺肿瘤而就诊的。嗜铬细胞瘤引起的高血压是可治愈的，该病的检出可以逆转其潜在的致命后果。

【病因与病理】

嗜铬细胞瘤一般呈圆形或椭圆形，有完整包膜，供应血管丰富而怒张。肿瘤体积较大，直径在一般在 3 ~ 5cm，也可大于 10cm，重量从小于 5g 至超过 3500g，伴高血压的患者肿瘤平均约 100g。除了发生在肾上腺髓质，腹膜后腹主动脉旁交感神经节丰富的部位也会发生，甚至见于肾、肝门、胰头、髂血管、膀胱区，以及后纵隔脊柱旁、颈部、颅内等腹腔以外部位。嗜铬细胞瘤多数为良性、单个发病，双侧或多发占少数。以往认为嗜铬细胞瘤中双侧及多发肿瘤占 10%，肾上腺外肿瘤占 10%，恶性肿瘤占 10%。目前由于认识和诊断技术的进步，家族性嗜铬细胞瘤、多发性内分泌肿瘤相继被发现。近年统计资料表明，肾上腺内单发性嗜铬细胞瘤仅占 60% ~ 80%，双侧多发性瘤占 39% ~50%。

肾上腺嗜铬细胞瘤切面呈灰白或棕色，可见灶性出血、中央变性、囊性变，可伴钙化，血管丰富，间质很少，肿瘤周围有时可见正常腺体。显微镜下细胞排列呈巢状或梁状，与正常嗜铬细胞相比，肿瘤细胞较大，呈不规则多角形，细胞核多形性明显，胞质颗粒状、嗜碱性至双嗜性，因其在铬盐中颗粒着色，故此得名。嗜铬细胞瘤呈嗜铬粒素（CgA）免疫阳性，是与肾上腺皮质肿瘤和转移性非神经内分泌肿瘤鉴别的最可靠标记物。肿瘤大于 6cm 应高度怀疑恶性嗜铬细胞瘤，另外，肿瘤呈结节状、分叶状，切面多彩状，伴坏死、出血的斑状区域，均提示恶性可能。已经确定的恶性嗜铬细胞瘤组织学标准包括：①包膜侵犯；②侵犯血管；③扩散到肾上腺周围脂肪结缔组织；④膨胀的、大的、融合性细胞巢；⑤弥漫性生长、坏死；⑥细胞成分增加；⑦肿瘤细胞呈梭形；⑧细胞核重度多形性，瘤细胞单一性（小细胞、核/质比率高）；⑨核深染、大核仁，核分裂增多；⑩任何非典型核分裂象。没有一个组织学特征能独立确定嗜铬细胞瘤的恶性倾向。实际上，最严格的恶性定义是转移必须出现在原来没有嗜铬组织的部位。

下面介绍几种特殊类型的嗜铬细胞瘤。

1. 多发性内分泌瘤（multiple endocrine neoplasia，MEN）　是一种常染色体显性遗传病。临床表现为多种内分泌病症的组合，即多发性内分泌腺瘤综合征（MENS）。1964 年，Pear 将广泛存在于内分泌腺体及其他组织中能产生内分泌多肽物质的细胞统称为 APUD 细胞，这些细胞来源于神经嵴，分布于垂体、甲状腺、甲状旁腺、胰腺、肾上腺髓质。当神经嵴细胞发育异常时，就会发生 MEN，有的学者将这种肿瘤统称为 APUD 瘤。根据各种内分泌腺瘤发病的不同，MEN 分为 3 型：①MEN Ⅰ型：又称 Wermer 综合征，包括垂体、甲状旁腺和胰腺的肿瘤。②MENⅡ型：与 RET 密码子 634 突变相关。MENⅡa 型：又称 Sipple 综合征，包括嗜铬细胞瘤或肾上腺髓质增生并甲状腺髓样癌、甲状旁腺肿瘤。MENⅡb 型：除 MENⅡa 型肿瘤外，还可发生多发性皮肤或黏膜神经瘤、马方样体型等。③MENⅢ型：甲状旁腺瘤和乳头状甲状腺癌。也有人把 MENⅡb 型与 MENⅢ型合在一起。

2. Von Hippel-Lindau（VHL）病　是由 VHL 肿瘤抑制基因种系突变引起的显性遗传性家族性癌综合征，又称 VHL 综合征。该病有明显的表型变异性和与年龄相关的外显率，常见的肿瘤包括视网膜和中枢神经系统血管网状细胞瘤、肾细胞癌、嗜铬细胞瘤和胰腺内分泌肿瘤，其中嗜铬细胞瘤的总发病率为 10% ~30%。VHL 病根据临床表现再分成亚型，其分类如表 95-1。

6

表 95-1　VHL 病临床分类

	临床表现				
	Retinal HB	CNS HB	RCC	Pheo	Pancreatic islet tumor
VHL 1 型	+	+	+	−	−
VHL 2A 型	+	+	−	+	+
VHL 2B 型	+	+	+	+	+
VHL 2C 型	−	−	−	+	?

Retinal HB：视网膜血管网状细胞瘤；CNS HB：中枢神经系统血管网状细胞瘤；RCC：肾细胞癌；Pheo：嗜铬细胞瘤；Pancreatic islet tumor：胰岛细胞瘤

3. 神经纤维瘤病 1 型（neurofibromatosis type1，NF 1）　又称 Von Recklinghausen 病，NF1 是常染色体显性遗传性疾病，以皮肤神经纤维瘤、皮肤色素沉着（牛奶咖啡斑）和骨发育不良为特征。约 1% 的患者可发生嗜铬细胞瘤，好发于 40～50 岁年龄段。值得注意的是，约 5% 的嗜铬细胞瘤患者合并有 NF1，这类患者的遗传学类型更常伴有 MEN 2 或 VHL 病。

以上 3 种疾病均称为家族性嗜铬细胞瘤（familial-pheochromocytoma），与线粒体复合体Ⅱ基因 SDHD、SDHB、SDHC 突变有关，占嗜铬细胞瘤的 6%～10%。家族性嗜铬细胞瘤具有以下特点：①是常染色体显性遗传疾病，有高度外显率；②发病年龄较早，可见于儿童；③47% 多为双侧发病，多为两个以上的内分泌腺体受累。双侧性嗜铬细胞瘤中约 50% 为家族性；④同一家族中的发病的患者，其发病年龄和肿瘤部位往往相同；⑤常与 MENⅡ型或神经外胚层发育异常，如神经纤维瘤病（NF）、视网膜血管瘤（Von Hippel）、脑脊髓血管网状细胞瘤（Lindiau）等相伴发，国内外均有相继报道；⑥有较高的复发率。

4. 多种内分泌功能性嗜铬细胞瘤　即嗜铬细胞瘤具有分泌两种以上的内分泌激素的功能。1985 年 Shanberg 证实嗜铬细胞可自主性分泌异位性甲状旁腺素，并发高钙血症。1979 年 Forman 及 Spark 等首先报道嗜铬细胞瘤异位分泌促皮质激素（ACTH），与肺癌及其他肿瘤所分泌的大形 ACTH 不同，70% 为小形 ACTH，是人类标准的 ACTH，可引起典型的库欣综合征，如术前未能确诊，术后未加重视，手术死亡率达 50% 以上。嗜铬细胞瘤还可分泌 α-MSH、血管活性肠肽（vasoactive intestinal peptide）、前列腺素以及神经系统所具有的 P-物质、γ 神经肽、生长抑素（somatostatin）等物质，其临床意义有待进一步确定。

5. 特殊部位的嗜铬细胞瘤

（1）肾门部的嗜铬细胞瘤：多见于左侧。肿瘤直接浸润压迫可引起肾动脉狭窄；高儿茶酚胺血症直接引起肾动脉痉挛性收缩，随着病程延长，动脉壁发生纤维性变及增生，从而发生肾动脉解剖性狭窄。因此，这类病例的肾素系统也呈活跃状态。在高儿茶酚胺和高肾素的双重作用下，恶性高血压的进展非常迅猛。

（2）胰腺后方的嗜铬细胞瘤：常位于腹主动脉及下腔静脉之间，易向血管内浸润，界限不清，处理极为困难。

（3）膀胱嗜铬细胞瘤：是副神经节瘤的一种。症状常常在排尿时发作是其重要特点。肿瘤位于膀胱肌壁间，多不侵犯黏膜。

【临床表现】

嗜铬细胞瘤可见于各年龄段，大多发生于成人，以 20～49 岁最多见。男女发病率大致相等。儿童病例约占 1/5，男性略多。家族性发病者多见，占 6%～10%，双侧发生率 20% 或更高。嗜铬细胞瘤临床症状复杂多变，易被误认为是其他疾病的表现。究其根本，这些症状均由肿瘤生长及包括儿茶酚胺在内的各种激素的合成、储存、释放所引起。最典型的症状是高血压、头痛、心悸、出汗、面色苍白，具备上述症状者，诊断嗜铬细胞瘤的特异性可达 90% 以上，但具备上述典型表现者并不常见，仅占 50%～60%。

1. 高血压　50% 以上成人嗜铬细胞瘤表现为持续性高血压。阵发性高血压、或持续性高血压阵发性加剧是嗜铬细胞瘤的典型症状，但只占患者的 25%～50%，故不能将阵发性高血压作为诊断嗜铬细胞瘤的唯一依据。高血压发作时伴有突发的头痛、心悸、大汗、头晕、气促，头痛常从额部和枕部开始，可伴有恶心、呕吐、颈部疼痛、视力模糊。严重者患者精神紧张、焦虑、濒死的恐惧感、面色苍白，血压骤升至 200mmHg 以上，可出现高血压危象，诱发脑出血、高血压脑病、昏迷、抽搐。恶性高血压加上大量儿茶酚胺释放引起的心动过速和心律失常，均可能导致左心衰竭和肺水肿。多数发作持续数十分钟，也有长达数小时者。症状缓解后患者极度疲劳虚弱，皮肤潮红，全身出汗、流涎，尿量增多。

高血压发作可由某些因素诱发，如精神应激、手术、外伤、麻醉、腹部受压迫等，甚至体育锻炼、过饮过

6

食等刺激。某些药物也会诱发发作，如组胺、尼古丁、β受体阻滞剂、肾上腺素、去甲肾上腺素、甲氧氯普胺（胃复安）、纳洛酮、静脉造影剂等。临床上使用β受体阻滞剂时血压增高，应注意评估有无嗜铬细胞瘤，特别是NF1患者。

高血压的程度与嗜铬细胞瘤所分泌的儿茶酚胺的组成、肿瘤的大小有关。肾上腺内的肿瘤主要分泌肾上腺素（E），肾上腺外嗜铬细胞瘤以分泌去甲肾上腺素（NE）为主，两者都可以使血压增高，但其作用机制不同，NE使周围血管阻力增高，心率反射性减慢，心排出量降低；E兴奋心肌，故心率、心排出量、脉搏率和左室射出量均增加。NE/E比值低的患者高血压程度可能低于比值高者。小的肿瘤分泌的儿茶酚胺直接入血，反而可能造成严重的高血压。大的肿瘤分泌的儿茶酚胺在瘤体内代谢成其他物质，血管活性成分反而较少，同时大的肿瘤常因坏死、囊性变等原因，功能活性并不高，不一定产生严重的症状。另外，老年患者血管壁对儿茶酚胺的敏感性降低，也会造成症状的不典型。应该注意，并非所有的嗜铬细胞瘤患者均表现为高血压，大约10%的患者血压正常。

2. 体位性低血压 可能是低血容量的表现，常合并快速型心律失常，因此也有认为与E分泌过多有关。

3. 消化系统症状 高血压发作时可伴有恶心、呕吐、腹痛，有时出现便秘及肠梗阻症状，也可因肠缺血或发生坏死表现为急腹症症状。肿瘤分泌血管活性肠肽及生长抑素可引起腹泻及低钾血症。

4. 其他内分泌异常 肿瘤分泌ACTH可产生库欣综合征；分泌生长激素可引起肢端肥大症；分泌促红细胞生成素可引起红细胞增多症；分泌降钙素可引起低钙血症；MEN患者尚可同时患甲状旁腺功能亢进，引起高钙血症。

5. 代谢异常 表现为基础代谢增高和糖耐量降低。患者出现发热、消瘦、类似甲状腺功能亢进的征象。儿茶酚胺作用于肝细胞α、β受体和肌肉β受体，使糖异生及糖原分解增加，同时通过刺激胰岛α受体抑制胰岛素分泌，引起空腹血糖升高、糖耐量降低。同样，糖原分解造成丙酮酸增多，在血管收缩缺氧情况下，可使高乳酸血症。

6. 儿茶酚胺性心肌病 可能与儿茶酚胺直接作用于心肌或心肌血管，造成缺血再灌注损伤有关，这种心脏并发症是嗜铬细胞瘤最严重的并发症，约占死亡病例的58%。最常见的病理变化为局灶性心肌炎，心肌收缩带坏死（contraction band necrosis），部分患者也可以表现为扩张性心肌病。临床表现类似心肌梗死，可伴有严重心律失常或心力衰竭。病变与过多的Ca^{2+}进入细胞内有关，故不宜使用洋地黄治疗。过多的Ca^{2+}进入心肌可诱发心室纤颤，导致突然死亡；β受体阻滞剂可使α肾上腺能失去β受体的对抗，诱发或加重心肌损害，故此也不宜使用。

7. 其他症状 儿茶酚胺可直接作用于肺部血管，使肺静脉收缩，毛细血管压增高，血管壁的渗透压增强而导致肺水肿。除恐惧、极度焦虑等精神症状外，少数患者出现智力减退、痴呆。膀胱嗜铬细胞瘤可能有排尿时头晕、高血压发作。

总之，嗜铬细胞瘤临床表现千变万化，有的教科书称之为“戏剧性的症状”，特别是原来“静止”（silent）的肿瘤，在各种刺激因素下突然分泌大量儿茶酚胺，引发高血压危象或低血压休克，甚至死亡，应予以足够的重视。术前未明确诊断、未做好充分准备就行手术治疗，是嗜铬细胞瘤患者术中死亡的一个重要原因。

【诊断】

1. 临床表现 嗜铬细胞瘤的诊断以临床症状为基础，但近1/2的患者并无典型的阵发性高血压及其相应的表现，部分患者甚至毫无症状，仅因其他原因做B超或CT检查时偶然发现。临床收治的肾上腺肿瘤中20%为CT偶然发现，其中约1/3为嗜铬细胞瘤，因此，对肾上腺偶发瘤做有关嗜铬细胞瘤的检测是有必要的。另外，对于青壮年高血压患者亦应该病的筛选。

2. 生化诊断 测定尿儿茶酚胺（CA）及其代谢产物间甲肾上腺素（MN）、间甲去甲肾上腺素（NMN）和香草基扁桃酸（VMA）是常用的定性方法。以24小时尿VMA>9mg作为诊断嗜铬细胞瘤标准，特异性达90%以上，但其敏感性差，假阴性率高达56%。95%的嗜铬细胞瘤患者尿游离CA>100μg/24h，但容易受多种饮食、药物的影响，特异性较低，与VMA相比并无优势。尿CA和VMA在症状不发作的间歇期可正常，故应反复多次测定，并作发作前后对比。尿MN化学稳定性好，很少受心理应激影响，除氯丙嗪外受其他药物影响小，许多学者以此作为诊断嗜铬细胞瘤的首选指标。约98%患者尿MN>1.3mg/24h，假阴性率仅10%。

血浆中的CA不稳定，NE在血液中的半衰期仅2分钟，而且与尿CA相比，更容易受应激、劳累、咖啡、香蕉、茶碱等因素影响，易产生假阳性，所以检测结果并不比尿CA可靠。双羟苯乙烯甘醇（DHPG）是NE的脱氨基代谢产物，曾有报道测定DHPG与NE的比值，可用于鉴别嗜铬细胞瘤与原发性高血压，前者DHPG/NE<0.5，后者则>2.0。目前公认的最佳实验室诊断方法是测定血浆游离MN和NMN，可以识别血压正

6

常或无典型症状的嗜铬细胞瘤，敏感性 97% ~99%，特异性 82% ~96%，阴性者几乎能有效排出嗜铬细胞瘤。目前尚未在国内各大医疗单位广泛开展。复旦大学附属中山医院采用 MN 正常值<96.6pg/ml，NMN 正常值<163pg/ml。

联合检测可提高诊断准确率。血浆游离 MNs（MN+NMN）和 24 小时尿 MNs 升高≥正常值上限 4 倍以上时，诊断嗜铬细胞瘤的可能性近 100%。

3. 药物实验

（1）激发试验：适用于尿和血中 CA 及其代谢产物不高，血压正常，而临床上怀疑为嗜铬细胞瘤者。组胺、酪氨酸试验易引起高血压危象，现已基本放弃。胰高血糖素激发的危险性较小，可谨慎地应用。阿片肽可以在嗜铬细胞瘤中合成，对 CA 的释放有调节作用，静脉注射其拮抗剂纳洛酮 10mg，可轻度升高嗜铬细胞瘤患者的血压及血浆 NE 水平。静脉注射甲氧氯普胺 5mg，也有同样作用。后两种激发试验都很安全，但其假阴性率达 71.4%。

（2）抑制试验：适用于持续性高血压诊断有疑问者。可乐定是一种中枢抗高血压药，能抑制交感神经末梢释放 CA，但不能抑制嗜铬细胞瘤释放 CA。口服 0.3mg 可乐定 2 ~3 小时后，原发性高血压血浆 CA 下降至 500pg/ml 以下，而嗜铬细胞瘤仍>500pg/ml。对常规降压药物效果不明显者，口服 α 受体阻滞剂盐酸酚苄明 10 ~20mg，每天 3 次，共 2 周，血压下降、发作减少、症状明显好转者为阳性。这两种检测方法都很安全，可推广应用。后者同时可作为术前准备的方法。

4. 定位诊断　超声检查具有多平面、多角度进行检查的优势，可作为初步筛查手段，直径超过 1cm 的肿瘤检出率接近 100%，但对小于 1cm 或肾上腺外肿瘤诊断困难。CT 和 MRI 是定位诊断的主要手段，两者的敏感性和特异性相似，分别为 90% ~100%、67% ~80%。肿瘤在 CT 的图像呈软组织密度影，有不同程度的强化，有时伴出血、坏死及液化区，很少有钙化（图 95-8）。CT 三维重建可显示肿瘤的形态、结构特征、范围及其与周围脏器的毗邻关系，是手术治疗的重要参考。应注意 CT 增强扫描时注射对比剂诱发高血压危象的可能。MRI 冠状面和矢状面图像除了有利于定位及明确肿瘤与周围组织脏器的关系，在明确肿瘤与周围血管系统以及引流静脉的关系方面有很大优势。T_1加权为等低信号，T_2加权高信号、反相序列信号无衰减是嗜铬细胞瘤的特点，但并无特异性，肾上腺皮质癌和转移性肿瘤也可有类似的表现。有人认为 T_2加权上呈明亮的“灯泡征”是嗜铬细胞瘤的特异表现，但并非常见。MRI 诊断嗜铬细胞瘤的敏感性可达 100%，特异性为 67%。

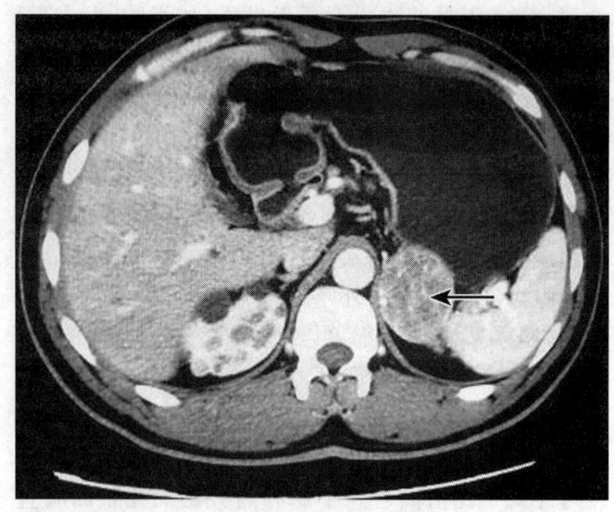

图 95-8　VHL 病，左肾上腺嗜铬细胞瘤（合并右肾小肾癌和多发肾囊肿）

嗜铬细胞瘤 CT 表现为密度不均的软组织肿块，强化明显。影像学上与肾上腺皮质癌难以鉴别

间位碘代苄胍（MIBG）结构与 NE 相似，能被肾上腺髓质或嗜铬细胞瘤细胞摄取，^{131}I 标记的 MIBG 闪烁照相安全、灵敏、特异性强、分辨率高，是近年诊治嗜铬细胞瘤的重要进展，可以特异性诊断体内任何部位的嗜铬细胞瘤。因为^{131}I-MIBG 显像反映的是嗜铬细胞数量的多少，并不受肿瘤有无内分泌功能限制，同时具有定性和定位的价值，对家族性、肾上腺外、复发或转移性肿瘤尤为适用，检出率几近 100%。临床阳性标准为：①肾上腺嗜铬细胞瘤：肾上腺浓集度大于肝浓集度；②异位嗜铬细胞瘤：肾上腺以外出现异常浓集灶。肾上腺髓质和交感神经节以外的高浓度聚集是恶性嗜铬细胞瘤的特征。另外，大剂量^{131}I-MIBG 对恶性嗜铬细胞瘤有治疗作用。

5. 遗传易感性诊断　MEN Ⅱ型、WHL 病、NF1 等遗传综合征患者发生嗜铬细胞瘤的风险性高，特殊的体征增加了鉴别散发性和家族性嗜铬细胞瘤的可能性。如：合并马方样体型和肠、舌黏膜神经瘤应高度怀疑 MEN Ⅱb；发现多发性皮肤牛奶咖啡斑和（或）皮下神经纤维瘤应考虑 NF1 的可能性。值得重视的是，嗜铬细胞瘤是多种家族性肿瘤综合征的最初表现，也可以是 VHL2C 型的唯一表现。对于有嗜铬细胞瘤家族史、双侧肾上腺嗜铬细胞瘤、<20 岁、患者或家属有脑、眼底、甲状腺、甲状旁腺、肾、胰腺、皮肤黏膜等系统病变等可疑家族性嗜铬细胞瘤的患者和家族进行基因筛查是必要的。

【治疗】

手术切除肿瘤是唯一有效的治疗方法，否则患者将死于本病。只有对有严重并发症不能耐受手术或恶性肿瘤已经转移者，才考虑药物治疗。90% 的嗜铬细胞瘤是良性肿瘤，手术效果好，但风险很大。妥善的围术期处理是降低手术风险的关键。近年来，随着外科和麻醉技术的不断进步，手术死亡率已降至1%～5%。

1. 术前准备　术前充分的药物准备是嗜铬细胞瘤手术成功的关键。其目的是阻断过量儿茶酚胺的作用，控制高血压，维持正常的心率和心律，纠正因长期过量肾上腺素、去甲肾上腺素作用引起的外周血管收缩及血容量不足、改善心脏功能，预防麻醉和手术诱发的血压剧烈波动、心脑血管意外、急性心肺功能衰竭等严重并发症的发生。

（1）控制血压：肾上腺素能受体阻滞剂可使血压缓慢下降，血管床扩张，血容量逐渐增加。常用药物为长效α-受体阻滞剂酚苄明，口服剂量从5～10mg每日2次开始，根据血压调整剂量，可达20mg每日3～4次，少数患者需用到240mg/d。疗程至少2周以上，发作频繁者需4～6周或更久，直至血压恢复或接近正常，心悸、多汗、肢端苍白发凉等症状消失。酚苄明是非选择性α受体阻滞剂，可使β受体失去拮抗，从而诱发心动过速或室上性心律失常，必要时可口服β受体阻滞剂如阿替洛尔、美托洛尔、普萘洛尔等将心率控制在90次/分以下。酚苄明用药时间过长可能会增加肿瘤切除后血管床扩张、长时间低血压的危险。近年来较多选用选择性α1受体阻滞剂如多沙唑嗪（4～16mg/d）、哌唑嗪（2～5mg，2～3次/天）、特拉唑嗪（2～5mg/d）。对于α受体阻滞剂效果不理想的患者，可以联合应用钙通道拮抗剂；不能耐受α受体阻滞剂严重副作用、术前血压正常或间歇性升高者，可用钙通道拮抗剂代替。儿茶酚胺引起的肾血管收缩和低血容量均可激活肾素-血管紧张素Ⅱ系统，导致血管紧张素Ⅱ活性升高，因此血管紧张素转换酶抑制剂（ACEI）亦有利于控制血压。应注意β受体阻滞剂不应常规或单独用于嗜铬细胞瘤术前准备，因其可阻断β2受体增加周围血管阻力，诱发高血压危象，导致急性心力衰竭、肺水肿、心肌梗死等致命并发症。

（2）扩容：嗜铬细胞瘤分泌过量儿茶酚胺使机体外周小血管紧张性增高，血管床容积减少，血容量绝对不足。肿瘤切除后，儿茶酚胺骤减，血管床开放，血容量不足可导致术中休克。因此术前在控制血压的同时，应适当补充血容量，以减少术中血压波动，避免术中大量、快速扩容导致的心力衰竭、肺水肿等风险。术前应充分备血，可在麻醉开始前根据需要予以输血和补充晶体溶液。在气管插管和术中触动肿瘤血压骤升时，可立即静脉输注硝普钠、酚妥拉明防止发生高血压危象；肿瘤切除后发生严重低血压时，可使用去甲肾上腺素提高血压，同时迅速补充晶体和胶体溶液，直至血容量恢复，血液循环稳定后逐渐停药。

（3）儿茶酚胺心肌病的处理：对于术中出现的任何严重的心律失常、心力衰竭、心肌损表现，均应视作儿茶酚胺心肌病，立即停止手术操作并积极救治。这类病例死亡率极高，术前至少应准备半年以上，等待心肌损害恢复至较好状态后再次接受手术治疗。

（4）麻醉准备：嗜铬细胞瘤术前不宜应用阿托品，以免引起心动过速。可换用东莨菪碱0.3mg肌注。麻醉以采用全麻或全麻加硬膜外麻醉为宜，麻醉前除了留置中心静脉导管和桡动脉导管，用以监测中心静脉压和动脉压外，至少开通两条输液通道，一路用来静脉输血、补液，以便及时补充血容量；另一路用来滴入调节血压和纠正心律失常的药物。

2. 术式与切口的选择　目前腹腔镜手术已成为肾上腺良性肿瘤的常用术式，同样适用于嗜铬细胞瘤。以往认为≥6cm的嗜铬细胞瘤腹腔镜手术困难，出血量多，且气腹的压力可能会导致CA大量释放。随着腹腔镜外科技术的进步，近年来发现切除≥6cm或<6cm嗜铬细胞瘤的失血量、并发症率没有差别，腹腔镜下操作精细、对肿瘤直接挤压少，引起CA释放和血流动力学改变的程度甚至低于开放手术。但对于瘤体巨大、或不能排除恶性、术前影像学检查提示有周围组织脏器侵犯者，仍以开放性手术为首选。对于术前定位明确的单侧肾上腺肿瘤采用11肋间切口；术前定位不明确、或双侧肾上腺肿瘤、多发性肿瘤、或肾上腺外肿瘤，则采用经腹部切口探查。对肿瘤巨大压迫或累及下腔静脉、膈肌者，可选用胸腹联合切口。

3. 手术过程　分离解剖时应轻柔，避免挤压肿瘤，以免CA骤然分泌，导致血压剧烈波动。与大血管粘连紧密的嗜铬细胞瘤，包膜外剥离有困难时，可采用包膜下切除，尽量避免大血管损伤引起的大出血。一般认为先结扎中央静脉有利于减少CA大量释放入血。但如操作过程中患者血压、心率（律）尚平稳，可先控制动脉，延迟静脉结扎，以避免静脉充血。嗜铬细胞瘤血管丰富，过早结扎中央静脉可能会增加渗血量，影响视野。结扎肿瘤供应血管和摘除肿瘤时，应及时通知麻醉医生和手术辅助人员，以备随时抢救可能发生血压骤降和心律失常。

4. 术后处理　术后的监护不容忽视，特别是术后72小时内，应密切观察血压、心电图、中心静脉压、尿量的变化。术中血压、心律（率）剧烈波动，术前有心脑血管疾病、儿茶酚胺性心肌病等情况的患者应送入ICU监护。部分患者因肿瘤摘除后儿茶酚胺撤退、血管床大量开放，存在低血容量休克或血管张力不足，在补足血容量的同时，可根据中心静脉压的情况适当使用血管活性药物。要注意区分心源性的低血压，儿茶酚胺性心肌病、严重的心律失常、心肌梗死均可导致急性心功能衰竭,应予以相应的救治。对于双侧肾上腺肿瘤手术、异位分泌促皮质激素 ACTH 的患者,术后低血压或血压不稳定应考虑肾上腺功能不全的可能,并适当补充糖皮质激素。术后低血糖较为常见,应与低血压休克的临床表现鉴别,并及时予以纠正。

(刘宇军)

第五节 肾上腺恶性肿瘤

成人肾上腺恶性肿瘤罕见,本节介绍相对常见的肾上腺皮质癌和恶性嗜铬细胞瘤

一、肾上腺皮质癌

肾上腺皮质癌(adrenal cortical carcinoma,ACC)是一种罕见的肾上腺皮质细胞起源的恶性肿瘤,年发病率为 0.5/100 万 ~2/100 万。但是在巴西南部,肾上腺皮质癌的发病率高达 3.4/100 万 ~4.2/100 万,是其他国家地区发病率的 12~18 倍,可能与 TP53 基因的外显子 R337H 突变有关。ACC 可发病于任何年龄,但主要发病年龄呈现双峰分布,分别为小于 5 岁的孩童和处于 50 岁左右的成人。女性发病率略高于男性,两者发病率相比大约是 1.5∶1。双侧者为 2%~10%。

【病因与病理】

大部分 ACC 患者为散发性,极少数为家族性遗传性,包括:①MEN-1 型:11q13 位点抑癌基因 MEN1 失活;②Li-Fraumeni 综合征:染色体 11p15.5-15q11-13 基因簇变异;③Carney 综合征:染色体 17q23-24 的 PRKAR1A 基因变异等。ACC 具体发病机制仍未明确,可能与抑癌基因(TP53、MEN-1、P57^{Kip2}、H19)失活,原癌基因(Gas、Ras、ACTH 受体缺失)、生长因子过度表达及 β-catenin 基因异常激活有关。

肾上腺皮质腺癌一般比较大,95% 直径大于 5cm,肿瘤重量多在 250~1000g。腺癌的形状常不规则,呈分叶状,没有完整的包膜,切面呈灰红色,部分有散在不规则钙化,多伴有出血、坏死、囊性变。肿瘤在较早时期就可向周围淋巴结、纵隔淋巴结及肺、肝、骨等脏器转移。

目前 ACC 的分期推荐采用 2004 年 UICC 的肾上腺皮质肿瘤 TNM 分期系统(表 95-2、表 95-3)。该分期系统主要强调将肿瘤分为局限于肾上腺(Ⅰ期或Ⅱ期)和侵及腺体外(Ⅲ期或Ⅳ期)。有研究显示,大部分的肾上腺皮质癌患者出现了局部或远处的转移:依据上述的分期系统,18% 的患者为Ⅲ期,而 61% 的患者为Ⅳ期。而只有 21% 的患者在诊断时为疾病的Ⅰ期或Ⅱ期。

表 95-2 肾上腺皮质癌的 TNM 分期

分期	标 准
原发肿瘤(T)	
T1	肿瘤局限,直径≤5cm
T2	肿瘤局限,直径>5cm
T3	任何大小肿瘤,局部侵犯,但不累及邻近器官
T4	任何大小肿瘤,累及邻近器官
淋巴结(N)	
N0	无区域淋巴结转移
N1	区域淋巴结转移
远处转移(M)	
M0	无远处转移
M1	远处转移

表 95-3 肾上腺皮质癌的临床分期

分期	T	N	M
Ⅰ	T1	N0	M0
Ⅱ	T2	N0	M0
Ⅲ	T1-2	N1	M0
	T3	N0	M0
Ⅳ	T3	N1	M0
	T4	N0	M0
	任意 T	任意 N	M1

2004 年 WHO 推荐采用改良的 Weiss 标准进行肾上腺皮质肿瘤的良、恶性判断,共有 9 项:①核异型大小;②核分裂指数≥5/50HP;③不典型核分裂;④透明细胞占全部细胞≤25%;⑤肿瘤细胞呈弥漫性分布;⑥肿瘤坏死;⑦静脉侵犯;⑧窦状样结构浸润;⑨包膜浸润。该标准将上述 9 项组织性指标各赋值 1 分,大于 3 分为恶性。

【临床表现】

ACC 的临床表现与肿瘤功能状态及体积大小有关。50%~79% 的 ACC 具有内分泌功能,部分患者会出现皮质醇增多症。ACC 的症状包括向心性肥胖,水牛背,满月脸,紫纹,高血压以及皮肤菲薄,骨质疏松症,糖耐量减低,精神障碍,肾结石等。分泌雄激素的 ACC 可表现为女性的男性化(痤疮、多毛、声音低沉、乳房萎缩、月经稀少、性欲改变等)。分泌雌激素的 ACC 可表现为男性的女性化(乳房增大、睾丸萎缩等)。而分泌醛固酮的 ACC 非常罕见,大约只有 2%

的ACC是以分泌醛固酮的症状为主要临床表现。

非功能性ACC起病隐匿,临床症状多与肿瘤局部进展有关:包括腹胀、低热、疼痛、消瘦、食欲缺乏、恶心等。约50%可扪及腹部肿块,22%～50%则表现为转移症状。大部分ACC在发现时已经处于进展期。

【诊断】

典型的功能性临床症状可提供ACC的诊断线索,对ACC的诊断则主要依据影像学以及内分泌检查,确诊需要病理检查。肿瘤的激素分泌形式可能和其恶性病变有关,对可疑的ACC者需行内分泌检查,最可靠的筛查方法是24小时尿游离皮质醇检查结果大于100mg。另外,过夜地塞米松抑制试验,即通过在晚上11点给予1mg地塞米松,然后在次日晨8时测血清皮质醇浓度,在正常情况下,血清皮质醇可被抑制到小于5mg/dl,如果血清皮质醇仍大于10mg/dl,提示皮质醇分泌过量,从而对诊断有所帮助。在术前应该检测DHEAS浓度,如果在术前发现其浓度升高,其可能作为肿瘤标志物便于术后随诊。

腹部CT(平扫+增强)是首选的影像学检查方法,可明确肿瘤与周围组织的结构关系及是否可切除。ACC的在CT上可表现为不均一性,边界不规则,出血,中央坏死以及肿瘤中央的不规则强化、钙化,进展期ACC可出现肿瘤的局部侵犯和淋巴结转移,并在下腔静脉与肾静脉形成瘤栓。肾上腺肿瘤的大小和影像学表现是区分肿瘤良恶性的关键。肿瘤越大越预示着该肿瘤为恶性的可能性大。史隆凯特琳癌症中心对本中心ACC进行分析之后,得出ACC的平均大小约16cm,平均重量约1190g。在ACC中,只有2%的肿瘤小于4cm,6%的肿瘤大小介于4.1～6cm之间,25%的ACC肿瘤大于6cm。大于4cm的肾上腺肿瘤应该予以外科手术治疗。

MRI区分肾上腺肿瘤良恶性的原理是基于腺瘤和非腺瘤细胞内脂质的不同,一般而言,相对非腺瘤性病变,肾上腺腺瘤脂质成分更多。因此,ACC的密度在T_1加权像上和肝脏的密度近似,而在T_2加权像上,其密度和肝脏相仿或者高于肝脏。MRI可在造影剂过敏或妊娠者代替CT。MRI检查还有一些独特的优点,包括可以评估肿瘤是否侵犯下腔静脉,这一特征往往是右侧ACC的表现,而左侧的ACC更容易出现肾静脉受累。

FDG-PET是新兴的鉴别肾上腺良恶性肿瘤的影像学方法。有研究回顾性分析了28个肾上腺肿瘤临床资料,认为FDG-PET对肾上腺肿瘤定性判断的灵敏度、特异度和准确度分别是100%、66.7%和92.9%,在肾上腺肿瘤良恶性鉴别中可以提供重要的依据。该研究为回顾性研究,限于样本量不足,尚需要进一步的分析研究来确定FDG-PET诊断ACC的价值。

【治疗】

1. 手术治疗　手术是ACC最有效的治疗方法,完全切除肿瘤是目前唯一可能治愈ACC的途径。根治性肾上腺切除包括肾上腺和区域淋巴结清扫。临床Ⅰ～Ⅲ期患者,首选根治性切除术,争取完整切除肿瘤,保证切缘阴性,这是影响预后的关键因素。研究证明肿瘤完整切除患者五年生存率可达40%～50%,而未完全切除患者术后中位存活期不超过一年。对已有远处转移的Ⅳ期患者,手术若能切除原发灶和所有转移灶,对延长患者的存活期有益。

然而,即使行ACC根治性切除术的患者,复发、转移率仍超过50%。并且复发、转移主要集中于术后两年内,其中19%～60%为局部复发,39%～65%为全身转移。局部复发特别是术后无瘤存活期>12个月的患者,可通过再次手术争取完整切除,手术原则与初次手术相同。而对全身转移的患者,仅有少数可完全切除转移灶者适用根治性切除术(即需要两次甚至多次手术才能完全切除)。对于不能完全切除转移灶或癌细胞生物学恶性程度高进展迅速的患者,手术治疗并不能带来益处。

减瘤手术仅用于无法行根治性切除术且药物治疗不能控制的激素分泌过量的患者。通过减瘤手术,可显著减少肿瘤激素分泌量,有效缓解患者症状,提高生活质量。

开放性肾上腺切除术仍为ACC的标准术式,术中肿瘤暴露充分,便于完全切除。腹腔镜肾上腺切除术在ACC治疗中存在争议。一项回顾性研究中发现,与开放性切除术相比,行腹腔镜手术患者术后局部复发率更高或易更早发生局部复发,且无瘤生存期较短。但Fassnacht等对152名患者进行的回顾性研究结果显示:对肿瘤直径<10cm的ACC患者,采用开放性肾上腺切除术或腹腔镜肾上腺切除术在无瘤生存率和总体生存率方面并无明显差异。最近一项荟萃分析显示:行腹腔镜手术的肿瘤较开放手术小(-3.41cm),Ⅰ～Ⅱ期肿瘤多(80.8% vs. 67.7%),肿瘤复发时间、肿瘤特异生存期及总生存期两者无差别,但行腹腔镜手术腹膜种植转移发生率高。一般认为对于肿瘤直径<8cm、无局部侵犯证据或术前不能确诊的ACC,可行腹腔镜肾上腺切除术肿瘤切除加局部淋巴结清扫术。

2. 药物治疗　晚期肾上腺皮质癌以药物治疗为主,米托坦是目前ACC治疗中最常用、反应效率最高的药物,对不能耐受高剂量米托坦或肿瘤增长速度很快的患者,需加用细胞毒性药物,但总体治疗效果有限。因而如何提高传统药物的效果以及对于新的化疗方案的研究也是目前的热点之一。

(1) 米托坦：主要作用于肾上腺皮质束状带和网状带线粒体，诱导其变性坏死。然而，米托坦的确切机制仍未被阐明。同样，对于米托坦在人体的药代学过程也知之甚少。研究发现米托坦是人体内药物代谢的高效酶 CYP-3A4 的强效诱导剂（多种药物可被其代谢，这可能引起药物间的相互作用），但米托坦自身是否也被 CYP-3A4 代谢尚不清楚。不过这至少提供了一种可能提高米托坦疗效的方法：使用 CYP-3A4 的抑制剂如利托那韦等，抑制肝对米托坦的代谢，从而延长米托坦在体内的作用时间，减少使用剂量，这也将减少米托坦的毒副作用，提高患者的耐受能力。

有术后复发高危因素的患者应行米托坦辅助治疗，高危因素包括：术前原发瘤直径>8cm、显微镜下可见血管或包膜侵犯、Ki-67 指数>10% 等。米托坦也是晚期 ACC 患者治疗的首选和基础用药，可单用也可联合细胞毒性药物使用，效果肯定。米托坦应用时应注意：开始剂量为 2g/d，逐渐增量至 4～12g/d，监测临床症状及 ACTH/UFC/电解质，调整替代治疗的皮质激素剂量，监测并根据需要纠正甲状腺功能、血浆睾酮及血脂水平，应用强力止吐药及其他支持治疗。

(2) 细胞毒性药物：对于肿瘤增长迅速或难以耐受高剂量米托坦治疗的 ACC 患者，可使用米托坦与细胞毒性药物联合的化疗方案。目前常用的化疗方案包括 EDP-M（依托泊苷、多柔比星、顺铂、米托坦）和 S_Z-M（链佐星、米托坦）两种。FIRM-ACT 试验共入组 304 例患者，是目前 ACC 治疗的最大的前瞻性对照研究，治疗组采用 EDP-M 方案，对照组采用 S_Z-M 方案，结果显示 EDP-M 组的治疗有效率（23.2% vs. 9.2%，$P<0.01$）和疾病无进展生存期（5.0 个月 vs. 2.1 个月，$P<0.01$）均高于 S_Z-M 组，毒副效应两个方案类似，因此推荐 EDP-M 为标准化疗方案。但是，EDP-M 作为目前一线化疗方案，治疗效果并不能令人满意，患者总的生存期仅有 14.8 个月。因此，如何提高现有的化疗方案效果以及对新的化疗方案的研究显得非常必要。

关于新的化疗方案的研究目前也有了一定的进展，例如吉西他滨联合卡培他滨、多西他赛联合顺铂或节律性的细胞毒性药物疗法均是可能的二线或三线化疗方案，应当在更大范围内进一步评估其效果。

3. 其他疗法　放疗作为术后辅助治疗在减少肿瘤局部复发中的作用仍存在争议。一般认为对有局部复发风险高的患者有一定价值。如：肿瘤未能完全切除、术中操作不当使肿瘤包膜破裂，导致肿瘤细胞溢出或内部坏死囊液流出、临床Ⅲ期或有术后复发高危因素如术前原发瘤直径>8cm、显微镜下有邻近血管侵犯、Ki-67 指数>10% 等患者，且与米托坦辅助治疗有协同作用。放疗还可用于缓解晚期 ACC 转移至骨、脑、腹部等引起的局部症状，特别是骨转移引起的疼痛等。

射频消融（radiofrequency ablation，RFA）和介入血管栓塞对部分 ACC 患者可能有益。RFA 可用于无法手术的 ACC 和其转移灶，介入血管栓塞能使肿瘤体积缩小，分泌功能降低，缓解原发灶引起的局部症状，提高患者的生活质量。

放射性核素疗法作为重要的临床治疗方法之一，在甲状腺癌、嗜铬细胞瘤等内分泌肿瘤的治疗中已取得了显著疗效。但放射性核素疗法在 ACC 治疗中的应用，现有的研究资料很少。Hahner 等利用 ACC 细胞可高特异性摄取碘美托咪酯（iodometomidate，IMTO）的特点，对 11 名晚期 ACC 患者使用 ^{131}I-美托咪酯（^{131}IMTO）进行治疗，结果显示：1 名患者肿瘤体积缩小 51%，5 名患者病情获得了稳定，这 6 名患者中位无进展生存期达 14 个月。患者对治疗的耐受性良好。

【预后】

肾上腺皮质癌是很少见的恶性肿瘤，其恶性程度较高，诊断时分期较晚，总体预后极差。手术是唯一可治愈 ACC 的治疗手段，手术切除的Ⅰ～Ⅲ期肿瘤患者 5 年生存率约为 30%，无法手术切除或存在远处转移的患者 5 年生存率小于 15%。

二、恶性嗜铬细胞瘤/副神经节瘤

【概述】

嗜铬细胞瘤（pheochromocytoma，PHEO）和副神经节瘤（paraganglioma，PGL）来源于肾上腺髓质及胸腹骨盆等处交感神经链的嗜铬组织，是能分泌儿茶酚胺的肿瘤。根据 2004 年世界卫生组织的最新分类，发生于肾上腺者称之为嗜铬细胞瘤，反之，发生于肾上腺外的称为副神经节瘤，两者在临床、生化及病理组织学方面并没有任何的区别。临床上诊断的嗜铬细胞瘤，约 10% 是恶性的，而在副神经节瘤中，约有 40% 是恶性的，这一比例较嗜铬细胞瘤高得多。

由于缺乏可靠的组织形态学依据，目前唯一诊断标准是非嗜铬组织区域出现恶性转移灶（肾上腺髓质和交感神经节之外），主要有肺，肝，骨，淋巴结等。局部浸润和肿瘤细胞分化程度均不能用于区分嗜铬细胞瘤的良恶性。一般良性嗜铬细胞瘤病灶直径约为 5cm 左右，而恶性病灶一般比良性要大，平均直径可以达到 9cm。

【治疗】

1. 手术治疗　外科手术切除肿瘤仍是主要的治疗方法,并有治愈的可能。但是对已有转移的患者,很少能达到手术治愈。姑息性手术可以缓解患者的症状,并且可以为后续的放疗和化疗做准备。但是姑息性手术对延长患者的生存时间是否有益尚需确认。

2. 放射性核素疗法　多项研究表明,^{131}I-MIBG治疗是手术切除肿瘤以外最有价值的治疗方法。Fitzgerald等报道了30例恶性嗜铬细胞瘤患者接受大剂量的^{131}I-MIBG治疗的疗效,结果显示,4例患者完全缓解(影像学上肿瘤灶消失),15例部分缓解(影像学上肿瘤灶体积缩小至少50%但未达到完全缓解,包括未出现新发病灶),5例疾病进展(影像学上任一肿瘤灶体积增大超过25%,或出现新发肿瘤),1例病情稳定,5年生存率达75%。1项多中心观察登记研究共入组48例患者(恶性嗜铬细胞瘤37例,恶性副神经节瘤11例),这些患者共接受87次^{131}I-MIBG治疗,结果部分缓解+疾病稳定达84.6%,且毒副作用轻微。对于部分MIBG吸收不良的肿瘤,MIBG治疗就很难获得满意的效果;很多神经内分泌肿瘤会表达生长激素释放抑制激素受体(SSTR),SSTR类药物因此得到广泛的应用和研究,奥曲肽(^{111}In-DTPA-Octreoscan,Octretide)就是最早作用于生长抑素受体的放射核素治疗药物,Forrer等对28位恶性嗜铬细胞瘤进行放射性奥曲肽(DOTATOC)治疗,其中2例患者得到部分缓解,5例患者得到轻微缓解,另有13例患者病情稳定。

3. 药物治疗

(1) 化疗:对于低度分化的嗜铬细胞瘤,化疗能够获得肿瘤控制和临床症状缓解;标准化疗方案为CVD(环磷酰胺、长春新碱、达卡巴嗪)。有效率约50%,但多数2年内复发。CVD方案对患者症状缓解有益,但长期生存率并无提高;Akiyo Tanabe研究发现17例恶性嗜铬细胞瘤经CVD治疗后,47.1%能够得到一定的治疗效果,23.5%肿瘤未得到缓解,29.4%治疗无效甚至肿瘤进一步恶化;化疗在性嗜铬细胞瘤的治疗应用有限且效果不佳。

(2) TKI:舒尼替尼是目前最具有前景的多靶点酪氨酸激酶受体抑制剂,一位脑视网膜血管瘤同时患有恶性嗜铬细胞瘤及多发肾脏胰腺肿瘤的患者,使用6个月后得到了部分缓解。此外,另一项报道显示:3例伴有转移的恶性嗜铬细胞瘤患者接受舒尼替尼治疗,均得到了部分缓解。

【预后】

恶性嗜铬细胞瘤无法治愈,肝、肺转移者较骨转移者预后差,总体5年生存率约50%。

（孙忠全）

第九十六章

泌尿外科微创技术应用与发展

第一节 概 论

一、微创外科发展史

历史记载,1000 多年前国人曾用葱管导尿,是最早使用人体自然腔道解决人类泌尿系统疾病的典型例子,或许腔内泌尿外科的萌芽就发生于此。1804 年德国 Philip Bozzini 等研制成世界上第一台膀胱镜,用蜡烛照明观察膀胱内部情况,虽然光线暗、视野小,但它是现代膀胱镜的雏形。经过 200 多年的发展,不仅膀胱镜及其技术不断进步,而且又有了输尿管镜、肾镜、腹腔镜,并在其他领域中出现各种内镜,使外科医师能充分利用人体自然腔道与外界相通的解剖特点,更加直接和正确地诊治疾病。此外,外科医师还能经腹或腰部皮肤穿刺后造成人工通道进入腹腔或后腹腔,借助于相应的内镜进行检查、诊断和治疗。这些操作过程都是微创的。1983 年英国学者 Wickham 提出了微创外科(minimally invasive surgery,MIS)的概念,并认为 MIS 具备了理论和技术条件。其特征是 MIS 从启蒙构想至思想体系形成,从零星仪器、器材至成套设备,从个别动物实验和临床尝试至在外科领域各个专科的普及应用。MIS 本身不被当做一门专科,而是代表一种外科新的哲学思维方式与现代科学技术的结合,其主导思想是在保持获得最佳外科手术效果的同时,将患者生理与心理上的创伤与痛苦降至最低。1987 年,法国 PhillipeMouret 成功地施行了世界上首例腹腔镜胆囊切除术(LC);1988 年法国 Francois Dubois 连续完成了 36 例 LC,并在翌年将手术录像公布于世,引起医学界轰动。1990 年以后,腹腔镜技术迅速地在世界各地传播,并在普外、妇科、泌尿外科、小儿外科等各个领域普遍开展。腹腔镜及各种内镜技术作为 MIS 的代表,大大地推动了 MIS 发展,MIS 已成为外科学发展史中,继麻醉、抗菌无菌、临床营养治疗学、器官移植后的又一个里程碑。1991 年初,钟尚志、荀祖武等在我国广州和云南曲靖分别完成了 LC,从此拉开了我国腹腔镜外科的序幕。

二、微创外科技术在泌尿外科的应用

MIS 的内涵是以腔镜外科和(或)内镜外科来替代传统外科;广义地说,它还包括一切利用微小切口和创伤的外科治疗手段,如 B 超或 CT 引导下的穿刺、注射、射频、微波、冷冻、热凝以及放射介入等治疗。与此同时,大量专用的器械也随之产生如超声刀、腔内切割吻合器等。微创外科技术在泌尿外科领域的应用涉及以下几个方面:

1. 腹腔镜的应用　我国自 1992 年起,北京大学泌尿外科研究所那彦群等、上海医科大学附属中山医院王国民等先后开展此项技术。2000 年以后腹腔镜技术应用达到广泛传播,如雨后春笋般在全国各地迅速地开展起来。最初进行的手术比较简单,如精索内静脉高位结扎、肾囊肿去顶减压、输尿管切开取石、盆腔淋巴结活检等,之后逐步开展肾上腺切除、肾切除、肾输尿管切除、前列腺癌根治、肾癌根治、肾部分切除、活体供肾切除、全膀胱切除及 UPJ 成形术等。一般来说,腹腔镜肾切除或根治性肾切除手术时间较长,承担手术风险较大。但是,手辅助装置的腹腔镜手术,使手术时间缩短、安全性提高,并发症减少,并有助于减轻术者的心理压力,缩短学习曲线。这种手术方式可应用于一些较复杂的泌尿外科手术,如根治性肾切除、肾部分切除、亲属活体供肾切取、半尿路切除以及全膀胱切除。传统的开放手术中显露困难或创伤较大的手术如肾上腺切除、根治性前列腺切除,却能在腹腔镜手术时得到充分显露,减少手术创伤,越发显出腹腔镜的独特优势,特别是腹腔镜肾上腺手术已成为标准术式。此外,通过单孔(如经脐)或人的自然通道(如经阴道)进行腹腔镜手术近年也在一些

医院开始尝试，其效果的总体评价有待进一步研究。

2. 泌尿内镜的应用　常用的泌尿内镜有尿道膀胱镜、输尿管镜、肾镜等，主要应用于泌尿系统疾病如尿石症、尿路上皮肿瘤、良性前列腺增生症等的诊断和治疗。

尿道膀胱镜：20 世纪 30 年代 MeCarthy 电切镜问世，首先应用细丝圈和高频电流进行切除前列腺组织，为经尿道前列腺电切术（TURP）奠定基础。目前已生产出多种经尿道电切镜，并配备有先进的冷光源、高频电刀、视频录像设备等，经尿道电切术的应用范围扩大。在我国各大医院已普遍开展经尿道前列腺电切（TURP）、汽化（TUVP）、等离子体双极汽化（TKVP）以及激光手术（LRP），此种手术对患者损伤较小、恢复较快、疗效肯定。TURP 已成为我国腔内治疗良性前列腺增生症的“金标准”。

输尿管镜：1979 年 Pereg-Castro 采用 Fr11 膀胱镜检查输尿管后设计了世上第一个硬性输尿管镜，之后 Huffman 等应用硬性输尿管镜检查和取石，使泌尿内镜应用有了重大突破。在我国，1986 年北京医科大学泌尿外科研究所郭应禄首先报道经尿道输尿管镜取石术，为我国输尿管镜的临床应用做了开拓性尝试。此项技术目前在我国已普及到许多城市的二级医院。目前输尿管镜主要用于上尿路结石的碎石和取石，尤其是输尿管下段结石。近些年来由于软性输尿管镜在临床上的应用逐渐增多，上尿路结石的碎石和取石效果得到更进一步提高。因此，大多数输尿管结石可采用输尿管镜技术碎石和取石。碎石装置有液电碎石器、超声波碎石器、气压弹道碎石器以及各种激光碎石器。

肾镜：1954 年英国 Wickham 和 Kellet 采用肾盂穿刺与插管以引流肾盂尿液，这是经皮肾镜造瘘的雏形，与现在的经皮肾造瘘术基本类同。1955 年 Goodwin 报道经皮肾穿刺造口成功解除梗阻性肾积水。1976 年 Fernstrom 和 Johamsson 首先应用肾镜通过经皮穿刺扩张的肾造瘘通道取出肾盂结石，开创了经皮肾镜取石术（percutaneous nephrolithotomy，PCNL）。当时作为一种几乎可以取代开放取石手术的方法迅速在世界各地传播。但是，基于设备、器械等原因，特别是 80 年代初体外冲击波碎石机研制成功并应用于临床，疗效显著，使经皮肾镜术的应用一度受到影响。经过十多年的进步和发展，无论是设备、器械、或是手术方法，包括由 X 线荧光透视下操作而又增加采用超声引导下的方法，人们逐渐认识到经皮肾镜术与体外冲击波碎石、开放手术可以互补处理复杂性肾结石，如肾盏结石、鹿角形结石以及手术后、ESWL 后的残留结石等。这样使泌尿系统结石的治疗发生了重大的变革。此外，输尿管镜或肾镜下的肾盂输尿管内切开术也在处理 UPJ 梗阻病变取得良好的疗效。1985 年，我国广州医学院附属第一医院吴开俊、李逊等首先报道经皮肾镜取石术临床报告，并且创建开展经皮肾微造瘘输尿管肾镜取石术，他们开展的经皮多通道微穿刺下处理肾及上尿路结石的手术方法，已得到全世界泌尿外科界肯定。

3. 经皮血管内插管术　通过放射介入的方法处理泌尿系统的疾病，在诊断上有常用的肾动脉造影、膀胱动脉造影等，治疗上主要为栓塞治疗精索静脉曲张症、肾血管畸形、假性动脉瘤、动静脉瘘以及晚期肾肿瘤和膀胱肿瘤等。近年由于 PCNL 技术开展较普遍，常用栓塞方法处理术后发生的肾动静脉瘘并发症，疗效颇佳。经皮腔内血管成形术（PTA）也用于治疗肾血管性高血压的肾动脉狭窄，有效率可达 80%～90%。

4. 非侵袭性外科设备的应用　20 世纪 80 年代初，北京医科大学泌尿外科研究所、人民医院泌尿外科和上海医科大学附属中山医院泌尿外科相继与各自的协作单位开发并完成了体外冲击波碎石机的研制及临床应用，并获国家科技成果奖一等奖。由此，冲击波碎石装置及其技术在我国医疗机构中应用十分普遍，大多数的尿石症均可以用体外冲击波碎石（ESWL）方法治疗，治疗效果接近国际先进水平。国内绝大多数应用的是我国自行研制的碎石装置，无论从设备质量、治疗效果、还是从价格、设备维修等均与国外同类产品相仿。这项新技术的应用和临床经验的积累，使得泌尿系统结石的治疗发生了根本性的改变，大幅减少了开放性手术的比例。但是，目前在我国有些医疗机构中有待进一步加强泌尿系统结石诊治的医疗质量监控，规范设备的使用和治疗。

微创技术已渗透到治疗泌尿系统肿瘤，各种微创治疗仪器和方法相继涌现，如氩氦冷冻刀、液氮低温刀、射频或微波消融治疗、激光光敏动力治疗、放射性核素粒子（如碘-125）组织间永久植入治疗和高强度聚焦超声治疗（HIFU）等，它们均在治疗泌尿系统肿瘤方面发挥其作用。

5. 植入物的应用　近年从国外引进的一种高分子材料制成的网状吊带置于尿道中段，整个植入过程只要通过分别位于阴道前壁、耻骨上皮肤 3 个 1cm 的切口，可以治愈女性压力性尿失禁，这种手术方法称无张力尿道中段悬吊术（TVT），疗效好，痛苦少，恢复快，在我国已被推广采用。支架植入物中有记忆合金网状尿道支架用于治疗前列腺增生引起的尿潴留，使患者保持排尿通畅。20 世纪 90 年代，这项技术在北京、上海等地得到应用和推广。

微创技术和开放性手术一样，有可能发生并发症，关键在于去发现和预防。以腹腔镜手术来说，如果手术者技术熟练，仪器设备优良，术前各项准备充分，术中操作规范，就能充分发挥对患者创伤小、痛苦少、手术时间短、术后恢复快的优点。反之，如果手术指征掌握不恰当，手术技巧不熟练，术中遇到问题不能正确处理，造成出血多，手术野不清，手术时间延长，甚至发生意外事件，势必会产生严重的并发症，直到难以收拾的地步。因此，从事微创外科的医师需要更扎实的传统外科技术的基础，需要规范的微创技术的培训，尤其不能草率从事。

三、微创外科未来的重要阶段——机器人辅助手术

在发达国家外科机器人辅助手术开展较早，应用较广，但尚未普及。现阶段的外科机器人为美国的达芬奇机器人（Da Vanci robot）。在我国外科机器人辅助泌尿外科手术开展于2007年。截至2016年底，国内拥有达芬奇机器人共59台，开展泌尿系统手术逾17 000台。目前在泌尿外科领域中开展的主要手术有机器人辅助腹腔镜前列腺癌根治术、肾癌根治术、肾部分切除、全膀胱切除、肾上腺切除、肾盂成形术等。它是通过手术者遥控操作机器人进行手术，使手术做得更精细、精确。这种精细的外科机器人系统可当做外科医师的代理手臂，依照医师的手部动作，完成精细的手术步骤。未来，外科机器人辅助手术将可能更多的通过单孔或人的自然孔道开展微创手术，有可能利用纳米技术制造的微型机器人，将使用特殊荧光染剂来标示人体组织（如血管、淋巴结），借机器人帮助医生突破肉眼看不到的地方等。人们预测在21世纪将实现外科医师的双手可以从患者体内解放出来，取而代之的是使用电脑的机器人手术，这就进入了微创外科发展的一个重要阶段——机器人辅助手术（robot-assisted surgery，RAS）。

（王国民）

6

第二节 尿道膀胱镜手术

一、概 述

经尿道及膀胱镜的微创内腔镜手术是泌尿外科临床应用最为广泛的手术方式之一，随着镜体材质、可视角度的改进，高清影像系统和窄波成像（narrow band imaging，NBI）等技术的加入以及日新月异的治疗媒介的发明与革新，更加上临床手术方式的探索与推陈出新，尿道膀胱镜手术的治疗领域与方式不断创新，令人鼓舞。但许多治疗方式尚缺乏长期随访及大样本对照研究。

（一）膀胱镜的发展

膀胱镜的发明要追溯到19世纪初，德国Phlip-Bozzini制成世界第一台用蜡烛照明的膀胱镜，但是由于烛火照明的有限性，观察效果不尽如人意。1888年Joset Leiter改进了Nitze的设计，在镜体接物镜前加上直角三棱镜，使光线经棱镜的90°反射后沿膀胱镜的长轴传入观察者的眼睛，得以窥视整个膀胱，解决了管状视野的限制，称为Nitze-Leiter膀胱镜，并以该年作为膀胱镜问世的年代。在此后的100多年里，随着其他相关检查及手术设备的发明，使膀胱镜更加完善。1908年经尿道碎石器及取异物钳问世，1926年Stern研制了同时有电切与电凝功能的环状襻电切刀，这一重大发展产生了腔内电切技术，使经尿道前列腺切除、膀胱肿瘤切除成为现实。1939年Nesbit设计成功单手操作的切除镜，1975年Lglesias设计出可连续灌洗的切除镜。此外，随着纤维光学的不断发展，具有"冷光源"之称的光导纤维应用于内镜，使膀胱镜的照明系统发生了根本性的变化。目前，广视角膀胱镜、电子膀胱软镜、高清成像监视系统的加入使膀胱镜的应用更为高效、便捷。

（二）膀胱镜的种类与相关设备

1. 硬性膀胱尿道镜　由镜鞘、观察镜、闭孔器、操作件及其附件构成。

（1）镜鞘：呈管状，根据不同功能管径可呈圆形或椭圆形，一般有8～26Fr的不同规格，16～26Fr常用于成人。镜鞘可通过观察镜和操作件。

（2）观察镜：为微柱状透镜，有广角镜作用，以扩大视野。镜体内光导纤维一端在镜端处以向腔内照明，另一端由镜体末端近目镜处连冷光源接头。观察镜有0°、30°、70°等不同型号。0°镜主要用于观察尿道，30°或70°镜主要用于膀胱腔内观察操作。

（3）闭孔器：闭孔器置于镜鞘内，闭合镜鞘前端开口，便于尿道内插放而不损伤黏膜。不同管径的镜鞘有与其相配的闭孔器。

（4）操作件及附件：主要有镜桥与转向器构成，镜桥连于鞘和观察镜之间，转向器是通过两根金属丝将前端舌状调节片与末端调节杆相连共同组成，可调节输尿管导管、活检钳等方向便于操作。附件主要有活检钳、异物钳、橡皮帽等。

2. 软性膀胱尿道镜　由镜体、操作把手、光导纤维及冷光源构成，其前端可受操作把手的控制而向不同方向转动，以观察膀胱内不同部位。目前新型的电子膀胱镜使软性膀胱镜结构更简单，视野更清晰。其优点主要有管径小，检查创伤小，患者痛苦小。缺点是价格较贵，膀胱内出血明显时，影响观察。

3. 电切镜　目前以回流式电切镜为主流，附加电切环与操作手柄，部分加用激光专用手柄以完成激光手术。主要用于膀胱、前列腺及尿道的腔内手术。

（1）镜鞘：一般有24～27.5Fr的不同规格，由于电切过程有较强的电流通过，镜鞘尖端均附有耐高温的绝缘材料。

（2）观察镜：根据手术的不同选择30°或12.5°的观察镜为多。

（3）闭孔器：同硬性膀胱镜，有些闭孔器近尖端处可有活动关节，可稍向背侧弯曲以便插入膀胱。

（4）操作件：操作件是控制电切环进行切割的装置，期间有切割电源插头和襻状电极插孔。根据操作方式不同可分为主动式和被动式，若襻状电极与切除手柄运动方向一致则为主动式；方向相反即为被动式。

（5）电切环：主要有电切和电凝两种功能，而且有环形、球形、滚筒形、针形、纽扣形等多种类型，可根据不同需要进行选择。

（6）等离子体双极汽化电极：Gyrus公司等推出了等离子双极切割系统，等离子体双极汽化电极的工作电极和回路电极均位于电切环内，不需使用负极板，而且用生理盐水作为冲洗液，可有效防止前列腺电切综合征的发生。

4. 尿道内切开镜　包括镜鞘、观察镜及操作件及切开刀。其镜鞘及观察镜与前述相同，操作件则除可插入输尿管导管外尚有切开刀，刀片有半圆形、沟形等多种形状，术者可根据习惯及尿道狭窄程度选择合适的刀片。

二、经尿道腔内手术

目前，膀胱镜已广泛应用于泌尿系统下尿路疾病的诊断与治疗，近年来随着等离子、各型激光的加入、改良以及大样本的研究，经尿道腔内手术出现了许多新方法和新观念，等待临床进一步的验证。

（一）尿道狭窄的内切开手术

尿道狭窄是泌尿外科的常见病，多见于男性，常由外伤、手术后瘢痕增生、炎症、先天性等因素引起。尿道内切开术主要适用于各种原因引起的尿道狭窄，成功率在70%～80%，因其创伤小、并发症少、恢复快、疗效好、方便、可重复等特点，被认为是治疗尿道狭窄的首选方法。一度尿道内切开术被用于绝大多数尿道狭窄病例，而近年的观点认为不能片面强调内切开的手术成功率，而忽视了其长期疗效。手术成败的关键在于术前通过尿道造影和B超，充分了解狭窄段部位、长度、程度，选择狭窄长度不超过2cm，瘢痕深度不超过1cm的病例，手术成功率更高。

1. 直视下尿道冷刀内切开术　术前应清洁尿道，21F尿道内切镜直视下寻找狭窄“孔穴”以插入F4-5输尿管导管作为标记，以导管尾部有液体流出为通道可靠的标志，沿输尿管导管行冷刀切开；如狭窄尿道闭锁，则应在经膀胱尿道探杆或B超引导下行冷刀切开。手术中应彻底切开狭窄环全层瘢痕组织，直至松软尿道周围组织。由于前后尿道解剖结构的不同，前尿道狭窄重点切开5～7点，以免损伤阴茎海绵体；后尿道狭窄，重点切开9～3点，以免损伤直肠。由于尿道狭窄多为环状且易复发，因此，宜采用放射状多点切开。通过狭窄段后，膀胱尿道镜即可进入膀胱。术后定期扩张尿道是防止再狭窄的重要措施。

2. 等离子汽化切割治疗尿道狭窄　多用于尿道内切开术后，如尿道瘢痕组织厚而多时，可在冷刀或等离子柱状电极内切开后改用等离子电切环彻底修切瘢痕。等离子电切止血好、切割创面整齐，不易引起感染是其优点，而不可避免的热穿透损伤是潜在风险。

3. 直视下尿道激光内切开术　由于激光在泌尿腔内手术的广泛应用，近几年有报道用于尿道狭窄的内切开，目前主要应用钬激光（Ho：YAG）和铥激光（thulium laser），两者均为水吸收，穿透深度仅0.2～0.4mm，故可以精确汽化切除尿道狭窄瘢痕组织，出血少，安全性高，且周围正常组织热损伤很小，创面很快上皮化，不易复发收缩狭窄，被认为是安全、有效且创伤最小的手术方式。由于缺乏大宗病例报道，其远期疗效尚待观察。

（二）良性前列腺增生症（BPH）的腔内手术

BPH是老年男性的常见病，多发病。自20世纪20年代前列腺电切技术在美国问世后，渐渐成为梗阻性BPH的主流治疗方式。目前，经尿道前列腺电切术（transurethral resection of prostate，TURP）仍然是前列腺增生症手术的“金标准”，然而，其地位正受到强有力的挑战。近10余年来，随着等离子、各型激光在BPH腔镜治疗中进一步的发展改良，一些对照研究显示了新技术止血好、出血少、术后冲洗时间及留管时间短、手术更彻底等优势。可以看见，出于对出血、TUR综合征等的担忧，近年来越来越多的临床医师选择了等离子或激光完成BPH手术。

近年来围绕BPH腔内手术的重要探讨：一是选择前列腺剜除术还是切除术？二是选择等离子手术还是激光手术？前列腺剜除术的优点在于其接近于开放前列腺手术的彻底性、整体出血更少、手术创面更平整、术后再出血风险小、可能更低的复发率及对大体积前列腺手术的实施；切除术的优点在于比较短的学习曲线、对外科包膜界限不清病例的顺利手术以及对随时结束手术的可能。等离子手术的优点在于与传统电切相似的操作方式、止血较好、也可以进行剜除术以及较低的设备费用；激光的优点在于不断改良创新的设备、优秀的止血和操作安全性及更短的冲洗和拔管时间。相信在未来一段时间内仍需要更多的对照研究来加以评判。

无论哪一种手术方式，BPH 的手术适应证与开放性手术基本相同：①反复尿潴留；②反复血尿；③反复泌尿系统感染；④膀胱结石；⑤继发性上尿路积水（伴或不伴肾功能损害）；⑥前列腺增生患者合并膀胱大憩室，腹股沟疝、严重的痔疮或脱肛，临床判断不解除下尿路梗阻难以达到治疗效果者；⑦中/重度前列腺增生患者，下尿路症状已明显影响患者的生活质量，尤其是药物治疗效果不佳或拒绝接受药物治疗的患者。

手术的禁忌证：①严重的泌尿生殖系统感染；②尿道和阴茎病变：凡有尿道狭窄、小阴茎、小尿道及有阴茎痛性勃起史的患者均不宜行尿道前列腺切除手术；③肢体畸形，不能采取截石位者；④严重的全身其他器官疾病。

手术的并发症：①出血；②经尿道电切综合征（TURS）；③膀胱颈挛缩；④尿失禁；⑤尿道外口狭窄；⑥膀胱破裂；⑦其他并发症：膀胱刺激征、术后勃起功能障碍、逆向射精和附睾炎等。

1. 经尿道前列腺切除术

（1）经尿道前列腺电切术（TURP）：在国内县级以上医院已广泛开展，是治疗梗阻性 BPH 的金标准。其原理是通过高频电流产生的电切割和电凝作用来切割前列腺和在切割过程中的止血。一般切割电流功率 120～150W，电凝功率 50～70W。灌注液为 1.5% 的甘氨酸。切割方法主要有 Nesbit 法、Mikner 法、改良的 Silber 法等。无论哪种方法，在电切过程中术者应熟悉切除深度的判别，避免切穿包膜，注意辨认外括约肌，以免损伤。此法主要适用于治疗前列腺体积在 80ml 以下的前列腺增生的患者，但技术熟练的术者可适当放宽对前列腺体积的限制。鉴于 TUR 综合征的风险，手术时间宜控制在 100 分钟以内。

（2）经尿道前列腺汽化切除术（transurethral vaporesection of prostate，TUVP）：TUVP 是在传统的 TURP 基础上发展起来的一种技术，是将传统高频电刀与新型汽化电极相结合，利用其产生的热能使增生腺体汽化，从而达到切除前列腺的目的。一般汽化时使用的纯切割功率设在 220～270W，凝固止血的功率设在 60～80W。临床使用的主要有柱状滚轮汽化电极和铲状汽化切割环。TUVP 的缺点在于切割创面粗糙，解剖层次欠清晰，对前列腺尖部切除困难，而且术后由于变性坏死组织的存在患者会伴有较长时间的膀胱刺激征。目前较少应用。

（3）前列腺等离子体汽化切除术（plasmakeniticvaporesection of prostate，PKVP）：1998 年英国 Gyrus 公司将一种全新的等离子体技术（plasmakenitic 技术）用于前列腺切除，不同于传统单极 TURP 和 TUVP，它由一工作电极和一回路电极组成，故称之为等离子体汽化。其基本原理是高频电流通过两个电极时激发导体介质（生理盐水）形成动态等离子体，等离子体中的高电离颗粒作用于组织产生电汽化及电凝效果。其特点是：①等离子体双极汽化电切的工作电极和回路电极均位于电切环内，不需使用负极板，避免了电流通过人体对心电活动的影响，提高了手术安全性；②切割时表面温度 40～70℃，所以热穿透不深，能减少闭孔神经反射，减少前列腺包膜外的勃起神经损伤；③用生理盐水作为冲洗液，可防止 TUR 综合征的发生；④手术时凝固层的厚度 0.5～1.0mm，切割的同时止血效果好，减少了术后变性坏死组织引起的尿路刺激症状。因此 PKVP 术中出血较少，节省了手术时间，是一种治疗中、重度前列腺增生的安全有效的方法。近年来 Olympus 公司发展的纽扣状汽化电极汽化效率很高，出血更少。但其 27.5F 电切镜外鞘较粗，较易引起国人术后的尿道外口狭窄；虽然 PKVP 发生电切综合征概率很小，但对于>100ml 的前列腺由于切割时间太长，冲洗液过多进入血液循环，会加重心脏负担。

（4）经尿道铥激光前列腺切除术（thulium laser resection of prostate，TmLRP）：铥激光 2004 年应用于临床，铥激光光纤可以提供连续波和脉冲波两种方式。脉冲波模式的优势在于其精确的切割，目前主要用于治疗膀胱颈挛缩和尿道狭窄等疾病。切除前列腺主要应用连续波模式，优势在于高效切割和显著的止血凝固作用。其中心波长在 1750～2220nm，与高温中组织水分对激光的吸收峰 1920nm 非常接近，手术时组织吸收的激光较多。因此，一方面使手术效率高，切除快，另一方面术中仅产生较小的热损伤，从而减少了术后瘢痕和狭窄形成。国内夏术阶等设计了铥激光前列腺剥橘式切除术，这一术式将前列腺切割成若干组织瓣，然后从精阜的近侧沿外科包膜画弧向内推进切割。切割过程中，前列腺组织被汽化，小的前列腺切除组织很容易取出。手术将铥激光连续波的高效切割和快速汽化完美结合，手术时间短，安全性高，充分体现了铥激光的优势。

2. 经尿道前列腺剜除术

（1）钬激光前列腺剜除术（holmium laser enucleation of prostate，HoLEP）：钬激光（Ho：YAG）是一种固态的脉冲激光，波长为 2140nm。钬激光极易被组织中的水吸收并引起组织的快速汽化，它的组织穿透深度不足0.5mm，因此其既可以无血的汽化和切割前列腺，又可以封闭组织表面血管止血和防止液体吸收。与其他激光相比，大功率钬激光（功率设定通常2J，40Hz）的优势在于分离外科包膜清晰、快速。钬激光光纤通过微爆破方式分离腺体与包膜，就像前列腺开放手术中的医生的示指一样，将增生的前列腺从外科包膜上完全剜除。剜除的组织通过腔内粉碎机而被粉碎吸出。最近，德国Lumenis公司在一台机器上整合了钬激光与掺钕钇铝石榴石激光（Nd:YAG），借助Nd:YAG激光凝固止血的高效性，进一步减少术中出血，缩短手术时间。有研究表明，HoLEP与TURP相比，留置尿管、住院和护理时间短，出血等并发症少。近来，国内外均有报道应用HoLEP治疗体积达100～250ml的前列腺病例，收到良好的临床效果。目前需要研究改进的是组织粉碎的效率和少部分病例术后短期尿失禁的问题。

（2）等离子前列腺剜除术（plasmakenitic enucleation of prostate，PKEP）：2005年国内刘春晓等首先提出，其应用等离子镜鞘模拟手指以推切方式分离外科包膜与腺体并随时止血，分叶剜除增生腺体，达到近乎完整的增生腺体切除效果，最后再以收获性切割方式切碎取出标本。该术式由于出血少、学习曲线较短、切除腺体完整、设备费用较低而在国内较广泛开展。近年有提出以等离子纽扣电极结合镜鞘行剜除术，对粘连包膜的分离更为方便。由于以物理推切分离包膜为主，故该术式最适合体积在50～150ml、外科包膜与腺体分界较清楚病例，而不适用于包膜界限不清的病例，如体积<30ml的小腺体增生。

3. 经尿道前列腺汽化术

（1）绿激光前列腺汽化术：绿激光是磷酸钛氧钾（KTP）激光，是以磷酸钛氧钾晶体倍增Nd:YAG激光的频率产生532nm波长的连续波激光，为绿色可见光。这种激光产生介于凝固与汽化的作用。由于该波长激光被血红蛋白高度吸收，故其止血效果很好，术中出血极少，视野清晰，腺体组织完全汽化。所以术后几乎不需膀胱持续冲洗，适用于日间手术和合并症较多病例。但由于该激光组织穿透深度4mm，术中局部炭化层较厚，对大体积前列腺的切除效率下降，同时较难观察包膜清晰层面，标本获取困难，术后膀胱刺激征维持较久，光纤损耗等原因，限制了其国内的扩大应用。

（2）双波长二极管激光前列腺汽化切除术：双波长二极管激光（980nm+1470nm）是世界上首款混合波长的医用激光器，为德国Biolitec公司于2008年推出。二极管激光由电能直接转换为激光，电光转换效率高，机器模块化、小型化、噪声小是其优点。980nm波长为血红蛋白和水同时吸收，1470nm波长则水吸收更好，双波长组合输出，保证在高效汽化切割组织的同时高效止血，术中出血少，术后几乎不需膀胱持续冲洗，适用于日间手术；其组织作用深度0.5mm，较绿激光而言，避免了过厚的炭化层，切除效率更高，对大体积前列腺也显现了良好效果。

其他BPH经尿道治疗包括经尿道的支架植入、经尿道针刺消融（TUNA）、经尿道微波热疗（TNMT）等，对梗阻性BPH均有一定疗效。但鉴于其症状改善不如TURP，长期疗效较低，副作用以及部分病例仍需再次TURP，该类治疗仅适用于不能耐受更复杂手术的病例。

（三）膀胱疾病的腔内手术

1. 膀胱肿瘤的腔内手术 膀胱肿瘤90%以上为尿路上皮细胞癌，大部分为分化好或较好的尿路上皮肿瘤，临床上把原位癌Tis、Ta期、T1期肿瘤称为浅表性膀胱癌。经尿道膀胱肿瘤电切术（transurethral resection of bladder tumor，TURBT）联合膀胱灌注化疗仍然被认为是治疗浅表性膀胱癌的金标准。

TURBT的适应证为恶性肿瘤病理分级G1、G2，以及低分期的膀胱癌即浅表性膀胱癌；膀胱内非上皮肿瘤，如单发且体积较小也可行TURBT，但应密切随访。对单发有蒂，基底局限，肿瘤较小的浅表性肿瘤可作为首选；对有蒂且基底浸润不深的较大肿瘤，多发且较小，分布区域广泛的浅表性移行细胞肿瘤可作为次选；分化不好（G3级）或浸润膀胱深肌层以外（T3期以上）的移行细胞癌及鳞癌、腺癌均较容易发生膀胱壁内血管、淋巴管浸润或转移，不宜应用TURBT治疗。但对部分浸润性膀胱癌的高龄患者或全身情况不佳不能行开放性手术的患者，为了改善症状，也可以采用TURBT作为一种姑息性治疗。TURBT最常见的并发症是：膀胱出血、膀胱穿孔及闭孔神经反射。术后定期辅助膀胱灌注化疗，以杀死残留的肿瘤细胞，降低复发率，延长复发间隔时间，防止肿瘤进展。而且在预防复发的治疗期间需每3个月复查1次膀胱镜检查，以后的随访应根据肿瘤的复发与进展的危险程度决定。

近年来提出对T1G3期或可疑浅肌层浸润的尿路上皮癌行TURBT治疗后6周行再次电切（R-TUR），切除原切除部位深部的肌层与瘢痕组织及可疑其他部位黏膜，以及时评判首次电切效果及肿瘤肌层浸润情况，如有深部组织的肿瘤浸润，建议行全膀胱切除术。

近来，激光在经尿道膀胱肿瘤切除术中也开始崭露头角。目前应用的激光主要有铥激光（thulium laser）和钬激光（Ho:YAG），其最大的优点是不会产生闭孔神经反射，并且止血好，视野清晰。术中功率控制在20～50w，高效切割的同时止血好，炭化层少。有文献提出深及肌层的膀胱肿瘤整体激光切除术可以处理部分单发肌层浸润性膀胱癌。不过仍缺乏长期随访。另外，经尿道膀胱肿瘤电切+冷冻治疗应用于部分浸润性膀胱癌不能耐受复杂手术的患者，是一种有益的尝试，尚有待技术的进一步改进及大样本的随访。

2. 经尿道腺性膀胱炎或滤泡性膀胱炎电切术　腺性膀胱炎和滤泡性膀胱炎是膀胱黏膜增生性病变，发病原因可能与膀胱慢性炎症、结石、梗阻等诱发因素刺激有关。临床表现无特征性，主要表现为尿频、尿急、尿痛、排尿困难和镜下血尿或肉眼血尿，诊断依赖于膀胱镜检及活检。膀胱镜检具有以下的特点：①病变主要位于膀胱三角区及颈部；②病变呈多中心，常常散在、成片或成簇存在；③具有多形态性，乳头样、分叶状、滤泡样相混合存在，肿物顶端接近透明状，无血管长入。两者区分需病理切片。

鉴于腺性膀胱炎的潜在恶变风险，经尿道腺性膀胱炎电切术联合膀胱灌注化疗是目前治疗腺性膀胱炎的主流方法。但仍存在一定争议。而滤泡性膀胱炎电切后则无须膀胱灌注化疗。

电切时，适度充盈膀胱，以黏膜皱褶平展为度，电切范围超过肉眼可见范围1～2cm，深达浅肌层。当病灶位于输尿管周围时，输尿管管口多数窥视不清，因此特别注意勿伤及输尿管膀胱壁间段肌层，并尽量不要用电凝，以免术后狭窄、反流的发生。

3. 经尿道膀胱颈梗阻电切术　女性膀胱颈梗阻是指机械性或功能性因素引起膀胱颈部缩窄而产生梗阻。其病因主要为膀胱内括约肌痉挛和膀胱颈部纤维挛缩或平滑肌的增生。膀胱内括约肌痉挛属功能性病变，多见于年龄较轻、病程较短的患者，可能由于膀胱炎症的刺激，导致膀胱超敏、功能失调，而发生内括约肌的痉挛，产生梗阻症状。而长期慢性炎症刺激使膀胱颈部纤维挛缩或膀胱颈部平滑肌的增生肥厚、排列紊乱，引起的膀胱出口梗阻则为机械性梗阻。男性发生膀胱颈梗阻多见于膀胱、前列腺、尿道手术后黏膜下炎性细胞浸润、纤维性组织增生形成瘢痕挛缩所致。膀胱颈梗阻的诊断主要依靠膀胱镜检和尿流率检测。

对于膀胱颈梗阻的患者可先行尿道扩张等保守治疗，若效果不佳，应积极行经尿道膀胱颈梗阻电切术。电切时，对于环形狭窄者一般在膀胱颈的5点和7点处用钩状电极作沟形切开，破坏部分膀胱括约肌；对于膀胱颈高抬者于6点处切除抬高的膀胱颈后唇，切除深度达肌层。术后膀胱颈部开口基本与膀胱三角区在同一层面则达到电切目的。手术的主要并发症是膀胱穿孔、尿瘘和尿失禁，因此，电切术要注意切除深度，一见到浆膜外脂肪组织，立即中止切割。对于女性患者，由于尿道较短，电切时一定要辨清尿道外括约肌平面位置，避免切除组织过多直接损伤外括约肌。

4. 经尿道膀胱结石碎石术　膀胱结石是泌尿外科常见病、多发病。随着腔内碎石技术的发展和广泛应用，使绝大多数膀胱结石的患者摆脱了开放手术的痛苦，经尿道大力碎石钳碎石、气压弹道碎石、钬激光碎石在临床上已广泛用于治疗膀胱结石。近年，由于大功率钬激光的高效碎石能力，在较大的医疗中心，临床上已取代了机械与气压弹道碎石。

（1）机械碎石：即经尿道大力碎石钳碎石，包括盲目碎石术和直视碎石术，目前盲目碎石术已被废弃，碎石多在内镜直视下操作。大力碎石钳碎石术的适应证主要针对直径<2cm的结石，且无尿道狭窄的病例。术中能将大力碎石钳或膀胱镜鞘安全顺利地通过尿道置入膀胱是碎石能否成功的前提。术中务必使膀胱足够充盈，操作要轻柔，避免膀胱黏膜误伤，以防膀胱穿孔。

（2）气压弹道碎石：经尿道气压弹道碎石术缘于20世纪90年代，由瑞士研制成功。其原理是将压缩气体产生的能量作用于碎石装置手柄内的弹丸，使之高速运动撞击手柄上的治疗探针，从而粉碎结石。对于直径在4～5cm的膀胱结石可以应用此法。由于碎石过程基本无热能产生，也无任何有害波产生，因此经尿道气压弹道碎石术是一种安全有效的碎石方法。

（3）激光碎石：目前用于治疗结石的激光多为钬激光，随着钬激光碎石在上尿路结石中的广泛应用，其在膀胱结石的治疗中也得到了推广。钬激光方向性好，95%的能量被周围水介质和结石吸收，确保了操作的精确性、安全性。在大功率钬激光推出后，其适应证进一步拓宽，几乎所有膀胱结石均可应用钬激光碎石。仅当膀胱结石极多而碎石时间较长时，可以考虑开放取石。碎石的效果与结石成分无关，关键在于能量设定，一般能量设定在15～60W。大功率下激光膀胱结石碎石效率远高于气压弹道碎石。

（盛　璐）

第三节　输尿管镜技术

1912年，Hung H. Young将一根12F的儿童膀胱镜插入后尿道瓣膜患儿高度扩张的输尿管内，开创了输尿管镜检查的先河。1956年Hopkins首次开发了柱状透镜系统，极大地提高了内镜的导光和光传输能力。1977 年 Goodman 首次报道输尿管镜技术应用于临床。此后的 30 多年里，随着光学、电子、机械、内镜等技术的不断发展，无论输尿管镜设备还是输尿管镜技术都有了飞速发展。目前根据该技术所使用的设备和临床应用的特点不同分为输尿管硬镜技术和输尿管软镜技术两大类。

一、输尿管硬镜技术

输尿管硬镜技术于 1977 年由 Goodman 首次报道，但限于镜身较短，当时仅能观察输尿管中、下段。其后，Richard Wolf 公司和 Karl Storz 公司分别于 1979 年和 1980 年推出了专用的全长输尿管硬镜，能够观察到输尿管全段，开启了输尿管硬镜治疗输尿管结石以及其他疾病的时代。输尿管硬镜采用钢性结构镜体设计，轴向 1∶1稳定扭矩，使用便捷，简单易学，操控反馈良好。特别是近 30 余年来，随着新型小口径半硬性和软性输尿管镜的先后问世，极大地提高了输尿管镜技术的成功率和安全性。经过改良后的现代半硬性输尿管镜，口径细小，重量减轻，还增加了许多新的特点。不仅取代了早期的输尿管硬镜，而且使得应用现代输尿管镜技术对整个上尿路的病变进行诊断和诊疗得以成功实现。

目前常用的半硬性输尿管镜的末端为 6～8F，甚至更细小的只有 4. 5F，镜体末端的细小有助于进入输尿管开口而避免了对输尿管开口的扩张，大幅减少了输尿管黏膜的损伤和术后患者的疼痛。从输尿管镜的末端到近端（目镜端），镜体的直径不断增大，一般为 7. 5～11. 2F，这样的设计，有助于输尿管镜在输尿管腔内前行过程中，逐渐对输尿管进行扩张，使得输尿管镜在输尿管腔内的行进方便而易行。常用的半硬性输尿管镜的工作长度为 31～43cm，而且，由于其增强了最大偏向性，更容易到达输尿管上段和肾盂内，顺利实施对整个上尿路的检查和治疗

现代半硬性输尿管镜虽然镜体细小，但都具有较大的直径的单一或两个器械通道。目前常用的半硬性输尿管镜的器械通道为 2. 2～5. 5F。通常而言，至少有一个器械通道为 3. 4F，以保证常规的输尿管镜操作器械（如导丝、激光光纤、套石篮、取石钳、活检钳等）通过，同时留有足够的空间进行液体灌注。应用这样的半硬性输尿管镜，使得大多数上尿路疾病的诊断性操作和以碎石为主的治疗性手术得以成功实现，很快在临床上得到广泛推广和应用。

（一）适应证

1. 用于诊断目的

（1）尿路造影发现输尿管中、下段的充盈缺损，其他方法难以证实、可疑的输尿管中、下段肿瘤。

（2）不明原因的输尿管狭窄或梗阻。

（3）来源于上尿路的血尿。

（4）用内镜治疗的中、下段输尿管上皮恶性肿瘤的术后随访检查。

2. 用于治疗目的

（1）输尿管下段结石。

（2）输尿管中段结石。

（3）SWL 失败后的输尿管上段结石。

（4）SWL 后的“石街”。

（5）X 线阴性的输尿管结石。

（6）结石并发可疑的尿路上皮肿瘤。

（7）停留时间较长的输尿管嵌顿性结石而 SWL 困难者。

（8）上尿路内异物（例如 D-J 管）。

（9）上尿路出血电灼止血。

（10）患侧为孤立肾的细胞分化较好、分期早、较小、局限性的中、下段输尿管上皮恶性肿瘤，或全身情况差，不适合做根治性切除术的患者。

（11）输尿管中、下段狭窄。

（二）禁忌证

（1）不能控制的全身出血性疾病。

（2）严重的心肺功能不全，无法耐受手术。

（3）未控制的泌尿道感染。

（4）严重尿路狭窄，腔内手术无法解决。

（5）严重髋关节畸形，截石位困难。

（三）临床应用

1. 输尿管硬镜技术应用于诊断

（1）上尿路血尿的检查：输尿管镜对上尿路血尿的检查，虽然有时有困难，但往往取得对诊断有价值的信息，是对引起上尿路血尿的病因进行检查。在输尿管镜检查前，需要完成常规尿检、尿细胞学和细菌学的检查，静脉尿路造影、CT 或 MR 的上尿路成像。膀胱镜观察尿道、前列腺和膀胱的黏膜，检查是否伴有膀胱肿瘤。如果看到输尿管开口血性液体喷出，应对病变侧输尿管进行输尿管镜检查。完全排空膀胱，使用硬性输尿管镜，谨慎使用导丝，在插入导丝之前，仔细地观察上尿路的尿路上皮非常重要，因为导丝会损伤尿路上皮，看起来就像是黏膜本身的病变。对所发现的任何可见的黏膜病变都要进行活检。对输尿管-肾盂交界和肾盂-肾盏系统观察时，可换用软性输尿管镜，仔细检查每一个肾盏，并且每一个肾盏要检查两次，任何可疑病变都要进行活检。最后留置双 J 管，降低上尿路的压力，有利于输尿管水肿的消退。

（2）上尿路病变的活检：对于尿路造影发现上尿路充盈缺损、或者其他方法难以证实、可疑的输尿管上皮肿瘤，应用输尿管镜检查，并对可疑病变进行活

检是诊断不可缺少的手段。由于尿液细胞学检查假阴性率接近80%，因此该方法对诊断分级低的泌尿上皮肿瘤特别有用。为了从病变部位获得组织，要用不同器械来进行活检。这些设备包括 cold-cup 活检钳，输尿管切除镜，套石篮或输尿管镜刷。

推荐使用 cold-cup 活检钳进行多点组织活检。使用这种方法时，首先对输尿管进行输尿管镜检查，以确定病变部位。在咬取病变组织前，不要试图去检查病变以上尿路的病变情况。而且，在首次插入输尿管镜时便要进行活检，以减少由于多次放置内镜而引起的出血和造成视野不清的危险。我们使用直径为 3Fr 的软 cold-cup 内镜活检钳。活检钳伸出输尿管镜尖端后进入视野，把活检钳张开到最大范围。活检钳张开后，把活检钳轻轻地向输尿管镜的透镜方向拉。然后输尿管镜和活检钳作为一个整体，一起进入到病变部位获取活检组织。取出活检钳中的标本，而输尿管镜留在原位，或者把输尿管镜和活检钳同时一起从输尿管中取出。如果需要反复取出输尿管镜，可使用直径 10Fr 的镜鞘。重复上述同样操作步骤 3～6 次，以获取足够的组织行病理学诊断。最后可用 Bugbee 电灼器，或 Nd：YAG 激光对病变的基底部行电凝治疗。多点活检技术可为 89% 泌尿上皮肿瘤患者提供组织学诊断，并为 78% 的患者提供准确的组织病理学分级。虽然作为肿瘤分期手段它还不十分准确，但 2/3 的患者出现固有层的浸润。

2. 输尿管硬镜技术应用于治疗

（1） 输尿管硬镜碎石术

1） 术前准备：①预防性使用抗生素使尿液无菌；②手术间常规配备 X 线透视和 B 超设备。

2） 麻醉：根据患者具体情况，选择脊髓麻醉（连续硬膜外麻醉、腰麻）或者静脉麻醉。

3） 标准操作方法

①逆行途径：患者取截石位，先利用膀胱镜或者半硬性输尿管镜行膀胱检查，找到输尿管开口后，将安全导丝（guide wire）插入输尿管，然后在导丝的引导下导入输尿管镜，输尿管镜沿导丝直视下进入输尿管腔并缓慢上行。

输尿管口是否需要扩张，取决于输尿管镜的粗细和输尿管腔的大小。如果进入输尿管口困难，可应用输尿管气囊扩张器或者金属扩张器对输尿管开口和壁间段进行扩张。目前，一般多采用气囊扩张器来扩张输尿管，因为气囊扩张器对输尿管黏膜的损伤较小。输尿管气囊扩张器的直径为 F3～F8 不等，长度 150cm，膨胀后的气囊长度为 4～10cm，最大直径为 F12～F30。应用时，可以根据输尿管开口和壁间段的大小和长度而选用合适型号的气囊扩张器。目前应用现代的半硬性输尿管镜（F6～F8），通过监视器在直视下直接进入输尿管，一般多不需要进行输尿管口的扩张。

半硬性输尿管镜沿导丝逆行进入上尿路的过程中，利用注射器或者液体灌注泵调节灌洗液体的压力和流量，保持手术视野清晰。对于输尿管中、上段结石或者 UPJ 处结石或较大的结石碎片，应尽量减小灌洗液体的压力，以防止或减少结石滑落回肾盂或者肾盏。发现结石后，选择腔内碎石装置（如：激光、气压弹道、超声等）将结石粉碎成 3mm 以下的碎末。

②顺行途径：如果逆行途径行半硬性输尿管镜检查失败、或者部分输尿管下段因解剖因素复杂导致逆行途径困难，可行经皮肾顺行途径输尿管镜检查。通过经皮肾顺行途径，可以注入造影剂，了解输尿管下段的解剖情况、狭窄的部位和程度，同样也可以插入安全导丝，然后沿导丝插入半硬性输尿管镜，进行观察，此后的具体方法同逆行途径。

（2） 输尿管肿瘤局部切除术：输尿管肿瘤局部切除术不仅可获取病变组织对可疑病灶进行病理学检查，还可治疗确诊的上尿路移行细胞肿瘤。中上段输尿管管壁较薄，容易发生穿孔，手术过程中应特别小心。用甘氨酸进行冲洗。然而，与经尿道前列腺或膀胱切除术不同，要避免行输尿管的深部切除。切除部位仅限于位于输尿管腔内的肿瘤及其基底部的表浅黏膜。该手术要求进行充分的脊髓麻醉或全身麻醉，同时手法要准确，以避免无意的动作造成薄的输尿管管壁穿孔，特别是中上段输尿管。在切除输尿管病变过程中，插入切除环时要超过病变部位的最近端部分，然后轻轻地把切除环向后拉，使病变组织进入切除镜的镜鞘内。一旦病变组织进入镜鞘，短暂使用切除电流，以切断肿瘤病变的蒂部。该方法有利于避免输尿管管壁的深部热损伤。重复上述操作，直到整个输尿管管腔内的病变被切除。用电切环对肿瘤的基底残留和周围区域的进行电灼治疗，同样要用短暂电流，以防止输尿管壁的热损伤。

近年来随着激光、光纤技术的发展，激光如钬激光和 Nd：YAG 激光由于其穿透深度浅、切割准确、且具有良好的止血功能，目前被选择应用于输尿管肿瘤的切除。一般先用套石篮将肿瘤的瘤体套入其内，然后收紧套石篮将肿瘤体部切除，再用钬激光或 Nd：YAG 激光对病变的基底部进行汽化和止血治疗。在进行这些侵袭性输尿管镜下手术操作完成后，应在输尿管内应放置双 J 管引流 2～4 周。

（3） 刷洗活检：可用来从可疑病变部位刷脱细胞成分，并用来提高细胞学检查的准确性。通过输尿管镜，把内镜刷子放至病变部位。当把刷子在病变部位上多次擦刷后,取出输尿管镜和刷子。把从刷子上获取的细胞送病理科行细胞学检查。重新放入输尿管镜,用普通生理盐水冲洗病变的周围部位,并收集冲洗液进行细胞学检查。

(4) 上尿路异物的取出:有时,需要用输尿管镜从输尿管和肾盂、肾盏中取出异物。这些异物包括输尿管导管、激光纤维、导丝或套石篮等的断端。首先用输尿管镜进行检查,仔细观察异物上有无洞穴,卷状物或附加物等,以便利用它们取出该异物。通过输尿管镜放入三尖齿的内镜抓手,并用它来抓住异物的洞穴或腔道。另外,也可用螺旋状的套石篮或 cold-cup 活检钳来啮合或抓住异物。取出异物后,仔细检查异物滞留部位,查看有无尿路上皮损伤,并放置输尿管导管 24~72 小时。

二、输尿管软镜技术

临床实践中发现输尿管硬镜本身固有缺陷,即其镜体不可弯曲,因此无法处理肾脏结石,且对于一些输尿管上段结石因硬镜碎石过程中结石上移入肾脏的情况也无法处理。输尿管软镜的报道比硬镜要早,虽然 Marshal 已于 1964 年首次开展临床应用并在随后几年由 Takagi 和 Bush 等陆续报道,但由于软镜本身的缺陷,使得它未能广泛应用。直至 1971 年,Olympus 公司设计出世界首条主动弯曲输尿管软镜,该技术才开始真正临床应用。得益于成像技术的进步,随着纤维输尿管软镜、电子输尿管软镜和可拆卸输尿管软镜的先后问世,现今输尿管软镜较早期相比,图像更清晰,且管径更纤细,弯曲度更大;可弯导光纤维束使软镜可达双向 270°弯曲角度,兼有主/被动弯曲,可进入各个肾盏,为治疗肾结石开辟了一条微创又有效的新途径。“孙氏末段可弯硬性输尿管肾镜”是中国人自主研发的软、硬镜一体化结构的镜子,可基本替代输尿管硬镜和软镜完成常规内镜下的结石手术。

(一) 适应证

1. 用于诊断目的

(1) 尿路造影发现输尿管上段、肾盏或者肾盂的充盈缺损,其他方法难以证实、可疑的输尿管上段、肾盏或者肾盂肿瘤。

(2) 不明原因的输尿管上段或者 UPJ 狭窄或梗阻。

(3) 来源于上尿路的血尿。

(4) 用内镜治疗的输尿管上段或者肾盏、肾盂的上皮恶性肿瘤的术后随访检查。

2. 用于治疗目的

(1) 输尿管结石,尤其是输尿管中、上段结石。

(2) 肾脏结石(≤2cm)。

(3) 极度肥胖的肾结石患者。

(4) 伴有轻度出血倾向或不能停用抗凝药物的肾结石患者。

(5) X 线阴性的肾结石。

(6) 结石并发可疑的集合系统上皮肿瘤。

(7) 输尿管上段、肾盏或者肾盂内异物(例如 D-J 管)。

(8) 输尿管上段、肾盏或者肾盂出血电灼止血。

(9) 患侧为孤立肾的细胞分化较好、分期早、较小、局限性的输尿管上段、肾盏或者肾盂上皮恶性肿瘤,或全身情况差,不适合做根治性切除术的患者。

(10) 输尿管上段或者 UPJ 狭窄。

(二) 禁忌证

同“输尿管硬镜技术”。

三、输尿管镜技术的常见并发症

近 30 年来,随着输尿管镜设备、辅助器械、碎石装置及输尿管镜技术的发展与完善,输尿管镜技术的并发症较过去虽然已明显降低,然而应该看到,输尿管镜技术的并发症仍时有发生,据报道其发生率为 2%~20%。加强输尿管镜技术的培训与学习、掌握适应证和正确的操作规范等,是减少和防止并发症发生的关键。

1. 导丝断裂　通常发生在使用大功率的接触性碎石装置如钬激光。当同导丝直接接触时,钬激光很容易切断导丝。避免导丝和钬激光的直接接触可防止此类并发症。如果导丝已经切断,可使用前面描述的方法,通过输尿管镜把残留在输尿管内的导丝断段取出。

2. 气囊扩张器的破裂　气囊破裂可发生在使用过大的压力使气囊快速充盈,或使用的压力超过生产商推荐的压力。气囊破裂会引起输尿管的膀胱壁内段破裂,造影剂和尿液的外渗及出血。为防止这种并发症,我们建议使用带有压力表的 LeVeen 注射器,它可使气囊逐渐充盈,并可在持续压力监控下进行输尿管的缓慢扩张。

3. 输尿管假道形成或输尿管、肾盂穿孔　可发生在导丝或输尿管导管插入时,特别是当有输尿管梗阻(如结石)或输尿管弯曲时,以及在既往有输尿管手术史和输尿管解剖结构发生改变的患者。如果导丝或输尿管导管在插入过程中遇到阻力,要行逆行性肾盂造影摄片检查,以显示输尿管的解剖结构。一旦确定梗阻来源,要采取纠正性措施。输尿管、肾盂穿孔也可发生在输尿管镜下手术操作时，如进行输尿管的活检、切除、电灼、碎石治疗，或仅仅由于冲洗液使集合系统过度膨胀等，都可引起输尿管、肾盂穿孔。X线监视下操作，可降低进镜和放置软镜输送鞘引起穿孔的发生率。一旦发生穿孔或伴有出血影响视野导致手术无法进行，往往需要终止手术。小的穿孔可通过安全导丝放置双J管引流2~4周可治愈；如穿孔严重或双J管无法放置，则应进行手术修补。

4. 输尿管撕脱伤　是输尿管镜技术最严重的并发症，并不常见（0.6%）。通常发生在输尿管的近端1/3，并且在事先没有进行碎石术时，便用套石篮套取大的结石，这时带有部分输尿管结构的结石会被一起取出，或者发生于输尿管狭窄时进/退镜或者进/退软镜输送鞘所致。用套石篮取石前，对大的结石行碎石处理可防止上述并发症。如果由于出血而使视野变模糊不清，术者可先放置输尿管导管，经过一段时间的愈合后，然后进行输尿管检查和碎石术。如果已经发生输尿管撕脱伤，可先进行经皮肾造瘘手术，以进行输尿管近段的引流。确切的输尿管重建术包括用腰大肌套卷方法实施的输尿管再植术，可用或不用Boari瓣，或进行部分肠道-输尿管替代术。

5. 尿脓毒血症和感染性休克　术前常规行尿液培养和药敏检查，正规抗感染治疗后再行输尿管镜检查或手术。术中避免高压灌洗或长时间操作。一旦发现肾积脓，应及早置管引流结束手术。术后积极抗感染及抗休克治疗，并密切观察生命体征变化。

6. 输尿管狭窄　输尿管黏膜损伤、假道形成或穿孔等都会造成输尿管狭窄。输尿管穿孔（4.6%）和输尿管狭窄（1.4%）通常由于大口径的输尿管镜检查（大于10Fr）所引起。随着新型小口径半硬性输尿管镜和输尿管软镜的出现，以及输尿管导管的使用，输尿管穿孔和输尿管狭窄形成的发生率有所下降（分别为1.7%和0.7%）。然而，一旦输尿管狭窄持续存在，便需要用内镜检查方法确定病变的部位和程度。如果输尿管的狭窄段较短，可行气囊扩张治疗或内镜下切开治疗，并进行密切随访。如果输尿管的狭窄段较长，或伴有明显的输尿管周围组织纤维化，可考虑做开放性的输尿管修复手术，切除输尿管的狭窄段后，根据输尿管的狭窄部位的不同，可进行基本的输尿管-输尿管吻合术，腰大肌套卷术，或Boari瓣修补术。也可用肠道-输尿管替代术，或自体肾移植术，来治疗输尿管的长段狭窄。

（吴　忠）

第四节　经皮肾镜手术

经皮肾镜手术是通过建立从皮肤到肾集合系统的手术通道，放置内镜，进入肾盏、肾盂或扩张的输尿管上段内，对肾盏、肾盂和输尿管上段的疾病进行诊断和治疗的微创外科技术。

经皮肾镜术的历史可追溯到20世纪40年代，Papel和Brow最早利用内镜从手术肾造口取出残留结石；1955年Goodwin经皮肾穿刺造口成功解除梗阻性肾积水；1976年Fernstrom和Johansson首先应用肾镜通过经皮穿刺扩张的肾造口通道进行肾盂结石取石获得成功，开创了经皮肾镜取石术。1981年Wickham和Kellett将该技术命名为经皮肾镜取石术（percutaneous nephrolithotomy，PCNL）。

我国北京、广州等地从1984年开始引进经皮肾镜手术。广州的吴开俊、李逊等在1992年发表了将肾穿刺通道仅扩张到F14~F16的经皮肾微造瘘术，进行经皮肾输尿管肾镜取石术的经验。目前经皮肾镜取石术在有条件的单位已经广泛应用于肾和输尿管上段结石的手术治疗，改变了传统开放手术的治疗方法。

经皮肾镜技术还可用于检查和治疗肾其他疾病，如治疗上尿路狭窄梗阻和引流尿液，有效解决各种梗阻因素引起的肾积水、肾积脓的引流；治疗肾囊肿、上尿路肿瘤、血管瘤、清除真菌菌斑；引流肾周脓肿、血肿、尿性囊肿、淋巴囊肿以及处理肾盏憩室和漏斗部狭窄等疾病。

（一）适应证

1. 所有需开放手术干预的肾结石，包括：大于2cm的单发和多发性结石、鹿角形结石；开放手术残留和复发性结石；有症状的肾小盏结石或憩室内结石；ESWL无法粉碎的结石和ESWL后残留结石。

2. 输尿管上段（L4以上）的梗阻程度　较重的大结石，长径>1.5cm。

3. 输尿管上段结石　被息肉包裹或嵌顿，ESWL治疗无效，或因输尿管扭曲输尿管镜手术失败者。

4. 特殊患者的肾结石，包括：小儿及肥胖患者的肾结石；肾结石合并UPJ狭窄；孤立肾合并结石梗阻；马蹄肾合并结石梗阻；移植肾合并结石梗阻等。

（二）禁忌证

1. 绝对禁忌证为全身出血性疾病未纠正者。

2. 结石合并同侧肾肿瘤。

3. 严重心脏疾病和肺功能不全，无法耐受该手术者。

6

4. 未纠正的重度糖尿病和高血压患者。

5. 极度肥胖，腰部皮肾距离超过20cm以上，建立皮肾通道有困难者。

6. 服用阿司匹林、华法林等药物者，需停药1～2周，复查凝血功能正常才可以进行手术。

7. 经皮肾进路不能安全地建立，如巨脾症、肾后型结肠。

8. 穿刺困难为相对禁忌证，如盆腔肾易游走；佝偻病脊柱严重后凸畸形不能俯卧者，可以侧卧或半平卧体位。

9. 妊娠妇女不适宜。

（三）术前准备

1. 患者准备

（1）检查血、尿常规，血小板和出凝血时间，尿液细菌培养及药物敏感试验，其他生化检查与开放手术相同，交叉配血，心电图，胸片等。

（2）B超检查：重点了解结石的位置、大小，肾的结构及积水程度。

（3）X线检查：如尿路X线片、IVU，可了解泌尿系统的形态及分肾功能，包括肾的位置、肾盂肾盏的形态、第12肋与肾的关系。了解结石的位置、大小、形态及其与肾盏的位置关系。选择最适合穿刺肾盏。

（4）CTU检查：可以了解结石大小、位置、肾皮质情况、周围器官情况。

（5）必要时进行放射性核素肾显像，了解分肾功能。

（6）控制尿路感染：若尿培养有细菌，选择敏感的抗生素治疗。即使尿培养阴性，手术日也应预防性应用抗生素。

（7）术前12小时禁食，4～6小时前禁水，按需要进行灌肠或服用泻药等。

（8）将术中术后可能出现大出血、脓毒血症、损伤周围器官、严重时需改开放手术甚至肾切除等严重并发症情况以书面形式告知患者及家属，并征得知情同意。

2. 器械准备

（1）逆行插入输尿管导管所需器械：准备膀胱镜、输尿管导管。

（2）经皮肾穿刺通道形成器械：有经消毒的经皮肾穿刺套装可供建立皮肾微通道（Fr16/Fr18），内有18G的穿刺针；0.035/0.032英寸的斑马导丝或J形软头硬金属导丝；聚乙烯筋膜扩张器，一般从Fr6～Fr18，以Fr2递增，配Fr16/Fr18可撕剥皮鞘。使用超声探针碎石时，需要建立皮肾标准通道，扩张至F22后置入F22的可撕剥皮鞘作为工作通道，然后使用肾镜进行碎石取石。也可以用Amplatz扩张器，扩张时需先将一根Fr8导管套入导丝，逐步扩张后置入硬质的工作鞘。

（3）取石器械：肾镜和输尿管肾镜。镜体的工作通道除进行连续灌洗外，还可配合异物钳、取石钳或活检钳使用，可进行激光、超声、气压弹道等腔内碎石器械或电凝、激光治疗。准备各种取石钳、爪钳、套石篮、灌注泵。

（4）冷光源、导光束、电视监视系统、摄像头。

（5）定位系统：腹部探头的B超，探头可以配穿刺架，或使用更加精准的GPS定位的超声，X线C形臂机。

（四）麻醉与体位

采用全麻或连续硬膜外麻醉。一般不用腰麻，因为麻醉后患者的体位变化大，使麻醉平面不易控制，若平面过高，加上患者俯卧位，容易呼吸抑制。但术中一般采用俯卧位，因此需要特别注意气道通畅及压力。

术中体位一般采用先取截石位或平卧位双腿向外屈曲，用膀胱镜或输尿管镜从患侧输尿管开口进行逆行输尿管插管，并留置导尿管，将输尿管导管用胶布固定在导尿管上。输尿管导管的作用是：①术中防止碎石进入输尿管；②输尿管导管逆行注水增加肾盂内压力、扩张肾盂肾盏，利于穿刺成功；③输尿管导管注入造影剂可使目标肾盏显影，引导穿刺方向；④可以作为辨别肾盂输尿管的标志，术中可以经输尿管导管逆行注入亚甲蓝帮忙寻找输尿管肾盂连接部；⑤通过输尿管导管注水，利于碎石从操作鞘中排出。然后，改平俯卧位，肾区腹部垫一小枕使腰背呈低拱形侧凸状，肾向背部固定，也可以垫高患侧腹部30°。也有术者术中采用斜仰卧位。

（五）手术途径与步骤

1. 定位穿刺　采用B超或C臂X线机定位。大多在第12肋下或第11肋间腋后线到肩胛线之间的区域作进针点，向目标肾盏穿刺，从肾盏的穹隆部进入，一般向下盏或中盏穿刺，或直接向结石穿刺。拔出针芯见尿液溢出、输尿管导管逆行注水或经穿刺针注入造影剂显影可帮助确定穿刺成功，不成功可重新定位再穿。穿刺成功后通过穿刺针引入软头金属硬导丝或斑马导丝，最好能插至输尿管内，或在肾内盘曲（图96-1）。退出针鞘前，以尖头刀沿针鞘切开皮肤及筋膜，有手术后瘢痕应向深部切开瘢痕。下盏或上盏结石，多向下盏穿刺，也可以经第11肋间向上盏穿刺。肾盂、输尿管上段和中盏结石，或同时需要处理肾盂输尿管狭窄和病变时，以穿刺中盏或上盏为宜。鹿角形结石穿中结石时有明显感觉，此时拔出针芯向肾内注入生理盐水或造影剂，使结石周围肾收集系统膨胀，软头金属导丝插入针鞘后，针尖在结石表面轻轻滑动，使导丝从结石表面跨过，盘绕在肾盂肾盏或滑向输尿管，此是关键的一步。

（1）

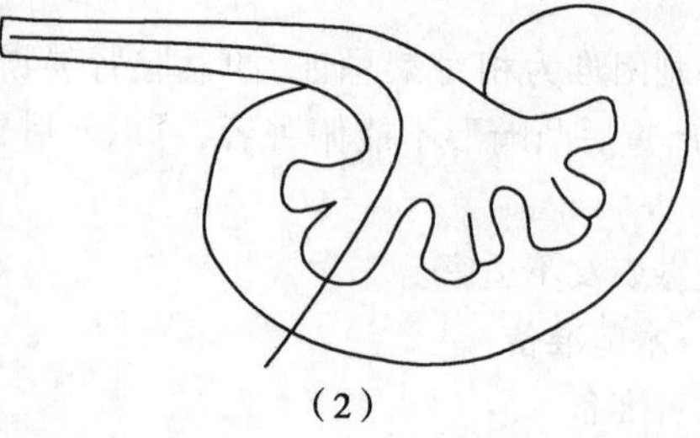

（2）

图 96-1　经皮肾镜置入

（1）X 线显示穿刺针及置入的导丝；（2）示意图

B 超定位穿刺时，对患者的肾进行多方位超声显像检查，预选穿刺点及穿刺线路。B 超可清楚显示肾积水，对无肾积水的肾结石患者，B 超定位穿刺较困难。术前输尿管导管顶端要尽量进入肾盂或靠近肾盂，术中持续向输尿管导管内注水，以制造人工“肾积水”的状态，有利于穿刺成功。对非积水患者采用静脉注射利尿剂的办法使肾盂肾盏发生短暂性扩张，然后进行实时 B 超引导穿刺，可提高穿刺的成功率。近年，GPS 超声实时引导穿刺开始临床应用，GPS 引导可以预判穿刺路径，穿刺进针点不受超声探头的位置和方向的限制，穿刺过程中可随时调整角度和深度，提高穿刺成功率。

2. 扩张筋膜　扩张管顺导丝扩张，术者一手将导丝稍向后拉直，另一手旋转扩张管向前推进，可由 Fr8 开始，以 Fr2 递增逐步扩张，每次扩张深度应保持相等，避免折曲导丝或推进过深穿破肾盂，宁浅勿深，其间可以通过 X 线透视观察扩张管的深度。可经扩张管放入另一根安全导丝，一般用斑马导丝。最后把 Fr16 或 Fr18 扩张管连同相应剥皮鞘一起旋入肾盂，退出扩张管。如果使用超声碎石探针，则需要扩大工作通道。沿导丝继续扩张后，置入 F22 剥皮鞘，此工作通道可使用口径较大的肾镜。也有用带加压气囊的穿刺扩张器可以将穿刺扩张同步完成，不需要换管扩张，但是材料的费用较高。

用输尿管肾镜观察工作鞘是否在肾盂，小儿或较小的结石通过此微通道利用输尿管镜碎石取石（图 96-2）；对于成人的较大肾结石和明显的肾盂积水，用肾镜碎石取石（图 96-3），视野范围较大，可以使用超声探针，碎石同时负压吸引吸出粉碎的结石，取石效率较高。对鹿角形结石、多发性结石经一条通道碎石取石操作较慢，结石清除受限制时，可根据实际情况，建立第二条或第三条皮肾通道，进行多通道碎石取石。

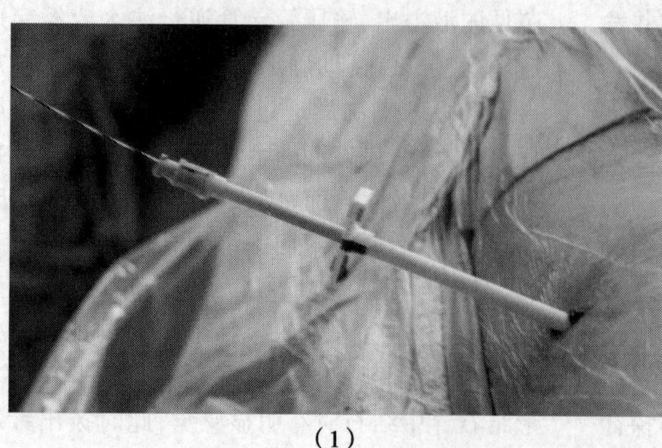

（1）

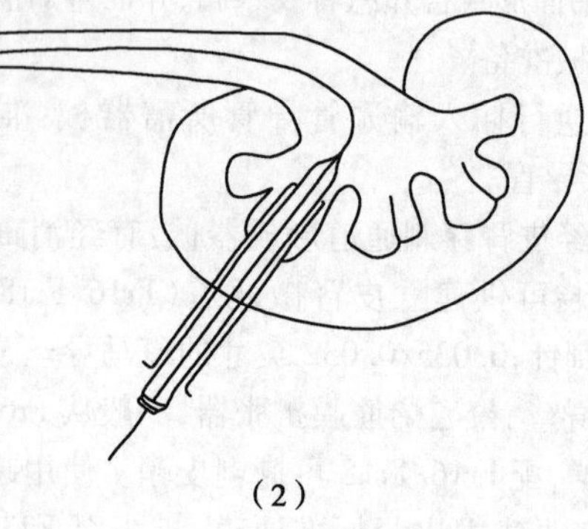

（2）

图 96-2　建立皮肾微通道

（1）Fr16 可剥鞘、扩张器、导丝；（2）示意图

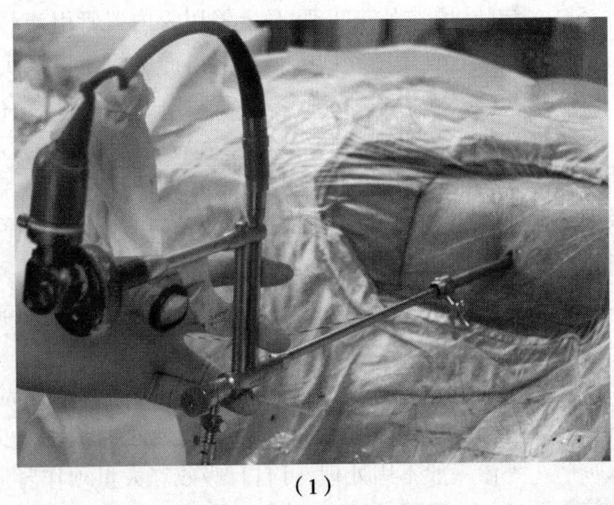

（1）

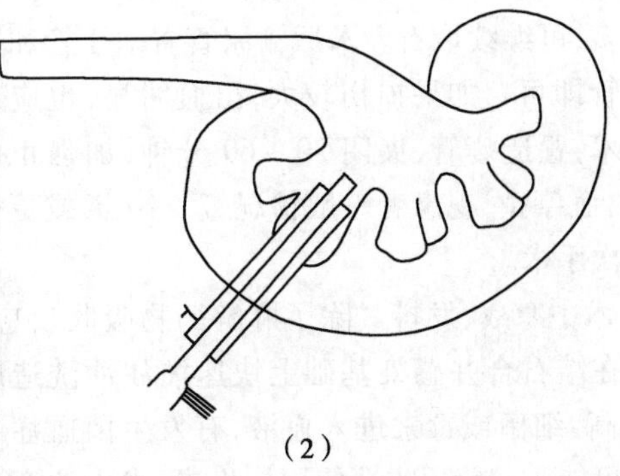

（2）

图 96-3　经皮肾镜取石碎石

（1）标准通道下使用肾镜；（2）示意图

3. 经皮肾镜检查　单纯经皮肾检查时，宜采用较小的肾镜或输尿管肾镜以减小经皮肾扩张通道。肾镜进入集合系统后，可见到光滑平整、略显白色的肾盂黏膜，黏膜上常可见到纤细的血管。如见到红色易出血的肾实质，说明工作鞘尚未完全进入集合系统，可顺导丝先将镜体向前推入集合系统内，再将工作鞘沿镜体推入集合系统内以压迫肾造瘘处的出血。如镜体沿工作鞘进入后首先见到淡黄色、海绵状发亮的脂肪组织，则说明镜体进入了肾周围脂肪组织，此时可先沿导丝找寻肾穿刺创口处，将肾镜插入到集合系统内，再将工作鞘插入集合系统内；或沿导丝用扩张器再向前扩张直到工作鞘进入到集合系统内。如导丝已脱出到肾周围脂肪组织，此时应停止找寻，重新穿刺建立经皮肾通道。

4. 经皮肾碎石　取石碎石器械有气压弹道、超声以及钬激光等。经皮肾通道碎石和取石时，术中需保持视野清晰。如凝血块遮蔽视野应采用取石钳取出或负压吸出；如有感染脓液或脓苔，此时一般先做肾造瘘置管引流。因结石合并感染，术中灌注液冲洗会造成肾内压力高，有导致菌血症或毒血症的可能。

5. 置双 J 管及肾造瘘管结石清除后，肾镜从肾盂寻找到输尿管上段开口，直视下将导丝顺行插入输尿管送达膀胱，然后拔除输尿管导管，沿导丝顺行放置双 J 管，拔出导丝。再次检查肾盂和各肾盏有无出血、集合系统穿孔，有无残留小结石，冲洗、钳取残留小结石及凝血块。必要时，进行 X 线检查，确认结石清除情况及双 J 管位置。经剥皮鞘放置肾造瘘管，撕开剥皮鞘后将其退出。

（六）注意事项

1. 术前预防性使用抗生素。术中穿刺出尿液后，可以做尿液细菌培养和药物敏感试验。

2. 术中注意生理盐水灌注压力。操作时要将肾镜经常从皮肾工作通道中退出，生理盐水流出通道要顺畅。

3. 术中调整肾镜的角度，向各个方向进行观察，接近 UPJ 时可见术前留置的输尿管导管，肾镜能到达肾盂和大部分肾盏，以及输尿管上段近 L_4 平面。

4. 调整鞘的深浅与角度稍固定结石，有利于碎石。气压弹道或钬激光碎石时宜从边缘开始，由浅入深，逐层粉碎结石。

5. 利用逆行导管和灌注泵高压脉冲往返灌洗，将细小的碎石从鞘中冲出，稍大的碎石用取石钳取出，这样可加快取石速度和提高结石的取净率。

6. 用超声结合气压弹道的 EMS 碎石机时，可单用超声或气压弹道碎石，或联合使用，可用负压吸引同时清除结石，既提高碎石效率，又缩短手术时间。

7. PCNL 术时间不宜过长，通常不要超过 60 ~ 90 分钟。

（七）术后处理

保留肾造瘘管，常夹闭造瘘管 30 ~ 60 分钟，使肾盂有一定压力，减少术后出血。如果造瘘管尿液颜色较红，则持续夹闭造瘘管。术后摄 KUB 片复查，一般 2 ~ 3 天后，待尿液颜色较清后拔除肾造瘘管。需要再次取石和处理者应保留肾造瘘管。

结石体积较小，手术顺利，术中无出血，无集合系统穿孔，不需再次经皮肾取石的患者，经皮肾镜取石术后也可以不留置肾造瘘管。

（八）主要并发症

1. 术中出血可暂时封闭通道压迫止血，使用止血药，待 10 ~ 20 分钟后继续手术；如出血未能停止，应终止手术，经工作鞘插入肾造瘘管，夹闭一段时间，同时，置三腔导尿管持续冲洗膀胱，防止膀胱凝血块堵塞。出血一般可自行停止。视尿液颜色情况待3～5天或更长时间后二期取石。只有很少情况下，出血难以控制需介入栓塞止血或开放手术处理。

2. 肾集合系统穿孔和撕裂伤　只要不十分严重，出血不多，可继续取石。术后输尿管置双J管和留置肾造瘘管即可。如果损伤较大，出血明显，也应及时终止手术，置造瘘管，夹闭30～60分钟，加强止血处理，待出血停止，视患者一般情况，7～10天或更长时间后再次手术。

3. 术中寒战、发抖　除了麻醉药物吸收反应外，要注意在结石合并感染基础上快速灌注冲洗造成肾内压力高，细菌或毒素进入血液，有发生菌血症或毒血症的可能。术前预防性使用抗生素，术中注意灌注液流出顺畅。在薄鞘与镜体本身口径相近时，应适当降低灌注液压力，间隙推出镜体以排水减压。可推注地塞米松10～20mg。天气寒冷或冬季，注意将灌注液加温。

4. 邻近器官的损伤　主要指胸膜、肠、肝脾等损伤，虽然出现机会不大，但如不注意，可造成严重后果。第10肋间入路应注意气胸的可能，术后拍摄胸部X线片，如出现气胸可放置闭式引流。经皮肾取石后，大量灌注液进入胸腔，引发水胸的并发症比气胸常见，引流胸腔，使皮肾通道损伤的胸膜自愈，通常胸腔引流管可在48小时后取出。术中穿刺定位要准确，入针和扩张宁浅勿深。尽量在腋后线背侧入针以避免腹腔脏器损伤。术中注意观察患者全身情况、腹部和呼吸情况，及早发现和处理并发症。如术中发现损伤结肠，可先保守处理，马上输尿管内置管引流，并将肾造瘘管置于结肠内，予以禁食，静脉给予广谱抗生素。3～5天后作结肠造影，如结肠内壁瘘口已愈合，可将造瘘管拔出到结肠外，2～3天后再拔除造瘘管。如感染不能控制，腹膜炎扩散，则需开放手术。

5. 丢失皮肾通道最好的预防方法　是术中留置一安全导丝于通道鞘外，如术中通道鞘滑出，可先试着镜下寻找通道，找不到时，最好重新造瘘或输尿管内置管5～7天后再作二期手术。

6. 尿外渗　多为尿液经皮肾通道渗至肾周围，也可因术中鞘管脱出冲洗液直接流至肾周围。少量尿外渗一般不用处理，可自行吸收。大量须作肾周围引流，术后常规置输尿管双J管，可减少尿外渗发生。肾积水严重的病例，术后拔除造瘘管时间太早，可因肾皮质较薄失去收缩功能，瘘口不易闭合而致尿外渗，一般在7～10天后拔管。术后B超检查，如发现肾周围液性暗区，可穿刺抽液或置引流管。

7. 术后出血　轻微出血或血尿多是引流管、支架管的刺激或手术碎石损伤黏膜所致，适当的抗炎、止血处理可缓解。如不缓解甚至增加，应注意凝血功能异常或因出血后过多使用止血药物，消耗了凝血因子的缘故，及时补充红细胞和凝血因子，夹闭造瘘管压迫止血，将导尿管更换成三腔导尿管持续冲洗膀胱，防止膀胱凝血块堵塞。术后突然的较大量出血称为继发或迟发出血，多由于假性动脉瘤或动静脉瘘形成应及早放射介入作超选择性肾血管栓塞治疗（图96-4）。

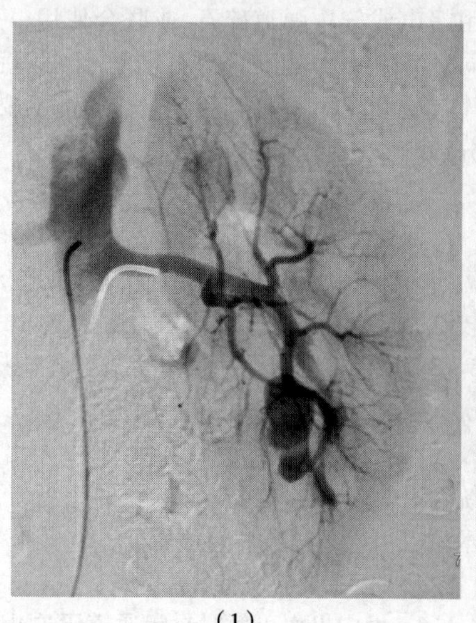
（1）

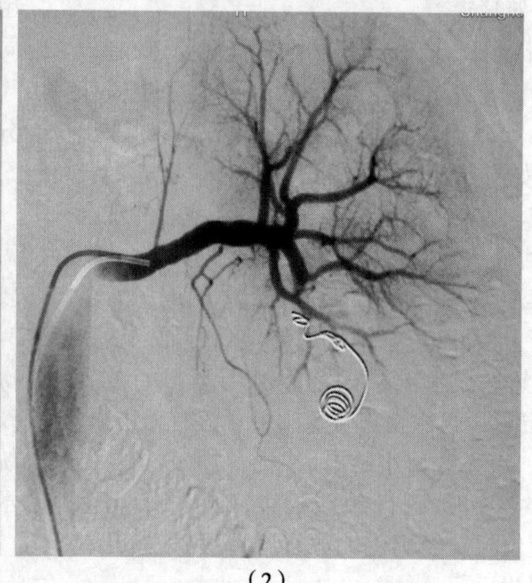
（2）

图96-4　超选择性肾血管栓塞治疗
（1）术前；（2）术后

8. 肾盂输尿管连接部狭窄、闭锁大多为严重损伤输尿管肾盂连接部的远期后果，若术中发现输尿管肾盂连接部有损伤，应放置较大口径或两根双J管8～10周，拔管后定期复查，必要时3～6个月后作腔内切开或气囊扩张。

9. 肾实质损伤　根据术后影像学（CT）和核医学方面的研究，没有并发症的经皮肾取石术对肾实质的损伤较小，瘢痕体积/整个肾实质体积<1%。

（郭剑明）

第五节　腹腔镜手术

20世纪80年代以来腹腔镜技术在外科领域的应用有突破性进展。1987年法国医师PhillipeMouret采用腹腔镜切除病变胆囊获得成功，次年Francois Dubeis亦用腹腔镜行胆囊切除，并首先发表论文，引起外科界很大的振动。它代表微创外科技术的一个全新的概念，既保留了传统外科技术中的基本操作，包括显露、分离、结扎、切除、缝合等，又具有内镜外科的特点和优点，即通过仪器设备间接而远距离操作，创伤小，术后恢复快。因而，该项技术从一种辅助的检查方法转变为外科治疗的手段，很快地为外科医师所接受，并以前所未有的速度在世界各地开展起来。1989年美国医师Winfield等报道腹腔镜手术的动物实验，并开展了精索内静脉结扎术。1990年美国医师Clayman完成了首例腹腔镜肾切除。1993年印度医师Gaur发明一种充气的气球，经后腹部皮肤小切口置入腹膜后，充气撑开腹膜后间隙，使之有足够的空间进行腹腔镜操作。经后腹腔途径的腹腔镜手术给泌尿外科医师带来更大方便，因为泌尿系统器官多为腹膜后脏器，手术更直接，显露更好，而且可以避免许多经腹腔途径的并发症。我国自1992年起，在北京医科大学泌尿外科研究所、上海医科大学附属中山医院泌尿外科亦相继开展腹腔镜泌尿外科手术，至今不但用于切除术，而且用于重建手术，如肾囊肿去顶、肾切除、肾上腺切除、输尿管切开取石、精索内静脉高位结扎、盆腔淋巴结清扫、肾盂成形术、前列腺癌根治切除、肾癌根治切除、保留肾单位手术、活体供肾切取以及全膀胱切除等。其中有些手术已逐步替代传统的手术方式成为某些疾病的首选外科治疗手段。近年来，随着单操作孔腹腔镜手术（LESS）和经自然腔道内镜手术（NOTES）等技术的发展，外科领域的腹腔镜技术又不断翻开新的篇章。

（一）腹腔镜手术的设备和基本器械

腹腔镜手术设备是由腹腔镜（0°、12°）、冷光源系统、电视显像系统、CO_2气腹机、高频电刀装置、灌洗吸引电动泵等。基本器械有气腹针、各种型号套管、微型剪、抓钳、电凝钩、电铲、施夹钳及钛夹，Hem-O-Lock钳及Hem-O-Lock、持针钳、灌洗吸引管，以及超声刀、双极电凝或结扎束血管闭合系统（Ligasure）等。此外还有些特殊的器械如手助装置Lap Disc。

（二）适应证与禁忌证

1. 适应证　与开放性手术基本相同。

2. 禁忌证　有腹部或腰部手术史、肠粘连、腹腔感染、腹膜炎史、机械性肠梗阻、严重心血管、肺疾病、出凝血功能障碍以及过度肥胖的患者。

（三）术前准备

1. 向患者及家属说明疾病和手术情况，做到知情同意，并签署知情同意书。所有患者都应有中转开放手术的心理准备，而医师也应按照腹腔镜和开放两种手术的要求，为患者做好术前准备。

2. 对患者做必要的术前常规检查，了解能否耐受麻醉和手术。

3. 手术者必须熟悉所使用的腹腔镜手术设备和器械的基本构造、功能和相互之间的联系，并例行检查和试运转。

4. 器械消毒　采用密闭烘气方法，导管消毒采用煮沸法。

5. 患者采用全身麻醉，气管插管对术中呼吸管理尤为重要。

6. 患者的体位　按手术进路，经腹腔取侧卧位、仰卧位，经后腹腔取侧卧位。

（四）手术途径和气腹建立

手术途径有两种，经腹腔（或腹膜外）和经后腹腔途径。选择何种手术途径根据疾病的病情需要以及手术者最熟悉的进路决定。

1. 经腹腔途径　通常选择脐下1cm处为第一个穿刺点，作1cm长皮肤切口。手术者以右手拇指、示指夹持气腹针，经皮肤切口垂直插入提起的腹壁，针头先后刺破筋壁、腹膜后进入腹腔。采用含有生理盐水的注射器连接于气腹针上，打开气腹针阀门，注射器内的生理盐水在重力作用下自然流入腹腔，可判断气腹针位置是否合适。有的手术者直接制作一个小切口进入腹腔，但必须固定套管，以免漏气。连接CO_2气腹机后，开始建立气腹。需要指出的是，目前譬如腹腔镜下根治性前列腺切除术等也常采用腹膜外途径，即经脐下切口破皮后不刺破腹膜，气腹建立在腹膜外区域，手术器械经此途径进入盆腔完成手术操作。必须注意，充气初用低流量（1～2L/min），以后逐渐加大流量达2.5L/min，腹腔内压力不宜高于15mmHg。当气腹总容量CO_2达4L时可取出气腹针，置入第1支11mm套管针，腹腔镜由此套管置入腹腔。

6

2. 经后腹腔途径　通常选择髂嵴上 2cm 于腋后线交接处为第一个穿刺点，作 1cm 长皮肤切口，此处浅层为腹外斜肌筋膜，深层的腹内斜肌与腹横肌汇合的筋膜。将气腹针垂直插入，有突破两道阻力感，遂以含生理盐水注射器连接于气腹针上，打开阀门。同样，如生理盐水自然流下则表示此处为一潜在间隙（腹膜后间隙），接着灌注 CO_2。开始以 1～2L/min 充气，加大流量可达 2.5L/min，压力控制在 15mmHg 之内。当发现腰部渐渐膨胀，拍打有击鼓声，则停止充气，拔出气腹针，并由此置入第一支 11mm 套管，不宜插入过深，只要套管不易滑出即可。腹腔镜经此套管置入后腹腔，可以发现一堆疏松的脂肪，再运用镜头逐步顶探四周的环境，渐渐可见一空间，但很小。初步认定将要观察的部位，调整好套管的位置，取出腹腔镜。应用自制的带气（水）囊的导管经套管放进后腹腔镜中，水囊内注入 200～300ml 的生理盐水，并放置 3～5 分钟。通过此步骤，可使后腹膜间隙进一步扩展，根据手术部位决定向上或向下扩展。同时由于水囊的压迫使受损的微小血管止血。

常用手指扩张法：通常选择髂嵴上 2cm 于腋中线交接处、或肋缘下腋后线交接处为第一个穿刺点，作 2cm 长皮肤切口，用血管钳分离撑开皮下筋膜、肌层，到达脂肪层有突破阻力感，用手指于脂肪层分离、扩张后腹腔间隙，并在手指引导下穿刺其他套管，形成后腹腔途径。无论是经腹腔途径，还是经后腹腔途径，建立气腹后再置入腹腔镜，此时视野变得宽广而明亮，可清晰辨别解剖部位。根据各类手术需要，决定置入其余套管的位置，使用 5mm 或 11mm 套管。

（五）麻醉和体位

1. 麻醉　全身麻醉是腹腔镜手术的最佳选择。无论采用哪一种维持麻醉的方法，均需气管内插管，这对腹腔镜手术尤其重要。有利于术中的呼吸管理。麻醉前要检查患者，若发现患者有心肺疾患，应作心肺功能检查，有肺功能不全者不应接受腹腔镜手术。麻醉医师需要充分了解腹腔镜手术的需要，认识患者术中、术后可能发生的生理变化，并制定周全的麻醉计划。由于 CO_2 气体的作用可导致血流动力学及呼吸功能的某些变化，此类麻醉有较大的危险性。麻醉过程中，除遵守一般麻醉的常规外，还需考虑腹腔镜手术的特殊性，术中除进行常规的心率、血压、呼吸监护外，还要检测气道压、CO_2 分压（PCO_2）、O_2 分压（PO_2）、呼吸末血 CO_2 浓度（$ETCO_2$）和脉搏氧饱和度（SPO_2）。

2. 体位　可采取仰卧位和侧卧位。仰卧位适合于经腹腔途径的手术如精索内静脉高位结扎、盆腔淋巴结清扫、前列腺癌根治切除、全膀胱切除等，以及经腹腔途径肾囊肿去顶减压、肾癌根治切除、肾上腺切除等。侧卧位适合于经后腹腔镜途径的手术如肾囊肿去顶、肾切除、输尿管切开取石、肾上腺切除等。

（六）并发症及其防治

1. 与腹腔镜手术有关的并发症　由于建立气腹而产生皮下气肿、腹膜外气肿、大网膜气肿、过度性气腹（压力>30mmHg）、气栓。

2. 气腹针、套管针插入时误伤血管、内脏。

3. 手术操作不慎造成血管损伤出血、灼伤（电凝或激光）、组织器官损伤、异物等。

4. 手术后出血、感染、大网膜、肠道脱垂或形成疝、深静脉血栓、肩部疼痛等。

上述并发症的发生，常见的原因与不完善的气腹相关。充分的气腹对于提供清晰的解剖于手术视野是极为重要的。因此，手术过程中必须保持适当的气腹，气腹压力维持在 15mmHg 左右。此外，手术者的熟练程度与手术并发症的发生有很大关系，所以手术者需要专门的腹腔镜技术训练。起初可以在模拟操作箱进行腹腔镜的观察，使用各种器械，对模拟物施行牵拉、抓钳、切割、传递、分离、止血、缝合、打结等。在进入临床操作前，用实验动物（如猪）进行手术操作训练，进一步熟悉和掌握各种器械的性能，掌握腹腔镜下手术的技巧。

（七）单孔腹腔镜和经自然腔道内镜手术在泌尿外科的开展

2007 年，单孔腹腔镜肾切除术首先被报道，继而陆续有肾部分切除术、输尿管膀胱再植术、肾盂输尿管成形术和根治性前列腺切除术等报道。

传统腹腔镜操作要求手术者左右手操作孔尽可能地分布成倒置的三角形，而单孔腹腔镜的器械放置违反了这个原则。因此，相较于传统腹腔镜操作，单孔腹腔镜的器械可能存在更多相互的碰撞和干扰；同时操作上的不便可能进一步影响手术野的暴露，从而使得单孔腹腔镜的操作对手术者是一个极大的挑战。

经自然腔道内镜手术是指经由人体与外界自然相通的开口和腔道，将内镜器械置入体腔内进行操作的手术。将单孔腹腔镜操作与 NOTES 手术相结合，实现了手术入路隐匿，并防止切口感染和疝的发生等特点。

（夏国伟）

第六节　机器人辅助的微创手术

一、概　述

随着手术器械与技术日新月异的发展，泌尿外科的学者们不断追求着以更小的创伤来完成各种复杂手术。泌尿外科近20年的发展可以说是微创技术的发展，从腔内碎石取石术到腹腔镜手术，当今的泌尿外科医师不断利用着技术的进步与器械的革新来追求着减少住院时间、术后疼痛和手术死亡率。而目前备受关注的是机器人技术，达芬奇手术系统是目前最常用的机器人外科手术系统。达芬奇手术系统具有高清三维立体视野，高度的精确性，高度的灵活性，良好的可操控性，模仿人手功能，并超越人手的极限，腕部可自由活动的手术器械，使手术：①创伤更小；②减轻术后疼痛；③出血更少；④缩短住院时间；⑤减少术中的组织创伤和炎性反应导致的术后粘连；⑥切口小；⑦能更快恢复并投入工作。

达芬奇手术系统是直觉外科公司（Intuitive Surgical）开发的第一台机器人辅助外科手术系统（robot-assisted surgical system），1998年12月第一台达芬奇手术系统问世；2000年6月，达芬奇手术系统获得了美国FDA的临床应用许可。直觉外科公司通过不断的改进，在第一代达芬奇外科系统的基础上，于2007年推出了改进型号的达芬奇手术系统，即现行的达芬奇S型。这些改进包括更加高清晰的视频信号，改善关节活动度和更长的手术臂，多功能屏幕显示系统，屏幕触摸屏控制和更紧凑的整体设计。2009年推出具有两台外科医生控制台的达芬奇Si型手术系统。目前最新为达芬奇Xi型。Si型和Xi型支持单孔腔镜技术。

二、达芬奇手术系统的组成与功能

达芬奇手术系统包括三个部分：外科医师控制台（surgeon console）、手术机器臂系统（patient cart）、视频处理系统（vision cart）。

主刀医师坐在外科医师控制台（surgeon console），控制手术机器臂系统（patient Cart）上的三个或四个机器臂上的器械，包括剪刀、分离钳、电钩、双极电凝、超声刀、持针器和高分辨率的双镜头三晶片立体摄像镜头等。视频处理系统（vision cart）将清晰的三维图像传输给外科医师控制台和手术室内的显示器，克服了常规腹腔镜手术只具有二维平面的手术图像，实现了真正的三维景深和高分辨率，给术者如同开放式手术般的真实的视野、图像放大10～15倍且更清晰，得以完成各种高难度手术。

外科医师控制台是达芬奇手术系统的核心组件，是主刀医师的指挥中心。主刀医师坐在外科医师控制台，将头部放入操作目镜（stereo viewer）立体观察区后，通过清晰放大的三维图像，再加上手、脚的密切配合来做手术。双手拇指和示指尖端位于控制手柄（master controllers），双手均可灵活操作，控制手柄可滤除外科医师手部的细微震颤，按比例缩小主刀医师的动作幅度，增加操作的精确性和平稳性，准确地将操作传递至器械尖端，完成一系列的分离、切割、止血和缝合。双脚脚踏控制板（footswitch pedals）可控制镜头、焦距、单极和双极电凝等重要功能，控制手术机器臂上的第三和第四机器臂的转换。外科医师控制台符合人体工程学的原理，使主刀医师能长时间坐着手术而不疲劳。

三、达芬奇手术系统的优势

达芬奇手术系统与传统的腹腔镜相比具有以下公认的优势：

1. 三维图像，立体视觉与传统腹腔镜的二维视觉相比，大幅提高了外科医师的灵活度和精确度，减少了不必要的操作。

2. 图像放大10～15倍且更清晰，使手术精确度大大增加。

3. 内腕（Endowrist®）　器械有7个自由度，类似于人手，并使操作变得非常简单。而传统的腹腔镜手术大多数器械仅有2个或3个自由度。

4. 稳定性　外科医师控制台可以按比例缩小主刀医师的动作幅度，这意味着能够将手的大动作转换为较小的操作，控制手柄可滤除外科医师手部的细微震颤，增加操作的平稳性，具有完成可能很难由单纯腹腔镜完成的复杂动作的能力。

5. 能开展高难度的手术　包括前列腺根治术、膀胱根治术、肾部分切除术和肾盂成形术，达芬奇手术系统使重建手术的缝合变得非常简单。

6. 缩短学习曲线 Endowrist®　器械类似于人手，放大的三维图像，使整个手术过程类似于开放手术，学习曲线短，容易上手。

7. 符合人体工程学要求　在腹腔镜手术中，腹腔镜手术医生数小时处于是一种困难的手术姿势，造成外科医师的疲劳。达芬奇手术系统可以让外科医师舒服地坐在控制台上操作，这不仅有助于减少外科医师的疲劳，而且有助于减少由于外科医师疲劳可能出现的并发症。

四、达芬奇手术系统的不足

达芬奇手术系统的主要缺点是成本高昂。机器人本身的成本，每年的维修费，每例手术的一次性材料费，具体取决于手术大小。专用器械的使用次数有限，约10次之后就必须更换。机器人手术专门护理人员及手术助手的相关培训费用。庞大的机器还需要存储空间和大型手术室。机器人手术系统也存在技术上的不足,缺乏触觉反馈,不熟练的情况下,可能为手术带来困难。在需要大幅度动作的手术中,器械易发生碰撞。以下就达芬奇机器人在泌尿外科的手术作一介绍。

五、机器人辅助前列腺根治性切除术

在全球范围,以达芬奇手术系统(da Vinci Intuitive Surgical Inc. ,Sunnyvale,CA,USA)作为机器人辅助腹腔镜根治性前列腺切除术(robot-assisted laparoscopic radical prostatectomy,RARP)治疗局限性前列腺癌的人数正在不断上升。随着开放前列腺癌根治术数量的下降及具备腹腔镜前列腺癌根治性术领先水平的医师向开展 RARP 过渡,机器人前列腺癌根治性术显然已成为手术方法的首选术式,并被泌尿外科医生所争先掌握。

自 2001 年 Abbou 等以及 Binder 和 Kramer 分别成功地开展了第一次 RARP 以来,Menon 标准化了 RARP 的相关手术技巧,使手术在美国和欧洲广泛开展。在美国,2006 年有 41% 的根治性前列腺切除术是在机器人的辅助下实施的,至 2008 年,这一数字增加到约 80%。RARP 能够明显减少术中出血,降低输血率,缩短手术学习曲线。更为重要的是,已有多个成熟的 RARP 系列研究证明了其安全性、有效性以及过程的可重复性,在肿瘤学上与开放手术相媲美,在控尿功能和勃起功能的恢复方面有优势。2015 年版 EAU 指南指出:在欧美国家,RARP 正逐渐取代 RRP,成为前列腺癌根治术全新的“金标准”。RARP 可经腹腔途径和腹腔外途径完成,本文主要介绍最常用的经腹腔途径 RARP。

(一) 适应证和禁忌证

1. 适应证 RARP 的适应证与开放手术和传统腹腔镜手术一致。根治术用于可能治愈的前列腺癌,手术适应证要考虑肿瘤的临床分期、患者预期寿命和总体健康状况。尽管手术没有硬性的年龄界限,但应告知患者,70 岁以后伴随年龄增长,手术并发症及死亡率将会增加。局限性前列腺癌(cT1 - cT2)推荐行根治术。

6

2. 禁忌证

(1) 患有显著增加手术危险性的疾病,如严重的心血管疾病、肺功能不良等。

(2) 患有严重出血倾向或血液凝固性疾病。

(3) 骨转移或其他远处转移。

(4) 预期寿命不足 10 年。

(5) 有经腹手术史患者,经腹腔途径有相对禁忌证。

(二) 机器人器械的选择

机器人手术可以使用有限数目的器械来操作。对于大多数手术来说,3 ~ 5 种机器人器械已经足够,这些可选择的器械包括:

1. 单极电凝弯剪刀(monopolar curved scissors)。
2. 双极电凝分离钳(Maryland bipolar forceps)。
3. 单窗双极电凝分离钳(fenestrated bipolar forceps)。
4. 单极电凝钩(permanent cautery hook instrument)。
5. 单孔大抓钳(Cadiere forceps)。
6. 单孔长抓钳(ProGrasp™ forceps)。
7. 大号针持(large needle driver)。

(三) 体位及套管布局

1. 体位 气管插管麻醉后,患者取 Trendelenburg 体位,头低脚高 30°,将患者的身体牢固固定于手术台,双腿尽量分开。

2. 套管布局 经腹腔途径 RARP,采用机器人 4 条臂和 6 枚套管。于脐上建立直径为 12mm 的标准腹腔镜套管,放置机器人摄像臂。沿脐下水平左右腹直肌旁各建立直径为 8mm 套管,放置机器人工作臂 1 和 2。工作臂套管之间以及与摄像臂套管的距离至少在 7.5 ~ 10cm。助手通过右下腹髂前上棘上方直径为 12mm 套管控制传统的腹腔镜器械,施放 Hem-O-Lock 结扎夹,传递缝线。位于摄像臂和右侧的机器人工作臂 1 套管之间的上方,建立 5mm 套管,放置吸引器。左下腹髂前上棘上方建立直径为 8mm 套管,放置机器人工作臂 3。

(四) RARP 手术的主要步骤

RARP 采用经腹腔途径,手术步骤以经腹前入路为例,说明手术的主要步骤。

1. 进入耻骨后间隙,显露前列腺 使用 0℃ 镜,远离膀胱顶部,高位切开脐正中韧带,进入膀胱前间隙。腹膜切口向两侧扩大,延伸至腹股沟内环口处输精管的水平。显露耻骨弓和分离耻骨后间隙(Retzius 间隙)。清理前列腺表面的脂肪,清晰显露耻骨前列腺韧带、盆内筋膜和前列腺。耻骨前列腺韧带之间有 DVC 的浅支,使用双极电凝止血。

2. 切开盆内筋膜,缝扎背深血管复合体(DVC) 用三臂抓钳将前列腺推向左侧,保持右侧盆内筋膜一定的张力,在盆内筋膜弓状韧带的外侧或内侧,靠近前列腺腺体的底部切开盆内筋膜,推开外侧的肛提肌,向前列腺腺体尖部分离,部分切断耻骨前列腺韧带。同法处理左侧。用 2-0 Vicryl 缝线 CT1 针,在阴茎背血管复合体与尿道外括约肌交界的无血供区进针,缝扎阴茎背血管复合体,并可悬吊于耻骨联合骨膜，有助于术后早期控尿。在盆内筋膜表面有时可见副阴部动脉，保护该动脉，有助于术后勃起功能恢复。

3. 分离膀胱颈　用三臂抓钳将膀胱向头侧牵拉，助手可牵拉导尿管，通过气囊的活动来判断膀胱颈的位置，术者通过两个操作臂来判断前列腺的轮廓。用单级电剪刀由浅入深分离膀胱前列腺连接部，切开尿道前壁，用三臂抓钳将导尿管上提，体外牵拉固定导尿管，使腺体上提，有助于尿道后壁的分离。增生的前列腺中叶影响后壁的分离，用三臂抓钳将前列腺中叶提起，有助于确认膀胱颈后唇和三角区。

4. 分离输精管和精囊　切开膀胱颈后唇，在前列腺与膀胱之间，有一层薄薄的膀胱前列腺肌，其前方即为输精管和精囊。用三臂抓钳抓起部分输精管，电凝与输精管伴行的血管，分离切断输精管。用三臂抓钳提起输精管断端，分离精囊，注意精囊角处精囊动脉，施放 Hem-O-Lok 结扎夹或电凝。

5. 分离前列腺背面　精囊完全游离后，将右侧精囊交给助手向上牵引，用三臂抓钳牵引左侧精囊，在精囊底部正确识别迪氏筋膜（Denonvillier fascia），使用单级剪刀钝性和锐性分离 Denonvillier 筋膜。筋膜外技术：切开 Denonvillier 筋膜，分离平面位于 Denonvillier 筋膜后方的直肠周围脂肪内进行至前列腺尖部。筋膜内技术：不切开 Denonvillier 筋膜，分离平面位于 Denonvillier 筋膜与前列腺包膜之间至前列腺尖部，这种方法分离的前列腺的表面没有筋膜覆盖。

6. 处理前列腺蒂并保留血管神经束（NVB）　处理前列腺蒂时，单级或双极电刀有传导热能损伤附近神经组织的风险，最常用的方法是施放 Hem-O-Lock 结扎夹。保护 NVB 除了避免热损伤，还应该避免过度牵拉。

筋膜间技术：Hem-O-Lock 结扎前列腺蒂后切断，在 NVB 和前列腺之间残存的侧后方组织，用剪刀锐性切开，不需要电灼处理，这样可以保留部分神经。在分离的过程中有些出血，行 Hem-O-Lock 结扎。筋膜内技术：不切开 Denonvillier 筋膜，自前列腺背侧向两侧分离，在 2 点和 10 点处高位切开盆内筋膜脏层和前列腺筋膜，沿前列腺包膜分离，再 Hem-O-Lock 结扎前列腺蒂。筋膜外技术：前列腺背面分离平面位于 Denonvillier 筋膜后方的直肠周围脂肪内，两侧沿肛提肌筋膜分离并完整切除。

7. 分离前列腺尖部，切断尿道　沿血管神经束从前列腺两侧分离至前列腺尖部。用三臂抓钳将前列腺向头侧牵拉维持一定张力，在 DVC 缝扎线的近端，逐层切开离断耻骨前列腺韧带、阴茎背血管复合体、尿道外括约肌。用三臂抓钳将前列腺向一侧牵拉，从两侧面分离前列腺尖部，最后横断尿道。移除手术标本，仔细检查术野有无活动性出血。

8. 膀胱颈尿道吻合　膀胱尿道吻合前，注意观察输尿管口，避免损伤。一般用连续缝合方法，缝线可用倒刺缝线 3-0 V-Loc 或 2-0 Monocryl。需重建膀胱颈时，可行网拍样膀胱颈重建或横行膀胱颈重建。吻合完成后，行膀胱注水试验。

9. 盆腔淋巴结清扫术　双侧盆腔淋巴结清扫的解剖标志和技术在本质上与常规的前列腺癌根治术类似，但是，机器人辅助下手术使得我们可以进行更广泛的双侧盆腔淋巴结清扫。切除包裹在髂外动、静脉的组织，将淋巴结管推向中间，然后是髂血管分叉处。闭孔神经和血管位于这一清扫区域的底部位置，应仔细避免损伤。另一组需要清扫的淋巴结是髂内淋巴组，位于闭孔血管后和髂内血管分支前，一直需向后清扫到闭孔神经，及肛提肌、髂内肌群。从两侧清扫出的淋巴结组织和前列腺放入标本袋。

10. 放置引流管　使用标本袋收集标本，手术结束时，将标本袋自扩大的脐周切口或下腹部助手套管切口取出标本。选择侧面 8mm 套管留置引流管。

（五）RARP 围术期处理要点

术后鼓励早期下床活动，肠功能恢复后进食，术后 3～4 日拔除引流管，若漏尿或引流量多，应适当延长引流时间，术后 5～10 日拔除导尿管，双侧盆腔淋巴结清扫后引流时间有时可达 3 周。

六、机器人辅助根治性膀胱切除术

Menon 等最早开展机器人辅助腹腔镜膀胱根治术（robot-assisted laparoscopic radical cystectomy，RARC）并将其规范化，他们所描述的术式采用了体外尿流改道，认为手术的主要优点是失血量少。经过 10 年的发展，RARC 的安全性和有效性已被证明。与开放性手术相比，RARC 具有手术创伤小、手术视野暴露清晰、术中出血少、术后恢复快等优势，能达到与开放性和腹腔镜膀胱根治术相同的肿瘤控制效果。随着技术的改进和经验的积累，RARC 可以行完全体内尿流改道的膀胱根治术。RARC 在扩大淋巴结清扫和保留性神经方面具有优势，对于提高肿瘤患者的预后和改善患者术后的生活质量方面起了积极作用。

RARC 的适应证和禁忌证与开放手术和传统腹腔镜手术一致。体位及套管布局与机器人辅助腹腔镜根治性前列腺切除术相仿。

（一）RARC 手术的主要步骤

1. 游离双侧输尿管中下段　使用 30°镜，向头侧牵开肠管，在骨盆入口处可见髂外动脉搏动。先分离左侧输尿管，将乙状结肠牵向右侧，可见腹膜下的输尿管的蠕动,在左侧输尿管跨越髂动脉处打开后腹膜,沿输尿管向下分离至膀胱入口处切断备用,输尿管残端施放 Hem-O-Lock 夹带 30cm 长缝线,向上分离至髂窝。右侧易见腹膜下的输尿管的蠕动,同法分离右侧输尿管备用。从右侧向左侧分离,在乙状结肠后方与骶前间隙之间的无血管平面分出一个通道,将左侧输尿管在腹膜后牵拉至右侧髂窝备用。

2. 游离输精管、精囊及前列腺背侧 换用 0°镜,用三臂抓钳将膀胱底部向上牵拉显露膀胱直肠陷凹,此陷凹内有两处横行的腹膜皱褶,较浅的腹膜皱褶下为输尿管,较深的腹膜皱褶下为输精管和精囊。在较深的腹膜皱褶稍上方横行切开腹膜,与前面分离输尿管时切开的腹膜切口相接,沿腹膜游离,显露输精管和精囊,用三臂抓钳将精囊向上提起,切开 Denonvillier 筋膜,可看到直肠周围的脂肪组织,沿前列腺背面向前分离至前列腺尖部。

3. 游离膀胱侧壁,处理膀胱前列腺血管蒂 用 0°镜,在脐旁正中韧带、输精管和骨盆壁之间打开侧腹膜,向上暂不离断脐正中韧带,可以起到悬吊固定膀胱的作用。先游离膀胱右侧壁与盆壁之间的间隙直至盆底,显露盆内筋膜。靠近盆壁离断右输精管,腹膜切口向下延伸与前面游离输尿管时的腹膜切口相连。三臂抓钳将膀胱向上向左侧牵拉,用 Hem-O-Lock 或 Liga-Sure 离断右侧脐动脉、膀胱血管蒂和前列腺血管蒂。在盆内筋膜弓状韧带的外侧,靠近前列腺腺体的底部切开盆内筋膜,推开外侧的肛提肌,向前列腺腺体尖部分离,部分切断耻骨前列腺韧带。同法处理左侧。

4. 游离膀胱前壁,缝扎背血管复合体 用 0°镜,高位切开腹膜,离断脐正中韧带和脐旁正中韧带,分离进入膀胱前间隙,用 2-0 Vicryl 缝线 CT1 针,在阴茎背血管复合体(DVC)与尿道外括约肌交界的无血供区进针,缝扎 DVC,并可悬吊于耻骨联合骨膜,有助于原位膀胱尿流改道术后早期控尿。

在 DVC 缝扎线的近端,逐层切开离断耻骨前列腺韧带、阴茎背血管复合体、尿道外括约肌。尿道充分游离后,将导尿管拔除,靠近前列腺尖部用 Hem-O-lock 夹闭尿道,然后在 Hem-O-lock 夹远端剪断尿道。这样可以避免膀胱内尿液外溢,更符合肿瘤手术的"无瘤"原则。如果尿道已经剪开,将导尿管提起,Hem-O-lock 夹闭导尿管后,在其远端剪断尿管,保持气囊充盈用作牵引及堵塞尿道近端开口,避免膀胱内尿液外溢。将完全游离的膀胱装入标本袋,腹部小切口取出膀胱标本。

5. 双侧扩大盆腔淋巴结清扫术 双侧盆腔淋巴结清扫的解剖标志和技术在本质上与常规的前列腺癌根治术类似,但是,机器人辅助下手术使得我们可以进行更广泛的双侧盆腔淋巴结清扫。切除包裹在髂外动、静脉的组织,将淋巴结管推向中间,然后是髂血管分叉处。向上达髂总动、静脉和骶前淋巴结。闭孔神经和血管位于这一清扫区域的底部位置,应仔细避免损伤。另一组需要清扫的淋巴结是髂内淋巴组,位于闭孔血管后和髂内血管分支前,一直需向后清扫到闭孔神经,及肛提肌、髂内肌群。

6. 尿流改道 利用取出膀胱标本的腹部小切口完成尿流改道在技术上更加容易,同时并不损害机器人手术的微创优势。尿流改道的方式主要有两种,回肠输出道(Bricker)和原位新膀胱(如 Studer)。目前,大多数机器人辅助腹腔镜根治性膀胱切除术的报道是通过体外进行尿流改道。文献报道完全体内尿流改道也在增多,技术上具有挑战性,耗时较长,难度较大,完全体内尿流改道可以减轻患者手术切口的疼痛,预防肠管由于长时间暴露于体外引起的功能紊乱以及减少可能的体液丢失。

(二)RARC 围术期处理要点

术后鼓励早期下床活动,肠功能恢复后进食,尿流改道的方式为回肠输出道(Bricker),术后 7~10 日拔除引流管,若漏尿或引流量多,应适当延长引流时间,术后 10~14 日拔除单 J 管。若尿流改道的方式为原位新膀胱(如 Studer),术后 7~10 日可拔除引流管,若漏尿或引流量多,延长引流时间,术后 14~21 日,准备拔除导尿管前,先行膀胱尿道造影,确认吻合口无漏尿,再拔除导尿管。双 J 管和单 J 管的拔除,依据手术方法定,体外引流的单 J 管,术后 14 日拔除。体内引流的双 J 管或单 J 管,与导尿管一同拔除。

七、机器人辅助肾部分切除术

2004 年 Gettman 等施行世界首例机器人辅助肾部分切除术(robot-assisted partial nephrectomy, RAPN)。机器人辅助的外科手术是一项新的微创技术,与传统腹腔镜比较,它的技术优势包括放大的高清晰度三维立体视野、7 个自由度的仿腕型的器械操作系统、缩小移动比例和减少震颤、符合人体工程学的操作台,这些技术优势,使机器人辅助腹腔镜外科手术操作更加精确、灵活、稳定和舒适,缩短了学习曲线,克服了 LPN 的一些技术障碍,尤其适用于泌尿外科复杂的重建手术,如机器人辅助肾部分切除术(RAPN)。在有限的热缺血时间内,机器人手术可更快速、准确的完成切除和缝合,甚至一些较大的、肾门部位的复杂肿瘤也可以安全有效地切除。近年来由于 RAPN 的广泛应用,NSS 手术的比例呈升高趋势。RAPN 具有以下已被证实的优点,RAPN 安全、可靠、出血少、热缺血时间短、住院时间短、并发症发生率低，治疗肿瘤的效果与开放手术相当。但机器人手术费用高昂，没有触觉感。另外，RAPN 对手术助手要求较高。

虽然机器人辅助手术系统具有巨大的优越性，但 RAPN 依然是具有挑战性的手术。为了克服机器人手术的无触觉感，手术医师主要依据视野所见来判断力度大小，对于初次尝试 RAPN 的术者，应当已经具备适当的机器人手术的经验。选择合适的患者是初期机器人手术成功的关键，初期应选择肿瘤≤4cm，肿瘤位于肾脏周边，单发的无症状肾肿瘤，对侧肾功能正常者。患者不能太肥胖，肾蒂血管不能太复杂。这样的患者利于术中分离肾脏、解剖肾蒂血管并阻断，选择外生型肿瘤也易于切除和缝合，可避免初期机器人手术可能导致的热缺血时间（warm ischemia time，WIT）过长。RAPN 术前详细了解患侧肾蒂血管解剖是必需的，可检查 CTA、CTV 或 MRA，尤其对于有多根肾动脉、多根肾静脉或肾血管有解剖变异的特别重要。复杂性肾肿瘤，为了解肿瘤与肾盂肾盏的关系，必要时可检查 CTU 或 MRU。

全面了解患者的病史，特别注意腹部手术史、腹膜炎病史，这些可能影响手术方式的选择。心肺功能评估能否耐受手术，术前控制糖尿病和高血压，术前停用抗凝药。经腹腔途径 RAPN 一般要求肠道准备，特别是左肾手术时，术前一天进流质并给予泻药。术前就 RAPN 可能的并发症与患者进行讨论，包括术中、术后出血，可能需要输血，术后漏尿，由于手术或技术上的原因中转成开放及肾根治。

RAPN 可经腹腔途径和后腹腔途径完成，本文主要介绍经腹腔途径 RAPN。RAPN 的适应证和禁忌证与开放手术和传统腹腔镜手术一致。

（一）手术室设置和机器人器械的选择

1. 手术室设置　RAPN 时，机器人机器臂被安放在患者的背侧，外科医师控制台、主刀医师、视频台车、助手、洗手护士和麻醉师位置如图 96-5 所示。

2. 机器人器械的选择　机器人手术可以使用有限数目的器械来操作。对于大多数手术来说，3～5 种机器人器械已经足够，这些可选择的器械包括：①单极电凝弯剪刀（monopolar curved scissors）；②双极电凝分离钳（Maryland bipolar forceps）；③单窗双极电凝分离钳（fenestrated bipolar forceps）；④单极电凝钩（permanent cautery hook instrument）；⑤单孔大抓钳（Cadiere forceps）；⑥单孔长抓钳（ProGrasp™ forceps）；⑦大号针持（large needle driver）。

（二）体位及套管布局

1. 体位　气管插管麻醉后，患者取改良的 60°～90°侧卧位，患侧向上，将患者的身体牢固固定于手术

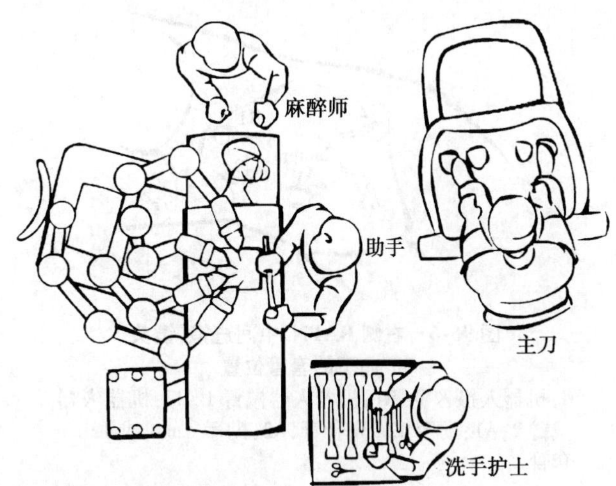

图 96-5　手术室设置

右侧 RAPN 时，机器人机器臂、视频台车、外科医生控制台、主刀医生、助手、洗手护士和麻醉师的位置

台，在脐水平弯曲手术台，上肢尽量向头侧，以避免与机器人器械臂的碰撞。

2. 套管布局　经腹腔途径 RAPN，采用机器人 3 条臂和 5 枚套管或 4 条臂和 6 枚套管。套管布局较复杂，套管布局与机器人摄像臂使用镜头角度 0°或 30°、进镜位置相关。大部分 RAPN 使用中间进镜，镜头角度 30°向下，也有使用侧面进镜，镜头角度 30°向上，两种方法套管布局不同，下面主要以右侧采用机器人 3 条臂和 5 枚套管为例，说明套管位置。

（1）中间进镜，镜头 30°向下：这是最常用的方法，脐外侧缘 1cm 皮肤切口，Veress 针穿刺建立气腹。也可以选择使用开放 Hasson 技术建立气腹。建立气腹后，置 12mm 的标准腹腔镜套管，放置机器人 30°向下镜头，直视下于麦氏点（或反麦氏点，左侧）置入 8mm 套管，放置机器人器械臂 2，肋弓下 2～3cm 腹直肌外侧缘置入 8mm 套管，放置机器人器械臂 1。摄像头套管与两个器械臂套管呈一个三角形朝向肾门方向，两个器械臂套管与摄像头套管之间的最小距离为 5～6cm，达到 8～10cm 更好，以避免在手术过程中机器人机器臂发生碰撞，如图 96-6 所示。助手套管 2 枚，一枚为 12mm 套管，位于腹直肌旁介于脐和耻骨之间，助手持传统的腹腔镜器械，施放 Hem-O-Lock 结扎夹，传递缝线，放置吸引器等。另一枚为 5mm 或 12mm 套管，位于剑突下，通常在右侧肾脏手术中有助于牵拉肝脏。

套管的最佳位置取决于很多变量，对于肥胖的患者，套管位置可以被安排得更偏向侧面，瘦小的患者，套管位置可以被安排得更偏向腹部中线。对于肾上极的肿瘤，套管位置应转向上方并可以旋转。

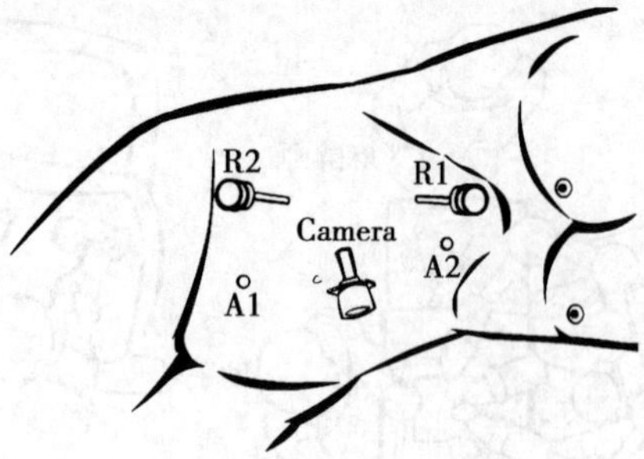

图 96-6 右侧 RAPN，中间进镜，镜头 30°向下的套管位置

C：机器人摄像臂，R1：机器人器械臂 1，R2：机器人器械臂 2，A1：助手 12mm 套管，A2：助手 5mm 或 12mm 套管

（2）侧面进镜，镜头 30°向上：这也是可选择的方法，脐外侧缘 1cm 皮肤切口建立气腹，置 12mm 的标准腹腔镜套管为助手套管，先放置机器人 30°向下镜头，直视下于麦氏点（或反麦氏点，左侧）置入 8mm 套管，放置机器人器械臂 2，肋弓下 2～3cm 腹直肌外侧缘置入 8mm 套管，放置机器人器械臂 1。直视下在腋前线脐部水平置 12mm 的标准腹腔镜套管为机器人摄像头套管，置机器人 30°向上镜头。摄像头套管与两个器械臂套管呈一个倒三角形，套管之间的最小距离为 5～6cm，如图 96-7 所示。供助手用的第二枚套管为 5mm 或 12mm，位于剑突下，若有必要，可在腹直肌旁介于脐和耻骨之间置第三枚 5mm 套管供助手使用。需要注意的是，侧面进镜，镜头角度 30°向上，机器人与患者连接时，患者宜取 90°全侧卧位。

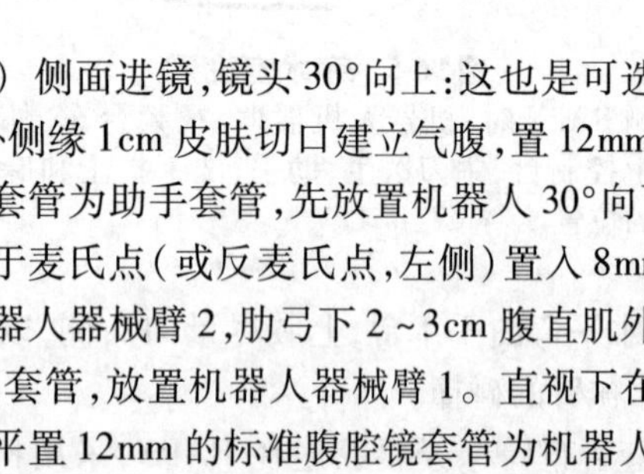

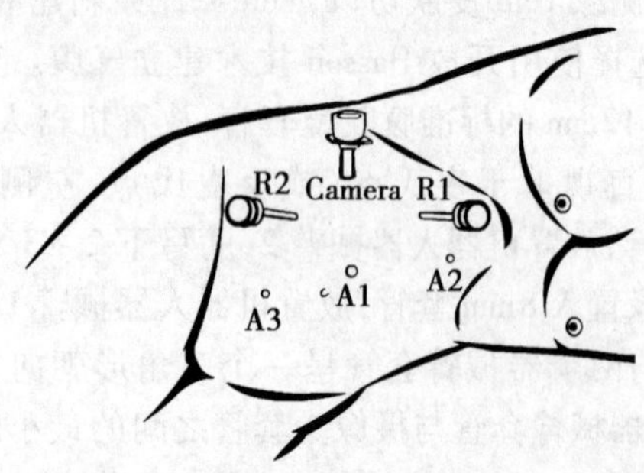

图 96-7 右侧 RAPN，侧面进镜，镜头 30°向上的套管位置

C：机器人摄像臂；R1：机器人器械臂 1；R2：机器人器械臂 2；A1：助手 12mm 套管；A2：助手 5mm 或 12mm 套管；A3：助手 5mm 套管（选择性）

从中间进镜，镜头 30°向下，是标准经腹腹腔镜肾手术方式，大多数医师熟悉此入路的位置和解剖，此入路镜头与肾脏的距离较远，机器人摄像头活动范围大，视野广，利于手术初始分离结肠肝曲、十二指肠降部和下腔静脉，易于观察和发现助手调换机器人器械时可能造成的损伤。从侧面进镜，镜头 30°向上，镜头与肾脏的距离近，虽然在腹腔中，视野仍较小，类似于后腹腔镜肾手术，但助手的手术空间大、受机器人摄像臂干扰也少。

采用机器人 4 条臂是前列腺根治术的标准术式，但在肾部分手术中，局部空间相对狭窄，采用 4 条臂对技术要求更高，在局部狭窄的空间内，机器人机器臂更易发生碰撞。以右侧 RAPN 为例，中间进镜，镜头 30°向下，机器人 4 条臂套管位置如图 96-8 所示。

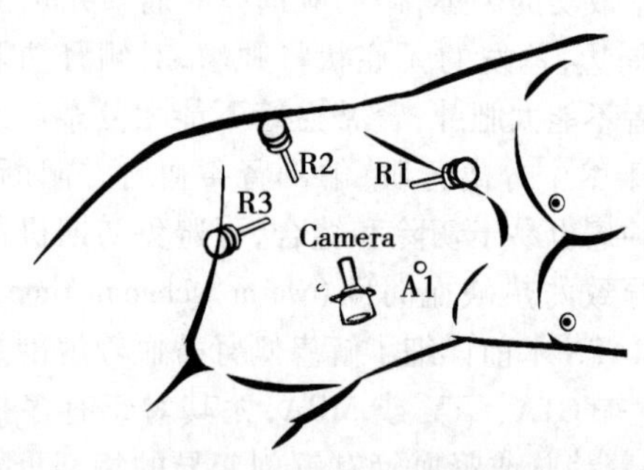

图 96-8 右侧 RAPN，机器人采用 4 条臂中间进镜，镜头 30°向上的套管位置

C：机器人摄像臂；R1：机器人器械臂 1；R2：机器人器械臂 2；R3：机器人器械臂 3；A1：助手 12mm 套管

（三）RAPN 手术的主要步骤

1. 游离结肠 RAPN 机器人控制台医生左手使用双极电凝分离钳，右手使用单极电凝弯剪刀。右侧 RAPN 先沿结肠旁沟打开 Toldt 线，直至髂血管水平，向内侧牵开结肠，分离结肠肝曲和部分横结肠，打开后腹膜，在升结肠系膜和 Gerota 筋膜间游离，右肾下级即可显露。助手将肝脏向头侧牵开，显露肾上极和十二指肠，Kocher 切口分离十二指肠降部（图 96-9）并牵向内侧，分离十二指肠时，谨慎使用电凝避免损伤。显露下腔静脉、生殖静脉，在生殖静脉外侧的疏松组织中即可分离出输尿管，小心分离输尿管，注意保护输尿管血供。

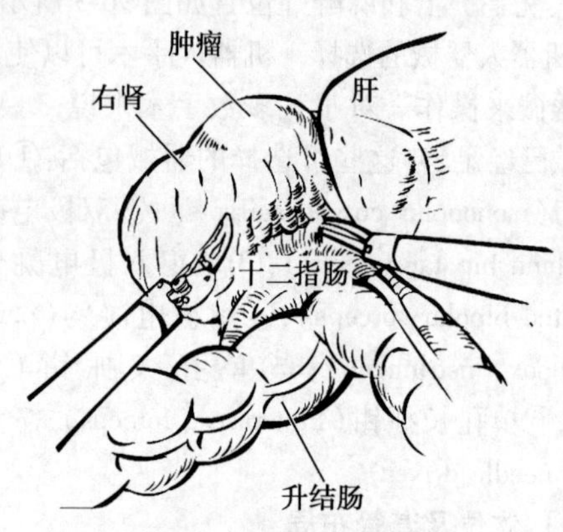

图 96-9 右侧 RAPN

Kocher 切口分离十二指肠降部，显露下腔静脉、生殖静脉

左侧 RAPN 沿结肠旁沟打开 Toldt 线至脾脏水平和肾上极水平，切断膈结肠韧带、脾膈韧带、脾肾韧带，游离胰腺尾部，使脾和胰腺倒向内侧。脾结肠韧带一般不需要分离，将结肠向内侧牵开后暴露肾门，打开 Gerota 筋膜，推开脂肪，首先看到是左肾静脉。也可沿左生殖静脉向上分离至左肾静脉，注意左生殖静脉与左肾下极之间有左输尿管，注意保护输尿管。

2. 分离肾蒂血管　右侧将已分离的输尿管牵开，显露其下方的腰大肌，在腰大肌水平，沿生殖静脉、下腔静脉向上方分离至肾门（图 96-10），右侧生殖静脉回流入下腔静脉。当分离到肾静脉时，打开肾静脉表面的 Gerota 筋膜，看清整个肾静脉前壁，仔细观察肾静脉表面的搏动，判断肾静脉后方肾动脉的位置。肾门区域有丰富的脂肪组织，在其前方、后方、上面和下面的静脉小分支、淋巴管都要先处理，助手或机器人第 4 条臂牵开肾下级，使肾门有一定的张力，有助于控制台医生分离肾蒂。确认已分离的肾动、静脉，在后继操作中可放置 bulldog 血管夹或 Satinsky 血管夹。控制台医生在分离肾蒂血管时，左手除了继续使用双极电凝分离钳外，还可以使用器械尖端平滑的单孔长抓钳或单窗双极电凝分离钳，以减少可能对血管的损伤。右手除了继续使用单极电凝弯剪刀，还可以使用单极电凝钩。

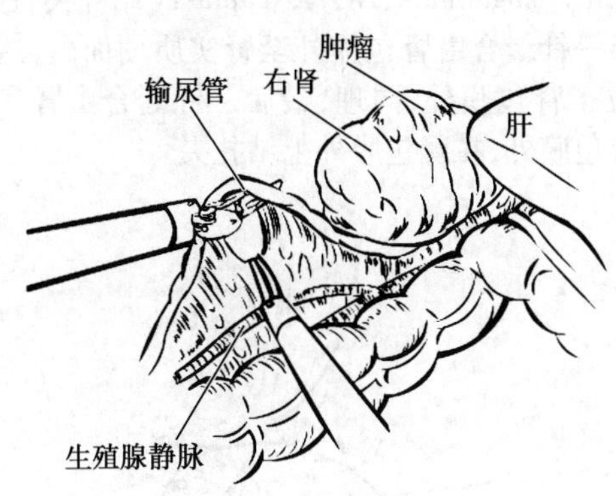

图 96-10　右侧 RAPN
在腰大肌水平，沿生殖静脉、下腔静脉向上方分离至肾门

左侧肾静脉下方有生殖静脉汇入，上方有肾上腺静脉汇入，仔细判断肾静脉后方肾动脉的位置，继续分离左肾动脉和腹主动脉。应特别注意肾静脉下内侧的腰静脉，腰静脉较短，常有变异，出血时处理困难，有时腰静脉距左肾动脉主干和腹主动脉很近，会影响左肾动脉分离，必要时可切断。

3. 游离肾脏、辨认肿瘤　沿 Gerota 筋膜游离肾脏至肿瘤处，游离肾脏的侧面和背面以增加肾脏移动度，必要时可以旋转肾脏。特别是肾上极内侧和肾上极背侧的肿瘤，需游离整个肾脏，调整肿瘤的位置，使肿瘤位于易于切除和缝合的位置。在肾肿瘤周围切开 Gerota 筋膜，充分分离肾脏脂肪囊并暴露肿瘤周围正常肾实质至少 1cm，完整保留肾脏肿瘤表面的脂肪囊和 Gerota 筋膜，术中如果已将肿瘤表面的脂肪游离，应将其切除并与将要切除的肾肿瘤一同取出。手术台旁助手使用腹腔镜超声探头可帮助定位肿瘤并确定切割线（图 96-11），如果准备选择肾段动脉阻断时，暂时阻断该动脉，超声可根据彩色多普勒血流，判断所选段动脉是否是肿瘤的供应动脉。

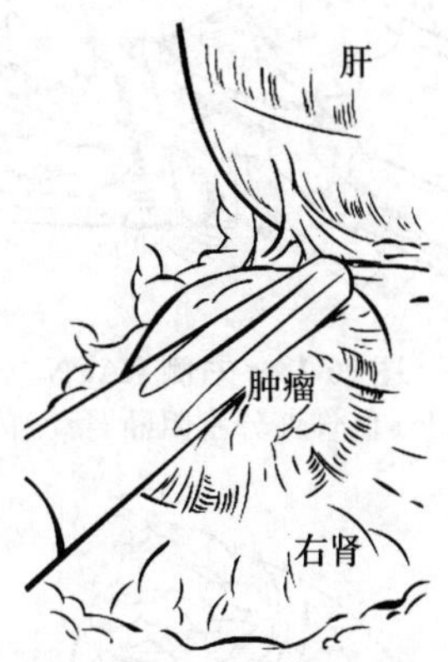

图 96-11　右侧 RAPN
腹腔镜超声探头帮助定位肿瘤并确定切割线

4. 阻断肾蒂血管　阻断肾蒂血管前，采用单极电凝弯剪刀或单极电凝钩在肾包膜上标记切割线（图 96-12），切割线一般距肿瘤表面 0.5cm。阻断肾蒂血管前约 20 分钟，由麻醉师给予患者静脉滴注 20% 甘露醇 100ml。准备好缝合所要使用的缝线、bulldog 血管夹、Satinsky 血管夹或 U 环止血带，为减少肾脏的热缺血时间，可将准备的缝线悬吊于腹壁上。使用 bulldog 血管夹（图 96-13），可以行肾动脉主干阻断、肾段动脉阻断，至于是否阻断肾静脉，由主刀医师决定，一般在切除肾门、中央型和肾前方的肿瘤时，因可能遇到较粗的肾内静脉，为了术中有一个更清晰的视野，建议阻断肾静脉。使用 U 环止血带也是阻断肾蒂

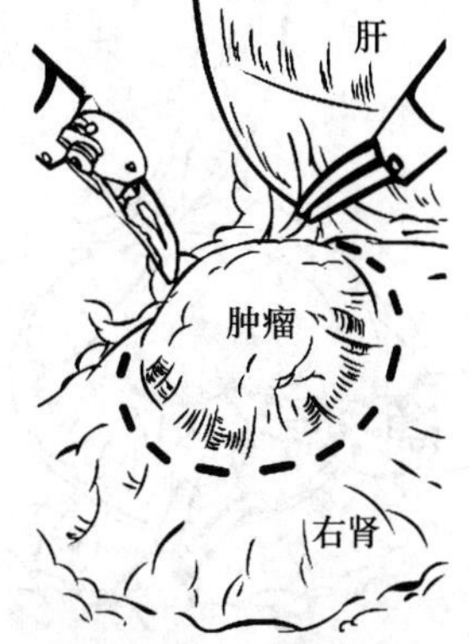

图 96-12　右侧 RAPN
阻断肾蒂血管前，在肾包膜上标记切割线

血管的一种方法。使用 Satinsky 血管夹，需增加一枚套管，外部的碰撞可能导致血管损伤(图 96-14)，在机器人 RAPN 手术中，我们没有使用 Satinsky 血管夹的经验。

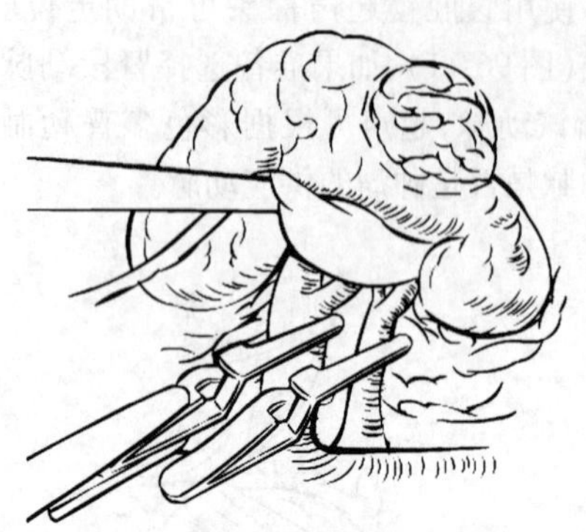

图 96-13 右侧 RAPN
Bulldog 血管夹分别阻断肾动、静脉

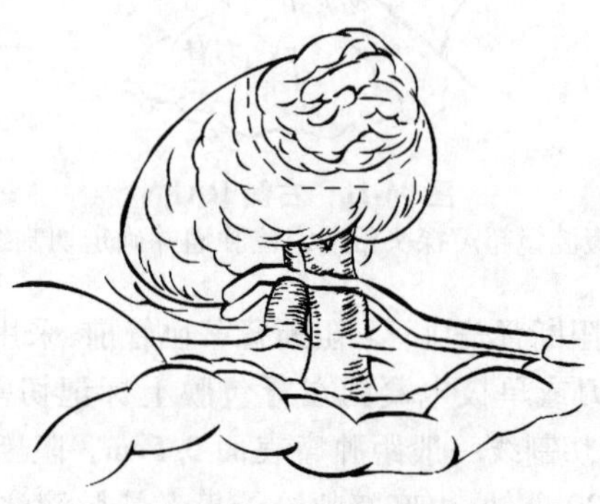

图 96-14 左侧 RAPN
Satinsky 血管夹阻断肾蒂血管

5. 切除肿瘤 沿肾包膜上标记的切割线，根据术前影像学资料显示的肿瘤位置和术中腹腔镜超声探头的定位，右手使用单极电凝弯剪刀，不用电凝或少用电凝的情况下切除肿瘤(图 96-15)，这样能使肿瘤切缘较清晰。左手使用双极电凝分离钳或单窗双极电凝分离钳，用于牵拉、暴露和电凝穿通的动脉血管。

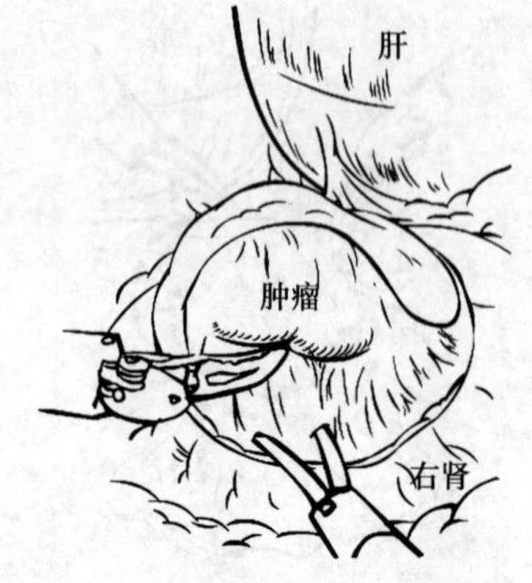

图 96-15 沿肾包膜上标记的切割线，不用电凝或少用电凝的情况下切除肿瘤

手术台旁助手进行吸引，帮助术者操作，避免手术野因出血被遮挡。如果切割过程中怀疑切缘阳性或已进入肿瘤，则需要退出原切除路径，沿着新的、更深的平面进行切除，是否需要肾切除，应该根据患者的病情及术前谈话，由主刀医师决定。一般术中所见就能够判断切缘情况，必要时可取肾脏切缘底部组织冷冻切片。肿瘤切除后，切下的标本暂时放置于肝脏旁。仔细检查肾创面，有无肿瘤残留，有无集合系统的缺损和出血的横断性肾内血管，肾皮质出血可适当使用电凝止血，但肾髓质处不宜电凝。

6. 缝合肾创面、重建肾脏 换上两把大号针持，左手也可继续使用单孔长抓钳或单窗双极电凝分离钳，这两种器械也可用作针持。检查肾脏切缘底部，使用 3-0、4-0 Vicryl 线或 Monocryl 线和 SH-1 针，也可用 V-Loc(Covidien, Norwalk, CT)线，间断或连续缝合，精确修补集合系统的缺损以防漏尿，缝扎比较大的横断性肾内血管，行 8 字缝合能精确地在肾实质中对横断血管进行精确定位(图 96-16)。若估计要广泛修复集合系统时，可以考虑术前置入输尿管导管，逆行注射稀释的亚甲蓝，仔细辨别任何与肾盏的相通，并有助于证实缝合修补的肾盂肾盏是否漏尿。在肾实质创面内一般不宜用 Hem-o-lok (Teleflex Medical, Research Triangle Park, NC)或 Lapra-Ty 结扎夹，这样必须将第一针缝合由肾包膜外至肾实质创面内，这样结扎夹位于肾包膜外，同理，最后一针缝合由肾实质创面至肾包膜外，在肾包膜外上结扎夹。

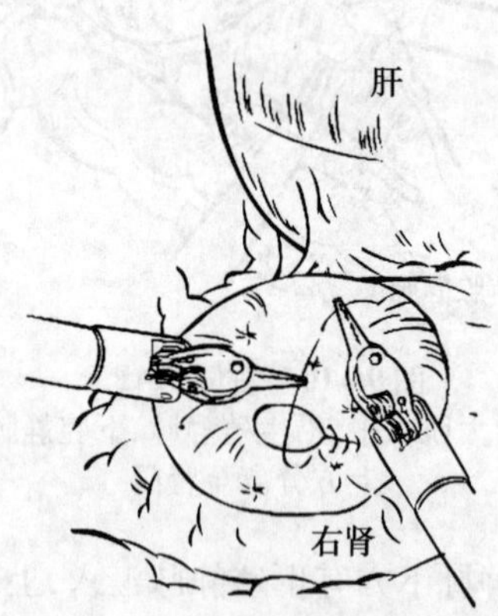

图 96-16 缝合肾盂肾盏，缝合较大的横断性肾内血管

缝合肾实质用 2-0 Vicryl 线或 Monocryl 线和 CT-1 针，间断或连续缝合。使用带倒刺的线，如 Quill 或 V-Loc 线，拉力大，缝合的肾实质易于对合。使用 Sliding-clip 缝合技术(图 96-17)，肾实质不易被切割，肾实质对合的力量大。因国内缺乏 Lapra-Ty 结扎夹，我们实施 Sliding-clip 缝合技术时，将肾实质缝线的尾端预先打结并夹以 12mm Hem-O-Lock 结扎夹，缝线穿过肾实

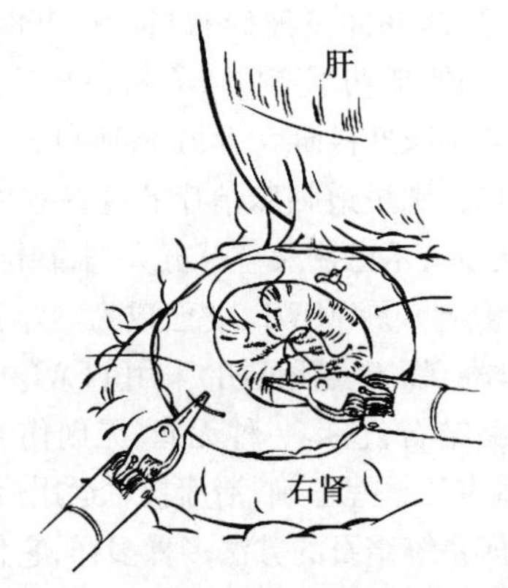

图 96-17　使用 Sliding-clip 缝合技术，缝合肾实质创面

质后，在靠近肾包膜处再上 12mm Hem-O-Lock 结扎夹，收紧对合肾实质断面并打结。

肾肿瘤较小时，肾实质易于缝合。但当肾肿瘤较大时，肾实质创面大，缝合时，牵拉用力太大将会造成肾实质被切割，可以先在肾包膜外经肾实质行连续 U 形缝合，以缩小肾实质创面。此外，也可以使用卷捆扎好的止血纱布枕填充，以减少缝合的张力（图 96-18）。

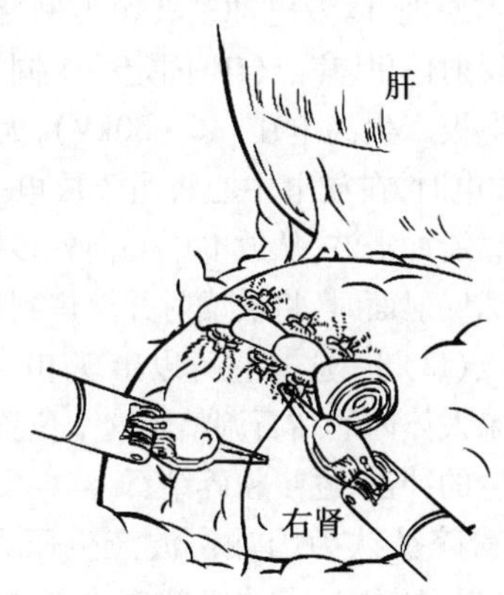

图 96-18　肾肿瘤较大时，使用卷捆扎好的止血纱布枕填充，减少缝合的张力

7. 松开阻断的肾蒂血管　松开 Bulldog 血管夹，开放肾动脉，计算热缺血时间，肾脏的热缺血时间一般被限制在 30 分钟内。检查肾脏恢复血供的情况，检查创面有无活动性出血。一般少量出血，随着肾实质的充盈而自止，活动性出血处可单根间断缝合进一步止血。将肾周脂肪囊和 Gerota 筋膜连续缝合覆盖在肾创面缝合处，肾脏被广泛游离的可行侧方固定。

8. 放置引流　使用标本袋收集标本，手术结束时，通过摄像头套管或下腹部助手套管取出标本。选择侧面 8mm 套管在肾创面缝合处或肾门处留置引流管，对于简单的手术或外生性肿瘤也可以不放引流。

（四）RAPN 围术期处理要点

术后鼓励早期下床活动，肠功能恢复后进食，术后 2～3 日拔除导尿管，术后 3～4 日拔除引流管，若出血或漏尿应适当延长乳胶管引流时间。发生假性动脉瘤，行介入栓塞。

八、机器人辅助肾盂成形术

肾盂输尿管交界部（ureteropelvic junction，UPJ）正常呈漏斗状，平滑肌的蠕动是肌源性传导，不受神经支配。肾盂输尿管交界部梗阻（ureteropelvic junction obstruction，UPJO），引起肾积水，肾功能进行性损害。梗阻分为二大类，即机械性梗阻和动力性梗阻，机械性梗阻可由纤维束带、异位血管压迫所致，动力性梗阻不存在管腔受压或狭窄，梗阻原因是肾盂输尿管交界部肌层排列失常或胶原纤维过多，阻碍了起自肾小盏顶部的起搏细胞的蠕动波的传导。UPJO 又可分为先天性和获得性，先天性如狭窄、高位连接、异位血管、纤维束带，获得性如结石、肿瘤、炎症、术后狭窄。

UPJO 引起不同程度的肾积水，如肾实质尚属正常，肾功能有恢复的可能者，应用手术方法解除梗阻。若肾积水严重，肾实质已明显萎缩，肾脏无功能时，应做肾切除术。UPJO 解除梗阻的手术方法主要有开放手术、内镜手术、腹腔镜和机器人手术。机器人技术优势，使机器人辅助肾盂成形术（robot-assisted laparoscopic pyeloplasty，RALPP）手术操作更加精确、灵活、稳定和舒适，这里主要介绍经腹机器人离断肾盂成形术。

（一）适应证和禁忌证

1. 适应证　RARP 的适应证与开放手术和传统腹腔镜手术一致。如 UPJO 造成肾积水，肾功能损害，腰部或腹部疼痛，泌尿道感染，继发肾结石，高血压。适应证还包括获得性 UPJO：炎症、术后狭窄，伴有结石，甚至腔内手术和开放手术失败患者。

2. 禁忌证　有经腹手术史患者，经腹腔途径有相对禁忌证。长段的输尿管狭窄，狭窄切除吻合后，吻合口张力大，易导致失败，为相对禁忌证。

（二）体位及套管布局

与机器人辅助腹腔镜肾部分切除术相仿。

（三）RALPP 手术的主要步骤

1. 游离结肠　RALPP 机器人控制台医师左手使用双极电凝分离钳，右手使用单极电凝弯剪刀。右侧 RALPP 先沿结肠旁沟打开 Toldt 线，向内侧牵开结肠，分离结肠肝曲和部分横结肠，打开后腹膜，在升结肠系膜和 Gerota 筋膜间游离，右肾下级即可显露。助手将肝脏向头侧牵开，显露肾上极和十二指肠，Kocher 切口分离十二指肠降部并牵向内侧，分离十二指肠时,谨慎使用电凝避免损伤。显露下腔静脉、生殖静脉,在生殖静脉外侧的疏松组织中即可分离出输尿管,小心分离输尿管,注意保护输尿管血供。

左侧 RALPP 沿结肠旁沟打开 Toldt 线至脾脏水平和肾上极水平,切断膈结肠韧带、脾膈韧带、脾肾韧带,游离胰腺尾部,使脾和胰腺倒向内侧。脾结肠韧带一般不需要分离,将结肠向内侧牵开后暴露左生殖静,在左生殖静脉与左肾下极之间有左输尿管。

2. 分离肾盂 肾盂为扩张积水,打开肾周 Gerota 筋膜和肾盂表面的组织,显露肾盂,将肾盂充分游离,注意保护异位肾血管,沿肾盂向下游离出上段输尿管,游离时注意保护输尿管的血运,不宜将输尿管游离过长。有时由于继发感染、留置双 J 管等影响,肾盂和输尿管周围会比较粘连。

3. 游离肾盂输尿管连接部并成形 观察肾盂输尿管连接部病变位置和程度,设计肾盂裁剪方案。先切开肾盂,将积水吸出,根据减压后肾盂的形态裁剪肾盂,输尿管与肾盂暂不离断,向下劈开输尿管超过狭窄部位 2cm 左右。5-0 Monocryl 或 4-0 可吸收线将肾盂瓣的最低位和劈开输尿管的最低位缝合,缝线先自外向内穿过肾盂瓣的下角,再自内向外穿过输尿管劈开的最低位,打结完成第一针定位缝合。

完成肾盂的裁剪,完成输尿管的裁剪。用第一针定位缝合线,缝针自外向内先缝合输尿管后壁,再缝合吻合口肾盂瓣后壁,连续缝合至完成。连续缝合肾盂开口的剩余部分,导丝引导下,经吻合口放置 5F 双 J 管,打开先前夹闭的导尿管。吻合口前壁间断或连续缝合。关闭侧腹膜,留置引流管。

(四) 术后处理

常规使用抗生素预防感染,术后鼓励早期下床活动,肠功能恢复后进食,术后 2~3 日拔除导尿管,术后 3~4 日拔除引流管,术后 5~7 日拔除导尿管,若漏尿应延长引流管引流时间。双 J 管留置 6~8 周后经膀胱镜取出。

(孙立安)

6

第七节 体外冲击波在泌尿系统结石治疗中的应用

一、概 述

20 世纪 80 年代初,德国科学家和医学家宣告了一项人类医学史上举世瞩目的发明,这就是体外冲击波碎石(extracorporeal shock wake lithotripsy,ESWL)。最早由德国慕尼黑的 Dr. Chaussy 等将此项技术用于临床,并获得治疗肾结石成功。1984 年德国 Dornier 公司正式向世界推出 HM3 型体外冲击波碎石机。自 1984 年我国北京、上海相继研制成功国产的碎石机,并应用于临床,由北京医科大学泌尿外科研究所、上海医科大学附属中山医院泌尿外科分别报道临床治疗的良好效果。30 多年的发展,这项新技术已遍及全球五大洲,在国内县、市级以上医院大多已开展 ESWL,并已成为治疗泌尿系统结石的基本手段。临床实践证明,采用 ESWL 可以治疗大多数的上尿路结石,它是一种无痛、无创伤的非侵入性治疗,只要适应证掌握正确,治疗技术运用恰当,即使在今天治疗泌尿系统结石的方法多种多样,它仍是治疗泌尿系统结石的首选方法。

体外冲击波碎石机由两个基本的组成部分即冲击波源和定位系统,前者是粉碎结石的核心技术,后者是确定人体内结石的位置。冲击波源主要有三种:液电冲击波源、电磁脉冲波源和压电晶体脉冲超声波源,其他如激光冲击波源、微爆炸冲击波源等。定位系统的方式有 X 线电视监控系统、B 超显像诊断仪,或两者兼有。耦合方式不再采用最初时期的水槽式,而用水囊、水枕头或水盆,并与治疗床融合一体。新近的设备实现了多功能,除了 ESWL 外,还可以行泌尿系统影像诊断以及各种腔内碎石、取石如 PCNL。

工作基本原理:以液电冲击波源为例,在一个半椭球形的金属反射体里,焦点(f1)固定一个同轴结构的放电电极。当电极产生高电压(10~30kV),大电流(10~20kA)脉冲放电时,在放电中心将由于放电弧道的急性膨胀而形成高能冲击波,从放电中心向外传播。当冲击波遇到半椭球反射面时,将被反射并聚焦到该半椭球体的另一个焦点(f2)上,这时它可以出现 10~100MPa 的高压力。如果人体内的结石调整到这个位置,将随着一次次放电产生的冲击,逐步粉碎结石。

结石的粉碎被认为因冲击波产生压力效应和张力效应共同作用所致。人体组织密度与水接近,冲击波在水和人体中传播,不会使人体受到明显损害,而结石密度与水、人体组织密度相差悬殊,能吸收大量的冲击波能量,使结石内部出现相当大的伸拉内应力。如果冲击波的压力强度超过结石的抗压强度,就会在结石入射表面附近出现裂解而破碎,这是压力效应。当冲击波传播到结石对侧界面时,冲击波反射回来,由压力波转变为张力波,使出波面处于应力状态。有研究报道,张力波可以引起空化效应,这可能是结石粉碎的内在动力。

二、适应证和禁忌证

(一) 适应证

1. 肾结石

(1) 直径<2~3cm,具有正常肾功能及泌尿功能,

单侧 ESWL。

（2）直径>2～3cm，坚硬或只有一侧肾功能时，ESWL 配合腔内治疗技术。

（3）直径 3～4cm，硬性结石伴肾盂扩张时，应用腔内治疗技术。

（4）直径>4cm，已影响肾功能，应用 ESWL 配合腔内治疗技术。

2. 输尿管结石

（1）直径<1cm 上段结石，首选 ESWL。

（2）直径>1cm 上段结石，可选 ESWL、腔内治疗技术。

（3）直径<1cm 中下段结石，可选 ESWL、腔内治疗技术。

（4）直径>1cm 中下段结石，首选腔内治疗技术，第二选择 ESWL。

3. 膀胱结石　成人膀胱结石<3cm，或患者拒绝手术，或存在手术高风险因素，或无法采用结石体位无法行腔内治疗技术者可采用 ESWL。

4. 尿道结石　不推荐 ESWL。

Chaussy 等指出，70% 左右的非选择泌尿系统结石的患者适合于单一的 ESWL 治疗，其中包括单发和多发性肾结石，总的结石大小<2.5cm；位于髂嵴上和盆腔入口以下的选择性输尿管结石，及不伴有肾集合系统扩张的部分鹿角形结石。10%～15% 为完全性鹿角形结石，有梗阻，需 ESWL 配合经皮肾镜治疗。10% 为选择性输尿管结石，需输尿管插管注入造影剂帮助定位（B 超定位除外）。5% 以下仍需施行开放性手术。

（二）禁忌证

1. 全身性疾病　①未治疗的出血性疾病；②心、肺、肝、肾等有严重器质性病变；③年老体弱，全身情况很差；④严重高血压、肾动脉硬化；⑤妊娠妇女。

2. 技术性困难　①过于肥胖体型者；②肾的位置过高者；③结石 X 线定位不清或 B 超定位有困难者。

3. 泌尿系统狭窄或梗阻　结石以下部位有尿路梗阻如肾盏颈部狭窄、肾盂输尿管连接处（UPJ）狭窄、输尿管任何部位狭窄、前列腺增生症需要治疗者。

三、治　疗

（一）患者准备

ESWL 除不需要配血外，要与手术取石同样准备。

1. 血、尿常规和尿培养，了解有无血液病，有无全身或尿路感染存在。

2. 血压、心电图、X 线胸片和肝肾功能检查，了解心、肺、肝、肾等重要脏器的功能，以排除可能存在的禁忌证。

3. 摄 X 线片　包括尿路 X 线片，静脉尿路造影（IVU），必要时还需作逆行尿路造影或 CTU，了解患者分肾功能及结石以下有无梗阻。

4. 对输尿管结石患者，治疗前晚服轻泻剂（如番泻叶）做肠道准备。

5. 针对有泌尿系统感染、高血压、心律失常等可以治疗前适当用药。

（二）碎石治疗

采用仰卧位或俯卧位，一般无须麻醉。依不同碎石机的工作程序进行操作，通常治疗时间为 60 分钟。影响冲击波碎石的因素颇多，如患者的年龄、胖瘦，以及结石的性质、大小、部位等，不同的情况需要不同的冲击能量，所选择的工作电压和冲击波次数也应不同。目前国内的碎石治疗中心多数采用国产的碎石机，一般的工作电压为 12～15kV，单次治疗冲击 1000～2000 次，超过此范围时应谨慎。有的患者治疗时还需辅助其他的措施，如腹部压迫、插入输尿管导管或双“J”形管，安置经皮肾穿刺造瘘管等。

临床上常见有些肾结石大而复杂，呈鹿角形，往往单独采用某一方法包括开放性手术都难以解决问题。最近有人提出一种所谓的“三明治”治疗方法，即先采用经皮肾镜气压弹道或超声碎石术将结石的主体粉碎，尽可能把碎石颗粒冲洗干净，但仍保留手术时使用的隧道，然后用 ESWL 将剩余的结石击碎，待其自行排出，最后再用经皮肾镜从原保留的隧道取出尚未排出的碎石。

（三）碎石后治疗

碎石颗粒大小一般可以达到 2～3mm，大多数都能随尿液自行排出体外，如辅以排石治疗，则效果更佳。以下治疗措施可单独或联合应用。

1. 利尿　它是排石的主要措施，首选为水利尿，既方便又有效。每 24 小时内尿量为基准，保持排出尿量达 2500ml 左右。饮水量应分布于不同时间段，包括夜间饮水，且夜间至少有 1 次排尿，以免夜间尿液容易浓缩而形成结石。饮水的种类以普通饮用水为主，约占饮水量的 1/2，其余可以选用汤水或饮料，但原汁的可乐、茶或牛奶等不宜过于浓郁。大量饮水有困难者，应予以静脉补液，每日 1500～2000ml。必要时还可应用利尿药物，如呋塞米，但用药前必须补足液体量。

2. 解痉药　它可以使输尿管平滑肌处于松弛扩张状态，以利于碎石颗粒排出体外。常用药有阿托品、山莨菪碱（654-2）、硝苯地平、黄体酮等。

3. 中药排石冲剂　如金钱草冲剂、排石颗粒冲剂等，有利尿、消炎、促使排石等功效。

4. 体位姿势　肾结石碎石后，一般应向健侧侧卧，以利结石排出，但较大的结石，一次粉碎较多的颗粒，患者应向患侧侧卧，使碎石颗粒缓慢排出，以避免形成"石街"。肾下盏结石颗粒则需经常做倒立姿势，以促使碎石颗粒排出。其他还可以采用跳跃运动（如跳绳）、叩击腰背部等促使排石方法。近年临床可用一种新的体外物理振动（震动床）排石法。

5. 抗菌药　碎石后应常规口服抗菌药2～3天，若静脉补液，可以加入适当的抗生素，对感染性结石患者尤应重视。

6. 止痛剂　一般不需要使用止痛药物，少数主诉疼痛者，可以酌情给止痛剂。

7. 观察随访　碎石后患者应注意尿色改变、有无血尿、结石颗粒排出。采用滤网收集碎石颗粒，估计排出颗粒多少，分析结石成分，以指导进一步治疗，预防尿石症。通常在碎石后2周复查KUB或B超检查，了解结石粉碎程度、碎石颗粒位置和排石情况，并决定下一步治疗方案。

四、并 发 症

（一）出血

碎石后，多数患者出现暂时性肉眼血尿，一般无须特殊处理。有肾周围血肿形成的报道，虽属少见，但应引起重视，处理以保守治疗为主，必要时需输血，并严密观察。

（二）发热

多见于感染性结石患者，往往碎石后因结石内细菌播散而引起尿路感染、菌血症或脓毒血症，处理以静脉补液加入抗生素为主，辅以加强患者的临床观察和营养。

（三）肾绞痛

由于结石碎片或颗粒排出所致，处理常用静脉补液、解痉药奏效。

（四）"石街"形成

由于碎石不完全或碎石颗粒过多积聚造成输尿管梗阻，形如"石街"；患者可有腰痛或不适，梗阻合并感染等。若"石街"形成而无感染和梗阻体征时，可以等待观察，无须采取特殊措施，多数患者的碎石颗粒可自行排出；当有梗阻体征时，则需要辅以其他措施，如输尿管镜或输尿管套石篮取石、腹腔镜输尿管取石等。

（五）脏器损伤

ESWL治疗肾结石后，有的患者出现近期肾形态改变如肾被膜下血肿、肾周围积液、肾皮髓质区别消失等；有的患者引起皮肤、肺、肠、胰等损伤，这些并发症虽属个别，但仍须注意。预防方法是严格控制过高的冲击波能量和精准的结石定位。

（六）高血压

动物实验和临床回顾性研究发现，体外冲击波碎石后远期并发高血压的问题引人注目。其产生的机制即所谓的Page现象：碎石后造成肾周或肾内出血，久之受损部位纤维化，压迫肾引起肾内间质压力增高，降低肾血流灌注量，激发肾产生更多的肾素，导致肾性高血压。据报道，其发生率约为7%～8%。

（王国民）

第八节　各种能量方式在泌尿外科的应用与进展

（一）激光

1. 概述　激光是因受激辐射而发出的光，具有独特的相干性高、单色性好、方向性强和亮度高等特点。激光作为治疗手段，利用不同激光器、不同能量和波长，发挥不同功能，达到汽化、炭化、切割、止血、消炎、止痛、光敏的作用。常用的激光有He-Ne激光、CO_2激光、Nd:YAG激光、钬激光、绿激光和半导体激光等。目前应用激光治疗泌尿外科疾病主要有膀胱肿瘤、前列腺增生和尿路结石等。

2. 激光在膀胱肿瘤治疗中的应用　激光治疗主要针对非基层浸润性膀胱癌（non muscle-invasive bladder cancer，NMIBC），包括Ta、T1和Tis。激光手术可以凝固和汽化，其疗效及复发率与经尿道手术相近，术前需要进行肿瘤活检以明确病理诊断。2μm连续激光的能量被组织中的水分完全吸收而达到汽化切割作用，可用于准确的汽化切割膀胱壁各层，不影响肿瘤病理分期。已经应用于临床的激光还包括钬激光和绿激光。

术中麻醉后，将激光光纤插入膀胱，根据不同的激光性能调整光纤顶端与肿瘤的距离，一般距离肿瘤0～2mm，切除或烧除肿瘤。根据肿瘤大小调节激光功率，一般在10～100W，通常采用10～40W。光纤头距肿瘤近距离可达切割汽化作用，远距离则起凝固止血作用。必须将肿瘤根部切除。待肿瘤全部切除后，在肿瘤基底部再照射一次，以使治疗彻底并减少复发。术中注意保持光纤头部与膀胱镜适当距离，以防损坏镜头。出血、膀胱穿孔、输尿管口损伤是常见并发症。该治疗方法安全有效，特点是无闭孔神经反射。

3. 激光在前列腺增生治疗中的应用　激光具备凝固止血效果好和非导电特性，近年来经尿道激光手术已成为前列腺增生的重要治疗方式。前列腺激光手术，通过激光对组织的汽化、切割及切除（如经尿道钬激光前列腺剜除术、经尿道前列腺激光汽化术）或组织的凝固、坏死及迟发性组织脱落（如经尿道激光凝固术），达到解除梗阻的目的。手术适应证包括：前列腺增生引起尿潴留、梗阻性排尿困难，前列腺增生合并膀胱结石、出血、感染、上尿路积水等。

术中插入激光光纤，根据不同的激光性能调整光纤顶端与前列腺的距离，在操作上分为接触式、非接触式、间质内等方法。切除、烧除或凝固前列腺。术中应定时了解切割深度，不宜长时间切割一处前列腺组织，最好是左右移动，形成刷状，划弧。术中注意精阜标志，防止损伤外括约肌。注意保持光纤头部与膀胱镜有适当距离，以防将镜头损坏。根据术中出血及术后尿色，决定是否留置尿管进行膀胱连续冲洗。常见手术并发症包括出血、感染、尿潴留、尿失禁。

目前常用激光主要包括 Ho:YAG 激光（钬激光）、KTP 激光（绿激光）及 2μm 激光（铥激光）。激光手术的共同特点是术中出血较少及无 TURS，尤其适合于高危因素的患者（如高龄、贫血、重要脏器功能减退等），但是各种激光的作用原理及其激发波长均不同，因此具有各自的组织作用特性及不同的手术效果。

（1）Ho:YAG 激光（钬激光）：脉冲式激光，采用稀有元素钬同 YAG 水晶结合，激发其产生一种肉眼不可见的脉冲式近红外线激光。其波长 2100nm，其能量大量被水吸收，热损伤主要在表层组织中产生，穿透深度浅，组织穿透度 0.5～1mm。钬激光发射是高能脉冲式，通过调整不同能量和脉冲，可以产生有效的组织凝固和汽化及良好的止血效果。目前已广泛采用经尿道钬激光前列腺剜除术（transuretheral holmium laser enucleation of prostate，HoLEP）。钬激光所产生的峰值能量可导致组织汽化，前列腺组织精确有效切除，适合于各种体积的前列腺增生患者。

（2）KTP 激光（绿激光）：其原理是 Nd:YAG（铷激光）穿过碳酸钛氧钾（KTP）晶体时产生波长为 532nm（位于可见光谱绿光区域）的脉冲激光，故称绿激光。其物理特性是几乎不为水所吸收，但易为氧化血红蛋白吸收。在行经尿道前列腺汽化术时，由于腺体组织内富含血管，可发挥极好的汽化凝固效应。前列腺包膜相对少血管，故切至包膜时激光汽化效率降低，而使手术安全性大大增加。汽化过程中组织穿透深度浅，仅为 0.8mm，而汽化产生的凝固带局限在 1～2mm。这种凝固带进一步限制热能向深层组织扩散，进而防止损伤包膜外血管神经束及术后组织水肿。目前主要采用经尿道激光汽化术。主要缺陷是由于组织汽化术后无法获得病理组织。

（3）铥激光：铥激光是微量元素铥激发产生的连续激光，其中心波长可在 1.75～2.22μm 间调节，因此通常称为 2μm 激光。其能量可被水高度吸收，从而发挥极好的切割效应。在组织中的穿透深度仅为 0.3mm，热凝固区域为 0.5～2mm，在理论上其对组织的热损伤程度较小。铥激光可选择连续波或脉冲波模式。连续波模式切割效率较高，主要适用于前列腺手术；而脉冲波模式主要适用于输尿管狭窄和尿道狭窄切开等精细的操作。

4. 激光在尿路结石治疗中的应用　激光碎石的作用机制是激光经光纤将激光束能量打到结石表面，结石吸收起始部分的激光脉冲能量，产生热膨胀和部分汽化。汽化分子在热和强光电磁场的共同作用下，产生电子发射和碰撞电离，开始等离子体点火。等离子体继续吸收后续激光脉冲能量，迅速膨胀并形成空化气泡，气泡发展到一定程度产生崩坍。在这种迅速膨胀和崩坍中，将激光能量转化为强有力的冲击波。另外，由于周围灌注液、结石、光纤等的约束，使冲击波大大加强，足以将结石粉碎。手术适应证包括：输尿管下段结石，部分输尿管中、上段结石，膀胱结石以及经皮肾镜下肾结石。

术中将激光光纤插入膀胱、输尿管或经皮肾通道，调整光纤顶端与结石的距离，一般距离结石 0～2mm，启动激光将结石击碎。注意保持光纤头部与内镜适当距离，以防损伤镜头。

用于体内激光碎石主要包括 Nd:YAG 激光器和 Ho:YAG 激光器。

（1）双频双脉冲 Nd:YAG 激光：发出波长为 1064μm 的红外光和 532μm 的绿光，其碎石效能是普通激光的 6 倍。对软组织损伤小且碎石时间短，碎石率高。对于质硬结石的碎石效率偏低，不能粉碎胱氨酸结石。激光器会对输尿管镜光学系统镜面造成损伤，因此碎石光纤暴露部分需远离输尿管镜尖端 3～5mm。

（2）Ho:YAG 激光：发出波长 2140nm 脉冲式近红外线激光，具有精确切割组织、凝固止血、粉碎结石等功能，其光波可经低水密度的石英纤维传导，适用于各种内镜设备。钬激光为脉冲式发射激光，通过光纤传送，具有以下两种特性：组织穿透深度浅（0.5～1.0mm），可用于精确的外科切割和止血；高能脉冲式，瞬间电压达 10kW，碎石效率高且不受结石大小和成分影响。钬激光的光纤很细可弯曲，碎石时形成颗粒小，不易引起结石移位。可用于硬性和软性输尿管镜。

（二）射频消融

1. 概述　射频消融（radiofrequency ablation），通过插入电极将射频（频率范围 150kHz～1MHz 的电磁波）能量输送到组织内，对组织直接加热。经皮射频消融治疗是指在超声、CT 等影像设备的引导下，把射频电极针直接刺入肿瘤内，通电后交变电流使电极针周围组织发生离子振荡，摩擦产热，并传导至邻近组织，产生一球形或类球形消融区，使电极针周围的肿瘤组织脱水、干燥，继而产生凝固性坏死，达到原位灭活肿瘤组织的目的。

2. 射频消融在肾癌治疗中的应用　肾脏是射频消融治疗的理想靶器官，它通过 Gerota 筋膜和周围组织分离开来，肾周脂肪可以防止热的扩散，在增加消融效果的同时，把结肠与肿瘤分隔开来，形成天然的绝缘保护体。射频消融除直接作用于肾癌细胞外，高温还可使肿瘤周围的微血管和动脉闭塞，造成局部肾单位梗死，使之不能向肿瘤组织供血，预防肿瘤转移。此外，射频消融还可诱发或激活机体免疫，增强抗肿瘤作用。

适应证包括：不适于开放性外科手术者、全身麻醉禁忌者、有严重合并症、严重肾功能不全者、遗传性肾癌、双肾肾癌、肿瘤最大径<4cm（特别适合<3cm）且位于肾周边的肾癌患者。治疗前，应常规行肿瘤穿刺活检以明确病理诊断。射频消融治疗并发症较少，包括一过性血尿、肾周血肿和尿路梗阻等。

3. 射频消融在前列腺癌治疗中的应用　射频消融可在全麻、腰麻或局麻下进行，患者取截石位，应用三腔导尿管灌注生理盐水冷却尿道。在经直肠超声引导下将电极针经会阴插入前列腺内，通过射频消融仪测控单元和计算机控制，将大功率射频能量通过消融电极传送到肿瘤组织内，利用肿瘤组织中的导电离子和极化分子按射频交变电流的方向作快速变化，使肿瘤组织本身产生摩擦热。当温度达到 60℃ 以上时，肿瘤组织产生不可逆的凝固性坏死，达到治疗目的。

适应证包括：预期寿命大于 10 年的局限性前列腺癌患者；临床分期在 T3 期或以上，已无前列腺癌根治性切除手术指征或不能耐受放化疗毒副作用的患者，射频消融可作为一种姑息性、补救性局部治疗措施。禁忌证包括：骨扫描已出现转移的前列腺癌患者；严重凝血功能异常或长期服用抗凝药物者；严重泌尿系统感染者。早期并发症有发热、血尿、局部血肿、尿路刺激症状。远期并发症有：尿失禁、直肠损伤、性功能障碍等。

（三）高强度聚焦超声治疗

1. 概述　高强度聚焦超声（high-intensity focused ultrasound，HIFU）利用超声波的可聚焦性和软组织穿透性等特点，将体外低强度超声波聚焦并破坏设定区域，而不损伤周边组织，其机制主要包括瞬态高温反应、高压效应、空化效应、机械效应和自由基释放。通过扇形换能器，HIFU 可产生比诊断性超声强约一万倍的能量效应。HIFU 可将超声波集中于距离换能器 3～4cm的聚焦范围，聚焦范围的大小和形状取决于换能器的构造以及周边组织的特性，聚焦时局部可产生超过 80℃ 的高温，造成组织的凝固性坏死和损伤。超声引导下，治疗师描画出治疗靶区，聚焦部位由计算机系统控制在靶区范围内移动，直到所有区域都被灼烧凝固。

2. HIFU 在前列腺癌治疗中的应用　适应证包括：①前列腺癌临床分期为 T1c-T3，且不适合行根治性前列腺切除术患者；②合并其他严重疾病而不能手术或拒绝手术者；③外照射放疗后局部复发的挽救治疗；④前列腺癌根治性切除术后局部复发的挽救治疗；⑤HIFU 治疗失败后再治疗；⑥肿瘤过大引起局部症状的减瘤姑息性治疗。

治疗方式包括：①体外聚焦：无须任何麻醉，需要治疗数次；②体内聚焦：在全麻或腰麻下进行，经直肠对前列腺癌进行治疗。

治疗范围包括：①选择性聚焦治疗，根据影像学定位对肿瘤及其邻近的部分前列腺组织进行治疗。由于前列腺癌常表现为多中心生长，该方式治疗后前列腺内残留肿瘤机会增大。②扩大的聚焦治疗，即对整个前列腺进行治疗。缺点是容易造成术后性功能障碍，但残留肿瘤概率大幅降低，因患者多为高龄，在 HIFU 前性功能多数已丧失，故多主张采用扩大的聚焦治疗。术后并发症包括泌尿系统梗阻、尿失禁、尿潴留和排空功能障碍、直肠膀胱瘘和勃起功能障碍等。

（四）冷冻治疗

1. 概述　近年来，冷冻治疗（cryotherapy）在泌尿外科领域的应用逐渐增加，尤其在肾脏和前列腺恶性肿瘤治疗方面。低温冷冻首先导致细胞间质内冰晶形成，细胞内外电解质和渗透压的改变导致细胞脱水、细胞膜的损伤，进而导致细胞内冰晶形成，细胞变性坏死。冷冻期间微动脉和微静脉内膜及基底膜肿胀断裂，复温后导致局部微循环内广泛血栓形成，进一步加重组织缺氧，促使组织坏死。冷冻通过连续快速的冻融循环来破坏细胞，当温度达到-19.4℃时，即开始出现细胞坏死。

2. 冷冻治疗在肾癌治疗中的应用　目前冷冻消融术主要应用于不能手术、不能耐受手术或拒绝手术的肾癌患者，如同时伴有其他心血管或代谢严重疾病、肾功能不全、孤立肾、双侧多发性肾肿瘤特别是具有家族遗传趋势肾多发肿瘤综合征。大部分研究者将其应用限制在外生性、实质性、小肿瘤（肿瘤直径<4cm）的患者群体中。相对禁忌证包括肿瘤直径>5cm，肾门肿瘤、肾内肿瘤、囊性肾肿瘤、病变邻近肠道大血管。绝对禁忌证包括出凝血功能障碍。

肾脏肿瘤的冷冻治疗可采用开放、腹腔镜或是经皮路径。根据病灶的不同位置采用合适的手术路径。术中游离肾脏，超声采集病灶图像，经皮或直视下放置探针。探针数量和型号取决于肿瘤的部位和大小，对于较大的肿瘤可同时使用多个探针，对于多发性肾肿瘤病变者，一次手术可同时治疗多个病灶，并可重复多次治疗。目前广泛采用2次冻融循环，术中冰球范围通常超出病灶边缘1cm，确保冷冻疗效。术后影像学检查有助于判断治疗的效果，增强磁共振是术后随访最有效的方式，冷冻区病灶在T_1加权像上呈等强度信号，T_2加权像上呈低强度信号。

3. 冷冻治疗在前列腺癌治疗中的作用　适应证包括：①局限性前列腺癌：预期寿命<10年的局限性前列腺癌患者，或由于其他原因不适合行外科手术治疗的局限性前列腺癌患者；血清PSA<20ng/ml；Gleason评分<7；前列腺体积<40ml。②姑息性局部治疗及挽救性局部治疗：可用于已发生转移的前列腺癌患者的姑息性局部治疗，控制局部肿瘤发展，缓解由其引发的症状。也可用于前列腺放疗后局部复发的挽救性治疗。无绝对禁忌证，相对禁忌证包括局部进展性疾病、尿失禁和炎症性肠病。

手术采用全麻或腰麻。经直肠超声观察前列腺的解剖和冷冻的边缘。会阴部放置模板，经皮放置冷冻探针。放置探针的数目取决于经直肠超声下的前列腺解剖和治疗区域。膀胱镜检查证实尿道完整后，放置尿道加温导管和耻骨上导管（持续引流热的液体）。将探针经会阴插入前列腺瘤体内预定部位后，接通高压氩气，探针远端急速膨胀，迅速形成冰球，5~15分钟后接通高压氦气升温至0~5℃，当前列腺复温（超声图上无冰球）后重复，第2次冷冻、复温完成后拔出探针。术中44℃恒温生理盐水经三腔导尿管膀胱灌注，持续至术后2~3小时，防止低温冷冻对尿道、直肠及膀胱颈部黏膜和肌层的损伤。术中采用超声实时监测冰球融合及扩展动态，持续监测冰球距膀胱、直肠黏膜的距离，以使冰球完全覆盖前列腺并避免冻伤周围脏器。并发症包括勃起功能障碍、下尿路梗阻、组织脱落、尿失禁、盆腔疼痛、尿潴留等。

（五）微波治疗

1. 概述　微波（microwave）是一种高频电磁波，波长1mm~1m。微波加热属于内生热，组织吸收微波后，组织内的极性分子（主要是水分子）随微波频率高速运动、互相摩擦产生热量，使物体内部、外部几乎同时加热升温，大大缩短了常规加热中的热传导时间。微波能克服血流的冷却效应，且对组织的加热不受电阻和传导性的影响和制约。

医用微波频率主要包括2450MHz、915MHz、433MHz三种。通过超声或CT引导，腹腔镜或开放下将连有微波发生器的微波消融针准确定位到肿瘤或组织内，利用高频电磁波使组织中的极性分子旋转振荡，高速运动摩擦产生热量，由于肿瘤细胞对热的耐受能力比正常细胞差，在60~100℃下组织蛋白出现变性凝固，导致肿瘤细胞不可逆坏死，从而达到治疗目的。此外，微波消融还可使肿瘤周围的微血管和动脉闭塞，从而形成缺血反应带，使之不能向肿瘤组织供血，防止肿瘤转移。热疗破坏的细胞还可以作为抗原刺激机体产生抗体，诱导全身的免疫反应而对肿瘤细胞产生杀伤作用。

2. 微波治疗在肾癌治疗中的作用　适应证：肾癌的最大直径<8cm（尤其是小肾癌，直径<4cm）、无远处转移及肾静脉瘤栓形成；双侧肾癌；孤立肾；肾功能不全；肾癌复发；腹腔粘连严重难以行外科手术；曾行肾部分或根治性肾切除的患者；移植肾肿瘤；VHL遗传病引起的多发性肾肿瘤。

微波消融术治疗肾癌的穿刺途径包括经皮途径、腹腔镜或开放性操作等。可根据患者的病情、肿瘤的特点（位置、数量、大小及生长方式）、器械设备状态和操作者的倾向进行选择。经皮途径可在患者有意识或深度镇静下进行操作，适于对手术耐受差的患者。同时，该方式便于重复治疗，对比增强扫描还可以在手术中监测肿瘤是否完全消融。开放性和腹腔镜操作下穿刺可以提供清晰的手术视野和大的操作范围，适用于靠近肾门、输尿管、大血管及周围器官的肿瘤。术后并发症少见，主要包括血尿、腰胁部疼痛、损伤周围器官、肿瘤细胞种植等。穿刺过程中还可能会导致肾周血肿和脾包膜的损伤。

3. 微波治疗在前列腺增生/前列腺炎治疗中的应用　微波治疗可缓解前列腺增生/前列腺炎患者的尿流率和下尿路症状。适用于药物治疗无效、不愿或不能接受手术的患者。微波治疗途径包括经尿道、经直肠及体外照射三种。经尿道微波治疗是将微波发射探头插入尿道，使微波辐射置于前列腺中央位置，在治疗前列腺增生时多使用此途径。经直肠治疗是将微波发射探头插入直肠，置于前列腺相应的位置，此途径多用于前列腺炎的治疗。体外照射是将微波发射探头置于会阴处。并发症主要有血尿、尿道刺激症状、急性尿潴留以及尿路感染等，少数患者会出现术后性功能障碍。

（姜昊文　胡梦博）

第七篇

骨　科

第九十七章

骨折与损伤

第一节 骨折总论

（一）定义

骨或软骨组织遭受暴力作用时发生的骨组织或软骨组织的完整性或连续性部分或全部中断或丧失，称为骨折。

（二）成因

骨折可由创伤和骨骼疾病所致，其成因有下列几种：

1. 直接暴力 骨折发生在暴力直接作用的部位。

2. 间接暴力 暴力通过传导、杠杆或旋转作用使远处发生骨折。

3. 肌肉拉力 肌肉突然猛烈收缩，可拉断肌肉附着处的骨质。

4. 积累劳损 长期、反复、轻微的直接或间接伤力（例如远距离行军），可集中在骨骼的某一点上发生骨折，骨折无移位，但愈合慢。

5. 骨骼疾病 因骨本身的病变而使骨质疏松，破坏变脆（例如骨髓炎、骨肿瘤等），在正常活动或遭受轻微外力即断裂时，称病理性骨折。

（三）骨折的分类

为了明确骨折的性质、诊断和治疗原则，骨折可有以下分类：

1. 根据骨折处是否与外界相通而分

（1）闭合性骨折：骨折处皮肤或黏膜完整，不与外界相通。

（2）开放性骨折：骨折附近的皮肤或黏膜破裂，骨折处与外界相通，细菌可从伤口进入，容易造成感染。开放性骨折的创口可自外向内形成，例如火器伤骨折；亦可由锐利的骨折端自内向外刺破软组织而形成，如耻骨与坐骨支同时骨折时容易导致后尿道和膀胱损伤，骶尾骨骨折可能会刺破直肠。

2. 根据骨折线的情况而分（图97-1）。

（1）不完全骨折：骨的完整性或连续性仅有部分中断。如裂缝骨折、青枝骨折等。

（2）完全骨折：骨折线通过骨膜及骨质全部，使骨折端完全分离者。

3. 根据骨折端的稳定程度而分

（1）稳定骨折：上述各种骨折，复位后经适当外固定不易发生再移位者称稳定骨折，如裂缝骨折、青枝骨折、嵌插骨折、横形骨折等。

（2）不稳定骨折：复位后易于发生再移位者称不稳定骨折，如斜形骨折、螺旋骨折、粉碎骨折等。

4. 按照骨折在骨骼上的解剖部位分为（图97-2）

（1）骨干骨折：指长管状骨骨干部位的骨折，又可分为上1/3，中1/3，下1/3骨折等；也可再延伸为上中1/3及中下1/3骨折等。

（2）关节内骨折：骨折线波及关节表面（关节囊内）的骨折。

（3）干骺端骨折：指长骨两端的干骺部的骨折，当骨折线波及关节面时则为关节内骨折。

（4）骨折脱位：即骨折与邻近关节脱位同时存在。

（5）骨骺损伤：指儿童骨骺部受累，再细分为骨骺分离（Ⅰ型损伤）、骨骺分离伴干骺端骨折（Ⅱ型损伤）、骨骺骨折（Ⅲ型损伤）、骨骺和干骺端骨折（Ⅳ型损伤）、骨骺挤压性损伤（Ⅴ型损伤）。以骨骺分离伴干骺端骨折为多见。

（6）软骨骨折：是关节内骨折的特殊类型，需要借助关节镜或MRI检查等才能够确诊。

5. 按照人名命名的骨折 一些骨折是按照首先描述该学者的名字命名，常用的有：

（1）柯莱斯骨折（Colles fracture）：指骨折线在桡骨下端2.5cm以内的关节外骨折，骨折远端向桡侧及背侧移位者。

（2）史密斯骨折（Smith fracture）：骨折线也在桡骨下端2.5cm以内，但骨折远端向尺侧及掌侧移位

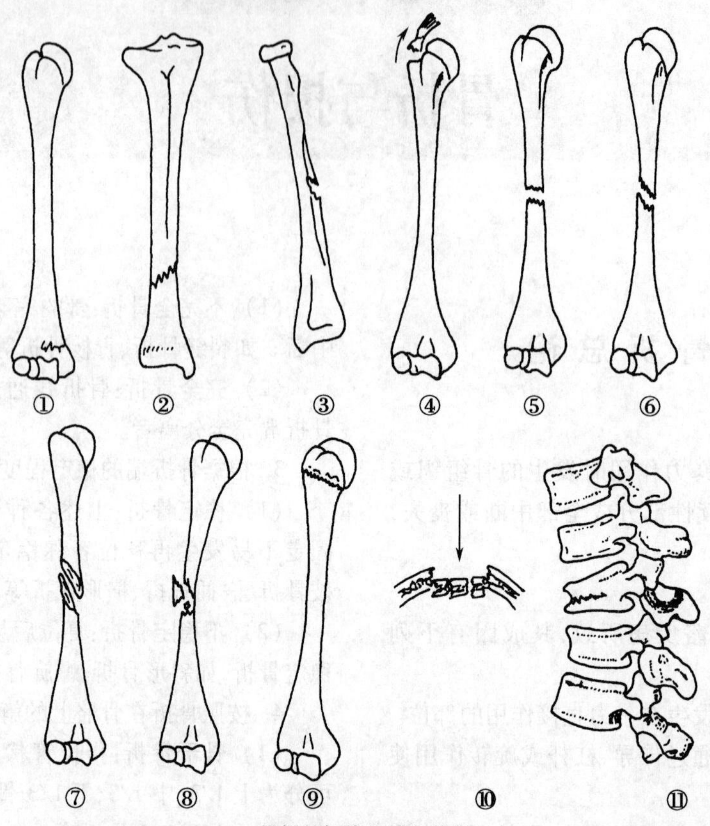

根据骨折线的情况分类

①裂缝骨折；②骨膜下骨折；③青枝骨折；④撕裂骨折；⑤横形骨折；⑥斜形骨折；⑦螺旋形骨折；⑧粉碎性骨折；⑨嵌插骨折；⑩凹陷性骨折；⑪压缩性骨折

（1）

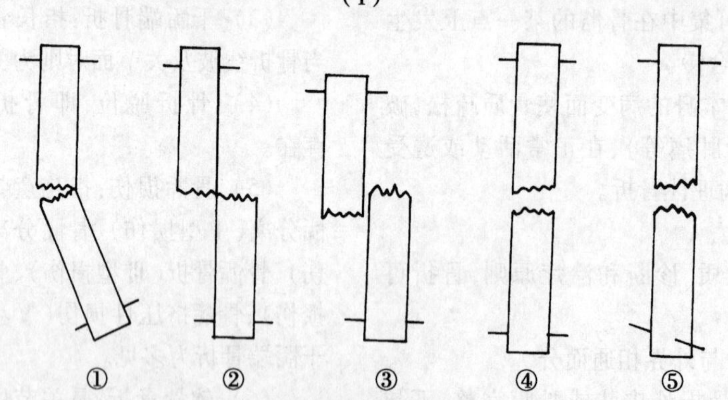

骨折段五种不同的移位

①成角移位；②侧方移位；③缩短移位；④分离移位；⑤旋转移位

（2）

图 97-1　骨折与移位

（1）骨折分类；（2）移位分类

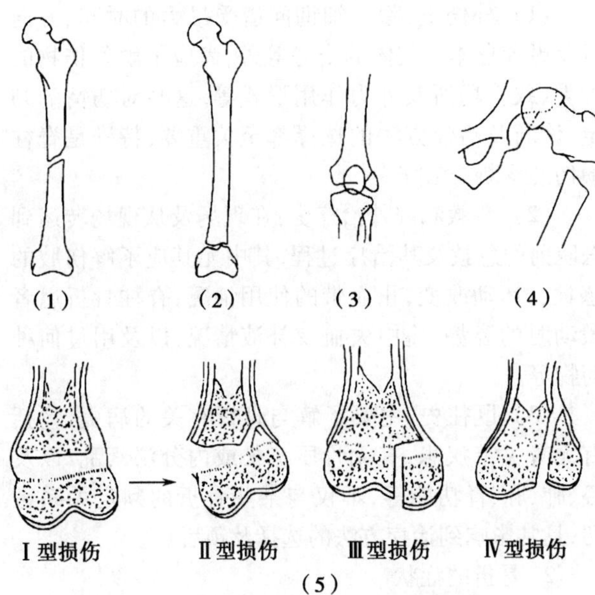

图 97-2 骨折按部位分型示意图
(1)骨干部骨折;(2)干骺端骨折;(3)关节内骨折;
(4)骨折合并关节脱位;(5)骨骺损伤

(柯莱骨折远端移位方向相反)者。

(3) 巴顿骨折(Barton fracture):指桡骨远端背侧缘或掌侧缘骨折(后者又称为反巴顿骨折)合并腕关节半脱位者。

(4) 蒙太奇骨折(Monteggia fracture):指尺骨上1/3骨折合并桡骨头脱位者。

(5) 盖莱兹骨折(Galeazzi fracture):指桡骨下1/3骨折合并下尺桡关节脱位者。

(6) 贝内特骨折(Bennett fracture):是第一掌骨近端纵形骨折合并掌腕关节脱位者。

(7) 波特骨折(Pott fracture):为踝部骨折的一种。

6. 骨折的AO分类 Müller等发表的AO字母数字式分类法是一项国际性合作的结果,也是目前最为常用的标准化骨折分类方法。这一系统不仅用来记录所有骨折,而且帮助从生物力学及生物学角度来理解这些骨折。系统所采用的字母、数字符号表达方式可方便医生按需要对骨折进行评价、记录及储存其临床所见。在这一系统中,任何骨折都可以通过对相关问题的回答得出其所属类型:哪一块骨? 骨的哪一节段? 哪一型骨折? 属于哪一组? 属于哪一亚组?

随着影像学检查手段的发展,如磁共振成像的广泛应用,可发现在一些骨骺部位骨损伤仅为骨小梁损伤和水肿,而骨皮质和骨骼整体结构保持完整,既往惯常于把这类损伤称为“骨挫伤”,其归类仍未有定论。近年来,随着老年骨质疏松症患者二膦酸盐使用的普及,与此相关的所谓“不典型骨折”在临床上时有所见,尤其是股骨近端不典型骨折,对这类骨折的分类、治疗和骨折的愈合过程还有待进一步研究。

(四)软组织损伤分类

对于伴随骨折的软组织损伤也应做出合理评估。

开放性损伤目前已有多种分类系统,最常用的是1976年由Gustilo和Anderson提出,并在1984年进行修订的分类系统。修改后的分类以创面大小、骨膜软组织损伤、骨膜剥离和血管损伤为基础,将开放性软组织损伤分为:①Gustilo Ⅰ型:皮肤由骨折端自内向外刺破,软组织损伤轻,伤口清洁,小于1cm,多为单纯性骨折,如螺旋或短的斜形骨折;②Gustilo Ⅱ:皮肤伤口大于1cm,皮下组织与肌组织中度损伤无坏死,骨折的不稳定程度为中度;③Gustilo Ⅲ:广泛的皮肤、皮下组织与肌肉严重损伤,常合并血管、神经损伤,伤口严重污染。骨折为粉碎性和节段性缺损。Gustilo将其再细分为三个亚型。ⅢA亚型:通常由高能量创伤所致,软组织伤口为较大撕裂伤,但骨折部位仍然有适当的软组织覆盖;ⅢB亚型:伴随广泛的软组织缺损,并有骨膜剥离及骨暴露,通常伴有严重的污染;ⅢC亚型:伴有动脉损伤,并需要进行修复的开放性骨折。

Tscherne-Gotzen软组织损伤分类广泛用于欧洲,其将闭合性骨折软组织损伤分为0~3级(表97-1),开放性骨折软组织损伤分为1~4级(表97-2)。

表97-1 闭合性骨折软组织损伤Tscherne分类

0级	极少甚至没有软组织损伤
1级	伴有局部皮肤和肌肉挫伤的浅表擦伤
2级	伴有局部皮肤和肌肉的挫伤的深部污染性擦伤
3级	广泛的皮肤挫伤或挤压伤,肌肉毁损

表97-2 开放性骨折软组织损伤的Tsherne分类

1级	骨折块从内向外刺破皮肤,没有或很少皮肤挫伤
2级	任何类型的皮肤裂伤伴有周围皮肤和软组织的挫伤和中度污染,可与任何类型的骨折同时发生
3级	骨折伴有严重软组织损伤,常伴有主要血管和(或)神经的损伤;所有伴有缺血、严重粉碎和筋膜间室综合征的骨折属于此型
4级	肢体的完全和不完全离断,指所有重要结构离断,尤其是主要血管断裂导致肢体完全缺血;剩余软组织不应超过肢体周径的1/4(任何再血管化的损伤为3级)

2010年OTA分类法委员会为开放性骨折推荐了一种新的分类方法,应用皮肤损伤、肌肉损伤、动脉损伤、污染及骨缺损等5种评价指标(表97-3)。

表 97-3　OTA 开放性骨折分类法(2010)

皮肤
1. 能估计损伤程度
2. 不能估计损伤程度
3. 广泛撕脱

肌肉
1. 损伤区域无肌肉,无明显肌肉损伤,虽有肌肉损伤,但有完整的肌肉功能
2. 肌肉缺损仍保持一定的肌肉功能,损伤处肌肉坏死较局限,部分切除,肌肉-肌腱功能单位仍存在
3. 肌肉坏死,肌肉功能缺失,部分或全部间室切除,肌肉-肌腱结构完全破坏,肌肉缺损无法评估

动脉
1. 无损伤
2. 动脉损伤但无局部缺血
3. 动脉损伤且有局部缺血

污染
1. 没有或仅有少量的污染
2. 表面污染(容易清除,未深入骨或深部组织)
3. a. 污染深入骨或深部软组织
   b. 高风险的环境因素(如农场、粪便、污水)

骨缺损
1. 无骨缺损
2. 骨缺损或者失去血供,但骨折近端和远端仍有连接
3. 节段性骨缺损

(五) 骨折段的移位

大多数骨折的骨折段均有不同程度的移位。常见者有以下 5 种,并且常常几种移位同时存在(图 97-1):①成角移位:两骨折段的纵轴线交叉成角,以其顶角的方向为准;②侧方移位:以近侧骨折段为准,远侧骨折段向前、内、后、外的侧方移位;③缩短移位:两骨折段相互重叠或嵌插,使其缩短;④分离移位:两骨折段在纵轴上相互分离,形成间隙;⑤旋转移位:远侧骨折段围绕骨之纵轴旋转。

造成各种不同移位的影响因素为:①外界暴力的性质、大小和作用方向;②肌肉的牵拉;③骨折远侧段肢体重量的牵拉;④不恰当的搬运和治疗。

(六) 骨折的诊断

一般骨折的诊断并无困难,特别是四肢长管状骨骨干骨折,易于诊断,甚至患者本人也可判定。对于关节内的骨折,或者患者处于昏迷、失神经支配等状态下,儿童骨骺闭合之前的骨折,易漏诊或误诊。

骨折的诊断主要依据外伤史、主诉、体征及 X 线检查。对于复杂的关节内骨折、波及椎管的骨折等,尚需依据 CT 或 MR 成像技术。

1. 病史　主要包括以下三个方面:

(1) 外伤史:除详细询问遭受暴力的时间、方向以及患者身体或肢体的姿势等外,尚应了解致伤物的种类、致伤场所及外力作用形式等,这些对伤情的判定、诊断及治疗方法的选择都至关重要,特别是脊柱损伤的诊断与治疗。

(2) 急救和院外治疗史:在现场及从现场转运到医院前的急救及其治疗过程,其中尤其应了解伤肢的感觉与运动改变,止血带的使用情况,脊柱骨折患者搬动时的姿势,途中失血及补液情况,以及用过何种药物等。

(3) 既往史:主要了解与骨折有关的病史,包括有无骨关节疾患,有无骨质疏松或内分泌紊乱,以及心、肺、肝、肾功能等,不仅与某些骨折的判定关系密切,且常影响到治疗方法的选择及预后。

2. 骨折的症状

(1) 疼痛:骨折局部出现剧烈疼痛,特别是运动患肢时加重,伴明显压痛,加之局部肿胀和疼痛可使患肢活动受限。

(2) 休克:患者因大量出血(出血量大者可达 2000ml 以上)、剧烈疼痛或并发内脏损伤引起休克。

(3) 体温升高:一般骨折后体温正常,当存在骨折部位血肿吸收时,体温可略升高,通常不超过 38℃。开放性骨折患者体温升高主要原因是感染。

(4) 伴发伤:凡致伤机制复杂或全身多处负伤者,易并发其他部位的损伤。也可由骨折端再损伤其他组织,并出现相应的症状,在检查时应力求全面,以防漏诊。

(5) 并发症:是指主要由骨折所导致的并发症。除早期休克及脂肪栓塞综合征外,中、后期易发生坠积性肺炎、泌尿系统感染、压疮等,都需要密切观察,及早发现。

3. 骨折的体征

(1) 畸形:由于外力作用、肌腱牵拉和肢体重力作用可使骨折端发生各种畸形,其严重程度与损伤程度及暴力方向等相关,还与骨折端的重力作用及附近肌肉的收缩方向等密切相关。

(2) 骨擦音或骨擦感:两骨折段相互摩擦时可产生骨擦音或骨擦感。不应主动地检查此征,以免增加患者疼痛和组织损伤。

(3) 反常活动:在肢体没有关节的部位可产生假关节活动。

以上三种体征只要发现其中之一,即可确诊。但未见此三种体征时,也可能有骨折,例如嵌插、裂缝骨折等。应在初次检查患者时予以注意,不可故意反复多次检查,以免加重周围组织损伤,特别是重要的血管、神经损伤。

4. 骨折的其他表现

(1) 局部压痛：在骨折处可以发现局限性压痛，从远处向骨折处挤压，亦可在骨折处发生间接压痛，借此可以诊断深部骨折及其部位。例如骨盆骨折时，用两手轻轻挤压两髂骨翼，可在骨折处引起疼痛。

(2) 局部肿胀与瘀斑：骨折时，损伤部位的血管破裂出血，软组织因受伤而发生水肿，患肢显著肿胀。皮肤可发亮，产生张力性水疱。严重时可阻碍静脉回流，使骨-筋膜室内压力增高，甚至可阻碍动脉血液循环，发生缺血性肌挛缩。表浅部位的骨折，由于血肿表浅，血红蛋白分解后可变为紫色、青色或黄色的皮下瘀斑。

(3) 功能障碍：由于骨折造成肢体内部支架的断裂和疼痛，使肢体丧失部分或全部活动功能。

(4) 叩击痛：对于深在部位的骨折，很难检查压痛，可用叩击痛作为替代，这在股骨颈嵌插性骨折、舟状骨骨折等关节内骨折的发现有重要价值。

5. 神经、血管检查

(1) 神经损伤：无论是脊柱还是四肢骨折，均应对受伤部位以下肢体的运动和感觉功能进行检查，以判定有无神经损伤及其受损的程度与范围等。临床上以肱骨干骨折后桡神经受累机会较多，应加以注意(图97-3)。

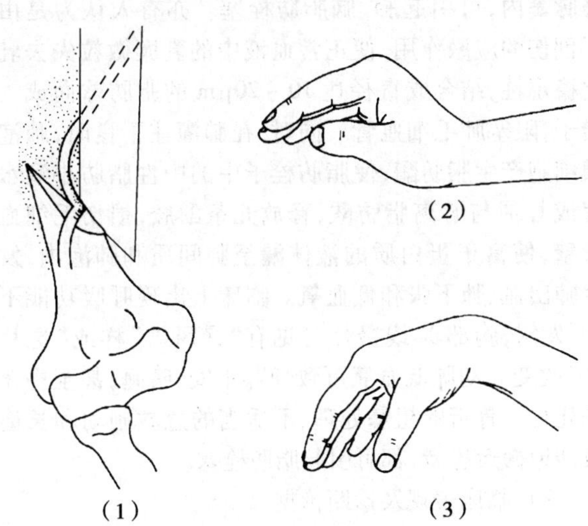

图97-3　肱骨干骨折所致桡神经损伤示意图
(1)肱骨干骨折致桡神经损伤；(2)桡神经低位损伤的表现；(3)桡神经高位损伤的表现

(2) 四肢血管损伤：凡四肢腕、踝部以上骨折，均应同时检查桡动脉或足背动脉有无搏动及其是否减弱等，以除外四肢血管伤。必要时可行血管超声、血管造影等检查以明确诊断。

6. 实验室检查　一般无特殊改变，但在24小时后，视骨折的程度不同可出现白细胞计数升高或略有增加；血细胞沉降率也可略升高。

7. 影像学检查

(1) 普通X线片检查：X线摄片检查能显示临床检查难以发现的问题，如不全骨折、深部骨折、小片撕脱骨折或斜骨折骨折面错位等。即使临床上已表现为明显骨折者，X线摄片检查也是必要的，可以帮助了解骨折的类型和骨折段移位情况，对于骨折的治疗具有重要指导意义。绝大多数骨折可通过X线摄片进行确诊，并且是分型及治疗方法选择的主要依据。但检查时应注意：

1) 投照位置：至少包括正位(前后位)及侧位两个方向，个别病例尚需加摄左、右斜位或切线位。

2) 摄片范围：四肢长骨伤投照范围应至少包括邻近的一个关节；对骨盆损伤，应用大号底片以便同时显示全骨盆及双侧骶髂关节、髋关节，并酌情加摄双侧骶髂关节斜位片；对脊柱伤则应以压痛及传导叩痛处为中心，上下各包括4～6个椎节，同时应注意相距较远的多个节段损伤。

3) 摄片清晰度：既能分辨出肌肉与骨骼组织之间的界限，且尽可能地显示出关节囊壁阴影，以利于对关节内骨折的判定或推断。

4) 对比摄片：对于不易确定损伤情况时或儿童关节部位损伤(如骨骺部损伤)，为便于判定，需拍摄对侧肢体相应部位的X线片，进行对照。

5) 摄片技巧：对特殊部位摄片，如齿突开口位照及下颈椎侧位片等均有特殊摄片技术要求，应注意认真操作。

6) 追踪摄片：对初次摄片难以显示骨折线的骨折，除了改变角度重复摄片外，亦可于短期内再次摄片。此时，骨折端边缘骨质被吸收而易于显示骨折线。

7) X线透视：目前仅在术中复位固定时使用，且应做好防护工作。

(2) 断层摄片：CT技术普及后，当前已较少使用。

(3) CT检查：对于关节内骨折、复杂骨折(如骨盆、髋臼骨折)等具有重要的意义。通过CT或CT重建能够准确判断骨折块的大小、数量，关节面的损伤、塌陷程度，为术前的规划、手术入路的选择提供参考。目前，关节骨折术前常规CT检查和三维重建已被广泛认为是标准流程。通常CT检查应包括轴位平扫、至少包含冠状位和矢状位重建的多层面重建和三维重建。

(4) MR检查：可判断软组织损伤情况，比如脊髓损伤的程度及其与椎骨骨折的关系，肩、髋及膝关节内韧带的损伤情况，以及关节囊的状态等；也可用于一些隐匿骨折的诊断。

7

(5) 造影:如脊髓造影、关节内造影及血管造影等,目前较少使用。

(七) 骨折的并发症

患者受暴力打击后,除发生骨折外,还可能有各种全身或局部的并发症。有些并发症可于短时间内影响患者生命,必须紧急处理,另一些需要与骨折治疗同时处理,有的则需等骨折愈合后处理。

1. 早期并发症

(1) 休克:由严重创伤的刺激、骨折端活动所引起的剧烈疼痛、骨折引起大出血或重要器官损伤所致。

1) 临床上常见的闭合性骨折的失血量估计如下:

肱骨干骨折:200~400ml;

尺、桡骨双骨折:200~400ml;

一般股骨干骨折:500~1000ml;

粉碎性股骨干骨折:800~1500ml;

双侧一般股骨干骨折:1500~3000ml;

双侧粉碎性股骨干骨折:2000~4000ml;

一般骨盆骨折:1000~2000ml;

粉碎性骨盆骨折合并尿道伤:2000~4500ml;

胫、腓骨双骨折:500~800ml;

足部骨折:200~400ml。

2) 休克的临床症状:主要表现为5个"p",即:

A. 皮肤苍白(pallor):因失血引起周围毛细血管收缩致使全身皮肤显示苍白样外观,尤以面部为明显。

B. 冷汗(perspiration):为休克的早期症状,因血流量减少引起自主神经反应所致。

C. 意识淡漠(prostration):除因创伤本身的刺激及疼痛所致外,还与脑组织供氧不足有直接关系。

D. 脉搏微弱(pulselessness):由于血容量不足、每搏输出量减少及血压低下所致。

E. 呼吸急促(pulmonary deficiency):与中枢性乏氧、代谢性酸中毒及呼吸过度等有关。

3) 休克的诊断:主要根据:

A. 临床特点:即前述的"5P"征。

B. 收缩压降低:一般多在13.3kPa(100mmHg)以下。

C. 脉压:一般小于4kPa(30mmHg)。

D. 尿量:正常人每小时尿量大于50ml,休克时每小时可少于25ml,是观察休克的一项重要指标。

E. 中心静脉压:正常值为0.59~1.18kPa(6~12cmH_2O),休克时中心静脉压常偏低,但应结合血压、脉搏、尿量测定等因素综合判定休克程度。

F. 血气分析:呈代谢性酸中毒改变。

4) 休克的预防及治疗:本病的关键是预防,对来诊时已出现休克症状者,应立即采取各种有效措施进行治疗,并防止其进一步恶化。主要措施包括:

A. 保持呼吸道通畅,持续给氧。

B. 开放静脉通路,快速输液,晶体、胶体配合使用,力求以最快速度恢复循环容量。

C. 定时监测,判断病情转归及患者对治疗措施的反应。

D. 控制出血:对外出血及内出血,均应设法立即加以控制,必要时手术处理。

E. 骨折固定:既可减少骨折断端的出血,又能消除骨折局部的疼痛刺激。

F. 注意体位:上身抬高约20°~30°,下肢抬高约15°~20°。

G. 减少活动:为避免加剧休克及发生突发性深度低血压,切勿任意移动患者,避免粗暴的手法操作。

H. 其他:尽早纠正电解质紊乱、缺氧、酸中毒及体温过低等,避免各种不良刺激。

I. 消除顽固性休克的病因:寻找休克状态持续不缓解的主要原因,并加以纠正。

(2) 脂肪栓塞综合征:为骨折特有的并发症,往往在损伤后24~48小时内表现出来,大约发生于45%的多发性骨折病例,占死亡原因的11%以上。

1) 发病机制:主要发生于成人,是由于骨折处髓腔内血肿张力过大,骨髓被破坏,脂肪滴进入破裂的静脉窦内,可引起肺、脑脂肪栓塞。亦有人认为是由于创伤的应激作用,使正常血液中的乳糜微粒失去乳化稳定性,结合成直径达10~20μm的脂肪球而成为栓子,阻塞肺毛细血管。同时,在肺灌注不良时,肺泡膜细胞产生脂肪酶,使脂肪栓子中的中性脂肪小滴水解成甘油与游离脂肪酸,释放儿茶酚胺,损伤毛细血管壁,使富于蛋白质的液体漏至肺间质和肺泡内,发生肺出血、肺不张和低血氧。临床上出现呼吸功能不全、发绀,胸部X线摄片可见有"暴风雪"样或"斑片样"改变。动脉低血氧可致烦躁不安、嗜睡,甚至昏迷和死亡。骨折的粗暴处理、不适当的急救制动和长途跋涉地搬运患者,都可引起脂肪栓塞。

2) 临床表现及诊断依据

A. 病史:有明确的骨折病史。

B. 潜伏期:以12~48小时为多,个别可达1周左右。

C. 一般症状:主要表现为体温升高(多在38℃左右)、心动过速、呼吸频率增快及呼吸困难等。

D. 出血点:多少不一,多分布于肩、颈、胸部及结膜。其出现率约为40%~50%。

E. 神经症状:多样化,神志不清、昏迷、嗜睡、偏瘫及大脑性强直等各种症状。

F. 胸片检查:伤后48小时出现肺部阴影改变,典型者呈“暴风雪”样阴影，以肺门及下肺野为明显。临床上则以不典型的斑片状阴影多见，或仅仅显示肺纹理增粗。

G. 眼底检查：眼底有脂肪滴或出血对诊断意义较大，但阳性者较少。

H. 血气分析：主要表现为难以纠正的动脉血氧分压降低，其可作为早期诊断指标之一。

I. 一般化验检查：主要表现为血红蛋白含量偏低、血小板减少及血细胞沉降率增快等。

J. 特种化验检查：可出现血浆白蛋白含量明显下降、血清脂酶及非酯化脂肪酸升高等。其他如血脂肪球检测等，均在探索中。

上述表现见于典型病例（Sevitt 将其分为：①典型综合征；②暴发型；③非典型的轻型），但临床上以非典型者为多；个别病例亦可表现为暴发型，常于伤后 24 小时发病，数天后死亡，并多由尸检证实。其诊断方面应注意尽早发现，但又应尽量明确。

Gurd 将其诊断标准分为：

主要标准：有皮下出血点；有呼吸系统症状；无颅脑损伤的神经症状。

次要标准：动脉血氧分压<8. 0kPa；血红蛋白含量<108g/L。

参考标准：包括心动过速、脉率快，不明原因的发热，血小板突然下降，少尿及尿中出现脂肪滴，血细胞沉降率增快，血清脂肪反常升高，以及血中出现游离脂肪滴等。

凡临床出现 2 项以上主要标准，或 1 项主要标准+4 项以上次要标准/参考标准，即可确诊。

3） 预防及治疗：本病的关键是预防，应强调及早防治休克、骨折局部制动及避免对骨髓腔的突然加压。本病的治疗包括：

A. 重病监护：设专门监护病房，既可使患者得到优良护理，又便于酌情调整与选择有效的治疗措施。

B. 呼吸系统支持疗法：包括面罩或鼻管供氧，以及气管插管或气管切开等，以减少呼吸道的无效腔，增加通气量。

C. 药物疗法：以激素（大剂量）、高渗葡萄糖、白蛋白及抑肽酶等治疗为主。有肺水肿时可用利尿剂。

（3） 重要内脏器官损伤

1） 肝、脾破裂：严重的下胸壁损伤，除可致肋骨骨折外，还可能引起左侧的脾和右侧的肝破裂出血，导致休克。

2） 肺损伤：肋骨骨折时，骨折端可使肋间血管及肺组织损伤，而出现气胸、血胸或血气胸，引起严重的呼吸困难。

3） 膀胱、尿道损伤：骨盆骨折尤其是耻骨与坐骨支同时断裂时容易导致后尿道（主要为膜上部）断裂，患者排尿困难，尿道口滴血，严重者发生急性尿潴留、膀胱高度充盈。此时膀胱易被移位的骨折端刺破，发生膀胱损伤，它多为腹膜外损伤，尿液可外渗向上到脐下。

4） 直肠损伤：骶、尾骨骨折可能刺破直肠，直肠指诊时可有血染指套。

（4） 重要周围组织损伤

1） 重要动脉损伤：可发生于下列骨折，如肱骨髁上骨折伤及肱动脉、股骨髁上骨折伤腘动脉、肱骨外科颈骨折伤及腋动脉、锁骨骨折伤及锁骨下动脉。动脉损伤可有以下几种形式：①由于骨折端的刺激而发生血管痉挛，导致血栓形成；②骨折端压迫动脉，使血流不畅或完全不通；③动脉被骨折端刺破，形成局部血肿，后期可形成假性动脉瘤；若动、静脉同时被刺破，可形成动-静脉瘘。

2） 神经损伤：并不常见。发生在肱骨干中 1/3 骨折引起桡神经损伤（图 97-3），腓骨颈骨折可引起腓总神经损伤。

3） 脊髓损伤：发生在颈、胸、腰段脊柱骨折或脱位，形成损伤平面以下的截瘫。

（5） 骨-筋膜室综合征：即由骨、骨间膜、肌间隔和深筋膜形成的骨-筋膜室内肌肉和神经因急性缺血而产生的一系列早期综合征。最多见于前臂掌侧和小腿，常由创伤骨折的血肿和组织水肿使其室内内容物体积增加或外包扎过紧、局部压迫使骨-筋膜室容积减小而导致骨-筋膜室内压力增高所致。当压力达到一定程度［前臂 8. 7kPa（65mmHg），小腿 7. 3kPa（55mmHg）］可使供应肌肉的小动脉关闭，形成缺血-水肿-缺血的恶性循环。根据其缺血的不同程度分为：①濒临缺血性肌挛缩：缺血早期，及时处理恢复血液供应后，可不发生或仅发生极小量肌肉坏死，可不影响肢体功能；②缺血性肌挛缩：较短时间或程度较重的不完全缺血，恢复血液供应后大部分肌肉坏死，形成挛缩畸形，严重影响患肢功能；③坏疽：广泛、长时间完全缺血，大量肌肉坏疽，常需截肢。如有大量毒素进入血液循环，还可致休克、心律不齐和急性肾衰竭。因此早期诊断缺血是至关重要的。外科医师应警觉骨折部位有可能发生血液供应不足。例如肱骨伸直型髁上骨折，胫骨上 1/4 骨折和膝关节脱位。其次一些特有的体征将有助于早期诊断血液供应不足。所谓“5P 征”，为便于记忆，归纳为疼痛（pain），无脉（pulselessness），苍白（pallor），感觉异常（paraesthesia）和麻痹（paralysis）。头三个“P”是早期诊断的最主要征象，而神经与肌肉的缺血性损害，将表示不可回逆的变化已开始。早期进行筋膜切开减压，重建血液循环,可减少永久性残疾。

2. 晚期并发症

(1) 坠积性肺炎:一般易患于长期卧床患者,甚至可危及患者生命。

(2) 压疮:常发生于截瘫和严重外伤的患者,于骨隆突部位长期受压,局部组织发生血供障碍而坏死,形成溃疡。发生后难以治愈,常成为全身感染的来源。

(3) 下肢深静脉血栓形成:多见于骨盆骨折或下肢骨折,下肢长时间制动,静脉血回流缓慢,加之创伤所致血液高凝状态,静脉壁损伤,易发生血栓形成。

(4) 感染:开放性骨折,特别是污染较重或伴有较严重的软组织损伤者,若清创不彻底,坏死组织残留或软组织覆盖不佳,可能发生感染。处理不当可致化脓性骨髓炎。

(5) 损伤性骨化:又称异位骨化。由于关节扭伤、脱位或关节附近骨折,骨膜剥离形成骨膜下血肿,处理不当使血肿扩大、机化并在关节附近软组织内广泛骨化,造成严重关节活动功能障碍。特别多见于肘关节周围。

(6) 创伤性关节炎:关节内骨折,关节面遭到破坏,又未能准确复位,骨愈合后使关节面不平整,长期磨损易引起创伤性关节炎,致使关节活动时出现疼痛。

(7) 关节僵硬:即指患肢长时间固定,静脉和淋巴回流不畅,关节周围组织中浆液纤维性渗出和纤维蛋白沉积,发生纤维粘连,并伴有关节囊和周围肌肉挛缩,致使关节活动障碍。这是骨折和关节损伤最为常见的并发症。及时拆除固定和积极进行功能锻炼是预防和治疗关节僵硬的有效方法。

(8) 急性骨萎缩:即损伤所致关节附近的痛性骨质疏松,亦称反射性交感神经性骨营养不良。好发于手、足骨折后,典型症状是疼痛和血管舒缩紊乱。疼痛与损伤程度不一致,随邻近关节活动而加剧,局部有烧灼感。由于关节周围保护性肌痉挛而致关节僵硬。血管舒缩紊乱可使早期皮温升高、水肿及汗毛、指甲生长加快,随之皮温低、多汗、皮肤光滑、汗毛脱落,致手或足肿胀、僵硬、寒冷,略呈青紫达数月之久。骨折后早期应抬高患肢,积极进行主动功能锻炼,促进肿胀消退,预防其发生。发生后则以功能锻炼和物理治疗为主,必要时可采用交感神经封闭。

(9) 缺血性骨坏死:骨折使某一骨折段的血液供应被破坏,而发生该骨折段缺血性坏死。常见的有腕手舟骨骨折后近侧骨折段缺血性坏死,股骨颈骨折后股骨头缺血性坏死。

(10) 缺血性肌挛缩:是骨折最严重的并发症之一,为骨-筋膜室综合征处理不当的严重后果。它可由骨折和软组织损伤直接所致,更常见的是骨折处理不当所造成,特别是外固定过紧。提高对骨-筋膜室综合征的认识并及时正确处理是防止缺血性肌挛缩发生的关键。一旦发生则难以治疗,效果极差,常致严重残疾。典型的畸形是爪形手。

(11) 尿路感染及结石:长期留置导尿管的患者,若护理不当,可引起上行性尿路感染,发生膀胱炎、肾盂肾炎等。对长期卧床的患者,若不注意功能锻炼,或对瘫痪的肢体不按时被动活动,全身骨骼容易发生失用性脱钙,大量钙盐从肾脏排出,在翻身不勤或饮水不多时,则排尿不畅,易于形成结石,或引起尿路感染。

(12) 骨生长畸形:儿童骨折因骨骺损伤,在发育过程中可形成肢体缩短畸形。

(八) 骨折的愈合过程

骨折愈合是组织修复程序极为独特的过程。它与其他组织的修复不同,其他组织修复的结局是瘢痕形成,骨的修复则不是瘢痕形成,而是非常类似骨的原有模式。骨折愈合大致可经历三个阶段(图 97-4)。它们并不截然分开,而是相互重叠的过程。

1. 血肿机化演进期 骨折致髓腔、骨膜下及周围组织血管破裂出血,在骨折部位形成血肿,骨折端由

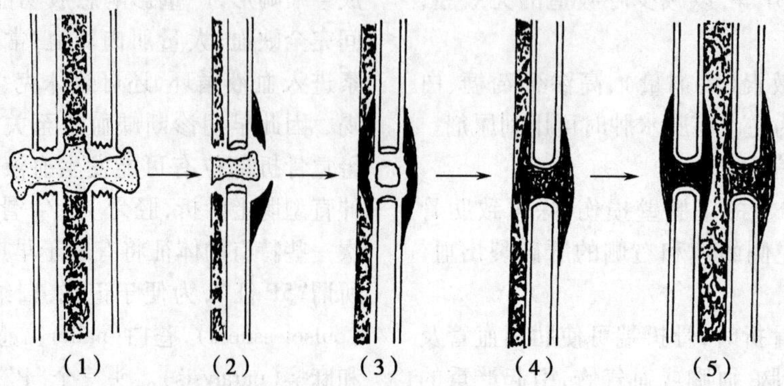

图 97-4 骨折的愈合过程

(1)、(2)血肿机化期;(3)、(4)原始骨痂期;(5)骨痂改造期

于血液循环中断，逐渐发生几毫米的骨质坏死。伤后6～8小时骨折断端的血肿开始凝结成血块，与局部坏死组织引起无菌性炎性反应。随着纤维蛋白渗出，毛细血管增生，成纤维细胞、吞噬细胞侵入，逐步清除机化的血肿，形成肉芽组织并进而演变转化为纤维结缔组织，使骨折两断端连接在一起，称为纤维连接，这一过程约在骨折后2周完成。同时，骨折端附近骨外膜的成骨细胞伤后不久即活跃增生，一周后即开始形成与骨干平行的骨样组织，并逐渐向骨折处延伸增厚。骨内膜亦发生同样改变，只是为时稍晚。

2. 原始骨痂形成期　骨内膜和骨外膜的成骨细胞增生，在骨折端内、外形成的骨样组织逐渐骨化，形成新骨，称为膜内化骨。随新骨的不断增多，紧贴骨皮质内、外面逐渐向骨折端生长，彼此会合形成梭形，称为内骨痂和外骨痂。骨折断端间及髓腔内的纤维组织亦逐渐转化为软骨组织，并随软骨细胞的增生、钙化而骨化，称为软骨内化骨，而在骨折处形成环状骨痂和髓腔内骨痂。两部分骨痂会合后，这些原始骨痂不断钙化而逐渐加强，当其达到足以抵抗肌收缩及成角、剪力和旋转力时，则骨折已达到临床愈合，一般约需4～8周。此时X线片上可见骨折处四周有菱形骨痂阴影，但骨折线仍隐约可见。骨折愈合过程中，膜内化骨与软骨内化骨在其相邻处互相交叉，但前者远比后者为快，故应防止在骨折处形成较大的血肿，以减少软骨内化骨的范围，加速骨折愈合。而且骨性骨痂主要是经膜内化骨形成，并以骨外膜为主。因此，骨外膜在骨痂形成中具有重要作用，任何对骨外膜的损伤均对骨折愈合不利。

3. 骨痂改造塑形期　原始骨痂中新生骨小梁逐渐增加，且排列逐渐规则和致密，骨折断端的坏死骨经死骨清除和新骨形成的爬行替代而复活，骨折部位形成骨性连接。这一过程一般约需8～12周。随着肢体活动和负重，应力轴线上的骨痂不断得到加强，应力轴线以外的骨痂，逐渐被清除，并且骨髓腔重新沟通，恢复骨的正常结构，最终骨折的痕迹可从组织学和放射学上完全消失。皮质骨的再塑形与松质骨是不同的，两者都通过骨移除和骨替代，并伴有血管的伸入，但在松质骨，细胞活动不越过血管的范围，整个骨沉积过程发生于骨小梁表面，一般称为爬行替代，而皮质骨，细胞需通过哈佛系统来更替，所以它有一定的顺序进程，先是破骨细胞随着血管进入，在死骨内钻成隧道，带入成骨细胞，沉积新骨单元的板层骨，并可在断端直接穿入对侧端形成“原发性骨连接”，这在加压接骨板内固定后的连接中常见。

死骨的转归不一定是被吸收，然后再沉积新骨。若骨断端保持正常对位，死骨将成为主要的机械铰链，以恢复其连续性，所以不可轻易移除死骨段。有人认为死骨是新骨小梁的重要被动固定点。通过死骨的侵蚀，可能变为活的松质骨。此外，新的哈佛系统的穿入，可使之再存活。如果对线不良，断端就失去固定作用，必将完全被吸收。近年来研究表明，多种骨生长因子与骨折愈合过程相关，它们之间的共同作用可刺激成骨细胞的活性，调节局部成骨。某些因子的缺乏，将影响骨折愈合。

（九）骨折临床愈合标准

临床愈合是骨折愈合的重要阶段，此时患者已可拆除外固定，通过功能锻炼，逐渐恢复患肢功能。其标准为：①局部无压痛及纵向叩击痛；②局部无异常活动；③X线片显示骨折处有连续性骨痂，骨折线已模糊；④拆除外固定后，在上肢能向前平举1kg重物持续达1分钟；在下肢不扶拐能在平地连续步行3分钟，并不少于30步；连续观察2周骨折处不变形。临床愈合时间为最后一次复位之日至观察达到临床愈合之日所需的时间。检查肢体异常活动和肢体负重情况时应予慎重，不宜于解除固定后立即进行。

骨折的Ⅰ期愈合：骨折端通过哈佛系统重建直接发生连接，包括接触愈合和间隙愈合。X线片上不显示外骨痂，在骨折愈合过程中无皮质区死骨吸收，直接由新的板层骨取代。

骨折的Ⅱ期愈合：指经炎症、修复反应以外骨痂的形式改建连接起来，X线片中可见外骨痂，是骨折愈合的通常形式。

（十）影响骨折愈合的因素

1. 全身因素

（1）年龄：不同年龄骨折愈合差异很大，如新生儿股骨骨折2周可达坚固愈合，成人股骨骨折一般需3个月左右。儿童骨折愈合较快，老年人则所需时间更长。

（2）健康状况：健康状况欠佳，特别是患有慢性消耗性疾病者，如糖尿病、营养不良症、恶性肿瘤以及钙磷代谢紊乱，骨折愈合时间明显延长。

2. 局部因素

（1）骨折的类型和数量：螺旋形和斜形骨折，骨折断面接触面大，愈合较快。横形骨折断面接触面小，愈合较慢。多发性骨折或一骨多段骨折，愈合较慢。

（2）骨折部位的血液供应：这是影响骨折愈合的重要因素，骨折的部位不同，骨折段的血液供应状况也不同，一般有以下四种情况：

1）两骨折段血液供应均良好：多见于干骺端骨折。许多小血管从关节囊、韧带和肌腱附着处进入骨内，血液供应丰富，骨折愈合快。

2）一骨折段血液供应较差：如胫骨干中、下1/3骨折，由于胫骨干主要靠从其中、上1/3交界处后侧面进入髓腔内的滋养动脉由上而下来的血液供应。骨折后，滋养动脉断裂，远侧骨折段仅靠骨膜下小血管维持，血液供应明显减少，骨折愈合较慢。

3）两骨折段血液供应均差：如胫骨中、上段和中、下段两处同时发生骨折，上段骨折仅一骨折段血液供应较差，下段骨折处则两骨折段血液供应均差，因此上段骨折较下段骨折愈合快。

4）骨折段完全丧失血液供应：如股骨颈囊内骨折，股骨头血液供应几乎完全中断，容易发生缺血性坏死。

（3）软组织损伤程度：严重的软组织损伤，特别是开放性损伤，可直接损伤骨折段附近的肌肉、血管和骨膜，破坏从其而来的血液供应，影响骨折的愈合。

（4）软组织嵌入：若有肌肉、肌腱等组织嵌入两骨折端之间，不仅影响骨折的复位，而且阻碍两骨折端的对合及接触，骨折难以愈合甚至不愈合。

（5）感染：开放性骨折，局部感染可导致化脓性骨髓炎，出现软组织坏死和死骨形成，严重影响骨折愈合。

3. 治疗方法的影响

（1）反复多次的手法复位，可损伤局部软组织和骨外膜，不利于骨折愈合，应予避免。手法复位的优点是能较好地保持骨折部位的血供，但常较难达到解剖复位，凡已达到功能复位标准者，则不宜再行复位。

（2）切开复位时，软组织和骨膜剥离过多影响骨折段血供，可能导致骨折延迟愈合或不愈合，应在严格的手术指征情况下使用，并尽可能少地干扰和破坏局部血液供应。

（3）开放性骨折清创时，过多地摘除碎骨片，造成骨质缺损，影响骨折愈合。

（4）骨折行持续骨牵引治疗时，牵引力过大，可造成骨折段分离，并可因血管痉挛而致局部血液供应不足，导致骨折延迟愈合或不愈合。

（5）骨折固定不牢固，骨折处仍可受到剪力和旋转力的影响，干扰骨痂生长，不利于骨折愈合。

（6）过早和不恰当的功能锻炼，可能妨碍骨折部位的固定，影响骨折愈合。应当指出的是，正确而恰当的功能锻炼，可以促进肢体血液循环，消除肿胀；促进血肿吸收和骨痂生长；防止肌萎缩、骨质疏松和关节僵硬，有利于关节功能恢复。小夹板固定治疗骨折，不固定或少固定骨折部位的上、下关节，比石膏绷带固定更有利于功能锻炼和功能恢复。

（十一）骨折的急救

骨折通常是全身严重多发伤的一部分。因此，现场急救不仅要注意骨折的处理，更重要的是要注意全身情况的处理，其目的是用最为简单而有效的方法抢救生命、保护患肢、迅速转运，以便尽快得到妥善处理。

1. 抢救休克　首先检查患者全身情况，如处于休克状态，应注意保温，尽量减少搬动，有条件时应立即输液、输血。合并颅脑损伤处于昏迷状态者，应注意保持呼吸道通畅。

2. 包扎伤口　开放性骨折，伤口出血绝大多数可用加压包扎止血。大血管出血，加压包扎不能止血时，可采用止血带止血。最好使用充气止血带，并应记录所用压力和时间。创口用无菌敷料或清洁布类予以包扎，以减少再污染。若骨折端已戳出伤口，并已污染，同时又压迫重要血管、神经者，不应将其复位，以免将污物带到伤口深处。应送至医院经清创处理后，再行复位。若在包扎时，骨折端自行滑入伤口内，应做好记录，以便在清创时进一步处理。

3. 妥善固定　固定是骨折急救的重要措施。凡疑有骨折者，均应按骨折处理。闭合性骨折者，急救时不必脱去患肢的衣裤和鞋袜，以免过多地搬动患肢，增加疼痛。若患肢肿胀严重，可用剪刀将患肢衣袖和裤脚剪开，减轻压迫。骨折有明显畸形，并有穿破软组织或损伤附近重要血管、神经的危险时，可适当牵引患肢，使之变直后再行固定。

骨折急救固定的目的：①避免骨折端在搬运过程中对周围重要组织，如血管、神经、内脏的损伤；②减少骨折端的活动，减轻患者疼痛；③便于运送。固定可用特制的夹板，或就地取材用木板、木棍、树枝等。若无任何可利用的材料时，上肢骨折可将患肢固定于胸部，下肢骨折可将患肢与对侧健肢捆绑固定。

4. 迅速转运　患者经初步处理，妥善固定后，应尽快地转运至就近的医院进行治疗。

（十二）骨折的治疗原则

治疗骨折的原则：复位、固定、功能锻炼和内外用药。复位是将移位的骨折段恢复正常或近乎正常的解剖关系，重建骨骼的支架作用。但骨折愈合需要一定的时间，因此还得用固定的方法将骨折维持于复位后的位置，待其坚固愈合。功能锻炼的目的是在不影响固定的前提下，尽快恢复患肢肌肉、肌腱、韧带、关节囊等软组织的舒缩活动。早期合理的功能锻炼可促进患肢的血液循环，消除肿胀；防止发生肌肉萎缩、骨质疏松、肌腱挛缩、关节僵硬等并发症。内外用药是配合上述三项治疗原则的全身和局部药物治疗。

1. 骨折的整复　包括手法复位、切开复位、机械整复和牵引整复。

（1）手法复位：应用手法使骨折复位，称手法复位。绝大多数骨折都可用手法复位，能取得满意的效果。手法复位可按下列方法进行。

1）解除疼痛：应用麻醉可以消除疼痛，解除肌肉痉挛。最好用局部麻醉或神经阻滞麻醉，对儿童如局部麻醉不适用时，也可采用全身麻醉。

2）松弛肌肉：待麻醉完成后，将患肢各关节置于肌肉松弛位置。

3）对准方向：将远折端对准近折端所指的方向。

4）拔伸牵引：加以适当的牵引力，同时安排对抗牵引力，使近侧骨折端得以稳定。

5）返折、回旋：横骨折具有较长的尖齿时，单靠手力牵引不易完全矫正缩短移位，可用返折手法。回旋可用于有背向移位，又称背靠背的斜骨折。

6）端提、捺正：上、下侧方移位可用端提手法，内外侧方移位，可用捺正手法。

7）分骨、扳正：尺骨、桡骨、掌骨、跖骨骨折时，骨折端因成角移位及侧方移位而互相靠拢时，可用拇、示、中指矫正成角移位及侧方移位，使靠拢的骨折端分开。

8）手法操作轻柔：避免造成对周围软组织，尤其是神经血管的损伤，并使复位顺利进行。在操作时，一般按骨折损伤机制的相反方向逐渐复位，对周围组织的损伤才最小。

9）力争解剖对位，保证功能对位：对于关节内骨折，应力争解剖对位；对关节功能影响不大的骨折，至少达到功能对位。

（2）切开复位：切开复位是施行手术，切开骨折部的软组织，暴露骨折断端，在直视下将骨折复位。复位后，使用内、外固定装置，自体或异体骨植骨片，将骨折段固定。

切开复位的指征：①骨折断端间有软组织嵌入或手法复位失败者；关节内骨折手法复位后对位不好，影响关节功能者。②手法复位与外固定未能达到功能复位的标准而严重影响功能者。③骨折并发血管神经损伤，开放性骨折不能用外固定者。④多处骨折，为了便于护理和治疗，防止并发症，可选择适当的部位行切开复位。⑤陈旧性移位骨折。⑥其他：指因外观需要进行解剖对位的骨折，或因职业需要行内固定早期活动的骨折等，均可酌情选择开放复位。

切开复位的优点：①最大优点是使骨折达到解剖复位；②有效的内固定，可使患者提前进行功能锻炼，减少肌萎缩和关节僵硬；③还能方便护理。

切开复位法的缺点也应引起重视：①软组织和骨外膜剥离会影响骨折部位的血液供应，导致骨折延迟愈合，甚至不愈合。②切开复位可增加损伤部位周围软组织的损伤，使局部抵抗力降低，容易发生感染。③内固定材料可引发周围组织的无菌性炎症，使骨折延迟愈合或不愈合。④需要再一次手术，取出内固定物。

（3）牵引整复：公元前350年有人就提出伸展与抗伸展治疗骨折的方法。至今仍是骨折整复的重要步骤之一。通过牵引，可使骨周围的肌肉拉张，将导致形变的因素变成整复后断端的固定因素。牵引有固定牵引和平衡牵引，皮牵引和骨牵引，持续牵引和暂时牵引等，应防止牵引造成的断端持久分离。

（4）机械整复：如使用外固定支架，经过调节，达到牵开、纠正成角，再通过挤压保持局部固定。此类整复方法更适用于一些开放或感染骨折、粉碎骨折、面部骨折等。

（5）复位标准

1）解剖复位：矫正了各种移位，恢复了正常的解剖关系，对位（指两骨折端的接触面）和对线（指两骨折段在纵轴上的关系）完全良好时，称解剖复位。

2）功能复位：临床上有时虽尽最大努力，仍未能达到解剖复位，但愈合后对肢体功能无明显影响者，称功能复位。原则上，对于骨折的复位，应争取达到解剖复位或接近解剖复位。对不能达到解剖复位的病例，应根据患者年龄、职业、骨折时间及骨折部位，要求达到功能复位。单纯为了追求解剖复位而反复进行多次的手法复位，滥用粗暴方法或轻易采用切开复位法等，都是错误的。每一部分功能复位的标准并不一致：①骨折部位的旋转移位、分离移位必须完全矫正。②缩短移位在成人下肢骨折不超过1cm；儿童若无骨骺损伤，下肢缩短在2cm以内，在生长发育过程中可自行矫正。③成角移位：下肢骨折轻微的向前或向后成角，与关节活动方向一致，日后在骨痂改造期内可自行矫正。向侧方成角移位，与关节活动方向垂直，日后不能矫正，则必须完全复位，否则关节内、外侧负重不平衡，易引起创伤性关节炎。上肢骨折要求也不一致，肱骨干稍有畸形，对功能影响不大；前臂双骨折则要求对位、对线都良好，不然将影响前臂的旋转功能。④长骨干的横形骨折，骨折端对位应至少达到1/3左右，干骺端骨折则至少应对位3/4左右。

2. 骨折的外固定　在骨折治疗和骨科手术后，为了保持复位或矫形手术后的位置，必须予以固定。施加于身体外部的固定物称外固定物。常用外固定有小夹板、石膏绷带、支具、石膏支架、持续牵引、外固定支架等。

（1）小夹板：是我国应用较多的中西医结合骨折外固定物。用厚3～5mm的经蒸煮的柳木板、竹板或塑料板制成合适的夹板，在适当部位加以衬垫。使用时用纱带捆扎于肢体上，加以适当的固定垫。一般夹板的长度不超过该段肢体的上、下关节。

小夹板固定的指征：

1）四肢闭合性管状骨骨折，但股骨骨折因大腿肌牵拉力强大，需结合持续骨牵引。

2）四肢开放性骨折，创口小，经处理创口已愈合者。

3）四肢陈旧性骨折，仍适合于手法复位者。

（2）石膏绷带：用无水硫酸钙（熟石膏）的细粉末撒在特制的稀孔纱布绷带上做成石膏绷带。经水浸泡，无水硫酸钙吸水结晶后，其晶体呈长条形，互相交织，十分坚固。

石膏绷带固定的指征：

1）开放性骨折清创缝合术后，创口愈合之前不宜使用小夹板固定者。

2）某些部位的骨折，小夹板难以固定者，如脊柱骨折。

3）某些骨折切开复位内固定术后，如股骨骨折髓内钉或接骨板螺丝钉固定术后，作为辅助性外固定。

4）畸形矫正后矫形位置的维持和骨关节手术后的固定，如腕关节融合术后。

5）化脓性关节炎和骨髓炎患肢的固定。

石膏绷带固定的注意事项：

1）应抬高患肢，消除肿胀。

2）包扎石膏绷带过程中，需将肢体保持在某一特殊位置时需用手掌托扶肢体，以免产生局部压迫而发生溃疡。

3）石膏绷带未凝结坚固前不应改变肢体位置。

4）观察石膏绷带固定肢体远端皮肤的颜色、温度、毛细血管充盈、感觉和指（趾）的运动。

5）石膏松动时应及时更换。

6）应行肌肉的主动锻炼，未被固定的关节应早期活动。

（3）外展架固定：将用铅丝夹板、铝板或木板制成的外展架用石膏绷带固定于患者胸廓侧方，可将肩、肘、腕关节固定于功能位。患肢处于抬高位，有利于消肿、止痛，且可避免肢体重量的牵拉，产生骨折分离移位，如肱骨骨折。

（4）支具：通常用以矫正畸形或维持已矫正畸形的肢体，在一定时间内给身体（特别是躯干）以支撑的工具。如常用于维持马蹄内翻足矫形用的 Denis-Brown 支架或类似的改进型支架。治疗脊柱侧弯用的 Milwaukee 支架和 Boston 支架。支具不能作牢固的外固定，但能根据不同畸形的特点，设计成具有重点防止主要畸形的功能，又有可脱卸处理卫生的优点。

（5）石膏支架：是为了克服石膏绷带需固定骨折处的上、下关节，不利于功能锻炼的缺点。一般是去掉石膏的超关节部分，用带有关节铰链活动的支架，一端固定于石膏内，另一端用束带或皮套固定于超过关节处的肢体上。

（6）持续牵引：牵引既有复位作用，也是外固定。持续牵引分为皮肤牵引和骨牵引。

持续牵引的指征：

1）颈椎骨折脱位：枕颌布托牵引或颅骨牵引。

2）股骨骨折：大腿皮肤牵引或胫骨结节骨牵引。

3）股骨开放性骨折：跟骨牵引。

4）开放性骨折合并感染。

5）复位困难的肱骨髁上骨折：尺骨鹰嘴骨牵引。

持续牵引的方法和牵引重量应根据患者的年龄、性别、肌肉发达程度、软组织损伤情况和骨折的部位来选择。

（7）外固定支架：骨外固定是治疗骨折的一种方法，它是指在骨折近心与远心段经皮穿刺钢针或钢钉，再用金属或塑料连杆与钢针固定夹把裸露在皮外的针端彼此连接起来，以固定骨折端。固定骨折的这种特殊装置称为骨外固定器或外固定架，是现代骨科不可分割的一部分。

外固定器适应证：①开放性骨折；②闭合性骨折伴广泛软组织损伤；③骨折合并感染和骨折不愈合截骨矫形或关节融合术后；④严重粉碎性骨干骨折、关节骨折等四肢骨折；⑤骨缺损、骨感染的治疗；⑥骨肿瘤切除后的保肢方面也有很大的应用价值。

应用外固定支架有如下优点：①能为骨折提供良好的固定而不需要复杂手术；②便于处理伤口而不干扰骨折复位固定；③现代的外固定器则根据需要对骨折端施加挤压力、牵伸力或中和力，固定后都可进行必要的再调整，以矫正力线偏差；④允许早期活动，有助于消肿，防止肌萎缩，部分避免了关节可能出现的僵直；⑤特别适用于治疗感染性骨折与感染性骨不连；⑥不需要再次手术摘除内固定物；⑦体现微创外科技术原则，最大限度地减少骨折局部血运的破坏。

骨外固定的缺点是：①针孔易发生感染；②跨越关节，不同程度地影响关节活动；③术后需要进行经常性的管理；④体外装置对日常生活有一定的影响。

在施行骨外固定中，穿针的部位和方向必须根据局部解剖的特点仔细考虑，以免损伤重要的神经血管。例如在股骨干上穿针时，要避免前后垂直的方向和左右横行的方向，以免损伤坐骨神经和内侧的股深动、静脉，最好是由前外侧斜向后内方穿刺。前臂上端横行同时穿过尺桡两骨时容易损伤桡神经深支，也应该避免。肱骨骨折穿针时要注意桡神经和肱动、静脉的解剖位置，以免损伤。小腿骨折时若在胫骨前内侧只穿过一根胫骨则较安全。

3. 骨折的内固定　切开复位后，可以用对人体组织无不良反应的金属内固定物，将骨折段固定，从而达到解剖复位和相对固定的要求。骨科常用的内固定物主要有接骨板、螺钉、髓内针、钢丝等，也有用自体或异体植骨片。

（1）AO技术：20世纪60年代末，以瑞士Müller教授为首的内固定研究协会（ASIF或AO），经过数十年的有关生物力学、冶金学和临床实践、研究，制订出一整套完整的内固定原则、方法和设备，取得了良好的效果。这种AO系统的骨折内固定法，影响遍及全球。

依据骨折固定的作用，可将固定方法分为折块间加压作用、夹板作用和支撑作用。其中，“加压”是AO技术的核心。依靠折块间加压和骨折断端之间所恢复的稳定达到坚强固定，这是AO技术的第一特征。骨干骨折在接骨板的坚强固定下，往往出现骨折的一期愈合，这是AO技术的第二特征。

1）加压作用的固定方式和方法：有两种，即骨折块间的加压和沿骨干长轴方向的轴向加压。达到加压的方法有四种，即螺钉固定、接骨板固定、角接骨板固定和张力带技术。

A. 螺丝钉固定：分为皮质骨螺钉与松质骨螺钉两类。

皮质骨螺钉加压：以皮质骨螺钉进行骨折块间加压，可用于斜形、螺旋形和蝶形骨折，或在接骨板固定后，对骨折端之间尚存在的分离进行补充加压。加压是依靠入侧骨皮质的滑行孔而完成的。螺钉必须垂直于骨折面，并穿经骨折块周径的中央部，否则即会在加压后出现移位。垂直骨折面的螺钉不能防止骨折短缩移位。因此，如防止短缩时，则钉应垂直于骨干纵轴。对长斜面骨折加压时，其中央的螺钉也应垂直于骨干纵轴。

松质骨螺钉加压：不同部位、不同大小的骨端骨折应选用不同型号的松质骨螺钉。螺钉之螺纹必须超过骨折线，否则不能形成加压。在钉帽下需以垫圈保护，以免压入骨皮质内。这两种螺钉当作为骨折块间加压固定时，统称为拉力螺钉。

B. 接骨板固定：用于骨折块间加压的接骨板固定有两种类型，加压器加压和动力加压。

加压器型接骨板固定：在接骨板之固定侧以螺钉固定后，另一侧依靠固定器的牵拉而完成骨折块间的加压。目前已较少应用。

动力加压型接骨板：固定螺钉之钉帽为球状，旋入时沿钉孔内之斜坡状滑移槽自外上滑向内下之槽底。推动其下之骨段向骨折端移行，达到轴向加压。

C. 角接骨板固定：用于股骨上、下端骨折之固定。130°角接骨板用于股骨上端，95°角接骨板则主要用于股骨髁部，也可用于股骨上端。

D. 张力带固定：将骨折端之间的张力转化为加压力。

2）加压固定的原则

A. 使骨折块之间获得最大限度的稳定。

B. 符合张力带原则的固定：每个偏心位承重的骨骼都承受弯曲应力。典型应力分布是在凸侧产生张力，而在凹侧产生压力，为使偏心位承重的骨折能恢复承重能力必须利用张力带来吸收张力。同时骨骼本身能接受轴向加压。股骨骨折固定后承重时，身体重力线落在骨干内侧，造成向外侧弯曲的应力，外侧为张力侧，因此，应在外侧行接骨板固定。胫骨则不同于股骨，负重时身体重力线与胫骨轴线的关系，在负重期不断改变，张力侧也随之而改变。如从肌肉作用所造成弯曲应力考虑，则在胫、腓双骨折时，多向内成角，内侧为张力侧，而在胫骨单骨折时，则相反。

C. 保存骨折部的血运：是减少骨折端坏死程度，使骨折获得正常愈合的重要条件。在暴露骨折部时应尽少加重骨膜的创伤。置于骨膜下时，则推开骨膜的范围应非常局限。粉碎骨折的任何骨块均应慎重保留其血运。

D. 患肢早期主动活动与负重：骨折在获得可靠的固定后即应早期主动活动；骨折局部十分稳定者，甚至可以早期负重。

3）支撑作用的固定：主要用于维持骨折的应有长度以及对位对线关系。但无加压作用。

A. 平衡接骨板固定：又称为中和接骨板固定。常用于蝶形骨折的固定。

B. 桥式固定：主要用于固定粉碎性骨折。

桥接接骨板固定：桥架于粉碎骨折两端完整的骨干上，维持长度及对位对线关系，粉碎骨块不与主骨干固定。

Weber接骨板固定：又称波形接骨板，与前者类似，长扇形结构避免了应力集中，大大减少接骨板疲劳断裂的机会。

C. 骨外固定器固定：近年的迅速发展，使之具备了更可靠的固定和其他作用，而且同样可进行加压。

D. 支撑接骨板固定：主要用于容易滑移的骨端骨折。如固定Barton骨折的特殊接骨板，固定胫骨骨折的T形或L形接骨板。

所谓夹板作用的固定即固定维持骨折的对位对线关系，但无加压作用。例如肱骨髁上骨折的克氏针交叉固定。

（2）骨折治疗的BO（Biological Osteosynthesis）新概念：多年来的临床实践中，若干相当复杂的骨折，经AO技术处理后，获得了前所未有的疗效，但同时也陆续发现了一系列问题。首先是许多骨干骨折即使按AO的原则进行了"坚强固定",但实际上却难以达到目的。不仅无法早期使用,甚至连早期功能锻炼都需极其慎重。其次,临床上连续出现加压接骨板固定的骨干骨折,愈合后去除接骨板而再骨折,人们开始对"一期愈合"进行了反思。先后提出应力遮挡作用的概念和接骨板下皮质骨因血供破坏而出现哈佛系统加速重塑,临床表现为接骨板下的骨质疏松的论据。在此基础上,AO学派从原强调生物力学固定的观点,逐渐演变为以生物学原则选择固定方法为主的观点,即生理的、合理的接骨术的观点(BO观点)。

1) 生物学固定的原则:必须充分重视局部软组织及骨的血运,固定坚强而无加压。原则如下:

A. 远离骨折部位进行复位,以保护局部软组织的附着。

B. 不以牺牲骨折部的血运来强求粉碎骨折块的解剖复位,如必须复位的较大骨折块,也应尽力保存其供血的软组织蒂部。

C. 使用低弹性模量,生物相容性好的内固定器材。

D. 减少内固定物与所固定骨之间的接触面(髓内及皮质外)。

E. 尽可能减少手术暴露时间。

2) 骨干骨折的复位

A. 直接复位:以手法复位,或用持骨器分别夹持骨折上、下主骨段,以手法对合复位。其优点是迅速、直接。

B. 间接复位:借助机械复位。复位的操作远离骨折局部,更加安全,而且不易失掉位置。当上、下主要骨折段复位,以及长度恢复后,再对其间的粉碎骨折块牵拉复位。

C. 加压器复位:将接骨板固定于一侧主骨干后,再将加压器固定于另一侧主骨干拟定的接骨板占位位置之外。反向旋转加压器使骨折牵开,用相应的持骨器夹持接骨板贴附于骨面,再正向旋转使之复位。在完全复位之前,需先用针状钩牵拉碎块使之复位。

D. 牵张器复位:将其两端各以一枚螺钉直接固定于上下骨折段远离骨折处,牵拉复位并维持之。

E. 抗滑移接骨板复位:主要用于胫骨远端的斜形骨折。先将接骨板依骨折部之弧形预弯及扭转,再以一枚螺钉将接骨板固定于胫骨远端。当将接骨板向近骨折段骨干贴附时,骨折即被挤压复位。由于机械复位对骨折局部的血供基本上不会造成影响,因此较手法复位具有更大的优越性。

3) 骨干骨折的固定:由于认识到使用接骨板时,在与固定物紧密接触部位(皮质骨外,髓腔内壁)的骨质,因血运破坏而出现骨坏死,发生加速的哈佛系统重塑,表现出严重的骨质疏松。因此,工程人员设计了多种构形的接骨板,以期减少固定物与骨之间的接触面。并选用低弹性模量的金属(合金)材料。

A. 有限接触接骨板:为改善接骨板下局部血运,在其贴骨面构形为若干深而宽的沟槽,截面呈梯形,大大减少了对骨皮质血运的影响,而且在沟槽部还会有少量骨痂生长,增强了骨折愈合部的坚强度。此外,钉孔两端的倾斜度加大,皮质骨拉力螺钉置入时可达到40°,即使短斜形骨折也能以皮质骨拉力螺钉进行加压。

B. 点状接触接骨板:接骨板与固定骨仅以点状接触,螺钉只穿过一层皮质骨,为锁定螺钉,螺钉头有细小的螺纹牢固地锁定在接骨板钉孔上。

C. 锁定接骨板及微创固定系统:特型接骨板,单侧皮质螺钉固定,螺钉为自攻式的锁定螺钉。应用特有的器械将植入物放入肌肉深层。主要用于股骨远端及胫骨近端。其作用类似骨外固定器的原理。

D. 桥接接骨板:严重粉碎的骨干骨折或确有缺损者,用桥接接骨板固定,主要是维持其长度和对线。它不属于稳定固定,但可以充分保存粉碎骨折部位软组织的附着及血供,以期获得二期愈合。桥式接骨板跨越粉碎骨折部,远近两段则分别各以3枚以上螺钉固定。

从以上各种接骨板的特点可以看出,不以牺牲局部软组织血供来强求达到坚强固定,是BO的核心概念。因此,在术后的康复措施上,必须更加强调指导监督,循序渐进,而非片面追求早期使用。

(3) 髓内针固定:髓内针固定系列利用不同类型的钢针,穿入所需固定的骨干髓腔内,以控制该骨干的骨折位置。自20世纪40年代至今,国内外大量各种类型的髓内钉相继问世。20世纪60年代后期出现了带锁髓内钉,至今已发展到一个新阶段,不仅增强了其控制能力,而且大大改进了穿钉技术。

髓内钉的类型:

1) 按照髓内钉的截面:从不同截面的形状、直径和面积来反映其整个系统的弯曲及扭转性能。

2) 按照髓内钉的数量:分为单钉与多钉型。后者多为可弯曲性的髓内钉。

3) 按照扩髓与否:分为扩髓型与不扩髓型。

4) 按照带锁与否:凡在髓内钉近端或远端附加锁钉的均为带锁髓内钉。有多种类型,从最早的Gross Kemp到近年的亚太型Gamma钉。依其作用可分为静力型与动力型。静力型者在骨折两端均加锁钉;动力型者则仅在一端带有锁钉。以往的无锁髓内钉,对长螺旋形、粉碎性等难以维持复位的复杂骨折不能形成可靠的固定,而带锁髓内钉则大大增强了对轴向旋转移位的固定能力,因此,目前新型的带锁髓内钉已广泛用于股骨、胫骨和肱骨。由于带锁髓内钉上有多个钉孔,应力集中,钉易折断,因此不稳定的骨折患者术后不应过早负重。也有人主张在骨折愈合的后期取出远端的螺钉,使静力型变为动力型,以减少其应力遮挡效应。

由于内固定本身必须进行手术,显露骨折端,必然有一定的并发症。其中包括手术感染,因破坏了骨的血液循环而致骨折延迟愈合或不愈合;内固定物松动、断裂或产生组织反应等,因此必须严格掌握切开复位内固定的手术指征。

4. 功能锻炼 功能锻炼是治疗骨折的重要组成部分,可使患肢迅速恢复正常功能。为了更好地进行功能锻炼,首先必须充分发挥患者的主观能动性。应在医务人员指导下,遵循动静相结合、主动与被动运动相结合,鼓励患者早期进行功能锻炼,促进骨折愈合和功能恢复,防止一些并发症发生。但功能锻炼必须按一定的方法循序渐进,否则也可引起不良后果。

(1) 骨折早期:伤后1~2周内,患肢局部肿胀、疼痛,骨折端容易再发生移位,软组织正处于修复阶段,此期功能锻炼的主要形式是使患肢肌肉作舒缩活动。例如前臂骨折时,可作轻微的握掌及手指伸屈活动,上臂仅作肌肉舒缩活动,腕、肘关节不活动,而身体其他各部关节均应进行功能锻炼。此期功能锻炼的目的,是促进患肢血液循环,有利于消肿,防止肌肉萎缩,避免关节僵硬。

(2) 骨折中期:两周以后患肢肿胀消退,局部疼痛逐渐消失,软组织损伤已修复,骨折端已纤维连接,并正在逐渐形成骨痂,骨折部日趋稳定。此期功能锻炼的形式除继续进行患肢肌肉的舒缩活动外,并在健肢或医务人员的帮助下逐步活动骨折处上、下关节。动作应缓慢,活动范围应由小到大,至接近临床愈合时应增加活动次数,加大运动幅度和力量。例如在外固定架的支持下,胫腓骨骨折的患者可以自由伸屈下肢各关节。又如股骨骨折,在小夹板固定及持续牵引的情况下,可进行撑臂抬臀,伸屈髋、膝等活动。

(3) 骨折后期:骨折临床愈合后,功能锻炼的主要形式是加强患肢关节的主动活动锻炼,使各关节能迅速恢复正常活动范围。

近几年来康复医学迅速发展,骨折后期功能锻炼的内容也得到了充实,很多患者在一些训练有素的专业人员指导下,加快了功能恢复的时间,从而提前恢复了工作能力,为家庭减轻了负担,为社会增加了财富。

5. 药物治疗 祖国医学对内服、外敷药物的应用原则是根据骨折愈合过程的各阶段来用药,再结合全身症状辨证施治。如早期应使用行气活血法,在原始骨痂形成期应用和血、养血药,塑形期则应固本培气,强筋健骨为主。外用药第1~2周以活血散瘀、和血生新为治则的敷贴药膏,后期骨折已达临床愈合可用熏洗药物,通过内服、外敷药物的应用,可以促进骨折的愈合。当然用药也不能截然划分,还要结合临床特点,对症用药具体情况灵活应用。

(十三) 开放性骨折的处理原则

开放性骨折因创口有发生感染的危险,必须及时正确地处理创口,防止感染,力争创口迅速愈合,从而将开放性骨折转化为闭合性骨折。若处理不当,创口感染,将延长治疗时间,影响肢体功能恢复,严重时可致肢体残疾甚至丧失生命。

开放性骨折由于创伤严重,在处理创口之前必须注意抗休克治疗,然后方可按程序清创。

1. 术前检查与准备

(1) 询问病史,了解创伤的经过、受伤的性质和时间,急救处理的情况等。

(2) 检查全身情况,是否有休克和其他危及生命的重要器官损伤。

(3) 通过肢体的运动、感觉、动脉搏动和末梢血液循环状况,确定是否有神经、肌腱和血管损伤。

(4) 观察伤口,估计损伤的深度,软组织损伤情况和污染程度。

(5) 拍摄患肢正、侧位X线片,了解骨折类型和移位。

2. 清创的时间 原则上清创越早,感染机会越少,治疗效果越好。早期细菌停留在创口表面,仅为污染,以后才繁殖并侵入组织内部发生感染,这段时间称为潜伏期。因此,应争取在潜伏期内,感染发生之前进行清创。一般认为在伤后6~8小时内清创,创口绝大多数能一期愈合,应尽可能争取在此段时间内进行。若受伤时气温较低,如在冬天,伤口污染较轻,周围组织损伤也较轻,其清创时间可适当延长。少数病例在伤后12~24小时,甚至个别病例超过24小时还可进行清创。但绝不可有意拖延清创时间,以免增加感染的机会,造成不良后果。在决定行清创术后,于摄X线片时即应做手术准备,争取及时进行手术。术前应给予足量的抗生素,并准备输血。

3. 麻醉选择 可选用臂丛麻醉、硬膜外麻醉或局部麻醉等,尽量避免用全身麻醉及腰椎麻醉,因有加重休克的危险。用局部麻醉时,应自创口周围健康皮肤上刺入注射针,用0.5%普鲁卡因溶液行软组织广泛逐层浸润。

4. 清创术要点 清创术的全过程可以大致划分为两个阶段，第一阶段为清理阶段，第二阶段为修复阶段。清创术包括清创、骨折复位、软组织修复和伤口的闭合。因为骨组织一旦感染，后果十分严重，所以对清创术要求更为严格。

（1）清理阶段

1）清洗伤肢：先从创口周围开始，逐步超越上、下关节，用无菌毛刷及肥皂液刷洗2~3次，每次都用大量冷开水或无菌生理盐水冲洗。每次冲洗后要更换毛刷。刷洗时用无菌纱布覆盖创口，勿使冲洗液流入创口内。创口内部一般不用刷洗，如污染较重，可用无菌棉花、纱布或软毛刷轻柔地进行清洗。然后可用0.1%活力碘（聚吡咯酮碘）冲洗创口或用纱布浸湿0.1%活力碘敷于创口，最后用无菌生理盐水将创口彻底冲洗干净，也可再用1‰苯扎溴铵溶液浸泡创口3分钟。用无菌纱布擦干后，再用碘酊、乙醇消毒皮肤，注意勿流入创口内。最后在创口周围铺无菌巾。在缺乏水源而又有大量患者的情况下，如战争或地震时，也可以免去清洗这一步骤，将创口周围擦干净，用碘酊、乙醇消毒皮肤，再用纱布浸湿0.1%活力碘敷于创口，或用1‰苯扎溴铵溶液浸泡创口（无条件时也可省略），铺好无菌巾，即可开始按下列步骤，认真进行清创手术，仍可取得一定的疗效。常规消毒铺巾后行清创术。

2）止血带的应用：做清创术时最好不用止血带（大血管破裂时例外），因为止血带有下列缺点：①创口缺血后无法辨别有血液供应的健康组织和失去血液供应的组织；②创口第三层区域内的组织因血液供应隔绝而生活力更降低；③因创口缺血，促使厌氧性细菌更易生长。

3）切除创口边缘：用有齿镊子夹住创口皮肤边缘，顺一定方向依次切除已撕裂的和挫伤的皮肤边缘。切除的范围按损伤和失去血液供应的程度而定。对仍有血液供应者，只切除1~2mm的污染区域。切除后用无菌巾将皮肤边缘盖好。皮肤挫伤者，应切除失去活力的皮肤。从浅至深，清除异物，切除污染和失去活力的皮下组织、筋膜、肌肉。对于肌腱、神经和血管，应在尽量切除其污染部分的情况下，保留组织的完整性，以便予以修复。清创应彻底，避免遗漏死腔和死角。

4）清除创腔或创袋：从浅层到深层将各种组织进行清创。清创要彻底，勿遗漏。若皮肤剥离甚广，皮下创腔或创袋有隧道深入远处时，应将其表面皮肤切开，直至最深远的盲角。清除存留于其内的异物。切开皮肤时要注意不要危及皮瓣的血液供应及日后肢体的功能。带蒂的皮瓣需切除至出血处方止。皮瓣的蒂在远侧，尤其在手背和足背时，发生坏死而使肌腱和关节暴露的危险较大，必须仔细处理。

5）皮下组织及脂肪组织：已污染的及失去生活力的组织应切除。脂肪组织的血液供应较差，容易引起感染，可多切除一些。

6）去除异物：创口内部各种异物均需用镊子仔细地清除。

7）筋膜、肌肉、肌腱、血管、神经的处理：一切已撕碎、断裂和压烂的筋膜、肌肉和肌腱部要彻底予以切除。肌肉损伤需切至出血及钳夹时有收缩处为止。切除失去生活力的肌肉可以防止发生气性坏疽等严重的感染，也可减少日后的瘢痕组织，有利于功能恢复。对未受伤的血管、神经和肌腱，必须小心加以保护。已污染和受挫压的肌腱，因其不会出血，仔细切至出现正常组织时即止；如仅沾染一些异物，可切除肌腱周围一薄层被污染的腱周组织或其表层组织，注意保留肌腱功能。未断裂而仅有污染的血管不应随便切除，可将血管的外膜小心剥离，消除污染物质。任何神经均应尽量保留，可将已污染的神经外膜小心剥离切除。如为挫压伤，因术后容易引起肿胀，可将深筋膜广泛切开减压。

8）关节、韧带与关节囊：已被污染与挫伤的韧带、关节囊均应切除。但若仅有污染，则可将其表层小心切除，保留其大部分组织，对关节以后的功能恢复非常重要。

9）骨外膜：骨外膜为骨和骨折愈合的重要组织，应尽量保留。若已污染，可仔细将其表层切除。

10）止血：所有出血的微小血管，只需用止血钳夹住数分钟即可止血，不需要结扎。因为清创术后，还留有血液供应已受损害的创壁。结扎血管后，被结扎的组织将坏死。结扎过多，遗留于创口中的细菌，就能在这些坏死组织和结扎线中生长繁殖，导致创口感染和发生窦道。较大的血管出血必须结扎。重要的大血管断裂，要将两断端切至内膜完整处，进行吻合。

11）骨折端的处理：骨折端已污染的表层可用骨凿凿去，或用咬骨钳咬除。在皮质骨部分，污染深入程度一般不超过0.5~1.0mm，但在松质骨部分，可深入至1cm左右。用毛刷洗刷污染骨是不适宜的，因可将污物和细菌挤入深处。已暴露而又污染的骨髓腔，应注意彻底清除干净，必要时可用小刮匙伸入骨髓腔刮除。粉碎性骨折处已与周围组织完全失去联系的、游离的小碎骨片可以除去；与周围组织尚有联系的小碎骨片切勿除去，因这些小碎骨片尚有血液供应，仍有生活力，在骨折愈合过程中均可成为一个化骨中心，有助于骨折愈合。大块的游离骨片在清洁后，用

1‰苯扎溴铵或用0.1%活力碘浸泡5分钟，再用生理盐水清洗后仍宜放回原处。若除去过多的小碎骨片或大块游离骨片，骨外膜将因失去支撑而塌陷皱缩，不能维持筒状，新骨不能按原有骨的形状生长，只形成一些零乱的小碎骨，骨折端不能牢固连接，形成骨质缺损、骨折不愈合，以后治疗困难，疗效将大受影响。骨折端的处理：既要彻底清理干净，又要尽量保持骨的完整性，以利骨折愈合。皮质骨的污染可用骨凿凿除或用咬骨钳咬除，污染的松质骨可以刮除，污染的骨髓腔应注意将其彻底清除干净。

12）再次清洗：彻底清创后，用无菌生理盐水再次清洗创口及其周围2～3次，将肉眼看不到的破碎组织残渣清除干净。然后用1‰苯扎溴铵溶液或0.1%活力碘浸泡创口3～5分钟，杀灭残余细菌。该溶液对组织无不良反应。若创口污染程度较重，距受伤后的时间较长，可加用3%过氧化氢溶液清洗，以减少厌氧菌感染的机会，然后再用生理盐水冲洗。同时清洗已用过的器械和医师的手套，并用1‰苯扎溴铵溶液及生理盐水浸泡，或予以更换。清洗后应在创口周围再铺一层无菌巾，然后进行修复手术。

（2）修复阶段

1）开放性骨折的内固定：清创后应在直视下将骨折复位。若复位后较为稳定，可用石膏托或持续骨牵引外固定，较为安全可靠。需用内固定物时，在不加重周围软组织损伤的情况下，适当选用。如用一枚螺丝钉贯穿固定斜行或螺旋形骨折，或用骨圆针或细钢针作交叉固定等，必要时也可用接骨板螺丝钉固定，以保证骨折端不致移位。术后仍应加用外固定。若创口发生感染，待炎症控制、肉芽组织形成、骨折端已稳定后，可提早拆除接骨板螺丝钉，改用管形石膏固定，开窗换药。第三度开放性骨折及第二度开放性骨折清创时间超过伤后6～8小时者，不宜应用内固定，可选用外固定器固定。因为超过6～8小时，创口处污染的细菌已度过潜伏期，进入按对数增殖的时期，内固定物作为无生命的异物，机体局部抵抗力低下，且抗菌药物难以发挥作用，容易导致感染。一旦发生感染，则内固定物必须取出，否则感染不止，创口不愈。

2）血管的修复：重要的动脉或静脉断裂，应迅速进行吻合，使患肢能尽快恢复血液循环。若缺损较多，可用自体静脉移植修补。

3）神经的修复：神经断裂后，在条件许可时应争取缝合。缝合前需将两断端用锋利的刀片切成平整的新创面，再做神经外膜或最好是做束膜对端吻合。若神经有部分缺损，可将邻近关节屈曲或将骨折端截除一些，缩短肢体，使神经两断端凑近缝合。条件不许可时，将神经两断端用黑丝线结扎，缝于附近软组织，作为标记，以利于二期修复。

4）肌腱的修复：断裂的肌腱如系刀伤或由利器切断，断端平整、无组织挫伤，可在清创后将肌腱缝合。若被钝器所拉断，则不宜缝合，待创口愈合后再行修补。

5）创口引流：可用硅胶管引流，在创口所属骨-筋膜腔的最深处向外刺穿皮肤，将引流物从此处引出，并接以负压引流瓶。24～48小时后将引流管拔除，必要时，在创口闭合前可将抗生素缓释剂置入创口内。

6）创口的闭合：将创口全部闭合，争取一期愈合，使开放性骨折转化为闭合性骨折，是清创术的主要目的。对于6～8小时之内的第一、二度开放性骨折，清创后大多数创口能一期闭合。第三度开放性骨折，亦应争取在彻底清创后，采用各种不同的方法，尽可能地一期闭合创口。显微外科的发展，为这类损伤的治疗提供了更好的方法和更多的机会。为了避免在创口内埋入较多的异物及减轻创口内的张力，可仅缝合皮肤或作整层缝合。闭合创口的方法有：①直接缝合创口：皮肤缺损较少，缝合时张力不大，可直接缝合。对关节部位的创口，应采用Z成形术的原则，改变创口的方向，然后缝合，防止因线状瘢痕挛缩与肌腱粘连而影响关节活动。②皮肤缺损较多的创口，缝合时张力过大，不可勉强直接缝合，否则皮肤边缘将发生坏死，创口内部张力增大，第三层区域的血液供应将受影响而使深部组织坏死，发生感染的危险将大为增加。应根据不同情况，分别采用减张缝合、局部转移皮瓣、带蒂皮瓣移植、点状植皮、中厚游离皮片植皮等方法闭合创口。③大块脱套伤的皮肤，已失去原有的血液供应，若将其原位缝合，日后必将发生大片皮肤坏死，导致创口严重感染。必须将脱套的皮肤全部切下来，用切皮机切成中厚游离皮片作游离植皮。在缺乏设备时，也可顺肢体纵轴将脱套的皮肤袖剪开，向两侧摊开，用刀剪尽量将皮下层清除，然后拉紧包绕肢体，在纵轴上剪去多余的皮肤，使在适度紧张的情况下缝合。④延迟闭合：第三度开放性骨折，软组织损伤严重，一时无法完全确定组织坏死情况，感染的机会较大。清创后，可将周围软组织覆盖骨折处，敞开创口，用无菌敷料湿敷，观察3～5天，可再次清创，彻底切除失活组织，进行游离植皮。如植皮困难，可用皮瓣移植覆盖。⑤皮瓣移植：伴有广泛软组织损伤的第三度开放性骨折，骨折处外露，缺乏软组织覆盖，极易导致感染。应设法将创口用各种不同的皮瓣加以覆盖，如局部转移皮瓣、带血管蒂岛状皮瓣或吻合血管的游离皮瓣移植等。清创过程完成后，根据伤情选择适当的固定方法固定患肢。战时，在清创后因缺乏继续观察患者的条件,不宜缝合创口。若有神经、血管、肌腱或骨与关节暴露时,可用邻近软组织覆盖。创口包扎后,用石膏托固定,然后向后方运送。日后检查创口情况,如无感染现象,可作延期缝合。若已感染,应再清除坏死组织,继续换药,于适当时间再行植皮术或二期缝合。

负压封闭引流技术(vacuum sealing drainage, VSD)由德国学者 Fleischmann 首创,目前在国内已广泛应用。其使用医用泡沫材料包裹多侧孔引流管,通过黏性薄膜与负压吸引源形成封闭系统,负压被均匀地分布在医用泡沫材料上,对创面产生引流和封闭效果。VSD 能及时有效地清除渗液,减少毒素的吸收,还可以缩小创面,消除死腔,同时改善局部血液循环,减轻或消除水肿,促进肉芽组织生长,加快创面愈合。另外,该技术还能封闭创面,最大限度地避免院内交叉感染,通过持续负压可增加局部灌注,形成良好的肉芽组织,增加创面抵抗感染的能力。目前,骨科使用 VSD 的指征包括皮肤缺损的各类创伤,如肢体脱套伤、撕脱伤,伴有软组织缺损开放性骨折,骨髓炎或急慢性创面感染,难愈性创面及慢性溃疡,骨筋膜间室综合征以及皮肤移植物的固定等。当创面组织较为致密时(如肌肉、筋膜),应该选择较高的负压设置(一般为-450mmHg 至-300mmHg),对于较疏松的创面组织(如皮下脂肪的创面),应选择较低的负压设置(一般为-300mmHg 至-125mmHg),在临床实际应用时应注意避免压力值设置过大抑制创面血流,从而造成组织坏死的情况。

VSD 技术应注意以下相关情况:①保持创面密封,妥善固定引流管并保证通畅,血液引流液容易堵管,可用生理盐水冲洗或经常更换引流管;②保持恒定负压(-450mmHg 至-125mmHg),过大或过小均不利于创面愈合;③连续负压封闭 5~15 天(通常为1周)应更换 1 次,避免管道扭曲;④观察、记录引流量及其性质与变化,必要时行细菌培养和药敏;⑤创面周围皮肤出现红肿、水疱,提示对生物半透膜过敏,应及时停用;⑥使用 VSD 技术 3 周后,如果创面修复没有改善,应寻找原因。

7) 术后应用石膏托或持续骨牵引作外固定。骨折复位及固定后,创腔可消失,受压的血管可以重新开放,对防止感染均有利。

8) 应用抗生素并应用破伤风抗毒素预防感染。

对于开放性损伤的患者,使用抗生素治疗能降低术后感染的风险。目前多数方案建议使用广谱抗生素,通常是第一代或第二代头孢菌素,而对有革兰阴性细菌严重污染危险的 GustiloⅢ型损伤需加用氨基糖苷类抗生素;如果有厌氧菌感染可能的,推荐使用大剂量青霉素,或对厌氧菌敏感的抗生素。喹诺酮类对于骨折的愈合有不良反应,因此不应该作为开放性骨折患者的预防性用药。

对于何时从开放性伤口中做细菌培养,目前依然存在争议。有学者建议,对第二次清创时存在明显临床感染表现的患者进行培养;也有学者认为,根据清创术和创口冲洗后获得的细菌培养结果来决定是否需要重复进行正规清创和冲洗。

5. 二期骨折处理 清创时一期的骨折稳定可能只是骨折治疗的第一步,在第一次换药后需要决定之后的骨折治疗措施。相关的情况需要与患者及其家属进行足够的沟通。

原则上对于软组织损伤较轻的 Gustilo 分级Ⅰ、Ⅱ度的开放骨折可以进行一期植骨,但是由于惧怕可能出现的伤口感染,很少进行一期植骨术。二期植骨的时机需依据软组织缺损部位和严重度而定,如果伤口可以二期闭合或在健康的肉芽上简单植皮关闭伤口的话,植骨可以同时进行;如果创面需要通过转移肌瓣或游离蒂肌瓣闭合,则植骨要在确定生长稳定后才进行,通常在 5~7 周之后,过早植骨会造成感染、、植骨与皮瓣失败。对于Ⅲ度开放性骨折,如果术后 3~6 周仍未见早期骨痂形成,应尽早植骨。若超过 12 周,则可能导致内固定失败,必须行植骨术。

6. 早期截肢与保肢 对于 Gustilo ⅢC 度的开放性骨折,是否行一期截肢常让医师进退两难。勉强保肢会出现许多没有功能的肢体,也使每个患者在身体上、心理上、经济上和社交上都受到影响。为了更好地评价损伤和确定采用早期截肢治疗的损伤类型,目前最常用的是由 Johansen 和 Helfet 等提出的毁损伤肢体严重程度评分(mangled extremity severity score, MESS)。该评分通过对骨骼和软组织损伤、休克、局部缺血以及年龄 4 个方面进行评分(表 97-4),MESS≥7分,建议行一期截肢术,如评分≤6 分时,肢体通常能够存活,保肢效果好。近期研究认为,MESS≤9 分的创伤肢体都可试行保肢治疗。

Lange 建议 Gustilo ⅢC 度胫骨骨折一期截肢的绝对适应证包括:成人胫神经彻底毁损;挤压伤伴热缺血时间>6 小时。相对适应证为:严重多发伤;严重的同侧损伤;预期行多次软组织延长和重建。

(十四)开放性关节损伤

关节内骨折的治疗原则包括:①关节面的解剖复位;②关节面的稳定固定;③干骺端畸形和力线的恢复;④干骺端各部分的稳定固定;⑤早期活动。

皮肤与关节囊破裂,关节腔与外界相通,称为开放性关节损伤,按照损伤程度与预后不同,可分为三度:

表 97-4 肢体严重创伤评分(mangled extremity severity score,MESS)

类型	特征	损　伤	评分
骨骼/软组织			
1	低能量	刺伤,单纯闭合性骨折,小口径枪弹伤	1
2	中等能量	开放性或多节段骨折、脱位,中等程度挤压伤	2
3	高能量	猎枪炸伤(近距离),高速枪弹伤	3
4	严重挤压伤	伐木、铁路、钻井事故	4
休克			
1	血流动力学压力正常	在现场和手术室血压稳定	0
2	一过性低血压	在现场血压不稳,但对静脉输液有反应	1
3	长时间低血压	在现场收缩压低于90mmHg,仅在手术室对静脉输液有反应	2
缺血			
1	无	肢体有脉搏,无缺血征象	0*
2	轻度	脉搏减弱,无缺血征象	1*
3	中度	多普勒探测无脉搏,毛细血管充盈迟滞,感觉异常,运动功能减退	2*
4	重度	无脉、体温低、麻痹、麻木,毛细血管无充盈	3*
年龄			
1	<30 岁		
2	30~50 岁		
3	>50 岁		

*如果缺血时间超过6小时,加2分

第一度:锐性外力直接穿破皮肤和关节囊,创口较小,关节软骨与骨骼尚完整,经治疗后可保持关节功能。

第二度:钝性暴力伤,软组织损伤较为广泛,关节软骨与骨骼有中度损伤,创口内有异物,经治疗后可恢复部分关节功能。

第三度:软组织毁损伤,韧带断裂,关节软骨及骨骼损伤严重,创口内有异物,可合并关节脱位与神经血管损伤,经治疗后关节功能较难恢复。

对于第一度损伤,不需要探查关节,彻底清创,关节内放置引流,一期闭合创口,术后牵引或石膏固定。第二度损伤创口先行关节外常规清创后,更换手套、器械后,充分显露关节,清创去除异物,骨折块复位后固定,关节内放置引流,尽量关闭创口;如伤后时间长,周围组织疑有炎症,可闭合伤口,并行关节囊内灌洗引流,4~5天后炎症消退,可停止灌洗,拔除引流。第三度损伤清创后创口处理与第二度相同;若关节面破坏严重,估计关节功能无法恢复,且创口新鲜,可考虑行一期关节融合术。

(十五)创伤控制在骨科多发创伤中的应用

近年来,严重多发创伤呈现明显上升趋势。部分伤者送到医院时已处于严重失血性休克等危急状态。常规确定性手术复杂费时、创伤大,可能带来灾难性的结局。1983年Stone等提出创伤控制外科(damage control surgery,DCS)的概念。20世纪90年代,基于DCS理论,逐渐发展出创伤控制骨科(damage control orthopeadics,DCO)的概念,强调创伤早期减少生理紊乱和炎症反应,旨在早期行初始、快速、暂时的骨折固定,待全身状态好转后行二期确定性手术,是一种应急分期手术的理念,其目的是挽救生命;保全肢体;控制污染;避免生理潜能进行性耗竭;为确定性手术赢得时间。

目前公认的DCO的适应证是出现死亡三联症:①体温低于35℃;②凝血障碍;③严重的代谢性酸中毒(pH<7.3)。以上三个因素相互影响,以大量失血,全身组织灌注不足为病理生理改变的基础,形成“血性恶性循环”,最终导致机体生理耗竭。Rotondo、Andeweg、Asnbsio等从患者受伤机制和自身状况(condition)、伴发伤(complexes)及临界因素(critical factor)进行综合考虑的“3C”原则,给DCO适应证的选择提供了全面扼要的标准。①患者受伤机制和自身状况:

躯干高能量钝性损伤、躯干多发性穿透伤、血流动力学极不稳定；②伴发伤（重要的损伤部位优先考虑）：严重的颅脑闭合伤、脊柱骨折、骨盆骨折、四肢长骨多发骨折、腹腔主要血管损伤、多发性内脏损伤、纵隔开放伤等；③临界因素：低温（<35℃）、凝血障碍（非机械性损伤出血、大量输注浓缩红细胞>10 单位）、严重代谢性酸中毒（pH<7.3）、预计复苏和手术时间≥90 分钟；如果患者年龄>70 岁，入院前曾有钝挫伤所致心搏骤停或致命性头颅损伤，死亡率通常为 100%，此时 DCO 手术也值得一试。

DCO 的主要步骤：

（1）多发伤的出血控制期和早期临时固定。此期的目的是维持血流动力学稳定和控制感染。输血是维持血流动力学非常重要的一步，但并不意味着仅靠输血就能提高生存率。骨折的临时固定可选择多种方式，其中外固定支架是方便且有效的临时固定方式。对于伴发骨盆骨折的多发外伤，合并大出血时的死亡率高达 50%～60%。外固定支架适用于 Tile B 型旋转不稳定垂直稳定的骨盆骨折；而 Tile C 型的骨盆骨折，可以使用 C 形钳临时固定骨盆后环；对于经过液体复苏和固定后，血流动力学依然不稳定的患者，在除外胸腹腔出血后，可以考虑进行腹膜外骨盆填塞，恢复有效的骨盆"自填塞"效应。目前认为介入下动脉造影栓塞术是最后的选择，但研究发现单次栓塞可能导致更大的出血和血肿。

（2）重症监护室（ICU）复苏和状态的最优化期。完成简化手术，送入 ICU 后应即刻开始复苏。①维持血流动力学稳定，纠正酸中毒，清除血乳酸；②复温，改善组织灌注，有助于纠正凝血功能障碍；③输注新鲜冷冻血浆（FFP）、血小板，纠正凝血功能障碍。

（3）骨折确定性手术期。确定性手术的最佳条件包括：PO_2、SaO_2、氧输送正常；出血已被控制；血流动力学稳定；代谢性酸中毒纠正；无其他威胁生命的因素存在。多数学者主张 36～72 小时内可进行确定性手术，同时固定方式仍应用创伤小的手术方式。

（十六）骨折的迟缓连接、不连接和畸形愈合（图 97-5）

年龄、体质、血液供应、感染、骨折类型和治疗方法可以使骨折的愈合变得困难或容易，缓慢或迅速。如婴儿的股骨骨折可在 3～4 周连接，而成人则在 3～4 个月连接，但不论什么年龄，即使超过 90 岁，股骨骨折也会连接。血液供应受阻可以使修复迟缓，但如果修复迟缓的骨折能有足够时间的保护，它们仍然会连接。骨折的手术暴露可能因软组织自骨剥离而减少血液供应，但只要术后固定恰当，接骨板的使用和其他手术不会造成不连接。过度牵引会引起骨折愈合明显迟缓，但只要固定延长，骨折仍能连接。即使严重的骨折感染，只要固定时间足够，也不会不连接。另如关节附近骨折，骨的血管丰富，细胞生长活跃，即使固定差些，骨折也可以连接。若情况不利，细胞生长缓慢和困难，只有在固定恰当和持久的情况下，骨折才能连接。空隙骨折、感染骨折、接骨板手术治疗骨折和血液供应不良所造成的不连接，原因不在于空隙、感染、接骨板或血液供应，而是没有认识到这些因素只是引起慢连接，没有给予相应的持久固定。

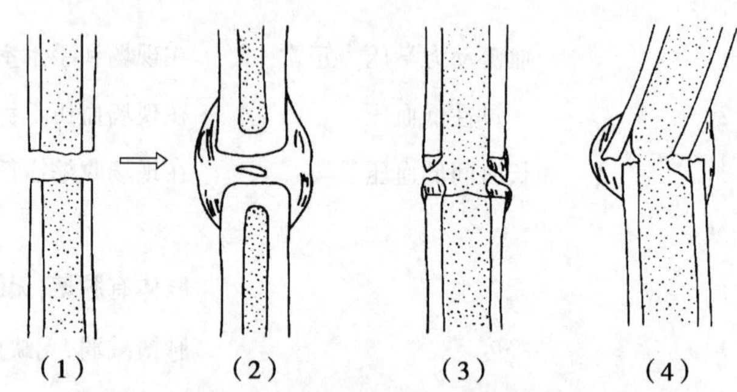

图 97-5　骨折迟缓连接、不连接和畸形愈合示意图

（1）骨折；（2）假关节形成；（3）骨折延迟愈合；（4）骨折畸形愈合

骨折的不连接往往是由于外科医师的无能，而不是骨细胞的无能，所以是能够避免的并发症。一般可以列举许多病因因素：如骨断端对合不完善、软组织嵌夹、断端分离、血供应受阻、功能性失用、骨感染、骨质疏松、老年性变化、手术干预、骨膜剥离、髓腔阻塞、接骨板与螺丝钉的反应、滑液的遏制作用、断端间缺乏血块、被无衬垫石膏型挤压骨折血肿。这些情况显然对决定连接速度很重要，但不是不连接的原因。毫无疑问，断端间有连续血肿但骨折不连接，其主要原因是不恰当的固定。如果确实固定能保持足够时间，所有骨折是能够最终连接的。可是这不能解释为什么有的骨折即使固定不恰当，也能及时连接，例如肱骨干骨折、锁骨骨折。是否是在早期修复的临界阶段，活动造成纤细血管组织的破坏，以及待这阶段完成后，少量活动可能有刺激连接作用。这可用以解释下肢骨折在后期可准予负重，起到有益作用。

慢连接、迟缓连接和不连接的区别（图 97-5）：在每一个区域内，骨折连接所需要的时间往往用一定的周数来规定，如锁骨，3 周；手舟骨，6～12 周；胫骨，10～12 周；股骨，12 周等。近年来，固定期限有所延长。一般认为是 3 个月，甚至 4 个月，应根据具体情况确定期限，采用千篇一律的固定期限是不可取的，因为在一定期限内没有连接的骨折将视为"不连接"，然后采取新的治疗措效，把石膏拆除；为了怕关节僵硬，开始理疗；装上行走支架，不再予以固定。骨折的生

7

长本身可能慢一些,或因为不恰当的治疗而迟缓。数星期或数月的迟缓并不意味着连接必定失败。不管时间过去多少,只要骨折仍然处于慢连接或迟缓连接阶段,主要的疗法是不要去惊扰它,用持续固定保护起来。可能的话,在内固定的基础上再补充一些外固定。

慢连接:骨折线仍清晰可见,但断端没有过分地分离。骨折面上没有空腔形成,没有脱钙,没有硬化,这些都是头几个月的任何骨折均出现的现象。如果这现象持续超过数周,连接属于缓慢。这种骨折不愈合是由于骨折的类型、血液供应或患者的年龄和体质造成。骨折连接已经迟缓,但并无不连接体征。主要诊断依据如下:①临床表现:即超过该骨正常愈合时间1/2以上,局部仍有痛感、压痛及叩击痛者。在检查过程中如发现肢体有异常活动,则可确诊。②X线片:显示骨折端边缘不整,多呈绒毛状,间隙增宽,骨痂生长较少,且似有模糊的囊性改变,但无骨端的硬化及髓腔闭塞征。③CT及MR检查等均有助于本病的诊断,但一般情况下不必进行。有足够时间的固定,骨折是会连接的。

迟缓连接:骨断端间反复活动并有反应性充血,将引起骨端的吸收,骨折线增宽呈“空腔”,边缘模糊不清。只要没有硬化,仍是迟缓连接,修复尚未完全,不属于不连接,空隙内有肉芽组织填塞,但不是瘢痕组织。治疗主要是防止活动和劳损,勿使骨吸收,骨折应更严格固定,可能需要用内固定来加强。固定应持续数周或数月,直至情况转佳,空隙内有新骨,骨折得以强固。也可用螺丝钉做内固定。

骨不连接:若骨断端间仍有活动,第三阶段在数月后形成。骨断端间可能是部分填满,但边缘清晰,骨折面平滑并有真正的硬化。愈合工作已结束,细胞活动已停歇,不连接已成定局,骨断端被稠密的瘢痕组织相连,有时可形成假关节。其诊断标准是:①临床表现为骨折端有异常活动而无疼痛、压痛及传导叩击痛;②X线片:多表现为以下两种类型:硬化型:骨折断端处的髓腔闭合,接触面呈硬化状,常形成球形或杵臼状关节;萎缩型:显示骨质吸收,骨折端萎缩疏松,中间可见明显的空隙。对这类骨折不论固定多久,它将不会有骨连接。在这阶段最好用手术刺激骨修复。在过去,有许多不同的手术方案,但最成功的手术,至今仍常被使用的是Phemister所惯用的骨移植术。这是采用外置松质骨条放在预作的骨皮质床上,而不干扰假关节。在手术后的早期数周内,完全固定是很重要的。即使骨折很稳定,也应确实固定。这种固定是让纤细血管组织能长入移植骨。对这类骨移植的有效作用毋庸置疑,因为不干扰纤维连接区,缺损处会自然而然地被骨所填充。若骨折内有较大的活动,或将骨折端咬碎以改善对线,这就需要在外固定以外,再加用接骨板或髓内针。有些外科医师过分地认为只要内固定非常坚固,就能使不连接修复,这可能是对的;但为了获得内固定的完善所需要克服技术上的困难,将远远超过取一片移植骨。

骨折畸形愈合:即骨折愈合的位置未达到功能复位的要求,存在成角、旋转或重叠畸形(图97-5)。其原因可能是由于骨折复位不佳,固定不牢固或过早地拆除固定,受肌肉牵拉、肢体重量和不恰当负重的影响所致。畸形较轻,对功能影响不大者,可不予处理。畸形明显影响肢体功能者需行矫正。如骨折愈合时间在2~3个月,骨痂尚不坚固,可在麻醉下行手法折骨,将其在原骨折处折断。重新复位和固定,使其在良好的位置愈合。如骨折愈合已很坚固,则应行截骨矫形术。

(姚振均)

第二节 上肢骨折与损伤

一、锁骨骨折

【病因】

多由间接外力引起。摔倒时手或肘先着地,外力自前臂或肘部沿肱骨干向近心端冲击,因锁骨为肩胛带与躯干之间的唯一支柱,因而易发生骨折。此外更多见于摔倒时肘肩外端直接触地的患者。因直接外力或肌肉突然收缩所发生的锁骨骨折则属少见。也有因产伤引起骨折的。在青少年和成人中,各个位置典型的锁骨骨折由中到高能量的创伤所造成,而在老人中,骨折通常发生在诸如单纯性摔伤这样的低能量损伤后。

【病理】

传统上将锁骨分为三段,因此锁骨骨折按部位分为三类,即锁骨内侧1/3骨折;锁骨中1/3骨折和锁骨外1/3骨折。

骨折虽可发生于锁骨的任何一段,但好发于中1/3段,或中外1/3段的交界处,即接近喙锁韧带的附着点。因为此处骨质最薄弱,锁骨两个弯曲的衔接点亦位于此,且无韧带或肌肉附着,故易折断。

骨折线多为横行或短斜行,也可呈粉碎性,有三角形碎骨块,在老年人常为粉碎型。

幼童可为青枝骨折,多无显著的移位。成年人的完全骨折则具有典型的移位,骨断端重叠而显示缩短,内侧段因胸锁乳突肌的牵拉而向上后方移位,外侧段则因上肢的重量和肌肉的牵拉(主要为胸大肌与

7

前锯肌）而向下前内方移位，故其骨折面转向后方（图97-6）。

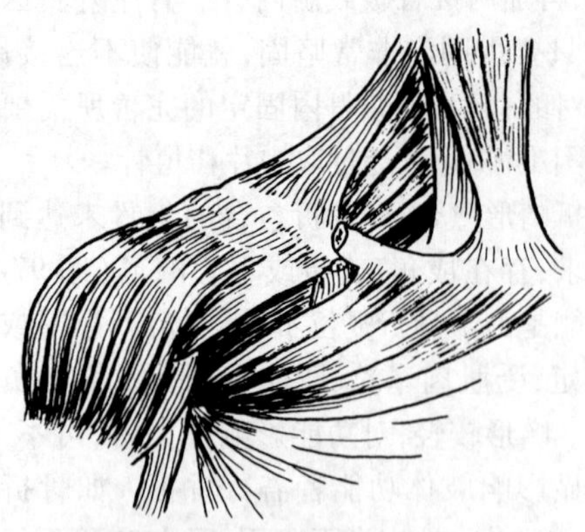

图 97-6　锁骨骨折的典型移位

外 1/3 段骨折多为横行。由于骨折外段与肩峰、内段与喙突仍旧保持它们之间的韧带联系，故一般移位不显著。但因肩和肩胛骨可移向前方，故骨折可出现成角畸形。如骨折为粉碎型，喙锁韧带发生断裂，骨折外段便连同肩胛骨向下方移位，则骨折近段则向上翘起。此情况与肩锁关节全脱位（喙锁韧带、肩锁韧带皆断裂）相似。此类骨折多为直接外力所致。

内 1/3 段骨折罕见，多为直接暴力引起，倘有移位其程度亦较小，但如肋锁韧带同时断裂，则可能有重叠现象。

【发病率】

为常见骨折之一。最多发生于儿童，其次为青壮年，约占全身骨折的 5%。

【症状和诊断】

因锁骨位于皮下，故在骨折后局部肿胀很明显。触诊可摸到移位骨折段，并有异常活动。典型体征为患者头向患侧倾斜而下颏转向健侧，以松弛胸锁乳突肌而减少疼痛。同时患者以健侧手托着患侧肘部以减轻因上肢的重量牵拉所引起的疼痛。

幼童的青枝骨折由于幼儿不能自述疼痛部位，且皮下脂肪丰满，畸形不甚明显，而易被忽视，故应予注意。但若不愿活动患肢或穿衣袖时啼哭的表现应考虑锁骨骨折的可能。仔细观察可发现有局限压痛点或锁骨的正常前凸度数增大。数日后，在局部可摸到膨大的骨痂包块。

根据受伤史、体征和 X 线检查，锁骨骨折的诊断多无困难。但外 1/3 段骨折合并喙锁韧带断裂者需与肩锁关节脱位鉴别。骨折的压痛点在锁骨，可摸到骨折端并觉察到骨擦音。脱位的压痛点在肩锁关节，可摸到完整的锁骨和突出的锁骨外端，X 线可以证明。

【并发症】

因多为间接外力所致的闭合性骨折，骨折移位的方向不易损伤邻近的血管、神经或肺尖。若为粉碎性骨折，碎片向内、向下移位时可损伤血管及神经。

【预后】

一般皆良好，大多数可以通过手法复位和外固定愈合，即使有畸形愈合，对功能影响不大。但老年患者，如因疼痛而不使用患肢或进行功能运动时，可发生肩、肘或手指关节僵硬的现象。骨折不愈合极为罕见，多系切开复位内固定的并发症。

【治疗】

以闭合复位、外固定、早期功能活动为主。

1. 手法复位（图 97-7）　局部麻醉后，令患者坐于矮凳上，挺胸两手撑腰，术者站于患者背后，右足踏于凳缘，屈膝以顶住患者两肩胛之间，并用两手分别握住患者两上臂前外侧，用力将两侧肩胛带向后、上、外方牵拉，即可使骨折复位。然后助手用棉垫置于两侧腋窝，用“8”字绷带或石膏固定，并用三角巾悬吊患肢。3～4 周后拆除固定，逐渐增加功能运动，而在固定之日起即应练习手指、腕和肘关节运动，其他方向的肩关节悬垂运动亦应早期开始。复位后常用的外固定有：

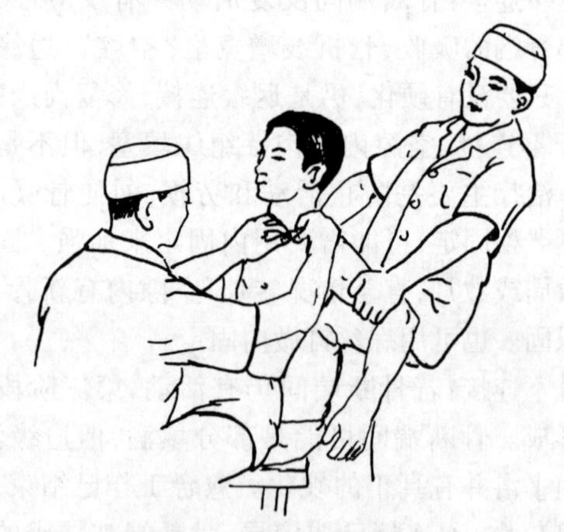

图 97-7　锁骨骨折复位法

（1）三角巾悬吊或“8”字绷带固定法：适用于幼儿的青枝骨折或不全骨折，悬吊固定 1～2 周，对有移位的骨折，可用“8”字绷带固定 2～3 周。

（2）石膏绷带固定：适用于青壮年，移位严重，有畸形者。先用手法复位，然后用石膏绷带“8”字固定 3～4 周（图 97-8）。

（3）双圈固定法：适用于成年人有移位的骨折，先用手法复位，然后将垫圈紧压骨折远、近端，外加胶布固定，再把固定棉圈套在两侧肩部，用两条短布带在背后上下分开扎住，两圈前侧用长布在胸前缚住，以达到固定作用（图 97-9）。

（4）外展牵引法：对较严重的粉碎骨折或因患者要求需要较好的复位，如患者系演员，为了防止在骨

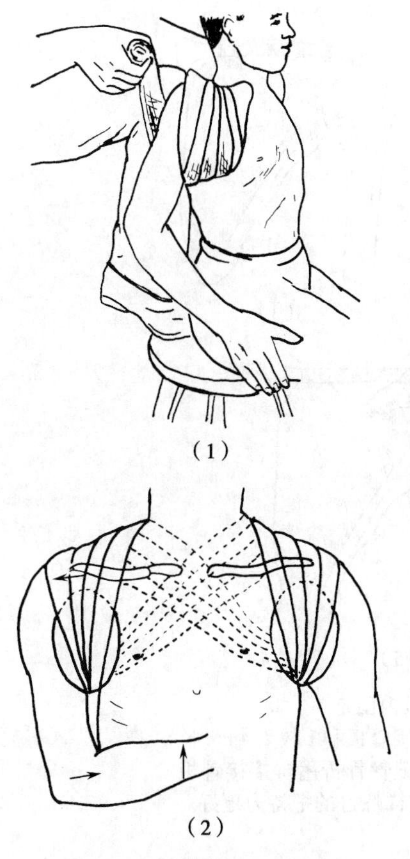

（1）

（2）

图 97-8　锁骨骨折复位后用“8”字形石膏绷带固定

（1）“8”字绷带包扎法；（2）“8”字绷带固定法

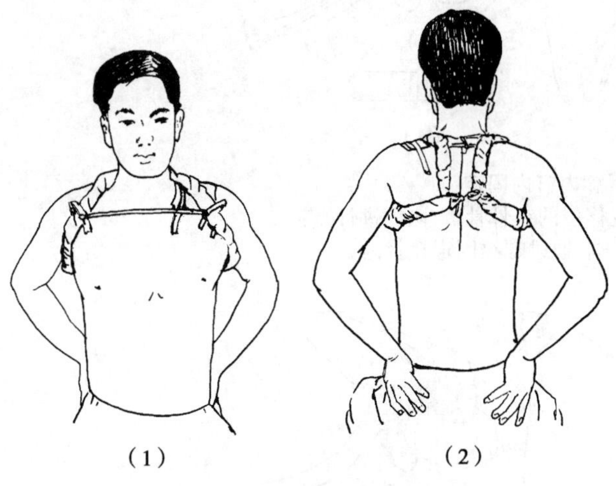

（1）　　（2）

图 97-9　锁骨骨折双圈固定法

（1）前面观；（2）背面观

折愈合后局部显示畸形，则需在牵引下复位并卧床继续外展牵引患肢 4 周，然后开始功能运动。

（5）对于外 1/3 段的骨折与肩锁关节脱位者相同。其方法为将患侧上肢的肘关节屈曲至 90°，术者一手自肘部向上推，另一手向下按压锁骨外段，即可使骨折复位，然后用胶布固定（图 97-10）和颈腕吊带悬吊上肢。3～4 周后解除固定，开始功能运动。

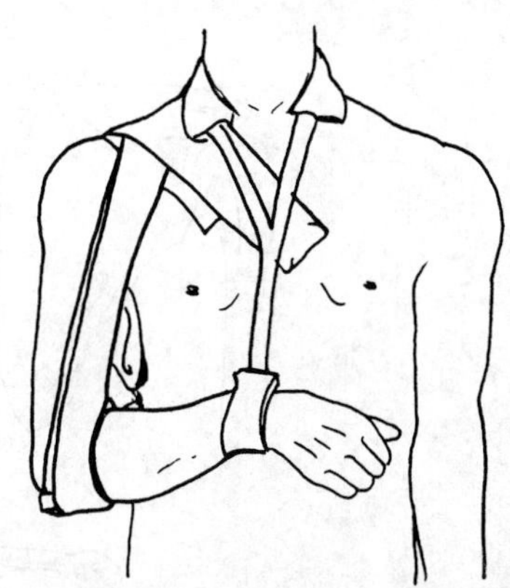

图 97-10　锁骨外 1/3 段骨折复位后用胶布固定

在施行“8”字绷带或石膏固定时，需注意观察患者上肢有无血液循环障碍或有无手指麻木感觉，如有，则适当地调整绷带的紧张度。此外还需随时注意绷带是否松弛，而予以适当的修整。

2. 切开复位、内固定术　对开放性骨折如存在有穿出皮肤危险的难复性骨折块、合并锁骨下动脉和臂丛神经损伤，以及合并同侧肩胛颈骨折导致不稳定者，应切开复位内固定，对于锁骨的疼痛性不愈合，亦应手术治疗。传统上，不鼓励对锁骨进行手术治疗，是基于早期的文献报道：切开复位内固定手术治疗的患者骨不连的发生率较保守治疗的要高。但随着更多可预见内固定的发展，在初期使用手术治疗激起了人们更大的兴趣，在近期的文献报道中，关于切开复位内固定的和对骨不连锁骨骨折进行植骨的良好效果，支持了对锁骨正确应用内固定不会妨碍骨折愈合的论点。

内固定的选择应根据骨折的部位和骨折类型而定。

锁骨中段骨折以 3.5mm 动力加压接骨板或 3.5mm 重建接骨板为宜，应选用最少 6 孔接骨板，接骨板置于锁骨的上方（图 97-11）。另外，也有使用髓内钉的（图 97-12）。

锁骨肩峰端骨折可以 2 枚克氏针作“8”字张力带固定，固定时应注意不可伤及肩锁关节，或用小型 T 接骨板固定（图 97-13）。也可用 AO 锁骨钩接骨板固定（图 97-14）。使用克氏针固定者，骨折愈合后应尽早取出，以免克氏针游离。

二、肩胛骨骨折

肩胛骨位置表浅，体部骨质薄，但增厚的边缘很坚固，周围有衬垫式的肌肉将其包围，故肩胛骨骨折较少见。多发生于肩胛骨体部和颈部。虽有骨折，其

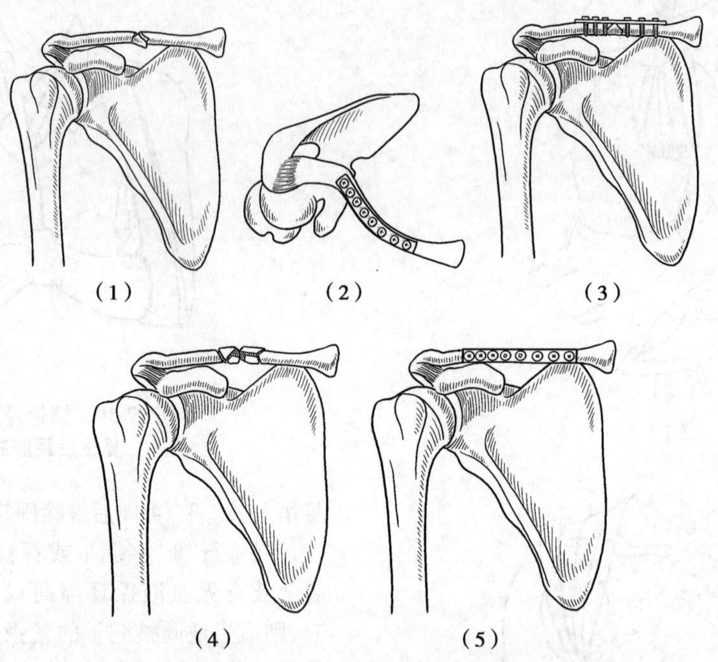

图 97-11 锁骨中段骨折接骨板内固定

(1)~(3)在锁骨上方放置1块3.5mm的重建接骨板和1枚2.4mm拉力螺钉来固定锁骨蝶形骨折;(4)、(5)粉碎性锁骨骨折用桥接接骨板固定,锁骨前方放置3.5mm LC-DCP接骨板,这样螺钉的把持力更好

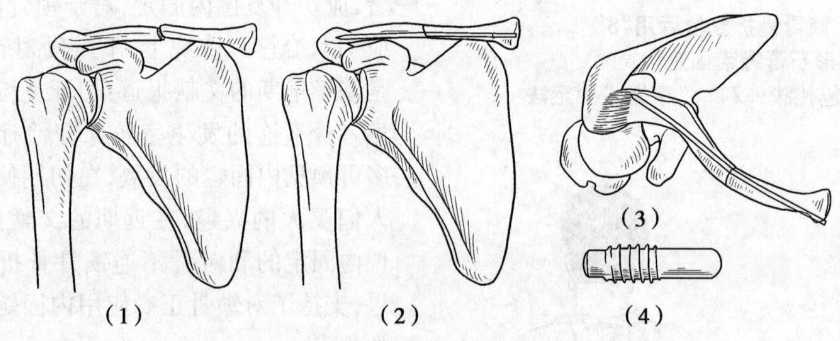

图 97-12 锁骨骨折髓内钉内固定

(1)~(3)钛弹性髓内钉(TEN)固定移位的锁骨骨折,内侧进针点;(4)尾帽套在剪断的髓内钉末端,通过螺纹固定在骨内

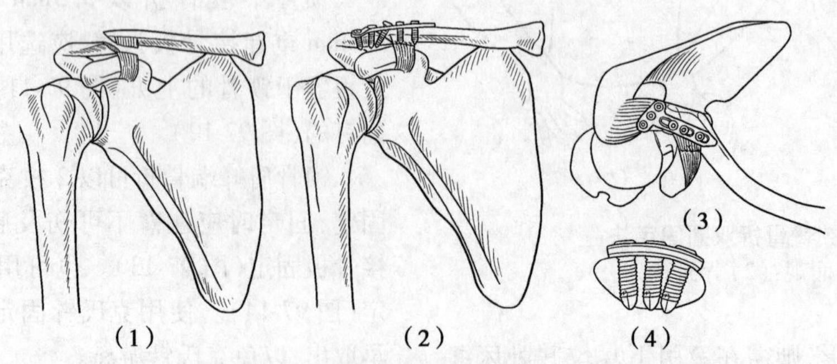

图 97-13 锁骨骨折小型 T 接骨板固定

(1)锁骨外侧端骨折伴有喙锁韧带断裂;(2)~(3)用拉力螺钉(通过接骨板)和3.5mm的45°斜T型LCP接骨板和锁定螺钉固定;(4)接骨板必须准确地塑形,使得锁定螺钉方向互相不平行而略有一点汇聚地拧入。如果骨折块较小不能使用拉力螺钉固定,则可能不适合使用这种接骨板

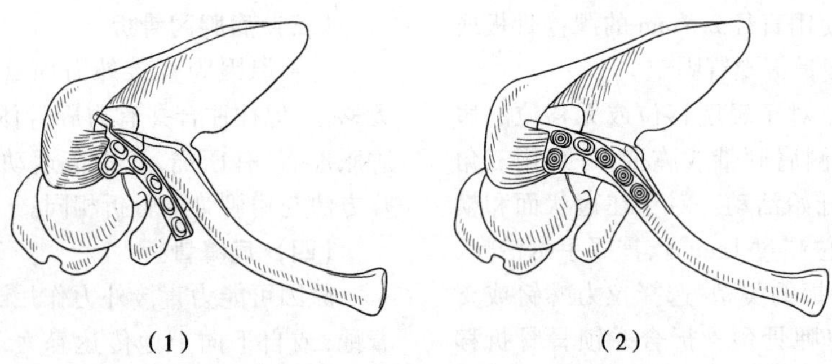

图 97-14 锁骨骨折 AO 锁骨钩接骨板固定

(1)骨折复位和正确辨认肩锁关节后,将锁骨钩接骨板的钩部插入肩峰下间隙;(2)稳定固定近端骨折,允许术后早期活动,不可避免地会存在一定程度的肩峰撞击,因此通常需要取出锁骨钩接骨板

移位多不严重,并发神经和血管的损伤亦为罕见。

(一) 关节盂和肩胛骨颈骨折

【病因】

主要因间接外力所致,如摔倒时手掌、肘或肩部着地,外力经肱骨冲击肩胛盂。偶因火器直接损伤。

【病理】

由间接外力所引起的常为关节外骨折,骨折线常为斜行,即自冈上窝向外下方至关节盂的下方。有时亦可为粉碎型进入关节盂成为关节内骨折。骨折的移位多不严重,若喙锁和肩锁韧带同时撕裂,则骨折因上肢的重量和由躯干至肱骨的肌肉(背阔肌、胸大肌)的牵拉作用,肩胛骨颈与关节盂即移向下方,其程度与韧带损伤的程度成正比。

【症状和诊断】

1. 单独的肩胛盂骨折(图 97-15) 主要局部表现为腋窝肿胀和疼痛。当被动旋转肱骨时,疼痛即加重,并可能有骨擦音。

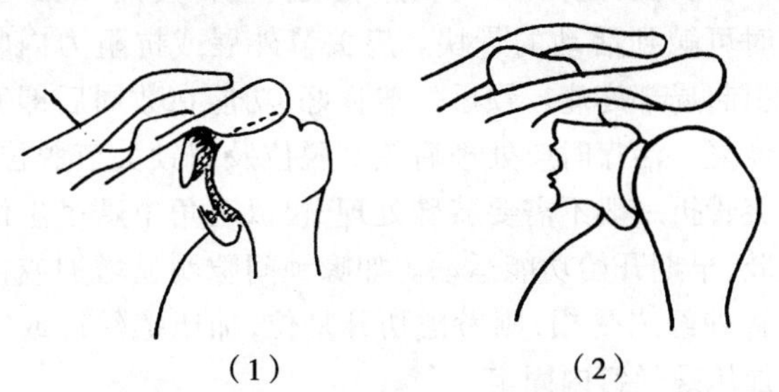

图 97-15 关节盂、肩胛骨颈骨折(仿 de Palma)

(1)单独的肩胛盂骨折;(2)严重移位的肩胛骨颈骨折

2. 轻度移位或无移位的肩胛骨颈骨折 肩部肿胀以腋窝为甚,并有压痛,肩峰则轻度向侧方凸起。如以一手固定肩胛骨体于其下角,而以另一手搬动肱骨上端和肩峰,可查知有异常活动,甚至可感到骨擦音。

3. 严重移位的肩胛骨颈骨折(图 97-15) 肩部可有塌陷,方肩畸形,肩峰隆起和肱骨头不位于肩峰下,外表颇似肩关节脱位,但肩关节的活动度比脱位好,亦不固定于轻度外展位,患肢仍可以被移动。如将屈曲的肘关节向上推,则有疼痛,同时使肱骨头与肩峰呈现正常的关系,当上推力量解除后畸形即复出现。此外腋窝有明显肿胀,有时可触到骨断端和骨折线。X 线片可证实骨折情况。CT 扫描和 CT 三维结构重建对肩胛颈、盂骨折可清晰显示,并对骨折块移位程度进行量化。

4. 当肩胛盂骨折或肩胛骨颈骨折伴随锁骨骨折移位时,这种损伤称为“漂浮肩”。

【预后】

一般皆良好,骨折无不愈合者,愈合后虽有严重畸形亦很少影响功能。关节盂的粉碎骨折可能遗留下一定程度的肩关节功能障碍,但不显著。

【治疗】

1. 关节盂骨折 无移位的骨折不需要整复,以三角巾悬吊患侧上肢,用外展支架固定患肩在外展位,待急性疼痛缓解后即开始肩关节功能运动。大的盂缘骨折片应予切开复位内固定,先用克氏针暂时固定,后予 1 ~2 枚 3.5 ~4.0mm 空心螺钉固定。不稳定的和移位的关节盂骨折亦需手术治疗,常用 3.5 ~ 4.0mm 的空心钉拉力固定(图 97-16)。如骨折片很

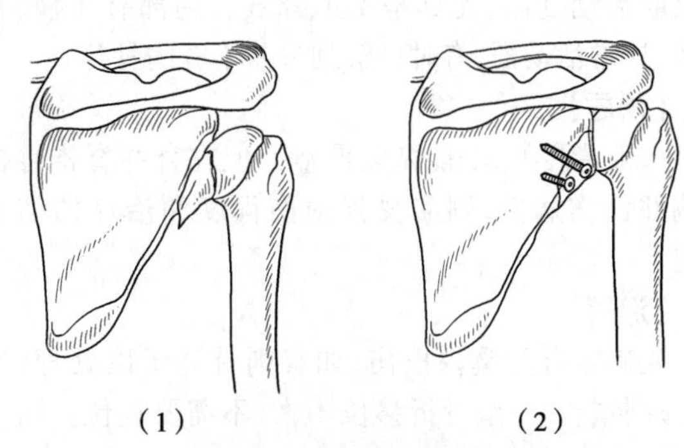

图 97-16 经肩胛盂的骨折

(1)经肩胛盂的骨折,骨折块明显移位;(2)切开部分关节囊进行复位,用 2 枚拉力螺钉固定

大,可在肩胛骨外下缘使用直径2.7mm的髁接骨板或直径3.5mm系列复合接骨板螺钉固定。

2. 肩胛骨颈骨折 对于轻度移位或无移位的肩胛骨颈骨折,未涉及同侧肩胛带或胸壁,可采用三角巾悬吊患侧上肢,早期开始活动。对于在冠状面和横截面成角超过40°或移位超过1cm者,需要手术治疗,根据骨折片的大小和骨折的类型,选择拉力螺钉或支撑接骨板进行固定。肩胛骨颈骨折合并锁骨骨折移位者("漂浮肩"),一般先将锁骨骨折复位,接骨板内固定后就可使肩胛颈骨折复位(图97-17)。

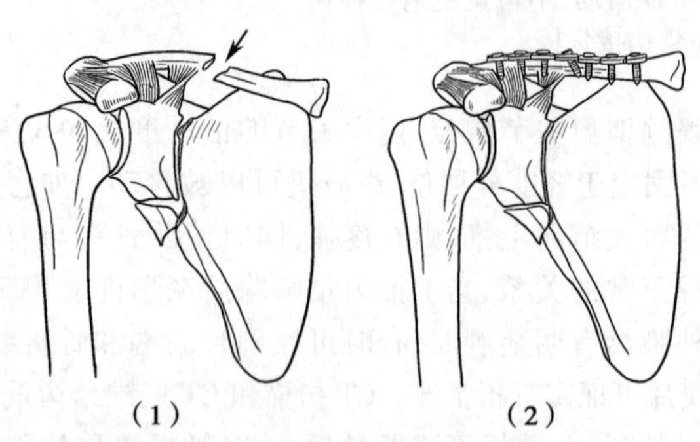

图97-17 肩胛骨颈骨折伴随锁骨骨折移位时("漂浮肩")

(1)肩胛骨颈骨折伴随锁骨骨折移位("漂浮肩")时,整个肩胛带不稳定,肩胛骨的外侧骨折块在上臂的重力作用下发生旋转;(2)通常先使用3.5mm重建接骨板或3.5mm LC-DCP或3.5mm LCP固定锁骨以恢复稳定性

(二)肩胛骨体骨折

【病因和病理】

主要因直接外力所致,如重物击于背部。倘外力较大则常伴有肋骨骨折、脊椎骨折或胸内脏器的损伤。骨折多位于肩胛冈以下与下角或其附近,鲜有在上角者。骨折多为粉碎型,骨折线错综交叉。骨片重叠或分离,因前后均有肌肉保护,移位多不显著。

【症状和诊断】

主要症状为局部肿胀疼痛及皮肤擦伤或挫伤,患侧上肢活动受限,尤其是不能外展。局部有压痛、骨擦音、异常活动征,有时可触到参差不齐的骨片。

【预后】

一般皆良好,功能恢复圆满。但在合并脊椎骨折或胸部创伤病例,则需视其损伤程度和治疗的结果而定。

【治疗】

先确定有无胸内损伤,如有则首先予以处理,然后治疗骨折。一般骨折移位不大,不需要复位。用三角巾悬吊患侧上肢,早期开始活动。疼痛严重者,可用胶布固定。骨折移位明显,采取手术复位内固定,以免妨碍关节功能恢复、发生创伤性关节炎。

(三)肩胛冈骨折

主要原因为直接外力如重物击于肩部。骨折多无移位,但往往合并有肩胛骨体粉碎骨折。患者肩部肿胀疼痛,有压痛,肩关节运动因疼痛而受限制。治疗方法与肩胛骨体骨折相同。

(四)肩峰骨折

原因可能为直接外力作用于肩峰,摔倒时以肩部着地,或自下向上地传达暴力,或肱骨强行外展的杠杆作用所致。常见的骨折多位于肩峰的基底部或肩锁关节的外侧。肩峰基底部骨折时,其远端骨折片受三角肌和上肢重力的牵拉,向前下方移位。骨折发生在肩锁关节以外时,远端骨折片甚小,无移位。主要症状为局部疼痛肿胀和上肢运动受限,尤其是妨碍肩关节外展活动。肩峰基底部骨折无显著移位时,仅以三角巾悬吊患肢1~2周;若伴有向下移位,可以橡皮膏条由肩部至肘关节向上托起固定,用三角巾兜住,以减少伤肢向下牵引。骨折块向上移位者,可用治疗肩锁关节脱位的压迫固定法。必要时患者卧床,将上臂外展90°,2~3周后改用三角巾悬吊。对移位超过5~8mm的肩峰骨折,可考虑切开复位、内固定术。选用3.5mm的重建接骨板放在肩胛冈上固定骨折两断端。

(五)喙突骨折

单独的喙突骨折罕见,多并发于肩锁关节脱位或肩关节脱位。肩关节脱位或肩关节猛力外展使肱二头肌短头与喙肱肌的张力骤增,偶可将喙突撕脱,形成撕脱性骨折。骨折位于突起的基底部。肩锁关节脱位伴有喙突骨折者,由于锁骨向上移,牵拉喙锁韧带造成骨折块向上移位。直接外力所致者多合并有肩部多发性骨折。患者临床表现为局部疼痛和压痛,有时可触到活动的骨块。肩关节外展或抗阻力内收则引起局部疼痛。预后一般良好,功能在数周后即完全恢复。治疗时应处理肩关节脱位及肩锁关节脱位,喙突骨折一般不需要特殊处理,仅以三角巾悬吊患侧上肢,早期开始功能运动。如喙锁间隙明显增加或伴血管神经未受损,则考虑切开复位,加压螺丝钉或空心加压螺丝钉内固定。

三、肱骨近端骨折

肱骨近端骨折包括肱骨大结节骨折、肱骨近端骨骺分离、肱骨解剖颈及肱骨外科颈骨折等,其中以肱骨外科颈骨折为最多。肱骨近端骨折是老年人群发病率很高的骨折,

(一)肱骨大结节骨折

此种骨折常与肩关节前脱位或肱骨外科颈骨折同时发生,系撕脱性骨折。但仅因冈上肌突然收缩所

致的单独大结节撕脱骨折则甚为少见。因直接外力作用于大结节所发生的骨折多为嵌入者，或粉碎性，移位不显著。

【症状和诊断】

大结节部有压痛和肿胀，患侧上肢不能外展外旋，被动内旋时疼痛加重。较大的骨片有时可以摸到。摄X线片如发现肩关节脱位或肱骨外科颈骨折时，应考虑是否合并大结节骨折。诊断单纯大结节骨折比较困难，最好在内旋和外旋位X线下证实。

【治疗】

对于年轻患者，无移位的大结节骨折，或移位小于5mm，老年患者（大于或等于60岁）大结节骨折移位小于1cm以及骨折块成角小于40°者，不需要特殊治疗，仅用三角巾悬吊患肢，约1周开始自主活动。合并肩关节脱位的骨折当脱位复位后，骨折及随之复位。以后处理则针对肩关节脱位为主。

如肩关节复位后大结节骨折未复位或单纯的大结节骨折移位较大，甚至突入肱骨头与肩峰之间者，宜切开复位，用空心钉或张力带或特殊接骨板把大结节固定于肱骨头以恢复肩袖的正常附着位置（图97-18）。如合并肱骨外科颈骨折，可按肱骨外科颈骨折复位固定方法处理。

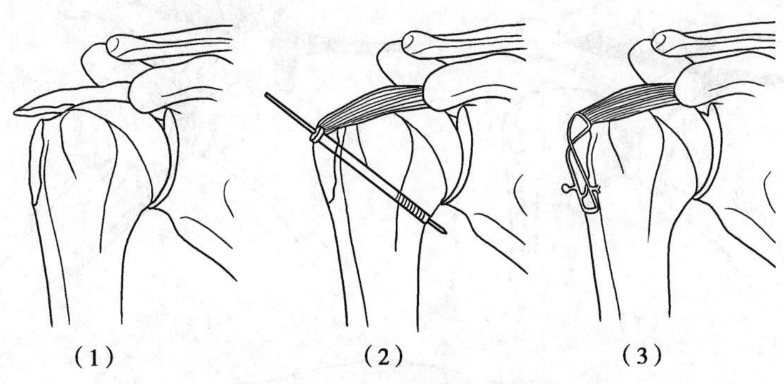

图97-18　移位的大结节骨折

（1）移位的大结节骨折；（2）复位和克氏针临时固定，用空心拉力螺钉来对骨折进行加压；（3）张力带钢丝或粗的可吸收线穿过肌腱-骨界面，远端通过骨干上钻的骨孔或螺钉尾部来进行固定

（二）肱骨小结节骨折

此种骨折甚为罕见。常见者为合并肩关节脱位或肱骨上端粉碎型骨折的小结节骨折。系撕脱性骨折，例如因肩关节过度外旋而肩胛下肌猛力收缩所致。撕脱的小结节被肩胛下肌牵拉向内而位于喙突下方。

【症状和诊断】

肱骨内上方肿胀和疼痛，而被动外旋或外展则加剧疼痛，患肢取内旋内收位。有时在喙突下方可触到游离骨片。

【治疗】

在合并损伤病例，一般在主要骨折或肩关节脱位复位后，小结节骨折亦随之复位，单独小结节骨折的治疗为使肩关节位于内旋内收位，以使肩胛下肌松弛，骨折即可复位或与主骨接近，然后用三角巾悬吊患肢于胸前，并应早期开始肩关节运动。

（三）肱骨近端骨骺分离或解剖颈骨折

【病因和病理】

肱骨上端有3个骨骺，即肱骨头、大结节、小结节，在与骨干合并之前，直接或间接外力皆可使肱骨上端骨骺分离。19～20岁骨骺与肱骨干融合，暴力情况下可发生肱骨解剖颈骨折。一般可分为滑脱型、干骺型、经骺型与压缩型四型。其中干骺型最常见。

【症状和诊断】

肱骨上端骨骺分离最常见于4～14岁的儿童，而在20岁以后则发生肱骨外科颈骨折。根据外伤史，患者的年龄，以及外伤后出现与肱骨上端骨折相似的肩部肿胀、剧烈疼痛、活动障碍等，结合X线检查，可确定诊断。

【治疗】

应行闭合复位，其手法与非嵌入性肱骨上端骨折的复位相同。如复位不满意，可行卧床上肢外展牵引。若闭合复位失败或肱骨头已脱位者，应行切开复位，用螺钉或克氏钉内固定，可早期活动，术后3周拔钉。复位后以三角巾悬吊患肢，早期开始肩关节运动。注意有发生肱骨头无菌性坏死的可能。对于年龄较大的患者，肱骨头骨折粉碎严重而无法进行有效的固定，可进行人工肱骨头置换，如合并存在关节盂骨折等情况则可考虑全肩关节置换术。

【预后】

一般良好。多无功能障碍，骨生长很少受到影响，故生长性畸形极罕见。

（四）肱骨外科颈骨折

【病因和病理】

主要因间接外力所致，如摔倒时手先着地，外力沿上肢纵轴向肩部冲击,即可造成肱骨颈骨折。偶有直接外力打击肩部而发生者。多为横或短斜骨折,老年人可出现嵌插型骨折,如外力强大,骨质亦较疏松脆弱,即可发生不同程度的粉碎骨折。根据外力作用的情况不同及上下骨折端的相互关系,骨折可分为裂纹、内收或外展型骨折(图97-19)。裂纹骨折多因直接暴力造成,其骨折多嵌插无移位。内收型骨折较少见,外力使骨折近端外展,骨折远端内收。骨折远端与近端的外侧嵌插或重叠移位于骨折近端的外侧,形成向外向前成角畸形。外展型骨折时,骨折近端内收,远端外展。骨折远端外侧的骨皮质嵌插于骨折近端内侧或两骨折重叠移位,远端位于近端的内侧,形成向内向前的成角畸形。典型的移位为,上骨折端因外旋肌群的作用显示外旋和外展;下骨折端则内收并向前上方即腋窝方向移位,其原因是:①内收:胸大肌、背阔肌、大圆肌的牵拉;②向前:胸大肌、肱二头肌短头、喙肱肌的牵拉;③向上:外力、三角肌、二头肌、三头肌、喙肱肌的牵拉。

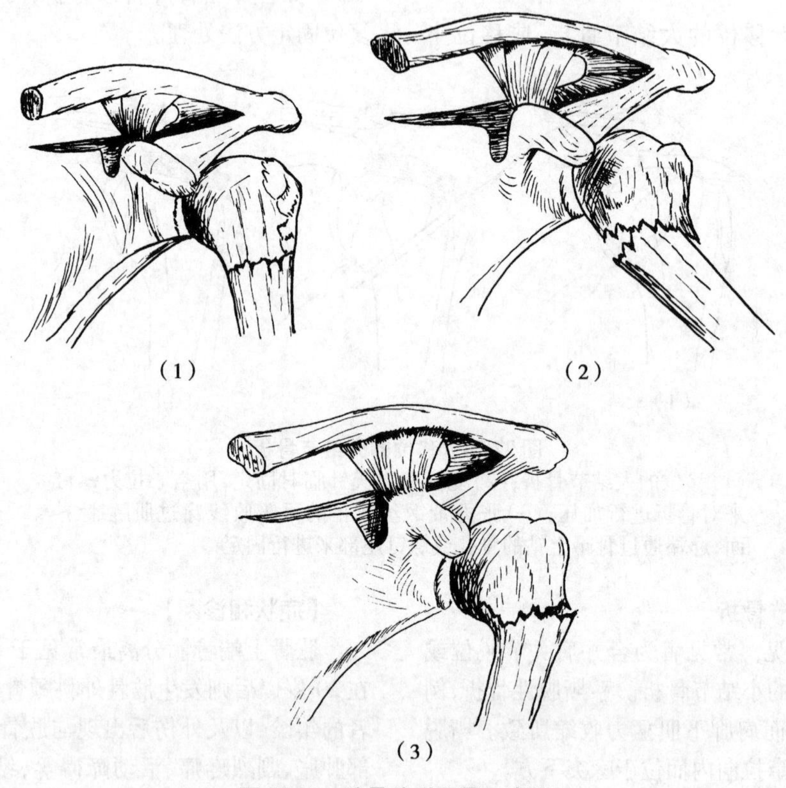

图97-19 肱骨外科颈骨折类型

(1)肱骨外科颈裂纹骨折;(2)肱骨外科颈外展型骨折;(3)肱骨外科颈内收型骨折

目前备受重视且对临床治疗意义最大的是Neer提出的四部分骨折分类法。这种分类法是依据骨折块的数量而不是骨折线的数量而定的。在肱骨外科颈骨折就可以出现1~4块主要骨折块,分别是:①肱骨头;②大结节;③小结节;④骨干或外科颈。这样,根据骨块的数目和移位的情况可分为一型骨折(即无移位骨折)、二型骨折、三型骨折和四型骨折。单纯的外科颈骨折伴或不伴肱骨头脱位归入二型骨折,又可分为嵌插、移位、粉碎三个亚型。三型骨折是指外科颈骨折同时有大结节或小结节骨折,伴或不伴肱骨头脱位。四型骨折是指外科颈骨折同时有大结节和小结节骨折,伴或不伴肱骨头脱位。为了准确判断骨块移位和进行分类,需要拍摄肩胛骨前后位、腋窝位或真正的肩胛骨侧位X线片(图97-20)。同时,CT扫描或三维重建CT扫描检查对分类和指导治疗的意义更大。

另外,了解肱骨近端血供及骨折后血供的破坏情况对手术方法的选择和预后判断也很重要,肱骨头的主要血供是旋肱前动脉,从其上发出的弓形动脉供应肱骨头,此外,通过肩袖附着点进入肱骨头的血管也很重要。可见,若发生Neer分类中的四型骨折时,肱骨头已失去全部血供,缺血性坏死的发生率极高,切开复位和内固定的手术的效果将很差。

【发病率】

为较常见的骨折,约占全身骨折的1.7%。患者多为老年人和成年人。

【症状和诊断】

主要症状为剧烈疼痛,局部肿胀,上肢功能丧失。

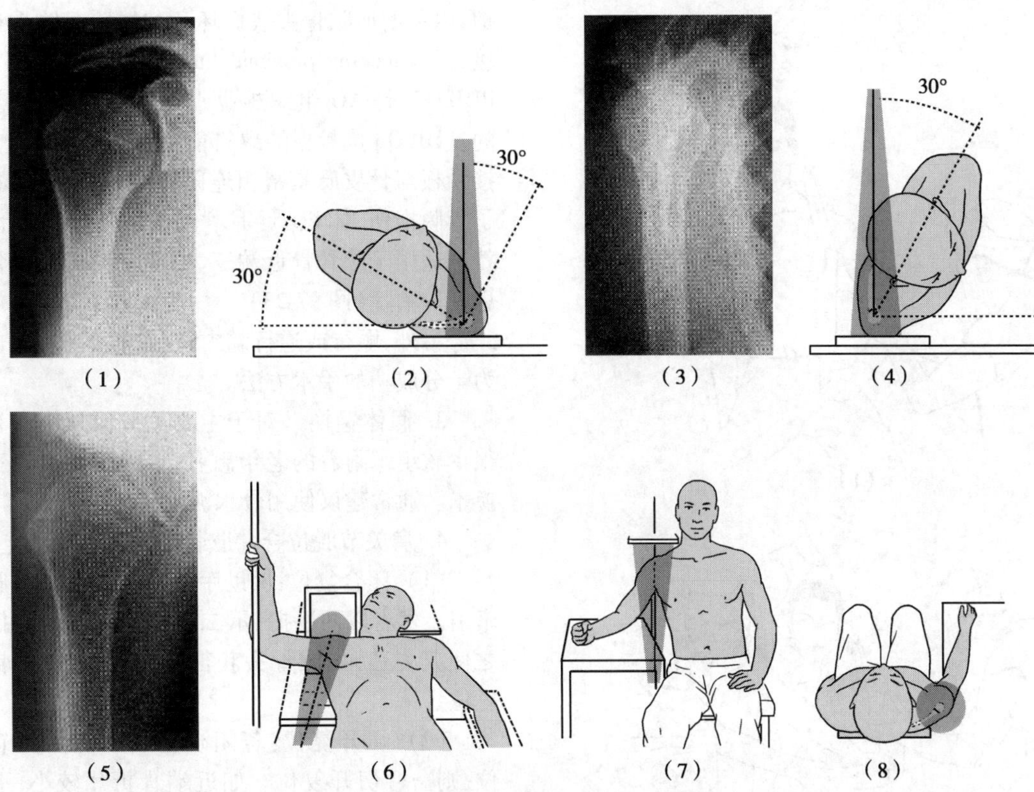

图 97-20　肩胛骨不同方位 X 线摄片

(1)、(2)肩胛骨前后位 X 线摄片;(3)、(4)肩胛骨侧位 X 线摄片;(5)、(6)腋窝位 X 线摄片;(7)、(8)另一种腋窝位 X 线摄片

肿胀出现较快,有时极为广泛,不仅肩部而且整个上肢皆极度肿胀,肱骨大结节周围明显压痛,在无嵌入的外展型骨折,下端有时可能刺激臂丛神经或压迫腋动、静脉,故患侧上肢远端可出现放射性痛或手指血液循环障碍。在上臂的前内侧常出现瘀斑,且可向肢体远端蔓延至前臂。如将患侧肩峰至肱骨外髁的距离与健侧比较,可察觉患侧上臂缩短。自腋部可触知骨折下端,用一手固定肱骨头,另一手于腋部轻轻旋转肱骨干,可感觉到肱骨头不随同骨干旋转。为了除外神经血管的损伤,应于治疗前检查手部的感觉和运动,并扪桡动脉搏动。X 线片可显示骨折的外展、内收,为了进一步了解肱骨头有无旋转、嵌插、前后重叠移位畸形,需摄肱骨头颈处腋位 X 线片。

【并发症】

1. 肩关节脱位　过度的外展外旋和后伸外力的作用可使肩关节先发生脱位,并随之将肱骨颈折断。

2. 桡神经损伤　合并肩关节脱位者可能有腋神经的牵拉损伤。由于骨折下端的冲击有时发生尺、正中神经损伤。

3. 血管损伤　腋动、静脉的压迫。

4. 肱二头肌的长头腱有时被夹在骨折断端之间,因而阻碍骨折的复位。

【治疗】

应根据骨折类型、骨折移位情况选择合适的治疗方法。

1. 闭合复位和外固定　无移位的骨折只需颈腕吊带或三角巾悬吊即可,疼痛减轻后逐步功能锻炼。肱骨外科颈外展或内收型骨折可行手法复位。对外展型骨折,复位时麻醉应充分,一助手用布带绕过患者腋部向上提拉肩部,患肘屈曲 90°,前臂中立位,另一助手以双手握骨折部,术者两拇指按于骨折近折段远端的外侧,其余各指按于骨折远折段近端的内侧,在助手对抗牵引和内收肘部下捺正骨折两端使之复位(图 97-21)。内收型骨折在助手牵引外展肘部同时,术者用手指拉骨折远端外展,使之复位(图 97-22)。复位后用三角巾悬吊患肢或用小夹板做超关节固定,也可用带肩的石膏托固定。

2. 切开复位、内固定　切开复位适应证包括:三型骨折、开放性二型骨折或二型骨折闭合复位失败,伴血管神经损伤、肩关节脱位者或治疗较晚不能手法复位者。外科颈骨折的固定可采用 AO T 形或“三叶草”形接骨板,可达到坚强内固定,注意勿干扰肱二头肌腱的功能。三型骨折先要用钢丝、缝线或螺丝钉把移位的大小结节缝合到原来的解剖位置,如患者骨质量好,按二型骨折那样用接骨板螺丝钉固定,以达牢

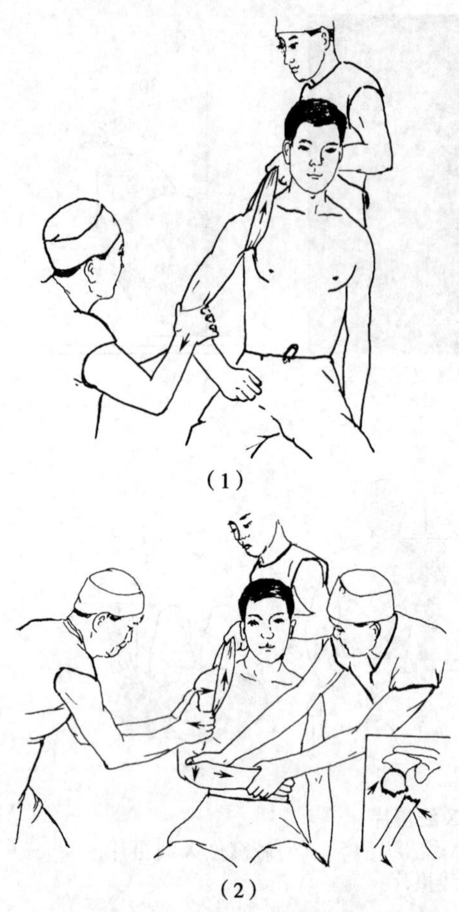

（1）

（2）

图 97-21　外展型骨折牵引复位法

(1)外展型骨折外展牵引;(2)外展型骨折复位法

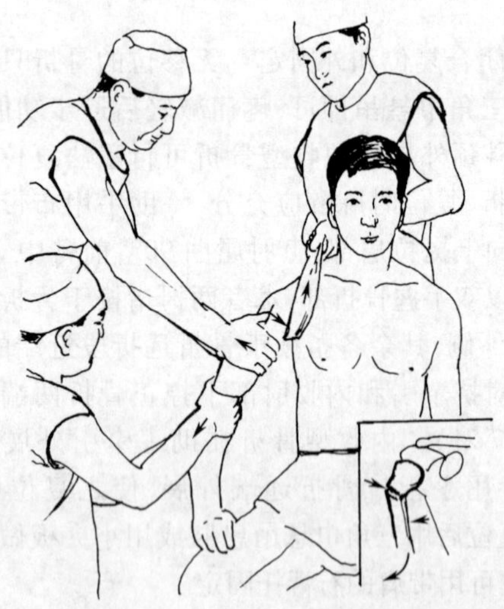

图 97-22　内收型骨折复位法

固固定,可早期功能锻炼;如患者骨质量差,可选择钢丝、克氏针,结合张力带技术进行固定,也可选用螺丝钉、髓内钉加用钢丝、粗的缝线,采用张力带技术进行固定。如骨质严重疏松,骨折粉碎,有骨缺损,需要同时取对侧髂骨松质骨植骨。手术入路常选择三角肌胸大肌间沟切口,术中应注意弓形动脉的保护,以免增加肱骨头缺血坏死的风险。肱骨近端锁定接骨板(locking proximal humerus plate,LPHP,商品名PHILOS)是AO组织根据肱骨近端解剖形态而设计的,PHILOS接骨板的螺钉能紧锁于接骨板上,不要求接骨板与骨皮质紧密相连即可将骨折牢固固定,降低了骨膜损伤,体积小、手术创伤小,提高了治疗效果,特别适用于肱骨骨近端三、四部分骨折及伴骨质疏松患者的治疗(图97-23)。

另外,顺行或逆行髓内钉(单根后多根)也被证实为十分成功的手术方法。

3. 假体置换　对于主要关节面骨块没有或仅有很少软组织附着的老年患者,也建议使用人工假体置换术。通常建议使用骨水泥型假体。

4. 肩关节脱位合并肱骨外科颈骨折

(1) 闭合复位:两助手分别由腋下和患肢行外展牵引。术者以两手拇、示二指握住肱骨头牵拉和推动之使其复位,如肱骨头获得复位,随之即对骨折进行复位。

(2) 切开复位:若闭合复位不能使关节脱位复位,则需行切开复位。如近端骨折片较小,手术中发现无软组织附着,且患者为老年人应将此游离骨片摘除。如骨片位较低,近端骨较大并有丰富的软组织附着,患者为青年,应用克氏钢针或接骨板螺丝钉固定骨折。

复位后的处理皆为颈腕吊带,腋窝棉垫,石膏固定和早期肩关节功能运动。

5. 嵌入性骨折　多为内收型患者且为老年人。虽有明显畸形亦不行复位,用三角巾悬吊2～3周,疼痛减轻后即开始肩关节功能运动。但对畸形严重的青年患者,应行切开复位术。

(五) 肱骨头骨折

单纯的肱骨头骨折比较少见,是一种关节内骨折,主要因间接外力所致。骨折多见于青壮年,偶见于老年。根据骨折的不同程度可分为肱骨头裂折、肱骨头骨折脱位及肱骨头粉碎性骨折三个类型。肱骨头裂折可伴有盂下关节囊破裂;肱骨头脱位,外力较大,关节囊破裂,肱骨头移位到关节盂下方,颈移向上方;肱骨头粉碎骨折,多因直接外力纵向挤压或打击造成。

【症状和诊断】

症状与嵌入肱骨颈骨折相似。肩部肿胀明显,三角肌内侧压痛,肩关节活动受限,有时可触到粉碎的肱骨头。关节穿刺可获得有油珠浮于表面的血性液体。X线可以证实诊断。

【治疗】

无移位的肱骨头骨折,用三角巾悬吊患肢于胸

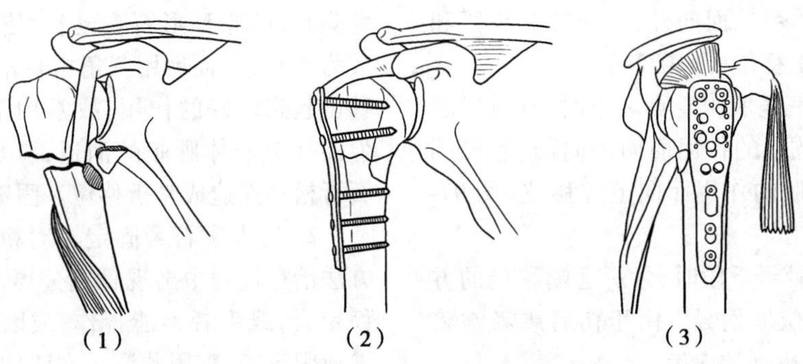

图 97-23　肱骨外科颈骨折的接骨板内固定

(1)前内侧移位的外科颈骨折,伴有肱二头肌长头腱的嵌插;(2)锁定接骨板(PHILOS)固定,前后位观;(3)主要骨折块解剖复位后的外展观

前。肱骨头骨折脱位的可先在局麻下行手法复位,复位后以三角巾悬吊或超关节小夹板固定。手法复位失败者则需切开复位。

对于老年患者,多采用保守治疗。骨折严重粉碎、肱骨头血供破坏严重者,可考虑人工肱骨头或全人工肩关节置换术,有肩袖撕脱者应重建肩袖功能。

四、肱骨干骨折

【解剖】

1. 肱骨干　为长管型,其全长可分为三段。骨干的上端与外科颈接邻,即胸大肌肌腱之附着点,下端与向两侧扩展的两髁接邻。

(1) 上段:较粗,轻度向前外侧凸,横切面为三角形。

(2) 中段:为肱骨干最细的一段,骨质亦最致密且弹性较小。在其后侧面内上方向外下方有一斜行沟,是为桡神经下行的路途,故亦名桡神经沟。因此肱骨干中下1/3骨折易同时损伤桡神经。肱骨干的营养动脉自中段的中部进入骨质后向远近两端分布,故如骨折发生在其入口以下的水平可将此动脉损伤,而影响骨折愈合。

(3) 下段:稍增粗,渐成扁平状,向前稍弯曲,横切面为三角形。

2. 肌肉　肱骨干上端的肌肉即肩关节周围的肌肉,如三角肌、胸大肌、背阔肌等,皆始于胸壁、背部或肩胛带骨,而止于肱骨。它们对肩关节的运动和肱骨干骨折端的移位有密切关系。

肱骨周围的肌肉分为伸屈两个肌群。在骨干的内外侧有纤维组织的肌间隔将两肌群隔离。位于肱骨前方者为屈肌群,计有肱二头肌、肱肌和喙肱肌。在肱骨后方者为伸肌群,仅肱三头肌。它们对肘关节的运动和肱骨干骨折端的移位有密切的关系。

【发病率】

为常见的骨折,约占全身骨折的1%,可发生于任何年龄,但以成人为最多见。

【病因和病理】

主要因直接外力所致,如重物打击上臂,常见于中1/3。有时亦可为间接外力,如摔倒时手着地,为传达暴力,多见于肱骨干下部。猛烈的肌肉收缩如在投掷手榴弹或进行球类运动时,旋转暴力,亦可使肱骨干骨折,见于肱骨中下1/3。

直接外力所致者为横断或粉碎骨折,而间接外力所致者为斜行或螺旋形骨折,旋转暴力引起者多为螺旋形骨折。

无移位或仅有成角畸形的骨折较少见。大多数肱骨干骨折均有移位且较典型。移位因骨折的部位不同而异,如:

(1) 骨折发生于外科颈稍下部,胸大肌附着点之上,骨折近段因冈上肌的牵拉而向外展,骨折远段则被三角肌、肱二头肌、肱三头肌及胸大肌牵拉而向上向内移位(图97-24)。

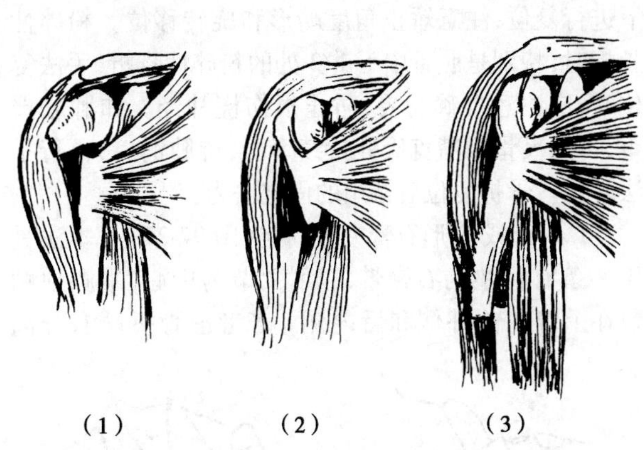

图 97-24　肱骨干骨折的移位

(1)骨折位于外科颈稍下部;(2)骨折位于胸大肌、三角肌附着点之间;(3)骨折位于三角肌附着点之下

(2) 骨折发生于胸大肌与三角肌附着点之间。其近段因胸大肌、背阔肌及大圆肌的牵拉而向前、向

内，远段则因三角肌的牵拉而向外，并因肱二头肌和肱三头肌的作用而向上移位（图 97-24）。

（3）骨折发生于三角肌附着点之下时，其近段因三角肌、冈上肌和喙肱肌的作用而向外向前，远段则因肱二头肌和肱三头肌的作用而向上方移位（图 97-24）。

（4）骨折发生于骨干下段时，骨折远端移位的方向随前臂和肘关节的位置而异。由于伤后患者常将前臂贴附胸壁前，使骨折远端内旋。

【症状和诊断】

骨折后上臂剧烈疼痛，移位骨折有明显的短缩及成角畸形，肿胀极为广泛且明显，甚至波及前臂和手部。异常活动亦很显著，且有骨擦音。肢体因疼痛而功能完全丧失。测量两侧的肩峰至外髁的距离可以确定上臂有无缩短，应当注意检查有无桡神经损伤现象。摄 X 线片可确诊和明确骨折部位、类型和移位情况。

【并发症】

桡神经损伤的原因可为牵拉、冲撞、骨折端刺伤，或被挤压于骨折断端间。在晚期可因骨痂的包绕、压迫所致。患者有垂腕畸形，不能主动伸拇指和伸掌指关节。

肱动脉损伤少见，但若发生，可能引起肢体坏死。

肱骨干骨折是骨折不愈合最常见的部位之一，多发生于中下 1/3 交界处。

【治疗】

其治疗原则是闭合复位、固定和用三角巾悬吊患肢，并早期活动肩、腕和手指诸关节。待骨折达到临床愈合后，再开始肘关节主动伸屈运动。应当在麻醉下进行复位，注意矫正角度畸形和旋转移位。粉碎性骨折时，特别是肱骨中下 1/3 处的粉碎性骨折，手法复位时，应注意准确稳妥，防止损伤桡神经。如肿胀严重，可用尺骨鹰嘴克氏针持续牵引，待肿消后，再行手法复位。骨折复位后常用的固定法为：

1. U 形或 O 形石膏夹板固定（图 97-25） 本法是用一条有衬垫的石膏带，以肘关节为中心，平顺地贴敷在上臂的前外侧和后内侧。若考虑骨折端有分离危险时，可将 U 形石膏延长，使两端相交重叠于肩上成为一 O 形，而后用三角巾悬吊患肢。它对控制旋转移位起到较好的作用，故常用于肱骨干下 1/3 骨折。但需注意肢体肿胀的消退，应及时更换石膏，否则因石膏松动而造成骨折移位。固定时间为 4 ~ 6 周。

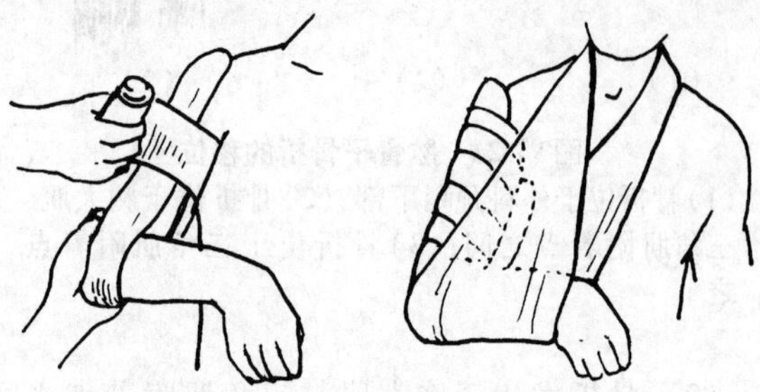

图 97-25 U 形石膏夹板固定（仿 de Palma）

2. 肩人字石膏固定 对粉碎骨折和用上述固定方法治疗过程中出现骨端分离，或骨折复位后仍不够稳定者，或患者不能合作，或因其他原因不宜采用小夹板固定者，宜用此法。本法的优点是固定作用好且无过度牵引的危险。缺点为固定范围太广且时间长（3 ~ 4 个月）。

3. 切开复位和内固定 切开复位内固定适用于开放性肱骨干骨折，且受伤时间在 8 小时以内，在做清创缝合的同时做复位和内固定；闭合性骨折手法复位失败者；同一肢体多发骨折、漂浮肘或关节损伤者；合并有神经或血管损伤需探查及修补者。此外，病理性骨折、骨折不愈合者也宜采用切开复位植骨内固定。应选择足够长的动力加压接骨板进行内固定，骨折的上下两端各需 3 ~ 4 孔固定，现多建议使用窄 4.5mm 系列 LC-DCP 接骨板，有蝶形骨块者应先予拉力螺钉固定，应确保接骨板不可压在桡神经上（图 97-26）。也可采用交锁髓内钉固定，有顺行髓内针和逆行髓内针 2 种，插入过程必须在透视监视下进行，一定要徒手插入，勿使用暴力，在远近端各用 2 枚螺钉锁定（图 97-27）。髓内针固定可获得良好的对线及稳定，术后骨折愈合时间短，功能恢复好，但使用逆行髓内针要注意防止发生髁上骨折。

4. 外固定架固定 对于创伤严重，软组织损伤范围大，骨缺损以及感染者，可采用外固定架固定。外固定架采用单侧、半针结构即可使骨折端获得稳定，外固定架针穿入时须防止损伤血管、神经。外固定架可用至骨愈合，去除外固定架后，可用支具保护，直到

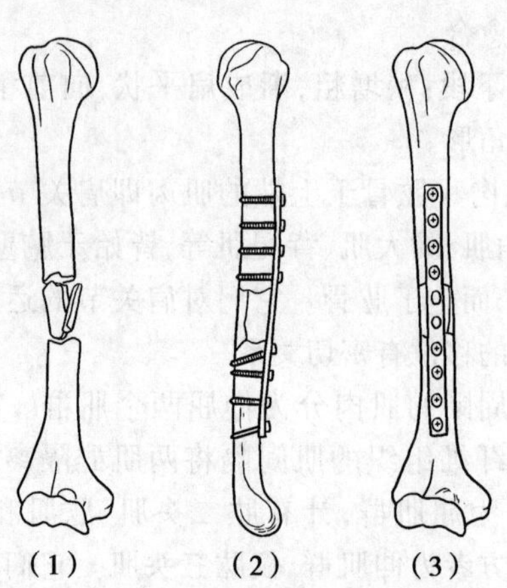

图 97-26 肱骨干骨折接骨板内固定
肱骨干骨折，使用直径窄 4.5mm 系列 LC-DCP 接骨板进行内固定

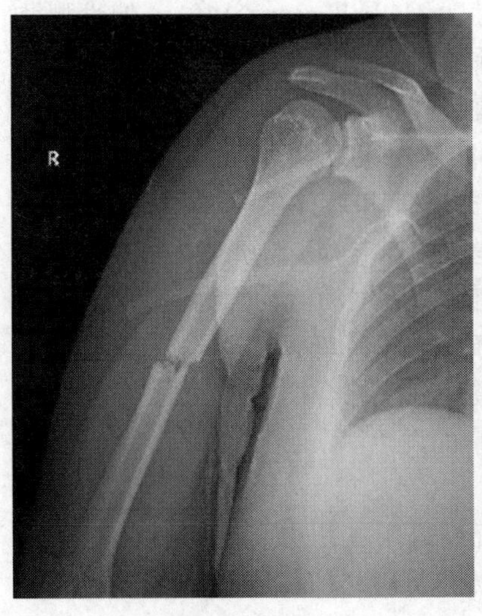

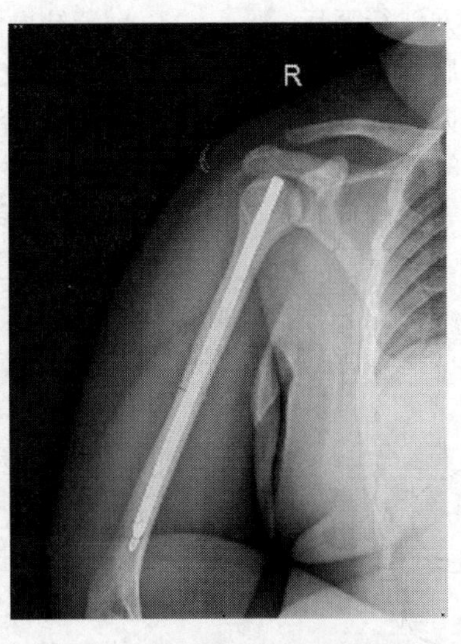

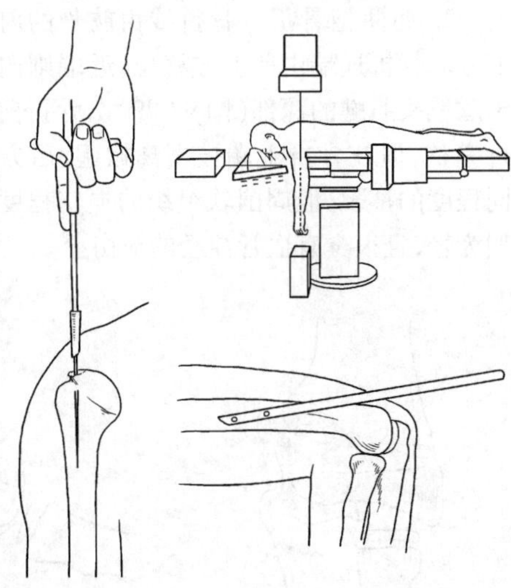

图 97-27 肱骨干骨折交锁髓内钉固定方法

肱骨干骨折交锁髓内钉固定的 X 线摄片以及顺行髓内钉和逆行髓内钉 2 种手术进钉方法

软组织恢复。

【预后】

一般良好,骨折愈合迅速,约在 3 周即有临床愈合,日后功能恢复亦属满意。骨折迟缓愈合和不愈合多发生于中下 1/3 段交界处的横断骨折或粉碎骨折。如伴有轻微桡神经损伤者,一般在短期内可以自行恢复。需行手术缝合者,缝合的效果比正中、尺神经佳,约有 80% 的病例均能获得不同程度的功能恢复。陈旧病例行肌腱移植术亦可获得比较满意的功能恢复。

五、肱骨远端骨折

肱骨远端骨折传统上分类以肱骨末端结构的解剖概念(如骨髁)为中心,因此有髁上、髁、髁间和双髁骨折等的概念。也有学者把肱骨远端描述为两个分开的由髁间关节(也就是滑车)支持的柱更精确及更容易理解。因此有单柱骨折、双柱骨折、肱骨小头骨折和关节外囊内骨折(贯穿骨柱骨折)。但目前还是以传统分类为主。

(一) 肱骨髁上骨折

髁上骨折在肘部骨折中最常见。根据产生骨折外力的来源和方向的不同,可分为伸直型和屈曲型,以伸直型者为最常见,而屈曲型者少见。前者尤见于儿童,后者则以成年人为多。

【病因】

伸直型骨折乃因间接外力所致,如向前跌倒,上肢伸直以手掌着地,外力经前臂向上传达而作用于肱骨下端,将肱骨髁推向后方,由上而下的重力将肱骨干推向前方,形成伸直型骨折。

屈曲型骨折乃因外力击于鹰嘴或尺骨上端后侧所致,如摔倒时肘在屈曲位着地,尺骨连同肱骨下端被外力冲击向前。

【病理】

真正的髁上骨折位于两髁之上方。通过两髁的骨折称为横髁骨折,因处理相同,故一般统称为髁上骨折。

1. 伸直型骨折(图 97-28) 骨折线由肱骨下端的后上方斜行至前下方而止于接近关节处。骨折远端因外力的作用和肱三头肌的牵拉移向后上方,同时由于来自侧方的外力使骨折远端可有向内或外的侧方位移。由于侧方位移方向不同,本型又有尺偏型和桡偏型两类,若复位不当,有可能发生肘内翻。骨折后由于患者自己以健侧手托扶或在急救时用三角巾将患肢悬吊于胸前,亦可使骨折远端向内侧旋移位。

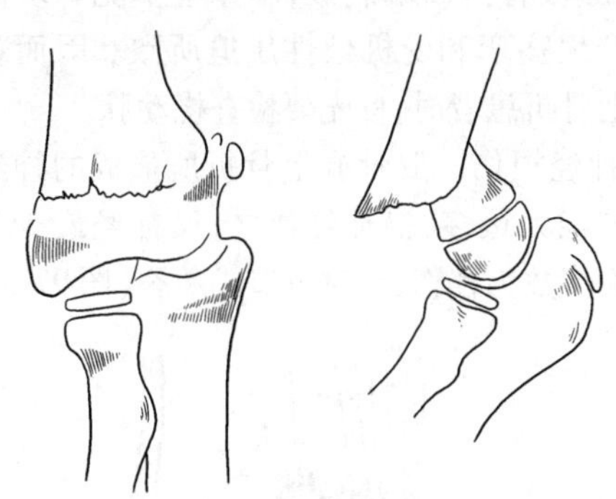

图 97-28 伸直型骨折的移位方向

骨折周围软组织的损伤有时很严重。骨折上端后侧的骨膜多有不同程度的剥离,甚至有相当广泛的部分被掀向近端;前侧的骨膜则被向前下方移位的骨折近端刺破,肱二头肌腱和肱肌亦可被挫伤,但刺破皮肤形成开放骨折者则属罕见。因肘关节的前关节囊被扯裂,故血肿进入关节内。如血肿很大,可引起前臂的血液循环障碍。

2. 屈曲型骨折 骨折线由肱骨的前方斜行至后下方。骨折远端由前上方移位，近端则向后移位而位于肱三头肌腱的深部(图97-29)。骨折前方的骨膜保持完整，但在骨折上端被剥离掀起；后方的骨膜有不同程度的扯裂，但周围软组织的损伤程度一般较伸直型为轻，且很少有血管神经的损伤。

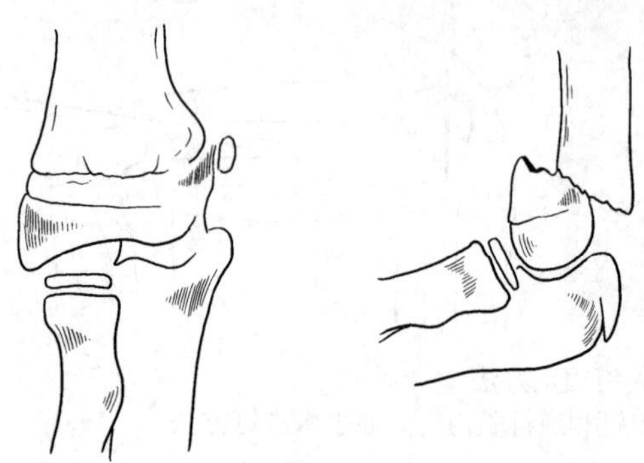

图97-29 屈曲型骨折的移位方向

【症状和诊断】

患者绝大多数是儿童，有跌倒外伤史，肘部疼痛和肿胀明显。肘关节多呈半屈曲位，屈曲功能完全丧失。因骨折下段后移(伸直型)并与上段重叠，故外表颇似肘关节后脱位。但肘关节的表面标志，三个突起的关系并无改变，故可鉴别。髁上部有压痛和异常活动，并可自肘前凹触到骨折上段的骨折尖端。X线检查可以确定诊断。

【并发症】

1. 血管损伤 是肱骨髁上骨折比较常见的并发症，肱动脉被骨折断端刺破，临床上少见。多因损伤刺激而产生痉挛和受机械性压迫所致。因而在检查肱骨髁上骨折患者时，首先要检查桡动脉。

2. 神经损伤 肱骨髁上骨折所造成的神经损伤以正中神经为最多，桡神经次之，尺神经最少见。神经损伤大多数为挫伤，有时可造成断裂(图97-30)。

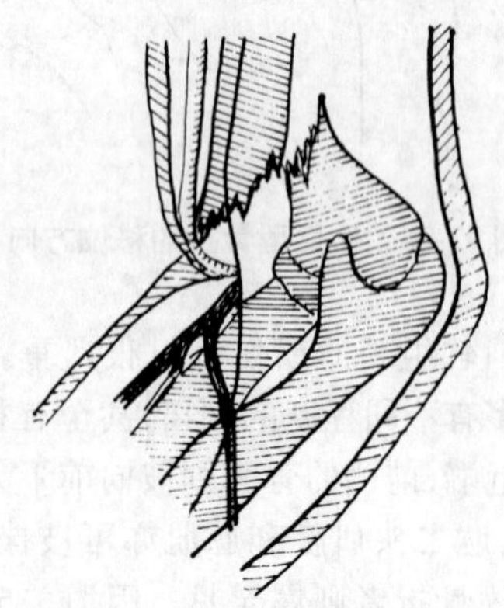

图97-30 骨折近端压迫肱动脉及正中神经

3. 前臂缺血性挛缩(Volkmann挛缩) 伸直型肱骨髁上骨折时骨折端刺破或压迫肱动脉，以及伤后组织严重肿胀，均会影响前臂血液循环，产生前臂骨-筋膜室综合征，如未能及时发现和处理，可导致缺血性挛缩，严重影响手的功能和肢体发育。因此，在肱骨髁上骨折的处理过程中应密切观察，如发现肿胀严重，出现张力性水疱，手指主动活动障碍，被动活动有剧痛，末梢循环障碍，皮温降低，感觉异常，应引起警觉。一旦发生骨-筋膜间室综合征，应立即手术切开减压，预防缺血性痉挛的发生。

【治疗】

无移位的骨折只需用三角巾悬吊患肢或用长臂石膏托固定数日，待疼痛减轻即开始肘关节运动。

1. 伸直型骨折 应在全身麻醉或局麻下行手法复位，其法如下：患者仰卧，患肢位于身旁。先在肘关节伸直和前臂后旋位牵引前臂，以使上下骨端分离。在维持牵引的作用下，术者用两手掌自侧方挤压两髁以纠正侧方移位，而后双手握髁上部，同时双手的拇指并齐，向前按压(推)骨折远端，双手的手指向后按压骨折近端，以纠正前后移位，而助手则将肘关节逐渐屈曲到60°~90°(图97-31)。如复位满意，患肢桡动脉搏动正常，即以后侧长臂石膏托固定于此位置。如桡动脉搏动微弱，应即刻减少肘关节屈曲的角度至获得正常动脉搏动为止，再以石膏托固定。前臂用三角巾悬吊，2~3周后解除固定，开始肘关节功能运动。

2. 屈曲型骨折 在全身麻醉下行手法复位，其方法与伸直型相似，但此类型的骨折骨端移位方向与伸直型者相反，故在矫正前后移位时的动作亦相反，待感觉上、下骨折端已接触后，即将肘关节伸直，用前后石膏托固定3周，解除石膏后，开始功能运动。

3. 骨牵引整复法 对于骨折时间较久，患者就诊较迟，软组织肿胀严重，或已有水疱形成，无法手法整复或整复后断端不稳定者，可用骨牵引来整复。

患儿仰卧，在局麻下屈曲肘关节，肘部进行消毒，用克氏针贯穿尺骨鹰嘴下方骨质或以大号直柄毛巾钳夹住尺骨鹰嘴下方骨质，皮质穿孔处用无菌纱布保护，进行滑动悬吊牵引(图97-32)。重量以2~3kg为宜，持续牵引至经床旁X线检查证明复位满意，或待肿胀消退再行决定是否需要手法整复及外固定，也可牵引2~3周后即行功能运动。

4. 切开复位 切开复位的适应证是：手法复位失败，合并血管、神经损伤及Ⅰ°开放性骨折。手术应先探查血管神经，如有肱动脉破裂或断裂，应行修补术或吻合术，有长段血管内膜损伤、血栓形成者宜行自体大隐静脉移植术，如血管仅有痉挛，则可用0.5%~1.0%普鲁卡因沿血管外膜封闭，用生理盐水热敷。根

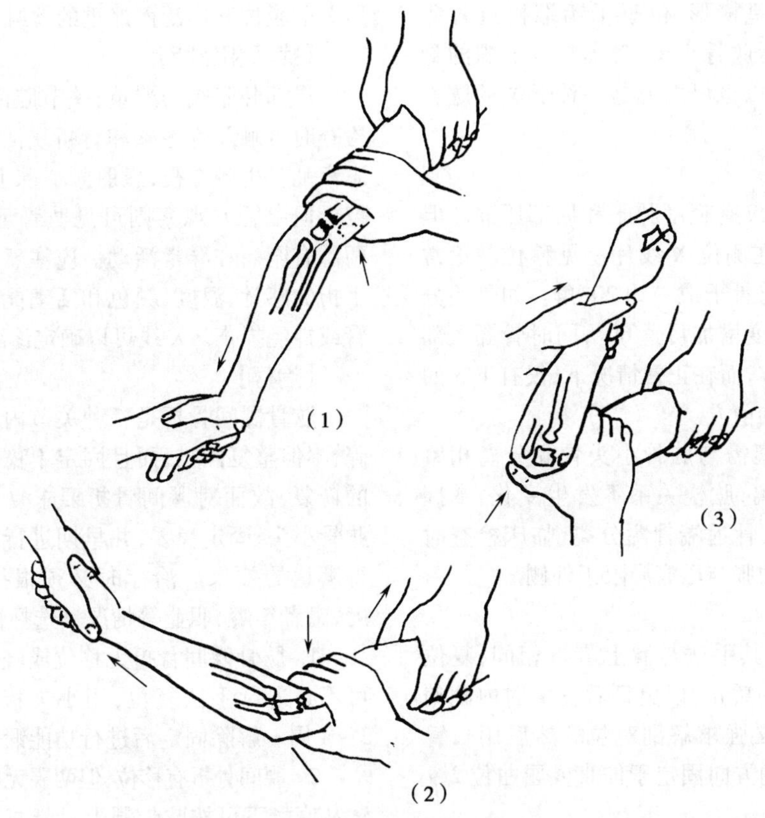

图 97-31　肱骨髁上骨折的复位方法

(1)牵引;(2)用拇指将远端骨折块推向前;(3)肘关节屈曲使骨折复位稳定

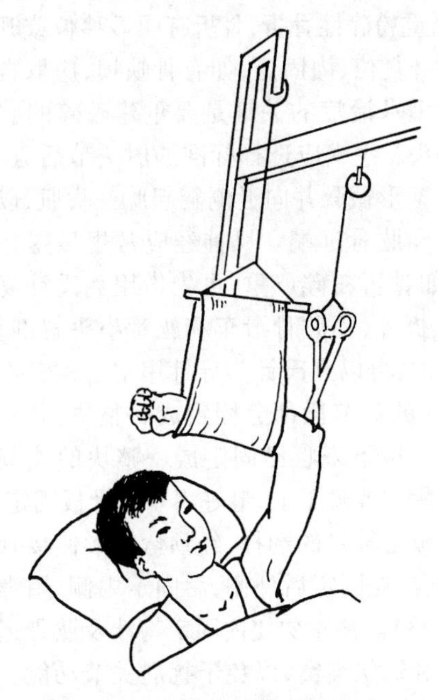

图 97-32　尺骨鹰嘴下骨嵴处持续骨牵引

据神经损伤情况决定探查正中神经、尺神经还是桡神经,或是多根神经一起探查。如神经有挫伤,则应行外膜切除减压,神经断裂者应吻合修复。骨折应尽可能予以解剖复位,复位后最好用接骨板螺丝钉予以坚强固定,可选择 3.5mm 加压接骨板或重建接骨板,经预弯塑形后,根据骨折外形而决定接骨板放置的位置,用螺丝钉固定。无条件者可用克氏针或拉力螺钉简单固定,辅以石膏外固定。

5. 陈旧畸形愈合骨折　前后方移位未矫正的骨愈合,可因骨折上段的下端与前臂骨抵触,致使肘关节屈曲受到限制。但在儿童因生长过程尚未停止,肱骨下端经过生长塑形,于数年后可恢复正常或接近正常的形状,屈曲功能受限亦随之而完全消失。因此单纯前后方向移位的畸形愈合骨折,在儿童无手术矫正的适应证。

侧方移位所形成的肘内翻或肘外翻,则需根据畸形的程度和功能丧失的情况,考虑行髁上截骨术矫正畸形。一般若肘内翻畸形超过 15°以上者,应行肱骨髁上楔形截骨术,一旦骨折坚固愈合,肘关节功能恢复后即可施行。

【预后】

髁上骨折如无并发症,则预后一般良好。但如有骨化性肌炎或缺血性痉挛发生,则预后相应变差。

(二) 肱骨下端骨骺分离

【病因】

与髁上骨折相同。

【病理】

发生于儿童。在此期肱骨小头与滑车的大部分为一整块软骨。骨折呈横形,位于干骺端接近骨骺线。整个肱骨下端包括肱骨小头、滑车与内上髁的骨骺均向前旋转移位,所以也可以说是一种低位的肱骨髁上骨折。

【症状与诊断】

体征不显著,往往仅有轻度肿胀和局部压痛。但患儿不肯活动患肢。在侧位 X 线片易见移位。正常肱骨下端骨骺的纵轴与骨干成一约 20°角。如骨骺分离,其旋转移位遂使角度增加可达 60°,同时骨骺大部分位于骨干前缘的前方,而在正常情况下,仅有 1/3 的骨骺是位于骨干前缘的前方。

肱骨远端骨骺分离需与肱骨小头骨骺分离相鉴别。肱骨远端骨骺分离,肱桡关系不发生变化,掌握这一特点,即可确诊肱骨远端骨骺分离,临床检查时肱骨小头骨骺分离者肿胀与压痛局限于外侧。

【治疗】

应当行闭合复位,其手法与髁上骨折相同,复位时特别注意尺侧移位的矫正,以免日后发生肘内翻畸形,对桡侧移位者,不必强求解剖对位。然后用长臂后侧石膏托根据移位的方向固定于伸直或屈曲位 2 ~ 3 周。

【预后】

完满的复位日后应当获得功能的完全恢复。但若向前旋转移位未能矫正,日后可有不同程度的肘关节伸展障碍。

(三) 肱骨髁间骨折

【病因】

为较重的直接或间接外力所致。如由高处跌下,肘关节伸直以手掌着地,或由屈的肘部着地,冲击的外力沿前臂传导至肱骨下端,或直接作用于鹰嘴突和肱骨下端等均可造成髁间骨折。多发生于成人,罕见于儿童。

【病理】

与肱骨髁上骨折相同,根据受伤机制、骨折移位方向分为伸直型及屈曲型,伸直型多见。骨折线大体为 T 形或 Y 形,由横行或斜行的髁上骨折和纵行的髁间骨折线组成。伸直型骨折近端移向前下方,远端移向后上方,故骨折重叠,或近端插于分离的两髁之间。髁间骨折部分的典型移位是两髁分离。有时为单独一髁旋转和侧方移位。按骨折移位程度可分为四度:一度,骨折无移位或轻度移位,关节面平整;二度,骨折有移位,但两髁无旋转及分离,关节面基本平整;三度,两髁旋转分离,关节面不平;四度,骨折碎裂,肱骨髁碎成三块以上,关节面严重破坏。髁间骨折通常有明显移位,且常严重粉碎。

髁间骨折常系开放性,并伴有尺桡骨上端骨折、肘关节脱位和广泛而严重的软组织损伤。

【症状和诊断】

局部肿胀极为严重,关节腔内有积血,疼痛剧烈。检查时可触及骨擦感和骨折块活动,肘后三角骨性标志紊乱。由侧方视,患肘颇似髁上骨折或肘关节后脱位。但由后方观察则可见肱骨下段显著变宽。按压两髁有剧痛和异常活动。应注意桡动脉的搏动,腕和手指的感觉、温度、颜色和活动能力,以便确定有否血管或神经损伤。X 线可以确定诊断和骨折的类型。

【治疗】

肱骨髁间骨折是一种关节内骨折,由于骨折块粉碎,不但整复困难,而且固定不稳,严重影响关节功能的恢复,故而对髁间骨折要求复位正确,重建滑车和肱骨小头,固定稳妥,并早期进行功能锻炼,以争取获得满意的效果。治疗时必须根据骨折类型、移位程度、患者年龄、职业等情况来选择恰当的方法。

1. 肱骨髁间骨折无移位或轻度移位,关节面平整可不必进行手法复位,用小夹板或长臂石膏托固定 3 ~4 周。解除固定后进行功能锻炼。

2. 髁间骨折有移位,但两髁无明显旋转及分离　在臂丛麻醉下可按肱骨髁上骨折复位法整复,但要注意保护两髁的稳定性,复位后用小夹板或长臂石膏托固定,三角巾悬吊,早期功能锻炼,固定 4 ~6 周。

3. 严重粉碎性骨折,骨折有明显移位或开放性骨折　应切开复位、内固定,如有骨缺损,应取自体松质骨植骨。手术治疗的关键是要重建破碎的肱骨滑车和肱骨小头。手术应选择标准的肘关节后方入路,作尺骨鹰嘴 V 形截骨并向近侧翻起肱三头肌,以很好显露肘关节和肱骨远端。尺神经应常规显露并牵开予以保护,如骨折粉碎严重,可先借用克氏针复位并临时固定骨折片,使肱骨滑车和肱骨小头解剖复位,达到重建目的,再以克氏针为导针用空心螺钉作拉力螺钉,把粉碎的关节段部分固定成一整块,并使骨块间适当加压。接下来将已固定成一整块的关节段部分固定到干骺端或骨干上,最好用双接骨板固定,3. 5mm 重建接骨板是较好的选择,经预弯塑形使接骨板与骨面很好贴合,先固定后外侧,后固定内侧,用螺丝钉固定(图 97-33)。注意勿使内固定物涉及肱骨远端的尺骨鹰嘴窝和冠状突窝,以免干扰肘关节功能。肱骨骨折内固定完成后,使截断的尺骨鹰嘴复位,用 2 枚克氏针和张力带 8 字钢丝或者 3. 5mm 拉力螺钉结合张力带钢丝进行固定。

4. 老年人骨折粉碎严重,骨质疏松明显以及非常远端位置的骨折可选择全肘人工关节置换术治疗。

【预后】

由于骨折愈合后关节四周形成许多粘连,故髁间

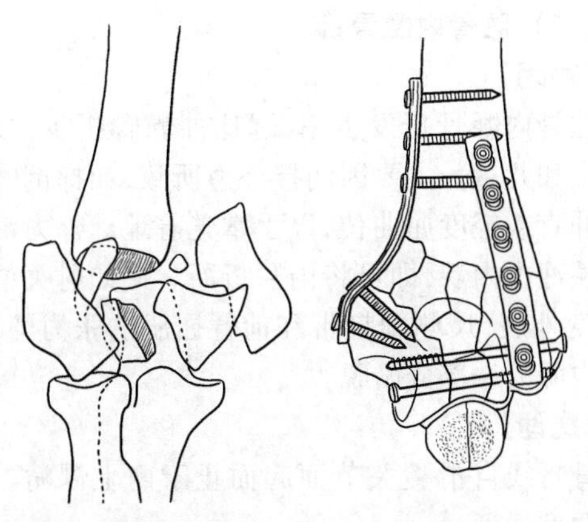

图 97-33　肱骨髁间粉碎性骨折接骨板内固定

骨折鲜有完全功能恢复者。

(四) 肱骨外髁骨折

【病因】

肱骨外髁骨折比内髁骨折多见，多发生于儿童，主要因间接外力所致。如摔倒时肘关节为伸直或轻度屈曲位以手掌先着地，过度外展，外力沿前臂桡侧向近端冲击外髁或桡骨头撞击肱骨小头等均可将其折断。

【病理】

由于受伤时前臂伸肌腱收缩力的大小不同，肘关节内收或外展位置的不同，以及前臂的旋转方向不同而使骨折有不同方向的移位，按骨折的部位及骨折线走行可分为下述三种类型。

1. 肱骨小头骨折　由于骨折是桡骨头向上撞击肱骨小头所致，因此可伴有桡骨头损伤。肱骨小头骨折可能仅为一个小骨片脱落于关节腔内，亦可能为肱骨小头的前半部，或整个肱骨小头与滑车的一部分的大骨块脱落移位。骨折块除向上移位于肱骨干前方外，并有旋转移位。根据骨折块的大小和粉碎度，分三型：Ⅰ型骨折指关节软骨带有大的骨块；Ⅱ型骨折指关节软骨带有小而薄的软骨下骨；Ⅲ型指粉碎性骨折。

2. 肱骨小头骨骺分离　发生于儿童时期。因其骨块仍有前臂伸肌附着，故骨块有不同程度的移位，在垂直线上可达180°的旋转移位。

3. 成人的外髁骨折　可分为上下两个类型。

(1) 内收型：外髁因撕脱移向下方，肘关节的携带角减小。

(2) 外展型：骨折由外上方斜向内下方而进入关节。因其骨折块移向外上方，故肘关节的携带角增大。如骨折因外力沿桡骨向上冲击所致，其骨折块除外髁外，并带有肱骨小头与一小部分滑车，然而因尺肱关节的关系无改变，故此骨折为稳定性骨折。如向上冲击的外力偏向尺骨端，则骨折块将包括大部分滑车。因此尺骨易向外上方移位而发生尺肱关节半脱位，并可能伴有尺侧副韧带损伤，故骨折为不稳定性骨折(图 97-34)。

【症状和诊断】

1. 肱骨小头骨折　主要为局部疼痛、肿胀和关节腔内积液。肘关节屈伸受限，勉强运动时疼痛即加剧，并可感到在关节内有骨性阻挡。X 线片上显示关节腔内有大小不同的骨片，最典型者为半月形的骨片位于肱骨干的前方。

2. 肱骨小头骨骺分离　轻度移位的肱骨小头骨骺分离似髁上骨折，因局部有压痛并有轻度的肘外翻畸形。旋转移位的骨折在临床上与成年人的外髁骨折相似。更要与肱骨下端骨骺分离相鉴别。X 线检查可予以鉴别并明确诊断。

3. 成人的外髁骨折　伤后不久即出现明显的局部肿胀和关节腔内积液现象。在检查时可见肱骨下端变宽，而上髁相对的正常关系有改变。肘关节侧方移位则增大。X 线检查需注意肘关节有无半脱位。

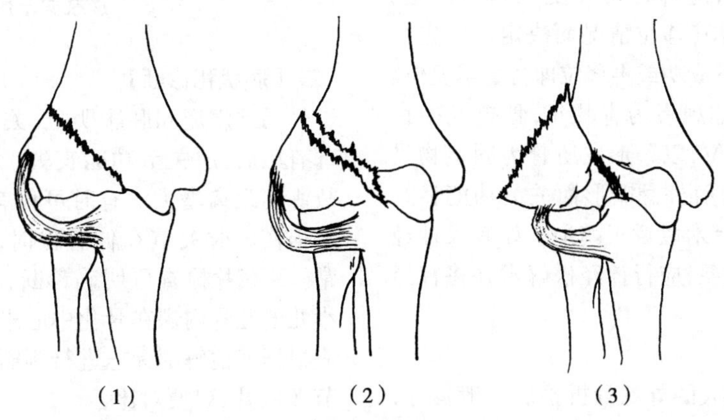

图 97-34　肱骨外髁骨折的不同类型
(1)骨折线；(2)外展位骨折移位情况；(3)内收位骨折，外髁因伸肌牵拉而旋转移位

【并发症】

桡骨头骨折、肘关节侧方脱位为常见的合并损伤。罕见者为桡神经损伤。如移位未获得矫正，日后可发生骨折不愈合。同时因骨骺损伤影响了外髁的发育，在晚年可形成肘外翻畸形，而尺神经亦可因长期的持续牵引而麻痹。此种现象可在受伤后十几年方才发生。

【治疗】

1. 肱骨小头骨折　如骨折块无移位，则仅需将肘关节屈曲，用一长臂石膏后托固定，2～3周后开始肘关节运动。移位的骨折需复位：在麻醉下于伸直位牵引肘关节，然后尽量内收以使外侧关节内隙增宽，同时用一手的拇指将移位的骨块按回原位。复位后用长臂石膏后托固定肘关节于锐角屈曲位，约3周后解除固定，开始肘关节运动。但是，肱骨小头骨折靠闭合复位通常不能成功。因此，对于Ⅰ型骨折，尤其是骨折块大，累及肱骨滑车者，应行切开复位和内固定手术，可选用Herbert螺钉或可吸收螺钉固定。对Ⅱ、Ⅲ型骨折，因很难固定，且易发生骨不连和缺血性坏死，通常采用骨折块切除术，以利于早期进行功能锻炼。

2. 肱骨小头骨骺分离　要求准确地复位以免日后发生发育方面的畸形。轻度移位者可行闭合复位。但复位后需行X线摄片明确骨折复位情况，并于2～3日后再行摄片。如发生再移位，应立即行切开复位并以克氏针固定。如患者的骨折块有旋转移位，而闭合复位不易成功时，宜行切开复位内固定术。

3. 成人的外髁骨折　对稳定的外展骨折可行闭合复位，以手指将移位的外髁按回原位。但需严密观察患者，如再移位即应行切开复位和内固定。应采用松质骨或半螺纹皮质骨螺钉作拉力螺钉固定骨折块。如骨块较大，宜用两枚螺钉固定，以防骨块旋转移位。对不稳定的外展型骨折应即行切开复位和内固定。内收型骨折的处理则视其移位情况而决定。可先行闭合复位，如手法复位不成功或再移位即行手术复位。

4. 骨折不愈合　如患者为青壮年，骨折发生在1～2年前，应行切开复位，以条形皮质骨为固定物贯穿骨折线。如为多年的肘外翻畸形而关节功能良好又无疼痛，可行髁上截骨术以矫正畸形。如有尺神经不完全麻痹或被压迫现象，应行神经松解术并将神经移至关节前内侧。

【预后】

肱骨小头骨折与成人的外髁骨折预后一般良好，功能恢复满意。

肱骨小头骨骺分离日后因生长发育受到影响而发生肘外翻畸形，而因此可继发尺神经麻痹。

（五）肱骨内髁骨折

【病因】

肱骨内髁骨折发生率，远比外髁骨折少，多发生于少年和儿童。主要因间接外力所致，如摔倒时肘关节为伸直或轻度屈曲位，以手掌先着地。外力沿尺骨向近端冲击内髁，即可将内髁折断。又如肘关节被猛力过度外展，尺侧副韧带和前臂屈肌的张力骤增，即可将内髁的一部分撕脱。

【病理】

骨折线自滑囊关节面起而止于内上髁嵴。一般分为两型：

1. 外展型　主要因外展力所致。内髁向下方移位而肘关节的携带角增大。

2. 内收型　如内髁骨折主要因外力沿尺骨向上冲击所致，则由占内髁少部分的骨折块轻度向内上方移位，故携带角变小，但为稳定性骨折。如外力偏桡侧向上冲击，则占有整个内髁和小部分肱骨小头的骨折块向内上方移位，并发生肱桡关节半脱位，故为不稳定性骨折（图97-35）。

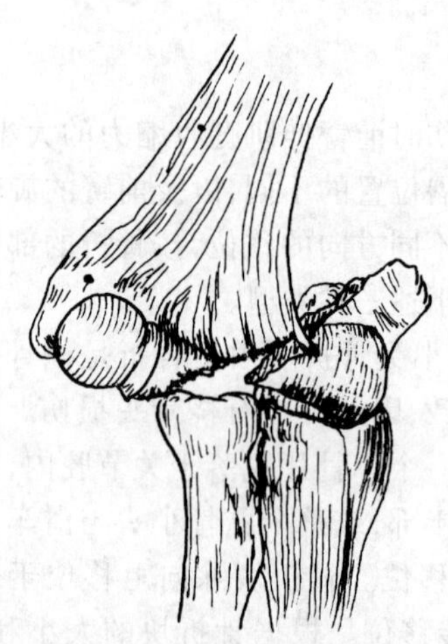

图97-35　肱骨内髁骨折合并肱桡关节脱位

【症状和诊断】

局部疼痛和肿胀明显，关节腔内有积液，在内髁部有压痛，肘关节功能丧失。由于内髁向上方移位，故髁间距离增大。有时可伴有桡骨头前脱位和尺神经损伤。肘关节在伸直位时，其内收的度数大于正常。X线片检查可明确诊断，在X线诊断时应注意，小儿的肱骨内髁在骨化中心未出现之前，在该部骨折应根据其他解剖标志进行判断，必要时拍摄对侧肘关节X线片，以便对比。

【并发症】

早期有尺神经损伤和桡骨头脱位。晚期可因治疗不当，桡骨头脱位未整复，而有肘内翻畸形和外伤性关节炎。

【治疗】

1. 外展型骨折　对轻度移位或无移位的骨折用三角巾悬吊患肢，或用长臂石膏托固定2～3周，早期开始肘关节运动。

对移位的骨折应在全身麻醉下行闭合复位，其法如下：自前臂施行牵引，逐渐将肘关节伸直。在以手按压内髁的同时将肘关节内收，即可复位。而后用长臂石膏托固定肘关节于屈曲位2～3周，再开始肘关节运动。但需严密观察有无再移位，并根据具体情况和骨折块再移位的程度考虑切开复位和内固定。肱骨内髁切开复位较外髁困难，应注意先显露尺神经并牵开，以免损伤，必要时将尺神经向内髁前方移位。

2. 内收型骨折　稳定性骨折移位者仅需三角巾悬吊或长臂石膏托固定，早期活动；有移位者用手法复位后再用石膏固定。对不稳定性骨折可以用鹰嘴突持续骨牵引，但不易获得准确的复位。另一法为切开复位，以螺丝钉固定。

3. 晚期的肘内翻畸形　根据影响功能的程度而决定行髁上截骨术矫正畸形。

（六）肱骨外上髁骨折

【病因】

肱骨外上髁骨折较肱骨内上髁骨折少见。肱骨外上髁骨折主要是间接外力所致，如肘关节过度内收或前臂过度旋前内收或肘关节向内后侧脱位时，前臂伸肌骤然收缩，即可将外上髁扯脱。有时肱骨外上髁可因受到外力直接打击而发生骨折。

【病理】

骨折片往往较小，因前臂伸肌的牵拉而向下方或下前方同时伴有旋转移位。有时骨片可被夹于外侧关节间隙内。

【症状和诊断】

肘关节外侧疼痛，局部有压痛和肿胀。肘关节屈伸功能明显受限。关节腔内有积液。X线片显示外上髁骨折片移位的情况。

【治疗】

无明显移位或轻度移位者可用长臂石膏托固定于屈肘位3周，再开始功能运动。也可用三角巾悬吊患肢，待疼痛减轻即可开始肘关节运动。如旋转移位明显，或骨片进入关节间隙内，则应行切开复位并用松质骨螺钉作拉力螺钉固定骨折块，术后石膏托固定3周。

（七）肱骨内上髁骨折

【病因】

最常见于跌倒时前臂或肘关节过度外展，前臂屈肌群的骤然收缩而将内上髁扯脱。

【病理】

因多发生于青春期，故往往为骨骺分离。根据骨折块移位的程度，可分为四度。第一度，裂缝骨折无移位或仅有轻度移位；第二度，骨折块移位至关节间隙的水平面；第三度，骨折块有旋转移位并夹于关节间隙内；第四度，骨折合并肘关节内脱位（图97-36）。

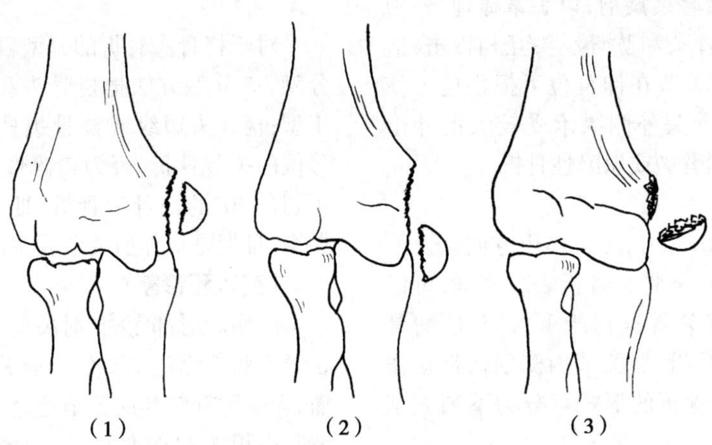

图97-36　肱骨内上髁骨折
（1）轻度移位；（2）中度移位；（3）旋转移位

肘关节内侧软组织损伤的程度与骨折块移位的程度成正比。第三、四度骨折大多数伴有完全或部分的尺神经牵拉性麻痹。

【症状和诊断】

肘关节内侧剧烈疼痛，高度肿胀，有皮下瘀斑，压痛明显，活动受限，局部可扪到活动的骨块，且常伴有牵拉性尺神经麻痹，故在检查时应予以注意。X线片可确定诊断。但对6岁以下儿童，由于骨骺尚未出现，X线为阴性，故要注意，若临床检查符合即可确诊。

【治疗】

第一度骨折无移位者，不需要特殊治疗，用小夹板、纸垫板或石膏托固定于肘屈曲90°即可。第一度

7

轻度移位及第二度骨折，易于复位。复位后可用长臂石膏托固定3周再开始功能运动。但亦有人主张行功能治疗，认为骨折即便发生纤维愈合亦不影响功能。笔者的主张亦趋向于功能治疗。

对第三度骨折应在全身麻醉下行闭合复位：牵引前臂使肘关节伸直，然后外展张开内侧关节间隙，以便将骨折块自关节间隙内牵出。在维持牵引作用下，以一手的拇指推挤骨折块使回归原位。如闭合复位失败，应行手术治疗。经肘内侧弧形切口，首先应显露尺神经，适当游离并牵引予以保护。将关节腔内的骨折块提出复位，然后用4mm松质骨螺钉作拉力螺钉固定骨块，如骨块较大，宜用两枚螺钉固定，以免发生骨块旋转。术后用石膏固定于屈肘90°位2周。第四度骨折脱位应在准备切开复位的情况下先试行闭合复位。需注意以脱位的复位为首要。如失败即行切开复位和内固定。

六、尺桡骨近端骨折

（一）桡骨头骨折

桡骨头骨折多为间接外力所致，可以单独发生，也可以是复杂肘关节损伤的一部分，如肘关节恐怖三联症。

【发病率】

最常见于青壮年，儿童的发病率较低。

【病因】

主要为间接外力所致。典型的损伤机制是摔倒时肘关节轻度屈曲、前臂轻度旋前，以手掌撑地，外力沿桡骨向近端传导，桡骨头和肱骨小头互相撞击，造成桡骨头骨折。如果肘关节在伸直位下损伤应力使肘关节过度外展，则桡骨头外侧缘承受较大的冲击力，从而发生桡骨头桡侧劈裂或塌陷性骨折。

【病理】

对应于不同类型损伤应力、应力作用方向以及外伤时肘关节位置的不同，桡骨头骨折表现多样，可以从简单、无移位骨折、劈裂骨折到严重粉碎、压缩骨折，也可合并其他部位骨折、肘关节内侧副韧带损伤甚至尺神经损伤。根据骨折的形式可分为下列五型（图97-37）：

1. 裂缝骨折　多位于桡骨头外侧，外侧关节面劈裂，骨折线自桡骨头关节面斜向外侧，骨折块无移位或仅有分离。

2. 塌陷骨折　桡骨头关节面被压而塌陷。

3. 粉碎骨折　桡骨头失去原形，变宽，关节面被破坏，骨松质有不同程度的压缩。

4. 桡骨头骨骺分离或桡骨颈骨折　因骨折位于颈部，桡骨头关节面无损伤。骨折块多为倾斜向外移位，大部分呈“歪戴帽”样。

5. 嵌插性骨折　桡骨近端干骺端嵌插于桡骨头骨折块的松质骨内。

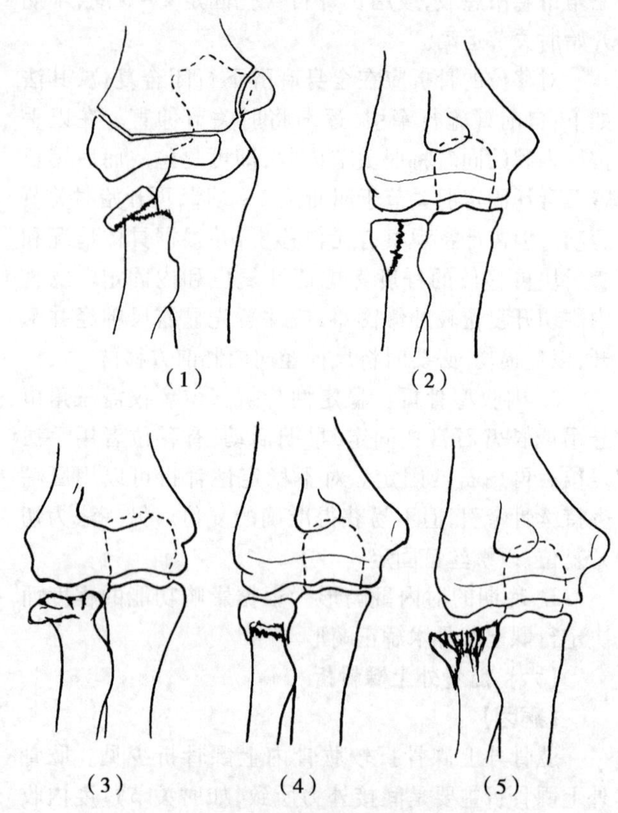

图97-37　桡骨头骨折类型

(1)桡骨头歪戴帽；(2)裂纹骨折；(3)塌陷骨折；(4)嵌插骨折；(5)粉碎骨折

对于桡骨头骨折的分型目前应用最广的是Mason分型，该分型方法把桡骨头和桡骨颈骨折分成四型，Ⅰ型：桡骨头边缘或桡骨颈骨折，骨块无移位；Ⅱ型：移位的关节骨折，可为粉碎性，或移位超过2mm或成角超过30°的桡骨颈骨折；Ⅲ型：桡骨头粉碎性骨折；Ⅳ型：Ⅲ型骨折伴肘关节脱位（图97-38）。

【症状和诊断】

外伤后肘部疼痛、肘关节伸屈和前臂旋转受限是主要症状。疼痛主要位于肘关节外侧，同时有明显压痛，而前臂旋转和肘关节运动受限则因骨折类型和关节腔内积液的程度而异。如果桡骨头骨折未累及关节囊外，肿胀程度较轻，但如关节内侧副韧带或内上髁被损伤，则全部肘关节皆可明显肿胀。做理学检查时，除了要重点检查肘关节外，还要对整个前臂、上臂和腕关节、肩关节进行检查，以免伴发损伤漏诊，同时要检查尺神经功能。

常规X线摄片为桡骨头骨折主要影像学诊断手段，需要拍摄肘关节正侧位片，注意拍摄肘关节正位片时应垂直于前臂投照。有时需要拍摄前臂全长片以确定是

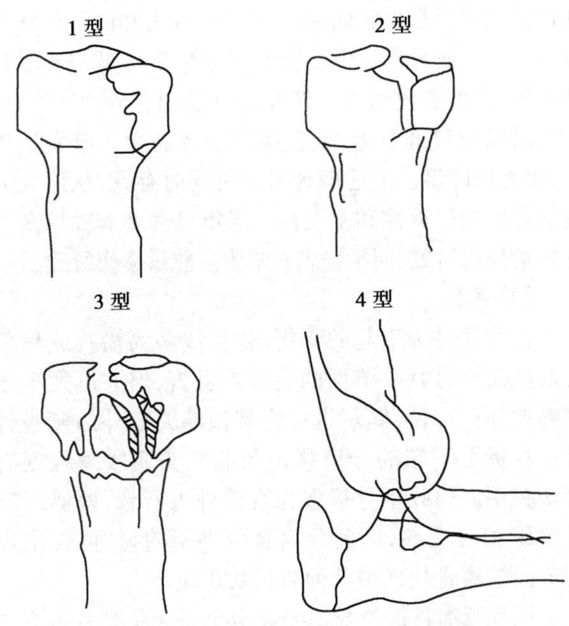

图 97-38　桡骨头骨折 Mason 分型

否存在 Essex-Lopresti 损伤。CT 检查虽然不作为常规检查手段，但是对于粉碎性骨折、可疑尺骨冠状突骨折等复杂损伤时能更好显示骨折情况和伴发损伤，CT 多层面重建和三维重建图像可提供更详细的骨折细节，对手术入路和手术方法的选择具有指导意义。

【治疗】

对于单独的桡骨头骨折，治疗目标是使肘关节在伤后获得无痛且稳定的旋转和伸屈功能，并预防远期创伤性关节炎的发生。主要依据骨折的分型选择治疗方法，对于 Mason 分型Ⅰ型和Ⅱ型骨折大多采取保守治疗，Ⅲ型骨折如果移位不严重且肘关节稳定，也可保守治疗；而伴有肘关节脱位的移位Ⅱ型骨折（即Ⅳ型骨折）及移位Ⅲ型骨折通常需要手术治疗。但是治疗方法的选择还需根据患者的年龄及具体情况来决定具体措施，如在儿童应以闭合复位为主，虽为粉碎骨折亦不可行桡骨头切除，以免影响桡骨的生长和防止逐渐发生下尺桡关节半脱位和腕关节畸形。要重视伴发损伤的治疗，在肘关节复杂骨折脱位（如恐怖三联症）等情况下需要同时手术治疗尺骨冠状突骨折、修复损伤韧带组织，对于无法复位固定的桡骨头骨折不能单纯行桡骨头切除术，而应该行人工桡骨头置换以恢复桡侧骨性结构的稳定。

1. 非手术治疗　适用于无移位或移位不多而不影响旋转功能的桡骨头骨折以及儿童患者。如裂纹骨折、桡骨头骨骺分离、嵌插性骨折关节面倾斜度在 30°以下以及塌陷性骨折占周径 1/3 以内者。不应长时间固定肘关节，而要在疼痛可以忍受的情况下早期进行关节活动锻炼以防止关节僵硬的发生。

2. 手术疗法　不稳定骨折和开放骨折是手术治疗的主要指征。不稳定骨折包括骨折所占桡骨头比例大且明显移位或游离、移位的粉碎性骨折、合并肱骨小头或尺骨冠状突骨折等肘部其他骨折、合并肘关节脱位韧带损伤以及合并下尺桡关节损伤（Essex-Lopresti 损伤）。手术最好是能切开复位重建桡骨头解剖并有效固定或桡骨头置换，如果桡骨头骨折高度粉碎难以重建，当肘关节稳定时也可行桡骨头切除术。

（1）切开复位与内固定：切开复位与内固定的目标是要使骨折的桡骨头获得解剖复位并牢固固定。肘关节 Kocher 入路和 Kaplan 入路均可用于显露桡骨头和桡骨颈（图 97-39），手术时应注意避免损伤桡神经深支，不要盲目在桡骨颈处放置 Hohmann 拉钩。显露要充分，需要找到每块桡骨头骨折块以确保拼合成完整的椭圆形关节形状，当骨折粉碎且游离时，可取出骨折块在手术器械台上拼装骨块（所谓的 on-table 技术）后再复位在桡骨颈上进行固定。复位时要注意压缩塌陷骨折块的复位，可用牙科钩进行复位，存在骨缺损时需要植骨。复位后先用克氏针临时固定，然后根据骨折线方向从不同的角度用直径 1.5mm、2.0mm 或 2.5mm 螺丝钉固定骨折，使用空心螺钉有利于操作，需要采用埋头技术使钉尾埋于关节软骨层下，或使用 Herbert 螺钉以免钉尾露出软骨层外。对于粉碎、压缩的桡骨头骨折或合并桡骨颈骨折者，应该使用微型的 T 板或 L 板作支撑接骨板固定骨折，接骨板需要仔细塑形并放置在桡骨头安全区。已有桡骨头解剖锁定接骨板可供选择使用。

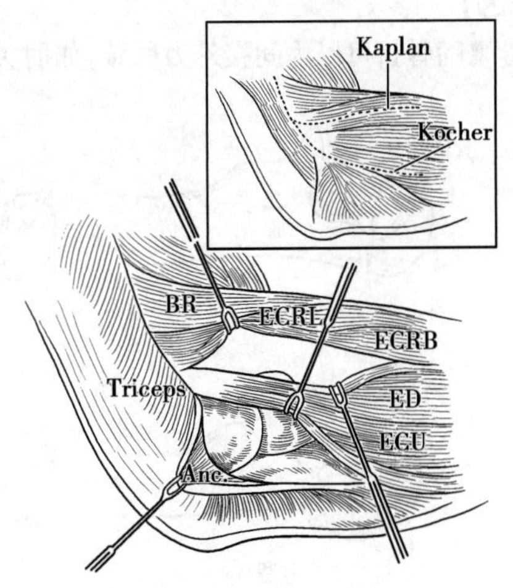

图 97-39　桡骨头骨折手术入路

ECRL：桡侧腕长伸肌；ECRB：桡侧腕短伸肌；ED：指总伸肌；ECU：尺侧腕伸肌；BR：肱桡肌；Triceps：肱三头肌；Anc.：肘肌

（2）桡骨头切除：单独的桡骨头切除术的前提是肘关节在矢状位上稳定（即肱-尺关节稳定），主要适用于成人的粉碎性骨折难以恢复解剖完整及可靠固定的情况，通常认为当桡骨头骨折块数量大于 3 块时，

7

保留桡骨头将会很困难。对于肘关节恐怖三联症等肘关节复杂骨折脱位，应行桡骨头置换，如果需要桡骨头切除，应该在可靠固定冠状突后或待冠状突骨折愈合后(冠状突骨折为粉碎性，无法进行内固定时)，或肘关节损伤的软组织愈合后，二期行桡骨头切除术。桡骨头切除一般主张在伤后4～5天，切除平面不能低于桡骨结节。术后三角巾悬吊肘关节于功能位，2周后即可开始活动。在桡骨头骨折采取保守治疗后，如出现前臂旋转功能障碍或疼痛，也可行二期桡骨头切除以改善功能。

(3) 桡骨头切除、人工桡骨头置换术：当桡骨头骨折高度粉碎，无法获得解剖复位或复位后无法进行可靠固定，同时肘关节严重失稳，在桡骨头切除后无法维持肱-尺关节稳定时，可进行一期桡骨头置换术，以维持肘关节桡侧稳定性与关节功能的保持。手术时首先要根据拼合的桡骨头大小选择合适直径的桡骨头假体，也要根据正侧位透视精确选择假体高度以免肘关节冠状位上内外侧失衡。

【预后】

桡骨头骨折甚至是严重粉碎骨折，通过手术重建治疗，功能可恢复优良。尽管有一些患者肘关节不能完全伸直，但并不影响肘关节的整体功能。

(二) 尺骨鹰嘴骨折

【发病率】

可发生于任何年龄的患者，但多见于老年人，是肘关节损伤中最常见的损伤。

【病因】

尺骨鹰嘴骨折可以为间接外力所致，如肘关节略屈曲位摔倒时手掌先着地，向上冲击的外力和向下传导的身体重量经肱骨作用于尺骨半月切迹，同时肱三头肌猛烈收缩，即可造成鹰嘴突骨折；也可为直接外力所致，如摔倒时以肘尖部着地，或直接撞击鹰嘴突亦可发生骨折，多为粉碎型。上述两种机制可同时存在，从而大大增加骨折的严重性和复杂性。老年尺骨鹰嘴骨折多为低能量损伤所致，而年轻患者常为高能量损伤所致。

【病理】

由间接外力引起的骨折，骨折线多为横行或稍斜行的波及半月状关节面的关节内骨折，但亦可发生于鹰嘴的任何部位，偶尔也可为其顶端关节外的撕脱骨折。骨折上下端的分离移位与肱三头肌收缩程度有密切关系。粉碎型骨折多为直接外力所致，两侧纤维膜组织相对完整，因此分离移位多不明显，但常出现关节面游离骨块或关节面骨折块压缩。

尺骨鹰嘴骨折的Schatzker分型系统依据骨折方式和内固定手术时需要考虑的力学因素把累及半月状关节面的鹰嘴骨折分成6型：A型为横形骨折，多为肱三头肌猛力收缩牵拉所致的鹰嘴尖部撕脱性骨折；B型为横形-压缩骨折，多为直接暴力所致，在大体呈横断骨折的同时伴有关节面粉碎压缩骨折；C型为斜形骨折，多为肘关节过伸损伤所致，骨折线通常从鹰嘴窝中点呈斜形向远端走行；D型为合并其他骨折的粉碎性骨折，多为高能量损伤，其他骨折常见者为尺骨冠状突骨折，导致肘关节失稳；E型为远端斜形骨折，骨折线从冠状突处斜形向远端延伸，肘关节失稳；F型为尺骨鹰嘴骨折-脱位，是一种高能量损伤，常见肘关节周围其他骨折和韧带等软组织损伤，肘关节高度失稳(图97-40)。

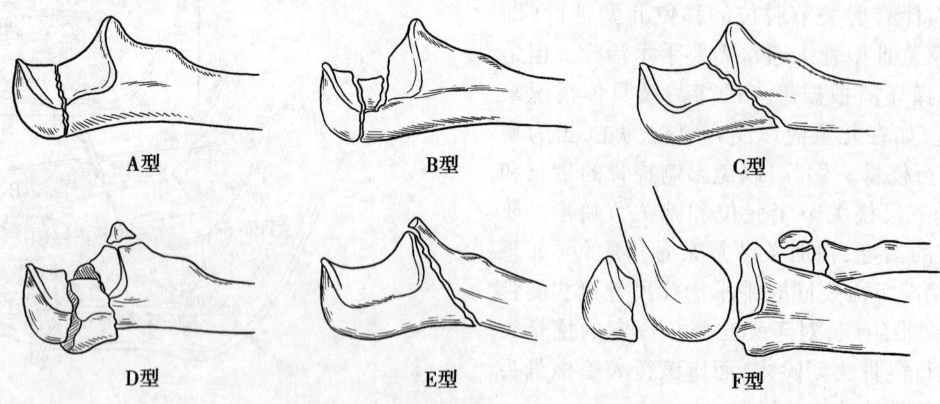

图97-40　尺骨鹰嘴骨折Schatzker分型

【症状和诊断】

尺骨鹰嘴位于皮下，且参与伸肘装置的构成，如有骨折，在伤后结合外伤史、临床表现和X线摄片易于获得诊断。主要症状为肘关节疼痛肿胀和不能主动伸展肘关节，肿胀在肘后明显，有时可见到皮肤瘀斑。触诊时可能摸到分离的骨折块和上下骨折端之间的空隙，局部压痛明显。被动伸屈肘关节时，鹰嘴突不与尺骨干共同移动。X线片可清晰显示骨折线、骨折的移位和粉碎程度。对于直接暴力损伤可疑关节面压缩或高能量损伤导致肘关节复杂骨折脱位者，CT平扫并多层面重建和三维重建检查能更准确显示损伤情况。

【治疗】

尺骨鹰嘴骨折绝大部分属关节内骨折，治疗上要求解剖复位、坚强固定并早期功能锻炼，因此，大多需要切开复位和内固定手术治疗。对无移位的骨折，或骨折端分离不超过2mm，肘屈曲到90°时骨折线不增宽者，可采取保守治疗，行关节腔穿刺吸出积血后即用三角巾悬吊患肢，早期开始关节运动，或用石膏托固定肘关节在半伸直位3周后练习肘关节活动。对于老年患者、对功能要求低者保守治疗指征放宽。应根据骨折分型选择合适的内固定方法。克氏针张力带内固定仅适用于Schatzker分型系统中A型及少部分B型骨折，其他类型骨折以接骨板或接骨板结合骨折块间螺钉内固定为宜，对于大部分粉碎性骨折和斜形骨折，张力带内固定是禁忌证。即使对于横形骨折，张力带固定强度、再移位的风险和术后内固定物需要去除等方面均劣于接骨板内固定，张力带固定的最大优势在于价廉。目前，已有多种类型的尺骨鹰嘴预塑形的解剖型接骨板可供选择使用，对于粉碎性骨折，需要先行骨折块复位并用微型螺丝钉或克氏针对骨折块进行固定后再接骨板固定，对于关节面骨折块存在压缩者，复位后常需要植骨以恢复半月形关节面的解剖形状。骨折一旦获得坚强固定，可早期进行关节伸屈功能锻炼。

对高位骨折和老年人的鹰嘴突粉碎骨折宜行切除术并将肱三头肌缝于尺骨上端，同时缝合周围组织。手术后将肘关节固定于屈曲位3周再开始关节功能运动。

（三）尺骨冠状突骨折

单独的冠状突骨折很少见，一般发生于肘关节后脱位的同时，或作为肘关节恐怖三联症损伤的一部分而存在。

【发病率】

可发生于任何年龄的患者，但以青壮年为最常见。

【病因】

主要因间接外力所致。如向后摔倒时在肘关节过度伸展的情况下以手着地，冠状突被肱骨下端撞击而骨折，这也是肘关节后脱位的典型损伤机制，这也意味着冠状突骨折多为复杂肘关节损伤的一部分。

【病理】

尺骨冠状突骨折表现多样，可以为冠突尖小块骨折，也可以为累及冠突基底部大块骨折；冠状突可以是整块骨折，也可以粉碎成多块骨折块；骨折线可以为斜形或横形；脱落的小骨片向近端稍移位，但亦可完全游离于关节腔内（图97-41）。早期应用广泛的分型系统是Regan和Morrey分型法，该分型系统依据骨折占整个冠状突高度的比例把骨折分成三型（图97-42），Ⅰ型骨折为冠状突尖部骨折，占冠状突高度小于10%，通常不存在不稳定；Ⅱ型骨折为冠状突腰部骨折，占冠状突高度为10%～50%，可明显影响肱-尺关节稳定；Ⅲ型骨折为冠状突基底部骨折，占冠状突高度达50%以上，通常伴有肘后方不稳定（图97-43）。随着对冠状突骨折认识的深入，对上述分类系统进行改良后形成了O'Driscoll分类法（图97-44，表97-5）。

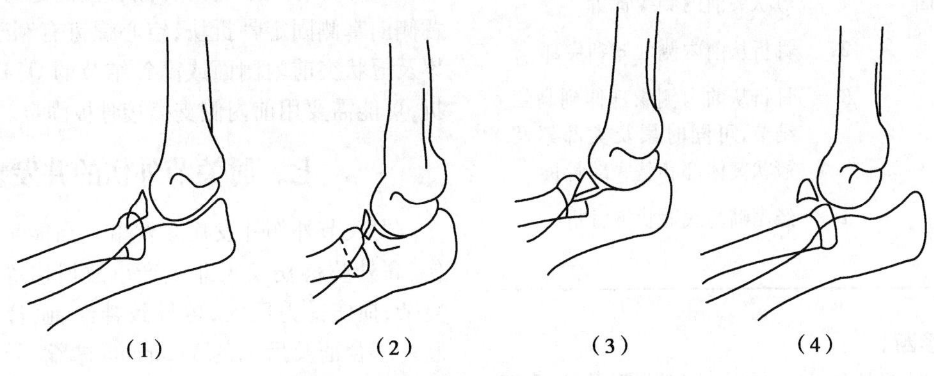

图97-41　尺骨冠状突骨折（仿de Palma）

（1）移位骨折；（2）小骨折片脱落；（3）无移位骨折；（4）骨折脱位

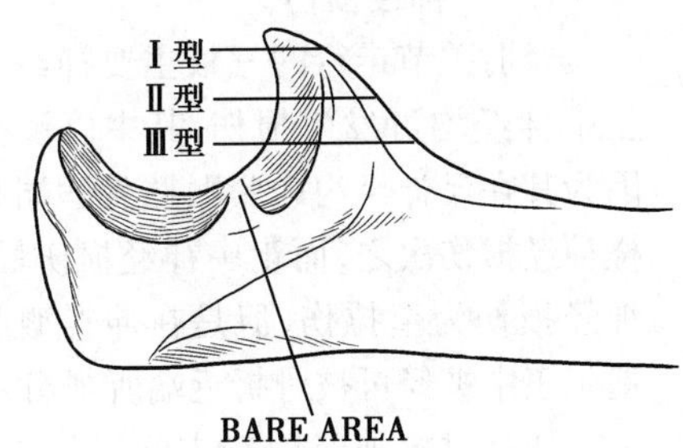

图97-42　Regan和Morrey分型系统根据骨折累及冠状突高度进行分型

7

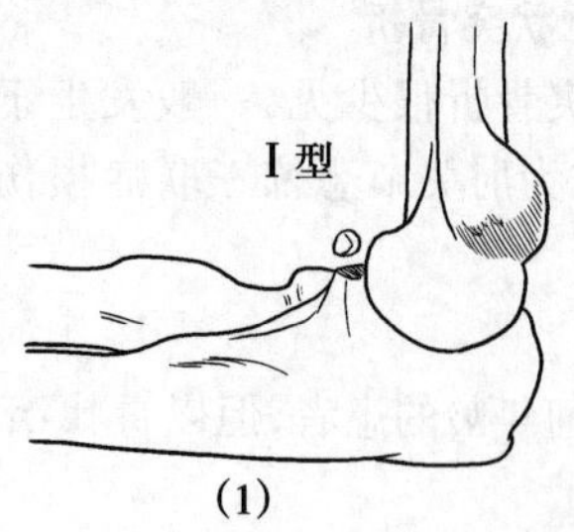

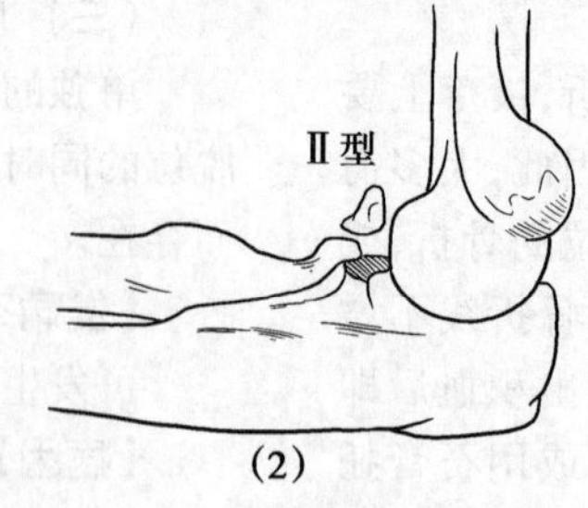

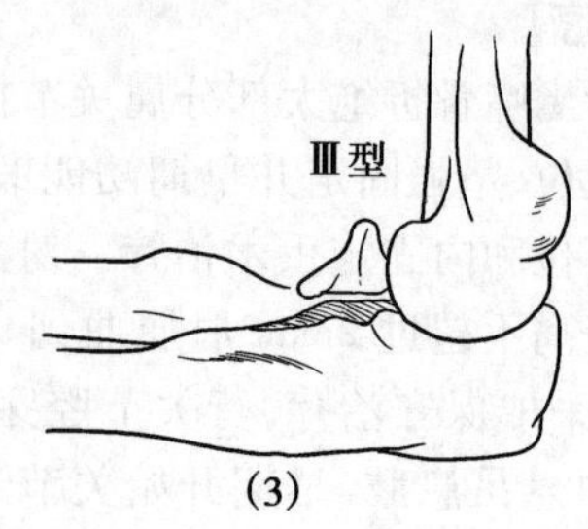

图 97-43 Regan 和 Morrey 分型系统把冠状突骨折分成三型

(1)Ⅰ型骨折;(2)Ⅱ型骨折;(3)Ⅲ型骨折

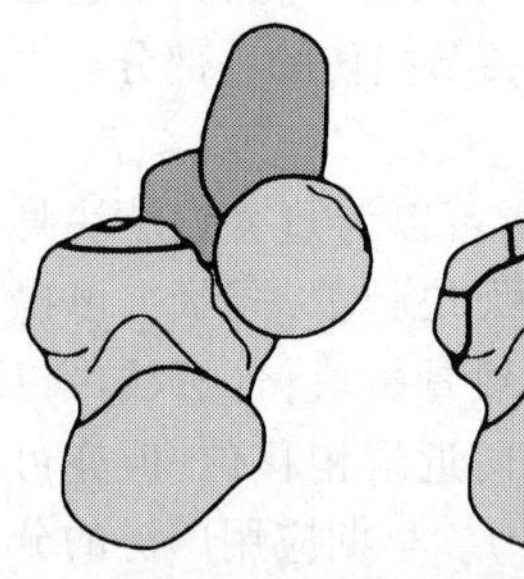

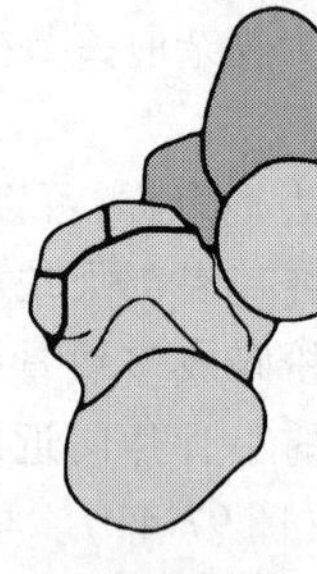

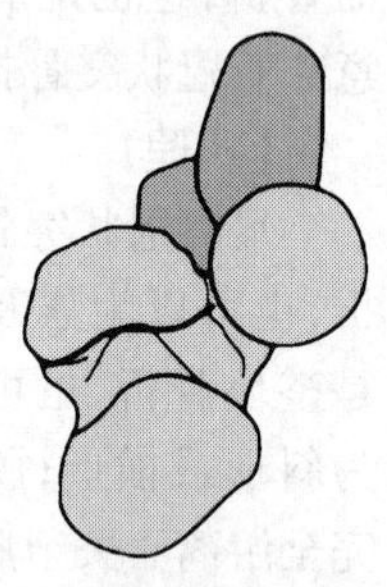

1型:冠状突尖部横形骨折　**2型:骨折累及冠状突前内侧面**　**3型:冠状突基底部骨折**

图 97-44 冠状突骨折 O'Driscoll 分型

表 97-5 冠状突骨折 O'Driscoll 分型及亚型

骨折分型	骨折位置	骨折亚型	分型描述
1 型	冠状突尖部	1	骨折高度≤2mm
		2	骨折高度>2mm
2 型	前内侧面	1	冠状突前内侧缘骨折
		2	骨折从前内侧延伸到尖部
		3	骨折从前内侧缘延伸到高耸结节,可同时累及尖部累及冠状突体部和基底部骨折
3 型	基底部	1	经鹰嘴基底冠状突骨折
		2	

【症状和诊断】

有明确的肘部外伤史。单独的尺骨冠状突骨折症状和体征可能都不明显,可表现为肘部掌侧肿胀、疼痛和压痛,但肿胀可能很轻微。当冠状突骨折伴肘关节脱位或作为更严重的损伤如恐怖三联症的一部分时,可出现肘关节高度肿胀和广泛压痛,肘关节失稳、处于半脱位或脱位状态。X 线摄片只能作为初步的辅助诊断手段,CT 轴位扫面、多层面重建和三维重建应作为可疑冠状突骨折或复杂肘关节骨折脱位的主要检查手段。有时需要应力位摄片以诊断肘关节失稳。MRI 检查可了解肘关节韧带损伤情况。诊断的重点除了要明确冠状突骨折的类型外,还应重视伴发损伤的发现和评估。

【治疗】

冠状突骨折的治疗原则和方法的选择除了取决于骨折本身外,还受伴发损伤(如冠状突骨折是否作为恐怖三联症的一部分)的影响,例如在恐怖三联症损伤中,冠状突骨折块通常表现为 O'Driscoll Ⅰ型骨折,此时即使骨折块很小也需要切开复位内固定。单纯冠状突骨折如果能获得闭合复位大多可保守治疗,即使伴有肘关节脱位,只要复位后关节稳定,也可保守治疗。复位后用长臂石膏托固定 3~4 周,开始关节运动锻炼。若骨折块较大,复位不良,或基底部骨折影响关节稳定性,可行切开复位内固定。具体而言,对于 O'Driscoll Ⅰ型骨折,当骨折块过小时,通常采取切开复位、经尺骨近端钻孔后套索缝合固定骨折片并同时获得掌侧关节囊修复;Ⅲ型骨折可用螺钉进行固定,骨折块复位后螺钉可从掌侧向背侧直接固定骨折块,也可从背侧向掌侧固定骨折块,空心螺钉有利于操作。对于累及冠状突前内侧面或高耸结节的 O'Driscoll Ⅱ型骨折,可能需要用前内侧支撑接骨板固定。

七、肘关节外伤的并发症

肘关节外伤并发症多发生于高能量损伤,如车祸伤、高处坠落伤及工业生产事故损伤等,因损伤机制复杂,损伤暴力巨大,可导致神经、血管损伤、前臂筋膜室综合征及后期的 Volkmann 挛缩、异位骨化、肘关节僵硬或不稳等关节功能障碍以及复合性局部疼痛综合征(complex regional pain syndromes,CRPS)。

(一)神经损伤

经肘关节走行的三根主要神经尺神经、桡神经和正中神经均可发生损伤,其中以尺神经损伤最多见,因为其在尺神经沟内紧贴肱骨远端和尺骨鹰嘴走行;桡神经损伤次之,而正中神经损伤最为罕见。大多数神经损伤为牵拉伤,但是在伸直型肱骨髁上骨折时,偶尔正中神经可被骨折近端所刺伤。

通过对各神经固有支配区的皮肤感觉功能测定

和固有支配肌的运动功能测定易于对神经损伤做出诊断，但是由于创伤后疼痛、肿胀等因素的干扰可严重影响检查结果，也难以鉴别神经损伤是部分性还是完全性，有时需要在局部创伤反应减轻后再次检查神经功能以进一步明确诊断。

如果伴有神经损伤的肘关节外伤需要手术，可利用手术入路对神经进行探查，最常用的是尺神经探查、松解前置术。

（二）血管损伤

血管损伤可表现为血管断裂、被骨折端刺破或牵拉伤，以牵拉伤常见，断裂或刺破少见，多见于伸直型肱骨髁上骨折肱动脉被骨折近端刺破。当肱动脉发生断裂时，患侧前臂迅速发生血液循环障碍，如发凉、发麻、指端发绀或变白、桡动脉搏动消失等。此时应立即进行手术探查，根据所发现的病理变化进行处理。如为血管栓塞，应切开动脉摘除栓子；如血管已断裂，应行缝合或以静脉或血管代用品行移植术；如动脉痉挛，应先用热盐水纱布覆盖以求缓解，如不成功，则将普鲁卡因或罂粟碱溶液注射于该动脉外膜，同时行颈交感神经封闭术；如痉挛仍无缓解，应切开动脉，用器械直接扩张痉挛节段的血管腔，或切除痉挛段的动脉，将切除段的血管以静脉移植或直接行端-端吻合。

对于血管损伤，应警惕血管牵拉或挫伤所致内膜损伤后迟发性动脉血栓形成的情况，为此，要经常性对上肢血供状况进行检查和评估，以期一旦发生这种情况能早期发现、诊断并治疗。可疑者可进行 CTA、MRA 或 DSA 检查以明确诊断。

（三）前臂筋膜室综合征及 Volkmann 挛缩

【发病率】

前臂筋膜室综合征虽然不多见，但可能导致严重后果，如果未能早期诊断并有效治疗，Volkmann 挛缩不可避免，将严重影响肢体功能。

【病因】

严重的移位骨折、大血肿、过紧的石膏或夹板，均可引起本症。

【病理】

病变发生在前臂软组织。正常情况下，前臂筋膜腔的室内压在 1.06kPa(8mmHg)以下。如果筋膜室的容积突然减少（石膏、夹板、止血带等包扎过紧过久），或内容物突然增大（严重的移位骨折、严重的局部软组织损伤等），或大血管损伤，则可使筋膜室内压急剧上升，压迫肌肉和神经等组织，并依次压迫肌肉内的微循环、静脉、小动脉和大动脉。由于局部循环障碍，肌肉因缺血而产生类组胺物质，使毛细血管床扩大，渗透压大大增加，渗出大量血浆和液体，导致水肿，致室内压更为升高，形成缺血-水肿恶性循环。当缺血持续 6～8 小时以上，肌肉即可发生坏死，初期的病理变化为血液渗入肌肉内，白细胞浸润，肌纤维变性有空泡形成。病变进一步发展，出现纤维细胞增生和产生大量的胶原纤维，变性的肌纤维被胶原纤维代替，新生的胶原纤维收缩使肌肉挛缩，由于受累的是前臂屈肌群，所以最多见的是手指的屈曲挛缩畸形。附近的神经可被纤维组织挤压而失去其传导功能，最终则出现退行性病变，患肢遂有失神经支配现象。当肢体和筋膜室缺血时，如能及时阻断缺血-水肿恶性循环，而无严重功能障碍后遗症者，称筋膜室综合征；如已发展到肌肉坏死，经修复后，后遗肌肉挛缩和神经功能缺陷者，称 Volkmann 挛缩（缺血性挛缩）。

【症状和诊断】

本病是局部病症，故以局部症状和体征为主，严重者可影响全身，如大量肌组织坏死、坏死组织吸收后可致肾功能障碍、酸中毒等全身反应。前驱症状为局部患处的麻感和异样感，以及剧烈的疼痛，疼痛与损伤的程度不成比例，这是最早期的和最重要的症状，但因发生于损伤后，常将这种缺血性疼痛误认为是损伤性疼痛。同时还有手指发绀或苍白、发凉、发麻，指间关节不能被动拉直，紧接着由于静脉充血，前臂软组织肿胀，触诊可感到筋膜室内张力增高，手指取半屈曲位，主动伸屈运动受阻，被动做伸指运动可引起剧烈疼痛。此时尚属筋膜室综合征早期阶段，如果能及时行有效的筋膜室切开减压，可阻滞病程进展，防止缺血性挛缩的发生。但是如果不及时处理，缺血将继续加重，一旦出现 5“P”症状，即：①由疼痛转为无痛（painless）；②苍白（pallor）或发绀，大理石花纹等；③感觉异常（paresthesia）；④麻痹（paralysis）；⑤无脉（pulselessness），即表示 Volkmann 挛缩已不可避免，即使行切开减压也不能改变缺血性挛缩的结果，即肘关节呈半屈位，手指和腕关节均呈屈曲僵硬状态，掌指关节过度伸直，手的功能丧失。

根据外伤史、局部症状和体征，X 线检查显示有上肢骨折，诊断一般可以确定，但关键是要认识其早期症状，即与损伤不符的剧烈疼痛和指关节被动伸直时的疼痛，筋膜间室触之张力增高，以便做出早期诊断，并及时行筋膜室切开减压。

【预防】

此症为肘部损伤的严重并发症，但是并非不可避免的，应高度重视并加预防。预防措施包括：①如骨折尚未复位，应及时复位；②骨折复位后，应该根据肢体状况决定肘关节固定在适当的屈曲角度；③骨折后或复位后，如关节仍极度肿胀，应及时行关节穿刺抽出积液和积血，或切开肘前凹与前臂屈侧的皮肤和深筋膜以求减压，切开后仅缝合皮肤或不缝合而行Ⅱ期游离植皮术；④骨折的石膏固定应仅用后侧石膏托，以避免压迫前臂；⑤肱骨髁上骨折在复位后，必须嘱患者或家属将其患肢抬高，如有疼痛、肿胀剧烈、手指发紫或发白等情况，应即刻来医院进行检查或必要的处理，如无异常，亦应在复位后24小时来院复诊；⑥应用小夹板做前臂固定者包扎不应过紧，应定期随访，并嘱咐抬高患肢，如有患肢剧烈疼痛、手指麻木或发紫、发白应即来院检查和处理。

【治疗】

倘若患肢已出现血液循环障碍，或一旦怀疑有本征发生之可能，应即施行以下措施：①解除石膏或其他外固定；②将肘关节的角度变为钝角，必要时亦可将关节伸直或改用骨牵引维持复位；③快速静脉输入甘露醇注射液；④静脉滴注肾上腺皮质激素；⑤经上述处理1～2小时后仍不见情况好转，或测得室内压在3.32kPa(25mmHg)以上，舒张压与室内压之差在1.33～3.99kPa(10～30mmHg)，局部和肢端严重疼痛，以及被动伸屈指的张力增高及疼痛，都应立即手术治疗。手术切开肘前凹与前臂屈侧面的皮肤和深筋膜，以求彻底减压，并显露肱动脉，然后根据所发现的病理变化进行处理(参阅血管损伤)。已有明显坏死的肌肉，需予清除，不缝合深筋膜与肌筋膜，创面行植皮或延期缝合。

晚期畸形多需手术治疗，如死肌切除术、肌腱延长术、肌腱移植术、游离肌肉移植术、神经剥离或移植术等。

(四)异位骨化

【发病率】

为肘部损伤较常发生的并发症，较缺血性挛缩为多。

【病因】

真实原因目前尚不明确。肘关节脱位，肱骨髁上骨折及严重的关节扭伤后，若骨折未能及时固定，或反复的强烈被动牵拉，或重手法推拿等均可引起异位骨化。

【病理】

原发性损伤后，由于骨膜剥离，骨膜下血肿与软组织血肿相连，经过钙化、骨化后在关节附近的软组织内可有广泛的钙化或骨化组织。新生骨位于肌纤维内不与骨干接连，最多见于肱肌内。在最初阶段，新生骨阴影与肌纤维平行，而后逐渐汇合，形成不规则、密度不一致的骨块包围着关节。

【症状和诊断】

早期症状是关节肿胀、疼痛，然后肘关节运动逐渐受到限制以致完全丧失运动能力。如同时在鹰嘴和肘前凹可摸到不规则的骨性硬块，即可做出诊断。X线显示关节周围软组织内有新生骨。早期为云雾状而边缘不整齐，晚期则边缘圆钝，无骨小梁存在。

【预防】

异位骨化是一种可以防止的并发症，关键在于勿延误骨折内固定，防止广泛的骨膜剥离及血肿形成。对肘关节脱位和骨折病例均需在麻醉下行复位。复位后必须固定，使关节囊撕裂及骨膜剥离处可重新附着于原处，因而可以没有骨化或其范围极小。

【治疗】

在初期需避免一切被动运动及重手法推拿，而仅行自主运动，如有疼痛可用三角巾悬吊患肢。在骨化过程中未静止前不可行手术治疗，以免因手术刺激及手术后的新血肿而加剧骨化现象。经0.5～1年后，如肘关节功能仍未改善，且处于非功能位置，而X线证明骨化过程已静止，即阴影减小，边缘清晰，密度增大，则可行手术切除异常骨样组织并行肘关节松解术，以改进关节功能和位置。

(施德源)

八、尺桡骨骨干骨折

1. 尺骨干　粗壮的尺骨近端具有鹰嘴突，与肱骨构成肘关节的主要部分尺肱关节。尺骨上段的横切面为三棱形，具有一轻度向后方的弯曲；中段较直；下端细圆且稍向外侧弯曲。骨干的背侧面全长皆位于皮下，因此直接外力易产生骨折，且常为开放性。

2. 桡骨干　桡骨干自其结节以下逐渐变粗大，至其下端关节面与腕前相对应成为腕关节的主要部分。桡骨干为弧形，自结节起至中段为向外屈曲，自此而下则为向内屈曲。此种特点便于桡骨旋前旋后的运动。如桡骨干的弯曲变小或成一直线，前臂的旋转运动即受阻碍。桡骨干的上段有较厚的肌肉包围，故不易触知，但自中1/3起至下端则仅有肌腱，因而容易摸到。

3. 骨间膜　前臂骨间膜是一个坚强致密的纤维膜，此肌膜纤维起自桡骨斜向内下方而至尺骨，它几乎连接尺桡骨骨干的全长，附着于桡、尺骨间嵴，并将前臂分为前后二室。骨间膜除供肌肉附着外，对稳定上下桡尺关节及维持前臂旋转功能起重要作用。当前臂中立位时，骨间隙最大，骨间膜上、下一致紧张，桡、尺骨间嵴相互对峙，两骨保持稳定。而当前臂旋前或旋后时，骨干间隙缩小，骨间膜上下松紧不一，两骨间的稳定性消失。作用于桡骨下端的外力如沿其纵轴向近心端传导，则可借此骨间膜传至尺骨，因而发生两骨骨干共同骨折。在处理前臂骨骨干骨折时，为了保持骨间膜的最大宽度和前臂旋转功能，并预防骨间膜挛缩，应在骨折复位后将前臂固定在中立位置。

4. 肌肉　前臂的肌肉可分为四组：①屈肌：起于肱骨内上髁，主要由正中神经支配；②伸肌：起于肱骨外上髁，主要由桡神经深支支配；③旋后肌：有肱二头肌和旋后肌、肱桡肌；④旋前肌：为旋前圆肌和旋前方肌。

前臂骨骨干骨折时，除外力作用外，引起骨折移位的另一因素为肌肉的牵拉。骨折后断端的重叠、成角、侧方移位，主要受伸、屈肌群的影响。而骨折端的旋转移位，主要是旋转肌群的牵拉所致。

5. 血管和神经　前臂的主要血管和神经，除桡神经的深支自旋后肌穿出而居于后肌肉室外，余皆位于前肌肉室。桡神经深支在前臂骨骨折时很少被损伤，而正中神经和尺神经则可因前臂骨折而受损伤。

（一）尺骨干单骨折

【发病率】

尺骨干单独骨折少见，可发生于任何年龄，但以青壮年为多。

【病因】

尺骨干骨折多因直接外力所致。如摔倒时前臂内侧（尺侧）先着地，或外物由前面打来，为保护头部，抬起上肢，致外物直接打击在前臂尺骨上，因而发生骨折。

【病理】

尺骨骨折最常发生于骨干的下1/3。骨折可分为横、斜、螺旋或粉碎型。骨折可无移位，如有移位，程度亦很小，且与外力的方向一致。如骨折发生在上1/3，则可因旋前方肌的牵拉而使远段向桡侧移位，并使骨间膜变窄。但因桡骨未断，所以尺骨骨折后一般均无重叠移位，即使有，程度亦很小。如有显著的重叠移位，而桡骨仍属完整，则必为上或下尺桡关节脱位所致。

【症状和诊断】

局部肿胀和瘀斑迅速出现。因尺骨位于皮下，故压痛、异常活动等征皆易察觉。不全骨折虽无异常活动，但有明显的局部压痛。被动的旋前或旋后运动亦可引起局部压痛。

凡尺骨干上1/3单独骨折，需注意有无合并桡骨头脱位，即Monteggia骨折。下1/3骨折移位严重者，应注意有无下尺桡关节脱位，X线检查可协助诊断。

【治疗】

对无移位的骨折可仅用前臂石膏托或小夹板包扎固定，并用三角巾悬吊患肢，待疼痛减轻后即开始功能运动。

对移位的骨折需在麻醉下施行手法复位。由于尺骨背侧位于皮下，故容易手法整复。根据骨折移位的方向予以牵引和旋转前臂，同时以手指按压局部即可使上下骨端接触，而后用前臂石膏托或小夹板固定，三角巾悬吊患肢，3～4周后开始功能运动。存在旋转畸形的骨折，需要手术治疗，可采用尺骨干全长直切口，应注意避免损伤尺神经背侧支，显露骨折端和复位时尽量减少骨膜的剥离范围，采用3.5mm接骨板进行固定，每侧至少固定3枚螺钉。

（二）尺骨干骨折合并桡骨头脱位（Monteggia骨折）

【发病率】

为常见的前臂部骨折，多发生于成年人。

【病因】

直接或间接外力均可造成此种骨折，而以间接外力所致者为多。如抬举上肢防御向头部打击的木棍，摔倒时手掌着地，外力经腕骨传至前臂，均可引起尺骨干骨折合并桡骨头脱位。

【病理】

尺骨干骨折一般位于上1/3段，为横形或短斜形，并向前或后出现成角畸形或移位，而桡骨头则脱向前方或外侧方。根据外力的方向和骨折移位情况，临床上分为伸展、屈曲、内收三型（图97-45）。

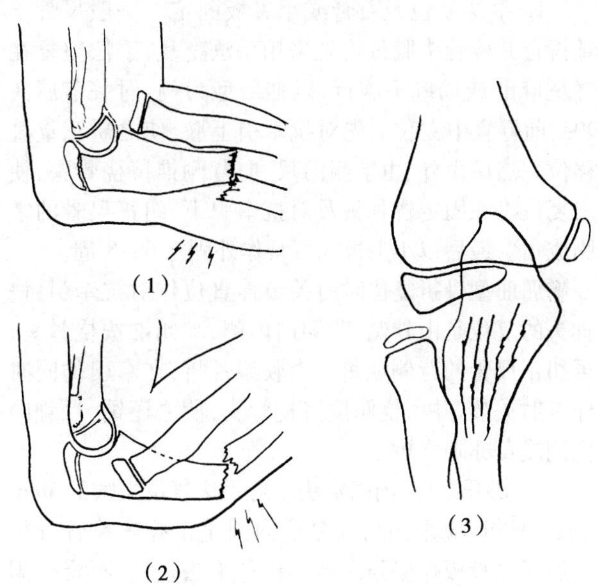

图97-45　Monteggia骨折

（1）伸直型；（2）屈曲型；（3）内收型

1. 伸展型　较常见，多见于儿童。如摔倒时，肘关节伸直，前臂旋前，以手掌着地，前臂发生过度旋前时尺桡骨骨干相互交叉，跌扑之力自肱骨传向下前方和向上方传导的外力作用于固定而无旋转能力的尺骨。在此情况下尺骨干发生骨折并向前方成角度畸形，同时桡骨头被推向前方而脱位。若外力直接打击在尺骨背侧，也可造成伸直型骨折，骨折为横断或粉碎型。因桡骨头向前脱位，可能致桡神经损伤。

2. 屈曲型　较少见，以成人为多。乃摔倒时肘关节屈曲，前臂旋前，以手掌着地。躯干重力通过肱骨向下向后，而地面反作用力向上方传导时使尺骨自其上部折断，并向背侧成角，同时将桡骨头推向后方而脱位。

3. 内收型　多见于幼儿，上肢内收位向前跌倒，外力自肘内方推向外方，在尺骨喙突部发生横断纵裂或纵形劈裂骨折，骨折很少移位，或仅向桡侧成角，并迫使桡骨头向外侧脱出。

也有将 Monteggia 骨折分为四型者（Bade 分型）。其中Ⅰ、Ⅱ、Ⅲ型分别相当于伸展型、屈曲型和内收型，Ⅳ型为Ⅰ型伴桡骨上 1/3 骨折。

【症状和诊断】

患者有尺骨干骨折的体征，同时可察觉桡骨头位于肘关节前或后方，有时为侧方。肘部及前臂肿胀，前臂旋转运动因疼痛而受限制。在伸展型病例肘关节屈曲受限亦明显。为了明确诊断和防止误诊为尺骨干上 1/3 段单独骨折，应行包括肘关节的 X 线摄片检查。

【治疗】

1. 手法复位及石膏或小夹板固定　一般尺骨干骨折合并桡骨头脱位均先采用手法整复，手法整复在臂丛麻醉或局麻下施行，以伸展型为例，肘关节屈曲 90°，前臂置中立位。先对抗牵引上肢，使之矫正重叠移位。然后由外、由掌侧向尺、向背侧推挤桡骨头，使之复位。在固定桡骨头及对抗牵引下，纠正尺骨的掌侧成角。最后以小夹板或石膏作外固定 6～8 周。

屈曲型骨折复位时肘关节伸直位作对抗牵引，桡骨头的复位是由外侧、背侧向内侧、掌侧推按桡骨头，再纠正尺骨的背侧成角。内收型骨折，在牵引的同时外展肘关节，并由桡侧按挤桡骨头，使之还纳，尺骨向桡侧成角亦随之矫正。

2. 切开复位、内固定法　对手法复位失败的 Monteggia 骨折，应采用切开复位内固定治疗。尺骨骨折用加压接骨板作坚强固定。桡骨手法复位，石膏外固定。如果骨折已整复，而桡骨头不能还纳者，则需暴露桡骨头，探查桡骨头不能复位的原因，并将之复位。

3. 陈旧性 Monteggia 骨折　成人的陈旧性 Monteggia 骨折多需手术治疗。若骨折畸形愈合影响功能者，应切开复位内固定，并用松质骨植骨，此时，如果尺骨长度恢复，则宜整复桡骨头并重建环状韧带；尺骨长度不能恢复者，可切除桡骨头，改善前臂的旋转功能。儿童的 Monteggia 骨折，由于切除桡骨头会妨碍桡骨的发育而引起下尺桡关节的变化，故必须做尺骨斜形截骨延长内固定，整复桡骨头，重建环状韧带。

（三）桡骨干单骨折

【发病率】

多发生于青年时期或儿童。较尺桡骨骨干共同骨折发病率为低，而较尺骨骨干骨折多见。

【病因】

单独的桡骨干骨折较少见，而桡骨下端骨折则极常见，因为骨干的坚硬度远胜于下端的松质骨，且在骨干的上下端皆有运动灵活的关节可以缓冲外力。一般的桡骨干骨折常发生于跌倒时以手掌着地时，多由间接外力造成。外力自腕部沿桡骨干向上传导，同时伴有过度前旋的外力，即可发生桡骨干骨折。有时重物直接打击在前臂亦为造成骨折的原因之一。

【病理】

桡骨干骨折，因有尺骨支持，骨折重叠移位不多，主要是旋转肌造成的旋转移位。桡骨的中下 1/3 段交界处是骨干的密质骨与干骺端的松质骨的连接处，故为弱点，骨折多发生于此。骨折可为横、斜或粉碎形，在儿童则多为不完全骨折或青枝骨折。因为桡骨干周围有肌肉包围，故开放性骨折较少见。根据外力大小，骨折线方向和旋转肌的牵拉而有不同程度的角度畸形，重叠和旋转移位。①桡骨干上 1/3 骨折，骨折位于旋前圆肌附着点以上，骨折的上段因肱二头肌和旋后肌的作用而旋后，下段则因旋前肌的作用而相应地旋前，并被拉向尺骨使骨间隙变窄。又因肱桡肌将桡骨向上牵拉使下段向尺骨倾斜，手向桡侧屈曲，骨折端有轻度的重叠（约 10mm）。②桡骨干中 1/3 或下 1/3 骨折时，骨折位于旋前圆肌附着点以下。骨折上段因有旋前圆肌的作用，虽可与两个旋后肌作用相抵消而保持中立位，但有屈曲。下段受旋前圆肌的影响而轻度旋前并向尺侧移位（图 97-46）。

【症状和诊断】

患肢一般保持在肘关节和前臂旋前的位置，前臂旋后运动完全丧失。局部有疼痛、肿胀和压痛。此时尚有下述特征：①旋转前臂时桡骨干不旋转，表示桡骨干的完整性已被破坏；②手向桡侧屈曲；③因有重叠，故桡骨茎突上升，超过尺骨茎突或其在同一水平面；④测量（自肱骨外髁至桡骨茎突）时，可发现患侧缩短。

以上为完全骨折时可发现的体征。不完全骨折时则无以上所见，但在触诊时可摸到成角畸形且有显著的局限性压痛。如将患侧的手向桡侧屈曲或旋转前臂时，虽其旋转范围可不受限，但可引起局部疼痛加剧。拍摄前臂 X 线片，可以了解骨折的部位及移位情况，拍片时应包括腕关节，注意有无下尺桡关节脱位。

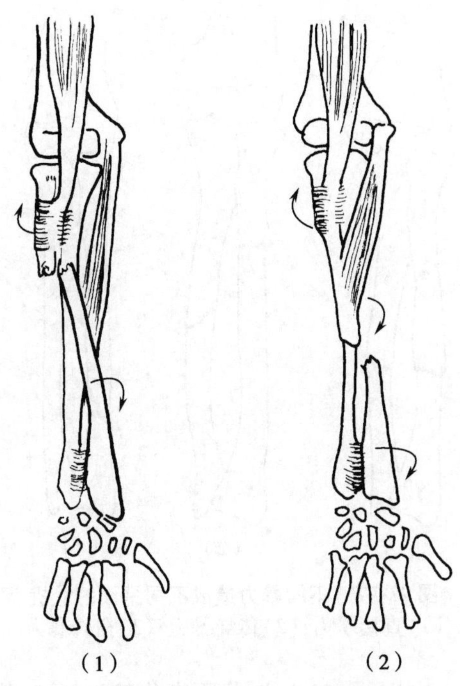

图 97-46 桡骨骨折移位的情况
(1)骨折位于旋前圆肌附着点以上;
(2)骨折位于旋前圆肌附着点以下

【治疗】

1. 无移位的骨折 先将肘关节屈曲至90°矫正成角畸形,再将前臂置于中立位。而后用前臂前后薄木板,并加小纸垫固定,或用长臂石膏管型固定6周。

2. 移位的骨折

(1) 骨折位于旋前圆肌附着点以上者,在臂丛或全身麻醉下施行闭合复位,患者仰卧,患肢肩外展90°,将肘关节屈曲至90°,前臂完全后旋,上臂用布带套于下端,由一助手向上方牵拉作反牵引,另一助手以一手紧捏着患肢手的四指而另一手则紧捏拇指,然后两脚并拢,身体向后倒,两上肢伸直,使均匀的牵引力作用于患肢前臂。术者以手指自骨间隙(即桡骨的尺侧)将骨折段用力推向外侧以使其离开尺骨,恢复骨间隙的正常宽度,而后矫正成角畸形。骨端的直径有1/3以上接触即可,尤以下段的尺侧骨皮质插入上端的骨髓腔内更为稳定。此时应用X线摄片或透视证明复位达到要求。复位后用长臂管型石膏固定,肘关节须屈曲至90°,前臂完全后旋,手向尺侧屈曲。8~10周后可拆除石膏开始功能运动。在石膏固定时期,需经常检查注意石膏是否变松,并行透视或摄片以防骨折再度移位,如有须即时再予同样处理。

(2) 骨折位于旋前圆肌附着点以下用上述同样手法复位,但在复位时和复位后须将前臂置于中立位,用长臂石膏固定。

也可采用局部小夹板固定,但每经1~2日需拆开检查骨折对位情况,相应地改变压力纸垫的位置。

3. 不稳定性骨折和在正规复位术后不能达到满意复位 应行切开复位,以接骨板螺丝钉固定,同时植以松质骨于骨折周围。手术后可不用外固定,但仍以长臂石膏固定较妥当。手术途径以采用前臂前切口为宜,经桡侧伸腕肌、肱桡肌与屈指肌之间进入,将旋后肌由其附着点剥离,即可充分显露桡骨干而进行复位和内固定。

(四) 桡骨干骨折合并下尺桡关节脱位(Galeazzi骨折)

【病因】

直接外力作用于前臂的桡背侧为常见的原因,多见于前臂被机器的皮带卷伤所致者。也常见于间接外力所引起者,如患者向前跌倒时,手掌着地,外力由桡侧向上传达,跌扑之力自肱骨传向下方,上方的对抗力导致桡骨干骨折合并下尺桡关节脱位。

【病理】

骨折为横断或斜行位于桡骨的中下1/3交界处。骨折上段因旋前圆肌和两个旋后肌的作用互相抵消而位于中立位,但下段因旋前方肌、拇短伸肌、拇长展肌等的作用而将其拉向尺侧,又因肱桡肌的牵拉向尺侧倾斜。在骨折远端被外力推向上方的同时,下尺桡关节因三角纤维软骨及尺侧腕韧带或尺骨茎突被撕裂而脱位,故桡骨骨折有重叠现象。骨折时前臂在旋前位,桡骨远段向背侧移位;前臂在中立位或旋后位,则桡骨远段向掌侧移位。

依骨折的稳定程度及移位方向,将这种骨折分为三型;第一型为桡骨下1/3骨折(一般为青枝型或轻度成角畸形)合并下尺桡关节脱位或尺骨下端骨骺分离。第二型为桡骨干下1/3横断,短斜或螺旋形骨折,偶为粉碎,骨折移位,下尺桡关节明显脱位,多见于成人。第三型为桡骨干下1/3骨折,下尺桡关节脱位合并尺骨干骨折,多为机器绞伤,成人骨折脱位严重,青少年骨折移位不大,相对稳定。

【症状和诊断】

患者具有桡骨干单独骨折的症状和体征。不但前臂有肿胀、疼痛、压痛,而且还有腕部疼痛和下尺桡关节局限性压痛,前臂旋转及腕伸屈运动均受限。为了明确有无下尺桡关节脱位,需仔细检查桡骨茎突有无上升。X线片应包括前臂和腕关节以助诊断。

【治疗】

此种骨折复位一般虽无困难,但由于极不稳定,因此往往难以得到牢固固定,特别是桡尺远侧关节更难做到有效的固定。复位时首先整复桡尺侧远侧关节,再整复骨折,然后以石膏或小夹板固定。对于复位失败,或复位后桡、尺骨固定不稳者,尤其是桡尺远侧关节也不能有效地维持正常位置者，应作切开复位内固定治疗。由于桡骨干下部髓腔较宽，髓内针固定不稳，故以加压接骨板螺丝钉作内固定为妥。对于固定骨折后下尺桡关节仍不稳定者，或下尺桡关节脱位无法纠正者，需手术切开探查腕关节。使用克氏针将尺骨远端于旋后位固定于桡骨上。必须用石膏后托固定前臂及肘、腕关节，以免克氏针在术后发生折断。

（五）尺桡骨骨干共同骨折（前臂双骨折）

【发病率】

为前臂骨骨干骨折中最常见者，多发生于青少年。

【病因】

前臂骨损伤可因：①直接外力：直接受压或打击发生骨折，骨折线多在同一平面。②间接外力：如摔倒时，手掌先着地，地面的反作用力由掌面沿桡骨上传，在桡骨中或上1/3发生骨折，残余外力通过骨间膜转移至尺骨，继而发生尺骨骨折，骨折线多不在同一平面上。③扭转外力：在遭受、传达外力的同时，前臂又受到一种扭转外力，如前臂的过度旋前或旋后扭转，导致两骨的螺旋形骨折。骨折线方向一致，但平面不同。

【病理】

直接外力包括火器性外伤所致的骨折常为开放性，骨折多为横断或粉碎或多段骨折，并常伴有广泛的软组织损伤，包括神经血管的损伤。间接外力所致的不同水平面的骨折，通常桡骨骨折的水平面高于尺骨。桡骨骨折为横断或锯齿型，尺骨为短斜型骨折，骨折移位较多，但软组织损伤不严重。扭转外力所致的骨折，通常桡骨骨折的水平面低于尺骨，多数是由内上（尺骨内侧）斜向外下方（桡骨外侧）（图97-47）。

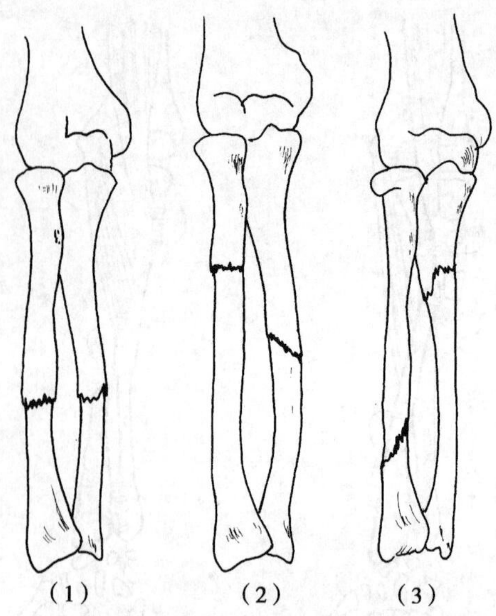

图97-47 不同暴力造成不同平面的骨折
(1)直接暴力；(2)传导暴力；(3)扭转暴力

骨折可为完全或不完全，儿童患者常为青枝或不完全骨折，多发生于前臂的下1/3段，其典型的移位为成角畸形。完全性尺桡骨骨干双骨折后可出现不同程度的重叠、侧方移位和成角畸形或旋转移位。前三者形成的原因是由于外力作用的方向、地心引力和屈伸肌群的收缩所致。但旋转移位则取决于骨折后前臂的旋前、旋后肌群之间肌力差异。

【症状和诊断】

骨折后前臂呈极度肿胀，皮下有瘀斑，肢体畸形，疼痛严重，功能障碍，局部有明显压痛，完全骨折者可有骨擦音和异常活动。伴有血管神经损伤时，有相应的血管神经损伤症状出现。儿童患者常有明显的角度畸形，疼痛和肿胀均较轻微。X线摄片检查应包括上下尺桡关节，可确定骨折类型及移位程度，并注意有无脱位及旋转畸形。

【治疗】

前臂双骨折后，断端可发生多种移位畸形，甚至合并上、下桡尺关节脱位，病理变化较为复杂，使骨折的整复和固定较为困难。治疗时需将桡尺两骨远近段正确对位，矫正各种畸形，恢复两骨的等长及固有生理弧度，这样才能恢复前臂的旋转功能。

1. 不完全骨折、无移位骨折和青枝骨折　在矫正成角畸形后，将肘关节置于90°屈曲位，前臂于旋前、后中立位，再用前臂骨折小夹板或长臂管状石膏固定。约6周后可获得骨折愈合。

2. 有移位的完全骨折　为了获得正确复位和牢固的固定，AO组织建议将尺桡骨双骨折列为手术适应证，但是凡属闭合性骨折，原则上应先行手法整复，夹板或石膏固定治疗。对患肢肿胀严重者，可用石膏托或夹板行临时固定，抬高患肢，密切观察，数日后待肿胀基本消退，再作整复和固定。在全身或臂丛麻醉下进行闭合复位，其法如下：患者仰卧，肩外展90°，肘屈曲90°，中及下1/3骨折前臂置中立位，上1/3骨折前臂稍后旋。在上臂前侧近肘关节处置一棉垫，用布带绕过上臂后由一助手牵着作为反牵引。另一助手以一手紧捏着患肢的拇指，另一手紧握着其他四指，两上肢伸直，两脚并拢，身体向后倒，以身体重量作为均匀的牵引力量作用于前臂，对抗牵引3~5分钟，以矫正骨折的重叠移位及成角畸形。术者用双手按压前臂骨折部位的前后侧，沿前臂纵轴方向夹挤骨间膜，使尺桡骨分离而增大骨间膜的宽度。再根据旋转移位的方向施行旋转手法，使上下骨折端接触，然后纠正对位。在分骨力的作用下，难以控制的旋转移位，就比较容易得到矫正。有时需先使尺骨骨折复位，而后进行桡骨骨折的复位。应当争取达到骨端横断面至少有1/3的接触，如能使骨折下段的皮质骨插入上段的髓腔内，则更为稳定。此时即摄 X 线片或透视，以明确复位的情况。

复位后的固定可根据具体情况和技术条件选用下列方法：①长臂管型石膏固定法：手法复位后以前后石膏托做超过肘关节固定，外用绷带缠绕固定。其长度须上达腋窝下至掌指关节。肘关节 90°屈曲，腕关节稍背屈，前臂的位置则应根据骨折的水平面来决定。如骨折位于旋前圆肌的附着点以上，则固定在旋后位；如骨折位于旋前圆肌附着点以下，则固定在中立位。前后石膏托用纱布绷带包绕后，用手掌在前臂的掌背侧、桡尺之间对向轻轻挤压，将石膏塑成椭圆状，然后立即摄 X 线片或透视，若骨折对位对线符合复位要求，则解除纱布绷带，换用石膏绷带，包绕成长臂管型石膏，三角巾悬吊患肢于胸前。鼓励手指伸屈活动，肿胀消退后及时更换石膏，如骨折有移位则同时加以矫正。10～20 周后可拆除石膏。②小夹板固定法：在维持复位的情况下，将前臂用绷带松松缠绕 3～4 层，掌背侧骨间隙分别放好分骨垫，按三点挤压原理于前臂掌侧面放一个纸压垫，背侧上、下端各置一个纸压垫用胶布固定后，分别放置掌、背侧及桡、尺侧夹板。然后先捆中间两道布带，后捆两端的两道布带。透视或摄片证明复位满意，屈肘 90°，前臂中立位，用三角巾悬挂胸前。此法对稳定和复位后基本上达到稳定程度的骨折均可得到满意效果。但在固定后需密切观察患者，嘱其抬高患肢，注意手的温度、颜色、感觉，以及时调整布带松紧，并指导他正确地进行肘、腕关节屈伸活动，防止过早的旋转活动。对固定和骨折复位的情况亦需注意，并在必要时进行 X 线检查，以利及时地纠正。③手法复位、髓内针固定法：骨折在手法复位后，在 X 线透视下，遵循无菌操作原则，行桡尺骨髓腔穿针固定。桡骨从桡骨茎突处进针，尺骨可以从尺骨鹰嘴处进针，在透视下钢针通过骨折线作髓腔固定。此法适用于一些不稳定性骨折，不需要切开骨折处，而达到内固定的目的，但两根钢针固定不够坚强，必须加用局部外固定。④切开复位内固定：切开复位内固定适用于软组织损伤严重的开放性骨折，骨折伴有血管或神经损伤需做手术探查时，上肢多处骨折，桡尺骨干多节骨折以及一些复位失败或难以固定的骨折，陈旧性畸形愈合的骨折采用两个独立的切口，分别位于尺、桡骨，两者之间要保持足够的距离。不可通过一个切口同时固定尺桡骨，因为会增加神经损伤和在尺桡骨之间形成骨桥的机会。手术切口及骨端显露宜通过组织解剖间隙进入，注意避免损伤桡神经深支。桡骨中、下部骨折，用桡骨干的掌侧暴露法，由肱桡肌及桡侧腕屈肌之间进入。暴露尺骨应另做切口，尺骨干全长都在皮下，暴露容易。在暴露中，注意保留骨碎片，不要广泛剥离骨膜，应首先对骨折类型较简单的一侧进行复位，骨折整复后选用接骨板螺丝钉固定。髓内针的使用仍有争议。若需要植骨，则植骨位置应远离骨间膜边缘，以免形成骨桥，影响旋转功能。术后抬高患肢，术后第一天即开始手指，腕，肘关节活动。对于无症状的患者，不需要取出内固定物。

对儿童的前臂骨骨干骨折应遵守以下原则进行处理：骨折复位的标准低于成人患者，重叠、缩短或移位可以允许不完全纠正。位于骨干两端的骨折如仅有轻微的角度和旋转畸形可以认为满意，但位于中 1/3 段的角度和旋转畸形必须矫正。切开复位对儿童应慎重采用。

【并发症】

1. 前臂骨-筋膜室综合征　前臂骨-筋膜室综合征在前臂的发生率仅次于小腿，在肘部骨折节内已有阐述。在前臂双骨折中其发生的原因可能是由于创伤严重，造成前臂极度肿胀或巨大血肿导致血液循环障碍；切开复位，手术粗暴，肌肉损伤多，止血不完善，未放引流并将深筋膜缝合，使骨-筋膜室内压力升高；夹板或石膏包扎过紧，形成外在的压迫。上述结果使得肌肉和神经缺血，引起本征的发生。一旦发生前臂骨-筋膜室综合征，都应立即去除外固定，去除固定后血运若无改善，应立即行深筋膜和肌外膜切开术。

2. 骨折不愈合　多因固定不佳或感染引起，患者功能丧失严重并有无力感。不愈合确定后即应再切开复位，并作植骨内固定，需选择足够长度的接骨板。

3. 畸形愈合　乃因复位未达到标准，固定不理想，复位后观察不严格，石膏松动未及时更换等所致。对于外观及功能影响严重者，需行再手术矫正。

4. 交叉愈合　往往是骨间膜严重损伤或手术操作粗暴，使两骨间血肿相通，两骨的断端交叉连接并浸于同一血肿内，日后血肿机化、骨化形成骨桥；或者植骨时不慎把植骨片置于骨间膜的内侧膜处，导致骨桥形成。若功能尚好，不需进一步治疗。如果功能不佳，则可行截骨术或骨桥切除，利用肌肉或筋膜隔离。不过，效果多不很理想，故对此情况应以预防为主。

5. 前臂旋转受阻　对于有桡尺上、下关节骨折和脱位者，为改善旋转功能，可行桡骨头或尺骨头切除术。

九、桡骨远端骨折

桡骨远端骨折是指以桡骨远段端 4cm 以内范围的骨折，AO 组织将其分为三型：

A 型　关节外骨折

A1　桡骨简单骨折或嵌插骨折，包括 Colles 骨

折和 Smith 骨折;

A2 桡骨粉碎性骨折。

B 型 部分关节内骨折

B1 桡骨矢状面骨折;

B2 桡骨背侧 Barton 骨折;

B3 桡骨掌侧 Barton 骨折。

C 型 完全关节内骨折

C1 桡骨简单关节内骨折;

C2 桡骨简单关节内骨折,干骺端粉碎骨折;

C3 桡骨粉碎骨折。

新鲜关节外骨折和移位不明显的关节内骨折极少需内固定,对继发移位的伸展型骨折在背侧以小 T 形接骨板固定证明是可行的。

波及部分关节面的 B 型骨折常常是牢固内固定的指征、矢状面的裂缝一般均不稳定需以拉力螺钉固定,切开复位的经典指征是伴有掌侧骨折块的反 Barton 骨折(B3 型),这些病例建议用小型掌侧 T 形接骨板内固定。

对复杂的 C 型骨折,如关节压缩的区域不能以牵引复位,可行切开复位。如果螺丝钉能牢固地固定完整的骨折块,则可用接骨板固定,如果螺丝钉太粗不能固定骨块,可用克氏针维持复位,骨缺损可采用自体骨或人工骨填塞缺损。

常见的桡骨远端骨折有以下几种。

(一) Colles 骨折

Colles 骨折在桡骨远端骨折中最为常见,多发生于老年女性。

【病因及病理】

前臂旋前,腕背屈,手掌面着地,远骨折段向背、桡侧移位,此为间接暴力所致。多为横断骨折,骨折处一般位于桡骨远端 3cm 处(桡骨骨质最薄弱处),老年人骨质疏松,骨折常为粉碎并可波及关节面。

【临床表现及诊断】

腕部肿胀:骨折移位明显时,腕部呈典型的餐叉样及枪刺样畸形;手指处可半屈曲休息位,不敢握拳;腕关节活动受限。X 线表现为:①骨折远端向背侧移位倾斜,致使桡骨关节面朝向背侧;②骨折远端向桡侧移位并向桡侧倾斜;③骨折近端凸向掌侧,使正常的掌侧弧形消失;④骨折近段皮质插入远端皮质内使桡骨变短,桡骨茎突上移,桡骨关节面的掌尺倾角减少、消失甚至反倾向背桡侧;⑤由于骨折嵌入和桡侧移位,桡尺远侧关节可脱位或半脱位,可合并尺骨茎突骨折(图 97-48)。

【治疗】

1. 牵引 牵引下先解除嵌插,再矫正远骨折段的桡侧移位,而后将位于近骨折端背侧的远侧骨折段向

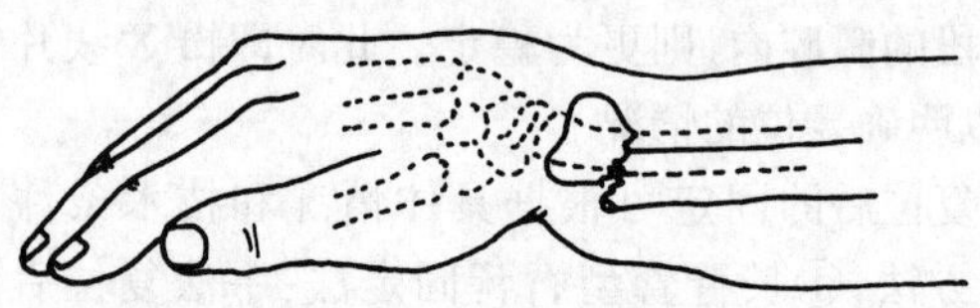

图 97-48 Colles 骨折

骨折近端的掌侧复位,这样的次序有利于维持复位,尤其是背侧皮质嵌插的粉碎骨折,最后细心触摸骨折部,调整桡尺远端关节,理顺肌腱。对于青壮年骨折粉碎不严重者,可采用牵抖法。

判定骨折复位的标准:桡骨茎突应位于尺骨茎突远侧 1~1.5cm;桡骨远端背侧平坦;掌侧弧形凹陷恢复;手不桡偏,尺骨小头位置正常,手指活动良好;X 线显示桡骨远端关节面恢复 5°~15°的掌侧倾角。

2. 固定 石膏固定需要妥善塑形,以维持腕关节于掌屈尺偏位置。用小夹板固定时,要随时调整缚带,使之松紧合适。一般维持 4~6 周。

3. 切开复位、内固定 对于极不稳定的 Colles 骨折,可予以支撑接骨板固定。

(二) Smith 骨折

【病因及病理】

腕掌屈位,手背着地,首先将背侧皮质折断,远骨折端移向掌侧,使掌侧皮质骨嵌插或粉碎。外力直接撞击亦可造成此类骨折。骨折发生平面与 Colles 骨折相同,但移位方向相反,故亦称反 Colles 骨折。

【临床表现及诊断】

手外表呈锤状畸形。X 线示骨折远端向掌侧移位,桡骨远端关节面向掌侧倾斜,骨折近段向背侧移位(图 97-49)。

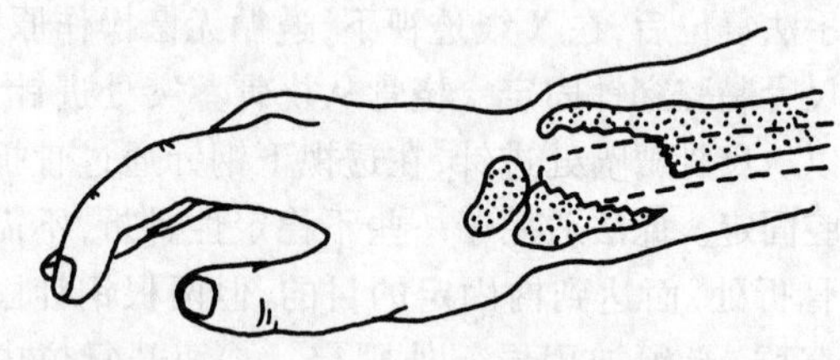

图 97-49 Smith 骨折

【治疗】

复位方法与 Colles 骨折相反,复位后前臂旋后、腕稍背屈位采用石膏固定 4~6 周。此类骨折不稳定,需经常随访。对不稳定性骨折可采用支撑接骨板内固定。

(三) Barton 骨折

Barton 骨折是 Colles 骨折的变异。为桡骨下端骨折涉及桡骨关节面,同时有桡腕关节脱位。

【病因及病理】

腕背屈位,前臂旋前,手掌着地时,腕骨冲击桡骨

远端背侧关节面造成。

【临床表现及诊断】

骨折块大时，亦表现为餐叉样畸形，骨折块小时，无此畸形表现。X线表现，桡骨远端背侧缘骨块呈楔形，包括该关节面的1/3，骨折块移向近、背侧，腕骨随之移位（图97-50）。

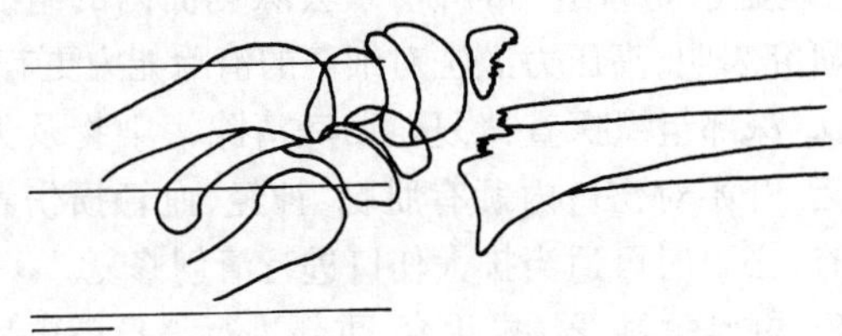

图97-50 Barton骨折

Barton骨折与Colles骨折不同之处有两点：①Barton骨折桡骨远端掌侧弧度正常；②其两茎突的位置正常。

【治疗】

手法复位不易保持对位。一般均需要切开复位、接骨板螺钉内固定。术后用短臂石膏固定6周。

（四）反Barton骨折

【病因及病理】

反Barton骨折是摔倒时手背着地，外力使腕骨冲击桡骨远端掌侧缘发生这种骨折。

【临床表现及诊断】

腕部肿胀、疼痛、功能丧失。腕骨与骨折块向掌侧及近侧移位形成骨折脱位（图97-51）。

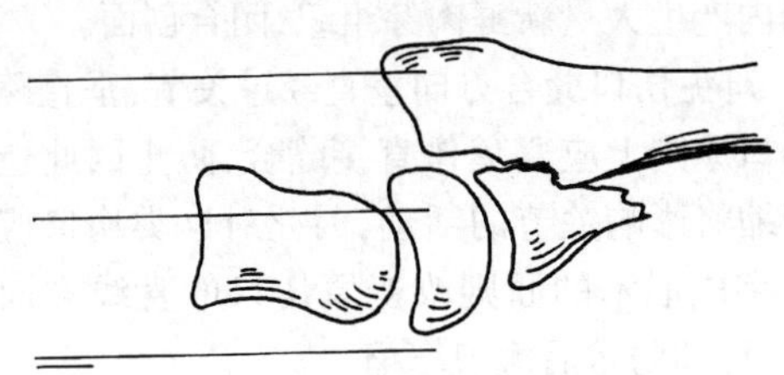

图97-51 反Barton骨折

【治疗】

麻醉下牵引使腕关节轻度背屈。同时由掌侧推挤骨折块，复位后固定于轻度背屈位4周。一般需切开复位内固定。

（周建平）

十、手外伤

（一）手外伤的早期处理

1. 急性手外伤的病因、类型与特点　手与外界接触最多，手部急性外伤是常见的损伤，约占急诊外伤总数的1/4。造成手外伤的原因很多，主要有刀、电锯、冲床、压面机、油压机、工业轴承、车轮、子弹、爆炸物和动物撕咬等。

由于手部损伤原因不同，手部解剖结构复杂，重要组织多排列紧密，所致损伤的类型也多种多样，因而常为复合类型。常见有切割伤、撕脱伤、压砸伤、绞轧伤、热压伤、电击伤、高速贯穿伤、爆炸伤和动物咬伤等。

（1）切割伤：根据损伤的部位的解剖特点及损伤深度有相对应的临床表现，多创面平整，逐层解剖修复常可获得良好效果。

（2）撕脱伤：多表现为较大面积皮肤缺损或逆行掀起，深部软组织常损伤较轻。判断皮肤血供是其中的关键一环。

（3）压砸伤：边缘多不整齐，有时伴周边多处小伤口。处理时正确判断皮肤和深部软组织的损害范围常较为困难。

（4）绞轧伤：常损伤较重，可伴骨折、肢体离断等，多致严重后遗症。

（5）热压伤、电击伤：该类损伤需注意生命体征及全身并发症。局部创面按外科原则处理。

（6）高速贯穿伤、爆炸伤：可伴大量异物残留，并因贯穿物的不同，造成比皮肤创口更严重的深部组织损伤。

（7）人和动物咬伤：近年来呈急速增高趋势，极易合并感染，创口常需开放引流后Ⅱ期缝合。

2. 治疗原则　急性手外伤治疗中除关注局部损伤的治疗外，更需重视全身情况的处理。急性手部开放性损伤的治疗原则为：及时彻底清创、尽可能恢复损伤的解剖结构、妥善闭合伤口、合理制动和尽早康复治疗。

（1）及时彻底清创：急性手外伤的创面都受到不同程度的污染，同时也有不同程度的组织损伤。任何拖延均会使细菌繁殖扩散的几率增加，导致手术失败和感染。理想的清创时间是6～8小时内。

（2）尽可能恢复损伤的解剖结构：损伤的组织应尽早恢复其解剖连续性。只要情况允许，就应力争急诊进行断裂肌腱和神经的吻合、重要血管的修复以及骨折脱位的复位和内固定。

（3）妥善闭合伤口：闭合伤口是预防开放性损伤感染的最有效措施，也是手外伤处理的重要原则。闭合伤口只有在彻底清创的基础上才是有效的。应尽可能在无张力下闭合创口，当伴有皮肤缺损时，要根据创面的具体情况，采取游离植皮或皮瓣移植。关于闭合伤口的时限问题，目前还没有统一的定论。一般来说，手部开放性损伤Ⅰ期闭合伤口的时限为伤后12小时之内，若已超过这个时间，则需要综合考虑致伤原因、感染程度、患者年龄、伤情和局部组织的反应等因素,以决定是否仍能闭合伤口。另外,如果深部组织损伤范围边界不清,需要多次清创的,亦可开放引流,Ⅱ期闭合。

(4) 合理制动和尽早康复治疗:为防止修复组织再断裂或骨折移位,需术后给予一定时间的制动。一般来说,肌腱修复术后应制动4周,神经缝合术后应制动3~4周,关节脱位复位后应制动3周等。但过度制动也会造成肌腱粘连和关节僵硬,因此,近年来提倡牢靠修复后的早期康复,最大限度地恢复手外伤后的手部功能。

3. 手部开放性损伤的手术治疗

(1) 清创术:手部开放性损伤,常伴外界污染,极易继发感染,彻底清创是降低感染率的关键。清创不是简单的"清洗干净",清创的目的是彻底仔细地评估软组织,并清除伤口的异物和失活组织,使其成为一个清洁的新鲜伤口,为深部组织的修复创造条件。清创术的具体步骤为:

1) 麻醉:根据伤口的部位及大小,可以选用局麻、神经阻滞麻醉及全麻等。

2) 刷洗:多数手外伤均有不同程度的污染,术前需刷洗清洁,患者手指指甲也应剪除。伴有油污、泥沙的,需先用汽油或乙醚等清除。清洗时先处理伤口四周,用肥皂水棉球在伤口四周清洗,再用生理盐水清洗;如果伤口内有较多污染物的可用软毛刷清洗,注意避免损伤软组织,用清洁纱布覆盖伤口。然后清洗伤侧肢体,用刷子沾肥皂水刷洗整个肢体(上至伤口上一个关节下至指尖)3遍。用生理盐水冲洗,再用过氧化氢溶液冲洗伤口,最后再用生理盐水冲洗干净。

3) 清创:尽管许多外科医生认为这是一个较简单的准备工作,但这对预后至关重要,常存在两个误区。其一是认为清洗干净就行,简单修剪刮除异物,马虎完事;其二是顾忌切除过多组织导致创面难以闭合,没有彻底切除失活组织。术者必须积极寻找彻底清除所有坏死组织和异物,对经验不足者,应告知不需要考虑如何关闭创面,待清创完毕后,请上级医师设计关闭创口。具体步骤如下:

A. 修整皮缘。一般剪除0.2~0.5cm,具体的修整范围应视伤口的情况而定。一般切割伤修整范围小,而挫裂伤、压砸伤修整范围大。失去活力的皮肤组织应完全切除。

B. 对伤口深层组织由浅入深的循一个方向组织清创。关键是对组织是否失去活力作出正确的判断,要点为:皮肤及皮下组织切缘有明显出血点为有活力组织;肌肉切除时有出血并有收缩,说明有活力;骨关节只要有软组织相连一般均有活力,完全游离小碎骨片应切除,较大骨片在清洗后可考虑放置骨缺损处再利用。套状或袋状撕脱的皮肤,应通过清创明确皮肤成活情况,毁损失去血供的,可切除后行皮瓣移植;如撕脱仅累及皮肤,可去除皮下组织,变成断层皮片,加压打包回植闭合创面。

C. 对伤口反复进行冲洗,一般可用过氧化氢溶液、生理盐水轮替进行冲洗,以去除创面内的组织碎屑。研究表明,高压力灌洗对细菌的清除能力更有效。

D. 深部组织探查修复。彻底清除污染物及失活组织后,开始对伤口内疑有肌腱、神经、血管损伤者进行探查,必要时可适当扩大伤口进行清创修复。

E. 更换敷料、器械、手套,重新进行消毒铺巾后缝合伤口。

4) 深部组织操作的处理:伤口中若伴有深部组织损伤,如骨折脱位、肌腱、神经、血管的断伤,应争取Ⅰ期处理。

5) 闭合伤口:正确无张力地闭合伤口是处理手外伤的关键。常用的闭合方法包括直接缝合、皮肤扩张后缝合、植皮修复和皮瓣移植修复。伤口闭合时应注意以下几个方面:

A. 无张力闭合伤口:必须保持伤口缝合处没有过高的张力,以免影响皮肤血供,造成创缘缺血坏死,伤口裂开。水肿造成的少量皮肤间隙可在肿胀消退后自行闭合。一旦皮肤缺损较多,就不能勉强用粗线缝合,应考虑用植皮或皮瓣来消灭创面。近年来,负压封闭引流治疗法(VSD)经过广泛的临床应用并取得了成功。在新鲜伤口上使用该方法后,可刺激伤口在短时间内产生大量新鲜肉芽组织,闭合创面。

B. 避免伤口缝合方向垂直经过关节:垂直跨越关节的切口原则上应避免作直接缝合,防止因此造成的瘢痕挛缩将影响关节的活动,因此对这类伤口应尽量利用Z字成形术的原则改变原伤口的直线方向为曲线方向,可预防术后瘢痕挛缩。

(2) 皮肤缺损的处理:在手部皮肤缺损较多,难以直接缝合时,可以根据具体部位采用皮肤扩张器扩张后Ⅱ期缝合、游离植皮、局部转移皮瓣或游离皮瓣等方式。持续负压吸引技术也是较好的临时替代方法之一。

手掌侧的皮肤具有明显的特殊性,富含Meissner小体和Vater Pacini感觉终末器官,但没有毛发和皮脂腺。因此,对于手掌侧皮肤缺损而言,无论移植皮肤有多厚,都不能完全替代它的功能,皮瓣修复对掌侧缺损功能预后更佳。

1) 游离植皮术:游离植皮术根据移植皮片的厚度不同又分为全厚皮片、断层皮片及含真皮下血管网皮片。标准的中厚皮片厚度在0.3~0.5mm间,理论上讲较厚的移植皮肤由于含有更多的真皮组织，术后挛缩小，但有研究表明，在关节活动度、外观等方面，更厚的断层皮片并没有优势。如果创面需要较厚的皮肤移植，最好直接选用全厚皮片。由于掌侧皮肤感受器的特殊性，小鱼际处的皮肤可用于修复少量指端皮肤缺损。

A. 全厚皮片的切取方法：一般采用手法切取。按取片大小在供皮区先划出边界，切开取下后修除脂肪层。供区创面可直接缝合。受区需加压打包缝合。最理想的情况是在切取移植皮肤时，用锐利的刀片非常仔细地只切取真皮下的皮肤，而留下皮下组织床。临床常见的误区是将一部分真皮切除，得到的其实是较厚断层皮片，易导致术后挛缩。

B. 断层皮片的切取方法

手法切取：如果皮肤缺损较小，可以在皮内局部注射利多卡因麻醉后切取皮肤来获得。此种做法不仅有麻醉作用，还增加了皮肤厚度，方便切取更多的表皮。

手动取皮刀切取：传统手动取皮刀取皮时，皮片厚度和刀片与皮片所成角度有关，夹角越小，皮片越薄。皮片的面积与取皮刀所致的压力有关，压力越大，刀与皮肤接触面越大，取片面积越大。

鼓式取皮：此方法因刀片不稳，容易导致操作者腕部受伤，已逐渐退出临床应用。

动力取皮刀切取：如Padgett电动取皮刀和Zimmer气动取皮刀等，精度高，初学者即可取得厚度一致的皮肤。使用时施加一定的压力即可，没有必要沿取皮方向绷紧皮肤。常见的错误是因为压力过大，使得切取皮肤的方向不正确，导致取皮刀的刀刃刺入皮肤。

2）皮瓣移植术：植皮修复依靠其下方的组织床提供血供，并再血管化后才能成活；而皮瓣拥有自身的血液供应，术式灵活，术后不易挛缩，具有较好的功能恢复。皮瓣由皮肤及其下方的皮下组织构成，供应血液的部分称为血管蒂。

根据皮瓣的血液供应类型、转移方式以及组成成分，将皮瓣分为：

A. 随意型皮瓣：不包含知名血管，可以在身体的任何部位形成。因无知名血管，血供依靠真皮下血管网、真皮内血管网和真皮乳头层血管，皮瓣长宽比不应超过(1～1.5)∶1(蒂部)，手部血液循环丰富，最大不超过2∶1。双蒂皮瓣可达3∶1。

B. 轴型皮瓣：轴型皮瓣的血管可以是单纯的皮肤血管，也可以是先供应肌肉，然后发出多个二级血管供应皮肤。对于后一种类型，既往观点认为需携带供区相应肌肉移植才能存活，这种携带肌肉移植的皮瓣叫做肌皮瓣；随着显微操作技术的提高，如果仅保留穿过肌肉或深筋膜的营养血管，去除肌肉本身的皮瓣称为穿支皮瓣。轴型皮瓣的血供要好于随意皮瓣，较随意皮瓣覆盖的面积更大；抗感染力比随意皮瓣强。缺点是必须保证蒂部的完整性，避免损伤。

3）皮瓣的设计原则

A. 选择皮肤质地、颜色相近的部位为皮瓣供区。

B. 就近取材、由简至繁的原则。

C. 根据供皮区血管的起源、行程和分布确定皮瓣的点、线、面、弧。

D. 皮瓣的大小，在设计时宜根据皮下脂肪厚度，比创面大20%左右，在构成上应是受区缺什么补什么，争取一次修复。

E. 尽量选用血供丰富的轴型皮瓣或岛状皮瓣，并尽可能与血供方向一致。

F. 应尽量选用躯干部较隐蔽的供区，尽量减少供皮瓣区的畸形与功能障碍。

4）皮瓣修复应根据解剖位置和具体病情灵活变通，下面按从简到繁的顺序介绍几种较常用于手部修复的皮瓣类型。

A. 局部邻接皮瓣

a. 换位皮瓣

ⅰ. 三角形创面的换位皮瓣：在三角形残留创面的一侧设计平行四边形皮瓣，长宽比可根据皮肤松弛度调整，一般为(1.5～3)∶1，供区继发创面可以V-Y缝合方式闭合或植皮覆盖。

ⅱ. Z字成形术：以瘢痕挛缩线为中轴线，根据需要的长度在两端各自向相对的方向以60°角延伸，按设计分离皮肤皮下，然后将两个三角形皮瓣互换位置交错缝合。对于严重瘢痕挛缩的，可设计连续多Z字成形术、四瓣成形术或五瓣成形术等变通术式。

b. 推进皮瓣

ⅰ. 矩形推进皮瓣：常用于指端矩形缺损创面的修复。在紧贴拇指血管神经束的背侧做两个平行切口，保护此血管神经束。将皮瓣从屈肌腱表面分离后向远端推进覆盖创面，术中需要通过屈曲指间关节来实现创面的完全覆盖。除伴关节本身外伤者外，术后极少发生关节伸直受限。

ⅱ. V-Y推进皮瓣：常用于修复指腹缺损(图97-52)，包括掌侧推进和双侧侧方推进两种类型。掌侧推进皮瓣的方法是，首先在指端缺损的掌侧创缘两侧向近端做两个切口，两切口相交于指横纹位置。自远端指骨掌侧面分离，但要保护手指两侧的指神经血管神经束。向远端牵拉皮瓣，侧方钝性撑开后切断纤维隔，移至指端缺损区，缝合伤口后V形切口变成Y形。成功的关键在于不能损伤神经和血管的前提下解决移动度不足问题。因指腹部位的血管和神经都很纤细而有弹性，不足以阻碍皮瓣的推进，所以任何限制皮瓣移动的组织都可以放心地切断。为保证指端平坦，皮瓣游离缘的三角形的底边应该与甲床的宽度一致，但不需要大于此宽度。做侧方推进皮瓣时更需保护双侧神经血管束。

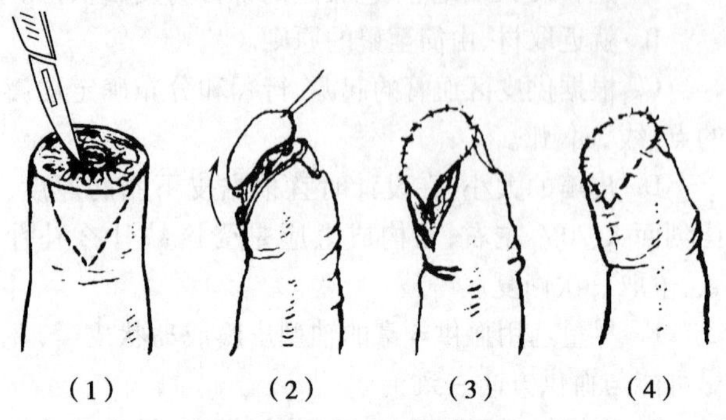

图 97-52 V-Y 推进皮瓣

(1)V-Y 皮瓣设计；(2)(3)V-Y 皮瓣推进；(4)"Y"形缝合

c. 旋转皮瓣：皮瓣沿轴线顺时针或逆时针旋转覆盖创面。设计旋转皮瓣时，弧形切口的长度一般需要缺损创口宽度的4倍。

B. 局部邻位皮瓣

a. 邻指皮瓣：适用于指掌侧肌腱外露的皮肤缺损(图97-53)。其方法为：按指掌侧皮肤缺损的部位与大小作相应邻指的指背设计皮瓣。在远端不超过远侧指关节，侧方不超过侧正中线。皮瓣蒂的部位一般在邻指相对的侧方。皮瓣长度比例可达2:1。在指背筋膜浅层、皮下静脉网深层剥离皮瓣，剥离时不能损伤指背伸肌腱装置表面的浅筋膜，以免影响皮片移植成活及肌腱粘连。将指背游离好的皮瓣移位于伤指创面，缝合皮瓣3个游离缘，蒂部可与供皮区创面一起作全层皮片覆盖闭合创面。将伤指与邻指作牢固固定，2周后拆线，3周后断蒂。

b. 神经血管岛状皮瓣：皮瓣内可带有指固有神经，也可不带，依受区的需要而定。手术要点：手指侧方做侧正中线或掌侧锯齿状切口，显露指固有动脉和神经。向近侧延长切口至两指固有动脉汇成一条指总动脉处，结扎由指总动脉至另一手指的指固有动脉。为增加指固有神经的长度，可将指总神经纵向分离。顺神经血管蒂在手指远端侧方形成皮瓣。将岛状皮瓣自隧道下穿过移至受区。

C. 远位皮瓣

腹股沟带蒂皮瓣：腹股沟带蒂皮瓣是利用腹股沟区旋髂浅动静脉作为轴心血管的带蒂皮瓣。由于血管条件好，可设计长宽比例不受限制的皮瓣，因此特别适用于狭长形皮肤缺损。皮瓣的设计如下：于腹股沟韧带下方2.5cm处扪及股动脉搏动为一点，以髂前上棘为另一点，作此两点的连线，此轴心线可沿髂嵴线而延伸。在轴心线两侧设计皮瓣的宽度，沿轴心线设计皮瓣的长度；切开皮瓣的上下缘及顶部直达深筋膜，在其浅层向蒂部方向游离直达股动脉外缘1cm，此处常可见有旋髂浅动静脉在皮瓣内中线附近；将皮瓣蒂部上下缘缝合形成皮管。1～2周即可在皮管处进行缺血训练，缺血训练2小时后血供情况良好2～3周，即可断蒂。

D. 游离皮瓣

游离股前外侧皮瓣：股前外侧皮瓣是以旋股外侧动脉降支为血管蒂的常用皮瓣，具有血管蒂恒定、供区隐蔽、面积灵活度大、带感觉神经支配等众多优点，应用非常广阔。

皮瓣设计以自髂前上棘至髌骨外上缘连线为"线"，该线中点处为"点"。皮瓣上界可达阔筋膜张肌远端，下界至髌骨上7cm，内侧界达股直肌内侧缘，外侧达股外侧肌肌间隔。解剖肌皮穿支是切取皮瓣的关键步骤。游离皮瓣修复对术者的显微操作技术要求较高，具有一定的风险，需根据具体情况综合考虑。

(二) 手部肌腱损伤的处理

1. 肌腱的解剖

(1) 屈肌腱解剖

1) 指浅屈肌：起于肱骨内上髁和桡骨体，止于中节指骨掌侧，以屈曲近节指间关节。在远端止点以

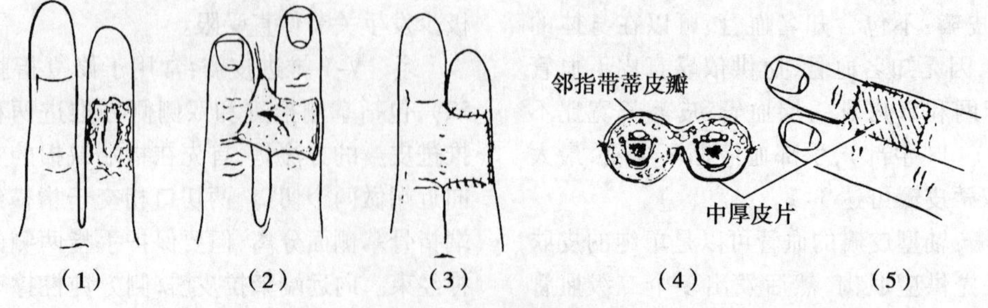

图 97-53 邻指皮瓣

(1)手指掌侧皮肤缺损，肌腱外露；(2)长宽1:1之邻指皮瓣，蒂在侧方；(3)覆盖于手指掌侧；(4)邻指皮瓣横截面；(5)供指背侧植皮

近，之前屈肌腱分为两束形成 Camper 交叉，Camper 交叉覆盖近节指骨体绝大部分，并非单一交叉点，指深屈肌腱穿越交叉，而止于远节指骨基底部。

2）指深屈肌：起于尺骨，止于远节指骨，起到屈曲远节指间关节的作用。因中、环、小指指深屈肌腱共用一个肌腹，所以，中、环、小指不能单独屈曲。

3）屈肌腱鞘：腱鞘不仅是滑动装置，而且是省力装置。由腱滑液鞘及腱纤维鞘组成。

滑液鞘是包绕屈肌腱的双层套管状滑液囊，示、中、环指的腱滑液鞘从掌指关节的近端向远端延伸，跨越三个关节，达远节指骨基底部。拇指和小指的腱滑液鞘分别与桡、尺侧滑液囊相连续。腱滑液鞘保证肌腱有充分滑动外，尚起软垫功能，保护肌腱在关节缘处免受磨损。

腱纤维鞘是适应手部活动，防止屈指时，屈肌腱弓弦样畸形发生的骨纤维性管道。示、中、环、小指滑车系统由 5 个环形滑车（A1～A5）和 3 个交叉滑车（C1～C3）组成（图 97-54）。A1 滑车：位于掌指关节，附着于掌指关节掌板处，少部分附着于近节指骨基底部及外侧髁。A2 滑车：最宽的滑车，附着于近节指骨的近端 3/5～2/3 部位，近端纤维汇聚于近节指骨基底部。A3 滑车：位于近节指间关节处。A4 滑车：附着于中节指骨近端 1/2。A5 滑车：位于远节指间关节处。在 A2、A3，A3、A4 及 A4、A5 间分别为交叉滑车 C1、C2、C3。

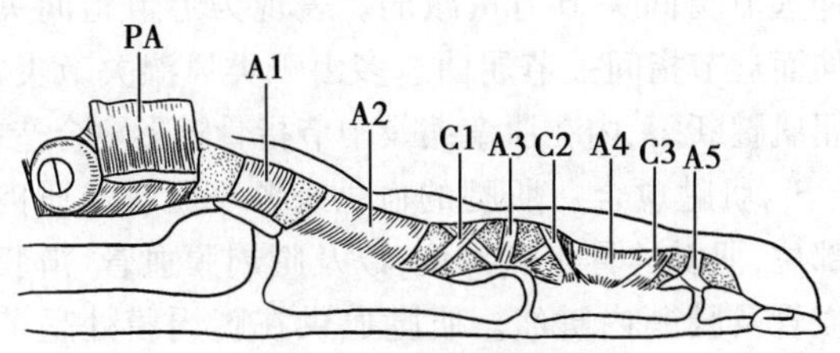

图 97-54　屈肌腱滑车系统

拇指的腱鞘系统和其余 4 指不同，其有三个较为恒定的滑车系统，即位于拇指掌指关节水平的 A1 滑车，近节指骨中分的斜行滑车和指尖关节水平的 A2 滑车（图 97-55）。

解剖学动力测定结果表明肌腱滑动装置切除越多，肌腱功能越差，并且在近侧的滑车装置功能较远侧为重要，在近节指骨基部及中节指骨中间两处的环状韧带功能最为重要。

（2）伸肌装置解剖

1）伸肌腱：起于前臂背侧，在腕部经伸肌支持带深面，走向手背，于手背及指背位置表浅，走行于皮下。除示指和小指各多有一条固有伸肌腱外，中、环指均有一条伸肌腱。拇指有拇长、短伸肌腱。腱间联合具有加强伸指活动稳定性，同时限制各指单独活动的作用。

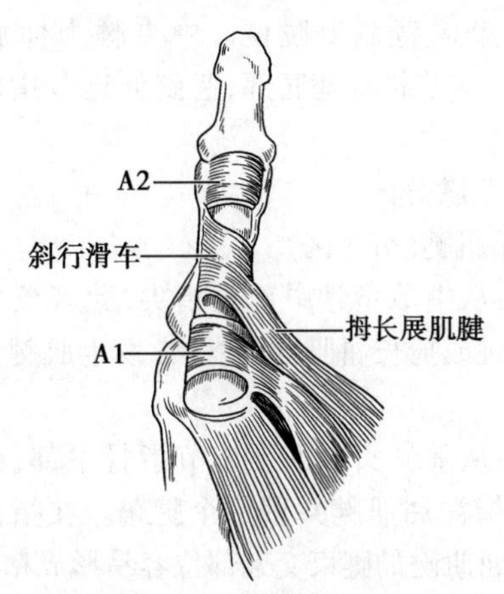

图 97-55　拇指的滑车系统

2）伸肌腱鞘管：腕背独立存在的鞘管，防止肌腱产生弓弦样畸形，是腕部、前臂入路及腕关节镜检查的重要间隔。

第一背侧鞘管：包含拇长展肌腱（APL）和拇短伸肌腱（EPB），位于鼻烟窝桡侧缘，止于第一掌骨，拇短伸肌腱位于拇长展肌腱的尺侧。约 60% 的人，由一个独立的亚鞘管容纳拇短伸肌腱或拇长展肌腱的一部分。

第二背侧鞘管：位于 Lister 结节桡侧，包含桡侧腕长伸肌腱（ECRL）和桡侧腕短伸肌腱（ECRB）。ECRL 止于第二掌骨基底，ECRB 止于第三掌骨基底。因此，ECRB 和 ECRL 均可使腕关节背伸、桡偏，且 ECRL 的桡偏作用强于 ECRB。

第三背侧鞘管：位于鼻烟窝尺侧，内容拇长伸肌腱（EPL），其在 Lister 结节处桡侧旋转 45°，止于拇指远节指骨基底。

第四背侧鞘管：内有指总伸肌腱（EDC）和示指固有伸肌腱（EIP）。EDC 止于 2～5 指的伸肌腱帽，EIP 位于 EDC 尺侧。EIP 可使示指独立伸起，EDC 使 2～5 指同时伸起，EDC 的损伤可由于肌腱联合完整性的存在而被掩盖。

第五背侧鞘管：位于下尺桡关节面背侧，内有小指固有伸肌腱（EDM），止于指总伸肌腱尺侧腱帽。

第六背侧鞘管：内为尺侧腕伸肌腱（ECU），位于尺骨头和尺骨体间沟内，止于第五掌骨基底部尺侧。

3）伸肌腱帽：由手外在肌腱和内在肌腱及其固定纤维结构共同组成，是手内肌发挥作用的结构基础。手指的伸肌腱帽起自骨间肌和蚓状肌，这些内在肌组成伸肌腱帽的侧腱束，并向远端移行止于远节指骨。三角韧带连接各个侧腱束，防止其向掌侧脱位。位于近节指间关节水平横行斜韧带使侧腱束更稳定，防止侧腱束向背侧半脱位。中央腱为伸肌腱的一部分，止于中节指骨基底部，起到伸近节指间关节的作用。

（3）肌腱分区

1）屈肌腱（分5区）

Ⅰ区：从中节指骨中部至指尖，此区仅容纳一条指深屈肌腱或拇长屈肌腱，此区常发生肌腱止点处撕脱损伤。

Ⅱ区：从掌骨头水平至中节指骨中部，此区指浅屈肌腱和指深屈肌腱共用一个腱鞘。在指深屈肌腱穿过指浅屈肌腱的腱束交叉部位容易形成粘连。Bunnell认为，此区肌腱损伤早期修复效果不理想，不应该对此区的肌腱进行早期修复，故此区既往又被称为“无人区”，但近年来对腱鞘功能及腱纽血供的研究及实践证明此处屈肌腱损伤后应该直接修补，而且应同时修复指浅、深屈肌腱。

Ⅲ区：从腕横韧带远端至屈指肌腱鞘管形成的近端。此区内指浅、深屈肌腱往往同时损伤，由于蚓状肌起点的存在，可防止指深屈肌腱损伤后的过度回缩。

Ⅳ区：位于腕横韧带深面，此区损伤较少。在腕管内有九条屈指肌腱通过，此处损伤多为多根肌腱损伤，加上管腔较狭窄，术后极易产生粘连，对功能影响较大。手术时应同时切开腕管，避免日后继发性正中神经受压。

Ⅴ区：腕横韧带以近至肌腱起始部，此区近端为腱腹移行部，腱性部分菲薄，损伤修复相对困难。但损伤术后粘连较少，功能恢复也较满意。

2）伸肌腱（verdant分区，分为8区）：奇数对应关节部，偶数对应骨干部。

Ⅰ区：末节指间关节区（拇指指间关节区）。侧束汇合止于远节指骨基底部，易发生肌腱止点损伤。

Ⅱ区：中节指骨部分（拇指近节指骨区）。侧束在此合并，形成横向纤维相连接的三角韧带。

Ⅲ区：近节指间关节区（拇指掌指关节区）。包含中央腱及侧束，中央腱止于中节指骨基底部，侧束经关节背外侧走向远端，并逐渐靠拢合并。

Ⅳ区：近节指骨区。此区形成伸肌腱腱帽。

Ⅴ区：掌指关节区。此区肌腱活动范围大。

Ⅵ区：掌骨区。此区示指、小指各有两条肌腱，同时存在腱联合。

Ⅶ区：腕背支持带，六个鞘管容纳外在肌腱。

Ⅷ区：伸肌支持带以近，腱腹交界以远部分。

2. 肌腱损伤后的检查与诊断

（1）屈肌腱

1）指浅屈肌腱：单纯指浅屈肌腱损伤，由于指深屈肌腱能够代偿它的功能，可不产生功能障碍，只有当其他手指固定于伸直位，消除了指深屈肌腱的作用，嘱患者主动屈曲患指，当近指关节不能屈曲时，则为指浅屈肌的断伤。

2）指深屈肌腱：单纯指深屈肌腱断伤仅表现为患指远节指间关节不能屈曲，检查时需首先使近节指间关节处于伸直位，再尝试屈曲远节指间关节。指深屈肌腱往往与指浅屈肌腱同时损伤，则表现为近、远两个指间关节均不能主动屈曲。

3）拇指屈肌腱：拇长屈肌腱可通过固定患者的掌指关节，并嘱患者屈曲拇指之间关节来检查。

（2）伸肌腱

1）伸指总肌：伸指总肌、示指、小指的固有伸肌腱损伤后表现为各指掌指关节不能伸直，而指间关节的伸直由于骨间肌、蚓状肌功能存在而不受限。

2）固有伸肌腱：固有伸肌腱可令患者握拳时，单独伸指，来检查固有伸肌腱连续性。

3）“锤状指样”畸形：Ⅰ区侧束汇合止于远节指骨基底部，于肌腱止点部损伤，或于Ⅱ区三角韧带处损伤，均可表现为末节指间关节背伸受限。

4）“钮孔样”畸形：Ⅲ区中央腱止于中节指骨基底部，侧束经关节背外侧走向远端，此区损伤表现为近节指间关节屈曲，若此时，两侧腱束保留完整，侧腱束向掌侧脱位，表现为远节指间关节伸直。

5）“鹅颈样”畸形：横行韧带拉紧侧腱束向背侧脱位而使近节指间关节过伸所致。同时，侧腱束背伸使伸远节指间关节力量减弱。表现为近节指间关节过伸而远节指间关节屈曲。多由于类风湿关节炎、指浅屈肌腱断裂、内在肌挛缩及中节指骨畸形愈合造成。

3. 肌腱愈合 肌腱的血供来源于肌腱与肌肉连结部位，肌腱的骨止点部位，以及腱周膜血管、滑膜脏层血管及腱鞘内腱纽。肌腱血供在腱周膜处呈节段性，一般每2cm由一根血管供应，每段间血管相互沟通。肌腱的血管随腱内膜进入肌腱间隙，再由腱内膜发出分支进入束间膜，血管在束间膜内以血浆渗透形式营养腱纤维。

肌腱愈合的病理过程分四期：

a. 血性纤维支架形成期：（损伤后1～7天）损伤部炎性细胞介导，产生炎性吞噬反应，吸收无活力组织及碎片。血浆中纤维素于断端之间形成支架，断端处腱周膜充血，纤维细胞增生，断端梭形增粗。

b. 结缔组织及纤维形成期：（损伤后8～15天）腱细胞及腱周膜成纤维细胞已大量增殖，细胞内产生胶原纤维，但这类纤维排列不规则，充填于肌腱断端间以及肌腱断端与肌腱床之间。因此，肌腱断端与四周软组织发生一定程度的粘连是正常现象，是一种保护性反应。但当腱周膜损伤过多或腱周软组织血供不足,致使粘连程度超过正常范围时,则肌腱滑动受限。

c. 肌腱腱纤维形成期:(损伤后16~21天)腱细胞大量增殖并从细胞内产生胶原纤维,这类纤维排列规则与肌腱方向一致且力量坚固。此期腱愈合基本完成,达到腱纤维连接,腱四周巨噬细胞在腱细胞分泌激素刺激下开始活跃。换言之,过早主动活动是有害的。

d. 胶原纤维吸收改造期:在此期巨噬细胞将杂乱无章的纤维部分吸收,肌腱与四周软组织的粘连减轻,使肌腱活动度逐渐增加。

肌腱除了通过血管系统营养外,腱鞘分泌的滑液是腱鞘内肌腱营养的重要来源。腱表面海绵状多孔结构,使滑液进入肌腱实质内以营养肌腱,使肌腱可以在无血管供应的条件下依靠这些滑液进行修复愈合。因此,肌腱修复中应尽可能保护腱鞘,不仅能防止粘连,还能加速肌腱的愈合过程。

4. 肌腱损伤的治疗

(1) 肌腱修复的一般原则:理想的肌腱修复标准:早期修复、肌腱内缝线平滑、缝线牢靠、断端连接平滑、断端紧密接触、减少对肌腱血供的干扰、良好的肌腱床、愈合过程中有足够抗张强度适应早期锻炼。

(2) 肌腱缝合方法:为了达到理想的修复,多种肌腱修复方法可借鉴:

1) 端-端缝合法:适用于新鲜肌腱断裂缝合或直径相等的肌腱移植缝接。有下列几种缝合方法。

a. 直接两端8字形缝合法(图97-56):缝合材料可选用"0"号丝线或4~5"0"尼龙单丝线。8字形缝合法简便,对肌腱损伤小,但抗张能力也较小。

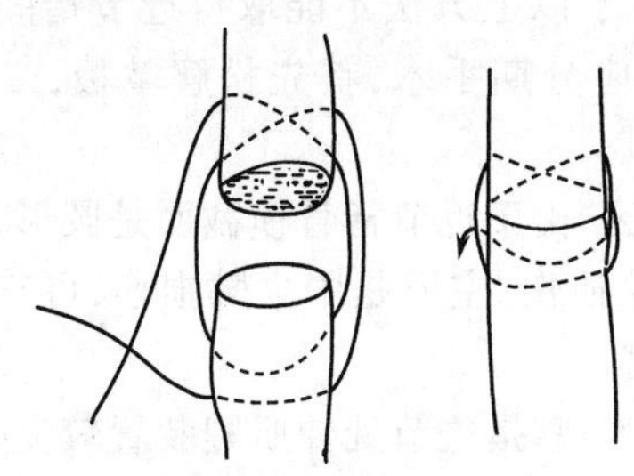

图97-56　8字缝合法

b. Bunnell缝合法(图97-57):缝合材料可选用"0"丝线、4~5"0"尼龙线或不锈钢丝,使用不锈钢丝时应在近端作拔出钢丝留置,在远端作皮外纽扣打结。此缝合法抗张能力较强,可用于鞘管内屈肌腱缝合,但由于缝合反复穿插,易造成肌腱断端处血液循环不良。现多不采用。

c. 改良Kessler缝合法(图97-58):是目前最常用的显微外科肌腱缝合法,其优点是对肌腱的血供影响较小,缝合材料为4~5"0"尼龙单丝。

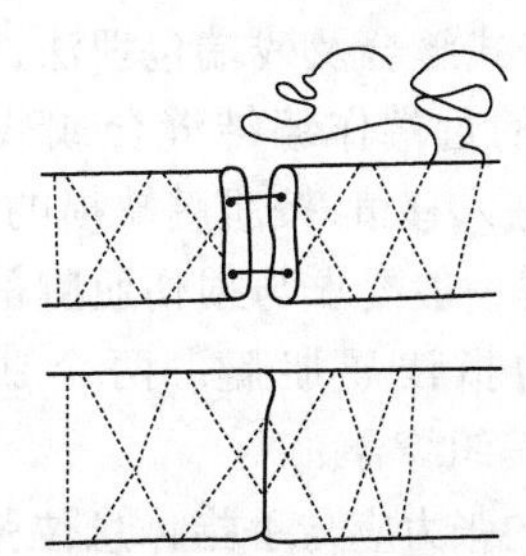

图97-57　Bunnell缝合法

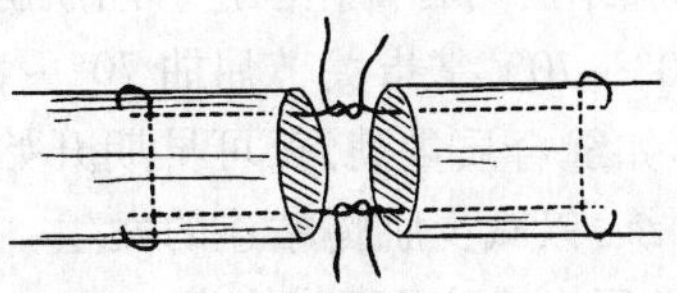

图97-58　改良Kessler缝合法

d. 鱼口式缝合法:在两侧肌腱粗细相差较大时适用,将粗的肌腱断端剪除楔形一段形成鱼口,再将细的肌腱断端包埋在鱼口内作褥式缝合。

2) 端-侧缝合法:常在肌腱移位时,或肌腱移植时应用。

a. 编结法(图97-59):将两肌腱断端相互从肌腱侧方穿入,反复2~3次,最后将两断端包埋在肌腱内。这是进行肌腱移植时最常用的方法。

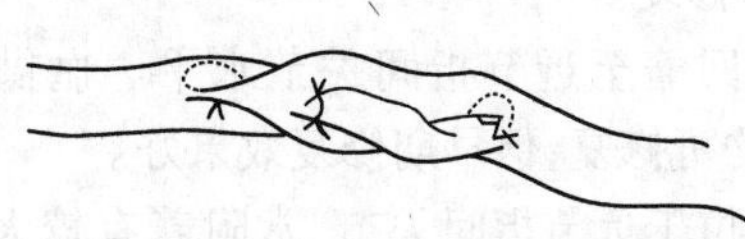

图97-59　Pulvertaft编织缝合法

b. 残端包埋法:此法将一侧肌腱断端在另侧肌腱断端的侧上方穿过后包埋该腱断端,最后作自身肌腱断端包埋。

3) 肌腱移植:在肌腱缺损较长无法直接缝合时应用。供移植肌腱的材料以掌长肌最佳(图97-60),尚可选用趾长伸肌腱以及失用的屈指肌腱等。

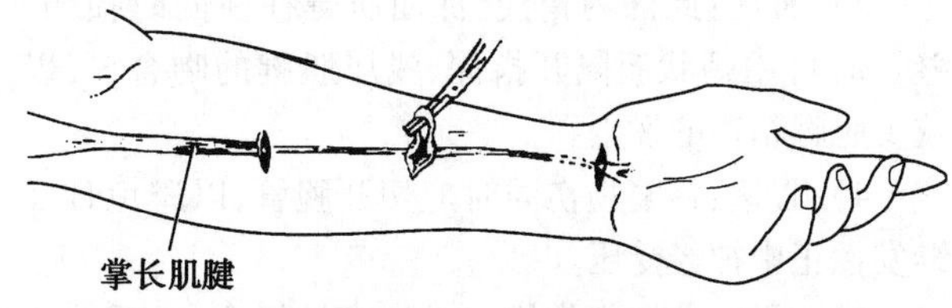

图97-60　掌长肌腱切取法

肌腱移植的方式可以是全长移植,即切除原损伤的肌腱,保留近节指骨基底部及中节指骨中部两处腱鞘的滑车(即A2、A4滑车),将移植肌腱通过滑车后,远端与残留的肌腱缝合,缝合方法可以根据情况选择

Kessler 法、鱼口式缝合及残端包埋法，移植肌腱的近端与损伤肌腱的近端作编结缝合或残端包埋缝合。也可以是局部嵌入移植，按肌腱缺损的长度切取移植肌腱，移植肌腱一般要求与损伤肌腱的口径一致，通常采用失用的指浅屈肌腱。两个肌腱断端可作 Kessler 缝合或编织缝合。

肌腱移植的张力应与手指休息位张力一致，拇指要求肌张力最低，即腕关节平伸位拇指桡侧外展，指间关节伸直。示指微屈位，中、环、小指屈曲度渐加大。

肌腱移植术后用石膏托固定。屈肌腱修复后，腕关节屈曲 60°～70°，掌指关节屈曲 70°～80°，指间关节伸直位。如缝合质量满意，可早期开始主动伸指、被动屈指训练，以减少肌腱粘连的发生。3 周后拆石膏，开始主动屈指活动及理疗体疗。

（3）屈肌腱损伤处理：手指完全呈伸直位肌腱受伤平面可根据皮肤创口来确定，当屈肌腱损伤时，手指处于屈曲位，则肌腱断端位于皮肤创口的远端。

分区处理：

1）Ⅰ区：接近肌腱止点处。此处只有指深屈肌腱或拇长屈肌腱，若肌腱远侧断端距止点<1cm，肌腱止点重建；远侧断端距止点>1cm，肌腱直接缝合。

指深屈肌腱撕脱性损伤 Leddy 分型

Ⅰ型：回缩至手掌。此型损伤，血供受影响，需在 7 天内予以修复。

Ⅱ型：回缩至近节指间关节水平。血供尚可，伤后数周内均可修复，但早期修复效果好。

Ⅲ型：位于远节指间关节，常附着有较大骨折块。血供同Ⅱ型，可延期修复。

2）Ⅱ区：鞘管内屈肌腱损伤后不但应该直接修补，而且应同时修复指浅、深屈肌腱，这对保护肌腱血供，加速肌腱愈合，防止肌腱粘连有积极作用。Ⅱ区近端肌腱损伤，浅或深肌腱损伤均应作修复；中部损伤，单纯深肌腱断裂应修复，浅肌腱分叉后一股断裂，只修复深肌腱，两股均断，只修复一股及深肌腱；远端损伤，只修复深肌腱，浅肌腱止点断裂不修复。

3）Ⅲ区：此区内指浅、深屈肌腱往往同时损伤，缝合时可用蚓状肌隔开指深、浅屈肌腱的吻合口，以减少肌腱粘连的发生。

4）Ⅳ区：修复损伤同时应切开腕管，以避免日后继发性正中神经受压。

5）Ⅴ区：此区损伤均应进行直接缝合，术后粘连较少，功能恢复也较满意。

（4）伸肌腱损伤处理

1）Ⅰ区："锤状指"畸形。闭合性断伤应将患指固定在远侧指间关节伸直位，近节指间关节屈曲位，需固定 6～8 周。如伴有骨片撕脱，则需复位后，固定 8 周。开放性断伤应直接修补，修补前先将远侧指间关节以一细克氏针固定在伸直位，以保证肌腱缝合处无张力对合，术后再辅以石膏固定 6 周。

对于超过 3 个月的慢性"锤状指"畸形，可采用保守支具外固定。仍有畸形可采用止点前移，顽固的锤状指畸形可采用关节融合。

2）Ⅱ区：多为撕裂伤和挤压伤，多数患者可以采取和Ⅰ区损伤类似的方式治疗。对不全性损伤，仅作肌腱直接缝合，术后固定，此时术后支具伸直位外固定 7～10 天，辅以主动或被动功能锻炼。如为完全断裂，则可作间断或连续端-端缝合术，尽量减少短缩。术后远节指间关节固定于伸直位或微屈位，近节指间关节固定于半屈 6 周，进行积极的功能锻炼。

3）Ⅲ区：多发生"钮孔样"畸形。

急性：闭合的急性中央腱损伤，可持续夹板固定近节指间关节于伸直位 6 周，可主、被动活动远节指间关节。

单纯中央腱束损伤可作直接修补并将侧腱束与中央腱作侧-侧缝合，以纠正侧腱束的掌移。也可以作两侧腱束从远端起劈分，直到近指关节近端，并将其劈分的外侧分自远端切断后，在近指关节背侧交叉缝合到对侧侧腱束，以重建中央腱。如果侧腱束无法向背侧移动，可采用 Matev 术式：分离一侧的侧腱束并缝合至中央腱于中节指骨的残留部分，另一侧的侧腱束分离交叉后与对侧的侧腱束缝合。

慢性：对于近节指间关节尚可的患者，可将中节指骨的伸肌腱中央部分劈开，部分切断侧腱束。使伸肌装置向近端移位，侧腱束移向背侧重新稳定近节指间关节。对于以上方法不能取得近节指间关节活动度的患者，应分期手术，首先松解掌板，二期重建中央腱。

4）Ⅳ区：由于近节指骨横截面是圆形，伸肌腱常为不完全性损伤，主要是中央腱损伤，可直接修复撕裂的伸肌腱。

5）Ⅴ区：掌指关节处伸肌腱装置较复杂，此处的直接切割伤多可作直接缝合。若腱帽结构已缺损则应作掌长肌腱移植，并将掌长肌两缘分离后覆盖整个关节背面，缝合边缘，重建腱帽。

6）Ⅵ区：在掌骨处损伤，因近端伸肌腱联合完整，不表现明显伸指功能障碍。该区伸肌腱损伤常合并骨折及皮肤缺损。有骨折先作骨固定，修补骨膜，肌腱一期修补，皮肤缺损用皮瓣修复。肌腱缺损，可将远侧断端缝到邻近手指正常的伸肌腱或肌腱移植、肌腱移位。此区腱联合损伤常易漏诊。

7）Ⅶ区：此段肌腱在腕背韧带下，并有滑膜鞘包裹，断伤后多需打开腕背韧带进行缝合，直接缝合后应将腕背韧带作Z形延长重建，防止伸肌腱的弓弦状畸形。同时，明确该平面是否存在桡神经感觉支损伤。

8）Ⅷ区：前臂部肌腱断裂后应早期直接“8”字缝合，预后最好。该处的骨间背侧神经损伤亦应行Ⅰ期修复。

（5）肌腱的康复

1）屈肌腱：术后康复锻炼是恢复屈肌腱功能的关键。屈肌腱修复后的康复锻炼有多种方案可供选择，但均需考虑肌腱所承担的应力。

被动活动原则：

术后3周内：禁止主动屈指，不可用受伤手指捡拾物体，辅以屈腕位支具。可被动屈曲，避免主动伸直。

术后3~6周：术后3周时更换为腕关节中立位支具。支具保护范围内行被动屈曲和主动伸直锻炼。

术后6~9周：除去支具，限制性活动指间关节，轻度功能性活动。

术后9~12周：主动锻炼最大屈伸活动，阻力下练习指间关节屈曲。

术后12~16周：主动和限制性锻炼，达到最大抗阻锻炼，禁止提重物。

术后16周：继续功能锻炼，达到稳定。

主动活动原则：

对于屈肌腱Ⅰ、Ⅱ区损伤，依从性好的患者可早期进行主动活动。

术后24~48小时：被动指间关节屈伸活动，外固定限制下主动背伸指间关节。

术后24~72小时到4周：支具限制腕关节在背伸30°到完全掌屈间，主动屈曲。

术后4周：去除支具，腕关节背伸被动屈曲手指。握拳状态下伸直掌指关节及指间关节。

术后6周：间断背侧阻挡支具，主动活动指间关节。

术后8~9周：轻度力量练习。

术后10~14周：渐进的抗阻力练习。

2）伸肌腱

Ⅰ区：固定6~8周后，可白天逐步去除外固定，改为仅夜间佩戴，继续6~8周。在后续的6~8周，可主被动活动近节指间关节。

Ⅱ区：保守治疗，可于第一周每周增加10°进行远节指间关节的屈曲练习。

Ⅲ区：中央腱损伤修复术后，固定近节指间关节于伸直位3~6周后，逐渐开始活动，若未修复侧腱束，则不固定近节指间关节。

Ⅳ区：为防止背侧肌腱粘连，建议早期活动，除锻炼时间外，指间关节均被固定于伸直位，锻炼时，屈腕30°，掌指关节0°，主动屈曲指间关节。

Ⅴ区：方案概括为完全制动、早期被动活动及适时的主动运动。术后24~36小时即可开始屈腕20°，主动维持手指伸直位，主动活动掌指关节。

Ⅵ区：控制下锻炼，同Ⅴ区。

Ⅶ区：固定腕关节背伸10°~20°位，3~4周时开始主动背伸腕关节。5~6周，逐渐屈曲腕关节。伸肌支持带如若被打开，需放慢锻炼速度。

Ⅷ区：腕关节伸直位、掌指关节屈曲15°~20°位，支具外固定4~6周后，开始主动屈伸活动。

（6）肌腱粘连的预防及处理：无论肌腱直接修补或移植术后往往有不同程度的粘连，在前臂部的粘连较疏松，对功能影响不大，而在腕管、掌心及指部肌腱粘连于周围致密组织上，影响功能，故往往需进行粘连松解术以改善功能。

1）肌腱粘连的预防

a. 切口选择：除利用原损伤瘢痕外，其他部位应避免在肌腱浅表作平行切口，以免切口与肌腱形成粘连。

b. 无创操作技术：保护肌腱的内源性愈合能力是防止粘连产生的首要手段。肌腱手术过程中应严格遵循无创性操作，保护腱周膜。只有肌腱具有较为完好的内源性愈合能力，对外源性愈合的依赖性才较小，才能控制肌腱粘连的形成。

c. 合理的肌腱缝合方法：肌腱缝合方法以尽量少地破坏肌腱营养途径，且缝合牢固可靠为原则。肌腱端-端缝合，应避免断面腱纤维外露，充分包埋肌腱断端是预防粘连的关键。

d. 缝合必须能够使肌腱断端精确对合。要选择缝合牢靠、表面光滑、允许肌腱在腱鞘内自有的滑动的缝合方式。

e. 腱周组织的修复和重建：恢复腱周正常的解剖学结构完整性，有利于肌腱在良好的周围组织环境中愈合。

f. 屏障物和药物的使用：目前，临床上应用透明质酸钠和几丁糖阻止粘连，并促进肌腱修复，结果显示具有一定的临床应用价值。有研究表明：口服布洛芬可以防止粘连产生，但临床上疗效不确切，较少使用。使用对肌腱愈合有明显促进作用的组织生长因子和采用肌腱特异性生长因子促进肌腱愈合并减少粘连是目前正在进行的研究。

g. 术后早期功能锻炼：术后早期功能锻炼是防止肌腱粘连十分重要而有效的手段。腱鞘内屈肌腱早期修复效果的提高很大程度归功于早期功能锻炼的采用。

2）肌腱粘连松解术的适应证

a. 肌腱手术后半年有明显功能障碍者。

b. 关节被动活动较好，指尖屈距掌纹在 2cm 以内。

c. 肌腱表面皮肤条件好，组织松软，血运较好。

3）肌腱粘连松解手术方法

a. 切口：应较原切口大，向近远两端延长切口，从正常部位暴露肌腱。

b. 松解标准：在手术中必须用牵拉肌腱的方法检查松解是否彻底，牵拉肌腱远断段及近断段，肌腹和肌腱应有良好弹性，一般应有 1～2cm 收缩幅度。

c. 若不能完全保留腱鞘，应尽量保留 A2、A4 滑车，若无滑车，可同时重建。

d. 若腱床骨面裸露，应用筋膜组织覆盖骨面。

e. 止血严格：彻底松解必须配合严格的止血，尤其瘢痕分离往往出血较多，应耐心细致地止血，否则不仅易继发感染，尚可再度形成粘连。

f. 密集的皮肤切口缝合：因手术后需早期活动，皮肤切口遭受牵拉张力较大，影响愈合能力，为了防止皮肤过早活动后裂开，缝合应较密集。

g. 肌腱旁置防止肌腱粘连的药物：在粘连分离后的肌腱旁放置醋酸氢化可的松、几丁糖、透明质酸钠等防止粘连的药物。

h. 早期积极主动地锻炼：术后 48 小时应解除敷料，或仅以一层纱布包扎进行逐个关节全屈（主动）全伸（被动）的锻炼，伸肌腱分离后为全屈（被动）全伸（主动）的锻炼。每天训练时间应在 8 小时以上。

i. 由于积极锻炼及局部药物应用，切口拆线不宜过早，一般需延迟到 12～14 天后拆线。并配合理疗及体疗，一般肌腱粘连松解术的疗效较好。

4）推荐的术后康复原则：肌腱修复后康复训练计划的目标是：改善手的整体功能并加强不同受损组织间的协作。根据患者的依从性、损伤的性质及修复方法来选择康复训练方法。

对于屈肌腱：

a. 康复计划需个体化。

b. 制订术后康复计划时既需要考虑控制损伤修复部位所承受的张力，又要促进肌腱滑行。肌腱滑行 3～5 ㎜，有助于预防肌腱术后粘连。

c. 依从性好的患者，可采用较为积极的早期活动计划。康复通常在术后 1～5 天内开始。患肢需佩戴背侧支具（腕关节中立位，掌指关节屈曲 70°位）下行被动握拳锻炼，之后配合被动屈曲及主动伸直练习。术后三周摘掉支具。

d. 对损伤复杂或理解有限的患者，常采取被动活动方案。在所佩戴的背侧支具保护下，单独被动活动指间关节和掌指关节。

对于伸肌腱：

a. Ⅰ、Ⅱ区的伸肌腱损伤，术后用夹板或克氏针将 DIP 关节固定于伸直位，固定 6 周。Ⅲ～Ⅴ区的伸肌腱损伤，固定于腕关节背伸 40°，MP 关节轻度屈曲，PIP 关节完全伸直持续 4 周。Ⅵ～Ⅶ区的伸肌腱损伤，腕关节及 MP 关节固定位置同前，开放指间关节，持续固定 4 周。

b. 既要保护肌腱修复的完整性，又要减少粘连形成。除Ⅰ～Ⅲ区损伤外，其余可早期保护性活动。

c. 伴有复杂损伤、累及多个结构且具有治疗积极性的患者是术后 3 天采取动态支具进行早期活动的理想人选。

（三）手及腕部骨与关节损伤

腕骨分为近、远两排，共 8 块，近排有舟骨、月骨、三角骨、豌豆骨，远排有大多角骨、小多角骨、头状骨和钩骨。近排腕骨与桡骨远端关节面组成桡腕关节，近、远两排腕骨间组成腕中关节，远排腕骨与掌骨组成腕掌关节。上述关节由腕部内源性韧带及外源性韧带连结而成。

掌骨有 5 块。掌骨近端称为基底部与相应的腕骨组成腕掌关节，其中较特殊的是拇指对应的第一掌骨基部与大多角骨形成鞍状关节，使得第一腕掌关节的活动范围较其他腕掌关节更大。各掌骨的远端称为掌骨头，呈半球状，与指骨基部形成掌指关节，掌骨间有骨间肌附着。

拇指由 2 节指骨构成，即近节指骨与远节指骨，其余 4 指均由 3 节指骨组成，即近节指骨、中节指骨、远节指骨。指间关节分为近侧指间关节及远侧指间关节，近侧指间关节由近节指骨与中节指骨组成，远侧指间关节由中节指骨与远节指骨组成。

掌指关节和指间关节的共同点是，它们都由 2 个骨端、关节囊、侧副韧带及掌侧纤维板组成。关节伸直位时，侧副韧带最短，张力较小，屈曲位侧副韧带被拉长，张力增大。掌侧纤维板又称掌板，由其近侧弹性纤维带重叠与移行而成，以适应关节屈伸。在屈曲位时，关节囊背侧拉紧，掌侧松弛；在伸直位时，背侧松弛，掌侧拉紧。关节囊、韧带及掌板长期处于过度松弛位置时会出现挛缩现象，如掌指关节易发生侧副韧带挛缩，指间关节易出现掌板挛缩。因此上述关节需行长期固定时，不宜选在屈曲位或伸直位，而应固定在功能位，即掌指关节屈曲 45°，近指关节伸直 135°，远指关节屈曲 30°。

1 手舟骨骨折

（1）功能解剖：手舟骨由近端的近极部、中间的腰部及远端的结节部组成，其中腰部直径最小且正对桡骨茎突，因而该处骨折的比例最高，手舟骨骨折的 80%～90% 为腰部骨折（图 97-61）。手舟骨的血供主要来自两条血管，分别由结节部及腰部进入。腰部骨折时，近极部易失去血供，愈合能力差，临床上常出现手舟骨骨不连，甚至可发生手舟骨近端缺血性坏死。

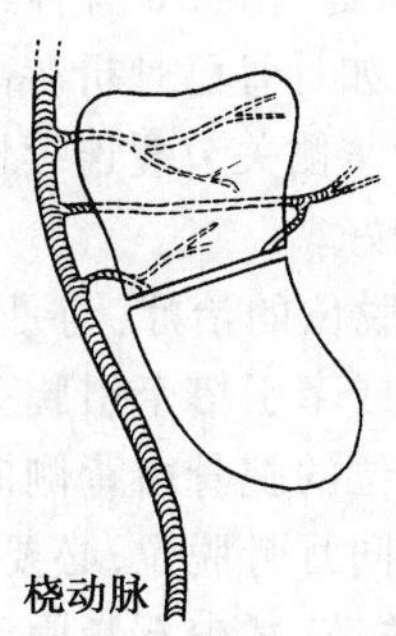

图 97-61　舟骨骨折好发部位

（2）骨折分型与治疗：分型的意义是指导治疗，以达到提高愈合率、减少并发症的目的。临床上常用的是 Herbert 提出的按照手舟骨骨折稳定性进行的分型。

A 型　稳定的急性骨折

A1　结节部骨折

A2　腰部不全性骨折

B 型　不稳定急性骨折

B1　远侧斜行骨折

B2　腰部完全骨折

B3　近极骨折

B4　经舟骨月骨周围骨折脱位

C 型　延迟愈合

D 型　不愈合

D1　纤维性不愈合

D2　假关节形成

发生在舟骨结节部的骨折，自腰部进入的血管一般未受影响，血供较好，骨折愈合较快。由于舟骨中1/3 处较为细长、血供不丰富、没有关节液营养，远、近排腕骨的连接处，易受扭曲力；此处骨折常合并发生腕关节不稳定，未同时加以纠正，故而舟骨中 1/3 骨折愈合率低，易发生延迟愈合、不愈合。近极部骨折会引起骨折近端血供不足，使其发生缺血性坏死。

（3）诊断：典型的受伤机制是跌倒时腕背伸位手掌支撑着地，伤后腕部肿痛，可伴有腕关节活动受限。体格检查，可发现鼻烟窝处肿胀伴压痛，腕活动时疼痛加剧，此时应高度怀疑手舟骨骨折，首先行 X 线检查腕关节正侧位及手舟骨轴位片。部分无明显移位的手舟骨骨折早期骨折线不清晰，不易被发觉，需进一步行 CT、MRI 检查，其中 MRI 在无移位的手舟骨骨折具有更高的灵敏度。当 X 线检查无骨折表现，临床上怀疑有手舟骨骨折的病例，但没有条件行 MRI 检查排除手舟骨骨折时，也应按骨折进行固定，并于 2 周后再次行 X 线检查，拍摄手舟骨轴位片，另有部分病例在伤后 4～6 周才在 X 线上显示出骨折线。

陈旧性舟骨骨折患者的症状一般不典型，可行舟骨滑移试验协助诊断。将腕关节尺偏，检查者一只手握住患者腕关节，同时用拇指抵住舟骨结节，另一只手握住手掌将腕关节缓慢桡偏，正常时，检查者拇指可明显感到舟骨结节向掌侧突出，舟骨骨折时则可感觉到舟骨向背侧滑移，或可诱发腕部疼痛。检查时需双侧对比，该检查阳性提示舟骨骨折或有舟月分离。

（4）治疗：舟骨骨折无移位时，可采用管型短臂石膏固定（图 97-62），固定体位为腕关节背伸 15°，拇指对掌位，石膏需超过拇指掌指关节水平，但允许拇指指间关节活动。固定时间按骨折位置有所不同：结节部骨折固定 6～8 周即可，腰部骨折需 8～12 周，近极部骨折建议 3～6 个月。固定期满，X 线检查仍表现为未愈合，无骨折端硬化或缺血性改变，仅有骨折线增宽、骨质疏松或囊性改变者，可继续固定 3 个月，骨折一般可获得愈合。骨折有移位时，可先在臂丛麻醉下，行手法复位，复位满意后按上述方式行石膏固定。

手法难以复位时需早期行切开复位，术中暴露舟骨时应注意保护与手舟骨相连的关节囊，尽可能减少对舟骨血供的影响，当近极部有小骨折块时可做切除。对于有移位的骨折延迟愈合、骨不连及无菌性坏死，即便患者无明显症状也应在骨关节炎发生之前及时行切开复位并做植骨，有条件可在腕关节镜下行植骨术。复位后可以 Herbert 钉固定舟骨，通过其加压作用，减小骨折间隙，提高愈合率。舟骨腰部骨折延迟愈合或不愈合者可行桡骨茎突切除术，切除的松质骨部分可用于舟骨植骨；如舟骨骨折尺侧段小于舟骨长度的 1/3 或舟骨骨折尺侧已坏死，可行舟骨部分切除术。对于稳定、无移位的骨折不愈合，行超长时间的外固定也可以使相当一部分患者愈合。

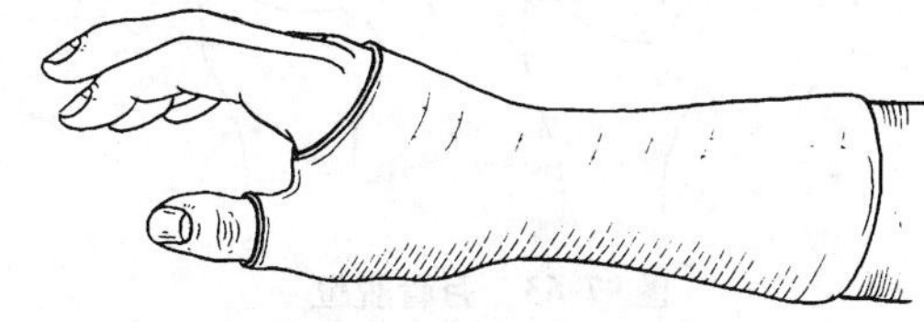

图 97-62　管型石膏固定

2. 月骨脱位

（1）功能解剖：月骨掌侧为四方形的基底，背侧为突起的尖端，整体构成一个锥状体，这便是月骨更容易向掌侧脱位的原因。锥状体远侧为一凹面，与头状骨凸面形成腕中关节；锥状体的近侧为凸面，与桡骨远端的凹面形成桡腕关节。月骨掌侧与背侧的韧带内含血管，为月骨提供血运。

（2）脱位类型与预后

1）单纯月骨掌侧脱位：该脱位一般发生在患者跌倒时，手支撑着地，腕位于极度背屈位，头状骨与桡骨挤压致背侧韧带断裂，从而出现月骨向掌侧脱位。因掌侧韧带尚存，月骨血供部分保留，早期复位后，月骨一般可存活，腕关节功能也可较好保留。

2）月骨周围脱位：月骨与桡骨之间仍保持正常的位置关系，而其他腕骨整体向背侧脱位。这种脱位主要发生在头骨与月骨之间，伴有舟月韧带与月三角韧带断裂，由于头状骨与手舟骨、三角骨之间有较紧密的韧带相连，因此手舟骨与三角骨随头状骨一起向背侧后脱位。这种脱位月骨血供未受明显影响，只要早期复位，预后较好。

3）经舟骨月骨周围脱位：在外力的作用下，月骨周围脱位时手舟骨发生骨折，但舟月韧带保持完整使手舟骨的近侧半与月骨相连，继续与桡骨保持正常关系，头月关节脱位，伴有月三角韧带断裂，因而出现手舟骨的远侧半随头状骨及其他腕骨一起向背侧脱位。

（3）诊断：有明确外伤史，体检发现腕关节肿胀疼痛、活动受限，由于月骨向掌侧脱位，可压迫正中神经和屈指肌腱，出现桡侧3个半手指麻痛、刺痛减退甚至消失，拇指掌侧外展受限，并可出现其余4指屈伸受限。一般根据X线片检查即可以作出诊断，并对脱位类型进行分类，必要时可行CT、MRI加以明确。正常的腕关节月骨在正位片上呈四方形，位于桡骨与头状骨之间，在侧位片上头骨、月骨、桡骨三者呈线性关系排列。月骨脱位时，上述相对位置或角度发生改变，容易作出诊断（图97-63）。

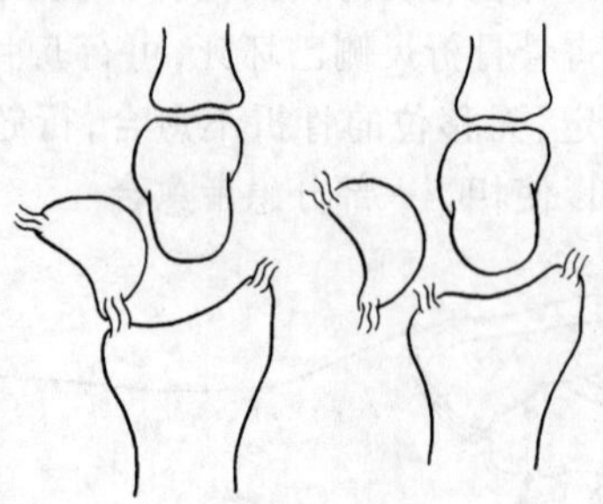

图97-63　月骨脱位

（4）治疗

1）手法复位：必要时可行臂丛麻醉，固定好患者的肘部与前臂，先牵拉患者的拇指与手指，拉开头状骨与桡骨的间隙，再将腕关节背屈增大头骨与桡骨之间的掌侧间隙，术者用拇指于脱位月骨的前方挤压，将其推回原位，然后逐渐使腕掌屈，在掌屈前也可用克氏针固定桡月关节，防止掌屈时月骨再次向掌侧脱位。复位后需行X线片确认，以石膏托将腕关节固定于掌屈45°位，1周后更换石膏，开始腕关节康复活动。

2）手术复位：急性期手法复位失败病例，或者病程较长的病例复位困难者，应进行手术。术中注意探查正中神经及屈肌腱情况，如有神经卡压，应予以松解，如行腕管切开；如月骨已骨折游离导致失去血供，应将其摘除。月骨掌侧关节囊连续性保持良好者，经复位后一般预后较好。

3）月骨周围脱位的治疗：与月骨脱位的手法复位类似，先用手法或牵引塔牵引腕关节，术者拇指抵住月骨，然后将脱位的腕骨由背侧向掌侧推压，容易复位，复位后处理同月骨脱位，必要时可用克氏针固定舟月或月三角关节，减少石膏固定时间，便于腕关节早期进行康复活动。

3. 月骨骨折　单纯月骨骨折很少见，Teisen和Hjarbaek将月骨骨折按照位置分为五类：①掌侧极骨折；②小块条状边缘骨折；③背侧极骨折；④矢状骨折；⑤为横形骨折。其中，掌侧极骨折是月骨骨折中最常见的。月骨骨折一般不需要手术治疗，可行石膏托固定腕关节于功能位6周，但如果月骨掌侧极骨折并有移位时，需作切开复位固定。

4. 掌、指骨骨折临床上，掌骨骨折可发生在掌骨颈、干和基底。骨折类型可以是横形、斜形、螺旋形或粉碎形。以第一掌骨基底部骨折最常见，

指骨骨折根据骨折位置，可分为近节、中节及末节指骨骨折，或是指骨基底、干、远端及累及关节的骨折。

（1）第一掌骨基底骨折：按X线表现，第一掌骨基底骨折可分为以下4种类型：

Ⅰ型：掌骨基底骨折合并第一腕掌关节半脱位或全脱位，又称Bennett骨折脱位。纵向和扭转暴力沿第一掌骨干作用于掌骨基底，使掌骨基底发生骨折断裂，分为基底部内侧钩和第一掌骨远断段，鱼际肌、拇长展肌和拇长屈肌通过其止点向桡侧方向牵拉第一掌骨远断段，使该段向桡背侧脱位。又由于第一、二掌骨间掌侧韧带对第一掌骨基底部内侧钩的牢固附着，使该骨折块留在原来的位置（图97-64）。

Ⅱ型：掌骨基底粉碎性骨折合并第一腕掌关节半脱位，又称Rolando骨折。与Bennett骨折不同的是掌骨基底骨折部呈粉碎性，骨折线呈T型或Y型。

Ⅲ型：骨折线不累及关节，在第一掌骨基底发生斜形骨折。ⅢA型为骨折线由桡侧远端斜向尺侧近端；ⅢB型，为骨折线由桡侧近端斜向尺侧远端。

Ⅳ型：为儿童发生的第一掌骨基底骨折，骨折部位常在近侧干骺端尺侧，骨折线通过骺板，但很少发生脱位。

第一掌骨基底骨折较易复位，但固定困难，因为

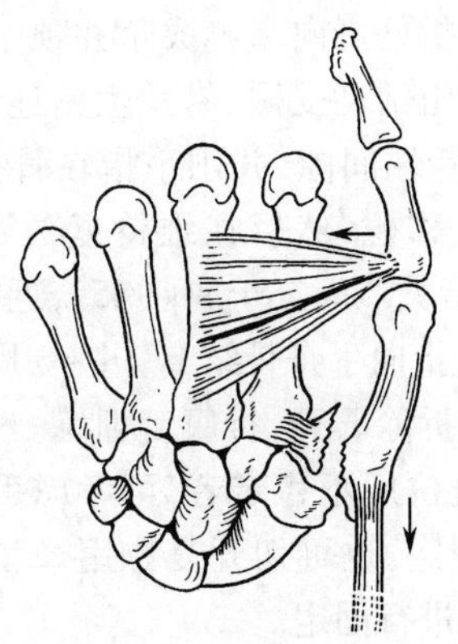

图 97-64　Bennett 骨折

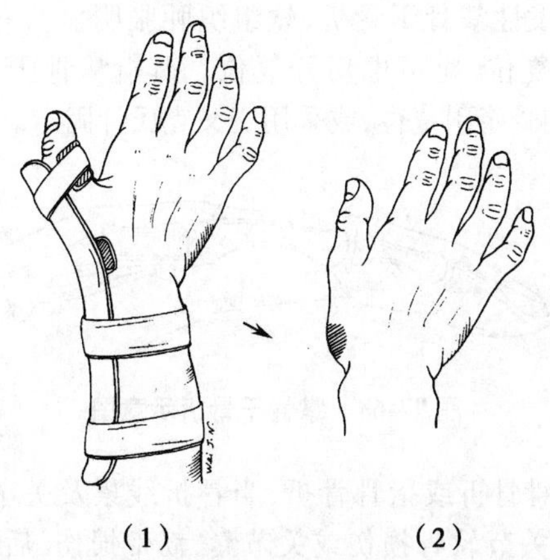

图 97-65　Bennett 骨折闭合复位，夹板外固定法
（1）弓形夹板固定法；（2）压垫处加压过大可以造成局部皮肤坏死

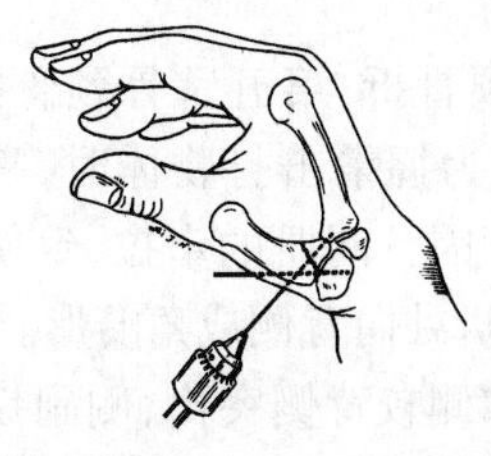

图 97-66　Bennett 骨折经皮内固定

肌腱的牵拉作用易发生再次脱位。方形夹板外固定法可以维持复位（图 97-65）。持续牵引复后位，作经皮克氏针内固定可以有效维持复位（图 97-66），以 2 枚克氏针可以通过骨折线交叉固定两个断端，再以另外 2 枚克氏针通过第 1、2 掌骨以维持第 1 掌骨牵引外展位，达到骨折固定及维持张力的效果。一般 4 ~6 周后骨折愈合，可拔除克氏针行主动功能锻炼。骨折块复位困难时，可考虑采用手术切开复位内固定（图 97-67）。

（2）掌骨干骨折：掌骨干骨折较常见，多由直接暴力造成，可单根或多发，由于屈肌及骨间肌向掌侧和近端的牵拉作用，骨折向背侧成角（图 97-68）。可进行手法复位，牵引骨折的相应手指对抗屈肌腱及骨间肌的张力，在骨折背侧加压，纠正成角畸形，以石膏托或小夹板固定，需超过掌指关节，指间关节可保持活动，6 周后拆石膏行康复训练。重叠横形骨折可影响手指屈伸功能，手法复位失败时，应考虑及时切开复位，以交叉克氏针或背侧应用微型接骨板螺丝钉固

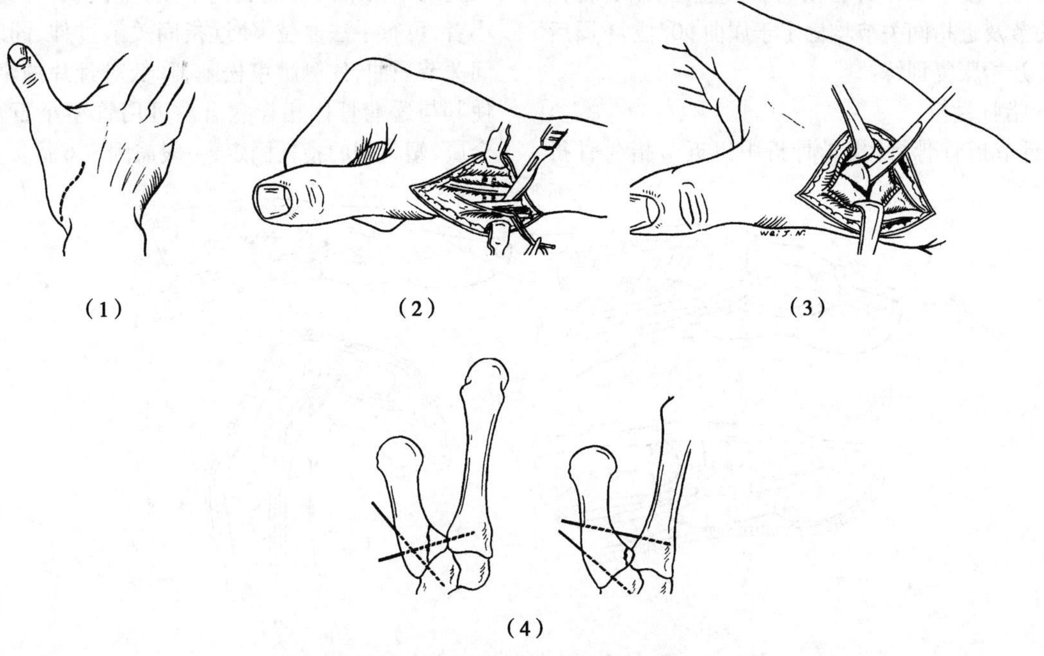

图 97-67　Bennett 骨折切开复位内固定法
（1）切口；（2）于拇长展肌腱与拇短伸肌腱之间分离进入；（3）直视下整复骨折；（4）用两枚克氏针作内固定

定。多发性掌骨干骨折，软组织肿胀明显，一般也难以手法复位，应考虑切开复位。拇指掌骨干斜形骨折，可用骨牵引复位，或采用交叉克氏针固定。

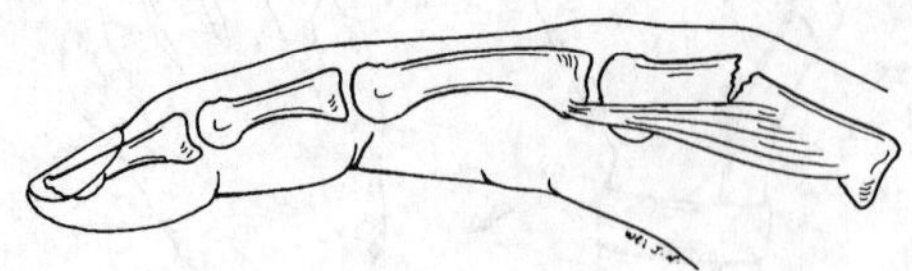

图 97-68　掌骨干骨折示意图

掌骨骨折或指骨骨折，当骨折线累及关节面时，常伴有关节软骨损伤或关节囊、韧带损伤，后期可能发生关节不稳定及创伤性关节炎，出现关节疼痛或活动度受限，因此，这类损伤治疗时宜采用克氏针、接骨板或外固定支架等做到骨折的牢固固定后，尽早开始关节的康复活动。

（3）掌骨颈骨折：第五掌骨颈骨折最多见，其次为第二掌骨，多为握拳击打物体时，掌骨头与物体直接撞击。骨折后因骨间肌的牵拉，致使掌骨头向掌侧及近端移位，骨折处向背侧成角畸形。

掌骨头的掌侧较背侧突出，侧副韧带附着在掌骨两侧偏背部，复位时如牵拉掌指关节则侧副韧带被拉紧形成张力，掌侧移位的掌骨头难以克服该张力而不能向背侧复位。正确的手法复位方式是将掌指关节屈曲至90°位，使掌指关节侧副韧带松弛，再沿近节指骨纵轴由远端向近端推顶，通过近节指骨基底部将掌骨头推向背侧，同时在骨折的近侧端向掌侧加压，纠正成角畸形。复查X线片证实骨折复位后，以石膏托将掌指关节及近指间关节均固定于屈曲90°位，4周后去除石膏开始康复训练。

（4）指骨骨折

1）近节指骨骨折：指骨骨折中以近节指骨骨折最为常见。骨折处可向掌侧成角并顶于屈肌腱上，使屈肌腱滑动受阻活动受限，易发生粘连。整复时先牵拉患指，增大断端间隙，并用手指在骨折处按压以纠正成角畸形及移位，然后在维持复位下逐渐屈曲患指，将患指掌指关节固定于屈曲45°，近指关节固定于屈曲90°，指尖指向手舟骨结节。4～6周后复查X线，骨折线模糊时拆除石膏，行康复训练。手法复位失败或斜形骨折复位后不稳定者，可考虑手术，经皮交叉克氏针作内固定，也可切开复位用微型接骨板、螺丝钉或不锈钢丝进行固定。

2）中节指骨骨折（图97-69）：中节指骨有指浅屈肌腱的止点附着，如骨折在该止点远侧，骨折向掌侧成角；骨折部位在止点近侧，骨折向背侧成角。向背侧成角者，复位后应将近指间关节固定在伸直位；向掌侧成角者，复位后应将近指间关节固定在屈曲位。中年以上患者此类骨折可作经皮克氏针内固定或切开复位微型接骨板固定，在早期可配合使用石膏托作功能位固定，以尽早行康复训练活动。

3）末节指骨骨折

a. 爪粗隆及指骨干骨折：多由暴力直接作用所致，可为骨裂或粉碎型。此处无肌腱附着，骨折一般无明显移位，爪粗隆骨折可不需固定，即使骨折不愈合，对功能也无明显影响。末节指骨干骨折可行石膏固定4周。

b. 指骨基底部撕脱骨折：常为伸肌腱的猛烈牵拉所致，末节指骨基底部背侧撕脱，手指末节在屈指深肌腱的牵拉下向掌侧屈曲下垂，呈槌状。撕脱骨片较小者，可行手法复位，使远指间关节过伸，同时近侧指间关节屈曲，使侧腱束松弛，降低对骨片的牵拉作用，使其与远端骨体相连愈合。可用管型小石膏固定或金属、塑料制的指托固定，一般需固定6周。去除固定

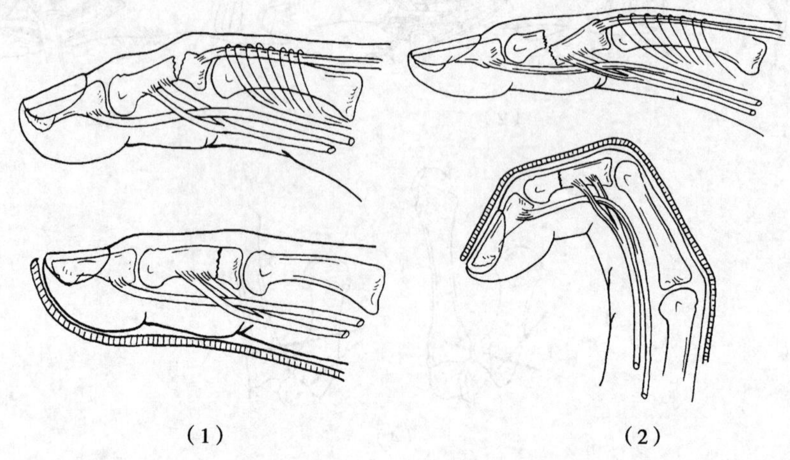

图 97-69　中节指骨骨折

（1）骨折线在指浅屈肌腱止点近端，骨折向背侧成角，整复后手指制动于伸直位；
（2）骨折线在指浅屈肌腱止点远端，骨折向掌侧成角，整复后手指制动于屈曲位

后，最初2周患指仅可作轻微的被动屈伸，不宜用力主动屈伸，否则有骨折复发可能。对撕脱骨片较大，如超过关节面1/3以上或闭合复位失败者，可采用拉出缝接法（图97-70）、切开复位和克氏针固定；如撕脱骨片过小，可切除小骨片，在末节指骨背侧作伸肌腱止点重建，以石膏固定6周。

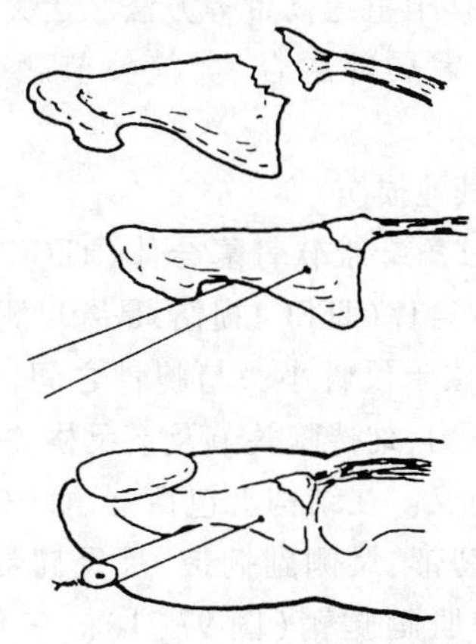

图97-70　末节指骨撕脱骨折示意图

5. 掌指关节与指间关节脱位　掌指关节脱位通过X线检查即可诊断，闭合复位常非常困难，因为掌骨头向掌侧脱位后，掌骨颈被四周坚韧的组织所阻挡，桡侧有蚓状肌纤维，尺侧有屈指肌腱，近侧有掌腱膜横韧带，远侧有纤维软骨板。手法复位牵拉手指时，这些组织张力进一步增加，阻碍粗大的掌骨头复位。一般可先尝试手法复位，必要时给予臂丛麻醉降低肌张力，失败后可行切开复位，在掌指关节掌侧沿掌横纹作横切口，切除掌指关节囊前的纤维软骨板及掌腱膜等瘢痕组织。另做关节尺背侧切口，将尺侧侧副韧带切断，掌骨头即可复位，术后以石膏托将掌指关节固定在功能位3周。

指间关节脱位多为背脱位，由手指过度伸直损伤所致。一般可自行复位，予石膏托将指间关节固定于功能位3周。未能自行复位者，可手法复位，牵拉患指，增大关节间隙，必要时给予指神经阻滞麻醉，脱位的指骨即可逐渐复位至关节内，一般复位后手指即可屈伸，但仍需以石膏固定于功能位3周。

6. 腕关节不稳　腕关节稳定是指在生理负荷下的腕关节活动中，腕关节能够维持桡骨、腕骨及掌骨间正常的运动学和动力学关系，可以进行平滑、无痛的活动。相反，腕关节不稳，即腕关节不能保持上述各骨面间的正常关系，在活动过程中易发生腕骨间排列突然改变。

腕关节不稳，曾经被认为是指在腕关节的矢状面或冠状面上腕骨的排列位置发现明显改变，超过正常范围，即排列紊乱。但后来发现先天性腕关节松弛的患者有严重的排列异常却无明显症状。而部分患者的腕骨排列正常，仅在某些特定动作时出现疼痛症状。因而腕关节不稳不等同于排列紊乱。

许多腕关节外伤和疾病，都会引起韧带、软骨甚至骨质损伤，导致腕关节不能在生理负荷下进行平滑、无痛的活动，这些均属于腕关节不稳定的范畴。

（1）分类：腕关节不稳定的病因众多，情况复杂，因而分类非常困难，众多分类方法各有其优缺点。有的按照主要腕关节不稳的部位进行划分，有些强调腕骨异常排列的方向，有些根据腕关节不稳的程度划分。但尚无一种理想的分类方法既方便记忆和临床应用，同时又可以涵盖所有的腕关节不稳定类型。

目前采用较多的是按照腕关节不稳定的模式，将其分为四大类：

a. 分离型不稳定（carpal instability dissociated, CID）；

b. 非分离型不稳定（carpal instability non-dissociated，CIND）；

c. 复合型腕关节不稳定（carpal instability complex，CIC）；

d. 适应型腕关节不稳定（carpal instability adaptive，CIA）。

分离型不稳定：病损因素发生于同排腕骨的腕骨间或腕骨内，以近排腕骨较为多见，包括舟月分离、月三角分离、不稳定舟骨骨折，以及后期的舟骨不连进行性塌陷（SNAC）及舟月进行性塌陷（SLAC）。

非分离型不稳定：同排腕骨无断裂，病损因素发生于桡骨与近排腕骨、远近排腕骨间或远排腕骨与掌骨之间，损伤发生在外源性韧带或关节囊韧带。如发生在桡腕关节的腕尺侧偏移、桡侧偏移及单纯桡腕关节脱位，发生在腕中关节的掌侧不稳定和背侧不稳定。

复合型腕关节不稳定：分离型不稳定和非分离型不稳定同时存在。月骨周围脱位为典型的复合型腕关节不稳定。另外也包括单纯腕骨脱位及轴向骨折脱位。

适应型腕关节不稳定：导致腕关节排列异常的病损因素不在腕关节，而在近端或远端。如桡骨远端骨折未经治疗，向背侧畸形愈合后掌倾角改变，近排腕骨相对于异常倾斜的桡骨发生适应性体位改变，通常腕中关节屈曲伴掌侧韧带松弛，易发生痛性弹响。

（2）诊断

1）临床表现：临床上可发现两种情况，一种是患者可回忆明确的外伤史，另一种没有外伤但有腕关节较高强度的使用史。腕关节不稳病情复杂，主观症状可表现为疼痛、无力、持物困难、关节弹响或关节交锁等。体格检查可发现局部压痛、腕部活动度减小、持握力量下降等。腕关节不稳患者的压痛范围往往超出损伤区域,因而难以根据压痛部位进行定位。有些慢性患者由于腕痛或腕运动无力而就诊,大多数不能回忆受伤当时的情况。临床检查时,还应注意有无神经、血管以及其他骨骼的损伤体征。

2）影像学诊断:X线检查是诊断腕关节不稳的主要手段,需配合距离及角度的测量。对急诊疑有腕关节不稳定的患者,应拍摄3种位置的腕部X线片:正位(前后AP或后前PA位)、侧位和斜位。正位X线片上,腕骨弧线的连续性中断或其平行关系遭到破坏,提示腕关节不稳定存在。正常情况下,腕骨骨面间距小于2mm,如轮廓重叠或间距较健侧增大,需考虑腕骨间韧带损伤。标准的侧位片可清楚地显示头状骨和月骨的位置变化,通过查看月骨是否有向掌侧或背侧倾斜,来诊断是否存在腕中关节的掌侧不稳定和背侧不稳定。如疑有舟骨骨折,还应摄舟骨位片。舟月分离有诊断意义的表现为正位片上舟月骨间距离增大,常超过3～4mm,另外侧位片或可发现舟月骨间角超过60°,头月骨间角超过15°。临床上怀疑有舟月分离可能,但X线片上又尚无上述典型表现时,可摄用力握拳位X线片。由于近排腕骨承受压力,会使原来不够明显的舟、月骨前倾和舟月骨间隙增大表现变得明显,以作出诊断。

CT扫描目前可利用64排CT做到0.6mm薄层扫描,再利用计算机重建技术,既可沿冠状面、矢状面、横断面以二维图像显示各层细节,又可以三维图像形式展现腕骨整体轮廓与相对位置。

腕关节造影,曾经被用于腕关节排列紊乱的诊断,但该技术目前已很少单独使用。最开始的理论是,当造影剂从桡腕关节流入腕中关节,表明腕部韧带存在病变,但随着时间推移,有研究发现舟月或月三角近端膜部无症状撕裂并不少见。症状部位与造影显示的部位经常不吻合。随着MRI的发展,腕关节造影多与MRI进行联合使用。

磁共振检查(MRI),随着3.0T磁共振及腕关节专用线圈的应用,成像序列、成像算法的优化,腕关节磁共振的清晰度近年来已有很大提高,可以清晰显示关节软骨、韧带及纤维软骨盘的细节。检查图像具有良好的软组织对比度,但检查时需尽可能采用薄层扫面,提高其诊断效率。

3）腕关节镜检查:腕关节镜检查,目前是腕关节疼痛诊断的金标准。该技术将既往需要的开放性手术,转变为微创手术,除了能够直接观察关节面、韧带及软骨盘,对病损进行诊断与分型,还是治疗多种急慢性腕关节疾病的有效手段。

(3) 治疗:通过上述检查明确诊断后,对急性损伤患者可以石膏、支具等行患肢制动,保守治疗,为韧带、软骨的自我修复提供一个恢复期。对于陈旧性损伤患肢,功能受到明显影响时,可以根据病情选择关节镜下韧带射频皱缩、韧带修复,开放复位内固定韧带修复、肌腱移植重建韧带等方法。当关节面破坏严重时,亦可考虑局部融合、全腕关节融合或腕关节置换。

7. 腕部其他损伤

(1) 腕三角纤维软骨复合体(TFCC)损伤:腕三角纤维软骨复合体(TFCC)损伤,是腕尺侧疼痛的重要原因。TFCC位于尺骨小头与腕骨之间,在承受和传递尺腕关节压力,维持腕关节及下尺桡关节稳定性方面具有重要意义。在结构上包括三角纤维软骨、掌侧和背侧桡尺韧带、尺侧副韧带、月尺韧带、三角尺韧带、尺侧腕伸肌腱腱鞘(图97-71)。三角纤维软骨(TFC)位于TFCC的水平部分,是TFCC的主体部分,其周围围绕着坚韧的韧带结构。TFC的血供主要来源于尺侧,包括尺动脉的背侧、掌侧腕掌支和骨间前动脉掌背支,血管从掌背侧桡尺韧带和尺骨茎突进入,而TFCC的桡骨附着缘一侧没有血管进入TFC,而且TFC中央部无血管,由滑液供给营养。这样一种解剖

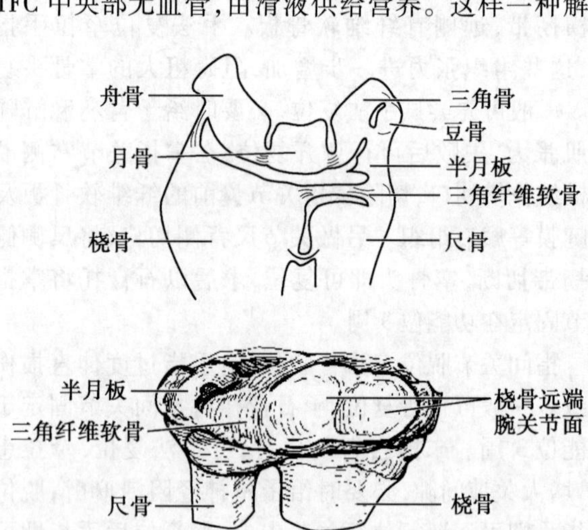

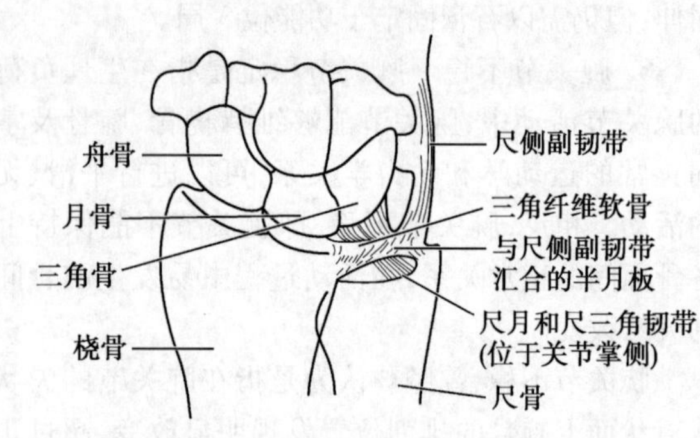

图97-71　TFCC的组成部分

结构决定 TFC 中央部损伤后自行修复可能性很小。

引起 TFCC 损伤的基本病因有 2 种,急性外伤和长期磨损,其中长期磨损的情形多数情况下是存在尺骨撞击综合征。相应的,1989 年 Palmer 将 TFCC 损伤分成两大类(图 97-72):Ⅰ型:外伤性 TFCC 损伤。ⅠA 型损伤:TFCC 中央部撕裂或穿孔;ⅠB 型损伤:TFCC 靠近尺侧缘的撕裂,可伴或不伴尺骨茎突骨折;ⅠC 型损伤:TFCC 与远端腕骨相连的尺腕韧带的撕裂;ⅠD 型损伤:TFCC 靠近桡骨附着缘的撕裂。Ⅱ型:退行性变所致 TFCC 损伤。ⅡA 型损伤:TFCC 水平部在近侧面和(或)远侧面有磨损,但尚未发生穿孔。ⅡB 型损伤:在ⅡA 型 TFCC 磨损基础上,还出现月骨或尺骨头关节面的相对位置软骨软化。ⅡC 型损伤:在ⅡB 型月骨或尺骨头关节面的相对位置软骨软化基础上,TFCC 水平部已发生穿孔。ⅡD 型损伤:在ⅡC 型 TFCC 水平部发生穿孔和尺月发生软骨退变的基础上,出现月三角韧带的撕裂或穿孔。ⅡE 型损伤:为尺骨撞击综合征的终末期,TFCC 水平部严重磨损甚至完全消失,尺月软骨面严重退化,月三角韧带完全断裂,发生广泛性尺腕关节炎。

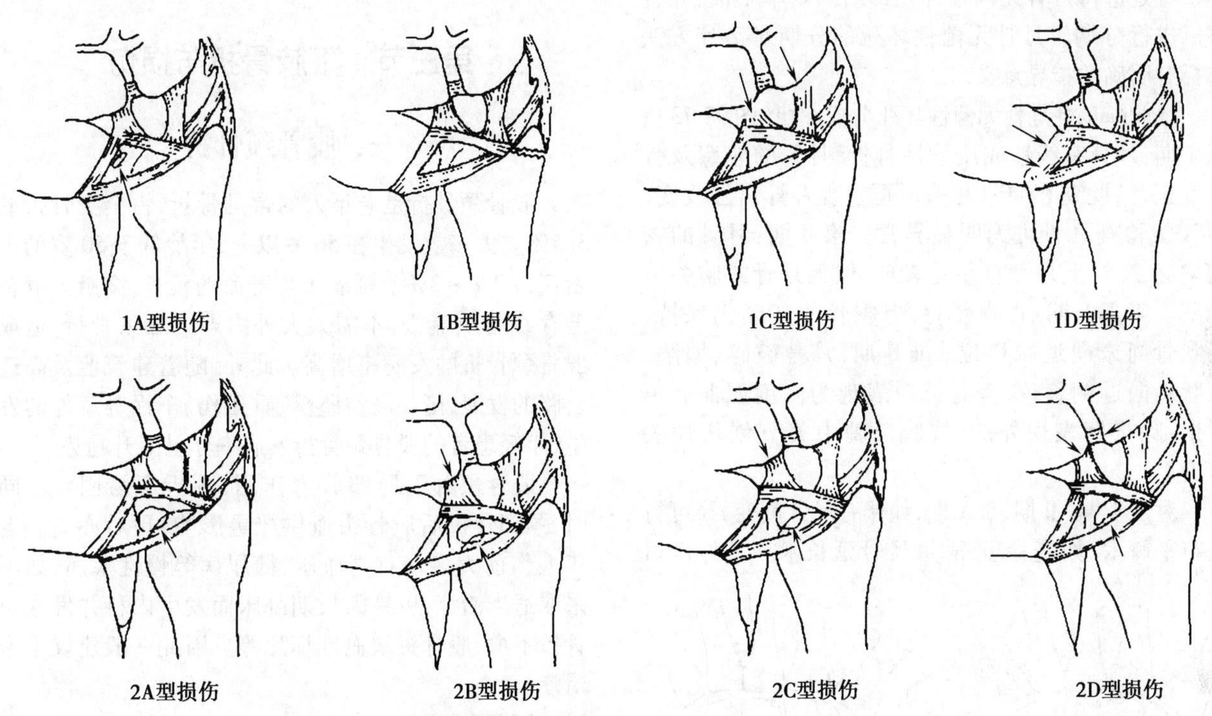

图 97-72 Palma 关于 TFCC 损伤分型

TFCC 损伤的基本症状是腕尺侧痛。疼痛常为慢性,伴有腕部无力、酸胀、活动受限、活动疼痛等。体检可查及腕尺侧、桡尺远侧关节处压痛,腕部旋前、旋后、尺偏、屈伸受限,手握力下降,关节弹响。怀疑有 TFCC 退化性损伤时,应行 X 线检查测量是否存在尺骨正变异。CT 可评价桡尺远侧关节的稳定性,以间接判断是否存在 TFCC 损伤。MRI 检查目前已可显示 TFCC 的浅深支细节,如有 TFCC 损伤时多出现 TFCC 连续性中断或局部止点处异常信号。腕关节造影一般可通过发现桡腕关节注入的显影剂进入桡尺远侧关节,提示 TFCC 穿孔使两个关节相通。腕关节镜检查如今已成为 TFCC 诊断的金标准和治疗的重要手段,它可以通过内镜直接观察 TFCC,以确定 TFCC 损伤以及进行诊断分型。

TFCC 损伤急性期可先进行保守治疗,包括石膏制动、物理治疗、非甾体类药物、局部封闭治疗和去除病因等,其中石膏制动需行长臂管型石膏固定,以防止前臂旋转。保守治疗 1~2 个月后无效可考虑手术治疗,行腕关节镜检查,明确损伤类型,然后进行相应的治疗。外伤性 TFCC 损伤中ⅠB 型,由于血供来自尺侧,具有修复愈合能力,可以进行镜下 TFCC 修复,疗效较好。ⅠA 型及ⅠD 型,可进行损伤处清创以减轻局部症状。Ⅱ型退化性损伤,存在尺骨撞击表现时,宜行尺腕关节减压,方法可有尺骨缩短术、关节镜下 Wafer 术及干骺部短缩术等。如存在月三角韧带撕裂时,需同时行月三角韧带修复及月三角关节临时固定。

(2)月骨无菌性坏死:1910 年,Kienbock 首次报道月骨无菌性坏死疾病,因此月骨无菌性坏死又称 Kienbock 病。月骨无菌性坏死的原因及病理机制目前尚不清楚。一种学说认为月骨的血供破坏是引起月骨无菌性坏死的主要原因。月骨表面绝大部分由软骨覆盖而无骨膜组织，仅在与腕关节韧带附着处有小血管自掌侧及背侧进入，故月骨血供破坏时，难以通过相邻血供代偿来修复再生。正常血液循环障碍、创伤导致的循环受损或韧带损伤发生的关节退变或塌陷，腕骨间的骨折等都有可能影响月骨的血供。也有学者认为尺骨负变异与月骨无菌性坏死有显著相关性。月骨无菌性坏死在临床上，表现为腕部背侧中央处疼痛、酸胀，并有一定程度的运动受限，尤其以腕背伸受阻为主。体格检查在腕背侧月骨部位一般有压痛，在叩击第二、三掌骨头时，可诱发腕部疼痛。影像学检查是进行月骨无菌性坏死诊断的基本手段，并且可以进行分期。月骨无菌性坏死的分期对治疗方法选择有明确的指导意义。

Lichtman 将月骨无菌性坏死分成4期(图97-73)：第Ⅰ期：月骨有线性或压缩性骨折，月骨的轮廓及骨密度正常，此期在MRI检查时可发现月骨信号改变，但X线检查月骨可无明显异常。第Ⅱ期：月骨的密度增高，X线上月骨有硬化表现，但无月骨或腕关节塌陷。第ⅢA期：月骨硬化，但腕骨的高度仍保持，头状骨尚未向近端移位。ⅢB期，月骨破碎、塌陷，头状骨向近侧移位，舟骨此时表现为高度屈曲。第Ⅳ期：除Ⅲ期表现外，有桡腕及腕中关节创伤性关节炎。

对于Ⅰ期、Ⅱ期、ⅢA期，如伴有尺骨负变异，可行关节平衡术，如桡骨短缩术、尺骨延长术。另外也可采用带血管束骨移植术，自桡骨远端背侧取一带血管蒂骨块植入月骨，改善月骨血供。如没有尺骨负变异，可行头状骨截骨及头钩融合术。病变发展到ⅢB期，可行近排腕骨切除，或月骨切除局部融合如STT融合术，也可考虑月骨切除肌腱团填充术，或硅人工月骨置换术。Ⅳ期病变伴有显著腕关节骨性关节炎，头状骨头部及月骨窝关节面良好时可行近排腕骨切除，否则需考虑桡腕关节融合、全腕关节置换术等挽救性手术。

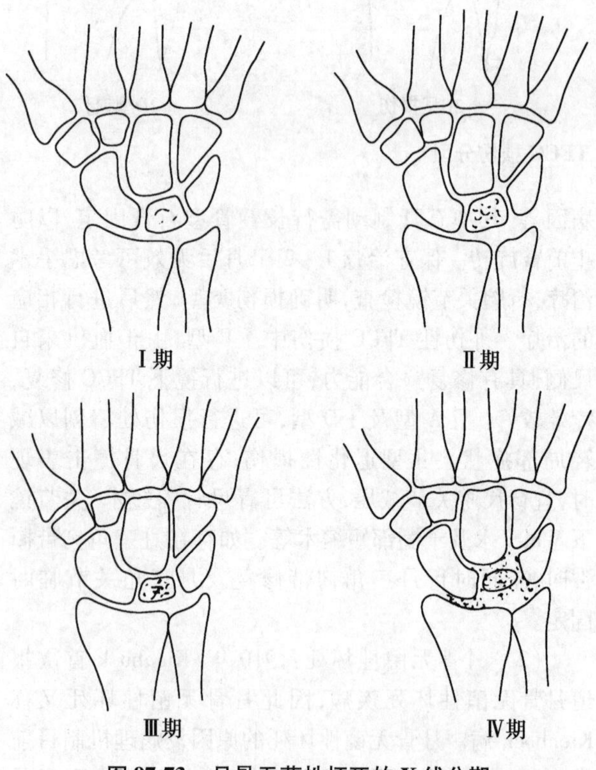

图97-73 月骨无菌性坏死的X线分期(Lichtman分期)

(徐建光)

第三节 下肢骨折与损伤

一、股骨颈骨折

股骨颈骨折是老年人的常见骨折，占全身骨折的3.5%。大多数发生在50岁以上，年龄低于50岁的患者仅占2%～3%。随着平均寿命的延长，高龄人群普遍存在骨质疏松，不需太大外力即可导致骨折，造成股骨颈骨折的发病率增高。此外，随着建筑业及高速公路的发展，诸如高空坠落、重压伤、车祸等意外的发生，年轻患者的股骨颈骨折发病率亦呈上升趋势。

股骨颈由于局部剪力作用，骨折不易固定。同时，颈部骨折后股骨头血供严重影响，预后亦差。老年人伤前大多伴有高血压、糖尿病等慢性疾病，如不采取适当治疗，极易因长期卧床而发生内科并发症及骨折不愈、股骨头缺血性坏死等。因此一般建议手术治疗。

【解剖概要】

股骨上端骨骺通常在16岁后闭合，髋关节是一个杵臼关节，周围有关节囊和坚强的韧带保护，是人体中比较稳定的关节。股骨颈的轴心线与股骨干的纵轴线的夹角称为颈干角(图97-74)，正常范围为110°～140°，平均127°。大于正常为髋内翻，小于正常为髋外翻，一般男性角度稍大，女性角度稍小。股骨颈的长轴与股骨的额状面又形成一个角度，称为前倾角或扭转角，成人正常在12°～15°。儿童的前倾角较大，在生长过程中随着年龄增大逐渐减小(图97-74)。

1. 关节囊与韧带 前侧关节囊上起于髋臼缘，下至股骨转子间线，并有髂股韧带加强，后侧关节囊起于髋臼缘，止于股骨颈中1/3及远侧1/3交界处。

因此，股骨颈前面全位于关节囊内，后面只有内侧2/3在关节囊内。后侧关节囊有坐股韧带加强。股骨颈头下型和经颈型骨折属囊内型，而股骨颈基底型骨折属囊外型。髋关节的髂股韧带和坐股韧带是身

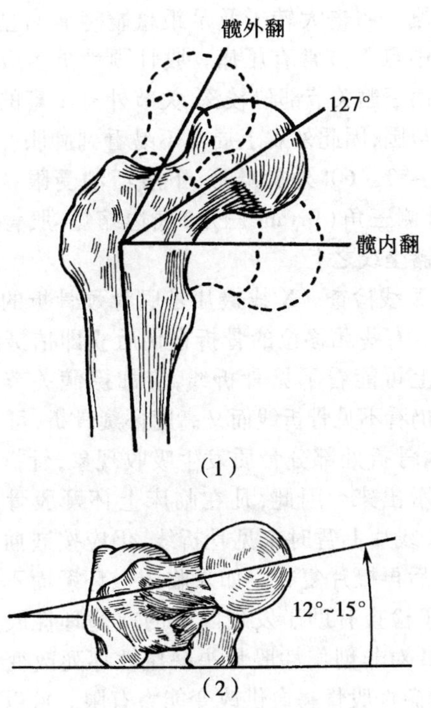

图 97-74　股骨颈的成角

(1)股骨的颈干角;(2)股骨颈的前倾角

体各关节中最坚强的韧带之一,当髋关节屈曲时是松弛的,而其他的位置则呈紧张状态,这在股骨颈骨折复位时起着很重要的作用。髋关节内还有圆韧带,起于髋臼切迹横韧带上,止于股骨头凹。

2. 股骨头血液供应　主要有三个来源:①圆韧带动脉:又称内侧骺动脉,较细小,仅供给股骨头圆韧带窝附近小范围的血液。有些圆韧带动脉随年龄的增长而闭锁,因此对股骨头血液供应不起重要作用。但当股骨头外侧骺动脉损伤后,未闭锁的圆韧带动脉可扩大其供血的范围。②股骨干的滋养动脉:供应股骨颈部分血液。③旋股内、外侧动脉的分支:为股深动脉的分支(图 97-75),前两者再分支组成囊外环和囊内环。囊外环主要为旋股外侧动脉供给,围绕股骨颈的根部。囊内环主要为旋股内侧动脉供给,位于股骨头软骨面与颈交界处,主要有三支,即骺外侧动脉供应股骨头 2/3 ~4/5 部分,还有干骺端上动脉和干骺端下动脉供应股骨头的其余部分,若旋股内侧动脉损伤则容易造成股骨头的无菌性坏死。

【分型】

1. 按骨折部位分型　①头下型骨折;②经颈型骨折;③基底型骨折(图 97-76)。在头下型骨折,由于旋股内、外侧动脉的分支受伤最重,因而影响股骨头的血液供应也最大。基底型骨折,由于两骨折段的血液供应较好,故骨折较易愈合。

2. 按骨折线走行方向分型　主要反映骨折线的倾斜度,以判断骨折部承受的剪力之大小。Pauwel 提出的以骨盆作为标志的测量法不可靠,已被 Linton 以股骨干纵轴的垂线为标志的测量法所取代(图 97-77)。在内旋位抵消股骨颈的前倾角后进行测量较为准确。上述垂线与骨折线之间的夹角称为 Linton 角。角度越大,骨折部承受的剪力越大,骨折越不稳定。

3. 按移位程度(Garden)分型　Garden 分型是根据预后和并发症的发生来分类骨折:①Ⅰ型:不完全骨折;②Ⅱ型:无移位的完全骨折;③Ⅲ型:部分移位

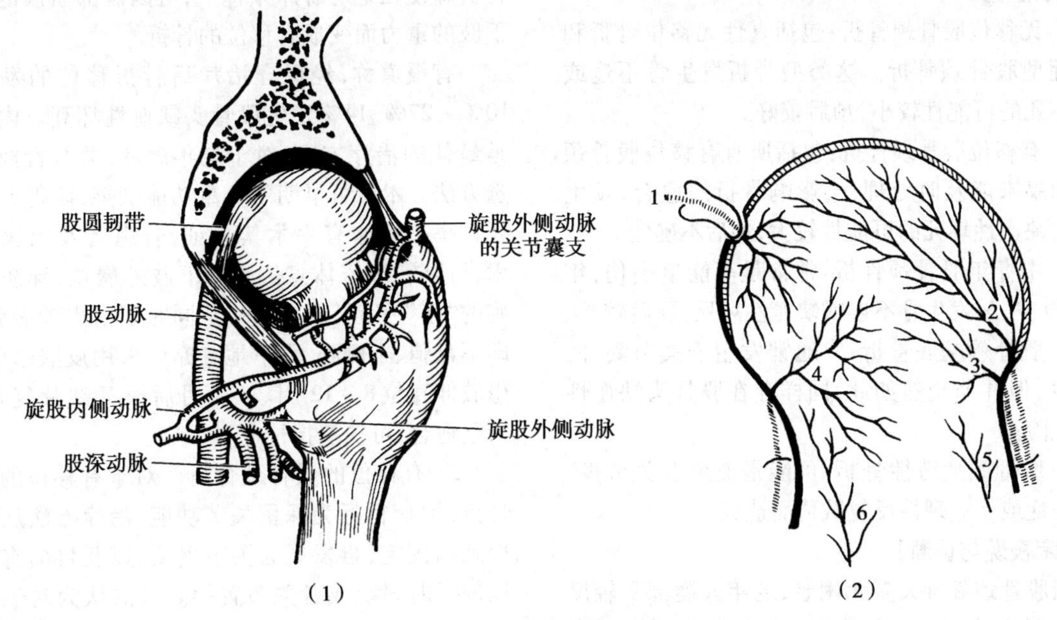

图 97-75　股骨头的血液供应

(1)血供来源;(2)股骨头内部不同动脉的供血区

1. 小凹动脉　2. 骼外侧动脉　3. 干骺端上侧动脉　4. 干骺端下侧动脉　5、6. 滋养动脉分支

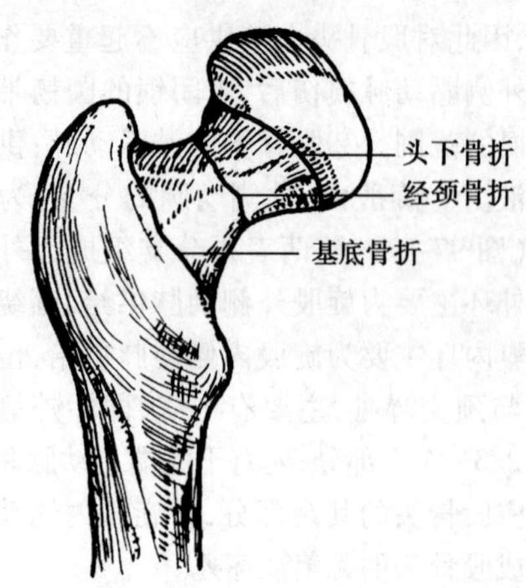

图 97-76　股骨颈骨折的不同部位

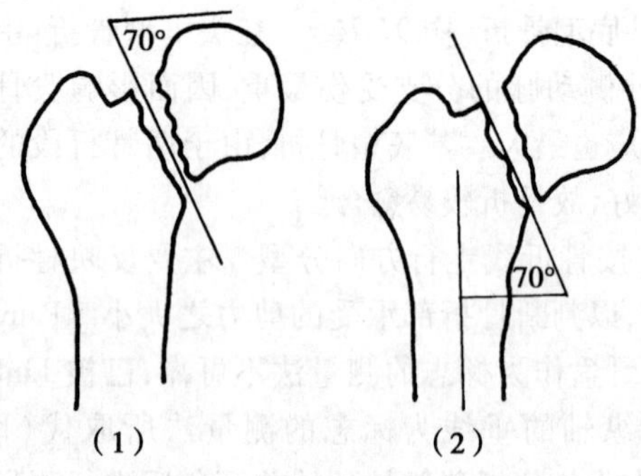

图 97-77　按骨折线走行方向分型
(1) Pauwel 角;(2) Linton 角

的完全骨折;④Ⅳ型:完全移位的完全骨折。实际上当使用 Garden 分型时,Ⅰ和Ⅱ(无移位),Ⅲ和Ⅳ(有移位)之间不必特意区别。

4. 现代分类

(1) 无移位股骨颈骨折:包括真性无移位骨折和嵌插外翻型股骨颈骨折。这类型骨折发生骨不连或缺血性坏死的可能性较小,预后较好。

(2) 有移位股骨颈骨折:包括所有有移位股骨颈骨折。如果未能及时处理,会影响骨折的愈合,发生骨不连或缺血性坏死的可能性较大,预后不确定。

(3) 中青年股骨颈骨折:常常是高能量损伤,年龄低于 50 岁,易发生骨不连或缺血性坏死,预后较差。

(4) 股骨颈基底骨折:它通常发生于关节囊外,预后较好,但并非全然如此,同样存在股骨头缺血性坏死的风险。

(5) 股骨颈疲劳性骨折:可能是类风湿关节炎、骨质疏松症或非病理性反复载荷而造成。

【临床表现与诊断】

诊断股骨颈骨折大多无困难,老年人髋部受轻度外伤后即不能站立行走。外展型骨折的患者有时仍能行走,不能忽视。

1. 临床检查　患者多主诉髋部疼痛,移动患肢时疼痛加剧。叩击大转子及足跟患髋疼痛明显。腹股沟韧带中点下方常有压痛。股骨颈骨折多数为囊内骨折。由于髋关节部位较深,关节外有丰富的韧带和肌肉群包围,因此外观上局部不易看到肿胀。患侧下肢常呈 45°~60°外旋畸形,下肢活动受限。患肢缩短,髋外侧三角(Bryant 三角)底边缩短,股骨大转子顶点在髂坐线之上。

2. X 线检查　X 线摄片是股骨颈骨折的主要检查方法。有些无移位的骨折在伤后立即拍摄的 X 线正位片上可能看不见骨折线,应加摄髋关节的侧位片。若仍看不见骨折线而又高度怀疑骨折,可等 2~3 周后,因骨折处部分骨质发生吸收现象,骨折线才清楚地显示出来。因此,凡在临床上怀疑股骨颈骨折的,虽 X 线片上暂时未见骨折线,仍应按嵌插骨折处理,3 周后再摄片复查。如果临床上怀疑而不能确定骨折,CT 检查有助于发现隐匿的或病理性股骨颈骨折。MRI 对非创伤性股骨头缺血性坏死改变比较敏感,但对急性股骨头血供改变能力有限。可以作为无移位或隐匿骨折的辅助检查。

3. 核医学扫描　包括^{99m}Tc-硫胶体和^{99m}Tc-二磷酸盐扫描,前者能检测骨髓的活性并能有效预警股骨头缺血性坏死,后者可评估股骨颈骨不连与缺血性坏死的风险。核医学扫描有助于发现股骨近端的隐匿病变。但核医学扫描有较高的辐射,检查时间长,不能作为常规检查。

【治疗】

1. 无移位的股骨颈骨折　无移位或外展相嵌的骨折即使在绝对卧床条件下,可因髋部肌肉的张力和下肢的重力而变成有移位的骨折。

有报道称,经保守治疗后骨折移位的发生率是 10%~27%,14%发生股骨头缺血性坏死。内固定术是最佳的治疗方案,对于老年患者,关节置换术是首选方法。术后可早期不负重功能锻炼,降低并发症和死亡率。除非有手术禁忌证,若患者及家属不愿手术,可卧硬板床休息。患侧下肢外展位,穿防止足外旋的“丁”字鞋(图 97-78)。同时嘱咐患者做到三不,即不盘腿、不侧卧、不下地。亦可采用皮肤牵引,保持患肢伸直位 8~12 周。3 个月后摄 X 线片复查,若骨折已愈合,可扶双拐行走。

2. 有移位的股骨颈骨折　对于有移位的股骨颈骨折,治疗目标为保留关节功能,治疗方法从保守治疗到内固定,再发展为关节置换,以及目前有选择性地进行内固定或者关节置换。目前认为对于年轻患者,应尽可能保留关节骨量而采取内固定治疗,对于 65 岁以上的老年患者,则建议关节置换以达到早期下地活动减少长期卧床并发症的目的。

7

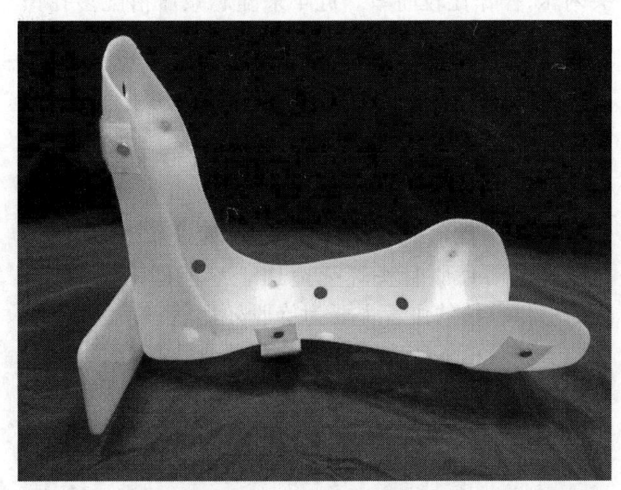

图 97-78 “丁”字鞋示意图

切开复位内固定应在闭合复位失败情况下进行，切开复位可以清除关节囊内的血肿，减小对股骨头血运产生的不良影响，同时使骨折处达到最佳程度复位，有利于骨折愈合，减少股骨头缺血性坏死。多数股骨颈骨折适合手术治疗。禁忌证包括：有各种并发症不能耐受手术者、严重骨质疏松或病理性骨折者、患者或家属不愿接受手术者等。此类患者可采用卧硬板床，患肢外展，穿防止足外旋的“丁”字鞋。

内固定的器材众多，各有优缺点，目前国内外常用的器材和手术方法有：

(1) 多枚螺钉固定：对年轻患者为首选治疗。此类器材有空芯或实芯螺丝加压固定钉，例如 Knowles、Gouffon、Ace、AO/ASIF、Asnis、Rechards 等，以空芯螺丝加压钉最为常用。此类内固定钉的主要特点是带有部分螺纹，拧入股骨头内产生加压作用，使用空心螺钉可先打导针，可以使用导向系统，置入平行的内固定螺钉。此类内固定器材的优点在于能对抗使骨折面分离的拉应力，而使骨折面能较好地对合，并且由于有螺纹，不易松动、退出或游走，从而避免了一些并发症。然而，螺钉固定股骨颈骨折亦存有较高的股骨头坏死等并发症发生率，临床上应慎选适应患者。

(2) 滑移式钉板固定装置(DHS)类：一般认为，滑动式鹅头钉不适用于股骨颈骨折的固定，粗大的主钉会造成股骨颈中央过多骨组织丢失，而且防旋能力较差。如果选定要用，需要在中央偏上位置置入一枚螺钉抵抗旋转。

(3) 人工关节置换术：对于老年股骨颈骨折患者，应该行内固定术还是关节置换术存在争议。主张复位内固定的学者认为：①没有一种假体的使用期限和功能可与骨折愈合后的自身关节相比；②内固定失败后还可进行关节置换术；③内固定手术相对简单，并发症的发生率并不高。而主张关节置换术的学者认为：骨折复位内固定后骨不连、股骨头缺血坏死发生率高，影响股骨颈骨折的治疗效果。尤其对头下型骨折和骨质疏松患者及高龄患者，在骨折发生后随即行人工关节置换术(图 97-79)，可免除患者二次手术的负担。除了应用全髋关节置换，对于 80 岁以上的老年人，若全身情况较差或髋臼条件尚可，可行操作相对简单的人工股骨头置换术(图 97-80)。人工关节的品牌及类型繁多，总体来说分两类，即骨水泥型和非骨水泥型。如患者骨质量较好，一般采用非骨水泥型(生物型)人工关节，可避免骨水泥不良反应的风险。对明显骨质疏松的患者，应用骨水泥型人工关节，一是较为稳定，二是患者可早期离床负重。

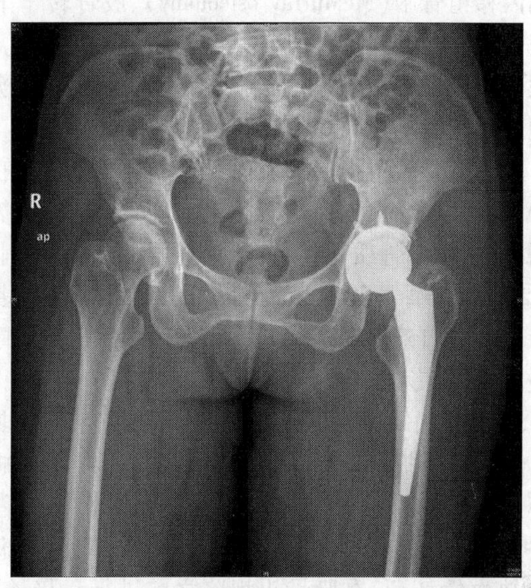

图 97-79 股骨颈骨折的人工全髋关节置换术

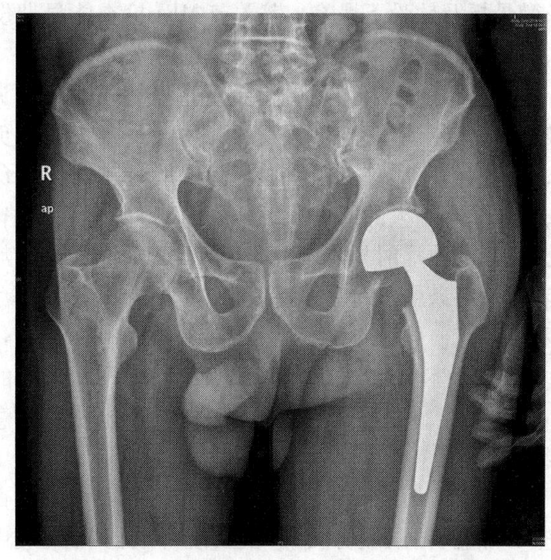

图 97-80 股骨颈骨折的人工双极头置换术

3. 青壮年的新鲜股骨颈骨折 对 50 岁以下的青

壮年来说，造成股骨颈骨折必然是很大的暴力，对股骨头、颈部的血供破坏较严重，尤其头下型或经颈型者，骨折不易愈合，可能产生股骨头缺血性坏死。因此，可采用开放性复位多枚螺纹钉或加压固定辅以股骨颈植骨术。股骨颈骨折的植骨方法大多采用带肌蒂骨瓣或带血管蒂骨瓣，如股方肌蒂骨瓣移植、缝匠肌蒂骨瓣移植或带旋髂深血管的髂骨瓣移植等。

4. 陈旧性股骨颈骨折及骨折不愈合　股骨颈骨折3周以上者，可视为陈旧性骨折。对股骨颈无吸收或短缩不严重、无明显移位者，可按新鲜骨折处理。在牵引复位后行闭合或切开复位内固定加植骨术。对于股骨颈有吸收但无短缩或未愈的年龄较轻者，可行多枚螺纹钉内固定加植骨。此外，尚可选择股骨转子间内移植骨术（McMurray osteotomy）、股骨转子下外展截骨术、人工股骨头置换术和全髋关节置换术。采取截骨术应考虑一旦失败，再进行人工股骨头置换等处理就比较困难。因此，必须在术前慎重权衡。

人工股骨头置换治疗股骨颈骨折不愈合，一般适用于60岁以上的患者，也可适当放宽，但必须具备以下条件：①髋臼骨质完整，关节面光滑，无明显增生改变；②股骨干骨质无明显萎缩；③壮年或活动较多的患者。当髋臼条件不理想时，尤其存在中度以上骨关节炎者，则需考虑全髋置换。

5. 股骨头缺血性坏死　关键是早期诊断、早期治疗。股骨颈骨折愈合后，可能再出现髋痛症状。缺血性坏死的风险和股骨颈骨折的位置和原始移位程度相关。X线片如有早期股骨头坏死征象，即应考虑股骨头缺血性坏死，在股骨头塌陷之前进行积极治疗。CT扫描相比X线可早期清晰显示硬化区、骨小梁吸收、微骨折及软骨下塌陷。髋关节MRI检查能早期发现、早期诊断。但金属植入物会影响显像效果。

（1）非手术治疗：目的是希望缺血坏死的股骨头能够自行修复。让患者用双拐行走，通过减少关节负重，防止股骨头塌陷。但缺血坏死的股骨头即使不负重，仍遭受相当大的肌肉收缩压力，而致股骨头塌陷，失去良好的治疗时机。因此，这种方法应仅限于高龄患者且没有条件进行手术治疗者，对中青年患者应考虑手术治疗。

（2）手术治疗：在股骨头塌陷以前，采用果断的手术治疗，可促进股骨头坏死修复，有可能获得满意的结果。

1）髓芯减压植骨或金属钽棒植入术：用4mm直径空心环锯，钻入股骨头坏死区，既可取得“骨岩心”做病理检查，又可对坏死区减压，促进血液循环。如无环锯可用长钻头由转子部向股骨头内钻多个孔道。在C形臂机监视下进行。该方法可以有效降低股骨头内压，操作比较简单。近年来髓芯减压搭配多孔钽金属棒植入术已广泛开展，疗效较好，减压同时提供股骨头支撑力，适用于Ⅰ～Ⅱ期的病变。

2）血管束植入术：近年来用末梢小血管束（包括动、静脉及少量疏松结缔组织）移植，由于末梢小动脉、静脉之间有许多微细交通支，可以回流，移植后很快有新生毛细血管长入坏死区，因而获得较好疗效。血管移植治疗股骨头坏死适用于早期即FicatⅠ、Ⅱ期。可供移植的血管主要为旋股外血管、旋髂深血管或两者联合植入。血管移植治疗股骨头坏死，可以很好地提供股骨头血运，但不能提供股骨头的机械支撑，目前许多学者倾向于该方法与其他方法联合应用。

3）游离植骨术：对骨折愈合后的股骨头坏死，用髂骨条状骨或带血管蒂髂骨条更为合适。近年来，有学者应用带血管蒂的游离腓骨移植术治疗股骨头缺血性坏死，据称也获得良好效果。骨移植术主要是提供了坏死股骨头修复所需的机械支撑因素、血供因素、成骨效应因素，同时可有效防止股骨头的再次塌陷。目前骨移植主要有异体骨移植与自体骨移植。异体骨移植短期效果较好，长期疗效有待观察，而且异体骨存在排斥反应及传播疾病之风险。自体骨移植的骨材料主要为：带血管蒂的腓骨、髂骨骨瓣、大转子骨瓣、带肌蒂的股方肌骨瓣及自体松质骨骨移植等。另外，人工骨材料也是近年来应用方法之一。

6. 晚期股骨头无菌性坏死　晚期股骨头无菌性坏死的股骨头一旦塌陷，无论采用何种方法治疗，均难以恢复髋关节原有功能。可根据塌陷的严重程度分别采用以下某种措施。

（1）截骨术：用截骨术将股骨头内收或外展或旋转，以使股骨头已塌陷的部分离开髋负重区，正常关节面到达负重区，改变与增大负重面积，从而改进髋功能，减轻症状。为此，术前应照髋关节内收、外展及侧位X线片或三维CT片，显示出较正常的股骨头部分，作为选择内收、外展、外旋转截骨的依据。

（2）人工全髋关节置换术：股骨头坏死的外科治疗方法很多，多数学者认为对于早期（即FicatⅠ期）应用保守及髓心减压术，晚期（即FicatⅣ期）应用全髋关节置换术，而最大争议主要在于FicatⅡ、Ⅲ期的患者。由于缺乏长时间的追踪研究，以及各个文献报道所使用的统计方法及成功率标准不同，因此目前尚不能确定哪种方法能够有效地治疗股骨头坏死。对于该病的治疗关键是在于早期发现，明确诊断，合理选择治疗方式以防止病情的进一步发展和保存关节功能。

（陈文钧）

二、股骨转子间骨折

股骨转子间骨折又称股骨粗隆间骨折，约占全身骨折1.4%。多见于老年人。其平均年龄比股骨颈骨折还大，患者全身情况可能更差。年轻人发病率甚少。老年人因骨质疏松，跌倒时髋关节受到过度外翻、内翻或直接撞击可引起不同类型骨折。因为转子部范围广阔的骨折面富有血液供应，骨折后可以较快地愈合。所以骨折的预后远较股骨颈骨折为佳。但对高龄患者，特别伴有骨质疏松和各脏器内科疾病者，需特别注意并发症的发生和预防。

【分型】

骨折线的走行方向与骨折稳定程度之间有一定关系。按骨折线的方向可分为顺转子间线型、顺转子间线粉碎型和逆转子间线型。顺转子间线型的骨折线自大转子顶点的上方或稍下方开始，斜向内下达小转子的上方或稍下方，即使小转子成为蝶形骨折，股骨上端内侧骨的支柱仍保持完整，因此，骨的支撑作用较好，髋内翻不重，移位较少，下肢轻度外旋，此型最稳定。顺转子间线粉碎型的骨折线的走行方向虽与顺转子间线型相同，但因暴力大或骨质脆弱，致使骨折粉碎，不仅小转子成蝶形骨折，大转子及内侧骨支柱也粉碎，导致髋内翻严重，远端明显上移，患肢外旋，此型临床上最常见，也最不稳定。逆转子间线型的骨折线自大转子的下方斜向内上方达小转子上方，骨折线的走行方向大致与转子间线或转子间嵴垂直，小转子也可成为蝶形骨折，骨折近端外展外旋，远端向内向上移位。逆转子间线型临床上较少，其稳定性介于前两型之间。常用的分类如下：

1. Evans分类　将转子间骨折分为：

稳定型：

Ⅰ型　骨折线从小转子向外，向上延伸。

Ⅰa型　骨折无移位，小转子无骨折。

不稳定型：复位后稳定

Ⅰb型　小转子有骨折，但复位后内侧皮质能附着，骨折稳定。

复位后仍不稳定

Ⅰc型　小转子有骨折，但复位后内侧皮质不能附着，骨折不稳定。

Ⅰd型　粉碎骨折，大小转子至少有4部分骨折块，骨折不稳定。

Ⅱ型　反斜行转子间骨折（内收肌牵拉，股骨干有向内侧移位的趋势。）

2. Jensen分类　认为随着小转子和大转子骨折数量增加，骨折的稳定性下降，分为三型。

Ⅰ型：为单纯两部分骨折，为稳定性骨折。

Ⅰa型：没有移位的骨折。

Ⅰb型：有移位的骨折。

Ⅱ型：为三部分骨折。

Ⅱa型：有大转子分离的三部分骨折。

Ⅱb型：有小转子分离的三部分骨折。

Ⅲ型：为合并有大转子和小转子分离的四部分骨折。

3. AO/OTA分类　将股骨转子间骨折归为A类骨折。

A1型：经转子的简单骨折（两部分），内侧骨皮质仍有良好的支撑，外侧骨皮质保持完好。①骨折线延伸至粗隆间线；②骨折线通过大粗隆；③骨折线位于小粗隆下部。

A2型：经转子的粉碎骨折，内侧和后方骨皮质在数个平面上破裂，但外侧骨皮质保持完好。①有一内侧骨折块；②有数块内侧骨折块；③向小粗隆下延伸超过1cm。

A3型：反粗隆间骨折，骨折线通过骨外侧骨皮质。①近端、斜形；②简单、横形；③粉碎。

【临床表现与诊断】

股骨转子间骨折与股骨颈骨折临床表现并不相似。前者是囊外骨折，局部疼痛剧烈，畸形肿胀明显，下肢活动障碍。因骨折线在关节囊和髂股韧带附着点的远侧，因此远侧骨端呈极度外展位，在程度上比囊内骨折严重。髋外侧可见皮下瘀斑，下肢外旋也比股骨颈明显。无移位的嵌插骨折或移位较少的稳定性骨折，上述症状和体征比较轻微。X线摄片可确诊，可根据X线片进行分型。对于特殊类型需摄髋部侧位片，而对于隐匿性骨折需做MRI检查或CT扫描。

【治疗】

治疗方法有两种，即保守治疗和手术治疗。

1. 保守治疗　有较高的并发症和死亡率。适用于稳定性骨折，骨折严重粉碎或骨质疏松者不适宜内固定及全身情况差、不能耐受手术的老年患者。保守治疗的方法包括：

（1）卧硬板床休息：患侧下肢外展位，穿“丁”字鞋，维持时间约为6～8周。一般主张先不负重下地活动，骨折愈合后开始负重行走。

（2）皮肤牵引：置患侧下肢于外展位，重量为2.5kg，约8～12周后骨折即可愈合。注意事项：在牵引期间患者要经常练习患侧踝关节活动。待骨折愈合后逐步扶拐下地负重。

（3）胫骨结节或股骨髁上骨牵引：适用于有移位骨折。重量为4～6kg，最多8kg，外展位牵引。一周后摄床旁X线片复查，并进行调整。约8～12周骨折可愈合。注意事项同皮肤牵引。目前牵引治疗已较少应用。

2. 手术治疗　对年龄较高，不能耐受长期卧床患者，近年来多主张手术治疗，目的是让患者早期恢复活动，降低并发症和死亡率。适用于稳定或不稳定性骨折，年龄较大，无明显手术禁忌的患者，手术方法有：

（1）髓外固定：适用于成人各种类型骨折。内固定器材有 DHS 滑动钉板、角接骨板、外固定架等。手术在硬膜外麻醉或全身麻醉下进行，牵引床上复位，然后内固定。DHS（图 97-81）是内固定技术中极为重要的内容，也是目前常用的技术之一。DHS 是高强度套筒接骨板，加压螺钉的三联钢性连接结构，坚强可靠。DHS 具有静力加压与动力加压的双重功效，能保持良好的股骨颈干角，允许早期部分或完全负重。该固定方法主要优点是：螺钉在股骨头内固定作用强，即使在骨质疏松的情况下亦能有效固定，套筒内的滑动机制可避免钉道穿透股骨头或髋臼，负重的压力直接传导至全骨而非内固定物，保持骨折部位嵌紧，减少不愈合。它的缺点是控制旋转移位能力较弱，常需要合用 1～2 枚拉力螺钉。最常见的失败原因为近端骨折块内翻致钉头切出。有的文献报道，发生率最高达 20%，一般切出在 7%。稳定型股骨转子间骨折公认的治疗标准是使用 DHS 治疗，因为它比髓内钉固定术并发症发生率和再手术率更少。术后卧床 3 天即可坐起活动，两周后在床上进行下肢伸屈活动，4～6 周开始逐步负重活动。

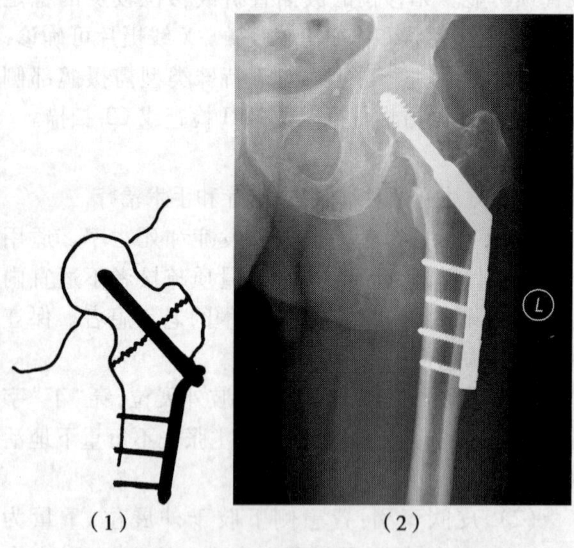

（1）　　（2）

图 97-81　股骨转子间骨折 DHS 内固定

（2）髓内固定：髓内固定的优点是手术时间短、创伤小（允许微创）、出血量少、减少了对骨折环境的破坏，感染率低、骨折延迟愈合及不愈合率低。缺点是复位困难，闭合复位要求条件高，加压螺钉位置不佳易造成髋内翻，头钉也可切出、松动、退出，术中可能发生骨折等。

1）Ender 钉内固定（图 97-82）：是 Ender 在 1970 年提出，用多根可弯曲不锈钢钉（后称 Ender 钉）治疗股骨转子间骨折。手术需在 X 线监视屏下进行。钉从股骨内髁上部插入，经髓腔通过骨折部位，直到股骨头，不需要切开骨折部位。手术简便，失血少，可使患者早期负重，促进骨折愈合。先在 X 线机监视屏下复位，再选择钉子粗细、长度和钉子数目的多少。术后膝部疼痛、股骨髁上骨折为常见的并发症。此手术后仍需行患肢皮肤牵引或穿"丁"字鞋防止足外旋。对稳定型骨折，术后 2～3 周可扶双拐下地，部分负重，4～6 周后逐步完全负重。不稳定型骨折者则在术后 4～6 周后开始部分负重。

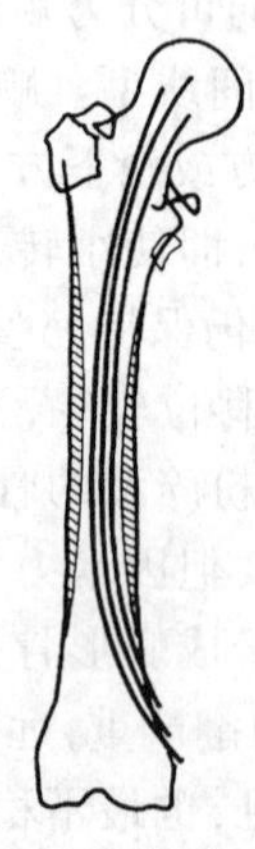

图 97-82　股骨转子间骨折 Ender 钉固定

2）Gamma 钉固定（图 97-83）：20 世纪 80 年代后期开始使用 Gamma 钉，即一根带锁髓内钉，在髓内钉近端斜穿一根通过股骨头颈部的加压螺纹钉，远端用 1～2 枚锁钉。因主钉通过髓腔，通过生物力学试验认为 Gamma 钉符合股骨上端力学特点：通过近端螺钉加压，骨折部的固定很坚强，并且通过股骨颈部螺钉、股骨远端锁钉及主棒自成一体的特点，很好地把股骨颈

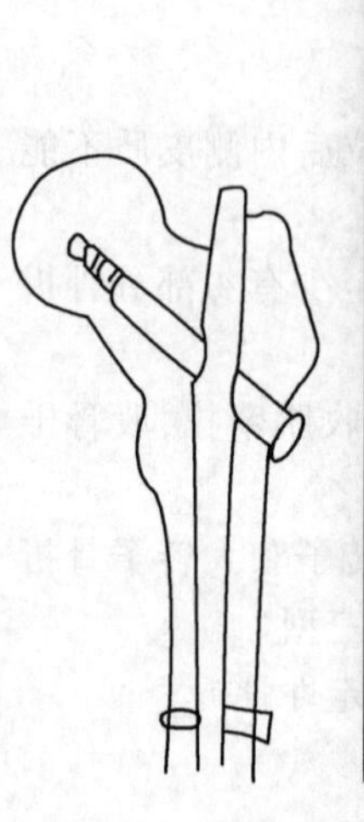

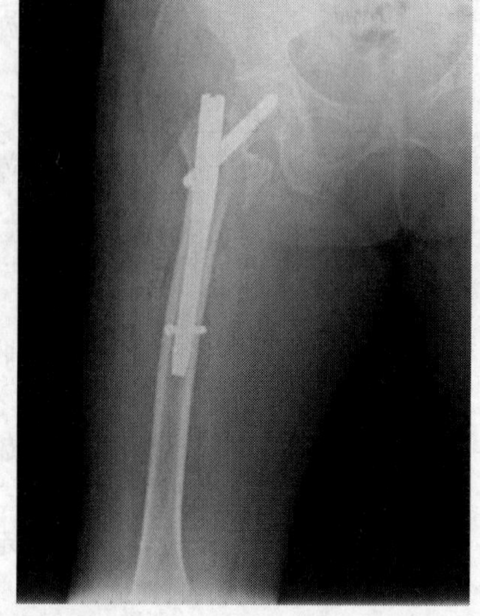

图 97-83　股骨转子间骨折 Gamma 钉固定示意图

与股骨远端连成一体，将股骨头颈部与股骨干牢固固定，允许骨折部嵌插从而增加稳定，恢复正常的解剖结构，有效地克服了由于大粗隆部骨质粉碎，局部无支撑点的这一力学缺陷。经过不断的改良，目前常用的同类钉有PFN(Proximal Femoral Nail)、PFNA、PFNA-Ⅱ、Gamma-Ⅲ、IMHS Rusell-Tayler重建钉、ITST钉等。对稳定型，一般术后1～2周可扶双拐下地部分负重，4周左右完全负重。不稳定型者则在术后4～6周才部分负重。

3）人工关节置换术：运用人工关节置换治疗股骨粗隆间骨折在国外20世纪80年代以来已得到尝试和探索，并取得良好疗效，多数报道认为人工关节置换适应于股骨粗隆间骨折晚期出现骨不连、创伤性关节炎等并发症的病例，或有严重骨质疏松的新鲜骨折病例。关节置换手术通常都能实现早期活动和负重，从而降低了并发症。尽管人工髋关节置换术在治疗不稳定型股骨粗隆间骨折存在一定的价值，但粗隆间骨折是否Ⅰ期行人工髋关节置换目前尚存在争议，内固定治疗股骨粗隆间骨折应做首选。在选择假体方面，要选择足够的假体柄长度对实现长期固定非常重要。假体柄顶端必须超出应力集中部位的最远端，至少为髓腔直径2～3倍的距离。

（陈文钧）

三、股骨干骨折

股骨干骨折是包括股骨转子下至髁上的骨折，较为常见，男多于女，10岁以下儿童约占50%。青壮年因交通事故或工伤造成的股骨干骨折也相当多见，低能量的老年患者股骨干骨折发生亦常见。

【解剖概要】

股骨是人体中最长、最粗的管状骨。股骨干轻度向前向外呈弧形，此弧线有利于股四头肌发挥伸膝的作用。骨干的后方有一粗线，为大腿肌肉的附着处，是切开复位时对位的标志。股骨干上1/3和下1/3皮质较薄，髓腔较宽，中1/3皮质较厚而致密，髓腔较窄，称为峡部。

股骨前面为股四头肌，由股神经支配；后面为股二头肌、半腱肌、半膜肌，由坐骨神经支配；内侧面为内收肌群，由闭孔神经支配。伸、屈肌群互相拮抗保持平衡，但没有足以与内收肌群相对抗的外展肌群。因此发生骨折后，骨折的远端常发生内收移位，当骨折复位后，又常有向外成角的倾向，在骨折治疗过程中应严密观察和纠正。股动、静脉由腹股沟韧带下穿出后，先在股管中，然后下行至内收肌管。当股动、静脉穿过收肌腱裂孔转至腘窝时，即位于股骨下1/3的后方，与股骨相距甚近。因此，当股骨干下1/3骨折，骨折断端向后移位时，易损伤该处的腘动、静脉。

【病因与损伤机制】

直接暴力，例如被重物直接打击，可以造成股骨横断或粉碎骨折，也可以由火器伤引起股骨开放性骨折。间接暴力为由高处摔下，造成股骨斜形或螺旋形骨折。也可以在儿童引起青枝骨折，即不完全骨折。根据骨折的部位，可分为上1/3、中1/3和下1/3骨折，因受肌肉的拉力和暴力的方向不同而造成不同的移位。股骨上1/3骨折后，近折段受髂腰肌、臀中肌、臀小肌和髋关节众外旋肌的牵拉而屈曲、外旋和外展，而远折段则受内收肌的牵拉而向上、向后、向内移位，导致向外成角和缩短。股骨中1/3骨折后，其畸形主要是按暴力的撞击方向而成角，远折段则受内收肌的牵拉而向外成角。股骨下1/3骨折后，远折段则受腓肠肌的牵拉而向后倾倒，如此远折段可压迫或刺激腘动脉、腘静脉和坐骨神经。

【分类】

股骨干骨折的分类有多种，主要为：

1. 根据AO/OTA的形态学分类　基于原始的X线正侧位片，依据骨折的部位和类型被分为：A型（简单骨折）、B型（楔形骨折）和C型骨折（复杂骨折），共27个亚型。

2. 根据骨折粉碎程度的Winquist-Hansen分类　基于骨折后股骨干皮质骨的连续性。

3. 根据软组织损伤的Gustilo分类　基于开放性软组织损伤的范围，深度和时间等。

【临床表现及诊断】

外伤后患肢骨折处极端肿胀、畸形、缩短，下肢远端外旋，膝、髋关节不敢活动，疼痛剧烈。在下1/3骨折患者，要注意足背动脉搏动是否存在，以便观察腘动脉有无损伤。同时注意踝关节和足趾的屈、伸活动，小腿和足部的感觉有无障碍。一般在粉碎性或有移位的骨折，容易发生坐骨神经损伤。X线片应包括股骨全长，防止遗漏骨折段。

【治疗】

股骨干骨折的治疗方法很多，选择哪种方法，应根据年龄、骨折类型、部位、技术以及设备条件和经验等因素。

1. 外固定法　适用于新生儿。由于产伤或其他原因造成的无移位或移位不多的股骨骨折，稍加手法复位，以竹帘、小夹板或硬纸板等固定2～3周即可。骨折愈合较快，部分重叠或成角畸形在发育过程中能自行矫正，不宜过于追求对位对线。但旋转移位不能自行矫正，应予以整复。

2. 悬垂皮肤牵引法　适用于3岁以下儿童完全骨折（图97-84）。用皮肤牵引将两下肢同时垂直向上悬吊，各足趾朝向头部，牵引重量以恰使臀部离开床面为度。3～4周骨折愈合后即可去除牵引。牵引时要注意两侧肢端的血运情况和保暖，避免发生肢体坏死。悬吊期间因血液供应不能达到足趾可造成肢体坏死，超过3岁的儿童不宜用此法。在牵引过程中，也可用一石膏夹板使膝关节保持在轻度屈曲的位置，以减少血管痉挛，防止肢体缺血坏死。为此应经常巡视，严密观察。

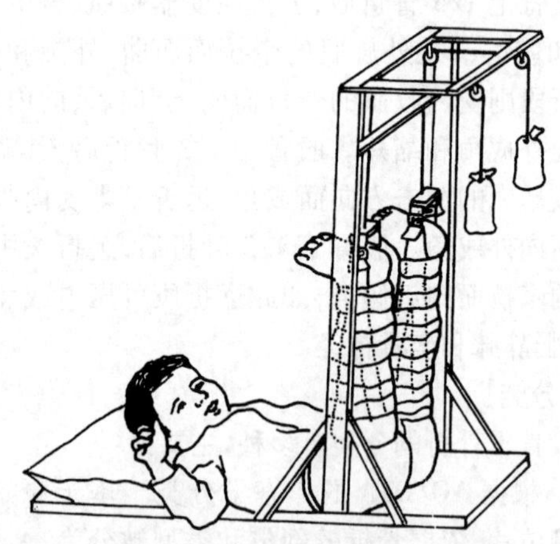

图97-84 悬垂皮肤牵引法

3. 水平皮肤牵引法 适用于5～8岁的儿童。胶布粘贴于下肢内、外两侧，再用绷带包扎。将患肢放在托马斯牵引架上，床脚适当垫高，牵引重量可用3～4kg。4～6周后去掉牵引，继以小夹板固定2～3周。

4. 骨牵引法 适用于10岁以上和成人有移位的骨折。在局麻下作胫骨结节骨牵引。在儿童，为了避免损伤胫骨结节骨骺，牵引针可穿过胫骨结节下2～3横指处的胫骨骨皮质。注意测量患肢长度，了解重叠畸形纠正情况。在患肢长度与健肢相等或略长时，可减轻重量后维持牵引。还应注意髌骨有无外旋、侧方或前后移位。必要时可摄床旁片。牵引时可将患肢置于勃郎架上。骨折临床愈合后，即可去除牵引改用石膏固定。

5. 手术切开复位和内固定手术 适合大部分股骨干骨折，但应掌握好适应证。应用不当，可能引起骨折不愈合、伤口感染、骨髓炎以及其他严重后果，对儿童不宜采用。切开复位内固定手术的主要适应证为：①闭合性骨折经整复而不能复位，或骨折端夹有软组织者；②开放性骨折，受伤时间短，尚无感染迹象者，在彻底清创的同时，可同时行复位内固定术；③三段骨折，可切开以髓内钉将三段骨折均固定之；④合并脊髓损伤的骨折，为便于翻身和护理者；⑤双侧股骨干骨折；⑥股骨干骨折合并有重要神经、血管损伤，在探查修复神经、血管的同时，即应行切开复位内固定；⑦股骨上1/3骨折，经牵引和（或）整复位后，近端仍有屈曲、外展、外旋移位时，也应切开复位内固定。

（1）髓内钉固定（图97-85）：最初髓内钉没有螺丝锁钉，仅适用于股骨上中1/3及横型或短斜型骨折。随着20世纪70～80年代带锁髓内钉内固定技术的出现和推广，带锁髓内钉已作为股骨骨折的标准治疗。适用于股骨转子下5cm到股骨髁上各种类型的骨折。1972年Klemm、1978年Giosse和Kempt、1979年Huckstep用髓腔扩大，带锁髓内钉治疗所有股骨干骨折。带锁髓内钉上有斜行或横行孔道，于骨折远近端分别用1～2枚螺丝钉穿过孔道。骨折的压应力、弯曲、扭转应力得以控制，达到控制旋转、重叠等移位。带锁髓内钉一般只有4%的治疗失败率，大多数失败原因来自于过早活动下地后的下肢短缩畸形。治疗结果远好于旧式髓内钉技术。

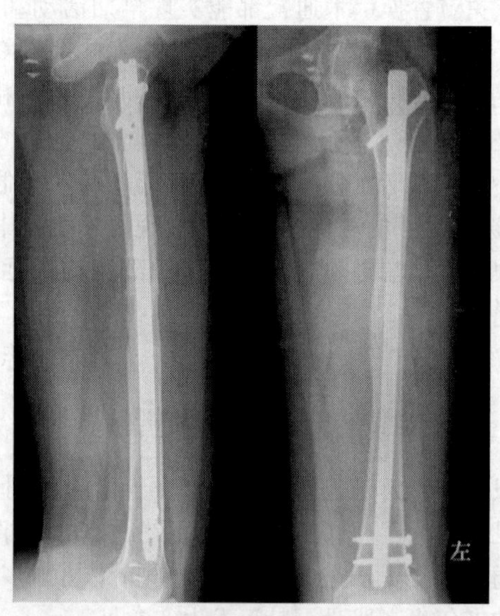

图97-85 股骨骨折交锁髓内钉固定

顺行股骨髓内钉技术：对广泛粉碎性骨折或骨缺损，根据对侧股骨标准X线片选择钉的长度。患者平或侧卧于骨科手术床上，手术在牵引及X线C形臂机下进行。手法复位后从转子顶端内侧插入导针，经骨折部，达髓腔远端。用可弯曲髓腔扩大钻自直径8mm开始每次增加0.5mm，至直径11～14mm，顺导针扩大髓腔及插入合适带锁髓钉。借助与髓内钉相连的瞄准器，于大转子下向小转子方向，经髓内钉近侧横孔穿入锁住髓内钉。另外在髁上横行经髓内钉穿过1～2枚螺钉锁住远端。术后在床上活动3～5天，依据骨折类型逐步负重行走。

带锁髓内钉可以闭合顺行扩髓置入或非扩髓置入，也可以切开逆行扩髓置入。目前，扩髓置入带锁髓内钉是股骨干骨折首选手术治疗方法。

（2）接骨板固定：20世纪60年代早期，由AO组织提出的坚强内固定理念是公认的骨折治疗原则，其初衷是使骨折达到解剖复位和牢固固定。因此，允许早期关节活动，有利于患者活动功能恢复。但固定物的刚性易产生骨骼应力遮挡作用，使局部骨质减少，造成骨折愈合延迟或不愈。20 世纪 80 ~ 90 年代，一些学者通过对刚性接骨板的重新评估，提出间接复位和更符合生物学的接骨板固定新概念。即接骨板固定时尽量减少软组织分离，没有强调骨折的解剖复位。如有限接触动力加压接骨板（LCDC），从而能够保留更多的骨膜血运。最近，微创经皮接骨板固定技术（MIPO）成为热点，应用牵引或股骨撑开器间接复位骨折后，通过小切口插入接骨板并贴附于骨骼并通过术中透视来确定接骨板位置以及经皮拧入合适数目的螺钉。

股骨干骨折接骨板固定是继交锁髓内钉后治疗股骨干骨折的第二种选择。其典型的适应证：①应用交锁髓内钉的相关设备难以获得；②髓内钉固定失败者；③大的开放性伤口；④骨折线累及干骺端、关节面；⑤伴有骨筋膜室综合征。

1）加压接骨板固定：可用 8 ~ 16 孔接骨板，其特点为宽、厚、坚实。对螺旋形、短斜型、粉碎型骨折皆可用，术后短时间用外固定或不用外固定。加压固定有利于骨折愈合，但是尚不可能加速骨折愈合。Muller 认为骨折处存在应力时，两骨折端之间将形成纤维软骨。在骨折处无应力时，两骨折端之间将产生直接骨性愈合。其缺点是手术创伤大。有些作者认为骨折愈合的坚强度靠接骨板，而不是按生长应力承受。因此一旦去除接骨板，消除其遮挡作用可能产生再骨折，故选用时应慎重。

2）LCDC、DCP、LCP 动力加压接骨板：DCP 于 1969 年开始使用。DCP 设计的新螺孔可使偏心螺纹拧入时产生轴向加压。宽型 4.5DCP 用于股骨的骨折固定，接骨板孔的形状可以用一个斜向的有角度的圆筒来形容，螺丝帽像一个球沿斜的圆筒肩角部滑下。在实际使用中，拧入螺钉的过程导致骨折段沿接骨板方向移动，从而产生对骨折的加压。接骨板孔的设计允许骨折段有 1mm 的位移。拧入一个加压螺钉后，在尚未锁定这个螺钉时，再加一个偏心加压螺钉仍可以继续产生骨折加压。椭圆形的孔型允许螺钉可以沿长轴方向最大倾斜 25°，在横切面最大倾斜 7°。可根据需要来确定螺钉方向。

有限接触动力加压接骨板（LCDC）是 DCP 的进一步发展。LCDC 接骨板与骨接触的面积大为减小。这样骨膜的毛细血管网受到的影响很小，相应可以促进皮质骨的愈合，这也避免了接骨板下的骨质疏松。这种接骨板的几何形状，使得接骨板的刚度均匀分布，容易弯曲成形，而且当弯曲时不会在接骨板孔处产生任何硬结。接骨板孔被设计成对称的几何形状，可以实现两个方向的加压。这样使得接骨板可以在不同的节段进行加压。从横截面上看，LCDC 呈现梯形形状。骨折愈合后沿接骨板边缘骨质形成低而宽厚的骨嵴，这种骨嵴在取出接骨板时不会遭到破坏。

锁定加压接骨板（LCP）是近年由 AO 发明的一种新型接骨板。在 LCP 系统的接骨板上，设计了新型的结合螺钉孔。它由带有锥形螺纹的锁定孔和动力加压单位螺钉孔两部分组成，这样既能单纯运用 AO 标准的接骨板和螺钉技术，也能运用内固定支架的原则，或者是两种方法的联合使用。LCP 的螺钉孔是非对称的，只能进行单方向的加压，使用时必须注意接骨板的中心应对应于骨折部，在接骨板中心的两侧，螺钉孔的排列会发生改变。在骨折的一侧拧入带锁定头的螺钉，在另一侧的动力加压孔内拧入标准螺钉，便能达到骨折块间的加压固定。此外，在骨折块一端中至少拧入 2 枚（最好 3 枚）带锁定头的螺钉就能获得稳定确实的固定，并具有一定的成角和旋转稳定性。LCP 的内支架原理，可以使用经皮插入的微创技术，减少骨折部的局部血供破坏，固定坚强、确实，满足术后早期活动功能锻炼的需要，正被越来越多的人接受并开展使用。缺点是价格昂贵，骨折愈合后带锁定头的螺钉不易取出。因此，主要应用于股骨两端骨折、髓内钉失败的翻修手术、假体周围骨折和骨不连等。

（3）外固定架：外固定架对于股骨骨折的适应证很少。因为闭合髓内钉固定技术在处理闭合性和开放性股骨干骨折中已经取得了满意效果，所以外固定架在股骨干骨折治疗中不占优势。主要应用于开放性骨折伤口严重污染而不宜应用内固定的患者，或是生命体征较差、无法耐受手术的患者。Nowotarski 等发现，在处理开放性股骨干骨折过程中，外固定架不比髓内钉固定产生更好的效果，而且明显地会妨碍进行整形手术以及引起肌肉损伤。因此外固定支架多作为手术前的临时制动，便于移动和护理，不推荐常规应用外固定支架作为开放性股骨骨折的最终处理。

6. 常见并发症的治疗　股骨干骨折的常见并发症有骨折畸形愈合、骨不连和膝关节活动障碍。有时以上三种情况中的两者可同时存在。

畸形愈合又分为成角畸形、短缩畸形和旋转畸形。不是所有的畸形都需要手术治疗，在儿童，轻度短缩可自行矫正。在成人，轻度短缩则可以垫高鞋跟来补偿。但短缩 2.5cm 以上则可导致明显跛行及骨盆倾斜，一般应考虑矫正。若股骨短缩超过 4cm，应该进行渐进性骨延长术。不论儿童或成人，对于旋转畸形均无自行矫正能力，应予矫形。股骨干的成角畸形,成人大于15°,儿童大于30°,即应采取截骨矫正术,同时植骨。截骨一般于成角畸形处,以气或电锯或骨刀截骨,横断截骨易于操作。有重叠或旋转畸形者同时矫正。

对于股骨干骨折不连接的治疗原则是:矫正同时存在的畸形、提供可靠的固定和植骨促进愈合,还应注意到保存及恢复膝关节活动。对于非感染性骨不连的再次手术方式众多,如辅助植骨、扩髓髓内钉以及在髓内钉外附加接骨板,当前主流做法认为在髓内钉外附加接骨板起到保留髓内钉载重功能、附加接骨板提供更坚固的固定,更好的控制旋转,同时能够于术后早期负重,可以获得良好效果。对于感染性骨不连接,应取出内固定,彻底清创,重新置入髓内钉或LCP,以及放置冲洗系统。术后应用抗生素2~3周。

膝关节活动障碍的原因有三:①长时间固定膝关节;②膝关节缺乏活动锻炼导致关节周围软组织挛缩、股四头肌挛缩,甚至关节内粘连;③手术及骨折创伤造成股四头肌与股骨前滑动装置粘连。

对轻度股四头肌挛缩及伸膝装置粘连者,股四头肌处无明显瘢痕条索者,可应用手法松解。在麻醉下,手法被动屈曲膝关节,稳妥而缓慢强力屈膝至听到组织撕裂声,以膝被动屈膝至90°或稍多为止,不可一次求全屈曲。术后置于CPM机上功能锻炼,然后加强主动锻炼,可逐渐增加屈曲。对伸膝装置粘连、股四头肌挛缩较明显者,只能行股四头肌成形术。术后24小时后同样用CPM机保持活动范围,直至患者主动伸屈活动达到被动活动的范围。3周下地练习下蹲屈曲,借助体重,加大屈膝活动范围。本手术的成功与否在很大程度上决定于患者的坚强意志和早期活动到最大范围,努力锻炼股四头肌和腘绳肌。由于关节内粘连所致的关节僵直,轻度者通过手法治疗,可将粘连撕开;严重粘连关节活动范围极小者,需手术分离。膝关节屈曲挛缩的治疗,对20°以内轻度屈曲挛缩,可行骨牵引,重量逐渐增加。患者可自己向后压迫股骨,牵引中注意观察有无腓总神经损伤症状,一旦出现应立即减轻牵引。牵引不能伸直者,应手术治疗,将骨牵引视为术前准备。术中Z形切开延长股二头肌,切开后侧和内侧关节囊(Wilson法)。有髂胫束挛缩、小腿外展外旋畸形者,在髌上2~3cm处横断髂胫束及阔筋膜,外侧肌间隔紧张或其他挛缩组织亦予横断。术前、术中和术后的各种镇痛治疗可以帮助减轻疼痛,提高疗效。

(陈文钧)

四、股骨髁和髁上骨折

股骨髁上部分是股骨髁和股骨干的移行区。股骨髁在解剖上有其特殊性,两髁前半部和股骨干位于同一直线,而后半部分位于股骨干的后方。股骨的力线轴与身体中线成3°夹角,股骨解剖轴线与身体中线成外翻7°的夹角。股四头肌,腘绳肌和腓肠肌都是围绕股骨远端的重要肌肉,它们的牵拉可造成不同的移位和成角。如股骨髁间骨折在腓肠肌的牵拉下可造成两髁旋转移位,股骨髁上骨折远端则可造成向后移位和成角。

【临床表现和诊断】

股骨远端骨折常合并膝关节重要的软组织损伤,20%合并有膝关节韧带损伤。同时必须检查有无股骨颈骨折、髋关节脱位等合并损伤。严重的骨折可造成腘动脉损伤。对膝关节复杂损伤,包括:①股骨髁上或髁间骨折合并股骨近端骨折;②股骨髁上或髁间骨折合并2~3度闭合或开放软组织损伤;③膝关节全脱位,在关节重建、恢复力线和韧带的稳定性及软组织覆盖等诸方面有更高的要求。

此类骨折分类通常有Neer、Seinsheimer、AO、Müller等多种。所有分类都应该满足以下条件:①所有病例有共同的标准;②简单可行;③对临床治疗有指导意义;④对预后有一定的预见和判定。

术前X线检查是必需的,应该行CT扫描和重建,可以对骨折的类型作一客观准确的分析,从而指导治疗。必要时要摄患者股骨和胫骨全长片,以及健肢的全长片,以便评估肢体长短、外翻角度和旋转情况。对于严重膝关节复杂损伤,同时要作韧带、软组织、血管、神经的损伤评估,从而对治疗作出更全面的计划。

对于严重的股骨髁和髁上骨折,检查时需注意足背动脉有无搏动,肢端皮肤颜色是否苍白及皮温是否正常,以免遗漏腘动脉损伤。

【治疗】

所有的治疗应该达到以下的目的:①牢固的内固定;②恢复股骨下端及关节的正常解剖关系;③不干扰骨折愈合;④满足早期活动和康复训练的需要。因此,一般的牵引和夹板、石膏固定等治疗方法很难达到上述的要求。除非合并有严重骨质疏松和手术禁忌证等原因,手术是治疗股骨髁和髁上骨折的最佳选择。手术应考虑以下因素:患者年龄、活动能力、血供情况、当地的医疗条件、有无感染存在或可能存在的潜在感染、可供选择的内固定器械;有无合并骨折及骨折的分型,还有手术者本身的经验等。

目前由于手术器械的进步,可以为医师提供多种方式,目的是在以最小损伤软组织,保护血供的情况下,提供最坚固的固定,以便早期康复锻炼。在微创经皮接骨板内固定(MIPPO)技术下,LISS-DF系统是应用最广泛的内固定系统。逆行髓内钉技术也可以在小切口下逆行通过关节插入髓内钉，尤其适合股骨髁上骨折。外侧膝旁切口（TARPO）技术可以尽量少切开软组织，类似在全膝置换术中的暴露方法，仅暴露股骨髁，把髌骨牵向内侧，在完成股骨髁的复位后，逆向在股外侧肌下面插入接骨板，完成固定。此外传统的95°髁接骨板（DCS）以及各种髁解剖接骨板都是不错的选择。新的锁定加压接骨板，大大增强接骨板的拔出力，尤其适用于严重粉碎性骨折和骨质疏松患者（图97-86）。

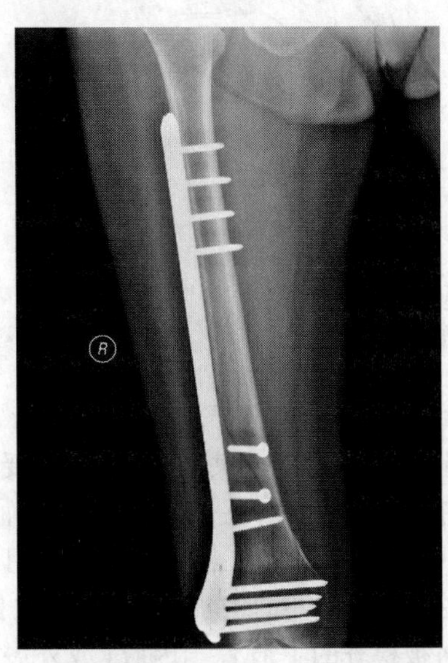

图97-86　股骨髁上骨折解剖型LCP接骨板固定

无论何种治疗方式，股骨髁和股骨髁上骨折仍是下肢骨折中的治疗难点，如果伴有韧带损伤或软组织缺损，手术失败或感染的机会大大增加。全面综合地分析评估病情，合理适度地进行治疗方能保证达到预期的治疗结果。

（陈文钧）

五、股四头肌腱断裂

股四头肌腱断裂较少见，主要是股直肌腱的断裂。多发生在中、老年，尤其是老年人。可由直接暴力或间接暴力造成。老年人由于股四头肌萎缩、肌纤维变性和肌力降低，在轻微外力作用下，可于髌骨上缘股四头肌腱附着处造成“自发性股四头肌腱断裂”，有时可为双侧性。部分断裂仅涉及浅层，完全断裂则涉及全层，但可以不在同一水平。

【临床表现与诊断】

1. 外伤后老年人膝关节主动伸膝活动消失。但当股内、外侧肌未完全断裂时，患者仍有伸膝功能，仅为力量减弱。

2. 剧烈疼痛、肿胀、皮下淤血，局部有明显压痛。

3. 在股四头肌做收缩活动时损伤部位可出现凹陷。触摸髌骨时，髌骨不随肌肉收缩运动而活动。

根据上述表现，临床诊断并不困难。X线摄片有时可发现髌骨上缘撕脱骨折，如疑有股四头肌腱断裂而X线片无骨折征象，可以摄双膝侧位片以观察髌骨下降的程度，同时亦可观察股四头肌腱阴影的连续性以协助诊断。B超和MRI检查可明确诊断。

【治疗】

股四头肌腱完全断裂应尽早手术缝合。将断端及髌骨两侧筋膜扩张部缝合后，再在近端做一基底在下的三角形腱瓣，基底距断端3cm。将此腱瓣翻向远端，越过断端缝合，从而加强断裂部之张力。缝合后石膏制动5～6周。也可以在髌骨上钻3个纵行孔道，将缝线穿过髌骨，在髌骨下级打结固定。对于陈旧性病例，存有股四头肌腱之间的间隙不能直接缝合者可用V-Y延长或肌腱转位术，虽可恢复膝关节的稳定性，但往往遗留有伸膝力弱及屈膝受阻。

有时股四头肌腱为不完全断裂，仅为股直肌中央纤维撕裂，患者仍有主动伸膝活动功能，则没有手术必要，用石膏托将膝关节固定于伸膝位10～14天。局部用纱布、绷带包扎止血。为防止关节僵硬，应早期做膝关节屈曲功能锻炼。

（陈文钧）

六、膝关节半月板损伤

半月板是膝关节内纤维软骨盘，位于胫骨内、外髁和股骨内、外髁之间，其凹面与股骨髁凸面相匹配，其功能是缓冲关节压应力、减少振荡及摩擦、散布滑液、润泽关节和吸收热量，具有增加关节的稳定功能。膝伸直活动时，半月板向前移动，屈曲时向后移动，膝旋转时，一板向前，一板向后。膝屈曲时，股骨内、外两髁滑动于半月板与胫骨平台之间。膝关节的此种旋转活动是造成半月板破裂的主要原因。

半月板的自然形状为半月形，其外缘附着于关节内、外缘并与关节囊相连，阻止半月软骨进入到关节的中心，但当膝关节内外旋转和同时屈曲时，股骨髁和半月软骨之间的关系可以发生改变，半月软骨向前或向后移动，使其一部分推进入关节中心，交锁于胫股骨之间，当再伸膝时即可因受压而产生纵形破裂或桶柄状撕裂。横裂的产生，机制与之相似。即当半月软骨近中央的部分被拉直后，若超出其弹性限度，则必在其凹侧产生横裂。内侧半月板外周与关节囊紧密连接，而外侧半月板后外侧腘肌腱处与关节囊不相连，其活动度比内侧半月板大，内侧半月板比外侧半月板更易撕裂。

【损伤类型】

常见的半月板撕裂类型可分为七种（图97-87）：

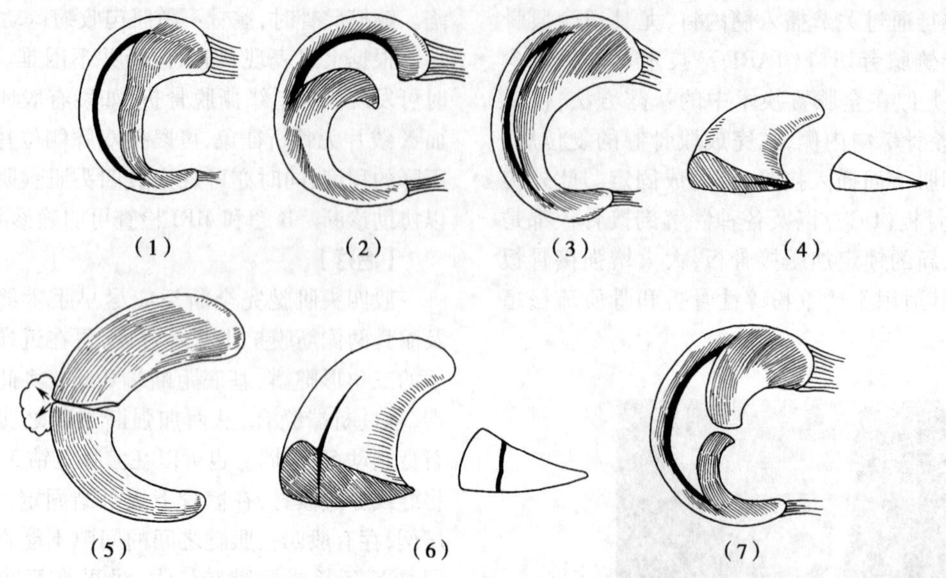

图 97-87 半月板撕裂类型

(1)桶柄状撕裂;(2)瓣状撕裂;(3)边缘撕裂;(4)水平撕裂;
(5)横行撕裂;(6)纵行撕裂;(7)不规则撕裂

①桶柄状撕裂:两端相连,其裂口可套住股骨髁发生"交锁";②瓣状撕裂:常引起弹响;③边缘撕裂:可沿关节囊附着处撕裂,由于血液供应丰富,多能自行愈合;④水平撕裂:平行于半月板平面的撕裂;⑤横行撕裂:可形成半月板囊肿;⑥纵行撕裂:与桶柄状撕裂比,其裂口较小;⑦不规则撕裂:可呈双瓣状或放射状。

【诊断】

半月板损伤是膝关节中最常见的损伤,儿童少见,多见于运动量较大的青年人,30~40 岁为高发期,50 岁以后半月板损伤更多是由于退变而非创伤。为做出正确的诊断,必须从病史、体格检查及辅助检查三个方面着手。

1. 病史 往往有膝关节突然旋转的外伤史,或跳起落地时扭伤,伤后立即出现疼痛,且渐肿胀。韧带损伤、关节不稳,也可以继发引起半月板撕裂。患者主诉关节内、外侧痛,位置较固定。疼痛伴有伸直障碍和弹响、交锁时,半月板损伤的可能性极大。交锁现象即当膝关节屈伸时,股骨髁突入半月板的破裂处,不能解脱,造成伸屈突然障碍,尤其是伸直受阻,经自主旋转、屈伸膝关节或别人牵拉后,交锁可解脱,解锁时常伴有弹响。桶柄状撕裂较容易引起交锁。但交锁亦可由其他疾病引起,如关节内游离体等,因此不能成为诊断的主要依据。由于膝关节不稳定以及股四头肌肌力差,有些患者有膝打软现象。感到肌肉无力控制关节,常有突然要跪倒的趋势,特别是上下台阶,或是行走于不平坦的道路上时。

2. 体格检查 常可见到股四头肌萎缩,以股内侧头最明显。可在同一水平测量两腿周径作对比。在髌韧带与侧副韧带之间关节间隙处有压痛。过伸或全屈膝关节可引起疼痛。关节肿胀,活动受限,关节腔内可积液,急性损伤者关节穿刺能抽出血性液体。临床上常用旋转挤压试验来判断有无半月板损伤。此试验是在 McMurray 试验的基础上加以改良的一种方法。即将被检查的下肢置于内收(或外展)同时内(外)旋位,自极度屈曲位逐渐被动伸直,以检查在此过程中出现的疼痛、弹响及弹动感。检查者一手握足跟,另一手置于膝前方,拇指及手指分别置于关节两侧间隙,以体验弹动感。所谓弹动感即有物体自关节间隙向外推顶手指的感觉。聆听有无弹响及观察患者是否有疼痛。旋转挤压试验共有四个方位,即内收内旋、内收外旋、外展外旋和外展内旋。此试验主要使股骨髁与胫骨髁对损伤的半月板挤压和牵拉,以诱发疼痛、弹响及弹跳感。根据其体征发生在何侧,来判断半月板损伤在内侧或外侧。另外一个是 Apley 研磨试验,即患者俯卧位、屈膝 90°,通过足底向下加压并使小腿内旋、外旋,疼痛表示阳性。

3. 辅助检查

(1) X 线摄片:膝关节正侧位 X 线片对鉴别诊断有参考价值。可除外骨性损伤,关节内游离体和骨肿瘤等。

(2) 膝关节造影:可作空气造影、碘水造影和空气加碘水双重对比造影,其中以后者效果最佳。

(3) 膝关节 MRI 检查:为无创伤性检查,可发现半月板损伤的部位。

(4) 膝关节镜检查:半月板损伤是关节镜最好的指征,但绝不应以它来完全代替其他检查。下列情况可做关节镜检查:临床上高度怀疑而经体检、辅助检查等均无法肯定或排除;体检与辅助检查有矛盾;不能肯定何侧半月板损伤以及半月板切除术后长期不明原因疼痛或遗留其他症状;持续的关节交锁伴反复积液疼痛等。

【治疗】

1. 非手术治疗　半月板是维持膝关节功能的重要的结构,常规切除破裂的半月板,减少了关节接触面积,增加了关节软骨的压力,加速关节退变。因此,不少学者呼吁应尽可能保留半月板。非手术治疗的适应证为:①半月板边缘撕裂且无明显症状者;②年龄在45岁以上,有明显关节炎者,对手术应慎重考虑;③对膝关节功能要求不高者;④年老、体弱、有重要脏器功能障碍者。

非手术治疗可应用关节支具固定,对症处理辅以物理治疗和康复锻炼,定期随访。

2. 手术治疗　严重破裂的内、外侧半月板会导致膝关节软骨面的损伤和反复的滑膜积液,应尽早行关节镜检查术,并尽可能多地保留正常的半月板部分。如无条件行膝关节镜检查,可行切开半月板切除术,但尽可能避免。

手术方式分三类:①半月板部分切除:半月板内侧2/3无血供,可将撕裂半月板切除,并用刨削器将半月板修整光滑,以防进一步撕裂。术后完全恢复需6~8周。90%的患者预后好。②半月板修补:小于40岁的患者有半月板外周1/3撕裂(位于半月板关节囊结合处3~4mm范围内),可行半月板修补术。纵向撕裂小于15mm,不需要修补,可自行愈合。因为此区域为半月板红区,血供好。③半月板移植:对半月板缺如并有早期骨关节炎的患者,半月板移植是一种选择。有学者报道,2/3的半月板移植患者短期随访结果满意。随着生物工程技术的发展,或许将来可用生物支架再生半月板,用于半月板移植。

手术操作应细致,避免损伤关节软骨或过多刺激滑膜。术后用支具将膝关节固定,抬高患肢。麻醉作用过后即可开始作股四头肌收缩活动。如出现明显积液,应穿刺抽净,用弹力绷带压迫包扎。术后近期,可离床活动,但避免剧烈运动。

(王思群　夏军)

七、膝关节滑膜皱襞综合征

膝关节滑膜皱襞综合征(plica syndrome)多见于青少年。原因不明的膝关节反复疼痛、肿胀为其特征。

【病因】

胎儿早期,膝关节内有薄膜将关节腔分隔为髌骨上、髌骨下、髌骨内侧及髌骨外侧等多个隔膜腔,后期隔膜消失而融为一个膝关节腔。这些在胎儿早期存在的隔膜如果在出生后直至成人时仍不消失便成为滑膜皱襞,其发生率为20%~70%。其中髌骨下滑膜皱襞最常见,髌骨外滑膜皱襞很少见。

滑膜皱襞主要由弹性及疏松组织构成。当膝关节运动时,它可以随之拉长、变形,以适应不同体位时所存在空间的形状,而且髌上或髌内侧皱襞在滑经股骨髁时不致产生磨损。髌骨下滑膜皱襞由于位置的关系,运动中不与股骨髁形成接触,因此更无机械性的矛盾。但由于对滑膜皱襞的直接钝性损伤,或膝关节大运动量的锻炼和使用(如竞赛),或膝关节内扰乱(如半月板损伤、关节游离体等)造成的创伤性滑膜炎,可使滑膜皱襞出现水肿、增厚。髌骨内侧皱襞是从髌上囊内侧向下与脂肪垫相连,与髌骨内侧缘平行,内侧游离的边缘可进入髌股关节滑车,使滑膜皱襞出现炎症或创伤。如持续未消,炎症由表层深入,水肿、增厚更加严重,滑膜的弹性组织被纤维组织所取代。当膝关节伸屈时,失去弹性不能随之变形拉长的滑膜皱襞形成了对股骨髁的机械性刺激。轻者在股骨髁边缘的滑膜囊出现继发性炎症;重者则会形成股骨髁软骨的蚀损。增厚的髌骨上滑膜皱襞也会引起髌骨软骨软化,出现症状。此即滑膜皱襞综合征。

【临床表现与诊断】

滑膜皱襞综合征和其他膝关节紊乱有相似之处。有外伤史,伤后膝关节疼痛,关节积液,屈伸活动时膝关节内侧有弹响伴疼痛,行走无力,疼痛部位往往在髌股关节的上、内侧间隙处,久坐后疼痛明显。有些患者膝关节屈伸时,有突然"卡住"的感觉。体格检查:股四头肌萎缩,关节积液,压痛局限在髌骨上极内侧或外侧。随膝关节屈伸时,在髌骨内缘有时可摸到在股骨内髁上滑动的呈索状的髌内侧滑膜皱襞。X线片有助于发现其他膝关节紊乱的原因。MRI、CT和膝关节造影对诊断有帮助,但不能判断皱襞是否与临床症状有关。关节镜检查是诊断本病的重要手段,应作为常规检查方法。在关节镜下可直接观察到滑膜皱襞的位置、范围、走向,并可见到是否有充血、水肿、纤维增生、肥厚、破裂等病理变化及股骨髁软骨面是否有相应的病理变化。此外亦可发现关节内其他疾患。

【治疗】

早期发现的滑膜皱襞综合征,可先行保守治疗。尤其是年轻而运动多的患者。膝关节伸直位固定休息,避免膝关节的反复屈伸运动是关键。股四头肌直腿抬高或等长肌力锻炼、理疗和消炎对症处理往往可以痊愈。局部封闭对诊断和治疗有帮助。症状持续时间已较长者,保守治疗无效时,可行关节镜检查术。明确诊断并切除病变的滑膜皱襞,注意不是滑膜皱襞全部切除，而是行滑膜皱襞成形术。单纯的皱襞切断没有用。避免过度的滑膜切除，以减少术后关节滑膜炎的发生。当关节镜检查发现滑膜皱襞是造成关节症状的原因时，即使是在早期，也应行皱襞成形术。

（王思群 夏军）

八、膝关节内侧副韧带损伤

膝关节内侧副韧带（MCL）是对抗关节外翻应力的稳定结构。它起始于股骨内上髁的中央沟，由三部分组成，即浅层 MCL、后斜韧带和关节囊韧带。MCL损伤在膝关节韧带损伤中最为常见。损伤部位多为起、止点处。屈膝时，小腿强力外展损伤浅层韧带，仅发生部分纤维撕裂。伸膝时，小腿强力外展损伤深层韧带，可出现内侧副韧带完全断裂，甚至合并前交叉韧带、外侧半月板和内侧关节囊撕裂，膝关节稳定性遭到严重破坏。韧带损伤分三度：①Ⅰ度：韧带牵拉伤没有不稳；②Ⅱ度：韧带过度牵拉伴不稳，但韧带无中断；③Ⅲ度：韧带完全断裂。文献报道，内侧副韧带损伤部位的发生率：65%发生于股骨内髁止点处；25%发生于胫骨上端内侧面止点；10%则在膝内侧间隙。而上、下止点均损伤者少见（图97-88）。

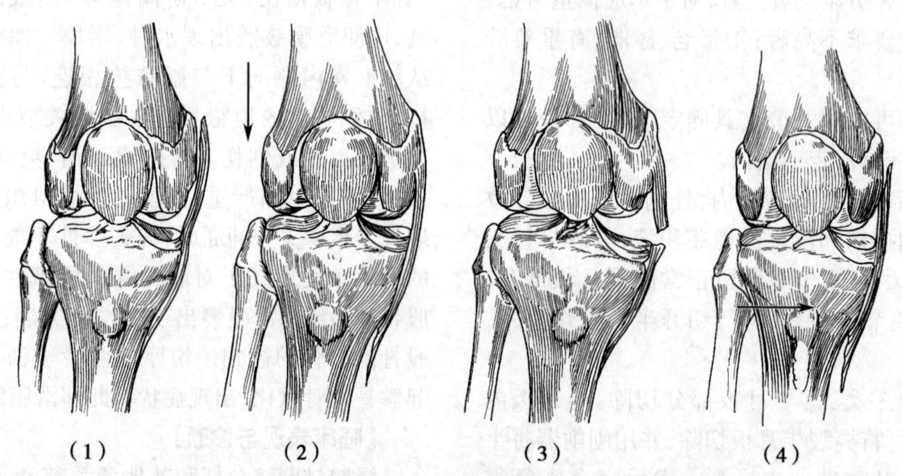

图97-88 膝关节内侧副韧带损伤部位发生率（箭头所指）

（1）股骨止点损伤65%；（2）胫骨止点损伤25%；（3）关节间隙水平损伤10%；（4）股骨、胫骨止点均损伤（偶然发生）

【临床表现与诊断】

1. 有明显的小腿外展位外伤史是诊断本病的主要依据。

2. 伤后膝关节内侧肿胀，疼痛；压痛和皮下瘀斑；膝关节活动受限，不能完全伸直。

3. 内侧副韧带张力试验　膝关节屈曲30°，检查者一手放在膝关节外侧，另一手将小腿外展使膝关节外翻，评估内侧关节间隙张开程度。0mm张开表示MCL正常；1～4mm示Ⅰ度损伤；5～9mm示Ⅱ度损伤；10～15mm示Ⅲ度损伤或完全断裂。因为伸直位时后关节囊和后交叉韧带可稳定膝关节外翻，伸直位检查可使检查者误诊MCL是正常的，强调屈曲30°位做此检查。

4. 内侧副韧带损伤往往伴有外侧半月板损伤和前交叉韧带（ACL）损伤（O'Donogue三联症），故可出现关节交锁现象。

5. X线检查　双膝关节外展位摄片能协助诊断。先在膝关节内侧压痛点处行利多卡因封闭，患者取俯卧位，于两踝间放一软枕，然后用弹力绷带将两膝缠紧靠拢，双膝屈曲20°～25°，摄双膝正位X线片，对比两侧膝关节。当内侧副韧带部分断裂时，膝内侧间隙加宽不超过5～10mm，内侧副韧带完全断裂时间隙加宽明显。当并发交叉韧带断裂时，内侧间隙加宽更明显，甚至发生膝关节半脱位。健侧X线片无改变。

6. MRI检查　能确定MCL损伤及损伤的部位，同时可了解是否有半月板和ACL损伤，并可作为MCL重建术前评估。

【治疗】

1. 新鲜部分断裂　单纯的Ⅰ度和Ⅱ度MCL损伤，可用铰链支具固定，可以负重，1～2周内可开始膝关节活动。早期的关节活动可加快关节功能的恢复。

2. 新鲜完全断裂　Ⅲ度损伤治疗有争议。单纯MCL撕裂用重建手术与非手术治疗相比，非手术治疗疗效要好，患者主观评分高，恢复正常运动早。若MCLⅢ度损伤伴有其他韧带、半月板损伤时，不能采用非手术治疗。伴有MCL胫骨侧撕脱骨折应尽早手术，可行撕脱骨折复位固定，韧带短缩。如果撕裂残留的MCL不足以修复，可采用自体或异体韧带移植修补。

如合并 ACL 断裂和半月板损伤者,先行半月板成形和 ACL 重建,然后再行 MCL 修复。

3. 陈旧性断裂 凡超过 2~3 周以上的韧带断裂属于陈旧性。陈旧性的膝关节内侧副韧带断裂,特别是合并前交叉韧带断裂,可产生关节不稳,导致股四头肌失用性萎缩,造成下肢功能严重障碍。由于陈旧性内侧副韧带断裂处理困难,疗效差,故目前文献报道疗效不一。不过,多数认为以手术重建为宜,可用自体或异体韧带移植重建。

【并发症】

随着非手术治疗成为 MCL 损伤的标准处理手段,并发症也有了降低。非手术并发症是残存的外翻松弛或内侧疼痛。手术并发症可有关节粘连、感染、隐神经损伤和再发性外翻松弛。

MCL 损伤无论是手术或非手术治疗,均强调早期的关节活动锻炼。功能性支具可将关节固定于对抗外翻位,可早期关节活动锻炼,应用等张肌力锻炼,下肢肌力改善,康复锻炼的强度增加,缩短了恢复的周期。总体来说,单纯 MCL 损伤不必行手术修复,非手术治疗和康复锻炼可取得很好的疗效,长腿绞链支具固定 4~6 周,98% 的患者可恢复到损伤前的运动水平。

(王思群 夏军)

九、膝关节外侧副韧带损伤

膝关节外侧副韧带(LCL)是膝关节对抗内翻应力的重要稳定结构。它起于股骨外上髁外侧突起,止于腓骨近端的上方外侧茎突,呈束状。LCL 于弓状韧带、腘肌和腓肠肌的外侧头构成外侧韧带复合体,与髂胫束和股二头肌参与膝关节外侧的稳定。当膝关节屈曲时外侧副韧带松弛,且由于受到对侧下肢的保护,暴力很难作用于膝关节内侧产生膝关节内翻应力。因此,单纯膝关节外侧副韧带损伤少见。LCL 和膝关节后外侧角损伤往往伴有其他外侧结构的损伤。据文献报道,75% 的 LCL 损伤发生于腓骨小头止点;20% 为股骨外髁止点;而仅 5% 发生于外侧关节间隙(图 97-89)。

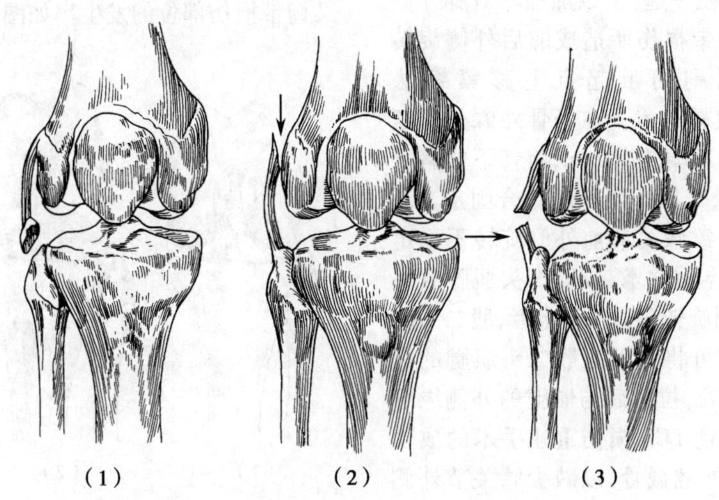

图 97-89 外侧副韧带损伤部位发生率(箭头所指)
(1)腓骨小头止点损伤 75%;(2)股骨止点损伤 20%;
(3)关节间隙损伤 5%

【临床表现与诊断】

患者常有膝关节内侧受压使膝过度内翻的病史。如暴力很大,可使外侧副韧带自腓骨头附着处撕裂或腓骨头撕脱骨折,有时可合并腓总神经损伤。如腓总神经损伤,可出现足下垂。局部肿痛,很少有关节内血肿,外侧副韧带张力试验阳性。应在伸直位和屈曲 30°位进行检查。若为单纯的 LCL 损伤,30°屈曲位内翻松弛,伸直位没有不稳。因为交叉韧带在伸直位维持膝关节的内外翻稳定。关节内翻外侧间隙张开个体差异大,检查时应与对侧膝关节对比。如为完全性断裂,可出现膝关节过度的内翻。LCL 损伤往往伴有膝关节其他结构尤其是后外侧结构的损伤,应全面检查,以免漏诊。

X 线张力位(双膝中间夹枕)摄片,膝关节外侧间隙可有不同程度的增宽。急性损伤可见腓骨小头撕脱骨折。若为慢性损伤伴膝关节后外侧不稳,可见外侧关节间隙狭窄、骨赘形成。MRI 检查对后外侧损伤有参考价值。

【治疗】

1. 非手术治疗 适用于较轻(Ⅱ度以下者)的单纯外侧副韧带损伤以及运动要求不高者。膝内收应力摄片,关节间隙开大 0.4cm,可用弹性绷带加压包扎。关节间隙开大为 0.5~1.2cm,给予抽尽关节内积血加压包扎,并屈膝 20°位前后长腿石膏托或支具固定,6 周后拆除石膏,开始膝关节活动。石膏固定期间,应加强股四头肌收缩训练。

2. 手术治疗　膝外侧副韧带完全断裂,过去认为可以不必进行修补,但近来观察,未进行修补者,有时后遗症明显。常导致膝关节前外侧旋转不稳定,如合并前交叉韧带损伤,则更为明显。当合并后交叉韧带损伤时,则发生后外侧不稳定,出现胫骨外髁向后旋转半脱位。所以近年来对严重外侧副韧带断裂或保守治疗未愈者,一经确诊,即行手术修复。

新鲜膝外侧副韧带中部断裂者作对端缝合,如果韧带松弛,可作重叠缝合。

对膝外侧副韧带止点撕脱伴腓骨小头骨折者,则保持骨片与韧带的联系,将移位之撕脱骨折片复位,用一枚螺丝钉将骨折片原位固定。

陈旧性膝外侧副韧带损伤通常需要行韧带重建。从生物力学角度看,LCL 重建必须将韧带重建在腓骨小头和股骨外上髁的等长点上。若韧带松弛造成膝关节不稳,行膝外侧韧带紧缩。还可在此基础上再将腓肠肌外侧头自起点缝在一起,予以加强。对膝外侧副韧带断裂合并交叉韧带损伤所造成的后外侧旋转不稳定,可行膝外侧副韧带起点上移紧缩法(Augustine 法)及髂胫束转移术。在胫骨外髁处切断髂胫束止点大部分并向近端游离 3cm,将切下的髂胫束末端移至腓骨小头处,牵紧后用丝线缝合固定。对膝外侧副韧带断裂后所致膝关节前外侧旋转不稳定者,行膝外侧副韧带止点前移术,或股二头肌腱悬吊术(Kromen 法)。前外侧旋转明显不稳定者,股二头肌腱应前移较多。严重者可将切下之股二头肌腱的近端向前移至髌骨外下角处,拉紧后与髌腱的外侧缘缝合固定。为了提高陈旧性 LCL 损伤重建手术的成功率,可考虑行胫骨近端外翻截骨,以减少膝关节外侧结构的应力。术中应注意保护腓总神经,避免损伤。术后使用长腿前后石膏夹板固定膝关节于屈曲 30°位 6 周或不负重支具固定 3 个月。制动期间应加强股四头肌收缩锻炼。总的来说,LCL 损伤诊断越及时,纠正内翻,恢复效果越好。陈旧损伤行等长韧带重建亦能取得好的疗效。

(王思群　夏军)

十、膝交叉韧带损伤

膝关节交叉韧带有前后两条。前交叉韧带位于股骨髁间窝之前,附着于胫骨髁间隆突之前,向上、向后呈扇状,止于股骨外髁内侧的凹陷部。后交叉韧带附着于胫骨平台的后缘,向前、向上、向内伸展,止于股骨内髁外侧的凹陷部,比前交叉韧带略大(图 97-90)。不论伸直、半屈或完全屈曲,膝关节交叉韧带均呈紧张状态。前交叉韧带可防止胫骨向前移动和旋转移位,而后交叉韧带则防止胫骨向后移动和旋转移位。

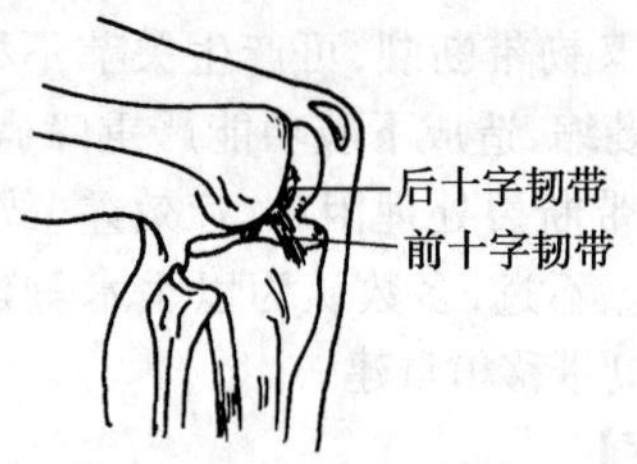

图 97-90　膝关节交叉韧带的部位和关系

(一) 前交叉韧带(ACL)损伤

【病因】

单纯的前交叉韧带损伤少见,多与侧副韧带或半月板损伤同时存在。前交叉韧带损伤多由过伸暴力或外展外旋小腿所引起。其断裂可发生在起点、体部或止点。常合并胫骨棘的撕脱骨折。文献报道前交叉韧带损伤部位的发生率如图 97-91。

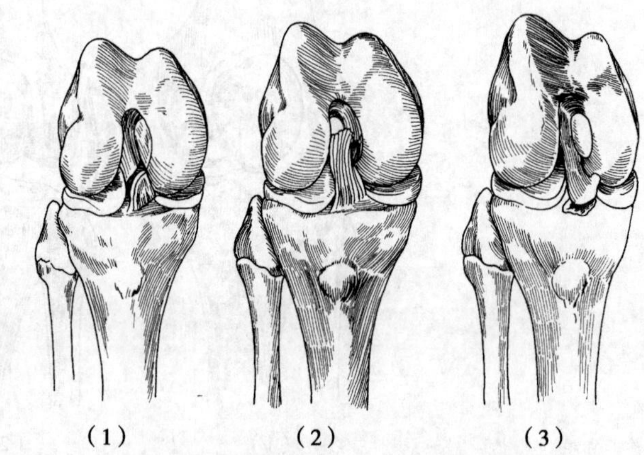

图 97-91　前交叉韧带损伤部位发生率
(1)前交叉韧带中部断裂 75%;(2)股骨止点断裂 20%;(3)胫骨止点撕脱 5%

【临床表现与诊断】

有外伤史。强力外伤时有的患者感觉有膝关节内撕裂声,随即膝关节柔软无力。疼痛剧烈,迅速肿胀,关节内积血。关节周围有皮下瘀斑者常表示关节囊损伤,关节功能障碍。关节内积液较多者浮髌试验阳性。Lachman 试验是 ACL 损伤最有效的检查方法,屈膝 20°~30°位,一手固定股骨远端,另一手将胫骨向前推移,了解膝关节向前的松弛度。松弛度分级必须以健侧对照。Ⅰ度为前移增加 1~5mm;Ⅱ度为前移增加 6~10mm;Ⅲ度为前移增加超过 10mm。急性损伤关节积血时,可先行穿刺,抽出积血,减轻疼痛,以提高检查的精确性。前抽屉试验与 Lachman 试验相似，只不过是在屈膝 90°位检查。胫骨前移增加为重要体征，表示前交叉韧带断裂，即前抽屉试验阳性，但其敏感度比 Lachman 试验差。

膝关节 X 线检查可显示胫骨髁间隆突有无撕脱性骨折。内、外翻应力检查时，可见一侧关节间隙加宽。MRI 检查是 ACL 损伤的有效方法，可达到 95% 的准确率，同时亦可检测到股骨髁骨挫伤和半月板损伤。膝关节镜检查是最直观、最准确的诊断方法，冲净积血后，可见前交叉韧带断裂端出血或小血块凝集。滑膜下韧带损伤，在关节镜下貌似正常，但其长度及张力异常或可提示损伤的可能性。

【治疗】

1. 新鲜前交叉韧带损伤的治疗

(1) 非手术治疗：单纯前交叉韧带断裂或不全断裂，年龄大于 35 岁的非体育专业人员，可采取保守治疗。先用长腿石膏或支具固定患膝于屈曲 30°位，注意在石膏成形前将患侧胫骨上端向后推，固定 6 周。石膏固定 3 天后开始股四头肌训练。

(2) 手术治疗：新鲜损伤的手术适应证是：①前交叉韧带断裂合并内侧韧带损伤，膝关节旋转明显不稳，或出现外翻异常活动时，均宜早期手术修复；②胫骨止点撕脱骨折者，闭合不能复位，亦应早期手术复位；③伴有内侧半月板破裂者应手术探查；④小于 35 岁的竞技运动人士、活动要求高者，可先行关节镜检查，行半月板成形或修补，再检查 ACL，若 ACL 损伤小于 50%，可不必行 ACL 重建术；采用支具固定和康复锻炼，但必须密切随访评估；若大于 50% 的 ACL 损伤或 ACL 完全断裂，应行断裂的前交叉韧带重建修复，并对合并损伤作相应处理。

目前多采用骨-髌腱-骨、腘绳肌腱自体移植和异体的骨-髌腱-骨以及人工韧带重建修复 ACL。重建的目的是复制正常 ACL 的强度、位置和功能。先选取适当强度与长度的移植物，通过定位器将移植物穿过胫骨和股骨隧道。在关节内穿过 ACL 残端中央，于 PCL 起点前方到髁间窝的内侧。适当的张力很重要，太松则不能恢复关节的稳定，太紧则会导致重建失败或关节活动受限。固定的方法很多，可用隧道界面螺钉、骑缝钉或缝线固定重建的 ACL。ACL 重建术疗效非常好，但也有并发症。一是关节活动度的丢失，主要是由于关节术后要固定于伸直位。术后一周，应尽快应用支具进行屈膝锻炼，同时增加髌骨活动锻炼，减少髌股关节瘢痕粘连。二是膝前痛，原因不明，应加强股四头肌锻炼。其他的并发症与移植物的采集位置有关。如应用异体移植物，尚有免疫反应及传播疾病之风险。

2. 陈旧性前交叉韧带损伤的治疗　陈旧性前交叉韧带损伤有两种情况：①胫骨髁间隆突撕脱骨折，由于骨折移位，在膝关节内前部对膝关节活动发生阻挡作用，膝关节伸直受限，对其治疗应手术切开复位。若撕脱骨折在移位处并未完全骨性愈合，可以清除骨折凹中的瘢痕组织，将撕脱骨折块复位，如同新鲜骨折一样用钢丝固定，术后效果仍然很满意。时间久者，即使韧带有些挛缩，术中夹持韧带慢慢牵引，屈曲关节，都能使骨折复回原位。②陈旧性韧带撕脱或断裂，其主要症状为膝关节不稳，往往前直向不稳定或伴有旋转不稳定，膝关节活动正常。对陈旧性前交叉韧带损伤处理，可做两种选择：对年龄较大，症状不严重，股四头肌萎缩，有膝关节骨关节炎表现者，行保守治疗。对年龄轻，症状较严重，无骨关节炎表现者，可行修复重建手术治疗。撕脱骨折缝合者固定 4 周。止点撕脱及中部断裂者，石膏固定 6 ~ 8 周。拆除石膏后练习关节活动。ACL 重建术后以长腿支具固定膝关节于屈曲 20° ~ 30°位。练习股四头肌收缩。术后一周即可开始膝关节屈伸锻炼。术后 4 ~ 6 个月恢复正常运动。恢复正常活动的标准很多，大致包括以下几点：膝关节最大活动幅度；与健侧对比胫骨前移小于 3mm；正常的股四头肌肌力和腘绳肌肌力的完全恢复；功能测试达到健侧的 85%。总体来说，ACL 重建手术和积极有效的康复锻炼，可使 90% 的患者膝关节活动功能完全恢复或接近正常。

(二) 后交叉韧带(PCL)损伤

后交叉韧带(PCL)是一个宽厚的韧带，从股骨髁外侧向后止于胫骨平台后方关节外，并延伸至关节线下 1cm。它主要分前外束和后内束两束。其损伤多由于向后的直接暴力作用于胫骨近端前方所致，最常见的原因是汽车仪表板损伤，当膝关节屈曲 90°位，仪表板向后作用于胫骨前方造成 PCL 损伤。损伤后不仅造成直向不稳，还可导致膝关节旋转不稳。文献报道，PCL 损伤部位的发生率如图 97-92。

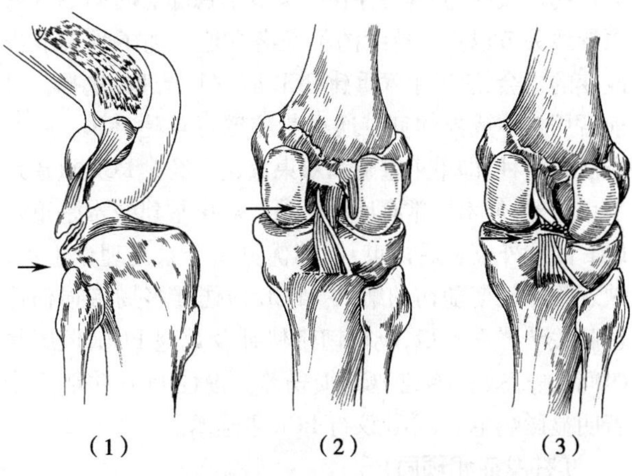

图 97-92　后交叉韧带损伤部位发生率(箭头所指)
(1)胫骨止点撕脱 70%；(2)股骨止点断裂 15%；(3)韧带中部断裂 15%

【临床表现与诊断】

PCL损伤的患者很少感觉到膝关节内撕裂声或关节不稳,更多的是主诉疼痛、肿胀和关节僵硬。亚急性或慢性PCL损伤其症状可从无症状到明显不稳和疼痛不等。慢性PCL损伤患者主诉不是不稳而是疼痛,原因是PCL缺如,胫骨向后半脱位,显著地增加了髌股关节和内侧间室的应力。体检可见胫骨近端前缘皮肤擦伤或淤血,腘窝处瘀斑。后抽屉试验时胫骨后移增加为重要体征,表示PCL断裂,即后抽屉试验阳性。此检查必须以健侧关节作对比。另一个是后陷试验(sag test)。患者仰卧位,屈髋屈膝,由于重力牵拉使胫骨下陷半脱位,股四头肌收缩时,半脱位复位,表示阳性。PCL损伤往往伴有其他韧带或半月板的损伤,应对膝关节彻底检查,尤其是后外侧结构。

X线检查:膝关节侧位片胫骨向后半脱位提示PCL损伤,后抽屉试验下双膝关节对比侧位片更明显。慢性PCL损伤X线往往显示关节内侧间隙退行性改变。MRI检查PCL损伤有95%~100%的灵敏度。

关节镜检查:可直接观察PCL损伤情况,但必须先洗净关节内积血。对滑膜下PCL损伤应提高警惕。

【治疗】

1. 非手术治疗　非运动员患者,单纯PCL损伤可行保守治疗。以长腿石膏将患膝固定于屈曲30°位6~8周,并在石膏干固前将患侧胫骨上端向前推至正常膝部形态,早期行股四头肌锻炼。大部分患者经非手术治疗后,对关节功能恢复是满意的。Ⅰ、Ⅱ度PCL损伤预后较好。

2. 手术治疗　手术适应证是:①PCL止点撕脱骨折;②合并半月板损伤;③PCL损伤伴多韧带损伤;④慢性PCL功能不全。PCL撕脱骨折如果无移位,可非手术治疗。移位明显则切开复位内固定。单纯PCL损伤大多数医师仍然主张采取非手术治疗。尽管患者主观感觉短期疗效好,但客观存在的关节不稳随着时间的推移而导致关节退变。持续的不稳潜在地增加了骨关节炎改变的机会,所以手术重建PCL是一个合理的选择。目前常用自体或异体韧带通过骨隧道行重建PCL。主要方法有两种:即单束重建和双束重建。经典PCL重建是单束重建,但术后常有后侧松弛。双束重建技术是重建PCL的前外束和后内束,但其优势迄今只是理论上的,缺乏临床长期随访的结果。PCL损伤伴多韧带损伤往往膝关节严重不稳,应行韧带修补及重建PCL,但康复时间长,疗效较单纯PCL损伤差。慢性PCL功能不全若明显影响生活,亦建议行PCL重建术。

【并发症和预后】

PCL术后仍有松弛,但患者主观是满意的。急性PCL损伤伴多韧带损伤修复后,常引起关节纤维粘连僵硬。非手术治疗功能恢复预后也很好。训练强大的股四头肌肌力可显著弥补PCL松弛的影响。运动员至少3个月康复才可恢复运动。而Ⅲ型损伤有明显不稳者及伴多韧带损伤患者,尽管通过PCL重建修复和康复锻炼得到理想的恢复,但大部分不太可能恢复竞技运动。

(王思群　夏军)

十一、髌骨骨折

髌骨是身体中最大的籽骨。位于膝前方,与股骨形成髌股关节。股四头肌沿着髌骨前方,向下形成髌韧带,止于胫骨结节,两侧股四头肌扩张部为髌旁腱膜。股四头肌、髌骨和髌韧带三者构成一完整的伸膝装置。髌骨在膝关节生理运动中主要有三个作用:①传导并增强股四头肌的作用力;②协助维持膝关节的稳定;③增加与股骨髁的接触面,使作用于股骨上的压应力得到合理的分布。

【病因及分布】

髌骨横断性骨折,多由于股四头肌急骤猛烈收缩造成。如在走路时,脚下一滑,此时股四头肌猛烈收缩,使髌骨拉成两段,造成横断性骨折,髌旁腱膜撕裂也大。若肢体不能支撑着身体,继之跪倒在地,使已断的髌骨远端直接撞击地面,受到直接暴力作用,形成粉碎性骨折。同时还有膝前方皮肤挫伤或破裂。另一种为直接暴力,即伤力直接打击在髌骨上,形成髌骨粉碎性骨折。这种骨折移位少,髌旁腱膜和关节囊损伤也少,但髌骨的关节软骨面损伤严重,如处理不当骨折愈合后关节面高低不平,很容易形成骨关节炎而产生疼痛。

【临床表现与诊断】

髌骨骨折多有外伤史,膝部肿胀,膝关节积血,髌上囊丰满,有皮下瘀斑,疼痛,膝关节不能主动伸直。检查骨折部位有压痛,可扪及两骨折块分离的沟槽,呈马鞍状。由于髌骨位置表浅,诊断容易,但移位不明显或只有裂隙骨折者则不易诊断,必须借助X线检查,有的需要CT检查。应摄膝关节侧位及轴位X线片,前后位摄片有时价值不大。侧位虽然对判断横断性骨折以及骨块分离最为有用,但不能了解有无纵形骨折及粉碎性骨裂。髌骨骨折需与副髌骨相鉴别。副髌骨大多在主髌骨外上角,两块相对面边缘整齐光滑,临床上局部无压痛,且多为双侧性,摄对侧同一部位的X线片即可证实。如临床上怀疑有髌骨骨折而X线片阴性者,还应考虑有股四头肌的髌骨附着部或髌韧带的髌骨附着部损伤可能。

【治疗】

髌骨骨折的治疗原则是尽可能保留髌骨。充分恢复其后关节面的平整、修复股四头肌扩张部分的裂伤、早期锻炼股四头肌。在可能条件下,早期练习膝关节伸屈活动,以期通过塑造,使髌股关节恢复吻合,并减少膝关节僵硬等并发症的发生。

1. 新鲜无移位的骨折 以长腿石膏将膝关节固定于伸直位,疼痛减轻后开始股四头肌收缩锻炼,三周后即可下地练习行走。4~6周拆除石膏,并开始膝关节屈伸活动。

2. 新鲜移位骨折 一般采用手术治疗。

(1) 横断性骨折:建议采用切开复位内固定。内固定的方式有两种:①钢丝内固定(图97-93)。在髌骨前方做弧形或纵向切口,清除关节内血肿,用钢丝分别穿过两个骨折块将髌骨复位。注意关节面须平整,将钢丝收紧并打结,残端埋入周围软组织内,不可放在皮下,以免日后刺激皮肤。同时缝合髌旁腱膜、关节囊及关闭切口。②克氏针张力带钢丝固定。行髌骨中央纵向切口或髌下弧形切口。清除关节内积血,直视下复位,触摸关节面平整后,以髌骨钳暂时固定,用两根平行的克氏针纵行穿越上下骨折块。再用1mm直径的钢丝按8字形绕过上、下两端露出的克氏针,并将钢丝拉紧结扎。同样残端埋入股四头肌腱或髌韧带内,避免日后刺破皮肤(图97-94)。同时将髌旁腱膜和关节囊缝合。若固定确切,术后可不需要石膏固定,早日进行无负重的膝关节伸屈活动。

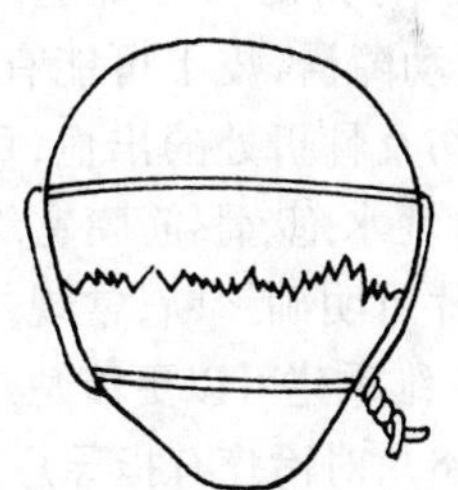
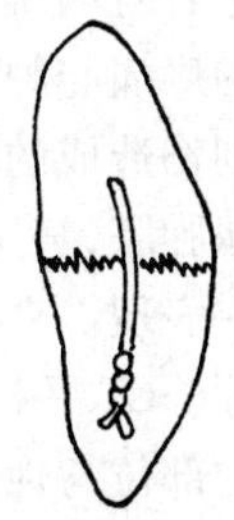

图97-93 髌骨骨折的钢丝内固定

若上下极骨折,且骨片很小,应尽量保留肌腱或韧带附着的骨组织,将其连同股四头肌腱或髌韧带缝于骨面上,尽可能形成骨性愈合。如碎骨片太小无法

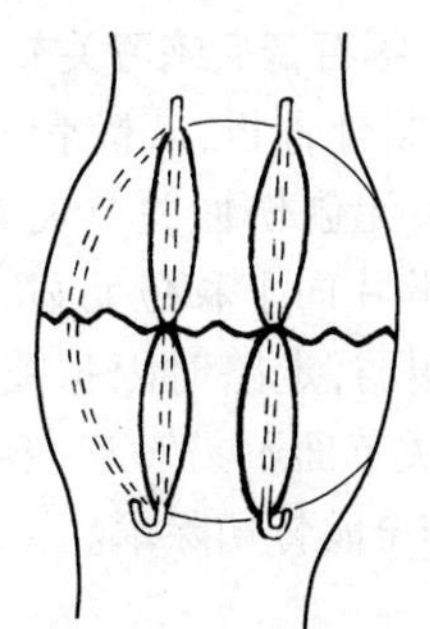

图97-94 髌骨骨折的张力带钢丝内固定

保留固定,可做髌骨部分切除术,切除后将髌腱或髌韧带缝于骨面上(图97-95)。

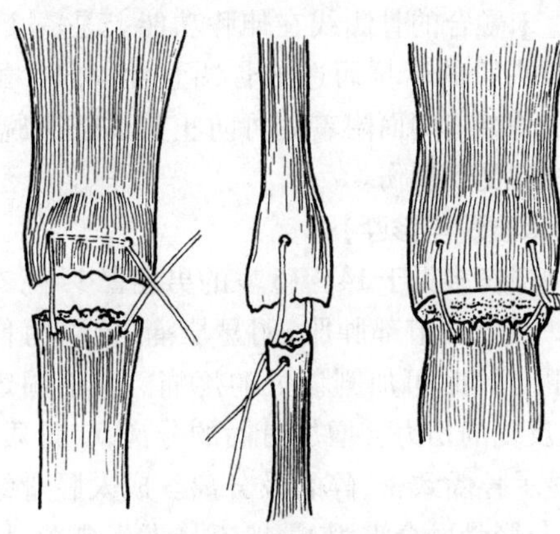

图97-95 髌骨部分切除术
示股四头肌肌腱的缝合方法

(2) 粉碎性骨折:若移位不严重,经复位后关节面基本完整,应尽可能保留全髌骨,行张力带钢丝固定或环绕固定。合适的患者亦可用髌骨爪形固定器(聚髌器)治疗。对移位严重的粉碎骨折,无法在复位后固定,年龄较大,可考虑行全髌骨切除术。修补髌旁腱膜和关节囊,股四头肌腱和髌韧带重叠缝合。不能直接缝合的,可行股四头肌腱膜翻转修补术(图97-96)。术后用

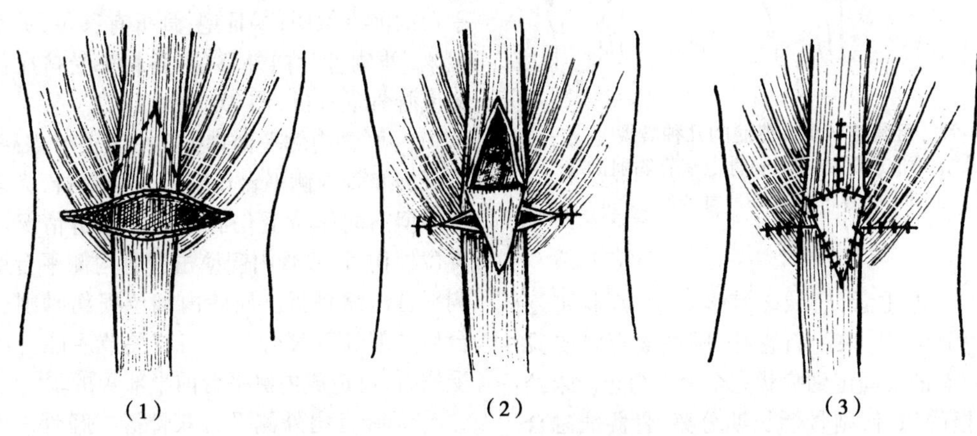

图97-96 髌骨全切除术后股四头肌肌腱的缝合方法
(1)股四头肌肌腱上做切口;(2)翻转肌腱;(3)缝合

石膏固定4~6周,拆石膏后练习关节活动。

(3)陈旧性髌骨骨折:若髌骨骨折不愈合,但关节活动基本正常,无创伤性关节炎者,可不需要手术治疗。如髌骨上碎片向上移位明显,则患者因股四头肌无力,伸膝作用弱,走路时因膝关节不稳而容易跌倒。在手术时若关节面不易对齐,容易产生骨关节炎而导致疼痛,可作全髌骨切除术。

(张 权)

十二、胫骨结节撕脱骨折和骨骺分离

【病因】

胫骨结节骨骺一般为胫骨上骺的延伸部分,或系来自一个化骨中心,在18岁以前,与胫骨尚不能牢固地融合。未融合的骨骺线在伸膝功能上是一个弱点,可因股四头肌的牵拉而造成骨骺急性撕脱。虽然髌韧带的胫骨结节侧面附着处可防止其真正撕脱,但结节的骺线已受到损伤。

【临床表现与诊断】

此种损伤多见于14~16岁的男性青少年,有剧烈运动史。胫骨结节部肿胀,明显压痛,抗阻力伸膝运动或上下台阶时可加剧该处的疼痛。若不固定保护膝关节,反复的伤力会增加骨骺的分离,使骨质增厚。X线片显示骨骺致密、碎裂及分离。成人胫骨结节基底宽厚,与胫骨融合牢固,一般不易发生撕脱骨折,但由于暴力作用也可发生。本病可分为三种类型:①胫骨结节部分撕脱;②胫骨上端骨骺前部分离;③胫骨上端骨骺前部撕脱(图97-97)。

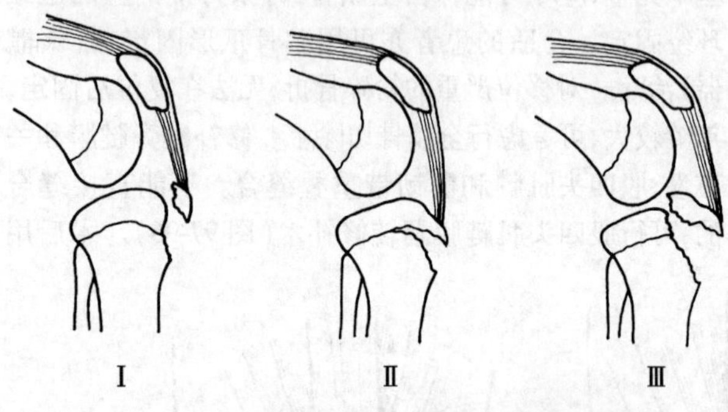

图97-97 胫骨结节骨骺撕脱的几种类型

Ⅰ. 胫骨结节部分撕脱;Ⅱ. 胫骨上端骨骺前部分离;Ⅲ. 胫骨上端骨骺前部撕脱

【治疗】

一般症状不严重者,应减轻其运动量,症状可逐渐消失。症状严重者,采用石膏托、膝托或行走支具固定6~8周,有的要固定到症状完全消失为止。未经治疗继续劳损的患者,则骨骺长期分离,骨骺线融合不佳。对不同的类型治疗有所不同。

1. 胫骨结节部分撕脱 撕脱骨片可能向上移位。先行手法复位,如撕脱骨片不能手法整复的,可切开复位缝合固定,必要时用螺丝钉或钢针内固定。术后石膏固定8~10周,拆除石膏后进行关节功能锻炼。

2. 胫骨上端骨骺前部分离 只是胫骨上端骨骺前方唇状部分向上掀起,其基底部尚未完全骨折。一般用手法能将骨片复位,不需要手术治疗。

3. 胫骨上端骨骺前部撕脱 有时损伤较重,唇状骨片可在其基底部发生骨折,骨折线向上向后进入关节,影响活动。可用手法整复,整复不能者需要切开复位缝合固定,必要时用螺丝钉或钢针固定。术后用石膏固定于膝关节伸直位,练习股四头肌的收缩活动。6周后拆除石膏,锻炼关节功能。

(张 权)

十三、胫骨平台骨折

胫骨平台骨折为骨科常见疾病。由于膝关节内局部解剖复杂,又是下肢重要的负重关节,而胫骨平台是膝关节的重要组成部分,如早期处理不当日后容易造成创伤性关节炎、关节不稳、关节僵硬等后遗症,严重影响下肢的功能。

【临床表现与诊断】

患者有明确的外伤史。骨折之后膝部立即出现明显的疼痛与肿胀,关节活动障碍,皮下可能有淤血。由于创伤造成的软组织损伤及骨折处的出血,可能造成小腿肿胀,甚至出现张力性水疱、骨-筋膜室综合征的一些表现。良好的X线片可明确诊断,常规拍摄正侧位片。CT平扫、二维及三维重建可以更清楚地观察骨折的部位与性质(图97-98),对治疗有指导意义。

【骨折分类】

1. 胫骨外侧平台骨折 由膝关节伸直位受到外翻伤力所致,有三种情况:①Ⅰ型:骨折无移位或移位很小,即使粉碎骨折,外侧平台仍保持良好形态,并无腓骨骨折;②Ⅱ型:软骨下粉碎骨折和塌陷位于胫骨平台的前方偏中;③Ⅲ型:骨折有移位,关节面呈粉碎塌陷,外侧骨片向外移位,腓骨头受挤压而产生腓骨头或腓骨颈骨折(图97-99)。

2. 胫骨内侧平台骨折 由膝关节内翻伤力造成。表现为胫骨内侧平台压缩或劈裂骨折,大多无明显移位。但不同体位受伤有不同的骨折情况。膝关节伸直位损伤时,股骨内髁撞击胫骨内侧平台引起胫骨内侧平台压缩骨折。屈膝内翻位损伤时则引起内侧平台后半部的劈裂骨折。当膝关节屈曲且小腿内旋位受伤时,可造成内侧平台前半部骨折。

3. 胫骨内外侧平台双骨折 胫骨内外侧平台双骨折(图97-100)发生于垂直压缩伤力,股骨内、外髁撞击胫骨内、外侧平台而引起。如伴有外翻应力,则

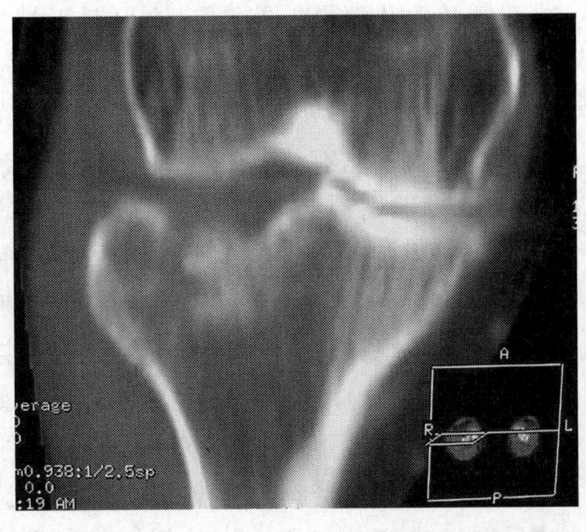

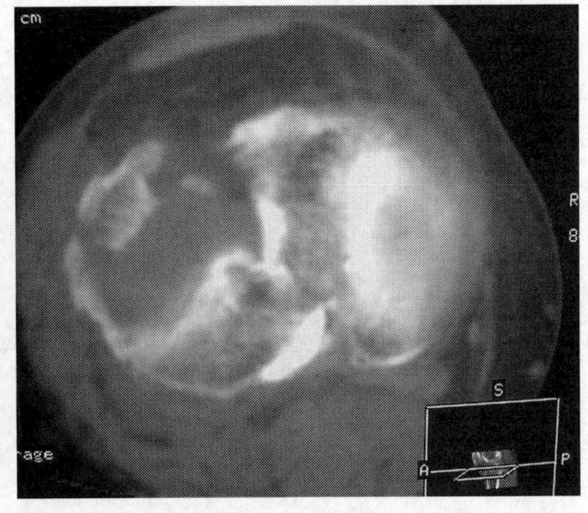

图 97-98　CT 图像显示骨折部位的移位状况

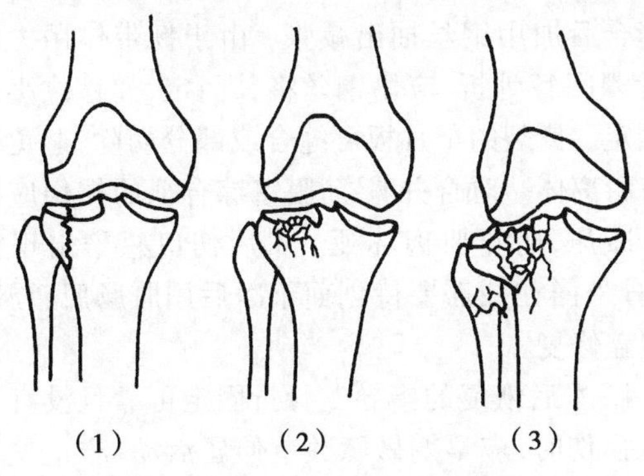

图 97-99　胫骨外侧平台骨折

（1）Ⅰ型;（2）Ⅱ型;（3）Ⅲ型

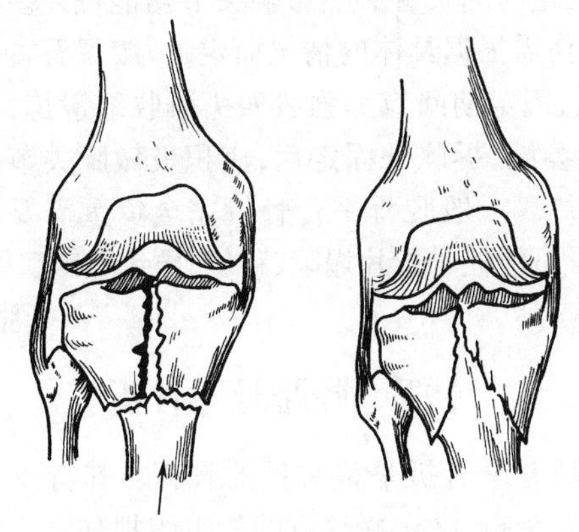

图 97-100　胫骨内、外侧平台骨折

胫骨外侧平台损伤较内侧重。如伴有内翻应力,则胫骨内侧平台损伤较外侧重。

【临床表现与诊断】

患者常有极度内、外翻或纵向外伤史。膝关节肿胀、疼痛、活动受限,可有异常的内外翻活动。有时并发韧带、半月板及神经血管损伤。X 线片对骨折可明确诊断。CT,尤其是三维 CT 可清晰显示胫骨平台塌陷情况,为选择治疗方法提供可靠依据。

【治疗原则】

胫骨平台骨折属于关节内骨折,复位要求较一般骨折为高。一方面必须使塌陷及劈裂的骨折片复位,恢复关节面的平整,同时需要纠正膝外翻或内翻畸形,减少创伤性关节炎的发生。另一方面须牢固固定,满足膝关节早期功能锻炼,预防或减少粘连的发生。

对无移位或轻微移位的骨折,可用长腿石膏将患肢维持在与损伤应力作用相反的方向。如内翻损伤造成胫骨内髁骨折,应将长腿石膏固定于外翻位。而就多数胫骨平台骨折而言,都有关节面的塌陷,需要手术治疗。

1. 手术时机选择　胫骨平台骨折若为高能量损伤,需重视软组织覆盖的完整性。若手术切口区域存在水疱或挫裂伤,应暂缓切开复位内固定,可用外固定支架临时固定,等待二期手术。一般来说,对于闭合性骨折的手术时间应选在伤后第 3 天内(此时局部肿胀还不严重),或伤后 7 天左右(此时局部肿胀有所消退)。尽量避免在肿胀高峰时期(伤后 3～5 天)手术,肿胀高峰时局部反应容易产生张力性水疱。若合并有张力性水疱等局部皮肤条件不佳则禁止做开放手术,否则伤口感染的可能性显著增加。

2. 手术治疗　手术入路根据需要而定。外侧平台骨折一般选择髌骨旁直切口,分离外侧肌肉起点和髂胫束纤维直至骨表面。膝关节在外侧半月板的下方打开,以便获得良好的视野看清关节面。撕裂的半月板应缝合而不是切除。对于平台骨折存在后侧较大骨块明显移位者,可选择辅助的后内侧或后外侧切口。

胫骨平台骨折 Schatzker 分型及应对:

(1) 单纯劈裂骨折:典型的为楔形无粉碎骨折块向外下移位,常见于无骨质疏松的年轻患者。过去往往应用骨栓或钢丝固定(图 97-101),而目前通常应用两枚松质骨螺钉或符合解剖形态的 T 形接骨板固定。

(2) 劈裂合并压缩骨折:侧方楔形骨块劈裂分

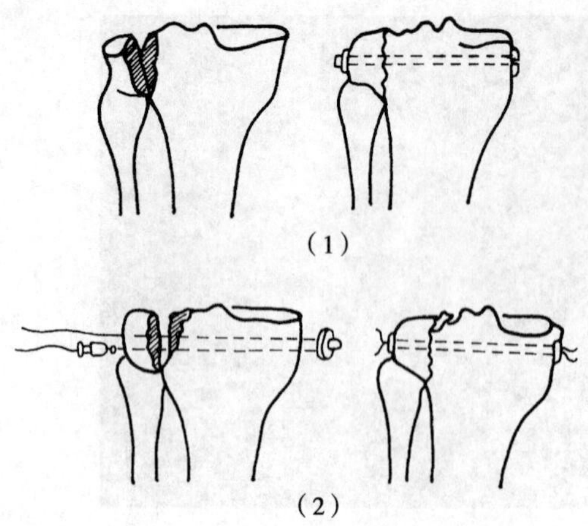

图 97-101 胫骨髁骨折切开复位和内固定
(1)骨栓固定;(2)钢丝固定

离,关节面向下压缩入干骺端,多见于老年患者。如果关节面塌陷超过5mm或存在膝关节不稳时,应该切开复位植骨恢复平台高度。用松质骨螺钉或外侧皮质支撑接骨板固定。最近设计的胫骨平台接骨板,近端采用3~4枚平行于关节面螺钉的"排钉"设计,对复位的关节面有较好的支撑作用。

(3)单纯中央压缩骨折:关节面被压缩陷入平台,外侧皮质完整,容易发生于骨质疏松患者。可在关节镜下,通过有限暴露在胫骨皮质上开一小窗到达塌陷的关节面,从下方抬起塌陷的骨块,填入植骨块并用经皮空心螺钉固定(图97-102)。如塌陷严重或应力位X线证实膝关节不稳,关节面应植骨垫高,外侧皮质用支撑接骨板固定。

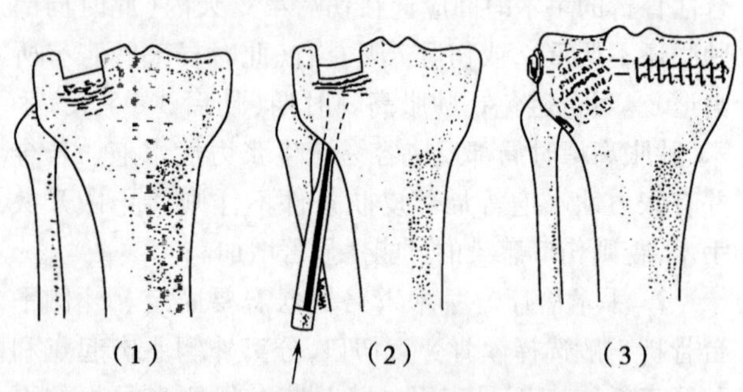

图 97-102 平台中央压缩骨折的微创手术
(1)平台凹陷骨折;(2)复位;(3)植骨与固定

(4)内侧平台骨折:此型骨折可以是单纯楔形劈裂骨折,或是粉碎和压缩骨折,常累及胫骨棘。这种骨折易于内翻成角,应切开复位,内侧支撑接骨板和松质骨螺钉固定。

(5)双髁骨折:两侧胫骨平台劈裂,鉴别特征是干骺端和骨干仍保持连续性。双髁用支撑接骨板和松质骨螺钉固定。

(6)伴有干骺端和骨干分离的平台骨折,除单髁或双髁及关节面骨折外,还存在胫骨近端横行或斜行骨折。由于骨干和干骺端分离,使得该型骨折不适用于牵引治疗,大部分应用支撑接骨板和松质骨螺钉固定。如果双髁均有骨折,每一侧均应用接骨板固定。近年来,提倡用锁定接骨板治疗这些难以处理的骨折。

3. 并发症的处理 由于骨折后患肢肿胀、剧烈疼痛因素难以做物理检查,不能排除伴有韧带、半月板损伤的可能。如遗留这些损伤而没有早期处理将给后期处理带来很大的麻烦,且后期处理的效果远没有早期好。容易发生膝关节不稳、创伤性关节炎、膝关节退行性变等。疑有这些软组织损伤时应扩大切口或另取切口充分显露。内外侧韧带断裂应一期缝合修复,止点撕脱者可用锚钉加以修复;前交叉韧带断裂缝合后加用钢丝抽出减张。由于韧带作用力所致胫骨髁间棘骨折,应用钢丝将其固定,如移位小可不做固定。撕裂的半月板可缝合或部分切除,避免关节内有游离体。对合并骨-筋膜室综合征的损伤应早期切开减压,防止肌肉坏死。术后伤口感染出现接骨板、骨外露往往需要待创面干净后用腓肠肌、局部皮瓣覆盖修复。

4. 术后恢复的指导 骨折固定可靠且没有合并其他损伤时,应早期做膝关节伸屈活动,防止关节粘连及僵硬,有利于其功能早日恢复。使用CPM机无疑有益膝关节早期功能恢复。内固定不牢、骨折粉碎严重、外固定时间长者必然影响关节功能恢复。有合并韧带损伤需根据具体的情况而定,一般用石膏托固定4~6周,固定期间应加强股四头肌收缩锻炼,防止失用性肌萎缩,拆除外固定后,应积极做膝关节的伸屈功能锻炼。一般胫骨平台骨折完全负重需要3个月后,过早可能使骨折片塌陷、移位,导致不良后果。

(张 权)

十四、胫腓骨干骨折

胫腓骨干骨折是很常见的骨折。其特点是多为胫腓骨双骨折,常合并较重的软组织损伤。而单独腓骨干骨折则少见,且常为直接撞击所致。

【应用解剖】

胫骨是连接股骨下部,支承体重的重要骨骼,上1/3呈三角形,下1/3呈四方形,中1/3最细,易发生骨折。胫骨前内侧仅有皮肤覆盖,骨折时极易皮肤损伤,形成开放骨折。胫骨长轴略向前内呈弓形,但膝、踝两关节面是平行的,使两关节平衡负重。

腓骨周围有很多肌肉附着,除下端外踝维护踝关节稳定外不承担体重,故不易发生骨折,即使骨折有轻度移位,也容易连接。腓骨颈部有腓总神经跨过,当腓骨颈骨折时腓总神经极易损伤产生足下垂,足不能背屈。

胫腓两骨有骨间膜相互连接，占据两骨的中部4/5，并和深筋膜将小腿分为四室，各组肌群均有神经血管贴骨间膜附近通过，支配和供应各室的肌肉。

胫前动脉和胫后动脉从腘动脉分出后，胫前动脉跨过骨间膜上缘进入小腿前侧。当胫骨上1/3骨折并有向上移位时，很容易压迫腘动脉分叉处，造成小腿下端缺血甚至坏死，故伤后应及时处理。若小腿挤压伤或广泛挫伤，造成前后骨间膜室出血和组织肿胀，引起血管压迫，影响血液循环，则易发生骨-筋膜室综合征。胫骨的滋养血管从胫骨上中1/3交界处进入骨内。如果胫骨中下1/3骨折，骨的滋养动脉断裂，远骨端血供不足，易引起骨不连或骨愈合延迟。

【临床表现与诊断】

临床检查可有典型的骨折体征，局部疼痛，明显肿胀及压痛，可感触到骨擦音和骨擦感。骨折有移位时畸形明显伴假关节形成，可有足外旋和肢体短缩，故一般诊断并无困难。扭转应力所造成的胫腓骨双骨折，骨折线不在同一水平。某些腓骨的骨折线高达腓骨颈，当所摄X线片范围太小时可能漏诊，故小腿正侧位X线片应包括胫腓骨全长。此外，对开放性胫腓骨骨折的软组织损伤容易估计不足。一些严重的并发症，尤其是血管神经损伤、骨筋膜室综合征等，往往由于诊断和处理不及时而导致严重的后遗症。因此，必须仔细检查软组织损伤的程度，足背动脉的搏动，足部皮温、感觉和踝、足趾关节的功能。

【治疗】

胫腓骨骨折治疗的目的，是恢复肢体长度与力线，使之无成角或旋转畸形。膝、踝两关节面维持平行，使胫骨有良好的对线。因胫骨是下肢主要负重骨，故治疗重点在于胫骨。只要胫骨骨折能达到解剖复位，腓骨骨折也会有良好的对位对线，但不一定强求解剖复位。出于对早日功能锻炼、提高生活质量、减少并发症及方便护理的考虑，目前对胫腓骨骨折多主张手术治疗。

1. 交锁髓内钉固定术　是目前治疗胫骨干骨折的最常用方法。可根据骨折的性质和复位的难易程度选择采取闭合复位、有限切开复位及完全切开复位。复位后，取正中或髌腱旁入路，暴露胫骨结节上方、髁间区下方的斜坡骨面，于此处开道，插入导针，依次扩髓，选择合适长度与粗细的髓内钉沿导针插入，然后在导向器指引下分别攻入近端锁定螺钉与远端锁定螺钉。也可在透视下植入远端锁定螺钉（图97-103）。

胫骨交锁髓内钉操作简单、固定确切，术后多不需要石膏固定，可以早期进行膝、踝关节的功能康复

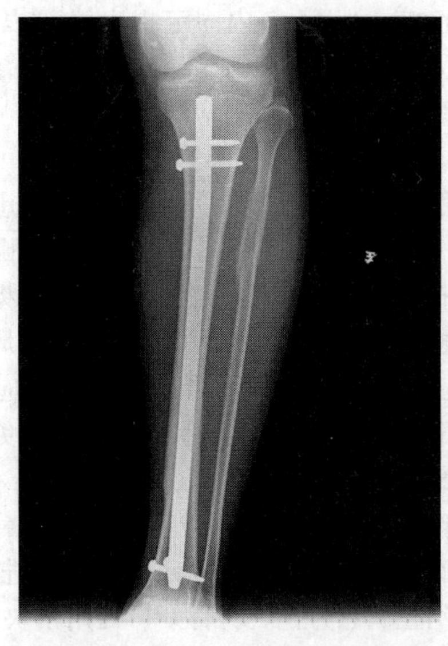

图97-103　胫骨骨折交锁髓内钉固定

锻炼，大大减少了膝、踝关节粘连僵硬等并发症。并有利于肿胀消退、防止深静脉栓塞，还大大方便了术后换药与护理。患者可以早期下地活动，有效提高了生活质量与生活自理能力。

2. 接骨板固定术　对于近端或远端的胫骨骨折，髓内钉固定不确切，可选用接骨板固定。目前应用于临床的有普通接骨板、加压接骨板、有限接触加压接骨板、LISS接骨板以及各种解剖接骨板和锁定接骨板。可根据条件与临床需要选择应用。科学技术的发展使多数接骨板固定的胫骨骨折都能达到牢固固定的目的，满足早期活动与早期功能锻炼的目的。

需要指出的是，坚强的接骨板内固定，可使骨的生理应力消失，发生应力遮挡作用。骨皮质可因此萎缩变薄，拆除接骨板后可能发生再骨折。另外，一般加压接骨板厚度大，植入后会增加皮肤张力，增加皮肤坏死几率。故对软组织条件有一定的要求，避免软组织的坏死与内固定物的外露关系到手术的成败。故对软组织挫伤重或污染严重的开放性骨折不建议使用。由于胫骨前内侧皮肤及皮下组织较薄，接骨板最好放在胫骨的外侧、胫前肌的深面。微创技术的应用及生物固定概念的提出，避免了大面积暴露对软组织的损伤，有效保护了软组织，也促进了骨折的愈合。

3. 外固定架　用于皮肤严重损伤的胫腓骨骨折。外固定架可使骨折得到确切固定，并便于观察和处理软组织的损伤，尤其适用于小腿有烧伤或脱套伤的创面处理。粉碎性骨折或骨缺损时，外固定架可以维持肢体的长度，有利于下次手术和植骨。外固定架的另一优点是膝、踝关节运动不受影响，甚至可以带支架离床活动。外固定支架可以作为临时固定，也可转化

为确定性治疗。然而，与内固定相比较，外固定支架固定并不足够牢固，存在钉道感染的可能，并不作为常规治疗手段。条件许可时应改为内固定。

4. 石膏固定　适用于无移位骨折以及可闭合复位的稳定性横形和短斜形骨折。上石膏时，患者坐于较高的桌、椅上，最好将膝屈曲至直角，小腿垂于桌边。先用石膏绷带从足部包绕至膝下，然后将膝伸直至170°，再将石膏延长至大腿中部。2～3周局部肿胀消退后，应更换无垫管型石膏。固定期间应按时复诊，检查石膏的松紧度，防止骨折移位和避免皮肤压迫坏死。X线片复查有成角畸形，如其成角在15°左右，在石膏干燥后做楔形石膏切开矫正。于骨折成角的凹面沿石膏周径2/3作楔形切开，透视下进行矫正，直到畸形纠正满意为止。石膏开口处用木块支撑，木块下面用羊毛毡或棉花垫好，外用石膏加固。再摄片复查，一般不用麻醉。在石膏未干燥时或成角移位太大时不能作楔形石膏切开矫正。一般来说，成人需要固定2～3个月，青少年约需1.5～2个月。

5. 腓骨骨折处理　单纯腓骨干骨折少见，多由直接暴力击打小腿外侧所致，为横形或粉碎形。中上2/3部位的腓骨骨折，因有胫骨作支架，一般不需要特别处理。下1/3的腓骨骨折因参与踝关节的构成，应良好复位固定。内固定可选用重建接骨板、半管形接骨板、克氏针以及弹性钉等。

6. 开放性骨折　小腿开放性骨折，首先应彻底清创，力争创口迅速愈合，使开放性骨折转变为闭合骨折。清创术后，由于软组织的挫伤肿胀，闭合伤口困难者，可做减张缝合、局部皮瓣、转移皮瓣等。软组织条件好者，也可做游离植皮。皮肤缺损大，上述方法不成功，可延期手术，二期闭合伤口。如创面污染严重，感染可能较大时，则延迟缝合为宜。开放性骨折在清创后，如骨折端经整复后稳定，用外固定支架或长腿石膏固定。如骨折端不稳定，周围软组织清创彻底后，血液供应良好者，可选用不同类型的内固定维持整复后的准确对位，亦有利于手术后的早期功能锻炼。不宜内固定者可用外固定支架固定，也可在Thomas架或Braun架上作跟骨牵引。外固定支架既稳定了骨折，又便于伤口观察和处理，对于胫腓骨开放性骨折是一种理想的治疗方法。

7. 感染性骨折　对于感染性胫腓骨骨折，以往常规治疗是先治愈创面，再处理骨折。此法治疗时间长，功能恢复差。用中西医结合疗法治疗，对骨折采用跟骨牵引，伤口予以换药，中药膏外敷，使感染伤口有效的愈合，降低创面的感染程度，使骨折能在创面的愈合期内同时得到处理。感染伤口要引流通畅，当肉芽组织完全把外露骨覆盖时，即可植皮。对于合适的病例，外固定支架代替跟骨牵引，疗效更佳。

（张　权）

十五、踝部韧带损伤

踝关节韧带损伤，是日常生活中很常见的疾病，约占全身关节软组织损伤中80%以上。它可发生在任何年龄段，以青壮年多见。其中又以外侧韧带损伤最多，单纯内侧韧带损伤较少见。踝关节的主要韧带分为三组：下胫腓联合韧带、内侧副韧带（三角韧带）和外侧副韧带。大部分踝关节韧带急性损伤经治疗可以愈合，部分发展为慢性的踝关节不稳。

（一）外侧副韧带损伤

外侧副韧带由前中后三束组成，它的解剖关系与治疗密切相关：①前束距腓前韧带呈水平位。附着于外踝下1/3前缘及距骨颈外侧面。它阻止距骨向前半脱位，并抵抗内旋。②中束为跟腓韧带，向下呈30°斜行。附着于腓骨下极与跟骨后外面小的骨突。主要功能是阻止足内翻。③后束为距腓后韧带，呈三角形，起于腓骨后面，止于距骨后突的外侧结节。它能阻止距骨向后移位。

【损伤机制与病理表现】

踝关节内踝较外踝短，外侧副韧带较内侧副韧带弱。在高低不平的路面上行走或下楼梯时不慎失足，足处于极度内翻跖屈位，使外侧副韧带过度牵拉而引起损伤。单纯的距腓前韧带损伤在踝关节扭伤中最为常见，其次是距腓前韧带与跟腓韧带同时损伤。大多数韧带损伤为撕裂或断裂，有时也可表现为距骨或腓骨的撕脱性骨折。单纯跟腓韧带损伤少见，见于部分距下关节不稳患者。距腓前韧带、跟腓韧带与距腓后韧带同时损伤非常罕见。

【临床表现】

踝关节外侧副韧带急性损伤患者有明确的足内翻跖屈损伤史。踝部疼痛，跛行或不能负重行走，局部肿胀。明显的皮下淤血、瘀斑提示可能存在韧带的撕裂或骨折。

部分发展为慢性踝关节不稳的患者出现踝关节长期疼痛肿胀，行走不稳感以及反复扭伤。韧带松弛导致的踝关节非生理范围的关节异常运动称之为机械性不稳。而本体感觉缺失、神经肌肉功能障碍、姿势控制缺陷及肌无力相关的慢性踝关节不稳定义为功能性不稳。

【诊断】

检查时将足跟内翻可引起疼痛加剧，踝关节活动范围增大。X线片可见局部软组织阴影增大，有时在韧带止点可见小片撕脱骨折。大部分学者将急性踝关节损伤分为三度：Ⅰ度指距腓前韧带部分或全部断裂;Ⅱ度指距腓前韧带和跟腓韧带部分或全部断裂;Ⅲ度指三条韧带全部损伤。

对慢性踝关节不稳患者应行应力试验明确是否存在机械性不稳。内翻应力试验时距骨倾斜大于15°时阳性,前抽屉试验距骨前移大于5mm时为阳性,即可诊断踝关节机械性不稳。

B超可作为踝关节外侧副韧带损伤的辅助检查,诊断精确性与磁共振相似,但B超检查主观性较强,对操作者的要求高。

磁共振对诊断踝关节外侧副韧带损伤尤其是慢性踝关节不稳非常有帮助。可以同时观察踝关节肌腱、滑膜与软骨损伤情况。

【治疗】

1. 非手术治疗 对于绝大多数的急性踝关节外侧副韧带损伤患者可以采取保守治疗。

非手术治疗包括:经典的急性踝关节外侧副韧带损伤采用"RICE"治疗原则,包括:石膏或支具固定踝关节于轻度外翻位制动;冰敷或外敷活血化瘀的药膏;弹力绑带包扎或;急性期患者应注意休息,并抬高患肢。一般2~3周可以恢复。由于踝部软组织少,吸收慢。肿胀可能持续数周乃至数月才能消退。近年来有学者提倡"POLICE"原则,认为这类患者应早期负重和尽早地功能锻炼。

2. 手术治疗 用于运动员及对运动要求较高的严重的韧带损伤(Ⅲ度及部分的Ⅱ度韧带损伤)和慢性踝关节不稳的患者。手术分两种:一种是解剖修复,直接修复断裂的韧带并用伸肌支持带加强。另一种是非解剖重建,通过自体肌腱或肌腱移植来重建踝关节的稳定性。

(二) 内侧副韧带损伤

内侧副韧带又叫三角韧带,它分深浅两层:浅层,止于前丘部,由舟胫束、跟胫束和浅层距胫束组成。深层,止于后丘部和丘间沟,由前、后距胫韧带组成。三角韧带是踝关节最重要的稳定结构。浅层主要限制后足外翻,深层限制距骨外旋与外移。

【损伤机制】

内侧副韧带损伤较外侧副韧带损伤少见。其损伤机制为踝关节突然强制外翻,往往合并有外旋的暴力。多数病例可深、浅层同时断裂,但也可浅层完整,单纯深层断裂,或有内踝撕脱骨折。内侧副韧带浅层断裂时距骨可无明显倾斜及侧向移位。单纯的内侧副韧带损伤较少见,常伴有踝关节骨折或下胫腓韧带损伤。

【临床表现与诊断】

有足部外翻性损伤史。局部肿胀、疼痛和皮下淤血,行走困难。内踝下有压痛,常有淤青瘀斑,外翻踝关节时疼痛加剧。单纯内侧副韧带损伤时X线片可无阳性发现,但同时伴有外踝骨折或下胫腓联合损伤时可见踝穴增宽。

【治疗】

1. 非手术治疗 单纯内侧副韧带损伤治疗原则同外侧副韧带损伤,所不同的是将踝关节固定于内翻位。

2. 手术治疗 一般的内侧副韧带损伤不需要手术治疗。如同时伴有下胫腓韧带损伤或外踝骨折使踝穴增宽的患者,在手法复位不满意后可做内侧韧带修复术。修复后的韧带具有正常的抗张力强度。对急性内侧副韧带损伤手术方法一般是直接缝合、打骨隧道或用带线的骨铆钉缝合。

(三) 下胫腓联合韧带损伤

约有1%~16%的踝关节扭伤伴有下胫腓联合韧带的损伤,也称之为高位踝关节扭伤。下胫腓联合韧带由四条韧带组成:胫腓下联合前韧带,胫腓下联合后韧带,胫腓横韧带和胫腓骨间韧带。其主要功能是伴随腓骨的运动来调节踝穴的大小,维持踝穴的稳定性。

【损伤机制】

单纯下胫腓联合韧带损伤不常见,一般常伴有内、外踝骨折。往往发生在足受强力外翻、外旋暴力时,如患者高处坠落,足外翻着地或足不动,小腿强力内旋时。

【临床表现与诊断】

有足部的外翻、外旋损伤史。踝关节前外侧肿胀与压痛,较踝关节扭伤更为局限。挤压试验压迫腓骨近段诱发疼痛提示下胫腓联合韧带损伤。外旋应力试验将膝关节屈曲90°并将足部外旋,诱发疼痛提示下胫腓联合韧带损伤。X线片可见合并的内外踝骨折。踝关节正位片胫腓间隙大于6mm,胫腓重叠小于6mm,或踝穴片胫腓重叠小于1mm提示下胫腓联合损伤。在怀疑下胫腓联合韧带损伤时,外旋应力摄片可作为常规检查。CT可帮助明确是否合并踝关节骨折,尤其是后踝Volkman骨折,下胫腓联合韧带损伤时可以看到胫腓骨在下胫腓联合水平的位置关系发生变化。磁共振与B超可以作为下胫腓联合韧带损伤的辅助检查。

【治疗】

1. 非手术治疗 对下胫腓联合韧带损伤而分离不明显者,治疗原则同踝关节外侧副韧带损伤。对迟发性下胫腓联合分离者,如果分离可复位,予以支具固定6~8周,拆除石膏后进行功能锻炼。

2. 手术治疗 下胫腓联合韧带损伤伴下胫腓联合脱位需手术治疗。固定下胫腓联合的方法很多:下胫腓联合螺钉；纽扣固定；螺栓；U 形钉等。6 周后患肢才能负重行走。

（马　昕）

十六、踝部骨折

踝部骨折是最常见的关节内骨折，主要由引起距骨移位的间接暴力所致。直接暴力引起的少见。

踝关节是一个复杂的铰链样结构，其中骨和韧带起着重要的、不可分割的作用。正常的功能主要依靠其精细结构的完整性。内侧结构（包括内踝及内侧副韧带）、外侧结构（外踝与外侧副韧带）以及下胫腓联合（包括下胫腓联合韧带、骨间膜和后踝）这三部分结构对踝关节稳定性起着至关重要的作用。累及两处以上的踝关节骨折通常需要手术治疗。

【分类和损伤机制】

目前踝部骨折分类中较常用的是 Lauge-Hansen 分类法，他通过尸体研究后提出，此分类能提示踝关节损伤机制。该分类强调踝关节骨折受伤时足踝部的体位，暴力的方向以及骨折移位的病理形态。

1. 旋后（内翻）内收损伤　足呈跖屈内收内翻位。分成二度，Ⅰ度为外踝撕脱骨折，外侧韧带损伤；Ⅱ度为内踝骨折，骨折线倾向垂直。

2. 旋后（内翻）外旋损伤　足呈跖屈内收内翻位，距骨外旋，胫骨内旋。分成四度，包括：Ⅰ度为下胫腓韧带损伤；Ⅱ度同时有腓骨下端螺旋形骨折；Ⅲ度为Ⅱ度加后踝撕脱骨折；Ⅳ度为Ⅲ度加内踝骨折或内侧副韧带断裂。

3. 旋前（外翻）外旋损伤　足处于旋前背屈外翻位，而距骨外旋。分为四度：Ⅰ度内踝撕脱骨折；Ⅱ度三角韧带撕裂；Ⅲ度下胫腓韧带撕裂；Ⅳ度腓骨干螺旋骨折。

4. 旋前（外翻）外展损伤　足处于旋前位，而距骨外展。分成三度，Ⅰ度内踝撕脱骨折，三角韧带撕裂；Ⅱ度同时有下胫腓韧带撕裂；Ⅲ度为Ⅱ度伴有腓骨干横行或蝶形骨折。

5. 旋前（外翻）背屈损伤　足外翻位同时踝关节背屈伤力所致。分成四度，Ⅰ度为胫骨前或后唇骨折；Ⅱ度为Ⅰ度内踝骨折；Ⅲ度为Ⅱ度伴有腓骨骨折；Ⅳ度为胫骨远端粉碎性骨折。

另外还有 Danis-Weber 分类，强调是否同时合并下胫腓联合损伤。根据外踝骨折的位置高低分型。

Ⅰ型：外踝骨折低于胫距关节水平，相当于 Lauge-Hansen 分类的旋后内收型。

Ⅱ型：外踝骨折位于胫距关节水平，相当于 Lauge-Hansen 分类的旋后外旋型和旋前外展型。

Ⅲ型：外踝骨折高于胫距关节水平，相当于 Lauge-Hansen 分类的旋前外旋型。

【临床表现与诊断】

患者有明确外伤史，行走或运动时足的内翻或外翻位扭伤，高处坠落或车祸伤。伤后踝关节局部肿胀、压痛、皮下淤血、畸形和功能障碍。查体局部压痛明显，有时可查及骨摩擦音或骨摩擦感。

摄取 X 线片有助于明确踝关节骨折的诊断，内外翻应力试验可协助诊断踝关节是否稳定。对于结构复杂的踝关节骨折，螺旋 CT 及影像学重建技术可以帮助临床医生立体、直观地了解骨折类型及移位情况，指导手术方案的制订。如三踝骨折（内踝、外踝、后踝骨折）、Pilon 骨折（垂直暴力导致的胫骨干骺端及关节面塌陷性骨折）、后 Pilon 骨折（胫骨后唇的粉碎性骨折伴有关节面塌陷）、Tillaux 骨折（下胫腓前韧带在胫骨起点处发生的撕脱骨折）、Maisonneuve 骨折（为旋前外旋Ⅳ度损伤，外旋暴力导致的腓骨近段骨折，常合并下胫腓分离及内侧结构损伤）。

磁共振检查可以清晰地显示踝关节内外侧副韧带、下胫腓骨联合韧带、距骨骨软骨损伤及肌腱软组织的损伤情况。目前在踝关节骨折中并不作为常规检查项目。

【治疗】

踝部骨折的治疗目的是恢复踝关节的解剖形态，促进功能恢复，避免晚期创伤性关节炎的发生。

考虑治疗的选择时，习惯上首先判断踝关节骨折为稳定骨折或不稳定骨折。对于无移位的或稳定的踝关节骨折；不需要反复整复可达到并维持解剖复位的有移位的骨折；全身或局部条件无法耐受手术的情况可以考虑采取非手术治疗。采用石膏托或夹板外固定踝关节于中立位，1～2 周待肿胀消退后更换为管型石膏。石膏外固定时间一般为 6～8 周，扶双拐不负重行走。受伤早期抬高患肢，局部间歇性冰敷减轻水肿。

一般认为手术指征是：①闭合复位后距骨及外踝向外移位超过 2mm；②闭合复位后距骨和内踝间隙超过 3～4mm；③后踝骨折块累及关节面超过 1/4，闭合复位后关节面不平，距骨仍有后脱位倾向者；④陈旧性踝部骨折伴有疼痛及踝关节不稳者；⑤踝关节骨折后有创伤性关节炎影响行走者可做踝关节融合术。

踝关节骨折一般首先复位固定外踝，外踝解剖复位后内踝与后踝往往通过韧带连接自动复位。根据外踝骨折线的位置，骨折块的大小及粉碎程度选择拉力螺钉、张力带钢丝固定或接骨板固定。内踝及后踝可以通过拉力螺钉固定。内侧踝穴复位困难时，可做内踝前方弧形切口探查内侧踝穴有无软骨块或软组织嵌顿。对于旋后内收型骨折，内踝骨折块较大，往

7

往需要接骨板固定。术后行应力实验判断下胫腓联合的稳定性,如果间隙大于 3～4mm 就需要采用下胫腓联合螺钉固定。老年绝经后女性往往伴有骨质疏松,骨折块较为粉碎,术前需仔细研读 X 线及 CT 影像,可以采用锁定接骨板固定。

【康复与预后】

踝关节骨折常见的并发症为伤口感染,骨折畸形愈合与创伤性骨关节炎。伤口感染早期的处理措施主要为加强局部换药、控制感染、改善局部微循环,必要时行皮瓣转移修复创面。踝关节骨折畸形愈合多为复位不良引起,十分强调恢复外踝的长度并且消除腓骨的旋转,以恢复踝穴的完整性。踝关节创伤性关节炎的发生与原始损伤的严重程度、踝关节及下胫腓联合是否恢复稳定及踝穴是否解剖复位等因素相关,踝关节软骨损伤及距骨骨软骨损伤也是继发性创伤性骨关节炎的重要原因。

(马　昕)

第四节　脊柱骨折

一、绪　论

近半个世纪以来,脊柱外科可能是骨科分支专业中发展最为迅猛的一个部分。随着基础研究的不断深入和工程学等其他相关学科技术的发展,脊柱外科领域的一些理念、诊断标准、治疗原则等有了极大的改进。

脊柱生物力学的研究是脊柱外科获得发展的理论基础。从 1962 年 Holdworth 的"脊柱两柱模型"到 1983 年 Denis 提出"脊柱三柱理论":生物力学研究证实当单独的前柱或后柱结构破坏,脊柱通常并不会失去稳定,而当中柱一旦受到破坏可立即出现不稳定,并对神经系统产生影响。三柱理论研究进一步引入三维空间概念,将前纵韧带、椎体及椎间盘的前 2/3 定义为前柱,将后 1/3 及后纵韧带定义为中柱,将椎弓根、小关节、棘间韧带、棘突和棘上韧带定义为后柱。提出前柱破坏并附带任何一个左、右后柱,将导致脊柱结构失去平衡。这个研究结果对脊柱损伤诊断和治疗的发展起到了非常大的促进作用。对于脊柱结构的测量研究极大地提高了脊柱手术的安全性和内固定器械使用的精确性。

基于脊柱生物力学的脊柱骨折分类一直是脊柱外科领域的焦点。科学的分类不仅便于同行间的交流,更能促进最佳治疗方案的制订。目前,国际上已经提出了很多分类系统,如胸腰椎损伤分类系统(TLICS)等,但还没有一种被普遍采用。TLICS 使用描述性的分类,基于三种参数(患者神经症状、椎体骨折形态、后方韧带复合体的完整性)进行评分以指导临床治疗。根据评分可以明确有无手术指征和选择手术入路。虽然 TLICS 增加了对神经功能状态的评估,提高了临床可用性,但还是受到了一些质疑,如 MRI 评估后方韧带复合体的完整性的可重复性及可行性,后方韧带复合体所占评分权重较高等。2014 年 AOSPINE 提出了改良胸腰椎损伤分类系统。该分类方法是基于对三种基本参数的评估:骨折的形态学分类,神经功能状态和临床修正参数。它整合了上述两种分类系统的优势,综合考虑了各种对手术决策有影响的因素,并且具有较高的一致性和可重复性。因此,该分类系统可以为后期指导临床实践,规范临床诊疗等提供参考。

从整体生理功能来看,通常将脊柱稳定性优先于活动性来考虑。早期在脊柱骨折手术椎管减压后,往往进行长节段固定重建稳定性。现在应用三维有限元模型等技术手段,将脊柱固定某节段后,深入研究相邻节段的脊柱力学单位应力改变情况,提倡神经减压、脊柱序列重建及短节段融合的手术方式。

1974 年 Ledley 首先采用 CT 扫描作为脊柱疾病的诊断手段,这是脊柱外科发展的里程碑之一。CT 从横断面层次上清晰显示脊柱的骨和毗邻软组织的结构,结合 X 线片可以立体观察病变。随后进入临床的 MRI 技术不仅可在横断位成像,而且也能在矢状位和冠状位成像。它的无创性和对软组织的高分辨率一直受到临床医师的青睐。椎管内压迫,椎间盘,脑脊液和脊髓组织,肌肉组织和其他软组织均可获得清晰的成像。随着 MRA、CTA、薄层 CT 扫描,三维重建图像的推广应用,临床医师可以对脊柱结构改变进行定性和定量两个方面检查,从而推动了脊柱外科手术中导航的发展。

近半世纪以来,电生理检查和其术中应用也给脊柱外科发展带来巨大动力。对脊髓诱发电位,马尾诱发电位和感觉、运动诱发电位的深入研究,使脊柱手术的安全性和有效性有了客观评判的标准。

近年来随着光纤技术、成像技术及腔镜技术的日趋成熟,脊柱内镜的临床应用也得到迅速发展。脊柱微创手术器械带来了脊柱外科微创手术的革命性进步,拓宽了脊柱骨折治疗的新领域,受到了脊柱外科医师的重视。当然一项新技术的出现和推广有待于长期临床工作的检验,而且微创脊柱外科医师的学习平台期较长,风险大,应当引起大家的高度重视。

急性早期脊髓损伤时,大剂量甲泼尼龙激素冲击疗法在早些年曾被广泛应用,但近年来随着随机双盲研究的进展,越来越多临床研究结果表明大剂量激素的使用效果并不肯定，并且弊大于利。使得目前临床上越来越慎重使用该方法。

手术入路和方式也发生了较大的变化。从后路长节段到后路短节段，再到前路减压固定，近年来越来越多的医师开展了后路单节段和经伤椎置钉，以及经皮椎弓根螺钉固定的微创方法。

20世纪下半叶骨科学发展的一个趋势是替代化，即用人工的或同种异体甚至异种的材料来修复病损组织。而随着3D打印技术的不断发展，这种替代重建更加体现出个体化原则，将为患者带来更大的利益。但另一方面，临床医师必须从患者的最高利益出发，结合患者具体的病情，选择简单、经济、有效的医疗技术为患者服务，这永远是临床医师所追求的目标。

（董 健）

二、颈椎损伤

（一）上颈椎损伤

1. 寰枕脱位 这种损伤由于造成了颈、延髓交界区的损伤，常导致患者猝死或严重的神经功能障碍。其机制可能是由于在外力的作用下，颈部过度伸展、屈曲、旋转、侧弯等造成维持枕骨与寰椎相对位置的韧带包括翼状韧带、齿状韧带、寰横韧带和十字韧带等部分或全部撕裂，造成寰枕脱位。寰枕脱位分为三种类型：前脱位、纵向脱位和后脱位。其中以纵向脱位最为常见。大部分病例可以通过颈椎侧位片明确诊断。当颈椎侧位片诊断困难时，可以通过寰枕部的CT扫描和MRI检查来明确诊断。颌下撕裂伤，下颌骨骨折及后咽壁损伤均可提示寰枕脱位的存在。由于寰枕脱位患者多出现呼吸肌麻痹，并且有的合并循环衰竭，因此，及时的心肺复苏、气管切开、足量给氧、呼吸机辅助呼吸和颈部固定在急救过程中都属必需的措施。同时应用脱水剂、抗生素和神经营养药物。牵引通常是禁忌的，但也有学者认为轻度牵引对于减轻前脱位或者后脱位有帮助。后路枕颈融合是寰枕脱位的确定性治疗方法。

2. 寰椎骨折 多系垂直挤压暴力引起，由垂直于寰椎前后弓与侧块组成的环状结构的瞬间纵向暴力作用于两侧块或寰椎前后弓与两块交界皮质骨薄弱处而发生骨折。大部分学者将寰椎骨折分为5种类型：单纯的寰椎前弓骨折，单纯的寰椎后弓骨折，寰椎前后弓复合骨折（寰椎爆裂性骨折，又名Jefferson骨折，图97-104），单纯寰椎侧块骨折及单纯寰椎横突骨折。由于寰椎骨折后椎管变宽因此寰椎骨折本身较少引起脊髓损伤，但50%寰椎骨折可以合并有其他一些导致脊髓损伤的颈椎损伤，寰椎骨折的患者会有头颈疼痛，颈肌痉挛。枕大神经受累时可以造成枕部疼痛。Jefferson骨折还可合并Ⅸ～Ⅻ对脑神经损伤。标准的X线片检查包括颈椎正侧位片和开口位片。正位X线上寰椎侧块的侧方移位、左右增宽可能提示寰椎骨折的存在。开口位片可观察齿突的形态及其与侧块的关系，与齿状突距离双侧常呈不对称状，大于3mm。薄层CT是诊断寰椎骨折最好的方法。其优越性主要表现在对骨性的表现能力远远优于普通的X线片检查，可以清楚地显示骨折位置、移位情况等寰枢椎骨性结构变化。有条件时，CT矢状位图像重建、三维重建则是更好的检查手段，可以清晰地重建骨折的形态。MRI检查可以观察寰椎横韧带断裂及脊髓损伤情况，了解脊髓受压的形态、位置、范围、程度及是否发生信号改变等。

寰椎骨折的治疗多根据其稳定性制订治疗方案，单纯的前弓或后弓骨折多被认为属于稳定的轻微骨折，通过颈托的短期固定（3个月）即可获得完全的临床愈合。当寰椎前弓或后弓完全粉碎时则需根据神经损害情况选择是否实施及时的手术治疗。

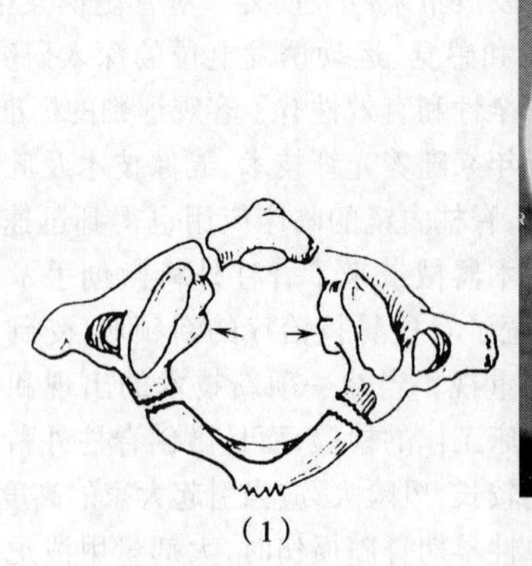

（1）

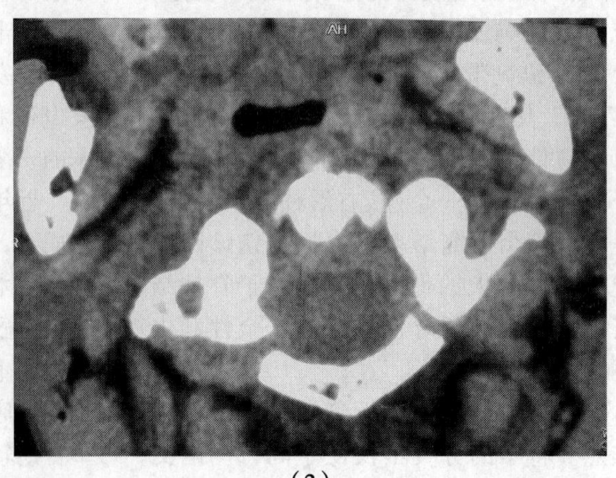

（2）

图97-104 Jefferson骨折

（1）示意图；（2）薄层CT扫描

单纯的 Jefferson 骨折分为稳定性和不稳定性两部分，主要依据横韧带的完整性和(或)寰椎前部环状结构是否断裂粉碎来判断。稳定的 Jefferson 骨折可经持续颅骨牵引，2 周后再上头颈胸石膏或 Halo 支架固定 10～12 周，获得良好愈合。而不稳定的 Jefferson 骨折大部分作者建议需行早期手术治疗。主要术式为后路寰枢椎融合术和枕颈融合术等。寰枢融合术不能用于新鲜的寰椎骨折，必须等待后弓与两侧块牢固愈合后才可进行。单纯寰椎侧块骨折非常罕见，不伴有寰枢椎半脱位时可经积极的非手术治疗得以临床愈合。若发生完全的侧块破坏造成寰枢椎不稳甚至出现脊髓损伤时则需手术治疗，多行枕颈融合术。

3. 寰枢关节脱位和半脱位　寰枢关节由 4 个关节组成，包括位于正中的 2 个寰齿关节和左右侧块的 2 个外侧关节。寰枢椎稳定性主要靠韧带，有寰枢前膜、寰枢后膜、寰椎横韧带、覆膜、翼状韧带和齿状韧带。特别是横韧带对寰枢椎的稳定性起着重要作用。头部旋转时大部分的活动度发生于此关节。寰椎横韧带附着于寰椎两侧侧块内侧面的结节上，将枢椎齿状突束缚于寰椎前弓的内面，包绕并限制齿状突过度活动，与之构成寰齿后关节。

颈部遭受屈曲或垂直暴力时，可造成横韧带断裂，出现寰枢关节脱位和半脱位。寰枢关节脱位时常出现脊髓损伤，可致命或发生四肢瘫痪。急性的寰枢关节半脱位则较少出现脊髓压迫症状，仅表现为颈部疼痛和头颈偏斜。临床上常见的半脱位压迫脊髓的患者多为迟发性或陈旧性。体检时可发现患者上颈部及枕下区疼痛并伴有颈部活动度减少。

根据 C_1 移位程度，寰枢关节半脱位可分为四型：Ⅰ型 C_1 相对于 C_2 前移位少于 3mm，Ⅱ型 C_1 相对于 C_2 前移位 3～5mm，Ⅲ型 C_1 相对于 C_2 前移位大于 5mm，Ⅳ型 C_1 相对于 C_2 向后移位。Ⅱ、Ⅲ及Ⅳ型寰枢关节半脱位可能会损伤脊髓和椎动脉。寰椎横韧带损伤主要是通过影像学测量寰齿间距(Atlas-Dens interval，ADI)这一指标来进行诊断。在成人 ADI 一般不超过 3mm 并且颈椎伸屈时无改变。当 ADI 为 3～5mm 时，可以诊断为横韧带撕裂、寰枢椎不稳；ADI 为 5～10mm 时提示横韧带有断裂且有部分辅助韧带断裂；ADI 为 10～12mm 时，则可确诊为横韧带全部断裂。张口位片可见枢椎齿状突与寰椎侧块间距不对称。CT 和 MRI 有助于明确脱位程度和脊髓受累情况。

治疗：可以采用颅骨牵引或 Glisson 枕颌带牵引，2～3 周后再上头颈胸石膏固定。对诊断明确的横韧带完全断裂以及顽固性和陈旧性半脱位，可在复位后行寰枢椎融合术。后路寰枢椎融合术最多采用的术式早期主要有 Gallie 法及 Brooks 法，即在寰椎后弓与枢椎椎板后方中线植骨和后路椎板钩或钢丝环扎法，目前这种方法由于不融合率较高而逐渐被淘汰。近年来寰枢椎固定方法主要有：寰枢椎间经过关节突的螺钉固定(Margel 螺钉技术)；寰椎侧块或椎弓根螺钉，枢椎椎弓根螺钉或椎板钉之间的钉棒系统。1987 年 Margel 最早提出了 $C_{1/2}$ 经关节突螺钉技术，穿过寰枢关节多层皮质，结合 Brooks 法或改良 Gallie 法固定寰枢椎，固定可靠(图 97-105)。但手术难度较大，存在损伤椎动脉的风险。目前使用最为广泛的是 C_1 侧块或椎弓根螺钉结合 C_2 椎弓根螺钉固定技术。2001 年 Harms 提出寰椎侧块螺钉技术，以 C_1、C_2 侧块关节作为确定进钉点的解剖标志，螺钉垂直于冠状面或轻度内斜进钉，在矢状面的进钉角度平行于寰椎后弓(图 97-106)。Resnick 等最先提出寰椎椎弓根螺钉。进钉点在枢椎峡部中央的正上方与寰椎后弓上下缘中央的交点(图 97-107)。如果枢椎椎弓根过细，或横突孔过大，椎动脉畸形等不能进行枢椎椎弓根螺钉固定，可以运用椎板螺钉技术进行固定。这项技术最早 2004 年由 Wright 提出(图 97-108)。

4. 齿状突骨折　齿状突是寰枢椎的骨性中轴，被寰椎横韧带和翼状韧带固定，对寰枢椎稳定有重要作

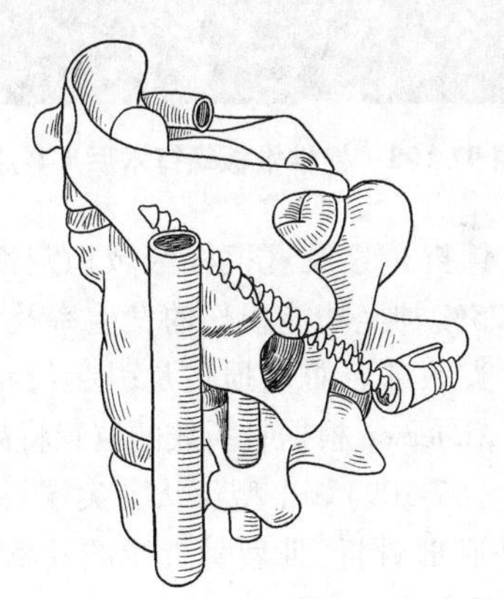

图 97-105　经关节突 Margel 螺钉

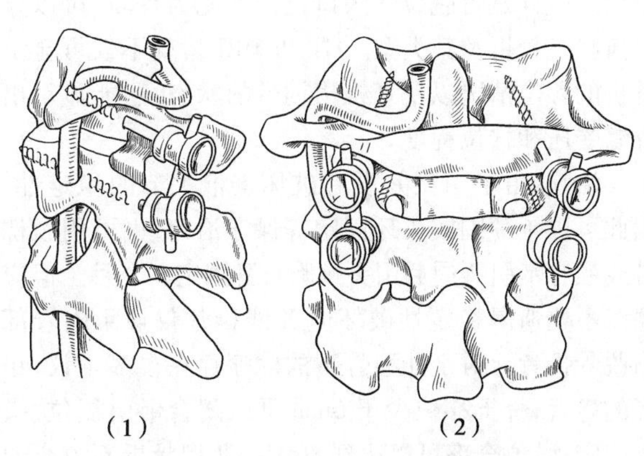

(1)　(2)

图 97-106　Harms 寰椎侧块螺钉技术

7

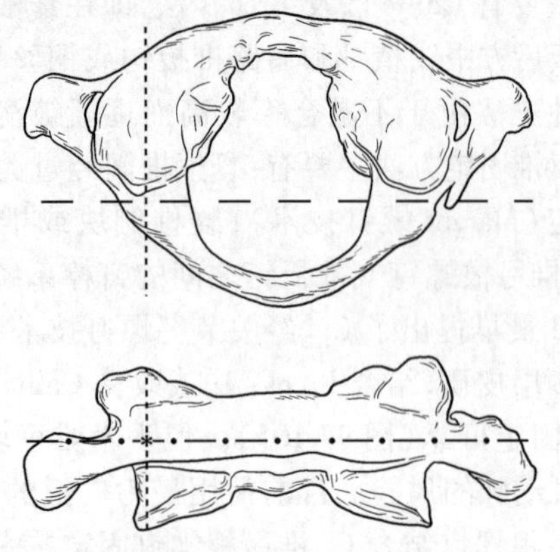

图 97-107　寰椎椎弓根螺钉进针点

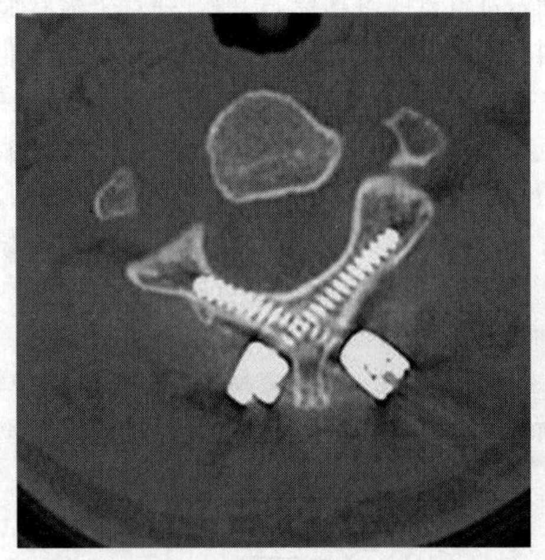

图 97-108　枢椎椎板螺钉术后 CT 片

用。齿状突骨折是累及寰枢椎区域稳定性的严重损伤,常伴有 25% 神经功能损伤的发生率及 5% ~10% 的死亡率。头颈部屈曲性损伤是引起齿状突骨折的主要原因。Anderson 根据骨折线的位置将齿状突骨折分为三型(图 97-109)。Ⅰ型齿状突尖端斜型骨折,Ⅱ型齿状突基底部骨折,Ⅲ型骨折线波及枢椎椎体,累及单侧或双侧关节突骨折。

X 线侧位片可获得清晰的图像,显示出移位程度,提示寰枢椎是否脱位。张口位摄片尤为重要,可以显示齿状突骨折及其类型。CT 和 MRI 检查不仅可显示骨折的移位情况以及寰椎横韧带的状态,还能显示出脊髓受压和移位程度。

治疗:由于Ⅰ型并没有破坏寰枢关节的稳定性,因此可以予颈围或头环固定等保守治疗,也可用颌枕带或颅骨牵引 2 周后用头颈胸石膏固定 3 个月。但应注意不要遗漏稳定性破坏但 X 线摄片仅显示附着部撕脱骨折者。对于Ⅱ型骨折的治疗存在很多争议,年轻的患者,骨折移位少于 6mm 可以闭合牵引复位、头环固定,骨愈合率可以达到 80%。Ⅱ型骨折不愈合的危险因素包括:年龄超过 40 岁,移位超过 6mm,复位失

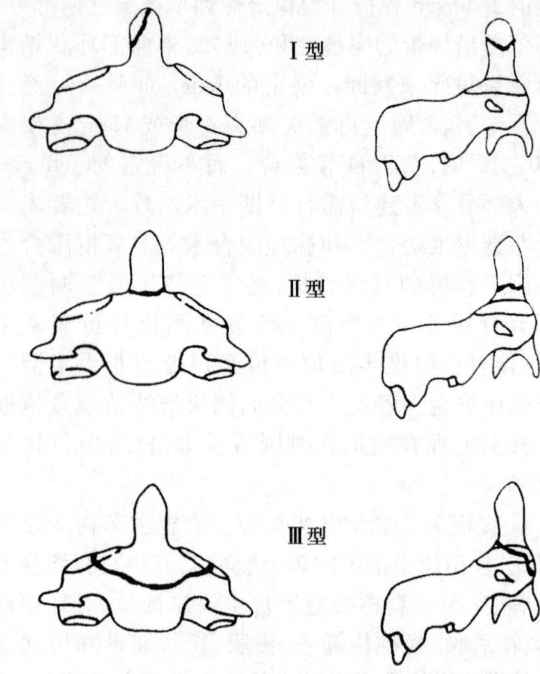

图 97-109　齿状突骨折分为三型

败以及成角畸形超过 10°。如果存在这些危险因素则应手术治疗,后路寰枢融合以及前路齿状突螺钉固定是手术固定的两个选择。尽管前路齿状突螺钉固定可以避免术后颈部活动度的减少,但这种术式更适合于横行骨折及非粉碎性骨折(图 97-110)。Ⅲ型骨折非手术治疗的愈合率可以达到 87%。

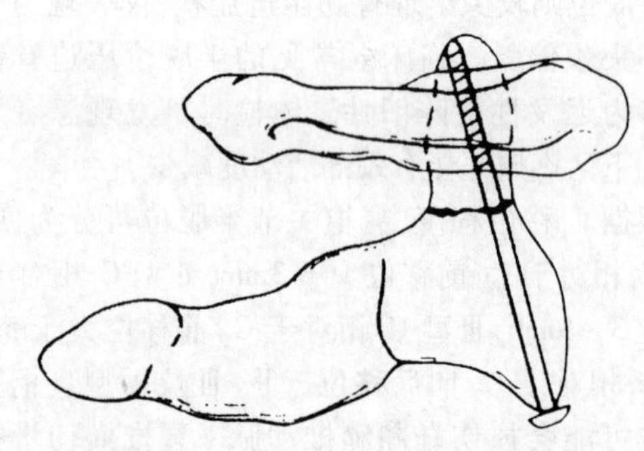

图 97-110　齿状突骨折前路螺丝钉固定

5. 枢椎侧块骨折　枢椎侧块为齿状突两侧骨膨大部,其表面为关节面,与寰椎下关节面构成寰枢关节。其损伤多由垂直暴力和侧方屈曲暴力引起。根据侧块分离平面可分为三种类型:①Ⅰ型为冠状面骨折,椎体后侧骨折块向后移位,这一类型也被称为非典型性缢死者骨折;②Ⅱ型为矢状面骨折,多为爆裂性骨折,骨折块可突出到椎管内;③Ⅲ型为水平面骨折,相当于Ⅲ型齿状突骨折。Fujimura 等将这类骨折分为四类,分别为前纵韧带撕脱性骨折,C_2 椎体水平裂开,C_2 椎体爆裂性骨折以及 C_2 椎体矢状裂开。在他们对 31 例患者的研究中,Fujimura 等推荐对第一及

第二种类型的骨折采用保守治疗，而对于第三种及第四种类型的骨折采用 $C_{2\sim3}$椎体间融合的方法治疗。

6. 枢椎椎弓骨折　又名缢死者骨折（hangman fracture）。枢椎椎弓骨折的基本致伤机制是当颈部受到伸展暴力作用于颈椎时，其前方为张力，作用于前柱，即枢椎上部的齿状突、下部的椎体；而后面的压力则作用于上、下小关节突。此时枢椎椎弓被挤压在枕骨、寰椎后弓和 C_3之间，枢椎椎弓（峡部）处形成一力学杠杆，使张力和压力所产生的应力集中点恰好位于上、下关节突之间的脆弱点（峡部），造成枢椎椎弓骨折。绞刑所致的枢椎椎弓骨折的暴力为伸展牵张暴力，常造成脊髓横断而立即死亡。日常事故引起的枢椎椎弓骨折，如在高处坠落及交通事故中，一般为过伸轴向压缩暴力，虽然枢椎椎体有明显前移，但因骨折后部仍在原位，反而使椎管矢状径增大，故很少损伤脊髓，或仅有轻度的神经症状。Effendi 根据骨折的稳定程度将其分为三型：Ⅰ型，稳定性骨折，骨折线可以涉及椎弓的任何部位，C_2、C_3椎体间结构是正常的；Ⅱ型，不稳定性骨折，枢椎椎体显示屈曲或伸展的成角或明显的向前滑脱，C_2、C_3椎体间结构已有损伤；Ⅲ型，移位的骨折，枢椎椎体向前移位并有屈曲，C_2、C_3小关节突关节发生脱位或交锁。X 线侧位片上可以清晰地看到双侧性枢椎椎弓纵形骨折线，一般不影响上关节突。大多数枢椎椎弓骨折采用非手术治疗可以获得骨折复位及坚固的骨性愈合，不愈合的发生率很低。根据损伤机制、骨折移位和成角情况，确定牵引方向、颈部位置和牵引重量，然后在床旁 X 线片检查下了解牵引效果，并作适当调整。伸展暴力所致的骨折一般以颈部中立位牵引比较安全，其牵引重量限于 2～4kg，因为牵引重量过大会导致重复损伤机制而加重骨折移位成角畸形，引起或加重脊髓损伤。等复位后改中立位维持牵引 4～8 周，然后头颈胸石膏固定，直至骨折愈合。对于 EffendiⅢ型骨折，牵引复位不良的，可以行手术治疗，术式有颈前路 $C_{2\sim3}$椎体间植骨融合、前路接骨板内固定术和后路椎弓根螺钉固定术。

（二）下颈椎（第 3～7 颈椎）损伤

1. 颈椎过伸性损伤　又称颈椎挥鞭性损伤。其定义为高速活动中的头颈向前运动时头额部遭受正前方物体的阻挡运动被突然阻止，颈部过度后仰，由于惯性，头颈又向前屈，加速减速机制造成的颈椎一过性脱位或半脱位导致的骨或软组织损伤，严重时造成脊髓中央管周围损伤。多见于摩托车和汽车急刹车、撞车等交通事故。

患者主诉常与体检、影像学检查等客观证据不符，容易被漏诊。颈痛为挥鞭性损伤最为常见的临床症状，其次是头痛和上肢放射痛或麻木，另外患者还可发生吞咽困难、认知及心理异常、头晕、视力障碍、脑神经损伤、自主神经系统损害、颞下颌关节功能障碍等，严重时会出现脊髓损伤，表现为脊髓中央管周围损伤，上肢重于下肢的四肢瘫。行 X 线片检查时常无明显异常发现。MRI 可早期发现脊髓损伤的影像学改变及其他隐匿性疾病，对患者的及时治疗很有价值。

如果患者临床症状较轻，一般可选择非手术治疗，颈围固定 2 周后逐渐开始功能锻炼。若 8～10 周后症状仍未缓解，动力位摄片提示有颈椎不稳定者应行后路脊柱融合术。对于诊断有脊髓损伤的患者，早期颈部制动，保持呼吸道通畅，抗炎化痰，防止肺部感染，既往使用大剂量激素疗法，但目前效果受到质疑。还要注意水盐电解质平衡，控制中枢性高热。手术时间以伤后 1～2 周为宜，此时脊休克期已基本结束，病情大多稳定，由黄韧带钙化和椎管狭窄等基础病因加重的，可行后路减压，扩大椎管容积。椎管内有明显骨折块或椎间盘所致受压者，可以早期行前路手术。

2. 颈椎前方半脱位　当颈椎遭受屈曲暴力，或处于屈曲位的颈椎受到纵向压缩力时，造成关节囊、棘间韧带、黄韧带甚至后纵韧带等撕裂，上一椎体下方小关节突在下一椎体上方关节突表面向前活动，但未完全形成交锁状。由于可以没有明显的骨折，X 线检查可能无异常征象而造成漏诊。动力位摄片可显示损伤节段的不稳定。MRI 可显示颈椎小关节受损出现的肿胀、出血等特征。治疗：通常枕颌带牵引即可复位。取颈椎中立位持续牵引 2～3 周，再改为石膏颈围固定 3 个月。对于出现后期颈椎不稳定与畸形的病例可采用经前路摘除椎间盘、减压及植骨融合术，也可行后路脊柱融合术。

3. 双侧脊椎间小关节脱位　双侧脊椎间小关节脱位是典型的屈曲性损伤。颈椎的小关节突关节面平坦，且与水平面呈 45°夹角，这种结构形式易遭受屈曲暴力造成脱位。当颈部遭受的屈曲暴力使脊柱中后柱韧带和小关节囊撕裂，暴力继续作用，移位的上位椎体下关节突继续向前滑动移位，超越至下一椎体上关节突的前方与上方，形成小关节突关节背靠背的“交锁”状态。颈椎间盘不同于胸椎间盘，呈“新月”状，前方较厚，在后方仅薄层垂直走向的纤维。此类损伤可同时伴有椎间盘及髓核向后方突入椎管。有学者报道下颈椎双侧关节脱位 60% 并发有椎间盘突出（图 97-111）。此型损伤大都伴有脊髓损伤。临床上主要表现为颈椎疼痛，伸展屈曲和旋转功能受限，合并有脊髓损伤者则伴有程度不同的瘫痪或伴有神经根痛。X 线侧位片上损伤节段椎体前移的距离至少是椎体前后径的 1/2，上位椎体的下关节突位于下位

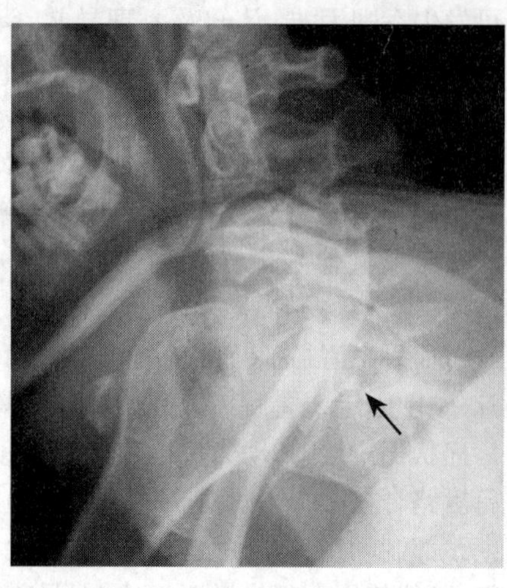

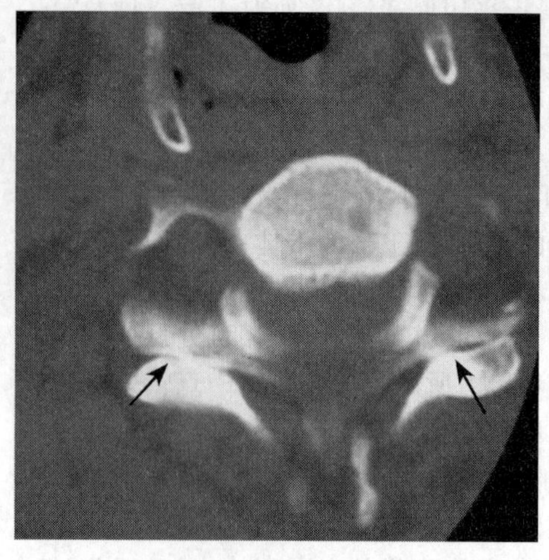

图 97-111　X 线及 CT 显示 C_{5-6}双侧小关节脱位

椎体上关节突的顶部或前方，棘突间的距离加大。正位片上钩椎关节关系紊乱，小关节相互关系显示不清。CT 可显示典型的双侧小关节脱位征，CT 和 MRI 还有助于鉴别双侧还是单侧脱位。治疗：首先应注意保持呼吸道通畅，急诊采用持续颅骨牵引复位。牵引重量 3～5kg 起，逐渐加大，及时摄 X 线片复查，如已复位，可维持牵引 2～3 周后用头颈胸石膏固定，固定时间约 3 个月。如脊髓损伤症状加重、闭合复位失败或复位后仍有明显的骨折片突入椎管内者应手术治疗。颈椎脱位的治疗目的在于恢复脊椎的正常序列，重建脊椎的稳定性，保护脊髓、减轻或防止继发性损害。多数患者可以前路一次复位成功，如果失败可后路切除部分上关节突解锁复位后再翻身行前路内固定。

4. 单侧脊椎间小关节脱位　单侧脊椎间小关节脱位通常是由屈曲和旋转暴力作用所致。当它们同时作用于颈椎时，以椎间盘偏后中央为轴心，一侧的上位颈椎下关节突向后旋转，而另一侧下关节突向前方滑动，并可超越下位颈椎的上关节突，形成“交锁”现象。颈椎单侧关节突脱位临床表现除了有颈部局部表现、颈部神经根及颈髓损伤表现外，可有椎动脉及其周围交感神经损伤表现。X 线侧位片上可见椎体向前脱位，程度不及椎体前后径的 1/2，正位片可见棘突向小关节脱位侧偏移，斜位可以清楚地显示小关节突脱位或交锁现象。颅骨牵引仍然是颈椎单侧关节突交锁脱位主要且有效安全的治疗方法，牵引时头颈略屈曲，牵引重量逐渐增加，从 1～5kg 开始，最多不能超过 10kg，复位后，用 1～2kg 重量维持 3～4 周，再用头颈胸石膏固定，固定时间约 3 个月。牵引复位失败者仍以手术为宜。

5. 颈椎后脱位　又名过伸性脱位，作用于面、额及颏部的暴力可使颈椎产生过伸活动，可使前纵韧带撕裂，随着暴力的持续可引起椎间盘破裂、后方椎间关节囊撕裂和后纵韧带断裂，损伤的结果使上位椎体下缘在下位椎体上缘向后移动，形成颈椎后脱位。脱位节段椎管变形，脊髓可被后移的上位椎体后缘、后凸的后纵韧带椎间盘组织以及皱褶黄韧带压迫造成损伤。在颈椎暴力消失时因颈部肌肉的收缩作用于脱位的颈椎，可能恢复正常排列，故在普通 X 线片可表现为正常征象，但后结构可能出现小骨折片，椎前软组织肿胀增厚，椎间隙前方开口增大，椎体前方边缘可出现撕脱性骨折等。患者面部、额部常有皮肤擦伤、挫伤及皮下血肿等。损伤早期非手术治疗为主，一般采用枕颌带牵引，取中立位，牵引时间为 2～3 周，再采用颈领固定 2～3 个月。如有颈椎不稳或合并脊髓压迫，应予以手术减压植骨融合。

6. 单纯性颈椎椎体楔形（压缩性）骨折　由纵向屈曲压缩暴力造成椎体楔形压缩性骨折。可合并有小关节骨折及后韧带复合体撕裂。若压缩明显且伴有椎间盘损伤向后突出，容易对脊髓产生压迫出现神经症状。临床症状主要表现为局部疼痛及运动功能受限。X 线片表现为椎体前部压缩，整个椎体呈楔形改变。治疗：治疗方法取决于压缩程度和是否伴有脊髓损伤。轻度压缩骨折可直接用头颈胸石膏或石膏颈领固定；楔形变明显者采用牵引治疗，2～3 周后改用头颈胸石膏固定 3 个月。牵引后神经症状仍未改善甚至加重者应手术治疗，通常采用前路手术，切除骨性致压物质，同时行植骨融合内固定。

7. 颈椎椎体爆裂型骨折　由纵向垂直压缩暴力所致。当颈椎处于中立位时，垂直暴力自上而下传导至椎体，引起椎体爆裂骨折。由于周围韧带结构的破坏，骨折片向外分离，挤入椎管及椎间孔，引起脊髓和神经根损伤。X 线显示椎体粉碎性骨折，骨折片向前突出颈椎前缘弧线，向后进入椎管，颈椎生理弯曲消失。CT 可以清楚显示椎体爆裂形态和分离移位情况，尤能显示骨折片在椎管内的大小、位置及其与脊髓的关系。由于下颈椎是应力集中之处，爆裂骨折时，损伤节段的前中柱相关韧带往往完全或大部分断裂，颈椎的稳定性丧失，易伴发脱位和脊髓损伤，多需要手术治疗。手术的目的是恢复颈椎椎间高度和生理屈度，重建颈椎稳定性，彻底减压，为神经功能恢复创造条件。手术通常采用颈椎前路减压、椎体切除或次全切除、植骨融合内固定。

8. 单纯的椎板骨折　单纯的椎板骨折非常少见。由于颈椎受过伸外力使颈椎与椎板之间相互撞击所致。单纯的椎板骨折对颈椎稳定性没有影响。如果原有明显颈椎退变及退变性椎管狭窄，椎板骨折片陷入椎管将会引起脊髓损伤。侧位 X 线可显示椎板断裂，而在前后位不易显示。CT 可明确显示骨折形状、移位方向及椎管受压情况。治疗：无神经症状的单纯的椎板骨折可以牵引 2～3 周后改用颈围或头颈胸石膏固定。如果合并脊髓压迫，经 CT 检查证实骨折片进入椎管时应行手术减压。

9. 棘突骨折　单纯颈椎棘突骨折较少见，因多见于铲土工和矿工，也称铲土者骨折。因下位颈椎棘突较长，发生部位以 C_7 最多，C_6、T_1 次之，损伤机制多为直接暴力或屈曲牵拉撕脱伤。这种骨折甚为稳定，颌枕带卧位牵引，待症状减轻后即可改用软性颈围保护。对症状严重影响日常生活者，可手术切除，并修复棘间韧带和项韧带。

（周晓岗　董健）

三、胸椎损伤

（一）流行病学

胸椎骨折由于认识或诊断不足造成报道发病率差异较大。文献报道从 3%～5% 到 28% 不等。高达 83% 的胸椎损伤患者伴发纵隔积血或血气胸等严重复合伤，50% 的患者伴有脑外伤。由于严重的复合伤，多数患者在到达医院前已经死亡。这类损伤多见于年轻人，主要见于车祸伤，高处坠落伤，工伤，以及和娱乐活动有关的损伤。随着社会老龄化的不断加重，骨质疏松性骨折甚至多发椎体压缩性骨折的发生率不断提高。

胸椎骨折后引起脊髓损伤的年发生率在美国大约为十万分之四。胸髓损伤后的死亡率高达 48%。脊髓损伤分为完全性损伤和不完全性损伤两种。完全性损伤指损伤平面以下的感觉、运动和反射完全丧失；而不完全性损伤仍保留部分功能。胸椎骨折占脊柱骨折的 20%，其中 56% 的患者伴有脊髓损伤，再其中的 76% 为完全性脊髓损伤。为何胸椎骨折伴有如此高的完全性脊髓损伤的发生率呢？原因有二：①胸髓和胸椎管之间的比例接近 1∶1，损伤后椎管周围结构或脊髓移位的缓冲幅度极其有限；②由于胸段脊柱有胸廓的支持，所以只有高能量暴力才能造成胸椎损伤，导致椎管受压或移位，从而脊髓受损。

（二）胸椎解剖和生物力学

胸椎有 12 个。第 3 胸椎开始，椎体的高度、宽度和深度逐渐增加。典型的中段胸椎呈心形，前缘低，后缘略高。椎管的前方为椎体和椎间盘，侧方为椎弓根，后方为椎板围成。胸椎后方的附件上有 7 个突起：2 个横突，2 个上关节突和 2 个下关节突，1 个棘突。神经根孔由背侧的关节突关节，头侧和尾侧的椎弓根以及腹侧的椎体和椎间盘围成。胸髓的神经根穿越同名椎弓根的下方，并沿着同名肋骨的下方行走。比如胸$_4$神经根出胸$_{4,5}$椎间孔沿着第 4 肋骨的下缘行走。

第 1 胸椎除了横突上没有椎动脉孔外，外形上更接近颈椎。椎体的上半部分有一个和第 1 肋骨头相关节的关节面；下半部有一和第 2 肋骨头相关节的半个关节面。第 1 胸椎的椎管相对其他胸椎管大。第 2～8 胸椎侧面的头侧和尾侧各有半个关节面，分别和邻近椎体的半个关节面组成一个完整的关节面和肋骨头相关节。第 1 肋骨仅和第 1 胸椎相关节，第 2～9 肋骨和相邻的椎体相关节，第 10～12 肋骨仅和其相应的椎体相关节。

胸椎的椎弓根向背侧突起，起于椎体的头侧，其上下矢状径比左右横径大。和胸椎椎体一样，椎弓根的大小越向尾侧越大。横突起于椎体和关节突关节的背侧椎板和椎弓根的连接处。第 1～10 肋骨和相应的横突相关节并提供支持和稳定性。第 1～7 肋骨和横突的腹侧形成强有力的肋横突关节，第 8～10 肋骨的肋横突关节位于横突的头侧，而第 11、12 肋骨不靠在横突上（浮肋）。

胸椎椎板和棘突覆盖着椎体和下一节椎间盘，且矢状径比横径长。关节突关节的角度也不一致。上胸椎（T_6）的关节突关节呈冠状位，越向下，逐渐变为矢状位，第 12 胸椎的关节突关节完全呈矢状位。冠状位的关节突关节限制上胸椎的前后屈伸活动度，而下胸椎的矢状位关节突关节限制了其旋转和侧弯活动。

脊柱的韧带限制着胸椎在各平面上的活动。前纵韧带跨越胸椎的全长，有限制其过伸的作用。后纵韧带连接各椎间盘，对胸椎的稳定性贡献不大。后侧的韧带结构黄韧带，棘间韧带，棘上韧带以及关节囊限制胸椎的屈曲活动。

胸椎的活动还受制于胸廓及其附着的韧带。胸椎通过肋椎关节和肋横突韧带和肋骨建立起稳定和坚强的连接，同时和肋横突关节一起加强胸段脊柱的稳定性。没有胸廓支持的胸段脊柱仅能承受有胸廓支持脊柱的1/4的压力。

脊柱活动范围可划分为三个区域:中性区,弹性区和损伤区。在中性区,韧带松弛,活动很少有阻力。在弹性区,遭遇韧带张力的限制。所以,中性区和弹性区是脊柱正常的活动范围。损伤区定义为骨韧带性损伤,脊柱活动超越了骨韧带系统可承受的范围。

(三) 胸椎损伤的急诊处理

胸椎损伤患者的初步处理应遵循创伤患者生命支持的急救原则。首先要通畅气道,维持呼吸,建立循环,确立意识,并作恰当的显露。初步的影像学检查包括胸部、骨盆和颈椎X线。待患者的血压稳定后,应马上给予头颅、胸部、腹部和骨盆的CT扫描,对于没有禁忌证的患者,我们推荐尽早采用MRI行全脊柱的检查,以防止隐匿骨折的遗漏。

大多数胸椎骨折患者合并有危及生命的内脏损伤,需要急救处理,而胸椎骨折的处理不得不推迟。这些患者往往需要数天时间才能稳定下来以耐受全麻手术。早期手术并不意味着一定有好的结果,所以决定手术时机要因人而异,并征得麻醉和其他专科医师的配合。

在急诊处理胸椎损伤时,脊柱外科医师必须弄明白两个基本问题:①有没有脊髓损伤,如有的话,是完全性脊髓损伤还是不完全性脊髓损伤?②有没有脊柱损伤,如有,该脊柱损伤是稳定性脊柱损伤还是不稳定的脊柱损伤?

(四) 脊髓损伤的诊断

脊髓损伤的诊断直接依赖于临床体检。但是有些创伤患者,来院时已经被插管,镇静和肌松处理,使得神经功能的判断变得不大可能。尽管如此,对诊断是否存在脊髓损伤还是有办法的,困难在于诊断脊髓损伤完全与否。评估脊髓损伤严重性的关键是要反复评价脊髓功能的变化。正确地评估脊髓损伤可以预知脊髓功能的恢复程度。完全性脊髓损伤的预后极差,需要尽早地和患者及其家属沟通。不完全性脊髓损伤可能有较好的恢复。

(五) 脊柱稳定性的评估

脊柱稳定性分机械稳定性和临床稳定性两方面。机械稳定性指脊柱具有在承载生理负荷时不发生变形并保护脊髓不受损伤的功能。对临床不稳定下个确切的定义比较困难。Benzel扩大了临床不稳定的定义范围,进一步分为急性不稳定和慢性不稳定。急性不稳定再进一步分为“明显的”和“有限的”两个亚型;而慢性不稳定又称为“冰川式”(glacial)不稳定。明显的不稳定指在日常活动中脊柱不能支持躯干。这类不稳定通过理学检查和基本的影像学检查就能诊断。有限的不稳定指脊柱的腹侧或背侧不稳定,但仍具有足够的稳定性来维持日常活动。腹侧稳定性由前纵韧带和后纵韧带提供,该韧带的撕裂损伤会引起不稳定。背侧脊柱的稳定性由脊柱背侧的骨结构和韧带提供,这种不稳定更加难于诊断,所以增加了患者的风险。这类患者早期神经功能完整而后期可出现神经损伤的表现。“冰川式”脊柱不稳定指缓慢进展的脊柱不稳定,通常不会很快出现移位畸形。这类不稳定最终演变为进行性的后突畸形和脊椎滑脱。原因可能是肌肉损伤或失神经改变,导致运动单位的功能丧失。慢性背痛和最终的神经损害预示着慢性不稳定。

临床诊断脊柱不稳定不应仅凭一次影像学的检查作一个静态的诊断,而应在理学检查、三柱分析、恰当的损伤分类和分级以及进一步的影像学检查基础上作一个动态的诊断。

(六) 理学检查

患者的体格检查包括神经系统的检查和脊柱本身的检查两方面。神经功能包括感觉,运动,反射和自主神经功能。急性自主神经功能障碍表现为神经源性休克或阴茎异常勃起。自主神经功能障碍的出现通常和完全性脊髓损伤有关。需要强调的是创伤后神经源性休克有待排除。脊髓损伤的必要条件是感觉平面的确定。临床医师常常仅仅检查躯干的感觉,而常忽视对上肢皮肤感觉的检查。当患者有下颈髓损伤时,医师常犯的错误是仅发现颈胸交界处的上胸部感觉缺失而误诊为上胸段脊髓损伤。从而产生医疗纠纷。运动检查也要细化到神经根,定位出功能完整的神经根平面。损伤节段以下的反射会短暂消失,数周后变为亢进。

进行脊柱检查时,重点要检视脊柱有无明显的畸形,皮肤擦伤,瘀斑,中线皮纹有无消失以及压痛等。通过这些判断损伤的严重性以决定下一步的检查和处理。比如,背部中线皮纹的中断预示着背部韧带的损伤,可能马上需要对背侧韧带损伤情况作进一步的检查和诊断。

(七) 胸椎骨折的放射学诊断

由于胸廓的遮挡、老年患者的骨质疏松,常规的X线检查常常成像效果不佳,影响了骨折的诊断。而平片也无法鉴别已经愈合的陈旧性压缩骨折与新鲜骨折。因此我们推荐在没有禁忌的前提下尽量采用MRI,尤其是对于比较复杂的多发性骨折的患者。MRI既可以鉴别骨折新鲜与否,又可以了解后方韧带复合体的完整性,同时对于椎管内硬膜的压迫更为明确,对于骨折的分型、骨折稳定性的判断、骨折治疗方法的选择都很有益处。核素骨扫描对于诊断椎体压缩骨折非常敏感,阴性结果同MRI阴性影像一样提示该椎体术后疼痛缓解的可能较低。然而，当椎体压缩骨折有效治疗后骨扫描还会长期呈阳性表现。Mathis等主张尽可能选择MRI，不能行MRI检查时才考虑骨扫描。因为MRI除了能提供详实的解剖结构，还能同时反映椎管狭窄等影响椎体成形术患者筛选的异常情况。CT主要用来明确椎体后壁及椎弓根破坏情况，以及椎体及椎弓根解剖情况以指导手术操作。

（八）胸椎骨折的 Denis 三柱分类法及骨折的处理原则

各种分类方法的出现大大地帮助了临床医师对脊柱损伤后稳定性的判断。通过这些分类系统判断脊柱的稳定性然后决定是否需要手术来稳定脊柱。但是三柱分析给出的脊柱不稳定的标准并不绝对地证明脊柱不稳定的存在。

20世纪60年代，Holdsworth提出了脊柱损伤二柱分类的概念。脊柱前柱包括椎体，椎间盘，前纵韧带和后纵韧带各结构；后柱包括关节突关节，椎弓以及由黄韧带、关节囊、棘间和棘上韧带组成的背侧韧带复合体。该分类方法主要根据背侧韧带复合体是否完整分为稳定性和不稳定性脊柱损伤。稳定性损伤包括椎体压缩性骨折和爆裂性骨折。不稳定性损伤包括脱位，过伸性损伤以及旋转性骨折脱位。

Denis提出了脊柱损伤三柱分类法。Denis认为前柱只包括前纵韧带、椎体和纤维环的前半部分；中柱包括椎体和纤维环的后半部分以及后纵韧带。后柱同样包括组成椎管后半部的椎弓和背侧韧带复合体（PCL）。该分类据于仅仅背侧韧带复合体的完全损伤不足以引起脊柱不稳定的生物力学分析基础上建立起来的。因此，Denis把Holdsworth的前柱又分成前柱和中柱两个柱，同时认为脊柱不稳定发生在中柱损伤合并前柱或后柱损伤的情况下。从而他把脊柱损伤主要分成4类：压缩性骨折，爆裂性骨折，屈曲-分离型损伤以及骨折脱位。对损伤进行分类的目的是把该脊柱骨折归类为四类中的某一类，便于分类处理。

1. 压缩性骨折　压缩性骨折的生物力学：当轴向压力线位于椎体旋转轴的前方时，这种偏心压力引起脊柱的屈曲运动，从而导致椎体楔形压缩骨折。在单纯屈曲-压缩型损伤状态下，中柱完整无损，起着绞链轴的作用。当作用力大到超过椎体终板内在的抵抗力时，就产生了椎体前部的压缩性骨折。根据Denis的标准，由于仅仅前柱发生骨折，所以单纯压缩性骨折是稳定性骨折。侧向压力引起脊柱侧弯导致的侧向楔形压缩性骨折很少见。此时脊柱的后侧结构受伤不明显，矢状面上不会产生移位。

X线片就可诊断椎体压缩性骨折。正位片常常显示椎体对称性的高度下降，而侧位显示椎体楔形变，其前缘高度丢失，但椎体后缘完整（图97-112）。CT在诊断椎体压缩性骨折中很有帮助。轴位扫描见椎体前缘骨折，而椎体中后柱完整。

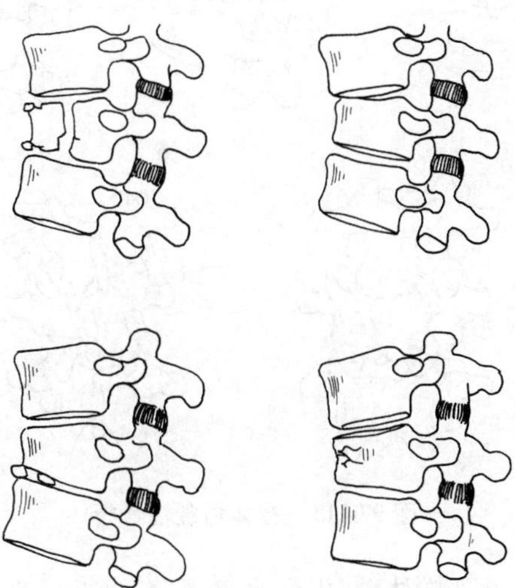

图 97-112　椎体压缩性骨折

椎体压缩性骨折的严重性要看椎体压缩和后凸畸形的程度。后凸畸形的程度可以通过测量侧位X线片上相邻椎间隙的成角来确定。椎体压缩小于50%以及后凸成角小于30°通常被认为是稳定的骨折。反之则认为骨折不稳定，有中柱和后柱损伤的倾向。90%以上的椎体压缩性骨折患者没有脊髓损伤。

处理：单纯前柱压缩性骨折传统的经典的治疗方法为保守治疗，只需外用矫形支具保守治疗4～8周，然后进行腰背肌康复训练。随访腰椎正侧位X线以防止后凸畸形的发生。一般不需要手术，绝大多数患者数周至数月内痊愈康复至受伤前的状态。

2. 爆裂性骨折　生物力学：爆裂性骨折累及前柱和中柱，椎体的终板和体部裂成碎块并向四周爆开。骨块程度不等地向后压入椎管内。椎体前中、柱骨折按照Denis的标准是不稳定的。上胸椎本身具有明显的生理后凸，所以该区域爆裂性骨折不常见。

爆裂性骨折又可分五种（图97-113）：

（1）椎体上终板骨折，最常见。受力机制为轴向负荷加上屈曲。

（2）两个终板同时骨折。受力机制是单纯轴向压力。

（3）下终板骨折。受力机制为轴向负荷加上屈曲。

（4）伴旋转的轴向暴力引起的旋转爆裂性骨折。

（5）轴向伴侧向弯曲暴力引起的侧向弯曲爆裂骨折。

X线片和CT检查是了解椎体骨折的最常用方法。正位片可见椎体高度下降以及椎弓根间距变宽。

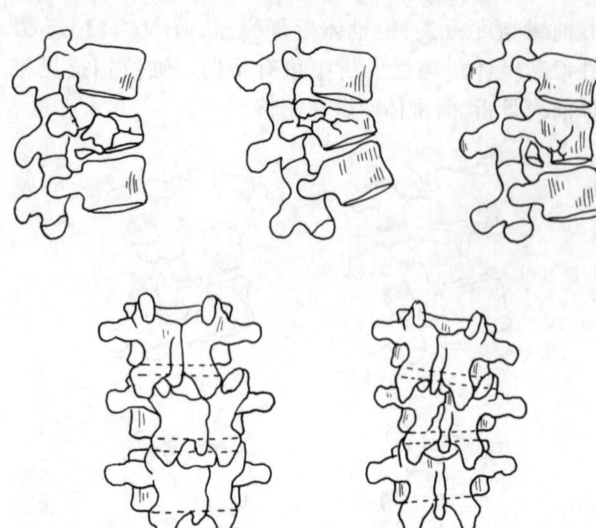

图 97-113　椎体爆裂性骨折

侧位片可见椎体前、中柱高度下降。CT 用来了解 X 线片不能准确评价的椎管受压和中柱移位情况。CT 平扫可见椎体前中柱骨折的具体情况和骨折块向后突入椎管的程度。椎体的后上部分常常移位突入椎管。

骨折块移位突入椎管常常导致一定程度的神经功能障碍。神经损伤的程度和受伤时脊髓损伤的程度和椎管受压的程度有关。脊髓损伤的程度和椎管受压也密切相关。脊髓受压于骨折块还是血肿最好的分辨方法是 MRI。

处理:对后柱完整稳定的没有脊髓损伤的患者可予以非手术治疗,支具保护下的早期活动。棘间没有压痛以及 X 线上未见棘间增宽通常被认为后柱是稳定的。X 线侧位或 CT 重建图像上后凸畸形超过 30°或椎体压缩超过 50% 说明后柱受到损伤,可能存在不稳定。支具治疗需要维持到受伤后 3～4 个月。

治疗过程中需要定期随访影像学资料,了解有无畸形加重,疼痛以及神经损伤情况。Denis 报告保守治疗中 17% 的原本没有神经损伤的爆裂性骨折患者出现迟发性的神经损伤。

对伴有脊髓不完全性损伤的胸椎爆裂性骨折患者,早期减除脊髓受压和稳定脊柱的手术对患者的康复是有帮助的。对脊髓已完全性损伤的患者,无论脊髓是否受压,没有必要做急诊减压手术。除非有明显的脊柱不稳,对没有脊髓压迫的脊髓不完全性损伤患者也不需要手术。

3. 屈曲-分离型骨折　生物力学:脊柱前屈时如果其旋转中心处于前柱或中柱,结果引起后柱的分离,导致屈曲-分离型骨折。这类损伤为三柱损伤,常常伴有前中柱压缩或爆裂性骨折(图 97-114)。

典型的屈曲-分离型骨折常见于下胸椎,接近相对

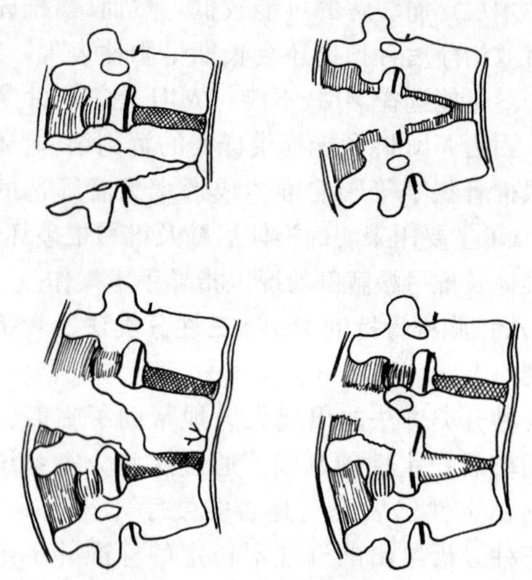

图 95-114　屈曲-分离型骨折

固定的脊柱胸段和相对活动的腰段。常见于车祸中的安全带损伤。

X 线片就能诊断这类损伤,薄层 CT 加矢状位和冠状位重建能更清楚地显示(图 97-115)。

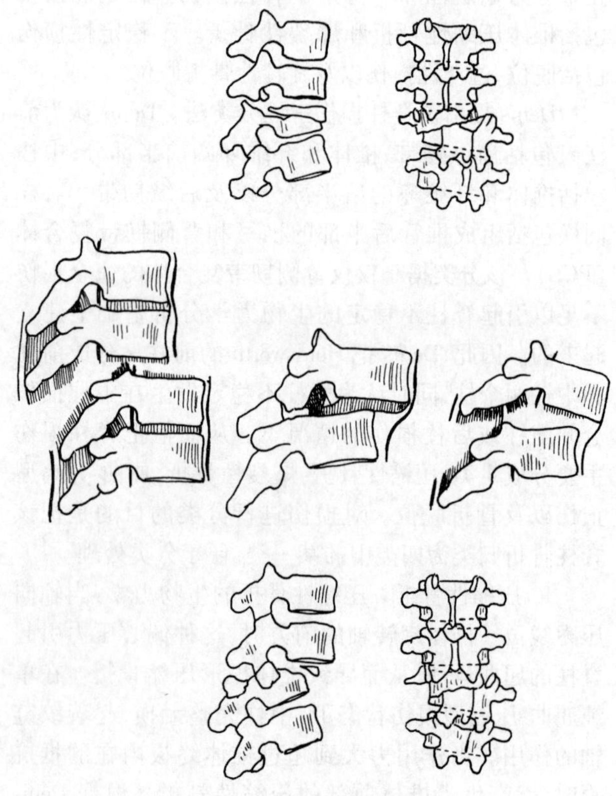

图 97-115　脊柱骨折伴脱位

处理:处理取决于组织损伤的方式。早期可以卧床休息。轻微的韧带损伤可行保守治疗。手术治疗用于进行性脊髓损伤的患者或骨韧带损伤需要稳定性手术的患者。一般通过后路椎弓根螺钉系统来重建脊柱的稳定性。

4. 骨折脱位　生物力学：骨折脱位型损伤占到整个胸椎损伤的50%。骨折暴力含有剪切力，造成三柱损伤，所以为不稳定性骨折。损伤可以是纯韧带损伤，或纯骨折，或者两者兼有。经韧带损伤病例的后侧为小关节脱位，前部经椎间盘损伤发生椎体间的移位，这种情况多见于下胸椎损伤，因为上胸椎的小关节突为冠状位，而下胸椎的小关节突为矢状位排列。移位造成椎管严重受压而产生脊髓损伤。90%胸椎骨折脱位的患者具有脊髓损伤，其中84%为完全性脊髓损伤。

影像学检查包括X线，CT，MRI，可以观察脊髓是否完整连续。侧位片显示椎体间的前后移位，可有不同程度椎体前缘压缩。正位片可显示是否有剪切力存在。如果有剪切暴力，那么在正位片上可见侧方移位（图97-115）。CT扫描可见“双边征”和脊髓受压的详细情况。

处理：骨折脱位极不稳定，不管脊髓有无损伤，都需要通过手术以获得长期的稳定性。多数患者需通过后路即可重建损伤脊柱的稳定性。手术时机取决于脊髓损伤的程度。对椎管受压的无脊髓损伤或不完全性脊髓损伤的患者，应早期给予减压和固定。对完全性脊髓损伤的患者，没有必要做急诊手术。

胸椎损伤后的并发症和保守治疗密切相关。脊髓损伤患者卧床8小时就会产生压疮。

（九）手术入路的选择

手术的目的是减除脊髓压迫，重建脊柱序列和稳定性。前路手术可以直接显露和切除椎体和椎间盘，减除对硬膜囊的压迫。后路手术减除硬膜囊后方的压迫直接方便，而对前方椎体的显露有限。第1～4胸椎前路需经劈胸骨入路显露椎体的前方。对T_4以下的椎体前方可采用经胸入路。由于心脏的影响，T_3～T_6采用右侧入路，T_7～T_{10}采用左侧入路。后路有后正中椎板切除入路，经椎弓根入路，肋横突切除入路和侧方胸膜腔外入路。越是后者，显露的椎管前壁越多。

（十）单纯椎体压缩性骨折的PVP治疗

单纯前柱压缩性骨折传统的经典的治疗方法为保守治疗，对于没有神经症状的稳定的椎体压缩骨折，通过6～8周的卧床休息，等待骨折愈合后再恢复日常活动。随着社会老龄化的不断加重，大量罹患骨质疏松的老龄患者在比较轻微的暴力下极易产生椎体的单纯压缩性骨折。胸椎的整体稳定性未受影响，也没有神经症状的产生。但老年患者对长期卧床休息的耐受能力下降，长期卧床常常带来致命的并发症；长期卧床患者的腰背肌萎缩甚至骨质失用性萎缩进一步加重，导致患者活动能力较伤前明显下降；局部的后凸畸形造成脊柱重力线的前移，相邻椎体受到的弯曲应力较伤前明显增加，容易导致相邻椎体的继发骨折。如此恶性循环造成临床上多发性胸椎压缩骨折的老年患者并不少见。

随着穿刺技术、影像学及麻醉监测水平的不断进展，我们认为应逐渐以PVP以及PKP技术取代传统的卧床保守治疗。对于无绝对手术禁忌证的老年患者，我们建议积极地进行PVP及PKP手术治疗，以期早期恢复患者的日常活动、减轻疼痛、减少伤后后凸畸形的发生、尽可能减少相邻椎体骨折的发生。

椎体成形术（vertebroplasty，VP）开始于1984年，Galibert和Deramond在法国Amiens首次在患有侵袭性血管瘤的C_2椎体内注入医用骨水泥，术后疼痛症状缓解。随后这种治疗方法的适应证扩大到其他肿瘤（骨髓瘤、椎体转移性肿瘤）和骨质疏松引起的椎体压缩性骨折。虽然PVP与PKP止痛的机制仍然存在争论，但椎体成形术确实能明显缓解背部疼痛，还可以避免受治椎体再次发生骨折。

当然在胸椎区域行PVP或PKP手术，骨水泥的泄漏会带来灾难性的后果。由于胸椎椎管较为狭窄、胸椎呈现后凸，椎体后壁的骨水泥泄漏常常会加重椎管狭窄，并对胸髓前角及锥体束产生不可逆的损伤，甚至造成下肢瘫痪。

（费琴明　蒋淳）

四、胸腰段损伤

（一）流行病学

在胸腰椎损伤中，根据解剖结构上的特殊性，把胸段和腰段脊柱又分为三大部分：胸椎（T_1～T_{10}），胸腰段（T_{11}～L_2）和腰椎（L_3～L_5）。由于胸腰段（T_{11}～L_2）在解剖结构上处于移行区，50%的损伤发生在该处，胸椎（T_1～T_{10}）只占20%，而腰椎（L_3～L_5）占30%。这类损伤多见于青壮年，主要见于车祸伤，高处坠落伤，工伤，以及和娱乐活动有关的损伤。

（二）脊柱胸腰段解剖和生物力学（见胸椎损伤相关章节）

第11～12肋骨（浮肋）仅和其相应的椎体相关节而不与肋横突相关节，且胸$_{11、12}$的横突也逐渐变小。胸$_{12}$的关节突方向也由胸椎典型的冠状位关节而改成了演变为矢状位，限制了脊柱旋转侧弯。T_{11}-L_2脊柱Cobb角正常为0°。创伤可能引起脊柱胸腰段脊柱后凸畸形或压迫脊髓引起神经症状。没有胸廓支持的脊柱仅能承受有胸廓支持脊柱的1/4的压力。

（三）损伤分类

1. Denis三柱分类（见胸椎损伤）

2. 胸腰椎损伤严重度评分分类（TLICS）

以Vaccaro为首的美国脊柱损伤研究小组在2005

年制订了一套胸腰椎损伤严重度评分分类系统(thoracolumbar injury classification and severity score,TLICS)。TLICS使用描述性分类方法,对每位患者的神经功能状态、后方韧带复合体(PLC)的完整性以及骨折损伤的形态学特性按特定计分标准进行评分。评分系统分别对骨折形态(压缩1分,爆裂2分,移位或者旋转3分,脱位4分)、PLC完整性(完整0分,可疑损伤2分,损伤3分)、神经功能状态(完整0分,神经根损伤2分,脊髓完全损伤2分,脊髓不完全损伤或者马尾神经综合征3分)进行独立评分,总评分数越高表示骨折损伤的程度越严重。现在临床上依据TLICS总评分来指导胸腰椎骨折的治疗方式的选择,该系统建议大于或等于5分者应考虑手术治疗,小于或等于3分者考虑非手术治疗,4分者可选择手术或非手术治疗。同时根据评分,该方法还建议了手术入路。

表97-6 TLISC评分

骨折形态	
压缩	1
爆裂	2
移位或旋转	3
脱位	4
PLC完整性	
完整	0
可疑损伤	2
损伤	3
神经功能	
完整	0
神经根损伤	2
脊髓完全损伤	2
脊髓不完全损伤或马尾综合征	3

3. AOspine胸腰椎损伤分类系统 为了更加广泛地应用于临床并增加TLICS分型系统的可重复性,Vaccaro等于2013年提出新的AOspine胸腰椎损伤分类系统,该分类方法基于对骨折的形态学分类、神经功能状态、临床修正参数的评估。

(1)形态学分型:与Magerl的AOspine分类系统相似,依次的损伤类型表示损伤严重程度的增加,三种基本分型是基于椎体破坏模式进行区分的。A型:压缩骨折;B型:前方或后方张力带破坏,但前或后柱无分离或无潜在分离;C型:所有结构的破坏导致脱位或移位,或者骨折无分离但附着软组织结构完全离断。

A型:椎体压缩性损伤,损伤累及到前部结构(椎体和(或)椎间盘),包括临床不明显的损伤,如横突或棘突骨折。更严重的A型损伤出现椎体爆裂骨折伴椎体后部向后突入椎管,不伴有PLC的损伤及移位。A型更进一步分为5个亚型。A0亚型:椎体无骨折或不明显的横突或棘突骨折(图97-116)。A1亚型:椎体边缘压缩或嵌入骨折伴单个终板骨折,不累及椎体后壁(图97-117)。A2亚型:劈裂或钳夹样骨折,骨折线累及上下终板,但无椎体后壁损伤(图97-118)。A3亚型:椎体骨折影响单一终板伴任何累及椎体后壁和椎管的损伤(图97-119)。压缩暴力可能会造成椎弓根间距的增加以及椎板纵行(青枝样)骨折。后方张力带的完整性仍维持,且无椎体移位。合并后方张力带中的韧带损伤时应首先归为B2亚型损伤。当A3亚型骨折合并轴平面上经后部结构的横行骨折时,破坏了脊柱的稳定性,应归为B型损伤。A4亚型如图97-120所示,椎体骨折累及上下终板和椎体后壁。与A3亚型类似,A4亚型也可能存在椎板纵行骨折但无后方张力带的损伤。当合并后方张力带中的韧带结构损伤时应首先归为B2亚型损伤。A4与A3相似,但累及上下终板。劈裂骨折累及椎体后部时归为A4亚型。当A4亚型骨折合并轴平面上的经后部结构的横行骨折时(与前面所描述的纵行骨折相反),破坏了脊柱的稳定性,应归为B型损伤。

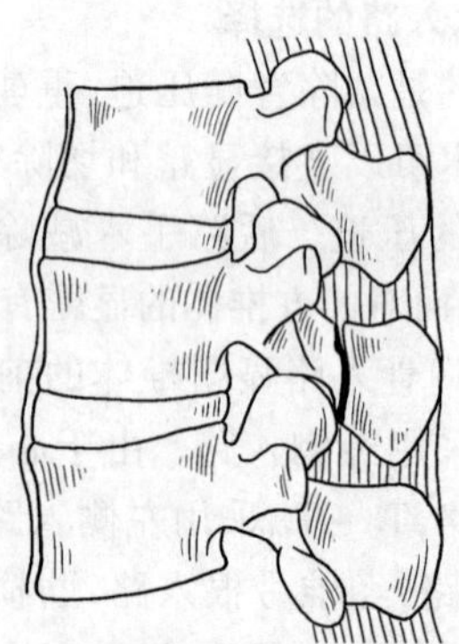

图97-116 A0亚型

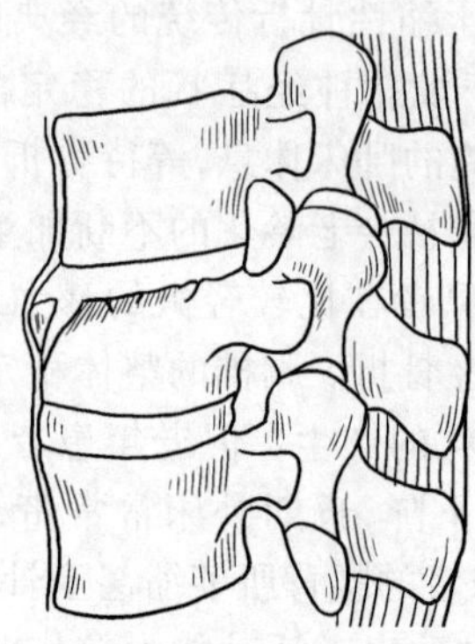

图97-117 A1亚型

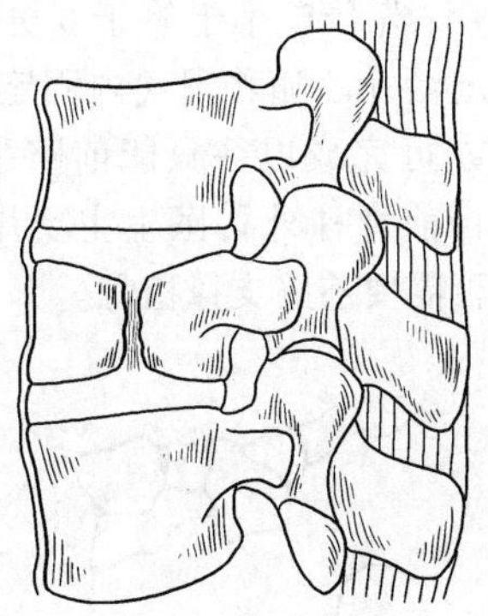

图 97-118　A2 亚型

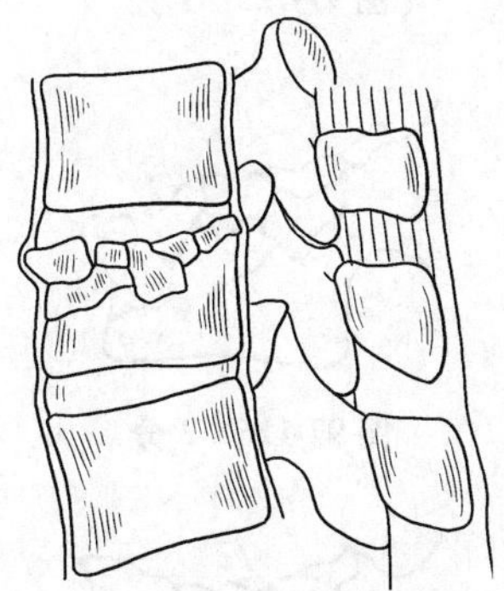

图 97-119　A3 亚型

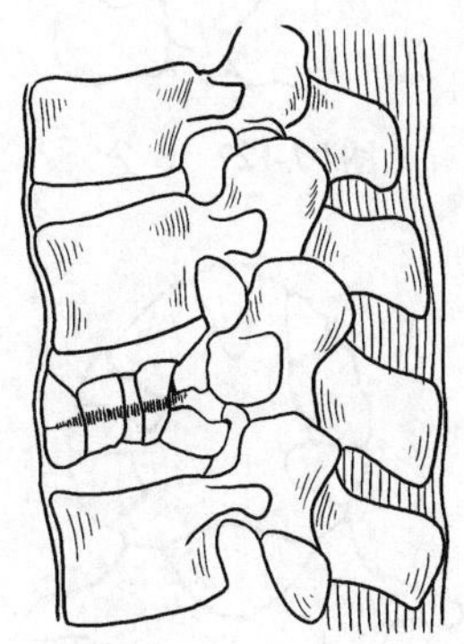

图 97-120　A4 亚型

B 型：张力带损伤，累及前方或后方张力带结构。此型损伤可在 A 型椎体骨折中合并存在。B 型损伤被分为 3 个亚型。B1 亚型：后方张力带的单一骨性结构破坏延伸至前方椎体，也就是常说的“Chance 骨折”（图 97-121）。不像 B2 亚型常累及一个椎间隙水平，B1 亚型仅累及单一椎体。骨折可以经椎弓根延伸，并于峡部后部至后方软组织分离或经椎弓根棘突延伸，然后向后方软组织分离。B2 亚型：后方张力带损伤伴或不伴骨性结构破坏（图 97-122）。任何相关的椎体压缩骨折都应根据相对应的 A 类亚型予以单独分类。尤其是椎体爆裂骨折合并 MRI 显示的 PLC 损伤的患者都应描述为 B2 亚型骨折伴 A3（不完全爆裂）或 A4（完全爆裂）骨折。B3 亚型：损伤累及限制脊柱过伸的前纵韧带。损伤可经椎间盘或椎体本身，完整的后方结构铰锁限制了整体移位。伤后影像学检查常发现过伸性的机构紊乱（图 97-123）。

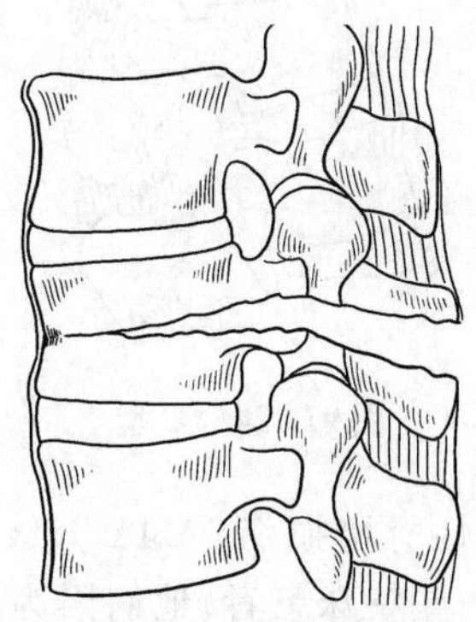

图 97-121　B1 亚型

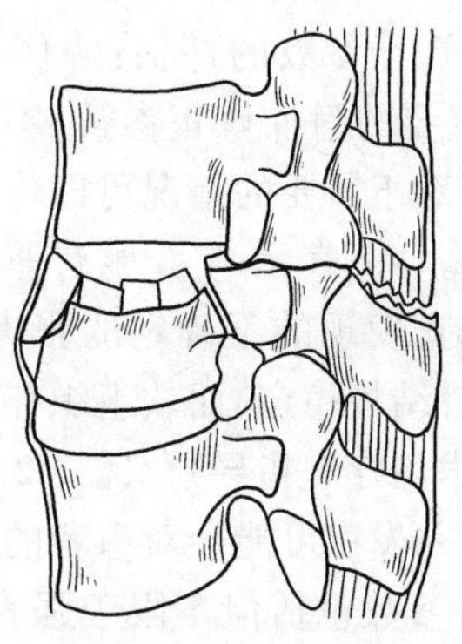

图 97-122　B2 亚型

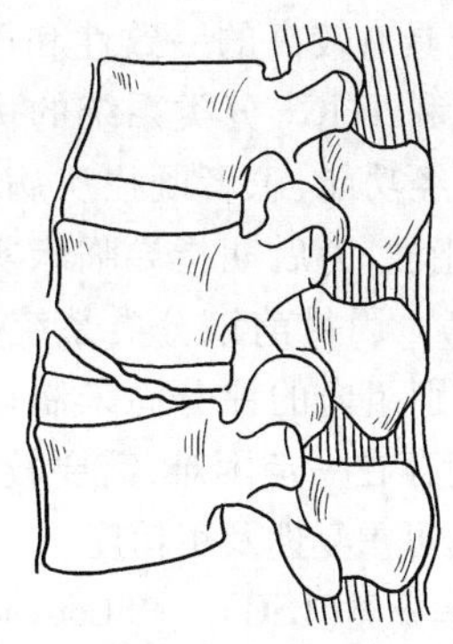

图 97-123　B3 亚型

C 型：移位/分离损伤，特点是脊柱骨折节段头尾端在任何平面上的移位超出了正常的生理范围（图 97-124）。C 型损伤也可能出现椎体前后方结构的完全分离。合并相关的椎体骨折都应单独的分类（如 A0、A1、A2、A3、A4）。任何相关的张力带损伤都应单独分类（如 B1、B2、B3）。

（2）神经功能状态：神经功能障碍分级：N0 神经功能正常；N1 短暂的神经功能障碍；N2 存在神经根损伤的症状或体征；N3 不完全的脊髓或马尾神经

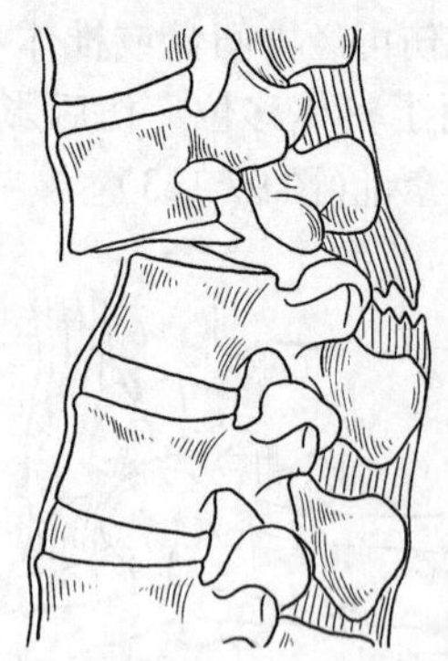
图 97-124　C 型

损伤;N4 完全性脊髓损伤(ASIA 分级中的 A 级);NX 用来表示一些特殊患者,他们因为颅脑损伤,中毒,多发伤,气管插管或镇静而无法完成神经系统检查。

(3) 临床修正参数的评估:病例特异的修正参数:两个非常重要的附加修正参数,不是与每一个病例都相关,但是对于需要的情况可以作为指导医生治疗的参考依据。M1 表示骨折伴有影像学检查(如 MRI)或临床检查发现的不确定的张力带损伤情况。该修正指数对骨结构稳定,而软组织存在损伤患者是否需要选择手术治疗有指导意义。M2 表示患者特异的并发症,这些并发症可能会对患者的手术决策造成影响。M2 修正参数包括但不限于强直性脊柱炎、风湿、弥漫特异性骨骼肥大症、骨质疏松或者手术节段皮肤损伤等。

该分类系统具有较高的一致性和可重复性,整合了 AO 分类系统和 TLICS 分类系统的优势,综合考虑了骨折形态、神经功能、患者既往疾病状况等对手术决策的影响可能性,为后期指导临床实践、规范临床诊疗等提供参考。因目前该分类系统处于刚实施阶段,对各个分类别组内的评分尚未制订统一标准,现阶段临床应用尚存在一定困难,需要较长时间的前瞻性研究来评估其可重复性及可信度。

4. 载荷分享分类(LSC)　McCormack 等提出载荷分享评分系统(load-sharing classification,LSC)。该系统以 X 线与 CT 表现为基础,对胸腰椎骨折从累及范围、移位程度、后凸畸形三个方面进行评分量化。侧位片观察骨折累及椎体头侧<30% 时为 1 分,累及 30% ~60% 为 2 分,>60% 为 3 分(图 97-125 ~ 图 97-127);骨折移位程度(轴位 CT)分为小:移位<2mm 为 1 分,中:移位≥2mm,累及椎体周径<50% 为 2 分,大:移位≥2mm,累及周径>50% 为 3 分(图 97-128 ~ 图 97-130);后凸畸形:≤3°为 1 分,4° ~9°为 2 分,≥10°为 3 分(图 97-131 ~ 图 97-133)。很多学者把 LSC 作为判定前路或后路治疗的指标:当 LSC 大于 7 分时,建议行前路手术治疗;当 LSC 小于等于 6 分时,建议行后路短节段内固定治疗。随着现代内固定装置的发展,后路手术技术亦可完成以往只能前路手术完成的支撑植骨。因此目前脊柱外科医生主要用 LSC 评分系统用来指导是否需要前路支撑植骨。

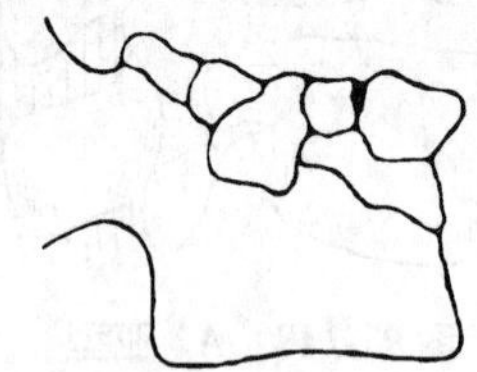
图 97-125　1 分

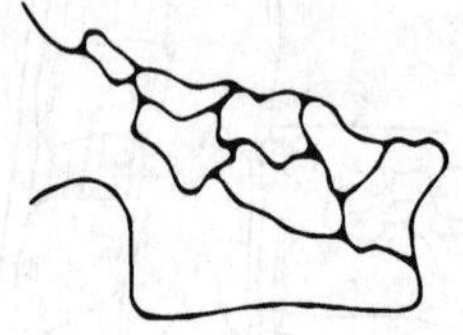
图 97-126　2 分

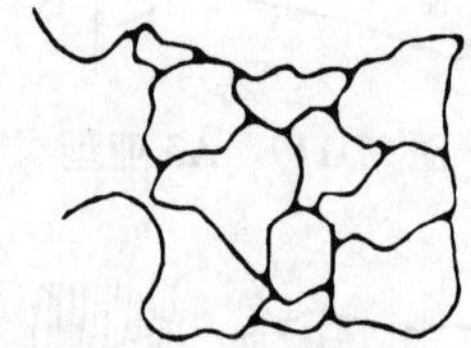
图 97-127　3 分

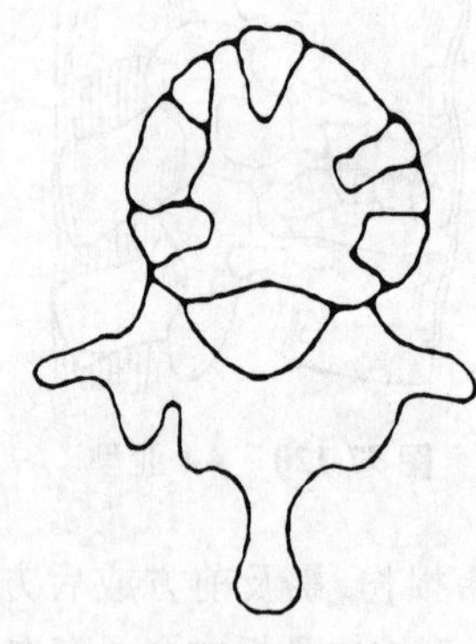
图 97-128　1 分

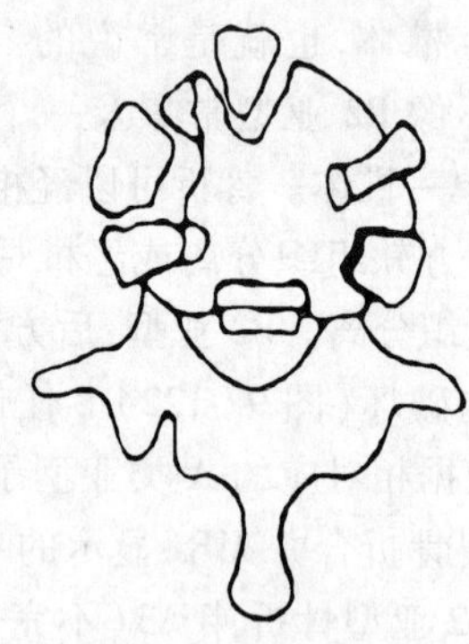
图 97-129　2 分

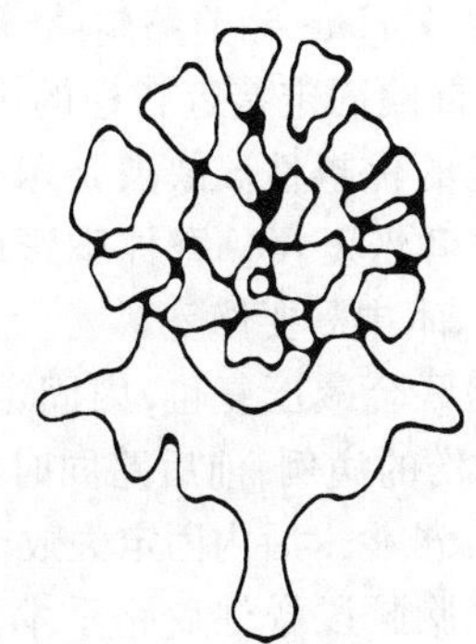
图 97-130　3 分

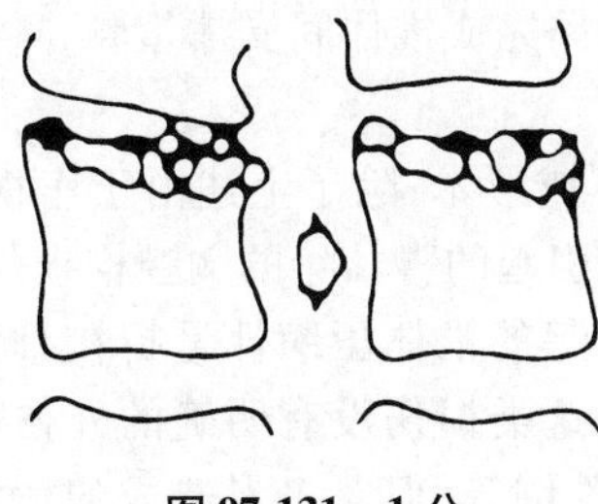
图 97-131　1 分

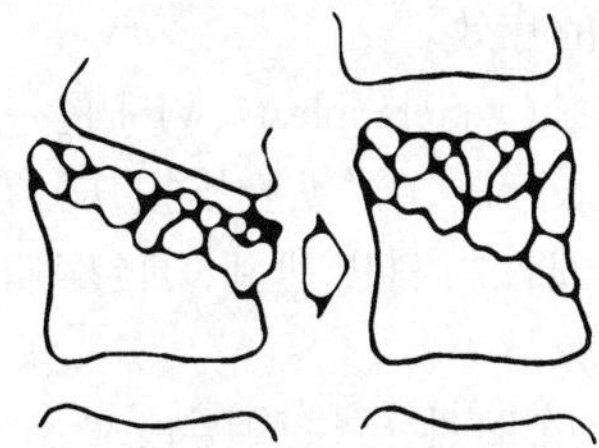
图 97-132　2 分

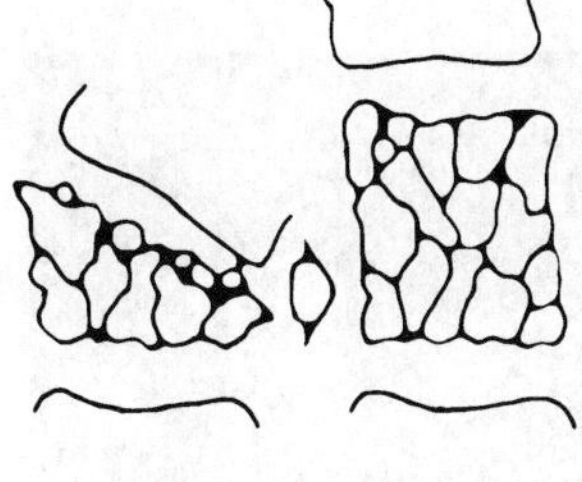
图 97-133　3 分

（四）理学检查（同胸椎损伤）

（五）影像学检查

X 线片和 CT 检查是了解椎体骨折的最常用方法。正位片可见椎体高度下降以及椎弓根间距变宽。侧位片可见椎体前、中柱高度下降。CT 用来了解 X 线片不能准确评价的椎管受压和中柱移位情况。CT 平扫可见椎体前中柱骨折的具体情况和骨折块向后突入椎管的程度。MRI 还可观察脊髓是否完整连续及受伤程度，如果脊髓出现高信号，往往提示脊髓受伤严重，预后较差。

1. 压缩性骨折　X 线片就可诊断椎体压缩性骨折。正位片常常显示椎体的高度对称性地下降，而侧位显示椎体楔形变，其前缘高度丢失，但椎体后缘完整。CT 在诊断椎体压缩性骨折中很有帮助。轴位扫描见椎体前缘骨折，而椎体中后柱完整。

椎体压缩性骨折的严重性要看椎体压缩和后凸畸形的程度。后凸畸形的程度可以通过测量侧位 X 线片上相邻椎间隙的成角来确定。椎体压缩小于 50% 以及后凸成角小于 30° 通常被认为是稳定的骨折。反之则认为骨折不稳定，有中柱和后柱损伤的倾向。90% 以上的椎体压缩性骨折患者没有脊髓损伤。

2. 爆裂性骨折　X 线片即可看到脊柱的前柱和中柱都受累，椎体与终板裂成碎片向四周爆开。椎体的后上部分常常移位突入椎管，在 CT 片上显示最为清楚，还可以看到后柱有无损伤。

骨折块移位突入椎管常常导致一定程度的神经功能障碍。神经损伤的程度和受伤时脊髓损伤的程度与椎管受压的程度有关。脊髓损伤的程度和椎管受压也密切相关。脊髓受压于骨折块还是血肿最好的分辨方法是 MRI。

3. 屈曲-分离型骨折　X 线片就能诊断这类损伤，薄层 CT 加矢状位和冠状位重建能更清楚地显示。

4. 骨折-脱位　影像学检查包括 X 线、CT、MRI 可以观察脊髓是否完整连续。侧位片显示椎体间的前后移位，可有不同程度椎体前缘压缩。正位片可显示是否有剪切力存在。如果有剪切暴力，那么在正位片上可见侧方移位。CT 扫描可见“双边征”和脊髓受压的详细情况。

（六）处理（同胸椎损伤）

（七）手术入路与内固定器的选择

1. 手术入路　手术的目的是减除脊髓压迫，重建脊柱序列和稳定性。前路手术可以直接显露和切除椎体和椎间盘，减除对硬膜囊的压迫。后路手术减除硬膜囊后方的压迫直接方便，而对前方椎体的显露有限。对于突入椎管内骨块小于椎管容积 1/3 以内的，可以利用后纵韧带的张力间接复位，但不肯定。

2. 内固定策略

（1）后路长节段固定：早期受哈氏棒治疗脊柱侧弯的影响，后路固定的节段多在 4 个椎体以上，目前逐渐演变为伤椎远端固定 1 ~ 2 个椎体，近端固定 2 ~ 3 个椎体。优点是固定后的脊柱稳定性大大增强，缺点是过多的正常节段被融合，所以又提出了所谓长固定，短融合的治疗方法，但使用者越来越少。

（2）后路短节段固定：随着脊柱内固定技术的发展，尤其是椎弓根螺钉技术的出现，使得仅仅固定伤椎上、下各一个椎体来恢复脊柱的足够稳定性成为可能。优点是解放了许多正常节段，缺点是椎体压缩性骨折后突畸形矫正度的丢失，内固定失败的风险增加。

（3）后路经伤椎固定：随着对脊柱骨折生物力学研究的深入，一些学者发现只要骨折椎的椎弓根完整且与椎体相连，骨折椎体内也可以置入螺钉。伤椎置钉可以帮助脊椎骨折的复位和防止后凸畸形矫正度的丢失（图 97-134、图 97-135）。同时通过经伤椎的单节段固定可以治疗一部分爆裂骨折和屈曲牵张型损伤，在重建脊柱稳定性同时，保留更多脊柱活动单元。

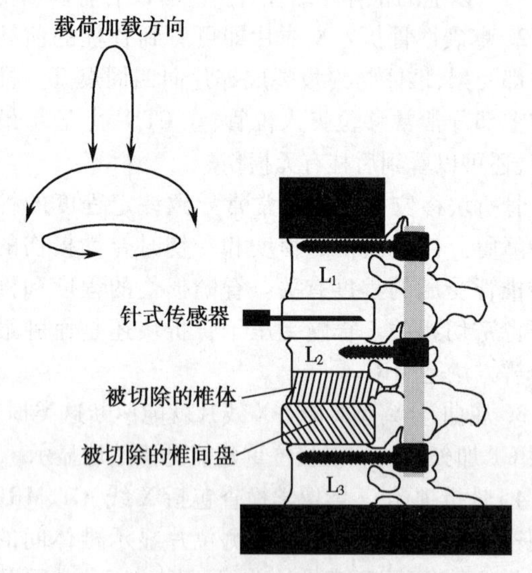

图 97-134　经伤椎短节段固定

（4）前路减压，短节段固定：前路手术不仅可以直接解除椎管前方的致压物，还可以同时进行短节段固定，有 Kanneda，Z-plate 等前路钉-棒和钉-板系统供临床选择。由于前路固定接近脊柱的中柱，在生物力学方面具有一定的优越性。缺点是术中解剖相对复杂，出血量大，患者恢复慢。脊柱胸腰段前路手术时可能要切开膈肌，术中需要修复。

（5）前后路联合减压复位，内固定：对于如骨折脱位这类严重损伤的病例，前后路同时固定可增加脊柱稳定性，有助于减少术后内固定失败。

（6）近年来胸腰段脊柱后路手术技术的发展突飞猛进，医生可以通过一个后路手术切口完成胸腰段脊柱的 360°减压，同时可撑开人工椎体的出现，使得医生可以从后路完成椎体间支撑植骨，重建脊柱稳定性成为可能。

（7）椎体成形术：除了上述由于车祸，高处坠落等高能量损伤引起的青壮年的胸腰椎损伤外，老年人由骨质疏松引起的椎体压缩性骨折在日常临床工作中也不少见。这类损伤没有明确的外伤史或只有轻微的外伤，如跌倒等，但对患者造成的危害巨大。近来开展的椎体成形术对解除患者背痛，提高日常生活能力具有明确的疗效。

椎体成形术（vertebroplasty，VP）是一种新型的脊柱微创外科介入疗法，（详见胸椎损伤）其实质是通过向椎体注入凝固性材料以达到减轻疼痛和增加椎体稳定性的目的。

（8）对于陈旧性脊柱胸腰段骨折引起后凸畸形，引起腰背痛和神经功能障碍的病例，需要行后凸顶椎的经椎弓根短缩截骨，矫正后凸畸形，解除神经

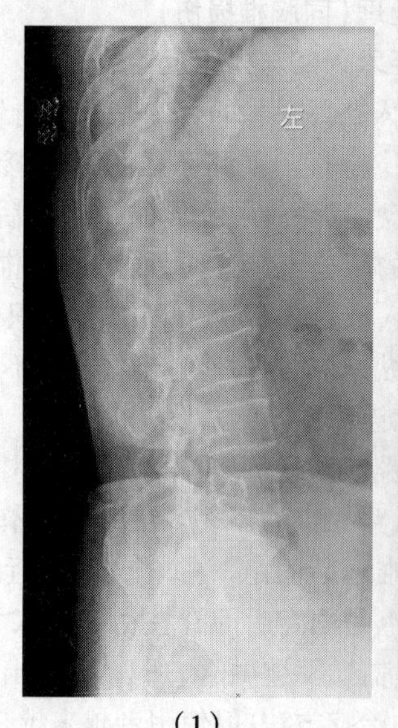

（1）

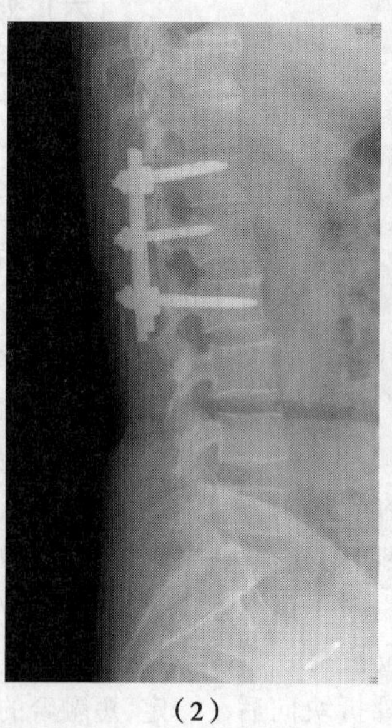

（2）

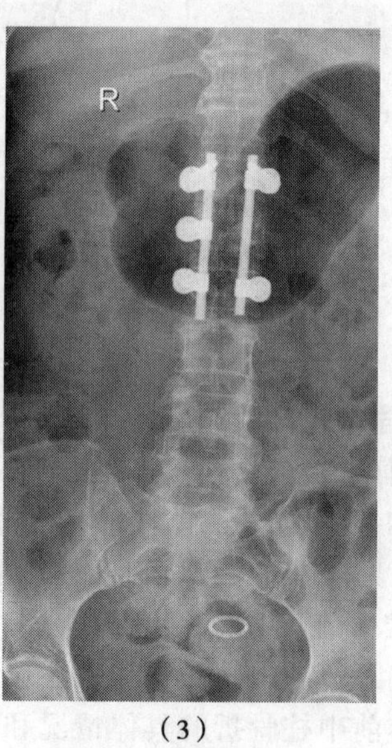

（3）

图 97-135　腰 1 骨折伤椎固定

患者，女性，72 岁。淋浴时滑倒，腰背部剧烈疼痛 1 天，L_1 棘突明显压痛

（1）术前侧位 X 线片腰 1 后凸 20°；（2）短节段经伤椎固定术后，侧位 X 线片腰 1 后凸 2°；（3）术后正位 X 线片

压迫。

（李熙雷　董健）

五、腰骶骨骨折

长期以来，腰骶椎骨折受到忽视或被归入骨盆环骨折的领域中。而骨骼和神经影像检查技术的提高为骶骨创伤提供更多视觉上的细节。通过开放性或者闭合性复位对不稳定或潜在不稳定的骶骨骨折进行内固定已越来越重要。这是因为骨盆后环的残存错位已经被认为是不稳定骨盆环骨折后远期不稳定的重要因素之一。

骶骨是骨盆后方稳定性的一部分，骶骨骨折常常是复合伤的一部分。骶骨骨折常常合并神经损伤（腰骶干、L_5神经根、马尾损伤等），骶骨骨折治疗选择与骨折移位程度、合并神经损伤情况以及骨盆环的稳定性相关。

（一）解剖和生物力学

骶骨是骨盆的一部分，它是由5块骶椎融合而成。骶骨的腹侧是真性骨盆的后壁，有4道横嵴显示椎体融合线，嵴的两端为骶骨孔，每侧有4个，S_1 ~ S_4的前运动神经根由此穿出，S_1神经根加入到L_4和L_5神经根中；S_2 ~ S_4神经根穿出后在梨状肌前方加入到坐骨神经。骶骨的背侧皮质较薄，表面粗糙，有三个较大的垂直走行的嵴，神经根的背侧支从后方骶神经根孔穿出骶神经后支通过。骶孔在骶骨体和骶骨翼交界处，薄弱易骨折，尤其是在S_1 ~ S_2水平；骶骨孔外侧是骶骨外嵴，代表横突。椎体后部为大的椎孔构成骶管，骶孔通过椎间孔同中央椎管相连。骶骨的上关节突下是短粗的椎弓根。

骶骨是骨盆环的重要组成部分，骶骨通过骶髂关节将两侧骨盆与脊柱相连，骶髂关节前方有骶髂前韧带、骶骨间韧带、骶髂后韧带、髂腰韧带（连接第5腰椎横突和髂嵴后方）骶棘韧带和骶结节韧带，通过这么多的附着的韧带在维持骨盆环的稳定性上起到重要作用；髂内血管沿腰骶干走行，骶正中动脉和自主神经的交感成分在骶骨结节区域，同骶骨前面关系密切（图97-136和图97-137）。

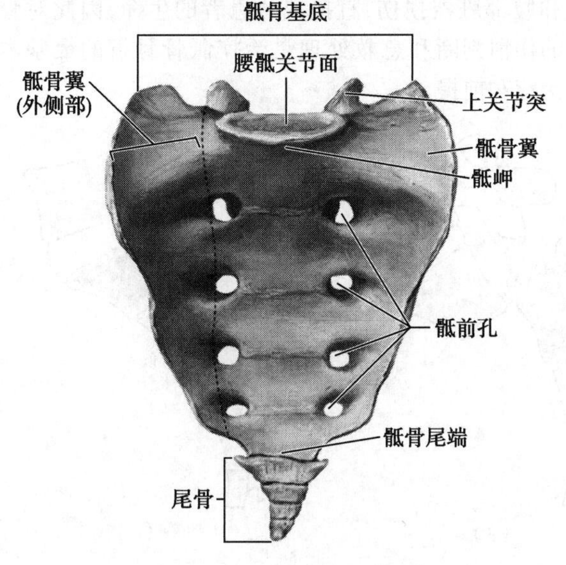

图97-136　骶骨前面观

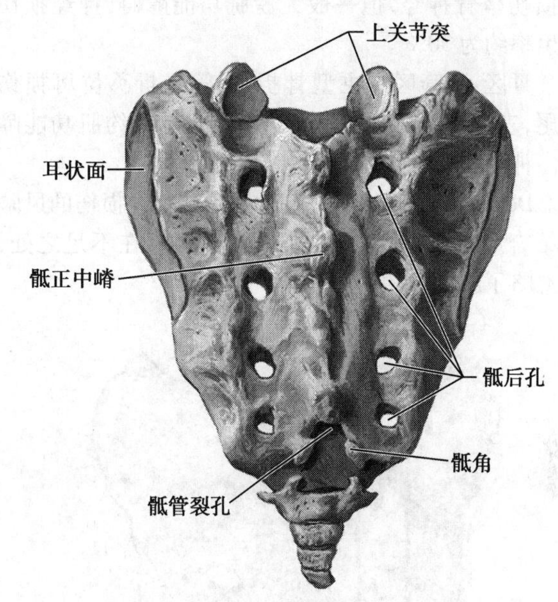

图97-137　骶骨后面观

（二）损伤分类

1. AO/OTA分类

A型骨折

尾骨骨折、骶尾脱位（AO/OTA:61-A3.1）

S_2以下无移位的骶骨骨折，未累及骨盆束带（AO/OTA:61-A3.2）

S_2以下移位的骶骨骨折，未累及骨盆束带（AO/OTA:61-A3.3）

B型骨折

开书形骶骨骨折（AO/OTA:61-B1.2 AO/OTA:61-CB3.1）

单侧侧方挤压损伤（AO/OTA:61-B2.1）

双侧侧方挤压损伤（AO/OTA:61-B3.3）

C型骨折

单侧不稳定的骶骨骨折（AO/OTA:61-C1.3）

单侧不稳定骶骨骨折合并对侧部分不稳定性骨折（AO/OTA:61-C2.3）

双侧完全不稳定骶骨骨折（AO/OTA:61-C3.3）

AO/OTA分类是骨科和创伤骨科最常用的骨折分型，它以整个骨盆环在纵向和水平方向的稳定性将纵向骶骨骨折分成61-C1.3、C2.3、C3.2和C3.3型。但该分类系统没有考虑单侧和双侧腰骶段骨折和骨折脱位，而这些骨折和骨折脱位往往与 L_5/S_1 关节突关节损伤或伴有常见于 S_1 或 S_2 水平的横行骨折有关。

2. Denis 分类

Ⅰ区：骶骨翼骨折，腰$_5$神经从其前方经过，骨折可损伤神经根，引起相应症状，神经损伤发生率约为10%以下。

Ⅱ区：经神经孔骨折，骶 1、2、3 孔区连续性中断，可损伤坐骨神经，但一般无膀胱功能障碍，神经损伤发生率约为 30%。

Ⅲ区：骶管区中央型骨折，骶管骨折移位可损伤马尾，表现为骶区及肛门会阴区麻木及括约肌功能障碍。神经损伤发生率约为 60%。

Dennis 分类系统将解剖学因素和神经损伤的风险性结合起来，然而这个分类系统同样存在不足之处，它忽略了腰骶段的稳定性。

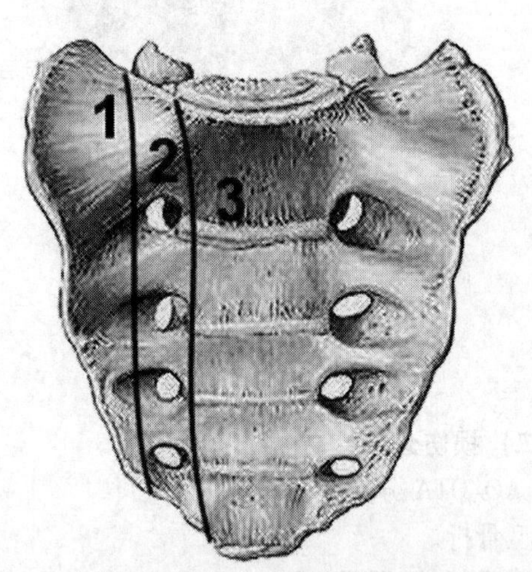

图 97-138 骶骨骨折的 Denis 分型

3. Roy-Camille 自伤跳跃式骨折

它是 Dennis 分型 3 分类的亚分类，骨折分类基于骨折碎片、骨折线和骨折移位程度。

1 型——伴有骶骨上部向前方的屈曲骨折（图 97-139a）。

2 型——屈曲骨折，或多或少处于水平位的骶骨上部骨折块落在骨折的骶骨下部骨折块表面，并相对于下部骨折块向后移位（图 97-139b）。

3 型——伸直骨折，或多或少处于垂直的骶骨上部骨折块相对于下部骨折块向前下移位（图 97-139c）。

分型越高，损伤越严重。

Strange-Vogensen 在此分型基础，增加了。

4 型——无移位的骶骨上段粉碎型骨折（图 97-139d）。

（三）诊断与影像学检查

1. 受伤机制　交通事故、高处坠落。

2. 临床表现　骨盆环不稳定的表现。

3. 合并伤　神经损伤常见，骶骨骨折合并神经损伤与骨盆环的不稳定程度、骨折类型、骨折线等相关，第 5 腰椎横突骨折可导致 L_5 神经根损伤（足下垂），中央型骶骨骨折合并神经功能障碍（直肠、膀胱、功能）。

4. 影像评估

骨盆前后位：发现骶骨骨折位置；

入口位：发现骶骨前后移位和旋转；

出口位：头尾侧移位和上方旋转；

骶骨侧位：矢状面上的移位；

CT 平扫和三维重建：发现骶骨的弓状线中断、骨折细节、骨碎片大小和移位程度，整体形态改变，详细分析骨折类型。

（四）治疗

1. 伴随的骨盆骨折的急救处理　由于骶骨骨折往往伴随骨盆其他部位的骨折，有时还有更复杂的盆腔和腹部脏器损伤，直接威胁患者的生命，因此对骨折的伤情判断和急救处理是治疗骶骨骨折的最基本的治疗和前提。

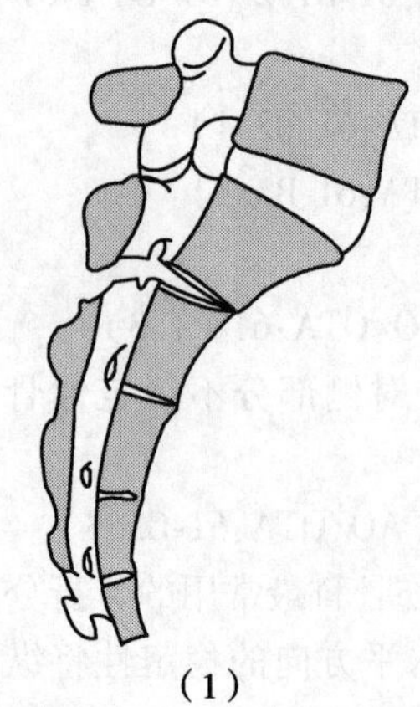
（1）

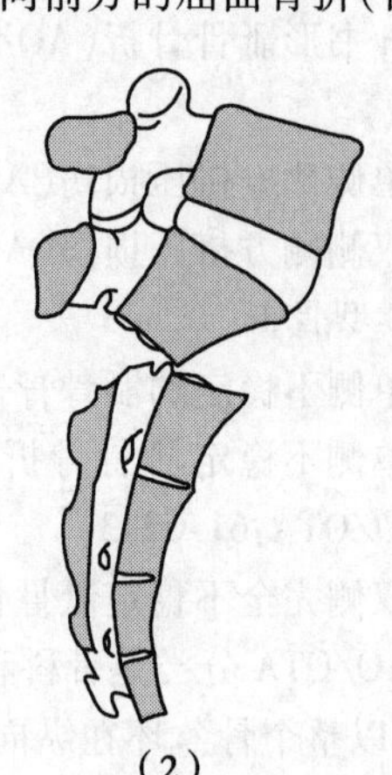
（2）

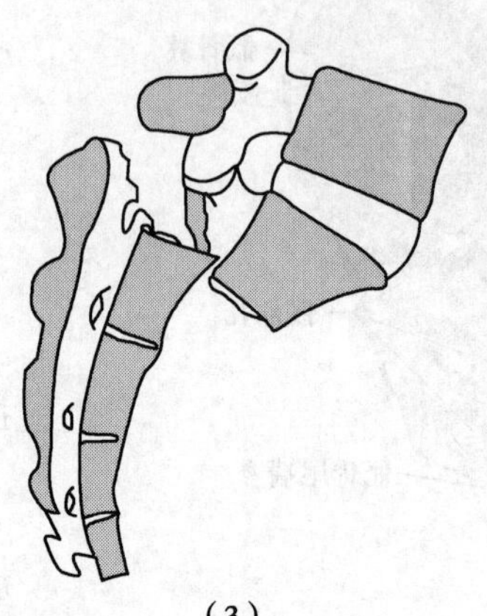
（3）

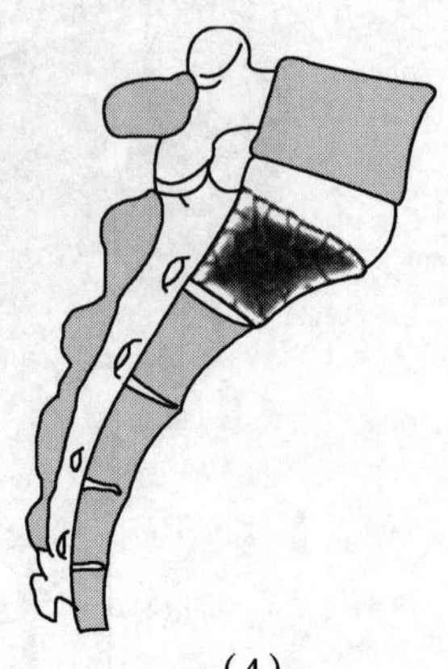
（4）

图 97-139 Roy-Camille 自伤跳跃式骨折

2. 骶骨骨折的治疗原则

（1）保守治疗：对无移位的骶骨横行骨折，不需要特殊处理，卧床休息 2～3 周即可，臀下用气圈保护。

（2）手术治疗：手术的目的是解剖学复位，神经根减压，以及为早期的活动提供坚强的固定。目前主要的手术技术包括骶骨后方接骨板的固定，经皮骶髂关节螺钉的固定，以及连接到腰椎的脊柱内固定系统。虽然目前的手术技术还不够规范，有进一步的完善空间，但上述所描述的技术，在掌握指征的基础上，作为不稳定骨盆环损伤或脊柱骨盆分离损伤组成部分的骶骨骨折的治疗中是比较安全、可靠的策略。

1）手术适应证：①骶椎骨折是骨盆 C 型骨折不稳定因素的一部分；②骶椎骨折伴有骶丛神经症状且椎管内或骶孔内有骨片占位。

2）手术禁忌证：①全身情况差；②软组织条件差或有压疮；③严重骨质疏松是相对禁忌，这种治疗需要改良的稳定方法，如锁定接骨板。

3）稳定的概念：①稳定的治疗策略要根据骨折类型来调整。②只在骶骨上使用螺钉，接骨板固定，如能在骶骨安全区域内使用螺钉并提供充分的把持力，可达到稳定。在这些情况下，后方接骨板起张力带作用，它需要辅以骨盆前环稳定。在粉碎性骨折和（或）累及骶髂关节骨折时，这个观点必须修正，需要利用对侧的骶骨和（或）髂骨固定接骨板。③在微小的移位骨折或者需要减压的骨折中，如果至少在 S_1 水平有稳定的骨块，可应用额外的或者单独的经皮骶髂拉力螺钉。④严重的单侧粉碎性骨折，推荐使用额外的或单独的带锁螺钉髂-髂连接接骨板。⑤对于“自杀跳跃骨折”，“H 型骨折”或位置稍好的“脊柱骨盆分离”，需要稳定骨盆后环并连接到腰椎来补偿旋转应力。在这种情况下，应该使用脊柱内固定系统（如椎弓根螺钉）。使 L_4，L_5 与后方髂骨嵴之间达到复位和稳定。必须注意至少安装一个，最好两个横向连接杆达到横向稳定（图 97-140～图 97-143）。

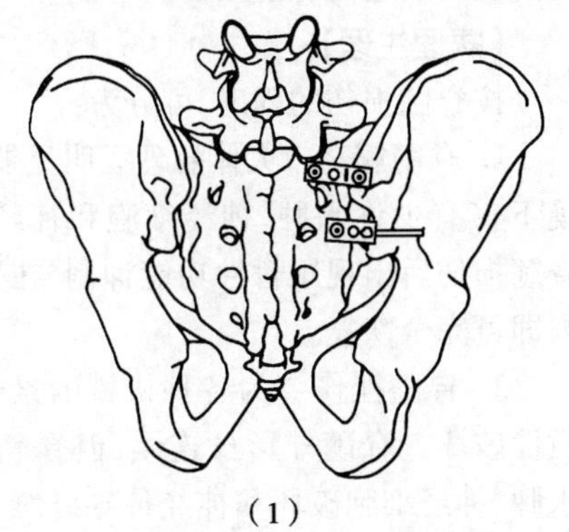

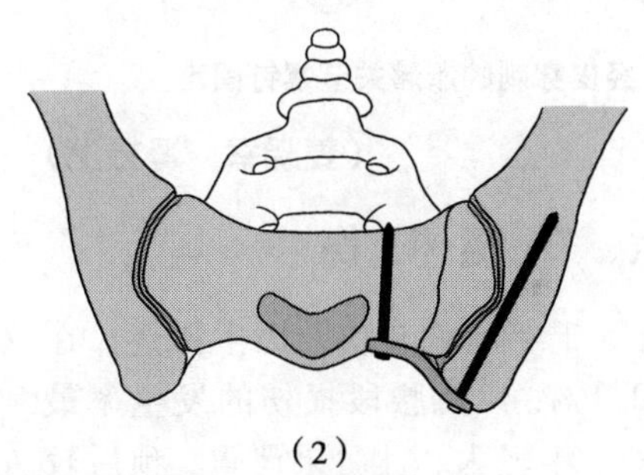

（1）　　（2）

图 97-140　骶孔外侧的骨折，跨骶髂关节的接骨板固定

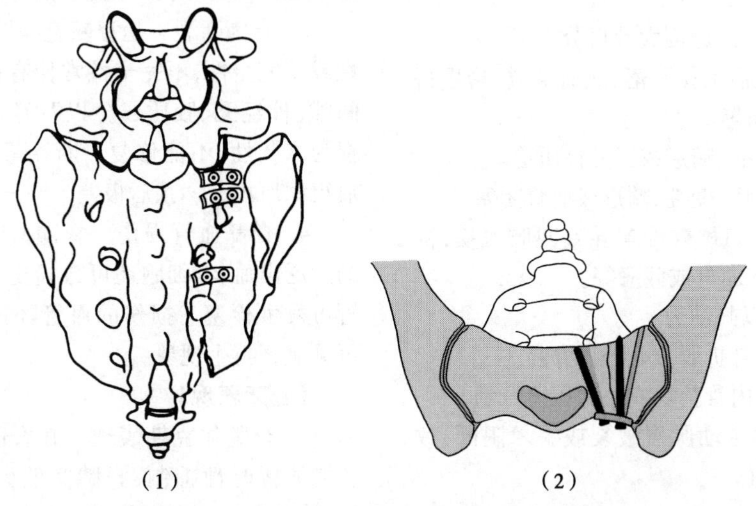

（1）　　（2）

图 97-141　对经骶孔的骶骨骨折中典型的螺钉位置

7

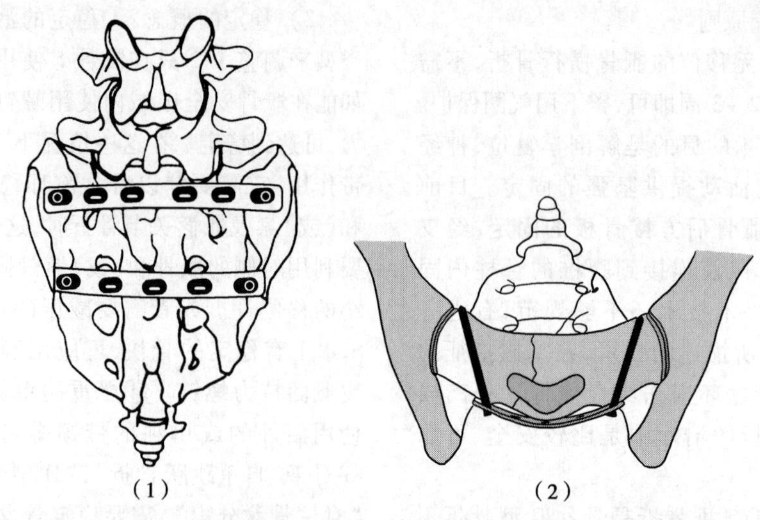

图 97-142　中央型骶骨骨折中,典型的螺钉位置,双侧的骶骨翼螺钉固定

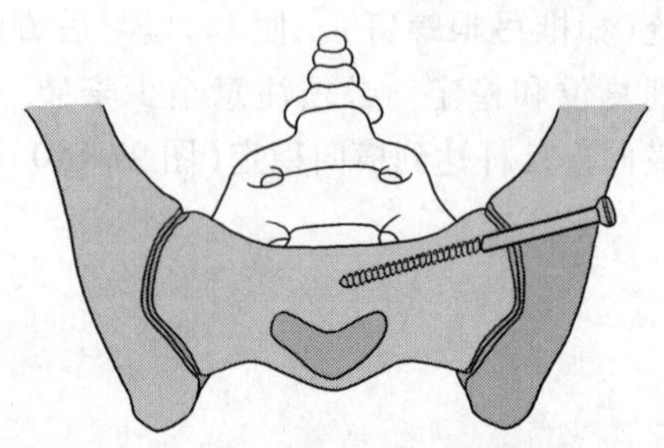

图 97-143　经皮穿刺的骶髂关节螺钉固定

(姜晓幸　冯振洲)

六、脊 髓 损 伤

脊髓损伤早在5千年前就有埃及医生描述。在全身损伤中约占0.3%,以胸腰段损伤的发生率最高。脊髓损伤多发于年轻人,且后果严重,预后较差,虽已引起广泛的重视,但仍未有很好的解决方法。

【病因】

1. 按导致脊髓损伤的原因大致可分为

(1) 意外事故,包括工伤坠落、交通事故、垮塌挤压、日常摔倒、运动外伤等。

(2) 脊柱肿瘤、炎症、畸形或退变性压迫。

(3) 脊髓肿瘤、炎症、变性、畸形或血管闭塞。

(4) 医源性损伤,如颈椎推拿导致四肢瘫痪,椎管减压术导致脊髓损伤加重或截瘫等。

2. 按损伤类型可以归纳为

(1) 挫伤,如脊柱骨折脱位时挫伤脊髓。

(2) 压迫,如椎管内骨折块或血肿压迫脊髓。

(3) 缺血,如胸腹主动脉瘤破裂或手术阻断,致其供养的脊髓发生缺血。

(4) 锐器切割伤。

(5) 其他,如枪弹、火器伤等。

在脊柱骨折脱位时,可同时存在几种损伤因素。如骨折脱位时脊髓可被切断或挫伤;骨折片可持续压迫脊髓;骨折脱位又可损伤脊髓的根动脉或前动脉。特别在下胸段,可使脊髓发生缺血性损伤。本章主要阐述创伤引起的脊髓损伤。

【病理生理】

按脊髓损伤的程度,可分为:

1. 脊髓震荡　大体病理无明显器质性变化,显微镜下仅有少许水肿,神经细胞和神经纤维结构完整。脊髓损伤后出现短暂性功能抑制,在数分钟或数小时内即可完全恢复。

2. 脊髓挫伤　为各种机械因素造成的脊髓的实质性破坏。脊髓外形虽连续,但脊髓内部可有出血、水肿、神经细胞破坏和神经传导纤维束的变性、中断,发生坏死退变。脊髓挫伤的程度有很大的差别,轻者为不完全损伤,可不同程度恢复。重者为完全性损伤而不能恢复,因此预后极不相同。

3. 脊髓断裂　是脊髓连续性发生中断,可为完全性或不完全性,不完全性常伴有挫伤。两断端间常有间隙,神经元、胶质成分以及经过断裂区的轴突的缺损为永久性,不能修复。断端最终形成空腔,并为瘢痕组织所填充。预后极差。

4. 脊髓血管损伤　脊髓血管的断裂可导致脊髓的广泛出血,红细胞还可自损伤的血管壁渗出。小血管可发生栓塞。损伤的血管经过一段时间的恢复后可见血管再生现象。

【临床表现】

1. 脊髓休克期表现　在脊髓受到创伤时可发生功能的暂时性抑制,脊髓突然失去了高级中枢的调节,神经元的兴奋性处于极度低下状态,表现出感觉、运动、反射和自主神经系统的功能变化,称为脊髓休克。脊髓休克期的长短不同,在脊髓震荡及不完全脊髓损伤时,可无休克期或极为短暂。损伤平面越高,损伤越严重,其休克期越长,有时甚至长达8周。脊髓休克期间表现为受伤平面以下出现弛缓性瘫痪,运动、反射及括约肌功能丧失,有感觉丧失平面及大小便不能控制。2~4周后逐渐演变成痉挛性瘫痪,表现为肌张力增高,腱反射亢进,并出现病理性锥体束征。

2. 脊髓休克期后的表现

(1) 完全性脊髓损伤:完全性脊髓损伤在病理上对应于脊髓的连接全部中断,损伤平面以下完全瘫痪,深浅感觉完全丧失,肌力0级。上颈髓损伤的四肢瘫均为痉挛性瘫痪,下颈髓损伤的四肢瘫由于脊髓颈膨大部位和神经根的毁损,上肢表现为弛缓性瘫痪,下肢仍为痉挛性瘫痪。在四肢瘫时出现总体反射,即损伤平面以下肢体受到刺激时表现为上肢及下肢肌肉痉挛,下肢内收,屈髋屈膝,踝跖屈,腹肌痉挛,反射性排尿及阴茎勃起,肢体反射性屈曲后并不立即伸直,呈单相反射。

(2) 不完全性脊髓损伤:表现为不完全性感觉和运动功能障碍,依脊髓损伤的程度和部位不同,临床表现有很大的差异。感觉和运动功能在损伤早期即可开始恢复,其恢复出现越早,预后越好。肢体受到刺激时出现屈曲反射后又可伸展回原位,呈双相反射。常见的脊髓不完全损伤综合征有:

1) 脊髓中央管周围综合征:多见于中老年有获得性或先天性椎管狭窄者,常发生于颈椎过伸性损伤,亦见于爆裂骨折。因颈椎过伸而发生颈椎管容积急剧变化,使脊髓中央管周围的传导束受到损伤(图97-144)。由于皮质脊髓束和脊髓丘脑束纤维在脊髓中的排列为支配上肢的纤维靠内侧,支配下肢的纤维靠外侧,因此,骶部纤维受损最小。表现为损伤平面以下的四肢瘫,上肢重于下肢,骶部损伤最轻,手部最重。感觉和运动均为不全损害,预后较差。功能恢复一般也从下肢开始。

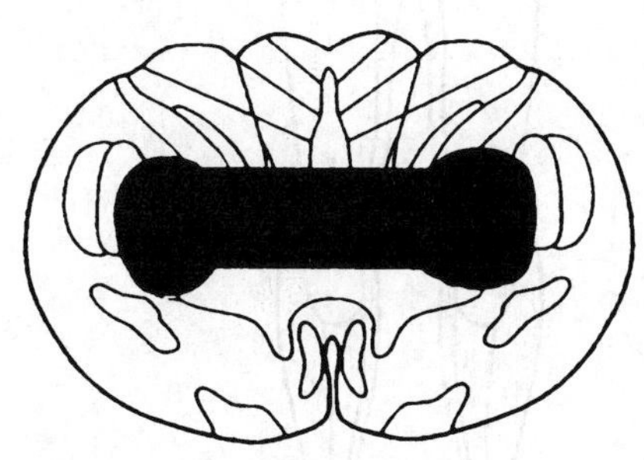

图97-144　脊髓中央管周围综合征

2) 脊髓半切征:又名Brown-Séquard征,系一侧脊髓损伤(图97-145),常见的原因有穿透伤、偏外侧型椎间盘突出或骨折脱位等。临床表现为损伤平面以下同侧肢体的运动及本体感觉消失,对侧肢体痛温觉消失。除锐器伤外,多系不完全损伤。

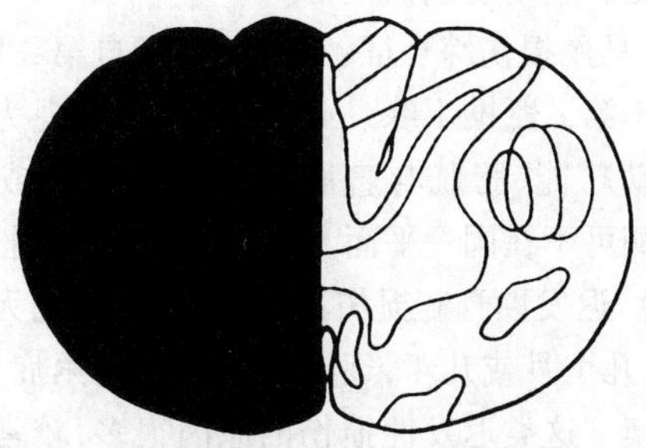

图97-145　脊髓半切征

3) 脊髓前综合征:主要的原因为:①骨折片或椎间盘突出压迫脊髓前方;②脊髓前动脉损伤或受压使脊髓相应部分发生血供障碍,造成脊髓前动脉支配区脊髓受损,包括全部灰质及中部以前的部分白质,仅后索白质保存即肢体本体感觉保存,温、痛、触觉及运动丧失大多是完全的,少数是不完全的(图97-146)。

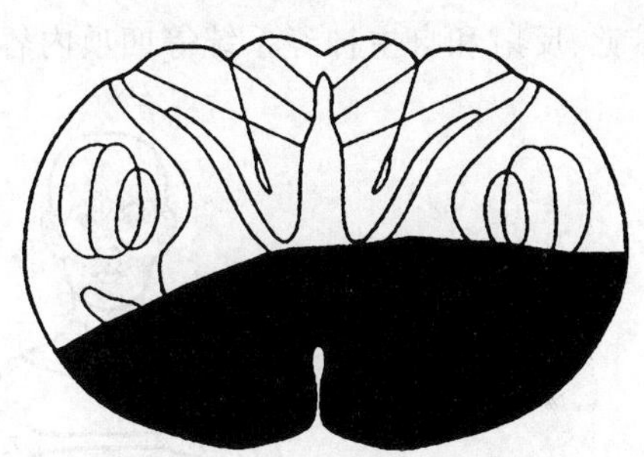

图97-146　脊髓前综合征

临床表现为损伤平面以下四肢瘫痪,下肢瘫痪重于上肢瘫痪,但下肢和会阴部仍保持位置觉和深感觉,有时甚至还保留有浅感觉。

4) 脊髓后综合征:由于脊髓后结构和脊神经后根损伤所致,常见于脊柱过伸性损伤。临床表现为损伤平面以下深感觉障碍,躯干和四肢对称性疼痛,有时可出现锥体束征(图97-147)。

5) 脊髓圆锥综合征:当神经根与圆锥均损伤时,

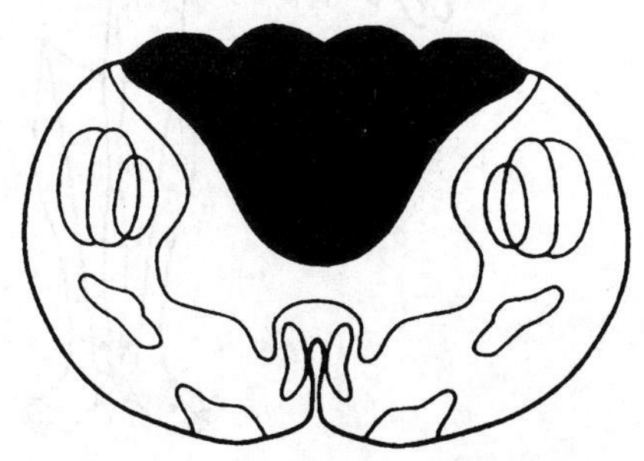

图97-147　脊髓后综合征

7

下肢感觉及运动功能、膀胱与直肠功能障碍或丧失。而当神经根无损伤，仅损伤圆锥时，表现为会阴部皮肤鞍状感觉缺失，膀胱与直肠功能障碍或丧失。两下肢的感觉和运动功能仍正常。

6）马尾损伤综合征：马尾神经起自第2腰椎，一般终止于第1骶椎下缘。此平面损伤，表现为下肢感觉及运动功能、膀胱与直肠功能部分障碍或完全丧失。双侧可不在同一平面。下肢瘫痪为弛缓性。

（3）迟发性脊髓损伤：脊柱损伤后早期无神经症状，经过几个月或几年，逐渐出现脊髓受累症状，甚至严重瘫痪。这类迟发性损伤的原因很多，较常见为椎间盘突出造成脊髓受压；脊柱不稳、成角、移位致脊髓磨损；脊柱骨折后过多的骨痂向椎管内生长，压迫脊髓等。

【诊断】

重点应对脊柱损伤的病因、程度、范围和脊髓有无损伤以及损伤的程度范围作出明确的诊断。其检查方法有：

1. 神经系统检查　脊髓神经损伤的诊断应该对运动、感觉、反射和自主神经系统等四项内容分别予以检查，详细记录检查结果，以便日后比较。左右两侧的损伤平面常常不一致，因此应对左右两侧分别检查和记录。

感觉检查：美国脊髓损伤学会（ASIA）推荐检查身体两侧各28个皮区关键点（图97-148），每个关键点要检查针刺觉和轻触觉两种感觉，并按三个等级打分。0=缺失；1=障碍（部分障碍或感觉改变，包括感觉过敏）；2=正常；NT=无法检查。感觉平面指该侧感觉功能正常的最低脊髓节段。通过这些关键点的检查和评分可以判断感觉平面、部分保留区域和感觉障碍分级。

运动检查：肌力按0～5级记录。美国脊髓损伤协会（ASIA）推荐检查10对肌节中的关键肌。自上而下按肌肉分节，C_5为屈肘肌（肱二头肌、肱肌），C_6为伸腕肌（桡侧腕长、短伸肌），C_7为伸肘肌（肱三头肌），C_8为中指屈指肌（指深屈肌），T_1为小指外展肌（小指展肌），L_2为屈髋肌（髂腰肌），L_3为伸膝肌（股四头肌），L_4为踝关节背伸肌（胫前肌），L_5为趾长伸肌（拇长伸肌），S_1踝关节跖屈肌（腓肠肌和比目鱼肌）。

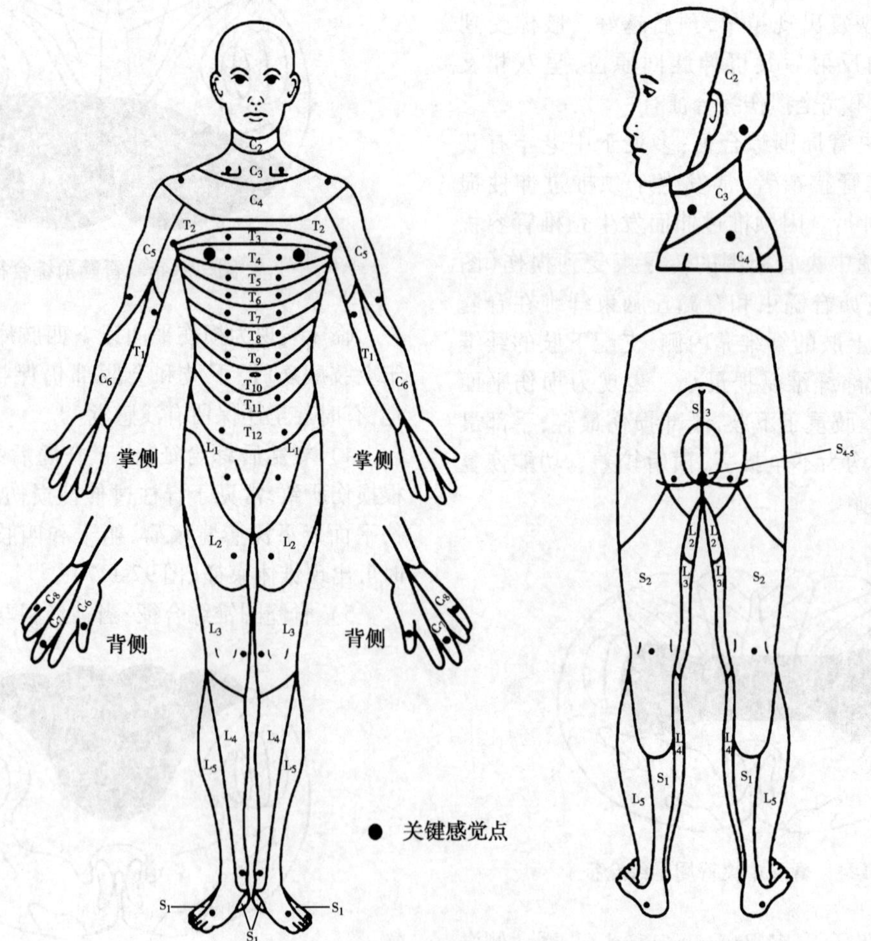

图97-148　感觉神经节段分布及感觉检查关键点

运动平面指运动功能正常的最低节段，根据肌力至少为三级的那块关键肌来确定运动平面，但要求该平面以上节段支配的关键肌肌力必须是正常的(4～5级)。例如，C_7支配的肌肉无任何收缩，C_6支配的肌肉肌力为3级，C_5支配的肌肉肌力为4级或以上，则运动平面定为C_6。神经平面即截瘫平面，依据感觉平面和运动平面可以确定。

肛管括约肌及会阴感觉检查：肛管括约肌的检查是指带指套插入患者肛管中(略等片刻)，问其有无感觉并嘱其收缩肛管，存在肛管括约肌收缩与肛管黏膜感觉及会阴部感觉者为不全脊髓损伤，消失者为完全性损伤。

脊髓损伤后功能丧失的程度可以分级表示。Frankel分级法简单实用，惜乎粗略。美国脊髓损伤学会(ASIA)在其基础上经过多次讨论修改，发表了ASIA脊髓损害分级法，得到越来越广泛的应用。

A级，完全性损害：骶段(S_4～S_5)无任何感觉或运动功能残留；

B级，不完全性损害：包括骶段(S_4～S_5)在内的神经平面以下感觉功能残留，但无运动功能；

C级，不完全性损害：神经平面以下运动功能残留，并且半数以上的关键肌肉肌力小于3级(0～2级)。

D级，不完全性损害：神经平面以下运动功能残留，并且半数以上的关键肌肉肌力大于或等于3级。

E级，正常：感觉和运动功能正常。

2. 特殊检查　包括一般X线正、侧、斜位摄片，CT，MRI以及腰椎穿刺、脊髓造影等检查和电生理检查。

X线检查能清楚地显示脊椎关节突关节、椎弓根骨折、移位情况，椎管的变化，能粗略估计脊髓损伤的可能性，结合神经系统检查，可进一步判断损伤程度。

CT和MRI均为无损伤的检查，能反映骨折、脱位或椎间盘破裂后对椎管形状的影响，如椎管前后径的变化或有无组织突向椎管内，结合临床检查能较好地反映椎管狭窄和脊髓受压的程度，给手术定位、入路和手术范围提供明确目标，减少手术探查时的盲目性。MRI还能清楚地显示脊髓损伤的情况，如脊髓中心出血以及脊髓受压迫、横断的部位、范围和长度等。CT和MRI的出现已基本取代了腰椎穿刺和脊髓造影检查。

电生理检查如脊髓诱发电位(ESCP)检查等可协助了解脊髓损伤的程度。

【治疗原则】

根据脊髓损伤的病理改变，在脊髓发生完全坏死之前进行有效的治疗才有希望使脊髓功能得到恢复。治疗应是越早越好，伤后6小时内最佳。

1. 早期复位与制动　防止因损伤部位的移位而产生脊髓的再损伤。颈椎损伤一般先采用颌枕带牵引或持续的颅骨牵引。但是寰枕关节的脱位，头颅在脊柱上方保持中立位比任何牵引或手法复位更重要。胸腰椎损伤可根据不同情况采用卧床休息、悬吊牵引、闭合手法复位等方法来复位制动。脊髓损伤的患者院前急救尤其重要。转运的过程中一定要避免脊髓的再次损伤。

2. 减轻脊髓水肿的药物

(1) 糖皮质激素：实验室中发现能维持细胞膜和溶酶体膜的稳定性，防止细胞受损及溶酶体酶释放，具有抗炎、减轻水肿的作用，从而防止和减轻脊髓水肿，并减少氧自由基对神经组织的破坏。但是最近的临床观察发现对脊髓损伤并没有作用。

(2) 利尿剂：脊髓损伤后因局部水肿，可使脊髓受压加重。因此，受伤后除了限制水、钠的摄入量外，还可应用利尿剂如甘露醇、呋塞米等来减少水、钠潴留，减轻脊髓水肿。但其脱水作用只是暂时性的。目前较少应用。

(3) 神经生长因子和干细胞：损失的部位注射神经生长因子或干细胞的方法还在研究阶段。

总的来说，对于脊髓损伤，到目前为止，尚无明确有效的药物治疗方案。

3. 手术治疗　手术可以使骨折脱位的脊柱复位，去除碎骨块、血肿、水肿等对脊髓的压迫，改善脊髓的血液循环，稳定脊柱使之能支撑头部及上身，以利于尽早进行康复治疗。因此手术的目的是复位、减压和稳定脊柱，对已经损伤的脊髓目前尚无法直接手术干预。手术后脊髓损伤改善的效果术前难以预料，与损伤当时的严重程度有关。一般而言，手术后截瘫指数可望至少提高一级。对于不完全性瘫痪而言，提高一级意味着可能改善生活质量。因此，对于不全瘫痪者更应持积极态度。这一原则也适用于陈旧性病例。

手术的途径和方式视骨折的类型和致压物的部位而定，常用的方法有前路减压术、侧前方减压术和后路椎板切除减压术，必要时同时行植骨内固定术。原则上手术应当越早越好。在伴有重要脏器损伤时，应先救治危及生命的损伤，在此基础上尽早治疗脊髓损伤。

【并发症】

截瘫和四肢瘫痪患者，一般不直接危及生命，但它的并发症则常常是导致患者死亡的主要原因。如果对并发症能有效地预防和治疗，则可大大降低脊髓损伤患者的死亡率。

1. 呼吸障碍和呼吸道感染　呼吸功能障碍是脊髓损伤的早期并发症，一般发生于颈髓损伤患者，是早期导致死亡的主要原因之一。颈髓损伤后，肋间肌完全麻痹，因此伤者能否生存，很大程度上取决于腹式呼吸是否幸存。如果损伤在 C_1 ~ C_2 水平，伤者往往在现场即已死亡，C_3 ~ C_4 的损伤由于引起膈肌麻痹，早期发生急性呼吸衰竭而死亡。C_4 以下的损伤，膈肌可部分或全部保持完整。但有时脊髓损伤部位可有上行出血性水肿，呼吸功能可逐渐受累。上胸段脊髓损伤的患者，由于常伴有肋间肌麻痹，呼吸肌肉力量不足，呼吸非常费力，使呼吸道的阻力相应增加，加之咳嗽力量降低，难以清除呼吸道的分泌物，可发生呼吸道感染和肺不张等。

治疗呼吸困难，应以保持呼吸道畅通为目的，可采用人工呼吸和机械呼吸。对 C_4 ~ C_5 水平以上的损伤或肺活量明显减小、有缺氧表现者，应行气管切开术。对于呼吸道感染，应选用合适的抗生素、化痰药物，并采用定期翻身拍背、鼓励患者咳痰等方法以利于控制肺部感染。由于排痰不畅而发生肺不张时，可用气管镜排出堵塞物，恢复通气。气管切开应用呼吸机者应加强呼吸机管理。

2. 泌尿道感染和结石　圆锥以上脊髓损伤的患者，尿道外括约肌失去高级神经的支配，不能自主放松，括约肌功能丧失，伤员出现尿潴留而需长期留置导尿管。在圆锥损伤的患者，阴部神经中枢受损，尿道外括约肌放松，出现尿失禁。这些都是神经源性膀胱，容易发生泌尿道的感染与结石，甚至导致肾衰竭。男性患者还会发生附睾炎。防治方法为导尿引流尿液。导尿可分为留置导尿和间断性导尿。间断性导尿是不留置导尿管，每 2 ~ 4 小时导尿 1 次，可明显减少泌尿感染。但操作时要严格遵循无菌操作法。需长期留置导尿管而又无法控制泌尿生殖道感染者，可作永久性耻骨上膀胱造瘘术。平时应定时冲洗膀胱及更换导尿管；注意保持会阴部清洁干燥；多饮水可以防止泌尿道结石和感染。有感染时加用合适的抗生素。

3. 压疮　压疮是截瘫最常见的并发症之一。截瘫患者因损伤平面以下感觉障碍，缺少保护性反应，且自主神经功能紊乱，皮肤营养失调，是容易发生压疮的生理基础。加之患者长期卧床，难以翻身，骨隆突部位的皮肤长时期受压于床褥与骨隆突之间而发生神经营养性改变，皮肤出现坏死，产生压疮。压疮最常发生的部位为骶部、股骨大粗隆、背部和足跟等处。预防方法是：①卧气垫床或水床，减少受压部位的压力；②定时翻身，每 2 ~ 3 小时 1 次；③床褥应平整柔软有弹性；④保持皮肤清洁干燥，对骨隆突部位每日用 50% 红花乙醇擦洗，滑石粉按摩。治疗：1、2 度浅表压疮可通过去除压迫因素，创面换药治愈；3、4 度的巨大压疮应提高机体的营养状态，积极补充蛋白质，并根据压疮部位、深度和炎症情况进行创面切除、皮瓣或肌皮瓣移植。

4. 体温失调　颈髓损伤后，由于交感神经系统和副交感神经系统失去平衡，受伤平面以下皮肤排汗及体温调节功能丧失，对气温的变化丧失了调节和适应能力，常易产生高热。因支配汗腺的交感神经多在伤后 1 个月左右开始恢复，因此发热一般持续 1 ~ 2 个月，而后逐渐恢复正常。处理方法是：①注意调节室内气温；②物理降温，如冰敷、冰水灌肠、乙醇擦浴；③输液，补充足够的水和电解质，以补充高热的消耗，输入经过降温的液体（4 ~ 20℃），也有一定的降温作用；④药物降温：冬眠药物除了具有降温作用外，还有止痛和镇静作用。

四肢瘫痪患者由于体温调节功能丧失，受环境低温影响，也可出现低温，同时还可伴有低血压。治疗方法是物理复温。有低血压者应注意补液以维持有效血容量，并适当应用升压药物。

5. 异位骨化　截瘫患者的异位骨化属于神经源性，好发于髋关节前方，也可发生于膝、肩、肘关节等处，发生率约 16% ~ 30%。通常在伤后 1 ~ 4 个月开始出现。引起异位骨化的原因尚不明确，强烈被动活动关节导致软组织撕裂可能是诱因之一。临床表现为关节周围肿胀，可扪及坚实的肿块，关节被动活动减小。以后肿块越来越硬，甚至关节僵直。血液中碱性磷酸酶升高。早期 X 线片上可为阴性，后期则可清楚显示异位骨化的部位和范围。治疗应休息，勿理疗。对不妨碍关节活动的异位骨化不需要治疗；对关节活动障碍者，于骨化停止后，凿断异位骨化骨，恢复关节活动。

【康复护理治疗】

护理工作对于脊髓损伤严重、损伤平面高的患者尤其重要。在患者回归独立生活能力之前，常常需要良好的护理以避免并发症的发生。

心理干预在脊髓损伤的患者当中也非常重要。帮助患者调节心理，接受现实，重新找回积极生活的态度，是让患者积极配合康复锻炼的保证。

康复锻炼非常的重要。帮助和教会患者恢复独立生活的能力。包括吃饭、穿衣、出门利用电动轮椅或开车、使用支具行走。

高科技的发展是帮助患者回归社会的重要条件。互联网、电子支具等，大大提高了患者的生活质量。

（姜晓幸）

第五节 骨盆及髋臼骨折

一、骨盆骨折

骨盆骨折是指骨盆骨性结构的损伤，占全身骨折的1%~3%，常累及腹腔和盆腔脏器。骨盆骨折可分为低能量损伤与高能量损伤，车祸伤、高处坠落伤和压砸伤是常见高能量损伤因素。骨盆骨折并发症多、死亡率高、存活患者伤残率高，合理救治需要整个急救系统的高效运作与创伤专科医师的精心治疗。

【解剖】

骨盆环由两侧的两块髋骨与后正中的骶尾骨组成，髋骨由髂骨、耻骨、坐骨连结而成，三骨交汇处形成髋臼。骨盆环后方双侧髂骨和骶骨相连形成骶髂关节，前方两侧耻骨相连成耻骨联合。骨性结构本身不具稳定性，必须得到韧带与肌肉结构的支撑保护。

骶髂关节上半部为纤维连结关节，下半部为滑膜关节，整个关节仅有少许旋转活动。骶髂关节前方有骶髂前韧带与腰骶韧带，后上方深层为骶髂骨间韧带，浅层为骶髂后短韧带，后下方为骶髂后长韧带，关节下方有骶结节韧带连于坐骨结节、骶棘韧带连于坐骨棘，关节上方有髂腰韧带与第5腰椎横突相连。不同方向的韧带配合局部骨结构的特殊形态，加上盆底的肌肉和筋膜，形成骶髂复合体，使其具有前后、旋转以及纵向三维轴向的稳定性。

耻骨联合为纤维软骨连接，由耻骨间盘连接两耻骨体内侧面，连接界面有一薄层透明软骨，其中间为厚实的纤维软骨，耻骨间盘上部有一个很小的关节腔。耻骨联合上有耻骨上韧带、下有弓状韧带加强，可配合骶髂关节和髋关节进行微小的运动。

骨盆骨性结构周围存在许多重要的脏器组织。

【骨盆稳定性】

稳定性的定义，是指解剖结构在抵御生理应力时不出现变形的能力，骨盆的稳定性主要取决于后侧负重弓和骨盆底的完整性。骨盆骨折的稳定性评估必须包括骨性结构和韧带结构损伤程度的综合判断。当骨盆环形结构未出现破损时，可认为是稳定性损伤，如骶骨嵌压骨折时，韧带并无破坏，环形结构仍然完整，因而是稳定性骨折。部分失稳的损伤常为旋转不稳定，可有外旋与内旋两种类型。外旋型即所谓的开书型损伤(open book)，耻骨联合分离小于2.5cm时，后方结构仍保持完整。内旋损伤常由侧方挤压暴力引起，后侧结构可有部分损伤，但骨盆底仍然完整。当后侧结构破坏时，骨盆失去前后稳定性，常发生向后移位；当骨盆底破裂或撕脱时，骨盆失去垂直稳定性，这两种情况都会造成不稳定损伤。提示存在不稳定的临床体征有：①骨盆体表解剖标志明显移位，肢体不等长；②后方有明显压痛、青肿或畸形，表明后方结构可能破损；③存在血管、神经或其他脏器的严重损伤；④骨盆开放性损伤。不稳定的放射学提示性证据包括：①耻骨联合分离>2.5cm；②骶棘韧带或骶结节韧带起止点撕脱骨折表明盆底破裂；③腰$_5$横突撕脱骨折常是纵向不稳定的结果；④骶髂复合体结构存在分离移位。

【临床表现与诊断】

准确的病史采集至关重要，据此即可区分低能量损伤与高能量损伤，使患者进入完全不同的诊治流程。与所有的创伤救治一样，病史采集必须注意到患者年龄、性别、既往史、伤前情况、受伤过程、院前救治过程，从而推测其暴力机制与创伤情况。由于低能量损伤处理相对简单，下面主要讲述高能量损伤。

首诊医师必须始终以全身的观点来看待患者，骨盆损伤可能仅仅是多发损伤的一部分，因此体检的第一步并非了解骨折本身，而是评估患者的总体情况，确保ABC(airway, breathing, circulation)的通畅，对于多发伤的患者，必须及时组建多学科救治小组，统一体检，协同救治，以减少重复性体检和反复搬动患者。体检本身要遵从“从头到趾”的原则，即使是神志清醒的患者也可能仍处于“心理休克”期，并不能准确地指出受伤疼痛的部位，因此必须避免完全依赖于患者的主诉。体检与抢救的同时，还要进行各种评分的记录，评分系统多种多样，以ISS评分最为常用(损伤严重度评分，injury severity score)。

如果医院急诊室配备专用的创伤抢救室(trauma room)，在此抢救室内不需要搬动患者，即可完成从ABC到B超、X线片等一系列基本辅助检查，以及如气管切开、静脉切开插管、颈静脉插管、骨盆C形钳固定及外固定支架临时固定等小型快速抢救性手术。在无创伤抢救室的情况下，辅助检查必须多次搬动患者，搬动会加重出血与疼痛，从而诱发或加重休克，因此强调搬动前必须充分纠正休克，辅助检查过程中也须密切观察监护，必要时终止辅助检查，就地再行抢救。

X线检查是了解骨折情况的必要手段，对疑似骨盆骨折者，必须拍摄骨盆前后位、入口位和出口位三个投照体位，有时还可加摄骶髂关节切线位，疑有髋臼骨折时，则还应拍摄髂骨斜位与闭孔斜位片。与骨盆前后位片相比，骨盆入口位摄片能够显示真正的骨盆环上口，对于观察环形结构的完整性有重要意义，而骨盆出口位摄片则可清晰显示全部骶骨平面，对于判断骶神经孔的完整性及有无骶骨骨折有重要意义，同时还可清晰显示髂骨翼、髋臼及闭孔结构。

CT平扫、包括冠状面和矢状面重建的多层面重建和三维重建已普遍用于骨盆骨折的诊断，在临床工作中，建议创伤科医师全程参与X线片与CT的拍摄过程。

【分类】

分类的目的是指导临床治疗，数十年来共有超过40余种骨盆骨折分类系统，可见其复杂性。Letournel和Judet于1980年提出的按解剖部位的分类方法，为早期的骨盆外科手术奠定了基础。目前常用的分类有Young分类和AO分类。

Young-Burgess分类是基于暴力作用的不同方向，分成侧方挤压（lateral compression，LC），前后挤压（anterior posterior compression，APC）、垂直剪切暴力（vertical shear，VS）和复合暴力损伤（combined-mechanism injury，CM）四种类型，每型再按损伤的严重性分为Ⅰ、Ⅱ、Ⅲ亚型。Young分类简单实用，易于理解记忆，在X线片上的可操作性很强，因而被广泛采用。

AO分类是基于稳定性的分类系统，由Marvin Tile分类发展而来，将骨盆骨折分为稳定型（A型）、部分稳定型（B型）、不稳定型（C型），根据严重性程度再将每一型分成1、2、3三个亚型，每个亚型还可再分成三个更小的亚型，也用数字表示。AO分型比较繁琐，学习周期较长，但分型细致，任一骨折都可被细分为27种亚型中的一种，因而定义精确，不易产生歧义，且以数码表示后易于统计记录，其被接受程度越来越高。

【院前急救】

危及生命的骨盆骨折能否获得成功救治，首先取决于是否获得及时且有效的院前急救。而院前急救是一项系统工程，需要大量基础性投入、普通民众急救知识和技能的普及培训以及专职急救人员的培养。

院前急救首先要强调时效性，在致命创伤发生后第一时间就应获得基本的生命支持，这就需要创伤事故现场的普通民众能有效施行心肺复苏术及控制活动性出血，为达此目标需要大规模的培训。急救的时效性还体现在急救人员能及时到达事故现场并及时转运伤员上。以道路交通事故（road traffic accident，RTA）为例，随着高速交通工具的普及，RTA在急救任务中所占的比重正越来越高。RTA多为高能量创伤，其特点为多发伤、复合伤常见，骨盆与髋臼骨折多发，致残率、死亡率极高，因此对急救系统有很高的要求，必须争分夺秒。高速公路RTA一旦发生，会立即导致大规模塞车，路面救援根本无法进行，这就需要建立有效的空中救援系统。

急救人员的培训对院前急救也至关重要，急救人员的任务绝不是简单的运送，而是要能在现场实施ABC、气管插管、气管切开、动静脉通道建立、输液甚至输血、伤情判断及简单处理、抗休克裤穿戴、骨折的临时外固定等。急救人员还应该有足够的信息系统，明了区域内各大医院的特长与即时床位多少，在伤情判断的基础上尽可能使患者一次运送到位，避免多次转运。

【院内治疗】

低能量骨盆损伤以单处简单骨折多见，不稳定性骨折较少，并发症也较少发生，此类损伤通常保守治疗即可，也很少需要紧急抢救。无明显移位的骨盆环单处骨折只需卧床休息4周左右。单纯骶尾骨骨折也以卧床休息为主，臀部可垫气圈或软垫，因复位后无法固定，故肛指手法复位意义不大；骶尾部损伤无论骨折与否，都可能导致长期的骶尾部疼痛。骨盆边缘性撕脱骨折视撕脱部位不同，采用放松附着点肌肉的相应体位，休息4周左右即可。

高能量骨盆损伤的治疗是完全不同的概念，因其常伴发合并损伤，患者生命垂危，故抢救、诊断与伤情评估记录常需同步进行，对于多系统损伤者需尽快组建多学科协同抢救小组。院内抢救是院前急救的延续和深化，ABC的通畅是生命的基本保障，伤情评估有时需多次进行，同时在确保生命体征平稳的前提下尽可能快速地完成各项辅助检查。

高能量骨盆损伤常需手术治疗。但手术治疗的时机并非千篇一律的越早越好，而要具体情况具体分析。一般把ISS评分在16分以上的情况看作严重创伤，此类患者在创伤当时经受了第一次打击（first hit）后，应激系统迅速启动，以白介素6（IL-6）为标志的一系列应激因子水平急剧升高，在2～3天内达到高峰，此后再逐渐消退。急性期内复杂的长时间大手术会使机体遭受严重的第二次打击（second hit），应激水平将被叠加，产生1+1>2的效果，从而大大增加各种并发症的发生率，并最终增加致残率与死亡率。为应对这一复杂的应激叠加效应，近十余年来，有学者将在腹部枪击伤处理中行之有效的伤害控制学说（damage control）引入创伤骨科领域，取得了许多令人鼓舞的进展，并逐渐在世界范围内得到响应与推广。基于上述的严重创伤应激反应模式，伤害控制学说所提出的对策是，避免在急性期内进行所谓的终局性手术（definitive surgery），而仅进行简单的初步稳定性手术（primary surgery），如骨盆外固定支架手术等。活动性出血的血管若累及肢体血供，则需行吻合或移植修补，否则仅予结扎。开放性损伤若出血难以控制，只要不累及肢体血供，甚至可先不予清创，直接用大量纱布填塞，24和（或）48小时后更换纱布时再予逐步清创，逐步清创有时需多次进行，间隔时间为24或48

小时。肠腔管或会阴部破裂时可行简单清创。骨盆骨折外固定支架手术在创伤抢救室内即可完成,不要求达到良好复位,目的只是提供暂时的稳定,控制出血,减轻疼痛,便于患者运送。初步手术的目的是提供力学与血流动力学的稳定,避免第二击的叠加,控制应激反应的规模,减少并发症发生率,为终局性手术创造条件。肠腔创伤的延期吻合还有利于使坏死范围更加清晰,避免多次吻合修补。终局性手术的时机为创伤第4天以后,此时第一击应激反应高峰期已过,严重多发创伤患者需要多部位多系统多次手术的,可予分期手术,但宜争取在2周以内完成全部手术。终局手术的目标是长期性的,且此时患者情况已比较稳定,手术时间上比较从容,因而应尽可能把手术做得较为完美。对于骨盆骨折本身而言,此时需要将临时的外固定支架转换成内固定。

应针对不同的损伤采取相应的内固定措施,原则上优先考虑骨盆后环的复位与固定,当骨盆环多处损伤时,并不一定所有的损伤处均需内固定,如果后环获得了有效固定,残留一处前环损伤未固定对骨盆总体稳定性影响不大。耻骨联合分离复位后采用接骨板固定,有时需要双接骨板才能获得可靠固定;髂骨翼骨折复位后可沿髂嵴用重建接骨板固定,耻骨上支骨折也常用接骨板固定。骶髂关节损伤可从前方入路跨关节双接骨板固定,两块接骨板成角以大于60°为宜,也可后路双侧髂骨间张力带接骨板固定或螺栓固定。目前骨盆骨折复位后经皮螺钉固定应用越来越广泛,最常用者为骶髂螺钉和耻骨上支柱螺钉固定,操作时要对局部解剖熟悉,应用导航技术或多投照透视观察,以免严重损伤。

二、髋臼骨折

髋臼骨折是一种关节内骨折,常为高能量损伤所致,多伴发其他损伤,是多发伤的一部分。因髋臼位置深在,周围存在诸多重要解剖结构,因此,髋臼骨折一直以来是骨科专业中比较复杂、治疗难度较高的一类损伤,需要多专业协同救治,手术需要拥有相当经验的创伤骨科专业医生来担当,才能获得较好的疗效。

【发病率】

髋臼骨折在所有骨折中所占比例不高,但随着汽车等交通工具的普及和速度的提高,髋臼骨折的发生率增加。可发生于任何年龄,但以青壮年好发。近年来随着人口老龄化的进展,患有骨质疏松症的老人生活中跌倒所致髋臼骨折的发生也越来越多,不同于典型高能量损伤性骨折,老年髋臼骨折在表现和治疗方面有其特点。

【病因】

髋臼骨折多为经股骨传导的间接暴力所致,外力作用于股骨大转子、屈曲的膝部或膝关节伸直状态下的足部,最终传导到股骨头,经股骨头作用于髋臼不同部位,导致不同类型的髋臼骨折。偶尔也可因枪弹伤等直接暴力致髋臼骨折。

【病理】

为理解髋臼骨折的类型,首先需要熟悉髋臼的解剖。成人髋臼是由髂骨、耻骨和坐骨融合而成的、容纳股骨头的、不完全的半球形窝,由一个覆盖透明软骨的倒马蹄形关节面围绕着无软骨面的髋臼窝组成。髂骨体构成髋臼顶负重区,约占髋臼面积的2/5;坐骨体构成髋臼后方的2/5;剩下的1/5由耻骨构成。在髋臼边缘存在唇样骨性突起,是应对人类直立和屈髋时对髋臼后、上方产生应力的适应性改变,同时在骨性突起上还覆有纤维性的臼唇,以加深髋臼深度,加强髋关节稳定性。

Judet和Letournel提出的有关髋臼的前后柱的应用解剖概念是髋臼骨折分型和手术治疗的基础。前柱是由髂嵴前半向下到髂前下棘对应的髂骨、髋臼前半和耻骨组成,后柱则由从坐骨切迹以下坐骨体、坐骨棘、髋臼后半和坐骨支组成,后柱较短,前后柱在坐骨切迹顶部交汇(图97-149)。髋臼顶是另一重要解剖概念,为髋臼支撑股骨头的负重区,鉴于髋关节为承重关节的性质,骨折后髋臼负重区的修复重建是治疗髋臼骨折的关键。第三个重要解剖概念是四边形骨面(又称四边体、四方区),是组成真骨盆外缘的骨板,紧邻髋臼内侧壁,该结构骨折后如不能很好复位,将影响髋臼与股骨头的匹配性,同时,因四边体骨质很薄,应尽量避免在该区域植入螺钉,即使要使用螺钉,也应严格选择长度。

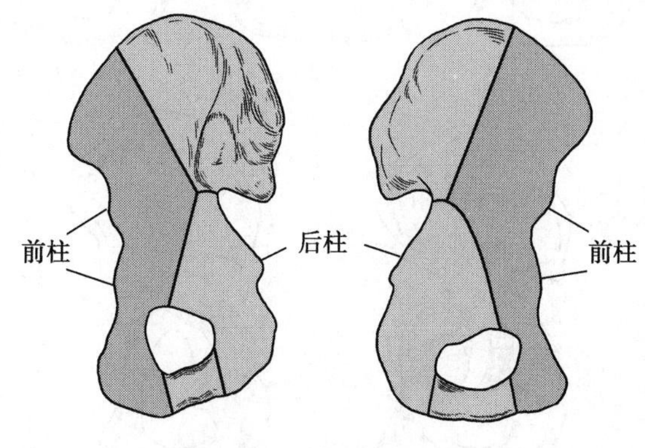

图97-149　髋臼前柱与后柱

目前临床上使用最广泛的髋臼骨折分型系统仍是Judet和Letournel在20世纪60年代提出的分型系统。该分型系统根据骨折累及髋臼的范围把髋臼骨

7

折分成简单骨折和复合骨折两大类,简单骨折单独累及髋臼一个壁、一个柱以及横形骨折,包括后壁骨折、后柱骨折、前壁骨折、前柱骨折和横形骨折5种类型(图97-150);复合骨折则包括后柱复合后壁骨折、横形复合后壁骨折、T形骨折、前柱复合后半横形骨折和双柱骨折5种类型(图97-151)。在这些骨折类型中,有横形骨折、横形复合后壁骨折、T形骨折、前柱复合后半横形骨折和双柱骨折共5种类型的骨折同时累及前后柱,但是双柱骨折有其严格的定义,髋臼骨折后只有那些任何关节面骨折块都不与中轴骨或骶髂关节骨块相连续的类型才能称为"双柱骨折"。在双柱骨折中又可根据前柱骨折线位置高低而分为低位双柱骨折和高位双柱骨折。这种分类方法对治疗方法的选择、手术入路和内固定方法的选择具有指导意义。

【症状和诊断】

髋臼骨折多为高能量损伤所致,伤情严重,颅脑损伤、创伤性休克、胸腹外伤及其他部位多发骨折常见,在这些严重外伤中,都应警惕骨盆髋臼损伤,以免漏诊。应优先评估和处理危及患者生命的损伤,并注意对所有外伤进行再次或多次评估。髋臼骨折时疼痛、畸形和功能障碍为主要表现,有时可发现大转子部位肿胀、瘀斑和压痛,对于这些存在体表挫伤或擦伤的状况,应警惕Morel-Lavallee损伤这种皮肤潜行脱套伤,一旦确诊,需要及时清创和引流手术。根据骨折移位或是否存在脱位而出现不同的畸形表现,肢体缩短是最常见畸形,但是畸形的程度并不意味着损伤的严重程度,单纯的后壁骨折、股骨头后脱位可表现出严重畸形,而更严重的损伤,如双柱骨折或股骨头中心性脱位则反而畸形不很严重。髋臼后方结构损伤伴股骨头后脱位时,可能出现坐骨神经损伤,此时应仔细进行神经功能测定以明确神经损伤程度和范围。要警惕隐匿的开放性骨折的存在,在骨折发生时,骨折断端可能刺破肠管、尿道和女性阴道后随即回缩,因此,要观察有无血尿出现,同时要进行直肠和阴道检查以排除开放性骨折。如果不存在活动性出血而血流动力学仍不稳定时,应注意有无胸腹腔脏器损伤所致出血,如排除了这些情况,则应警惕盆腔血管损伤,常见者为臀上动脉损伤,必要时进行盆腔动脉造影检查以明确诊断,随即进行出血动脉栓塞等止血措施。

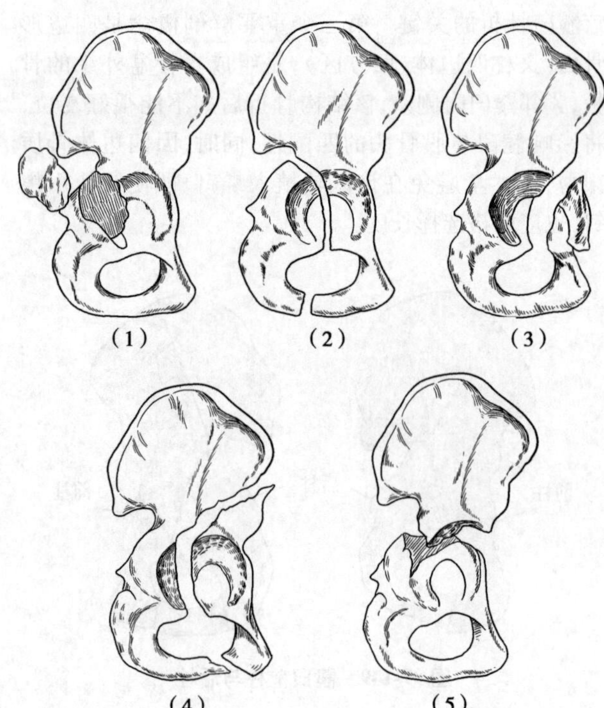

图97-150　Judet和Letournel髋臼骨折分型,简单骨折
(1)后壁骨折;(2)后柱骨折;(3)前壁骨折;(4)前柱骨折;(5)横形骨折

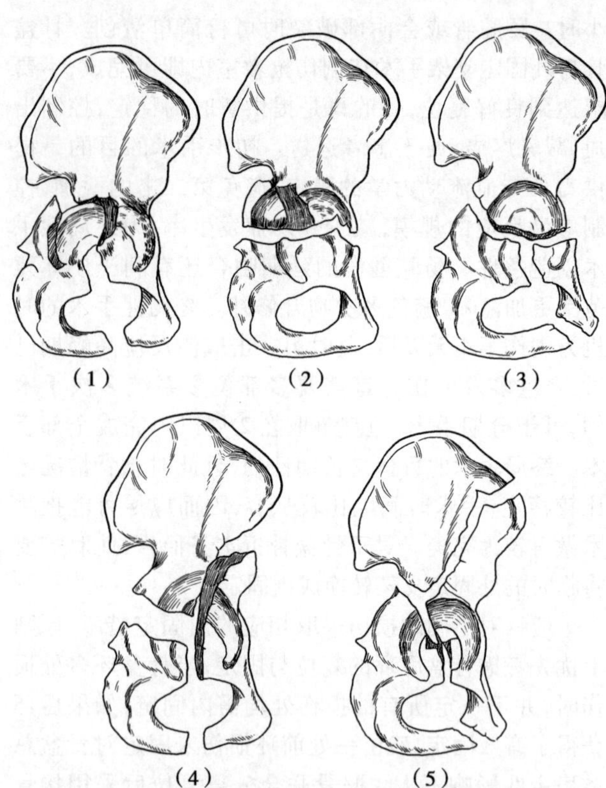

图97-151　Judet和Letournel髋臼骨折分型,复合骨折
(1)后柱复合后壁骨折;(2)横形复合后壁骨折;(3)T形骨折;(4)前柱复合后半横形骨折;(5)双柱骨折

诊断髋臼骨折的主要手段是影像学检查。常规X线摄片应包括骨盆前后位、闭孔斜位和髂骨斜位这三个投照位置,后两者即为Judet和Letournel所描述的45°斜位,又被称为Judet位,这三个投照体位摄片均应包括整个骨盆。要充分理解并掌握各投照位置下X线检查标志及其所代表的含义(图97-152),也要掌握各型骨折中典型的X线特征，即不同X线标志的断裂和完整。闭孔斜位可显示整个闭孔环和髂翼接近切线位的外形轮廓，主要用于了解闭孔环、髋臼前柱和后壁的完整性。髂骨斜位可显示整个髂骨翼面和远端闭孔接近切线位的外形轮廓，主要用于了解髋臼后柱和前壁的完整性。

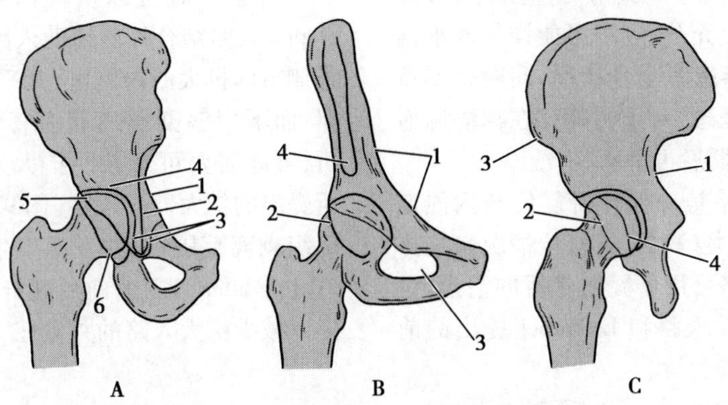

图97-152　髋臼的不同投照体位及其X线标志

A标准前后位：1. 髂耻线，起于髂骨的坐骨大切迹，向远端延伸到耻骨结节；2. 髂坐线；3. 泪滴；4. 髋臼顶；5. 髋臼前缘；6. 髋臼后缘。B闭孔斜位：1. 髂耻柱，即前柱；2. 髋臼后缘；3. 闭孔；4. 髂前下棘。C髂骨斜位：1. 髂骨后缘和坐骨切迹，即后柱后缘；2. 髋臼前缘；3. 髂前上棘；4. 髋臼后缘

随着医学影像学的发展，CT已经作为髋臼骨折诊断的重要且极有价值的手段，相对于常规X线检查，其优势在于能更好显示关节面粉碎和移位情况、更精确显示后壁骨折块的大小和粉碎情况、骨折边缘关节面的压缩（在后壁骨折中很常见）、关节腔内碎骨块的存在以及伴发的股骨头骨折的存在，结合各种重建技术可更直观显示前后柱骨折块的旋转、分离以及侧方移位。CT检查除了常规薄层轴位平扫外，还应进行良好的冠状位、矢状位及三维重建，三维重建时可予股骨头减影，从而从髋臼内面观察关节骨折情况。

【治疗】

如果髋臼骨折是严重多发伤的一部分，则患者的救治应遵循严重创伤生命支持方案（advanced trauma life support，ATLS）予以整体治疗，首先要保障生命体征稳定，优先处理活动性出血及其他危及生命的损伤。髋臼骨折本身的治疗需要与患者整体治疗方案相结合，对于存在髋关节脱位的病例，应及时予以闭合复位，复位成功后如果髋关节稳定，可不予牵引；如果髋关节不稳定，需要行股骨髁上或胫骨结节骨牵引以维持复位。不论患者全身状况如何，对于髋臼骨折通常不应予以急诊切开复位和内固定手术，除非是开放性骨折或髋关节脱位无法闭合复位时，尽管这两种情况是强手术指征，但是如果患者整体状况不稳定，清创术和切开复位应尽可能简单，而不宜行复杂的内固定手术。

随着对髋臼骨折临床疗效研究的深入，发现骨折复位的质量与疗效密切相关，这与髋臼骨折是一种关节内骨折且髋关节为下肢负重关节的特点有关，即使在髋臼负重区存在轻微的复位不佳和股骨头-髋臼存在轻微不匹配，都会导致远期严重创伤性关节炎的发生。这就使髋臼骨折切开复位、内固定的适应证变得越来越广。治疗方法的选择取决于骨折特点、移位情况、患者年龄、骨质疏松及基础健康状况、伴发长骨骨折和对功能要求等情况。通常认为切开复位、内固定手术的适应证是：髋臼负重区骨折移位≥2mm、在三个标准投照X线摄片检查中任一投照位上出现股骨头随移位骨折呈半脱位、后壁骨折累及后壁关节面超过50%、后壁骨折累及后壁关节面即使不足50%但存在明显关节失稳、股骨头与髋臼关节面之间存在游离碎骨片以及同时存在股骨头骨折等。保守治疗的适应证包括：无移位或移位轻微的骨折、虽有明显移位、但对预后影响不大的一些骨折类型如低位前柱骨折、低位横形骨折等骨折线未累及臼顶负重区的骨折、未合并股骨头后脱位的小块后壁骨折或伴有后脱位的小块后壁骨折但复位后关节稳定（应力试验证实）以及移位双柱骨折股骨头与骨折的髋臼发生继发性匹配者。而对于手术区域存在软组织感染、全身状况差不能耐受等则是切开复位、内固定手术的禁忌证。对于老年患者、如果存在严重骨质疏松，可出现大范围关节面压缩骨折，或存在严重骨关节炎、关节面高度粉碎骨折以及伴有股骨头塌陷或骨折者，可选择一期全髋关节置换术。关节置换需要在髋臼骨折可靠固定后进行。

一旦决定手术治疗，手术时机的选择非常重要。

对于最终的切开复位和内固定手术，最佳手术时间是伤后5～7天，时间越长，获得解剖复位的难度越大，当伤后时间超过2周，除非进行更为广泛的显露，否则即使获得功能复位也将很困难。因此应尽量控制在2周内实施手术。术前准备应充分，应尽可能详尽和准确了解骨折状况，积极改善患者全身状况，同时也要重视深静脉血栓的评估与处理，对于明确存在深静脉血栓者，需考虑放置静脉滤器后再手术。

选择合适的手术入路是确保骨折复位与内固定成功的前提，要根据骨折类型和骨折移位情况来选择入路。至少有十余种入路可用于髋臼骨折的治疗，但是后路Kocher-Langenbeck入路和Letournel提出的前路髂腹股沟入路是两个经典的、基本的并且应用最广的入路（图97-153、图97-154）。后入路结合股骨大转子截骨可扩大髋臼负重区显露，并在需要时可行髋关节外科手术脱位以从髋臼内显露骨折情况。改良Stoppa入路结合外侧辅助入路（相当于髂腹股沟入路外侧窗和扩大的内侧窗）几乎可用于代替髂腹股沟入路，而不用解剖游离髂血管和股神经。对于复杂骨折，可能需要可延长的扩大入路，如Judet和Letourel所提出的扩大髂股入路（图97-155），但是该入路对肌组织剥离范围广，并发症发生率高，而采用漂浮体位（floppy lateral）下的前后联合入路可在保证显露的前提下减少扩大入路的并发症。

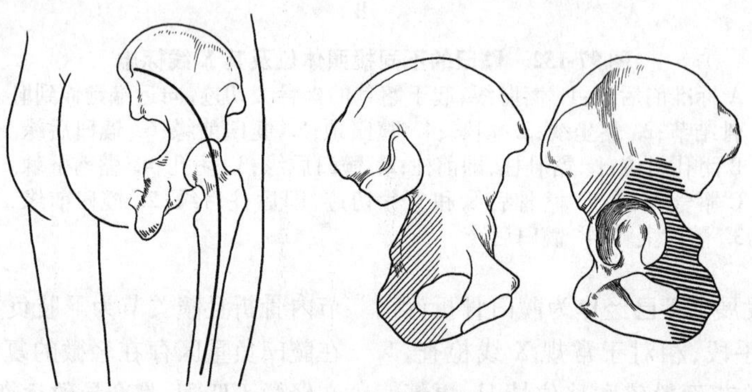

图97-153　Kocher-Langenbeck入路皮肤切口及可显露的范围

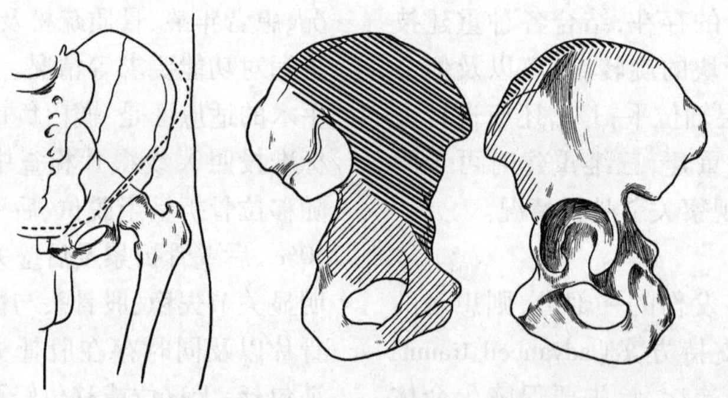

图97-154　髂腹股沟入路皮肤切口与可显露的范围

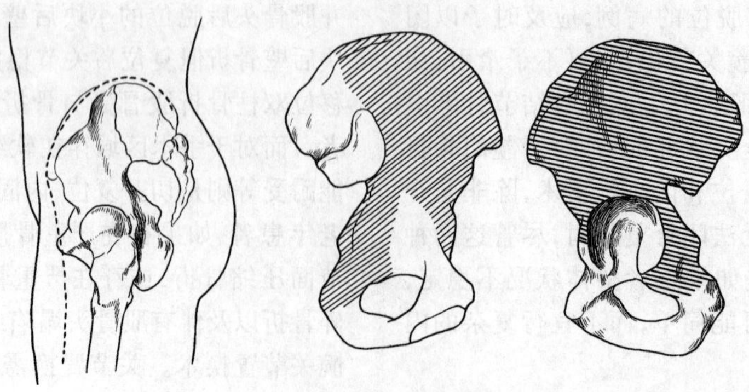

图97-155　扩大髂股入路皮肤切口及可显露范围

为保证手术成功,需要使用专门设计用于骨盆髋臼骨折的复位器械、易于塑形的各种骨盆重建接骨板以及保证各种体位投照透视的手术床。手术医生需要相当丰富的治疗髋臼骨折的经验,熟练使用相应的复位器械并掌握骨盆髋臼骨折内固定方法。随着医学影像学技术的进步,术中透视及导航设备的应用,髋臼骨折的治疗也在朝向微创化发展,在有效复位的情况下可采用经皮螺钉技术来固定骨折块,如顺行或逆行的髋臼前柱螺钉或后柱螺钉技术。

对于累及后方的骨折,如后壁骨折、后柱骨折、后壁骨折合并后柱骨折、横形骨折、横形骨折合并后壁骨折以及T形骨折,通常可以经后路进行复位和固定,横形骨折和T形骨折尚需要根据骨折最大移位方向而选择是否需要经前路手术或前后联合入路手术。复位后通常采用螺钉结合接骨板进行固定(图97-156),空心螺钉可使操作变得容易,应警惕骨折边缘关节面骨块的压缩、关节腔内存在游离骨折块以及固定螺钉穿入关节内等情况。关节面有压缩者需要撬拨复位、骨缺损处植骨,必要时在软骨下留置克氏针或微型螺钉固定骨折块(图97-157)。对于高度粉碎的后壁骨折,可用垂直于髋臼后缘的弹性接骨板1～2块固定以加强骨折的稳定性(图97-158、图97-159)。

对于前壁骨折、前柱骨折、前柱骨折复合后半横形骨折以及双柱骨折,通常首选经前路复位与固定,沿骨盆缘放置接骨板固定,并结合柱螺钉技术固定骨折块。对于复杂的双柱骨折,特别是高位前柱的双柱骨折,多需要扩大入路或前后联合入路进行骨折复位和固定,骨折复位应从最近端的髂嵴处开始,逐渐向髋臼方向进行,对每步复位均要求解剖复位,以免远离关节的微小移位到关节处被放大而影响复位(图97-160)。

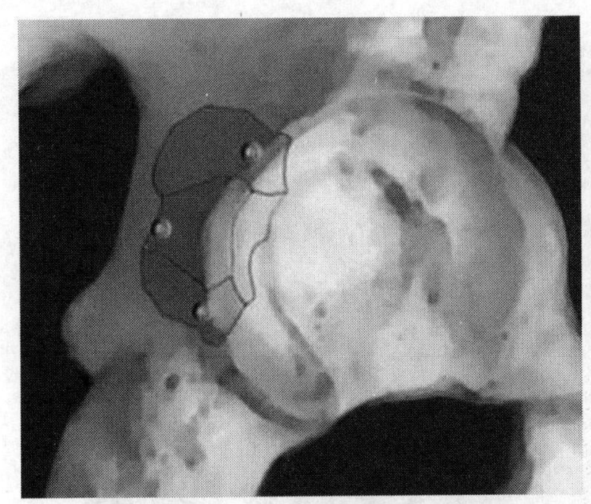
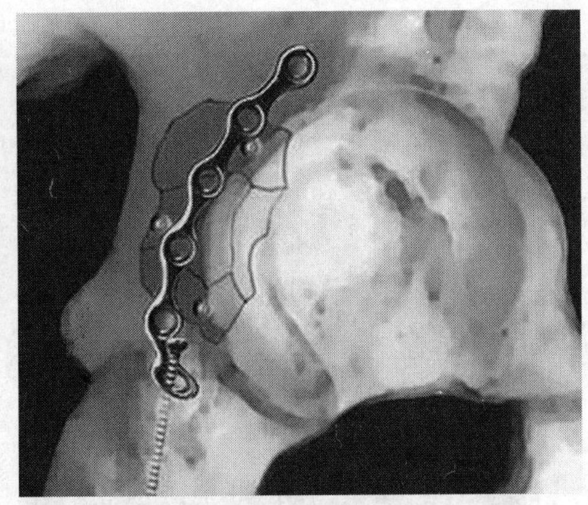

图97-156　后壁骨折螺钉固定或螺钉结合钢板固定

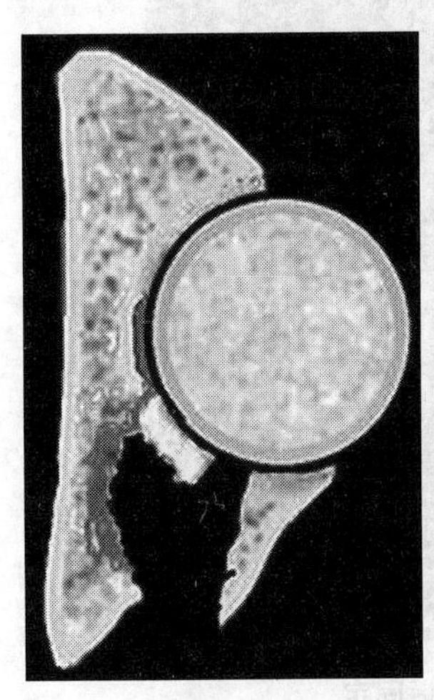
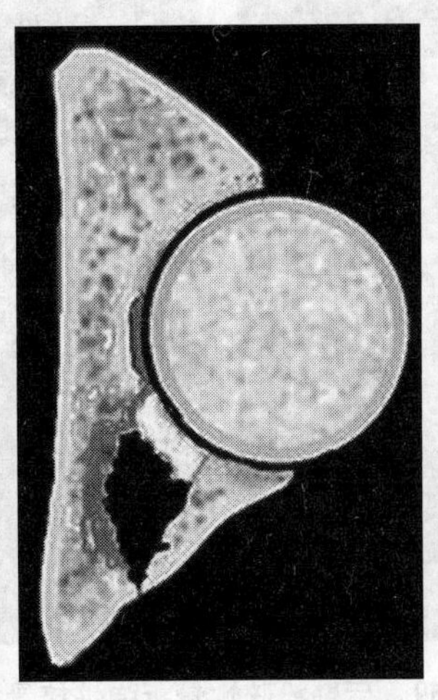
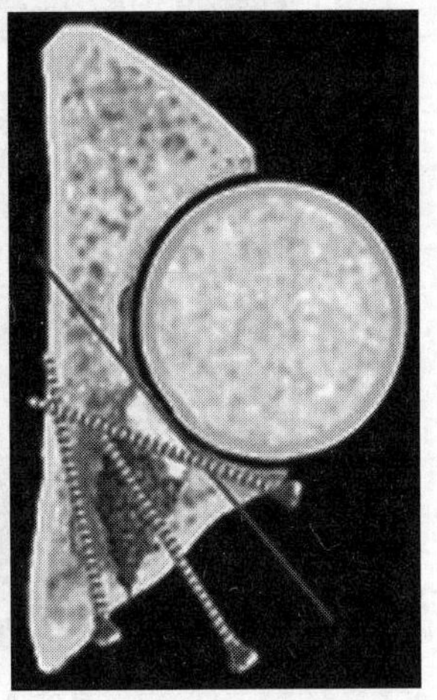

图97-157　后壁压缩骨折撬拨复位、植骨并关节面下螺丝钉固定

7

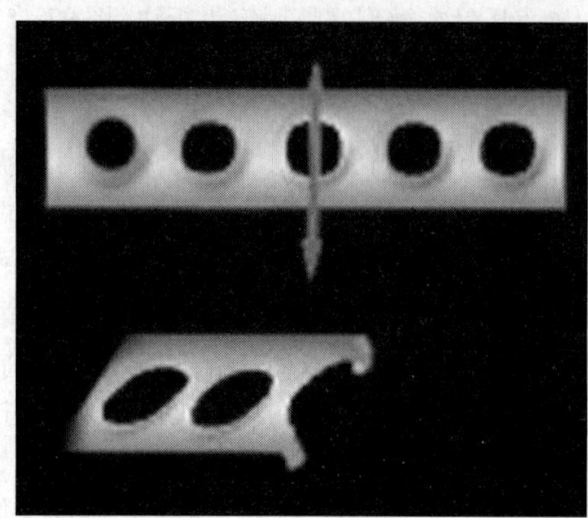

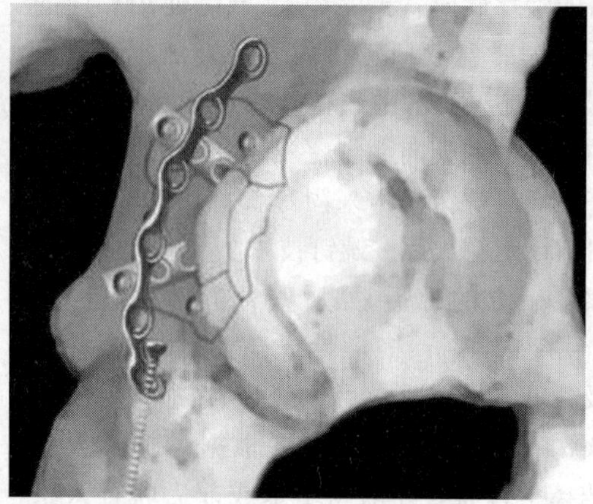

图 97-158　后壁骨折弹性钢板加强固定

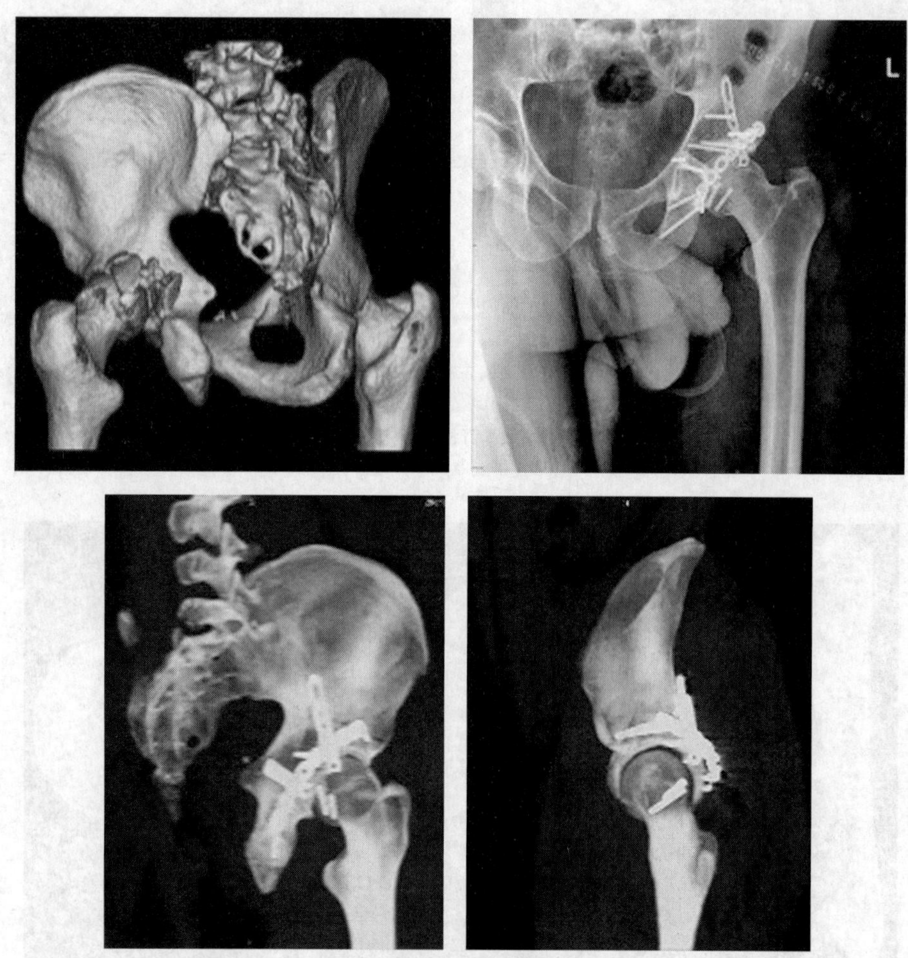

图 97-159　后壁粉碎性骨折弹性接骨板固定

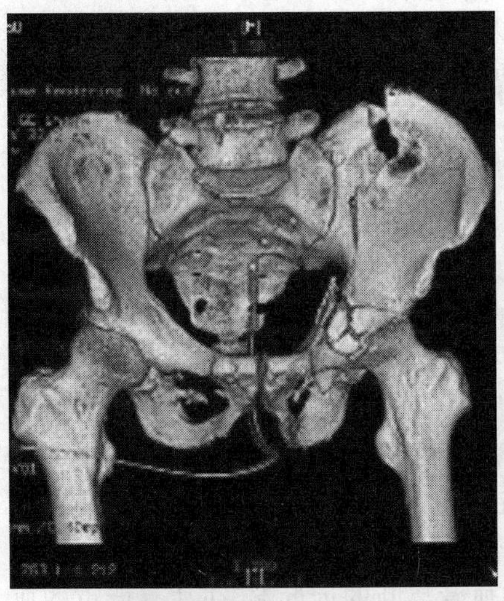
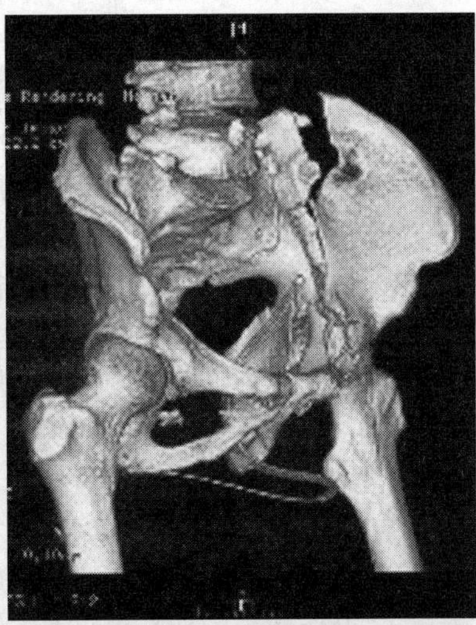
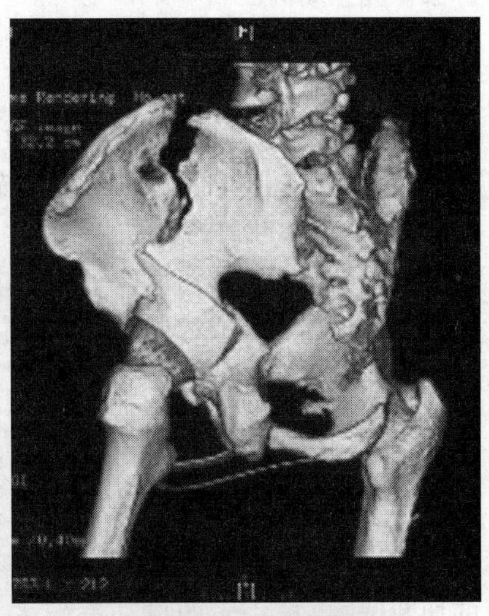
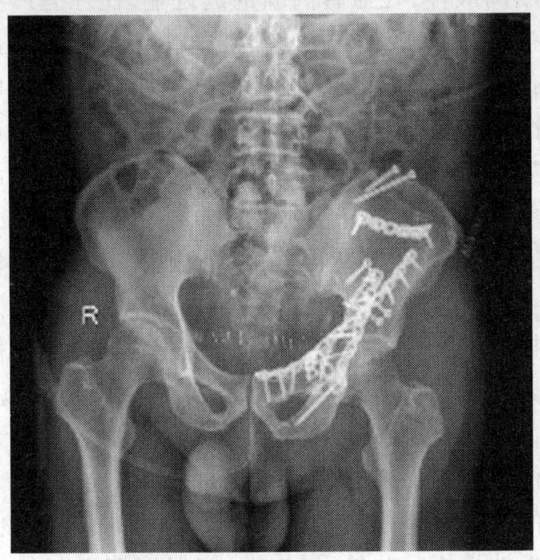

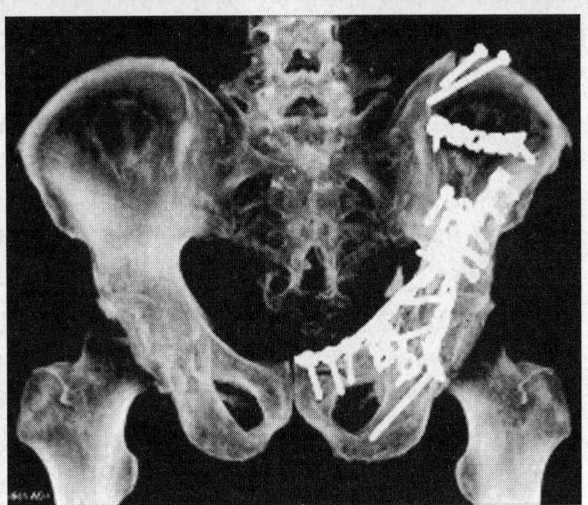

图 97-160　双柱骨折前后联合入路切开复位、钢板结合螺钉内固定

（施德源）

第六节　断肢（指）再植

一、断肢再植

（一）断肢再植概述

肢体由于创伤造成离断，以往只能简单地将残端缝合，以保全生命，而伤者失去肢体变成永久的残疾。作为创伤外科的一个研究课题，怎样使离断的肢体重新恢复活力，回归人体原有的部位，恢复原有的形态，发挥其原有的功能，各国学者为之相继探索和奋斗了60余年。1903年Hopfner对3条完全断离的狗腿进行再植，1例成功，并报道了再植狗腿功能的长期随访情况。我国学者屠开元等1960年开始了狗的断肢再植实验研究，有5例成功，6例失败，他们的实验为断肢再植的临床工作提供了宝贵的经验。

1963年1月，我国陈中伟、钱允庆成功地接活了一例自腕上断离的断手，功能恢复良好，是世界上断肢再植手术中首先报道的取得最满意效果的1例。1964年波士顿Malt也报告了在1962年为一位12岁男孩上臂断离再植的情况。

断肢再植手术涉及骨骼、血管、神经、肌腱以及皮肤等，是一种比较复杂细致的手术，也是显微外科最基本手术之一。自第1例断肢再植成功以来，全国各省、市、自治区均有大量的成功病例报道，除大城市外，特别可喜的是一些县级和工矿企业等基层医院报道了一批断肢再植成功病例，说明断肢再植手术技术在我国已得到了一定程度的普及。我国幅员广大，特别是农村、矿山远离大城市，一旦患者发生肢体断离的紧急情况，为减少运送，争取时间，不失良机，更好地挽救患者的肢体，这种普及有着极其重要意义。

（二）断肢的分类

1. 肢体完全断离　断肢完全离体，或只有极少量损伤的组织与主体相连，但清创时，必须将其切断者，称肢体完全断离。

2. 肢体不完全断离　伤肢的断面有骨折或脱位，残留相连的软组织少于断面总量的 1/4，主要血管断裂或血栓形成，肢体的远侧部分无血液循环或严重缺血，不接血管将引起肢体坏死者，称肢体不完全断离。

（三）肢体断离的性质

肢体断离病例的伤情各有特征，在治疗方法上各不相同。根据创伤的性质，肢体断离大致可分为以下四种性质。

1. 切割性断离　由锐器所造成，如切纸机、铣床、利刀、玻璃和某些冲床等，这类损伤大多是上肢断离。各部分组织均在同一平面上切断。邻近断面周围的组织挫伤较轻，断离肢体的骨骼、神经、血管属于整齐的切断，故再植手术的成功率较大。对于多刃性损伤，如飞轮、电锯、风扇、钢索、收割机等所造成的严重切伤，其截断面附近组织损伤较严重，有时被反复切割得粉碎，或将肢体切成若干段。这些病例的再植手术，应将断面附近的损伤或粉碎段肢体切除后进行再植，或进行两个平面以上的再植。虽然再植手术的困难较大，但经过努力还是可以成功的。

2. 辗轧性断离　这类损伤由火车轮、汽车轮或机器齿轮等钝器伤所致。这种损伤可发生于上、下肢，所有组织虽亦在同一平面上断离，但截断处的骨骼系粉碎性骨折。被火车轮子辗轧后，大多引起完全性截肢，但可能仍有一圈辗伤的皮肤连接被轧断的肢体，表面看来，似乎仍相连，实际上皮肤已被严重挤压，而且被压得很薄，常因骨片的刺出，皮肤上有大小不等的裂孔。这一圈皮肤下的软组织，包括肌肉、血管、神经等，大都完全断离，并向两端回缩。在清创时，这一部分失去活力的组织必须予以切除。断离的远侧肢体一般是完好的。被汽车轮子辗轧的损伤，多见于下肢。常为大部断离，胫腓骨或踝部发生骨折脱位。同时，由于橡胶轮胎摩擦系数大，容易引起大块皮肤撕脱，创面有严重污染。在踝部的损伤，如果暴力不太强而跟腱仍保持完整，则胫后神经及血管亦常幸免。被机器齿轮辗轧断的肢体，有时虽然还有部分肌腱神经相连，但是这一部分组织，往往已经严重地损伤，失去活力，再植时应将这部分组织切断。

3. 挤压性断离　这是由笨重的机器、石块、铁板或由搅拌机及重物挤压所致。这类损伤在上肢与下肢均可发生。断离平面不规则，组织损伤严重，常有大量异物挤入断面与组织间隙中，不易去净。此外，被压断的肢体远段常有合并损伤，如骨折或血管破裂，尤以浅表静脉的挫伤更为多见。这些静脉常形成血栓，影响再植肢体静脉血的回流而发生严重的肿胀，因而再植手术的难度较高。对于合并骨折与血管破裂者应作相应处理。

4. 撕裂性断离　这是因肢体被连续急速转动的机器轴心皮带盘或滚筒（如车床、脱粒机）或电动机转轴卷断而引起。一般以上肢较为常见。受伤的原因往往是患者的衣袖被旋转的轴心卷入，不能解脱，上肢跟着被卷进。有时是由于在使用皮带运输机时不慎，误将手臂伸入上、下两层皮带之间去排除故障，手臂被快速转动的皮带牵住而卷断。这种损伤的断面很不规则，皮肤有严重撕脱，或有不同程度的挫伤，皮下静脉亦可被损伤。前臂的肌肉往往在肌腱与肌腹交界处被撕断，常使肌腱与肌腹交界处形成一个斜行较大的创面。在再植术中或术后，如果对这些病例应用抗凝药物，则会引起广泛的渗血和血肿形成。撕裂性断离肢体，在血管离断的远近端，往往有严重的血管痉挛，给血液循环的重建带来一定的困难。血管撕裂伤也可以不在肢体断离的同一个平面上。血管壁常因挫伤与撕拉形成大小不等的血肿，有时在血管断裂处上下的一段血管，表面看来无明显挫伤，而实际上已有内膜破裂。这种潜在的血管内膜损伤，必须及时发现，否则就会使再植手术失败。神经的损伤也可不在同一个平面上，有的可自远处神经进入肌肉接头处拔出，甚至可以于近处神经根进入脊髓处由椎间孔内撕裂，目前仍然没有好的方法解决。所以就是接活，这样的患肢既不能活动，又无感觉。这种无用的肢体往往给患者带来生活上的不便。这种断离所产生的骨折多是螺旋形或斜行。断离的肢体内也可有多发性骨折。此外，爆炸性、高温滚筒引起的肢体离断，由于肢体被炸成许多碎块，肢体残缺不全，或由于高温使蛋白质凝固，在这种情况下就难以进行断离肢体的再植。上述对断肢的分类，有利于对手术指征的分析以及手术方法选择和难易程度的估计，并有利于对手术预后的粗略判断。但因每个患者的情况各不相同，应根据具体情况具体分析。

（四）断肢再植的定义

肢体因外伤或手术造成完全或不完全断离，必须吻合动脉才能存活的，称为断肢。用手术方法将断肢重新接回原位称原位断肢再植或肢体再植。肢体经更换位置再植者，称为肢体移植。后者一般不包括在断肢再植的范围内。

（五）断肢再植的手术指征

为了确保患者的生命安全，并使断离肢体通过再植手术，获得较好的功能恢复，根据笔者在断肢再植临床实践中的一些经验，尤其吸取了失败的教训，初步总结了下列几条施行再植手术的基本条件，以供术前参考。

1. 患者的全身情况许可，能接受再植手术　在断肢患者到来时，绝不能只顾局部不顾整体，必须密切注意全身情况，应首先积极处理危及生命的并发症，有时在某些极危重的情况，不得不抢救生命而放弃肢体的再植。在经过一些抗休克和并发症的处理后，全身情况得到较快的改善时，再慎重认真地进行再植手术，还是可能的。此外，对不致危及生命的合并损伤可暂缓处理，为争取再植手术的时间，应优先进行断肢再植手术。

2. 离断肢体必须要完整，血管床无严重破坏　为使肢体再植后存活并恢复较好的功能，断离的肢体应具有一定的完整性。一般地说，断面比较整齐的切割伤，经再植后容易获得成功。某些局限于一个断面的辗轧伤，其受伤部位在一定范围内损伤严重，但其远端仍保持完整的结构。另外，肢体由于切割伤而断成三段，虽有两处断面，但每段肢体的结构尚完整。这两种情况仍有可能再植成功。

双下肢同时断离的患者，如一侧断离肢体的近侧条件较好，远侧都粉碎，不能再植，另一侧断离肢体的远侧较完整，近侧再植条件较差，如按原位再植，预后不良，则可将尚完整的断离的远侧部移位再植于另一侧条件较好的近侧部。

3. 再植有一定的时限　断离肢体经再植后还能存活的最大限度缺血时间，称为再植时限。一般认为常温下(20℃)肢体缺血不超过 6～7 小时者，基本上可以恢复；超过 10～12 小时，大多数演变为不可逆的变性。在笔者的实验研究中，断离的狗腿经 0～4℃冷藏 108 小时后再植成功，并恢复了功能。在临床病例中，经冷藏的肢体断血 36 小时也获得再植成功。因此，在寒冷的季节，或经冷藏后，再植时限可适当放宽；相反，在盛夏或我国南方，气温高，又未经冷藏，虽然断离时间不到 6 小时，亦可能发生严重的变性。肢体离体时间越短，组织变性程度越轻，不仅再植后功能恢复较好，而且再植的存活率明显增高。

4. 再植的断肢要能恢复一定的功能　断肢再植的目的不仅要接活，更重要的是恢复其功能。

（六）断肢再植禁忌证

1. 全身情况不佳，不能耐受长时间再植手术者。

2. 对于肌肉丰富的较大肢体的断离，例如前臂中、上段断离，上臂断离，大腿部，小腿中、上段断离等，均有较丰富的肌肉组织。在常温下，缺血(估计再植时间在内)若超过 6～8 小时，一般不予再植。

3. 肢体再植后无法恢复其功能者。如果神经是从臂丛近根部断裂，或从椎间孔处抽断，或是肌肉内抽断，几条主要的神经不能进行修复者，即使断离的肢体较完整，再植后也无法恢复功能，应放弃再植。另外，断离肢体的肌肉大部分损坏，再植后的肢体没有动力，也要慎重考虑是否再植。

4. 单侧下肢断离，再植后过分短缩者(超过 10cm 以上)。

5. 肢体主要血管到各肌群的肌支血管断裂，肌肉分散，不能再植者。

（七）断肢的急救处理

1. 现场急救　如肢体卷入机器，应立即停机，把机器拆开，切勿用倒转机器的方法移出伤肢。失去肢体的残端应多放清洁的敷料加压包扎。完全断离的肢体，应及时保存于低温环境中。用无菌敷料包好断肢，外加塑料袋或橡皮布包裹，周围放置冰袋，以减慢组织的代谢变性和防止细菌的繁殖。同时注意勿使冰水浸入断肢的创面，或使断肢因过冷而结冰，更不可将断肢放入低渗、高渗或凝固性液体及消毒液中。患者如有严重休克或内脏损伤，应首先及时处理后再迅速转送到附近有条件的医院。

2. 急诊室处理　当患者进入急诊室后，值班医师应迅速了解受伤的经过，是何种暴力引起的肢体断离，以及受伤至入院的间隔时间，同时迅速而全面地进行全身检查和受伤肢体创口、断离肢体情况的检查。然后根据病史及检查结果，作出较准确的估计。如患者没有严重的休克或危及生命的合并损伤，应立即将受伤的肢体和已断离的部分一齐拍摄 X 线片，并立即送至手术室，准备手术。

在医师检查患者的同时，急诊室值班护士必须立刻通知有关协作科室，在最短时间内，协同一致，做好下列工作。

(1) 抽血样检验血型、血常规，并配好同型血 1000～2000ml。必要时作导尿。根据笔者过去的经验，第 1 日的输血量都在 1000ml 左右。

(2) 若患者有休克症状，在血型尚未配好前，应先用 5% 葡萄糖溶液或代血浆滴注，保持静脉通路的畅通。同时常规给予破伤风抗毒血清。对呼吸困难的患者，应给予氧气吸入。如创面有较多出血，应予以加压包扎。

(3) 通知放射科做好拍摄肢体 X 线片的准备。如有可搬动的 X 线机，应立即去手术室拍片。根据病情的需要加摄头颅、胸部或腹部的平片。

(4) 通知手术室立即做好断肢再植的清创与再植手术的器械准备。

(5) 通知有关手术医师和麻醉医师，尽快做好手术前准备。承担断肢再植手术医师应对小血管、神经、肌腱、骨骼有较熟练的操作经验。

(6) 如发现伤者有严重合并损伤而危及生命时，应首先请有关科室协同处理。在此同时，可将断离肢体先送手术室，经过刷洗，以 12.5U/ml 肝素盐水自动脉断端冲洗灌注后，用无菌巾将肢体包好，保存在2～4℃血库冰箱中，待全身情况许可时，立即进行断肢再植手术。

（八）断肢再植手术

断肢再植手术是肢体上比较复杂的手术。术者必须掌握肢体不同平面的应用解剖，并且应熟练地掌握骨科、血管外科、整形外科等基本知识和技术，应该说这是一种创伤外科技术操作的综合。然而，更重要的是手术者应有随机应变的能力，善于分析具体情况，灵活机动地、果断地在突然情况下采取必要的措施。

1. 体位　四肢断离再植手术采取仰卧位较为方便，个别手术时间较长，可以轮换将一侧肩、臀部垫高，使身体倾斜15°～30°位，使患者得到休息，减轻局部压迫。

2. 麻醉　四肢的再植手术常用阻滞麻醉，可使血管扩张，血流增加，有利于组织灌注及重新吻合后的血管血流通畅，减少或消除交感神经过度兴奋引起的血管痉挛。

（1）上肢手术可应用臂丛神经阻滞或连续硬膜外阻滞。

（2）下肢再植麻醉，多选用硬膜外阻滞。

（3）上下肢同时手术，多选用臂丛神经阻滞与硬膜外阻滞。

（4）小儿再植手术的麻醉，可选用基础复合神经阻滞。

（5）个别患者如精神过度紧张者，不配合的小儿以及精神失常者需要采用全身麻醉。

（6）稀释血液减低血液黏稠度，防止血管痉挛。循环再通后，静滴低分子右旋糖酐，林格液改善血液循环，并肌注或静滴罂粟碱50mg扩张血管，防止血栓形成。

（7）术中及时给予抗生素和纯氧吸入，预防感染和提高氧饱和度。

（8）合理使用止血带。

（9）术后应给予良好的镇痛，硬膜外腔可保留导管，定时注射麻醉药物，既可以止痛又可以防止血管痉挛。

3. 手术步骤　断肢再植手术的顺序是先清创后修复。修复的原则是先修复深层组织，后修复浅层组织。即先修复骨骼，使断离的肢体恢复初步的连接，起到稳定肢体的支架作用。然后再重建肢体血液循环，这是肢体存活的关键。当血液循环恢复后，术者才有足够的时间依次修复主要的肌肉、肌腱和神经，最后缝合浅静脉、皮下组织和皮肤。

（1）清创术：清创是预防感染的第一步，如清创彻底、合理，开放的创面同样可达到一期愈合，还为二期功能重建手术提供了有利的条件。清创应包括三个步骤。

1）刷洗：主要是针对受伤肢体的无伤区皮肤。因为人的正常皮肤也有两类细菌，一是贴附细菌，又称接触细菌，贴附于皮肤表面；二是寄生细菌，深潜在毛囊、汗腺内，一般情况下多为非致病性菌，如白色葡萄球菌等。刷洗清创可以清洁皮肤。其方法是：

创面用无菌敷料盖好，使刷洗水不经伤口，然后用软毛刷蘸肥皂水刷洗无伤区皮肤。每刷1次后，用外用盐水冲洗1次，每次2～4分钟，共刷2遍；伤口有异物污染时，用盐水纱布擦净，不要刷洗；最后用生理盐水第3次全面冲洗。擦净冲洗水后，用2.5%碘酊及75%乙醇消毒皮肤，碘酊、乙醇不要涂擦伤面；铺无菌巾。

2）清创：用刀、剪、镊于创面由外向内，由浅入深，清除异物及失活组织。作断离肢体及肢体残端创面的清创，一般先从一点开始，先环形地切除皮缘0.5～1cm，然后切除皮下组织，并注意寻找浅静脉，切除其断端结扎留长线标记。再切除肌肉、肌腱，找出血管、神经断端，切除断端、结扎、留线标记，最后咬去或锯除骨断端。将断离肢体创面变成相对清洁整齐似刀割伤的断面。

3）冲洗：当清创完毕后，用1‰苯扎溴铵溶液浸泡伤口5分钟，然后用生理盐水冲洗，清除创面上的组织碎屑。防止术后伤口液化、感染组织粘连和瘢痕形成。

（2）骨骼的内固定：这是断肢再植的第一步，是软组织修复的基础。由于断离肢体在清创时必须切去一部分失活的软组织，加之肢体断离后软组织自然回缩，故骨端必然要超出所有组织之外。因此，需根据血管、神经和肌肉的对合情况，使其缩短。

骨骼内固定的要求是，简便迅速、确实稳固、愈合较快。常用的方法有：①螺钉固定：将骨骼两断端截成Z形，用1～2枚螺钉固定，具有断端接触面大容易愈合等优点，适用于肱骨、股骨等；②髓内针固定：适用于股骨、肱骨以及尺骨和桡骨，选用适合的梅花形髓内针或斯氏针插入髓腔内或交叉固定，但必须有良好的外固定；③接骨板螺钉固定：适用于尺骨、桡骨、股骨以及肱骨和股骨，固定较稳固，但较费时间；④骨圆针固定：对手腕掌部、踝趾部以及尺骨、桡骨两处断离，以适宜粗细的骨圆针外交叉穿入，较为简单、省时，固定稳牢，易于拔除，是常用的固定方法。

经关节面的断肢，如关节面已被破坏，术中又必须短缩骨骼时，可考虑作关节融合术。

（3）血液循环的重建：吻合动静脉，尽早重建肢体的血液循环，是断肢再植过程中重要的一环。吻合血管的质量和数量，肢体的血流灌注量和动、静脉的血流平衡，关系着再植肢体的优劣或成功。因此，认真细致地吻合每一条血管，以稳准轻巧的显微镜下操作技术，使每一针缝合做到准确精良，从而保证吻合的每一条血管通畅良好。为此应从以下几个方面进行。

1）血管再次清创：为了使伤肢断面的主要血管神经显露清楚，以便准确地判断血管损伤情况，手术时常需从断面沿肢体纵轴方向切开皮肤，显露足够长度的血管。然后仔细检查，判断血管壁有无挫伤。如血管出现节段性粗细不均匀现象，变成扁平、松软，呈波曲（缎带征）状，是血管壁受牵拉、挤压、撕裂等损伤征象。血管壁层有血肿存在或出现局限性暗紫色；如向管腔内注入生理盐水，则血管壁层出现外膜下漏液，水肿膨胀；血管内膜粗糙、破裂，向管腔注入液体时，管腔内出现絮状漂浮物或小的附壁血栓。上述现象均说明血管壁有损伤，必须彻底切除，否则血管吻合后易于形成血栓。冲洗血管床是保证管腔通畅的重要措施，既可清除静脉内可能存在的凝血块，又可检查远侧血管的完整性和通畅情况。其方法是以平头针头或塑料管插入动脉内，用注射器注入12.5U/ml肝素生理盐水，一直冲洗到断面和回流静脉流出清液为止。

2）修复血管床：在吻合血管之前，首先修复血管床，利用周围健康的肌肉、筋膜将血管深层的骨骼（尤其骨折对合部）覆盖平整，缝合固定，避免与血管直接接触，同时用细丝线把血管周围的筋膜也缝合1～2针拉拢靠近，减轻张力便于吻合血管。

3）处理血管痉挛：血管创伤后，可因血管充盈不良、机械、寒冷及炎症的刺激、药物的作用而发生严重痉挛。血管越小，发生痉挛的程度越重。若不解除血管痉挛就作吻合，很容易发生血栓，使管腔阻塞。解除血管痉挛的办法是：

机械扩张法：用细小光滑的直蚊式钳插入血管断端，作轻柔持续的扩张。

液压扩张法：即用平头针或塑料管插入血管内，注入肝素生理盐水，分段加压扩张。

吻合血管前：静脉开始输入低分子右旋糖酐500ml，肌内注射罂粟碱30～60mg，这样就会在扩容和血管扩张条件下吻合血管，可收到良好的抗痉挛效果，并有利于血管吻合。

采用小剂量利血平（1.25mg）1次动脉注射，能使血管扩张，并增加血流量。

酚妥拉明（10mg/ml）及罂粟碱（30mg/ml）液局部应用有较好的解痉效果，烟酰胺（50mg/ml）的局部应用动脉解痉效果好，而静脉差。25%硫酸镁、复方丹参液无明显扩张血管效果，2%利多卡因有致痉作用。王成琪采用3%罂粟碱液行血管外膜下注射，不论血管直径大小，均具有预防和解除痉挛的效果，而且无损伤血管内膜之危险。

（4）血管吻合的方法：多采用缝合法、套管套接法、器械吻合法。偶尔临床也采用激光焊接法、粘合法，但仍处于实验阶段。

吻合血管的原则：根据血管壁组织结构的功能解剖，在血管吻合术中一切操作要轻柔，应以不损伤或少损伤内膜、内皮细胞为前提，以保护其抗凝作用。应强调无张力缝合的原则，因为血管在张力条件下缝合后，血管被拉长，直径变细，如血管切除游离段的60%，则吻合后血管直径变细26.4%。

修剪血管外膜：血管吻合时，外膜不宜剥离过多，否则可损伤血管壁。动脉的外膜较松弛，用镊子夹住断口处外膜向外牵拉即呈脱袖状，在断口处剪断外膜便自行回缩显露出约1cm光滑断口端，便于吻合；静脉外膜较少而致密，不易牵拉成袖口状，只修剪去过长的外膜即可。

血管吻合端的口径要一致：血管两断端的口径等大或相差不超过其直径的1/3者，作端-端吻合很方便。如相差超过1/3，一般可用扩张器作机械性扩张或液压扩张，或将口径较小的血管断面斜剪成30°～60°，以增加其口径，使两端口径一致后，再作端-端吻合。若口径不一致，则在吻合口处常常出现皱褶或裂隙，引起吻合口漏血，继而导致血栓形成。

缝合针线的选择：缝合针线的粗细对血管壁和通畅率是有影响的。应根据血管的直径选用针线号数，缝合直径在1～1.5mm以上的血管应使用9-0和10-0的无创伤针线，吻合小于1mm的血管，以11-0针线为宜。

针距、边距、针序和针数的选择：是缝合血管质量的重要因素，应根据血管的直径决定针距、边距。针数过多、针边距过密，吻合口部缝合线异物反应重，容易导致吻合口狭窄；针数过少、针距边距过大，吻合口漏血明显，容易形成与管腔内外相连的血栓。适宜的缝合血管的针序，也是吻合血管的最佳方法和保证吻合血管质量的又一重要因素。王成琪经过实验研究，采用如下的针序：即第1针先缝合下壁，按血管断口表面计为6点，第2针缝合上壁（12点），第3针缝合对侧壁中间（9点），然后于各针间加针缝合完一侧壁；将第1针定点牵引线从血管下边引至术者侧，再于第2、3针之间（3点）缝合第4针定点牵引线，再于各针间加针。这种缝合血管针序的主要优点是：在缝合血管各侧壁时，血管旋转度数小（90°），因此也不需要过长的显露血管,从而减少对血管壁牵拉损伤。避免通常先缝前壁需要翻转180°之后才能缝合血管的后(下)壁的针序之弊端,操作较方便,术者一人提线操作即可。针数较易掌握,针距、边距均匀一致。

血管吻合方法的选择:血管吻合方法可分为两类,其一是缝合法:根据血管口径大小和术者习惯,可采用二定点或三定点固定的间断缝合法或连续缝合法;其二是套接法:利用金属管环来套接血管的方法,此法操作简便,吻合口光滑。其操作方法是:选一与血管口径近似的套管,将残肢侧的血管断端通过套管,用镊子或在血管断端边缘部缝几针支持线,将其外翻并套在套管上,用细丝线予以结扎。然后将断肢侧的血管断端再套在残肢侧的外翻血管上,用丝线结扎固定。如套接静脉,其操作方法与上述相同,但应按其血流方向先套断肢侧的血管,后套残肢侧的血管。

动、静脉吻合的顺序:一般是先吻合主要的静脉,然后吻合动脉,放松止血夹恢复肢体的血液循环,如果有较大的静脉出血,可以找出两断端再予吻合。个别缺血时间较长的断肢,为了减少肢体缺血时间,尽快恢复血液循环,也可以先吻合1条主要的动脉,然后吻合1条主要的静脉,开放血液循环,再吻合其余的动、静脉。

吻合动脉和静脉的比例:动静脉比例至少应在1:2以上,以保证动、静脉的血流平衡。但在再植手术中,能够吻合的血管应当尽量吻合,即使动、静脉比例为1:1、1:4或2:2也可获得成功。

血管缺损的修复:血管清创之后常有缺损。如果血管直径大于2mm,缺损不超过2cm,而又是在关节附近,则可凭借关节的屈曲,做到对端吻合。过多的血管缺损则需作血管交叉缝合、自体小动脉或小静脉移植来修复。临床上以应用自体静脉移植为多。应选择口径相似而无病变的静脉,曲张或硬化的皮下静脉不宜采用。一般上肢以取头静脉或贵要静脉,下肢取大隐静脉或小隐静脉为宜,亦可取足背或手背的浅静脉。根据血管缺损与分叉的情况,切取形状相似的静脉,长度应略长于缺损的距离。取下的静脉由于剥离的刺激,管壁多呈痉挛。宜在缝合前,应用12.5U/ml肝素盐水溶液加压注入静脉腔内,作全长的扩张,解除痉挛。如果用静脉代替动脉则必须倒置。人造血管在断肢再植中不宜应用。如口径相差超过1/3时,可将较小的血管斜剪呈30°~60°,以增大其口径,使两端口径一致,再作端-端吻合。Harii认为斜剪的角度不应大于30°。斜剪30°后,再稍加扩张,即可缝合,这样口径小的血管断端呈漏斗状,血流方向在同一轴线上。如斜度大于45°,吻合后小口径血管偏向一侧,不利于血流通过。

血液循环恢复的征象:血管缝接后,松去阻断的血管夹。良好的血液循环应出现下列征象:吻合的动脉和静脉充盈良好,通过勒血试验证实,动脉血通过吻合口进入再植肢体,静脉血自断离肢体回流向近侧;可摸到再植肢体远端的动脉搏动,如桡动脉、足背动脉或指动脉等;再植肢体皮肤红润,毛细血管充盈时间不超过2秒钟;再植肢体的皮肤温度逐渐上升,然而,由于创面未缝合,血管外露,温度不可能与再植肢体近端皮温相同。但只要较缝合前温度有所升高,就是一个可靠的指标。如上述征象不能肯定时,可以在指(趾)端以粗针或尖刀刺一小口,如不断有鲜血溢出,则表明动脉供血是良好的。反之,如无渗血,则表示动脉供血受阻。如渗血较快,色呈紫黑,并且肢体出现肿胀,这说明断肢内的动脉通畅,而静脉系统有阻塞。对此两种情况均应迅速探查,找出原因,及时处理,才能保证再植肢体的存活。

(5) 修复神经:神经修复是断肢再植术后功能恢复的基础,因此断肢的神经修复应争取尽一切可能在再植手术时一次完成。这不仅有利于肢体功能早期恢复,同时因新鲜断面中神经的自然位置和解剖标志均容易辨认,不存在后期瘢痕增生、神经短缩、轴索外翻等晚期变化。对神经损伤不能确定范围者,可暂时作固定性缝合,并作出标志,以便后期处理。两端神经解剖分离清楚后,以锋利的刀片切去辗伤的神经断端,直至神经纤维束粒清晰为止。对于粗大神经断面处的活跃出血点应予结扎。周围神经多为混合神经纤维组成,在缝合时不能使其扭转,以免将感觉和运动两神经纤维交叉对接而影响功能的恢复。一般可根据神经断面的内部结构及形态,包括纤维束粗细情况、神经营养血管的位置、与神经纤维的方向及分支情况来判明。

神经缝合的方法有神经外膜缝合法、神经束膜缝合法及神经束膜组缝合法。

神经缝合时不应有张力,一般2~3cm的缺损,通过两断端适当的游离、屈曲关节以及神经移位等可对端缝合。张力过大,需要神经移植。通常取腓肠神经、隐神经、股外侧皮神经以及前臂内侧皮神经作为移植材料。除了避免吻合部张力外,还应注意神经纤维不要外露,神经不能扭曲,缝合后的神经应当置于健康、血液循环良好的肌肉、筋膜组织中。

(6) 肌肉和肌腱的修复:肌肉与肌腱的早期修复,有利于关节的主动锻炼,预防关节周围粘连和关节囊挛缩,因此应尽可能在再植手术时一次完成。如发现供应肌肉的神经被撕裂,而估计以后无法修复者,应考虑将该肌肉切除,以减少筋膜间隙内的组织,增加其容量,有利于减轻肢体术后肿胀。对于不同平面断肢中起主要运动功能的肌肉，应尽可能修复。如果断离的肌肉不能对应自相缝合，可以考虑将远端的重要肌腱交叉缝接在另一条较好的肌腱上，以最大限度地恢复其功能。

肌腹断裂：一般应用丝线作横褥式缝合，缝合时由深层向浅层缝，每针应包括断端边缘的部分筋膜，缝2～4针即可。对于较粗大的肌腹，除缝合断肌边缘一圈外，应在中心加缝几针，消灭死腔，以免形成肌肉内血肿。

肌腹与肌腱交界处的断裂：可先将肌腱与肌腹缝合1～2针固定，再将肌腹包裹在肌腱上，用间断褥式缝合数针以加固。

肌腱断裂：用丝线或细钢丝作对端缝合，缝合方法可采用 Bunnell 缝合法、双垂直缝合法及将较粗的肌腱末端劈成前后两股，将较细肌腱端埋入缝合的鱼口式缝合法。

(7) 皮肤覆盖：早期覆盖创面可有助于肢体的存活，预防感染，减少瘢痕，并为后期修复手术创造条件。所以在再植手术时应争取一期皮肤缝合。断肢如为整齐的切割伤，其皮肤断面常为环状，缝合时应在两侧皮缘的皮肤上做几个斜切口，作 Z 形成瓣整形缝合，防止术后由于线形环状瘢痕的压迫或粘连而影响功能的恢复。大块皮肤缺损的创面可用中厚皮片移植覆盖。如皮肤缺损处有吻合血管、肌腱、神经、骨等组织外露时，均需用肌皮瓣、筋膜瓣或带蒂皮瓣转移覆盖。再植手术完成后，患肢用石膏托固定。

（九）断肢再植手术后并发症

1. 血容量不足　断肢再植患者的失血量因肢体断离的平面和性质而异。据陈中伟统计，手术当天的输血量，大腿断离平均为7500ml，小腿断离平均为4500ml，上臂断离平均为4000ml。断肢患者的失血现象是严重的，血容量严重不足时，可致血压下降，血管痉挛，血流缓慢，血管吻合口栓塞，再植手术失败。所以术后应密切观察患者的脉搏与血压情况，保持收缩压在13.3kPa（100mmHg）以上。应根据伤情，按估计失血量立即输血，以保证血容量。

2. 急性肾衰竭　这是断肢再植最严重的并发症。1972年全国断肢再植经验交流会统计，发生率为4%，死亡率为48.4%。断肢再植术后引起急性肾衰竭，需要两个条件：一是肾脏缺血，二是要有肾毒性物质，即肌肉缺血坏死，两者缺一，不会导致急性肾衰竭。由于肢体断离后失血性休克，血容量未能及时纠正，肾血流量减少，可导致肾缺血缺氧。由于肢体挤压伤手术时清创不彻底，或术后肢体血液循环障碍，肌肉等组织缺血坏死，可释放出多量的肾毒性物质。以上两者同时存在，即造成肾脏损害，最后发生急性肾衰竭。

防治断肢再植术后肾衰竭，必须从伤后立即开始，并贯穿治疗全过程：

(1) 伤后应首先补充血容量，预防和纠正休克，保证肾血流量。

(2) 术中彻底清创，清除一切失活组织，尤其是失活肌肉。断离肢体用肝素生理盐水灌洗，尽量冲净断肢血管内的代谢产物。

(3) 保证肢体良好的血液循环，减少肢体肿胀，防止筋膜间隙综合征发生。如有肢体肿胀，应及早进行预防性筋膜切开减压术，清除坏死肌肉。

(4) 除一般血液生化检查外，还应检查血磷、血非蛋白氮、血尿素氮与血肌酐，并计算其比值。如血磷/血非蛋白氮>0.05，则提示肢体有肌肉损害；其值>0.06，则显示肢体有潜在性坏死。血尿素氮/血肌酐<10也有助于诊断肌肉损伤。

(5) 为了使体内有毒物质加速排泄，应在心肾功能尚能负担的情况下，给予适量补液，同时给予血管扩张、利尿合剂（常用配方为普鲁卡因1g，氨茶碱0.25g，咖啡因0.25g，维生素C 2g，罂粟碱30mg，加入10%葡萄糖溶液内）静脉滴入，呋塞米注射及肾囊封闭（0.25%普鲁卡因60～80ml）等解除或预防肾血管痉挛，以改善肾循环，增加尿量。

3. 血管危象

(1) 再植肢体血管危象的判断

1) 皮肤颜色及其变化：断肢再植后，皮肤颜色为红润或近似于健侧皮肤颜色，说明血液循环良好。如皮肤颜色由红润变淡或苍白，提示动脉痉挛或栓塞。当皮肤出现散在瘀斑时，说明静脉部分栓塞，回流障碍。当皮肤出现大片或全部暗紫色时，说明静脉完全栓塞。

2) 皮温及其变化：正常情况下，再植手术结束时再植肢体的皮温均较低，但这种低皮温现象经过复温措施后，一般可在2～3小时内恢复。恢复后的皮温应为33～35℃，或与健侧相等，或温差在2℃以内。如2～3小时后皮温仍不回升，应严密观察。此时可能出现两种情况，一是皮温骤降，即患侧皮温与健侧皮温突然相差3℃以上，此多为动脉栓塞；二是皮温逐渐分离，即患侧皮温与健侧皮温差逐渐增大，在1～2天内相差3℃以上，极有可能发生了静脉栓塞。

3) 毛细血管反应观察：毛细血管反应时，要鉴别出反应的四种情况，即反应正常、过快、缓慢和消失。根据笔者的临床观察，毛细血管反应以其充盈时间表示较为简便。毛细血管反应正常者应在1～2秒内完成。如充盈时间少于1秒为过快；2秒以后才逐渐充盈者缓慢；毫无反应者为消失。如毛细血管反应完全消失，提示动脉痉挛或栓塞。如毛细血管反应过快，

7

提示动脉尚有供血，主要是静脉性血管危象或静脉栓塞。如毛细血管反应缓慢，提示动脉供血不足，静脉回流也有障碍。当动、静脉同时栓塞时，由于毛细血管内尚残留淤血，虽可有反应，但充盈时间极慢。

4）肢体的肿胀情况：术后患肢逐渐干瘪，说明动脉供血不足或栓塞；若患肢呈进行性肿胀时，说明动脉有供血，而静脉回流受阻或栓塞。

以上四项观察指标，当只有一项指标出现异常时，可密切观察，暂不行探查术。当有两个以上的指标同时出现异常时，应针对原因，积极处理或早期探查。否则延误时机，造成失败。

（2）再植肢体血管危象的防治：血管缝合技术欠精确是发生血管危象、血栓形成的主要原因。因此提高显微血管外科的吻合技术和操作技能，是预防血栓形成的关键。采用在血管吻合前半小时开始静脉输入低分子右旋糖酐500ml，同时肌内注射罂粟碱30～60mg，在扩容和血管舒张条件下吻合血管，可有较好的防痉挛效果，并有利于血管吻合。术中应彻底止血，防止术后皮下出血形成血肿，压迫血管，发生血管危象。皮肤缝合时不能有张力，必要时作皮肤减张切口。

预防血管危象的另一个关键问题是要保证患肢有足够的血流量。为此必须注意以下几个问题：①动、静脉的吻合比例要合适，至少应为1∶2。②离断肢体血管床的完整性，决定其有效循环量。因为即使主要血管吻合良好，血流通畅，但由于血管床受到破坏而得不到充足的血流灌注，也会发生血管危象。临床上挤压性断肢再植术后，由于血管床破坏，血流的有效循环会降低，容易发生血管危象和再植失败。③伤口感染、血管坏死、血管壁炎性反应以及血管吻合口的病理变化，均可导致血管痉挛和血栓形成。所以术后抗感染、抗血栓、抗痉挛的“三抗”治疗以及克服吻合口病理变化和修复过程中的不利因素，是提高小血管吻合通畅率，减少血管危象不可忽视的重要措施。常用低分子右旋糖酐500ml静滴每日1次，阿司匹林0.3g每日3次，罂粟碱30mg肌内注射，每6小时1次。

血管危象应以预防为主，若一旦发生，就应针对原因积极处理。加强抗痉挛措施，尽量消除痉挛因素，拆除部分缝线，减少一切机械性压迫。经2～3小时观察，血液循环情况不见好转，应立即手术探查，根据探查所见，采取相应处理措施。

脂肪栓塞综合征是发生于多发性创伤或长管状骨骨折的一种严重并发症，由于临床医师在以往对此并发症认识不足而被忽视，以致误诊而危及患者的生命。脂肪栓塞综合征是由于血液中的脂肪颗粒于末梢血管形成的全身广泛性的栓塞而引起的进行性低氧血症、皮下及内脏出血点及意识障碍为特征的综合征。有人报道在60例战伤死亡的伤员中，发现65%有此并发症，在创伤性断肢患者中亦有一定的发病率，因此在断肢再植术后的观察中，有必要引起重视。

该病的起因是由于断肢的骨骼残端髓腔内血肿张力过大，骨髓被破坏，脂肪滴进入破裂的静脉窦内，可引起肺、脑脂肪栓塞。亦有人认为是由于创伤的应激作用，使正常血液中的乳糜微粒失去乳化稳定性，结合成直径达10～20μm的脂肪球而成为栓子，阻塞肺毛细血管。同时，在肺灌注不良时，肺泡膜细胞产生脂肪酶，使脂肪栓子中的中性脂肪小滴水解成甘油与游离脂肪酸，释放儿茶酚胺，损伤毛细血管壁，使富于蛋白质的液体漏至肺间质和肺泡内，发生肺出血、肺不张和低氧血症。

临床上很多创伤患者存在轻度或中度的脂肪栓塞，然而并不出现症状或症状轻微，因而未受到重视。创伤愈严重，脂肪栓塞发生率愈高，症状愈严重，甚至可以发生猝死。栓塞可发生在全身各脏器，但以肺、脑和肾的栓塞在临床上表现为突出症状。

脂肪栓塞的肺部症状表现为咳嗽、呼吸困难和低氧血症，摄片可见雪片状阴影，痰中可检出脂肪球。脑部症状表现为神志不清、谵妄、昏迷。肾脏的症状表现为少尿，尿中可检出脂肪滴。此外，皮下、结膜下及眼底可发现出血点。

创伤患者应避免不必要的搬运，及时给氧和抗休克治疗，是预防脂肪栓塞的有效措施。可应用低分子右旋糖酐和肝素等治疗。

（十）断肢再植手术后功能锻炼

断离肢体经再植手术后，经2～3周观察，血液循环情况保持良好，伤口情况渐趋愈合，此时可以认为该肢体基本获得存活。然而医师的责任不是将肢体再植获得存活而结束，而是要千方百计使再植的肢体恢复功能，使患者能重新回到生产岗位积极参加劳动。肢体存活后，进一步期待的是骨折愈合，周围神经的再生，肢体感觉和关节活动的恢复。为了使再植肢体的功能得到最大限度的恢复，通过体育疗法和物理疗法，在不断进行功能锻炼的同时，应对再植肢体定期进行检查，以便决定是否需行后期的功能重建手术。若干年后的随访，详细检查肢体，予以恰当的功能评定，有利于总结经验。

物理疗法和体育疗法是肢体功能恢复期的重要治疗措施。

（1）物理疗法：早期应用可消除肿胀，解除血管痉挛，防止感染。尤其是神经尚未再生之前，肢体不能主动活动，物理疗法在改善血液循环，延迟肌肉萎缩，防止关节强直与减少瘢痕粘连等方面起重要作用。

由于断肢创伤情况不同,根据不同的临床阶段和具体情况可采取如下物理治疗方法:

1）应用紫外线、太阳灯,促进伤口愈合。

2）应用太阳灯、微波、短波、超短波、按摩,改善血液循环,消除肿胀及防止粘连。

3）应用超声波、太阳灯、温水浴、中草药熏洗、低频脉冲电流及按摩,防止关节强直及延迟肌肉萎缩。

4）应用超声波、漩涡浴、低频脉冲电流,消除肌腱粘连,加强肌力。再植后肢体,在神经恢复之前,由于没有感觉,在采用物理治疗时应注意避免热疗,以防止灼伤的发生。

(2）体育疗法

1）被动运动:由医护人员执行该患肢关节的各向运动动作,其作用为促进淋巴和静脉回流,松解关节的粘连,防止关节僵硬。

2）主动运动:应用某些器械和支具,可逐步调整其阻力,以不断增强肢体力量。

3）职业训练法:根据患者职业特点,采取某些特殊的功能锻炼方法,使其早日恢复,重返工作岗位。

除在体疗室内进行的各项治疗措施外,应注意指导患者平时正确功能锻炼的方法,并应不断督促监察。使其保持经常化,对于加速功能恢复是很重要的。

(十一）断肢再植后期的功能检查

后期功能检查的目的是了解再植肢体功能恢复的情况和发展趋势,以决定后期功能重建手术。检查的内容如下:

1. 肢体外形　应对肢体长度和周径进行测量,并与健侧肢体在同样姿势下的测量数值进行对比。观察肌肉萎缩、瘢痕挛缩以及畸形的表现。

2. 骨与关节的功能　检查有否骨折的畸形愈合或骨折不连接及延迟愈合。测定肢体各关节活动度,再植肢体和各部关节的主动和被动活动度均应分别列表记录。

3. 周围神经的再生　注意检查痛觉、触觉、关节位置觉、震颤觉及实体辨别觉。两点辨别感觉具有一定的定量意义,正常手指端两点辨别觉小于6mm,手掌和足底小于20mm,手背和足背小于30mm。根据再植肢体测定的数值可估计其神经恢复的程度。Tinel征可了解神经是否获得再生与神经再生的速度。

注意测定再植肢体的肌力,必要时可予肌电图检查。肌力的恢复是神经再生的重要标志。

神经营养的恢复表现为皮肤汗腺的分泌,一般皮肤出汗较感觉恢复为早,可应用碘酊淀粉试验或茚三酮试验测定。

4. 肢体综合功能检查　肢体再植手术的最终目的乃是再植肢体综合功能的恢复,即患者能进行日常生活的各项动作,如穿衣、盥洗、进餐、负重行走等,在劳动中提重、使用工具、书写、编织等。此外,如文娱体育活动也应是再植肢体综合功能的必要检查项目之一。

(十二）断肢再植后期的功能重建

由于肢体断离时创伤的复杂性,再植手术时紧急抢救肢体的仓促情况,可能存在某种手术处理中不足的或者是力不能及的问题,以及患者所存在的个体差异(例如年龄大小),在后期功能恢复中可以出现某种欠缺之处,未能达到预期的效果,诸如骨骼和关节、神经、肌肉、肌腱、皮肤以及血管在愈合和恢复过程中出现的各种障碍,在肢体再植存活后的不断随访时,应择期给予手术治疗。

对于后期功能重建手术,笔者认为手术者应在再植手术一开始,就有一个全面的考虑,从恢复功能出发,对骨骼、肌肉、神经、皮肤的修复争取在一期完成。如果能够做到这一原则,那么断肢再植手术患者的后期功能重建问题就显得不很突出,除少数神经严重撕裂伤、下肢短缩、骨不连接、肌腱粘连等情况外,多数患者可不需要手术治疗。

后期功能重建手术一般都应在肢体血液循环稳定,肿胀消退,伤口完全愈合后尽早进行,如果拖延过久,则可引起肌萎缩和关节挛缩,被纤维组织所浸润,再生轴突不易长入,很难有满意的功能恢复。

如后期手术切口必须经过深而广的瘢痕,考虑到手术后缺乏良好软组织覆盖,应先切除瘢痕予以带蒂的皮肤移植分期修复,或可选择带血管的综合组织游离移植一期修复。

1. 后期骨支架的修复　肢体断离再植术后引起骨缺损或不连接的原因可有:创伤严重,骨断端粉碎,清创时又无法将这些碎片整复,故缺损较大,同时在再植手术时也不宜立即进行植骨手术;骨端的固定不良,如应用接骨板螺丝钉后,骨端未能紧密对接使断端分离;软组织缺损,骨端外露;过早地去除外固定进行功能锻炼。

骨不连的治疗,应切除两端硬化骨质,打通髓腔,根据不同部位,可选用滑槽式移行植骨,或骨膜下松质骨片移植。对于骨端不稳定者,可用胫骨皮质作上盖骨移植术,以4只螺丝钉固定,断端周围植以松质骨碎片。

骨缺损的修补,可取形状和长度合适的自体髂骨块紧密镶嵌于缺损之处,并以胫骨皮质作上盖植骨术。在关节面的骨缺损,如局部软组织情况许可,也可采用人造关节成形术,以恢复缺失的关节功能。

下肢不等长的矫正,断肢再植术在骨支架重建时,根据软组织创伤的程度,骨端多需做相应的缩短,这对上肢断离的患者多数不致有严重的影响。对下肢，如骨骼缩短的长度少于7～8cm，则可以由骨盆倾斜与穿用垫高鞋跟的矫形鞋来代偿与矫正。然而缺失过长，则难以用上述方法矫正，必要时可以采用健侧下肢骨骼缩短或患肢骨骼延长术予以矫正。对于儿童由于骨骼发育尚未完成，可予健侧股骨下端与胫骨上端骨骺阻滞术，以矫正残留的下肢不等长。

2. 肌肉与肌腱的后期修复　后期修复主要是解决承担主要功能的肌肉和肌腱，恢复其失去的功能，矫正因其断裂而造成的畸形。后期的修复方法有如下几种：

（1）肌腱松解术：创伤性断离肌腱多在同一平面断裂，肌腱吻合后，常会引起相互间或与周围软组织的瘢痕粘连，经理疗和锻炼后仍不能消除，应在手术后2～3个月考虑作粘连松解术。

（2）肌腱移植术：对于缺损的与广泛粘连的肌腱，如患肢关节的被动活动与皮肤情况良好，可应用游离肌腱移植来修补，肌腱可取自掌长肌腱、跖肌腱或足背部趾总伸肌腱。切取肌腱时，应注意保留腱旁膜的完整。

（3）肌腱转移术：肌腱转移可以代偿不能修复的肌肉与肌腱的功能，不论肌力的缺损是由于肌肉已被切除或是由于神经的损伤不能恢复，均可考虑进行肌腱转移手术。术前应详细检查各组肌力，对不同病例应按具体情况设计转移方法。

（4）肌肉移植术：对于上臂中段的断离，如肱二头肌或肱三头肌的缺损，可以应用胸大肌或背阔肌的外侧部分的转移来代偿屈肘或伸肘功能。

3. 神经的后期修复　肢体的主要神经干应尽可能在再植手术时一期修复，而有的患者其主要神经未能在再植手术时修复，或虽经缝合而没有获得功能恢复者，均应考虑作后期修复，否则虽然肢体存活，若无感觉与运动的恢复还是一个没有功能的肢体，对患者没有什么实用价值。在腕部以上的皮神经，因为对功能影响不大，可以不作修复并可以作为神经移植的材料来源。

（1）神经松解术：神经吻合后再生过程停滞，Tinel征在3～4周内不向远侧推进，手术探查中可见神经被瘢痕压迫或环状索条束住。如该处连续性神经瘤小而软，则可沿神经纵轴将吻合口附近0.5～1cm长的神经鞘，包括神经瘤的表面作浅表切开，直至见到神经纤维，经过松解后，神经功能常可以获得迅速的恢复。

（2）二期神经吻合术：在再植手术时，因为某种情况，例如撕裂伤，难以确定损伤的神经范围，因而未能对肢体的主要神经进行吻合，此时应设法进行二期神经吻合术。手术中注意识别神经的走行方向，防止扭转缝合，充分切除两端的外伤性神经瘤。如有短距离的神经缺损，可以采用神经游离、神经移位、屈曲关节或适当地缩短骨骼等方法来代偿神经长度的不足，但务必使神经不在张力下缝合。虽经上述方法，神经的缺损仍不能达到对端缝合时，则应采取神经移植等方法来修复神经长度的缺损。

（3）神经缺损的修复：神经的缺损可根据缺损的性质与部位选用下列手术：①神经袢移植术：这种方法可修复缺损最长达22cm。移植时，可牺牲一条功能较次要的神经，利用其来修复功能较为主要的那条神经。例如，前臂中段的断离，尺神经和正中神经都有长段缺损。应考虑牺牲尺神经，而使正中神经所支配区域获得良好的功能恢复。②电缆式神经移植术：对于缺损不超过8～10cm，而不能用其他方法修复者，可考虑此游离神经移植。可供移植的神经来源有，前臂内侧皮神经、隐神经、腓肠神经和股外侧皮神经等。还有神经交叉吻合术、神经带蒂转移术、带血管的神经移植或转移术、运动神经的植入与终板再生。

4. 后期循环障碍的处理　循环障碍也可发生在后期，表现为动脉供血、静脉和淋巴回流的障碍，应分别情况，予以处理。

（1）后期动脉供血障碍：由于血管损伤清创不彻底或缝合质量欠缺，也可能在晚期动脉血栓形成而造成阻塞。此时若无侧支循环形成，出现血液循环危象，则应立即手术探查。如果已有丰富的侧支循环建立，则先行体位性或被动充血性侧支循环的训练。如再植肢体在功能锻炼时仍有缺血表现，则应通过动脉造影证实后，根据栓塞部位动脉周围软组织的情况，决定是否施行血管移植术或旁路移植术。

（2）后期静脉回流障碍：静脉可由于受压或血栓形成造成回流障碍，但在后期断离平面环状瘢痕挛缩引起静脉压迫较为多见。对于此瘢痕应细心地将之切除，并做2～3处Z整形术或行带蒂皮瓣植皮以松解环行的挛缩。

（3）后期淋巴回流障碍：多数断肢再植患者中，随着吻合皮下的淋巴管自行重新愈合，在3周内肢体肿胀也随之逐渐消退。在脱套性皮肤撕裂伤或局部环状瘢痕挛缩者，可使淋巴回流受阻，再植肢体远部可出现象皮肿。手术者应根据肿胀的程度，切除环状挛缩的瘢痕，并行皮瓣植皮，使远侧肢体的淋巴液通过皮瓣内愈合与沟通的淋巴管，从而可改善其淋巴回流。

（十三）断肢再植后期的功能评定标准

断肢再植的目的不单是能把断离的肢体接活，更重要的是使伤者能重新获得一个有用的肢体。然而对再植肢体的功能评价标准尚欠缺统一。陈中伟根据多年的实践与大量病例分析，拟订了一个比较实用的功能评定标准，并已被欧美主要再植中心所采用，现介绍如下：

1. 上肢部分的功能评定标准　分为四级：

1级：应用再植肢体能恢复原工作，合计的关节活动度（包括再植平面近侧的一个关节）超过健侧的60%，神经恢复良好，且能耐冷，肌力恢复达4～5级。

2级：能恢复合适的工作，关节活动超过健侧的40%，正中神经和尺神经的恢复接近正常，并能耐受寒冷，肌力恢复达3～4级。

3级：能满足日常生活需要，关节活动超过健侧的30%，感觉恢复不完全（如只有单一的正中神经或尺神经恢复较好，或正中神经与尺神经只恢复保护性感觉），肌力恢复到3级。

4级：肢体存活但无实用功能。

2. 下肢部分功能评定标准　分为四级：

1级：恢复原工作，步态正常，感觉良好，膝踝关节活动度接近正常。

2级：恢复合适工作，轻度跛行，感觉较好，关节活动度超过健侧的40%。

3级：再植肢体能胜任日常生活，行走需穿矫形鞋，足底稍有感觉，但无营养性溃疡。

4级：患者需借拐助行，足底无感觉，可能存在营养性溃疡。

（十四）断肢再植术后再植肢体的解脱指征

再植肢体一旦存活，即使功能恢复不够理想，患者总是不愿把接活的、没有功能的肢体拿掉。除非有下述情况，可考虑再植肢体的解脱：

1. 再植后，因血管痉挛或血栓形成等原因，出现血液循环障碍，虽经努力，肢体已出现变性坏死征象而无法挽救者。

2. 缺血时间过长，肌肉等组织广泛坏死液化，骨、神经等重要组织暴露，创面难以愈合，即使经长期换药和多次手术，创面有可能愈合，但功能也难以恢复者。

3. 肢体再植处发生感染，组织坏死液化，吻合的血管浸泡在脓液中，导致血管壁坏死，破裂出血。此时，血管难以修复，即使再予修复，也易引起血栓和再出血，甚至引起脓毒症。对于平面较高，口径较大的血管出血，危及患者生命，应立即将出血的血管结扎。如此时侧支循环尚未形成，血管结扎后出现肢体血液循环障碍者，应予解脱。

4. 再植肢体严重感染，虽经积极治疗，仍不能控制，引起败血症或中毒性心肌炎，危及生命者。

5. 再植肢体因缺血时间过长，或受严重挤压伤，再植肢体血运差或肌肉广泛坏死，产生急性肾衰竭，经积极治疗后无改善者。

（张　键）

二、断指再植

纵观断指再植的发展史，可以主要分成四个时期：①20世纪60年代为开创期：1965年Komatsu和Tammai，以及1966年陈中伟相继获得断指再植的成功。此后，国内许多单位也相继报道了断指再植的成功经验。②20世纪70年代为发展期：随着手术显微镜和显微器械的应用与改进、再植技术的普及与提高、手指血管显微解剖与再植后成活机制的深入研究以及吻合方法的探讨与技术的逐渐完善，在动物实验研究的基础上，研究发展了直径为0.3～0.5mm的微血管吻合技术，使其远期通畅率达到96%～100%，把断指再植的成活率提高到了92.9%。到20世纪70年代后期，断指再植成功的报道日益增多。③20世纪80年代为成果期：我国学者又攻克了吻合0.2mm直径的显微微小血管高难技术，动物实验结果表明，远期通畅率达90%以上。④20世纪90年代为功能恢复提高期：我国学者在20世纪90年代首次提出了将断指再植手术治疗和后续康复治疗措施紧密结合在一起的断指再植一体化系列功能康复。主要包括：断指再植手术中的康复措施（精细手术、关节功能重建、预防肌腱粘连）、早期医疗康复、医疗体育康复、晚期医疗康复、心理医学康复等。采用断指再植一体化系列功能康复有效率可达94.7%以上。以上这些成就进一步推动了显微外科技术的发展，使我国的断指再植技术水平始终处于世界领先地位。

（一）断指的定义

是指位于掌指关节平面以下的手指断离伤。

（二）断指的分类

1. 按手指离断程度分类

（1）完全性断指：是指断指远侧部分完全离体，无任何组织相连，或只有极少量损伤的软组织相连，但在清创时必须将这部分组织切断或切除，进行再植。

（2）不完全性断指：是指伤指断面只有损伤肌腱相连或残留相连的皮肤不超过手指断面处周径的1/8或残留相连的软组织少于该断面软组织的1/4，其余组织包括血管均断裂，断指的远侧部分无血液循环或严重缺血，不接血管将引起手指坏死。

2. 按受伤机制分类　按照手指的受伤机制可分为切割伤，挤压伤，撕脱伤，爆炸伤，化学伤等类别，通常锐器切割伤再植成功率高，而撕脱伤和碾压伤的成功率较差，爆炸伤基本没有再植指征。

（三）手指的应用解剖

1. 手指的皮肤　手指掌侧皮肤角质层较厚，皮下有较厚的脂肪垫，并且有很多垂直的纤维间隔，将皮肤与掌腱膜，指骨和腱鞘等深部组织相连，所以掌侧皮肤坚硬且不易移动，特别于靠近掌指关节和指间关节处，自指骨两侧各有一薄层纤维韧带，于血管神经束的背侧和外侧，经皮下而止于手指掌侧的皮肤，称为骨皮韧带(Cleland 韧带)，该韧带包绕血管神经束，因而创伤性肿胀发生时则缺乏缓冲余地。根据此解剖特点，在显露手指血管神经束时，应将手指掌面两侧坚硬的皮肤和骨皮韧带切开约 0.5cm，有助于防止术后局部肿胀对血管的压迫。指背的皮肤薄而富有弹性，皮下组织疏松，易于浮动。

2. 手指的动脉与神经　每个手指均有 4 条动脉，即 2 条指掌侧固有动脉和 2 条指背动脉，分别与同名神经伴行形成指掌侧或背侧血管神经束。手指的固有神经均由感觉神经纤维组成，因此吻合后感觉功能恢复较好。五个手指的固有神经主要来源于正中神经和尺神经，所有手指的固有神经，均走行于屈肌腱鞘的内、外两侧，位于指固有动脉的屈侧。

(1) 指掌侧血管神经束：指掌侧总动脉在掌骨头平面分为 2 条指掌侧固有动脉，指掌侧总神经分为 2 条指掌侧固有神经，其平面在动脉分叉平面近侧的 1~1.5cm(相当于远侧的掌横纹处)。分支后的指掌侧固有神经与指掌侧固有动脉约呈 30°角向远端走行。至掌指关节平面，动脉和神经相伴行，组成血管神经束，沿屈指肌腱鞘两侧行向远端。指掌侧固有动脉和神经的位置及排列的关系比较恒定，以各指中轴为准，在手指近节和手指中节，神经位于动脉掌内侧，固有神经沿途发出许多分支分布于指掌侧及侧面，在近节指骨最近端约 1.0cm 处恒定地发出一横径为 1.0~1.2mm 的背侧支，该支斜行越过动脉浅面行至远侧指间关节背面，支配中、远节指背侧皮肤。指固有动脉向掌侧发出分支与对侧的相应分支吻合形成指掌侧弓，向背侧发出数支穿动脉和关节支，分布于指背和各指间关节。在末节指，指固有动脉主干逐渐走向内侧并与对侧动脉吻合，形成指端血管网，在甲床与远侧指间关节之间的中点恒定地发出一 0.5mm 左右的横行吻合支，与对侧同名支吻合形成指背动脉弓，由弓的远侧发出数十支至甲床，指固有神经则经指固有动脉浅面行向外侧，分成若干细支，终于末端指腹内。各指指固有动脉外径在 1.2~1.6mm，越走行向远端越细，神经外径在 1.3~1.7mm。拇指、示指和中指尺侧固有动脉较桡侧动脉要粗，而环指和小指则是桡侧的较粗，在断指再植时，可循此规律吻接优势侧血管。

(2) 指背侧血管神经束：手指背侧的血管神经束变异较大。拇指桡侧指背动脉来自桡动脉鼻烟窝段的分支，外径约0.5mm，尺侧指背动脉来自第 1 掌背动脉，外径约为 0.8mm，相应指背神经横径分别为 1.1mm 和 1.3mm，两者在拇指近端相伴行，在拇指远侧端神经则与发自拇指掌侧固有动脉的穿支相伴行。小指背侧的血管神经束与拇指类似，桡侧和尺侧指背动脉外径分别为 0.4mm 和 0.5mm，相应指背神经横径为 0.8mm 和 0.9mm。

示指、中指和环指桡侧半指背血管神经约有 90% 仅分布至第一节指近侧半或达近侧指间关节背面，分布至末节指的极少。上述 3 指背侧大部分区域主要由指掌侧固有神经背侧支分布，以及与其相伴行的指掌侧固有动脉的分支供应。因此，指背侧损伤时，除拇指和小指应注意修复指背神经外，其余 3 指应以修复指掌侧固有神经背侧支为主。

3. 静脉　手指的静脉有丰富的静脉瓣，静脉血多由深部流向指背浅部。手指的血液回流主要依靠指背浅静脉。手指末节的小静脉起于指甲两侧，在甲床的近端汇合成指背中央的小静脉，向近端走行 2~4mm 后又分成 2~3 个分支，然后沿指背两侧上升，在行程中彼此由一些斜行交通支互相连接。诸手指背侧静脉经由手指指蹼间汇入到手背的静脉网。最后于腕部回流到头静脉和贵要静脉。手指末节的指背静脉较细，外径约 0.4~0.9mm。中节和近节的指背静脉外径约 0.8~1.3mm。一般只需缝合两条指背静脉即可保证再植手指的静脉回流。如于远侧指间关节附近断离，吻合一条静脉即可。

手指的固有动脉和指神经伴行，组成手指的神经血管束，一般没有伴行的静脉。

手指掌侧的静脉起自指端，大致汇集成三支，其中较大的一支紧贴于掌侧中线的皮下行走，外径约 0.4~0.6mm，并且管壁薄，不易寻找，被选作吻合的机会较少。如手指背侧浅静脉寻找不到时，偶也可将掌侧皮下中央静脉选作吻合。其余两支更为纤细，且解剖变异不定。

4. 手指的肌腱

(1) 屈指肌腱：手指屈指浅、深肌腱自掌指关节起，至末节指骨指深屈肌腱附着处为止，均被腱鞘所包绕，腱鞘的外层为纤维鞘，内层为滑膜。纤维鞘的后壁为掌骨头、远节及中节指骨和 3 个指间关节的前关节囊掌板。纤维鞘上有环形和交叉增厚的部分称为滑车，其作用为当屈肌腱收缩、关节屈曲时，肌腱不会形成弓弦状隆起，影响屈指力量。

(2) 伸指肌腱：位于手指背面，浅筋膜深面，为一层扁薄而滑动的，由肌腱及腱纤维组成的腱膜装置，其主要结构为伸指总肌腱，包括示指与小指固有伸肌腱、骨间肌、蚓状肌肌腱等组成的肌腱丛，由纵、横及斜腱连结成整体。

（四）断指再植的手术指征

近年来随着显微外科技术的迅速发展，不仅在再植存活率方面显著提高，同时，一些过去认为不能再植的情况也获得了成功，扩大了再植指征。但由于损伤性质比较复杂，所以再植手术前应考虑以下几种情况。

（1）患有全身性疾病，患者的体质差，或并发有严重的复合伤如脏器损伤等，不允许长时间进行手术者不宜再植。

（2）断离手指伴有多发性骨折或严重软组织损伤者不宜再植。

（3）手指血管床完整性破坏程度严重，如由挤压伤引起的手指断离，表现为手指两侧皮下淤血，即使接通血管，因软组织广泛挫伤，血栓形成，再植手指仍难存活者，不宜再植。

（4）手指内因无缺氧敏感的肌肉等组织，所以再植时限可适当延长。即使未经冷藏，断指缺血 24 小时仍可能再植存活，如伤后即予冷藏处理，则再植时限可延长至 30 小时以上。但是应该指出，缺血时间越短，则再植存活率越高，反之，缺血时间越长，再植存活率越低，如果再植时限过长，组织已发生变性，则不宜再植。

断指再植的主要适应证：断指指体基本完整的各种类型的拇指离断；指体完整的多指离断；末节基底以近切割性断指；拇、示、中指的末节断指；指体完整的小儿断指；清创后指体缩短不超过 2cm 的压轧性断指；热缺血时间不超过 12 小时的上述断指。

断指再植的相对适应证：手指旋转撕脱性离断；环小指的末节断指；指体有轻度挫伤的各种断指；65 岁以上老年人断指；经刺激性液体短时浸泡的断指；热缺血时间超过 12 小时以上，保存欠妥的断指以及估计再植存活率低，估计术后外形功能不佳的断指。若指体经适当冷藏保存，即使缺血时间 36 小时，也是有再植成活可能的。

在临床工作中，应根据受伤手指的具体情况，以及从功能和美容角度来考虑，仔细设计出最佳手术方案，使受伤的手指修复达到尽可能满意的效果。

1. 断离拇指再植的考虑　拇指在发挥手部功能中最为重要，再植时应优先予以考虑，尽力争取早期修复拇指。如拇指和示指同时发生断离，拇指轧碎不能再植，而示指尚完整，则可将断离的示指移位再植于拇指上。又如手指撕裂性断离，其伸屈肌腱常在其与肌腹交界处撕裂抽出，指神经与血管也常不在手指断离的平面撕断，血管损伤范围较长，在其余手指则无再植意义。然而如拇指的这种撕裂性断离，其远端无明显挤压损伤时，可将示指桡神经血管束转移或行血管移植，设法给予再植。对于拇指挤压性断离等情况，其指骨尚完整，如无其他断指移位再植时，则可将其皮肤自皮下剥去，保留其指神经和肌腱，以锁骨下带蒂皮管移植，必要时后期再行神经血管皮岛转移。

2. 其余四个手指再植的考虑　从功能角度看，示指和中指较为重要，对于有条件再植的断离示指和中指应该设法给予修复。例如，四个手指向尺侧斜形断离，由于示指、中指轧碎不能再植，可把较长的环指、小指移位再植在示指、中指的位置上，这样就保存了拇指、示指和中指，使手的功能达到最大限度地恢复。如单纯的环指或小指的断离，因其功能较次，在其他手指完好的情况，除职业上或其他一些因素特殊需要外，一般情况下可不必再植。有些作者认为单个手指近节处的断离可不予再植，其理由是该手指再植存活后指关节活动范围的限制，将影响整个手的功能发挥。

3. 末节断离的再植问题　这里主要是指远侧指间关节以远的手指断离，有的作者将中节远侧 1/3 也包括在内。对末节断离的再植指征以往存在不同的看法。因为丧失末节对手的功能影响不大，单纯为了末节使患者经受长时间的手术似乎没有必要。而且该损伤处血管细，操作极其精细，以及从经济角度上考虑，因而不主张再植，况且单纯的原位缝合也有一定的存活率。但是考虑到患者的某些特殊职业的功能需要，心理和美容上的要求，在具备较好细小血管缝合设备和技术条件的医院，对于末节指节邻近的手指断离，远侧指体无明显挫伤，断面比较整齐，近侧断端无广泛的撕裂或挤压损伤，可以先于手术显微镜下检查，若有适合吻合的动静脉时，应试行再植。对于在指甲弧影线以远平面的切割伤，可以尝试予以原位缝合。

4. 某些液体浸泡的手指再植问题　由于急救人员缺乏断离手指的保存知识，在转送时错误地将断指浸泡于低渗、等渗、高渗或某些消毒液中，或者保存不妥，冰块融化后，冰水浸入。由于细胞半透膜的作用，低渗液使细胞水肿而膨胀，高渗液使细胞脱水，某些消毒液，如乙醇、苯扎溴铵、硫柳汞等则直接损伤血管内皮细胞和其他组织的细胞。这些损伤，依液体浓度和浸泡时间的长短，其程度上是不一的。对于液体浸泡的断指，应向陪同前来者说明上述损伤的情况，指出对存活的影响，如其他条件允许，可予试行再植。

5. 腕掌部毁损性损伤的处理　在急症中有时可遇到腕掌部或连同前臂远段的严重的损伤，甚至缺损而断离，如齿轮辗轧伤、冲床伤，而远部的某几个手指完好，此时可将压烂的腕掌部剔除，彻底清创后，选择较完整的手指分别固定在尺骨和桡骨，进行对掌位再植，将桡动脉和尺动脉分别作为两指的供血动脉，以恢复感觉和对指功能。

6. 旋转撕脱性断指再植 是指拇指或手指从掌指关节、指间关节或其附近完全断离，其肌腱从肌腹处撕断，血管神经从近端不同平面撕断，而远断端较完整者。它的特点是肌腱、动脉、神经、静脉均自近端抽出，有时抽出长达10cm以上，过去被列为再植禁忌证，但随着显微外科技术的发展，此种情况亦可再植，但技术要求很高。如在指背侧找不到完好静脉，则在邻指指背找到1条适中或远端有2条分支的Y形静脉通过皮下隧道，从断指背侧皮下引出，进行静脉吻合。将示指或小指固有伸肌腱转移至断指背侧皮下，与断指远端伸肌腱吻合。将指一侧指动脉与指神经，通过皮下隧道转移至断指伤口内，如系拇指断指，可将示指尺侧指固有动脉及尺侧指固有神经游离后在适当平面切断，移植至拇指掌面尺侧引出。利用上述方法可重建指动脉与指神经。屈肌腱的重建可将邻指指浅屈肌腱切断抽出，在探针帮助下穿过屈肌腱鞘管，从断指引出与远端肌腱吻合。手术方法操作较难，尤其是血管蒂游离较长，易损伤或痉挛，如手术失败，可换另一指血管继续进行。如拇指离断且远断端毁损严重无法修复时，可将剔除软组织的指骨固定于近端，采用皮瓣包埋再造拇指。

7. 小儿断指再植 小儿断指再植是指出生后至12周岁之内儿童的断指再植手术，而又以3～7岁儿童最为多见。小儿断指以切割伤最为多见。小儿断指只要远段指体完整，能找到可供吻合的血管，均应积极再植，再植后功能恢复较成人为佳。

小儿断指再植的操作大致与成人相同，但也有小儿的特点。如患儿不能合作时应采用全身麻醉，注意保持呼吸道通畅，补充血容量。小儿组织对缺氧、缺血耐受力较成人差，要争分夺秒，尽快处理。清创时注意保护正常健康组织，避免粗暴操作及清除组织过多。在固定指骨时要采用较细克氏针固定，尽量不损伤骨髓，不到万不得已不作关节融合术，只要关节或骨骺保留完整，就应保留半关节。小儿的血管极为娇嫩，其韧性和抗外伤能力均较成人差。吻合小儿血管较之成人更难。这就要求术者必须具备熟练的显微外科技术，操作更为细心。小儿血管多在0.3～0.4mm，用11-0无损伤线吻合6针，边距为0.15～0.2mm较为合适。尽量不使用血管夹，在吻合时要避免吻合口有张力，否则血管内膜容易撕伤，甚至血管壁被撕裂，吻合口易发生栓塞。如血管缺损较多，应进行邻指血管转移或自体血管移植术。要及时解除血管痉挛，可用3%罂粟碱液行血管外膜下注射解痉，要尽可能多地吻合血管，小儿的静脉很纤细，尤其在末节断指有时很难找到可供吻合的静脉，此时可作指端小切口，放血加滴肝素，维持5～7天，再植指常可成活。

术后要妥善地包扎与制动，避免因小儿哭闹而诱发血管痉挛或血栓形成。除按千克体重给予常规抗凝、扩血管、抗感染治疗外，还应给予适量的镇静剂，使患儿处于嗜睡状态，同时也有扩张血管的作用，这已成为小儿断指再植术后的常规用药。

小儿断指再植成活后功能恢复很快，术后3～4周即应拔除内固定行功能锻炼，自行玩耍各种玩具，但在神经功能尚未恢复之前，要注意保护患指，避免冷热致伤或碰伤。

8. 多指离断再植 双手十指完全断离是多指离断再植的最复杂情况，临床上十指离断少见，但多指离断再植是经常遇到的。葛亮等报道世界首例双手10指完全离断再植全部成功。范启申等则为双手9指11段完全离断进行断指再植，断指全部成活。据不完全统计，目前国际上10指完全离断全部再植成活者已达17例，其中我国占12例，而济南军区手外科中心仅用6小时45分钟就完成了完全离断的10指再植，充分说明了我国在断指再植方面已处于国际领先水平。

多指离断再植，除要求个人技术过硬以外，更加强调移植团队整体的配合，合理地组织人员、力量，确保清创一个，再植一个，成活一个，力争断指全部再植成活。暂不再植的断指一律放于4℃冰箱冷藏。再植时要按照拇指、示指、中指、环指、小指的顺序进行，以确保功能的最满意恢复。必要时也可将指异位再植，优先保证功能最重要的手指存活。多指离断再植血管危象发生率高。这就要求参与手术人员需有较强的责任心及过硬的技术，减少血管危象的发生；另外，术后要有专人观察再植各指血运，用足抗凝、解痉药物，一旦发生血管危象，要果断处理，力争使再植各指成活。

9. 一指多段离断再植 一指多段离断，临床较少见。文献仅有少数报道为离体指段为2段。3段以上者文献尚未报道。此种断指再植无特殊不同，只是血管，神经需吻合两处，等于做两个断指再植。术中固定指骨可用1根髓内针行贯穿固定，早期缝合伸肌腱及掌侧的腱鞘，以防止断指的旋转。对清创要求严格，两个吻合口均要保持通畅。只要具有断指再植的技术，一指多段离断再植还是可以成功的，术后的外形和功能也能令人满意。

（五）断指再植的手术程序

断指再植手术的一般过程，在很多方面类同于断肢再植手术。但断指再植手术过程也有其自身的特点。应该强调皮下清创和血管神经的处理，都必须在显微镜下进行，严格掌握无创技术，精细血管缝合是再植成败之关键。断指再植手术的顺序，一般在清创、骨支架固定及肌腱处理后，再行血管的修复，然后再予神经吻合和皮肤覆盖。再植的顺序有两种，一种是多数学者所采用的顺行法，即清创→骨骼内固定→缝合肌腱→指背静脉吻合→背侧皮肤缝合→指固有动脉吻合→指神经吻合→掌侧皮肤缝合。另一种是逆行再植法，其顺序为掌侧皮肤缝合→指神经缝合→指动脉吻合→屈肌腱缝合→骨骼内固定→伸肌腱缝合→指背静脉吻合→指背皮肤缝合。后者优点为手术操作中不用翻手，尤其多用于拇指及小儿断指再植较为方便，但做内固定时要细致，防止损伤已吻合的血管。

1. 麻醉　如单个手指的再植，手术时间较短，一般在4～5小时左右，可采用臂丛阻滞麻醉或针刺麻醉。必要时可再予追加臂丛或腕部正中和尺神经阻滞麻醉。手术时间较长的多个手指再植，一般可以采用连续高位硬膜外麻醉，个别情况也有应用全身麻醉的。

2. 清创　断指的清创在切除失去活力的组织和骨端的同时，需特别注意避免误伤隐缩在皮下组织的血管和指神经。在切除挫伤的皮肤时，应将皮肤用有齿镊夹住提起，尽可能不要把皮下组织混同切除，咬除适当长度的骨端，然后在显微镜下寻找出血管和神经，给予适当的分离，并予准确标记，再予细致的皮下组织清创。应该强调的是皮下组织的清创应在显微镜下进行。血管的清创可在血管缝合之前进行。

（1）寻找手指血管：断指的清创较简单，但寻找血管常较困难。远端指动脉位于屈肌腱鞘的两侧，先找出神经，然后轻轻拉出，在它的背侧就可以找到指动脉，应特别注意其喷血的情况，这是为再植后远侧指体提供充分的血流灌注的重要保证。如神经血管束回缩很深，不易在断面找到，可在指侧纵行切开皮肤与骨皮韧带约0.5cm后再寻找。近端指动脉除可按上述方法寻找外，还可借助于指动脉的搏动，则比较容易找到。初步修整血管外膜，并在血管断口缝吊三针，或用细丝线套住血管的一个分支，作为标记。手指的静脉壁薄，紧贴于真皮下，由于断离后没有血液充盈，管腔瘪缩，不易与周围组织相区别，所以寻找比较困难，可用以下方法：①根据静脉的解剖部位与健侧对比，多数主要的静脉位于指骨背侧皮下，少数位于掌侧皮下；②在手指断口的皮下组织中，经过清洗之后，手指断面皮下软组织中有暗红色的点状血迹，点状的中心往往是静脉断口所在部位；③将断离的手指作向心侧的按压，有残留在手指内的血液溢出处往往是静脉的开口处；④在清创切除皮肤边缘时，可用锐利的尖头刀片切开表皮与真皮，轻轻剥向断面，在被切开创面的皮下组织中，即可暴露静脉；⑤用肝素盐水从动脉灌入冲洗时，在皮下有液体流出的地方，常可看到开放的静脉断口。

（2）血管的冲洗：对创面整齐、断离时间不长的断指，一般可不作冲洗，然而对创面不整齐，疑有血管损伤，断离时间长的病例一定要进行冲洗。冲洗的压力要适当，以便了解血管床的完整性有无破坏，从而决定是否再植。如冲洗时静脉等处回流良好，并无断指肿胀，即可考虑再植。

3. 骨与关节的固定　清创时，整齐切伤的骨断端一般缩短0.5cm，不整齐的损伤应根据清创的情况给予相应的骨断端的切除。指骨骨干部的断离可用直径1mm的克氏钢针1枚作髓腔内固定，或可用2枚克氏钢针作交叉固定，也有报道应用微型螺丝固定或骨钉髓内固定的。为了防止再植指旋转和骨端分离，应注意准确而牢固地缝合伸肌腱并可将屈肌腱腱鞘的两侧缝合2针。为防止术中和术后因手指的伸屈活动牵拉已缝合之血管，以致发生痉挛或撕裂，在近节指骨处断离作内固定时，宜将克氏针穿过掌骨头同时固定近侧掌指关节，在中节指骨断离时宜将近侧指间关节同时固定。经过关节的断离手指，其关节面常遭到破坏，修整骨端后，应用2根相同粗细的克氏针，将关节固定于功能位，即早期行关节融合术。

4. 肌腱的缝合　手指肌腱的缝合既有助于骨支架的固定，防止旋转和骨端分离，同时又可作为血管床，因此，应在血管缝接前，处理好肌腱的修复。

伸肌腱没有腱鞘，周围有疏松的腱旁组织存在，可作一期修复。常用2-0或3-0的丝线间断缝合，在近节断离时，应同时缝合伸肌腱的中央部与侧索，在中节则缝合侧索的延伸部。

在近节手指断离时，屈肌腱外因有狭窄的纤维腱鞘存在，一般可不予早期缝合，待骨折愈合后再行游离肌腱移植术。对于一些清洁的切割性断指，也可予以一期缝合，可用3-0的尼龙线，采取Kleinert法对指深屈肌腱吻合，周边的腱旁膜以7-0尼龙线间断缝合。注意切除指浅屈肌腱，并应将屈肌腱腱鞘切除1cm。

手指中节断离，如在指浅屈肌腱附着处的远处断离时，可将指深屈肌腱用丝线缝吊1针，固定于近侧的腱鞘上，保持远侧指间关节在20°～25°的屈曲位，即屈肌腱固定术。

5. 指背静脉修复　高质量的静脉吻合是保证再植成活所必不可少的。力争吻合2～4条静脉，可有效地减少术后肿胀，保证血液回流。这就要求术野干净，解剖清晰，清创彻底。将血管周围软组织牵开，以充分显露两端相对应、口径相等的指背静脉，吻合之前还必须对血管质量做进一步检查，如有内膜损伤必须切除。如吻合张力大，血管长度不够时，可在近端充分游离指背静脉，以延长其长度；如缺损过长，可考虑行静脉移植。根据血管粗细情况酌情选用10-0、11-0或12-0无损伤缝合针线，作两定点间断加针外翻缝合。一定要确保吻合质量，缝合质量好的血管。

6. 指背皮肤缝合　目的是用皮肤覆盖已修复的静脉，缝合皮肤时要避开静脉部位，一般用3-0丝线间断缝合，皮肤对合后应无张力，不能压迫静脉。

7. 指动脉修复　指动脉修复是断指再植手术成功的关键，必须高质量地完成动脉吻合。宜吻合两条指动脉，以增加成功的机会，但如仅有一条静脉的话，高质量地吻合1条动脉也可以。吻合前要详细检查两断端，尤其注意内膜是否损伤，如损伤则应果断剪除此段。在寻找指动脉时，一般需在近端做辅助侧方切口，以找到指动脉近端管口。血管清创完毕后放松止血带或动脉夹使近端血管喷血，将管腔内的凝血块喷出，如喷血持续良好，证明血管质量良好，如血是溢出或间断状喷出，甚至无出血现象，证明血管有痉挛或有其他损伤。吻合动脉的方法为采用两定点加针缝合，一般缝8～10针。

术中常遇到血管痉挛，可采用液压扩张、利多卡因温敷等方法解痉，效果不佳时，可在已吻合的血管远端用显微镊子轻柔地夹持血管进行通畅试验，常能奏效，如遇到顽固性痉挛，各种办法均无效时，应果断地截除此段血管，采用血管移植修复。通畅试验也用于检查吻合口的通血情况。

血液循环重建后，苍白、萎瘪的指腹立即变得红润、丰满、恢复原来的张力，毛细血管充盈试验阳性，针刺指端出血活跃、鲜红，皮温升高。如指端张力持续增高，且皮肤变紫、暗，则提示静脉回流不畅，可能为静脉栓塞或吻合条数过少，应及时处理。

8. 手指血管缝接的一些问题　一般缝合1根指动脉，2根指背静脉，并保持其通畅，手指即可存活。如近端指动脉喷血较差，可缝合2根指动脉，3根指背静脉。有时静脉寻找较困难，可缝合1根指背静脉，再缝指动脉，然后再寻找1根指背静脉予以缝合。于远侧指间关节附近的断离，缝合1根静脉、1根动脉即可。在缝接血管前，应开始予以6%低分子右旋糖酐作静脉滴注。对于一些撕裂性断指，血管损伤情况较重，虽经血管彻底清创，然而仍有形成血栓的可能，在缝接血管前可进行全身肝素化。

静脉缝合时，如远侧找不到指背静脉，可将有血液回流的对侧指动脉远端与近侧指背静脉相吻合，也能达到远侧指体的血液回流。有时手指静脉损伤严重或找不到合适的指背静脉，不能保持足够数量的静脉缝合，这时，在动脉缝通后再寻找，如实在找不到，并且手指迅即出现淤血和肿胀，可在全身应用抗凝治疗的前提下，在缝接指动脉对侧的手指端，作一0.5cm长的小切口，让手指淤积的血液引流出来，进行滴血。手指皮肤温度低，颜色发紫，则滴血应加快。若手指皮肤温度与健侧相近，虽有肿胀或轻度青紫，也可不必滴血，或予间歇性滴血。

断指再植中，指动脉缺损较多见，可用以下方法修复：①交叉吻合法：在一些斜行的断指更可考虑用此法；②邻指动脉转移：例如在拇指撕裂性断离，将示指桡侧动脉分离出足够长度，切断后转移至拇指；③指动脉移植：可牺牲1根指动脉，取其一段，移植于另一侧缺损的指动脉处，以保证1根动脉的通畅；④指静脉移植：口径和厚度与指动脉有差异，缝合时不易对合，通畅率较差，一般不作为动脉缺损的移植。

指背静脉缺损也可参照指动脉缺损修复方法，例如：近节手指离断，如单缝1根动脉，1根静脉，远侧手指因静脉回流不足可能发生进行性肿胀，此种情况如发生于单个手指，可将靠近断指一侧的健指静脉根据缺损长度作带蒂转移，与断指远侧指静脉缝接，以加强静脉回流。

9. 指神经处理　一般情况下，神经修复应争取尽可能在再植手术时一次完成。手指神经为单纯感觉纤维所组成，吻合后，一般恢复较满意。在指骨缩短的前提下，一般两侧掌侧指神经均可对合缝接，用9-0无损伤尼龙线将其外膜缝合2～3针即可。在两侧指神经同时缺损时，应尽量争取修复拇指和小指的尺侧指神经，示指、中指和环指应尽量修复桡侧的指神经。

10. 掌侧皮肤缝合　皮肤应在无张力下缝合，避免压迫血管。在切割性断指时，皮肤边缘可做Z瓣缝合。如有皮肤缺损，可采用邻指皮瓣或游离植皮修复。皮下应放置引流条。

伤口关闭后要将血污洗净，先以小块状凡士林纱布覆盖伤口，再以剪碎的纱布铺盖，最后以大块纱布包扎。注意包扎勿过紧，也不必过松，禁止环形包扎或并指包扎，将手固定于功能位，指端外露以观察血运。

（六）断指再植的术后处理

决定血管吻合后通畅率的因素很多，除了精细的缝合技术外，血管的内径是一个因素。口径小，缝合技术要求高，即使吻合口处形成细小的血栓，也可使细小的管腔内发生阻塞；相反，口径大，容易操作，即使有少许血栓形成，也不致影响血流的畅通，血管吻合后的通畅率与血管内径成反比。经过良好的小血管吻合，再植后断指的良好而稳定的血液循环情况，持续大约10天左右，一般来说不会再发生循环危象，可视为再植存活。对于挫伤严重，血管条件差以及血管缝合不够理想的情况，如果发生血管痉挛或血栓形成，一般于10天之内，尤其在1～3天之内更应密切观察。再植术后常规的处理方法如下：

1. 隔离护理　安置患者于特殊隔离病室。病室保持20～25℃室温及一定的湿度。严格消毒隔离制度。严禁患者吸烟，病室内亦禁止其他人吸烟。

2. 抬高肢体　肢体置于合适的抬高位置，既有利于动脉供血，又利于静脉回流。患者应平卧，切忌患侧卧位，患手搁于垫枕，稍高于心脏水平，上肢的位置自然、舒适。

3. 局部加温　局部加温可使周围小血管扩张。可常规应用60W的插灯，灯与手指应相距半米，用无菌巾盖于灯头与手指上，持续应用。使用时注意灯泡距离手指不宜太近，以免引起灼伤。这是预防小血管痉挛的有效方法之一。然而，加温只能在排除血栓形成的前提下才能应用，否则局部加温必然促进组织的新陈代谢与氧耗，有加速组织变性的不良后果。

4. 再植手指血液循环的观察　①指体色泽：注意其色泽是否红润，如果指体颜色由潮红变得苍白，指腹张力低，针刺指端出血不活跃，提示断指供血不足，应考虑到动脉痉挛或栓塞可能；如果指体由潮红变为灰紫色，或是花斑状，指腹张力低，指端侧方小切口有少量暗紫色血液缓缓外溢，则说明断指无动脉供血，溢血是静脉反流所致，此乃为动脉危象；如果指体由潮红变为暗紫色，指腹张力高，这说明静脉回流受阻，毛细血管床内淤血所致；②指体温度：指体温度的变化是直接反映断指再植术血液循环重建好坏的重要指标，应每小时测1次皮温，并与健指皮温和室温比较；③观察毛细血管充盈时间：临床亦较常用，当出现动脉供血不足时，充盈常减慢，当指体静脉回流障碍时，指体颜色会变为暗紫，毛细血管充盈由迅速渐渐变得消失。以上的观察项目应每小时进行1次，并予以列表记录。一旦发生再植手指的循环障碍，应立即向有关医师报告，以便及时处理。此外，还要注意有时伤口渗血形成的环形血痂会造成再植手指的卡压，因此要注意换药时及时去除伤口附近的血痂。

5. 周围血管扩张药物的应用　血管扩张药物种类很多，主要分为两大类：一类为α肾上腺能受体阻滞剂，如酚妥拉明、妥拉唑林、二氢麦角碱（氢化麦角碱）；另一类为直接扩张小血管平滑肌的药物，如烟酸肌醇、烟草酸、罂粟碱、血管扩张素、地巴唑、肼屈嗪等，断指再植术后可常规选择1～2种药物，有利于预防或减轻血管痉挛的发生。双嘧达莫具有扩张血管的作用，而且能抑制血小板聚集，防止血栓形成。丹参除有扩张血管作用外，还可增强心肌收缩力，改善心脏功能，增加心排出量，抑制凝血，也可选用。

6. 对症处理　断指再植术后患者疼痛是难以避免的，无法忍受的疼痛常导致患者的烦躁、出汗甚至恶心、呕吐，严重者可虚脱，疼痛亦可诱发血管痉挛，引起血管危象，应及时给予镇静、镇痛药物。小儿患者常因疼痛扭动患肢，应给予镇静药物，使其处于嗜睡状态，同时妥善固定患肢，患者长期卧床易导致便秘，可给予番泻叶泡饮通便。

7. 及时处理并发症，包括血容量不足、急性肾衰竭、脂肪栓塞、血浆蛋白过低、水与电解质平衡失调、感染等。

8. 预防感染　术后应静脉滴注强有力的广谱抗生素，抗生素的选择应根据组织损伤和污染程度，各种抗生素的不同药理特性以及医师的临床经验等情况具体确定。使用抗生素应同时注意避免肝、肾功能的损害。并应常规予以破伤风抗毒血清肌内注射。

9. 高压氧的应用　在有条件的单位，可以在再植术后让患者进行高压氧治疗，有助于提高再植的成功率。

（七）断指再植术后血管危象的防治

断指再植术后，应重视对血管危象的观察，一旦危象出现，即需妥善处理，否则错过时机，便极难挽回。所以对于再植术后的患者均不可掉以轻心。一旦发生血管危象应迅速判断为动脉危象还是静脉危象（表97-7），以如下方法处理：

1. 动脉痉挛　术后动脉痉挛，常因寒冷、疼痛、紧张、情绪低落、患儿哭闹及吸烟等因素诱发，多见手术后1～3天，有时顽固性痉挛与栓塞极难区别。临床表现为指体苍白、温度下降、指腹张力低、萎瘪、充盈慢、指体针刺不出血，为供血不足表现。处理：首先应找到引起痉挛的原因并加以清除。如室温过低，应采取供暖措施；如因疼痛、烦躁或小儿哭闹引起动脉痉挛，可采用镇静剂或人工冬眠。在采取以上措施同时，肌注罂粟碱及山莨菪碱等解痉药物，如痉挛不重，20～30分钟即可缓解。如经上述处理指体循环仍无好转，则应怀疑动脉栓塞，考虑行手术探查。

2. 动脉栓塞　动脉栓塞常因血管清创不彻底、血管吻合质量欠佳或吻合张力过大所致，也可因血肿压迫、局部感染或长时间动脉痉挛引起。动脉栓塞常发生于手术后1～3天内，以术后24小时为多见，绝大部分为吻合质量不过关所致。如术后3天后发生栓塞，则多为感染、吸烟或血肿压迫所致。动脉栓塞的临床表现与痉挛相同，一旦抗痉挛治疗无效，诊断明确，即应手术探查。尤其是对于那些毁损伤较重，仅吻合一条动脉或施行血管移植，对吻合质量没把握的病例，更应毫不犹豫，果断手术探查修复动脉。

3. 静脉栓塞 由于静脉口径相对大,血管壁中平滑肌较少,痉挛也不会引起严重的回流障碍,临床上所见静脉危象均为栓塞引起。静脉栓塞主要原因多系血管清创不彻底,吻合质量差所致。也可为皮肤吻合过紧、肿胀压迫所致。临床表现为指体由红润变为暗红或紫红,针刺指端后可流出暗红色血液,如持续放血,可变为鲜红色,指体由紫变为红润。

静脉栓塞诊断不难,如在手术后3天之内,无明显感染,系中节中段以近离断者,应手术探查,重新吻合静脉或行静脉移植。凡绞轧性损伤,中节中段以远离断,局部已发生感染或术后5天以上发生静脉栓塞者,可采用指端侧方小切口放血及全身肝素化疗法,来保持断指的血液循环平衡,借以建立静脉的侧支循环。但应用此法应特别小心,防止出现机体严重的出血倾向,局部滴血以每分钟3~5滴为宜,切勿过快,以防失血过多。也可采用伤口外局部肝素抗凝滴血疗法。滴血疗法对于末节断指再植常可奏效。

表 97-7 血管危象动脉受阻与静脉受阻的表现

项目	动脉受阻	静脉受阻
局部皮肤	苍白	发紫
指腹	瘪陷	丰满、膨胀
皱纹	加深	不明显或消失
肢体抬高	出现花斑	不出现花斑
温度	下降	下降
脉搏	减弱或消失	较多,为紫色
毛细血管充盈时间	延长	缩短
指端渗血	减少或不出血	较多,为紫色
B超信号	音量与振幅减弱或消失	音量与振幅减弱或消失
放射性核素	脉冲数少或消失	脉冲出现较晚,脉冲数高,消失时间长

(八)断指再植术后的功能锻炼

断肢再植手术的最终目的不单是离断指体的简单存活,而是离断手指的功能尽可能恢复正常。而功能锻炼是其中很重要的组成部分。应提倡断指再植手术治疗和后续康复治疗措施紧密结合在一起的断指再植一体化系列功能康复。要求手术者在断指再植手术中即应采取精细手术、重建关节功能、预防肌腱粘连等措施。术后不同时期采用不同的康复方法。一般分为早期、中期、后期三个阶段。

早期康复治疗(术后0~4周) 术后2~4周可以采用超短波电疗、红外线照射等方法促进血液循环,预防感染;促进伤口愈合。患指制动,肩关节和肘关节行主动的功能锻炼,患手其余指间关节行被动功能锻炼。

中期康复治疗(术后4~8周) 术后4周以后,所有指间关节行主动的功能训练以减轻组织水肿,防止关节僵硬和肌腱粘连。当两点分辨力达到15mm时,可进行感觉训练。

后期康复治疗(术后9~12周) 此时康复的重点是继续减少水肿、瘢痕处理、主动关节活动度练习和功能活动训练以及感觉再教育训练。可采用超声波理疗、音频治疗以软化瘢痕。主动做关节各方向的运动,可采用从轻到重的分级抗阻训练进行肌力和耐力训练,并且可开始日常生活各项活动的活动练习和感觉再教育训练。锻炼的幅度即可由小到大,次数由少到多,逐渐加大活动量;鼓励患者用患手作捏、握、抓等活动,锻炼其精细的感觉与运动,这一点尤其对拇指特别重要。要及时解除患者怕痛和注意保护断指的思想负担,正确地指导患者锻炼,使患手功能尽量达到满意的恢复。

(陈增淦)

第九十八章

关节脱位

第一节 概 论

组成关节各骨的关节面如果失去正常的对合关系，就称为关节脱位，又称脱臼、脱骱。

【分类】

1. 按脱位的发生原因

（1）创伤性脱位：由直接或间接的暴力作用于正常的关节所引起的脱位。此种脱位最常见，可见于任何关节。

（2）先天性脱位：因胚胎发育异常所致先天性关节发育不良而发生的脱位。如先天性髋脱位。

（3）病理性脱位：因关节结构被病变破坏后出现的脱位。例如：关节结核或化脓性关节炎所致的脱位。

（4）习惯性脱位：也称为复发性脱位。往往有创伤及发育因素，使关节结构出现缺陷，关节周围软组织松弛或肌肉力量不平衡；也可能是第一次脱位后治疗不当，以致关节囊松弛。当再次受轻微外伤，甚至置于某一姿势时，可再次脱位。此种脱位容易复位，但常有复发，最常见于肩关节。

2. 按脱位程度

（1）不完全脱位：也称为半脱位，脱位后两关节面部分失去对合关系。

（2）完全脱位：脱位后两关节面完全失去对合关系。

3. 按脱位后关节的远侧骨端相对于近侧骨端移动方向和所处位置　前脱位、后脱位、侧方脱位等，各个关节可能有所不同。

4. 按脱位后的时间

（1）新鲜脱位：一般指脱位发生在3周以内者，手法复位多较容易成功。

（2）陈旧性脱位：一般指脱位发生在3周以上者。手法复位一般较难成功。

5. 按关节脱位后关节腔是否与外界相通

（1）闭合性脱位：脱位后关节腔不与外界相通者。

（2）开放性脱位：脱位后关节腔与外界相通者。

本章重点讨论创伤性脱位。

【发生率】

关节脱位虽是一种常见损伤，但比骨折少见。

1. 年龄　创伤性脱位多发生于青壮年，儿童和老年人较少见。儿童体重较轻，摔倒时冲击力较小，骨端软骨较厚，富于弹性，可减少或吸收一部分外伤暴力。此外，儿童关节周围韧带或关节囊较成人柔韧，且富于弹性，不易撕裂，故关节不易脱位。如暴力太大，多造成骨骺分离。老年人因为活动相对少，接受暴力的机会也相应较少。如遭受暴力，因其骨质疏松，多造成骨折。

2. 部位　上肢关节结构一般较下肢薄弱，因此上肢脱位较下肢多见。从国内的统计来看，大关节脱位中的肘关节脱位最多见，肩关节脱位次之，再其次是髋关节脱位，而膝关节脱位较少见。关节脱位好发与否和关节盂的深浅、骨端的大小、关节囊的松紧、关节周围韧带及肌肉的强弱、关节的活动性等有密切关系。例如：髋关节的髋臼很深，股骨头大，且可深纳于髋臼中，接触面积大，两关节面之间有负压吸引力，而且周围韧带及肌肉较强，关节活动范围比肩关节小，故甚为稳定，不易脱位。而肩关节的关节盂唇及关节囊所包绕，关节囊比较松弛，周围的韧带及肌肉较弱，尤其是关节的前下部，且关节活动范围较大，运动频繁，受伤机会较多，故肩关节较不稳定，易于脱位。

【病理】

由于关节的稳定性是由骨骼、关节囊、韧带和肌肉共同维护的，所以，一旦发生脱位，这些组织必然有相应的改变。

1. 骨折　有以下三种情况：

（1）脱位引起的骨折：由于脱位时骨端的撞挤或撕脱所致，如髋关节后脱位合并股骨头或髋臼后上深

7

骨折、肩关节脱位合并大结节撕脱骨折等。

（2）骨折合并脱位：如尺骨鹰嘴骨折合并肘关节前脱位。

（3）脱位合并邻近部位的骨折：这种情况多系较大的复杂暴力所致，脱位和骨折可能同时发生。如髋关节骨位合并股骨颈骨折，肩关节脱位合并肱骨外科颈骨折等。

2. 关节囊撕裂　在脱位过程中关节囊撕裂呈穿孔状，将穿出的骨端套住；或经关节边缘处撕脱、剥离。

3. 韧带损伤　脱位的骨端总是趋向于部分或完全撕裂限制其脱出的韧带。

4. 肌肉及肌腱损伤　肌肉及肌腱的钝性挫伤在脱位时固然普遍存在，但真正的断裂则是少见的。脱位后，肌肉或肌腱所受到的影响主要在于部分地丧失了其运动关节的作用。如肘关节脱位后，肱二头肌及肱三头肌即部分地丧失了其屈与伸肘的能力。

5. 骨膜下骨化　骨膜下血肿的形成几乎没有例外。如果及时复位，血肿吸收，可以不遗留痕迹。但由于损伤严重，或延迟复位，或是被动强力牵拉，则可以演变为骨膜下骨化。如肘关节脱位后形成的骨膜下骨化。

6. 骨端缺血性坏死　髋关节及肩关节脱位后，因血运破坏较多，虽经复位，仍可致股骨头或肱骨头缺血性坏死，尤以前者多见。因髋关节脱位后，其中圆韧带必被撕伤，血管断裂，再因关节囊一部分被撕裂，亦对股骨头血运供应有一定不良影响。

7. 创伤性关节炎　由于脱位后关节内可有增生性或破坏性改变，关节外亦可有外伤性骨化或骨化性肌炎致大量新骨形成，影响未来关节活动，造成创伤性关节炎。

8. 神经及血管损伤　如暴力甚大，关节周围的动静脉神经均可以受挫伤、压迫或断裂，可造成受损部位以下肢体供血障碍，或感觉、运动功能障碍。如肩关节脱位时腋神经和腋动脉损伤；肘关节肘位尺神经和肱动脉损伤；髋关节脱位时坐骨神经损伤，膝关节脱位时腘动脉及腓总神经损伤等。

【关节脱位的主要并发症】

关节脱位的主要并发症有：①骨折；②神经损伤；③血管损伤；④缺血性骨坏死；⑤创伤性骨化（骨化性肌炎）；⑥创伤性关节炎；⑦关节僵硬。

【临床表现】

关节脱位后的症状和体征可分为两组，一组为任何关节受伤后普遍存在的一般症状及体征；另一组为关节脱位后所特有的体征。

1. 一般表现

（1）疼痛及压痛：多在局部及其附近，有时较剧烈。

（2）肿胀与瘀斑：损伤后由于局部组织小肿及破裂出血，关节附近很快出现肿胀。如出血较多，可见皮肤瘀斑。

（3）关节功能障碍。

2. 特有体征

（1）关节畸形：脱位后关节处常有明显畸形，关节外形改变或其附近骨性标志有所变动。若关节至浅表，表面肌肉愈薄，以上改变愈明显而易识别。移位的骨端常可在异常位置摸到。肢体形态异常，可缩短或延长。

（2）弹性固定：由于脱位后关节囊、韧带的扭曲及关节周围肌肉的反射性痉挛及收缩，使患肢保持在异常的位置，对脱位关节进行被动活动时可感到其具有一种弹回至脱位后畸形位置的抗力，故称为弹性固定。

（3）关节空虚：脱位后，骨端离异正常位置，原关节处空虚，可在体表摸到。

3. 合并神经血管损伤的表现。

【影像学检查】

它的重要意义不在于诊断有无脱位的存在，而在于确定脱位的方向、程度、有无合并骨折及陈旧性脱位有无骨化性肌炎或缺血性骨坏死等有重要作用。

【治疗】

治疗的原则是复位、固定和功能锻炼。

1. 复位　除患者有休克情况宜紧急治疗外，宜尽早进行脱位之复位。但于完全确诊前，不可贸然进行。因为复位方法与脱位的类型有密切的关系，脱位如并发骨折，一般闭合复位不易成功，反易造成更多损伤。

（1）闭合复位：一旦诊断明确，应争取时间及早给予复位。时间越早，复位越容易，效果越好。在松弛的情况下，通过一系列手法，利用简单的杠杆原理和持续的牵引作用一般较易整复成功。手法复位应在适当的麻醉下进行，以获得无痛和肌肉松弛。上肢关节脱位后半小时内，局部仍感麻木，可不用麻醉，但禁忌施加暴力，若未能成功，仍须麻醉后再行复位。下肢固力强，不易松弛，不用麻醉难以成功。一般上肢关节脱位可用局麻或臂丛麻醉；下肢关节脱位多用硬膜外麻醉或全麻。要严格遵循各关节脱位的操作方法，使脱位的骨端，按原来脱出的途径倒退回原处。粗暴、反复的手法复位是有害的，容易造成骨折或血管、神经损伤。

复位成功的标志是关节活动恢复正常，骨性标志复原，X 线检查显示已复位。

复位失败的原因往往是因为麻醉不够充分、肌肉松弛不足、方法不正确以及软组织或骨折片嵌夹。要研究并找出失败的原因，采取有效的措施予以解决。不要盲目反复复位，硬干到底。否则将造成关节周围软组织严重损伤，大量瘢痕及骨化性肌炎，甚至发生骨折。对老年人更应当心。

（2）切开复位：凡有下列指征可行切开复位：

1）在麻醉下，如用手法整复而未能达到解剖复位，提示可能在关节内有软组织或骨折片、软骨样片嵌入。

2）整复后关节的稳定性不能维持，关节内骨折的碎骨片不稳定，需要切开复位和内固定，以保证整复后维持其稳定性。

3）关节脱位伴发神经或血管损伤宜行探查时，脱位之关节也顺便进行切开复位。

4）开放性脱位，必须做清创缝合时，如已暴露关节部分，可顺便施行切开复位。

2. 固定　复位后应予以充分固定，同时位置要适当，时间足够长，使受伤的关节囊、韧带、肌肉等组织得以修复愈合。一般固定时间为3周左右。

3. 功能锻炼　在固定期间要经常进行关节周围的舒缩活动，患肢未被固定之关节及全身其他关节进行主动运动，以促进血液循环，消除肿胀，避免肌肉萎缩、关节僵硬和骨质疏松。固定解除后，应逐步进行主动功能锻炼，并配合理疗等，以逐步恢复关节功能。切忌粗暴扳拉，以免发生损伤性骨化（骨化性肌炎）。

【陈旧性脱位】

脱位3～4周后，如未加复位，因关节囊内、外血肿肌化，关节囊及关节周围组织瘢痕粘连，关节周围肌肉挛缩，故闭合复位往往不易成功。治疗方法的选择，需根据脱位后时间的长短、患者的年龄、职业、整个关节的脱位程度、损伤范围和关节软骨损伤程度等而决定。

1. 闭合复位　脱位时间不长，局部血肿为完全肌化；以前未经过多次复位，损伤不多，瘢痕较少；没有损伤性骨化及骨质疏松的陈旧性脱位，仍可能用手法复位获得成功。其方法是在复位前用理疗或加用持续性牵引1周，使瘢痕松软，关节周围肌肉挛缩逐渐解除。然后在充分麻醉下，反复进行关节各方向被动活动，活动范围由小到大，使粘连松解，但忌用暴力，以免产生骨折。待关节充分松动，再按该关节的复位手法进行复位。复位操作过程要缓慢、轻柔、有耐心，切忌粗暴、急躁。若不成功应放弃手法复位；否则将造成血管、神经损伤、骨折等严重并发症。有下列情形时，不宜采用手法复位：

（1）年龄过大，在60岁以上，有骨质疏松者。

（2）关节脱位时间已久，粘连及瘢痕组织过多，关节活动范围甚小或已不能活动者。

（3）关节周围软组织内有较明显钙化或骨化性肌炎者。

（4）关节局部各骨过于疏松者。

（5）关节脱位合并骨折，且已畸形愈合及有大量骨痂时。

陈旧性脱位经手法复位后，其固定时间应适当延长。

2. 切开复位　对于一些不能用手法复位或手法复位失败的陈旧性脱位，可以考虑行切开复位。但术前应充分准备。有一些陈旧性脱位，如髋关节陈旧性脱位，术前应用2周左右的骨牵引，有助于手术的成功。手术方法应采用简单、实用的方法。手术操作要小心、轻柔。在使用杠杆作用复位时应尽量避免损伤关节软骨。

3. 其他治疗　不是所有的陈旧性脱位必须用复位的方法来解决，根据患者的年龄、职业和关节的具体情况，可以选择以下手术：

（1）关节融合术：适用于下肢，术后关节稳定有力，不痛，因此对体力劳动的患者宜于采用。

（2）关节成形术：主要适用于不需要体力劳动的患者，关节可以保留一些活动，但力量和稳定性差，多用于肘关节和髋关节。

（3）关节置换术：主要适用于老年患者，可以保留活动而且无痛。

（4）截骨术：可以改善畸形，并建立新的负重点，如髋关节陈旧性脱位时，有时可作股骨上端截骨术。

第二节　胸锁关节脱位

胸锁关节是一个锁骨可以在其中转动的关节，参与肩胛带的活动。

【损伤机制和分型】

由于锁骨内侧端脱位后相对于胸骨的位置不同可分为前脱位和后脱位（图98-1）。

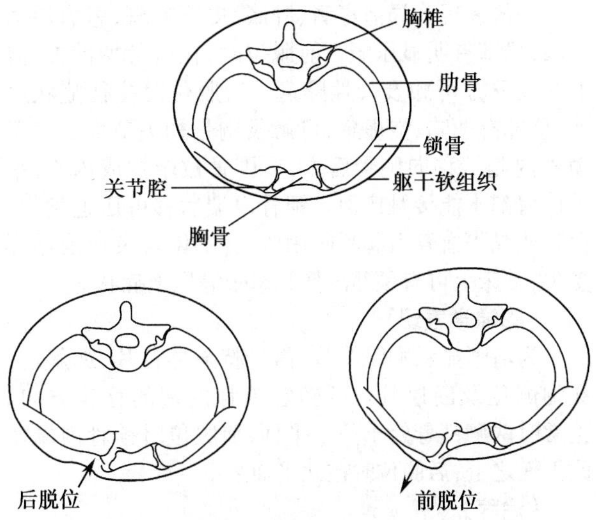

图98-1　胸锁关节脱位示意图

1. 前脱位　多为间接暴力所致。受伤时肩部突然向后伸展，向下用力，以第1肋骨上缘为支点，产生杠杆作用，将锁骨内端向胸骨前方撬起，撕破关节囊及胸锁前韧带，突出移位于胸骨前上方。

2. 后脱位　多为直接暴力引起。当肩部前拱时，暴力直接作用于锁骨内侧端，使之由前向后脱位，压迫气管、锁骨下血管或臂丛神经等，引起相应症状（图98-2）。

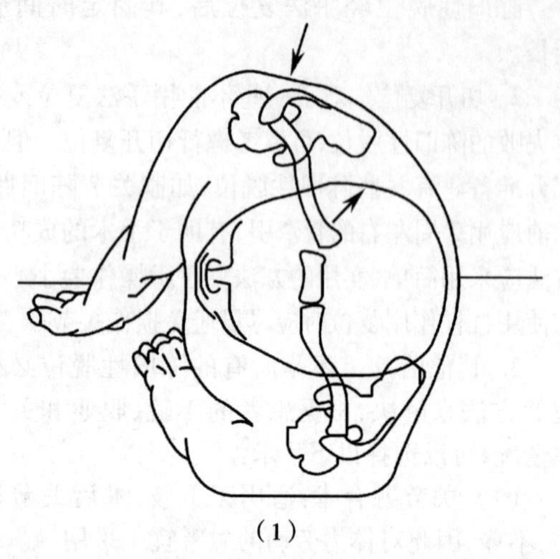
（1）

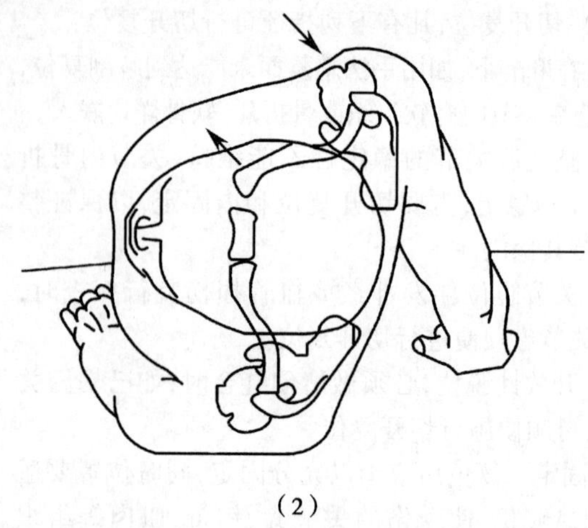
（2）

图98-2　胸锁关节脱位损伤机制
（1）后脱位；（2）前脱位

根据韧带和关节间盘损伤的程度，胸锁关节损伤可分为三度：

Ⅰ°损伤：致伤暴力小，仅造成关节囊和胸锁韧带受牵拉或轻度撕裂，而关节关系正常。肋锁韧带和关节内软骨盘也保持完好。

Ⅱ°损伤：所受暴力足以撕裂关节囊和胸锁韧带。肋锁韧带和关节内软骨盘也受牵拉或部分撕裂，导致胸锁关节半脱位。

Ⅲ°损伤：严重暴力使关节囊、胸锁韧带、肋锁韧带和关节内软骨盘完全撕裂。前脱位时关节内软骨盘从胸骨侧撕脱；后脱位时则从锁骨侧撕脱，导致胸锁关节完全脱位。

【临床表现】

一般表现为局部疼痛、肿胀，皮下瘀斑，患肩活动受限，局部有明显压痛。前脱位时，在胸骨柄前方、前上或前下方可触及骨性隆起。后脱位时往往症状显著，局部有凹陷、空虚感，可触及胸骨柄关节面。由于锁骨内侧端移向胸骨后方，肩胛骨被牵拉成内旋，平卧位肩部不能接触床面。锁骨内端后移可压迫气管、食管或纵隔血管引起呼吸困难、吞咽困难及血液循环受阻，临床上可有颈部浅静脉怒张等压迫症状。

【影像学表现】

为清晰显示胸锁关节，需摄特殊体位片，如斜位，穿胸侧位及断层片。可确定锁骨内端的移位方向。正常时两侧锁骨处于一个平面，前脱位时锁骨内端在此平面之上；后脱位时在此平面之下。

【治疗】

应首先在麻醉下行闭合复位。对于前脱位，可以外展牵引患肩，以手指由前向后推压锁骨内端，使之复位。复位后用前8字石膏绷带固定，保持肩部前屈姿势4周。对于后脱位，将上臂外展、后伸牵引，两肩胛骨间垫沙袋，用手抓住锁骨由后向前牵引达到复位。如果很难抓住锁骨，也可在无菌条件下，用无菌巾钳夹住锁骨内端向外前方牵引复位（图98-3）。复位后用后8字石膏绷带固定，保持肩伸展姿势4周。

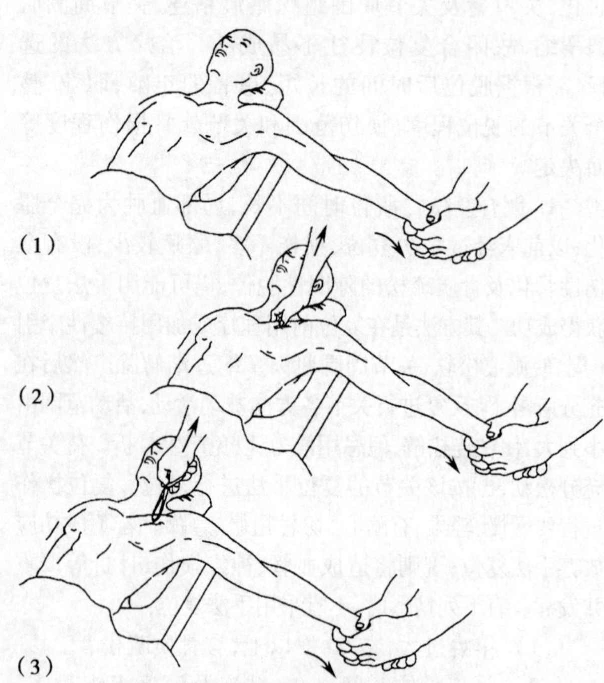

图98-3　胸锁关节后脱位复位方法
（1）上肢外展牵引稍后伸；（2）抓住锁骨向上提；（3）用巾钳提锁骨

当闭合复位不能取得满意的效果，或根本无法复位时，应考虑切开复位，并要修复损伤的软组织。在胸锁关节作内固定危险性较大。一般用两枚克氏针或骑缝钉。

胸锁关节后脱位的并发症较多，且甚严重。其中最多的是胸膜穿破而导致气胸和血胸，此外尚可发生大血管特别是上腔静脉撕裂；可压迫颈总动脉、锁骨下动脉和臂丛神经，甚或损伤气管和食管。这些并发症要比胸锁关节本身损伤严重得多，处理亦紧急得多，不能等闲视之。而应尽快地采取相应的处理措施。

【陈旧性脱位】

一般无明显功能障碍，不必手术治疗。仅有少数病例有疼痛或功能障碍。对有症状的陈旧性脱位可采用切开复位，肋锁韧带重建术（Speed 手术），即用筋膜条环绕患侧锁骨内端和第 1 肋，来替代肋锁韧带功能。也可采用锁骨内侧段切除术，切除锁骨内侧端 5cm 长，将胸锁乳突肌与胸大肌缝合，术后肩部用 8 字石膏绷带固定 3 周。对一些活动量大的患者，也可考虑行动力性重建手术，先修补关节囊、韧带，再将胸锁乳突肌的胸骨附着点连同胸骨柄前方的一块宽 1cm、长 15cm 的筋膜条一同游离，穿过第 1 肋下缘及锁骨内端的孔道，在一定张力下于锁骨前方折叠缝合，术后患侧上臂贴胸位固定 4 周。

第三节 肩锁关节脱位

肩锁关节是由锁骨外端与肩峰构成的关节，其关节囊和肩锁韧带均很薄弱，易破裂，其稳定性主要靠坚强的喙锁韧带，锥状韧带和斜方韧带维持。喙锁韧带的功能为维持肩锁韧带及三角肌、斜方肌的腱性纤维。只有在上述软组织和关节囊破裂以后，肩锁关节半脱位或脱位才有可能发生。假如肩锁韧带、关节囊有损伤，锁骨外端的移位范围可为 0.5～1.0cm。如果移位范围在 1.5～2.5cm，则可能还伴有三角肌、斜方肌撕裂。

【损伤机制及分型】

90% 为直接暴力所引起，当肩部着地或肩部受撞，上臂呈内收及轻度内旋外展时，外力沿肩及锁骨向内传导，迫使锁骨向内下方位移，锁骨远端触及第 1 肋骨后受阻，若暴力继续作用，则引起有关韧带的撕裂，而导致肩锁关节脱位，并常伴有肩峰、锁骨和喙突骨折（图 98-4）。少数可通过上肢传导的间接暴力引起，多为半脱位，喙锁韧带多无撕裂（图 98-5）。

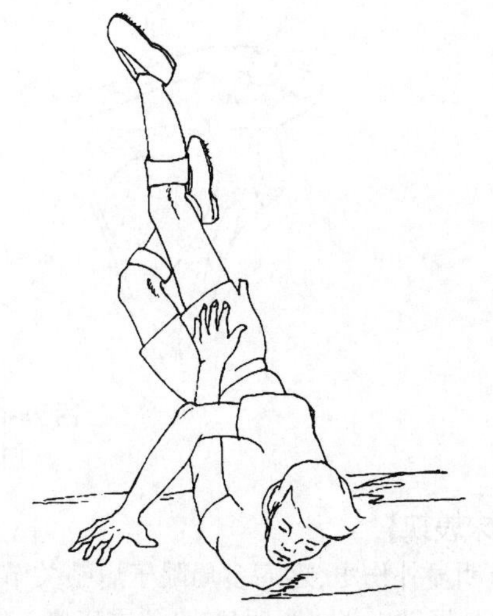

图 98-4 肩锁关节脱位机制——直接暴力

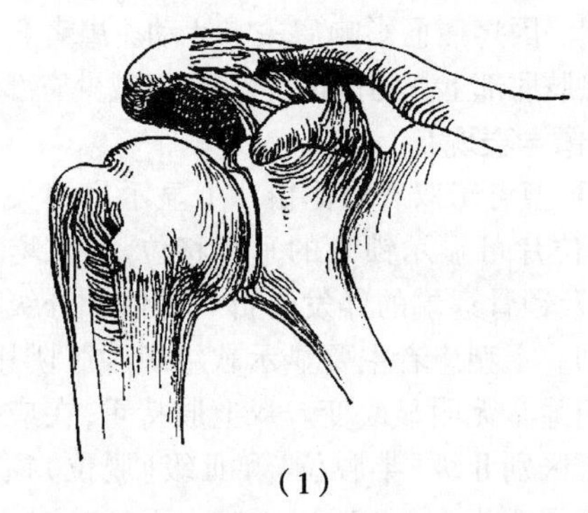

（1）

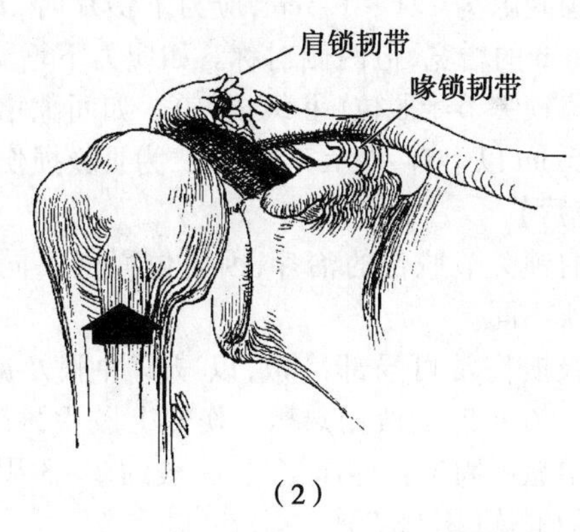

（2）

图 98-5 肩锁关节脱位机制——间接暴力
（1）正常解剖；（2）间接暴力导致肩锁关节脱位

Zlotsky 等把肩锁关节损伤按韧带、关节囊损伤的程度分为以下三级（图 98-6）：

第Ⅰ级：伤力较小，仅肩锁韧带及关节囊部分撕裂，但肩锁关节仍保持稳定，无松弛，喙锁韧带无损伤，约占 15%。

第Ⅱ级：伤力较大，造成肩锁韧带和关节囊破裂，喙锁韧带无损伤，肩锁关节松弛呈半脱位，约占 35%。

第Ⅲ级：伤力极大，肩锁韧带及喙锁韧带完全断裂，斜方肌和三角肌的腱性附着处自肩峰、锁骨上撕裂，锁骨向上后移位，肩锁关节完全脱位，约占 50%。

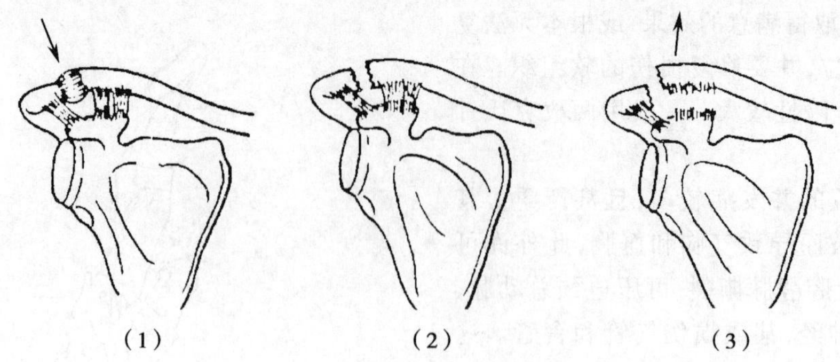

图 98-6 肩锁关节脱位 Zlotsky 分级

(1) Ⅰ级;(2) Ⅱ级;(3) Ⅲ级

【临床表现】

常有明显外伤史,疼痛多局限于肩锁关节局部,尤以肩关节外展及上举时为明显,且伴有压痛。锁骨远端向上隆起于皮下,高于肩峰端,向下按压时可复原,松手后又隆起。因疼痛而影响肩关节活动。患者喜采取以健手将患肢肘部上托的保护性姿势,以减少肩部活动。

【影像学表现】

Ⅱ、Ⅲ型可于双肩对比摄片上显示肩锁关节脱位征,前后位片可显示锁骨的垂直移位、间隙增宽或肩峰、喙突及锁骨远端的伴发骨折。对估计分级具有明显的帮助。Ⅰ型患者主要显示软组织肿胀阴影,而肩锁关节间隙多无明显改变。双上肢持重,在应力下摄片有助于区别Ⅱ级(半脱位)和Ⅲ级(脱位)损伤。正常时喙锁间隙为 1.1 ~ 1.3cm,应力下摄片时,正常可有 1 ~ 3mm 的增宽,但两侧对称。如应力下增宽 4mm 者提示肩锁关节半脱位(Ⅱ级损伤)。如间隙增加,大于对侧 5mm 以上者,提示完全脱位,为Ⅲ级损伤。

【治疗】

对肩锁关节脱位的治疗,因脱位程度不同,其方法也有所不同。

Ⅰ级损伤常可局部冷敷,以减少肿胀及减轻疼痛。24 ~ 36 小时后改用热敷。伤侧上肢用颈腕吊带或三角巾悬吊固定至疼痛消失,一般约 2 ~ 3 周,然后开始功能锻炼(图 98-7)。

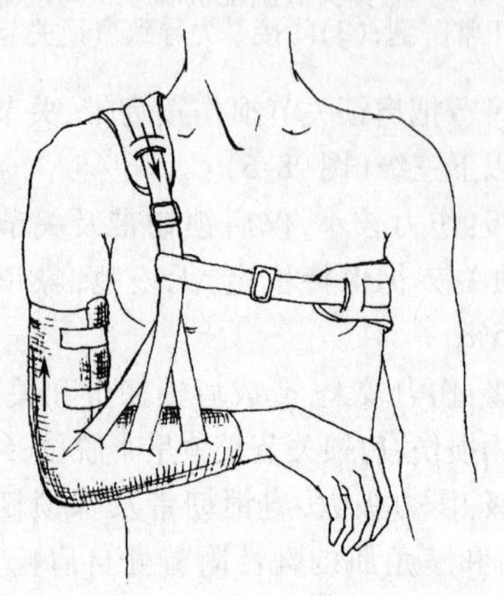

图 98-7 吊带固定

Ⅱ级损伤(半脱位)也可采用简单的治疗方法,一部分需整复半脱位并使用一些简单的外固定石膏固定,一般需 3 ~ 4 周,然后开始功能锻炼。

Ⅲ级损伤者(脱位)少部分仍可用闭合复位及外固定,方法与Ⅱ级损伤相同,但外固定的时间应延长至 6 周。由于喙锁韧带和肩锁韧带均已断裂,使肩锁关节完全失去稳定的维持力。因此,多需采用切开复位及内固定,并修复或修补喙锁韧带。如需对肩锁关节作切开复位,则必须达到三个要求:①肩锁关节及其碎片要充分显露;②对喙锁韧带及肩锁韧带要修复;③肩锁关节复位后能获得充分的稳定。完成这三个目标,对关节稳定是至关重要的。常用的手术方法有以下几种。

1. 肩锁关节切开复位内固定,韧带修复或重建 多使用双根克氏针或张力带作内固定,操作时切忌进针太深,以免损伤锁骨下血管、神经。缝合关节囊,修复肩锁韧带以及三角肌、斜方肌的腱性附着部。术后用颈腕吊带固定 2 周,避免上肢外展,可做适当的肩部伸屈活动,8 周后取出克氏针。

2. 喙突间内固定,韧带修复或重建 可使用钢丝、克氏针或螺钉作内固定,修复喙锁韧带的斜方部和锥形部(图 98-8)。术后用颈腕吊带或三角巾悬吊 2 周,避免上肢外展。螺丝钉或钢丝均应在术后 6 ~ 8 周取出,否则将妨碍锁骨的旋转活动和上肢的充分外展,长期留置螺丝钉而进行肩部广泛活动还有可能引起锁骨迟发骨折。

【陈旧性脱位】

如肩锁关节尚可复位时,可行关节复位及内固定,韧带修复或重建术。如脱位不易复位或关节已发生退行性关节炎改变时,可考虑行以下几种手术,每种手术方式中又有很多改良方法:

1. 锁骨远端切除术(Gurd-Mumford 手术) 切除范围宜超过 2cm,此手术属非生理术式,术后易引起锁骨远端上撬变位,并影响局部功能,为此,非不得已一般不宜选用。手术时应修复肩锁及喙锁韧带,并将三角肌及斜方肌重叠缝合(图 98-9)。

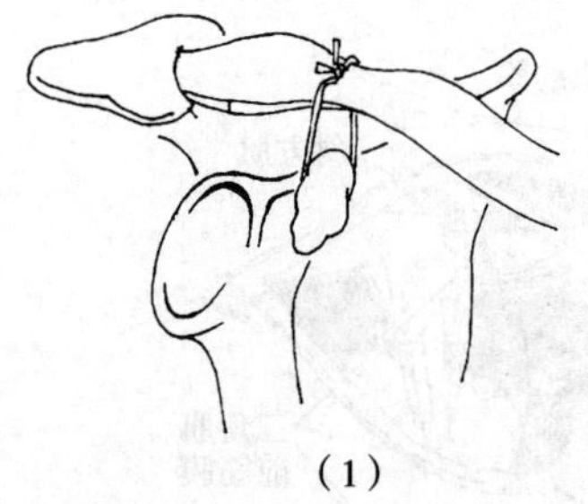
(1)
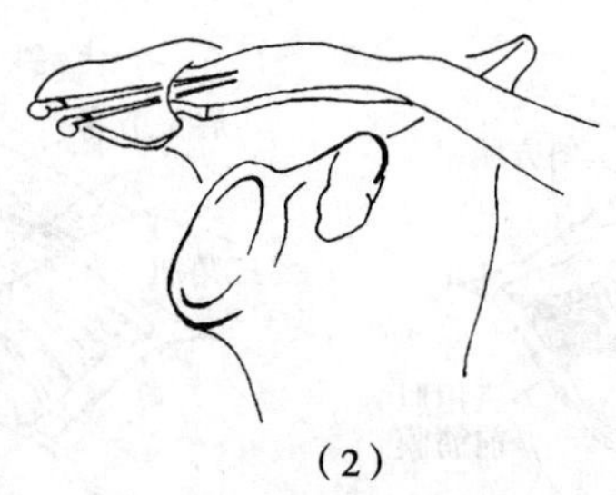
(2)
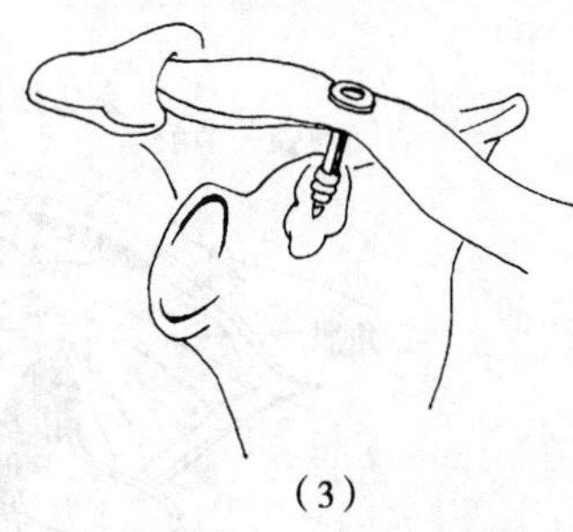
(3)

图 98-8　切开复位内固定术
(1)经喙突捆绑固定;(2)经肩胛峰克氏针固定;(3)经喙突螺钉固定

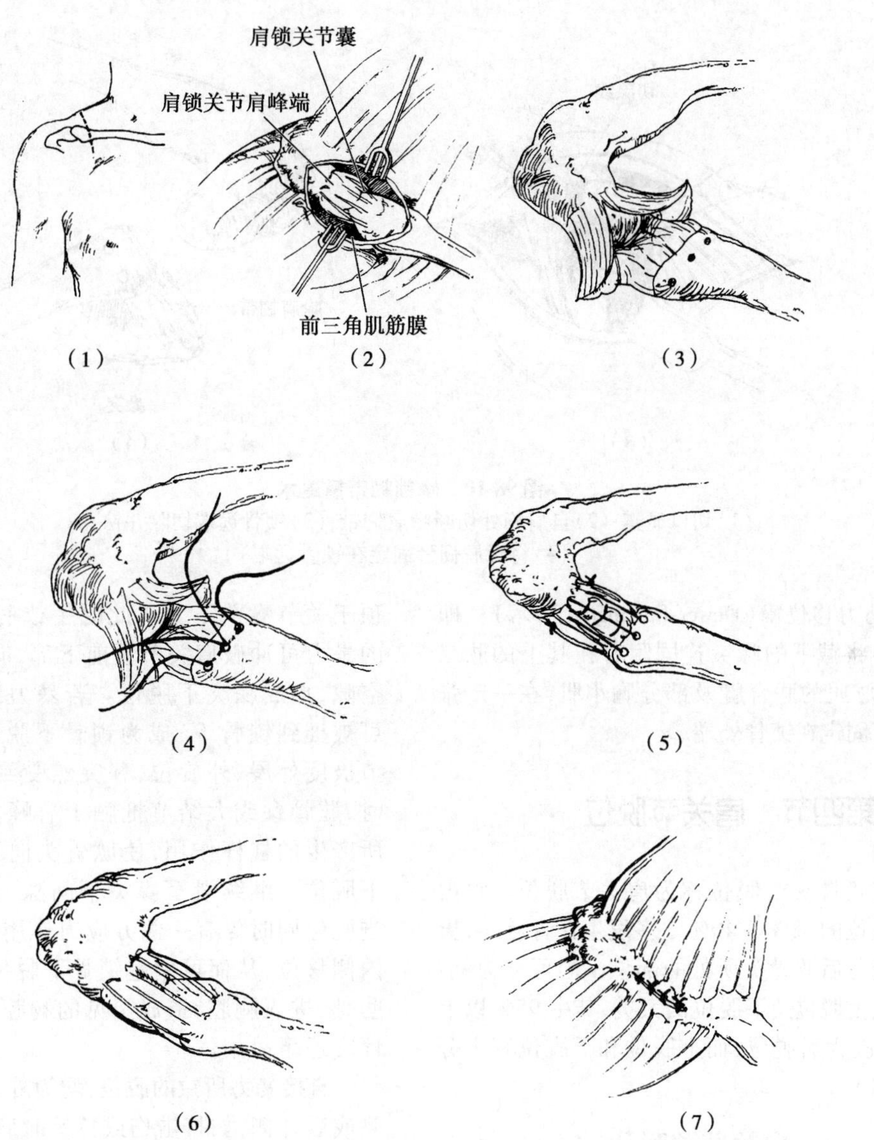

图 98-9　手术修复
(1)切口;(2)显露肩锁关节;(3)切开关节囊;(4)锁骨远端切除;(5)锁骨残端与肩峰缝合;(6)缝合关节囊;(7)缝合三角肌筋膜

2. 喙肩韧带移位术　通过喙肩韧带移位,可以重建肩锁韧带,也可以重建喙锁韧带,一般与锁骨外端切除术配合应用。术后用颈腕吊带或三角巾悬吊3周,然后恢复日常活动,但8周内避免过分持重或激烈活动。

(1) 肩锁韧带重建(Neviaser 手术):切断喙肩韧带的喙突端,并在一定张力下移位锁骨外端,予以固定,以修复肩锁韧带。

(2) 喙锁韧带重建(Welpean-Dunn 手术):切断喙肩韧带的肩峰端,将其转移,固定在剩余的锁骨远段,以修复喙肩韧带(图 98-10)。

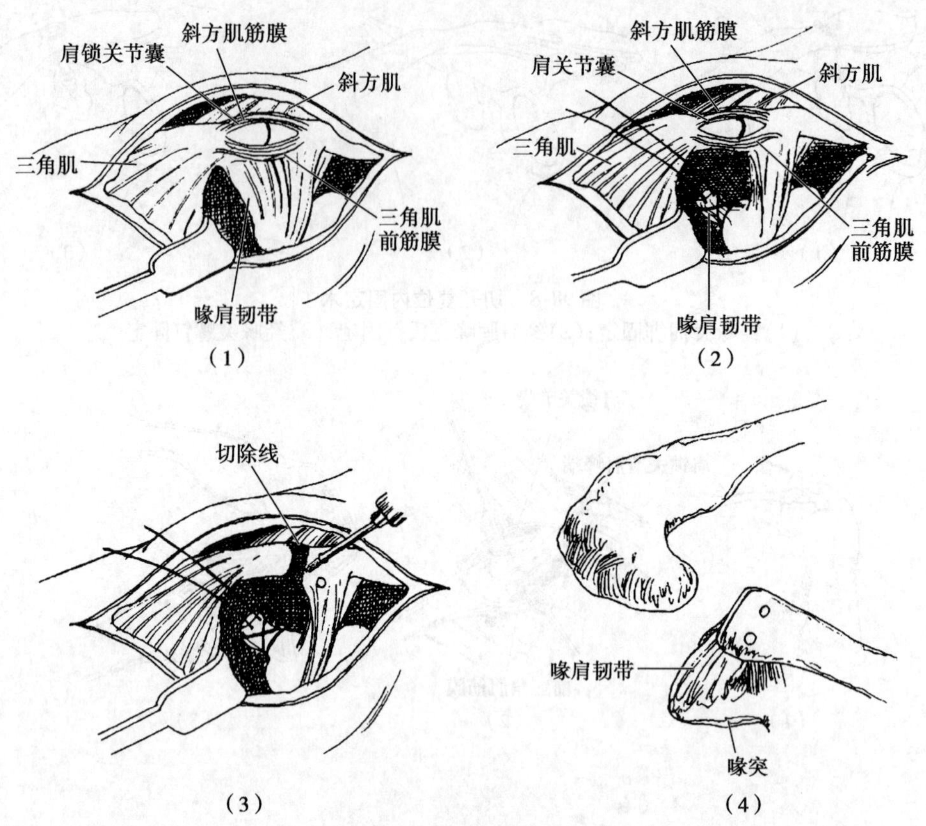

图 98-10　喙锁韧带重建术

(1)切口显露;(2)自肩峰处切断喙肩韧带;(3)锁骨远端切除并钻孔;(4)将喙肩韧带固定在锁骨远端

3. 肌肉动力移位术(Dewer-Barrington 手术)　即喙突移位术。将截下的喙突连同附着在其上的肱二头肌短头、喙肱肌的联合腱及部分胸小肌,在一定张力下用螺丝钉固定在锁骨外端。

第四节　肩关节脱位

习惯上将盂肱关节脱位称为肩关节脱位。它占全身大关节脱位的38% ~40%。多发生在青壮年,男多于女。按脱位后肱骨头所处的部位不同可分为:前脱位、后脱位、上脱位及下脱位四大类,其中95%以上为前脱位,其次为后脱位,而上脱位和下脱位则十分罕见(图 98-11)。

一、肩关节前脱位

最常见。

【损伤机制及分型】

直接暴力或间接暴力均可引起,但以间接暴力最常见。

间接暴力可见于患者前外侧位跌倒时,手掌或肘部着地,躯干向前外侧倾斜,上肢明显外展、外旋,肩前下方关节囊处于相对的紧张状态,肱骨头顶于关节囊前下方。此时手或肘部传导至肱骨头的暴力可冲破肩关节囊前下部,向前脱位至喙突下空隙,形成喙突下脱位。若暴力继续作用,肱骨头可被推到锁骨下,成为锁骨下脱位。此外,当肩关节极度外展、外旋位,并突然受到后伸的外力作用时,肱骨颈或大结节抵触于肩峰,由肩峰构成支点所产生的杠杆作用,使肱骨头向盂下滑脱,形成盂下脱位。继续滑至喙突下间隙,成为喙突下脱位。当脱位同时伴有一侧方应力作用时,可使肱骨头向内侧移位,从而可引起锁骨下脱位或使肱骨头撞断肋骨,进入胸腔,造成罕见的胸腔内脱位,多见于恶性交通事故中。

直接暴力所致的脱位,均为外力直接作用于肩外侧或后外侧,如打击伤或摔倒时肩外侧着地,使肱骨头向前脱位,但较少见。

此外,由于肌肉强烈地痉挛性收缩,使肩部肌力发生明显不平衡时,也可造成肩关节脱位。偶可见于破伤风、癫痫发作及电休克治疗时。

前脱位时,除前方关节囊损伤外,有时可发生前盂唇的撕脱或磨损(Bankart 损伤)、肱骨头后外侧与前盂缘相撞击,可形成肱骨头后外侧楔状骨缺损(Hill-Sachs 损伤)、前盂缘骨折(图 98-12)。

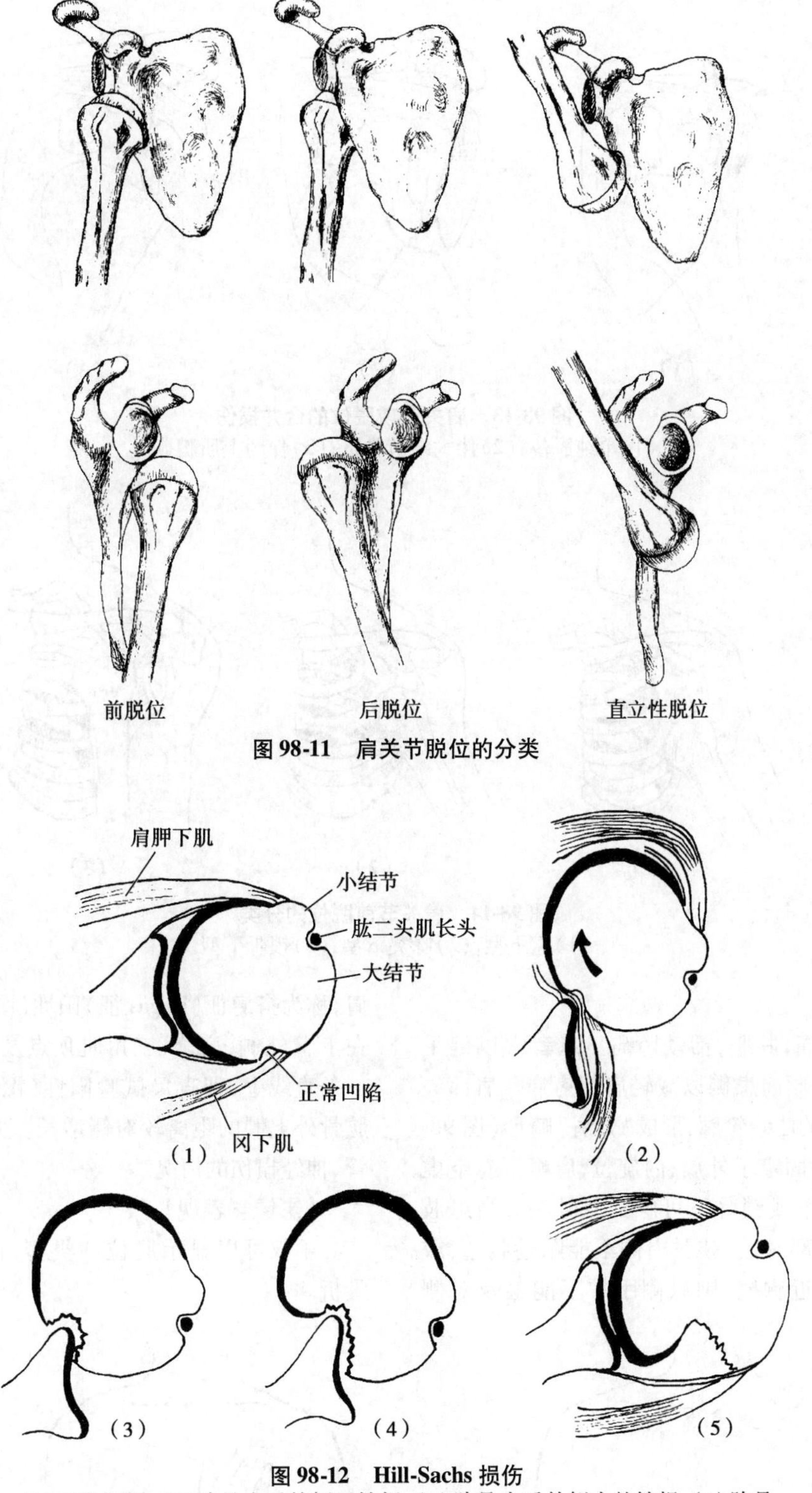

图 98-11　肩关节脱位的分类

图 98-12　Hill-Sachs 损伤

(1)正常解剖;(2)肱骨头后外侧无缺损;(3)肱骨头后外侧小的缺损;(4)肱骨头后外侧大的缺损;(5)复位后缺损依然存在,肱骨头关节面变形

由于牵拉或肱骨头脱位时的撞击,也可造成肩胛下肌肌腹或近止点处肌腱的损伤,致使肩胛下肌松弛无力,形成一个潜在的复发脱位的因素。此外,肱骨头向前脱位时,肱二头肌腱长头可以滑向肱骨头的后外侧,从而造成闭合复位困难。肩关节前脱位也常可合并肱骨大结节骨折或肩袖损伤。偶尔也可发生喙突骨折。肩关节前脱位还可造成邻近的臂丛、腋神经牵拉或压迫,有时也可造成腋部血管的损伤,但真正断裂者罕见(图 98-13)。

前脱位的分型主要是依据肱骨头所处的位置不同而分为:喙突下型、盂下型、锁骨下型及胸腔内型(图 98-14)。

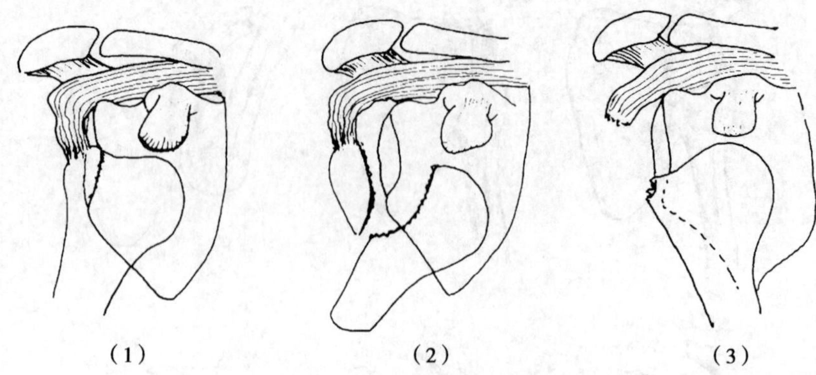

图 98-13 肩关节前脱位的合并损伤
(1)单纯脱位;(2)伴大结节骨折;(3)伴冈上肌腱撕脱

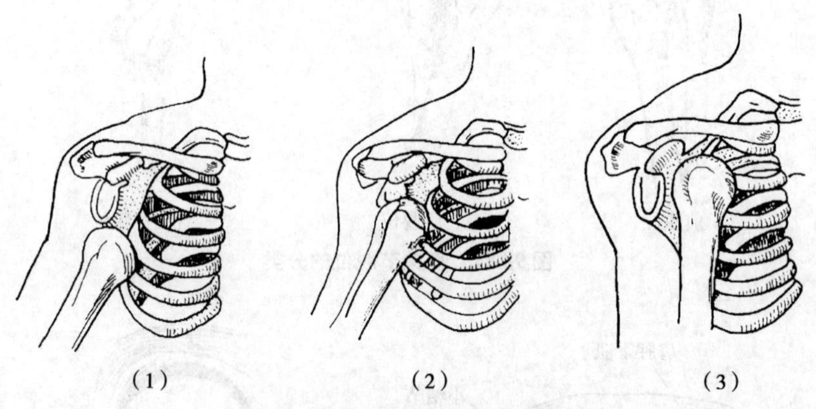

图 98-14 肩关节前脱位的分类
(1)盂下型;(2)喙突下型;(3)锁骨下型

【临床表现】

伤后患肩疼痛,肿胀,活动障碍。患者常以健手扶持患肢前臂,头倾向患侧以减轻肩部疼痛。肩部失去正常圆钝平滑的曲线轮廓,形成"方肩"畸形(图 98-15)。上臂呈弹性固定于外展、内旋位,肩峰下有空虚感,在腋下、喙突下或锁骨下可触到肱骨头。当患肢手掌放在对侧肩部时,患肢肘内侧不能贴近胸壁,或患肢肘部内侧贴近胸壁,则患侧手掌不能触及对侧肩,称为搭肩征(Dugas 征)阳性(图 98-16)。用直尺放在上臂外侧,肩峰、三角肌顶点及肱骨外上髁三点在一条直线上,即直尺试验阳性(图 98-17)。且肩峰至肱骨外上髁的距离较对侧增长。此外,应注意有无血管、神经损伤的情况。

【影像学表现】

不仅可以显示脱位的类型,而且明确是否合并骨折。

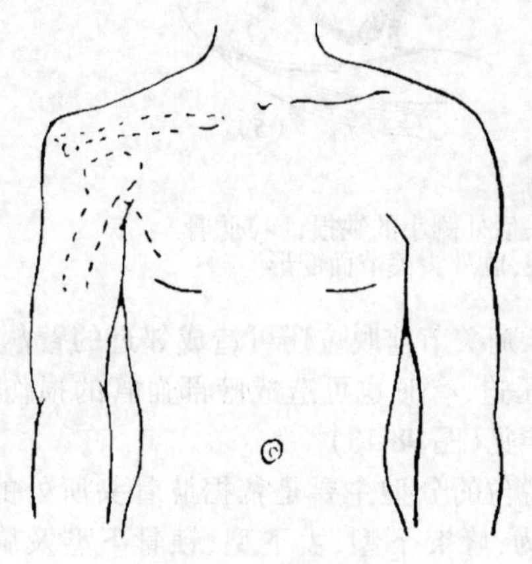

图 98-15 "方肩"畸形

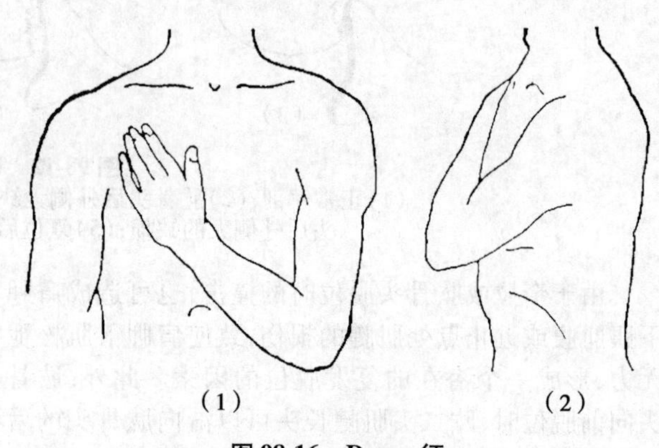

图 98-16 Dugas 征
(1)正面;(2)侧面

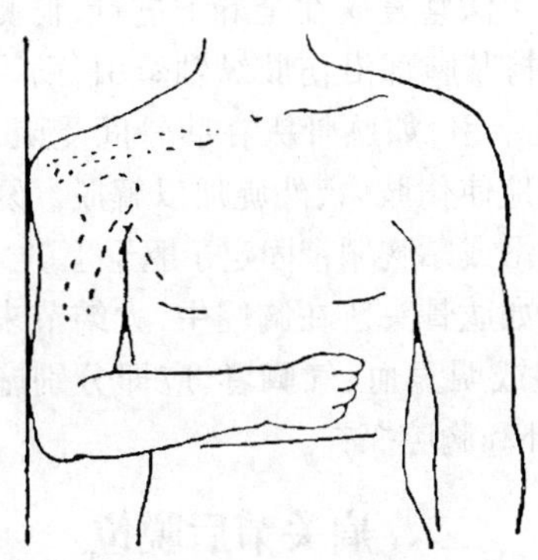

图 98-17　直尺试验

【治疗】

诊断明确后，应尽早施行复位。脱位后数分钟内，无明显的疼痛和肌肉痉挛，可不必使用麻醉，闭合复位多可成功。时间稍长，肩部肌肉痉挛，应在麻醉下使肩部肌肉痉挛解除，在无痛情况下进行复位。手法应轻柔缓和，避免粗暴，以免发生并发症。常用的闭合复位方法如下：

1. Hippocrates 法　已沿用三千余年，至今仍经常被采用。患者仰卧于诊疗床上，术者立于伤侧，双手握住腕部向下牵引，并以与伤肩同侧的足跟蹬在患者伤侧腋下的胸壁侧作反牵引。持续 1～2 分钟后，外旋并轻度内收上臂。如突然有一弹跳感说明已复位。如未有用麻醉者，肩部可立即恢复活动，异常体征消失。此法既省力又简单易行，效果较好(图 98-18)。

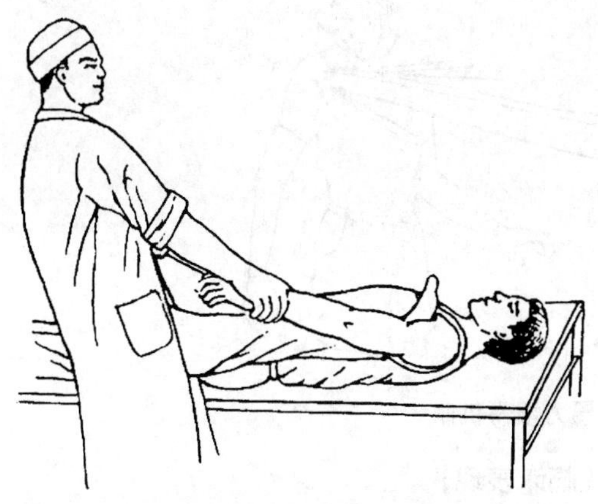

图 98-18　肩关节前脱位 Hippocrates 复位法

2. Kocher 法　亦为应用已久的方法。患者仰卧，助手用手或宽布带绕过腋下的胸壁侧向上牵引。术者一手握住患者腕部，另一手握住患侧上臂远端在轻度外展位持续牵引。保持 1～2 分钟后，将上臂外旋，在持续牵引下逐渐内收上臂使肘部向体前中线靠拢，达到极度内收位后迅速内旋上臂，亦即伤侧手快速摆向对侧肩部。此时突然感到有弹跳感，表示已复位。此法虽省力，但操作复杂，应用不当或用力过大，可导致肱骨上端骨折，肩袖撕裂，甚至血管、神经损伤。年老者或有骨质疏松者慎用(图 98-19)。

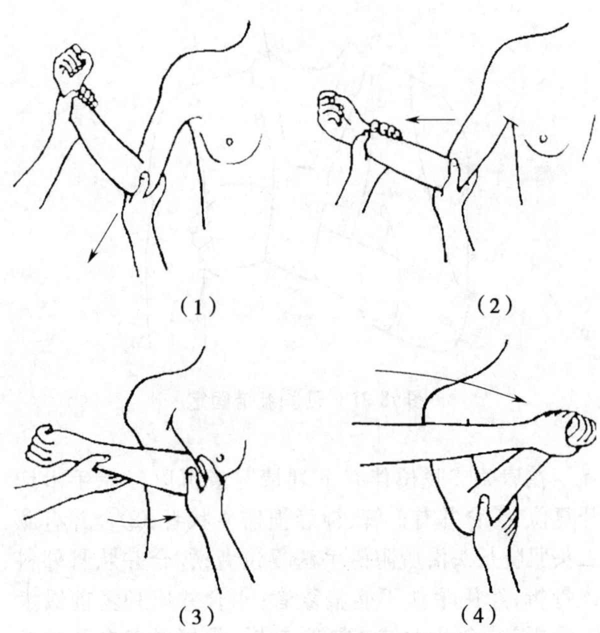

图 98-19　肩关节前脱位 Kocher 复位法

(1)上臂牵引；(2)上臂外展；(3)上臂内收；(4)上臂内旋

3. Stimson 法　患者俯卧于诊疗台边缘，伤侧上肢自台缘下垂，腕部悬以 10kg 重锤作牵引。保持该姿势 10～20 分钟，一般均可自行复位。如仍未复位，需做缓和的内、外旋活动以促进复位。此法附加损伤最少，适用于年老体弱及有麻醉禁忌证者，比较安全(图 98-20)。

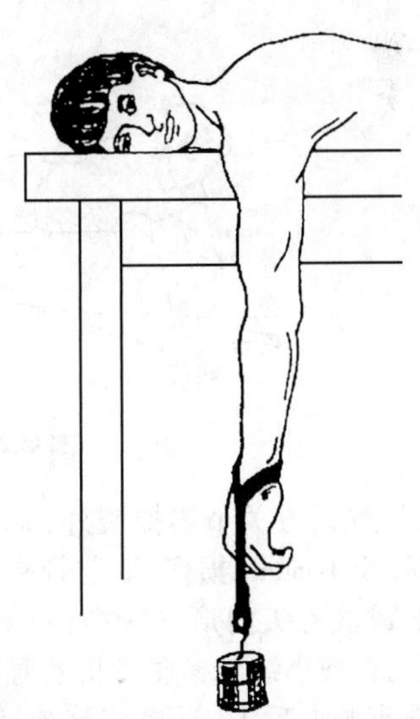

图 98-20　肩关节前脱位 Stimson 复位法

脱位复位后，方肩畸形与肩峰下空虚感小时，肩部恢复圆隆饱满，肱骨头的异位隆起消失，Dugas 征和直尺试验转为阴性，肩关节活动自如，X 线片证实肱骨头与肩盂关系已恢复正常。复位后将上臂置于内收、内旋、肘关节屈曲90°功能位，用三角巾悬吊或贴胸绷带固定3周，其后开始肩部活动(图98-21)。

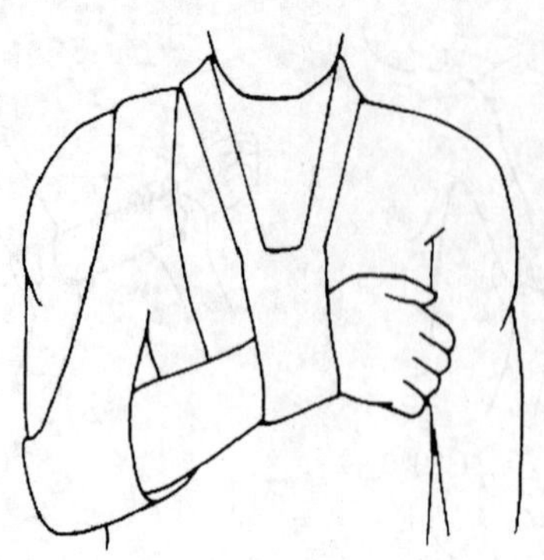

图98-21　贴胸绷带固定

在肩关节脱位伴有下列情况者可以考虑手术切开复位：①合并有血管、神经损伤症状者；②合并有肱二头肌腱长头滑脱阻碍手法复位者；③合并肱骨外科颈骨折，经用手法不能整复者；④合并肩胛盂前缘大块骨折；⑤合并大结节撕脱骨折，骨折块卡在肱骨头与关节盂之间影响复位者。

胸腔内脱位是前脱位中损伤程度和并发症最严重的一种类型，常伴有肱骨解剖颈、大结节骨折及肋骨骨折，也常并有血管、神经损伤及胸内损伤，治疗上与其他三种类型有所不同。

脱位的手法整复应在全麻下进行，伤侧上肢外展90°，术者握持其腕部沿伤肢纵轴牵引，助手以布带在侧胸壁作反牵引，如肱骨头在肋骨间受阻，可在牵引的同时轻柔地使伤肢内、外旋加以解脱。复位后伤肢以三角巾悬吊或贴胸绷带固定于躯干上。

整复后如肱骨头留在胸腔中，大结节未同时复位伴肩袖撕裂或明显血、气胸者，应即分别施行切开复位、手术修补和胸腔探查。

二、肩关节后脱位

较前脱位少见。

【损伤机制与分型】

肩峰及肩胛冈等可加强肩后结构，使之不易受伤。由于肩胛骨平面与冠状面呈45°，使关节盂向前倾斜而位于肱骨头的内后方，亦可防止肱骨头后移。因此肩关节后脱位明显少于前脱位。后脱位可因直接暴力或间接暴力所引起。前者系加于肩前方的撞击，从前侧向后侧直接打击肱骨头，使肱骨头冲破关节囊后壁和盂唇软骨而滑入后方，常伴有肱骨头前侧凹陷骨折或肩胛冈骨折(图98-22)。后者系在上肢处于屈曲并强力内旋时跌倒，肘部或手掌部着地，加于肘或手掌的力传导至肱骨头，引起后脱位。此外，也可由于肌肉强烈地痉挛收缩，如破伤风、癫痫发作或电休克治疗时发生后脱位，且可呈双侧性。

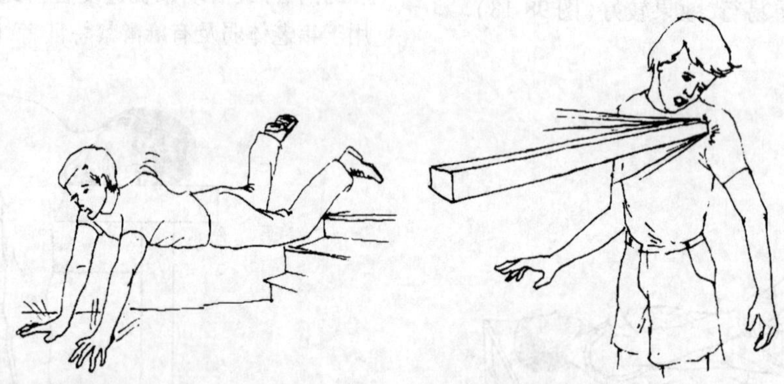

图98-22　肩关节后脱位直接暴力损伤机制

后脱位时，除后方关节囊撕裂外，尚可有后盂唇的撕脱或磨损(反Bandart损伤)。肱骨头前内缘与后盂缘撞击可形成肱骨头沟形骨缺损(反Hill-Sachs损伤)、后盂缘骨折，或小结节撕脱骨折及肩胛下肌牵拉伤。由于肱骨头脱向后方，远离腋窝神经血管束，因此，后脱位很少引起神经、血管损伤。

肩关节后脱位后，肱骨头可处于三种位置：①肩峰下型：最常见，致伤力中等，肱骨头朝后，位于肩胛窝的下方和肩峰的下方；②盂下型：少见，外伤力小，肱骨头朝后，在肩胛盂下方；③冈下型：极少见，外伤力很大，使肱骨头后移，越过肩峰后缘而停留在肩胛冈下。

【临床表现】

临床症状不如前脱位明显，漏诊率很高，首次就诊的漏诊率高达60%，不少患者直到伤后数日甚至1年才被确诊。

伤后即有肩后剧痛，肩后及肩峰下区有明显压痛，患者常将伤臂挽在胸前。最明显的表现为肩峰异常突出，从伤侧侧面观察伤肩后侧隆起，肩前部平坦而喙突异常前凸，肩峰下后脱位的典型表现为上臂固定于中立位或内收内旋位，不能外展外旋。而盂下型和冈下型后脱位时，上臂交锁于轻度外展(30°)内旋位，不能外旋和进一步外展、在肩部后侧，肩峰下或冈下可摸到肱骨头，肩部前侧空虚。如患者肥胖或肌肉发达时，上述征象可不明显。

【影像学表现】

投照位置和质量不理想，观察不仔细时易漏诊。肩峰下后脱位的正位片可显示正常，而盂下和冈下后脱位可以在正位片明显显示，但难以与盂下和锁骨下前脱位相区别，但仔细观察可以发现（图98-23）：

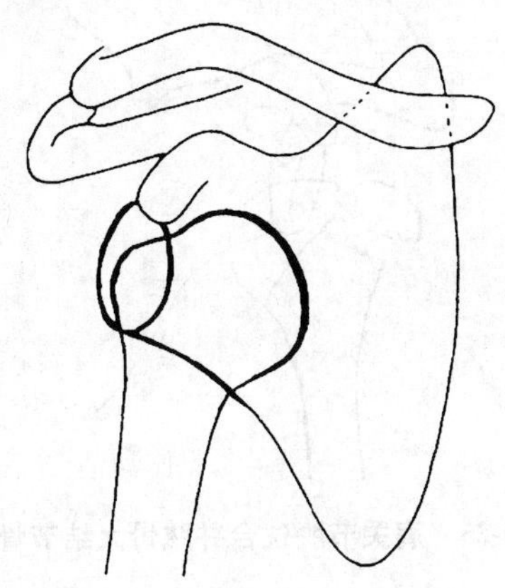

图98-23 肩关节后脱位X线示意图

（1）肱骨处于内旋位，大结节及肱骨颈“消失”，而这些在中立位或外旋位可以见到。

（2）肱骨头内缘与肩胛盂前缘之间的间隙增宽，如大于6mm，即可诊断为后脱位。但摄片时体位不正或伴有后盂缘骨折时可影响此特征的观察。

（3）肱骨头与肩胛盂的椭圆形重叠阴影消失。

（4）肱骨头与肩胛盂的关系不称，肱骨头偏高或偏低，肱骨头缘较扁，且与前盂缘不平行。

（5）肩胛骨外缘与肱骨颈内侧皮质所构成的连续平滑的抛物线，即Moloney线中断或不平滑。

除了肩部正位片外，应再摄穿胸侧位片或肩胛骨切线位片，可以明确肱骨头与肩胛盂的相对位置。而且可显示肱骨头前侧变平或凹陷，及其他可能存在的骨折，如后盂缘骨折，肱骨小结节骨折及肩胛冈骨折等。

【治疗】

新鲜的肩关节后脱位的手法复位比较容易。在麻醉无痛的情况下，伤员采用靠坐位或仰卧位，助手用一手向后压住肩胛骨作为固定，另一手用拇指在伤侧箭步协助下压肱骨头。术者两手握住伤肢腕部，沿肱骨纵轴持续牵引并轻度屈曲及内收上臂，当肱骨头接近盂缘后先外旋，然后内旋上臂，脱位即可整复。复位后用肩人字石膏或外展架固定伤肩于外展30°，后伸30°，轻度外旋位。3周后拆除外固定，立即进行功能锻炼。伴有骨折或复位失败时可行切开复位，骨折可行内固定。

三、肩关节上脱位

【损伤机制】

此种脱位相当少见，多由于上臂内收时，肘部突然受到向上、向前的强烈暴力，致使肱骨头向上脱位。此时多伴有肩峰或肱骨大结节骨折，也可发生肩锁关节、锁骨、喙突以及周围软组织包括肩袖等的损伤。

【临床表现】

临床上出现上臂内收位靠于胸侧，上臂变短，肱骨头上移并可在肩部触及，肩关节活动明显受限，活动时疼痛加重，常合并有血管、神经损伤。

肩关节影像学检查可以明确。

【治疗】

一般可采用闭合复位治疗。如合并肩峰骨折使关节复位不稳时，则需切开复位，同时固定骨折。

四、肩关节下脱位

【损伤机制】

此种脱位也极为少见。当患者将上肢过度外展上举时突然遭受暴力、肱骨颈与肩峰相顶撞，并使后者成为一个支点，以致肱骨头被交锁在肩胛盂下方，或自关节囊下方穿出（图98-24）。

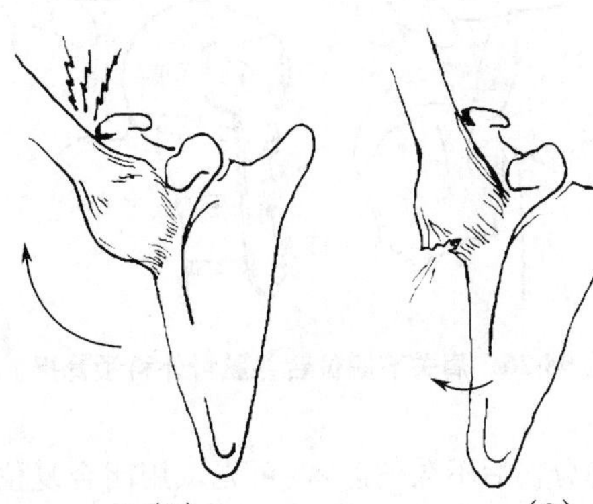

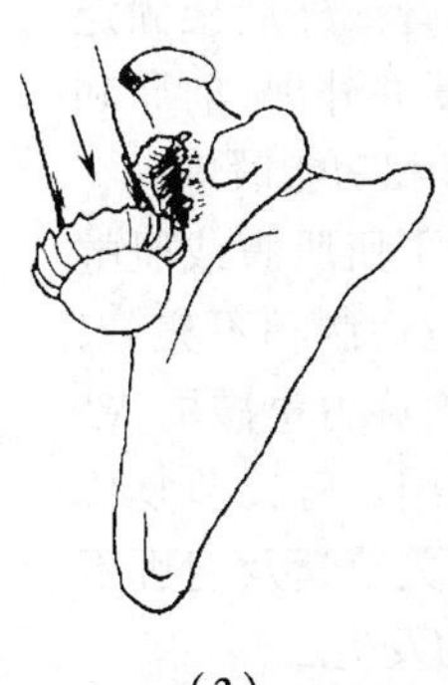

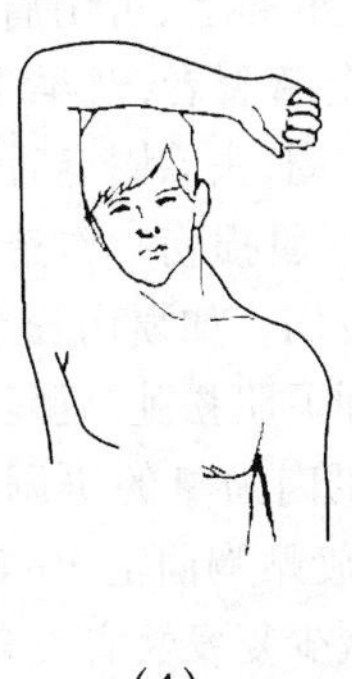

图98-24 肩关节下脱位的损伤机制

（1）肩关节过度外展；（2）肱骨以肩峰为支点向外下推挤肱骨头；（3）撕裂关节囊，肱骨头穿出，肩袖撕脱或大结节骨折；（4）脱位后的姿势

【临床表现】

临床体征非常明显、典型。上臂被固定于上举位,肘关节自然屈曲,前臂靠在头上或头后。试图活动肩关节可引起疼痛加剧,腋窝可触及脱位的肱骨头,局部明显压痛。常可合并腋部神经、血管损伤。

影像学检查可确定诊断并可帮助发现合并骨折。

【治疗】

可行闭合复位,麻醉后沿上臂畸形方向缓慢牵引。术者自腋窝向外上方推挤肱骨头,同时逐渐内收上臂,即可顺利复位。肱骨头和颈穿破下方关节囊时,闭合复位常不易成功,需手术将关节囊裂口扩大后方可复位。若合并有肩峰或肱骨大结节骨折及肩袖损伤或血管神经损伤时,应根据合并损伤情况给予适当处理。

五、肩关节脱位的并发症

肩 袖 损 伤

肩袖是由冈上肌、冈下肌、小圆肌及肩胛下肌4个短肌所组成,越过肩关节的上方,腱部相互融合并与关节囊紧密相连,肩袖参与肩关节的外展和旋转功能,并对肩部的稳定性具有重要作用。其止点位于大结节及肱骨外科颈的外侧,因该处骨折、脱位或其他损伤而甚易波及。如合并大结节骨折容易诊断,而单纯的肩袖损伤容易被脱位掩盖而造成临床漏诊。因此,强调对肩脱位整复后应再次详细检查肩外展、旋转功能,诊断不能肯定时,可行肩关节造影,如发现造影剂漏入肩峰下滑囊,则证明已有肩袖撕裂,对于损伤范围较大且为年轻患者,应考虑手术修复。

1. 冈上肌腱断裂　常见于老年人,常在上肢过度外展位或上举位发生肩关节脱位时并发冈上肌腱断裂。经周关节复位后遗漏此症。患者经复位后仍感患肩疼痛,冈上窝凹陷,压痛,主动外展极为困难,肩峰耸起,而外展只能达到60°~70°,超过90°则上臂又可继续上举。上肢从上举位落至90°时,突然无力而下落。不完全断裂者,可用肩人字石膏或外展架固定3~4周。完全断裂者,及早手术修复并外展、前屈和外旋位固定6周,去除固定后,行理疗和功能锻炼。

2. 肩胛下肌损伤　常造成肩胛下肌肌腹或肌腱附着点的牵拉伤。如损伤较重或复位后制动不充分,则可造成肩胛下肌松弛、延长,使肩内旋力量减弱,破坏了肩关节肌肉力量的协调平衡作用。肩关节复位后,上臂应内旋贴胸固定3~6周,对关节囊及肩胛下肌的修复可减少复发性肩关节脱位的发生。

3. 肱二头肌腱长头滑脱　为肱二头肌腱长头向肱骨头后外侧滑脱,有时可成为闭合复位的障碍而需切开复位。

4. 骨折

(1) 合并肱骨大结节骨折:可由肩袖撕脱或大结节撞击关节盂前缘所引起。可分为三种类型:Ⅰ型:大结节随肱骨头一起向前移位;Ⅱ型:大结节仍保持与关节盂的正常关系,只是肱骨头脱出;Ⅲ型:大结节骨块移位于肩峰下(图98-25)。

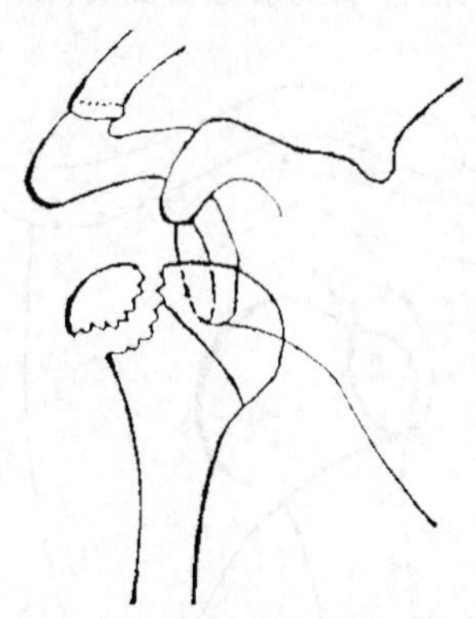

图98-25　肩关节脱位合并肱骨大结节骨折

对于Ⅰ、Ⅲ型,可在肩关节脱位复位后,大结节骨折也自行复位。对于Ⅲ型、部分闭合复位失败的Ⅱ型及脱位复位后大结节骨折仍有1mm以上分离者,则需行切开复位及内固定。术后上臂用三角巾悬吊或贴胸绷带固定3~4周。

(2) 合并肱骨外科颈骨折:常发生在中老年人,当肩部过度外展位摔倒,传导暴力使肱骨头穿破关节囊前下方,形成喙突下或盂下脱位。暴力继续作用于肱骨外科颈,在外翻应力下外科颈发生骨折,腋部血管和臂上神经可在骨折脱位发生时,或过度猛烈整复时受损,极少情况可发生断下的肱骨头向胸腔内脱位(图98-26)。

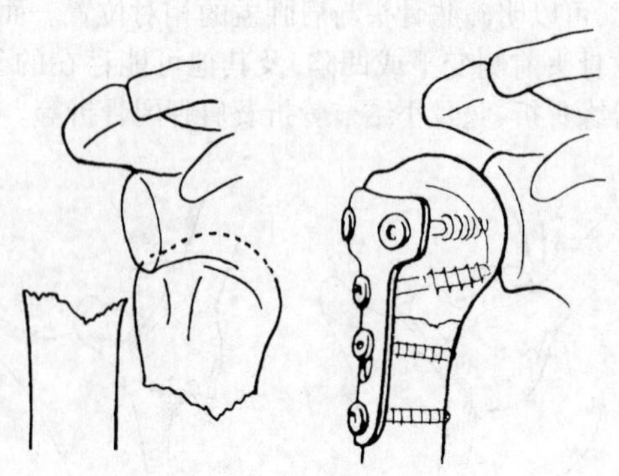

图98-26　肩关节脱位合并肱骨外科颈骨折

对部分伤后不久的患者,可先试用闭合复位。在臂上麻醉下,置上臂于外展位,但不宜太大,以免损伤腋窝部神经、血管,逐渐加大牵引力。术者以双手拇指从腋下向腋窝推顶肱骨头,并内收上臂使之复位。

然后按肱骨外科颈骨折处理。如伤后已数天,整复失败后,则需切开复位,同时骨折行内固定。对年老患者或有粉碎性骨折者,可行人工肱骨头置换术。

(3) 合并肩盂骨折:由于肱骨头的直接撞击或关节囊、盂唇的撕脱可引起肩盂骨折。前脱位可发生肩盂前缘骨折,后脱位可发生肩盂后缘骨折。大多数为薄片状骨折,一般于肱骨头复位后,骨折片也即复位。复位应给予充分时间的制动(3~4周),以减少复发脱位的发生率。大块移位的肩盂骨折影响关节的稳定性,需切开复位内固定。

(4) 合并肱骨小结节骨折:多由于肩胛下肌牵拉所致,在后脱位时发生一般脱位复位后骨折处也即复位,不需要特殊处理。对闭合复位失败且骨折块移位较大者,可行切开复位内固定。

(5) 合并肱骨干骨折:临床较少见,主要见于较为复杂的创伤,如机器绞伤、交通事故、重物挤压等。此时肩关节前脱位时上臂的外展畸形被骨折处的假关节活动所掩盖。检查时只注意到肱骨畸形,而未进行全面详细的检查,摄片时未能包括肩关节或阅片不仔细,因此常容易漏诊。

在检查时应细致全面,当发现肱骨中段骨折在自然体位有明显向外成角畸形,或复位时需将骨折远端置于相当角度的外展才能与近端复位时,应怀疑有肩关节前脱位的可能,再结合肩关节X线片仔细辨别。

对脱位合并肱骨干骨折,可先试行闭合复位,再对肱骨干骨折行切开复位内固定,也有人认为同时行肱骨头脱位及肱骨干骨折切开复位,并行骨折内固定。

(6) 合并其他骨折:肩关节脱位有时还可合并有锁骨骨折、肩峰骨折、喙突骨折、肱骨头骨折、肱骨解剖颈骨折及肋骨骨折等。

治疗时仍应按脱位的一般治疗原则,采取闭合手法复位。在肩关节复位的同时力求兼顾骨折一并复位。至少不至加重骨折的移位程度。在完成肩关节复位后,应再次摄片以判定骨折是否同时达到功能复位标准。如骨折已复位则在肩关节固定时,应兼顾骨折的制动。如脱位已还纳,而骨折复位不满意时,应针对骨折再行手法复位。仍未达到功能对位者,则需手术切开复位,并酌情选择相适合的内固定物。

5. 血管损伤 常见于有血管硬化的老年患者。在年轻人中,如粗暴地反复整复也可造成血管损伤。腋动脉的损伤可以为血管压迫、血管破裂、血管栓塞或假性动脉瘤。患肩迅速肿胀,以腋窝部更明显,剧痛,患肢皮肤苍白或发绀,皮肤温度降低,桡动脉搏动消失,肢体麻痹,严重时可有全身休克表现。

如关节复位后桡动脉搏动仍消失,局部仍逐渐增大,应即刻手术探查,争取修复损伤的血管,恢复肢体的血液循环,不宜行动脉结扎术。

6. 神经损伤 肱骨头向前脱位时,肱骨头连带肩胛下肌及其肌腱向前移位,可使腋神经受到前拉和挤压伤。粗暴地牵拉复位还可导致腋部臂丛神经损伤,特别是内侧索(正中神经和尺神经),引起相应症状和体征。单一神经损伤多为暂时性损伤,一般皆可在伤后数周或数日内恢复;多根神经损伤时,一般损伤较重,常残留有永久性功能障碍。

腋神经损伤后,三角肌发生麻痹,造成肩外展功能障碍和肩外侧皮肤感觉障碍。合并肌皮神经损伤时,屈肘乏力,前臂桡侧感觉障碍。除根据肌肉运动和皮肤感觉障碍外,尚应根据肌电图检查来了解神经损伤及恢复情况。

单一腋神经损伤可观察治疗,如3个月后临床无恢复征象,可行神经探查。6个月后仍不恢复,可采用肌转移代替麻痹的三角肌。

7. 晚期并发症

(1) 肩关节僵直:肩关节脱位后,制动的时间过长或未适时正确地进行肩关节功能锻炼,可造成关节囊的粘连和肌肉的萎缩,从而造成肩关节功能障碍。老年患者尤为多见。因此对年龄在40岁以上的患者制动时间不宜太久,去除固定应积极进行肩关节功能锻炼。

(2) 骨化性肌炎:在肩关节脱位时较少发生,可因反复暴力手法复位或强力被动活动引起,是影响肩关节活动的原因之一,应避免强力手法复位,禁忌强力被动活动。

六、陈旧性肩关节脱位

陈旧性脱位者,关节周围和关节腔内血肿机化,形成瘢痕组织,并与周围软组织广泛地粘连,肱骨头被纤维组织固定于脱位部位。关节囊、韧带及周围肌肉挛缩。脱位越久,移位的关节软骨面退行性变甚至剥脱,同时肱骨头及松质骨产生失用性萎缩,骨质疏松。这些病理变化都影响肱骨头的复位,当强行手法复位也难于维持关节复位的对位关系。

根据脱位时间的长短、伤者的年龄、职业等不同因素采取不同治疗方法。同时注意有无合并骨折、血管神经损伤等情况。对于脱位时间不超过6周,年轻患者,骨质无明显疏松,肱骨头有一定的活动范围者,仍应先试行手法复位,失败者方考虑切开复位。在操作前应先利用热敷、按摩,继之采用推拿手法使肩部周围软组织(主要是肌肉组织)放松。在麻醉下利用缓慢牵引,并从小范围开始,使患侧上肢逐渐各方向活动。在不会引起骨折的情况下,循序渐进地增大活动范围,以求尽可能多地松懈粘连。在牵引下行手法复位,有时仍可获得成功。如一次复位未获成功,可再重复一次,但切勿勉强,以防引起骨折或损伤周围神经血管而产生不良后果。复位后仍应予以固定3周,然后开始活动。

对于脱位时间较长(大于6周)、功能障碍明显或有神经血管压迫症状者,大结节骨折、骨折块卡在关节盂附近,以及合并肱骨外科颈骨折时,可考虑切开复位,特别是年轻的患者。切开复位虽易成功,但操作复杂,且术后功能恢复差,因此需严格掌握指征。在切开复位时,如发现关节软骨面已严重破坏或剥脱者,不宜单纯行复位术,可行关节融合术。对于肱骨头有明显变形,伴严重骨折或活动病的老年人可行人工肱骨头置换术或肩关节置换术。

对于年老体弱,脱位已久,局部无痛,肩部尚有部分功能活动,而无血管神经压迫症状者,可考虑放弃复位,立即开始有指导的功能锻炼,配合理疗等辅助治疗,争取获得一定范围的无痛性活动。如有神经血管压迫症状,或畸形较大妨碍功能活动时,可切除肱骨头以期解除症状。

陈旧性肩关节后脱位一般采取切开复位,术后用肩人字石膏或外展架固定上臂于轻度外展、外旋及后伸位,固定时间较长,一般3~4周,然后功能锻炼。

第五节 肘关节脱位

肘关节脱位在全身四大关节脱位中占第一位,约为50%。在青壮年中多见。

构成肘关节的肱骨下端呈内外宽厚,前后扁薄状。侧方有坚强的韧带保护,关节囊前后部相对薄弱。肘关节的运动主要为屈伸,尺骨冠状突较鹰嘴突小,因此对抗尺骨向后移位的能力要比对抗向前移位的能力差。所以,肘关节后脱位远比其他方向的脱位多见,约占90%。

按尺、桡骨近端移位的方向和位置,可分为后脱位、前脱位、侧方脱位(尺侧或桡侧)及分离脱位(图98-27)。实际上脱位很少是单一方向的,如后脱位时,往往合并有桡侧或尺侧的移位(图98-28)。脱位时合并骨折则为骨折脱位,在治疗上各有其特点。

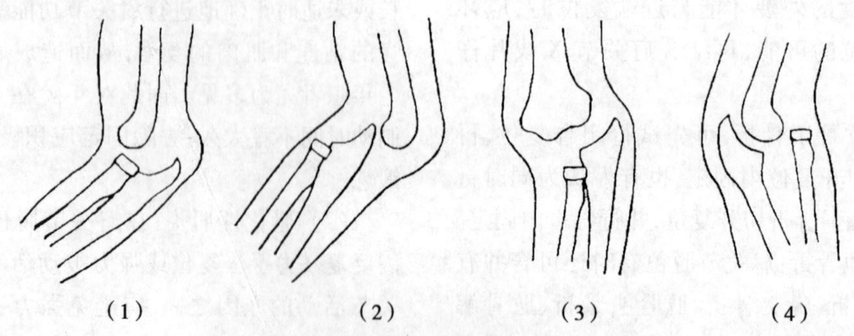

图98-27 肘关节脱位的分类
(1)后脱位;(2)前脱位;(3)侧方脱位;(4)分离脱位

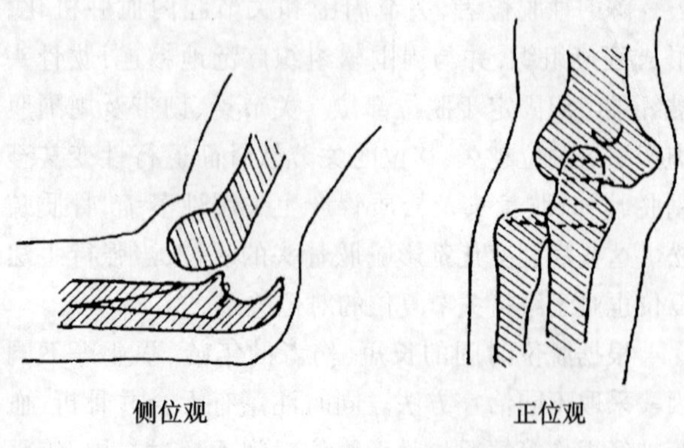

图98-28 肘关节后脱位合并桡侧脱位

一、肘关节后脱位

最常见,多为青少年。

【损伤机制】

肘关节后脱位多为间接传导外力和杠杆作用所致,且呈多向性。如在跌倒时肘关节伸直,前臂旋后位手掌撑地,暴力使肘关节过伸,此时尺骨鹰嘴尖端向前推顶肱骨的鹰嘴窝,成为支点,产生杠杆作用,以致尺骨鹰嘴前方的半月切迹自肱骨滑车处向后滑出,导致前关节囊撕裂,肱骨下端前移,形成肘关节后脱位,或合并有冠状突、鹰嘴骨折。有时由于暴力方向的倾斜或肘部处于内翻位还是外翻位,可引起后外侧或后内侧脱位。当肘部处于内翻位，前臂传导于肘部的作用力还兼有肘内翻分力，肘外侧间隙开大，使尺骨鹰嘴向后外侧脱位；若肘部处于外翻位，前臂传导于肘部的作用力还兼有肘外翻分力，肘内侧间隙开大，使尺骨鹰嘴向后内侧脱位。前者比后者多见（图98-29）。

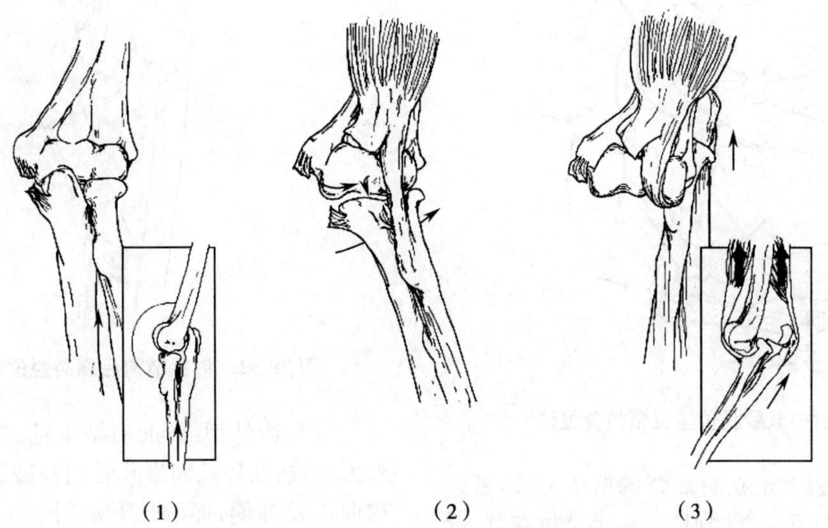

图 98-29 肘关节后脱位损伤机制

（1）肘关节过伸致内侧副韧带断裂；（2）内侧滑车倾斜引导尺骨向后外侧移位；（3）尺桡骨近端向后脱位，肱二头肌和肱三头肌痉挛，使脱位不能自行复位

【临床表现】

多数有典型外伤史，肘关节处于45°屈曲位，患肘常用健手托位。肘部肿胀明显，局部压痛。肘后上方空虚，凹陷，肘前饱满，可扪及肱骨小头和滑车。上臂与前臂的比例失常，前臂较短。并在被动活动时可见肘内翻或外翻活动，肘后三角（Hilter三角）关系异常。

【影像学表现】

一般正侧位摄片可确诊，并可发现其他合并骨折，有时需斜位投照。

【治疗】

单纯性肘关节后脱位及时就诊者，若及时复位，大多数均可成功。如伤后时间甚短，肘部无明显肿胀，可不用麻醉而用轻柔手法进行复位。如在伤后数小时就诊，局部肿胀，肌肉痉挛，宜用臂上麻醉。常见的复位方法有以下几种：

（1）Parvin法：患者俯卧位，术者向下牵引腕部，当尺骨鹰嘴向下滑动时，同时抬高上臂。

（2）Meyn法：患者俯卧位，前臂悬于床旁，术者一手握住腕部向下牵引，另一只手引导尺骨鹰嘴复位。

（3）牵拉法：患者坐位或仰卧位，助手握上臂作持续对抗牵引，术者一手握腕部，在牵引下徐徐屈曲肘关节的同时，另一手压前臂上端于背侧，解脱嵌顿于鹰嘴窝的冠状突，减少磨损。在牵引下继续屈肘超过90°以后，可听到弹响声或摸到弹跳感，表示脱位整复（图98-30，图98-31）。

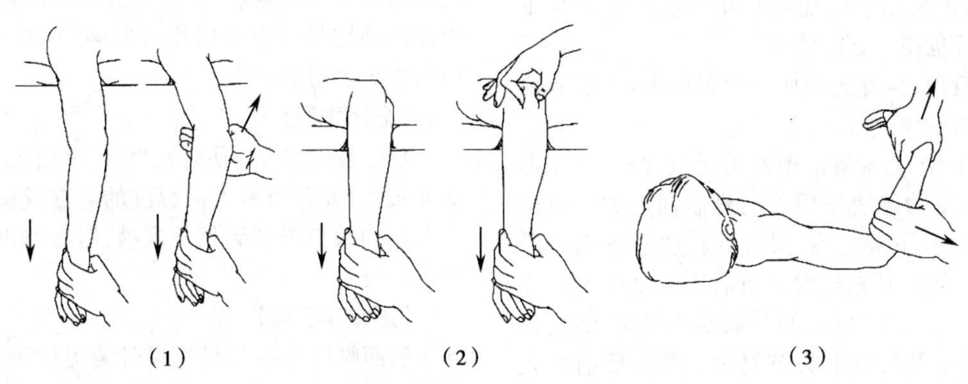

图 98-30 肘关节后脱位复位法

（1）Parvin法；（2）Meyn法；（3）仰卧位牵拉复位法

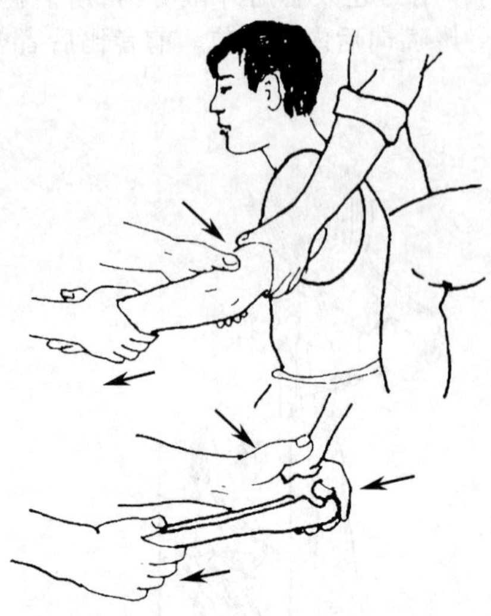

图 98-31 肘关节后脱位坐位牵拉复位法

(4) 膝顶法:患者坐在有靠背的椅子上,术者立于伤侧,用同侧膝部顶住患侧肘窝,两手牵拉腕部,此时听到或感到弹响声,表示已复位。

(5) 旋转法:患者坐位或仰卧在床边,术者立于伤侧,用同侧髋骨抵住患者肘窝,用对侧手握住腕部进行持续牵引,用同侧手拇指顶住患者尺骨鹰嘴突向前方推,其余四指握住肱骨下端向后方推,同时术者身体向健侧旋转,即可使肘关节复位。

复位后,上臂、前臂关系与形态恢复,肘后三角(Hilter 三角)关系正常,伸屈活动良好,疼痛马上消除。术后用长臂石膏托将肘置于功能位固定 3 周,去除固定后开始练习主动伸屈活动。避免被动活动。对于关节内有大量积血者,应在无菌技术下穿刺抽除。

二、肘部爆裂型脱位

此种肘部关节损伤是很少见的。发生此种脱位后,肱骨下端处于尺桡骨中间,即肱桡关节、肱尺关节及尺桡上关节均有脱位,并有广泛的软组织损伤。除了有关节囊及侧副韧带撕裂外,前臂骨间膜及环状韧带也都完全撕裂,由于尺桡上关节呈分裂状,尺桡下关节的稳定性也相应受到影响。

按脱位后尺、桡骨上端所处位置的不同,而有两种不同类型的脱位:

(1) 前后型:由前臂旋前暴力所致,桡骨头先向前方脱位,在暴力继续作用下尺骨脱向后方。脱位后桡骨处在肱骨下端之前,尺骨处在肱骨下端之后(图 98-32)。复位时先按肘关节后脱位复位方法整复尺骨,使肱尺关节复位,再按桡骨头脱位整复桡骨,使肱桡关节及尺桡上关节复位。复位后前臂旋后位,屈肘 90°位石膏固定,3 周后拆石膏,行关节功能锻炼。

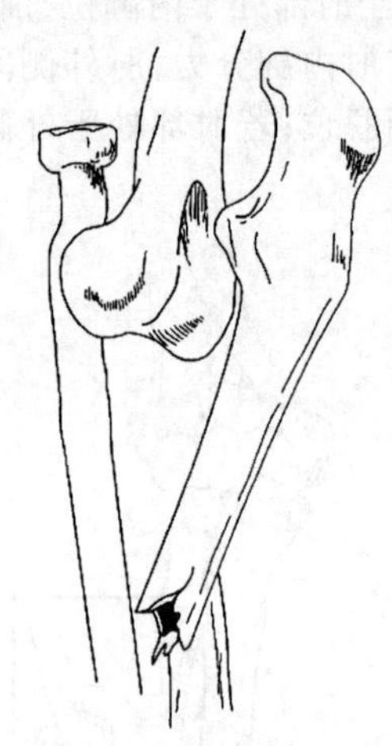

图 98-32 肘关节前后爆裂脱位合并尺骨骨折

(2) 内外型:较前后型少见,多为沿前臂传导之外力所致,在环状韧带及骨间膜破裂后,尺、桡骨分别移向内及外侧,而肱骨下端则处在两者之间,肘关节显著增宽。复位时,伸直牵引肘关节,待牵开后,再将尺、桡骨挤向一起即可复位。复位后前臂旋后位,屈肘 90°石膏外固定 3 周,3 周后拆石膏,行功能锻炼。

三、肘关节前脱位

【损伤机制】

由于肘关节的解剖结构特点,在一般外力情况下难以发生,故临床甚为少见,但遇有特殊暴力时偶有出现。多由旋转暴力所致,如前臂被皮带轮等绞拉牵引时,前臂沿上臂纵轴旋转,或是由于跌倒时肘部伸直而手撑地,身体及上臂沿前臂纵轴旋转而引起。先产生侧方脱位,外力继续作用则可导致尺桡骨完全脱到肘前方。另一种损伤机制是暴力直接作用于屈曲的肘后方,如屈肘位着地,尺骨鹰嘴直接撞向地面,使尺骨鹰嘴骨折。尺骨向前脱位,而肱骨远端受躯干重力作用继续向地滑落导致肘关节前脱位,故这种损伤多合并有尺骨鹰嘴骨折。由于引起脱位的外力多较剧烈,故软组织损伤也较重,如关节囊及侧副韧带多完全损伤或撕裂,合并神经血管损伤的机会也增多。

【临床表现】

脱位多在较重外伤时发生,伤后肘关节主动伸屈活动丧失,前臂可有不同程度的旋前或旋后畸形,可在肘前内或前外摸到尺骨鹰嘴,肘后空虚,肘后三点关系丧失。

【影像学表现】

肘部侧位 X 线片可见尺骨鹰嘴位于肘前方。在合并尺骨鹰嘴骨折时,亦可仍在肘后,但骨折远侧端及桡骨头脱向肘前方。

【治疗】

宜在麻醉下闭合整复。对于由旋转外力引起的脱位，应遵循从哪个方向脱出，还从该方向复回的原则进行，如鹰嘴是从内向前脱出，复位时则由前向内复位。否则非但不能复位，还有可能加重损伤。对于由肘后方直接外力引起的脱位，由于常合并尺骨鹰嘴骨折，复位时应使用麻醉。助手握上臂对抗牵引，术者一手握腕部牵引，另一手自前臂近端向下、向后施加压力，同时逐渐屈肘，使鹰嘴突复回滑车后侧，复位时可听到或感到弹响声（图 98-33）。肘后三点关系恢复正常，关节活动自如，疼痛消失。如合并尺骨鹰嘴骨折，有移位时应切开复位。

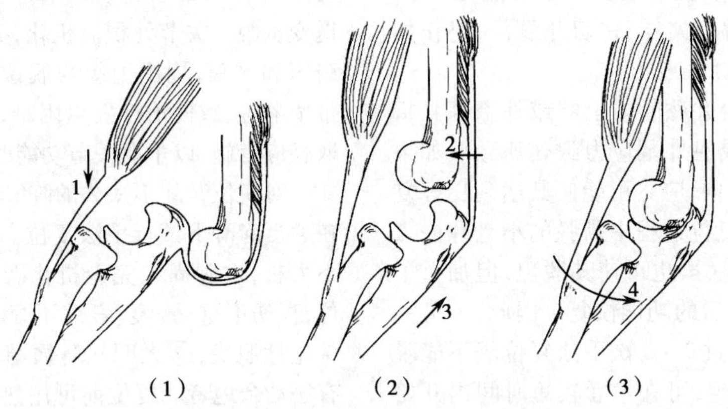

图 98-33　肘关节前脱位的复位机制

（1）顺畸形方向牵引前臂；（2）当鹰嘴到达肱骨远端时，向前推肱骨远端，向后上推前臂；（3）固定在大于 90°屈曲位

四、肘关节侧方脱位

单纯性关节侧方脱位少见。

【损伤机制】

其发生机制可能有两种方式：一是前臂或上臂在一端稳定的状态下，另一端以杠杆式暴力，将肘关节上或下端推向内或外侧，造成侧方移位，即成角型移位。如肘内翻应力可导致内侧脱位；肘外翻应力可导致外侧脱位。此时与脱位方向相对侧的韧带及关节囊损伤严重，而脱位侧的损伤反而较轻。另一种是前臂或上臂在一端稳定的状态下，另一端突然受到侧向平移暴力，造成肘关节侧向移位，即侧移型，此时双侧的韧带及关节囊均可损伤。也有人认为其实并不存在真正的侧方移位，只不过是肘关节后、前脱位的后续暴力所造成的。

【临床表现】

有明确的外伤史，肘内翻或外翻应力造成损伤。肘部有明显侧方移位畸形，尺、桡骨近端移向肘内或肘外侧，肘部功能障碍显著，有内收、外展的异常侧向活动。

【治疗】

闭合复位很易成功，麻醉下助手将患侧肘部伸直对抗牵引，术者双手环抱肘部脱位的一侧，两手拇指推肱骨远端，其余四指向相反方向将尺桡骨远端挽向相反方向。如有弹响声或弹跳感则说明已复位。在复位中不要把侧方脱位变成后脱位，以免增加软组织损伤。如有侧后内或侧后外脱位，应相应做牵引和屈肘复位。整复后因一侧的侧副韧带及关节囊撕裂，另侧相对完整，有再脱位的倾向，固定时要注意，一般肘部功能经石膏固定 3 周，其后再主动练习肘关节伸屈活动。

五、肘关节脱位的并发症

（一）骨折

由于肘关节后脱位时的主要阻挡是尺骨冠状突，故可引起骨折，在以尺骨鹰嘴尖端为主点的杠杆作用的同时可引起鹰嘴尖端骨折。此外还可合并桡骨头骨折、桡骨干骨折、肱骨滑车骨折、肱骨内上髁或外上髁骨折及肱骨外髁背侧缘骨折。前脱位时的主要阻挡是尺骨鹰嘴，故前脱位多合并尺骨鹰嘴骨折。侧方脱位有时可合并肱骨内、外髁骨折。

1. 肘关节后脱位合并尺骨冠状突骨折　发生后脱位时，尺骨向后上移位过程中，尺骨冠状突与肱骨滑车相撞，或肱肌猛烈收缩，均可导致骨折。因肱肌与关节囊紧密相连，故在关节复位后，冠状突骨折也多同时复位。很少需切开复位。关节功能多恢复良好。

2. 肘关节前脱位合并尺骨鹰嘴骨折　暴力从肘后作用于尺骨近端，可产生尺骨鹰嘴骨折，再继续作用则可使尺桡骨向前移位。在前脱位时，由于肱骨滑车对尺骨鹰嘴的阻挡，致使其在冠状突水平发生骨折。这一点与后脱位引起的尺骨鹰嘴尖端的骨折有所不同。一般在脱位复位后，尺骨鹰嘴骨折可基本复位，如对位满意，则伸肘 165°位固定 4 周，去除固定后再行关节屈伸活动。若骨折复位不佳，可行切开复位及内固定，术后仍需石膏外固定。

3. 肘关节后脱位合并肱骨滑车骨折　多由于后脱位过程中尺骨冠状突撞击所致。一般先行手法闭合复位，若X线下证明滑车关节对合良好，且关节复位，可在鹰嘴下2cm处经皮铝刀克氏针，经鹰嘴、滑车及肱骨作内固定。用石膏固定肘关节于功能位3～4周。取出克氏针。若对合欠佳，宜切开复位，仍作如上固定。

4. 肘关节后脱位合并肱骨内上髁或外上髁骨折　多由于同时有肘内翻或肘外翻应力致伤所致。如果撕脱的骨折未嵌入关节内，应尽可能使其达到良好复位，固定3周。如关节复位过程中撕脱的小骨片嵌入关节内，用闭合复位手法虽也可使其脱出，但加重了软组织损伤而不利于其后的功能恢复。因此，不可一味强行闭合复位。在经过2～3次手法复位仍不能脱出者，应切开复位内固定，可在术后较短时间内开始关节活动，功能恢复多较满意。

5. 肘关节后脱位合并肱骨外髁背侧缘骨折　肘关节后脱位时，桡骨头向后外上的移位，将肱骨外髁背侧缘顶掉。关节脱位整复后，骨折也多可复位，如果骨折复位不佳，则应行切开复位内固定。

6. 肘关节后脱位合并桡骨头骨折　在肘关节后脱位时，桡骨头可以与肱骨下端撞击而导致骨折。由于撞击方式的差别，桡骨头骨折也有多种类型。将肘关节脱位整复后，再观察桡骨头骨折情况，决定对骨折的处理办法。如骨折无移位，可采用非手术方法。如桡骨头粉碎或在关节内有较大骨折片应行桡骨切除术。但在儿童应慎重考虑。

7. 肘关节后脱位合并桡骨干骨折　主要由前臂的旋转暴力所引起。桡骨干在桡尺骨极度旋转时发生骨折，多在中上1/3处产生螺旋形骨折。在肘关节脱位整复后，再行桡骨干骨折闭合复位，前臂在旋后位或中立位用石膏固定4～6周。如桡骨复位不佳，可行切开复位，接骨板内固定术。

（二）血管损伤

大多数为脱位后压迫所致，少数为挫伤或牵拉撕裂伤。整复脱位后，应观察肱动、静脉压迫是否解除。对复位后肱动脉压迫的未解除者，需行必要检查以明确损伤阻塞部位，并行肱动、静脉探查术，根据具体情况作相应处理。

（三）神经损伤

肘关节脱位合并神经损伤较少见，有时可有正中神经、尺神经损伤，可以是局部压迫，也可以为牵拉撕裂所致。对于神经损伤，如非严重脱位撕裂者，关节复位后多可恢复，可不必为探查神经而急于手术。若系严重脱位撕裂，估计神经有极明显撕裂伤、挫伤时，则宜早期切开探查，对不完全断裂的可作修复术，完全断裂的应行神经鞘膜或束膜缝合术。

六、陈旧性肘关节脱位

未复位的肘关节脱位，其关节本身和附近软组织发生一系列改变。关节软骨失去关节液的营养，逐渐退变剥脱。关节处积血机化，关节间隙充满肉芽结缔组织和瘢痕，周围组织与脱位关节间粘连及肌腱、韧带挛缩等，致使治疗发生困难，但可根据不同情况，采取相应措施，以争取关节功能改善。

对脱位时间不太久的陈旧性脱位（3～5周内），可在适当麻醉下试行手法复位。其条件是：①脱位时间不太长，血肿尚未完全机化者；②以前未经过多次复位，损伤不重，瘢痕、挛缩不显著；③无创伤性骨化或骨化性肌炎；④无明显骨质疏松症；⑤牵引时关节仍有松动余地者。复位前可用热敷、理疗或持续性骨牵引术1～2周后再行复位。先行肘关节轻柔的屈伸活动，活动范围从小到大，以松解粘连，忌用暴力，免致骨折和严重撕裂。待关节松动后，按关节的复位手法进行复位。复位后用上肢石膏托固定肘关节于功能位。3周后拆除石膏，进行屈伸肘功能锻炼。

伤后时间较长，肘关节多处在近似伸直位的非功能位，如无创伤性骨化等并发症者可行切开复位。对于关节面之大部分破坏严重，患者的职业又需活动者，可行关节成形术或关节置换术，对要求保留有上肢力量的患者可行肘关节融合术。

七、肘关节脱位的后遗症

创伤性骨化或骨化性肌炎是肘关节脱位的主要后遗症。肘关节脱位后，骨膜受到严重损伤使骨膜产生广泛的剥离，形成较大的骨膜下血肿，也可因复位过程中动作粗暴及复位后被动按摩加重创伤性血肿；或手术导致血肿扩散，使骨膜下血肿与肌肉间血肿相互沟通，在膜下和肌肉组织内，产生一种类似骨痂的新骨形成。多在肱骨远端前面、肱前肌深面。多发生在儿童和青少年，因为儿童的骨膜厚而松，外伤后易掀起，骨膜下新骨形成也快。

凡在脱位整复后，肘部长期肿胀、疼痛，活动障碍者，应想及创伤性骨化的可能。伤后3～4周X线片即可有骨化阴影，即在肱骨下端前方有片状云雾状钙化阴影。X线片显示边缘清晰，一般需要2～3个月。

一旦发生，目前还不能阻止其发展，手术治疗不能操之过急，要待症状消失，骨化成熟后才能进行。一般要在1年以上。手术应在肌肉内进行，不要剥离骨膜，止血要彻底，防止术后血肿和碎骨残留，将妨碍活动的异骨切除,可恢复部分关节功能。术后短期石膏固定,加用止血药和吲哚美辛等药物,促进止血和吸收以利改善肘关节功能。

脱位整复后要有良好的固定,切忌在复位过程中动作粗暴。拆除外固定后,在无痛的情况下进行主动活动,企图通过被动活动来增加肘关节活动幅度,这种动作不但不能达到预期目的,反而更增加肘关节的僵硬程度。强烈的被动运动和较重的手法按摩会加重关节囊挛缩和关节周围粘连,促使关节僵硬,影响伸屈活动。应告诉患者及家属防止肘关节强烈牵伸活动,如有血肿,可用理疗或中医中药治疗,促进血肿吸收,减轻疼痛。

第六节　桡骨头脱位和半脱位

单纯的桡骨头脱位在临床上较为少见,常合并尺骨骨折。儿童桡骨头半脱位却很常见,也称为Maigaine半脱位。

【损伤机制】

1. 桡骨头脱位　可因桡骨头较短小,环状韧带松弛、狭窄的解剖因素,由间接暴力引起,大多是跌倒时手部撑地,当暴力由下而上传递到达桡骨头时,如前臂处于极度旋转位时,桡骨头肱骨小头撞击后就有可能不引起骨折,而是向前外弹跳,以致环状韧带断裂,形成桡骨头完全脱位,且多为前外侧脱位。

2. 桡骨头半脱位　多由于手腕和前臂被牵拉所致,故又称牵拉肘。在步行、登高或穿衣时被家长牵拉过猛,因儿童体重的反牵引,导致桡骨头半脱位。4岁以内幼儿的桡骨头尚未发育完全,肘关节的韧带、肌肉和关节囊较松弛。当肘关节突然受到牵拉时,肘关节腔内的负压将关节囊和环状韧带一并吸入肱桡关节间隙,环状韧带向上越过桡骨头,嵌于桡骨头和肱骨小头之间,阻碍了桡骨头回复原位(图98-34)。

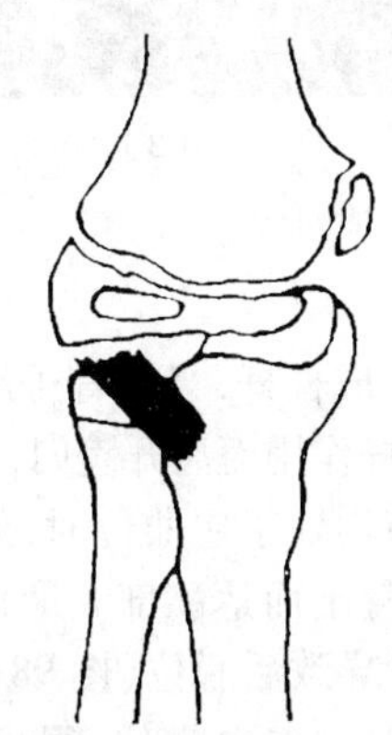

图98-34　桡骨头半脱位

【临床表现】

1. 桡骨头脱位　患者有外伤史。局部肿胀、疼痛及压痛。双侧对比检查下,可在伤侧肘前部触及向前或向前外侧脱出的桡骨头。肱二头肌腱紧张,该肌可有痉挛。旋前及屈肘活动均明显受限,部分病例可有桡神经损伤表现,拇、示、中指背侧痛觉减退和前臂背侧皮肤麻木,伸拇,伸腕力减退或消失。

2. 桡骨头半脱位　有牵拉史,前臂被牵拉后立即哭闹不宁,多用健肢托患肢前臂或下垂患肢,前臂处于轻度旋前位,肘部微屈拒动,不敢旋后,不能上举拿物。局部有明显压痛,被动伸屈肘或旋转前臂时哭闹加剧。

【影像学表现】

小儿桡骨头半脱位时无异常表现,个别患儿可能发现桡骨头和肱骨小头空隙略增宽,检查的目的主要是除外桡骨头颈骨折和肘部其他损伤的存在。对于桡骨头脱位,主要观察桡骨头的移位方向及距离。

【治疗】

1. 桡骨头脱位　以手法复位为主。在麻醉下,屈肘90°左右,术者一手握前臂牵引。另一手拇指压在桡骨头前外侧,迫使其回归原位,这时可闻及复位响声或触知复位振动,表示已复位。伸屈肘及前臂旋转自如,局部压痛消除。置于屈肘及前臂旋后位,石膏固定3~4周。

对于手法复位失败和陈旧性脱位者,可行切开复位,对于撕裂的似环状韧带,可行环状韧带修复术或环状韧带重建术(图98-35)。对于并有桡骨头粉碎性骨折不宜修复、环状韧带严重损伤难以较好重建或陈旧性桡骨头脱位时间较长的成人病例,可行桡骨头切除术。

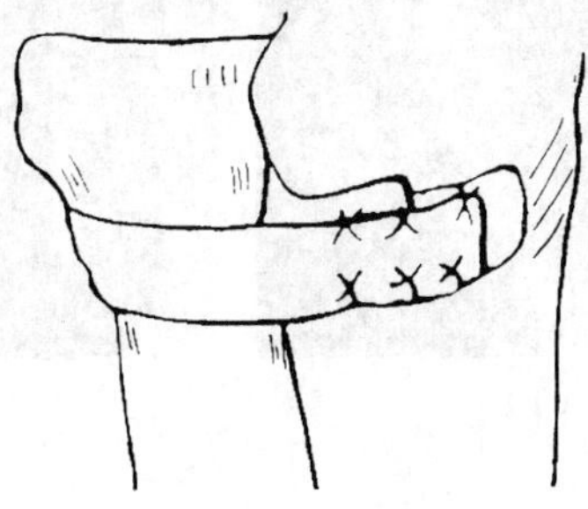

图98-35　环状韧带重建术

2. 桡骨头半脱位　均可手法整复,一般不需麻醉。术者一手握患儿腕部牵引前臂,使前臂旋后并逐渐屈肘,同时另一手拇指顺势按压桡骨头,可听到一声清脆响声或有滑入空隙振动感,则表明已复位,症状立即消失(图98-36)。此时患肢活动自如,并可接拿物品。手法复位过程中一次未能成功时,可反复伸屈肘和前臂旋转活动，以促复位。复位后用颈腕吊带或三角巾悬吊1周，防止再发生脱位。若多次复发者，复位后应用石膏固定屈肘位2周。一般到5岁以后就极少再发。

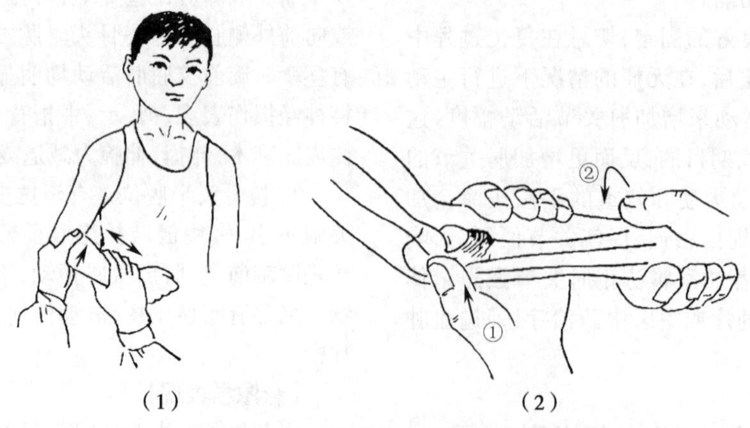

图98-36　桡骨头半脱位复位法
（1）拇指按住桡骨头；（2）迅速将前臂旋后

（周建平）

第七节　髋关节脱位

髋关节脱位约占全身各关节脱位的5%，在四大关节脱位中占第三位。由于髋关节结构十分稳固，一般外力不易发生脱位。一旦发生脱位，则说明外力相当大。因而在脱位的同时，软组织损伤也较严重。且往往合并其他部位或多发损伤。因此，患者大多为活动能力很强的青壮年。根据脱位后股骨头的位置，髋关节脱位可分为三种类型：①股骨头停留在髂坐线（Nelaton线）的前方者为前脱位；②停留在该线后方者为后脱位；③股骨头向中线，冲破髋臼底部或穿过髋臼底而进入盆腔者为中央性脱位。三种类型的脱位中以后脱位最常见（图98-37）。

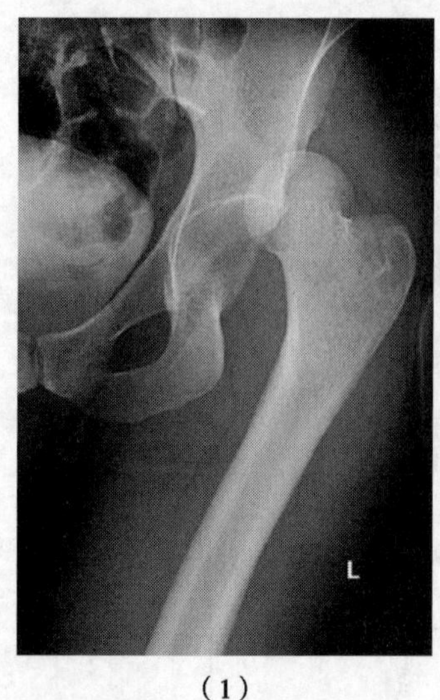

（1）

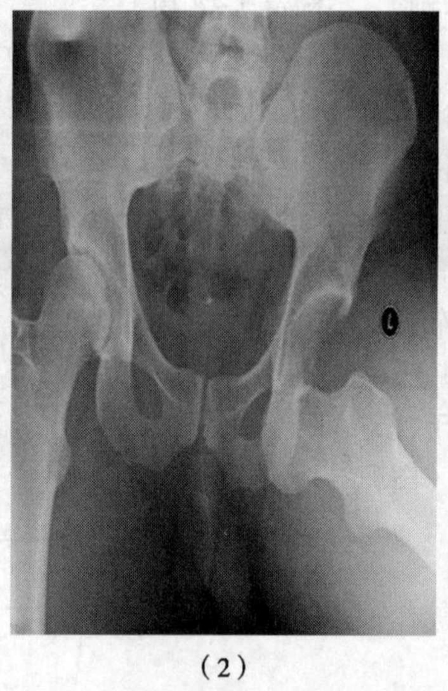

（2）

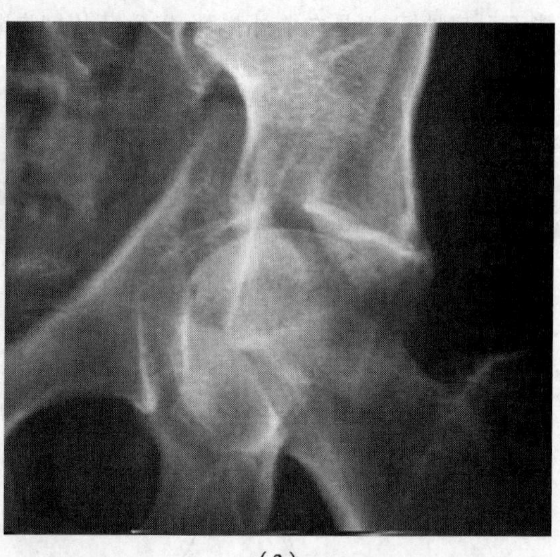

（3）

图98-37　髋关节脱位的类型
（1）后脱位；（2）前脱位；（3）中央性脱位

一、髋关节后脱位

髋关节后脱位是髋关节脱位中最常见的类型，其发生率约为前脱位的10～20倍。

【损伤机制与分型】

髋关节脱位多由间接暴力所引起。当髋关节屈曲90°位过度地内收并内旋股骨干，使股骨颈前缘、髋臼前缘处为支点形成杠杆；当股骨干继续内旋并内收时，股骨头因受杠杆作用而离开髋臼，造成后脱位。

当髋及膝关节均处于屈曲位时，外力由前向后作用于膝部，再经股骨干而达髋部。最常见于撞车时膝关节撞击到仪表盘导致后脱位（图98-38）。如果在撞击时髋关节处于中立或内收位，很可能只发生后脱位，如果髋关节处于轻度外展位，则可能合并髋臼后缘或后上缘骨折。髋关节后脱位时的受力姿势图(图98-39)。

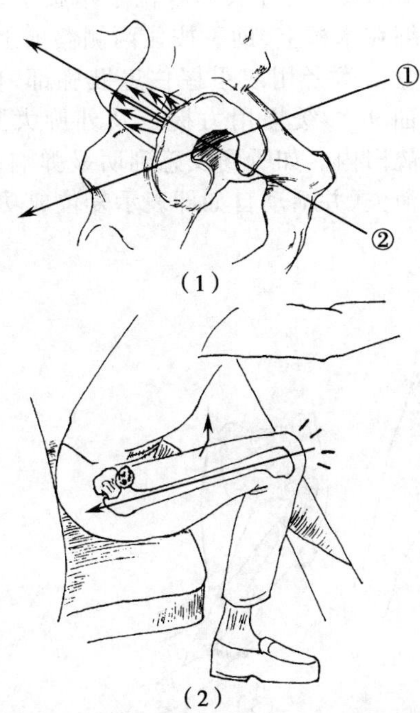

图98-38 髋关节受力时的姿势决定后脱位的类型

(1)①髋关节屈曲>90°、内收、内旋姿势受力产生单纯脱位;②髋关节屈曲<90°、内收、内旋姿势受力产生骨折脱位;(2)髋关节后脱位时的受力姿势

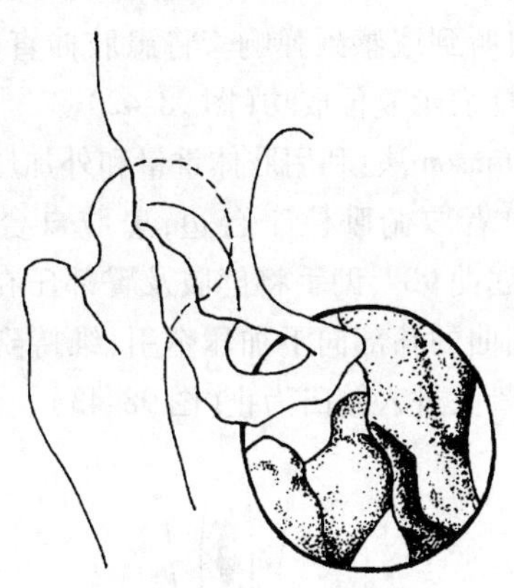

图98-39 髋关节后脱位

当髋屈曲时,外力由后向前直接作用于骨盆,使股骨头相对后移而发生后脱位。如在屈髋弯腰劳动时,腰骶背部被落下的重物击中,使得骨盆向前冲,引起髋关节后脱位。

股骨头向后脱位时,多由髋骨与坐股韧带之间的薄弱区穿出,关节囊的后下部及圆韧带均撕裂,而前关节囊与髋股韧带多保持完整(图98-39)。

临床上多采用Thompson-Epstein分类法,将髋关节后脱位分为五种类型(图98-40):

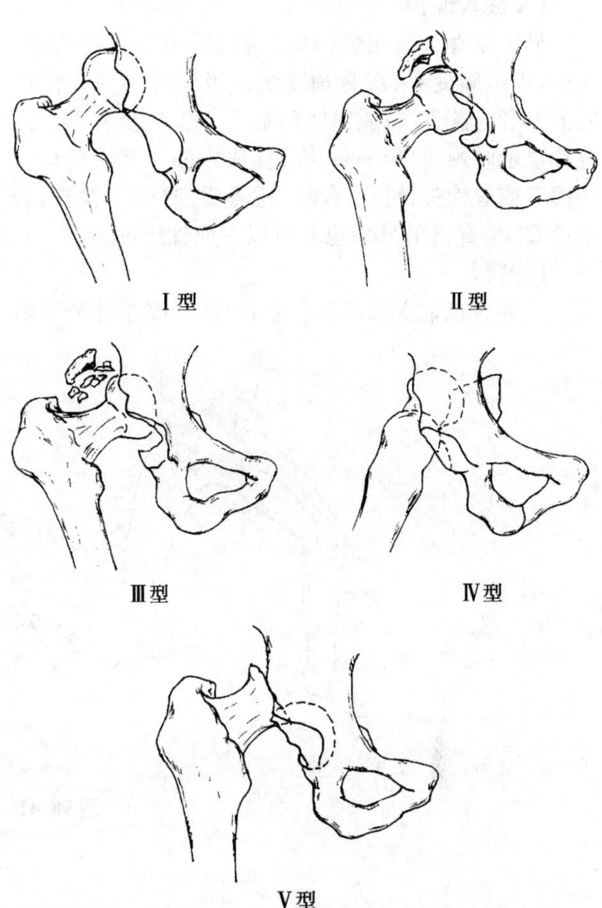

图98-40 髋关节后脱位的Thompson-Epstein分类

Ⅰ型:单纯的髋关节后脱位,或只伴有裂隙骨折。

Ⅱ型:髋关节后脱位,伴有髋臼后缘单个大块骨折块。

Ⅲ型:髋关节后脱位,伴有髋臼后缘严重的粉碎性骨折,有或无一个主要的骨折块。

Ⅳ型:髋关节后脱位,伴有髋臼唇和髋臼底部骨折。

Ⅴ型:髋关节后脱位,合并有同侧股骨头骨折。

这些分型原则主要是反映关节面的完整性及复位后股骨头的稳定性。无论是涉及髋臼或股骨头的骨折,均说明关节失去其完整性,处理不当,可能导致创伤性关节炎,这在X线上是比较容易判断的。

【临床表现】

患者有严重的外伤史。髋关节疼痛明显,不能走路或站立,髋关节活动丧失,患侧下肢呈内收、内旋、屈曲和缩短畸形。复位前应仔细检查皮肤感觉和肌肉力量,后脱位合并坐骨神经损伤的发生率为10%~13%,合并同侧膝关节、股骨头和股骨干骨折或韧带损伤很常见。髋关节不能外展和伸直,臀部隆起。测量髋坐线(Nelaton线)、髂转线(Choemaker线)和Bryant三角均显示股骨大粗隆有上移征象。

【X 线表现】

显示股骨头脱出髋臼窝，脱位后由于股骨内收、内旋，小粗隆变小，股骨颈变短。当股骨头脱向髋臼后上方者为髂骨型；脱向髋臼后下方者为坐骨型。正位片显示耻颈线（Shenton 线）弧线中断。有时脱位合并髋臼或股骨头骨折。有时，还需要进行 CT 检查，有报道 CT 检查显示 50% 患者可以发现骨碎块。

【治疗】

1. 单纯的髋关节后脱位（Ⅰ型） 应在麻醉下争取 8～12 小时内尽早闭合复位，手法应轻柔，在肌肉松弛无痛下进行。主要的复位方法有以下几种：

（1）Allis 法：患者取仰卧位于木板上，用宽布带将骨盆绑在木板上，助手按住两侧髂前上棘以协助固定骨盆。术者用双手握住患肢膝部，使髋、膝关节各屈曲 90°，缓慢用力提拉及外旋大腿，使股骨头滑入髋臼内。如听到及感到明显弹响，患肢伸直后畸形消失，并活动自如即表示复位成功（图 98-41）。

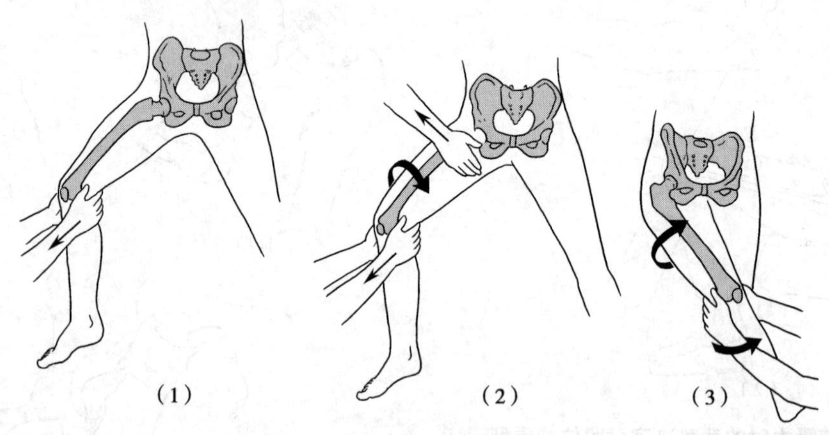

图 98-41 Allis 复位法

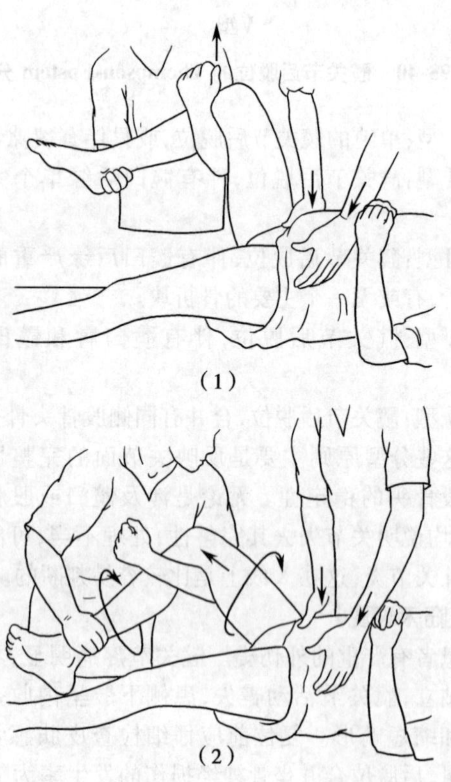

图 98-42 髋关节后脱位的 Bigelow 复位法

（2）Bigelow 法：体位同前，术者一手握患侧踝部，另一手托患侧腘窝处，在牵引下缓慢屈髋、屈膝，并内收、内旋髋关节，使膝部接近对侧髂前上棘和腹壁。在继续维持牵引下，使髋外展、外旋、伸直，其动作在左髋似画一个问号“?”；在右髋为反问号。股骨头滑入髋臼时可听到或感到弹响。将患肢伸直，如可被动活动自如，即表示复位成功（图 98-42）。

（3）Stimson 法：利用肢体重量和外加压力使软组织松弛。患者取俯卧位于台边，患肢自台边屈髋下垂，膝关节屈曲 90°，助手将健肢及臀部压在台上。术者在患侧屈曲的膝部向下加压牵引，维持到软组织充分松弛，股骨头进入髋臼为止（图 98-43）。

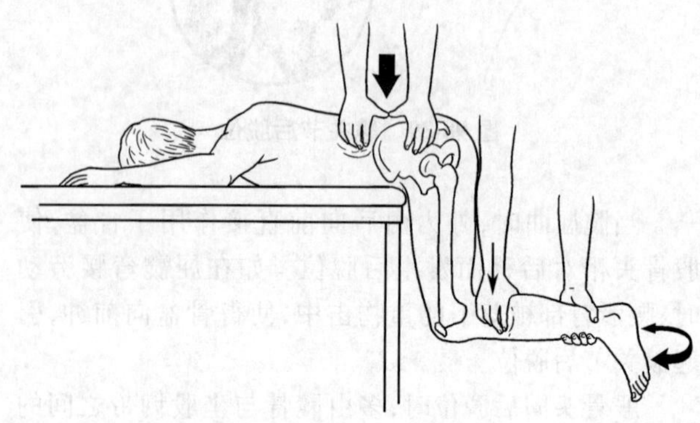

图 98-43 Stimson 复位法

（4）Bohler 法：患者体位同 Allis 法，仍用宽布带固定骨盆于木板上。用另一条宽布带套在患侧腘窝

7

与术者颈部。术者一膝跪于患侧地上,另一脚立于地面。一手执患侧踝部上面,另一手扶位患侧膝部。然后术者伸直躯干和颈部,使布带圈向上牵引患肢,同时以紧握踝上部的手向下施加压力。髋关节后脱位的 Bohler 复位法牵引力应缓慢而有力。牵引时使患肢膝部作不同方向旋转,可帮助复位。若此时听到或感到弹响,表示已复位,畸形立即消失,并可作全面的被动活动(图 98-44)。

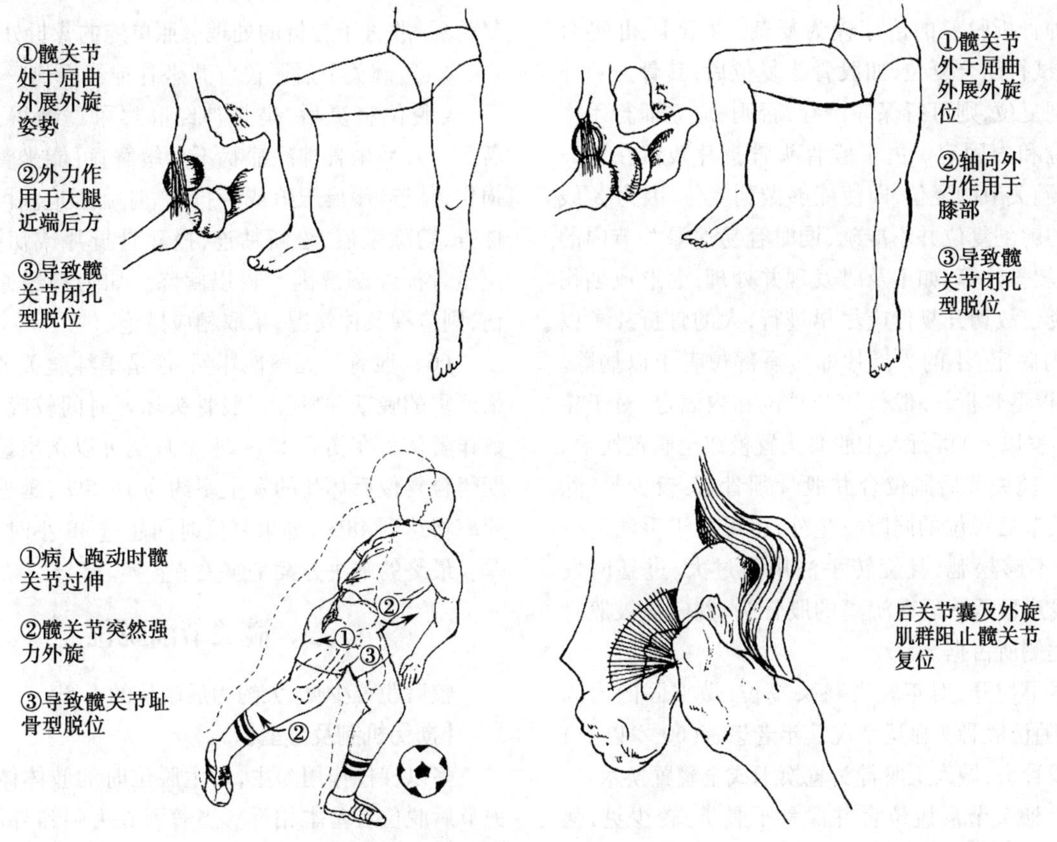
①髋关节处于屈曲外展外旋姿势
②外力作用于大腿近端后方
③导致髋关节闭孔型脱位
①髋关节外于屈曲外展外旋位
②轴向外力作用于膝部
③导致髋关节闭孔型脱位
①病人跑动时髋关节过伸
②髋关节突然强力外旋
③导致髋关节耻骨型脱位
后关节囊及外旋肌群阻止髋关节复位

图 98-44 髋关节后脱位的 Bohler 复位法

复位后治疗:复位后应进行体格检查以明确复位是否成功,同时还应行 X 线检查,以明确股骨头或股骨颈无骨折。早期,可以用持续皮牵引将患肢固定于伸直、30°外展位。当患者没有疼痛感时,就应开始进行肌肉等长练习。患者制动多长时间可以负重,目前没有统一意见。一般认为在无疼痛感,有接近正常的外展和外伸肌力前,患者还是要卧床休息。这个时间大约要 3 ~6 周,才能从扶拐过渡完全负重。

有时经 X 线检查股骨头虽已纳入髋臼,但应仔细检查关节面是否相称。如发现有任何不相称,即证明未完全复位。可能由于关节盂唇卷入或碎小骨、软骨游离块嵌入关节间隙所致。应及时手术探查。否则延误治疗,影响疗效。

2. 髋关节后脱位的并发症及处理

(1) 髋关节后脱位合并髋臼后缘骨折(Ⅱ ~ Ⅳ型):是由于脱位过程中,股骨头与髋臼后缘相撞时引起的。骨块大小取决于股骨屈曲内收的程度,内收角度愈小,愈容易骨折;内收角度愈大时,愈难以骨折。根据 X 线斜位片所显示的髋臼后缘骨折片大小、完整情况,将髋臼后缘骨折分为 4 型:A 型:骨折片占髋臼的 1/4;B 型:骨折片占髋臼的 1/3;C 型:骨折片占髋臼的 1/2;D 型:为粉碎性骨折。必要时行 CT 检查亦可了解骨折片大小、位置和移位方向。

骨折片小者(A、B 型),可随关节复位而对合或接近髋臼缘,持续行骨牵引 6 周。对骨折片大者,粉碎性骨折(C、D 型)或复位不佳者,由于较大的髋臼骨折影响关节的稳定性,且骨折通过关节面,如不能解剖复位,有后遗创伤性关节炎的可能,故多数人主张早期切开后准确复位,同时将主要骨折块行内固定,可恢复关节的平滑稳定性,还可探查关节内有无碎小骨片,如有则予以清除,以减少创伤性关节炎的发生,手术多采用后切口,术后牵引 6 周。

(2) 髋关节后脱位合并股骨头骨折(Ⅴ型):较少见,由股骨头与髋臼后缘撞击所致,常发生在股骨头前向下部非负重区。如骨块大于头的 1/3 者,常与圆韧带相连而留在关节内。由于股骨头骨折块常与髋臼或股骨头的阴影重叠，如不仔细辨认 X 线片，则有漏诊的可能。Pipkin 将其分为四种类型：Ⅰ型：股骨头骨折位于中心凹的远侧；Ⅱ型：骨折位于中心凹的近侧；Ⅲ型：股骨头骨折合并股骨颈骨折；Ⅳ型：股骨头骨折合并髋臼骨折。

此种骨折脱位的治疗较为复杂，对于Ⅰ、Ⅱ型骨折，可先试行闭合复位，如股骨头复位后，其骨折片亦达到解剖复位，则可行保守治疗，否则，应立即行手术切开复位和内固定。由于股骨头骨折片残留在髋臼内，影响髋关节的复位，即使能够做到复位，因为 X 线所显示的解剖复位并不准确，同时容易遗漏关节内的碎小骨、软骨片等，如不及时发现并处理，会形成创伤性关节炎。故切开复位应尽早进行，大的骨折片予以复位并内固定，小的骨折片非负重部位者予以摘除。对于Ⅲ、Ⅳ型骨折，一般行切开复位和内固定，对于年老者(60 岁以上)可行人工股骨头置换或全髋置换术。

(3) 髋关节后脱位合并股骨颈骨折：较少见，除了在髋关节后脱位的同时发生外，也可见于手法复位时，肌肉不够松弛，且旋转手法用力过大、过猛时发生。X 线片显示髂后有游离的股骨头，髋臼内被股骨颈骨折远侧所占据。

应尽早切开，对年轻者将头复位，做牢固的内固定，长期随访股骨头血运情况。年老患者(60 岁以上)宜摘除股骨头，做人工股骨头置换术或全髋置换术。

(4) 髋关节后脱位合并股骨干骨折：较少见，强大的暴力先造成髋关节后脱位，继续作用于脱位侧股骨干引起骨折。由于股骨干骨折后造成的畸形比较明显，也容易诊断，因而忽略了对髋关节的进一步检查。在摄片时往往没有包括髋关节，使髋关节后脱位更易被掩盖。如果细心观察，还是可以发现的。它的股骨干骨折表现与通常股骨干骨折时的移位方向有所不同，表现为近端向前内方向移位(近端内收)，且两断端从不出现重叠移位，多为横形骨折。而多数单纯股骨干骨折，近端多呈外展，如果内收，则骨折成块不会是横形的，而是斜向内下方的。此外，同侧臀部触到突出的股骨头，臀部瘀斑，大粗隆上移等也有助于区别。

两处损伤的处理顺序，应视具体情况而定，在多数情况下，以先处理髋关节脱位为主，然后再处理股骨干骨折。复位需在麻醉下进行，尽可能地采用闭合复位，但不能用旋转手法。Freeman 等采用将患者设置俯卧位，患肢下垂于手术台边缘，通过肢体重量下垂，并由操作者在髋臼后缘，利用推挤力量迫使股骨头复位。Ingram 和 Turner 利用一枚斯氏钉穿过股骨大粗隆，用钳夹持并牵拉斯氏钉按髋关节后脱位复位手法整复。关节复位后再按股骨干骨折处理。对髋关节后脱位手法整复失败者，应先作股骨干骨折切开复位及接骨板内固定术，再行髋关节后脱位手法整复。如果复位失败，再行髋关节切开复位术。一旦髋关节复位后，股骨干骨折的处理可照单纯的骨折处理。

(5) 髋关节后脱位合并坐骨神经损伤：一般情况下，当脱位整复后，坐骨神经麻痹可逐渐得到缓解。若 3 个月后坐骨神经症状不见缓解，可能坐骨神经有损伤，粘连，瘢痕压迫或骨折片、骨痂压迫。可行手术探查，切除瘢痕、松懈粘连，摘除骨折片或切除骨痂，使坐骨神经麻痹因素得以解除。如为神经原发性损伤，则应视具体情况，采取相应措施。

(6) 股骨头无菌性坏死：这是单纯髋关节后脱位最严重的晚期并发症。股骨头坏死时间较晚，但大多数作者认为在伤后 17～24 个月就可以做出诊断。早期闭合复位后坏死的发生率约为 15.5%，延迟复位坏死率将达到 48%，如果复位时间超过 48 小时，预后很差。最终的解决方案是髋关节置换。

二、髋关节前脱位

较后脱位少见，大约为后脱位的 1/5。

【损伤机制及分型】

多以杠杆作用为主，发生脱位时的肢体体位与髋关节后脱位者基本相反。当髋因外力强烈外展时，股骨大粗隆顶端与髋臼上缘相撞，如患肢再稍外旋，迫使股骨头脱出。另一种情况是当股骨外展、外旋时，外力由体侧向内下方直接作用于大腿近端，如大腿外展、外旋时，臀部突然受撞击，亦可发生髋关节前脱位(图 98-45)。

股骨头由髂股韧带与耻股韧带之间的薄弱区穿出，关节囊的前下部及圆韧带均撕裂，而后关节囊与髂股韧带多保持完整。前脱位合并邻近骨折者少见。

Epstein 将髋关节前脱位分为两型：

(1) 闭孔型：股骨头向前下移位，停留在闭孔内，也称为低位型。

(2) 耻骨型或髂骨型：股骨头向前上移位，停留在耻骨上支水平或髂骨水平，也称高位型。

【临床表现】

如果是闭孔型脱位，患侧髋关节呈外展、外旋、屈曲位(图 98-46)；髂骨型或耻骨型脱位髋关节处于伸展位。髋前方可看到局部隆起，可触之为脱位的股骨头。髋关节功能丧失，被动活动时引起疼痛和肌肉痉挛。

7

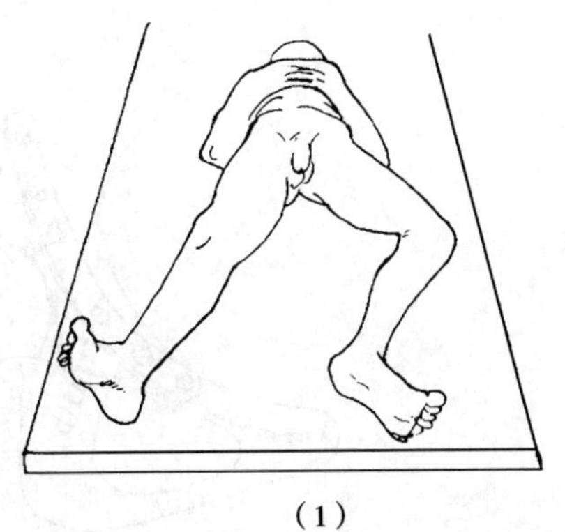

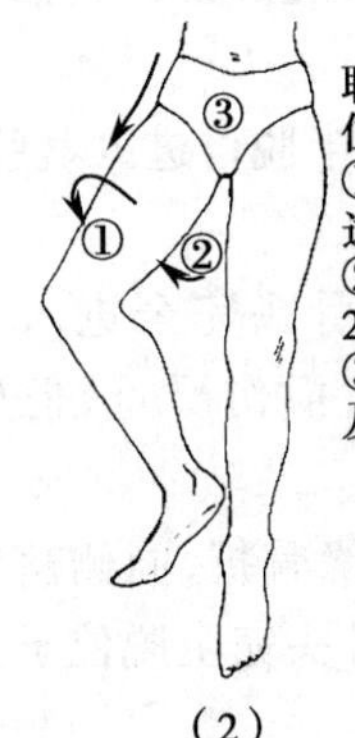
③
①
②
耻骨型髋关节脱位典型畸形
①下肢外旋(可达90°)
②外展约15°~20°微屈
③腹股沟处可触及股骨头

(1) (2)

图 98-45 髋关节前脱位的机制

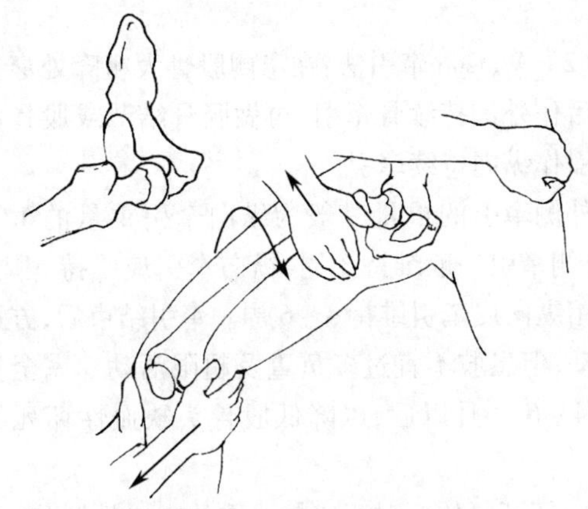

图 98-46 髋关节前脱位

【X 线表现】

正位片可见股骨头位于耻骨上支处(耻骨型)或闭孔内(闭孔型)。均在髋臼下方。

【治疗】

应尽早在麻醉下行手法复位,一般不太困难,且由于不合并骨折,故预后较好,常用的复位方法如下:

(1) Addis 法:患者仰卧,助手压髂前上棘以固定骨盆,握患肢屈髋、屈膝到 90°,内旋患肢于中立位,向上作持续牵引,轻柔摇摆和内旋,使股骨头滑入髋臼,伸直下肢复位(图 98-47)。

(2) 反 Bigelow 法:操作步骤与后脱位复位相反。外展、外旋、屈髋屈膝,内收内旋,伸直下肢复位。

(3) 推挤法:患者仰卧,以宽布带将骨盆固定于手术台上。一助手协助固定骨盆,另一助手握患肢小腿,屈膝 90°沿股骨纵轴顺外展方向牵引,并轻度外旋。术者站在对侧,两手掌用力将股骨头从大腿内侧向外侧髋臼处推按,同时助手在牵引下内收患肢,如听到或感到复位的弹响,表示复位成功,即将患肢伸直。

复位后用皮牵引固定患肢于伸直及轻度内收、内旋位,3 周左右。

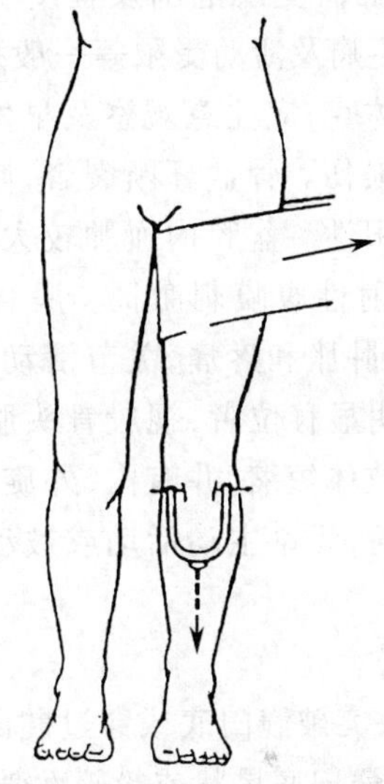

图 98-47 髋关节前脱位的 Addis 复位法

对极少数闭合复位失败者,不应多次重复,应立即切开复位。手术宜用前切口,复位后仍行皮牵引 3 周,然后扶拐下地负重行走。

三、髋关节中央性脱位

髋关节中央性脱位的主要损伤部位为髋臼骨折,其病理改变、治疗方法及预后均与前两种脱位不同,而且其骨折范围常常涉及髂骨或骨盆的其他部位,因而多列入骨盆骨折中介绍。

【损伤机制与分型】

当大腿处于稍外展的姿势时,暴力作用于膝部,通过股骨干传导到股骨头,并直接冲向髋臼底,或作用于大粗隆处,通过股骨头作用于髋臼底,引起髋臼底部骨折,股骨头与髋臼底骨折片一起突向盆腔内,故也称骨盆内脱位。

根据髋臼骨折的范围和股骨头的移位情况,可将髋关节中央性脱位分为四种类型:

Ⅰ型:髋臼底部有横形或纵形骨折,股骨头无移位,损伤较轻,但比较多见。

Ⅱ型:髋臼底部骨折,股骨头呈半脱位进入盆腔,损伤较重,也比较多见。

Ⅲ型:髋臼底粉碎性骨折,股骨头完全进入盆腔,股骨头嵌入髋臼底部骨折间,损伤严重,但较少见。

Ⅳ型:髋臼底部骨折并有髋臼缘骨折,同侧髂骨纵行骨折,骨折线达髋臼顶部,股骨头完全脱位于盆腔,损伤严重,较为少见。

【临床表现】

与前两种脱位不同,主要特征为骨盆骨折,视骨盆本身及盆腔脏器受累范围及程度不同而差别较大。轻者仅有疼痛及活动受限等一般症状。重者则可出现创伤性休克,应注意观察及早发现并排除盆腔血管及内脏损伤。骨盆环断裂者,则出现骨盆分离及积压试验阳性。盆腔内血肿较大者,则可有下腹部疼痛及反射性腹膜刺激征。股骨头轻度移位者,除局部可有肿胀和疼痛,关节活动受限外,患肢无短缩畸形。明显移位者,视股骨头脱入盆腔多少而出现相应的肢体短缩,并有内、外旋畸形,大粗隆因内移而摸不清,无论主动活动或被动活动均明显受限。

【X线表现】

可见股骨头突破髋臼底或穿过髋臼底裂隙而进入盆腔,可引起髋臼底星状或粉碎性骨折,严重者股骨头可完全突入盆腔,并合并坐骨、耻骨及髋骨的骨折。必要时可行CT检查以明确髋臼、骨盆骨折情况及股骨头脱位情况。

【治疗】

多数的髋关节中央性脱位可用闭合复位治疗,复位方法是采用持续牵引法复位。髋臼内侧壁的移位是无足轻重的,真正严重的是髋臼顶部及股骨头负重部位的移位。因此对此部位的损伤要尽量地整复。

1. 牵引复位　对Ⅰ型患者可采用持续皮牵引;对Ⅱ型患者可采用持续骨牵引。对于Ⅲ、Ⅳ型患者,可在较大重量纵向骨牵引的同时,加用侧方皮牵引或骨牵引,两种牵引的合力,以便将脱入盆腔的股骨头拉出,同时髋臼底部骨折亦可得到整复。以下为两种常用的牵引方法:

(1) Lowell牵引法:在患侧大腿上使用宽布带从大腿内侧绕过,并向外侧持续牵引,再做胫骨结节或股骨髁上骨牵引作纵向持续牵引(图98-48)。

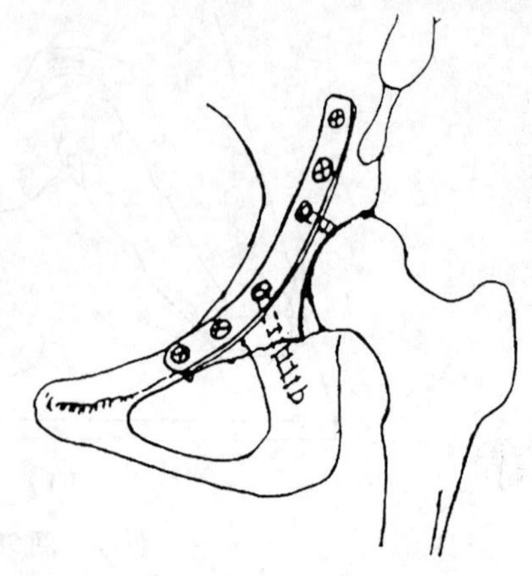

图98-48　中央性脱位Lowell牵引复位法

(2) Watson牵引法:在患侧股骨大粗隆处穿插斯氏钉后作外侧持续骨牵引,再做胫骨结节或股骨髁上骨牵引作纵向持续牵引。

外侧牵引的重量一般为纵向牵引重量的1/3左右,外侧牵引一般维持3周,纵向牵引应维持6周,以后再用纵向皮牵引维持4~6周。牵引结束后,方可下地活动,但患肢不宜过多负重及超限活动。完全负重应在4~6个月以后,以降低股骨头缺血性坏死的发生率。

2. 切开复位　对于比较严重的中央性脱位,股骨头脱入盆腔内,股骨颈嵌入在髋臼骨折缝隙间,牵引复位常不能达到整复良好的程度,可行手术切开使脱位整复(图98-49),骨折复位固定,术后继续进行患肢牵引治疗。但切开整复要慎重,因手术范围大,要有明确的手术适应证才能作切开。

四、髋关节脱位的后遗症

(一) 股骨头缺血性坏死

髋关节脱位及骨折脱位后,股骨头坏死率约为10%~25%,但根据损伤的具体情况,可有较大的差别。一般单纯性髋关节脱位而及时复位者,坏死率低;而合并骨折,损伤严重者,则坏死率高。因此,对髋关节脱位,特别是骨折脱位的患者,应进行较长时间的随访观察。

(二) 创伤性关节炎

单纯髋关节脱位复位后,很少发生创伤性关节炎,但如为骨折脱位,则发生率大增,可达25%以上。可因关节内骨折复位不良而直接发生,亦可因股骨头缺血性坏死后继发。

一旦发生创伤性关节炎,治疗上较为困难。大多先采取保守治疗措施,适当减轻关节负担,在急性发

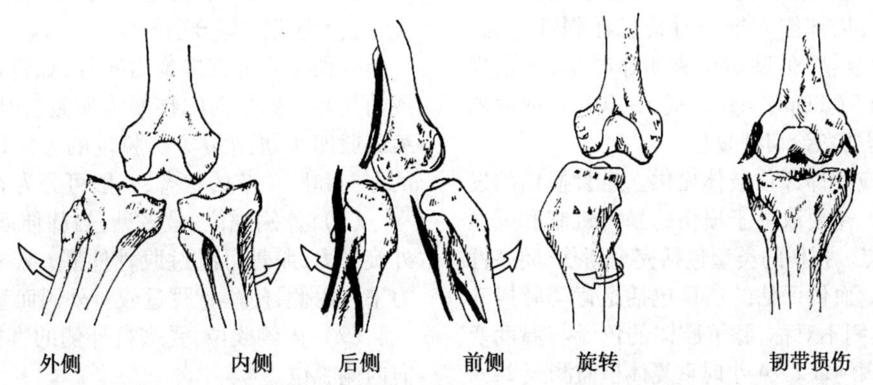

图 98-49 中央性脱位切开复位

作期间可进行理疗及药物治疗。对于晚期而严重者，则可根据具体情况采取手术治疗。对老年人(60 岁以上)可行全髋置换术;而对青壮年患者,则可考虑关节清理或融合术。对股骨头缺血性坏死者很难达到关节骨性融合。在早期,如关节仍有良好活动,截骨术是有效的,但结果难以预料。关节成形术只能用于年龄较大的患者或两个髋关节都有病变的病例。

(三) 创伤性骨化或骨化性肌炎

单纯的髋关节脱位几乎没有这种后遗症。合并骨折、反复手法整复的病例及切开复位的病例较多见创伤性骨化或骨化性肌炎。

钙化范围小者多不影响功能,亦无任何症状,钙化范围广泛而影响关节功能者,则可等钙化成熟,界限清楚后行手术切除,手术时应细致,并注意彻底止血,否则有再发的可能。也有采用口服吲哚美辛或术后一周内低剂量放疗以减少此类并发症的预防,但是否有效仍有争议。

(四) 深静脉血栓的预防

多数学者术后常规预防性使用抗凝剂,预防深静脉血栓。术前对于有血栓形成风险较高的患者,可以采用下肢静脉彩超筛查,已有血栓的高危患者,可以提前放置静脉滤网,降低肺梗死风险。

(张 弛)

第八节 膝关节脱位

膝关节脱位(knee dislocation,KD)是一种少见的严重损伤,可伤及膝部韧带、血管和神经,严重致残,文献报道发生率为 0.02% ~0.2%,但因自发复位与漏诊,实际发生率应该更高。KD 以年轻患者多见,可源于高能量的交通事故(50%)、中等能量的运动损伤(33%)和低能量的普通摔倒(12%),以及超低能量的行走时自发脱位(肥胖患者)。约有 14% ~44% 的 KD 为多发伤的一部分,15% ~35% 为开放伤。

(一) 分型

膝关节有 4 个重要的静态稳定结构:前交叉韧带(anterior cruciate ligament,ACL)、后交叉韧带(posterior cruciate ligament,PCL)、内侧副韧带(medial collateral Ligament, MCL)以及后外侧结构(posterior lateral corner,PLC),其中,PLC 包括外侧副韧带、弓状韧带、腘肌腱、腘腓韧带和后外侧关节囊。KD 会导致这些结构的体部断裂、起止点剥离或撕脱骨折(Segond 骨折)。目前最为常用的分型是 RC Schenck Jr 于 1994 年发表的解剖分型,着眼于“坏啥修啥”,以指导临床治疗(表 98-1)。

表 98-1 膝关节脱位的 Schenck 分型

Schenck 分型	受损结构
KD-Ⅰ	仅单个交叉韧带损伤:ACL 或 PCL
KD-Ⅱ	仅双交叉韧带损伤:ACL 和 PCL
KD-Ⅲ M	双交叉韧带+后内侧结构:(ACL+PCL)+MCL
KD-Ⅲ L	双交叉韧带+后外侧结构:(ACL+PCL)+LCL/PLC
KD-Ⅳ	双交叉+后外侧+后内侧:(ACL+PCL)+(MCL+LCL/PLC)
KD-Ⅴ	骨折脱位
C	伴有血管损伤
N	伴有神经损伤

(二) 急救与评估

多发伤患者首先应该按照 ATLS(advanced trauma and life support)标准程序进行评估,以确保生命安全,其后再关注可疑的膝部外伤情况。明显脱位者的诊断并不困难,需要注意的是自行复位和因极度肥胖而掩盖局部体征的患者。必须进行详细的问诊,注意局部的青紫、肿胀、肢端血供等软组织异常情况,即使自行复位,KD 仍然是高度不稳定的,记住这一点有助于减少漏诊。

体检确认的 KD 应立即复位,以缓解血管扭曲、降低软组织张力、减轻疼痛反应。复位时一般用较轻柔的顺向牵拉即可，局部侧方推压时禁忌在腘部施力。难复性 KD 会在“复位”伸膝后仍有明显畸形，或出现内前方的“浅凹征”（dimple sign），提示 MCL 与前内侧关节囊的嵌顿，需要急诊切开复位。

复位成功后应立即评估肢体血供。血管损伤的发生率在5%～65%，主要取决于损伤的暴力机制和腘血管的局部解剖特点。损伤的类型包括完全断伤、闭塞性血栓或内膜撕裂。血供评估的项目包括足背动脉搏动减弱、消失或与健侧不对称，膝下肢体的色泽与温度变化等。须对可疑病例每 2～4 小时重复体检监测至 24～48 小时，必要时作彩超、CTA、MRA 等进一步检查。踝臂压力指数（ankle brachial pressure index，ABPI）是一个很好的无创监测指标，若足背动脉与上臂动脉收缩压之比小于 0.9 时，即有急诊手术探查指征。紧急情况下，手术室术中血管造影可以比影像科检查节省 3 小时左右的时间，缺血 8 小时以上者截肢率高达 86%。

血供确保后再进行神经学检查、临时固定、影像学检查。开放性 KD 急诊手术时通常可以安置外固定支架，但固定钉位置需远离关节线 10cm 以上，以方便后期的韧带重建。闭合性 KD 亦常需行小腿四间室筋膜切开术以预防和治疗骨筋膜室综合征。

（三）手术治疗

急性期手术的定义是在伤后 3 周内手术，此时瘢痕与软组织挛缩尚未发生，但因关节囊破损尚未愈合，关节镜手术会因渗漏致骨筋膜室综合征而无法进行，必须做开放手术。许多医生会选择在伤后 2～3 周时做关节镜手术，术中严密观察，若有渗漏嫌疑则马上转为开放手术。也有不少医生会选择分期手术，即在急性期先重建侧副韧带或 PCL 以获得初步稳定，在慢性期再行其他结构的重建，Wu Jiang 发表于 2015 年的系统回顾认为分期手术效果最优。KD 重建手术与单个韧带重建有很大不同，需要有经验的膝关节重建外科医生根据个人能力、术前术中评估、可用的重建材料等多方面因素决定手术方案。

（四）康复与预后

康复的目标是保护手术重建的结构、训练四头肌力量、达至最大的关节活动度。术后通常需要支具保护，6～8 周内避免过伸与开链腘绳肌收缩，6～10 周后开始负重。多数患者需要 6～12 个月才可恢复轻体力工作，极少数患者可以恢复轻体育活动，没有患者可以恢复到伤前活动能力。

（邵云潮）

第九节　外伤性髌骨脱位

在这类脱位中，外伤虽是主要原因，但时常存在潜在的骨骼、筋膜或肌肉结构的异常。如股骨外髁发育不良；内侧关节囊松弛，髌腱止点过度偏外等。

【损伤机制与分型】

外伤主要为直接暴力所致，如打击于髌骨前内侧或前外侧。偶尔为间接暴力所致，如股四头肌强力收缩或股四头肌断裂等。脱位的方向取决于直接暴力的方向和膝关节的状态，一般可分为五种：

（1）外侧脱位：最多见，当膝伸展位时，突然遭到外旋暴力，髌骨可滑过股骨外髁；或屈膝位跌倒时，暴力来自内侧，使髌骨跳过股骨外髁而移向外侧。

（2）内侧脱位：受来自外侧的直接暴力而使髌骨向内侧脱位。

（3）向上脱位：多由髌韧带断裂而引起。

（4）向下脱位：因股四头肌扩张部断裂所致。

（5）关节内脱位：当髌骨受直接暴力下脱位，并在膝关节伸屈活动中发生横向翻转或纵向旋转可发生这种脱位。因此，要造成关节内脱位，必须有一强大而复杂的暴力作用于膝部。当髌骨上板撕脱后，发生横向翻转而夹于关节内，髌骨关节面朝向胫骨；髌骨下板撕脱后发生横向翻转而夹于关节内，则髌骨关节面朝向股骨髁。当暴力使髌骨支持带断裂，髌骨沿纵轴发生旋转，位于股骨外髁外缘，髌骨关节面向外；或夹于股骨髁间窝，髌骨关节面可向内或向外。

【临床表现】

有外伤史，但要注意外伤是直接暴力还是间接暴力。暴力的方向和作用点，对于估计脱位方向和合并伤有帮助。由于患者来诊治前可能已自行复位或由他人复位，故可能仅有膝关节肿胀、积液和活动受限，局部有明显压痛。如未复位，屈膝位时膝关节的正常形态受到破坏。大多数髌骨外移，偏于膝部外侧，少数患者髌骨滑向上、下或内侧。如有膝关节内脱位，髌骨常嵌于关节内，膝关节活动明显受限，常有明显肿胀和积液。

【X 线表现】

发生脱位可摄片确诊。伸膝位时，脱位的髌骨可在正常位置，关节内积血时可见关节间隙加大，有时并有骨折影像。除摄正侧位片外，需摄髌骨轴位片，可发现股骨外髁扁平，髌骨后中嵴低平等骨性异常及髌骨移位情况，应尽量做双侧膝部对比摄片。

【治疗】

一旦发现脱位，使膝关节处于过伸位时，脱出的髌骨多能自动复位。伤后超过 1 周，在伸膝位下推动脱出的髌骨使之复位。复位后给予伸膝位石膏固定4～6周，固定期间伸缩锻炼股四头肌。

如果髌骨脱位未能用手法复位，应手术切开复位，同时修复被撕裂的软组织。如果在膝关节内有骨和软骨碎片移位时，则应予以切除，并对被撕裂的股四头肌扩张部、髌韧带等予以修复（图 98-50）。术后伸膝位石膏固定 4～6 周。

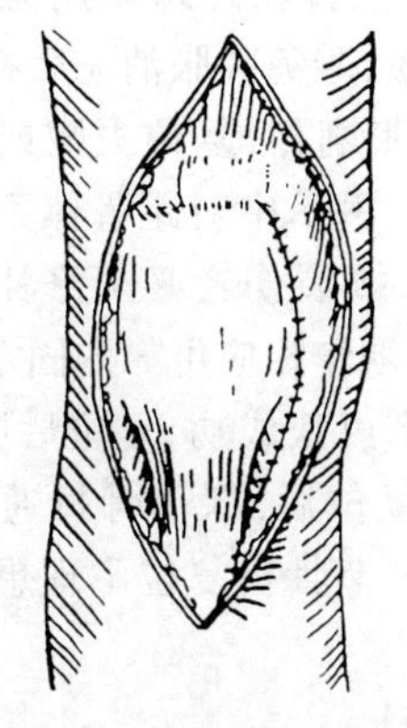

图 98-50　髌骨脱位手术切开复位

【陈旧性髌骨脱位】

以外侧脱位最常见，短时间很少引起膝关节功能受限。若脱位已有很长时间，可产生膝外翻和胫骨外旋，常可发生创伤性关节炎，关节活动将受限，关节可有疼痛和无力。

如脱位时间短，髌骨关节尚未出现退行性改变或仅有很轻的改变，可行切开复位或关节囊成形术（图 98-51）。如果髌骨关节有明显的退行性改变，可行髌骨置换、髌骨成形术或髌骨切除术。如胫骨关节发生不可逆的退行性改变，可行膝关节成形术。

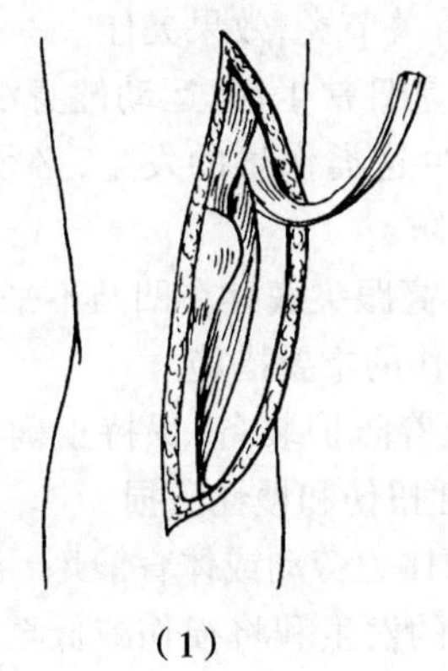

（1）

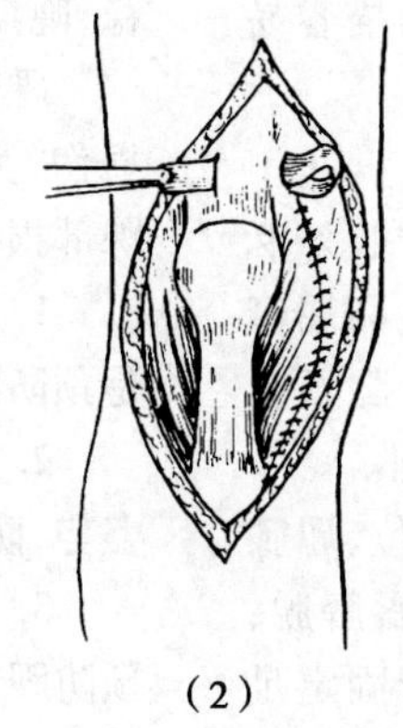

（2）

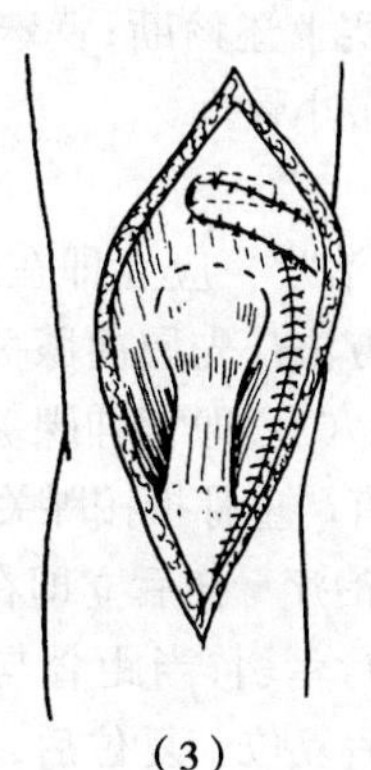

（3）

图 98-51　关节囊成形术

（1）游离前内侧关节囊条索；（2）关节囊切口缝合，将条索穿入股四头肌腱；（3）将条索翻转缝合于内侧关节囊与股骨内上髁上

【习惯性髌骨脱位】

髌骨习惯性脱位并不少见。系膝关节屈曲时髌骨脱出到股骨外髁的外侧；当膝关节伸直时髌骨即自动复位。患者多为青少年女性，由于髌骨反复脱位使伸膝装置不能发挥作用，股四头肌萎缩无力，走路时膝关节发软、不稳，易摔跤。患膝多有外翻畸形，检查髌骨和膝关节有松弛不稳感。

膝部结构的先天性发育不良是本病的基本条件，而外伤只是脱位的诱因。因此，应针对引起脱位的原因设计手术方案，不能采取一种手术方法来解决所有病例，有时须根据患者的年龄和畸形，采取一种或数种手术联合应用。

（林建平）

第十节　踝关节脱位

因距骨体处于踝穴中，周围有坚强的韧带包绕，牢固稳定，故单纯踝关节脱位极为罕见，多合并有骨折。本节讨论的是以脱位为主，合并有较轻微骨折的踝部损伤，简称为踝关节脱位。

【损伤机制及分型】

当踝关节跖屈位时，小腿突然受到强有力的向前冲击力，可致踝关节后脱位。当踝关节背伸位，自高处坠落、足跟着地，可致踝关节前脱位，当压缩性损伤使下胫腓关节分离时，可致踝关节上脱位。

1. 后脱位　由于踝穴前宽后窄，踝关节跖屈位时，小腿突然遭受强有力的向前冲击力，踝关节前方韧带较软弱，又无像跟腱一样的肌腱保护，使距骨脱至踝穴的后方。这种后脱位，可合并有一侧或两侧踝骨折，或胫骨后唇骨折（后踝骨折）。极少数的无骨折，只有韧带撕裂伤。可见内外踝由于距骨被强力脱出，而出现分离现象。

2. 前脱位　足在强力背伸位时，如自高处坠落、足跟着地，致胫骨下端前唇骨折，距骨向前滑出，形成前脱位。由于这种背伸位受伤的姿势在日常生活中不多见，故踝关节前脱位罕见。

3. 向上脱位　在压缩性损伤下胫腓关节分离，距骨向上突入胫腓骨间。此类脱位罕见，多伴有胫骨下端粉碎骨折及腓骨骨折。

【临床表现】

踝关节脱位在临床上表现为，受伤后踝部即出现疼痛、肿胀、畸形和触痛。后脱位者胫腓骨下端在皮下突出明显，并可触及，胫骨前缘至足跟的距离增大，前足变短；前脱位者距骨体位于前踝皮下，踝关节背屈受限；向上脱位者外观可见伤肢局部短缩，肿胀剧烈。

踝关节脱位常并发内、外髁及胫骨远端前、后唇骨折。

【影像学检查】

影像学检查，踝关节脱位诊断并不困难，常规X线摄片很容易证实上述诊断；特殊检查CT扫描容易检出合并存在的微小骨折。

【治疗】

1. 后脱位的治疗　应立即在腰麻或硬脊膜外麻醉下复位。复位方法是先屈曲膝关节，再行足跖屈牵引，当距骨进入踝穴后，即背伸踝关节，并用长腿石膏固定5周。合并有严重骨折按踝关节骨折处理。

2. 前脱位的治疗　伤后立即在麻醉下复位，屈膝关节、足背伸，进行牵引，当距骨与胫骨前下唇解脱，即推距骨向下向后复位。复位后，用长腿石膏固定足在跖屈位3周，后更换足踝背伸位石膏再固定2～3周。若有严重骨折，固定时间共需8～12周。

3. 向上脱位的治疗　要在良好麻醉下牵引复位。复位时膝屈曲，自大腿向上反牵引，握持足向下牵引，当距骨向下至踝穴时，胫腓骨便可复位对合。此时跖屈，背伸踝关节，以矫正踝关节前、后方移位。上短腿石膏，足在微背伸位，内、外踝要用力挤压使之对位。石膏在2周时更换，避免肿胀消失后石膏的相对松弛。若伤处软组织肿胀剧烈，复位失败或甚感困难者，可予手术开放复位。手术中对距骨体不需要作内固定，但周围韧带撕裂、撕裂伤者必须修补；合并有踝部骨折者，骨折复位后须作相应可靠内固定。

手法复位大多可获成功，复位后固定患足于功能位。踝关节脱位复位后，踝部骨折通常亦同时复位，但若拍片显示踝关节骨折复位不理想时，可行开放性复位及内固定。

【预后及预防】

踝关节脱位治愈后，由于周围韧带损伤，关节不稳，晚期出现骨关节炎，效果欠佳。

踝部损伤是日常生活、运动健身活动中最常见的损伤，为了减少这类伤患的发生，必须更多地关注对踝部损伤的预防。

1. 避免穿高跟尖底鞋在凹凸不平的道路上疾行，是预防踝部损伤的重要措施。

2. 按常规着防护装备，保持正确体位，避免不良姿势，防止急性扭伤和慢性劳损。

3. 适当的体力劳动或体育锻炼，可在一定程度上预防踝部损伤的发生和将损伤减低至最小限度，使薄弱、松弛的踝部韧带和软组织得到增强，增加踝关节活动的柔韧性及骨的刚度。

4. 损伤后要尽早就诊，正确选择治疗措施。不可急于过早活动，要经过充分的休息、制动，使损伤组织得到良好的恢复。

（周建平）

第九十九章

周围神经损伤及疾病

第一节　周围神经功能解剖

（一）基本结构

周围神经是连接中枢神经与末梢效应器的纽带，主要包括脑神经、脊神经及其根、终末神经和自主神经的外周部分。周围神经含运动神经、感觉神经和自主神经三部分。主要的构成有神经纤维和神经末梢。

（二）支持结构

1. 神经内膜　神经内膜是包绕在施万细胞鞘外面的结构，由基板、结缔组织纤维、毛细血管网及间充质细胞组成。其功能为提供能量及维持神经纤维内环境的稳定性。

2. 神经束膜　神经束膜是包绕神经束的结缔组织膜，其中含有毛细血管网及间充质细胞等。它是周围神经的血-神经屏障。

3. 神经外膜　神经外膜是周围神经最外层的疏松鞘膜。由神经干的血管网、结缔组织及神经系膜组成。神经外血管系统的存在部位与神经干的游离度和抗张力性有密切关系。神经外膜是显微外科手术缝合神经的基本结构。

（三）神经束结构

神经束是周围神经肉眼下的直视单位，每束含有400～10 000根神经纤维。每根神经干一般含4～20神经束。神经束在神经干内呈丛形分布。一般在神经近端，这种互相交错频繁，因此，不宜劈分过多；而在神经远端，神经束间纤维交错较少，运动与感觉束也趋于分离。

（四）周围神经的血供

周围神经内具有丰富的血液循环。近年来采用生物显微方法（如放射性核素标记离子追踪）研究周围神经血管分布，发现其具有两套完整的功能上既独立又互相联系的血管系统：

1. 神经外血管系统　该系统是由节段性排列的血管组成。这些节段性血管可起源于邻近神经的大血管，也可来源于邻近的肌肉与骨膜所发出的小血管。有些神经外膜的血管蒂能够提供丰富的血液，如尺侧上副动脉的分支，这是进行带血管蒂游离神经移植手术的基础。

2. 神经内血管系统　该系统由外膜、束膜、内膜血管丛及其交通支所组成。神经内血管系统贯穿神经全长，并与神经外血管系统吻合。

这两套血管系统共同形成了“分离而又广泛连接的微血管系统”。

第二节　周围神经损伤后变性与再生

（一）损伤神经近端

1. 变性　轴索断裂、溶解、消失，髓鞘破裂、溶解、吸收，施万细胞增生。变性范围局限在上行1～2个郎飞结处。

2. 再生　轴浆流作“阿米巴”运动，长入远侧的神经内膜管内，否则形成神经瘤。

（二）损伤神经远端

1. 变性　远端神经干因失去与神经细胞联系，中断了轴浆流的营养，将发生沃勒变性（Wallerian degeneration），即轴索和髓鞘溶解、消失，施万细胞（靠神经外血管系统营养）增生活跃，并沿着基板整齐排列，相互结合，形成一条实心的细胞带，称为Bungner带。

2. 再生　由神经近端轴索长出的轴浆流呈“阿米巴”运动，长入远段神经内膜管内，此时，在新生的轴索外，由施万细胞形成髓鞘，并呈螺旋样自身包绕筑成板层结构，进而恢复神经的膜电位，传递神经冲动。

（三）神经末梢的变性与再生

1. 运动终板 其变性及再生与远端神经干相同，一般两年后运动终板将发生纤维化，神经不能再生。

2. 感觉末梢 感觉末梢一般变性程度较轻，因其在神经断伤后仍不断接受周围刺激，因此感觉神经损伤后修复时间较运动神经可明显延长。

第三节 周围神经功能的检查方法

周围神经损伤后的主要症状是感觉、运动和营养障碍，临床上从以下几方面进行检查。

一、一般检查和注意事项

1. 首先关注全身情况和生命体征。周围神经损伤常伴有其他组织的损伤，特别是在受伤早期，应首先尽力抢救患者的生命和保存肢体。

2. 做好沟通工作，取得知情同意。

3. 既要有重点，又要全面，按顺序有步骤地进行。

4. 了解症状的进展，明确肢体功能有无恢复现象。

5. 检查受伤部位有无伤口、瘢痕、骨折、骨痂、异物和神经瘤，明确受伤部位。

6. 检查有无畸形、肌肉萎缩、瞳孔大小、皮肤和指甲变化、皮肤的温度和颜色变化，有无缺汗或多汗现象。

7. 检查皮肤感觉障碍的范围和程度，并在图上标记。

8. 检查运动障碍情况，包括关节主被动活动度、肌力、肌张力和腱反射的改变。每个关节运动的检查，应作重复动作，并与健侧相比。

二、神经营养性障碍检查

由于周围神经包括交感神经纤维，故伤后在受损神经分布区内，能检查到由于汗腺分泌终止、血管舒缩作用失常等一系列自主神经功能紊乱的征象：

（一）皮色

患肢下垂时常出现暗红，并伴轻微肿胀。色泽红润者常提示神经部分损伤；皮肤在早期干燥、脱屑，晚期则变薄而光滑细腻。

（二）皮肤出汗情况

一般神经伤断后皮肤即不出汗，在无汗区周围常出现多汗。汗腺功能检查方法如下：

1. 触摸 在无汗区为干燥光滑感，出汗区湿润、黏涩感。

2. 强光(100W)检查 将患肢与健肢置于灯光下照射数分钟后，正常皮肤即出现细小的汗点，患区无此现象，放大镜观察更为明显。

3. 茚三酮(ninhydrin)试验 茚三酮是含羟基的酮类化合物，羟基与汗腺中氨基酸、多肽、糖蛋白结合形成蓝紫色物质，即汗迹。汗迹与指纹汗腺排列一致，形成有色指纹，即指纹图。

（三）指甲

指甲变厚易碎，呈黄色或褐色，并有明显的纵嵴，生长缓慢，新旧指甲之间常有一明确的界限。

（四）皮温

伤后患肢血管扩张，皮温增高，有温暖感。约两周后血管收缩，皮温较健侧低，患者常诉冷感。用接触式皮肤温度计测定，可发现患侧比健侧低1～2℃。

三、感觉障碍检查

（一）目前临床上将感觉功能分为6级：

S0：神经单一分布区无感觉；

S1：神经单一分布区深部痛觉存在；

S2：神经单一分布区浅痛觉及触觉一定程度存在，有皮肤感觉过敏现象；

S3：上述S2级+感觉过敏现象消失；

S4：神经单一分布区感觉完全正常。

（二）具体感觉检查方法如下：

1. 痛觉 用大头针先刺健肢皮肤，再刺伤肢，自感觉消失区向四周检查。遇有感觉缺失、减退、过敏等异常时，需测定其范围，先用笔在皮肤上标明，然后绘于图纸上(图99-1)。

2. 触觉 用棉絮、软毛刷或von frey test检查。必要时嘱伤者闭眼，用真假动作加以复查。

3. 温度觉 用盛满冷(5～10℃)、热(40～45℃)水的两只试管试验，检查者不断用自己的皮肤测试试管的水温。

4. 实物觉 嘱患者闭眼，触摸试验物的形状、大小、硬软、粗细厚薄等。

5. 两点辨别觉 用圆规或两点辨别觉测试仪按纵形方向用两个钝头检查皮肤感觉功能。主要测试各指末节掌侧(指肚)皮肤的两点辨别觉。伤者闭眼，迅速说出是否有两点，然后加大或缩小两点间的距离，直至能正确回答最短距离为止。检查结果需与健侧对比。正常指腹能辨别的最短距离为2～4mm。

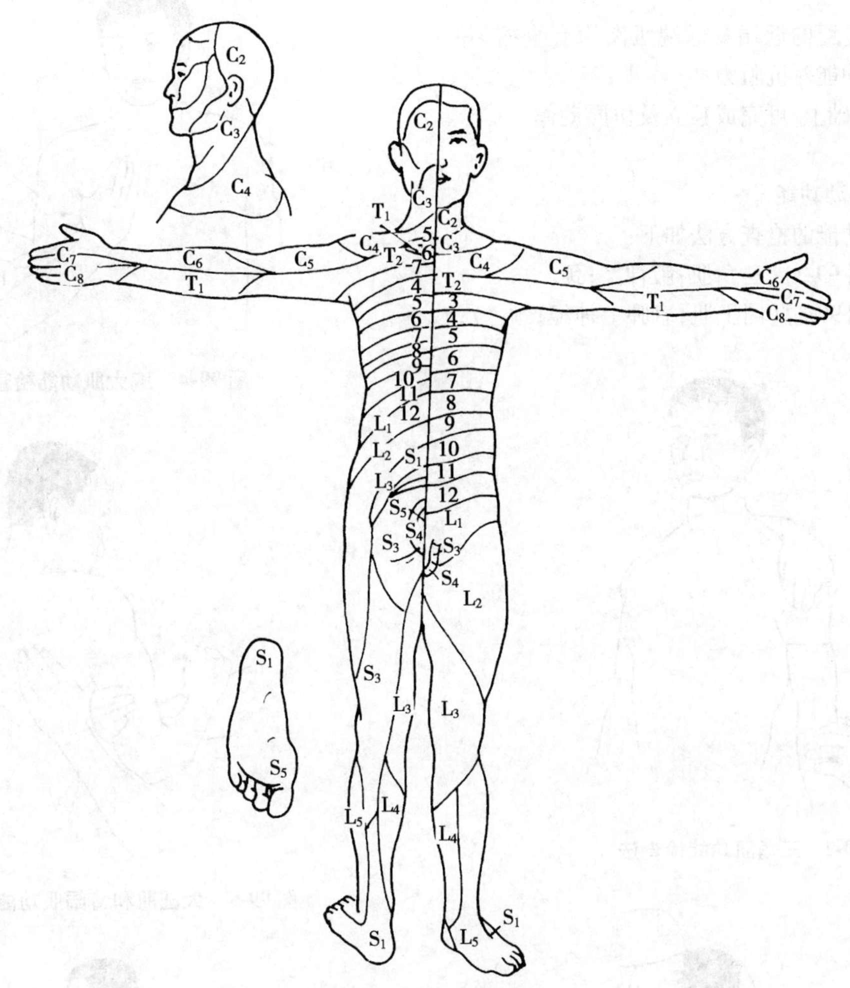

图 99-1　体表检查

图中数字示所支配的脊神经节段

6. 拾物试验　检查手的感觉和运动功能。伤者闭眼捏取螺丝或针线，或在直视下捉拿皮球等。

四、神经干叩击试验（Tinel 征）

Tinel 征是最有价值的临床体征之一。神经损伤后很快出现的强阳性 Tinel 征提示该处轴突断裂。沿缝接的神经干由远向近叩击时，若在神经分布区远端有麻电感或蚁走感，表示神经再生已达到该处。待髓鞘形成后，上述征象即消失；如无上述征象，表示无神经再生；若出现阳性部位不向远端移动，表示神经再生遇到障碍。此试验对神经损伤及再生的定位有较大参考价值，但非绝对可靠，应参考其他检查结果综合判断。

五、肌肉和关节运动功能检查

（一）肌肉功能

肌肉功能以肌力表示，肌力一般分为六级：

0 级：肌肉完全麻痹；

1 级：肌肉稍有收缩，但不能产生关节运动；

2 级：在无地心引力条件下，可使关节运动；

3 级：在有地心引力条件下，可使关节运动；

4 级：关节运动时能对抗阻力；

5 级：肌力正常。

（二）肌萎缩检查

肌萎缩检查必须与健侧对比，萎缩程度分为以下 4 级：

1+：略有萎缩；

2+：萎缩达 1/3 左右，但尚有肌肉收缩功能且能完成基本动作；

3+：肌萎缩达 1/2 左右，肌肉主要功能丧失；

4+：肌萎缩极为严重，肌肉功能完全丧失。

（三）神经的运动功能分级

M0：无肌肉收缩；

M1：该神经支配的近端肌肉有可感觉得到的收缩；

M2：该神经支配的近端及远端肌肉有可感觉得到

的收缩；

M3：该神经支配的近端及远端肌肉均有收缩，并且所有主要肌肉均能对抗阻力；

M4：在M3基础上，可完成独立及协同动作；

M5：完全正常。

（四）关节运动功能

各关节运动功能的检查方法如下：

1. 肩外展（图99-2）（三角肌；腋神经；颈$_{5,6}$）；

2. 肩上举（图99-3）（冈上肌；肩胛上神经；颈$_{5,6}$）；

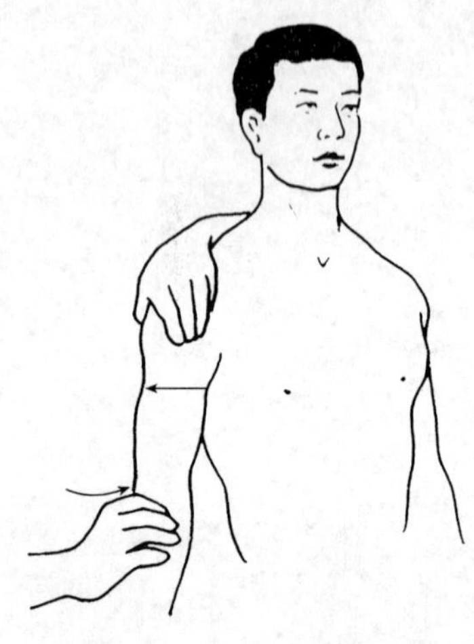

图99-2 三角肌功能检查法

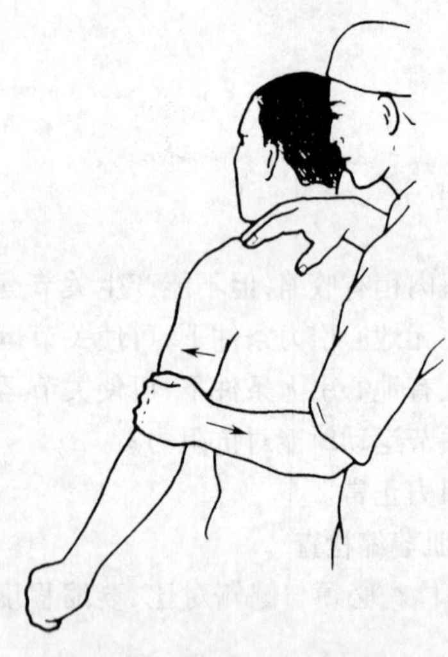

图99-3 冈上肌功能检查法

3. 肩内收（图99-4、图99-5）（胸大肌胸肋部、大圆肌、背阔肌；胸前内侧神经、肩胛下神经、胸背神经；颈$_{5\sim8}$）；

4. 肩前屈（图99-6）（三角肌前部、喙肱肌、胸大肌锁骨部；腋神经、肌皮神经、胸前外侧神经；颈$_{5\sim7}$）；

5. 肩后伸（图99-6）（三角肌后部、大圆肌、背阔肌；腋神经、肩胛下神经、胸背神经；颈$_{5\sim8}$）；

6. 耸肩（图99-7）（斜方肌；提肩胛肌；副神经；肩胛背神经；颈$_{3,4,5}$）；

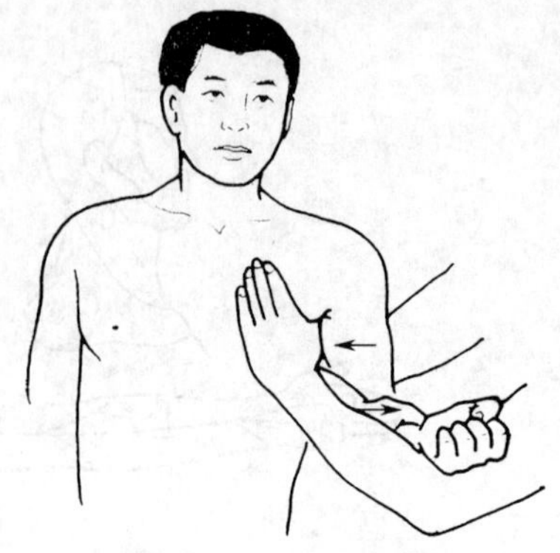

图99-4 胸大肌功能检查法

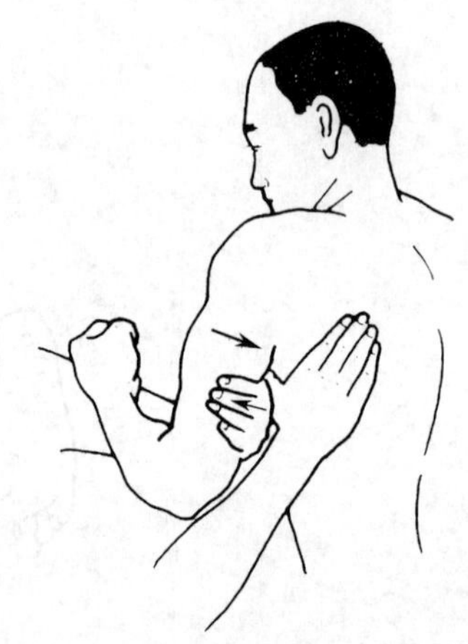

图99-5 大圆肌和背阔肌功能检查法

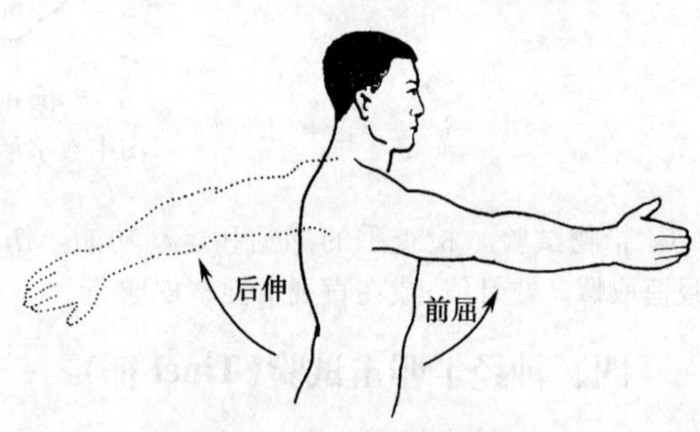

图99-6 肩关节前屈和后伸

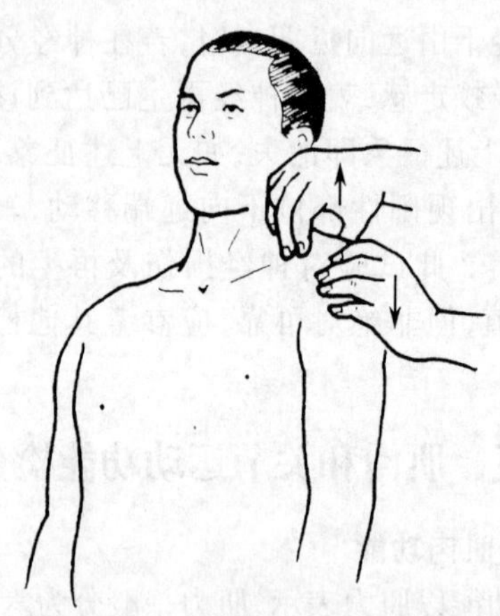

图99-7 斜方肌功能检查法

7. 上臂内旋（图 99-8、图 99-9）（肩胛下肌、大圆肌、背阔肌；肩胛下神经、胸背神经；颈$_{5\sim8}$）；

8. 上臂外旋（图 99-10）（冈下肌；肩胛上神经；颈$_{5、6}$）。

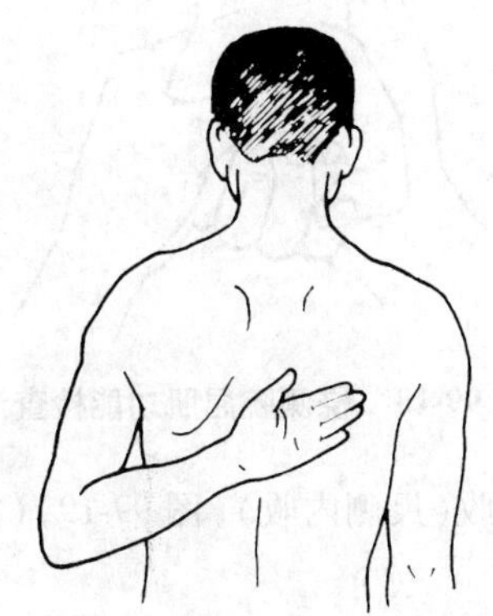

图 99-8 正常的上臂内旋功能

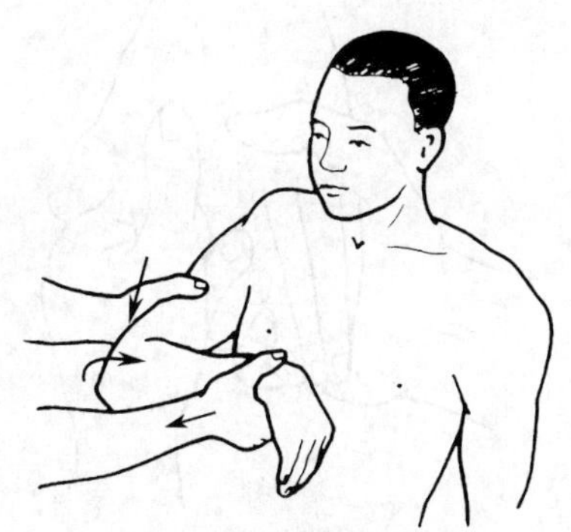

图 99-9 上臂内旋检查法

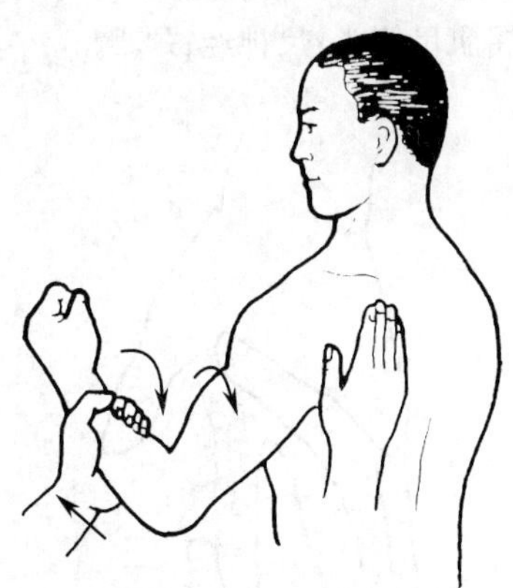

图 99-10 冈下肌功能检查法

9. 前锯肌（图 99-11）（胸长神经；颈$_{5\sim7}$）；

10. 菱形肌（图 99-12）（肩胛背神经；颈$_{4、5}$）；

11. 肘屈曲（图 99-13）（肱二头肌、肱肌、肱桡肌；肌皮神经、桡神经；颈$_{5\sim7}$）；

12. 肘伸直（图 99-14）（肱三头肌；桡神经；颈$_{5}$ ~ 胸$_{1}$）；

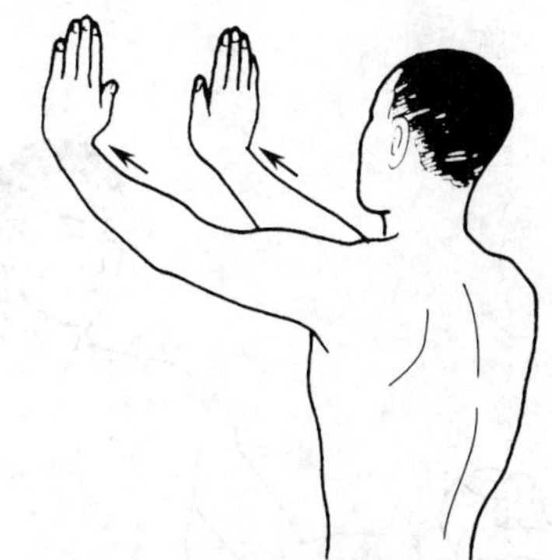

图 99-11 前锯肌功能检查法

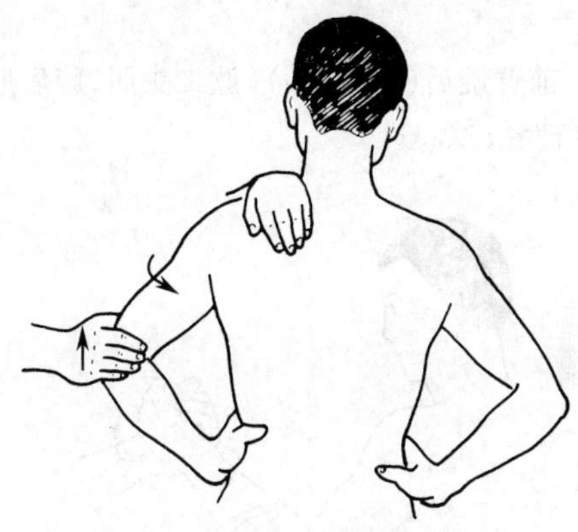

图 99-12 菱形肌功能检查法

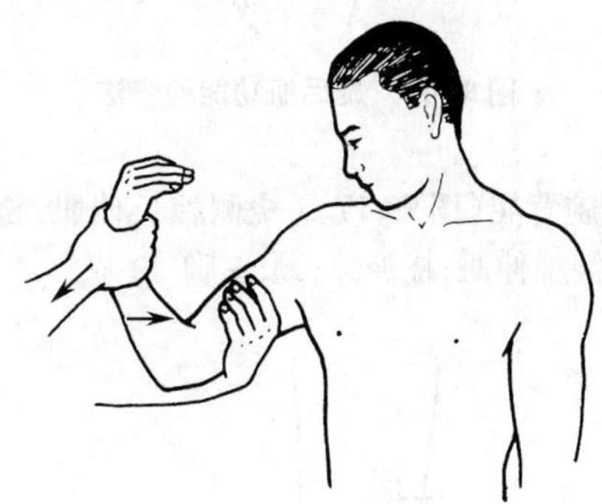

图 99-13 肱二头肌功能检查法

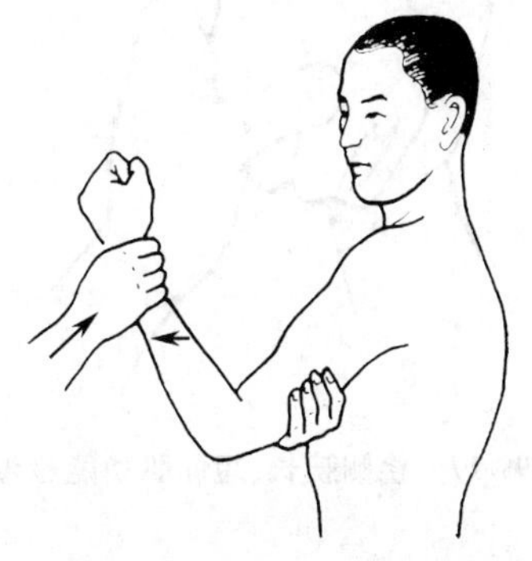

图 99-14 肱三头肌功能检查法

7

13. 前臂旋前（图 99-15）（旋前圆肌，旋前方肌；正中神经；颈$_5$～胸$_1$）；

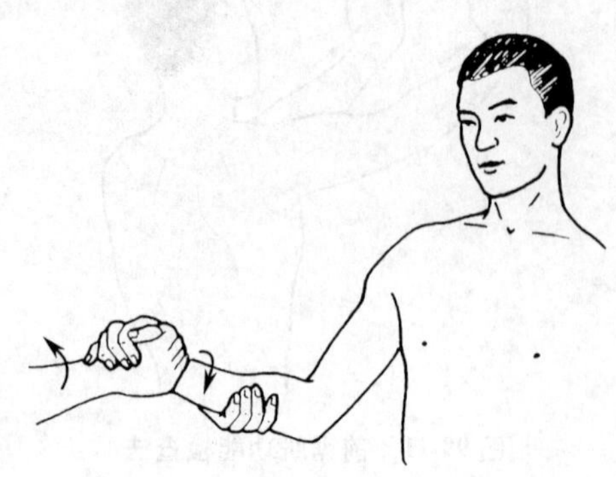

图 99-15　旋前圆肌功能检查法

14. 前臂旋后（图 99-16）（肱二头肌，旋后肌；肌皮神经，桡神经；颈$_{5、6}$）；

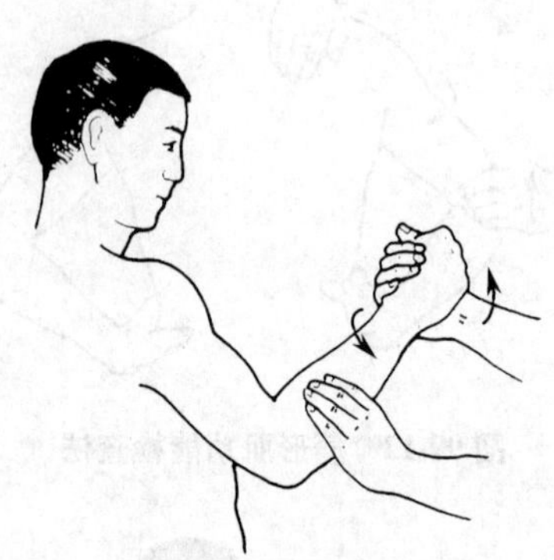

图 99-16　旋后肌功能检查法

15. 腕背屈（图 99-17）（桡侧腕长伸肌，桡侧腕短伸肌，尺侧腕伸肌；桡神经；颈$_5$～胸$_1$）；

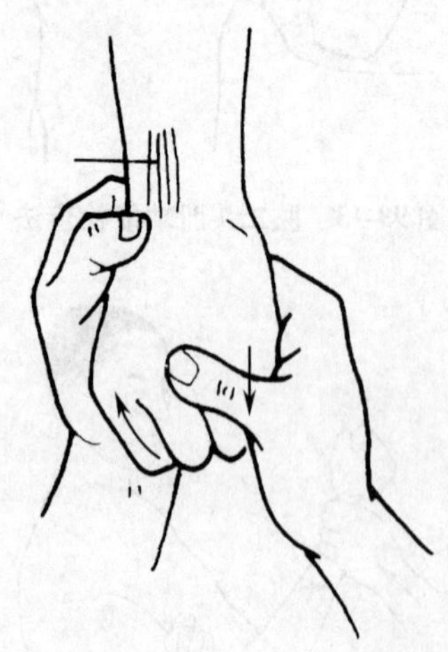

图 99-17　桡侧腕长、短伸肌功能检查法

16. 腕掌屈（图 99-18）（桡侧腕屈肌、掌长肌、尺侧腕屈肌；正中神经，尺神经；颈$_5$～胸$_1$）；

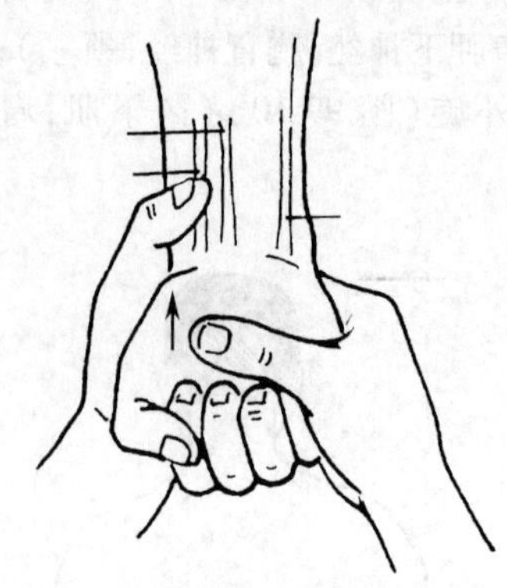

图 99-18　桡侧腕屈肌功能检查法

17. 拇内收（尺侧内收）（图 99-19）（拇收肌；尺神经；颈$_8$胸$_1$）；

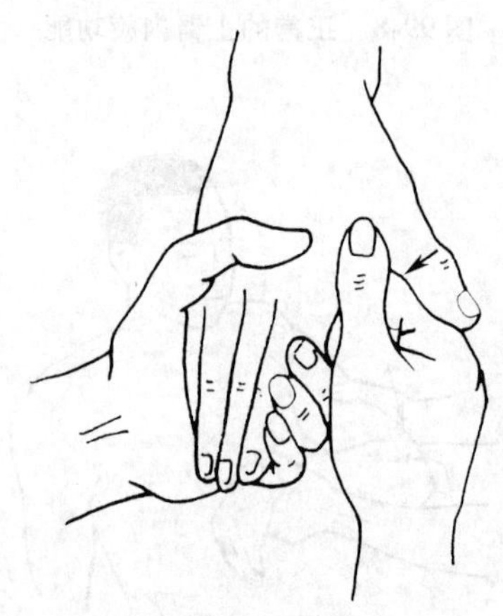

图 99-19　拇收肌功能检查法

18. 拇内收（掌侧内收）（图 99-20）（第一背侧骨间肌，拇短屈肌尺侧头；尺神经；颈$_8$胸$_1$）；

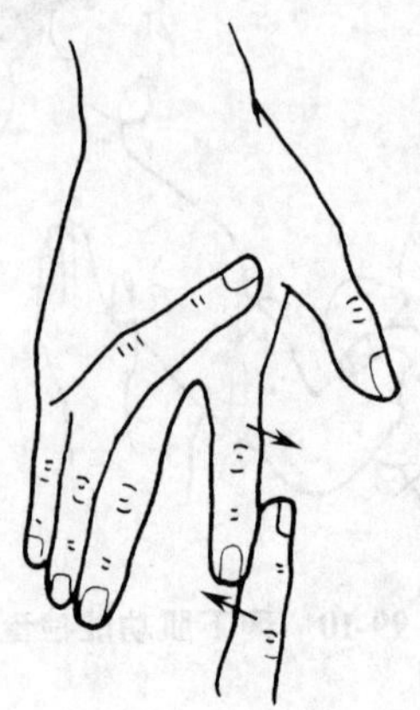

图 99-20　第一背侧骨间肌功能检查法

19. 拇指桡侧外展（图 99-21）（拇长展肌，拇短伸肌；桡神经；颈$_{5\sim7}$）；

20. 拇指掌侧外展（图 99-22）（拇短展肌；正中神经；颈$_8$胸$_1$）；

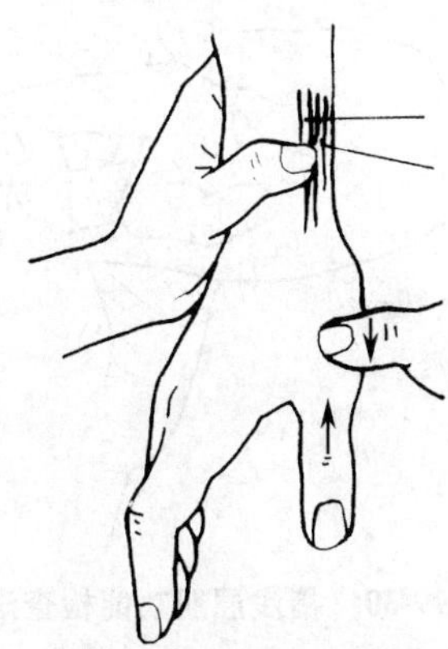
图 99-21　拇长展肌和拇短伸肌功能检查法

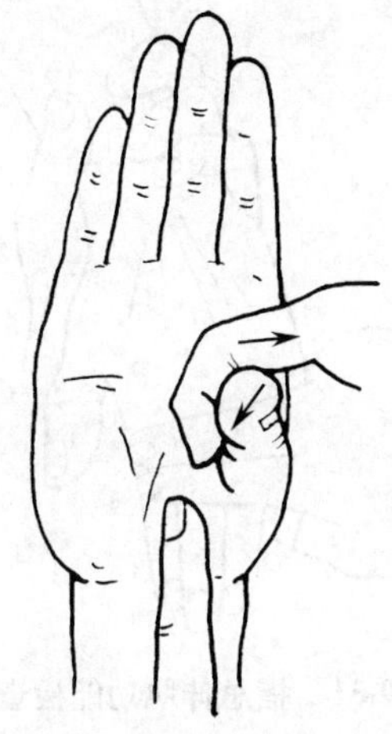
图 99-22　拇短展肌功能检查法

21. 拇指对掌(图 99-23)(拇指对掌肌、拇长屈肌、拇短展肌;正中神经;颈$_8$胸$_1$);

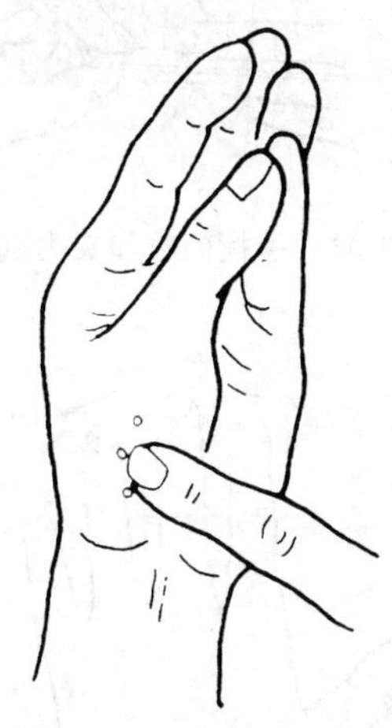
图 99-23　拇指对掌肌(°)功能检查法

22. 小指对掌(图 99-24)(小指对掌肌;尺神经;颈$_8$胸$_1$);

23. 拇指指关节屈曲(图 99-25)(拇长屈肌;正中神经;颈$_8$胸$_1$);

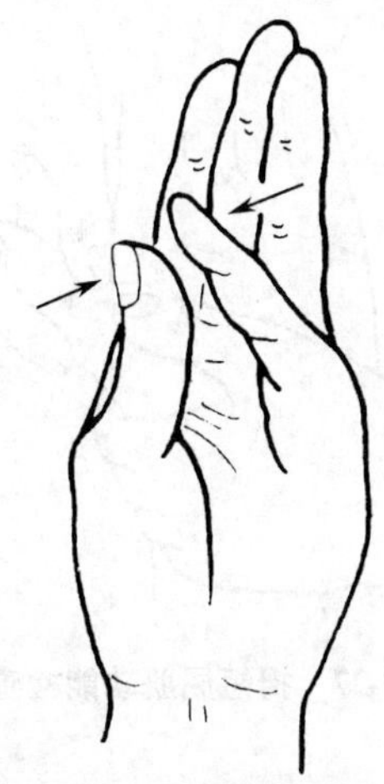
图 99-24　小指对掌肌功能检查法

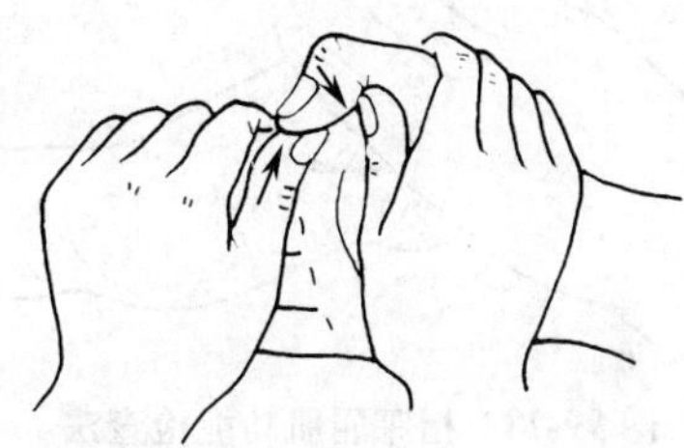
图 99-25　拇长屈肌功能检查法

24. 拇指指关节伸直(图 99-26)(拇长伸肌;桡神经;颈$_{6\sim8}$胸$_1$);

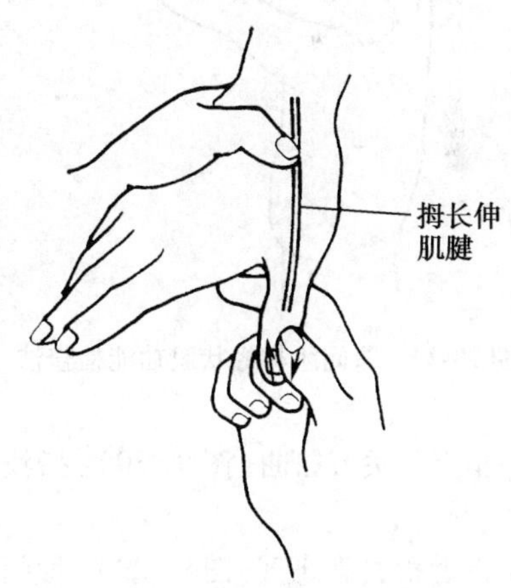

图 99-26　拇长伸肌功能检查法

25. 拇指掌指关节屈曲(图 99-27)(拇短屈肌;正中、尺神经;颈$_{7,8}$胸$_1$);

26. 拇指掌指关节伸直(图 99-27)(拇短伸肌;桡神经;颈$_{6,7}$);

27. 手指远指关节屈曲(图 99-28)(指深屈肌;正中神经,尺神经;颈$_{7,8}$胸$_1$);

28. 手指远指关节伸直(图 99-29)(骨间肌,蚓状肌;尺神经;颈$_8$胸$_1$);

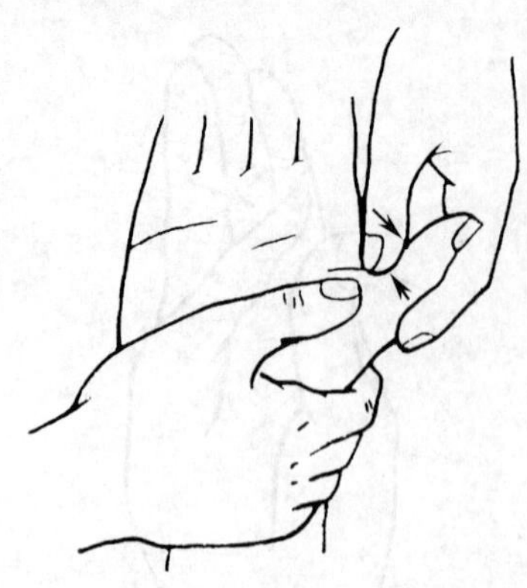

图 99-27　拇短屈肌功能检查法

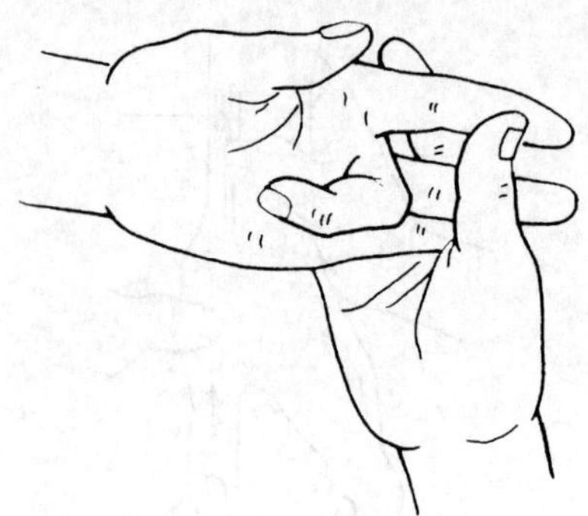

图 99-30　指浅屈肌功能检查法

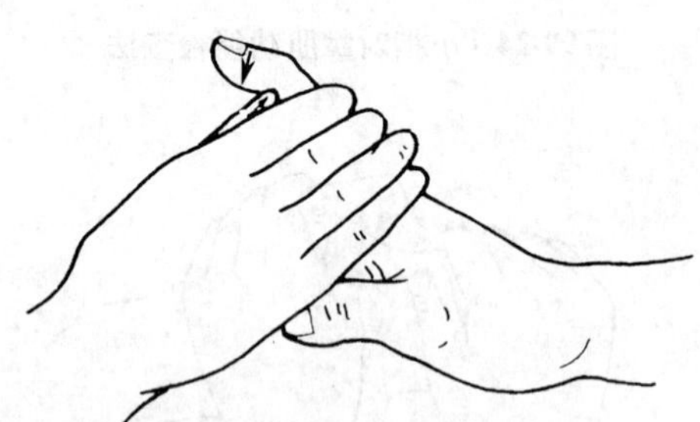

图 99-28　指深屈肌功能检查法

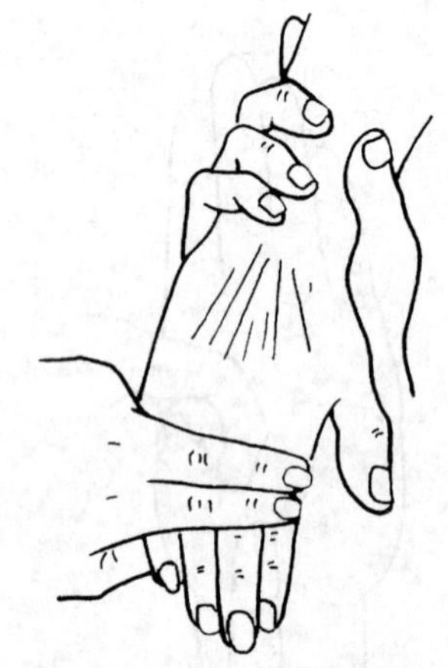

图 99-31　指总伸肌功能检查法

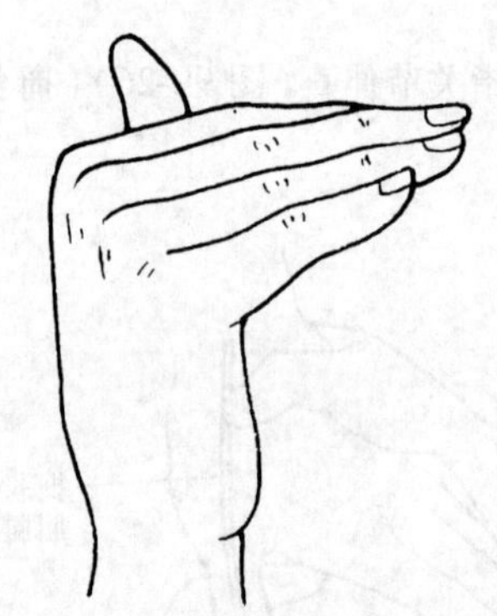

图 99-29　骨间肌与蚓状肌功能检查法

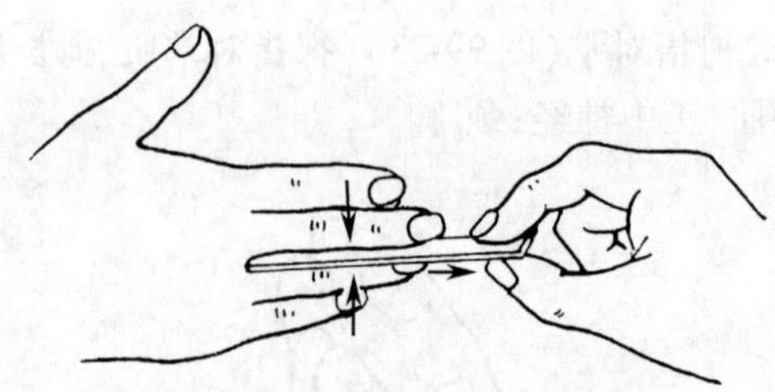

图 99-32　手指内收和夹力试验

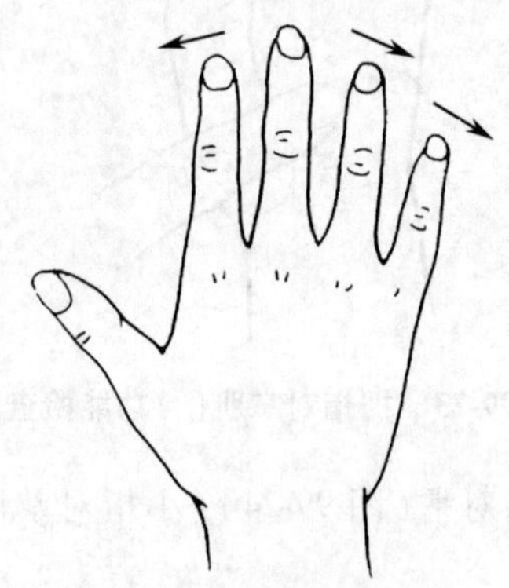

图 99-33　手指外展

29. 手指近指关节屈曲（图 99-30）（指浅屈肌；正中神经；颈$_{7,8}$胸$_{1}$）；

30. 手指近指关节伸直（图 99-29）（骨间肌，蚓状肌；尺神经；颈$_{8}$胸$_{1}$）；

31. 手指掌指关节屈曲（图 99-30）（骨间肌，蚓状肌；尺神经；颈$_{8}$胸$_{1}$）；

32. 手指掌指关节伸直（图 99-31）（指总伸肌；桡神经；颈$_{6\sim8}$）；

33. 手指内收（图 99-32）（骨间掌侧肌；尺神经；颈$_{8}$胸$_{1}$）；

34. 手指外展（图 99-33）（骨间背侧肌；尺神经；颈$_{8}$胸$_{1}$）；

35. 髋关节屈曲（图99-34）（髂腰肌；股神经；腰$_{2\sim4}$）；

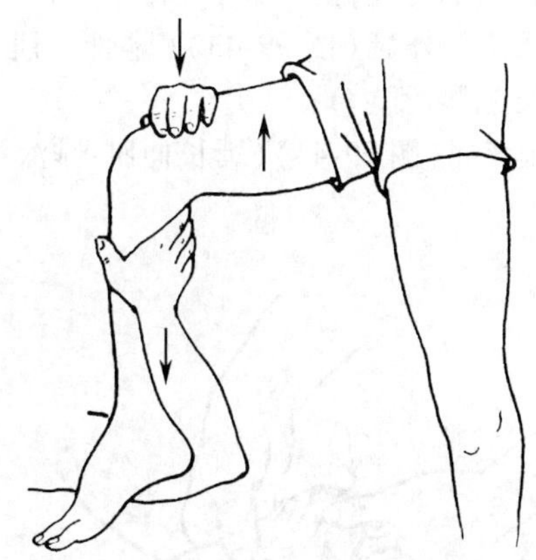
图 99-34　髂腰肌功能检查法

36. 髋关节伸直（图99-35）（臀大肌；臀下神经；腰$_5$骶$_{1,2}$）；

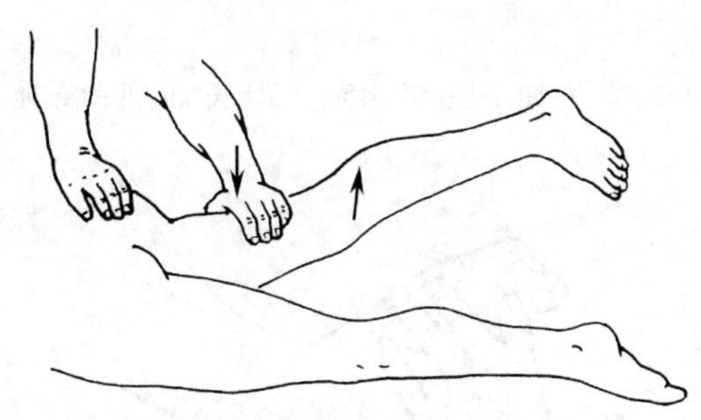
图 99-35　臀大肌功能检查法

37. 髋关节内收（图99-36）（内收肌群；闭孔神经；腰$_{2\sim4}$）；

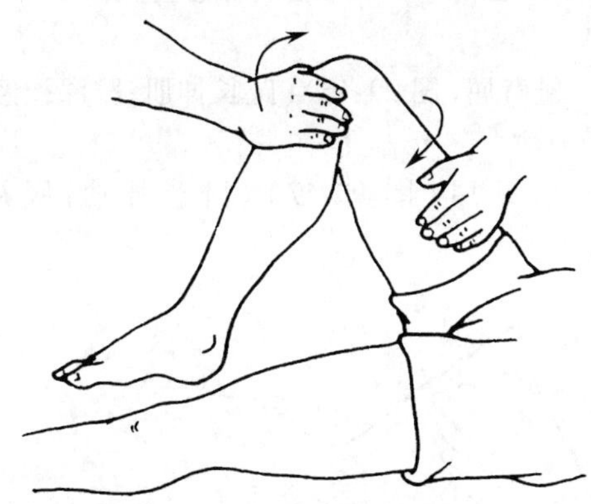
图 99-36　内收肌群功能检查法

38. 髋关节外展（图99-37）（臀中肌；臀上神经；腰$_{4,5}$）；

39. 膝关节屈曲（图99-38）（股二头肌、半腱肌、半膜肌；坐骨神经；腰$_5$骶$_{1,2}$）；

40. 膝关节伸直（图99-39）（股四头肌；股神经；腰$_{2\sim4}$）；

41. 踝关节背屈（图99-40）（胫骨前肌；腓深神经；腰$_{4,5}$骶$_1$）；

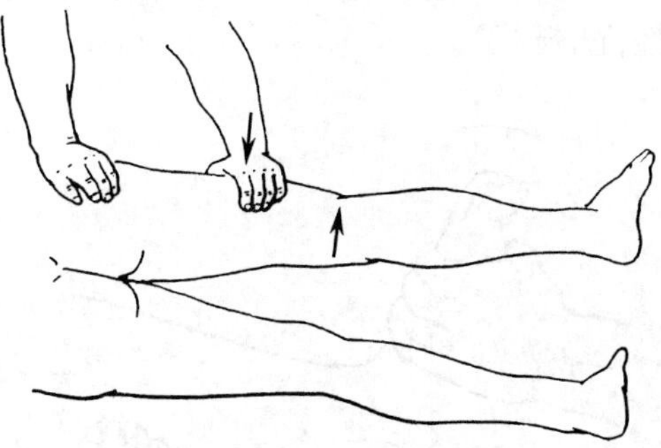
图 99-37　臀中肌功能检查法

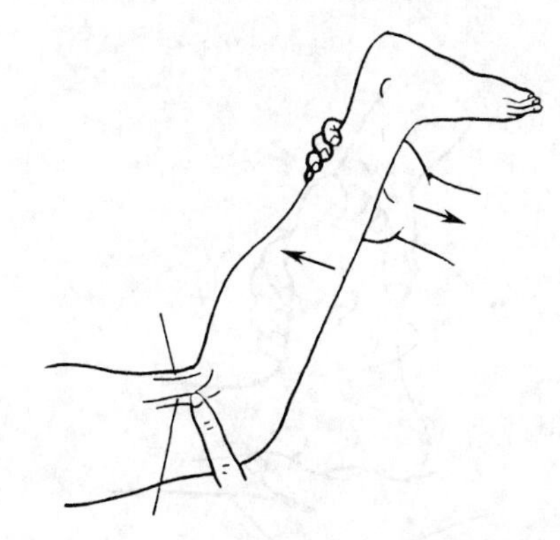
图 99-38　股二头肌、半腱肌和半膜肌功能检查法

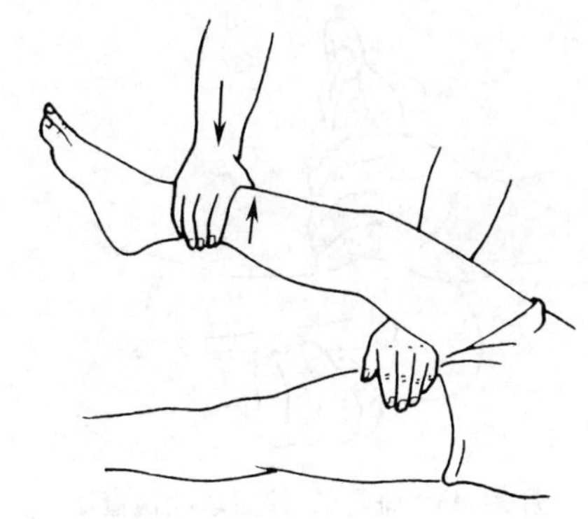
图 99-39　股四头肌功能检查法

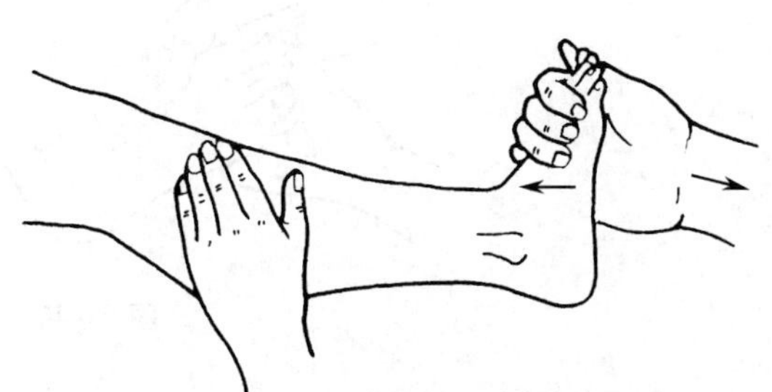
图 99-40　胫骨前肌功能检查法

42. 踝关节跖屈(图 99-41)(腓肠肌,比目鱼肌;胫神经;腰$_5$骶$_{1\sim3}$);

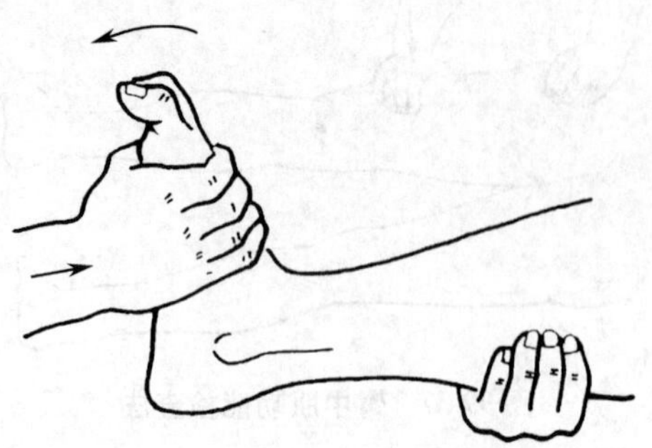

图 99-41 腓肠肌和比目鱼肌功能检查法

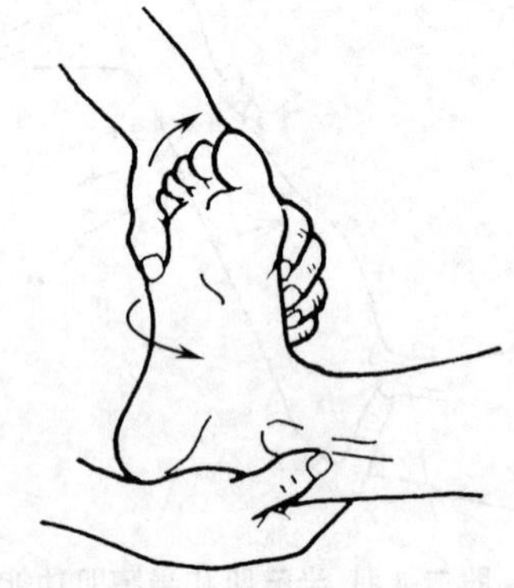

图 99-42 胫骨后肌功能检查法

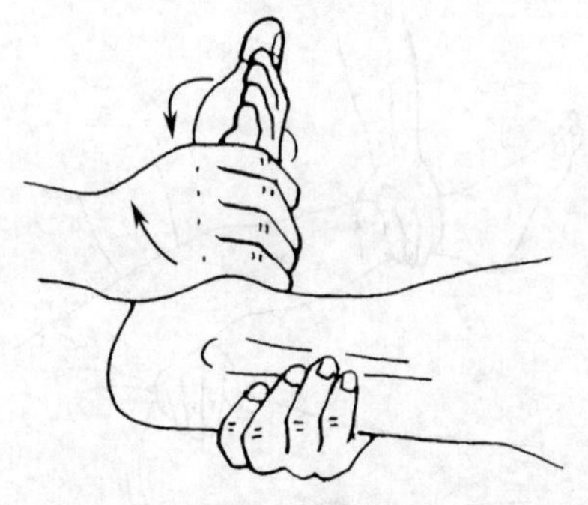

图 99-43 腓骨长、短肌功能检查法

43. 踝关节内翻(图 99-42)(胫骨后肌,胫骨前肌;胫神经,腓深神经;腰$_4$ ~ 骶$_{1,2}$);

44. 踝关节外翻(图 99-43)(腓骨长肌,腓骨短肌;腓浅神经;腰$_5$骶$_{1\sim2}$);

45. 趾背屈(图 99-44)(𧿹长伸肌;腓深神经;腰$_5$骶$_{1,2}$);

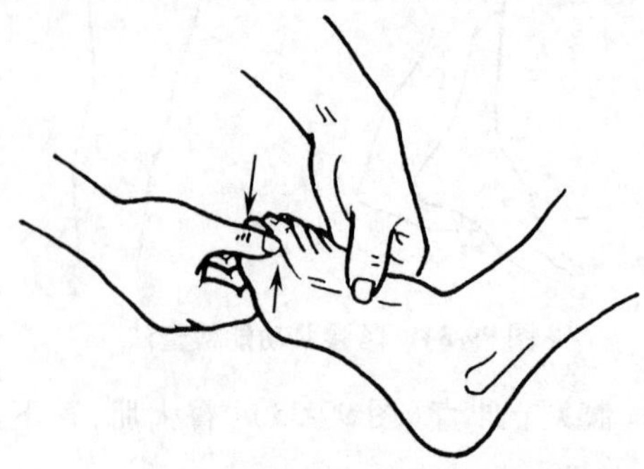

图 99-44 𧿹长伸肌功能检查法

46. 趾跖屈(图 99-45)(𧿹长屈肌;胫神经;骶$_{1,2}$);

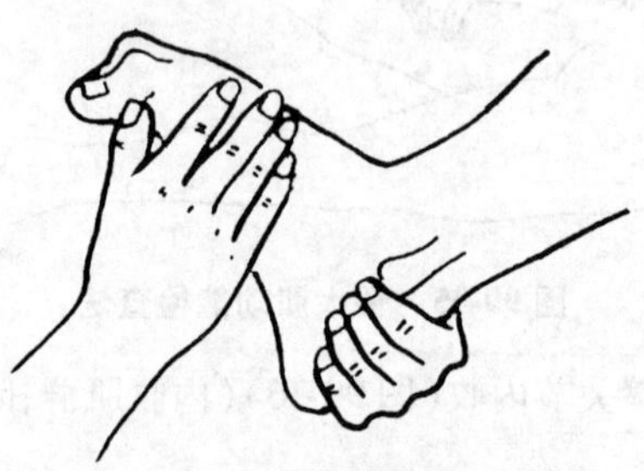

图 99-45 𧿹长屈肌功能检查法

47. 趾背屈(图 99-46)(趾长伸肌;腓深神经;腰$_5$骶$_1$);

48. 趾跖屈(图 99-47)(趾长屈肌;胫神经;骶$_{1,2}$);

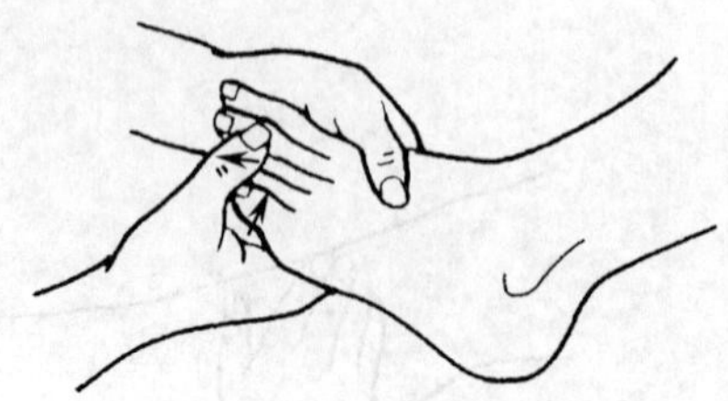

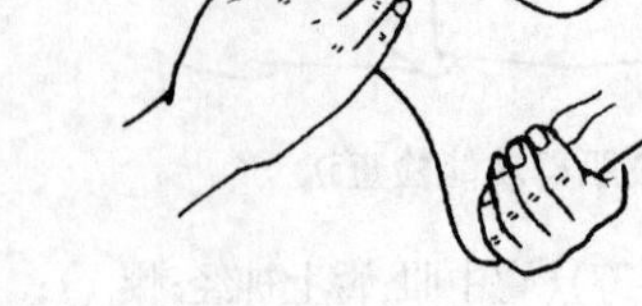

图 99-46 趾长伸肌功能检查法

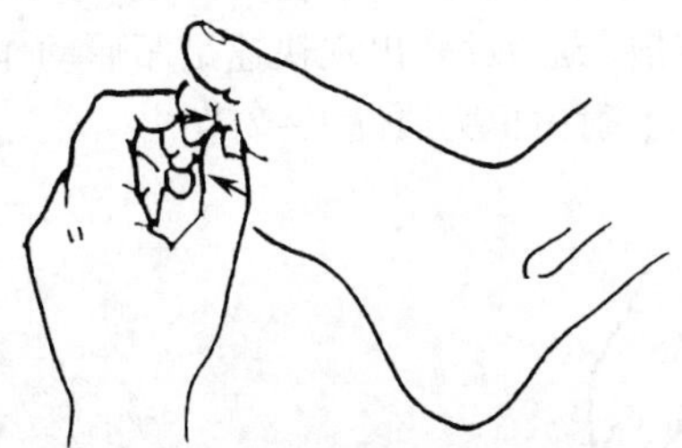

图 99-47　趾长屈肌功能检查法

六、腱反射和皮肤反射

神经反射包括浅反射和深反射，是检查周围神经损伤的方法之一。其中深反射又称腱反射，是指刺激骨膜、肌腱经深感受器完成的反射，按强度通常分为以下几级：①0 级：反射消失；②1 级：肌肉收缩存在，但无相应关节活动，为反射减弱；③2 级：肌肉收缩并导致关节活动，为正常反射；④3 级：反射增强，可为正常或病理状况；⑤4 级：反射亢进并伴有阵挛，为病理状况。常用的腱反射检查方法有：

1. 肱二头肌反射（图 99-48）　患者屈肘，检查者以左手拇指置于肘部肱二头肌腱上，右手持叩诊锤叩击左拇，可见肱二头肌收缩、出现快速屈肘动作，表示腱反射存在，反射中枢为颈髓 5～6 节。

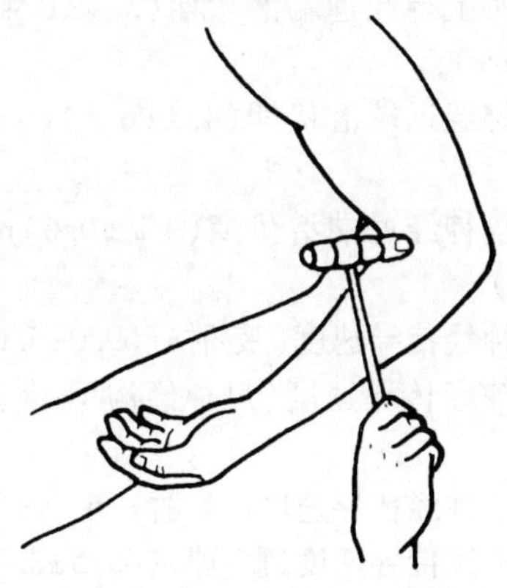

图 99-48　肱二头肌腱反射检查法

2. 肱三头肌反射（图 99-49）　患者肩关节外展、肘关节屈曲，检查者左手托住前臂，右手持叩诊锤敲击尺骨鹰嘴上方肱三头肌肌腱，可见肱三头肌收缩、出现快速伸肘动作，表示腱反射存在，反射中枢为颈髓 6～7 节。

3. 桡骨骨膜反射（图 99-50）　置上肢于半屈肘、前臂半旋前位，检查者左手托住前臂，腕关节自然下垂，右手持叩诊锤敲击桡骨茎突，可见肱桡肌收缩、出现快速屈肘和前臂旋前动作，表示腱反射存在，反射中枢为颈髓 5～6 节。

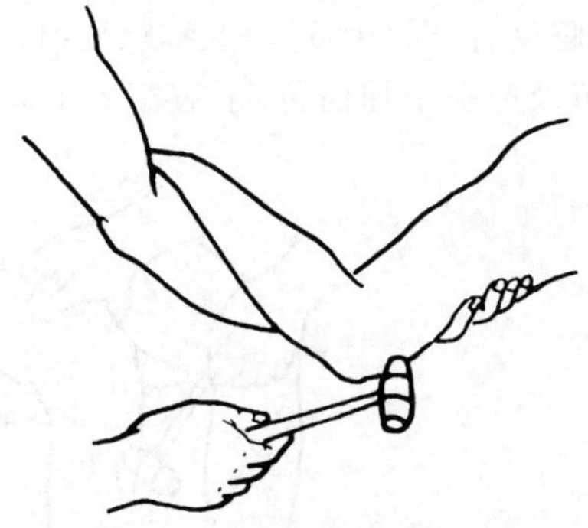

图 99-49　肱三头肌腱反射检查法

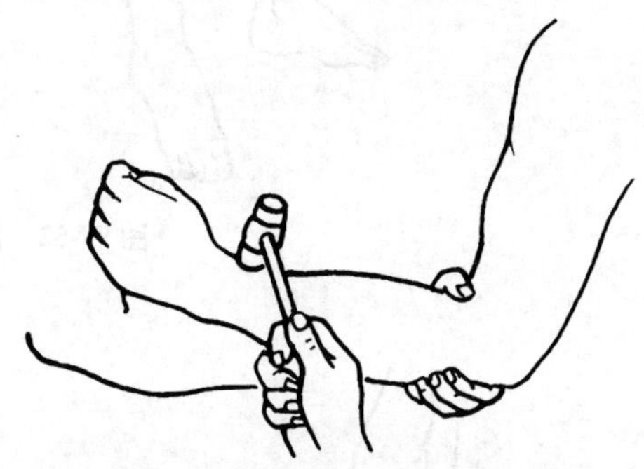

图 99-50　桡反射检查法

4. 肩肱肌腱反射（图 99-51）　上肢自然下垂，叩诊锤叩击肩胛骨下角内侧，可见肩内收动作，表示腱反射存在，反射中枢在颈髓 6～7 节。

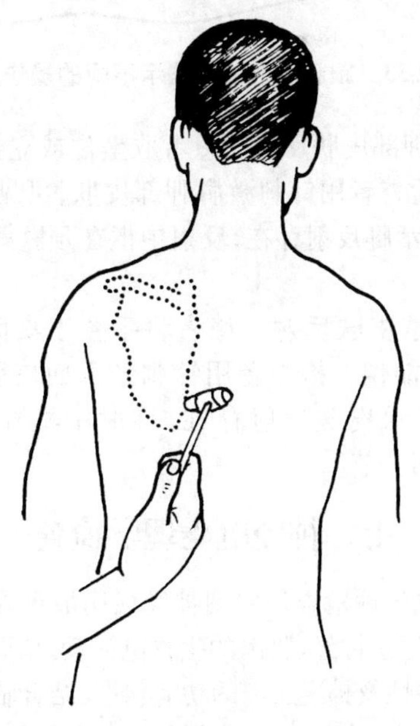

图 99-51　肩肱肌腱反射检查法

5. 膝反射（图 99-52）　患者坐位时，小腿自然下垂不着地、与大腿呈直角；患者仰卧位时，检查者左手托膝关节于屈曲约 120°。右手持叩诊锤叩击髌骨下方的股四头肌肌腱，可见小腿伸直，表示腱反射存在，反射中枢在腰髓 2～4 节。

6. 跟腱反射(图 99-53) 又称踝反射,患者仰卧位,髋关节及膝关节屈曲位,下肢髋关节外旋、外展位,检查者左手将足背伸于直角,右手持叩诊锤叩击跟腱,可见腓肠肌收缩、出现快速足跖屈动作,表示腱反射存在,反射中枢为骶髓 1～2 节。

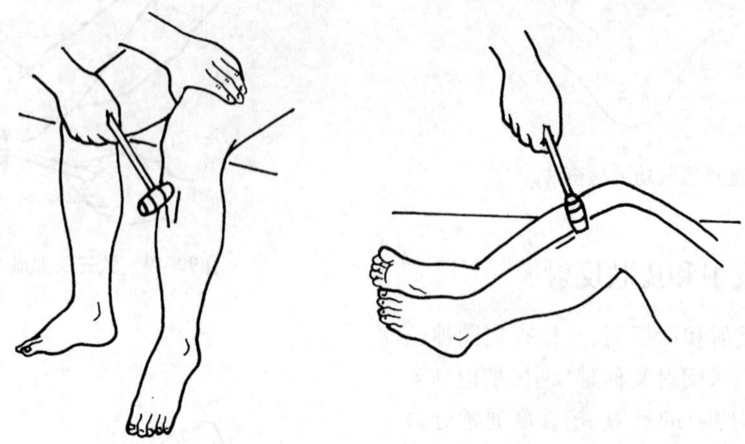

图 99-52 膝反射检查法示不同的体位

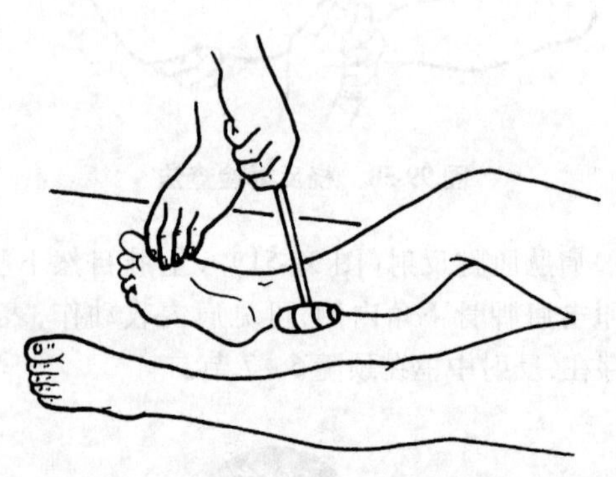

图 99-53 跟腱反射检查法示不同的操作方法

7. 肩胛部皮肤反射 患者取坐位或立位,上肢自然下垂。检查者用针刺激肩胛部皮肤,可见肩胛带肌肉收缩,表示腱反射存在,反射中枢在颈髓第 5 节～胸髓第 1 节。

8. 手掌皮肤反射 患者将手置于桌面、掌部向上、手指功能位。检查者用针刺激掌面皮肤,可见手指屈曲,表示皮肤反射存在,反射中枢在颈髓第 8 节～胸髓第 1 节。

七、神经电生理学检查

神经电生理检查是周围神经损伤最重要的辅助检查手段,它记录神经、肌肉的生物电活动,从而判断神经通路的完整性及神经肌肉的功能状态,结合临床表现来诊断神经肌肉疾病。它的作用包括判断损伤部位、程度和损伤类型,判断预后,以及为功能重建时动力肌选择提供参考。周围神经损伤最常用的神经电生理学检查方法为神经传导速度测定和肌电图检查。

1. 神经传导速度

(1) 运动神经传导速度:将电极放置于周围神经行经的皮肤上刺激神经,诱发其支配的一块或几块肌肉产生动作电位,为混合肌肉动作电位(CMAP)。

运动神经传导速度＝神经近端、远端刺激点的距离(cm)/[(近端刺激点诱发电位潜伏期－远端刺激点诱发潜伏期)(ms)]

正常运动神经传导速度平均值:

1) 副神经远端潜伏期(1.8～3.0)ms(斜方肌上)、(3.0±0.2)ms(斜方肌中)、(4.6±0.3)ms(斜方肌下)

2) 肩胛上神经远端潜伏期(3.4±0.4)ms(正常值上限 4.4ms)

3) 腋神经远端潜伏期(4.3±0.5)ms(正常值上限 5.3ms)

4) 肌皮神经远端潜伏期(4.7±0.6)ms(正常值上限 5.9ms)

5) 桡神经传导速度(腋-肘)(69.0±5.6)m/s

6) 尺神经传导速度(尺神经沟下-沟上)(62.8±7.1)m/s

7) 正中神经传导速度(腋-肘)(65.9±5.0)m/s

8) 胫神经传导速度(膝-踝)(45.5±3.8)m/s

9) 腓总神经传导速度(膝-踝)(49.5±5.6)m/s

10) 坐骨神经传导速度(臀-腘窝)(51.0±7.0)m/s

(2) 感觉神经传导速度:将环形刺激电极置于指(趾)神经(正极置于近节、负极置于远节),在相应的近端神经干通路上用表面电极记录神经电位。神经传导速度减慢或中断,多见于外伤、再生、神经卡压、周围神经疾病等。

正常感觉神经传导速度平均值:

正中神经传导速度(指-腕)(64.6±6.4)m/s

尺神经传导速度(尺神经沟下-沟上)(61.4±8.2)m/s

桡神经传导速度(腕-肘)(71.3±5.9)m/s

腓浅神经传导速度(腓骨小头下-腓骨小头上)(59.4±4.9)m/s

胫神经传导速度(拇指-内踝)(43.9±3.5)m/s

2. 肌电图　肌电图主要研究运动单位的整合性，即检查整个运动系统(主要是下运动神经元)，包括周围神经、神经肌肉接头和肌肉本身的功能状态。肌电图检查采用同芯针电极或单极针电极插入所检查的肌肉，分别记录肌肉放松时和激活时运动单位电位的变化情况。其中，肌肉完全放松时针电极记录到的电位叫自发电位；插入或移动时记录到的自发电位叫插入电位。

(1) 正常肌电图：针极插入及肌肉放松时的肌电图

1) 插入电位：是指针极插入肌肉或在肌肉内移动时，由于针的机械刺激或损伤所激发的肌纤维去极化，产生短暂的电活动，在扬声器中可听到清脆的震响。多在针停止移动后持续不超过300ms。

2) 终板噪声：是一种反复出现的低波幅单相负性电位，针极插入运动终板及其附近时，产生的海啸样的声响，代表微终板电位，波幅为10～50μV，频率为20～40Hz。

3) 电静息：肌肉完全放松时，无电活动。当针极插入后，在示波器上仅见到一条电平线，不出现肌电位变化，称为电静息。

(2) 轻收缩时的肌电图：正常肌肉自发收缩时记录到的电位叫运动单位电位，它是成组的肌纤维及运动单位所发放的电位，包括时限、位相和波幅。四肢肌肉的时限为8～13ms。低温、缺氧及年龄增大可使时限增宽，时限变动超过正常值上下20%为异常。位相一般为双相或三相，大于五相称多相电位，约占3%～12%。运动单位电位的波幅在500～3000μV。

(3) 肌肉不同程度用力收缩时的肌电图

1) 单纯相：肌肉轻度用力收缩时只有一个或几个运动单位参加，肌电图上出现孤立的单个运动单位电位，称为单纯相；

2) 混合相：肌肉中度用力收缩时，动员更多的运动单位，致有些区城密集，不能分离出某个运动单位，而有些区城仍可见单个运动单位电位，称为混合相；

3) 干扰相：肌肉作最大用力收缩时，动员更多的运动单位参加工作，并且放电频率增高致运动单位电位彼此重叠，无法分出单个电位，称为干扰相。

有时用力程度不同，波形不完全与上述相符，介于两型之间，可称为单纯-混合相或混合-干扰相。

(4) H反射：H反射是指用电流刺激感觉神经后，通过脊髓神经中枢引起间接的反射性肌电反应。它是一种电激发性牵张反射，通过测定潜伏期可了解反射弧通路的传导情况，对神经根损害的诊断较敏感。

(5) 异常肌电图

1) 失神经支配：出现纤颤电位和正相尖波。①纤颤电位是失神经支配后的肌纤维自发性收缩所产生的电位，以起始相为正相、短时限、低电压、节律较整齐为特点。②正相尖波与纤颤电位发生机制相同，其波形特点为双向，开始为一正相峰值的锐波，之后紧跟一缓慢的振幅极小的负后电位，多不回到基线。

2) 神经再支配：①早期：周期延长的正常运动单位；②中期：中等波幅、周期延长的多相运动单位，不稳定放电；③晚期：波幅较大的多相运动单位，神经肌肉传导稳定。

3. 体感诱发电位(SEP)　电流刺激周围神经，在大脑皮层相应代表区的头皮记录的电位叫体感诱发电位(SEP)，可以了解或计算从外周到中枢神经的传导，从而确定损害平面。SEP临床上应用于间接测量周围神经传导速度、鉴别臂丛神经根性撕脱伤及周围神经损伤的术中测定等。

4. 神经电生理学检查的诊断意义　神经电生理学检查在周围神经损伤的定位、损伤类型和严重程度以及周围神经损伤与其他周围神经疾病的鉴别方面具有重要意义。包括周围神经损伤程度的判断、周围神经损伤的定位、周围神经损伤的鉴别和周围神经再生情况的评估等。

八、影像学检查

随着技术手段的进步，影像学检查也越来越体现其优越性。其中，B超是一种辅助诊断周围神经损伤较好的无创方法，有助于判断神经连续性情况和损伤的部位。B超检查有价格较低、诊断快速和无创等优点，但是对检查者的操作技术和诊断经验要求较高。

对于臂丛神经根性损伤患者，在肌电图检查难以准确判断的窗口期，磁共振(MRI)扫描可以为我们提供有价值的早期诊断依据。

第四节　周围神经损伤的分类

Seddon将周围神经损伤分为3类(1943年)：①神经失用(neurapraxia)：神经传导功能丧失，但神经纤维的解剖结构完整，不会引起沃勒变性，一般为暂时的传导阻滞，在数日或数周之内自行恢复；②轴突断裂(axonotmesis)：神经轴突断裂而鞘膜完整，远端轴突发生退行性变，但施万细胞的基膜完整，一般可自行恢复；③神经断裂(neurotmesis)：神经干所有的组成成分连续性完全中断，需要通过手术缝合来恢复功能，功能恢复较差。

Sunderland 提出更详尽的 5 分类法(1968 年)：①Ⅰ度(髓鞘损伤)：神经轴突的传导障碍或阻滞，但轴突没有断裂，不发生沃勒变性，可自行恢复；②Ⅱ度(轴突断裂)：神经轴突发生断裂，但内膜(施万细胞基底膜)保持完整，为轴突生长提供了完好的解剖通道，远端发生沃勒变性，但神经功能可自行恢复；③Ⅲ度(轴突和内膜断裂)：神经轴突和内膜均发生断裂，但神经束膜完整，由于内膜管被破坏、神经束内结构紊乱，神经功能可自行恢复但不完全；④Ⅳ度(神经束膜损伤)：神经轴突、内膜和神经束膜均受到损伤，但外膜尚存，神经干的连续性仍保持完整，需要进行手术切除瘢痕段神经后进行神经修复；⑤Ⅴ度(神经干完全断裂)：神经干连续性完全中断、两端分离或形成瘢痕连接，神经功能完全丧失，需要通过手术修复，恢复的效果较差。

此外，Thomas 和 Holdrff 将神经损伤简单地分为 2 型：①Ⅰ型(局部传导阻滞)：A. 一过性阻滞，B. 持续性阻滞；②Ⅱ型(轴突变性)：A. 轴突断裂；B. 神经部分断裂；C. 神经完全断裂。(Thomas PK，Holdorff B. *Peripheral Neuropathy*. 1993.)

第五节　周围神经损伤的治疗

一旦周围神经损伤确诊后，应立即早期判断损伤性质，神经失用者通常进行保守治疗，轴突断裂者有自行恢复的可能根据情况行神经松解手术，神经断裂者必须早期进行手术修复。伤后 3 个月内是神经修复的“黄金期”。

一、保守疗法

(一) 神经营养药物治疗

口服神经营养药地巴唑、维生素 B_1、维生素 B_6、甲钴胺，每日 3 次，每次 10mg，疗程在半年以上。各种神经营养因子及神经节苷脂临床疗效尚待进一步确定。

(二) 电刺激治疗

应用各种电生理刺激仪、针麻仪进行神经电刺激疗法，能加速神经再生，但以肌电仪的刺激疗效为佳。

(三) 康复锻炼

对损伤肢体未受损的关节进行主动锻炼，已损伤无功能的关节作被动活动，以保持关节囊的柔软性、解除瘢痕挛缩、防治肢体肿胀。功能位支架固定是保证功能恢复的重要条件，在手部应特别注意腕关节背伸、拇指对掌及掌指关节屈曲位的维持。

二、手术治疗

(一) 手术指征

1. 急诊手术　对于神经的开放性损伤，则应行一期神经修复术。如果患者一般情况不允许修复，或其他因素造成延迟，建议在伤后 3～7 天内再行神经吻合。若开放性创伤为严重污染的伤口，应当彻底清创，标记神经断端，或与周围软组织缝合防止回缩，关闭伤口，便于二期修复。

2. 早期手术　通常指损伤后 3 个月以内的神经手术，包括清创术时未作修复的神经断伤，闭合性神经损伤(包括止血带损伤)3 个月无恢复或虽开始恢复，但进展停止达 3 个月以上者。

3. 晚期手术　神经原始损伤或修复后主要功能丧失伴肌肉明显萎缩超过一定时限后(通常认为肢体近端神经损伤为 2 年，远端为 1 年)仍然无明显恢复，应考虑行肌腱移位、游离或带蒂肌肉移植、关节固定等手术以改善肢体功能。少数患者虽超过此时限，但肌肉萎缩不明显，此时仍可考虑修复神经。

(二) 神经修复原则

神经修复的目的是无张力下精确吻合。吻合前，神经两端需要修剪，直至露出正常的神经乳头。牵拉导致的神经损伤，一般需要切除的神经长度介于 5mm 和 10mm 之间。晚期病例切除的神经较多。

(三) 手术方法

1. 神经松解术　神经松解术适用于神经损伤后连续性未完全中断，仅有部分功能丧失者，如因血肿、炎症、放射线、药物注射等导致的神经损伤。神经松解术分为以下两种方法：

(1) 神经外松解术：是临床上主要采用的术式。在肉眼下或手术放大镜下将神经干从周围的瘢痕或骨痂中游离出来，并将神经干表面的瘢痕组织清除，必要时应将神经外膜切开减压。松解减压后的神经干应处于比较健康的软组织床中。可在神经周围置入或外膜下注射皮质激素类+利多卡因等药物以减少神经干周围瘢痕增生。

(2) 神经内松解术：应在手术显微镜下将神经外膜束膜间瘢痕组织切除。一般不主张切开神经束膜。注意保护神经束之间交叉的丝状结构。松解完后可神经周围置入或注射皮质激素类药物+利多卡因。

(3) 联合松解：在手术显微镜下同时切除神经外膜和神经束间增生的瘢痕组织。一般情况下，尽量避免神经内松解。

2. 神经缝合术

(1) 神经外膜缝合法:要求对合准确,防止神经束外露、扭曲、重叠、错位。该法操作容易,创伤较小,但缺点是难以精确对合神经束及外膜抗张力较小。

(2) 神经束膜或束组缝合法:分别缝接相对应的神经束束膜,一般根据神经束大小标志进行对合缝合。它最大的优点是对位精确,但对神经创伤较大。当然,理想状态是感觉纤维和运动纤维能各自相匹配。

(3) 外膜束膜联合缝合法:该法缝合神经外膜及靠近边缘的神经束膜,具有对位准确、抗张力强等优点,但较大神经干的中央部分仍对合欠佳。

(4) 端-侧缝合法:指的是将神经损伤而又无法修复的远断端与邻近的正常神经干的侧方缝合。缝合时应将神经干外膜甚至束膜切开。该方法多见于实验报道,临床效果各方报道差异较大。

3. 神经移植术　神经缺损长度超过2cm应采用神经移植修复。截取的移植神经需长于断端间距的15%,通常采用腓肠神经、前臂内侧皮神经、桡浅神经及隐神经等皮神经作为移植材料。我们尽可能使用来源于受损的肢体的皮神经。桡神经浅支和前臂外侧皮神经支配手部皮肤感觉,不为移植首选。也有采用自体静脉或人工合成的神经导管作为移植材料的报道。该法虽然增加一个吻合口,但由于完全消除了吻合口的张力,使神经缺血状态得以避免,其疗效明显优于一个有张力的吻合口。

4. 带血管蒂神经移植　10cm以上的长段神经缺损、软组织床条件较差或者伴有血管损伤者可进行带血管蒂神经移植。1976年Taylor选用24cm桡浅神经及伴行的桡动、静脉主干移植修复对侧损伤的正中神经,恢复部分感觉功能,为解决神经干长段缺损和瘢痕软组织床的神经移植提供了有效的处理方法。目前临床上常用的方法为静脉蒂动脉化腓肠神经移植。此法为顾玉东于1980年首创,其临床应用的优良率达80%以上。

5. 神经移位术　针对不可修复的臂丛神经根性撕脱伤、断肢再植、多根神经损伤或者神经损伤后远端无法修复者,可以采用次要的神经进行移位,修复功能重要的神经,重建肢体功能。

第六节　常见周围神经损伤的诊治

一、腋神经损伤

【应用解剖】

腋神经于喙突水平从后束上缘发出,是后束中较小的一个终支。由颈$_{5,6}$神经纤维组成,经上干后股进入后束上缘。该神经在腋动脉后方,肩胛下肌前面下行,与旋肱后动脉一起通过四边孔,在三角肌后缘中点紧靠肱骨外科颈后面走行,分支支配三角肌、小圆肌,其感觉支为臂外侧皮神经,由三角肌后缘发出,分布于肩部和臂外侧上部的皮肤。

【临床表现与诊断】

腋神经损伤通常是肱骨外科颈骨折、肩关节脱位引起,也可由枪弹伤、刀刺伤、拳击伤或腋杖使用不当所致的重压。引起臂丛神经损伤的暴力有时可引起四边孔肌肉的强力收缩而使腋神经同时断裂。

腋神经损伤后感觉障碍不明显,因此,三角肌萎缩导致肩外展、外旋受限通常是腋神经损伤的唯一表现。由于冈上肌的作用和肩胛骨的旋转,在三角肌瘫痪的情况下仍可保持一定的主动肩外展,故三角肌区的望诊(方肩)及触诊(无收缩)尤为重要。电生理学检查有助于明确诊断及程度的判断。

腋神经损伤合并肩袖撕裂并不少见。有报道腋神经修复后三角肌腹恢复饱满,肌电图示三角肌神经再支配良好,但仍无肩外展功能,作进一步检查则发现合并有肩袖撕裂。故目前主张术前行B超或MRI扫描以确认是否有肩袖撕裂,必要时可行肩关节镜检查。

【治疗】

由肩部骨关节损伤引起的腋神经损伤多可自行恢复。开放性损伤或保守治疗无效则行神经探查等手术。单纯腋神经损伤不适合游离移植时,也可考虑行桡神经肱三头肌长头肌支移位修复腋神经前支。

对于腋神经陈旧性损伤或神经修复效果不佳者,则考虑行功能重建手术。斜方肌移位术(动力肌力量至少M4)适用于三角肌麻痹,分Mayer法及Bateman法2种,前者用阔筋膜延长斜方肌重建三角肌功能,后者用斜方肌末端带着肩峰固定于肱骨大结节处。若腋神经及肩胛上神经均为不可逆损伤,肩关节周围肌肉广泛麻痹致半脱位或全脱位,其四周无可供移位的肌肉,但前锯肌及斜方肌(尤为前者)肌力正常,肘、腕等关节功能尚好,则可行肩关节融合术。术后肩部活动将由原来只承担肩部活动量1/3的肩胛胸廓间关节代偿。固定的角度为肩外展60°~70°(儿童90°),前屈30°~40°,旋转中立位至内旋30°位,术后石膏固定至1.5个月后开始功能锻炼,并辅以肩关节支具直至关节牢固融合。儿童手术年龄不低于12岁。

二、肌皮神经损伤

【应用解剖】

肌皮神经主要由颈$_{5\sim7}$神经根纤维组成,在喙突水平由臂丛外侧束发出向外下走行,穿出喙肱肌后于肱二头肌和肱肌间下降，沿途发支支配喙肱肌、肱二头肌及肱肌。其终末支在肘部于肱二头肌与肱桡肌间隙穿出，分布于前臂外侧皮肤，称前臂外侧皮神经。肌皮神经的变异约为15%：可有2～3支起源于臂丛外侧束，或由外侧束和正中神经分别发出，或缺如而由正中神经本干发出。

【临床表现与诊断】

肌皮神经损伤最常见的原因为刀刺伤，也可为撞击伤，少数可为肩关节前脱位或肱骨外科颈骨折的并发症。在腋部损伤时常合并臂丛神经的损伤。肌皮神经损伤后患者肱二头肌萎缩，屈肘明显受限，但由于肱桡肌的代偿，患者仍能完成屈肘，此时应注意触诊肱二头肌肌腹有无收缩，以作鉴别诊断。肱肌和喙肱肌难以触及。因前臂外侧皮神经的分布区域有交叉支配，故肌皮神经损伤的感觉障碍不明显。

【治疗】

手术入路采用远端臂丛神经入路，必要时切断胸大肌肌腱，找到从臂丛外侧束发出至穿入喙肱肌的肌皮神经。肌皮神经在穿出喙肱肌后发出分支支配肱二头肌，在上臂中下段1/3交界处或以近发出肱肌肌支。

对于神经损伤后晚期病例或神经修复效果不佳者，可行屈肘功能重建手术。

(1) 背阔肌移位术（Hovnanian 法）：首先由 Schottstaldt（1955年）提出，是目前屈肘功能重建手术中的首选方法。该手术将带神经血管蒂并且与肱骨止点相连的背阔肌肌皮瓣移至上臂，与肱二头肌止点或肱桡肌缝合。

(2) 另外，常用的屈肘功能重建手术是屈肌群止点上移（Steindler 术）和胸小肌移位术。此二术指征是屈肘肌尚存在一定肌力（如 M2）或 Steindler 试验阳性（对屈肌群止点上移而言）。Steindler 试验：将患肢前屈后与躯体成90°位并适当旋转以消除重力的影响，若此时患者能通过屈指、屈腕及前臂旋前动作而屈肘，表明待上移的前臂屈肌群力量足够。目前主要的屈肌群止点上移手术方式为 Bunnell 改良法以及 Mayer 和 Green 改良法：前者将游离后的屈肌群起点经由阔筋膜延长，通过钢丝抽出法固定于肱骨外侧；后者将屈肌群起点连同一部分肱骨内上髁一起游离，上移5cm后用一个螺丝及垫圈定于肱骨下端掌侧偏外的骨面上，尺神经需作皮下前置。

(3) 胸小肌移位术：胸小肌移位术是将胸小肌的止点从第3到第5肋骨表面剥离，将与喙突相连的胸小肌通过腋部皮下隧道引入上臂切口，缝合于肱二头肌腱的止点。

(4) 胸大肌移位术：有 Clark 法（胸大肌胸肋部移位）以及 Brooks 和 Seddon 法（胸大肌止点移位）。前者将胸大肌胸肋部止点翻转卷成筒状与肱桡肌或肱二头肌止点缝合；后者将胸大肌止点移位至肱二头肌长头肌腱。胸大肌移位对胸部外形影响较大，故对女性患者应慎用。

三、正中神经损伤

【应用解剖】

正中神经由颈$_5$～胸$_1$神经根的纤维组成，内外侧根在腋血管的前方汇成正中神经主干。在上臂，正中神经与肱动脉伴行，无分支。在肘窝，正中神经位于肱二头肌腱膜深面，向下经过旋前圆肌两头之间，再穿行于指浅屈肌腱弓的深面。在肘部及前臂，正中神经依次发出旋前圆肌支、桡侧屈腕肌支、掌长肌支、指浅屈肌支及前骨间神经，最后者支配屈拇长肌、示、中指指深屈肌及旋前方肌。在前臂，正中神经位于屈指浅肌桡侧和掌长肌腱深面，经腕管进入手内。在腕上桡侧正中神经本干发出掌皮支分布于掌中部及鱼际的皮肤，但有时缺如。在手部的腕横韧带远侧，正中神经分为外、内侧支。外侧支发出返支到拇短展肌、拇指对掌肌、拇短屈肌浅头，另发出3支指掌侧固有神经，分布于拇指和示指桡侧皮肤，到示指桡侧的神经发出1～2支支配第一蚓状肌；内侧支分为2支指掌侧总神经，达掌骨小头处各分为2支指掌侧固有神经，分布于示、中、环指相邻的皮肤。与第二蚓状肌伴行的掌侧总神经发支支配该肌。正中神经与尺神经在前臂有交通支沟通的约占15%，即 Martin-Gruber 变异。

【临床表现与诊断】

正中神经损伤部位多发生在腕部或前臂，上臂或腋部的损伤较少见。切割伤最为常见，主要见于日常生活或工作中发生的玻璃损伤或清创及前臂手术时的误伤；牵拉伤大部分由上肢卷入机器所致；前臂骨折、外伤瘢痕挛缩及 Volkmann 挛缩常导致正中神经的挤压伤；另外尚有枪弹伤或药物误注入神经干内致伤。

正中神经在不同部位损伤表现不同。在骨间前神经起点的近端损伤为高位损伤，旋前圆肌、桡侧屈腕肌和所有指浅屈肌、示中指指深屈肌、拇长屈肌和旋前方肌均发生麻痹；骨间前神经起点远端损伤为低位损伤，表现为鱼际肌麻痹（包括拇短展肌、拇对掌肌及拇短屈肌短头）。

1. 感觉障碍　正中神经在腕部及以上损伤时，手的桡侧三指半出现感觉障碍。其中，示、中指远端的感觉功能不会被邻近神经代偿，为正中神经的绝对支配区。

2. 拇对掌受限　拇指处于手掌桡侧，不能掌侧外展以完成对掌及对指并存在鱼际肌萎缩，称为"猿掌"。某些正中神经完全断伤者，拇指掌侧外展不完全消失甚至正常，为尺神经的变异支配(Riche-Cannieu 变异)。

3. 拇、示指屈曲受限　若正中神经高位受伤，除上述症状外，指浅屈肌、拇长屈肌及示、中指指深屈肌麻痹，致使拇、示指不能主动屈曲。此外尚有旋前圆肌、旋前方肌、桡侧屈腕肌、掌长肌的麻痹。

【治疗】

早期根据神经受损情况选用保守治疗或神经松解、神经修复等手术治疗。上臂及肘部采用暴露尺神经的相同入路；前臂采用内上髁延伸至前臂掌侧并沿神经走行方向向远端延长，在接近腕部时转向桡侧，到达腕横纹后再沿其中一条返回腕中部。腕部以远则采用鱼际纹偏尺侧切口。

对于陈旧性损伤或神经修复效果不佳者，则考虑行功能重建手术。

拇对掌功能重建术　重建方法有肌腱移位或骨性手术。

(1) 华山医院法：采用尺侧腕伸肌作动力，尺骨下端尺侧缘为滑车，将动力肌腱通过掌长肌腱游离移植缝至拇指近节指骨基部背尺侧。

(2) Brand 法：采用环指屈指浅肌为动力并将肌腱劈成两股，以掌中腱为滑车，将一股肌腱缝于拇指掌指关节尺侧关节囊，另一股缝于拇短展肌止点及拇长伸肌腱。

(3) Burkhalter 法：该法采用示指固有伸肌腱为动力。将动力肌腱于止点切断后从前臂下端尺侧切口抽出，再于豌豆骨区作小切口，将动力肌腱通过尺骨下端尺侧缘(滑车)于此小切口引出，最后缝于拇指近节指骨基部背尺侧。

(4) Camitz 法：此法采用掌长肌为动力，将掌长肌腱连同剥离掀起的中示指方向的掌腱膜，通过皮下隧道缝合于拇短展肌止点和拇长伸肌肌腱(该法实际无滑车)。

(5) 固定型拇对掌重建术：掌骨间对掌位骨桥固定。若合并拇指腕掌关节不稳定或创伤性关节炎，应同时融合第一腕掌关节。该术可使手插入口袋困难，故应慎重应用。

拇、示指屈指功能重建术　高位正中神经损伤致拇长屈肌、示指屈指深肌麻痹者，可在作拇对掌功能重建的同时行屈拇屈示指功能重建：通常将肱桡肌腱移位代拇长屈肌、将示指的屈指深肌腱与中环小指的指深屈肌腱作侧-侧缝合。

四、尺神经损伤

【应用解剖】

尺神经由颈$_7$～胸$_1$神经根纤维组成，起自臂丛内侧束。在上臂，尺神经无分支。它先位于肱动脉内侧，随后在下 1/3 处穿过内侧肌间隔而转到后侧。在肘后，尺神经位于肱骨内上髁与鹰嘴突之间的尺神经沟内，表面有一层坚厚的筋膜覆盖并先后发出尺侧腕屈肌支及指深屈肌尺侧半肌支。尺神经在上臂段不发出分支。

在前臂，尺神经自尺侧屈腕肌两头之间，位于尺侧腕屈肌与指深屈肌之间，于腕上 5cm 处发出手背支，分布于手背尺侧半皮肤。在腕部，尺神经位于尺侧屈腕肌腱深面，经豌豆骨桡侧的 Guyon 管进入手掌。腕部尺神经分为两支：浅支发出小支到掌短肌后，最后分为三支指掌侧固有神经。尺神经的绝对支配区为小指掌背侧区域。深支从小指展肌与小指短屈肌之间进入手掌深部，在骨间肌浅面沿掌深弓到达手掌桡侧，沿途发支支配小指展肌、小指短屈肌、小指对掌肌、全部骨间肌、第 3、4 蚓状肌、拇收肌、拇短屈肌的深头。

【临床表现与诊断】

切割伤最为常见，常为腕部玻璃切割及刀割伤引起；挤压伤为直接暴力致伤，常伴有神经缺损；牵拉伤常由于肱骨内髁、尺桡骨及掌骨骨折对尺神经的牵拉所致。

尺神经在腕部损伤时，除拇短展肌、拇指对掌肌、拇短屈肌浅头及 1、2 蚓状肌外的所有手内肌均萎缩，环小指外观呈爪状(掌指关节过伸，指间关节屈曲)。患者握力减弱、持物不稳、精细动作明显受损，手指夹力减弱或消失。手部尺侧感觉消失。偶尔这个部位尺神经损伤时，手内肌功能无明显受损，是为正中神经在前臂进入尺神经的交通支支配手内肌的缘故。尺神经在肘以上损伤时，还伴有尺侧腕屈肌及环小指指深屈肌的麻痹及手背尺侧的感觉消失，但由于无环小指指深屈肌的牵拉，爪形手畸形反而不明显。

在尺神经支配肌肉中，只能对其中三块即尺侧腕屈肌、小指展肌及第一背侧骨间肌的功能进行准确的测定，通常通过望诊及触诊等判断其肌腹或肌腱的功能状态。感觉检查应着重于小指中远节的部位，此区域为尺神经的自主支配区，该区刺痛觉消失强烈提示尺神经完全损伤。

有关特征性体征如下：

Froment 征：正常拇、示指用力相捏时，由于手内肌的协同作用，拇指指间关节及掌指关节均呈微屈曲位。尺神经损伤后，拇短屈肌深头及拇收肌萎缩致拇指掌指关节屈曲减弱，故拇、示指用力相捏时，拇指呈掌指关节过伸、指间关节过屈，此即为 Froment 征阳性。

Warterng 征：小指不能内收即为阳性。

Fowler 征：在爪形手畸形时，用手指压住近节指骨背侧使掌指关节平伸，若此时爪形手消失即为阳性，这说明伸指肌在稳定掌指关节的前提下可伸直指间关节，是行静止性手内肌功能重建术（Zancolli 手术）的必要条件。

【治疗】

由于手内肌失神经支配后萎缩较快，故对神经探查修复应持更积极的态度。通常腕部的损伤应争取在6个月以内、肘部的损伤应在3个月以内修复，才有可能获得较满意的运动功能恢复。在肘部附近尺神经损伤修复时，应同时将尺神经前置于内上髁前方以减小张力避免尺神经肘部卡压。

对于晚期损伤或神经修复手术疗效不佳者，行蚓状肌功能重建术（单纯尺神经损伤也最好作2～5指功能重建）。

1. 改良 Bunnell 法　该法以环指的指浅屈肌为动力：将环指指浅屈肌腱止点切断后由远侧掌横纹切口抽出，劈成四股，分别通过2～5指的蚓状肌管与侧腱束缝合以重建蚓状肌功能。该法不增加握力，并有供体部位出问题的可能，比如导致"鹅颈"畸形。对于高位尺神经损伤，由于环指指浅屈肌肌力弱，应采用中指指浅屈肌肌腱用于移位。

2. Brand 法　是目前临床上使用最多的手术。该法以桡侧腕短伸肌或腕长伸肌为动力，将移植肌腱远端分成4股与示、中、环、小指侧腱束以同样张力缝合。

3. Fowler 法　采用示小指固有伸肌为动力，将肌腱分别劈成两股后通过蚓状肌管，于2～5指近节桡侧切口内与侧腱束缝合。该法虽可增加一定握力，但易引起"鹅颈"畸形及小指伸直受限（小指指总伸肌缺如者不少见）。可采用 Riodan 改良法加以预防：示指固有伸肌腱移位到环小指，若合并正中神经麻痹，加移植肌腱于同一动力移位至示、中指。

4. Zancolli 法　即掌指关节掌侧关节囊固定术。若无合适的动力肌腱选择且 Fowler 试验阳性可行本手术。于远侧横纹横切口内，沿掌板近侧缘切开关节囊，使之形成U形瓣，将切开的U形掌板与掌骨颈部关节囊重叠缝合。

5. Brown 法　即示指固有伸肌腱移位重建拇内收功能。将示指固有伸肌腱止点及部分腱帽组织切断，通过3、4掌骨骨间肌，通过拇收肌背面与止点缝合。示指固有伸肌腱帽需做间断缝合修复。

五、桡神经损伤

【应用解剖】

桡神经主要来源于颈$_5$～胸$_1$神经根，是臂丛后束的延续。始于腋动脉的后方，与肱深动脉伴行，沿桡神经沟绕肱骨中段后面旋行向外下，至肱骨外上髁稍上方穿过外侧肌间隔达肱肌与肱桡肌之间，后继续于肱桡肌与桡侧腕长伸肌之间在前臂下行。桡神经在上臂部发出较多分支，主要分布于肱三头肌、肘肌、肱桡肌和桡侧腕长伸肌。关节支分布于肘关节，皮支支配臂后区、臂下外侧部、前臂后部皮肤。

在前臂，浅支位于肱桡肌深面，与桡动脉伴行。它主要是感觉神经，分布于手背桡侧皮肤和桡侧两个半手指的背面，但不包括末两节背面的皮肤。深支又名后骨间神经，经过肱桡肌深面到前臂背面，穿过旋后肌后，在浅深两层伸肌群间下降。在旋后肌以上，深支发出支配其的分支；在旋后肌以下先后发分支到指总伸肌、小指固有伸肌、尺侧腕伸肌、拇长展肌、拇短伸肌、拇长伸肌及示指固有伸肌。

【临床表现与诊断】

肱骨中段或髁上骨折、桡骨头脱位及骨折、孟氏骨折等可分别牵拉或压迫桡神经主干或分支而造成其损伤上肢外展过久、头长时间枕在上臂、腋臂角处石膏支架及腋杖放置不当以及酒后长时间侧卧（周末综合征）均可造成桡神经主干损伤；医源性损伤常发生于行肱骨接骨板内固定术或接骨板取出术时（主干）以及行桡骨头切除术时（深支）。

桡神经深支在前臂上1/3部损伤，拇指掌指和指间关节以及其他四指的掌指关节不能主动伸直，拇指不能外展。桡神经在肱骨中下段损伤者，尚有垂腕、肱桡肌瘫痪和手背桡侧感觉消失，由于支配肱三头肌的肌支均在肱骨上段水平，故肱骨中段骨折所致的桡神经损伤常不累及肱三头肌的肌支而无伸肘障碍。桡神经在腋部损伤除上述症状外，还因肱三头肌瘫痪而致伸肘不能。

【治疗】

桡神经损伤后最重要的非手术治疗措施是关节的被动活动以预防腕、手各关节挛缩。Brand 建议白天使用腕关节固定支具、夜间更换腕指伸直支具固定。Samardzic 等在2～10cm 缺损时采用移植神经桥接，Kallio 等认为移植神经小于5cm 时效果更好。晚期桡神经损伤或桡神经长段缺损，可直接行伸腕、伸指功能重建手术。

桡神经损伤后的肌腱移位组合，目前认为最合理的有三种：FCR 组合、指浅屈肌组合和 FUC 组合。

FCR 组合（Starr、Brand、Tsuge 和 Adachi）：旋前圆肌→桡侧腕短伸肌，尺侧屈腕肌→指总伸肌，掌长肌→拇长伸肌。

指浅屈肌组合（Boyes、Chuinard 等）：旋前圆肌→桡侧腕长、短伸肌，中指指浅屈肌→指总伸肌，环指指浅屈肌→示指固有伸肌和拇长伸肌，桡侧屈腕肌→拇长展肌和拇短伸肌。

FCU组合：旋前圆肌→桡侧腕短伸肌，尺侧屈腕肌→指总伸肌，掌长肌→拇长伸肌。

六、臂丛损伤

【解剖学概要】

臂丛由颈$_5$～胸$_1$共5个神经根所组成，可分为5个节段：根、干、股、束、支。颈$_{5,6}$组成上干、颈$_7$延续为中干（颈$_7$和中干间没有明确的边界），颈$_8$胸$_1$组成下干，每干又分前后2股，上干与中干前股组成外侧束，下干前股组成内侧束，3个干的后股组成后束。外侧束分出胸前外侧神经支配胸大肌锁骨部，其终末支为肌皮神经及正中神经外侧头。内侧束其起始部分出胸前内侧神经支配胸大肌胸肋部，其终末分为尺神经及正中神经内侧头。后束分出胸背神经支配背阔肌、肩胛下神经支配大圆肌及肩胛下肌，终末支为腋神经及桡神经。

【损伤原因及机制】

臂丛神经损伤大多由牵拉伤引起，肩部被高速运动的物体撞伤如车祸、重物坠肩、皮带卷入、胎儿难产分娩时等，使颈肩发生分离，使神经根从脊髓上撕脱。臂丛神经撕脱伤又可分为完全或不完全撕脱伤。从上至下的牵拉伤首先发生上干和（或）中干损伤，如果牵拉自下而上，则损伤首先发生于下干。如果创伤暴力足够大则可引起全臂丛撕脱伤。

【临床表现与诊断】

有下列情况之一，应考虑臂丛神经损伤：①出现上肢5根神经（正中、尺、桡、肌皮、腋神经）中的任何两根神经的联合损伤（非切割伤）；②手部三大神经（正中、尺、桡神经）中，任何一根合并肩关节或肘关节功能障碍（被动活动正常）；③手部三大神经（正中、尺、桡神经）中，任何一根合并前臂内侧皮神经损伤（非切割伤）。

锁骨上部主要为根干部，而锁骨下部主要为束支部。临床上区分锁骨上下两部损伤主要依据胸大肌锁骨部及背阔肌（胸大肌锁骨部代表颈$_5$、颈$_6$神经根，胸肋部代表颈$_8$、胸$_1$神经根，背阔肌代表颈$_7$神经根功能）。胸大肌锁骨部和背阔肌受累为锁骨上部损伤，未受累为锁骨下部损伤。锁骨上损伤又依据冈上、下肌是否受累，区分颈$_{5,6}$根部与上干；依据有无Horner征（瞳孔缩小、眼睑变狭、眼球内陷、半脸不出汗）区分为颈$_8$胸$_1$根部与下干。对根部损伤又区分为节前损伤（又称根性撕脱伤）与节后损伤：出现斜方肌萎缩、耸肩受限及Horner征分别提示为上干或下干根性撕脱伤。

采用电生理检查方法，测定头皮体表诱发电位（SSEP）及感觉神经诱发电位（SNAP）可提供较可靠的结论：SSEP与SNAP均消失为节后损伤，SEP消失、而SNAP存在为节前损伤。臂丛根性撕脱伤主要分为下述3类：

1. 臂丛上干根性损伤　腋神经、肌皮神经、肩胛上下神经及肩胛背神经发生麻痹，主要表现为肩关节不能外展、上举，肘关节不能屈曲而能伸指，腕关节屈伸肌力减退。上肢外侧及拇指刺痛觉减退。

2. 臂丛下干根性损伤　尺神经、前臂和臂内侧皮神经、正中神经内侧头出现麻痹，主要表现为手的功能丧失或严重障碍，肩、肘、腕关节活动尚好。前臂及手部尺侧皮肤感觉丧失。

3. 全臂丛根性损伤　整个上肢各关节主动运动不能，被动运动正常。上肢感觉除上臂内侧部分区域存在外，其余全部丧失。腱反射消失、温度略低。

【治疗】

节后闭合性损伤可先行保守治疗3个月，若无效则采用神经移植治疗。对节前损伤如能确诊应尽早施行臂丛神经探查、移位术。早期不适于做电生理检查，又强烈怀疑臂丛节前损伤者，可行臂丛MRI扫描，如见到撕脱的臂丛神经根甚至有脑脊液漏，则应尽早手术。

1. 臂丛上干根性撕脱伤

（1）方案1：Oberlin术 尺神经、正中神经一束→肌皮神经的肱二头肌支及肱肌肌支，副神经→肩胛上神经，肱三头肌长头支→腋神经前支；

（2）方案2：同侧C_7→上干、副神经→肩胛上神经；

（3）方案3：膈神经→上干前股+颈丛运动支→上干后股+副神经→肩胛上神经。

2. 臂丛下干根性撕脱伤

（1）方案1：肱肌肌支→骨间前神经、旋后肌支→骨间后神经，肱桡肌支→伸腕肌支，肌皮神经皮支、正中神经皮支又尺神经皮支；

（2）方案2：同侧C_7→下干；

（3）方案3：健侧C_7→下干；

（4）方案4：膈神经、肋间神经、健侧C_7→正中神经、尺神经、桡神经。

3. 全臂丛根性撕脱伤　健侧C_7、副神经、膈神经、肋间神经→肌皮神经、肩胛上神经、桡神经、正中神经。

七、腓总神经损伤

【应用解剖】

腓总神经是坐骨神经的分支，主要来源于腰$_4$～骶$_2$神经根。在腘窝上方由坐骨神经发出后，沿股二头肌内缘下行，经过腓肠肌外侧头的表面，到达腓骨小头后面，绕过腓骨颈外侧后分成腓浅与腓深两终支，支配腓骨长短肌、胫前肌、踇长伸肌、趾长伸肌、踇短伸肌、趾短伸肌及小腿外侧和足背皮肤感觉。

【临床表现与诊断】

腓总神经损伤比胫神经损伤更多见，即使在坐骨神经内也是如此。膝关节周围的外伤均有可能导致腓总神经损伤，如腓骨小头骨折和脱位、石膏甚至交腿姿势所致压迫、腘窝附近创伤及手术等。

腓总神经损伤后，小腿伸肌群的胫前肌、踇长短伸肌、趾长短伸肌瘫痪，出现足下垂和内翻，长久后可产生爪形足。小腿外侧和足背的感觉减退或消失。

单纯腓深神经损伤者，关节背屈肌与趾伸肌瘫痪，出现足下垂、踝关节与足趾不能背屈。踇趾和第2趾背面相对缘的皮肤感觉缺失。当腓浅神经正常时，由于腓骨长、短肌的作用，足可趋向外翻，当行路时更为明显。当腓深神经在胫前肌与趾长伸肌分支以下断伤时，除趾不能背伸外，其他足部运动均无障碍，皮肤感觉缺失范围同上。

单纯腓浅神经损伤，出现腓骨长、短肌的瘫痪，导致足不能外翻，当踝关节背屈时，足即呈内翻姿势。小腿外侧肌肉萎缩。皮肤感觉障碍限于小腿外侧下2/3及大部足背皮肤，由于邻近皮神经能够迅速代偿，故某些病例仅是皮肤感觉减退。

【治疗】

注意预防。打石膏时避免腓骨小头下方压迫，注意手术体位的摆放、避免神经压迫。一旦发现腓总神经损伤应尽早治疗，多数可以手术直接缝合修复，如有神经缺损考虑自体神经移植。闭合型腓总神经损伤有自行恢复的可能，但也应尽早手术探查，行松解或缝合修复。采用腘窝至腓骨小头下方斜行切口暴露。对晚期腓总神经损伤，则行功能重建术，通常将胫后肌腱通过皮下隧道，经钢丝抽出法固定于足背的外侧楔状骨以恢复踝关节背屈功能。也可行三关节融合术以改善功能。

八、胫神经损伤

【应用解剖】

胫神经自坐骨神经发出后垂直下行，在腘窝中线下行至腘肌下缘，进入比目鱼肌深面，成为胫后神经。胫神经发出运动支至腓肠肌、比目鱼肌、跖肌、腘肌、胫骨后肌、趾长屈肌、踇长屈肌。下行至跟腱与内踝之间，通过屈肌支持带，分成足底内外侧神经，支配足底肌肉及足底皮肤感觉。

【临床表现与诊断】

胫神经损伤较少见，损伤后出现小腿后部及足底肌肉瘫痪，踝及足趾不能跖屈，出现仰趾外翻畸形，行走时足跟离地困难，不能快走，由于足内肌瘫痪形成弓状足和爪状趾畸形。跟腱反射消失。皮肤感觉缺失范围包括足底、趾背远端、足跟内外侧外、小腿后侧。可有足底溃疡。

【治疗】

足底感觉很重要，即使有部分恢复也有助于防治溃疡及冻伤和烫伤，因此，应尽可能设法恢复神经功能。根据损伤情况，行神经松解、减压或缝合术，一般效果较好。

九、坐骨神经损伤

【应用解剖】

坐骨神经为全身最粗大、行程最长的神经，由腰$_4$～骶$_3$神经根的前支纤维组成。自梨状肌下经坐骨大孔离开骨盆后，位于臀大肌的深面，在大转子与坐骨结节连线中点深面下行至股后区，继而行于股二头肌长头的深面，达腘窝上角处分为胫神经和腓总神经两大终支。坐骨神经在股后区发出肌支支配股二头肌、半腱肌和半膜肌，同时也有分支至髋关节。从坐骨结节与大转子连线中点开始，向下至股骨内、外侧髁连线的中点作一直线，此两点间连线的上2/3段即为坐骨神经在股后区的投影线。

【临床表现与诊断】

坐骨神经损伤通常由臀部或大腿的火器伤导致，其次可由髋关节后脱位或骨折脱位引起；也可由臀部肌内注射或髋关节周围手术引起的医源性损伤，好发于儿童，其原因与注射部位不当或药物剂量太大有关。损伤部位多在股部或臀部，骨盆内较少见。

如在坐骨大孔或坐骨结节以上断裂，则股后肌群、小腿前后外侧肌群及足部肌肉全部瘫痪。如在股部中下段损伤，因腘绳肌肌支已大部分发出，只表现膝以下肌肉完全瘫痪。如为分支损伤，则分别为腓总神经及胫神经支配区的肌肉瘫痪。患者主要表现为踝、趾关节无自主活动，踝关节可随患肢移动呈现摇摆样运动；足下垂呈马蹄内翻样畸形；小腿肌肉迅速发生萎缩，呈纺锤状；跟腱反射消失。膝关节屈肌虽然大部麻痹，但因股神经支配的缝匠肌和闭孔神经支配的股薄肌尚正常，故膝关节尚能屈曲。膝关节伸肌因非坐骨神经支配，故伸膝正常。患者行走困难，呈特殊的“跨阈步态”，即举步时，髋关节过度屈曲，以使下垂之足离开地面。

除小腿内侧及内踝处隐神经支配区外，膝以下区域感觉消失，但常因邻近皮神经的代偿而仅表现为感觉减退。由于严重营养改变，足底常有较深的溃疡。股后皮神经与坐骨神经伴行，故亦可同时受伤而使股后皮肤感觉障碍。当受伤部位在臀部时，有时可累及臀下神经,因臀部下垂,臀皱襞变浅,可影响髋关节后伸。

【治疗】

臀部坐骨神经损伤是周围神经损伤中最难处理和疗效最差的损伤之一。根据损伤情况,采取相应治疗方法。如为药物注射伤应争取尽早行神经松解术,生理盐水反复冲洗,术后采用高压氧治疗,有效促进神经恢复;如为火器伤,早期只作清创术,待伤口愈合后3~4周再行神经探查;如为锐器伤,应一期修复,行外膜缝合,术后固定于伸髋屈膝位6~8周;如为髋关节脱位或骨盆骨折所致的坐骨神经损伤多为压迫性,早期应行复位解除压迫,观察1~3个月后再决定是否行神经探查手术。对晚期坐骨神经损伤,可考虑行肌腱移位术或关节融合术。

第七节 周围神经医源性损伤

一、副神经损伤

由于副神经与颈后淋巴结关系十分密切,故该区切取淋巴结极易造成副神经损伤。颈部放射治疗、颈动脉内膜切除术、颈内静脉插管和心室颈静脉分流术可引起上颈部副神经损伤。该损伤可导致肩上举受限,并有明显的上肢下坠感。通常自行完全恢复机会较少。因此,在颈后三角区进行淋巴结活检时,应在颈丛麻醉下充分暴露后进行,切忌在局麻及小切口下操作。诊断确定后应手术修复。

二、桡神经损伤

大多数桡神经损伤发生于上臂中份或桡神经沟附近,肱骨干骨折接骨板内固定或接骨板取出以及桡骨头切除时易损伤桡神经。致伤原因为术时未暴露保护桡神经、或未在骨膜下作切开复位、或接骨板直接压迫桡神经。昏迷患者或手术时肢体位置不良致桡神经长时间受压是另一原因。上臂止血带压迫时间过长引起的止血带麻痹多影响桡神经。上臂部三角肌注射时定位过低亦可引起桡神经损伤。

桡神经损伤预防措施包括:严格遵守临床操作常规;对局部瘢痕严重、粘连明显的病例应先从正常的近、远端游离出桡神经并加以保护后,再作骨科矫形术。

三、正中神经损伤

(一) 将神经误为肌腱切断

在切取掌长肌腱行游离移植时有时可将正中神经误为肌腱而切断。临床表现为手部桡侧三个半手指感觉消失,对掌功能障碍,鱼际肌萎缩。应立即作直接修复或作腓肠神经移植。该失误的预防措施在于术前确认掌长肌腱的存在(文献报道其缺如率2%~7%)以及切断腕部肌腱时注意神经与肌腱的鉴别(表99-2)。

(二) 屈肌腱粘连分离时的误伤

其原因多为未按肌腱粘连分离操作常规而致神经误伤。神经损伤后应立即修复。预防措施包括:行肌腱粘连分离术时应先解剖分离肌腱相邻的神经并加以保护;肌腱与神经需同时修复时,应将神经放置在肌腱深层,并利用周围正常软组织与肌腱分隔,以免后期作肌腱粘连分离时的误伤;当手部皮肤条件不好而需行肌腱及指神经修复者,可先修复肌腱,待功能恢复后再作指神经修复。

(三) 腕横韧带切断时的误伤

此损伤部位多为正中神经返支,也可为指神经,可见于腕管综合征的内镜手术及开放性腕横韧带切断术。神经损伤后应立即修复。预防的关键在于熟悉正中神经返支的变异;应分层多次切断腕横韧带,在剪切前用血管钳作试探性钳夹测定。

四、尺神经损伤

手术中上肢体位不良为尺神经医源性损伤的较为常见的原因,术中前臂旋后位置于身旁或外展位,使尺神经沟或肘管受压,若肘关节屈曲超过90°,亦可致肘管内尺神经受压。某些少见的原因如尺神经前置术时,剥离尺神经营养血管过度会导致尺神经缺血梗死。陈旧性肘关节后脱位开放复位或肘关节强直于伸直位行关节成形术时尺神经未做充分松解前移术,会因神经张力过大导致损伤。

五、臂丛损伤

对胸廓出口综合征行第1肋切除时,因解剖不熟悉或操作粗糙而致臂丛损伤;在先天性斜颈作胸锁乳突肌切断时可误伤臂丛。神经损伤后应立即修复。预防方法在于手术者应熟悉手术途径的解剖。在胸廓出口综合征病例常有先天性畸形及变异存在,使颈部血管神经的解剖位置及关系发生改变,对此术者应有清醒的认识。

六、药物性周围神经损伤

肘前静脉注射时的药物外漏可致正中神经损伤,注射药物常为氯化钙、溴化钙、红霉素等;内关穴位注射苯妥英及哌替啶也可引起正中神经损伤。桡神经损伤可见于曲池穴位注射,药物多为氨基比林、氯普芬与异丙嗪等。坐骨神经损伤均为臀肌注射抗生素所致，而臂丛神经损伤则为锁骨上臂丛阻滞麻醉时注入变性或配错药物。神经损伤后立即出现受损神经支配区的剧烈疼痛与麻木，运动功能丧失，其症状与体征和外伤性周围神经损伤类同。个别病例以交感神经损伤为主，表现为肢体发绀，苍白、肿胀。此外，药物注射部位肿痛较严重，少数病例发生局部组织坏死。

虽然保守治疗可使少数患者康复，但对多数患者无效。目前主张应尽早切开神经外膜行减压并用生理盐水彻底冲洗。对后期坏死、瘢痕化的病变神经段，应作神经移植修复。

第八节　常见周围神经卡压综合征

周围神经卡压或者压迫综合征是临床常见的手外科疾病。神经在行进过程中通过一些骨-纤维隧道等解剖“瓶颈”。当临床上存在某些诱发因素（如外伤、激烈活动及滑膜炎等）时，周围神经会在这些部位受到卡压，从而出现一系列症状的综合征。不同类型的周围神经卡压有五个共同点：①被卡压的神经支配区感觉异常，如麻木疼痛不适，时轻时重，总体随着病程逐渐加重。②不少患者有夜间疼痛或者麻木症状加重的情况。③神经支配感觉区的触觉改变，如痛觉过敏或者减退，严重时感觉丧失。④体检往往可以在卡压处找到压痛点、条索状压痛块或者 Tinel 征阳性。⑤该神经所支配的肌力减弱、肌肉萎缩。

一、正中神经卡压

正中神经在上肢有 5 个潜在的卡压部位，从远端向近端依次为腕管、前臂近端指浅屈肌起源处腱弓、旋前圆肌两个头之间、肘部肱二头肌腱膜下和上臂下段的 Struthers 韧带。约 90% 的正中神经卡压发生在腕管。

（一）腕管综合征

腕管是腕部的一个紧密的骨-纤维管道，其间有正中神经和所有 9 根屈指肌腱通过。它的底部是腕骨，顶部是屈肌支持带，又称腕横韧带。

1. 病因

（1）腕管的容量减少：如腕横韧带增厚、腕部骨折、月骨前脱位、增生性关节炎等。

（2）腕管内容物增多：包括：①各种滑膜炎如结核性滑膜炎、淀粉样沉淀、非特异性滑膜炎、类风湿性腱滑膜炎；②新生物如腱鞘囊肿、脂肪瘤、血管瘤、正中神经的纤维脂肪增生等；③解剖异常如指浅屈肌肌腹过长延伸过远端、蚓状肌肌腹过高进入腕管或通过腕管的掌长肌腱；④正中动脉即正中神经的滋养血管压迫；⑤其他如肢端肥大症、黏液性水肿、钙盐沉积、软骨石灰沉着症等引起偶有报道。

2. 临床表现和诊断　本征常见 40 ~ 50 岁者，女性多发，女：男比例高达 9：1。双手者占 1/2 ~ 1/3。桡侧 3 个手指麻痛是最早和最常见的症状，少数可累及所有手指。患者常有夜间麻醒史，但连续甩手后症状可缓解。体检发现可拇指、示指、中指远端刺痛减退，两点辨别觉增宽（正常末节掌侧 2 ~ 3mm，中节 4 ~ 5mm，近节 5 ~ 6mm），鱼际肌萎缩（但多数较轻而无对掌障碍）。个别病例可无感觉异常而仅有明显的鱼际肌麻痹。可出现特殊体征：①腕部叩击试验（Tinel 征）：用手指或叩诊锤叩击腕正中屈面，出现桡侧手指放电样麻感为阳性。该试验特异性强但敏感性较低。②腕掌屈试验（Phalen test）：维持腕关节在极度掌屈位，若 1 分钟内出现桡侧手指麻感为阳性。该试验敏感但假阳性较多。③止血带试验：在上臂绑一个气囊式的止血带，加压阻断动脉血流并维持 1 ~ 2 分钟，使上臂疼痛和麻木现象加重，这是由于腕管内受到压迫的正中神经比其他正常神经更容易出现缺血症状的缘故。神经电生理检查可发现正中神经于腕-拇短展肌的诱发电位潜伏期延长、波幅降低等。诊断主要依靠病史（夜间麻醒等）、体检（痛觉减退和肌萎等）和神经电生理检测。本征常被误诊为“颈椎病”，后者无夜间麻醒史，颈椎 MRI 和 CT 可发现相应的影像学改变。

3. 腕管综合征的分型　根据患者的症状和电生理结果可以分为轻、中、重型（表 99-1）。

表 99-1　腕管综合征的分型

	麻木	感觉	肌萎缩	对掌受限	2PD	神经传导检测
轻型	轻度	无异常	无肌萎缩	无受限	<4mm	< 4.5ms
中型	中度	痛觉减退	轻度肌萎缩	无受限	>4mm	>4.5ms
重型	重度	痛觉消失	中度肌萎缩	有受限	>10mm	>10ms

4. 治疗　①非手术治疗：早期病例症状较轻，可服用神经营养药物，或用石膏托、支架保护腕关节中立位轻度背伸直位 1 ~ 2 周，对麻痛伴有刺痛过敏者（有交感神经受累表现），应先采用腕管内肾上腺皮质

激素(与局麻药混合)注射等方法。对于绝经期妇女,由于腕管内结缔组织肿胀,适当用利尿药也可有所缓解。轻型的腕管综合征推荐保守治疗。②手术治疗:对于病程长,已有肌萎者、经受保守治疗无效或临床怀疑有肿瘤压迫者需要进行手术治疗,可直视下开放手术也可采用内镜方法将腕横韧带纵行切开,对腕管内新生物或类风湿关节炎引起的滑膜增生需作相应的肿物或滑膜切除。一般认为中型和重型的腕管综合征需要进行手术治疗。

(二) 旋前圆肌综合征

本征源于正中神经在腕部近端上述四个部位的任何一处受到卡压。病因包括旋前圆肌肥大、正中神经在旋前圆肌两个头的背侧经过、肱二头肌腱膜增厚、指浅屈肌弓增厚、起自尺骨的桡侧腕屈肌的一个肌腹压迫、旋前圆肌至指浅弓的异常纤维束带压迫。其症状类似于腕管综合征(即桡侧3个半手指麻痛),但夜间麻醒史少见。前臂近端掌侧疼痛,抗前臂旋前和屈腕使疼痛加重。手掌可因掌皮支受累而出现麻木。正中神经支配的手内肌无力或瘫痪(包括鱼际肌中拇短展肌、拇对掌肌、拇短屈肌浅头及第1、2蚓状肌),而前骨间神经支配的拇长屈肌,示中指屈指深肌和旋前方肌功能基本正常。前臂近端正中神经叩击可诱发症状而Phalen试验阴性。特殊体位激发麻痛有助于病灶定位:前臂旋后位抗阻力屈肘——肱二头肌腱膜下卡压;前臂伸肘位抗阻力旋前——卡压在旋前圆肌两个头之间;中指抗阻力屈曲——受压处位于指浅屈肌腱弓下。有时卡压系肱骨下端的异常骨突起所致,故肘部X线检查是必要的。神经电生理检查可发现正中神经肘段感觉和运动传导均减慢,旋前圆肌和拇短展肌有纤颤电位。治疗以手术为主,对肘部上下4个可能的受压部位彻底松解(可切断旋前圆肌深头)。

(三) 前骨间神经综合征

又称Kiloh-Nevin综合征。前骨间神经自指浅屈肌腱弓远端发出,支配拇长屈肌、示、中指指深屈肌及旋前方肌。临床上此神经的单独卡压即构成前骨间神经综合征。病因包括旋前圆肌深头的腱性组织卡压、中指指浅屈肌的腱性组织卡压、指浅屈肌至拇长屈肌的副肌肉卡压、Gantzer肌肉卡压、增大的肱三头肌滑囊压迫等。此征仅有运动障碍,前臂近端掌侧可出现疼痛,肘上可出现神经叩击痛。典型体征为拇、示指不能作"OK"状:拇、示指对捏时,拇指掌指关节稍屈曲、指间关节过伸,示指近端指间关节过度屈曲。旋前方肌麻痹可通过屈肘位抗阻力旋前测定,但难以得出阳性结果。神经电生理检查显示前骨间神经的支配肌有失神经表现。当出现双侧前臂疼痛及麻痹时,前骨间神经综合征需与短暂性上臂神经炎(Parsonage-Turner综合征)鉴别:后者起病急,可有手术、上呼吸道感染或预防接种史,疼痛位于双肩及上臂周围,当累及前骨间神经时,也可位于肘上下,但肌肉麻痹可限于一侧。一般1年后可自行恢复。

前骨间神经发生自发性瘫痪的患者,有一部分可以经过三角巾悬吊休息后自行恢复。肌肉瘫痪发生后观察6~8周无效应该考虑手术治疗,治疗原则与方法基本同旋前圆肌综合征,但若未发现明确的卡压部位,需对肘上2~7.5cm的正中神经在手术显微镜下行仔细的束间松解。对于神经不能修复或者病程超过2年者可以行功能重建手术。

二、尺神经卡压

(一) 肘管综合征

肘管是由肱骨内上髁后下方的尺神经沟、近端表面的Osborne韧带及远端表面尺侧腕屈肌两个头之间的腱膜所构成。尺神经于上臂远端通过肘管进入前臂,其在此骨-纤维管道的卡压称之为肘管综合征。

1. 病因

(1) 肘外翻:由于提携角增大使尺神经相对缩短,当肘关节屈曲时,尺神经受到牵拉、压迫和磨损,日久可造成尺神经慢性损伤。儿童时期的肱骨髁上骨折等可导致肘外翻或其他继发性畸形,从而于成年后发生本征。

(2) 尺神经滑脱:在正常人约有2%~16%存在尺神经滑脱,但仅少数出现症状。当屈肘时尺神经离开尺神经沟,或经过内上髁移至肘前,伸肘时返回。如此长期反复,使尺神经受到慢性损伤。

(3) 尺侧腕屈肌两头之间的腱膜压迫:屈肘时肘管约狭窄55%,尺侧腕屈肌两头之间腱弓大于5mm时,屈肘135°,腱弓拉长近40%,肘管内尺神经的压力6倍于松弛状态。

(4) Struthers弓形组织:上臂远端深部周围的筋膜增厚而形成,此弓起自肱三头肌内侧头的浅层肌肉纤维止于内侧肌间隔。肱内韧带从喙肱肌的部位至Struthers弓形组织,其前缘是内侧肌间隔,外侧为肱三头肌内侧头的深部肌肉纤维所覆盖的肱骨内侧部分组成。该组织可以直接压迫尺神经或者使尺神经受到牵拉伸展及摩擦。

2. 临床表现和诊断 起病缓慢,为尺神经受损表现:手尺侧麻木,有时出现放射性疼痛;手精细动作不能,夹纸力及握力减低,严重时出现爪形手(掌指关节过伸、指间关节屈曲)。检查发现尺侧腕屈肌、小指展肌及第一背侧骨间肌萎缩。拇、示指用力相捏时,拇指呈掌指关节过伸、指间关节过屈,此为Froment征;

处于外展位的小指不能主动内收,此为 Warterng 征。感觉检查应着重于小指中远节部位(尺神经绝对支配区)。肘部 Tinel 征和屈肘试验阳性(完全屈肘 1 分钟诱发症状)。神经电生理检查可发现尺神经支配肌失神经表现,尺神经肘段(肘上 5cm,肘下 5cm)传导速度明显减慢但上臂段及前臂段减慢不明显。本征需与胸廓出口综合征和腕尺管综合征鉴别:前者的前臂内侧有感觉障碍,后者的手背尺侧感觉正常。

根据症状、体征和电生理检测结果,肘管综合征可以分为轻、中、重三型,指导临床治疗(表 99-2)。

表 99-2 肘管综合征的分型

	感觉	运动	爪形手	肘部尺神经运动传导速度
轻型	间歇性 振动觉敏感	自觉无力 灵活性差	-	>40m/s
中型	间歇性刺痛觉减退	握力差,手指 内收及外展受限	-	40~30m/s
重型	持续性 2PD 异常	有肌萎缩,手指内收外展不能	+	<30m/s

3. 治疗 轻型的肘管综合征首先考虑保守治疗,中、重型的肘管综合征应早期进行手术治疗,其中中型考虑单纯肘管切开尺神经减压,重型的患者考虑尺神经前置术:将尺神经游离出肘管并放置于肱骨内上髁前方的皮下、肌内或肌下,术中须切除肱骨内上髁近端 5~8cm 一段的内侧肌间隔。

(二) 腕尺管综合征

腕尺管又称 Guyon 管,由浅层腕横韧带为前壁,深层腕横韧带为后壁,豆骨与豆钩韧带为内侧壁围成密闭的长约 1.5cm 的骨-纤维管道,尺神经于此通过进入手掌。尺神经在此处的卡压被称为腕尺管综合征。本征多为特发性,病因包括创伤、腱鞘囊肿、脂肪瘤、血管瘤、纤维束带和腱弓卡压、解剖变异(如掌长肌异位肌腹、尺侧腕屈肌肥大、副掌肌、小指展肌和掌短肌变异等)、尺动脉栓塞、色素沉着绒毛结节性滑膜炎、类风湿关节炎等。临床表现为尺神经支配的小鱼际肌、骨间肌、第 3、4 蚓状肌、拇收肌和拇短屈肌深头麻痹,小指及尺侧半环指掌侧麻木,腕尺侧屈面 Tinel 征阳性或直接压迫可诱发症状。有时病变位于 Guyon 管的远端出口而仅压迫尺神经的浅支或深支,此时可仅出现感觉或运动障碍。压迫的确切部位决定了症状为运动性、感觉性还是两者兼有。神经电生理有助于诊断。X 线片或 CT 可明确有无钩骨钩骨折,MRI 可除外占位性病变。在鉴别诊断中,必须考虑到颈椎间盘突出、胸廓出口综合征和周围神经病变。一旦确诊,该征应早期手术松解。

三、桡神经卡压

由于解剖结构的因素,桡神经在多处部位易受到卡压,从上肢近端开始它们分别是腋臂角、桡神经沟、外侧肌间隔、旋后肌管以及桡神经浅支穿过肱桡肌腱进入前臂背侧的部位。

(一) 后骨间神经综合征和桡管综合征

桡神经于肱桡关节水平分为浅支和深支(后骨间神经),后者支配桡侧腕短伸肌(此肌也可由浅支或总干支配)、旋后肌、尺侧腕伸肌、指总伸肌、示指和小指固有伸肌、拇长展肌、拇短伸肌和拇长伸肌。目前对桡管的解剖定义尚不一致,但一般是指桡神经深支起源处至其出旋后肌管的区域。后骨间神经通过旋后肌两个头(旋后肌管)时易受到卡压,从而导致两个不同的疾病,即后骨间神经综合征和桡管综合征。由于后骨间神经无支配皮肤的感觉纤维,故其受压后的症状为肌肉萎缩和疼痛(由肌梭的感觉神经传入)。

1. 病因 反复屈伸腕关节及旋转前臂、外伤如孟氏骨折及前臂软组织创伤等、旋后肌管内的腱鞘囊肿和脂肪瘤、类风湿关节炎等引起的滑膜增厚等均可引起。

2. 临床表现 后骨间神经综合征起病隐匿。主要表现为伸指伸拇障碍,主动伸腕时有桡偏。也可表现为伸肌群部分麻痹(如仅累及拇长伸肌),此时需与肌腱自发性断裂鉴别:后者被动屈腕时不能伸直手指(腱固定试验阴性)。神经电生理有助于诊断。X 线可除外骨关节病变、MRI 或 B 超可发现新生物。

桡管综合征是一种疼痛综合征,肌无力是疼痛的继发症状。主要为肘外侧的深部痛,有时主诉夜间痛。屈腕位被动旋前和伸肘位抗阻力旋后可诱发症状。需与肱骨外上髁炎鉴别。约 5% 肱骨外上髁炎与桡管综合征合并存在。神经电生理的诊断价值不大。

3. 治疗 原则上进行手术松解:采用肘前路(改良 Henry)或肘下后路(Henry)切口,松解所有潜在的卡压点,即肱桡关节浅层增厚的筋膜组织、桡返动脉的扇形分支(the leash of Henry)、桡侧腕短伸肌腱缘、旋后肌近端的腱弓(the arcade of Frohse)和旋后肌管的出口处,切除存在的新生物。手术优良率 85%,术

7

后恢复时间可长达1年半。

由于桡管综合征不致引起肌肉麻痹,故先行保守治疗:支具维持前臂旋后与伸腕、局部封闭、休息等。手术松解范围同后骨间神经综合征。手术优良率约一半,与工作环境有关的损伤、慢性持续性疼痛及症状难以定位者手术效果差。

(二)桡浅神经卡压综合征

又称Wartenburg征。多数有前臂外伤史。主要症状为拇指背侧、虎口及前臂远端桡侧疼痛和麻木,腕部运动或拇、示指紧捏会加重症状。检查发现手背桡侧感觉异常,前臂用力旋前于30~60秒内出现症状为激发试验阳性。桡神经浅支于前臂远端浅出处叩击征(Tinel征)阳性。需与桡骨茎突缩窄性腱鞘炎(de Quervain病)鉴别:后者可因滑膜炎性病变累及桡神经浅支成分而出现腕背桡侧麻痛,但Wartenburg征在桡骨茎突无肿胀和压痛,特殊感觉试验阳性且于肱桡肌腱腹交界处注射局麻药会缓解症状,神经电生理有助于诊断。

保守治疗包括局部注射类固醇药物、夹板制动,理疗等。无效者行手术松解,其目的是改善灼性神经痛等主观症状,必要时行病变段切除,神经移植修复,并切除部分肱桡肌和桡侧腕长伸肌腱。手术疗效一般较佳。

(三)上臂桡神经卡压征

很少见。常见原因为醉酒后头枕于上臂熟睡、肌肉激烈活动或腋部拄拐杖。可急或慢性起病。患者有垂腕、垂指等运动障碍及桡神经浅支分布区感觉异常。神经电生理有助于诊断。早期行理疗等,起病急骤者大多可于1个月后恢复。若3个月功能无改善,作神经探查松解术。

四、胸廓出口综合征

臂丛神经及锁骨下动静脉在颈肩部出口区域受到先天或后天继发因素压迫所致的手及上肢酸痛、麻木、乏力、肌萎及锁骨下动静脉受压症状等一系列临床综合征候群,通常称为胸廓出口综合征。

胸廓出口是颈根部的一个狭窄区域:其内侧为第1肋,前面是前斜角肌及锁骨,后面是中斜角肌。当臂丛神经与其伴行的锁骨下动(静)脉通过该区域时受到卡压。胸廓出口综合征也是斜角肌综合征、颈肋综合征、肩过度外展综合征等的统称。本征病因包括斜角肌痉挛和束带、颈肋、锁骨骨痂或肿瘤等,也可为特发性。

1. 病因

(1) 颈肋:由于颈肋可与第1肋直接骨性连接或其游离端与第1肋有纤维束带相连,使肋锁间隙更为狭窄,颈$_8$胸$_1$或下干必须跨越的小斜角肌抬得更高,造成胸廓出口狭小。

(2) 第7颈椎横突过长:常可见一纤维束带连接到第一肋上,这是造成臂丛神经和锁骨下动脉所通过的前斜角肌后下方间隙及肋锁间隙狭窄的重要原因。

(3) 斜角肌解剖异常:前中斜角肌可以因为先天原因导致间隙狭窄,如前中斜角肌融合、止点变异或过分增生肥厚等,均可造成臂丛神经及锁骨下动脉受压。同时在部分人群小斜角肌的出现也是臂丛神经受压的重要原因。

(4) 其他:包括先天性肋锁间隙狭窄、胸小肌起点压迫、肩胛带肌力下降、臂丛神经先天异常等也是造成胸廓出口综合征的原因。

2. 临床表现 临床上多见于18~35岁女性,臂丛下干受压是最为常见的类型,约占60%,臂丛下干受压的表现:手尺侧麻痛,手内肌麻痹致无力及精细动作不能,前臂内侧感觉障碍是本征的特征表现。锁骨下动脉受压可表现为患肢疼痛、乏力,末端发凉、苍白、雷诺现象以及桡动脉搏动减弱。锁骨下静脉受压表现为浅静脉怒张、青紫、肿胀,末梢溃疡难以愈合等。此外还有上肢易疲劳等。有些患者呈臂丛上干受压表现。该征还可有非典型症状出现,如假性心绞痛、交感神经受激惹表现等。

特殊试验有助于诊断:①肩外展试验(Wright test):患者坐位,检查者扪及患肢桡动脉搏动,慢慢使前臂旋后,外展至90°~100°,屈肘90°,桡动脉搏动减弱或消失为阳性。②斜角肌挤压试验(Adson test):患者坐直或站直,患肢下垂,头仰足后转向检查者,深吸气后屏气。阳性为桡动脉搏动减弱或消失,或诱发症状,此有确诊价值。③锁骨上叩击试验(Moslege test):令患者头偏向健侧,叩击患侧颈部,出现手指麻木或触电样感觉为阳性。④1分钟试验(Roostest):双臂举过头呈投降姿势,反复握拳,1分钟内诱发症状为阳性。⑤肋锁挤压试验阳性:向下推压锁骨诱发症状为阳性。神经电生理检查可显示臂丛下干支配肌的失神经表现,也可发现尺神经锁骨上下传导速度及F反应异常,有时发现上肢远端神经卡压的证据,即双卡综合征。本征需与颈椎病鉴别:后者主要为臂丛上干受压表现(手桡侧麻木)并有相应的影像学改变。

3. 治疗 如仅有症状而无体征时,改变劳动姿势或调换工作及前斜角肌内肾上腺皮质激素(与局麻药混合)注射等有时能缓解症状。如有明显运动或感觉功能受损,或有血液循环障碍时,可手术治疗,手术方法包括:①经锁骨上前、中、小斜角肌及异常束带切断术;②经锁骨上颈肋或第七颈椎横突切除术;③经锁骨上下第一肋切除术;④经腋路第1肋切除术。

五、下肢神经卡压综合征

下肢神经卡压综合征较上肢为少，临床已有报道的综合征简述如下。

（一）梨状肌综合征

梨状肌综合征是引起急慢性坐骨神经痛的常见疾病。坐骨神经离开坐骨大切迹后，89%在梨状肌下隐窝内下降，在该肌下缘与上孖肌上缘之间穿出，在上孖肌表面继续下降。臀部外伤出血、粘连、瘢痕形成；注射药物使梨状肌变性、纤维挛缩；髋臼后上部骨折移位、骨痂过大均可使坐骨神经在梨状肌处受压。

患者大腿后侧至小腿外侧及足底有放射性疼痛和麻木，患肢无力，可有跛行，但腰痛不明显。检查示在梨状肌处有压痛，小腿外侧及足部痛觉减退。髋关节抗阻力外展，外旋与极度内收，内旋，特别是屈髋内收内旋时有明显疼痛。直腿高举试验阳性。患者仰卧位于检查床上，将患肢伸直，做内收内旋动作，如坐骨神经有放射性疼痛，再迅速将患肢外展外旋，疼痛随即缓解，梨状肌紧张试验阳性。患肢股后、小腿前后及足部肌群肌力下降，重者出现足下垂。神经-肌电图检查有助于定位诊断。

治疗上可采用梨状肌局部封闭（类固醇药物）、理疗等，如保守治疗无效可做梨状肌切断术。

（二）闭孔神经卡压综合征

闭膜管长1～2cm，宽1cm，自盆腔内向前内斜行穿出，管顶为耻骨的闭孔沟，管底为闭孔膜与闭孔内外肌，闭孔动、静脉与神经在此管中通过。髋关节的慢性炎症可引起闭膜管内炎性水肿而产生卡压综合征。临床主要表现为股内侧皮肤麻痛等。对非感染性炎症引起的病例可作类固醇药物局部封闭，保守治疗失败可做盆腔内闭孔神经切断术。

（三）股外侧皮神经卡压综合征

股外侧皮神经自腰大肌外缘横跨髂肌至髂前上棘内侧，通过由髂前上棘和腹股沟韧带外侧端组成的骨-韧带管，然后转为纵向，向下进入大腿，在缝匠肌表面或深面下降并分为前、后两支，后支支配大腿外侧上1/3和大转子远侧附近的臀部皮肤感觉，前支支配大腿前外侧皮肤感觉。该神经可因巨大盆腔肿瘤、骨盆骨折、髂前上棘受压或牵拉（如跨栏运动）等引起卡压。

患者在相应感觉分布区有麻痛及触觉过敏，过伸髋关节使症状加重。本征一般可自愈，但易复发。局部封闭失败可手术切开骨-韧带管减压。

（四）腓总神经卡压综合征

腓总神经通过腓骨颈的一个骨筋膜管到小腿前外侧，此处为神经受压的好发部位。此骨-筋膜管由腓骨颈外侧面的骨沟与腓骨长肌起点处的纤维弓和深筋膜组成。当足强力内翻时紧张的腓骨长肌可卡压腓总神经，长期损伤可引起神经的慢性炎症。此外，局部囊肿，血管瘤，盘膝而坐过久或久蹲等体位压迫亦可产生本征。

临床上起病缓慢，首先是小腿外侧痛，走快或足被动内翻时疼痛加剧，后期出现足背感觉障碍及足下垂。腓骨颈部Tinel征阳性。神经-肌电图检查有助于定位诊断。诊断明确后即应手术减压。

（五）跖管综合征

本征由胫神经通过由屈肌支持带与跟骨组成的骨-韧带管受卡压而引起。常见原因为腱鞘炎、腱鞘囊肿、静脉曲张、足外翻畸形、扁平足、距骨向内塌陷和踝关节炎症等。起病缓慢，早期足底或跟部有间隙性疼痛，呈逐渐加重并可夜间痛醒，活动足部后疼痛可缓解。后期出现胫神经支配区感觉障碍。检查发现相应皮肤两点辨别感消失（常为早期诊断的重要体征）、内踝后方Tinel征阳性、被动内翻内旋患足时可诱发剧痛。跖管内类固醇药物局部封闭常有较好疗效，若症状不缓解可行手术松解。

第九节 周围神经肿瘤

周围神经肿瘤常见的有神经鞘瘤、神经纤维瘤及神经纤维瘤病。

一、神经鞘瘤

神经鞘瘤（neurilemmoma）亦称施万瘤（Schwannoma），起源于周围神经的施万细胞，是周围神经最常见的肿瘤，可发生于各周围神经，但多发于四肢屈侧较大神经干，也可见于头、颈、面部、胃、腹膜后及后纵隔等。本病男性略多于女性，常发生在30～50岁。神经鞘瘤多为良性肿瘤，生长在神经干上，亦有在神经干内，但肿瘤仅起源于神经干内少量神经纤维的神经鞘组织，直接累及神经纤维很少。肿瘤一般为单发，偶尔多发。其生长缓慢，直径一般在1～4cm，但亦可小如米粒，大如鸡蛋。扪之多为圆形、卵圆形肿块，由于包膜完整故边界常清晰，能左右推动但不能沿肢体纵轴推动。叩之有沿神经干放射的麻电感，如肿瘤压迫神经纤维可能有肢体的感觉及运动功能障碍，但程度一般很轻。本病需与纤维瘤、脂肪瘤、神经纤维瘤、腱鞘囊肿、黄色瘤、滑膜肿瘤及神经脂肪浸润等相鉴别。

采用手术治疗是神经鞘瘤唯一有效的治疗方法。神经鞘瘤的手术关键在于逐层剥离出肿瘤，而不能损伤神经纤维。将神经连同肿瘤一起切除再修复神经的做法是错误的。一般认为神经鞘瘤的恶变机会非

7

常少。少数原发即为恶性神经鞘瘤,恶性程度较高,手术切除后易复发,晚期可出现肺部转移。

二、神经纤维瘤

本病男性稍多于女性,发病年龄以20~40岁最多,绝大多数肿瘤为单发。肿瘤好发于皮神经,但也可见于神经干和神经根。最常见的发病部位是躯干,以后依次为下肢部、头颈部、上肢、腹膜后、纵隔、会阴、眼眶及肠系膜。一般无自觉症状,但部分患者可有沿神经通路的放射性疼痛或麻木感。皮肤神经纤维瘤常伴有局部表皮的色素沉着,肿瘤体积较小,一般直径不超过4cm,但少数病程长者可相当巨大。发生于内脏者往往需肿瘤长到一定体积压迫有关脏器时才出现症状,也可患者偶然发现包块而就诊,此时肿块体积往往巨大,直径一般为6~30cm。约1%的神经纤维瘤恶变。

采用手术治疗。由于肿瘤难以剥除,故需连同局部受累神经一并切除,同时修复重要神经。

三、神经纤维瘤病

神经纤维瘤病又称Recklinghausen病,是一种显性遗传性疾病。多发生于皮神经,但也可见于深部神经、脑神经或内脏神经。一般在小儿时发现,青春期逐渐增多变大。常见的表现为全身皮肤内有散在的绿豆大小或大小不等的串珠状结节,可数个至上千个不等,沿神经干生长,上肢多汇集于正中神经和尺神经区,下肢多见于大腿及小腿后侧。如肿瘤在神经干内生长,导致神经干扭曲增粗呈现丛状外观者,称为丛状神经瘤;若肿瘤向外生长,使皮肤折叠下垂,肢体和身体其他部位异常肿大,称为神经瘤性象皮病;若此征象仅限于一个肢体或手指,又称“局限性”巨肢(指)症。本病的其他表现为皮肤出现牛奶咖啡色斑、毛发过度生长、智力迟钝、先天性骨骼畸形及伴发其他肿瘤,如神经鞘瘤、脂肪瘤、脑膜瘤、神经胶质瘤、肾母细胞瘤、非骨化性纤维瘤和神经节细胞瘤等。本病的恶变率约3%。治疗仅限于切除引起疼痛、功能障碍和倾向于恶变的一些肿瘤。

第十节 复杂性区域疼痛综合征

1994年国际疼痛学会提出复杂性区域疼痛综合征(complex regional pain syndrome,CRPS)的定义来替代过去沿用的反射性交感神经营养不良(reflex sympathetic dystrophy,RSD)和灼性神经痛,前者即CRPS Ⅰ型,后者为CRPS Ⅱ型。

【病因和发病机制】

具体的发病机制目前不明确,可能的原因包括:

(1)创伤性损伤:骨折、关节脱位、神经损伤,微小的注射伤、穿刺等,多发生在末梢神经丰富的部位。

(2)其他疾病:如心肌梗死、脑血管意外、多发性硬化、截肢后、脊髓损伤后等。

(3)目前存在的发病机制假说:交感神经活性强化、外周痛觉感受器致敏、脊髓后角神经元活动异常、中枢敏化、中枢下行抑制系统功能异常等。

【临床表现】

1. CRPS Ⅰ型

(1)症状和体征:多出现自发性疼痛,性质多为灼痛、针刺样痛、电击样痛、刀割样疼痛共同存在。疼痛范围可局限于损伤部位,也可逐渐扩大。疼痛程度往往与疾病不一致,损伤治愈后还继续加重。感觉神经会出现痛觉过敏和痛觉异常的症状。患者可伴随着运动障碍,如肌肉僵硬、主动运动减少、肌力减退、震颤和神经反射亢进等。发病初期出汗增多,后出汗逐渐减少甚至停止。皮肤在早期水肿,以后皮肤出现光泽变暗、萎缩等。当皮肤血管舒张功能占优势时,皮肤温暖、干燥和带潮红色,反之则皮肤湿冷苍白。

(2)分期:临床上分为3期,Ⅰ期是急性期,受伤后起约3个月,以自发性、持续性、剧烈的烧灼样疼痛为特点,疼痛发生在血管和外周神经分布区,6~8周后可见肌肉萎缩,皮肤可存在痛觉过敏或减退。Ⅱ期是受伤3个月后,疼痛加剧,呈弥漫性烧灼痛,皮肤发白干燥,肌肉萎缩严重。Ⅲ期是萎缩期,各种治疗对疼痛无效,形成恶性循环,临床和X线检查均提示广泛性肌萎缩和关节挛缩。

(3)诊断:可以根据典型的临床表现、X线、诊断性交感神经阻滞和酚妥拉明实验来确诊。

2. CRPS Ⅱ型

(1)症状和体征:多有明确的周围神经损伤史,发生在损伤后1小时到1周,性质较CRPS Ⅰ型严重,疼痛范围多为损伤神经支配区域。安静或入睡后疼痛可能会减轻或者消失。体征上出现自主神经功能紊乱的表现,局部皮肤颜色改变,可呈现灰色,皮肤干燥,无光泽,局部组织萎缩,可伴随运动障碍。

(2)诊断:有明确的外周神经损伤史,有相应的神经受累表现,常出现难以忍受的灼痛和机械性痛觉异常。X线和体感诱发电位有助于诊断。

【治疗】

目前两类疼痛尚缺乏令人满意的治疗方法,可酌情采取下列措施以缓解症状。

1. 镇痛治疗

(1)镇痛治疗,包括硬膜外阻滞、交感神经阻滞,扳机点或痛点阻滞，局部静脉内交感神经节阻滞。

（2）药物治疗，包括胍乙啶、酚苄明、硝苯地平、阿米替林、丙米嗪、卡马西平或加巴喷丁、镇静催眠药、阿片类镇痛药、糖皮质激素等。

（3）射频热凝治疗

（4）脊髓电刺激治疗

（5）手术治疗

2. 物理治疗

3. 心理治疗

（徐文东）

第一百章

骨与关节外科疾病

第一节 骨与关节化脓性疾病

一、化脓性骨髓炎

化脓性骨髓炎（pyogenic osteomyelitis）是骨组织（包括骨髓、骨皮质与骨膜甚至周围软组织）的化脓性感染。20世纪初骨髓炎患者死亡率为20%，而且幸存者也常遗留严重的后遗症。由于现代治疗技术的发展，抗生素的应用和积极的手术治疗，如今死亡率和致残率已经降得很低。

（一）分类及分型

骨髓炎可以根据不同的标准加以分类，如：传统的分类系统根据发病的时间，分为急性、亚急性和慢性感染。Waldvogel系统根据病源学和病程长短分为血源性、邻近播散性和慢性骨髓炎。Cierney和Mader的分类系统是根据感染的解剖学范围和患者生理状态来分。骨髓炎的分类不仅对骨髓炎有系统的概念，便于认识骨髓炎的发展规律及其转归，同时有利于诊断和治疗。

1. 根据发病时间分类

（1）急性血源性骨髓炎，≤2周。

（2）亚急性血源性骨髓炎，数周至数月。

（3）慢性血源性骨髓炎，≥3个月。

2. 根据Waldvogel系统分类

（1）血源性。

（2）由邻近感染引起

无血管病变；

存在血管病变。

（3）慢性。

3. Cierney和Mader的分类系统

（1）1期：仅局限于髓内。

（2）2期：仅局限于浅部骨皮质。

（3）3期：局部髓内和骨皮质。

（4）4期：广泛髓内和骨皮质。

阻碍愈合的宿主因素再分3类：①健康宿主；②受损宿主；③不可治愈的宿主。

临床最多见的是血源性化脓性骨髓炎，此病多发生在儿童，儿童长骨的干骺端最常见。根据统计10岁以下儿童占80%，男女发病率之比为4∶1。发生部位以下肢比上肢多，细菌90%为革兰阳性球菌，包括金黄色葡萄球菌、链球菌、肺炎球菌；革兰阴性球菌常见为大肠埃希菌、沙门菌等。有时可以有两种以上细菌同时感染，严重者可致死，治疗不彻底或未治疗者可形成慢性，数年或数十年不愈。自广泛使用抗生素后，其发病率和死亡率已大大降低。但是，有效地治疗骨髓炎仍相当困难，治疗的关键是早期诊断、选择合适的手术和抗生素的应用。

（二）急性血源性骨髓炎

急性血源性骨髓炎是最常见的骨感染类型，在儿童中常见。急性血源性骨髓炎是由菌血症引起，儿童期菌血症非常常见，引起菌血症的原因有很多。细菌在骨骼上种植常需伴有其他因素，如局部创伤、慢性疾病、营养不良或免疫功能不全等，但是仍有一些患者常找不到确切的病因。

1. 病因

（1）血液中带有高度感染力的细菌，在发病前体中有未经治疗的感染灶如疖、痈、中耳炎、龋齿、咽喉炎、扁桃体炎、上呼吸道感染等。细菌进入血液循环中形成菌血症，造成急性血源性骨髓炎的先决条件，在诱发因素作用下即可发病。当身体健康时有少量细菌进入血液中即被消灭，不致发病。

（2）当局部或全身抵抗力降低时，如体弱、营养不良、过度劳累或病后，当细菌进入血流，不能立即将其消灭，则未被消灭的细菌随血液循环进入人体各组织内，其中一部分进入骨骼。是否发病要看局部细菌敏感性、神经系统的状况和局部抗菌力及其他条件。

（3）儿童长管骨生长活跃，干骺端有丰富的毛细血管网，为终末血管，血液由微血管进入较大的静脉管腔，血流缓慢，血液中的细菌栓子容易在血管壁上停留聚集，阻塞血管，细菌在此成为繁殖的感染灶。若细菌聚集越多越难以被消灭，骨髓炎在这些部位发生的机会越多。因此儿童的胫骨上端和股骨下端是急性血源性骨髓炎好发的部位。

2. 病理

（1）血源性骨髓炎的特点是骨质破坏、坏死和反应性骨质增生同时存在，感染后的变化则因患者的年龄而异。早期以破坏、坏死为主，随后出现增生，后期以增生为主。在长管骨的干骺端受到感染形成病灶时，取决于当时细菌的强弱、局部和全身抵抗力的强弱以及治疗措施等来决定发展趋势。

（2）当细菌毒力大于全身和局部抵抗力，如局部创伤、慢性病身体虚弱、营养不良等抵抗力下降时，致病菌就可以在毛细血管网丰富且血流缓慢的干骺端停留、繁殖，形成感染灶。若干骺端的感染继续扩大可先穿破进入骨髓腔，在骨髓腔中蔓延。当脓液持续增多，骨髓内压力增高时，脓液则以下途径向周围阻力较小的方向扩散，引起多种的并发症。

骨髓炎蔓延方式（图 100-1）：

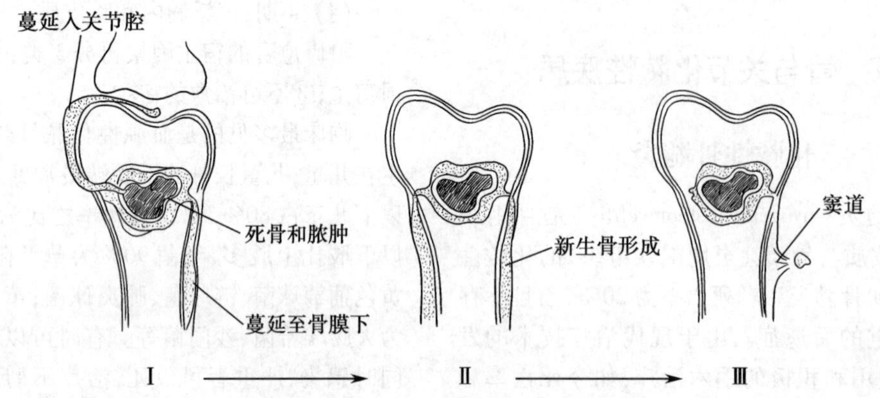

图 100-1　急性血源性骨髓炎的扩散途径

1）感染向髓腔蔓延：干骺端的感染可直接进入骨髓腔，当髓腔内脓液压力增高时，可沿 Haver 管扩散至骨膜下，形成骨膜下脓肿。

2）感染向软组织蔓延：干骺端脓液可沿骺板扩散，穿破薄的皮质骨达骨膜下，形成骨膜下脓肿。当骨膜下压力增高时，脓液穿破骨膜进入周围软组织，形成软组织脓肿。亦可因骨膜下压力增大，经皮质 Haver 管又进入髓腔内引起感染。

3）感染向关节内蔓延：干骺端部分或全部位于关节囊内者（如股骨上下端、肱骨上端和尺桡骨上端），脓液可穿破干骺端薄的皮质，直接进入关节腔；脓液也可将骨膜和关节囊附着点剥离进入关节腔。在儿童的干骺端感染，因有骺板这一防线，不易直接侵入关节，感染沿骺板下蔓延，可将骨骺分离，继而破入关节腔引起感染。在成人，骨骺已经封闭，缺乏骺板防线，感染可直接由骨端进入关节引起感染。

4）死骨的形成：骨的营养供应外 2/3 由贴近骨膜的皮质部分的骨膜下血管，而内 1/3 来自近髓腔的滋养血管。这些骨膜血管和营养血管分成小静脉支和小动脉进入 Haver 管 Volkamann 管。当脓液进入 Haver 管 Volkamann 管，因管内压力增高和炎症反应，这些小静脉和小动脉可发生菌栓。脓液到达骨膜下将骨膜掀起，骨膜下小血管网也被剥离，使骨皮质表层 2/3 失去血供。脓液蔓延至骨髓腔后，滋养血管也可形成血栓，这些失去血供的骨皮质即可发生坏死，坏死范围的大小取决于血供受破坏的范围。有时只有散在的骨髓腔松质骨和部分皮质骨坏死，但多为皮质表层坏死。成人因骨膜附着较紧，很少形成广泛性骨膜下脓肿，所以坏死骨也较少，而儿童则常发生大块或一段骨坏死。皮质易受破骨细胞的破坏吸收，形成虫蚀样破坏，容易产生病理性骨折。死骨形成以后，如果炎症得到控制，侧支循环建立，部分与周围组织尚未脱离的坏死骨有可能复活，小块死骨在炎症充血时可被吸收，也可经窦道口流出体外，较大的死骨在体内长期存留直至手术取出。死骨形成一般在发病后 4 周以上，占骨髓炎患者的 1/3 左右。

5）包壳和窦道形成：在骨膜下脓肿形成后，若早期引流和大量使用抗生素，可控制炎症。骨膜下血供丰富，充血形成肉芽组织后又促进骨膜下新骨形成。X 线片示骨膜反应，逐步形成包壳，死骨与包壳之间有炎症肉芽组织相隔，X 线片上有明显的界限。包壳可能维持骨干的连续。在包壳形成过程中，脓液外流穿出皮肤使局部新骨不能形成而成窦道。这种窦道多年不愈，长期反复的炎症水肿和渗液的刺激使周围软组织形成大量的瘢痕，失去正常的弹性。周围皮肤有色素沉着。窦道经久不愈，少数可转化为鳞状上皮细胞癌。

骨髓炎的病理改变方式简单来说就是以下六点：

（1）干骺端形成初期感染病灶；

（2）脓液穿破骨皮质形成骨膜下脓肿；

（3）血管细菌栓塞使部分骨丧失血液供应；

（4）死骨分离；

（5）骨膜剥离；

（6）瘘管形成。

3. 临床表现

（1）全身症状：主要表现为全身脓毒症。起病急，全身中毒症状，如发冷、寒战、高热（一般在40℃左右），全身不适、胃纳极差、不思食、恶心呕吐、烦躁不安、头痛。可出现谵妄、惊厥、抽筋、不能入眠。若感染未被控制，患儿可进入中毒性休克状态，神志不清，昏迷，血压下降甚至测不出而有致命的危险。

（2）局部症状：主要表现为局部炎症，常发生于儿童的下肢骨，如股骨下端和胫骨上端。局部肢体红、肿、热、痛，呈屈曲状，有跳痛现象，活动受限，肌肉痉挛，疼痛阵发性加剧，患儿啼哭不止，夜间更甚。高热持续数日不退，局部症状更明显，极度肿胀，局部皮肤静脉怒张，红、肿、热更明显，逐步形成脓肿。髓腔压力增高，可穿破至软组织或皮下。脓液进入软组织后，压力减小，疼痛也改善。炎症的肢体远端肿胀，关节内有反应性积液，为无菌透明液体。发病后2～3周因骨质破坏可产生病理性骨折、骨骺分离。若使用大量抗生素及全身支持疗法2～3周后脓液穿破皮肤流出体外，形成慢性窦道，体温逐渐正常，疼痛明显减轻，患侧肢体骨骼增粗，逐步进入慢性骨髓炎阶段。

这种感染在身体的所有骨骼均可发生，但以下肢为最多见，上肢、骨盆和脊椎均可发生。

4. 实验室检查　白细胞计数>20×10^9/L，血沉（ESR）升高，可以达100mm/h，C-反应蛋白（CRP）常升高。CRP用来测定急性阶段的反应，对监测急性骨髓炎的治疗过程更有用，因为CRP比ESR更早恢复正常。在发病高热期血培养阳性率1/2～2/3，白细胞分类多核细胞增多，中性粒细胞百分比90%以上，出现中毒性颗粒，红细胞减少，血红蛋白减低。若骨膜下脓肿形成可抽到血性脓液，细菌培养也可呈阳性，并可确定菌种。涂片检查可见脓细胞和细菌。

5. X线片征象　感染早期在发病10～14天无骨改变，可有骨膜下脓肿，干骺端骨质疏松。3周后可见干骺端有虫蛀样破坏、骨脱钙和骨膜反应。随着时间的推移，骨质增生更加明显，形成包壳，并有死骨和死腔存在，说明病变已进入慢性阶段。

放射性核素检查可极早发现骨感染病灶，甚至早在急性骨髓炎发病24小时就有阳性表现。发病3天以内及3～7天的阳性病灶准确率高达89%，^{67}Ga能在炎症渗出液中浓聚，炎症区白细胞具有摄取^{67}Ga的作用。若^{99}mTc-MDP和^{67}Ca-citrte局部摄取均增高，则强烈指示该处有炎症病灶。血池显像能较好地辅助分辨骨髓炎及蜂窝织炎和关节炎。

CT检查可直接测量骨髓腔的密度改变，显示新骨形成、骨破坏和明确病变范围，并可清楚显示软组织的变化，明确炎症的定位。CT还能发现骨髓腔积气征而诊断骨髓炎。对脊椎骨髓炎，可见骨质密度下降，椎间盘密度下降及软组织脓肿改变，不但诊断准确，还可明确病变范围。

MRI（图100-2）对于软组织的检测比CT更清晰，同时可显示早期骨组织水肿，有利于骨髓炎的早期诊断。

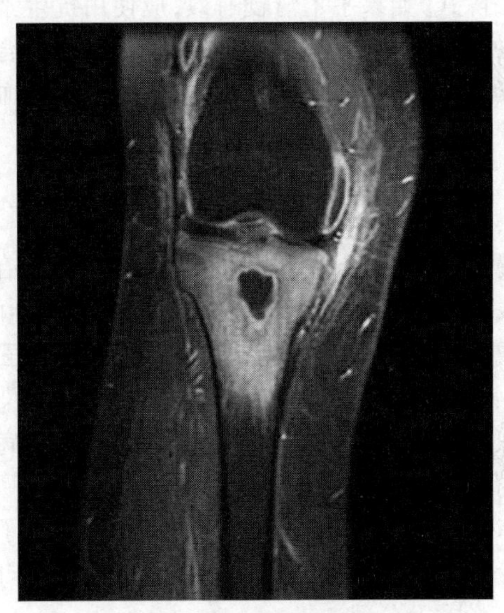

图100-2　核磁共振骨髓炎表现

6. 治疗　在急性血源性骨髓炎发病早期就给予正确的治疗能显著降低死亡率。手术和抗生素治疗是互补的，有些患者单独使用抗生素治疗就能治愈，而另一些患者则需加用手术治疗。

（1）全身治疗：大量使用抗生素，尽快控制感染，边检查边治疗，不要等待细菌培养结果。近几年由于抗生素的广泛应用，耐药菌株增多，可根据药敏结果再调整用药。剂量要大，直到症状完全消失和体温正常后，再继续使用2周左右，以防病灶复发而转为慢性。

（2）全身支持疗法：因骨髓炎急性期能量消耗，造血系统破坏，加上营养补充不足，所以要加强营养，给予输血、血浆蛋白等。若能进食，给高蛋白高脂肪饮食。输液，注意水电解质的平衡，以防酸中毒。给予镇痛镇静药，使患者能很好休息。

（3）局部治疗

1）局部制动：可用皮肤牵引以防止肌肉痉挛和关节脱位，减轻疼痛。也可用石膏托固定，预防病理性骨折、骨骺分离和关节脱位。石膏固定时间一般为2～3个月。若有窦道，可开窗换药。

2）局部脓肿抽吸并注入抗生素。

（4）手术治疗：脓肿引流，骨髓腔减压。骨膜下脓肿形成应尽早引流，骨皮质钻孔直到髓腔，使脓肿引流通畅，必要时用抗生素连续灌注，防止大块死骨形成。尽早让骨膜和骨皮质紧贴，使坏死的干骺端再复活。脓肿形成后需要手术切开引流，Nade 于 1983 年提出的骨髓炎治疗五项原则至今仍有效：①在脓肿形成前，应用适当的抗生素是有效的；②抗生素不能消灭无血运组织和脓液中的细菌，只有通过手术才能将其去除；③如果手术清创有效，应使用抗生素以防止脓肿再次形成，只有在这种情况下，一期缝合切口才是安全的；④手术时不能进一步损害已经缺血的骨质和软组织；⑤手术后必须继续使用抗生素。

二、慢性骨髓炎

慢性骨髓炎（chronic osteomyelitis）是没有治疗的急性或亚急性骨髓炎的结果。它可以是血源性的、医源性或外伤造成。很难彻底根治，全身症状虽已消失，但骨内仍有一处或多处有脓性分泌物、感染性肉芽组织或死骨的病灶。慢性骨髓炎的标志是病变软组织内包裹着感染性死骨。

Giemy 和 Mader 根据生理和解剖标准建立了一套慢性骨髓炎分类方法，用于划分感染的不同临床阶段。

1. 分类及分型

（1）以患者反应的生理性指标将慢性骨髓炎分为三型：

A 型：患者对感染和手术治疗有正常的反应；

B 型：患者身体受到伤害，伤口愈合能力下降；

C 型：患者在治疗后，情况可能比未治疗时更差。

（2）以解剖性指标将慢性骨髓炎分型：

Ⅰ型：髓腔内病变，其特征为骨内膜病变；

Ⅱ型：浅表性骨髓炎，病变局限于骨质表面，病变继发于表面覆盖的缺损；

Ⅲ型：局限性感染，病变为全层皮质骨死骨和死腔，稳定，界限清晰（在这一型中，彻底清除病灶不会引起不稳定）；

Ⅳ型：弥漫性骨髓炎，在治疗前或治疗后都出现机械性不稳。

生理和解剖指标结合在一起可将慢性骨髓炎按上述分类和分型再分为 12 个临床阶段，这种分类方法对治疗方案的选择很有帮助，将指导采用简单方法还是复杂方法、根治性方法还是姑息性方法、截肢还是保肢手术等。

2. 病因　慢性骨髓炎多由于急性化脓性骨髓炎没有正确和彻底的治疗，或未经治疗而发展的延续。也有患者抵抗力强，细菌致病力低，一开始即为慢性骨感染，如一些骨科手术、开放性骨折、火器伤、异物或邻近组织炎症等，均可引起骨内感染形成慢性骨髓炎。这种慢性骨髓炎潜在病灶病程长，窦道经久不愈，一旦体质下降、过度疲劳、营养不足、全身或局部抵抗力低时就又复发。随着医药水平的提高，急性骨髓炎转为慢性骨髓炎的发病率已大大降低。因生产机械化范围的扩大，人类活动空间的扩宽和生产节奏的加快，交通事故“同步”增加，外伤骨感染相对增多。

3. 病理　从急性骨髓炎转变为慢性骨髓炎是一个发展过程，无明显时间界限。其主要特点是死骨、死腔和窦道。在早期急性发作时未能控制的感染使原来的干骺端形成大块死骨，虽有脓液流出形成慢性窦道，但仍有炎症反应、充血，大块死骨不能经窦道流出而长期存留。死骨的周围有炎症肉芽组织，再被新生骨的包壳包绕形成死腔。有时松质骨形成的死骨受炎症充血作用容易被破骨细胞破坏、吸收、成骨细胞形成新骨来修复。密质骨不能被吸收。在破骨细胞和蛋白水解酶的作用下，死骨与活骨逐渐分离成游离死骨，若小于窦道口则可随脓液一起排出。在儿童，大的死骨被摘除后，炎症消退，窦道也逐渐被新生骨填补而痊愈。在成人，则因存留的死骨死腔内有细菌，周围的纤维瘢痕组织缺乏血供，身体的抗菌能力和药物难以到达病灶处，即便窦道有可能暂时愈合，脓液得不到外流，在患者抵抗力差时又可急性发作。由于炎症反复发作，骨质硬化加强，窦道纤维瘢痕组织增厚，可产生新的死骨和死腔。在儿童干骺端的慢性病灶有时刺激生长而使肢体延长，有时炎症破坏生长而使肢体缩短。有时在发病过程中可产生病理性骨折，或骨骺分离使骨畸形愈合或骨不连，或在形成大块死骨过程中没有制动，使包壳不能正常进行也可产生骨不连。10 年以上的长期慢性炎症存在和反复的急性发作，使皮肤色素沉着，窦道长期不愈，脓液反复刺激皮肤，久而久之可产生鳞状上皮细胞癌。患者体质下降可导致其他疾病的发生。

4. 临床表现　有急性化脓性骨髓炎和以后反复发作病史，以及骨感染的病史（开放性骨折、手术、火器伤等）。患部有一个或多个经久不愈的窦道，周围皮肤有色素沉着，窦道口有炎症肉芽组织和脓性渗出,用探针经窦道可直至骨骼。炎症静止时,无全身症状,窦道口暂时封闭。抵抗力降低时,局部又急性发作,红、肿、热、痛,并伴有全身毒性症状,原窦道口处有波动感,有积液现象,可能小块死骨经窦道口流出。发炎的肢体骨骼软组织增粗变硬,失去正常弹性。

患肢因炎症刺激使肢体伸长,或由于骨折、脱位、骨骺分离而缩短、畸形、骨不连。若影响关节,可导致关节活动受限,严重的可使关节畸形强直,如髋关节在屈曲、外展、外旋位。有少数慢性窦道长期不愈,因脓液刺激而形成鳞状上皮细胞癌。

5. 实验室检查　实验室检查一般没有特异性,不能确定感染的严重程度。绝大多数患者的 ESR 和 CRP 升高,但白细胞升高的患者只占 35%。

6. X 线片征象　X 线片可见有骨骼增粗和死骨形成,在死骨周围有一暗区即为死腔和炎症肉芽组织,再外层为增生的包壳和骨窦道。为了明确窦道的深度、走向、分布范围及其与死骨、死腔的关系,可用碘油或 12.5% 碘化钠做窦道造影。骨包壳骨质稀疏而死骨更致密。若有病理性骨折,也可见到畸形愈合。骨骺若受到破坏,则发育受影响。关节破坏,则显示关节间隙狭窄,甚至骨性畸形愈合。

7. 诊断　可以用多种影像手段检查慢性骨髓炎患者,但没有一种方法能够明确地肯定或者排除骨髓炎。从 X 线片上(图 100-3)可获得确诊慢性骨髓炎的有用信息,如果有皮质骨破坏和骨膜反应则强烈提示有骨髓炎。核素骨扫描对诊断急性骨髓炎很有用,对慢性骨髓炎用处则不大。但是,核素骨扫描有很大的阴性排除作用,镓扫描在白细胞或细菌聚集区表现为吸收增加,如果镓扫描正常,则可以肯定排除骨髓炎。

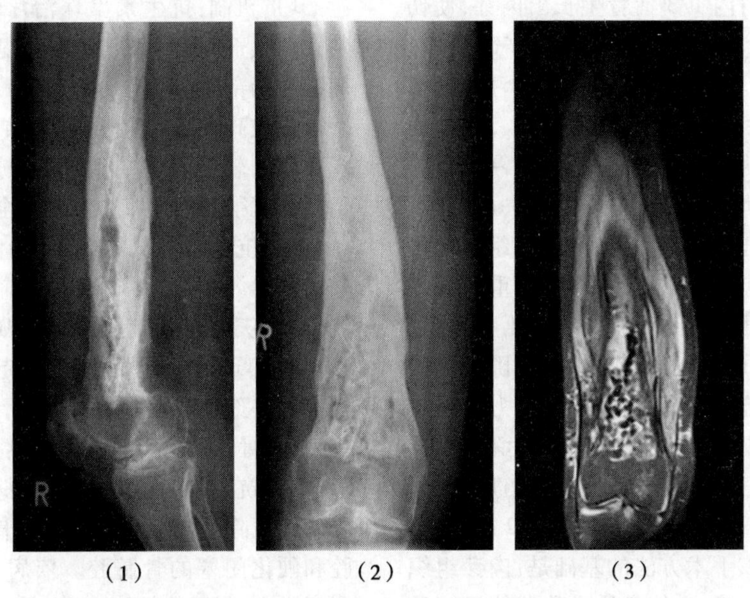

(1)　(2)　(3)

图 100-3　慢性骨髓炎病灶清除后抗生素串珠填塞的 X 线和 MRI 表现

CT 可以清晰显示皮质骨,可以很好地观察周围软组织,对检查死骨尤其有用。MRI 检查软组织比 CT 好,而且显示骨的水肿区效果非常好。慢性骨髓炎在 MRI 片上可显示界限清晰的高信号区,周围有活跃的病灶(环形征)。

诊断慢性骨髓炎的"金标准"是活检之后做培养和药敏试验,活检不但能确诊,还有助于选择敏感的抗生素。

8. 治疗

(1) 非手术疗法:慢性骨髓炎迁延多达数年之久,身心劳瘁,逐渐消耗体质,治疗宜先纠正全身情况。消除感染,去除其他部位的感染灶。如有心肺功能不全或糖尿病等应首先治疗,同时作窦道分泌物细菌培养及药敏试验。常用的治疗程序如下:

1) 高压氧治疗。其确切疗效尚待证实,仅被用作更为传统治疗方法的辅助性手段。

2) 放射性核素疗法。

3) 中药疗法。

4) 骨髓炎引起病理性骨折的治疗:骨髓炎病理性骨折多发生在长骨干,由于急性或亚急性期包壳形成不足,多有全身情况欠佳,骨折后多伴有畸形,以儿童股骨低毒性骨髓炎多见。治疗应首先牵引,矫正畸形,服用中药等,一般 6 个月可达骨修复愈合。

(2) 手术疗法:慢性骨髓炎如不手术一般难以治愈,手术的原则是摘除死骨,切除瘢痕和肉芽组织,消灭死腔,改善局部血液循环,覆盖创面。手术的目的在于建立一个有活力的、血液循环良好的环境,以此来消灭感染。

手术指征：死骨分离清楚，包壳充分形成，有死腔并窦道流脓。

手术禁忌证：在急性发作期只能作引流而不能做根治性手术。在包壳未充分形成，忌作摘除大块死骨，否则导致骨不连或骨质缺损，形成假关节。

手术疗法的选择：

1）慢性骨髓炎的死骨切除术和刮除术：慢性骨髓炎的死骨切除术和刮除术的手术时间较长，术中出血量较大，往往会超出医师的预料，术前必须做好充分的准备。术前24小时可由窦道注入亚甲蓝液，以便术中定位和切除。在术前、术中和术后应用适当的抗生素。具体方法有：①单纯死骨切除：儿童生长旺盛，有小型死骨予以切除，刮除肉芽组织，外口极易愈合。②表皮死骨切除：密质骨2/3由骨外层血管供应，一旦坏死创口不易愈合，但死骨与正常骨紧密贴在一起不易分离，用骨刀削除，由内1/3活骨生长出肉芽，使伤口愈合，不必将大块骨切除。③骨切除：在气囊止血带下进行，以减少出血。术前24小时窦道内注入亚甲蓝，有利于追踪和切除窦道。暴露骨感染区，完全切除窦道，切开增厚的骨膜，向两侧各剥离1.5～2.2cm，在骨皮质上钻几个外形如窗孔，用骨凿移去此骨板，将死骨摘除，刮净髓腔内脓液和坏死的肉芽组织。若髓腔被硬化骨封闭，应把它打开，使血管能重新长入骨髓腔内。切除骨突出的边缘，避免残留死腔，死腔可用松质骨植骨，或利用邻近的肌肉填塞腔隙。皮肤疏松缝合，并留置引流管，但要确保皮肤张力不能太大。若不能缝合时，创口用疏松敷料填塞，留待二期植皮。④术后处理：患肢用石膏托固定至伤口愈合，以防发生病理性骨折。选用有效抗生素1～2个月。

2）开放植骨术：该手术方法的基础是：肉芽组织能有效地抵御感染的侵袭；自体松质骨移植能迅速地重建血液循环并抵抗感染；充分引流；彻底清除感染区；牢固制动；长时间应用抗生素。手术分为3个阶段：①清创：要彻底清除窦道和死骨，在失活的骨组织区做碟形切除；②植骨：移植自体髂骨；③闭合伤口。包括以下方法：

A. 碟形手术：又称Orr手术，方法简单，疗效可靠，死骨切除后将骨面修整成碟形，切除的皮质不能超过骨周径的30%，否则影响骨的强度和稳定。若皮肤充分可以缝合，放置负压吸引使皮肤紧贴骨面，有利创口愈合。若皮肤有缺损，创面用凡士林纱布填塞，患肢用石膏封闭1～2周后石膏开窗换药，数次即可。若肉芽创面不大，可自行愈合，创面大则植皮。缺点是创面大，瘢痕大，换药时臭味大。最适用于胫骨慢性骨髓炎。

①闭合治疗：由于软组织塌陷充填，使骨腔缩小，并且肉芽组织从周围向中心生长，故愈合时间较短；②开放疗法：由于伤口敞开，肉芽从底面向外生长，故伤口填平较慢。

B. 带蒂肌瓣填塞法：适用于肌肉丰富区的创面，如股骨可利用缝匠肌、股四头肌、股二头肌等。移植肌肉时注意肌蒂瓣不要扭曲，创口缝合张力不要过大，以免影响血液循环。分离肌瓣时不要损伤该肌肉的血管神经，这样创面即可一期愈合。

C. 自体松质骨填塞：骨腔面修整成粗糙面，取自体髂骨咬成豆粒大小的骨块填塞空腔，也易一期愈合，适用于长骨两端死骨切除后。

（3）抗生素串珠疗法：慢性骨髓炎长期不愈的主要原因是有死骨或死腔存在，骨质硬化，周围软组织瘢痕粘连，局部血液供应差，所以全身应用抗生素在局部很难达到抑菌和杀菌的浓度。

1）机制：抗生素串珠治疗骨髓炎的机制是将抗生素辅型剂制成串珠置入体内感染病灶，是抗生素新剂型在局部的应用。抗生素串珠直接置入骨髓腔可持续释放高浓度抗生素，能直接杀灭隐匿在病变骨组织和周围软组织中的致病菌。这一方法具有局部抗生素浓度很高而血浆中浓度和全身毒性较低的优点。

2）抗生素串珠的制备：最常用抗生素串珠是以聚甲基丙烯酸甲酯（PMMA）为辅型剂，用氨基糖苷类抗生素（庆大霉素）粉剂置入PMMA中，制成直径5～7mm的小珠，用不锈钢丝串联起来，每链10～20珠。其他如头孢呋辛也能制成串珠，关键是添加的抗生素要耐热，骨水泥凝固过程的发热不会影响抗生素疗效。

3）抗生素串珠的应用方法：和常规治疗一样，首先病灶清除，切除窦道，清除死骨和肉芽组织，凿通死腔和硬化闭塞的骨髓腔。依病变空腔的大小放置抗生素串珠，尽可能填满空腔，另一端留2珠在皮外，放置负压引流管，一期闭合伤口。术后静脉常规应用抗生素2～3周，引流管5～7天拔出。一般于术后1周开始拔串珠，每天或隔天拔出1～2珠，约2周左右全拔出。若需植骨者，可将串珠全部留于空腔，2～3个月后做植骨术时再将其取出。

4）可降解的抗生素缓释系统：目前已有数种可降解的抗生素缓释系统正在评价之中。这些缓释系统的主要优点是不用二次手术取出植入物。而且一些缓释系统含有钙，可以被新骨形成所利用。随着这些小珠被缓慢吸收，会逐渐被新骨和软组织所替代，可避免再次行重建手术或软组织覆盖手术。如硫酸钙材料，与万古霉素或妥布霉素混合制成串珠，具有骨传导作用，一般在术后3个月被吸收。

（4）病段截除术：对全身影响较小的骨如髂骨、肋骨、腓骨上2/3切除后创口可一期缝合。

(5) 截肢术:某些蜂窝状感染病变久治不愈并影响工作和日常生活者,如足部慢性骨髓炎并有跗间关节炎,可考虑截肢后安装假肢。创口经久不愈而有恶变成鳞状上皮细胞癌者,截肢后效果较好,因是低度恶性肿瘤。

三、局限性骨脓肿

局限性骨脓肿(Brodie' abscess)又称骨脓肿。英国外科医师 Brodie 在 1836 年首先论述了这种局限性慢性骨感染,故又名为 Brodie 骨脓肿,多见于儿童和青年。

1. 发病机制　一般认为是低毒性的细菌感染致使感染程度较轻或患者机体对细菌的抵抗力较强,加之有效抗生素的应用,使感染局限而引起本病。50% 的患者,脓液可存在相当长的时间,也可逐渐吸收被肉芽组织包围所替代,邻近肉芽组织的骨质被纤维组织代替形成纤维囊壁,这种纤维组织也可被骨组织代替而痊愈。

2. 临床表现　起病缓慢,无全身急性炎症反应,仅于数月或数年第一次发作时,表现为局部持续性长时间的间歇性疼痛,夜间严重,甚至影响睡眠。发作期间使用抗生素治疗,可缓解疼痛。

Gledhill 将骨脓肿分为四型:Brodie 骨脓肿、干骺端骨皮质损伤、骨干损伤并洋葱皮样骨膜层和骨干部皮质反应。

3. X 线片征象　根据病变部位和 X 线片表现,可将其归纳为五种类型:

(1) Brodie 骨脓肿(图 100-4):位于长管状骨干骺端的中心部,呈圆形或卵圆形密度减低的破坏区,其长轴与骨长轴一致。脓肿边缘整齐,有一层密度增高的硬化反应环,硬化部逐渐移行到正常骨质。大部分为单房性,少数也有多房。

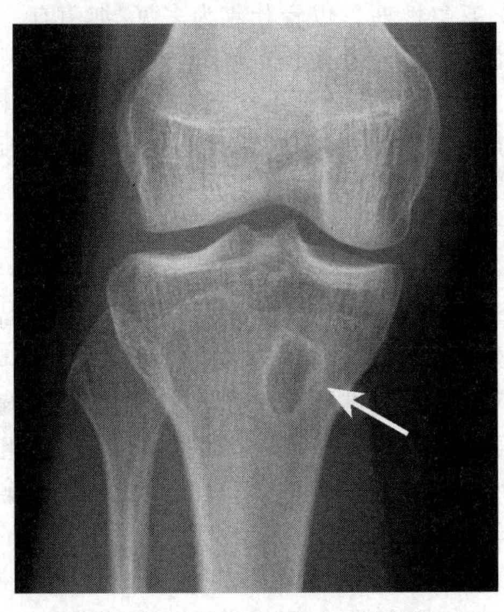

图 100-4　Brodie 骨脓肿 X 线表现

(2) 骨干骨脓肿:脓肿位于骨干中心,呈梭形损伤伴葱皮样骨膜下新骨形成,软组织肿胀。

(3) 皮质骨脓肿:脓肿位于皮质内,病灶小,可见局限性骨膜增厚,应与骨样骨瘤鉴别。

(4) 干骺端部骨脓肿:干骨骺端有不规则破坏,脓肿可穿过骺板到骺端。

(5) 骨外交通型骨脓肿:脓肿穿破骨皮质骨膜和皮肤形成窦道与外界相通或进入邻近关节形成化脓性关节炎。

4. 治疗　骨脓肿急性发作,若脓肿在 2cm 以下,可作钻孔引流减压。若脓肿在 2～5cm 之间,可开窗病灶清除,用纱布充填空腔,石膏封闭。此法虽疗程长,但不易复发。若脓肿大于 5cm,病灶为坏死肉芽组织,彻底刮除后可用肌瓣、肌皮瓣充填可获一期愈合。病灶若为纤维结缔组织,刮除后,植骨效果满意。

皮质骨脓肿局部彻底切除可以根治,干骺端骨脓肿清除病灶后,以肌瓣充填,防止损伤骺板。

四、硬化性骨髓炎

硬化性骨髓炎(sclerosing osteomyelitis)是由低毒感染引起的慢性骨疾病,临床上比较少见。Garre 于 1893 年首先报道本病,故又称 Garre 硬化性骨髓炎,亦称硬化性无脓性骨髓炎或特发性皮质硬化。

1. 发病机制　病因尚不明确,可能是厌氧菌感染所致,可能是葡萄球菌感染所致,多数学者认为可能为低毒的细菌或患者机体对葡萄球菌抵抗力较强,细菌的毒力和患者的抵抗力相平衡时可引起本病。病灶中细菌培养一般为阴性,活体组织检查为慢性低毒非特异性骨感染。受累骨干哈佛斯管内有新骨沉积,骨膜下亦因炎症刺激有反应性新生骨,致使骨皮质增厚和髓腔变窄,但不形成脓肿和死骨。

2. 临床表现　起病缓慢,少有全身症状。患者感觉患病部酸胀、疼痛,其痛呈中等程度,一般认为是髓腔内压力增高。长时间间歇性发作,疲劳时加剧,夜间尤甚,局部可有肿胀和压痛。

本病常发生于儿童和青年人的四肢长骨骨干骨皮质,以胫骨、股骨较多见,亦有发生于腓骨、尺骨、桡骨、胸骨、锁骨、骶骨和骨盆者。

3. 实验室检查　白细胞总数不高,发作期血沉略有升高。

4. X 线片(图 100-5)征象　X 线片可见一段骨干增粗、硬化,骨皮质增厚,髓腔狭窄甚至消失,骨密度增高,外形呈梭形,硬化区有时可见小的密度减低区。

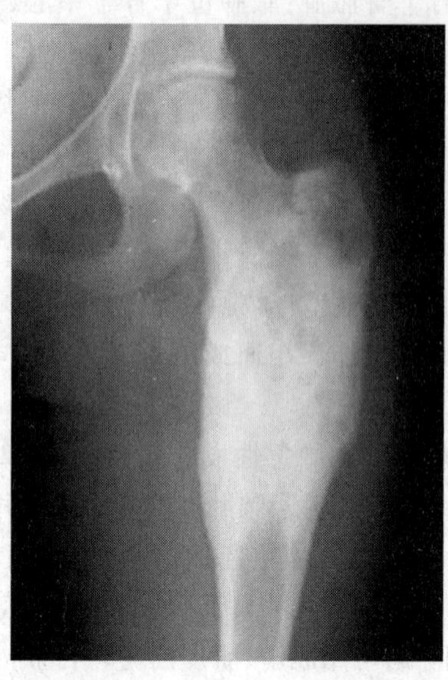

图 100-5 硬化性骨髓炎 X 线表现

5. 治疗 没有彻底有效的治疗方法。皮质增厚，髓腔狭窄时可使髓腔内压力增高，局部开窗，贯通骨髓腔，髓腔内压力可降低，清除肉芽组织，配合适当的抗生素，疼痛可以缓解。另外，中药治疗有一定效果。

五、化脓性脊柱炎

近年来，化脓性脊柱炎（pyogenic spondylitis）已较为少见，这除了与各种感染及时获得早期控制外，与当代抗生素的进展，尤其是第三代药物的出现也有着直接的关系。但本病病情较严重，易因脓毒症或其他严重并发症而发生意外。一旦转为慢性，则终身难愈（或不愈）。因此应争取早期诊断，及时治疗。化脓性脊柱炎在临床上已很少见，发病率占全部骨髓炎的2%～4%。多发生于青壮年，男性多于女性，儿童和老人也可发病，但甚少。发病部位以腰椎为最多，其次为胸椎、颈椎。常见的致病菌是金黄色葡萄球菌。

（一）发病机制

病原菌以金黄色葡萄球菌为主，其他如链球菌、白色葡萄球菌、铜绿假单胞菌等。大部分为血源性感染，因脊椎静脉系统有位于硬膜及脊椎周围无瓣膜的静脉丛，属腔静脉、门静脉、奇静脉外的独立系统，但又与上、下腔静脉有许多交通支直接联系，脊椎静脉系统内血流缓慢，可以停滞，甚至逆流。因此任一静脉系统内有细菌栓子均可到达脊椎内。脊椎感染细菌到达椎体中心或边缘再向椎弓扩展（图 100-4），也可先有椎弓感染再向前扩展到椎管和锥体。到椎管内可产生神经根和脊髓受压症状，造成根性神经痛和截瘫。也可穿破硬脊膜产生脑膜炎。椎体感染形成脓肿，像脊椎结核一样向周围软组织扩散，在颈椎可产生咽后壁脓肿、颈部脓肿及上纵隔脓肿；在腰椎可产生腰大肌脓肿；在骶椎可产生盆腔、肛旁和坐骨肛门窝脓肿。少数可波及内脏，如心包炎、肺脓肿和脓胸等。

化脓性脊柱炎演变过程：

（1）椎间隙变窄；

（2）软骨下骨质进行性硬化，邻近椎体密度增加；

（3）椎体骨板进行性不规则；

（4）椎间隙呈气球样改变。

少数为创伤如子弹贯通伤所造成的继发感染；或医源性的感染如腰穿、椎间盘吸引术后的感染、椎间盘手术后的感染等，近几年来较多见。

除了血源性感染与外伤或入侵式感染外，还可有局部蔓延，如椎旁部化脓性炎症（椎旁脓肿等）由外向内侵蚀达椎管外，也可因盆腔内炎症、或泌尿生殖系统炎症通过盆腔静脉而达脊椎上静脉（两者之间无瓣膜）或静脉窦形成感染。

（二）临床表现

血源性脊柱炎大多系败血症的并发症，或机体有其他感染病灶如疖、痈或扁桃体炎等。视起病缓急，临床上一般分为三期：

1. 急性期 以儿童和青少年为多见，起病急，有全身中毒症状和局部症状。主要表现为败血症中毒症状，如寒战高热、神志不清、谵妄、昏迷、颈项强直，以及恶心、呕吐等。有酸中毒、失水、电解质平衡失调。有全身炎症表现，白细胞数增高，可达 20×10^9/L 以上，其中中性粒细胞多超过 85%，并可出现幼稚型，血培养阳性，继之贫血、血沉加快。有腰痛、肾区叩击痛、骶棘肌痉挛，神经根受压时有放射性疼痛至两侧腹股沟和下肢等。急性期 1 个月内 X 线片无明显变化，核素扫描可见局部浓聚现象，有助于早期诊断。

2. 亚急性期 以青壮年为多见，细菌有一定活力，毒性不高。患者有抵抗力，全身中毒症状轻微，有低热。全身和局部体征不明显，但有腰痛、骶棘肌痉挛和脊椎僵硬，活动不便，甚至不能起床。白细胞和中性粒细胞轻度增高，血培养可阳性或阴性，血沉快。X 线片示椎体骨质增生，但轮廓无改变。

3. 慢性期 病程长，可能由急性转化而来，也可由于全身抵抗力强，细菌毒力低所致。全身和局部症状轻微，体温大多正常，局部疼痛，脊柱活动受限，可能有小死骨，为脊椎慢性骨髓炎。早期脓肿在胸椎可引起瘫痪，在腰椎有神经压迫症状。有时因软组织脓肿穿破至皮肤外而形成窦道、慢性窦道，久治不愈。

（三）化验检查

急性期有白细胞数增高，可达 20×10^9/L 以上，其中中性粒细胞多超过 85%，并可出现幼稚型，血培养阳性，继之贫血，血沉加快。亚急性期白细胞和中性粒细胞轻度增高，血培养可阳性或阴性，血沉快。慢性期则无特殊变化。

（四）X 线片征象

视病情、感染途径及分型不同，其 X 线表现差异较大。

1. 初期 起病 10～14 天，此时骨质多无异常所见。但应注意椎旁阴影有无增宽，以除外腹膜后炎症。

2. 早期 第 2～3 周时，可显示椎体边缘有骨质疏松，渐而破坏，并向椎体中部发展。椎旁阴影可增宽。

3. 中期 起病后 1～2 个月，多显示破坏区扩大，外观如虫蚀样或斑点样。当软骨板破坏后，则椎体边缘模糊，呈毛刷样。至第 2 个月末，骨质增生过程即逐渐开始。此时少数病例显示椎旁阴影可增宽。

4. 后期 第 3 个月开始以后，此时骨质增生更加明显，显示椎体密度增加，椎间隙变窄，椎旁可出现粗大的骨桥样骨赘，附件也出现相似改变。病变范围可累及一节或数节椎骨。

5. 慢性期 椎节可完全骨性融合，一般多无死骨，但可有楔状及塌陷等变形。根据 X 线片上所显示影像特点不同又分为以下 4 型。

（1）椎体型：多为单椎体发病，起病于椎体中心部，并向四周蔓延，易因破坏较多而引起病理性压缩骨折，形成密度增高之扁形椎体，因此易与嗜伊红细胞肉芽肿相混淆。

（2）边缘型：由邻近软骨下病变发展而来，多从周边向中心发展，最后与原发椎节形成一个完整的骨块。

（3）前型：又称骨膜下型，多系来自椎体前方的感染源，引起以前纵韧带和椎旁韧带骨化及前方骨皮质增厚或骨桥形成为特点的一型，椎间隙及松质骨多无改变。

（4）附件型：病变起于附件，并引起骨质疏松、破坏，后期呈骨化增生样改变。临床上较少见。

（五）诊断

1. 疼痛 是脊柱感染最常见的症状，疼痛最初发生于患者体位变化、行走和其他形式的活动时。最常见的临床体征是病变处局限性压痛，伴有发热。在急性期，有椎旁肌肉持续性痉挛，受累脊柱节段常因疼痛而活动受限。

2. 脊柱感染 常用的初期检查方法是 X 线片检查，具体见上所述。CT 检查可以比较容易观察到软组织肿胀、椎旁脓肿和椎管大小的变化。MRI（图 100-6）检查是诊断脊柱感染准确、快速的方法，可辨认正常的与感染的组织，对确认感染的全貌是最好的。放射性核素检查诊断脊柱感染也比较有效，感染患者的核素骨扫描总是阳性的，但对感染无特异性诊断价值。

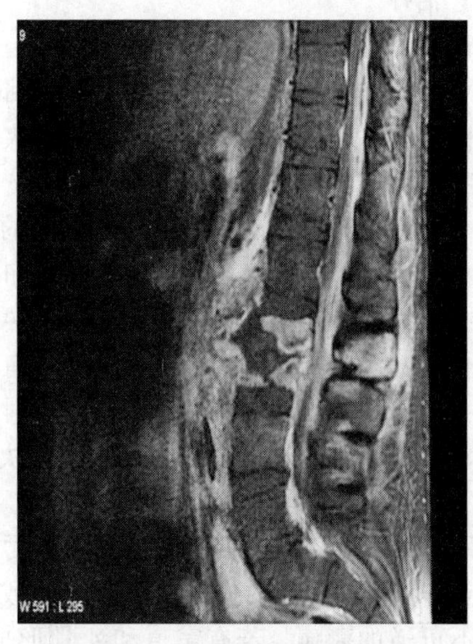

图 100-6 化脓性脊柱炎 MRI 表现

3. 血沉（ESR） 是确认或衡量及临床检测椎体和椎间隙感染的最好的实验室检查，但其不是确诊性指标，只能提示炎症的进展。C-反应蛋白升高是感染的早期指标，如果感染消除，其检测值迅速恢复正常，这是该检查的真正价值。白细胞增多在诊断脊柱感染方面无特殊帮助。血培养阳性是有意义的，阳性结果可确认脊柱炎，常见于伴有发热的败血症活动期。

4. 穿刺活检 对于诊断不清的病变，进行穿刺活检是确认感染和鉴别病原的最佳方法，有利于敏感抗生素的应用。但是，穿刺活检技术不是百分之百的可靠，如果在活检之前进行了抗生素的治疗或在疾病发作和活检之间间隔了较长的时间，则活检可能为阴性结果。

（六）鉴别诊断

1. 脊椎结核 为慢性进行性破坏性病变，病程长，慢性消耗体质，胸腰段多见，一般有肺结核史。椎体呈破坏性改变，椎间隙狭窄，椎体塌陷，并有椎旁脓肿等软组织阴影，也可见死骨，骨质增生不多。

2. 强直性脊椎炎 全身和局部症状没有化脓性脊椎炎那么剧烈，疼痛范围广，从腰骶椎开始，类风湿因子阳性，血清黏蛋白和抗“O”增高。

3. 类风湿关节炎 有双侧对称性，累及四肢手足关节，发病隐袭痛，晨僵硬，腰部偶可伴发，但症状轻微。类风湿因子多为阳性，全身无明显炎症反应。X 线片示软骨下骨质疏松细小囊变，关节间隙狭窄。

4. 风湿症 十分多见，且易伴有腰背部症状及发热，但有以下特点，如游走性关节痛；侵犯多关节，且较表浅;对阿司匹林类药物反应敏感;全身中毒症状较轻;血培养阴性,抗“O”试验多阳性。

(七) 治疗

1. 非手术治疗

(1) 脊柱感染的传统治疗方法:是采用卧床休息和制动,目前仍然是主要方法。可采用躯干夹克式支具。对症治疗,增加营养,纠正水电解质失衡。

(2) 脊柱感染应用抗生素治疗:是首要的治疗手段,在急性期,全身使用抗生素,做血培养和药敏试验,以选择合适的抗生素,直到症状消失后再继续使用,何时停止抗生素治疗并无固定的期限,有学者建议用抗生素直到血沉正常才停药。静脉注射抗生素常持续6周,然后改口服,根据血沉的情况来决定是否停药。

2. 手术治疗 若有脓肿可进行引流,以尽早解除脊髓受压,防止供应脊髓的血管发生血栓而致脊髓软化,造成不可逆的瘫痪。若有窦道和死骨形成,等病情稳定后再作彻底的处理。

(八) 预后

即使没有作出明确诊断,大多数脊柱感染于发病后9~24个月内,症状和放射性影像都可好转。感染复发和一段时期内免疫功能减弱均可能发生,并可发生迟发性并发症,如:后突畸形、脊髓病和瘫痪等。当感染已经控制而骨质仍软弱,或虽在痊愈进程中但感染组织周围形成的骨质还不够牢固时,发生上述并发症的危险性最大。

六、化脓性关节炎

关节的化脓性感染称为化脓性关节炎(pyogenic arthritis),多见于儿童,青少年次之,成人少见,男多于女。最常受累的部位为髋关节和膝关节,其次为肩、肘、踝关节。

(一) 病因

年龄是决定感染何种细菌的一个重要因素。据国外有关报道,占第一位的病原菌是金黄色葡萄球菌,其次分别是A型链球菌和肠杆菌属。金黄色葡萄球菌是引起住院新生儿化脓性关节炎最常见的病原菌。静脉插管和静脉高营养也会传播这种细菌。

(二) 发病机制

化脓性关节炎的感染途径如下:

1. 经血液循环传播 即化脓菌从身体其他部位化脓性病灶,经血液循环传播到关节腔,最为多见。

2. 直接蔓延 关节附近的化脓性骨髓炎直接蔓延至关节腔,多见于髋关节。

3. 化脓菌直接进入关节腔 如关节开放性损伤,关节穿刺或手术等。

关节感染后,由于细菌的毒性大小、机体抵抗力的强弱、病程长短和关节的渗出液性质有所不同,大致可分为早期、中期和晚期三个阶段。有时某一阶段可单独存在。但化脓性关节炎病变的发展无明显界限,其病变的发展是一个逐渐演化的过程。

(三) 病理

1. 早期 即浆液性渗出期,感染初始关节滑膜充血、水肿、白细胞浸润。关节腔内有浆液性渗出液,多呈淡黄色,渗出液中有大量白细胞。在此阶段有关节软骨破坏,如能及时恰当地治疗,浆液性可完全吸收,关节功能恢复正常。

2. 中期 即浆液纤维蛋白渗出期,滑膜炎症继续加重,渗出液增多。渗出液中的细胞成分也增多,因而关节液黏稠混浊,有大量脓细胞、化脓菌和纤维蛋白渗出物。随着滑膜炎症的加重,滑膜和血管对大分子蛋白的通透性显著增加,进入关节腔的血浆蛋白随之增多。关节内纤维蛋白的沉积常附着关节软骨表面,妨碍滑液内营养物质进入软骨和软骨内代谢产物的释放。纤维蛋白还通过趋化作用,将白细胞引入关节内,吞噬纤维蛋白和其他颗粒物质。中性多核粒细胞释放大量溶酶体类物质,破坏软骨的基质,使胶原纤维失去支持,以致在受到压力时断裂。关节软骨的破坏使关节失去滑润的关节面,纤维蛋白还将形成关节内纤维性粘连,能否彻底清除纤维蛋白将决定关节的病变是短暂的还是永久性的,因此关节炎症的严重程度和病程的长短,与关节内纤维蛋白沉积的多少有关。治疗后,关节可残留不同程度的功能障碍。

3. 后期 即脓性渗出期,关节内渗出液转为黄色脓液,滑膜破坏,软骨因死亡白细胞释放出蛋白分解酶而被溶解破坏。炎症侵犯关节囊,关节囊和周围软组织有蜂窝织炎改变。邻近有骨质增生,关节内脓液过多使关节腔内压力增高,可以破坏韧带和关节囊,引起穿孔,穿破皮肤形成窦道。治疗后关节活动可有较严重的障碍,甚至完全强直。

(四) 临床表现

1. 全身症状 起病急骤、有寒战、高热等菌血症的表现。

2. 局部表现 较表浅的关节,如膝、肘、踝等关节,局部有红、肿、热、痛和压痛,关节积液征较明显,关节周围肌肉痉挛,且处于屈曲位,因畏惧疼痛而拒动。而位置深在的关节,如髋关节周围有丰厚的肌肉,早期皮肤常无明显发红,但局部软组织肿胀,关节处于屈曲、外展、外旋位,使髋关节较松弛以减少疼痛,疼痛可沿大腿内侧放射至膝内侧。无论浅表或深在的关节可因关节内积液囊腔扩大松弛,受到痉挛肌肉的牵拉易引起病理性半脱位或脱位。

（五）影像学征象

X线早期关节内渗液，关节间隙增宽，关节肿胀，关节邻近的骨质疏松。中期关节的软骨破坏，关节间隙变窄，软骨下的骨质破坏。后期关节间隙消失，可形成纤维性或骨性强直，有时可见病理性脱位或骨骺滑脱。

MRI检查：显示关节液增多，关节滑膜增厚，骨骼中骨髓高信号改变，关节周围软组织的信号增强。

（六）实验室检查

白细胞值增高可达$(20\sim30)\times10^9$/L，中性粒细胞增多达90%，贫血，血沉增快，C-反应蛋白试验阳性。关节穿刺和关节液检查对早期诊断和治疗方法的选择有很重要的价值。依病变的不同阶段，关节液外观可为浆液性、黏稠混浊或脓性，涂片检查可发现大量白细胞和脓细胞，革兰染色可见细菌，细菌培养可确定菌种并找到敏感的抗生素。

（七）诊断和鉴别诊断

根据全身、局部症状和体征，结合上述实验室检查，一般都能作出正确的诊断，但有时需与下列疾病相鉴别。

1. 类风湿关节炎　常为多关节发病，手足小关节受累。有关节肿胀，但不红。患病时间长者，常有关节畸形和功能障碍。类风湿因子检查多为阳性。

2. 风湿性关节炎　常为多关节游走性肿痛，关节积液内无脓细胞，无细菌，血清抗链球菌溶血素"O"试验常为阳性。

3. 关节滑膜结核　虽有关节局部及周围软组织肿胀、疼痛、活动受限，但其起病缓慢，午后低热、食欲缺乏、盗汗、面颊潮红，关节虽肿胀但不红。早期X线片可无明显改变，而后可有骨质疏松，关节间隙变窄，后期可有骨质破坏等全关节结核的征象。关节液检查可明确诊断。

（八）治疗

Nade提出了治疗化脓性关节炎的三项基本原则：①关节必须充分引流；②必须给予抗生素以减轻感染的全身反应；③关节必须置于一个稳定的位置并制动。

1. 全身治疗　应早期足量应用抗生素，并根据引流液的细菌培养和药物敏感试验结果及时更换抗生素。对重症患者应注意全身的支持疗法，降温、纠正水和电解质代谢紊乱、增加营养、间断少量输新鲜血，提高机体免疫力。

2. 局部治疗

（1）患肢制动：用石膏托或皮肤牵引将患肢固定于功能位，可缓解肌肉痉挛，减轻疼痛，防止畸形，减轻关节软骨的压力。有的学者经过动物实验后提出在早期诊断、充分引流及足量抗生素治疗下，早期进行连续的被动活动（C.P.M），可以保护已经损伤的关节软骨面，防止进行性退化，刺激关节软骨再生，且可有效地防止关节内挛缩，关节功能障碍及畸形。

（2）关节穿刺冲洗及抗生素注入：适用于小或表浅的关节，如膝、肘、踝关节等。用粗针头穿入关节，吸出关节渗液，而后用生理盐水反复冲洗关节腔，直至吸出的液体清亮。注入抗生素，每日1次，直到关节不再有渗出液为止。

（3）套管针关节穿刺，置管持续冲洗引流：适用于关节腔较大且较表浅的关节，如膝、肩关节等。选择关节两个适当的穿刺点作关节穿刺，套管针进入关节后，拔出针芯，经套管插入一根直径约3ml的硅胶管，然后退出套管，硅胶管在皮肤穿刺孔边缘固定缝合。一管作滴注管，每日滴注抗生素溶液，另一管作吸出管，连接于持续负压吸引装置。连续冲洗吸引直至冲洗液清亮，炎症消失，此方法还可使关节腔保持一定的液体充盈，防止关节粘连。

（4）切开关节，置管持续冲洗吸引：适用于位置较深，周围有丰富肌肉的髋关节和中、后期的膝关节的化脓性关节炎。切开关节，彻底清除病灶后，大量生理盐水冲洗，留置两根1～1.5cm左右的硅胶管，关节腔内的管端分别剪3～4个侧孔，另一端分别从硅胶的上、下端另做切口引出关节腔外，一根为冲洗管，另一根为吸引管，缝合伤口。用抗生素溶液持续冲洗吸引。此方法能有效地控制感染，清除硅胶软骨表面的纤维蛋白凝集块，减轻关节内压力，防止关节软骨面进一步破坏。

（5）关节融合术、截骨矫正术或关节成形术：对已有关节纤维强直伴有疼痛者，应根据具体病例情况、强直部位和畸形程度等，可考虑选用关节融合术、截骨术或关节成形术。对后期关节畸形强直在非功能位时，可作矫形手术，一般在炎症痊愈后1年以后进行，否则如果炎症未被控制，身体抵抗力差，可以使病变复发。在术前、术中和术后使用抗生素以控制感染。

（6）人工关节置换术：对关节强直畸形者，年龄已超过50岁，炎症已有数年未发作，体质又好，则可考虑做人工关节置换术。

（张　弛）

第二节　骨与关节结核

一、概　　述

骨与关节结核是最常见的继发性肺外结核，约占结核患者的5%～10%。绝大多数的原发灶在肺部，少数在肠、淋巴结或胸膜。其感染途径是通过血液循环到达骨和关节。发病可在原发灶活动期，也可在原发灶愈合后很久，这要视病变部位、患者体质、免疫力及局部解剖特点而定。近年来骨与关节结核发病率有上升趋势。

（一）发病情况

本病好发于儿童和青少年，30 岁以下的患者占 80% 以上，病期长，易破坏关节和骨骼，常导致发育畸形和严重残疾，在我国华北、西北、内蒙古、西南等地区多见。常见发病部位是脊柱，约占全部患者总数的 1/2，其次是膝、髋、肘关节。好发部位与下列因素有关：①负重大、容易发生慢性劳损的部位发病率高，腰椎及胸腰段脊椎结核较上段胸椎及颈椎结核多见，下肢结核较上肢多见；②肌肉较少的部位，如椎体、四肢长管状骨端等易于发病，相反，肌肉丰富的地方，如椎骨附件、四肢长管状骨骨干等较少发病；③四肢长管状骨骨端血营养由终末动脉供应，吻合支少，血液供应较差，菌栓容易停留，易于发病，而在长管状骨骨干，血液供应丰富，不易发病。

（二）病理改变

初始时可为单纯骨结核或单纯滑膜结核。如不及时治疗，最后进展为全关节结核。病程长短不一，数月至数年不等。

1. 单纯骨结核

（1）松质骨结核：发病在骨端松质骨，一般分为两种类型：①中心型：松质骨中心距离血液供应丰富的软组织较远，骨内小动脉多为终末动脉，侧支循环差，因而该处病变常以骨质浸润坏死为主。死骨吸收后，可形成空洞。②边缘型：松质骨边缘结核距离血液供应丰富的软组织较近，很少形成大块死骨，较小死骨常被吸收掉。故边缘型松质骨结核以局限性骨缺损为主。

（2）皮质骨结核：病变多从髓腔开始，以局限性溶骨为主。由于周围血供丰富，很少形成大片的骨质坏死区，病变处所产生的脓液沿横行的 Volkmann 小管汇集到骨膜下，将骨膜掀起，形成大量骨膜新骨，有时也可呈洋葱皮样的多层新骨外观。

2. 单纯滑膜结核　滑膜分布在关节、腱鞘和滑膜囊的内面，滑膜下层血管丰富，感染结核后，则滑膜肿胀、充血，炎症细胞浸润，渗液增加。滑液内的纤维蛋白块由于关节和肌腱的不断运动，可形成瓜子仁一样的米粒体。滑膜结核多发生于滑膜丰富的地方，如膝、髋关节，肘、踝关节也常有发现，而腱鞘结核则较少见。

3. 全关节结核　关节软骨、骨端及滑膜均被累及，结核性肉芽组织可由关节软骨的边缘，即滑膜附着部，向软骨下方潜行发展，逐渐破坏软骨下骨板，最后使关节软骨面完全游离，边缘型骨结核由于其位置靠近关节腔，更易演变为全关节结核（图 100-7）。关节软骨面受累后其修复能力和再生能力极差。小面积破坏，缺损处可被纤维组织覆盖。部分纤维组织可转变成纤维软骨，足以使关节保存大部分的活动功能。关节面软骨大部分被破坏，因骨端之间的滑动物质基础损失过多，日后关节功能将大部分丧失。结核已呈晚期。

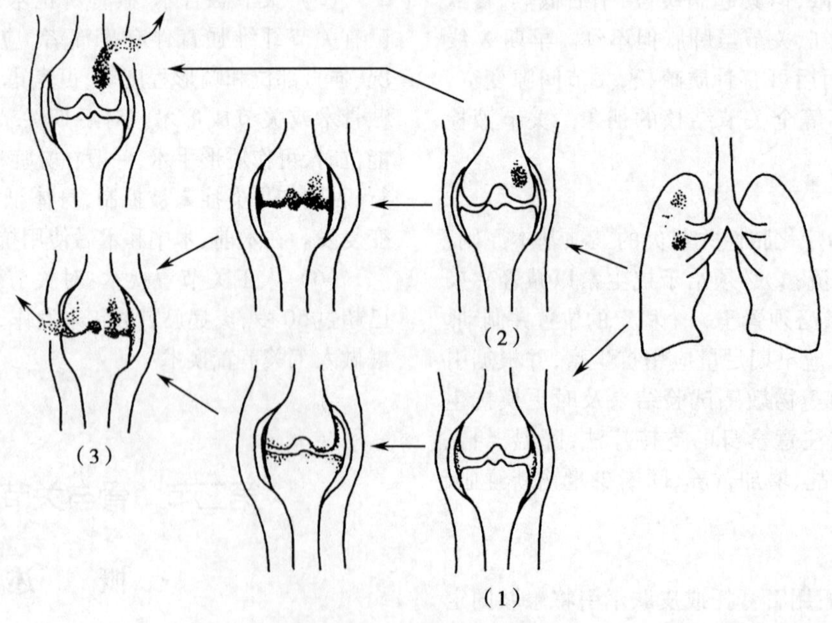

图 100-7　全关节结核的进程
（1）滑膜结核；（2）骨结核；（3）骨破坏加重而成全关节结核

（三）并发症

1. 混合感染　骨关节结核所产生的脓液最初汇集在病灶周围,后因压力加大,脓液可沿解剖间隙或孔道向远方流注,形成流注脓肿。最后可向体外或空腔脏器穿破,体外的细菌即可乘虚而入,形成多种细菌的混合感染。

2. 截瘫　椎体结核所产生的脓液、肉芽、坏死小骨片或坏死椎间盘组织可压迫脊髓,引起不同程度传导功能障碍,出现不同程度截瘫。

3. 畸形　在关节常因肌肉保护性痉挛、骨端破坏或骨骺发育障碍出现关节畸形。在脊柱则因椎体破坏后负重线受影响而导致后凸和(或)侧凸畸形。

（四）临床表现

1. 全身表现　由于骨关节结核发病缓慢,早期无明显全身症状。活动期可有午后低热、全身无力、体重减轻、夜间盗汗、贫血及食欲缺乏等症状。

2. 局部表现　表现为疼痛、肿胀、肌肉痉挛、运动障碍和畸形,但皮肤不红。四肢关节结核的关节四周明显肿胀,位置表浅的关节如膝、肘,上下肌肉呈失用性萎缩,关节呈梭形肿胀。肿胀即将破溃或合并混合感染时,可有急性炎症表现。寒性脓肿在四肢部位都局限在病灶周围,但在脊柱,则随解剖部位的不同,可沿着筋膜间隙流注到远离病灶部位,脓肿破溃后即形成窦道,肉芽创面薄而苍白,边缘潜行。

（五）诊断

诊断主要依靠临床表现,X 线片、CT、MRI 等影像学检查,结核分枝杆菌培养及病理学检查等。近年来采用的分子生物学(如聚合酶链反应 PCR)和免疫学方法(多个纯化单体抗原的快速免疫色谱测定技术),为诊断研究开拓了广阔的前景。

X 线检查对诊断甚为重要,但早期征象可不明显。在单纯骨结核,松质骨中心型开始时骨质可呈密度增加,如磨砂玻璃样,随后出现密度均匀、边缘不整齐的死骨,与健康骨之间出现分界线。死骨吸收后,主要为溶骨性改变,可出现骨质缺损,如同冰块被烙铁融化一样。在骨干结核,可见骨干内有散在的不规则密度减低区,其周围因有广泛多层骨膜新骨形成,似葱皮样。干骺端结核的 X 线表现同时具有骨端及骨干结核的特点。骨端可表现为骨质密度增加,有死骨及死腔形成,而在骨干,则有骨膜新骨增生。单纯滑膜结核的 X 线片表现不明显,仅有骨质疏松及周围软组织肿胀,与一般慢性滑膜炎无异。在早期全关节结核,X 线片可表现为关节间隙变窄,系由于关节软骨面萎缩所致。但如关节液增多,关节间隙也可增宽。软骨下骨板可有少量破坏。由骨结核转变而成的全关节结核,骨质破坏明显,骨质疏松较轻;而由滑膜结核转变而成的全关节结核则与此相反,骨质破坏较轻,且仅限于滑膜附着处,骨质疏松表现明显。晚期,软骨下骨板模糊,破坏可甚严重。

（六）鉴别诊断

1. 类风湿关节炎　类风湿关节炎好发于 20 ~ 55 岁的女性。受累关节常为手足小关节及肘、腕、膝、踝等关节,病程发展常逐渐侵犯多数关节。结核病则很少侵及手足小关节。类风湿关节炎患者血清类风湿因子实验可能为阳性。

2. 化脓性关节炎或骨髓炎　一般根据病史,急性期不难作出诊断,当某些单纯骨结核转变为全关节结核时,也可骤然引起全身急性中毒症状,如高热、寒战等。慢性化脓性关节炎或骨髓炎与骨关节结核合并混合感染者,也不易区别。确诊需靠细菌学和病理学检查。

3. 骨肿瘤　骨干结核需与 Ewing 瘤鉴别,椎体中心型结核常需与转移癌鉴别。

（七）预防与治疗

骨关节结核均为继发病变,应积极开展对肺结核的普查,做到早期诊断、早期治疗,以杜绝感染源。对开放性结核患者应进行隔离,其排泄物及用具应加强消毒工作。对儿童还应该开展卡介苗接种工作。骨与关节结核的治疗原则在于提高全身抵抗力,增强体质使用抗结核药物,控制感染病灶的发展,防止单纯骨结核或单纯滑膜结核转变为全关节结核,更应防止混合感染,应尽量保存关节功能,预防畸形发生。若有手术指征,应及时手术,如此可以提高化疗效果及降低病残率。

1. 休息和固定　休息使机体代谢降低,消耗减少,体温下降,体重增加,有利于体力恢复。局部固定使受累关节活动减少,负重减轻,既能防止病变扩散,又能减轻疼痛和肿胀,有利于组织修复。

2. 抗结核药使用　抗结核药物治疗最重要,贯穿于整个治疗过程。用药原则仍然为“早期、规律、全程、适量、联用”。目前推荐短程(6 ~ 9 个月)或标准疗程(12 ~ 18 个月)的化疗方案,对耐多药结核则要求至少 20 个月的化疗方案,其中包括 8 个月强化治疗。近几年出现了抗药性结核菌株,使得治疗工作更加棘手,应引起重视,建议在做菌株培养的同时还要进行药敏试验。在治疗过程中出现毒副作用或不能耐受等情况,应在不影响疗效的前提下采取措施寻找判断药物来源,一旦查明及时更换其他药物,并对引起的后果进行积极治疗。除了全身用药外,早期滑膜结核于关节腔内注射链霉素或异烟肼,效果也很好,但不主张常规局部用药。

3. 增加营养及支持疗法　改善患者营养状况十分重要,以多种食物混杂为佳,避免偏食,使各种营养成分可以互相补充,不致缺乏。一般支持应给予维生素 B、C 及鱼肝油,贫血的可给予铁剂、叶酸、维生素 B_{12} 等,严重贫血可间断少量输血。对截瘫患者应加强护理，预防压疮和泌尿系感染等。

4. 中药的应用　祖国医学对于“骨痨”的治疗有丰富的经验。本症属阴证、虚证，早期治疗宜调补气血，温经通络，散寒化痰，主服阳和汤加减。阴虚火旺者，宜养阴清热、化痰通络，可服清骨散加减。

5. 手术治疗　主要为病灶清除术，必须在抗结核药物配合下进行。手术指征：①病灶内有大块死骨或较大脓肿不易自行吸收；②慢性窦道长期不愈合；③脊柱结核合并截瘫；④单纯滑膜结核经非手术治疗不见效果；⑤边缘型单纯骨结核经药物治疗未能控制，即将发展为全关节结核。禁忌证：①患者年龄过大或过小，不能耐受较大手术；②合并肺、肾、肠结核或有严重高血压或其他心、肺、肝、肾疾患；③全身中毒症状严重。

近年来对单纯滑膜结核主张早期在关节镜下做滑膜切除手术，疗效较传统的手术更好，康复时间更短。对晚期全关节结核，由于产生严重关节畸形和功能障碍，应做病灶清除及关节融合术，融合后的关节应置功能位。也可做关节矫形术、关节切除术、关节成形术等。

近年人工关节置换术治疗晚期关节结核取得进展，对于有明确关节结构破坏、静息期的关节结核，为改善关节功能，缓解疼痛可以进行关节置换治疗，行人工关节置换术后仍需6个月以上规范的抗结核治疗（图100-8）。关节置换的禁忌证：①全身状况差或有严重伴发病，难以耐受手术；②合并活动性其他感染；③多部位或多脏器结核未有效控制；④手术部位合并结核性瘘管或窦道。

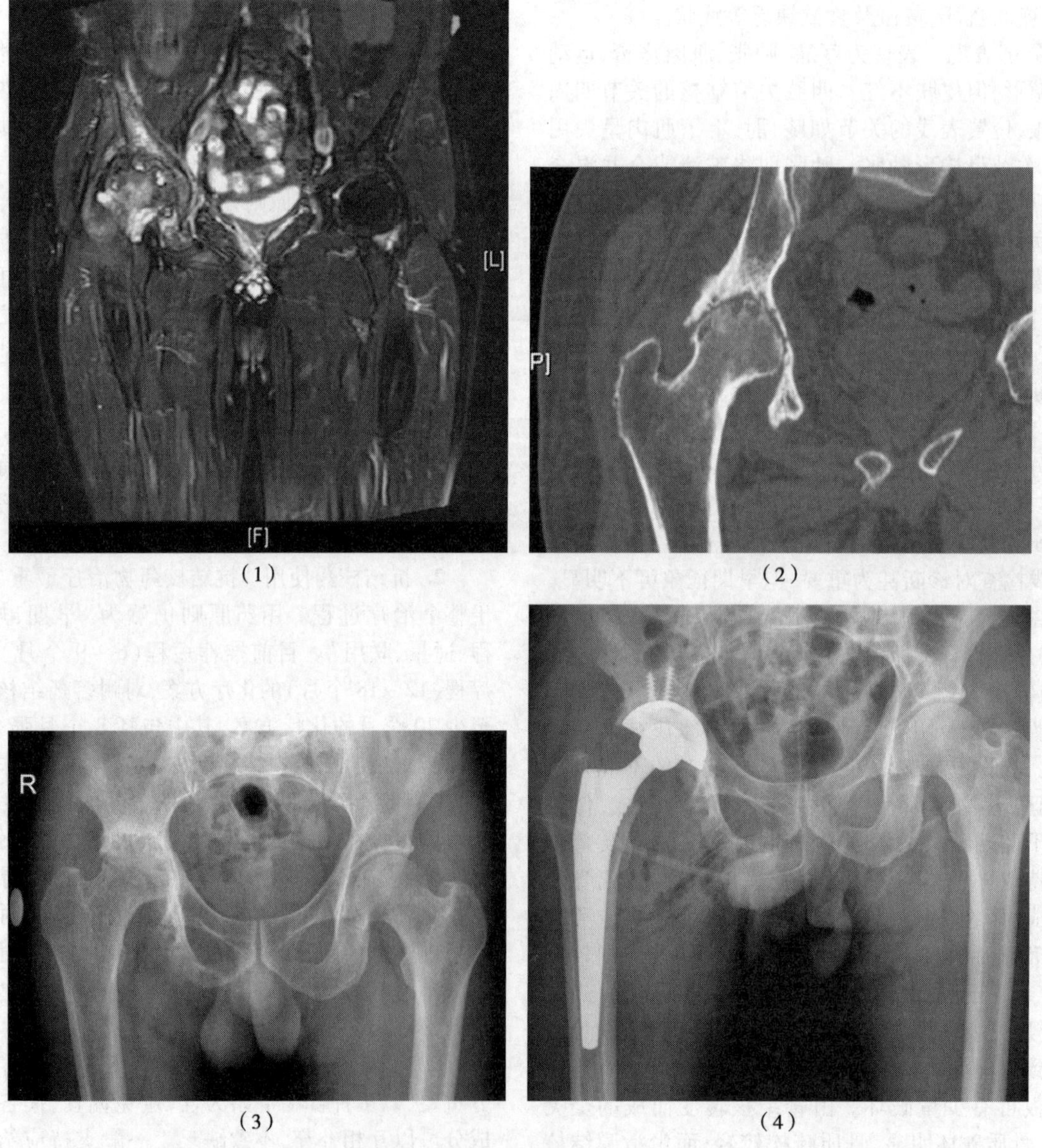

（1）　（2）　（3）　（4）

图 100-8

（1）髋关节结核术前MRI；（2）病灶清除术后CT；（3）病灶清除术后X线片；（4）关节置换术后X线片

二、上肢关节结核

（一）肘关节结核

多见于青壮年，在上肢三大关节中发病居首位。起病缓慢，症状轻微，局部症状主要是肿胀、疼痛和功能受限。症状一般在全关节结核才明显。脓肿和窦道通常出现在尺骨鹰嘴突附近。滑车上或腋窝淋巴结偶可肿大。

滑膜切除术和早期全关节结核病灶清除术均可采用肘后方S形切口。由于上肢不负重，肘关节最适宜做切除术。手术宜做叉状切除术，可避免关节不稳的缺点。

（二）腕关节结核

多为青壮年，儿童较少见，在上肢三大关节中发病居第二位。局部症状以肿胀、疼痛和功能受限为主。寒性脓肿和窦道通常见于腕背侧。关节破坏严重的可发生腕下垂或尺偏畸形。有时合并腕部腱鞘结核。

手术进路宜在腕背侧，一般取纵向、S形或横向切口。对于晚期全关节结核，腕骨破坏严重的可行远、近排腕骨或全腕关节切除或融合术。

三、下肢关节结核

（一）髋关节结核

比较常见，在下肢结核中占第二位，在全身骨关节结核中占第三位。

1. 病理　以单纯滑膜结核多见，滑膜结核很少形成脓肿或窦道，单纯骨结核则形成脓肿较多。晚期脓肿常出现在关节的前、内侧，系由于该处关节囊较薄，与髂腰肌滑囊相通之故。晚期可发生纤维性或骨性强直，有的因为股骨头及关节囊破坏严重，可发生后脱位，还有的股骨头、颈完全破坏消失，而使股骨上端与髋臼之间形成假关节。儿童由于股骨上端骺板遭受破坏，可引起肢体短缩，但也有的在单纯滑膜结核治愈后，因炎症刺激骺板，而使肢体增长。

2. 临床表现　全身症状如低热、盗汗、食欲缺乏等。局部症状一般出现缓慢，髋痛为主要症状，初起轻微，逐渐加重。股三角部及臀部可出现膨隆、饱满、臀纹变浅或消失，以后可出现脓肿或窦道。还可有跛行、肢体短缩及关节活动明显受限，严重者可有髋关节屈曲内收畸形。检查髋屈曲畸形试验阳性（Thomas征）：患者仰卧，腰椎前突增加时，患髋可以伸直，但如尽量屈曲健髋及健膝，使腰部放平，则可显出患髋屈曲畸形。

3. X线表现　单纯滑膜结核早期X线检查可无明显改变，应摄双髋正位片以做对比，才可发现患侧骨质疏松，骨小梁变细，骨皮质变薄，关节囊肿胀，关节间隙变窄或增宽。因患髋多有屈曲痉挛，摄片时骨盆前倾，故患侧闭孔变小。单纯骨结核中心型者多有死骨，但边缘型者死骨较小或无死骨。晚期全关节结核时关节破坏严重，有的形成纤维性或骨性强直，有的发生病理性脱位。有慢性窦道的还可继发慢性化脓性骨髓炎。

4. 治疗　单纯滑膜结核，可先行持续皮肤牵引，关节内注射抗结核药物。滑膜增厚可做滑膜切除术。单纯骨结核、股骨头及髋臼病灶有明显死骨者，应及早施行病灶清除术。对全关节结核，除禁忌证外，一般均应施行病灶清除术。早期应尽量保存关节功能，15岁以上且病灶破坏严重者，病灶清除后取邻近髂骨块做髋关节植骨融合术，有条件也可以行髋关节置换术。如病变已静止，但有严重屈曲内收畸形者，可行股骨转子下截骨术纠正畸形，改善肢体功能。

（二）膝关节结核

占全身骨关节结核第二位，仅次于脊柱结核，居四肢大关节首位。

1. 病理　膝关节是全身关节中滑膜最多的关节，故单纯滑膜结核较多。单纯骨结核见于股骨、胫骨两髁及干骺端。早期全关节结核，软骨和软骨下骨板破坏比较局限，但以后破坏逐渐加重，关节囊和侧副韧带相对变松，加上腘绳肌和髂胫束的牵拉，胫骨可向外、后脱位。膝关节最后可发生纤维性或骨性强直。

2. 临床表现　单纯滑膜结核或单纯骨结核病程较长，局部疼痛多不严重。但转变为全关节结核，则疼痛加重。脓肿破溃后，关节腔压力减少，疼痛可暂时缓解。膝关节前方位置表浅，又缺少肌肉保护，肿胀很明显，由于股四头肌萎缩，对比之下，膝关节肿胀更为显著，呈梭形。患者多有跛行。膝关节屈曲、伸直功能受限，严重可致屈曲、内外翻畸形。

3. X线表现　单纯滑膜结核开始时仅表现为骨质疏松及软组织肿胀。病程较长者，髌下脂肪垫透明影消失。在单纯骨结核，中心型表现为骨质模糊，呈磨砂玻璃样，以后可形成死骨及空洞。边缘型多呈溶骨性改变。在全关节结核，骨质破坏增加，关节间隙可变窄或消失。脓肿存在时间较久的可发生钙化，合并窦道长期不愈者，还可出现慢性骨髓炎。

4. 治疗　单纯滑膜结核可先行保守疗法，方法为全身或局部使用抗结核药物，如无效则行滑膜切除术。近年来在关节镜下做滑膜切除手术治疗早期滑膜结核取得了很好疗效。15岁以下的全关节结核，只做病灶清除术，成年后根据关节情况作进一步处理。15岁以上的患者，在行病灶清除术后，再行膝关节加压融合术。

（三）踝关节结核

发病率较低，患者一般为11～30岁的青壮年。常有扭伤史。初期踝关节活动受限，晚期可见足下垂或内翻畸形。X线表现主要是单纯滑膜结核时，其侧位像上可见关节囊前方透亮带和关节后方与跟腱之间有一个基底向下、尖端向上的长三角形透亮区。全关节结核则可显示关节面破坏，关节间隙消失。

治疗宜做滑膜切除术（关节镜下早期手术）或关节融合术，融合术以加压融合最适宜。

（阎作勤）

四、脊柱结核

脊柱结核是临床上最为多见的骨与关节结核。99%为椎体结核，1%为附件结核。椎体结核中的腰椎最多见，胸椎次之，再次为胸腰段脊椎、腰骶段脊椎、颈椎，骶尾骨最少见。大多为单发病灶，同时有两处或两处以上，其间为无病椎体隔开者，称为“跳跃型”病变，约占3%～7%。

（一）分型

1. 按病变部位分型（图100-9）

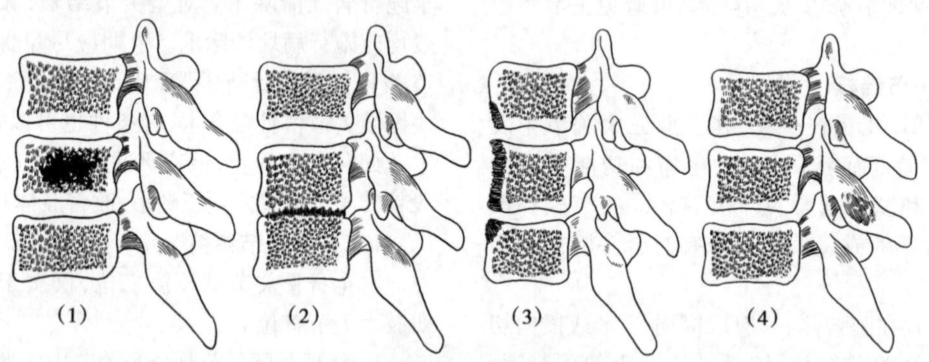

图100-9 脊柱结核分型

（1）中心型；（2）边缘型；（3）骨膜下型；（4）附件型

（1）中心型：病灶位于椎体中心部，多见于儿童，特征为骨质破坏为主，椎体被压成楔形。

（2）边缘型：也叫骨骺型，多见于成人，以溶骨性破坏为主，易侵犯椎间盘，引起椎间隙狭窄。

（3）骨膜下型：由于脓液沿着前纵韧带上下蔓延，相邻椎体前侧部长期被骨膜下脓肿腐蚀的结果，可同时累及数个椎体前缘。

（4）附件型：病变局限于棘突、横突、椎板或上下关节突等附件骨，可能并发不同程度的脊髓受压功能损害。

2. 临床分型　按病变部位的分型并不能很好反映病情的严重程度，有不少学者提出用椎体破坏程度及脊柱序列的改变程度（含或不含神经功能改变）代表疾病的严重程度来分型，其中具有代表性的是2008年由Oguz等提出的GATA脊柱结核分型（表100-1）。更完善的临床分型尚待进一步探讨。

表100-1 脊柱结核的GATA分型

分型		病变情况	示例
Ⅰ型	A	病变局限于椎体。合并1个椎间盘退变，无椎体塌陷，无脓肿形成，无神经损害，无后凸畸形	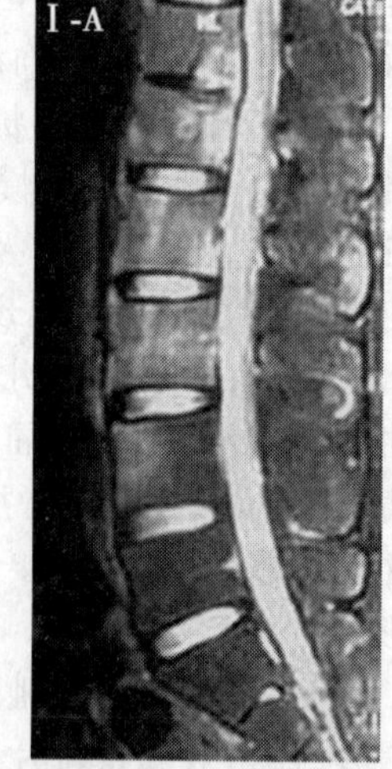

续表

分型	病变情况	示例
B	病变侵犯椎体并有脓肿形成，1～2 个椎间盘受累，无椎体塌陷，无神经损害	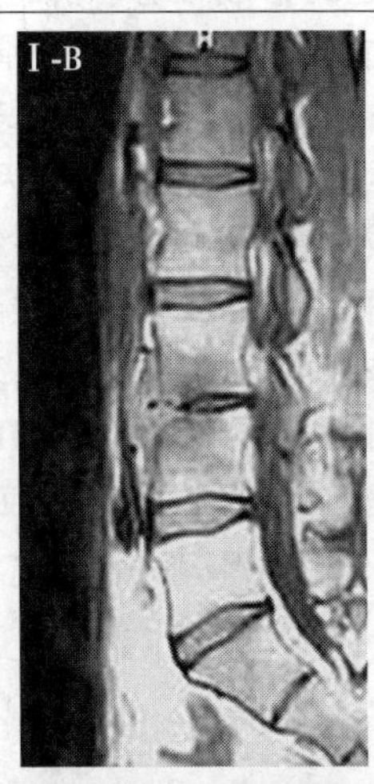
Ⅱ型	椎体塌陷（病理性骨折），1～2 个椎间盘破坏、脓肿形成、后凸畸形。脊柱稳定，脊柱矢状面指数<20°，伴有或不伴有神经损害	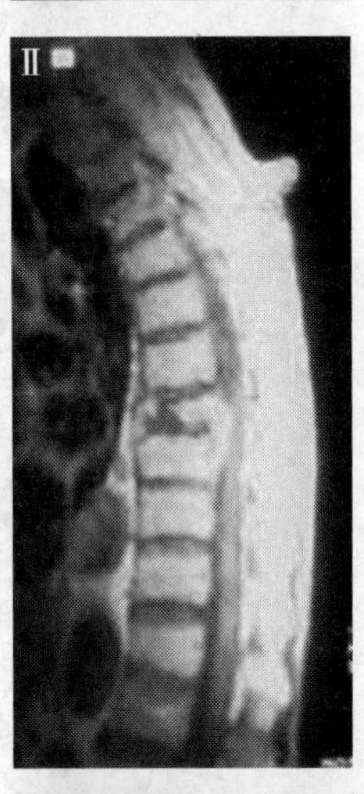
Ⅲ型	椎体塌陷严重，1～2 个椎间盘破坏。脓肿形成，严重后凸畸形，脊柱不稳定、矢状面指数≥20°，伴有或不伴神经损害	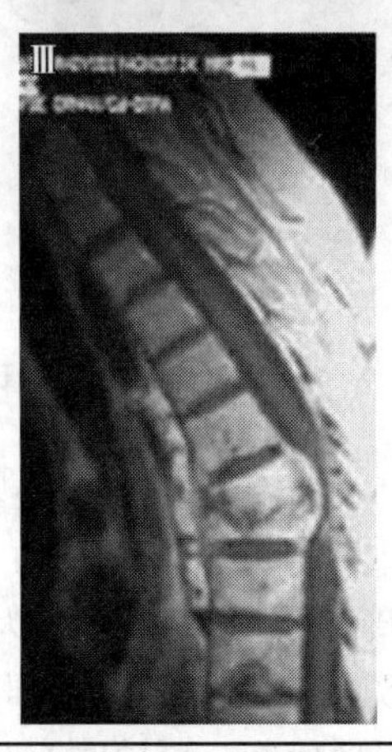

（二）诊断

1. 全身症状　早期无明显症状，活动期则出现食欲缺乏、消瘦、午后潮热、盗汗等中毒症状，但目前多为不典型表现。

2. 局部症状和体征

（1）疼痛：局部痛为主，于劳动、咳嗽时加重。患处可有压痛、叩击痛及放射痛。

（2）脊柱畸形：椎体破坏塌陷后，形成角状后凸畸形，为脊柱结核特有。

（3）肌肉痉挛、姿势异常和运动受限：颈椎结核患者可有斜颈畸形，或头前屈，活动明显受限。胸、腰椎结核患者不能弯腰，拾物试验阳性：非弯腰拾，而是屈髋、屈膝、挺腰下蹲，一手撑大腿，另一手去拾物。

（4）寒性脓肿与窦道：不同的椎体结核有不同的

蔓延途径(图 100-10):①颈椎:常位于颈长肌后方。上颈椎形成咽后壁脓肿,下颈椎形成食管后脓肿。②胸椎:常形成椎旁脓肿,呈筒形、梭形,可经肋横突间隙向背部流注,或沿肋间血管向肋骨远端流注。③腰椎:常形成流注脓肿,多沿着腰大肌筋膜形成腰大肌脓肿。腰大肌脓肿可因重力关系蔓延至髂窝、股三角或小转子附近,还可以绕过股骨上端后侧至大腿外侧,再沿阔筋膜向下流注到膝关节附近。腰大肌深层的脓液可穿过腰筋膜,出现在腰三角附近。寒性脓肿可自行吸收或钙化,但常破溃,形成窦道,也有的因脓肿壁与胸、腹腔脏器如肺、肠道、膀胱发生粘连,最后穿破,形成内瘘。

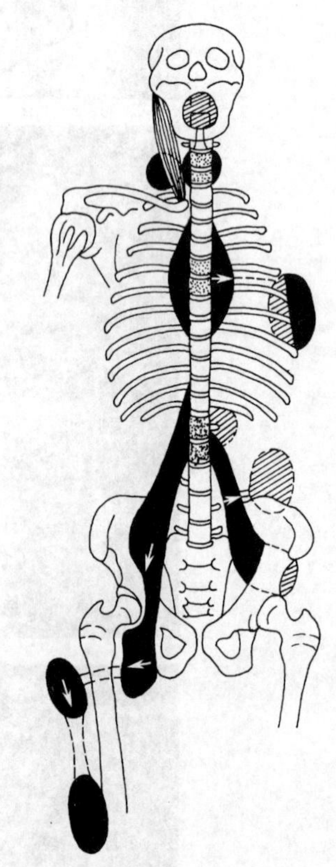

图 100-10　不同椎体结核的蔓延途径

(5) 脊髓及神经损害:不同部位脊柱结核压迫脊髓和神经时可出现相应的神经刺激甚至截瘫症状。不少患者最先出现的症状为束带感,与脊髓病变节段相一致。一般先有运动障碍,而感觉及括约肌功能改变则出现较晚。可同时有自主神经功能障碍及反射改变。截瘫可为部分性或完全性,开始多为伸直痉挛性,以后可发展为屈曲性或迟缓性痉挛。

3. 辅助检查

(1) X 线片检查:在病变早期可能为阴性,在起病后约 6 个月,椎体骨质约 50% 受累时才显示异常。早期征象主要为椎间隙变窄,椎体破坏情况随病理类型不同而异。椎体通常可见溶骨破坏、死骨、空洞形成,典型表现为"虫蚀样"改变,周围骨质疏松,但有的骨质反显致密,呈磨砂玻璃样。合并椎旁脓肿者可发现椎旁软组织阴影。

(2) CT 检查:能早期发现并确定病变范围。表现为病变椎体的溶骨性病变区、死骨、空洞及硬化骨,以及椎旁的脓液、死骨及钙化灶等。

(3) MRI 检查:对脊柱结核的早期诊断具有较高价值。可清晰显示早期的椎体炎症及椎旁组织变化,确定椎管内侵犯范围及脓液流注范围等。病变椎体表现为 T1、T2 加权像混杂信号,椎间盘受累及椎间隙变窄为脊柱结核的重要特点。

(4) 其他影像学检查:超声是寒性脓肿最简便的检查方法,也可在超声引导下穿刺置管引流脓液。核素骨扫描敏感性较高,但特异性较低,在怀疑脊柱肿瘤且鉴别困难时使用。

(5) 实验室检查:血沉、C 反应蛋白可作为判断结核活动性及治疗效果的参考,PPD 检查对结核诊断具有一定价值,成人强阳性表示有活动性结核可能,但阴性者不能排除脊柱结核。

(6) 病理检查:非典型病变通常依靠临床和影像学诊断难以确定,需要依靠病理活检。可采用 X 线或 CT 引导下穿刺,或手术探查活检,但手术要注意切口应从健康组织进入,防止窦道形成。

(三) 鉴别诊断

1. 脊柱非特异性感染　多由金黄色葡萄球菌、链球菌经血源感染或局部感染蔓延而来;单纯的腰大肌脓肿大多来源于肠道感染性病变。多起病较急,有高热等严重中毒症状,疼痛剧烈。典型 X 线可见骨质增生硬化,形成骨桥及椎体融合,很少发生楔形变和后凸畸形。

2. 脊柱肿瘤　一般只累及一个椎体,相邻椎间隙宽度保持正常,破坏常在椎弓根。老年患者的脊柱肿瘤绝大多数为转移瘤,应注意寻找原发肿瘤线索。

3. 强直性脊柱炎　常出现脊柱运动受限,血沉增快,累及多数椎体,同时伴有骶髂关节病变。X 线片可见韧带骨化,呈"竹节样"改变,椎体无破坏,无软组织增宽影。

(四) 治疗

规范的抗结核治疗是脊柱结核治愈的关键,必须贯穿整个治疗过程。除药物治疗外,全身支持治疗、合理的起居和休息、局部制动也是非手术治疗的重要组成部分。治疗过程中如出现血沉下降或趋向稳定、体温逐步平稳、全身状况好转、症状缓解及影像学显示病灶逐步减小则判定治疗有效,可继续保守治疗。

当出现以下情况时应考虑手术治疗:①有明确的结核病变部位和寒性脓肿;②病灶内有较大的死骨或

孔洞，有脊柱不稳；③窦道形成并经久不愈；④出现神经功能损害，存在脊髓、马尾神经受压征象；⑤病变节段发生严重的脊柱后凸畸形，大于30°的后凸畸形有进一步恶化可能，须早期手术；⑥对抗结核药物产生耐药性和复发。

目前多数学者建议在神经功能无明显恶化的前提下，术前大于2周抗结核治疗可避免术后结核菌播散。手术入路的选择尚有争议，但应根据病灶位置、患者情况及术者手术习惯来选择。一般来说，前路手术可直接清除病灶，对于椎体明显塌陷的病例更有优势；后路手术对患者心肺功能影响较少，对后凸畸形矫正和脊柱稳定性的恢复更好；多节段病灶、脊柱失稳严重时可选择前后路联合手术。

胸腰椎结核单纯后路手术因其操作简单，大部分术者对该术式更为熟悉而得到越来越多关注。结合作者单位经验，单纯后路手术治疗胸腰椎结核的指征为：①病灶主要位于椎体后缘、椎弓根或椎间隙、合并后凸畸形并产生椎管内压迫；②椎体破坏造成脊柱失稳产生严重下腰痛；③合并双侧腰大肌脓肿（图100-11）；④一般情况欠佳，肺功能减退及无法耐受前路或前后路手术的患者。随着手术技术及经皮内固定技术的发展，一些需要前后路联合手术的患者可采用后路经皮椎弓根螺钉固定，再结合前路病灶清除，或者器械辅助下小切口或胸\腹腔镜下病灶清除，对患者全身影响较小，比较有优势。

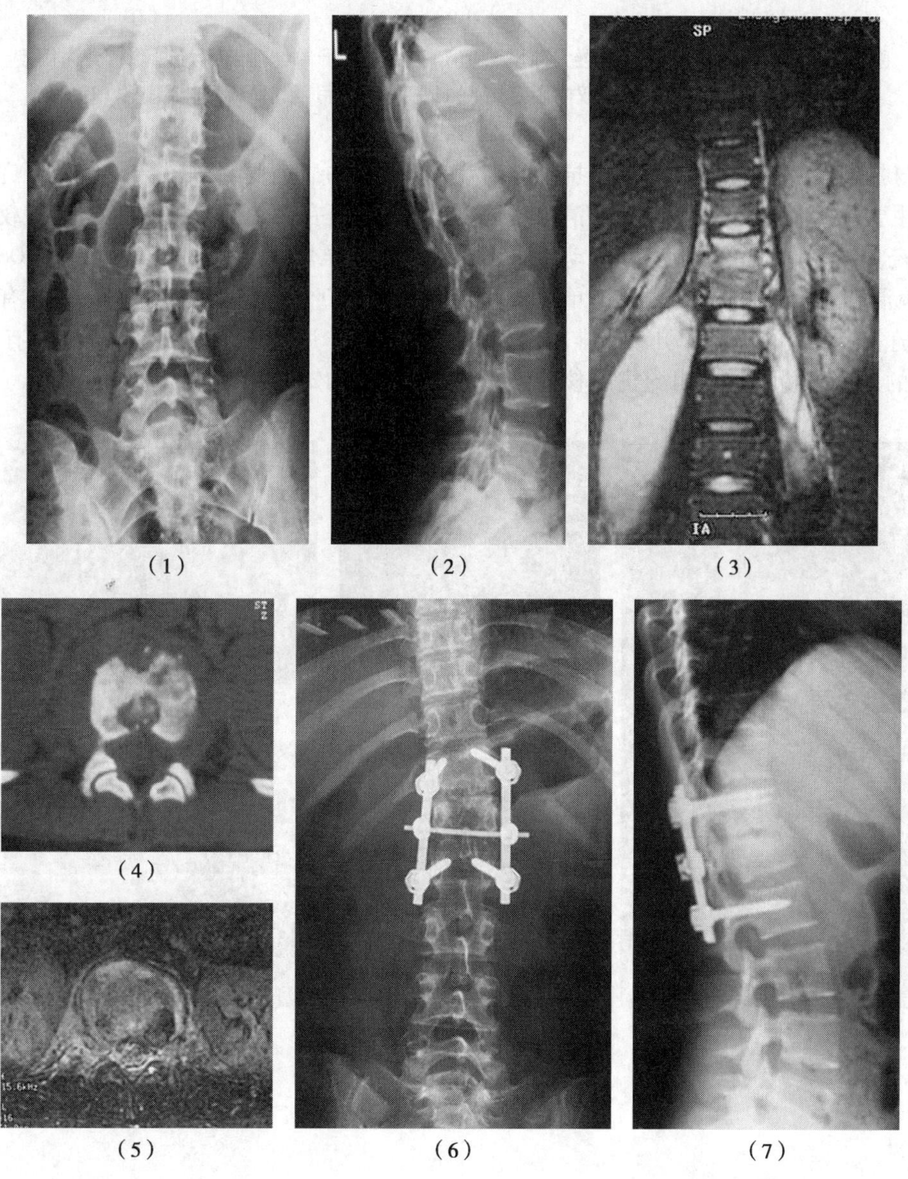

（1）　（2）　（3）

（4）

（5）　（6）　（7）

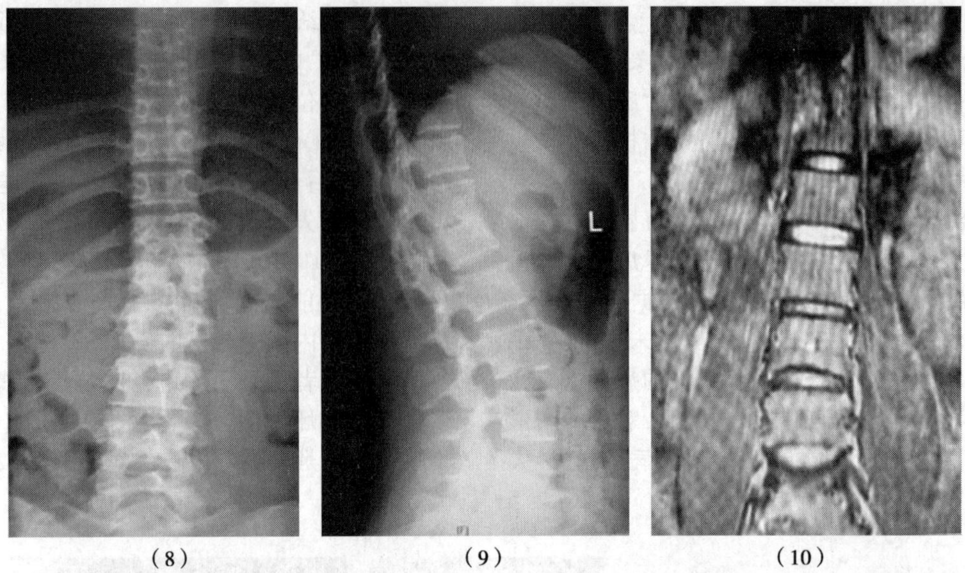

(8) (9) (10)

图 100-11 T_{12}-L_1结核伴双侧腰大肌脓肿[(1)~(5)],行单纯后路病灶清除植骨内固定[(6)(7)],术后20个月取内固定[(8)(9)],40个月随访 MRI 未见复发(10)

除常规全身抗结核治疗外,提高病灶内抗结核药物浓度的方法主要包括局部置管给药、病灶清除后局部放置抗结核药物等。局部置管给患者活动带来不便,同时有细菌混合感染风险;病灶内局部单纯放置抗结核药物则随着渗出液的稀释及引流液排出,难以起到长期有效的局部药物浓度。因此抗结核药物缓释载体的研究是目前临床和基础研究热点之一。我们经验是在病灶清除后局部放置负载大剂量链霉素(3g)及异烟肼(2g)的药物缓释型 OSTOSET 人工骨(WRIGHT 公司,美国),使病灶局部有持续高浓度抗结核药作用,实践证明具有很好的有效性和安全性(图 100-12)。

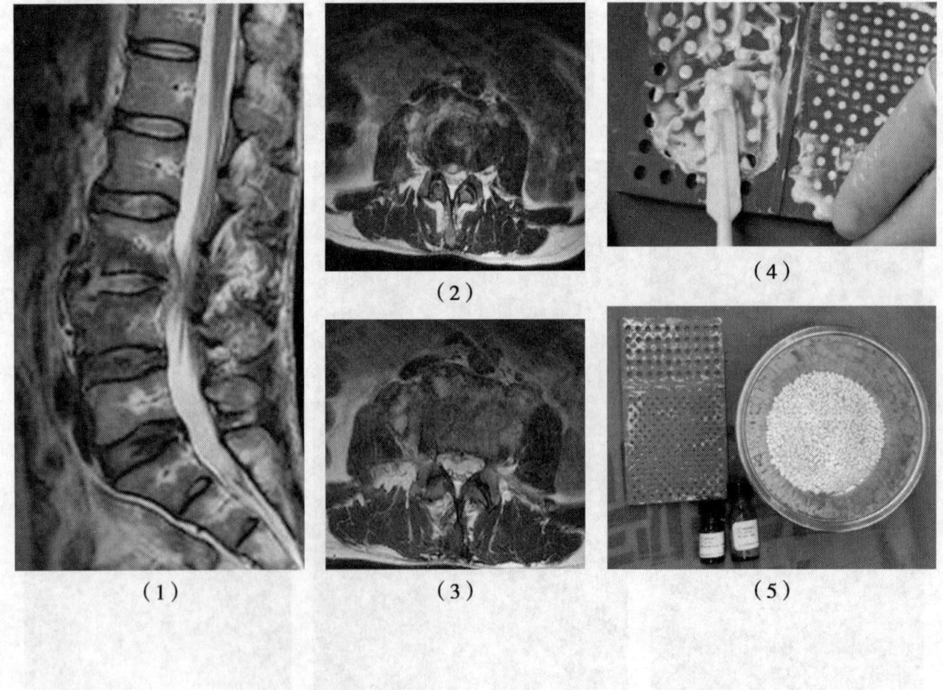

(1) (2) (3) (4) (5)

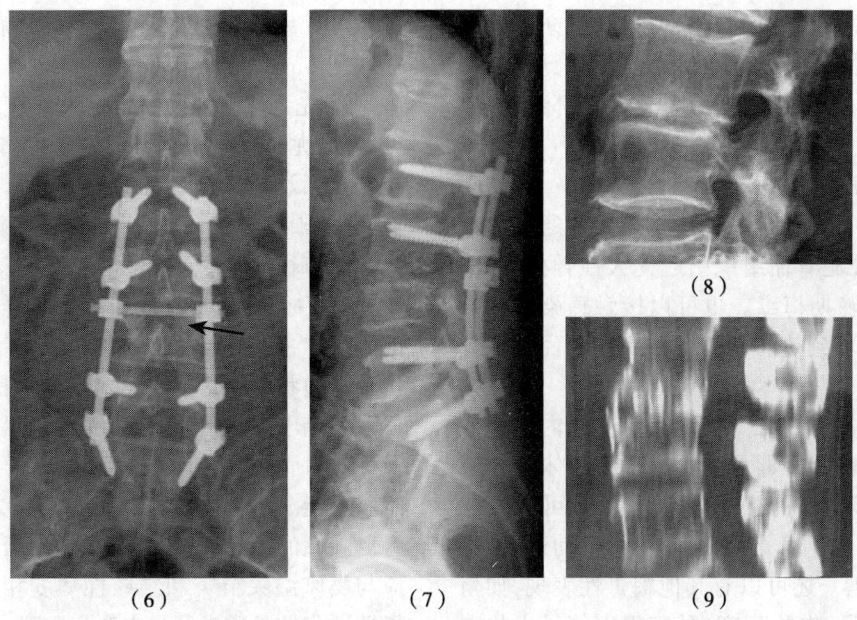

图 100-12 $L_{3\text{-}4}$结核伴椎管内压迫及椎旁脓肿[(1)~(3)],抗结核治疗 3 个月症状无明显好转,行后路病灶清除植骨内固定[(4)(5)],椎体间植入载异烟肼及链霉素的 OSTEOSET 人工骨(箭头所示),术后 2 年取内固定,椎体间植骨融合良好,未见复发[(6)~(9)]。(引自李娟,董健,等. 胸、腰椎结核病灶清除联合应用局部缓释抗结核药物的疗效分析. 中华骨科杂志,2014,34(2):129-135.)

(董 健)

第三节 骨与关节特异性感染

一、骨与关节梅毒

骨与关节梅毒是全身性梅毒感染在骨与关节的表现。由于梅毒发病率上升,骨与关节梅毒的发病率也随之回升。先天性梅毒的早期及晚期均可产生骨关节病变。后天性梅毒除第一期不侵犯骨与关节外,第二期和第三期均可产生骨膜、骨、骨髓腔和关节的炎症。

(一)病因

梅毒是由梅毒螺旋体引起的一种系统性性传播疾病,是人类最重要的性传播性疾病之一。梅毒螺旋体由血流到达骨与关节,引起继发性病变。

(二)病理

梅毒螺旋体由血流带至干骺端,局部产生炎症性反应,形成梅毒肉芽组织。如果机体防御力强,病原体即被消灭,炎症消退,如果防御力不足,局部组织即进一步被破坏、坏死,产生梅毒性树胶样肿。在骨破坏的同时,刺激骨膜,产生新骨。亦可穿破软组织产生窦道及继发感染。

关节很少原发受累。常发生在先天性晚期梅毒或偶发于后天自得梅毒第三期。前者表现为无痛性关节大量积液,常为双侧性,关节液清晰。在后者,因树胶样肿病变发生在长骨的骨端,关节有反应性积液,活动受限,亦可穿透入关节成树胶肿性关节炎,也有发生继发感染形成脓肿性关节炎者。

在不同的阶段还有一些特殊情况:①先天性早期梅毒:在生长较快的长骨,如胫骨及股骨,为骨软骨炎或称干骺端炎。干骺部出现黄色或灰色软的肉芽组织,深入骨软骨内进行破坏,严重损害了软骨的骨化过程,即软骨钙化后进一步骨化障碍,而堆积在骨骺板上。肉芽组织使骨骺板与钙化软骨交界处非常脆弱而易发生骨骺分离。亦可以有骨膜炎及骨髓炎。②先天性晚期梅毒:病理改变与自得梅毒第三期相似。以骨膜炎为主要表现,胫骨、股骨及颅骨的成骨性变化为其特征。在胫骨前方的骨膜增厚,造成所谓的"马刀胫"。严重的骨膜下感染,可以侵蚀皮质。树胶肿造成的骨髓炎较少见,易累及额骨和顶骨,皆以溶骨性变化为主。③后天自得梅毒第二期:可累及骨膜、皮质及松质骨和滑膜(包括关节、腱鞘和滑囊的滑膜),但以骨膜炎为多,约占 2/3,好发于胫骨、尺骨、桡骨及股骨等。骨膜炎的范围可以很大而累及骨干的大部或全部。骨膜下形成的肉芽组织造成广泛的骨质破坏,随之发生钙化,新生骨沉着于骨膜下、哈佛管及骨髓腔,髓腔狭窄或闭塞。于新沉着的骨内,常有散在的树胶肿。骨髓炎少见,常发生于颅骨。④后天自得梅毒第三期:亦为骨膜炎、骨炎及骨髓炎,以后两者为多见,可以穿破软组织产生窦道,死骨少见。颅骨是好发部位,主要为外板受累,但树胶肿亦可侵犯内板而产生梅毒性脑膜炎。在长骨以胫骨、尺骨、桡骨、肱骨多见。病变往往较广泛,常累及全部骨质,以增生为主,但亦有树胶肿性破坏。

(三) 临床表现

在胎儿时期,母体血液中的梅毒螺旋体通过胎盘到达胎儿体内,侵犯骨骼组织引起先天性骨梅毒,分为先天性早期和晚期梅毒。也可以接触感染后梅毒螺旋体经血液循环到达骨组织而发病,称后天性骨梅毒。

1. 先天性早期骨梅毒　出生后4岁以内出现症状者为先天性早期骨梅毒。主要表现为肢体近关节处肿胀、压痛。可见骨膜炎与骨骺炎,长骨可有骨软骨炎,引起四肢疼痛。患儿易哭闹,不肯活动患肢,称为梅毒性假性麻痹。还可以有其他梅毒性表现,如角膜炎、甲周炎、无发、皮肤病变、黏膜损害等。症状在婴儿出生后3周内就可以出现,有时发生在6个月之后。血清华康反应阳性。另外,可有贫血,血小板减少,1%患儿可发生活动性神经梅毒,约90%有脾大,40%有肝大。

2. 先天性晚期骨梅毒　发生在5~15岁之间的骨梅毒为先天性晚期骨梅毒。可因早期梅毒未治疗或因治疗不彻底所造成。其本质是梅毒螺旋体侵入胎儿骨骼组织内潜伏感染的再活动。其表现分为两组:①永久性标记,系早期病变所遗留,无活动性,如前额圆凸、马刀胫、郝(Hutchinson)氏齿、马鞍鼻、胸锁关节骨质肥厚及视网膜炎等;②另一组为具有活动性损害所致的临床表现,包括实质性角膜炎、神经性耳聋、脑脊液异常、肝脾大、鼻或腭树胶肿、关节炎、皮肤黏膜损害及双膝关节无痛性积液。

3. 后天性骨梅毒　后天性骨梅毒系接触感染后梅毒螺旋体经血液循环到达骨组织而发病。此时,临床上梅毒已进入第二期,离最初感染1~2年时间。在误输梅毒患者血液而受感染者,多在输血后6周即可出现急性骨膜炎和较为严重的骨髓炎。患者年龄一般较大,有冶游史和性病史。临床症状为四肢或头部有固定性圆形肿块,有轻度疼痛,压痛不明显,软硬不一,表面皮肤无炎性反应。小腿对称性畸形和钻刺样疼痛,尤其于休息或睡眠时严重,而当活动时减轻。

(四) X线表现

1. 先天性早期骨梅毒　病变骨的干骺端变宽,在其远端有软骨钙化形成的宽阔密度增加区。骨骺线不规则,呈锯齿状,有时可见骨骺分离。如果病变严重,干骺端深部的海绵质骨也遭破坏,而于厚而致密的先期钙化带下方出现一宽而均匀的骨质疏松带。可有双侧胫骨近端对称性骨缺损。在干骺端周围及骨干可见片状骨膜增生。应与佝偻病、维生素C缺乏症区别。

2. 先天性晚期骨梅毒　X线表现为成骨性骨密度增加,尤其在胫骨有典型的表现,骨皮质向外增厚,特别是累及胫骨前方,形成马刀状。指(趾)骨密度减低,有局限性囊状骨缺损(树胶肿性破坏)。虽反复发作膝关节积液,但不损坏关节,X线表现无异常。

3. 后天性骨梅毒　有多种多样的梅毒性骨膜炎的表现。主要是与骨皮质相垂直的毛刷状新生骨,或出现花边状骨膜增生。其增生的范围可以很大,几乎累及所有长骨骨干,多在胫骨前面、尺骨远端外侧面及锁骨。骨皮质可呈浅而不规则的侵蚀现象。有时髓腔不能分辨。树胶肿性病变表现为虫蚀状的破坏,有局限性的透光区,死骨少见。后天性骨梅毒的早期应与类风湿关节炎和结核性病变相区别。晚期应与慢性硬化性骨髓炎及骨肉瘤相鉴别。

(五) 治疗

骨关节梅毒的治疗主要为全身疗法。可用普鲁卡因青霉素或苄星青霉素。对青霉素过敏者可用盐酸四环素、红霉素或多西环素。对有些畸形及Charcot关节等,甚难治疗。

二、沙门菌性骨髓炎

沙门菌所致的病分为伤寒和副伤寒(非伤寒),而副伤寒又分为甲、乙、丙三型,其中甲型少见,而乙型和丙型相对多些。沙门菌感染,偶可造成骨与关节病变,为严重的伤寒或副伤寒病后的并发症。其发病率约为沙门菌感染患者的0.8%,大多数发生于病愈后数周或数月,也有在病后1.5~2年,甚至数年才发现骨感染者,其中最长者27年。

(一) 病理

伤寒杆菌侵入的骨组织呈陷窝性吸收,可有脓肿形成,但死骨少见,而且甚小。骨髓腔有代偿性增生,可见大量巨噬细胞、浆细胞和淋巴细胞。部分骨膜增生和少量新骨形成。常为单发。干骺端或骨干发病,多数患者呈慢性过程,可能因细菌毒力较低的缘故。椎体病变可破坏椎间盘,椎体周围有新骨形成、韧带钙化及脊椎小关节关节炎等。

(二) 临床表现

有伤寒病史,以后出现骨关节疼痛、压痛,但症状模糊和不明显。脓肿形成时有波动感,分泌物中可能找到伤寒杆菌。沙门菌性骨髓炎发生在脊柱者占25%,以腰椎上段和胸椎下段为多,肋软骨和四肢长骨(胫骨、股骨等)也可发病。本病易侵犯原先存在的病变,如血肿、梗死、囊肿、肿瘤或原先存在的骨髓炎。甲型副伤寒引起的沙门菌性骨髓炎甚为罕见。

（三）影像学表现

1. X线表现　早期呈骨质疏松、密度不均匀。发生于脊柱者，可累及一个或两个相邻椎体。椎间盘破坏，椎体间隙变窄，椎体密度增高，类似化脓性炎症。长骨可有范围较短的少量骨膜增生、新骨形成和小块骨质破坏。

2. 核素骨扫描　^{99}mTc全身核素骨扫描示病变骨质核素异常浓集。

3. 磁共振　MRI检查T_1像显示病变骨骼、椎体、椎间盘明显弥漫性低信号改变。

（四）诊断

沙门菌性骨髓炎与其他细菌所致的慢性骨髓炎难于区别。潜伏期长短不一。病变部位的疼痛为主要症状，有时可形成脓肿，溃破后产生窦道。患者往往伴有溶血性贫血、网状细胞增多、脾大、骨髓内红细胞增生，易发现镰状细胞。

化验检查同伤寒病。白细胞计数正常或偏低，排泄物、血、骨髓及脓液培养可为阳性。肥达试验在起病2周内常为阴性。但在后期，可转为阳性，且效价逐渐增高，有肯定的诊断意义。伤寒或副伤寒病史是重要诊断依据。

（五）治疗

治疗该病的抗生素可选择：①氯霉素：使用方便、费用低廉。但对胆道内细菌清除不彻底，带菌率和复发率较高，对慢性带菌者治疗无效。②喹诺酮类药物对伤寒杆菌（包括耐氯霉素菌株）有较强的抗菌作用。但可能影响骨骼发育，妊娠妇女、儿童和哺乳期妇女慎用。③复方磺胺甲噁唑，口服吸收完全，价格低廉。局部治疗同化脓性骨髓炎。脊柱病变尚需用石膏床或支具固定。

三、布氏杆菌性骨髓炎

布氏杆菌性骨髓炎为全身布氏杆菌感染在骨与关节的并发症。任何骨均可受累，以脊柱受累最多。其次常侵犯大关节，以髋关节受累最为常见。此病在世界各地广泛存在。在我国，主要在内蒙古、新疆、青海、甘肃、宁夏、山东等省和自治区流行，南方各省较少见。主要发生于屠宰场、皮革厂、毛纺厂、牛奶场等工人和牧民中。近年来因农牧业的发展和城市宠物饲养的增加，本病有扩大流行的趋势，应引起高度重视。

（一）病理

先在骨髓中发展，成为局限性上皮结节，最常受累的部位是椎体，尤其是腰椎。病变进展成感染性肉芽肿时，镜下可见上皮样细胞和类似Langhan巨细胞，周围绕以淋巴细胞及单核细胞，少数病例有坏死和干酪样物质。脓肿的发生率较结核低（12.5%），并有坚韧的纤维囊，偶有死骨形成。早期和广泛的死骨形成是一种特征性表现，椎间盘常被破坏而发生骨性融合。

（二）临床表现和体征

大多数患者曾有布氏杆菌病的临床表现，最早的症状是疼痛，如游走性关节痛、坐骨神经痛和头痛等。可有顽固的持续性腰背痛，活动时加剧。间歇性高热（波浪热）。尚有消瘦、盗汗、贫血、肝和脾大、黄疸，区域性淋巴结肿大等表现。以布氏杆菌性脊柱炎为例，典型的表现可总结为三联症：①腰背痛；②午后高热，大汗；③有椎间隙及椎体感染征象。腰部疼痛症状通常较为剧烈，甚至难以忍受，类似于椎间隙感染所致的腰背疼痛。布氏杆菌性脊柱炎的临床体征缺乏特异性，通常只有病变局部的压痛和叩压痛，活动时加剧。可有肌肉痉挛和腰部活动受限及可在髂窝处扪及脓肿。很少有神经受累的症状和体征，偶有脊髓受压症。

（三）影像学表现

在影像学表现上，主要靠MRI检查，显示椎间盘和邻近椎体炎症改变。X线片和CT无特征性改变。常于发病1~6个月才有表现，仅显示椎间隙狭窄和终板上下骨密度不均一的变化，椎体少有死骨，与化脓性感染相似。椎旁软组织脓肿少见，即使出现范围也很小。随着时间的推延，可有椎间隙狭窄，相邻椎体骨质破坏并逐渐被致密而不规则的新骨代替，椎体边缘产生骨赘，前纵韧带钙化，椎体融合。双侧骶髂关节骨质稀疏，关节间隙狭窄，关节面模糊，呈不规则破坏，周围硬化，死骨少见，最后融合。

（四）诊断和鉴别诊断

布氏杆菌性骨髓炎尚没有统一的诊断标准。主要依靠：①流行地区及接触牛羊史；②有间歇性高热（波状热）、多汗、头痛、脾大、贫血及乏力等全身布氏杆菌感染的临床症状、体征；③布氏杆菌血清凝集试验，一般1∶80以上即有临床意义，治疗后会下降；④诊断的“金标准”应该是血液布氏杆菌培养阳性，但布氏杆菌培养周期长，要求条件高，作为常规检测方法比较困难；⑤同时最好能作局部穿刺或切开活检，明确局部病变性质，且获得阳性的病理结果。本病应与化脓性骨髓炎、结核及类风湿关节炎等相鉴别。

（五）治疗

全身性治疗同布氏杆菌感染。布氏杆菌性脊柱炎尚缺乏统一的治疗方案，通常用抗生素治疗即已足够，尤其是急性期、没有神经受损症状和椎旁软组织脓肿的病例，保守治疗预后较好。最常采用的是多西环素和利福平联合治疗，有的加用链霉素。布氏杆菌性脊柱炎的手术治疗报道较少。据报道，布氏杆菌性脊柱炎患者采用经皮穿刺、经椎间孔将受累椎间盘切除，并放置引流管灌洗，前或后路病灶清除植骨内固定术，术后即刻腰背疼痛缓解，结合抗生素治疗，能取得良好的疗效。其手术适应证是：诊断明确，有明显的椎旁脓肿；有神经受压症状；椎管内脓肿；经保守治疗无法缓解腰背疼痛症状者。

四、松毛虫性骨关节炎

松毛虫性骨关节炎是人体直接或间接接触松毛虫活体、尸体或虫毛后引起的骨关节炎，常见于我国南方。松毛虫性骨关节炎的发病机制目前还不十分清楚，有人认为是一种因过敏性反应引起的无菌性滑膜炎和骨髓炎。也有人认为可能是由于关节滑囊或肌腱韧带增生、肉芽组织形成，压迫侵蚀骨关节所致。其大多发病急剧，病变多发生在接触后 2 天，7～10 天则可出现骨关节炎症状。

（一）病理

松毛虫性骨关节炎的病理表现尚无确切定论。根据少量局部病灶切除后所作的病理材料观察，关节滑膜有不同程度的增厚，血管增生，内皮细胞肿胀明显，有丰富的淋巴细胞、浆细胞和少量嗜酸性粒细胞浸润，并有活跃的纤维细胞增生以及灶性类骨形成。骨端有局限性骨质破坏和增生，关节有不同程度的纤维强直或骨性强直，而关节液涂片和坏死组织培养均未发现细菌。由于病理改变与类风湿关节炎相似，提示该病可能与变态反应有关。

（二）临床表现

患者均起病急剧，主要累及暴露的膝关节、踝关节、足跖趾关节、腕关节、手部掌指关节和指间关节，但耻骨联合和肋骨也常发病。急性期受累关节呈红、肿、痛及功能障碍，大多数患者无明显全身症状。慢性期关节周围软组织肿胀、但以发硬为主。疼痛有所缓解，但可间断发展。晚期可产生不同程度的关节功能障碍，甚至关节畸形和强直。

（三）辅助检查

半数以上的病例血常规检查中白细胞计数大于 10×10^9/L，多数患者中性粒细胞大于 70%。类风湿因子和抗链球菌溶血素“O”均为阴性。绝大多数病例血沉检查增快。

X 线表现可分为 4 型：①骨型：多见于青少年，主要累及短管状骨，以手部为例，如桡骨下端、腕骨、掌骨基底部可累及。在松质骨中有多数小的囊状破坏及骨膜增生，骨皮质增厚，骨髓腔扩大使骨干部膨胀，一般不进入关节。在成人常累及长骨骨端，表现为松质骨内的多个小囊状破坏区及花边状的不规则骨膜增生。②关节型：多见于成人，病变累及关节软骨及软骨下骨，关节间隙狭窄，关节面下出现多个囊状破坏。严重者可致关节部分性强直。③关节周围型：关节软组织增厚，关节囊肿胀，以滑膜肌腱和韧带附着处的肿胀为主要表现，可有骨化，而骨质及关节软骨则无明显改变。④软骨型：主要累及肋软骨、甲状软骨及耳廓等。X 线片上不能显示。

（四）诊断

松毛虫性骨关节炎的诊断要点为患者有近期松毛虫活体、尸体或虫毛接触史以及出现瘙痒、皮炎、关节局部明显肿胀且伴针刺样跳痛等典型症状。在诊断时应注意与类风湿关节炎、急慢性化脓性关节炎、化脓性骨髓炎及骨与关节结核相鉴别，而在此鉴别中患者的病史将是重要依据。

（五）预防和治疗

本病应采取综合预防和治疗措施，主要包括：避免接触松毛虫；早期患者使用医用胶布反复粘贴关节表面并用肥皂水浸泡冲洗；使用肾上腺皮质激素、抗过敏药和非甾体抗炎药治疗；疼痛严重者使用利多卡因和复方倍他米松局部封闭治疗；用石膏托或作皮肤牵引，使病变关节局部制动，保持功能位。对膝关节肿胀严重的患者可行膝关节镜下关节内冲洗清理术，术后局部疼痛可得到明显改善。一般经早期治疗，可在 1 个月左右完全恢复。后期可行滑膜切除清除病灶。合并明显窦道的患者，应作病灶清除。有关节畸形或强直者，可考虑行关节成形或假体置换术。

五、骨棘球蚴病

棘球蚴病（包虫病）是一种常见的严重危害人体健康的人兽共患寄生虫病，全世界均有报道，主要发病于畜牧区。在我国多个省区均见发病，其中新疆棘球蚴病感染率居全国之首。骨棘球蚴病较少见，据文献报道约占棘球蚴病的 0.5%～4%。此病是指细粒棘球绦虫的幼虫（棘球蚴）寄生于骨骼中所产生的临床症状和骨病变。直接与狗或羊接触是传染的主要方式。成虫主要寄生于狗、狼、狐的小肠内，牛羊为中间宿主。在骨的发病部位以骨盆多见，其次为脊柱、股骨、肱骨和胫骨。虽然骨棘球蚴病可单独存在，但常伴发于肝、肺等处的棘球蚴病。

（一）病理

病变常为原发性。棘球蚴由血流带至骨骼。病变自松质骨或骨髓腔开始，在长骨则病变大多由干骺端开始。由于骨质坚硬，骨内的空隙又狭小，因此棘球蚴不可能像在肝、肺部那样发展成圆形的大囊，而只能沿髓腔或骨质薄弱部位发展蔓延成多房性包囊。其外周没有附加的纤维包膜，内层也没有典型的发生层。囊肿逐渐增大，骨皮质受压而萎缩，髓腔变宽，最后可穿破皮质，形成软组织包囊。

（二）临床表现

患者多因疼痛就诊。四肢的病变主要表现为局部疼痛，部分患者可发现局部包块，疼痛往往不明显，运动或外伤后加重。由于棘球蚴在骨内生长缓慢，大约要10～20年才产生症状。在潜伏期，少数患者可有轻微疼痛。随着病变的发展，骨组织被广泛破坏，疼痛可较为明显。受累及的骨膨胀变粗、畸形。轻微的外伤可引起病理性骨折。脊柱棘球蚴病患者可压迫脊髓神经根或马尾，产生明显的相应症状和体征，甚至截瘫。若囊肿穿破骨皮质并侵入软组织，继而穿破皮肤，可形成窦道，还可引起骨的继发感染。

（三）影像学表现

本病的X线及CT表现缺乏特征性。X线表现为局限性骨吸收，呈虫蛀样不规则，且有松质骨内骨质疏松，形成像葡萄串样的小囊状骨质缺损，其间骨小梁比较粗乱。病骨周围无骨膜反应及新骨形成为其特征。受累骨呈现轻度扩张，轮廓不规则，骨皮质受囊肿压迫而变得膨隆，厚薄不均匀，甚至可破裂为碎片，故较易产生病理性骨折。脊柱发病时椎体出现囊性破坏而呈楔形压缩。一般不累及椎间盘，但可侵入椎弓和椎板。骨棘球蚴病很容易合并继发感染，使囊壁产生钙化，形成慢性化脓性骨髓炎。

MRI在所有的影像学检查中对诊断脊柱棘球蚴病最有意义。虽然MRI可显示典型的棘球蚴特征（外囊壁、多房性）而较易诊断，对囊壁的显示比CT更可靠，但仍有部分患者的MRI影像缺乏特征性。在显示病变以及与邻近组织结构的关系方面，MRI具有特殊价值。

（四）血清学检查

目前棘球蚴病的血清学检查主要有两大类，一类是检测患者血清中的抗体，一类是检测血清中的包虫抗原。特异性抗体检测的方法包括包虫皮内试验（IDT，Casoni皮肤过敏试验）、间接血凝试验（IHA）、对流免疫电泳（CIEP）、酶联免疫吸附试验（ELISA）和金标抗体等。包虫皮内试验正确率可达90%～95%，其意义为患者对抗原产生了过敏反应。它不但有诊断价值，还可作为治疗效果的参考。应该指出，在牧区工作的人亦可呈阳性反应。包虫皮内试验、间接血凝试验和对流免疫电泳俗称包虫三项，但这些检查使用的抗原是从包虫囊液中提取的粗抗原，而不是纯化的包虫特异性抗原，因此假阳性高，且不具放大效应，敏感性不高。目前应用于棘球蚴病诊断最常用的方法是ELISA，它具有较高的敏感性和特异性。

（五）诊断和鉴别诊断

在诊断本病时应注意患者是否来自农牧区及与犬羊有密切接触史，并参考X线、CT、MRI和多项血清学检查结果作出诊断。棘球蚴病患者常有嗜酸性粒细胞计数增高，可作为诊断的参考。骨棘球蚴病的X线和CT影像与结核、转移癌、骨巨细胞瘤、骨囊肿相似，应注意鉴别。

（六）治疗

骨棘球蚴病以手术切除为主。因其容易复发，手术时最好采用整段切除，但为避免肢体骨缺损，仍以病灶清除植骨融合术为主。手术前后使用阿苯达唑杀死头节，预防复发。术中在清除包虫囊时，一定要保护好周围组织后再清除包虫囊壁及子囊，用腐蚀性药物苯酚甘油涂擦囊腔壁，囊腔周围组织应严加保护，然后用20%高渗盐水浸泡10分钟以上。尽管如此，仍有将近45%的患者术后复发。脊柱和骨盆的病变则很难治疗。当脊柱棘球蚴病已侵入椎管，显露不充分，为了防止损伤脊髓或马尾神经，可用3%过氧化氢溶液冲洗，杀灭头节，但效果较差。

药物治疗方面，阿苯达唑是抗棘球蚴病的首选药物之一。Yildiz等认为，彻底的病灶清除加骨水泥填塞残腔，术后服用阿苯达唑，是目前治疗骨棘球蚴病的最佳方法之一。

六、骨　雅　司

雅司病（Yaws）又称热带莓疮及接触性感染全身肉芽肿，属于接触性传染性疾病，儿童及青少年多见。此病是由于雅司螺旋体引起的感染性肉芽性病变，临床表现如梅毒，但并非性病。无遗传性，亦不侵犯内脏及中枢神经系统。有时可累及骨和关节。热带潮湿，平均气温在27℃以上，人体皮肤破损并接触病原体是雅司病传播的两个必要条件。非洲、美洲、东南亚及赤道线的农村目前均还有此病的存在，我国除台湾及华南有个别发生外，20世纪四五十年代在江苏北部地区曾有过地区性流行，60年代中期此病在我国已经消失。热带国家闷热潮湿气候，尤其是6～9月的雨季，为本病流行季节。

（一）病理

雅司螺旋体由皮肤进入血液，引起骨骼、淋巴结及远处皮肤损害。雅司病的主要病理特征是皮肤受累，早期为表皮增厚，真皮细胞浸润，增生水肿，上皮角化过度，表面糜烂。一般雅司螺旋体感染3个月后，可累及骨膜、骨骼，形成局限性或弥漫性骨膜炎，以及骨膜下新生骨沉着、钙化。晚期主要为溃疡性肉芽肿结节和皮肤、骨骼树胶肿。与晚期梅毒不同，在骨雅司晚期，无内脏、中枢神经及血管内膜变化。骨雅司多见于胫腓骨、尺桡骨、肱骨，亦可见于额骨、下颌骨、股骨、掌骨、肩胛骨及肋骨等。关节病变以肘、髋、骶髂关节多见。

（二）临床表现

雅司病临床上有比较典型的3期表现。Ⅰ期（母雅司期）：人体感染病原体后，经过3～4周潜伏期，皮肤感染部位出现单个潮湿丘疹，有触痛，伴低热、乏力等。Ⅱ期（雅司疹期）：1～3个月母雅司未愈合，头皮以下特别是四肢皮肤出现多发对称性、形如黄豆或杨梅大小结节，高出皮肤，可有脓血渗出，全身感染中毒症状加重，浅表淋巴结肿大。Ⅲ期（溃疡结节性期）：大多患者临床治愈于Ⅱ期，少数因未彻底治愈而反复多次复发，常达2～4年进入Ⅲ期，皮肤多发深、浅溃疡和色素消失性萎缩瘢痕形成，四肢骨骼受其侵害，甚至出现畸形变。Ⅰ期雅司病不累及骨骼。Ⅱ期雅司20%侵及骨骼，以骨膜、骨质增生为主，严重者甚至可以侵及颜面、鼻骨、硬腭骨，但很少累及躯干骨。Ⅲ期雅司骨质增生同时伴骨质破坏。

（三）X线表现

本病与骨梅毒相似，有时难以区别。X线表现为：①多骨受累。四肢骨骼可多发性侵害，呈局限性或弥漫性骨膜炎表现。②病变主要发生在长骨骨干，干骺端及骨骺很少受累。少数病例骨皮质及干骺端均有骨质破坏，为弥漫性溃疡累及深层组织，导致肉芽肿骨炎形成，但未累及关节面。③局限性骨膜及骨质增生、融合，骨皮质明显增厚，骨髓腔模糊或消失。④弥漫性长骨硬化，骨皮质见穿凿样骨质破坏缺损，松质骨呈现虫蚀样骨破坏。⑤病变骨骼极少有死骨形成。

（四）诊断和鉴别诊断

血清学检查对明确诊断有重要意义。不加热血清反应素试验（USR）呈阳性。可在皮疹渗出液中找到病原体。

主要同骨梅毒和化脓性骨髓炎鉴别。当然，在鉴别诊断时应结合临床表现及实验室检查。

（五）治疗

同梅毒的治疗。Ⅱ期雅司病经静脉滴注青霉素480万～640万U/d，治疗7～10天，全身中毒症状消失，皮疹及小结节干燥、明显缩小，痛痒感消失。可获得痊愈。Ⅲ期雅司病患者，采用青霉素粉剂外敷溃疡处，加静脉滴注青霉素640万U/d，10～15天为1个疗程，溃疡疮面可基本修复，以后溃疡逐步愈合，留下光亮肥厚性瘢痕。但Ⅲ期患者的骨树胶肿性破坏难以消失，可残留骨变长，弯曲、变粗等畸形。

七、骨放线菌病

放线菌不是真菌，而是属于放线菌科的细菌。放线菌病散发于全世界，系由牛放线菌引起的一种慢性多窦道肉芽肿，发病与人种无关。任何年龄都可患病，但以15～35岁最为多见。男女之比约为2∶1，症状因感染部位不同而异。多合并有其他细菌感染。我国西北诸省较多见。放线菌可累及骨骼。

（一）病理

病菌对所有组织均有明显的溶解作用，可直接累及骨骼。先表现为骨吸收破坏，常有死骨。邻近部位的骨细胞受刺激而形成反应性新生骨，病骨变厚，有些窦道内有放线菌存在，最后病变进入骨髓腔。无原发性关节病变。

（二）临床表现

放线菌病常累及面颈部、回盲部、胸部、脑部、皮肤和骨骼。骨放线菌病虽可远离其原发病灶（一般为肺），但一般由邻近软组织直接蔓延。受累的骨骼可为上、下颌骨，颅骨、肋骨、腰椎和骨盆等。若放线菌由龋齿的根管侵入，则颌骨病变为原发病灶。

可有全身反应及局部表现。呈慢性病程，但经常反复急性发作。患者有慢性病容，不同程度的贫血、消瘦，不规则发热和白细胞数增高。病变局部皮肤肿胀增厚而变硬，表面不光滑，呈棕红色，可溃破成多个窦道。脓液中常有黄色颗粒（俗称“硫黄颗粒”）是其特征性表现。肉芽肿触之易出血。

（三）X线表现

骨X线检查早期无骨累及，后期有骨膜炎、骨髓炎和骨破坏。病变多累及数骨。骨质病变的范围和程度不一，主要为形态不规则、边缘不整齐的溶骨性破坏。一般骨质增生较轻，有继发感染时骨质增生可较明显。病变好转时，骨质硬化明显。在下颌骨常特征性地表现为大范围的骨破坏而无新骨形成，除非有继发感染，一般无死骨形成。脊椎病变可沿前纵韧带扩展，常侵及两个以上椎体，亦可蔓延至椎体附件，甚至累及邻近的肋骨头。脊椎的溶骨性破坏区边缘清晰，周围有骨硬化区围绕，死骨少见。椎间盘在早期正常，椎体较少产生塌陷，但常有椎旁脓肿自软组织伸向骨表面。病变愈合时，可形成边缘骨赘和相邻椎体间形成骨桥。

（四）诊断

根据典型临床表现，影像学表现和脓液中找到硫黄颗粒，诊断并不难。对各窦道、窦道排出脓液中找到“硫黄颗粒”应深入检查。一些不明原因的窦道也应进一步查菌：①直接镜检：颗粒压片革兰染色，可见蓝色菌丝团块及棒状体。脓液涂片也可能找到细小短的分支样菌丝。耐酸染色阴性。②培养：较困难。颗粒必须多次用无菌盐水洗涤，以除去细菌，然后用消毒玻璃棒压碎，划线接种于脑心浸液血琼脂上，至CO_2厌氧菌缸中，37℃中培养。

（五）治疗

大剂量、长程青霉素治疗对本病有效，肌内注射或静脉滴注200万～1200万U/d，其他药物如林可霉素、四环素、氯霉素、链霉素、磺胺类、利福平等亦有一定疗效。多烯类和唑类等抗真菌制剂对本病无效。所有浅部病灶及窦道脓肿等均应切除或切开引流。去除坏死组织，尽量敞开病灶，使之与空气接触。亦可用放疗，促进病灶纤维愈合。

八、骨孢子丝菌病

孢子丝菌病是由申克孢子丝菌引起的皮肤、皮下组织、黏膜和局部淋巴管的慢性感染，偶可播散全身，引起系统损害。据报道，我国以吉林省通榆县和黑龙江省肇东、安达地区以及江苏省苏北地区为高发区，东北某造纸厂和广东某煤矿亦曾出现本病流行。本病所引起的骨感染，称为骨孢子丝菌病。但也可以单独发生骨损害而不伴皮肤损害。

（一）临床表现

各年龄组均可发病，女性略多于男性。病损开始发生于上肢，以手、腕、臂部最多见。常于轻微外伤后（如刺伤、擦伤等）若干天或数周，在局部产生皮下可活动的硬结节，暗红色，不痛。结节扩大后与皮肤粘连，皮肤由红变紫，以后软化、破溃，流出少量黏性脓液，可长久不愈，形成慢性溃疡肉芽组织增生，或部分损害愈合后结疤。以后沿淋巴管向肢体近端蔓延，相继形成数个成直线排列的同样病损，为淋巴管型。皮肤病变也可固定于原皮损处而不沿淋巴管蔓延，为固定型。偶尔由于自我接种或血行播散而多处皮肤发生同样病损，为播散型。一般无全身性播散，一旦出现则可有全身性淋巴结肿大、低热、白细胞计数增多及嗜酸性粒细胞增多。

骨病变可为骨膜炎或骨髓炎，也可有关节滑膜感染。骨质破坏，形成慢性流脓窦道，与被破坏的骨相通。

（二）X线表现

本病的X线表现与骨结核继发感染极为相似，可见骨破坏和骨坏死形成，伴有骨质增生。

（三）诊断与鉴别诊断

根据临床表现、组织病理和真菌培养可作出诊断。真菌培养为本病主要诊断方法。在鉴别诊断方面，需与结核、化脓性感染、鳞状上皮癌、梅毒及其他真菌性骨髓炎鉴别。

（四）治疗

口服碘化钾为首选药，开始剂量为10%碘化钾30ml/d，分3次口服，可逐渐加至90ml/d。损害消退后，继服1个月以防复发。对碘化钾过敏或无效者，可改用口服氟康唑（400mg/d）、伊曲康唑（100～200mg/d，疗程2～9个月）和特比萘芬（500mg/d，疗程3～8个月）亦可获得满意疗效。而两性霉素B对皮肤淋巴型、肺型及播散型孢子丝菌病疗效较好。局部治疗用2%碘化钾或高锰酸钾溶液（1∶5000～10 000）湿敷，10%碘化钾软膏外涂或局部加热疗法（45℃以上）适用于局限性皮损，但疗程较长。X线照射对局部肉芽肿有效。骨病灶以及窦道形成者，可行手术切除。

九、足　菌　肿

足菌肿（mycetoma）又称足肿病，是由真菌（包括放线菌）所引起的局限性慢性感染，常发生于足，很少侵及手和其他部位。多发生于赤足行走者的足底或足背；男女之间比率差异不大，常先有外伤史，主要分布于热带及亚热带，印度、非洲、欧洲、美洲的加拿大、墨西哥、美国等均有报道，我国南方地区也有少数散发的病例。

（一）临床表现

患者多为20～40岁的农民及园艺工作者，好发于足部及小腿，有时见于手部，常为单侧。起初时，在发病部位已愈合的伤处附近出现一个坚硬不痛的丘疹或结节，逐渐进展，增大增多，并互相融合，形成大片性肿块，多数结节变软，形成脓肿，溃破后形成窦道，流出黏性带血的脓液，脓液内有小黑色颗粒，颗粒为真菌的集团。由于致病菌的种类不同，颗粒可显示白、黄、红、黑等不同颜色。病变呈周期性的减轻和复发，以后每个损害处都可以形成很深的窦道，结节和窦道逐渐增多，同时局部肿胀，使皮肤凹凸不平。感染向下蔓延，可侵入肌肉、筋膜、肌腱和骨骼。足部小骨可呈破坏性的增生性变化，最后导致畸形。除了继发感染外，患处一般不痛，全身情况一般不受影响，但影响走路。

（二）诊断和鉴别诊断

根据以上表现和真菌检查，特别是脓液中颗粒检查可确诊。并取出颗粒作真菌培养及病变部位病理组织检查，以明确病变性质及致病菌。本病应与以下疾病相鉴别：骨髓炎、骨结核、骨肿瘤和痛风。

（三）预防和治疗

本病的早期治疗主要是病灶刮除，术后用青霉素和磺胺类药物。10%的磺化钾5～10ml，每日3次，可试用氨苯砜100mg，每日2次，以后改为每日100mg，有一定疗效，也可用3%氯碘喹啉软膏外用。严重的骨及软组织破坏者，经治疗无效可考虑行截肢术，但应征得患者同意，持谨慎态度。此病应以预防为主，尽量避免赤足行走，受伤后及时处理是预防本病发生的重要因素。

十、骨球孢子菌病

球孢子菌病最早于20世纪60年代发现于北美，

是北美地区一种散发的地方性呼吸系统疾病，之后各地陆续亦有不少包括骨球孢子菌病在内的散发性报道。我国也有发生于眼内、皮肤的病例报道。若本病患者全身系统检查未发现其他部位病变和相关既往感染病史，则系骨内原发的球孢子菌病（进行型）。骨球孢子菌病亦称山谷热。

（一）临床表现

球孢子菌病是由粗孢子菌感染所致，一般分三型：原发型表现为急性呼吸道感染，常出现结节性红斑；中间型表现为慢性肺炎，与肺结核相似；进行型（球孢子肉芽肿）部分病例由原发型的基础上转化来，或感染后直接发病于眼球、脑膜、肺、骨、淋巴结等，皮损常见，为疣状结节或肉芽肿性改变，有时表现为皮下冷脓肿。

（二）辅助检查

X线片上可见骨骼病变发生于松质骨，以破坏为主。为单房性或多房性囊性破坏区，边界清楚，伴有骨膜反应。若病变为多发性，常侵犯脊柱、骨盆和手、足短管状骨，并形成软组织内脓肿，尤以脊柱受累时多见。长骨病变常发生于干骺端，呈骨髓炎样改变，可导致关节边缘破坏。CT和MRI检查或许有助于诊断。以长骨干骺端病变为例，CT检查可见干骺端以骨髓腔为中心溶骨性骨质破坏，无骨皮质膨胀，皮质局限性缺损，未见骨膜反应和硬化边缘区、关节腔内积液；MRI检查见长骨干骺端骨质破坏，T1WI信号减低，T2WI信号增高，其中心有信号更高的液性区，病变区膨大不明显，病变之周围软组织液体信号弱。

（三）诊断

骨球孢子菌病的诊断主要依靠病理、辅助检查与临床相结合。脓液或痰液直接检查，真菌培养及病理切片检查找到孢子即可确诊。

（四）治疗

全身抗真菌治疗可选用克霉唑、两性霉素B、氟胞嘧啶、2-羟米替等，对该病均有效，也可选用大蒜治疗。2-羟米替与两性霉素B的作用相似，但毒性小得多。两药需经静脉输入，一般于几周内达到总量（两性霉素B 2～3g或2-羟米替8～12g）。对骨内球孢子菌病的手术治疗为局部病灶清除及窦道切除，疗效明显。但有报道称本病有复发倾向，复发者多在半年至1年内发生，因此须有足够疗程予以彻底治疗，治疗后仍需跟踪随访，防止复发。

十一、骨关节芽生菌病

芽生菌病可播散至骨骼与关节，称为骨关节芽生菌病（osteoarticular blastomycosis）。该菌主要存在于土壤中，但不易被分离到。北美的中西部到东南部为其流行区域，世界其他地区的散发病例往往能追溯出与流行区域的接触史。此病因吸入土壤中的芽孢所致。有少数亦可能由皮肤破口进入，骨骼病变为血源性。

（一）临床表现

发病隐匿，一般先有呼吸道感染，表现为干咳、胸痛、低热，数周或数月后，咳脓性痰伴血丝，肺部感染进展时可出现呼吸困难，消瘦、无力、盗汗。皮肤常有结节样病灶，开始发生于真皮深部，逐渐发展成直径0.5～3cm以上柔软的皮下结节，表层皮肤呈暗红色。结节软化形成脓肿，破溃后流出脓血混合液，留有坚韧而凹陷的瘢痕。有时呈慢性进行性溃疡灶，溃疡面形成肉芽肿，附近淋巴管和淋巴结可肿大，全身症状轻微。约30%播散性芽生菌病患者播散至骨而引起骨髓炎。好发部位为脊柱、长骨和肋骨。侵犯周围软组织可形成脓肿和窦道。10%患者累及关节而出现关节炎。多由肺部感染的血行播散或感染的骨对其周围组织的直接蔓延。表现为受累关节肿胀、疼痛和活动受限，以肘、腕、踝等关节最常受累。此病在我国罕见。多发生于20～39岁，男性较女性多见。

（二）X线表现

X线检查不具特异性。好侵犯长骨端和骨突，如胫骨结节、踝关节、髂骨、尺骨鹰嘴突、肩胛骨、喙突和肩峰等处的松质骨。累及脊柱可产生椎体和附件的溶骨性破坏，涉及数个椎体或肋骨，并伴有椎旁或腰大肌脓肿，病变一般不侵犯椎间盘。当骨骼破坏广泛并累及关节时，可出现关节面破坏和关节半脱位。肺部的表现与肺结核相似。

（三）诊断和鉴别诊断

在脓液中加10% KOH做真菌直接镜检，可见到大的圆形厚壁孢子出芽，芽颈宽，具有诊断意义。真菌培养标本至少培养4周。两型可互相转换。外抗原试验可快速（24小时）鉴定。

在鉴别诊断方面，主要与结核、化脓性骨髓炎、骨转移性肿瘤和骨巨细胞瘤作鉴别。

（四）治疗

与骨球孢子菌病相同。

十二、骨与关节麻风

麻风是由麻风分枝杆菌引起的一种危害人类健康的慢性传染病，在世界上流行的历史悠久，传播和分布范围广泛，几乎全世界各国都有发病。麻风杆菌主要侵犯皮肤、黏膜和周围神经，临床上在这些组织发生的症状较早而且明显。但亦可侵犯内脏及骨关节，尤其在晚期。在疾病发展中虽很少引起死亡，但常造成面部和四肢的畸形和残疾。

（一）临床表现

麻风病按Ridley五级分类法，分为结核样型麻风、界线类偏结核样型麻风、中间界线类麻风、界线类偏瘤型麻风和瘤型麻风。

麻风患者的骨骼与关节变化主要分成两类：①特殊变化：为麻风菌直接侵入各组织所引起，多见于瘤型麻风及界线类偏瘤型麻风。骨囊性变化聚集在一起，形成蜂窝状。骨膨胀：病骨的密度减低，骨髓腔扩大，骨皮质变薄，骨干外形膨胀。②非特异性变化：如广泛性脱钙、骨吸收等。这些变化为神经受损后，骨骼的营养发生障碍所致，见于晚期患者中。大关节变化与夏科（Charcot）关节表现相似。

麻风病的骨关节改变可见于各型麻风患者，一般以瘤型麻风病出现较早。病程越长，骨受累程度越重。晚期病例的骨改变在各种类型麻风病中无多大差异。骨损害的主要部位是手和足部的小骨、鼻骨，也有侵犯长骨（如胫、腓骨）和颅骨者。晚期出现手、足畸形，鼻中隔穿孔，鼻梁塌陷等。可分特殊性损害和非特殊性损害两大类。

特殊性损害为麻风性骨炎及骨膜炎，主要见于瘤型麻风。细菌大多是血源性播散所致。在骨或骨膜内有特殊的麻风小结（瘤）形成，并常可找到麻风菌。非特殊性损害更多见，瘤型及结核型患者均可发生，是因周围神经受损的结果，常伴有麻木、肌肉萎缩、血管舒缩运动障碍等。

关节病变也大多是由于神经营养障碍所致。滑膜纤维蛋白及浆液渗出，表面为纤毛状。晚期纤维组织增生，引起关节强直，多见于结核型麻风。主要侵犯指（趾）关节、肘、膝及踝关节等，偶可发现关节囊内有许多小碎片，伴有关节脱位，与夏科关节相似。

（二）病理

麻风病产生骨关节改变的病理基础，首先是神经营养性变化。麻风病侵犯神经组织，神经纤维化，增粗变硬，并有淋巴细胞浸润和髓鞘变性。周围神经受累后，可使骨内发生营养障碍，感觉丧失，因反复外伤和感染，产生骨质吸收；其次，麻风病的肉芽肿性病变侵犯骨组织，可产生多发性囊性麻风骨炎和骨膜炎；再次，麻风病可产生骨滋养动脉内膜炎，影响局部血供，加重骨的营养不良而萎缩，并可导致骨的缺血、坏死。而神经损害可引起控制骨滋养动脉的交感神经和控制骨膜动脉的运动纤维发生障碍，进一步影响局部血供，加重了上述的骨损害。若产生局部外伤和感染，可有相应的病理变化。还可有失用性改变，如广泛的骨质疏松。

（三）X线表现

常有指（趾）骨或掌骨干骺部囊性变。囊性区直径为2～6mm，边缘模糊，骨小梁排列紊乱直至消失。少数患者可表现为骨膨胀，犹如结核性指骨炎。远端骨质吸收（或称肢端骨溶解）是最常见的表现，先于骨缘出现凹痕，以后凹痕逐渐扩大，指（趾）骨变细，最后大部分或全部被吸收。肢体骨质因广泛性萎缩而表现为广泛的骨质疏松。由于骨滋养动脉管壁增厚，常有拇指骨的骨滋养血管孔扩大。尚可有继发性骨髓炎的表现。关节病变时，常见指间关节及跖趾关节骨吸收。手部韧带及关节囊受损伤时，也可出现半脱位。掌指关节为晚期少见的并发症。有的小儿患者有近端指间关节屈曲畸形。

（四）诊断

要诊断骨与关节麻风，首先应肯定麻风病的存在。如患者出现骨关节的症状，结合X线检查，诊断一般不难。骨滋养孔增大，肌肉萎缩，鹰爪手及可能出现的病理性半脱位，对诊断骨与关节麻风也很重要。

（五）治疗

世界卫生组织（WHO）于1982年推荐MDT治疗麻风病，使麻风病的治疗发展到一个新的阶段，即从单一药物治疗转入多种药物联合化疗，使治疗期缩短了不少。联合化疗的药物常用的有3种，即氨苯砜、利福平和氯法齐明。

在开始抗麻风病治疗的同时进行健康教育，教会患者自我防护的方法，进行手、腕关节的功能训练，并根据病情开始理疗，防止关节僵硬，以期获得最佳疗效。若有混合感染，给予相应的抗生素。对存在外来压迫因素的神经炎，可作神经鞘膜松解减压术或作神经移位术。晚期出现畸形或关节脱位等并发症者，可考虑各种矫形手术或成形手术。由于有神经营养障碍，骨与软骨组织的愈合较正常人慢得多，故疗效亦差。

（夏　军）

第四节　骨　坏　死

骨坏死（osteonecrosis）又称为缺血性坏死（avascular necrosis，AVN）和无菌性坏死（aseptic necrosis），由于骨内血供中断或受损，引起骨组织内细胞死亡，随后的骨修复导致组织结构改变，继而造成关节面塌陷变形、关节功能障碍的疾病。病变可以单发，也可多部位同时累及，常见于股骨头、肱骨头、距骨、舟状骨、下颌骨等。以下以股骨头缺血性坏死（osteonecrosis of the femoral head，ONFH）为例。

（一）病因

ONFH分为创伤性和非创伤性两大类，创伤性ONFH主要由股骨颈骨折、髋关节脱位、股骨头损伤等引起；非创伤性ONFH病因主要有长期使用糖皮质激素、过量饮酒、减压病、镰状细胞贫血、血管炎、二磷酸盐等，少数原因不明为特发性ONFH。

（二）病理机制

创伤性 ONFH 病理机制明确，外伤或手术直接导致股骨头血供障碍，股骨头内细胞死亡，其中骨髓造血细胞对缺血最敏感，缺血 12 小时即可死亡，骨细胞死亡后形成空骨陷窝；非创伤性 ONFH 病因多样，机制复杂，目前有以下几种理论：长期使用激素或酒精引起骨代谢与脂代谢异常、脂肪细胞堆积、脂肪栓塞、骨质疏松、细胞凋亡，或造成凝血异常，血管栓塞。减压病主要是减压过快，血液中氮气释放过快形成空气栓塞，最终导致股骨头内血液循环障碍。

股骨头坏死早期的外观没有明显异常，随着病变的进展，可出现关节面变形、软骨剥脱、股骨头出现坏死组织和正常组织区分明显，以硬化带分隔（图 100-13）。骨活检显示骨小梁的空骨陷窝率大于 50%，且累及邻近多个骨小梁，骨髓细胞坏死（见文末彩图 100-14）。

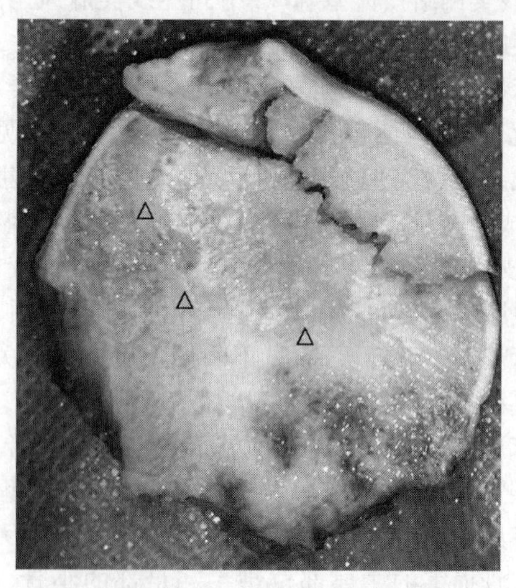

图 100-13 股骨头坏死的纵向剖面，图中三角形为硬化带，其内为坏死病灶

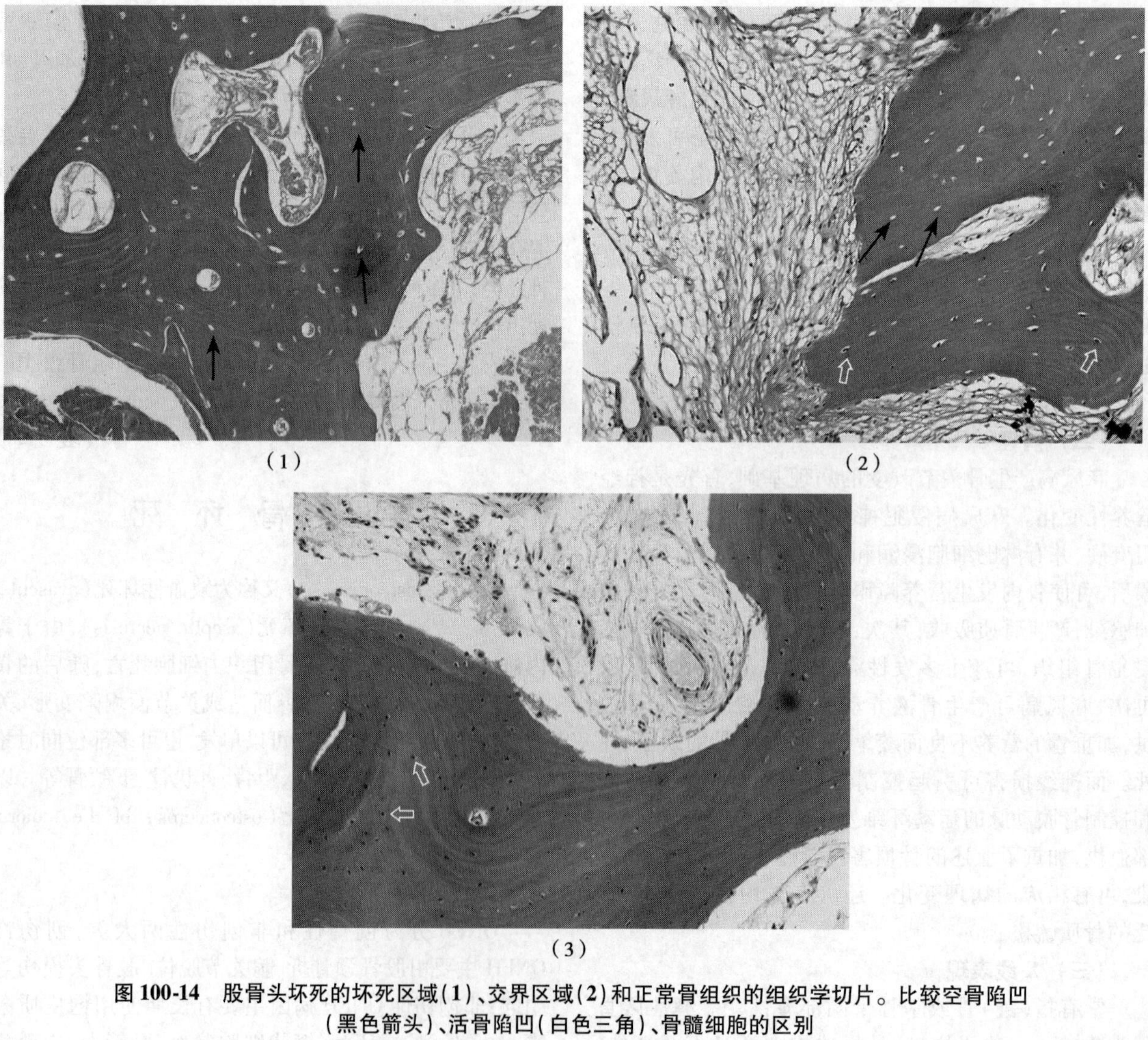

（1）

（2）

（3）

图 100-14 股骨头坏死的坏死区域（1）、交界区域（2）和正常骨组织的组织学切片。比较空骨陷凹（黑色箭头）、活骨陷凹（白色三角）、骨髓细胞的区别

（三）症状与诊断

1. 症状 早期可以没有症状，然后出现腹股沟、臀部和大腿部位为主的疼痛，或表现为膝关节疼痛，经过治疗症状可以暂时缓解，但过一段时间会再次发作，严重时导致跛行、行走困难，关节面明显塌陷的患者可出现下肢缩短畸形。

2. 诊断 ONFH 的诊断以核素扫描和 MRI 最为敏感，但核素扫描的特异性低，MRI 是目前诊断 ONFH 的金标准。

（1）X 线：ONFH 早期 X 线无异常表现，一般最早 2～3 个月后出现股骨头密度改变。根据 ONFH 疾病的分期不同，X 线改变包括股骨头的外形、密度、新月征、硬化带、囊性变、关节面塌陷、间隙狭窄等。

（2）CT 检查：与常规的 X 线相比可以显示骨结构的微小变化，对软骨下骨折的诊断要优于常规 X 线，但敏感性不及核素扫描和 MRI。

（3）MRI：创伤性或非创伤性 ONFH 早期 MRI 就有异常表现，多为 T_1WI 片状低信号、T_2WI 高信号，与骨髓水肿综合征之间不易鉴别，当 MRI 的 T_1WI 显示带状低信号或 T_2WI 显示双线征时可确诊 ONFH，双线征是修复界面炎性水肿和硬化带钙沉积在 MRI 上的表现。

（4）核素骨扫描：初期呈灌注缺损（冷区），坏死修复期示热区中有冷区即“面包圈样”改变。

3. 鉴别诊断 ONFH 需要与骨关节炎、骨髓水肿综合征、软骨下不全骨折进行鉴别。

（1）骨关节炎：不论原发还是继发性，骨关节炎发展到后期出现关节间隙变窄、消失，骨硬化、囊变，髋臼对应区出现类似改变，但股骨头关节面在发展过程中不会出现软骨面塌陷；ONFH 发展到终末期时，也会出现关节间隙变窄，密度增高，但通常先出现软骨面塌陷、股骨头变形，随后逐步出现骨关节炎的表现。

（2）软骨下不全骨折：多见于 60 岁以上老年患者，无明显外伤史，表现突然发作的髋部疼痛，不能行走，关节活动受限。X 线片示股骨头外上部稍变扁，MRI 的 T_1 及 T_2 加权相显示软骨下低信号线，周围骨髓水肿，T_2 抑脂相显示片状高信号。

（3）骨髓水肿综合征（bone marrow edema syndrome，BMES）：是早期 ONFH 的 MRI 影像学特征，表现为 T_1WI 片状低信号、T_2WI 高信号，患者可有髋关节部位疼痛。除了 ONFH 可以有 BMES 表现，其他疾病也可以引起，常见的有反应性髋关节炎、短暂的骨质疏松、应力骨折、髋关节感染等，临床上需要鉴别诊断。

（四）分期

ONFH 分期有很多种，如基于 MRI 的 Steinberg 分期、Ficat 分期、ARCO 分期。其中以 ARCO 分期应用最为广泛（表 100-2）。

表 100-2 骨坏死的 ARCO 分期

0 期：骨活检证实缺血性坏死，但其他所有检查均正常
Ⅰ期：骨扫描阳性或 MRI 阳性或二者均呈阳性，根据病变在股骨头的位置，再分为内侧、中央及外侧
ⅠA：病变累及股骨头<15%
ⅠB：病变累及股骨头 15%～30%
ⅠC：病变累及股骨头>30%
Ⅱ期：X 线片异常（股骨头有骨硬化、囊肿形成及骨质稀疏），在 X 线片及 CT 片上无股骨头塌陷，骨扫描及 MRI 呈阳性，髋臼无改变，按照病变在股骨头的位置，再分为内侧、中央及外侧
ⅡA：病变累及股骨头<15%
ⅡB：病变累及股骨头 15%～30%
ⅡC：病变累及股骨头>30%
Ⅲ期：出现新月征，病变在股骨头的位置，再分为内侧、中央及外侧
ⅢA：新月征<15% 或股骨头塌陷>2mm
ⅢB：新月征 15%～30% 或股骨头塌陷 2～4mm
ⅢC：新月征>30% 或股骨头塌陷>4mm
Ⅳ期：放射线示股骨头关节面变扁，关节间隙变窄，髋臼出现硬化，囊性变及边缘骨赘

（五）治疗

ONFH 治疗需综合考虑分期、患者年龄、职业需求等因素。

（1）非手术治疗：应用于 ONFH 早期 0～Ⅱ期。扶双拐保护性负重 3 个月；药物治疗分非甾体抗炎药、低分子肝素、阿伦磷酸钠以及活血化瘀、补肾健骨的中药；物理治疗包括体外震波、高压氧、磁疗等，缓解疼痛和促进骨修复。

（2）手术治疗：手术包括骨坏死修复的保髋术和人工髋关节置换术两大类。保髋手术包括髓芯减压术、带血管骨移植术、截骨术等，适用于 ARCO Ⅰ、Ⅱ期和Ⅲa、Ⅲb 期患者、坏死体积在 15% 以上的 ONFH 患者，但一般Ⅲ期的保髋手术疗效与关节面骨折塌陷的程度、病灶大小和年龄有关，40 岁以上有明显骨折塌陷，效果不佳。如果方法适当，可避免或推迟行人工关节置换术。人工关节置换手术适用于 ARCO Ⅲ期以上。

（阎作勤）

第五节 非化脓性关节炎

一、类风湿关节炎

类风湿关节炎(rheumatoid arthritis)是原因不明的自身免疫性疾病。以侵犯有滑膜组织的可活动性关节为其特征,亦可侵犯上颈椎。本病系进行性疾病,最初病变为滑膜炎,病变进展可损毁关节导致畸形与重度关节功能障碍。我国人群的发病率大概为0.5%,约1/4病例有自愈倾向。

(一) 临床表现

1. 四肢关节症状 发病缓慢,儿童类风湿关节炎常有发热,甚至高热。大小关节均可累及。它的特点是多发性、对称性关节肿胀,疼痛与僵硬。晨起时关节僵硬最为明显,经过活动后僵硬可以缓解,称为“晨僵”。随着病情进展,晨僵时间可以逐渐延长。浅表的关节肿胀可以很明显地见到,而深部的关节如髋关节则肿胀不易被察觉,此时以功能障碍为显著的表现。病情发展的结果为关节损毁与畸形,在手部可出现手指尺偏,鹅颈畸形与纽扣状畸形。

2. 上颈椎类风湿病变 类风湿关节炎病例颈痛的发生率为40%~88%,类风湿关节炎的颈椎病变发生率相仿,为43%~86%。上颈椎病变也会发生骨腐蚀与关节破坏。至后期由于颅底-寰椎-枢椎互相嵌插,使齿状突尖端突出于枕骨大孔内压迫了脊髓。类风湿性病变也会引起椎动脉栓塞和脑干缺血。类风湿关节炎发生神经症状的约7%~34%。由于病程凶险,突然死亡率可达10%。此类患者在麻醉插管时需特别注意,颈椎过伸或过屈都有损伤颈髓的可能。

类风湿关节炎的颈椎病变为颈椎不稳定,它可以分成三个类型:

(1) 寰-枢椎不稳定(AAS):即寰-枢椎半脱位,因类风湿滑膜炎引起韧带腐蚀、松弛、半脱位,有前、后、侧方三种半脱位。

(2) 寰-枢椎齿状突嵌插颅底压迫(AAI):引起的症状为肢体感觉、运动障碍,有无力与麻木,还有因椎动脉栓塞、脑干缺血所致的头晕。还可以有脑神经症状。

(3) 枢椎下不稳定(SAS):通常为多节段,系滑膜炎腐蚀到脊椎关节与终板的结果,有不稳定与神经受压的表现。

3. 关节外表现 常发生于重症患者,有类风湿血管炎,心脏病变(心包炎、心肌炎和心瓣膜病,以主动脉瓣关闭不全为多见),胸膜炎、肺间质炎,眼炎,神经炎等。

4. 实验室检查

(1) 血沉增快,C-反应蛋白升高。

(2) 约85%类风湿因子阳性。

(3) 血清球蛋白增多,免疫球蛋白(IgG、IgA、IgM)均增高。抗核抗体滴度增高。

(4) 滑液检查:早期可为清澈浆液,后可转为草绿色,微浑,白细胞增多,以中性粒细胞为主。取滑液测定类风湿因子,阳性率很高。

(5) 影像学检查:四肢关节的类风湿关节炎X线表现可分为4期:①仅见骨质疏松与软组织肿胀;②出现关节间隙变窄;③有软骨下边缘性骨腐蚀出现,软骨下囊性变与关节腔沟通提示关节已严重损毁;④关节重度损毁,有半脱位与畸形出现。上颈椎病变需作MRI。

(6) 取类风湿结节做活组织检查。其典型的组织学表现包含三个区:中心坏死区,外围成纤维细胞,最外层为小炎症细胞。

(二) 诊断标准

现多采用美国风湿病学会1987年颁布的类风湿关节炎的修订诊断标准:①晨僵至少1小时,病程超过6周;②3个或3个以上关节肿超过6周;③腕、掌指关节和近端指间关节肿超过6周;④对称性关节肿超过6周;⑤皮下小结;⑥手部X线片改变;⑦类风湿因子阳性。具备上述七项中的四项标准即可诊断为类风湿关节炎。

(三) 治疗

1. 内科治疗 类风湿关节炎是全身性疾病,除需注意一般支持疗法外,应以药物治疗为主。药物可分为两大类:非甾体抗炎药(NSAID)与改善病情药(DMARD)。

非甾体抗炎药现有百余种之多。应用的剂量应比常用的镇痛剂量大1倍,14天后剂量减半为常用镇痛剂量。药物的选择应个体化。服用一种药物后4~6周仍无效,改用另一种药物可能有效。不主张两种或两种以上非甾体抗炎药联合应用。联合应用并无叠加的治疗效果,反而可加重、加速药物不良反应的出现,特别是消化道不良反应。现有的非甾体抗炎药可归纳为传统性与选择性COX-2抑制剂2种,医师在处方时根据患者有无上消化道出血、心血管疾病与肾功能不全的危险因素存在情况挑选合适的药物。一旦症状消失,应及早停药,但不可停服改善病情药。

常用的改善病情药依次为甲氨蝶呤、柳氮磺吡啶,金诺芬,氯喹和青霉胺。改善病情药需联合应用,并需逐渐调整剂量,疗程不少于6个月。

糖皮质激素不是首选药物,它适用于重度病例。可选用小剂量糖皮质激素,但不建议连续使用时间超过6个月。

类风湿关节炎患者有50%在2年内就进展到关节毁坏阶段,因此主张早期联合治疗,即同时应用非甾体抗炎药和病情改善药,即使症状体征改善,也坚持应用病情改善药至少不少于6个月,必要时可加用小剂量糖皮质激素。治疗应个体化,不断调整剂量,使作用机制不同的药物最大限度地发挥各自的作用,使不良反应减低至最低程度,而可以尽早控制病情,防止出现骨、软骨破坏。

2. 外科治疗　类风湿关节炎的早期外科处理为滑膜切除术,它可以在软骨面血管翳形成的前或后阻断以后可能发生的病理变化而得以保全关节组织。

滑膜切除术是一项古老的手术,却有很多的争议,因此很难说出一个公认的手术指征。现认为类风湿关节炎接受滑膜切除术的主要指征有:

(1) 慢性滑膜炎没有明显的放射学变化,经正规内科药物治疗已6个月仍不能控制。此观点受到风湿病内科医师的抵制,认为指征过于宽松,6个月的观察期太短。因此可以采用变通的方法,将观察期延长至6个月以上。

(2) 临床上保守治疗虽产生缓解,但X线片却发现病情进展。此观点往往受到患者的抵制。

(3) 具有上述指征而容易进入的关节如膝、肘和指关节。

凡有滑膜组织的关节都可施行滑膜切除术,以膝关节滑膜切除术的报道最多。

滑膜切除术的好处:①挽救了手术的关节,病变终止。②减少渗出、缓解疼痛。这是滑膜切除术最突出的好处。③滑膜切除术可以纠正轻度的畸形,30°以内的膝关节屈曲痉挛和掌指关节早期尺偏都可以在滑膜切除术后得以纠正。

滑膜切除术的坏处:①全身性病变不能控制;②晚期病例无效;③滑膜切除不多,滑膜炎会复发;④影响关节功能。

滑膜切除术的禁忌证:①有进行性骨与关节破坏,出现关节畸形与松弛,即符合Ⅲ、Ⅳ期的病例;②难以进入的关节,或术后会出现关节僵硬的部位,如髋、踝关节;③切除滑膜后会危及骨骼关节端的血液供应,例如髋关节股骨头;④高热、血沉持续100mm/h以上。但也发现术后血沉反有下降的,因此认为单独血沉增高不应是手术禁忌。

对滑膜切除术的评价:以膝关节滑膜切除术的报道最多。以此为例,在术后头3年内,75%的膝关节滑膜切除术患者效果良好,8年后降至62.6%。类风湿关节炎是全身性疾病,应以药物治疗为主。手术是一项有效的治疗手段,符合条件的还是应该接受手术。近年来,切开滑膜切除逐渐减少,关节镜下进行滑膜切除日渐增多。

关节病变后期处理时选用的手术方法和指征:

(1) 纠正畸形的手术

1) 软组织手术:①膝关节屈曲挛缩:膝关节后方软组织松解术;②手指鹅颈畸形:手指三角韧带切除术。

2) 截骨术:长骨高位截骨术用于纠正膝内、外翻或屈曲挛缩畸形。

(2) 关节融合术:可以缓解疼痛、稳定关节。用于关节毁损严重,融合后对功能影响不是很大的关节。

1) 颈-枕融合,或 C_{1-2} 融合:——寰、枢关节半脱位。

2) 关节融合术:用于腕、踝、肩、足部三关节和足趾叠趾畸形。

3) 人工关节置换术后失败病例。

(3) 关节成形术

1) 切除关节成形术:可以缓解疼痛,也可以活动,但不稳定。①跖骨头切除术:常与足部软组织松解一起施用,用于类风湿关节炎足;②桡骨头切除术:常与滑膜切除术一起施用,可以改善前臂旋转功能;③股骨头切除术:用于髋关节手术失败的病例,特别是全髋置换术失败后不能翻修的病例。

2) 置换型关节成形术:对于关节软骨和软骨下骨有中至重度破坏的关节,关节置换术能够缓解疼痛,改善功能,同时关节也很稳定,包括:①全关节置换术:髋、膝、肘、肩、手指关节等;②半关节置换术:人工股骨头。

(4) 截肢术:这是灾难性结果。

(5) 其他手术,如经口腔或其他途径切除 C_2 齿状突等。

二、强直性脊柱炎

强直性脊柱炎(ankylosing spondylitis,AS)是一种慢性全身性炎性疾病,病因不明,主要侵犯脊柱,尤以骶髂关节病变最为常见。它最为显著的变化为关节的纤维化和骨性强直。强直性脊柱炎以往称为类风湿性脊柱炎,目前该名称已废用达20年之久,理由是强直性脊柱炎与类风湿关节炎是两种完全不同的疾病。强直性脊柱炎亦绝对不是一种特殊部位的类风湿关节炎。强直性脊柱炎因缺乏类风湿因子而又曾被命名为"血清阴性脊柱骨关节病",现在看来亦不确切,因为并不存在有"血清阳性脊柱骨关节病",同样属于此类病的很多,包括Reiter综合征、银屑病关节炎、肠源性关节炎、儿童期慢性关节炎等。强直性脊柱炎是一种古老的疾病,从公元前二三千年的古埃及人骨骼标本中曾发现从第4颈椎至尾椎的所有椎体全部融合连接成一块骨骼。在古希腊与阿拉伯文著作中，都曾发现有类似的记载。在19世纪末时Strumpell和Marie对本病进行了详细的描述，但直到20世纪30年代才有了详细的放射学检查记录。至20世纪70年代初，Brewerton等发现本病具有强力的HLA-B27抗原。在发病率方面，白种人的发病率为0.05%，多见于男性，男女的比例大致为10∶1。但最近的研究发现女性病例，无论在临床表现与X线表现，都进展较慢。由于症状不够严重，诊断往往延迟，造成女性病例稀少的现象。女性病例往往为轻型或亚型，估计男女之间的比例约为7∶3。根据正常人HLA-B27普查的结果，B27阳性的人有20%～25%的X线检查有骶髂关节和脊柱炎表现。假使将这种亚临床型和轻型的都统计在内，本病的发病率可高达1%～5%。但也有报道HLA-B27阳性的人中，有5%患有强直性脊柱炎。产生发生率高低不一致的原因是对骶髂关节炎的诊断标准不一，使发生率有显著差别。必须指出，并非凡发现有骶髂关节炎且伴有症状者都可以诊断为强直性脊柱炎。

（一）病因

强直性脊柱炎至今病因未明，可能与遗传性易感因素有关。*HLA-B27*影响本病发病机制的方式至今不清楚，但必须看到*B27*与强直性脊柱炎的发病有着密切的关系。健康人群的*HLA-B27*阳性率在不同种族和地区差别很大，并非所有具有B27抗原的患者都会发生AS。*B27*基因可以影响疾病严重程度，但不能肯定它可以影响疾病的发展。

（二）病理变化

强直性脊柱炎与类风湿关节炎有所不同，它主要侵犯纤维软骨关节，如椎间盘、胸骨柄、耻骨联合与棘间韧带。骶髂关节100%受累，有软骨破坏、腐蚀与软骨下骨皮质硬化，最后纤维化至骨性强直。在关节囊和韧带附着于骨骼处也可以出现局灶性炎性病灶。这些病灶以后也会有反应性纤维化与骨质沉着。还可以有其他关节以外的病灶，如葡萄膜和主动脉根部也可有炎性病变。

（三）临床表现

1. 全身症状　绝大多数的强直性脊柱炎发病于青年期，起病往往隐匿，40岁以上发病者少见。女性病变发展缓慢，往往诊断延迟。强直性脊柱炎是一种全身性疾病，可有畏食、低热、乏力、体重下降和轻度贫血等全身性症状。

2. 局部表现

（1）下腰痛和脊柱僵硬：是最为常见的表现。下腰痛发生缓慢，钝痛状，位置不清，有时牵涉至臀部。也可以疼痛很严重，集中在骶髂关节附近，放射至髂嵴、股骨大转子与股后部。一开始疼痛为双侧，或为单侧，但几个月后都变为双侧性，并出现下腰部僵硬。2009年国际As评估工作组（ASAS）炎性背痛专家推荐诊断炎性背痛标准为：以下5项中至少满足4项：①发病年龄<40岁；②隐匿起病；③症状活动后好转；④休息时加重；⑤夜间痛（起床后好转）。符合上述5项指标中的4项，诊断为AS炎性背痛。晨僵是极常见的症状，可以持续时间长达数小时之久，患者往往诉说由于僵硬与疼痛，起床十分困难，只能向侧方翻身，滚下床沿才能起立。早期时体征不多，可有轻度腰椎活动受限，但只在过伸或侧屈时才能察觉。骶髂关节处可有压痛，但一般不严重，随着病变进展，骶髂关节处于强直，此时该部位可以完全无痛，而脊柱强硬成为主要体征之一。患者能保持双膝伸直位时将指尖触及地板并不能据此而认为腰部无活动障碍，因为良好的髋关节完全可以起代偿作用。检查脊柱有无强直应该从脊柱的过伸、侧屈与旋转等方面全面检查。下列方法（Schober试验）有所帮助：患者直立位时在第5腰椎棘突上作一记号，再在脊柱中线距该记号10cm处作第二个记号。嘱患者最大限度前屈脊柱而膝关节保持完全伸直位，在正常情况下，两点之间距离可增加5cm以上，即可达15cm以上。增加不足4cm，可视为腰椎活动减少。病变继续发展便会出现胸椎后凸与颈椎发病。此时诊断比较容易。患者靠墙壁站立，他的枕部无法触及墙壁，严重时可有重度驼背畸形，患者双目无法平视，他只能靠屈曲髋与膝才能得以代偿。至于颈部表现，一般发病较迟，也有只限于发展至胸段便不再向上延伸的。少数患者早期即发生颈部症状，并迅速强直于屈颈位。

（2）胸廓扩张度减弱：随着病变向胸段脊柱发展，肋脊关节受累，此时出现胸痛，并有放射性肋间神经痛。只有少数患者自己发觉吸气时胸廓不能充分扩张。因肋脊关节强直，在检查时可发现吸气时胸廓不能活动而只能靠膈肌呼吸。在正常情况下，最大限度吸气与呼气，于第4肋间处的活动度可达5cm以上。不足5cm者应视为胸廓扩张度减弱。早期很少有肺功能削弱的。至后期时，由于重度脊柱后凸与丧失胸廓扩张能力，使肺通气功能明显减退。

（3）周围大关节炎症：35%的强直性脊柱炎可有周围关节炎，以髋关节最为常见。通常为双侧性，起病慢，很快出现屈曲挛缩和强直，为保持直立位，往往膝部有代偿性屈曲。肩关节为第二个好发部位。偶有膝关节病变。其他关节少有发病。

（4）关节外骨骼压痛点：主要发生在胸肋交界处、棘突、髂嵴、股骨大转子、胫骨结节、坐骨结节和足跟，有时这些症状也可以早期出现。

（5）骨骼外病变：主要为眼部病变，可有急性葡萄膜炎，发生率可高达25%。心血管疾患有主动脉炎、主动脉瓣关闭不全、心脏扩大、房室传导阻滞和心包炎等。肺部病变主要为肺上叶进行性纤维化。神经系统病变常为继发性，有自发性寰枕关节半脱位和马尾神经受压表现。后者表现为大小便障碍与会阴部鞍区状麻木。

（四）实验室检查

活动期75%病例血沉增快，但也有正常的，往往出现血清C-反应蛋白明显增高。血清碱性磷酸酶值轻度或中度增高，往往提示病变较广泛，或有骨骼腐蚀，并不足以说明病变处于活动期。血清IgA和IgM可有轻度或中度增高。90%以上的患者具有*HLA-B27*基因。

（五）放射学表现

以骶髂关节炎最为突出。骶髂关节出现X线征象时往往已较迟，几乎完全是双侧性。最初出现的是关节附近有斑片状骨质疏松区，特别是骶髂关节的中下段最为明显。接着便出现了骨腐蚀与软骨下骨皮质硬化。在骶髂关节的中下段，髂骨面覆盖着薄层软骨，因此该处首先出现骨骼变化，且比较明显。在骶髂关节的上1/3处，有坚强的韧带连接着骨面，也可以有类似的X线征象。软骨下骨侵蚀的X线表现为关节间隙的假性增宽。接下去便是纤维化、钙化、骨桥形成与骨化。一般说来，软骨下骨皮质硬化比骨腐蚀明显些，最终骶髂关节完全强直，通常需数年之久。在脊柱方面主要表现在椎间盘、脊椎小关节、肋脊关节，后纵韧带与寰枢关节。很少有上述关节出现病变而骶髂关节却不受侵犯。早期阶段，椎间盘纤维环浅层有炎症，伴反应性骨硬化与邻近椎体腐蚀，使椎体变成方形。纤维环逐渐骨化，并有骨桥形成。同时脊椎后关节和邻近韧带亦有类似的变化，最终脊柱完全融合，如竹节状（图100-15）。强直性脊柱炎的患者还可以出现椎间盘周围椎体骨质腐蚀和硬化，竹节状改变亦在此节段中断，通常发生在疾病的后期。临床上常有急性发作，并有局限性疼痛。该区常有上述X线征象，称为“椎间盘炎”。这种病变易误诊断为结核、化脓性骨髓炎，甚至认为是转移性病灶。

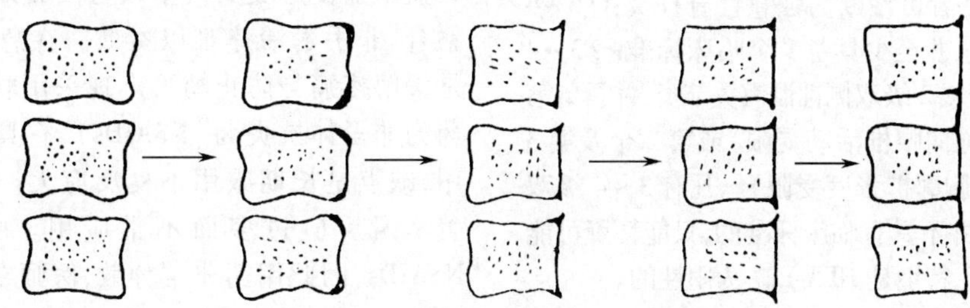

图100-15　强直性脊柱炎X线表现

围大关节炎症以髋关节最常见。表现为对称性、均匀性关节间隙狭窄，软骨下骨板不规则骨硬化，关节外缘骨刺形成，最后骨性强直。肩关节为第二好发部位，病变情况与髋关节相类似，骨腐蚀主要发生在肱骨头外上方。

（六）诊断

下腰痛极为常见，而强直性脊柱不是腰痛最常见的原因，但却是年轻人患腰痛伴腰部僵硬的主要原因。根据病史与体格检查，如有怀疑时可摄骶髂关节平片以证实。强直性脊柱炎者必然有骶髂关节炎，但X线片上有骶髂关节炎者不一定就是强直性脊柱炎，因为其他许多风湿性疾病都可以有类似病变。它们之间的鉴别诊断可见表100-3。

表100-3　强直性脊柱炎与其他风湿病的区别

	强直性脊柱炎	银屑病关节炎	Reiter综合征	反应性关节炎
发病年龄	18～40	不定	18～40	不定
性别分布	男>女	男=女	男>女	男=女
HLA-B27	90%以上	50%	90%	85%
尿道炎	-	-	++	+
前列腺炎	+	-	++	+
眼结膜炎	±	±	++	+
急性葡萄膜炎	++	++	++	+
黏膜病变	-	+	++	-
脊柱变化	++	+	+	+

7

由于诊断标准不一,1961 年于罗马定出罗马标准,内容如下:

(1) 临床标准:①下腰痛与僵硬持续 3 个月以上,休息后不缓解;②胸段疼痛和僵硬;③腰椎活动受限;④胸廓扩张受限;⑤有虹膜炎存在或有虹膜炎病史。

(2) X 线标准:具有强直性脊柱炎所有的双侧骶髂关节改变(必须除外双侧性骶髂关节骨关节炎)。

根据罗马标准,诊断强直性脊柱炎需具备 4 个临床标准,或 1 个 X 线标准再加上 1 个临床标准。这个标准偏重于 X 线表现,而根据流行病学调查却发现临床标准 4 倍多见于 X 线标准。因而于 1966 年在纽约会议修订了标准,称为纽约标准。这个标准首先将骶髂关节炎分成 4 级:0,正常;1,可疑;2,轻度不正常,有少量骨硬化与腐蚀,关节间隙无变化;3,中度骶髂关节炎,有明显骨腐蚀、硬化与间隙改变,并可有部分强直;4,重度异常,骶髂关节完全强直。纽约标准只具有 4 条:①腰椎三个方向活动受限:前屈、侧屈与伸直;②腰段或胸腰段脊柱有疼痛或疼痛病史;③胸廓扩张受限,以第 4 肋间处为标准,扩张度为 1 ~ 2.5cm,或更小些;④X 线片有骶髂关节炎表现。

凡符合下列条件者可诊断为强直性脊柱炎:①3 ~ 4 级双侧性骶髂关节炎,并至少具备 1 个临床标准;②3 ~ 4 级单侧性骶髂关节炎或 2 级双侧性骶髂关节炎,并具备第 1 个临床标准(三个方向腰椎活动受限)或第 2 个及第 3 个临床标准(腰痛和胸廓扩张度受限)。凡有 3 ~ 4 级双侧性骶髂关节炎,但并不具有临床标准的,只能怀疑可能是早期强直性脊柱炎,特别是 HLA-B27 为阳性的。

强直性脊柱炎必须与椎间盘病变、椎间盘突出、脊椎关节骨关节炎与腰肌劳损相鉴别,一般根据血沉、腰椎活动与胸廓扩张度改变,鉴别不难。强直性脊柱增生症在 X 线片上很容易与强直性脊柱炎混淆,它通常见于老年人,前纵韧带有明显的增生与骨刺形成,但脊椎关节却不受影响。两者间区别见表 100-4。

表 100-4　强直性脊柱炎与强直性脊柱增生症的区别

	强直性脊柱炎	强直性脊柱增生症
发病年龄	<40 岁	>50 岁
脊柱后凸	++	±
脊柱活动度丧失	++	±
疼痛	++	±
胸廓扩张度减弱	++	±
X 线表现	骶髂关节融合,竹节样变	椎体前缘骨刺
骨质增生	+	++
小关节病变	++	--
骶髂关节炎	++	--
前纵韧带	±	++
HLA-B27	++	--

(七) 预后

强直性脊柱炎的病程变化很大,它具有自行缓解或加剧的特征,一般说很多病人症状比较轻,并能自动缓解。据统计资料,在发病 20 年以后,还有 65% ~ 80% 的患者能胜任全日工作。决定预后的因素是周围大关节炎症、颈椎强直与重度驼背畸形。这些情况一般发生在发病后的最初 10 年内。轻型病例可以生活得像正常人一样好。在遇到早期强直性脊柱炎患者后,可以根据下列指标预测该疾病为进行性:①用 NSAIDs 治疗后疼痛不能缓解;②髋关节受累;③血沉持续较高。

(八) 治疗

本病无特效治疗方法。如果早期得到诊断,轻度的畸形并不影响患者的生活。要告诫患者正确对待疾病,在行走、坐位时都要保持良好的姿势,务必使脊柱保持平直,睡觉时改用硬板床与薄枕。在体疗医师指导下进行锻炼,免除一切可能导致损伤或诱发畸形的体育运动。早期的畸形较轻,尚未达到骨性融合,因而畸形是可以纠正的。睡硬板床及作骨盆牵引使用支具可望改善。后期的畸形已有骨性融合,非手术治疗难以奏效。在急性期的主要措施是缓解疼痛与防止畸形。现采用联合用药。第一类药为非甾体抗炎药(NSAIDs),它具有良好的止痛作用,缺点是长期服用不良反应大。以往常用的吲哚美辛因反应过多而不常应用。由于目前有多种 NSAIDs,因此用药非常分散,医师在处方时都根据自己的临床经验与爱好而选择药物。治疗的原则没有改变,起初 2 周内的剂量应是镇痛常规剂量的 2 倍,2 个星期后剂量减半。第二类为缓解疾病的慢作用药物(DMARDs)是二线治疗药物,有柳氮磺吡啶、金制剂、甲氨蝶呤、青霉胺等,已证实柳氮磺吡啶是首选药物,但治疗结果表明,它对周围型关节病变有效,而对中心型病变效果则差。该药特别适用于病情轻微的年轻患者。不主张全身性使用皮质醇类激素,但局部应用效果却很好。皮质醇类激素滴眼剂用于急性虹膜炎效果很好,重度病例可作眶内注射。关节腔内注射也很有效。在急性期预防畸形发生十分重要。生物制剂中的 TNF 拮抗剂目前已广泛应用,效果较好,有效率达 50% ~75%,其长期疗效和影像学证据的改变有待进一步研究。

对严重驼背畸形者可施行脊柱截骨术。手术的指征是:①重度驼背畸形,膝关节与髋关节伸直时双目不能平视;②病变已静止,血沉正常;③一般情况良好,年龄较轻,肺功能无多大损害者。腰椎侧位片腹主动脉有钙化者禁忌手术。如双髋亦有强直者应先行髋关节置换术,才考虑施行截骨术。脊柱截骨术系在腰椎后部切去楔形骨块，手法折断前方韧带，使腰椎前凸增加，畸形改善。

常用的脊柱截骨术有下列数种：

1. 单节段脊柱截骨术　一般选在腰$_{2\sim3}$或腰$_{3\sim4}$之间。截骨完成后即应用矫形架或手法进行矫形，使前方的前纵韧带折断，腰椎前凸增加而改善驼背畸形。截骨平面应接触良好，并需用牢固的内固定物。截骨术的并发症有：①截瘫：大都因截骨平面选择不当所致，截骨的尖端没有针对椎间盘水平，矫形后出现脊椎移位；②脂肪栓塞：因截骨数量少，矫形时后方骨质受到强烈挤压，使骨内压力骤增而使脂肪进入血液循环；③腹主动脉破裂：腹主动脉硬化者无伸展的能力，强行矫形时可因此而死于手术台上；④矫形度数的丧失：手术后矫形度数的丧失主要原因为石膏背心固定时间不足与后方截骨面接触不良所致。

2. 单节段截骨术加椎体间植骨术　为防止矫形度数丧失与获得最大限度矫形，可经腹膜外途径，直视下矫形并在张开的椎间隙前半部植入方形骨块，可得到最大限度矫形。

3. 多节段脊柱截骨术　严重驼背畸形者可适用多节段截骨术，在腰$_{3\sim4}$处行截骨术后，可在上方2个节段处即腰$_{1\sim2}$处做第二个截骨术，可望获得良好的矫形。

4. 脊柱截骨术加椎体松骨质掏空术　截骨的尖顶针对腰椎椎体后方。截骨完毕前将椎体内松质骨刮空矫形后造成椎体塌陷。掏空术使脊柱缩短，比较安全，截骨面接触好，术后矫正角度丧失的可能性明显减少。

髋关节受累引起的关节间隙狭窄、强直和畸形是本病致残的主要原因。人工髋关节置换术是最佳选择，置换术后绝大多数患者的关节痛得到控制，部分患者的功能恢复正常或接近正常。

三、银屑病关节炎

银屑病关节炎（psoriatic arthritis）在文献中早有记载，但缺乏详细的描述。关于本病，历来有两种看法。一种认为，银屑病关节炎是一种独立的疾病，它与银屑病有着非常密切的关系；另一种认为这种疾病只不过是类风湿关节炎与银屑病巧合同时存在的现象。1940年发现了类风湿因子后，才于1964年由美国风湿病学会正式定名为一项独立的疾病。在银屑病患者中，1/5～1/3会并发银屑病关节炎，在人群中银屑病关节炎的发病率估计为0.1%～1%。男女的发生率比例为1∶1。

（一）病因

银屑病关节炎的病因与发病机制不明。可能与遗传、免疫和环境因素有关系。

1. 遗传　银屑病本身具有遗传倾向。据报道，瑞典统计了39 000人口的银屑病发生率，发现患银屑病的患者亲属中6.4%患有银屑病，而普通人口中只有2%患银屑病。孪生子同时患银屑病的也不少。有关银屑病关节炎的遗传学资料很少。曾对88个初发银屑病关节炎的患者进行家族追踪调查，共找到第一代亲属253个，第二代亲属48个，婚配家属83个作为对照组。结果第一代亲属中10个有银屑病关节炎，第二代亲属中只有1个发病，而对照组中无人发病。说明银屑病关节炎亦具有遗传倾向。最近还发现*HLA-B27*与银屑病脊柱炎具有很明显的关系。

2. 免疫

（1）体液免疫：有关银屑病关节炎的体液免疫，结论并不一致。比较一致的发现是α球蛋白的增高，而其他免疫球蛋白的水平便不一致了。有的报道IgM和IgA都增高，而有的却报道IgM下降，而IgG却增高。最近发现在银屑病关节炎发作时，60%病例在血液中找到免疫复合体。

（2）细胞免疫：有关细胞免疫的结论亦不一致。在银屑病关节炎发作时T细胞数量减少而治疗后又有增多。真正的机制不明，可能与抑制细胞功能丧失有关。

（3）血管因素：在银屑病关节炎的发病机制中，微血管变化可能起着重要的作用。不论皮肤有无病变，都可以见到毛细血管扩张和扭曲，经过治疗后，这种异常还可持续数月，然后逐渐趋于正常，还发现滑膜也有血管变化，毛细血管与小动脉的内皮细胞肿胀，基底膜增厚。这种现象目前还无法解释，但说明是免疫复合体作用于血管的结果。最近还发现免疫反应与革兰阳性细菌感染有关。

3. 环境因素

（1）细菌：银屑病皮损内可检出链球菌和葡萄球菌。许多报道发现血液内有抗体存在，而发生关节炎者抗体值愈高，因而怀疑与细菌感染有关。

（2）外伤：有许多报道发现在创伤后可激发银屑病患者并发关节炎，大多为周围关节炎症，脊柱极少累及，其机制不明。

（二）病理

银屑病关节炎的病理变化为慢性滑膜炎，有局灶性或弥漫性炎性细胞浸润，以淋巴细胞为主，也有为浆细胞的。最显著的病理改变为滑膜下纤维化，毛细血管和小动脉管壁增厚，内皮细胞突出于管腔内，中层与外膜层都有炎性细胞浸润。

（三）临床表现

发病年龄变化很大。典型的病例为在20～30岁时出现银屑病皮损，约1/10病例关节炎与皮损几乎同时发生,通常则在数月或数年后才发作。有不到 1/10 病例先发生银屑病关节炎,经过一段时间后,再出现银屑病皮损。这类病例大都具有家族史。

1. 关节变化有五种表现类型

(1) 少关节或单关节关节炎型:发生率为 70%,以累及手和足的远端或近端指(趾)间关节及跖趾关节多见,往往邻近指(趾)甲有病变。

(2) 多关节炎型:约占 15%,表现为对称性多关节炎,与类风湿关节炎很难鉴别。但无类风湿小结,大都体表具有银屑病皮损。

(3) 远端指间关节型:占 5% ~10%,病变累及远端指间关节。此型是银屑病关节炎特征性临床表现之一,常与其他 2 个特征性病变,即指(趾)炎和指甲病变相伴随。

(4) 残毁性关节炎型:占 5%,为严重关节破坏型。多侵犯手、足多个关节和骶髂关节。特征为进行性关节旁侵蚀,以致骨质溶解,伴或不伴骨质性关节强硬,酷似神经病性关节病,为无痛性。此型的皮肤银屑病常广泛而严重。

(5) 脊柱病型:约 20% 病例有脊柱病变,以骶髂关节炎为主要改变,很少是对称的。头皮银屑病者容易并发颈椎病变。

2. 关节外病变　以眼部炎症最为常见,发生率可达 31%,表现为结膜炎、虹膜炎、表层巩膜炎和角膜结膜炎。主动脉关闭不全、肺叶纤维化偶有报道。

3. 皮肤损害　典型的银屑病皮损可参阅有关皮肤科书籍。指甲的变化最有助于正确诊断。指甲的变化为指甲凹陷,出现横向或纵向的嵴,油滴状褪色和指甲脱落。这些变化说明病变影响甲床的生长。银屑病有关节炎者出现指甲变化比无关节炎者多。

(四) 实验室检查

银屑病关节炎常规检查无特殊。血沉可增快。10% ~20% 病例有高尿酸血症,说明嘌呤代谢受影响。

(五) X 线检查

银屑病关节炎的 X 线表现为好发于远端指间关节,末节指骨破坏,关节内有溶骨及强直表现,不具有对称性,以小关节破坏为主,X 线片上看来似"铅笔置于杯子内"。骨膜炎与非典型性脊柱炎,这些变化毫无特殊性。比较有意义的是远端指关节炎变化,它出现的指骨腐蚀区系在关节内的裸露区,即没有软骨面覆盖的地区,这点与骨关节炎不同,骨关节炎主要为软骨下骨皮质的腐蚀。银屑病脊柱炎发生率高,骶髂关节炎往往不对称,脊柱竹节状改变也不常见。

(六) 诊断

2008 年银屑病和银屑病关节炎研究组对银屑病关节炎的诊断标准是:有炎性关节疾病(包括关节炎、脊柱炎、附着点炎),同时以下评分≥3 的患者应诊断为银屑病关节炎。银屑病的评分:①现患有银屑病(2 分);②银屑病史(1 分);③银屑病家族史(1 分);④银屑病指甲改变(1 分);⑤类风湿因子阴性(1 分);⑥现患有趾(指)炎或既往有趾(指)炎(1 分);⑦X 线片示关节旁新骨生成(1 分)。

(七) 治疗

银屑病关节炎缺乏特殊治疗方法。现多为联合用药,第一类为非甾体抗炎药物(NSAIDs)是一线治疗药物。用药剂量同类风湿关节炎和强直性脊柱炎。关节内或腱鞘内注射皮质醇类激素十分有效。注射处不可有银屑病皮损存在。皮损处若有细菌存在,进入关节可产生化脓性关节炎。第二类药物有甲氨蝶呤、金制剂、柳氮磺吡啶、来氟米特、环孢素和抗疟疾药物。其中甲氨蝶呤对银屑病皮损和关节炎均有效,可作为首选药使用。抗疟疾药物颇有争议,大多数人不主张使用,原因是抗疟疾药物可使皮损恶化。全身性使用糖皮质激素亦应尽量避免。近年来,肿瘤坏死因子 α 抑制剂已用于临床,并被证实能改善银屑病皮疹、指甲和关节的损害,长期安全性仍有待评估。对严重关节损毁者而皮肤条件许可的仍可施行关节置换手术,应关注致病菌在皮肤的生长导致的伤口感染。

四、血友病性关节炎

现知人类有三种血友病:①古典式血友病,即血友病 A,缺乏第Ⅷ因子,即抗血友病球蛋白(AHG)。这是一种遗传性疾病,都发生在男性,由女性传递,即患病的父亲将疾病基因传给了健康的女儿,再由女儿传给她所生的男孩。②Christmas 病,即血友病 B,缺乏第Ⅸ因子,即血浆凝血致活酶(PTC)。这也是一种遗传性疾病,女性也可得病。③血友病 C,缺乏第Ⅺ因子,即血浆凝血致活酶前质(PTA),也是遗传性疾病。

(一) 病理生理学

血友病性关节炎(hemophilic arthritis)是由于关节内多次出血所致,机制不明。可以分成早期与后期两个阶段。早期为关节内出血所致滑膜反应,后期为关节软骨变性与关节损毁。早期的病理变化为滑膜增生,吞噬细胞内有含铁血黄素沉着,血管周围有局灶性炎性细胞浸润,滑膜下组织还可有早期纤维化,关节软骨面上也可以出现血管翳。贮存在关节内血液中的何种物质可以产生滑膜增生还不太清楚。可能是红细胞膜的抗原引起自身免疫抗体形成,最后抗原-抗体复合物引起滑膜增生,这种情况,有些像类风湿关节炎的病理生理过程。后阶段出现了骨软骨损害,即软骨下囊肿形成。产生软骨下囊肿的原因可能如下:①关节腔内压力因有渗出而增高,使负重区出现破坏;②制动后的失用性骨质疏松;③关节腔内血液与炎性滑膜组织产生一种酶,使软骨的基质变性。软骨下囊肿可大可小,负重的结果使软骨面塌陷、崩溃,骨质暴露,使关节受到严重的损毁。

(二)临床表现

血友病性关节炎的主要临床表现为关节腔内出血所致。

1. 按患者血浆中凝血因子缺乏程度可分成:

(1) 轻型:血浆中凝血因子浓度为正常人的20%~60%,这些人只有在手术中会大出血。

(2) 中型:血浆中凝血因子浓度为正常人的5%~20%,只有在手术或创伤后会大出血。

(3) 严重病例:血浆水平只及正常人的1%~5%。

(4) 极度严重病例:血浆水平不及正常人的1%。凡血浆中凝血因子浓度低于5%的,都可以在不注意的轻微外伤后引起大出血,甚至可以"自发性"出血。大约半数的血友病患者属严重型。血友病患者的关节内出血一般起自8~9岁,在少年时期即有不同程度出血,至20多岁时关节已有明显的损毁。30岁后才初发关节内出血的很少见。

2. 血友病性关节炎 可以分急性、亚急性与慢性三大类型:

(1) 急性:关节内出血好发部位顺序为膝、肘、踝、髋与肩部。往往问不出有损伤病史。男孩好动,轻微的外伤很可能不加注意。出血关节肿胀、硬、热、压痛,表面皮肤光亮发红。关节保持屈曲位,活动受限。补充凝血因子后疼痛迅速消失。如果处理及时而又不再发生出血,可以没有任何后遗症。

(2) 亚急性:没有对亚急性关节内出血作出明确的规定,一般有2次以上急性关节内出血可列为亚急性型。疼痛不太明显,滑膜增厚显著,关节活动中度受限。

(3) 慢性:亚急性关节内出血持续6个月以上。关节出现进行性破坏,直至全部损毁,关节纤维化、挛缩和半脱位,但很少有骨性强直。

3. X线表现 可以分成5期:

(1) 第一期:X线片上没有骨骼改变,只因出血而有软组织肿胀阴影,髌上滑囊因积血而密度增高。

(2) 第二期:骨骺区因失用和充血出现骨质疏松,骨骺生长迅速。关节间隙不狭窄,亦无软骨下囊肿形成。

(3) 第三期:有软骨下囊肿形成,大小不等,偶与关节腔相通。关节间隙不狭窄。滑膜上有含铁血黄素沉着而透亮度下降。本期的特点是关节软骨面仍保持正常,是血友病性关节炎的最后可逆阶段。

(4) 第四期:软骨破坏,关节间隙变得狭窄。在膝部表现为髁间切迹增宽和不规则,髌骨下极呈方形。髋部变化有些类似股骨头缺血性坏死。

(5) 第五期:为最终末期变化,没有关节间隙,关节结构极度紊乱,有屈曲挛缩或半脱位,骨关节炎变化十分明显。

4. 血友病患者除有关节内出血外,还可以有下列肌肉骨骼系统变化。

(1) 血友病性囊肿和假肉瘤:可有下列三种表现:①单纯性囊肿:实质上为局限于肌肉内的血肿,由肌膜包裹着,不影响骨骼;②邻近骨骼的肌肉内囊肿,骨皮质受压而变薄;③骨膜下和骨内出血引起假性肉瘤改变。X线表现为溶骨性改变,皮质缺损,边缘不清,有软组织肿块阴影,骨膜下出血时还可有骨膜反应和新生骨形成,很像骨肉瘤。

(2) 肌肉内出血:以髂腰肌内出血最为多见,出血往往为自发性,可能系睡眠时扭伤。臀部肌内注射亦可引起深部血肿。

(3) 周围神经损害:好发的部位顺序为股神经、腓总神经、坐骨神经、正中与尺神经。往往与肌内出血同时发生,表现为神经麻痹,说明是由于血肿压迫或牵拉神经所致。

(三)治疗

治疗血友病性关节炎需由血液科与矫形外科合作。

1. 补充缺乏的因子 目的是提高血液中凝血因子浓度,达到止血。补充前首先要明确缺乏何种因子,并需除外血液中存在有凝血因子抗体。目前可供补充的制剂有下列几种:

(1) 新鲜全血:每毫升新鲜全血含AHG 0.3U,预期应用后患者血中AHG浓度可达正常人的4%~6%。因此应用全血难以提高AHG的血液浓度,特别是库存血中AHG进行性减少,输全血只能补充血容量而难以提高AHG水平。

(2) 新鲜冻血浆:血液抽出后3~4小时内即迅速冷藏于-40~-20℃环境下,可保存AHG 60%~80%,达2~3个月之久。每毫升含AHG 0.3U,预期应用后患者血中AHG水平可达到常人的15%~20%,如要将AHG水平增至20%以上,过多输入血浆势必增加血液循环的负荷量。

(3) 冷沉淀物:将冻血浆在4℃冰箱内解冻数小时,有一部分血浆蛋白保持于不溶解状态。这种冷析出物富有第Ⅷ因子和纤维蛋白原,可以用离心法将其分离出来。冷沉淀物每毫升含第Ⅷ因子3~5U,比新鲜全血含量增加了16倍,它含有50%的第Ⅷ因子和原有血浆蛋白总量的2%~3%,应用后血液浓度可望增至常人的60%～80%。

(4) 冻干人体AHG浓缩剂:每毫升冻干AHG含量为3～5U,为正常人血浆的4～6倍,使用后血液浓度可达正常人60%～80%,是最为理想的补充剂。关节腔内或肌内出血时需早期补充缺乏的因子,在血中AHG水平达正常人的5%～15%数小时后,出血即停止;外伤出血,应将血中AHG水平提高至正常水平的40%～50%,直至伤口完全愈合,手术时血浆水平应达100%,再接下去4天应维持于40%以上。AHG的半衰期为12小时,换言之,输入AHG后12小时,血中AHG水平下降了1/2,24小时后只有1/4了。因此大手术后血中AHG将迅速消失。在这种情况下,多次小量输入补充比单次大剂量好。以每8小时给药1次比较合理。第Ⅸ因子半衰期为18小时,以每12小时给药比较合理。大量补充因子后会出现下列并发症:出现抗体、溶血性贫血、肝炎和艾滋病。

2. 急性关节内出血治疗

(1) 早期少量出血,发作不满6小时者,可输新鲜冷冻血浆,剂量为15～20ml/kg,也可用AHG浓缩剂或冷沉淀物。比较严重的出血,或出血已达12小时以上者,需住院治疗,每天输给血浆、AHG或冷沉淀物,共2～3天;还需关节加压包扎与石膏固定。止血后48小时方可开始活动。如有畸形,更换石膏以纠正畸形。凡出血较严重的病例在更换石膏纠正畸形和开始锻炼的起初2～3天内还需继续补充缺乏的因子。

(2) 关节内积血可有剧烈疼痛,关节穿刺可以缓解疼痛。如果穿刺前已应用缺乏的因子,或出血已达24小时以上者,关节腔内可以有凝血块,穿刺抽血就比较困难。如果穿刺前未用过血制品,穿刺部位又会再出血。因此穿刺后应连续用数天AHG制剂,并加压包扎,如无出血复发,方可允许开始锻炼。

3. 亚急性关节内出血 亚急性关节内出血系反复关节内出血,必须补充AHG至正常人20%～30%水平,还必须再继续每周补充3次,维持6～8周。在这个阶段内,鼓励关节活动,锻炼股四头肌,如有膝关节屈曲挛缩,亦可以在给药时期内施行各种牵引方法或管型石膏以矫正畸形。

4. 慢性阶段为重度骨关节炎与关节畸形 为控制血友病慢性、反复关节内出血,可以考虑施行手术治疗,滑膜切除术最为常用。因为关节内积血的裂解产物对滑膜会产生严重后果,所以滑膜切除术后能保全关节软骨面。但由于术后并发症发生率高达20%,反而限制了关节的运动,因此历来对滑膜切除术的意见不一,指征也很混乱。凡慢性关节内出血接受了每周2～3次凝血因子补充疗法6个月以后,仍不能控制时,可施行滑膜切除术。滑膜切除术在现阶段还不宜列为常规治疗方法。在做滑膜切除术时,可将沿着膝关节边缘生长的骨刺与已退行性变的半月板切掉,以防止股四头肌腱膜在骨刺上来回摩擦而出血。对膝关节屈曲挛缩超过25°的慢性病例,可以做股骨髁上截骨术;重度毁损的关节以往都做膝关节融合术,目前已逐渐被膝关节置换术所替代。这些手术技术上都不困难,指征亦无特殊变化,只是手术具有高度的危险性,必须邀请血液科医师参加拟订治疗计划。大型手术最好将AHG水平补充至接近正常人水平。手术最好在止血带下施行,妥善结扎出血点,尽量不用电凝止血。关闭切口前先放松止血带,寻找出血点予以结扎。伤口不宜敞开引流,最好不放引流物,一切外露的钢针均应避免使用。如确需放置引流管吸引,亦不宜久放,应于24小时后拔除。凡术后拔引流管、拆线、拔针等都要先补充缺乏的因子。

5. 血友病假肉瘤和骨囊肿的治疗 没有补充疗法前,本病死亡率50%,主要原因为术前诊断不明,术中及术后大出血难以控制。这类病例不宜穿刺活检。治疗原则为补充缺乏的凝血因子和制动。对慢性病例或经过治疗后病灶仍进行性增大者,可考虑手术治疗。术前务必补充凝血因子至正常人的100%。也可放射治疗,使形成新生骨和硬化骨以控制血肿的进展。

五、结晶性关节炎

在人体内,化合物能以结晶形态沉积于运动系统的有下列数种:①尿酸钠;②焦磷酸钙;③磷酸二钙;④磷灰石;⑤肾上腺皮质类固醇酯;⑥胆固醇。其中以尿酸沉积最为常见。

(一) 痛风

痛风(gout)是一种嘌呤核苷酸代谢紊乱所致的疾病,表现为:①血尿酸浓度增高;②反复发作关节炎;③尿酸钠盐沉积在关节周围引起严重关节损害;④肾病,可累及肾小球、肾小管、间质组织和血管;⑤尿路结石。痛风合并有肾病者极多见,肾损害程度可重可轻。

1. 发病机制 痛风的先决条件是血尿酸增高。尿酸为核酸或嘌呤碱代谢的终末产物,可出现于血和尿液中。在pH<5.75时,体液中以尿酸为主;在pH=5.75时,体液中尿酸钠和尿酸的比例相等;在pH>5.75时,体液中尿酸主要以钠盐形式存在。人血浆中尿酸钠盐浓度到7mg/dl(413μmol/L)左右才达到饱和,因此将7mg/dl(413μmol/L)定为人体的正常值。当血浆中尿酸钠盐浓度超过饱和时,它就可以在关节中析出成结晶并沉积下来,形成痛风石,也可以沉积在肾脏和尿路中成为尿酸结石。尿酸钠盐沉积在关节会发作急性关节炎,这就是痛风性关节炎,反复发作会使关节变形。血尿酸增高的主要原因只有两个：①尿酸生成过多；②肾脏排泄尿酸能力低下。在嘌呤核苷酸代谢过程中，有许多酶参与，因酶的缺乏或酶的活性增高，都可以使尿酸生成过多。已知磷酸核糖焦磷酸合成酶、次黄嘌呤鸟嘌呤转磷酸核糖基酶（HG-PRT）和等酶的缺乏或活性过高，都能激发痛风发作。而因肾脏排泄尿酸能力低下所致的痛风较少见，大都为继发性，系由于药物、毒素或内源性代谢产物的影响，使肾排泄尿酸能力低下，或因再吸收增加所致。在多数情况下，尿酸以钠盐形式从过饱和的关节滑液中自行析出。也有先以尿酸钠盐形式沉积在滑膜上，然后由于病灶破溃，大量尿酸钠盐结晶出现在关节滑液中。

2. 临床表现 痛风的全过程可以分成四个阶段：无症状高尿酸血症，急性痛风性关节炎，痛风缓解期和有痛风石形成的慢性痛风。

（1）无症状高尿酸血症：此期血尿酸值增高，但无症状。男性可在青春期即已有血尿酸增高，而女性则可延迟至绝经后才出现。因酶缺乏的高尿酸血症则于出生时便有。高尿酸血症可持续终身而无症状，但潜伏着发作急性关节炎与尿路结石的危险。一般无症状高尿酸血症大约要维持20～30年之久才出现症状。有先发作肾绞痛后再有第1次关节炎发作，甚至有相隔10年以上才有第1次关节炎发作。没有发作过关节炎的高尿酸血症者出现肾结石，不应诊断为痛风。

（2）急性痛风性关节炎：在发生率方面，以男性为主，女性很少见。在年龄方面，大都在30～50岁之间，女性主要为绝经后妇女。30岁以前发病的要提高警惕，恐怕是特殊性酶缺乏，或为一种罕见的肾实质疾病。急性痛风性关节炎发作往往有诱因，常见的诱因为创伤、饮酒、药物与手术。往往小外伤后可诱发，引起急性发作往往在夜间，数小时内局部即出现红、热及明显压痛，关节迅速肿胀，并伴有发热、白细胞增多与血沉增快等全身性症状。疼痛往往十分剧烈，轻轻按压便可有剧烈疼痛，患者往往在夜间痛醒，捧着脚趾而彻夜不眠。轻型急性痛风性关节炎数小时内即可自行缓解，中度的也可维持1～2天，重型的可连续数天至数周。缓解后即进入缓解期。

（3）痛风间歇发作期：有些病例终生只发作1次便不再发作，也有两次发作间隔很久，可达5～10年者，一般在6个月至2年内便会有第二次发作。通常病程愈长，发病愈频繁。多次发作的大都为多关节型，从下肢向上肢、从远端小关节向大关节发展，病情更重，病程更长，并出现了X线变化。多次发作后的关节会出现不可逆的变化。

（4）慢性痛风：该期特征为有痛风石形成，从痛风第1次发作到形成痛风石所需时间不一，可达3～40余年，也有只发作一次便形成痛风石的。痛风石的出现是尿酸钠盐沉积在软骨、滑膜、肌腱和软组织的结果。出现痛风石的典型部位为耳轮，也可发生在手指、手掌、足趾与足底，发生在尺骨鹰嘴、滑囊和跟腱内也不少见。痛风石虽然不痛，但形成过多会毁损关节而造成手足畸形。痛风石表面皮肤可以变得十分菲薄并有色素沉着，甚至溃破，挤出牙膏样物质，内含许多细针状结晶，此时病变已到后期。

3. X线表现 诊断痛风主要取决于临床而不能依赖X线片。X线检查的主要价值为除外其他疾病和有无并发症。痛风的X线表现主要有下列数种：

（1）腐蚀：痛风的特征性X线表现为边缘清晰的圆凿状骨缺损，直径约5mm或更大些，最典型的部位为跖趾关节第一跖骨头部的内侧，双侧对称，状如梅花；指（趾）骨的基底部出现腐蚀也很常见。腐蚀可呈进行性，使整块跖骨或跖骨头部蛀空成蜂窝状，甚至溶解消失。至后期，关节破坏极为广泛，软骨毁损，关节间隙变窄，畸形十分严重。腐蚀虽为痛风的早期X线征象，但却发生在疾病的后期。必须多次急性发作才会出现腐蚀性改变。

（2）软组织肿胀：痛风急性发作时有液体渗出至关节腔内，因此最早期的X线征象是软组织肿胀影，其密度与软组织相同，但肿块附近的骨骼必然有骨腐蚀存在。

（3）钙化：痛风石形成较久的其内部可以钙化，使肿块密度增高并隐约可见钙化阴影。

（4）尿路结石。

4. 诊断和鉴别诊断 诊断痛风主要依靠典型的临床表现与实验室检查有高尿酸血症。X线片表现出现较迟，不能帮助作出早期诊断。偏振光显微镜下发现强的负性双折光的针状或杆状的尿酸结晶是诊断痛风的有力佐证。急性发作期关节滑液中可见白细胞内、外的这种晶体，在痛风石的抽吸物中也可发现同样晶体。晚期病例也可以从溃破伤口内挤出牙膏样物质找到尿酸结晶。痛风与许多疾病混淆不清。首先痛风必须与踇外翻滑囊炎相鉴别。痛风者常可伴有踇外翻滑囊炎，而踇外翻滑囊炎并非一定就是痛风。踇外翻滑囊炎不会发热，实验室检查有助于鉴别。痛风常于夜间发作，疼痛十分剧烈，必须与血栓闭塞性脉管炎区别，检查足背动脉搏动有无改变可以很快作出区别。痛风还必须与蜂窝织炎、足癣继发感染等疾病作区别。晚期病例必须与类风湿关节炎鉴别。类风湿关节炎的远端指关节不会出现骨腐蚀，而痛风却好发于这个部位。足部有慢性痛风石者还必须与多发性神经纤维瘤区别。

5. 治疗　痛风的治疗必须从两个方面着手：控制高尿酸血症和治疗因结晶沉积所引起的炎症。

（1）控制高尿酸血症：有四个途径可以降低血尿酸浓度：

1）控制饮食，减少尿酸的生成：避免进食富含嘌呤的内脏（如胰腺、肝脏、肾脏），限制牛肉、羊肉、猪肉等肉类的摄入，限制高嘌呤的海鲜（如沙丁鱼、贝壳类）。酒类是痛风重要的饮食危险因素，啤酒与痛风发病的影响最强，其次为烈酒，而适量饮用红酒并不增加痛风的发病率。以往认为应限制食物如菠菜、芹菜、豆制品等，目前已认为并非禁忌。鼓励痛风患者摄入低脂/脱脂奶制品。

2）促进肾脏加快排泄尿酸：以丙磺舒（probenecid，又名羧苯磺胺）最为常用。首次剂量0.25g口服，每12小时1次；3～4天后剂量增至0.5g，每12小时1次。每周查血尿酸1次，并随时调整剂量，可每次添加0.5g，直到满意控制为止。治疗期间应多饮水，并每天口服碳酸氢钠2～6g以提高小便的pH。丙磺舒的失败率可达27%～50%，特别是肾功能不好者效果更差。磺吡酮（sulfinpyrazone）为有力的加快排泄尿酸药物之一，它可以降低血尿酸，防止痛风石形成，还能消除已生成的痛风石，在某些方面它比丙磺舒优越，特别是肾功能不好的患者。最初剂量为50mg 1日2次，共3～4天；然后增至100mg，1日2次；再每周增加100mg，最大量可达每天800mg，直至尿酸降至理想水平。维持量为每天200～400mg，分3～4次服用。用药期间亦需碱化尿液。属于这类药物的还有苯溴马隆（benzbromarone），每天剂量25～100mg，毒性反应很低，根据血尿酸水平调节至维持剂量，并长期用药。

3）抑制尿酸的生成：尿酸生成的最后一个步骤为次黄嘌呤转换成黄嘌呤，黄嘌呤再转换成尿酸，这个过程需黄嘌呤酶参与。别嘌醇（allopurinol）及其代谢产物别嘌二醇（oxipurinol）具有抑制黄嘌呤酶的作用，可以抑制尿酸的生成，尤其适用于尿酸产生过多型或不宜使用促尿酸排泄药的患者。由于别嘌二醇的半衰期长，一次性用药和将药物分成3次服用其效果完全一样。轻度病例每天300mg，中度病例每天400～600mg，极重病例每天700～1000mg。别嘌醇能够有效控制血尿酸，肾功能正常者在使用后24～48小时内即可降低血及尿中尿酸浓度，4天至2周内达到最佳水平，将血尿酸水平降至2～3mg/dl更为理想。别嘌醇对消除痛风石也是有效的。随着血尿酸持续维持正常，痛风石可以逐渐吸收，如果6～12个月内没有急性发作，痛风石可有显著缩小。肾功能不良者恢复甚慢。将别嘌醇与促进排泄尿酸的药物合用可以加速沉积的尿酸盐吸收。对有广泛性痛风石形成而肾功能良好者，联合疗法特别有效。别嘌醇延长了丙磺舒的半衰期，加强了其排泄功能，但另一方面，丙磺舒却又加速了别嘌二醇的排泄，因此又降低了对黄嘌呤氧化酶的抑制作用。所以两种药物合用的结果是血尿酸浓度比单用丙磺舒的低，比单用别嘌醇的高些，两种药物都在按其自身抑制尿酸的药理作用发挥其力量。别嘌醇的重度反应少见，有反应者往往是肾功能不良者。新型抑制尿酸药物非布索坦已应用于临床，能够特异性抑制氧化型及还原型黄嘌呤氧化还原酶，疗效优于别嘌醇。极降尿酸药时易诱发痛风发作，可预防性用NSAIDs药。

4）加速尿酸的破坏：静脉输入纯净的尿酸酶可以暂时性降低血尿酸，主要用于肾源性高尿酸血症。应用后迅速产生抗体，降低疗效。在选用降低血尿酸的药物中目前偏向于促进排泄类药物或抑制黄嘌呤氧化酶类药物。促进排泄类药物的失败率比别嘌醇高，因此应以别嘌醇为首选药物，不适宜用别嘌醇的，以选用丙磺舒或磺吡酮比较适宜。有广泛性痛风石者可以联合应用两类药物，无症状的高尿酸血症可不予处理。尿中尿酸排泄量可供参考。如果24小时尿中尿酸排泄量大于1100mg，肾结石发生率可高达50%，因此尿中尿酸排泄量高者，应考虑治疗。

（2）控制结晶性炎症：这是急性期的对症处理，目的是消除疼痛，保全关节功能。秋水仙碱（colchicine）是传统药物，对缓解痛风症状很有效，机制不明。发作时每小时口服0.5g，一般12～24小时内疼痛已缓解，以后每天用0.5～2g，平均为1g，可预防急性发作。不能口服的急性病例，可静脉内给药，每次3mg，6～8小时便可见效。缺点是胃肠道副作用较大。非甾体抗炎药（NSAIDs）对缓解症状也很有效。单关节发作病例在关节内抽液后注入少量肾上腺皮质激素，对消除炎症很有效，但需要除外合并感染的可能。

（3）手术治疗：目前现有药物可以有效地控制血尿酸水平，对大型痛风石可以切除或刮除，此类患者伤口愈合能力稍差。手术可以激发痛风急性发作，术前用药必须充足。对关节完全损毁者可施行矫形手术，一般施行关节置换术或者关节融合术以消除症状。

（二）假性痛风

假性痛风（pseudo gout）为焦磷酸钙盐沉积在关节软骨的一种疾病，由于病变关节内沉积物大体呈灰白色石灰样，类似痛风石，其症状类似痛风，故名假痛风。

1. 发病机制　动物实验时将焦磷酸钙盐结晶注射入关节腔可以激发急性炎症反应。已知在体内代谢过程中会生成无机性焦磷酸盐，其数量是比较大的。据计算，单是肝脏每天生成的无机性焦磷酸盐就可达30g，但只有很小一部分经尿液排出，大部分焦磷酸盐贮存在骨骼中，假痛风的主要变化是焦磷酸钙结晶沉积在软骨上，其沉积机制不明。在滑膜上与滑液中亦常发现焦磷酸钙结晶，有可能焦磷酸钙在滑液中自行析出或直接沉积在滑膜上，但关节软骨上病灶的崩溃是滑液中焦磷酸盐的主要来源。由于病灶崩溃，焦磷酸钙直接进入关节腔而引起急性发作。

2. 临床表现　假性痛风的发作通常在50岁以后，60～80岁是发病高峰年龄。表现为急性或亚急性关节炎，以膝关节最为常见，其次为耻骨联合。小关节不会发病。发病时关节红、肿、痛和压痛，反复发作，严重时有些像痛风，但持续时间比痛风长，症状也轻些。可以为单关节型，也可以为多关节型。

3. X线表现　焦磷酸盐沉积于纤维软骨、透明软骨、韧带和关节囊上是本病的一种特征性变化，有助于诊断。在膝部半月板纤维软骨出现线条状或点状致密区，通常为双侧性，且累及内、外侧半月板。其他部位的软骨盘也可以出现上述变化，如下尺桡关节、耻骨联合、髋臼缘和椎间盘的纤维环。关节透明软骨可以钙化，表现为在关节间隙的中线部位出现与软骨下骨皮质相平行的线状密度增加区。还可以出现关节囊钙化，特别是肘、肩、髋和膝部。其他的变化有软骨下囊性改变、肌腱钙化和髌上部位的股骨出现腐蚀。

4. 诊断　假痛风的诊断标准有下列数条：

Ⅰ：关节滑液中找到焦磷酸钙结晶，呈四边形体；

Ⅱ(a)：关节滑液中找到单斜面或三斜面结晶；

Ⅱ(b)：X线片上有典型的钙化征象；

Ⅲ(a)：急性关节炎，特别是膝部；

Ⅲ(b)：慢性关节炎，特别是膝、髋、腕、肘、肩和掌指关节，并有下列表现：①部位特殊：如腕、掌指关节、肘和肩关节；②髌、股关节间隙变窄；③软骨下囊性变；④重度退行性变；⑤肌腱钙化，特别是跟腱、三头肌和闭孔肌；⑥骨刺形成。

A. 凡具备Ⅰ项或Ⅱa+Ⅱb项，可确立诊断。

B. 具备Ⅱa或Ⅱb项，可能是假痛风。

C. 具备Ⅲa或Ⅲb项，应怀疑有无假痛风可能。

5. 治疗　目前没有方法停止焦磷酸钙沉着在关节软骨上，亦没有办法取出已沉结的结晶。急性发作时可抽去关节液，注入肾上腺皮质激素，对控制症状十分有效。使用保泰松、水杨酸盐及NSAIDs亦有效。发作严重时可静脉滴注秋水仙碱1mg，可迅速控制急性发作。

六、大骨节病

大骨节病(Kashin Beck病)是一种地方病，流行于我国北方地区。最早在东北发现此病，后来又在西北地区发现。在西北地区，又称柳拐子病。发病大都集中在一个地区，成为疫区。

(一) 病因

大骨节病的病因至今未明。曾怀疑为慢性中毒所致，但未能证实。大多数人认为可能与谷物中的致病真菌有关。动物实验发现，凡用带有致病真菌的谷物饲养的动物，其骨骼中所出现的病理改变与大关节病很相似。致病真菌可能为镰刀菌，但未能完全证实。本病大都发生在青少年时期，男性多见。在幼年时离开疫区，很少发病，在12岁以后离开疫区，也可得病，但发病较迟。

(二) 病理变化

主要的病理变化为骨骺早期骨化。可以分成三期：①骨骺板提前骨化：使骨骺板失去了正常的形态，凹凸不平。骨骺板的骨化可以不一致，使骨骺板厚度不一；骨化的速度也不一致，使关节出现内翻或外翻畸形。骨骺板的骨干侧的骨皮质呈锐角。②骨骺与干骺端早融合。骨骺中心软骨提前骨化，并向外围扩展。有时中心软骨破裂，干骺端呈条状凹陷，最后完全融合。③骨骺与骨骺板过早消失，骨骼停止生长，骨端变得粗大、扭曲。

(三) 临床表现

若在少年时期发病，由于骨骺板提前骨化，使发育出现障碍，表现为侏儒型。患者体型矮小，关节粗大，并有疼痛与活动受限，以踝关节发病最早，继而依次为手指关节、膝、肘、腕、足趾关节和髋部。因骺板融合速度不一致，两下肢往往出现膝内翻，膝外翻或髋内翻畸形。手指短小粗大，足部扁平。年龄愈轻，畸形愈重。如果在青春后期发病，则畸形不明显。主要表现为骨关节炎症状，关节肿胀，有少量积液，活动时有摩擦感，并时有交锁症状，有时还可检查到关节内有游离体。成人下肢发病多，因踝、膝肿胀疼痛，行走十分不便。X线片表现非常类似骨关节炎，以踝关节病变最为严重。早期可见关节间隙增宽，严重不整齐，关节内有游离体。接着关节面的皮质骨密度增加，间隙趋向狭窄。关节的边缘出现明显的骨唇。常有软骨下囊性变。往往距骨体被压扁，骨质致密，形态扁平，犹如缺血性坏死一般。此后距舟关节和距下关节都可以发生骨赘、骨密度增加和软骨下囊肿形成。膝关节的髌股关节亦可以凹凸不平，边缘长了许多骨赘，关节端粗大，关节内有游离体。日久后，关节塌陷。髋关节有类似的变化，股骨头呈缺血坏死状并可有髋内翻畸形。在手指，表现为关节端粗大，关节面高低不平，关节间隙狭窄，骨密度增加，指骨短小。

(四) 治疗

大骨节病无法根治，亦不能抑制病变发展。对症治疗可以减轻疼痛。有明显关节畸形者可用手术治疗。因游离体引起交锁和疼痛的,可摘除游离体。因骨赘过多过大而影响关节活动者,可将骨赘切除以改善功能。有关节内翻、外翻者,可做截骨术。因多系双侧性或多发性病变,不宜行关节融合术。处理的重点在于预防,在疫区加强粮食保管和处理,或疫区的粮食改由外区运入,可以明显减少疾病。

七、色素沉着绒毛结节性滑膜炎

色素沉着绒毛结节性滑膜炎(pigmented villonodular synovitis)以往一直认为是肿瘤,所以名称很多,至1941年才由Jaffe命名为色素沉着绒毛结节性滑膜炎(简称PVS)。Granowitz将其分成两型:①病损带蒂或为局限性的,冠以L称为LPVS;②病变弥漫性,冠名为DPVS。

(一)病因

色素沉着绒毛结节性滑膜炎是一种滑膜增生性病变,有色素沉着,并有绒毛和结节形成。它的病因不明。在Jaffe命名为滑膜炎以前,一般都从肿瘤角度考虑,认为是良性肿瘤,或认为是籽骨附近破骨细胞瘤样增生所致,甚至还有学者认为是恶性或转移性肿瘤而做了截肢手术。后来发现这些患者手术后有复发,多次手术后仍活得很长,难以用肿瘤来解释,因此怀疑它不是肿瘤。但最近Rao等又认为它是一种良性肿瘤。他们复习了病理切片,发现滑膜层增生的细胞扩展到致密的结缔组织层内,该层内富有增生的滑膜成纤维细胞和原始的间叶细胞,还看到在复发病例有很多的细胞分裂象。虽然也看到了一些炎性现象,但认为并不重要,最后认为是来自滑膜成纤维细胞和组织细胞的肿瘤。但这个观点还未能被广泛接受。因为在病变部位的细胞内发现类脂质含量高,而在组织细胞内又发现了胆固醇,Hirohata认为色素沉着绒毛结节性滑膜炎是类脂质代谢异常所致。但在关节腔内注入类脂质却不能产生类似PVS那样的病理变化,使这种说法难以被接受。从1941年以来,持炎症的观点者最为广泛。在组织学上看到增生的基质细胞并具有吞噬现象,胶原纤维丰富并有透明样变,这些发现很像炎症过程,因此多年来许多人接受了这种说法,但说不清这种炎症是如何发生的。West等认为在PVS组织中,仅其中少数细胞发生染色体易位,因此肿物中既有单克隆增生的真正的肿瘤细胞,也有反应性的多克隆增生的炎症细胞,故既表现为肿瘤,也表现为炎症。

(二)病理变化

在大体检查病理标本时可以很容易地分辨出局限性或弥漫性色素沉着绒毛结节性滑膜炎。通常关节腔内有血性、深咖啡色液体,绒毛纤细修长,有时结成团。弥漫型的可见滑膜上到处都是结节,有的有蒂,蒂约长0.5~1cm,滑膜色泽发黄或为褐红色。局部型的通常只有单个结节,有蒂的多见。镜检可见1~3层的滑膜细胞有含铁血黄素沉着,局部型的色素沉着少见。典型的镜下表现为滑膜下有大圆形、多边形或梭形细胞呈结节状增生。电镜下证实这些细胞为滑膜成纤维细胞或B型滑膜层细胞,大多数学者认为系深层滑膜细胞向深部结缔组织扩至滑膜下层的结果。增生结节的周围有基质和一些细胞浸润,这是继发性反应。可见含类脂质的泡沫细胞和巨噬细胞。基质细胞分化不好,核分裂象并不少见,复发病例尤为常见。基质内亦有含铁血黄素沉着,并富含薄壁血管,病程愈长,基质纤维化愈明显。色素沉着绒毛结节性滑膜炎,还有骨骼腐蚀。病灶在骨软骨交界处可以侵入关节软骨,并穿透骨皮质,在松质骨内病灶扩展呈囊状改变,周围反应性骨质增生,这种现象可以发生在髋关节,也可见于膝关节,以髋关节较多见。

(三)临床表现

男女发病机会相等,也有报道男性多于女性,比例接近2:1。好发于20~30岁年龄,以膝关节最为多见,通常为单关节型。起病缓慢,局部型可有急性发作。以膝部不适最为常见,接着慢慢出现局部皮温增高、肿胀、僵硬,并可发现有肿块。结节扭转时可出现急性症状。多关节型少见。关节穿刺可获深色或咖啡色血性液体,通常膝关节穿刺可得到40ml以上。偶尔也可以为黄色的,终究提示以往有过出血,化验结果与创伤所致相似,其他实验室检查有血清胆固醇浓度降低,但并无多大意义。

(四)影像学检查

根据病变进展情况,X线片所见可以分为三期:①第一期:早期病变,无任何X线表现;②第二期:有滑膜炎表现,表现为髌上囊肿胀,因为关节积液为血性,所以密度稍高;接着出现了骨腐蚀和囊性变,这种骨腐蚀实际上是结节在骨软骨上的压迫,以发生在髋关节最为多见;③第三期:为进展期,滑膜上有多个软组织结节形成,虽未钙化,但含铁血黄素的密度高,在X线片往往可以显示出结节轮廓,具有诊断价值。关节造影所见:局限型的在造影片上可以见到在前交叉韧带的前方有单个肿块阴影,与脂肪垫不连;弥漫型的则见有多个充盈缺损突出于关节腔中,关节间隙可增宽,且不规则。动脉造影所见:软组织肿块富含血管,有动-静脉瘘和血管床不规则,有些像恶性肿瘤。最有价值的是MRI检查,病灶在T1WI和T2WI均表现为不均匀低信号,在T2梯度回声序列尤其明显,表现出放大效应,这是PVS的特征性表现。

(五)关节镜检查

关节镜检查所见如同病理变化中大体所见。局限型的病变往往在半月板与关节囊交界处。弥漫型的与增生性滑膜炎有些难以区别,但在止血带下做关节镜检查,如看到滑膜上有点状紫癜具有诊断价值。

（六）诊断

凡膝关节滑膜炎反复抽到陈旧性血性积液,应疑有本病。早期X线片无诊断价值,MRI检查有助于诊断,也可考虑关节镜下进行诊断。

（七）治疗

局限型的往往因急性发作而能早期诊断与治疗,因而预后较好。对局限型的可将病灶及其周围的一部分滑膜予以切除,很少会复发。对弥漫性的可以采用放射治疗、广泛性滑膜切除、手术加放射治疗、关节融合术、植骨术和一期关节置换术,但没有一种疗法具有较高的疗效。目前的标准治疗方法仍为开放式广泛性滑膜切除术,前后路联合入路的术后复发率为8%～17%,并发症中的关节僵硬和疼痛也不少见,效果欠佳的占22%,部分病例术后需手法治疗才能减少关节僵硬。复发的原因是不可能做绝对性全滑膜切除术。关节镜下滑膜切除具有创伤小,关节僵硬发生率低的优点,但缺点是病灶清除不彻底,复发率更高,尤其有些部位通常的入路难以发现病灶。采用放射治疗历史已久。早期时血管与细胞丰富,放射疗效较好,至后期因纤维化程度增加,反应甚迟。使用的剂量为每天3Gy(300rads),总剂量为20～50Gy(2000～2500rads)。放射治疗难免会出现各种不良反应,但迄今还没有发现过,色素沉着绒毛结节性滑膜炎于放射疗法后出现肉瘤样变。滑膜大部分切除术再加上放射治疗,据报道,其疗效与单独滑膜切除术结果不相上下。其他的方法有一期关节融合术或关节置换术,但一般均施行于复发病例,很少作为首选方法。核素^{90}钇注射于关节腔内,称为关节内放射治疗,但成功率亦不高。目前对弥漫性色素沉着绒毛结节性滑膜炎的治疗方法还没有统一的意见,但各种方法中似乎应以全滑膜切除术为首选方法。

八、骨关节炎

骨关节炎(osteoarthritis)又名退行性骨关节炎,为关节软骨发生退行性变,关节边缘有骨刺形成,并产生疼痛等症状。骨关节炎多见于老年人,随着人类平均寿命的延长,骨关节炎的发病率越来越高,它严重妨碍工作,成为50岁以后丧失劳动力的第二个常见原因,仅次于心脏病。西方国家的发病率尤为增高,据统计,占门诊病例的2.3%。骨关节炎的发生与年龄有着密切的关系,年龄低于45岁的,发病率为2%～3%;45～64岁的为24.5%～30%,超过65岁的可高达58%～68%,最常见的部位顺序为指间关节、拇指腕掌关节、髋关节和膝关节。骨关节炎可以分成原发性和继发性两种。原发性的找不到病因可能与遗传、负重、代谢、致炎因子等有关,继发性的系在原有疾病基础上发展成骨关节炎,包括:先天性关节发育异常、儿童时期关节病变、外伤、各种代谢性疾病和多种促使软骨崩溃的关节内炎症。

（一）发病机制

骨关节炎的发病机制不明。有几种说法:

1. 软骨的变性和崩溃　大多数人认为骨关节炎最初的病理变化为软骨的基质内缺乏蛋白糖原和胶原,接着浅层的软骨细胞数量减少,使关节软骨松松地挂在关节腔内,受不起应力容易发生折断。在生化方面,老年人的软骨水分减少,硫酸软骨素6与硫酸软骨素4的比例增高,各种促使软骨裂解的酶也相应出现。这些酶来自软骨本身,滑膜和关节液中的细胞成分,目前还不清楚。

2. 骨内高压所致　Harrison首先研究骨内血流动力学变化,发现髋关节骨关节炎者股骨头内动脉与静脉的通路阻断。Phillips经静脉造影发现静脉回流不足,骨内窦状隙扩张,并有动脉性充血,这种骨内高压是引起疼痛的原因;另一方面Trueta认为由于骨内压力分布的不均匀,使某些区域承受过多的应力,而某一些区域却又应力不足,容易发生软骨变性。

3. 软骨下骨质僵硬　使关节软骨丧失了对应力的应变能力,尤其是不能承受横向的应力,容易产生剪力使软骨产生水平状劈裂。什么原因引起软骨下骨质硬化目前还不明了,可能是肌肉骨骼系统缺乏必需的动力,使骨与软骨丧失了脉冲式刺激力量。

4. 力学上变化　为了维持力学上平衡,髋关节必须承受3～4倍体重的力,这个力是体重与髋部外展肌群的垂直合力。任何因素使关节表面面积减少的结果都可以使单位面积负重量增加。以髋部为例,头的直径不变,其断面表面积可以大至11.5cm^2,小至4.71cm^2,相差竟达250%。据Pauwels认为,髋臼软骨下骨质的X线表现是髋部的应力分布图。在正常情况下,压力均匀分布,软骨下骨质应该表现为相同的厚度。如果髋关节有髋臼发育不良,负荷的力线将出现离心性偏斜,这时在髋臼的外侧部分将因骨质增生而显得骨密度增高。Pauwels认为髋部的合力方向为股骨头的中心至髋臼的中心。但Bombelli却认为合力不通过髋臼的中心而在其内侧1/3处通过。髋关节骨关节炎多见于50岁以上的患者,男性多见。以往诊断原发性骨关节炎者较多,但目前有些作者认为90%以上的原发性骨关节炎者都是继发的。男性继发于儿童时期轻型的股骨头骨骺滑脱或骨骺炎,女性继发于轻度的髋臼发育不良。还有一些是假性痛风和单关节炎、风湿性关节炎，真正的原发性关节炎极为罕见。

（二）临床表现

最显著的症状是疼痛，改变姿势后疼痛加剧，但活动一段时间后却又轻些，过度活动疼痛又明显起来。疼痛时可有跛行，并有不同程度的活动障碍，但很少见骨性强直的。部分病例诉述膝部牵涉痛为主要症状。

（三）X线表现

为关节间隙狭窄，一般为均匀性的，也有表现关节间隙厚薄不一。有软骨下骨质增生和囊性改变。髋臼边缘与股骨头的赤道部位都有骨刺形成。股骨头轮廓改变，有的因增生而变得很大，有的呈蘑菇状。Harris提出4个X线征象，认为该征象充分说明患者幼年时有过轻度股骨头骺滑脱：①正常时股骨颈外侧缘应凹陷，但出现了扁平，应视为不正常；②股骨头前外侧缘有隆起，外展时有冲撞；③股骨头的内下缘有钩形突起；④股骨头的中心与股骨颈的中心不符合。这种轻度的头骺滑脱在儿童期可以毫无症状而被疏忽。

（四）治疗

1. 治疗原则　治疗原则为阶段性治疗，采用药物治疗与非药物治疗相结合的办法，非药物治疗原则的基础是社区医疗。在社区内，医护人员对患者作有关骨关节炎的宣教工作，还可以组织一些类似疾病俱乐部之类的机构。患者可以接受物理疗法与咨询如何挑选合适的工作。在医护人员的帮助下，做合适的运动和降低体重，并正确地使用辅助支具。在药物治疗方面可服用氨基葡萄糖等药物，如疼痛可首选对乙酰氨基酚，还可使用非甾体抗炎药的非处方药。如仍无效可使用处方非甾体抗炎药直至手术治疗（包括关节镜下处理）。药物治疗无效或中度病例可接受关节腔内注射透明质酸钠，称之为黏弹性补充疗法，可以缓解症状，有利于软骨修复。关节腔内注入皮质类固醇类药物对有大量渗出的病例有好处，但不主张多次反复注入。后期病例只能接受手术治疗。关节镜下清创手术可以改善症状，但很多病例不能得到长期缓解，最后的措施为关节置换术。

2. 关节置换术　适用于60岁以上的或较重病例，可参阅有关章节。

3. 截骨术　应用转子间截骨术治疗髋关节骨关节炎起自19世纪末，在20世纪的上半世纪广泛使用。由于髋关节置换术的近期疗效甚佳，使截骨术一度被冷落。但因髋关节置换术的后期并发症及医疗费用问题使截骨术再度受到注意。截骨术的目的除了减少关节面单位面积的负荷量和横断骨骼可以减压外，还希望关节面能相称，因此必须施行有角度的截骨术。已知有四种转子间截骨术：内翻、外翻、内移和外移截骨术。究竟应该选用哪一种截骨术，必须从多个方面进行考虑。首先是年龄因素，年轻患者效果好些，但并不排除年龄大的。因为这类病例不宜负重，肥胖的和要干重活的都不太适宜。做内翻截骨时股骨干要内移，做外翻截骨术股骨干要外移，这样下肢的力轴才能经髋关节的中心和膝关节的中心。术前必须检查髋关节的活动范围。至少要有80°屈曲范围。Muller认为屈曲小于60°应列为禁忌，小于30°手术后髋关节会强直。测量屈曲度数最好能在麻醉下检查。还必须至少有15°的内收和外展动作，Bombelli则认为，做外展截骨术，至少应该有20°～25°的内收动作，这样才能保持关节囊有合适的张力。做内翻截骨术时内翻的度数不能超过15°～20°，这样外展肌群具有足够的张力，超过这个度数的截骨术必须使大转子下移。对选用何种截骨术，Maquet作了如下的规定。Maquet认为骨关节炎是应力与阻力两者平衡破坏的结果，使病理组织难以忍受正常的应力与增强的阻力。唯一的方法为减少应力。有两种方法可以减少关节应力：①减少通过髋臼的合力；②扩大关节面。

最理想的方法是兼有上述两种方法。具体的原则如下：

（1）转子间内翻截骨术：即Pawels Ⅰ型手术。适用于髋关节半脱位，髋臼外侧负重区有三角形软骨下硬化区，说明该处为应力集中区。转子间内翻截骨术可以增加关节负荷面积，减少负荷量，使关节内应力减少，并较好地进行重分配（图100-16）。术前应摄髋关节外展位平片，如果髋关节能充分外展，关节面积增大才能取得预期效果；如果内翻截骨术后不能增加关节面积，甚至反而减少面积，手术肯定失败。

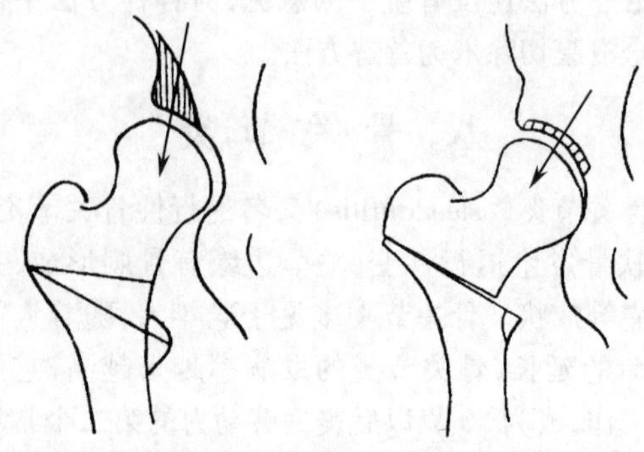

图100-16　转子间内翻截骨术（Pawels Ⅰ）

（2）转子间外展截骨术+肌腱切断术：即Pawels Ⅱ型手术。适用于髋臼外侧负重区没有三角形软骨下硬化区的病例和有中央型脱位者，它可以增加关节的负重面积，减少负荷量。必须同时作髋外展、内收与髂腰肌腱切断术(图 100-17)。

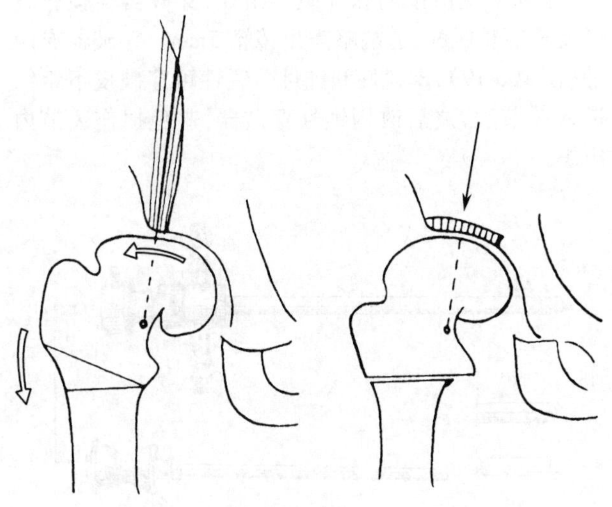

图 100-17 转子间外展截骨术(Pawels Ⅱ)

(3) 术前的 X 线检查与手术计划：术前应摄以股骨头为中心的前后位片，下肢取内旋位、中立位，充分外展与内收位各一张。外展位时关节面一致时可选用内翻截骨术；内收位时关节面一致，可考虑外翻截骨术。必须做到关节面一致，髋臼边缘的关节间隙有些张开。有些病例不论外展或内收动作都不能使股骨头再进入髋臼，这种情况下无论做内翻或外翻截骨术都不能加大关节负重面，截骨注定要失败，必须另想他法。有关截骨术后的结果因为选用的术式不同，很难得出统一的结论。效果的好坏与病例的选择是否得当有关。年龄轻，病变属于较早期，体重适中，轻体力工作，X 线片为髋臼发育不良，关节间隙狭窄程度并未超过原来厚度的一半，这样的病例，做内翻截骨术后一般会有好的结果。长期随访报道，约 1/3 病例术后效果优良，1/3 病例尚可，1/3 最终选择做人工髋关节置换术。随访时间愈长，优良率会逐渐减少。

髋臼发育不良所致的早期骨关节炎可以作骨盆截骨术，如 Salter 髂骨截骨术、Chiari 髂骨内移截骨术，也可用于成年人。还可与股骨粗隆间截骨术同时操作，据报道，联合手术后 X 线表现髋臼发育不良有改善或停止发展的。对青少年髋臼发育不良还可以行 Ganz 等髋臼旋转截骨术。

膝关节骨关节炎多见于女性，肥胖所致超重负荷是致病主要原因。疼痛和关节肿胀是主要的临床表现，有时活动关节还可感觉到摩擦音。以内侧间隔最为明显，因而可有膝内翻畸形，并诉膝内侧疼痛；膝外翻畸形少见。髌股关节亦可有类似变化。保守治疗方法同髋关节骨关节炎，关节腔内注射糖皮质激素对控制渗出、减轻疼痛有好处。年龄超过 60 岁，病变较重者可考虑膝关节置换术，可参阅有关章节。年轻者可考虑做胫骨高位截骨术以改变下肢负重力线，适用于有内翻畸形者。有交锁症状者也可以在关节镜下做关节清创术，或直视下清理术，可以改善症状。有屈曲挛缩者宜做股骨髁上截骨术。全身性骨关节炎这个名称系指至少有三个关节发病，通常发生在指间关节。有两种类型：一种为结节型，主要表现为手指的远端指间关节有 Heberden 结节形成，多见于老年妇女，且有明显的家族遗传倾向；另一种为非结节型，主要发生在近端指间关节，多见于男性，有时血沉轻度增快，往往有过暂时多关节炎病史。有可能两种类型是不同的疾病。治疗以保守疗法为主，指间关节有囊肿形成突出于皮下者可手术切除。

(姚振均)

第六节 关 节 镜

关节镜最早开展于 20 世纪初，1918 年日本的高木宪次(K. Takaqi)首先用膀胱镜观察膝关节内部结构，1921 年瑞典的 Bircher 用腹腔镜检查膝关节腔内病变，1925 年英国的 Kreuscher、1931 年美国的 Burman、1937 年德国的 Sommer 先后都有关节镜检查的报道。1957 年，高木的学生渡边正毅(M. Watanabe)出版了第一部关节镜图谱，引起世界范围的广泛兴趣。

20 世纪 60 年代后，由于电子工业和光学技术的迅速发展，尤其是光导纤维材料的应用，使关节镜的设计更趋完善，日本及欧、美各国相继研制出不同型号的关节镜，20 世纪 70 年代中期，美国首先应用视频技术监视关节镜下的操作，使关节镜进入临床实用化阶段。

关节镜不仅用于关节腔内病变的检查，也可以直接开展微创手术。1954 年，渡边(M. Watanabe)首次在关节镜直视下摘除关节内游离体，1959 年又在关节镜直视下切除了与关节滑膜相连的黄色瘤，1962 年还开展了世界首例镜视下膝关节半月板部分切除术。随着关节镜设备的不断发展，目前的关节镜诊疗技术，不仅应用于膝关节，也应用于肩、肘、腕和髋、踝等关节，甚至有应用于掌指、指间关节及颞下颌关节的报道。

关节镜在我国开展相对稍晚，1978 年北京积水潭医院首先引进并应用于临床，20 世纪 80 年代初，少数省、市级医院和教学医院先后引进。20 多年来，关节镜技术在我国已迅速发展，由于它的高诊断率和损伤小的镜视下关节内手术，作为关节腔内病变的首选诊疗措施已被越来越多的骨科专家所采用,并为患者普遍接受。

(一) 关节镜的应用价值

关节镜技术得以迅速发展并广泛应用于临床是因为它比其他检查及传统手术具有无可争议的优点。

1. 对过去难以诊断的一些关节内病变可以得到确诊 如关节内纤维索带形成、早期滑膜结核、早期关节软骨损害、滑膜皱襞综合征等。

2. 纠正临床的错误诊断 借助关节镜设备,检查者可直接观察到关节内病变,提高了诊断准确率,已成为世界公认的“金标准”。文献报道过去对膝关节半月板损伤的临床诊断准确率一般为64% ~80%;膝关节造影诊断的准确率为58% ~86%;MRI检查则在70% ~88%,而关节镜检查的准确率在90%以上,技术熟练和经验丰富者可达95% ~98%。

3. 可在关节镜直视下做微创手术 如关节内游离体摘除、半月板成形、滑膜皱襞切除术、交叉韧带损伤的重建修复、滑膜病变的活检、肩袖损伤的修复、腕管综合征的腕横韧带切断术等。

4. 可随访及研究关节内组织的修复情况 如观察关节软骨术后的修复情况、半月板切除术后有无残留及半月板缝合术后的愈合情况。

(二) 关节镜的构造及基本配置

(以膝关节镜为例)

1. 关节镜的基本构造 一套可用于临床观察的关节镜包括光学镜、镜鞘和照明三部分组成。

(1) 光学镜部分:即关节镜镜体,其外形及构造与膀胱镜相似,由具有观察作用的镜管及近端的目镜和远端的物镜组成。镜管为金属管,内部有透镜系统,一般分四种类型:①薄镜型,由多块薄透镜平列构成。此型因空气部分多,透光性较差。②块状镜型,由大块状透镜构成。其空气间隙小,透光性好,图像失真小。③纤维粘合型,由无数小影像集合而成。④细棒型透镜,由直径1mm,长134mm之细玻璃棒构成,为直径小的关节镜,应用于小关节。

为能够从不同角度观察关节内部,关节镜远端的物镜设计有多种不同视角,一般为0°、25°(或30°)、70°、110°,以25°~30°镜应用最多(图100-18)。

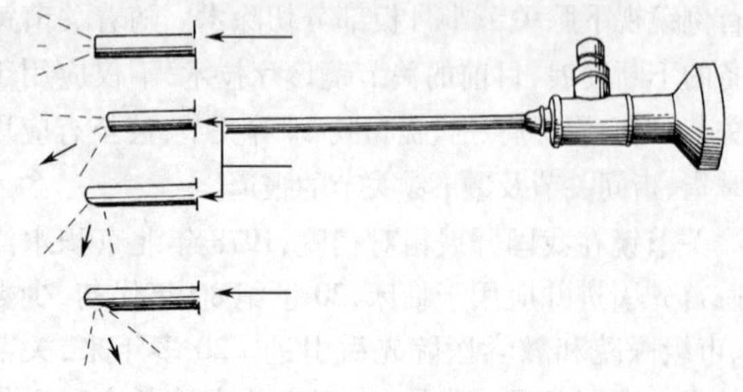

图100-18 关节镜

(2) 镜鞘部分:也称穿刺系统。关节腔为密闭腔,关节镜镜体不能直接插入关节内,需借助穿刺系统,穿刺系统由镜鞘和穿破器组成,穿破器与镜鞘直径及长短相匹配,远端略露出镜鞘5mm。穿破器有两种(图100-19),即锐性和钝性。锐性可穿破皮下组织进入关节腔,之后改用钝性穿破器,避免损伤关节内组织。

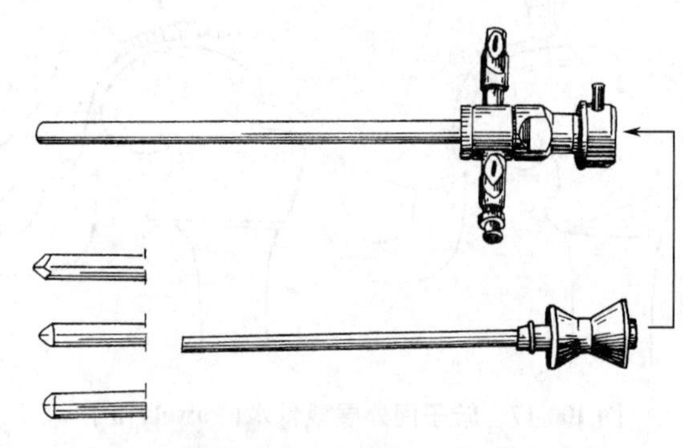

图100-19 金属鞘和穿破器

此外,在进行关节镜检查前需将关节腔扩张,一般用生理盐水或林格液扩张关节腔,常与灌流系统共同使用,具体方法有两种:一是通过另外穿刺针注入,二是通过镜鞘注入,一般前者较为常用。检查前先在髌骨外上或内上方,向关节内插入一根2mm直径的穿刺针,取出针芯,然后向关节腔内注入扩张液;如通过镜鞘注入,则直接将输液管连接于金属鞘即可。

(3) 照明部分:目前常用的照明系统为光导纤维型,即冷光源。由两部分构成,一为主机,即发光源(图100-20);二为玻璃光导纤维(图100-21)。发光源发出的光通过光导纤维传到关节镜,再通过关节镜的光学部分照明关节腔。

2. 关节镜配套设备

(1) 摄像、监视、录影系统:此系统通过CCD摄影头,将关节腔内观察到的图像传输到监视器,术者可通过监视器观察病变、跟踪手术器械,便于操作及教学示范。如配有录像设备,还可截屏、摄录存档。

(2) 基本手术器械:

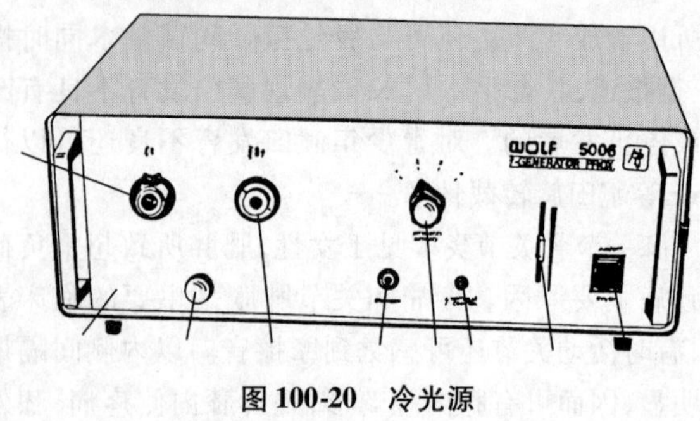

图100-20 冷光源

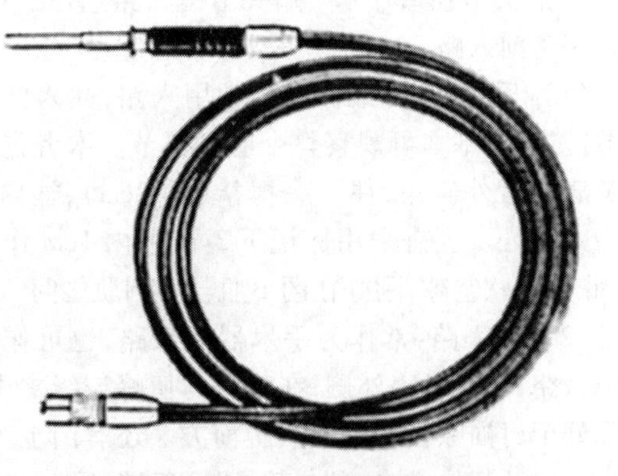

图 100-21　玻璃光导纤维束

1）探针：直径 2～3mm，远端呈直钩状钝圆形，用于拨动关节内组织，探查病灶。

2）手术剪（图 100-22）：用于剪切软组织。

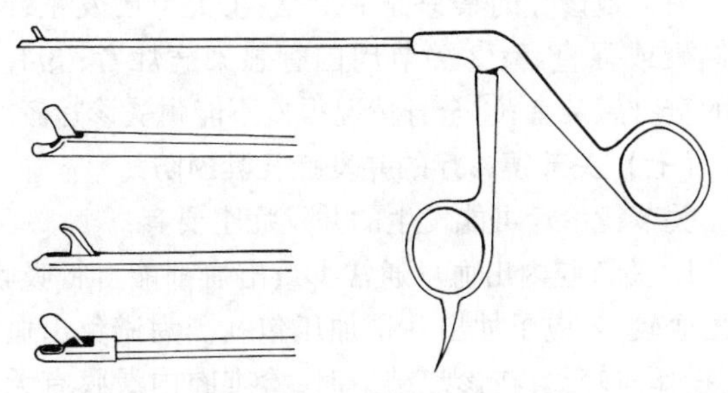

图 100-22　手术剪和手术钳

3）手术钳：有篮式、钩式及活检钳三种。

4）手术刀（图 100-23）：有各种形状及弯度，直径一般为 5mm。

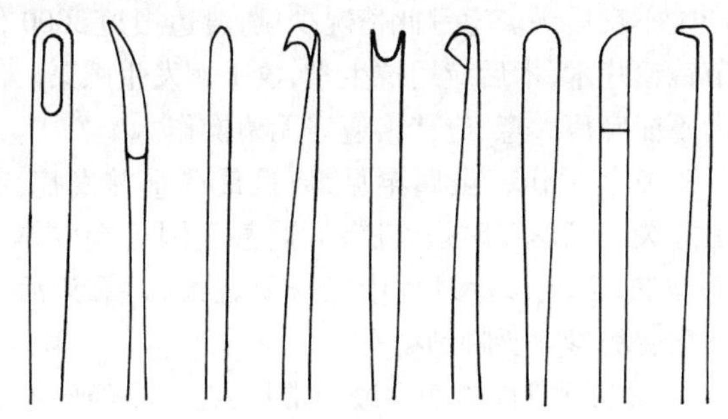

图 100-23　手术刀

5）射频和刨削系统：用于处理增生滑膜，退变关节软骨及撕裂半月板，修整关节软骨面等。

6）特殊缝合器械和内置物：如缝合锚钉、半月板修复装置、界面螺钉等。

（三）关节镜诊疗的麻醉选择

1. 下肢关节镜诊疗的麻醉选择　可采用全麻、神经根阻滞、硬膜外麻醉及蛛网膜下腔麻醉（腰麻）。一般硬膜外麻醉或腰麻即可完成关节镜诊疗过程，如患者较为紧张，也可选择全麻。少数情况下也可采用局部麻醉，即单纯的关节镜检查及单纯的滑膜活检。

2. 上肢关节镜诊疗的麻醉选择　肩关节镜诊疗通常采用全身麻醉，肘关节及腕关节的关节镜诊疗以臂丛神经阻滞麻醉即可。

（四）关节镜诊疗的体位选择

1. 膝关节镜诊疗的体位　患者仰卧于手术台上，根据术者的习惯和经验，有两种方法可供选择，一是在患肢大腿上安装一固定架，并将固定架与手术台固定，在膝关节水平将手术台远端放下，让患肢下垂或置于手术者身上，这样术者或助手可扳动小腿，使膝关节内翻或外翻，便于观察和操作。二是患肢大腿不用固定架，在观察内侧间隙时，让患侧小腿下垂于手术台边沿，术者或助手扳动小腿使膝关节呈外翻状态，以利内侧间隙张开。观察外侧间隙时，可将患肢置于手术台上，屈膝 30°～45°，下肢呈外展位，利用肢体的重量也可使外侧间隙张开。

2. 肩关节镜诊疗的体位　有两种，即沙滩椅位和侧卧位。两种体位的选择视术者的习惯和经验而定。沙滩椅位是患者呈半卧位，利用上肢的重量可使肩关节间隙张开。侧卧位则需在患肢附加牵引装置（皮肤牵引）或由助手牵引，使肩关节间隙加大。

（五）关节镜诊疗术

1. 膝关节镜诊疗术　在麻醉、体位、消毒、铺巾准备就绪后，先要扩张关节腔，用以扩张关节腔的物质有两种，即液体和气体。

（1）液体：为目前广泛应用的扩张物质，一般采用生理盐水，也有人应用林格液。其优点是：①操作简单；②由于盐水持续不断地注入关节腔，可以随时冲洗关节腔内的出血，保持视野清晰；③可使关节腔始终保持扩张状态，以利观察及手术操作。方法是通过事先插入关节内的穿刺针借助输液管与悬挂于盐水架上的盐水瓶连接即可，或直接连接灌流系统。应用液体扩张的缺点是：①对光有折射作用；②增生的滑膜绒毛漂浮于水中影响视野。

（2）气体：通常应用的有二氧化碳或氮气。气体的优点是：①避免了液体对光的折射作用；②也避免了滑膜绒毛在水中的漂浮而影响视野。气体的缺点是：①易泄漏，进入软组织中则产生气肿；②如关节内气压过高，气体有可能通过破裂的微小血管进入心血管系统产生气栓，造成严重并发症；③需要有特殊的自动调节器来维持。故目前已很少应用。

膝关节镜的入路（图 100-24）及检查顺序：先在髌骨上极的内侧或外侧插入进水穿刺针，向关节内注入生理盐水扩张关节，然后在髌骨下极下方髌韧带内缘或外缘（即内、外侧膝眼）做一 0.5mm 小切口，插入关节镜镜鞘(连同穿破器)直到髌上囊,取出穿破器往镜鞘内置入关节镜,将关节镜与镜鞘扣锁。关节镜应按一定顺序观察,以免遗漏诊断及损伤组织。以外侧膝眼关节镜入路为例,观察的先后顺序为:髌上囊→髌股关节→内侧关节囊→内侧关节间隙→髁间窝(观察交叉韧带等)→外侧关节间隙。如是内侧膝眼入路,则观察顺序相反,即髌上囊→髌股关节→外侧关节囊→外侧关节间隙→髁间窝→内侧关节间隙。经验表明,与病变同侧入路,观察病变往往较难,而采用对侧入路,观察病变较易。

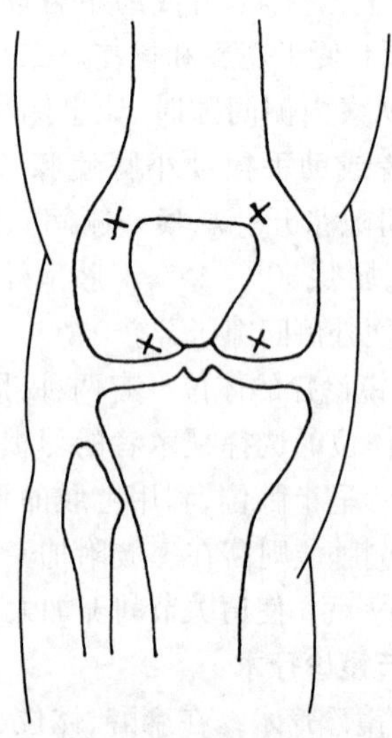

图 100-24　膝关节镜入路
(×记号处示入路部位)

膝关节镜直视下手术的优点:避免了关节切口术,减少组织损伤,达到微创治疗目的;术后患者关节功能恢复快。手术方法大致两种:一是在镜鞘管内带可插入手术器械的鞘管,即所谓手术用关节镜,这种关节镜由于手术器械直接出现在关节镜视野内,易到达目标,对初学者容易掌握,缺点是器械在镜鞘内无法移动,需随关节镜移动而移动。二是所谓二点法或三点法,即器械通过第二或第三个入路进入关节腔,使摄像头焦点、手术器械头和关节内靶组织落在同一点上,该点和关节镜进口、手术器械进口三点构成三角关系,镜下任何操作都必须遵循这一三角关系原则。

膝关节镜直视下手术适应证:除人工关节置换术和关节内骨折需切开复位内固定外,几乎所有关节腔内病变均可通过关节镜检查及在镜视下手术。最为常见的有半月板撕裂缝合术、部分切除、全切除术;盘状半月板的成形术;交叉韧带断裂的重建术;滑膜皱襞切除术;滑膜部分切除术;游离体摘除术;骨关节炎的关节清理术;关节软骨病损的软骨成形或软骨移植术;关节内肿瘤的切除术(有蒂的黄色瘤、纤维瘤)等。

2. 肩关节镜诊疗术　肩关节镜入路选择:通常为后入路和前入路。

(1) 后入路:为最标准的常用入路,此入路作为关节镜进入,基本可观察整个肱盂关节。术者先用手感觉肩峰后外侧角,往下一拇指(约 2cm),往内 2cm 作为入路处。也有采用标记下 3cm 往内 1cm 作为入路,此处为软空隙,刚好在冈下肌与小圆肌之间。

(2) 前入路:常作为手术器械入路,也可作为关节镜入路,位于喙突外侧,在喙突与肩峰连线之中点。实际处于肩袖隙在肱二头肌腱前方。还有冈上入路、盂中入路及其他入路,视术者习惯和需要而定。

肩关节镜直视下的手术:可做肩峰成形术、肩袖修复术、肩关节不稳的固定治疗、肩盂周围盂唇修补术和肱二头肌肌腱破裂缝合术等。

(六) 关节镜诊疗的禁忌证

关节镜诊疗的禁忌证主要是:①关节已发生纤维性僵硬或强直者;②关节周围有感染病灶者;③有严重的全身感染者;④全身情况很差不能耐受诊疗者。

(七) 关节镜诊疗的并发症及其预防

关节镜诊疗可能发生的并发症主要有:

1. 关节腔内出血　通常少量出血都能自行吸收。如出血较多,应予抽出并稍加压包扎。为避免出血发生,操作应轻柔,在诊疗结束时,检查腔内滑膜有无明显出血点,若有可用电凝止血。明显的腔内积血日后可能产生关节粘连,因此,诊疗结束前应清除关节内积血。

2. 感染　与其他手术一样,关节镜诊疗术同样有发生关节感染的可能。而关节一旦发生化脓性感染,则产生不良后果。幸亏此情况少见,渡边报道 3000 例关节镜诊疗术,术后应用抗生素,仅 1 例发生感染。但术者不能麻痹大意,应严格遵守无菌操作。

3. 血管损伤　虽属罕见,但是最严重并发症,有报道膝关节镜诊疗时损伤腘动脉,甚至因远端肢体缺血而截肢,因此诊疗过程中操作要轻柔,对靠近后关节囊病变的诊疗要特别小心。

4. 关节软骨面损伤　最为常见,尤其是经验不足的术者,避免此情况发生,操作切忌粗暴,小的损伤可能并不带来后果,但大的损伤难以修复。

5. 器械折断　往往由于器械质量差或术者操作粗暴而引起。发生此情况时应及时将异物取出。

6. 穿刺孔周围水肿或气肿　小的水肿或气肿多能自行吸收,但大的水肿或气肿应严密观察,防止其他并发症的发生。防止此并发症,诊疗过程中应避免反复穿刺损伤关节囊。

(八) 关节镜外科的新技术应用

上述介绍的关节镜手术器械仅仅是最基本的用

于切割的刀具，有手动和电动两种。随着科学技术的发展，镜视下手术的器械也在不断发展和改进。近10余年来，激光技术也在关节镜手术中发展起来，它不仅有切割、止血功能，还有消融气化功能，是关节镜手术的理想设备之一。此外，近些年来，双极射频气化器在关节镜手术中也普遍开展，该仪器是利用比一般外科电刀高出一倍的高频电流，在双极工作模式下对软组织产生气化消融、止血和皱缩3种不同的电流作用，由于采用双极模式，工作中心温度较普通电刀低很多，对周围软组织没有热辐射损伤，可对关节内组织进行切割、清除、修整、紧缩等处理，不仅操作方便，治疗更精确（精确度为1mm），而且处理面同时具有止血功能，被国际上视为关节镜手术器械上的又一次革命。而关节镜视频系统的高清化、输出模式的多元化以及与互联网的结合，更是未来发展的重要趋势。

（夏军　王思群）

第一百〇一章

畸形与麻痹

第一节 先天性畸形

先天性畸形是指出生前或出生时即有的异常。这种异常并不是差异，而是超出正常范围，对日后形态功能造成一定的缺陷和影响。先天性畸形种类很多，有局部或全身的异常，可单发或多发。造成畸形的因素也多种多样，病因不尽相同。一般认为是遗传，胎儿在子宫内受到机械压迫，或胎儿在母体环境内受感染、药物等外来影响所致。遗传形式表现为：①常染色体显性遗传，如进行性骨化性肌炎、成骨不全、骨干连续症、神经纤维瘤病等；②常染色体隐性遗传；③X 染色体伴性显性遗传；④X 染色体伴性隐性遗传。

先天性畸形按形成机制可分为下列几种：①分化缺陷，如多发性内生软骨瘤病；②节段缺陷，如先天性尺桡骨骨性连接、并指等；③骨化中心融合缺陷，如先天性胫骨假关节，两分髌骨等；④移动缺陷，如先天性高肩胛症；⑤骨的结构缺陷；⑥多余部分。

由于先天性畸形都有这样一个共同特点，即早期病理变化轻，有些病是可逆的，所以治疗上提倡早诊断，早治疗。包括各种综合治疗措施，如支架、推拿、按摩、智力开发、主动配合体疗等改善畸形，减少残疾程度。手术仅为其中方法之一，不可因无手术指征而放弃治疗，也不可因可以手术治疗而忽视其他的综合治疗措施。

由于遗传工程研究的重大进展，防止畸形的发生更显得意义重大。

一、先天性肌性斜颈

先天性肌性斜颈是由于出生后一侧的胸锁乳突肌挛缩和纤维变性所致的一种畸形。病变可累及全部肌肉，但大多只累及胸锁乳突肌的锁骨附着点。右侧比左侧常见。患儿头偏向患侧，下颏转向健侧，同时合并面部的不对称，它不同于由于先天性颈椎发育异常（如半椎体畸形）引起的骨性斜颈。

【病因及病理】

本病发生原因仍不十分明了。有几种假说，包括宫内胎儿的位置异常、产伤、感染和血管损伤。Stromeger（1891）认为先天性肌性斜颈与产伤有关；而 Mikulicz（1906）认为与胸锁乳突肌的血供受阻引起该肌的缺血样挛缩有关。本病往往合并其他肌肉骨骼系统的疾病，如髋关节发育不良、马蹄内翻足等。Davids、Wenger 等通过对先天性肌性斜颈和正常儿童的胸锁乳突肌的 MRI 检查、尸体解剖、活体测压等方法，证实了人体存在胸锁乳突肌的筋膜室，而肌性斜颈的发生可能就是筋膜室综合征的结果。

【症状与体征】

婴儿在出生后 1～2 周内颈部一侧胸锁乳突肌中段能发现一肿块，头面部向健侧偏斜，肿块渐增大、质硬，无压痛，数月之后消失。但此时患儿头部倾斜畸形更趋明显，头枕部偏向患侧，下颏转向健侧，整个面颈部绕颈椎纵轴呈旋转。肿块消失后，代之为整段胸锁乳突肌的纤维化及摸之呈条束感，像弓弦样突于皮下。而当患儿头转向中立位时，上述的肌挛缩外形更加显著。由于长期受到挛缩的肌肉牵拉，又未经任何治疗，一般到 2 岁之后，头颅及面部发育变形，呈不对称。患侧面部生长缓慢致扁平，健侧圆而长，患侧口角到眼外角的距离小于健侧的距离，眼睛和面部的不对称更为突出。长期未治的患者，患侧颈部的其他肌肉也相继发生挛缩，颈椎的形态和结构也逐渐发生变化。在少数严重病例，患侧肩部抬高，这是由于斜方肌亦有挛缩的关系。尤其到了青春期后期，颈椎受到头颈部长期偏斜的影响，主要由颈椎的患侧向健侧的楔形及旋转变化。病程长者可在上胸段产生一个凸向对侧的代偿性侧凸畸形,此时即使做了胸锁乳突肌挛缩矫正术也无法恢复颈部的正常位置。

【诊断与鉴别诊断】

诊断较易,一般有难产史,出生后数周颈部一侧见到和触及一肿块,数月之后可见头部向患侧倾斜。随着发育成长,面部出现不对称,颈部一侧见到紧张的条索,为位于皮下的胸锁乳突肌。颈部除了向患侧作矫正畸形的活动受限外,其余方向的活动均不受限。

主要应与下列原因造成的斜颈鉴别:

1. 颈椎椎体畸形　如半椎体畸形。此病随生长发育而斜颈逐步明显,但无胸锁乳突肌条索状挛缩。此种畸形称之为骨性斜颈畸形,X线片即可作出明确诊断。颈椎椎体结核后期也会产生斜颈,颈部肌肉普遍有挛缩,颈部长期固定在一种姿势,不能活动,下颌向内侧收进,转向患侧。

2. 眼性斜颈畸形　一般发生于儿童,因一侧视力缺陷造成。斜颈程度较轻,无胸锁乳突肌挛缩,头颈部运动亦无限制。如视力矫正之后,经训练,斜颈症状即可消失。

3. 炎症感染　如局部淋巴结炎、中耳炎或齿部疾患造成的疼痛反射性地引起斜颈,斜颈往往发展很快。根据局部的疼痛、炎性肿块及压痛,与先天性肌性斜颈很易鉴别,病灶治愈后斜颈即可消失。

4. 小儿麻痹症后遗症　一侧胸锁乳突肌瘫痪造成斜颈畸形,体检时往往可发现其他的肌肉瘫痪。做卧位抬头动作时可清晰显示出一侧肌无力,且斜颈偏向健侧。

5. 癔症　患者亦可呈斜颈畸形,但无先天性肌性斜颈的病史。体检时无胸锁乳突肌的挛缩,亦无面部不对称畸形。

【治疗】

1. 非手术治疗　适用于轻度斜颈和幼小婴儿。对诊断明确婴儿即可进行热敷和按摩,促进肿块吸收消退,防止肌性挛缩。卧位固定及手法推拉也是必不可少的。手法推拉即将头枕部转向健侧,面部转向患侧,抬高下颏,逐渐拉长患侧的胸锁乳突肌。手法要轻柔,不要造成损伤,手法推拉在出生2周即可开始。由于手法牵引及扳正治疗需持续较长一段时期,故必须教会婴儿家长治疗方法,配合治疗。卧位固定即在睡眠时仰卧位,头及枕部偏向健侧,下颏转向患侧,应以小沙袋固定头部两侧,以维持在矫正位置上。部分病例通过上述早期持续处理和家长的良好配合,可以治愈。

2. 手术治疗　非手术治疗无效、斜颈畸形和胸锁乳突肌挛缩显著者,不论面部有无畸形,年龄在半岁以上,12岁以下者均可手术治疗,此时颈椎尚无明显器质性变化。Coventry 和 Harris 认为,12岁以前任何年龄者通过手术均可获得良好效果,因为面部和颅骨的畸形可以在术后的生长期中自行矫正。对于年龄超过12岁、面部畸形严重者,手术后不易改善。有时随着头颈部畸形的纠正,面部不对称性畸形反而更加突出,外观较术前更差,应向患者说明,取得理解。对于年龄大、颈椎已有倾斜畸形的患者,术后虽不能纠正斜颈畸形,但可增加颈部的活动度,也可予手术,但应事先告知患者手术效果。手术方法一般有下列几种:

(1) 单极松解术(胸锁乳突肌锁骨头及胸骨头肌腱切断术):适用于轻度畸形儿童。麻醉后仰卧,头偏向健侧,在胸锁关节和锁骨内侧端上方1cm处作一横切口3~5cm。逐层切开皮肤、皮下、颈阔肌,露出胸锁乳突肌的锁骨头及胸骨头。将止血钳置于该肌后侧,在锁骨上2cm处切断肌腱,勿损伤锁骨下静脉。切断后将该肌止点提起,向上翻转探查,如肌肉有粘连,一并松解。切断紧张挛缩的纤维组织或筋膜,甚至包括颈动脉鞘周围之纤维束带,达到彻底松解的目的。注意分离胸锁乳突肌中段时,勿损伤穿过的副神经。术中将头转向健侧,即过度矫形位,如无困难,手术即告结束。术后早期手法牵伸颈部,持续3~6个月。一般不需石膏或支具固定。也有将锁骨及胸骨两端止点上的胸锁乳突肌部分切除,以防术后再有粘连和连接。

(2) 双极松解术:适用于中、重度畸形。如果单极松解尚不能达到过度矫正,必要时加作乳突切口。分离胸锁乳突肌的乳突端,避免损伤耳后动脉及枕动脉。在乳突尖下切断该肌,注意勿损伤副神经和面神经。术后将头放置在过度矫形位。对年龄较大和病变严重的患者,有时还需将斜方肌的乳突起点切断,可获更好效果。年龄较大的婴儿,术后应用石膏固定在矫形位约4~6周。石膏拆除之后,仍需坚持头颈部的手法按摩及矫形扳正,这是保证手术成功的重要环节。如有可能应鼓励患者作主动的肌肉锻炼来矫正畸形。

(3) 胸锁乳突肌切除术:1895年 Mikulicz 提倡对胸锁乳突肌有严重挛缩,面部进行性不对称患者均可采用此法,效果较好。

近来有人采用微创内镜下松解胸锁乳突肌,认为具有精确性高、减少血管神经损伤、瘢痕不明显等优点。

（夏新雷）

二、先天性半椎体

【临床分型】

先天性脊柱畸形可分为：①形成不良（Ⅰ型）；②分节不全（Ⅱ型）；③混合型。此分类以 X 线脊柱的表现为基础。

1. 形成不良（先天性脊柱畸形Ⅰ型） 可以是一个典型的分节完全、单一椎弓根、楔形的半椎体；也可以与相邻椎体融合。这两种不同的形成不良，发展趋势也不同。不分节封闭型半椎体其侧弯的发展比完全分节未闭型半椎体轻（图 101-1）。

2. 分节不全（先天性脊柱畸形Ⅱ型） 类似于形成不良，也有程度不同的分节不全。椎体阻滞为两个椎体越过相邻椎间盘融合在一起。然而，典型的分节不全是骨桥，仅发生于一侧，两个邻近的椎体间有完好的椎间盘。骨桥可延伸到两个或更多的椎体。由于分节不全骨桥阻碍，其侧弯有向凸侧加剧的趋势。未分节骨桥最常见于胸椎。

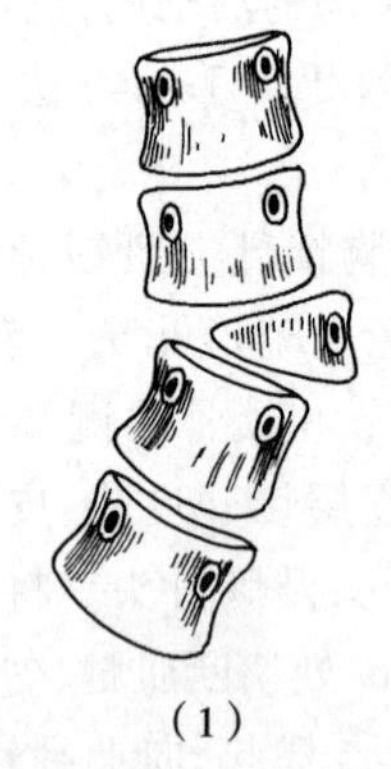
（1）
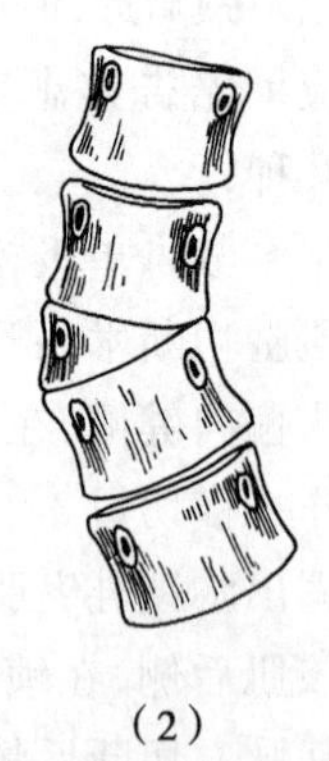
（2）
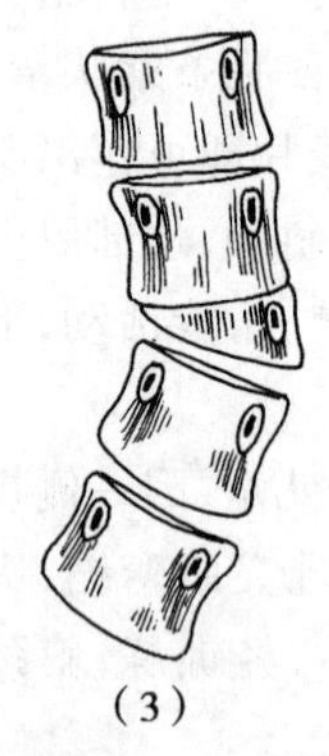
（3）
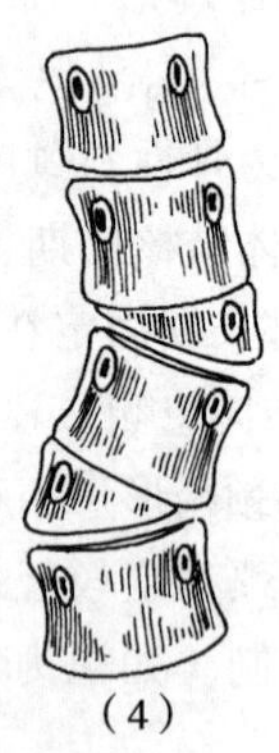
（4）

图 101-1 先天性半椎体
（1）未闭型；（2）封闭型；（3）部分分节型；（4）半椎体交替排列型

尽管常将形成不良与分节不全分开讨论，但两者能同时发生。当半椎体的对侧合并骨桥形成时，则侧弯将进展明显。

3. 混合型 为形成不良和分节不全合并肋骨畸形。

【X 线检查】

影像学检查应包括：脊柱 X 线片（最好全长片）、断层摄影、三维 CT 或 MRI 扫描，充分了解其异常的解剖关系和畸形的部位。例如，胸椎半椎体可伴有上、下方的代偿性侧弯，从而获得躯干的平衡。然而，腰骶结合部的半椎体可导致严重的躯干倾斜，并促使在胸腰段出现一个大的结构性代偿性侧弯。

【治疗】

根据畸形的特点及其所引起的脊柱发育异常的程度不同可采用相应的治疗措施。

1. 严重脊柱侧弯（伴或不伴旋转）畸形者 应按脊柱侧弯进行手术治疗。

2. 严重驼背畸形影响日常生活者 可行截骨术治疗。

3. 青少年病例 为避免或减缓脊柱畸形的发生与发展，可对脊柱的凸侧一至数节先行植骨融合术，以终止该节段的生长。

4. 轻度畸形者 可辅以支架，并加强背部肌肉锻炼。

支具对先天性脊柱侧弯上下端出现的结构性代偿性侧弯是有效的，但是支具不能控制一个短节段。如果弯曲发展应停用支具治疗。支具也可在手术矫正后用于治疗代偿性结构性侧弯。手术治疗先天性脊柱侧弯的方法很多。早期可采用较简单的手术方法，能达到满意的效果而无严重并发症的危险。原位融合是治疗先天性脊柱侧弯的经典方法，一般是指不使用器械的后路融合术。侧弯部融合成功的关键是多而广的植骨，需要融合整个侧弯节段和两侧椎板，可能需要异体骨与自体骨植骨。侧弯后路融合的缺点是需要融合较长的脊柱节段，这将对融合范围内的椎骨生长起限制作用。原位后路融合并不随时间的延长而出现侧弯逐步自然矫正。此法对严重侧后弯的患者，由于不能控制畸形以及存在假关节形成的可能性，因而不是一种好的方法。同样腰骶部的半椎体也不适合行后路融合术，否则可能引起明显的畸形，包括躯干变形和较大的代偿性胸腰侧弯。这种特殊的畸形最好采用半椎体切除术（图 101-2）。侧弯部原位融合的患者，不论单纯后路融合或前、后路联合融合，应该用石膏或使用支具外固定，至少要到放射线检查提示融合已经完成。

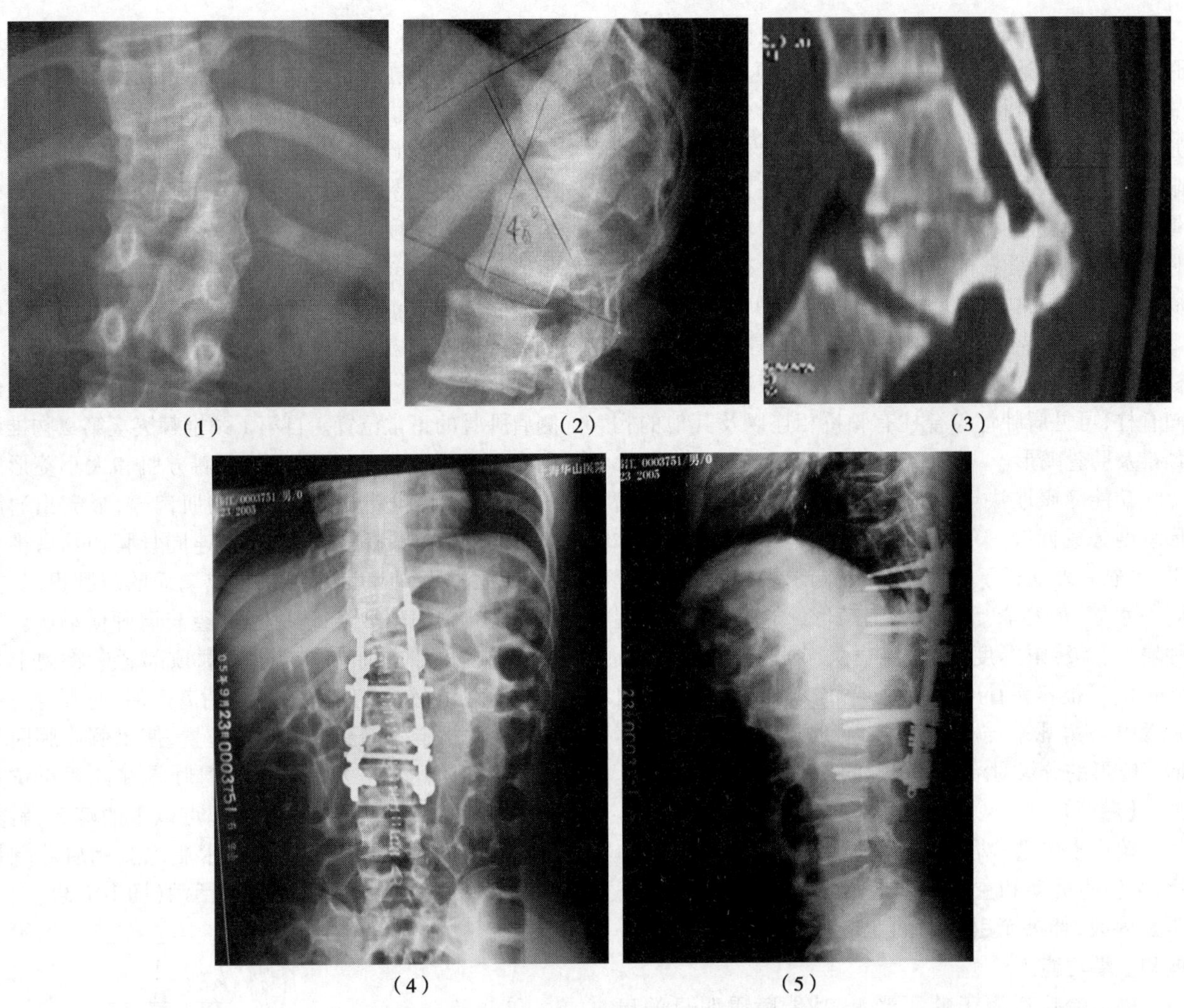

（1）　（2）　（3）

（4）　（5）

图 101-2　半椎体切除融合内固定术

(1)X 线正位片;(2)X 线侧位片;(3)CT 片;(4)术后 X 线正位片;(5)术后 X 线侧位片

（马晓生）

三、先天性高肩胛症

该病为较少见的一种先天性畸形。特征是肩胛骨高于与胸廓相对应的正常部位,患肢上臂上举活动受限,可同时合并有颈肋、肋骨发育不全、颈、胸椎的畸形。1863 年由 Enlenber 首先描述。1891 年 Sprengel 报告 4 例,并讨论病因,故本病又称 Sprengel 畸形。

【病因】

这是胚胎期间肩胛带下降不全的结果。肩胛带在胚胎期间是颈椎旁的一个肢芽,自胚胎的第 4 个月起逐渐从对应的颈$_4$ ~颈$_6$的位置下降至第 2 ~7 肋间。由于某种原因,肩胛带的正常下降过程受阻,就形成高肩胛畸形。可发生在一侧或者双侧。

【病理】

胚胎发育过程中,肩胛带随之下降,同时肩胛骨的横径与垂直径的比率逐渐减少。但由于下降过程中断或受阻,使肩胛骨处于胸廓后较高处,肩胛骨正常发育受到影响,发生了形态变化。常见的病理改变可分成两个方面:①骨的变化。前者是肩胛骨位置高,最高时与枕骨相接触,上部向前弯曲,超过胸廓顶部呈钩状,内缘及下角向脊柱内移,甚至与相邻的颈椎与上胸椎的棘突有骨性、软骨性或纤维性连接。形成全部骨性连接的称为肩椎骨(omovertebral bone),肩胛骨内上角与颈椎棘突与横突之间有一纤维束和软骨或骨性的束带,称之为肩椎骨桥。有的在骨桥与肩胛骨之间有发育较好的关节,有的仅见一些纤维组织。肩胛骨体一般发育很小。除肩胛骨畸形外,可合并脊柱侧弯、脊椎体缺如、肋骨融合及肋间隙变窄等畸形。②肌肉的变化。肩胛骨的诸组肌肉部分或完全缺损,肩胛提肌和菱形肌变得纤细并有不同程度的挛缩或纤维化。

【症状】

临床表现主要为患儿在 1 岁之后即能发现患肩增高,“高”即是指肩胛骨与胸廓相互关系而言,呈耸肩短颈的外形，肩关节外展上举功能明显受限，患肢肩胛带肌肉不发达。患者头颅多向患侧倾斜，年龄稍大的患者可合并脊柱及胸廓畸形。肩胛骨发育小，下角升高，上下径变短，横径变宽。肩关节的外展上举受限，与肩胛骨的位置及发育畸形不无关系，如①肩胛骨的高度超过胸廓高度，内上角甚至向前弯曲；②肩胛骨的内侧缘紧靠椎体棘突；③肩椎骨桥；④肩胛骨周围诸肌的异常。X线片可见患侧肩胛骨发育较小，下角升高，上界可超过胸廓高度，肩胛骨的腋缘与脊柱缘之间（横径）宽度增加，下角转向腋部，内上缘转向脊柱，可见肩胛骨与脊柱有骨桥相连以及其他的胸颈椎及肋骨畸形。

功能障碍取决于畸形的程度，Cavendlish根据畸形程度分成四级。一级：畸形不明显，两肩在同一水平，穿衣后外观近于正常。二级：畸形较轻，两肩接近同一水平，但穿衣后可以看出畸形，颈蹼处可见隆起肿块。三级：中等度畸形，患肩关节可高于对侧2～5cm，畸形很容易看出。四级：严重畸形，患肩很高，肩胛骨内上角几乎与枕骨相抵，有时常合并有短颈畸形。畸形的分级对治疗有一定的参考意义。

【治疗】

畸形不严重、功能障碍不显著者，不考虑手术治疗，可作些被动和主动的上肢活动，如外展、上举、下压及内收，伸展牵引短缩的肌肉，改善和增进肩的外展和上举功能。

手术治疗适用于畸形严重、功能障碍明显的患儿。患者除了肩胛骨的升高外，还合并有其他的骨性及软组织畸形，故选择手术治疗时应考虑下列因素。①年龄：以3～7岁手术疗效较好。年龄太小则不能耐受手术。8岁以上者，手术时过于注重矫正畸形，常引起臂丛神经牵拉而造成损伤，同时组织发育接近成熟，缺乏弹性，对肩胛骨位置的变化适应性差，故功能改善收效甚少，应慎重考虑。②畸形程度：对畸形严重合并有功能障碍者应考虑手术，功能障碍不著而仅有外观畸形可不考虑手术。③双侧畸形：如畸形对称可不考虑手术治疗。④如合并有其他脊柱及肋骨严重畸形，估计术后功能改善不大，不应手术治疗。

手术原则是松解肩胛骨周围软组织，使肩胛骨下降至正常位置，切除阻碍肩胛骨下降的骨性、肌性连接，注意避免血管、神经损伤。

几种常用的手术方法：

1. 肩胛骨内上部和肩椎骨桥切除术　全麻，俯卧位，在患侧肩胛冈上作一横形切口，切口内自斜方肌上部纤维起，外至肩峰。将肩胛骨内上缘上方的斜方肌分离牵开，显露肩胛骨的上部和肩椎骨桥。在肩胛骨上切断肩胛提肌和菱形肌附着点。肩胛骨切除多少，因患者而异，原则是必须包括肩胛冈上部、肩胛冈内侧端和突出在肩胛骨内侧缘的结节，因此结节可能与棘突相抵触。切除部分肩胛骨时必须连同骨膜一并切除，以防骨质再生，影响术后疗效。最后切除肩椎骨桥，将维持肩胛骨高位的软组织切断后，肩胛骨可以有不同程度的下降。

2. Woodward手术（肩胛骨下移固定）　主要步骤是将斜方肌的起点移至更低位的棘突上。此法目前临床上使用较多。

全麻，俯卧位，双肩均消毒铺巾，以便术中参照健侧肩胛骨的正常位置。自第1颈椎棘突至第9胸椎棘突作一正中切口，于棘突上切断斜方肌和大小菱形肌的起点，然后向外侧翻开游离的肌肉瓣，显露出肩胛骨上角的肩椎骨桥或纤维束带，连同骨膜切除肩椎骨桥，如无骨桥，则切断纤维束带或挛缩的肩胛提肌，需注意防止损伤副神经、肩胛上神经与肩胛横动脉。肩胛骨内上角如向前弯曲超过胸廓顶部者应将内上角凿除。在颈$_4$水平切断斜方肌的附着点后，肩胛骨可比较容易地被推下移至接近正常位置，使术侧肩胛冈与健侧肩胛冈达同一水平。维持肩胛骨在此矫正位置后，再将斜方肌、菱形肌缝回原起点以下的棘突，斜方肌的下部则应有过剩的部分。术后患肢用肩肱绷带包扎，2～3周后逐渐进行肩关节活动（图101-3）。

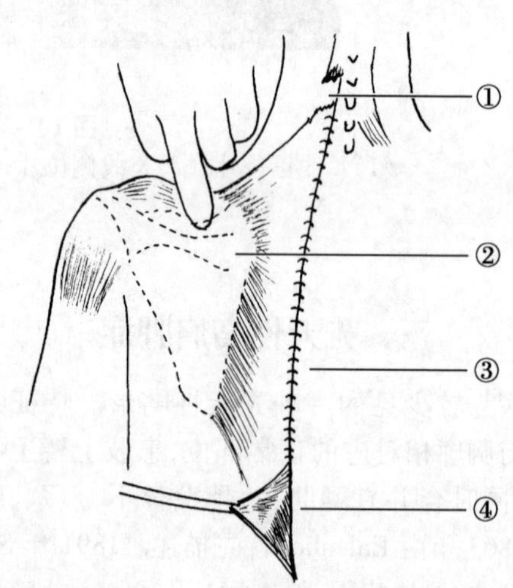

图101-3　肩胛骨下移术

①切断的斜方肌上部　②被压下的肩胛骨
③皮肤缝合线　④斜方肌过剩部分

（魏亦兵）

四、发育性髋关节发育不良

发育性髋关节发育不良（developmental displasia of the hip，DDH）），也有称为：发育性髋关节脱位（developmental dislocation of the hip），是小儿骨科最常见的下肢畸形之一。发病率为：约在9‰～13.39‰之间，

其中完全性髋关节脱位的发生率为1‰～2‰，女孩多见，约(5～7)∶1。有明显的种族差异：白种人最多，黄种人其次，黑人最少。其中60%的病例为左侧发病，20%为右侧发病，20%为双侧发病。

自1887年William Adams首次在英国医学杂志提出了先天性髋脱位（congenital dislocation of the hip，CDH）至今，人类对儿童髋脱位的认识和研究已逾百年，随着临床研究及科学技术的不断发展，人类对髋关节脱位的病理发生、危险因素、治疗手段及预后评估等方面的认识也在不断更新。

1992年北美小儿骨科学会（POSNA）将先天性髋脱位一词正式改名为发育性髋关节发育不良或髋关节脱位（developmental dysplasia or dislocation of the Hip）。命名的改变更贴切于疾病的病理改变及发育特征，其涵盖了胚胎、胎儿及婴儿时期，包括了从髋关节发育不良到髋关节半脱位、髋脱位的所有病例。

髋关节发育不良的早期诊断、早期治疗可以获得正常或者近于正常的髋关节已经得到公认。发达国家对此病已经列为常规新生儿筛查或者新生儿高危人群筛查，其中的高危因素包括女婴、阳性家族史和臀位产。在我国的一些城市也在逐渐开展这项工作，如天津、北京、上海等，但远远不够，希望在不久的将来，这件事情能够成为政府行为，使这类患儿获得正常的生活。

临床上，髋关节发育不良有时伴有斜颈、内旋步态以及马蹄内翻足畸形，有时为多关节挛缩，此类属于先天性畸形范畴，不在本章所述范畴。

【病因】

1. 遗传因素　此病有明显的家族史，尤其在双胎婴儿中更为明显。有此病的患者家族中其发病率可以高达20%～30%，而且姐妹中更为多见。

2. 体位与机械因素　有人报道髋关节发育不良病例中臀位产高达16%～30%，而正常生育中臀位产仅占3%。MacEwen和Ramsey在对25 000个新生儿的普查中发现，臀位产的女婴发生髋关节发育不良的比例为1∶35。臀位产使髋关节在异常位置上遭受机械压力，容易引起股骨头脱位。多见于第一胎，有家族史的占10%。亦有人认为，出生后的体位是引起此病的一个因素，如新生儿采用蜡烛式襁褓位的国家和地区本病的发病率高，如印第安和中国的北方地区，故目前已经在进行广泛宣传，以废除蜡烛式襁褓位包裹新生儿。

3. 激素因素（引起关节松弛）　近年来越来越多的报道证明关节韧带松弛是一个重要因素。临床上发现母体在生产过程中需要大量的内分泌激素（雌激素），结果使盆腔韧带松弛，而宫内胎儿也受其影响，关节韧带松弛，出生后可能发生股骨头脱位，发生髋关节发育异常的患儿，也常常伴有关节松弛症。

4. 原发性髋臼发育不良　Wynne-Davies报道有一个家系都有“浅髋臼”表现，称为“发育不良株”。提示原发性髋臼发育不良可能是先天性髋关节发育不良的一个危险因素。

【病理】

根据Harris提出的股骨头和髋臼同心是髋关节发育的先决条件的原理，一旦发生脱位，头臼发育迟缓，随着时间推移，病理改变日益加重，这已被动物实验所证实。英国Dun指出，10%新生儿有髋脱位，其中85%髋关节形态是正常的。但是在临床婴儿的髋脱位中，髋臼的病理变化并非一致，如何解释值得商榷。

发育性髋关节发育不良的病理变化包括骨骼和软组织两部分，其改变随着年龄的增加而逐渐加重。

1. 骨骼的变化　髋关节发育不良是最重要的变化。包括髋臼、股骨头、股骨颈，严重者还可影响到骨盆和脊柱。

（1）髋臼：在出生时尚属正常，而在髋臼外上缘处有切迹。随着生长发育，髋臼逐步变窄而浅，呈三角形。脱位的股骨头的局部刺激使髂骨翼出现骨性凹陷而形成假臼，髋臼前缘内上方往往可见骨骼缺损。

（2）股骨头：正常股骨头呈球形，而髋关节发育不良的患儿在新生儿期股骨头也仍为圆形，表面有光滑的软骨面。而后由于脱位于髋臼外，股骨头的形状可逐步改变，股骨头骨骺发育迟缓。股骨头发育较小，随着脱位时间的延长失去球形而变得不规则，甚至出现表面软骨的点状脱失。

（3）股骨颈：股骨颈一般变短变粗，股骨颈前倾角变大，正常新生儿的前倾角为25°，以后逐步减少，至2岁时逐渐减少至15°。当股骨头外移后，由于正常肌肉的收缩，使股骨头向前旋转，前倾角因而增大，有时甚至可达60°以上。

（4）骨盆和脊柱：严重的一侧髋脱位的患儿，随着年龄的增长，会由于肢体短缩，而发生骨盆倾斜以及脊柱侧弯，两侧脱位时，会发生腰椎前突弧度增加。

2. 软组织的变化　软组织的变化主要包括盂唇、关节囊、韧带以及髋关节周围肌肉的变化。

（1）盂唇：盂唇多半见于髋臼后上部，它的增生与肥大使股骨头不能直接指向髋臼中心。术中往往可以看到盂唇增厚、内翻。

（2）关节囊：正常的髋关节囊是一层纤维组织，厚度0.5～1.0mm。脱位的关节囊往往拉长增厚，有时可达2～3mm之多。由于关节囊的拉长，髂腰肌经过关节囊前方使关节囊出现压迹，严重者可引起关节囊狭窄而呈葫芦状，阻碍股骨头的复位。有时关节囊长期牵拉使关节囊与髋臼上方髂骨翼粘连，使髋臼呈封闭状，这时，股骨头复位更为困难。

（3）圆韧带：正常圆韧带连接股骨头中心凹与髋臼的内下方。髋关节脱位后，关节囊与圆韧带同时受到牵拉而拉长增厚，有时与关节囊粘连而消失，圆韧带内的中心动脉亦因牵拉增厚而过早闭塞。

（4）肌肉与筋膜：随着股骨头向上移位，髋关节周围的肌肉以及筋膜，如臀肌、阔筋膜张肌、内收肌群以及髂腰肌等均有不同程度的挛缩。

【分型】

典型的髋关节发育不良分为三种类型。

1. 髋发育不良　又称不稳定髋关节。这一类仅在检查中方可发现。髋臼发育较差，髋臼指数在 1 岁时往往超过 25°，但无其他表现。目前，髋关节发育异常的常规筛查，使得这种类型的髋关节发育异常的比例比过去明显升高。

2. 髋关节半脱位　这类病例中，股骨头、髋臼发育较差，股骨头向外上方移位，但并未完全脱出髋臼。X 线检查可以看到股骨头向外上方移位，髋臼指数增大至 35°或更大。髋关节半脱位是独特的一型，而不是髋发育不良与髋脱位的中间过渡阶段。它可以保留这种情况而不转化到完全脱位状态，除非有外来因素促使这种变化。

3. 髋关节脱位　此类型往往在小儿开始学步行走时或行走后有症状来就诊。股骨头已经完全脱出髋臼而向上、向外移位。股骨头向上向外移位程度，随着年龄的增加而有所增加。

【临床表现】

髋关节发育异常有时并没有明显引起家长注意的表现，如果是单侧，家长会注意有肢体的不等长，或者可能会因为听到关节有弹响而就诊。如果为双侧，会有会阴部增宽、外展髋关节时腹股沟区空虚。髋关节发育不良的完全脱位的患儿常常学步行走比正常儿明显晚，尤其是双侧髋关节受累，正常小儿学步的时间为 1 岁左右，当一个小儿在生后 18 个月仍然不能独立行走时，一定有异常，此点必须告知所有的家长。但有时此种表现却被误认为是缺钙，此种病例在临床中并不少见，必须引起妇幼保健医生的重视。

进入行走年龄的儿童，跛行或者摇摆步态常常是患儿就诊的唯一主诉。

【体格检查】

在新生儿和出生后 6 个月内的小婴儿期，仔细的临床检查非常重要。如果在这个期间得到正确的诊断和治疗，其治疗方法简单，治疗效果明显，甚至可以终生获得一个正常的髋关节。

1. 臀纹不对称　由于对于髋关节发育不良的认识逐渐提高，我国许多地方的产科医生、妇幼保健科医生都对新生儿或者生后第一次体检的新生儿进行皮纹检查，如果发现臀纹不对称，则推荐到专科医生进行进一步的检查（图 101-4）。但是，髋关节发育异常时大部分患儿会有臀纹不对称，但臀纹不对称未必一定是髋关节发育异常。

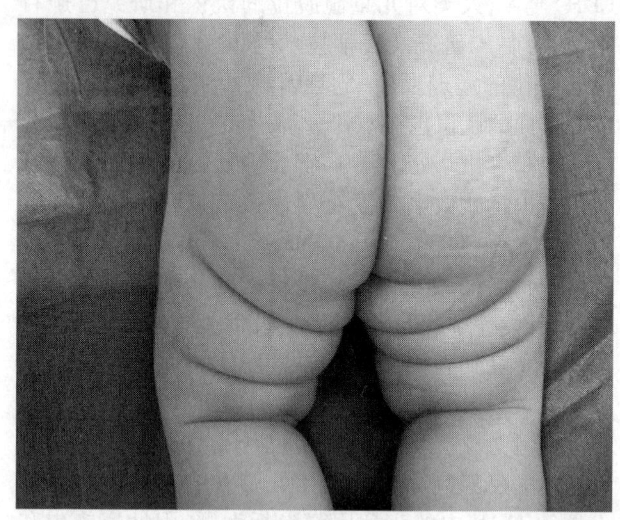

图 101-4　臀纹不对称

2. Ortolani 试验或 Ortolani 征　这是一种一次只能检查一侧肢体的方法，检查时将小儿仰卧在检查台上，保持平静，检查者的示指和中指放在股骨大转子处，拇指则放在大腿的内侧，与此同时对侧拇指、环指或中指放在两侧髂前上棘固定骨盆。另外也可以用同样的方法握住另一侧大腿，并将髋关节保持外展。将髋关节屈曲 90°并轻柔地外展，同时随着髋关节的内旋或外旋提拉下肢，当脱位的股骨头复位至髋臼时可感觉到明显的弹响声（clunk）。这一检查称为 Ortolani 征（Ortolani 试验阳性）（图 101-5）。

3. Barlow 试验　是使不稳定的髋关节脱出或半脱出的检查方法，是用 Ortolani 试验相同的手法固定骨盆和握住大腿，将髋关节沿中线外旋/内旋并屈髋 90°，然后将下肢轻柔内收并对膝关节轻微向后加压，有明显的弹响或向后运动的感觉为阳性（即 Barlow 征），应分别检查两侧髋关节。Barlow 试验阳性说明关节松弛，存在潜在的半脱位和后脱位（图 101-6）。出生 3 个月以后，随着软组织挛缩进一步加重，Ortolani 试验和 Barlow 试验的可靠性下降。

4. Galeazzi 征（Allis 征）　是将新生儿或者小儿仰卧于检查台上，使骨盆水平，将髋、膝关节屈曲至 90°，双足踝对称平放于检查台面，髋关节保持于中立位，确定双膝是否在同一高度，如果一侧显示较低，则提示该侧髋关节向后方脱位（图 101-7）。此时称为 Galeazzi 征阳性。此为单侧髋关节脱位的体征之一。

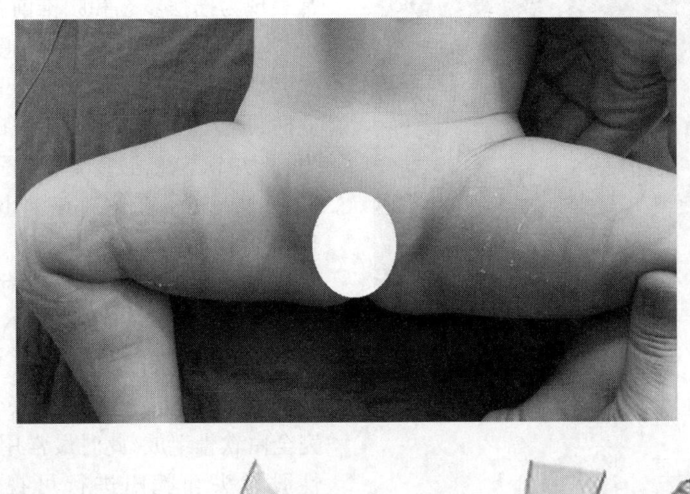

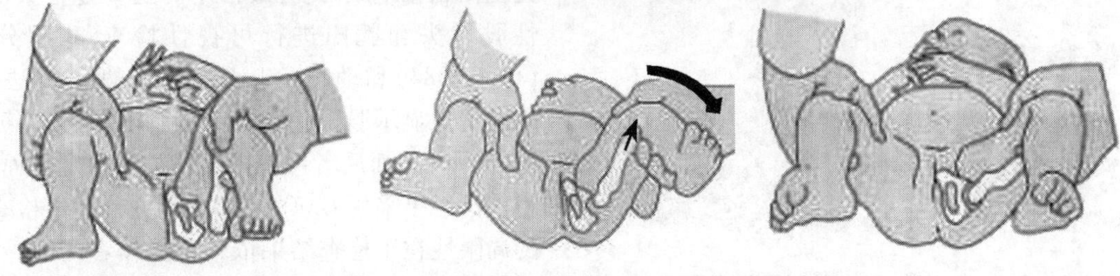

图 101-5　Ortolani 征(Ortolani 试验阳性) 以及示意图

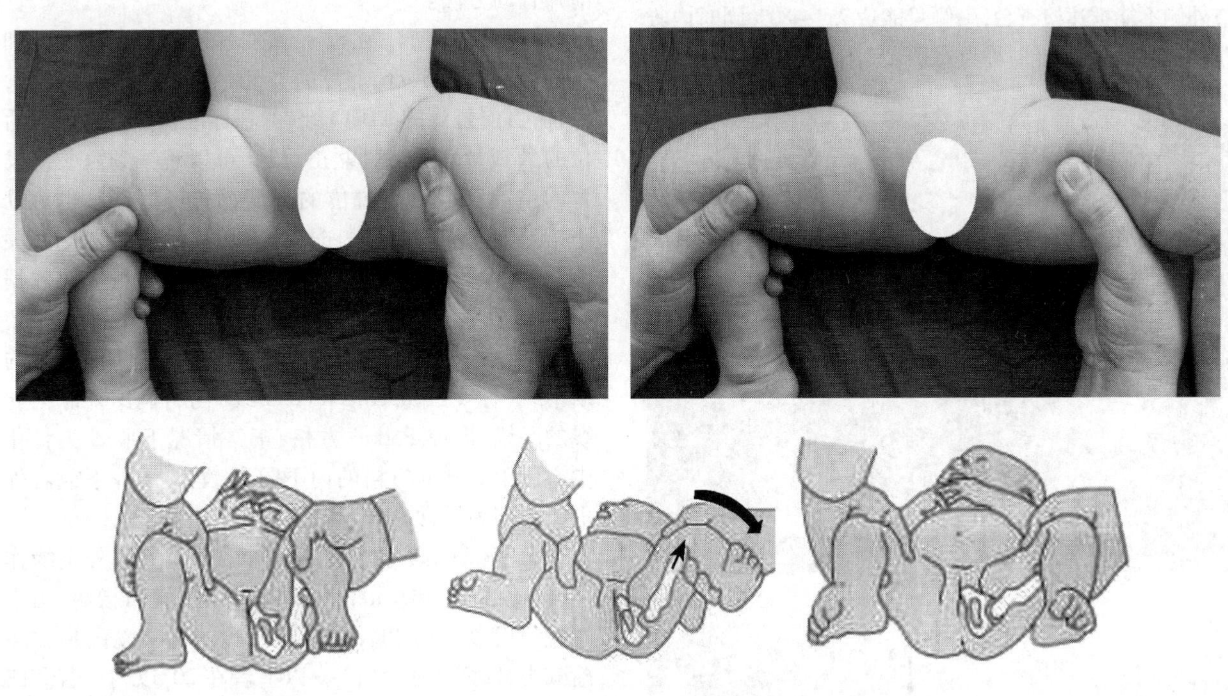

图 101-6　Barlow 征以及示意图

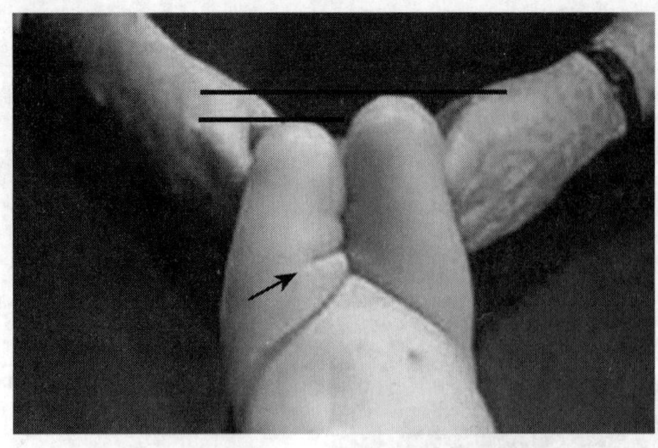

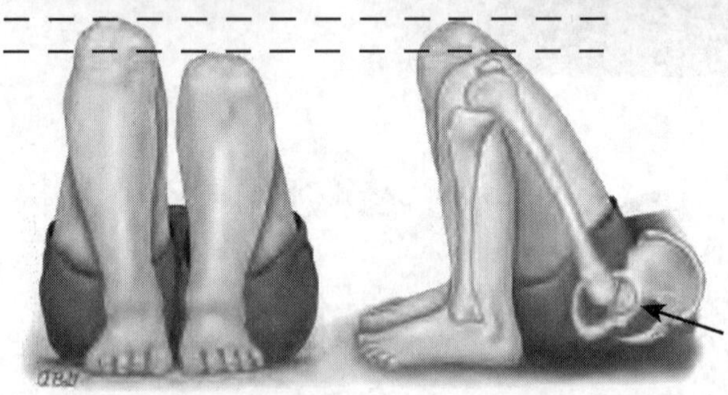

图 101-7　Galeazzi 征(Allis 征)以及示意图

5. 外展试验　将小儿仰卧在检查台上,保持平静,屈髋、屈膝各 90°,双手握住膝关节并同时外展髋关节,膝关节外侧不能抵达检查台,患侧只能达 75°~80°,同时内收肌表现明显紧张,此时称为外展试验阳性(图 101-8)。

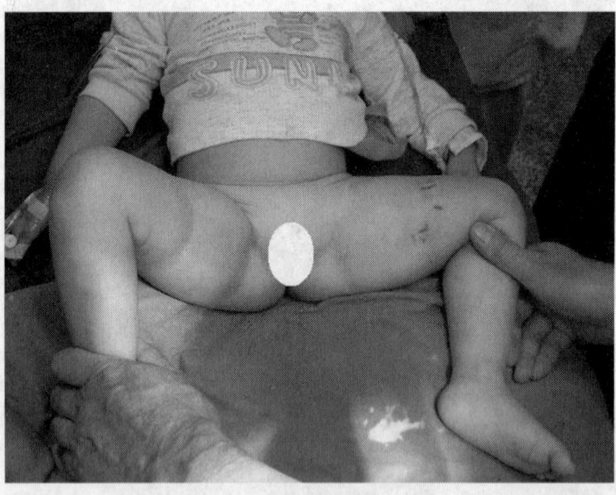

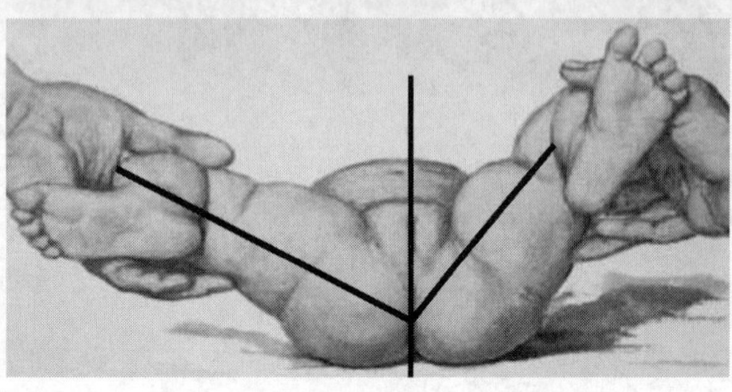

图 101-8　外展试验阳性以及示意图

6. 步态异常　单侧髋脱位走路跛行,而双侧者常常表现为摇摆步态和腰椎前突臀后突。

7. Trendelenburg 征　患儿站立,当健侧单腿站立、患腿上抬时,骨盆同侧升高。相反,当患肢单腿站立时,因患侧股骨头不在髋臼内,加上臀中肌短缩无力,髋关节不稳,致使骨盆向下垂。称之为阳性。

8. 大转子高位　正常小儿自髂前上棘经大转子顶点至坐骨结节呈一条直线,称作 Nelaton 线。当股骨头不在髋臼内而向上脱位时,大转子随之上升,这三点不在一条直线上,称之为 Nelaton 线破坏。

【辅助检查】

1. B 超检查　在股骨头骨骺核出现之前,股骨头完全由软骨组成,此时最常用的是 B 超检查对于软骨性股骨头和髋臼进行可视性检查,B 超分为静态(Graf,1984)和动态(Clarke,1985)两种方法,前者可以清楚地显示股骨头和髋臼的解剖形态,共分为Ⅳ型(表 101-1);而后者可以提供髋关节稳定方面的信息,目前国内多采用 Graf 方法,但髋关节超声检查最主要的局限性在于检查结果依赖于操作者的经验和技巧,尤其是对于生后 3 周内的婴儿进行检查时,因此,有学者提出:髋关节超声检查是作为一种临床评估的辅助方法。但在我国的很多地区,超声检查仍作为 6 个月前筛查的方法。

2. X 线检查　在没有髋关节超声检查的地区和有超声检查的 5~6 个月的婴儿,X 线检查是必需的,而且,目前公认的 DDH 诊断的金标准仍然是骨盆前后位的 X 线片。通过骨盆正位片,可以观察到髋关节发育的情况和股骨头脱位的高度,而进行分型,也有助于指导临床治疗方法的选择。X 线片应包括双侧髋关节的骨盆片。在骨盆正位片上需要进行测量的数据有(图 101-9):

1）股骨头的位置:作连接双侧髋臼 Y 形软骨的水平线(称 Y 线或 Hilgenreiner 线)与自髋臼外缘与此线的垂线,形成 Perkni 方格,正常情况下股骨头骨化中心位于 Perkni 方格的内下象限,如位于外下或者外上象限即为异常。

2）髋臼指数:自 Y 形软骨中心至髋臼外上缘作连线,此线与 Hilgenreiner 线间夹角称髋臼指数,出生时髋臼指数可达 30°,随小儿年龄的增长髋臼指数逐渐减小,1 岁时为 25°,2 岁以上者在 20°以内。若髋臼指数异常增大,提示髋臼发育不良。

3）中心边缘角(CE 角):取股骨头中心为一点,画垂直于 Y 线的一条线,以此为中心再向髋臼外缘连另一条直线,两线所形成的角度即为中心边缘角,此角正常大于 15°,在髋关节异常时小于 15°,甚至成负角,提示股骨头外移,为脱位或半脱位。

7

表 101-1　B 超检查的 Graf 分型

<table>
<tr><th colspan="3">分型</th><th>骨性髋臼</th><th>骨性髋臼外侧缘</th><th>软骨性髋臼</th><th>α 角</th><th>β 角</th><th>月龄</th></tr>
<tr><td rowspan="2">Ⅰ型</td><td colspan="2">Ⅰa</td><td>良好</td><td>锐利成角</td><td rowspan="2">对股骨头覆盖良好</td><td rowspan="2">≥60°</td><td>≤55°</td><td>任何</td></tr>
<tr><td colspan="2">Ⅰb</td><td>良好</td><td>稍钝</td><td>>55°</td><td>任何</td></tr>
<tr><td rowspan="5">Ⅱ型</td><td rowspan="2">Ⅱa</td><td>Ⅱa(+)</td><td>稍缺陷</td><td rowspan="2">钝圆</td><td rowspan="2">覆盖股骨头</td><td>50° ~ 59°(根据 Graf 标尺,达到最小成熟度)</td><td>无要求</td><td><3 个月</td></tr>
<tr><td>Ⅱa(-)</td><td>有缺陷</td><td>50° ~ 59°(根据 Graf 标尺,未达到最小成熟度)</td><td>无要求</td><td>6 周 ~3 个月</td></tr>
<tr><td colspan="2">Ⅱb</td><td>有缺陷</td><td>钝圆</td><td>覆盖股骨头</td><td>50° ~59°</td><td>无要求</td><td>3 个月 ~6 个月</td></tr>
<tr><td colspan="2">Ⅱc</td><td>严重缺陷</td><td>钝圆</td><td>覆盖股骨头</td><td>43° ~49°</td><td>≤77°</td><td>任何</td></tr>
<tr><td colspan="2">Ⅱd</td><td>严重缺陷</td><td>钝圆或扁平</td><td>无法覆盖股骨头</td><td>43° ~49°</td><td>>77°</td><td>任何</td></tr>
<tr><td rowspan="2">Ⅲ型</td><td colspan="2">Ⅲa</td><td>差</td><td>扁平</td><td>向上方移位呈无回声</td><td><43°或无法测量</td><td>不需测量</td><td>任何</td></tr>
<tr><td colspan="2">Ⅲb</td><td>差</td><td>扁平</td><td>向上方移位呈低或中等回声</td><td><43°或无法测量</td><td>不需测量</td><td>任何</td></tr>
<tr><td colspan="3">Ⅳ型</td><td>差</td><td>扁平</td><td>向下方移位</td><td><43°或无法测量</td><td>不需测量</td><td>任何</td></tr>
</table>

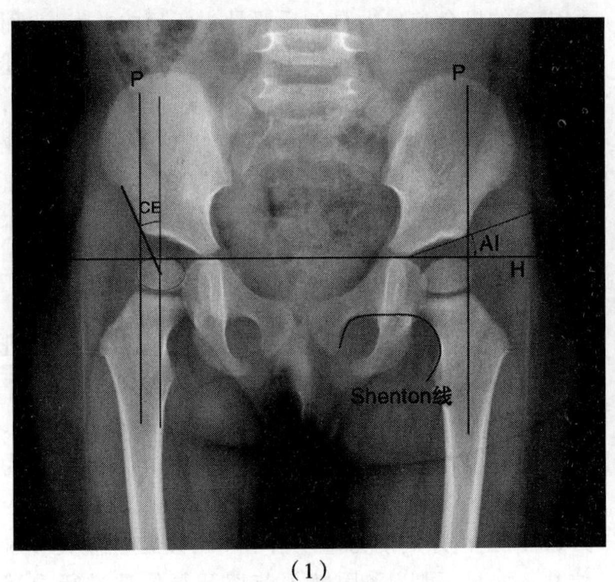

(1)

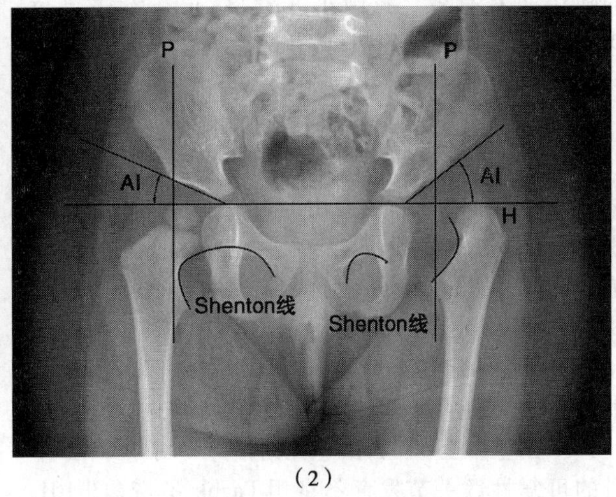

(2)

图 101-9

(1)正常骨盆正位片;(2)左侧髋关节脱位:股骨头位于 Pekin's 方格的外上象限,髋臼角大,Shenton 线不连续

4）沈通线:是指闭孔的内上缘和股骨颈的内侧缘之间的弯曲线,正常情况下,此线连续,但在髋关节发育异常时,此线的连续性中断。

3. CT　曾经作为大龄患儿手术前评估股骨颈前倾角的方法进行,但由于 CT 射线可能造成对小儿的影响,已经越来越少用。

4. MRI　由于无射线以及对于髋关节内以及周围的软组织显像的特点,而逐渐被用于婴幼儿髋脱位闭合复位前后的检查,但由于此方法需要对于小儿进行检查前的镇静用药而并没有作为普及的常规方法。多数是作为临床研究的观察而选用。

【诊断】

根据上述的临床表现、体格检查以及辅助检查,可以获得髋关节发育不良的诊断,而且可以得到相应的分型。

【鉴别诊断】

髋关节发育不良在临床上需要与病理性髋脱位、髋内翻和其他原因所致的髋关节脱位进行鉴别。往往可以通过详尽的病史、体格检查以及影像学的改变进行,一般并不是很难。

1. 髋内翻 单侧多见,往往见于会走后的小儿,表现为跛行(单侧)或者摇摆步态(双侧)。但骨盆正位片可见股骨头位于髋臼内,颈干角明显变小,小于110°才可诊断。同时可见:大转子高位,转子间距变小或者为负值。有时在股骨颈下方可见三角形骨块。

2. 病理性髋脱位 在新生儿或婴儿期有周身和髋部感染并治疗的病史。骨盆正位片除可见髋脱位外,有股骨头形态破坏或者形态的改变,如股骨头缺如、短髋畸形等。

3. 神经源性或者畸形性髋脱位 患儿可有痉挛性脑瘫或者下神经源性瘫痪的相应病史和体征。或者多个关节挛缩同时存在的表现。

【治疗】

大量临床观察证实:对于出生后4周内,体格检查疑似髋关节脱位和已经确诊为髋关节半脱位的患儿进行监护性治疗是有益的。但临床医生必须知道,在新生儿期,超声检查提示有轻微髋关节发育不良,常可以自行恢复,这种生理性的髋关节变异有可能导致髋关节过度治疗,4~6周后,对于有DDH高危因素的婴儿进行超声检查,以及早期干预对结果的随访非常有效。我国小儿骨科,正在着手进行DDH临床治疗共识的制订,相信会对该病的治疗起到临床指导作用。

DDH早期诊断、早期治疗,可以使患儿获得一个几乎正常的髋关节已经得到公认。所以在发达国家,早已经做到了对于新生儿由经过专业培训的保健医生进行髋关节的筛查,然后转到小儿骨科专科医生处治疗,但在我国的大部分地区还做不到这一点,所以,我们有责任进行这方面的工作,让全民皆知。

髋脱位治疗方法的选择和诊断时的年龄有关,年龄越小、方法越简单、效果越好,并发症越少。

1. 出生后至6个月龄患儿的治疗 对于0~6个月的可复性髋关节发育不良用Pavlik吊带(图101-10)进行治疗,这是一种允许患儿自主活动,使髋关节出现圆周样活动,进而促使髋关节加深和稳定。Pavlik吊带应该在诊断为DDH后尽早应用,应用时间的长短取决于诊断明确时的年龄,通过定期的体检以及超声检查来判断病情的恢复情况。对于完全性髋关节脱位的患儿,如果使用Pavlik吊带4周无改善,应放弃该治疗方法,而改为闭合复位,并通过髋关节造影评估复位的结果。Pavlik吊带治疗的成功率不尽相同:稳定的髋关节成功率达100%;Balow征阳性的为90%;Ortholani征阳性的可复性髋脱位为61%~93%;而不可复性髋脱位的成功率仅为40%。

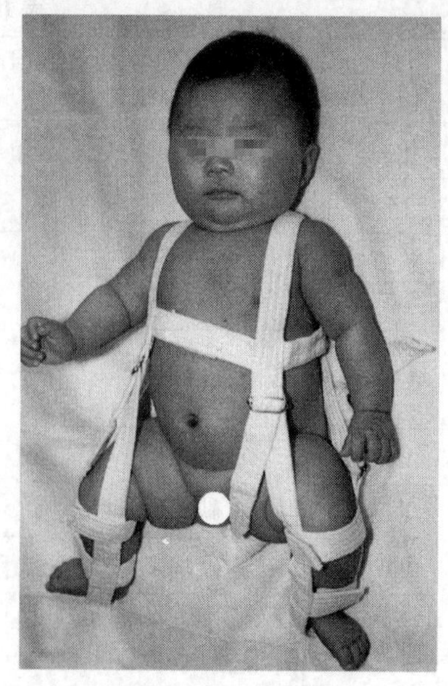

图101-10 Pavlik吊带治疗髋关节发育不良

2. 18个月以下婴儿的治疗 闭合复位、石膏、支具固定。关于对于髋关节完全脱位的患儿复位前是否进行牵引,目前有两种观点,一种是:牵引会增加复位成功的机会和减少复位后股骨头坏死的并发症;而持不牵引的观点的学者认为:牵引并没有明显的上述结果,目前,西方许多国家已经不再进行复位前牵引,但在2011年6月在日本岐阜举行的APOA会议上,亚洲的大多数小儿骨科学者仍然认为复位前牵引对于较少股骨头坏死的发生仍然重要,不应放弃。近几年来,我国多数医院也已经不再进行复位前的牵引,但有待于多中心研究,以观察复位前是否需要牵引。

但需要在麻醉下进行一次性复位,以及复位前进行内收肌或者加髂腰肌的切断是所有小儿骨科医生临床上坚守的。复位后稳定角多数掌握在至少20°,复位后采用人位石膏固定,多数固定3个月,然后换为人位支具继续固定3个月,但也有学者,支具固定6个月,也就是治疗周期为9个月。不可复位性髋关节脱位并不多见,可以采用髋关节切开复位后进行上述固定。

3. 18个月以上小儿的治疗 需要进行髋关节囊切开复位、骨盆截骨术。常用的截骨术有:Salter骨盆截骨术、Dega或者Pemberton髋臼成形术。

Salter骨盆截骨术是改变髋臼方向而不改变髋臼容积的术式,其适应证有:年龄小于6岁、头臼比例对称、髋臼指数不超过40°。需要术者遵守原则。

而Dega或者Pemberton髋臼成形术是属于改变髋臼容积的手术方法,术中需要在C形臂机监护下进行,同时要注意防止损伤髋臼软骨。

一般临床上对于6~8岁大龄儿髋关节脱位因其

治疗后效果不佳、并发症多,治疗原则:双侧不再进行治疗,单侧还是可以进行手术治疗。

【并发症】

髋关节脱位闭合复位以及手术治疗后常见并发症有:

1. 再脱位 常因复位不确切所致,故西方国家主张术中造影,根据造影池的宽度等评价复位的结果,也有学者采用 MRI 进行评估。但闭合复位后稳定角小于 20°,则意味着不稳定,再脱位的几率大,故主张放弃复位而改为切开复位。

2. 半脱位和残余髋臼发育不良 根据不同的学者报道:髋脱位闭合复位后有 18% ~69% 出现半脱位或者残余髋臼发育不良,这主要是由于髋臼内的间置物所致。对髋脱位手法复位后要定期复查,观察其髋臼发育变化,在髋臼发育不良改变早期给予手术治疗非常重要。在儿童发育中 5 岁前为第一个发育高峰,此时髋关节手术后,约 20% 会出现股骨头增大,其标准是超过正常股骨头的 15% 以上者,由于股骨头增大,可能使髋臼成形术后髋臼覆盖相对减少,还需进一步手术,为此大于 5 岁应视为最佳时期。术中不进行关节内的操作是防止股骨头增大的主要措施。

3. 股骨头缺血性坏死 常常因为是反复的复位、内收肌不松解的固定、复位后的蛙式石膏固定等而导致,目前正规医院已经注意这方面的操作。而对于手术的病例往往是脱位太高而没有进行股骨短缩截骨术所致,所以,对于手术切开复位的患儿原则上是脱位多高就短缩多少,但另一原则也必须遵守:如果股骨短缩超过 3cm,会由于肌肉的短缩而出现走路跛行,也要引起临床医生的注意。股骨头的血运来自后方的关节囊,在进行关节囊成形时注意不损伤后方的关节囊,也可能是减少股骨头坏死的步骤之一。

4. 髋关节活动受限或者僵硬 这往往是大龄儿髋关节切开复位后的并发症,这就要求术中关节囊的成形不可过紧。术后早期进行髋关节功能锻炼,早期离床活动等。必要时需要康复科医生协同进行康复。

5. 骨性关节炎 这是髋脱位治疗后的晚期并发症。一般在年龄较大患儿手术后,或者是闭合复位后残余髋臼发育不良没有得到及时治疗而到成年后而出现。这就需要对于髋关节脱位的患儿治疗后需要定期随访至成熟,以后仍然需要定期复查,同时告知家属:髋关节脱位即便是进行闭合或者手术复位,都需要尽可能避免剧烈的体育活动和远足等锻炼,很好地保护髋关节,以免这一并发症的发生。

【作者临床治疗体会以及建议】

作者从 1984 年起在导师的指导下开始进行髋关节复位后髋关节形态的变化观察以及动物实验的研究,发现:髋关节脱位复位拆除支架后出现的半脱位或者关节发育不良,可以进行持续观察 2 ~3 年,部分患儿会随年龄的增加,表现出髋臼逐渐发育,并接近于正常,而对于观察后仍持续有髋关节半脱位或者髋臼发育不良者,才考虑进行手术干预(图 101-11 ~图 101-16)。同时对 22 例髋脱位复位后股骨头坏死还观察到:股骨头坏死的最终结局与股骨头坏死的类型有关,根据 Salter 提出的股骨头坏死的分型,Ⅰ、Ⅱ、Ⅲ型,均会有很好的恢复,只有Ⅳ型会残留有明显的后遗畸形。股骨头坏死、髋关节半脱位以及髋臼发育不良常常同时存在。

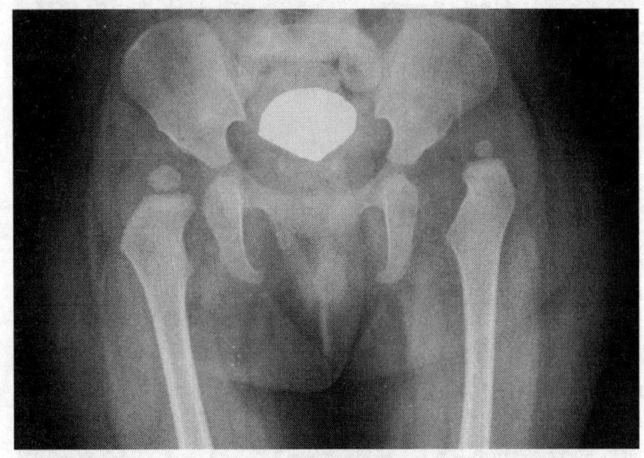

图 101-11 左侧髋关节脱位、右侧髋臼发育不良

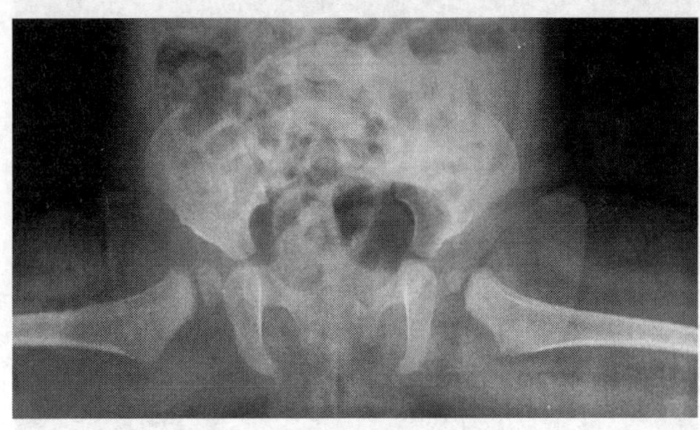

图 101-12 闭合复位后固定

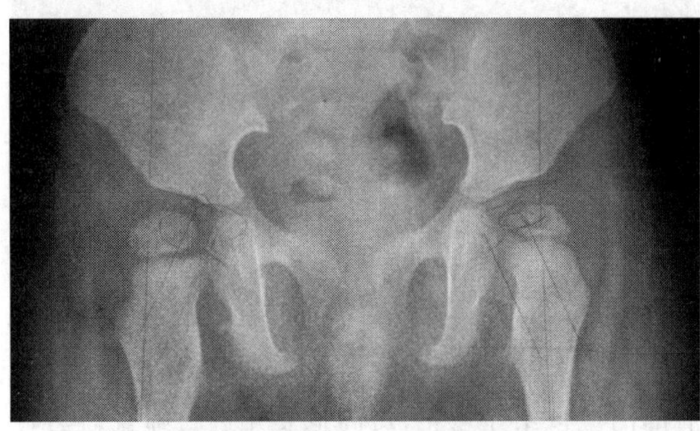

图 101-13 闭合复位去支架固定后复查见有股骨头坏死以及半脱位

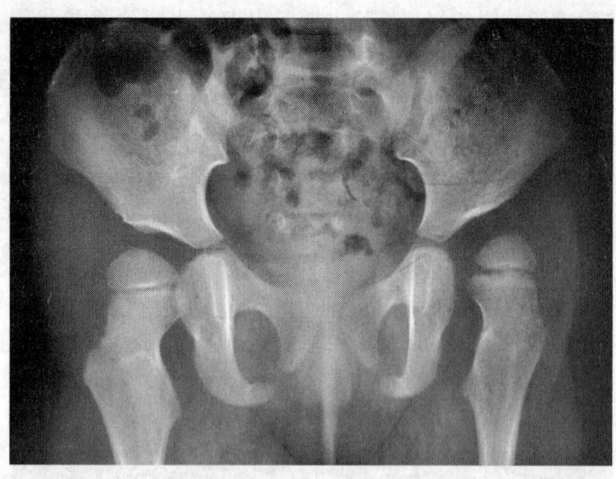

图 101-14　闭合复位后 2 年

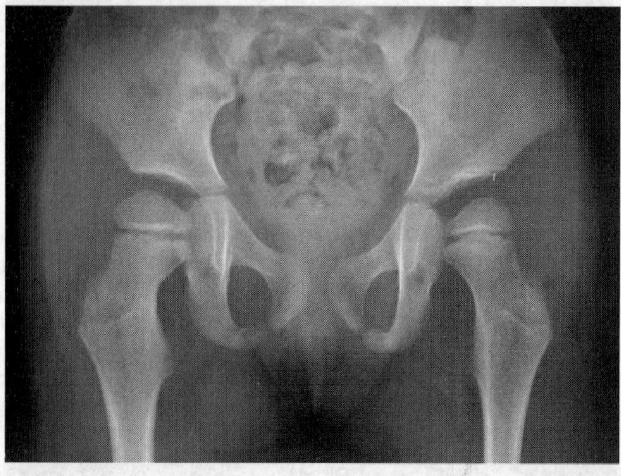

图 101-15　闭合复位后 4 年

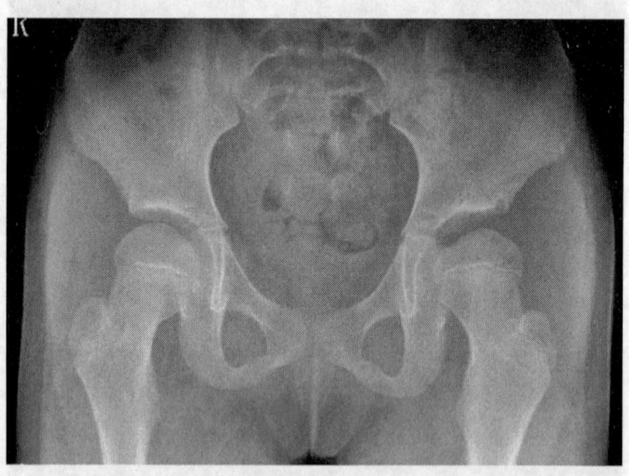

图 101-16　闭合复位后 8 年

在我国目前尚不能完全开展对新生儿的筛查,但产科医生、儿童保健医生、小儿内科医生应该对于发育性髋脱位有一个很高的认识,不遗漏患者,相关政府部门应该给予政策,对高危婴儿进行筛查,包括:①有发育性髋脱位家族史者;②发育性髋脱位的高发区和民族;③出生后大腿、臀部皮纹不对称者;④存在关节松弛症婴儿;⑤臀位产和剖宫产分娩者;⑥女孩第一胎;⑦存在先天性马蹄内翻足等四肢畸形者。

宣传保持婴儿髋关节屈曲、外展、外旋位的最稳定的姿势。开展科学育婴的宣传工作及普及维护髋关节稳定的襁褓方法,弃去蜡烛样的襁褓方法。

(马瑞雪)

五、先天性髋内翻

小儿先天性髋内翻,又称发育性髋内翻。它分为两种类型,是婴幼儿型和儿童型。前者是指出生时即有髋内翻,极罕见,常合并其他先天性异常;后者更常见,在幼儿时发病,一般在走路时才被发现,极少合并其他畸形。特征为股骨颈的颈干角呈进行性减小,表现为日见加重的跛行,是小儿跛行常见原因之一。单侧发病多于双侧,性别和种族无明显差异。

【病因及病理】

先天性髋内翻的病因不明,有家族遗传史,先天性骺板发育异常,股骨颈内侧钙化过程受阻,以致股骨颈内侧发育异常,其原因究竟属局部血管畸形还是创伤引起的尚未定论。

股骨颈的颈干角是由股骨颈与股骨干两者的轴线构成。儿童的颈干角一般为 135°~145°,到成人时逐渐减小到 120°~140°。如颈干角<120°,称之为髋内翻。先天性髋内翻的股骨头内侧与股骨颈交界处见三角形骨缺损区或称骨发育不全区,三角形骨块尖端与横过股骨颈的骨质疏松带相连,病理检查为骨化延迟的软骨组织。其位置正在股骨颈的主要负重力线上,这样就减少了股骨颈承受力量的能力,而骺线则在该线之近端。随年龄、体重的不断增加,患儿站立行走负重,加重了股骨颈的弯曲,导致股骨骺向内倾斜,这样引起了不利于该股骨颈疏松部软骨组织的剪应力和弯应力,这些应力随股骨颈弯曲而加大。髋内翻严重,颈干角进行性减小,甚至达到锐角的程度,股骨颈骨质疏松带增宽,大粗隆上移与髂骨相邻为止,最后髋内翻畸形呈一种手杖样的外形。

【症状与体征】

患儿在开始行走之前一般无症状,行走后出现臀中肌松弛的跛行。如为双侧病变,步态呈鸭步,大转子向外上突出,股骨颈弯曲内翻形成了肢体的短缩。由于臀中小肌松弛,Trendelenburg 征阳性,患髋外展、内收、旋转受限。本病与儿童期继发性骨骺滑脱、股骨头缺血性坏死、股骨颈骨髓炎、多发性骨软骨发育不良、股骨颈骨折等病因引起的髋内翻有所不同,但均有跛行步态,应与先天性髋关节发育不良鉴别。本病由于股骨头位于髋臼之内,望远镜试验阴性,而后期髋关节功能受限显著,且发病率较低(图 101-17)。

X 线表现为:颈干角减小,股骨颈内侧与股骨头接壤处可见一个三角形骨块,该三角形骨块密度减低,呈倒 V

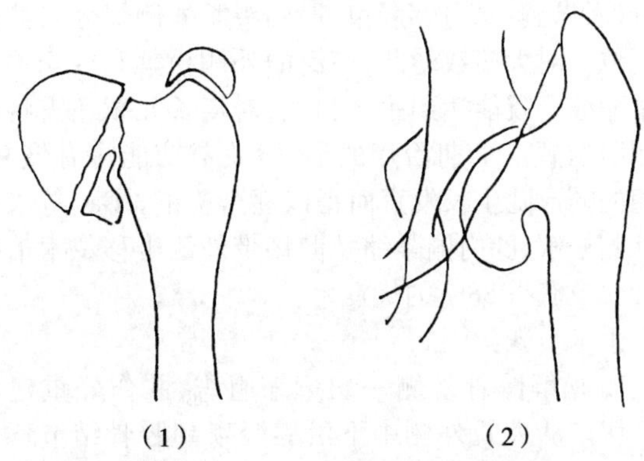

图 101-17　先天性髋内翻畸形

(1)骺板近侧有一透明带,骺板与干骺端下方形成一三角形骨块;(2)骨骺闭合后形成手杖畸形

形,为一骨质发育不良区,其边缘与周围骨质有明显的界限,内侧界为股骨头的骺线,外侧界为X线透亮增加的发育异常区域,随着年龄的增长,体重增加,局部薄弱的透亮带更加增宽与变直,髋内翻愈加严重。晚期病例的股骨头变得扭曲呈椭圆形,髋臼变浅,颈干角可达90°以下。HE角测量(图 101-18),正常为25°左右,髋内翻大于25°,连续测量HE角,可了解髋内翻进展程度,决定是否需要手术矫形以及矫正多少才能防止畸形复发。

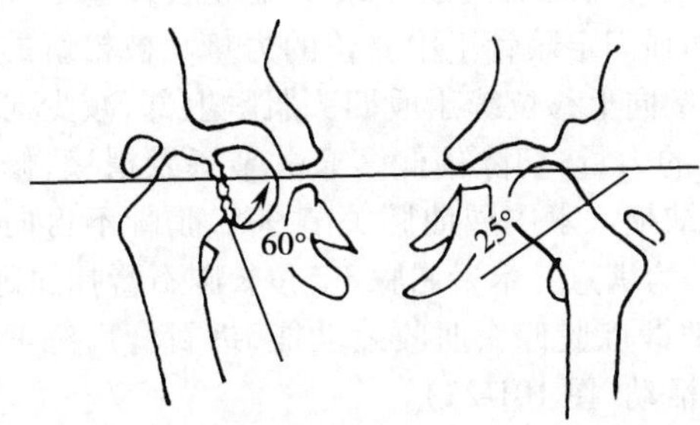

图 101-18　HE 角即连双髋臼 Y 形软骨的 YY′线

(Hilgenreiner 线)与股骨上方干骺端骺板线的夹角(Hilgenreiner epiphyseal angle)

【治疗】

先天性髋内翻患者在股骨头与股骨颈干之间存在非生理性的剪应力与变应力,治疗原则是:应在儿童成长期减少弯曲应力,使之达到正常或接近正常,变股骨头与颈之间剪应力为生理性的压应力。

对于轻度髋内翻可采用非手术治疗,而颈干角小于100°时多需手术矫形,增加颈干角,恢复其正常的生理压应力,消除剪应力。手术为粗隆下外展截骨矫形术,把原来垂直的骨骺线,变成水平骨骺线。由于截骨方式及固定方法不同,手术术式有多种,现主要介绍如下几种:

1. 股骨粗隆下斜行截骨术　麻醉之后仰卧,患髋垫高,大腿上部外侧纵向切口,显露股骨大粗隆及股骨上1/3,在大粗隆的骨骺稍下处斜向小粗隆下作一斜行截骨,与股骨干成角约35°~45°,将股骨近端的截骨面内的松质骨凿出一骨槽,外展大腿,将股骨截骨远端斜行尖端插入近端股骨粗隆的槽内。如不易插入,可将股骨干截骨远端上段斜面的两侧皮质骨边缘修理得更加尖锐,修整后的尖端即能完全插入槽内。股骨干外展角度视术前髋内翻程度决定,并用两枚螺丝钉穿入股骨上端与小粗隆内侧皮质骨作固定。术后皮肤牵引,6~8周去除牵引,床上活动。待X线片证实愈合后,下地行走负重(图 101-19)。

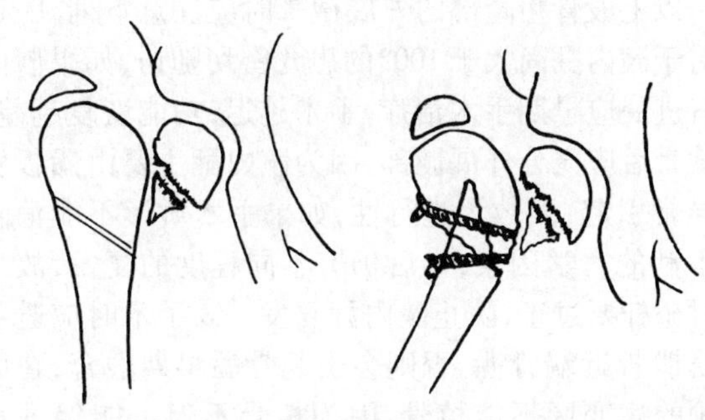

图 101-19　股骨粗隆下斜行截骨术

2. 股骨粗隆楔形外展截骨术　此法卧位及手术入路同上述。在粗隆下股骨干作一楔形骨块,术前先测量出楔形骨块的角度,即髋内翻度数+楔形骨块度数等于或稍大于正常颈干角度。截除楔形骨块后,患肢外展,对合截骨面,将四孔接骨板按大粗隆及股骨干接合处角度顺势弯曲妥帖,置于其外侧,用螺丝钉固定。术后用髋人字形石膏固定,骨愈合后拆除石膏,开始下地行走(图 101-20)。

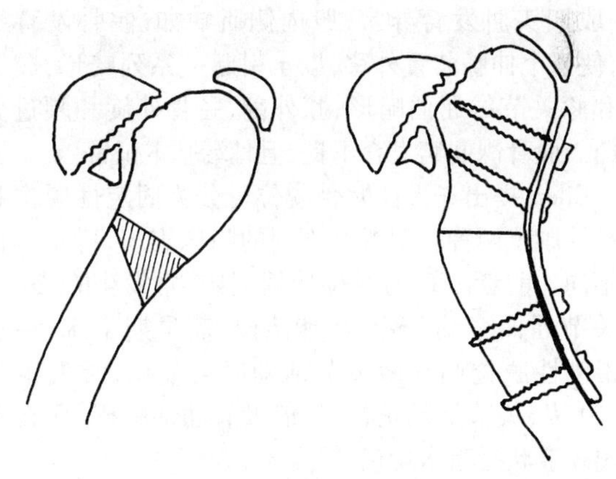

图 101-20　股骨粗隆下楔形外展截骨术

3. 股骨粗隆间倒V形插改角截骨法　仰卧位,患髋抬高,内收肌切断,在股骨外侧大粗隆处作倒V形钻孔,股骨内侧小粗隆下作横形钻孔,骨凿连接骨孔截骨。刮匙除去粗隆近端松质骨,固定骨盆,充分外展患肢,使远段倒V形骨尖端嵌插入预先凿好的股骨粗隆近端骨槽内。用半髋人字形石膏固定。由于切断内收肌,外展充分,术后复发少(图 101-21)。

7

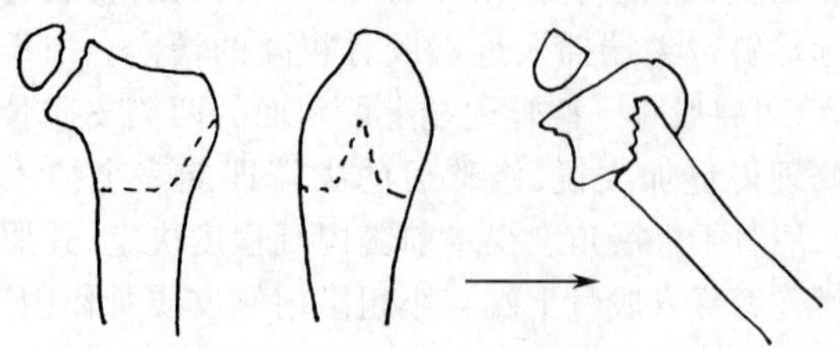

图 101-21 倒 V 形插改角截骨法

以上股骨粗隆部的外展截骨时应注意下列几点：①对于髋内翻尚大于100°的患儿密切随访，如果髋内翻有进展应早期手术治疗，手术越迟，功能恢复越差。②截骨后应充分外展髋部，因为髋内翻主要由骺板发育异常引起，多数为进行性，如果手术矫形不能消除其不利的力学因素，术后仍有不同程度的复发，故手术时矫枉要过正，防止髋内翻复发。③手术时应避免损伤股骨近端骨骺，否则会引起骨骺早期融合；在股骨颈的病变区不能植骨，因为植骨不但不能促进骨化，反而使畸形加重。

（魏亦兵）

六、先天性髌骨脱位

先天性髌骨脱位又称先天性髌骨外侧脱位，多为双侧，是出生后即可见到的一种较为罕见的新生儿畸形。

【病因及病理】

病因不明，部分患者有遗传倾向。偶可并发其他先天性畸形，如先天性多发关节挛缩症和 Down 综合征。患者髌骨外缘与髂胫束紧密相连，髂胫束挛缩严重，股四头肌发育异常，股内侧肌缺如，髌骨发育很小，使整个伸膝装置外移，以至引起一系列畸形，髋关节和膝关节的屈曲畸形、膝外翻、胫骨外旋和腰过分前凸。股骨髁间窝发育不良，但骨端基本正常。

Eilert 提出先天性髌骨脱位可分为固定性脱位和滑动性脱位两种。两者有不同的临床表现，矫正时机也不同。前者表现为脱位持续固定，常发生在婴儿，膝关节屈曲挛缩，多有功能障碍，需早期手术矫正。而滑动性脱位则在膝关节活动时可复位，常发生在 5～10 岁，关节活动正常，一般没有功能障碍，可在患儿出现症状时手术矫正。

【症状与体征】

出生后即见一侧或双侧的膝关节屈曲挛缩，不能伸直，髌骨已移至股骨髁的外侧，不能主动伸膝，被动伸膝也受限。由于髌骨较小，且不能伸膝，故在婴儿的股骨髁外侧不易扪及髌骨，2 岁以前的 X 线侧位片上可见伸膝装置的阴影消失。2 岁以后髌骨骨化中心逐渐出现，正位片上可见髌骨位于股骨髁的外侧。

【治疗】

应尽早手术治疗，目标在于髌骨外侧挛缩结构的松解（关节囊、部分髂胫束、股四头肌外侧部分），使髌骨复位。对大多数幼儿，广泛的外侧松解和内侧关节囊紧缩缝合就能达到手术目的，对年长儿童还需将股内侧肌前置。早期治疗的话，膝关节功能多有恢复，伴随的畸形随生长发育而得以逐渐矫正。Gao 等采用膝外侧松解、膝内侧紧缩及髌韧带外侧半移位术治疗髌骨脱位获得 88% 的优良率。

手术步骤：

1. 松解髌骨外侧一切挛缩组织，并作好重建准备。切口从大腿外侧中下沿髂胫束到胫骨结节弯向内侧，将髌骨外侧的挛缩组织充分松解，包括髌韧带外侧，将股外侧肌的远端从髂胫束、股四头肌腱外侧缘和髌骨外缘的连接处纵向切断，向上游离后备用。将挛缩的髂胫束切断，如股二头肌挛缩明显则作延长，此时髌骨外侧挛缩组织已完全被松解。

2. 髌骨的复位　沿髌骨内缘股直肌与股内侧肌之间切开，此时髌骨可复位至股骨髁间。如果股四头肌腱和髌韧带仍不成直线，屈曲膝关节仍存有髌骨外脱位的力量，可将外侧髌韧带一半移缝至内侧，直至作胫骨结节内下移手术。

3. 修补缝合软组织，加强伸膝装置，将内侧松弛的关节囊及滑膜切除一部分后拉紧缝合。将股内侧肌稍向上游离之后用肌腹组织盖过髌骨缝合于髌骨外缘，加强固定髌骨于中立位的力量。被松解的股外侧肌远端向上移位缝于股四头肌腱上部，减少向外牵拉髌骨的力量，切除内侧多余关节囊及滑膜，修补外侧滑膜缺损。术中屈曲膝关节 90°，髌骨不再向外滑移，即认为满意。术后屈膝 30°位长腿石膏托固定共 6 周，早期锻炼股四头肌收缩功能，拆石膏后练习膝关节伸屈活动（图 101-22）。

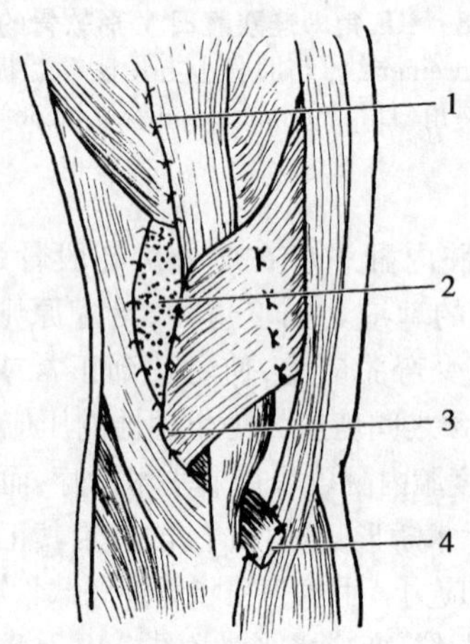

图 101-22 先天性髌骨脱位手术

1. 股外侧肌向上移，缝在股四头肌腱上　2. 游离移植滑膜片，覆盖股骨外髁部分　3. 股内侧肌盖着髌骨，缝合在髌骨外缘　4. 髌韧带外侧一半，移到内侧

（魏亦兵）

七、先天性胫骨假关节

先天性胫骨假关节是在胫骨中下1/3处，由于发育异常致胫骨的畸形和特殊类型的不愈合，最终形成局部的假关节。自1709年Hatzoecher首先描写本病以来，已有200余年历史。

【病因及病理】

关于畸形的成因有许多学说。宫内压迫学说，认为胎儿在子宫内，足呈极度背屈，压在下1/3胫骨上，严重影响该处血供。有人认为是宫内创伤，形成该处骨折产生畸形。但更多的人认为是一种全身代谢性紊乱引起的疾患，几乎所有的患者合并有皮肤色素斑，局部常合并有神经纤维瘤的存在，提示神经纤维瘤病即使不是先天性假关节的病因，也和这种疾病有密切联系。也有学者认为先天性胫骨假关节和骨纤维结构不良可能属同一病因，仅有不同的临床表现。Aegerter则认为骨纤维结构不良、神经纤维瘤病和先天性胫骨假关节都是因神经变异使组织的生长和成熟发生异常所致。假关节处局部骨膜往往很厚，形成一个厚的纤维组织筒，这种软组织的错构瘤性增殖，将干扰骨的生长和正常骨痂的形成，紧贴骨皮质的增厚纤维组织限制了血液供应，从而导致骨的萎缩，同样情况可见于锁骨、肋骨、股骨和肱骨，但极为少见。

【分型】

典型的先天性胫骨假关节畸形是患儿的小腿中下1/3处向前弯曲畸形或假关节形成，患肢短缩。

Boyd曾将先天性胫骨假关节分为六型。根据胫骨形态，临床上一般分成三型：

1. 弯曲型　出生后胫骨下段向前弯曲，但无假关节，胫骨前弓处皮质增厚，髓腔闭塞，胫骨端萎缩硬化，呈前弓外形。发生骨折后，经一般处理局部不愈合，形成假关节。或因不认识此病，贸然作截骨手术，形成不愈合，继续发展而两断端吸收，骨端硬化，远端进一步萎缩变细，呈笔尖状（图101-23）。

2. 囊肿型　出生后在胫骨中下1/3处呈囊性改变，但骨干不细，临床不易发现，轻微外力造成骨折后出现不愈合，继之形成假关节。

3. 假关节型　出生后即发现有胫骨中下段缺损，形成假关节。假关节处有较坚硬纤维组织连接或软骨连接，骨端随生长发育而变细、萎缩，远端更为明显呈笔尖状，皮质菲薄。有时周围软组织也萎缩，包括腓肠肌。如果腓骨累及，亦发生同样变化。

【治疗】

先天性胫骨假关节的治疗有一定难度，不经植骨无法获得骨折愈合。如按常规植骨手术，愈合率又低，反复多次手术之后，造成局部血液循环营养条件更差。即使暂时愈合，还有再次骨折的可能。直至观察到青春期，不再形成假关节，才算达到真正愈合。如此时还合并有下肢短缩畸形及足的畸形，还需再次手术矫正。

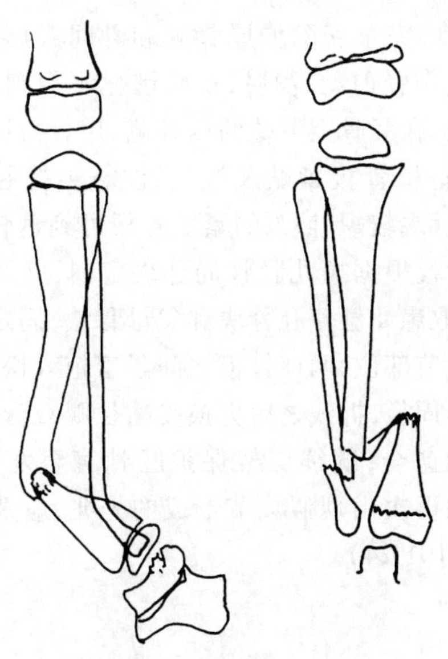

图101-23　先天性胫骨假关节

【治疗原则】

治疗原则有：①本病一经确诊，应尽早做植骨手术，除非因全身及局部原因不适应手术者，可暂时采取支架和石膏保护患肢，防止骨端吸收严重而致畸形加剧。②植骨以自体松质骨为最好，直系亲属次之，不用骨库骨。③骨端间瘢痕组织应随同增厚骨膜及硬化骨端一并彻底切除，以改善局部血液循环。④植入的松质骨量要足够多，接触需紧密，内固定要坚强，外固定必须妥帖，固定时间要足够，明显骨性愈合之后再负重。⑤假关节融合后，应每6～12个月复查1次，直至骨端的硬化现象逐渐消失，呈密度正常，髓腔通畅，骨干变粗，证实愈合可靠。如在随访中，发现髓腔不通畅，骨端硬化增加，骨干变细，有再骨折的预兆，应再次植骨。

手术方法种类很多，有碎骨植入术、髓内外松质骨植骨接骨板内固定术、髓内棒固定加植骨术等，但效果不一。对多数已确诊的假关节，可先选用髓内棒和骨移植；对于假关节间隙超过3cm或多次手术失败的，可采用吻合血管的游离腓骨移植或Ilizarov技术；Boyd双侧表面骨移植术则适用于胫骨未变细的先天性胫骨假关节。常用方法介绍如下：

1. 双骨板植骨术（Boyd法）　特点是双侧骨皮质贴敷植骨，固定比较结实，对线好，可保持胫骨干足够宽度，骨板中填入足够松质骨，可达到紧密接触，可防止瘢痕压迫植入的松质骨，如一侧骨板被吸收，还有对侧另一植骨板，有一定的愈合率。

手术中完全切除增厚骨膜和骨间瘢痕组织，注意不要损伤胫前动、静脉，切除硬化不规则之骨端，打通髓腔，在胫骨上下端的内外侧，用骨刀凿除一层皮质，以备植骨板紧贴及嵌接，注意维持胫骨的长度，由于远端较短，嵌入的紧贴骨板可到达骨骺端之上。植骨板根据患儿胫骨局部决定，长度及宽度要足够，可取患儿健侧胫骨块和父母骨块，固定螺丝应远离假关节部位，两植骨板之间紧密植入松质骨，恢复原胫骨周径，拆线之后更换妥帖长腿石膏，固定半年。如能愈合，继续支架保护胫骨直至发育期后。随访中如再次出现假关节形成的先兆，应及时再次植骨（图 101-24）。

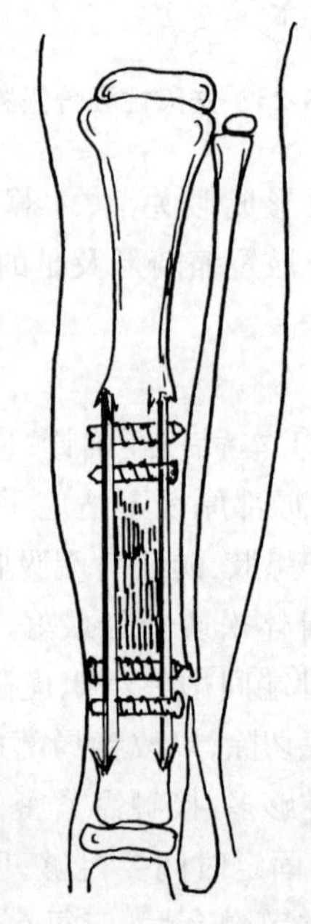

图 101-24　双侧髓外贴敷植骨法

2. 短路植骨术（Me Farland 法）　特点是适用于成角弯曲型的患儿，也适用于此型患儿已有骨折将要形成假关节者。手术不直接在假关节处矫形和截骨，而只在胫骨后方植入一长条皮质骨，形似弓弦，负重时重力线通过植骨块，而不经过弯曲成角的病段胫骨。

在胫骨内侧以假关节为中心作纵向切口，沿胫骨后缘在胫骨的上下端凿开一骨槽以备嵌接入一长条植骨块。植骨块可取自体骨和直系亲属骨，牢牢嵌入骨块，该植骨块应与正常胫骨长轴一致，并以胫骨撑开少许为好。植骨块与原胫骨之间植入松质骨块，以促进愈合，术后长腿石膏固定，密切随访（图 101-25）。

3. 髓内棒固定和植骨术（Anderson）　特点是髓内针穿过两断端，内固定牢靠，特别适合于骨端萎缩，呈笔尖状之胫骨远端（图 101-26）。

暴露患儿胫骨断端后，切除断端之间的瘢痕组织

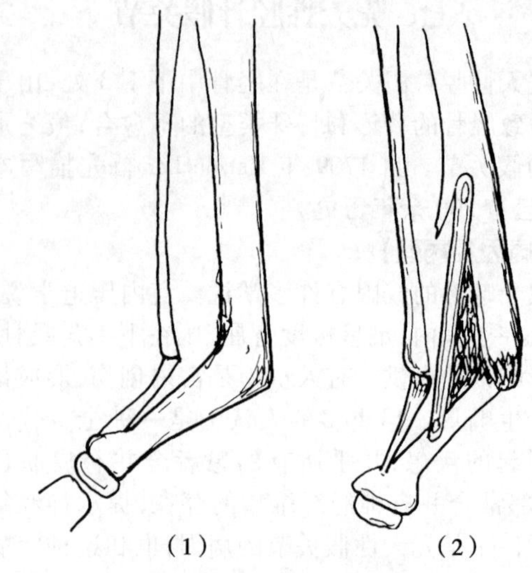

图 101-25　短路植骨术

（1）术前；（2）植骨后

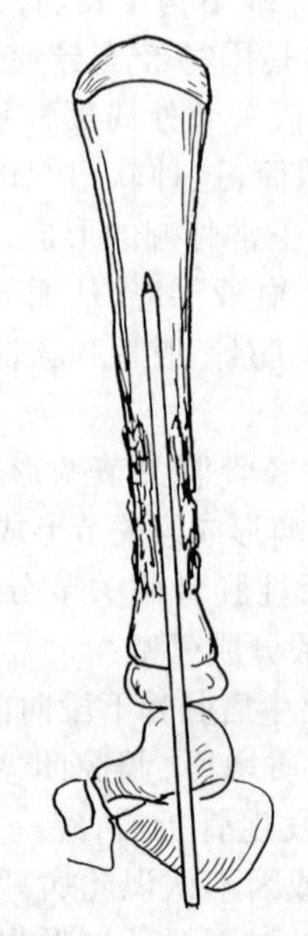

图 101-26　髓内针固定植骨术

及增厚骨膜，切除断端之硬化骨，再通髓腔，逆行自跟骨距骨向胫骨髓腔内穿入髓内针或斯氏针，维持胫骨一定的长度，并取得轴线一致。两断端空隙中填入大量松质骨，紧密植于髓内针的胫骨断端周围，使之恢复原胫骨的宽度及周径，植骨块量少及充填不紧密而被吸收，是手术失败的原因。

长腿石膏固定要妥帖，随访后显示有初步愈合，则从足底拔出髓内针，继续石膏固定至胫骨完全愈合。

该手术并发症有踝关节和后足僵硬、再骨折、胫骨短缩等。

4. 自体带血管的游离腓骨移植　有正常骨膜及丰富血供的活植骨块可直接进行愈合，愈合率高。替代的腓骨有较长的一段，可保证胫骨断端间病变组织

彻底清除,后充分填充空隙。植入的腓骨存活之后随机体生长发育逐渐增粗,与胫骨周径相似,有良好的骨强度,可以早期负重。这是显微外科技术在植骨治疗中开拓的一个新途径。

手术方法:由于病肢往往经过多次手术,做切口时需注意皮瓣的血供,宜从原切口进入,切除瘢痕,将胫骨两断端硬化骨组织切除足够长度,留下的空隙周围即为正常的肌肉组织及皮下脂肪,游离出胫前动、静脉或大隐静脉备用。作健侧小腿外侧中上段纵向皮肤切口,暴露腓总神经并加以保护。自腓骨长短肌与比目鱼肌间进入,将比目鱼肌邻近腓骨处切断,向内侧牵开。在切口近侧显露腓动、静脉。沿腓骨上段切断腓骨长短肌起点,但应保护骨膜及薄层肌肉组织,自腓骨颈向下截取所需要的长度(切除病段胫骨后缺损的长度加上骨端固定所需的长度),在截骨远端平面切断并结扎腓动、静脉。松止血带后,腓骨游离段的髓腔及附着的肌肉应有渗血,说明血供良好。切取尽量长的腓骨血管蒂后移至患侧血管区,将游离腓骨远端插入远端胫骨髓腔,在近端胫骨咬去部分骨皮质,将游离腓骨近端嵌接胫骨近端,用螺丝钉固定,而不作髓内针固定,因为髓内针易破坏游离腓骨段内的髓腔营养血管。将腓动、静脉与胫前动、静动脉血液循环重建后,游离腓骨上的薄层肌肉应有渗血,吻合口的静脉有持续的血液回流。术后长腿石膏前后托固定,膝关节屈曲30°,固定一般为3个月。术后可从X线片观察植骨的腓骨密度是否增高和吸收,与胫骨连接处有无新生骨出现,也可用核素检查及动脉造影证实植骨段的血运情况。一般在3个月左右骨愈合后即能拆除石膏,开始锻炼行走。近期观察效果良好,远期疗效也是乐观的。

(魏亦兵)

八、多指(趾)畸形

先天性多指(趾)畸形是手、足部最常见的一种先天性畸形,属常染色体显性遗传。较多见的是在一只手上有一个多余的手指。大多位于小指的尺侧,其次是在拇指的桡侧,而中间三指很少有多指畸形。有时可能在两手和两足上有超过1个以上的多指(趾)。一般认为上述现象与遗传有关,可伴并指(趾)及短指(趾)畸形。

【分类】

多指(趾)畸形分成三类:①仅见小的软组织附属物,发育不全,犹如一个皮蒂附着;②多余指(趾)比它所附着的指(趾)小,形成树杈状;③多余指(趾)与附着指(趾)一般大小,有骨、肌腱、神经、血管,其活动及功能同附着指(趾)一样,很难判定何为多余指(趾)。(图101-27)

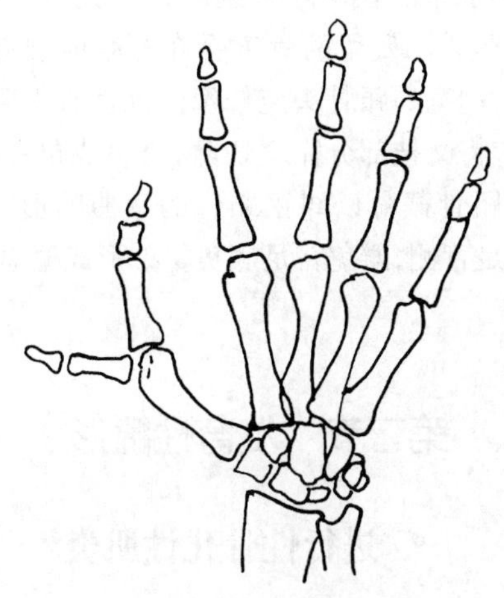

图101-27　多指畸形

由于多指(趾)畸形一般与附着指(趾)同接一个掌(跖)骨。所造成的掌(跖)骨畸形有:①Y形掌(跖)骨,一个掌(跖)骨上有两个指(趾)骨;②T形掌(跖)骨,多余指(趾)附着于掌(跖)骨的侧方;③多个掌(跖)骨,多余指(趾)有自己的掌(跖)骨和指(趾)骨;④并指(趾),多余指(趾)与相邻指(趾)皮肤相连,甚至骨性相连;⑤拇指(趾)或小指(趾)末节分叉畸形;⑥拇指(趾)侧多余指(趾),带有短块状第一掌(跖)骨。

【治疗】

由于多指畸形影响美观,多趾畸形造成足的宽大、穿鞋困难和疼痛,均应早期手术切除。

术前需摄X线片检查,以判明多余指(趾)与相邻的附着指(趾)骨及关节的关系。尤其是多余指(趾)与相邻指(趾)大小、功能,以便术前确定切除范围,即骨性的切除部位。发育及外观形同附着邻指(趾)的多余指(趾),术前要比较两指(趾)的活动、外形及使用情况。一般来说,切除位于外侧的指及趾。切除与掌(跖)骨或指(趾)相连的多指(趾)时,切勿残留骨骺,以免继续生长,形成突起,而需再次手术。切除与掌指关节或指间关节相连的多指时,需将多指上的关节囊留下部分,以修复保留指上的关节囊。拇指过分偏斜,可同时或以后作截骨或融合术矫正畸形。切除发育健全的拇指侧多指时,如果主要的神经血管经过或邻近多余指时,应移至保留的主指内。如主指的肌腱或内在肌止于多余指上,需将止点移于保留下来的主指相应部位。对于拇指和小指末节的分叉畸形,则切除两指骨末节之间的组织,包括指甲、指骨及部分指腹部软组织,然后将两部分并拢缝合。如果多余指偏一侧,则按上述方法切除多指,保留指掌侧皮肤,内翻入甲沟处缝合,犹如正常甲沟形态。在切除位于手指之间的多指时,应同时切除多余的掌骨,靠拢邻指之后,缩小手掌。在切除多趾时,应彻底切除多余趾的趾骨和跖骨。残留的骨突会在穿鞋时引起摩擦疼痛及滑囊,过宽的跖骨头应修窄。处理分叉和T形跖骨头时,应将叉枝部分完全切除,修整成单一跖骨干,必要时作跖骨截骨以纠正跖骨的弯曲畸形。切口瘢痕应置于足背侧,避免在足底负重处形成瘢痕。

(王 旭)

第二节 发育性畸形

一、进行性骨化性肌炎

进行性骨化性肌炎(myositis ossificans progressiva, MOP)又称进行性骨化性纤维组织发育不良症(fibrodysplasia ossificans progressiva, FOP)。甚为少见,为一种全身性、进行性、多发性的肌肉骨化现象。其特点为在胎儿或婴儿时开始发病,横纹肌纤维、筋膜、腱膜、韧带和肌腱由上而下地发生进行性骨化,可同时伴有尺桡骨端、肋骨或脊椎骨附件的骨端联合。临床上可见短颈,少指和小指(趾)的畸形,多见为拇指(趾)的短小。

【病因及病理】

病因不明,可能为中胚层发生或发育异常。多数认为是结缔组织某些成分遗传方面缺陷所引起的继发性全身肌肉广泛发生钙化和骨化的疾病。男性多见,为显性遗传。早期有明显间质内水肿和结缔组织内增殖,肌纤维发生继发性萎缩和变性,后期有中胚层组织钙化和骨化。

【症状与体征】

病变在婴儿开始,偶有在出生之后即见肌腱异常。最早病变位于右颈项部、躯干、肩胛带(图101-28)。早期疼痛肿胀,可触及肿胀的结节,逐渐强直僵硬以致活动障碍,如颈的前屈和颞下颌关节活动受限。后期发展到脊柱、肩、髋、膝等处,造成这些关节的活动障碍。每一个病例均有对称性拇指(或足趾)畸形,对诊断本病很有帮助。严重患者关节周围出现骨桥,跨越关节时导致关节强硬,但舌、喉、横膈和括约肌等不受侵犯。病变呈阶段性进行,病情进展与缓解交替进行,一直发展到大部分结缔组织、肌肉和关节发生骨化和强硬为止。有报道显示在进行性骨化性肌炎的患者中可能会继发颅内的钙化灶,CT有助于发现(图101-29)。

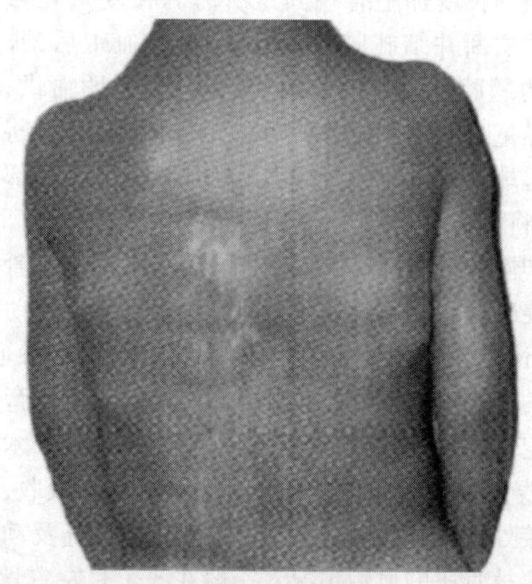

图101-28 进行性骨化性肌炎体表结节

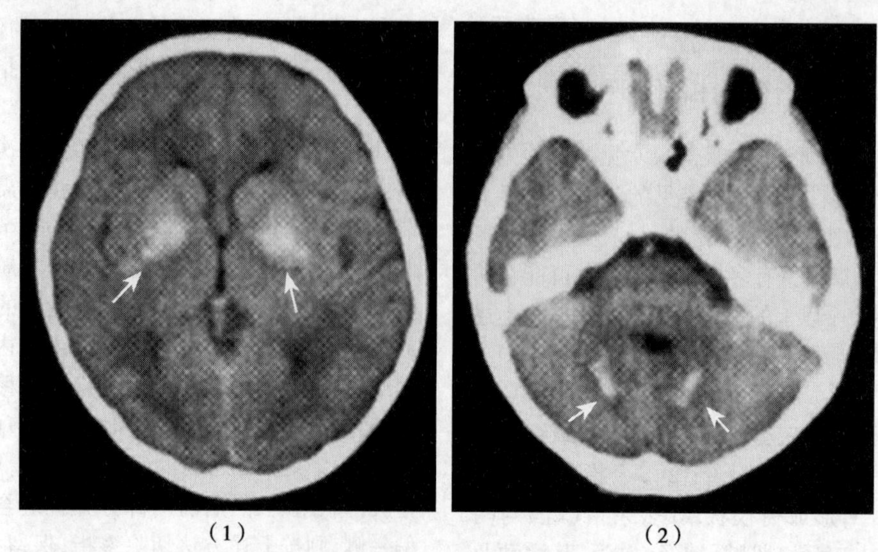

(1) (2)

图101-29 进行性骨化性肌炎继发颅内钙化灶的CT表现

由于心肌纤维的发育不良,在心电图上可有异常改变。胸部肌肉受到广泛的侵犯则引起呼吸衰竭。生化检查可发现磷酸酶较高。其他 MOP 患者骨骼系统的先天性异常包括:足外翻畸形、股骨颈粗短、胫骨双侧皮质骨变薄、双肘提携角异常及脊柱裂。患儿的骨骺多肥大。

体格检查可见手足畸形为指(趾)骨短小,足趾较姆指为多见、有的表现为一节指骨(趾骨)的缺如,或两趾间融合变短、也可见掌骨和近节指骨骨性融合。有意义的是发现体表多处硬肿块。

病理:在早期有肌纤维细胞核减少或消失,而后肌肉组织为纤维结缔组织所代替。最后肌腱胶原纤维和肌肉钙化,形成薄板状骨,组织广泛钙化。

X 线检查:初期见软组织内沿肌肉走行方向有条柱状的钙化和骨化,多位于颈肩部和躯干背侧。继之则位于髋部和下肢的近端。有的肌肉骨化呈扁平状或条状,沿肌纤维走行方向分布并与骨骼相连,亦可交叉呈网状。有的骨化块有类似正常骨质的结构。肌肉附着处肌腱骨化时,可见到骨性突出。脊柱椎体骨质疏松,但韧带骨化使椎间隙变窄并呈竹节样变化,可从脊柱后部见一纵形钙化骨化影,上下两端分叉分别伸向肩胛骨和骶骨。

【治疗】

无特殊治疗。可以服用皮质激素及理疗。对是否手术有不同看法。一种认为简单手术切除肿块无临床意义,因为手术无法彻底切除干净,反会加重骨化,切除部位病变很快复发且由于瘢痕作用症状加剧。许多作者不同意任何手术,甚至包括活检。另一种认为该骨化非损伤引起,故对于明显影响关节活动和出现局部神经受压表现的局限性骨化可在病情静止期予以切除。最近有在手术前后应用二磷酸盐类药物来防止疾病的复发及加剧。二磷酸盐类药物理论上被认为是可阻止磷酸盐结晶,有防止异位骨化的作用。但是应用过量可导致患儿佝偻病样改变。不建议在急性期做按摩和物理治疗。放疗对本病效果不确切,存在争议。

(陈文钧)

二、特发性脊柱侧弯症

脊柱侧弯是指脊柱的一个或数个节段在冠状面上偏离中线向侧方弯曲,形成带有弧度的脊柱畸形。通常伴有脊柱的旋转和矢状面上生理性前凸和后凸的增加或减少。脊柱侧弯在早期不仅引起外观畸形,还将影响心肺等脏器的功能,有的还可影响脊髓和神经功能。脊柱侧弯未经治疗,在晚期还会因脊柱两侧的负重应力不平衡,较早地发生椎管狭窄等脊柱退变性疾病,产生胸腰背痛等症状。特发性脊柱侧弯(idiopathic scoliosis)又称原发性脊柱侧弯,约占脊柱侧弯的 75% ~85%,其病因至今尚未完全清楚。根据年龄可分成三型:

(1)婴儿型:出现于 4 岁以下。此型特点为半数以上发生在 3 岁以前,主要在胸椎。56% 左右为男性,92% 向左侧凸出。

(2)少儿型:年龄在 4 ~ 10 岁之间。在此年龄组中,病儿生长发育较旺盛,脊柱侧弯发展速度较快。此型脊柱侧弯多凸向右侧,女性多见,男:女=1:8。

(3)青少年型:年龄在 11 岁至骨发育成熟之间,是手术治疗最佳年龄阶段。如侧凸发展快,每年加重超过 5°时,应尽快手术治疗。

【病理】

1. 脊柱的变化 X 线显示椎体呈楔形变,楔形变既可发生于左右侧,也可发生于前后方。左右楔形变造成侧凸,前后楔形变造成后凸畸形,常见两者同时存在,形成侧后凸。椎体在凸侧增大,向凹侧旋转(图 101-30),凸侧的椎弓根随之增长,同侧的横突和椎板也随之隆突,使胸腔的凸侧变狭窄。棘突偏向凹侧,凹侧的椎弓根变短,椎管变成凸侧边缘长而凹侧边缘短的三角形。脊髓不位于椎管的中央而是偏向凹侧。

2. 椎间盘的变化 椎间盘在凸侧变厚而在凹侧变薄,也呈楔形变。髓核向凸侧移位,纤维环的层次凸侧厚而凹侧薄。

3. 肋骨的变化 椎体旋转同时伴有肋骨的隆起。凸侧胸腔变窄,凹侧胸腔增宽,凹侧肋骨向前方移位。凸侧肋间隙变宽而凹侧变窄。肋骨本身也有变形,不为扁形而为三角形。在凸侧胸廓前面因旋转畸形而偏低,凸侧胸廓前面隆突。

4. 肌肉、韧带的变化 肌肉韧带的变化不很显著。在深层的肌肉中,有些附着于横突的小肌肉有轻度的瘢痕挛缩现象。

5. 内脏的变化 主要是心肺因胸腔变形而受压迫。

【病因】

特发性脊柱侧弯症的病因至今未明。许多学者分别从骨骼肌肉系统、内分泌系统、神经系统及基因分子等方面进行了大量研究。

1. 遗传因素 遗传因素是特发性脊柱侧弯病因学的一个重要方面,被广泛认可,但其遗传模式仍有争议。

2. 骨骼肌肉系统 许多年来,人们一直设想椎旁肌的病变可能是导致特发性脊柱侧弯的原因。特发性脊柱侧弯患者存在两种椎旁纤维,Ⅰ型为慢抽搐纤维,Ⅱ型为快抽搐纤维,患者Ⅱ型纤维减少了。到目前为止,骨骼肌异常的病因学仍无确切答案。

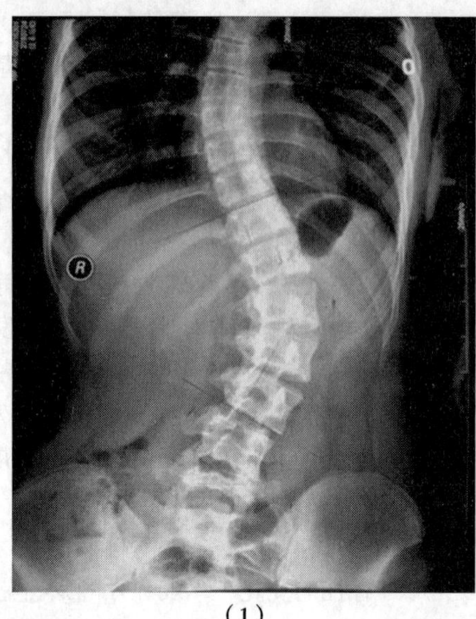
(1)

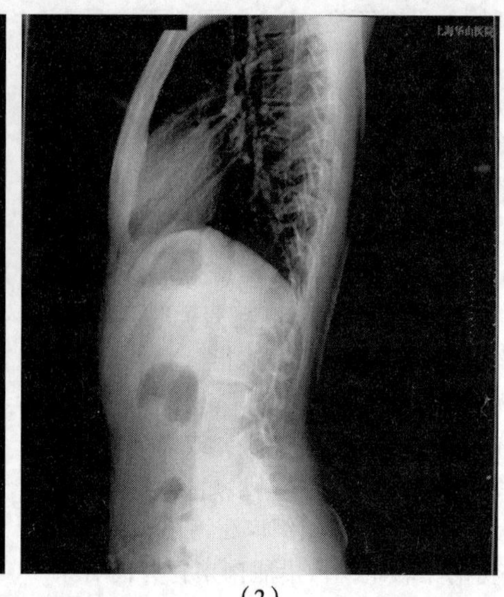

(2)

图 101-30　脊柱侧凸的 X 线改变

3. 生物力学因素　生物力学因素在脊柱侧凸中起着重要作用，任何造成脊柱生物力学改变的因素均可能导致侧凸，如骨盆倾斜影响脊柱稳定及腹肌系统较弱不能支撑脊柱所造成的侧凸。根据骨密度测量资料，有学者认为较差的骨质可能是造成侧弯的原因。但这方面的生物力学问题对特发性脊柱侧弯的影响还缺乏研究。目前尚无有力证据证实某一生物力学因素是特发性脊柱侧弯的确切病因。

4. 中枢神经系统　有学者发现脊柱侧弯患者对冷热试验有异常眼球震颤，提示前庭核异常。水平或侧方凝视麻痹对称综合征常合并特发性脊柱侧弯。中枢神经缺陷学说很难解释许多特发性脊柱侧弯患者具有超出一般的运动能力。

5. 内分泌系统　①生长激素；②褪黑素；③5-HT；④钙调节蛋白。

特发性脊柱侧弯的病因虽然有众多研究，但仍未有令人信服的确切结论。

【影响脊柱侧弯发展的因素】

影响脊柱侧弯的自然因素很多。对于骨骼还没有发育成熟的青少年患者来说，主要有两方面：脊柱的生长潜能和侧凸本身的相关因素。生长潜能的因素包括四个方面：年龄；女孩的初潮年龄；Risser 征和性别。年龄越小，侧凸越容易发展；女孩在初潮之前最容易发展；Risser 征越小，越容易发展；同样的度数，女孩比男孩更容易发展。侧凸本身的因素又包括两个方面：侧凸的类型和侧凸的大小。双弯比单弯更容易发展；侧凸度数越大更容易发展。

【早期诊断】

脊柱侧弯的早期诊断对早期治疗有重要意义，可防止畸形发展。此病早期多由照顾患儿的父母发现。早期脊柱侧弯表现为两肩高低不平，脊柱偏离中线，一侧胸部出现皱褶皮纹，前弯时两侧背部不对称。

对首次就诊的患者，应详细询问出生史、家族史、营养发育，以及与本病有关的疾病。对脊柱侧弯出现的年龄、发展速度、主要症状，如易疲劳、运动后气短、呼吸困难、心悸、下肢麻木、走路不便甚至大小便困难等应予详细分析。神经系统检查最为重要，要排除各种神经系统合并疾病，如脊髓空洞症、小儿麻痹症等。主要检查部位是头、颈、躯干和四肢，应作系统检查并做好记录，如下肢是否等长，站立身高与坐高等，可用于随诊。

【临床表现】

1. 畸形　青少年特发性脊柱侧弯常因外形原因就诊。除了脊柱畸形以外，还有一侧肩高、一侧肩胛骨或乳房隆起，髂骨翼升高或突出，以及腰部皱纹不对称等表现。还可有背部不适、疼痛等症状。

2. 体格检查　病儿的后背、双肩、髂嵴均需显露，应仔细观察皮肤，有无后背中线血管瘤，毛发丛生以及腰骶部的皮肤凹陷。这些所见可反映深部的脊髓异常，如栓系或脊髓纵裂。要从颈部开始触诊棘突直到骶椎，看是否有缺失和压痛。偶可发现棘突缺失，可能与 X 线片上的隐性脊柱裂相符合。

让病儿直立，视双侧髂嵴是否处于同一平面，若不在同一平面，可能有双下肢不等长。此时宜在短缩侧足下置测量木块使双侧髂嵴等高，从而测出两侧下肢不等长的具体长度。相反，双下肢不等长可出现脊柱侧弯的外观。背部检查还应包括观察双肩和腰部皮纹是否等高、肩胛骨隆起程度、髂嵴外形和对比双上肢与躯干的距离是否相同（双侧上肢应取松弛下垂姿势）。Adams 前弯试验是无创性检查，可明确显示侧弯的程度、方向以及伴发的椎体旋转。检查者站在患儿的后方，患儿向前弯腰直到后背与地面平行，患儿双膝应伸直，双上肢下垂，双手指对齐，手掌合拢，椎体旋转可致后背一侧增高，胸部可见一侧肋骨后凸或腰椎丰满。此双侧不对称可用侧弯尺定量，并加以记录。

从患儿前方观察，常见前胸部乳房和胸廓不对称。这些变形虽与脊柱侧弯有关，但有时也可见于无脊柱畸形的病例。应告知家属，即使脊柱畸形矫正后乳房不对称畸形不会完全消失。

3. 神经系统检查　需全面检查神经系统以排除致病的神经因素。测腹壁反射可决定是否需行 MRI 检查以除外脊髓空洞症。刺激腹壁，肚脐向检查的一侧收缩偏移，如两侧不对称则应注意神经系统异常。也应检查膝反射和跟腱反射是否对称、四肢肌力和关节活动范围、手和足部体位、姿势是否正常以及有无感觉障碍。某一异常体征可能提示神经系统疾病，如脊髓空洞症或脊髓栓塞。

4. 影像学检查

（1）X 线摄片检查：X 线检查最为重要，借助 X 线片可帮助区别侧凸的原因、分类以及弯度、部位、旋转情况、骨龄、代偿度等。常规 X 线片应包括站立位的脊柱全长正、侧位摄片。球管到脊柱的投射距离为 2m。下段包括双侧腰骶关节及髂骨翼，上段包括几个下颈椎。

1）摄仰卧位侧弯位片（bending 位片）可判断侧凸及旋转可自行校正的度数。首先固定骨盆，使脊柱尽量弯向凹侧，然后向凸侧弯，分别摄前后位 X 线片（图 101-31）。

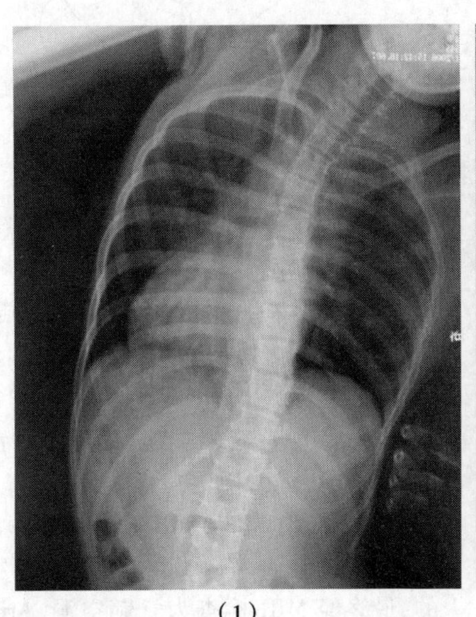
（1）

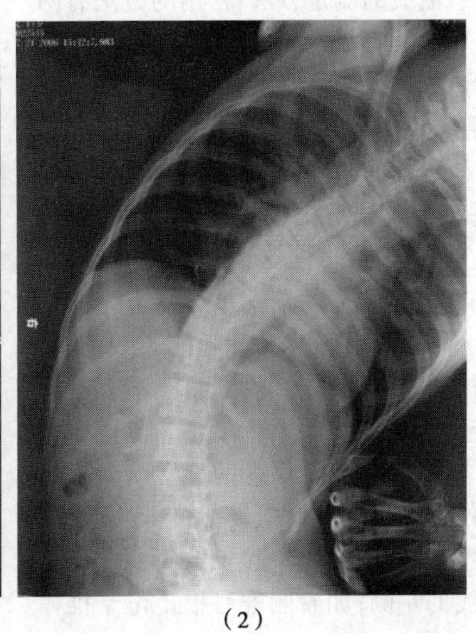
（2）

图 101-31　bending 位片

（1）仰卧位侧弯位片（bending 位片，弯向凹侧）；（2）仰卧位侧弯位片（bending 位片，弯向凸侧）

2）牵引位摄片：让患者平卧 X 线台上，做头颈部与双下肢的反向牵引，摄正侧位 X 线片，用此片与站立位片相比较，相差的角度即为校正度。

3）特殊体位的 X 线片：由于弯度大，椎体重叠，不能看清脊椎的结构变化，有时连椎间盘也看不清，一般平片会掩盖许多先天性畸形。用 Stagnara 投射法常可清晰区别先天性或特发性侧凸。在摄片之前，先透视下旋转患者，取看到脊椎最清楚时的旋转位置摄片，所得 X 线片更为清楚。此法经常应用。

4）侧位片：可以看出后凸畸形或前凸畸形。对发现半椎体、先天性分节不良均极重要。

5）特殊造影：许多特发性侧凸，不但脊椎有畸形，脊髓本身也常有改变。脊髓造影可以发现脊髓纵裂、骨赘形成、椎管狭窄等。对有截瘫的患者，脊髓造影更为重要，可以显示部分或全部梗阻及脊髓受压部位和压迫程度。

6）对 X 线片的阅读和判断

A. 凸侧向哪一边就称为该侧侧凸：如凸向右侧，定名为右侧凸。特发性脊柱胸侧凸一般凸侧向右，如为左侧凸则可能有脊髓空洞症或先天性脊柱病变。

B. 上、下端椎：如主弯的凸侧向右，凸侧椎间隙变宽；上方为代偿性弯曲，其凸侧椎间盘也变宽；两段弯曲移行处椎间盘间隙较平行，其下方紧邻椎体为移行椎，此移行椎则称为上端椎，这是主弯曲线的上端。同样也有一移行椎在其下方的椎间隙双侧等宽，这个脊椎定名为下端椎，上端椎和下端椎之间为主侧凸曲线。

C. 侧弯顶点：侧弯中段最突出的脊椎或椎间盘定

名为顶点，为侧凸之顶椎。根据顶椎位置，给侧凸定名：原发性弯曲的顶椎位于颈$_{1\sim6}$者称为颈段侧凸，位于颈$_{7}$～胸$_{1}$为颈胸侧凸，位于胸$_{2\sim11}$者称为胸段侧凸，下部为腰段侧凸，或胸腰段侧凸。

D. 原发侧弯：即主弯，应和继发性侧弯或代偿性侧弯区别：①一般最常见和弯度最大的弯曲是原发性的；②向侧方弯曲最大，牵引位照相时变化最小的是原发性弯曲；③如果X线片上有3个弯度，一般中间的一个是主弯；④如果有4个弯曲，其中部的2个称为双原发性弯曲；⑤凡是椎体有旋转的，旋转中心部位的弯曲为原发性，代偿性弯曲的脊椎，一般椎体没有旋转；⑥原发性弯曲不可能因为被动倾斜或体位变更而变直。代偿性弯曲则很容易因体位变化而改变弯度。

E. 脊柱侧弯各曲线的测定方法：常用的方法有两种，即Cobb法和Ferguson法。前者为国际通用，后者少用。Cobb法：首先在X线正位片上确定主弯的上端椎和下端椎，在上端椎的椎体上缘划一平线，同样在下端椎椎体的下缘也划一平线。对这两横线各做一垂直线，这两个垂直线的交角就是Cobb角，用角度尺精确测定其度数。有时，由于椎体重叠，椎体边缘很不容易划出，可用骨密度较高的双侧椎弓根下缘的连线作为标准划线。Cobb角用于术后和随诊X线片时，必须用同一上端椎和下端椎来划线才能作比较。

F. 椎体旋转度的测定（Nash-Moe法）：在脊柱侧弯中病变中心的椎体常有不同程度的旋转畸形。根据双侧椎弓根的位置可以分成5等。零度即阴性者，双侧椎弓根的位置正常；最严重者为4度，即右侧椎弓根旋转到椎体中线的左侧；如右侧椎弓根正位于椎体中线上则为3度（图101-32）。

G. 骨龄：治疗时必须知道骨骺是否继续生长，与骨龄有关。女孩骨生长发育成熟期为16.5岁，男孩则要比女孩多15～18个月。因此，要摄左手及腕的X线片，观察骨骺（特别是三角骨是否闭合）、发育的年龄；摄骨盆片观察髂骨嵴骨骺是否成熟，称为Risser法（征）（图101-33）。把髂前上棘和髂后上棘的总长度分为四段，由前向后数，前1/4有骨骺出现为1度，前1/2有骨骺出现为2度，3/4者为3度，4/4者为4度，骨骺下方的软骨完全骨化融合者为5度。此处骨骺为全身闭合最晚的一个骨骺，闭合年龄为24岁。如果已经达到5度，说明脊柱骨不再发育了，侧凸畸形也多停止发展。

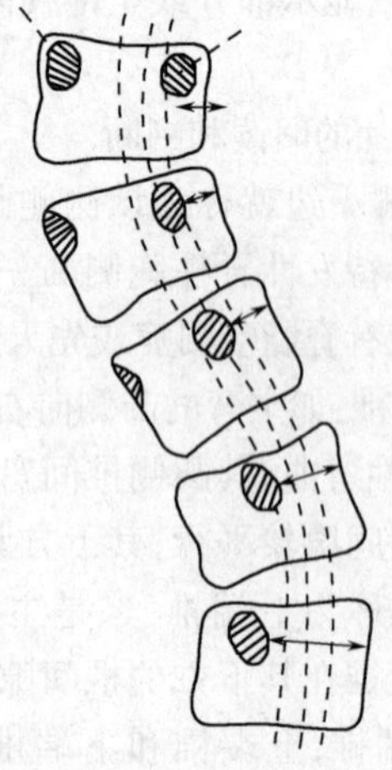

图101-32　椎体旋转度的测定（Nash-Moe法）
从上向下依次为0°～4°

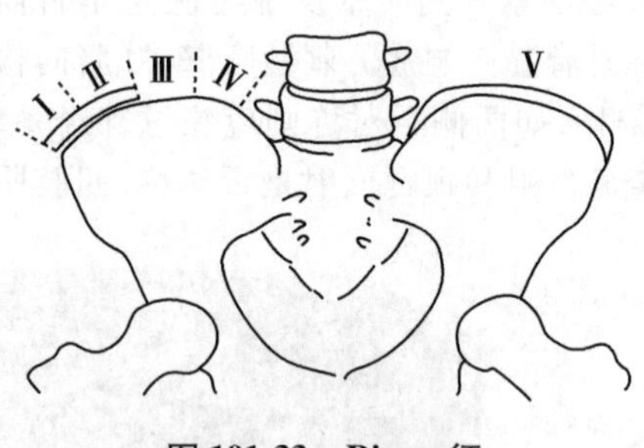

图101-33　Risser征

H. 侧弯分段诊断：以顶椎的位置，可分为胸段、胸腰段、腰段侧凸及双弯。

（2）CT检查：可用来测定椎体旋转，其准确程度超过Nash-Moe法，例如用Nash-Moe法定为0°的，在CT测量上可测出11°旋转。CT是非常有用的检查诊断方法，特别是三维重建。另外，对置入椎弓根钉者CT脊髓造影较MRI更为适合。

（3）MRI检查：MRI对脊柱侧弯的椎管内异常可提供清晰影像。有报道最初考虑为特发性脊柱侧弯的，最终经MRI检查为脊髓空洞、Arnold-Chiari畸形、脑干畸形、脊髓积水、脊髓肿瘤、脊髓栓系和脊髓纵裂等。但这些畸形较为罕见，对不典型的特发性脊柱侧弯病例的确定，MRI是有帮助的。对典型的特发性脊柱侧弯而神经检查无异常的青年病例，不一定做MRI检查。

（4）云纹照相：用光学云纹照相仪可从体表观察到，哪怕是轻度的脊柱侧弯畸形。

【治疗】

对多数青年特发性脊柱侧弯病例，因其弧度加重的可能性小，一般不需特殊治疗。对弧度有加重危险的或弧度已很重的患者则需治疗。如何选择治疗，应重视生长发育潜能，根据弧度大小、弧度类型、部位、外观和社会因素等考虑。治疗方案包括随访观察，非手术治疗和手术治疗。

1. 随访观察　不论患者的生长发育成熟程度，弧度小于25°者一般不需治疗。但需根据患者的成熟度和弧度的大小，决定随访的间隔时间。例如，月经初潮前 Risser 0 级的病例,最初弧度测量为 24°的应每 3~4 个月复查 1 次。如弧度有所加重则应佩戴支具;对骨骼日益成熟的患者(Risser 3 级以上)因其弧度发展较慢,可延长复查时间(如 6 个月)。当然计划的观察间隔不一定适合每个患者,复查时间还需因人而异。初次就诊的患者,其弧度的大小可决定复查的时间。一般情况下,生长中的小儿,弧度轻(<20°)可在半年后复查。弧度介于 20°~30°者,应每3~4个月复查 X 线片。若弧度加重 5°以上则需要治疗。弧度无发展者,复查的间隔逐渐延长直至骨成熟。

弧度加重超过 30°者并不一定都需要治疗,治疗方案取决于青年患者骨骼是否已成熟和弧度的大小。生长活跃的青年患者(Risser-2 级),弧度在 30°~45°之间,在第一次门诊时即应开始支具治疗。对骨骼很不成熟的患者(Risser 0 级,女孩初潮以前)弧度大于 25°的也应及时给予支具治疗。大多数在生长中的青年,弧度超过 45°~50°的需手术治疗。骨骼虽已成熟,弧度大于 50°~55°的患者仍有加重的危险,因此也应该手术治疗。但有例外,即已平衡的小于 60°,临床外观尚可接受的可以继续观察,一旦加重仍需手术治疗。

2. 非手术治疗

(1) 支具治疗:支具治疗仅用于未成熟儿童在生长期间预防弧度加重。对青年患者,Risser 0、1 或 2 级,初诊时其弧度在 30°~45°之间或过去的弧度介于 20°~30°,又加重 5°以上的;患者对侧凸的外观可以接受,并同意佩戴的,可行支具治疗。当前最常用 TLSO(胸腰骶支具),但限于侧弯的顶椎在胸,或以下的患者,多数青年特发性脊柱侧弯符合此要求(图 101-34)。

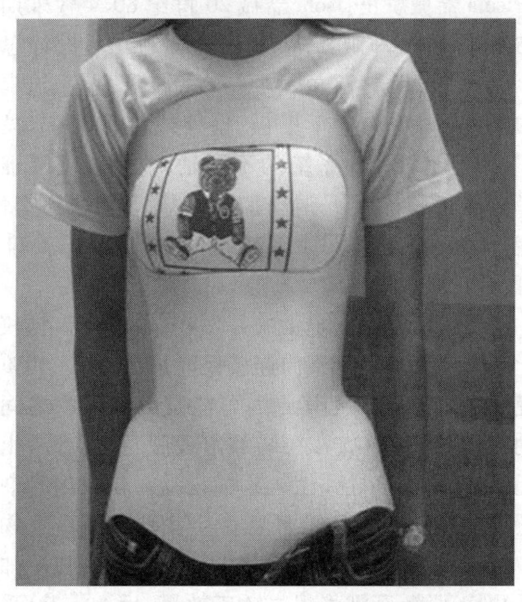

图 101-34 脊柱侧弯 TLSO(胸腰骶)支具

支具治疗的禁忌证:①弧度超过 45°的青年患者用支具不能控制其发展;②用支具后不能接受的患者;③严重的胸椎前凸患者,因支具内所用的衬垫会加重肋骨变形;④高位胸段或颈胸段侧凸患者;⑤骨骼已成熟的青年患者(Risser 4 或 5 级,女孩月经初潮已过)支具治疗无效。

每日佩戴支具的时间仍欠明确。最早对骨未成熟、弧度有进展的青少年每日要求穿戴 Milwaukee 支具 20~22 小时。低轮廓的 TLSO 支具同样如此,对此有的患者不能合作。后来又有了每日佩戴 16 小时的方案。有研究证实,部分时间佩戴支具与 22 小时佩戴支具对控制弧度同样有效。对控制弧度有效的女性患者,在月经初潮后 18~24 个月、Risser 4 级、身高不再增长时停用支具。Herring 主张上述情况不宜逐渐减少支具时间而是完全停用。对男性患者,虽然有 Risser 4 级的成熟情况,弧度超过 25°仍有加重趋势。因此,男孩支具要佩戴到 Risser 5 级。

(2) 电刺激治疗:在 20 世纪 80 年代初期电刺激和支具均是可选择的疗法。在弧度的凸侧用表面肌肉刺激器,每个夜晚用 8~10 小时。加拿大还将刺激用的电极植入椎旁肌肉。虽初步报道称经皮刺激治疗有效,但多数报道认为此治疗不能改变自然转归。当今,不再认为电刺激是治疗特发性脊柱侧弯的有用方法。

(3) 物理治疗、生物反馈:锻炼的目的是改善脊柱姿态,增加躯干肌力和保持脊柱的柔韧性。无明显证据说明理疗能控制弧度并改善侧凸畸形,同样推拿手法和生物反馈并不能改变脊柱侧弯的转归。

3. 手术治疗 手术治疗的主要目的是:减轻侧凸弧度;促使骨融合以防止侧凸加重;防止内脏器官受累及改善患者体形。侧凸弧度的大小是决定手术的主要因素。不论是哪种类型的侧凸只要弧度小于 30°,骨骼已成熟,一般不需手术治疗。超过 50°且骨骼已成熟的胸段侧弯和双主弯还很有可能加重,几乎均需手术矫正。骨骼已成熟的胸腰椎和腰椎侧凸虽弧度不甚严重但顶椎有明显旋转,躯干偏斜的常会加重。对这类患者,如弧度超过 40°~45°者应考虑手术。除了弧度大小以外,患者的外观感觉因素也与是否手术有关。患儿及其家长更注意外表的畸形。不到 10%的患者会有背部疼痛,但不应纳入手术指征。

脊柱侧弯弧度分型:需要按特发性脊柱侧弯类型做好术前计划。因为这与选择器械,脊柱融合的长度以及确定前路或后路手术有关。

1993 年 King-Moe 的分类包括五种弧度类型。

King Ⅰ型:腰椎弧度超过胸椎弧度 3°以上,在仰卧的反向弯曲 X 线片上胸部弧度的柔韧度超过腰椎弧度。

King Ⅱ 型：胸椎弧度等于或大于腰椎弧度，反向弯曲的 X 线片，腰椎弧度的柔韧度好于胸椎弧度。

King Ⅲ 型：单一胸椎弧度，其下端不跨中线。

King Ⅳ 型：胸椎长弧，腰$_5$居骶椎中线，而腰$_4$包括在弧度以内。

King Ⅴ 型：胸椎双弧，胸$_1$向上方弧度的凸侧倾斜（上方弧度在反向弯曲线片上显示为结构性）。

“稳定椎体”系胸椎弧度最下端并由骶椎中线（CSL）可分为二等分的椎体。所谓骶椎中线即由骶椎中心向上划的垂直线。King 发现稳定椎体可用来确定所有各类型弧度的融合节段。King 建议哈林顿（Harrington）植入器械可止于稳定椎体水平。适度的矫正可获得脊柱的平衡。

2010 年提出了新的分型系统。Lenke 等以脊柱冠状面、矢状面、轴位三维因素为基础提出了 Lenke 分型系统。根据冠状面结构性弯的位置进行分型。根据腰弯顶椎与骶骨中线的关系，对腰弯进行修订。最后，又增加了对胸弯矢状面畸形的修订。将侧弯类型、腰弯修订和胸弯矢状位修订三者结合起来，对一个具体侧弯类型进行分析。

4. 内固定器械

（1）后路矫治器械：哈林顿器械矫正（Harrington 器械）：20 世纪 50 年代末期 Harrington 研究并于 1962 年首先报道。术中固定钩安置在脊柱后方附件，如关节突下面、椎板或横突上，在弧度凹侧的上下固定钩之间借杠的齿状端施加撑开力。同时在弧度突侧的横突基底部安置较小的多个固定钩，利用丝状杠的螺母起加压作用。由于撑开起主导作用，故有时只用撑开杠而不用加压器械。经过 25 年的应用，本方法已成为评价其他方法的标准。长期观察只有 30% ~40% 的弧度可以得到矫正。原因是本法只撑开弧度的凹侧而不能达到三维矫正，也不能改善肋骨的驼峰，其次由于撑开力而使脊柱腰椎生理前突消失，脊柱整体变平。此外，本法术后如不用支具保护则稳定性不足，因此术后仍需石膏或支具保护 4 ~6 个月使植骨融合坚强，且长期观察大约有 40% 的撑开杠折断。因此很少用于青年特发性脊柱侧弯。因哈氏系统的缺点，20 世纪 80 年代出现了几种新的器械。

Luque 节段器械矫正术：本法是用两根 3/16 或 1/4 的不锈钢杠预弯后，以多节段的椎板下钢丝固定在脊柱上。每杠的一端折成 90°呈 L 形，并可预弯成胸椎后突和腰椎前突，椎板下钢丝横向拧紧固定，使弯的脊柱拉向直的金属杠，从而收到矫形效果。用 Luque 法矫正侧弯术后可不用支具制动，这对麻痹性侧弯，皮肤无感觉的患者可提前离床活动。但由于在椎板下反复送进和抽出钢丝有损伤神经的危险，故不宜作为特发性脊柱侧弯的常规疗法。

Wisconsin 节段器械矫正术：本技术是用带纽扣的钢丝穿过弧度内的棘突基底，先从弧度凹侧拧紧哈林顿杠，然后在凸侧拧紧一根 Luque L 形杠，拧紧钢丝使脊柱拉向直的金属杠从而矫正侧弯。术前可预弯杠以避免术后出现平背变形，术后稳定性较好，可不用支具固定。与 Luque 法比较，其优点是不用椎板下钢丝，不致损伤神经；操作简易；节省手术时间及植入物的价格便宜。

Cotrel-Dubousset 器械矫正（CD 器械）：20 世纪 80 年代初期由法国医师 Cotrel 和 Dubousset 二人设计开发。该器械为多个固定钩系统，借助“去旋转”手法从三维角度矫正脊柱侧弯变形。组装好第一根杠后，进行去旋转，将侧弯的部分弧度转动 90°，故在矫正弧度的同时，恢复腰椎生理前突。然后安置第二根杠以加强固定作用。最后在两杠之间加用横向联合装置，从而增加了两杠的强度和抗扭曲的稳定性，术后不用支具外固定。用 CD 系统提高了特发性脊柱侧弯的矫正效果，同时减少了肋骨畸形。侧弯弧度的矫正率介于 48% ~69% 之间，侧位的脊柱生理弧度接近正常。通常需植骨融合到腰，以防止晚期的平背变形。

Texas Scotish Rite Hospital（TSRH）器械矫正：TSRH 于 1998 年问世，其多个固定钩系统（偶用螺钉）与 CD 相仿。将固定钩连以光滑的预弯杠，用有眼螺栓的三点钳夹功能将杠与钩固定牢固。固定钩为开口型，杠容易纳入，钩内有一小窝，杠纳入后更加稳定。组装好整套器械以后，即可按需要进行加压，撑开和去旋转以矫正侧弯。本法的矫正效果与 CD 法近似。

Isola 器械矫正：Isola 器械 20 世纪 80 年代末期用于临床，因器械外观如蝴蝶状，因而得名。设计思想和原理均源于哈林顿，由 Asher 改良。原理为：追求脊柱的平衡；固定钩置于椎板，横突或椎弓根；节段固定。与 CD 和 TSRH 系统的不同是，该系统用腰椎的椎弓根螺钉和椎板下钢丝加强了矫正力和稳定性。有鉴于此，CD 和 TSRH 方法随后也加用了腰椎弓根钉。

新一代后方器械矫正的并发症：由于植入物较多（多个固定钩，双杠和横向连接板等），约 1% ~10% 发生晚期伤口感染。究其原因可能是因植入物之间的微动，产生碎屑异物并在局部出现假膜，局部渗出多为无菌液体，最终导致植入物的松动。伤口内晚期感染还可能是术中植入的低毒微生物所致。植入物失效少见，偶为下方固定钩脱落。一旦发生则弧度加重而需翻修手术，否则将损失矫正效果；后方入路，采用单一杠的方法可致杠折断，故不再推荐（图 101-35）。

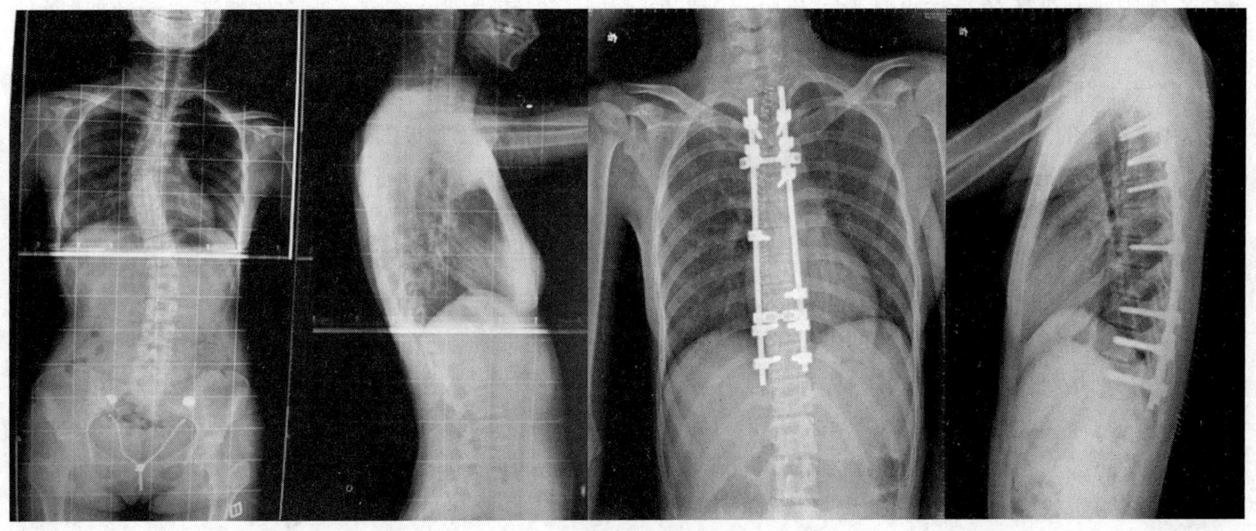

图 101-35 后路椎弓根钉系统侧凸矫形

(2) 前方矫治器械：Dwyer 技术：1965 年澳大利亚 Dwyer 首先开展矫正脊柱侧弯的前路手术。用钛合金制作的韧度很好的丝状钢缆连接椎体上的螺钉，从弧度的突侧拉紧可矫正胸腰段和腰段侧弯。虽设计思想很好，但晚期结果显示植入物不稳定。此方法因钢缆与螺钉的连接部拉紧后不能调整；缺乏放置的稳定性导致植骨块发生假关节的非常多；此外，术后腰椎因植入物的缺陷而导致后突。现已放弃使用。

Zielke 前方去旋转脊柱融合技术：1973 年德国 Zielke 按 Dwyer 的思路，改用一条 1/8 英寸(1 英寸 = 2.54 厘米)丝状杠，从弧度突侧利用一个去旋转-前突(derotation-lordosation)的撑开器矫正侧弯，借螺母在丝状杠上调整和加压；此外，切除椎间盘后植骨，预防术后逐渐产生腰椎后突。胸腰段和腰段侧凸弧度的矫正率可达 70% ~85%，旋转可消除 42% ~60%。因丝状杠不够坚强，故术后仍需支具制动。Zielke 手术的缺点是假关节发生率仍高达 5% ~20%。文献中介绍虽强调使用腰椎前凸的措施，但术后仍有 2% ~8% 的腰椎后凸。

胸腰段和腰段实心杠前方矫正：20 世纪 80 年代末期 TSRH 系统按 Zielke 的技术理念，改用更为坚强、光滑实心杠纵向连接椎体钉。术后大多数患者弧度得到矫正，植骨融合率也高，而且术后可不用支具制动。矫正方法用直径 6.14mm 矫形杠，预弯生理前突(与 CD 技术中的胸段旋转向后相反，腰椎前凸转向前)。手术后的腰椎前突依靠坚强的植入物和前方植骨可保持不变。杠旋转后仍可在每个椎体间稍作加压，缓缓转动和矫正力分布均匀，效果良好。术后不用支具。

此外，Kaneda 改良矫形方法，采用椎体钉连双杠，额状面矫正达 90%，矢状面的矫正也很满意。本法强调两根杠增加强度和稳定性。

(马晓生)

三、膝内、外翻

膝外翻又称 X 形腿。即指两下肢伸直时，在股骨下端和胫骨上端构成一个向外的弧度，两膝相碰时，双踝不能并拢，站立负重时尤为严重，形成一个 X 形的外形。膝内翻又称 O 形腿。与膝外翻外形完全呈相反方向的畸形，临床上表现为两下肢伸直而踝关节力图并拢时，膝关节不能并拢。两膝或两踝不能并拢的严重程度，就是畸形严重的标志。

【病因】

膝外翻在幼儿期发生，原因不明，故又称“特发性”膝外翻。而膝内翻一般都是发现于刚开始步行时，往往有佝偻病的病史。

1. 特发性膝外翻　在幼儿开始行走时，有些幼儿会呈膝外翻，这是因为维持足弓的组织尚不够发达，使双足经常有些轻度外翻趋势，间接使膝关节外侧受到较大压力，而内侧压力较轻，造成股骨内踝相对的发育过快。患者常伴有平足外翻。这种“特发性”膝外翻常是一种短期现象，随身体发育生长，股骨外髁与内髁基本同步，畸形也就自动矫正。

2. 佝偻病　维生素 D 缺乏所致的佝偻病，由于缺钙而软骨化的骨骼在直立负重时，可造成股骨与胫骨之间逐渐成角，多数学者认为形成膝内翻的机会要较膝外翻多。因为临床上发现膝外翻患者往往无佝偻病典型的迹象，而膝内翻患者绝大多数曾有过佝偻病史。膝内翻患者在胫骨形成外凸的弧度，在股骨形成

7

外凸弧度则少。骨骺的损伤也是形成膝内、外翻的病因。

【症状、体征和诊断】

膝内、外翻的外形是显而易见的,膝外翻者行走时双膝易碰撞,步态与正常不同。由于膝内侧韧带松弛,行走时易跌倒。由于膝关节内外侧承受应力的不均,病程长者易形成骨关节炎等。膝内翻在站立和行走时,双下肢畸形亦明显,走路时呈左右摇摆不稳,有两种情况:一是整个下肢呈普遍性的可见的外凸弧形外观,提示股骨及胫骨均受累;另一种则表现在胫骨部位呈内翻畸形,一般在胫骨上 1/3 或下 1/3 交界处畸形最为严重。X 线检查可显示骨的畸形状况及弧度。根据临床症状、体征及 X 线检查,诊断此病并不困难。

【治疗】

1. 膝外翻的治疗　如果是幼儿,同时合并平足膝外翻的"特发性膝外翻"患儿,一般不需要特别治疗,可以随访一段时间。也可以为防止畸形发展,尽可能矫正下肢负重力线,可将双鞋底和鞋跟内半侧垫高 0.5cm,以便矫正足外翻趋势。这样能减少对膝内侧的牵拉,逐步间接地改善膝外翻畸形。如果有佝偻病存在或确诊由佝偻病引起,全身骨骼因缺乏钙质而有一定程度的软化,应防止早期站立及行走,必要时需应用较长时间的夹板。大于 7 岁的患儿,畸形仍较严重,应采取手术治疗。手术方法是在股骨骨骺线以上部位进行楔形截骨矫正术。楔形截骨骨块在内侧,呈外宽内窄的截骨,术后用超髋关节石膏固定至骨性愈合。

2. 膝内翻的治疗　当佝偻病还在活动期,通过夹板治疗及足外侧垫高鞋跟及鞋底的外侧,同时不应站立及行走。但如佝偻病已经治愈,骨骺也有一定的硬度时,夹板的治疗不能奏效。对于胫腓骨为主的畸形患儿,若超过 5 岁,畸形仍很严重,可在全麻下,先切断腓骨或不切断腓骨进行胫腓骨折断术,造成骨折,完成矫正力线后,石膏固定,直至骨性愈合。对于年龄较大,骨骼较硬,手法折骨不能成功的患者,应在畸形最显著处行手术截骨治疗。截骨部位的选择对矫形成功很重要,下列方法可作参考:①膝内翻畸形患儿取坐位,双膝并拢,髌骨正对前方,两小腿下垂,小腿交叉的部位一般在小腿中下 1/3 交界处,结合 X 线片,应在交叉处作截骨(图 101-36);②嘱患儿站立,内踝靠拢,观察胫骨的上下关节面与地面的倾斜程度,若胫骨上关节面倾斜较小,则选择在胫骨结节以下处作截骨;③在正位 X 线上,胫骨上、下干骺端各作一直线与骨骺线垂直,两线相交处即为截骨处。亦可采用张力带接骨板行骨骺线处矫形(图 101-37)。常用的截骨方法有楔形与杵臼形两种,杵臼形比较稳定,接触面大;楔形截骨也有一定优点,对侧皮质可不凿断,手法扳正即可矫正,如果畸形角度大也可以将取下的楔形截骨块插入对侧,以减少截骨块的度数纠正较为严重的膝内翻畸形。术中应防止发生旋转和同时截断腓骨,双侧膝内翻畸形的矫正可一次进行。要正确区分生理性和病理性膝内、外翻,不要过度治疗,也不要延误治疗。并应定期随访。以防石膏松动导致手术失败。

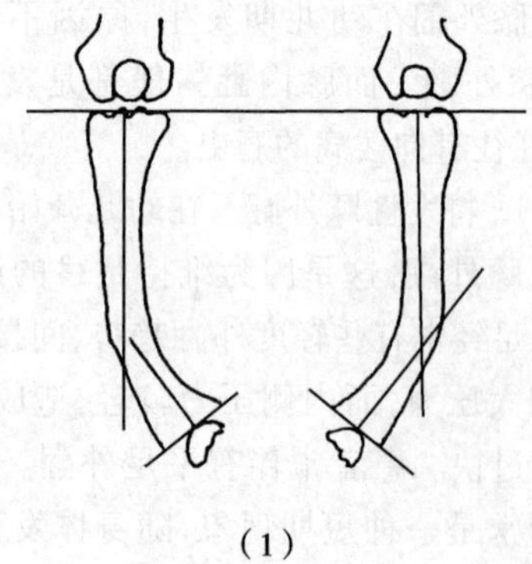
(1)

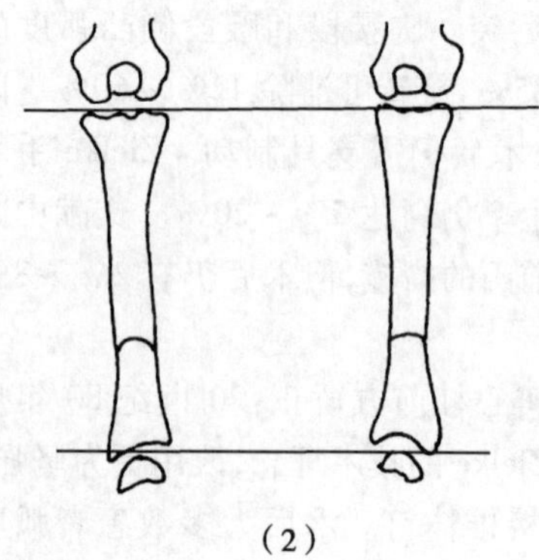
(2)

图 101-36　根据小腿正位 X 线片确定截骨部位

(1)在胫骨上、下干骺端各作一直线与骨骺线垂直,两线相交处为准确的截骨部位;
(2)截骨部位选择适当,术后胫骨上、下骨骺线平行,小腿无内翻或外翻畸形

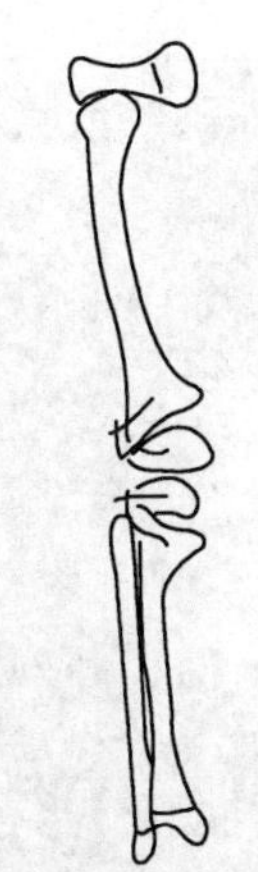

图 101-37　根据小腿正位 X 线片确定截骨部位和骨骺线处张力带钢板矫形

（王思群）

第三节　后天获得性畸形

一、脊柱结核性畸形

在骨结核中，脊柱结核最为多见，占全身骨与关节结核首位。99%为椎体结核，1%为附件结核。椎体结核中以腰椎最多见，胸椎次之，其次为胸腰段、腰骶段、颈椎，骶尾骨则少见。

【鉴别诊断】

脊柱结核性畸形需与下列疾病引起的畸形鉴别。

1. 强直性脊柱炎　由于病变累及多数椎骨，患者脊柱畸形常为圆背，脊柱运动受限，血沉增快，同时伴有骶髂关节病变。X 线片可见韧带骨化，呈“竹节样”改变，椎体无破坏，无软组织增宽影。

2. 脊柱肿瘤　一般只累及一个椎体，X 线的特征性改变为椎体虽有破坏，但椎间隙不受累，而脊柱结核往往首先破坏椎间隙。

3. 椎间盘中央型突出　X 线片有时可见椎体上下缘有小圆形缺损，但周围骨质致密，系由于髓核向椎体内突出，形成许莫尔（Schmorl）结节。有时椎体前上缘可见一小三角形游离骨块，系由于环形骨骺未愈合。

【病理】

脊柱结核椎体破坏情况随病理类型不同而异。中心型可有死骨、空洞形成，周围骨质疏松，但有的骨质反显致密，呈磨砂玻璃样。边缘型多表现溶骨破坏。应仔细观察每个部位，勿使遗漏。椎体破坏严重者可发生楔形压缩，甚至消失。椎间隙可模糊、变窄。

活动期脊柱结核由于椎旁形成冷脓肿，X 线片可见脓肿阴影。MRI T_2加权表现为高信号，CT 可清晰显示脓肿的大小。患者常有血沉升高，脸色潮红，午后或夜间盗汗等结核中毒症状。静止期脊柱结核往往没有临床症状，脊柱畸形是就诊的主要原因。

【临床分型】

椎体结核按原发病灶部位可分为三型：

1. 中心型　病灶位于椎体中心部，多见于儿童。特征为以骨质破坏为主，椎体被压成楔形。成人可长期局限在椎体中心，出现死骨，死骨吸收后，可出现空洞（图 101-38）。

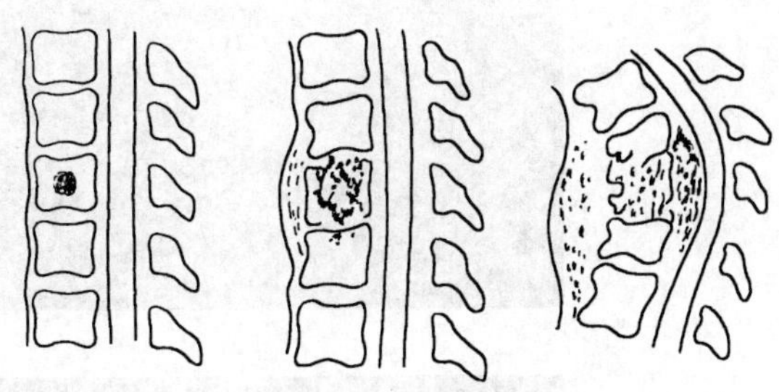

图 101-38　椎体中心型

2. 边缘型　多见于成人，进一步累及相邻椎体。以溶骨性破坏为主，很少出现死骨，易侵犯椎间盘，引起椎间隙狭窄（图 101-39）。

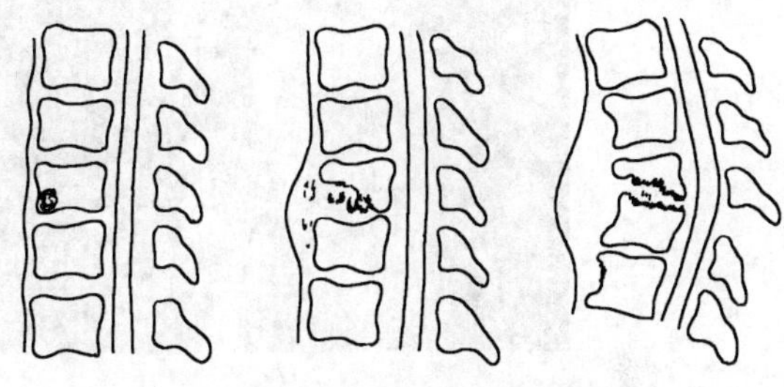

图 101-39　椎体边缘型

3. 骨膜下型　由于脓液沿着前纵韧带上下蔓延，相邻椎体腹侧长期被骨膜下脓肿腐蚀的结果。多为继发性，可同时累及数个椎体前缘（图 101-40）。

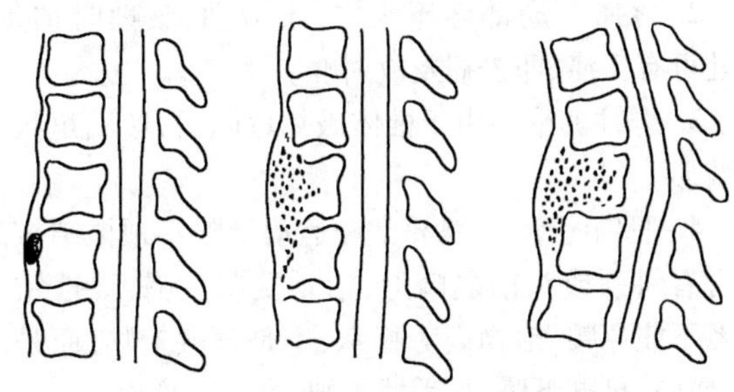

图 101-40　椎体骨膜下型（前方型）

由于脊柱结核往往对脊柱的前柱结构破坏，所以临床上常见的脊柱结核性畸形以脊柱后凸畸形最为常见。陈旧性结核即使治愈后，也往往残留较为严重的后凸畸形（图 101-41）。

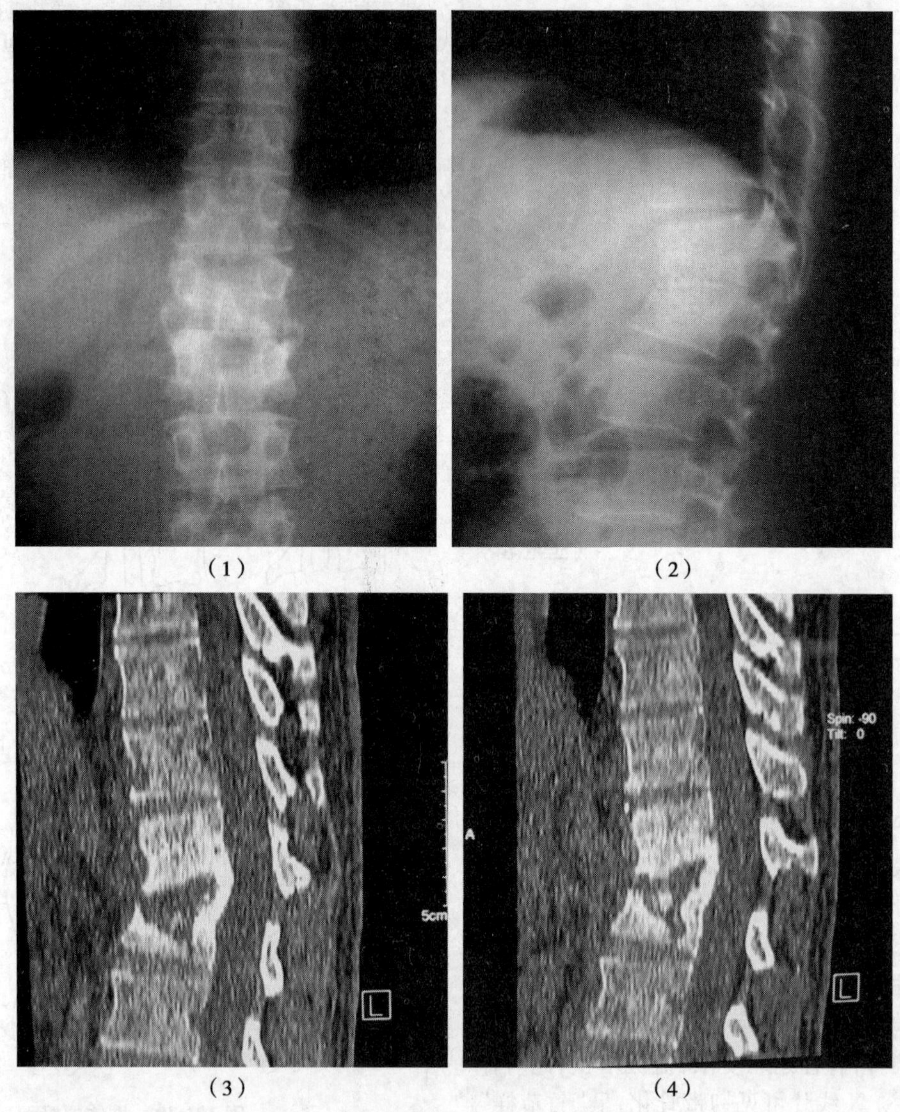

（1） （2） （3） （4）

图 101-41 脊柱结核引起后凸畸形

【症状与体征】

1. 全身症状 早期无明显症状。活动期则出现食欲缺乏、消瘦、午后潮热、盗汗等中毒症状。

2. 疼痛 局部疼痛为主，于劳动、咳嗽时加重。患处可有压痛、叩击痛及放射痛。

3. 脊柱畸形 由于椎体破坏塌陷后，形成角状后凸畸形。

4. 肌肉痉挛、姿势异常和运动受限 颈椎结核患者可有斜颈或头前屈畸形，活动受限。胸、腰椎结核患者不能弯腰、拾物姿势特殊，不是弯腰拾物，而是屈髋、屈膝、挺腰下蹲，一手撑大腿，另一手拾物。

5. 脊柱结核畸形者 可因病变组织或畸形，造成脊髓受压而发生神经症状，如受累平面以下肌无力、大小便障碍甚至瘫痪。

【治疗】

对脊柱结核性畸形的治疗应从两方面考虑：

1. 活动期脊柱结核 主要针对结核治疗，包括抗结核药物治疗、病灶清除、支具或石膏床固定。防止脊髓受压和畸形加重。近年来，许多学者探索一期前路病灶清除植骨内固定融合术，同时对脊柱后凸畸形进行矫正，取得良好的效果（图 101-42）。

2. 静止期脊柱结核后凸畸形 对年长者，如无神经症状不需要手术治疗，如因畸形明显发生迟缓性瘫痪者，应考虑手术治疗。手术方法有两种。一是后路减压，如手术破坏后路结构较多，需同时行融合固定术；二是侧前方减压，清除椎体后缘致压物，此法更为直接有效，但风险相对也大。对年轻患者，为追求美观体形，可采用脊柱截骨矫形术，但存在较大风险，需与患者说明。

需要注意的是长期高位截瘫者，常伴有肾上腺皮质功能衰退，手术时易因肾上腺皮质功能衰竭而突然发生休克，甚至死亡，术前应先给予肾上腺皮质激素治疗。

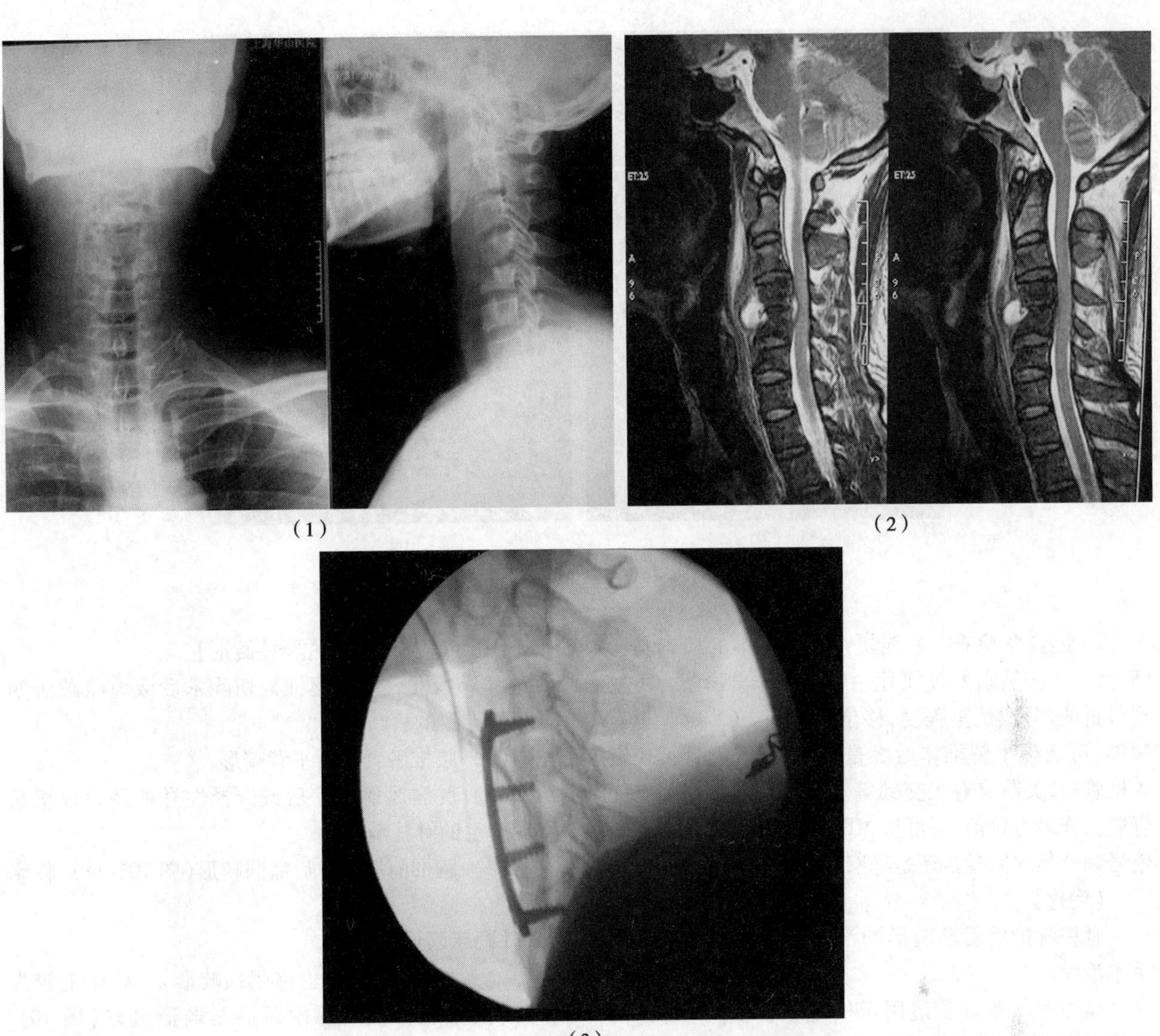

(1)　(2)　(3)

图 101-42　颈椎结核前路病灶清除植骨内固定融合术

二、脊柱骨折后畸形

脊柱外伤性压缩骨折常导致脊柱后凸畸形(图101-43),也可伴有侧凸畸形,如不采取及时、适当的治疗,由于脊柱不稳,畸形会日渐加重。

【症状与体征】

1. 新鲜脊柱骨折　主要症状为局部疼痛。若神经损伤,可出现受伤部位不同程度的感觉、运动障碍或大小便功能障碍。

2. 脊柱陈旧性骨折　可遗留颈部或胸、腰背疼痛。

3. 畸形　明显的脊柱压缩性骨折在检查时多可发现脊柱后凸畸形。一些在急性期虽无明显畸形的患者,如未采用适当的内固定或外固定(支具或石膏),晚期也可出现脊柱进行性畸形,尤其是骨折后伴有脊柱不稳的患者。一般认为骨折后6个月以上,即定义为骨折后迟发性后凸畸形。胸腰椎在创伤晚期最容易发生后凸畸形。常见的损伤有爆裂性骨折、屈曲旋转型骨折脱位、屈曲分离型韧带损伤,以及多发非间隔性椎体压缩性骨折等。

4. 迟缓性瘫痪　有些患者早期并无神经症状,但若后凸畸形严重,由于椎体后缘持续压迫相对应的脊髓而导致脊髓的慢性持续性缺血或变性坏死,最终出现不同程度的神经功能障碍。

【检查与诊断】

脊柱骨折的诊断不难,检查与诊断主要考虑以下几方面:

1. 详细询问病史　患者多有明确的外伤史及伤后出现背部疼痛症状,特别需要注意的是,有些老年人存在较严重的骨质疏松,可能不需多大暴力即可造成椎体的压缩骨折。行走时滑倒臀部着地,或坐在汽车上受颠簸影响,均可造成椎体压缩骨折。对这部分患者如由于上述原因出现背部疼痛应高度怀疑此损伤可能。

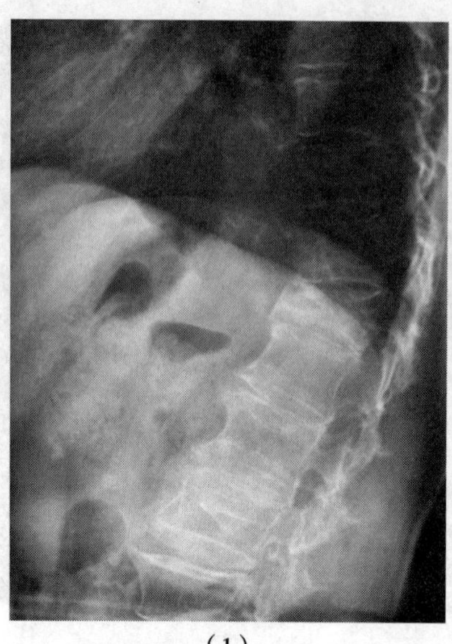
（1）

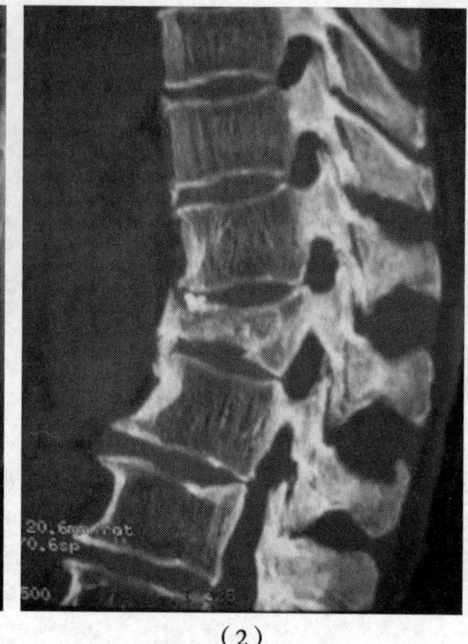
（2）

图 101-43　脊柱骨折后后凸畸形的 X 线及 CT 表现

2. 影像学检查　X 线摄片是最基本的检查与诊断方法，一张清晰的 X 线片一般都能作出诊断。可发现骨折的部位、严重程度，移位情况等。CT 检查更有帮助，可清晰了解椎体后缘是否完整、有无骨折块突入椎管内、关节突有无交锁等。MRI 检查对判断有无脊髓损伤最有价值，还可从 MRI 影像片上是否存在高信号判断是新鲜骨折还是陈旧性骨折。

【治疗】

脊柱骨折后后凸畸形的治疗包括非手术治疗和手术治疗。

1. 非手术治疗　适用于椎体压缩在 1/3 以内的稳定性骨折；无脊髓损伤的患者；不能耐受手术的老年患者。非手术治疗包括硬板床，并在伤椎下垫一薄枕，以纠正后凸畸形；支具或石膏固定。

2. 手术治疗　手术治疗遵循以下原则：矫正畸形、维持平衡；解除压迫、稳定脊柱和尽量减少融合节段。手术适应证较为公认的有：神经损害或进行性加重；脊柱不稳定或畸形进行性加重；疼痛明显，保守治疗无效。根据不同患者的情况，可选择前路、后路或前、后路联合入路复位及融合固定。部分老年患者可以选择椎体成形术和后凸成形术，达到纠正后凸畸形、解除脊髓压迫、使病变部位获得良好的稳定性。对陈旧性后凸畸形发生迟发性瘫痪者，如病变在下胸段或胸腰段，可行前外侧入路，切除椎体后缘致压物。

三、脊柱医源性畸形

目前国内外对于医源性畸形还没有明确的定义。但多数学者认为系由于手术不当而导致的畸形，以及脊柱肿瘤放疗后出现的畸形。一般不将脊柱畸形术后矫形效果差以及失败的病例归于此类。

【临床常见的医源性脊柱畸形】

（1）颈椎后路广泛椎板切除术后或前路减压融合术后导致的后凸畸形。

（2）腰椎融合术后平背畸形。

（3）肿瘤放射治疗后或选择性脊神经后根切断术后产生的脊柱畸形。

（4）胸椎前后路术后后凸畸形（图 101-44），临床上较为少见。

【临床表现】

1. 颈椎后凸畸形（也称鹅颈畸形）　临床上较为常见，其中以椎板切除术后后凸畸形最多（图 101-45）。其发生原因主要与年龄因素、术前颈椎生理弧度、术中破坏小关节突又未行内固定以及术中颈后部肌肉的破坏程度有关。

典型的临床表现在术后最初一段时间里，症状一般较轻，在随后的几个月里，颈椎逐渐变直，头部不断前移，颈部疼痛，肌肉痉挛并出现神经功能影响，严重者出现脊髓受压症状。

2. 胸椎或胸腰段的医源性畸形　也多有手术史或因肿瘤行放射治疗史。检查时可发现胸背部明显后凸。有些患者晚期可能出现相应的脊髓受压症状。

3. 腰椎医源性畸形　多数是平背畸形，表现为患者躯干前倾，腰椎前凸减小甚至消失，由于脊柱矢状面不平衡导致腰部疼痛。主要临床表现是躯干前倾，站立位时膝关节不能伸直，患者常需屈髋、屈膝并后伸头颈。常规拍摄脊柱全长正侧位片判断矢状面平衡。

【检查与诊断】

（1）有脊柱手术史或因治疗行放射治疗史。

（2）脊柱畸形。

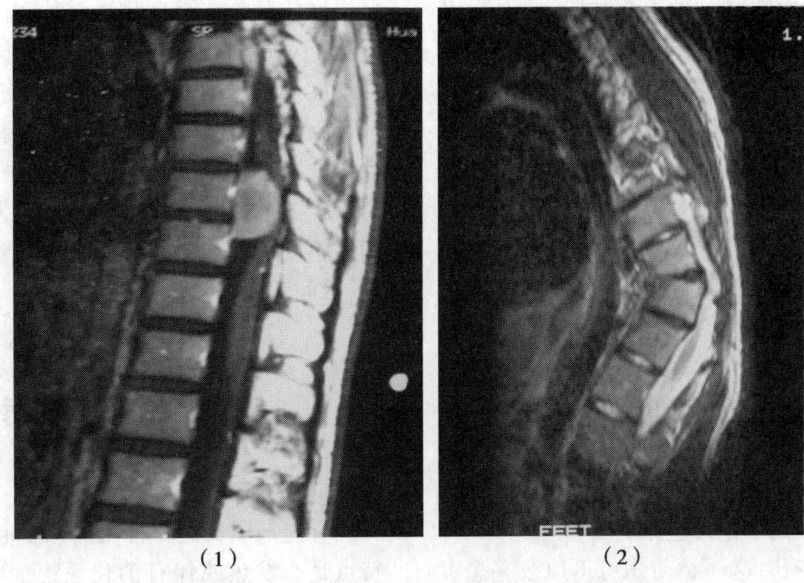

(1)　(2)

图 101-44　T_{10}椎管内肿瘤切除术后后凸畸形

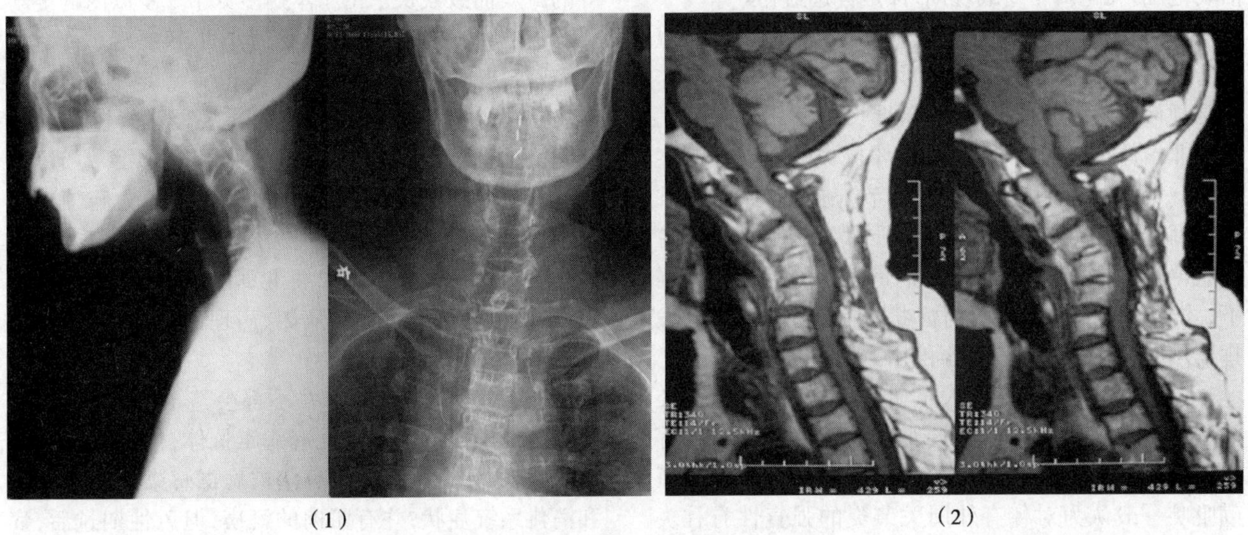

(1)　(2)

图 101-45　颈椎椎板切除术后鹅颈畸形

(3) 影像学检查,包括 X 线摄片、CT、MRI。可显示畸形部位、类型、程度及相应脊髓情况。

【治疗与预防】

(1) 产生颈椎后凸畸形的原因较多,后果严重,因此预防显得尤为重要。下列情况应考虑同时行后路融合固定术:患者年龄较小,椎体发育未成熟;术前存在颈椎不稳;多阶段减压;术前估计关节突切除较多。

医源性颈椎后凸畸形的外科治疗主要是解除脊髓压迫,矫正畸形。手术原则与其他部位脊柱后凸矫形一致,但不能过分强调矫形,主要应以解除脊髓压迫为主。

(2) 减少腰椎平背畸形主要依靠预防,腰椎手术前应仔细评估,术中保持腰椎正常生理前凸,避免术中使用后路撑开器械。治疗目的在于解除疼痛,恢复正常生理前凸。非手术治疗包括肌肉锻炼,支具及药物治疗。严重者需要手术治疗。手术方式主要有后路截骨矫形内固定或前、后路联合手术。

(3) 胸椎或胸腰段的医源性畸形主要为后凸畸形,如有相应神经症状出现应手术治疗,手术主要为减压。可做后路扩大减压,但从侧前方切除致压物效果更好。

初次手术时避免过多破坏脊柱的稳定结构及必要时行植骨内固定是预防脊柱医源性畸形的主要措施。

四、强直性脊柱炎后凸畸形

强直性脊柱炎是一种慢性、进行性,中轴关节受累的关节病变，主要影响骨盆的骶髂关节、脊柱关节和椎旁组织。主要发病在20～30岁的青年男性，40岁以上发病少见。晚期常出现严重脊柱后凸畸形，可伴发髋关节强直、椎管狭窄等。

【临床表现】

（1）患者有较长时间的强直性脊柱炎病史。

（2）晚期脊柱后凸畸形。

（3）X线片、CT可见双侧骶髂关节破坏甚至融合；脊柱后凸；各椎体间呈竹节样变；前纵韧带及后纵韧带钙化。

（4）活动期抗“O”、血沉、CRP明显升高；HLA-B27呈阳性。

【治疗】

1. 非手术治疗　药物治疗包括：

（1）非甾体抗炎药：这一类药物可迅速改善患者腰背部疼痛和僵硬，减轻关节肿胀和疼痛及增加关节活动范围，无论对早期或晚期，都是首选药物。

（2）糖皮质激素：因糖皮质激素也不能影响强直性脊柱炎的病程，而且长期使用弊大于利，故不能作为常规使用，尤其不宜大、中剂量长期使用。只适用于对非甾体抗炎药过敏，或非甾体抗炎药不能控制症状者，一般以小剂量为宜。有关节外损害，如急性虹膜炎、肺受累者也需用肾上腺皮质激素治疗。只有在症状严重，非甾体抗炎药或小剂量激素不能控制情况下，才逐步增加剂量。而当症状控制、慢作用药已发挥作用时，应逐渐减量，直至停用。

（3）慢作用药：经过大量研究证实，用于治疗类风湿关节炎的金属制剂，青霉胺、抗疟药、硫唑嘌呤等慢作用抗风湿药，对强直性脊柱炎无效。近年来柳氮磺吡啶一般认为对伴有外周关节炎的强直性脊柱炎有效，但以脊柱为主的强直性脊柱炎的疗效尚有争论，每次0.25g，每日3次开始，每周每次增加0.25g至每次1g；甲氨蝶呤，近年来，国内外均有治疗强直性脊柱炎有效的报道，用小剂量脉冲疗法，即每周1次，第一周2.5～5mg，以后每周增加2.5mg，至每周10～15mg；雷公藤总苷，近年来治疗强直性脊柱炎也取得一定疗效。每次10mg，每天3～4次，中药在治疗该病中有一定作用。

其他治疗包括：建议患者不间断地进行体育锻炼，以防关节僵硬；站立时维持正常姿势，坐位时保持胸部挺直；睡硬板床，多采取仰卧位；对于早中期患者，行脊柱牵引对矫正脊柱畸形有一定帮助；还可用支具及石膏背心矫正后凸畸形。

2. 手术治疗　目前临床上应用最多的手术方式是单节段经椎弓根椎体截骨和多节段经关节突V形截骨，临床随访发现两种术式效果相似。单节段经椎弓根椎体截骨在闭合截骨面时，由于椎体发生塌陷而避免了对脊柱前柱的延长，因而可防止主动脉牵拉等并发症。对于后凸的纠正不依赖于前方椎间隙的张开，因而对脊柱严重竹节化的病例，后凸也可矫正，缺点是技术难度高，出血多，外形矫正较多节段差。多节段经关节突V形截骨在闭合后方截骨面时，前方椎间隙不同程度地张开，因而要求脊柱前柱骨化程度轻，椎间隙无明显狭窄的病例。

（马晓生）

第四节　脊髓灰质炎麻痹

（一）概述

脊髓灰质炎是一种由病毒引起的急性传染病，其特点是在发热或伴有消化系统症状后出现肢体的弛缓性瘫痪，病愈后有些患者仍遗留有部分肢体轻重不等的瘫痪而致残疾。由于本病多见于3岁以内的婴幼儿（约占85%左右），故又称为小儿麻痹症（简称儿麻）或婴儿瘫。但青少年、成人也有一定的发病率。本病由一种亲神经性病毒所致，主要侵犯脊髓的前角细胞（又称脊髓灰质），尤以胸腰段（脊髓腰膨大部）为多见。故症状下肢多于上肢，同时也侵犯大脑、脑膜、脑干及延髓等部位，可出现相应症状。由此看来，脊髓灰质炎、小儿麻痹症或婴儿瘫等名称都不能合适地、全面地表达出本病的病因、病理部位及年龄特点，仅是习惯称之而已。

病毒侵入机体之后，并不都会造成不良后果，有些患者证实血清中存在儿麻病毒抗体，但临床上无任何症状，称无症状型。也有些被病毒感染后出现发热和消化系统症状，并有肌肉的瘫痪，但急性期过后，症状消失，瘫痪也恢复正常，不留后遗症，称为“顿挫型”。只有1%～2%的患者症状严重，脊髓前角运动细胞遭受不可逆的损害，留下不同程度的永久性瘫痪畸形。

肌肉的瘫痪能否恢复，完全取决于脊髓前角运动神经细胞受损的部位、数量和程度。一般认为，若有40%的神经细胞存在，功能正常，临床上无瘫痪畸形；若少于2%，临床检查肌力消失，呈全瘫。在患病之后，6～9个月能恢复的肌肉，即能全部恢复；如在6个月中肌力恢复仅达1～2级的患者，将来全部恢复的可能性极小。肌肉的运动往往受脊髓中几个节段的神经中心支配，中心有长有短，腘绳肌由L_4～S_2四个脊髓支配，属长中心；胫前肌由L_3～L_4两个脊髓节段支配，属短中心；而大部分肌肉由三个节段支配，如阔筋膜张肌、腓骨长短肌、股四头肌、臀大肌和臀中肌等。在比较长的中心受到侵犯时，不易全部遭到破坏，其恢复能力也较强，只要存留有1/3的神经细胞，其肌力恢复有4级以上的希望；反之，短中心肌肉受到侵犯时，易全部遭到破坏而完全瘫痪，临床上胫前肌的全瘫比例较高，全瘫之后很少有恢复可能。

自麻痹出现，不仅横纹肌失神经支配，而且所支配的血管平滑肌亦受到严重影响，根据病变程度不同，周围血管受累的轻重也不一致，严重者出现整个肌肉微循环广泛凝血改变，严重影响肌细胞的新陈代谢致肌细胞发生坏死及退行性改变，过去一般仅着眼于脊髓细胞的病理改变，很少注意肌肉循环障碍的病理变化，许多治疗设计，早期仅多从脊髓中枢方面考虑，此为治疗效果欠佳的重要原因。

畸形早期，主要为软组织，如筋膜、肌肉、韧带等挛缩，纠正比较容易。随着病程的发展，就出现了各种各样的骨性畸形，因而对每一个患者应尽早矫形，只有准确地测定麻痹程度和畸形的性质，才能作出正确的治疗计划。

儿麻病毒感染之后，尚无特殊治疗方法可使其立即痊愈。一旦发病之后，必须从急性期、恢复期、后遗症期采取各种积极措施，防止畸形的产生与发展。多数患儿在5～6岁以前各种肌肉、关节及骨的畸形逐渐出现，可采用支具、辅助器、体疗、石膏或肌腱转移术来预防及减轻畸形。

（二）手术治疗适应证的选择原则

儿麻后遗症患者，由于脊髓前角运动神经细胞的节段和受累程度不同，造成后遗畸形和功能障碍，影响患者学习、生活自理及就业，心理上也很受影响。多数患者在发病早期已经综合治疗。手术目的在于帮助患者矫正畸形，稳定关节，调整肌力平衡，从而达到改善肢体功能。选择适当的术式及程序，正确掌握手术适应证，是达到预期目的的重要一环，否则将会加重畸形，影响疗效，增加患者痛苦。

手术适应证选择：制订合理的治疗方案，设计手术程序及术式，比具体技术操作难度更大。由于儿麻后遗症患者不是都需要采取手术治疗达到改善功能和矫正畸形的目的，有些经过手术治疗确可使功能和畸形有明显改善，有些仅部分改善，有些则得不到改善。故能否改善或改善的程度，取决于手术操作的技术，更重要取决于手术适应证选择是否正确。尤其是儿麻后遗症的畸形及功能障碍复杂，千差万别，更需我们仔细进行术前检查和科学判断，从而选择合理的手术方案。近年来，由于新技术的开展，手术范围也逐渐扩大，许多过去认为难以用手术解决或无法解决的病例也有一定的疗效。如肢体短缩、严重髋部畸形、连枷腿、骨盆和脊柱畸形等，手术适应证也在不断扩大。

手术禁忌证：下列情况不宜手术：①肌力失衡，但无畸形；②肌力在4级以上或肢体轻度畸形，如膝关节轻度屈曲和反张，足部轻度马蹄畸形，下肢短缩在2cm之内但功能良好者；③上肢肌肉广泛瘫痪，基本上无功能者；④双下肢肌肉广泛瘫痪并严重畸形，这时矫形的目的在于能够装配支具使之站立，但必须使用双拐，如伴有上肢畸形及瘫痪而不能使用拐杖，下肢手术即无意义；⑤年龄与手术的关系虽是相对的，但一般不宜太小，因患儿不能主动配合检查，不能测出准确肌力，且术后不能主动进行锻炼，影响手术效果。10岁以内患儿不做骨性的手术，因骨骺尚未闭合，手术治疗会影响骨的发育。但患者年龄过大，应变能力差，骨盆脊柱畸形已固定，手术要慎重。

（三）手术治疗目的

1. 矫正畸形、恢复肢体力线　下肢畸形会造成负重力线的异常和行动困难，一处的畸形又会造成其他部位的继发畸形，如髋关节的屈曲畸形，必然导致膝关节的屈曲畸形。膝有屈曲畸形常又有足马蹄畸形，或者是有马蹄畸形者，必有膝关节的屈曲畸形，有了这种自行调整，重力才能有效传导。因此，膝关节屈曲畸形应先予纠正才能作代股四头肌；髂胫束挛缩如不及时纠正，将会造成髋关节屈曲、外旋外展畸形，骨盆倾斜，膝关节屈曲外翻，胫骨外旋等畸形。如果及早解决髂胫束的挛缩，其他的继发性畸形可以减轻和防止。

2. 肌力平衡与重建　儿麻后遗症中，肌肉不均衡的瘫痪，是造成畸形的主要原因。早期畸形可以并不明显，但随着肌肉的偏向拉力，畸形则逐步出现直至严重，如足的马蹄畸形有可能是背伸肌力减弱，跖屈力量相对强大而致，足内翻畸形更可能是腓骨长、短肌肌力减弱，胫前、后肌相对肌力强造成。早期畸形可通过软组织手术治疗来防止，一旦发展成骨性畸形，必须采取骨性手术。肌腱的转位手术，可重建动力平衡，对防止畸形、增强肢体功能，具有肯定的疗效。转位的肌腱应有良好的肌力，最好要有4级以上的肌力。肌腱止点转位手术，在于重建动力平衡和防止畸形，但不能矫正骨性畸形。如骨畸形已存在，必须在做骨矫形的同时或以后做肌止点转位手术。转位的肌肉要有适当的张力，过松无力不起作用。转位的肌肉和肌腱尽量取直线到达止点，肌腱的通道要宽敞无阻，若成角过大，通道狭窄，会使活动受阻，肌力减弱。肌腱止点的固定要牢固可靠，止点种植于骨效果最好，术中要保护转位肌肉的主要神经和血运。

3. 关节稳定术　儿麻后遗症中，广泛或完全的肌肉瘫痪，关节失去主动活动能力，日久造成关节畸形。一个瘫痪畸形的关节，既无灵活性，又无稳定性，肢体也无功能。对下肢来讲，关节的稳定性显得尤为重要，关节固定术会牺牲关节的灵活性（有些关节已畸形在非功能位，也无灵活性），最大限度地争取使关节稳定，即能保留肢体的负重功能。解决关节稳定有多种方法，包括骨及软组织手术纠正畸形，恢复正常的力线；肌腱转位、重建动力平衡；使用辅助支具保持关节稳定及关节融合术。

4. 肢体长度的均衡手术　使一侧肢体短缩尽量与健侧均衡，改善步态及矫正脊柱、骨盆、膝及足的畸形。

（四）最新认识

1. 关于年龄　过去看法是只要在发病后2年进入后遗症期，越早施行手术越好，理由是可以预防畸形及有利于中心训练，但大量实践证明，7岁前的幼儿，无论肌腱手术或骨性手术，约有70%～80%晚期效果欠佳，而且进一步再矫形困难。原因是幼儿的功能判定不够准确，主动锻炼不能很好配合，且日后成长过程中的发育变化也不恒定，故在7岁以前最好采用非手术治疗，包括石膏支具等，7～12岁，仅施行某些软组织手术，手术最佳年龄应在14～20岁之间，超过25岁以上的患者，继发改变较重，矫形治疗的效果也随年龄的增长递减。

2. 肌力瘫痪后手术指征问题　过去能够转移的肌肉仅局限于邻近直接转移。目前被作为移位的肌肉扩大到远隔部分，例如上肢手部的功能重建可选用背阔肌移位，下肢广泛麻痹，前侧可用腹外斜肌、腹直肌，后侧可用骶棘肌、背阔肌、髂腰肌等。因此过去手术指征仅占儿麻后遗症的60%～70%，现在已提高到90%。

3. 移位的肌肉，应不损害原有功能，腘绳肌、髂腰肌等都是下肢重要肌肉，移位时应该特别慎重。

4. 充分利用力学原理，注意肌腹的形成，肌腱膜的紧张度、力臂的设置等。

5. 由于骨性手术固定时间长，影响肌力锻炼，因而在同一部分作肌移位，最好放在骨性手术之后。

所有肌移位术后，都应进行合理的锻炼，肌肉具有巨大的可塑性、可变性，通过锻炼，予以最大效益。通常在术后反应消除，约5～7天，移位的肌肉即可作收缩活动；2周后开始被动肢体活动；3周去除石膏固定，加强主动锻炼。

（五）髋部瘫痪和畸形的手术治疗

儿麻后遗症在髋关节引起的病变很复杂，常伴有脊柱、骨盆及下肢的各种畸形和极其复杂步态。根据软组织具体情况可分成松弛型和挛缩型。挛缩型主要表现为屈曲畸形、屈曲外旋畸形、屈曲外展外旋畸形、屈曲内收内旋畸形。髋部软组织挛缩常导致畸形，软组织挛缩程度越重，时间越长，继发的骨关节畸形也越严重。主要为股骨头缺少正常压应力，发育不良，前倾角增大，髋臼变浅，患侧骨盆萎缩，脊柱代偿性侧弯，下肢继发性膝屈曲、外翻、外旋、足下垂等。髋关节畸形的治疗必须先作负重力线的纠正，继而矫正肌力平衡，尤其是臀肌的平衡。

1. 屈曲、外展、外旋畸形的治疗　髋关节周围的肌肉产生广泛性瘫痪后，最为多见的畸形是髋外展外旋屈曲畸形，往往又同时合并复杂的髋、膝畸形。手术宜分次逐步纠正，恢复负重力线，屈曲40°以内者，一次手术困难并不大。手术操作方法（Sout-ter-Cambell-Yount术）如下：患者平卧，患侧抬高，做Smith-Petersen切口，沿髂嵴外缘剥离松解阔筋膜张肌、臀中肌起点，向下返折，暴露髂前上棘，横断缝匠肌及挛缩的筋膜，再将股直肌止点处横断，将挛缩的软组织一一切断松解，将下肢内收内旋，将大转子外侧挛缩的臀中肌、阔筋膜张肌、髂胫束作彻底横断，必要时切断髂腰肌使髋关节伸直，将髂前上棘削平，以便缝合切口，术后牵引或石膏固定，维持髋伸直位。如髋关节屈曲畸形严重，超过60°以上，此法不能将髋关节完全伸直，勉强矫正会造成股骨头向前脱位或股动脉受牵拉血运障碍等后果，应分期手术。第一次软组织松解之后，可通过牵引、推拿加压逐步拉伸髋关节。外展外旋畸形仍存在者做股骨转子内收截骨，Weissman主张做外展侧的股骨转子下内收截骨（图101-46）或骨盆截骨，纠正脊柱侧弯和平整骨盆的倾斜，恢复髋臼和股骨头的关系，必要时可再做内收侧股骨转子下外展截骨，以恢复正常负重。固定性屈髋畸形使部分瘫痪的臀肌不能发挥作用，肌力检查为0级。当术后髋伸直后，未完全瘫痪的肌肉才能得以收缩，使手术效果增加，对这种“假性”臀肌瘫痪的治疗有重要意义。

2. 关节松弛的手术治疗稳定　稳定髋关节的主要肌肉中，首先为外展肌群。股骨正常有10°的内收，儿麻后遗症者的髋部肌肉松弛，关节不稳，故行走时，依赖外展，才能使肢体重心保持在功能轴上，外展越大，则与髋

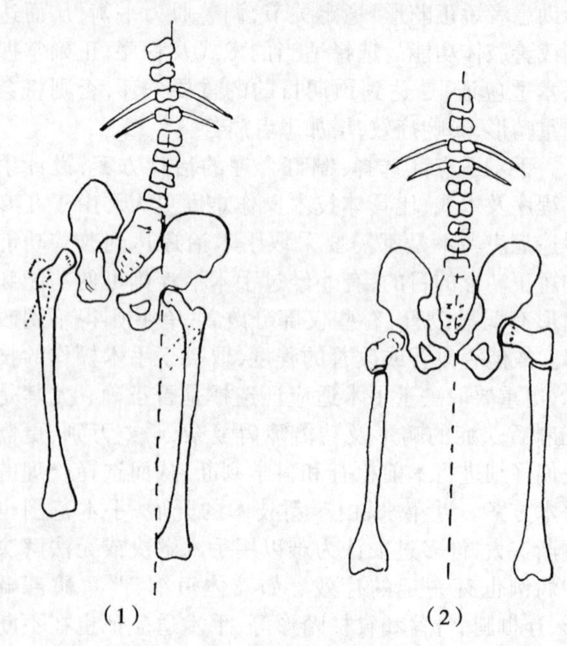

图101-46

（1）Weissman股骨转子下内收截骨术，矫正骨盆倾斜畸形；（2）使骨盆与股骨头负重正常

7

臼相嵌愈好。因此，对于轻度外展、外展肌力至少在2～3级者，关节囊轻度松弛，髋臼略平坦，臼顶发育差，轻度半脱位、内收肌力较强者可考虑施行臀中肌下移或大转子下移术，下移约3～4cm，外展位石膏固定。

3. 臀肌功能重建　由于髋臼窝向后外倾斜，下肢在外展后伸位最为稳定，这决定了臀肌对稳定髋关节的重要作用。臀大、中、小肌及阔筋膜张肌由于支配的神经节段相近（L_2～S_1）有共同的肌腱止点，故临床上很少见到某一肌肉的瘫痪。由于臀肌群力量减弱，不能对抗内收及屈髋力量，即产生内收及屈髋畸形。

代臀肌手术可分成三类，可根据具体情况决定：①利用臀肌本身调整、改善功能，如用臀中肌加强臀大肌，利用阔筋膜张肌后置以代替臀大肌，但这仅适用于臀肌群部分瘫，而移位的肌肉力量甚强，可是这种情况比较少见。②利用髋部前面的肌肉以加强臀肌，如髂腰肌转位代臀肌，髂腰肌肌力大，转位后有较强的伸髋作用，但屈髋力量相应减弱，抬腿跨步无力，现在很少采用。再者是腹外斜肌代臀肌，操作简便，出血少，有一定效果。但由于大部分患者尚有股四头肌瘫痪，而腹外斜肌常被用来代股四头肌。③利用后面的背伸肌代臀肌，可采用的有骶棘肌、髂腰肌等。兹介绍一部分代臀肌术。

（1）腹外斜肌代臀肌术（Thomas）：患者平卧，患侧抬高30°左右，切口自耻骨联合外缘向外上沿髂骨嵴至第11肋尖，暴露腹外斜肌筋膜后，顺肌纤维方向切开一条2cm宽的筋膜，在耻骨联合处切断。沿腹直肌鞘外缘，顺筋膜切开直至第10肋处转向外侧。松解部分肌腹，再沿髂嵴向后上分离至腋中线平面，勿损伤支配腹外斜肌的神经和血管，将肌肉两边缝合成管状，缝合下方的筋膜和腹外斜肌。外展、内旋大腿，沿大转子作n（倒U形）形切口，暴露大转子前后，作一皮下隧道扩大至第11肋骨处，将腹外斜肌断端拉入大转子处，于大转子做自前向后的骨性隧道，将腹外斜肌断端（实际为腱性部分）穿过骨性隧道缝合固定。大腿固定在外展位25°，髋人字形石膏固定，6周后拆石膏锻炼，将腹外斜肌收缩转化成为外展动作。对有髋关节屈曲、内收畸形存在者，先作软组织松解术将畸形彻底矫正，如有髋脱位存在，不宜施行该手术（图101-47）。

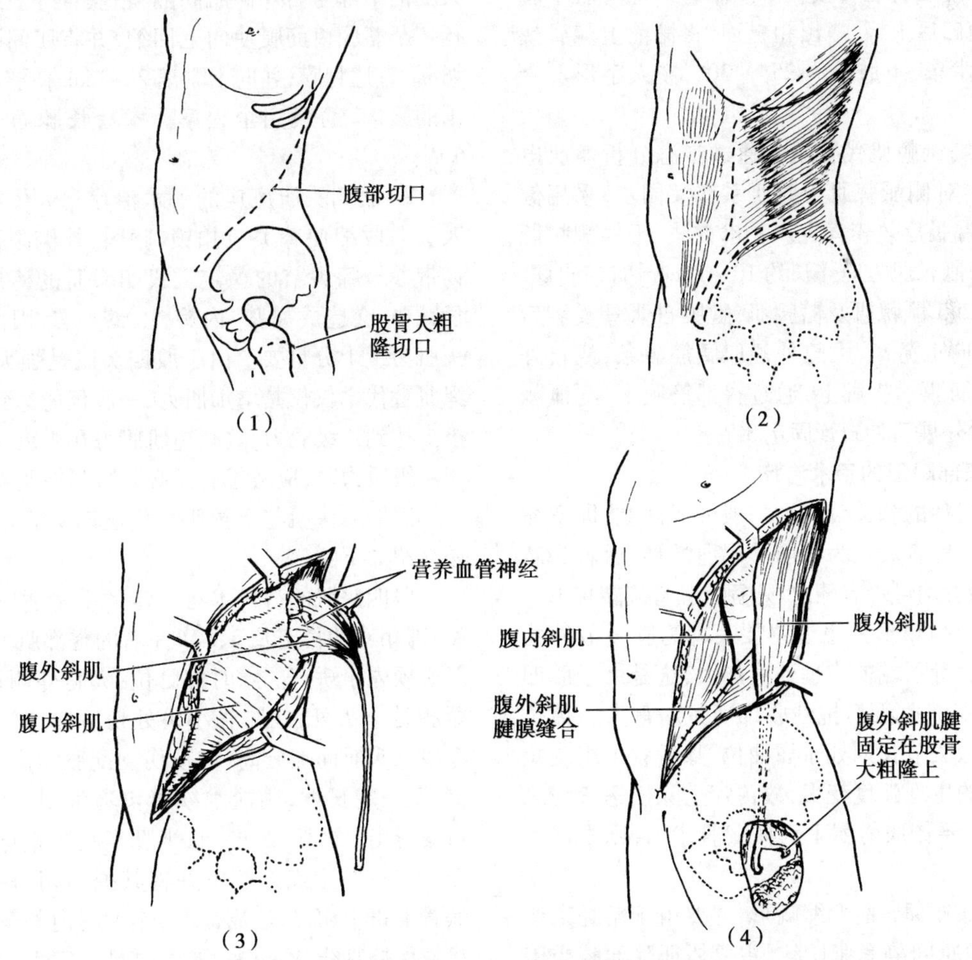

图101-47　臀肌替代术（腹外斜肌代臀肌之Thomas手术）

（1）切口；（2）腹外斜肌游离之范围；（3）腹外斜肌已游离，并缝成管状，注意保留肌肉之营养血管和神经支配；（4）腹外斜肌腱经皮下隧道固定于股骨大转子上

（2）髂前上棘后置术：该手术目的是将附于髂前上棘的缝匠肌及阔筋膜张肌连同髂前上棘一并移向后面，将屈髋肌力转成伸髋力量。一般来说臀肌群瘫痪时，缝匠肌很少受到影响，对于髂腰肌、腹外斜肌力量不足，而缝匠肌挛缩致髋关节屈曲患者，将髂前上棘移至髋臼上缘是一个很好的方法。转位之后，缝匠肌的起点与髋臼成直线向下，骨块同时起着加盖作用，因而加强了髋关节的稳定性。由于缝匠肌的下部肌腹斜跨股骨前面，收缩时向下挤压股骨，对膝关节的稳定性亦有增强作用。阔筋膜张肌后移使肌张力增加，亦协助了膝关节稳定。对于髂腰肌和腹外斜肌无力者，不宜施行转位，而缝匠肌的力量较好，在4级以上者，尤其髋关节伴有轻度屈曲畸形，采用髂前上棘后置，既可加强臀肌力量，又能纠正屈髋畸形。手术时患者取平卧位，术侧垫高，切口沿髂嵴经髂前上棘后偏向大腿外侧向下延伸10cm左右，解剖出髂前上棘及附着其上的缝匠肌，再在髂嵴中部暴露出阔筋膜张肌。切下连有缝匠肌起点的骨块备用，此时要沿缝匠肌向下游离找到支配该肌的运动神经支并游离出一段，以免向后转位时损伤。沿髂骨外缘骨膜下剥离，暴露出髋臼后上缘，凿出粗糙面，将髂前上棘骨块固定其上。术毕，下肢外展25°～30°，髋人字形石膏固定8周。

（3）健侧骶棘肌代臀肌　通过步态分析棘肌电图研究，证实对侧骶棘肌与臀肌系交叉同步，采用健侧骶棘肌代臀肌疗效较肯定。手术方法：于外侧腰骶部，棘突旁沿骶棘肌方向作长约10～15cm切口，自腰$_3$向下游离外2/3骶棘肌及髂腰肌，腱膜自骶骨及髂后上棘切断并向上游离，大腿外侧取阔筋膜条，或自外侧取长的阔筋膜返折翻上，通过臀部筋膜下，与骶棘肌连接，术后外展后伸石膏固定3周。

（六）膝部畸形的手术治疗

儿麻后遗症的膝关节畸形一般分成两类，即挛缩型和松弛型。前者表现为膝前弓屈曲畸形，后者为膝反张畸形，两者均可伴有膝内、外翻及胫骨旋转畸形。

膝关节挛缩畸形的患者主要表现为膝关节屈曲挛缩并伴有股骨下端的生理弧度加大，这是由于股四头肌麻痹和腘绳肌无对抗性收缩所致。重力和体位的关系导致膝关节长期处于屈曲位，膝后软组织变短及股骨下端的生理弧度变大，故治疗上除松解挛缩之软组织外，还要作股骨髁上后倾截骨术，否则术后功能不能改善。

其次是膝外翻屈曲挛缩畸形，主要由于髂胫束挛缩变短、外侧肌间隔紧张所致，主要体征除伸膝受限外还有膝外翻畸形，此时还应作髂胫束切断或延长术。

第三种为膝关节的屈曲、外翻及外旋挛缩畸形，此型的畸形主要是股二头肌及髂胫束均有挛缩及牵拉，主要体征为行走时小腿及足尖向外旋，负重力线偏移。此型患者在矫正膝关节屈曲的同时，应加作髂胫束、股二头肌的切断或延长术，以及胫骨上段的向内旋转截骨术。

膝反张畸形：因膝关节周围肌群广泛麻痹导致膝关节松弛无力而勉强负重者则表现为膝反张畸形。其矫正方法有：

1. 髂胫束切断术（Yount手术）　髂胫束是一束增厚的纤维层，为阔筋膜张肌的腱束部分，起于髂嵴的前1/4，肌肉纤维到股骨大转子以下渐渐减少，而又与臀大、中肌筋膜融合一片，此纤维束向后延伸于股骨后方粗线，股二头肌短头有部分肌纤维在此开始，使得髂胫束的牵拉力中掺入了股二头肌收缩时的力量。髂胫束自髋关节至膝关节呈前向后的方向，故收缩时会引起胫骨的旋转力量。

单独做此手术的适应证是指学龄前儿童，膝外翻畸形在10°以内，屈膝畸形在10°～15°之间。仰卧，患臀垫高，大腿外侧下段切口，暴露阔筋膜，同时游离出大腿前中部与后外侧肌间隔，在髌骨外上缘水平处斜行切断髂胫束筋膜使向上回缩，并将肌间隔腱膜彻底切断，直达骨膜，并向上剥离2～3cm，使髂胫束及其周围的肌肉、筋膜完全松解。术后长腿石膏固定4～6周。

2. 股四头肌瘫痪的手术治疗　人体在站立时股四头肌收缩使膝关节扣锁，膝内、外侧副韧带及十字韧带参与膝关节的稳定。股四头肌的瘫痪或肌力明显减弱，会造成屈膝、内旋、压膝步态，因此恢复股四头肌力量十分重要。由于股四头肌是强大的肌肉，腘绳肌替代术仅仅是增加肌力，一般仅能达到3级肌力，极少达到4级肌力，故腘绳肌肌力在4级左右，甚至低于4级肌力时，应考虑有无必要行腘绳肌替代术。

以股二头肌与半腱肌替代股四头肌术最为常见，兹介绍如下：

股四头肌的替代术有一定的手术适应证，应具有髋、踝相对的稳定及2、3级左右的臀部肌力，屈膝的畸形必须先于矫正。术时仰卧位，大腿外侧切口向下延至腓骨小头处，在腓骨小头处切下股二头肌止点，提起股二头肌向上分离，勿损伤支配股二头肌的神经肌支，至一定长度，用盐水纱布包裹备用。大腿内侧切口暴露出股薄肌、缝匠肌、半腱半膜肌止点，确定为半腱肌之后在止点处切下并将其抽出切口备用。再作髌骨上正中切口，暴露髌骨，作大腿内外侧皮下隧道，尽量保持直线、不扭曲，隧道要足够宽大，将髌骨横形打孔，由半腱肌引入与股二头肌腱拉紧缝合，膝呈伸直位，保持一定张力。石膏固定6～8周。

该术特点是属于动力型，术后有伸膝功能，由于移植肌肉固定在髌骨上，远期效果可靠，目前仍是治疗股四头肌瘫痪一个传统手术。凡股四头肌瘫痪而腘绳肌肌力在4级左右者，膝关节无明显屈膝畸形，该手术疗效是肯定的。如合并有膝关节屈曲畸形，在代股四头肌时，如做股骨髁上后倾截骨，疗效更佳，对此类患者应持积极手术态度。患者年龄不是绝对的手术指征，一般来说年龄应以患儿能配合体检，能正确进行肌力测定及术后配合主动的功能锻炼为最低手术年龄。但学龄前儿童膝关节囊、韧带较为松弛，结构薄弱而不稳定，在腘绳肌前移之后削弱其抗衡能力，易造成膝关节反张畸形，故应慎重考虑。移位肌腱固定走向是个极其重要的力学问题，处理不当将直接影响手术疗效，力学是目前正逐步被重视的问题。合适的肌张力可以产生最大的肌纤维收缩力，但在活动中不一定能获得最大的有效收缩力和张力，因此肌肉走行是设计肌力转移的重要原则。

3. 股骨髁上后倾截骨术 膝关节屈曲畸形的患者，往往合并有下肢短缩、髋关节屈曲、股四头肌瘫及马蹄足畸形，故在处理膝关节屈曲畸形时，应将并发的畸形一并考虑在内，进行综合处理。膝关节屈曲畸形的处理方法较多，可做牵引术、管形石膏的楔形切开逐渐矫正术。手术方法有后关节囊松解术，如Putti术；从侧方入路的膝后关节囊切开术（Wilson术）等。软组织手术对挛缩畸形无疑是有效的，但股骨前弓畸形却未得到矫正，膝关节仍感不稳。人体在站立时，身体重力线由脊柱、腰骶及髋关节经股骨干、膝关节及胫骨落在足弓顶点。在正常情况下，这条重力线可后移4cm左右，而身体不致倾倒。但膝关节屈曲前弓畸形时，则产生向前的分力而易跪倒，随膝前弓畸形的严重程度增大，向前的分力就随之增加。股四头肌肌力正常者足以对抗此分力，而保持膝关节负重时的稳定性，故膝关节虽处屈膝位，也不会向前跪倒。当股四头肌麻痹时，则患者必须用手将膝关节向后推压，以对抗这一分力，避免行走时向前跪倒。如果在股骨髁上做一后倾的截骨，根据力的矢量分析，可计算出后倾截骨处有一向后下的分力，使膝关节稳定不向前倒，这个向后下的分力相当于术前患者将腿向后按压的力量。从临床实践中认识到恢复负重力线是很重要的，故治疗原则是必须先纠正负重力线，然后达到肌力平衡。目前代股四头肌手术后其肌力增加到3级时效果堪称比较满意，但从生物力学计算，屈膝时产生的向前分力则超过此肌力。由此可见在膝关节前弓屈曲挛缩畸形病例中，做股骨髁上后倾截骨术有其意义，该术可不必考虑膝关节伸屈肌肉的肌力，因此适应证广、操作简便，效果较好。由于膝关节前后肌群尤其是股四头肌的麻痹，使伸膝功能受到严重损害甚至完全丧失，当伸膝站立负重时，关节稳定性要靠后关节囊、关节内交叉韧带和膝两侧副韧带的紧张性来维持，同时髂胫束的挛缩则阻挡膝关节的伸展。后倾髁上截骨术，只是改变股骨干的负重力线，而不破坏关节囊及韧带的紧张性，而且术后使挛缩的组织有一定程度的前移和松弛，因此可较好地改善膝关节的负重功能和步态。在骨骼方面，膝关节长期处于屈曲位，发育过程中股骨前弓弧度增大，关节面负重相应后倾，胫骨上端关节面也后移且向后倾斜，即便软组织得以松解，膝关节本身也不可能恢复到完全伸直，后倾截骨不仅纠正了股骨前弓，改变股骨的力线，而且后倾角还可以矫正膝关节软组织残存的屈曲挛缩畸形，在膝关节负重时起稳定膝关节的作用。

肢体短缩及合并马蹄足畸形的患者，手术仅纠正马蹄畸形是不妥的，反而破坏平衡而增加行走不稳，尤其肢体有短缩的患者。对于中度马蹄足畸形的患者，膝关节屈曲应纠正到伸直位状态，纠正马蹄足畸形时注意使足保留10°~15°轻度跖屈。反之跟行足仰趾畸形的患者负重移向后足的跟骨，膝关节的力点就相应地移至下肢负重线后方则稳定性增加，这些处理原则应引起足够的重视，不应只想到局部畸形而忽略下肢整体畸形。不全面的手术方案设计，常会适得其反，造成术后功能更差。

股骨髁上截骨术对于膝关节前弓屈曲畸形在25°以上者，常规在伸膝位下作膝部悬重加压，使膝后软组织通过压膝获得一定的伸展，减少屈曲角度，防止后倾截骨后引起血管神经过度牵拉而损伤，也可作长腿管型石膏多次楔形切开矫正至膝关节伸直位。如膝关节屈曲在40°以上者，宜先行膝后软组织松解和髂胫束切断后皮牵引，纠正部分屈曲畸形，然后行后倾截骨。对严重膝关节屈曲畸形的患者不可操之过急，以求一次解决，反而会在术后过伸时造成血管、神经损伤的并发症。

髁上截骨必须造成一定的后倾角，如仅将膝关节矫正成伸直位无后倾，术后效果不理想。后倾截骨成功的关键在于后倾一定度数，产生一个新的向后下的分力而使膝关节在支撑时达到稳定。后倾角多少才算合适，必须视具体情况而定。一般认为，在行走时手按腿位置越低，如在膝上，且用力又大，后倾角可大些；按腿位置高，用力小，后倾角可小些，依此后倾角可截成10°~15°和5°。凡膝关节屈曲挛缩较轻，手法按压能伸直者，后倾角可小些；关节囊挛缩严重，经按压不能伸直者，后倾角要大些。再者股骨下端前弓弧度大者，后倾角要大些，后倾角一般以10°~15°为宜。后倾角如果过小，由于骨痂修复生长等因素的影响，术后会使后倾角缩小，达不到术后预期效果；如果后倾角过大，向后产生的分力也大，使患者行走感到费力。

手术切口一般为前外侧或前内侧入路，截骨角应视X线片进行计算，即截骨多少度可达膝伸直位，加之后倾角，便是截骨角。作楔形截骨时后方骨膜不应剥离，后方的骨皮质也不应凿断，以增加截骨后两断端对合稳定性，同时避免切开前关节囊，这样可减少术后粘连而致关节伸直位僵直。截骨平面应在离关节面5cm的髁上，松质骨与皮质骨的股骨干下端的交界处。截骨位置过高会造成术后移位及愈合慢，过低易损伤关节囊。术后长腿石膏固定即可。有些矫形外科医师为防止移位，主张作各种内固定。但也有人认为，使用内固定暴露范围大，加重损伤，操作较复杂，以后还要取出，因此不作常规的内固定，只要严格执行手术要点，不用内固定是完全可以的。膝关节屈曲度数较大，手术时不宜一次完全纠正，术后可保留一定屈曲度，术后2周，手术创伤反应已过，肢体肿胀消退，血管及神经已有了一定适应过程，在更换石膏管型时达到过伸位，这样比较安全，并发症发生的可能性较少。对于腘绳肌4或5级肌力的患者，同时又合并膝关节屈曲畸形，不妨在髁上后倾截骨的同时作股四头肌替代手术。因为前者主要是改变膝关节负重力线，属静力型，缺点是无主动伸膝功能，如加上股四头肌功能重建，恢复主动的伸膝功能，疗效则更为满意，对此类患者应取积极手术态度。但由于代股四头肌手术，6周之后即应拆石膏进行主动锻炼，而股骨后倾截骨术后须截骨愈合坚固之后才能活动，所以两者手术同时施行时，截骨处可作简单交叉克氏针固定以增加稳定性，如此在6周后开始做替代的股四头肌锻炼时，不会发生截骨部位的移位。

4. 腘绳肌麻痹的手术治疗

手术指征：臀以下及大腿屈肌群麻痹；膝反屈畸形，膝关节X线片提示胫骨平台及股骨前髁无塌陷；如有塌陷，应先行骨性矫形术。

手术方法：俯卧，患侧下肢垫高30°～40°，自大腿后侧正中切口，暴露股二头肌、半腱肌及股薄肌，自内侧游离至正中，于内侧腘绳肌后方找出坐骨神经，游离后，自神经前方伸过一弯钳，于股二头肌外侧缘穿出，先用纱条将腘绳肌悬吊，并向上游离至坐骨结节，向远端游离至中段，可见到进入肌腹的血管神经支，避免切断。注意观察肌肉情况，常见有以下三种：①整个肌组中约有1/2纤维束，可自坐骨处切断。②如上1/3已无肌束，仅为中部以下，则延伸至中部切断。③如全组肌肉退变，则于腘部作小切口延伸至腘部肌腱作吻合。然后自腰部做切口，游离部分骶棘肌及全部髂腰肌，自髂后棘附着处切下，可采用腱膜条桥接于骶棘肌与腘绳肌之间，吻合时尽量抽紧固定于髋后伸20°～30°，膝屈曲90°位。

（七）踝、足部瘫痪畸形的手术治疗

足与踝的畸形主要的原因是小腿及足部肌肉病损而致肌力不平衡所造成的，所以在决定手术方案时必须详细检查小腿及足的每块肌肉的肌力、足的外观、步态等，同时要注意与全身其他部位畸形的关系，选择最佳方案。在行软组织手术时有时要辅以骨性手术，在肌腱转移重建功能时，宜优先选择同类功能的肌腱，肌止点必须止于骨内。小腿及足部主要有三组肌群，正常时其功能由于相互拮抗而达到平衡，当某一块或一组肌肉的功能减弱或消失，其对抗的肌肉和韧带显得过强，从而使足部产生马蹄足、仰趾跟行足、外翻、内翻足及高弓足等畸形。

小腿和足的主要三组肌肉对足的功能影响（图101-48）。

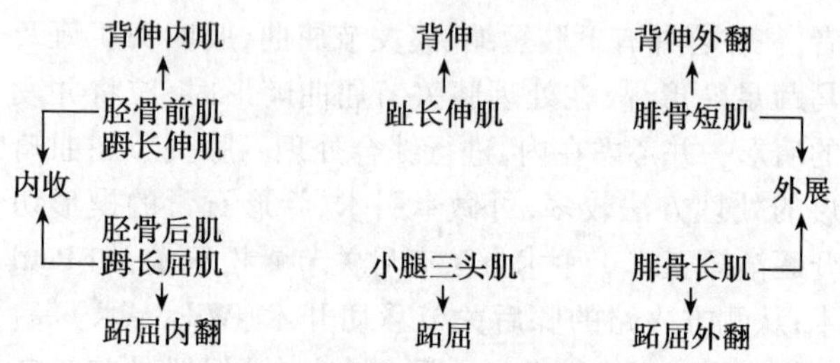

图101-48　小腿和足部肌肉的功能

1. 马蹄足的手术治疗　马蹄足畸形在儿麻后遗症中最多见，常合并马蹄内外翻、爪形趾、高弓足等。马蹄足畸形可以由足踝部伸肌力量减弱或消失，跖屈力量相对增强而造成，也可因该侧的下肢短缩，患者用前足负重来弥补下肢长度的不足，久而久之发生跟腱挛缩，形成马蹄足畸形。前者需做足部背伸肌的重建，而后者应解决下肢的短缩，否则畸形会很快复发。对6～12岁马蹄畸形的患儿，可仅行跟腱延长术，如伴有内翻，可加作胫前或胫后肌止点的外移等。由于在生长发育期内骨骺与肌肉的生长并不成正比，当患肢继续短缩、跟腱挛缩、马蹄重新出现时，可再行跟腱延长术。不同程度马蹄畸形，往往引起其他结构的变化，尤其骨与关节的变形，如跖屈肌的挛缩，高弓足和爪形趾、内、外翻畸形。在儿童，马蹄足畸形时，继发畸形尚未出现，手术效果比较满意。在成人有30°马蹄畸形，可一次全部矫正，如果超过30°以上的畸形，术后距骨上前部全部转入踝关节内，会产生疼痛，故应慎重。如果马蹄足畸形超过45°，跟腱延长也应适度，保留部分的马蹄畸形，用跗间关节截骨、跖筋膜剥离或三关节融合术来纠正剩余的马蹄足畸形。马蹄足常有足的其他肌力不平衡，马蹄内翻足畸形时，胫前、后肌常起主要作用，所以在行跟腱延长、关节骨性手术的同时，还要将胫前或胫后肌止点移至足背中央或偏外侧，加强足的背伸和外翻力量，防止日后畸形复发。

矫正马蹄畸形常见的软组织手术是跟腱延长术，如仅为单纯马蹄足，不合并内、外翻畸形，可作冠状面跟腱延长术，合并有内翻畸形，应作矢状面的Z字形延长术。于跟腱的止点处在内侧切断，跟腱上端在外侧切断后缝合，必要时还可将切断的跟腱近端与远端互换至内与外的位置缝合，更有利于矫正马蹄内翻畸形。如跟腱延长时尚不能完全纠正马蹄足畸形，除了切断内侧跖肌腱外，还应作踝关节后关节囊的松解，可增加矫正的度数。如患足无背伸肌力，在跟腱延长的同时，应作胫后肌前移或腓骨长肌的前内移，加强背伸力量，建立新的动力平衡，才能防止术后马蹄畸形复发。

青年或成年的马蹄足畸形，骨组织已变形，需作跗间关节楔形截骨来矫正，一般30°之内的马蹄足畸形做跟腱延长可以解决；30°～70°的马蹄足应做跗间关节的楔形截骨；合并有高弓足可做跖筋膜剥离。跗间关节截骨（又称两关节固定术）是指距舟关节和跟骰关节之间的上宽下窄的截骨（图101-49）。

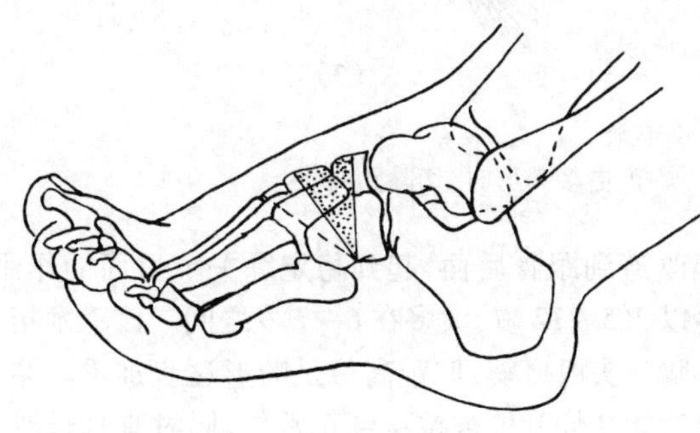

图101-49　跗骨前部楔状切骨术治疗高弓足
网点部分示楔状切骨，虚线示楔状切骨的最前界限

适合于马蹄高弓足、马蹄畸形在40°以上而无跟骨内外翻畸形的中青年患者。术中一般仅需楔形切除距骨头、跟骰关节、手舟骨及Ⅰ、Ⅱ、Ⅲ楔状骨的部分即可，少数严重患者上法仍不足以完全将畸形纠正时，有时需切除全部舟骨，使距骨头的关节面与Ⅰ、Ⅱ、Ⅲ楔骨及骰骨融合，良好的石膏使截骨创面准确压紧对合，这也是手术成功的关键之处。对于特别严重马蹄足畸形、踝部背伸、跖屈肌肉全部瘫痪，踝关节不稳，也考虑作踝关节融合术，术后稳定有力而不痛，但失去了踝关节活动性，考虑此手术时应慎重。

对于马蹄足合并严重内翻畸形的患者，三关节融合术是最为常见，疗效最为明显的手术。

（1）Kocher三关节融合术（图101-50）：对于一般的马蹄内翻畸形均能解决，截骨时注意做到上宽下窄，外宽内窄的截骨原则，术后紧密对合截骨面。关键是处理好距骨头位置，它是前后半足的分界线。在距骨头前面是一整块，而舟骨后的跟距骨又成一整块，因此在矫正内外翻及轴心旋转时恢复距舟骨正常力线，是很重要的环节。只有使足的前后部轴心对正，畸形才能消除。对跟骨内翻的处理也尤为重要，轻度的跟骨内翻影响手术疗效，轻度的跟骨外翻只要不超过5°范围，基本是稳定而且允许的。因此检查跟骨在术后位置是否满意是评定三关节融合术是否满意的标准之一。

（2）鸟嘴式的三关节融合术（Lambriundi）（图101-51）：主要适应证是极度马蹄足的患者。切除距骨头及部分体部，同时切除舟骨的大部，残余的舟骨在背伸复位时，覆盖在距骨体上，往往不作跟腱延长，由于距骨截骨较多，严重的马蹄畸形往往可得到充分矫正。

（3）Dunn三关节融合术：主要适用于高弓垂直跟骨的仰趾跟行足畸形，手术截骨要点是大块切除跟骨的跟距关节面，对合之后畸形得以满意纠正（图101-52）。

三关节融合术后如果畸形未能完全消除，往往是截骨切除骨质过多或过少、术中畸形矫正不足、对位不良、石膏固定位置不确切。如果肌力的动力平衡未解决，术后常有畸形复发的报道。术后疼痛也是一个主要的并发症，可能术中截骨时软骨面切除不够，或接触不够，截骨处空隙愈合不良，形成假关节。

2. 足外翻畸形的手术治疗　临床上足外翻畸形比较少见，主要是足外翻肌力强者为多见。足外翻畸形时，胫骨前、后肌及足内在肌大部瘫痪，患者除外翻畸形外常伴有足弓的塌陷。软组织手术常见为腓骨长肌止点内置、腓骨长肌与腓骨短肌止点同时内置、第三腓骨肌内置术等。对于足外翻已形成骨性畸形的成年患者，单用软组织的肌腱止点内置已不可能矫正，在调整肌力平衡的同时应作三关节融合术，才能满意矫正畸形。这种三关节手术截骨要点是跟距、跟骰的截骨要保守，有时仅仅软骨面切除，足置于功能位，纠正外展外旋畸形，如果截骨处仍有关节间隙必须适量地植骨填充空隙。

3. 跟行仰趾足畸形的手术治疗　跟行足畸形产生的根本原因是小腿三头肌的瘫痪，而足的背伸肌力正常，足跟逐步垂直，成为足跟一点负重，奇特的类假肢步态、手枪柄样的足外形即高弓屈趾畸形。强调早期及时手术是非常必要的，可选用腓骨长肌代跟腱术，就是保持腓骨长肌起点和止点不变，仅使腓骨长

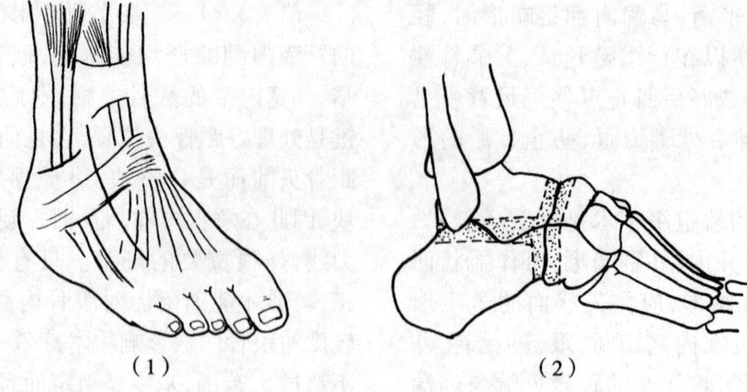

图 101-50 Kocker 三关节融合术
（1）前外侧切口；（2）骨切除范围

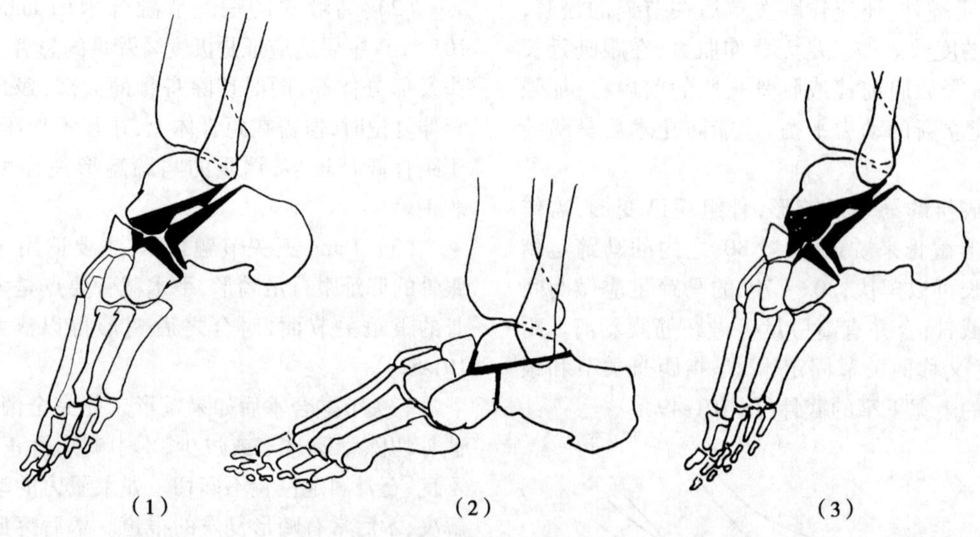

图 101-51 Lambrinudi 手术
（1）切骨范围；（2）足下垂畸形矫正；（3）当需要矫正更多畸形时，切除距骨头

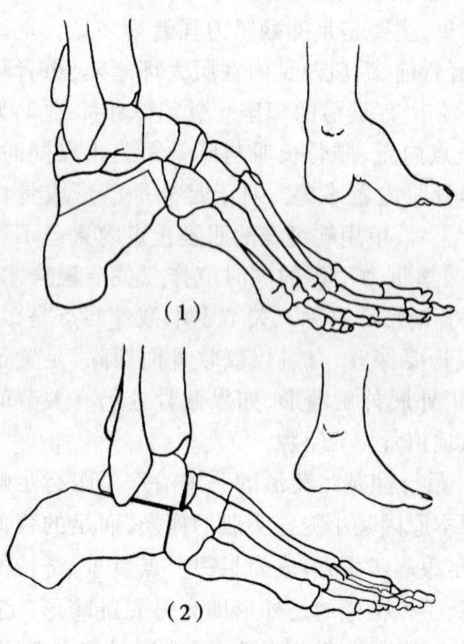

图 101-52 Dunn 三关节融合术
（1）截骨融合术前畸形；（2）截骨后畸形已纠正

肌腱改道到跟骨后面，起到稳定踝关节后面的作用。年龄以 2.5～12 岁，大多在 6～7 岁之间。该手术指征是小腿三头肌瘫痪，仰趾高弓足畸形逐步加重。体检时足背能从仰趾位被按压到正常位，同时腓骨长肌必须有力。术中跟骨骨槽深度要能恰好容纳该肌腱。腓骨长肌改道必须要在很大张力下进行，术后足置跖屈位，改道后的肌腱可牢固嵌入到跟骨后缘沟内（图 101-53）。对于伸肌群如胫前肌有力的患者也可将胫前肌穿过小腿骨间膜后置于跟腱止点作代跟腱术，保持足跖屈 10°～20°，如跖屈有困难，可将挛缩的伸跗、伸趾肌腱延长。

青少年及成人的跟行仰趾畸形足的治疗与儿童有所不同，此时骨骼已经变形，肌腱挛缩，故治疗原则是松解、切断挛缩肌腱。对出现的近于垂直形的跟骨必须施以 Dunn 式三关节固定术，纠正后跟的点状着地形式而改为前足也共同负重的正常足的解剖位置。正常足胫骨中线到跟骨后缘距离与踝关节面到跟骨底部距离比率一般 0.64 左右，而该类患者由于近乎垂

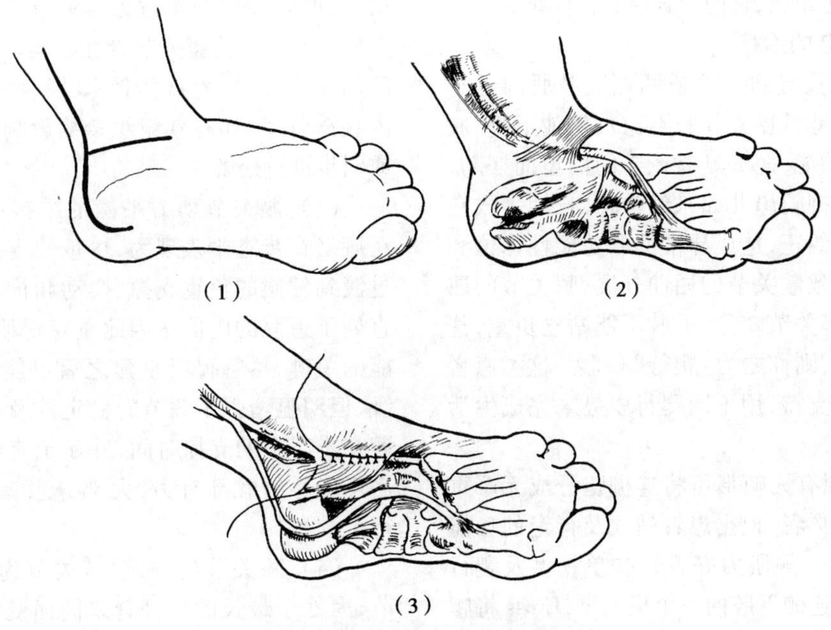

图 101-53　腓骨长肌腱改道至跟骨手术

(1)切口;(2)在跟骨底面刻出一条槽;(3)腓骨长肌腱改道到跟骨后下面的槽里

直性跟骨使之比率均小于 0.64。经 Dunn 式三关节手术后尽量使该比率接近正常,客观上也可评价三关节手术的治疗效果。

4. 跟骨内翻的手术治疗　跟骨内翻单独出现比较少见,往往伴有全足的内翻畸形,但对于儿童或仅轻度的跟骨内翻而尚未涉及前足者,也可单独作跟骨截骨治疗跟骨内翻畸形。一般作跟骨外侧切口,于跟骨后部的侧方做一外宽内窄的楔形截骨。截骨凿到内侧皮质骨为止。取出楔形骨块,用力合拢跟骨截骨面,此时跟骨已被矫正至中立位甚至轻度外翻位,石膏固定即可。由于跟骨内侧皮质未凿断,故稳定性较好,术后不会发生移位。如果术中不慎将跟骨全部凿断,可以将足固定在轻度跖屈位,以防跟腱的牵拉造成跟骨上移,必要时打入两枚克氏针防止移位。

5. 跖趾部畸形的手术治疗　足的跖趾部畸形并不少见,原因多是足部肌力不均衡所致,此外马蹄高弓足常能见到第一跖骨头下垂及爪形趾畸形。原发性因素主要是由于足的内在肌和筋膜挛缩,而继发因素则属于代偿性的。例如,胫前肌瘫痪,踇长伸肌代偿性加强收缩造成趾的跖趾关节过伸。下肢的短缩或跟腱挛缩会造成跖骨头的负担过重,形成爪形趾畸形,分析畸形产生的原因,对设计治疗方案有指导意义。第一跖骨头的下垂是最常见的畸形,常用的方法为踇长伸肌后移术,抬高跖骨头,也可做第一跖骨的楔形截骨,形成骨性融合后将跖骨头抬高。爪形趾的畸形可作伸趾肌腱的延长及屈趾肌腱的切断,以及跖趾关节背侧关节囊的松解,如果骨性畸形仍不能矫正,则应作趾间关节截骨融合术。

(八) 跟行足

跟行足又称为仰趾足畸形,产生的根本原因是小腿三头肌麻痹,跟腱松弛,而胫前肌肉、踇伸肌等尚有一定力量,失去对抗,因足背屈力作用,而引起仰趾足。而行走时,虽然臀大肌、股四头肌与腓肠肌和比目鱼肌是属于同一触地相范围内,但在收缩的时间上并不一致,而是腓肠肌的收缩在最后出现。因此,这组肌肉的收缩是单独的,腓肠肌和比目鱼肌是强大跖屈肌,当站立及行走时,人体重力落于足前掌时,小腿三头肌是维持重力平衡的重要因素,在行走时,它又是起推进作用的重要动力。当腓肠肌麻痹时,前足上仰,行走时,仅足跟着地,因而稳定性及持久性均大为降低,故及早采用肌力重建方法是极为重要的。

踝部所有的残留一定力量的肌肉均可选作替代肌,常用的有腓骨长、短肌,胫前、胫后肌等,许多学者认为胫前肌后移效果最好,足跟离地时肌力可达Ⅳ级以上。如残留肌力弱时,也可联合 2 或 3 条肌肉替代跟腱。

当踝部无适当肌腱可供替代,又不宜作骨性手术时,也可选用腘绳肌下移替代跟腱。手术在腘窝处作 5~6cm 横切口,显露内侧腘绳肌腱,择其肌力在Ⅲ级以上者,将止点切断向下牵拉,于跟腱旁作 10~12cm 长直切口,显露跟腱至肌腹交界处,前后对开跟腱,将后半自止点处切断,缝合成管形,反转向上,于返折处与前半跟腱缝合固定。在小腿后侧中上 1/3 处做 5~6cm 长直切口,将内侧腘绳肌断端与下面返折的跟腱重叠缝合，用力使足跖屈，牢固缝合后石膏固定。

（九）连枷下肢的治疗

小儿麻痹后遗症导致一侧或两侧下肢肌肉近乎或完全的瘫痪，引起下肢关节的不稳及松弛下垂、肢体短缩、严重丧失功能，尤如具有铰链的门窗而摆动，故称之连枷腿。连枷腿患儿如未经治疗，长期置放在非功能位上而不予纠正，造成异常的非功能性体位和软组织的挛缩可导致髋关节的屈曲外展、膝关节的屈曲、踝关节的马蹄等关节畸形，下肢不能站立负重，甚至终身无站立可能，则称之为"爬行"畸形。这类患者靠未受累及的上肢支持，用不同爬行姿势来完成生活上的需要。

1. 分型　按照有无畸形可将连枷腿分成无严重畸形者及有明显畸形者，根据患者站立及行走的功能可分成：不扶拐型（一侧肌力好者）、扶单拐型及爬行型。爬行型畸形是连枷下肢的一个极端型，Cross将爬行型形态分成蹲行、婴儿样爬行、臀部、四肢爬行、拖步及微小活动等六型，其中蹲行为最多见，占50.4%，婴儿样爬行占26.6%。蹲行由于上肢及躯干肌尚好，可以带动骨盆，患髋患膝屈曲，手对负重平衡起重要作用，常以一足为轴，旋转骨盆摇摆另一侧向前，有的甚至可以两足离地，由双手支撑前进，也可扶凳前进。婴儿样爬行约占1/4，这是由于躯干的肌肉瘫痪，不能挺直躯干而不能蹲行，髋膝呈屈曲，足底不能着地，靠双手及双膝支撑体重行进。四肢样爬行与婴儿样爬行不同点是膝关节伸直，髁关节屈曲，足底不能着地，用手掌着地，支撑着大部分体重。臀部型患者躯干肌力较正常，而四肢肌肉均瘫痪，两手不能帮助支撑行走，靠躯干摆动旋转一侧臀部交替向前。拖步型的躯干肌及双下肢均严重瘫痪，仰面靠臀部在地面支重，依靠上肢牵拉，拖动身体前进。微小活动型是指四肢及躯干全部瘫痪，靠支柱物来维持体位，生活上完全不能自理，需依赖他人。

2. 治疗原则　连枷腿患者的治疗目的在于矫正畸形，稳定关节，不依靠或少依靠辅助器而站立行走，并改善部分功能。连枷下肢的综合治疗主要为：①矫正负重力线；②髋关节静力和动力平衡的维持；③膝关节的稳定；④足踝部的矫形与功能重建。

（1）矫正负重力线：肢体的重力线和其功能有重要关系，髋关节的屈曲外展外旋畸形、膝关节的屈曲或反张均影响下肢直立负重。踝关节挛缩肌肉的松解，膝关节恢复到伸直位的手法治疗方案应视畸形程度而采用。

（2）关节静力平衡的维持：在下肢诸关节中，髋关节最为接近人体重心，与躯干脊柱联合代偿易取得动力平衡，儿麻后遗症常有髋臼过小、过浅，髋臼指数增大，股骨颈前倾角过大等畸形，并继发骨盆倾斜和脊柱侧弯。这些髋关节骨性结构畸形必须纠正，如髋臼加盖成形术、骨盆截骨术、股骨转子下旋转截骨和内收截骨术，如有软组织挛缩影响骨性手术，可先予或同步进行松解。

（3）髋关节动力平衡的维持：患髋周围肌肉广泛瘫痪在步态中表现为，尽量使支撑期减少，而迅速过渡到健髋的负重支撑、摆动和推离，行走时重心一直处于患髋的内侧。因此重建臀肌就是重建下肢功能的关键，尽管臀肌重建之后仅能增加肌力至2～3级，但明显增强了关节的稳定性及改善功能，延长患髋在步态中的支撑时间，并赋予有利的着地位置，术后患者感到髋部有力，大部分患者还可以去除支撑行走。

（4）膝关节的稳定：膝关节为下肢最主要的关节，因处于最长的杠杆臂之间而受到非常大的应力，在髋关节的病理情况改善之后，就应调整膝关节的病理力学结构。膝关节的屈曲和反张影响膝关节的"扣锁"稳定机制，主要针对这两种畸形进行矫正。

（5）足、踝部的矫形与功能重建：严重的连枷踝患者足部肌肉严重瘫痪，无合适的肌肉可进行代偿和替代，故足的功能不可能恢复，只能尽可能争取改善。一般靠骨性手术来弥补肌力的不足，但希望能做到用关节融合术来维持足的稳定性，而又能尽量保留关节的稳定性。对于三关节尚稳定，踝关节明显松弛者可采用轻度跖屈位的踝关节融合术，因为轻度马蹄的位置可以代偿一定程度的肢体短缩，负重点的前移将会使下肢负重前移，进一步增加膝关节的稳定性。对于踝关节尚稳定，三关节松弛的患者，主要应作三关节融合术。尽量避免行四关节融合术，否则患足完全丧失弹性。

3. 爬行畸形的治疗　由于该类患者不能自理生活，对患者、家庭和社会均造成严重负担，应该接受他们的治疗要求。由于极端严重的畸形，患者客观条件与主观愿望两者之间有差距，故应判断及仔细检查认真分析临床资料后，由此来确定手术方案。对于这类患者来说手术适应证应该是相对的，只要能在原有的基础上改善一点，适应证应该放宽，努力争取改善的机会。微小的进步，从整体角度上说畸形仍很严重，但对患者来说由于这个小的改善会增加不少功能，给患者带来方便。当然治疗原则仍应是服从儿麻后遗症的治疗原则，即矫正畸形、重建肌力、稳定关节、恢复负重力线。但爬行畸形又有其特殊性，术前要充分、全面地反复检查，确定属于何种畸形、作何种手术、能达到什么效果，全面安排手术次序，争取患者配合。蹲行疗效较好，只要力线纠正，髋膝关节屈曲畸形矫正,足踝部加强稳定,就可直立负重,最终可以扶拐行走。婴儿样爬行和四肢爬行型患者躯干肌虽瘫痪影响直立,但上肢有足够的肌力能支撑部分体重。四肢爬行形的膝关节原本伸直,只要松解髋部的屈曲挛缩畸形即可;婴儿样爬行需作髋、膝的屈曲挛缩的矫形,接着使躯干伸直可以使用连腰支具,足踝部需手术融合增加稳定性,也能做到扶双拐站立。拖步形畸形由于是仰面靠上肢支撑,臀部为支点,可以在矫正力线与稳定关节后,应用连腰支架,在扶拐情况下靠上肢摆动行进。臀步形患者由于上肢肌肉瘫痪,不能依靠上肢,但设法纠正髋膝畸形后,可以达到坐轮椅车,不能忽视通过上肢的替代手术增加上肢肌力的机会,这样轮椅车就有了上肢作动力的可能了。

(十) 下肢均衡手术

在小儿麻痹后遗症患者中,绝大多数下肢有不同程度的短缩,如果下肢缩短超过 2.5cm 以上,步态就会出现跛行,据统计下肢短缩超过 2.5cm 以上者约占 80%左右。下肢短缩是由于肌肉瘫痪所致,瘫痪萎缩必然引起下肢血液供应减少,骨骼得不到充分的血供,生长速度减慢而导致短缩。肌肉瘫痪造成患肢功能的减退,使骨骼失去正常的应力刺激,患肢骨骼变细。故瘫痪萎缩的下肢常伴有下肢的短缩和骨骼的"细化"。一般来说,肌肉瘫痪程度范围越广泛,则肢体短缩程度就越大。患肢短缩程度通常随年龄增长而加重,女孩的青春生长期约在 10 ~ 12 岁之间出现,男孩青春生长期在 12 ~ 14 岁之间出现,因此患儿两下肢长度的不均衡在 10 岁之前往往不明显,到了 10 ~ 14 岁时短缩畸形大多数在这生长快速的青春期有了明显的变化。下肢生长发育成熟之前,矫形治疗手术对肢体发育也有一定的促进作用,肌肉及肌腱术后对肢体骨骼血供情况或多或少都有些改善,如果在骨骺线附近施行骨性手术,则充血情况更为明显。往往术后能增加 1 ~ 2cm 的长度。

延长患肢是矫正下肢短缩的积极治疗方法,乐于被患者接受,这类手术包括骨骺刺激术、骨骺牵伸延长术、髂骨截骨延长术、干骺端及骨干截骨延长术等。骨骺刺激术方法虽简单,但延长效果难以主观预测及控制,目前多已不采用。骨干延长可达到确切的设计长度,但操作较复杂,创伤大,并发症多,延长的长度一般为原骨干长度的 10% ~ 15%。骨骺牵伸延长术和干骺端截骨延长术,可以作较大幅度的延长,新骨形成速度快,质量好,并发症少,但有一定的年龄限制。髂骨截骨延长术对有一定的骨盆倾斜合并脊柱侧弯者有矫正效果,有增加髋关节稳定性,改变髋臼方向而增加股骨头覆盖面的优点,一般可延长 3 ~ 4cm 左右。"取长补短"的下肢均衡手术是指缩短健肢、延长患肢的联合手术。优点是一次即可矫正 5 ~ 7cm 的短缩畸形,并发症少,效果也确切,但身材已比较矮小的患者,考虑术后身高会降低,可能不愿接受,而且可能影响健肢功能。若身材较高的患者往往愿意接受此手术。

年龄往往是选择手术方法和影响术后疗效的重要因素,例如骨骺牵伸分离延长术因可能损伤软骨板生长功能,最适当年龄是骨骺融合之前的 1 ~ 2 年。骨干延长术的年龄指征幅度很大。年龄越小,骨再生修复能力越强,反之,骨生长修复能力和软组织弹性降低,容易发生神经血管的损伤,并常出现延迟愈合及不连接的并发症。应根据患肢短缩的程度选择不同的延长手术,对于下肢严重短缩的患者,往往先设计好次序,多次在多部位进行手术。患肢肌力情况也不容忽视,例如臀肌瘫而引起髋关节半脱位,同时伴有下肢 3 ~ 5cm 短缩,最适宜施行髂骨截骨延长术。对于广泛下肢肌肉瘫痪者,下肢的延长术亦有达到静立性的平衡。总之,在做下肢均衡手术时,应对多种因素充分了解作出适当治疗方案,不论选用哪一种均衡手术,主要是解决静力性的平衡,除非肌力本身条件尚好。

1. 髂骨截骨植骨延长术　该术式实际是 Salte:骨盆截骨术的一种改良术,但本手术髂骨截骨嵌入骨块呈梯形,不仅撑开前部同时亦需撑开后部,造成内低外高的空隙。牵引下肢,引导在撑开时向下撑延,此时髋臼向下向内旋转,增加股骨头的覆盖面积,同时达到股骨头下移的目的,一般下肢可延长 3 ~ 4cm。对于单纯下肢短缩 3 ~ 4cm,髋臼发展不良,骨盆及脊柱轻度倾斜者,年龄在髋臼 Y 形软骨闭合之后最为适宜。亦有报道健侧髂骨处截骨,截下患髋所需的梯形骨块,同时在做患髋髂骨截骨延长时嵌入健侧取下的梯形骨块,健侧取出梯形骨块后自然合拢,这样的均衡截骨延长,长度改善可一次超过 4cm 以上,但创伤较大。术后均需接骨板螺钉内固定,以防嵌入的截骨块滑移及受压。股骨头向下移,可拉紧臀中小肌,在臀中小肌瘫痪的患者股骨头内下移 1cm,可减小上身摆动幅度 10cm 左右。此外要认识到嵌入梯形骨块的长度不等于真正下肢延长的有效长度,因为还要扣除髂骨上移的距离。

2. 股骨延长术　在肢体延长历史中首先开展的就是股骨延长术,但由于并发症严重,曾被废弃。近十余年来由于手术方法及固定术的改进,疗效确切又很快得到推广。于股骨上段截骨,插入髓内针,用延长撑开器在术中逐渐延长,用附薄皮质骨的骨膜剥离法和植骨一次完成股骨延长术。术中严密注意足的运动、感觉及血供情况,一次延长 2 ~ 6cm 不等,神经损伤及不愈合发生率很低,也可用外固定穿针延长器逐步每日延长。股骨延长术适用股骨短缩为主的患者,但由于股骨延长术对髋、膝关节影响较大,膝关节力线畸形应在术前先矫正。如果髋臼覆盖不全,股骨延长后会造成髋关节脱位,所以术前先应使股骨头得到充分覆盖,增加稳定性,也可以髂骨截骨与股骨延长术同时进行。股骨延长术一般也应遵循延长原来长度15%左右原则,术中如发现神经及血管损伤,应立刻减少延长长度至神经血管症状消失为止。股骨延长术可以一次完成延长及植骨,但手术操作有一定技术难度,术后需石膏固定至截骨完全愈合。股骨干逐步延长术,每日延长1.5mm,每周可达1cm,直到预期设计长度,儿童患者边延长,边可在X线片上显示出延长区骨的连续性。成人在达到所需要的延长量而无骨连续性出现时,可用坚强接骨板内固定和植骨治疗。

3. "取长补短"的均衡术　患侧骨延长,同时健侧短缩术两者同时进行,但要降低患者身高及有损伤健肢功能的可能性。此法对于患肢短缩6~7cm的有一定身高的患者,确是一种效果可靠、并发症少的方法,对于有适应证的患者值得推荐。骨短缩及延长术的手术部位取决于肢体短缩是在股骨还是胫骨。健侧骨短缩不应超过3cm,否则会造成健侧的肌松弛无力和患肢一次延长的困难。该手术最大的优点是一次能解决6~7cm的短缩,尽量使膝关节处于同一平面,疗程短,只要内固定牢靠,一般均能愈合(图101-54)。

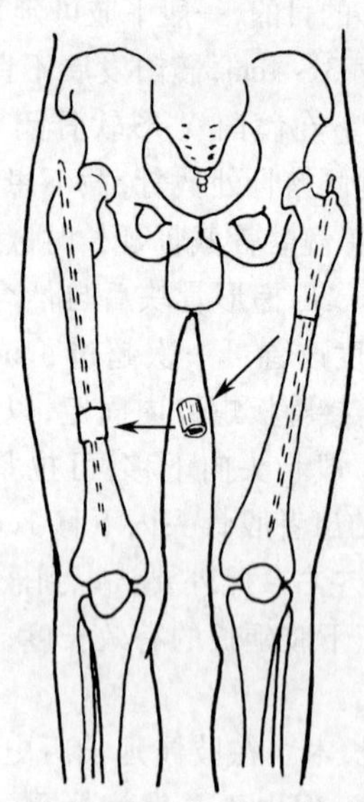

图101-54　健侧股骨缩短与患侧股骨延长的手术,取健侧股骨一段植于患侧股骨延长之间隙内,髓内钉内固定

4. 骨骺牵引分离延长术　该术为一种闭合性、逐步延长肢体法,不做切口和植骨,靠外固定支具牵引力拉到骨骺软骨板,骨骺板的分离不损伤骨骺板的成骨能力而不影响分离两侧的血供。由于骨骺分离平面是在退变层及临时钙化层交界处,故牵伸手术不影响增殖层的增殖、分化与形成软骨能力,逐步的牵伸不会撕裂骨膜,延长区完全封闭在一个完整的骨膜套内,从骨膜、干骺端与骨骺软骨迅速形成再生性修复,新生的干骺端轮廓与原干骺端形态基本无异。本法优点是能大幅度的延长,延长率甚至高达40%左右,但有报道骨骺过早融合之虑。合适的手术年龄应选在骨骺闭合前1~2年。如此次仍达不到完成纠正短缩的目的,日后仍可做其他的肢体延长术,最终达到或接近肢体两侧的等长。由于股骨下端的骨骺多在关节腔内,术后对膝关节活动功能有一定影响,故该术一般选择在胫骨的上端或下端骨骺作牵伸。在胫骨下端骨骺牵伸术中要注意用一枚横形钢针同时穿过胫骨和腓骨下端,以保证腓骨下端的同步牵引,另一根钢针穿于跟骨以防止足下垂和胫骨的前凸畸形。术中在麻醉情况下,快速拧转螺杆并上螺母造成0.5cm间隙。亦可在术后2~3天开始拧转螺母逐渐分离,后者创伤较小,一般会在逐渐牵伸的几天之后突感剧痛,后症状缓解,证明此时已被牵开,以后按常规每日牵伸1~1.5mm,同时观察血管神经症状,直至达到尽量牵伸的长度,整个牵伸过程完毕后可保留外固定,待完全坚强愈合之后拆除外固定或用保留钢针的石膏固定,此时拆除外固定支架,一般需半年左右。

5. 胫骨干骺端骨延长术　此术是在胫骨上段骨骺牵伸术的基础上扩展起来的肢体延长技术。同样具有操作简便、安全、创伤小、新骨形成迅速,能较大幅度延长肢体的优点,疗效优于胫骨干截骨延长术,是骨骺线闭合之后一种比较理想的下肢延长术。本法截骨在松质骨丰富的近骺板平面,横形或斜行截骨对血供干扰不大,保持有良好的愈合能力,新骨形成迅速,质量佳,形态和原干骺端轮廓相似,骨小梁结构沿胫骨纵轴排列,与拉应力方向一致,是非常理想的截骨部位,年龄可适当放宽至25岁左右。由于是逐步牵伸延长,每日延长1~1.25mm,可分上下午两次完成,基本上在达到肢体充分延长的同时,而无血管神经损伤及不愈合的并发症。以胫骨上端为例,骨骺端准确无误置入两枚交叉钢针,在胫骨中和下段各穿入两组交叉钢针,截断上段腓骨干,在胫骨平台下2~3cm处切开皮肤及骨膜,环形剥离骨膜而勿撕裂骨膜,在胫骨骨骺端钢针下0.5cm处截断胫骨(图101-55),缝合切口,装置外固定器,术中不作延长,术后1周之后开始逐步牵伸延长。

6. 胫骨干延长术　胫骨干延长术报道较早,由于一系列严重并发症而遭到各种非议,近年由于牵引器

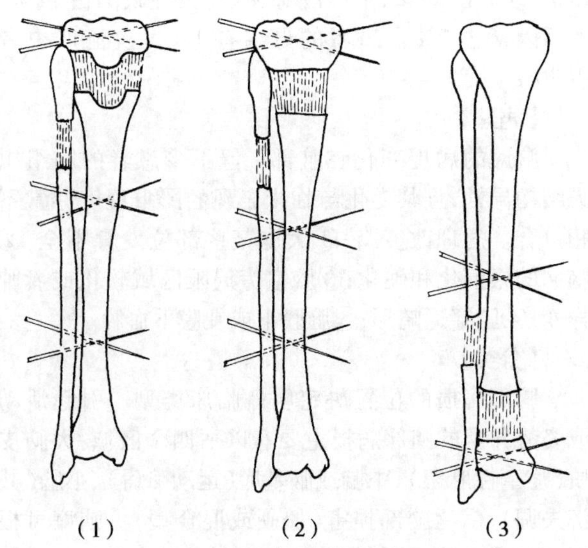

图 101-55　胫骨干骺端截骨延长术
（1）、（2）及胫骨下端骨骺延长术（3）

的改进，又重新被临床采用，可以采用胫骨干的 Z 形或长斜行截骨、小斜行截骨。由于重视了“骨膜袖”的认识，强调了骨膜在骨愈合中的重要作用，使骨愈合能力有了提高。一般认为 Z 形截骨保持了一段骨断面的接触（图 101-56），对骨的生长愈合优于其他方法，但术中要注意勿损伤胫骨动脉的营养支，否则会造成胫骨下段的供血不足。年龄也是影响骨愈合的另一重要因素，20 岁之后的患者骨不愈合率及骨不连接的发生率较高，此类患者往往需要植骨。目前仍认为延长长度按原胫骨长度 10% 的原则是安全的，如果需延长 15%，应密切观察肢体血供和神经症状，以防酿成严重后果。该术适应证为：胫骨短缩在 3 ~ 5cm 之间，年龄尽量控制在 20 岁以下，小腿有一定的肌力，膝、踝关节稳定，负重力线已纠正者。对于合并马蹄足及其他软组织畸形的患者可同时一并矫正，亦可在完成胫骨延长术后，对因延长而加重马蹄足畸形的患足作后期矫正处理。术中同时作腓骨干上段的截断术，外踝部做切口置入一枚螺丝钉自腓骨下端直达胫骨下端保持下胫腓关节的稳定、达到同时延长的目的。术后 1 周之后逐步延长，最初 1 周可每日延长 2mm，最后 1 周减少到每日 1mm，也可平均每日 1 ~ 1. 25mm，具体需视患者耐受能力而定。由于胫骨干延长术成骨速度慢，愈合时间长，并发症较多，应严格掌握适应证。也可将胫骨于截骨部分上移到胫骨中上段，该处松质骨较多，血供较中段丰富，愈合机会比中段截骨高。

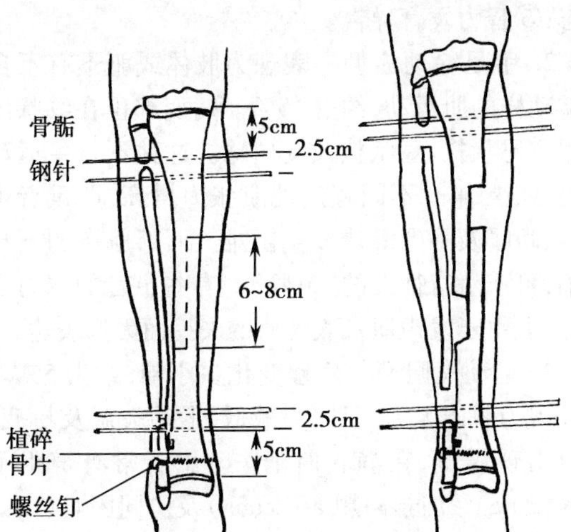

图 101-56　胫骨干延长术
（1）骨延长前；（2）骨延长后

（马　昕）

第五节　大脑性瘫痪

大脑性瘫痪（cerebral palsy）又称痉挛性瘫痪（Litter 病），是指成熟大脑的非进行性欠缺或病损所引起的运动和姿势紊乱（图 101-57）。往往患者还伴有智力发育障碍、共济失调、语言困难以及其他方面的缺陷。世界范围内，脑瘫的发病率可为每 1000 例存活新生儿中占 1 ~ 7 例，平均为 3 例，尤其是在低出生体重儿和早产儿中，发病率较高，而且在发展中国家，还在不断增长。新生儿护理水平的提高，更多的产伤或产前有缺陷的儿童被挽救，脑瘫患者的人数仍在增

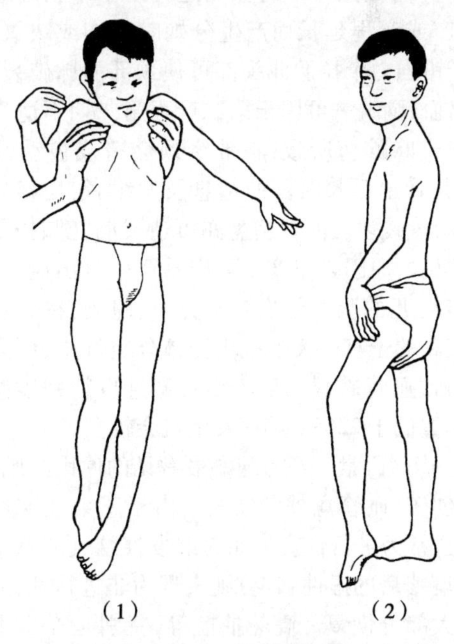

图 101-57　大脑性瘫痪
（1）四肢瘫；（2）偏瘫

7

加。外科手术仅能对少数患者有效果，主要是痉挛型，对手足徐动型及强直型则不适应。而康复治疗，包括物理治疗、功能锻炼以及语言、职业的训练是主要的治疗方法。

【病因】

凡能造成脑组织损害的任何情况，均可为致病因素（表101-2）。

表101-2 为患儿出生前后的一些致病因素

时间	致病因素
出生前	遗传因素，早产，低出生体重，母亲因素（包括吸烟、酗酒、孕期感染、癫痫等）
围生期	产科问题，新生儿窒息
出生后	外伤，溺水，窒息，血管意外，脑膜炎，脑炎

1. 产前因素　先天性脑发育不良，常因母亲在妊娠时患了风疹及其他病毒性感染，特别是在妊娠的头3个月。常伴有其他的先天性异常如白内障、耳聋、先天性心脏病等。引起严重新生儿黄疸的胎儿核红血细胞增多症可以造成脑基底核的损伤，出现胆红素脑病（核黄疸，kernicterus）。妊娠中毒症可使胎儿发生脑内或硬膜下出血；妊娠妇女严重的血压下降，可引起胎儿脑血栓形成；妊娠妇女晕厥发作、巴比妥类药物过量、失血性休克、外伤或烧伤等血压下降均可使胎儿的脑组织受损；营养不良亦可影响胎儿的脑发育。一般说来，先天性因素所致脑性瘫痪者，双侧对称者居多。

2. 产时因素　产时原因通常由于不正确应用产钳、难产或产程延长而产生分娩时创伤或缺氧所致。应用产钳强力牵拉胎儿头部可使颈部静脉破裂，造成颅内出血；脑缺氧可因于第二产程第二期不适当地应用镇静或麻醉药所致；脐带绕颈会造成被动性脑充血；胎儿娩出后长时间的窒息及发绀者，均容易发生脑瘫；胎盘破裂及前置胎盘亦可造成胎儿脑损伤。产时最常见的原因是早产。早产易产生脑出血，这是因为早产婴儿的脑血管发育不完全、脆弱，在分娩时从压力较高的子宫内突然娩出至体外空气中，压力变化较大而致血管破裂。早产婴对窒息也特别敏感。诞生时体重低于2265g，脑瘫发生机会较多。

3. 产后因素　产后脑瘫最常见的原因是脑炎、脑膜炎、创伤、血管意外和缺氧。由于感染性脑炎而致的脑瘫，常为进行性。但如为继发性脑炎或感染后脑炎（如麻疹后的虚性脑炎）则表现为非进行性，通过治疗，可大部分恢复。高热抽搐等，特别是在出生后的前几个星期内，常可造成脑内出血。目前因感染而发生脑瘫病例数明显下降。据病因统计，分娩时损伤占13%、缺氧占24%，早产占32%、先天性缺陷占11%，产后因素占7%。患者的母亲有1～5次流产史者占30%。

【病理】

脑瘫的病理变化在脑部。但不少患者的脑组织无结构异常，且其变化与临床表现的严重程度亦常不相符合。病理改变有：①大脑某些部位发育不全；②脑回的瘢痕化和硬化；③脑室旁局限区域软化或囊肿样变；④脑穿通畸形；⑤脑膜下或硬膜下血肿。

【分类】

脑部病损的位置决定脑瘫临床类型。引起活动或姿势异常的脑部病损主要有以下四个区域：大脑皮质（痉挛性麻痹）、中脑或脑基底（运动障碍）、小脑（共济失调）、广泛脑部损害（僵硬或混合型）。脑瘫可根据其临床表现分为以下几个类型，对理解病变的部位、症状以及制订治疗计划等均有较大的帮助，现分述如下：

1. 痉挛型　最为多见，约占65%。病理改变在大脑皮质运动区，该区的一部分组织被神经胶原所代替并有锥体束变性改变，以偏瘫型多见，也可侵犯躯干与面部肌肉。检查时发现：①肌力减弱：由于肌力减弱的肌肉在肢体上分布不均匀，在收缩时就产生肌力的平衡失调；②痉挛肌肉僵硬，关节的被动运动有抵抗感，伴有腱反射亢进；③随意运动失调及失去控制；④畸形，当痉挛与肌力平衡失调显著时，最终将发展成为固定性的畸形，如肘关节屈曲挛缩，前臂旋前，腕关节屈曲，拇指屈曲内收于掌心，髋关节内收，膝关节屈曲与踝关节马蹄畸形，以致行走时呈典型的“剪刀”步态；⑤智力发育异常。

2. 手足徐动症型　表现为肢体或躯干有不自主的蠕动样的肌运动，约占15%。病变部位在纹状体并可累及尾状核、豆状核及苍白球。这种不自主运动可慢可快，常伴有不同程度的肌张力增高，严重者可使说话、咀嚼及吞咽等均发生困难。面部肌肉的不自主收缩，可产生特征性的“鬼脸”。有些患者的智力发育良好，但由于发声肌及表情肌的失控而无法表达。

3. 运动失调型　病理变化在小脑，约占5%。患者表现为肌肉无力、肌张力减低、运动失调及易疲劳，有时出现震颤，在静止时消失。患者常有辨距不良（dysmetria）、协同不能（asynergia）及协同困难（dyssynergia），平衡感觉亦可发生紊乱。

4. 强直型　约占5%。是由于中枢神经系统运动区广泛的病变所致。一般常因缺氧及分娩时脑组织内少量而弥漫性出血所致，如果强直为持续性的，称为“铅管型”（lead-pipe）；如果为断续性的，称“齿轮型”（cogwheel）。有时有角弓反张。

5. 震颤型　常见者为手指或足趾的伸屈运动，但也可以影响整个肢体甚至躯干。震颤的节律可快可慢，不自主运动的形式可粗可细，在做随意活动时，震颤频率可以增加。

6. 肌张力弛缓型　少见。患者的肌张力及肌力非常低，患者说话音量极低。常仅见嘴唇的动作。

7. 混合型　过去认为混合型的脑瘫多见，但事实上并不如此，本型约占10%。患者常兼有痉挛型、手足徐动型及运动失调型的表现，但一般说来总有一种类型较为突出。

随着患儿的发育，瘫痪的类型也可以有所变化，在2～4岁时，主要表现为痉挛型，但生长及成熟后，锥体外系传导的紊乱亦逐步表现出来，有手足徐动症型的表现。这在制订治疗方案时应考虑。

【诊断】

早期对患婴作出诊断是比较困难的，但又很重要，以便得到及早治疗，应争取在6个月至1岁以内作出诊断。首先要详细询问母亲的妊娠史及分娩史。新生儿有无前囟突出或肌肉抽搐的表现，有无严重的黄疸。如果存在上述情况者，即使婴儿能按期出院，各方面表现无异常，亦不能否定。必须经常随访至少18个月以上。如果发现婴儿肢体僵硬或活动受限，换尿布时两腿不能分开或肌张力减低或丧失，肢体动作过度或不动，婴儿发育延迟等，都必须怀疑到本病。

Illingrowth提出诊断的依据为：①运动发育延迟。脑性瘫痪患婴的运动发育延迟为一重要的表现。②膝反射亢进，出现踝阵挛、内收肌痉挛等。这往往在出生数周内就可以发现。③如果将婴儿高举在空中，腹部向下，正常的婴儿会屈曲肘关节，伸髋关节及屈曲膝关节。但脑瘫患儿则表现为四肢下垂。这在出生6周后即可出现。④颈部强硬，有握持反射或手持续性的不能张开，这在3个月之后可以出现。⑤将立方形的物体给婴儿时，手张开缓慢。这在6个月之后可以出现。临床表现见表101-3。

【鉴别诊断】

应与脊髓前角灰白质炎、白痴、脑肿瘤、脑积水等相鉴别。

【预后】

由于脑组织病变不能修复代替，因而要完全治愈是不可能的。但即使仅为了改善症状，也需要患者及护理训练人员有极大的耐心。不少患者需要终身的特殊生活照顾。但也有少数患者能获得较大程度的改善，能自理生活甚至做到自食其力。如能在1岁以内进行早期的功能训练（反射性爬行运动及反射性翻身运动），预后较佳。

表101-3　症状、体征与临床表现

类型	症状	临床表现
神经系统	痉挛	反射亢进，肌张力增高，阵挛，巴氏征阳性
	手足徐动	非随意运动，肌张力障碍，无关节挛缩
	共济失调	平衡协调障碍，跨阈步态
	混合	痉挛和手足徐动，累及大部分肢体
	肌张力减退	在最初2～3年很少出现，多为手足徐动的进展期
瘫痪肢体	单瘫	累及一个肢体，通常为痉挛性的
	偏瘫	痉挛性的身体同侧
	截瘫	只累及双侧下肢，为家族遗传性
	双侧瘫痪	更多累及下肢，痉挛性
	三瘫	累及三个肢体
	全瘫	头，颈，躯干，四肢

一般估计，脑性瘫痪儿童的25%可以上普通小学，有25%则需要照顾终身，不能从事任何工作。尚有25%虽可勉强生活但无法接受教育，另25%需在特殊的学校进行功能锻炼及职业训练。有人长期随访了一批患儿，发现60%可以做有报酬的工作。矫形手术可以帮助患儿恢复部分功能。

【治疗】

脑瘫是不能完全治愈的。其治疗主要在于改善功能，如肌肉训练、语言训练和心理治疗。矫形手术仅能作为一种辅助性的治疗手段，而且在手术前、后均需要不断地进行各种康复治疗。

1. 非手术治疗

（1）肌肉训练：肌肉训练的原则是教育患儿使痉挛的肌肉放松，促进某些肌肉的运用以及改善共济运动。进行反复有节律的运动训练是重要的，一步一步训练患儿能穿衣，上厕所及走路。

（2）矫形夹板的应用：为了克服由于肌痉挛所引起的畸形，夹板或石膏是经常应用的工具。首先是逐渐伸展短缩的肌肉，尽可能矫正畸形。必要时可在麻醉下进行矫治，用石膏维持肢体在矫正位约3个月，以后可长期应用可活动的支架或夹板，以防畸形的再发。

（3）支具治疗：支具虽不能纠正畸形，但可以帮助控制无目的的动作和肌张力，改善姿势，防止畸形。例如踝部张力低伴有髋部补偿性张力高时，可配用踝部固定型足踝矫形器。但尚无定型支具可以适应各种病例。

（4）语言训练。

（5）职业训练：当患儿到达一定的年龄、经物理治疗后肌肉的痉挛已有所松解，这时就开始进行职业训练。包括书写、打字以及一些简单的手工劳动。使患者能成为自食其力的劳动者。

（6）药物治疗：药物对脑性瘫痪并无作用，但甲丙氨酯可能对控制震颤有帮助；镇静药物如氯普芬等可抑制患者的过度活动，也对物理治疗的进行有帮助；有时抗癫痫药物亦可以减轻抽搐等症状，但要密切注意用药后是否会加重肌肉不平衡；在神经肌肉连接点用1%的普鲁卡因封闭，使肌肉的痉挛减轻；也可以用5%的水合苯酚在神经支附近作局部封闭治疗，症状缓解率大于90%；有时用3%的苯酚作神经内注射，使神经遭受永久性的破坏，可使1/3的患者的痉挛得到缓解，易于训练。A型肉毒素是一种微生物毒素，以神经毒素和血凝素复合体形式存在，作用于神经肌肉接头，抑制突触前膜乙酰胆碱的释放，引起肌肉松弛，继Scott用于眼科后，已用于治疗脑瘫，适用于2～6岁患儿，10U/kg每次，总量不超过200U，4～6个月后可重复注射，可改善症状。

2. 手术治疗　手术治疗仅作为对脑瘫的综合性治疗中的一小部分，必须严格选择患者，周密地制订计划。大多数痉挛性脑瘫患者需要手术，而运动障碍患者极少手术。手术的主要目的是矫正妨碍患者康复的局部生理缺陷，使脑瘫患者更利于护理。在脑瘫中，手术主要用于：①矫正畸形，无论是静止性、动力性或两者同时存在；②平衡肌肉力量；③稳定不能控制的关节。在术前，术后均需进行物理治疗。一般说来，5岁以下的儿童，不宜进行手术治疗，因患儿尚不合作，检查困难，此外瘫痪的范围及造成的后果也可能尚未完全反映出来。

手术的方法有下列几种：

（1）神经系统的手术：①对于手足徐动症型的患者，可考虑做脊神经前根切断术。切断颈$_3$～胸$_1$的脊神经前根，可使上肢所有的动作完全丧失，但不影响感觉功能，对某些患者可能有好处。②对伴有严重癫痫的痉挛性偏瘫患者做大脑半球切除术，可以减少其发作的次数以及严重程度，便于患者接受训练。③对严重的手足徐动症型脑瘫，可做苍白球破坏术，有一定的疗效。以上三种手术均为毁坏性的，必须严格掌握指征，不得轻易进行。④周围神经切断术。常用截除一部分或整根支配某一过度痉挛肌肉的神经，使该肌肉松弛。这种手术更多地应用在下肢。⑤选择性脊神经后根切断术（SPR）。SPR其解痉机制一直是用阻断脊髓反射的Y环路来解释。其手术目的在于选择性切断肌梭传入的Ⅰa类纤维，阻断脊髓反射中的Y环路，从而解除肢体痉挛。同时通过电刺激鉴别，选择性保留感觉神经纤维。SPR克服传统手术的缺点，综合地减弱肢体痉挛状态，是目前治疗痉挛性脑瘫一种较为理想的方法。

（2）肌肉和肌腱的手术：包括：①肌腱切断术或肌腱延长术：对痉挛的肌肉施行肌腱切断术或延长术，可减轻其机械性强力收缩，并改善其肌力平衡；②肌腱移位术：在某些部位，把加重畸形的肌肉止点转移到新的止点，可以改变其功能，即把加重畸形的作用力改变为纠正畸形的动力。

（3）骨与关节手术：①骨延长术或缩短术，纠正下肢不等长；②截骨术，包括楔形截骨及旋转截骨术以纠正畸形；③关节融合术，固定关节于功能位，增加稳定及改善功能。

常见的畸形手术如下：

（1）手及腕部畸形的治疗：由于手及腕关节的功能较复杂，大约只有4%的人能通过手术来改善功能。①如拇指屈曲内收痉挛于掌心，但患者尚能握拳及张开手，可作拇指掌指关节融合及外展拇长肌缩短术。②腕及手指不能背伸，拇指痉挛于掌心，指浅屈肌有中度痉挛，可作拇指掌指关节融合，将指浅屈肌通过骨间膜移到伸指及拇长伸肌上，再将尺侧腕屈肌移至桡侧腕短伸肌上。③手指有严重的屈曲痉挛，可将尺侧腕屈肌移至指伸肌，桡侧腕屈肌移至拇长伸肌，同时作拇指掌指关节融合，必要时再融合腕关节在功能位。④腕关节屈曲功能不良，可用肱桡肌移至腕屈肌。⑤手不能张开，严重的屈曲挛缩，可用延长肌腱及融合拇指掌指关节及腕关节。这种手术仅为了美观，在功能活动方面，无多大作用。⑥高选择性神经后根切断治疗脑瘫上肢痉挛。C_8神经根切断短期能减轻屈腕及屈指肌张力，长期效果有待于进一步随访及观察。

（2）肩及肘部畸形的治疗：当肩关节外展活动小于45°或外旋少于15°时，可作肩胛下肌腱切断术并剥离胸大肌。肘关节屈曲畸形超过45°时，可作Mital肘关节屈曲松解术（图101-58）。

（3）关节畸形的治疗：髋关节畸形很常见：①髋屈曲、内旋畸形的纠正。如果仅有轻度或中度的畸形，并且只有在走路时发生，只需将半腱肌移至股骨外髁的前方，或作髋关节前方软组织松解术后外展位石膏固定。如果阔筋膜张肌是主要的痉挛因素，可将其起点后移至髂嵴上，使之起外旋髋关节的作用。如果屈曲畸形已成为固定性并已不能被动纠正，这时就需要做转子下或髁上旋转截骨术。②髋关节屈曲畸形的纠正。如果畸形超过45°，年龄在8～11岁间，可做髂腰肌切断术。股直肌痉挛所致者，可将其髂骨上

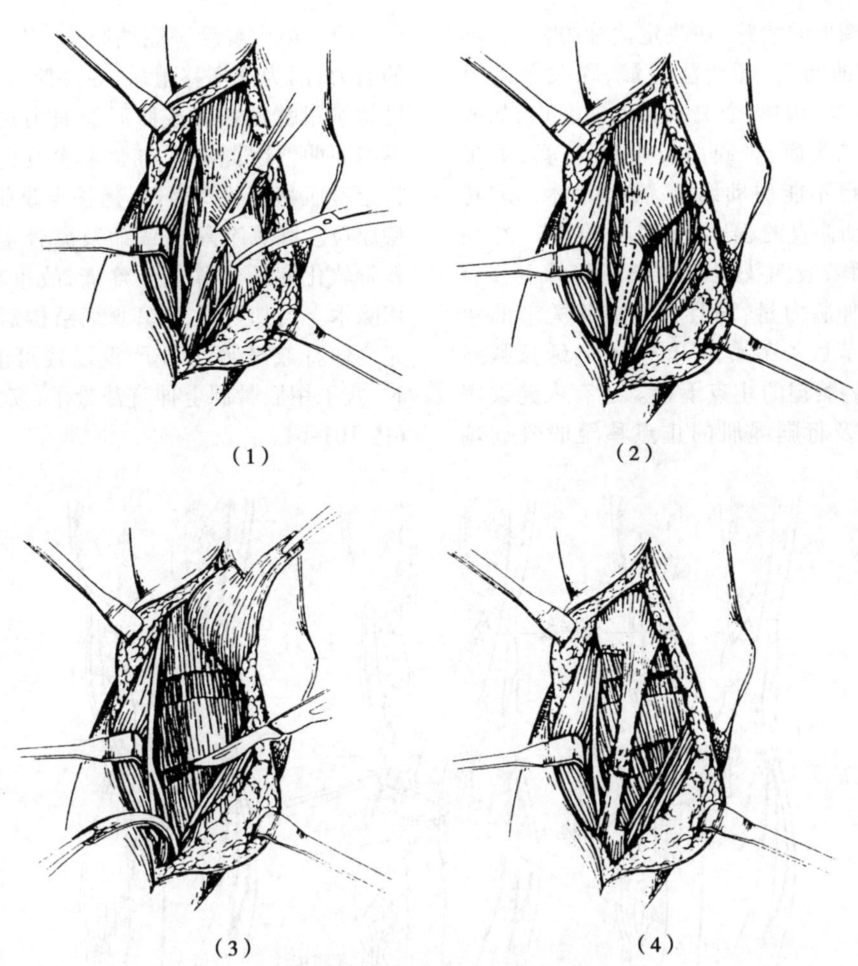

图 101-58　Mital 肘关节屈曲松解术

(1)在肘前间隙切断肌束纤维;(2)Z 形延长肱二头肌肌腱;(3)在两个平面从前面切断覆于肱肌上的筋膜;(4)肘关节伸直后缝合 Z 形延长的肱二头肌肌腱

的起点做松解术。③关节内收畸形的纠正。往往采用闭孔神经切断术和内收肌切断术(图 101-59)。但手术前一定要检查并估计髋外展肌的肌力。术前先作闭孔神经封闭,观察检查髋外展肌的肌力。有时股薄肌造成髋内收痉挛,可让患者俯卧,髋关节尽可能外展,膝关节屈曲。令患者逐渐伸直膝关节,如有股薄肌挛缩,髋关节会内收。只要于该肌的肌肉与肌腱交界处横断,即可纠正畸形。④髋关节脱位的处理。有人认为下肢痉挛性瘫痪的患儿髋关节脱位是很难避免的。对半脱位患者,应作闭孔神经前支切断术,挛缩的内收肌或股薄肌切断术,并将髋关节固定在外展位 6 周,然而再开始训练外展肌力。如果股骨头已有 1/2 以上在髋臼外,年龄超过 9 岁,应作转子下内翻截骨术。对于陈旧性脱位,患者往往已有髋外翻、股骨颈前倾角增大、髋臼变浅等畸形,如患儿原来就无法行走者,不必治疗;对于可以行走的患儿,可采用髋关节固定术;股骨截骨术以纠正成角及旋转,骨盆截骨术以加深髋臼;股骨转子下外展截骨术,以骨盆作为负重的支持。

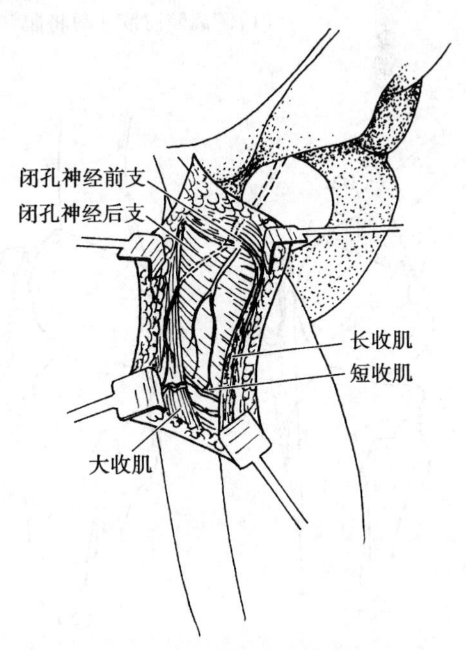

图 101-59　骨盆外闭孔神经切断术

显露闭孔神经前后支,在短收肌和大收肌表面血管作标志,闭孔神经前支分出两支,轻度内收肌痉挛,只需切断前支,中度或严重时切断两支

（4）膝关节畸形的治疗：在决定治疗方案时，不但要注意膝局部的问题，还要注意髋、踝关节的畸形，尤其要注意可以影响两个关节活动的肌肉，如股直肌、股薄肌、股二头肌、半膜肌及半腱肌等。如果膝关节屈曲畸形已不能被动纠正，需行手术。应首先检查膝关节主动伸直的程度及髌骨的位置。往往可以发现髌骨上移，股四头肌腱拉长。髌骨上移会减弱股四头肌的伸膝力量，而且会造成膝关节的挛缩。可以作膝关节后关节囊切开术，Z形延长腘绳肌。亦有人主张将髌腱的止点下移。还有人建议用松解髌骨支持带及将腘绳肌的止点移至股骨远端（图101-60），解除膝屈曲畸形。但必须注意半腱肌的肌力，因为这样移植后，屈膝肌仅有半腱肌。如果已做过跟腱延长术或腓肠肌肌力过弱，就会发生膝不能屈曲。因此有人将此手术改良为松解股薄肌，将半腱肌移至股骨内髁，延长半膜肌，而股二头肌保持原位。膝关节屈曲挛缩及髌骨上移，会产生髌骨软骨软化症而使膝关节疼痛，故也有人主张作髌骨切除术。当切除软组织挛缩结构后，不能使膝关节完全伸直或畸形十分严重以致可能损伤神经血管时，宜采用股骨髁上伸直截骨术，恢复股骨胫骨对线（图101-61）。

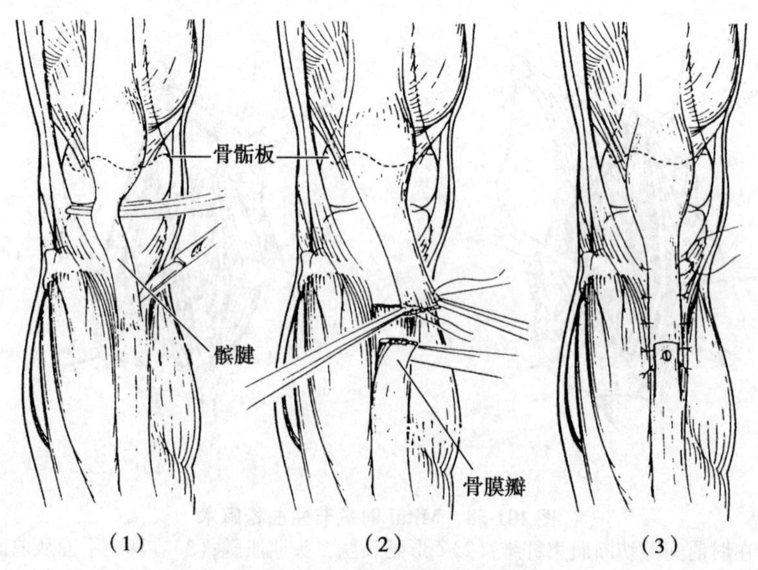

图101-60 Baker 髌韧带止点下移术

（1）游离髌韧带；（2）将髌韧带与骨膜瓣缝合；（3）用一枚螺丝钉固定骨瓣

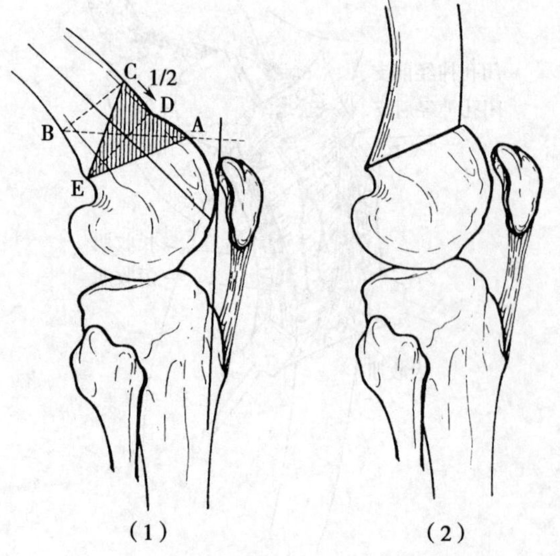

图101-61 股骨髁上几何形伸直截骨术

（1）截骨的设计；（2）截骨矫正后

（5）足部畸形的治疗

1）马蹄畸形的纠正：①胫神经肌支切断术：切断腓肠肌或比目鱼肌的肌支或两者皆切断，对纠正痉挛性马蹄畸形有效，还可以减轻踝阵挛，对行走亦有帮助（图101-62）。术前必须查清踝阵挛是由于腓肠肌还是由于比目鱼肌引起的。只要将膝关节屈曲，如踝阵挛消失，表示为腓肠肌所致，否则为比目鱼肌所致。可作为切断哪一根胫神经肌支的选择依据。②小腿三头肌松解术：痉挛性马蹄畸形有两种情况：膝关节伸直时有马蹄畸形而在屈膝90°时可以纠正；屈膝或伸膝时马蹄畸形均不能纠正。前一种情况说明马蹄畸形的原因是由于腓肠肌挛缩，纠正的方法是将腓肠肌的起点从股骨下端移至胫骨上端；后一种情况说明马蹄畸形的原因在于腓肠肌及比目鱼肌均发生挛缩，纠正的方法需作跟腱延长术。③跟腱止点前移术：由于行跟腱延长术后，马蹄畸形常复发，有人将跟腱的止点移至跟距关节后缘的跟骨背侧，这样使小腿三头肌的杠杆作用减少，对马蹄畸形尚未固定者，疗效较佳。

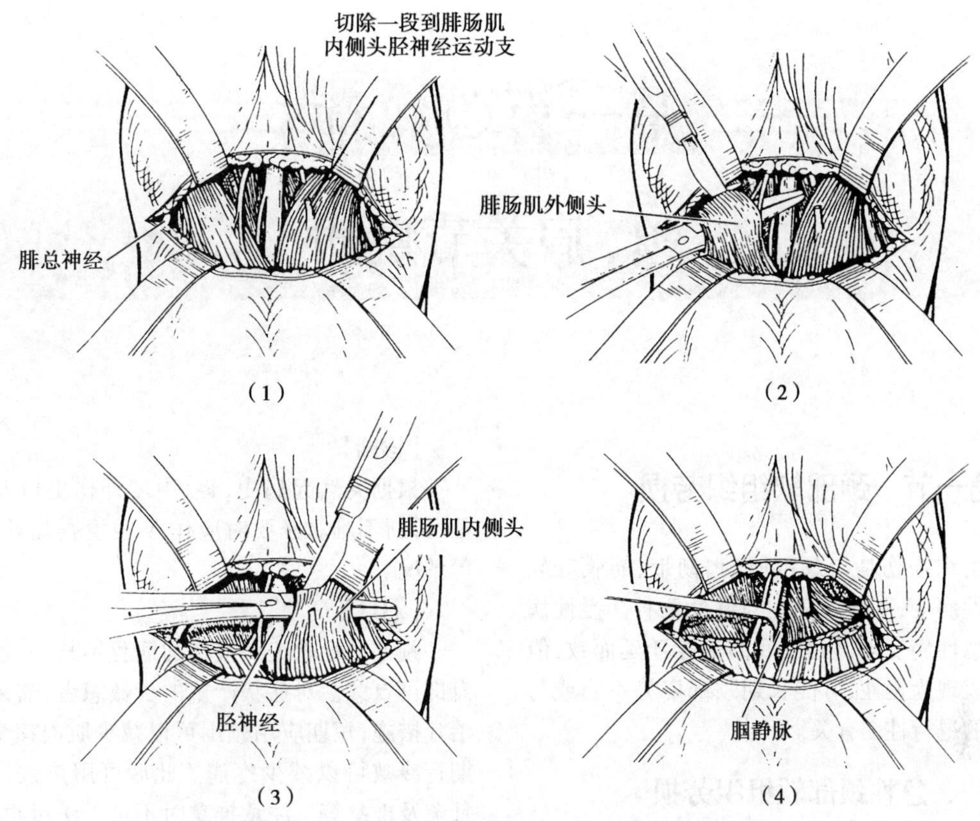

图 101-62　腓肠肌肌腱切断术，加胫神经部分切除术

(1)以切除的腓肠肌内侧头胫神经分支；(2)分离腓肠肌外侧头并保留其神经完整性；(3)分离腓肠肌内侧头并予以切断；(4)已切断的腓肠肌二头并已回缩

2）足内、外翻畸形的纠正：对于已固定的内、外翻畸形，可以通过跟骨楔形截骨术或距下关节融合术来纠正，并增加足的稳定性。但同时还必须纠正肌力的不平衡。一般造成内翻畸形的肌肉是胫前肌及胫后肌的挛缩，造成外翻畸形的肌肉是腓骨长、短肌的挛缩。因此将该两肌肉移至作用相反的位置来纠正畸形。也有人主张将胫前肌或胫后肌腱劈分为二，一半肌腱仍在原来的止点上，另一半缝至腓骨短肌或骰骨上来纠正内翻畸形。在手术前必须确定哪一块肌肉对畸形起主要作用，就劈分哪一块。如单纯因为胫后肌挛缩而造成内翻畸形，可作 Z 形延长胫后肌腱或延长其肌肉。

3）仰趾足的纠正：少见。常由于跟腱延长过度或同时做了神经肌支切断术后所致。可将胫前肌、胫后肌以及半腱肌移至跟腱。还有人主张切除距骨。

4）爪形趾的纠正：足底外侧神经的运动支，支配除第 4、5 跖骨间肌以外的全部骨间肌及 2、3、4 蚓状肌和踇收肌。第 1 蚓状肌及踇短屈肌由足底内侧神经支配。可作神经运动支切断术、跖趾关节囊切开术及踇短屈肌切断术来纠正。

5）前足内收的纠正：常由于踇外展肌挛缩所致，可将该肌切断纠正。

6）脊柱畸形的处理：有 20% ~25% 的患者可以发生脊柱侧弯（麻痹性），如果侧弯在站立或坐位时小于30°，而且为非进行性加重，可用支架。如果有下列情况可考虑手术：①胸椎侧弯超过 60°，并伴有心肺并发症者；②在坐位时由于胸腰段侧弯而产生不平衡，影响上肢的使用者；③偶有为美观而手术者。

【术后治疗】

如果患者能从手术中获得最大利益并将维持一段时间，应密切观察。手术后走路不适当，经常会引起畸形复发，因此应坚持治疗，直至骨骼发育完全成熟。

（马　昕）

7

第一百〇二章
颈、肩关节疾病

第一节　颈部软组织劳损

颈部软组织损伤是指颈部肌肉、韧带、筋膜等软组织的损伤性病变，可分为急性与慢性两种。慢性病变很多是因急性病变未得到彻底的治疗迁延而致，但有些开始即表现为慢性，可能长期颈部姿势不当或与颈椎椎间盘的退行性变有关。

一、急性颈部软组织劳损

又称颈部扭伤。大多在工作或日常生活中，头颈突然扭转，肌肉无准备地强烈收缩或受牵拉，致颈部肌肉、韧带等组织发生撕裂性损伤。在乘车时由于高速的加速或减速也常发生。有些患者在晨起时发生（俗称“落枕”）。

【病理】

大多数患者颈部肌肉软弱，受累组织常为斜方肌、肩胛提肌及胸锁乳突肌等肌肉以及一些筋膜和韧带。表现为受累组织发生撕裂性损伤、肿胀出血。刺激神经末梢，从而产生局部疼痛、肌肉痉挛，后者又可通过脊神经传导引起头枕部、肩胛部甚至同侧上肢的放射痛。极少数严重患者可有神经根的刺激症状。

【临床表现】

颈部扭伤大多为单侧性。主要症状为颈部疼痛及活动受限，患者就诊时常用手扶着头并且颈部常处于某种强迫体位。疼痛以颈部为主，但有时会同时出现头枕部、肩胛间区以及臂部疼痛等。任何颈部活动均可以加重疼痛，以致转头时两肩亦随之转动。触诊时可发现为斜方肌等受损肌肉痉挛，有明显压痛，有时压痛点有多个，局部软组织轻肿。患者的头常偏于一侧，故又称“外伤性斜颈”。神经系统检查一般无异常发现。

X 线检查常阴性，少数患者侧位 X 线片可见颈椎生理性前凸消失、变直，关节突间隙增宽等。

【诊断】

根据突然起病史，轻、中度外伤史以及局部的体征，诊断不难。必要时应作 X 线检查除外骨折、脱位等情况。

【治疗】

颈部急性软组织损伤的病程不长，一般经数天休息即可自愈。对症状严重的少数患者，需采取必要的治疗措施，短期应用颈围可以减少肌肉痉挛。损伤初期行冷敷可以减少疼痛。此后可用热敷、超声理疗、针灸及推拿等。注意推拿时不可手法过重，以免加重损伤。可短期口服具有肌松作用的止痛药物，同时也可给予心理及行为治疗以缓解症状，必要时行局部封闭。一旦症状允许，鼓励早期进行颈部锻炼。

二、慢性颈部软组织劳损

主要表现为颈背部筋膜及肌肉组织出现水肿、渗出及纤维性变而伴有一系列临床症状者，故又称为颈背筋膜纤维织炎。多发于从事长期低头位工作的人员，如打字员、精密仪表装配工等。由于颈部肌肉过度疲劳，造成少量肌肉纤维的撕裂，发展到一定程度后就会引起症状。可以是由于肌肉无力，重力直接落到筋膜或韧带上而造成筋膜、韧带的牵伸撕裂所致；也可起源于急性颈部软组织损伤所造成的局部软组织纤维化及瘢痕形成，使组织失去弹性，更易发生进一步的损伤。瘢痕本身亦可以成为一个刺激灶。目前发现，慢性颈痛常与颈椎间盘变性有关，有人用生理盐水注入颈椎间盘中，可以诱发颈、背及肩部的疼痛，但无神经根放射痛，其解释是由于纤维环及后纵韧带受刺激所致。所以，长期低头位工作，头颈常处于前屈的姿势，使颈椎间盘前方受压，髓核后移，刺激纤维环及后纵韧带而产生症状。

【临床表现】

不少患者有急性颈部损伤病史。在急性症状消退后，仍经常有反复发作的颈部酸痛和不适，疼痛向背、肩甚至上肢放射。在颈根部斜方肌及风池穴处有压痛点，但常较广泛，软组织无明显肿胀。颈部活动受限，有时可伴有头痛，甚至视力模糊等症状。神经系统检查一般无异常发现。

X线检查一般正常，但也可发现有颈椎生理性前凸消失，颈椎僵硬，个别有颈椎椎间隙狭窄及轻度骨质增生等。

【治疗】

慢性颈部软组织损伤的治疗原则在于纠正不良的工作姿势，改善生活、工作、学习环境，防潮保暖。对长期低头位工作的人，应告诫他们要定时适当地改变颈部姿势，锻炼有助于缓解疼痛，做颈部体操以维持颈部活动度和增加颈肌肌力，避免肌纤维撕裂，减少对筋膜及韧带的应力。对已有症状的患者，主要的治疗方法同急性颈部软组织损伤，但往往疗效不太满意，疗程长。对颈椎已有退行性变的患者，可按颈椎病治疗，如牵引等。

（吕飞舟）

第二节　颈　椎　病

因颈椎间盘退变本身及其继发性改变刺激或压迫邻近组织，并引起各种症状和体征者，称为颈椎病。

【概述】

颈椎病是临床上的常见病与多发病。从定义可以看出，椎间盘退行性变是引起颈椎病的主要原因，其本身可以引发许多症状和体征。如在此基础上合并原发性椎管狭窄，则在早期就可能出现症状。大多数患者在颈椎退行性病变的基础上还会产生一系列继发性的器质性改变或动力性异常。器质性改变常见的有髓核突出和脱出、韧带骨膜下血肿、骨刺形成和继发性椎管狭窄等。动力性异常主要有颈椎不稳，如椎间松动、错位、屈曲度增加等。颈椎病即是在这些病理生理和病理解剖因素共同作用下发生的。但是，在临床上不能简单地将颈椎退行性变和颈椎病相等同。经常可以发现有些患者颈椎骨性退变非常严重，但并无与之相应的明显症状。可见，颈椎病的诊断除需有病理基础外，还需要包括一系列由此引起的症状和体征。

【发病机制】

颈椎病的发生与颈椎的解剖特点和生理功能有直接关系。颈椎在解剖上有其特殊性，体积在脊柱中最小但灵活性最大，活动频率最高。颈椎有五个关节，除了和腰椎相同的两个关节突关节和一个椎间盘外，还有一对钩突关节（Luschka关节）。颈椎关节突关节相对水平，并呈首尾方向排列，使颈椎的活动度增加，但同时也使颈椎易于遭受各种静力和动力因素的急、慢性损害。颈椎间盘前凸的曲线允许颈椎的伸屈与侧弯，钩突关节和椎间盘与两侧发出的神经根切线排列对临床症状的产生与发展有着重要的作用。由于颈椎在相对固定的胸椎上方，要承担颈部活动的主要应力，故颈$_{5\sim6}$和颈$_{6\sim7}$两节的椎间盘最易发生病变。此外，位于颈椎侧块上的横突孔，内有椎动脉、椎静脉及交感神经等走行，其随着病变而出现的各种症状更增加了临床诊断的困难。

【病因】

颈椎病是因颈椎椎节退变所致，人自出生后随着发育、生长，颈椎不断地经受负荷、劳损甚至外伤而出现病变。颈椎病的发生与多种因素有关，如退变、劳损、创伤、颈椎发育性椎管狭窄、颈椎先天性畸形、咽喉部炎症等。现将其致病因素分述如下。

1. 颈椎的退行性变

（1）椎间盘变性：颈椎间盘由髓核、纤维环和椎体上、下软骨板构成为一个完整的解剖形态，使上、下两节椎体紧密相连接。正常椎间盘在颈椎长度中占20%～24%，维持着椎体间的高度，吸收振荡，传导轴向压缩力，维持颈椎各向活动的应力平衡。如其开始出现变性，则可导致其形态及功能出现异常，影响颈椎骨性结构的内在平衡，并破坏其周围组织的力学平衡。因此，颈椎间盘的退行性变是颈椎病发生与发展的主要因素。

1）纤维环：在三者中最早出现变性，大约20岁以后开始。早期为纤维组织的透明变性、纤维增粗和排列紊乱，进而出现裂纹甚至完全断裂形成肉眼可见的裂隙。裂隙的方向和深度与髓核变性程度和压力的方向及强度相一致。纤维环的破裂以后侧多见，因其前方较厚，髓核中心点位置偏后，而后方强度较弱。另外，目前的大多数职业经常处于屈颈位，使髓核被挤向后方，更增加纤维环后方的压力。一旦形成裂隙，由于局部缺乏良好的血供而难以恢复。因此，要及早消除致病因素，在早期阶段即终止其发展。

2）髓核：是富有水分及弹性的黏蛋白组织，呈白色，具有一定的张力和弹性。幼年时髓核含水量达80%以上，随年龄的增长水分逐渐减少，老年时可能低于70%。椎间盘的含水能力与椎间盘的血供有一定关系，幼年时其细小血管分支可达深层，随年龄增长，血管逐渐减少，口径变细，13岁以后一般无血管再穿入深层。随着水分的脱失及吸水功能的减退，使髓核体积相应减少，其正常组织为纤维组织所取代。髓核逐渐变得僵硬，在局部负荷加大、外伤及劳损的情况下，由于椎间隙内压力增高而使其退变更迅速。变性的髓核可能沿着纤维环的裂隙而突向边缘。如果纤维环完全断裂,则髓核可抵达后纵韧带或前纵韧带下方,从而形成韧带下骨膜分离、出血等一系列过程。由于后纵韧带强度弱,髓核最有可能突向后方,变性硬化的髓核也可穿过后纵韧带裂隙进入椎管内,产生临床症状。

3）软骨板:软骨板的退变一般出现较晚,主要表现为功能的退变。软骨板具有半透膜的作用,这种作用与髓核的含水性能及营养代谢有关。当软骨板变薄、变性时,导致纤维环和髓核均失去滋养,加剧了两者的变性。Kokubun 等通过病理切片发现,髓核内的裂隙可延伸至软骨板,软骨板可随同髓核一起突出于纤维环之外。

由此可见,颈椎间盘的三个组成部分相互关联,相互作用,加剧退变。当病变发展到一定阶段则互为因果,形成恶性循环,不利于恢复。

（2）韧带-椎间盘间隙血肿形成:由于早期颈椎间盘的变性,使失水和硬化的髓核组织向椎体后方突出,直至韧带下方,使局部压力增高,引起后纵韧带与椎体后缘分离。而椎间盘变性本身亦可造成椎体间关节的松动和异常活动,更加剧了韧带与椎间盘间隙的形成。

椎间隙后方韧带下分离后所形成的间隙,因多同时伴有局部微血管的撕裂与出血而形成韧带-椎间盘间隙血肿,此血肿即可直接刺激分布于后纵韧带上的窦椎神经末梢而引起各种症状。随着韧带下间隙的血肿形成,血管内皮细胞和成纤维细胞增生,并逐渐长入血肿内,渐而以肉芽组织取代血肿。

（3）椎体后缘骨赘形成:由于椎间盘变性后椎节不稳,致使椎节上下椎体出现异常活动,改变了原先的应力承受点,椎体发生代偿性肥大,即表现为椎体前后缘应力集中点的骨质增生。长期多次的应力改变可使所形成的骨赘质地坚硬。

随着韧带下间隙血肿的形成、机化、老化和钙盐沉积,最后亦可形成突向椎管或突向椎体前缘的骨赘。此骨赘可因局部反复外伤,周围韧带持续牵拉和其他因素,并不断通过出血、机化、骨化或钙化而逐渐增大变硬。

（4）颈椎其他部位的退变:除了椎间盘,颈椎退变尚应包括邻近椎体边缘之外结构的继发性改变。

1）小关节:多在椎间盘变性后出现颈椎应力的重新分布,造成椎体间关节失稳,关节面压力大小及方向发生改变。早期为软骨浅层退变,进而波及深层及软骨下,从而形成损伤性关节炎。另外由于局部变性使关节囊所受牵引力加大,产生充血水肿。晚期可导致关节间隙狭窄及小关节骨赘形成,从而使椎间孔前后径和上下径变窄,易刺激或压迫脊神经根和硬脊膜返神经支,并影响神经根部血管的血流,从而产生临床症状。

2）黄韧带:黄韧带的退变是颈椎椎节失稳的一种代偿性表现。早期表现为韧带松弛,后期可出现钙化或骨化。黄韧带增生产生皱褶,突向椎管,压迫脊髓或脊神经根而产生症状。

3）前纵韧带与后纵韧带:前、后纵韧带对颈椎的稳定起保护作用,其退变主要表现为韧带本身的纤维增生和硬化,后期形成钙化或骨化。在颈椎外伤或劳损后,韧带的硬化可起到局部制动作用,从而增加颈椎稳定性,减缓颈椎病的进展。

4）钩椎关节的增生:由颈椎侧方的钩突与相邻上一椎体下面侧方的斜坡形成,左右各一。钩椎关节的形成是由于适应颈椎运动功能的发展,由直接连接向间接连接组织分化的结果。在钩突发育以前,此关节并不存在。但是钩椎关节的过度增生可压迫、刺激神经根而产生临床症状。

5）项韧带与颈部肌肉:项韧带由颈,棘突向上至枕外隆凸和枕外嵴,有协助颈部肌群支持颈部的作用。随着年龄的增长,颈部神经肌肉反应性降低,肌肉劳损和痉挛可影响颈椎的自然曲度。长期的不良曲度可加速椎间盘及其他骨性结构的退变。

2. 慢性劳损　慢性劳损是一种长期的超限负荷,是指超过正常生理活动范围最大限度或局部所能耐受的最大限度的各种超限活动所引起的损伤。常见的慢性劳损因素有以下几个方面。

（1）睡眠姿势不良:人的一生睡眠时间大约占到1/4,睡眠时,大脑处于休息状态,对于椎旁肌肉、韧带及关节等组织结构的失衡不能作出及时的调节。因此睡眠时的不良体位会使颈部肌肉和关节受力不均,张力大的一侧易疲劳,从而加速退变过程。

（2）工作姿势及日常生活习惯不良:有资料统计表明,长期处于低头操作的工作人员的颈椎病发病率明显要高,如:涉及计算机、显微镜、雕刻、刺绣等的工作人员,因为在屈颈状态下,椎间盘压力远较正常体位高得多,可超过一倍以上。这种体位易加速颈椎间盘的退变和颈部软组织的劳损。对于那些平时长期低头玩麻将、打扑克,长时间看电视,尤其是喜欢躺在床上高枕而卧的不良习惯的人,颈椎长时间处于屈曲状态,颈后肌肉及韧带组织过大负荷而容易产生劳损。

（3）不适当的体育锻炼:正常的体育锻炼有助于健康,但是锻炼的强度和方法不正确则容易造成损伤。例如加重颈椎负荷的运动:倒立,用头部顶球等,这些运动如果缺乏正确指导就很可能导致颈部外伤而造成严重后果。

3. 头颈部外伤　头颈部外伤对颈椎病的发生及

发展有密切的关系。Jackson 曾统计过 8000 例颈椎病患者中 90% 有过外伤史。颈椎外伤产生的后果视外伤的轻重程度及患者本身颈椎退变情况而定，并不相同。

强大暴力所致的颈椎外伤常可引起颈椎的骨折与脱位，并可伴有脊髓损伤。

对于原来已有颈椎退变者，颈椎外伤更易引发临床症状：

(1) 急性脊髓中央损伤综合征：在颈椎过伸状态下受伤时，由于退变增厚的黄韧带突向椎管，造成脊髓中央管处受压，并在中央管周围引起水肿、渗出和出血。临床上主要表现为上肢瘫痪重于下肢，痛温觉消失，X 线片上可见椎体前间隙阴影增宽。

(2) 急性脊髓前中央动脉综合征：发生此种损害者多有颈椎管狭窄，在遭受突然颈椎前屈后椎体后缘的骨赘或突出的髓核压迫脊髓前方，造成脊髓前中央动脉受压后阻塞而导致脊髓缺血，出现四肢突发性瘫痪。

(3) 畸形脊髓沟动脉综合征：发生机制与前者相似，在颈椎过屈位时，椎体后缘骨赘或突出的髓核压迫脊髓前中央动脉的分支沟动脉。主要表现为上肢重、下肢轻的肢体瘫痪。压迫一侧沟动脉则表现为单侧症状，压迫双侧则表现为双侧症状。

(4) 急性椎间盘突出：视突出部位、程度及椎管矢状径大小不同而出现不同症状。重者可压迫脊髓或其血管而造成上述三者的症状。多数主要在韧带下形成血肿而刺激窦椎神经，出现根性症状及颈部疼痛。

(5) 前纵韧带损伤：一般症状较轻微，为过伸性损伤。不直接损伤脊髓和神经根，但是可造成颈椎不稳，加速颈椎退变。

(6) 一过性颈椎脱位：过屈暴力使颈椎椎节发生前脱位，当暴力消失后可复回至原位，但是暴力所造成的局部的软组织损伤不能很快恢复，损伤部位存在颈椎不稳，若处理不当，可使颈椎不稳加重，致使椎体后缘骨赘形成而压迫脊髓。

4. 发育性颈椎椎管狭窄　颈椎椎管的矢状径大小与颈椎病的发病有着直接关系。临床上经常可以看到，有些人颈椎退变严重，骨赘增生明显，但并不发病。而有些患者退变并不严重，但很早就出现症状。从影像资料可以看到，颈椎实际矢状径的大小决定了症状的出现与否，无症状者通常颈椎管的矢状径较大（大于 1∶0.75）。椎管狭窄者在遭受外伤后容易损伤脊髓，甚至轻微的外伤也易于发病，且症状严重。而大椎管者则不仅不易发病，且症状也较轻。

5. 颈椎先天性畸形　对颈椎病患者的 X 线摄片可发现颈椎局部畸形者占了不小的比例。说明骨骼的变异与颈椎病的发生有着一定的联系，主要是使颈椎的应力发生了改变，并有可能刺激和压迫神经血管。临床上常见颈椎畸形有：

(1) 先天性椎体融合：以颈$_{2\sim3}$和颈$_{3\sim4}$多见，其次为颈$_{4\sim5}$，多为双节单发。由于椎体融合，两个椎体间的椎间关节的原有活动度势必转移至相邻的椎间关节，使邻近椎间盘的应力集中，加速了退变，严重者可出现损伤性关节炎。

(2) 棘突畸形：主要影响椎体外在结构的稳定性，因而间接地引起颈椎病的发病。可在 X 线片上发现这种畸形改变。

(3) 颈肋和第 7 颈椎横突肥大：这两种异常与颈椎病并无直接联系，但当其刺激臂丛神经下干时，可出现上肢症状和颈部不适，与颈椎病的症状及体征十分相似，须加以鉴别。

(4) 寰椎发育不全：此种畸形较少见，但可引起上颈椎不稳或影响椎动脉第三段血供而出现较为严重的后果。

6. 咽喉部炎症　咽喉部的炎症可直接刺激邻近的肌肉及韧带，或是通过淋巴系统使炎症在局部扩散，造成该处的肌张力降低，韧带松弛和椎节内外平衡失调，破坏其稳定性，从而促进了退变的发展。

【临床分型】

1. 颈型颈椎病　最常见，症状多较轻微，以颈部症状为主。反复落枕，颈部疼痛，活动受限。多数被认为落枕而被忽视，错过早期治疗时机。

(1) 病因、病理与发病机制：从颈椎退变开始，主要表现为髓核与纤维环的脱水、变性与张力降低，进而继发引起椎间隙的松动与不稳。常于晨起、过劳、姿势不正及寒冷刺激后突然加剧。椎节的失稳不仅引起颈椎局部的内外平衡失调及颈肌防御性痉挛，且直接刺激分布于后纵韧带及两侧根袖处的窦椎神经末梢，而出现颈部症状。当机体通过调整及代偿作用，使颈部建立起新的平衡后，症状即消失。因此大多数患者有可能自愈，或仅采取一般措施即痊愈。

(2) 临床特点：以青壮年居多。颈椎椎管狭窄者可在 45 岁前后发病，个别患者有颈部外伤史，几乎所有患者都有长期低头作业的情况。

1) 症状：颈部感觉酸、痛、胀等不适，以颈后部为主。女性患者往往诉肩胛、肩部也有不适。患者常诉说头颈不知放在何种位置为好。多数患者颈部活动受限或被迫体位，少数患者可有一过性上肢麻木，但无肌力下降。

2) 体征：颈部一般无歪斜，生理曲度变直或消失，常用手按捏颈项部，棘突间及棘突旁可有压痛。

3）影像学检查：X 线片可见颈椎生理曲度变直或消失，颈椎椎体轻度退变，动力位片上可发现约 1/3 的患者椎间隙松动，表现为轻度梯形变，或屈伸活动度变大。

（3）诊断要点：①主诉颈、肩及枕部疼痛等感觉异常，头颈部活动因疼痛而受限。②颈肌紧张，有压痛点。③X 线片上显示颈椎曲度改变，颈椎动力性侧位片上可显示椎体间关节不稳与松动（轻度梯形变）。侧位片上可见椎体后缘及小关节有一部分重影，称双边双突征象。④应除外颈部扭伤、肩周炎、风湿性肌纤维织炎、神经衰弱及其他非因颈椎间盘退变所致之颈、肩部疼痛。

2. 神经根型颈椎病　本型较为多见，主要表现为与脊神经根分布区相一致的感觉、运动及反射障碍。发病率占 70% 以上，是人们最熟悉的颈椎病。

（1）病因、病理与发病机制：主要由于髓核的突出与脱出，后方小关节的骨质增生，钩椎关节的骨赘形成，以及其相邻的三个关节（椎体间关节、钩椎关节及后方小关节）的松动与移位对脊神经根造成刺激与压迫。此外，椎管的狭窄，根袖处的粘连性蛛网膜炎和周围部位的炎症与肿瘤等亦可引起本病。根据脊神经根受累的部位不同，其症状各异。如果前根受压为主者，则肌力改变（包括肌张力降低及肌萎缩等）较明显；以后根为主者，则感觉障碍症状较重。在临床上多为两者并存，但由于感觉神经纤维的敏感性较高，而更早地表现出症状。

引起各种症状的机制有三：一是各种致压物直接对脊神经根的压迫、牵扯以及继发的反应性水肿，此表现为根性症状；二是通过根袖处硬膜经壁上的窦椎神经末梢而表现出颈部症状；三是在前两者基础上引起颈椎内外平衡失调后以致对邻近神经肌肉的牵连性症状（例如前斜角肌、胸锁乳突肌等）。

（2）临床特点

1）根性痛：最常见的症状，疼痛范围与受累椎节的脊神经分布区相一致。与根性痛相伴随的是该神经分布区的其他感觉障碍，其中以麻痹、过敏、感觉减弱等为多见。

2）根性肌张力和肌力障碍：以前根先受压者为明显，早期肌张力增高，但很快即减弱并出现肌萎缩征。其受累范围也仅局限于该神经所支配的范围。在手部以大小鱼际肌及骨间肌为明显。

3）腱反射异常：早期呈现腱反射活跃，而后期则减退或消失。检查时应与对侧相比较。单纯根性受累不应有病理反射，如伴有病理反射则表示脊髓同时受累。

4）颈部症状：因髓核突出所致者，多伴有明显的颈部痛、压痛及颈椎挤压试验阳性。尤以急性期为明显。而因钩椎关节退变及骨质增生所致者则较轻微或无症状。

（3）特殊试验：脊神经牵拉试验阳性；当有颈椎间盘突出时，可出现压颈试验阳性。

（4）影像学检查

1）X 线片：侧位片可见颈椎生理前凸变直或反曲，椎间隙变窄，病变椎节前后缘有骨赘形成。动力位片可见椎间不稳。在病变椎节平面常可见项韧带钙化。

2）CT 及 MRI：可发现病变椎节椎间盘侧后方突出或后方骨质增生。MRI 检查也可判断椎体后方对硬膜囊有无压迫。若合并有脊髓损害，可看到脊髓信号改变（图 102-1）。

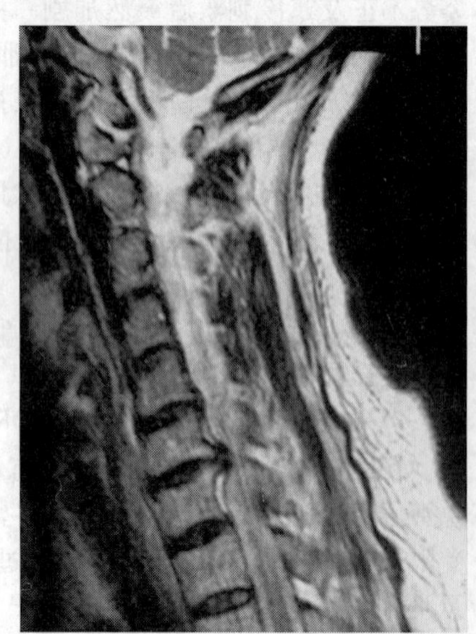

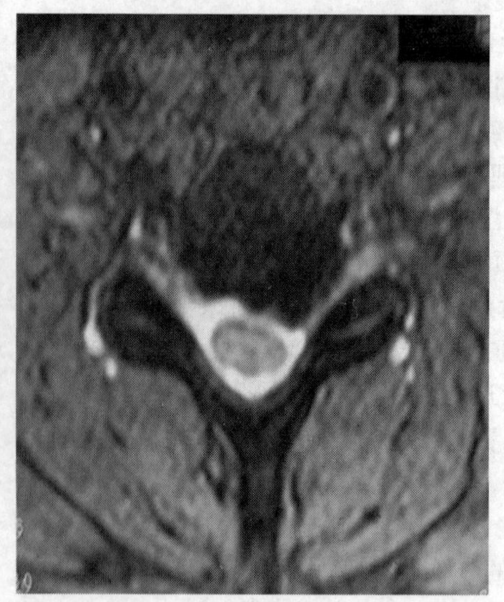

图 102-1　神经根型颈椎病 MRI 表现

（5）诊断要点

1）具有较典型的根性症状（麻木、疼痛等），且其范围与颈脊神经所支配的区域相一致。

2）压颈试验与脊神经根牵拉试验多为阳性。

3）X线片可显示钩椎关节增生，颈椎曲度改变、不稳及骨赘形成等异常所见。

4）应除外以上肢疼痛为主的疾病，如颈椎骨骼实质性病变（结核、肿瘤等）、胸腔出口综合征、腕管综合征，尺神经、桡神经和正中神经受损、肩周炎、网球肘等。

3. 脊髓型颈椎病　是危害最严重的一类颈椎病。且多以“隐性”形式发展。主要压迫或刺激脊髓而出现髓性感觉、运动与反射障碍，故称之为脊髓型颈椎病。本型颈椎病多有急性外伤史或长期低头伏案工作史，也有相当一部分患者查不出明确原因。其发病率相当高，约占颈椎病的1/4。

（1）病因、病理与发病机制：因颈椎病所致脊髓受压（或刺激）的主要病理机制有以下四种：

1）动力性因素：主要由于椎节的不稳与松动、后纵韧带的膨隆、髓核的后突、黄韧带的前凸以及其他有可能突向根管对脊髓产生压迫而又可因体位等改变消失者。

2）机械性因素：指因骨质增生及髓核脱出后形成粘连无法还纳者。其多在前者基础上产生，对脊髓形成持续压迫。

3）血管因素：如果某组脊髓血管受压迫或刺激时可出现痉挛、狭窄甚至血栓形成，以致减少或中断脊髓的血供。于其相应支配区表现出各种脊髓缺血症状。严重者则可能出现不可逆转的后果。

4）发育性颈椎椎管狭窄：颈椎管矢状径狭窄是构成本病发生与发展的主要因素之一。是前三者的病理解剖学基础。

（2）临床特点：以40～60岁多见，起病慢，约20%有外伤史，常有落枕史。

1）症状：主要表现为锥体束征。多先从双侧（或单侧）下肢发沉、发麻开始，渐而出现跛行、易跪倒（或跌倒）、足尖不能离地、步态拙笨及束胸感等症状。双下肢协调差，不能跨越障碍物，双足有踩棉花感。自述颈部发硬，颈后伸易引起四肢麻木。一般上肢症状出现略迟于下肢，但有时可先于下肢症状出现。表现为上肢一侧或两侧先后出现麻痹、疼痛。部分患者有括约肌功能障碍，尿潴留。

2）体征：四肢肌张力升高，下肢往往较上肢明显。上肢肌张力可升高，但一般以肌无力和肌萎缩多见，并有根性感觉减退。下肢主要表现为双侧肌痉挛，腱反射亢进，可有踝阵挛和髌阵挛。皮肤感觉平面检查常可提示脊髓受压平面，而且根性神经损害的分布区域与神经干损害的区域有所不同，详细检查手部和前臂感觉区域有助于定位。而躯干的知觉障碍常左右不对称，往往难以根据躯干感觉平面来判断。四肢腱反射均可亢进，尤以下肢显著。上肢Hoffmann征阳性，单侧阳性更有意义。下肢Babinski征、Oppenheim征、Chaddock征和Gordon征均可阳性。腹壁反射、提睾反射可减弱或消失。

（3）影像学检查

1）X线侧位片：多能显示颈椎生理前凸消失或变直，大多数椎体有退变，表现为前后缘骨赘形成，椎间隙变窄。伸、屈侧位片可显示受累节段不稳，相应平面的项韧带有时可有骨化。测量椎管矢状径，可小于13mm。由于个体差异和放大效应，测量椎管与椎体矢状径比率更能说明问题，小于0.75者可判断为发育性椎管狭窄。

2）CT：对椎体后缘骨赘、椎管矢状径的大小、后纵韧带骨化、黄韧带钙化及椎间盘突出的判断比较直观和迅速，而且能够发现椎体后缘致压物是位于正中还是有偏移。CT对于术前评价，指导手术减压有重要意义。三维CT可重建脊柱构象，可在立体水平上判断致压物的大小和方向。

3）MRI：分辨能力更高，其突出的优点是能从矢状切面直接观察硬膜囊是否受压。枕颈部神经组织的畸形也可清晰显示。脊髓型颈椎病在MRI图像上常表现为脊髓前方呈弧形受压，多平面的退变可使脊髓前缘呈波浪状。病程长者，椎管后缘也压迫硬膜囊，从而使脊髓呈串珠状。脊髓有变性者可见变性部位，即压迫最严重的部位脊髓信号增强，严重者可有空洞形成。脊髓有空洞形成者往往病情严重，即使彻底减压也无法恢复正常。值得注意的是，X线片上退变最严重的部位有时不一定是脊髓受压最严重的部位，MRI影像较X线片更准确可靠（图102-2）。

（4）诊断要点

1）临床上有脊髓受压表现，自觉颈部无不适，但手动作笨拙，细小动作失灵，协调性差。胸部可有束带感。步态不稳，易跌倒，不能跨越障碍物，可有踩棉花感。四肢腱反射亢进，肌张力升高，Hoffmann征阳性，可出现踝阵挛，髌阵挛。早期感觉减退较轻，后期可出现感觉丧失。

2）X线片多显示椎管矢状径狭窄、骨质增生（骨赘形成）、椎节不稳及梯形变。

3）应除外其他疾患，包括肌萎缩性脊髓侧索硬化症、脊髓空洞症、脊髓结核、颅底凹陷症、多发性神经炎、脊髓肿瘤、继发性粘连性脊蛛网膜炎、共济失调症及多发性硬化症等。

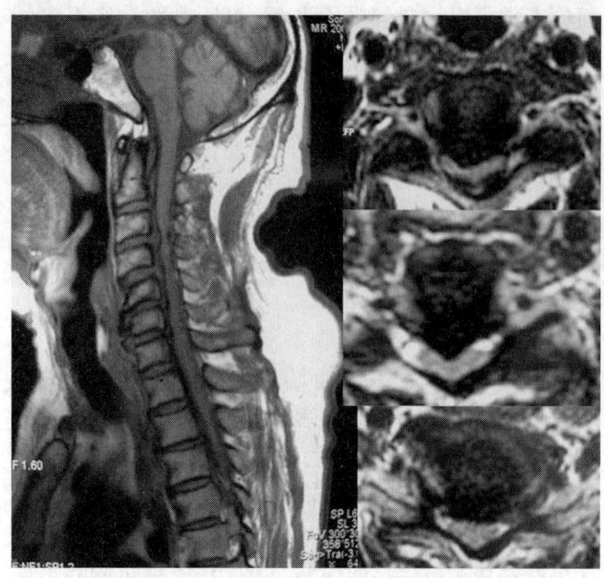

图 102-2 脊髓型颈椎病 MRI 表现

4）MRI 显示脊髓受压呈波浪样压迹，严重者脊髓可变细或呈连珠状。受压节段可有脊髓信号改变。

4. 椎动脉型颈椎病 该型颈椎病发病率占 17.4%，其中 80% 以上与其他型并发，发病年龄偏高，50 岁以上者占 51%。对于本型的概念目前存在较大的争议，主要是因为无法证实椎动脉与临床症状和体征的关系。

（1）病因、病理与发病机制：本病是由各种机械性与动力性因素致使椎动脉遭受刺激或压迫，以致血管狭窄、折曲而造成以椎-基底动脉供血不全为主要症状的并发症。其发病的机制为：

1）动力性因素：主要由于椎节失稳后钩椎关节松动，移位而波及侧方上下横突孔，以致出现轴向或侧向移位，从而刺激或压迫椎动脉引起痉挛，狭窄或折曲改变。此种因素最为多见，多属早期轻型。

2）机械性因素：主要由于某些固定致压物所致，包括：钩椎骨质增生（增生的骨赘除直接压迫侧后方的脊神经外，椎动脉亦易受压，其部位以颈$_{5\sim6}$、颈$_{6\sim7}$和颈$_{4\sim5}$为多见）；髓核脱出（由于椎体侧后方钩突的阻挡，椎间隙内的髓核不易从此处突出压迫脊神经或椎动脉。但当它一旦穿破后纵韧带进入椎管内时则有可能达到椎间孔处，在压迫脊神经根的同时波及椎动脉）；钩椎关节的创伤性反应（钩椎关节囊壁沿膜的肿胀、充血及渗出）则减少了横突孔的横径，可压迫椎动脉。

3）血管因素：不仅较为复杂，且易变性大。主要表现为：血管动力学异常、动脉硬化性改变、椎间隙间距改变和血管变异等。

（2）临床特点

1）眩晕：头颅旋转时引起眩晕发作是本病的最大特点。正常情况下，头颅旋转主要在寰枢椎之间。椎动脉在此处受挤压。如头向右旋时，右侧椎动脉血流量减少，左侧椎动脉血流量增加以代偿供血量。若一侧椎动脉受挤压，血流量已经减少，无代偿能力，当头转向健侧时，可引起脑部供血不足产生眩晕。体检时应注意询问发作时头颅的转向，一般头颅转向健侧，而病变在对侧。眩晕可为旋转性、浮动性或摇晃性，患者感下肢发软，站立不稳，有地面倾斜或地面移动的感觉。

2）头痛：由于椎-基底动脉供血不足，使侧支循环血管扩张引起头痛。头痛部位主要是枕部及顶枕部，也可放射至两侧额部深处，以跳痛和胀痛多见，常伴有恶心、呕吐、出汗等自主神经紊乱症状。

3）猝倒：是本病的一种特殊症状。发作前并无预兆，多发生于行走或站立时，头颈部过度旋转或伸屈时可诱发，反向活动后症状消失。患者摔倒前察觉下肢突然无力而倒地，但意识清楚，视力、听力及讲话均无障碍，并能立即站起来继续活动。这种情形多系椎动脉受刺激后血管痉挛，血流量减少所致。

4）视力障碍：患者有突然弱视或失明，持续数分钟后逐渐恢复视力，此系双侧大脑后动脉缺血所致。此外，还可有复视、眼睛闪光、"冒金星"、黑朦、幻视等现象。

5）感觉障碍：面部感觉异常，口周或舌部发麻，偶有幻听或幻嗅。

（3）影像学检查

1）椎动脉造影：可发现椎动脉有扭曲和狭窄，但一次造影无阳性发现时不能排除，因为大多数患者是一过性痉挛缺血。当无症状时，椎动脉可恢复正常直径。

2）X 线片：可发现钩椎增生、椎间孔狭小（斜位片）、或椎节不稳（梯形变等）及椎骨畸形等异常所见。

（4）诊断要点：①有颈性眩晕和猝倒史，需除外眼源性和耳源性眩晕；②旋颈诱发试验阳性；③X 线片可见椎节不稳及钩椎关节增生；④椎动脉造影及椎动脉血流检测可协助诊断；⑤MRA 可显示椎动脉有无扭曲、狭窄，有助诊断。

5. 食管压迫型颈椎病 颈椎椎体前缘骨质增生刺激和压迫食管，使其感觉和功能发生改变。主要临床表现为吞咽困难。本型比较少见。

（1）病因、病理与发病机制：主要由于椎间盘退变、继发前纵韧带及骨膜下撕裂、出血、机化、钙化及骨赘形成。此种骨赘体积大小不一，以中、小者为多，矢状径多小于 4mm。由于椎体前方为疏松的结缔组织和富于弹性的食管，其缓冲间隙较大，一般不至于出现症状，但如果出现下列情况时则易引起。

1）骨赘过大：超过椎体前间隙及食管本身所承受的缓冲与代偿能力时，可出现食管受压症状。

2）骨赘生成迅速：如因外伤等因素致使椎体前缘骨赘迅速形成。其长度虽较前者为小，但由于该处软组织来不及适应与代偿致使局部平衡失调而易出现症状。

3）食管异常：临床上可遇到仅4～5mm长之骨赘亦表现吞咽障碍症状的病例。此主要由于食管本身可能有炎症存在（或食管周围炎），当然也与患者本人的精神因素，食管的活动度及局部反应程度等有直接关系。

4）解剖部位特点：症状出现与否及出现早晚、程度等与食管的节段亦有密切关系。在环状软骨（相当第6颈椎处）与隔膜部的食管较为固定，因此较小的骨赘即可引起症状。

（2）临床特点

1）吞咽障碍：早期主要为吞服硬质食物时有困难感及食后胸骨后的异常感（烧灼、刺痛等），进而影响软食与流质饮食。根据其吞咽障碍程度不同分为：①轻度：为早期症状，表现为仰颈时吞咽困难，屈颈时则消失；②中度：指可吞服软食或流质者，较多见；③重度：仅可进水、汤者但少见。

2）其他颈椎病症状：单纯此型者少见，约80%病例尚伴有脊髓或脊神经根或椎动脉受压症状，因此应对其进行全面检查以发现其他症状。

（3）影像学检查

1）X线片：显示椎体前缘有骨赘形成，典型者呈鸟嘴状。其好发部位以颈$_{5\sim6}$最多，次为颈$_{6\sim7}$及颈$_{4\sim5}$椎节。约半数病例其食管受压范围可达2个椎间隙。

2）钡餐吞服透视下（或摄片）：可清晰地显示食管狭窄的部位与程度。食管的狭窄程度除与骨赘的大小成正比外，且与颈椎的体位有关。当屈颈时食管处于松弛状态，钡剂容易通过，轻型者甚至不显示狭窄；但仰颈时，由于食管处于紧张与被拉长状态、以致使钡剂通过障碍程度加剧（图102-3）。

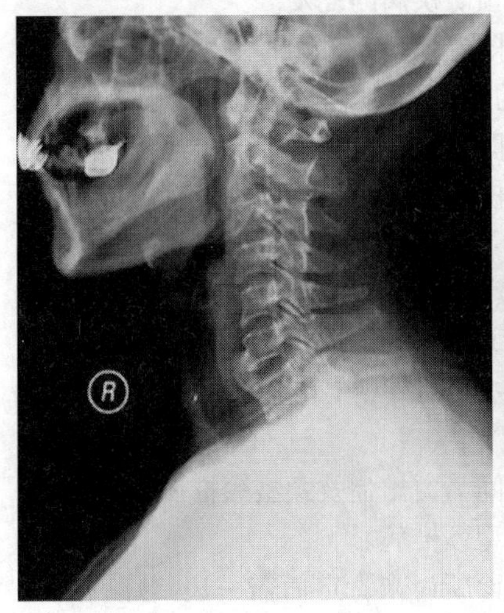
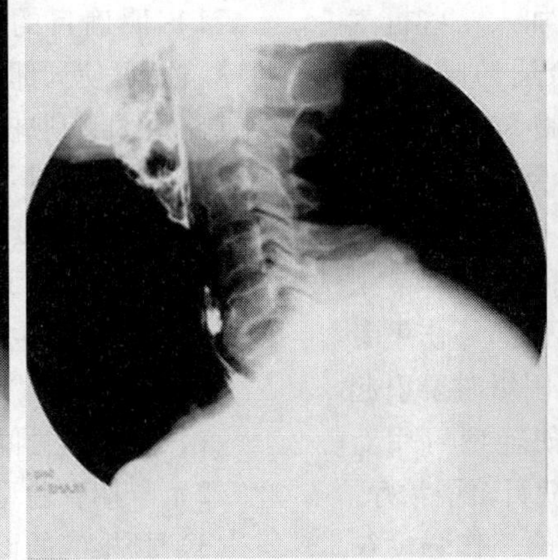
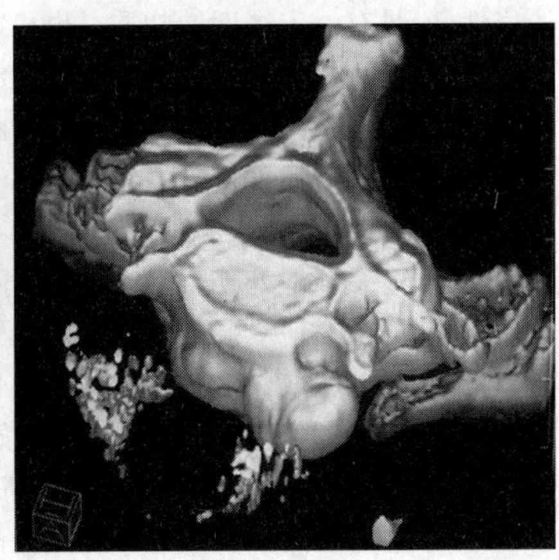

图102-3　食管型颈椎病X线及CT表现

（4）诊断要点

1）吞咽困难，早期惧怕吞咽较干燥之食物。颈前屈时症状较轻，仰伸时加重。

2）X线片及钡餐检查显示椎节前方有骨赘形成，并压迫食管引起痉挛与狭窄征。

3）应除外其他疾病，如食管癌、贲门痉挛、胃十二指肠溃疡、食管憩室等疾患。必要时可采用纤维食管镜检查。

6. 混合型颈椎病　所谓混合型颈椎病，是指临床上出现两型或两型以上症状与体征的颈椎病。严格说单一型并不多见，实践中混合型最常见。本型根据原发各型之组合不同而有明显之差异。好发于年轻患者或是老年患者。因为前者主要因颈椎椎节不稳而引起颈椎局部遭受刺激，导致相邻钩椎关节亦出现不稳，使脊神经根和椎动脉受激惹而出现症状。后者则主要因颈椎局部广泛骨质增生，使多处组织受累而出现症状。

根据临床上的发病率，常见的组合有：

（1）颈型+根型者：最为多见，约占本型的48%左右。

（2）颈型+椎动脉型者；次多见，约占25%。

（3）颈型+根型+椎动脉型者：约占12%左右。

（4）根型+脊髓型者：约占6%。

（5）脊髓型+椎动脉型者：约占4%。

（6）脊髓型+食管型者：约占2%。

（7）其他类型组合：约占3%。

【预防】

从颈椎病的病因看，颈椎病的预防是多方面的，它贯穿于人的日常生活和工作之中。预防应包括以下几方面。

1. 积极治疗咽喉部疾患　咽喉部炎症不仅易引起上颈椎自发性脱位，而且也是诱发颈椎病的因素之一。该处的炎症可直接刺激邻近的肌肉、韧带，或者通过丰富的淋巴系统使炎症在局部扩散，以致造成该处的肌张力降低，韧带松弛和椎节内外平衡失调，从而破坏了局部的完整性和稳定性，导致颈椎病的发生或加重。因此，及时防治咽炎、扁桃体炎、淋巴结炎及其他骨与软组织感染对防治颈椎病有重要意义。

2. 保持良好的睡眠体位　一个良好的睡眠体位，既要维持整个脊柱的生理曲度，又应使患者感到舒适，方可达到使全身肌肉松弛，容易缓解疲劳和调整关节生理状态。根据这要求应该使胸、腰部保持自然曲度，双髋及双膝呈屈曲状，全身肌肉即可放松，故最好采取侧卧或仰卧，不可俯卧，枕头不宜过高。

推荐使用长圆枕，直径一般在 10 ~ 12cm，长度 40 ~ 50cm，以枕时感觉舒服为准。内芯充填物最好是透气性好，具有一定硬度的物质。也可加入一些行气止痛，益气养血的中药。使用时选择合适的高度，将枕头的支撑点位于枕骨粗隆下方或侧卧位时位于耳下方，若觉得不习惯可将支撑点位置移至耳下后方乳突上或下颌部。

3. 避免头颈部外伤　人们在体育锻炼、日常工作、交通活动中易遭受颈部外伤。早期颈部外伤患者若有椎旁肌压痛，或 X 线显示椎体前有阴影时要引起高度重视。外伤后患者要早期治疗，如轻型可用石膏、颈围、支具控制颈部活动，有时需住院行牵引治疗。

4. 避免长期低头工作　长期低头的工作强度往往不大，但长期低头造成颈后部肌肉、韧带组织劳损，屈颈状态下椎间盘的内压大大高于正常体位。因此要定期改变头颈部体位，当头颈向某一方面转动过久之后，应向反方向运动，并在短时间内重复数次，这样既有利于颈部保健，也利于消除疲劳。定期远视，待眼部疲劳消除后再工作，对眼睛和颈椎均有必要。调整工作台的高度和倾斜度，如工作台过高或过低都会使颈部仰伸或屈曲，这两种位置均不利于颈椎的内外平衡。长期伏案工作者应开展工间操活动，使处于疲劳状态的颈椎定时获得内外平衡。

【治疗】

颈椎病是一种退变性疾病，其治疗需要根据不同的病程以及不同的病理类型而有所不同。颈椎病的治疗分手术与非手术两大方面，但两者并不完全独立。非手术疗法既是颈椎病治疗的基本方法，又是手术疗法的基础；手术疗法是非手术疗法的继续，术后仍有一部分患者需继续非手术疗法帮助康复。

1. 非手术疗法　非手术疗法可起到稳定病情，减缓其发展速度，从而有利于手术的疗效。

（1）基本原则

1）非手术疗法应符合颈椎的生理解剖学基础，由于颈椎的解剖结构和生理功能的特殊性，要求在治疗上严格遵循这一原则。否则，粗暴操作，超过颈部骨骼和韧带的强度，患者可突然出现神经症状，甚至完全瘫痪。

2）非手术疗法应随时观察患者的反应，超过颈椎骨关节生理限度的操作，往往会造成局部创伤性反应。轻者局部水肿，渗出增加，粘连形成；重者可使韧带撕裂，不稳加重。长期推拿可使骨赘形成加速。因此，如推拿后患者感到不适或牵引后颈部疼痛加重，应立即停止这种疗法。

3）非手术治疗的目的应是纠正颈椎伤病的病理解剖状态，停止或减缓伤病的进展，有利于创伤的恢复及病变的康复，预防疾病的复发。

（2）基本要求

1）明确目的：不同的疗法可达到不同的目的。推拿按摩可使局部痉挛获得缓解，气管推移训练可使颈前路手术顺利进行。

2）循序渐进：必须采用系统的方法，按程序进行并保证治疗的连续性。

3）多种疗法并用：对一个颈椎病患者，在早期应以牵引和按摩为主，当有外伤时应以制动为主。

（3）适应证

1）轻度颈椎间盘突出症及颈型颈椎病。

2）早期脊髓型颈椎病。

3）颈椎病的诊断尚未肯定而需一边治疗一边观察者。

4）全身情况差，不能耐受手术者。

5）手术恢复期的患者。

6）神经根型颈椎病。

常用的非手术疗法有：

（1）颈椎牵引术

1）适应证：各型颈椎病都可以说是适应证。神经根型效果最佳。椎动脉型、交感神经型亦有良好疗效。对脊髓型颈椎病应谨慎施行，该型是否做牵引治疗，取决于椎管狭窄程度和椎管内骨质增生情况而定。如不甚严重，且椎管内壁比较光滑，可以试行治疗，但重量不宜过大，观察反应，如有颈部疼痛、不适、下肢麻木、痉挛等加重趋势，应立即停止牵引。

2）禁忌证

A. 脊髓型颈椎病在 CT 片上显示椎管绝对狭窄

或椎管内壁凸凹不平,骨赘尖利者。

B. 合并有颈椎肿瘤、结核者。

C. 合并有骨折,骨片嵌入椎管或椎间孔者。

D. 严重心肺疾患、高血压以及体质虚弱者。

3）牵引的方法

A. 体位:①坐位牵引(图 102-4):患者取坐位,头部正立,牵引力线向正上方或使颈部自然仰伸,其优点是于牵引治疗的同时可进行学习及书面工作。由于坐位牵引一般是间断性牵引,故适用范围较小,多用于较轻的颈椎病及颈部软组织挫伤。②卧位牵引(图 102-5):患者取仰卧位牵引,其优点是患者较舒适,可耐受长时间牵引。卧位牵引可以是间断性牵引,也可是持续性牵引,适用于较为稳定的颈椎损伤和疾患。

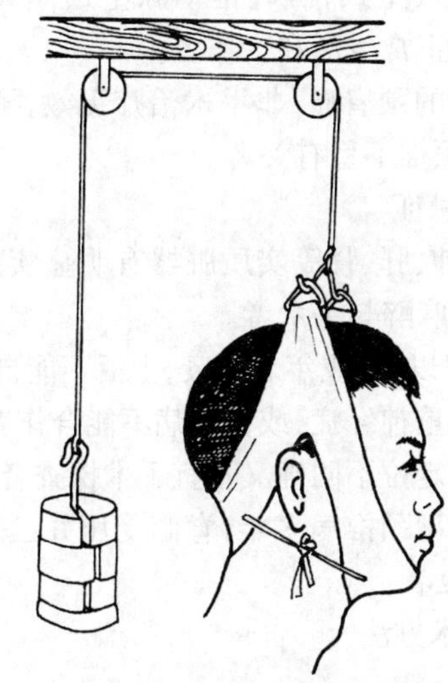

图 102-4　坐位牵引法

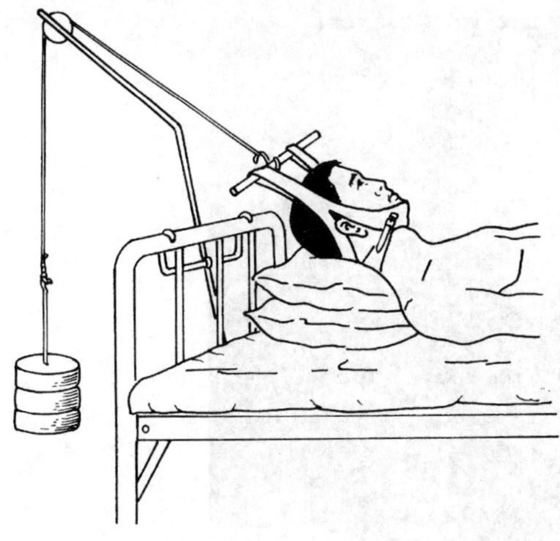

图 102-5　卧位牵引法

B. 牵引的重量:根据不同的病情及损伤的不同程度、不同节段而采取不同的牵引重量。颈椎病的坐位牵引一般 1. 5 ~2kg。无论何种伤病,采用枕颌带牵引术时,最大牵引重量不得超过 3kg,否则易引起压疮而影响进一步牵引治疗;牵引重量超过 2. 5kg,持续牵引超过 6 ~8 小时,就有可能发生皮肤压迫疮或颈颌关节综合征。如病情需要更大重量的牵引,则应该采用其他的牵引方法,如颅骨牵引术。

C. 牵引的时间:颈椎牵引最短时间不应少于 30 分钟。为保持颈部姿势,维持椎间隙,控制颈椎活动,缓解颈肌痉挛、解除疼痛,可延长牵引时间 1 小时至数小时。每日 2 ~3 次,10 ~15 次为一疗程,程间休息 7 ~10天,或连续治疗。

（2）颈椎制动技术:是指通过石膏、支具等方法,使颈椎获得固定,从而达到治疗目的。颈椎的制动作用:①可使局部肌肉松弛,缓解肌痉挛引起的疼痛;②减轻局部的水肿及炎性反应;③维持颈椎的正常体位,减慢退变;④避免进一步损伤;⑤辅助手术治疗,利于术后康复。

1）石膏法

A. 颌胸石膏:包扎范围:前方自下唇,下方至胸骨柄中部,后方自枕骨粗隆部至第 4 胸椎棘突处,两侧上端至耳垂下方,下端以不影响肩关节活动为准。该石膏可限制颈椎正常活动量的 60% ~80%,适用于一般颈椎伤病或作为术后辅助治疗。

B. 头颈胸石膏:包扎范围自前额部至胸部肋弓缘处。该石膏可限制颈椎正常活动量的 90% 以上,适用于严格限制颈部活动的疾患,如颈椎骨折、上颈椎不稳、颈椎手术后的固定等。

2）支具法:多由塑料类化工材料所制,优点是轻,装卸容易,起限制头颈部活动的作用。适用于稳定性颈椎疾患。由于材料及式样的差异,支具有多种多样。

A. 简易颈托:呈条带状,在正前方弧形突出,支撑于胸骨上。这是最简单的一种颈托,环护颈部后,仅起有限的支撑与保护作用。适用于颈部轻微软组织损伤及颈椎手术后远期康复。

B. 费城颈托:由前后片组合而成,安装后外形与颌胸石膏一致,选用合适型号的费城颈托,制动效果也与石膏制动相仿,最大的不同是颈托可自行安装和拆卸。故使用时应掌握好适应证,对于需严格制动的患者,如颈前路减压植骨手术后,宜石膏制动,以免局部活动导致植骨块脱出;对于颈前路减压植骨后行钛制板内固定者,在内固定较稳妥的情况下,也可用颈托替代石膏制动。费城颈托还适用于轻度颈椎病、颈椎间盘突出及颈部软组织伤,对颈椎外伤引起的骨折脱位仅起临时保护作用。

C. 颈托支架:由皮革、钢条及海绵垫制成。前后各两条钢条,前面钢条上为下颌托,下为胸部护片;后面钢条上为枕骨托，下为背部护片。有三条皮带前后相连，一条环行带束紧胸背护片，两条肩带通过双肩的垫片连接胸背护片，收紧时增大对双肩的压力，反作用力通过护片、钢条作用于下颌托与枕骨托，起牵引作用。

D. Halo 装置：又称头环牵引支架，1959 年由 Perry 与 Nickle 在 Frank Bloom 的构想基础上加以改进并首先应用于颈椎制动，后经不断改良，成为两类结构：头环背心牵引架（Halo-vest）与头盆环牵引架（Halo-pelvic traction）。Halo 装置主要由金属棒起支撑和牵开作用，除制动外还具有牵引功能，适用于多种类型的颈椎骨折脱位，头盆牵引架在脊柱侧弯的矫正中有一定的作用。

（3）理疗：在颈椎病的防治中，理疗是治疗颈背不适的传统方法，其主要作用是：可消除或缓解颈部肌肉痉挛，改善软组织血液循环；消除因病变引起的神经根或其他软组织的炎性水肿和充血，改善脊髓、神经根和局部血液循环，缓解症状；增进肌肉张力，改善小关节功能；延缓或减轻椎体及关节囊或韧带的钙化或骨化过程。常用的理疗方法有低频电刺激疗法，超短波疗法，功能性电刺激法等。

（4）按摩与推拿：按摩推拿治疗是根据中医经络理论，通过手法作用于人体体表特定部位，调节机体的解剖位置与功能状态，达到治疗目的。按摩推拿可以改变肌肉系统与神经血管系统的功能，调整功能失常的生物信息以使整个机体的功能平衡；可以使局部神经或软组织粘连松解，肌痉挛缓解，还可帮助肌肉关节运动，减少肌肉萎缩和关节僵硬。

禁忌证：

1）椎体后缘增生，骨刺尖利、后纵韧带钙化、后突出之椎间盘已钙化并明显突入椎管内使之严重狭窄者。

2）椎体间骨桥形成者，避免破坏已稳定的椎体平衡。

3）颈椎骨折及破坏性疾病如椎体结核、肿瘤等。

2. 手术疗法　颈椎病的手术治疗主要是为了解除脊髓及神经的压迫，恢复颈椎的稳定性，维持椎间隙高度，获得正常生理曲度，恢复与脊髓相适应的椎管容量和形态，阻止病情进一步发展。

（1）手术适应证

1）各型颈椎病在专科医师指导下，经三个以上疗程的系统的非手术治疗而确实无效或有加重趋向者。

2）脊髓型颈椎病是绝对适应证。

3）神经根型颈椎病、椎动脉型颈椎病进行性加重，严重影响正常生活和工作者。

4）严重的颈肩痛，非手术治疗无效，排除其他疾病后考虑与颈椎不稳有关者。

（2）禁忌证

1）心、肺、肝、肾等实质脏器有明显疾患，功能不全，不能承受麻醉与手术者。

2）70 岁以上，或年老体衰，生活不能自理者。

3）有严重神经症，或精神病不能合作者。

4）病变定位不明确又不宜手术探查者。

5）脊髓型颈椎病多年，脊髓受压并已发生变性，术后不能恢复者。

（3）手术方法

1）减压

A. 前路减压内固定（图 102-6）。

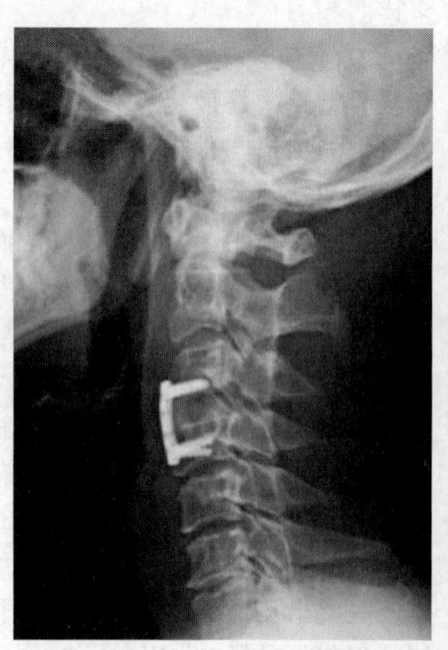

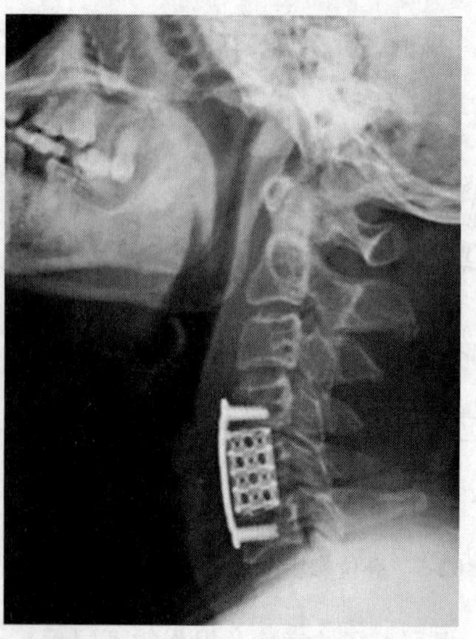

图 102-6　颈椎病前路减压内固定术后 X 线片

手术适应证：①脊髓压迫来自前方，主要是退变的椎间盘组织、椎体后缘骨赘、增厚或骨化的后纵韧带以及增生的钩椎关节内侧部分；②累及1～2个节段椎体。优点：①符合颈椎病的病理生理特点；②直接清除致压物，并可于椎间隙植骨或植入人工材料；③术中及术后的并发症少；④患者术后病残率低。

B. 后路减压内固定（图102-7）。

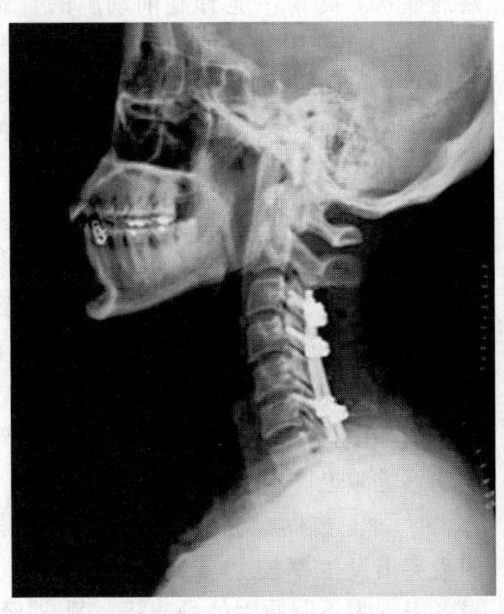

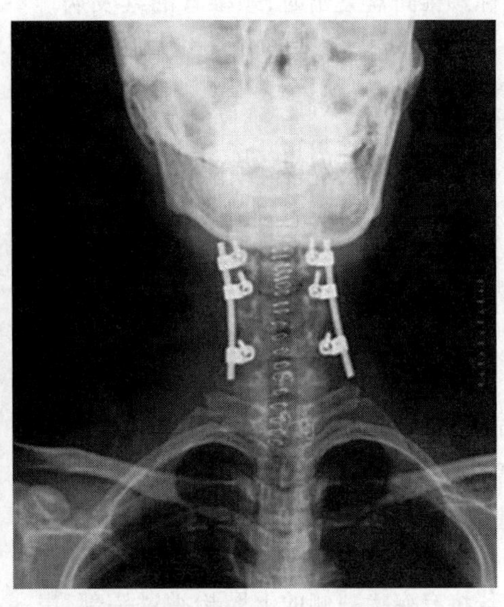

图102-7　颈椎病后路减压内固定术后X线片

手术适应证：①病变累及三个以上的节段；②伴有发育性椎管狭窄；③同时存在后方肥厚的黄韧带突入椎管压迫脊髓。优点：①能直接显露神经组织；②允许手术中直接松解神经根周围的粘连与压迫，并扩大椎间孔减压。缺点：①对来自前方的压迫而言，此手术通常是一种间接性减压；②容易造成术后进一步不稳定。

2）融合：曾经存在争议。主要集中在：对单间隙减压后有无必要作植骨；椎间盘是前柱结构，切除椎间盘后，必然会改变颈椎的力学特性，造成或多或少的生理前凸的丢失。有研究表明34%的病例可以发生自动融合，而66%的病例则形成纤维连接。临床实践证实，植骨有利于恢复椎间隙高度，防止前柱塌陷，维持生理曲度，融合后有利于维持颈椎的稳定性。目前临床常用的植骨方式有很多，主要是椎体间植骨，包括自体骨、异体骨、人工骨等。植骨时要适当撑开椎间隙，对上下终板去皮质以提供良好的植骨床非常重要。为了提高植骨融合率，减少供区的并发症，近年来国内外陆续开展了颈椎椎间融合器的术式，效果满意，但存在椎间隙塌陷、植骨床面积不够、融合器移位等并发症。

3）内固定：在传统的颈椎病手术基础上加内固定提高手术节段即刻的稳定、有助于术后早期活动、减少植骨块的移位率、提高融合率、减少住院时间等。前路内固定采用颈前路接骨板，单皮质螺钉固定；后路内固定方式目前多采用侧块接骨板、螺钉系统，也有采用关节突钢丝等其他内固定。

（姜建元）

第三节　颈椎间盘突出症

1928年Stookey首先报道了颈椎间盘突出症，并于1940年提出颈椎间盘突出症主要发生于中年以上的男性。根据临床症状分为三大类。颈椎间盘突出症是由于颈部突然的、无防备的过度活动，或者椎间盘发生退行性改变而出现的急、慢性压迫性颈神经根病或脊髓病表现，与颈椎病不易鉴别。

【病因】

椎间盘系由软骨终板、髓核和纤维环构成。其功能为联接椎骨，构成椎间关节，引起运动并吸收应力。颈部椎间盘共六个，颈$_1$～颈$_2$间无椎间盘。椎间盘组织结构较腰椎间盘小而弱，但其承受应力以及活动范围并不亚于腰椎间盘。鉴于椎间盘本身为无血供结构，更易发生退变而致突出。颈椎间盘纤维环以Sharpy纤维附着于颈椎骨骺环，但其纤维环较薄，当突然颈椎过度屈、伸或头部受压外力，则易发生颈椎间盘突出。此类不受退变因素影响，因外力所致的椎间盘突出，在腰椎间盘和胸椎间盘很少发生。

【病理】

颈椎间盘突出可为纤维环部分破裂突出或为纤维环破裂后髓核突出压迫神经根或颈髓。突出椎间盘开始为软性组织，以后纤维化或骨化，因此减少了

7

椎管容积。由于椎间盘突出减少了椎间高度，使关节突活动度增加，可出现颈椎不稳，进而可发生骨性关节炎，尤其钩椎关节、关节囊及黄韧带增厚，可进一步压迫颈髓或神经根。此时已由颈椎间盘突出症发展为颈椎病。急性颈椎间盘突出时，颈椎管的继发病理改变并不明显，主要表现为颈椎间盘突出压迫颈髓或神经根的症状。

【临床表现】

颈椎病发病年龄为40岁左右，颈椎间盘突出症患者发病年龄较颈椎病小。可有急性外伤史，亦可无外伤史。发病时间短者数小时，长者数年，症状为压迫神经根或颈髓而引起的疼痛、感觉或运动，或膀胱、直肠功能障碍。由于颈椎间盘突出多为单一椎间隙，因而发生的神经根受累症状亦较固定。

1. 急性颈椎间盘突出的一般症状　在急性颈椎间盘突出的第一期，由于颈痛常影响睡眠，一夜常痛醒多次，严重患者不能平卧，只能取坐位睡眠，在急性期要持续较长一段时间。在白天、休息和颈部不活动时疼痛减轻。若将有症状一侧的上肢抬举过头部，患者会感到比较舒适，特别当卧床时，有的患者整天保持这个特殊体位。睡觉时头垫在手上，或把头偏向患侧。在急性期，头的位置是非常重要的征象，即使略微后伸颈部亦会引起较重的疼痛，这也是夜间经常疼痛的原因。急性期过后，患者才能安然入睡。患者会诉说典型的上肢放射型疼痛的部位和方式，有时感觉以颈痛为主。部分患者随神经受压时间的延长，会以麻痹症状为主。患者为了减轻症状而愿睡高枕，颈部以固定在某一位置较舒服。戴颈托症状减轻，如果戴颈托时症状加重，可能提示颈托太高，致颈部后伸。颈托应个性化选择合适尺寸。

2. 颈椎间盘突出症压迫脊髓的症状　颈椎间盘突出症以神经根型症状为主，但中央型或较大颈椎间盘突出以及合并颈椎管狭窄的颈椎间盘突出症，则以颈髓受压症状为主。Crandall 和 Batsdorf 将脊髓受压分为五类：①脊髓横贯性损害，大部分传导束受累，如皮质脊髓束、脊髓丘脑束以及后束其他部分，出现严重的痉挛性瘫痪和括约肌功能障碍，约1/3的患者出现 Lhermitte 综合征，即表现有锥体系和锥体外系的症状和体征；②运动系统障碍，前角细胞、皮质脊髓束受累，表现为痉挛性瘫痪，但较轻，没有感觉障碍；③脊髓中央综合征，表现为严重的运动和感觉障碍，主要在上肢，以 Lhermitte 综合征为特征表现；④Brown-Sequard 综合征，表现为同侧运动障碍，对侧感觉障碍；⑤上肢痛合并脊髓受压，表现为上肢是下运动神经元受损症状，下肢是上运动神经元受损症状，根性痛是此组的特征。依据脊髓受压的严重程度，可逐渐出现神经症状，开始时患者感到行走不便并逐渐加重，同时呈痉挛性轻瘫，以后可出现上肢麻木、精细运动障碍。下肢症状出现晚。虽然多数脊髓症状发病缓慢，但部分患者可以突然发病，脊髓造影没有梗阻，也无疼痛症状。此为供应脊髓前动脉的脊髓根动脉因椎间盘压迫而受阻，椎动脉造影双侧对照，一侧脊髓根动脉充盈欠清。多发生于下颈椎，症状出现的平面与实际受压的部位有一定差距。临床表现为突然四肢瘫，出现感觉、运动分离，位置觉、振动觉和触觉存在。

3. 颈$_{2\sim3}$椎间盘突出　颈$_3$神经根受累。由于颈$_{2\sim3}$椎间隙很少涉及颈椎的屈伸运动，因而急性或慢性椎间盘突出少见。颈$_3$神经根疼痛症状由颈后部放射至枕后区，有时可达耳部，疼痛难以与偏头痛区别。同时无法检查此节段的运动功能障碍，患者很少诉说麻痹，只有在仔细针刺检查时，才会注意到上述部位的皮肤感觉减退。

4. 颈$_{3\sim4}$椎间盘突出　颈$_4$神经根受累。此部位椎间盘突出发生率较上一节段明显增高，约占11.2%。患者表现为不明原因的颈肩痛。颈$_4$神经根支配膈肌，但在颈$_4$椎间盘突出患者，尚未发现膈肌功能障碍。疼痛与麻痹区在颈后部、肩部以及后肩胛区。颈部后伸时可加重疼痛。

5. 颈$_{4\sim5}$椎间盘突出　颈$_5$神经根受累。此部位发生率为25.7%。疼痛和麻痹区在肩部，可放射到上臂的外侧，表现为“肩痛型”的特征。患者主诉麻痹和局限性的肩痛。常与肩部疾病相混淆，如常见的肩周炎等。颈$_5$神经根受累的症状，并不因肩部内旋或外旋而诱发，在肱二头肌附着点和肱骨头结节处亦无压痛。颈$_5$神经根支配三角肌，故患者难以抬高上肢，有时需健肢协助抬高患肢。若双侧对照比较，双上肢在外展牵引下压迫三角肌，可感知患侧肌肉较弱。严重时三角肌完全瘫痪，患者不能梳头、穿衣以及进食困难。颈$_5$神经根支配的其他肌肉，如冈上肌、冈下肌以及某些屈肘肌，因有协同作用，难以单块肌肉检查，有时肱二头肌反射减弱。

6. 颈$_{5\sim6}$椎间盘突出　颈$_6$神经根受累。此部位系国人颈椎间盘发病率较高的部位，约占40.4%。疼痛和麻痹部位，由颈部沿肱二头肌、前臂外侧至拇指与示指之间，最后止于拇、示指指尖。颈$_6$神经根受压的确切体征为肱二头肌反射减弱或消失。患者可发现肱二头肌萎缩，检查时屈肘功能肌力弱。感觉障碍平面变化较大，但主要在肘部以下至拇、示指间背侧。由颈$_6$神经根支配的其他肌肉如前锯肌、旋后肌、拇长伸肌的桡侧、腕长伸肌亦减弱。

7. 颈$_{6\sim7}$椎间盘突出症　颈$_7$神经根受累。此部位在国人发病率占第二位，而国外报道系发病率最高的部位。疼痛和麻痹由肩部放射至上臂后部、前臂后外侧及中指。颈$_6$神经根受累很少涉及中指，但颈$_7$神经根受累可同时涉及中指和颈$_6$神经根所支配的范围，如拇指和示指。检查时肱三头肌反射早期即表现减弱或消失。肱三头肌肌力减弱，少数患者胸大肌受累，检查时胸大肌萎缩，其他肌肉包括旋前圆肌、背阔肌和部分伸腕、伸指肌亦受累。

8. 颈$_7$胸$_1$椎间盘突出　颈$_8$神经根受累。疼痛和麻痹由肩背部放射至上肢后外侧及小指，主要在腕关节以下。检查时小指及环指尺侧半感觉减退。肱三头肌、尺侧腕伸肌和屈腕部分功能减弱。颈$_8$神经根主要支配手部小肌肉，故该节段椎间盘突出主要表现为手部功能障碍为主，患者握物、持筷、捏针等动作困难。颈$_8$神经根受累疼痛和麻痹较其他神经根受累为轻，这主要是因为颈$_8$神经根大部为运动神经纤维。由于患者表现为手部症状而无颈部疼痛，常易与其他疾病相混淆。肌电图神经传导速度测定有助于鉴别。神经传导速度，在老年人常表现为减慢。肌电图检查主要为椎旁颈$_8$神经根支配区域，在可能情况下可以进行综合神经传导速度以及水溶性脊髓造影检查。与颈$_7$神经根不同的是，如果颈$_8$神经根受累长期未予解决，则神经功能障碍将是永久性的，预后较差。

体征：患者颈部活动受限，头偏向患侧。颈部活动受限使放射性疼痛症状加重，但肩部、上肢活动不受影响。如果肩部活动受限，表明有肩部病变，常为肩周炎。必须做细致的神经系统检查，按照神经根分布范围，从感觉、运动、生理反射到病理反射，进行全面检查，以求得出客观体征。

【影像学检查】

1. X线片　包括正、侧位，左右斜位，重点观察颈椎曲度、椎间隙、骨赘、钩椎关节和颈椎管测定。在检查颈椎不稳时，需作颈椎动力位X线摄片，以观察在颈椎自然屈伸位、过伸、过屈位时，椎体相对的位移和局部椎管容积的变化。X线片虽无诊断价值，但可以排除颈椎肿瘤、结核等疾病，有一定的鉴别诊断意义。

2. CT扫描　根据临床表现及X线片提示的线索，可以选择颈椎数个节段进行CT扫描，CT扫描可以清楚地显示椎间盘突出的类型、骨赘形成与否，是否合并后纵韧带骨化和黄韧带钙化或骨化，小关节突的增生肥大程度。CT扫描对脊髓损害程度不如MRI清楚。CT矢状面不能显示椎间盘突出的形态，易因扫描节段不充分而遗漏，但过长节段不必要的扫描存在放射性损害的弊病，所以观察矢状面脊髓损害程度常使用MRI。

3. MRI检查　MRI可以从矢状位、冠状位及轴位，三维立体地对椎间盘突出的节段、程度、形态及脊髓受压损害的病理改变进行影像学检查。尤其从矢状位揭示椎间盘向椎体后缘上、下游离突出状态、疝入后纵韧带及硬膜内突出的现象、脊髓髓内出血、水肿、囊变病灶以及脊髓萎缩变细等病理形态。MRI是一种无创性无放射性损伤并有诊断及鉴别诊断意义的直观而清楚的一项检查（图102-8）。

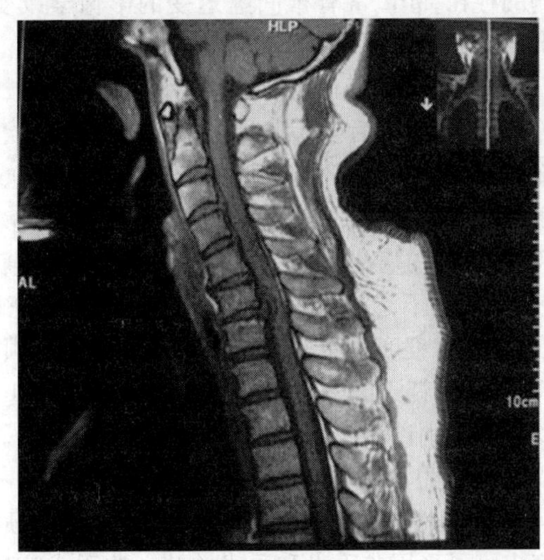

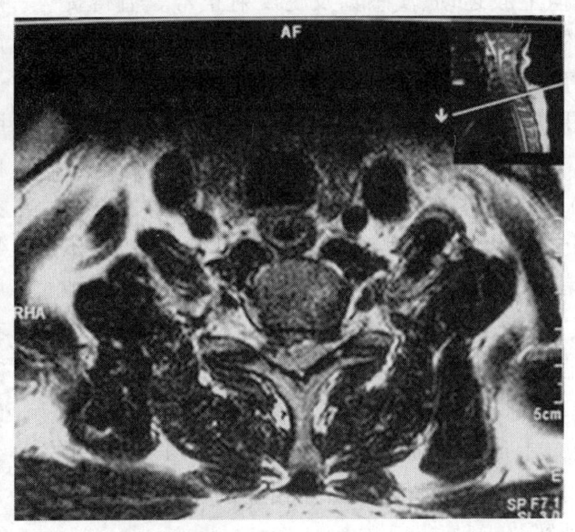

图 102-8　颈椎间盘突出症 MRI 表现

4. 脊髓造影　脊髓造影是一种利用顺向（小脑延髓池）或逆向（自腰椎穿刺）在蛛网膜下腔注入X线不透性碘剂形成间接影像的检查。用来判断脊髓受压节段部位、程度，并能区分脊髓受压是否因椎管内肿瘤所致。但对比剂可引起一些副作用、严重不良反应，目前已有被MRI所取代的趋势。

【肌电图检查】

通过肌电图波形、传导速度的异常程度来解释临床表现的辅助检查。在鉴别运动神经元性疾病与脊髓型颈椎间盘突出症方面有一定的应用价值。

7

【诊断与鉴别诊断】

1. 诊断　根据发病原因及临床表现，颈椎间盘突出症可以分为两个临床类型。

(1) 急性外伤性颈椎间盘突出症

1) 此型患者在发病过程中有明显的颈椎外伤史，多为重物直接压砸颈部，或因高处坠落、车祸等，导致颈椎过屈、过伸。

2) 受伤当时即出现脊髓或神经根损害表现。

3) 颈部活动常受限，颈椎棘突常有压痛。

4) X线片未见骨折、脱位表现，但可发现有无椎管狭窄、椎间隙变窄、骨质增生、节段性不稳、颈椎分节不全和椎管内韧带骨化等表现。

5) CT、MRI或脊髓造影等检查可显示1～2个椎间盘突出。

6) 各年龄组均可发生。

(2) 慢性颈椎间盘突出症

1) 发病时无明显诱因。

2) 临床上多先出现神经根性症状，以后逐渐出现脊髓损害。

3) 颈部活动可有受限，棘突可有压痛。

4) X线片可有节段性不稳或椎管狭窄。

5) 影像学检查显示1～2个节段椎间盘突出。

6) 发病年龄在40岁以下。

2. 鉴别诊断

(1) 肩关节周围炎：为肩关节周围软组织长期劳损粘连所致，主要表现为肩关节疼痛，主动及被动活动受限，但上肢运动、浅感觉及腱反射正常。值得提出的是约1/3神经根型颈椎间盘突出症患者，因肩关节失神经营养而合并肩关节周围炎。此类患者除肩关节周围炎表现外，尚有颈痛，上肢神经学检查有异常表现。

(2) 胸廓出口综合征：多因前斜角肌肥大，纤维化或颈肋卡压臂丛神经和(或)锁骨下动脉所致，偶尔也可由第7颈椎横突过长引起。主要临床表现为尺神经和(或)正中神经支配区疼痛、麻痹、无力，甚至出现肌肉萎缩、浅感觉异常，皮肤发凉苍白等。患肢血压降低，桡动脉搏动减弱，尤其令患者深吸气后屏气，头转向患侧，上肢高举时桡动脉搏动消失(Adison试验阳性)。此可与颈椎间盘突出症相鉴别，并可经影像学检查证实。

(3) 腕管综合征：主要临床表现为手指和腕部麻痹、无力，严重者累及前臂，腕部Tinel征阳性。鱼际可能萎缩，但无颈痛和上肢反射异常。

(4) 肺癌：肺尖部非典型肺癌可侵袭臂丛，出现肩部和上肢疼痛麻痹，疼痛较剧烈。若胸片显示肺癌征象和出现Horner征，鉴别诊断并不困难，颈椎MRI可以区分两类疾病。

(5) 椎管内肿瘤：早期可存在神经根刺激症状，后期出现因肿瘤椎管内占位导致脊髓损害的临床表现。仅凭物理检查难以区分，颈椎MRI可资鉴别。

(6) 颈椎后纵韧带骨化：神经根受累，脊髓受损表现同颈椎间盘突出症难以区别。颈椎CT具有诊断及鉴别诊断的价值。后纵韧带骨化的患者颈椎MRI常常显示多节段退变或突出，但脊髓受压变形的前缘和突出退变椎间盘尾端并不直接接触，之间有一不规则低信号或无信号区，应严格加以识别和区分。

(7) 颈椎管狭窄症：其临床症状与体征似颈椎间盘突出症，但其有多椎间盘退变膨出、后纵韧带及黄韧带肥厚钙化、关节突肥大、脊髓多节段前后受压等。椎管矢状径<10mm，为其影像学诊断及鉴别诊断的特征。

(8) 肌萎缩性脊髓侧索硬化症：此病系脊髓前角细胞、脑干运动核和皮质脊髓束受损害的一种原因不明性疾病，因其多发生于颈膨大处，不典型者易与颈椎间盘突出症相混淆，影像学有时亦难以区分。前者仅表现为上运动神经元损害表现，但缺乏躯干部浅感觉障碍，有明显上肢肌肉萎缩伴肌束震颤，侵犯延髓者吞咽困难，电生理异常。

(9) 糖尿病性脊髓病：约70%糖尿病患者全身小血管及微血管病变，管腔狭窄甚至完全闭塞，若累及脊髓营养血管会导致局限性营养障碍性脊髓病。血、尿糖异常者若出现上运动神经元损害症状，应考虑此病的存在，MRI常有椎间盘退变的影像学改变，故应严格区分两类预后不同的疾病。

(10) 颈脊髓血管畸形：一种先天性疾患，起病于胚胎期，中年以后发病，80%为动-静脉瘘，其次为毛细血管瘤，常与其他部位畸形并存。颈段脊髓血管畸形占脊髓血管畸形的15%～20%，加上胸段达30%～40%，以髓内病变为主。早期根性疼痛，并逐渐出现四肢无力，上下运动神经元损害的症状与体征同时存在，表现为程度不一的瘫痪症状。发病极似颈椎间盘突出症，脊髓造影、选择性脊髓血管造影、MRI有助于诊断和鉴别诊断。

【治疗】

1. 急性外伤性颈椎间盘突出症　急性颈椎间盘突出症可采用非手术和手术治疗。非手术疗法包括：牵引制动、脱水剂应用及外固定等措施，对轻型患者可获得满意疗效。对较重者，尤其是中央型突出的患者，常需手术治疗。手术途径包括颈前路和颈后路手术。前路减压+植骨融合术或经椎间隙摘除髓核术较多采用，而后路椎板切除减压术仅用于侧方型突出的病例。

2. 慢性颈椎间盘突出症

(1) 非手术治疗:对单纯外侧性颈椎间盘突出导致的神经根性疼痛和颈椎不稳者可先采取非手术治疗。方法有适当休息、卧床、颈部理疗、牵引、应用脱水药、止痛药和神经营养药等。理疗、牵引对于神经根性疼痛的颈椎间盘突出症有很好的疗效,绝大部分患者可经过非手术治疗症状好转或治愈。复发可能性存在,但缺乏复发率的确切统计数字。

(2) 手术治疗:手术治疗的适应证为:①神经根性疼痛严重,经牵引、理疗等非手术治疗无效者;②剧烈的神经根性疼痛,上肢或手内在肌萎缩,经 CT 和 MRI 证实为游离髓核疝入后纵韧带或硬膜下腔者;③脊髓受压,出现明显的上运动神经元损害体征者。手术方法有微创和开放性手术两种。开放性手术主要有经颈前入路、颈后入路两种。

经颈前路椎间盘切除植骨内固定术:无论是否伴有骨赘形成的颈椎间盘突出症,当机械性压迫来自脊髓前方时,行前路减压是合理和有效的。经颈前路彻底切除突出的椎间盘和骨赘,并同时植骨融合固定,重建颈椎稳定性。为达到彻底减压的目的,必须切除一切突出物包括增生的椎体边缘骨赘,充分显露出该节段后纵韧带或硬膜,使减压更充分更彻底。对多间隙椎间盘突出患者,过去因植骨块过长,易塌陷移位或假关节形成,令许多医师却步而改行后路减压手术。目前国内外一些作者采用钛网钛板复合内植物固定的方法获得了满意疗效,其优点是:①立即获得颈椎节段稳定效应,便于术后患者的护理与康复;②植骨愈合率极高,颈椎手术后矫正的生理曲度和高度维持不变,从而消除了多节段椎间盘突出前路植骨的种种并发症;③仅一个切口,用取自颈椎的松质骨加压填塞入钛网内,避免了取自体髂骨带来的额外创伤和诸多并发症;④大大缩短了手术时间和患者术后卧床制动时间以及住院天数。对合并老年骨质疏松的患者而言,仍应取自体髂骨移植。有无金属切割椎体现象尚需长期的随访研究,单一间隙和大部分双间隙植骨融合者,其融合率高,随着近年来钛板设计工艺的提高,单皮质螺钉已经取代了双皮质螺钉,因而神经损害的危险性、断钉以及松动等并发症发生率大大降低。生物力学试验结果表明,同时行前路钛板固定,可防止植骨块的松动、移位和脱落,有效地限制椎间隙高度的丢失,提高了融合率,尤其在长节段的植骨融合和外伤性颈椎间盘突出症手术患者及合并颈椎不稳的颈椎间盘突出症患者中附加钛板固定,可明显提高颈椎的生物力学强度和稳定性。术后不需要强迫患者用外固定支具或牵引来防止颈椎异常活动。慎重选择优质钛板,精细的手术操作可以避免一些潜在的并发症发生。

经颈后路椎间盘切除术:单一节段的后侧方软性椎间盘突出导致顽固性颈肩背疼痛者;伴有神经根管骨性狭窄者;既往已行前路手术但根性症状依然存在者,以及气管切开,前路手术无法进行者,均可考虑后路椎间盘切除术。但多节段或中央型突出者不宜选用后路。椎间盘突出伴骨赘形成者,后路手术效果也不显著。过分显露神经根、广泛的小关节切除、过多的椎板减压,势必造成医源性颈椎不稳,可继发后凸畸形。长期随访结果证实,减压上方的节段常常出现新的卡压并引起神经功能的恶化。同时操作不当可损伤椎动脉、神经根。术后硬膜外血肿在颈椎后路手术中并不罕见。术后若短时间内已恢复良好的神经功能再度恶化,需急诊剖开切口,冲洗血肿,寻找并处理活跃的出血点或小血管,神经功能会完全恢复至第一次术后水平,拖延时间期待血肿自然吸收将导致神经功能部分或完全丧失。后路手术创伤面瘢痕化,与硬膜粘连也是一个令人头痛和棘手的问题,且术后减压节段上下端再出现退变和狭窄,压迫脊髓并不比前路少见。后路手术如节段较长、切除椎板广泛,破坏关节突较多应采用侧块螺钉钉棒系统固定,防止术后颈椎不稳或畸形的发生。

(姜建元)

第四节 颈椎管狭窄症

【病因与分类】

颈椎椎管狭窄的病因主要有:先天发育性颈椎椎管狭窄、继发性颈椎椎管狭窄;医源性颈椎椎管狭窄,及其他病变和创伤所致的继发性颈椎椎管狭窄。

1. 先天发育性颈椎椎管狭窄 颈椎在胚胎发生和发育过程中,由于某种因素造成椎弓发育过短,导致椎管矢状径小于正常的长度。在幼年时无症状,但随着发育过程和其内容物逐渐不相适应时,则出现椎管狭窄症。

2. 继发性颈椎椎管狭窄 退变性椎管狭窄系最常见的类型。中年以后,脊柱逐渐发生退变,其发生的迟早和程度与个体差异、职业、劳动强度、创伤等有关。其病因主要是颈椎间盘退变、椎体后缘骨质增生、黄韧带肥厚、椎板增厚、小关节肥大。这些因素可引起椎管内容积减小,导致脊髓受压。此时如果遭受创伤、即使轻微外伤也可引起椎管某个节段骨或纤维结构破坏,因椎管内缓冲间隙减小而发生相应节段颈髓受压。

3. 医源性椎管狭窄 系由于颈椎手术后引起的椎管狭窄。主要原因包括:①手术创伤及出血引起椎管内瘢痕组织增生和粘连；②手术破坏了脊柱的稳定性，引起颈椎不稳，继发骨性和纤维结构增生；③脊柱融合术后，骨块或融合器突入椎管内。

4. 其他病变和创伤所致的继发性椎管狭窄 如颈椎病、颈椎间盘突出症、颈椎后纵韧带骨化症、颈椎肿瘤、结核、创伤等均可引起颈椎管狭窄。但这类疾病是独立性疾病，椎管狭窄只是其病理表现的一部分，故不宜诊断为颈椎椎管狭窄症。

【临床表现】

症状：颈椎椎管狭窄症多见于中老年人。好发部位为下颈椎，其中颈$_{4\sim6}$水平最为多见。发病较缓慢，大多数患者始发症状为四肢麻痹、无力、发凉、僵硬不灵活、脚落地似踩棉感。四肢可同时发病，也可一侧肢体先出现症状，然后累及另一侧肢体。但大多数患者双上肢症状出现早于下肢。表现为：双手麻痹、握力差、持物易脱落。较重者站立及行走不稳，需扶双拐或扶墙行走，严重者可出现四肢瘫痪。可有“束腰”或“束胸”感，严重者可出现呼吸困难，大小便失禁一般出现较晚，多为大小便无力。患者一旦发病，多呈进行性加重，但病情发展速度快慢不一。

体征：多数患者呈痉挛步态，行走缓慢不稳。颈椎多无压痛，颈部活动受限不明显。四肢及躯干感觉减退或消失，肌力减弱，肌张力增加，上下肢腱反射亢进，Hoffmann 征阳性，严重者可存在髌阵挛、踝阵挛及 Babinski 征阳性。

【影像学检查】

1. X 线片 分别测量椎体和椎管的矢状径，对判断是否存在椎管狭窄具有重要价值：

(1) 椎体矢状径测量：自椎体前缘中点至椎体后缘中点连线。

(2) 椎管矢状径测量：为椎体后缘中点到椎板连线中点的最短距离。

(3) 计算两者比值：其公式为颈椎椎管矢状径(mm)/颈椎椎体矢状径(mm)= 椎管比值。两者之比值应在 0.75 以上，低于 0.75 者则为椎管狭窄。

除椎管测量外，X 线片还可观察到以下改变：①颈椎生理前凸减小或消失；②椎间隙变窄，提示椎间盘退变，系引起退变性椎管狭窄的重要因素；③椎体后缘骨质增生，可以呈广泛性，也可为 1 ~ 2 个节段；④椎弓根短而厚及内聚。这些 X 线片表现对颈椎椎管狭窄症的诊断均有一定的意义。

2. CT 检查 CT 可清晰显示颈椎管狭窄程度及其改变。如椎体后缘增生，后纵韧带骨化，椎弓根变短、椎板增厚，黄韧带肥厚等可使椎管矢状径变小。

椎管造影：颈椎椎管造影术对确定颈椎管狭窄的部位和范围及手术方案制订具有重要意义。颈椎管造影可采取两个途径：腰椎穿刺椎管造影和小脑延髓池穿刺椎管造影。前者为上行性，后者为下行性。常用的椎管造影剂为 Amipaque 和 Omipaque。椎管造影主要有两种表现：①完全性梗阻，较少见，正位片可见碘柱呈毛刷状，侧位片上可见呈鸟嘴状，碘柱前方或后方有明显压迹；②不完全性梗阻，可见碘柱呈节段性充盈缺损，外观呈串珠状，此种改变较常见，提示椎管的前方及后方均有压迫存在。

3. MRI 可显示颈椎的三维结构，了解颈椎管内外的解剖结构情况，对确定椎管的矢径、椎体后缘骨质增生、椎间盘退变程度及局部炎症情况等可提供准确的依据。但其不能清晰显示椎体、椎板骨皮质及骨化的韧带。本病的主要 MRI 改变为：①椎管均匀性狭窄，构成椎管结构除退行性变化外，几乎无颈髓局限性受压存在。这种变化在 MRI 上无法显示狭窄椎管与脊髓病变的关系。②黄韧带退变增厚，形成褶皱并突入椎管，在多节段受累时，可见搓板状影像。③椎间盘突出伴骨赘形成，单一节段受累者呈半月状、多节段受累时为花边状影像。④黄韧带褶皱和椎间盘突出并压迫硬膜和脊髓，导致狭窄的椎管在某些节段形成前后嵌夹式狭窄，呈现蜂窝状或串珠状改变。

【鉴别诊断】

1. 脊髓型颈椎病 是颈椎间盘退变或骨赘引起的脊髓压迫症状，好发于 40 ~ 60 岁。常为多节段性病变，以侵犯锥体束为主。表现为手足无力，下肢发紧，行走不稳，手握力差，持物易脱落，有时感到四肢麻痹，脚落地似踩棉感。重症者行走困难，大小便失禁，甚至四肢瘫痪。对与颈椎管狭窄症难以鉴别者，行 MBI 检查多能作出诊断。

2. 颈椎后纵韧带骨化症(OPLL) 在侧位 X 线片上可见椎体后有钙化阴影，呈长条状。CT 片上可见椎体后方有骨化块，脊髓压迫症状常较严重。

3. 椎管内肿瘤 临床上往往鉴别有困难。X 线片可有椎弓根变薄、距离增宽、椎间孔增大等椎管内占位征象。造影片可见杯口状改变，脑脊液蛋白含量增加。MRI 检查对鉴别诊断很有帮助。

4. 脊髓空洞症 多见于青年人，病因缓慢。有明显感觉分离。MRI 检查可见颈髓呈囊性变，中央管扩大。

【治疗原则】

本病以手术疗法为主，除非是在症状较轻的早期，否则难以改变本病的病理解剖基础。

1. 非手术疗法 主要用于早期阶段及手术疗法前后。以颈部保护为主，辅以药物及一般对症措施。牵引法适用于伴有颈椎间盘突出及颈椎节段性不稳之病例。推拿疗法应视为禁忌证。平日应注意颈部体位，不可过伸，更不宜长时间或突然屈颈，尤其是在有骨刺情况下，易引起脊髓损伤。

2. 手术疗法　对严重椎管狭窄者，尤其是已影响正常生活及日常工作的患者，应设法及早手术。手术方法的选择依赖于疾病本身和神经受压的区域，医师的特长、患者的选择和许多其他因素。

（1）多节段前路椎间盘摘除植骨及融合术（ACDF）：当椎管狭窄明显和脊髓病变十分明确时，摘除椎间盘组织和后纵韧带，直接显露前侧脊髓的减压方式可获得良好的疗效。当椎间盘被切除时融合率较高，但融合节段越长，颈部活动范围就越小。可用辅助器械固定移植骨，防止移位。

手术暴露类似单节段手术，三个或多个节段的暴露采用沿胸锁乳突肌内侧缘的长斜切口。行椎间盘切除时，应先摘除髓核，再清理邻近骨质，完全的椎间盘切除还包括后纵韧带。椎间盘摘除术后，椎体间皮质骨植骨融合一或两个节段，建议使用钛板螺钉固定植骨块。

多节段 ACDF 的缺点是减压不充分，原因是：暴露范围小、视野不充分、遗留椎体骨骨桥。万一出现假关节，通常的补救措施考虑后路棘突间钢丝结合植骨。术后仔细随访观察患者临床表现和 X 线征象。

多节段手术患者的术后处理和康复与单节段手术者类似，多节段手术者比单节段活动范围明显减少，要限制活动量以延长邻近正常活动节段的寿命。

（2）多节段颈椎板切除和椎板成形术：对于不宜行前路手术的多节段椎管狭窄和脊髓病变，多节段椎板切除和椎板成形可作为另选手术。大多数患者至少有 3 个节段病变，通常椎板切除术用在椎管狭窄较集中且生理前凸存在的老年患者，椎板开门成形术是处理后纵韧带骨化的主要手段。

（3）椎板切除术：切除双侧椎板和适当扩大神经根管。在颈椎前凸的中段行预防性的神经根管扩大，因为如不扩大神经根管，脊髓向后移位，神经根背侧被拉紧，可导致术后神经根病变。

（4）椎板开门成形术：随着脊髓向背侧新的空间移位和旋转，相应的神经根损伤在日本已有发现，这种情况必须注意在术中适当地扩大神经根管。

此类手术有瘫痪和神经根功能障碍的风险，一些患者可发展为不稳定和术后后凸及矢状位不平衡。由于未处理的前方椎间盘而遗留的椎管狭窄和椎板切除术后复发的椎管狭窄会影响一些患者。椎板成形术后，需要较坚强的术后固定，以维持椎管扩大的骨质愈合，这种情况通常要求头环背心或坚强的头部矫形器。

（姜建元）

第五节　肩关节周围炎

肩关节周围炎，简称肩周炎，又称冰冻肩、粘连性关节囊炎、“五十肩”。是指肩关节疼痛和主、被动活动受限。症状进展缓慢，发展至一定程度后又自行逐渐消失，最后大部分可完全恢复。

【病因】

肩关节周围炎的病因不明。大多发生在 40～60 岁的人，因这时的肩盂与肱骨头以及关节囊已有退行性变，这是肩周炎发生的基础。有人认为与情绪不稳定、精神压抑以及营养不良有一定的关系。由于各种因素所造成的肩部疼痛和活动度减少，如前臂或腕部的骨折，体力减退因而不经常活动上肢等，均是造成肩周炎的诱因，所以，将一个中老年人的上肢固定在体侧或胸壁的方法是很不妥当的。不少患者根本找不到发病原因。但 Depalma 不同意这个观点，他认为肩痛不是由于肱二头肌长头，就是由于肩袖病变所致，不过这些病变较隐匿，检查时未能发现而已。有一些远离肩关节的病变如颈椎病、心脏病甚至膈下疾患亦会引起肩痛，如不仔细检查，这些病变可被误诊为肩周炎。最近的研究证明，肩周炎的病因还是在关节囊上，但对于一个有弹性和庞大的关节囊如何会变成一个脆弱的和皱缩的关节囊，其病理过程尚不清楚。

【病理】

肩周炎的病理改变主要在三个部位：韧带和肌腱的附着部、肌腱的滑动机制和构成肩关节诸结构之间的间隙。病理变化主要在由纤维组成的关节囊上。上述的因素加上原因不明的炎症过程，逐渐累及关节囊、滑膜、覆盖肩部的筋膜、肌肉、肌腱以及肩峰下滑囊等。在早期表现为关节囊的挛缩及关节间隙减少，胶原纤维退行性变，血管侵入及囊壁增厚，滑膜纤维化，组织失去弹性并挛缩。在肱骨头外展或旋转时可以发生粘连的撕裂（于是产生疼痛）。在后期喙肱韧带增厚，冈上、下肌挛缩、紧张、纤维化、将肱骨头拉高，使肩关节活动进一步受限，挛缩的关节囊包围肱骨头，滑膜增厚，滑膜隐窝被填塞，肩峰下滑膜囊壁增厚，囊内被致密的粘连组织所充满，将肩袖束缚在肩峰上。严重者肱二头肌腱亦产生病变，表现为肌腱与腱鞘粘连，甚至自发性肱二头肌腱断裂而其断端又常自行固定在肱骨上。

总的说来，如果病程较长，关节囊周围的所有组织终究会全部受累。其次是这种过程进展缓慢，各种组织的病变程度又不一致，而且这个过程是可逆的，因此，肩周炎的病理变化的程度及范围，个体差异很大，各家病理发现亦可有所不同。

【临床表现】

1. 年龄、性别及发病率 好发年龄在40～60岁，妇女占72%。左侧发病率要高于右侧，双侧同时受累者仅8%。

2. 起病 大多起病隐匿，常无外伤史，有些患者有轻微外伤史，包括肩及上肢的损伤。常见症状为肩活动度减少，上肢垂于体侧。以后疼痛症状逐渐明显，肩活动度进一步受限。

3. 肩痛及肌痉挛 疼痛是最主要的症状，为持续性并影响睡眠，伴有肌痉挛。疼痛及肌痉挛不但限于肩部，还会放射至肘部及腕部，甚至到达手指，也可以放射至肩胛部、肱二头肌、三角肌、肱三头肌及前臂伸面。此外，局部还有血管痉挛，进一步加重上述的症状，慢性肌痉挛的肌肉会感疼痛并有压痛。一旦疼痛在肩部以外部位发生，这种情况会造成鉴别诊断上的困难。如胸大肌受累常误诊为心脏病，斜方肌受累可误诊为颈椎病。

4. 检查发现 患者常表现紧张，惧怕检查，患肢下垂于体侧。在要求活动肩关节时，肢体起动缓慢。肩周围肌肉痉挛，先往往是斜方肌，以后冈上、冈下及三角肌均有痉挛并伴有不同程度的萎缩，病程长者肌萎缩可相当明显。压迫肱二头肌间沟时压痛明显，用手指拨动肌腱时亦痛。将上臂伸直，使肱二头肌紧张时可引发疼痛，这说明肱二头肌的病变在肩周炎发病中占重要地位。此外，外展及外旋上肢、伸肘时前臂旋转、抗阻力屈曲及内收上肢等均可产生疼痛。

肩活动受限程度各人不同，这与病变的程度有关。在早期由于疼痛尚可耐受，肩关节活动度可不受限，但这时肩内、外旋已有不同程度的受限。在检查肩关节运动时必须要用手固定住肩胛骨(图102-9)，才能正确估计肩部的活动度。在中期，患者常诉不能梳头及扣胸罩。在后期，肩关节活动已很少甚至完全消失。但即使是完全被固定的肩关节也一定会有矢状面的少量活动，这时患肢只能下垂于体侧呈内旋位，伴明显的肌萎缩。有些严重的患者还可见有血管痉挛，手指轻度水肿、发冷、苍白等。

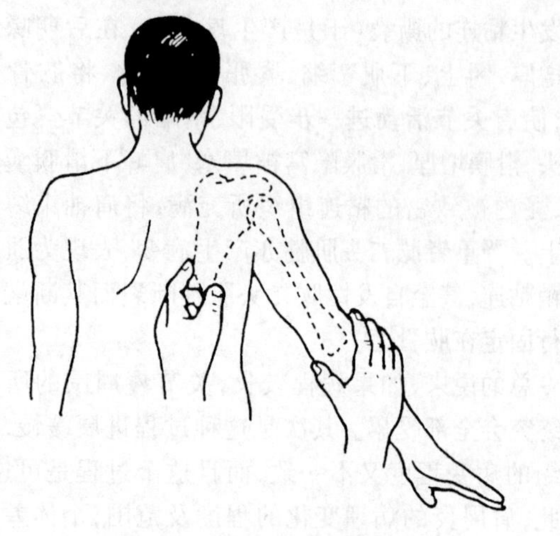

图102-9 肩关节外展检查法

X线检查一般为阴性。肩关节造影可以明确诊断，造影时可见肩关节容量减少，仅能注入不到10ml造影剂(正常为16ml)，有的仅能注入5ml，腋下皱褶几乎完全消失，造影剂不能进入肩胛下滑囊或不能通过肱二头肌腱鞘向下扩散。

关节镜检查：肩周炎可见关节腔滑膜充血，绒毛肥厚，增殖，充填关节间隙，使关节腔狭窄，容量减少，肱二头肌长头关节内段表面为血管翳覆盖。有持续性肩痛及活动受限的患者，关节囊有粘连。慢性期可见肩肱关节囊纤维化，增厚，关节腔粘连，关节容量明显减少。关节镜还可以观察到关节内有小的鳞片漂浮。肩峰下滑囊关节镜检查，可发现许多病例中肩袖滑囊面有明显的病理改变，滑囊有水肿，粘连，此外，肩关节镜检查尚可观察到肩肱中韧带及上，下韧带的病理变化，肩峰下骨结构的改变和冈上肌腱的病理变化，镜视下可切取活体组织进行病理检查。关节镜检查虽对肩关节疾病有较高的诊断价值，但属侵入性、有创性诊断方法，一般不用于单纯诊断。

【病程】

肩周炎患者的症状差异很大，有的疼痛明显而活动度影响甚小；有的不能活动但不痛。但大多数患者均有不同程度的疼痛和活动受限。可分为三期：①初期或炎症期；②中期或冻结期；③后期或解冻期。绝大部分患者均能自愈，但病程长短不同，大多数为1年左右，但也有超过1年甚至有3年才痊愈的报道。

【治疗】

首先要明确诊断，必须了解到肩袖的部分撕裂、钙化性冈上肌腱炎、肱二头肌腱鞘炎及肩锁关节内紊乱等均可以引起与肩周炎相类似的症状。

1. 早期治疗 患者的病程较短，症状轻，肩关节造影示关节容量在10ml以上者，绝大多数可以通过肩关节操练而得到自愈。亦可以配合一些镇静药物及NSAIDs药物，热敷、理疗亦很有效，每次15～30分钟，每日数次。

操练的方法：令患者将上肢高举过头，手外旋再内旋，然后再于身体的冠状面上举，每小时10～12次。如症状有所减轻，便可以加大活动度。如症状较重且有肌痉挛者，可于压痛点用醋酸氢化可的松0.5ml+1%利多卡因2ml封闭。如症状在肱二头肌腱鞘内，需作鞘内注射。有人介绍对少数症状顽固者做颈交感神经节封闭术也有效。

2. 手法治疗 全麻下置上臂于外旋位，再外展最后内旋，术中有撕开粘连的感觉，可能要重复多次直至肩关节活动完全无阻力为止。手法治疗后将前臂缚于床头,以维持肩关节外展90°位。次日开始主动练习,2周内在睡眠时仍应维持上肢外展90°位,并积极进行体疗。

3. 手术　一般以不做手术为原则,但对于极少数经各种非手术治疗无效者可以考虑。手术指征为:①早期肩周炎患者经正规操练无改善,而且表现为以肱二头肌腱病变为主症状者;②晚期肩周炎患者经操练及手法治疗无效者。手术方法是将肱二头肌长头缝合固定在喙突,如果肌腱已经有明显的破坏,则可以将肌腱切断,远端固定在肱二头肌间沟的肱骨上。术后佩用吊带或三角巾1天,并开始做不负重的操练,5天后去除吊带,在患者能忍受的疼痛程度下尽可能增加运动幅度,3周后可用患肢做正常活动。疼痛症状在术后常立即得到缓解,但运动功能的恢复还是很缓慢的,约3~4个月才能恢复到正常。文献报道,用手术分离关节囊粘连,术后早期操练,可取得良好结果。

关节镜下粘连松解:近年来随着关节镜微创技术的进步,对于保守治疗无效的患者,推荐采用关节镜技术松解粘连、僵硬的"肩周炎"。肩周炎关节镜下松解术具有简单、快速、有效的特点,主要包括肩袖间隙的粘连松解,盂肱上韧带、喙肱韧带、肩胛下肌腱的松解。术后对于缓解肩周炎的疼痛和恢复关节活动度,具有明显疗效。因而关节镜下松解术对于保守治疗无效的肩周炎患者,是一种良好的治疗手段。

(夏　军)

第六节　肱二头肌腱鞘炎

肱二头肌腱的急性和慢性损伤或退行性变,均可造成肱二头肌长头肌腱及腱鞘的炎症,炎症状态下肌腱在鞘内的滑动会导致肌腱的磨损和撕裂,于是产生相应的症状。

本病好发于40岁以上的人,大多有外伤史。有些青年运动员亦易患此病,尤其是网球运动员,棒、垒球队的投手。这是由于日常反复过度地作肩部动作所致。由于肱二头肌腱鞘与肩关节相通,肩关节的任何炎症均可以累及肱二头肌腱鞘而产生肱二头肌腱鞘炎。

【临床表现】

主要的症状为肩前方疼痛,常放射至三角肌止点及肱二头肌肌腹,有时疼痛很难定位。疼痛于晚间尤甚,影响睡眠,患者常喜欢将肘关节屈曲并避免旋转活动。轻症者肩活动正常,有些患者肩上举过头受限。

特征性的表现为自肩关节至肱骨结节间沟肱二头肌长头肌腱的压痛(图102-10)。凡是使肱二头肌牵伸的活动,不管是主动还是被动均可以产生疼痛,这包括肩外展、外旋、屈伸及伸肘抗阻力外展上臂等。Yergason征阳性:在抗阻力下,屈肘及肩旋前,可产生肩前及肩内侧的疼痛(图102-11),有诊断价值,但阴性并不能排除本病。Speed征阳性:患侧肘关节伸直,抗阻力下作肩前屈活动,若结节间沟部出现疼痛或疼痛程度加重为阳性。三角肌、斜方肌等有时也有不同程度的痉挛。患者的症状可为急性起病,尤其是在有外伤史的情况下,更多患者为亚急性及慢性发病。疼痛和功能障碍常在患者可以忍受的范围内,常因过度应用上肢或轻微损伤而使症状加重。有些患者的肩活动进行性受限,但与肩周炎不同。症状一直要进展到肱二头肌长头肌腱与喙肱韧带处的关节囊粘连时为止。有的患者在感到1次肩部弹响后疼痛戏剧性地解除,活动也得到恢复,这是因为肱二头肌长头肌腱断裂所致,其远端常因粘连而不会回缩。特殊位拍摄的X线片可以看到肱骨结节间沟内的情况,如变浅、变窄以及骨质增生等,肩关节造影有帮助,可见造影剂在结节间沟处被阻。

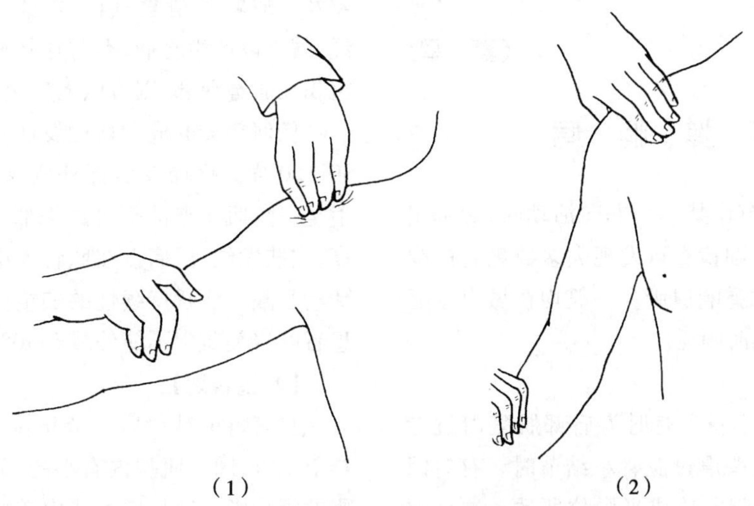

图102-10　肱二头肌损伤检查法
(1)压迫关节囊部位;(2)压迫肱二头肌腱间沟

7

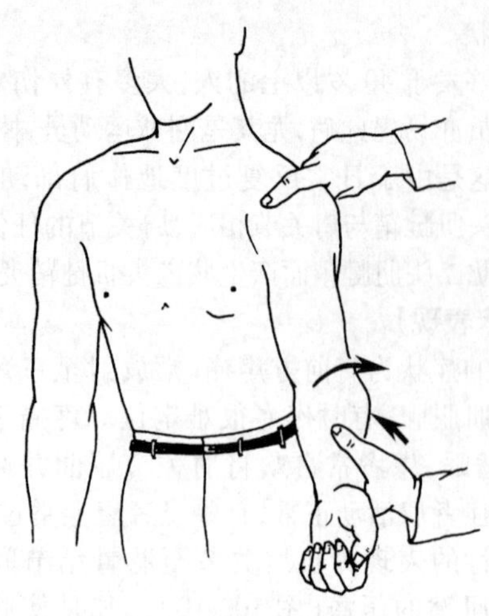

图 102-11　Yergason 试验
屈肘,前臂旋前,抗阻力时肩前和内侧有压痛

【治疗】

大多数无并发症的患者均可以采用非手术治疗。在急性期,休息是主要的,可以用吊带制动,辅以 NSAIDs 药物,用醋酸氢化可的松 0.5ml+1% 利多卡因 5ml 作肱二头肌鞘内注射,每周 1 次,共 2～3 次,常常有效。但有许多学者不主张应用,以免引起肌腱的自发性断裂。当疼痛减轻后马上进行功能锻炼。必须强调不能将肩关节固定过久,否则将导致肩周炎。

如经 3～4 个月的非手术治疗无效,应考虑手术治疗。手术的方法是将肱二头肌长头移至喙突,并与短头及喙肱肌缝合 5cm。术后用吊带固定,次日即开始作无重力的摆动活动,每日 3～4 次,最好有体疗医师指导。5 天后去除吊带,在能耐受的情况下增大活动度。3 周后应鼓励患者从事正常的肩活动。疼痛症状在术后就可以得到解除,但肩关节活动往往要 3～4 个月才能真正得到恢复。也有人将肱二头肌长头切断后固定在肱骨上。

（夏　军）

第七节　弹　响　肩

弹响肩是指肩关节作某一个方向活动时,肩部出现摩擦音或弹响,但仔细检查可发现大多数患者的弹响来自肩胛骨,故又称弹响肩胛。一般均在做自主运动时发生,而被动活动时则无。

（一）弹响肩

弹响来自肩关节本身。有时为肩部肌腱滑过骨突所致,如肱二头肌长头滑过肱骨小结节时。有时因肱骨头被胸大肌拉向前方造成半脱位所致。这种弹响往往会变成习惯性和自愿性,可按检查者要求随时造成弹响,弹响后常伴有轻度疼痛。这种弹响肩一般不需要治疗,只有个别病例因症状明显而需手术解除弹响因素。Kuppis 认为关节外的弹响,原因多为三角肌的挛缩所致。

（二）弹响肩胛

是由于肋骨或肩胛骨下面某些结构上的异常所致。响声的程度各异,扪诊时可感觉出弹响的部位。根据原因可分为:

1. 骨源性　由于肩胛骨下方或胸壁上骨性异常所致。骨异常为:①肩胛骨上角前方有一骨性或纤维软骨性肿块,称为 Luschka 结节;②肩胛骨的内侧角弯度异常或肩胛骨前倾增加;③肋骨或肩胛骨下面骨质增生;④肩胛骨或肋骨的肿瘤。

2. 肌源性　在肩胛骨与肋骨间的肌肉病变,如外伤后瘢痕组织形成,在肩胛骨滑动时会产生肌腱炎那样的后果而引起弹响。

3. 滑囊性　肩胛下肌下滑囊和前锯肌下滑囊病变,也会引起弹响。

大多数患者只要经过短期休息,就能缓解,更多的因弹响并不带来多大的疼痛而逐渐习惯,但如有骨性原因,常需手术切除骨突或肿瘤,有的患者可作肩胛骨部分切除术。

（夏　军）

第八节　钙化性冈上肌腱炎

钙化性冈上肌腱炎是指在肱骨大结节上方的冈上肌腱中有钙盐沉积,有时可伴有肩痛及活动受限等临床症状。本病在国内并不多见。临床症状的有无则取决于钙盐沉着的位置,如果钙盐沉积部位靠近或累及了肩峰下滑囊,由于滑囊上有丰富的血管与神经,就可以产生疼痛,有时症状相当剧烈,但如果钙盐沉积在肌腱深部,则可以无症状。

任何年龄的成人均可发病,大多数患者发病年龄 30～50 岁。疼痛在肩部外侧,特别是夜间疼痛,可放射至三角肌止点甚至可达手部。局部肌痉挛,温度增高,皮肤发红,压痛点在肱骨大结节处最明显,肩外展活动受限。症状持续性的加重而使肩关节僵硬,后期患者的肩关节常不能外展至 90°。

【X 线表现】

具有特征性。肩关节正位片上可见到在肱骨大结节上方,冈上肌腱内有小的、分散的、不光整及不规则的钙化影。这与肩关节内游离体不同,因这种钙化影离关节囊较远。肱骨大结节常或多或少地伴有骨质稀疏。

【病理】

肩峰下间隙穿刺及冲洗可抽出乳白色含钙盐液体。在显微镜下观察沉积物，可见由炎症细胞包围的非结晶形钙化物，伴有异物巨细胞。培养无细菌生长。生化分析为无定形的碳酸钙及磷酸钙，亦可以找到胆固醇，但尿酸试验阴性，说明与痛风性质不同。在早期则为牙膏样物。一般认为这种沉积物为纤维组织退行性变所致，但真正的发病机制尚不清楚。

【治疗】

急性病例，可用三角巾悬吊并辅以NSAIDs药物，可使炎症过程缓解，沉积物消失，同时还可以进行理疗，并尽早进行肩关节功能锻炼。如症状不能缓解，可做局部穿刺，在针头达到沉积物后进行冲洗，最后注入醋酸氢化可的松1ml+1%利多卡因1ml，每周1次，大约需2～3次。体外震波治疗对某些患者疗效良好。手术清除沉积物可以立即解除疼痛。所以对症状严重，疼痛剧烈的急性患者，可立即做手术。手术方法分为切开和关节镜两种方式，术中暴露沉积物后，用一把锐利的刮匙将沉积物彻底刮除即可，但对于慢性反复发作的患者，常需做肩峰切除术或部分肩峰切除术，后者可不影响肩部的外观。

（夏　军）

第九节　肩袖疾病

冈上肌、冈下肌、小圆肌和肩胛下肌的肌腱扩展部与肩关节囊的上部和后部相贴，最后止于肱骨解剖颈部，这些肌腱组成了一个相当厚的连续的纤维袖套样结构，称为肩袖。它加强了肩关节的稳定性，在肩外展时它将肱骨头固定在肩盂，作为支点，然后再让外展肌起作用完成外展动作。在肩袖的上方是肩峰下滑囊，下方与关节囊的纤维紧密融合，故肩袖的炎性病变可以累及邻近的滑囊和其他组织，而肩袖撕裂后，肩关节直接与肩峰下滑囊相通（图102-12）。这在肩关节造影或肩关节镜检查中可以看到，在肩袖的断裂处常可以发现明显的退行性变，这可能是肩袖病变的内在因素。

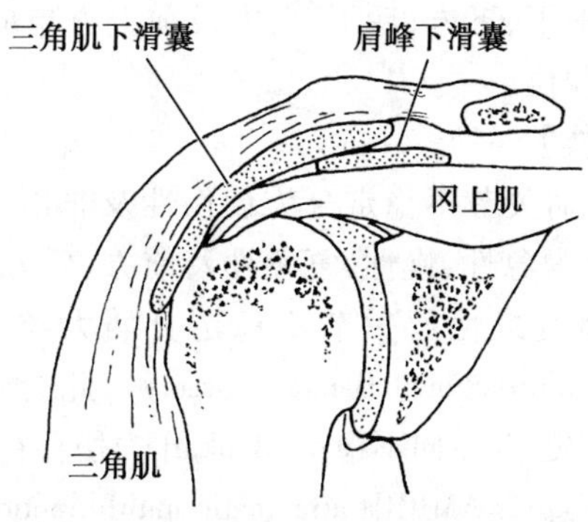

图102-12　冈上肌与三角肌下滑囊和肩峰下滑囊的关系

（一）冈上肌腱炎

好发于20～39岁，常为运动员及经常需要上举手臂工作的人。起病前大多有轻微的外伤。主要症状为肩外侧及三角肌止点处的疼痛，于肱骨大结节冈上肌止点处有压痛。一般不影响肩部的活动，但有一“疼痛弧”，即上臂外展至60°～120°范围内感肩部疼痛，在进入前或出了这个弧时疼痛消失（图102-13）。这是由于肩外展时冈上肌与肩峰发生撞击所致，是所谓“撞击综合征”的原因之一。这个“疼痛弧”有诊断价值。冈上肌腱炎的发病机制是因冈上肌在肩峰及喙肩韧带下滑动、摩擦而受伤，其腱纤维因磨损而粗糙、肿胀，而这些炎症反应，又使肩峰下间隙变小；如伴有肩峰下滑囊炎时，其间隙更小，于是造成了疼痛及功能障碍。

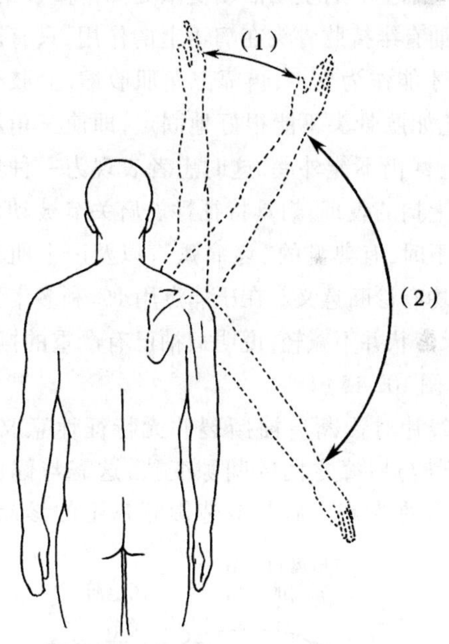

图102-13　不同病变引起的疼痛范围

（1）肩锁关节病变；（2）肩峰下病变

分辨率高的超声波检查可显示冈上肌腱充血、水肿，对肌腱的断裂也有诊断价值。在病变早期，主要是休息，悬吊固定患肢，配合NSAIDs药物，压痛点可以用醋酸氢化可的松局部封闭。一般2周后急性症状就可以消失，以后逐步开始操练。

（二）肩袖撕裂

冈上肌在肩峰下被磨损，使肌肉纤维断裂，产生瘢痕而失去弹性，又由于继发性退行性变，再加上外伤可以使肩袖发生不完全性或完全性断裂。

肩袖的部分撕裂是经常发生的。但症状常不明显而被忽视。有人报道,在尸检中至少30%的人都有部分性肩袖撕裂。肩袖撕裂的临床表现为肩部压痛,常放射至三角肌止点,肩袖止点有压痛,肩外展时痛,并亦有"疼痛弧"及肩外展无力。

肩袖部分撕裂的治疗:用外展支架固定2周,配合消炎止痛药物等,有少数患者需做手术修补。

肩袖完全撕裂:肩袖发生完全撕裂时所产生的疼痛可能并不太重,但马上感到上臂无力而不能外展。有时在撕裂时患者自己可以听到有响声并伴疼痛。压痛点在肱骨大结节的顶部或内侧。当上肢外展时压痛就不明显,因为此时肱骨大结节已移至肩峰下面。患者有"疼痛弧",有些患者连上肢外展的最初15°亦无法完成。在肩上举60°后如需继续上举则可见肩胛骨上抬。如患者站立,两上肢下垂,将肘关节拉向背侧,有时可见患者的肱骨结节突出明显。患者多为40岁以上的男性,肩袖撕裂大多发生于肩袖退行性变的基础上。肩主动活动受限是一个重要的体征。由于肩袖有维持肱骨头在肩盂上的作用,只有肱骨头固定后才能作为支点,再靠三角肌收缩,上肢得以外展,因此如肱骨头不能很好地固定,即使三角肌正常收缩,上臂仍不能外展,这时患者表现为一种典型的肩胛骨上抬的表现,颇具特征性。肩关节被动外展上举及放下时,有典型的"疼痛弧",以及冈上肌止点处压痛等均有诊断意义。在压痛点用1%利多卡因封闭后,如果症状并不减轻,说明肩袖已有严重的撕裂(图102-14,图102-15)。

X线片对诊断肩袖撕裂并无特征性意义,有时可见肱骨与肩峰之间的间隙变狭,这需与健侧比较而且亦较难肯定。肩关节造影有肯定的诊断价值,

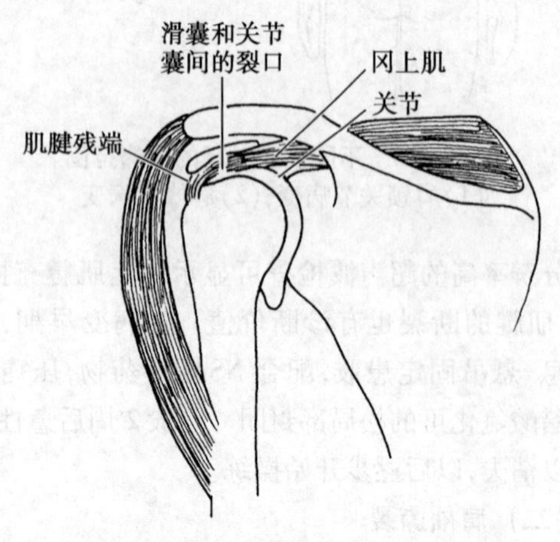

图102-14 冈上肌腱撕裂(注意肩胛下滑囊与肩关节囊相通)

在肩关节内注入造影剂后由于肩袖撕裂,造影剂可以通过裂口进入肩峰下滑囊中,使该滑囊显影,而正常造影时肩峰下滑囊不应显影,这不但可以了解肩袖有无撕裂而且还可以估计撕裂的大小。MRI目前常用于诊断肩袖损伤。此外,肩关节镜检查可以在直视下见到撕裂的部位、大小以及肩峰下滑囊的状态,更有价值。

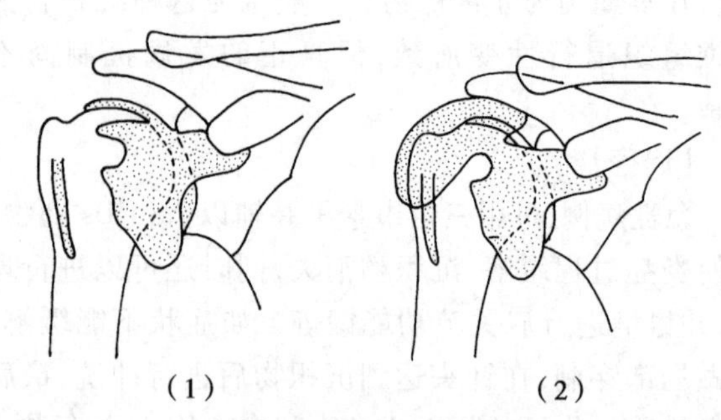

图102-15 肩关节造影

(1)正常;(2)造影剂通过撕裂的肩袖进入肩峰下滑囊

完全性肩袖撕裂或症状严重的部分撕裂者需手术治疗,修补撕裂的肩袖,目前倾向于肩关节镜下修复,但开放手术亦可收到较好疗效。手术应同时切除肥厚、增生的肩峰下滑囊。如果手术中发现喙肩韧带增厚、紧张或肩峰下有骨质增生等均应同时行肩峰成形术,以解除这些结构对肩袖的压迫及磨损。术后应用外展活动装置固定,并逐渐开始在此装置上进行功能锻炼。

(夏 军)

第十节 肩关节不稳定

【定义】

传统的肩关节不稳定只表示前方或后方脱位。随着肩关节外科的发展,肩关节不稳定的内涵逐渐扩大。目前肩关节不稳的定义为:创伤或非创伤引起的向前方、前下、下方、后下、后方及前上方单向或多向脱位、半脱位。

【分类】

最早肩关节不稳定分为创伤性及非创伤性。之后又被分为急性、慢性、复发性及前方、后方不稳定。Thomas将复发性肩关节不稳定分两大类:①TUBS(trauma unidirectional Bankart surgery),此类肩关节有明确创伤史,为单向不稳定,Bankart损伤存在,手术治疗效果满意;②AMBRI(atraumatic multidirectional bilateral rehabilitation inferior),此类无明显创伤史,具有双肩多向不稳定特点,康复治疗尤其增强肩袖力量锻炼

效果可观，手术将松弛的关节囊前下部上移亦能获得良好效果。

目前倾向于将肩关节不稳定按照原因、程度、方向、随意性及急慢性进行综合分类，Silliman 提出如下分类：①随意性肩关节不稳定：多发生于青少年，男女之比为 2∶1，无明确创伤史，不存在 Bankart 及 Hill-Sachs 损伤，常伴有情感、性格障碍，并以脱位引起别人注意，心理治疗有效，康复及手术治疗效果差；②非随意性肩关节不稳定中前脱位发生率为 95%，后脱位发生率只有 2% ~4%，其中 96% 由创伤引起，4% 由积累性劳损或关节囊过度松弛引起。

【诊断】

1. 年龄　肩关节脱位后复发与年龄密切相关。20 岁以下、20 ~40 岁、40 岁以上三个年龄组的复发率分别为 90%、60%、10%。老年人首次脱位后常引起肩袖撕裂及肱骨大结节骨折，复发率较年轻人低。

2. 病史与体检　90% 的肩关节不稳定可通过病史及体检确诊。复发性肩关节不稳定常有创伤后脱位或半脱位病史，或上臂过顶反复活动史。主要症状为肩部疼痛，易疲劳，上臂放射性麻木、刺痛。肩“滑进滑出”不稳定感，有时仅表现为“肩峰撞击综合征”。

肩关节前方不稳定时，肩外展、外旋受限，大结节及肱二头肌腱处有压痛。肩关节后方不稳定时，肩内收、内旋受限。前方不稳定时，恐惧试验（apprehension test）大多阳性，患臂外展 45°并外旋，此时患者一般无任何恐惧感，当上肢外展至 90°然后外旋，绝大多数患者感到肩后疼痛并有即将脱位的预感而产生恐惧，拒绝进一步外旋。

麻醉下体检被认为是最有效的非侵害性检查手段。适用于肌肉发达、症状典型、但体检及 X 线检查不能确诊者。

3. X 线检查　常规摄肩关节正位片、侧位片。腋窝轴位片显示盂缘、喙突、肱骨头及其相互关系。喙突正位片能很好显示 Hill-Sachs 损伤。应力下摄片，显示肱骨头向前、后、下方移位程度。患肩上提，摄正位片，若有盂肱关节滑脱现象，说明肩关节不稳定存在。患肩下垂并向下牵引，摄正位片，如肱骨头有明显下移现象，说明下方不稳定存在。

4. 肩关节造影　对诊断肩关节囊、盂唇及肩袖损伤有一定意义，目前常采用空气和造影剂做双重对比造影。如造影显示肩胛下滑囊、腋隐窝持续扩大提示关节囊松弛。肩关节注入造影剂后，向下牵引并内旋患臂，摄正位片，可见造影剂积聚于肱骨头上方形成“雪帽”征，这是肩关节不稳定最典型的 X 线表现。正常情况下盂唇前侧呈尖三角形，后侧呈圆形。如盂唇呈不规则形表示磨损；造影剂漏入盂唇表示 Bankart 损伤存在；盂唇缺如表示创伤性磨损或大块 Bankart 损伤伴移位。

5. CT 与 CTA　CT 可以清晰显示 Hill-Sachs 损伤、盂缘骨软骨病变及关节内游离体。尤其对关节盂或肱骨头倾斜畸形，盂、头大小比率的鉴别比普通 X 线片优越。造影 CT（CTA）是关节造影与 CT 相结合的检查手段。可显示关节囊、盂唇、肱骨头及肩袖病变。

6. MRI　近年来 MRI 在肩关节不稳定及肩袖损伤的诊断中被日趋重视。可显示盂唇撕裂、关节囊自盂部撕脱、盂肱韧带撕裂、肩胛下肌萎缩及肩袖撕裂，在这方面 MRI 比关节造影、CT、CTA 优越。MRI 可以确定肩袖撕裂程度、部位。强调肩袖损伤与冈上肌萎缩及肩峰、肩锁关节退变有关，肩袖的退行性肌腱炎亦可导致不同程度的肩关节不稳定。MRI 的质子密度像对盂唇的不正常形态，盂唇撕裂信号改变，能更加清楚显示。磁共振造影（MRA）可以清楚地显示盂肱韧带的结构完整性。

7. 关节镜　可以直接观察到肩关节内病理改变及脱位方向，有利于手术入路及方法选择。与麻醉下体检结合对病变轻微、难确诊的肩关节不稳定有一定诊断价值。镜下可以看到：①盂唇呈边缘性或“桶柄状”撕裂，前下方盂唇撕裂多见，与肩关节不稳定密切相关；前上方盂唇撕裂多发生于投掷运动员，与肩关节不稳定无关；上方盂唇撕裂称“SLAP”损伤，损伤机制不清楚；②肱骨头表面软骨面受侵蚀，后上方 Hill-Sachs 损伤；③关节腔内游离体、肩盂前下缘骨刺形成；④关节囊松弛，AIGHL 撕裂或瘢痕化，肩胛下滑囊或腋隐窝扩大；⑤冈上肌、冈下肌撕裂、退变，而肩胛下肌病变在镜下难显示。另外，关节镜可以同时取出关节腔内游离体，直接修补损伤的盂唇、关节囊。

【治疗】

保守治疗主要是增强三角肌、肩袖及肩胛带肌肌力锻炼，治疗非创伤性半脱位优良率可达 80%，而治疗创伤性半脱位优良率仅 16%。手术方法有 150 余种，常用的有 Bankart 手术、Bristow 手术、Putt-Platt 手术、Magnuson-Stack 手术及 DuToit 手术等，每种方法都存在一定并发症，目前不主张将肩胛下肌腱切断，而是将其自中下 1/4 处水平位劈开来显露关节囊，再将关节囊 T 形切开。关节镜下修复盂唇、关节囊、盂肱韧带损伤已成为治疗首选方法。现在关节镜修复盂唇损伤中倾向用可吸收材料代替螺丝钉、U 形钉等金属材料。后者有松动、移位及断裂等并发症,因而术后复发率高达 15% ~30%,运用可吸收材料术后复发率仅有 10%。术后积极进行主动或被动的肩周肌肉康复锻炼是维护手术效果的重要步骤,三角肌、肩袖肌群及肱二、三头肌肌力增强对维持盂肱关节稳定性具有重要意义。

(夏 军)

第一百〇三章

腰痛与相关疾病

第一节 下 腰 痛

下腰痛是指下背、腰骶部及臀部的疼痛，是骨科患者常见的症状。每年因“下腰痛”就诊的患者约占骨科门诊患者的一半。下腰痛只是一种症状，亦可以说是一种综合征，而不是疾病的名称。下腰痛的发生与腰骶椎及周围结构相关。

腰椎和骶椎是承受人体负重最大的部位，它们将腰部以上躯体的重量，包括背重物或运动所产生的应力转移至骨盆和下肢。腰又是人体活动范围最广泛的部分，有屈曲、伸展、左、右侧弯及旋转等。这两种因素综合在一起，使得腰椎成为最易受到损伤的部位，特别是慢性损伤病变。骶椎因已融合在一起，虽然承受的重量比腰椎大，但由于不活动，故受损伤的机会少。维持腰椎稳定的基本解剖结构和运动单位是两个相邻的椎体和其间的椎间盘以及在后的一对小关节，即“三关节复合体”。三足鼎立是最稳定的装置，维持和支持这种结构的是前纵韧带、后纵韧带、椎间盘的纤维环（其纤维与该两韧带及髓核相连）。关节突的稳定靠关节囊和韧带维持，连接各椎板间的坚韧和富有弹性的黄韧带在椎板前方加强了脊柱的稳定性。在脊柱的后方，有强大的肌肉及筋膜等。肌肉组织是保持骨与关节、韧带等不受损伤的重要结构。在椎管的中央有脊髓，其末端大多终于腰$_1$水平，后成为终丝止于骶$_{2\sim3}$部分，在终丝两旁有脊神经根组成的马尾。脊髓外有脑脊液及硬膜，硬膜与椎骨之间的间隙称为硬膜下间隙，其间有脂肪、静脉以及神经组织。

不同下腰痛的特点与腰椎神经分布密切相关。在腰椎神经从硬膜发出后，通常是脊髓发出的脊神经根要下行一个节段后再通过椎间孔发出。因此腰$_{4\sim5}$椎间盘突出通常压迫的是腰$_5$神经根。在神经根出硬膜处到椎间孔之前的一段骨性通道称侧隐窝，内有坚厚的黄韧带外侧部分，并与小关节的关节囊纤维相通连。在这过程中，神经根可因为椎间盘突出、侧隐窝里骨赘增生、小关节突炎症所产生的骨刺等而受到压迫。腰椎的血供来自腹主动脉→髂内动脉→骶外侧动脉，再发出较小的前后动脉进入椎间孔并与神经根伴行，最后参与脊髓前、后动脉。静脉的分布与动脉相对应，在硬膜外间隙及椎间孔等部位相当丰富，并与脊髓、神经根、椎旁静脉丛等静脉有巨大和丰富的吻合支。在这些血管壁内有游离的神经终端及无髓鞘神经丛，有传导痛觉的功能。在小关节的关节囊、椎体的骨膜、筋膜的附着点、前与后纵韧带，尤其是后纵韧带，硬膜及硬膜外脂肪，均有小的神经末梢，而髓核及纤维环的深部纤维无神经支配。如这些神经终端因局部炎症性反应、水肿及肿胀所刺激，还会产生化学致痛物质，进一步使血流量增加而加重疼痛。如果患者没有明显的筋膜、肌腱、韧带及肌肉结构撕裂的证据，产生腰痛的部位往往就在后纵韧带及小关节囊等处。

脊神经的前、后根出椎间孔后汇合成脊神经，然后分成前支和后支，下腰部各脊神经前支汇合成坐骨神经，后支又各分为内、外侧支，分别支配骶棘肌和所属皮肤区。前段分出以前，另外分出一小支与交感神经分支联合组成返神经，又称窦椎神经或脊膜返支（图 103-1，图 103-2）。此返神经支配椎间小关节、韧带、脊膜和椎间盘的纤维环后部。Hitlgch 将生理盐水注入椎间盘，可以产生特征性的下肢放射痛，但如局部注入麻醉药物，疼痛可以不产生。用高渗盐水注入纤维环会产生下腰痛，但注入浅表韧带，则只产生局部疼痛。注高渗盐水入小关节囊则产生臀部疼痛。这说明下腰痛与窦椎神经有关。

脊神经后支受到刺激时，可反射至前支而产生疼痛，称之为牵涉痛，又称感应痛或反射痛。前支（包括脊神经根）受刺激时，引起该神经根组成的周围神经（如坐骨神经等）分布区的疼痛，称放射痛。牵涉痛与

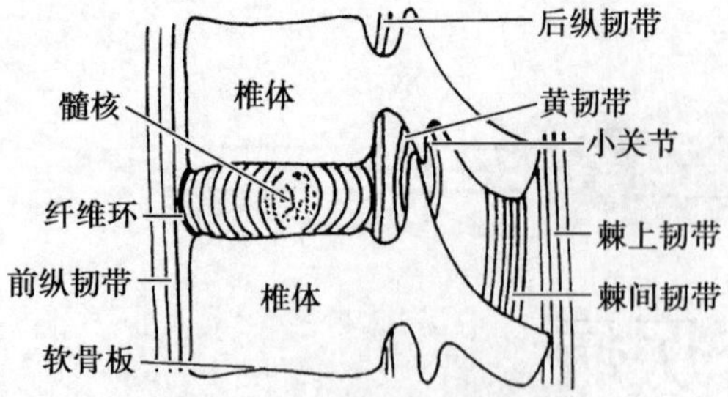

图 103-1　脊椎的关节和韧带结构

椎间盘=软骨板+纤维环+髓核

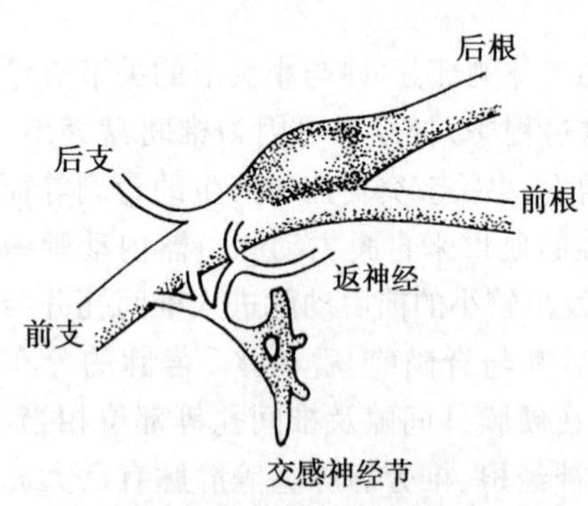

图 103-2　返神经的起源

放射痛的部位可能相同，但其病变部位不同。

【病因】

引起腰痛的原因很多，可以是腰部本身，特别是脊柱疾病所引起，也可以是由于腰部以外的脏器病变所致。

1. 腰部本身的疾患

（1）损伤性：①软组织损伤：韧带、肌肉、筋膜等的急慢性损伤、腰椎间盘突出症等；②骨与关节的损伤：骨折、脱位、腰椎后关节紊乱病等。

（2）退行性骨关节病：椎体边缘及关节突边缘有骨唇状增生、椎间盘变性及骨质疏松等（老年性、失用性）。

（3）先天性畸形：隐性脊柱裂、腰椎骶化与骶椎腰化、半椎体畸形、腰骶关节突排列方向不对称等。

（4）姿势性：脊柱后突（驼背）、脊椎侧弯、腰椎过度前突等。

（5）炎症性：脊柱结核、化脓性脊柱炎、强直性脊柱炎等。

（6）肿瘤：原发性或转移性骨肿瘤。

（7）营养性与中毒性：如骨质软化症、氟骨症等。

（8）骨骺病：如椎体骨骺炎等。

2. 内脏疾患

（1）消化系统疾患：消化性溃疡、胰腺癌、直肠癌等。

（2）泌尿系统疾患：肾盂肾炎、肾结石、肾周围脓肿等。

（3）妇科疾患：盆腔炎、盆腔肿瘤、子宫脱垂等。

（4）后腹膜肿瘤。

（5）血管性疾患：如腹主动脉瘤侵蚀脊柱等。

3. 神经系统疾患　蛛网膜炎、蛛网膜下腔出血、脊髓瘤、神经纤维瘤，因神经疾患而引起的肌肉麻痹或痉挛所造成的脊柱侧弯，以及神经症等。

【发病机制】

腰痛的原因很多，本节仅阐述由于软组织损伤或退行性病变所引起者。一般认为于腰部软组织的急性或慢性劳损、腰椎椎体退行性病变以及姿势性疾患和畸形，会造成脊柱功能平衡失调，腰部肌肉、筋膜、韧带、关节囊、滑膜等组织充血、肿胀、增厚及纤维化，刺激或挤压腰脊神经后支的分支或返神经，于是产生了腰痛。而腰痛又造成了保护性肌紧张及肌痉挛，再进一步发生腰肌及其附着组织的被牵伸与部分撕裂。组织变性、微血管受压，继而产生化学致痛物质反过来加重腰痛。这样的恶性循环，使腰痛不断严重而使治疗困难。

【症状】

下腰痛的症状，可以是单纯局限于腰部的疼痛，也可以向臀部或下肢放射。其性质为酸痛、胀痛、钝痛或刺痛，腰部常有沉重感或困胀感。大多数的疼痛为隐痛，少数患者则可剧烈如刀割、撕裂或折断样。患者常不能久坐，站立稍行活动后疼痛反而减轻，但行走较多或站久后疼痛又加重。急性发作的疼痛可使患者不能入睡、翻身，甚至生活不能自理。不少患者诉说清晨时被痛醒，这可能是因睡眠时肌肉的保护性痉挛得到解除，使关节、韧带受到了应力或轻微损伤所致。少数患者有消化不良、食欲缺乏、恶心、呕吐、头晕、失眠、记忆力减退等神经官能性症状。

体格检查：在急性病例常有明显的腰肌痉挛，腰不能活动，一动即痛，压痛点常广泛及模糊。慢性腰痛患者的体征差异和变化甚大，轻者腰部活动不受限或轻度受限，肌痉挛不明显。常在许多特定部位可以找到压痛点，并以此来作出诊断，如第3腰椎横突处的压痛是第3腰椎横突综合征的表现；棘突上压痛为棘上韧带损伤；棘突间的压痛提示为棘间韧带损伤；腰骶关节压痛常表示有腰骶部扭伤；骶髂关节处的压痛，考虑为骶髂关节或韧带的损伤等（图 103-3）。在少数患者，直腿抬高试验可为阳性。X 线检查大都无特殊意义的发现，但可见腰椎生理性前突消失、腰椎椎间隙狭窄以及椎体有唇状增生等。

【诊断】

最重要的是明确腰痛的原因。应注意重点尽早明确肿瘤、感染、马尾综合征、骨折及腹主动脉瘤等严

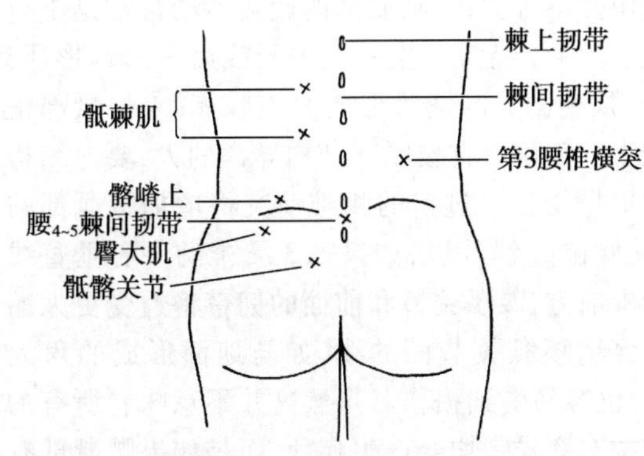

图 103-3　常见腰痛的压痛点

重疾病。

【治疗】

方法有多种多样，但没有一种肯定有效的方法。对于急性发作的患者，应给予短期休息及消炎止痛药物，如非甾体抗炎药、膏药及活血化瘀的中药等。对于慢性腰痛患者，可给予理疗、按摩、推拿、针灸等治疗。有局限性压痛点的局部封闭，往往能取得良好的效果，但注射的位置必须要准确，包括部位、深度、方向、范围等，否则达不到效果。1 个痛点注入醋酸曲安奈德 0.5ml+2% 利多卡因 2～5ml，最多不应超过 3 个痛点，每周 1 次，2～4 次为一疗程，不宜多用。不宜口服激素类药物。

治疗慢性腰痛最重要的方法还是锻炼腰背肌，加强肌肉的力量，减轻韧带、筋膜及脊椎后关节的应力载荷。所以太极拳、练功十八法、腰背肌医疗体操等均是良好的方法。对于支架及腰围等辅助措施，在急性期可以短期应用。长期佩戴可使腰肌进一步萎缩，所以应当避免。

引起下腰痛的最常见疾病扼要介绍如下：

1. 急性腰扭伤　多发于青壮年。常发生于腰部突发性的活动以后，如弯腰提重物时姿势不正确、重心离躯干过远；几个人抬重物动作不协调或一人突然失足；腰部活动范围过大造成腰部软组织过度牵拉或撕裂等。腰扭伤主要累及肌肉及韧带，伤后立即出现腰部剧痛，不能做任何动作，腰部有撕裂或折断感，受伤次日往往疼痛更重。检查发现腰肌痉挛呈板样强直，患者不愿做任何动作，压痛点大多在骶棘肌处，但较广泛而模糊，直腿抬高试验大多阴性。治疗以休息为主，平卧硬板床，配合以消炎止痛药物，压痛点可用局部封闭等，但往往需数天才能减轻。好转后在腰围外固定下离床活动，逐步开始腰背肌锻炼。在急性期不宜做理疗和推拿等治疗。

2. 腰肌劳损　患者常无外伤史，一般认为是经常发生的轻微性损伤逐渐积累所致，也有少数患者是起源于急性腰扭伤。长期的弯腰工作，工作时姿势不正常或处于特殊体位，做费力的工作，往往会引起腰痛。其特点是症状轻，劳累后加重，休息后减轻，疼痛性质常为隐痛、钝痛或腰无力。检查时常可有较明显的压痛点，多在骶棘肌处、髂嵴后部或骶骨后面，有时有多处压痛点。治疗以理疗、推拿为主，压痛点可做局部封闭，并进行腰背肌锻炼。对于某些患者如能纠正工作时的不良姿势，可能更为有效。

3. 棘上和棘间韧带损伤　棘上韧带是指附着在胸、腰、骶椎棘突上的韧带（在颈部则称项韧带）。在脊柱屈曲时，棘上韧带处于最外层，最容易被暴力所伤，使部分韧带纤维撕裂或自棘突上被轻微掀起。久之即发生剥离及断裂，局部产生创伤性炎症反应，到后期可见小血管壁增厚、神经纤维变性甚至钙盐沉着。棘上韧带损伤好发于胸$_{5\sim8}$及腰$_{2\sim4}$等，压痛点往往极为明显和固定于棘突之上，而其他部位无压痛。病变棘突可能因韧带有炎症而稍肿，较其他棘突略为隆起。疼痛于弯腰时加重，伸展时减轻。治疗以局部封闭疗效较佳，再配合前述的治疗方法。在个别患者，各种疗法无效时，可以做棘突切除，但术后腰椎的稳定性要受影响，故不宜轻易采用。

棘间韧带损伤：棘间韧带是棘突之间的韧带，在棘上韧带的深面，其作用为防止脊柱过屈。由于腰部活动时棘间韧带各层纤维互相摩擦及耗损，日久易引起退变，再加上外伤，亦可发生断裂。临床表现为腰痛及棘突间的压痛。但有人认为此病常与腰椎间盘突出症并存，此时症状就比较复杂。一般依据棘突间的压痛就可以作出诊断，也有人建议作棘间韧带造影，但较难推广。治疗亦以局部封闭为主，如完全撕裂者可做韧带切除及局部脊柱融合术。

4. 第 3 腰椎横突综合征　第 3 腰椎位于 5 个腰椎的中心，活动度较大，其两侧横突往往亦较粗较长。横突上有腰大肌和腰方肌的起点，并有腹横肌、背阔肌的深部筋膜附着其上，为承受和传递力量的重要部位。腰部和腹部肌肉强力收缩时，此处受力最大，容易自附着点上撕裂致伤。肌肉损伤后所产生的创伤性炎症反应可造成骨质增生，也可以刺激邻近的神经纤维而产生腰痛。临床表现为腰痛和第 3 腰椎横突处的明显压痛点，有时直腿抬高试验可阳性，但一般加强试验阴性。治疗以局部封闭为主，无效时可进行手术治疗。常用的手术方法有横突肌肉剥离、横突切除、腰背筋膜撕裂修补及皮神经切断术等，但手术指征应从严掌握。

5. 臀上皮神经损伤　在下腰痛的患者中，臀上皮神经的损伤占有重要的位置。臀上皮神经为腰$_{1\sim3}$脊神经后支的外侧支，在髂嵴上方穿过背肌而分布于臀部皮肤。在腰部负重活动尤其是身体左右旋转时易使此神经在髂嵴下方一段受伤，伤后使神经本身及周围软组织发生充血、肿胀，当弯腰和坐位时背部皮肤紧张，加重了上述变化。另外，臀上皮神经的炎症刺激通过脊神经后支传入中枢，造成下肢的反射痛。患者常感腰部及下肢疼痛，但部位较深且模糊，慢性病例的神经本身变粗大，甚至可以扪及，局部常有明显的压痛。治疗原则如前述，局部封闭是较有效的手段。对无效者可手术探查，切除髂嵴上、下的臀上皮神经。

6. 梨状肌综合征　在下腰痛中也占一定的比例。由于此症的患者下肢痛较明显，常与腰椎间盘突出所致的坐骨神经痛相混淆。梨状肌分布于小骨盆的内面，起始于骶椎$_{2\sim4}$的前面，然后通过坐骨大孔进入臀部形成狭细的腱止于股骨大转子。梨状肌穿过坐骨大孔时把血管、神经分成两部分，梨状肌上孔有臀上动、静脉和臀上神经，梨状肌下孔有阴部神经、股后侧皮神经、坐骨神经、臀下皮神经臀下动静脉。梨状肌的主要功能是使大腿外旋，往往在下肢外展、外旋或由蹲位站立时，会使梨状肌拉长或过牵而损伤。这种损伤可为急性，也可为慢性。损伤后所产生的炎症反应一方面可造成梨状肌本身的保护性痉挛，另一方面又可对血管和神经产生刺激和压迫而产生症状。

大部分患者均有肩扛重物或在蹲、站位时下肢"扭闪"的外伤史，少数患者仅有夜间受凉史。患者自觉患肢变短、走路跛行。腰臀部痛或一侧臀深部的酸胀，并向下肢放射，小腿外侧皮肤发麻。严重者臀部疼痛如刀割，彻夜不能入睡，两下肢屈曲，生活不能自理，走路时身体半屈曲，鸭步移行步态，而且当腹内压增高时疼痛加重。检查时可见患侧臀肌萎缩，在梨状肌位置上可扪到高起或条索状物，伴有明显压痛，梨状肌弹性变差，坚韧有痉挛。直腿抬高试验可以阳性，但超过60°时反而减轻，这一点可除外腰椎间盘突出症。治疗：急性期以休息、局部封闭及中医手法推拿为主，慢性期患者如症状不能缓解或反复发作，可以采用手术治疗。

（吕飞舟）

第二节　腰骶部扭伤

在人胚胎9周时，骶骨是垂直的，与脊柱的方向一致。此后骶骨就逐渐改变其方向而形成了腰骶角。在成年人腰骶角约120°左右，但变异很大。若此角过大，则容易使腰骶部受伤。此外，腰骶部还有一些不稳定的内在因素：①腰骶部是脊柱的活动与固定部的接合点，为容易受到损伤的部位；②腰骶角的力学结构对四足动物的活动有利，而对经常处于直立位置的人来说并不合适；③腰骶部的旋转活动常常是不对称的，这是由于经常发生一些先天或后天的畸形所致，如腰$_5$横突肥大与髂骨形成假关节等；④腰骶部是剪力较大的部位。有腰骶部结构异常的人，要比结构正常者更易受伤。过多的腰椎前突将增加腰骶部的剪力，从侧位X线片看，如果第3腰椎的中心垂直线落在骶椎前方，腰骶关节和前面的韧带将遭受更大的应力。穿越腰骶关节面的线，如与地面形成的角大于30°时也容易受到损伤。当然这并不意味着所有的解剖结构有变异者均会产生症状，而是如果腰骶部有疼痛症状的人，在X线检查时发现有此结构上的异常，在找不到其他致病因素时，不得不将症状归诸于这些结构上的异常，如腰$_5$横突肥大假关节形成、腰椎骶化及骶椎腰化、骶$_1$的脊柱裂等。

腰骶关节扭伤有急性和慢性两种。急性损伤是腰骶关节突然遭到暴力，使其超出正常的活动范围或在受到重物打击时保护性肌肉收缩所致。也可以由于躯体突然失去平衡将要滑倒，而机体自发的努力恢复平衡所致。这时肌肉尚未来得及产生收缩反应以保护脊柱关节，使暴力全部作用到关节韧带上。慢性腰骶关节损伤常起病隐匿，也可以是急性损伤未能治愈所产生的后遗症。常发生在背部肌肉薄弱、腰椎前凸增加的患者。本病女性多见，可因近年来体重增加而产生了悬垂腹，为使腰椎前突得到平衡，必然会造成腰骶关节受到的应力大大增加。有些患者是由于创伤性关节炎而表现为腰骶椎间隙变狭窄。由于椎体间距离变短，可使椎间孔变窄而造成神经根在出口处受压。

【临床表现】

在急性病例，有近期的外伤史。疼痛及压痛在腰骶关节处，腰部各方向活动均受限。在慢性病例则症状多种多样，有些患者仅诉腰背无力，易感劳累，而有些患者经常有非常剧烈的疼痛发作及明显的功能障碍，往往时轻时重，绵延数年。随着年龄的增加发作次数越来越频繁，疼痛变为持续性。如果有神经根受压表现则可以有坐骨神经痛及坐骨神经痛性脊柱侧弯，但神经系统体征一般不明显。X线检查可见腰骶角增大、腰骶关节间隙狭窄以及椎体周围有唇状骨质增生等，有时可见横突肥大假关节形成、腰椎骶化或骶椎腰化等。但总的说来，这些表现均为非特殊性。

【治疗】

在急性期应卧硬板床1～2周，并于膝下垫枕，使腰骶角度减小。症状缓解后，可做理疗或针灸、推拿等。如果疼痛剧烈，药物不能止痛，可以局部封闭治疗。更重要的是加强腰背肌锻炼，进行使腰骶角减小的体操，减少或阻止复发。慢性腰骶关节扭伤的治疗是一个较复杂的问题,疗效往往不佳。功能锻炼是较为有效的治疗方法,但必须坚持。太极拳、练功十八法等,均有取得效果的报道。一般不主张用支架等,但可以用宽的腰围在发作期过后起支持作用。有明显悬垂腹的患者最好用紧身衣。但腰围等不能代替体疗,否则肌肉会进一步萎缩,更易受到损伤。极少数患者在各种非手术治疗无效后,可考虑腰骶关节融合固定术。但融合固定后在其上部,受到的应力会增加,而再产生上述的一系列变化,因此应严格掌握手术指征。

(吕飞舟)

第三节 纤维织炎

纤维织炎又称肌筋膜炎,只是一个综合的概念,近年已少有采用。纤维织炎是指有些腰痛患者在骶棘肌的表面或在髂嵴肌附着处有一些小结节,伴有疼痛及压痛,有时也可以在臀部发现。1904 年 Gower 正式应用这个名词,他认为此病是组织的一种非特异性炎症,但并未能在病理学上得到证实。临床上所扪及的结节,实质上是一个局限性的脂肪结节,故又称脂肪疝。这种结节可能刺激周围神经末梢而产生局部肌痉挛和疼痛。这种结节用 1% 普鲁卡因封闭,疼痛可缓解。但在病理检查时,并无明显的炎症过程可见,也有人认为疼痛的原因还是下腰椎椎间盘变性所致。

【临床表现】

发病急骤、突然,常于弯腰时发生,疼痛常较剧烈而使患者立即由于腰肌痉挛而造成腰僵硬。急性症状缓解后常转变为慢性,且易反复发作。疼痛常在腰中央,但以后常转至一侧。患者缺乏神经系统受累的表现,如果有就说明有腰椎间盘突出症。纤维织炎并不只局限于腰及臀部,冈上肌及斜方肌表面有时也可发现,并可以产生相应的局部症状。

【治疗】

一半以上的患者经休息症状即可得到缓解。热敷、按摩可消散结节,对疼痛结节的封闭也相当有效,但腰背肌的锻炼是最重要的。少数症状顽固、久治不愈的患者需手术治疗。手术时可发现在局部的筋膜上有裂隙,有脂肪从裂隙中突出,这就是临床上所扪及的结节。脂肪与周围组织包括筋膜及邻近的皮神经分支相粘连,这可能是疼痛的原因。手术应切除结节,修补筋膜,分离粘连及切除皮神经,效果常良好。但由于常为多发性病变,手术只能解决一处的症状,故仍应严格掌握手术指征。

(夏新雷)

第四节 脊柱裂

胎儿在子宫内 3 ~ 4 周时,在胚胎背部出现神经沟,这个沟逐渐加深进而封闭,形成了神经管,是神经系统的发源地。中央的管腔发育成为中枢神经系统,神经管封闭的过程约需 26 天,自颈部开始向尾部进行。以后管腔内的神经上皮细胞逐步分化成神经母细胞及脊髓的神经元,向外长出即为周围神经。脊膜起于围绕神经管的疏松的中胚层组织,在神经管的前面发育成椎体,每个椎体向后方伸出一对突起包围神经管,即是神经弓。两侧各半的神经弓互相融合在一起形成椎管。这个过程从胸部开始向头部及尾部发展,如果这个融合过程发生障碍,在神经弓之间就形成一个裂隙,即为脊柱裂,大多发生在腰骶椎部位。脊柱裂有两种:显性脊柱裂和隐性脊柱裂。

(一) 显性脊柱裂

显性脊柱裂是指脊膜从这个裂隙中膨出,在皮肤上可以见有囊性隆起,甚至有时脊髓就在皮下。由于在生长过程中椎体生长速度快而脊髓的生长速度相对慢,对神经根或脊髓就有牵拉作用,因而产生各种下肢神经受累的表现,如感觉、运动的障碍,排便功能不能控制等。可伴有骨关节继发性畸形,如脊柱侧弯、骶髂关节畸形或脱位、膝关节屈曲畸形、足内翻等。故有人认为显性脊柱裂并非为一简单的疾患,而是许多脊柱及神经病变的综合征。显性脊柱裂的类型见图 103-4。

1. 脑脊膜膨出　即硬脊膜经脊柱裂缺损部膨出,形成包囊,其上方有正常皮肤覆盖,但有的患者仅有一薄层上皮,囊内含脑脊液。脊髓与神经根的位置正常或与椎管粘连,神经根以直角方向发出。

2. 脊髓与脊膜膨出　如裂孔大,不仅脑脊膜膨出,同时有脑脊液,神经组织也一道膨出,形成较大的囊肿而呈梭形,神经根穿过囊壁到达椎间孔。

3. 脊髓中央管膨出　脊髓中央管胀大,神经根或脊髓膨出于包囊中或附着于囊壁上。脊髓膨出多因原始脊髓沟未闭合,脊髓中央管直接开放在身体背面,脑脊液由此溢出。

显性脊柱裂的治疗甚困难,尤其是对于畸形严重、疝出物复杂者。首先要设法分离膨出的神经组织,以减少其所受到的牵伸力与压力。但需看神经组织膨出的程度及复杂性而定,有时根本无法分离,此手术往往由神经外科医师进行,故不在此赘述。至于继发性的骨关节畸形则按矫形治疗原则处理。

(二) 隐性脊柱裂

隐性脊柱裂是指没有脊膜及神经组织膨出,患者

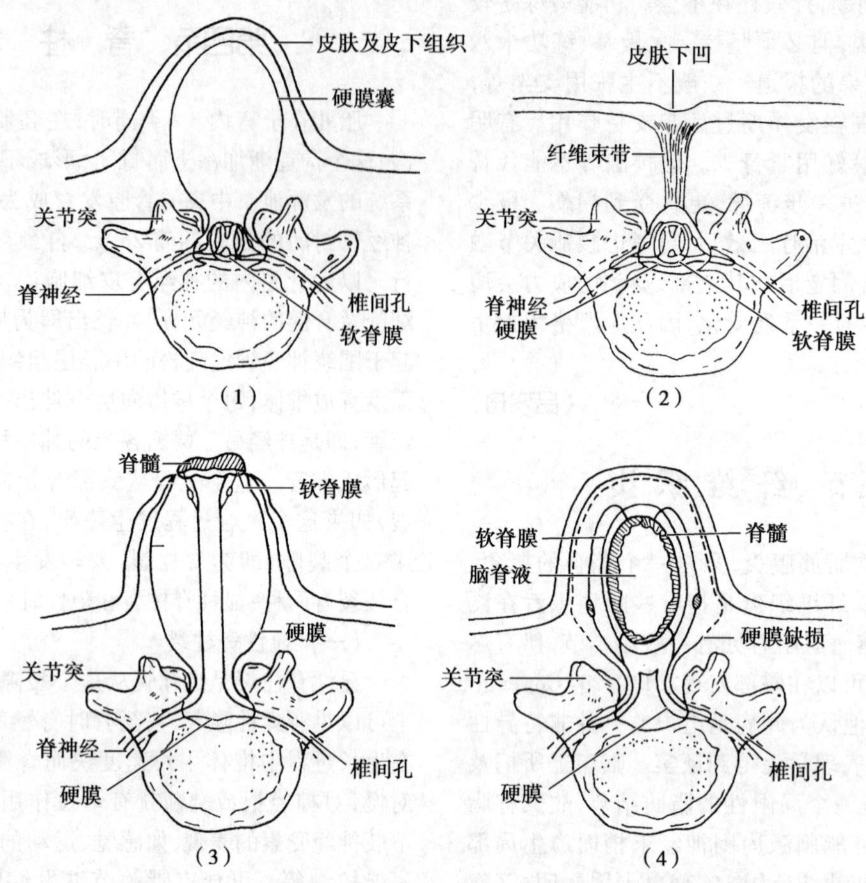

图 103-4　脊柱裂的几种类型

(1)脊膜膨出;(2)隐性脊柱裂;(3)脊髓脊膜膨出;(4)脊髓中央管膨出

往往神经弓的缺损比较小。隐性脊柱裂有以下几种类型：

1. 椎板一侧发育不良,但对侧良好且与棘突相融合。因此在一侧椎板与棘突间形成一个狭窄的纵行或斜行裂隙。

2. 两侧椎板均发育不良,互不愈合,其间形成一较宽的裂隙,棘突呈游离状态,称为游离棘突或浮棘。棘突与椎板只借纤维膜相连。

3. 相邻的几个脊椎的两侧椎板均未融合,棘突缺如,形成一个较长的裂隙。严重者甚至骶管全部向后敞开,即所谓完全性脊柱裂。这种情况并非罕见。

4. 脊柱裂合并其他畸形,如一侧或双侧椎弓根不连接等。

大多数隐性脊柱裂的患者根本无症状,仅在因其他原因拍摄 X 线片时偶然被发现。有些患者在腰骶部皮肤上(相应的裂口部位)有色素沉着及毛发生长,或有一小隐窝。有少数患者由于有一纤维性束带自皮肤与脊膜相连,在生长过程中两种组织速度不一样以及弯腰活动等情况,均可使此纤维性束带对脊膜及神经根产生牵伸作用,造成下肢感觉、运动的障碍。尿失禁的患者相当多见,主要是对骶神经牵伸的结果,此时应进行手术,将此纤维束带切断,以解除对神经的牵拉作用。

对于无症状的脊柱裂(大多发生于骶$_1$)不需治疗。有人认为隐性脊柱裂可能是慢性腰痛的原因之一,但未得到公认。其难以解释的是为什么有些隐性脊柱裂的患者根本无腰痛。另外既然隐性脊柱裂是发育性畸形,在幼年时即有,为什么要到年龄相当大后才有腰痛等症状。有人的解释是由于局部结构上的缺陷,使部分肌肉及韧带缺乏附着点或附着不牢固,其张力及耐力均较无隐性脊柱裂者为弱;加上腰骶部活动多,负重大,造成慢性劳损的机会就增加。另外,有些骶$_1$ 隐性脊柱裂患者,在腰后伸时,腰$_5$的棘突正好顶在骶$_1$ 的纤维膜或缺损的椎板骨端上,纤维膜又与硬脊膜或神经根粘连以致引起下腰痛。

隐性脊柱裂引起的腰痛,按前述的下腰痛治疗原则进行治疗。如为腰$_5$ 棘突压迫裂口的纤维膜,可手术切除及分离粘连。如有尿失禁等神经受压症状者,应作椎板切除探查,分离粘连及切断纤维束带。过去曾有人主张做脊柱融合术,尚存争议。

(夏新雷)

第五节　椎弓崩裂和脊椎滑脱症

椎体一侧或两侧的椎弓峡部或关节突间区的骨质失去其连续性称之为椎弓崩裂。如果有断裂椎弓上方椎体向前滑移的畸形，称为脊椎滑脱症。此病在1853年由妇科医师Kilian首先报道，当时以为主要发生在妇女，但此后了解到男性的发病率较女性高。好发部位是在腰骶部。

【发病原因和分型】

1. 发病原因

（1）一般认为是第5腰椎骨化的重要变异所致。原来每个椎弓只有一个骨化中心，而有些人的椎弓上有两个骨化中心，一个发展为上关节突和椎弓，一个发展为下关节突、椎板及棘突的一半。如这两者不相愈合，就可以造成峡部不连接。Willis发现这个部位的动脉亦有升降两支，故骨的发育也可能按此模式呈扇形向两个方向发育，中间是个缺陷，由此造成脊柱后部包括棘突、椎板、下关节突与椎体分离，仅有透明软骨相连。常发生在第4腰椎，偶在第3腰椎。所以脊椎滑脱常发生在$L_{3\sim4}$、$L_{4\sim5}$或腰骶关节之间。

（2）但是大量的婴儿尸体解剖上并未能证实上述发育缺陷的观点，临床上亦未发现新生儿的椎弓峡部不连接。所以有人解释在关节突间区的缺损并不是由于骨化异常所致，而是由于直立位置的结果。该处受到过度的应力，故其性质为疲劳骨折。由于腰椎有生理性前凸，$L_{4\sim5}$向前下方倾斜，自上而下的体重压力在椎体后关节处分为两个分力：一个为垂直压向椎间盘的挤压分力；另一个为滑向前下方的分力。腰$_4$的下关节突以其尖端作为支点，经常对腰$_5$峡部施加前下方向剪力，椎弓峡部同时受上椎体的下关节突下压力和下椎体上关节突的上顶力作用，久而久之可使该部骨质不断受到磨损，发生疲劳骨折。

（3）也有不少患者有明显的外伤史，X线片上可见在骨缺损区两端骨边缘有骨吸收，并有骨痂形成及骨硬化等骨折后的修复表现，所以有人认为造成峡部断裂的原因是由于外伤直接引起的。

总之，对椎弓峡部崩裂的发病原因尚未完全明了，可能是多种原因所致。可以认为椎弓峡部的断裂大多为后天性，在关节突间区或椎弓峡部，或两者同时薄弱，或具有发育上的缺陷，再加上慢性劳损或应力骨折而引起。较少的情况下，亦可因急性损伤或先天性峡部缺损所致（文献上有个别峡部先天性缺陷的病例报道）。

有椎弓崩裂而发生脊椎滑脱者称为真性滑脱。但也有不少有滑脱情况的患者，并没有发现有椎弓峡部的断裂，这种滑脱称之为假性滑脱。大多发生在年龄较大有椎体退行性变者，其滑脱的程度较轻。

2. 分类　Wiltse根据脊柱滑脱症的可能病因分为下列五种

（1）发育不良或先天性：多见于腰骶部，通常起因为关节突关节和骶骨上终板的发育不良或不全。

（2）椎弓峡部崩裂性腰椎椎弓峡部缺损：

A：椎弓峡部疲劳骨折，崩裂。

B：椎弓峡部延长但完整。可能是峡部疲劳骨折后再愈合。

C：急性骨折。

（3）退变性：脊柱小关节的退行性改变，可伴有或不伴有腰椎管狭窄。

（4）创伤性：腰椎椎弓峡部以外的后部结构的创伤导致关节突关节失稳定。

（5）病理性：由于肿瘤、炎症及其他全身性疾病导致脊柱后部结构的破坏。

（6）医源性：多为手术过程中过多切除骨性结构所引起。

3. Meyerding滑脱分级　根据上位椎体相对于下位椎体前移的程度，Meyerding将腰椎滑脱分为5°，以利于不同患者治疗结果之间的疗效比较。

Ⅰ度滑脱：<25%。

Ⅱ度滑脱：26%～50%。

Ⅲ度滑脱：50%～75%。

Ⅳ度滑脱：76%～100%。

Ⅴ度滑脱：>100%，又称为腰椎脱离（spondyloptosis）。

从病理生理角度上看，腰$_5$的下关节突与骶骨的上关节突组成的关节，有阻止任何使椎体向前滑移的作用。但如果这组关节骨结构的连续性受到破坏，则在负重及腰椎前屈时所产生的向前滑移的剪力增加，它就不能起到阻止的作用。这种滑移的过程是缓慢的、渐进的，可能需要数年。此类患者在弯腰时常可以听到腰部有弹响声，这往往意味着椎弓峡部受到新的应力而进一步受到损伤，滑移的程度正在缓慢而持续地进行着。

【临床表现】

一般在20～29岁时症状开始缓慢出现，主诉为下腰痛，偶尔有臀部或下肢放射痛，多为间歇钝痛，偶为持续性。一般并不严重，劳累后加重，休息后减轻。但大多数年轻人并无症状，或在一次或反复多次的损伤后，或在一次长期的运动后，逐渐产生腰部疼痛并放射至两下肢。最初位于大腿或臀部，以后向骶髂关节及小腿放射，少数患者诉腰部脊柱有不正常的凹陷及走路摇摆。体格检查：严重的患者躯干变短，在肋缘与髂嵴之间有一条横形的皱纹，肋缘与髂嵴、剑突与耻骨联合之间的距离变短，骶骨后突，Michaelis 骶尾窝不对称。两侧股骨大转子连线变长，形态亦发生变化。这种椎体前移所造成腰部的畸形呈锐角型而不是徐缓型，与正常的腰椎前凸增大者不同，骨盆前后径减小，髂前上棘向背侧旋转。患者常有程度不等的脊柱侧弯及旋转畸形。在腹部，腹壁薄者可扪及突出的第5腰椎椎体前缘。腰$_{4\sim5}$或腰$_5$骶$_1$棘突间或旁侧有压痛，伴有腰椎间盘突出者直腿抬高试验多为阳性，有神经根或马尾神经损害体征。

【诊断】

1. X线检查　是诊断椎弓崩裂和脊椎滑脱的主要依据。每个患者均应拍摄正、侧位及左右两斜位X线片和过屈过伸位共6张。正位片较难发现有异常，在严重者可见椎弓阴影下有一密度减低的斜行或水平的间隙，约2mm，多为双侧性。侧位片有较大的诊断价值，在大多数患者可见椎弓根后下方有一个由后上伸向前下方的透光裂隙，其宽度与滑脱程度有关，即滑脱越明显，裂隙越宽大（图103-5）。在某些患者虽然看不到裂隙，但峡部细长。由于滑脱而使椎体不稳定，在过伸及过屈位的侧位片上可见椎体间活动度增大，患椎下方的椎间隙变窄，椎体边缘骨质硬化及唇状增生。如在骶骨前缘角上与骶骨关节面作垂直线，在正常时第5腰椎椎体的前缘应在此线之后，假如腰$_5$前缘在此线上或在其前方均表示有滑脱，此线称Ullrnamn线。从临床上看，Ⅰ～Ⅱ度滑脱者占绝大多数。斜位片比正、侧位片更容易发现椎弓峡部裂，典型的表现称为Scottie狗颈征（图103-6）。可用左右斜位片来区别哪一侧椎弓崩裂。正常椎弓及附件在斜位片上的投影很像一条小狗，狗头为同侧横突，狗耳为上关节突，狗眼睛为椎弓根的纵切面，狗颈（重点观察部位）即为关节突间区或称峡部，狗的身体为椎板，前后腿为同侧及对侧的下关节突，狗尾为对侧横突。如有椎弓崩裂，在狗颈部可以看到一条裂隙，犹如这条小狗被戴了一条项圈，相当形象化。如裂隙较大而发生椎体滑脱，犹如狗颈被切断。所以在疑有椎弓崩裂的患者，左右斜位X线片是一定要拍摄的。

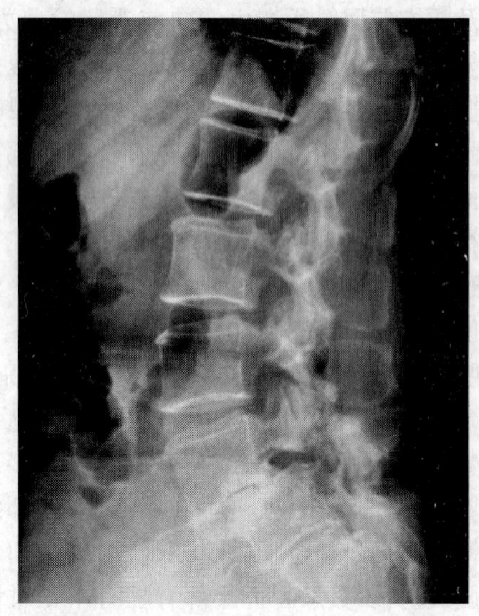

图103-5　腰椎Ⅱ度滑脱伴狭部断裂

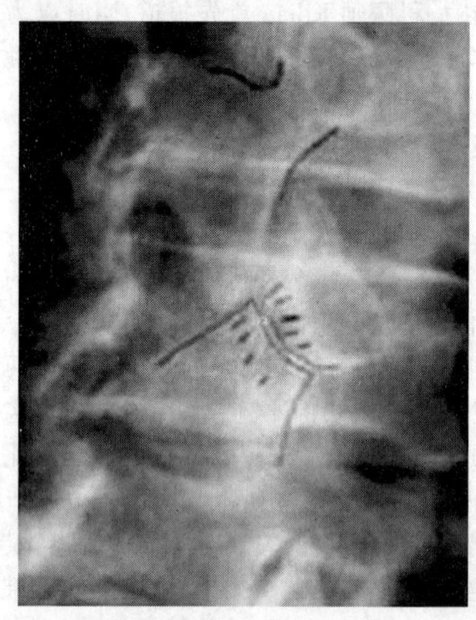

图103-6　Scottie狗颈征

2. CT或三维CT及MRI检查　可以更清楚地显示椎弓形态，判断椎弓有无断裂及其程度以及椎管管径和椎间盘突出的部位和程度（图103-7）。三维CT更加形象化和立体化，可在动态下，任意角度观察椎管形态，甚至可以了解相关结构的空间毗邻关系。MRI检查可观察整个椎管的形态、椎体滑脱的程度、下神经根和椎间盘变性和（或）突出，有助于鉴别诊断及确定手术的节段和范围。

【治疗】

腰椎椎弓崩裂和滑脱的治疗甚多，而且存在许多争论。大多数患者不需要特殊治疗。少数症状和体征明显的患者需手术治疗。

1. 非手术治疗　大多数椎弓崩裂和仅有Ⅰ度滑脱的患者，如无症状不需治疗。若有下腰痛则按前述的下腰痛治疗原则进行处理。有些患者有腘绳肌挛缩，表现为弯腰困难，可进行体疗并加用消炎止痛药物。平时用腰围保护亦是一个良好的措施，但不能代替腰背肌的锻炼。一般均能取得较好的疗效。急性峡部骨折，若能早期诊断，经过外固定大部分可以愈合。老年人或骨质疏松明显者一般也采用非手术治疗。

2. 手术治疗　手术治疗的原则是：神经减压；脊柱融合、内固定和必要时的复位。大约9%～15%椎弓崩裂伴轻度滑脱患者需要手术治疗。

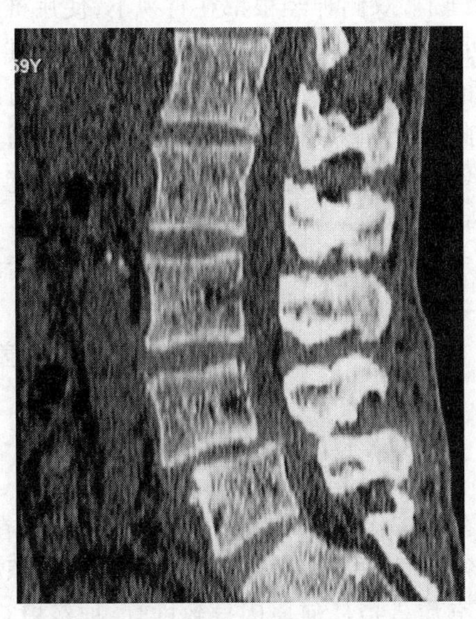

图 103-7 腰椎滑脱的 CT 表现

(1) 手术适应证:①无或有症状,滑脱大于 50%,处于生长发育期的青少年;②进行性滑脱者;③非手术治疗不能矫正脊柱畸形和明显步态异常者;④非手术治疗不能缓解疼痛者;⑤下肢出现神经症状或马尾受压综合征。

(2) 手术方法

1) 神经减压术:大部分采取全椎板或半椎板切除,摘除突出的髓核组织。适用于同时存在椎间盘突出压迫神经根或马尾神经的患者。

2) 脊柱融合术:手术的方法和种类颇多,这也说明各家意见尚不统一。具体方法主要有:

A. 侧后方融合术:其要点为横突间植骨,有时需同时融合小关节。此法可同时行减压手术,植骨区距腰椎屈伸活动轴较近,周围血供较好,有利于骨性融合,但没有椎体间融合率高。一般同时使用经椎弓根内固定装置。

B. 椎体间融合术:可以经前路或后路完成。前路又可分为经腹或经腹膜外两种入路。通过摘除椎间盘髓核组织和撑开椎间隙,减轻椎管内的压力,降低对神经根的压迫和刺激。椎体间有较大的接触面,植骨范围大,融合率高(图 103-8,图 103-9)。适用于无明显神经根症状仅有腰椎不稳的腰椎椎弓崩裂,或轻度滑脱而不宜做后路融合者。术后制动 3 ~ 6 个月。但前路手术暴露较困难,操作复杂,创伤较大,有椎管内减压不彻底、易造成大出血、下肢静脉栓塞、腹腔脏器损伤及可能影响性功能等并发症。对Ⅲ度以上滑脱者因椎体间接触面太少,此法不宜采用。

后路椎板融合率低,假关节发生率高,而且可以引起医源性椎管狭窄,故现已少用或不用。目前大多数采取的方法是:后路摘除椎间盘髓核,椎体间植骨

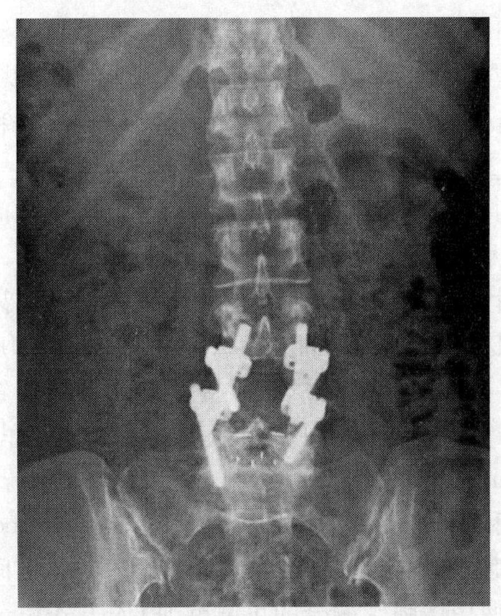

图 103-8 椎体间融合(椎弓根螺钉固定,正位)

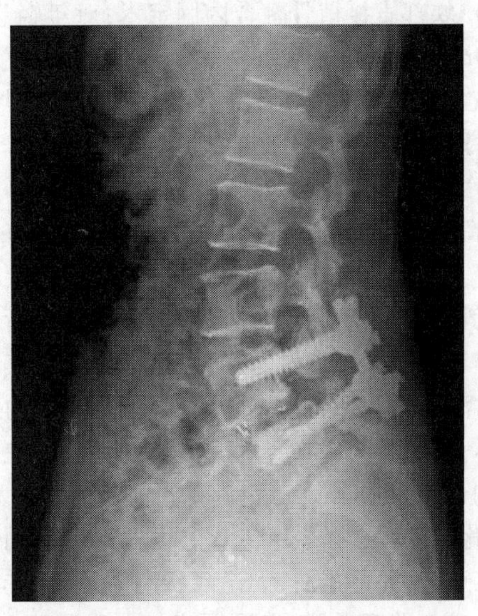

图 103-9 椎体间融合(椎弓根螺钉固定,侧位)

和椎弓根螺钉接骨板或钉棒装置内固定。后路手术创伤较小,椎管内减压较彻底,同时可行内固定,有利于脊柱稳定和融合。但此入路易损伤神经根,所以对再次腰椎后路手术的患者要慎重考虑。不适用有严重骨质疏松和骨质破坏性病变的滑脱患者。

椎体间融合在治疗腰椎疾病的各种脊柱融合方法中具有绝对骨融合生物力学优势,并能对椎间盘源性腰痛起到直接的治疗作用。椎体间融合不管是前路或后路均需植骨,植骨方法很多,主要为自体骨、异体骨移植和各种类型的人工椎体间融合稳定器。传统的椎体间植骨融合往往易发生骨吸收、脱出、骨塌陷以及取骨所带来的并发症,假关节发生率高。椎体间融合稳定器置入后能恢复并保持椎间隙、椎间孔的高度,以及韧带、关节囊的正常张力,从而间接解除神经根受压,维持脊柱运动节段的三维稳定,为椎体间

融合创造了良好的生物力学环境。椎体间融合术的优点为：①椎体和椎间盘承受腰椎的大部分载荷，椎体间植骨融合更符合生物力学特性，使腰椎的稳定性更佳；②椎体间接触面积较大，血运丰富，提供了较为理想的植骨床，增加植骨融合率；③可恢复椎间隙高度，扩大椎间孔，有利于神经根减压。

固定：所有手术患者均需固定。一般前路融合术后使用支具或石膏外固定3～6个月，侧后方和后路融合大多数使用经椎弓根螺钉接骨板或钉棒装置内固定。椎弓根螺钉是脊柱外科发展史上的重要里程碑。Roy Camille首先用椎弓根接骨板对脊柱进行固定。Cotrel和Dubousset发展了CD系统（cotrel-dubousset，CD），使脊柱矫形固定系统趋于合理：cage（椎间融合器）的使用增强了融合的可靠性，植入方式可分为经前路、后路和腹腔镜三种。

3）峡部直接植骨融合内固定术：对年轻患者，滑脱≤10mm，主张行直接修复单节段固定。其优点在于重新恢复腰椎正常解剖，对其结构和功能破坏较小，但不适用于已有明显退变的老年人。

4）重度腰椎滑脱（high grade spondylolisthesis）的治疗：高度腰椎滑脱一般为发育性滑脱。伴有腰骶部的发育异常，如滑脱角增大、L_5椎体楔形、骶骨顶变圆、倾斜度增大、后突角度增加等，但并不是所有腰骶部发育异常的人都发展为严重滑脱，骨盆的其他测量参数对滑脱的发展有很大影响。这类患者的临床表现也不一样，有些症状非常严重，功能受限，主要是力学结构改变和神经受压引起的，而有些几乎无症状，因此，此类患者选择手术治疗时也应根据不同情况而定。儿童>50%的滑脱，无论症状有无，应该选择手术治疗。成人重度滑脱，应根据症状严重程度（持续性腿部疼痛，神经损害，马尾综合征，矢状位失稳等）选择手术方法。手术目的是融合尽量少的节段，保持或重建脊柱平衡，恢复神经功能，达到骨性融合，解除局部症状。术中应该注重改变后凸成角畸形，恢复腰骶部的生理性前凸，不必强求滑脱的复位。

对于轻度滑脱是否需要复位存在争议。赞同者认为：复位可以重建正常的力学结构、恢复人体姿态，防止畸形进一步发展，更加有利于神经根的减压、改善神经症状。增加了植骨融合面积，可提高融合率。减少融合节段，降低植骨处的张力和剪切力，更加有利于植骨融合。内固定的主要目的是提高脊柱融合率，另外可减轻因脊柱不稳而引起的下腰痛症状。反对者认为：复位会增加神经损伤的机会，对症状改善无显著作用。轻度滑脱患者，一般腰骶部无明显发育畸形，滑脱角通常较小，无圆顶形骶骨和楔形L_5椎体，后突角度不大，因此复位相对容易和安全。在充分的减压基础上，双侧神经根都在直视下，使用椎体间撑开器，可以增加椎间孔和椎间隙高度，配合椎弓根螺钉提拉的使用，减少了复位时对神经根损伤的可能性。因此，现代脊柱手术技术的发展已经使滑脱的复位变得更加容易和安全。常用的复位内固定方法有Roy-camille、Steffee、Dick、RF和EMSS系统等。但内固定的稳定作用是暂时的，椎体间的融合才是手术治疗成败的关键。

（姜建元）

第六节　腰椎椎管狭窄症

早在1903年Partal就发现椎管的大小存在差异，而椎管狭小是椎管内神经受压的一个重要原因。腰椎管狭窄症是指任何原因导致椎管、神经根管、椎间孔狭窄引起马尾神经和（或）神经根受压所出现的临床综合征，也是腰痛或腰腿痛的常见原因之一。与传统概念比较，腰椎管狭窄症的现代概念强调以下几个方面：①神经根管（包括侧隐窝）狭窄；②构成椎管的软组织在病程变化中的作用和神经以外因素（血管）的作用；③由于退变因素导致椎管狭窄的同时可合并下腰椎稳定性丧失；④狭窄可仅局限于一个单独的运动节段，也可影响2个或2个以上运动节段；⑤虽然随着退行性改变和神经受压程度的发展，椎管狭窄症的症状出现或加重，但症状的严重程度与影像学上狭窄的程度并不完全呈正相关；⑥椎管或神经根管形态和容积异常，强调管腔内径狭窄，而不是单纯矢状径狭窄。

【解剖】

椎管是由骨性段和骨连结段交替组成。椎体、椎弓、椎板所组成的连续的骨环，由椎间盘和黄韧带相连接。椎管的前壁为椎间盘和后纵韧带，侧壁为椎弓根、小关节和黄韧带的外侧部分，后壁为椎板和黄韧带。因此，整个椎管是由骨和结缔组织共同组成的“骨纤维性管道”。成年人腰椎椎管在腰$_{4,5}$平面处，因椎体后缘向椎管内略凸，椎弓根粗短，关节突呈冠状位并向椎管内突进，使管腔形成三叶草形。由于这种三叶草形状的改变，腰$_{4,5}$的椎管矢状径与横径虽大于上段椎管，但骨腔的容积却小于腰$_3$以上的椎管。整个腰椎椎管的矢状径均小于横径。在椎间隙部位由于纤维环后部略向椎管内膨出，所以该段的矢状径小于骨性段。中央椎管内的硬膜囊的矢径和横径，从腰$_1$到骶$_1$逐渐变小，最后终止于骶$_2$平面。硬膜外间隙充满脂肪、疏松结缔组织、血管、淋巴管等，其大小在不同腰椎平面是不等的。神经根自离开硬膜囊到出椎间孔的一段路程，总称神经根管。它的内侧部分为侧隐窝，外侧部分为椎间孔。整个神经根管不全是骨性的，其中也有软组织，故称为骨纤维性管道。从干燥骨上测得侧隐窝的矢状径自腰$_1$到骶$_1$逐渐变小，由于下部的腰椎弓根较粗短，关节突呈冠状位，椎管的横径较大，管腔演变成三叶草等因素，使侧隐窝的横径变大。它的前壁是椎体纤维环的后外侧，外壁为椎弓根内侧面，后壁为上关节突和黄韧带的外侧部分。侧隐窝向外续于椎间孔。实际上椎间孔是一个短管，从腰$_1$到骶$_1$管腔逐渐变小而管道变长，在腰$_5$骶$_1$水平，该管的长度约2.5～3cm，管内含有脊神经的前后根、神经节和节段性动静脉等。椎间管（孔）的内口与侧隐窝相接的部分最为狭窄，又因下腰部组成坐骨神经的脊神经根要比上腰部组成股神经的神经根粗得多（神经根粗约3mm），这样就使组成坐骨神经的神经根活动缓冲余地较小。如在此部位有退行性变而有骨赘形成，则使管道进一步狭窄，神经根受压。

【发病机制】

胎生时腰椎管横断面呈卵圆形，但随着人体的发育、负重、退行性变等引起各种超限负荷增加，均促使其向增加力学的强度方向发展。至成年时，腰$_5$骶$_1$和腰$_{4,5}$的椎管大多呈三角形或三叶草形。腰骶关节需负担脊柱的60%～70%的伸屈活动量，腰$_{4,5}$为15%～20%。此种椎管的力学强度虽然增加，但矢状径却减少，加之小关节部骨质增生、肥大或上关节突过长以及椎体间关节的退行性变，不仅使椎管矢状径变短、容积明显减少，而且神经根管也相应变得细而短，可由正常的5～7mm减少至2～3mm。由于椎管内有效容积缩小，使马尾与脊神经根处于临界状态，任何可以增加管内压力的病理性与生理性因素，如骨赘、关节囊和黄韧带的松弛与肥厚、椎间盘突出、腰部后伸，甚至肢体活动所引起的脊神经根部的生理性充血与淤血以及椎管内微循环障碍等，均可直接激惹马尾和脊神经或是通过返神经（窦椎神经）的初级后支的反射而出现临床症状。

【分类】

1. 根据病因分类

（1）原发性椎管狭窄：与先天因素有关，包括腰椎椎体发育不良、半椎体、椎弓崩裂合并滑脱等。关于椎管狭窄的标准，各家报道不一，其原因是有人测量的是干骨，有人则从X线片上测量，有放大的因素在内。目前由于CT的广泛应用对椎管各径的测量，提供了精确的数据。一般认为腰椎椎管的矢径约15mm，少于15mm提示异常，少于12mm可认为是狭窄。Jones提出“管体比值”（脊椎指数）的概念，即将椎管的矢径与横径的乘积与椎体的矢径与横径的乘积相比，正常人为1∶（2～4.5），在椎管狭窄者为1∶（4～6）。

（2）继发性椎管狭窄：为后天多种因素所造成，主要有：

1）黄韧带肥厚：是腰椎椎管狭窄症的最常见因素，常因黄韧带与硬脊膜粘连形成环状压迫，有时黄韧带肥厚也可以与腰椎间盘突出、腰椎退变等同时存在。黄韧带是弹性很强的组织，Thomas观察到正常黄韧带的弹性纤维占80%，胶原纤维占20%，其纤维方向近于垂直向下，起始于上一椎板的前面，止于下一椎板的上缘，在两侧与小关节囊及韧带互相融合。当脊柱前屈时，黄韧带上下伸展，脊柱后伸时黄韧带收缩。在正常情况下不起皱褶。但在反复的间接外伤、慢性劳损的基础上，可引起黄韧带的退行性变，增生、肥厚。镜检可见弹性纤维有变性和破裂，为结缔组织所取代。由于黄韧带的变性增厚，弹性减弱，当脊柱过伸运动时，会发生多余而起皱褶，压迫神经组织并引起微循环障碍。腰部黄韧带在中线处正常厚度为4mm，侧方为2mm，超过者即可称肥厚。

2）腰椎退变：这种椎管狭窄为节段性。伴脊椎骨性关节炎，其狭窄的最明显部位在椎间盘及关节突相应部位，而在两个狭窄区域之间的椎管，其矢径及横径可能正常。由于椎间盘退变可引起椎间隙狭窄，黄韧带松弛，因而使椎体不稳定，甚至发生滑脱（假性滑脱）。这种滑脱多见于腰骶部，而以腰$_4$向前滑脱最为多见。关节突可从后外侧突入椎管，使椎管的横切面呈三叶草形，有时向腹侧突出造成侧隐窝狭窄而压迫神经根。此外，骨赘的生长、椎体的不稳定，亦均可引起症状。

3）椎板肥厚：患者的棘突往往长而宽，有人注意到棘突的基底可以突向椎管，使椎管内呈不规则隆起，椎板比正常人厚，其致密性及硬度均超过正常。一般认为厚度超过5mm者即为不正常，但临床上椎板厚度超过10mm者并不少见。

4）医源性：后路椎板植骨融合术后，可造成椎管狭窄。有人分析129例椎板融合术后的椎管狭窄，发现有两种类型：一是融合的椎板上缘的棘间韧带及黄韧带增厚，在棘突基部突向椎管，也可伴有椎间盘突出，但一般很少在融合段突出，而是在融合部位的上缘突出最明显；二是在整个融合的区域内发生狭窄。由于椎板及黄韧带的增厚以及后关节突膨大引起的椎管狭窄。现已了解到在做融合时，椎板上过多地凿剥，将可能造成椎板前方骨质增生。椎管手术本身可以造成创伤、出血和脊柱稳定性改变等，均可引起椎管内瘢痕组织增生和粘连，骨和韧带退变而导致椎管狭窄。另外还了解到，长期的不必要的推拿，也会造成椎板及黄韧带的增厚。

2. 根据狭窄的部位分类

(1) 中央型:主要为椎管中央矢径的狭窄。临床症状的特点是明显的马尾型间歇性跛行,而无神经根痛及神经受压的阳性体征。

(2) 神经根管侧隐窝狭窄型:临床上常表现为根性神经痛而无间歇性跛行,常与单纯腰椎间盘突出症相混淆。

(3) 混合型:既有间歇性跛行又有根性神经痛,主要因椎管及根管均有狭窄。

【临床表现】

1. 间歇性跛行 即当患者步行数百米后,出现一侧或双侧腰酸、腿痛、下肢麻木、无力以致跛行,但当稍许蹲下或坐下休息数分钟后,又可继续步行,故称为间歇性跛行。研究表明间歇性跛行的发生机制与压迫因素、血液循环障碍及炎性刺激有关。实验研究证明神经功能障碍与神经受压的强度、受压的时间成正比,压迫与体位关系密切。Magnaes 研究发现腰椎椎管狭窄症患者体位由屈曲变为伸直时,狭窄处硬脊膜囊内压力逐步升高,到完全伸直时可达 88 ~ 171mmHg(11.8 ~ 22.8kPa),行走时可高达 191mmHg(25.5kPa)。这种间歇性的硬脊膜囊内、外压力变化产生对神经根间歇性压迫,是导致神经源性间歇性跛行的原因之一。有学者研究尸体椎管发现,当脊柱从屈曲到伸展时有下列变化:①腰椎管短缩 2.2mm,其中所包含的神经组织同样缩短变宽;②黄韧带纤维松弛和横径变宽;③椎间孔变窄。正常腰椎管有充分的间隙允许硬膜和神经根的正常活动,但当椎管有狭窄时,凡能使椎管容积进一步减少的任何因素,均可能阻止硬膜和神经根的收缩和伸展。在站立或行走时,腰椎前凸增加,这样减少了椎管的容积,阻碍神经组织在椎管内的滑动,进而影响它的微循环。Nelson 的解释是由于下肢肌肉的舒缩使椎管内相应脊神经根部的血管发生生理性充血,继而静脉淤血以及神经根因受牵拉后而发生微循环受阻,使神经根缺血。在坐位及下蹲时,脊柱前凸减少或变成轻度后凸,椎管容积增加,血液供应及微循环得到改善,症状因而缓解。另外压迫和血液循环障碍可以引起充血和水肿等炎性反应,其过程中产生的炎症介质具有强烈致痛和刺激作用,也是神经源性间歇性跛行的原因。

2. 腰部后伸受限及疼痛 由于椎管内有效间隙减少或消失,当腰椎由中立位到后伸时,除椎管后方小关节的关节囊及黄韧带挤向椎管和神经根管外,椎管长度亦缩短,椎孔变窄、椎间盘突向椎管和神经根的横断面增加,以致椎管内压力急骤增高。因此患者后伸必然受限,并由此而出现各种症状。但将腰恢复到伸直位或略向前屈后,症状立即解除或缓解。因此患者不能长距离步行,而骑自行车无妨碍。

3. 根性坐骨神经痛 发生在侧隐窝狭窄的患者,但症状不及腰椎间盘突出症明显。而且症状也比较复杂,因为可有多根神经根受压。直腿高举试验常阴性,也可有阳性者,但程度较轻。

【影像学表现】

1. X 线片 可测量椎管的中央矢径及横径,其数据大多小于正常人。此外还可以发现腰椎弧度的改变、椎间隙变狭窄、椎体缘骨赘形成、小关节突肥大及椎体滑脱等。这些表现虽均为非特征性的,但必须作为常规检查。

2. 脊髓造影 脊髓造影能系统地了解椎管全部管径,显示出椎间盘平面处前后受压的狭窄征象,可见有不同程度的充盈缺损,可能有多处,呈蜂腰状影像。在腰部过伸时,则狭窄更明显。中央椎管狭窄造影时,如完全梗阻可出现显像剂完全中断;部分性梗阻的表现为不同程度的单个或多个充盈缺损;侧隐窝狭窄及神经根管狭窄时,可见神经根显影变短、变淡、扭曲、不显影等改变。

3. CT 检查 CT 能清晰地显示腰椎的骨性结构,尤其是上下关节突、侧隐窝、硬膜外脂肪、椎间盘等组织结构。近年来螺旋 CT 的应用,将扫描层距大大缩小,可以很方便地测量侧隐窝、椎弓根峡部、小关节的方向角及大小等骨性组织结构。造影后 CT 检查(CTM)与单纯脊髓造影比较,显示的异常可增加 30%。CTM 在显示骨性结构上要优于 MRI,有助于制订椎管减压的手术计划。脊髓造影及 CTM 最适用于动力性椎管狭窄、术后下肢疼痛、严重脊柱侧弯或腰椎滑移、金属内固定置入术后周围情况检查,以及有下肢症状但 MRI 检查未发现异常情况的患者。

4. MRI 扫描 MRI 检查由于无创、无电离辐射、可清晰显示椎间盘退变或突出甚至纤维环破裂与否等特点,对腰椎管狭窄症的临床检查效果可与 CT 和椎管造影相媲美甚至超过后者。一些研究表明诊断符合率达 82% ~ 91%;同时,MRI 对于确认其他疾患如感染、肿瘤等很有帮助。

5. 影像学的定量测定 在腰椎管狭窄症的椎管测量方面,国内外学者已总结了大量的资料并达成较为一致的意见:①椎管矢状径<15mm 为可疑狭窄;10 ~ 14mm 为相对狭窄(图 103-10),<10mm 为绝对狭窄。硬膜囊矢状径<7mm 为椎管狭窄,如<5mm 为绝对狭窄。②成人椎管横径正常>20mm。横径<16.5mm 或骨窗<17mm 为中央管狭窄,当横径<11.5mm 或骨窗<13mm 时为绝对狭窄:硬膜囊横径<11.5mm 为椎管狭窄,如<8.5mm 为绝对狭窄。③椎间孔前后径应>3mm,若拉长或变窄则均提示狭窄。④侧隐窝>5mm 者不会产生

7

压迫症状,<3mm 有 50% 的人会产生压迫症状,<2mm 为绝对狭窄。⑤正常人腰椎管横截面积为 180mm^2,腰椎管面积的下限值为 145mm^2;100～145mm^2 为中央型腰椎管狭窄。当硬膜囊面积为 76mm^2 可诊断轻度、中度狭窄,<76mm^2 为重度狭窄。

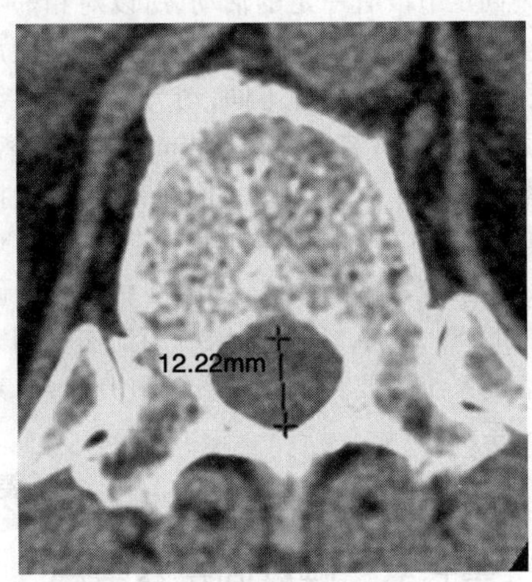

图 103-10　椎管矢状径相对狭窄

【诊断】

年龄在中年以上,有间歇性跛行病史,再结合 X 线(包括造影、CT 和 MRI 等)表现,诊断并不困难。但不少患者常被漏诊或误诊,原因是此类患者腿痛或下腰痛的主诉较重,但检查时并无明显体征,即体征与主诉不符。尤其在本病的早期,这种不符情况更明显。由于椎管狭窄使马尾及神经根在椎管内的容积处于正常范围的最低点,因此当患者在较长距离步行或处于各种增加椎管内压的强迫位时,产生的症状甚多,甚至可有典型的坐骨神经放射性疼痛。但就诊时,由于临诊前的短暂休息,使椎管内压下降,因此医师检查时常无阳性体征。这种主诉与体检的不统一性,过去易误认为"夸大主诉"或"诈病"。在本病后期,或是由于各种附加因素如椎间盘突出、骨质增生和椎管内粘连等构成椎管内的持续性占位性病变时,则可有阳性体征出现,并具有动力加剧的特征。X 线片尤其是椎管造影、CT 及 MRI 对诊断有很大的帮助。椎管造影检查可以应用,但必须要记住造影的并发症,严格掌握指征,严格操作。此外,肌电图检查也有助于诊断和鉴别诊断。

【治疗】

1. 非手术治疗　方法有:①避免或减少弯腰活动、提拿重物等重体力劳动。②加强腹肌锻炼,增强腹肌力量,减轻腰肌紧张,使腰骶角度减小,增宽椎管,缓解压迫,调整静脉回流,减轻疼痛。③按摩和推拿可减轻腰部的肌肉紧张。但要强调只能用轻柔手法,绝对禁用强烈的旋转手法,否则会加重病情。此外,长期的推拿,也可能是造成椎管狭窄的原因。④封闭疗法:将利多卡因及醋酸氢化可的松溶液注入到腰椎硬膜外间隙,可松解粘连,消除肿胀,减少疼痛。

2. 手术治疗　腰椎管狭窄症手术的目的是:扩大椎弓或神经根管,解除神经受压从而达到消除疼痛、缓解症状的目的。目前多数作者认同的指征是:①中重度的神经压迫症状,伴或不伴有腰背痛;②影响功能的腿痛;③进行性行走距离受限;④大部分或进行性神经功能缺失;⑤出现马尾神经症状;⑥经正规保守治疗 4～6 周无效者。Transfeldt 等认为只有经过这段时间的非手术治疗,才能使"期望-现实差距"缩小,即避免在患者期望过高而现实手术效果无法满足的情况下进行手术。单独影像学依据、椎管结构狭小或较轻的神经受压症状都不是手术指征。高龄患者并不是手术禁忌。术前必须明确以下几个问题:①受累神经根为单一神经根或多根神经根;②腰骶椎受累节段数;③神经根压迫原因,是由椎间盘突出或骨性因素所致,或两者兼有;④是否存在腰椎节段性不稳或滑脱而需行融合术。

3. 手术方式

(1) 全椎板切除术:全椎板切除仍是中央型腰椎管狭窄症的标准减压术。主要适用于:①严重狭窄;②多节段狭窄;③椎板间结构拥挤;④运动节段已有骨桥形成和(或)计划行融合术稳定脊柱。

(2) 单侧或双侧椎板开窗术:鉴于原发性与退行性腰椎管狭窄压迫神经的结构大多仅位于椎间平面,而全椎板切除易引起脊柱不稳,远期疗效常下降。目前更多的观点倾向于双侧或单侧椎板开窗,保留中央骨、韧带结构,防止脊柱不稳。目前主要有多节段椎板切开术、选择性椎板切除术、选择性单侧或双侧单节段或多节段椎板切开术以及多种椎板成形术,如内侧椎板成形术、开门式椎板成形术等。

(3) 微创减压手术:近年多强调针对不同病因和有限化术式,不主张单一横式大范围减压的手术方法。主张采用以较小的手术创伤,达到彻底减压并维持术后腰椎的稳定性、保留小关节的微创减压手术。但此手术术前应做认真检查与评估,做到有的放矢。

(4) 撑开式椎板成形术(distraction laminoplasty):通过切除棘间韧带和尾侧 1/3～1/2 棘突和头侧部分椎板而后撑开此间隙,以达到暴露目的并行减压术。其优点在于暴露良好,安全且易于实现,尽可能保留后柱结构维持稳定。

腰椎管狭窄的减压手术应注意以下几点:

1) 必须将所有神经受压并有症状的节段进行充分减压,避免因复发性椎管狭窄而进行再次手术。手术中,神经根彻底减压后应能在内外方向上至少有

1cm 的移动余地,否则应扩大减压,用角状神经探子可以无阻力地进出探查椎间孔区。对充分减压后神经根移动余地仍较小的病例应查找原因。若有多部位狭窄(双重或多重卡压综合征)的存在,给予相应的减压。

2）研究表明,并非所有的腰椎管狭窄均源于构成椎管的骨性结构增生退变。部分患者可表现为以骨性组织增生退变为主要因素,合并纤维结缔组织,如椎间盘退变、黄韧带增生肥厚等为次要因素的中央椎管或腰骶神经根管狭窄;部分则以椎管、神经根管的纤维结缔组织退变为主要因素,而骨性结构或许正常,或许存在有一定程度的退变,但为次要因素,并不足以引发临床症状。因此,术前必须加以区分,否则手术减压范围过大会导致腰椎稳定性的大范围破坏,即使部分患者的神经组织得到充分减压,但随之出现的许多新的临床问题会使治疗更加棘手。

3）在形成椎管狭窄原因中,椎间盘常压迫神经根,大多数病例有椎间盘膨入椎管,而非真正突出。只有当椎间盘突出或有明显椎间盘膨出并引起神经根症状时,才考虑椎间盘切除。一般认为,如果术前脊柱稳定,行单侧椎间盘切除很少引起不稳。

4. 联合融合及内固定手术问题　腰椎管狭窄症是否应同时行融合术尚有较大的争议。一般认为植骨融合是针对有腰椎不稳或减压后可能出现不稳,尤其对较为广泛的减压术后,植骨术是维持疗效的重要措施。指征为:①全椎板切除后行双侧椎间盘切除,尤其是伴有 50% 以上关节突关节切除者;②全椎板切除后行单侧或双侧椎间孔扩大,尤其是中年患者;③双侧>50% 的关节突关节切除或单侧全关节突关节切除;④术前狭窄节段功能位摄片提示高活动度(椎体平移>4mm,成角>10°)者;⑤相同节段行再次减压术;⑥严重的下腰痛。目前认为如果术前稳定,单纯椎板切除后融合术并不增加临床疗效。

5. 动力性稳定系统在椎管狭窄症中的应用　动力性固定也称软固定或灵活固定或弹性固定。它只对腰椎固定而不融合,该系统是在腰椎紧张的状态下置于脊柱后方,可以增加局部的脊柱前凸,限制不稳节段的运动范围,从而使运动节段的应力传导模式恢复正常或接近正常,进而解除疼痛。动力性固定系统由于允许固定节段有一定的活动,所以对相邻节段的运动不会有很大的影响,可能会避免邻近节段病的发生。根据设计和作用原理不同,动力性稳定系统分为 4 类:①棘突间分离装置,包括 Minns 硅酮分离装置、Wallis 系统、x-stop 系统;②棘突间纽带装置,包括 Loop 系统、弹性纽带;③经椎弓根钉纽带装置,包括 Graf 纽带、Dynesys 系统、FASS 系统;④经椎弓根钉半硬式金属装置,如 DSS 系统。目前临床应用证实可用于腰椎管狭窄症的系统主要为 x-stop 系统和 Dynesys 系统以及 Wallis 系统。

(姜建元)

第七节　腰椎间盘突出症

腰椎间盘突出症(lumbar disc herniation)是骨科的常见病和多发病,是腰腿痛最常见的原因之一。本病多发于青壮年,常困扰患者的工作、学习和生活,严重者可有大小便功能障碍。自 1932 年 Mixter 和 Barr 报道以来,已成为研究最多的腰椎疾患之一。

【应用解剖】

椎间盘由纤维环、髓核及上下椎体的透明软骨板组成(图 103-11)。

1. 纤维环　由含胶原纤维束的纤维软骨组成,位于髓核的四周,纤维排列成同心的环层,环的纤维在椎体间斜行,每一环层的纤维与其邻层纤维的斜行方向相反,交叉成角,这样有利于脊柱能在各方向都有较大范围的活动,但同时又限制了脊柱的过度旋转。接近中央的纤维环板层,由软骨板起始向外斜行,绕过髓核又向中心而止于对侧的软骨板,使髓核呈椭圆

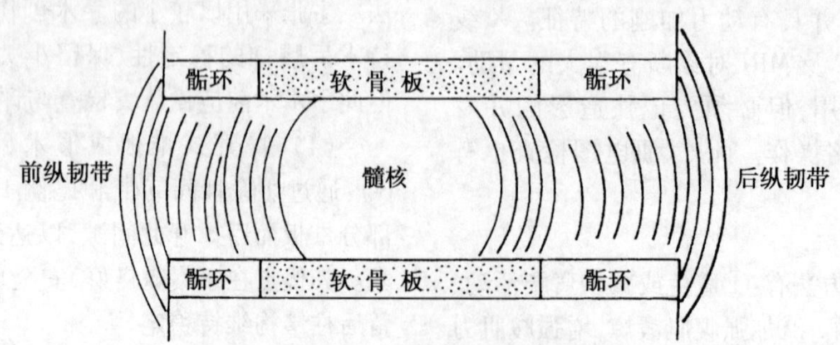

图 103-11　椎间盘及其周围组织

髓核毗邻软骨板、外围的纤维环纤维与骺环连接,前侧较多,并与椎体相接。骺纤维从一个骺环至另一骺环,而软骨纤维则从一个软骨板至另一软骨板。纤维环的前纤维由强大的前纵韧带加固,而后纤维则由较弱的后纵韧带加固

7

形。最外层的纤维与前、后纵韧带相融合。纤维环的周边部纤维,越过软骨板的边缘进入椎体的骨质内称为 Sharpey 纤维。深部纤维止于椎间盘两端的软骨板。因此椎间盘与椎体连结坚固,在正常情况下不可能有滑动。纤维环的前侧及两侧较厚,后侧相对薄。前方还有坚强宽阔的前纵韧带加强,后方的后纵韧带较窄且薄,故髓核较易向后方,特别是后外方突出。

2. 髓核　是一种胶样物质,为纤维环和软骨板包绕。髓核中含有黏多糖蛋白复合体、硫酸软骨素和大量的水分。含水量高达 70% ~90%,但随年龄而减少。新生儿占 88%,成年人为 70%。髓核的含水量一日之中随着承受的压力的改变亦有变化。髓核不在椎间盘的中央而偏于椎间盘的后方(图 103-12)。

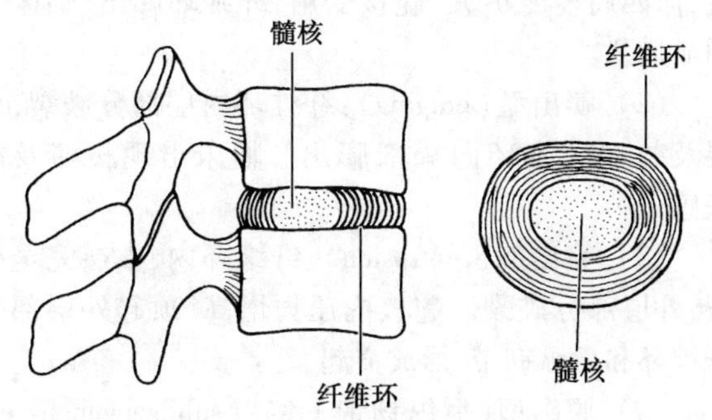

图 103-12　椎间盘的解剖

3. 透明软骨板　与椎体高度的增长有关,它有防止髓核突入椎体松质骨的作用,椎间盘除了上述的连结作用外更重要的是有吸收振荡作用以及使脊柱富有弹性。髓核因含有大量水分而不能被压缩,在脊柱活动时髓核在纤维环内变形及稍许移动(图 103-13)。椎间盘即使在不负重的情况下也是承受压力的,这是由于椎间韧带和纤维环所施予的,在平卧时腰部髓核大约受到 13.5kg 压力,直立时则为 13.5kg 加上其平面上躯干重量的总和。在身体活动或负重时,压力可达数百公斤。髓核还具有一定的渗透能力,在白天由于劳动或体重压力使髓核内液体外渗,夜间平卧后液体又渗入髓核,所以人在清晨起床时要比睡前高 1.25cm 左右。椎间盘在胎儿期有血供,但营养血管在 8 个月时就开始闭塞,到 20 岁时已完全闭塞,椎间盘的营养主要依赖椎体血管和组织液渗透,这也可能是椎间盘易发生退行性变的原因(图 103-14)。

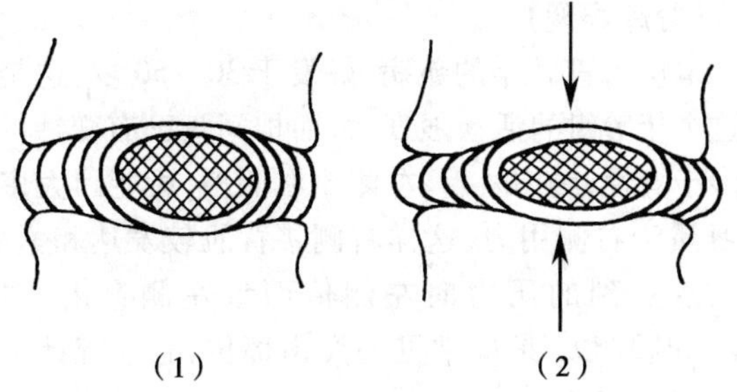

图 103-13　椎间盘的纤维环和髓核均富有弹性,可受压变形

(1)正常情况;(2)在承受压力时,纤维环可延展而髓核可成扁平状态,从而起了缓冲振荡的作用。待压力消失时,又可恢复原状

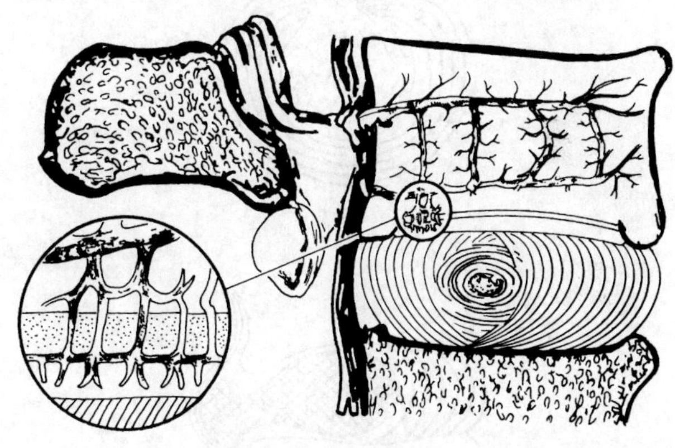

图 103-14　椎间盘的血供

血管穿过软骨下骨及钙化的软骨板至纤维环

【病理生理】

椎间盘在出生后继续发育,大约至 20 岁达顶峰,以后逐渐开始退行性变。髓核逐渐为纤维组织和软骨细胞所代替,液体含量逐渐减少。椎间盘开始变性的年龄各人不一,有人稍晚一些,但常在脊柱主要负重部位改变明显,进展也快。最后髓核可完全为纤维组织和软骨细胞所替代,椎间盘高度减少。纤维环发育到 20 岁左右也终止了,开始变性的时间可能较髓核更早一些。纤维环虽甚坚固,但在剧烈运动时可引起邻层纤维在交叉处的互相摩擦,以致有纤维变性和透明变性,最后可致纤维环破裂,并可在纤维层间发生向心性的裂缝,此种裂缝一般多在纤维环的后外侧,髓核即可由裂缝突出(图 103-15)。到 40 岁以上,纤维环的变性更为明显。在软骨板上有残留的从椎体进入椎间盘的血管管道,为一薄弱部,椎间盘物质亦可通过此管道突入椎体内,这就是 Schmorl 结节的由来。在椎间盘组织发生退行性变的基础上,如果再受到不平衡的应力,就可以使纤维环在薄弱点上破裂,髓核由破裂处较均匀膨出,临床上称为膨隆。如再进一步突出就称为疝出或脱出,髓核的突出部分和碎裂的纤维环突入椎管内,压迫相应的神经根、圆锥等,就会产生严重的症状。在腰椎间盘突然或连续地受到压力的情况下都可以发生突出。如弯腰搬重物、抬举重物时与其他人配合不好,腰部扭转幅度过大,摔倒时臀部坐地等。真正由于腰部直接外伤而引起者并不多见,但洗脸、洗衣服,甚至咳嗽、打喷嚏而发病者倒不少见。大约有 30% 患者的原因不清楚。年轻人

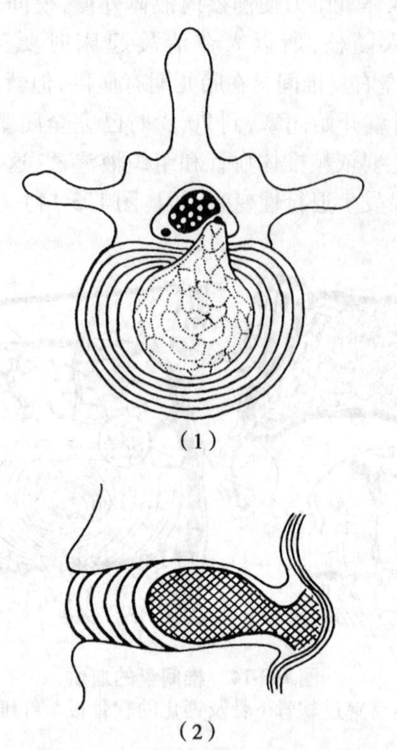

图 103-15 腰椎间盘突出症

(1)腰$_{4\sim5}$椎间盘突出症椎间盘及椎管横剖面示意图,图中可见纤维环已部分破裂。髓核突出后,在椎管内、硬膜外压迫脊神经根;(2)椎间盘后部纤维环破裂,髓核突出,侧面示意图

的髓核处于半液体状态时,突出的组织可以被吸收,症状也随之缓解。但如突出的组织为已有透明软骨或纤维软骨样变的髓核,不能被吸收而长期压迫神经根,症状就持久不退。继而在神经根周围产生粘连,此时即使突出物最后被吸收,也往往遗留疼痛。椎间盘的变性,椎体间关节本身的不稳定,再加上椎间盘高度减小所造成前后纵韧带的松弛,后关节的结构亦发生变化。在腰部活动时,椎体会经常发生前后方的移动,椎体边缘及小关节突均会产生骨赘,黄韧带肥厚等。这些变化本身,也可以对神经根产生压迫作用,因此到后期患者引起症状的原因就非单一的了。腰椎间盘突出大多为单侧性,但亦有少数人为双侧性,有时为中央突出同时压迫两侧神经根。因突出物位置不同,产生的临床症状也有差异,由于神经根从硬膜囊发出后要下行一个节段才从椎间孔穿出,故腰$_{4\sim5}$椎间盘突出所压迫的为腰$_5$神经根,而腰$_5$~骶$_1$椎间盘突出压迫的是骶$_1$神经根。

有关突出椎间盘压迫神经根引起疼痛的机制目前主要的理论有三种:①机械压迫学说:机械压迫神经根是引起腰背痛、坐骨神经痛的主要原因,受压迫的神经根处于牵张状态易致损伤,神经功能障碍逐渐加剧;②化学性神经根炎学说:椎间盘变性、纤维环薄弱破裂后,髓核从破口处溢出,沿椎间盘和神经根之间的通道扩散,神经根又无束膜化学屏障,髓核的蛋白多糖对神经根有强烈的化学刺激,激活纤维环、后纵韧带中的伤害感受器,因而产生化学性神经根炎;③椎间盘自身免疫学说:椎间盘髓核组织是体内最大的、无血管的封闭组织,与周围循环毫无接触。因此,人体髓核组织被排除在机体免疫机制之外,当椎间盘退变、髓核突出时,髓核中的多糖蛋白成为抗原,暴露的抗原与机体中的抗体结合,产生免疫反应。

从病理类型及其转归来看,国际腰椎研究会(ISSLS)和美国矫形外科学会(AAOS)提出腰椎间盘突出6型分类法:

(1)退变型(degeneration):周围纤维环发生退变,向四周轻度扩大,髓核变扁,纤维环膨出,临床无明显症状。

(2)膨出型(bulging):纤维环内层部分破裂,中层及外层纤维环向局部膨出。临床出现腰痛及酸胀感。

(3)突出型(protrusion):纤维环内、中层完全破裂,外层部分破裂。髓核内压力增高,顶起外层部分纤维环和后纵韧带,形成突起。

(4)脱出型(后纵韧带下型)(subligamentous extrusion):纤维环全层破裂,髓核从破裂处脱出顶起后纵韧带形成局部突起。

(5)脱出型(后纵韧带后型)(transligamentous extrusion):全层纤维环及后纵韧带全部破裂达硬膜囊外。

(6)游离型(sequestration):脱出物穿破后纵韧带,从椎间隙平面向下或向上游离或完全离开破裂口,进入椎管内。

其中膨出型行保守疗法;突出型一般行保守治疗,但有脱出及游离的危险;脱出型(后纵韧带下、后纵韧带后)及游离型均属于破裂型,保守治疗效果较差,多需手术治疗。

【临床表现】

本病为青壮年的疾病,好发于30~50岁,这是因为这个年龄组的活动强度大,而椎间盘已有变性。男性多于女性,约10:1。左侧比右侧多,可能因大多数人习惯于右侧用力,这样右侧腰背肌较发达和紧张,椎间盘受到的压力向左侧传而致左侧突出之故。腰$_{4\sim5}$和腰$_5$骶$_1$是最常见的突出部位,有人统计可达90%(表103-1)。

1. 腰痛和坐骨神经痛　这是腰椎间盘突出最常见的症状。一般先有腰痛,若干时间后产生坐骨神经痛。也有人在一次外伤时立即产生腰痛及腿痛。疼痛一般比较剧烈,性质常为放射性神经根痛,部位为

表 103-1　腰椎间盘突出症的常见体征

间隙	受压神经	感觉障碍区域	肌力减弱	反射减弱/消失
$L_{3\sim4}$	L_4	大腿前内、膝前和小腿前内侧	股四头肌、髋内收肌	膝腱反射
$L_{4\sim5}$	L_5	小腿前外、足背和踇趾	踇长伸肌、臀中肌、趾长、短伸肌	通常无
$L_5\sim S_1$	S_1	小腿后外、足外侧、足跟、外侧三趾	腓骨长、短肌、腓肠肌、臀大肌	跟腱反射

腰骶部、臀后部、大腿外侧、小腿外侧、足跟部、足背或足趾。弯腰、咳嗽、打喷嚏、排便等增加腹腔压力的动作均可诱发或加重坐骨神经痛。症状以单侧为多，有时会转向对侧即双侧均有症状，严重者可出现排尿困难及鞍区感觉消失，双足麻痹。症状往往经休息后缓解，时轻时重，但往往缓解间隔期逐渐变短而疼痛则逐渐加剧。少数患者一开始即为腿痛而无腰痛。

2. 腰部活动受限　腰肌有保护性痉挛，使腰僵硬，各个方向活动不便，上下床和坐起均感困难。在做腰后伸动作时疼痛更重，可解释为后伸将突出物挤向椎管，加上黄韧带松弛前突，对神经根压迫作用增加。

3. 脊柱侧弯　称“坐骨神经痛性侧弯”（图 103-16）。大多数患者偏向健侧，少数偏向患侧。一般认为这与突出物和神经根相对位置有关，如突出物在神经根的外上方时弯向健侧，而在内下方时弯向患侧，其原因是机体设法避开突出物对神经根的压迫。

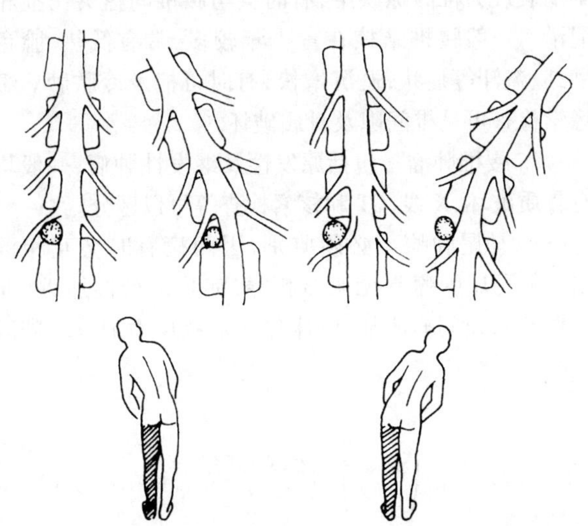

图 103-16　脊椎的坐骨神经性侧凸

左：若椎间盘突向神经根内侧，患者将侧向患侧，以缓解根性痛；右：若椎间盘突向神经根外侧，患者将侧向健侧，以缓解根性痛

4. 腰部压痛及放射痛　本病的压痛点常在棘突线的两旁，其特点在于不但有压痛还会向下肢放射，其阳性率可达 90% 左右，可作为诊断及定位的有力依据。

5. 直腿抬高试验　直腿抬高试验（Lasegue 征，图 103-17）是诊断本病的重要试验。令患者仰卧，使膝伸直，将下肢徐徐抬起，正常一般大约 70°左右。一般先抬健侧使患者有所准备，然后再抬患侧，往往达不到 70°，由突出物对神经根压迫的严重程度而定，严重者抬不到 30°即痛。再在下肢抬高到疼痛发生前检查者用手使足背屈，这样会出现疼痛，这称为加强试验阳性。另一种检查方法称坐骨神经根试验，即患者坐位，将膝伸直，逐渐抬起，观察其抬高的度数，这也是牵拉了坐骨神经。股神经牵拉试验，亦称跟臀试验。患者俯卧，将足跟推向臀部，如股神经受压，患者会感疼痛。另外，还可做屈颈试验，患者仰卧，检查者一手按住胸部，另一手将头抬起，阳性者出现下肢痛，这也是使神经根受牵拉之故。压迫颈静脉使硬膜内压力增高，加重突出物对神经根之压迫亦可使疼痛加重，称 Naffziger 征。

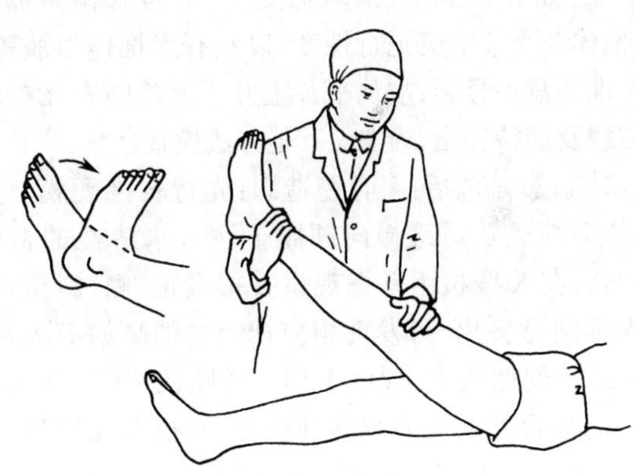

图 103-17　直腿抬高试验和踝背屈加强试验

6. 感觉改变　受压神经根支配的皮肤节段会出现感觉的变化（图 103-18）。先为感觉过敏，后为感觉迟钝或消失。腰$_5$ 神经根受压感觉变化在小腿外侧及足背，而骶$_1$ 受压时在小趾及足外侧，这对突出物的定位有一定的参考价值，但不肯定。

7. 肌力减退　股神经受累影响股四头肌肌力。腰$_5$ 神经根受压表现为伸肌力减退，严重者亦可以影响足背伸肌，亦有定位价值。

8. 腱反射改变　腰$_4$ 神经根受压，膝反射减低，骶$_1$ 神经根受压，跟腱反射减弱，这也有定位价值（图

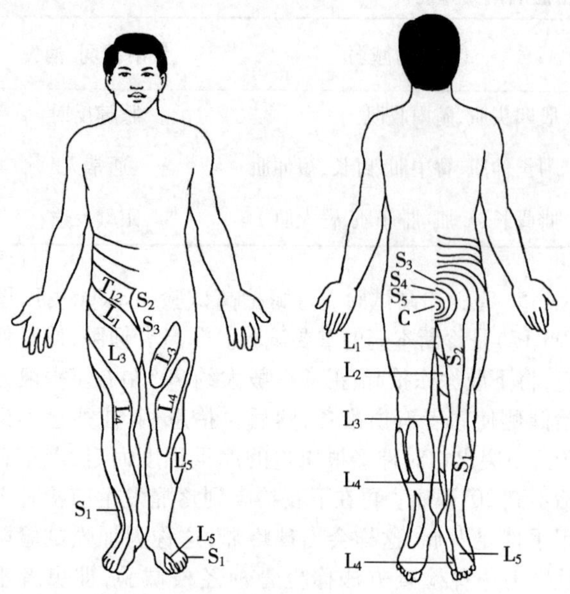

图 103-18 腰骶丛皮肤感觉节段分布

103-19）。

9. 实验室检查　无异常发现，少数患者有脑脊液蛋白轻微增高。

【影像学表现】

1. 常规X线检查　其目的在于：①除外脊柱的其他病变如结核、肿瘤等；②观察有无椎间盘病变的间接征象，如脊柱侧弯、椎间隙变窄、椎间盘和韧带钙化、椎体及小关节突退行性变，以及有无椎体滑脱等。由于椎间盘不显影，故从平片上并不能诊断有无椎间盘破裂及髓核突出，尚需做其他方法检查。

2. 造影　包括：①脊髓造影：先行腰椎硬膜下穿刺，待穿刺成功后缓慢向硬膜下注入水溶性的造影剂，然后在X线机下动态观察并拍摄正、侧、斜位片。如为椎间盘突出，可发现相应神经根袖缺如等表现。因为是有创性检查，现已少用。②髓核造影：从观察造影剂是否外漏从而判断纤维环、髓核有无破裂、突出，诊断率高达68.9%～91%。③硬膜外造影：将造影剂注入硬膜外，观察硬膜外腔轮廓及神经根走向，诊断率高达98.2%～100%。但以上均为有创性检查，而且存在造影剂过敏风险，目前较少应用。

3. CT　广泛应用于脊柱外科，患者无痛苦，显影清晰。椎间盘及髓核突出以及与神经根的关系显影清晰。CT具有以下特点：①直接显示突出物，这是各种造影无法相比；②直接显示硬膜囊、神经根袖受压、变形和移位的征象；③直接显示黄韧带肥厚、椎体及小关节骨赘、侧隐窝狭窄等；④对于极外侧型突出的诊断明显优于造影，同时对术后腰椎间盘突出复发、粘连及椎间隙感染也有一定诊断价值。

4. 磁共振成像（MRI）　对软组织的分辨率高，整体观强。MRI对诊断椎间盘突出有重要意义，通过不同层面的矢状像及椎间盘轴位像可以观察病变椎间盘形态及其所占椎管内的位置。此外，还可以了解椎间盘退变、椎管狭窄、马尾肿瘤等。对术后腰椎间盘突出复发、粘连及椎间隙感染的诊断优于CT，但对骨性组织显示不如CT（图103-20）。

【诊断与鉴别诊断】

根据病史、体征及影像学表现，一般腰椎间盘突出症的诊断不难。尤其通过造影或CT、MRI检查确诊率相当高。但应与下列疾病相鉴别。

1. 腰椎结核　可以产生腰痛及下肢痛，X线片在早期表现为椎间隙狭窄，有时会与腰椎间盘突出症相混淆。一般腰椎结核在青少年较多，常有低热，脸色潮红、盗汗等症状，血沉增快，有时可扪及冷脓肿。影像学检查可见椎间隙及骨质破坏。

2. 腰椎肿瘤　包括原发性及继发性肿瘤，一般均有骨质破坏，X线、CT和核素检查等可以区分。

3. 马尾肿瘤　必须鉴别，因两病有时会互相混淆。但马尾肿瘤常无明显腰痛，症状进行性加重（非间歇性），夜间痛明显，卧床休息症状反而加重。鞍区

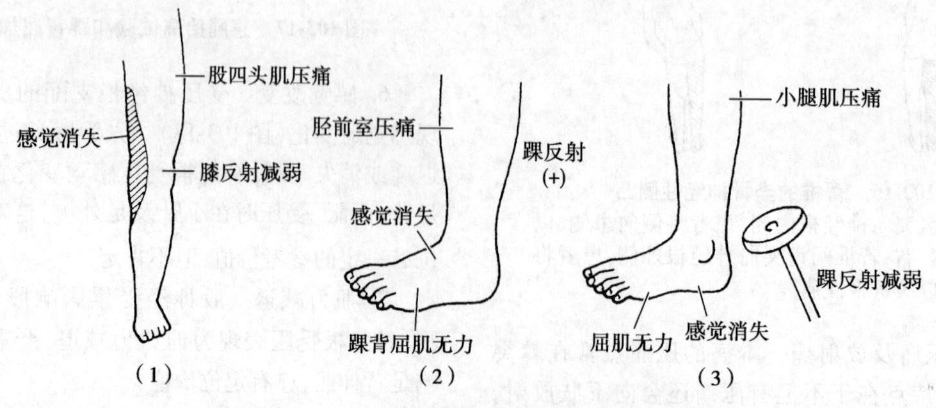

图 103-19 下腰部神经根传导受阻的常见神经改变

（1）L_4 神经根受压；（2）L_5 神经根受压；（3）S_1 神经根受压

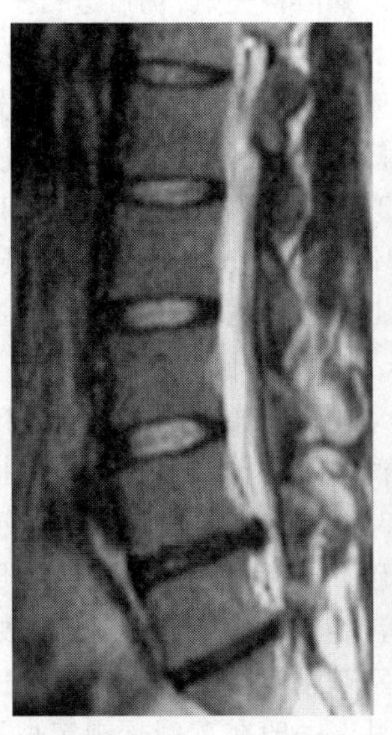
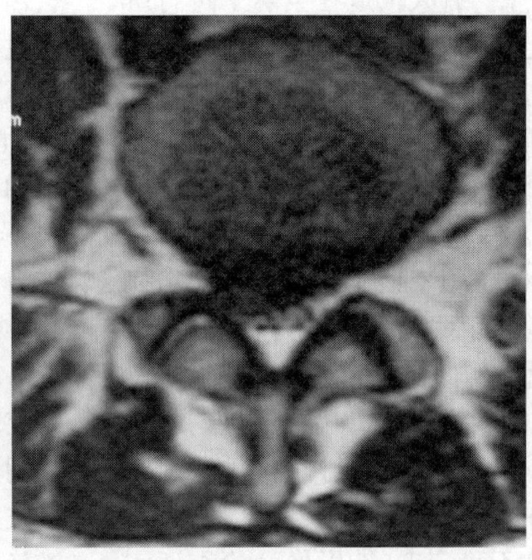

图 103-20　L_{4-5} 椎间隙狭窄、椎间盘向右后侧突出、压迫右侧 L_5 神经根

感觉减退及排尿困难，脑脊液检查蛋白增高。脊髓造影和 MRI 可以明确诊断。

4. 椎弓崩裂及脊椎滑脱症　一般 X 线片即可区分，但有时两种疾病可以同时存在。

5. 腰椎椎管狭窄症　有时腰椎间盘突出症就是椎管狭窄的原因，但真正意义的腰椎椎管狭窄症不应包括腰椎间盘突出症。对于以坐骨神经痛表现为主的椎管狭窄症，两者较难区别，但可以通过 X 线片上的椎管测量、脊髓造影以及 CT 或 MRI 等了解椎管的矢径及横径。

6. 强直性脊柱炎　病变为进行性，早期可有腰痛、坐骨神经痛。但开始常在双侧骶髂关节，血沉快，病情发展后可见小关节突模糊或融合，后期脊柱有竹节样变。

7. 椎间盘炎　多发生于儿童，成人少见。成人发病常有手术史，有全身性炎症表现。X 线片在早期表现为椎间隙狭窄，但以后可见相邻椎体骨赘形成，最后椎体融合。

【治疗】

椎间盘髓核突出后，可以逐渐萎缩及吸收，纤维环的破损部亦可由纤维组织修复代替。这样，神经根所受的压力也就减轻，症状逐渐缓解，因而初次发作者往往经非手术治疗可以治愈。但由于纤维环上的缺损虽被修补，总是个薄弱环节，一旦再受到损伤，盘内压力增高，就可以再发生突出。症状可反复，而且越来越重，周期越来越短。有些初次突出严重者，对神经根压力大，症状可以严重到患者难以忍受的程度。另一些患者由于突出物所造成的硬膜外腔与神经根的粘连，使症状始终不能完全消失。凡此种种，使椎间盘突出症的治疗方法多样化，疗效也不一致，意见分歧。

1. 非手术治疗

（1）绝对卧床休息：是最简单、有效的疗法。强调绝对卧床，即进食及排便均不应离开病床。髋和膝关节可略屈曲以减少椎间盘内的压力，同时可减少对神经根的压力。大部分初次发作的患者可以在 3 周内症状得到缓解。

（2）药物：使用脱水剂、激素类药，主要是使受压的神经根水肿消退，减轻炎症反应。也可使用一些对症的止痛药物。

（3）骨盆牵引（图 103-21）：牵引的目的是希望使椎间盘的破裂口张大，让突出的髓核能够回纳。但事实上破裂口既小又不规则，突出的髓核破碎，回纳不太可能。因此，其治疗作用是牵引使椎间盘内的压力降低，减少了对神经根的刺激和卧床休息的缘故。主要适用于年龄较轻、首次发作或急性发作的患者。

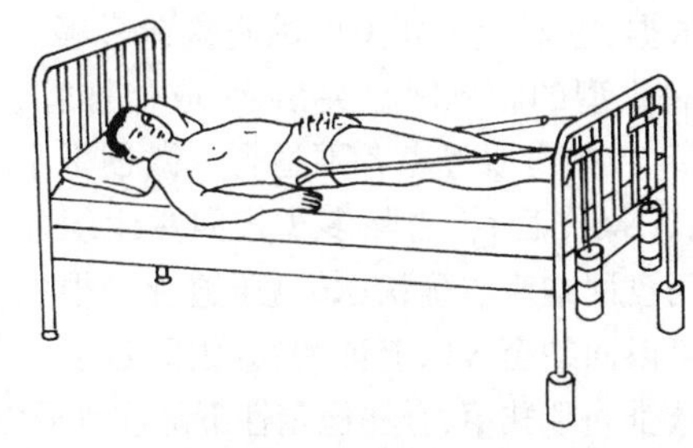

图 103-21　骨盆牵引法

（4）推拿和按摩治疗：其治疗机制可能是使髓核回纳或改变突出物与神经根的位置关系，减轻或消除对神经根的压迫，但目前尚未能证实。方法是让患者侧卧，医师一手放在患者肩部，另一手放在髂骨嵴上，

7

将肩后扳，同时将髂骨推向前。用稳力突然扭转腰部，常可闻到腰部有响声，症状常可戏剧性地缓解。对急性患者，可进行按摩。有人报道在全麻下进行所谓大推拿法，虽有一定的疗效，但由于麻醉使肌肉完全放松，用力不当会造成不必要的损伤，反而加重症状甚至发生马尾神经麻痹等，因此一般不予推荐。在症状经非手术治疗得到缓解后，应佩戴腰围2~3周，保护腰部勿使再受伤，然后进行腰背锻炼。

2. 手术治疗　手术的适应证：①腰椎间盘突出症病史超过半年，经正规非手术治疗无效者；②非手术治疗虽有效但发作频繁影响生活及工作者；③首次发作症状严重，尤以下肢症状为主者，患者难以忍受，止痛剂亦不能缓解者；④出现鞍区感觉障碍，排尿困难等马尾症状者；⑤合并有严重的腰椎管狭窄、峡部不连及腰椎滑脱、节段性不稳定者；⑥影像学检查证实有腰椎间盘明显突出者。

笔者不主张长期进行推拿和按摩治疗，其原因是可以造成神经根周围粘连。神经根受压迫过久会发生变性以及可使椎板及黄韧带增厚而导致医源性椎管狭窄症。因此，如非手术治疗无效应及时进行手术。

手术方法有微创手术和传统手术两种。

（1）微创手术：微创手术与传统的外科手术相比具有创伤小、恢复快、硬膜外粘连少及不破坏稳定性等优点。常用的方法有经皮化学溶核术（CN）、经皮腰椎间盘切除术（PMLD）、经皮腰椎间盘自动切除术（APLD）、经皮腰椎间盘激光切除术（PLLD）和内镜下腰椎间盘切除术（PELD）及腹腔镜下腰椎间盘切除术（LLD）。除PELD外，一般认为经皮治疗腰椎间盘突出症的主要原理是“压力外泄”，使因为轴向载荷致椎间盘压内升高而产生的突出得到回纳，从而缓解对神经组织的压迫和刺激。手术的适应证比较严格，主要为：不伴有腰痛的单侧下肢疼痛；直腿抬高试验阳性；有典型的神经损害。此外，影像学检查是病例选择的最重要依据，主要为MRI、CT、椎间盘造影等。对于游离型或脱垂型的腰椎间盘突出症，或伴椎管狭窄、侧隐窝狭窄、腰椎滑脱等患者不适合。微创手术存在的问题是：①操作盲目，去除多少椎间盘组织才可以使突出的间盘回纳难以确认；②已压迫神经根的突出间盘是否可以回纳至今未能证明；③去除过多的髓核组织后导致椎间隙狭窄，脊柱稳定性下降和骨质增生。

微创手术的方法有：

1）化学溶核术（CN）：将能使软骨溶解的酶直接注入椎间盘内，以破坏髓核的亲水特性，软骨黏液蛋白被分解，产生黏多糖酸由尿排出，使椎间盘内压力得到降低。常用的是木瓜蛋白酶（chymopapain）。因操作简单，在国外已广泛应用，而且疗效可达70%~80%。如溶核失败，仍可进行手术，也适用于手术失败病例。但操作上存在危险，并发症多，许多患者术后会出现剧烈腰痛、蛛网膜炎及截瘫，甚至极少数患者因过敏反应而致死亡。目前已较少应用。

2）经皮腰椎间盘切除术（PMLD）、经皮腰椎间盘自动切除术（APLD）、经皮腰椎间盘激光切除术（PLLD）：三种方法的操作基本相同。在X线透视定位下，经后外侧入路到椎间盘，在工作套管内用手工或自动化切割器械切碎并取出髓核或用激光烧灼气化椎间盘，使椎间盘内压力得到降低从而缓解症状。

3）内镜直视下腰椎间盘切除术（PELD）：此项技术突破了以往单纯的椎间盘减压概念，使得较彻底切除间盘髓核成为可能，在同样微创的条件下明显优于经皮穿刺腰间盘切吸术，提高了微创技术的实用性和准确性。一般在X线透视定位下旁侧入路，逐步放置5mm管径的工作套管，在内镜监视下，可选择性地切除椎间盘后1/3髓核组织及膨出的纤维组织。近来已有20mm管径的工作套管，在监视器观察下于黄韧带及上下椎板间开窗，摘除突出的间盘髓核组织。尤其适合脱垂型的椎间盘突出，并可进行椎间孔扩大成形。

4）腹腔镜直视下腰椎间盘切除术（LLD）：在全身麻醉和气腹条件下，自耻骨联合上正中或两侧腹直肌旁作皮肤入路，在腹腔内从中线逐层切开腹膜后结构，同时在透视条件下定位L_5、S_1间隙，用激光及常规器械自椎间盘前进入椎间隙，在腹腔镜的监视下，切除髓核组织，直达后纵韧带。与其他经皮手术相比，LLD可切除更多的椎间盘组织，能做到较彻底的减压。但对于脱垂型、游离型及椎管或神经根管狭窄者，此方法不合适。

（2）传统手术：目的在于摘除突出的髓核，消除对神经根的压迫，尽可能保持脊柱的稳定性。

1）手术方法：可从后路“开窗”进入椎管，也可做半椎板或全椎板切除显露突出椎间盘。三种方法各有优缺点，椎板切除越少，对脊柱的稳定性影响越少，但如果暴露的范围过小，将难以彻底切除突出物，甚至可能使突出物不被发现而遗漏。一般认为如果不切除小关节突，对脊柱的稳定性影响不大，可以通过手术后腰肌锻炼来弥补，但如手术中为扩大暴露而切除了小关节突，必须加做横突间融合术、椎体间融合术或加以内固定维持脊柱稳定性。另外也可经前路（腹膜腔或腹膜外）切除椎间盘，同时可做椎体间融合术或人工椎间盘置换术，对保护脊柱的稳定性有利。前路手术主要缺点是不能看到突出物对神经根的压迫，只能盲目地将椎间盘全部切除，且暴露困难，手术野深以及可能会损伤周围的血管及其他结构，甚至有术后出现性功能障碍的报道，因此不是首选方法。

2）手术的并发症：①硬膜破裂：只需作修补即可，但如缝合不紧密，有发生脑脊液漏的可能。②神经根损伤：大多在分离粘连时所致，一般均可以恢复。少数被刀切断造成严重后果，应当避免。椎间盘手术较精细，要求术者有一定的操作经验，不可贸然进行。③腹膜后血管及肠管损伤：这都是从后路切除突出物时，进刀太深或在抓刮、钳夹时太深所致，文献上已有不少报道，手术时应当注意。

尽管腰椎间盘突出症的手术治疗已有70余年的历史，但无论是微创手术还是传统的开放手术，仍有一部分患者复发或有其他一些并发症。在椎间盘切除手术过程中，髓核应被摘除的程度、切除的多少没有一个很好的尺度。如何防止椎板切除术后硬膜、神经根周围粘连仍是有待解决的难题。融合内固定器械是否会产生塌陷、异物反应、松动、脱位等并发症及对邻近椎间盘的影响都需进一步的探讨。

从理论上讲，人工腰椎间盘置换可以减轻退变性节段不稳的产生，又能保留腰椎的运动功能，且不会加重邻近节段的负荷，是一种理想的、可望替代现有椎间盘切除术达到治疗下腰痛目的的治疗方法。腰椎人工髓核植入物（PDN）于2004年10月已通过了美国FDA及欧共体CE的审核批准进入临床。人工髓核植入术在国外虽已是较成熟的技术，在我国已有数家医院开展此项技术，但国内大多数学者持谨慎态度。文献可见术后发生人工椎间盘移位、人工髓核脱出的报道，因此，应该在严格掌握手术适应证及在严谨、规范的前提下，逐渐地开展这一新技术。

（姜建元）

第八节　椎间盘源性腰痛

【定义】

腰痛有极其复杂的原因，腰椎任何组成结构的病变都有可能导致疼痛。其中椎间盘的病变是腰痛最常见的原因。从广义来讲，凡是椎间盘病变所致，都可称之为椎间盘源性疼痛。为了临床治疗的方便，排除某些熟识的椎间盘病变，如腰椎间盘突出症、腰椎不稳症等导致的腰痛，从一个非常独特、狭义的病因学出发来定义一个特殊的椎间盘病变。归纳这个定义，就是椎间盘内部结构和代谢功能出现异常，主要表现为椎间盘退变和纤维环破裂，损伤退变产生的炎性介质随髓核进入纤维环裂口，刺激外层纤维环内的伤害感受器产生腰痛。

【发病机制】

椎间盘源性腰痛的发病机制首先有椎间盘退变。退变椎间盘内部结构的改变被认为对椎间盘源性腰痛的症状产生起重要作用。退变早期，椎间盘内出现裂隙是其主要的病理特征。已知纤维环有三种破裂类型：环状破裂、放射状破裂和纤维环边缘损伤。放射状破裂是由髓核延伸到纤维环外部的放射状裂隙。

椎间盘退变导致疼痛主要有两大机制：力学机制和化学机制。力学机制系指纤维环破裂松弛，椎间盘失稳，出现“异常活动”，机械性刺激窦椎神经的痛觉神经末梢导致腰痛。从生化角度，椎间盘退变系髓核蛋白多糖的丢失。在退变过程中，蛋白多糖合成和Ⅱ型胶原合成均减少，同时Ⅱ型胶原变性和Ⅰ型胶原合成则增加。椎间盘的生化改变最终影响椎间盘的正常力学性能，髓核及内纤维环的退变，直接导致有神经分布的外层纤维环板层承受较大的负荷，力学机制是椎间盘源性腰痛的病理基础。

化学机制则为椎间盘组织在退变过程中释放大量的如磷脂酶A_2、P物质和白介素等化学因子，以及具有强烈抗原性的髓核组织刺激神经末梢，产生疼痛。髓核是人体最大的游离在体循环之外的组织，具有强烈的抗原性。在退变的椎间盘，炎性物质可沿纤维环裂隙接触到纤维环外周的神经，而神经也可与炎症组织一起长入纤维环裂隙。纤维环的后1/3和相邻的后纵韧带中有大量来自窦椎神经的分支。生化和免疫组织化学在退变的纤维环后侧或背根神经节处能测到炎性介质，如磷脂酶A_2、IL-1、IL-4和PGE_2等。这些炎性介质可刺激外层纤维环内的伤害感受器产生疼痛。椎间盘内的炎症介质和因子可能使椎间盘内的神经末梢处于致敏状态，在身体活动等轻微机械压力下即可引起腰痛。椎间盘造影也证实在纤维环未全层破裂时，造影剂使椎间盘内压力骤然升高，可以诱发出与平时腰痛相似的症状。

椎间盘退变是正常的生理现象，人的椎间盘退变在20岁就已经发生，这是环境因素和老化的结果。并不是所有退变椎间盘均引起腰痛症状，30%～50%的椎间盘退变并没有腰痛的发生。在大多数临床上无痛性椎间盘中，神经组织分布的深度远不及疼痛性椎间盘。研究发现，一些退变椎间盘原本无神经分布的内纤维环和髓核出现了神经分布，这为椎间盘源性腰痛提供了一个形态学基础。

【临床表现】

患者往往主诉以腰自发性胀痛为主，坐卧不安，下腰部中线区域的疼痛，有时疼痛区域可以扩展至两侧臀部。虽然椎间盘源性腰痛可以伴有“腿痛”，但是“腿痛”通常没有明确的概念，因而常常难以形容，多主诉为臀部或下肢沉重感或抽筋，而且疼痛区域缺乏沿神经分布的特点。长距离行走或久坐后症状加重，卧位休息后常不能立刻缓解。患者常常需要手扶大腿才能坐在椅子上或从椅子上站起。

体格检查时棘突部位可有深压痛，棘突旁压痛不明显，多无神经根阳性体征。退变的椎间盘除刺激窦椎神经导致腰痛外，也可以刺激邻近的神经根，引发局部的神经根炎，导致部分患者出现下肢反应性疼痛，不同于神经根受压产生的放射性腿痛。引起腰痛的退变椎间盘与引起坐骨神经痛的退变椎间盘产生炎性递质的机制不同，因而产生不同的临床症状。

椎间盘源性腰痛随着退变发展，纤维环破裂常波及纤维环后外侧，逐渐出现后外侧椎间盘突出，开始对腰骶神经产生化学和机械刺激，产生根性疼痛。临床上腰椎间盘突出症多先有腰痛，后有下肢痛，此时已由椎间盘源性腰痛发展为腰椎间盘突出症。最后产生椎间不稳并引起力学性疼痛。

【鉴别诊断】

1. 腰椎间盘源性疼痛　疼痛为持续性腰痛，呈静态疼痛。

2. 力学性腰痛　腰椎间盘退变或其他原因所致的腰椎失稳而致。力学性腰痛为间歇性疼痛，腰椎运动时呈动态性疼痛。

3. 关节突综合征　疼痛常位于椎旁深部，可放射至臀部、股前。晨起、休息时症状明显，腰后伸、旋转、侧弯时疼痛常加重，稍许活动后症状常减轻。

【辅助诊断方法】

椎间盘源性腰痛的性质、程度和持续时间并无特异性。实验研究测定的炎性介质在临床上又无法检测。影像学检查在诊断椎间盘源性腰痛中占有重要地位。X线片、CT表现基本正常，主要用于排除其他疾病。

1. MRI　是关键的形态学诊断方法。在MRI上可观察到：黑间盘(dark disc)，T_2加权像上低信号。但是“黑间盘”同时也是人老化的一个自然过程，对于老年患者诊断意义不大。“Modic”改变，又称为终板退变。“high intensive zone，HIZ”，MRI矢状切面像上，椎间盘后侧正中邻近下一椎体的上终板处有一小的圆形或卵圆形高信号区，它与髓核分离但信号高于髓核。高信号区代表髓核液、炎症反应组织以及新生血管充填于纤维环裂隙中。此为椎间盘源性疼痛的重要MRI征象(图103-22)。

2. 椎间盘造影　由于对其创伤性和感染危险的担忧以及CT、MRI等新的影像学技术的出现，曾一度被认为是颇具争议的检查方法。不过椎间盘造影可诱发疼痛的特点在影像学研究中是比较独特的，这种独特性保存了它的地位，并被认为是椎间盘源性腰痛诊断的“金标准”。

椎间盘造影又称髓核造影术，是将造影剂注射到髓核内，观察髓核的形态，反映椎间盘的病理特点。并通过对造影后影像学表现、造影剂的注入量、诱发性疼痛三个方面的观察，来确定该间隙是否为疼痛的原因及是否应进行外科处理。

椎间盘造影必须观察四个内容：①椎间盘形态，病变椎间隙外层纤维环有无造影剂溢出；②椎间盘内压力或可注射剂量，正常间盘能够容纳1.5～2.5ml，大于3ml为异常；③注射时能否复制出主观感觉的疼痛；④相邻节段注射时没有主观疼痛反应。

造影方法：造影前给予地西泮或苯巴比妥等镇静剂，以消除患者的精神紧张使其配合。体位一般取侧卧位，腰部垫一小枕，使椎间隙张开，便于穿刺。透视下确定穿刺椎间隙后消毒铺单。麻醉通常为局麻，用0.5%～1%的普鲁卡因，局麻后用18号穿刺针，进针点距后背中线8～10cm向椎间隙方向穿刺。刺入纤维时有弹性感，再进入即可到达髓核。此时可透视或

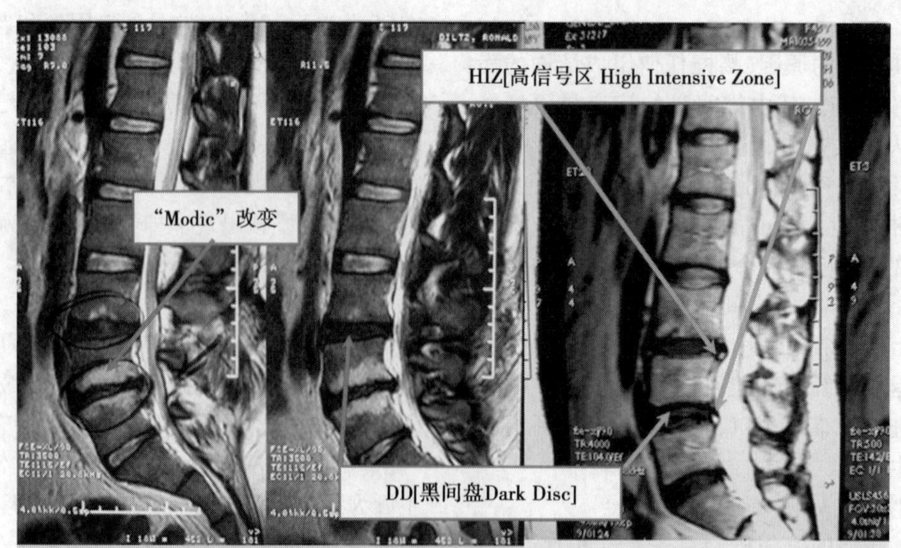

图103-22　MRI T_2加权像上显示的Modic、HIZ和DD现象

7

拍片以确定进针点。正确的位置应在椎间隙中央，注入的造影剂目前大都为非离子碘的水溶性造影剂。造影术后患者需卧床休息，常规给予抗生素1～2天，预防椎间隙感染。

有些学者认为椎间盘造影在形态学显像方面优于MRI，尤其是椎间盘造影后CT扫描在发现外围的纤维环破裂方面，椎间盘造影比MRI更准确。不过大多数学者认为两者在确定椎间盘形态方面的作用相似。目前MRI作为一种无创且简便易行的检查手段在椎间盘形态学诊断方面已经可以替代椎间盘造影。

椎间盘造影诊断椎间盘源性下腰痛时，诱发疼痛以及识别真正阳性，判断疼痛的一致性很重要。所谓一致性疼痛就是在推注造影剂时患者诉说产生了相似于平时的疼痛或准确复制了平时的疼痛。疼痛诱发的机制目前尚不明确，可能和沿着椎间盘后方撕裂部位的有广泛神经分布的颗粒状结构区域有关。有研究发现对有纤维环撕裂的椎间盘进行椎间盘内注射可以产生和脊柱活动时相似的纤维环内压增高现象，这可能是一致性疼痛诱发的原因。

椎间盘造影的疼痛诱发不一定在所有形态学异常的椎间盘产生，形态正常的椎间盘也可能产生诱发痛。疼痛更容易在有撕裂的椎间盘诱发而不在退化的椎间盘诱发。有少部分椎间盘形态正常的人也可以在注射后诱发出一致性疼痛。

椎间盘造影的形态学异常对于患者的疼痛诱发缺乏特异性，常常受到其他多种因素的影响，除了与解剖上的形态异常相关，也受到患者心理和社会环境等的影响。

HIZ在一定程度上可以反映与一致性疼痛相关。在症状性腰背部疼痛患者中，HIZ是外围纤维环破裂的较可靠标志，HIZ可以代表引起疼痛的椎间盘内破裂。

由于对椎间盘造影后的影像和疼痛诱发的分析常常受到操作者经验和主观感受的影响，假阳性率难免存在。可采用下面的方法来提高椎间盘造影诊断的准确性：①必须对一个正常椎间盘进行造影作为对照；②注意干扰因素，如慢性疼痛史、异常心理状态及被检椎间盘手术史等；③不要给患者口头暗示，诸如哪一水平被注射或什么时候开始或结束；④如果结果模棱两可，可以继续对下一个椎间盘进行注射，然后再回过来对原椎间盘注射更多的造影剂。

椎间盘造影作为椎间盘显像的有效性是肯定的。但是在诊断时最好应结合放射学和磁共振方面的可疑发现。相邻间隙也应进行调查，并尽量客观地分析影像表现和准确评判是否有一致性疼痛产生。有心理疾患的患者一般应从相应外科治疗中排除。

【治疗】

由于椎间盘退变是自然老化过程，椎间盘源性疼痛多数有良性的自然转归，因而保守治疗是绝大多数患者的首选。从某种意义上讲，只要患者能耐受，绝大多数椎间盘源性疼痛经过保守治疗，都能获得疼痛的缓解或消失。

另外，治疗还取决于患者对疼痛的感受，而对生活质量的追求使得手术成为椎间盘源性疼痛治疗的重要组成。

手术治疗包括：微创手术、椎体间融合术、动态固定术和人工椎间盘置换术。

微创手术主要采用激光、射频、切吸、化学溶核、电热和椎间盘镜下成形术等。目的是进行椎间盘内减压、灭活痛觉感受器。

椎间盘内电热疗法（IDET）是近年来出现的一种微创治疗椎间盘退变的新技术。其可能的作用机制有两个方面，一是认为热能可以灭活病变部位痛觉神经感受器，二是认为加热过程可能改变纤维环胶原纤维结构，增加纤维环的稳定性，即所谓纤维环成形。IDET的作用机制尚缺乏组织学研究的支持。

病变节段的融合术目前仍是最常用的治疗手段。融合术中通过切除病变椎间盘，去除疼痛源，稳定腰椎，从而缓解疼痛。这被认为是成功率最高的手术方式。但腰椎融合后又出现新的问题，越来越多的患者邻近节段出现加速退变现象。这些问题的出现，促使一些学者去思考探索新的“稳定”脊柱的方法。

动态固定概念是个全新的概念，该方法既稳定脊柱又维持节段的活动能力。研究发现保留运动功能的内固定物比限制运动的内固定物更能改善下腰痛。这种保留有益运动和节段间负荷传送的固定系统，不作椎体节段融合。该固定系统能阻止产生疼痛的运动方向和运动平面的腰椎运动，但全部保留其他正常的腰椎活动度。目前动态固定系统已广泛应用于临床，主要包括四类：①棘突间撑开装置；②经椎弓根固定的动力稳定装置；③经椎弓根固定的半坚固装置；④人工椎间盘。一个理想的动态稳定系统应当尽可能地保留脊柱正常形态和运动，而且固定系统不易出现疲劳，在出现失败时应当易于翻修。

目前存在的多种动态稳定装置，临床应用效果均是短期的疗效观察。虽然早期的报道有非常令人鼓舞的结果，但其长期效果的评判和手术适应证的标准化制订尚需长期的随访和观察。

椎间盘源性腰痛目前已被广泛接受，但仍有很多问题需要继续探讨，如椎间盘源性腰痛的自然转归、确切的致病机制、可靠的诊断手段和个体化的治疗方法。

（姜建元）

第九节　导航在脊柱手术中的应用

（一）导航简介及基本原理

计算机辅助手术导航系统（computer aided surgery navigation system，CASNS）是利用卫星导航的原理实现无框立体定向手术。以影像学为基础的导航系统，是将术前、术中患者的影像数据（例如术前的 CT/MRI 或者术中 C 形臂机采集的图像），利用计算机进行三维重建、图像分割、图像显示、图像融合等处理，使图像数据被统一存在同一个坐标空间中，即虚拟坐标空间。手术过程中，在导航系统的帮助下，定位器实时地确定手术区域的目标和手术器械的空间位置，这些空间位置建立在手术室中现实的坐标系下，被称为实际坐标系。将这两个坐标空间匹配，即将立体定位和术前重建后的数据与术中确定的空间数据进行配准，术者通过红外线光学定位或者电磁定位导航系统，实时了解手术部位的二维或三维结构信息，从而能够更安全、更精准地完成手术操作。

非影像学导航系统是术中利用运动学或者解剖学标志，获取三维多点定标，计算机利用收集的资料自动生成模型，微调假体的位置，实时显示术中情况和截骨水平，随时调整伸屈关节间隙和患者个体化的生物力学情况，进行精确的假体力线调整，减少力线不良及并发症的风险，确保假体安放的最佳旋转力线，提高手术的精确度。

（二）导航发展的过程

第一台手术导航系统是在 1986 年由美国 Roberts 发明，他将 CT 图像和手术显微镜结合起来，运用超声定位来引导手术，在临床上获得了成功，从而开创了无框架立体定向神经外科。随后，Bernett 对超声定位系统进行了改进，使导航精度有了一定的提高，但是导航过程仍存在容易受到温度和声学环境影响的问题。1991 年，日本的 Wanatabe 与美国的 Pell 相继发明了遥控机械臂定位系统，从而导航系统可以不受瞄准线的约束，不受环境的影响，但因为其体积过大，医师在手术过程中的操作会受到限制。1992 年 Heilbrun 等人利用三目和双目机器视觉原理，使用普通相机与红外相机进行立体定向，从此使用红外线跟踪技术的影像导航系统在美国开始应用于临床，那是世界上首台光学手术导航系统，由于其精度较高，所以成为当时市场上的主流产品，但是其与超声一样，存在瞄准线约束问题。1993 年，Steinmann 等将计算机辅助手术导航系统用于脊柱外科，有些学者认为是脊柱外科发展的一个里程碑。1995 年，Kato 推出了电磁感应型导航系统，由三维磁场源、磁场探测器、三维数字化仪和计算机组成。这种设备的优点是磁场探测器可以放置在任何地方，但由于手术室各种金属器械及仪器都会影响电磁场，从而影响其精度，所以也未能推广开来。1999 年首台完全针对骨科的手术导航系统进入了市场——应用 X 射线透视影像的导航系统。X 线透视、红外线跟踪技术与计算机定点手术技术的结合，提供了一种新颖的手术中影像导航的方法，增加了术中 X 线透视的优点，弥补了其不足，且不需要术前进行特殊的 CT 和 MRI 扫描，可以在手术中进行精确定位，并协助术者了解病变周围的解剖结构、减轻手术创伤、缩短手术时间、减少术后并发症，进而降低总体治疗费用。近年来导航系统与内镜的结合应用已经非常普遍，把内镜所见的手术视野与相应的 CT 或 MRI 影像资料同步地在显示屏上展现出来，从而引导外科医师能更加准确地切除病灶，避免健康组织受到损伤。此外还有激光、雷达等导航方法，其可靠性和实用性还有待验证。

（三）导航的分类

导航系统主要分为主动式、半主动式和被动式，目前应用最广泛的主要是被动式导航系统，包括 CT 或 MRI 导航系统（volumetric image-based navigation）、X 线透视导航系统（2-D，3-D fluoroscopy-based system）和通过运动学或解剖学标志获取数据的非影像学导航系统（imageless navigation），但无论哪种导航方式，基本途径都包括对手术器械与解剖结构的实时追踪，而最常用的追踪技术是基于发射红外线的二极管（LEDs）和反射红外线的球体的光学追踪，手术操作则需要依靠术者来完成。主动式的导航系统，主要是机器人辅助导航系统（robot-assisted system），主要依赖机器人来完成手术操作。而半主动式属于第二代机器人手术系统，医生可在术前预定的范围内进行手术，超出此范围，系统将会终止操作。

1. CT 或 MRI 导航系统　以 CT 图像为基础的导航技术首先开始应用于腰椎椎弓根螺钉置入手术，随后打开了计算机辅助骨科手术的导航技术大门。这项技术主要是术前进行 CT 扫描，然后通过 DICOM（digital imaging and communications in medicine，DICOM）和 PACS（picture archive and communication systems，PACS）技术将影像学资料与导航系统进行数据交换，其优点在于 CT 图像质量好，特别是在颈椎，上胸椎等解剖结构比较特别的区域，并且可以进行术前计划，然后在术中利用匹配技术，将 CT 图像与患者实际解剖结构相结合（表 103-2，图 103-23）。典型的系统有 DiGioia 等开发的 HipNav 系统、Langlotz 等开发的脊柱导航系统。匹配是 CT 导航系统术中应用的关键步骤，主要有两种最常用的技术——点匹配和表面匹配。所有的匹配方式都是依赖骨表面结构和术前影像学资料相应特征的确认，这个过程需要术者操作计算机一步一步来进行，而且目前这种技术还存在精确性较差的缺陷。

表 103-2　CT 导航系统工作示意图

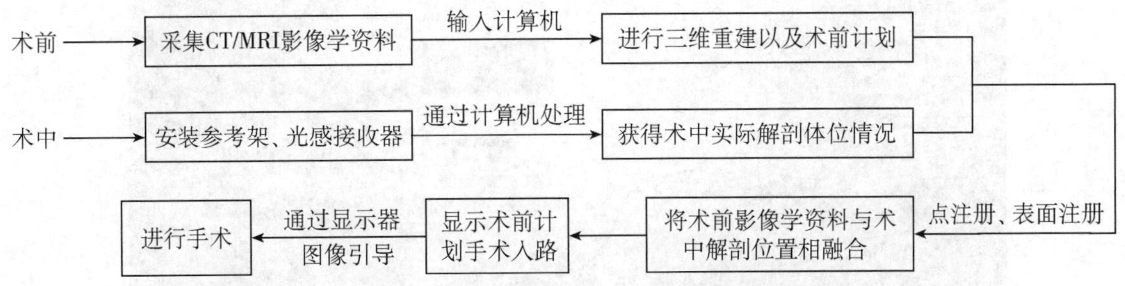

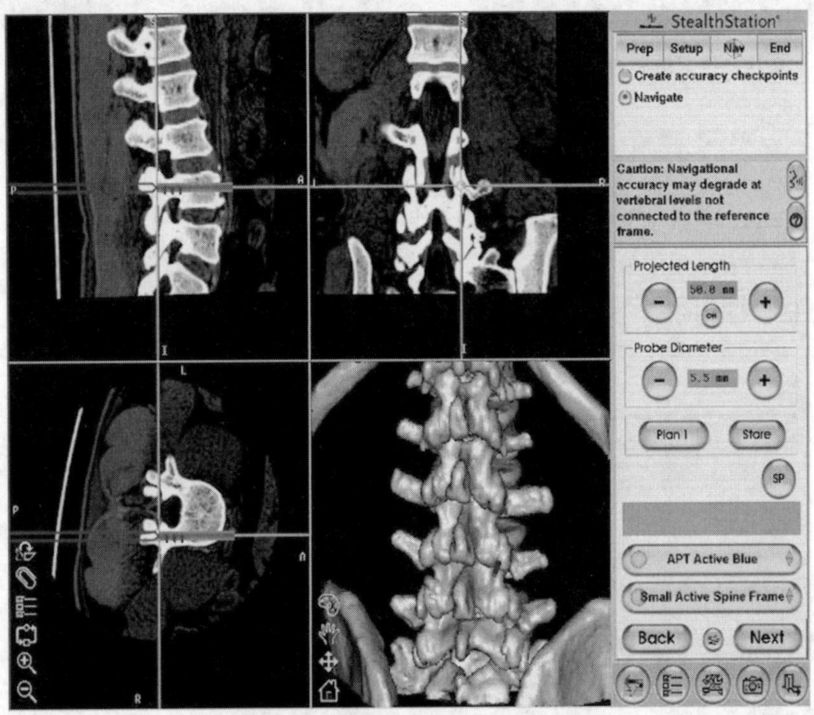

图 103-23　基于 CT 的导航系统图像

以三维 MRI 影像为基础的技术也是一种应用广泛且比较成熟的脊柱手术导航方法，它以三维重建数据为基础进行导航。术中 MRI 导航可以解决导航存在的最大弊端——影像漂移问题。目前制约该系统在脊柱手术中推广的因素有：①价格昂贵，一般患者难以接受；②要求手术麻醉等所用金属器械必须防磁，必须有专用手术室，这在一般医院很难做到；③MRI 限制了手术医师的操作空间，给手术带来不便；④MRI 对骨性结构的显示不理想。

2. X 线(2-D,3D)透视导航系统(图 103-24)　这种导航系统不需术前采集影像学资料，不需进行术前计划，而是术中利用 X 线机透视获得影像学资料，通过 C 形臂机的定标来完成注册过程，其匹配的准确性也直接影响到手术的成败(表 103-3)。典型的系统有瑞士 Medvision 系统、美国 Medtronic 系统、德国 OrthoPilot 系统等。这种技术优点在于可以提供实时导航，还可以减少手术室中全体人员接受辐射的程度。但缺点是在某些脊柱区域，例如上胸椎，其图像质量会受到限制。C 形臂机导航系统利用的是二维的影像学资料，不能提供手术器械的三维空间定位，所以就需要一种新型的、能够提供近似 CT 图像质量的影像学资料技术。1999 年，Siemens Medical Solutions(Erlangen, Germany)制造了世界上第一台移动 C 形臂机三维影像设备，随后被命名为 Siremobil ISO C(3-D)，其旋转角度达到近 180°，并利用一种特定的锥形束重建法则获得高分辨率的三维影像学资料，从而能够应用于从 C_1 ~ S_2 的所有椎体水平。但是在经过多年的临床应用之后，发现其图像质量仍然不及 CT 图像(图 103-25)。

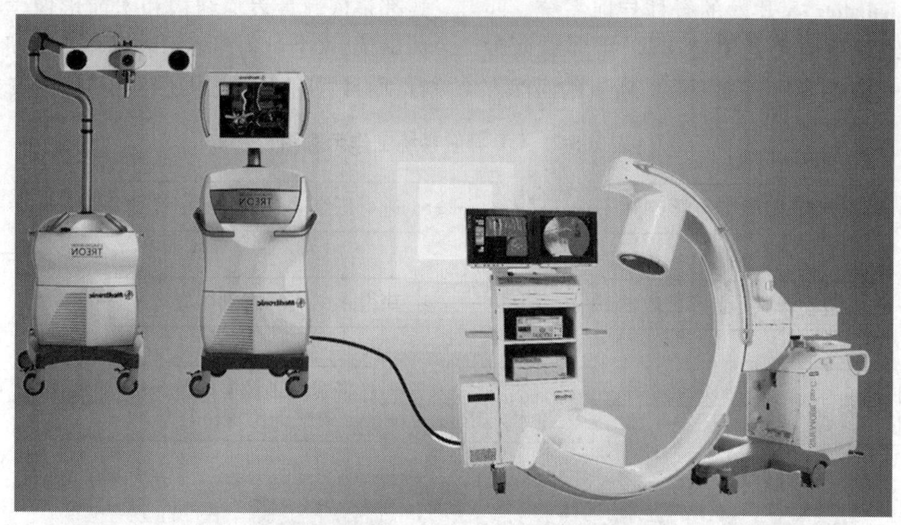

图 103-24　基于 3D X 线机的导航系统，由左至右分别为红外发射和接收器、导航图像处理设备、3D C 形臂 X 线机

表 103-3　C 形臂机导航系统工作示意图

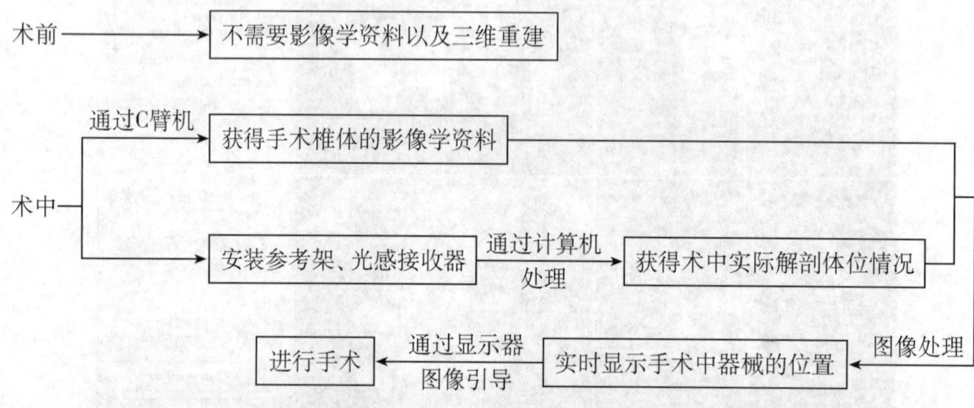

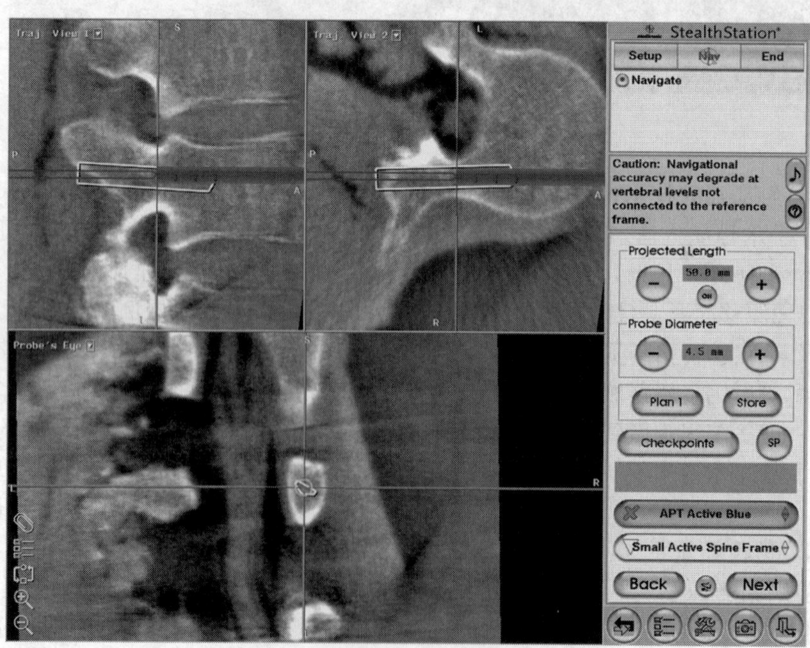

图 103-25　基于 3D X 线机的导航系统图像

3. 非影像学导航系统 这种技术也被称作以术者分辨解剖结构为基础的计算机辅助导航系统，其最先被引入是用来进行前交叉韧带移植手术，不需要术前或者术中的影像学资料，而是术者在术中利用追踪系统来分辨各种各样的解剖结构和参考坐标，从而确立手术对象虚拟代表的关键性特征。而且这种导航系统可以进行旋转，这样就可以测定一些关节的特殊动力学特征。最近引进的非影像学导航系统，大部分都是利用一种所谓的骨形态技术(bone morphing techniques)，来产生独立解剖结构的统计学上多样化的模型，从而对手术区域的解剖结构作真实地阐述。这种导航系统很少会出现前两种导航潜在的问题，但是其依赖术者分辨解剖结构，在精确性方面仍存在局限。该系统目前主要用于关节外科中。

4. 机器人导航系统 机器人辅助导航系统需要将术前影像学扫描图像输入计算机，作出术前计划，并且利用感受器将患者的解剖结构与术前的影像学资料进行匹配，从而使得术者运用远程操作的机器人在人体内进行微创性的手术操作，从而提高手术的精准度、敏捷性、稳定性和安全性。而骨科手术由于骨组织的独立性和稳定性，能使机器人设备被牢固的固定，因而成为机器人辅助导航系统的最理想的应用领域，其中脊柱手术尤为适合。因为其常常需要通过微创通道对重要组织进行精细操作，操作过程持续时间久且单纯机械重复，常常会导致术者操作疲劳，而机器人常常可以精确地完成此类重复动作。但目前的机器人辅助手术系统存在的最大的问题是：因为是全自动化的机器，术者的经验无用武之地，手术过程中会有一定的风险。

(四) CASNS 在脊柱手术中的应用

导航系统在实际应用中存在的一个很重要的问题是，由于术者的操作，术中患者的解剖结构位置会不断地产生变化，从而产生影像漂移。因为骨组织几乎不会变形，属刚性结构，所以非常适合导航系统，因此，在导航引入神经外科之后，很快扩展到创伤和骨外科。在骨外科最先应用于腰椎椎弓根螺钉置入术，随后扩展到髋关节、膝关节手术等领域。目前国际对脊柱导航系统应用的热点在椎弓根螺钉的固定手术、脊柱脊髓肿瘤切除手术、结合内镜等技术发展微创脊柱外科技术等方面。

1. 导航下椎弓根螺钉置入术 计算机导航技术最早在 1995 年被引进脊柱外科，旨在提高置钉准确性，并在之后成为研究热点并在国内外骨科手术中应用得最广泛。Weinstein 等通过尸体实验认为徒手置钉术椎弓根螺钉植入后的皮质穿破率为 21%，而其他报道显示螺钉皮质穿破率在颈椎与胸椎分别为 10% 与 50%，其中螺钉置入的位置、大小、形状以及置钉方向均为徒手置钉失败的危险因素。虽然有报道认为对于有经验的术者徒手置钉法极为安全，然而计算机导航技术的应用能将螺钉穿破率稳定地控制在 5% 以内。

具体手术方法以 ISO C(3-D)C 形臂机与 Medtronic Stealth Station Treon 结合的导航为例：常规腰椎手术后正中入路切口，显露腰椎棘突、椎板、关节突，利用棘突夹将参考架固定在上位或下位棘突上，以不影响手术操作为宜，其红外线反射球面对着 ISO C(3-D) 导航的光感接收器，然后用 ISO C(3-D) X 线机扫描图像，随即 C 形臂机以拟手术的椎体为中心采集正侧位片，采集范围不能超过 3 个椎体，而且在获取图像时，必须保证 C 形臂机与参考架不能发生移动。图像传送到 Medtronic Stealth Station Treon 导航系统，然后激活图像，计算机自动进行注册。注册完成后，将探针放置于参考架上的小凹内，尽量保持与参考环垂直，调节虚拟探针的直径与长度，使其接近于实际探针，便于准确选择螺钉。确定好椎弓根螺钉的入点之后，用螺丝攻来攻螺纹，根据屏幕显示，选择直径、长度合适的椎弓根螺钉，沿着已经开放好的椎弓根通道置入。术中不需要过多暴露，每枚螺钉用时少于 5 分钟。术中不需要透视调整。

在颈椎及胸椎，导航采集图像及手术过程与腰椎相似(图 103-26 ~ 图 103-29)。

2. 导航下经皮椎体成形术 经皮椎体成形术关键在于经皮椎弓根穿刺和骨水泥的注入。由于椎弓根解剖结构的特殊性，经皮椎弓根穿刺很容易导致偏离，损伤脊髓、神经和血管。随着计算机手术导航系统的不断发展和在骨科手术中的广泛应用，导航下经皮椎体成形术应运而生，国内外都有大量相关的报道。目前国内大部分应用的是二维 C 形臂机导航，虽然对传统经皮椎体成形技术有了很大提高，例如提高手术的精确性，减少手术创伤，避免术中 C 形臂机的操作带来的干扰，减少术中患者和术者所受的放射线辐射等，但其还存在不足：由于 C 形臂机采集的是椎体正位与侧位的图像，导航屏幕上只显示冠状面和矢状面的二维图像来引导手术，缺少椎体横断面的图像，而该图像对引导穿刺手术极其重要。CT 导航系统借助高质量的影像资料的优势，在国内外骨科手术中也被广泛应用。但由于其注册过程繁琐，耗费时间长等问题，在椎体成形术方面应用也不理想。

ISO C(3-D) 导航在引导经皮椎体成形术中具有独特的优势：术中实时采集图像，C 形臂机自动旋转 190°，约 20 秒钟获得 200 多幅图像，然后自动形成 0.42mm×0.42mm×0.42mm 三维重建图像，导航屏幕

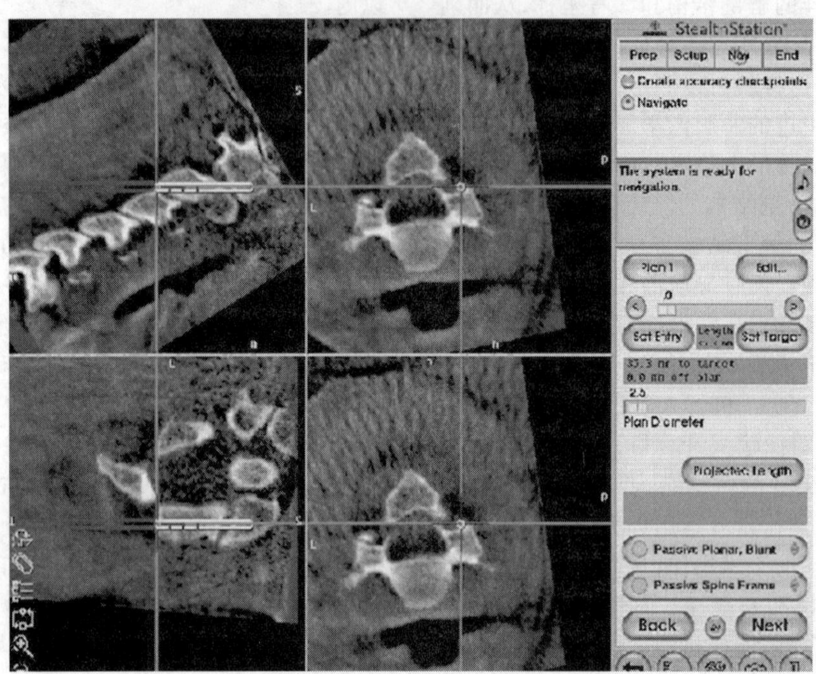

图 103-26　导航引导下经 $C_1 \sim C_2$ 关节突螺钉置入过程

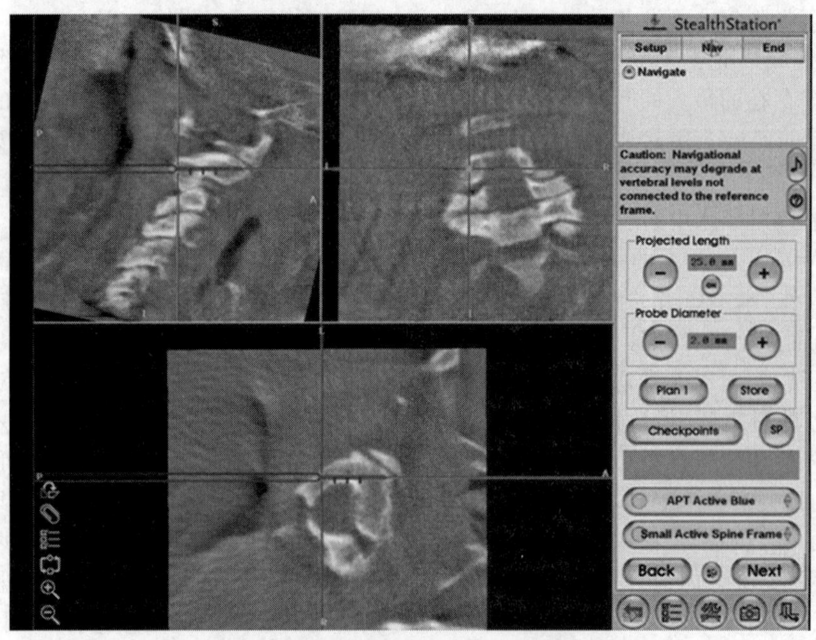

图 103-27　导航引导下 C_2 椎弓根螺钉置入过程

7

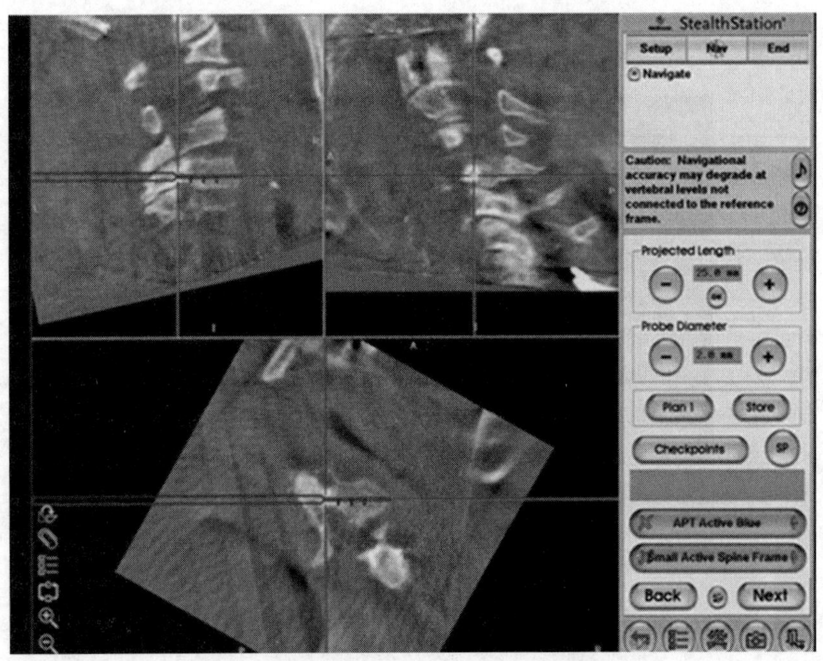

图 103-28　导航引导下 C_5 椎弓根螺钉置入过程

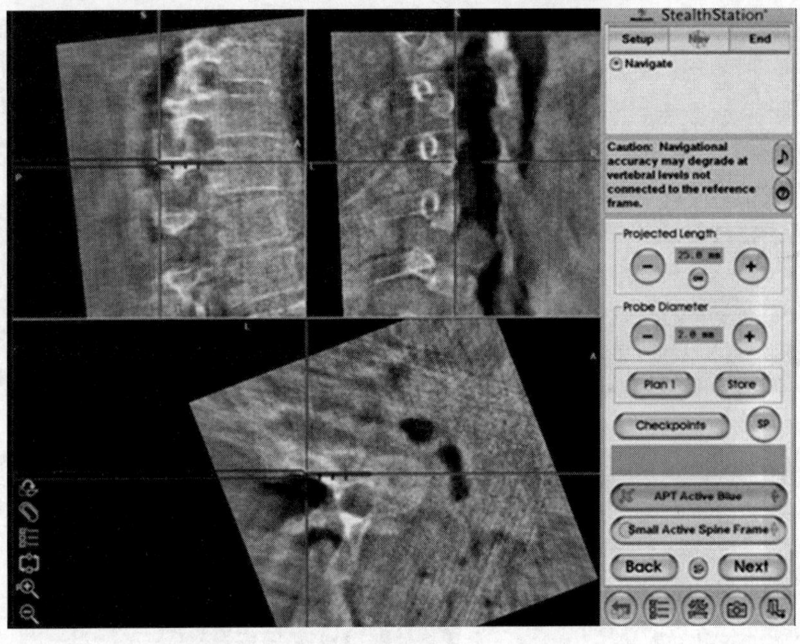

图 103-29　导航引导下 T_6 椎弓根螺钉置入过程

上显示出病变椎体的矢状位、冠状位以及横断面，从三个角度准确地监测穿刺针的进入（图 103-30～图 103-32），而且 ISO C（3-D）导航一次可以注册多个椎体，因此可以对相邻的两个或者两个以上的椎体同时进行穿刺。

3. 脊柱腹侧手术　当需要在脊柱腹侧进行操作，特别是结合内镜系统进行经皮微创操作时，因为入路及脊椎暴露的限制，注册过程较为困难。部分学者报道依赖 CT 导航系统但是仍存在辐射暴露量大、患者术中体位的改变可能导致系统误差等多种问题，且目前并没有采用 3D 导航系统进行注册报道。此外，DRB 固定位置选择较为困难，有学者设计出一种“混合导航系统”，即将基准点固定在脊柱上，通过图像分析确定基准点的位置的方向，并将其与固定在内镜系统上的 DRB 进行关联。

（五）导航系统的新研究与发展

1. 创建个性化的模板　目前 CT 导航系统也存在较多的问题：当螺钉置入涉及多个椎体的时候，就要

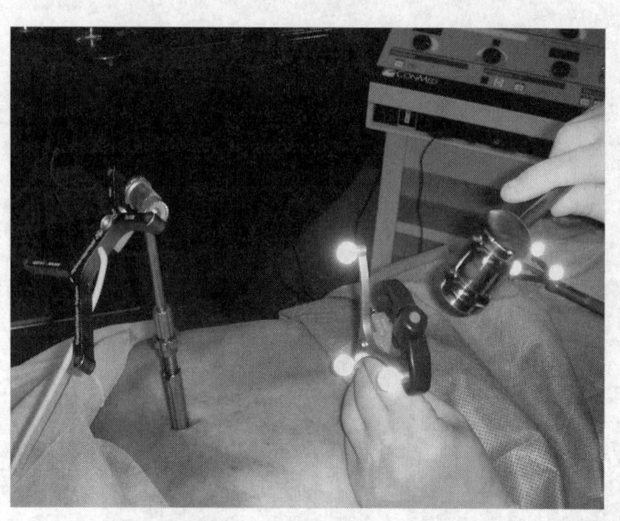

图 103-30　导航引导下胸椎经椎弓根椎体穿刺过程
左侧为固定在棘突上的导航参考架，右侧为固定有荧光反射球的穿刺针

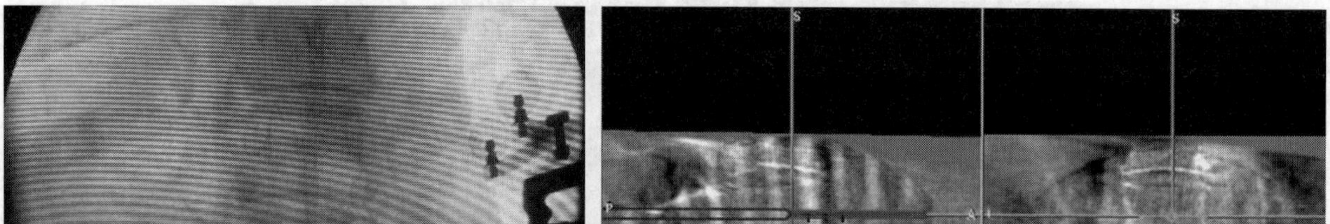

（1）　（3）

（2）　（4）

图 103-31　导航引导下可精确设计椎体穿刺进针点、穿刺轨迹和穿刺终点
在导航引导下可安全、准确地将穿刺针头置于椎体的前中央部，完成单侧椎体成形术

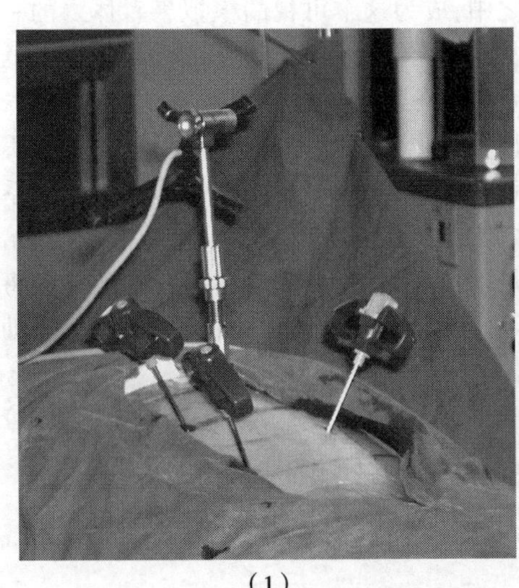
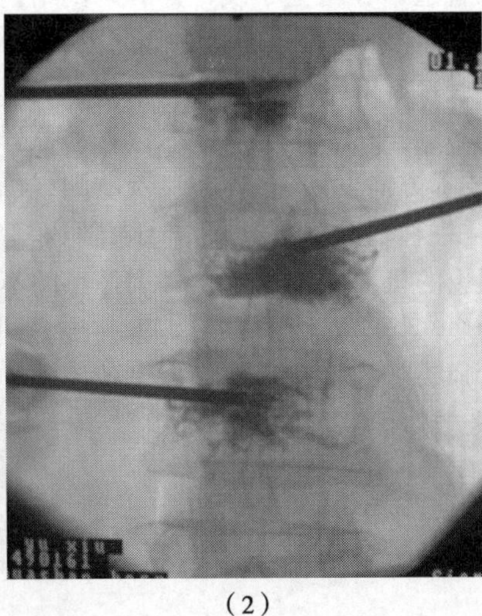
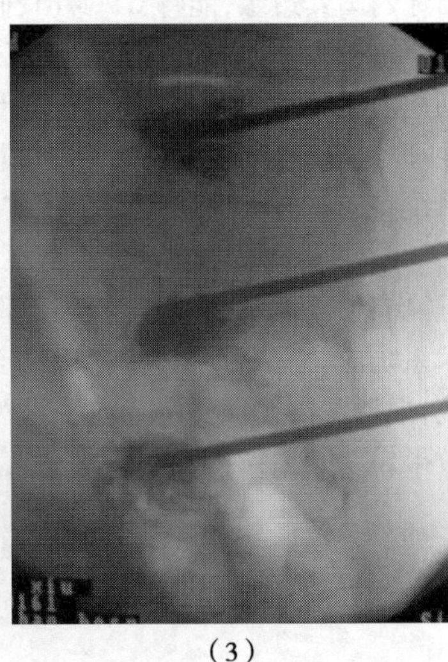

（1）　（2）　（3）

图 103-32　在导航引导下完成椎体穿刺，将骨水泥尽可能地灌注在椎体的中央

对每一个椎体进行单独的记录，每个椎体需要 15 分钟，延长了整个手术时间；导航系统的操作需要术者以外的人员在手术过程中出现，也会增加手术时间，且有较高的感染风险，导航系统在手术过程中会阻碍术者的操作，并且占据手术室很大的空间。为了解决这些问题，一种个性化的模板随之产生。这种模板是利用术前的 CT 图像来设计，可以符合不同个体骨骼的特异性，有特定设计的结构固定于骨表面，并且有精心设计的孔洞来引导钻孔器进入术前计划的轨道。

2. 经皮微创动态参考基架　计算机辅助骨科手术的光电导航系统是基于骨与被动的反射器或者主动发光二极管的一种特殊的三维形式的固定连接，甚至一种所谓的微创动态参考架 minimally-invasive DRB (dynamic reference base, DRB) 也需要切开皮肤之后用螺钉或者夹子来固定，因此起初的经皮手术最终变成了开放性手术，而且，因为其树状结构的设计，大部分 DRB 会影响术者的操作，难免会有移位的可能，因此摄像机与手术地点的光学连接可能反复地被中断。Ohnsorge JA 报道的一种新型的骨科导航微创技术——经表皮动态参考架(epicutaneous dynamic reference base, epiDRB)是一种创伤性更小，更稳定舒适，可安全追踪的经皮固定设备。它可以用两个或两个以上的别针在表皮的位置获得非常稳定的固定，术中的应用性以及可靠性也经过实验证明。由于重心低以及宽平的设计，epiDRB 可以直接置于手术区域。epiDRB 是经表皮固定而且形状比较特殊，可以在不影响术者操作的情况下不间断地被导航系统追踪，因此移位的机会被最小化，而且手术视野也不会受影响。由于其特殊的设计，一次参考数个椎体变为可能，这样就大大减少了辐射的暴露，提高了效率。

3. O 臂机与计算机导航系统的结合　O 臂机能够生成与 CT 类似的三维图形，且辐射暴露量更少。在 Stealth 系统(Medtronic Navigation, Louisville, Colorado)的配合下，这些三维信息能精确指导椎弓根螺钉的置入。在螺钉植入后，O 臂机可提供最终的三维数据以便术者确认螺钉位置——其能在 30 秒时间内生成多达 400 张的图像并将其进行重建。Patil 于 2012 年在 O 臂机及 Stealth 系统辅助下对 25 例患者进行了椎弓根螺钉植入术，术中皮质穿破率低至 2.6%，其螺钉位置也即时得到了完全的纠正，此外，虽然置钉时间稍长于徒手法，但远远小于基于 CT 导航系统(5.9 分钟 vs. 7.5 分钟)。因此 O 臂机与导航系统的结合也将大大提高脊柱外科手术的效率与安全性。

(六) 导航系统在骨科其他手术中的应用

导航在骨科其他领域，例如骨盆手术；全膝、髋关节置换术；骨折内固定手术；股骨颈骨折三枚螺纹钉固定或者 Gamma 钉内固定术以及截骨矫形术等，都起到了其不可比拟的作用。此外，导航系统有助于骨肿瘤的精确切除，保留重要的正常骨组织，为重建创造条件。

(七) 展望

随着微创理念的不断完善，高新科技的发展与医学理论实践的相互渗透，基于微创理念、影像与介入技术的计算机辅助手术导航系统，其未来的发展方向趋于数字化、实时化、智能化。导航系统的自动认知模式将会进一步提高手术的效率与实用性，例如，采用电磁定位以避免瞄准线约束，使用激光扫描来代替标志点匹配。目前可采用的导航设备有超声、显微镜、内镜、激光等，也可联合几种设备，以提高导航的精度和灵活性。图像处理能识别出靶结构的容积，清晰地勾画其边缘，能将 CT、MRI、血管造影和正电子发射断层摄影术（PET）等多模式三维图像融合在一起，利用消隐或透明等显示技术，可形成含有解剖结构和生理功能信息的四维（或多维）图像。将来，手术导航系统将向机器人导航和模拟现实技术方向发展，机器人导航使得手术导航系统不再只是一种辅助工具，而是能够独立地完成外科手术，而理想的机器人辅助手术系统应该是能与术者有机结合的、半自主性的系统；虚拟现实技术利用戴在手术医师头部的特殊视觉效果镜头，使手术医师感觉进入患者体内，置身于患者解剖结构之中，成为这个可视的模拟患者体内的一部分，得以从容地从各个角度彻底探索、认知患者的组织结构；随着网络远程高速通信技术的飞速发展，远程遥控脊柱手术也将变为可能。然而目前，在北美及欧洲，仅有 11% 的脊柱外科医生常规使用导航系统，制约其发展的主要因素主要在于设备的缺乏、培训体系的不足以及高昂的价格，上述问题的解决必将进一步推进导航系统成为医院中的必备手术辅助设备。

（吕飞舟）

第一百〇四章

骨与软骨发育障碍

骨与软骨发育障碍所引起的疾病多数和遗传有关，产生遗传病的物质基础是细胞内的染色体和基因，它们分别控制人体形态和生理的正常或异常性状发育和表现。当染色体或基因出现种种异常变异时就会产生遗传病。

遗传病通常分为三类：①染色体病：染色体畸变，患者症状严重，受累器官广泛，多数胎儿发生流产或死产。②单基因病：单一基因突变所致，一般分为显性遗传和隐性遗传两大类。如突变基因发生在常染色体，又可分为常染色体显性遗传和常染色体隐性遗传。显性遗传男女发病几率均等，和正常人结婚子代的发病几率为1/2。隐性遗传较为隐蔽易被忽视。此外，性染色体遗传病也可有隐性遗传和显性遗传两种。③多基因病：有多对乃至几十对突变基因所致，与遗传和环境因素均有密切关系。种类不多，但是群体发病率高。

骨与软骨发育障碍多数是常染色体显性或隐性遗传。在正常的骨和软骨发育过程中，骨骺软骨细胞不断增生、成熟，最后钙化成骨。当遗传病作用于软骨细胞产生功能障碍时，就可发生多种病理过程，在临床上构成各种不同的疾病。根据不同的病理过程可将疾病分为：

1. 由于软骨样组织产生障碍所致　生长软骨板成软骨细胞异常成熟，如软骨发育不全；骨骺软骨细胞的异位增生，如软骨发育障碍、Maffucci 综合征、骨干续连症。

2. 由于骨样组织产生障碍所致　骨骺钙化异常，如多发性骨骺发育异常和点状骨骺发育异常；干骺端和骨膜钙化异常，包括骨样组织产生不足，如成骨不全；骨样组织过度增生或骨吸收障碍，如骨硬化病、脆弱性骨硬化、纹状骨病、肢骨纹状肥大、进行性骨干发育不全、婴儿骨皮质硬化症。

第一节　成骨不全

成骨不全（osteogenesis imperfecta，OI）又称脆骨症（fragilitas ossium）、原发性骨脆症（idiopathic osteopsathyrosis）及骨膜发育不良（periosteal dysplasia）等。作为遗传性疾病，OI 是常染色体显性缺陷，多数患者从父母一方获得，但也可以是新突变（散发性）。其特征为骨质脆弱、蓝巩膜、耳聋、关节松弛，是一种由于间充质组织发育不全，Ⅰ型胶原形成障碍而造成的先天性遗传性疾病。旧的分型认为病情轻的为“迟缓型成骨不全”，而严重的称为“先天性成骨不全”，这种分型目前已经废弃。

【病因】

病因不明，为先天性发育障碍。男、女发病相等。大多数患者可以长期存活，是常染色体显性遗传病。15%以上的患者有家族史。

【病理】

广泛的间充质缺损，使胶原纤维成熟受抑制。在软骨化骨过程中，骨骺软骨及软骨钙化区均正常，但在干骺端成骨细胞及骨样组织稀少，形成的骨小梁纤细稀疏，呈纵向排列，无交叉的骨小梁可见。膜内化骨过程亦受影响，骨膜增厚但骨皮质菲薄，且缺乏板层状结构，哈佛斯管腔扩大，骨髓腔内有许多脂肪及纤维组织，骨较正常短，周径变细，两端膨大呈杵状。颅骨甚薄，可见有分散的不规则的钙化灶，严重者像一个膜袋，囟门延迟闭合。皮肤及巩膜等亦有病变。

【分型和临床表现】

成骨不全可以分为8型，其中Ⅰ型最常见，具体分型和临床表现如下：

1. Ⅰ型　胶原质量正常，但数量不足。易骨折，脊柱曲度变小，关节松弛，肌张力不足，蓝灰巩膜（因为Ⅰ型胶原合成不足，内层的脉络丛静脉通过巩膜折射出来所致）。部分儿童有听力缺失和轻度的突眼。根据有无牙本质发生不全又可进一步分为ⅠA和ⅠB型，ⅠA无牙本质发生不全，ⅠB出现乳白牙。

2. Ⅱ型　胶原的质量和数量均不足。多数病例在出生后一年内死于呼吸衰竭或颅内出血。肺部发育不全可致严重的呼吸系统疾病。有严重的骨骼畸形和矮小，通过摄片评估长骨和肋骨，进一步分为ABC三个亚型。ⅡA型长骨粗短，"念珠状"肋骨；ⅡB型长骨宽短，肋骨薄，没有"念珠状"肋骨；ⅡC型长骨细长，肋骨薄而呈"念珠状"。

3. Ⅲ型　胶原数量充足但质量差。易骨折，有时出生前就有骨折。骨畸形常很严重。Ⅲ型和其他型的区别在于"进行性畸形"，出生时症状很轻微，然后症状逐渐加重。生存期可能正常。

4. Ⅳ型　胶原数量充足但质量不高。易骨折，尤其在青春期前。和Ⅰ型相似，Ⅳ型可进一步分为ⅣA和ⅣB两种亚型，有(ⅣA)或无(ⅣB)牙本质发生不全。

5. Ⅴ型　和Ⅳ型临床表现相似。独特的组织学表现为"网眼状"骨，另一个特征是"Ⅴ型三联症"：①邻近生长板的不透光带；②骨折部位的肥大骨痂；③尺桡骨间膜钙化(图104-1)。

6. Ⅵ型　和Ⅳ型的临床表现相似，特殊的组织学表现为"鱼鳞样"骨外观。

7. Ⅶ型　2005年发现了隐性型，称为Ⅶ型，至今仅局限在加拿大魁北克的第一民族人群。

8. Ⅷ型　2007年美国科学家发现引起OI的另一个基因缺陷。该基因包含leprecan(又称lepre1)蛋白质相关的信息。leprecan是指定P3H1(prolyl 3-hydroxylase 1脯氨酰羟化酶)的蛋白质，对Ⅰ型胶原的合成具有重要影响。

【影像学检查】

X线表现主要为骨质的缺乏及普遍性骨质稀疏：①在长骨表现为细长，骨小梁稀少，呈半透光状，皮质菲薄如铅笔画。髓腔相对变大，严重时可有囊性变。骨两端膨大呈杵状，可见有多处陈旧性或新鲜骨折，有的已经畸形连接，骨干弯曲。有些畸形是因肌肉附着处牵拉所致，如髋内翻、股骨及胫骨呈弓形。某些患者在骨折后会形成丰富的球状骨痂，其数量之多，范围之广，会误诊为骨肉瘤。另有一些患者的骨皮质较厚，称"厚骨型"，少见。②颅骨钙化延迟，骨板变薄，双颞骨隆起，前囟宽大，颞骨相对致密，颅底扁平。乳齿钙化不佳，恒齿发育尚可。③椎体变薄，呈双凹形，骨小梁稀少，椎间盘呈双凸形代偿性膨大。可以有脊柱侧弯或后突畸形。椎体骨折很常见。④肋骨从肋角处向下弯曲，可出现"念珠状"肋骨。

在妊娠15～18周可通过超声检查肢体长度和畸形。轻型病变超声结果可以正常。严重的可见到颅盖矿化减少，长骨变弯、变短(尤其是股骨)，以及多发肋骨骨折。

【辅助检查】

常规实验室检查结果通常在正常范围之内，对排除其他代谢性疾病有用。皮肤活检可获得上皮成纤维细胞并进行培养，进行胶原合成分析。对于有OI风险的胎儿(如果家庭成员中已知有人发生突变者)可以在妊娠期间做产前DNA突变分析。

【诊断与鉴别诊断】

诊断一般并不困难。有时要与严重的佝偻病相区别。佝偻病表现为骨骺软骨增宽、模糊、干骺端到钙化软骨区不规则，分界不清。干骺端本身呈杯状增宽。此外，其他骨骼的稀疏情况不及成骨不全症者明显。临床上尚应与软骨发育不全、先天性肌弛缓、甲状腺功能减退及甲状旁腺功能亢进症等区别。

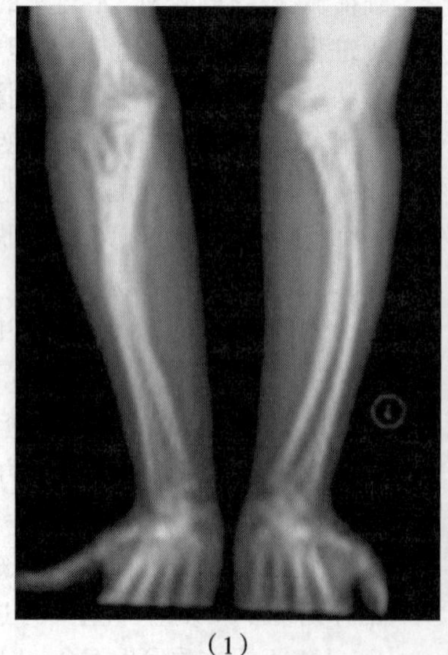

(1)

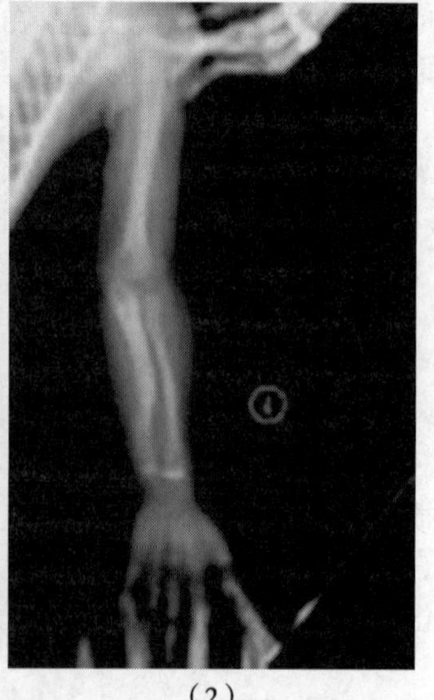

(2)

图104-1　Ⅴ型成骨不全的X线表现
(1)成人Ⅴ型；(2)儿童Ⅴ型

7

【治疗】

无特殊治疗。主要是预防骨折,要严格地保护患儿,一直到骨折趋势减少为止。但又要防止长期卧床的并发症。

1. 保守治疗

(1) 药物:双磷酸盐(BPs)已经应用于OI治疗。BPs可口服(如阿伦磷酸钠)或静脉注射(如帕米磷酸钠),已证实可减少儿童骨折的发生率。在成人的小规模随机试验中有减少骨折的趋势。

(2) 理疗:包括水疗和应用支撑垫,鼓励患者每天变换姿势来保持肌肉平衡。利用拐杖、支具等辅助用具可以获得显著的自主性提高。

2. 手术治疗　Harold A. 于1940年后期开始应用金属髓内钉固定长骨以增加骨强度。该治疗对于康复和预防骨折非常有效,目前已成为OI矫形治疗的基本方法。脊柱融合可用于矫正脊柱侧弯。对于脊髓和脑干基底受压者可以施行手术。

【预后】

OI患者的生存期和正常人群基本一致,除了一些呼吸或神经系统并发症严重者。致命的OI可在围生期死亡,但也有极度严重OI的某些个体可生存到成人阶段。

第二节　软骨发育不全

软骨发育不全(achondroplasia)又称胎儿型软骨营养障碍(chondrodystrophia fetalis)、软骨营养障碍性侏儒(chondrodystrophic dwarfism)等。是一种由于软骨内骨化缺陷的先天性发育异常,主要影响长骨。临床表现为特殊类型的侏儒(短肢型侏儒)。智力及体力发育良好,患者常作为剧团或马戏团的杂技小丑。

本病发病率是1/25 000,没有种族和男女性别倾向。在古埃及画中的描述使之成为最远古的有记载的出生缺陷之一。

【病因】

本病为先天性发育异常,有明显的遗传性及家族史,为常染色体显性遗传,是由定位在4号染色体上的一个异常基因(成纤维细胞生长因子受体基因3,FGFR3)所引起。如果父母亲一方患病,另一方未患病,子女患病的几率是50%。如果父母双方均患病,那么子女有50%的机会患病。25%的几率发生严重、致死的骨骼异常,25%的几率不患病。无遗传异常基因的子女不会发病,也不会遗传给自己的子女。

80%以上的病例可以不通过遗传发病,而是由形成胚胎的卵细胞或精细胞内的新突变引起。研究显示新基因突变仅遗传于父亲,年龄大于35岁,在精子生成时发生。在98%的病例中,FGFR3基因的核苷酸1138发生G到A的点突变,大约1%的病例发生核苷酸1138的G到C的点突变。

【病理】

基本的病理改变发生在软骨化骨过程。长骨纵向生长受阻,而膜内化骨过程不受影响,故骨的粗细正常,但因长度变短而相对变粗。骨骺软骨细胞可增殖,但不能进行正常的钙化与骨化,因而骨端增大。镜下见,软骨细胞不能像正常那样呈规则的柱状排列,而是分散呈不规则成堆。骨化过程的多个区域,如静止区、增殖区、肥大及预备钙化区等的层次也发生紊乱。干骺端毛细血管不能有规则地进入骺板进行正常的吸收,成熟的软骨细胞不能钙化,影响了骨的生长。还可以看到有广泛的软骨黏液样变性,细胞肿胀,细胞核增大,基质呈半流体结构。病变部位的软骨骨化延迟,呈斑块状分布,而斑块间的钙化过程则比较正常。

【临床表现】

1. 侏儒　本病是侏儒的最常见原因。胎儿娩出时即可见其身体长度正常而肢体较短,这种差别以后逐渐明显,肢体近端如肱骨及股骨比远端骨更短,患儿脂肪臃肿,至发育成熟。平均身高男性为(131±5.6)cm,女性为(124±5.9)cm。文献上有97cm和104cm的报道。患儿身体的中点在脐以上,有时甚至在胸骨下端。两手只能碰到股骨转子的下方,而不像正常人那样可以达到大腿下1/3。因为肢体短,在下肢伸直位时,屈髋弯腰面部可碰到足趾。

2. 头颅增大　有的患者有轻度脑积水、穹隆及前额突出、马鞍形鼻梁、扁平鼻、厚嘴唇、舌伸出(在婴儿)、下颌突出及牙齿拥挤。

3. 胸椎后突,腰椎前突,以后者为明显。骶骨较水平,使臀部特征性地突出。

4. 胸腔扁而小,肋骨异常短。

5. 手指粗而短,分开,常可见第4、5指为一组,2、3指为一组、拇指为一组,似“三叉戟”(图104-2)。有的患者伸肘动作轻度受限。

6. 下肢呈弓形,走路有滚动步态。

7. 智力发育正常,牙齿好,肌力亦强,性功能正常。

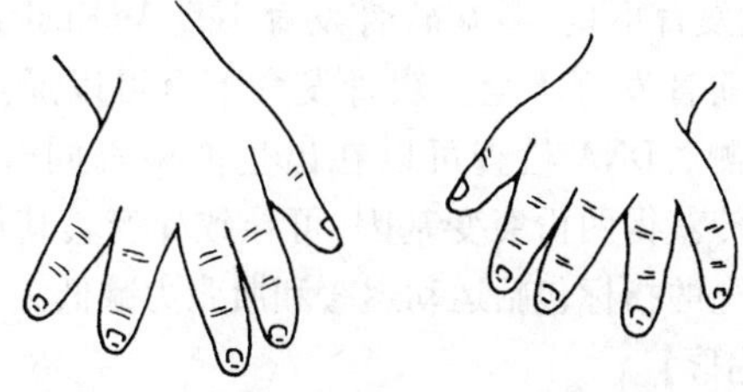

图104-2　软骨发育不全的三叉戟状手指畸形

7

【影像学表现】

1. X线表现　①颅盖大,前额突出,顶骨及枕骨亦较隆突,但颅底短小,枕大孔变小而呈漏斗形,其直径可能只有正常人的1/2。如伴发脑积水侧脑室扩张。②长骨变短而粗,骨干厚,髓腔小,骨骺可呈碎裂或不齐整。在膝关节部位,常见骨端呈V形杯口状或喇叭形分开,而骨骺的骨化中心正好嵌入这V形切迹之中。由于骨化中心靠近骨干,使关节间隙有增宽的感觉。下肢弓形,腓骨长于胫骨,上肢尺骨长于桡骨。③椎体高度减少,椎间隙和椎间盘高度相对增大,但脊柱全长的减少要比四肢长度的减少相对少很多。自第1腰椎至第5腰椎,椎弓间距离逐渐变小。脊髓造影可见椎管狭小,有多处椎间盘后突。④骨盆狭窄,髂骨扁而圆,各个径均小,髋臼向后移,接近坐骨切迹,有髋内翻,髋臼与股骨头大小不对称。

2. 超声波　胎儿超声可发现随着孕期的增加,股骨的长度和顶间径不均衡发展。如果手指充分伸展,则可看到三叉形手。

3. 实验室检查　一般无特殊发现。

【诊断与鉴别诊断】

多数软骨发育不全可通过特征性的临床表现和放射学表现诊断。在一些年龄过小或不典型的患者诊断不能明确时,可通过FGFR3基因检查明确。99%的患者通过这种检查可以发现基因突变(表104-1)。

表104-1　软骨发育不全的分子基因检测

测试方法	测得突变	突变检测率	检测可获性
目标检测分析	FGFR3的G1138A替代	~98%	临床检查
	FGFR3的G1138C替代	~1%	
外显子序列分析	FGFR3序列改变	未知	

鉴别诊断:有超过100种的骨骼不良可导致侏儒,许多是非常罕见的,都可以通过临床和放射学检查与软骨发育不全鉴别。可能会混淆的疾病有:①严重的软骨发育不良,也是由FGFR3基因突变引起的;②软骨-毛发发育不良(骨端软骨发育不良McKusick型);③假性软骨发育不全。软骨发育不全可以通过产前超声检测。DNA检查可以在出生前检查同合子性。如果遗传获得两份突变基因,可导致死产。其他软骨发育不全的指标包括运动迟缓和肌张力减低。

【治疗】

本病目前没有特殊治疗。有研究提示人生长激素(GH)治疗可加快生长速度,然而其有效性只有接受治疗的患者达到成年后才能明确。此外,针对FGFR3异常的生化、药物研究也在进行中。

肢体延长术能使一些患者的身高增加。然而,这类手术需要一个较长的治疗时间,并且可能会有许多并发症。通常只在一些有经验的医疗中心开展。

如果发生脑积水,必要时可行分流手术以减轻对大脑的压力。如果枕骨大孔变小脊束受压,可施行枕骨下减压术。椎管狭窄多发生在腰椎,必要时行椎板切除减压术,腰$_{2\sim3}$是需要减压的最常见节段。

软骨发育不全患儿通常需要安放中耳导水管。牙科问题需要格外护理。指导患儿合理营养,以便预防肥胖症发生。对于睡眠呼吸梗阻,可行增殖腺扁桃体切除术,重度病例行气管切开术。另外,社会支持和心理调整也是非常必要的。

【预后】

婴儿如未夭折,成年后可胜任各种工作,预后良好。少数患者,由于枕骨大孔变小而发生脑积水。椎管狭窄的发生率可达40%,大部分在腰椎,偶有在颈椎或胸椎。

第三节　软骨发育异常

软骨发育异常(dyschondroplasia)又称内生软骨瘤病(enchondromatosis)、Ollier病等。其特征是多发性内生软骨瘤(至少有三处内生软骨瘤出现),倾向于单侧肢体分布,导致骨骼畸形,肢体不等长,并有潜在恶变为软骨肉瘤的风险。1899年首先由Ollier所描写,虽其组织结构与内生软骨瘤相似,但一般认为本病不应属于肿瘤范围。Ollier病的出生发病率是1/100 000。

【病因】

病因不明。为先天性发育畸形,无遗传性及家族史。本病罕见,发病没有人种倾向和性别差异,通常在0~10岁之间发病,且恶变为软骨肉瘤的可能远高于其他疾病,发生率可高达50%(Unni 1996)。内生软骨瘤骨钙化是一个高度调节的过程,发生于长骨的骨干近端生长板,来源于控制软骨细胞增殖和分化的信号通道异常,导致骨内软骨钙化。甲状旁腺激素相关蛋白(PTHrP)和印度豪猪蛋白(Indian Hedgehog,IHH)作用于相应的受体PTHR1和PTCH1,激发一个紧密耦联的信号转导过程,该过程对于调节内生软骨瘤的钙化非常重要。已经在内生软骨瘤患者鉴定到PTHR1(R150C)的突变。突变的PTHR1(R150C)激活PTHrP通道,可引起软骨细胞分化的减少和内生软骨瘤的形成。

【病理】

肉眼观察内生软骨瘤病通常可见骨结构部分多

个椭圆形的或圆形的软骨样结节。这些单个结节局限在编织骨或层状骨的边缘，被骨小梁间隙分隔，软骨样肿瘤基质通常很坚固。

镜下可见在透明的基质中有许多软骨细胞块，从小的成软骨细胞一直到比较成熟的大的空泡状的软骨细胞，无序地成团状排列。有纤维性间隔及黏液变性区，并有钙盐沉积成斑块状及点状。内生软骨瘤的特征表现在细胞化程度和软骨细胞表型方面具有突出的异质性和多样性。

【临床表现】

软骨发育异常的症状、体征常在十岁前出现，包括指(趾)部可触及的骨性突起，一侧肢体不对称的短缩和跛行，骨畸形伴有或不伴有病理性骨折。也可能累及长管状骨，如胫骨、股骨、腓骨；扁骨如骨盆。骨骼短缩可能是唯一的临床体征，常伴有骨骼的弯曲，关节活动受限。前臂畸形经常发生。躯干一般不受累，除非是肋骨内生软骨瘤和骨盆不平衡所致的脊柱侧弯。在儿童期，病骨易发生病理性骨折。并发症包括病理性骨折和恶性变。但是手和足部的病理性骨折并不意味恶性变。

【影像学表现】

1. X 线表现　在干骺端有大小不等、形状各异、边界清楚的软骨化区，呈柱状排列，X 线片上显示呈条纹状。干骺端有不规则的扩大，骨干增厚及缩短，变弯，相邻的骨骺呈斑点状。在指骨，有膨大的不规则的囊性透亮区，其中夹杂致密的钙化索条及斑点，使指骨变形。在髂骨可见软骨柱呈扇形放射至髂嵴。尺骨短缩通常较桡骨短缩更严重。到了青年期，看不到软骨细胞柱而代之为致密的斑点，提示病变趋向愈合(图 104-3(1))。

2. CT　和 X 线片上的发现相似。均匀或高密度的钙化，骨内扇形征或皮质骨穿透，都是内生软骨瘤的特征(图 104-3(2))。

3. MRI　MRI 表现为 T_2 加权像上叶状边界、小腔状高信号强度、互相合并，并且反射出高液相的透明软骨。在 T_1 加权像，内生软骨瘤显示为低到中信号强

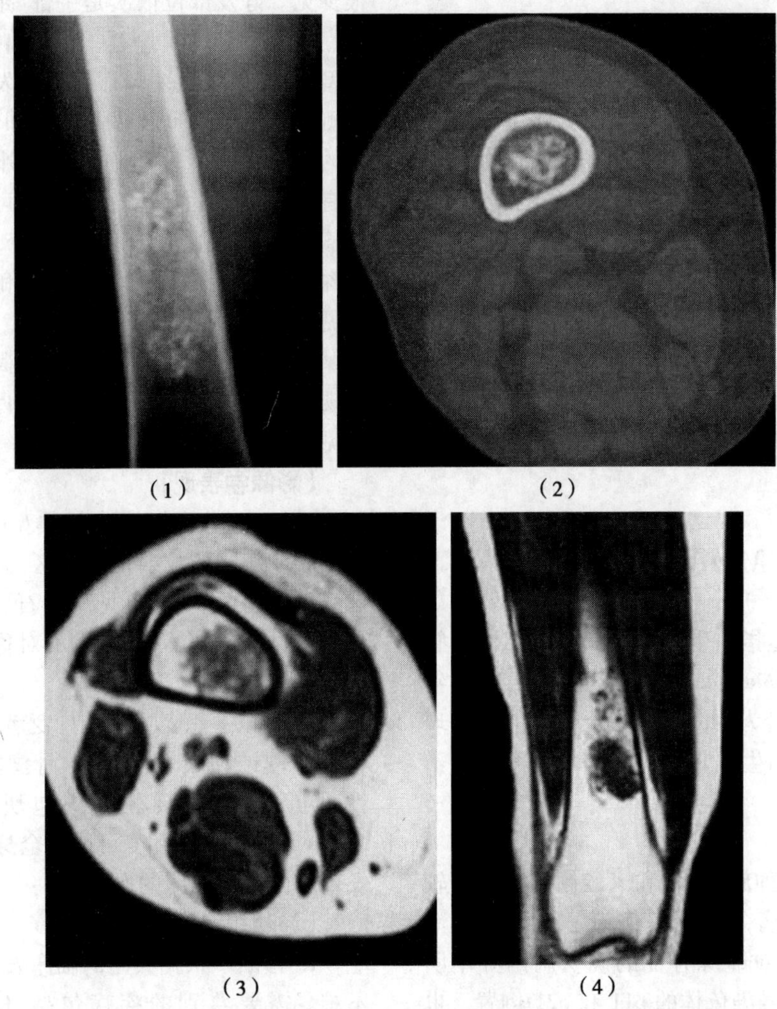

(1)　(2)　(3)　(4)

图 104-3　软骨发育异常的影像学

(1)X 线片；(2)CT 横断面；(3)MRI T_1 加权横断面；(4)冠状面

7

度(图104-3(3),(4))。

此外,核素扫描、正电子发射断层摄影(PET)、介入等对于有症状(疼痛,体积增大)的内生软骨瘤进行鉴别时需要应用。

【诊断与鉴别诊断】

诊断基于临床和放射学评估。如果从局部某一单个病变来诊断,很难与内生软骨瘤区别。但如果全面检查,则诊断并不困难。对可疑的患者,拍摄两手的X线片常有所帮助。诊断标准如下:①在儿童早期起病;②多发性的病变,大多发生在长骨的两端;③X线上透光区活检为软骨组织。其他如核素扫描,超声和MRI可用于评价症状性内生软骨瘤(疼痛,增大)。

鉴别诊断:Ollier病必须和遗传性多发骨增生(HME)鉴别。HME是一种常染色体异常,特征为多发骨肿瘤伴软骨覆盖,最常见于长骨干骺端,可通过临床和影像学来鉴别。其他罕见的软骨瘤病形式,包括混合性软骨瘤病,脊柱内生软骨发育不良,和遗传性软骨瘤病Ⅰ和Ⅱ型。

【治疗】

本病没有特殊的治疗方法,对于有并发症的患者可采用手术治疗(如病理性骨折,生长缺陷,恶变)。对严重影响功能的肿块,可手术切除。为解决下肢的不等长,可做肢体延长术,或骨骺阻滞术,亦可做截骨矫形术来纠正内外翻畸形。截骨后骨愈合正常。

【预后】

本病预后较难评估。病变广泛波及者较病变局限者预后好,后者可导致下肢的显著短缩和肢体不对称,尤其是幼儿时就发病的患者。指骨的内生软骨瘤可导致手指畸形。总体上,早期形成的病例更严重。本病具有恶变为内生软骨肉瘤的危险,恶变率估计为5%~50%。

第四节 Maffucci综合征

Maffucci综合征是指内生软骨瘤病与海绵状血管瘤同时存在。最早由Maffucci于1881年报道,1941年Carleton等将该病命名为Maffucci综合征。特征表现是良性的软骨膨大(内生软骨瘤),骨骼畸形和深色不规则形态的血管瘤。

【病因】

本病没有明显的种族、性别和家族倾向。发病较早,通常在4~5岁发病,25%的病例为先天性。

到目前为止,Maffucci综合征的确切病因并不明确。有作者认为是1号染色体的p11和q21倒置。也有人认为是先天性中胚层发育异常。Maffucci综合征具有恶变的危险。病变越靠近肢体近端,则转变为恶性的可能越大。Mellon指出Maffucci综合征和Ollier病是连续性的病变,而不是两个独立的疾病。

【病理】

患者身上内生软骨瘤与内生软骨瘤病(亦即软骨发育异常或Ollier病)无任何区别。血管瘤则绝大多数为海绵状血管瘤,质软,多叶,无血管性搏动。亦有为毛细血管瘤、淋巴管瘤以及血管错构瘤的报道,往往伴有静脉曲张,静脉栓塞及静脉石形成。

组织病理学上,显微镜下可见结构紊乱的软骨组织,细胞丰富,细胞核大于正常,可能为双核,呈软骨增殖现象。此外,软组织内可见海绵状血管和栓塞的静脉。本病有恶变倾向,如软骨瘤有恶变,则瘤体迅速增大,骨质破坏增多,骨皮质常被穿破,形成放射状骨膜反应或巨大骨外肿块。

【临床表现】

Maffucci综合征发病年龄及部位分布特点与Ollier病(多发内生软骨瘤病)相同。常见于10岁以内的儿童,近90%的病例发生在30岁以前,50岁以后很少见。好发部位依次是手部、足的管状骨、股骨、胫骨、肱骨、尺桡骨和骨盆。该病出现临床症状较早,在典型病例,肢体短缩畸形仅仅好发于一个肢体或身体半侧。总的结果是肢体的短缩和粗大畸形,是最常见到的体征。除了上述临床特征外,Maffucci综合征还具有软组织多发血管瘤的体征,可能是毛细血管型血管瘤或海绵状血管瘤,最常见于皮肤的皮下组织,皮下深层的血管瘤、口咽部、腹内和胃肠道血管瘤也不少见。

Maffucci综合征恶变为软骨肉瘤通常在青春期后出现,主要发生在骨盆或肢体骨,发生在颅底的很少见。

【影像学表现】

Maffucci综合征的X线典型表现是:位于干骺端的中心或偏心的放射性透光区,其中有不等量的钙化灶,以及在软组织中可见静脉石(图104-4)。在X线片上可见两侧肢体不等长、不对称,尺骨短缩,下尺桡关节半脱位等。

40岁以上患者或病变广泛者,X线片上如发现有骨皮质侵蚀和破坏,或在软骨瘤内钙化影消失,病理性骨折,以及出现软组织包块增大等,应考虑为Maffucci综合征恶性变可能。全身MRI检查可以帮助发现细微或亚临床的血管瘤。

【诊断和治疗】

1. 诊断 根据典型的临床表现结合X线片,诊断不难。需要鉴别的疾病包括:Kaposi肉瘤、Klippel-Trenaunay-Weber综合征(骨肥大性毛细血管瘤综合征)、Proteus综合征、Ollier病等。其中Ollier病和Maf-

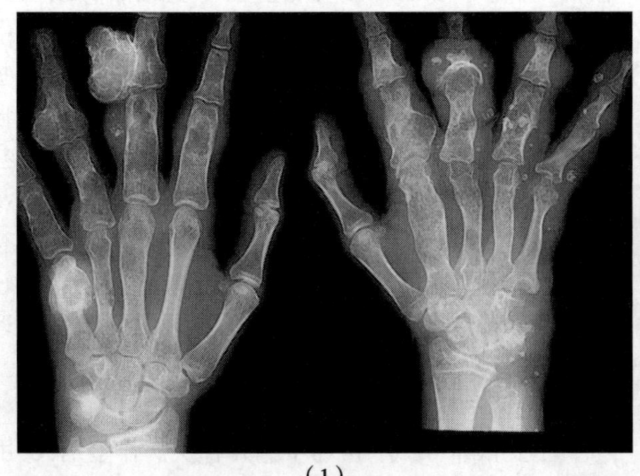

(1)

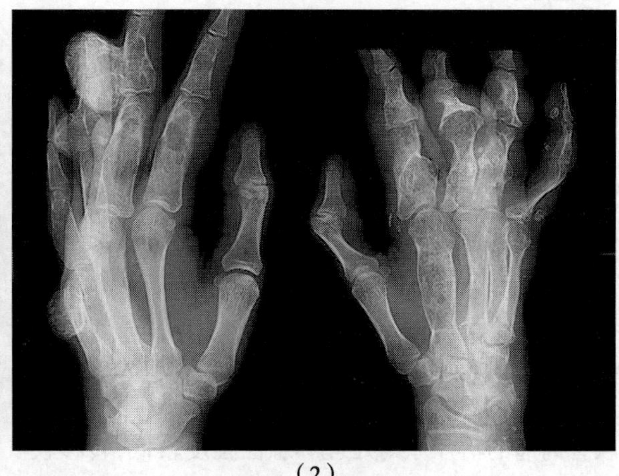

(2)

图 104-4　Maffucci 综合征的 X 线表现，指骨可见多发环形弓形骨内病损，软组织钙化影

fucci 综合征的唯一区别是具有独立的内生软骨瘤而不伴血管瘤。

2. 治疗　主要针对多发内生软骨瘤的恶变倾向。对严重畸形者，可行矫形手术；畸形严重影响功能或疑有恶变者应行截肢术。手术后质子放疗可以治疗残余的软骨肉瘤，并减少总放射剂量，是一种较好的治疗方法。

第五节　骨干续连症

骨干续连症(diaphyseal aclasis)是一种软骨的发育障碍。表现为多发性外生骨疣及干骺端畸形，故亦称干骺端发育不良(metaphyseal dysplasia)。Jaffe 将其定名为遗传性多发性骨疣，亦称为骨软骨瘤病(osteochondromatosis)。

【病因】

属先天性发育畸形，为常染色体显性遗传。65%～75%的患者有家族遗传史。病因不明，可能为：①骨膜发育不良，骨皮质较薄以及骨膜不够完全，不能很好地限制骨向外生长。②破骨细胞活动能力不足，造成骨不能很好地塑形。这解释了干骺端呈宽阔的喇叭状。③软骨膜发育有缺陷，使软骨过度生长，由软骨再转变为骨。因为所有的移位软骨都有恶性变的趋势，这解释了外生骨疣常有恶变的趋向。

在儿童期或青年期发病，男性多于女性，约 3∶1。

【病理】

本病起自软骨化骨而又有骨膜包围的骨，尤其在骨生长活跃的部位，即股骨下端，胫骨近端，尺骨远端。此外，在锁骨、髂骨、肩胛骨及椎体亦可见，颅骨不常受累。手、足骨少见。患骨的干骺端扩大，不能很好地塑形，自关节开始，两侧几乎平行到与骨干交界处后又突然缩小，常被形容为喇叭状。在干骺端有大小不等的突出物，即为骨疣。起初骨疣由软骨构成，以后其基部逐渐为骨组织所替代。随着骨骼生长，骨疣逐渐移向中央，因此可以从骨疣距骨骺线的距离来估计存在的时间。

显微镜下可见，骨疣的皮质骨有正常的板层结构及哈佛系统。松质骨的骨小梁正常，髓腔内有脂肪，并有造血功能，其上方所覆盖的软骨称软骨帽，其表面的细胞幼稚、稀少、分散，在与松质骨连接的地方细胞较成熟，骨疣的生长依靠软骨帽的增殖。

【影像学表现】

特征性的 X 线表现为宽阔的干骺端塑形不良，骨干短及多发性外生骨疣。干骺端成“喇叭”形。尺骨变短、桡骨弯曲、桡骨头半脱位，有时要与 Madelung 畸形相区别。干骺端有骨疣向外突出，其方向常与关节相背，大小数目不等，形状各异：圆锥形、蘑菇形、花菜形等。其松质骨结构与母骨一致，软骨帽不能显影，因此，肿块实际大小要比 X 线片上所见者大。前臂及小腿的骨疣可使邻骨发生压迫性吸收。

【临床表现】

病变重者，身材矮小，肢体不等长，患骨有不同程度的弯曲。在长骨的骨骺附近有坚硬、形状不规则、不可推动的肿块，即骨疣，有轻度疼痛，有时因摩擦而其旁有滑囊形成，可伴炎症。如果肌腱或神经受压可引起相应的症状。骨疣也可以发生骨折，但可以很快愈合，椎体的骨疣如向椎管内生长可以产生截瘫。有时还可伴有膝内翻等。

【诊断鉴别】

本病诊断不难，有遗传性、家族性的特点以及多发性骨疣的存在，干骺端塑形不良呈喇叭状是特征性的表现。较常易混淆的是软骨发育异常(Ollier 病)，后者主要表现为骨内部的病变，而且在手指骨多见，无遗传性等。

【治疗】

干骺端的畸形不需治疗。如骨疣较大影响美观，或影响关节活动以及压迫肌腱、神经时，则应手术切除。

【预后】

“母骨”生长停止后，骨疣一般不再继续长大。如果骨疣增长的速度突然加快，或在停止生长后又继续增大，就有恶变可能，恶变的发生率为2% ~10%。在X线片上，如肿瘤呈现边界不清，骨质有破坏现象以及出现有不规则的斑点，即应疑有恶变。髋关节周围、肩胛骨等处的骨疣易恶变，应予注意。如有恶变，应按软骨肉瘤的治疗原则处理。恶性程度较低，转移较晚，因而预后较佳。

第六节　多发性骨骺发育异常

多发性骨骺发育异常（multiple epiphyseal dysplasia, MED）亦称 Fairbank 病或多发性骨骺成骨不全（dysostosis epiphysealis multiplex），1935 年由 Fairbank 首先描述此病。有遗传性及家族史，其特征为许多骨骺异常的骨化，患者的生长发育障碍，手指粗短。男性较女性多见。发病年龄为幼儿及少年。

【病因】

先天性发育异常。一般为常染色体显性遗传，有些作者认为是常染色体隐性遗传。目前认为是第 19 号染色体的遗传性突变，导致关节软骨不能承受正常的循环负荷。其组织学改变主要为骨骺、骺板软骨细胞功能不全，骨骺、骺板不规则，软骨小柱排列不整齐，骨小梁缺乏，骨骺半乳糖胺减少。

【临床表现】

MED 分为严重型（Fairbank 型）与轻型（Ribbing 型）。但并不能包括所有的特征，同一家族中，其表现也有所不同。轻的患者可因症状不明显而被忽视，重的患者 2 ~3 岁就表现症状，往往因行走延迟，行走不稳，身材特别矮小而就医。男性较女性多见，以髋、肩、踝多见，其次为膝、腕、肘关节。

常由下肢的疼痛或僵硬开始，主要表现为髋、膝关节的疼痛，活动受限，行走困难，摇摆步态。肩关节活动也受限。骨端常粗大、少数患者有关节屈曲畸形或关节松弛。手变短，手指变粗，身材短小。本病对四肢长骨的影响较脊柱明显，故表现为某种程度的短肢型侏儒。此外，关节常不对称受累，可出现髋内翻，膝内、膝外翻、双下肢不等长及脊柱后突畸形等。

【影像学表现】

X 线表现呈对称性骨骺骨化中心出现晚，发育缓慢，与骨干融合的时间延迟。特征性的表现是骨化不规则，骨化中心的密度异常。往往呈斑点状或桑葚状，有许多小的分散的骨化中心，围绕在大的骨化中心周围，但数目不像点状骨骺发育异常那样多。这些多发性的骨化中心，使骨端变大。胫骨下端的骨骺自内向外方倾斜，深度减少，腓骨变长。距骨形态改变，以适应胫骨变形（占 50%）。长骨干较正常短，颅骨及牙齿正常。可分为两个类型：①Ribbing 型（轻型）：有多发性骨骺发育异常，骨骺扁，在手部骨质侵犯较轻微；②Fairbank 型（重型）：骨骺小，不规则的腕骨延迟骨化，掌骨及指骨的变化明显。

【诊断与鉴别诊断】

主要依靠 X 线。应与下列几种疾病作鉴别：①甲状腺功能减退（克汀病）：骨骺改变相似，但患者的皮肤干燥，智力发育延迟，骨龄明显推迟，在胸腰段的椎体，可有特殊的表现，呈钩形。患者服用甲状腺素后症状会好转。②点状骨骺发育不全：整个骨骺表现为许多分散的中心，较本病更为明显。距骨可成为分散的斑点。有先天性白内障（50%）。③Morquio-Brailford 病。④Perthes 病：和 Perthes 不同，MED 常是不对称的，不显示 Perthes 病的特征性放射学改变，不伴有干骺端的囊性变，髋臼通常是不规则的。其他还应与脊柱骨骺发育异常（spondyloepiphyseal dysplasia）、假性软骨发育不良等鉴别。

【治疗】

本病有自行好转的趋势，但早发退行性关节病不可避免。在儿童期不需用外固定，更不宜手术。在病变未稳定时不宜负重。应选择少走少站的职业，避免高强度运动，保持正常的体重。对成人骨关节炎的治疗原则与一般人相同，如下肢不等长、膝内、外翻或脊柱畸形等均可进行矫形手术。

矫形手术不宜过早进行，骨骺未闭合前矫形，畸形复发率甚高，Murphy（1973）提出及早限制活动量，对减轻晚期骨性关节炎的严重程度有帮助。早期髋关节疼痛最简单有效的治疗方法为卧床牵引。晚期退行性改变严重，功能障碍明显的患者，可行关节置换。对握力差的患者，松解掌指关节与近指间关节侧副韧带有所帮助。

第七节　点状骨骺发育异常

点状骨骺发育异常（dysplasia epiphysial punctata）最早描述于 1914 年，为罕见的先天性综合征，是“过氧化物酶形成障碍”的四个综合征之一。主要表现为骨骺部位有分散的钙化点。亦称先天性钙化性软骨营养障碍（chondro-dystrophia calcificans congenital）及点状骨骺（stippled epiphyses）等。

【病因】

为先天性异常。本病有遗传性，根据其影像和临床表现分为常染色体隐性及显性遗传，X 连锁显性和隐性遗传以及温和型等。

【分型和临床表现】

点状骨骺发育异常可以分为常染色体显性型（非肢根）、常染色体隐性型（肢根）、X-连锁显性型、X-连锁隐性型、Sheffield 温和型以及其他变异型等。

1. 常染色体显性型（非肢根，非致命型）　也称为先天性骨骺发育异常、点状骨骺、斑点状软骨发育异常显性型、点状骨骺软骨发育不全及亨纳曼综合征（先天性钙化软骨发育不良）。是最常见的一型，多数是新突变，为常染色体显性遗传。男女发病比为 3∶1。

主要特点为颅面部畸形，头颅不对称，前额突出，鼻梁平坦，耳廓异常，愚型睑裂，器官距离过远，高腭穹。眼部畸形。皮肤病变表现为鱼鳞病和过度角化；骨骼畸形表现为所有长骨轻度不对称畸形，弯曲，点状骨骺，脊柱侧弯，开裂或楔形变，关节屈曲挛缩，足部畸形或外翻。影像学显示婴儿软骨骨骼多发的骨骺点状钙化，所有长骨轻度短缩，14 周后可通过超声波发现。椎体畸形和脊柱后突也可能看到。近端肱骨的点状也可能对诊断有帮助。应和其他分型的点状骨骺发育异常、华法林胚胎病、乙醇性胚胎病、肝脑肾综合征和多发骨骺发育不良等疾病相鉴别。

预后非常好。受累者通常具有正常的寿命和智力。

2. 常染色体隐性遗传（肢根的，致命型）　研究发现本型培养的成纤维细胞过氧化紊乱，浆磷脂严重缺陷，过氧化物酶乙酰辅酶 A、磷酸二羟丙酮酰基转移酶的活力缺失。长骨的病理学检查显示生长板破裂，点状钙化，囊腔形成，炎症带。本型男女发病比为 1∶1。

临床特点为中轴骨软骨轻度的点状钙化储存、对称的肢根型短肢畸形、关节挛缩、足部畸形和近端肢体的弯曲。颅面部表现为扁平脸、小头、小颌和腭裂。皮肤异常可见鱼鳞病。可发生先天性心脏病。

放射学特点是对称的近端肢体短缩、婴儿软骨骨骺点状钙沉着及椎体的冠状裂。

多数胎儿死于子宫内或产后。少数的存活者极度衰弱并且极度精神发育迟缓，10 岁以内死亡。

3. X-连锁显性型　也称点状软骨发育不良，Conradi-Hunermann 型亚群 B，极少见。对半合子男性具有致死性（Xp 22.32）。研究显示为过氧化物酶缺陷引起。产前超声可发现胎儿鼻梁平坦、前额突起、不对称的肢体短缩、屈曲挛缩。足畸形，多指/趾，短颈。鉴别同其他型。本型预后变化很大，从新生儿死亡或成人空检出率都可能发生。

4. X-连锁隐性型　非常少见，为 X 染色体的短臂部分缺失所致。影像学表现类似于非肢根型。出生前超声检查没有特殊发现。应和其他类型的点状软骨发育不良（尤其是 Conradi-Hunermann 型）等鉴别。

5. 谢菲尔德（Sheffield）型　也称轻型点状软骨发育不良，遗传方式未知，罕见。临床特征为发育停滞，精神发育迟缓。典型的脸型为鼻尖扁平、鼻梁塌陷。男女发病比例 1∶1。影像学可见婴儿跟骨点状骨化，稍大以后跟骨发育不全或多中心，骶尾部点状骨化（很少在其他区域），椎体有冠状和矢状裂。应和其他型的点状软骨发育不良、华法林胚胎病等鉴别。

【诊断、治疗】

诊断依赖产前超声和 X 线检查，具体如上所述。

治疗方面，本病无病因治疗。对于显著的畸形可用截骨术矫形。对白内障的治疗，在某些情况下可以考虑手术。

【预后】

如上所述，本病的预后和不同的遗传分型有关，大体上常染色体隐性遗传预后差，多数为死产，很少患儿可以活到 1 岁。常染色体显性遗传预后较好。

第八节　骨硬化病

骨硬化病（osteopetrosis），又称大理石骨症（marble bone）、Albers-Sahonberg 病，或称原发性脆骨硬化症（osteosclerosis fragilis）。也有叫白垩骨或粉笔骨（chalk bone）。是一种少见的全身性骨骼硬化。骨质极为致密，并失去原来的结构，犹如大理石。但骨脆性增加易发生骨折，尚可以伴贫血、眼萎缩及耳聋等情况。

【病因】

可能是先天性发育异常，有学者发现典型的 Albers-Schonberg 病的位点定位在 1 号染色体的 1p21。主要是骨发育过程中破骨细胞功能丧失，骨吸收障碍，钙盐大量沉积，导致骨骼致密，容易骨折。发病男性稍多于女性。一般认为，绝大多数患者在出生前即已开始有病变。根据临床表现可有 2～5 种分型，不同分型预后差别很大。为常染色体显性及隐性遗传，发病率显性型为 1/50 000～1/20 000，隐性型为 1/200 000。

【病理】

膜内化骨及软骨内化骨均可受累。骨皮质增厚，完全失去骨小梁结构。最多见的是在骨生长最旺盛的干骺端（最明显），即股骨及桡骨的下端，肱骨及胫骨上端。在横切面上皮质与髓腔难于分辨，两端膨大如杵形，说明骨塑形亦有障碍。在镜下见高度钙化的软骨不能吸收和骨化，钙化的新生骨也不能吸收改造为成熟的板层骨，骨皮质分化不良，排列不整齐，哈佛系统残缺变形。破骨细胞发育不全，是骨吸收障碍的直接原因，骨髓腔充满了极少毛细血管硬化的纤维组织。对骨硬度问题，有人认为坚硬如石，在手术时能折断金属器械，不能做骨牵引。但也有人发现病骨较正常骨容易穿透，而且无声音，以刀削之，如削粉笔，因此建议用白垩骨或粉笔骨这个名字。

【临床表现】

骨硬化病主要有三种临床分型：①常染色体隐性遗传（恶性型）；②常染色体显性型（良性型）；③碳酸酐酶Ⅱ缺陷（3型肾小管酸中毒）。分述如下：

1. 恶性或婴儿型骨硬化　常染色体隐性遗传，在出生或出生后不久发病。特征是血液疾病，包括贫血、血小板减少、粒细胞减少。脑神经受压导致失明和耳聋。其他症状包括病理性骨折和感染。

2. 良性骨硬化症　为显性遗传，通常在成年时发现并诊断。频发骨折，很难愈合。其他相关的症状包括骨髓炎、疼痛、退行性关节炎和头痛。

3. Ⅱ型碳酸酐酶（CAⅡ）缺陷型　因缺乏CAⅡ导致，该酶在骨有活性。很罕见，只累及地中海和阿拉伯种族的儿童。症状包括骨骼致密，易骨折和机体生化改变。其他包括颅内钙化，听力丧失和发育迟缓。血液轻度酸性，氯化物浓度增高（高氯性酸中毒）。这型疾病在几岁之内产生症状。通过测定CAⅡ活性可以排除该疾病。

【影像学表现】

X线表现特征为骨骼浓厚致密，失去其原有结构，无法区分皮质及髓腔，两端膨大呈杵状。有的患婴在子宫内已有如此表现。全身大多数骨均可累及，但下颌骨少见。由于骨硬化过程可以变缓或暂停，因此在骨骼上可见到有深浅不同的横纹。骨骺亦致密，有时可见呈同心圆状。椎体的上、下两端致密，但中间有一条骨质正常的带，常被形容为“夹心面包椎体”。颅骨亦硬化，气窦消失，垂体窝变浅，鞍背突增生，颅窝变狭，颅孔缩小。

【诊断与鉴别诊断】

由于X线表现特殊，诊断不难。骨密度测定和活检可以证实诊断。其他检查如CT、MRI等可评估任何潜在的并发症。应与重金属中毒、氟及维生素D中毒、甲状腺功能低下及先天性梅毒等区别。

【治疗】

无特殊治疗。目前有临床试验应用骨髓移植治疗恶性骨硬化，也有应用1,25二羟维生素D治疗以期激活破骨细胞活性产生骨吸收。另外，重组人γ干扰素证实可增加骨吸收，以及造血和白细胞功能。但是目前这些治疗尚处于实验性阶段。泼尼松有时用以控制贫血，但对骨生长有不良影响。保护牙齿，以免发生难治的下颌骨骨髓炎。如并发骨折，治疗原则与正常人相同。偶有需要做神经减压及脑室引流术。

【预后】

在恶性型，大多为死产或在出生后短期内死亡，死因为感染及贫血。在良性型，预后良好，但要看贫血的程度及其代偿情况而异。

第九节　肢骨纹状肥大

肢骨纹状肥大（melorheostosis）又称骨熔烛样病、单肢型烛泪样骨质增生症、Leri骨质硬化症、蜡烛骨（candle bone）等。最早由Leri和Joanny提出，含意是骨肥大类似于滴落的蜡滴。为一种少见的形状特殊的局限性骨质增生，从X线片上看，犹似熔蜡沿骨干流下。

【病因】

是一种先天性发育畸形，较罕见，无遗传性及家族史。发病从儿童开始，男女相等。大都侵犯单肢，下肢多见于上肢。肢骨纹状肥大和脆弱性骨硬化、布-奥综合征是LEDM3基因的功能丧失性突变。LEMD3（也称MAN1）编码细胞核内膜的整合蛋白。发育性错误发生位点在于膜内化骨和软骨内化骨，尤其是前者。

【病理】

骨外膜及骨内膜增生，呈不规则硬化。镜下见骨质增生区为紧密的板层骨，排列紊乱，哈佛管扭曲变形，未成熟与成熟的骨组织交织，成骨细胞活动增加，破骨细胞活动减少，故有新骨形成。其他结构正常。

【临床表现】

1. 疼痛　最常见，约占1/2，而且年龄越大，疼痛越明显。一般为隐痛或钝痛，活动时加重。

2. 患肢关节活动受限　这是由于关节周围骨质增生，及软组织内骨沉积所致，很少是因为关节面被破坏所致。

3. 骨畸形。

4. 局部触诊可触及骨的表面高低不平，坚硬如石。常有足外翻、膝外翻、骨弯曲、膝关节肿大等。

5. 患肢可以发生肿胀、发冷、出汗及硬结出现。可能有相应的肢体不等长，肌腱和韧带短缩，或少见的血管淋巴管畸形，和（或）软组织纤维瘤病。可见到肢体肿胀和水肿，同时可见皮肤色素沉着或线性硬皮病样改变。

【影像学表现】

X线表现：病变好发于四肢长骨，以单肢多见。在骨干的一侧有不规则的骨质增生。骨干的外形逐渐被破坏，犹如在燃烧中的蜡烛的熔蜡从旁边流下。增生的骨无结构，骨骺及短骨常表现为斑点状，可以超越过关节侵犯远端的骨质，但不侵犯关节面。骨盆及肩胛骨亦表现为密度增加及有斑点，中轴骨累及很少。可见到软组织钙化或骨化(图 104-5)。

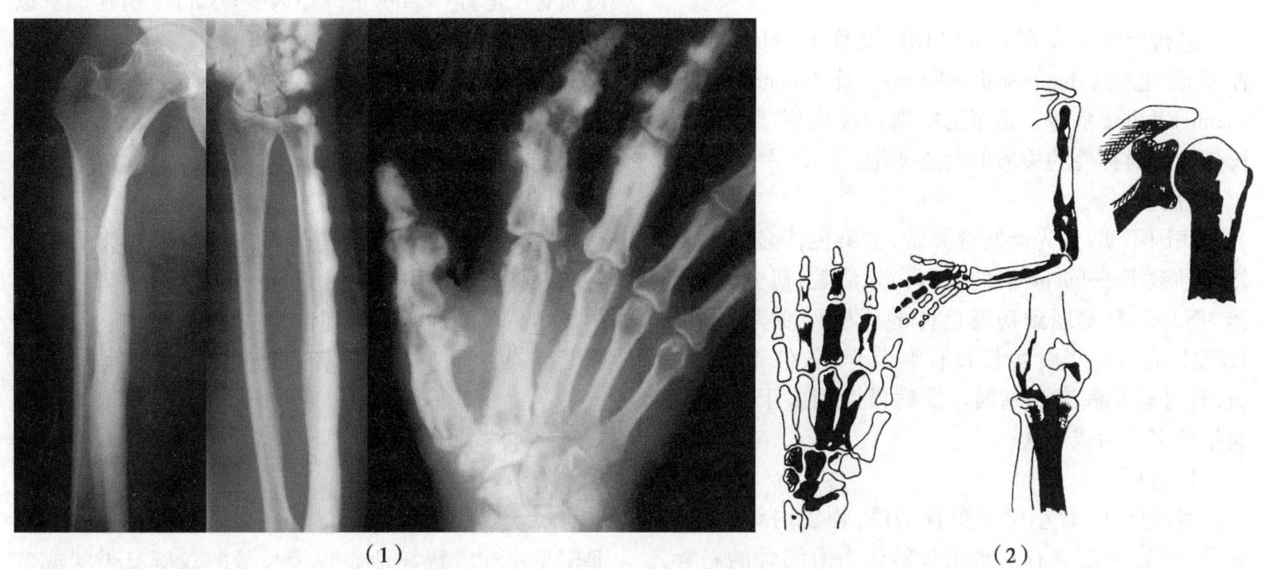
(1)　(2)

图 104-5　肢骨纹状肥大的典型烛泪样改变
(1)X 线表现；(2)示意图

【诊断与鉴别诊断】

对于典型的病例，由于其表现特殊，诊断不难。有些病例需与下列疾病相鉴别，如骨硬化病(大理石骨症)、骨斑点症(脆弱性骨硬化)、骨纤维结构不良症、炎症性骨硬化以及骨旁骨肉瘤的局限形式等。

【治疗】

对病因无特殊治疗。有些关节挛缩及骨畸形者，可以行肌腱延长和畸形矫正术。在极少数肢体严重疼痛，挛缩和缺血的病例可截肢。

【预后】

病变为进行性。在发育期病情进展迅速，成年后缓慢，不影响生命。

第十节　脆弱性骨硬化

脆弱性骨硬化(osteopoikilosis)又称骨斑点症、播散型凝集性骨病(osteopathia condensans disseminata)及点状骨(spotted bone)。最早由 Albers-Schonberg 在 1915 年提出，是无症状的骨硬化发育异常。表现为全身多数骨骼上出现广泛散播的致密斑点，一般不产生临床症状。

【病因】

病因不明。为一种先天性发育异常。有遗传及家族史，家族研究发现为常染色体显性遗传，散发形式也有发现。

【病理改变】

在松质骨内肉眼可见灰白色的圆形或卵圆形、边缘不整齐、形似骨瘤的小骨块，与皮质及关节软骨无关。镜下见这些斑点是由许多比较有规则排列、比正常厚的骨小梁组成，厚度不等。其结构像海绵质骨，多数与长骨的长轴平行，其边缘逐渐移行于松质骨之中，无明确的分界线。其他骨结构正常。

【临床表现】

多数不产生症状。有 20% 的患者诉关节疼痛，尤其在骶椎，但不知是骨中的斑点所致还是合并风湿痛。有时出现皮肤结节状组织增生和易形成瘢痕疙瘩。

【影像学表现】

X 线片可见圆形或卵圆形的致密斑点，几乎波及全身，特别是在长骨的骨骺部位及干骺端，但骨干很少有斑点。斑点的大小不一，直径大约 2～10mm，数目不等。在脊柱、肋骨及锁骨均少见，在颅骨更稀有。骨骼的轮廓、骨骺发育均无影响，关节间隙正常。在成人，斑点一般不再有明显变化，而在儿童则斑点可以增加、消失及融合。

【诊断与鉴别诊断】

完全依靠 X 线检查作出诊断。在 X 线片上要与肢骨纹状肥大、软骨发育异常(Ollier 病)及转移性骨肿瘤等疾病作鉴别。

【治疗】

无症状、无畸形，不需任何治疗。

【预后】

本病预后良好，不影响发育及生命过程。但有人曾报道 1 例骨斑点症有肉瘤变。

第十一节 进行性骨干发育不全

进行性骨干发育异常(PDD)又称 Engelmann 病、骨干硬化症(diaphyseal sclerosis)及 Camurati-Engelmann-Ribbing 病等。是罕见的遗传性疾病,其特征为长骨骨干对称性的梭形增大及硬化。

【病因】

病因不明,为先天发育异常,常染色体显性遗传。然而导致 Engelmann 病的基因尚未清楚,研究者从人类 DNA 研究发现致病染色体的区域可能为 19q13,TGFβ1 基因对于骨生长具有调节作用,位于这个区域,有可能是病变的基因。发病男性稍多于女性,发病年龄多数为成年人。

【病理】

骨质硬化,骨小梁增粗且增厚,骨膜内纤维组织成分增厚,骨皮质有从密质骨转化为海绵骨的趋势,骨髓腔为脂肪组织及纤维组织所充填。

【临床表现】

主要症状是腿痛,腿部肌肉软弱和发育不良以及摇摆步态。可有头痛、无力和食欲缺乏、视力障碍以及手足疼痛,有时下颚痛。股骨和胫骨骨干(尤其是骨内膜和骨膜表面)异常增厚和变硬,使得髓腔变窄。其他骨骼也可异常变硬。另外,可发生肝脾大,视神经受压,颅内压增高。

【影像学表现】

X 线片可见长骨干呈梭形增粗,皮质增厚(骨内、外均厚),髓腔缩小,常不侵犯骨骺;颅底硬化。病变为双侧性、对称性及全身性是本病的特征(图 104-6)。

【诊断与鉴别诊断】

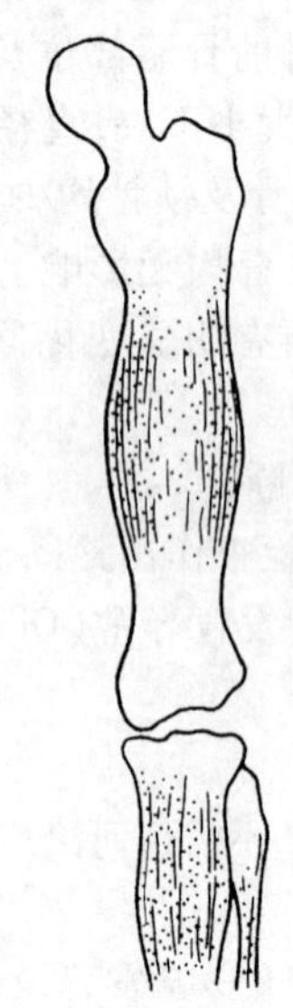

图 104-6 进行性骨干发育不全示意图

根据典型症状如严重的腿痛,发育不良和摇摆步态,结合 X 线表现可诊断。在鉴别诊断方面应与婴儿皮质骨肥厚症(Caffey 病)相区别。Caffey 病在 1 岁以内,而且常在 6 个月之前,伴发热。受累骨常为单侧性,可累及下颌骨,以后很快痊愈,X 线表现完全正常。在单根长骨受累时(少见)有时需与骨髓炎及骨梅毒相区别。

【治疗及预后】

无特殊治疗。激素类药物如可的松或泼尼松可以减轻骨痛和增强肌力。预后一般良好,重者可因颅内压增高及脑神经受压而产生头痛,失听,嗅觉减退、眼萎缩、面瘫等。本病不影响生长及生命过程。

第十二节 纹状骨病

纹状骨病(osteopathia striata)或称 Voorhoeve 病,是罕见疾病。特征性表现为长骨的双侧有带状或条纹状致密阴影。通常同时存在其他疾病,如全身脆弱性骨硬化、肢骨纹状肥大、局灶性真皮发育不良(Goltzs syndrome)等。

【病因】

不明,为先天性发育缺陷,有家族性,是常染色体显性遗传病。

【病理】

显微镜下见这种条纹是松质骨组织的凝集,结构上并无异常。骨的其他成分无病理性表现。

【临床表现】

无症状。偶有关节轻度疼痛。肢体偶有长短不齐。但是否与本病有关则不明。

【影像学表现】

X 线表现为特征性改变。在全身大多数骨骼上,可见线状或带状的致密条纹,自干骺端开始,一直延伸至骨干中段与长轴平行。在条纹之间,有密度减低区,条纹亦可进入骨骺(图 104-7)。头颅、手及锁骨常不受侵犯,但跟骨及距骨可受累。在髂骨上的表现有特征性。自髋臼上方向髂嵴作扇形的放射状排列,有时亦可以呈斑块状或斑点状。骨皮质较正常稍增密,但无破坏。这种条纹的密度可以逐渐增加占至整个干骺端。

【诊断与鉴别诊断】

其诊断完全依靠 X 线,且大多数为偶然发现。骨质出现条纹的情况,在其他疾病亦有,应除外骨硬化病(大理石骨症),软骨发育异常(Ollier 病)和肢骨纹状肥大,脆弱性骨硬化及 Englemann 病等。

【治疗及预后】

本病无症状,亦不影响功能,故不需要治疗。

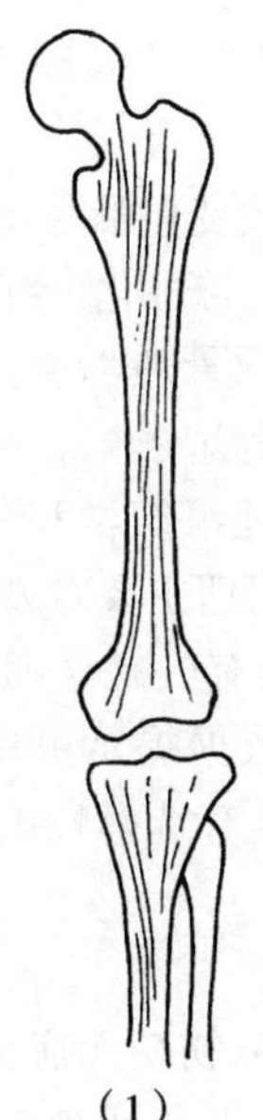
(1)

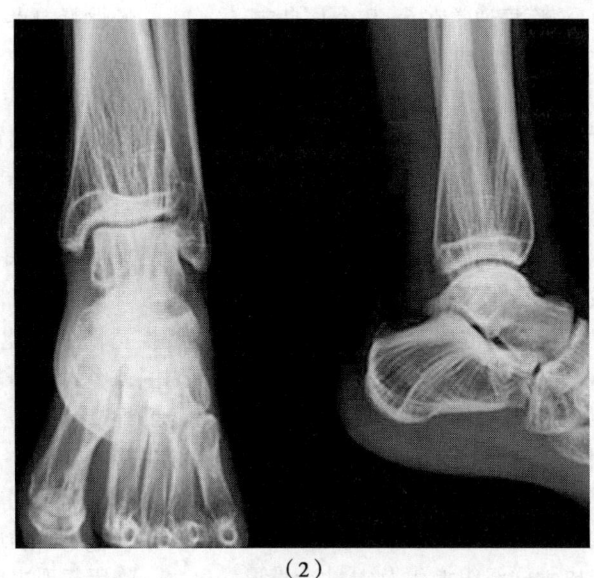
(2)

图 104-7 纹状骨病
(1)示意图;(2)X 线表现

第十三节 婴儿骨皮质增生症

本病于 1945 年由 Caffey 最早描述,也称 Caffey 病。是一种暂时性的婴儿骨皮质增生病,患骨邻近的肌肉及筋膜也可能受累,本病具有自限性。

【病因】

病因不明。是先天性的骨发育障碍,属常染色体的显性遗传。但 Fairbank 认为本病可能为一种由病毒引起的感染性疾病。其他理论包括原发性动脉异常和过敏反应。本病无种族和性别倾向性。

【病理】

早期可见到骨膜和相邻软组织的炎症。骨膜细胞呈多数核分裂状态,伴有黏液性水肿。骨膜外层的纤维组织消失,并与毗邻的肌肉、筋膜、肌腱粘连。随着病情的发展,骨膜外层又重新出现纤维组织,并形成骨膜下新骨。骨髓呈典型的纤维性改变。在恢复期,可见增生的骨膜下新骨逐渐消失,增厚的骨皮质由内向外逐渐变薄,骨髓腔亦随之恢复正常。

【临床表现】

婴儿骨皮质增生症存在两种形式:家族性和散发性。家族性者起病早,24% 出生时就已发病,是常染色体显性遗传。散发性者起病平均年龄为 9 ~ 11 周,病因不明。婴儿首先表现烦躁不安及发热,可能拒食,尤其在下颌骨受累者,表现为生长不良。以后就出现受累部位的疼痛,弥漫性肿胀,局部淋巴结不肿大,压之无凹陷,质硬。在散发性者,下颌骨受累高于家族性者,面部的症状最多见和明显。家族性者下肢长骨受累高于散发性者,肢体可因疼痛而产生假性瘫痪。部分患婴可伴有贫血。体检可发现典型的三联症:易激惹、肿胀和骨病变。几乎所有病例在 5 月龄时都有明显三联症表现。该病可累及多处骨骼,常为多灶性和非对称性。

【影像学表现】

X 线表现先为轻度骨皮质增厚,以后逐渐出现明显的骨膜下新骨形成。全身骨骼除指及趾外,均可受累,最常见为下颌骨,其次顺序为肋骨、锁骨、尺骨、桡骨、肩胛骨、胫骨及腓骨。长骨病变最明显的部位是骨干,而骨骺及干骺端常不受侵犯,骨弯曲,肢体增长。在个别病例,新骨形成过多时,可误诊为恶性肿瘤。大多数患者在数月后可自愈,不留任何痕迹,但在少数人可遗留轻微的病变痕迹及肢体过长。

【辅助检查】

生化检查可发现血沉增高,血小板增多症,白细胞计数高,碱性磷酸酶升高,免疫球蛋白高水平和 C 反应蛋白升高。

【诊断与鉴别诊断】

本病的发病年龄在婴儿早期,诊断一般不难。但个别病例可以复发。此时患儿年龄已大,甚至可以延至成人期,且症状时发时愈,此时应详细询问婴儿期的病史。鉴别诊断包括创伤、儿童癖嗜、维生素 A 过多症、高磷血症,前列腺素 E_1、E_2 摄入过多,维生素 C 缺乏症、感染(包括梅毒)、Ewing 肉瘤及转移性成神经细胞瘤。最重要的鉴别诊断是骨髓炎,后者需要紧急治疗。

【治疗及预后】

本病有自愈趋向,不需要特殊治疗。皮质激素和

NSAIDs 可用于缓解症状。有研究认为大剂量免疫球蛋白的治疗反应良好。该疾病通常在 6～9 个月自愈，常无后遗症。但病程中可能有周期性恶化和缓解期。

第十四节 氟骨症

氟是人体内重要的微量元素之一，长期过量摄入氟化物可引起氟中毒。1932 年丹麦的冰晶石矿报道了氟骨症，之后又有较多学者发现此症有较强的地域性，与饮水中氟含量密切相关，故命名其为地方性氟中毒(endemic fluorosis)。一旦患者出现骨骼损害及神经系统病变，则称之为氟骨症(skeletal fluorosis)。在我国，氟骨症流行的地区分布相当广泛，无论城市或乡村、山地或平原、沿海或内地，都有氟骨症病例的报道，但在水中含氟量较高的西北地区常见。氟骨症的病变主要侵犯骨骼，造成骨样组织增生及大量新骨形成，骨重量可为正常的 2～3 倍。骨质致密、粗糙、变白、皮质厚、脆性大而韧性低，韧带、肌腱广泛性钙化，骨赘增生明显、骨髓腔狭小。如发生于脊柱，由于骨赘增生及韧带钙化可使椎管狭小而神经受压。

【病因及发病机制】

自然界中广泛存在氟化物，与氟骨症关系较大的是溶解在饮用水中的氟化物。高氟地区水中氟浓度高，容易引起氟骨症的流行。通常认为，引起氟骨症的氟主要来源是饮水和环境中的氟化物，尤其是被污染环境中的水、空气、高氟食物等。

发病机制尚不明，可能由于异常骨母质形成及异常骨化，骨矿盐以不规则的颗粒沉积所致。氟可进入骨的羟基磷灰石结晶，并替代结晶中的羟基而使骨结晶不易溶解。有人认为是骨样组织内黏多糖的紊乱。也有人认为氟对各种酶的影响而使糖原合成不足，ATP 减少，骨细胞能量不足而使骨组织营养不良。

【病理】

慢性氟中毒在不同的病理情况下可表现为不同的病理改变。

1. 骨组织病理改变包括骨量增加和骨硬化、可有韧带和骨间膜的钙化与骨化，伴随骨膜新骨形成以及长骨的骨赘和脊柱的骨质增生。骨软化和继发性甲状旁腺功能亢进性骨病变。

2. 神经肌肉病理组织学和免疫组织化学研究发现氟骨症神经肌肉病理主要继发于压迫性脊髓病，如胸椎黄韧带骨化，具有失神经肌肉病理的改变特征。周围神经病理研究数据提示氟中毒对小的有髓鞘神经纤维或其神经元具有选择性破坏，大的快的传导纤维保持完整。

【临床表现】

青壮年发病最多，初期无症状，常为偶然发现。

临床表现主要为氟斑牙和氟骨症，有一个长的相对无症状期，但是骨骼的氟沉积仍在继续。在进展期，氟骨症引起跛行畸形和神经并发症。

骨损害可分为氟骨症前期和氟骨症期。前期主要表现为偶尔的肢体小关节和背部的疼痛，常被误认为风湿性关节炎或强直性脊柱炎。氟骨症期表现为腰腿痛、骨关节疼痛僵直、骨骼变形及脊神经根受压等一系列临床症状和体征。患者可感四肢、脊柱等关节疼痛，多呈持续性，活动后缓解，静止时加重。疼痛多为酸痛、胀痛，重者可出现刺痛或电击样疼痛。病程较长者可出现脊柱、四肢关节强直，脊柱侧弯或驼背，膝关节内翻或外翻(图 104-8)。氟骨症患者还往往伴有下肢骨骼肌损害，出现因为神经受压所产生的肌萎缩和营养障碍。

按症状的严重程度将氟骨症分为三度：Ⅰ度：只有临床症状而无明显体征；Ⅱ度：有骨关节疼痛、功能障碍等典型临床表现，但能参加一些劳动者；Ⅲ度：丧

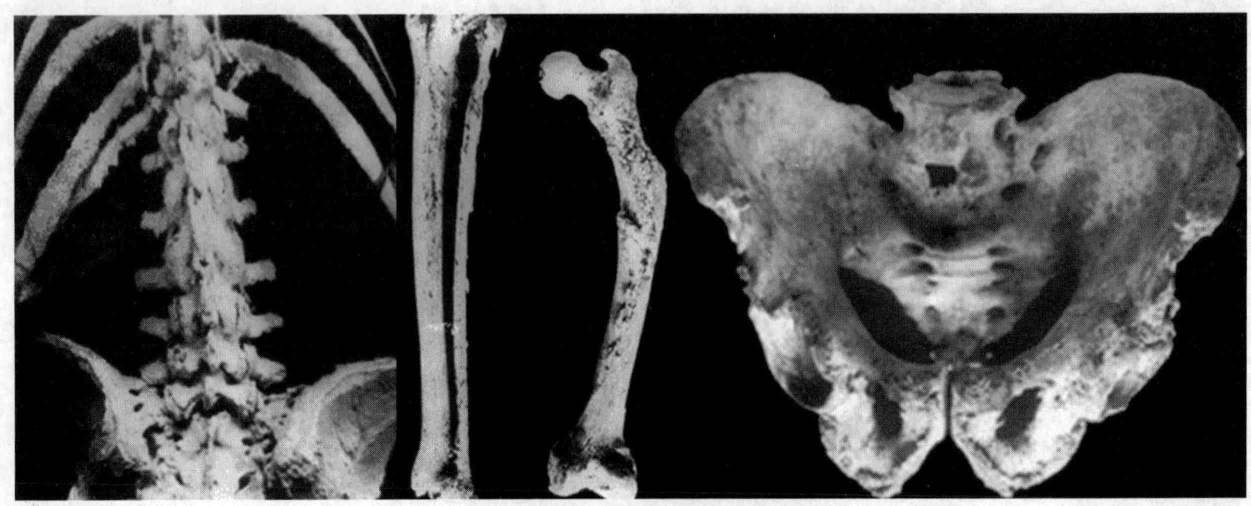

图 104-8 氟骨症脊柱、下肢、骨盆受累的典型外观

失劳动能力。

【辅助检查】

1. 血、尿氟测定　氟中毒患者的血、尿中氟浓度均会升高，尤其尿氟浓度升高是诊断氟骨症的重要依据。晨尿测定可作为诊断氟骨症的可靠指标。

2. 血生化测定　血清碱性磷酸酶（AKP）活性升高，血清钙、镁、磷低于正常。但如果继发甲状旁腺功能亢进，血清钙、磷可升高。血尿素氮增高，肌酐清除率下降，尿蛋白阳性，尿中可见细胞及管型等。

3. 骨组织活检　可帮助诊断氟骨症。骨氟化物测定可以了解骨氟化物的储量，是骨组织学诊断氟骨症的有用补充。

【影像学检查】

X线改变常在青春期和成人期发生。放射学改变可以分为三个阶段，每期都和前一期重叠。

一期：主要局限于中轴骨。硬化使得原始骨小梁显得轻度粗糙，在髂翼部和胸腰段椎体清晰可见，然而在次级骨小梁并不明显。骨显示为毛玻璃状。

二期：增厚的原始骨小梁和次级骨小梁融合使得骨同质性致密。骨膜下新骨沉积，骨的外形变得不平，在肋骨、骨盆和脊柱表现得尤为突出。颅底和四肢骨骼较少累及。松质骨骨小梁突出和硬化。韧带钙化最常从棘突旁、骶棘和骶结节韧带开始。

三期：中轴骨特征性的放射学表现为白垩样，伴随骨小梁的模糊不清。皮质骨和骨小梁边界丧失，呈羊毛状。无定形的骨膜下新骨形成使得长骨皮质致密增厚。骨膜内新骨形成使得髓腔变小。在这些病例关节旁韧带钙化显著。

【诊断与鉴别诊断】

1. 诊断本病包括

（1）生活于氟骨症流行地区两年以上并饮用高氟水，或患有氟斑牙者。

（2）临床表现符合典型氟骨症的症状和体征者。

（3）放射学检查发现有骨骼特异性改变者。

（4）有诊断意义的实验室检查阳性者。

（5）骨活检符合氟骨症者。

2. 鉴别诊断　氟骨症需和风湿性脊柱炎、强直性脊柱炎、风湿性关节炎、佝偻病和骨营养不良、石骨症和大骨节病等鉴别。

【治疗】

氟骨症的治疗原则：①减少机体对氟的吸收；②增强机体新陈代谢，促进氟化物的排泄；③减轻患者症状，改善体征；④如神经根或脊髓组织受压并产生瘫痪或肢体功能障碍时，应手术减压；⑤加强营养，提高机体抗病能力。

一旦神经组织受到压迫，尤其是出现截瘫等严重的临床症状和体征，应及时手术减压，多能取得良好效果。近年来对于氟骨症某些型的颈椎病手术入路有改变。连续的或节段的后纵韧带骨化可以从前入路解决，当然应视骨化、钙化的严重程度。即使是后入路手术，也有新的方法。在胸椎黄韧带骨化（OLF）患者，早期全椎板切除仍是有效的方法，如果发病急剧或病程迁延过久则手术效果不良。辅助治疗包括避免饮用高氟水，加强营养，补充蛋白质和维生素，鼓励户外锻炼，多参加活动等。

传统的治疗还包括口服含钙食物或药物。钙可吸附肠道内氟化物，抑制氟吸收。有人主张口服氢氧化铝。

第十五节　黏多糖病

黏多糖病（mucopolysaccharidosis，MPS）是一组由于酶缺陷造成的酸性黏多糖分子（氨基葡聚糖）不能降解的溶酶体累积病，也是一种遗传性疾病。可造成骨骼、内脏、角膜和智力上的异常。

【病因和病理】

黏多糖病是由于酶的缺陷导致溶酶体不能降解蛋白多糖导致的。除Ⅱ型为性连锁隐性遗传外，其余均属常染色体隐性遗传病。组织病理可见黏多糖在纤维细胞内沉积，染色成为气球样细胞，称为Hurler细胞，存在于肝、脾、淋巴组织的网状细胞中。在软骨细胞和成骨细胞，中枢神经系统和周围神经节，视网膜细胞和角膜细胞中也均有类似的物质堆积。在心内膜沉积形成斑状增厚，全身的动脉壁均有沉积。

【临床表现】

如同其他溶酶体累积病一样，各型MPS大多在周岁左右发病，病程都是进行性，并且累及多个系统。有着类似的临床症状，包括体格发育障碍、智能发育迟缓、眼部病变和脏器黏多糖储积导致的继发病变。但各型的病情轻重不一，且有各自的特征。其中以IH型最典型，预后最差，常在10岁以内死亡。IS型病情最轻。

【影像学检查】

X线检查显示颅骨可见鞋形蝶鞍、颅骨呈舟状，颅板致密，颅缝早闭而前囟增大闭合延迟。鼻窦发育不良，通气少。下颌骨短且宽，髁突小而扁，关节凹浅。肋骨脊柱端细小，胸骨端增宽，形如“飘带”状。脊柱胸腰椎交界处后突成角状畸形。畸形椎体其前缘上方缺损，下方骨质如鸟嘴状突出。有的椎体发育不良，小而不规则，向后移位，尤以第1、2腰椎畸形最重。

长骨骨干的改变上肢较下肢明显，骨干粗而短，两端逐渐变细，骨皮质变薄。肱骨骨干近端向背侧成角，尺桡骨远端呈V形倾斜。股骨颈细长呈髋外翻，股骨头扁小致密。掌指骨短粗，远端宽，近端尖呈三角形，远节指骨呈爪形。指间关节挛缩，腕骨和跗骨骨化延迟且外形不规则。

【诊断分型和鉴别】

根据临床表现和影像学检查，结合相关实验室检查可以诊断本病，现分述如下。

1. 黏多糖病Ⅰ型　黏多糖病Ⅰ型有2个亚型，均为α-1艾杜糖醛酸苷酶(α-1 iduronidase)缺乏症，系因该酶的某种等位基因的突变所致。黏多糖病I-H型(MPS-IH型)，又称Hurler综合征，Hurler基因位于1号染色体上。在黏多糖中硫酸皮肤素和硫酸肝素中有L-艾杜糖醛酸的成分，其降解需要α-L-艾杜糖醛酸苷酶。由于此酶缺乏，其前体物的降解受阻而在体内堆积。

根据临床和X线片改变，结合以下检查可以诊断：①末梢血白细胞、淋巴细胞和骨髓血细胞中可见到异染的大小不等、形状不同的深染颗粒，有时呈空泡状，称Reilly颗粒，经证实为黏多糖；②患者尿中排出大量酸性黏多糖，可超过100mg/24h(正常为3～25mg/24h)。确诊指标为证实尿中排出的为硫酸皮肤素和类肝素。患者白细胞、成纤维细胞或肝细胞和尿中缺乏α-艾杜糖醛酸酶。

诊断时需与骨骼发育落后所致的矮小症相鉴别，如呆小症(先天性甲状腺功能减低症)和多发性硫酸酶缺乏症(尿中硫化物和硫化胆固醇增多)。

2. 黏多糖病Ⅱ型　黏多糖病Ⅱ型(hunter综合征)为X连锁隐性遗传。病因是艾杜糖醛酸-2-硫酸酯酶(IDS)缺乏。临床上有重型(A)和轻型(B)。由于酶缺乏使硫酸皮肤素(DS)和硫酸类肝素降解障碍，在体内潴留并由尿中排出，两者的排出量比为1∶1。

临床上重型表现与黏多糖I-H型相似，多在青春期前死亡。轻型无智能障碍，临床症状亦较轻。

3. 黏多糖病Ⅲ型　黏多糖病Ⅲ型(Sanffilippo综合征)的特点为不均一性。其酶的缺乏各亚型不同。ⅢA型为硫酸酰胺酶(旧名称类肝素-N-硫酸酯酶)缺乏，ⅢB为α-N-乙酰葡糖胺酶缺乏，ⅢC为N-乙酰基转移酶缺乏，ⅢD为葡糖胺-6-硫酸酯酶缺乏。以上酶的缺乏均可引起硫酸乙酰肝素(HS)在体内的蓄积，引起神经系统不同程度的破坏。

临床特征为进行性智力低下，10岁左右即很严重，四种亚型的临床表现无区别，只ⅢA型临床进展较快。根据尿中排出硫酸类肝素增多，甲苯胺蓝试验常为阴性。分析成纤维细胞、白细胞和血清酶活性，可以确诊。

4. 黏多糖病Ⅳ型　黏多糖病Ⅳ型(Morquio病)，为常染色体隐性遗传，有两个亚型。ⅣA为半乳糖-6-硫酸酯酶缺乏，ⅣB为β-D半乳糖酶缺乏所引起。

Ⅳ型的临床特点为明显的生长迟缓，步态异常和骨骼畸形且逐渐显著。骨骼的畸形表现和I-S型相似，但无关节强直。颌骨突出，鼻矮，口大、牙间隙宽及牙釉质发育不良。学龄期出现角膜混浊，皮肤增厚且松弛。智力发育基本正常为Ⅳ型的特点。青春期发育可正常。逐渐出现脊髓受压症状，晚期出现麻痹性截瘫和呼吸麻痹。患者寿命多为20～30岁。诊断需测尿中黏多糖和测白细胞等组织细胞酶活性。

5. 黏多糖病Ⅴ型　黏多糖病Ⅴ型(Sceie病)与Ⅰ型相似，有中等以上的智力，可活至中年。

6. 黏多糖病Ⅵ型　黏多糖病Ⅵ型(又称Maroteaux-Lamy综合征)。为N-乙酰半乳糖胺-4-硫酸酯酶缺乏，临床上分重型和轻型。本型为常染色体隐性遗传，基因在5号染色体长臂5q13.3区。酸性黏多糖以硫酸皮肤素(DS)沉积为主，约占尿排出酸性黏多糖的70%～95%，其余可能为硫酸软骨素和硫酸类肝素。

临床重型表现与Ⅰ、Ⅱ型相似，寿命多不超过10岁。诊断依尿中排出酸性黏多糖以硫酸皮肤素为主，分析白细胞的酶活性可以确诊。

7. 黏多糖病Ⅶ型　黏多糖病Ⅶ型是β-D-葡萄糖醛酸酶缺乏，为常染色体隐性遗传，该酶基因位于7q-21.2q-22区。Ⅶ型临床上少见。出生后不久即出现特殊面容，骨骼畸形，肝脾大、智能障碍。神经系统损伤不明显。

8. 黏多糖病Ⅷ型　黏多糖病Ⅷ型1978年开始报道，病因是由于N-乙酰氨基葡萄糖-6-硫酸酯酶缺乏，体内蓄积大量的硫酸角质素(KS)和硫酸类肝素(HS)。临床表现有黏多糖病Ⅲ型和Ⅳ型的共同特征。诊断依据尿中排出酸性黏多糖为KS和HS且呈3∶1的量排出，确诊需测细胞或血清酶活性。

【治疗】

无特殊治疗方法。骨髓移植或可改善智能损伤轻微患儿的症状。酶替代和基因治疗法正在研究中。

第十六节　畸形性骨炎

1876年，Paget首先报道6例局限性骨重建异常的病例，后命名为Paget病，也称畸形性骨炎或变形性骨炎，以骨重建的畸形，骨肥大和增厚，结构异常和脆弱，导致骨痛、骨折、畸形为特点。

【病因和病理】

目前较肯定的病因学说有病毒感染和遗传因素两种。畸形性骨炎在某些国家或地区常见。近年来，对本病易感基因研究获得重大突破。Haslarm等将该病易感基因定位于染色体 18q21-22，但是目前此基因致病机制不明。

本病的发生原因是由于破骨细胞活性增加，发生严重的局限性骨质吸收，并在病变骨内慢慢扩展所致，故又称为破骨细胞炎。病程大致可分成三期，早期病变因破骨细胞的骨吸收作用而出现骨小梁稀疏和骨皮质变薄；中期破骨细胞数目开始减少，成骨细胞相应增多，但矿化不良，骨皮质及骨小梁均为松质骨所取代；后期无论是皮质骨还是松质骨均呈杂乱无章的镶嵌结构，导致骨结构脆弱。上述各阶段并无截然分界，即使是同一患者同一部位也可同时存在溶骨与成骨的表现。

畸形性骨炎的病变可为一处或多处，并可同时伴发肿瘤，其中以骨肉瘤为多见。

【临床表现】

多见于 50～70 岁人群，男多于女。大约有10%～20%的患者并无临床症状，往往在因其他疾病行 X 线检查时偶然发现。

最常见的症状是腰背痛，椎体发生病理性骨折时疼痛加重，如伴发骨肉瘤则病程进展迅速，很快出现神经受压症状甚至下肢瘫痪。骨痛主要发生在负重骨骼，疼痛程度多较剧烈，位置深在，病变区血流明显增加，故常有皮肤灼热感。下肢长骨可发生畸形，严重者还可发生骨折，颅骨受累者可出现头痛、耳鸣等症状，颅骨增厚使头颅周径增大。髋关节和膝关节可发生关节炎。

【影像学表现】

X 线片显示早期以吸收为主，典型表现为局限性骨质疏松。在颅骨首先是外板破坏而内板仍保持完整。长管状骨除骨小梁减少外还可见骨皮质变薄。病变与正常皮质骨分界处可见到 V 形分界线，其边缘清晰锐利。在椎体则表现为病理性骨折。病程晚期骨骼发生硬化并增大，当颅骨外板尚有溶骨表现时内板即已发生硬化。随着病变的发展，外板逐步增厚，最后内外界限完全消失，颅骨常因此增厚数倍。长管状骨则可见骨皮质增厚，骨小梁紊乱，并可发生弯曲变形，不完全横行骨折及病理性骨折。骨盆窄小，髋关节间隙变窄，严重者股骨头可凸入骨盆腔内。而脊柱椎体则明显增大，后部结构亦增生硬化，可增厚至正常的 2～3 倍，但椎间隙多保持正常。

【辅助检查】

多数患者血清碱性磷酸酶升高，尿羟脯氨酸含量增加，但血清钙、磷、维生素 D_3 和甲状腺激素水平多保持正常。临床及 X 线检查无法确诊时可考虑施行活组织检查。

【治疗】

多数无症状或症状轻微者常不需治疗，少数症状明显者可行非手术治疗或手术治疗，而手术治疗同时亦需应用药物治疗。

1. 非手术治疗　除保护病骨，预防病理性骨折外，主要为药物治疗。常用药物包括降钙素、二磷酸盐、非甾体抗炎药（NSAIDs）等。

2. 手术治疗　对于有神经受压症状者可行减压手术。关节有严重畸形者可行关节置换或截骨矫形术。病理性骨折则行内固定手术，但骨不连发生率较高。

【预后】

Paget 病的并发症包括骨关节炎（OA）、心衰以及恶变为骨肉瘤（发生率为 1%），多在发病多年以后发生。有效治疗的患者预后较好，症状可以获得长期缓解。

（夏军　王思群）

第一百〇五章

骨软骨病

在骨骼生长发育过程中，骨的若干部位发生骨密度增加，骨化中心不规则、变小以致碎裂，或软骨出现塌陷、软骨下骨剥离等现象，统称为骨软骨病（osteochondrosis）。也有学者称之为缺血性坏死、骨无菌性坏死、骨骺炎、骨软骨炎等。骨软骨病的病因不明，各部位的变化及转归各不相同。自20世纪初至今已经发现50余种骨软骨病，并以发现者的姓氏命名。其中有Friedrich病（锁骨胸骨端骨骺）、Panner病（肱骨小头）、Kienbock病（月骨）、Preiser病（腕舟骨）、Tiemann-Fleischnei病（多个指骨骨骺）、Calve病（椎体一次化骨中心）、Scheuermann病（椎体二次化骨中心）、Van Neck病（耻骨）、Voltancoli病（耻坐骨联合）、Buchmann病（髂嵴）、Perthes病（股骨头）、Mandl病（股骨大转子）、König病（股骨内髁）、Sinding-Larsen病（髌骨二次化骨中心）、Osgood-Schlatter（胫骨粗隆）、Sever病（跟骨结节）、第一Kohler病（足舟骨）、第二Kohler病（Freiberg病，第2跖骨头）、Renander病（第1跖骨内侧籽骨）、Iselin病（第5跖骨粗隆）等。骨软骨病虽非常见病但亦非罕见，临床上有时被误诊为结核、肿瘤等其他疾患。以下对一些常见的骨软骨病作一介绍。

【软骨发育的生理】

软骨的生长发育过程大致为：软骨细胞发生增生，细胞间形成大量基质，其中有丰富的水分、胶原和蛋白多糖。以后基质逐步钙化，软骨细胞发生变性，为骨样组织所代替，最后形成新骨。在胎儿和婴儿期，长骨干软骨性的骨骺中央部位出现骨化中心，并逐渐扩大呈椭圆形，直至骺与骨干之间仅剩一薄层生长软骨。骨化中心近干骺端的一面变扁平，增厚，形成生长板。此时骨骺软骨分成两个部分生长，一为拱顶状半球形的帽，负责骨骺的扩大及形成关节的轮廓；二是扁平的纵向生长板，负责使长骨增长。骨骺软骨细胞的营养是通过关节液的弥散作用取得。骨骺深部的软骨细胞的营养大部分由骨骺骨化中心的血管所供应。纵向生长板细胞的营养则由透过终板的血管所供应。在足趾及手指，骨骺的骨化中心完全被软骨所包围，营养血管经滑膜、韧带和肌腱的附着点进入骨化中心。在椎体，早期的骨化情况与指、趾相似。但当骨化中心扩大后，周围的软骨膜被骨膜所替代，其上、下面的软骨面与椎间相连的部分仍被保留作为椎体的生长板。其血管是通过邻近椎间盘的小软骨细胞层而进入，因此从解剖上来说，软骨发育紊乱只能发生在椎体的上下边缘（图105-1～图105-3）。

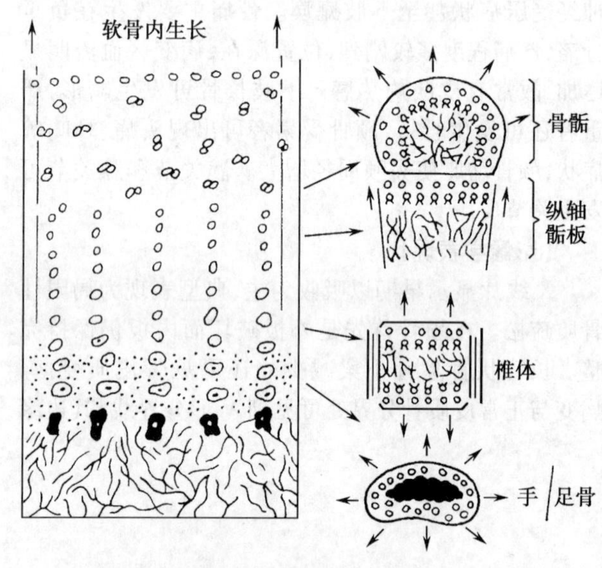

图105-1　骨骺的生长过程

【病因】

骨软骨病的发病原因还未完全明了。骨软骨病常发生于骨骺骨化中心出现后的数年内，即3～12岁左右。此时细胞生长速度快，骨化中心易受激素及营养供应的影响，如果再加上一些机械性的压迫因素，就会发生骨软骨病。鉴于此病有家族史倾向，好发于贫困家庭，存在地区差异和人种差异，常考虑与遗传、种族、环境等因素有关。

损伤因素在骨软骨病的发病中占重要地位。虽然只有少数患者在发病前有明显的外伤史，但在日常

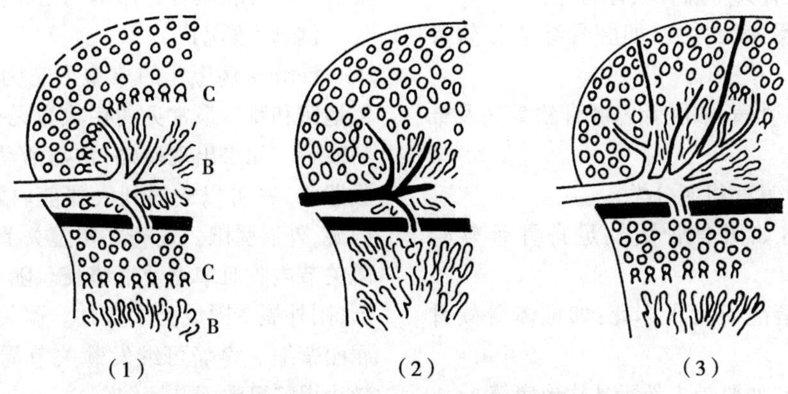

图 105-2　关节骨软骨病的发病机制

(1)原发于关节生长软骨细胞,伴随骨骺软骨内化骨紊乱;(2)继发于骨化中心的坏死,累及深层软骨细胞的活力(软)和骨形成(骨),伴随骺板血供应障碍,造成畸形或骨纵向生长停歇;(3)剥脱性骨软骨病是软骨下骨折,骨化中心局限性缺血坏死或系坏死后血管再生的残余碎片(黑色管代表缺血;C=软骨形成;B=骨形成)

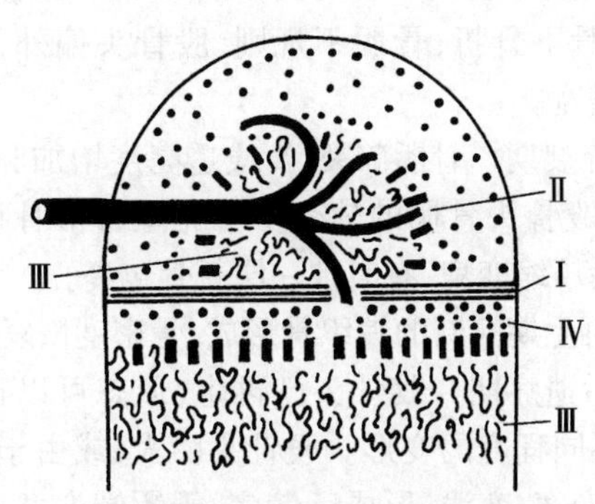

图 105-3　骨骺的血液供应

Ⅰ. 骨骺生长软骨的深层,即软骨形成　Ⅱ. 退化软骨区的毛细血管芽,即骨形成　Ⅲ. 骨骺的成熟骨,即骨形成　Ⅳ. 纵轴骺板的生发细胞,即软骨形成

生活中受到轻微损伤的机会很多。例如肱骨小头骨软骨病常发生于职业垒球投手及标枪运动员身上;月骨骨软骨病(Kienock)好发于使用振动性工具的劳动者,如经常使用风镐等;趾骨骨软骨病与分娩时的机械压迫有关。Douglas 认为本病的损伤可以分为三种形式:①暴力直接产生压迫性骨折;②对骨骺多次,反复的轻微压力,使骨骺逐步产生病变,如跖骨头骨软骨病(Freiberg 病);③牵引性应力对骨骺产生影响,如胫骨结节骨软骨病(Osgood shlatter 病)。但在临床上所碰到的骨软骨病,并不都能用损伤因素来解释。

还有人认为激素的变化可使细胞分裂增快,而这种细胞对于损伤及轻度的缺血均较敏感。间叶细胞将分化成为成纤维细胞而不是骨细胞,使组织的稳定性差,更易受到损伤与缺血的影响。有人用生长素及促甲状腺素喂养狗并使其前肢过度负重,可诱发剥脱性骨软骨病。

由此看来,骨软骨病的发病原因是多方面的,发病的途径可能有下列三个:①骨骺原基正常,在损伤因素作用下发病;②骨骺原基本身有轻微的缺陷,存在轻度的软骨形成障碍,在异常应力的作用下,诱发骨软骨病;③骨骺原基本身有严重的缺陷,软骨形成存在障碍,在正常应力作用下造成骨软骨病。三种情况可以相互影响。

【病理】

目前了解不够。一般可分为下列几个阶段。初期:先是关节内及关节周围软组织水肿、增厚,干骺端表现为轻度骨质稀疏,骨小梁粗糙。第二期:骨骺骨化中心的轮廓不规则,皮质下区骨质有吸收,骨化中心内有不规则的骨密度增加的区域。在 X 线片上呈现骨化中心完全碎裂,软骨形成及骨形成的两个过程均发生紊乱。由于血管栓塞或因骨小梁的微细骨折而造成血供障碍,骨骺内软骨细胞仅能依靠关节液弥散吸取营养,若存在慢性滑膜炎或关节内压力增高,则软骨细胞因营养不足而退变,骺软骨变性坏死,骨小梁微细骨折可以一直发展到软骨下板。第三期:表现为修复过程,坏死的组织逐渐被替代,骨骺中毛细血管与细胞从边缘向中心长入,包围坏死的松质骨碎片,坏死骨失去其支持结构。如范围较大,可以表现为骨压缩及关节面变成扁平形。修复的结果取决于残存软骨的生长活力以及关节面受到压力的大小。但受累骨大都不可避免地发生骨变形。这种病理过程可长达6年之久。但大多数患者在 2～3 年之内逐渐恢复。如果再血管化的过程延迟,有些骨碎片就不能再连接。

【分类】

1. Shift 根据发病部位分类

(1) 关节骨骺骨软骨病,又可分为:

1) 原发性:如跖骨头骨软骨病。

2）继发性：如股骨头骨骺骨软骨病等。

（2）非关节骨骺骨软骨病，如胫骨结节骨软骨病等。

（3）生长性骨软骨病，如胫骨内髁骨软骨病及椎体骨软骨病等。

2. Brower 则根据发病机制分类

（1）正常变异：如跟骨骨骺及足舟骨骨软骨病等。

（2）生长发育紊乱而无骨坏死：如椎体骨软骨病等。

（3）骨无菌坏死：如股骨头骨骺骨软骨病等。

第一节　Legg-Calvé-Perthes 病

Legg-Calvé-Perthes 病（LCPD）又称扁平髋、股骨头骨骺炎、股骨头骨骺特发性无菌性坏死、幼年变形性髋关节骨软骨炎。1910 年分别由 Legg、Calvé 和 Perthes 独立报道此病，简称 Perthes 病。它是一种最常见的骨软骨病，好发于 3～10 岁的儿童，男孩的发病率是女孩的 3～5 倍。单侧发病占 80%～90%，双侧发病占 10%～20%，并往往是同步发生。患儿病程 2～4 年，超过 6 岁的患儿预后相对差。

【病因和病理】

本病病因不明，有人提出过感染、创伤、一过性滑膜炎等病因，但不能确定。它是一种以股骨头部分或整个缺血性坏死为特征的自限性疾病。目前许多学者认为本病是由于股骨头骨骺血供的中断所致，属缺血性坏死。凝血机制紊乱、全血黏度增加、嗜血栓因素、纤维蛋白溶解能力下降、第Ⅴ因子突变、蛋白 C 和 S 缺乏、狼疮样抗凝剂、抗心脂质抗体、抗胰蛋白酶和纤维蛋白溶酶原激活等均在 Perthes 病中起潜在的作用。也有学者提出 Perthes 病是全身性疾病的反应，有 Perthes 病的儿童骨骼成熟延迟并比正常儿童矮小，有甲状腺激素和类胰岛素生长因子异常。

Salter 把本病的病理变化总结如下：在缺血坏死的开始阶段，骨骺暂时停止生长，由周围来的血管再分布使骨化重新开始。然后由于创伤造成病理性骨折，其下位发生骨吸收，最后被生物可塑性骨所替代。

病理过程分为两期：发展期和愈合期。发展期又分两个阶段：第一阶段为硬化期。由于缺血坏死，股骨头骨化核变小，骺板不平整，干骺端模糊，星月形的软骨下骨折线可见，关节间隙增宽，继而滑膜和软骨增生。第二阶段为碎裂期。骨骺碎裂，死骨吸收和血管组织爬行替代。愈合期：骨骺渐渐修复，并生长，骨化，骨质恢复正常。但相当部分患者股骨头、股骨颈及髋臼变形。Perthes 病可造成四种残留畸形：巨髋症、骺板早闭、股骨外形不规则和剥脱性骨软骨炎。

【临床表现】

Perthes 病患儿的典型形态为瘦小、好动，总是不停地跑和跳。最常见的症状为无疼痛的跛行，肢体容易疲劳。如果出现疼痛，常与活动有关。疼痛发生在腹股沟，并可以放射到大腿前内侧或膝关节，髋关节内旋，外展受限。发病之初髋关节外展受限是继发于髋关节内收肌挛缩及滑膜炎。随着病程进展，出现畸形，则外展受限成为永久性。髋关节可有 10°～20°的屈曲挛缩。疼痛可继发髋关节周围肌群的萎缩。股骨头塌陷可致下肢短缩。

影像学检查中，X 线片是诊断 Perthes 病的主要方法。髋关节前后位片及蛙式位（Lanenstein）片可用作诊断、分期、判断预后、随诊和评估结果。Perthes 病从 X 线片上可分为四期：

1. 初期　髋关节囊的阴影肿胀、膨隆，骨化中心变小，软骨下骨折，骨骺不规则，股骨头偏外，关节内侧间隙增宽。

2. 碎裂期　骨骺碎裂，X 线透亮度增加和密度增高相间，股骨头骨骺的软骨下可见星月形骨折线，坏死的骨骺压缩变扁，有时被一层新骨包裹。

3. 再生期　新的编织骨形成，骨密度恢复正常。

4. 后遗症期　股骨头已再生，形态可以正常，但多数有不同程度的变形。股骨头膨大，或由于塌陷变扁，髋臼变宽，变浅，形成巨髋症；干骺端变宽，股骨颈变短变宽，颈干角变小，形成髋内翻。

X 线片对于早期病变的发现有一定的困难。^{99m}Tc 骨扫描、MRI、CT 和三维重建可以早期得到更精确的信息。

【诊断与鉴别诊断】

根据病史，体检和 X 线片可以对 Perthes 病作出明确诊断。Perthes 病需要与下列几种疾病相鉴别。

1. 髋关节结核　常难区别，尤其是早期更易混淆。髋关节结核为局限性、进行性、破坏性、炎症性病变，可累及股骨头、髋臼及股骨颈。因关节腔积液而显示关节囊肿胀的 X 线征象可持续相当长的时间。Perthes 病则为软骨下无菌性坏死病变，以坏死骨密度增高，变形及继发髋关节骨关节炎为主要 X 线表现，不会有明显的关节积液或脓肿形成。

2. 髋关节一过性（暂时性）滑膜炎　两者无论从发病年龄及滑膜炎表现方面均相似，但病程不同，一过性滑膜炎无异常的 X 线表现。近年来用^{99m}Tc 扫描可以帮助作鉴别，Perthes 病的^{99m}Tc 摄入减少。

3. 克汀病　克汀病患者的骨骺亦可以表现为不规则的钙化点，但其出现时间以及融合时间均较正常儿童延迟。由于软骨内化骨障碍而使骨的长径变短。

此外,患儿尚有智力低下等情况可以鉴别。

4. 股骨上端骨骺滑脱症　两者的临床症状相似。但股骨上端骨骺滑脱症的发病年龄较大,髋关节内旋及内收活动受限(Drehman 征)。

【治疗】

Perthes 病的治疗目的是尽可能使股骨头形成球形,关节包容性好,获得活动正常或接近正常的髋关节。

1. 非手术治疗　急性期,卧床休息,牵引及非甾体抗炎药是治疗疼痛的主要方法。外展支具用于保持股骨头的包容性,使股骨头深置于髋臼之中,避免髋臼缘对股骨头的压迫,使股骨头受力均匀。可在患儿负重时使用,使下肢保持伸直外展 40°~50°,不需要内旋。支具持续应用 9~18 个月,直到前后位 X 线片出现软骨下骨再骨化时停用(图 105-4)。

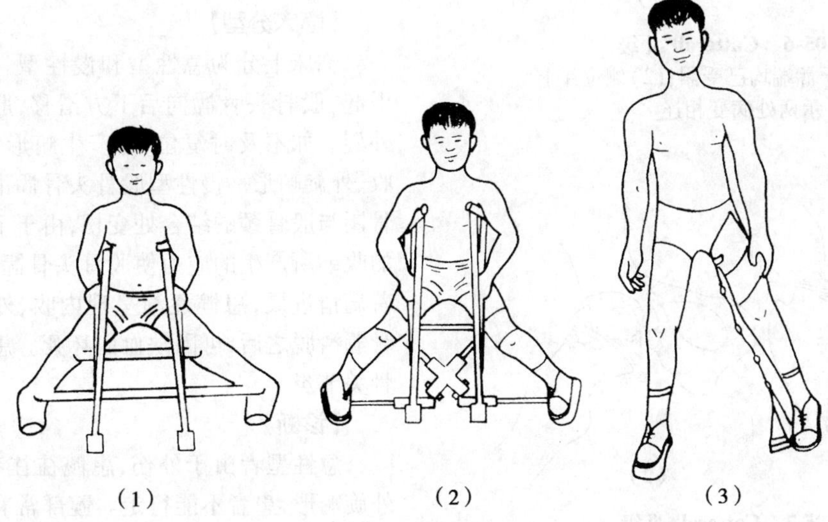

图 105-4　支架治疗

(1)Petrie 外展石膏;(2)Bobechko 外展支架;(3)Tachdjian 外展支架。这些支架的共同特点是将髋关节维持于外展内旋位,但髋关节可以伸屈自如,并要求患儿下地行走

2. 手术治疗　手术可以从股骨一侧或髋臼一侧或两者结合来解决头臼包容问题。对于 Perthes 病初期和碎裂期可用股骨近端内翻截骨术。Perthes 病晚期可出现"铰链外展",可行内收肌腱和髂腰肌松解,内侧关节囊造口以使股骨头纳入髋臼。术后予外展支具固定 2~4 个月,再作股骨近端内翻截骨或 Salter 骨盆截骨术或两者联合术。如果铰链外展已成定局,可选用髋臼造盖术,Chiari 骨盆内移截骨术或股骨近端外展、伸展截骨术。Perthes 病后遗症期,由于头部变形,头臼不匹配,丧失包容性,治疗很困难,预后极差。可以考虑采用挽救性手术:Chiari 截骨术,侧方造盖术等。对晚期患者,患髋出现严重的骨关节炎症状,影响日常生活、工作的,可行髋关节融合术。人工关节置换术是对年龄大的患者的一种不得已而行之的选择。

【预后】

预后与发病年龄,病史的长短以及治疗的方法有关。一般 5 岁以前发病者预后好,有的可以不做任何治疗。为判断预后和决定治疗方法,Catterall 根据 X 线表现(前后位及外展位),将本病分为 4 级。

Ⅰ级:只在骨骺的前部有病变,关节面无塌陷,受累骨可完全被吸收,无死骨形成,无干骺端的骨质改变,再生过程可达完全程度(图 105-5)。

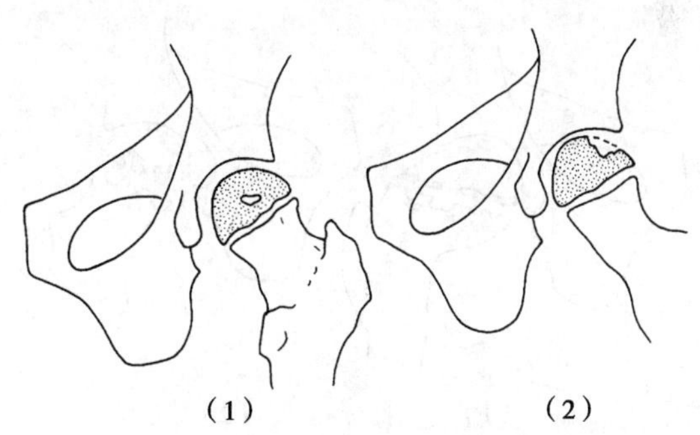

图 105-5　Catterall Ⅰ级

(1)正位示病变仅在骨骺内;(2)蛙式侧位片表现

Ⅱ级:骨骺的前、外部有不同程度的受累,股骨头有塌陷但仍可维持骨骺原来的高度,有死骨形成但可以被吸收,干骺端出现囊性变,以后会消失(图 105-6)。

Ⅲ级:只有小部分骨骺未成死骨,由于在死骨上有新骨覆盖,在前后位 X 线片上出现"头中有头"的现象,股骨头有塌陷已不能维持原有的高度,干骺端已有增宽(图 105-7)。

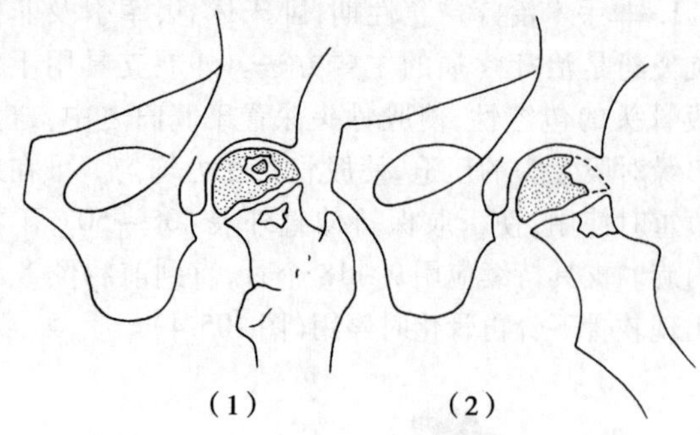

图 105-6　Catterall Ⅱ级
(1)骨骺及干骺端均已受累;(2)侧位片上示两处病变相连

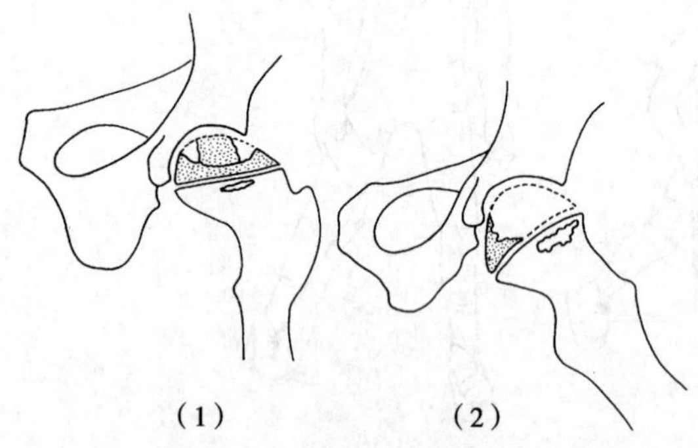

图 105-7　Catterall Ⅲ级
(1)"头中有头"的表现,干骺端增粗;(2)侧位示头已失去原来的表现

Ⅳ级:整个骨骺均已成为死骨,股骨头已呈蘑菇状,干骺端有明显的增宽等骨质改变,股骨头上已出现再塑,但已难恢复原形(图 105-8)。

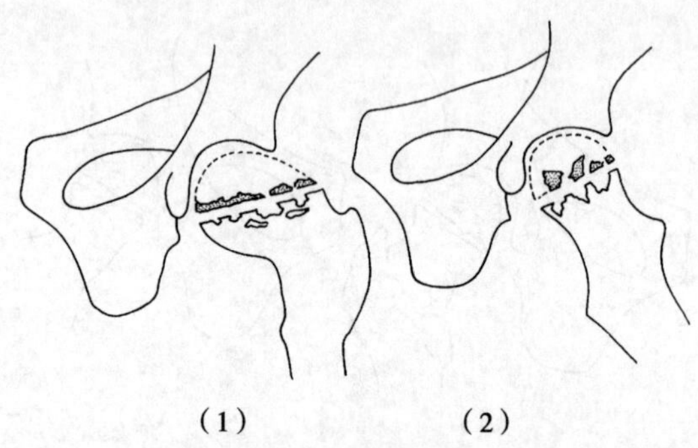

图 105-8　Catterall Ⅳ级
(1)整个股骨头颈受累,伴骨质硬化,关节间隙变狭;(2)侧位表现

毫无疑问,Ⅰ、Ⅱ级的预后佳,Ⅲ、Ⅳ级差。Catterall在经过进一步研究后还发现,有些患儿不经治疗也会恢复;而有些患者一定要及时正确治疗,否则后果严重。他把 X 线片上 Cage 征即股骨出现如下情况称为危象:头外侧和干骺端有一条 X 线透亮度增加区;骨骺外侧钙化,股骨头骨骺后外侧半脱位;骺板呈水平位。一旦出现危象就一定要及时治疗,否则均可不作治疗。

第二节　股骨头骨骺滑脱症

本病少见,均发生于骨骺尚未闭合的青少年,男性多于女性,往往单侧发病。其病因不明,多数认为与外伤有关,也有学者认为与激素失调影响骺板处的牢固性有关。

【临床分型】

临床上分为急性型和慢性型。急性型多因外伤引起,股骨头骨骺向后下方滑移,股骨颈向上移位并外旋。如不及时复位,可产生畸形愈合,髋关节呈内收、外旋畸形。慢性型股骨头骨骺滑脱是由于股骨头骨骺与股骨颈的结合处变松,由于下肢的负重和肌肉的收缩所产生的应力使股骨头骨骺逐渐发生滑移,随着病情进展,患髋逐渐呈现内收、外旋畸形。股骨头骨骺滑脱之后,可因缺血而坏死。患髋畸形后易产生骨关节炎。

【诊断】

急性型者由于外伤,患髋往往有剧烈疼痛,下肢外旋畸形,患者不能行走。髋部常有肿胀和压痛。慢性型患者常有患髋的慢性疼痛史,并因疼痛而跛行,往往是单侧发病,少数为双侧发病,患者体形往往为胖儿型。检查时可发现患髋外展、内旋、屈髋受限。

影像学检查:X 线摄片是诊断此病的主要方法。为便于对照,通常摄双髋的 X 线片或骨盆片。侧位 X 线摄片必不可少,因其有重要诊断价值,可见到股骨头骨骺向股骨颈的背侧面倾斜。CT 平扫、二维或三维扫描能清晰显示股骨头骨骺的滑脱情况。MRI 检查不仅能显示股骨头骨骺的滑脱情况,还能显示骺板的信号异常情况以及股骨头骨骺、股骨颈有无坏死。

【治疗】

急性型早期可行手法复位,并用 2~3 枚克氏针内固定。应避免采用粗的螺纹钉固定,以免破坏血供而发生股骨头、骺坏死。术后应用石膏裤固定 3~4 个月或更长一些时间。手法复位失败者应行切开复位内固定。术后同样辅以石膏裤固定。

慢性型的治疗视滑移的程度而定。轻度滑移者(1:1的 X 线片测量,滑移不超过 1mm),可不作处理,但应密切观察随访。其间应避免负重,以防加重。也有学者主张采用螺纹针原位固定。对于明显的股骨头骨骺滑脱,不应采用手法复位,一是不可能成功,二是破坏血供。有学者主张采用股骨颈截骨术或者转子下截骨术,纠正下肢畸形,但结果多不满意。

股骨头骨骺滑脱治疗后最常见的并发症是股骨头缺血性坏死和股骨头软骨急性坏死。晚期可出现骨关节炎。由于患者年轻，应尽可能避免行人工关节置换术或髋关节融合术。但在不得已情况下，为缓解症状、纠正畸形、改善功能，上述两种术式也可考虑，因已别无选择。

第三节 Meyer 病

1904 年 Meyer 复习了 300 例股骨头骨骺骨软骨病的 X 线片，发现有 30 例（10%）有其独特的表现，他认为这是股骨近端骨骺正常的不规则骨化，与股骨头骨骺骨软骨病不同，称之为股骨近端骨骺不规则骨化病。

【临床表现】

本病的发病年龄较轻，股骨头骨化中心的出现明显延迟，常到 2 岁以后才出现。X 线片上先表现为弥漫性、颗粒状的骨化，如桑葚。以后这些颗粒逐渐融合成 2～3 个中心，最后合并成一大块的稍扁的骨化中心，5～7 岁以后，发育成为正常的股骨近侧骨骺。

【诊断与鉴别诊断】

Meyer 病与股骨头骨骺骨软骨病的区别在于不存在骨无菌性坏死的 X 线表现，所看到的骨硬化表现并非真正的骨硬化，而是由于多个骨化中心重叠所致。Meyer 病发生在双侧者占 43%，而股骨头骨骺骨软骨病双侧发病者仅占 10%。在一系列随访的 X 线片上，本病可见病变是进行性地好转而非逐渐恶化。

【治疗与预后】

本病不需要治疗，亦不会产生后遗症状。

第四节 Scheuermann 病

又称青少年性驼背，或少年性椎体骨软骨病。以中胸段椎体楔形变为特征，是一种最常见的引起青少年脊柱结构性后凸畸形的疾病。1920 年由丹麦内科医师 Scheuermann 首先明确其放射学特征，并将它从其他脊柱畸形中区别出来。本病发病率为 0.4% ～8.0%，发病年龄在 13～17 岁。

【病因】

病因不明。有学者认为 Scheuermann 病是椎间盘和软骨终板内在异常的表现。这种内在异常可以导致椎间盘和软骨终板的营养不足和结合缺陷，使两者早期退变。组织学研究认为：椎体软骨终板基质异常，胶原与糖蛋白的比例明显下降，导致软骨内化骨障碍，椎体生长受限。基因学研究也同样认为，胶原 9 基因的色氨酸等位基因（COL9A3 tryptophan allele）与 Scheuermann 病有关。有学者认为 Scheuermann 病有家族性发病倾向，可能为常染色体显性遗传。

【临床表现】

驼背畸形和背痛是两个主要临床表现。Scheuermann 病常于青春期前后出现，并逐渐发展为胸段或胸腰段驼背畸形。患者除驼背畸形外，常伴脊柱强直、屈颈、肩下垂、肩胛骨突出及胸廓狭窄而扁。此外还可以有胸背部和下腰部的疼痛，站立，久坐或运动可以加重疼痛。青少年患者大多因为畸形而来就医。而成年患者 96% 是因为不能缓解的疼痛而来就医（图 105-9）。

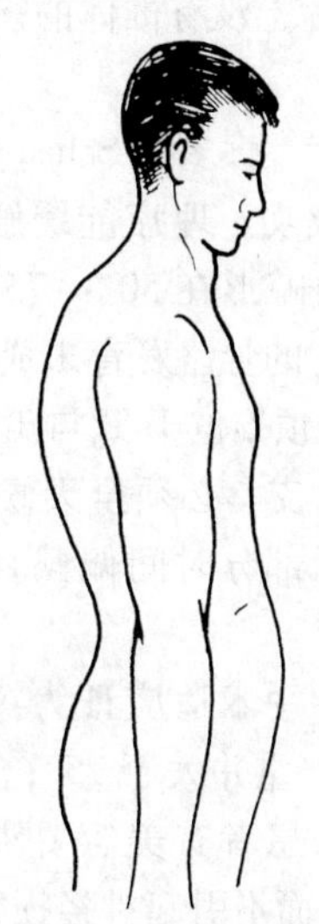

图 105-9 椎体骺板骨软骨病圆背畸形

X 线表现：椎体的楔形变是 Scheuermann 病的基本特点。另外还可见椎间隙狭窄、Schmorl 结节，椎体终板变窄、不规则或扁平。Scheuermann 病在平片上主要表现两种类型的曲度改变。一种为胸段后凸，其顶椎位于 T_7 与 T_9 之间。另一种为胸腰段或腰椎的后凸，其顶椎位于 T_{10} 与 T_{12} 之间（图 105-10）。

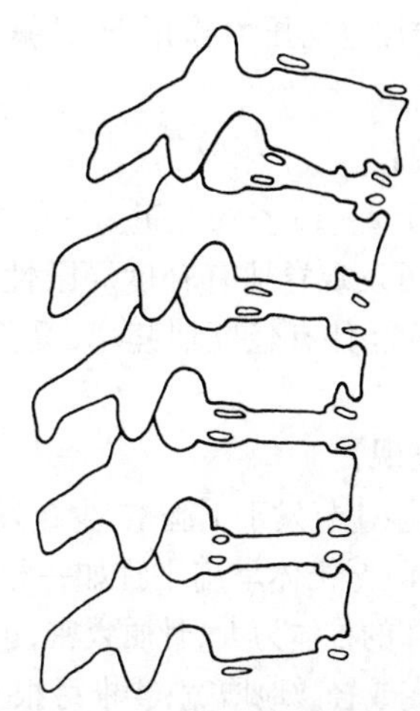

图 105-10 少年性椎体骨软骨病（Scheuermann 病）

7

【诊断与鉴别诊断】

诊断依据为：①青少年；②驼背畸形，必须超过35°以上；③至少有三个以上相邻椎体各有大于5°的楔形变及椎体终板不规则。

应与下列疾病相区别：

1. 脊柱结核 为进行性骨破坏性疾病，椎体边缘模糊而不像骨软骨病那样增白。在大多数患者中会出现椎旁脓肿。

2. 姿势性驼背 这种驼背非固定性，很容易被动或自动纠正，X线片上没有椎体的楔形变等。

【治疗】

1. 非手术治疗 大多数Scheuermann病患者通过保守治疗可获得成功。理疗能缓解疼痛及改善姿势性驼背。对于后凸畸形在50°～75°之间且在过伸位上至少能矫正40%的骨骼发育未成熟的患儿，背心支具最为有效。对于顶椎位于T_6与T_9之间的后凸，应使用Milwaukee支具，支具必须全天候佩戴达12～18个月。随后改为每天部分时间佩戴直至患儿骨骼发育成熟。

2. 手术治疗 手术适应证为：支具治疗无效；后凸持续进展，后凸严重并大于75°；合并疼痛或神经症状；畸形影响外观，患者有美容要求。手术目的主要是稳定、平衡脊柱，而不引起神经损害。

手术方法：长节段固定、后凸节段的小关节面切除、后路融合以及节段性顺序加压。对于后凸超过75°，椎体楔形变超过10°的患儿，增加前路松解及融合。

第五节 Calve病

又称椎体骨软骨病或扁平椎，是一种少见的骨软骨病。本病是由于椎体的原发骨化中心发生无菌性坏死，继而在脊柱纵向压力作用下，使病椎变扁，压缩甚至碎裂。

【临床表现】

本病好发于2～10岁的儿童。一般主诉为胸椎部位疼痛。检查可发现脊柱有轻度局限性后凸畸形，脊柱活动受限，可能伴有轻度肌痉挛，受累椎体有深部触痛。

【影像学表现】

有下列变化：①好发于下胸椎，少数发生于腰椎，常只累及一个椎体；②椎体呈扁平犹如一枚硬币，其前后径及横径较相邻的椎体为大，骨质致密，边缘光滑；③邻近椎间隙无改变或轻微地增宽；④椎弓根及附件不受侵犯，无椎旁脓肿或软组织肿块影；⑤病变愈合后椎体的高度及密度可完全或部分恢复（图105-11）。

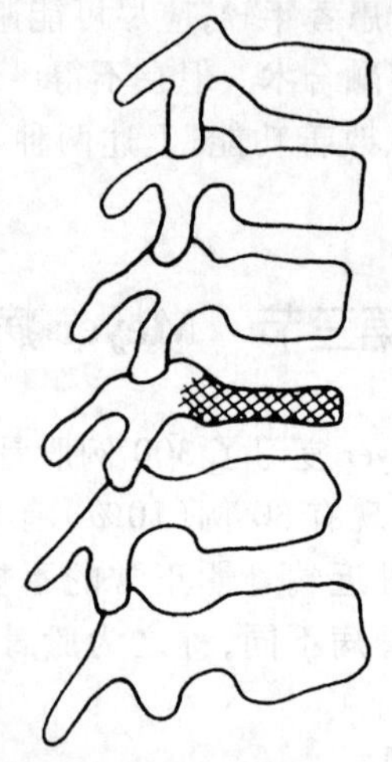

图105-11 椎体骨软骨病（Calve病）

【诊断与鉴别诊断】

扁平椎是一个X线征象，可以造成扁平椎的病因很多，应与嗜酸性肉芽肿、脊柱结核、化脓性脊柱炎，肿瘤特别是转移癌，甲状旁腺功能亢进、成骨不全等鉴别。

【治疗】

以非手术治疗为主。卧床休息或石膏背心固定2～3个月，减少病椎所受的压力，以利恢复。本病预后良好。

第六节 Kienbock病

Kienbock病是指月骨缺血性坏死，Robert Kienbock在1910年首次描述本病而得名。好发年龄在20～29岁之间，鲜有5岁以下患者。男性多于女性，右腕比左腕多见。

【病因】

本病的确切病因及自然病程仍不清楚。由于本病好发于体力劳动者，尤其是那些使用振动工具如风镐的人，因而急、慢性损伤被认为是主要的发病原因。月骨周围缺乏骨膜和肌腱附着，其血供主要依靠腕前韧带的滋养血管。一次较重的损伤或慢性反复损伤可使腕前韧带的血管受损，造成月骨坏死。但也有患者并无损伤史。Hulten指出此病与尺骨短于桡骨的现象（尺骨的负变异）有统计学关系，因为尺骨负变异患者月骨易遭受桡骨的慢性撞击，引起供血减少而发生坏死。

【临床表现】

有三个阶段：①急性期：腕部疼痛，轻微肿胀、无力，有或无外伤史；②静止期：此期无症状，可达数月；③发作期：腕部症状又起、持续不减，在月骨上有压痛。握拳时正常人第3掌骨头最为突起，但患者常变低甚至凹陷,这称为 Fislever 征。由于月骨的纵轴变小,前后径增大,桡骨远端下方正常的凹陷消失。叩击第 3 掌骨头时月骨处有疼痛。后期出现骨关节炎的症状。

【影像学表现】

在初期无阳性发现。数周至数月后,月骨密度增加,在其中央逐渐出现圆形或卵圆形的透光区,随后出现不规则碎裂。月骨的纵径缩短,前后径增大。在后期可见月骨近侧端边缘不规则,断裂甚至消失。关节间隙增大,邻近诸骨骨质稀疏。晚期可见骨关节炎的变化。

【诊断】

诊断来源于影像学的表现。按照疾病的病程,Lichtman 等提出了 X 线分级:Ⅰ级表现为轻度硬化或骨折;Ⅱ级有硬化和骨碎裂但无塌陷;Ⅲ级有骨碎裂且伴有塌陷,其中ⅢA 有月骨塌陷,但不伴有舟骨排列不良,ⅢB 存在舟骨排列不良;Ⅳ级同时存在骨碎裂、塌陷以及关节炎。

【治疗】

症状轻的患者可使用外固定使腕关节休息一段时间。症状严重者可考虑手术治疗。手术方法分为应力消除、重建血运、月骨置换及补救手术。应力消除手术又分为关节平衡术,尺骨延长、桡骨短缩,头状骨短缩术。部分患者可做桡腕关节融合术或全腕关节融合术。

第七节　Blount 病

Blount 病又称胫骨内髁骨软骨病,是一种特发性、非生理性的膝内翻畸形。按发病年龄分为婴儿型(0~4 岁)、少年型(5~10 岁)、青年型(11 岁到成年),后者少见。

【病因】

婴儿型 Blount 病的危险因素是过早行走和(或)体重超重(体重超过同龄人 95% 以上)。本病好发于黑人儿童,有学者认为黑人儿童下地行走较早(平均 10.5 个月),过早行走使胫骨内侧骨骺受到过度应力,造成软骨发育紊乱导致畸形。

青年型 Blount 病的危险因素是患者体重超重和先前的膝内翻,抑制胫骨近端内侧骺板生长而引起。

【临床表现】

主要表现为弓形腿,膝内翻畸形。X 线表现:受累侧小腿向内弯曲,呈膝内翻畸形,胫骨内髁增大,其上方关节面向内、下、后方倾斜。邻近骨骺的干骺端内侧部分也向内侧扩展,且可出现斑点状密度不均匀或不规则钙化,胫骨干内侧皮质增厚。膝关节造影示胫骨关节面逐渐由水平发展至塌陷,内侧半月板代偿性异常增厚,以维持关节的稳定(图 105-12)。

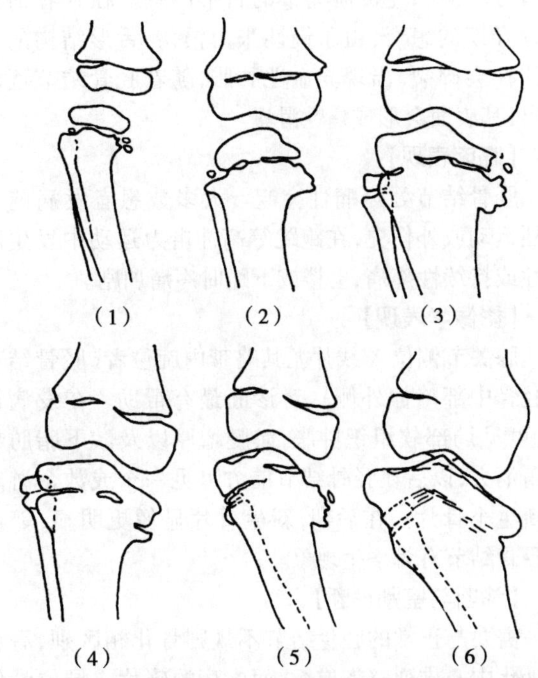

图 105-12　胫骨内翻的 X 线表现

(1)第一期,2 岁;(2)第二期,5 岁;(3)第三期,6 岁;(4)第四期,8 岁;(5)第五期,9 岁;(6)第六期,12 岁

【诊断与鉴别诊断】

区别婴儿期(尤其是 2 岁以下)Blount 病与生理性膝内翻是非常困难的。生理性膝内翻在检查时可见股骨和胫骨光滑柔顺地向前外侧成角。而婴儿型 Blount 病成角僵硬,不柔顺,膝关节外侧有突起且病变只限于胫骨近端。Levine 和 Drennan 描述干骺-胫骨骨干角(MDA)来预测是否发生婴儿型 Blount 病,并主张该角度以 11°为界。而 Feidman 和 Schoenecker 主张 16°为界。即 MDA 大于 16°时可能出现 Blount 病,MDA 小于 9°不会出现 Blount 病。

【治疗】

三岁以前出现膝关节外侧突出者可行支具治疗。支具治疗无效或到 4 岁保守治疗无效时行手术治疗。手术方式主要是通过胫骨近端截骨矫形。青年型 Blount 病主要采用手术治疗,包括胫骨近端截骨及外侧骺板阻滞术。

第八节　Osgood-Schlatter 病

又称胫骨结节骨软骨病,或胫骨结节骨骺炎。好发于生长期的青少年。是年轻运动员膝部最常见的劳损。

7

【病因】

胫骨近端骺板有一个在胫骨纵向生长中起作用的横行结构和连接髌韧带的舌形结构。在青春前期和青春期的患者，由于慢性张力损伤，舌形结构的尖端往往会碎裂，出现充血性肿胀，随着胫骨结节逐渐突出，其表面会形成痛性滑囊。

【临床表现】

胫骨结节处疼痛性突起。大多数患者发病前有剧烈运动或外伤史，在跑跳等高冲击力运动中发生间隙性或持续性疼痛，上楼或下跪时疼痛加剧。

【影像学表现】

膝关节侧位X线片尤其略带内旋位者（胫骨结节于胫骨中部略偏外侧），对诊断最有帮助。在发病初期，可见局部软组织肿胀，髌腱增厚以及髌下脂肪垫下角消失，以后在胫骨结节前方可见一个或数个游离的新生小骨片。在后期，新生骨片显像更明显，邻近的胫骨结节有骨增生现象。

【诊断与鉴别诊断】

需要与正常的胫骨结节不规则骨化相区别，后者的骨化中心排列整齐成行，而本病的碎片或异位骨化在胫骨结节的前方或上方，零乱不规则。此外尚应与骨髓炎、髌下滑囊炎等相区别。特别是髌下滑囊炎，除非出现波动感可穿刺证实者，否则两者甚难鉴别。

【治疗】

主要采取对症治疗。大多数患者只要减少运动2~3周即可。少数症状严重者需用伸直位石膏托固定4~6周，再用理疗恢复膝关节伸屈活动，但恢复膝关节剧烈活动，则至少要4个月之后。绝大多数患者在骨骺闭合后症状消失，对那些极少数的发育成熟后仍有症状的患者保守治疗无效，可将骨突切除。

第九节 Freiberg病

Freiberg于1914年发现并命名。为跖骨头缺血性坏死，又称跖骨头骨软骨病或骨骺坏死症。本病好发于10~15岁的青少年，女性占75%。多见于第2跖骨头（75%），其次为第3跖骨头（25%），偶见于其他跖骨头。

【病因】

应力反复作用于跖骨头部，造成软骨下骨骨折及骨坏死可能是本病的病因。Heir等认为在青少年患者中，由于第2跖骨过长，活动度小，在跑跳等大运动量活动中，第2跖骨骨骺很容易受损，造成骨骺骨折，血运中断，引起跖骨头坏死。Ganthier和Mizel认为外翻是引起成人第2跖骨头坏死的原因。外翻时横弓塌陷，负重应力外移，使第2或第3跖骨头应力负荷过大，造成软骨下不全骨折，引起跖骨头缺血性坏死。

【临床表现】

在急性期，病变跖趾关节疼痛，站立或行走时加重，跖骨头有压痛，背侧软组织水肿。后期，跖骨头增大，关节有摩擦音和畸形。

【X线表现】

病变跖骨骨骺远端不规则且增宽，跖骨头密度增高伴有一些小圆形的透亮区。跖骨干增粗。跖趾关节间隙增宽，常有游离体出现。

【治疗】

早期诊断对于阻止病变的发展非常重要。对于单一跖趾关节疼痛同时伴有外翻或创伤的患者，除了进行X线片检查，还要考虑加作核素骨扫描，它发现病变较X线灵敏。急性期，应避免或减少负重，可采用行走石膏，两周后可穿跖骨头部加横垫的鞋子，使负重点后移，以减轻疼痛。如果伴有外翻，可通过手术矫正外翻畸形，减轻第2跖骨头的负重应力。还可对第2跖骨头钻孔减压，阻止病变发展。对症状顽固者可作跖骨头切除以缓解疼痛，但术后足横弓的弹性要削弱。Gauthier等建议，用楔形切除环跖骨头处的病变部分，再将跖骨头剩余的骨对合，这样可保持跖骨头的长度和功能，效果较佳。

第十节 Kohler病

1908年Kohler首先描述本病，故称为Kohler病，又称为足舟骨无菌性坏死或足舟骨骨软骨病。始发于3~6岁儿童。男孩较女孩多见，也可见于成年人。

【病因】

舟骨是构成足内侧纵弓的顶点，受到的压力很大。如果骨化中心出现迟缓，就会被挤压，造成滋养血管的阻塞，导致缺血性坏死。成年人（女性多见）如果下肢肌力弱，平足，足弓塌陷后，跗舟骨所承受的压力增大，使骨质压缩，骨髓内压升高，血供中断，导致此病。

【临床表现】

患者诉足背疼痛，负重时加重，逐渐出现跛行。检查时在舟骨上方有轻度肿胀压痛，压迫足纵弓或牵拉胫后肌时疼痛加剧。

【X线表现】

足舟骨密度增加，外形不规则，变扁，可仅有正常足舟骨厚度的1/4~1/2。足舟骨与距骨、楔骨的关节间隙增宽。病变愈合后大多数患者的舟骨恢复正常。

【治疗与预后】

轻者避免久站及剧烈运动，如跑跳等活动，急性期可用短腿行走石膏固定于轻度内翻位6～8周，扁平足患者可用矫正垫或矫形鞋矫正。本病具有自限性，2～3个月后症状消失，预后良好。

第十一节　Sever病

又称跟骨骨骺缺血性坏死。1912年由Sever首先提出本病。多发于8～14岁男孩。

【病因】

大多数患儿负重时，跟腱急性或慢性牵拉跟骨结节的骨骺或过硬的皮鞋后帮反复摩擦后跟，都能引起跟骨骨骺的缺血性坏死。

【临床表现】

足跟疼痛，特别在剧烈运动或行走久后，跟腱附着处有疼痛及肿胀。被动足背屈或用足尖站立时可使疼痛加剧。

【X线表现】

跟骨结节骨骺致密，边缘不规则，有时呈颗粒状，与跟骨之间的间隙增宽，相对应的跟骨部分也变粗糙。

【治疗与预后】

症状轻者只要垫高鞋跟，减少活动量即可；严重者，可用长腿石膏托固定足于下垂位6周。本病常能自愈，预后良好。

第十二节　关节剥脱性骨软骨炎

关节剥脱性骨软骨炎（osteochondritis dissecans，OCD）又称Konig病，是关节软骨下骨有缺血性坏死区，使其上的软骨发生退行性变而剥脱。分为成年人型OCD和幼年型OCD。

【病因】

幼年型OCD的病因：①创伤尤其是反复或持续的微小创伤，使关节软骨承受超过生理限度的应力；②骺软骨骨化不成熟，导致软骨面受损。

成人型OCD的病因：以运动性损伤为常见原因。也有学者认为在老年OCD患者中软骨血液供应不足是主要病因。

成人型和幼年型OCD之间的关系尚未确定。某些成人病例的OCD起始于幼年，在骨骺闭合前就已经发现，而其他病例则是在骨骺闭合后发病。

【病理】

虽有多关节受累的报道，但OCD大多只发生在单一关节。最常见的为膝关节，其次为肘关节和踝关节，而肩、腕、手和髋关节较少累及。早期病理变化是一小块关节软骨下骨缺血，可能是软骨下骨的血管弓或终末小动脉因红细胞叠聚、脂肪栓等发生栓塞，软骨下骨变性坏死，从周围正常组织分离。其上的软骨深层营养获得存在障碍，关节软骨逐渐衰退，失去光泽，进而变性。随后关节软骨连同其下的一小片骨质与周围组织分离而脱落。骨软骨脱落处呈凹坑，边缘有充血带，稍不规则。如果坏死骨较小，可以不脱落而重新附着及修复。但大多数人最终发生分离而落入关节内成为游离体。骨面上遗留的空隙则为纤维组织所充填，常因关节面不平整而最终导致骨关节炎。

【临床表现】

本病多见于18岁左右的青年，男多于女。表现为受累关节乏力，疼痛较轻。以后疼痛逐渐加重，伴间歇性功能障碍。当病灶变成游离体后，交锁常为主要症状。有时可出现轻度的关节积液，有时可触及滑动的光滑硬物（游离体）。关节造影、MRI和关节镜检查可帮助确诊。可见相应关节面上有一块缺损，关节腔内有游离体（图105-13，图105-14）。

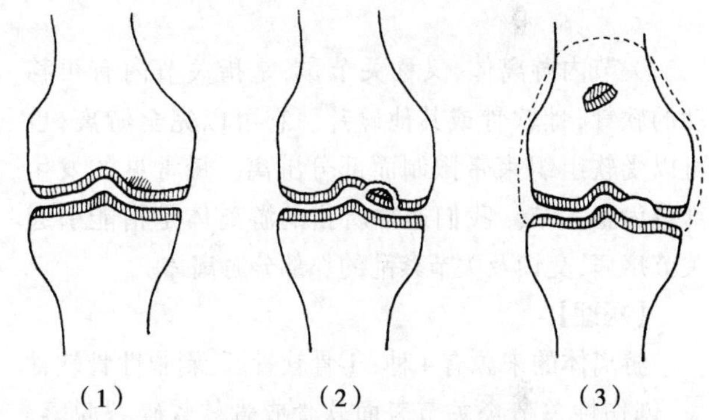

图105-13　剥脱性骨软骨炎

（1）有一块关节面失去血供；（2）缺血碎片分离；（3）脱落入关节腔成游离体，关节面上遗留一空洞

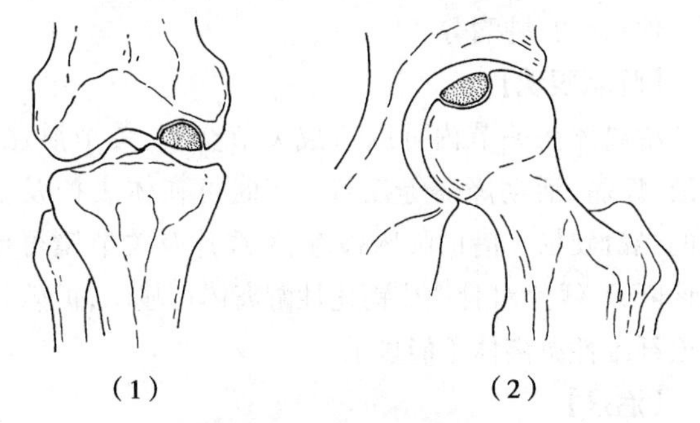

图105-14　剥脱性骨软骨炎

（1）股骨内髁；（2）股骨头

【治疗】

1. 保守治疗　以膝关节OCD为例。一旦确定幼年型OCD的诊断，就要争取在骺板闭合前使病变部位愈合。如果在股骨远端骨骺闭合之前病变未愈合，幼

7

年型将转归为成年型OCD。具有不愈合和分离的潜在可能性,也就失去了良好的预后前景。除非存在碎片分离的迹象,否则患者将在8个月内发生骨骺闭合,所有幼年型OCD患者应采取保守治疗。限制活动,使用辅助负重装置6~8周,不允许参加跑跳等运动。每隔8~10周复查X线片和核素扫描或MRI。治疗顺利,50%病例病变愈合,但通常要持续9~12个月。成年型OCD某些小面积病灶,经保守治疗可以纤维软骨组织的方式愈合。

2. 手术治疗 目前提倡关节镜下微创操作:①检视关节软骨损伤范围及程度;②取出不能修复的碎片或游离体;③清洁创面,努力将骨软骨块复位并固定;④陈旧性的硬化区域清创后钻孔,使肉芽组织长入,期望形成纤维软骨;⑤修剪增生滑膜,冲洗关节腔,减少炎性介质刺激;⑥对缺损较大的病灶,有人采用骨软骨移植。

第十三节 游 离 体

关节内游离体,又称关节鼠,是指关节内有可移动的软骨、骨软骨或其他碎片。它可以完全游离,也可以受软组织束带限制而部分游离。最常见的发生部位为膝关节。我们通常所指的游离体是指能引起关节疼痛,交锁及关节紊乱的那部分游离体。

【病理】

游离体的来源有4种:①骨软骨源:剥脱性骨软骨炎,创伤性关节炎关节表面软骨或骨软骨碎裂脱落,退行性骨关节炎软骨或骨赘脱落;②软骨源:破裂的半月板碎片;③纤维源:单纯性滑膜结核,滑膜绒毛充血、水肿,继而纤维化,分离脱落,成为结核性米粒体;④其他:异物,肿瘤等。

【临床表现】

游离体在关节内可以造成关节交锁、关节肿胀、积液、疼痛、活动障碍等症状。有时可在体表扪及活动的光滑硬物。借助临床检查、X线片及关节镜可作出诊断,X线片对骨性或钙化性游离体可显示,但软骨性或纤维性游离体不能显示。

【治疗】

通过手术将游离体取出为最好的治疗方法。如果是单个存在且相对固定的游离体可做小切口将其取出。但小切口有其局限性。目前都主张在关节镜监视下取游离体。它具有创伤小,操作方便等优势。此外通过关节镜手术还能明确关节内疾病的性质。有时若游离体较小且停留在后关节囊,不产生交锁症状者可顺其自然。

第十四节 髌股关节骨软骨病

髌股关节骨软骨病(patello-femoral osteochondrosis),传统称之为髌骨软骨软化症(chondromalacia patellae,CP)。该类患者的病变不仅仅局限在髌骨的骨软骨,同时相应的股骨髁滑车骨软骨也有损伤,故称之为髌股关节骨软骨病更为恰当。本病好发于少年或青年人,女性多见。中老年人也可发生,多称之为髌股关节骨关节炎(patellofemoral osteoarthritis,PFOA)。研究显示CP与PFOA在诱发因素、症状和体征方面基本相同,骨软骨方面的病理变化CP与早期PFOA也很相似,都表现为软骨细胞及其基质的退变。区别在于损伤时间的长短、程度的轻重、组织修复能力的高低(年龄关系)。因此有人把CP作为PFOA的早期变化。同时把CP与PFOA统称为髌股关节退变性关节病(patellofemoral degenerative arthrosis,PFDA)。需要强调的是,髌骨软骨软化只是一个病理过程,而非诊断。

【髌股关节的解剖及生理特征】

髌骨与股骨髁滑车形成髌股关节。髌骨关节面大致呈椭圆形,被垂直的中央嵴分为内外侧关节面。内侧关节面解剖差异较大,分为内侧固有关节面和“奇面”。两者以较小的纵行“第二嵴”相分开。“奇面”靠近内侧缘,面积较小,与固有关节面大致在一个平面或与之呈60°角。外侧关节面较内侧关节面更宽,更长。关节面可见两条横行嵴分别与中央嵴相交,并将关节面分为上、中、下各1/3。股骨髁滑车也分为内外侧关节面,近端有一浅沟相互连续,并与髌骨关节面相适应。膝关节伸屈时髌骨在滑车上滑动,轨迹是由外上至内下。膝屈曲0°~30°时髌骨下1/3关节面接触股骨滑车上1/3;膝屈曲30°~60°时髌骨中1/3与股骨滑车中1/3关节面相接触;膝屈曲60°~90°时髌骨上1/3与股骨滑车下1/3关节面相接触;膝屈曲90°以上时髌骨进入滑车尾部与其两侧接触。随着膝关节的屈曲,髌骨的接触面向近端移动,接触面积稳定增加。在膝关节屈曲超过90°后,股四头肌腱接触股骨,建立肌腱股骨接触面。这些都有效地降低了髌股关节接触应力。

【病因】

髌股关节骨软骨病的病因尚不确定,可能是多种因素共同作用的结果。目前主要有以下几个学说:

1. 外伤学说 为大多数学者所接受。暴力损伤或反复微细创伤引起髌股关节软骨面损伤。伸膝位髌骨直接创伤能造成髌骨远端中心区的关节软骨损伤。当剪切力和习惯性不接触反复作用时，髌骨远端中心区将出现碎裂。髌骨力线对合不良的患者该区域的软骨损伤尤其严重。髌骨内侧软骨面的损伤常见于髌骨外侧脱位及复位时，这种损伤有时会造成髌骨内侧面关节软骨的完全损伤。

2. 发育学说　随着年龄的增加，内分泌改变，小动脉硬化，局部血供障碍，引起软骨软化（Wollenderg，Henic，Lawen 等）。

3. 营养障碍学说　Bennighoff 等认为，关节软骨无血管，其营养来自关节滑液和软骨下骨。引起软骨获取营养障碍的因素都可以使软骨受损软化。

4. 软骨溶解学说　Lack 认为，滑膜受伤后渗透压改变，血浆素进入滑液，活性增高，溶解软骨，使软骨中的硫酸软骨素降低，软骨失去弹力。另外，软骨和滑膜中的溶酶体膜破坏，释放出组织蛋白酶（cathepsin）溶解软骨基质中的蛋白黏多糖，这些都引起软骨退行性变。

5. 髌股关节排列紊乱学说（应力分布异常学说）主要指髌骨不稳，导致正常的髌股关节应力分布关系遭到破坏。研究发现与下列因素有关：①软组织异常：髌骨周围韧带松弛，伸肌扩张部及髂胫束挛缩，股外侧肌和股内侧肌失衡，关节囊等软组织受伤后病变。②骨骼异常：包括膝内、外翻、胫骨结节外置、股骨过度前倾、股骨髁发育不良等。有作者从临床流行病学分析、生物力学研究及动物实验三方面观察，证实胫骨扭转畸形可以导致髌股关节排列紊乱，诱发髌股关节退变性关节病。③髌骨形态异常：包括鹅卵石髌骨、半月髌骨、过大及过小髌骨等。④高位或低位髌骨。Q 角（股四头肌角）异常：若 Q 角>14°时将使髌骨的外翻矢量超过正常，使髌股关节应力分布不均衡。

【病理机制】

髌股关节的退变始于软骨，而软骨的退变与关节面负荷过大或过小明显相关。多数学者认为高压是引起髌骨软骨退变的主要原因。Morseler 则认为关节面负荷过低，应力刺激不充分，软骨营养不足导致软骨退变。目前倾向于认为，日常生活中髌股关节应力分布严重失衡是软骨退变的最主要原因。

当负荷过大超过软骨和软骨下骨的弹性势能承受范围时，潮线附近的压力和剪切力增加，钙化机制被解除，深层软骨由深至浅钙化，潮线前移，钙化层增厚，软骨下骨内的毛细血管床受压变性，使软骨中深层的营养获取不足。软骨细胞器首先变性，功能衰竭，分泌功能减弱，表现为细胞器消失伴有空泡，大量糖原、脂滴及纤维细丝淤积。基质内蛋白多糖含量减少，异染性降低。进而软骨细胞坏死，胶原酶释放增加，基质胶原纤维网紧密交织性破坏，原先密闭于内的生理结合水被吸收，胶原纤维代偿性粗大，Ⅱ型胶原纤维逐渐被成堆成束带横纹的Ⅰ型胶原纤维所替代。一旦失代偿或生理结合水丢失过多，则基质出现裂隙，胶原纤维稀疏，软骨层变薄软化。若病程继续发展，则进一步加剧局部冲击压力，使软骨表面裂隙纵横，并诱导软骨下骨增生形成骨赘。

当应力过小时，关节软骨缺少应有的应力刺激，失去不断挤压和放松的唧筒样作用，不能借此吸入营养，排出代谢物，软骨细胞终将退变衰老。另外，异常的髌股关节排列使原先垂直软骨面的纵向压力部分变成剪切应力，撕裂软骨表面的基质内容物裸露，封闭抗原释放，继发免疫应答，诱导炎症细胞浸润，白介素（IL-1，IL-6），前列腺素、肿瘤坏死因子等细胞因子增加，加剧关节软骨的损伤变性，最终导致不同程度的 PFDA。

【临床表现】

1. 髌骨后方，尤其是髌骨内后方的疼痛是最常见的症状。

2. 有些患者也可表现为腘窝部位的疼痛。

3. 任何需股四头肌强烈收缩的运动，诸如下蹲，上、下楼梯，骑自行车上坡等都能加重疼痛。下楼梯时，股四头肌在收缩状态下作离心性运动以保证双膝交替屈曲，负重，因此患者常主诉下楼梯时膝前疼痛较上楼梯时严重。

4. 髌骨不稳定是髌股关节软骨损伤的又一种常见临床表现。临床检查有时可以引出髌骨脱位或半脱位。

5. 很多患者膝前有摩擦感，上楼梯或从椅子起立时尤为明显，有的甚至有交锁症状。

6. X 线片常无异常发现，晚期可见软骨下骨密度增高，或有空泡样改变。MRI 可见相应部位软骨变薄、信号改变及毁蚀现象。

7. 关节镜下软骨病变可分四级（Outerbridge 分级）　Ⅰ级，只有关节软骨软化；Ⅱ级，软骨纤维化直径小于 1.3cm；Ⅲ级，软骨纤维化直径大于 1.3cm；Ⅳ级，软骨下骨暴露。

【治疗】

1. 保守治疗　病变早期，应避免或减少引起关节疼痛的相关活动，可用绷带或轻便支具保护。股四头肌锻炼是最基本的非手术治疗措施。膝关节伸直位等长收缩练习可显著减少疼痛。非甾体抗炎药可通过减少前列腺素的合成来保护关节软骨。此外，应避免上、下山、上、下楼梯等任何使关节内部压力增加的运动。

2. 手术治疗　如症状持续数月不能缓解而影响

工作或生活时,应考虑手术。手术方法颇多,均有相当的失败率。切除病变的软骨直至软骨下骨,并钻孔使血供得到改善,是常用的方法。不少学者从改变髌股关节接触面、纠正髌股关节排列、改善应力分布着手设计了一系列手术方案,如胫骨结节抬高术、胫骨结节移位术、髌骨成形术、截骨术、髌骨骨髓减压术、髌骨部分切除术等。关节镜的应用不仅可以观察髌股关节骨软骨病的病变部位、程度,还可以进行病灶清除、镜下钻洞、炎性滑膜切除等手术操作。因创伤很小,患者易接受,目前已成为首选手术方法。

(夏军 魏亦兵)

第一百〇六章

代谢性骨病

第一节　骨质疏松症

1993年世界骨质疏松基金会将骨质疏松(osteoporosis)定义为每个单位内骨组织数量减少和细微结构变化使骨的质量下降,从而使骨的脆性增加而易于发生骨折。2000年美国国立卫生院将骨质疏松的定义修正为是一种骨强度降低而易于发生骨折的疾病,骨强度是由骨密度与骨质量组成。2003年WHO将骨质疏松症定义为一种全身性骨骼疾病,表现为骨密度降低和骨组织微架构衰退,并伴有骨脆性增加。从概念的演变可以看出人们对该疾病认识的深化。骨骼的生长和发育起自胚胎时期,并持续到出生后20多年。成年人骨骼的数量不再发生变化,但骨的代谢却持续不断,即骨的生成和骨的吸收这两个过程处于动态平衡。年龄超过40岁后骨的生成保持不变,但骨的吸收却增加。随着年龄的增大,至老年阶段骨的生成也会下降,这样数十年后骨组织数量仅及30岁时的一半。一旦骨的密度降低至难以忍受日常生活中所受的应力,便会发生病理性骨折(图106-1)。

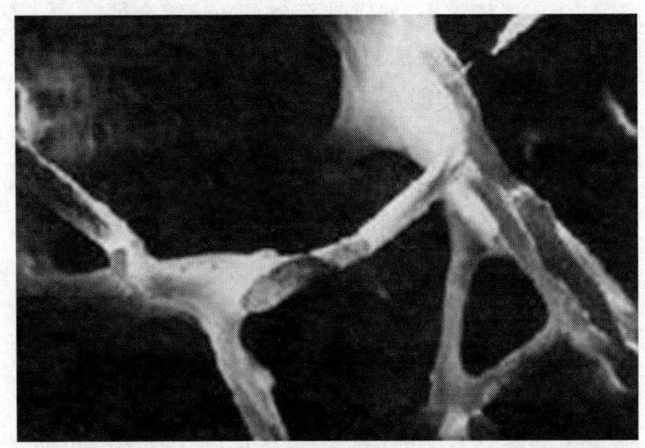

骨质疏松骨

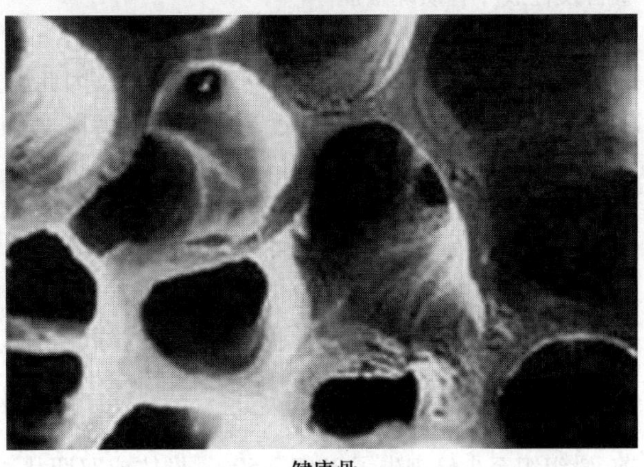

健康骨

图106-1　骨质疏松骨与健康骨的不同电镜表现

【病理生理学】

有许多因素可以影响骨组织的数量。

1. 全身性疾病　吸收不良、肝肾疾病、乙醇中毒、皮质类固醇类药物与光照不足都可以扰乱骨代谢。

2. 种族和遗传性　白种妇女,尤其是西北欧妇女骨质疏松发病率高,而黑人妇女的发生率却低。

3. 营养状态　与钙和维生素 D_3 的摄入量有关。儿童的每天摄钙量应为400~700mg,生长期少年为1300mg,绝经期妇女为700mg,妊娠妇女为1500mg,哺乳妇女为2000mg,绝经后妇女每天需摄入钙1500mg才能防止骨丢失。奶制品和绿叶蔬菜是食品中钙的主要来源。青年成人每日需维生素D 400IU,老年人为800IU。人体维生素 D_3 来源一半来自食物,另一半来自日光照射。老年人光照不足,可致维生素 D_3 缺乏。

4. 年龄和性别　骨骺闭合后,骨骼的形态发生变化,皮质骨数量逐渐减少,骨小梁亦渐渐减少。平均每年减少0.5%。在骨组织减少过程中,女性更显著,甚至高达3%。

5. 内分泌因素　绝经后的骨质疏松与雌激素低下有关系。骨质疏松与甲状旁腺激素也有着一定关系,甲状旁腺素能促进骨的转化,使骨钙释出进入血液循环。降钙素可以抑制破骨细胞活性而减少骨

7

吸收。

6. 活动与负重　丧失了肌肉收缩是引起骨质疏松的主要原因。例如骨折后石膏制动，神经脊髓损伤和长期卧床。机械性负重应力为影响骨骼发育和再塑的主要外来因素，不活动的人比活动的人容易产生骨质疏松。

【分类】

1. 原发性骨质疏松　Ⅰ型，即绝经后骨质疏松，仅发生于女性，年龄大致在50～65岁；Ⅱ型，即老年性骨质疏松，男女性均可发生，年龄高，通常在65岁以上甚至更高者。

2. 继发性骨质疏松

(1) 遗传疾患：如成骨不全、Tuner综合征。

(2) 内分泌疾患：如性腺功能减退、甲状腺功能亢进、甲状旁腺功能亢进、肾上腺皮质功能亢进。

(3) 与饮食有关的骨质疏松：如缺钙、缺维生素D、酗酒。

(4) 药物：如长期使用肝素或甲氨蝶呤。

(5) 失用性：长期卧床。

(6) 其他疾病所致骨质疏松：如各种慢性病、各种髓内肿瘤，多发性骨髓瘤、淋巴瘤和白血病、类风湿关节炎、全身性肥大细胞增多症。

3. 特发性骨质疏松　①特发性少年骨质疏松症；②特发性成年骨质疏松症。

【临床表现】

骨质疏松者骨质丢失量的30%来自脊柱，因此患者常因发生脊柱骨折或股骨近端骨折而来就医。脊柱骨折可有三种类型：①胸腰段脊柱压缩性骨折。轻微的外伤便可出现急性胸腰段脊椎体压缩，甚至无明显的外伤而出现自发性椎体压缩。②下腰椎压缩骨折。③弥漫性脊柱疼痛，可能为多椎体细微骨折。股骨近端骨折为股骨颈囊内骨折和转子间骨折两种。前者好发于65～75岁，后者更高龄些，好发于75～85岁之间。X线片表现为骨密度下降，在骨密度下降以前，骨组织至少已丧失了30%～50%；椎体成双凹状；管状骨皮质变薄，髓腔扩大。

椎体出现了压缩性骨折后，可有下列4种表现：①双凹形中央形压缩骨折；②前缘楔形压缩性骨折；③对称性横形压缩性骨折；④椎体上下缘终板断裂。实验室检查一般血清钙、磷都正常，有骨折时血清碱性磷酸酶稍增高。

【几种测量骨质稀疏的方法】

1. 摄手部平片　测量第二掌骨干中段骨皮质的厚度。正常情况下，皮质骨厚度至少应占该处直径的一半。

2. 双能量X射线测定法　以高能量中子将体内的钙从^{48}Ca激活成^{49}Ca，以γ射线计数器测定衰退^{48}Ca。因为体内99%的钙贮存在骨骼内，因此用此法测定骨组织总量是否减少较为准确。这种方法是目前应用最为广泛的测定骨密度的方法。被视为测量骨密度的金标准。根据测量的结果可以分成：

(1) 骨量正常：测量结果骨密度低下尚未达到-1SD。

(2) 骨量减少：骨量在-1SD至-2.5SD之间。

(3) 骨质疏松：骨量已低于-2.5SD。

(4) 重度疏松：骨量低于-2.5SD，并发生过骨折。

3. 双能定量CT扫描　定量CT扫描可以区别脂肪、软组织和骨组织，而双能定量CT扫描还可将骨组织中软组织成分（骨髓）区分出来。其缺点是放射量大，精密度也差。

4. 定量超声　现有两种超声技术可以测量骨密度，分别为超声透射法和超声背向散射法。超声技术有无辐射、价廉、便携和容易使用等优点。但只能测浅表部位骨骼的骨密度，如跟骨部位。精确度较差。

【治疗】

骨质疏松的治疗目的：①解除骨痛；②增加骨量；③降低骨折的发生率。第三个目的是治疗的最终目的。治疗骨质疏松的药物按其药理作用，可以分成两大类，即：①抑制骨转换的药物；②促使骨形成的药物。有些药物兼有两种作用，但以某一作用为主。

目前临床上使用的药物有：①钙剂和维生素D：此二者为骨质疏松症的基础用药，补钙可延缓骨丢失，减少骨折发生率。维生素D增加钙、磷吸收，增加骨的矿化以及改善骨质量；②降钙素是由32个氨基酸构成的多肽，由甲状腺滤泡旁C细胞分泌，临床上常用的人工合成降钙素是鲑鱼降钙素。降钙素抑制破骨细胞活性，既往用作骨质疏松症的治疗，目前它的适应证已经做了修订，主要用于防止急性骨丢失，如手术后长期卧床或者骨折后制动导致的骨丢失。减轻骨质疏松症的骨痛，提高患者生活质量。应用降钙素患者可出现面部或躯体皮肤潮红及恶心，呕吐等胃肠道不适反应；③二磷酸盐：如阿仑膦酸、唑来膦酸等通过抑制破骨细胞的分化、增殖、成熟及干扰成熟破骨细胞的功能，并促进其凋亡来抑制骨吸收。阿仑膦酸可以70mg每周1粒，但部分患者有胃肠道刺激。唑来膦酸每年一次5mg静脉滴注，依从性好并且避免了上消化道不良反应的风险。连用三年可以有效提高骨密度，降低骨折风险。连用三年后大部分患者可以停药并不会影响已产生的治疗效果。目前已经有长达六年的临床经验报道。由于二磷酸盐抑制患者的骨代谢水平，既往有学者担心其影响髋部骨折的愈合。近期的几项研究显示唑来膦酸不会影响髋部骨折愈合。笔者进行的随机安慰剂对照的研究结果显示，腰椎融合术后3天静脉滴注唑来膦酸，可以有效抑制患者骨代谢水平而不影响腰椎骨融合水平。④甲状旁腺激素衍生物（特立帕肽）：目前唯一可以促进骨形成的药物，它直接作用于成骨细胞降低骨组织的骨塑建阈值，使骨组织在正常外力下感到外力过大而骨量不足，进而启动骨塑建的成骨机制而增加骨量。患者终身可接受总疗程为24个月的治疗，有良好的成骨作用。多数患者使用3个月即可改善骨转换指标，6个月就可以观察到骨密度的改善。

（董　健）

第二节　佝偻病和骨软化症

佝偻病与骨软化症（rickets and osteomalacia）的病理生理特征是骨与骨骺软骨的正常骨化发生障碍，临床表现为骨骼畸形。佝偻病发生后，儿童骨与骨骺软骨都受侵犯。骨软化症则发生于成人，已停止生长，因此表现出症状少，诊断亦比较困难。

【病理生理学】

佝偻病和骨软化症的病理生理变化为体内钙、磷的储存量减少，骨组织并未减少，但骨样组织不能骨化。体内总的贮钙量大约1kg多一点，约1g在血浆及细胞外液中，其他的大都在骨内。体内总的贮磷量大约500～600g，主要在软组织及体液中维持pH。钙在肠道内吸收有赖于维生素D、甲状旁腺激素和降钙素的调节，以上消化道部吸收最多，磷的吸收主要在小肠下段。它们的排泄主要通过肾。钙通过了肾小球的过滤，但在近端与远端肾小管内高效能被吸收。再吸收率受维生素D与甲状旁腺激素影响。维生素D有两种，即D_2（骨化醇，calciferol）和D_3（胆酰骨化醇，cholecaliferol），它们都是脂溶性醇。D_2的前身是麦角甾醇（ergosterol），存在于食物中；D_3的前身为7-去氢胆固醇，存在于人体皮肤内。两种前身物质并不具有抗佝偻病性能，但经过波长为230～313的紫外线照射后，就变成具有活性的D_2与D_3。

1. 代谢失常　由于维生素摄入不足或日光曝晒不足，难以在体内形成D_2与D_3，减少了钙的吸收与在骨内的沉积。摄入的钙仅少量被吸收，其余的都经过粪便排出，体内贮钙量减少，有低钙血症与低钙尿症。低钙血症至一定水平，由于负反馈机制使甲状旁腺激素增加，动用了骨中的钙使血钙回升，还使肠道吸收钙增加，肾小管再吸收钙亦增加，而磷的再吸收却减少，因此尿磷增高，形成低磷血症。骨的吸收明显增加，而骨的生成亦增加，企图造成平衡。然而骨内的代谢仍处于负平衡，钙磷的不足，妨碍了新生骨的骨化。

2. 骨骺盘的异常　正常的骨骺盘有5个区：①静止区：近骨骺核心，由软骨组成；②增生区：偏干骺端部位，细胞规则、扁平，排列成柱状，此区分裂活动明显，为骨骼生长和延长的部位；③成熟区：细胞向干骺端排列成柱状，大而圆形，有大量糖原；④肥大区：细胞变得很大，核皱缩，有干骺区血管长入，细胞柱之间基质有钙化，又称暂时钙化区；⑤原始海绵状骨区：为最下层部位，钙化的软骨被骨母细胞包围，环绕着钙化软骨块的是钙化的骨样组织。佝偻病者其骨骺静止区和增生区与正常人无异。成熟区细胞柱延长，加大了软骨盘的厚度。细胞排列不规则，辨别不出柱状形态。其基部肥大细胞数量少，形态与排列都不规则，基质亦少。血管芽长入肥大区亦不正常。大部分病例可见延长的成熟区呈不规则的舌状突起深入至干骺端。成熟区的改变不仅增加了软骨盘的厚度，还增加了宽度，使横径增加，在临床上可以摸到骨端或肋骨端粗大，X线片骨骺与干骺端成“杯状”或“毛刷状”表现。

3. 骨骼异常　骨骼小、轻、畸形，含钙、磷量低于正常，不能有效地变为骨样组织。镜检可见皮质骨孔增多，密度降低，皮质内有大的管道，哈佛管变得不规则。骨小梁总数亦减少。骨小梁由薄条钙化骨包绕着一层未钙化的骨样组织所组成，这种骨缝是骨软化症的主要表现，有助于诊断与估计治疗效果。骨缝一般发现于一根骨小梁中，也可以多个发生，或发生于大块皮质骨与松质骨内，如果骨缝变宽，就可以在X线片上看到，这种表现称为Losser线或称Milkman假性骨折，是诊断骨软化症的重要依据。

【临床表现】

1. 佝偻病　第一个症状是出汗多，睡眠时不安宁，经常转动头部的结果使枕部有环状头发稀疏区。重者至1～2足岁时仍不能站立，甚至需扶着才能坐。与同年龄儿童比较，患儿往往较矮小，并显得苍白和肌肉软弱无力。头颅形态不对称，一侧枕骨扁平，颅骨变软，前额突出，囟门晚闭。出牙延迟，腹部突出。肋软骨与肋骨交界处肿大成串珠状，下排肋骨变软，形成Harrison沟，还有鸡胸。四肢骨常有弯曲，慢性病例因承重后出现髋内翻、膝内翻和膝外翻等畸形。急性期，婴幼儿还可以出现抽搐。

2. 骨软化症　临床表现模糊，可多年没有症状，重者在脊柱、骨盆及四肢的近端部位有疼痛及压痛，肌肉软弱无力，甚至行动时呈鸭步。没有明显外伤也会出现骨折，最常发生骨折部位为股骨颈、耻骨支和肋骨。因椎体多个压痛，身高可缩短。

【X线表现】

1. 佝偻病　佝偻病者骨骺区的改变具有特征性。

骨骺盘增宽，其厚度增加更明显，并因不全钙化，而呈毛刷状。骨骺盘呈杯形凹陷，干骺端亦变得扁平。幼童生长迅速，X线表现明显。骨骺已关闭者，不再发生佝偻病，而迅速升级至骨软化症。

2. 骨软化症　长骨与扁骨的密度普遍性降低，皮质变薄，骨小梁数量减少。成人骨软化症常有脊椎病变，而儿童佝偻病却少见。相反，儿童佝偻病常侵犯颅骨，而成人却不见。长期骨软化症可有继发性甲状旁腺功能亢进，表现为指骨皮质及锁骨远端的侵蚀。另一种表现为Milkman假骨折，即X线片上看到有Looser线。表现为对称性横形密度降低区，它通常见于长骨的凹面，如股骨颈内缘、耻骨支、肋骨、锁骨及肩胛骨的腋缘。只有少数人可见到Looser线，见到此线有助于诊断。这种假性骨折在外伤后偶尔亦会变成完全性骨折和脱位。长期骨软化症者可有多发性病理性骨折所致畸形。椎体压缩性骨折可以使脊椎曲度改变成驼背。股骨颈骨折可以发生髋内翻。骨盆骨折可以使髂骨形态扭转，使骨盆不对称，大大影响产科径。

【实验室检查】

1. 钙　血钙正常或轻度下降，但少见有低于7.5mg/dl的，血钙维持于相对高水平是由于慢性缺钙引起甲状旁腺功能活跃之故。进正常饮食而尿钙减少具有意义。成人24小时尿钙在200mg以下，儿童尿钙在3mg/(kg·d)以下，都应该引起注意。

2. 磷　血磷大都下降，由于肾小管再吸收磷障碍所致的骨软化症其血磷更低。尿磷一般无变化。测定肾小管再吸收磷的百分比其意义较大，凡<80%的可认为有意义。

3. 血清碱性磷酸酶　佝偻病和少数骨软化症血清碱性磷酸酶增高，活动性病例碱性磷酸酶可很高，经治疗后可逐渐下降。

4. 测定血浆中维生素D_3(胆骨化醇)　可以作出诊断，其他有关的生化检查可能作出病因学诊断。

5. 骨活组织检查　取髂骨活检，发现有宽阔的骨样组织缝环绕着骨小梁即可诊断，还可了解治疗效果。

【病因学诊断】

1. 摄入不足　钙磷摄入不足、食物中缺少维生素D都可产生佝偻病和骨软化症。食物中牛奶含钙量多。随着生活水平的提高，因摄入不足而致病的已很少见。人工喂养不得当是引起缺钙的主要原因。

2. 吸收不良

(1) 胃：有报道在胃大部切除和胃空肠吻合术后十年产生骨软化症，有的还很严重。机制不明，可能与胃丧失了贮存功能，近袢过长，排空过快，或因缺乏胃内溶脂因子之故。

(2) 胆道：肝、胆、胰腺疾病可以引起骨软化症，机制复杂，可能因为肝无力合成维生素D前身，或因肠道内胆汁的缺乏使脂溶性维生素D难以吸收。胰腺疾病的脂肪泻使钙、磷都难以吸收。

(3) 肠：各种肠道疾病的慢性腹泻都可以使小肠绒毛不能吸收磷和钙。

3. 肾小管病变　这类病变具有共同特点，即对维生素D的治疗无反应，又称抗维生素D佝偻病。可以分成三类：①近端肾小管病变所致低磷血症性佝偻病；②远端肾小管病变所致肾小管性酸中毒；③近端和远端肾小管都有病变的骨软化综合征。

(1) 近端肾小管病变：在近端肾小管内，无机磷，葡萄糖和多种氨基酸得以再吸收，因肾小管病变丧失了部分或全部的再吸收功能，可以产生佝偻病和骨软化症。有下列4种类型：

1）单纯型肾小管佝偻病：即维生素D佝偻病，又名低磷性佝偻病。大都具有家族史，经X染色体传递给后代。有病的女性传递疾病基因给子、女的机会大约是1/2，有病的男性只传给他的女儿，不传给儿子。可以在出生后3个月内就发现有此病，轻型的病例2～3岁后才发觉。可在数代亲属中发现有低磷血症和肾再吸收磷的功能低下。与缺乏维生素D所致的佝偻病不一样，本病罕见全身症状，大部分症状集中在骨骼系统。

实验室检查：血钙正常，明显的低磷血症，可低至2mg/dl以下。血清碱性磷酸酶值增高。尿钙通常低，而尿磷却正常。肾再吸收磷功能低下，仅及40%～70%。该种病例给予维生素D反应不佳，甚至因剂量过多而出现了高钙血症。

2）抗维生素D佝偻病伴有糖尿：临床表现与第一型完全相同，但有非糖尿病性糖尿。

3）近端Fanconi综合征：除有抗维生素D性佝偻病以外，肾小管再吸收磷、糖和多种氨基酸都有障碍。临床表现同第一型，但发病早，病情重，可有病理性骨折。尿中除有糖外还可有下列多种氨基酸，如苏氨酸、丝氨酸、甘氨酸、组氨酸和精氨酸。年龄稍大后还可以发现有慢性肝病。本型预后比前两型好些，对维生素D的反应也比前两型好些。

4）迟发型：低磷血症至青少年时期才发病，儿童期完全正常。可能是后天性中毒性疾病，使近端肾小管再吸收功能失常。

(2) 近端和远端肾小管都有病变所致佝偻病和骨软化综合征：这组疾病的特征是近端和远端肾小管病变所致的多种异常涉及至水与电解质平衡。由病变的肾小管吸收水分，固定碱基、蛋白质和氨基酸根都有障碍，因而有酸中毒、失水、高蛋白血症并因代谢障碍无法纠正而迅速致死。本组疾病包括下述4个综合征：

1）近端和远端Fanconi综合征：这是因肾小管有畸形所致，有遗传倾向。患者有近端Fanconi综合征所有的症状，通常佝偻病严重，骨骺盘厚度可达数厘米，皮质菲薄，出生才数月，已经骨折数次。除此之外，还有肾小管再吸收水、蛋白、固定碱基和碳酸氢根障碍，表现出失水、高氯、低钠、低钾、酸中毒和碱性尿。实验室检查有低钙血症、明显低磷血症、碱性磷酸酶值增高。血清氨基酸正常。血生化和pH检查显示出有酸中毒伴低钠、低钾和高氯血症。尿液比重低，碱性，并含有多种氨基酸。本病较重，生存期短。偶见有成人型患者，可能为后天获得性疾病，起病于慢性疾病、多发性骨髓瘤和重金属中毒。

2）Lignac-Fanconi综合征：除有近端和远端Fanconi综合征所有的表现外，还有胱氨酸（一种含硫的氨基酸）结晶沉积在周身软组织内，说明胱氨酸代谢亦有障碍。胱氨酸结晶沉积在结膜、巩膜、肝、脾、淋巴结、肾实质和骨髓内。这种病和胱氨酸尿不同，胱氨酸尿症是另外一种代谢性疾病，在尿中可大量出现多种氨基酸，但绝不会出现佝偻病。通常患者在出生时是正常的，至2岁后才发病。病情较重，有全身症状。佝偻病表现迅速出现，且较重，还伴有周期性低钾发作，影响肌力、神经和心功能。裂隙灯检查可以发现结膜和巩膜上有胱氨酸结晶。实验室检查结果同近端和远端Fanconi综合征，具有特征性的是在骨髓、周围白细胞和淋巴结内可以发现有胱氨酸结晶。本病病情较重，往往因低钾血症危象、慢性失水或感染而死亡。如果能拖延得久些，就会出现肝纤维化和肾小球性肾炎。一般很少能活到10岁以上。

3）眼-脑-肾综合征（Lowe综合征）：是一种经性染色体传递的疾病，通常发生于男性。典型的病例除了有佝偻病外，还有睾丸未降，中枢神经系统和眼部病变。中枢神经系统病变显示出严重的精神障碍，注意力不集中，易受到刺激，常尖叫。肢体无力，反射消失。眼部表现为巨角膜，先天性白内障和青光眼多见。实验室检查结果同上述两种类型差不多。本病预后较好，对维生素D的反应亦好些，有长期存活病例。

4）甘氨酸过多综合征：这是一种迟发性肾小管病变所致佝偻病，伴有尿中多量甘氨酸存在。通常在12～16岁以后才发病，有肌肉软弱和萎缩。有轻度肾小管性酸中毒，HCO-3丧失较多。尿中有多量甘氨酸和甘氨酰脯氨酸。对维生素D和磷制剂反应稍好。

（3）肾小管性酸中毒所致的佝偻病和骨软化症：肾小管性酸中毒系指因肾小管远端病变使肾内小便异常酸化的一种综合征。在正常情况下，肾小管细胞排泄H^+，并再吸收回收Na^+。如果这个机制发生障碍，必将引起高氯、低钠、低钾性酸中毒但并无尿毒症。小便pH增高，HCO_3^-增多。产生肾小管病变的机制不明。按Morris意见，可以分成两型。第一型，肾小管细胞不能排出酸根，使肾小管内尿液的H^+浓度与肾小管周围组织的H^+浓度有一个稳定的递减度，这种异常可能与缺乏碳酸酐酶有关。第二型，在肾小管的近端和远端部位，丧失了过多的HCO_3^-，发生于近端和远端Fanconi综合征或Lowe综合征。不管是何种类型的肾小管性酸中毒，结果是一样的，有失钠、钾、HCO_3^-，并有Cl^-滞留和代谢性酸中毒，水的再吸收亦减少，所以还是明显的失水。肾小管性酸中毒怎么会产生佝偻病和骨软化症的机制还不明，可能与排泄过多的钙所致低钙血症有关。慢性低钙血症激发了继发性甲状旁腺功能亢进，经尿排出了大量的磷，有低磷血症，便有骨骼病变出现。在临床上遗传型的可以分成两型：婴儿型和迟发型。婴儿型很少见，多数发生在男婴，系隐性遗传疾病，具有H^+与HCO_3^-酶系统的缺陷。通常较轻，会自发缓解，甚至未被注意到，也有较重的，出现严重并发症。婴儿型对治疗的反应良好，给予维生素D和钾，可以无症状，1年后肾功能恢复正常。迟发型系显性遗传性疾病，多见于女孩，在2岁以内不会发病，但病程系慢性，无自愈倾向。临床表现较重，有全身症状，生长缓慢，呕吐、失水、病态、较弱无力和多尿，并有骨痛和病理性骨折，关节处粗大，常因有结石而出现肾绞痛。严重并发症为低钾血症危象，表现为虚脱、发热、麻痹、呼吸窘迫和心律不齐，可致死，给予补钾纠正酸中毒可以迅速改善，并保持相对稳定一段时间。实验室检查有低钠血症、低钾血症、高氯血症、血浆HCO_3^-下降，出现低pH碱性尿（pH可大于6.0）。有佝偻病和骨软化症者血钙正常或稍低，尿钙增多，低磷血症，血清碱性磷酸酶值增高。遗传型的属Morris的第一型机制。属Morris第二型机制的为近端和远端肾小管都有病变的佝偻病和骨软化症，包括近端和远端Fanconi综合征、Lignac-Fanconi综合征、Lowe综合征和甘氨酸过多综合征。除此之外，还有许多其他疾病也可引起远端肾小管性酸中毒，如类风湿关节炎、骨髓瘤、肝硬化、镉中毒和多种药物中毒都可产生获得性肾小管性酸中毒。还必须注意到少数成人低磷性骨软化症可以继发于骨或软组织肿瘤，其中75%以上为良性肿瘤。这类病例在切除了肿瘤后代谢异常即迅速消失。多数人认为这类肿瘤会产生异位内分泌物质以拮抗维生素D。因此该类型疾病又称为瘤性骨软化症。

【治疗】

佝偻病和骨软化症的治疗必须针对病因,去除病因才能达到根治。治疗分两个方面,即药物治疗和手术治疗。常用药物有维生素 D 制剂、钙制剂、磷制剂和碱化溶液。

1. 维生素 D 的需要量 儿童每天 200 ~ 400IU,成人 100 ~ 400IU,妊娠及哺乳期应相应增加。目前维生素 D 已能精制成结晶,1g 结晶维生素 D_2 或 D_3 相当于 4 万 IU,即 1IU 维生素 D 相当于 0.025μg 结晶。维生素 D 的剂量和给药途径取决于佝偻病或骨软化症的病因、病情严重程度、年龄和肠道吸收情况。单纯性缺乏维生素所致佝偻病,如无并发症,每天补足 400IU 已足够,但从治疗角度可加大剂量至 10 ~ 100 倍,即每天剂量为 4000 ~ 40 000IU。这个剂量患者可以耐受,也不会产生毒性反应。胃肠道吸收障碍者可改由静脉滴注或肌内注射给药,但一般口服维生素 D 制剂已足够。在应用维生素 D 制剂时,一般情况下不必额外补充钙剂与磷剂,因为食物中一般都含有这两种元素。对抗维生素 D 佝偻病与骨软化症患者,使用维生素 D 剂量就很不一致。有些作者主张高剂量,每天 10 万 ~ 100 万 IU,甚至更多些。目前看来,高剂量维生素 D 疗法有害无益,可以产生维生素 D 中毒、高钙血症和肾结石。长期卧床或做过手术制动时期用高剂量维生素 D 还可以出现高钙血症危象。现在一般采用的剂量为每天 2 万 ~ 6 万 IU。目前维生素 D 制剂除 D_2 和 D_3 外,还有两种合成的维生素 D 制剂,即双氢速甾醇和 1,25-二氢胆钙化醇,剂量只及一般剂量的 1/3,对抗维生素 D 性佝偻病和骨软化症的效果可能好些。

2. 钙制剂 口服钙制剂时必须合用维生素 D 制剂才能由肠道吸收,口服剂量为每天 1 ~ 1.5g,如果维生素 D 补充量足够,每天吸收钙量可以高达 0.5g。老年患者和肾功能不良者长期用钙剂可以产生高钙血症和异位钙化灶。静脉注射钙剂可以不必合用维生素 D 而完全吸收,但长期应用是危险的,多次暂时性高钙血症可以产生肾结石、血管钙化和心律不齐。所以除非有低钙血症抽搐,一般不必静脉注射钙剂。

3. 磷制剂 口服磷酸盐溶液再合用大剂量维生素 D 对抗维生素 D 性佝偻病是有效的。磷的剂量可达每天 1 ~ 6g 之多而没有严重并发症,还可以减少维生素 D 剂量以防止发生维生素 D 毒性反应。磷也可经静脉输入,但可以发生肾结石和异位钙化等并发症,所以一般不静脉注射磷制剂。

4. 碱化溶液 有肾小管酸中毒者需给予碱性药物。可口服碳酸氢钠 10g,也可以给予碳酸氢钠与钾的混合液,可以同时纠正低钾血症。对近端与远端肾小管都有病变者,除给碱化药物外,亦需补充磷、维生素 D 和钙。在治疗过程中必须密切注意有无维生素 D 过量,观察的指标是血清钙和尿钙排泄量。血钙高至 11mg/dl,成人 24 小时尿钙量超过了 350mg,提示可能会发生肾结石和软组织异位钙化,特别是血磷已趋正常者更应注意。对骨与软骨的情况有无好转可根据血清碱性磷酸酶值和腕部、膝部 X 线片。对全身代谢情况有无好转可根据血磷。如果碱性磷酸酶和血磷已趋于正常,X 线片显示骨骼愈合情况良好,而临床上又并未发现有不良反应,说明治疗情况良好。成人软骨化症可根据髂骨活组织检查中骨骼矿物质化的情况而予以判断治疗效果。肾小管有病变的,可根据肾小管再吸收磷的百分率而予以判断。

5. 手术治疗 幼儿缺乏维生素 D 所致的佝偻病会出现骨骼畸形,只要早期治疗,充分补充,在生长发育过程中,轻度的畸形会自动纠正,并不需要矫形外科治疗。明显的可配合支架以加速矫正畸形。重度的需作截骨矫形术。膝内翻或膝外翻者可作胫骨上端截骨术。但术前必须明确佝偻病已静止。抗维生素 D 性佝偻病必须待骨骺线消失,疾病已控制后方可作截骨术,否则术后畸形会复发。这类患者情况比较复杂,又需在手术后卧床及制动,必须密切观察高钙血症危象与肾损害的发生,作出及时处理。

(郭常安)

第三节 肾性骨营养不良

肾性骨营养不良(renal osteodystrophy,ROD)是由慢性肾脏疾病引起的骨代谢紊乱,又称为慢性肾病-骨代谢紊乱(chronic kidney disease-mineral and bone disorder,CKD-MBD)。慢性肾病导致以下一种或多种异常:血钙、血磷、甲状旁腺素(parathyroid hormone,PTH)、维生素 D 水平异常;骨转化、骨矿化、骨量、骨强度的异常;心血管或其他软组织的钙化。肾性骨营养不良根据骨转化状态被分为高转化和低转化两大类,骨组织活检形态学检查是进行分类的金标准,但属于有创操作,难于普遍开展,常根据 PTH 和骨形成、骨吸收的代谢指标作为分类依据。

【病理机制】

肾性骨营养不良的病理机制复杂,主要由高磷、低骨化三醇合并低钙引起甲状旁腺激素的过度分泌,继而产生相应的一系列病理变化。

1. 高转化骨异常 以血液中高磷、低钙、低骨化三醇和高 PTH,继发性甲状旁腺功能亢进为主要症状,随着病情的发展,进一步导致软组织和血管钙化。继发性甲状旁腺功能亢进与高磷、低钙、低骨化三醇以及骨骼抵抗等多种因素有关，但肾脏病变初期出现的肾脏排磷功能下降，继而引起的高磷血症可能是主要因素。肾脏病变导致25-羟维生素 D_3 不能转换成具有活性的1-25-二羟维生素 D_3，减少肠道吸收钙，导致低钙血症，高磷也是低钙血症的一个因素，低钙和低骨化三醇通过反馈机制刺激产生甲状旁腺功能亢进。高 PTH 是引起骨骼出现钙磷代谢高转化状态的主要因素，成骨细胞、破骨细胞的活性显著增强，类骨质形成、矿化和破骨的速度同时增加，形成骨结构异常和骨质量下降，矿化不完全，从而形成囊性纤维性骨炎和大量未矿化类骨质的堆积。

2. 低转化骨异常　常形成低活力骨（adynamic bone），成骨细胞、破骨细胞的数量和活性明显降低，抑制骨形成、骨矿化和骨吸收，具体机制不清楚，与老龄、糖尿病、腹膜透析、补充维生素 D_3、补钙等多因素有关。一种可能的解释是补充维生素 D_3 和钙质，过度抑制 PTH 分泌，或骨组织产生对 PTH 抵抗，抑制骨形成；尿毒症期毒素蓄积也可抑制成骨细胞的形成、干扰骨内局部微环境中生物因子的功能。骨软化比较少见，过去透析发生率高的原因主要与采用铝制剂降低血磷有关，铝在骨组织内沉积，造成严重的骨矿化障碍，形成骨软化症，现在已经不用铝制剂，采用含钙或不含钙的磷结合剂降低血磷，骨组织内不再发生铝盐沉积，骨软化症很少发生，偶尔出现因铁或锶沉积，干扰骨矿化。

慢性肾病患者心血管、瓣膜以及其他部位软组织中有异位骨化并不少见，特别是广泛采用了肾移植和透析后尿毒症患者的生命得以延长，软组织异位钙化更为常见，钙化的形成是因为血清钙、磷浓度增高，使 $CaHPO_4$ 过饱和而析出。钙化可以发生在心脏、动脉、角膜、结膜、关节周围软组织以及胸腹部内脏部位，其中心血管钙化是慢性肾病致死的重要原因。

【临床表现】

肾性骨营养不良早期可以没有任何症状，随着肾病的进展和钙、磷、维生素 D 与甲状旁腺激素代谢异常加重，可以出现骨痛、关节疼痛、骨骼变形和骨折。儿童患者往往生长迟缓并有典型的佝偻病表现。因为发病一般较迟，所以颅骨软化与前额突出通常少见，而 Harrison 沟和佝偻病肋骨串珠却十分常见。膝内、外翻与其他畸形亦不少见。因继发性甲状旁腺功能亢进所致的囊性纤维性骨炎发生在面部骨骼会使容貌改变，有病变的骨骼极容易发生病理性骨折。因慢性肾病而长期应用激素的患者可以出现股骨头缺血性坏死。骨硬化者通常无症状。软组织内异位钙化十分常见。可以摸到钙化的动脉，看到皮肤、角膜和结膜上有钙化点。关节周围的钙化有时十分显著，可以摸到大型的肿块，使关节变形、疼痛和功能障碍。皮肤组织的钙化可以溃破糜烂。肌腱止点处有钙化物时，肌腱很容易断裂。

【X 线表现】

肾性骨营养不良的 X 线表现可有：

1. 典型的佝偻病和骨软化症的 X 线表现。

2. 继发性甲状旁腺功能亢进所致的囊性纤维性骨炎通常十分明显，牙齿摄片可见齿龈槽板吸收，下颌骨有囊性病变。

3. 弥漫性骨质疏松十分常见，手和足部短骨出现骨膜下皮质吸收，长骨的骨干和扁骨内出现囊状区，病理表现为“棕色瘤”。其他的部位如锁骨的外侧端、近节指骨和掌骨的皮质、胫骨上端的内侧部位都可以有不规则骨吸收。因骨质疏松所致椎体压缩性骨折亦很普遍。

4. 骨硬化表现有局限性和弥漫性两种。局限性的表现于管状骨有局限性骨密度增高，弥漫性的表现为整段骨骼密度增高，使原有的骨结构看不清楚。脊柱的骨硬化通常发生在椎体的上下缘，呈橄榄球球衫样脊柱。其他部位如骨盆、肋骨、股骨都可以有骨硬化。

5. 软组织内异位钙化多见，尤其在透析后可以迅速出现。血管钙化一般发生于手、足的小血管，但也可以发生于较大血管。血管钙化可以表现为两种形态。一种是细小的、分散的致密阴影，代表动脉粥样硬化；另一种密度较低但连成一片的代表了血管中层的钙化。关节周围软组织钙化一般多见于膝部的半月板和下尺桡关节的三角软骨盘。其他如肌腱和韧带的止点以及关节软骨都可以钙化，有时与假性痛风不易鉴别。

【诊断】

骨组织活检是肾性骨营养不良明确诊断分类的金标准，在缺乏骨组织学诊断依据时，通常依靠病史、临床表现、X 线与实验室检查结果。除了有慢性肾病所出现的化验方面异常外，血钙、血磷和血清碱性磷酸酶出现异常，PTH 结合骨碱性磷酸酶对判断骨转化状态具有诊断价值，其中 PTH>500pg/ml 发生囊性纤维性骨炎的几率很高，PTH<100pg/ml 发生低转化骨异常的几率比较大。

【治疗】

首先应该治疗原发性疾病，由于在肾脏病变的早期即可出现血磷增高和 PTH 分泌增加，因此，需要控制饮食磷的摄入，使用含钙或非含钙的磷结合剂减低血磷，补充活性维生素 D_3，监控血磷、血钙和 PTH 的水平，维持钙磷平衡和 PTH 水平，理想的控制目标是：PTH 150～300pg/ml（15.9～31.8pmol/L）；血 Ca 8.4～9.5mg/dl（2.10～2.37mmol/L）；血 P 3.5～5.5mg/dl

7

(1.13～1.78mmol/L);$Ca \times P < 55mg^2/dl^2$($<4.44mmol^2/L^2$),但很难达到。

在应用维生素D制剂时应适当补充钙,每天1～3g已足够。纠正低钙血症,维持血清钙、磷浓度,但要注意避免血钙过高,高血磷和高血钙容易导致血管和其他软组织钙化,包括肾脏钙盐沉积。透析后由于酸中毒突然扭转,可出现低钙血症性抽搐;透析后还可有进行性骨质疏松,使骨骼系统好转并不显著。极少数病例极为顽固,对药物、透析,甚至肾移植后都无明显效果。这类病例大都有重度的继发性甲状旁腺功能亢进,需要考虑全部切除或大部切除增生的或已演变成腺瘤的甲状旁腺组织。

骨折患者一般应采用保守疗法,即使需要手术亦要待全身情况好转方能考虑手术。股骨头骨骺滑脱者如程度较轻,并估计在短期内骨骺线能消失者,可采用保守治疗;明显的、进行性的与年龄偏小的应将骨骺固定于原来位置。骨囊性病损亦可搔刮后植骨。软组织钙化块有疼痛与妨碍关节活动者可考虑手术切除。但应该考虑到患者的全身情况,手术后要制动一段时间,有可能因突然性血钙回升而出现软组织钙化等意外情况。手术医师必须与肾内科医师与麻醉科医师共同协商讨论,定出术前及术后处理方案,才能使患者安全接受手术。

(阎作勤)

第四节　甲状旁腺骨营养不良

甲状旁腺骨营养不良系指甲状旁腺功能亢进分泌过多的PTH,从而导致骨骼异常改变,还可累及肾脏、胃肠道、神经精神等多个系统。

【病因和分类】

1. 原发性甲状旁腺功能亢进　甲状旁腺自发性分泌过多的PTH,引起高PTH、高钙血症和低血磷,以单个甲状旁腺腺瘤占绝大多数,其次为甲状旁腺的增生,多发性腺瘤与甲状旁腺癌则非常少见。

2. 继发性甲状旁腺功能亢进　继发性甲状旁腺功能亢进主要发生于慢性肾病导致的高血磷、低钙血症和低骨化三醇,或继发于活性骨化三醇合成不足的疾病,如慢性肝功能衰竭、胆汁淤积等。这些异常变化引起甲状旁腺反应性增生,分泌过多的PTH。

3. 第三类甲状旁腺功能亢进　继发性甲状旁腺功能亢进发展到高钙血症,最后可演变为甲状旁腺腺瘤,导致PTH自发性过多分泌,称为第三类甲状旁腺功能亢进。有长期慢性肾病史,典型的继发性甲状旁腺功能亢进,开始血钙偏低或正常,随病情进展逐渐出现高钙血症,对维生素D毫无反应,后来发现有甲状旁腺腺瘤。第三类甲状旁腺功能亢进与继发性的区别是高钙血症,PTH水平明显增高,且不受血钙浓度的反馈调控。

区分原发性、继发性和第三类甲状旁腺功能亢进十分重要,因为原发性和第三类甲状旁腺功能亢进需要手术切除病变的甲状旁腺才能控制住高钙血症和骨骼变化。原发性甲状旁腺功能亢进还有几种特殊类型,即家族性甲状旁腺功能亢进和多发性内分泌腺增生和肿瘤。两者往往可以合并存在。家族性甲状旁腺功能亢进往往在甲状旁腺内可以发现多个腺瘤或以弥漫性主细胞性增生最为常见。多发性内分泌腺增生和肿瘤系指甲状旁腺主细胞增生或腺瘤合并有其他内分泌腺肿瘤,以嗜铬细胞瘤和髓样甲状腺癌最为常见,少数合并有Cushing综合征。

【病理生理和病理学变化】

甲状旁腺激素过多促使破骨细胞生成数量增多,增加了破骨细胞对骨的吸收,而成骨细胞生成减少或不活跃,使骨的生成与吸收平衡严重失调,吸收大于生成,骨质被吸收后由纤维组织和囊肿所替代,骨内的钙、磷移至血液中,经肾排出。由于甲状旁腺激素具有促使肾小管重吸收钙的作用,大量钙重新吸收,造成高钙血症和低磷血症。病理变化主要为纤维性骨炎或囊性纤维性骨炎。表现为囊肿型与棕色瘤型。囊肿型为单房或多房性,内有棕色液体,骨皮质菲薄、膨胀,容易发生病理性骨折。棕色瘤与巨细胞瘤很难区别,但棕色瘤常为多发性。

【临床表现】

甲状旁腺功能亢进多见于中年女性,占70%,甲状旁腺功能亢进早期症状不明显,主要表现为以下几个方面:

1. 骨骼改变　囊性纤维性骨炎引起全身广泛性骨痛,以下肢最为多见,往往诊断为风湿痛、腰肌劳损和纤维织炎。出现在下颌骨的囊肿可以使面容改变,患者往往先至牙科医师处就诊。有时纤维性骨炎发生于长骨的两端,可以发生病理性骨折,然后才诊断此病。甲状旁腺功能亢进有骨骼改变的只占1/4。X线表现为全身性多发性骨质丧失,表现为囊肿型和骨质疏松型。最具有诊断价值的早期X线表现是末节指骨的尖端的骨膜下骨腐蚀,它比牙槽槽板的腐蚀更为可靠。常见骨腐蚀的部位有锁骨的外1/3、股骨的远端、股骨颈的内侧面和胫骨上端的内侧面。少数病例以单发性囊性病变形态出现,多见于股骨颈与膝部,诊断困难。

2. 尿路结石　是甲状旁腺功能亢进的主要表现,占1/2,以肾结石多见,肾钙化则少见。少数病例既有纤维性骨炎,又有肾钙化,这类病例血尿素氮往往升高。单独有肾结石的，除非是双侧性的，不会有尿素氮增高；而有肾钙化的尿素氮必然滞留，即使是只有纤维性骨炎而X线片上看不出有肾钙化象者亦常有尿素氮滞留。有纤维性骨炎者比有肾结石者更容易发生尿素氮滞留，说明有肾结石者大都为原发性甲状旁腺功能亢进，有纤维性骨炎者部分系继发性甲状旁腺功能亢进。

3. 高钙血症　表现为全身软弱、疲倦、畏食、恶心、呕吐、便秘、口渴、夜间多尿、注意力不集中、瞌睡等，这些症状往往被忽视。

4. 肠道表现　多见于原发性和第三类甲状旁腺功能亢进，以上腹痛和消化不良为主要症状。上腹痛的主要原因是合并有消化性溃疡。

5. 其他方面　可有精神症状而至精神科就诊，亦有报道哺乳期甲状旁腺功能亢进，婴儿出现低钙性搐搦。少数病例有巩膜钙化。甲状旁腺肿瘤通常小而软，检查颈部很难摸到。

【实验室检查】

1. 血钙增高　正常血钙为2.25~2.75mmol/L，接近最高值时应怀疑不正常。血清钙中有40%以上与蛋白质相结合成为蛋白结合钙。血浆蛋白浓度与血浆比重有关。因血浆蛋白的增高或减少可以使血清钙总量上升或下降近0.06mmol/L，因此必须以正常血清比重值1.027来纠正血清钙总量。在低蛋白血症时，未经纠正的血钙可以是正常的，经纠正后血钙总量提高，并发现解离的钙离子是增高的。

2. 可的松试验　高钙血症的原因很多，可的松试验可以将隐匿性癌肿、类肉瘤病和维生素D中毒等引起的高钙血症与原发性和第三类甲状旁腺功能亢进所致的高钙血症区别出来，方法是可的松50mg或氢化可的松40mg，每8小时1次，连续10天。原发性和第三类甲状旁腺功能亢进患者对可的松试验毫无反应，而其他情况所致的高钙血症应用了可的松后血清钙会下降。

3. PTH放射免疫测定　高钙血症是诊断原发性和第三类甲状旁腺功能亢进的必要条件，但继发性甲状腺功能亢进开始表现为低钙血症，血清PTH水平增高有助于诊断。

【诊断】

原发性甲状旁腺功能亢进的诊断依据是：①高钙血症；②低磷血症；③末节指骨尖端的骨膜下骨吸收。但仍需与许多疾病鉴别，包括多发性骨髓瘤、骨质疏松症、畸形性骨炎，甚至转移性肿瘤。穿刺对诊断甲状旁腺功能亢进并无帮助，它只能排除一些疾病，有时穿刺反而会带来混淆不清。因为穿刺物内可以发现有巨细胞，有时误诊为多发性骨巨细胞瘤，甚至因为病灶不断出现而诊断为恶性骨巨细胞瘤。根据血磷的高低可以将继发性甲状旁腺功能亢进与原发性甲状旁腺功能亢进区分出来，但要诊断第三类甲状旁腺功能亢进是有困难的，只有根据整个病史发展过程才能作出诊断。对甲状旁腺的病灶作出定位和定性的诊断则更为困难。应用核素扫描和选择性动脉造影以及经甲状腺下静脉导管检查和测定甲状腺下静脉内甲状旁腺激素的含量可以作出诊断。

【治疗】

原发性甲状旁腺功能亢进一旦诊断确定，手术是唯一有效的治疗方法。如果不予治疗，骨骼病变会进一步发展至出现病理性骨折；如果单纯去除了肾结石，结石仍会不断产生，并且出现进行性肾功能损害。继发性和第三类甲状旁腺功能亢进，首先采用磷结合剂、补钙、维生素D等药物治疗，如无法控制钙磷平衡和PTH，考虑手术。

手术的禁忌证是：①一般情况很差的病例；②重度慢性肾功能损害者，即使还未到终末阶段，仍不适宜手术。手术原则是一次解决问题，必要时可以探查纵隔。第二次手术难度大，应该尽量避免。切除了肿瘤和增生的甲状旁腺后24小时，血钙便下降至正常水平，甚至低于正常水平。因为手术后骨骼病变的修复需要钙，术后相当长时间内可维持于低钙血症水平，有肾功能不良者更为明显。因此血钙偏低者术后应补充维生素D。血钙过低者可出现搐搦及手指麻木，补充钙可以缓解症状，严重者可静脉注射葡萄糖酸钙，搐搦便会迅速控制。手术后骨骼变化会迅速改善，疼痛、肌肉无力与全身症状在数周数月内全部消失，骨骼脱钙的改善需时较长，一般需2年左右，甚至更长些。一切矫形手术应在疾病控制后才能进行。

（阎作勤）

第五节　维生素C缺乏症

维生素C缺乏症又称为坏血病（scurvy），是一种少见病，人体内长期缺乏维生素C所致。人类和某些灵长类动物体内缺乏合成维生素C所需要的古罗糖酸内酯氧化酶（L-gulonolactoneoxidase），不能合成维生素C，必须从外界摄入。维生素C存在于大多数新鲜蔬菜和水果，但加热100℃便会破坏。因此，维生素C缺乏症主要发生于人工喂食煮沸消毒牛奶、不补充维生素的婴儿和贫困地区长期不食新鲜蔬菜、水果的老人。

【病理生理】

维生素C参与胶原纤维和细胞间物质的合成，维生素C缺乏会影响皮肤、毛细血管、骨、软骨、牙齿等结缔组织的形成，出现消化道、皮下组织和骨骼出血，出血部位在毛细血管，往往是生长发育迅速的部位，如干骺端与骨膜下，病理学改变为在干骺端毛细血管袢长入骨化区内有不规则的斑片状出血点，骨膜下出血可相当广泛，使长段骨膜从骨干上掀起。长骨端多发生于腕、膝和踝关节处，由于基质的形成障碍，成骨受到抑制，软骨内骨化发生障碍，但软骨基质内钙质仍然沉着，干骺端形成临时钙化带致密增厚。

维生素C是叶酸的还原剂，缺乏维生素C时会导致贫血。

【临床表现】

早期常缺乏特异性症状，全身症状轻微，罕有发热。患儿表现为厌食、营养不良、面色苍白、倦怠、乏力、轻度贫血、牙龈肿胀出血，皮肤可有出血点、瘀斑、紫癜，骨关节肌肉疼痛，握住肢体会因疼痛而尖叫，不愿走路或行走困难；检查时可发现肢体略肿，骨膜下出血大都发生于下肢，患儿往往拒绝医师触摸他的肢体。

【诊断】

目前婴幼儿很少发生维生素C缺乏症，而成人的表现多不典型，使诊断发生困难。长期未进食新鲜蔬菜水果或婴儿人工喂养病史需要警惕维生素C缺乏症。典型的X线表现常见于长骨远端，以膝关节、踝关节多发，早期为骨量减少，骨皮质变薄，脆性骨折，骨膜下出血和骨痂增厚，干骺端钙化带等，易发生骨骺滑脱。典型X线表现诊断一般不难，结合血管脆性试验和血浆中维生素C的水平。肢体、关节肿痛通常需要与化脓性骨髓炎和关节感染鉴别。

【治疗】

补充维生素C可迅速收效，24小时内疼痛停止，患儿不再尖叫，数天后出血区可望吸收，但骨结构完全恢复需数月之久。早期需卧床息，后期可做按摩与操练以恢复肌肉张力，过早下地负重会诱发肢体畸形。

（阎作勤）

7

第一百〇七章

滑囊、肌腱疾病

第一节　滑囊炎

滑囊炎为滑囊的急性或慢性炎症。滑囊又称滑液囊或滑膜囊，是充满滑液的囊状间隙，位于组织间产生摩擦的部位，如肌腱或肌肉经过骨突起的部位。滑囊对正常运动有润滑作用，可减少运动各部位之间的摩擦力。其内层为衬以内皮细胞的滑膜，能分泌少量滑液，以利滑动；外层为薄而致密的纤维组织。滑囊有两种：①恒定滑囊，又称先天性滑囊，人人都有，全身约有百余，如髌前滑囊，鹰嘴滑囊等；②不定滑囊，又称附加滑囊，不是每人都有，而是为了适应生理和病理的需要，在压迫和摩擦的基础上发生的，如脊柱结核后突处的滑囊、跟腱后滑囊、外翻第1跖骨头内侧滑囊等。

滑囊炎最多发生在肩部（肩峰下或三角肌下滑囊炎），其他常见发病部位有肱骨鹰嘴（矿工肘）、髌前（主妇膝）或髌上，跟腱（跟腱滑囊炎）、髂耻部（髂腰部）、坐骨部（裁缝或织工臀）、大转子和第1跖骨头（囊炎）。

【分类】

滑囊炎根据引起的原因可分下列几类：

1. 急性和慢性创伤性滑囊炎　急性创伤后滑囊内可积血，局部肿胀、疼痛、压痛和波动，患肢活动障碍，随着时间的延长，囊内液变成黄色，至慢性期变为正常黏液。慢性滑囊炎常与职业有关，如矿工的髌前和鹰嘴滑囊炎。慢性滑囊炎囊壁增厚，囊内滑膜增生呈绒毛状，有时呈多房状，常有钙质沉着。创伤性滑囊炎是临床上最常遇见的。

2. 类风湿滑囊炎　相当多见，尤其常见于跟部滑囊，大多伴有手、足等其他关节的类风湿关节炎。

3. 结核性滑囊炎　比较少见，可以原发，也可以继发于邻近的骨结核，如股骨大转子结核性滑囊炎。一般起病缓慢，症状不明显，局部可有轻痛，出现肿块。如抽出干酪样物，结核菌培养和动物接种试验阳性可以确定诊断。X线摄片有时可见局部有少许骨质破坏征象。

4. 急性和慢性化脓性滑囊炎　可为原发，也可为继发。致病菌多数来自感染性病灶，如扁桃体炎、鼻窦炎和牙龈炎等。急性期表现为剧烈疼痛，表皮红、肿、热，穿刺可抽得脓液，全身可有体温升高和白细胞增多等。慢性化脓性滑囊炎往往由急性化脓性滑囊炎治疗不当演变而来。

5. 痛风性滑囊炎　常见于趾、跖趾关节之内侧，尤其伴有外翻的患者。出现局部红肿热痛等急性炎症的表现。如血尿酸测定超过7mg/dl或穿刺液内找到尿酸结晶可以确定诊断。

6. 梅毒性滑囊炎　新中国成立后不久性病在我国就被消灭了。但近年来性病又出现，而且有增加的趋势。梅毒性滑囊炎主要发生在梅毒的晚期，常见于髌前滑囊、鹰嘴滑囊和肩峰下滑囊，可穿破皮肤，形成窦道和溃疡。血液康氏反应阳性。

【治疗原则】

滑囊炎的治疗，应针对病因，结合临床表现，采取不同措施。

1. 急性和慢性创伤性滑囊炎　可穿刺抽液然后囊内注射曲安西龙，或倍他米松，并加压包扎。每周1次，3次为一疗程，疗效很好。避免再次受伤是防止复发的关键。因骨骼畸形所引起的滑囊炎，应矫正畸形。因工作关系引起的滑囊炎，应加强劳动保护。少数慢性患者经非手术治疗无效，而疼痛较重，囊壁肥厚，影响活动者，可行滑囊切除。

2. 类风湿滑囊炎　可行抗类风湿治疗，同时可在囊内注射曲安西龙，或倍他米松。无效时可作滑囊切除。

3. 结核性滑囊炎　主要应用抗结核药治疗，以及在抗结核药控制下作滑囊切除。

4. 急性和慢性化脓性滑囊炎　全身应用有效的

广谱抗生素。局部穿刺抽出脓液，然后注入抗生素和加压包扎并注意制动。无效时应切开引流，炎症完全消退后再切除滑囊。

5. 痛风性滑囊炎　应用促尿酸尿药物，或阻止尿酸形成药物，以及吲哚美辛类药物进行治疗，必要时切除滑囊。

6. 梅毒性滑囊炎　全身应用抗梅毒的药物治疗，必要时可行滑囊切除术。

一、肩部滑囊炎

肩部滑囊主要有肩峰下滑囊（又称三角肌下滑囊）和喙突下滑囊（图107-1）。其中，肩峰下滑囊对肩关节的运动十分重要，因此这里只介绍肩峰下滑囊。它是全身最大的滑囊之一，位于肩峰和喙肩韧带的下方，肩袖和肱骨大结节的上外方。滑囊顶部附着于肩峰和喙肩韧带的下面以及三角肌发自肩峰的深面纤维上，底部附着于肱骨大结节的上面内外方各约2cm处和肩袖上。

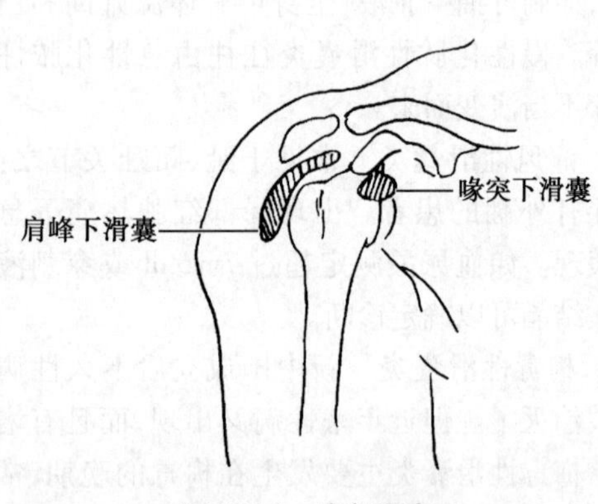

图107-1　肩部滑囊

【病因】

肩峰下滑囊炎很少是原发的，绝大多数是继发于肩关节邻近组织的病变。由于肩关节结构特殊，肱骨头大，关节盂小，很不稳定，在日常生活中容易受到直接或间接损伤。滑囊炎多因肩部急性或慢性损伤、退行性变、风湿病或类风湿所致。钙化性冈上肌肌腱炎可破溃至滑囊内形成钙化性滑囊炎。

【临床表现】

肩关节运动受限和压痛，是肩峰下滑囊炎的主要症状。急性发病时肩部疼痛剧烈而广泛，尤以外展和外旋运动时更明显。肩关节前方有压痛，有时可扪及肿胀的滑囊。慢性发病时疼痛多不明显，一般疼痛局限于三角肌止点处。压痛主要在肩峰外方及肱骨大结节处，但可随肱骨的旋转而移位。由于滑囊壁增厚，且与肩袖粘连，肩关节运动明显受阻。冈上肌、冈下肌和三角肌也逐渐萎缩。X线片检查常为阴性。但有时可见冈上肌有钙盐沉着，若已破溃至肩峰下滑囊内，则可在该滑囊内见到钙化阴影。

【治疗】

肩峰下滑囊炎的治疗目的是止痛、防止肩部粘连和恢复肩关节的运动功能。治疗首先要查明原发疾病，并加以处理。急性期患者应休息，置患肢于外展90°位置，或将患肢固定于外展架上，口服消炎止痛药物、理疗，也可用曲安西龙或倍他米松局部封闭，可以收到迅速止痛的效果。对于钙化性滑囊炎，用穿刺冲洗法或针刺捣碎钙块处理能及时解除患者的痛苦。慢性期应予物理疗法、推拿和药物治疗。急性期后和慢性期，应进行关节功能锻炼和体疗，以恢复关节功能。对长期非手术治疗无效而疼痛剧烈，影响工作和生活者，可行滑囊切除术或肩峰切除术，近年来关节镜下肩峰下减压成形逐渐已成为标准术式。

二、肘部滑囊炎

肘部常见的滑囊有鹰嘴滑囊和肱桡滑囊，兹分述如下：

（一）鹰嘴滑囊炎

鹰嘴滑囊有两个。一个位于鹰嘴上面的骨面和肱三头肌腱之间；另一个在肱三头肌腱和皮肤之间（图107-2）。常因损伤或经常摩擦而引起。急性损伤后滑液积聚使滑囊膨隆，穿刺可得血性液体。慢性滑囊炎多见于矿工，又称"矿工肘"。主要表现为鹰嘴部囊性肿物，约2～4cm大小，无痛及功能障碍。滑囊炎合并感染时，则局部有红、肿、热、痛、波动感和压痛及功能障碍，肘关节为半伸直位。穿刺液为脓性或脓血性，全身有发热、寒战和血白细胞分类增高。

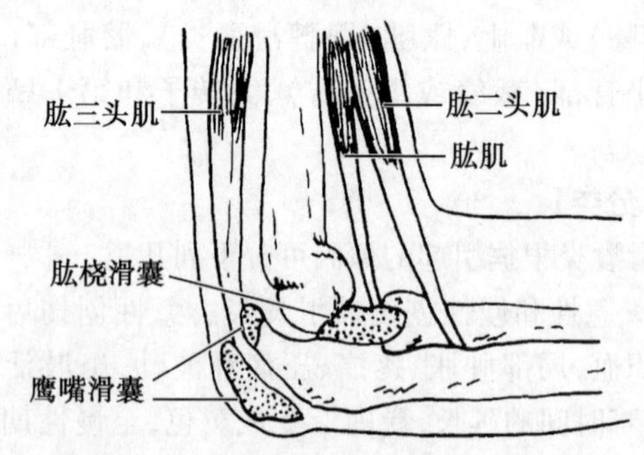

图107-2　鹰嘴滑囊炎和肱桡滑囊炎

本病的治疗以非手术治疗为主，抽出囊内液体后注入曲安西龙或倍他米松并加压包扎，疗效良好。若合并感染应全身应用有效抗生素并切开引流。对非手术疗法无效的患者，可行滑囊切除术。

（二）肱桡滑囊炎

肱桡滑囊又称肱二头肌桡骨滑囊，位于肱二头肌止点桡骨粗隆与桡骨头之间，其外侧为肱桡肌，后外侧为旋后肌。正常情况下滑囊内有少量滑液具有润滑作用。肱桡滑囊炎系由肱二头肌与桡骨头、肱桡肌间摩擦、挤压、劳损或炎症等引起。肱桡滑囊滑膜水肿、充血和肥厚,囊内渗液增加,张力升高而产生症状。患者主诉肘部外侧疼痛,前臂旋前时疼痛加剧,局部有压痛和肘关节活动不便。当滑囊内渗液较多时,局部可有隆起。本病易与肱骨外上髁炎相混淆,两者的主要区别在于:肱桡滑囊炎压痛点低,肱骨外上髁处无压痛,用曲安西龙或倍他米松作肱骨外上髁处封闭无效。症状轻者可用非手术治疗,包括休息、理疗、推拿、针刺压痛点和曲安西龙或倍他米松局部封闭,必要时可用石膏托或夹板制动于肘关节屈曲90°位2~3周。对保守治疗无效,或反复发作,囊壁肥厚和囊肿较大的患者,可行滑囊切除术。

三、髋部滑囊炎

髋关节周围滑囊的积液、肿胀和炎性反应称髋部滑囊炎(髋关节滑囊炎)。髋关节周围有很多滑囊,与临床关系较密切的有3个:髂耻滑囊(腰大肌滑囊)、大转子滑囊和坐骨滑囊(图107-3)。

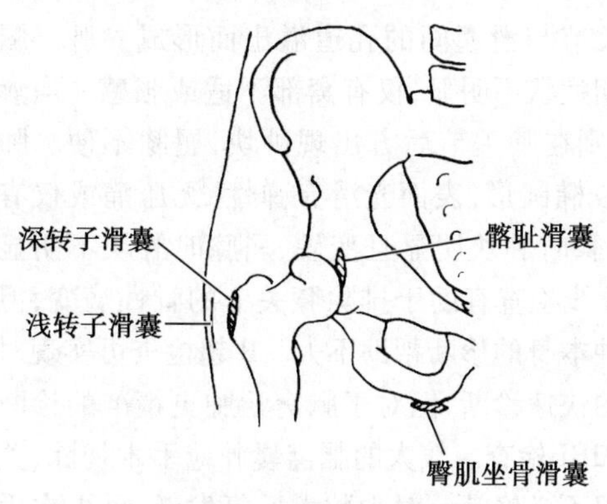

图107-3　髋关节部的滑囊

(一) 髂耻滑囊炎

髂耻滑囊位于髂腰肌和髂股韧带之间,其上后方为髂耻隆凸,下方为髋关节囊,内侧为股血管和股神经,此囊常与髋关节腔相通。滑囊发炎时股三角区肿胀、疼痛和压痛,髋关节屈曲或伸直时疼痛加剧。股神经受刺激或压迫时,疼痛放射至大腿前侧及小腿内侧。滑囊过度肿胀时腹股沟的正常凹陷消失,有波动感。髋关节受累时,则各个方向的运动均受限且疼痛。本病的诊断需与髋关节病变、腰骶部结核、腰大肌脓肿和闭孔疝等相鉴别。

治疗应针对病因,进行处理。化脓性髂耻滑囊炎,应切开引流,并应用有效抗生素。创伤性髂耻滑囊炎,急性期应休息,穿刺抽液后注入曲安西龙或倍他米松,疗效显著;慢性期保守治疗无效时,应手术切除滑囊,但需注意其与髋关节相通的特点。

(二) 大转子滑囊炎

大转子滑囊位于股骨大转子与臀大肌肌腱之间,是多房性的滑囊。常因臀大肌肌腱与大转子的摩擦而发炎,其次为结核和化脓性滑囊炎。主要症状为大转子上后方疼痛,局部有肿胀和压痛,不能卧向患侧,有时有跛行。当滑囊明显肿胀时,大转子后方的正常凹陷消失,局部可扪及扁圆形囊性肿块。患者常采取屈髋体位,髋关节内旋时,疼痛加剧,但髋关节被动运动基本正常。少数患者疼痛可放射至大腿后外侧,应与腰椎间盘突出症和梨状肌综合征鉴别。另外,也应与大转子骨骺炎、大转子化脓性骨髓炎、髋关节结核和股骨上端其他骨病变相鉴别。本病多可经保守疗法包括休息、理疗、穿刺抽液、激素类药物局部封闭等治疗。如滑囊已化脓,应切开引流。如为结核性滑囊炎,应在全身抗结核药物治疗下行滑囊切除。

(三) 坐骨结节滑囊炎

坐骨滑囊位于臀大肌与坐骨结节之间,也称坐骨-臀肌滑囊。这一滑囊炎常见于长期坐着工作的瘦弱的老年人,特别是长期坐于硬座位者。由于长期的压迫、摩擦所致,故又称"编织臀"。局部疼痛影响下坐。可扪及一张力较大的囊性肿块,大小不定,压痛明显。坐骨神经受刺激时,可出现坐骨神经痛症状。由于滑囊位置浅,诊断一般不难。治疗需与预防相结合,应在坐具上加一较厚的软垫,如海绵或气圈,同时行囊肿穿刺抽液后注入激素类药物,一般多有效,可逐渐消失。对久治不愈,而症状又严重者,可行滑囊切除术。

四、膝部滑囊炎

膝部是全身关节中滑囊最多的部位,可分为前侧、后外侧和后内侧三组。临床上较为重要的有髌前滑囊、鹅足滑囊、腘窝滑囊(图107-4)。

(一) 髌前滑囊炎

髌前滑囊位于髌骨的前方,发炎时出现滑液增多、滑囊肿大。创伤或感染常引起滑囊急性炎症。表现为髌前疼痛和肿胀,不能屈膝行走,局部有压痛和波动感,穿刺有血或有血性液体。如为急性化脓性滑囊炎,则不但局部有红、肿、热、痛及明显压痛,且往往有全身症状。该病多见于儿童,其表现极似化脓性膝关节炎,易误诊,因而在穿刺时可将感染带入膝关节腔内。切开引流时也可误入膝关节内,形成化脓性关节炎,导致严重后果,故需注意鉴别。慢性滑囊炎多发生在矿工和经常跪着工作的人,也可因急性滑囊炎处理不当发展而来。表现为髌骨前局限性的半球形隆起,伴轻度疼痛,检查时可发现波动性软组织肿块,

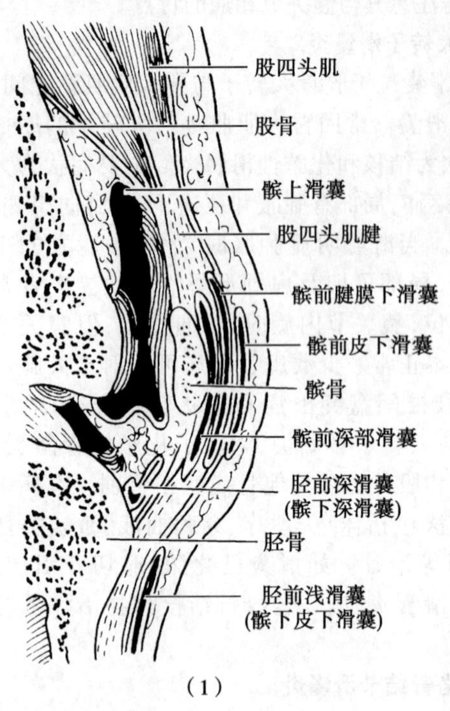

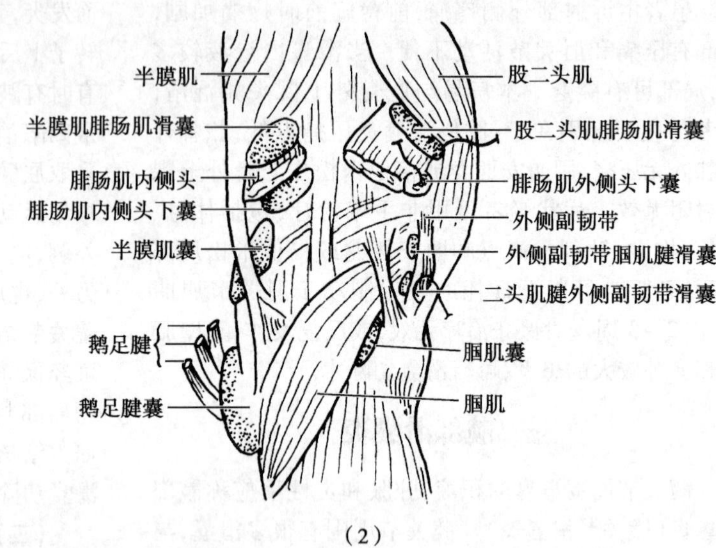

图 107-4 膝部滑囊

(1)膝部前侧滑囊;(2)膝部后侧滑囊

压痛轻微,不影响膝关节运动。创伤性滑囊炎急性期应休息、热敷,并穿刺抽液后注入曲安西龙或倍他米松,然后加压包扎,一般多可治愈。慢性滑囊炎,用抽液和囊内注入皮质激素类药物,有良好疗效。对于非手术疗法无明显疗效者应行滑囊切除术。对化脓性滑囊炎应穿刺抽脓后注入有效抗生素治疗,无效时切开引流,待炎症消退后再行滑囊切除术。

(二) 鹅足滑囊炎

鹅足滑囊是位于缝匠肌、股薄肌、半腱肌深面与胫侧副韧带之间的滑囊,由于这三个肌腱组成的联合腱,形似鹅足而得名。直接打击,局部经常的反复小创伤,如骑马等,或膝关节伸屈扭转过多常是本病的病因。表现为膝关节内侧肿物,大小不定,有波动感,患者于用力屈膝、外展外旋时疼痛。诊断时应与慢性膝关节炎、内侧半月板囊肿和腱鞘囊肿等鉴别。治疗,一般可用非手术疗法治愈。无效时,行滑囊切除术。

(三) 腘窝囊肿

腘窝囊肿也称 Baker's 囊肿,是指腘窝内侧腓肠肌滑囊的积液。腘窝囊肿位于半膜肌与腓肠肌内侧头之间,部分与关节腔相通。腘窝囊肿分为原发性与继发性两种。原发性腘窝囊肿多见于儿童,多为双侧,但不一定同时发生,囊肿起源于关节腔,但关节本身并无病变。真正的发病原因不清。继发性腘窝囊肿多见于成人,常继发于骨关节炎、半月板病变及类风湿关节炎等。其发病的关节内压力增高,关节内液体经关节与滑囊间的孔道溢出而形成囊肿。腘窝囊肿早期症状不明显,仅有窝部不适或胀感。当囊肿增大时,则在膝关节后方出现肿块,屈膝不便。肿块呈圆形或椭圆形,表面光滑有弹性,无压痛或仅有轻压痛,伸膝时肿块明显且变硬,屈膝时肿块不明显且较软。X 线检查有助于排除膝关节的骨性病变,但对腘窝囊肿本身的诊断帮助不大。B 超检查可实现对腘窝囊肿的快速诊断,但对于腘窝囊肿更精准的诊断则有赖于 MRI 检查。较大的腘窝囊肿应手术切除,关节囊的缺损不必修补。对少数术后复发者,可再次手术切除。幼儿的腘窝囊肿可随访观察,5 岁以后仍不消失者应行手术切除。较小的腘窝囊肿可抽液后注入皮质激素类药物,有一定效果。由关节内病变引起者,先处理关节内病变,关节内病变治愈后,腘窝囊肿仍不消失者再行囊肿摘除。近来,关节镜下微创切除囊肿越来越多地被应用于腘窝囊肿的治疗。

五、跟部滑囊炎

跟部有跟腱部与跟骨下两部分滑囊。跟腱部滑囊有两个,一个在皮肤和跟腱之间称跟腱后滑囊;一个在跟腱和跟骨后缘之间称跟骨后滑囊。跟骨下有一滑囊,位于皮下和跖腱膜之间称跟下滑囊(图 107-5)。引起跟部滑囊炎的因素有外伤、劳损、类风湿、感染或骨刺的刺激。如跟骨结节过分后突或在跟骨骨刺的基础上,鞋子太紧,鞋帮鞋底太硬,滑囊受压迫和

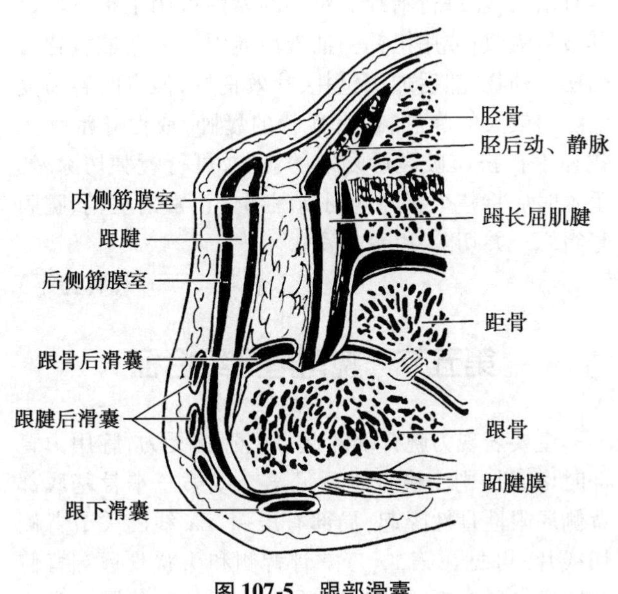

图 107-5　跟部滑囊

摩擦所致。在类风湿关节炎中,此滑囊亦可受累。主要症状是跟部后方或跟骨下方疼痛和肿胀,疼痛在跟腱紧张时和着地走路时加重。如为跟腱后滑囊炎,则跟腱两侧膨隆,局部有压痛和波动感。感染性滑囊炎时局部有红、肿、热、痛等急性炎症的表现。类风湿滑囊炎的患者,全身有其他类风湿关节炎的表现。鉴别不难。治疗以预防为主。鞋子不能过紧,鞋帮鞋底要松软而合脚。急性期应休息、足部热浴及理疗,症状明显而非感染性者可采用曲安西龙或倍他米松局部封闭。对非手术疗法无效者可作滑囊切除术和跟骨后上角切除术。跟骨骨刺切除效果不好,足跟部感觉神经支切断有一定效果。对类风湿关节炎引起者同时应用抗风湿治疗。感染性滑囊炎应该用抗生素治疗,已化脓者可切开引流。

(林建平)

第二节　肱骨外上髁炎

肱骨外上髁炎又称网球肘,多发于经常进行前臂旋转或腕关节伸屈活动职业的患者,是常见的肘部慢性、劳损性疾病。肱骨外上髁处附着有桡侧腕长、短伸肌,指总伸肌,小指固有伸肌和尺侧腕伸肌。这些肌肉的主要功能是伸腕和伸指。当这些肌肉在伸腕、伸指运动时都会使附着于肱骨外上髁部的肌腱筋膜受到牵拉。超过了所能承受的应力,则将损伤伸肌总腱。病理上表现为局部充血、水肿、渗出、粘连,部分伸肌总腱撕裂、钙化和无菌性坏死;桡骨头环状韧带退行性变;伸肌总腱深面的滑囊炎;肱骨外上髁骨膜炎、肱桡关节的滑膜炎或滑膜皱襞的过度增生,皮下神经血管束的绞窄及桡神经关节支的神经炎等。主要症状是缓慢出现的肱骨外上髁处的疼痛,疼痛可向前臂桡侧、腕部或上臂放射。握物无力,尤其在屈肘时手不能拿重物,但肘关节在伸直位时能提重物。检查时肘部活动正常。肱骨外上髁处有局限性增生隆起。肱骨外上髁、桡骨头或肱桡关节处压痛明显。伸肌腱牵拉试验(Mills 试验)阳性(图 107-6)。方法:肘伸直,握拳,屈腕,然后将前臂旋前,即发生肘外侧部剧痛。

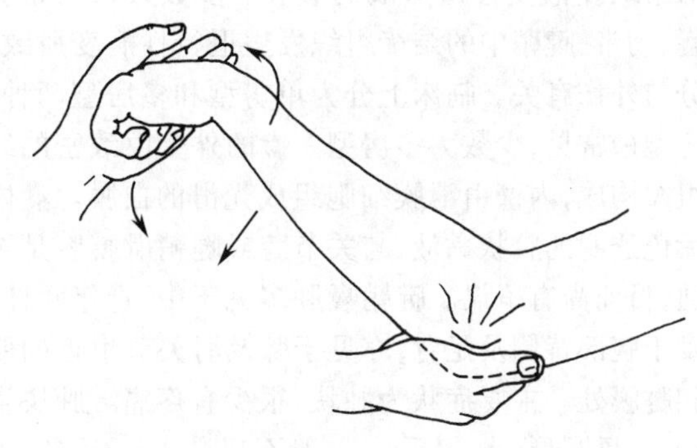

图 107-6　前臂伸肌腱牵拉试验(Mills 试验)

大多数患者适用于非手术疗法,包括压痛点曲安西龙或倍他米松局部注射。只要注射准确,疗效很好,但应注意有糖尿病、严重高血压及心脏病者属局部封闭禁忌证。理疗、按摩也有一定效果。对非手术疗法无效或痊愈后反复发作影响肘部功能者,可行手术治疗。手术方法很多,可根据临床表现及压痛部位选择应用,包括伸肌总腱附着点松解术、环状韧带部分切除术、桡侧腕短伸肌肌腱延长术、桡神经关节支切断术、皮下神经血管束和旋后肌浅层筋膜弓切开或桡神经深支松解术。

(林建平)

第三节　肱骨内上髁炎

肱骨内上髁处附着桡侧屈腕肌、掌长肌、指浅屈肌、尺侧腕屈肌和旋前圆肌,除尺侧屈腕肌为尺神经支配外,其余各肌均由正中神经支配。肱骨内上髁炎主要由慢性损伤引起,常见于以前臂外旋、屈腕运动为主的中青年工作者,如砖瓦工、纺织女工和网球运动员等,故肱骨内上髁炎也是网球肘的一部分,不同的是比肱骨外上髁炎少见得多。主要症状是肘部活动时内上髁处疼痛,可向前臂掌侧扩散。主要体征是局部压痛,作前臂对抗性旋后运动时肱骨内上髁处疼痛加重。用力伸指、伸腕的同时,前臂旋后时,也可引起局部疼痛。诊断时应与迟发性尺神经炎和肘关节内病变相鉴别。治疗以非手术疗法为主,可用理疗或曲安西龙或倍他米松局部注射,只要注射准确,疗效

7

显著。对保守治疗无效或反复发作影响工作和生活的患者应行手术松解肱骨内上髁屈肌总腱附着处，效果良好。

(林建平)

第四节 腱鞘囊肿

腱鞘囊肿是发生在手部和足部关节或腱鞘内的结缔组织黏液变性所形成的囊肿。多数人认为是关节囊、韧带、腱鞘中的结缔组织发生退行性病变所致，部分与外伤有关。临床上分为单房型和多房型两种，单房型最常见，少数为多房型。囊的外壁由致密的纤维组织构成，内壁由滑膜细胞组成光滑的白膜。囊内为无色透明的胶状黏液，与关节腔或腱鞘滑膜腔是否相通，目前尚有争议。腱鞘囊肿多见于中、青年女性，好发于腕部背侧及足背，亦见于膝及肘关节附近的肌腱和腱膜处。主要症状为肿块，很少有疼痛。肿块生长缓慢，呈圆形、大小不一，一般不超过2cm，质软，表面光滑，与皮肤无粘连，基底较固定。当囊肿发生在腕管或小鱼际时，可压迫正中神经或尺神经，引起感觉障碍或肌肉萎缩。如囊肿发生在腕部背侧时，将腕关节向掌侧屈，则肿块更突出，张力也增加，局部可有酸痛；相反，将腕关节背伸时，则肿块张力减小，可扪及波动。少数囊肿可以自行消失，多数囊肿持续存在或有增大，需进行治疗。对小的囊肿可用手指挤压使其破裂吸收；或用粗针头抽液后囊内注入醋酸氢化可的松类药物，然后加压包扎，疗效良好，但有时容易复发。对较大的囊肿，或有症状的囊肿，或保守治疗无效和手指挤压破裂后复发的囊肿，可行囊肿切除术。手术时应将整个囊肿连同周围部分正常的腱鞘、腱膜等组织一并切除，以免复发。

(林建平)

第五节 腕背隆突综合征

主要表现为腕背部隆起、疼痛、腕无力，腕用力背伸时疼痛加剧。检查时可见第二或第三掌骨基底部背侧局限性骨性隆起，局部有压痛。X线腕关节背侧切线片，可见在第二、三掌骨背侧和头状骨远端背侧有唇样骨质增生，关节间隙狭窄，不平整，局限性骨质硬化；正位片一般不易有阳性发现。病因尚不十分清楚，有人认为与腕部慢性劳损有关。如症状轻微，疼痛不重，骨隆起不大，病程较短，可用非手术疗法。如局部注射类固醇药物、理疗等。若隆起渐大，疼痛明显，影响工作，经非手术疗法无效者，可手术治疗。将增生骨质切平，刮除病变的关节面，关节间隙中植入碎骨片，做关节融合术。

(林建平)

第一百〇八章 足部疾病

第一节 足部损伤

一、肌腱损伤

外伤性肌腱断裂大部分为开放性，如早期给予修补则预后良好。如作晚期修补，尤其是儿童，将会带来不同的畸形。足部肌腱的断裂以跟腱与胫前肌腱为常见。

（一）胫前肌腱断裂

胫前肌腱起点位于胫骨外侧面上2/3，肌腱经小腿横韧带及小腿十字韧带之下，止于第1跖骨基底的内侧。胫前肌腱断裂有闭合和开放两种。闭合性断裂又可分为外伤性断裂和自发性断裂。闭合性的胫前肌腱断裂于1931年由Els首先报道。1938—1952年Mayo Clinic共报道9例，可见其发病并不常见。其中外伤性断裂常见于年轻人，从高处跌下或踝关节扭伤，特别是足在跖屈位时易产生胫前肌腱断裂。少数患者可因以往有过损伤致使腱止点处产生完全性断裂。急性胫前肌腱断裂时，足背屈可出现无力，局部疼痛肿胀。可在第1楔骨处有突发剧痛与肿胀，足的活动受限，足趾有趼地趋势。几天后在局部可见到瘀斑。在踝前方腱止点处的腱鞘内可扪及有断裂的间隙，在腱的断端可摸及肿块，肿胀消退后局部可见到凹陷。在部分陈旧性损伤的患者中，可没有明显的疼痛，只表现为踝关节的僵硬和足触地时的无力。

手术修补是唯一的方法。移位大于5mm的撕脱骨折可以行石膏固定。直接缝合肌腱，手术时可在踝部十字韧带上下方各作一切口。经上切口将近侧断端用钢丝在腱上作交叉缝合，通过十字韧带潜道将近侧断端拉到下方切口与腱的远侧断端作Bunnell缝合。术后石膏固定6周。

（二）跟腱部分损伤

跟腱是人体最强大的肌腱之一，其近端为腓肠肌与比目鱼肌的肌腹，远端止于跟骨后下方。小腿肌肉中常见的损伤是跟腱与肌腹交界处的肌纤维撕裂，以腓肠肌内侧头较外侧头为常见，以部分肌纤维撕裂伤为主。损伤可以发生在紧张的剧烈活动中；行走时在地板上打滑而突然伸拉肌腱；甚至在正常活动中突然发病。跟腱损伤在年轻患者中以肌肉损伤为多见，35岁以上者以肌腱损伤为主。发病突然，可以为无任何诱因的局部疼痛、肿胀。几天后可在小腿下方出现瘀斑。足跟踩地时疼痛，但能勉强行走。局部有压痛，休息后症状缓解。治疗以胶布固定，垫高鞋跟及急性期过后痛点进行封闭治疗。辅以理疗能加速愈合。如发生较大的肌肉或肌腱的断裂，常需手术治疗。可做断端吻合，情况许可应包括腱鞘。

（三）跟腱断裂

跟腱断裂是运动创伤中较为常见的外伤，Nyyssonen等于1996年统计人群年发生率为9.3/10万，Leppilahti等同年的统计为18/10万。国内文献报道，其多发年龄为20～29岁。

跟腱断裂在足部肌腱断裂中最为常见。一般均断在跟骨止点上方2.5～4cm处（此处跟腱最狭窄及血供最差，故退变最易发生），断端除了刀割伤以外均为马尾状交错不齐，但鞘膜仍可保留完整。跟腱断裂大部分为直接损伤所引起，亦可发生在跟腱过度疲劳后，及30岁以后跟腱较早出现退行性改变者，以及风湿性疾病、梅毒、脊髓痨和局部或全身应用激素的患者。关于跟腱因间接外力发生断裂的损伤机制，较为一致的观点为踝在过伸位突然用力受伤所致。

直接外伤所引起的开放性跟腱断裂，伤部皮肤往往开裂出血，伤口内可见跟腱组织。而间接外力所引起的跟腱断裂，多数患者于受伤当时自己或别人听到“啪”的响声，顿觉跟腱部有棒击感或被别人踢了一脚（但能完成跳起和腾空动作），随即感到跟腱处疼痛和足踝运动失灵。受伤时患者可感到跟腱似被踩踏、打击或感到断裂的响声，随后立即出现疼痛、跨步困难，

7

足尖不能着地。局部出现肿胀、压痛、皮下淤血，跟腱断裂处皮肤出现塌陷，肌腱轮廓消失。在断裂处皮下可摸到空隙，足背屈时更为明显。在小腿部近侧断端处可摸到隆起的肌腹。陈旧性病例因断端处被瘢痕组织所连接，使跟腱处于延长状态。腓肠肌肌力减弱，不能做正常跨步动作，不能完成足跟离地的点足动作。但踝关节被动活动范围大于正常侧。跟腱完全断裂患者的局部疼痛、压痛及足部功能障碍较肌纤维撕裂伤为轻，常在早期被漏诊，文献报道误诊率20% ~40%不等，直至肿胀及瘀斑消退后才作出诊断。因此必须认真、仔细地进行有关检查，以免漏诊误诊。腓肠肌挤压试验（Thompson；Doherty，Simmonds 试验）可以鉴别部分与完全性跟腱损伤。患者俯卧或双膝跪在检查桌上，双侧足及踝关节露在桌外，术者挤压小腿腓肠肌，不完全断裂者踝关节有轻度跖屈，而完全断裂者少见，有关文献报道亦极少。但陈旧性的跟腱完全断裂患者，腓肠肌挤压试验可有轻度跖屈。

高位跟腱断裂应与跖肌断裂及小腿三头肌内、外侧头断裂进行鉴别诊断。其鉴别要点主要包括以下三点：①跖肌腱断裂一般不发生小腿部大范围的皮下血肿，压痛点一般较高，且位于小腿外侧，Thompson's test 多为阴性；小腿三头肌内、外侧头损伤后，一般常出现明显的皮下出血或局部血肿。②高位跟腱断裂是跟腱断裂的一种，一般 Thompson's test 亦呈阳性，俯卧位双足跟并列时可发现患侧跟骨结节明显下移；后二者查体均不为阳性。③B 超和 MRI 检查可明确损伤部位及程度。

保守疗法可将踝关节用石膏固定在马蹄位，其缺点是断端局部有膨大结节及容易发生再断裂，并且跟腱力量减弱。因此，手术修补是目前最合理的方法，但对手术时间则有不同的看法。一般认为后期修补较为合适，因为此时肌腱末端已有瘢痕形成，可以避免修补时缝线的切割。但后期修补的等待时间不能太长，以免产生肌肉挛缩腱膜的粘连增加手术困难。手术方法很多，如 Bunnell 法、Bosworth 法、Lind-holm 法和 Abraham 法等。跟腱修补手术中应注意以下几点：①避免应用正中切口以防止术后粘连；②丝线能引起水肿与炎症反应；③使用钢丝或尼龙线，术后可触及缝线并有压痛；④缝合时结应打在内面；⑤腱旁组织与皮肤应分层缝合。术后石膏固定患足在马蹄位，10 ~12 天拆线，更换石膏，8 周后去除石膏穿高跟鞋 3 ~4 周，同时不负重矫正马蹄位，去除高跟的一半高度，5 周后完全去除高跟（图 108-1）。

（四）胫后肌腱断裂

自发性胫后肌腱断裂很少见。Kettelkamp 与 Alexander（1969 年）报道 4 例，其中 3 例患腱鞘炎。胫后肌腱通过内踝后方进入足底大部止于舟骨的跖面，因此有维持足纵弓的功能。该腱断裂后可产生足纵弓塌陷，伤后可出现内踝后或下方的疼痛，活动时疼痛加重，局部可有肿胀。因此在检查平足患者时如沿胫后肌腱通路处有压痛时，应考虑到胫后肌功能不全或有撕裂。可让患者单足抬起足跟（提踵试验），患者可出现内踝部的疼痛、提踵无力，严重者甚至不能抬起患侧足跟。手术修补是唯一的治疗方法。Goldner（1974 年）介绍胫后肌腱断裂早期不能修补时，可用趾长屈肌移位来治疗。

（五）腓骨长肌腱断裂

闭合性腓骨长肌腱断裂很少见，仅在足强度内翻损伤时该肌肉猛烈收缩才能产生断裂。文献报道成人损伤更为罕见。因断裂伤后肿胀及压痛均在外踝处，故其表现极似外踝侧副韧带损伤，易误诊。治疗原则以早期手术修复为主。Griffiih（1965）报道 4 例开放性腓骨长肌腱断裂，其中 3 例为儿童。1 例作早期修补获良好效果，2 例晚期修补者均有内翻畸形。

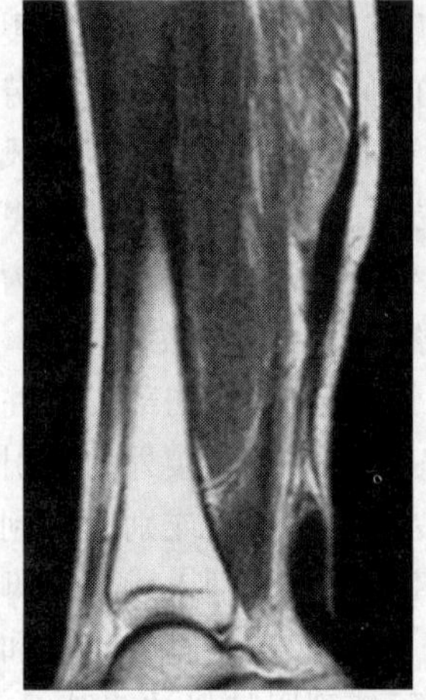
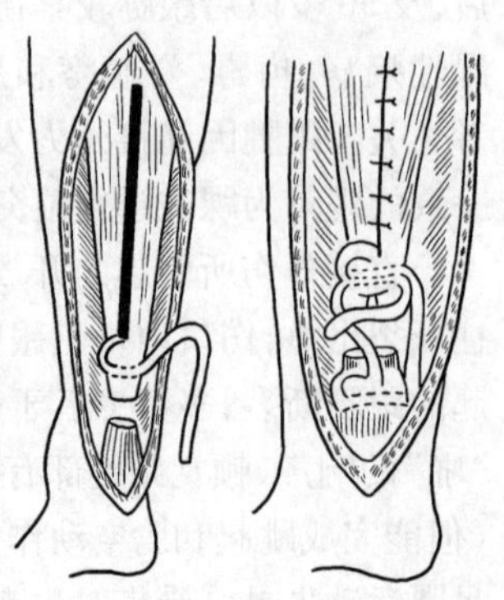
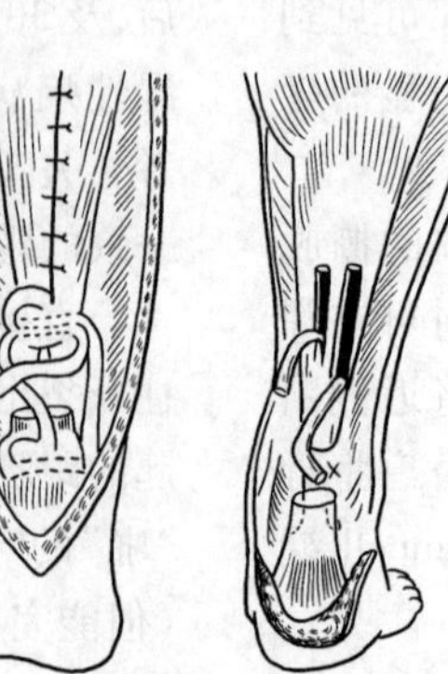
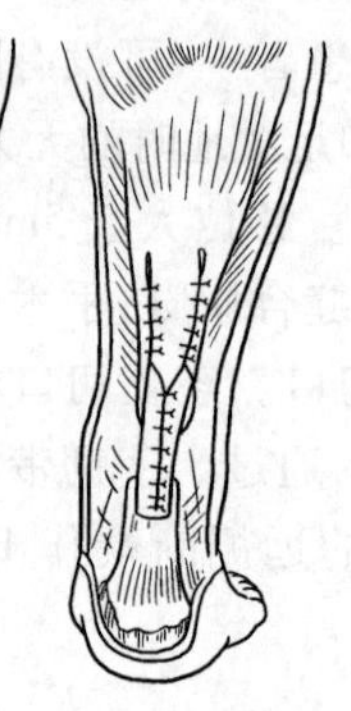
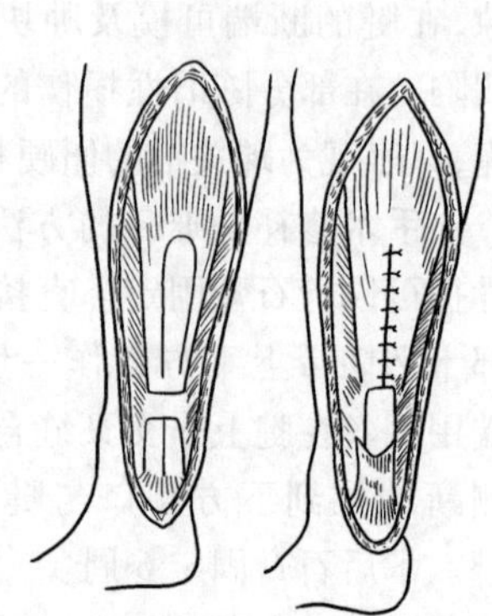

图 108-1 跟腱断裂

二、足及踝部腱鞘炎

腱鞘炎是指腱鞘因机械性摩擦而引起的一种慢性无菌性炎症改变所引起的一组临床综合征。腱鞘分为两层,外层为纤维性鞘膜,内层为滑液膜。跟腱周围有疏松的网状组织包绕,称为腱周组织,凡腱鞘的炎症称之为腱鞘炎,而在跟腱相当于腱鞘的鞘周组织的炎症称之为跟腱周围炎。

腱鞘炎可由肌腱直接损伤、奔跑中的冲击力或过度伸展而产生的损伤所致。一般均发生在肌腱的骨止点处、肌纤维与腱的交接处或腱的本身。以跟腱、胫后肌腱、胫前肌腱、腓骨长肌腱及踇长伸肌腱为常见。因这些腱在腱鞘包裹下穿过踝或足的骨槽或受支持带的约束,故易于损伤。发病后因腱鞘肿胀使肌腱活动时疼痛,沿腱鞘纵轴可见到局部肿胀与压痛。腱鞘炎多发生于腓骨肌、胫后肌与踇长屈肌腱,其次为足背部肌腱,趾长伸肌腱在足的背侧,趾长屈肌腱在内踝后方并延伸到足底,因此不易受暴力损伤,故发病较少。本病与其他退行性病变如肩周炎等有相似的病理过程,其他疾病如类风湿关节炎、痛风亦可有腱鞘炎的表现,因此在诊断时应予区别(图108-2)。

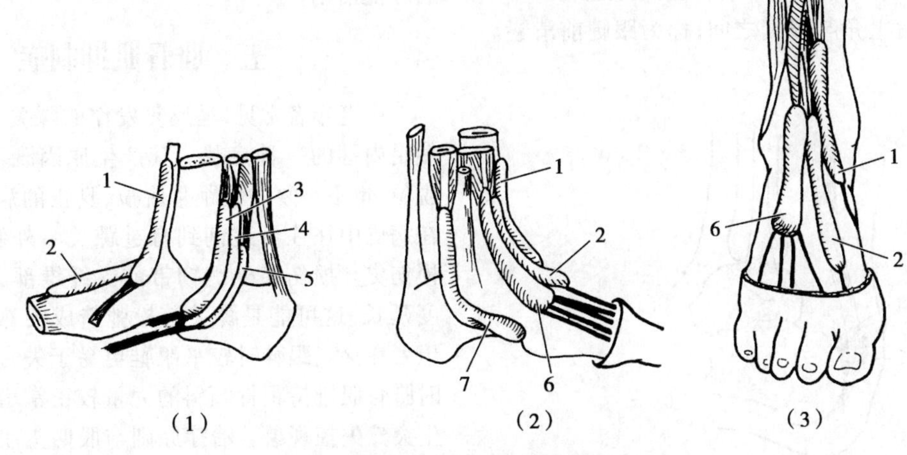

图108-2　足及踝部腱鞘

(1)内侧面;(2)外侧面;(3)正位图。1. 胫前肌　2. 踇长伸肌　3. 胫后肌　4. 趾长屈肌　5. 踇长屈肌　6. 趾长伸肌　7. 腓骨肌

(一)胫后肌腱鞘炎及狭窄性腱鞘炎

本病是足内侧疼痛的常见原因。起病于足外翻扭伤、过度的跑步或行走。疼痛在内踝后方并向足底放射,其临床表现与跗管综合征极相似(有时两者可同时存在),行走时有不适或疼痛。主动内翻时可产生疼痛。

一般以40~49岁的中老年为多见。常见于轻微损伤如下楼梯踏空、行走中踩到小石子等以致外翻扭伤。注意与内侧副韧带损伤鉴别。

休息是最佳的治疗方法。可应用弹力绷带固定,扶拐杖行走。鞋跟内侧垫高以防止跟骨外翻。口服消炎镇痛药物或行局部可的松封闭疗法,但局部封闭时注意勿将药物注入肌腱内,以防止胶原纤维软化而产生肌腱自发性断裂。

少数患者需用石膏固定2~3周,以达到制动目的。如症状仍不缓解,则需手术切开腱鞘减压。

(二)胫前肌腱鞘炎

胫前肌腱鞘较胫后肌易于受损。常见于直接损伤或足过度跖屈,可因鞋、靴的反复刺激或直接损伤而发病。治疗原则与胫后肌腱鞘炎相同。

(三)踇长伸肌腱鞘炎

中年人于跗中关节背面内侧有骨赘形成刺激踇长伸肌腱,使产生腱周围炎或炎性滑囊炎,或因鞋帮压迫而产生症状。治疗原则以去除骨赘和穿合适的鞋为主,并可口服消炎镇痛药物。

(四)腓骨长肌腱鞘炎

骤然的足内翻动作可产生本病。必须与第五跖骨基底部骨折相鉴别。第五跖骨基底部骨折的压痛在第五跖骨基底部,局部肿胀,行走有疼痛,局部有瘀斑出现,而本病则压痛点在腱鞘部位。所以压痛点的部位是鉴别诊断的要点。治疗原则用弹力绑带制动及药物治疗。

(五)跟腱炎

跟腱受到直接或间接损伤、过度疲劳使跟腱周围的纤维结构及疏松的蜂窝组织产生炎症反应,其炎性渗出液较肌膜炎为少。

急性期表现为局部肿胀,可有轻微的摩擦音。慢性期跟腱周围纤维组织增厚。行走时腓肠肌收缩可有疼痛，特别在斜坡或上楼时症状更为明显。跟腱局部有压痛或增厚感。穿鞋可因鞋帮压迫而有疼痛。治疗为：穿鞋帮较低的高跟鞋，以放松跟腱的牵扯，并使负重点移向跖骨头部；压痛点处作局部封闭。注意不能注射在跟腱内，以免发生跟腱自发性断裂。

三、滑囊炎

滑囊炎是滑囊的炎症。根据其病因、性质，可分为创伤性、化脓性、结核性、风湿性、痛风性、化学性滑囊炎。其中在外科中由创伤引起的创伤性滑囊炎最为常见。常见的足踝部的滑囊有以下几个：

1. 跟腱滑囊　又分为深浅两囊。浅层的位于跟腱与皮下之间的称为跟腱后滑囊，又称为跟后囊。深部的位于跟骨后上角与跟腱之间，称为跟腱前滑囊。（图 108-3）

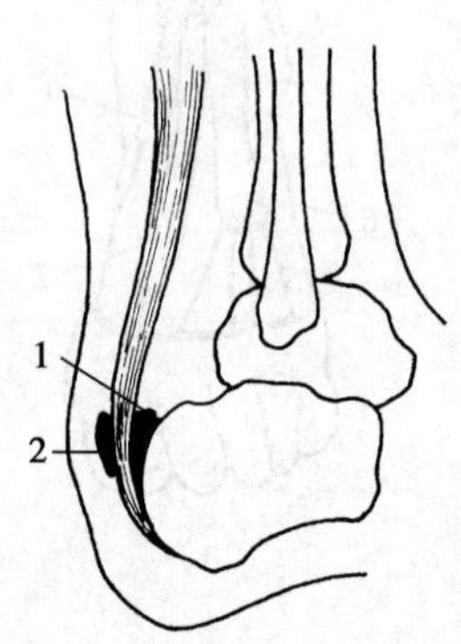

图 108-3　跟部滑囊

1. 跟腱皮下滑囊　2. 跟后滑囊

2. 跟骨底滑囊　位于跟骨结节的跖侧与其浅层软组织之间。

3. 踇趾滑囊　位于踇趾的跖骨头内侧皮肤与骨突出之间。

4. 小踇趾滑囊　位于小踇趾的第五跖骨头外侧皮肤与骨突出之间。

5. 胫骨后肌腱滑囊　位于胫骨后肌腱与舟骨粗隆之间。

6. 内外踝滑囊　在内外踝骨突与皮肤之间。

7. 楔骨背侧皮下滑囊　在楔骨背侧骨突与皮肤之间。

跟腱与皮肤之间有跟腱皮下滑囊，跟腱与跟骨之间有跟后滑囊。穿着鞋帮过高或过硬的鞋，可刺激跟腱皮下滑囊产生炎症。长期刺激跟后区，如妇女所穿的高跟鞋、自行车运动员骑车上坡可产生任何一侧跟骨骨刺及跟后滑囊炎。

炎症感染、风湿病等亦可引起上述两种滑囊炎。发病后局部肿胀、疼痛和压痛。跟腱后滑囊炎则在 X 线片上可见到跟骨后上方有圆形隆起的增生改变。治疗以穿合适鞋和局部封闭治疗为主，症状不缓解可手术切除滑囊。如为跟骨后滑囊炎，应将跟骨后上方增生的骨赘切除。

四、冬季跟部综合征

跟骨发育时在后上外侧出现骨突，于青少年时期出现症状。女性发病较男性多。因夏季穿拖跟鞋而冬季穿皮鞋，鞋与骨突摩擦产生异位滑囊，使局部皮肤增厚形成胼胝。一旦出现症状，必须手术切除骨突。在跟骨后上外侧作楔形切骨（包括整个跟骨宽度）。骨突巨大者应劈开跟腱才能完全切除。一般术后即功能锻炼，但劈开跟腱者应作固定，在跟腱愈合后才能活动。

五、腓骨肌抑制症

中老年者常见，是反复发作的踝关节突然失控而使足内翻的一种症状。其产生原因既不是腓骨肌半脱位，也不是复发性距骨脱位，真正的病因尚未明确。在病史中往往可追询到有过踝关节外侧韧带轻微的损伤史。损伤使外侧韧带前支纤维部分撕裂后有轻度延长，这可能是踝关节松弛造成突然内翻的原因。患者在穿高跟鞋时较平跟鞋更易于失去稳定性，因此时腓骨肌维持距骨倾斜的力量较正常增加，故更易产生突然失控现象。治疗原则与股四头肌抑制症相似，即加强有关的肌力训练。腓骨肌肌力的加强可以通过在斜道上行走以锻炼腓骨肌平衡力。严重的患者可垫高平跟鞋的外侧鞋帮，无效时可手术治疗，做 Watson Jone 手术（将腓骨短肌近端固定在外踝上）。

六、腓骨肌滑脱症

足部肌腱滑脱中最多见的是腓骨肌从外踝后侧移向前方。近年来国内外学者从解剖学研究证明踝沟并非深的骨性沟，仅为平坦的浅沟，其外侧缘有增厚的结缔组织形成的嵴来加深其深度。上支持带仅是增厚的深筋膜层，并非韧带样的组织。腓骨肌腱在上支持带处自后转向前下方，是成角最大之处，因此在踝关节跖屈内翻扭伤或背屈位腓骨肌强烈收缩时，腓骨肌腱向前滑移的力量骤增，使上支持带撕裂而引起肌腱滑脱。下支持带则为韧带组织，故较牢固，同时该部位向前滑移的力量小，因此产生撕裂的机会也小。在临床上还未见到此处肌腱滑脱的报道。

发病时突然感到外踝疼痛、肿胀、皮下出血，外踝前上方可摸到索状的肌腱。本症常伴有跟骨骨折或外踝骨折。手法复位极容易，但极不稳定。

治疗以手术为主。手术方法有两类：一类是应用附近肌腱来加强上支持带，如 Miller 和 Ellis-Jones 分别用跖肌腱和部分跟腱作袢，固定在腓骨上来加强上支持带。另一类应用骨质来替代上支持带，如 Du Vries 在腓骨上切一 2cm 长的楔形骨片，将其向后滑移 0.5cm，骨片用螺丝钉固定用来加深腱槽，以替代上支持带的作用；Watson, Jones 在腓骨上做一骨膜瓣向后翻转，以替代上支持带的作用。

七、踝关节骤然失控症

踝关节骤然失控是关节不稳的综合征（踝关节"buckling"或"giving way"），可以由以下几种原因引起：

（1）距下关节或踝关节的关节囊或韧带的损伤。

（2）腓骨肌滑脱症。

（3）踝关节内游离体（骨软骨骨折、脆性软骨炎）。

（4）神经损伤或小儿麻痹后遗症的小腿肌肉麻痹。

（5）腓骨肌过度疲劳失去对踝关节的控制。

踝关节骤然失控症应与假性失控症相鉴别：踝关节严重扭伤后产生粘连，在做某一动作时产生剧痛而引起瞬间的肌无力常被误诊为骤然失控症（giving way）。另外有些踝关节慢性劳损患者有关节不稳定伴肿胀，外踝外侧韧带前外支的纤维处有压痛点，局部滑膜有增厚。这种假性失控症可以通过制动、按摩、超声波及局部封闭等使炎症消退，症状缓解，而踝关节骤然失控症则需明确病因，对症治疗。

八、副舟骨损伤

足副舟骨损伤甚至移位，在临床上并非罕见。足副舟骨是舟状骨结节部第二化骨中心的先天性变异。据统计，常人约 14% 有此变异。此症晚期诊断较易，早期多因急性踝扭伤引起，常被踝外侧韧带损伤所遮盖，而于韧带症状减轻或消失时才发现已有副舟骨的损伤。急性患者伤后可出现足舟骨内侧处疼痛、肿胀、皮下淤血及步行时症状加重等表现。X 线表现：副舟骨呈三角形或圆形。急性期患者应卧床休息，局部用药并用石膏托固定，并休息 2～4 周。保守治疗无效时，可行手术摘除移位或坏死变性、囊性变的副舟骨。

第二节 足部炎症

一、瘭 疽

瘭疽为趾端脓肿。由于炎性渗出物积聚在末节趾骨的趾肚处，局部压力增加产生跳痛，并影响血供，易致末节趾骨坏死。其临床表现与手指瘭疽相似，治疗原则亦相同。在少数患者特别伴有糖尿病或周围血管疾病的患者，局部软组织炎症发展迅速而致骨组织破坏，需作开放截趾，二期关闭伤口。

二、蜂窝织炎

足部急性蜂窝织炎是由溶血性链球菌、金黄色葡萄球菌或部分厌氧菌侵入皮下、筋膜下、肌间隙或深部疏松结缔组织所引起的一种急性、弥漫性、化脓性感染，其特点包括病变不易局限，向四周扩散迅速，与正常组织无明显界限（图 108-4）等。

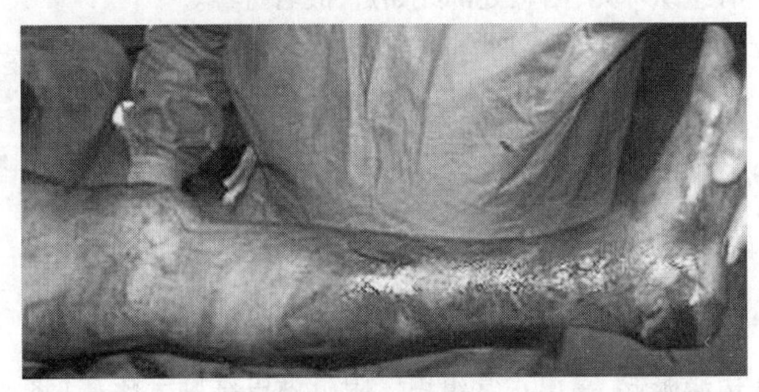

图 108-4 下肢蜂窝织炎

足部蜂窝织炎与发生于其他软组织者相似，但足底部皮肤与跖腱膜相连，跖腱膜与肌腱、肌肉、骨之间分有多层，因此可分多种炎症：①浅表蜂窝织炎，即在跖腱膜与趾、足短屈肌的间隙内；②中间部蜂窝织炎，即在趾、足短屈肌与趾长屈肌腱的间隙内；③深部蜂窝织炎，即在趾长屈肌与足内收肌的间隙内；④骨间蜂窝织炎，即在骨间肌之间。

足部蜂窝织炎的临床症状主要表现为：局部表现为红、肿、热、痛、功能受限。红色较暗，无明显界限，中央部分的颜色较周围深。压痛明显。波及范围较广，界限不易分清，以手指压患部皮肤可出现凹陷性水肿。严重者可扩展到踝部，亦可在足背部发生肿胀及形成脓肿。

早期红肿发硬时应用热敷，能促进炎症的消退或局限，给予有效抗生素，病情严重者需输血治疗。经非手术保守治疗尚不能控制其扩散者，症状不缓解时可在不同层次的间隙作广泛的切开排脓，若筋膜已受累，也应一并切开。伤口可用 5% 高渗盐水或抗生素溶液纱布填塞。

三、化脓性腱鞘炎

本病可由邻近软组织开放性损伤感染蔓延所致，切口皮下感染或机体其他部位的感染灶也可扩散到此。诊断主要依据是腱止点处的剧痛。任何腱鞘均可发生，但以伸肌腱鞘常见。临床症状与其他部位软组织化脓性感染一样，具有红、肿、热、痛表现。慢性感染很少见,往往由结核或梅毒所引起。本病好发于踝关节周围的伸肌腱和腓骨肌腱。治疗以针对原发病灶的处理为主,采用综合治疗方法,如卧床休息、应用有效抗生素,必要时手术切开引流。

四、丹毒与急性淋巴管炎

急性淋巴管炎分为网状淋巴管炎和管状淋巴管炎,其中网状淋巴管炎称丹毒。丹毒由β溶血性链球菌感染侵犯皮内网状淋巴管所致,很少扩展到真皮层下,足部为其多发部位。丹毒蔓延快,较少化脓,也少有组织坏死,因患处鲜红如丹,故名丹毒。

丹毒的潜伏期一般为1~3天,可伴有足踝部扭伤史。前驱症状包括头痛、畏寒、发热等,体温常可高达39~40℃。同时可有白细胞计数上升,常可达$(12\sim20)\times10^9/L$。局部表现为片状红疹,色鲜红似玫瑰,中间较淡,界限清楚。用手指轻压,红色即可消退,除去压力后红色很快恢复到组织表面,红肿向四周蔓延时,中央红色消退,颜色转为棕黄色,红肿边缘隆起,高出正常组织。附近淋巴结肿大疼痛(图108-5)。

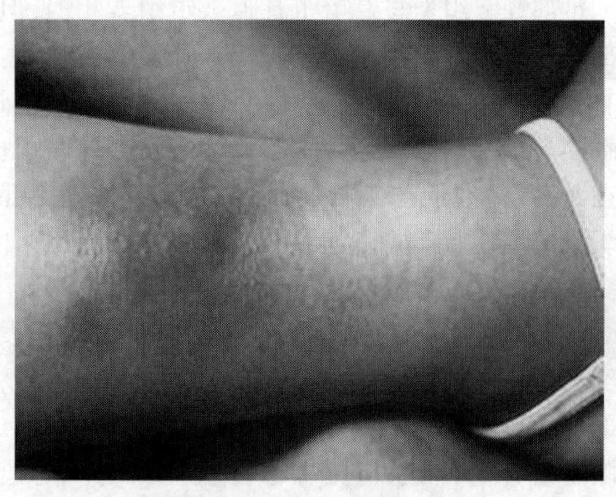

图 108-5　下肢丹毒

管状淋巴管炎常发生于四肢,以下肢与足踝部多见,常并发于足癣感染。可分为浅、深两型。浅层管状淋巴管炎多呈一条或多条红线,坚硬,有压痛,中医俗称"起流火"。深层淋巴管炎,皮色暗红,或不见"红丝",但能导致整个肢体肿胀和疼痛。急性淋巴管炎可以引起不同程度的全身症状,包括寒战、高热、全身不适、食欲缺乏等。

丹毒患者需卧床休息,抬高患肢,保持足量的水分和营养供给,必要时应用镇静剂和止痛剂。全身用药使用大剂量青霉素,在全身和局部症状消失后继续使用抗生素5~7天以免丹毒复发。管状淋巴管炎应积极地治疗手足癣和预防皮肤破损感染。一旦发病,应局部休息,抬高患肢,积极处理原发病灶。一般不主张手术切开,以免感染扩散,但当急性淋巴管炎已形成肿胀时,则需要手术切开引流。

五、特异性感染

(一) 足部骨结核

足部结核的发病率不高,特别在抗结核药物问世后严重感染的病例更少。易与其他疾病混淆,应引起警惕。

足部结核进展缓慢,一般没有急性发展。开始时,患者常伴有低热、盗汗、倦怠、食欲缺乏和体重减轻。局部疼痛在早期不剧烈,关节功能障碍和肌肉萎缩多不明显,和健侧对比才可发现。晚期则功能受限明显,可出现各种畸形。足部结核往往继发于身体其他部位结核病灶,任何年龄均可发病,据 Milter、Fang 的统计,发病与骨的负重有关。常见发病部位依次为跟骨、距骨、第1跖骨、舟骨及第一、二楔骨。早期局部仅有轻度肿胀,因此不被重视,直到出现跛行才引起注意。

X线片显示骨质萎缩,中心呈云翳状。此时积极治疗,如避免负重、局部固定、应用抗结核药物等容易治愈。若病情进一步发展,可从局部扩展到整个足部,X线片除可见骨萎缩外,局部可能有死骨形成。

足部结核应与下列疾病鉴别:①类风湿关节炎;②化脓性关节炎;③化脓性骨髓炎;④色素沉着绒毛结节性滑囊炎;⑤神经性关节病;⑥肿瘤;⑦嗜酸性肉芽肿等。踝关节活动往往不受限制,但足内、外翻有障碍,此时应在抗结核药物控制下做病灶清除术。

(二) 足部麻风

麻风病变在足部有以下几种表现:①麻风病变直接在足部的发展;②病变损害腓总神经而产生足下垂;③麻风侵犯周围神经使足部感觉麻痹。Harris 与 Bran 指出:一旦足部痛觉缺失,就会有两种变化,一种是在足负重骨的远端形成溃疡,慢性侵蚀使骨吸收而变短。另一种是跗骨因受机械力的压迫而崩溃。

治疗方法:①训练患者用正常步伐行走;②溃疡的治疗可用石膏固定患足或绝对卧床;③随时注意跗骨的破坏,早期可出现局部肿热,此时应作步态分析及穿合适鞋子,勿使其受应力的损害,直到能正常行走一段距离;④在关节破坏时应做关节融合术;⑤因麻风病的神经损害,手术治疗是必要的;⑥麻风药物的应用是最基本的与必不可少的方法。

(三) 梭状芽孢杆菌感染(气性坏疽)

梭状芽孢杆菌可寄生在腐败的生物体内,产生梭状芽孢杆菌蜂窝织炎和梭状芽孢杆菌性肌坏死。后者则为真正的气性坏疽。临床上常将梭状芽孢杆菌蜂窝织炎误诊为气性坏疽,两者的区别即前者较常见于足部,仅在皮下有气体,毒性症状较轻,而后者常见于小腿或大腿,毒性症状严重,病情发展快。防治原则与其他部位的感染相同,主要依靠彻底清创与引流。

六、梅毒感染

抗生素问世后,以潜伏梅毒(隐性梅毒)所造成的关节破坏较常见。其表现常为神经梅毒所致的夏科关节。好发部位为膝、踝部。

第三节 足部先天性畸形

一、先天性马蹄内翻畸形

先天性马蹄内翻畸形的发病率为1/1000以上,占足部先天性畸形的77%～85%。男性发病率略高于女性,约(2～3)∶1,近一半患者为双侧。部分患者可伴有其他部位畸形,如先天性髋脱位、并指(趾)、多指(趾)、脊柱裂等。本病可能是先天性多发性关节挛缩的一部分,也可能是先天性脊柱裂引起。畸形易于发现(图108-6),因此均能得到及时治疗。但在治疗过程中必须与家属说明治疗需要坚持,不能半途而废。同时应长期随访直到发育成熟(约14岁),否则会因部分复发而有残留畸形。

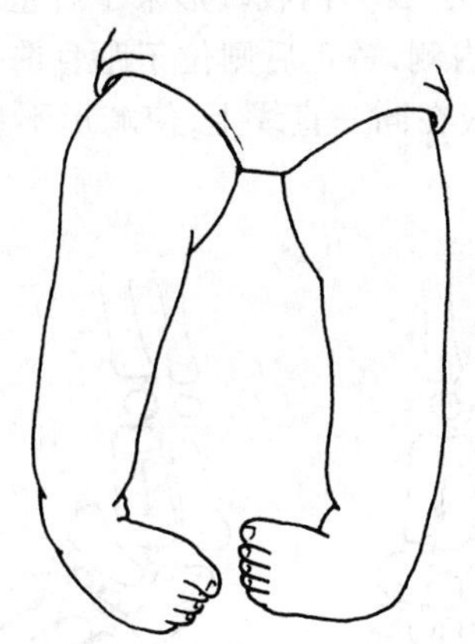

图108-6 先天性马蹄内翻足畸形

【病因】

病因尚不明。有不少假说,如胚胎发育畸形、遗传、胎儿体位、环境及神经系统异常等因素。胎儿足在胚胎内发育过程中是由马蹄、内收、内翻位逐步地向正常位发展的。胚胎4周时出现脚胚,2个月形成足形并呈内收、下垂位,3个月后足下垂逐渐减轻,4个月足逐渐旋前、背伸。若3～4个月时发育受到影响,则足将维持在马蹄内翻的位置,产生畸形。Wynne-Davis及Cowell等从遗传角度进行了144例的家系调查发现,有病患的家族发病率高达2.9%,是正常人群的20余倍。该病为常染色体显性遗传,近年的研究结果显示基因*CASP10*变异与马蹄内翻足发病有关。Dunn认为畸形是由于胎儿在子宫内遭受压迫,使足前部被压在内收、旋后及下垂位。Stewar观察到夏威夷群岛的日裔居民习惯于采取足内翻坐位,其发病率较高,这可能与在坐位下,子宫内胎儿易受压而使发病率高。还有可能与维生素缺乏、缺氧、中毒等因素有关。Hüter提出马蹄内翻足是胚胎发育期某一阶段足发育受阻滞的结果。Moore发现神经系统异常,如脊髓神经发育不全、脑脊膜膨出等可导致马蹄内翻畸形。同时,马蹄内翻畸形也可能是各种因素综合的结果。

【病理】

本病包含四部分畸形:前足内收内旋、后足内翻、踝关节下垂、胫骨内旋。病理表现为不同程度的骨畸形和软组织挛缩纤维化。随着畸形的发展,外翻肌肉因长时间处于被动牵拉状态,肌力及其外翻牵拉力减弱,内侧韧带挛缩,外侧韧带松弛,渐产生固定的骨关节畸形,最终导致马蹄内翻足。

骨的改变主要在跗骨,尤以距骨的变化最为明显。正常足的距骨体与其头颈部的纵轴互成150°～155°角,畸形时则成115°～120°角,从而使距骨头部的距舟关节面从朝向前方变为朝向内跖面。从侧位观,距骨纵轴从外上方转向下方,致使跟骨也有同样的转向及内侧旋转。距骨相对胫骨则呈跖屈位。跟骨的外形不变,但因随距骨的变位而呈下垂内旋位,使跟骨成凹面向内侧的弓形。跟骨后外侧与外踝后侧,载距突与内踝尖端相接触。舟状骨较正常为小,并稍向内方移位,在距骨头内侧形成关节面造成内收畸形。其他诸骨如楔骨、骰骨等,在早期均无畸形改变。在继续发育过程中,骨在受压力小的部位发育旺盛,而在受压力大的部位则发育受阻,逐渐形成骨性畸形。

软组织的变化目前多认为是继发的,随着年龄的增长,皮肤、肌肉、韧带、关节囊、血管、神经等组织相继出现不同程度的变化。足内侧软组织即三角韧带、距舟韧带、跟舟韧带、胫后肌、趾长屈肌及踇长屈肌等出现挛缩或短缩;足背部及外侧的肌肉、韧带松弛;踝关节及距跟关节后侧关节囊、跟腓韧带、后距腓韧带及小腿三头肌发生短缩或挛缩;足底部距跟间韧带、跖腱膜、足外展肌、趾短屈肌及小趾外展肌短缩。

【临床表现】

男性发病多于女性,出生时即有畸形表现,足下垂,有前足下垂和后足下垂。前足下垂主要发生于跟骰关节和距舟关节;后足下垂则主要发生在胫距和距跟关节部位,后跟向上,足外侧缘着地及足底向后,形似高尔夫球棒,故本病又称球棒足。由于上述现象而呈足跟内翻、足前部内收，距骨头在背侧及外侧隆起。病儿常无明显不适，能负重行走。随着年龄的增大，可出现关节内炎症、痛性胼胝和皮肤溃疡等。畸形可分为两种类型：瘦长型（松弛型）和短肥型（僵硬型）。瘦长型足外形瘦小，畸形较轻，易于用手法将足置于中立位，小腿周径与健侧相似，非手术治疗效果佳。短肥型足肥而短，足跟小，畸形严重，小腿周径较健侧为细，畸形不易用手法扳正，常需辅以手术治疗。X线表现：正位X线片上可测量距跟角（距骨长轴与跟骨长轴向前开口的夹角），正常为30°～40°，距骨长轴线与第1跖骨轴线的夹角为0°～20°（图108-7），跟骨的长轴线和第四跖骨轴线则大致平行。马蹄内翻足则由于跟骨内翻与距骨重叠，使得距跟角减小，趾骨内收。在侧位X线片上，可观测到距骨纵轴与跟骨跖面切线所成相交角，正常约为30°～40°，足下垂患儿小于30°（图108-8）。

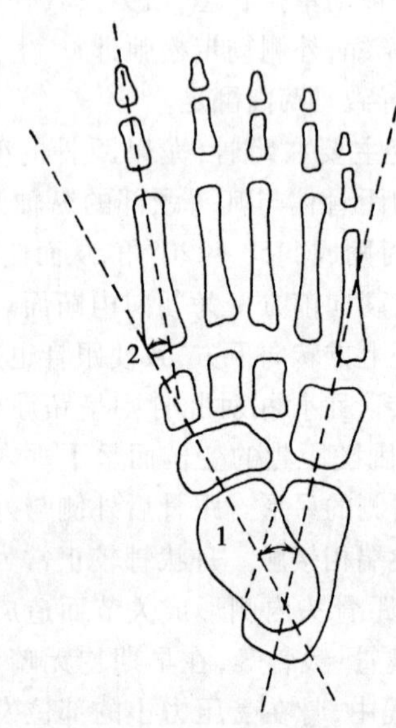

图108-7 正常X线片所见（正位）

1. 距骨纵轴与跟骨纵轴的交角<30° 2. 距骨纵轴与第一跖骨纵轴的交角为0°～20°

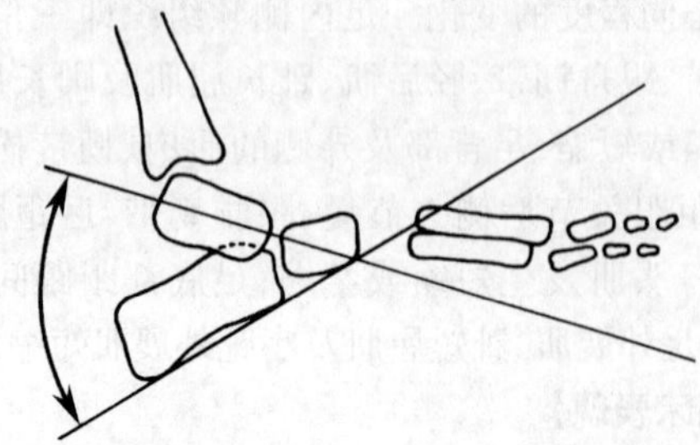

图108-8 正常足侧位X线片

示距骨纵轴与跟骨跖切线所交的角<30°

【鉴别诊断】

需要与下列疾患引起的马蹄足畸形进行鉴别：腓总神经损伤引起的马蹄足为松弛性瘫痪，足无背伸动作，并常有感觉障碍。脑瘫后遗症引起的马蹄足为痉挛性瘫痪，常有腱反射亢进、肌张力增高和智力的缺陷。先天性多发性关节挛缩症，多累及较多关节，很难用手矫正。

【治疗】

早在Hippokrates时代，即有用手法矫正及绷带固定的治疗方法，以后有做跟腱皮下切断术来矫形的。16世纪开始有人用暴力矫正法，这种一次性机械的矫正方法，至今仍被采用。但这种方法引起的软组织损伤，使局部出血、纤维化、瘢痕挛缩，所造成的后果甚为严重，因此大多数学者反对。1930年Kite报道逐次石膏楔形切除的矫正方法，至今仍不失为最佳的非手术治疗方法。近年来对非手术治疗失败、年龄超过3～5岁以及短肥型马蹄内翻足畸形的病例均主张采用手术治疗。

1. 非手术治疗 适用于新生儿、幼儿期患者。其方法繁多，如手法矫正结合胶布固定、石膏逐步矫形、石膏楔形切开逐步矫形（Kite法）、Dennis・Browne夹板法等。不论何种方法，其治疗原则相似，即治疗越早效果越佳，在新生儿期即需开始治疗。治疗要持之以恒，长期观察。

矫形步骤应该是先矫正内收，后矫正内翻，最后矫正马蹄畸形。因为内收畸形未予矫正时，舟状骨位于距骨头的内侧，矫正后则位于距骨前方，此时其前后足的负重线在同一直线上，使畸形不易再复发（图108-9），

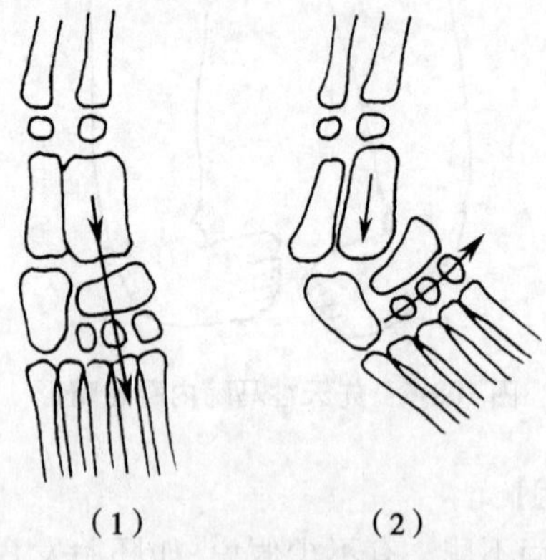

图108-9 先天性马蹄内翻内收畸形矫正前后的负重线

（1）矫正后；（2）矫正前

而在内收畸形未矫正时，其负重线和肌肉力线不在正常位，此时先矫正内翻畸形可因胫前、后肌的牵拉使内翻及内收畸形的矫正均发生困难。过度矫正内收畸形可使舟状骨移位于距骨的外侧，从而产生平足症。如不先矫正内翻畸形而先矫正马蹄畸形，此时

约有一半的距骨在跟骨的前上方(在矫形过程中距骨逐步向后,跟骨向前移动至正常位),同时胫后肌、腓肠肌的牵拉使踝关节不能背屈,背屈的应力则集中在中跗关节而产生舟底(摇椅)足,使距、跟及跗骨关节粘连形成顽固畸形。医务人员及家属均应坚持治疗,并做好长期随访,千万不能半途而废。

改良 Kite 法:即逐步石膏楔形切除法。在畸形足部先上一石膏靴,待干后在跗骨部作楔形石膏切除(图 108-10),然后合拢楔形空隙,用石膏加固,于内翻马蹄位作短腿石膏固定。如为短肥型者,则做屈膝长腿石膏固定。每周做楔形石膏切除矫形,多次逐步矫正畸形,一般楔形切除 1~2 次后,就需更换石膏,经 4~6 次后即可矫正内收畸形。

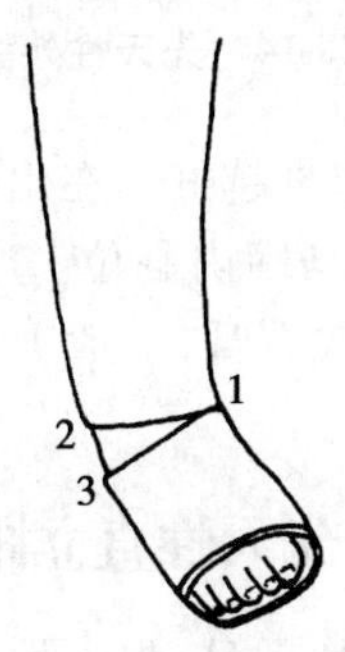

图 108-10　跗骨部楔形石膏切除

1. 舟状骨处　2. 跟骨前缘　3. 跖骨前缘

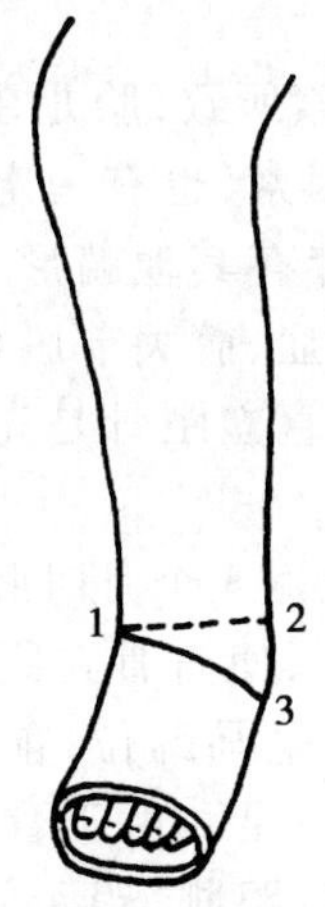

图 108-11　内翻畸形矫正的楔形石膏切除

1. 内踝　2. 外侧关节间隙　3. 跟骨侧面中线处

同样先作一石膏靴,凝固后在外踝部切去部分石膏(使在外踝呈鞋状)。握住整个石膏靴尽量外翻(用力要柔和),在此位置上用上述的短腿石膏或长腿石膏固定。每周在外踝部作石膏楔形切除 1 次(图 108-11),一般经 4~6 次后便可矫正内翻畸形。在上述内收、内翻畸形矫正以后,在手术室作跟腱皮下切断术,术后上一石膏靴,切除其踝部足背石膏(图 108-12),然后用一木板将踝关节背屈外翻(以防止舟底足的产生)用短或长腿石膏固定,4 周后换石膏固定于中立位,治疗便告结束。此后必须作定期随访,如有复发现象则再用石膏矫形。一般 4 周左右即可矫正。如不及时随访与处理,可因畸形复发而残留畸形。

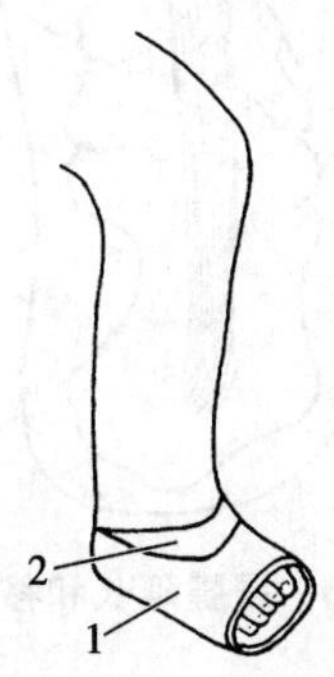

图 108-12　马蹄畸形矫正石膏靴的楔形切除

1. 石膏靴　2. 石膏切除处

2. 手术治疗　适用于非手术治疗失败或年龄较大的患者。手术方法很多,可分为软组织松解、肌腱移位及骨手术三种。

(1) 软组织松解术:适用于 3~7 岁患儿。手术时必须将畸形完全矫正,不能将残留的畸形寄托于术后的石膏矫正。手术名目繁多,下面介绍几种手术方法:

1) 内收畸形的矫正手术:可作跖跗关节囊切开术(Heyman 法)。足背做一横向的弧形切口,或做 2~3 个纵向小切口。暴露第一至五跖跗关节,将内、外、前方的关节囊切开,矫正内收畸形。用短腿石膏固定前足于矫正位 3 个月。

2) 内翻畸形的矫正手术:可做足内侧松解术,Ober 法与 Brockman 法最为常用。本文介绍 Ober 法,在内踝处胫骨下端至舟楔关节做弧形切口,暴露胫骨下端和内踝。于内踝上方做倒 Y 形切开骨膜,将骨膜连同三角韧带向下翻转,同时将其周围软组织与踝部剥离,并继续沿距骨、跟骨、跟距关节、距舟关节剥离,切断跟距韧带。术中可将神经血管束和肌腱牵开,在必要时可 Z 形切断肌腱,后再缝接,也可切断跟距骨间韧带。畸形矫正后用石膏固定 8 周。

3) 马蹄畸形的矫正可做跟腱延长术。如有跟腱止点内移畸形者,在做跟腱延长时可同时做移位缝合(图 108-13)。

(2) 肌腱移位术:在复发病例中畸形易用手法矫正,如因肌力不平衡而致畸形复发者,可按小儿麻痹后遗症的治疗原则进行手术。

(3) 骨手术:跟骨截骨术适用于 3~8 岁有足后

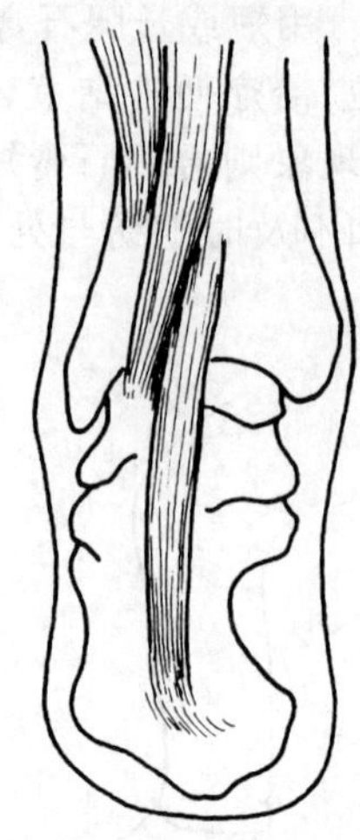

图 108-13 跟腱延长和移位缝合

部内翻畸形者。截骨方式有撑开或闭合性两种,即在跟骨内侧切开后填入一楔形骨块称撑开法;而于跟骨外侧做一楔形骨块切除,后将截骨端合拢称闭合法。

(4) 关节融合术:适用于 12 足岁以上伴有骨性畸形者。常用的有距舟、跟距关节融合及三关节(距舟、跟骰、跟距关节)融合。

上述各种方法,必须根据患者的年龄、畸形的程度以及医师的经验和技术水平来选择最合适的方法。治疗不当可产生各种并发症。

3. 治疗中常见的并发症

(1) 皮肤压迫性溃疡:由于石膏过紧或矫形时压点太重所致。

(2) 平顶距骨(flat top talus):常由于强力的背伸,使距骨卡压在踝关节内,产生“轧胡桃”样挤压动作而形成平顶距骨。因此在治疗过程中马蹄畸形的矫正不能用暴力,必要时可先做后侧软组织松解术。

(3) 舟底(摇椅)足畸形(rocker-bottom foot):由于对僵硬的跖屈畸形行强力背伸矫正时导致。短肥型患者的跟骨小,因此在背伸时不能摸清后跟,使背伸的作用力不在踝关节而在中跗关节,使足纵弓反屈,形成舟底足。预防方法为:①内收内翻畸形未矫正前,决不矫正马蹄畸形;②跟腱太紧时必须先作跟腱延长或皮下切断术后再作手法矫正马蹄;③矫正马蹄畸形时应采用两步石膏法。一旦发现舟底足畸形,应立即用石膏固定在马蹄位,并尽早做跟腱延长术。

(4) 平足外翻畸形:一般在过度矫正后晚期,尤其是开始步行后或手术矫枉过正后产生。轻度者不必处理,严重者应穿矫形鞋或应用支架。

(5) 骨折:常见于胫腓骨远端,一般由于矫形中用力过猛所致,应予避免。

二、跟骨外翻

跟骨外翻(先天性外翻足)在初产巨大儿中发病率较高,与遗传或家族史无关,诊断并不困难(图 108-14)。足能极度背伸,被动活动可使足背接触小腿前面,跖屈受限制约 10°以及轻度外翻畸形,即可作出诊断。

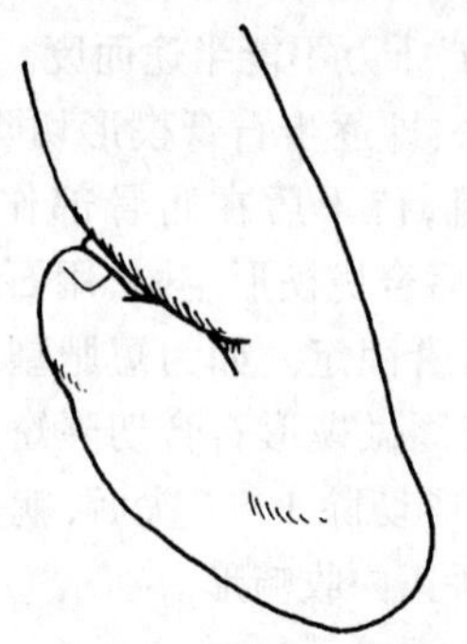

图 108-14 先天性外翻足

治疗效果佳,越早越好。在出生时即治疗,可用手法或支具固定于马蹄内翻位。严重者可用石膏矫形,1 ~ 2 周更换 1 次石膏,一般 1 ~ 2 个月便能完全矫正。

三、先天性直立距骨

本病亦称先天性平足、先天性强硬性平足、畸形性舟距关节脱位。是一种较少见和难以治疗的畸形。易与跟骨外翻相混淆。

【病因】

可能为多种因素所致,胎儿在子宫内的姿势不正常,神经或肌肉因素,也有一定的遗传因素均可引起这种畸形,常伴有其他畸形如脊膜膨出、先天性多发性关节挛缩症、髋关节脱位及马蹄内翻等。有学者认为先天性直立距骨是先天性多发性畸形的一种表现。

一般认为,在妊娠 3 个月时胚胎形成距舟关节脱位,距骨转向内下,使舟骨在距骨颈背外侧形成假关节,跟骨、骰骨呈马蹄位,前足跗骨呈背屈外翻位,从而造成舟底足。由于骨的畸形使三角韧带前支、距舟、跟骰、跟腓、跟距间等韧带挛缩,尤以三角韧带前支和距舟韧带更为严重,是矫形的最大障碍。胫、腓骨肌肉亦有挛缩,跖侧跟舟韧带松弛。

【诊断】

在足内侧和跖侧可看到明显突起的距骨头,足底呈舟状,甚至足跟不能触地,足呈一僵硬的平足畸形,在踝关节前方,由于距骨下陷,局部皮肤可见一横行皱纹。X 线表现(图 108-15):距骨头向足底旋转,距骨纵轴与胫骨轴线平行,距舟关节脱位,跟骨跖屈,足纵弓扁平或反屈。

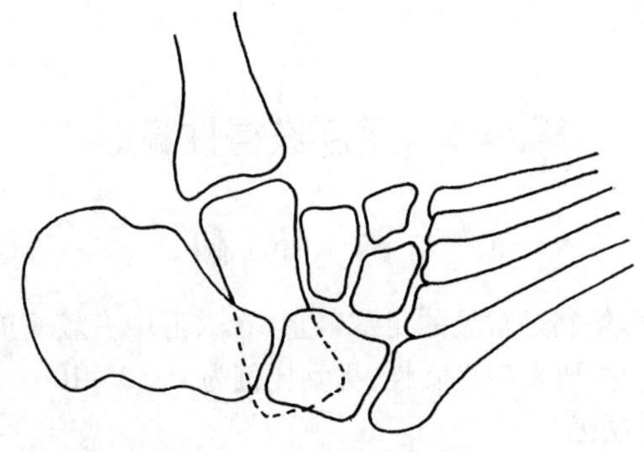

图 108-15 先天性直立距骨 X 线示意图

直立性距骨的早期诊断和早期治疗对预后很重要,但有时 X 线表现并不很清楚,尤其是小儿的舟骨骨化中心出现较晚。这时可参考跟骨、距骨和骰骨之间的位置关系,若跟骨、骰骨关节间隙增宽,或足跖屈和背伸时距舟关节关系均不能恢复正常,再结合临床表现可诊断直立性距骨。

【治疗】

方法根据患儿的年龄而定,保守治疗仅对新生儿可能有效。

1~3 个月患儿先按摩、手法矫正后,用矫形石膏固定在跟骨内翻和前足马蹄位,每周更换石膏 1 次。如效果不佳,可作为手术前准备,石膏矫形还是有一定意义的。

4 岁以下者做软组织松解术,于足内侧切断胫后肌(在附着处切断)、距舟、三角、胫舟及跖侧跟舟韧带。切开外侧跟距关节囊,在足外侧延长腓骨肌群,即可进行复位,用克氏针固定,术后石膏固定 12 周。

4~12 岁患儿因肌腱挛缩严重,上述手术不足以矫正畸形,还需延长胫前肌、趾长伸肌、𧿹长伸肌及腓骨短肌腱,并同时做跟距关节融合。有的学者认为软组织松解范围过广,有引起距骨无菌性坏死的危险,建议跟距关节融合应后期进行。

12 岁以上者可先用石膏矫形,然后做三关节融合术。术后石膏固定 12 周。

四、第 5 趾内翻

第 5 趾内翻患者男性多于女性,常同时伴有横弓宽大跖骨散开的巨足。由于足的畸形,穿着鞋时易在第 5 跖骨头外侧有滑囊形成。当无合适的鞋可穿时,则需手术治疗。手术切除第 5 跖骨头及骨突,虽可达到减压目的,但仍有第 5 趾下垂无力,不能矫正外形。因此有的学者主张做第 5 跖骨颈部斜形截骨,矫形成功率较高。具体方法是在第 5 跖骨颈部背侧做一小切口,暴露跖骨颈部,作斜行截骨,将远端向内推移,放直第 5 趾(图 108-16)。术后用绷带将第 5 趾固定在伸直位,术后 4~5 天即可下地行走。

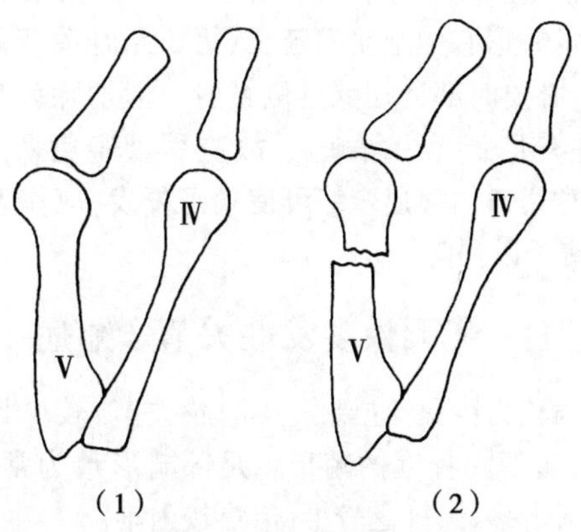

图 108-16 第 5 趾内翻

(1)内翻畸形;(2)第 5 跖骨截骨

五、先天性多趾与并趾症

足趾数多于正常为多趾症,是一种较为常见的畸形,常合并并趾或其他先天性畸形,为常染色体显性遗传。

两个或两个以上的足趾先天性合并一起,称为并趾畸形。其并趾程度各不相同,如皮肤和骨质均可部分或全部融合,甚至有全足并趾畸形。

多趾和并趾畸形常联合存在,并趾症合并其他畸形可形成多种综合征。治疗:应尽早手术切除多趾,而并趾多不影响功能,一般不需手术治疗。

六、足趾排列畸形

一般个别的足趾轻度外形或大小的异常不产生症状,仅严重者可因鞋的压迫而产生症状。正常足趾排列如一串香蕉样,5 个足趾呈平行和伸直位排列,某些先天性畸形出现排列异常则可出现症状。常见的有以下三种:

(一) 远侧趾间关节锤状趾畸形(mallet deformity)

多见于第 2、3 趾,常因该足趾较其他足趾长,以第 2 趾更为常见。年幼时无症状,青年或成年因趾间关节背侧与鞋摩擦产生胼胝而有症状。如趾甲甲床已破坏,可考虑末节截趾。如趾甲甲床完整和外形良好,则做趾间关节融合术。

(二) 内翻下叠趾畸形

以第 3、4 趾为多见,尤以第 4 趾更为显著。第 4 趾呈内翻,被叠压在第 3 趾之下,穿鞋行走时产生症状。一般保守治疗效果不佳,必须手术矫形。

（三）第5趾上叠畸形

先天性第5趾脱位、内翻，重叠在第4趾背侧。早期无症状，在负重穿鞋行走后出现症状。截趾手术（第5趾）遗留缺趾畸形，仅在各种手术失败后才采用。手术矫形有伸趾肌腱延长、第5跖趾关节囊环形切开等，必要时部分切除近侧趾骨。但切除后其外形不佳，并有足趾无力等缺点，故应尽量避免采用。术中应注意切口的瘢痕挛缩可使畸形复发，应作V-Y或Z形皮瓣予以预防。

七、先天性多发性关节挛缩症

本病较为少见，主要累及四肢关节，较少累及脊柱，可引起不同程度的畸形。足部畸形最为常见，以内翻畸形占多数，外翻较少，治疗较困难。

本病病因不明，可有家族史，但与遗传关系并不明确。其他的原因可能与病毒感染和接触毒物有关。引起关节挛缩的主要原因是肌肉和神经的病变，何者为原发病变存在争议，可继发关节囊挛缩。

先天性多发性关节挛缩症引起的畸形较为严重。关节的僵直挛缩主要有伸直性、屈曲性和混合性挛缩。足部畸形常为马蹄内翻畸形，畸形、僵直常较严重，往往伴有其他关节畸形，如先天性髋脱位、膝关节屈曲或伸直挛缩或其他关节挛缩。从这一点不难和先天性马蹄内翻畸形相区别。婴儿期治疗方法与球棒足相似，但其畸形顽固，矫正时用力稍大易产生并发症，如足部血液循环障碍等。治疗中常需加做软组织松解术才能矫正畸形。畸形矫正后，复发率仍高。幼儿期畸形如仍不能矫正，可行距骨摘除术，效果较好。

第四节　足部获得性畸形

一、踇　外　翻

踇外翻是常见的足部畸形，在人群中有较高的发病率。主要发生在女性，男女比例为1∶(3～10)。

【病因】

踇外翻病因有外部因素和内部因素。不适合的鞋型是踇外翻发病的重要外部因素，尖头高跟女鞋使前足受到挤压并且承受数倍的应力，踇趾为适应鞋型被迫向外移位（图108-17(1)）。

遗传因素是踇外翻发病的重要内在因素，文献报道68%的踇外翻患者具有家族倾向。特定的解剖结构异常（图108-17(2)）也是踇外翻发生的重要内在因素：旋前的扁平足，胫后肌腱止点异常，第1跖楔关节过度倾斜，第1跖列过长，第1跖趾关节面不匹配，跖骨远端关节角（第1跖骨干和跖骨头关节面的夹角，DMAA）过大，趾骨关节角（近节趾骨基底关节面相对于长轴的夹角，PAA）过度外翻倾斜等，都可以单独或联合促成畸形的发生和进展。有学者研究发现，在老年患者中，伸屈肌力失平衡和韧带松弛是导致足横弓塌陷踇外翻发生的重要原因。Myerson和Klaue等认为第1跖列的过度活动是踇外翻的重要原因，而Coughlin等的实验提示某些病例中第1跖列的过度活动可能是韧带松弛或肌力失衡的继发现象。

存在争议的是：第1跖骨内翻或是踇趾外翻，两者

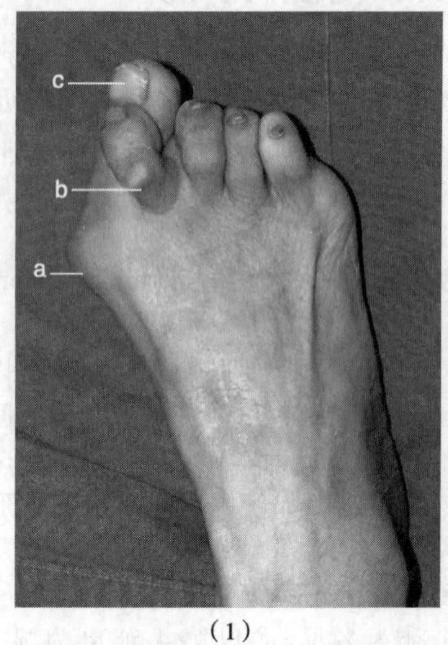

(1)

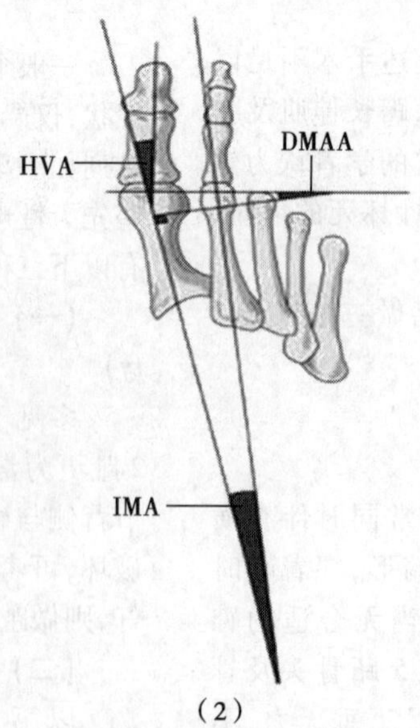

(2)

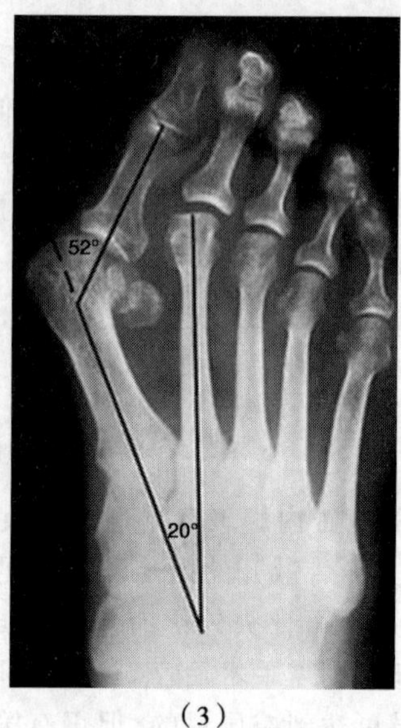

(3)

图108-17　踇外翻的外形，解剖结构异常及X线表现
(1)踇外翻大体观。a. 第1跖骨内翻　b. 第2趾锤状趾畸形　c. 踇趾外翻；(2)HVA（踇外翻角），IMA（跖间角），DMAA（跖骨远端关节角）的测量方法；(3)在X线片上测量上述角度

都曾被视为另一个畸形的原因。多数证据支持在大多数患者中踇趾外翻是原发畸形；但是第1跖骨内翻可能是青少年踇外翻的重要原因。Coughlin等认为第1跖楔关节角增大是青少年第1跖骨内翻的原发因素，而DMAA增大通常是青少年踇外翻的特征性表现。

此外，在踇外翻可能的成因中，还包含了下列几种可能的因素：①平足，足内旋可导致趾承重推进时内侧压力增加，从而加大趾的外翻受力；②跟腱挛缩对足背屈的限制将导致行走时足外展，也类似足内旋一样使足内侧压力增加，踇趾外翻的受力加大；③神经系统的缺陷，如中枢性麻痹也会产生诸如跟腱挛缩、足内旋等；④类风湿关节炎可破坏关节囊，破坏踇趾外侧起支持作用的足趾；⑤圆形的跖骨头较方形跖骨头有较大可能导致踇外翻；⑥明显向内倾斜的第1跖楔关节；⑦第1跖骨基底部外侧骨赘可加大跖间角；⑧第2趾截趾使外侧支持丧失；⑨第1跖趾关节囊，韧带松弛。

【病理改变】

1. 踇趾外翻　踇趾与第1跖骨的夹角超过15°（图108-17（2）、（3）），踇趾有着重要的承重和行走推进作用。由于踇趾的外翻畸形而失去其正常功能。在足负重，尤其是推进阶段，应当由踇趾承担的重量转移到第1、2跖骨头。Hughes用pedoliarograph对160名正常人足底受力动态分析中发现，踇趾在步态运动中峰压强最高，足趾峰压力总和中踇趾约占60%。汤荣光用Musgrave Footprint系统测量比较了20例正常人和31例踇外翻患者，结果踇外翻患者的第1、2跖骨头峰压强明显升高，踇外翻患者踇趾峰压强随外翻角的增大而减小。踇趾外翻严重时可将第2趾推挤到背侧。第2趾有两个背侧骨间肌，而无跖面的骨间肌，肌腱方向是来自近节趾骨的背外侧和背内侧，并且兼有伸趾的作用。趾关节在中立位时，骨间肌的作用不是内收就是外展。而当跖趾关节伸展时，近节趾骨的基底实际上被这些肌肉拉向背侧，而仅有的拮抗力量是蚓状肌，但由于角度的关系，牵拉趾骨的力量很差而不起作用。所以当第2趾被外偏的踇趾挤压或形成锤状趾时，其跖趾关节囊的趾面伸展变薄，最终产生病理性脱位，第2趾失去功能，出现锤状趾畸形。

2. 足横弓塌陷　踇外翻的足横弓塌陷（图108-18）多由于第1跖骨内翻、抬升引起。正常人第1、2跖骨间角不超过8°。踇外翻畸形时，第1跖骨的过度承重，加上从踇趾来的向内、后推挤力将使第1跖骨、楔骨关节松弛，逐渐产生第1跖骨头抬升、内翻，导致足横弓塌陷，前足增宽。久之，第1跖骨头负重丧失，负重外移至中央跖骨头，由此产生诸如第2跖骨头下痛性胼胝，甚至第2跖骨疲劳性骨折等临床症状。

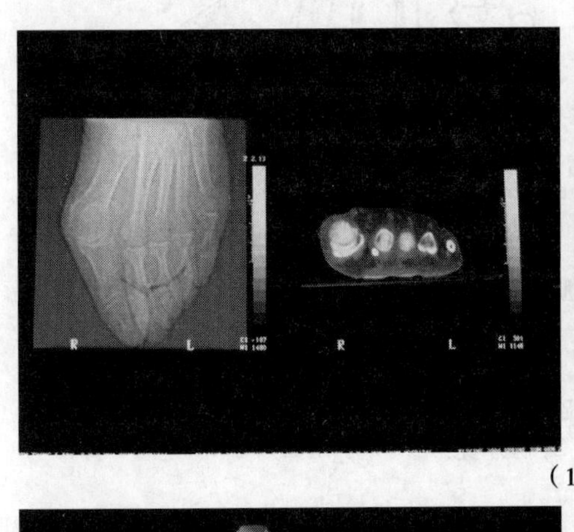

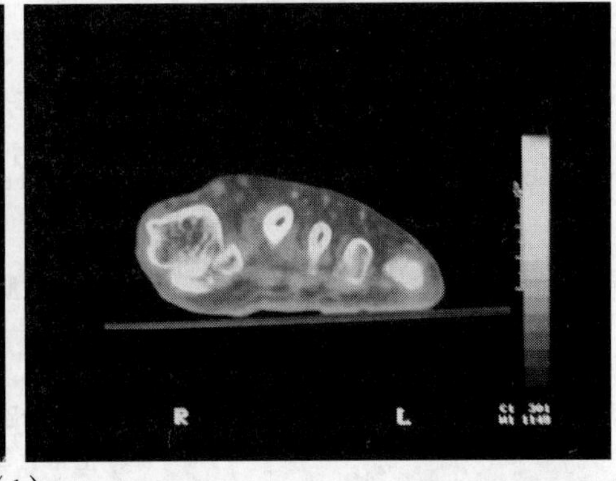

（1）

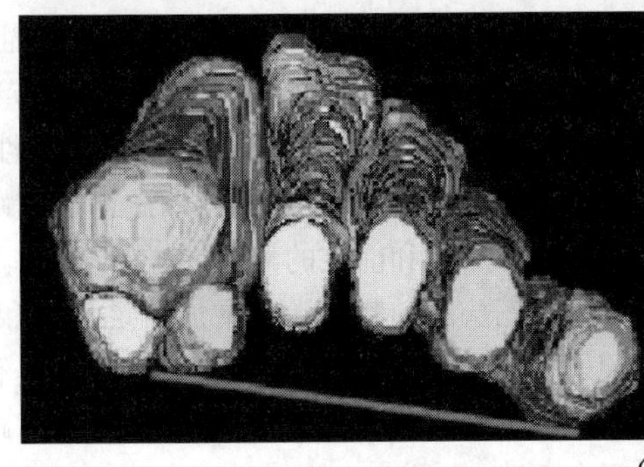
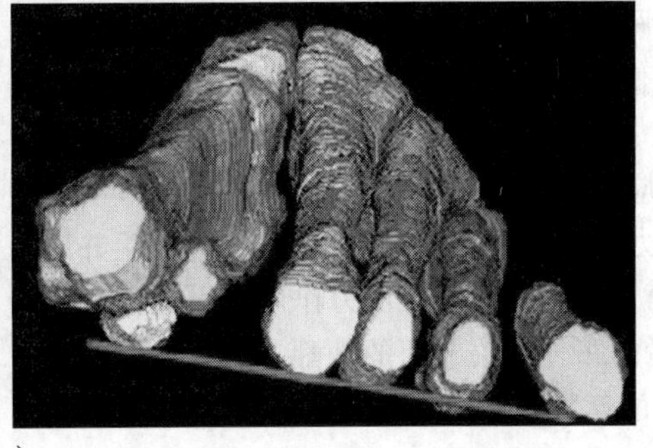

（2）

图108-18　踇外翻的足横弓塌陷

（1）跖骨头CT显示负重位足横弓塌陷，第1跖骨抬高内旋畸形，籽骨脱位；（2）三维重建显示左侧为正常足横弓，右侧见足横弓塌陷，第1跖骨抬高内旋畸形，籽骨脱位

3. 第1跖骨籽骨关节脱位　第1跖骨旋前、内翻时，籽骨在强大的内收肌、短屈肌外侧头的牵拉下不与跖骨头同时发生内偏，而被牵过跖骨头的下纵嵴拉向外侧。久之，骨嵴被磨平，产生第1跖骨籽骨关节脱位（图108-19）。足底韧带和肌肉试图通过对籽骨的强力牵拉，使第1跖骨籽骨系统维持原位，维持足横弓的弓形结构。但因第1跖骨头与籽骨关节的脱位，而使足横弓的塌陷不能避免。籽骨脱位后，从两粒籽骨中穿过的跖长屈肌腱像弓弦一样加重踇趾外翻、旋前，第1跖骨也在第1跖趾关节囊的旋转牵拉和跖底韧带的牵拉下逐渐产生内翻。展肌被外翻内旋的踇趾拉向跖侧，并逐渐被拉长变弱而失去功能（图108-20）。

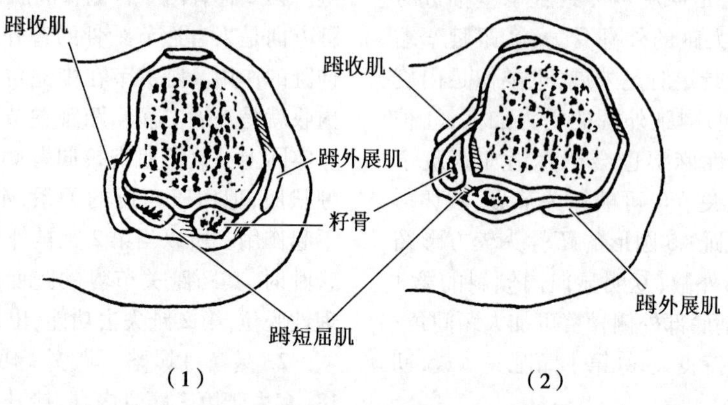

图108-19　第1跖骨内旋后肌肉和籽骨的变化
（1）正常位；（2）踇外翻

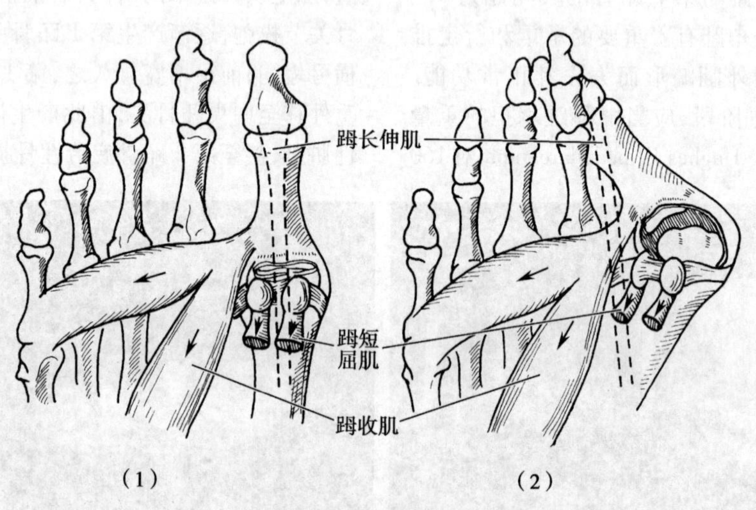

图108-20　踇趾肌肉的作用
（1）正常；（2）踇外翻

4. 第1跖骨头内侧骨赘、囊炎肿　第1跖趾关节的外翻畸形使关节内侧张力增高、外侧压力增加，由于骨所受应力改变将会发生骨的形态重塑，当应力超过最小有效应力（MES）时将发生骨重建，这样，承受异常增大张力的第1跖骨头内侧结节出现骨化生并产生骨赘，而第1跖骨头外侧在压力作用下出现破骨重建，产生日后的跖骨头关节面的外翻。突起的骨赘表面皮肤在鞋的摩擦下易产生红肿、皮肤过度角化，形成囊炎肿。

【临床表现】

踇外翻好发于成年女性。主要表现为踇趾外翻畸形和疼痛，而畸形和疼痛不一定成正比。随着病情的进展，可出现踇趾旋前，第1跖骨头内翻，前足增宽畸形，第1跖骨头内侧囊肿，第1跖趾关节退变性关节炎，第2足趾锤状趾畸形及前足底中部痛性胼胝。

体检时患者先取负重位，如此可加重踇外翻和相关畸形。后足和前足的评估同样重要，平足外翻畸形和小腿三头肌的紧张常会增加前足负重和加剧疼痛。记录踇外翻畸形的严重程度，注意踇趾是否旋前。检查第1跖趾关节及其活动度，评估第1跖跗关节是否存在不稳，如果活动度大于9mm提示过度活动。检查2至5趾的畸形和胼胝体、触摸跖骨间隙，了解是否存在趾间神经瘤。同时要全面检查韧带的松弛度。

X线表现：常规拍摄患足正、斜位，负重位与非负重位的侧位X线片。测量外翻角(HVA,正常<15°)和跖间角(IMA正常<9°)。测量跖骨远端关节角(DMAA,正常10°~15°),多数患者DMAA正常而第1跖趾关节半脱位,称作“关节不匹配踇外翻”。小部分患者(通常是年轻人)的DMAA增大,关节匹配且无半脱位,称作“关节匹配踇外翻”。同时应测量趾骨间的角度(趾间角,IPA),并记录第1跖骨头和籽骨的关系、内侧骨赘的大小以及跖趾关节退变的情况。

按严重程度可分为三度:

轻度:15°≤HVA≤19°,9°≤IMA≤13°;

中度:HVA 20°~40°,IMA14°~20°;

重度:HVA>40°,IMA>20°。

CT表现:在较为严重的踇外翻病例,跖骨头断面CT可发现第1跖骨籽骨关节脱位,第1跖骨头内翻、抬升和内旋畸形,可出现明显的足横弓塌陷。

【治疗】

1. 保守治疗　穿鞋头加宽加深的软皮鞋有助于治疗踇外翻。许多患者可通过适当调整鞋子、锻炼和活动获得症状缓解,可作为不接受手术的老年人或伴有神经血管疾病的踇外翻患者的治疗选择。有资料显示佩戴外翻矫形支具和踇趾占位器可以缓解疼痛并改善症状,但目前也没有证据显示支具能阻止踇外翻的进展。对年轻患者应避免穿尖头鞋、高跟鞋。

2. 手术治疗　对于较为严重的踇外翻要求解决外观或疼痛的患者,可考虑手术治疗。目前已见报道的手术术式有100~200种,各种术式均有其优缺点,许多术式系针对踇外翻的不同病理阶段而设计的。

外翻手术的效果取决于对病例的严格术前检查,详尽的体检、X线检查和CT检查是术前手术设计的关键。另外,患者迫切希望解决的问题也是手术设计的重要考虑因素。目前常用的术式可归纳为下面几大类:

(1) 软组织手术:此类手术旨在纠正踇外翻角(HVA),以Mcbride手术为代表,并经多位学者的改良。手术主要内容是切断挛缩的内收肌在踇趾外侧基底的止点、第1跖骨内侧骨赘切除、跖趾关节囊外侧松解、内侧紧缩。单独使用此类手术对无第1、2跖骨间角(IMA)增大的轻度踇外翻疗效较为确定。对于有明显IMA增大的踇外翻,此类术式通常需与其他截骨手术联合运用。Mann和Coughlin发现单纯远端软组织手术可以纠正HVA14.8°和IMA 5.2°,但有11%的踇内翻发生率。如果术前IMA>15°,则远端软组织手术的效果更差。

(2) 截骨术

1) 趾截骨术:用于纠正踇趾趾间关节外翻。

2) 第1跖骨颈部截骨术:这类手术方法较多,主要有Austin,Mitchell等,并被反复改良。手术目的及各术式略有不同,主要为纠正IMA和第1跖骨头关节面过度外翻。这类术式对于轻、中度的踇外翻有较好的疗效。但对于第1跖骨畸形较为明显的病例,此类手术不能做到完善矫形。

3) 第1跖骨基底截骨术:对于伴有明显IMA增大的病例,第1跖骨基底截骨能有效地纠正IMA,还可通过旋后、压低跖骨头来纠正第1跖骨的抬升、内旋畸形,可有效地恢复足横弓形态。第1跖骨截骨方法有很多种,如V形(chevron)截骨、横断截骨及弧形截骨等。但对于有第1跖骨头关节面明显外翻的病例,仅纠正第1跖骨内翻可加大第1跖骨头关节面外翻,此时可加行第1跖骨颈部截骨矫正。

(3) 第1跖骨头内侧骨赘切除术:Mayo术式,对于仅表现为踇囊炎的踇外翻病例是首选术式。

(4) 关节融合术

1) 第1跖趾关节融合:有严重关节病变、关节不稳者可考虑。Glutton认为跖趾关节融合在良好的位置上是一种永久满意的治疗,并强调了内固定的重要性,关节融合术必须做到有良好的松质骨接触面。趾固定在功能位,有坚强的内固定,可早期负重。

跖趾关节固定位置一般认为背屈20°~30°最合适,大于30°将产生跖痛症。Fitzcrald报道术后还能参加体育活动,成功率达90%,但在长期随访中10%的病例产生趾间关节疼痛性关节炎。

2) 第1跖骨楔骨融合:对第1跖骨楔骨关节过度活动、足内旋畸形和足纵弓塌陷的患者可考虑运用。

(5) 关节成形术

1) 第1跖趾关节成形:切除近节趾近端的Keller手术仍受部分学者的推崇。对疼痛原因主要是严重跖关节炎的老年踇外翻患者,Keller术式较为简单也确能解决部分患者的疼痛。但因Keller手术缩短了踇趾,使本来就丧失部分功能的踇趾跖屈力进一步减弱,将加重跖底的疼痛。研究显示,术后踇趾跖屈肌力平均丢失40%;20%~40%的病例出现转移性跖骨痛以及翘趾畸形和第1跖趾关节主动活动范围降低。此类手术应尽量避免或严把指征。

2) 第1跖趾关节假体置换:由于关节融合与Keller术式的严重缺点和近年来各大关节人工关节置换术的成功运用促进了足与手的人工假体研制与运用。第1跖趾关节的人工关节置换术可使踇外翻术后具有良好的功能,能防止畸形复发。假体主要为硅橡胶制成。

3. 手术并发症

(1) 畸形复发:可能是因为内收肌切断不完全,

外侧关节囊松解不彻底，内侧关节囊重叠缝合不牢固，DMAA 未纠正，籽骨悬吊未消除或术后跗趾固定不牢靠等原因所致。

（2）获得性内翻：多为医源性，可见于任何跗外翻术后。主要原因是内侧关节囊过度重叠缝合；内侧骨赘切除过多；切除腓侧籽骨或松解了籽骨的短屈肌短头；术中将 IMA 减至中立位甚至负值。术时应避免上述情况发生。一旦发生获得性跗内翻，矫正手术包括软组织重排、跖骨远端和近端截骨术、近节趾骨截骨术、肌腱转位术、关节成形术、关节置换或融合术。最重要的是防止形成进行性固定性畸形。

（3）爪形：表现为跖趾关节过伸而趾间关节屈曲，伴或不伴两个关节的固定挛缩，通常继发于双侧籽骨切除或腓侧籽骨切除和内侧关节囊重叠缝合导致的胫侧籽骨背内侧半脱位，导致屈曲肌力和伸肌力不平衡。治疗选择：保留跖趾关节活动的术式有：趾间关节融合、跗长伸肌腱转位植入跖骨颈以及跖趾关节背侧关节囊切开术，术后应以克氏针将跖趾关节保持在中立位 4 周。如果存在第 1 跖趾关节退变，应行第 1 跖趾关节融合术。

（4）跖趾关节活动受限：软组织手术的最终结果是在可动关节周围形成软组织重叠和紧缩，限制了跖趾关节活动，但是这种活动丧失不应产生症状或功能障碍。术后包扎跗趾保持跖趾关节中立位或 5°屈曲位是有益的。

（5）过伸：过伸畸形独立存在的情况很少见，通常原因是籽骨切除或 Keller 手术时跗长屈肌腱被撕裂，所以手术中必须保持跗长屈肌腱的完整性。

（6）神经瘤与血管瘤：这类并发症是足部手术所固有的。术中注意保护神经血管；松止血带关闭切口前彻底止血等措施很大程度上可以避免发生此类并发症。

（7）跖骨应力性骨折：转移性跖骨过度负重可导致应力性骨折，偶尔发生在第 2、3 跖骨，很少发生在第 4 跖骨，常见于绝经后妇女。保护下负重或穿硬底鞋 3～4 周通常可以减轻症状。有时第 2 或 3 跖骨应力性骨折产生断端向跖侧的成角畸形，导致跖骨头背屈，应力转移到相邻跖骨头，产生痛性胼胝。对骨质疏松且尚未产生胼胝体的患者，如怀疑有应力性骨折，应使用木（硬）底鞋进行保护。

跗外翻手术方法繁多，Basil Helal 认为医师的经验非常重要，其中因技术困难而影响疗效的 50% 系因医师缺乏经验所造成。因此，在大量术式疗效随访中，他的体会是：“手术方法越复杂，疗效越差”。他认为要做好跗外翻手术，应注意以下几点：

（1）手术年龄与疗效有关，年龄越轻，效果越佳。

（2）手术应尽可能少暴露关节。

（3）跗外翻患者活动佳而无疼痛者不应做关节融合术或成形术，特别是对 10 岁之前的足更应注意。

（4）任何改变跖趾关节软骨接触面的手术，必然要产生关节软骨退行性改变。继之产生跖趾关节疼痛与强直。

（5）关节周围软组织手术如涉及关节囊、韧带者可能产生强直，其强直程度与损伤程度成正比。

（6）凡是能使跖骨相对增长的各种手术均可能产生跖趾关节强直。

如能注意以上各点，则手术后疗效可明显提高。因此对缺乏经验的医师来说选择哪一种手术确有困难。正确的选择应按照医师的技术水平和患者的具体情况确定。

二、跗强直

Cotteril 和 Davies-Colley1887 年首先报道。是描述第 1 跖趾关节疼痛、活动降低，特别是背伸活动降低的一种状态。根据原因分为原发性、继发性两种。继发性的原因有：第 1 跖列过度活动导致的扁平足畸形、非代偿的足内收畸形、手术后并发、创伤与关节炎、第 1 跖骨头关节软骨剥脱、骨软骨骨折、痉挛畸形、代谢性疾病、感染性疾病、马蹄内翻足后遗症。本病以中老年发病为多见，多因反复劳损所致，还可继发于外伤、风湿、痛风、长期石膏固定、骨质疏松等病变。另外，还和过长的跗趾和第 1 跖骨有关。第 1 跖骨、跗趾过长，使得在步态推离期时，第 1 跖骨和跗趾承重过度，久之易导致第 1 跖趾关节退变。行走时出现下肢外旋的步态。随着骨关节炎的发展，畸形加剧，活动极度限制，类似强直。成人发病率 10% 左右。女性略多于男性。

X 线片常可发现第 1 跖趾关节间隙狭窄，关节周围骨赘增生，尤以背侧为重。

Hattrup 与 Johnson 在 1988 年对其进行分级：

1 级：轻到中度骨赘形成、关节间隙正常。

2 级：中度骨赘、关节间隙狭窄伴软骨硬化。

3 级：明显骨赘形成，关节间隙丢失。

后来 Coughlin 与 Shurnas 结合影像学表现，将该分类进行了改良：

0 级：关节间隙正常或略狭窄，无骨赘形成。

1 级：跖骨头背侧骨赘是主要表现，局限性关节间隙狭窄伴局限性硬化，跖骨头轻度偏平伴外侧骨赘形成。

2 级：跖骨头背侧、外侧及可能内侧骨赘形成伴跖骨头扁平。侧位片上累及跖骨头关节面小于 1/4。中度关节间隙狭窄伴硬化，一般不累及籽骨。

3 级:侧位片上累及跖骨头关节面大于 1/4,关节间隙狭窄伴软骨下囊性变。籽骨肥大、囊性变或不规则。

保守治疗可嘱患者穿低跟硬底鞋,结合按摩、理疗,还可用类固醇类药物作关节内注射。手术治疗目的在于减轻疼痛、改善功能、缓解关节炎进展、纠正伴随的其他足部畸形。1959 年 DuVries 首先报道骨唇切除术以来,成为最常用的方法,多数学者报道临床效果较好。其他的方法有关节切除成形术、关节囊充填成形术、关节融合、关节置换术等。还有学者将治疗膝关节软骨损伤的微骨折的方法应用于踇强直。

三、爪形趾

指跖趾关节过伸,近侧及远侧趾间关节屈曲所形成的固定性畸形。其发病原因多因足内在肌与外在肌肌力失平衡所致。早期足趾畸形轻,站立位时畸形可消失。晚期则畸形固定。

临床表现多为多趾畸形,跖趾关节背伸,近侧趾间关节屈曲挛缩,跖骨头向跖侧突出。足底跖侧面跖骨头突出处疼痛。在跖骨头跖面、足趾末端及屈曲畸形的趾间关节背侧均可产生胼胝。治疗需首先了解病因,若合并其他畸形,如高弓足,需先行矫正。严重的爪状趾需手术治疗,做跖趾关节成形术和趾间关节融合术。

四、高弓足

足纵弓高度超出正常的固定性畸形。本病病因尚不明,可以有家族史,单侧少见,双侧畸形对称,偶见一侧较为严重。可见跖腱膜挛缩、后足内翻、单一或多发跖骨跖屈、爪形趾畸形。但是 2/3 患者有神经肌肉疾患,其中 50% 是 Charcot-Marie-Tooth(CMT)疾病。本病呈进行性,常在 3 ~4 岁后出现症状,到 17 ~18 岁则为终止期,畸形不再发展(图 108-21)。

临床表现:足纵弓呈拱桥形,常伴爪形趾畸形,还可能有跟骨内翻或轻度外翻,跖骨头跖面形成痛性胼胝。在足底可见跖筋膜的挛缩带。由于病理变化不同而有不同类型的高弓畸形。典型的畸形表现为内侧纵弓抬高,外侧纵弓正常,可见到第 1 跖骨下垂的趾爪形趾畸形;高弓伴有跟腱挛缩呈马蹄高弓足;高弓伴有腓肠肌及比目鱼肌麻痹,则表现为仰趾高弓足。另外还可见足长度变短;足底跖骨头明显突出、胼胝形成;足底触地面积减小;“peek-a-boo heel”征等。

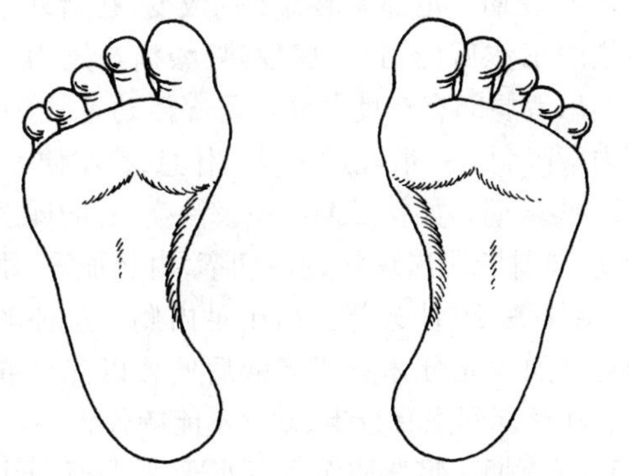

图 108-21　高弓足的足底部可见跖筋膜挛缩

X 线检查:摄站立位足弓侧位片,正常足距骨纵轴线与第 1 跖骨、舟骨和内侧楔骨处于同一直线上,高弓足则向下成角。

诊断时要做多方面检查。“Coleman block test”检查后足的僵硬性;步态周期观察站立相与摆动相的差异;肌电图等。注意与小儿麻痹后遗症相鉴别。

治疗的目的为缓解症状,矫正畸形和防止复发。畸形轻者可应用足横弓垫,目的在于均匀前足应力分布(图 108-22)。踇趾爪形畸形足可做 Jones 手术,包括跖腱膜剥离、踇长伸肌腱止点后移至第 1 跖骨头部。马蹄或仰趾高弓足,按患者年龄,畸形程度和肌肉情况选择软组织手术或骨手术。其原则同小儿麻痹后遗症。

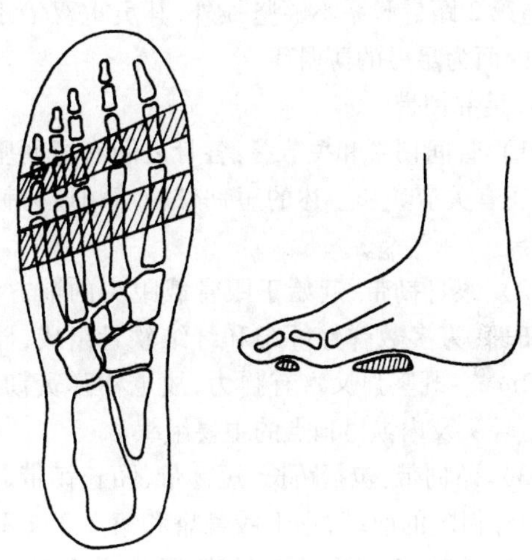

图 108-22　高弓足所用的鞋垫示意图

五、平足症

人类足纵弓是进化的结果,正常的足纵弓有内侧纵弓和外侧纵弓之分,外侧纵弓低平,通常我们所指的足纵弓为内侧纵弓。内侧纵弓由跟骨和距骨组成后臂,前臂由第 1、2、3 楔骨和跖骨组成,弓顶为舟骨。正常人足纵弓有一定的高度,高度由下列结构维持:韧带——主要由足底韧带维持,跖腱膜、跖长韧带、跖短韧带及跟舟跖韧带等;肌肉——胫前肌、胫后肌、腓骨长肌等。

正常的足纵弓除有一定的高度外尚有很好的弹性,这使得人类在行走负重时可以缓冲体重对人体的

7

冲击，吸收振荡，保护足部。因而足弓塌陷，如其下肢负重线正常者不属平足症，只能称之平足。平足症由于距骨内倾，跟骨外翻，从而使下肢负重线（髂前上棘、髌骨中点及第1、2趾间趾蹼成一直线）内移而不通过第1、2趾趾蹼，有足外翻畸形并产生临床症状者才称为平足症。

【足弓的解剖与生理】

足部有两个不同平面的足弓，冠状面的称横弓，矢状面的称纵弓。

1. 足骨　足纵弓由内纵弓与外纵弓两部分组成。内纵弓的特点是：较外纵弓高；后臂比前臂短。第1跖骨由于发育的特点，使其与第2跖骨的联系不够坚强，降低了其承受应变的能力，加重了舟骨和距骨的负重，减低了内纵弓负重耐力。外纵弓的后臂由跟骨单独组成，前臂由第4、5跖骨组成，骰骨位于外纵弓的顶点或最高部。外纵弓的特点是：弓的高度较内纵弓低；第四、五跖骨联系坚强；前臂和后臂长度相差不多；全部骨的联系较内纵弓坚强稳固。

足纵弓的特点是足弓的后臂短，结构简单，但牢固。足弓的前臂长，结构复杂，稳定性差。尤其第1跖骨除与第2跖骨联系不够坚强外，其负重双倍于其他跖骨，因而为足弓的薄弱环节。

2. 足部韧带

（1）骨间韧带和关节囊：各骨之间有短而坚强的韧带，还有关节囊和上述的短韧带密切相连为韧带的一部分。

（2）跟舟韧带：起始于跟骨载距突的前方，止于舟骨跖面，为多数弹性纤维和纤维软骨组成，厚度约1.5～2mm。既坚强又富有弹力，故也称弹簧韧带，为支持距骨头及内纵弓顶点的主要组织。

（3）跖韧带：包括跖长、短韧带，跖长韧带起始于跟骨内外粗隆的前端，止于骰骨嵴和第2、3、4跖骨的基部。韧带的张力维持了跟骰、跖骰关节的正常关系。跖短韧带起于跟骨跖面的前部，止于骰骨嵴，其作用为保持跟骰关节的正常关系。此两韧带是维持外纵弓的主要韧带。

（4）三角韧带：一般起于内踝，止于跟骨载距突。它能稳定踝关节，又可防止跟骨外翻。

（5）跖腱膜：能保护足底肌肉，又是维持足纵弓的重要纤维组织。由于实际的需要，跖腱膜如同髂胫束一样，特别发达，增厚后与韧带无异，故亦称跖浅韧带。起于跟骨内侧粗隆，止于跖骨头。

3. 肌肉　足部的肌肉分为内在肌与外在肌两类。

内在肌由于受鞋袜束缚，功能退化，维持足弓的作用也减退。拇展肌和小趾展肌起于跟骨，止于近侧趾骨基底，所以对纵弓仍有一定的弹性束缚力。

外在肌主要为胫前肌、胫后肌、腓骨长肌、拇长屈肌和腓肠肌与跟腱。胫前肌通过踝关节的前内部，止于第1跖骨基底内侧和第1楔骨的内侧。胫后肌由胫骨后下端通过内踝后内侧弹簧韧带至底部，止于舟骨粗隆。部分纤维止于第1、2、3楔骨、骰骨沟和第2、3、4跖骨的基底。腓骨长肌由外踝的后外侧通过骰骨沟和足底，止于第1跖骨和第1楔骨的基底。拇长屈肌由内踝后内侧，通过载距突和弹簧韧带的底面，止于拇趾远节趾骨的基底部。

上述各结构对足纵弓的维持起了重要的作用，其中骨与韧带发挥固定功能，但是肌肉维持和巩固足弓的功能更为主要。足部肌肉不紧张时，足弓非常松弛，骨与骨间的活动范围也很大。站立或行走时，通过肌肉的均衡收缩，维持足纵弓的生理形态变化。从某些舞蹈家来看，其足部韧带松软，但很少有平足症者，这是由于他们的肌肉平衡发达的缘故。

【病因】

造成平足的原因较多，一般所谓的原发平足症是因先天性畸形所致。平足也可以是后天造成，可由神经系统疾病后遗症如小儿麻痹后遗症、脑瘫后遗症、痛风、类风湿关节炎、感染及外伤等引起，这些都是特殊的平足症并非所谓的原发平足症。

先天性平足，可由骨性结构和肌肉韧带的先天性异常所致，如直立距骨、跗骨桥、副舟骨、足外翻等。

后天因素除上述原因外，有些患者无解剖或生理学上的异常而是由于客观因素促成平足症，如：①青少年工作或学习时站立时间过长，持续负重骤然增加或参加长途行走；②慢性疾病长期卧床后足部肌肉萎缩，病愈后未经锻炼骤然离床行走太多；③体重超重或妊娠；④穿不合适的鞋，太窄、太紧或鞋跟太高均可促发平足症的形成。目前认为胫后肌腱功能不全是成人获得性平足症的重要原因。

【临床症状】

临床上平足症的发展分为初发期、痉挛期和强直期三个阶段。

1. 初发期　足部无形态上的改变，在活动或一次较劳累的工作后，感到足底发热、酸痛与乏力。有副舟骨的患者局部有轻度红肿。足部活动正常，少数有轻度内翻限制。一般经过一夜的休息，症状便可消失。

2. 痉挛期　如初发期不积极治疗，有的即发展到痉挛期，腓骨长肌出现强直性痉挛，由轻而重，跟骨外翻，前足外展，距骨头部突出于足内侧。这种畸形及早期症状如经充分休息或麻醉后便可以完全或部分消失。在此期间患者行走、站立不能持久。

3. 强直期　痉挛期无适当处理，腓骨长肌由于长期痉挛而挛缩，足骨间韧带及足底部各韧带、关节囊也发生挛缩,使骨性结构形成固定的畸形。此时患者足部疼痛可能减轻,但步行、跑跳则更为困难,久之可促发腰、髋、膝关节的骨关节炎的发生。

上述三个时期并无明显的界限,其病情亦不一定是按序发展,可能患者发病时即有强直期的表现,亦有病变可以停留在初发或痉挛期。故临床上也有采用各种类型来区分。

X线检查对于判断畸形严重程度与选择治疗方法很重要。应当包括双足和双踝前后位与侧位的非负重与负重位X线片。X线表现:在正常负重时,X线侧位片显示距骨、舟骨、楔骨和跖骨的轴线在一条直线上,早期平足症可有成角出现于距舟关节处,但背屈趾后成角便消失。晚期除有成角外,可在正、侧位X线片上见到骨关节炎的表现,以距舟与跟骰关节为最明显。

【治疗】

治疗以预防为主,因为治疗的效果均不完全满意。

1. 预防　应从三个方面着手,一是锻炼足部内在与外在肌力,可经常赤足在沙地或软垫上行走,锻炼用足趾抓物等;二是消除产生平足症的客观原因,不穿不符合足部生理的鞋,有先天平足的患儿可穿矫形鞋或足弓鞋垫等;三是矫正先天性足部畸形,一旦发现患儿有直立距骨和跗骨桥即需立即治疗。

2. 初发期　针对致病原因,进行预防与矫正,包括改善工作条件,调整站立工作与休息时间,穿合适的鞋或穿矫形鞋,加用足弓鞋垫,必要时作短期休息,加强体育锻炼。

3. 痉挛期　应卧床休息,并加用理疗,短期休息。或在麻醉下矫形,用石膏固定在矫枉过正位4周。此后下床或去石膏后进行体疗,逐步锻炼足部肌力。如有复发可行手术:如趾长屈肌腱移位、跟骨截骨、外侧柱延长术等矫形。

4. 强直期　对有畸形而无症状者,一般采取对症治疗,如调换站立工作,穿合适的鞋等。有症状患者可行距下关节、距舟关节融合甚至三关节融合术。有先天性跟距或跟舟骨桥者可用手术切除骨桥。一些学者对融合手术持谨慎态度,担心融合会造成后足关节活动受限和生物力学的改变。现多主张对畸形僵硬的三期平足症选择三关节融合术。

第五节　足　　痛

一、足的劳损

足劳损的临床和病理改变至今尚无明确的定论。一般认为肌肉活动时间过长或活动量过大,使超过肌肉的耐受力而出现症状。流行病学研究证实,年老或体弱者更易得病。临床上最早出现的主要症状是足弓、前足掌心及足跟部疼痛,可伴有不同程度的足部肿胀,尤以久坐或患有大隐静脉曲张、心力衰竭或营养不良者更为明显。如症状继续发展,可出现肌肉弛缓或麻痹,致使足部重度劳损。

临床表现有长程行走后胫后肌突然失控,伴发足纵弓塌陷或腓骨肌无力,甚至踝关节突然失控而出现足内翻。此时必须与韧带损伤所产生的踝关节不稳定相鉴别。

治疗以肌肉功能锻炼及临时穿矫形鞋为主,外科手术一般并不需要。正确及时诊断,经休息后症状即能消失。症状严重者持续时间较长。

二、前跖痛

前跖痛是一种症状诊断。通常指在前足底部的疼痛,因多位于跖骨头下,也常称为跖骨痛、跖痛症。前跖痛是足踝外科的常见症状,由于急性外伤所致的足踝部疼痛,因有明显的外伤史,较易诊断,但多数的前跖痛多无明显的外伤史,较难诊断。

前跖痛的原因各异,如各种原因导致的足横弓塌陷,也可由局部组织如肌肉、韧带、关节、神经组织病变引起。少见于其他疾病,如血液循环系统疾病、感染等。目前,较常见的原因如下:创伤性、炎症性、足部畸形、足部皮肤病损、内分泌代谢性、神经病损及肿瘤等。

几种常见的引起前跖痛的疾患简述如下。

(一) 松弛性跖痛(Morton综合征)

1935年由D. J. Morton提出。大多在第1跖骨畸形的基础上发生,如第1跖骨过短、内翻或异常松弛活动等。正常情况下,骨间肌的收缩能使跖骨头相互靠拢。但当第1跖骨短缩时,由于某种诱因,如身体重量突然增加、长途行军、剧烈运动、骨间肌萎缩虚弱后等,丧失这种代偿作用,致使足横弓下陷,前足增宽,跖骨头间韧带因长期牵拉受力而松弛,形成松弛性前跖痛症。此时第1跖骨不能有效承担体重,使得足负重外移,导致第2、3跖骨过度地负重,产生跖痛。

常见于中年以上的女性。疼痛位于跖骨头下部或跖骨头间,呈持续性灼痛,行走时疼痛加重,可放射至小腿。跖骨头的跖侧及背侧均有压痛。由于第2跖骨头常参与负重,故疼痛部位常有痛性胼胝。前足增宽,骨间肌萎缩,足呈爪形趾。有时患者可因过劳而致急性疼痛,甚至可发生足背水肿。

在X线片上,可见第1、2跖骨及内侧楔骨间隙增宽,第2、3跖骨粗壮肥大,密度增加,籽骨后移。可能同时存在先天性趾畸形、僵硬及第1跖骨短缩、内翻畸形。

治疗原则：矫正畸形，恢复和维持前足的横弓，避免跖骨间横韧带继续牵拉损伤。

非手术治疗：穿前足宽、合适的后跟、鞋底较硬的鞋，常可以缓解疼痛。常使用健身鞋或在鞋底钉上一条橡皮横条，使之适位于跖骨头后方，避免跖骨头负重。可同时应用理疗、按摩与温水浴（图 108-23）。

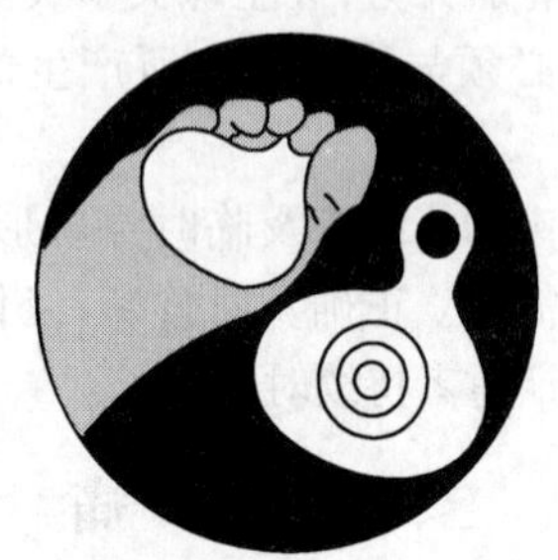

图 108-23　横弓垫矫正畸形

若保守治疗无效，可行手术治疗，积极治疗原发畸形如䟴外翻，手术的目的在于消除跖骨头下塌，使之抬高。常用的手术方式有：趾长伸肌悬吊术、跖骨颈截骨术等。对有第 1 跖骨内翻、抬升的病例可行第 1 跖骨基底部截骨（图 108-24），截骨远端除外移之外，尚需下压、外旋、以恢复足横弓形态，增强第 1 跖骨的负重功能。对有第 1 跖骨、楔骨松弛的病例矫形后可行固定融合术。

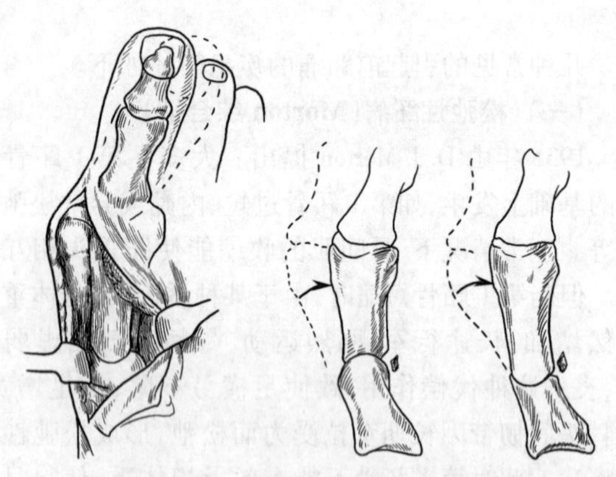

图 108-24　跖骨基底截骨术示意图

（二）压迫性跖痛（Morton 病、Morton 跖痛、Morton 神经瘤病）

可发生于成年人的任何年龄阶段，多发于女性，男女发病率约 1∶(7.5～18)，最常见于第 3 跖底总神经，即第 3、4 跖骨头间。第 2 跖底总神经处少见。但是所有跖底总神经均有发病可能。一足有一个神经瘤是最多见的情况，也可见一足有两个，甚至多个，但很少见。双侧患有跖间神经瘤者少于单足患病。Morton 病常见的病因可能为：鞋袜特别是高跟鞋的压迫；生物力学因素与足的某些功能丧失导致跖底总神经位于跖骨头的远端被骨间韧带束缚，产生卡压，逐渐产生间质性神经炎或神经瘤；间接非进入性创伤；占位性病变的损伤；炎症如滑囊炎、关节炎等；直接外伤或手术；职业因素如篮球、网球等职业或娱乐活动需反复使用前足等。

最常见和最早的症状是局部疼痛。发作或持续性疼痛，行走和活动时加重，休息后缓解。早期可于休息、脱去鞋袜和按摩受累部位可缓解症状。神经瘤发生的部位远端趾间相邻皮肤可有麻木或感觉异常，常为烧灼感。随着病情的进展，休息时亦可发生疼痛，因而使疼痛呈持续性。在相邻两趾之间的皮肤出现麻木。检查时足背伸可产生相应跖骨头间隙的压痛，将足横向挤压或足趾背伸时均可使疼痛加重（Mulder 征）。B 超和 MRI 可协助诊断。

跖间神经瘤的治疗目的是阻断并缓解疼痛，使患者能维持和恢复正常的生活工作。非手术治疗适用于症状较轻的患者，包括适当的运动、避免过量。穿合适鞋袜，穿用矫形鞋垫，避免穿尖头、高跟鞋；用跖骨头垫；局部注射治疗等。保守治疗 3 个月以上无效可行神经瘤切除（图 108-25）或神经松解术。手术入路可以采用背侧或跖侧入路，有的患者适用于关节镜治疗。

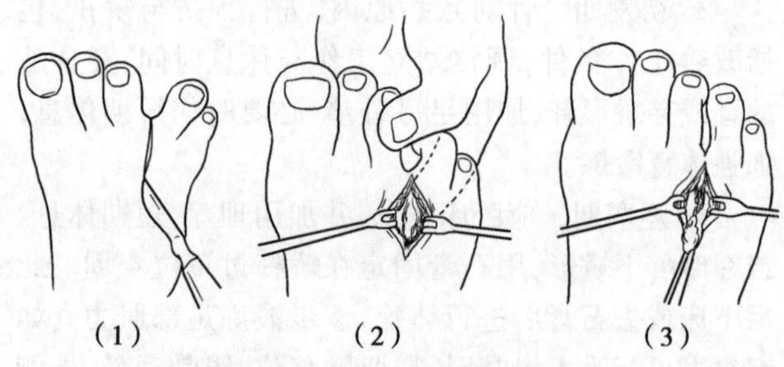

图 108-25　跖间神经瘤切除术

（三）第 2 跖骨头无菌性坏死（Freiberg 或 Kohler 病）

亦称骨骺无菌坏死、骨骺软骨炎。其发病与第 2 跖骨头损伤缺血有关。从生物力学的测定可知在正常足负重时（静止及动态下），第 2 跖骨的单位面积所受应力最大，另外第 2 跖骨头较其他外侧跖骨头为大，且长于其他足趾，易受到不正常的应力压迫，故最易受损伤。X 线片及病理变化亦显示发病与第 2 跖骨头损伤有关。

本病多见于 14～18 岁的青少年，发病时可有或无跖骨头部疼痛史，到中年时出现前足无力或横弓塌陷，并有疼痛与压痛。跖趾关节活动受限，尤其是背伸受限。早期在行走时疼痛，休息后消失。晚期可见受累关节僵直。

X 线片表现为典型的骨骺缺血坏死,与其他骨骺炎和股骨头坏死的表现相似,骨质稀疏,并有局部密度增白区。侧位片可显示跖骨头向背侧滑行。晚期则见骨骺关闭,X 线片示扁平而增大的跖骨头。病程在 10 年以上者常可见跖趾关节有骨关节炎的表现,即关节间隙狭窄或消失,骨质硬化,关节囊纤维化及边缘有骨赘形成。X 线片表现与临床症状可以不相符合。有些病例功能良好,但 X 线片表现很差。

根据临床与 X 线片表现可以确诊此病,因此 X 线片可清楚显示本病的特征部位跖骨头。血沉、抗 O 等化验检查无异常。偶尔其他一些疾病,如系统性红斑狼疮、风湿性关节炎、糖尿病、痛风等,可有跖骨头坏死碎裂,无关节畸形的表现,但他们有其他一些放射性特征可被鉴别;此外尚有其相应临床表现与化验结果的不同结果,可供鉴别诊断。

保守治疗包括减少负重、理疗、中药浸泡等。支具或石膏能缓解跖骨头压力。必要时应用局部封闭治疗。保守治疗失败或晚期患者可进行手术治疗,包括关节清创、跖骨头修整塑形、跖骨头切除、跖骨颈背侧闭合截骨、人工跖趾关节置换或跖趾关节切除成形术(Keller 手术)等。

(四) 跖趾关节滑膜炎

一般好发于骨骺尚未闭合的青、少年。表现为第 2 跖趾关节持续性疼痛,少数在第 3 跖趾关节,常伴有长于踇趾的第 2 趾,因此使该足趾趾间关节长期处于屈曲位,导致跖趾关节过伸,形成爪形畸形。检查时在关节处有肿胀、压痛,活动时疼痛加重。治疗以保守治疗为主。限制活动、减少负重行走,穿硬底鞋、配足弓垫,穿符合足型的鞋(不使第 2 足趾卷曲),应用中药泡洗患足及理疗等透热治疗,一般症状便可缓解。少数疗效不佳的患者可用泼尼松龙注射液 0. 5ml 加 1% 利多卡因 4ml 局部封闭治疗,每周 1 次,一般 3 ~ 4 次一疗程。对于顽固性的患者,可手术切除增生的滑膜,但效果不佳,必须同时做 Keller 手术,缩短第 2 趾。

(五) 弹响性跖痛(clicking metatarsalgia)

某些青年的足及足趾均正常,但有足横弓处疼痛,并伴响声,在出现另一次响声后疼痛可消失。但在几小时或几天后又会出现,发作时行走困难。一般在脱鞋或横向挤压横弓后,症状便可突然消失而感到舒服。

临床方面,足的外形正常,关节无强直。跖骨头无压痛,压迫相邻两跖骨头间的韧带能激发疼痛。双手上下移动相邻两跖骨或握横弓向心挤压可诱发疼痛及响声。如横韧带有损伤时,可出现跖骨的垂直活动。有跖骨小片撕脱骨折的慢性横韧带损伤,则 X 线片可显示该小骨片。

治疗以休息、局部封闭为主,少数患者需用横弓足垫。症状持续不缓解,则可作跖骨头切除术。

(六) 跖骨头下塌

跖骨头下塌,亦称为跖骨头下沉,是一种在足踝外科中常见的临床病理表现。各种原因使足的横弓发生塌陷,第 2 ~ 4 跖骨下塌,随之跖骨头也将下塌。以上改变各跖骨头的负重状态,使下塌的跖骨头负重增多,增加了对其跖侧皮肤和软组织的压力与摩擦力,继而发生鸡眼和胼胝,出现疼痛等临床症状。平足、跖骨病变、足部的肌肉韧带疾患以及其他疾病,如类风湿关节炎等病理变化常伴有跖骨头下塌。

依照典型的临床表现,同时伴有 X 线片跖骨头轴位可见跖骨头下塌的征象,或跖骨头过大、跖骨过长等可诊断该病。治疗上常采取保守治疗,包括"蜂窝鞋垫"等方法。长期的保守治疗未能缓解症状者,可行手术治疗,常有的手术术式有:跖骨颈截骨术、跖骨短缩术、跖骨头跖侧部分切除术(图 108-26)、前足再造术等。

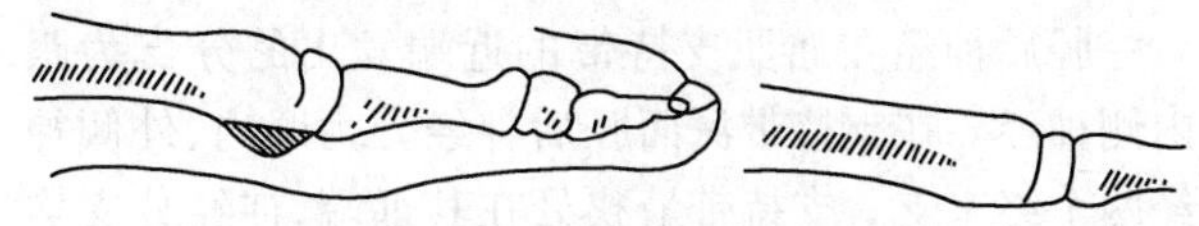

图 108-26　跖骨头跖侧部分切除术

(七) Joplin 神经瘤

亦称趾跖内侧神经的终末支跖面趾神经周围纤维炎。局部反复的创伤、神经瘤或跖趾关节手术后瘢痕粘连或压迫均可引发本病。如踇囊炎时关节跖侧严重疼痛,即由于负重时踇趾外翻外旋使神经受损而引起症状。表现为局部压痛与麻痹,类似神经瘤的症状。

治疗可行手术切除受损神经,但有足趾一侧的感觉麻痹,因此有人主张做神经移位术。

前跖痛的正确诊断是选择最佳治疗方案的前提,也是提高疗效的保证。掌握前跖痛的诊断和鉴别诊断及其诊断思维对于提高前跖痛的诊断水平有很大的帮助。在对前跖痛进行诊断时,为了防止漏诊、误诊,诊断时应考虑周全。将各种可能的致病因素全部考虑进去。然后依临床资料,包括病史、查体、辅助检查、特殊检查等,逐一进行排除性诊断,一步步缩小范围,把握关键,确定诊断。同时还要注意详细问诊、仔细全面查体,以减少各种漏诊、误诊的机会,避免治疗意外的发生。问诊所要求的有关内容应逐一详细查问。查体要在全面内科检查的基础上,既要进行骨科的有关检查,又要做相应的神经系统检查。

在问诊体检的基础上，认真准确检查压痛点。足部本身发生的疼痛有其规律性，往往局限于病变的组织处，有一定的特殊部位和体征，对临床诊断和指导治疗有帮助。确定压痛部位后，可进一步检查局部有无骨突、组织包块、条索状物等。同时，可借助 X 线、CT、MRI 等辅助检查手段明确前跖痛的诊断。

三、跗管综合征

1960 年 Kopell 与 Thompson 最早描述了本综合征的表现，1962 年 Keck 报道并提出跗管综合征这一诊断名称。为胫后神经在内踝下后方被屈肌支持带与跟骨组成的骨韧带管卡压而引起。一般以单侧为多见，有时可与腕管综合征同时发生。本病较腕管综合征少见。

【解剖】

跗管是由架于内踝与跟骨之间屈肌支持带所形成的一个骨韧带管。其底自上而下为内踝、距骨、跟骨。支持带的深面发出纤维隔将它分为四个骨纤维管。通过的组织为胫后肌腱、趾长屈肌腱、胫后动、静脉与神经、蹈长屈肌腱，腱周围有滑膜。

胫后神经在屈肌支持带的近端发出的分支为跟内侧神经。在支持带深面胫后神经分为跟内、外侧神经两个终末支。支持带最狭处在其远端，神经分支均在此通过，并穿过蹈展肌起点的纤维孔才进入足部。足底内侧神经孔有跟舟韧带为其上缘。外侧神经孔的四周为跖方肌，故足外翻可牵拉支持带和蹈展肌，使跖内侧神经血管产生扭曲和卡压，容易出现神经受压症状（图 108-27）。

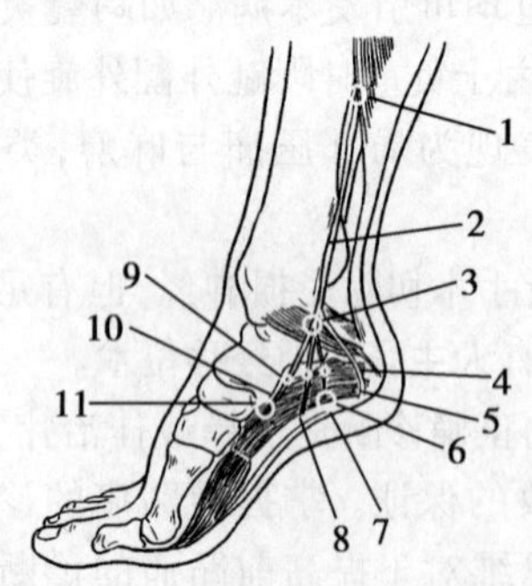

图 108-27 胫后神经的分支图

1. 高位踝管综合征 2. 胫后神经 3. 踝管 4. 跟内侧支 5. 蹈展肌 6. 小趾展肌神经分支 7. 足底外侧神经第 1 支卡压 8. 足底外侧神经 9. 足底内侧神经高位卡压 10. 足底内侧神经 11. 足底内侧神经卡压

【病因】

任何引起踝管内压增加的因素都可直接或间接压迫胫神经及其分支，引起相关症状。常见的引起跗管综合征的病因包括：①肌腱炎，多由踝关节反复扭伤，踝管内肌腱摩擦增加引起；②跟骨骨折移位；③神经鞘瘤、腱鞘囊肿等踝管内肿物；④蹈展肌肥厚、出现副蹈展肌等先天性肌肉发育异常；⑤先天性跟距骨桥，骨赘增生；⑥神经周围静脉怒张等。对胫后神经及其分支容易造成卡压的部位包括：①趾长屈肌腱和蹈长屈肌腱两个间隔之间；②屈肌支持带与蹈展肌的纤维性连接处；③足底内侧神经和足底外侧神经经过蹈展肌近侧缘的纤维性开口处；④胫后肌腱发出的跟内侧神经穿出屈肌支持带以及进入跟部纤维脂肪垫处。

【症状与体征】

起病缓慢，以一侧为多见。在早期，足底或跟部有间歇性疼痛、紧缩或肿胀感。沿足弓有抽搐感。久站或行走后加重疼痛。多数患者在脱鞋后能缓解。疼痛逐步加重，常有夜间痛醒，活动足部后疼痛能缓解。病情进一步发展可出现受支配的感觉区麻痹（图 108-28）。

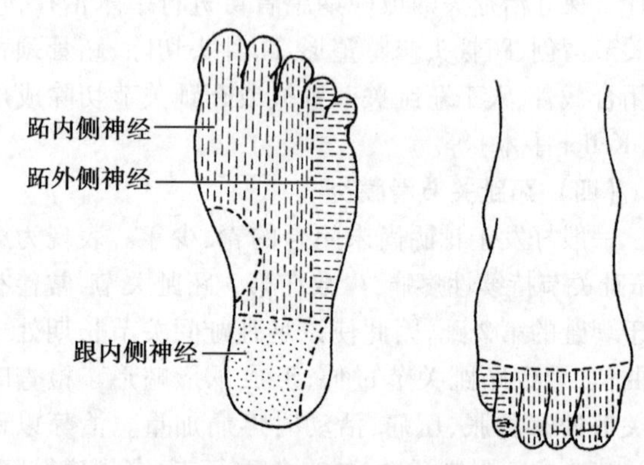

图 108-28 足部感觉麻痹区的分布（点状区）

检查：两点感觉鉴别力消失，这是早期诊断的重要依据。内踝后下方的 Tinel 征阳性。将患足内翻内旋时可诱发剧烈疼痛。跖趾关节跖屈肌力下降。如为蹈展肌肥大或有副展肌时，则足弓饱满形如扁平足。部分患者为缓解疼痛，减少胫后神经牵拉，足呈内翻足。行走时，负重期缩短，呈痛性跛行步态。

肌电图检查：感觉诱发电位潜伏期延长或消失，运动末期潜伏期延长或消失，肌肉动作电位波降低，出现自发纤颤电位或正锐波等，有助于诊断。

MRI：有助于发现踝管内的占位性病变。特别对于手术失败者的再次手术提供依据。

【鉴别诊断】

应注意与趾神经瘤、足踝的风湿性关节炎、周围血管病变、糖尿病及足纵弓扭伤等鉴别。

【治疗】

保守治疗：可采用非甾体类消炎镇痛药物；踝管内激素局部封闭；理疗；使用支具控制踝部畸形等。

手术治疗：经3～6个月保守治疗无效时采用减压、松解胫后神经。松解手术应当注意：①切开屈肌支持带；②神经入口处姆展肌筋膜的松解；③松解胫后神经及其分支，同时探查有无腱鞘囊肿、骨刺、曲张静脉等，若有应将病变组织切除。

可能由于以下原因导致手术效果不佳：诊断不明确；松解不完全；术后神经粘连；神经损伤；两个部位卡压；踝部畸形未予纠正。但是再次手术的成功率明显低于第一次手术。

四、前跗管综合征

前跗管综合征是由腓深神经在伸肌支持带下受到挤压后而引起的一组症状，最早由 Kopell 和 Thompson 于1968年提出。

腓深神经在其走行中，在几个部位可能受到卡压，在伸肌支持带部位的卡压被称为前跗管综合征。引起腓深神经卡压的最主要原因为外伤。此外，反复的足踝部扭伤，牵拉神经；穿过紧的鞋或不合适的鞋，对足背部造成反复摩擦、挤压；足背部直接挫伤，伤及神经或引起局部水肿；胫骨远端、距骨、舟骨、跖骨基底等的骨折、脱位或关节退变形成的骨赘的挤压等都为常见原因。

前跗管综合征的患者多表现足背部和踝部的持续性疼痛，休息后疼痛可缓解，活动时疼痛加重。疼痛多向第1趾蹼放射，少数患者可出现第1趾蹼和第1/2趾相邻皮肤感觉过敏或麻木。查体可发现患者足背部有压痛，叩击神经卡压部位，可诱发或加重疼痛。

前跗管综合征的治疗主要包括保守治疗和手术治疗。保守治疗主要包括去除致病因素、给予透热理疗、泼尼松龙加利多卡因局部封闭等。长期保守治疗无效者在确定腓深神经卡压的部位后，可行手术治疗，做足背姆伸长肌腱外缘纵行手术切口，部分切开造成神经卡压的支持带，松解神经周围的粘连，切除压迫神经的骨赘或囊肿。

五、老年人足痛

无血管疾病及神经损害的正常足，在正常体重的压力与张力下可致足部劳损。

【足部劳损的病理改变】

1. 由于韧带逐步松弛使足纵弓、横弓骨结构塌陷而承受不正常的负重。

2. 足底内部肌的萎缩使足横弓塌陷，增加了跖骨头及足跟部的异常负重。足内部肌的萎缩还可逐步导致足趾强直，产生爪形趾、锤状趾，并在相应部位产生胼胝。

3. 小腿肌肉（足外部肌）萎缩可使足纵弓塌陷，致足纵弓的中点（距舟、中跗关节）受到异常的应力，从而产生骨关节炎的改变，关节软骨消失，关节周围骨刺形成及跗中关节脱位。

4. 足部肌肉失控、韧带松弛与骨关节炎增加足弓的强直。

【病因】

足强直与胼胝是产生足痛的主要原因。胼胝如无适当护理，可产生压迫性溃疡，溃疡可直通跖趾关节，故必然会产生感染性关节炎，严重的需局部截趾。如有感觉缺损或血管病变及血供不足者，其后果更为严重。

【预防与治疗】

老年人的足痛应以预防为主，日常生活中足的护理至关重要，不能满足于足部的适意，足部的卫生极为重要，必须清洗干净以免污物积在皮肤皱褶内，使表皮脱屑与产生皮炎而引起感染。定期修剪趾甲，如因视力等因素不能自理时应由家属或专业人员修剪，否则会产生嵌甲、疼痛、甲沟炎及小溃疡。胼胝亦是产生足痛原因之一，必要时可用外科手术治疗。老年人足不论在室内或室外均需注意保暖及保持干燥。鞋子必须符合足型，鞋内不能有异常的压迫点。

在进行手术治疗时必须注意手术途径，避免产生皮肤坏死。手术一般采用全麻，心、肺功能不全者例外。因局麻有引起感染机会，术中忌用止血带，操作应细致，以避免因其他组织损伤而引起的坏死。

六、跖腱膜炎

本病是足跟部疼痛的常见原因之一，其致病因素有慢性劳损、创伤或跖腱膜退行性改变。可无外伤史，在跟骨止点处跖腱膜的胶原纤维退行性改变，产生无菌炎症。反复炎症使跟骨结节处骨质增生，形成骨刺。本病需与痛风、类风湿关节炎相鉴别。

发病多见于比较肥胖的中年妇女与喜欢运动者，可为单侧或双侧。于轻微扭伤后1～2周症状才逐渐明显，严重者每走一步即有疼痛，时间长者可持续几个月或几年，大部分病例可自愈。检查时跟骨结节远端跖腱膜止点处有压痛点存在。50%患者可见跟骨结节跖侧有骨刺。B超与MRI检查可见跖腱膜增厚、水肿。

治疗：减少或禁止登高和负重行走，穿用足弓垫，应用中药泡洗患足、理疗等透热治疗，局部按摩。以上治疗效果不明显时，可用泼尼松龙加利多卡因局部封闭治疗。

如经保守治疗6个月以上症状不能缓解者可采用手术治疗，切除炎症组织。但是完全切断跖腱膜可引起手术侧步行无力。目前推荐跖腱膜部分切除，如有条件可以经关节镜进行。切口尽量避开跖侧受压部位，在其附近作适当长度切口进入。骨刺是继发的病变，故单纯切除骨刺疗效不佳，需要同时切除炎性组织。

七、跖腱膜挛缩

跖腱膜挛缩（dupuytren contracture）的病因及病理变化与掌部病变相似。一般发生在40岁以上患者，男女发病相似。手术治疗仅在足部小结节影响功能时才可考虑。

八、跖腱膜纤维瘤病

临床表现为跖腱膜处结节形成，很少有痛或其他症状，无纤维挛缩的表现。病理检查为成纤维细胞增生及胶原纤维变性。一般不需手术治疗，除非是为了明确诊断。

九、跟 痛 症

表现为足跟痛。按部位可把跟部疼痛分为跟跖侧疼痛和跟后部疼痛。前者常由于跖腱膜炎、跖腱膜断裂、跟脂肪垫炎、足底外侧神经第一分支卡压症、跟骨骨刺、跟骨骨膜炎、跟骨骨折等引起。后者常由跟腱炎、跟腱滑囊炎等引起。

在诊断时必须明确跟痛与跟骨骨刺之间的关系。跟痛是一种症状，因此应首先找出其原发病变。跟骨骨刺可通过X线摄片发现，其产生原因是由于韧带腱膜在局部附着处因反复损伤、出血、机化、钙化所引起，不能作为一种疾病，更不能认为骨刺形成是跟痛的主要原因。

跟痛症的治疗一般采用非手术治疗，包括局部封闭、理疗、热敷、穿软底鞋，甚至在鞋垫的足跟部开洞以减少跟部受压。一般经过一段时间的治疗，症状均能缓解。如因跖腱膜炎而在足跟有纤维化的炎症组织形成，经非手术治疗无效者，可考虑手术治疗，切除炎症组织。

（一）近端跖腱膜炎

近端跖腱膜炎引起疼痛的可能原因包括：①步行时，跖趾关节背伸，牵拉跖腱膜，从而牵拉跟骨结节。随年龄增加，足部肌肉、韧带力量减弱，跖腱膜牵拉跟骨结节的力量增大，长期、反复牵拉使跖腱膜起点部发生微小撕裂，继发炎症，引起疼痛；②跖腱膜跟骨止点处的骨膜炎和跟骨内侧结节的疲劳骨折；③趾短屈肌止点炎症和水肿及其增生的骨刺导致足底外侧神经第一支神经的卡压。

临床上多表现为跟骨跖侧疼痛，发病缓慢，在早晨行走头几步时感疼痛较重，进一步活动后疼痛可部分缓解，但长时间活动后又可加重症状。体检可发现足部前内侧肿胀，跟骨内侧结节及跖腱膜起点2～3cm处有明显压痛。

治疗上通常采用保守治疗，90%以上患者在接受保守治疗后有显著改善。保守治疗的方法包括：减少跟部受到撞击性冲击的活动；跟腱、跖腱膜牵拉锻炼；理疗；纠正足部力线不良；消炎止痛药物；夜间夹板或石膏托；体外震波疗法等。常常需要几种方法结合使用综合治疗。极少数患者经过6个月以上的非手术治疗无效时，可采用手术治疗，但须注意的是，手术完全切断跖腱膜有可能对足的功能有着不良影响。

（二）脂肪垫炎

跟下脂肪垫具有吸收应力、缓冲振荡等作用，随着年龄的增加，脂肪垫内脂肪发生变性，弹性减退，使脂肪垫变软，变薄，吸收应力的能力减弱，引起跟骨结节骨膜炎，发生疼痛。

临床上，患者主要表现为跟跖侧疼痛，不能穿硬底鞋，行走于无弹性的路面，引起疼痛。体检可发现局部无肿胀，跟下脂肪垫失去弹性，并且变薄。治疗上常采取跟骨垫保护，必要时使用消炎止痛药。

（三）足底外侧神经第一分支卡压症

足底外侧神经第一分支支配跟骨内侧结节骨膜、韧带、小趾展肌和屈趾短肌。由足底外侧神经第一分支卡压引起跟骨跖侧疼痛约占20%。当此神经支从足的内侧由𧿹展肌和跖方肌内侧头深部筋膜间穿过时，从垂直方向变为水平方向，此时易受卡压。临床症状常表现为跟骨跖侧疼痛，在一天活动后明显加重。检查在𧿹展肌和跖方肌起点之间明显压痛，如合并跖腱膜炎也可在跟内侧结节和跖腱膜起点处有压痛。治疗以保守治疗康复锻炼为主，如非手术治疗无效时，可手术切开减压。

第六节 其他足部病变

一、糖 尿 病 足

糖尿病足是常见糖尿病并发症，也是导致糖尿病患者截肢的主要原因。15%的糖尿病患者会并发糖尿病足，其中10%～14.5%的患者会因此截肢，截肢后30天内死亡率为10%。而因血管病变导致肢端坏死的男性糖尿病患者是非糖尿病患者的53倍，女性则为71倍。根据最新临床诊断标准进行的估计，中国糖尿病发病率已达11.6%。

1956年，Oakley最先应用“糖尿病足”这一名词，是指糖尿病神经病变，末梢神经感觉障碍及自主神经损害；下肢血管病变——动脉硬化引起周围小动脉闭塞症；或皮肤微血管病变以及细菌感染所导致的足部疼痛、足部溃疡及足坏死等病变。缺血、神经病变和感染三种因素常协同发生作用。除了溃疡和肢端坏死之外，尚有糖尿病骨病，即 X 线片上可见的无菌性溶骨性破坏，是引起糖尿病 Charcot 关节最常见的原因。

【病因和病理】

1. 大血管病变　其发病特点为：

（1）发病较早，进展较快，病变程度较严重。比同年龄、性别的非糖尿病患者早 10～20 年。

（2）最严重的多见于膝下血管，胫动脉和腓动脉及其分支。在糖尿病多节段血管闭塞的患者中，可见近端与远端血管呈弥漫性墙壁样改变，而非糖尿病患者其闭塞的血管仅仅累及血管的某一节段。糖尿病患者一旦动脉粥样硬化开始，通常累及双侧下肢，而非糖尿病患者的病变往往是单侧性。

（3）症状出现早，下肢供血不足，肢端发凉，肌肉萎缩，缺血性疼痛、麻痹。较早出现足背动脉搏动减弱或消失。

2. 微血管病变与微循环障碍　是糖尿病肢端坏死的病理基础，亦是预后的决定因素。主要有微血管病变、微血流紊乱、血液理化特性改变。这三者在糖尿病肢端坏死的发病过程中，相互影响，互为因果，并呈恶性循环。

（1）微血管内皮细胞损伤是导致糖尿病患者肢端坏死最为基础的病理改变。内皮细胞以核为中心的细胞体向血管腔内突出，使管腔不光滑或阻塞，增加血流阻力，导致血栓形成。

（2）微血管基底膜增厚是糖尿病微血管病变的特异性病理改变，超微结构观察有局部与全层增厚两种形式。增厚的基底膜继发微血管管腔部分或全部阻塞，造成微循环障碍。

（3）微血管管腔狭窄，可由基底膜的器质性病变，也可存在微动脉功能性痉挛收缩，可使管腔减小 50%。

3. 周围神经病变　是导致糖尿病肢端坏死的重要原因，早在 18 世纪初的文献中就有关于糖尿病神经炎的报道。

（1）周围神经病理改变多见轴突变性，使轴突变小，功能失常、鞘膜变性、胶原纤维明显增生、施万细胞中胞浆呈髓脂质纤维丧失、细胞突起变薄。

（2）自主神经病变，多呈节段性鞘膜断裂。轴突变性与周围神经相似，交感神经节的变化主要是空泡变性，神经节呈不同程度的染色质溶解。

（3）由于糖尿病患者运动神经损伤，足部的伸肌与屈肌之间张力不平衡，易于形成跖趾关节或趾间关节背侧脱位，远侧移位的跖部脂肪垫或跖骨头下陷，形成“弓形足”或槌状趾、爪形趾畸形；足部肌肉萎缩，行走时负重在较小的面积上，而该处的保护机制下降，容易损伤，形成溃疡；由于自主神经病变使趾端皮肤少汗或无汗，皮肤干裂，易于受到细菌感染；皮肤血流增加可致下肢水肿；感觉神经病变使足部感觉迟钝，外伤后常无疼痛或疏忽大意，易于被细菌感染而形成溃疡。

4. 局部感染与足坏死　文献报道，糖尿病的皮肤感染，疖、痈、蜂窝织炎、毛囊炎占 15.97%，其中坏死性蜂窝织炎占 71%，外科手术后感染占 33%，术后脓毒症休克占 7.15%。近年来有逐渐增加的趋势。致病菌以大肠埃希菌、铜绿假单胞菌、金黄色葡萄球菌、表皮葡萄球菌及克雷伯杆菌占多数。

（1）糖尿病患者肢端感觉受损，机械性、物理性及化学性损伤易于造成皮肤损伤，使细菌侵入机体后繁殖生长并逐渐蔓延扩大；同时患者存在足部畸形，爪形趾、槌状趾、踇外翻、夏科关节等。行走时足的负重点发生改变，新的压力点因保护机制不完善易于损伤；不合适的鞋袜同样是导致细菌存留感染的原因之一。

（2）异物损伤导致感染：如木刺、铁钉、泥土及砖瓦碎片等造成足部外伤，异物可以存留或随外力拔出，如果细菌已经定植且伤口存在无效腔或引流不畅，深部容易成为细菌繁殖生长的培养基。

（3）糖尿病患者全身抵抗能力低下，患者易于感染并和糖尿病形成恶性循环，感染不易控制。

（4）糖尿病足的血流动力学变化，使局部组织的防御能力减低，受损后的水肿、渗出，炎症加重组织张力使微血管血流进一步受损；营养不良、贫血、低蛋白血症、微量元素缺乏、老龄化合并其他疾病、酮症酸中毒、高渗性昏迷、心脑肾并发症等，均可以降低糖尿病患者的抵抗力，致使防御功能下降而发生感染。

【临床表现】

1. 血管病变　糖尿病大血管病变好发于膝以下血管，即胫动脉和腓动脉及其分支，通常累及双侧下肢。受阻部位不同产生不同的临床症状和体征，急性阻塞与慢性阻塞的临床表现也不同。糖尿病患者的肢端动脉及小动脉粥样硬化是一种慢性进行性血管病变，产生症状较晚，早期可能无任何症状。由于肢端缺血，常见的症状是下肢足部皮肤营养不良、无汗、弹性差、毛发脱落、手足怕冷、发凉、皮肤粗糙、颜色变暗而无光泽。下肢肌肉萎缩、消瘦，趾甲变厚变脆，足底常发生胼胝体或鸡眼。间歇性跛行，夜间休息痛。部分患者可以发生自发性水疱或皲裂。足背动脉搏动减弱或消失，足部抬高时苍白、下垂时紫红色，血管狭窄处听诊可听见血管杂音。发生急性血栓形成时，可出现足部持续剧烈疼痛，休息不能缓解，足部可发生干性坏死。

静脉血栓很少产生全身症状。当发生浅层血栓性静脉炎时，可以出现跳动性疼痛，皮肤发红，局限性皮下水肿，受累的静脉可有触痛及条索状物。局限性深静脉血栓形成时，可有小腿后方疼痛，足踝部水肿。广泛的深静脉血栓形成时，常表现为浅静脉扩张，下肢肿胀，静脉压痛并可触及条索状物，同时引起动脉痉挛，下肢严重发绀，温度下降，可发展至静脉性肢端坏死。

2. 周围神经病变 由于神经营养障碍，皮肤干燥无汗，角化变脆常有裂隙，痛温觉迟钝或消失，踝反射可以消失。可以发生神经损害性足底慢性顽固性溃疡，多见于第2跖骨头下方。

3. 局部感染 单纯局部感染少见，多因继发性，促进坏死组织发生发展并迅速蔓延扩大至组织间隙及腱鞘，形成蜂窝织炎，多伴有脓肿，局部红、肿、热，甚至发展为骨髓炎。严重感染会导致脓毒症。

【辅助检查】

1. X线检查 是最常用、方便、有效、经济的方法。骨病变是糖尿病的主要并发症之一，约占糖尿病患者的0.65%。

(1) 骨质疏松：普遍性骨质疏松表现为足骨皮质变薄，骨小梁萎缩变细、模糊不清或减少；局限性骨质疏松表现为局部骨小梁较周围明显变细、减少、模糊甚至完全消失、局限性骨质疏松多发生于跖趾骨相对的两端偏侧，局部没有骨膜反应。

(2) 骨质萎缩：表现为骨骼变细变小，以跖趾骨干尤为明显，在严重病例，趾骨干直径可以2mm，骨质萎缩可能是由于糖尿病所致神经血管营养不良，导致破骨细胞活跃引起骨膜下吸收的结果。

(3) 骨质破坏：骨小梁消失或骨基质吸收。糖尿病性骨质破坏又称为骨坏死，活动期可见小死骨、破坏边缘模糊不清，一般没有骨膜反应，附近软组织感染明显时，偶尔可见少许骨膜反应。骨质破坏有时边缘较清楚，可能与局部缺血、修复或骨膜下骨吸收有关。当骨坏死合并骨髓炎时，常可以见到较多的骨膜反应；骨性关节面被破坏后，关节肿胀，变形及脱位更加明显。严重者骨端变尖，呈刀削状、弯刀把或梅花状等。

骨质破坏的速度差异很大，有时1周内迅速进展，有时病变可以多年不变，已经修复多年的骨骼可以再度破坏并进展。这种变化可能与糖尿病病情变化、局部血供变化、局部感染等情况有关。

关于骨质破坏的病理基础，不少学者认为是由于骨髓炎所致，目前这种观点已经为大量事实所否认。因为有些骨坏死并没有软组织溃疡或远离溃疡部位。而局部缺血可能是骨质破坏的重要因素之一。

(4) 骨质修复：附近软组织肿胀逐渐减轻，骨质破坏区密度逐渐增高，边缘逐渐清晰，骨皮质逐渐增厚，骨性关节面逐渐清楚。文献报道有的骨端骨质破坏经过适当治疗后可以恢复至接近正常骨的状态。

(5) 夏科关节(Charcot)：又称为神经营养性关节，指由于神经病变引起的骨与关节的非感染性破坏，主要表现为骨质碎裂，关节半脱位或脱位。碎裂的小骨块一般密度较高，附近关节结构不清。

(6) 软组织改变：有两种表现形式，干性坏疽与湿性坏疽。湿性坏疽X线片可见足底软组织肿胀，窦道及断断续续钙化的小动脉。当继发厌氧菌感染时，可见散在气泡。当干性坏疽与湿性坏疽同时存在，特别是皮肤呈显著的紫黑色时，常常可见明显的骨质破坏。

2. CT 分辨率明显高于X线片，可见骨正常结构消失，可以清晰显示骨小梁的吸收情况、残留的小片死骨、骨膜反应的多少及骨质修复情况；软组织的肿胀及与周围组织的关系；厌氧菌产生的气体部位及数量；窦道的具体情况等。

3. MRI 能够很好地显示骨骼、软组织微小的病理变化。由于反应性充血、水肿、蛋白、脂肪及骨髓组织增多等，糖尿病的骨质疏松 T_1、T_2 加权像上为较均匀的高信号。MRA可以清晰显示足部血管异常，血管粗细不均、变细或中断。

4. 放射性核素检查 对于骨病的敏感性较X线为高，但是特异性较低，需要借助于其他检查综合分析。

5. 多普勒检查 通过观察血流情况，可以判断动、静脉管腔有无狭窄、阻塞及其部位。是目前检查血管病变的重要手段之一。

6. 神经肌肉电生理检查 肌电图、体感诱发电位、运动神经/感觉神经传导速度测定、F/H波传导速度等可以提供周围神经功能状况的判定。

7. 介入学检查与血管造影 可以了解血管病变范围、血流分布及有无旁路手术的可能性，便于手术定位。但此项检查属于创伤性检查，造影后可能引起动脉痉挛，加重肢体缺血，甚至坏疽。

【治疗】

1. 原则

(1) 控制糖尿病：如糖尿病饮食治疗，应用糖尿病药物，将血糖控制在目标值。

(2) 扩血管、抗凝、溶栓：改善血液循环，使大血管及微循环再疏通，从而使肢端血流畅通，坏疽局部供血得到良好改善。

（3）抗感染：选用有效抗生素，控制全身或坏疽局部感染，减少坏疽局部蔓延和脓毒症的发生。

（4）控制其他相关急、慢性并发症，增强患者体质。

（5）坏疽局部分级处理：通过去腐生肌的方法，即切开排脓，对坏死组织采取蚕食的方法逐渐清除，创面敷以外用药物，促进皮肤再生，促使创面早日愈合。

2. 外科治疗

（1）血管重建术：研究认为，糖尿病足仍有行远端血管转流的可能性，应重视远端血管重建以挽救肢体避免截肢。目前，膝以下动脉重建以自体静脉移植转流通畅率最高，自体静脉移植于远端动脉搭桥是治疗糖尿病足缺血有效的方法。Pomposelli 等的研究表明，足背动脉重建治疗缺血糖尿病足远期效果较好，应首选大隐静脉作为移植物。足背动脉转流可常规用于糖尿病足缺血患者，从而证明糖尿病患者存在小血管闭塞而只能行截肢是错误的。

（2）介入治疗：针对糖尿病下肢动脉缺血的介入治疗主要集中在腘动脉和胫腓动脉。文献报道在有足背动脉搏动情况下，腘动脉介入治疗与髂动脉介入治疗的累积通畅率相当。糖尿病下肢动脉缺血介入治疗的最佳时机是中度缺血的患者，有经皮球囊扩张血管成形术、血管内支架、血管腔内硬化斑块旋切术、激光血管成形术等。术后应用防止血栓形成药物。介入治疗术后再通血管内膜增生是中期闭塞的重要因素，而应用动脉造影和双功彩超进行随访监测，可以及时发现血流动力学异常，及时治疗。

（3）自体组织移植：近年来随着组织工程学的逐渐发展，国外已经有学者应用于临床。移植物一般包括来源于患者骨髓的自体干细胞、生物可降解胶原膜与自体皮肤成纤维细胞。

（4）糖尿病足截肢术：根据 Wagner 分级系统，1、2 级糖尿病足可通过护理和局部清创等方法治疗，不需截肢。3 级糖尿病足如果有气性坏疽应及时施行截肢手术。4 级糖尿病足损害严重，足前半部的坏疽兼有溃疡发生，这样的病变作部分截肢术是不可避免的。如果坏疽局限于 1 个足趾，坏疽又是干燥的，可自基底部将整个足趾切除。如坏疽已蔓延到足背，可将坏死足趾连同跖骨一并切除。多个足趾坏疽应作跖骨截除，根据坏死平面最大限度可截至跖跗部。坏疽进展快，又是湿性坏疽，施行截肢术刻不容缓，而且截肢平面应高于坏疽部位。术后开放还是关闭伤口应根据创面条件，如果手术较彻底，关闭伤口后用负压引流。坏疽创面兼有剧痛、体温升高，白细胞与血沉增快，说明全身症状在发展，需增加胰岛素用量，全力控制症状发展和降低血糖水平。在此之前，可先姑息性地将坏疽部分截除，然后根据全身状况、局部血液循环选择高位（膝下、齐膝关节或膝上）截肢。5 级糖尿病足坏疽已涉及整个足部。即使当时为足局部的坏死，但整个足严重的血液循环障碍也不可避免地要发展为整个足的坏疽。因此必须及时施行截肢手术。截肢平面可行膝下，经膝或膝上平面，此外尚可由动脉血管阻塞部位决定。截肢平面还得结合患者是否安装假肢、假肢种类及肢体的具体情况决定。

糖尿病足常合并神经性关节炎，为防止跗骨间的畸形或保持足的负重功能，可考虑做三关节融合术，术后石膏固定。固定期要比一般长。至于神经性关节炎本身并无特殊治疗，关键在于控制糖尿病，有时大剂量服用维生素 B 有暂时缓解症状的效用。

1）单个足趾切除：对正常步态影响很小，踇趾切除不影响正常站立和步行，但如果患者快行或奔跑时由于趾缺失导致推进力降低，会产生跛行。其他各趾切除的影响均不大，其中第 5 趾切除最常见。切除全部足趾对慢行影响不大，但对快行、跳跃、踮脚和下蹲均有很大影响。术后常需要鞋内充填物而不需假体。

2）经跖骨截肢：根据截骨的程度会导致不同程度的功能障碍，越靠近近端对功能影响越大。

3）经跖骨更近端的截肢：会导致显著的步态影响，因为失去了正常的支撑和推进力。Roach 和 McFarlane 报道糖尿病足应用 Lisfranc 或 Chopart 截肢术后效果良好。但 Lisfranc 截肢术后常发生马蹄足，因为足背伸肌没有了附着点。而 Chopart 截肢术经中跗关节截肢可导致严重的马蹄内翻畸形。由于任何平面的截肢都会影响步行，所以常需要作高位水平的修整或距下关节融合术。Roach 和 McFarlane 应用跟腱切断术来阻止早期的马蹄足发生。

3. 内科治疗　糖尿病足在外科治疗后仍应继续内科治疗，以控制病情发展，改善全身情况。

【预防】

1. 首先是控制血糖　糖尿病足主要由于糖尿病造成肢体周围血管、神经病变继发感染所致，而控制血糖是减缓周围血管、神经病变发生的有效手段。并且高血糖也易发生感染，所以严格控制血糖是非常关键的一步。

2. 由于周围神经病变是糖尿病足发生的重要因素，所以适当的营养神经药物及适当的足部按摩也是有益处的。

3. 保护脚　不要穿过紧的鞋袜，不要光脚行走，修脚时避免足部受伤。

4. 积极治疗脚气　一般患者有不同程度的足部

真菌感染，真菌感染也是创面难愈的因素之一。

5. 患者洗脚时要慎重　因足部皮肤因感觉异常而无法判断水温的高低易发生烫伤。一般水温不宜超过患者下肢体表温度。洗脚后宜用柔软及吸水性毛巾擦脚，动作要轻，要彻底擦干，尤其应擦干趾缝，并防止任何的擦伤。

纠正不良生活习惯，力求戒烟，避免过度紧张，特别应避免熬夜和过度疲劳，以防病情恶化。

二、巨　趾　症

巨趾症（macrodactyly）是以趾或足巨大为特征的先天性畸形，无家族史及不属遗传性疾病，并不常见。患者常表现足各部结构均明显增大，与巨趾并存的最常见疾病为神经纤维瘤病、脂肪血管瘤病及肢端肥大症。手术旨在解除影响功能的症状，即主要解决疼痛或穿鞋困难。美容目的在于改变足及足趾的怪异外形，并使之与对侧足趾大小相匹配。有时病变可能静止，也可能进展较快，所以应定期随诊，根据病情的个体差异，决定手术治疗的方法。

有许多手术方法用于治疗巨趾，包括并趾成形、软组织肿瘤切除和截骨或骨骺阻滞，巨趾切除以及趾列切除术。软组织切除和截骨或骨骺阻滞可以用于单趾巨趾的初期治疗。但是，这些手术方法的复发率几乎达到100%。Crogan 等报道，用趾列切除，趾骨骨骺阻滞及软组织切除治疗 10 例先天性脂肪纤维瘤病所致的巨趾，获得很满意结果，而并趾成形手术及趾骨切除术疗效不满意。他们推荐趾列切除，并进行多次软组织肿瘤切除是一种必要的手术方法。当足或足趾增大不很严重时，建议巨趾长到成人足趾体积大小时，再进行足趾骨骺阻滞术，必要时对软组织肿瘤进行多次切除。对于趾骨及软组织明显增大，进行趾列切除，趾列切除术也是并趾成形或软组织切除后严重复发病例的首选治疗方法。

三、甲状腺疾病的足部变化

甲状腺疾患的杵状趾（指）产生原因与甲状腺黏液水肿相似，但较少见。其表现为趾（指）软组织肿胀伴手足杵状趾（指）。短长骨骨干邻近关节处的骨膜掀起，在骨表面似水疱样。其变化类似肺源性关节炎，但无痛。

（一）原发性甲状腺功能不全

在儿童期重要的骨骼体征是生长减慢，骨骺的出现与闭合均延迟，以手部最为明显。其骨骺有多发中心的异常现象，常局限在膝关节。

在原发性甲状腺功能不全时有皮肤变粗厚、干冷。除上述情况外，皮肤表现的另外两个特征即胡萝卜素皮肤症（carotenodermia）与发疹性黄瘤病。原因是甲状腺功能不全时胡萝卜素转变为维生素 A 的能力减低，胡萝卜素随血液循环而使足底与手掌有色素染上。在松弛的跟腱上引出反射迟钝有利于诊断甲状腺功能不全症，肌电图检查更为准确。

（二）甲状腺功能亢进症

在活动期足部的变化并不显著，部分患者可有骨质疏松，有些长期未能认识的甲状腺功能亢进患者可在股、胫部有明显结缔组织结节。

第七节　足部骨折与脱位

一、距骨骨折脱位

距骨骨折脱位是足部常见的严重损伤，闭合复位较困难，骨折不愈合及距骨无菌性坏死发生率高。距骨属松质骨，分为头、颈、体三部。距骨上面为滑车关节面，前宽后窄。关节软骨向下方延伸分别与内外踝形成关节。距骨颈无关节软骨，但有关节囊及韧带附着。距骨颈与足的轴线成向内的 15°～20°夹角。距骨头与舟状骨形成关节，其跖侧有弹簧韧带，后下方与跟骨的载距突形成关节。距骨本身无肌肉及肌腱附着。距骨的血供来自前外侧的胫前动脉、腓穿通动脉及后外侧的胫后动脉分支。由于血管进入距骨的部位较为集中，几个来源的血供容易同时损伤；外伤时若距骨被压缩也可伤及血管，故其骨折或脱位容易发生缺血性坏死。

【损伤机制】

距骨骨折脱位的机制大致分为两大类，即跖屈内翻及背伸应力损伤。足强力跖屈时，距下关节的骨间韧带首先撕裂，其他跗骨与距骨分离并向内侧移位，但距骨仍留在踝穴内，称为距骨周围脱位。距下关节脱位的说法并不确切，因为它不能表明距骨与舟骨的关系。当足强力跖屈同时内翻时，因踝外侧韧带也遭到破坏，而导致距骨本身自踝穴中脱出，成为距骨脱位。距骨骨折则主要由足背伸应力造成。足背伸至一定程度时，因距骨颈抵于胫骨下端前缘而受到限制，如应力继续增大，则产生距骨颈或体部骨折，进而撕裂距下关节的后部韧带，使距骨体留在原位，距骨头与足的其他部分一并向前移位，称为距骨颈骨折合并距下关节脱位。脱位的全足如继续背伸，则迫使距骨体自后内方脱出踝穴。外力停止后，全足回到原位，而将距骨体遗留于踝穴外，为距骨颈骨折合并距骨体脱位。

【分类及治疗】

1. 距骨头骨折　距骨头部骨折比距骨颈骨折少

7

见,移位一般不明显。治疗只需把足固定于紧贴的短腿管型石膏中4～6周,然后进行负重锻炼,结果良好。

2. 距骨颈骨折　由于在踝穴中的距骨体有跖屈倾向,常合并距骨下脱位(图108-29)。故在治疗中需将足置于跖屈位,以便使远侧骨折段与近侧骨折段对合。复位后用短腿石膏固定于跖屈轻度外翻位6～8周,之后更换功能位石膏,继续固定6周。不能过早地将伤肢固定于功能位,以免发生骨折再移位。负重须推迟至骨折愈合后。距骨颈骨折可合并距骨体向内后方旋转而脱位,并交锁于载距突的后方,还可合并内踝骨折,有时为开放性损伤。因脱位的距骨体位于跟骨结节的内侧,其上的皮肤被牵伸压迫有发生坏死的危险,胫后血管神经也可受压,导致前足坏死及足底内侧神经麻痹。因此整复是紧急的,距骨应立即复位、如闭合复位失败,应立即行切开复位内固定。为了增加距骨的血液供应,预防距骨缺血性坏死,可同时作距下关节融合术。距骨颈垂直骨折,很少或无移位,可用不负重的石膏固定踝关节于功能位6～8周,能获得满意的结果。

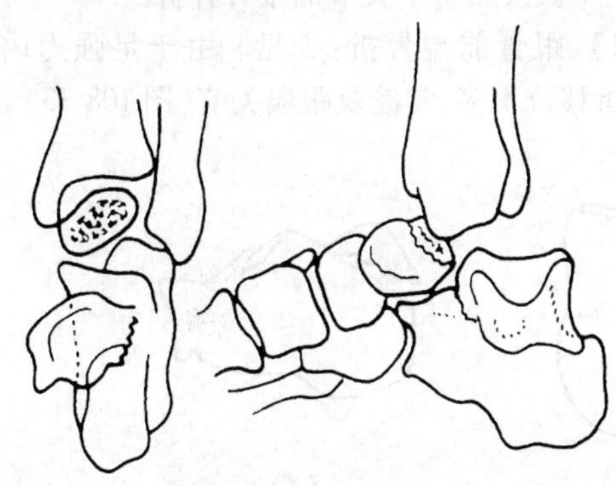

图108-29　距骨颈骨折合并距骨体后方全脱位

3. 距骨体骨折　距骨体可发生各种不同程度的骨折。可以在横的平面发生骨折,也可发生纵形的劈裂骨折。骨折可呈线状、星状或呈粉碎性。距骨体的边缘骨折易被忽略,但却可产生功能障碍。距骨体骨折的预后比距骨颈骨折更差,因其往往波及踝关节和距下关节。骨折移位即使很轻,都将导致上述关节的阶梯状畸形,最终产生创伤性关节炎。距骨体骨折无移位者,以石膏固定于中立位。如有移位经闭合复位成功者,则应固定于轻度跖屈位。严重粉碎骨折无法复位时,可延期行胫距关节融合术、胫距跟关节融合术或四关节融合术。实践证明,胫距跟关节融合术和单纯距骨切除术的预后均不理想。

4. 距骨后突骨折　距骨后突骨折系由于突然的跖屈造成的损伤,应注意与距骨后缘可能出现的一种不连接的骨化中心(又称三角骨)相鉴别。但后者与距骨体的分界线表现较平滑而整齐。必要时可拍摄对侧踝部X线侧位片以资比较,因三角骨多为双侧性。治疗仅需功能位短腿石膏固定6周。如骨折不连接而有症状者,将碎片切除。

5. 距骨脱位

(1) 距骨周围脱位:距骨周围脱位即跟距关节和距舟关节同时向内脱位(图108-30)。这种损伤多为内翻跖屈位使跗骨间韧带断裂而胫腓下韧带完好,距骨仍在踝穴内。闭合复位并不困难,牵引前足和后跟,将足极度跖屈及外翻、外展,可得到整复。复位后用石膏固定于中立位6周。

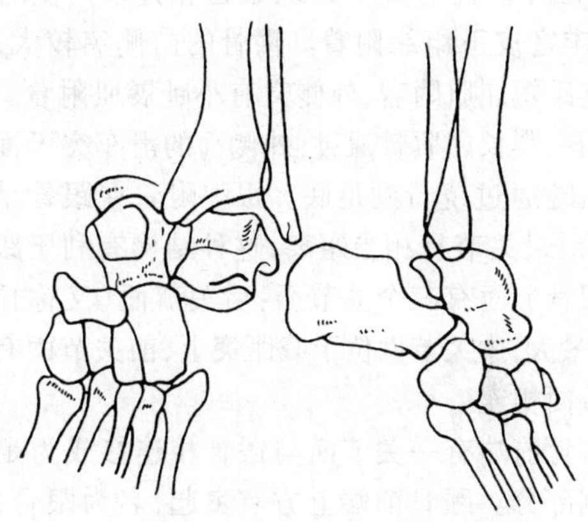

图108-30　距骨周围脱位

(2) 距骨全脱位:踝关节的前、内、外侧关节囊和韧带以及距跟韧带均断裂,距骨自踝穴内脱出。一般为前外侧脱位。距骨体位于为外踝的前方,头部转向内侧,距骨下关节面指向后方(图108-31)。由于脱位严重损伤了距骨血运,缺血性坏死的机会较多。复位后用短腿石膏固定于中立位4～6周。3个月后摄X线片复查,如无缺血性坏死征象时,开始逐步承重。手法复位失败或开放性损伤者,应及时手术切开复位,术中千万不要为了便于整复而任意扩大伤口,应细致地保护距骨上附着的软组织。术后处理同手法

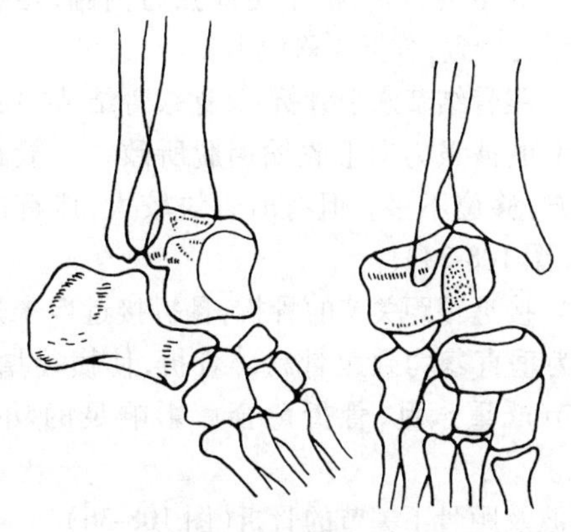

图108-31　距骨全脱位

整复。陈旧性距骨全脱位，虽可作距骨切除，但预后不理想，可作四关节融合术。

二、跟骨骨折

跟骨骨折为跗骨中最常见的骨折，占全部跗骨骨折的60%。跟骨骨折的常见原因多半由于高处跌下，跟骨着地所致。常合并颅底骨折、脊柱骨折或下肢其他骨折。

【应用解剖】

跟骨为最大的跗骨，呈不规则长方体形，前部窄小，后部宽大，向后下移行为跟骨结节。跟骨外侧略向外侧膨出，且与皮下组织紧密相连。内侧有些凹陷，有丰富皮下组织附着。跟骨的内侧突较大，有蹞展肌与趾短屈肌附着；外侧突有小趾展肌附着。载距突下面有蹞长屈肌腱通过，外侧面的滑车突下面有腓骨长肌腱通过绕行到足底。跟腱附着在跟骨结节内侧，离距跟关节有相当距离，这种结构有利于跟腱活动。跟骨上面有三个关节面：后关节面（又称丘部关节面）最大，中关节面位于载距突上，前关节面有时与中关节面相连。

跟骨前端有一关节面与骰骨相连接成为足纵弓的外侧部分。跟骨前端上方有突起，名为跟骨前突，通过叉状韧带与骰骨相连，临床上此处损伤不少见。在跟骨内侧有一隆起叫载距突，支持距骨颈，为跟舟跖韧带附着处。跟骨结节与后关节突的连线与前后关节突的连线交叉成角，称跟骨结节关节角（Bohler角），约20°～40°（图108-32）。跟骨压缩时明显变小。

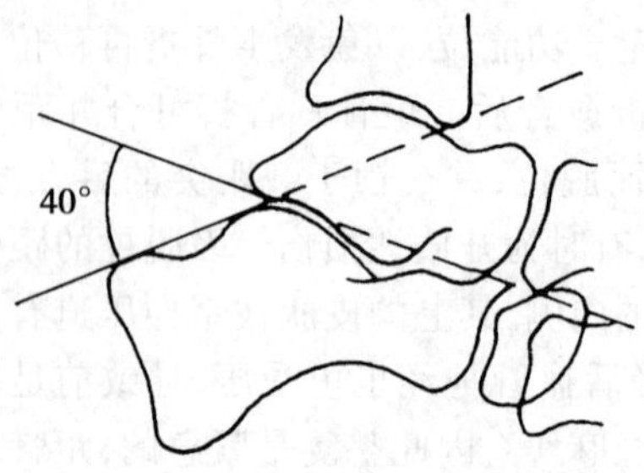

图108-32 跟骨结节角（Böhler角）

【骨折分类】

跟骨骨折的类型很多，但可归纳为两大类，即波及距下关节与不波及距下关节的跟骨骨折。

1. 不波及距骨下关节的跟骨骨折

（1）跟骨前端骨折：少见。由于足强力内翻所致，骨折移位不多，常波及跟骰关节（图108-33）。

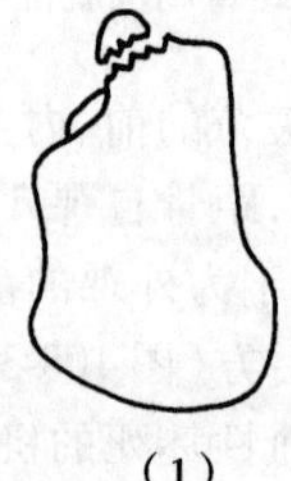
（1）
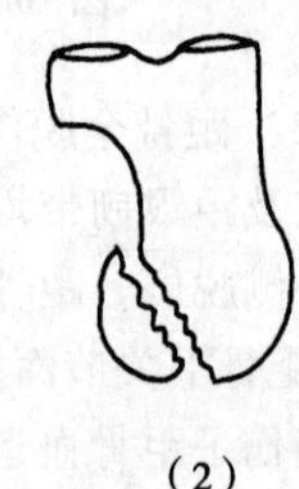
（2）
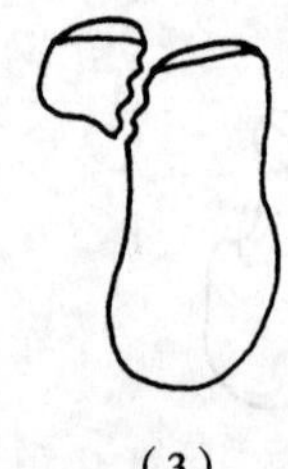
（3）
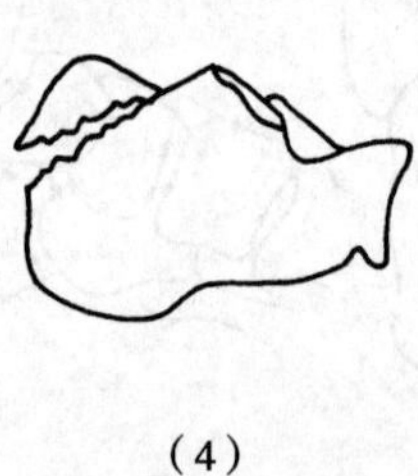
（4）

图108-33 不波及距骨下关节的跟骨骨折

（1）前端骨折；（2）跟骨结节纵形骨折；（3）载距突骨折；（4）跟骨结节水平（鸟嘴状）骨折

（2）跟骨结节纵形骨折：高处跌下，跟骨结节底部着地成外翻位，骨折片由于跟腱的收缩而向上移位。

（3）载距突骨折：由于足部强力内翻，距骨向下压迫载距突所致，骨折片移位不多。

（4）跟骨结节水平骨折：又称跟骨结节“鸟嘴状”骨折。由跟腱强力向上收缩撕脱所致。一般在跟腱止点上方，移位不多。但有时骨块较大，伴有向上翻转移位（图108-34）。

（5）接近跟距关节的骨折：骨折接近但未进入关节。多为垂直暴力致跟骨粉碎骨折，使横径增宽，距骨下关节严重紊乱，骨折愈合后影响足的功能（图108-35）。

2. 波及距骨下关节的骨折（图108-36）

（1）垂直压缩塌陷骨折：由于垂直暴力所致。距骨关节面挤压跟骨关节面而形成关节面塌陷骨折。

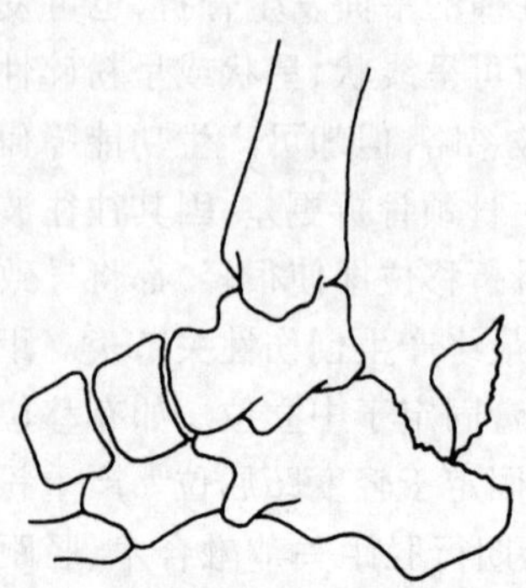

图108-34 跟骨结节水平骨折伴骨块翻转移位

（2）单纯剪式暴力骨折：即跟骨的距骨关节面受到距骨的剪力作用使之成前后两半，为跟骨Ⅰ度损伤。

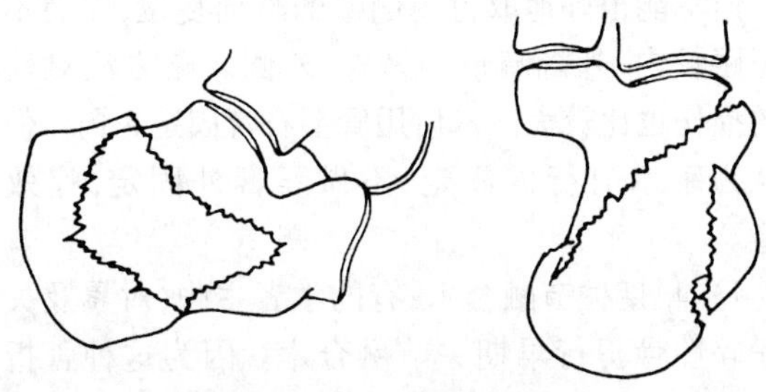

图 108-35　接近跟距关节骨折

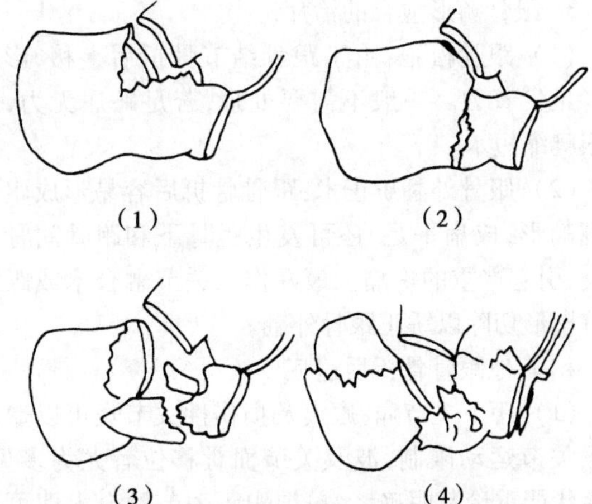

图 108-36　波及距骨下关节的跟骨骨折
(1)垂直压缩塌陷骨折;(2)单纯剪式暴力骨折;
(3)剪式和挤压暴力骨折;(4)粉碎骨折

(3) 剪式和挤压暴力骨折:跟骨骨块粉碎并有移位,为跟骨Ⅱ度损伤。

(4) 粉碎骨折:为跟骨Ⅲ度损伤。

【临床表现及诊断】

有高处跌下外伤史。患侧足跟部肿胀、疼痛、活动障碍,足弓塌陷、足底淤血。跟骨横径增宽,外踝下饱满。跟骰关节部肿胀,提示有跟骨前端骨折或分歧韧带损伤。被动背伸趾,如主诉疼痛,说明载距突有骨折。足跖屈无力,跟骨结节部肿胀疼痛,提示跟骨结节有骨折。摄跟骨侧位片可见骨折线,跟骨斜位片可清晰显示距骨下关节,轴位片能显示距骨下关节和载距突。CT 扫描(平扫或三维成像)更能清晰显示各骨折块及其移位的情况。

【治疗】

1. 不波及距骨下关节的跟骨骨折

(1) 跟骨前端骨折:很少有移位。若无移位,用短腿行走石膏固定 4~6 周。如骨折端有明显移位,应予复位和固定 4~6 周。以后辅以理疗。

(2) 跟骨结节纵形骨折:无移位者,仅需抬高患肢,加压包扎,早期开始踝和足的活动,8 周后负重。有移位者,应在硬膜外麻醉下行闭合复位。如手法复位有困难,可用钢针穿过结节中部,将膝关节屈曲,先向后牵引,松解骨折面,然后向下牵拉,直至骨折复位。术后用长腿管型石膏固定于屈膝和踝关节跖屈位。必要时,亦可将钢针一起包于石膏内,4 周后拔除钢针,更换短腿石膏,再固定 4 周。

(3) 载距突骨折:一般移位不多。抬高患肢,加压包扎,6 周后可负重。有移位者,应闭合或切开复位内固定,术后石膏固定 4~6 周。

(4) 跟骨结节水平骨折:无明显移位,可用踝关节跖屈位石膏固定 4~6 周。如骨折块较大或有向上翻转移位时,应作闭合复位或切开复位,松质骨螺丝钉内固定。亦可用经皮穿针内固定。术后用长腿石膏固定于屈膝 30°踝关节跖屈位。

(5) 接近跟距关节的骨折:应在硬膜外麻醉下手法复位,足尽量跖屈,术者用两手掌压挤跟骨两侧,同时尽量向下牵引跟骨,以恢复正常的跟骨结节关节角,复位满意后用短腿石膏固定于足跖屈位 4~6 周。复位不满意者,可用 Böhler 夹来协助整复(图 108-37)。纠正跟骨结节关节角有困难时,亦可用钢针贯穿结节的后上方,牵引复位。其操作方法与治疗同跟骨结节纵行骨折。

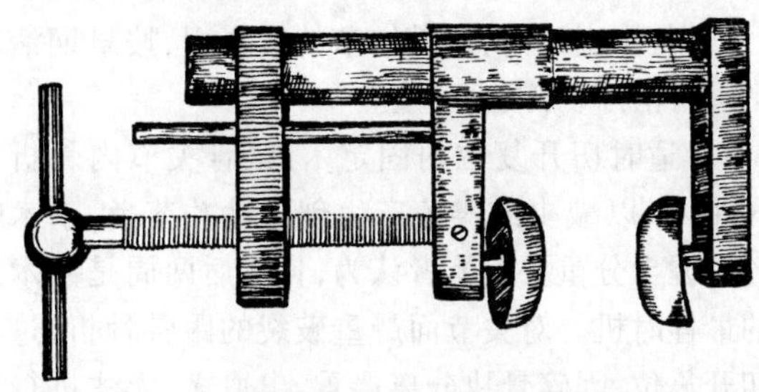

图 108-37　Böhler 夹

2. 波及距骨下关节的骨折

(1) 外侧跟距关节面塌陷骨折(图 108-38):除骨折线通过跟距关节之外侧并因重力压缩使跟骨外侧关节面向下塌陷外,其病理变化均与接近跟距关节的骨折相同。因此,如跟距关节面无移位或移位不多,可按接近跟距关节的骨折来处理。对关节面塌陷者,应切开复位。先矫正跟骨结节的向上移位和跟骨的

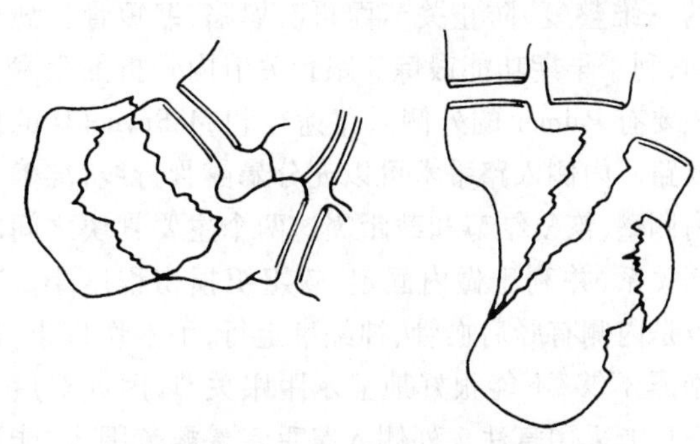

图 108-38　外侧跟距关节面塌陷骨折

7

增宽，然后将塌陷的关节面撬至正常位置，关节面下的空隙用松质骨填塞并可用跟骨接骨板螺钉内固定，术后用短腿石膏固定4～6周。

(2) 全部跟距关节塌陷骨折(图108-39)：此类骨折的治疗意见有分歧，归纳如下。

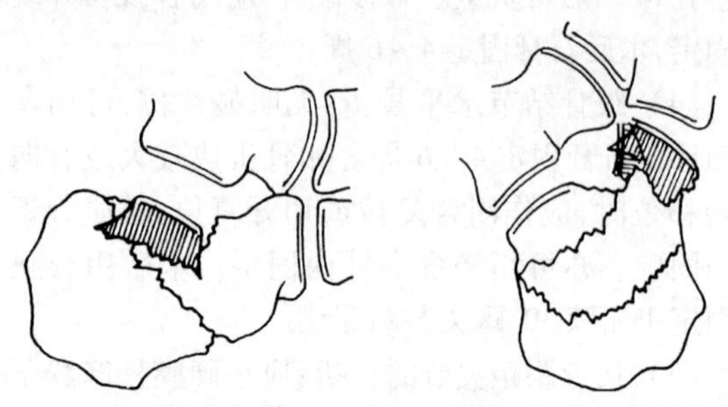

图108-39　全部跟距关节塌陷骨折

1）保守疗法：又称不作整复的运动疗法。用弹力绷带包扎伤足，抬高患肢。鼓励早期开始患肢功能运动及扶拐负重。不少人认为这种方法较固定疗法功能恢复快，效果好。一般患者在半年内可恢复正常活动，约有3/4的患者可恢复正常工作，不波及跟距关节的跟骨压缩骨折，尤为适用。

2）骨牵引治疗：跟骨结节持续牵引，按早期活动原则进行治疗，可减少病残。

3）适时切开复位内固定术：跟骨关节内骨折应及时手术，以减少或避免产生创伤性关节炎，手术时机的掌握十分重要。笔者认为，骨折后两周是手术复位的最佳时机。对关节面严重破裂的跟骨骨折，过早的切开复位，因碎骨块分离严重，出血多，无法进行满意的解剖复位和牢固的内固定。切开复位时间太迟(例如超过1个月)，骨折块之间已经形成骨性连结，原发骨折线不能清晰显示，手术时要凿去异位生长的骨痂，才能撬出距后关节面，且不宜用侧方压挤法矫正跟骨增宽畸形，增加了手术的难度。跟距关节面的解剖整复和Bohler角的恢复重建是累及跟距关节的粉碎性跟骨骨折手术治疗的两个关键。将塌陷的关节面撬至正常位置，力求做到矢状面、冠状面和水平面的三维整复，防止关节面再次塌陷，缩短骨折愈合时间，利于早期功能锻炼。跟骨关节内骨折的手术方法主要有Palmer的外侧入路途径和McReynolds的内侧入路。内侧入路手术可以充分暴露骨折线，准确复位内侧壁，恢复结节和载距突这两个主要骨块之间的解剖关系，并利于做内固定，软组织损伤程度小。其缺点是内侧有胫后血管、神经束走行，手术切口小，前方暴露不够，不能很好地显示距跟关节，因此对后关节面只能采用盲法。外侧入路手术暴露范围大，能清楚显示跟骨外侧壁和距跟后关节面，便于关节面的复位。但不能很好地取得内侧壁的解剖复位，因而不易纠正跟骨内、外翻畸形。另外，外侧入路方法对软组织的损伤也比较大。术后用管型石膏固定8周。但有人认为手术时行内固定，不做石膏外固定，疗效更满意。

4）早期关节融合术：有的学者主张，对累及关节的粉碎性骨折行早期关节融合术。因为这种骨折必将引起不可恢复的损害，如伤后2～3周内手术，行三关节或跟距关节融合术，疗效较晚期手术好。

3. 跟骨畸形愈合的治疗

(1) 跟腱松弛：由于跟骨结节骨折后上移，影响患者足尖着力。一般不需要处理，若足跖屈无力，可作跟腱缩短术。

(2) 跟骨外翻矫正术：跟骨骨折后容易形成跟骨外翻畸形，成扁平足，还可发生距骨下和跗骨间骨关节炎，引起严重的疼痛。最好作三关节融合术或跟距关节楔形切除以矫正跟骨外翻。

4. 其他跟骨骨折后遗症

(1) 距下关节痛：瘢痕及损伤性关节炎可以造成距下关节运动限制，波及关节面骨移位者尤为多见。如症状严重诊断明确者，单纯跟距关节融合术即可得到治疗，但如跟骰关节亦受侵犯，则可行三关节融合术。

(2) 腓骨长肌腱鞘炎：跟骨骨折增宽时，可使腓骨受压，肌腱移位，如骨折未复位，肌腱可持续遭受刺激而产生症状，必要时可手术切除多余骨质，使肌腱恢复原位。

(3) 骨刺：足跟骨刺为疼痛的第三个原因，骨刺的形成多为骨折畸形愈合或跟部脂肪垫破裂，失去对足跟保护功能，骨质直接负重引起，骨突部分骨折在任何部位可形成痛性骨痂，如用鞋垫保护无效时，亦可手术切除骨刺。

(4) 跟骰关节炎：外伤时韧带断裂可以造成距舟或跟骰关节半脱位，由此形成创伤性关节炎。可的松局部封闭可以缓解症状，如症状严重，可行三关节融合术。

(5) 神经卡压：较少见，胫后神经之跖内或外侧支以及腓肠神经外侧支，可受骨折部之软组织瘢痕卡压发生症状。必要时应手术松解。

三、跗骨骨折

跗骨骨折包括舟状骨、骰骨和楔骨骨折。

(一) 舟状骨骨折

舟状骨骨折不常见，但有人统计其发生率为骰骨骨折的两倍。足舟状骨骨折分为三个类型：即舟状骨结节骨折、舟状骨背侧缘骨折和舟状骨横形骨折。

1. 舟状骨结节骨折　直接暴力或胫后肌的猛力收缩所致。因胫后肌腱止点包括舟状骨结节跖侧及1、2、3楔骨，故此类骨折移位不大。临床上需与副舟骨相鉴别。治疗只需石膏固定4周，功能恢复良好。

2. 舟状骨背侧缘骨折　前足强力跖屈，可引起舟状骨背侧缘小片撕脱。单纯制动3周大多数即可愈合。但要注意有无中跗关节脱位。如疼痛持续，可将骨折碎片摘除。

3. 舟状骨横形骨折　通过舟状骨体部的横形骨折是较严重的骨折。常因踝关节跖屈时通过跖骨的纵向压缩暴力所引起，骨折线呈水平横形。往往背侧断端较大，跖侧断端较小，较大的背侧断端可自距-舟-楔关节向上移位。对于单纯线状骨折无移位时，用短腿石膏固定4周。有移位的骨折，应予整复。但复位往往极不稳定，需用不锈钢针贯穿楔骨、舟状骨骨折断片和距骨头作固定，防止再移位。骨折块过大，可用螺丝钉固定，再以管型石膏外固定。若舟状骨发生缺血性坏死吸收，继发创伤性关节炎，影响患者行走者，应作舟楔关节融合术。术后短腿石膏固定3个月。距舟关节最好不固定，以免影响跟距关节的活动。有人主张对损伤严重者，在新鲜骨折时就予手术整复，植骨融合舟楔关节。

（二）楔骨和骰骨骨折

多为重物坠落击伤等直接暴力引起，很少见。多合并中跗关节或跖跗关节脱位。用短腿石膏固定4～6周。如有创伤性关节炎而有症状者，可作中跗关节融合术。

四、跖跗关节骨折脱位

跖跗关节骨折脱位是足部严重损伤，多为开放性、多发性骨折脱位（图108-40）。直接或间接暴力均可造成，但直接暴力致伤者往往辗挫严重，有时可伤及足背动脉。

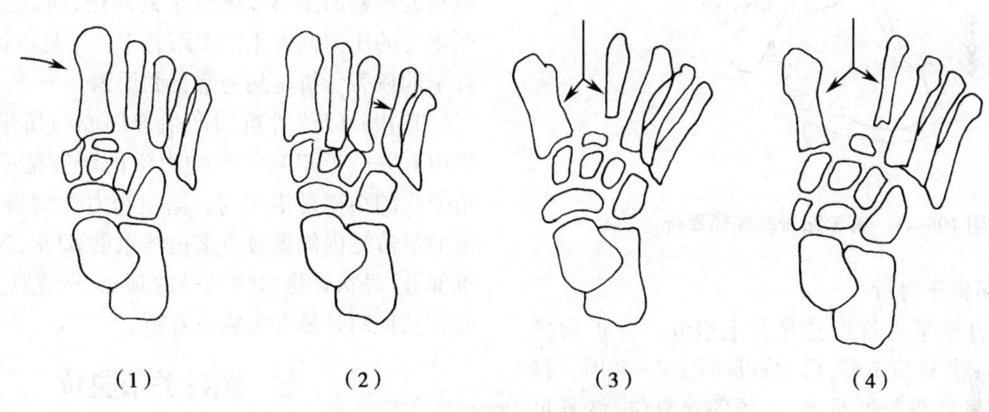

图108-40　跖跗关节骨折脱位类型
(1)同向性脱位；(2)单纯性脱位；(3)(4)分离性脱位

【分类】

根据跖跗关节损伤脱位后的X线表现可分为三类：同向性脱位、单纯性脱位和分离性脱位。

1. 同向性脱位　即全部5个跖骨向一个方向脱位，通常向背侧和外侧脱位，多伴有第2跖骨基底部或骰骨骨折。一般认为是足前部在足旋转轴上向内侧扭转造成。

2. 单纯性脱位　仅1个或2个跖骨脱位，以4、5跖骨外侧脱位多见。是前足内旋位损伤造成。

3. 分离性脱位　第1跖骨与其他4个跖骨向相反方向脱位。外力沿足纵轴传导，作用点常在1、2趾骨之间。造成第1跖骨内移，其余四个跖骨外移。第1跖骨脱位的部位可在第1跖楔关节，或者和第1楔骨及舟状骨的内侧部一起向内移位。

【治疗】

1. 新鲜的跖跗关节骨折脱位　应及早在麻醉下手法复位，短腿石膏固定6周。有时闭合复位成功后很难维持，应以克氏针控制两侧的跖骨，穿经跗骨固定。例如经皮肤从第1和第5跖骨基底部向楔骨和骰骨交叉穿入固定。

2. 闭合复位失败者或开放性损伤　可用切开复位内固定。根据损伤部位，可选用第1、2跖骨间或第4、5跖骨间背侧纵向切口或内、外侧两个切口，暴露骨折脱位部位，去除影响复位的因素，如嵌入关节内的碎骨片、关节囊、韧带或肌腱，将骨折脱位复位，用克氏针内固定。

3. 陈旧性跖跗关节骨折脱位　可行跖跗关节融合术。

4. 跖跗关节脱位常可并发足的动脉损伤而致足的远侧部血液供应中断，往往需行截肢。故应在复位前后经常检查足部血液循环情况，尤其是直接暴力致伤的患者，如重物或车轮碾压等。采用石膏固定的患者，应仔细检查露在外面的足趾的血供。

五、跖骨骨折

跖骨可以发生各种类型的骨折，其原因可为肌肉牵拉、严重扭伤和重物压砸伤等。

(一) 第5跖骨基底部骨折

较常见。因足极度内翻，腓骨短肌的牵拉，造成第5跖骨基底部撕脱骨折。多数无移位，有时有裂开(图108-41)。诊断时应与第5跖骨基底部骨骺未闭相鉴别。治疗时将足外翻旋后，用石膏或氧化锌绷带固定，一般需4周。

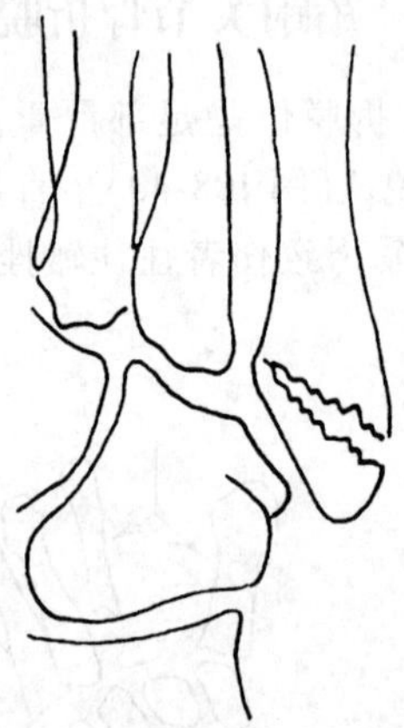

图108-41　第5跖骨基底部骨折

(二) 跖骨干骨折

多数为直接暴力打击在足背上引起。骨折为横断形或斜形。若移位不多，可用石膏固定4~6周。移位较多或多发性骨折严重者，必须闭合复位，恢复足的纵弓和横弓。若复位不良，可行切开复位、克氏针或接骨板螺钉固定。术后以短腿石膏固定4~6周。

(三) 跖骨颈骨折

多数为直接暴力所致。骨折后由于屈肌肌力大于伸肌，故跖骨头向足底和外侧移位。若不能进行良好复位，影响足负重行走，产生严重疼痛。治疗时先用手法复位，石膏固定，4周后开始练习行走。若闭合复位不令人满意，可予切开复位、克氏针固定，术后石膏固定。应注意恢复足横弓的生理弧度。骨折畸形愈合者，可行跖骨头切除。

六、疲劳(应力)骨折

疲劳(应力)骨折是骨的机械强度崩溃所产生的骨折，产生崩溃的因素有：

(1) 持续、长期或反复的应力作用于受力的骨。

(2) 骨本身的强度。常见于足部的应力骨折是第2跖骨、跟骨、距骨、舟状骨。小儿以跟骨为多见，而距、腓骨则在成人与小儿均可产生。第2跖骨骨折以运动员、新兵训练期尤其是女性新兵(约占新兵的25%)为多见。

疲劳骨折的外伤史可模糊不清。在活动后出现疼痛，休息后即缓解。病骨受应力后即有痛。检查见局部肿胀、压痛。早期X线片见骨折线不清，后期才见清晰的骨折线，并有骨痂形成。

治疗以局部休息、不负重活动或石膏固定治疗为主。

行军骨折在足部疲劳骨折中最为常见。好发于第2跖骨干，其次为第3跖骨。近年来生物力学的研究发现足部各跖骨行走的负重是自第1跖骨到第5跖骨依次递减(Ⅰ:26%，Ⅱ:20.2%，Ⅲ:11.8%，Ⅳ:7.6%，Ⅴ:5.5%)。第2跖骨的负重值较其余外侧3个跖骨负重区为大，仅次于第1跖骨，但第2跖骨负重区的面积是第1跖骨的一半。这样，在第2跖骨区的压强(压力/面积)就大于第1跖骨。而第1跖骨干的皮质骨粗厚，并有强有力的足内在肌附着，其跖骨干最窄处横截面是第2跖骨干的两倍，所以第2跖骨干所承受的压力亦大于第1跖骨干。这足以说明第2跖骨干的疲劳骨折是最为常见的原因。

舟状骨疲劳骨折的产生原因亦与所承受的应力集中有关。近年来的生物力学的研究证明足负重三角架式的结构是错误的。据生物力学测得，站立时负重的量值是内侧纵弓负重占体重的83%，这是主要负重部分，舟状骨是内侧纵弓的顶点，所受应力最大，故亦较其他跗骨易发生疲劳骨折。

七、跖趾关节脱位

急性创伤导致的跖趾关节脱位罕见。多由于高处坠落、踢伤所致。发生部位多见于第1跖趾关节。近节趾骨受到过度背屈，使跖侧关节囊破裂，近节趾骨移向跖骨头的背侧(图108-42)。因明显畸形，诊断容易。其主要畸形为趾短缩、跖趾关节过伸和趾间关节屈曲。

复位时应先轻轻将跖趾关节背屈加重畸形，然后纵向牵引，再用手指顶住跖骨头，向跖侧压迫近节趾

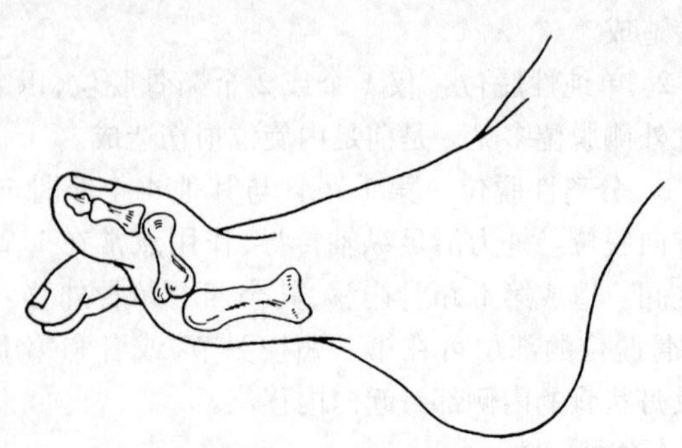

图108-42　跖趾关节脱位

骨基部即可复位。复位后用背侧石膏托或夹板固定3周。整复时如手法不正确可能不成功,因为下关节囊撕裂后阻挡于跖骨头部,或关节囊撕裂并移位至跖骨头周围,像纽扣孔一样套住跖骨头。也可因屈肌腱移位至跖骨颈周围妨碍复位。

八、趾骨骨折

足趾在行走中辅助足的推动力和弹跳力,也可稳定身体,特别在赤足行走时足趾对地面有抓握作用,防止摔跤。因此,在处理趾骨骨折时应注意跖趾关节的活动能力和足趾跖面有无骨折移位形成的骨性硬结。趾骨骨折中以第5趾近节趾骨骨折最常见,常因碰踢第5趾引起。儿童期骨折可发生在骨骺板。如有移位,特别是跖侧成角或旋转移位,应手法复位,用胶布将患趾与邻趾固定4周。

第2、3、4趾趾骨骨折并不常见,一旦发生则多在较长的近节趾骨,移位少见。若有移位,也可不用麻醉迅速复位,同样用胶布将患趾与邻趾固定4周。固定应包括跖趾关节。固定后允许穿硬底鞋离床活动。

趾的骨折也以近节趾骨为常见。若为远节趾骨骨折,则多为粉碎性,或伴有脱位。若骨折无移位,可如其他趾骨一样,用胶布将趾与邻趾固定。或用超过足趾的行走石膏固定4周。如骨折有移位且手法整复失败时,则行切开复位、克氏针内固定,再以石膏外固定。趾籽骨骨折,比较少见。一般为直接暴力,足踩在地上,重物压在趾上使趾、跖骨头与地面之间挤压籽骨,形成籽骨骨折,有时为粉碎性。因骨折线多为进入关节面不易愈合,当负重时容易引起疼痛,局部用软垫加以保护,痛剧时也可切除。

有时骨折为开放性,有时虽为闭合性骨折,但有趾甲下淤血。对趾甲下出血可钻洞放血以减轻疼痛,必要时行趾甲拔除。对开放性骨折应彻底清创,并酌情应用抗生素防止感染。

(马昕　王旭)

7

第一百〇九章

手部疾病

第一节 手部感染

（一）与感染有关的手部解剖和特点

1. 手掌部的皮肤较厚，皮下与深层有纤维组织垂直相连，因此掌侧皮肤坚韧无弹性，而手背皮肤松软活动性大。手部感染大多由掌侧引起，但由于上述皮肤结构的特点，其临床症状往往背侧较掌侧重，故易造成感染定位误诊。

2. 手部感染的扩散除经血管、淋巴管、皮下筋膜外，尚可沿手部的一些特殊解剖结构扩散，如掌中间隙感染远端可以沿蚓状肌管向背侧扩散至指蹼间隙，近端可通过腕管向前臂掌侧间隙扩散。又如拇指化脓性腱鞘炎可向桡侧滑囊扩散，又可通过滑囊间小孔向尺侧滑液囊扩散，再引起小指化脓性腱鞘炎，形成扩散引起的掌心V形蜂窝织炎。

3. 手部结构较精细复杂，任何部位的感染都可累及周围的肌腱、神经、血管和骨关节，导致肌腱粘连、关节僵硬、神经功能障碍等。应早期治疗以减轻这些损害，同时在治疗中应注意感染灶周边存在的重要结构以免加重损伤。

（二）手部感染的原因

在手部感染源中，金黄色葡萄球菌感染占绝大多数，在复旦大学附属华山医院诊治的1033例手部感染的细菌培养中约占87.3%，链球菌感染次之，大肠埃希菌及铜绿假单胞菌感染较少。革兰阴性杆菌感染往往局部红肿不明显，全身炎性反应较小，早期常易被忽略而延误诊断及治疗。感染易于发生的局部因素包括：软组织损伤的程度与性质；细菌污染的数量与毒性；进入及残留于伤口内的异物的类型与数量。全身因素包括：营养不良；酗酒；静脉吸毒；糖尿病；长期服用糖皮质激素及抗肿瘤药物；器官或骨髓移植后应用免疫抑制药；感染人免疫缺陷病毒。

手部除常见化脓性感染外，尚可发生各种特殊感染。

（三）常见的手部化脓性感染

1. 甲沟炎、甲下脓肿　甲沟炎是甲沟部发生的感染，甲下脓肿为指甲与甲床间感染，两者可相互转化或同时存在，多由微小刺伤挫伤、嵌甲、拔倒皮刺或外伤后甲下血肿等继发感染所致。致病菌常为金黄色葡萄球菌。

初期在甲沟部一侧红、肿、痛，有脓性分泌物，如甲沟脓液蔓延到甲根及对侧甲沟则为甲周炎，或向甲床扩散形成甲下脓肿，此时疼痛剧烈，甲下可见黄白色脓液，使指甲与甲床分离。

甲沟炎早期可用安尔碘浸泡，常可有效控制感染。一旦形成脓肿应尽早切开引流，并视感染范围作部分或整个指甲拔除。拔甲时应使用扁圆的剥离子分离指甲与甲床，以免损伤甲床与甲根，导致日后新生指甲畸形。如脓肿局限于一侧应将其切开，应避开指甲，以避免切到甲床，否则后期会形成一个峭。如果脓肿位于甲根的一角，可将此角切除。如果脓肿在甲下蔓延至对侧，应于该处另做一切口，向近端开皮肤，切除近端1/3的指甲。然后将伤口用料松填，开放引流48小时。

2. 脓性指头炎　是一种手指末节掌面皮肤被刺后所致的皮下组织化脓性感染。手指末节掌面的皮肤与指骨骨膜间有许多纵形纤维索，远侧指间关节横纹皮下也有纤维隔，这样使末节手指掌侧形成许多密闭小间隔，内含脂肪组织及神经末梢网，因此一旦发生感染，脓液不易向四周扩散，腔内张力明显增高，不仅引起剧烈的疼痛，还使末节指骨的血供受阻而致指骨缺血、坏死及骨髓炎。

脓性指头炎初期微痛，随小间隔内压力增高，疼痛加剧呈跳痛感，红肿明显，此时全身不适、发热、白细胞计数增加。一旦形成骨髓炎，伤口可长期不愈。

早期可予热敷、高锰酸钾浸泡、安尔碘浸泡，积极抗生素治疗一般可使炎症消退。如一旦出现跳痛，指头张力显著增高，应切开减压、引流。有时切开虽未见脓液，但减压可减轻疼痛，并减少并发症的产生。该部位的脓肿有时难以诊断，如果剧痛持续12小时以上往往存在脓肿。

切开引流时应在手指侧方作纵向切口，避免在指腹掌侧做切口，切口需大但不超过远节指关节横纹，并将皮下组织内纤维间隔切断，切除妨碍引流的脂肪组织及皮缘。必要时可作两侧引流，尽量不作鱼口形引流，因术后将影响指尖感觉。切口内放置橡皮片引流，死骨形成后应摘除。

对于糖尿病患者及应用免疫抑制剂的患者，其感染可能控制较困难，最终可能需要截指。

3. 化脓性腱鞘炎、滑囊炎　腱鞘由外层纤维鞘及内层的滑液膜所组成，它们均起自掌骨头，远侧抵达末节指骨近端。拇指腱鞘在近端与掌心桡侧滑囊相连，小指腱鞘与尺侧滑囊相通。

此病多由刺伤或腱鞘内注射污染所致。拇指与小指腱鞘炎可扩散引起滑囊炎，发病迅速，且较猛烈，全身症状明显。患指可表现为均匀性肿胀，皮肤张力较大，呈屈曲位，被动活动患指可引起剧烈疼痛，沿腱鞘有明显压痛。如不及时切开引流，肌腱浸在脓液中易发生坏死或断裂，一旦扩散为滑囊炎，则有明显肿痛及手指相应部位屈曲受限。

当怀疑有早期鞘炎时，如果症状出现少于48小时，即刻给予抗生素与夹板固定治疗，可防止炎症播散。如果选择了非手术治疗，患者应密切随诊，因为对治疗的依从性差可能导致手指和手严重病残。

理想的情况下，应当采集鞘液体进行革兰染色、细菌培养及药物敏感试验。如果在指屈肌鞘抽出大量脓液，应手术切开引流。鞘表面的软组织蜂窝织炎时屈肌鞘内可能并无脓性液体，但通过蜂窝织炎组织的穿刺反而会导致未受累及的鞘发生感染。

当该部位感染形成脓肿必须引流时，其功能预后较差。如果需要引流，在手指侧方作长切口，暴露腱鞘，并在腱鞘近远端各开一窗，以利脓液引流。或将腱鞘全部切开，放置两根塑料管行引流或抗生素液冲洗。如果使用切开术，则伤口愈合与康复均延迟，可能无法恢复全部活动范围。

一旦感染扩散到滑囊，则应在相应滑囊处作切开引流。化脓性滑囊炎较少见，手掌部红肿热痛较腱鞘炎更严重，范围更广，根据切开引流时脓液的所在部位可确定感染部位。

尺侧滑囊感染时，沿小鱼际肌的桡侧缘作弧形切口，切开皮肤、皮下、掌腱膜，切断结扎掌浅弓后，在尺侧滑囊波动最明显处作纵向切开，引流脓液。桡侧滑囊感染，在鱼际部作弧形切口，保护正中神经、鱼际肌支及拇指神经，在鱼际肌间隙中进入，即可暴露滑囊，作纵向切开，引流脓液。

4. 化脓性间隙感染　手部间隙主要有三个：①掌中间隙，位于中、环、小指指深屈肌腱的深层，第三、第四掌骨和骨间肌肌膜的浅层，以桡侧第三掌骨上的纤维隔与鱼际间隙相隔，尺侧与第五掌骨的筋膜及小鱼际肌相邻。②鱼际间隙位于拇、示指指深屈肌腱的深层、内收肌的浅层，尺侧与掌中间隙相邻，桡侧至第一掌骨。③前臂掌侧间隙位于前臂下端，在指深屈肌腱的深层，旋前方肌骨间膜、尺桡骨的浅层，其远端与掌中间隙相通。

掌中间隙感染多由中、环指的腱鞘炎蔓延而引起，鱼际间隙则多由示指腱鞘感染所致，也有少数是由于直接刺伤而发生。

间隙感染因其部位不同，故症状亦不同：

（1）掌中间隙：手掌肿胀致使掌心凹陷消失，局部皮肤紧张，压痛明显，中、环、小指处半屈位，主动与被动活动均受限，并且活动可加重疼痛，手背肿胀显著，全身炎性症状也较明显。

（2）鱼际间隙：表现为鱼际虎口处肿胀明显，伴压痛，掌心凹陷不消失，拇指处轻度外展微屈位，示指半屈位活动受限并可加重疼痛，伴有全身炎性症状。

（3）前臂掌侧间隙：单纯前臂间隙感染很少见，常为滑囊感染或掌部间隙感染向近端蔓延所致。临床表现除掌部原发感染症状外并波及前臂下端，由于腕部腕横韧带的存在，限制了腕部的肿胀，致使掌部间隙感染及前臂掌侧感染呈“哑铃状”，局部红肿痛热及全身炎性反应均较严重，腕管内压力增加可继发正中神经受压表现，如手指麻木、感觉障碍等。

间隙感染的早期均应积极抗感染治疗，一旦脓肿形成，应及时切开引流，以免肌腱在脓液中坏死、断裂或后期产生广泛肌腱粘连及关节囊侧副韧带挛缩。掌中间隙感染的引流切口与尺侧滑囊炎引流切口相同。鱼际间隙感染的引流，可在鱼际掌纹处做切口，建议同时于手背第一背侧骨间隙桡侧做切口，前臂掌侧间隙感染的引流可在前臂下段尺侧腕屈肌腱、尺神经血管的背侧与尺骨的掌侧之间进入间隙。

5. 骨、关节化脓性感染　手部骨与关节化脓性感染大多继发于软组织的感染，如化脓性指头炎继发末节指骨骨髓炎，化脓性腱鞘炎继发指间关节炎或近中节指骨骨髓炎，掌部间隙感染继发掌骨骨髓炎等。少数骨关节炎由外伤或注射药物后继发感染所致，而由血源性化脓性感染者极少。

化脓性关节炎局部红肿显著，伴压痛，关节呈微屈位，主动及被动运动均受限，并伴有剧痛。脓肿破溃后，因脓液外溢，压力减低而使症状缓解，但伤口经久不愈。X线片早期可示软组织肿胀,并可见关节囊膨胀、关节间隙变狭,后期则表现为关节面破坏及周围骨膜反应。因为化脓性关节炎可导致关节软骨破坏及指骨的骨炎,所以一旦确定关节内有脓肿,应按急症处理。如果立即切开引流并给予适当的抗生素治疗,则可延迟或避免关节软骨破坏和骨髓炎的发生。

骨髓炎在早期因原发感染症状而易被忽视,即使X线片检查除骨质稀疏或骨膜反应外也无确诊的特征表现。如原发感染已控制,但局部肿痛持续存在或伤口经久不愈,此时应特别注意骨关节感染的存在,X线片可显示骨质呈虫蚀样破坏,并有死骨存在,即可明确诊断。

积极控制手部软组织的感染是治疗与预防手部骨关节炎症的关键。一旦明确存在化脓性关节炎,可先采用关节穿刺,反复冲洗,再注入对致病菌敏感的抗生素,大部分病例可获得控制,并保留大部分关节功能。对病程较长,脓液黏稠,冲洗困难而伤口引流不彻底的病例,则需早期行切开引流,控制感染后闭合伤口。关节面破坏严重者,后期再作关节融合术。存在死骨的骨髓炎,无伤口者可先行抗菌治疗,以使病灶局限。如炎症难以控制,又反复发作,或有伤口者则应作死骨摘除、病灶清除术,有时,为挽救整个手有时可能需要截指。通常这类截指造成的功能损失极小,因为慢性感染的手指基本上已没有功能。对于儿童,为了挽救患手,抗生素、引流及夹板治疗持续的时间应比成人要长。

(四)手部特殊感染

1. 动物咬伤　猫狗咬伤最为常见。其口腔内可培养出多种病原体,最常见的为金黄色葡萄球菌、草绿色链球菌、类杆菌属、多杀性巴杆菌。猫咬伤都是因为猫牙齿锋利,刺透皮肤使细菌进入深部组织,厌氧、兼性厌氧菌大量繁殖。狗牙齿较为圆钝,咬肌力量大,主要表现为软组织撕裂伤。治疗的重点是处理感染。基本原则包括:局麻下伤口打开、反复冲洗、口服抗生素治疗。如果患处累及范围广或伴有全身症状,根据情况行外科清创、住院观察,静脉使用抗生素。所有动物咬伤都需要清除坏死组织、彻底冲洗、术后伤口敞开。术后48~72小时,如果创面组织新鲜、无坏死组织或者感染迹象,才可行软组织重建手术。

另一点需注意的是应根据需要进行破伤风的免疫接种,确认致伤动物是否接种过破伤风疫苗。有研究表明,伤口处理时用肥皂水和碘附溶液进行全面而彻底的冲洗,此步骤可减少90%以上的破伤风发生。

2. 人咬伤　人咬伤按照机制可分为:自己不小心咬伤;咬伤造成的手指离断;全层咬伤,较为多见,但很少引起感染;握拳伤或打架咬伤,主要是患者用拳击打对方口部时被咬伤,主要累及优势侧手的第3、4掌骨头。并发症最高。

伤口冲洗之前要取标本培养。彻底清创,包括去除坏死软组织、骨和游离的软骨块。清创后伤口敞开。不要尝试修复伸肌腱和伸肌装置。清创完毕后用纱布填塞并包扎。术后12~24小时首次换药,用安尔碘湿敷,尽早开始关节活动。如果症状无好转,复查平片以排除骨髓炎,同时再次手术清创、反复冲洗伤口,合理使用抗生素。

3. 手部腱鞘和滑囊滑膜结核　指屈肌腱和指伸肌腱的腱鞘和桡、尺侧滑囊内层的滑膜组织,可被结核分枝杆菌感染发生滑膜结核。一般患者多有接触过患结核病的牲畜如病牛、马、羊的皮毛病史,因此在制革厂、奶牛场工作的人中多见。滑膜结核和其他部位的结核病变一样,系血源性感染所致。滑膜结核感染后早期充血、滑膜腔有淡黄色的浆液性渗出物。随病变发展,滑膜逐步增厚,滑膜腔的表面有结核性肉芽组织生长和干酪样物形成,变成寒性脓肿,滑膜表面可呈绒毛样增生或呈结节状的慢性滑膜炎改变,这些增生物可以脱落成为游离体,类似瓜子样物,数目多少不等,最多者可以达几百个。

临床表现为病程发展较慢,局部肿胀,不红不热,或有轻度疼痛,患指的屈伸活动轻度影响。滑囊滑膜结核通过腕横韧带和腕背横韧带的区域,局部呈葫芦样肿物,检查者用手指触压肿物两端,感觉到有液体在内互相流动。临床病例有时难以与类风湿滑膜炎鉴别。后者的特点为对称性、游走性、间隙性,而结核性为单发性、持续性。

治疗措施包括全身的抗结核治疗和支持疗法。手术切除结核性滑膜,可以终止病理发展,缩短疗程。

4. 淋病性手部感染　淋病性关节炎可同时在几个关节中发病。手部的腕关节、掌指关节是容易受侵犯的部位。淋病性腱鞘炎大多并发指关节炎,有肿、痛与活动时剧痛的症状,与一般化脓性腱鞘炎相似。

诊断此病,从病史和检查中,如疑为淋病患者,可在关节内或腱鞘局部穿刺抽出渗出液,进行涂片和培养,以便确诊。青霉素能迅速而有效地控制病情。同时应作关节制动,间歇性局部热敷。病情基本消退后,应及早进行物理治疗和功能锻炼,防止关节强直。对腱鞘炎应及时切开引流减压,否则后果严重。

第二节　手部缺损的再造

拇指功能占整个手几乎一半的功能,缺失后将严重影响手的捏、握、抓的功能。反之,拇指健在,手指缺损,亦将不同程度地影响手的功能。因此,从理论上讲,任何手指的缺损都有再造的必要,但也不能忽视人类代偿和适应的能力,而且目前再造方法虽多,十分满意者很少,故并非所有拇指或手指缺损,均需进行再造手术,需考虑残指的长度、残端情况,患者的年龄、职业和工作实际需要等。

一、手指缺损的分度

手指缺损的程度,是决定是否需要再造的重要参考指标。

1. Ⅰ度缺损　手指远节部分的缺损。

2. Ⅱ度缺损　拇指于指骨间关节,其他指于远侧指骨间关节部的缺损。

3. Ⅲ度缺损　拇指于近节指骨,其他指于中节指骨部缺损。

4. Ⅳ度缺损　拇指于掌指关节,其他指于近侧指骨间关节部缺损。

5. Ⅴ度缺损　拇指于第一掌骨,其他指于近节指骨部缺损。

6. Ⅵ度缺损　拇指于腕掌关节,其他指于掌指关节部缺损。

二、再造拇指和手指的要求

1. 要有足够的长度　拇指需长5~6cm,再造的拇指应略短于正常的拇指。手指需长7~8cm,再造手指的长度应与拇指长度相适应,一般再造的手指相当于原来手指近侧两节的长度即可满足要求。

2. 位置适当　拇指再造后主要能完成对掌对指功能,当第一掌骨完整时,由于鱼际肌存在,这个要求很易达到,但当同时缺损时,应将再造拇指安置在对掌位。再造手指的位置不仅要能与拇指对捏,而且应考虑与邻近手指的关系,防止交叉旋转畸形。

3. 要有良好的血供　再造指的良好血供不仅美观而且对防冻极为重要。

4. 要有一般感觉和实物感觉　手不仅是劳动器官,而且是感觉器官,手指的感觉对完成精细、协调动作尤为重要,用力的部位、用力的次序、用力的大小及各种力的配合,都必须在良好的感觉下才能完成。

5. 屈伸有力　对拇指而言,对掌伸直位已基本达到功能;但对手指而言,有力的屈伸活动才能发挥手指功能。

6. 要有良好的外观　手不仅是劳动感觉器官,而且也是美容器官,是社交活动中重要工具,良好的外观可使患者乐于接受和使用,并能促进功能的恢复。

三、手指与拇指再造方法

(一) 指移位术

这个方法就是将受伤的或正常的手指,连同其神经、血管、肌腱等移接于拇指位置,以代替拇指。这样再造的拇指能屈能伸,血供和感觉正常,外形亦较满意。但因手指数目未增加,患者多不愿接受。

1. 手术指征和供指选择

(1) 拇指Ⅳ度或Ⅴ度缺损,鱼际部肌肉功能正常。

(2) 选用残指最好,其次是正常的示指或环指。

(3) 其长度不短于近节指关节,而残端软组织需丰满,并且无残端痛者。

2. 手术要点

(1) 在示(残)指根部背侧及拇指残端背侧各设计一个三角形皮瓣,示(残)指皮瓣中应保留伸肌腱以及通向示指的静脉以利回流。

(2) 在示(残)指根部掌侧游离神经血管束及指(浅深)屈肌腱,直达掌心游离长度,以利移位后无张力,于腱性部位切断骨间肌及蚓状肌。

(3) 根据拇指残端长度作第二掌骨截骨或掌指关节解脱,与拇指残端作骨固定或关节囊缝合,使移位后手指不宜过长。

(4) 将拇指残端处的鱼际肌止点劈开,重建于移位指相应部位。

(5) 若移位指为环指,则应将指背侧静脉、伸肌腱切断移位后再缝接。

(6) 将拇指背侧的三角皮瓣移位于"虎口"残留创面作全层植皮覆盖。

(二) 游离足趾移植

此法是将患者自己的足趾,经过一次手术(缝接血管、肌腱、神经、骨头等)移植于拇指或手指部位,称游离足趾移植再造拇指或手指。再造的拇指或手指具有血供佳、感觉好、屈伸有力、外形亦较满意的效果,是当前再造方法中比较常用的方法。

1966年,复旦大学附属华山医院杨东岳完成了第一例游离第二足趾再造的手术。1969年来自英国的Cobbett,1973年来自美国的Buncke分别报道1例游离足趾移植再造拇指获得成功,从此开始了显微手术再造拇指的时代。

1. 适应证

(1) 拇指Ⅱ度以上缺损。

(2) 手指全部缺损,残端无功能长度。

(3) 示、中、环、小指于近节中段以远或其他残指尚有长度但不能与拇指完成对捏者。

(4) 示、中、环、小指有1~2或1~3指缺损及部分缺损，明显影响功能与外形者。

(5) 符合上述情况的先天性手指缺如者。

2. 供趾选择

(1) 供趾可选自同侧或对侧，以后者更为合适。

(2) 供趾正常而无感染，脚癣在术前需治愈。

(3) 术前需检查足背动脉搏动情况，一般不需要作血管造影检查。

3. 手术要点

(1) 供区切口与游离：在第二趾根部设计三角形皮瓣(图 109-1)。其大小按手部情况而定，游离大隐静脉及足背趾静脉，循静脉交通支暴露跖背动脉，注意其口径及在趾蹼部分支情况，证实有可靠分支进入第 2 趾后，游离足背动脉，若口径细或无主要分支进入第 2 趾时，应保留足底穿支跖底动脉及进入第 2 趾的分支或保留第 2 跖背动脉。继续游离趾屈伸肌腱、趾神经，根据拇指残缺情况作第 2 跖骨截骨或跖趾关节解脱，最后待供区准备完成后切断动静脉进行再植。

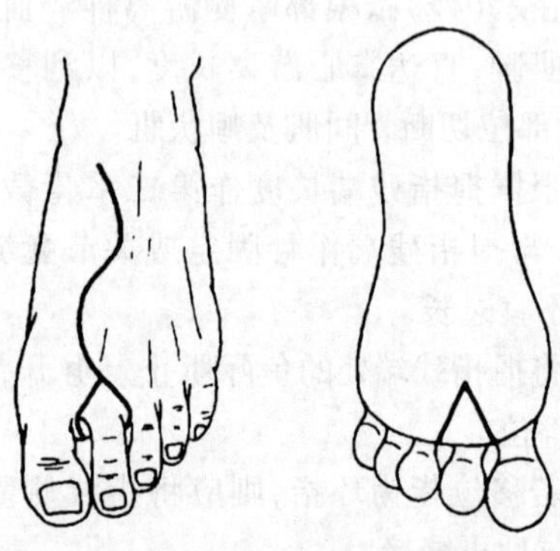

图 109-1 足部皮肤切口

(2) 受区解剖与游离：在拇(手)指残端，腕背部及掌心部做切口(图 109-2)，分别暴露指残端，桡动脉、头静脉或手背静脉及伸屈肌腱及指神经(图 109-3，图 109-4)。在指残端切口与腕部血管切口间作皮下隧道，要求 2 指宽度以便容纳血管、肌腱通过。

(3) 再植步骤：切断移植足趾血管蒂后，先用 2%利多卡因溶液灌注 5ml，在对掌位作骨固定或关节囊缝合(图 109-5)，将趾部血管蒂通过皮下隧道进入腕

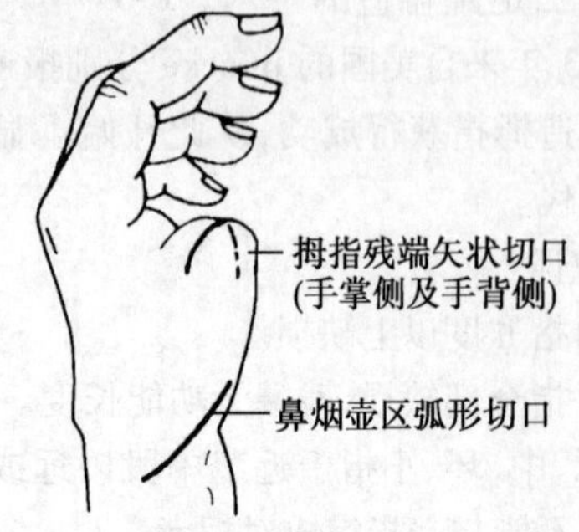

图 109-2 趾移植再造手指的皮肤切口

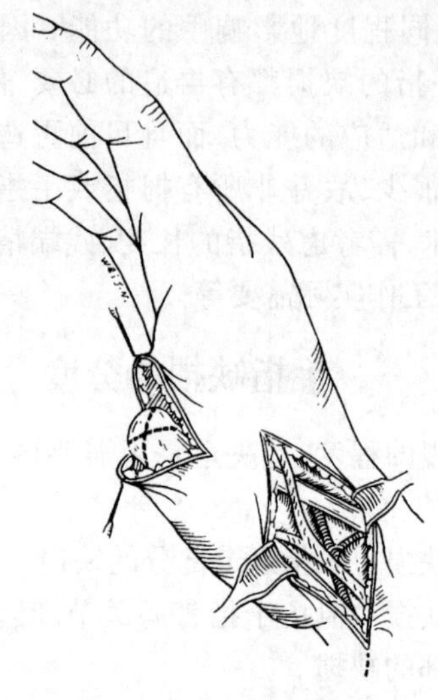

图 109-3 需要显露的手部组织
腕部切口显露桡动脉、头静脉、拇长伸肌腱和桡神经浅支

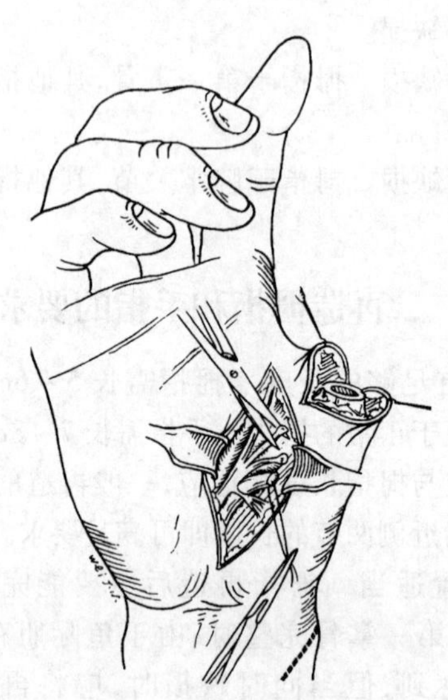

图 109-4 需要显露的手部组织
鱼际部切口内显露拇长屈肌腱和拇指两侧的指掌侧固有神经的残端，剪除神经远端的假性神经瘤

部，依次缝合静脉(大隐静脉与头静脉)、动脉(足背动脉与桡动脉)，及肌腱[趾长短伸肌腱与拇(指)伸肌腱]于掌部切口缝接屈肌腱及神经(图 109-6)。最后闭合创面(图 109-7)。

(4) 当足背血管缺如或过细时，应利用足底血管或第 2 跖骨背动脉提供“第二套动脉供血系统”(图 109-8)。

(三) 趾甲瓣再造拇指

1980 年 Morrison 应用趾甲瓣加髂骨片移植再造拇指，由于再造的拇指外形更接近正常，足趾个数又不减少，很受患者欢迎。

1. 手术指征 趾甲皮瓣的最佳指征考虑为：

(1) 拇指脱套伤。

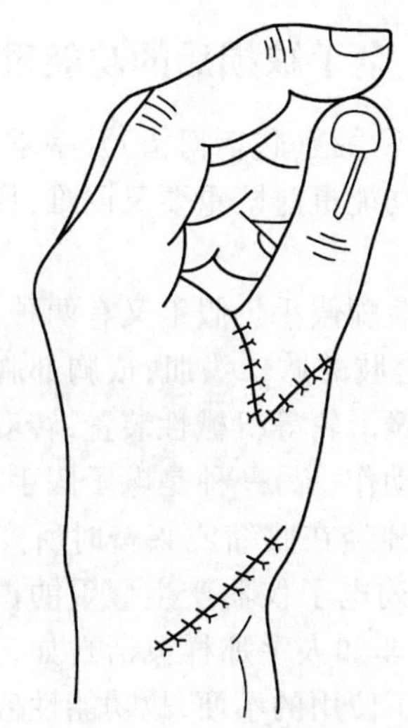

图 109-5　移植趾克氏针固定

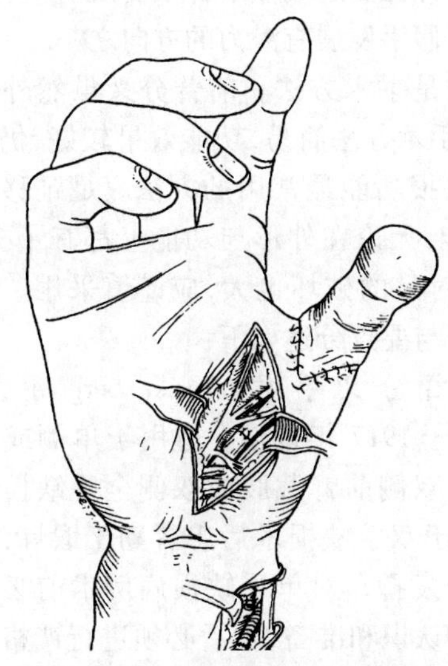

图 109-6　缝接血管、神经和肌腱

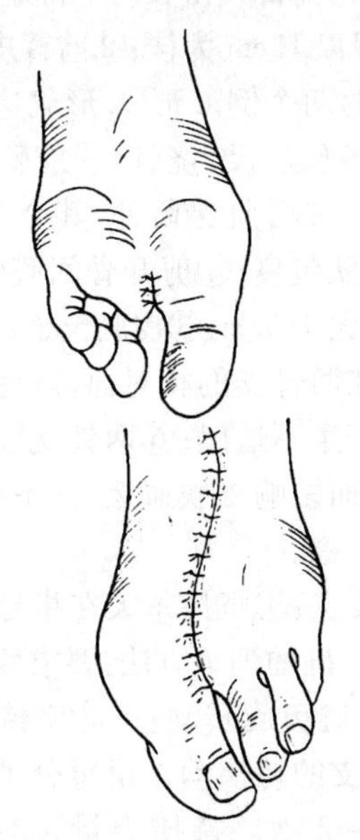

图 109-7　趾移去后直接缝合足部创面

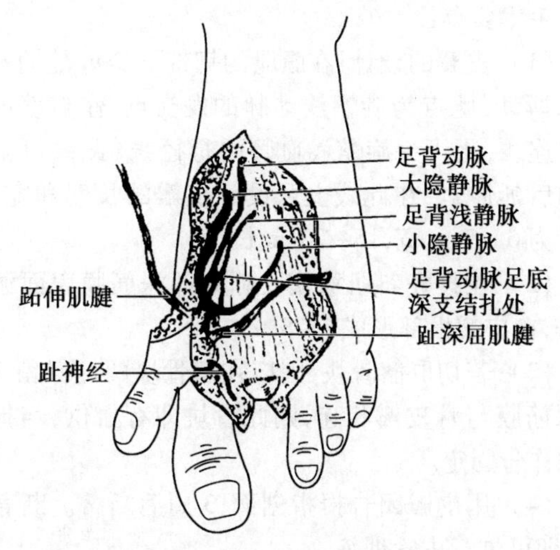

图 109-8　第 2 足趾解剖

(2) 拇指断指再植后失败，采用本法可保留骨关节及肌腱。

(3) 拇指Ⅲ度以内缺损，保留掌指关节者的拇指再造。

2. 手术要点

(1) 在切取皮瓣时，于趾内侧保留 0.5～1cm 宽、3cm 长的舌形皮瓣，以利于残留趾的血供及感觉。

(2) 皮瓣应在肌腱旁膜的表面，进行游离于指骨处应在甲床与骨膜间分离，破坏骨膜则使趾骨创面难以闭合。

(3) 再造拇指的骨支架，可以用髂骨片，也可以利用断指的骨关节。

(4) 趾残留创面的闭合应十分注重，可以用残留的舌形皮瓣，去除部分趾骨，游离植皮等方法处理，处理不当常造成经久不愈的创面。

(5) 血管、神经、肌腱的分离与缝接与第二趾移植术相似。

(四) 腹股沟轴心皮瓣再造拇指

传统的皮管移植再造拇指，几乎已被腹股沟轴心皮瓣术所代替，因腹股沟轴心皮瓣中含有知名的旋髂浅动静脉，使皮瓣设计不受长宽比例影响，而且由于有足够长度在皮瓣根部可形成皮管，有利于肢体活动，减少了手术后固定的不适感。特别是可同时切取含血供的髂骨加速了植骨块的愈合，故本手术是目前非显微外科方法中较为满意的方法。特别适合无显微外科条件或经验的基层应用。

本法最佳指征：

(1) 手指套脱伤。

(2) 拇指套脱伤而不能作趾甲瓣者。

(3) 手指或拇指再植或再造失败病例，用本法可保存骨关节支架及肌腱。

7

手术要点：

（1）皮瓣的设计：在腹股沟韧带下 3cm 处扪及股动脉搏动，此点为旋髂浅动脉的发支点，作与髂前上棘的连线，此线为旋髂浅血管的行径线（此线可沿髂嵴向后延伸）。在此线上可设计皮瓣的长度和宽度，一般为 6～7cm 宽，15～20cm 长。

（2）在腹外斜肌筋膜及腿臀部深筋膜表面游离皮瓣，在皮瓣根部形成 6～8cm 皮管。

（3）若切取髂骨块，则应在髂骨块两侧保留 1cm 宽深筋膜与骨皮瓣相连，则此骨块即有血供，与拇指残端作骨固定。

（4）用皮瓣闭合拇指创面，3 周后断蒂。断蒂前 1 周即可进行皮管训练。

（5）为了恢复指端感觉可于术后 3～6 个月进行环指神经血管蒂岛状皮瓣移位。

（五）局部皮瓣再造拇指

利用残存拇指背侧的正常皮肤作倒舌形皮瓣翻转作为再造拇指的掌侧，再在示指近节指背形成顺舌形皮瓣移位作为再造拇指的背侧，在两个舌形皮瓣间植骨加长拇指。此法再造的拇指由于局部皮瓣的血液循环、感觉、质地较腹股沟皮瓣优越，加以就地取材，操作简单也是基层较易开展的方法。

1. 本法的手术指征

（1）掌指关节远端的拇指或手指断指。

（2）残留指背及手背有正常皮肤者。

2. 手术要点

（1）残指背侧的倒舌形皮瓣长宽比例应在 2∶1 以内。

（2）示指背侧的顺舌形皮瓣，因含有第一掌骨背动脉，长宽比例可适当不限，为了便于移位可在皮瓣根部形成 1cm 宽皮下软组织（含血管）蒂。避免皮瓣移位后“猫耳”出现。

（六）手指全部缺损的功能重建

拇指与其他 4 个手指同时缺损，其再造方法应根据缺损程度、患者局部条件（主要是血管及皮肤）、患者要求及术者经验而不同。

对拇指和其他 4 指尚残留部分近节指骨时，最简单的功能重建方法是“加深虎口”即在虎口处切断拇内收肌横头，再设计示指背侧带蒂皮瓣“开大虎口”，术后拇指外展功能及手部握物功能将有较大改善。

若拇指和其他 4 指指骨全部缺损，最简单的功能重建方法是“重建虎口”。重建虎口的方法可以将第 2 掌骨切除，必要时可同时切除第 2、3 掌骨，以利残存第 1 掌骨与第 5 掌骨的对合。若残存第 1、5 掌骨残端皮肤正常尚可利用切除的掌骨进行加长。

四、全手缺损后的功能重建

全手缺损系手指（包括拇指）及手掌全部缺损，对这类患者手的功能重建既重要又困难，目前重建方法主要有两类：

第一类是装配假手。假手又有两种，一种是机械性假手，利用上肢的肱二头肌，或胸部胸大肌的收缩与放松通过弹簧滑轮等机械性装置，转变为机械手指与拇指的持握动作。另一种是电子假手，是借助于肢体近端肌肉或神经在收缩或兴奋时所产生的生物电流来控制一系列电子仪器产生假手的握持动作。由于假手功能绝非如人手那样灵活自如，又无感觉，繁杂的装置增加了使用的不便，故功能性假手尚处于进一步的改进中，近来有报道采集肢体近端及胸壁肌肉生物电信号并控制远端假手各维度活动 TMR 的方法，可能是今后假手发展有潜力的方向之一。

第二类是手术方法。前臂分叉虽然外形不够美观，但由于手术方法简易，功能效果较好，仍然是目前重建全手缺损功能最常用的方法。足趾移植再造手的部分功能，无论在外形与功能上都有了提高，但手术难度高，对足的破坏也大，应谨慎采用。现将这两种手术指征与要点分述如下：

1. 前臂分叉手术（Krukenberg 手术）　由 Krukenberg 于 1917 年首创。适用于单侧或双侧全手缺损病例。双侧前臂截肢或双侧全手缺损是其最佳适应证，由于双手缺损术后患者勤于锻炼，可以使手术效果充分发挥。对单手缺损病例术前必须对本手术有充分的认识和准备，术后必须进行严格的指导与督促，功能恢复才较满意。

手术要点：①前臂残留长度不得短于 9cm，也不宜长于 15cm，一般以 12cm 为佳；②前臂皮肤应分别作掌背侧底在肘部的两个倒 L 形，L 形底边与肘关节相距 5cm，两个皮瓣各包裹尺、桡骨；③前臂伸屈肌群除肱桡肌、旋前圆肌、旋后肌保留外，其余全部切除，以利于尺、桡骨被皮肤包裹；④剪开骨间膜使尺、桡骨挟在残端，开大距离大于 5cm；⑤皮肤包裹尺桡骨时应尽量使皮肤切缘不在两骨支的相对面，以免日后持挟物体时瘢痕受压后产生不适感；⑥两骨支残端皮肤包裹应合适，不宜太紧而影响皮肤血运，又不应太松，以免日后挟物时滑动不稳。

术后锻炼要点：①坚持每天在指导与督促下训练 8 小时；②坚持正确的训练方法：要求两骨支作相互垂直的持挟动作，避免旋转动作；③坚持每天检查训练效果：要求两骨支的持挟动作由每分钟 1～2 次，逐日增加达每秒 1～2 次。持挟力量逐日增加，最后可达 10kg。

2. 足趾移植重建部分手功能　对单手或双手缺损又不愿接受前臂分叉术者，如前臂及足部血管条件较好，可考虑采用本法。手术要点为：

(1) 再造手的方式有：①将双足的第2趾分别移植至尺、桡骨支上各造1指；②将1足的趾甲瓣与第2趾联合移植于尺桡骨支上各造1指；③将1足的趾甲瓣与第2、3趾联合移植于尺桡骨支上再造1个拇指与2个手指。

(2) 移植趾应带跖骨，以保留跖趾关节，跖骨与桡尺骨残端固定时应注意30°成角并注意两个趾的对指位(一般需旋转90°)。

(3) 当趾甲瓣与第2趾联合移植时，第1趾蹼间皮肤、皮下组织应全部分离，两趾间底残留血管蒂相连，便于在联合移植时两趾进行对指位旋转固定。

(4) 单蒂移植足趾时血管缝接通常采用桡动脉与头静脉，双蒂移植足趾时血管缝接通常采用桡尺动脉与头、贵要静脉。

(5) 肌腱缝接时，应尽量选用拇指屈伸肌腱及示指屈伸肌腱为动力腱，有利于日后对指活动。

(6) 神经缝接应尽量选用正中神经，因在前臂下段，正中神经大多为感觉束，可以接纳4～6股趾神经，术后可获得较好的感觉恢复。

第三节　手部肿瘤

一、概　　况

肢体其他部位的各种良性、恶性肿瘤在手部都可以发生，尤其是内生软骨瘤、表皮样囊肿、血管球瘤多见于手部。手部一旦发生肿瘤，多发现较早，且绝大多数良性和低度恶性肿瘤都能手术切除，疗效多较满意。根据世界卫生组织(WHO)推荐的肿瘤分类方法是按肿瘤的组织来源而分为皮肤、软组织和骨肿瘤，然后再按假性肿瘤、良性肿瘤和恶性肿瘤而分类(表109-1)。

表109-1　手部肿瘤的分类

组　织	假性肿瘤	良性肿瘤	恶性肿瘤
皮肤	寻常疣、类风湿结节、表皮样囊肿、炎性肉芽肿	痣、皮肤纤维瘤	黑色素瘤、基底细胞癌、鳞癌
软组织脂肪	异物结节、痛风石	脂肪瘤	脂肪肉瘤
筋膜	类风湿结节、掌腱膜挛缩皮下结节	纤维瘤、黄色素瘤、巨细胞滑膜瘤	脂肪肉瘤、滑膜肉瘤
肌肉	肥大、重复畸形	平滑肌瘤	横纹肌肉瘤
肌腱	肌腱残端、类风湿结节		
神经	残端神经瘤	神经纤维瘤、神经膜瘤	恶性神经膜瘤
血管	动-静脉瘘	血管瘤、血管球瘤、淋巴管瘤	血管内皮瘤、淋巴肉瘤
关节	腱鞘囊肿、黏液瘤、滑膜瘤		
骨	外生骨疣、骨痂、骨囊肿	内生软骨瘤、骨样骨痂骨巨细胞瘤、骨软骨瘤、成骨细胞瘤、动脉瘤样骨囊肿	软骨肉瘤、成骨肉瘤、尤文瘤、转移性肿瘤

二、常见手部肿瘤

(一) 腱鞘囊肿

腱鞘囊肿不是真正的肿瘤，最常见的是一种质地坚韧而有弹性的圆形肿物，发生于关节附近的腱鞘，有时在肌腱内，囊壁无里衬细胞，囊肿内为无色透明胶冻样黏液，内含透明质酸和蛋白质。发病原因不明，现认为本病与关节及腱鞘周围结缔组织变性有关。

1. 临床表现　腱鞘囊肿是手部最常见的肿瘤，多见于青年妇女。多发生于腕背侧，起自舟月关节背侧，位于拇长伸肌腱及指伸肌腱之间；其次是腕掌面桡侧，桡侧腕屈肌与拇长展肌腱之间；再次位于手掌远端以及手指近节掌侧的指屈肌腱鞘上。腱鞘囊肿与关节囊或腱鞘密切关联，但是并不连通。腕部的腱鞘囊肿，多源自腕关节囊，多数呈球形，常为多房性，囊壁光滑与皮肤无粘连，张力较大而有弹性感。多数无症状，偶尔有手腕无力或疼痛不适者。位于手指近节掌面的腱鞘囊肿，源自腱鞘，都是小而坚硬，不活动，有明显压痛。多数患者因局部疼痛就诊，触诊始发现有此囊肿。肉眼不易看出。

典型特点：上述部位出现的囊性肿块、劳累后局部疼痛、压痛、运动无力和有时出现麻木感。其症状与它的位置和与其周围组织，如肌、神经、关节的关系有关。如腕背部囊肿可能引起腕关节无力和压痛，腕掌侧的鞘肿可能压迫正中神经或尺神经，而引起手部麻木感等，位于腕管内者可压迫正中神经引起典型的腕管综合征。手指近节掌侧屈肌鞘上的鞘囊肿，呈米粒和绿豆大小之硬结，又称为籽状肿，握物时局部可有疼痛。

2. 治疗　腱鞘囊肿为良性肿块，治疗方法很多，有时会自然消失，当症状不明显时，可予以观察，非手术方法还包括机械压破、吸取内容物后局部注射药物、经皮穿刺等，但易复发，以手术切除效果最好。

手术切除对较大的腕背囊肿，或复发性囊肿，为了切除彻底防止复发，最好在臂丛麻醉下，使用空气止血带。作腕背皮肤横切口，切除范围需包括肿瘤基部及其附近1cm内的软组织或关节囊，以减少复发机会。关节囊或腱鞘处留下的缺口，不必缝合。术后固定3天。

（二）腱鞘巨细胞瘤

腱鞘巨细胞瘤又称腱鞘纤维细胞瘤、良性滑膜瘤。由于肿瘤组织内有含铁血黄素和类脂质沉积，常呈黄褐色，故又称为黄色素瘤。病因不明，可能与外伤、炎症和胆固醇代谢紊乱有关。本病属良性肿瘤，由于其浸润性生长方式，可侵及周围肌肉组织，故而手术难以彻底，复发率高，但恶变者极少。

1. 临床表现　好发于手指掌侧，在肌腱周围，并围绕神经血管束向侧方、背侧发展，形成多结节状。本病病程长，疼痛轻，可压迫神经、肌腱，甚至进入关节，侵犯骨。X线片显示小圆形囊性破坏，靠近关节面。

2. 治疗　手术切除效果较好，术中见肿瘤为特有的黄褐色，对于病变边缘不规则或突出部分要完整地切除，如切除不彻底可致局部复发。如发生在指骨内，彻底刮除后可行植骨。

（三）血管瘤

血管瘤最常见于头部和躯干，发生在手部及前臂者也不少见。患者中女性比男性多3倍，多属先天性。血管瘤可分为毛细血管瘤和海绵状血管瘤。

1. 临床表现

（1）毛细血管瘤在皮肤上呈局限性血管扩张或略高出皮肤呈鲜红色草莓样，局限性血管扩张，略高于皮面，压之不褪色。

（2）海绵状血管瘤可存在于任何组织，如皮肤、皮下、神经、肌肉，亦可侵犯骨关节。鱼际肌为好发部位。瘤体为柔软团块，突出体表，小者1～2cm，大者可波及全手或整个上肢，肿瘤边界不清。海绵状血管瘤的特点是表面为蓝色或紫红色的肿物，呈不规则状，压迫肿瘤或抬高上肢时肿瘤体积缩小，放松压迫则肿瘤恢复原来大小。一般无疼痛，当肿瘤压迫神经、骨膜时可产生疼痛。

X线片可见瘤体中有斑点状静脉石的钙化阴影，当骨受侵犯时，为虫蛀状透明区域，出现骨膜反应。

2. 治疗　毛细血管瘤一般可用放射性治疗或激光治疗。海绵状血管瘤一经确诊，即应进行手术治疗。一般来讲，其实际大小常大于外观表现，术前必须有充分的准备。对于范围广泛的海绵状血管瘤治疗上十分困难，常难于完全切除，且术后易复发。对于手术可能导致严重的功能障碍、会导致患肢缺血性坏死者，手术应持谨慎态度，对于肿瘤广泛，患肢几乎没有正常组织，肢体已有功能障碍者，截肢也是一种选择。

（四）血管球瘤

血管球瘤也称神经血管瘤、血管平滑肌神经瘤。是由于血管球增生所致，血管球为动、静脉之间的直接吻合通道。存在于四肢、躯干、头颈和内脏，以指（趾）端及皮下为最多。

1. 临床表现　全身皮内或皮下都可发生，多见于指甲下面，肿瘤很小，一般仅2mm左右，但疼痛剧烈，为持续性或间歇性刺痛或烧灼样痛，并可向他处放射。

甲下者呈蓝色或紫色形状，加压或温度改变时可引起剧痛。位于其他部位者，仔细检查才能摸到，质较硬而为球状，并有明显的压痛。

大头针压痛试验对诊断具有重要意义。

X线检查时，有的侵蚀末节指骨，但完全位于指骨内者罕见，一般指骨无明显改变。

2. 治疗　手术切除是唯一有效的治疗方法。如甲下血管球瘤切除时应包括周围1mm的甲床及其附近的软组织，以减少复发的机会。

（五）内生软骨瘤

内生软骨瘤多发于手上，是手部骨肿瘤中最常见的良性肿瘤。肿瘤内容物为软骨组织，其中常有散在的钙化点，有时破出骨皮质进入软组织中。多发生于青少年，以指骨特别是近节指骨最多见。一般认为系软骨或发育成骨前的软骨未被吸收，或胚胎性软骨组织迷离残留于骨内所致，即与胚胎时期软骨内骨化障碍有关。

1. 临床表现　手指局部逐渐肿大，呈不规则球形或梭形，多数无自觉症状，容易发生病理性骨折，因而此肿瘤往往在骨折后才被发现。多为单发，但多发者并不少见。

X线摄片检查，肿瘤位于骨干中心或其附近部位，呈边缘整齐清晰、密度均匀的扩张性透明阴影。在密度减低部分，可发现散在的砂粒样致密点。

2. 治疗　手术彻底刮除肿瘤后植入碎骨片（自体或异体均可）。术后用石膏托固定6～8周。病理骨折者，先按骨折治疗，骨折痊愈后再行刮除植骨术。如肿瘤发展缓慢，应密切观察下延缓手术治疗。

第四节　前臂缺血性挛缩

1881年Volkmann首先报道了前臂缺血性挛缩，多发生在肘部骨折病例因绷带包扎过紧引起手及前臂掌侧及背侧的肌肉挛缩，继而出现前臂神经损伤。他认为这是外力压迫使动脉供血不足引起，出现肌肉缺血和麻痹，故称为Volkmann前臂肌肉缺血性挛缩。

【病因】

前臂肌肉血液循环障碍是产生Volkmann挛缩的病因。包括：

1. 外伤导致的肱动脉断裂，动脉内膜损伤，或血管腔内形成血栓。

2. 动脉痉挛，包括外伤（骨片）的直接刺激所致，前臂软组织挫伤，或静脉回流受阻后引起的反射性动脉痉挛。

3. 肌间隔内压力增高，包括外伤后组织液直接渗出，以及静脉回流受阻后肿胀。

伸直型肱骨髁上骨折是最常见的引起Volkmann前臂缺血性挛缩的疾病，其次是肱骨干骨折、尺桡骨骨折，甚至肘部软组织挫伤也可引起。伸直型肱骨髁上骨折后，骨折的两端向前后方移位，引起肱动脉及伴行静脉扭曲，常常使其夹在骨折断端之间。肘部外伤后屈肘位石膏固定，浅静脉的回流困难，会加重前臂的肿胀。肱动脉前方为坚硬的肱二头肌腱膜，后方为肱骨的下端，因而肱动脉处于一个纤维-骨性管道内，使其容易受压而产生血管阻塞。肘部软组织外伤后造成缺血性挛缩的病因与外伤后动脉痉挛包括侧支循环反射性痉挛有关。

【临床表现】

在损伤后数小时至24小时内出现症状，典型的临床表现为5P征，包括疼痛（pain）、苍白（pallor）、麻痹（paralysis）、脉搏消失（pulselessness）和感觉异常（paraesthesia）五大症状。其中，疼痛为首发和主要症状。通常疼痛非常剧烈，呈胀裂样，与损伤程度不成正比，特点是无明确定位并伴有前臂高张力性肿胀。如未及时处理，约1～2天后疼痛逐渐减轻，肌肉逐渐变硬，呈纤维化。随着纤维化的加剧，即会出现典型的Volkmann挛缩，表现为腕关节屈曲，掌指关节过伸，指间关节屈曲，前臂处于旋前位。当背伸腕关节时，指间关节屈曲程度加重，当腕关节掌屈时，指关节屈曲程度减轻。

根据肌肉缺血挛缩程度分为：

1. 轻型（Ⅰ度挛缩）　病变局限于部分指深屈肌，以中、环指最常见，有时也可累及小指，拇长屈肌也常受累。很少出现神经症状。

2. 中型（Ⅱ度挛缩）　几乎所有深肌如拇长屈肌、指深屈肌和旋前方肌均受累，指浅屈肌也有轻度变性，正中神经损害常较尺神经重。

3. 重型（Ⅲ度挛缩）　前臂屈肌全部挛缩，伸肌也有不同程度的变性。正中及尺神经损害均严重。

在上述分型的基础上，Boyes又将手部内在肌功能情况考虑在内，以利于设计治疗方案。

Ⅰ型前臂肌肉缺血挛缩而内在肌功能正常。

Ⅱ型前臂肌肉缺血挛缩，内在肌瘫痪，呈爪形手。

Ⅲ型前臂肌肉缺血挛缩同时有内在肌挛缩，呈内在肌征阳性。

Ⅳ型除前臂肌肉挛缩外，内在肌既有挛缩又有瘫痪，呈复合型。

【防治】

1. 急性期　应当指出，任何前臂缺血性肌挛缩的发生都可以避免，应该在缺血的早期及时诊断并给予有效的治疗。

任何肘部外伤均应警惕本病的发生，严密注意肢（指）体的神经、血管状态。胀裂样疼痛伴有高张力性肿胀，被动伸屈指时疼痛加重时应怀疑本病的发生。

治疗包括：立即解除肘前的压力，部分伸直关节，肢体抬高，经过上述处理后通常肢体循环迅速恢复。在以上处理1小时内循环不见好转，宜急诊手术探查动脉或全长前臂筋膜切开减压。一旦确诊，一定要及时进行筋膜室切开减压，即便是未确诊，但怀疑为本病者，作为预防措施，也可行筋膜室切开减压术。

动脉探查与筋膜切开术：发病24小时内，手术时间越早越好。术中需同时切开前臂掌侧筋膜室及前臂背侧筋膜室。在肘前肱二头肌腱的内侧作弧状切口，斜行通过肘前横纹，切开深筋膜和肱二头肌腱膜，清除血肿组织。暴露肱动脉，如已断裂，断端略加修整即可对端吻合。经常可见到一段动脉痉挛，近端搏动很好，远端全无搏动，该段动脉外膜外观完整，但切开后往往内膜有撕裂或卷曲，并有血栓形成，切开取栓后直接对端吻合不能防止新血栓形成，应该将该段动脉切除作端-端吻合，张力过大时移植一段静脉。然后需显露屈肌群的肌腹，在血管堵塞已解除后，如果肌肉仍灰白缺血，应该将深筋膜从肘部至腕部全部切开，同时还需切开肌间隔，降低肌间隔内的压力。术后应用改善肌肉内微循环的药物如低分子右旋糖酐、

7

丹参液等。

2. 恢复期　急性期后，超过 24～48 小时，肌肉神经变性已成定局。6 个月内坏死区的肌肉经历了不可逆纤维化的过程，而处于坏死区周围的肌群，则经历了可逆的缺血性变化。肌肉坏死程度主要与操作程度、缺血时间有密切关系，当然个体差异也很大，有些病例肌肉组织对缺血很敏感，因此必须在恢复期观察 6 个月，此过渡阶段内可以用理疗、体疗等方法防止关节僵硬，加速可逆性肌肉病变的再生。但如发现有明显的神经障碍，在观察 3 个月后仍无明显改善者，可早期进行神经减压，肌膜切开，以利于神经及肌肉功能的恢复。

3. 后期　6 个月后，但手术时机各家说法不一。

前臂肌肉缺血挛缩后功能重建的方法较多，通过下列手术能达到改善功能的目的。如，桡尺骨短缩术、腕骨切除术、腕或指关节融合术；瘢痕化肌肉切除术、屈肌起点前移术、肌腱松解切断延长固定或移位术；内在肌功能重建术、神经松解术、神经移植术；断层皮片游离移植术、皮瓣移位或移植术、吻合血管的游离肌皮瓣移植术等。

可根据挛缩范围及程度分成五类：

(1) 轻型(Ⅰ度挛缩)：病变范围较局限，常见于拇长屈肌或指深屈肌的 1～2 个手指，可行肌腱移位术。一般用掌长肌移位代拇长屈肌，利用健全的指浅屈肌代受累的指深屈肌。

(2) 中型(Ⅱ度挛缩)：病变范围在屈肌群最深层，指浅屈肌尚未累及或虽累及已恢复。主要是坏死肌肉的广泛切除和肌腱移位。典型的手术有 Parkes 手术、Seddon 手术。

(3) 重型(Ⅲ度挛缩)：病变范围除指深屈肌累及外，浅组肌群及腕屈肌均被累及。手术方式选择：有动力肌腱可用时，可行肌腱移位，治疗同中型；无动力肌腱可用时，早期作正中神经或同时作尺神经松解术，如有恢复，可行肌腱移位；经治疗无效，早作吻合血管神经的游离肌肉移植或游离肌皮瓣移植。

第五节　手部先天性畸形

手部可发生各种类型先天性畸形，最为常见的是并指与多指，其他也有缺指、缺掌、缺手、分裂手、拇指发育不全、巨指症，先天性肢(指)体环形狭窄综合征等。造成畸形的原因可能与母体在妊娠初期受到感染(病毒、梅毒)、药物中毒、过敏、营养不良以及内分泌紊乱有关。遗传因素也起重要作用。

【分类】

肢体先天性畸形的分类是一项十分复杂的工作。目前获得广泛承认的先天性肢体畸形的分类，是美国手外科协会和国际手外科联合会依据解剖和胚胎学而修订的。统一的分类标准，有利于在全世界范围内对先天性畸形的监测，地区间进行比较，帮助调查可能的病因学因素，这些对先天性疾病的研究、治疗是十分重要的。

1. 肢体形成障碍　属于先天性缺陷组，为肢体完全或部分形成障碍，这类缺陷分为横向和纵向两型。

(1) 横向缺陷：①先天性缺肩；②先天性缺臂；③先天性缺肘；④先天性缺前臂；⑤先天性缺腕；⑥先天性缺腕骨；⑦先天性缺掌；⑧先天性缺指。

(2) 纵向缺陷：①桡侧纵列缺如：桡骨发育不良；桡骨部分缺如；桡骨全部缺如。②尺侧纵列缺如：尺骨部分缺如；尺骨全部缺如。③中央纵列缺如(分裂手)：典型；非典型(并指型，多指型)。④中央纵向停止(海豹手)：近端型；远端型；全部型。

2. 肢体分化障碍　肢体分化障碍的不同临床表现，被认为是产生胚胎侧壁外胚间质团不同程度遭到破坏，影响正常肢芽分化成单独的骨骼、皮肤、筋膜或神经血管组织成分所致。上肢基本成分的形成主要在胚胎的早期，即从第 4 周开始至第 8 周已基本形成。任何因素，包括环境或其他原因，在此期间干扰这种分化，都将产生相对应的肢体缺陷，在 8 周以后，肢芽已基本分化完成，致畸形的因素所起作用将很小。

在腕关节，常见的有腕骨与腕骨间的融合，或腕骨和掌骨间的融合。在指骨间关节，则常见近侧指骨间关节的融合。这类中更为常见的是并指畸形，包括从简单的皮肤桥连到复杂的骨性融合。

3. 肢体重复畸形　肢体重复畸形的发生，可能是在形成的早期由于肢芽和外胚层冠受到特殊损害，使原始胚胎部分发生分裂。包括多指、孪生尺骨及镜影手等畸形。根据重复的组织结构来分类，分为桡侧(拇指部分或完全重复)、中央(中间 3 个手指)和尺侧(小指部分或完全重复)，其中较为常见的是拇指或小指重复。

4. 生长过度　这类中可能是整个肢体或单一部分生长过度，如骨骼生长过度而软组织正常。也可能表现为过多的脂肪、淋巴和纤维组织。这些病例中也可能出现神经纤维瘤或血管瘤。其中巨指症是最常见的畸形。

5. 生长不足　生长不足也可称生长低下，是肢体形成不完全，可以出现在整个肢体也可出现在其末梢。生长不足可累及的组织结构如皮肤、指甲、肌腱、骨、血管、神经或肢体(臂部、前臂、手)。这类常见的为短指畸形(掌骨或指骨异常短小，但形态完整)及拇指发育不全等。

6. 先天性环状缩窄综合征　在肢体上有索条状横行凹陷,其有完全性的,也有部分性的,犹如扎带的压痕,其深浅程度不一,部分病例中可深达筋膜和骨膜。压迹过深者甚至可引起先天性截肢。此类畸形的病因至今尚不明确,可能是继发于羊膜索发育缺陷还是器质性挛缩。

7. 全身性骨异常　这类包括许多遗传性发育异常,包括发病机制不明确的全身性骨病,如骨软骨的发育异常、发育障碍、特发性骨溶化和原发性生长紊乱;发病机制明确的全身性骨病,如染色体异常、原发性代谢异常、黏多糖病和其他代谢性骨外紊乱;继发于骨外系统紊乱的骨异常。

【治疗原则】

上肢先天性畸形从治疗角度来看存在两类问题,即功能问题和外观问题。治疗时应首先考虑改进功能,其次再考虑改善外观。如果只有外观问题而无明显的功能问题,如某些类型的多指畸形、并指畸形等也可以改善外观为目的给予治疗。

妨碍发育的畸形,如某些复合型的并指畸形及皮肤软组织瘢痕挛缩,或畸形矫正后皮肤瘢痕挛缩者,随着肢体的发育,畸形会逐渐加重,这类畸形需要及早治疗。

不妨碍发育的畸形,如某些类型的多指畸形,可推迟到学龄前治疗。涉及骨矫形的手术,特别是影响骨骼发育的,最好延长到骨骼基本发育停止后再做。

手术矫正畸形时要严密地考虑手术的预期功能效果,因为未矫正前患者已适应了畸形,手术后发生结构改变或生物力学改变时需要重新适应,以及先天性畸形往往涉及更多的结构发育不全(血管、肌腱、神经、肌肉、骨关节等),以免手术时估计不足,导致失败。同时也要考虑患者及周围环境对畸形的心理上和美学上的反应,衡量手术得失,因为手术矫正本身存在功能改善与功能丧失的问题。

辅助治疗:先天性畸形的手在幼儿时期,处于生长发育阶段,其功能代偿能力很强,在此期间可有意识地加以指导和训练,会收到良好的效果。同时有计划地分期合理使用手法及支具、石膏等手段,常可使畸形得到相当程度的矫正。

一、并指畸形

并指畸形,是最常见的手部先天畸形,有一定的遗传因素。临床上分为完全或不完全并指和简单或复杂并指。并合的组织可以仅为皮肤和皮下组织,严重者指甲、骨关节、肌腱、神经、血管亦互相连接或合而为一。各指之间都可发生并指畸形,但发生在中、环指之间者最为多见,占57%。四个手指亦可并在一起,但指端相连、拇、示指以及示、中指并在一起者少见。两手对称性并指者约占半数。常伴有其他畸形。例如:Apert 综合征以多个并指畸形为特征,还存在有唇裂及尖头畸形;Poland 综合征合并存在心脏异位、同侧胸大肌发育不全或缺如。

手术一般在学龄前后手术为宜。不宜过早手术。若并指严重或明显影响手的功能者应提早手术(在2岁左右),以免影响手与上肢的发育;若并指轻而功能好者,可推迟手术(在少年期)或不手术。

手术方法避免作简单的切开缝合。皮肤切口要作成锯齿状,以形成舌状似正常的指蹼。多数伤口不能直接缝合,需要选用全厚或中厚皮片移植,覆盖创面。3 个或更多的手指相连时,需分期手术,以免中间手指因血液循环障碍而发生坏死。

手术步骤:分离手指,重建连接部,重建相对缘皮肤。

常用手术方法有:①矩形皮瓣法;②三角形皮瓣法。

二、多指畸形

多指分为桡侧——拇指重复(分叉拇指);中央——示指、中指或环指重复;尺侧——小指重复。仅为一个皮垂,或呈分叉形,或是一个发育比较完全的手指,并有一定的功能。

手术在学龄前施行手术为宜。若手术影响健指发育者,可待健指发育基本正常后再行手术。术中需注意:若健指功能较差,而又必须切除其指时,健指缺少的组织可取自多指;切除与健指有共同关节的多指时,需作关节离断,以免残留多指的骨骺,以致需行第二次手术;切除位于手指中间的多指时,需将其掌骨切除,以使邻指并拢。

三、腱鞘狭窄

最常见于患儿拇指,随着年龄增长,拇指屈曲畸形可逐渐加重。初期拇指尚有主动屈曲,但随着肌腱水肿增厚,腱鞘加重狭窄,逐渐拇指被限于屈曲位,不能自如伸屈。一旦诊断明确,应及早手术,切开狭窄腱鞘松解拇长屈肌腱,以免影响拇指发育。

四、拇内收畸形

拇内收畸形常由于拇内收肌或拇短屈肌内存在先天性索带引起。拇内收肌内束带可造成拇内收畸形,拇短屈肌内束带还可合并拇指掌指关节屈曲畸形。这类畸形不仅主动活动受限,被动活动也受限。部分病例拇内收肌、拇短屈肌均正常,而是由于拇伸肌发育受限或缺如所致,出现主动活动受限,但被动活动正常。

拇指长时期处于内收屈曲位，不仅可造成拇指掌指关节、腕掌关节继发性挛缩，还可出现皮肤及皮下筋膜挛缩，给治疗带来较大困难。处理原则上应早期干预，切断先天性索带即可。对拇伸肌无力或缺如者，可进行肌腱移位术。关节囊挛缩、切开关节囊后关节不稳定者或已有关节畸形者，作掌指关节伸直位固定为宜。

第六节 手部其他疾病

一、手部狭窄性腱鞘炎

狭窄性腱鞘炎，又名弹响指，大多有从事习惯性劳动和手腕过多活动的病史，引起腱鞘和肌腱的水肿，继而增厚，妨碍肌腱的滑动。该病也可由先天性或因结缔组织疾病引起。

【诊断要点】

1. 指屈肌腱腱鞘炎

(1) 常见于中年女性，以拇、中、环三指多见。

(2) 局部有疼痛和压痛，并可扪及随肌腱滑动硬结(图 109-9)。

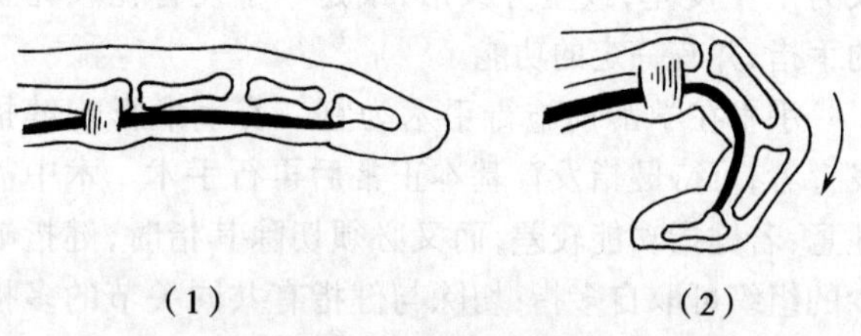

图 109-9 指屈肌腱腱鞘炎

(1)屈肌腱腱鞘狭窄；(2)发生弹响原理

(3) 患指屈伸活动障碍，有“晨僵”现象，活动或劳动后好转。少数患指屈伸活动时有捻发音。

(4) 晚期时屈伸障碍加重，可出现“弹响”、“弹跳”或“闭锁”现象。严重时，被动亦难使闭锁的患指伸直。

2. 桡骨茎突腱鞘炎(拇短伸肌和拇长展肌腱鞘炎、de Quervain 病)

(1) 查体可发现腕桡骨茎突处有疼痛、压痛和局限性肿胀。拇指与腕关节活动时疼痛加重。慢性期可扪及硬结。

(2) 拇指活动不灵活，以晨间较明显。可伴有弹响。

(3) 桡骨茎突腱鞘炎试验(Finkelstein 实验)(图 109-10)：患手握拳，拇指屈于掌内，然后将拳被动地向尺侧屈曲，若在桡骨茎突处产生疼痛加剧，表示有桡骨茎突腱鞘炎。

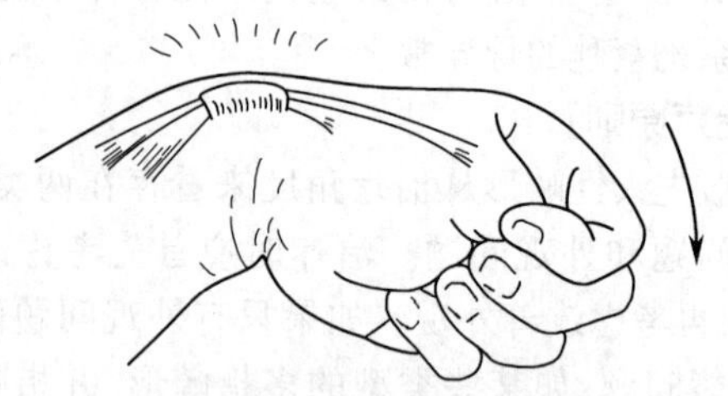

图 109-10 桡骨茎突腱鞘炎试验法某点示疼痛部位

【治疗】

1. 保守治疗　针刺、推拿、中草药、局部固定制动、局部封闭治疗在早期患者都有一定疗效。

局部封闭治疗将醋酸氢化可的松(HCA)注射于腱鞘内，每周 1 次，每次 0.5ml(12.5mg)，为减少注射时疼痛，可与 1% 普鲁卡因 0.5ml 混合后注射。一般注射 4~6 次可有明显改善(图 109-11)。

(1) 利用碘酊或乙醇消毒进针部位。

(2) 针入鞘内无特殊感觉，约进针 0.5cm 或遇到肌腱时退回少许即可。

(3) 注入药物时局部立即有酸胀感，完全注于腱鞘内时张力增大，患指指端胀感明显。向桡骨茎突处腱鞘内注射时，亦有类似征象，而且能看到药物沿腱鞘走行逐渐膨胀，表示药物注于鞘内。

2. 手术治疗　即腱鞘切开肌腱松解术(图 109-12)。注射治疗无效或症状反复，以及有弹响或闭锁现象的腱鞘炎可行手术治疗。手术效果确切，不易复发，但偶尔并发肌腱粘连。

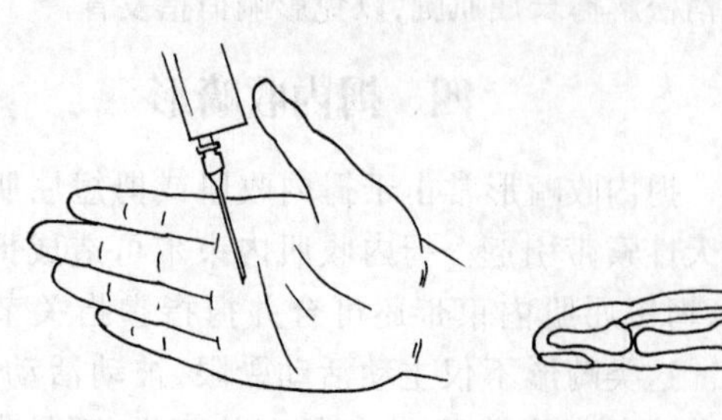

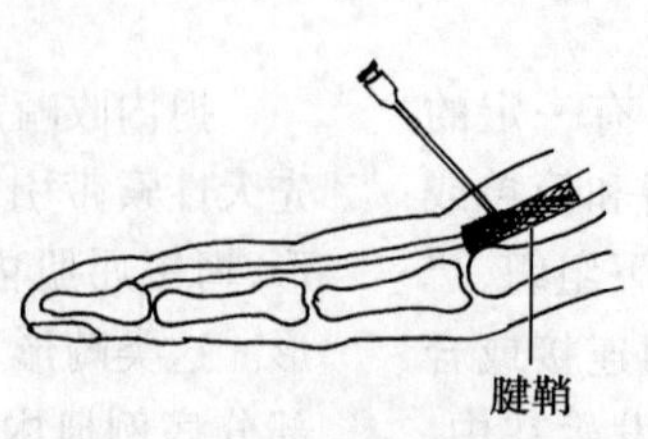

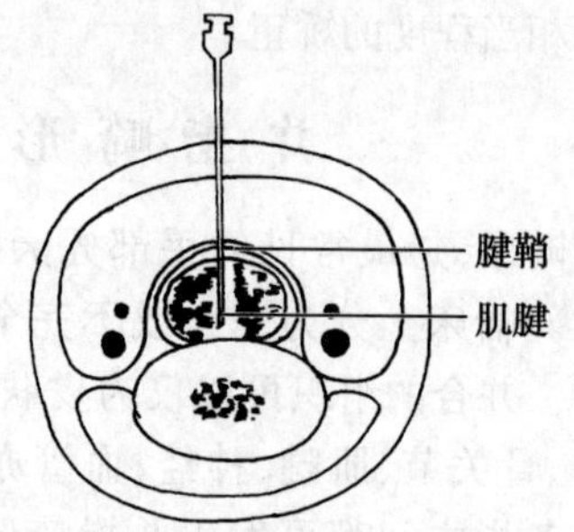

图 109-11 局部封闭治疗方法

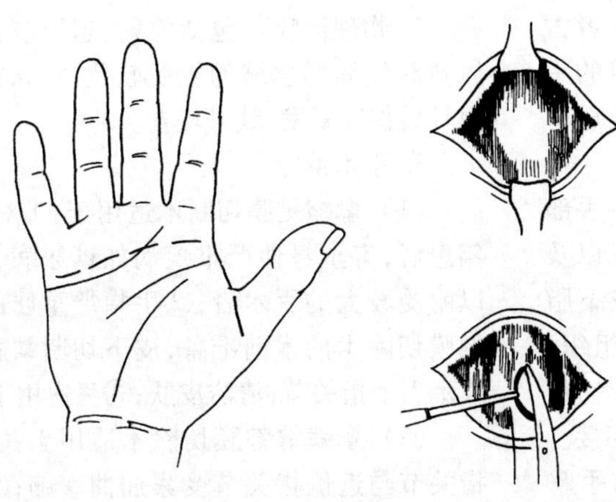

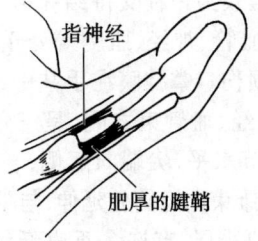

图 109-12　皮肤和腱鞘的切开部位

二、虎口挛缩

虎口挛缩既是手部常见损伤，也可继发于上肢损伤后处理不当，许多虎口挛缩是可以预防的，需要手部外伤患者注重虎口部的功能锻炼。治疗方面，轻度虎口挛缩可通过功能锻炼而获改善，对于中度或重度虎口挛缩，可以行手术治疗。

【虎口挛缩的测量方法及分度】

1. 测量方法　测量时，拇指应处于掌侧外展位或被动牵拉最宽位进行，虎口距离为拇指间关节纹尺侧点与示指掌指关节纹桡侧点之间的距离。

2. 挛缩分度

（1）轻度：与健侧比相差 1/3 以内。

（2）中度：与健侧比相差 1/3 ~ 1/2。

（3）重度：与健侧比相差>1/2。

【病因及病理机制】

造成虎口挛缩的病因最常见为外伤，另外可见于注射性损伤，如将药物于合谷穴位内注射造成的拇内收肌挛缩，以及先天性疾病如先天性拇内收肌索带。外伤性虎口挛缩根据虎口处组织其病理机制，有皮肤瘢痕挛缩、皮下筋膜挛缩、拇内收肌挛缩、拇短屈肌挛缩、第一腕掌关节囊挛缩及第一腕掌关节病变。外伤性虎口挛缩尚可继发于正中神经损伤后，拇指不能掌侧外展，或拇长屈肌腱损伤后远侧断端将拇指长期黏附在内收位。拇短屈肌挛缩及第一背侧骨间肌挛缩不仅可以形成虎口挛缩，而且可以合并拇指掌指关节屈曲及示指掌指关节屈曲。

【治疗方法】

手术方法包括：单纯拇内收肌切断术、拇内收肌切断同时游离皮片移植术、拇内收肌切断合并局部邻指转移皮瓣或全层植皮术、拇内收肌切断加残存邻指转移皮瓣、腹股沟交叉皮瓣成形开大虎口术、前臂岛状皮瓣及拇内收肌切断加游离皮瓣移植等。在应用上述各种方法开大虎口的同时进行拇指掌侧外展功能重建术适用于虎口挛缩同时伴有鱼际功能障碍。

【手术要点】

1. 虎口开大应彻底　多数病例虎口挛缩的病理机制是复合性的，单一因素所引起的虎口挛缩较少。因此要求在手术过程中由皮肤、肌肉、骨关节逐层探查并解除挛缩因素，获得虎口彻底开大的关键步骤往往是切断拇内收肌斜头及第一腕掌关节囊分离或切开。必要时还需注意局部皮肤条件，必要时植皮防止瘢痕挛缩。

2. 开大虎口的维持　无论在手术时还是手术后，虎口开大均有再挛缩的趋势，为了防治这种趋势，手术时虎口开大后应以粗克氏针支撑虎口，时间 4 周，拔除钢针后仍需积极进行主动与被动牵引锻炼，持续 3 ~ 6 个月。

3. 恢复虎口开大的动力　虎口开大后应主动地进行拇指掌侧外展的主被动动能训练，这是防治手术后挛缩复发或影响效果的一个重要环节。在伴有正中神经损伤、鱼际肌萎缩时，拇指不能对掌，还应同时作对掌功能重建，否则单纯开大的虎口，术后必将重新形成挛缩，影响疗效。

【预防措施】

1. 严禁在合谷穴位内注射药物。

2. 上肢任何部位的损伤均应注意预防虎口挛缩，及时进行患手及虎口区功能锻炼。

3. 手部及虎口处损伤应注意虎口部正掌皮肤的覆盖。对掌功能位弹性牵引或固定及早期功能锻炼。

三、掌腱膜挛缩症

掌腱膜挛缩症又称 Dupuytren 挛缩，是一种原因尚未研究清楚，发病缓慢，主要侵犯掌腱膜，病理改变为纵行纤维结缔组织增生，导致发生屈曲挛缩的病症。

掌腱膜挛缩症在欧、美洲发病率高，在我国偶然可见散发病例。60 岁以上发病率最高。男性患者占大多数(90%左右),男比女多 8 ~ 10 倍,受侵犯的手指以环指最多,小指占第二位,中、示、拇指的发病率依次减少。约有 40% 的病例为双侧发病。

正常的掌腱膜为一种支持结缔组织,以维持手部的重要组织如血管、神经、肌腱等处于正常位置以及防止手部遭受损伤。掌腱膜在手掌中部,位于皮下脂肪垫与肌腱、神经、血管束之间,呈三角形筋膜组织,底边在掌指关节水平,尖端向近侧,与腕掌侧浅韧带相连,有部分纤维束向近侧处延伸,与掌长肌腱相接。

在掌腱膜的浅层,有许多垂直纤维索条,与手掌部皮肤的真皮层相连,纤维索之间充满脂肪组织。掌腱膜的深层有垂直的纤维与手掌部深层的骨间肌筋膜相连,构成 8 个纤维管通道,每个通道将神经、血管索与蚓状肌腱和屈指肌腱分别隔开。

【病因】

掌腱膜挛缩症的病因至今不明。可能从胚胎时,即留存下来一些横纹肌细胞于手掌中。或是因长期用手握持劳动工具,使手掌局部受到不断的挤压,形成慢性创伤,使掌腱膜及其邻近组织,因操作引起纤维结缔组织增生而导致挛缩。抑或是炎症所致。有研究者认为发病率还和个人体质、种族、遗传有关。

【病理】

按细胞的形态、活动度(有丝分裂)及胶原纤维的数量,分 3 期:早期(浸润期)、增殖期(活动期)及晚期(残余期)。

【临床表现】

掌腱膜挛缩症发病一般都较缓慢,可数年或十多年之久,但也可以在几个月内进展较快,有时病变停止后又再进展,多数患者无任何不适,发现手指屈曲挛缩,伸不直方才就诊。

早期在环指或小指轴线相连处的皮下脂肪垫区内有小结节出现,这些结节逐渐形成纵行索条样肿块而挛缩,或者使邻近的皮肤变厚,在远侧掌横纹处再现皮肤皱起的横褶。皮肤的深层与其下的腱膜组织连成一块边界不清楚的硬团块,无明显压痛,继发掌指关节及近侧指间关节挛缩。

【治疗】

根据病变程度可选用下述治疗方案:如病变较轻,病程发展较慢,或仅有少数无痛的小结节出现,手部功能未引起障碍者,可密切观察,暂不作特殊处理,功能受限明显时,需尽早行手术治疗

1. 药物治疗　对有急性炎症表现的结节,可用皮试针头注入泼尼松龙 0.5ml(5mg)加少许普鲁卡因或利多卡因的混合液注入结节内,7 ~ 10 天 1 次,4 次为一疗程。

2. 物理治疗　包括放射、超短波音频、磁疗等可以暂时使局部挛缩的组织软化,症状得到短期缓解,但日后往往复发,效果较差。

3. 手术治疗

(1) 挛缩腱膜切断术适用于:①对病程较长的老年患者,有全身性严重疾病如糖尿病、心肌疾病和难以耐受较大的手术者;②手指严重屈曲挛缩,作为掌腱膜切除术的术前准备,皮下切断掌腱膜,扳直手指或牵引手指关节,清洁皮肤;③只适用于索带状挛缩。

(2) 挛缩掌腱膜切除术适用于:①环、小指的掌指关节与近侧指关节受累屈曲挛缩;②病情较重,进展较快者;③掌腱膜挛缩症的强好发素质者。

(3) 掌腱膜彻底切除术适用于:①年纪较轻,特别是掌腱膜挛缩症的强好发素质者;②病情进展较快;③病变广泛,多手指受累,对皮肤粗厚无弹性者,尚需于腱膜切除后植皮。手术切口在手掌部基本上沿掌横纹与大小鱼际纹的切口,翻开皮瓣后,将重要的神经、血管、肌腱等重要组织分离清楚后,切除挛缩的掌、指腱膜组织,如皮肤已被侵犯并与其下的组织已粘连在一起者,应同时将受累皮肤及皮下脂肪垫等一并切除。遗留的创面应用全厚皮片或皮瓣移植。

(4) 截指术:对较严重的在小指或环指处的屈曲挛缩,且病程较长,受累的手指皮肤及关节已有明显改变,估计难以矫正,患者体质又不容许多次手术,挛缩手指严重影响功能,可以考虑将严重残疾而功能不多的手指作截指术。

第七节　手术后的康复

手术后的康复治疗对于术后手功能的恢复至关重要,其重要性越来越受到临床医师的重视。手外伤康复治疗是以主动的功能训练为基础,以理疗、按摩等被动疗法为辅助,特殊用具、支具、假肢等为补充,以最大限度恢复手功能。手外伤后功能康复治疗一般按下列分期进行:

1. 术前期　择期性修复手术前宜先行康复治疗,为手术及术后康复创造条件。术前康复主要是进行关节活动度练习及肌力练习,尽可能纠正已存在的关节挛缩及肌肉萎缩,以免在术后固定期中进一步发展变得更难恢复。同时消除一些较易恢复的功能障碍,以便更好地设计手术方案。此外,让患者术前习惯功能锻炼,学会肌肉等长收缩等技术,也可为术后早期康复提供方便。

2. 术后早期　相当于术后至肌肉、肌腱、神经、骨骼等重要组织愈合的一段时间。此期常进行必要的外固定。应于术后第 2、3 天尽早开始康复治疗,对手

术与术后固定引起的关节肌肉功能障碍有良好的预防作用。此期的康复治疗内容有以下几点：

（1）消除水肿：手外伤后局部常有持续的水肿，如不及时消除，将引起纤维沉积，导致组织粘连以及关节囊与韧带挛缩，加重关节功能障碍。常用的消肿疗法有：①抬高患肢。②肿胀区按摩、挤压与放松，利用“肌肉泵”的作用，促进静脉、淋巴回流。新近缝合的肌肉、肌腱应保持静止。③理疗：用红外线、微波、超短波、音频等疗法加强局部血液循环，增强血管壁通透性，加速渗液吸收。④其他疗法：如情况允许，可做按摩，手套状气囊交替加压与减压，用弹性橡皮带反复进行自远端至近端的依次缠绕加压等治疗。

（2）防止邻近关节活动障碍：患肢未被制动的所有关节应一日数次以主动、助力或被动的方式作大幅度的关节运动。

（3）防止肌肉萎缩：除新缝合的肌肉、肌腱必须保持静止外，患肢其余所有肌肉应尽早开始作等张或等长肌肉练习，可进行适当的抗阻练习。存在周围神经损伤时早期开始瘫痪肌肉的电刺激。

（4）可早期起床活动，必须卧床时作床上保健操。

3. 术后中期　从术后组织愈合、外固定去除开始，至手功能基本恢复或不能进一步恢复时为止为术后中期。此时期内应进行系统的关节活动度练习、肌力练习、作业疗法和理疗并使用支具，使手功能获得最大的恢复。这一时期可能持续几个月。

4. 术后后期　术后后期相当于康复疗效的巩固期。此期手功能已获较好恢复或停止进一步改善，积极的综合康复治疗告一段落，以后继续进行必要的功能锻炼，以防止功能的再一次减退，作适当的健身运动。如需要再次手术，则术后各期康复重复依次进行。

（徐建光）

第一百一十章

骨 肿 瘤

第一节 总 论

一、骨肿瘤的分类与分期

（一）骨肿瘤的分类

原发性骨肿瘤来源复杂，种类繁多，其分类方法虽然历经多次反复修改，仍难尽如人意。在前三个版本的基础上，世界卫生组织（WHO）于2013年公布了其第4版的骨肿瘤分类。这一版本重要的变化，是恢复了1993年版骨肿瘤分类中的中间型肿瘤的概念。在软骨源性肿瘤中的一个值得注意的变化是将高分化软骨肉瘤（Ⅰ级）从恶性肿瘤中分离出来，与新增加的非典型软骨样肿瘤一起归并为中间型局部侵袭性肿瘤，因此临床上可以对这类肿瘤进行囊内刮除，同时对其瘤腔进行化学或物理灭活处理，即可达到满意的局部控制，从而避免大块切除或瘤段切除导致的过多功能损失。在成骨性肿瘤的分类中，主要的变化是将骨母细胞瘤定义为中间型局部侵袭性肿瘤，体现了对这一疾病认识的不断深入。临床上对于范围较小的病灶可以按照良性肿瘤行刮除及瘤腔处理，对于范围较大的肿瘤，需行更加积极的边缘切除或广泛切除，以减少局部复发。骨的纤维源性肿瘤重新定义为至少是局部侵袭性或者是恶性的，提示应该更加彻底地切除此类肿瘤。在巨细胞肿瘤中增加了小骨的巨细胞病变，并将其定义为良性肿瘤。其他的非恶性的骨巨细胞瘤仍然定义为中间型局部侵袭性并偶见转移的骨巨细胞瘤，强调了骨巨细胞瘤与传统意义上的良性肿瘤概念不同，在治疗及预后上也应有所不同。第4版的另一个重要变化是，将单纯性骨囊肿、纤维结构不良等以前称为瘤样病变或杂类病变的疾病归类为肿瘤，虽然其性质尚未明确。其中动脉瘤样骨囊肿、朗格汉斯细胞组织细胞增多症及Erdheim-Chester病定义为中间型局部侵袭性疾病，外科处理时应该采取更加积极的方法。

WHO骨肿瘤分类（2013版）：

软骨源性肿瘤（chondrogenic tumor）

良性（benign）

骨软骨瘤（osteochondroma）

软骨瘤（chondroma）

内生软骨瘤（enchondroma）

骨膜软骨瘤（periosteal chondroma）

骨软骨黏液瘤（osteochondromyxoma）★

甲下外生性骨疣（subungual exostosis）★

奇异性骨旁骨软骨瘤样增生（bizarre parosteal osteochondromatous proliferation）★

滑膜软骨瘤病（synovial chondromatosis）

中间型［局部侵袭性］（intermediate［locally aggressive］）

软骨黏液样纤维瘤（chondromyxiod fibroma）

非典型软骨样肿瘤★/软骨肉瘤（Ⅰ级）（atypical cartilaginous tumor/Chondrosarcoma, grade Ⅰ）

中间型［偶见转移型］（intermediate［rarely metastasizing］）

软骨母细胞瘤（chondroblastoma）

恶性（malignant）

软骨肉瘤（Ⅱ级，Ⅲ级）（chondrosarcoma, grade Ⅱ, grade Ⅲ）

去分化软骨肉瘤（dedifferentiated chondrosarcoma）

间叶性软骨肉瘤（mesenchymal chondrosarcoma）

透明细胞软骨肉瘤（clear cell chondrosarcoma）

骨源性肿瘤（osteogenic tumor）

良性（benign）

骨瘤（osteoma）★

骨样骨瘤（osteoid osteoma）

中间型［局部侵袭性］（intermediate［locally aggressive］）

骨母细胞瘤（osteoblastoma）

恶性(malignant)
低级别中心型骨肉瘤(low-grade central osteosarcoma)
普通型骨肉瘤(conventional osteosarcoma)
成软骨型骨肉瘤(chondroblastic osteosarcoma)
成纤维型骨肉瘤(fibroblastic osteosarcoma)
成骨型骨肉瘤(osteoblastic osteosarcoma)
毛细血管扩张型骨肉瘤(telangiectatic osteosarcoma)
小细胞骨肉瘤(small cell osteosarcoma)
继发性骨肉瘤(secondary osteosarcoma)
骨旁骨肉瘤(parosteal osteosarcoma)
骨膜骨肉瘤(periosteal osteosarcoma)
高级别表面骨肉瘤(high-grade surface osteosarcoma)

纤维源性肿瘤(fibrogenic tumor)

中间型[局部侵袭性](intermediate [locally aggressive])
(骨的)促结缔组织增生性纤维瘤(desmoplastic fibroma of bone)
恶性(malignant)
(骨的)纤维肉瘤(fibrosarcoma of bone)

纤维组织细胞性肿瘤(fibrohistiocytic neoplasm)

良性纤维组织细胞瘤/非骨化性纤维瘤★(benign fibrous histocytoma/non-ossifying fibroma)

造血系统肿瘤(haematopoietic neoplasm)

恶性(malignant)
浆细胞骨髓瘤(plasma cell myeloma)
(骨的)孤立性浆细胞瘤(solitary plasmacytoma of bone)
(骨的)原发性非霍奇金淋巴瘤(primary non-Hodgkin lymphoma of bone)

破骨巨细胞丰富的肿瘤(osteoclastic giant cell-rich tumor)

良性(benign)
小骨的巨细胞病变(giant cell lesion of the small bones)★
中间型[局部侵袭性,偶见转移型](intermediate [locally aggressive, rarely metastasizing])
(骨的)巨细胞肿瘤(giant cell tumor of bone)
恶性(malignant)
骨巨细胞瘤内的恶性(malignancy in giant cell tumor of bone)

脊索样肿瘤(notochordal tumor)

良性(benign)
良性脊索样细胞瘤(benign notochordal cell tumor)★
恶性(malignant)
脊索瘤(chordoma)

血管性肿瘤(vascular tumor)

良性(benign)
血管瘤(haemangioma)
中间型[局部侵袭性,偶见转移型](intermediate [locally aggressive, rarely metastasizing])
上皮样血管瘤(epithelioid haemangioma)★
恶性(malignant)
上皮样血管内皮瘤(epithelioid haemangioendothelioma)★
血管肉瘤(angiosarcoma)

肌源性肿瘤(myogenic tumor)

良性(benign)
(骨的)平滑肌瘤(leiomyoma of bone)
恶性(malignant)
(骨的)平滑肌肉瘤(leiomyosarcoma of bone)

脂肪源性肿瘤(lipogenic tumor)

(骨的)脂肪瘤(lipoma of bone)
(骨的)脂肪肉瘤(liposarcoma of bone)

未明确肿瘤性质的肿瘤(tumor of undefined neoplastic nature)

良性(benign)
单纯性骨囊肿(simple bone cyst)
纤维结构不良[纤维异常增殖症](fibrous dysplasia)
骨性纤维结构不良(osteofibrous dysplasia)
软骨间叶性错构瘤(chondromesenchymal hamartoma)
Rosai-Dorfman 病(Rosai-Dorfman disease)
中间型[局部侵袭性](intermediate [locally aggressive])
动脉瘤样骨囊肿(aneurysmal bone cyst)
朗格汉斯细胞组织细胞增多症(Langerhans cell histiocytosis)
单骨型(monostotic)
多骨型(polystotic)
Erdheim-Chester 病(Erdheim-Chester disease)

杂类肿瘤(miscellaneous tumor)

尤因肉瘤(Ewing sarcoma)
釉质瘤(adamantinoma)
(骨的)未分化高级别多形性肉瘤(undifferentiated highgrade pleomorphic sarcoma of bone)

(二) 骨肿瘤分期

目前,临床常用的骨肿瘤分期系统有 MSTS 分期系统和 AJCC 分期系统两种,其中尤以 MSTS 分期系统更常用。

MSTS 分期法包括三个方面内容:①肿瘤的外科分级(G):需要注意的是这里提的是外科分级而不仅仅指组织学分级,是结合组织学、临床和影像学资料的分级。可分为三级：G0 为良性肿瘤，G1 为低度恶性肿瘤，G2 为高度恶性肿瘤。②肿瘤的解剖部位（T）：也分三档：T_0为良性囊内间室内肿瘤，有成熟的纤维组织形成的真性包膜或成熟的骨组织完整包裹；T_1为病变（包括原发病灶和反应带）均局限在解剖学间室内，未超过间室的自然屏障，病变无真包膜，但通常有不成熟的假包膜，其内有指状突起或卫星灶，常见的情况如病变局限在骨皮质内未穿破骨膜和骨髓腔、病变位于关节内、病变位于骨旁间隙未穿入骨内、病变位于筋膜间室内等；T_2 为病变（包括原始病灶本身和反应带）突破原发解剖学间室的自然屏障向间室外扩展，可因肿瘤本身生长侵犯间室外，也可因意外创伤如病理性骨折或不恰当的手术治疗污染多个间室，或者是病变邻近并侵犯大血管神经束，以及病变发生在一些缺乏阻止肿瘤扩散的内在屏障的解剖学部位如腹股沟等部位。③转移（M）：无转移为 M_0，有远处或局部转移为 M_1。

1）外科分级（G）：如果以手术计划为出发点的话，任何组织来源的恶性肿瘤都可分为低度恶性（G1）和高度恶性（G2）两类，一般来说低度恶性（G1）病变与组织学分级的 Broder Ⅰ、Ⅱ级相对应，通常不易发生远处转移，只需要接受相对保守的外科手术。而高度恶性肿瘤通常对应于 BroderⅢ、Ⅳ级病变，容易发生远处转移，具有细胞分化差、细胞-间质比例高、有丝分裂多见、出现坏死和肿瘤新生血管浸润。放射学表现为病灶边界不清，呈浸润性生长，血管造影可发现反应性新生血管包绕病灶周围。

尽管在大多数情况下，临床、影像学和组织学表现是一致的，但也有例外，而外科分级（G）是结合了影像学和临床资料，有时可与组织学分级不一致。比如说对软骨肉瘤而言，其外科分期的确定应偏重于影像学特点，纤维肉瘤则应偏重于组织学，而巨细胞瘤则应偏重于临床特点。

在不存在转移的情况下，外科分级决定外科分期，即Ⅰ期=G1，Ⅱ期=G2。

2）解剖部位（T）：外科分级代表了病变的总体生物学侵袭性，预示该病变接受何种手术切除边界为宜，但病变的解剖部位或解剖上的扩展情况（T）则预示外科手术最可能达到的范围或是否能达到要求的手术范围。决定手术能达到的边缘的首要因素是病变是否位于边界清楚的解剖学间室内。解剖学间室具有阻止肿瘤扩散的天然屏障，如骨的屏障是骨皮质和关节软骨，关节的是关节软骨和关节囊。对肌组织而言，其天然屏障是主要的筋膜间隔及肌腱止点或穿入肌肉内部分。相反，无边界的间室间疏松组织易于出现潜隐性微小扩散病灶。同样，因为血管神经束位于上述间室间组织内，病变如果累及血管神经束则被认为间室外病变。

3）转移（M）：骨原发肿瘤的转移包括远处转移和区域转移（如区域淋巴结转移），其中以血行转移（如：转移到肺或远处骨骼）为多见，淋巴结转移少见。不论何种转移，一旦发生，均意味着肿瘤已无法获得局部控制，预后不良。

综合上述三个因素——肿瘤的分级（G）、肿瘤的解剖位置（T）和肿瘤有无转移（M）——对肿瘤进行分期。良性肿瘤分为三期，用阿拉伯数字 1、2、3 表达。1 期（$G_0T_0M_0$）为良性潜隐性病变，2 期（$G_0T_0M_0$）为良性活动性病变，3 期（$G_0T_1/T_2M_0/M_1$）为良性侵袭性病变。恶性肿瘤者先依据外科分级和有无转移分为三期，用罗马数字Ⅰ、Ⅱ、Ⅲ表示，Ⅰ期为无转移的低度恶性肿瘤，Ⅱ期为无转移的高度恶性病变。不管恶性程度高低，只要发生区域或远处转移即为Ⅲ期。然后每期又依据病变的解剖部位是间室内外又可分为 A 和 B 两个亚型，A 表示间室内病变，B 表示间室外病变。ⅠA 期（$G_1T_1M_0$）为间室内低度恶性病变，ⅠB 期（$G_1T_2M_0$）为扩展到间室外的低度恶性病变；ⅡA 期（$G_2T_1M_0$）为间室内高度恶性病变，Ⅱ期（$G_2T_2M_0$）为扩展到间室外的高度恶性病变。恶性肿瘤不管是哪一级，无论有无间室外扩散，只要有局部或远处转移，就是Ⅲ期。

二、骨肿瘤诊疗常规

1. 临床思路　骨肿瘤的诊断和鉴别诊断时常令临床医师困惑不已，举棋不定，难以抉择。骨肿瘤多种多样，表现更是变化多端，虽然可分为良性和恶性，但其间没有截然的界限，可以存在中间性或交界性的病变，甚至在同一个肿瘤中可以同时存在良性和恶性的组织学特征。为了进一步明确诊断，病理组织学的观察必须结合临床情况和影像学表现，全面加以分析，以免只见树木不见森林。将临床资料、影像学表现和组织病理学结果有机结合综合研判才能获得正确的诊断已经成为各界的共识。

骨关节疼痛、肿块、运动障碍是骨肿瘤尤其是恶性骨肿瘤的主要症状。由于骨肿瘤病程缓慢，许多骨肿瘤早期并没有典型的临床症状，起病之初往往不易引起患者注意，一般都是在出现明显软组织肿块或病理骨折导致明显疼痛及功能障碍时才引起患者注意。由于恶性肿瘤发展迅速，许多患者就诊时已经属于病变晚期，不同程度地出现功能障碍、局部播散甚至远处转移，失去了有效治疗的机会，预后较差。对于恶性骨肿瘤，和其他肿瘤一样，早发现、早诊断、早治疗是治疗成功的关键。

诊断骨与软组织肿瘤,需要患者和临床医生了解肿瘤的典型症状,全面收集必要的病史,以便发现早期线索,及时明确诊断与治疗。在采集病史与体格检查时,应重点了解以下情况:

(1) 患者的年龄:这是临床资料中最重要的项目之一。因为骨肿瘤的发病与患者的年龄密切相关,同时也是判断肿瘤类型的决定性因素之一。各种肿瘤好发于不同的年龄段,在鉴别诊断时有着不同的优先地位。很多情况下,患者的年龄与平片资料相结合就可明确诊断。如果一个病变本身看上去类似于尤因肉瘤,但是患者年龄小于5岁,那么首先应该考虑的是转移性神经母细胞瘤的可能性。如果同样的病变发生在年龄30岁以上的患者,那么首先应该考虑是否符合淋巴瘤的诊断。病变出现在青春期以前的患者很少需要考虑巨细胞瘤,儿童期的患者很少需要考虑软骨肉瘤的诊断。浆细胞瘤和脊索瘤通常只在成年期发病,而青春期患者的病变首先要想到骨肉瘤的可能性。

(2) 有无外伤或疲劳史:外伤或疲劳史对骨肿瘤的诊断也很重要。在明确排除局部外伤和应力的前提下,出现骨折和骨膜反应首先要考虑肿瘤因素引起。但是如果追问病史存在明确外伤或反复高强度训练等情况时,必须十分谨慎地考虑肿瘤的初步诊断,也不应该轻易活检。因为活检标本在显微镜下类似骨肉瘤的新生骨的肿瘤样表现很可能会误导病理学家做出错误的诊断。

(3) 病变的进展速度:病程长短对诊断骨肿瘤的性质有重要参考价值,生长速度快的肿瘤更容易引起患者的注意。一般来说良性骨肿瘤进展速度慢,恶性骨肿瘤病程短,进展速度快。低度恶性肿瘤进展慢,高度恶性肿瘤进展快,病程短。如果对发现已经几年的病变进行普通骨肉瘤和皮质旁骨肉瘤的鉴别,肯定应倾向于皮质旁骨肉瘤的诊断。

(4) 有无疼痛:大多数良性肿瘤疼痛不明显,恶性骨肿瘤最早的症状可能就是疼痛,开始较轻,尚有间歇,随着病情的发展,呈进行性加剧,且难以忍受,大多数恶性肿瘤夜间疼痛加剧,有时可沿周围神经走向出现放射性疼痛。疼痛症状有助于骨样骨瘤和血管球瘤或者滑膜肉瘤的诊断。没有骨折迹象的内生软骨瘤如果出现疼痛常常提示它已经恶变为软骨肉瘤。

(5) 有无发热:年轻患者的溶骨性病变,在一段时间的疼痛后出现38℃左右的弛张热,倾向于尤因肉瘤的诊断,不支持淋巴瘤的诊断。如果起病迅猛,高热畏寒、血沉增高、白细胞大量增加、CRP显著上升,局部红肿热痛明显,虽不排除尤因肉瘤,但应该更多地考虑急性化脓性骨髓炎的诊断。

(6) 病灶的数量:通过患者的主诉和必要的检查判定病灶的数目也是相当重要的。侵犯多个部位的良性病变要考虑多发性骨软骨瘤病,多骨性的骨纤维异常增殖症,内生软骨瘤病,Muffucci综合征,嗜酸性肉芽肿等。多发的恶性病变须考虑转移性肿瘤、多发性骨髓瘤或淋巴瘤等。骨肉瘤、尤因肉瘤和恶性纤维组织细胞瘤等原发性恶性肿瘤很少有多发病灶。

(7) 既往病史:全面完整清晰明确的既往病史可以作为鉴别诊断的决定性依据。家族史可以提示多发性骨软骨瘤病或者神经纤维瘤病。既往身体其他部位的恶性肿瘤病史有助于转移性骨肿瘤与甲状旁腺功能亢进性骨病等的鉴别。

(8) 体格检查:检查时应注意肿块的部位、大小、硬度、活动度、波动感,边界是否清楚,肿瘤表面的皮肤是否水肿或溃疡,静脉是否怒张,有无出现血管性搏动或震颤。软组织肿块还应该检查其与周围肌肉的关系,在肌肉收缩与松弛状态下的不同触诊情况。同时要了解局部及肢体远端神经血管受累情况以及局部和全身淋巴结是否肿大。良性骨肿瘤肿块一般呈膨胀性、硬度如骨样、边界清楚、无活动度;恶性肿瘤一般无膨胀性轮廓,可见周围软组织肿胀,边界不清楚,活动性差。血供丰富的恶性骨肿瘤穿透皮质出现浅表软组织肿块时可扪及搏动或震颤,有时还能听到血管杂音。

(9) 实验室检查:大多数骨与软组织肿瘤的实验室指标都在正常范围。结合影像学表现,异常的实验室指标具有一定的参考价值,有助于思考诊断方向。

如果碱性磷酸酶明显升高,要侧重考虑骨肉瘤,多发性骨纤维异常增殖症,代谢性骨病(Paget病),前列腺癌骨转移等。术后随访过程中指标再度升高要考虑肿瘤复发。如果出现白细胞升高,血沉加快,CRP增高等炎症性表现,要侧重考虑尤因肉瘤,恶性纤维组织细胞瘤等。如果血清钙升高,要怀疑肿瘤骨转移,或者代谢性骨病(甲状旁腺功能亢进)的可能。如果LDH升高,符合尤因肉瘤或者骨肉瘤。如果PSA及游离PSA升高,首先考虑前列腺癌骨转移。如果尿液中VMA(香草扁桃酸)升高,要考虑神经母细胞瘤或嗜铬细胞瘤骨转移。如果血液或尿液中M蛋白升高,免疫固定电泳κ轻链,λ轻链升高,一般属于多发性骨髓瘤,骨髓穿刺可以帮助证实。

2. 影像判读　骨肿瘤的影像学可以从明确病变、建立诊断和详细评估三个方面来考察。大多数时候患者的临床表现和体格检查已经提示骨与软组织肿瘤的存在。尽管影像学诊断技术在最近几十年来取得了长足的进步,包括CT、MRI、ECT、PET等应用越来越普及，但是X线片在诊断与鉴别骨肿瘤时仍然是非常重要的基础检查，不可偏废。X线片可以显示病变的部位和形态，边缘，基质，尤其是骨破坏的类型，钙化、固化和骨膜反应的形态等非常有用的信息。分析评估骨肿瘤必须根据患者的年龄、病灶的数目、侵犯的部位及其在骨结构内的相对位置等影像学表现综合判断。经过一代又一代学者的努力，积累了丰富的经验，总结出普遍的规律。对于某些特殊类型的肿瘤，单纯依据清晰可靠的平片上骨肿瘤的特征性表现就能做出明确的诊断。对一些类型的肿瘤则可获得不同程度的可能性的诊断。对那些多种病变具有共同X线表现，不具有特异性的骨肿瘤，平片则仅能提供鉴别诊断的范围。综合分析病变的平片、CT与MRI表现，可以从不同侧面了解病变的翔实细节并作出鉴别诊断。

3. 骨肿瘤诊疗流程　通过X线片可以初步判断患者存在骨病变，结合病史，如果属于有症状的良性病变，直接手术。没有症状的良性肿瘤，如果病变较小或有自限倾向，可以定期随访观察。如果增长较快或有病理骨折的危险，应该考虑手术。如果平片及超声等初步检查怀疑原发恶性肿瘤，应该进一步行MRI检查以了解肿瘤的范围和侵犯程度，同时行全身骨扫描以排除骨转移。通过活检术明确其病理诊断和组织学类型，确定包括化疗、放疗和手术在内的综合序贯治疗方案，以争取最佳疗效。如果初步检查怀疑为转移性骨肿瘤，首先应进行核素骨扫描，如果确认病灶多发，则转移瘤的诊断基本确立。结合病史和体检结果，常规进行包括肿瘤标志物在内的一系列筛查步骤。男性患者如果血清PSA及f-PSA阳性，进一步经直肠超声及盆腔MRI等检查；女性患者行乳腺钼靶摄片或乳腺MRI检查；常规胸片检查，阳性者须行胸部薄层CT扫描；肝、肾彩超检查如果有问题，须行腹部CT及增强扫描。甲状腺彩超检查如果发现异常情况，应行颈部CT及甲状腺核素扫描；如果大便隐血及CEA指标阳性，须行胃镜肠镜检查；如果ESR明显升高，应进一步查免疫固定电泳。如果以上深入检查有阳性发现，应针对典型病灶进行活检以便明确。如果以上检查均为阴性，在经济条件允许的情况下，尝试PET检查，发现可疑病变处，施行活检手术。总之，明确病变的病理性质和肿瘤类型，是确立骨肿瘤综合治疗方案的必要步骤，病理学证据是其他检查结果无法替代的。活检手术可以是小手术，但并不等于简单手术，应该由最终实施肿瘤切除功能重建手术的骨肿瘤专科医生来做。因为活检术需要审慎选择活检部位和活检通道，尽量提高活检成功率，同时减少医源性肿瘤播散，确保肿瘤完整切除和功能重建的治疗效果。

三、骨肿瘤的外科治疗

（一）肿瘤切除边缘的评估与研判

随着技术进步，在有效综合治疗的保障下，对恶性骨肿瘤尽量争取瘤体整块扩大切除和功能重建是发展趋势。对于骨肿瘤，需要考虑肿瘤的生长方式、侵袭性、累及范围、对运动系统功能的影响程度等多方面内容。对于四肢恶性肿瘤的治疗，医生需要兼顾权衡彻底切除肿瘤与重建因为切除肿瘤而造成的运动系统功能损害。由于多数恶性肿瘤侵袭性较强，就诊时已普遍累及邻近组织，必须行广泛或根治性切除。如果对周围组织的切除范围超过必要限度，将对保留肢体及重建功能带来困难；如果不顾肿瘤的病理类型及其侵犯周边组织的程度，为了勉强保留肢体而缩小切除范围，又将大大增加局部复发的机会。一般骨科医生最常犯的错误是过分地重视肢体功能的保留及重建，而忽略了肿瘤本身的有效治疗，即以牺牲肿瘤治疗的外科边界为代价，保留维持良好功能所需的组织解剖结构。必须清醒地认识到，骨与软组织恶性肿瘤，尤其是位于四肢的病变，对肿瘤的治疗是否彻底有效是影响肢体及患者能否长期生存的决定性因素，运动系统功能的优劣只是影响患者的生存质量。恶性骨与软组织肿瘤局部复发的后果不仅影响患者的肢体功能、增加再截肢的风险，而且显著增加患者的肺转移率和死亡率，在加重患者的痛苦和医疗费用负担的同时，进一步缩短患者的生存期。因此对肿瘤进行临床分期，并基于这种分期所定义的合理切除范围，确定相应的安全切除边界具有非常重要的临床意义。Enneking于1980年最早提出切除边界评估的概念，并建立了肿瘤外科分期系统，对肿瘤的临床分期方法及各期切除方式进行了规范，以期在获得较为可靠的局部无瘤安全性的同时，尽可能保留周围组织，为功能重建创造良好条件。只有科学地制订严密的术前计划，术中细致评估肿瘤并严格执行计划，术后进行认真的标本评估以验证是否达到了治疗所需的外科边界，才能不断积累经验提高疗效。在获得全面完整的临床及影像学检查资料后，在充分了解肿瘤的生物学特性及发生部位的解剖特点的基础上，如何根据肿瘤的分化程度及肿瘤的部位、是否有远隔转移等情况，正确评估骨与软组织肿瘤患者的病情，确立其外科分期，在严格遵循普遍原则的同时，如何灵活掌握应用外科分期系统，优化患者的治疗方案，是骨肿瘤专业医生必须面对的巨大挑战。

切除缘的定义　切除缘可以分成四类：①治愈性广泛切除缘：术中切除组织的边界距离肿瘤反应区5cm以上。这种手术切除范围很大，包括了反应区和较多的正常组织，因此术后除了残余的跳跃灶或淋巴结转移引起的复发，局部复发率很低，能够确保初次手术的高度恶性肿瘤基本无局部复发。②广泛切除缘：此种外科边界与治愈性边界相比是不充分的，但它仍然位于反应区外，且广泛边界进一步还可分为充分和不充分广泛边界。充分广泛边界是在反应区外2cm以上的外科边界。当达到广泛边界时，复发率低，但不能与根治性外科边界相比。实际上，充分的广泛边界结果与治愈性边界预后一样好，这可能是由于放疗或化疗有效的结果。③边缘性切除缘：此种外科边界通过反应区。具有厚包膜的肉瘤易从周围组织中剥离出来，此种外科边界被认作边缘性边界。而在与肿瘤紧密粘连的包膜样组织内进行剥离时，外科边界为囊内边界。除特殊情况外，肉瘤边缘性切除的局部复发率很高。如无辅助治疗，此种手术的局部复发率达80%。如果结合放疗，预计80%可得到局部控制。④肿瘤内切除缘肿瘤内切除缘：切除边界经过肿瘤实质，局部复发几乎不可避免。如果联合有效的放疗，可以降低局部复发率。显然，肿瘤切除范围越大，彻底切除的可能性就越大。但是切除范围超出必要限度的话，不仅增加手术创伤和手术难度，而且增加患者术后的功能损失和重建的难度，所以对于每个具体的骨与软组织肿瘤，到底切除多大的范围才是恰到好处，才能在肿瘤切除干净的同时又最大限度保留患者功能，一直是困扰临床医生的难题。理论上说，可以在术前根据体格检查、影像学资料、病理学检查等资料来设计手术切除的范围。但是，同样的骨肿瘤在与周围组织的不同接触面上相邻的是不同的筋膜、脂肪、肌肉等组织，而肿瘤在这些组织中生长的危险因素是不同的，因而切除的范围也应有所区别。不同类型的肿瘤其生物学行为也不同，切除缘的标准也应有所不同，高度恶性肿瘤和低度恶性肿瘤所应该达到的治愈性切除缘肯定也会不一样。大多数情况下只能通过手术后研究切除下来的标本才知道实际达到的外科边界，因此如果能在术前精确设计好切除缘将具有更大的价值。

要成功地实现保肢手术，获得精确的定制假体，保证手术效果与术后肢体功能的恢复，术前必须对肿瘤的侵袭范围进行精确的判断，确定分期，制订手术方案并为关节假体的定制提供必要的参数，这对于保证肿瘤切除边界的广泛性，减少术后复发，避免术中因发现意外的肿瘤侵袭而改变手术方案从而导致假体的不匹配至关重要。手术前的影像学评估具有重要意义。近年来不断发展应用的磁共振成像技术，具有很高的敏感性和多平面成像能力，对于肿瘤切除缘的设定与评估具有非常重要的参考价值。

即使术前应用解剖影像学如CT、MRI和功能影像学如ECT、PET-CT等确定了肿瘤范围，利用三维重建、血管造影等了解了肿瘤所在部位的解剖特点，术者仍需依据自己的临床经验建立肿瘤的三维图像，但是对于解剖部位复杂或者形状不规则的肿瘤，依然难以通过目测确定肿瘤的精确切除范围，若切除范围过小，截骨端易残留肿瘤，计划中的边缘切除或广泛切除被动地转变为肿瘤内切除，导致复发率提高。相反，如果试图避免肿瘤切除边界不足，盲目扩大肿瘤切除范围、切除过多的正常骨结构将会给骨缺损重建带来困难，导致术后肢体运动功能损失。不规范的骨肿瘤外科治疗会造成肢体的残疾，甚至丧失治疗肿瘤的机会，危及生命。3D打印技术对直观了解肿瘤范围和重建计划很有帮助，而计算机导航技术可以在术中实时引导肿瘤切除及骨缺损重建，为保留肢体功能创造条件。该技术最大的优势在于术前设计、术中实施计划、肿瘤切除后边界确认及骨结构重建，是骨肿瘤手术今后的发展方向。但是应该清醒地认识到，导航只是精细完成手术的辅助工具，骨肿瘤外科专家的经验仍然是手术治疗成败的关键。除了详细分析判读和制订术前计划外，手术当中术者也要从多种途径判断计算机虚拟重建的影像是否与病变骨相吻合，避免过度依赖计算机导航系统得到错误的结果。

（二）肿瘤的切除与重建方法

对于大多数原发性骨肿瘤而言，手术是主要治疗手段。首先，手术通常是必需的，因为单纯放疗、化疗或生物学治疗对大多数原发病灶不能予以根除，而原发病灶是否有残留或复发往往是决定预后的关键因素；其次，手术通常是可行的，对某一具体的肿瘤，根据其外科分期，通常可以选择一种适合、有效的手术方式。

（1）骨肿瘤手术切除的类型：根据手术范围即手术切除的界面与肿瘤边缘的关系可把切除手术分成四级：①病灶内手术：或称为囊内切除，为手术时进入肿瘤内，如病灶刮除术。为了减少局部复发，现代采取的刮除术可被称为扩大刮除术，即使用高速磨钻处理肿瘤的硬化带，直到正常骨组织显露，即使硬化带不明显的病灶也用磨钻去除肿瘤周围适当厚度的骨组织，使肿瘤清除界面达到广泛切除的界面。同时，在扩大刮除的基础上，进一步采取局部辅助治疗，通常采用的方法为苯酚加无水乙醇及无菌水依次处理刮除后的骨界面，电刀烧灼或液氮冷冻疗法也是常采用的方法；②边缘切除手术：沿着肿瘤的包膜或假包膜完整切除肿瘤，如为恶性肿瘤，假包膜内可能存在的卫星灶或局部跳跃性转移灶会有残留；③广泛切除手术：手术在肿瘤所在解剖间室内进行，切除界面为肿瘤外“正常组织”，将包括反应带的肿瘤连同周边外观为健康的组织做整块切除，但是局部跳跃性转移灶可能残留；④根治性切除：手术在肿瘤受累解剖间室外正常组织内进行，把受累间室整块切除，在纵向上，手术解剖应经过或超过受累骨骼的远、近端关节及受累肌肉离断远侧和近侧附着处；在横向上，如果肿瘤未超出骨外，要在骨膜外解剖，软组织间室者要在该间室的筋膜层外解剖，这样就可连同肿瘤主体、卫星灶、区域跳跃转移灶完全切除，局部不再有任何残留，理论上局部不应再有复发。相应的，保肢手术的肿瘤切除也分为病灶刮除或成块切除、边缘切除、广泛切除和根治性切除。对于具体的肿瘤，应根据其外科分期和化疗等辅助治疗的效果，拟定具体的手术切除方案、切除界面和随后的重建方案。

(2) 骨缺损分类和重建手段的选择：病灶切除后的骨缺损可分为包容性缺损、半柱状缺损和节段性缺损三大类，而节段性缺损又可分为不累及关节和累及关节两类。

1) 包容性缺损：包容性缺损多为良性病变刮除术后所致，可采用骨水泥填塞，也可用自体骨、异体骨或两者混合植骨重建，硫酸钙或磷酸钙等人工骨也可用于包容性骨缺损的重建。如果负重关节病灶刮除术后残留的关节下骨很薄（小于2mm），应注意避免关节面塌陷，此时如果用骨水泥填塞，应在软骨下先植入厚层自体骨，再填骨水泥；单纯异体松质骨粒植骨因存在吸收问题，也不适合；可采用关节面下植入自体髂骨块，髂骨块外再用异体腓骨等皮质骨作支撑植骨以防止塌陷。

2) 半柱状缺损：半柱状缺损多因良性或低度恶性病变如骨旁骨肉瘤等作骨的部分环形切除后所致。可采用外形相似的同种异体骨移植，也可采用自体腓骨（包括带血管腓骨）或髂骨块作支撑植骨重建缺损骨。因为植骨床接触面积大且血供丰富，通常不会出现感染、骨不连和骨折等节段性同种异体骨移植中常出现的并发症。

3) 节段性缺损：节段性缺损是因全柱状骨节段切除后所致的一种骨缺损，又可分为非累及关节的、夹在关节中间的节段性缺损和累及关节的节段性缺损。节段性骨缺损可采用同种异体骨移植、带或不带血管游离腓骨移植、瘤段骨灭活再植、肿瘤型人工关节等方法进行重建；也可采用灭活瘤段骨或异体骨结合带血管游离腓骨移植重建缺损区，这种复合移植方法尤其适用于累及骨骺部位的缺损，只要能保留近关节面1cm以上厚度就能获得较好疗效，必要时也可采用灭活瘤段骨或异体骨复合人工关节进行重建，但会增加感染风险。

（三）良性骨肿瘤的手术治疗

良性骨肿瘤的组织学诊断一旦明确后，下一步就需要对肿瘤进行分级。一般把良性骨肿瘤分为三级（表110-1）：1级是指潜在的良性病变，病变不进展或有自愈的趋势；2级是指活动性病变，持续生长膨胀，破坏骨皮质；3级病变具有侵袭性，破坏骨质，可以形成软组织肿块。根据良性骨肿瘤的分级，临床上采取相应的治疗方式（表110-2）。

表110-1　常见良性骨肿瘤的分级

类型分级	1级（潜伏）	2级（活跃）	3级（侵袭）
非骨化性纤维瘤	+	−	−
内生软骨瘤	+	+	−
单房性骨囊肿	+	+	−
骨样骨瘤	+	+	−
骨纤维异样增殖症	+	+	−
嗜酸性肉芽肿	+	+	−
骨母细胞瘤	+	+	+
骨巨细胞瘤	−	+	+
软骨黏液纤维瘤	−	+	+
动脉瘤样骨囊肿	−	+	+
软骨母细胞瘤			+

表110-2　不同分级良性骨肿瘤的治疗

分级	治疗	重建
1	观察，随访	无
	囊内切除	局部植骨
2	囊内切除	局部植骨
		骨水泥填充
3	囊内切除	骨水泥填充
	边缘切除或广泛切除	异体骨关节移植
		人工假体置换
		异体骨-人工假体复合置换

（四）原发性恶性骨肿瘤的手术治疗

20世纪70年代以前，恶性骨肿瘤的常规治疗是截肢和关节解脱，死亡率约为10%～20%。随着更有效化疗药物的使用和化疗疗程的改进，患者的死亡率明显降低。到20世纪80年代，新辅助化疗在原发恶性骨肿瘤治疗中取得不可动摇的地位，加上放疗等其他辅助治疗，为保肢治疗创造了条件；同时，现代医学影像学的发展为病灶的切除提供更精确的界面，外科新技术的开展和人工关节假体设计的进步为保肢术功能重建提供了更多和更好的选择。所有这些使肢体恶性骨肿瘤保肢手术得到了极大推广并取代截肢手术成为目前主要的手术治疗方式。

对病灶累及的局部肢体而言,保肢手术必须达到两大目标:首先是采用合理外科边界切除肿瘤,达到满意的肿瘤广泛切除;其次是尽可能多地保留肢体功能,重建的肢体功能至少不能劣于截肢后假肢的功能。

保肢手术的适应证为:①肿瘤无远处转移或转移灶可根治;②骨原发恶性肿瘤中 Enneking 分期ⅠA、ⅠB、ⅡA 期肿瘤或对化疗敏感的ⅡB 期肿瘤;③血管神经束未受累,肿瘤能够被完整切除;④预期术后局部复发率和转移率不高于截肢手术;⑤术后肢体功能优于义肢;⑥患者有保肢愿望且能承担保肢手术的高额费用;⑦肿瘤局部软组织条件良好,病灶切除术后有足够血供良好的皮肤软组织覆盖;⑧患者全身状况良好,能耐受手术。

保肢手术禁忌证:①肿瘤周围主要神经、血管受侵犯;②在根治手术前或在术前化疗期间发生病理性骨折,瘤组织和细胞破出屏障,随血肿广泛污染周围正常组织;③肿瘤周围软组织条件不好,如主要的肌肉随肿瘤被切除,或因放疗、反复手术而瘢痕化,或局部有感染;④不正确的切开活检,污染周围正常组织或使切口周围皮肤瘢痕化,弹性差,血运不好;⑤肿瘤有多发转移或转移灶不能治愈;⑥患者一般情况差,不能耐受手术。

保肢重建方法:恶性骨肿瘤切除后最常见的缺损类型是节段性骨缺损,最常用的保肢的重建方法包括肿瘤型人工关节置换重建、同种异体骨关节移植和关节融合术。如何选择取决于患者年龄、生活方式、医生的倾向,在发展中国家尤其要考虑到社会-经济状况。肿瘤型人工关节主要为定制型和模块组装型,另外还有可延长假体可供选择。术后具有很好的外形、即刻稳定并允许立即活动、不存在骨延迟愈合和骨不连的问题以及不易骨折等优点,但是价格昂贵并且存在磨损和松动等远期问题。

截肢术或旋转成形术在特定情况下也是治疗肢体肉瘤的一种选择。对于出现病理性骨折的高度恶性肉瘤患者,施行保肢手术其局部复发危险性较高。其他的截肢术适应证还包括神经和血管的肿瘤侵犯或存在局部巨大血肿。随着假肢技术的提高,截肢患者的生活质量也较以往得到明显改善。

(五) 转移性骨肿瘤的手术治疗

随着化疗放疗等多种综合治疗手段的不断进步,恶性肿瘤患者的生存期逐渐延长,其中一半以上的患者将会出现肿瘤骨转移。即使出现了肿瘤的骨转移,许多患者仍然可以带瘤生存两三年。在此期间,骨转移瘤很有可能出现病理性骨折,给这部分患者带来疼痛并影响其生活自理能力,严重困扰患者。因此,早期发现肿瘤骨转移,评估骨破坏的程度和骨折的风险,选择适当的时机和方法进行预防性手术干预以避免病理性骨折显得十分重要。如果患者前来就诊时已经出现病理性骨折,也应该通过积极的手术内固定治疗,改善患者生活质量,从而达到改善预后延长生存期的目的。

(王毅超)

第二节 四肢骨肿瘤的外科治疗

一、肱骨肿瘤

(一) 肱骨近端肿瘤

肱骨肿瘤绝大多数发生于肱骨近端。由于肩关节有丰富的肌肉包裹,因此肱骨近端的恶性骨肿瘤大都能被广泛切除。重建方法有很多选择,包括肩胛带切除术(Tikhoff-Linberg 手术)、肩关节融合术、人工假体置换、同种异体骨关节移植、肿瘤骨灭活后回植、游离或带血管蒂腓骨移植和锁骨旋转移位重建等。

(1) 肩胛带切除术(Tikhoff-Linberg 手术):该手术方法由 Tikhoff 于 1922 年和 Linberg 于 1928 年分别描述,切除范围包括全部肩胛骨、肱骨近端,部分或全部锁骨,此后不断有多种改良方法,这种手术可保留手及肘的功能,但会造成上肢短缩和肩关节畸形及肩关节功能的完全丧失。近年来这种方法采用较少,多用于耐受度较差的老年患者。

(2) 肩关节融合术:目的是恢复肩关节的主动外展和无痛性稳定。手术方法是将残余的肱骨干固定到肩胛骨上,目前多采用 AO 学派的接骨板螺钉内固定方法。肩关节融合后,上肢活动将依靠肩胛胸壁间的滑动完成,因此既要保证上肢有充分的外展、前屈功能,又要使上肢能靠拢胸壁,获得良好休息。

(3) 锁骨旋转移位重建术:该技术将锁骨以肩锁关节为中心,内侧头向下旋转,以肩锁关节代替盂肱关节。该手术方法的优势在于手术技术相对简单,不需要显微外科血管吻合,且术后并发症的发生率较低;如果锁骨骨膜保留充分,术后锁骨可增粗并纵向生长。缺点在于术后关节功能较差;锁骨强度不够,有发生骨折的可能性;锁骨长度有限,不能用于较长骨缺损的修复。由于可以不破坏锁骨的骨骺,移植后的锁骨可以生长和重塑,对于儿童恶性骨肿瘤切除后的骨缺损的重建是比较合适的,尤其是用于非优势侧上肢的重建。此外,对于经济原因无法进行人工假体置换的患者,采用锁骨旋转移位重建也不失为一种可以考虑的术式。

(4) 游离或带血管蒂腓骨移植:腓骨是常用的自体骨来源,其骨质较为坚硬,长度选择余地大,最长可30cm左右,有游离腓骨和带血管蒂腓骨移植两种方法。取游离腓骨手术技术相对简单,取小腿上段外侧入路,术中注意保留腓骨头的韧带。然后将肱骨残端近侧适当扩髓,将游离腓骨插入肱骨髓腔内,并进行固定。用肱二头肌肌腱悬吊腓骨,并将腓骨头上的韧带与关节囊或肩周肌肉缝合。缺点是骨愈合时间较长,有骨不愈合的风险。带血管蒂腓骨移植术手术技术要求较高,手术时间较长,血管吻合有失败的可能性,因此需要熟练掌握显微外科手术,优点在于术后骨愈合时间短,很少发生骨不愈合。

腓骨移植术的缺陷在于腓骨头的形态与肩胛盂不匹配,重建的肩关节功能常受限。单根腓骨强度不足以控制上肢活动,常发生腓骨骨折,骨折通常发生在腓骨头下方,因此患者术后不能进行高强度劳动,有些作者建议采用双根腓骨重建以减少骨折的发生。

(5) 肿瘤骨灭活再植术:灭活瘤骨可修复大段骨缺损,具有外形匹配、无免疫反应、费用低廉等优点,因而在发展中国家应用较为广泛。适用于骨质破坏不严重的成年患者病例,一般用于低度恶性肿瘤或对术前新辅助化疗敏感的高度恶性肿瘤。自体肿瘤骨灭活的常用方法包括体外微波照射灭活、酒精浸泡灭活、放射灭活、高温煮沸或高压蒸汽灭活和液氮冷冻灭活等。

手术方法是将瘤骨取下,尽可能将髓腔内的肿瘤组织刮除干净,然后进行灭活处理。将灭活瘤骨用接骨板或髓内钉固定在原位。灭活瘤骨可尽量保留肌腱起点和止点,以便于进行肩袖的重建,恢复肩关节的功能。瘤骨再植术后并发症较多,主要是局部复发、术后骨折、关节功能较差等。瘤骨灭活处理后,必然会显著降低骨强度,造成术后骨折发生率增高,有些作者推荐在灭活骨的髓腔内填充骨水泥和(或)克氏针,以防止骨折发生。灭活处理会破坏肱骨头的关节面软骨,术后长期随访发生关节炎的比例较高。灭活骨的成骨和骨诱导活性基本丧失,在骨缺损愈合过程中起着桥接作用,通过正常骨组织爬行替代来达到生物学愈合,因此骨愈合所需时间较长,这造成术后固定时间延长,不能早期进行关节功能锻炼,术后关节功能不理想。目前瘤骨的灭活再植面临的主要问题是无血管性坏死和移植物的吸收。这类并发症主要发生在距离血运重建处最远的区域,常见于肱骨头。学者推荐用带血管蒂腓骨移植作为重建的补充。

(6) 同种异体骨关节移植术:目前所采用的同种异体骨多为深低温冷冻骨,即将同种异体骨干、半关节骨段和全关节骨段保存于-80℃深低温环境中,这可抑制有破骨作用的蛋白酶及细菌生长,同时保存其生物活性和生物力学特性。同种异体骨与宿主之间存在组织相容性抗原的差异,可诱发宿主的免疫排斥反应,采用深低温冷冻保存的同种异体骨关节移植物,可以减弱移植骨的抗原性,减少免疫排斥的发生。手术方法是从骨库中选出外形和尺寸最匹配的骨关节,复温后按需要修整,用接骨板或髓内钉固定,修复肩袖和关节囊等。

同种异体骨关节的优势在于:①可保留韧带附着处,便于修复重建肩袖及关节囊等软组织;②具有关节面,有利于恢复关节功能;③具有一定的骨诱导性及骨传导性,能够达到骨性愈合并通过塑形符合生物力学的要求,骨愈合后不需进行翻修。

同种异体骨关节的缺点是:①异体骨的愈合是爬行替代过程,骨愈合时间较长,有发生骨折的风险,术后需要支具保护,不能过早负重;②免疫排斥反应常见,多表现为伤口渗出或积液,严重者出现骨吸收,术后应充分引流渗出物;③感染几率较高,这可能与排斥反应所产生的渗液和积液有关;④骨不连,发生率为11%~17%,需要进行坚强的内固定,并在与宿主骨交接处用自体松质骨植骨,再次手术需要采用自体骨移植,如内固定松动必须更换为坚强内固定;⑤需要建立较大规模骨库,否则难以获得尺寸形态匹配的同种异体骨。

(7) 人工假体置换术:随着肩关节生物力学研究的进展及人工肩关节假体设计的不断改进,人工关节置换目前是治疗肱骨近端恶性肿瘤最常应用的方法,包括肱骨近端肿瘤假体置换和全肩置换。人工假体置换可重建肱骨骨质缺损和关节面完整,提供即刻的稳定与良好的关节功能。人工假体置换的优势在于手术技术相对简单,肿瘤切除相对彻底,术后关节功能短期效果好。其缺点在于长期效果不佳,后期松动率高,再次翻修困难。

1) 肱骨近端肿瘤型人工假体:目前应用的肱骨近端肿瘤假体多为组配式或者定制式,其最主要的问题是术后肩关节的稳定性和功能不佳,原因是肩关节的功能取决于关节周围肌肉组织和关节囊的完整性,人工假体无法将肌腱等软组织附着其上,只能将尽可能保留的肩袖和关节囊组织缝合于人工肱骨肿瘤假体颈部特别设计的侧孔,保留肩关节的部分基本运动功能,但是丧失了原动力肌肉对肩关节运动在其他方向上的调控作用,很难满足肩关节运动时的肌张力平衡,而且肌腱与假体间不能形成生物学愈合,影响肩关节的功能和稳定性,因此肩关节的外展和屈曲受限,有发生肩关节半脱位的可能。

目前对于肱骨近端肿瘤假体使用骨水泥或非骨水泥固定仍有争议。一般认为上肢为非负重关节，肱骨近端髓腔呈圆形，假体容易旋转及拔出，因此以使用骨水泥假体为佳，它能避免假体松动，并有利于术后早期功能锻炼。

2）反式全肩关节置换：对于肩袖组织无法修复的病例，可以考虑行全肩关节置换，该假体最初是设计用来治疗有肩袖组织缺损的盂肱关节炎，它在肩袖组织缺乏时也可恢复肩关节的全部功能。该关节是球臼关节，将关节的球体置于肩胛盂侧，将关节的臼窝置于肱骨残端。

3）复合假体置换术：复合假体是将人工假体与灭活肿瘤骨或同种异体骨联合使用，理论上可以结合两者的优点而避免其缺陷。其优点在于人工关节假体可解决关节软骨退变和关节软骨塌陷问题，灭活骨或异体骨可保留肌腱附着点，有利于肩袖组织的重建，还可以在安全的前提下保留三角肌。内置的人工假体还可增强灭活骨的强度，防止骨折发生。尽可能多的保留骨量对今后可能进行的翻修手术是相当重要的。肩关节的不稳定性与机械装置不匹配有关，肿瘤型假体较为多见，推荐年轻的骨肿瘤患者使用异体骨段复合人工关节假体，老年人及转移性肿瘤患者使用肿瘤型假体。由于同种异体骨的并发症较为多见，不建议将同种异体骨移植作为骨移植重建的常规方法。

（二）肱骨远端肿瘤

只有约1%的原发性恶性骨与软组织肿瘤发生在肱骨远端。重建方法主要是人工假体置换与同种异体骨移植。目前采用的人工肘关节假体多为铰链式或半限制型，分别用骨水泥固定在尺骨和肱骨内。他们总结认为这种重建方式并发症较多，并不推荐作为常规方法，应看作为挽救性手术。

（三）肱骨干肿瘤

肱骨干是恶性骨肿瘤的少见部位。骨肿瘤在骨干内会沿髓腔很快扩展，发生在骨干的恶性肿瘤，其侵犯范围远较发生于干骺端的骨肉瘤更大，一般在10cm以上甚至累及骨干全长，而且肱骨干也是跳跃病损常见的部位，多从远侧1/3跳入近侧，因此常需要广泛切除肱骨干。

肱骨干肿瘤广泛切除后，重建的方式包括假体置换、同种异体骨移植和自体骨移植等。采用同种异体骨移植的风险在于骨愈合时间长，骨不连和感染的发生率高，以及传播疾病等。而自体带血管蒂腓骨移植能够明显降低骨不连和感染的风险。骨干节段性重建的局限性在于需要在肱骨头以远和肱骨髁近侧保留至少5～6cm的皮质骨骨量，以保证重建的稳定性。对于骨量不足的患者，可能需要进行全肱骨假体置换。

二、股骨肿瘤

（一）股骨近端肿瘤

与膝关节周围相比，股骨近端并非骨原发恶性肿瘤的最好发部位。发生于股骨近端的原发性恶性骨肿瘤以软骨肉瘤和骨肉瘤常见，其次为恶性纤维组织细胞瘤、尤因肉瘤等。

用于重建股骨近端肿瘤切除后骨缺损的方法很多，包括同种异体骨关节移植、同种异体骨端间嵌入式移植、同种异体骨移植关节融合、肿瘤型人工（关节）假体置换和异体骨-人工假体复合重建。早期多采用同种异体骨关节移植或异体骨-人工关节复合重建，随后定制型肿瘤型人工关节得到了应用，最近，模块组合型肿瘤型人工关节得到推广，被广泛用于股骨近端骨、关节缺损的重建。

（1）异体骨关节移植：多采用深低温冷冻的新鲜同种异体骨关节进行移植重建，而不用冻干骨移植。术前计划需要对切除的股骨近端和异体骨供体进行精确测量，使移植的股骨近端与宿主骨很好匹配。移植骨与宿主骨之间可用接骨板固定。术后患肢需要用支具保护并禁止负重或允许部分负重至少8周，然后可允许增加活动量，但是，在放射学确认移植骨-宿主骨愈合前不能拆除支具。大多数患者在4个月内能获得骨愈合。对于股骨近端异体骨移植，应注意感染、骨折和骨不连的风险。

（2）肿瘤型人工关节置换重建：股骨近端肿瘤型人工关节置换术假体的选择首选模块组合型假体，同时尽可能不要同时置换髋臼部分，而是采用双极股骨头假体。术中要重视关节囊和髋外展装置的修复重建。假体柄的选择需因人而异，如果用骨水泥型柄，应注意骨水泥反应。围术期应重视感染、肿瘤复发、无菌性松动、假体疲劳性失败、假体周围骨折和脱位等并发症的防治。

术后抗生素使用时间应延长，静脉使用抗生素至少3～7天，随后改为口服抗生素，直到切口愈合。对骨水泥型人工关节，如果关节囊及臀中肌修复可靠，股骨近端双极假体置换者术后不需要限制关节活动度，术后只要患者能耐受，可立即完全负重；同时置换髋臼者需卧床休息4周。非骨水泥型假体术后6周内负重限制在10kg以内，然后每周增加10kg。术后常规给予低分子肝素治疗预防血栓形成。

（3）同种异体骨移植复合人工关节置换重建术：对于股骨近端肿瘤切除后骨缺损的重建，肿瘤型人工关节是一种有效的保肢手术，但是因为切断的髋外展肌等很难有效重建到假体上，使得术后脱位率较高且很高比例的患者出现明显跛行等步态异常。采用异体骨移植复合人工关节假体置换可以在一定程度上防止这些不利因素。也可以在移植的异体骨上保留3～4cm的臀中肌肌腱用于和宿主肌腱缝合，重建外展机制。这种复合重建有利于术后获得较好的髋关节外展功能，增强髋关节的稳定性，减轻跛行；同时，可通过异体骨向残留的宿主骨传递应力，避免应力遮挡和骨吸收。

（二）股骨干肿瘤

长段股骨骨干缺损的重建包括嵌入式重建和人工关节重建两类。

当肿瘤切除后能留下足够长度的骨端可提供可靠固定时，可选用嵌入式重建方法。嵌入式重建可采取结构性自体骨植骨、同种异体骨移植或两者复合移植等生物学重建方法，也可采用金属假体置换。结构性自体骨植骨如自体腓骨支撑植骨对较短节段缺损有效，可以是吻合血管的游离腓骨移植，也可不带血管腓骨移植，缺点是不匹配、强度不够易疲劳性骨折、来源有限、康复期长及供区并发症。同种异体骨移植重建有利于软组织重建、能很好匹配骨缺损区，不利之处是为了获得骨性连接，肢体需长时间固定或不能负重，较高的早期感染率、骨折和移植物失败发生率，以及感染疾病。固定方法以髓内钉为宜，或者是跨异体骨全长的锁定接骨板固定，异体骨上应该用单皮质螺钉。对于预期存活时间短（如转移性肿瘤，预期生命2年之内）的患者，金属人工骨干假体是可选择的重建方法之一，可早期活动和负重，没有延迟愈合和骨不连的问题，缺点是早期松动和植入物失败。近期技术和设计的改进使人们尝试扩大这种方法的使用范围。

如果肿瘤累及股骨全长或绝大部分，上下关节均不能保留，可采用全股骨置换术或全股骨移植进行重建。全股骨置换手术在髋部通常采用后外侧入路，在髋外展肌的肌腱附着处切断。皮肤切口向远端延长到髌腱和胫骨结节外侧部。依照标准膝关节置换术在关节面下约1cm平面行胫骨平台切骨。通常对膝关节采用旋转铰链膝进行全关节置换，近端关节多采用双极股骨头。臀中肌肌腱难以直接缝合到假体上，可与周围软组织缝合，可使用腓肠肌肌瓣移位以加强软组织覆盖。术后4～6周内采用髋关节外展支架保护下的部分负重活动，一旦外展装置修复，髋关节获得主动外展功能，就允许完全负重活动。同种异体全股骨移植的主要问题在于同时在长度和股骨头大小的匹配很困难，以及移植骨骨折发生率高，其有利的反面是软组织修复可靠，术后步态恢复较好。

（三）股骨远端肿瘤

股骨远端是骨原发恶性肿瘤最好发部位。与其他部位相似，股骨远端保肢手术方法也包括同种异体骨关节移植、同种异体骨端间嵌入式移植、同种异体骨移植关节融合、上述异体骨复合自体腓骨移植、胫骨近端纵行劈开骨块翻转关节融合术、肿瘤型人工（关节）假体置换和异体骨-人工假体复合重建术。在这些方法中，股骨远端模块组合式假体置换重建被证实成功率高，失败和并发症发生率低。

（1）肿瘤型人工关节置换重建术：目前肿瘤性人工关节应用最广泛的是模块组装型人工关节，而定制型则用于一些对假体大小有特殊要求的病例，12岁以内的儿童则可选用可延长假体置换。关节部分目前旋转铰链型已替代固定铰链型，假体柄的固定用骨水泥型效果比较确切和稳定。在肿瘤型假体与宿主骨端结合的领部，通常采用表面多空并带HA涂层的设计。

（2）带关节的同种异体骨移植重建术：股骨远端同种异体骨关节移植的一般问题同股骨近端。标准的固定方法为髓内钉固定，一般采用股骨逆行髓内钉。移植骨与宿主骨结合部切成台阶状可抗旋转，并用自体骨植骨促进愈合。膝关节周围韧带的修复重建是获得良好疗效的重要因素。韧带重建方法通常采用在移植的异体骨上钻孔，韧带用高强度不吸收缝线8字缝合后，经钻孔固定到异体骨上。术后常见并发症上文已有详述。在此时候异体骨吸收、关节面塌陷和关节软骨退变是突出问题，韧带重建时异体骨皮质上钻孔可使骨吸收问题更加严重。

（3）异体骨移植复合人工关节置换重建术：在这种情况下，用于置换的人工关节的选择余地更大，不一定用肿瘤型假体，有时可选用普通长柄半限制型翻修用假体，骨缺损部分靠异体骨填充，股骨假体与异体骨和宿主骨均用骨水泥固定。既保留了一定骨储备，又避免了异体骨关节面退变和塌陷的问题。

（4）保留关节的保肢手术：对于干骺端肿瘤，当骨骺部保留下来的骨量能满足可靠固定时，可考虑膝关节保留手术。通常采用异体骨复合带血管自体腓骨移植术。如果为转移性肿瘤，预期生存期不长，可选用金属假体作嵌入式置换，允许早期活动。

三、胫骨肿瘤

（一）胫骨近端肿瘤

膝关节周围只有很薄的软组织覆盖，特别是胫骨上端和胫骨的前内侧面，没有肌组织覆盖，对恶性肿瘤需广泛切除的，使保肢术后软组织覆盖成为突出问题；膝关节活动的生物力学机制复杂且行走时关节面负荷大；肿瘤切除后髌腱失去附着，重建止点困难；如果肿瘤发病时患者处于生长期使问题更复杂；上述这些情况使胫骨近端肿瘤切除后保肢手术难度增大，术后感染率和失败率高。

与股骨远端保肢手术类似，胫骨近端保肢手术可分为人工假体置换重建、生物学重建和复合重建。人工假体重建主要是带胫骨上段的肿瘤型膝关节置换，嵌入式金属骨干（带干骺端）假体鲜有临床报道。生物学重建包括带关节的同种异体骨移植、不带关节的异体骨嵌入式移植、异体骨复合自体腓骨（包括吻合血管的游离腓骨）移植、异体骨或自体骨移植关节融合术以及骨转运重建术。复合重建主要是指异体骨复合人工关节置换重建。

（1）肿瘤型人工关节置换术：胫骨近端肿瘤型人工关节主要有定制型、模块组合型及可延长型，关节部分又分固定铰链型和旋转铰链型。胫骨近端肿瘤广泛切除后，包括内外侧副韧带和前后交叉韧带在内的膝关节软组织一并切除或切断，膝关节稳定装置遭到破坏，不得不使用松动率较高的限制型假体。目前胫骨近端假体的主流为领部带HA涂层的模块组合式旋转铰链关节。

胫骨近端保肢手术技术上的提高主要在软组织重建方法的改进和肌瓣的使用改善假体的覆盖，髌腱可用涤纶线直接缝合到假体上，然后把腓肠肌内侧头肌瓣向前旋转覆盖在胫骨近端和膝关节前方，并与其深部的髌腱、关节囊和股四头肌缝合在一起以提供足够的软组织覆盖并加强伸膝装置。这些软组织修复技术的改进使术后深部感染率明显下降。

（2）异体骨复合人工关节置换重建术：异体骨的制备和深低温保存同股骨。异体骨在手术室复温后，先常规作细菌培养和药敏试验。应选择与宿主骨大小匹配的异体骨，先在体外把假体和异体骨用骨水泥固定，待骨水泥聚合完成后把异体骨假体复合体用骨水泥固定到宿主胫骨髓腔内，在异体骨和宿主骨结合处应完全匹配并最大面积接触，同时应注意避免骨水泥进入移植骨和宿主骨界面，在异体骨-宿主骨界面行自体骨植骨以促进骨愈合。人工关节也为限制型假体。

从理论上讲，异体骨复合人工关节置换重建术的异体骨可提供可靠的韧带和软组织修复，在异体骨爬行替代后，保留了骨储备。但是，与单纯肿瘤型人工膝关节比较，这种重建方法的效果远不理想。其原因除了固定铰链膝关节本身的缺陷以外，与异体骨制备时射线照射、为重建伸膝装置在异体骨上钻孔以及骨愈合率低下等有一定关系。可能选择旋转铰链型膝关节能获得更好的疗效，但对于胫骨近端不推荐用异体骨-人工关节复合重建。

（3）同种异体骨关节移植：胫骨近端半关节异体骨关节移植也是常用的一种胫骨近端重建方法。为了促进骨愈合和异体骨的爬行替代，多采用复合自体带血管腓骨移植。主要存在的问题是骨不连、骨折、康复期漫长和后期骨吸收、关节面退变和关节面塌陷骨折等问题，对于生长潜力大的儿童，因为失去了胫骨近端骨骺，下肢不等长问题也很严重。因此，近年来更重视保留关节的重建手术。

（4）保留关节的重建手术：用于保留骨骺重建手术的骨缺损修复的技术主要有：肿瘤切除前骨骺预牵张术、肿瘤切除后牵张成骨术、瘤段高温灭活后辅以带血管游离腓骨移植术、冷冻新鲜异体骨复合带血管游离腓骨移植术以及单纯冷冻同种异体骨嵌入式移植重建术，其中以异体骨复合带血管腓骨移植重建效果较好。

为取得良好疗效，首先术前仔细评估以严格选择符合适应证的患者极其重要，应评估化疗疗效，只有化疗有效且残留骨骺厚度超过1cm者才适合该手术，一方面保证切除界面无瘤、安全，另一方面保证保留的骨骺可以与移植骨可靠固定。禁忌证是化疗后病变反而有进展、术前影像学检查显示骨骺广泛受累以及患者过于年轻（不足8岁）。在确定病灶切除的界面时，在MRI上有问题的骨髓区域均应当作是肿瘤予以切除，MRI上以骨髓信号改变处当作肿瘤边界，切除界面应远离肿瘤边界1～2cm以上。在手术中可利用一些解剖标志如胫骨结节、腓骨头及胫骨平台关节面等作参照确定切除平面。如果需要用异体骨移植，应在解剖形状和大小上尽可能与宿主骨匹配，对异体骨可用CT扫描进行测量。固定手段以接骨板为宜，接骨板长度应跨过移植骨全长，并且，即使移植骨与宿主骨的两个界面均获得了骨愈合，也不能拆除接骨板。

（二）胫骨中段肿瘤

胫骨前内侧面位于皮下，缺乏肌组织覆盖，对于胫骨中段骨干部肿瘤切除后缺损的保肢重建，自体带血管腓骨移植是唯一疗效满意的重建方法。虽然移植的腓骨强度不够，但迅速恢复的血供有利于抵抗感染，且在应力刺激下很快塑形增粗，因患者患肢自体腓骨的存在可参与部分负重，因此在小腿发生移植腓骨疲劳性骨折的风险较小。

（三）胫骨远端肿瘤

胫骨中下段肿瘤手术切除的界面大多数可以在膝下，而膝下截肢后假肢制作简单且功能比较理想，易于被患者接受，因此，截肢多作为该部位肿瘤治疗的主要手段。虽然不多，但是也有尝试保肢者，主要保肢手段有：自体腓骨移植结合外固定支架踝关节融合术、自体带血管腓骨移植踝关节融合术、同种异体骨关节移植和肿瘤型人工关节置换重建术。与自体腓骨移植相比,异体骨移植关节融合术往往功能评分差,感染及其他伤口问题发生率高。与人工关节重建术相比,自体骨移植和同种异体骨移植这些生物型重建方法很费时,需要长时间制动,而且骨不连、骨折和感染风险高,尤其是同种异体移植者,其手术切口愈合问题和感染的发生率尤其突出,且术后功能评分差。虽然人工踝关节置换术代替融合术用来治疗炎症性和退变性踝关节疾病的报道越来越多,而且大多数显示效果满意,但是肿瘤型人工踝关节置换术还只有零星小病例数的报道,难以藉此进行疗效的比较。与其他部位的人工关节一样,人工踝关节也会面临年轻患者效果劣于年长患者的问题,同时也有聚乙烯磨损等机械失败的问题以及磨损颗粒导致假体无菌性松动的问题,并且因为假体表面无丰厚软组织覆盖,导致切口预后不良和感染等问题比其他部位更为突出,有相当一部分患者会因此难免二期截肢术。与胫骨近端肿瘤型假体置换手术一样,感染是最常导致手术失败的原因,只要不发生感染,效果通常较好。因此,术前要严格选择患者并详尽告知术后可能出现的问题以及截肢的风险,也要考虑到定制假体的昂贵费用问题。

四、肢体转移性恶性骨肿瘤的治疗

对于诊断明确的四肢长骨转移性骨肿瘤,其病理性骨折的风险评估,理论上可以使用 Mirels 评分系统。该评分系统全面考虑了病变的部位、疼痛的程度、病变的性质以及病变的范围。综合评分在 8 分或以上(总分 12 分)的患者具有较高的病理性骨折风险。对于这部分患者必须进行预防性内固定手术。在临床实践中,一般来说,如果 X 线片上病灶对骨皮质的破坏少于三分之一周径可以暂时不予特别处理,只需告知患者避免患肢外伤或减少承重即可。如果病灶超过三分之一周径,或者直径超过 2cm,尤其是在化疗放疗期间或之后仍然出现负重后疼痛,或者周边已经出现小片撕脱性病理性骨折,则应当及时选择手术干预内固定。

病理性骨折较普通骨折愈合困难,原发肿瘤若生长缓慢、侵袭性较低则病理性骨折有望在术后愈合,如果术中尽量不破坏骨膜,注意保存周围软组织的血供,可以进一步提高愈合率。在手术干预时应当避免术中术后造成病理性骨折,否则将降低患者的生存期影响患者的预后。总的原则是,对肿瘤组织应尽力进行大块切除,或者切开清除肿瘤组织,骨水泥填充,髓内钉或接骨板固定。但是操作时尽量减少对周围软组织的损伤,减少对周围正常骨组织的切除。骨水泥能够填充刮除骨肿瘤后遗留的不规则空腔,即刻明显增强残留骨质的承重能力,与金属内固定物或金属棒等联合应用时可进一步增强其抗压能力和抗扭能力,因此骨水泥的应用可以改善骨转移瘤的疗效。

骨科临床技术和植入物技术的长足进步使得骨转移瘤患者的治疗选择显著增加。改良的金属替代物、第三代交锁髓内钉、先进的假体设计、组合型节段性内置假体、坚固的节段性脊柱内固定和椎体融合技术等,使得最具挑战性的病理性骨折的重建成为可能。在手术的基础上,所有骨转移瘤患者需要包括化疗、放疗等多学科的综合治疗才能获得相对良好的效果。

四肢转移性肿瘤常用的局部手术方法包括:肿瘤切除术,复合性接骨术,人工关节置换术,节段重建术,冷冻手术和截肢手术。

肿瘤切除术包括病灶内切除和病灶外切除。病灶内切除术通常是施行骨折固定时在骨折部位或骨折周围进行病灶刮除。病灶外切除术一般适用于孤立性的转移性病变。前者为边缘性手术,后者为扩大性手术,彻底性小于根治性切除范围。但是肿瘤切除和术后骨段稳定很好地实现了疼痛缓解和功能保留,达到诊断与治疗相结合的目的,因此骨转移瘤通常使用病灶刮除或病灶外切除术。

复合性接骨术是根据病理性骨折的具体情况综合采用接骨板、螺钉、髓内钉结合骨水泥等固定骨折或即将发生的骨折。最常用于长骨骨干部的转移瘤,例如肱骨和股骨的病理性骨折。

人工关节置换术是通过组合型的骨水泥人工假体重建由于肿瘤而切除的关节和瘤段。半关节置换只切除一侧的关节面及关节下骨段,可以减少创伤,缩短手术时间。最常用于处理股骨近端转移性骨肿瘤。

节段性重建是联合应用肿瘤性假体和聚甲基丙烯酸甲酯骨水泥重建大块切除的瘤段及关节。主要用于大的瘤段切除后剩余骨段不能利用骨水泥和内固定器械进行重建。若肿瘤恶性程度较高而患者的预期寿命较短时最好不要使用这种方法。

冷冻或化学方法是利用液氮或其他化学物质作为肿瘤刮除术的辅助治疗方法,以减少局部残留的肿瘤细胞。结合其他方法可以加强对病灶局部的肿瘤控制,减少复发。

截肢术的目的是解除疼痛或经久不愈的创面,改善患者的生存状态。截肢术在骨转移瘤患者的治疗中作用有限但效果明确。对于癌症晚期,痊愈无望,创面无法控制,反复出血、溃疡侵蚀、脓毒血症、疼痛难忍而功能已经丧失的肢体，截肢术是最后的也许是最好的选择。

（王毅超）

第三节 脊柱肿瘤

一、脊柱肿瘤总论

脊柱肿瘤（spinal tumour）是一种起病隐匿且危害性很大的疾病，肿瘤组织可直接破坏脊柱骨质导致力学结构不稳，并常累及脊髓、神经根等，致残和致死率皆较高。其临床比较少见，大约占全身骨肿瘤的6%～10%，其中转移性肿瘤约占90%～95%，原发性肿瘤约占5%～10%。其发病原因与肢体骨肿瘤一样迄今不明，致病因素较为复杂，主要有以下5种学说：病毒学说、慢性刺激学说、胚胎组织异位残存学说、恶变学说。

（一）临床表现

脊柱肿瘤早期缺乏特征性的临床表现，易误诊、漏诊，很多患者得到确诊时已处于中晚期，给治疗带来困难并影响治疗效果。其典型临床表现为局部疼痛、神经功能障碍、包块、畸形等。

1. 疼痛 脊柱肿瘤最常见、最主要的症状。80%～95%的原发性脊柱肿瘤在确诊时疼痛是首发甚至是唯一症状。其所致疼痛的可能机制包括：①骨的浸润和破坏（尤其是骨膜的膨胀）；②骨病变组织的压迫；③椎体破坏继发病理骨折；④病理骨折后出现脊柱节段不稳定，特别是并发后侧附件溶骨性破坏时；⑤脊髓、神经根或神经丛的压迫和侵蚀等。疼痛发生的时间、性质根据肿瘤的性质和发生部位的不同而有所区别，其中良性脊柱肿瘤疼痛病程一般较长，可为数月至数年，而恶性脊柱肿瘤如成骨肉瘤、骨转移瘤等，其疼痛病程较短，但如果良性肿瘤在早期就有脊髓或神经根压迫，则疼痛发生时间就较短。夜间痛是常见表现，也几乎是所有脊柱肿瘤的特征性表现，且疼痛难以忍受，用一般止痛药物难缓解。原因是：①夜晚患者精神注意力相对集中，对疼痛敏感；②夜间患者常采取卧位，静脉压力较高而对肿瘤周围末梢神经形成刺激，患者出现咳嗽、打喷嚏、用力或其他增加腹内压的动作可诱发疼痛加重；③肿瘤释放的炎性介质对神经形成刺激等。

2. 神经功能障碍 神经功能障碍也常常是脊柱肿瘤早期临床表现之一。脊髓神经受压可由肿瘤本身直接压迫引起，也可由肿瘤破坏骨性结构导致的不稳、畸形等继发引起。因脊柱肿瘤主要位于椎体，常从前方压迫锥体束或前角细胞，故多首先表现为运动功能损害、肌无力等，多为不全瘫、痉挛瘫或弛缓瘫，如未及时治疗会很快转为全瘫。

3. 肿块 因脊柱肿瘤多发生在位置较深的椎体，体表难以发现，故首发表现为肿块的患者并不多见，主要见于颈椎或脊柱后部附件结构肿瘤。恶性脊柱肿瘤的包块因为增长较快，对周围组织常形成压迫等，故常有局部疼痛不适等表现。转移性脊柱肿瘤有原发病灶存在，且一般恶性程度较高，生长较快，常在形成较大包块前就因先出现疼痛和神经症状等而被发现。

4. 畸形 脊柱肿瘤导致的脊柱畸形并不少见，主要机制包括：①肿瘤对椎体和（或）附件的破坏；②周围组织的痉挛性反应；③肿瘤体积较大挤压周围结构。

5. 全身症状 早期脊柱肿瘤患者全身症状并不明显，出现贫血、消瘦、低热、乏力等恶病质临床表现常是原发性恶性肿瘤和转移性肿瘤患者的晚期全身症状。

（二）诊断与鉴别诊断

脊柱肿瘤的早期诊断非常重要，因为其治疗后的功能结果依赖于就诊时的神经状态。无症状的脊柱肿瘤患者若能在体检中被发现，越早诊断及治疗，其疗效及预后就越好。

1. 诊断

（1）临床症状：病史，疼痛及脊髓神经受累症状。

（2）体格检查：神经系统及肌力检查非常重要，不仅有助病损定位、了解受累程度，而且可作为治疗后对比依据来判断疗效。

（3）放射学检查：X线、CT、MRI和核素扫描等放射学检查尤其MRI是脊柱肿瘤最重要的检查。有肿瘤病史且最近出现局限性背痛患者，无肿瘤病史但背痛持续6周以上且一般保守治疗无效患者，都应行怀疑部位的X线检查。如平片显示明显破坏，应再行MRI和三维CT检查以显示椎体及神经受累程度。如平片显示正常，应行MRI检查以除外病灶或确定病灶位置。有脊髓压迫症状时需行MRI检查或脊髓造影确定受压平面及程度。ECT、SPECT-CT、PET-CT等核素扫描对恶性肿瘤，尤其对转移瘤的早期诊断帮助较大，且对制订治疗策略及判断预后有较高价值，是恶性肿瘤常规检查项目。

（4）实验室检查：血沉在良性脊柱肿瘤正常而在恶性几乎都是增快的；碱性磷酸酶在脊柱成骨性肿瘤升高；酸性磷酸酶在前列腺癌脊柱转移时升高；尿本周蛋白阳性则骨髓瘤的可能性极大。

（5）活体组织检查：CT引导下穿刺活检成功率高，病理检查结果为确诊。推荐手术前应该常规采用。

2. 鉴别诊断

(1) 临床鉴别:需先从病史和体格检查鉴别肿瘤与非肿瘤(多为炎症性疾患);再鉴别肿瘤的良恶性。

(2) 放射学鉴别:①是单发还是多发病灶,单发多见于原发性脊柱肿瘤,多发常见于骨髓瘤及转移癌;②病灶形态,如溶骨改变较局限、边缘清楚、无软组织阴影者多为良性肿瘤,溶骨改变较广泛、溶骨不规则、常伴软组织阴影者多为恶性肿瘤,弥漫性溶骨为主合并成骨、无椎间隙变窄也是恶性肿瘤特征,而椎管和椎间孔扩大、椎弓根间距增宽、椎体后缘凹陷压迹改变则为神经纤维瘤的特征;③肿瘤好发部位,如脊索瘤以骶椎多见,脊椎血管瘤以胸椎多见,腰椎、颈椎次之等。

(3) 病理鉴别:从大体标本肉眼观察进行初步鉴别,再将标本制成切片,常规用 HE 染色,免疫组织化学及其他特殊染色,有条件时电镜观察。

(三) 治疗

目前,对于脊柱肿瘤的治疗,一般需要首先通过活检明确诊断。原发性脊柱肿瘤的治疗原则与肢体肿瘤相同。确定转移性脊柱肿瘤的治疗方案最好由诸如肿瘤内科、普通内科、放疗科、放射科、病理科和骨科或脊柱外科等学科参与的多学科协作组(multi-discipinary team,MDT)制订。目前笔者单位许多原发肿瘤的治疗也逐渐有 MDT 团队参与制订,提高了患者治疗效果。

1. 综合评估(neurologic oncologic mechanical systemic,NOMS) 全面综合评估影响治疗效果的因素,选择合适治疗方法。主要包括年龄、一般状况、肿瘤类型、肿瘤侵犯部位、局部稳定性和脊髓神经功能情况等。

2. 镇痛 按照世界卫生组织的三阶段止痛方案,轻到中度患者首先使用非阿片类镇痛药如非甾体抗炎药,若最大剂量仍不能止痛则应加入可待因或氢可酮类药物。中到重度疼痛的患者可给予麻醉药物和非甾体抗炎药。对于顽固性疼痛的治疗,可采用多种给药方式使用阿片类药物,包括经皮方式、经直肠方式和持续皮下或静脉静滴,以及硬膜外或鞘内注射方式等。如果阿片类药物效果仍不好,必须考虑其他干预方法,包括体感神经阻滞术、神经松解术、躯体神经毁损术、脊髓神经切断术、经皮神经电刺激以及心理治疗等。

3. 双磷酸盐类药物 已有的研究与临床实践表明,双磷酸盐具有调节骨转换的能力,能够阻止骨溶解,减少肿瘤骨转移患者的骨骼相关事件的发生并能缓解骨痛。

4. 放射治疗 是针对疼痛部位的选择性治疗。治疗剂量和持续时间的选择取决于诸多因素,包括患者预期寿命、功能状态、转移瘤数量及需要接受放疗组织的部位和范围等。放疗技术在不同的医疗单位差别较大。放射性核素内放射治疗也有多种用于骨肿瘤的治疗,例如使用^{131}I 治疗甲状腺癌骨转移,^{131}MIBG治疗神经母细胞瘤和神经外胚层源性肿瘤的骨转移,^{89}Sr 治疗前列腺癌和乳腺癌的骨转移。

5. 手术治疗 详见本节第四节。

6. 对症支持治疗 具体包括维持水、电解质酸碱平衡,止痛,增加营养等治疗。尤其是脊柱恶性肿瘤全脊椎切除手术属于骨科最大的手术,水、电解质及生命体征波动大,易带来较高的手术并发症。因此在术前的支持治疗可提高患者机体对重大手术的耐受能力,术后的支持治疗可有助于患者及早从重大手术创伤的打击中恢复过来,对术后的抗感染、伤口愈合有积极作用,也可使患者顺利地尽快接受下一阶段的治疗。

7. 综合治疗 包括手术治疗、放疗、化疗和激素治疗等,可提高治疗效果,减少术后复发。

(四) 预后

影响脊柱肿瘤预后的因素较为复杂,简单归纳如下。

1. 手术治疗 脊柱恶性肿瘤的手术治疗由于其部位深在、解剖结构复杂、手术难度大,肿瘤的切除常存在一定危险,很难进行根治性切除。目前认为全脊椎整块切除术(total en bloc spondylectomy,TES),做到了将肿瘤作为一个整体连同肿瘤周围正常组织一起切除,达到了间室外切除或广泛切除的目的,能够明显降低术后局部的复发率,预后要比分块或姑息切除具有明显的优势。

2. 病变侵及范围 若脊柱恶性肿瘤病变尚局限在椎体内,则手术切除相对容易,复发率较低;若病变已突破椎体界限,则手术切除相对复杂,复发率较高;若病变进一步发展,浸润破坏累及椎板,则手术切除更加困难,复发率较高,预后较差。

3. 病变的部位 脊柱不同部位的肿瘤手术切除难易程度不同。下胸段、胸腰段脊椎手术显露相对容易,肿瘤切除相对容易,复发率低,预后较好;而位于上颈段、上胸段脊椎的恶性肿瘤,手术显露相对困难,切除较难,则复发率较高,预后较差;下颈段及腰段介于两者之间。由于颈椎节段包含有椎动脉,难以整块切除,术后的复发率高于其他节段。

4. 转移瘤灶的数目 转移瘤灶的大小、数量及有无合并其他器官转移,其预后也不同。Ward 等报道转移瘤灶在 3 个以上者死亡危险性增加 2.9 倍。通常两处以上骨转移预后要比孤立病灶差,而合并有其他器官转移则提示肿瘤已进入终末期。

5. 病理分级 脊柱肿瘤的恶性程度及生物学行为的不同，其预后也有很大区别。若肿瘤恶性程度较低，则预后较好。

6. 心理因素 肿瘤患者尤其转移后更易出现焦虑、抑郁等心理问题，应考虑患者各方面特点，包括因心态问题、文化修养、职业不同等造成的差异，加以关怀、疏导。

二、原发性脊柱肿瘤

原发性脊柱肿瘤相对少见，约占原发性全身骨肿瘤的10%。发生于脊椎后方结构的肿瘤通常良性，而发生于椎体的肿瘤则倾向于恶性。脊柱原发良性病变多发于20岁以前，而70%的原发恶性病变发生于21岁以后。脊柱原发肿瘤中，骨髓瘤最多见，其次是骨巨细胞瘤、脊索瘤、软骨肉瘤、骨样骨瘤、骨母细胞瘤等。

（一）良性病变

1. 骨样骨瘤 最常见的原发良性肿瘤之一，占所有原发骨肿瘤的11%，发生于脊柱者约40%，腰椎最常受累，病损可位于椎弓根、横突、椎板和棘突。患者年龄多从十几岁到二十岁左右，可出现疼痛性脊柱侧弯、夜间加重，非甾体抗炎药能够缓解疼痛为其特点。

平片显示透亮的病灶周围骨硬化，一般直径不超过2cm，超过者则多为骨母细胞瘤。CT扫描能够清晰地显示病灶，在平片未显示病灶时应该行CT扫描。骨扫描显示病灶部位放射性浓聚。病程在若干年内可自限，如非甾体抗炎药能够缓解疼痛，可采用非手术治疗，否则可行手术切除。整块切除可以根治肿瘤，缓解疼痛。

2. 骨母细胞瘤 组织学和发病年龄与骨样骨瘤相似，不同的是病变大小和病程，约占所有原发脊柱肿瘤的10%。其最常见的症状和骨样骨瘤一样都是疼痛，但不一定能被非甾体抗炎药缓解。其所有病变几乎均发生于椎弓根和脊椎附件，常形成软组织团块，易造成神经压迫。

平片显示膨胀的溶骨性破坏延及周围软组织，直径一般大于2cm。溶骨性病灶内未见分隔，这点可与动脉瘤性骨囊肿鉴别。在确定病变形态及范围方面，CT最具价值。骨扫描阳性率较高。治疗一般包括手术彻底切除和放疗。彻底切除能够达到很好局部控制，复发率在10%左右。放疗常有争议，可用于非彻底切除和复发病例。

3. 骨软骨瘤 又称外生骨疣，是最常见的骨肿瘤，较少发生于脊柱，受累部位多为颈胸段的后方结构。多发遗传性外生骨疣恶变风险高达25%～30%，而孤立病灶恶变风险仅为1%。其可以被体检偶然发现，也可因压迫神经而被发现，甚至可因患者触及包块而发现。疼痛并不常见，一般与肿块效应或恶变有关。

平片可见无柄或带蒂的肿块，不能揭示软骨帽大小，需要进行CT扫描，软骨帽大于2cm的病损常提示恶变。持续疼痛或造成神经压迫的病变可手术切除，无症状病变不需治疗。儿童复发率很低，成人如果软骨帽切除彻底复发率也可忽略不计。

4. 神经纤维瘤 多起于神经根鞘膜，约80%位于硬膜内和邻近的硬膜外腔，如位于神经根孔则会呈现典型哑铃状外观。可独立发生，也可并发于神经纤维瘤病，后者常出现牛奶咖啡斑、皮下神经纤维瘤和听神经瘤等特征性表现。20%病变会发生恶变。可由于影像检查偶然发现，也可因神经压迫而发现，甚至出现包块被发现。

平片上可见角状脊柱侧弯、肋骨变细和神经孔扩大。最好行MRI和（或）CT脊髓造影以明确病变特征。手术需整块切除有症状的病变及受累的不重要结构。应积极治疗并发的脊柱侧弯，否则会急剧进展。

5. 骨巨细胞瘤 患者通常为20～40岁，女性是男性的两倍，占原发脊柱肿瘤的近20%。以溶骨性病变为主，通常被认为是良性，但常破坏骨皮质及周围软组织，具有侵袭性等恶性肿瘤特征。脊椎的任何部位都可以受累，但倾向于发生在椎体而非后方结构，侵犯骶骨者较多。病变部位疼痛是最常见的症状，肿瘤侵及椎管导致脊髓和神经根损害症状者也不少见。

平片上见肿瘤为溶骨性、膨胀病损，无分隔，周围有多少不一的反应骨，常有软组织肿块。CT和MRI扫描有助于指导手术。手术成功取决于肿瘤的彻底切除，但脊柱周围重要组织结构使手术非常复杂，难以切除干净。术前栓塞可以减少术中出血。辅助治疗有病灶内液氮、酒精和异丁烯酸甲酯治疗等。放疗可用于难以手术切除的病例，但有15%恶变风险。3%的患者可发生肺转移。

6. 血管瘤 比较常见，但绝大多数都是隐匿的，多因其他原因做检查而偶然发现。少数可出现疼痛，病灶较大时可引起病理性骨折甚至脊髓压迫。有时妊娠可诱发先前无症状的血管瘤产生症状。容易和Paget病混淆，但不会出现Paget病特征性的椎体增大。

病变多位于椎体，较小时平片多呈正常表现，较大的病变可表现为粗大的纵行条纹（栅栏状）。CT扫描可见粗大的、斑点状的骨小梁，有时可呈圆点状。MRI扫描病变在T_1和T_2加权像上均表现为高信号，最具诊断意义。大多数不需要治疗，只有表现为侵袭性时，即将或已经出现病理骨折、神经压迫损害、持续疼痛时才需要手术切除及重建。仅有疼痛患者可行椎体成形术、血管栓塞或放疗。

7. 动脉瘤样骨囊肿　占所有原发骨肿瘤的1.4%，发生于脊柱者约20%，颈椎和胸椎的后方结构最常受累，40%以上会累及相邻节段的脊柱。患者通常为10～20岁，男性发病多于女性。大多数患者表现为疼痛，若肿瘤侵及椎管则可导致脊髓和神经根损害症状。体瘦患者可从体表触及大的病损。

平片可见膨胀性溶骨病变，有薄层反应骨，菲薄的骨性隔膜使病变呈现肥皂泡样外观。MRI可发现液平面。动脉造影和栓塞可作为单独治疗，或作为减少术中出血的辅助治疗。手术治疗包括病灶内刮除或切除，但复发常见，可高达25%。也可行放疗，但有迟发性肉瘤变风险。

8. 嗜酸性肉芽肿　属于朗格罕细胞增多症、累及网状内皮细胞系统。患者通常为10岁以内，男性是女性的两倍，常见单发孤立病变，累及椎体，最常累及胸椎。患者通常主诉疼痛及活动受限，少数出现神经症状甚至可见脊柱后凸。

平片可见扁平椎，骨扫描上表现为"冷"病灶，MRI上表现为闪烁的高信号灶，容易和恶性病变混淆。影像学诊断困难时需活检。绝大多数病变为自限性，受累椎体几乎能完全重建（72%～97%），故仅需制动和观察保守治疗。少数有神经症状的患者可行低剂量放疗。极少数持续疼痛和不稳定患者可以手术。

（二）恶性肿瘤

1. 多发性骨髓瘤　也称浆细胞瘤，在西方国家发病率约占全部恶性骨肿瘤一半，在日本、中国等东方国家相对少见，是最常见的原发脊柱肿瘤。40～70岁发病人群居多，男多于女。约75%的患者最初以疼痛就诊，经常是疼痛性椎体压缩骨折，约20%的患者有神经损害。持续不缓解的疼痛或夜间痛提示恶性病变可能。

实验室检查可发现贫血、血小板减少、血清总蛋白增加、血清白蛋白减少和血沉增快。血清和尿液的蛋白电泳可发现单克隆丙种球蛋白异常，20%的患者只有尿蛋白电泳异常。平片最初表现为正常，当30%以上椎体受累，方可显示溶骨性病损。特征性表现为颅骨侧位片上多发穿凿样病损，CT扫描可判断椎体受累范围和评估是否累及椎弓根，骨扫描呈现"冷"病灶，MRI典型表现为多个椎体骨髓广泛受累，合并或不合并椎管侵袭。

化疗疗效可靠，是基本治疗方法。放疗也能获得较好疗效。手术适应证：①即将或已经发生神经损害的患者；②即将或已经发生病理骨折的患者如果存在结构性的不稳定；③放疗后不稳定可能持续存在，或者放疗后依然顽固性疼痛。

2. 孤立性浆细胞瘤　其定义是发生在单一椎体的浆细胞病变，约占所有浆细胞瘤的3%，一半的患者会在其有生之年发展为多发性骨髓瘤（平均3～4年）。发病高峰年龄较多发性骨髓瘤早，多在40～60岁。常主诉背痛，伴或不伴椎体压缩骨折。

蛋白电泳通常正常，这是因为异常血浆蛋白水平与瘤体大小有关。平片上改变和多发性骨髓瘤一样取决于溶骨性病变的进展或者出现在压缩骨折之后。应行全脊柱MRI以排除其他隐匿病灶。需活检确诊。

对放疗高度敏感。需要手术的情况很少，手术指征与多发性骨髓瘤相同。局部复发率为10%，长期预后较多发性骨髓瘤好，但随时都有扩散风险，必须坚持复查。血清蛋白电泳是复查时最敏感筛查手段。化疗用于扩散病例。

3. 脊索瘤　少见肿瘤，仅占所有原发恶性肿瘤的2%～4%，但为成人脊柱所常见，经常发生在40～60岁，男性是女性的3倍。其从原始脊索的残迹发生而来，可见于脊柱除椎间盘外的任何部位，骶尾部是好发部位。通常持续缓慢生长，症状多是逐渐出现，常被患者自己和医生忽略，易延误诊断。常见主诉包括疼痛、麻木、活动无力和便秘或失禁。肛门指诊对早期诊断有帮助。

平片可见溶骨性或混合性病损。CT和MRI能清晰显示肿瘤对骨组织的侵袭和在软组织内生长范围，对了解周围组织结构受累程度非常重要。

放疗、化疗治疗效果都不理想。骶$_3$水平以上的肿瘤通常需要联合前后路手术，尽量保持骶$_1$的完整以保证骨盆的稳定。保留单侧所有神经根可保证几乎正常的大小便功能和性功能，牺牲骶$_2$神经根会导致大小便失禁。性功能障碍也是手术常见并发症。肿瘤切除后重建腰椎和骨盆之间的稳定是极具挑战性的工作。如果能够整块切除，则复发率会明显下降。骶尾部脊索瘤平均生存8～10年，其他部位脊索瘤为4～5年，可转移到肝、肺、局部淋巴结、腹膜等。

4. 骨肉瘤　是第二常见的原发恶性骨肿瘤，但仅约3%累及脊柱。10～20岁青少年好发，第二个发病高峰在50～60岁，男略多于女。视网膜母细胞瘤基因携带者、Rothmund-Thomson综合征、Li-Fraumeni综合征、Paget病或有放疗史的患者发病率较高。患者多主诉疼痛，有轻微外伤史或没有任何诱因，约25%有夜间痛，70%以上有神经症状。

平片可见椎体有溶骨性、成骨性或混合性病灶，伴基质骨化。需行全身骨扫描、胸部CT和病变部位MRI和CT扫描，以便进行肿瘤分期。需活检诊断，确诊后应行两个周期的新辅助化疗。

手术应整块切除，如果终板完整，切除瘤块应包括上下椎间盘。前方切除边界应该在骨膜以外，骨膜是阻止肿瘤向周围扩散的屏障，在骨膜外分离也能够在保护主动脉和下腔静脉的同时防止肿瘤破裂。如果可能，后方可以后纵韧带为边界，因为肉瘤很少会突破后纵韧带。侵袭到后方结构的肿瘤需要行全脊椎整块切除。单纯累及后方结构的肿瘤切除难度较小，后方椎旁肌可作切除边界。肿瘤切除后前方重建可采用不同方法，可使用钛网或人工椎体植自体或异体植骨，人工椎体的稳定性明显优于钛网，有条件者推荐使用。一般同时需要钉棒系统后方固定4～6对螺钉。手术6周后待植骨达到初步愈合，再行放疗或化疗。

5. 软骨肉瘤　是成人第二常见的原发恶性骨肿瘤，但仅约7%～10%累及脊椎，可起自前方或后方。几乎都主诉疼痛，约50%有神经损害症状。原本没有症状的内生软骨瘤或骨软骨瘤患者出现疼痛应怀疑肿瘤恶变可能。

平片可见溶骨性病灶，边界极不清晰，有点状钙化。因为软骨帽不显影，平片经常会低估肿瘤实际大小。90%有软组织包块，CT和MRI有助于确定其大小及位置。

化疗和放疗对软骨肉瘤不敏感，手术是主要治疗方式。治疗结果取决于切除边界，整块切除和重建原则与前面的骨肉瘤相似。

6. 尤因肉瘤　是儿童时期最常见的原发恶性骨肿瘤，20岁以前发病占75%，约8%累及脊柱，骶骨是最常见部位。都有11和22号染色体的异位。患者主诉逐渐加重的疼痛及明显的夜间痛，可伴神经症状，也可有发热和其他不适。

平片可见溶骨性弥漫性病变。当病理骨折出现扁平椎时容易和嗜酸性肉芽肿混淆。MRI增强扫描能够清晰显示肿瘤在软组织中范围。全身骨扫描用于骨骼系统评估，胸部CT用于评估有无肺转移。可行CT引导穿刺活检。

化疗和放疗对尤因肉瘤有效，是主要治疗方法。如已经出现或即将发生脊柱不稳定或神经功能损害，则需要手术治疗。手术最好安排在一个周期化疗之后，以使肿瘤缩小便于切除。由于肿瘤生长部位特殊，经常难于达到广泛切除范围，如果切除边界为阳性，则建议术后放疗。

三、转移性脊柱肿瘤

死于肿瘤的患者中40%～80%有骨转移，脊柱是恶性肿瘤最常见的骨转移部位，从上颈椎到腰骶部都有受累可能，但以胸腰椎相对多见，且椎体通常最先受累，椎间盘因缺乏血管多不受累及。脊柱转移瘤多见于中老年人，40～60岁人群组占发病的50%以上，男略多于女。75%的骨转移发生于乳腺癌、肺癌、肾癌、前列腺癌、甲状腺癌患者。通常认为转移瘤到达脊柱的途径包括：瘤栓通过椎体营养动脉进入椎体（肺癌、前列腺癌的常见转移通路）、最常见的静脉转移（腔静脉系统、肝门静脉系统、肺静脉系统及脊椎静脉丛系统）、可视为局部蔓延的淋巴转移、邻近脊椎肿瘤的直接扩散。

（一）临床表现

背痛是脊柱转移瘤患者最常见的症状，包括与肿瘤有关的疼痛和机械性疼痛，神经症状通常晚于背痛数周或数月出现。

1. 与肿瘤有关疼痛　主要表现为夜间痛或清晨痛，且一般在白天因活动而缓解。这种疼痛可能是炎性介质或肿瘤牵张椎体骨膜所致。应用小剂量激素对这种疼痛有效。对肿瘤进行确切的放疗或手术可以解除这种疼痛。治疗后疼痛的复发预示着肿瘤的局部复发。

2. 机械性疼痛　表现为活动受限和运动相关性疼痛，坐位或站立位增加了脊柱的纵向负荷从而使疼痛加重。该疼痛源于脊柱的结构破坏，如病理性压缩骨折导致脊柱的不稳定。此外，若患者出现压缩骨折造成后突畸形，卧位时会伴发严重疼痛，患者往往需坐位睡觉；而胸椎的病理性压缩骨折如果肿瘤没有侵犯后侧附件，其所致疼痛通常持续数天后可缓解。可以用麻醉性镇痛药或外部支具缓解疼痛。

3. 神经症状　20%以上的脊柱转移患者就诊时伴有神经损害。转移灶浸润椎体造成强度下降，椎体塌陷，肿瘤组织或骨碎片随之侵入椎管，这是脊髓或神经根受压最常见的原因。神经损害发生的时间对判断预后有重要的意义，同时也有助于确定实施干预的紧急程度。

4. 原发肿瘤及全身症状　对于部分晚期脊柱转移瘤，除了转移灶和原发灶的症状外，还可能有全身恶病质征象。

（二）诊断

脊柱转移瘤的早期诊断困难，中晚期因表现较典型易做出明确诊断。患者可以分成两类：一类为有肿瘤病史或放疗史，而最近出现背痛，这类一开始就应怀疑有转移，除非有证据否定；第二类患者没有肿瘤病史或放射线接触史，偶然发现转移灶，可以有或没有与转移灶相关的症状。

1. 有肿瘤病史或放射线接触史者　最近出现局限性背痛的患者，应行怀疑部位平片检查，如平片显示破坏（多呈溶骨性改变，前列腺癌转移可呈成骨性或混合型改变）明确转移，则应进一步行 MRI 和 CT 检查以显示椎体及神经受累的情况，并全身骨扫描除外其他部位病灶。但是临床发现约有 30% ~50% 的患者在出现平片改变以前就已有椎体破坏，故如果平片显示正常，则需行 MRI 才能除外转移病灶。此外，对于易出现骨转移的肿瘤患者，即使没有与转移灶相关的症状，也建议定期全身骨扫描随访，能早期发现骨转移。

2. 没有肿瘤病史或肿瘤病史久远者　无论有无与转移灶相关症状，若影像检查偶然发现转移灶，则应进行一系列的检查，包括胸部、腹部和盆腔 CT，以及适当的实验室检测，全身核素扫描甚至穿刺活检等以判断病变的性质和转移瘤的来源。目前 PET-CT 已经逐渐普及，有条件者可以优先选择。

（三）鉴别诊断

转移性脊柱肿瘤的诊断应遵循临床、影像和病理三结合的原则，常需要和以下疾病相鉴别。

1. 骨质疏松性椎体压缩骨折　骨质疏松以绝经后女性为多见，常发生压缩性骨折，其 X 线片上可表现为双凹或楔形改变，后缘高度相对正常，椎间隙多无狭窄。MRI 鉴别要点如下：①转移瘤椎体后缘骨皮质后凸；②转移瘤可伴有硬膜外肿块；③转移灶 T_1 加权像椎体或椎弓根弥漫性低信号改变；④转移灶 T_2 加权像或增强后高信号或不均匀信号改变。如既往有原发恶性肿瘤病史，则更易做出转移瘤的诊断。

2. 脊柱结核　脊柱结核可有低热盗汗、全身不适、倦怠、乏力等全身症状，但通常并不明显。其局部可出现明显疼痛，炎症涉及神经根时出现放射痛。颈椎结核可出现咽后壁脓肿，腰椎结核可出现腰大肌、髂窝、腹股沟及大腿两侧冷脓肿包块。血沉多明显升高，抗结核治疗有效。影像学鉴别要点：①结核病灶常累及椎间隙，可见椎间隙狭窄甚至消失，而恶性肿瘤多无明显椎间隙破坏；②结核病理性骨折时可见椎体后突，成角畸形，椎旁脓肿阴影等表现，与转移瘤明显不同；③脊柱结核多为椎体结核，一般不累及附件，出现椎弓根信号异常则提示恶性病变；④脊柱结核在活动期，椎体呈长 T_1、长 T_2 不均匀信号，陈旧性结核多为等信号。

3. 与其他疾病鉴别　在诊断中还应注意与椎间盘突出、良性肿瘤、原发恶性肿瘤、血管瘤及脊髓疾病相鉴别。

（四）治疗

转移性脊柱肿瘤的治疗方案最好由多学科协作组（MDT）制订，治疗目标是最大可能地改善生活质量，手术或手术联合其他治疗手段所能发挥的作用是缓解疼痛、恢复或维持脊柱稳定和改善或维持神经功能。

疼痛、无进行性神经功能受损以及没有不稳定的患者适合药物和放疗。放疗对缓解疼痛非常有效。对放射线敏感的肿瘤转移造成的神经损害也可采用放疗。当结合手术治疗时，放疗时机选择需要非常谨慎，通常手术后放疗应在 3 周后再开始，以尽量减小放疗对植骨融合的影响。近年来，放疗技术的进步突飞猛进，不仅提高了安全性和肿瘤局部控制的能力，而且把对脊髓的照射剂量减小到了最低。还有医院开展了术中放疗，也有一定效果。立体定向放射外科手术，即常说的射波刀，适用于无法或不适于开放手术的脊柱转移瘤患者。

大多数转移肿瘤都位于前方结构，仅有 10% 的神经损害来自后方的肿瘤压迫，对前方的肿瘤可以采取前路手术，但肿瘤组织残留的可能性大。随着脊柱外科手术技术和器械的进步，通过后路进行 360° 或者 270° 的减压也可以达到充分减压的目的，而且维持脊柱稳定性的效果较单纯前路手术好。经皮椎体成形术（PVP）和椎体后凸成形术（PKP）是一种存在争议的微创治疗椎体转移瘤合并压缩性骨折的方法，这种治疗可以获得即刻稳定性，止痛效果明显，但疗效维持时间有限。还需注意防止骨水泥漏出导致神经血管功能障碍。此外由于骨水泥导致的椎体内血管压力增高，也有促使肿瘤远处转移的可能。

四、脊柱肿瘤的手术治疗

近年来，脊柱肿瘤的手术治疗无论在观念、方法、疗效上都有了很大的进步，显著改善患者神经功能并提高总生存率，明显降低局部复发率。但是脊柱肿瘤的手术仍存在争议，手术方式的选择存在随意性和盲目性。因此脊柱肿瘤正确的外科分期对选择治疗方式，判断预后及评估治疗结果具有极大的意义。

（一）手术目的

1. 切除肿瘤病灶　尽量做到充分的整体切除，可减少肿瘤复发，解除脊髓、神经根的压迫，防治神经功能损害，推迟或避免截瘫。

2. 重建脊柱稳定性　可以解除疼痛，利于综合治疗，最大可能地提高生活质量，延长生存期。

3. 原发瘤不明者能明确病理诊断，指导临床进一步检查和治疗。

（二）手术适应证

1. 椎体不稳或塌陷已经引起脊髓受压、神经功能损害或顽固性疼痛者。

2. 预期生存期能达到 6 个月以上者。

3. 经正规放疗、化疗、激素治疗不敏感和对症治疗后效果不佳者。

4. 原发部位不明的单发或孤立性转移性肿瘤。

（三）外科分期及治疗方式选择

脊柱肿瘤的外科分期系统目前为止尚未统一，现在大致分为以下两类：一类为根据肿瘤病变部位不同来选择治疗方式和手术方式，主要有 Enneking 分期、WBB 分期、Tomita 外科分级；另一类为根据建立的不同评价指标来判断患者的预后，从而选择不同的治疗方式，主要有 Tokuhashi 评分、Tomita 评分等。其中 Tokuhashi 评分和 Tomita 评分均用于脊柱转移瘤评估。

1. Enneking 分期　Enneking 分期最初用于指导肢体肿瘤的切除，由于脊柱肿瘤解剖的复杂性和特殊性，其与肢体肿瘤有很大差别，直接把该分期系统用于脊柱肿瘤并不合适。有临床医师将 Enneking 分期改良后应用于原发性脊柱肿瘤以指导肿瘤切除。

（1）原发性良性脊柱肿瘤的 Enneking 分期：①Ⅰ期，静止性生长，肿瘤有明显分界和完整包膜，无临床症状，一般不需手术，有神经压迫症状时才手术；②Ⅱ期，生长缓慢，肿瘤包膜不完整或有假包膜，临床症状轻微，肿瘤限于间室内可行囊内切除，也可行整块切除或广泛切除，术后复发率低，辅以局部治疗（冷冻、放疗等）可使术后复发率进一步降低；③Ⅲ期，侵袭性且向间室外生长，包膜菲薄或非常不完整，常有反应带形成的假包膜，单纯行囊内刮除易复发，应行整块切除或广泛切除，术后进行放疗、化疗等辅助治疗。

（2）原发性恶性脊柱肿瘤的 Enneking 分期：①Ⅰ期，低度恶性，可分为ⅠA 期（局限于椎体内）和ⅠB 期（侵入椎旁间室），肿瘤没有包膜，但周围有反应带形成的假包膜，假包膜外围存在卫星病灶，故单纯沿假包膜切除肿瘤局部易复发，手术应整块切除或广泛切除为主，特别是ⅠB 期，术后同时辅以有效的综合治疗；②Ⅱ期，高度恶性，可分为ⅡA 期（局限于椎体内）和ⅡB 期（侵入间室外），肿瘤生长迅速，反应带多不完整，易产生跳跃性转移，周围存在卫星病灶和跳跃性转移灶，应尽量做到广泛的切除边界，术后辅以化疗、放疗等，以减少复发和远处转移；③Ⅲ期，恶性晚期，有远处转移，应以综合治疗为主，不宜手术或仅行局部姑息手术。

2. WBB 分期　WBB 分期（Weinstein-Boriani-Biagini classifications）是在术前脊柱肿瘤的 CT、MRI 等影像资料的基础上，详细判断肿瘤的侵袭范围，进而制订合理的肿瘤切除边界。该分期力求在兼顾脊柱肿瘤总体切除的同时保护脊髓这一重要结构。WBB 分期便于国际间学术交流，因而是目前使用最广泛的脊柱肿瘤分期方法之一。

WBB 分期包括三部分内容：①在脊椎横断面上依顺时针方向呈辐射状分为 12 个区，其中 4～9 区为前部结构，1～3 区和 10～12 区为后部结构；②由浅表向深部分为 5 层，即 A（骨外软组织）、B（骨性结构浅层）、C（骨性结构深层）、D（椎管内硬膜外部分）和 E（硬膜内部分）；③肿瘤涉及的纵向范围（即侵犯的节段）。每例脊柱肿瘤都根据其侵犯的扇形区位置、侵犯层数及椎体数进行术前评估（图 110-1）。建议当肿瘤侵蚀 4～8 区（或 5～9 区）时行椎体切除，侵袭 2～5 区（或 7～11 区）时行矢状或扇形切除，侵袭 10～3 区时行脊椎后弓切除，侵袭 3～10 区（或 4～9 区）时行全椎节切除。

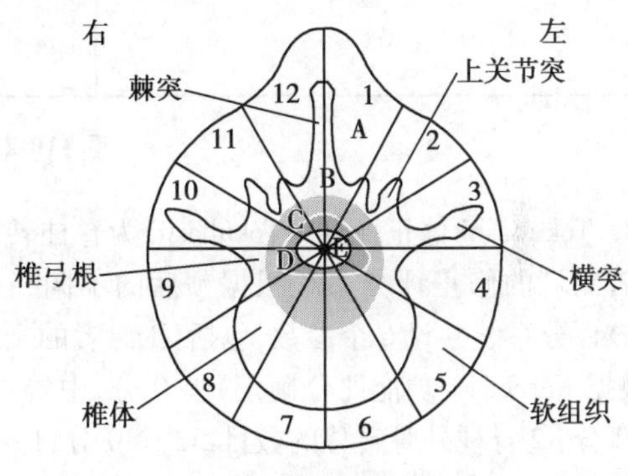

图 110-1　WBB 分期

3. Tomita 外科分级　近年来，Tomita 等提出了自己的脊柱肿瘤外科分级系统，在临床上得到了越来越广泛的应用。该分级系统将前纵韧带、后纵韧带、棘间和棘上韧带、黄韧带、椎板和棘突的骨膜、软骨终板以及软骨纤维环等认为是肿瘤向四周生长的生理性屏障。后纵韧带和椎体侧面的骨膜屏障作用弱，而前纵韧带、软骨终板和纤维环屏障作用比较强。组织学上可将单一椎体看作是一个肿瘤学的“间室”，根据脊柱肿瘤局部侵犯的方式、受累的解剖部位进行分型，从而指导脊柱肿瘤的切除方式。

Tomita 脊柱肿瘤外科分级系统分为 7 型。恶性肿瘤通常最先生长于椎体的中后部，然后向椎弓根椎板方向侵袭，称为间室内病变（1～3 型）。间室外病变是指肿瘤侵入椎管（4 型）或破坏椎体壁进入椎旁组织（5 型）甚至侵入邻近椎体（6 型）。第 7 型是指肿瘤侵犯多个椎体。对间室内病变的肿瘤（1～3 型），应进行广泛切除或至少是边缘切除，而对于间室外病变的肿瘤（4～6 型），只有当病灶周围存在纤维反应带时才可以进行边缘切除。全脊椎整块切除手术（TES）适用于 2～5 型，1 型和 6 型属于相对适应证，而 7 型则属于禁忌证（图 110-2）。

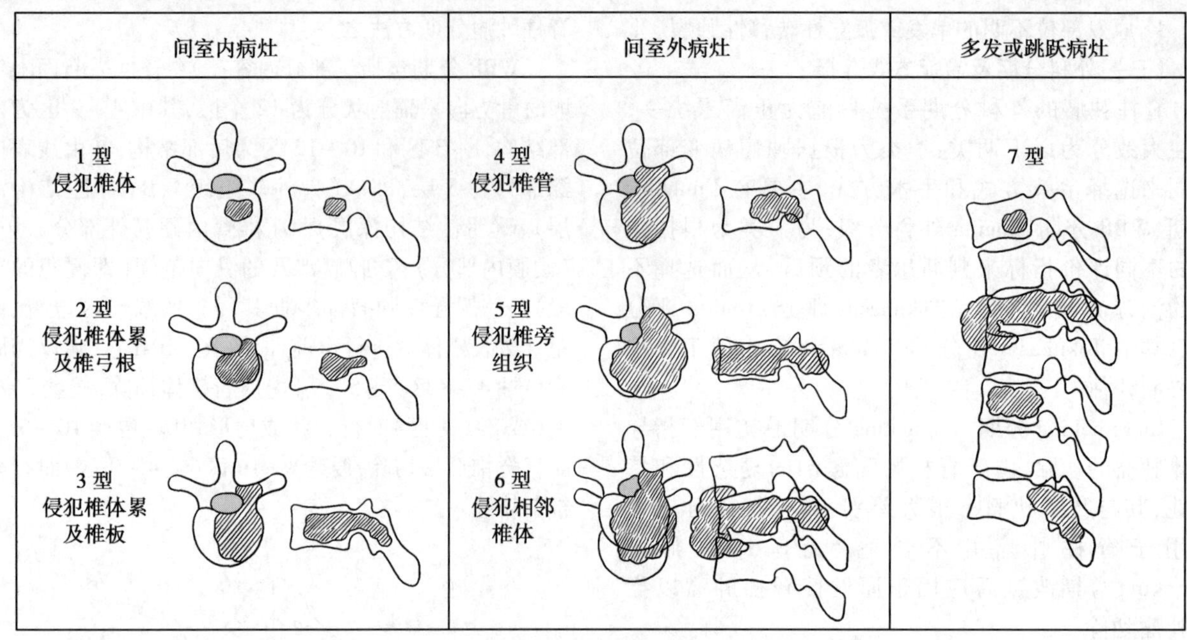

图 110-2 Tomita 脊柱肿瘤分型

4. Tokuhashi 修正评分　Tokuhashi 为脊柱转移瘤的患者制订的修正评分系统根据预后的不同指导治疗。该评分系统共设6个参数,包括:①患者的全身状况(根据 Karnofsky 功能评分确定)差0分,中等1分,良好2分;②脊柱外骨转移的数目≥3个0分,1~2个1分,0个2分;③椎体骨转移的数目≥3个0分,2个1分,1个2分;④重要内脏器官转移不能切除0分,可以切除1分,无转移灶2分;⑤原发病灶肺、胃肠道、食管、膀胱和胰腺0分,肝、胆囊、原发灶不明者1分,淋巴、结肠、卵巢和尿道2分,肾、子宫3分,直肠4分,甲状腺、乳腺、前列腺5分;⑥脊髓损害完全瘫(Frankel评分A、B级)0分,不完全瘫(Frankel 评分 C、D 级)1分,无瘫痪(Frankel 评分 E 级)2分。在 Tokuhashi 修正评分系统中,总分0~8分、9~11分、12~15分预示着患者的预期生存时间分别为6个月以下、6~12个月、12个月以上。对于单发、原发瘤恶性程度较低的脊柱转移瘤,Tokuhashi 修正评分为12~15分者,采取积极手术治疗可望取得较好的疗效。

5. Tomita 评分系统　Tokutashi 评分虽然对脊柱转移瘤的预后评估和手术指征进行了相对客观的量化描述,但对具体手术方式的选择未进行深入研究。为此,Tomita 提出了新的评分系统,该系统计算了原发肿瘤部位、内脏转移和骨转移3项重要预后因素各自的风险比,采用风险比值作为评分分值,使统计学依据更充分(表 110-3)。根据不同 Tomita 评分分值和患者的预期寿命,Tomita 制订出了相应的治疗目标和治疗策略:①2~3分者,预期寿命较长,外科治疗以长期局部控制为目的,手术应整块切除或广泛切除为主;②4~5分者,以中期局部控制肿瘤为目的,可行边缘性或囊内肿瘤切除术;③6~7分者,以短期姑息为目的,可行姑息减压稳定手术;④8~10分者,以临终关怀支持治疗为主,不宜手术。

表 110-3 Tomita 脊柱肿瘤术前评分

分值	预后因素		
	原发肿瘤	内脏转移★	骨转移★★
1	缓慢生长(乳房、甲状腺等)		孤立或单个
2	中度生长(肾脏、子宫等)	可治疗	多个
3	迅速生长(肺、胃等)	无法治疗	

★无内脏转移=0;★★骨转移包括脊柱转移

(引自 Tomita, Katsuro, Kawahara, Norio, Kobayashi, et al. Surgical Strategy for Spinal Metastases. Spine, 2001, 26(3):298-306)

(四) 手术方法

1. 椎体成形术　椎体成形术(PVP)和椎体后凸成形术(PKP)已被广泛应用于治疗椎体压缩性骨折、椎体血管瘤及椎体转移瘤等。PVP是指在影像系统的辅助下，利用较细的骨穿刺针经皮穿刺，经椎弓根向椎体内注入骨水泥，以达到缓解腰背痛、稳定和加固椎体、恢复椎体强度、防止椎体进一步塌陷的作用。PKP 在注射骨水泥之前通过球囊撑开的方式，以达到恢复椎体高度和改善后凸畸形的目的，是一种安全有效的治疗椎体转移瘤合并压缩性骨折的方法。这种微创的治疗方式简单易行，几乎不会耽误后期的化疗或放疗。并发症约为 10%，有 2% ~3% 可能出现明显的临床反应，包括骨水泥过敏及漏出到血管、椎管内导致神经血管功能障碍，有时可导致灾难性后果。也有学者对 PVP 及 PKP 用于治疗椎体转移瘤有异议，认为向椎体注射骨水泥的过程中会导致病灶内压力增高，可能引起肿瘤扩散。

2. 姑息性手术　当肿瘤进行性长大或伴发病理性骨折引起神经功能障碍时，进行椎板甚至部分肿瘤组织切除以减压脊髓神经，并行内固定达到恢复脊柱稳定性等目的的手术。该手术可以明确病理诊断，减轻疼痛和改善神经功能等，但效果通常有限。

3. 肿瘤囊内切除术　脊柱肿瘤囊内刮除或切除手术，由于局部肿瘤组织残留及术区肿瘤组织污染，术后存在较高的局部复发率。前路全椎体切除手术由于操作范围受限，难以处理椎弓根及对侧椎体侧壁，因此无法进行椎体整块切除，也属于囊内切除术。

4. 全脊椎分块切除术　该方法可以通过前后路联合或单纯后路将整个病椎的所有部分以分块咬除的方式进行切除(piecemeal)。这是一种传统的肿瘤切除方式，采用了病灶内肿瘤组织刮除和肿瘤组织逐块咬除的方式。但即使肿瘤及包括周围 3 ~5mm 或以上的健康组织全部被切除，也会造成肿瘤细胞对周围组织和血液的污染，导致术后较高的局部复发，故仍属于囊内切除。

5. 全脊椎大块切除术　由于脊椎特殊的解剖结构，椎弓根是连接椎体前后方的最狭窄部位，截骨量最小，手术时必须选择经此截骨将环状的脊椎结构打断才能将整个脊椎切除。当脊柱肿瘤病灶侵犯双侧椎弓根时，全脊椎切除进行椎弓根截骨时不可避免地进入肿瘤。虽然此处截骨已将肿瘤细胞污染降到最低，但也属于囊内切除的范畴，无法做到肿瘤学意义上的整块切除要求，只能算是全脊椎大块切除术。

6. 全脊椎整块切除术(TES)　TES 将脊柱病灶作为一个整体连同周围正常组织一起切除，但其同全脊椎大块切除术一样必须经过椎弓根截骨，故其病椎至少有一侧椎弓根正常，另一侧可通过正常椎板截骨。TES 属于肿瘤的边缘切除或广泛切除，是肿瘤学意义上的整块切除。对于孤立或单发并累及椎体及附件的肿瘤(即 WBB 分期 9 ~4 区或 10 ~5 区)，Tomita 分型 2 ~5 型的病例，这是一种理想的手术方式。

笔者单位在脊柱肿瘤的外科治疗和 TES 手术方面积累了丰富的经验，连续举办了六届全国全脊椎整块切除学习班，为推广普及该术式取得了良好的效果。现以胸椎为例详细介绍 TES 手术(以下图片皆来源于复旦大学附属中山医院)。

1）体位：取俯卧位，垫双 U 形垫，使患者胸腹部悬空。

2）切除过程：后正中切开皮肤、皮下组织及深筋膜，将肌肉自棘突及椎板分别向外剥离，暴露受累脊椎上下各三个节段，至少在上下各两个节段打入椎弓根钉。切除上位及病椎的肋椎关节外侧长 3 ~4cm 的相应肋骨，将胸膜钝性分离，切除上位脊椎的棘突和下关节突，暴露病椎上下关节突，用线锯、特制骨刀或超声骨刀截断椎弓根或椎板，脊椎的后半部分，包括椎板、棘突、上下关节突、横突和椎弓根就被完整切除。分离椎体两侧的节段动脉结扎，切断两侧的神经根以便于取出病椎。在病椎两侧经胸膜和椎体间隙钝性向前下方分离至主动脉，使手指在椎体前方相接触，当病椎完全分离后，两侧在椎体与重要血管之间放置特制挡板，进行后路单棒临时固定(图 110-3)，以保证脊柱的稳定性，椎体切除后脊柱将完全丧失稳定性，断端很容易压迫脊髓神经，非常危险。在行椎体切除前，使用笔者国家专利脊髓保护器置于脊髓和椎体后缘之间，在病椎上下椎间盘前方，导引线锯，线锯锯断病椎上下椎间盘(图 110-4)。由于线锯切除椎间盘时容易切割进入椎体，因此笔者近年多采用线锯结合国家专利椎间盘切割刀切断椎间盘(图 110-5)。再将已完全游离的椎体从脊髓旁绕出，病椎完全切除(图 110-6)。

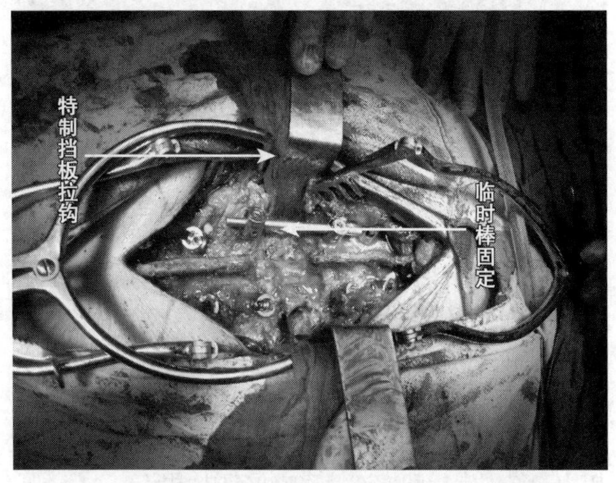

图 110-3　处理椎体前，单侧上临时棒固定，置入特制拉钩

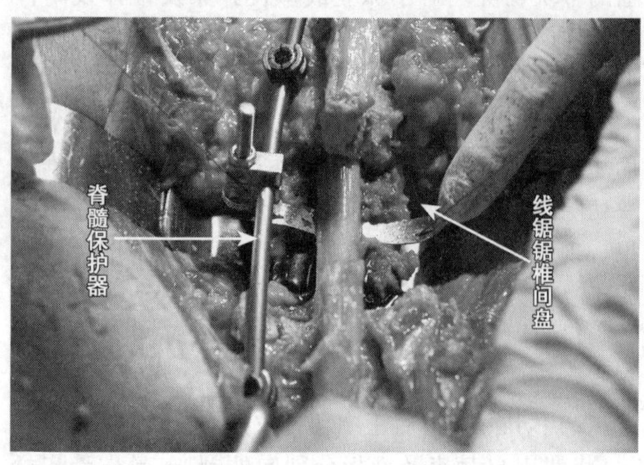

图 110-4　脊髓保护器保护下线锯锯断病椎上下椎间盘

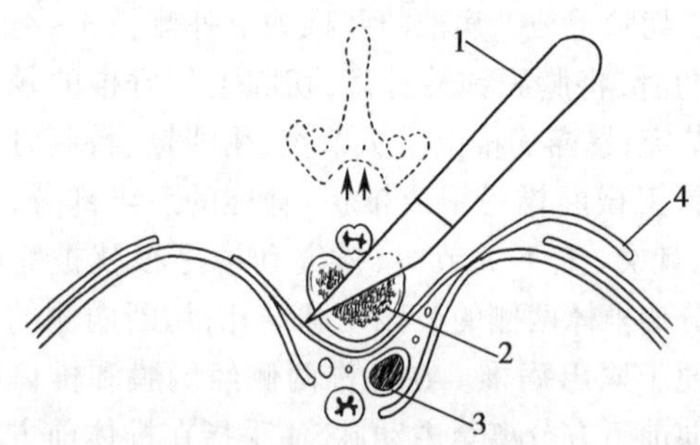

图 110-5　在完成了脊柱(2)与周围脏器(3)如胸膜、脊柱前大血管、脏器等的分离后,将保护拉钩(4)置入脊柱与周围脏器之间,用椎间盘切割刀(1)由背侧向腹侧,由内向外切断椎间盘及前、后纵韧带

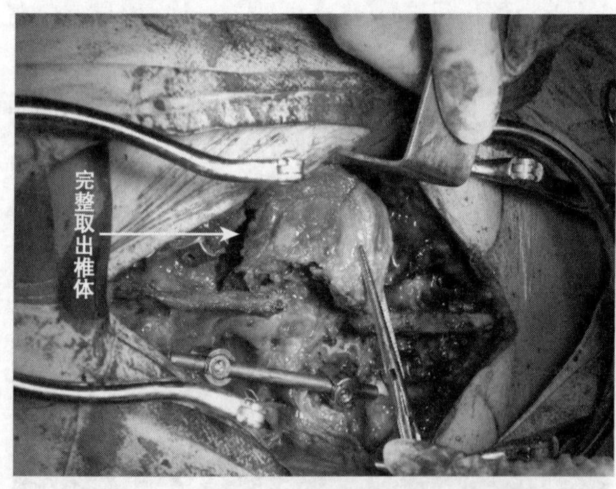

图 110-6　椎体从脊髓旁绕出,病椎完全切除

3）重建:用大量无菌蒸馏水和抗肿瘤药物顺铂(0.5mg/ml)浸泡冲洗术野,以灭活手术区可能存在的肿瘤细胞,然后重建脊柱的稳定性。椎体间重建可以用自体骨、骨水泥、钛网或人工椎体填入自体松质骨,但以人工椎体植入自体骨为佳。最后更换临时固定棒为最终固定棒和横连接完成重建内固定。

4）术后处理:负压引流2~3天,术后一周佩戴支具离床行走,支具佩戴需约3~6月,直到椎体间达到融合。

（林红　董健）

第四节　骨盆肿瘤

广义的骨盆肿瘤是包括骶骨肿瘤在内的累及骨盆环的肿瘤。一般位置较为隐蔽,早期难以及时发现,因而骨盆肿瘤的大小往往超过其他部位的肿瘤。由髂骨、坐骨、耻骨和骶骨组成的骨盆环是骨盆肌肉和一些下肢相关肌肉的起止点所在,而肌肉与骨盆几乎均为非腱性连接,有丰富的血管交通而无天然屏障,因此骨盆环区域的骨肿瘤多具有较大的软组织包块,同时软组织肿瘤也常侵及骨质。

大部分良性骨肿瘤经局部切除后可获痊愈,但有些良性肿瘤切除不彻底可以复发,甚至发生恶性变,如骨软骨瘤、软骨瘤等都有术后复发恶变为骨肉瘤、软骨肉瘤的报道,因此对良性肿瘤的治疗应尽可能彻底切除。骨盆环区域的恶性肿瘤,不论是原发肿瘤还是转移性肿瘤,手术切除是主要的治疗手段,但治疗的目的却并不相同。对于原发恶性肿瘤,应尽可能进行广泛甚至根治性手术,而对于转移性肿瘤,手术治疗的目的常为姑息性,一般为囊内或边缘切除,目的是能够较长时间地缓解疼痛,并尽可能保留骨盆及关节的稳定性及功能。应在术前和术后对恶性肿瘤患者进行新辅助化疗和放疗等综合性治疗,以提高治疗效果。

一、骨盆肿瘤的外科治疗

（一）概述

在1970年以前,对骨盆恶性肿瘤治疗的方法多为半骨盆切除术,又称为后1/4截肢术。这种手术方法能够根治性切除肿瘤,从而获得安全的切除边界,减少肿瘤的局部复发率。至今,它仍是骨盆原发恶性肿瘤的标准治疗方法。但这种手术方式的术后功能很差,手术并发症并不少见,对患者的精神和肉体均有巨大的打击,常使患者难以接受。近年来,随着各种影像学技术的进步,新辅助化疗和放疗的应用,以及手术医师对这种疾病认识的不断加深,使得对骨盆肿瘤的治疗有了很大的进步,大多数骨盆肿瘤患者都可以在切缘安全的前提下尽可能保留有功能的肢体。但仍有一些患者需要进行后1/4截肢术,如保肢手术的边界无法达到广泛切除或是被肿瘤侵犯的神经切除术后下肢功能差的患者。

（二）手术分类

骨盆的手术切除结合 Enneking 分期,并根据髋骨从后往前的切除区域不同分为：

Ⅰ型：髂骨切除。从骶髂关节至髂骨颈切除部分或全部髂骨，适用于侵及髂骨和其邻近软组织的肿瘤。

Ⅱ型：髋臼周围切除。切除整个髋臼和邻近的髂骨颈部、坐骨支和耻骨支，适用于侵及髋臼及其周围的恶性骨肿瘤。

Ⅲ型：坐、耻骨切除。依据肿瘤侵及部位可部分或全部切除耻骨、坐骨和部分髋臼，保留髋臼顶部及内侧壁。

Ⅳ型：又称为扩大的Ⅰ型，是指髂骨和骶骨翼的整体切除。

为使肿瘤达到广泛切除，上述各种类型切除方式可以结合应用，如Ⅱ区髋臼周围切除可以与Ⅰ区髂骨切除或Ⅲ区坐、耻骨切除联合应用。如果股骨头也一并切除，则在分型编号后添加字母“H”来表示。

（三）骨盆肿瘤的手术切除方法

（1）标准半骨盆离断切除术：患者侧卧位，患侧在上。固定患者，以便可以倾斜手术台，利于前、后分别切开。先做前切口，自髂前上棘上5cm处起，切至耻骨联合，向深部切开阔筋膜、腹外斜肌、腹内斜肌和腹横肌。向内牵开精索。钝性分离显露髂窝。从髂血管上方掀起腹膜壁层，将其与内脏一起向下垂。结扎腹壁下血管。从耻骨上游离腹直肌和鞘膜。确认髂血管，向内牵开输尿管，结扎和切断髂总动、静脉。向外侧牵开髂动脉和静脉，结扎和切断其骶骨、直肠和膀胱的分支，以将直肠和膀胱自骨盆壁上分开，显露骶神经根。显露时如需要，可在这步解剖之前分开耻骨联合和骶髂关节。

后部切口起自髂前上棘上5cm，跨过大粗隆前面，向后平行于臀纹与前切口的下部相连。自臀大肌表面直接解剖臀部筋膜，掀起后侧皮瓣。皮瓣带着筋膜。如果有可能，则如Karakousis和Vezeridis所建议，皮瓣带上臀大肌内侧部分。从髂嵴上将皮瓣向上掀起。从髂嵴上切断腹外斜肌、骶棘肌、背阔肌和腰方肌。然后从骶结节韧带、尾骨和骶骨上返折臀大肌。在髂嵴水平切断髂腰肌、生殖股神经、闭孔神经和腰骶神经干。外展髋关节，使张力集中在耻骨联合部的软组织上。将一长直角钳穿过耻骨，用骨刀断开。

切断骶神经根，如可能，尽量保留勃起神经。向外侧牵开髂肌，显露骶髂关节前部。用骨刀或骨凿从前面分开骶髂关节。断开髂腰韧带。尽力牵引肢体，将骨盆壁与腹腔脏器分开。从前向后自骨盆侧壁上逐个离断：泌尿生殖膈、梨状肌、骶结节韧带和骶棘韧带。要在张力下断开所有这些结构。将肢体移向前方，断开骶髂关节后部而完成整个离断术。留置引流管，将臀肌筋膜缝至腹壁筋膜上。关闭切口。术后引流管和Foley尿管应该留置几天。几天中应避免后侧皮瓣受压。

（2）髋骨切除术（内半骨盆切除术）：患者仰卧位，患侧骨盆旋转垫高45°。切口自髂后上棘沿髂嵴和腹股沟韧带至耻骨联合。通过大粗隆后侧再做一与上述切口垂直的切口，向下延伸至大腿近侧。从髂骨翼剥离腹部肌肉，将腹膜向内侧牵拉，显露髂外血管。在髂前上棘附近切断腹股沟韧带，分离结扎腹壁下血管。

在耻骨结节处剥离腹股沟韧带，从耻骨嵴剥离腹直肌。然后，清除耻骨联合处的软组织，用线锯锯开耻骨联合。显露髂总血管和股神经。如髂腰肌未被肿瘤侵及，应予以保留。将纱条穿过腰大肌和髂血管。在骶髂关节水平切断髂肌，从耻骨上切断内收肌，切断闭孔神经和血管。还需要将缝匠肌、阔筋膜张肌、股直肌的起点及臀中肌和臀小肌位于大粗隆的止点切断。切开髋关节囊，用线锯截断股骨颈。在大粗隆下方和后方切开臀大肌，显露坐骨神经。在大粗隆处切断外旋肌群。显露骶髂关节，并用骨刀截断。如肿瘤已侵及关节，则向内侧牵开腰骶神经干，截断骶骨。切断肛提肌、骶棘韧带和骶结节韧带。从耻骨结节剥离腘绳肌起点。向外侧牵拉骨盆，切断与耻骨支相连的大收肌，将肿瘤取出。根据具体情况可对本手术方法进行修改，可保留未受肿瘤侵及的部分髋骨。用附近切断的肌肉覆盖股骨颈，逐层缝合伤口。

术后处理：患者平衡骨牵引4～6周，然后扶拐开始逐渐负重行走。数月后，通常在单根手杖辅助下能够行走。

（3）坐骨和耻骨切除术：患者一般取截石位，也可取仰卧位，臀部垫高。采用改良的Milch切口。体外辨清坐骨结节、耻骨的下界和相连的耻骨支。切口起自腹股沟韧带中部下方，与腹股沟韧带平行向内，切开皮肤和皮下组织。在阴茎根部或阴阜外侧，切口弯向下方，行于阴囊或大阴唇外侧，沿耻骨下支到坐骨结节。然后从坐骨和耻骨骨膜下剥离内收肌和闭孔外肌，显露部分耻骨体、耻骨下支外侧缘、坐骨下支和坐骨结节。如需更充分显露坐骨和耻骨，牵开或沿切口切开臀大肌下缘。然后从坐骨结节外侧切断腘绳肌和股方肌；从坐骨结节内侧面骶结节韧带止点处剥离该韧带。此时需要保护阴茎血管和神经，该神经血管束于坐骨大孔出骨盆，并跨过坐骨嵴和骶结节韧带进入坐骨小孔，再向前至闭孔内肌筋膜内的Alcock管。为避免损伤Alcock管及内部的神经血管，应在骨膜下剥离坐骨海绵体肌和闭孔内肌。同样，从坐骨下部内侧缘和耻骨支骨膜下剥离会阴浅、深横肌、阴茎脚及尿道括约肌。然后，从耻骨联合下缘切断尿生殖膈,应避免损伤尿道、阴茎背侧深动静脉及神经。从耻骨上切断腹直肌和锥状肌。腹股沟韧带于其耻骨上止点切断,将耻骨肌沿耻骨上支耻骨线于该肌起点处游离。牵开耻骨肌,但应避免损伤位于肌肉外侧的股鞘及内容物。在骨膜下剥离闭孔内、外肌,如有可能应保护所遇到闭孔动静脉和闭孔神经。但对于大多数坐耻骨恶性肿瘤患者,将无法保留闭孔神经和血管,需要在耻骨水平将其切除。坐耻骨的内侧截骨一般在耻骨联合处进行,在有些情况下为获得更好的切除界限,可以在对侧耻骨截骨。外侧截骨常较困难,可在耻骨体与耻骨上支交界处用骨刀或线锯截断,然后在坐骨体与坐骨上支交界处截骨。

闭孔环切除术后,由于腹壁肌肉常无止点进行缝合,软组织修补十分困难,容易导致膀胱和内脏疝出。可以采用合成的 Marlex 网重建缺损,有时术后局部血肿机化形成瘢痕也会阻止疝的发生。

(4) 髋臼切除术:患者侧卧位,患侧向上,且固定于手术台上,以便在术中可向两侧倾斜手术台。将患侧下肢及骨盆消毒包扎。切口起自髂后上棘向前经腹股沟韧带至耻骨联合。腹股沟韧带于中部切断,并向上牵开腹膜。游离股动静脉和股神经,并向内侧牵开并保护。切断髂肌和耻骨肌。然后,向内分离,显露耻骨联合。将至髂前上棘的髂骨内、外侧骨面显露清楚,向后直至坐骨切迹。沿坐骨切迹至髂前上棘下缘连线用线锯切断。再切断骶结节韧带和骶棘韧带。前侧截骨的位置,在髋臼前柱或者耻骨上支与耻骨体的交界处,截骨时注意保护周围组织,尤其是髂外血管。后侧截骨位置在坐骨体与坐骨上支交界处。将切除骨块向不同方向旋转,便于分离与其相连的周围软组织。将梨状肌从股骨大粗隆切断。将股骨颈于基底部截断,取出所切除的部分骨盆、股骨头和股骨颈。

(5) 髂骨切除术:患者取侧卧位,患侧向上,患侧下肢消毒包扎。采用标准的髂腹股沟入路,切口后部延伸至骶髂关节处。从髂嵴上切断并剥离腹壁肌肉、缝匠肌和阔筋膜张肌,保留股直肌。从髂嵴上切断髂胫束的起点,并与臀大肌一起向后翻转。大多数髂骨肿瘤会突破外侧骨皮质,侵犯臀中肌。手术时在切缘安全的前提下,尽可能多保留肌肉,以获得较好的软组织覆盖和外展功能。在坐骨切迹截骨时,一定用牵引器保护坐骨神经和臀上血管。骶髂关节处截骨时,需要在显露十分清楚的前提下,用骨刀截断。

(四) 骨盆肿瘤切除术后的重建

骨盆区作为躯干和下肢的桥梁,发挥负重功能:躯干的重量经骨盆传递至下肢。随着骨盆肿瘤保肢手术的逐渐普及,为获得较好的患侧下肢功能,就必须考虑对骨盆环的完整性和稳定性进行重建。根据手术后骨缺损的部位和范围不同,重建方式也各不相同,并且对重建方式的选择目前尚没有统一的意见。但总体来说骨盆肿瘤术后重建手术的难度较大,术后并发症多,对骨科医生来说,这是一项艰巨而具有挑战性的任务。

(1) 耻坐骨切除术后的重建方法:肿瘤仅累及耻坐骨的切除范围包括自耻骨联合至耻骨支与耻骨体的交界处,以及耻骨下支,坐骨体与耻骨上支的交界处。若肿瘤位于耻骨支和坐骨交界处,为广泛性切除,还需要切除髋臼下方一部分。由于该处骨质缺损对骨盆环的稳定性并没有很大的影响,因而术后不需要重建。此处手术有可能会牺牲闭孔血管及神经,甚至在肿瘤侵及尿道或膀胱时,需要一并切除,再行单纯缝合或复杂的重建手术。

(2) 髋臼周围切除术后的重建方法

1) 肿瘤切除,股骨头旷置术:手术中髋臼周围肿瘤切除后,骨缺损部分不进行重建,股骨头旷置,靠周围逐渐形成的瘢痕组织维持股骨头的稳定性。术后患者可以行走,但下肢短缩,跛行明显。术后牵引6~8周,约1年后形成假关节,其关节内收、外展、屈曲、伸直,下蹲等动作均可有较满意的活动度。

2) 股骨头与残余耻骨或坐骨融合:采用螺钉和外固定将股骨头与残余的耻骨或坐骨部分相连接,形成骨性融合。尽管该手术的融合率据报道并不高,但没有融合的病例会形成假关节。该手术操作简单,术后可以行走,下肢无明显短缩,稳定性好。但关节融合牺牲了活动性,对于日常活动有较大的影响。而且由于骨盆环不连续,且耻骨联合有一定的活动度,这会影响骨盆的稳定性,导致股骨外展,有些患者还会产生耻骨联合处的疼痛。在这种重建手术的基础上,在股骨近端和骶髂关节之间可以通过搭建骨桥来重建骨盆的稳定性。骨桥所需要的植骨种类包括自体腓骨和髂骨,以及经过处理的异体骨,近来还有作者使用带血管蒂的肋骨。自体骨搭建骨桥的效果最好,在固定牢靠的情况下通常可以形成骨性连接。但在骨缺损巨大时,由于自体骨的来源有限,常与来源相对丰富的异体骨联合使用。固定的牢靠程度常与是否能够融合有关,通常在骨桥的两端采用接骨板螺钉固定,并尽可能增大骨面之间的接触面积。

3) 股骨头与髂骨融合:如果手术将耻坐骨完全切除,而髂骨部分保留时,可以将股骨头上的软骨去除,外形修整,使其与残留的髂骨匹配,使用"眼镜蛇样”接骨板进行固定，术后立即使用髋人字石膏固定至少3个月。髂骨与股骨近端之间的融合率并不高，一般为40%左右。但即使是没有成功骨性融合，也会形成无痛且稳定的假关节。

4）瘤段灭活后原位再植：瘤段灭活方式有高温、微波、酒精和放射等。这种重建方式的优点是没有排斥反应，费用相对低廉，所植入的灭活骨形状匹配好，手术容易完成。但其缺点也很明显，由于灭活骨实质上是死骨，植入后仅起到填充物的作用，并不能形成骨性连接，因而感染和疲劳骨折是主要的并发症，有作者主张在其周围植入自体髂骨骨条，以改善灭活骨的连接。另外，不管以何种方式灭活，肿瘤的灭活都不彻底，术后局部复发率较高。

5）同侧股骨自体移植加全髋置换术：这种重建方法通常采用前后联合入路，Ⅱ区或Ⅱ+Ⅲ区肿瘤切除后，将髂腰肌从小转子上剥离，将股骨近端包括股骨头和小转子部分取下，保留股骨大转子及附着其上的臀中肌和股外侧肌。自体移植骨的股骨头一侧与髂骨相连接，骨干一侧与耻骨支或耻骨联合处相连接，小转子方向朝上。用多块接骨板将自体移植骨固定在残余骨盆上，然后在移植骨的残留转子区进行常规的髋臼准备，按标准操作方法置入全聚乙烯臼杯，推荐加用加强环以增加稳定性。股骨侧植入骨水泥型长柄，股骨内侧骨缺损可采用同种异体骨移植，并用钢丝环扎固定。这种方法可以避免大块同种异体骨移植所带来的排异问题。其缺点在于股骨移植骨的大小限制了选择臼杯的尺寸选择，臼杯尺寸偏小影响了关节的功能和寿命。手术中应注意自体移植骨和臼杯固定的牢靠性，减少由于松动而再次翻修的几率。

6）马鞍形假体置换：马鞍形假体最初是设计用于处理全髋关节翻修手术失败导致的髋臼巨大骨质缺损。Nieder等自20世纪90年代开始将马鞍形假体应用于髋臼部肿瘤切除后的重建。马鞍形假体的优势在于以相对简易的方式重建了髂骨和股骨之间的骨缺损，这既体现在手术时间较短，也体现在手术操作相对容易。它能够维持下肢的长度，并且重建的髋关节具有屈伸、旋转和内收、外展等基本功能。

7）半骨盆切除，同种异体半骨盆置换术：这种重建方式希望通过骨融合达到永久性的稳定性。但存在较多的问题。首先，是否应同时进行人工髋关节置换。由于股骨头与所置入半骨盆的髋臼常不匹配，加上髋关节是否累及常不明确，因此很多学者主张将股骨头与髋臼一并切除，一期进行髋关节置换。一般不建议使用双极股骨头置换，因为所移植的骨质可能无法承受对髋臼区的磨损。其次，尽管存在骨库，但仍常难以获得合适尺寸的同种异体半骨盆。目前的一个进展是可以对骨块进行修整和定制以匹配所切除的骨盆尺寸。此外，感染、疲劳性骨折和骨不连等并发症发生率较高。

8）半骨盆切除，人工半骨盆置换术：近年来，各种计算机辅助设计制造的定制人工半骨盆成为重建骨盆缺损的一个热点，这种重建方式需要在术前行三维CT重建，并根据重建图像中的骨盆尺寸在计算机辅助下定制人工半骨盆。难点之一在于术中所切除的骨盆部分必须与所定制的半骨盆假体相符合，这需要在术前确定手术需要切除的范围和界限，手术中切除范围不能作太多的调整，这在实际手术操作中有相当的难度，近年来可调式人工半骨盆的出现在一定程度上解决了这一问题。此外，至今仍未能完全解决人工假体与残余骨盆组织如何固定的问题。术后假体松动，假体折断是常见的并发症，长期疗效尚不理想。随着材料工艺和3D打印技术的发展，人工半骨盆假体置换技术也将趋向成熟，有望在临床上得到广泛应用。

（五）髂骨切除术后的重建方法

（1）若肿瘤切除不影响骨盆环的完整，仅行单纯切除，不需要重建。

（2）如果骨盆连续性中断，有多种重建方式可供选择。①髂骨颈残余部分与骶髂关节或骶骨翼之间的间隙一般并不大，将髂骨颈残余部分向上方旋转牵拉，至与骶骨翼相接触，此时耻骨联合起着铰链样的作用，然后用较粗的钢丝固定，会形成骨性融合。但在进行这种重建手术时，注意在切迹处为坐骨神经留有足够的空间。②在髂骨颈和骶骨翼的断端间，植自体骨或异体骨搭建骨桥，然后用加压螺钉或接骨板固定，自体骨可以选择游离髂骨，带血管蒂髂骨或带血管蒂腓骨等。③还有作者主张在断端之间插入钢针，外面包裹骨水泥，形成“钢筋水泥样”来填充缺损，尽管这种方法短期效果较好，但长期固定的牢靠性必定比骨桥骨性融合差，因此不适合用于预期寿命较长的患者。

二、骶骨肿瘤的外科治疗

（一）概述

骶骨肿瘤可分为原发性和转移性两大类。原发性骶骨肿瘤占骨肿瘤总数的1%左右，包括良性及原发性恶性肿瘤，绝大部分骶骨肿瘤是良性侵袭性病变，如动脉瘤样骨囊肿，骨母细胞瘤和骨巨细胞瘤等，或者低度恶性肿瘤，如脊索瘤和软骨肉瘤等。对于良性病变，可以通过瘤内切除或者刮除完全治愈，而恶性肿瘤也较少发生转移，同时多数骶骨肿瘤对放、化疗不敏感，因此，若要完全控制恶性病变则可能必须要做广泛切除。骶骨肿瘤的外科治疗根据肿瘤的累及范围和骶骨的切除平面分为以下四种类型：

（1）低位骶骨切除——骶$_2$以下的骶骨切除术

（2）高位骶骨切除——经骶$_1$或骶$_{1\sim2}$的骶骨切除术

（3）全骶骨切除——经腰$_5$-骶$_1$的骶骨切除术

（4）扩大的骶骨切除——联合髂骨、椎体或盆腔脏器的全骶骨切除术

累及骶$_2$以下的低位骶骨肿瘤，通常采取后路，而累及骶$_1$、骶$_2$的高位骶骨肿瘤常采用前后路联合切口，近年也有单纯经后路切除全骶骨的病例报道，手术难度和风险巨大，需要今后继续努力。

骶骨肿瘤切除与重建面临几个主要困难：

（1）腹腔及盆腔脏器粘连：骶骨肿瘤一般位置较深，直肠与膀胱位于骶前，高位骶骨肿瘤还会遇到腹膜。早期骶骨肿瘤不易发觉，往往在就诊时已很巨大，且骨质破坏明显，同时，恶性肿瘤往往有局部浸润和侵袭，与周围脏器境界不清，难以完整剥离、清除。

（2）大血管阻挡：髂总动脉由腹主动脉于腰$_4$下缘或腰$_{4\sim5}$椎间盘处分叉，前方是腹膜和小肠，部分成人的髂血管分叉起始处可发生变异。两侧髂总动脉通常在骶髂关节处或腰$_5$-骶$_1$椎间盘水平分为髂内、外血管。双侧髂总静脉一般在骶髂关节前方，由髂内、外静脉汇合而成。双侧髂总静脉汇合成下腔静脉处多在髂总动脉分叉下方。高位骶骨肿瘤在骶骨肿瘤体积较大时可位于腹主动脉和下腔静脉分叉起始部上方，术中虽然可以向上方少许推移大血管，但手术中视野仍然较小，操作也比较困难。

（3）骶神经根处理：骶丛为腰骶干和第1～3骶神经前支与第4骶神经前支的一半构成。第1～3骶神经参与坐骨神经的组成和括约肌的支配，骶神经根常被肿瘤组织包裹，若手术保留神经则会造成肿瘤组织残留，术后极易复发，若手术切除神经，则会带来下肢运动功能和膀胱直肠功能障碍。因此术中神经根处理是骶骨肿瘤手术需要面临的重要问题。

（4）生物力学重建：骶骨与两侧髂骨相连，整个躯干重量通过骶骨传递到骨盆。如果骶$_2$以下切除，将丢失骨盆承重力的30%，可以不用重建，而骶$_1$切除则会失去承重能力的50%，一般认为需要重建，但骶骨力学重建手术比较困难。

（二）骶骨肿瘤的手术范围和入路选择

大量研究表明，骶骨恶性肿瘤如脊索瘤、软骨肉瘤及侵袭性的骨巨细胞瘤等，初次手术的切除范围直接影响到患者的无瘤生存时间和预后。手术应尽可能行骶骨肿瘤的整块切除，或至少行广泛的边缘切除，囊内切除和病灶内切除方式对骶骨肿瘤的预后不利。

手术范围的选择应根据肿瘤累及的范围及节段有关。

（1）对于较局限的良性肿瘤，可以行骶骨肿瘤的广泛或边缘切除术

（2）对于累及骶$_1$的肿瘤，良性可行广泛的边缘切除，恶性可行经腰$_5$-骶$_1$的骶骨全切术；

（3）对于骶$_{2\sim3}$以下的肿瘤：良性肿瘤可以行骶$_{2\sim3}$间的骶骨次全切除术，恶性肿瘤可以行骶$_1$或骶$_{1\sim2}$间的骶骨肿瘤切除术，也有学者认为，骶$_3$以下的恶性肿瘤切除范围不应局限于骶骨，还应包括两侧骶髂关节。

（4）对于骶骨原发性高度恶性肿瘤，可经腰$_5$-骶$_1$行骶骨全切除术，并进行骨盆环的重建。

手术入路选择根据肿瘤累及的范围和手术方式。

1. 单纯的后路手术可以进行经骶$_{2\text{-}3}$的骶骨大部切除术，在肿瘤仅累及骶骨椎板等后结构时也可以实行囊内切除术

2. 单纯的前路手术可以进行位于骶$_1$和骶$_2$的刮除术，前路髂内动脉节结扎术

3. 前后路联合入路：常用于体积较大和高位骶骨的肿瘤切除。

后方入路

后路手术适用于直肠指诊可以触及肿瘤上界的低位骶骨肿瘤的切除。肛门周围采用荷包缝合，留置肛管作为识别标记。采用俯卧位或改良胸膝位，正中切口。切口在骶后由腰$_3$棘突到尾骨尖中线上，以病变为中心，作足够长度的I形或X形切口，后路重建器械的放置需要有足够的切口作保证。切开皮肤，翻起皮肤和皮下组织，显露骶骨，骶髂韧带，以及臀大肌起点和骶结节韧带中份。骶骨的骨膜不应切开或剥离。分离附着在骶骨上的韧带和肌肉，沿骶髂关节边缘切断臀大肌。显露坐骨神经下根，梨状肌和肿瘤盆腔内部分的后方边界。在更深层可以找到并分离梨状肌，骶棘肌和肛门尾骨韧带。为避免损伤直肠，将直肠从骶前和肿瘤上分开，使骶骨肿瘤的两侧组织剥离至与盆腔内剥离的平面相会合。肿瘤通常向前突起，骶骨

切除的上界可以基于影像学检查的结果决定。在髂骨和骶骨翼的下界，通过双侧坐骨大切迹用手指分开前方的软组织。大块的肿瘤通常被骨膜完整地覆盖，手指的仔细分离可以避免损伤臀血管。出坐骨大孔再重新进入坐骨小孔的阴部神经也应找到并保护好，除非这些血管与肿瘤关系非常紧密无法分离。

包括骶$_3$在内的更低位的神经根，可以与肿瘤一起大块切除。切除的标本可以包括骶骨，尾骨，低位骶神经根和周围的软组织。在骶$_2$-骶$_3$的骶孔之间进行截骨，将肿瘤周围完全分离后，可以大块切除。骶骨骨面的渗血以骨蜡控制，骶前软组织的出血可能很严重，其主要的出血来自骶正中和骶外侧动静脉。这一部位的肿瘤切除并不需要重建，因为骶髂关节仍然完整。对于骶骨中部或远端的小肿瘤，可以保留骶髂关节，伤口也不需要通过旋转皮瓣及其他重建方式来关闭。

不可能安全地通过后路切除骶前上部的软组织。后路显露至前方骶骨上部可能引起大血管损伤或误入直肠，或经后路行骶骨截骨和骶髂关节截骨时撕破肿瘤包膜。通过联合腹侧入路可以克服以上困难。

前方入路

经腹膜外途径主要用于直接显露腰椎和骶椎的椎体，对于行腰骶椎肿瘤的总体切除意义重大，但是手术途径相对复杂。

腹壁外侧斜切口：患者仰卧位，腰下垫枕使腰椎前凸增加，切口上起肋下缘与腋中线相交处，向前下方抵于耻骨联合上方5～6cm，在实际操作中可以根据需要延长或缩短。切开皮肤、皮下组织，沿腹外斜肌纤维方向切开筋膜，并作钝性分离，牵开后显露其下方的腹内斜肌和腹横肌，选择肌束间隙，反复交替扩张间隙，到达腹膜表面，两手示指触及腹膜后，沿肌层作钝性分离，在腹膜表面将肌层分次作对称分离，钳夹切断，完全显露腹膜。用包绕湿纱垫的手指将腹膜连同肠管缓慢沿腹膜壁层钝性剥离，越过髂腰肌到达椎体和椎间盘前方。由于腹主动脉的位置，一般切口选在左侧，而将腹腔内容物牵向右侧。

旁正中切口：腹壁旁正中切口：自脐上3～4cm作脐与耻骨联合连线，旁开2～3cm作平行切口。沿腹直肌前鞘作直线切开，显露腹直肌肌膜及其边缘，自腹直肌内侧向外牵开后见腹直肌后鞘。提起后鞘数次，证实无肠管黏附于腹膜后，纵行切开后鞘，并沿切口向上下方切开后鞘扩大范围，显露腹膜，用血管钳提起切开的后鞘，仔细钝性分离其深面的腹膜，手指垫湿纱垫沿腹膜表面向外侧分离，直达外侧腹膜返折，并将腹腔内脏器向中线牵开。显露腰大肌后，稍内侧的腰大肌筋膜表面有输尿管斜向内下方，当接近中线时即可见到腹主动脉和下腔静脉。在腰$_5$和骶$_1$处可见髂内、外动静脉。如抵达腰椎椎体中部，可以显露椎体表面的腰动静脉，行结扎、切断。椎体和椎间盘表面的结缔组织不可贸然切开，有出血可能，须仔细分离，辨认组织，逐步扩大椎体和肿瘤的显露范围，见到肿瘤后不可操之过急，应仔细结扎肿瘤供血血管后，才可安全地切除肿瘤。腰骶部显露通常需要显露腹主动脉分叉，骶中动静脉在其深面，须钳夹、切断，结扎，切开前纵韧带及骨膜并向周围推开，即可显露腰$_5$椎体和骶椎的椎体。

必要时可以施行前后联合入路，手术创伤和风险巨大，需要丰富的临床经验和高度的手术技巧。

（三）骶骨肿瘤切除术后重建

骶骨肿瘤切除后脊柱及骨盆的稳定性重建问题是骶骨肿瘤治疗的一个主要难题。切除范围超过50%的骶髂关节时，会导致骨盆的不稳定，为了保证脊柱和骨盆环的完整性，必须进行重建，而保留骶$_1$椎体和骶髂关节2/3以上者一般不需要行脊椎骨盆稳定性重建术。

骶骨全切后，重建固定腰椎和骶骨有多种方法，包括应用接骨板连接骶骨棒，垂直的Galveston棒和横连接，带螺纹的经髂骨棒以及定制的骶骨假体等。

（1）骶骨螺钉及骶骨棒固定：骶骨螺钉技术相对椎板下装置能提供更有效的稳定，螺钉置于骶骨岬两侧皮质能显著提高固定强度。将钉棒直接置于骶骨有一定的复发危险，一旦复发，则内固定便松动，影响到重建装置的稳定性。目前即使是骶骨次全切除术，内固定也多采用直接将腰椎和髂骨相连的系统，如Galveston技术。

（2）改良的Galveston技术：首先在腰$_3$～腰$_5$行双侧椎弓根螺钉固定，安置髂骨棒的入口在髂后上棘，因其正好位于第二骶孔的外侧，用大号咬骨钳将髂后上棘咬除直到骶骨水平。开路器的方向指向髂骨切迹上方1.5cm两面皮质之间，将开路器打入约6～9cm深，在外侧板的一个手指触及坐骨切迹，提供标记，向髂骨较厚的髋臼上骨中开出一个道，开路器旋转着进入密质骨。插入时一般内倾20°，尾倾30°～35°，插入模棒。棒的塑形：Galveston棒由三部分组成：脊柱部分，骶骨部分和髂骨部分。用管状折弯器，在脊柱部分和骶骨部分之间折弯90°角，骶髂关节处的第二弯则取决于对髂骨角度的贴合和脊柱部分矢状面上的折弯。根据模棒将6mm的钛棒塑形好后，将其插入髂骨 4～5cm，连接腰椎的椎弓根螺钉，安放横连接。

（3）双侧的髂骨螺钉联合腰段脊柱的固定：髂骨螺钉的进钉点用弯骨凿切除髂后上棘后显露。髂后上棘与骶骨一起被清除，使髂骨基底更靠前从而可以有利于术后软组织的覆盖。切除髂后上棘后在双侧髂骨上留下两个卵圆形的松质骨进钉点，可以打入上、下髂骨螺钉。用另一只手的手指尖放置在髂骨切迹的上份，从卵圆形的松质骨区的下份在髂骨两面皮质之间插入髂骨钉的开口器，开路器进一步插入直到髂骨切迹。下方髂骨螺钉的钉道攻丝后旋入髂骨螺钉。下髂骨螺钉必须足够长，以承受足够的负重，一般在 70～75mm 长，另一枚髂骨螺钉的进钉点位于卵圆形松质骨区域的上端。髂骨开口器略头倾插入卵圆形松质骨区的上端。开路器插入扩大髂骨的钉道，上髂骨螺钉钉道攻丝后略头倾旋入髂骨螺钉。有作者对 13 例高位的骶骨肿瘤采用 Isola 行骨盆稳定性重建，术中从双侧髂后上棘沿髂骨方向植入椎弓根螺钉，通过钛棒与螺钉连接使下腰椎和骨盆间获得稳定，这与 Galveston 的长髂骨棒技术相比，克服了其弯棒难度大，棒与腰椎椎弓根螺钉连接困难且强度不足的缺点，调节、安装方便，缩短了手术时间，螺纹的抗拔出能力强。

（4）三角形框架式结构重建：在腰$_3$～腰$_5$椎体打入椎弓根螺钉后，脊柱被拉下，用骶骨棒将腰$_5$固定在双侧的髂骨上，以内固定器械连接脊柱和骨盆。在此之后，应用自体腓骨、骨泥或异体松质骨进行大量植骨。

（5）经髂骨棒的放置：后路经髂骨棒的插入要求显露双侧的髂骨外板，沿髂骨后嵴和髂骨后棘切开腰背筋膜，臀大肌从髂后棘中份游离，腰背筋膜向两边翻开，髂骨棒的进入点为髂后上棘外侧方 2cm，髂骨最厚处，坐骨大切迹上方 2cm。用手钻将髂骨棒钻入两侧的髂翼，当其通过背侧打入骶骨椎板时应始终将髂骨棒保持在视线内，后路经髂骨棒固定要求两根大棒通过两侧的髂结节并固定。上方的一根固定在腰$_5$骶$_1$连接处，下方的一根在骶$_2$ 水平。最经常使用的是 Harrington 系统中带螺纹的骶骨棒（直径 6.3mm），当棒安全地穿过双侧髂骨后，用垫圈和螺母固定好棒的位置，原位切断。

（6）后路骶髂接骨板：与经髂骨棒方式的手术入路和显露相仿。使用一根直的 10 到 12 孔，4.5 或 3.5mm 的重建接骨板，接骨板最内侧的螺钉斜向固定在髂骨的内外板之间。6.5mm 皮质骨螺钉（>80mm）在髂骨内外板之间具有良好的把持力，在接骨板两端再各加两枚螺钉将接骨板更稳定地固定在髂骨上，两端的螺钉应放松，并顺序收紧。接骨板通过骶骨后方折弯，以张力带原理通过髂后结节固定在髂翼上，最佳的接骨板位置是恰好在髂嵴下方，坐骨大切迹上方。重建接骨板沿髂嵴外板原位折弯。接骨板可以作为经髂骨棒的支撑。

三、骨盆环转移性肿瘤的外科治疗

（一）手术目的及适应证

骨盆转移性肿瘤手术治疗的目的是缓解疼痛、增强缺损区稳定性、维护关节功能，预防病理性骨折并避免治疗导致的并发症，从而提高患者的生活质量。然而骨盆转移性肿瘤的外科手术较常规手术存在更大的风险。是否手术及采取何种手术方式决定于患者临床症状、转移性肿瘤部位和局部破坏程度、生存期和对患者活动情况的影响。目前一般认为，如果生存期超过 4 个月或 6 个月，那么手术对患者就十分必要。

（二）治疗方法

对于骨盆，尤其髋臼这样解剖结构复杂的部位，切除和重建相当困难，目前尚无最佳的治疗方法。由于骨盆结构在人体承重和运动功能中的重要性，骨盆肿瘤切除后的功能重建十分重要，这也是近年修复重建外科的重要研究领域。根据肿瘤侵犯和切除的解剖部位将骨盆环分为 4 个区域：髂骨为Ⅰ区，髋臼为Ⅱ区，坐骨和耻骨（闭孔环周围）为Ⅲ区，骶骨翼为Ⅳ区。骨盆转移性肿瘤可以根据解剖部位进行分型，肿瘤累及的部位不同，其治疗的方法差异较大。

对骨盆非负重区（即坐骨耻骨区和髂骨环）的溶骨性转移瘤，通常采取放疗并限制行走。侵犯耻骨、坐骨、骶髂部和髂骨翼部的肿瘤可以运用外照射或化疗而得到控制，如果这些区域的转移瘤对放疗不敏感或转移瘤的发展可能影响髋臼周围区域的结构，也可考虑手术治疗。恶性肿瘤以广泛切除或边界切除，加或不加植骨来治疗。耻骨及耻骨联合肿瘤通常采用坐、耻骨支切除不重建的手术方式；坐骨支及坐骨体肿瘤则通常采用切除坐骨支不重建的手术方式。

髋臼周围为负重区域，对于溶骨性转移瘤，往往由于负重后产生病理性骨折而导致疼痛和功能障碍。所以对髋臼周围区域无症状但有明确骨折风险的病变也应考虑手术，当发生病理性骨折时更应当考虑手术治疗。硬化性病变由于出现骨折的风险较小，通常典型的治疗方法是非手术治疗。治疗髋臼周围转移性肿瘤的关键是缓解疼痛和预防病理性骨折。传统的治疗方法主要有：外科手术，放疗，动脉灌注化疗，以及最近十年来发展起来的经皮髋臼成形术等。也有学者认为放疗对于患者因生物力学缺陷、关节内破坏或骨折所致疼痛无明显效果，因此这类患者可首先考虑手术。

骶骨周围局部解剖关系复杂，毗邻重要组织和结构，并且肿瘤血供比较丰富，手术难度极大。因此，对骶骨转移瘤的手术应该以简单有效为原则。手术目的是缓解症状、改善生活质量。相当一部分骶骨转移性肿瘤会累及 S_1 和 S_2，难以进行整块切除，采取的手术方案多为肿瘤刮除术，术中要尽量保留患者的神经完整性。由于 S_2 参与构成骶髂关节的大部分关节面，S_2 的肿瘤一般会累及骶髂关节导致骶髂关节不稳定，因此建议对切除范围在 S_2 以上的患者常规进行辅助内固定以加强骨盆环的稳定性。对于单纯后路切除困难的病例，应采用前后联合入路。累及 S_3 以下的肿瘤有整块切除可能，应尽可能手术，最常用的手术方式是后侧入路，且术后不需要内固定及重建。

（王毅超）

第一百一十一章

截肢与假肢

第一节 截 肢

截肢(amputation)是截除因自然灾害、交通事故、工伤事故而毁损、无法修复的没有生机和(或)功能的肢体,或因坏疽、感染、恶性肿瘤等局部疾病侵犯的严重威胁生命的肢体。确切地讲,截肢是经过一个或多个骨将肢体的一部分切除;而将通过关节部位的肢体切除称为关节离断(disarticulation)。

截肢手术绝非是一种单纯破坏性的手术,其目的是为了保全患者生命和为被截肢者创造一个有功能的肢体,提供一个理想的、无痛、且有动力的残端,为能安装和佩戴假肢做准备,是截肢者康复(重返家庭和社会)的第一步,也是最关键的一步。因此,骨科医师肩负着重要的责任。

近年来,造成截肢的疾病谱在逐渐地发生着变化,周围血管病或同时合并糖尿病而截肢者已越来越多见,尤其是在西方国家,已上升到截肢原因的第一位,在国内此类截肢近年来也呈上升趋势。在我国因外伤而截肢者仍占截肢原因的首位。目前截肢手术仍然是骨科处理严重肢体外伤的一种方法。

随着生物力学基础理论研究,生物工程学的发展,新材料、新工艺的应用,假肢制作技术水平的提高,截肢者康复医师和体理疗师参与假肢的设计,尤其是假肢新型接受腔的应用,已使传统的末端开放型插入式接受腔改变为闭合、全面接触、全面承重式的接受腔。它具有残肢承重合理、穿戴舒适、假肢悬吊能力强、且不影响残肢血液循环等优点。为了适合现代假肢的良好佩戴和发挥最佳代偿功能,对残肢条件提出以下要求:残肢为圆柱状的外形、适当的长度、皮肤和软组织条件良好、皮肤感觉正常、无畸形、关节活动不受限、肌肉力量正常、无残肢痛或幻肢痛等。很多以往与截肢水平、瘢痕部位、手术方法有关的旧观念已经被抛弃,或者按目前发展的观点来看它已经不再那么重要了。新的全面接触全面承重式假肢接受腔能够满意地安装在软组织愈合良好的残肢上,通常都会获得良好的功能。

因此,在截肢部位的选择、截肢手术方法、截肢术后处理、截肢者康复以及假肢安装等方面都有了很大的改进与提高。它改变了传统的截肢观念,截肢既是破坏性手术又是重建与修复性手术,截肢手术要为安装假肢作准备。因此,骨科医师在截肢手术前应了解患者术后佩戴假肢和康复的需求,做好截肢手术计划,以创造良好的残肢条件,安装较为理想的假肢,发挥更好的代偿功能,使装配假肢的患者获得最大限度的功能康复。

(一) 截肢适应证

因疾病或外伤导致肢体血运丧失,且不可能重建和恢复时是截肢手术的唯一绝对适应证。截肢虽然有总的适应证,但是对每一个病例,每一个肢体的具体情况都要进行更全面更周密地考虑,才能作出截肢的选择。

1. 严重创伤性截肢　要严格掌握截肢手术的适应证。只有当肢体确实无法修复存活才是外伤性截肢的绝对适应证。或者当肢体存活后无实用功能,给患者生活和工作带来不良影响,还不如截肢后安装假肢的功能好时,是截肢手术的适应证。

2. 肿瘤截肢　对某些就诊较晚,肿瘤已侵犯范围较广、保肢手术后复发者,或由于肿瘤造成肢体无功能者,截肢手术仍为骨科肿瘤的一种行之有效的治疗方法。某些肢体的良性肿瘤对肢体组织的破坏范围很大,虽然行局部切除也只能残留一个无功能的肢体,也可以考虑行截肢术。

3. 周围血管疾病性截肢　如阻塞性动脉硬化症、血栓闭塞性脉管炎、血液高凝状态血栓形成阻塞血管等。

4. 糖尿病性截肢　糖尿病性的血管病变使足的血运障碍,糖尿病性的周围神经病变使足的神经营养和感觉障碍，最后导致足溃疡、感染、坏死。

5. 先天性畸形　对先天性异常的肢体，截肢后不管是否佩戴假肢都可能对功能有改善时，截除一部分或全部肢体有时也是适应证。

6. 感染性截肢　严重感染威胁患者生命，如气性坏疽或因感染久治不愈导致不可修复的肢体功能障碍。

7. 神经性疾病　如下肢神经部分麻痹，足皮肤神经营养障碍，使足负重部位破溃形成溃疡，经久不愈合，对行走功能造成严重影响时，就需要截肢。

（二）截肢水平的选择

1. 截肢水平选择的总原则　选择截肢水平时一定要从病因与功能两方面来考虑。病因水平是要将全部病变、异常和无生机组织切除，在软组织条件良好，皮肤能达到满意愈合的部位进行截肢。功能水平是首先应该对患者截肢后的康复能力作出比较符合实际的评估，要从年龄、认知能力及全身状态等方面来考虑，即截肢后是否能佩戴假肢，能否进行佩戴假肢后的康复训练，能否恢复到独立的活动和生活自理等。过去，为了安装适合的假肢，需选在特殊部位进行截肢。而近年来，随着假肢全面接触式接受腔的应用和精良的假肢装配技术，使得截肢部位的选择与以往有了显著的改变，当功能性截肢水平确立以后，截肢水平主要是以手术需要来决定的。总的原则是在达到去除坏死病变组织的前提下，尽可能地保留残肢长度，使其功能得到最大限度的发挥。截肢部位与假肢装配、代偿功能的发挥、下肢截肢者佩戴假肢行走时的能量消耗、患者生活活动能力、就业能力等有着直接关系。应该慎重地选择截肢平面（图 111-1）。

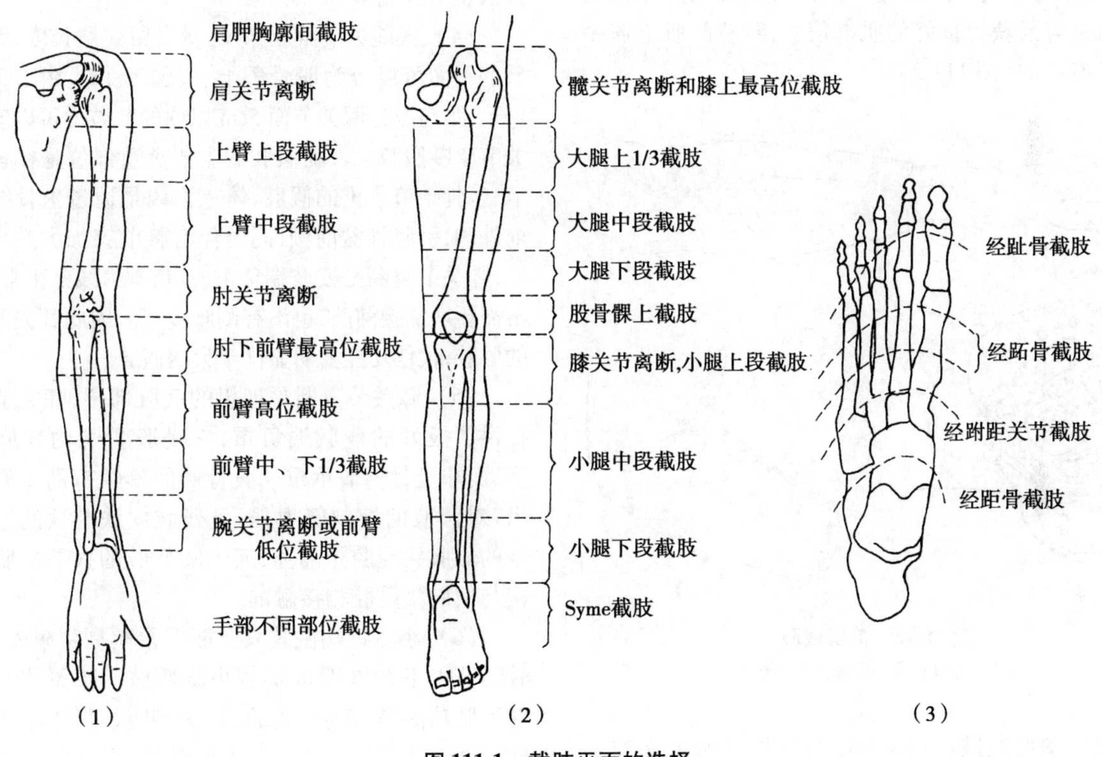

图 111-1　截肢平面的选择

（1）上肢截肢水平；（2）下肢截肢水平；（3）足部截肢水平

2. 上肢截肢部位的选择　进行上肢截肢的骨科医师都要牢记上肢假肢与下肢假肢的代偿功能完全不同，上肢的主要功能是要完成人的日常生活和劳动，手具有非常灵巧的协调能力，可以从事精细的作业，并且手又是非常重要的感觉器官和与他人交流的器官。目前即使是最高级智能型的假手也不能完成上述要求，不能较好地代偿手的功能，因此在施行上肢截肢之前一定要慎之又慎。

（1）肩部截肢：应尽可能保留肱骨头，而不进行通过肩关节的离断。因为肱骨头的保留，可以保持肩关节的正常外形，圆的肩关节外形有利于假肢接受腔的适配、悬吊和稳定，有助于假肢的佩戴。从假肢观点看，虽然保留了肱骨头，它仍需要安装与肩关节离断同样的肩关节离断假肢，但从生物力学观点看，肱骨头的保留有助于假手的肘关节与手钩的活动。

（2）上臂截肢：要尽量保留长度，因上臂假肢的功能取决于残肢的杠杆力臂长度、肌力和肩关节活动范围。长残肢有利于对假肢的悬吊和控制，因此，应尽量保留残肢长度。经过肱骨髁的截肢，其假肢装配和功能与肘关节离断是相同的，所以当条件准许通过肱骨髁水平截肢时就不要在肱骨髁上部位进行截肢，因为肘关节离断假肢在各个方面都要优于上臂假肢。

（3）肘关节离断：是理想的截肢部位。由于肱骨内外髁部的膨隆，肱骨远端比较宽大，对假肢的悬吊及控制能力都是有利的，并且肱骨的旋转可以直接传递到假肢，而肘关节以上部位的截肢，肱骨的旋转不能直接传递到假肢。因此，肘关节离断比肘上截肢更可取。

（4）前臂截肢：要尽量保留残端长度，即使是很短的残端也要保留，仅保留很短的前臂残肢也比肘关节离断或肘上截肢要更可取。从功能的观点来讲保留患者自己的肘关节是非常重要的：残肢越长，杠杆功能越大，保留旋转功能也越多。前臂远端呈椭圆形，这有利于假手旋转功能的发挥：残肢肌肉保留的越多就越容易获得良好的肌电信号，对装配肌电假手是非常有益的（图 111-2）。

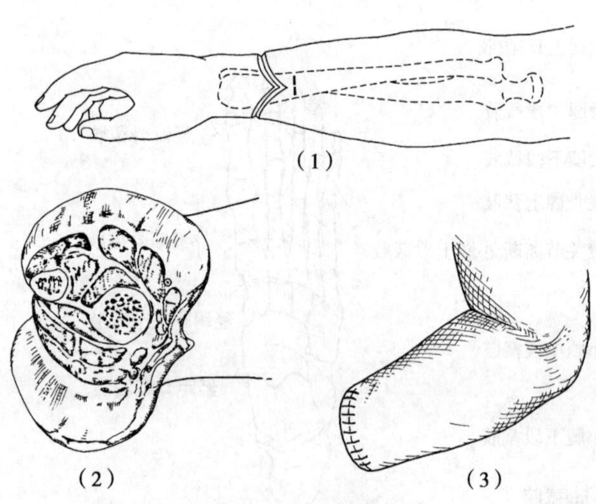

图 111-2　前臂截肢
（1）切口；（2）离断；（3）缝合

（5）腕部截肢：只要可能，应保留前臂远端的下尺桡关节，因其可以保留前臂全部的旋转功能，这些运动对患者是非常重要和有价值的。

（6）腕掌关节离断时桡腕关节的屈伸运动应该被保留，这些腕关节的运动可以被假肢应用，腕掌关节离断是可以选择的截肢部位。并且在术中和术后的处理中应注意尽早恢复关节的活动度。

（7）手掌部的截肢应尽可能保留残掌的长度。在具有良好功能的腕关节作用下，残掌可发挥功能且便于二期做手指化手术；手指截肢也应以尽量保留长度为原则，尤其是拇指更应想方设法保留长度。

3. 下肢截肢部位的选择　近年来，与上肢截肢同样，以保留较长残肢为其基本趋势，但是小腿截肢除外。截肢部位与假肢装配、代偿功能的发挥、下肢截肢佩戴假肢行走时的能量消耗、患者生活活动能力、就业能力等有着直接关系，所以骨科医师应该极为审慎地选择截肢水平。

（1）半骨盆切除术：假肢的悬吊功能差，行走时接受腔的唧筒活动比较大。髂嵴对接受腔的适合及悬吊非常重要，缺少坐骨结节对负重非常不利。为此，应根据条件设法保留髂嵴和坐骨结节。

（2）髋部截肢：如果有条件应保留股骨头和股骨颈，在小转子的下方截肢，而不做髋关节离断。从假肢观点看，它虽属于髋关节离断假肢，但有助于接受腔的适配和悬吊，增加假肢的侧方稳定性，增加负重面积。

（3）大腿截肢：要尽量保留残肢长度，即使是短残肢也应保留。

（4）大腿远端截肢：应尽量保留残肢长度，大腿截肢的平面可以分为股骨髁上、大腿下 1/3、中 1/3 和上 1/3。距离股骨髁关节面 5cm 以内的截肢均可以安装膝关节离断假肢。大腿假肢的主要负重部位是在坐骨结节，坐骨结节承重的假肢，体重力线是通过坐骨结节的前外侧，引起骨盆前倾，同时伴有腰前突加大。与此相反，膝关节离断是残肢端负重，其负重力线是正常的，则不需要增加腰前凸，也没有侧倾步态。因此膝关节离断的假肢，代偿功能要明显优于大腿假肢。

（5）膝关节离断是理想的截肢部位，膝关节离断提供了极好的残肢端负重，它是股骨髁的残肢端承重，而非坐骨结节承重。股骨髁的膨隆有助于假肢悬吊，对假肢的控制能力强，且残肢皮肤有软的内套与硬的假肢接受腔相隔离，而大腿截肢的残肢皮肤是直接与假肢接受腔相接触的。

（6）小腿近端截肢只要能保留髌韧带附着，在胫骨结节以下截肢即可安装小腿假肢。膝关节的保留对下肢功能是极其重要的，其功能明显优于膝关节离断假肢。尤其是在儿童的下肢截肢，保存胫骨近端的骨骺就更为必要。

（7）小腿截肢以中下 1/3 交界为佳，一般保留 15cm 长的残肢就能够安装较为理想的假肢。小腿远端因软组织少、血运不良，故不适合在此部位进行截肢。

（8）踝关节离断是不可取的，而 Syme 截肢为理想的截肢部位。虽然截肢水平相当于踝关节离断，但残端被完整、良好的足跟皮肤所覆盖，则稳定、耐磨、不易破溃。故残肢端有良好的承重能力，行走能力良好，有利于日常生活活动，其功能明显优于小腿假肢（图 111-3）。

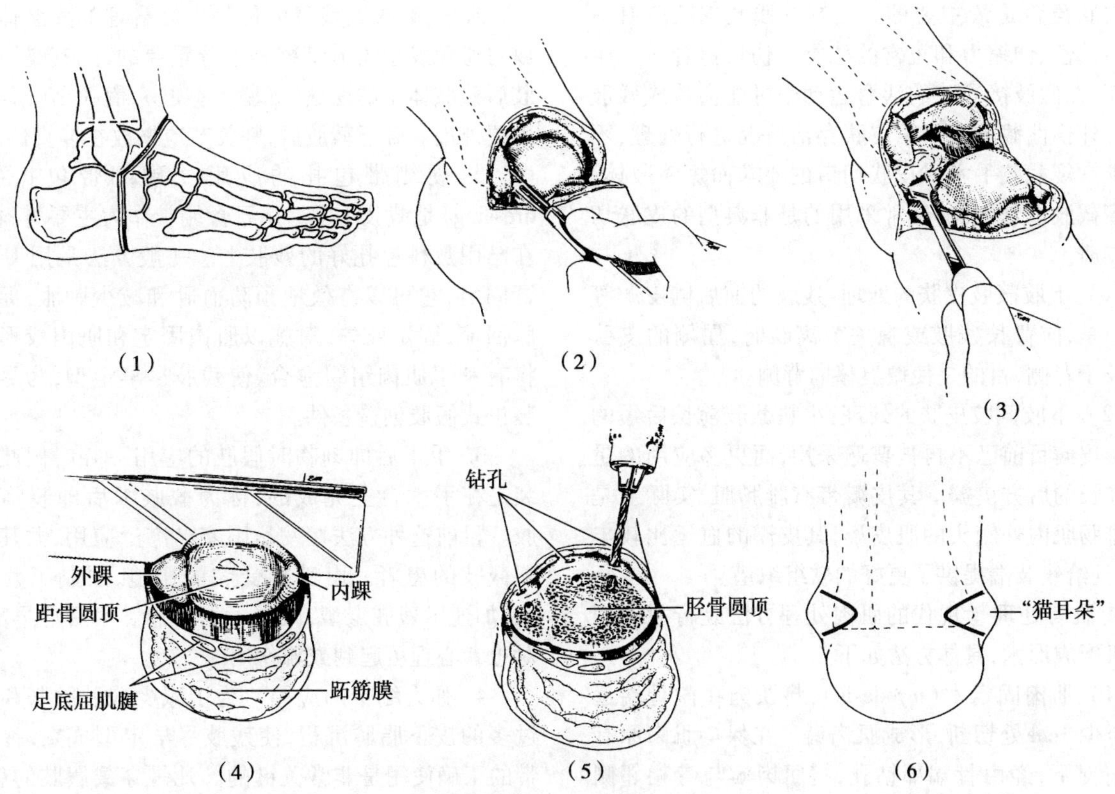

图 111-3　Syme 截肢

(1)切口与截骨面;(2)切开踝部前方;(3)分离跟骨后方;(4)截骨;(5)钻孔;(6)术后观

(9) 足部截肢同样要尽量保留足的长度,也就是尽量保留前足杠杆力臂的长度,这在步态周期中静止时相的末期使前足具有足够的后推力是非常重要的。当前足杠杆力臂的长度缩短时,将对快步行走,跑和跳跃造成极大的障碍。术后长期随诊观察发现中足截肢(Lisfranc 截肢和 Chopart 截肢)后残足发生马蹄内翻畸形,故应慎用。如果行此手术,必须要进行肌力重新平衡的肌腱移位术和跟腱延长术。后足截肢(Boyd 截肢和 Pirogoff 截肢)主要应用于儿童,成人很少应用(图 111-4)。

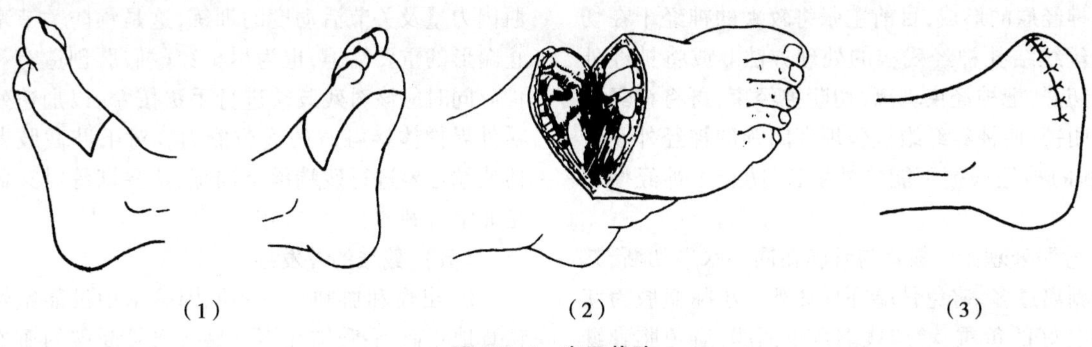

图 111-4　半足截肢

(1)切口;(2)离断跗跖关节;(3)缝合

(三) 截肢技术的改进

截肢手术同样应遵守矫形骨科手术的基本原则,要认真周密地设计、仔细地组织处理,为切口良好愈合,获得满意功能的残肢创造条件。截肢手术的骨科原则如下:

1. 止血带的应用　除了血管病缺血肢体的截肢不能应用止血带以外,其他的截肢手术都要尽可能用止血带。在血管病缺血肢体、感染或恶性肿瘤的肢体截肢术中,上止血带前用抬高患肢 5 分钟的办法来驱血,其他截肢手术则可用弹力驱血带由肢体的远端向近端卷绕肢体驱血。由于手术视野清楚,不出血,使手术操作更容易进行。

2. 皮肤处理　不论在什么水平截肢,残端要有良好的皮肤覆盖是最主要的。良好的残肢皮肤应有适当的活动性、伸缩力和正常的感觉。伤口愈合所产生的瘢痕,在假肢接受腔的活塞运动中可能会造成残肢疼痛。外伤性截肢应根据皮肤存活情况进行处理,不要追求常规截肢手术时皮肤切口的要求而短缩肢体。对肿瘤截肢也是如此,经常采用的是非典型的皮肤切口和皮瓣。

(1)上肢截肢皮肤的处理:残肢的前后侧皮瓣等长。但是,前臂长残肢或腕关节离断时,屈侧的皮肤瓣要长于背侧,目的是使瘢痕移向背侧。

(2)下肢截肢皮肤的处理:小腿截肢前长后短的鱼嘴形皮瓣目前已不再被普遍采用,而更多应用的是需要加长的后方皮瓣。其皮瓣带有腓肠肌,实际上是带有腓肠肌内外侧头的肌皮瓣,其皮瓣的血运比较丰富,并且给残肢端提供了更好的软组织垫。

3. 肌肉处理　现代的肌肉处理方法是行肌肉固定和肌肉成形术,具体方法如下:

(1)肌肉固定术(myodesis):将肌肉在截骨端远侧方至少3cm处切断,形成肌肉瓣。在保持肌肉原有张力情况下,经由骨端部钻孔,将肌肉瓣与骨相邻侧通过骨孔缝合固定,使肌肉获得新的附着点,防止肌肉在骨端滑动和继续回缩。但是,当截肢部位的血液循环处于边界线时肌肉固定是被禁忌的。

(2)肌肉成形术(myoplastic):将相对应的肌瓣互相对端缝合,截骨端被完全覆盖包埋,保持肌肉于正常的生理功能状态,形成圆柱状残肢,可以满足全面接触全面承重假肢接受腔的装配要求。

4. 神经处理　为了预防被切断神经伴行的血管出血和神经瘤的形成,目前主张将较大的神经干在切断前用丝线结扎神经残端的处理方法。或将神经外膜纵行切开,把神经束剥离,切断神经束,再将神经外膜结扎闭锁,使神经纤维被包埋在闭锁的神经外膜管内,切断的神经残端不能向外生长,防止了神经瘤的形成。

5. 骨骼处理　一般骨与骨膜在同一水平切断,禁止骨膜剥离过多,避免骨端环形坏死。小腿截肢为获得残端良好的负重、增加残端负重面积,避免腓骨继发外展畸形,并且增加残肢外侧方的稳定性,截骨端的处理方法是胫腓骨等长,用保留的胫腓骨骨膜瓣互相缝合。最好使其骨膜瓣带有薄层骨皮质,其骨膜瓣在胫腓骨端之间架桥,使胫腓骨端融合称为骨成形术。

(四)残肢的手术后处理

为了截肢后获得较为理想的残肢,适合假肢的良好适配,并且能使假肢发挥最佳代偿功能,从完成截肢手术一直到安装好假肢,对残肢的术后处理是非常重要的。

1. 正确放置残肢体位　术后合理的残肢体位摆放对避免发生关节挛缩是十分重要的,尤其是下肢截肢后残肢体位的摆放(如膝上截肢),髋关节应伸直且不要外展。膝下截肢后,膝关节应摆放在伸直位。

2. 硬绷带包扎的应用　硬绷带包扎(rigid dressing)是截肢手术后用石膏绷带作为主要材料缠绕在已用敷料包扎好的残肢上。一般方法是用U形石膏固定,它可以有效地预防血肿和减少肿胀,促进静脉回流,固定肢体,对施以肌肉固定和肌肉成形术者将有利于肌肉组织愈合,使残肢尽早定型,为尽早安装正式假肢创造条件。

3. 手术后即刻临时假肢的应用　临时假肢的安装是在手术台上完成的,称为截肢术后即装临时假肢。目前这种方法在发达国家已广泛应用,尤其是小腿截肢的患者。由于接受腔的压迫,限制了残肢肿胀,加速了残肢定型,减少了幻肢痛。术后尽早离床,对患者心理可起到鼓舞作用。

4. 弹力绷带的应用　为了减少残肢肿胀和避免过多的皮下脂肪沉积,使残肢尽早定型成熟,弹力绷带的正确使用是非常关键的。凡是穿戴假肢的患者,只要是脱掉假肢期间,残肢就要用弹力绷带包扎(图111-5)。

5. 残肢的运动训练　在不影响残肢手术效果的情况下应该尽早地进行残肢运动训练。小腿截肢患者应尽早进行股四头肌的等长收缩训练,大腿截肢者应该尽早进行臀大肌和内收肌的等长收缩训练,前臂截肢者要进行屈伸肘肌和肩关节周围肌肉的训练。当硬绷带包扎去除以后应该尽早地进行恢复和增加肌肉力量及关节活动度的训练,这是预防关节挛缩防止畸形的重要措施,也为尽早穿戴假肢创造有利的条件。同时应该对残肢端进行手法按摩,以加速残肢端对外界物体接触时的适应能力。对下肢截肢者的肢体残端还要进行残端承重训练,这些训练对穿戴假肢是非常有利的。

(五)截肢的并发症

1. 出血和血肿　主要原因是术中没能做到仔细认真地止血,血管结扎不可靠或血管断端的血栓脱落等。出血量较大可出现休克,血肿是造成感染和皮肤坏死的原因,因而一定要认真对待和处理。术后应常规在患者床头备好止血带。较少量的出血可以通过局部加压包扎来止血,较大的出血则应立即应用止血带止血,并且要到手术室进行探查和彻底止血的手术。一般的血肿可以局部穿刺吸出后加压包扎,也可以视情况拆除一两针缝线,将血肿引流后加压包扎。

2. 感染　残端感染将延迟愈合的时间。因感染较

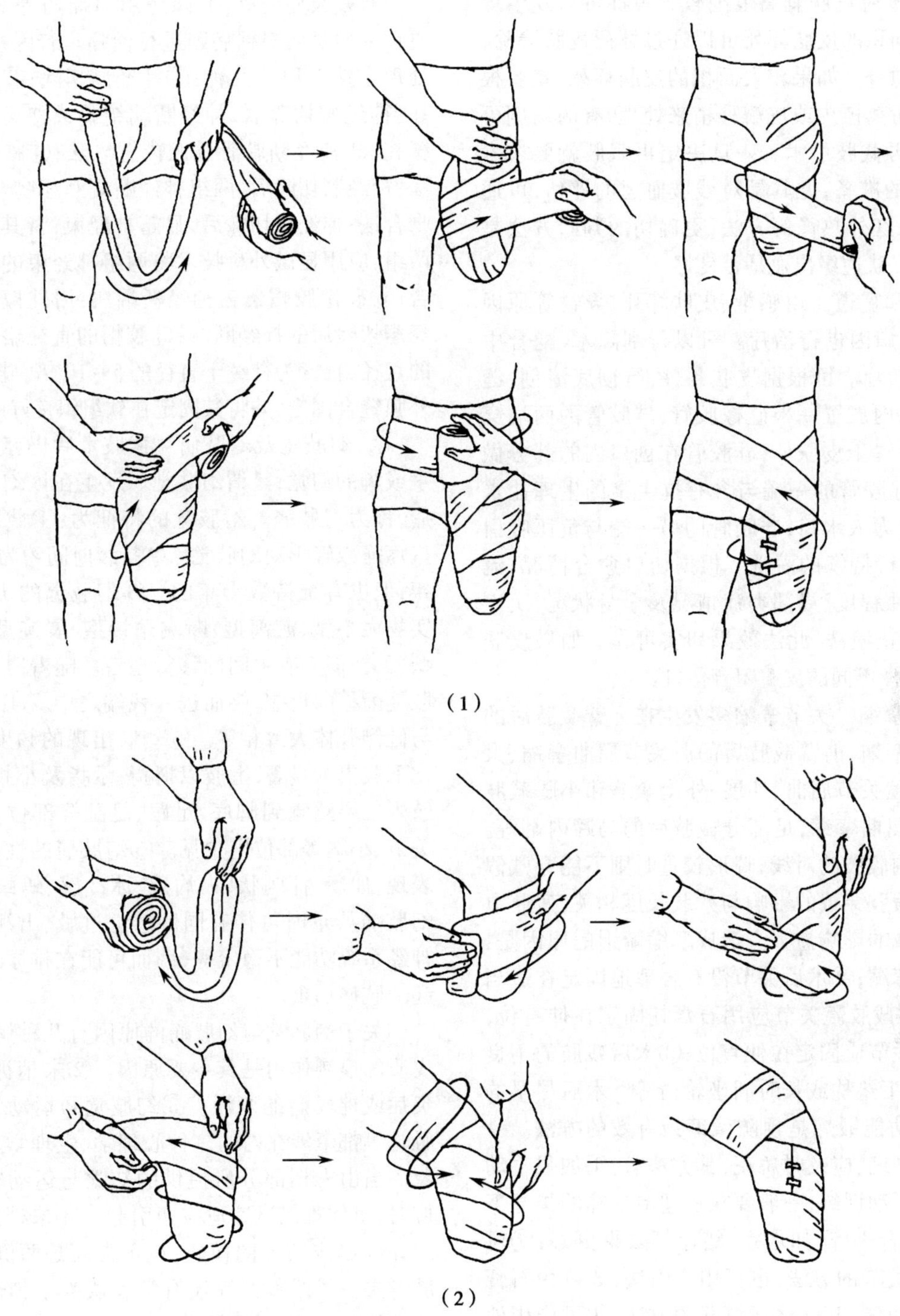
(1)
(2)

图 111-5　弹力绷带包扎方法

(1)大腿截肢的弹力绷带包扎方法;(2)小腿截肢的弹力绷带包扎方法

重需要引流时,伤口裂开,形成较大面积的瘢痕。感染还可以导致骨髓炎、伤口不愈合、窦道形成等。这些都将影响假肢的穿戴,因此预防感染的发生是非常重要的。造成感染的常见原因是:①严重创伤,创面污染较重或时间较长,患者往往是多发创伤,全身情况不良,需要同时做多处手术,致使截肢手术清创不彻底;②在感染的肢体上行截肢术,如气性坏疽的截肢;严重开放骨折处理后感染骨髓炎,骨外露,不能保留肢体的截肢;由于脉管炎肢体坏死合并感染的截肢;糖尿病肢体坏死的截肢;截肢术后血肿感染;截肢残端皮肤血运不良,切口裂开不愈合等都将诱发感染。一旦感染应及时处理,除了全身应用对致病菌敏感的抗生素外,彻底的引流是非常重要的。可以配合物理治疗,如超短波等,也可以应用中药治疗。

3. 皮肤坏死　当残肢皮肤血运不良,尤其是血管疾患所致坏死的截肢,糖尿病或皮肤缝合时张力较大，血肿，手术时皮肤剥离范围较大等都可以发生皮肤坏死。小面积的皮肤坏死可以通过坏死皮肤清除，换药而逐渐愈合。如果较大面积的皮肤坏死，就要根据情况进行游离植皮或皮瓣移植来处理，有的病例可能需要进行再截肢手术。一旦决定再截肢就要求术前做好充分的准备，尤其是对残肢血运的评估，可通过血管造影，红外热像等方法，更确切的判断方法是手术中观察皮肤边缘出血是否良好。

4. 溃疡和窦道 由感染、皮肤坏死、异物等原因所致，应根据病因进行治疗。可以行刮除术，配合中西药物换药治疗。可根据皮肤条件，行彻底清创，缝合皮肤，创口内放置一根硅橡胶管，硅胶管的两端穿过正常皮肤，置于皮肤外，硅胶管在创口内的部分做多个侧孔。硅胶管的一端与含有抗生素的生理盐水吊瓶相连接，为入水口，硅胶管的另一端与负压吸引器相连接，进行持续的灌洗。根据切口愈合情况、流出液体的清浊程度、局部炎症情况及全身状况，决定拔出引流，停止灌洗，此法效果切实可靠。如果皮肤缺损，可以选择不同的皮瓣闭合伤口。

5. 关节挛缩 关节挛缩多发生在上臂截肢后的肩关节内收挛缩、前臂截肢后的肘关节屈曲挛缩、大腿截肢后的髋关节屈曲、外展、外旋挛缩和小腿截肢后的膝关节屈曲挛缩，足部分截肢后的马蹄内翻等。轻度畸形影响假肢的对线，畸形较重时则不能穿戴假肢。畸形对假肢穿戴的影响与残肢长度相关，残肢愈长对假肢穿戴的影响愈大。造成挛缩畸形的原因是：①皮肤瘢痕挛缩；②术后关节没有合理地固定在适当体位，如大腿截肢髋关节应用石膏托固定在伸直位，小腿截肢膝关节应固定在伸直位；③术后残肢的不良姿位，如残肢下垫枕或长时间坐轮椅等。术后尽早的自主运动和功能锻炼是预防挛缩最有效的方法。一旦发生关节挛缩，应及时矫正，其方法有：①加强主动和被动关节活动训练，一般要在物理治疗师的指导下进行，同时配合理疗，如水疗、蜡疗等效果更好；②可用沙袋加压关节的方法，也可用牵引法；③可用石膏管型在关节屈侧切开，逐渐撑开的方法；④可应用外固定架撑开；⑤行软组织松解手术；⑥截骨术矫正等。

6. 残肢痛 残肢痛的原因较多，可分成下列几类：①神经断端部刺激所致疼痛：神经断端形成神经瘤，若与周围组织粘连，或位于瘢痕内，是造成疼痛的原因；②残端循环障碍所致疼痛：Erikson 研究发现，在有疼痛的残端，常有皮肤温度的显著变化，血管分布减少，且有明显的血管屈曲、蛇形等现象；③残端肌肉紧张异常所致疼痛：系残端肌肉的异常收缩与痉挛所致；④中枢神经性疼痛：系与幻肢痛相关联的一种疼痛；⑤残端骨刺。

对残肢痛的处理，除应用镇痛药等对症治疗外，更重要的是要根据病因进行治疗。若因神经瘤造成，处理方法有以下几种：①神经瘤切除；②神经断端结扎：神经瘤切除后，神经断端结扎或神经断端的外膜缝扎；③神经断端骨髓腔内置入法；④神经断端吻合法：神经瘤切除后，两组神经断端互相吻合；⑤神经束吻合法：神经瘤切除后，显露神经束，将其分成相等的两组，应用显微外科技术将两组神经束的断端互相吻合；⑥硅橡胶帽覆盖神经断端法：用硅橡胶帽套在神经瘤切除后的神经断端，硅胶帽的直径略大于神经干的直径，长度为神经干直径的 5～10 倍，硅胶帽与神经外膜缝合固定，并将其固定在软组织良好的非受压区。

7. 幻肢觉及幻肢痛 截肢术后仍存有已截除的手或脚的幻觉，是谓幻肢觉。发生在该幻肢部分的疼痛，称为幻肢痛。幻肢觉的特征为：①截肢术后待伤口疼痛减轻出现幻肢觉。②持续时间约为 6 个月到两年，但也有维持数十年的。③幻肢觉的出现形式，有实物大小型、游离型、断端贴接型、展迹型、残端嵌入型五类，但多有中间的移行型者。随着时间的推移幻肢逐渐移向近端，终而进入残端之中。④幻肢的大小与健侧肢体大致相等。⑤幻肢出现的频度，通常上肢比下肢更为显著，上肢以拇指、示指及小指为中心，下肢则主要感觉到脚底、足跟、足趾等部位，而足背、踝关节、小腿等部位则少见。⑥幻肢痛的性质常有不同表现，如痒、针刺状、火灼感、冰冷感、蚂蚁爬行感等。幻肢痛严重时可伴有同侧感觉过敏、出汗异常、自主神经系统功能不稳定等，因而可能在排尿或性交时引起幻肢痛加重。

关于幻肢觉与幻肢痛的原因有几种解释：①大脑皮质的痕迹作用是其主要原因。②末梢神经的瘢痕、炎症或神经瘤的刺激。③幻肢觉乃运动知觉、视觉、触觉等都牵涉在内的一种心理学、生理学上的异常现象。当由末梢部分所提供的知觉与运动突然失去供应时，机体难以迅速适应而引起。④末梢神经冲动反映在大脑皮质上的模式，在正常人是两侧平衡的，截肢者失去了平衡。⑤还有学者认为末梢部所传递脉冲数量的增减是其原因。

幻肢痛的治疗包括：①物理治疗：可进行 TENS 超声，低、中频脉冲电疗，干扰电疗，按摩，水疗等；②中枢性镇痛剂：三环类抗抑郁药特别适用；③心理治疗：利用催眠、松弛、合理情绪疗法等心理治疗；④穿戴假肢：尽早穿戴假肢可减轻幻肢痛，加强运动疗法，以期传送新末梢部的脉冲；⑤手术治疗：如确认病因为神经瘤所致，经保守治疗无效，应采取手术治疗，常可减轻幻肢痛。

（六）截肢的特殊问题

1. 儿童截肢 儿童截肢可以分为两大类：先天性

病变截肢和后天性疾病截肢。文献报道约60%儿童截肢是由先天性病变所致，40%是由后天性病变所致。后天性疾病截肢的原因常常是创伤、肿瘤和感染。儿童截肢在操作技术上虽然与成人没有很大的差别，但是从儿童肢体解剖结构和生长发育的因素考虑，则截肢的原则有所不同。在儿童截肢的理想水平没有作为限定的常规，然而在儿童要比成人采取更加保守的方法，应尽可能保留残肢的长度。特别是关节离断和邻近骨骺部位的保留比在这部位以上水平的截肢是更可取的。而保留关节和关节远侧骨骺的截肢，比关节离断更可取。

长骨干截肢端的过度生长是由于新骨同位生成的原因，而与近端的骨骺生长无关。因此，试图用骨骺阻滞方法来防止骨端的过度生长绝不会成功，并且是应该被严格禁止的。这种骨过度生长的长度在每个截肢的儿童差异很大，大约有8%～12%的患者需要进行一次或多次残端修整手术，这个并发症的发生最经常是在肱骨和腓骨，按顺序发生较少的是胫骨、股骨、桡骨和尺骨。对此最有效的治疗是将多余的骨切除。

由于儿童生长发育及代谢旺盛的原因，截肢后残肢的耐压和耐摩擦能力要比成人强得多，在成人不能耐受的而在儿童经常可以耐受，儿童的皮肤和皮下组织更耐受在张力下缝合关闭伤口。中厚层皮肤游离植皮比成人更容易提供永久的皮肤覆盖，即使是植皮的皮肤对假肢的耐压性能也较强。术后的并发症一般也不像成人那样严重，甚至可以耐受大面积的瘢痕。儿童截肢后很少有心理问题。断端肌肉的处理应行肌肉成形术，用以覆盖骨端，而不是行肌肉固定术。肌肉固定术对骨远端有损伤，可能造成骨端的过度生长，它导致骨端呈钉尖样，可能穿破皮肤，造成感染。用骨膜骨皮质瓣覆盖骨端的方法可以限制骨端不良的过度生长。神经瘤一般很少引起不适，很少因神经瘤需要手术治疗。儿童截肢后的幻肢感很少有烦恼。年龄较小者截肢后，幻肢感模糊不清，很少发生幻肢痛。儿童的小腿截肢残端胫腓骨不要行骨成形术，即胫腓骨端融合。因腓骨近端骨骺生长长度所占比例比胫骨近端骨骺生长长度所占比例大，如果胫腓骨端行融合后，由于腓骨长得比胫骨长，则晚期可造成胫内翻畸形或腓骨头向近端脱位。

儿童对假肢的应用也比成人好，对假肢应用的熟练程度随着年龄而增加。由于儿童的活动能力强，再加上生长因素，所以假肢可能需要经常修理和调整，接受腔也要更换或安装新的假肢。

2. 外伤性截肢　对严重创伤肢体试图确定保肢还是截肢经常是摆在创伤骨科医师面前的一个最困难问题。因为这些损伤相对的比较少见，即使有经验的骨科医师在这方面要获得广博的临床经验也是困难的。无疑，很多损伤肢体不是立即就能作出截肢或保肢的明确判断的，肢体损伤的原因、其他部位的合并损伤、患者的全身情况、生活状况、年龄以及社会因素等都对判定起着重要的作用。

由于显微骨科技术的发展和对开放骨折处理水平的提高，已经可以使较严重和复杂的肢体开放损伤得以存活，然而一部分存活的肢体却无功能。往往骨科医师、患者及其家属对损伤肢体早期只考虑是否通过现代的骨科技术挽救肢体，而对后期肢体能否恢复有用的功能及对患者带来的一系列问题和痛苦想得较少。一个无功能的肢体将会对患者的身体健康、心理、经济和个人社会活动与交往造成严重的影响。一个无功能的残肢可能要拖累很长时间，给个人、家庭和社会都造成负担，最后可能仍然面对的是截肢手术。假如这些患者在受伤当时就进行了截肢手术，可能反而会更好，问题是骨科医师与患者在受伤当时能否立即作出截肢的决定。

早期截肢最理想和最佳的适应证是排除了肢体成功存活的可能性。多年来，骨科医师一直进行着努力的探讨，试图在损伤初期作出比较正确的评定，确定出对哪种类型的损伤在早期最佳治疗方法是选择截肢手术。对哪种类型的损伤需要考虑进行截肢，伴有严重软组织损伤被评级较高的开放性骨折可能被考虑为截肢的适应证，它包括 Gustilo-Anderson ⅢB 型损伤（需要软组织重建）和 Gustilo-Anderson ⅢC 损伤（需要血管修复），但是这两种类型损伤之间的差别并不是很明确的。

预示保肢的失败方面，血管损伤被列为是最重要的失败因素之一。Gustilo-Anderson ⅢC 型开放骨折大多数病例发展的结果是截肢，一般在气温较高的条件下肢体缺血超过6小时就认为是截肢的绝对适应证。然而也有缺血超过6小时以上肢体存活的报道，因为血管损伤水平的不同和受伤机制等因素也是特别重要的。伴有严重肌肉软组织压榨伤的钝性血管损伤与没有严重肌肉软组织损伤的血管损伤是完全不同的。软组织损伤的程度是造成失败因素的第二个原因。为了避免感染需要早期成功地覆盖创面，在没有良好血液供应的创面上进行皮肤覆盖很容易导致感染不愈合，并且很多病例最终仍要截肢。身体其他部位的合并损伤以及患者本身的因素对肢体的存活也有很大关系：患者年龄，休克程度，总的损伤评分，体液平衡，间室综合征和小腿手术前情况等对预后都有重要的意义。

当患者合并有其他的严重损伤时，更要考虑立即截肢，而不要为了再建肢体血运而延长手术时间。在面对一些合并有慢性疾病如糖尿病，心血管病或呼吸道疾病的患者，通过截肢来挽救生命是更重要的。

治疗的理想结果是恢复到损伤前的活动能力，但是有一些患者最终的结果可能截肢要比长期保肢更好。例如一些神经损伤的病例，特别是胫后神经损伤者，因为胫后神经提供了足跖侧的感觉，假如这个神经损伤了保肢是不可取的。单侧踝和足的损伤截肢也可能是更恰当的，严重足损伤的预后是很差的，当这类型的损伤如果合并有严重的胫骨开放骨折时，进行保肢就更困难了。

3. 周围血管病截肢　周围血管病截肢患者应做手术前评定，糖尿病患者因为组织病变、深部感染、骨髓炎、慢性溃疡和缺血是截肢最常见的原因。对这些患者的手术前评定包括临床检查和组织质量的评定，如血液灌注、营养、免疫状况，组织坏死水平和功能能力。在糖尿病患者手术前的评定中临床判断仍然是极为重要的，虽然很多注意力被放到循环、灌注压和氧分压上，然而血流并不是唯一的考虑因素。在作出截肢水平选择的决定时除了血流因素以外还有一些其他因素也是非常重要的，包括软组织覆盖、畸形、皮肤感觉、挛缩以及康复目标等。

伤口愈合对周围血管病截肢伤口愈合是非常重要的问题。这些患者的肢体不但血供障碍，神经营养及免疫功能也存在不同程度的低下，这将严重影响截肢伤口的愈合。一旦发生伤口不愈合，继发的就是感染和骨髓炎，进一步的处理只能是在较高的水平再截肢。因此，对周围血管病截肢水平的选择要非常慎重。

截肢水平的选择有两个概念：其一是生物学上的截肢水平，它指的是可以使伤口提供愈合条件的最远的截肢水平；生物学的截肢水平是由临床检查来决定的，如超声多普勒血流测定、经皮氧饱和度测定、血浆蛋白测定以及作为免疫功能总的淋巴计数的测定。其二是功能上的截肢水平，即截肢部位能够在患者的康复潜能下发挥残肢的最佳功能。因此，在选择截肢水平时一定要将两者结合起来，决定出使患者获得最佳功能的截肢水平。有时即使仅仅是一个足趾或前足感染和坏死，但是假如临床检查发现缺血指数、经皮氧饱和度测定、皮肤温度或营养等指标都指示在远端截肢伤口愈合的可能性很小时，从生物学的检查就要求术者必须要做更高水平的截肢。

对可能保持行走的患者，选择截肢水平的目标是在患者能够成功康复的前提下在可达到伤口愈合的最远水平进行截肢。在某些特殊情况下，在更高水平进行截肢将会得到更佳的功能。对不能离床的患者，截肢的目标不是单纯为了伤口愈合，而且也要求尽量减少并发症，改善坐位平衡、转移和方便护理。因此，根据这些患者的临床状况和康复目标应该选择更近端水平的截肢才是比较明智的。

在老年人不能接受多次骨科手术，作出在远端截肢的尝试也是不恰当的。对长期卧床的患者，假如很难康复和恢复行走功能，对初期截肢水平的选择一定要慎重。

4. 开放性截肢　开放性截肢的主要目的是挽救生命。开放截肢术不缝合切口，不形成无效腔，充分引流分泌物，控制感染。开放截肢适用于肢体开放性损伤后的严重感染，战时开放性损伤，急性化脓性关节炎和骨髓炎或危及生命的气性坏疽等。在血管性疾病中主要用于缺血性肢体坏死所引起的严重感染。

手术中应仔细鉴别正常的组织与不正常的组织，于正常的皮肤最远侧处环形切断皮肤、皮下与深筋膜。沿皮肤与筋膜回缩的平面，根据不同肌肉的收缩力，逐一环形切断全部肌肉，主要血管予以双重结扎切断。找出神经，轻轻向远侧牵拉，利多卡因阻滞后用锐刀切断，结扎神经的出血点，然后任其回缩。在肌肉回缩的边缘，环形切开骨膜，锯断骨后用骨锉修平骨端。冲洗创面后用敷料轻轻覆盖，以利充分引流。用缝线缝合皮缘，或以橡皮膏粘贴皮肤作皮肤牵引（图 111-6）。

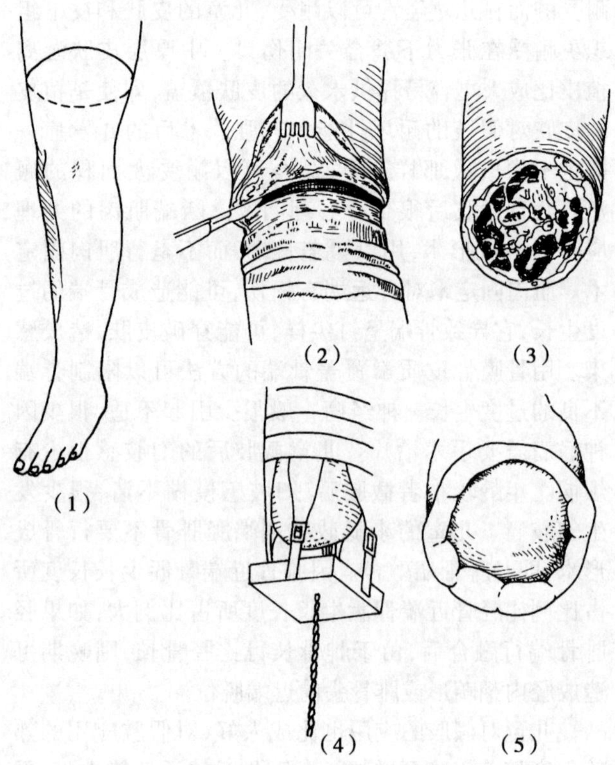

图 111-6　开放性截肢

（1）切口；（2）切断肌肉；（3）处理血管、神经；（4）牵引；（5）皮瓣内翻

（张　键）

第二节　假　　肢

假肢(prosthesis)是为了截肢者弥补四肢形态缺损,恢复四肢功能而使用的人工肢。假肢的概念绝非只是肢体外形和基本功能的简单补偿,而要求外观逼真,在功能上不仅能行走,还要能适应跑、跳和游泳等各种运动形式。

近三十年来,随着生物力学基础理论研究,新材料、新工艺、装配技术的发展,加上新型接受腔的研制和应用,使传统的末端开放式接受腔变为闭合的全面接触式接受腔,为残肢全面承重提供了良好的条件。因此,使假肢具有穿戴舒适、悬吊有力,不影响残肢血液循环,承重合理,美观等优点。下肢假肢是以全面接触和全面承重为原则。上肢假肢的肌电假手在我国已广泛开展和应用。

假肢一般都需要通过残肢来控制,所以截肢的部位、残肢的条件、肌力的训练、装配假肢后的功能训练等,都影响着假肢功能是否正常发挥。这需要假肢工作者和医务工作者的紧密配合才能完成。

(一) 假肢按安装时间分类

(1) 临时性假肢(temporary prosthesis):这是在截肢手术后立刻或伤口愈合后,以训练为目的,用石膏绷带或可塑材料等制作的训练用接受腔并带有可调对线装置的假肢。在截肢手术台上立即安装的训练用假肢,称为截肢术后即装假肢。

(2) 永久性假肢(permanent prosthesis):是一种带接受腔,力的传递系统,外表处理完整的,供长时间和正式使用的假肢。

(二) 常用假肢

1. 常用上肢假肢　它能够交换作业用末端装备,以便农业、林业、机械工程等重体力作业的构造坚固的假手,而不注重外观的上肢假肢,在中国亦称工具手(图 111-7)。

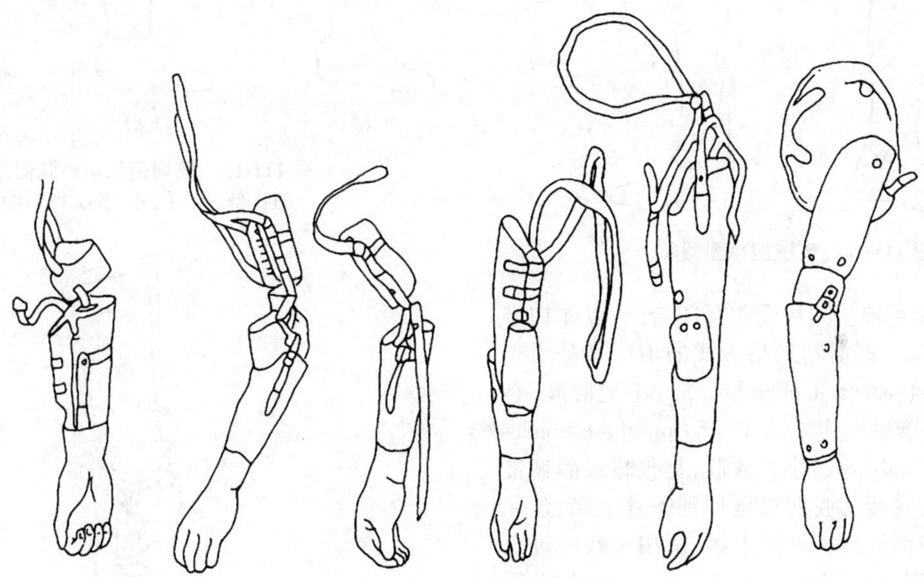

图 111-7　几种常用的上肢假肢

2. 常用下肢假肢　在日常生活中使用的功能、外观兼顾的下肢假肢。常用下肢假肢的种类有:

(1) 假半脚:用于 Chopart 截肢、Lisfranc 截肢、跖骨截肢的患者(图 111-8)。

(2) Syme 假肢:用于 Syme 截肢的患者,一般接受腔的侧方有开口,其假肢可以做到残肢末端负重,代偿功能良好(图 111-9)。

(3) 小腿假肢

1) 传统型小腿假肢:装有金属的膝铰链和皮革制作的大腿上革筒(图 111-10)。

2) 髌韧带承重小腿假肢:没有金属的膝铰链和皮

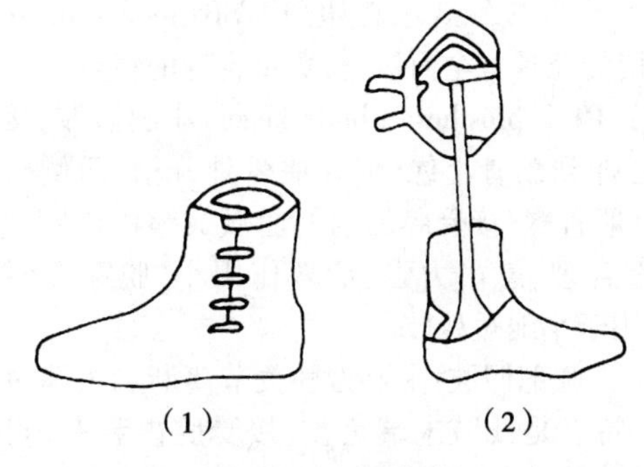

（1）　　（2）

图 111-8　假半脚

(1)靴形足套;(2)带支架的假半脚

7

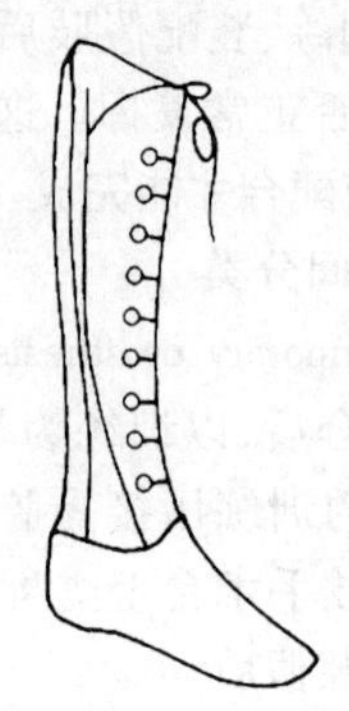
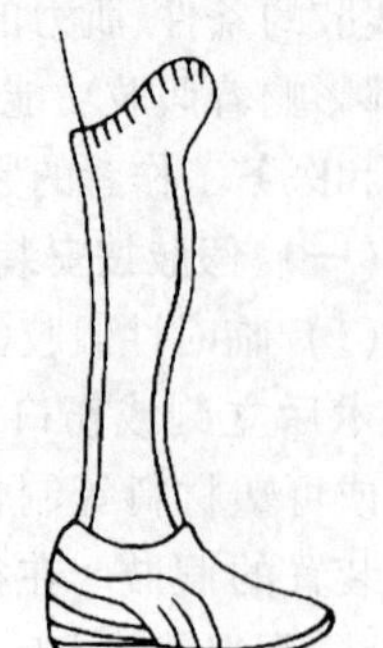
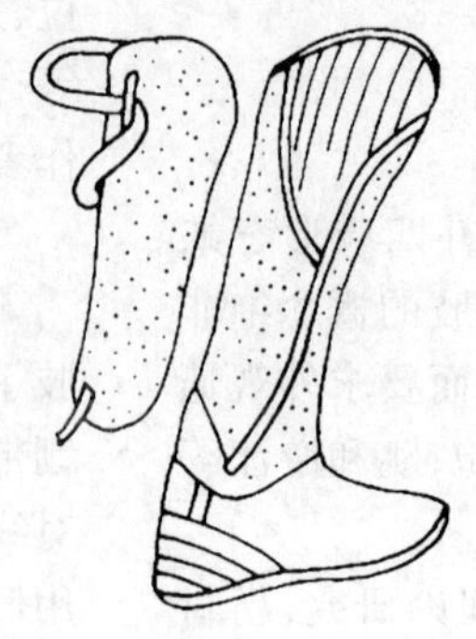
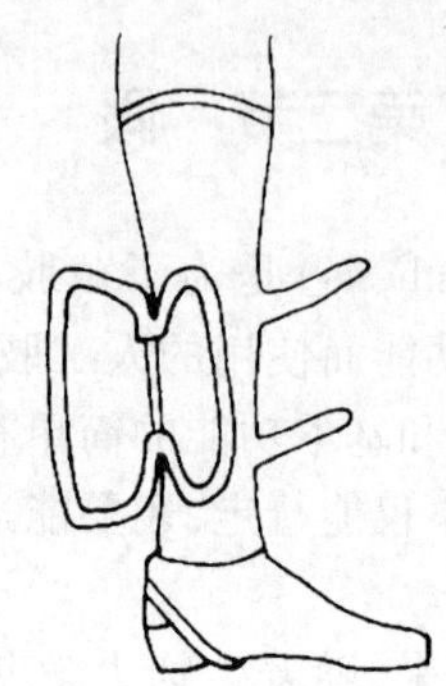

图 111-9 各种类型的 Syme 假肢

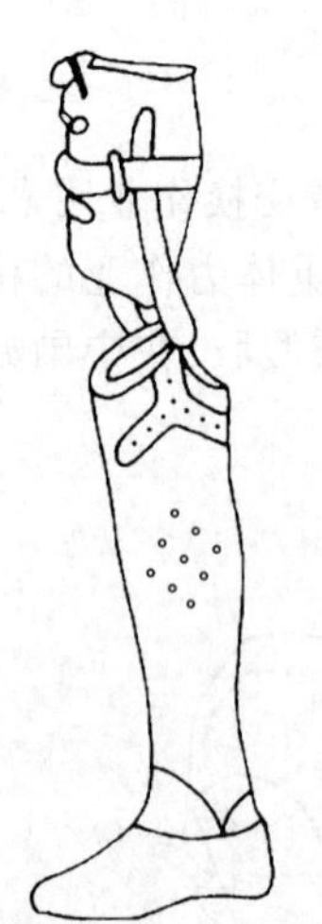
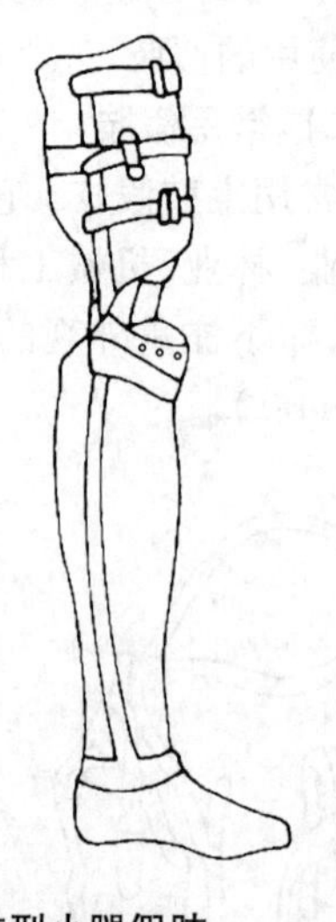

图 111-10 传统型小腿假肢

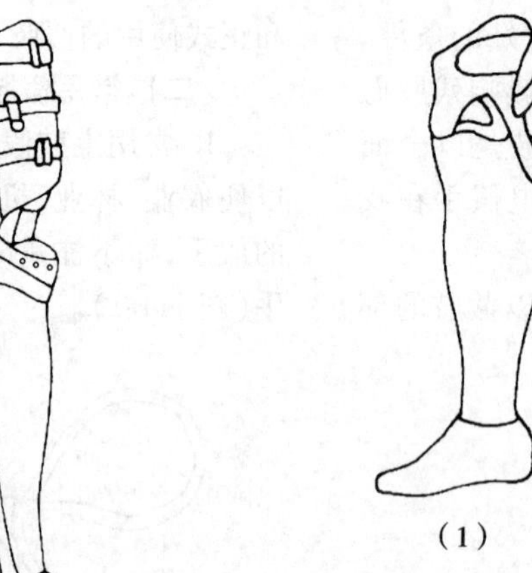
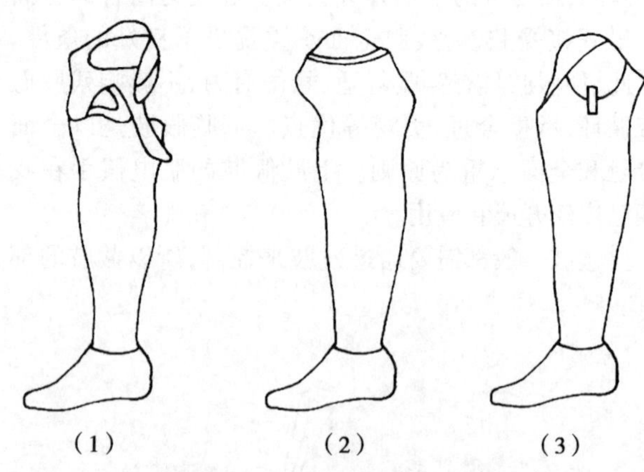
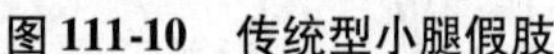

（1） （2） （3）

图 111-11 髌韧带承重小腿假肢

（1）PTB 型；（2）PTES 型；（3）KBM 型

革制作的大腿上革筒。其接受腔是闭合的，以髌韧带为主要承重部位。根据其悬吊方式的不同又分为三种：其一为 PTB（patellar-tendon-bearing）小腿假肢，是以髌上环带为悬吊。其二为 PTES（prosthese-tibiale-emboitage-supracondyliene）小腿假肢，是包膝式髌韧带负重小腿假肢，其接受腔前壁延伸到髌骨上缘，包住髌骨，两侧延伸到股骨内外髁上缘，适用于残肢过短者。其三为 KBM（kondylen-bettung-munster）小腿假肢。接受腔两侧翼延伸到股骨内外骨架上缘，在内侧壁内可插入模状板块，起悬吊作用（图 111-11）。

3）全面接触式小腿假肢：TSB（total-surface-bearing）：接受腔具有全面接触，负重合理的特点。

4）PTK（prosthese-tibiale-kegel）小腿假肢：接受腔前壁延伸到髌骨上缘，但在髌骨处开槽，两侧壁向上延伸到股骨髁，接受腔的内衬套做成整体包膝式。具有负重合理、悬吊力强、活塞作用小、脱穿方便的优点，适用于小腿短残肢。

（4）膝部假肢：主要为膝关节离断和大腿过长残肢用。特点是残肢末端负重，接受腔内装有内衬套，假肢的膝关节是四连杆结构（图 111-12）。

（5）大腿假肢：主要种类有：①传统式大腿假肢：接受腔远端开口，为圆锥状，插入式，需要用腰

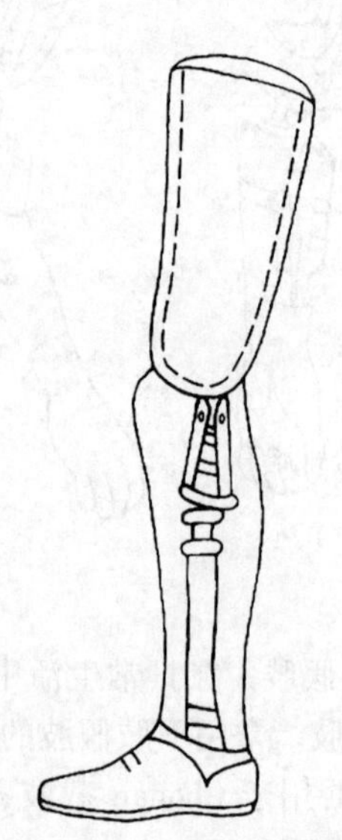

图 111-12 膝部假肢

带悬吊（图 111-13）；②骨骼式大腿假肢：为全面接触封闭式接受腔，一般以坐骨结节为主要负重点，现要求全面负重，其悬吊方式为负压吸引式（图 111-14）。

（6）髋部假肢：适用于大腿极短残肢、髋关节离断和半侧骨盆切除的患者。当前，髋部假肢主要是传统型加拿大式和骨骼型加拿大式两种（图 111-15）。

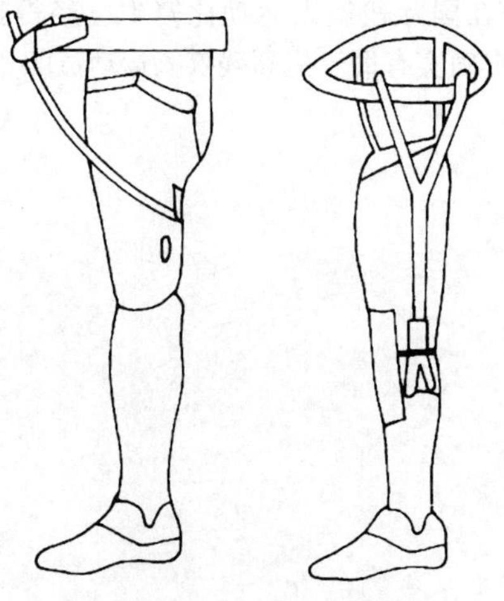
图 111-13 传统式大腿假肢

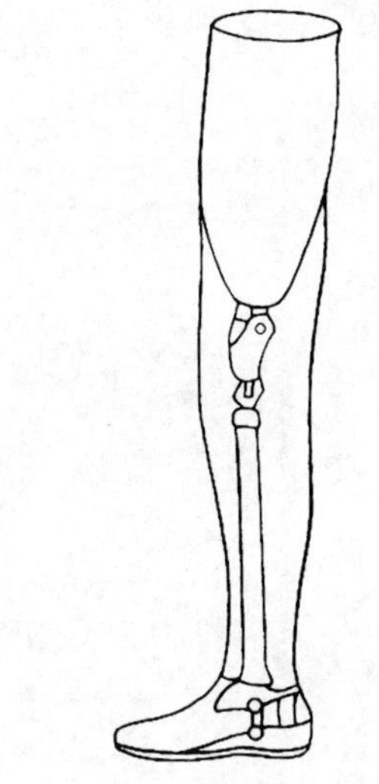
图 111-14 骨骼式大腿假肢

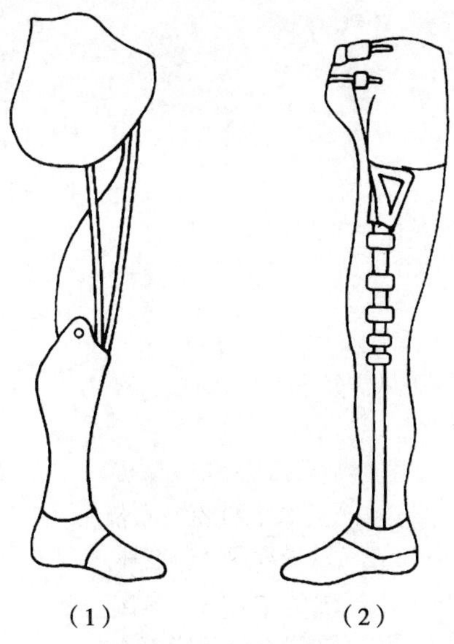

图 111-15 髋部假肢
(1)传统型;(2)骨骼型

(三)特殊假肢

1. 术后临时性假肢 近 20 年来,随着截肢的患者对于康复的要求,以及外科医师和假肢技术人员之间的密切合作,临时性假肢也得到了进一步的发展,做到实用化。并且,由 Berlemont 提出了应用临时性假肢的概念应该是始于在手术台上创面被缝合之时。所以,临时假肢的主要组成部分为:截肢时在手术台上立刻包扎在残端上的石膏绑带或塑料套筒、临时用的金属支柱(假腿)和机械结构的膝及脚三者。这种假肢要求有一个优良的套筒套到截肢的残端,在套筒内面应有良好的材料作衬垫,使残端受压力的部位感到温和柔软、不松不紧、舒服合适(图 111-16)。临时假肢安装后,在全身情况允许下,均可在医护人员的指导下,在术后 1 ~ 2 日穿着临时假肢下床,逐渐进行负重和行走锻炼。术后 2 ~ 3 周拆除伤口缝线,改换更合适的石膏或塑料套筒。术后 6 ~ 8 周可装配永久性假肢。术后立即安装临时假肢,适用于各个年龄的膝下截肢患者。对于开放性截肢,或残肢有感染及潜在感染者则绝不适于装配临时假肢。总之,术后立即安装临时假肢可以减轻残端水肿,促进伤口愈合和残端的定形,亦可以减轻残端疼痛。假肢装配后,患者可早期活动,为早日装配永久性假肢创造条件。

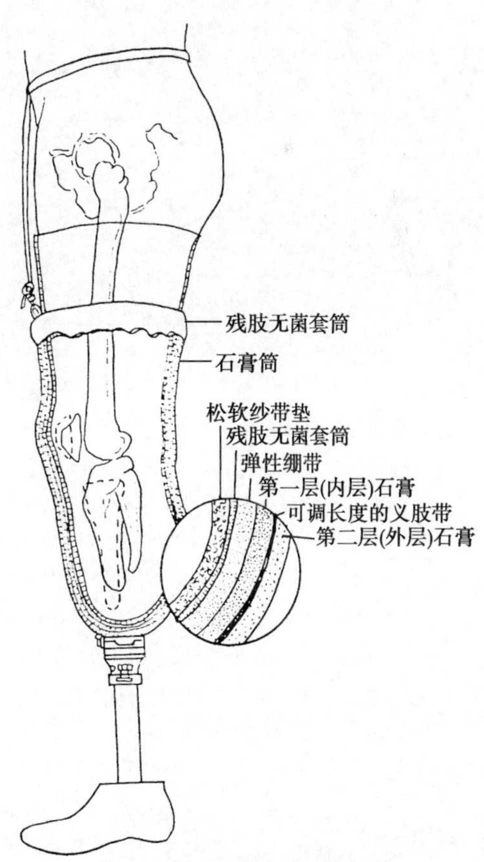

图 111-16 小腿截肢术后立即安装临时性假肢,圆圈内图示义肢套筒组成放大

2. 运动假肢　这是近20年来世界研究的课题，主要是针对不同运动员和不同运动项目而设计的假肢。其假脚为储能型，膝关节为运动型膝关节。目前运动假肢在国际残疾人运动比赛中已经得到广泛应用，因为它确实有助于提高残疾人运动员的竞技水平。

（张　键）

第一百一十二章

骨科修复与重建技术

第一节 骨移植术

一、概 论

在骨科临床实践中，下列情况常涉及骨移植术：①由于严重创伤造成骨折后骨缺损、骨延迟愈合或骨不连；②骨肿瘤病灶清除后遗留骨缺损；③骨髓炎症病灶清除后骨缺损；④各类需行骨融合手术，如矫形手术中的植骨融合、一些脊柱疾病的融合固定术及关节融合术；⑤某些人工关节翻修术等。

目前用于骨移植的材料主要有四种：即自体骨、同种异体骨、异种骨和人工骨。

二、自体植骨

自体骨移植是从患者身体其他部位采集骨组织来填充骨缺损，修复效果最佳，与其他骨移植材料相比其优越性为：①没有抗原性；②新鲜自体骨移植后，受体周围血管可迅速长入，部分骨细胞可存活；③具备良好的成骨诱导能力和成骨能力，因而是目前最理想的移植材料。

在自体骨移植中，根据移植方法可分为游离骨移植和带血管蒂骨移植。游离骨移植是指移植骨块不带血供，其作用是在植骨区域内起到支架作用，细胞不能存活，而由受体产生的血管纤维组织将其逐步吸收，受体骨床的新生血管长入和进入血管的成骨细胞产生新骨，形成新的骨组织，称之“爬行替代”。“爬行替代”是个缓慢的过程，所植的骨块成活需要较长的时间。近来研究证明，移植骨所含的骨形态发生蛋白(BMP)能诱导受体的间充质细胞转化为具有成骨能力的细胞，有诱导成骨的作用。带血管蒂的骨移植或带肌肉血管蒂骨移植，由于吻合血管的移植骨仍存活，因此植骨生长快，效果显著。但它受供区限制，不能大量提供所需的骨块，同时也需要有熟练的显微外科技术才能进行。

根据植骨目的不同，可使用皮质骨和松质骨作游离骨移植。皮质骨多用于治疗骨质不愈合。使用方法可分为：①贴附植骨：即用一块长条形皮质骨贴附于骨干上，跨过骨折线，适当固定；②内嵌植骨：即在骨折两端骨干上纵向凿槽，将一整条皮质骨嵌于槽内，根据情况决定是否固定；③髓内植骨；④双侧贴附植骨：适用于大块骨缺损，在双侧移植骨片间再填充骨松质。骨皮质的优点是具有一定的强度，对骨质起一定的支撑固定作用，同时有成骨诱导作用。但其强度不能承受日常生活应力，必须再加适当的内固定或外固定。皮质骨的缺点是骨质坚硬，“爬行替代”较难，需较长时间才能真正牢固愈合并被“爬行替代”成为活骨。松质骨多用于填充骨缺损和进行各种融合术。松质骨的优点是骨小梁间孔隙多，血管纤维组织容易长入，易于“爬行替代”，能填充任何形状的孔腔。缺点是抗应力的强度较差，不能承受日常生活活动所施加的应力。髂嵴、胫骨前内侧和腓骨中段常为自体骨移植的供骨区。其他供区有股骨大转子和肋骨。但自体植骨需开辟第二术区，造成新的创伤及新的骨缺损，而且骨量和手术次数都受到局限。另外儿童时期取自体骨更会影响今后的发育，因而受到一定的限制。

自体植骨后由于血供阻断，部分移植骨发生坏死。在镜下可见坏死处出现炎症反应及水肿，深部的骨细胞自溶，以后见到巨噬细胞将坏死组织清除，同时毛细血管及原始间充质细胞长入，这个阶段需要2周。其后，移植骨的存活过程视其组织结构而有所不同。

在松质骨，原始的间充质细胞分化为成骨细胞，继之很快在坏死的骨小梁周围聚集，并产生骨样组织，最后将坏死骨包围在中心。由破骨细胞将其清除，新生的骨小梁逐步根据应力而排列成原来的结构。骨髓方面也有新的骨髓细胞产生，此时修复过程即告完成。

在皮质骨，初期血管再生时间较长，在哈氏管中的破骨细胞增大，破坏及吸收坏死骨，所留下的空隙被毛细血管及原始间充质组织所填充，成骨细胞产生骨样组织后形成新的哈氏系统。但它的时间要比松质骨长得多。上述过程为“爬行替代”现象，移植骨与受体骨的完全融合取决于移植骨的血管再生情况。但只有在移植骨周围软组织之间的剪力被骨痂消除后，血管才能长入。移植骨上的细胞虽然暂时失去血液供应，但仍可维持成骨能力，在形成初期骨痂上起主要作用的是移植骨上的细胞。

新鲜骨移植后的成骨过程可分为两个阶段：第一阶段（移植后3周内）的成骨作用由移植骨上的细胞产生；第二阶段（移植后8周内）的新生骨由受体骨上的间充质细胞分化而成。因此如应用骨库骨移植时，因骨细胞已死亡，故无第一阶段表现。如将移植骨先用放射线照射6.5～8.5GY（650～850rads）亦可使第一阶段的成骨受到明显影响。另外第一阶段的成骨作用与供骨者的年龄有关，而与受骨者的年龄无关。应用组织化学方法，发现移植骨表面细胞和隐窝内骨细胞均有代谢能力，对早期形成交织骨的原始支架起重要作用，因为在这种骨内，毛细血管可以长入。成骨细胞的其他来源系在骨内膜及骨外膜形成，骨膜有非常良好的成骨能力。

松质骨比皮质骨有更好的成骨能力，有人认为这是因为松质骨片体积较小的缘故。但事实并非完全如此。有研究显示：当骨片的面积小于1mm^{2}时，移植的松质骨就不能显示其成骨活性，组织学检查亦未发现细胞存活。相反，这些骨片将成为异物而产生炎症反应。移植骨上的细胞是否存活，决定于它是否能直接吸收到所需的营养。松质骨的结构可使骨细胞直接与体液相接触而得到营养，有利于组织液扩散和血管肉芽组织的侵入，而皮质骨则不然，血管只能通过哈氏管才能长入。松质骨广泛的骨内膜具有很大的形成新骨的能力，而皮质骨的骨内膜很少形成骨痂。松质骨有较大的骨内面，对受区骨痂的形成提供丰富的骨间质细胞的来源。此外松质骨（尤其是髂骨）含有大量红骨髓，骨髓中的原始网状细胞，未成熟的造血细胞和骨髓血管的内皮细胞等，均能提供丰富的骨间质细胞，分化成为骨细胞。而且松质骨新骨的形成先于坏死基质的清除，而皮质骨则一定要在坏死骨基质被清除后才能产生新骨，因此其骨替代过程较长。

在骨移植后的爬行替代过程中，未分化的间充质细胞是成骨作用的决定因素。间充质细胞存在于长入移植骨的血管肉芽组织中，它可分化成为成骨性细胞、成软骨性细胞以及成纤维性细胞系。随着新生毛细血管逐渐长入移植骨，带来了许多间充质干细胞，它具有分化成为骨细胞、成软骨细胞及成纤维细胞的能力。这种分化过程受局部移植骨处的营养、机械刺激和电流因素的影响。高氧量高压可促使成骨细胞形成，低氧量高压有利于成软骨细胞形成，而在高氧张力下则可导致纤维组织形成。

影响自体骨移植新骨形成有三个因素：①有可以生骨的细胞；②足够的营养供应；③适当的诱发产生新骨的刺激。因此需尽可能保护移植骨上的骨细胞，不使其死亡，还要有一个供血良好的受骨区。不同程度的手术创伤，可影响移植骨血管再生的时间，用切骨刀切下的植骨片其愈合能力要比用高速电锯取下的骨片好。在取骨和准备受骨区时均应尽可能减少对组织的创伤。有研究证实如将移植骨在空气中暴露30分钟以上，即可使成骨细胞死亡。手术灯的照射、消毒药品、骨蜡、抗生素等均可杀死骨细胞。如将移植骨暴露在空气中1小时，就会降低其成骨能力，而浸泡在生理盐水中1小时则无影响。因此需将植骨片很好地浸在盐水纱布中。勿直接受手术灯照射，并尽快移植至受骨区。在受骨区亦应消灭无效腔，清除血肿，切除坏死组织。移植松质骨的厚度不应超过5mm，以利于组织液紧密接触。如在2～3周前准备好受骨区，使受骨区先形成新骨及毛细血管，可提高骨移植的成功率。

为了提高移植骨细胞存活，需设法不中断移植骨的血供。采用股方肌骨片移植于股骨颈处，提高了股骨颈骨折愈合率，降低了股骨头坏死率。应用带缝匠肌髂骨植骨片，提高了髋关节融合术的成功率。随着显微外科技术的发展，Tayler等首先报道用带血管的腓骨游离移植治疗胫骨骨缺损取得成功。以后又有人采用带血管的肋骨及髂骨等移植后，用血管造影或核素扫描了解血管是否通畅和骨片是否存活。Bob认为，在术后1周做^{99}mTc扫描，可判断血管吻合是否通畅，从而间接证明移植骨的存活，但1周后做扫描不可靠。Berggren亦同意这一观念，他指出如果移植骨上已有一层新骨形成，即使移植骨本身已死亡，亦可有阳性结果。带血管骨移植后，若血管阻塞，附着在移植骨上的软组织将坏死，可影响骨的正常爬行替代及外骨痂形成。因此决定采用带血管骨移植时，应严格掌握手术指征。

三、同种异体骨

同种异体骨移植的临床应用也比较广泛，主要应用于大块的骨缺损区域。其优点是可获得足够的骨量，但不能完全排除免疫排斥反应、晚期感染以及可能导致交叉感染从而引发艾滋病、海绵状脑病、肝炎等缺点,且新骨形成以及与受体骨的结合均比自体植骨来得缓慢。在显微镜下见异体植骨处有明显炎症反应,移植骨与周围软组织之间有渗出及大量淋巴细胞、巨噬细胞和散在的嗜酸性粒细胞。新鲜异体骨片在移植后2周内亦可产生新骨,但3周后这些新骨即坏死,随后被吸收,同时受体血管结缔组织包围并吸收植骨片,这就是一种免疫排斥反应,也是异体植骨疗效不及自体植骨的主要原因。

同种异体骨的排斥反应是由淋巴细胞浸润的细胞免疫反应和涉及抗体的体液免疫反应的共同结果,其中细胞免疫起重要作用。免疫反应的强度与抗原浓度成正比。移植骨内的抗原包括成骨性细胞、造血细胞、白细胞、血管、神经以及结缔组织基质等。而冻干骨和深低温同种异体骨移植,会降低免疫活性,但仍含有抗原性的细胞、细胞碎片、酶类、非胶原性蛋白和胶原。一般认为松质骨的免疫反应较皮质骨更为严重。这是因为松质骨的开放结构使抗原物质更容易与受体的体液相接触,而皮质骨的骨细胞深埋在骨基质中,要在异体骨逐渐被吸收过程中,才能被受体接触。因此,使用同种异体骨时,需要应用一些免疫抑制剂。

同种异体骨的成骨效应与存在于基质中的骨形态发生蛋白(BMP)密切相关。BMP诱导成骨的过程可分为四个阶段:第一阶段,2天内间叶细胞长入基质血管间隙;第二阶段:2～8天之间,间叶细胞分化为巨细胞和软骨细胞;第三阶段:8～12天,基质有较差的血管分区,软骨开始发育(10～12天在基质血管化区发生松质骨);第四阶段:20～30天之间,有骨髓形成。也有人认为BMP是一种局部激素,作用于邻近的靶细胞,调节骨的生长。低密度的人骨生长因子也是一种很强的骨细胞生长因子。一般说来,BMP可诱发新骨细胞的分化,而骨生长因子可调节骨细胞的总量。

关于新鲜异体移植骨后的组织化学变化,分为两个阶段。在早期,新骨由移植骨细胞产生,18天时达高峰,然后死亡。后期成骨发生在数月之后,依靠受体细胞产生新骨,此现象为术后短期使用免疫抑制药物提供了依据。

四、异种骨移植

自20世纪50年代起,就有用小牛骨作为异种骨移植于人体的报道,后来相继有应用猪骨、羊骨、鸵鸟骨等报道,但疗效都不满意。异种骨的取骨量丰富,且价格低廉,有一定的骨诱导作用,可提供骨支架,具有一定的骨传导作用。然而异种骨具有很强的免疫原性,植入人体引起强烈的免疫排斥反应,在体内被降解后骨诱导活性几乎丧失。组织学检查可见移植骨被受体纤维组织包绕,逐渐吸收,故临床不主张应用。目前,异种骨移植的研究方向是:将异种骨去除抗原物质,然后与具有骨活性的物质相结合,制成复合异种骨,以部分恢复移植骨的诱导成骨能力。如:异种骨与骨形态发生蛋白(BMP)的复合,异种骨与自体红骨髓的复合、异种骨与骨基质明胶的复合以及异种骨与多种生长因子的复合等。

五、人工骨的研制与应用

正因为自体骨的有限性、增加创伤性;异体骨的免疫排斥及潜在的携带疾病传染风险;人们越来越重视能应用于临床的人工骨替代材料的研制。理想的人工骨材料应具备三个基本条件,即良好的组织相容性,有效的骨诱导(osteoinduction)或骨介导(osteoconduction)能力,以及足够的力学性能和良好的体内降解被骨替代能力。目前,已经应用于临床的人工骨主要有:

1. 高分子有机合成材料　包括聚乳酸(PLA)、聚羟基醋酸(PGA)、共聚物(PLGA)等。其优点为:来源充分,容易加工塑形,而且降解性能可以人为控制。缺点是降解后产生酸性物质,改变周围微环境的理化性质,残留有机溶剂的细胞毒作用,容易产生无菌性炎症。而且有机材料的机械强度尚显不足,骨诱导能力相对弱。

2. 天然高分子材料　包括胶原、藻酸盐、纤维蛋白支架等。其优点为:具有良好的生物相容性,拥有细胞识别信号,利于细胞黏附。而良好的骨传导和骨诱导能力有利于成骨细胞的增殖、分化。其缺点是人工大规模生产困难,而且不同批号成品的物理化学性能差异显著,缺乏足够的机械强度,在体内的降解速度也难以控制。

3. 无机材料　以生物陶瓷的研究与利用为主。目前研究较多的有磷酸三钙(TCP)、羟基磷灰石(HA)、硫酸钙、碳酸钙、生物玻璃等。这些材料具有良好的生物相容性和介导成骨作用,有的还拥有较强的诱导成骨作用(如生物玻璃)。但是它们存在机械强度不够、脆性大、韧性低、孔隙率低、无内连孔结构(孔隙交通差)等缺陷,多数不存在诱导成骨能力,使其临床应用受到一定的限制。

为了提高生物陶瓷的效能,更好地满足临床需要,人们不断研究改变其结构与物理性状,并混合其他成分,使其性状与功能日臻完善。纳米羟基磷灰石是其代表,目前已广泛应用于临床;而复合有机高分子材料的羟基磷灰石则具有一定的硬度和良好的韧性,满足有效修复骨缺损的需要;纳米羟基磷灰石和天然高分子材料复合后可达到松质骨的强度;骨生长因子加入复合人工骨，缓释后持续诱导骨生成，使复合人工骨获得骨诱导性能；纳米双相生物陶瓷的降解性能较纳米羟基磷灰石好，多孔隙纳米双相陶瓷人工骨具有更好的骨传导性和成骨性。

生物陶瓷的多孔隙性越来越受到重视。一方面这有利于长入材料深部的血管彼此相通，以保证深部组织的营养供应；另一方面除材料与植骨床的结合外，多孔结构内机体骨组织的长入，可形成机械性内锁，增强骨与植入材料的结合。多孔表面利于血管和软组织长入，而孔径互相连通又是骨内向生长的先决条件，互相连通有利于细胞和体液在体内流动、组织代谢，骨质长入微孔和大量外骨痂，共同构成牢固的"生物性固定"，微孔构成巨大表面积，为骨沉积提供良好的基质。

六、组织工程骨的研究

研究将一定量体外分离、培养的具有成骨活性的细胞种植到具有一定空间结构的人工骨支架材料上，并与生长因子相复合构成组织工程化人工骨，拓展了骨移植材料的新领域，成为目前研究的热点。一般由三部分组成：①能够诱导成骨的组织细胞，多数来源于基质干细胞。②组织细胞的支架材料。该材料应具有一定的空隙结构和良好的组织相容性，有效充填骨缺损，并能为正常骨组织所爬行替代。③能诱导组织细胞成骨的生长因子。应用较多的有 BMP、IGF、TGF 等。这些因子可以由材料包含后缓慢释放供给，也可以通过转基因技术由自体细胞合成释放。理论上说，组织工程骨具有更强的成骨与骨修复能力，更能满足临床的需要。但目前仅局限于试验阶段。结合组织工程的技术继续进行人工骨移植材料的开发，有很好的市场前景和发展空间。

（张 权）

第二节 人工关节

一、概 论

人工关节是用金属或非金属人工材料制成的、代替人体关节功能的假体，用于纠正关节畸形、缓解疼痛和改善功能。人工关节起于关节成形术，19 世纪中叶，医生尝试切除病变关节、形成假关节，来改善关节功能，例如对髋关节强直采取股骨头颈切除、髋关节成形来改善髋关节活动功能。1938 年，Smith-Peterson 等采用钴-铬-钼合金（Vitallium）制成了股骨头帽及金属髋臼杯，但当时假体的材料、设计、工艺都比较落后，效果很不理想，这个时期是人工关节发展的起步阶段。

20 世纪 60 年代，Sir John Charnley 首次研制出带柄的不锈钢假体与超高分子聚乙烯髋臼，确立了人工全髋关节设计的低摩擦原理，并采用骨水泥技术固定，获得空前的良好疗效，被迅速推广，它标志着现代人工关节的开始。从此，相似的设计很快被广泛用于膝关节、踝关节、肩关节、肘关节和腕关节等部位。随着人工材料、制作工艺、生物力学等领域不断发展，人工关节的临床疗效和生存寿命得到显著提高，并发症的发生逐步减少，关节置换技术已成为骨科非常成功的手术之一，但骨溶解导致无菌性松动仍是影响人工关节寿命的主要原因，因此，不断改进人工假体的材料设计、手术技术，避免松动，延长寿命，是关节外科一直努力的目标。

近年来出现了微创技术、导航技术。微创关节置换术具有软组织损伤小、出血少、术后疼痛轻、功能恢复快等优点，中长期疗效与常规手术相比没有差异，但由于手术切口显露受限，存在增加并发症发生的潜在风险，应该掌握好适应证；计算机导航技术通过辅助定位，术中可优化假体的位置和力线，在微创关节置换与关节畸形手术中具有很好的应用价值。

（一）人工关节的材料

人工关节作为永久性植入物，必须具有良好的生物相容性、耐腐蚀、无毒、不致敏，同时，要兼备良好的力学特性，即合适的弹性模量、优良的屈服强度和抗拉伸强度、耐磨损等。目前被广泛采用的人工关节材料大致可分为金属、生物陶瓷和高分子有机材料三类，通常是多种材料的复合应用。

1. 金属材料 不锈钢具有很好的屈服强度，延展性好，容易加工，但疲劳强度差，目前已被性能更好的合金材料取代，不再用作假体材料。常用的合金材料有以下几种。

（1）钴基合金：具有优良的抗磨损、抗腐蚀和较好的生物相容性和疲劳寿命，制作方法分铸造和锻造两种，常用钴-铬-钼合金和钴-铬-镍合金。铸造假体可能存在金属颗粒过大、不均匀和有孔隙的缺点，影响其疲劳强度，而锻造材料与高碳钴基合金可明显提高合金的疲劳强度和拉伸强度，是优良的假体制作材料。

（2）钛和钛基合金：纯钛具有高度惰性和损伤后易于修复的特点，抗酸腐蚀能力优于不锈钢和钴基合金，纯钛的屈服强度过低，人工关节材料主要采用钛-铝-钒（Ti-6Al-4V）合金，与不锈钢和钴基合金相比，钛合金的生物相容性和耐腐蚀性俱佳，而且弹性模量低得多，在一定程度上减少了应力遮挡所致的骨吸收等副作用。其缺点是摩擦系数高，耐磨性能差，可产生磨损碎屑，不宜加工成人工关节的关节面。

(3) 钽:纯钽是一种灰色、光亮、坚硬的金属,具有极佳的抗腐蚀能力。在骨科中应用的是多孔钽金属材料,它是把纯钽通过化学蒸汽沉积至玻璃碳骨架上制成,整个骨架纤维纵横交错,形成松质骨样微孔网状结构,孔隙直径为410~720μm,孔隙率为75%~80%,体外实验表明多孔钽金属非常适合骨长入,临床用它制作一体化的髋臼假体、胫骨假体与翻修术中修复骨缺损的垫片等。

(4) 组合金属:人工关节假体通常需要选用不相同的金属合金组合,根据不同材料的特性满足假体不同部件的相应要求。由于不同金属的组合植入体内后,在体液中可产生电流腐蚀,需注意配伍禁忌。高电位的金属是阴极不产生腐蚀,而低电位的金属是阳极可以产生腐蚀,例如:不锈钢与钴基合金组合可以产生电流腐蚀,不宜组合在一起,也应避免与钛合金的组合。

2. 生物陶瓷　主要分为三类:

(1) 惰性陶瓷材料:主要有氧化铝和氧化锆两种,惰性陶瓷具有良好的表面亲水性和生物相容性,耐腐蚀,抗磨损,不释放金属离子、无过敏反应。惰性陶瓷强度极高,可进行良好的表面处理,陶瓷对陶瓷之间的磨损系数是目前人工关节表面材料中最低的,但陶瓷脆性和弹性模量高,容易碎裂,最新的第四代陶瓷(Delta陶瓷)已经很少碎裂,常用作人工髋关节假体的髋臼内衬和股骨头,使用正逐步增多。

(2) 活性生物陶瓷:如羟基磷灰石,生物相容性好,主要用做假体表面的涂层材料,促进假体与骨组织之间的骨性结合。

(3) 降解性生物陶瓷:如磷酸三钙,可以降解吸收,诱导成骨,也是主要用于人工关节表面涂层的处理。

3. 高分子有机材料　常用的有超高分子量聚乙烯(UHMWPE)、硅橡胶、聚甲基丙烯酸甲酯(PMMA)等。

(1) 超高分子量聚乙烯:人工关节使用最广的高分子有机材料,生物相容性好、抗拉强度高、摩擦系数小、耐磨性强,常用于全髋关节内衬和膝关节胫骨和髌骨关节面的制作。为了进一步减少关节面磨损和氧化,目前常采用高交联聚乙烯。

(2) 硅橡胶:具有高弹性和良好的生物相容性,在体内不降解,易消毒灭菌,但力学强度差,易发生碎裂。过去常制成手指和足趾关节。

(3) 骨水泥即聚甲基丙烯酸甲酯(PMMA):骨水泥由粉状的聚合物和液状的单体组成,当两种成分混合在一起,发生聚合反应,逐渐自动凝固成塑料样的材料,其弹性模量很低,介于骨和假体之间,可使应力均匀逐步传递至骨。骨水泥中还有其他添加成分,如显影剂硫酸钡、聚合反应启动剂过氧化苯甲酰等。

(二) 人工关节关节面材料的配伍

人工关节固定技术不断提高的同时,如何降低关节磨损、避免无菌性松动日益受到重视,目前关节假体关节面的材料选择主要存在以下几种:

1. 金属对高分子聚乙烯　自从1961年Charnley将高分子聚合材料引入人工关节制作后,金属对聚乙烯的关节假体已被广泛接受,是目前使用最多的材料组合,成为衡量评价其他类型假体的金标准。髋臼关节面通常用高密度聚乙烯,股骨头用金属或陶瓷材料。

2. 金属对金属　仅限于人工髋关节的应用。早在20世纪50年代已经开始了金属对金属的人工髋关节研制工作,但由于加工工艺和人工材料存在缺陷,容易磨损,失败率高,被金属对高分子聚乙烯所取代。近年来,高碳钴铬合金的采用和加工工艺(高抛光、精密度等)的改进,显著降低了磨损率,使金属对金属又重新兴起,但存在需要克服的缺点,如金属磨损颗粒可致血液金属离子浓度增高、炎性假瘤等。

3. 陶瓷对聚乙烯　陶瓷头可为Delta陶瓷、氧化铝或氧化锆,体外研究显示,与金属对聚乙烯相比,陶瓷对聚乙烯可显著减少磨损率。

4. 陶瓷对陶瓷　陶瓷组织相容性极佳,耐磨损、低摩擦,是最理想的关节组合。其中,氧化铝陶瓷对氧化铝陶瓷的体外磨损率是目前人工关节表面设计中最低的,其体内线性磨损为0.005mm/y,而氧化锆陶瓷之间组合可显著增加磨损,仅限于与聚乙烯内衬配伍。陶瓷的高脆性是其致命弱点,目前第四代陶瓷(Delta陶瓷)更耐磨,很少碎裂。

根据人工关节关节面连接方式的稳定性和活动受限程度可以分为:限制型、部分限制型和非限制型假体,主要是指人工膝关节假体,它们各自具有相应的适应证:①限制型关节假体是只能在单平面活动的铰链式假体,主要用于关节稳定结构完全破坏的情况下,如关节附近肿瘤需行瘤段切除,无法保留关节囊和韧带结构,这类关节假体易形成应力集中,松动率非常高;②部分限制型假体:关节匹配度较高,兼顾到关节的稳定性和活动度,适用于关节稳定结构部分受损,避免了限制性假体应力过于集中的缺点;③非限制型假体:关节接触面较小,关节面匹配低,因此关节活动度大,前提是内外侧副韧带结构完整。

(三) 人工关节的固定方式

假体的固定技术在不断地改进,目前有两种基本固定方式:骨水泥固定和生物学固定,最佳的固定方式仍然没有统一的意见。人工膝关节基本采用骨水泥固定,而人工髋关节固定方式的选择存在争议,大多数建议髋臼假体使用非骨水泥型较好,股骨假体的选择与患者年龄、初次或翻修、医生的经验等因素有关，对于因骨质疏松无法获得可靠的初始稳定性的，需要骨水泥固定。

1. 骨水泥固定 骨水泥固定是人工关节假体中应用最广的固定方法，骨水泥通过与骨床之间的微交锁而获得界面的机械稳定，特别适合于老年或严重骨质疏松患者。骨水泥不是粘合剂，抗张和抗剪性能差，主要通过填充作用达到固定和传导负荷的功能。随着骨水泥技术的进步，骨水泥固定的长期效果得到进一步提高，骨水泥型人工假体仍是评价其他新型假体的金标准。

人工关节骨水泥技术应用至今，已经发展到第四代骨水泥技术。第一代骨水泥调制技术为手工搅拌，骨水泥通常不均匀，含有大量孔隙，影响到骨水泥强度，置入骨水泥时没有骨水泥枪，难以在假体周围形成均匀的骨水泥层。第二、三、四代技术的改进通过采用离心、真空搅拌等手段显著降低孔隙率，增加骨水泥的机械强度，延长疲劳寿命，同时采用髓腔脉压冲洗系统、髓腔栓和骨水泥枪加压注入，可以保证骨水泥与骨小梁之间形成良好的嵌合；假体中置器的应用，保证在假体周围形成一均匀的骨水泥层。在手术过程中要将髓腔内凝血块、骨屑、脂肪组织、纤维组织等冲洗干净，充分暴露骨小梁，保证骨水泥与骨小梁之间形成广泛的微交锁固定，产生稳定的骨水泥-骨界面。

2. 生物学固定 生物型假体又称非骨水泥假体，即不使用骨水泥，假体与骨直接接触，假体表面采用多孔结构，植入后周围骨长入假体多孔表面的孔隙内，形成骨与假体间的骨整合连接，达到假体-骨界面的永久稳定。目前假体主要采用钴、铬基金属小球烧结成形、用扩散焊接钛丝网、钛金属表面喷砂等加工技术，制作假体的金属多孔表面，一般是多层的，厚度0.8～2.0mm，孔隙率30%～60%，最佳孔径为150～400μm。生物型假体固定必须获得可靠的初始稳定，假体与骨面接触要紧密，不能有微动，这是达到生物学固定的先决条件。为促进假体表面骨生长，增强骨整合作用，目前常在多孔金属表面涂羟基磷灰石、磷酸三钙陶瓷材料以促进骨诱导作用，还可以负载一些生物因子（如 BMP、TGF-β 等），增加骨长入的速度和骨与假体的整合强度。

（四）人工关节置换手术的适应证和禁忌证

人工关节存在一定的使用寿命，手术失败还可造成患者更重的病残，需再次或多次施行翻修手术，应该严格掌握好置换手术适应证和禁忌证。由于每个患者的年龄、职业、病变的严重程度、对功能的要求不同，术前一定要进行全面评估，综合考虑，权衡利弊。对于 X 线表现明显但临床症状不明显者，并不是手术的绝对适应证，术前必须与患者进行充分沟通，综合考虑置换手术与否的优缺点。过去置换手术指征控制在 60 岁以上，随着人工髋关节置换手术广泛开展及其满意的疗效，对年龄限制有被逐步放宽的趋势。因此，更应该严格掌握手术年龄，对青壮年应慎重，非不得已不采用本手术，尤其是体力劳动者。但类风湿关节炎、红斑狼疮激素性坏死和强直性脊柱炎患者不受年龄限制。

1. 适应证

（1）严重的骨关节炎、创伤性关节炎导致疼痛、畸形或功能障碍，用其他方法不能缓解者；

（2）类风湿关节炎造成关节畸形、功能障碍者；

（3）关节及其邻近骨的肿瘤或肿瘤样病变使关节破坏，功能障碍者；

（4）结核或化脓性感染等原因所引起的关节强直，感染已被控制并长期稳定者；

（5）强直性脊柱炎、髋关节非功能位强直、融合手术失败；

（6）关节手术后失败，包括假体置换手术后松动、关节融合、关节截骨手术失败等；

（7）晚期缺血性坏死（Ficat Ⅲ或Ⅵ）；

（8）65 岁以上的移位型（Garden Ⅲ、Ⅳ型）股骨颈骨折、陈旧性股骨颈骨折不连接。

2. 禁忌证

（1）有严重的心肺疾患或其他严重系统性疾患不能耐受手术者；

（2）糖尿病血糖未能很好控制者；

（3）感染是绝对禁忌证，包括活动性感染（髋关节或其他部位如足部的慢性溃疡）、髋关节感染愈合后完全静止不超过 1 年；

（4）局部或其他部位存在活动性结核；

（5）严重影响手术后髋关节的功能与康复的神经与精神系统异常，如 Charcot 关节、精神分裂症等；

（6）严重骨质疏松；

（7）关节功能的动力结构功能障碍，如髋关节外展肌肌力缺失。

（五）人工关节置换手术的并发症

1. 脂肪栓塞 典型脂肪栓塞的临床表现通常发生在长骨或骨盆骨折 24～48 小时后，出现呼吸困难、意识障碍和皮肤瘀斑。在人工髋关节置换术中，扩髓、锉髓腔及将假体植入髓腔时，可以导致空气、脂肪、骨髓成分等挤入骨的静脉腔，形成脂肪栓子，大多数患者可以承受让脂肪栓子经过右心房、右心室，进入肺循环而没有后遗症。然而，较大块的脂肪栓子可以引起明显的低血压、缺氧，甚至心搏骤停及死亡。

建议在进行股骨侧的操作中，要温和地扩髓或锉髓、冲洗髓腔、清除髓腔脂肪与碎屑等，预防脂肪栓塞。对于年老衰弱患者，不宜采用骨水泥过分加压技术。

2. 深静脉血栓　全髋置换手术后深静脉血栓的发生率为40%～70%，约有1%可能会出现致命性肺栓塞。术后2～3周发生致命性肺栓塞的风险最高，4周后发生的几率非常小。栓塞可单独发生在骨盆、大腿和小腿的深静脉内，以小腿深静脉多见。发生深静脉血栓的可能危险因素：栓塞病史、患肢不活动、术中大量的失血与输液等。术前12小时或术后12～24小时（硬膜外腔导管拔除后2～4小时）开始皮下给予常规剂量低分子肝素；或术后4～6小时开始给予常规剂量的一半，次日增加至常规剂量。

3. 血管损伤　关节置换血管损伤的发生率比较低，主要发生于髋关节、膝关节关节置换手术，其中髋关节翻修手术时容易发生，最常见的是髂外动脉、股动脉。膝关节置换术中引起腘动脉损伤非常少见。术中发生大血管损伤，常威胁到患者的生命安全，手术操作时应予注意。引起大血管损伤的常见原因如下：在松解前方关节囊时，尤其是翻修病例，可能损伤股血管；当髋臼内壁磨穿或螺钉过长，髋臼锉、螺钉以及骨水泥可能引起髂血管的刺伤或灼伤，采用生物型髋臼假体使用螺钉固定时，螺丝钉要尽量固定于髋臼后上部，避免损伤血管。如果必须在髋臼前方两象限范围内进行螺钉固定，须用短钻头，钻孔时避免钻入过深。

4. 神经损伤　引起神经损伤的常见原因有：过度的牵拉、压迫、延长、电刀与骨水泥烧灼、直接切割等，主要发生于坐骨神经、腓总神经、胫神经，也可发生于股神经、闭孔神经。全髋置换手术可能造成坐骨神经损伤，首次关节置换时神经损伤的发生率为0.7%～3.5%，翻修手术神经损伤的发生率显著增加；肢体延长超过4cm时，发生坐骨神经或腰神经麻痹的概率显著增高，应该进行股骨缩短术。全膝关节置换手术可能会引起腓总神经和胫神经损伤，一般发生率很低，但存在严重外翻畸形或屈曲畸形时，神经损伤的风险大大增加，术后要严密监测，大多数属于牵拉伤，恢复良好，但术后3个月仍无明显恢复者，必须行神经探查手术。

5. 骨折　主要发生在术中，以翻修术中股骨侧多见，髋臼很少发生，主要由于假体选择和手术操作不当、骨质疏松、肥胖等因素。手术操作时严禁暴力，对严重骨质疏松或骨质缺损者要特别注意，动作要轻柔。安装股骨假体时，要逐步打入，以免造成骨质劈裂。术后骨折主要由外伤引起。假体周围骨折通常需要手术处理。

6. 脱位　髋关节脱位是全髋关节置换术后常见的并发症，分为前脱位与后脱位，以后脱位最为常见。初次置换术后发生率大约为3%，翻修手术后的发生率明显增加。髋关节有既往手术史、软组织与肌肉张力不足或不平衡、髋臼假体的位置不佳等，是脱位易发因素。如髋关节不稳伴有神经功能障碍、酗酒与术后不配合的患者，应该慎重进行髋关节置换手术，可考虑双极股骨头或限制性全髋置换。

7. 异位骨化　常规初次全髋置换术后发生异位骨化非常少见。异位骨化易发因素有强直性脊柱炎、肥大性骨关节炎、创伤后关节炎手术后，确切原因尚不清楚，多见于大量的骨质切除和广泛的软组织解剖之后，如股骨上端肿瘤切除假体置换后，通常形成大量的异位骨化骨。大多数异位骨化不产生疼痛，很少需切除异位骨化骨。

预防异位骨化的方法是低剂量放疗、非甾体抗炎药与二磷酸盐。采用600～700cGy或1000cGy，单次照射疗法对术后恢复干扰小且更经济。非甾体抗炎药（NSAIDs）特别是吲哚美辛，可以减少异位骨化的形成：尽管有作者报告治疗短至2周也获得了成功，一般推荐剂量为每日75mg服用6周，以类似的给药方法使用其他NSAID也有疗效。二磷酸盐也能防止异位骨化的形成。

8. 假体松动　假体松动已成为全髋置换术后最严重的远期并发症，也是进行翻修手术最常见的原因。按照松动产生的原因分为感染性与无菌性松动，无菌性松动主要由假体磨损引起的骨溶解所致，是影响髋关节置换远期疗效的主要原因。

目前对松动的诊断尚没有完全统一标准，松动的主要症状为疼痛，常发生于大腿或腹股沟区，休息后减轻，髋部旋转时加重，可出现先前没有的Trendelenburg征。术后即开始主诉疼痛可能存在感染，或假体未固定牢固，但需除外髋外因素引起的髋部牵涉痛，如：脊柱疾病、骨肿瘤、股骨转子滑囊炎等。在多数情况下，如果在假体周围出现大于2mm宽的透光带，同时患者在负重和活动时出现疼痛，休息后疼痛减轻，松动的诊断即可成立。如果患者无症状，但骨质破坏进行性加重，即使没有症状也常需翻修，延迟手术会造成进一步的骨质丢失，使翻修手术更为困难。随访患者时，必须仔细阅读并与以前的X线片相互对照，观察假体的柄、骨水泥、骨质以及它们之间界面的变化。立体摄影测量分析可用来发现早期的松动。

9. 假体柄断裂　股骨假体柄的断裂由周期性负荷所引起，最多发生于使用不锈钢假体的患者。最早术后6～18个月即可发生，但通常手术后数年才发生。

假体断裂多见于骨水泥型假体，通常假体远端的固定非常牢固，而近端1/3缺乏骨和骨水泥的支持，导致柄的前外侧面金属疲劳，开始断裂，向内侧面延伸。与此相反，靠近端固定的生物型假体柄的折断非常罕见。假体的弯曲和不全断裂通常不会引起疼痛；如果柄部完全断裂后通常会出现突然发作的剧烈疼痛。柄出现任何程度的弯曲而且弯曲的确在进展，或者发现有不全性断裂，应尽早进行翻修处理。

10. 感染　术后感染是关节置换手术最严重的并发症之一，发生率小于1%，常导致手术失败、肢体残疾甚至截肢等，结果是灾难性的。随着关节置换手术技术的提高，手术室环境的改善（层流室的应用），以及预防性抗生素的应用，大大降低了感染发生的危险，但并不能因此而降低对感染预防措施的重视。术后感染的易发因素包括类风湿关节炎、糖尿病、免疫系统损害、翻修手术等，手术时间超过2小时、皮肤坏死、血肿形成也大大增加了感染的可能性。大部分全髋关节置换术后感染由革兰阳性细菌引起，尤其是金黄色葡萄球菌和表皮葡萄球菌，革兰阴性菌感染常见于血源性感染，尤其是源于泌尿道的感染。混合性感染一般见于窦道开放后，两种或多种细菌造成的重复感染。

对存在易发因素的状况，术前予以纠正，如控制血糖、纠正营养不良、治疗常见隐匿的感染病灶。减少围术期感染的最重要措施是术前常规预防性应用抗生素，最佳的时间是在手术前1小时。术中要严格进行无菌操作，尽量缩短手术时间。手术室环境对预防感染至关重要，建议使用层流手术室、防水的手术单、戴双层手套等。

二、人工髋关节置换手术

Sir John Charnley确立了人工全髋关节设计的低摩擦原理，选择金属对高分子聚乙烯组合，大大提高了关节假体的使用寿命和手术的成功率，使人工髋关节置换手术成为最成功的骨科手术之一。

适应证和禁忌证见绪论。

（一）术前准备

对患者的重要生命体征进行细致的评估，包括心肺功能、肝肾功能、凝血功能、血糖等，要进行全面的实验室检查，判断患者能否耐受人工全髋置换手术，若有相关问题要及时处理。

阿司匹林和华法林抗凝应于术前5～7天停药，华法林改用低分子肝素桥接以便出、凝血时间有足够的时间恢复正常。感染是关节置换手术的绝对禁忌证，但一些隐匿性的感染病灶容易忽视，要注意排除，如皮肤的疖子、牙龈炎、尿路感染、盆腔炎等必须根治。

（二）术前计划

术前应拍摄髋关节和股骨干的正侧位X线片，了解患者髋关节的骨质量、股骨髓腔的形态、髋关节的解剖结构，确定合适的假体类型与尺寸、截骨平面与下肢的长度、髋臼解剖中心、是否需要植骨等。在某些患者还需拍摄髋、膝和踝的站立全长、前后位X线片，确定负重力线，如Trendelenburg体位片，评估臀中肌的状况。

假体测量方法：用假体相应的透明塑料模板在X线片上进行测量，明确假体的类型与尺寸、截骨的平面、髋臼前倾角度等，做好充分的术前准备，能够显著缩短手术时间并减少手术中意外情况的发生，对复杂的髋关节手术（如DDH、髋关节翻修等），术前计划尤为重要，通常需要CT检查。

（三）手术方法

麻醉：手术可采用全身吸入麻醉、连续硬膜外阻滞或脊髓麻醉。麻醉方法的选择常依据麻醉师的偏好和患者的病情。

手术入路：人工全髋置换术采用的手术入路有很多种，常见的有前方入路（Smith-Peterson）、前外侧入路（Watson-Jones）、外侧入路（Hardinge）、后侧入路（Gibson入路、Moore入路），目前的微创人工关节置换手术入路（两切口、OCM入路、前入路）。现以最常用的后侧入路为例来介绍手术方法。

人工髋关节置换的后侧外入路（改良Gibson入路）：取90°侧卧位，在后方骶骨与前方耻骨联合处安放固定支架，将骨盆固定牢靠，前后活动髋关节，确保骨盆在手术中牵拉肢体时不会移动。消毒铺巾时注意会阴部的封闭。切口为弧形，从髂后上棘前方6～7cm处开始，向远方经过大粗隆顶点，沿股骨轴线向远侧延伸，长10～15cm，以大粗隆顶点为标志，1/3在其上方，2/3在其下方，依次切开皮肤、皮下脂肪、臀大肌筋膜，沿臀大肌纤维方向将其钝性劈开，用湿纱布或纱布垫保护切口并牵开，显露外旋肌群及臀中肌的后缘，用湿纱布推开外旋肌表面脂肪，将外旋肌于其大粗隆止点处切断，股方肌的上半部分通常也需切开，直到能显露出小粗隆，注意处理沿梨状肌腱走行的血管及股方肌内的旋股内侧动脉终末支。用缝线在梨状肌肌腱、闭孔内外肌肌腱上缝合两针并与关节囊分开，保护其后方的坐骨神经，大多数情况下不需要显露坐骨神经。切除显露的关节囊或牵开关节囊留作以后修补。屈曲、内收并轻轻内旋髋关节使之后脱位。髋关节不易脱位，勿用暴力内旋股骨，以免股骨干骨折。切除髋臼后缘所有可能阻碍股骨头脱位的骨赘。如果仍不能将髋关节脱位，则需先在合适的水平用摆锯将股骨颈切断，随后用取头器或将股骨头碎成几块后取出。根据术前计划，用电凝或用骨刀在股骨颈标记截骨水平和角度，截骨水平应与术前模板测量确定的小粗隆顶点至股骨颈截骨平面的距离相符。将股骨头置于无菌区，可用于自体骨移植。

术中如果发现髋臼或股骨头软骨下骨被侵蚀或内固定物周围骨质吸收，需通过涂片与冷冻切片除外感染的前提下，才能进行关节置换手术。

髋臼的显露与处理：如果前方关节囊有挛缩，需要进行关节囊松解。然后切除股骨头圆韧带并刮除髋臼切迹内软组织。有时可能会碰到闭孔动脉分支的出血，注意止血。对于严重的骨关节炎可能会出现增生性骨赘完全覆盖髋臼切迹（如髋关节发育不良），从而无法判断髋臼内壁的位置，可用骨刀和咬骨钳除去骨赘以确定髋臼内壁，否则髋臼假体可能安装到过度偏外的位置。从最小号髋臼锉开始，向内侧磨削髋臼内壁。然后，逐步增大髋臼锉的型号，将髋臼软骨磨削至软骨下骨，呈点状出血面。反复冲洗髋臼以判断磨削程度和方向，确保髋臼周围受到均匀磨削，而且髋臼锉的方向要保持一致，否则，容易导致锉的髋臼不圆，髋臼假体不能压紧。

安放髋臼假体：髋臼假体分生物型与骨水泥型两种。用髋臼拉钩完整显露出髋臼，去处髋臼周围多余的软组织。利用不同厂家假体产品的定位装置，植入髋臼假体，使之保持10°～20°的前倾，35°～45°的外展。生物型髋臼假体一般比锉好的髋臼大2mm，如果髋臼骨质太硬，可选择大1mm，绝大多数情况下，打入髋臼假体压配后非常稳定，不需要螺丝钉固定，如果髋臼假体初始稳定性不确切，需要2～3枚螺丝钉固定，螺钉的方向为后上象限，然后，安装内衬。

安装骨水泥假体时，聚乙烯髋臼与骨质之间的骨水泥要保持均匀，厚度以2～3mm为宜。在放入骨水泥前，将髋臼骨面冲洗干净并擦干，骨水泥搅拌至面团期放入，然后用定位装置植入聚乙烯髋臼，加压并保持至骨水泥完全硬化，有作者喜欢在髋臼骨质上钻三个小孔，以增加骨水泥与骨质的结合与稳定。骨水泥完全硬化后，用挤压器在新植入假体周围多处推压以检查其稳定性。如果发现任何活动或有血液或小气泡从界面溢出，则提示假体松动，必须取出重新置换。彻底清除突出于边缘外的残留骨赘或骨水泥，避免碰撞。

股骨的操作：髋臼用湿纱布覆盖保护，安放髋臼拉钩，屈曲、内收、内旋髋关节，显露出股骨近端，用髓腔开口器打开股骨近端髓腔，依次用髓腔锉扩髓，锉的方向应与髓腔的轴线完全一致，以股骨颈的纵轴为标志，旋转髓腔锉控制前倾，使其方向与股骨颈的轴线一致。依次使用逐渐增大的髓腔锉，保持完全相同的方向和旋转度，均匀打入髓腔锉，若打入困难，避免使用暴力，要判断远端扩髓程度以及锉的方向和旋转度，如果远端过小，需要按照假体尺寸的要求，进行远端扩髓。如果有旋转活动，则应选用大一号的假体柄，用扩髓器作远端扩髓，髓腔锉锉宽髓腔时，每次试用一种规格，逐渐加大，直至髓腔锉能完全配合股骨近端，选用可能的最大号柄完全充满干骺端并达到充分轴向和旋转稳定性。若由于种种原因不能达到足够的稳定性，应采用骨水泥固定。

采用有领的柄则需要处理股骨颈截骨面，用领锉将截骨面磨平整。采用无领柄时该步骤无关紧要。术前模板选定股骨头颈的长短，根据大粗隆顶点高度评判股骨头中心位置，并与X线模板测定的平面作比较，如果颈长满意，试行髋关节复位，按照股骨头脱位前定位的标志判断下肢长度，并根据情况作进一步调整。如果复位困难，检查有无残留紧张的关节囊，特别是前关节囊，若有则应将其切断。对于术前已经有下肢短缩畸形的，需要进行松解或截骨。

活动髋关节，检查其稳定性、是否存在撞击，这一步容易被忽视。将髋关节伸直外旋40°、屈曲至少90°、内旋45°，注意是否会出现髋关节脱位、股骨与髋臼间有无发生碰撞。如果髋关节很容易脱位，常见的原因为髋臼或股骨假体的前倾角度不正确、软组织张力过于松弛，需要重新调整髋臼或假体的位置，改用长颈股骨头，重新检查，直至获得稳定的活动，若使用长颈假体后下肢过长，需采用偏距较大的假体柄。髋关节撞击常见的区域是髋臼、大粗隆或股骨颈前方的骨赘，如有撞击，必须切除多余的骨赘或骨质。

安装股骨假体：根据髓腔锉的大小和试装股骨颈的长度，安装股骨假体与相应头颈长度的股骨头。生物型假体直接打入，方向沿着髓腔的轴线，由于假体实际大小要比对应的髓腔锉大1～2mm，偶尔会出现股骨颈周围的骨折，注意观察，发现后要停止操作，判断骨折的程度，对于股骨颈的骨裂，可用钢丝环扎后再置入假体，若骨折达到小粗隆以下水平，根据骨折的严重程度，可以采用长柄假体或钛缆接骨板内固定。植入后的假体必须能获得初始稳定性。

骨水泥型股骨假体适用于年龄超过65～70岁以上患者，并且股骨皮质薄或骨质疏松，不能达到良好的初始稳定性。股骨锉髓后，用髓腔塞堵塞假体远端2cm处的股骨髓腔，用髓腔冲洗器来彻底冲洗以清除碎屑、骨髓和血液，使骨小梁与骨水泥之间能达到最大的结合。吸净髓腔并用纱布填塞，打开选定的假体，勿触摸假体柄或任其沾染血液或碎屑，安装股骨假体中置器，将组合式股骨头安装至假体柄上，再安装打入装置备用。显露好切口，在髋臼内填入纱布并

7

用纱布保护周围软组织以阻挡溢出的骨水泥，摆好股骨的位置，确保周围组织不会干扰假体的植入。

正常情况下，40g 骨水泥足够，假体周围的骨水泥厚度为2～3mm。准备骨水泥，采用第三代骨水泥技术。插入假体过程中，要保持正确的前倾角度和内外侧位置不变，避免方向和旋转改变造成骨水泥中与假体之间出现空隙。用刮匙刮除颈领周围溢出的骨水泥，判断假体柄是否已完全插入，如未到位应将其置入。在骨水泥硬化过程中，应维持施加于股骨头上的压力，并防止柄发生活动。安装假体，复位髋关节，再次进行前述的稳定性活动，如果存在撞击，必须处理。

术后处理与康复：术后24～48小时内拔除引流管。患者双下肢之间置梯形枕，保持髋关节外展中立位，同时避免髋关节过度屈曲。术后第一天，允许进行床上锻炼和有限的活动，开始深呼吸、踝部活动、股四头肌等长收缩和轻微的旋转活动。术后第一天或第二天，根据全身情况，可以在床上半卧，可以下地，借助助行器、拐杖或他人帮助持扶，开始练习平衡和行走。允许患肢负重的程度取决于假体的固定方法、有无植骨或股骨截骨以及术中的初始稳定性如何等。骨水泥假体患者在能忍受的情况下可早期负重活动。生物型假体限制负重6～8周。术后约6周时门诊复查，拍X线片。术后3个月、6个月、1年进行上门随访复查。

（阎作勤）

三、人工股骨头置换

又称为半髋置换术，目前主要应用于高龄（80岁以上）的移位的股骨颈囊内骨折。根据假体设计分为单极股骨头和双极股骨头，目前多采用双极股骨头置换，但有文献表明：双极股骨头置换与单极股骨头置换术手术结果无显著性差异。

适应证包括高龄或身体一般状况不佳，预期寿命不长的移位囊内股骨颈骨折（Garden Ⅲ型、Ⅳ型），术前没有骨关节炎的存在。对于全髋关节置换术后反复脱位，双极置换可作为补救手术，但要权衡双动杯全髋置换（dual mobility）和限制型垫片（constrain liner）是否可以使用。

禁忌证与全髋关节置换术相同。另外，髋臼存在病变者不宜采用人工股骨头置换。

与全髋置换相比，虽然假体植入时所需手术显露并无明显差异，但人工股骨头假体植入相对简便，手术时间较短。对于一个成熟的关节医生，该手术比全髋手术时间缩短约7～10分钟，但长期随访结果稍差于后者，除了轻微降低的脱位率。因此，对于身体一般情况比较差的股骨颈骨折高龄患者，人工股骨头置换是一种简单实用的方法，其他患者应仔细权衡利弊。

同时，由于这些患者大多骨质疏松严重，肌力差，容易发生术中术后假体周围骨折，脱位等，他们是否采用骨水泥固定，采用何种入路也应仔细评估。

麻醉、手术方法以及手术后处理基本同全髋置换手术。

（夏 庆）

四、髋关节表面置换

髋关节表面置换（hip resurfacing arthroplasty，HRA）是指仅替换受损髋的关节面部分，保留股骨头颈部的手术方法，是髋关节成形术最早萌芽的思想，但因技术原因在20世纪80年代以前的第一代HRA未成气候。

20世纪60年代，金属对金属（metal on metal，MOM）与金属对聚乙烯（metal on polyethylene，MOP）的全髋关节置换（total hip arthroplasty，THA）开始广泛应用。20世纪70年代中期，因早期效果不及MOP等原因，MOM终被放弃。到20世纪80年代，MOP THA出现了骨溶解问题，同时McKee-Farrar和Ring两种MOM THA假体的优良长期结果被发现，重新唤起了对MOM界面的兴趣。

自1991年起McMin、Wagner、Amstutz等人先后推出第二代HRA假体，并带动MOM THA的回潮，至2005年左右达高峰。MOM HRA因保留骨量、活动范围大、本体感觉好、低脱位率、假体不会断裂等优势而被视为年轻活跃患者的较好解决方案。2008、2009年，澳洲和英国的关节注册系统先后报告MOM的高翻修率，致使HRA再陷低谷。

当前推荐的HRA手术指征是65岁以下功能要求高的男性，原发性或创伤性髋关节炎，股骨头直径大于50～54mm。股骨头假体内翻位放置与股骨颈上缘切迹是假体失败的两个主要的独立危险因素，选择有良好记录的假体至关重要。

（邵云潮）

五、人工膝关节置换术

人工膝关节置换技术（TKA）起步晚于人工髋关节置换术。早期主要为铰链假体，初期效果良好，但容易磨损、断裂、松动，失败率高，效果差。1971年Frank Gunston接受了髋关节低摩擦的理念，采用了金属对高分子聚乙烯的组合，同时将膝关节的功能解剖和生物力学原理应用于假体设计，模拟正常膝关节多中心旋转功能，获得了良好疗效。20世纪70年代中期，全髁型人工膝关节假体的出现与软组织平衡理念的应用，是人工膝关节置换技术的一次飞跃，10～15

年的优良率达到95%以上。随着假体设计的不断改进,人工膝关节置换技术的日益成熟,国内进行膝关节置换的病例逐渐增加。尽管单髁置换、活动平台假体、旋转铰链膝(铰链膝的改进)等假体各有其优势,人工全髁型膝关节仍是主流,多数医生选择骨水泥固定的假体。近年来还出现了定制截骨工具和计算机导航等新技术,目前尚未证实其在假体安装准确度和费用、手术时间方面的优势。

(一) 适应证和禁忌证

见人工关节绪论,需要强调的是伸膝装置受损或膝关节周围肌肉瘫痪和无痛膝关节骨性融合属于绝对禁忌证,而极度肥胖、神经性关节病变、尿路反复感染属于相对禁忌证。

(二) 术前准备

术前拍下肢全长站立位前后位X线片,了解患肢的力线,其中解剖轴为股骨、胫骨骨干的中心轴,机械轴(力线轴)为膝关节伸直位髋关节、膝关节和踝关节中点的连线,股骨解剖轴与机械轴形成5°~7°的外翻角,平均6°左右。术前计划需要明确有无畸形、骨缺损、韧带的完好程度及有无挛缩等,决定术中胫骨与股骨远端截骨的角度。

(三) 手术方法

1. 麻醉　连续硬膜外麻醉或结合全麻的联合麻醉。

2. 手术操作

(1) 一般准备:采用平卧位,麻醉诱导前30分钟静脉给予一个剂量的抗生素,严格的无菌操作对防止术后感染十分重要。大腿近端置气囊止血带,严格消毒、铺巾。

(2) 手术切口:手术切口的选择根据医生的喜好可以选择膝前正中皮肤切口,自髌骨上缘约一个髌骨高度起,至胫骨结节内侧缘。关节囊为内侧髌骨旁切口,若伤口愈合出现问题也不易直接影响到关节内。如果膝关节已有纵行手术瘢痕,宜采用原切口,如有多个纵行手术切口,宜采用较外侧的切口以减少对皮肤血供的影响。手术中对皮肤、皮下组织操作要轻柔,避免人为造成皮瓣缺血损伤。不过多分离外侧皮肤,以免影响皮瓣的血供造成术后皮瓣坏死及感染。沿股四头肌肌腱中内1/3劈开,绕过髌骨内侧缘向下至胫骨结节内侧缘。髌骨内侧缘应保留约1.5cm的软组织以方便关节缝合。将髌骨向外侧翻转,切断髌骨外缘至股骨髁的皱襞(髌股韧带),可减少髌韧带上的张力,减少髌韧带撕脱的机会。翻转髌骨显露整个膝关节前部,可切除部分脂肪垫。屈膝90°,松解内侧关节囊胫骨附着部至内后角。切除前交叉韧带,对骨关节炎的患者,如果滑膜增生不严重,滑膜不必切除,但类风湿关节炎患者,应尽量做完整的滑膜切除。

(3) 关节截骨:人工膝关节假体的设计可能不同,但关节的截骨步骤和原则基本一致,包括胫骨截骨和股骨截骨,根据不同设计和医生的个人喜好,可先做任何一端的截骨。

胫骨截骨:胫骨近端截骨的定位有髓外定位和髓内定位两种,对于胫骨没有严重畸形的患者,任何一种方法均可,但对于胫骨有明显畸形患者,髓外定位是较好的选择。以髓外定位为例,将胫骨髓外定位装置固定于小腿前面。远端对准踝关节中点(距骨中点,内外踝最高点中点内侧约0.5cm处),近端对准胫骨结节中内1/3交界处。以内侧间室关节面为参照,作2mm截骨,也可参照外侧间室关节面进行截骨。使用胫骨截骨模板测量胫骨大小,以最大限度覆盖截骨面,但不超出截骨面为标准。截骨板旋转定位标准一般将中心对准胫骨结节中内1/3交界,也有医生主张安装股骨和胫骨试装假体,活动膝关节,让胫骨自行定位。固定胫骨截骨板,使用粗钻头反向开中央孔(可最大限度保留骨量),然后用打击器作两翼开槽。取下截骨板,完成胫骨截骨。

股骨截骨先股骨远端的髌骨沟中心,后交叉韧带附着点前方1cm处钻一个孔,扩孔钻扩孔至12mm,保证正侧位沿股骨干轴线方向,对髓内定位装置设置合适的股骨外翻角度,插入定位器,安装股骨远端截骨模块,作股骨远端的截骨。医生可根据患者的需要,选择增加或减少截骨量。测量股骨前后径大小,以选择正确大小的股骨截骨板进行股骨的前后和斜面截骨。测量器上有股骨截骨模块的旋转定位孔,对于没有严重骨缺损的骨关节炎患者,可参照后髁连线,进行外旋3°的定位。如果有股骨髁发育不良,或有较严重骨缺损的情况,应参照Whiteside线(股骨髁的前后截骨垂直于该线)或髁上轴线(股骨髁的前后截骨平行于该线)进行旋转定位。

伸直膝关节,将髌骨翻转,仔细行髌骨周围软组织环切,使用髌骨测量卡尺测量髌骨厚度。如果去除髌骨截骨厚度(即髌骨假体厚度)后的厚度小于10mm,髌骨骨折的危险性较大,不宜行髌骨置换。

(4) 软组织平衡:软组织平衡是影响TKA疗效的关键因素,包括松解紧的韧带或收紧松弛的韧带。松解是处理畸形最主要的手段,包括内侧、外侧、后方和前方的伸膝装置,使膝关节屈曲、伸直间隙平行、等宽,达到平衡。

(5) 假体试装:当完成股骨、胫骨和髌骨截骨后,选择相应的股骨、胫骨和髌骨假体试装件,安装于截骨表面,进行力线、软组织平衡和假体大小以及关节活动度和髌股轨迹的评估。关节活动度的评估必须在髌骨复位后进行，手术中应当尽可能达到最大的关节活动度。髌骨轨迹的检查一般建议使用“无拇指”技术，即在没有任何外力的情况下，髌骨复位后能在关节活动的整个范围内，不出现脱位或半脱位的情况。

（6）安装假体：取下所有试装部件，使用脉冲冲洗枪对截骨表面的松质骨面进行脉冲冲洗，清除截骨面上所有的骨碎屑、软组织以及血块，使用干纱布或纱垫干燥截骨表面。一般在骨水泥进入面团期和假体一起安装至骨面。假体固定的顺序一般为髌骨-胫骨-股骨。

（7）切口的关闭：全膝关节置换手术关闭切口时采用屈曲45°位，可常规放置引流，缝合关节囊、皮下和皮肤。关节囊的缝合是切口关闭的关键，一般要求能够做到关节囊的密闭缝合，采用不可吸收线间断缝合。使用无菌敷料覆盖，为防止术后的下肢肿胀，有学者建议使用弹力袜或弹力绷带。

（四）术后处理

采用镇痛泵，抬高患肢，手术引流管放置不宜超过48小时。术后12小时开始使用抗凝药物，以减少深静脉血栓的发生。早期康复有助于膝关节功能恢复，可采用主动屈曲或CPM机上训练关节活动度。术后第一天查房时应屈曲接近到90°或以上，让患者建立能恢复良好功能的信心。在使用镇痛药物的前提下，逐步积极增加活动范围和时间，2周内应达到完全伸直和屈曲至少90°以上。近来发现围术期使用氨甲环酸（TXA）能有效减少膝关节置换手术的失血量。

（姚振均）

六、人工肩关节置换术

1893年，法国医生Péan开始用铂和橡胶假体植入来治疗因结核病引起的盂肱关节炎。但真正的现代人工肩关节置换始于20世纪50年代。Neer应用改进的肩关节假体治疗肱骨头3部分或4部分骨折，以及退变性的关节炎，并于1955年报告了他的最初结果。与先前的关节成形术相比，这一手术显著地改善了肩关节的功能。1974年，Neer发明了Neer Ⅱ型肱骨假体，与关节盂假体相匹配。人工肩关节在近二三十年获得了广泛的推广。在美国，1996年至2002年，每年有7000例患者接受全肩置换术。

（一）假体分类和设计

自1951年Neer最早的假体至今，已出现了70余种“肩关节假体系统”。但各种新型假体手术结果的优良率和并发症发生率的改善比较有限。

人工肩关节置换按手术范围来看可以分为人工肱骨头置换（半肩假体）和全肩置换。按假体的设计类型来看，可以分为非限制型假体、半限制型假体和限制型假体。非限制型假体的突出代表是Neer Ⅱ型人工肱骨头。这种类型的假体尽可能匹配了原有的骨性解剖和运动轨迹，可提供较好的软组织平衡避免了肩胛盂的偏心载荷，固定方式有压配式、骨水泥型及骨长入型。最终结果表明，Neer最初设计的假体类似于“现代TSA（全肩置换）”设计。半限制型假体有DANA型、英国MacNab型等，这种类型假体多数已淘汰，争议较大。限制型假体分球臼式假体和反球臼式假体。

目前多数关节系统都是组配式的，可以选择不同直径的肱骨头和不同长度的肱骨颈来适应各个不同病例的要求。多数肱骨柄可以采用压配固定或骨水泥固定，部分肱骨柄近侧设计为钛多孔涂层，许多近端都有翼片以增加旋转稳定。不同作者报道的假体松动率相差较大。但是无论采用何种固定方式，临床上假体的明显松动却很少见。肩胛盂假体多为骨水泥固定全聚乙烯假体，曲率半径大于肱骨头以允许活动时平移，并减少边缘应力。对于完全匹配的关节，这种平移会产生潜在的局部磨损和松动，而有报道当肩胛盂和肱骨头的曲率半径匹配度在2mm以内时松动和聚乙烯磨损都不增加。目前全肩关节中，肩胛盂假体失败仍然是肩关节假体失效的主要原因。

（二）全肩半肩置换的选择和肩关节置换术，反式肩关节置换的适应证及禁忌证

肩关节的解剖结构使其具有极大的活动度，盂肱关节必须依靠静力性和动力性的软组织才能获得运动和稳定。其中，肩袖与三角肌必须协同作用，才能稳定有效地活动肩关节。所以尽量恢复盂肱关节的正常解剖和平衡软组织是获得良好功能的关键。

选择半肩关节置换术还是全肩关节置换术仍存争议。半肩关节置换术手术操作相对容易，出现肩关节不稳的可能较小。缺点主要是有时不能解除疼痛，随时间延长，肩胛盂有可能进一步破坏而使症状加重。全肩关节置换术手术较难，聚乙烯磨损颗粒会引起肱骨和肩胛盂假体松动，并伴有骨丢失，但缓解疼痛效果较确切。早期认为，对肩胛盂骨质不良、不可修复性肩袖撕裂和肱骨头缺血性坏死而肩胛盂关节面正常的患者应行半肩关节置换术。如果肩袖肌腱正常或可以修复、但关节软骨面丢失、骨性表面匹配不良应同时行肩胛盂置换。

目前，对于肩袖严重损伤的患者，包括肩袖撕裂关节病，伴肩袖损伤的类风湿关节炎等，一般采用反式肩关节置换，近年来的术后功能恢复及并发症发生率已经有很大改进。

在国内，肩关节置换更多见应用于肱骨头粉碎骨

7

折、肿瘤、骨坏死等疾病上，并采取简单的半肩置换。而欧美医生除此之外，还大量应用于退变性疾病，如保守治疗无效的盂肱关节炎所致的关节疼痛，疼痛的类风湿关节炎，另外还有创伤性关节炎、肩袖关节病等。肩关节置换术的手术禁忌证包括活动性或近期感染、神经病性关节病以及三角肌和肩袖均瘫痪。

（三）手术方法

术前全身常规检查，肩关节手术史者排除感染。术前要有标准的X线片包括前后位、腋窝侧位和肩胛Y位片。三维CT有助于骨折不愈合的诊断及判断是否需要肩胛盂植骨。MRI有助于判断肩袖疾病。具体手术操作应参考各器械的操作规程。

1. 半肩置换术　患者30°～40°半卧位，肩胛骨脊柱缘内侧垫一个小沙袋。消毒铺巾后允许术中肩部和上肢可自由活动。取肩关节前内侧长弧形切口，从肩锁关节向远端跨越喙突，沿胸大肌-三角肌间沟延伸至三角肌止点处。三角肌胸大肌间隙进入，视需要松解胸大肌的上1/4，或三角肌远侧。必要时施行前部肩峰成形术，以便于术后肩关节能自由活动。分离肩胛下肌深面与关节囊浅面间的间隙，并在肱骨小结节内侧2cm处切断肩胛下肌，注意保护腋神经。切开关节囊前部，脱位肱骨头。去除游离体和肩胛盂边缘的骨赘后，切除肱骨头。各种假体所需切骨范围不同，应按操作手册确定，但肱骨颈距部分应保留。不要过度后倾截骨，也不要损伤或撕脱肩袖止点，在大结节钻孔留置缝线，以备最后修复肩袖。肱二头肌长头腱一般保留，如存在慢性炎症和磨损，则将其转移至肩袖的前上方，或固定于肩关节下方的二头肌腱沟内。截骨完成后，显露髓腔，插入肱骨假体，使假体头后倾30°～40°。假体植入后，切除肱骨颈周围所有的骨赘。彻底冲洗关节腔，复位。间断缝合肩胛下肌腱，间断松弛地缝合三角肌与胸大肌间隙，间隙内留置引流条。术后贴胸绷带制动，如有肩袖修复，需使用上肢外展架固定。

2. 全肩关节置换术　对于选择适应证良好的病例，其手术疗效可与更常见的髋、膝关节置换术的效果相媲美。每一全肩关节置换系统均有其手术器械和使用原则，应仔细阅读其操作手册。与半肩不同的是，截骨完成后先安置关节盂假体。手术切口及肱骨截骨同半肩置换，用肱骨头牵开器后牵肱骨，检查肩胛盂有无磨损和骨缺损，必要时肩胛盂应植骨。去除残留的软骨，将肩胛盂假体牢固安放于肩胛盂的软骨下骨上。再置入肱骨假体。对于骨关节炎患者，假体植入后，后方关节囊常松弛，可用不可吸收缝线重叠紧缩关节囊。关闭切口及术后处理同前。

3. 反式肩关节置换术　类似于全肩关节置换术，但关节盂处为一半球形假体，手术复位、脱位均较困难，需前屈患肢才能复位。此类患者肩袖多数损伤，肩胛下肌的修复尤为重要。

（四）肩关节置换术后的康复

肩关节置换术后康复非常重要，可以最大限度地恢复肩关节的功能和运动。术后1～3周为局部理疗及被动活动练习；第4周可以开始主动性活动练习，但主动内旋应延迟至6周后。6周后开始逐步进行进一步的肌肉拉伸和抗阻力力量练习，10周后活动基本不受限制，但需避免受伤和对抗活动。肩袖修复的患者，康复计划相应调整延后。对三角肌和肩袖肌群功能较差的患者，康复目的仅限于获得有限的肩关节活动度。

（五）并发症

据估计全肩关节置换术后的总并发症发生率低于10%。但由于对并发症的定义不同，有些作者的报道要明显高于这个数字。术中最常见的并发症是骨折，神经损伤以及假体位置不良。术后并发症包括肩胛盂松动、肱骨结节不愈合或畸形愈合、盂肱关节不稳、肩袖撕裂、假体周围骨折、感染、三角肌撕裂、肱骨假体松动、肩关节撞击、异位骨形成、假体的机械性断裂及肩关节活动度丧失等。在一个34组病例共2540个肩关节置换的荟萃分析中，假体松动占所有并发症的39%，（占病例数的6.3%），关节盂松动独占32%。而假体不稳占30%，它们是肩关节置换术后最主要的并发症。

关节盂假体松动并有症状是翻修手术最常见的原因，通常需取出假体。文献报道初次置换术的翻修率为5%到10%。肩关节翻修术的主要指征是解除疼痛。活动、肌力、功能和稳定的恢复无法预测，因而是次要目的。全肩关节置换失败后仍可以应用半肩关节置换术或反式肩关节置换术，对于不允许再次植入假体的患者，可考虑行关节切除成形术，其活动度和功能的恢复一般较差，但可以缓解疼痛。少数顽固性不稳，或肩袖、三角肌或喙肩弓广泛缺失者可行盂肱关节融合术。

对于反式肩关节置换来说，肩胛骨切割和肩峰应力骨折是其独特的并发症，发生率为10%～42%。

（夏　庆）

七、人工肘关节置换术

在近十年以来，人工肘关节置换术终于成为肘关节风湿性关节炎、骨关节炎、创伤后关节炎的标准治疗之一。人工肘关节分为限制性、半限制性与非限制性三类。限制性假体容易发生松动和折断，目前已极少采用。但在切除大块肿瘤后及翻修手术中，仍有使用的价值。半限制性假体通常通过锁针或咬合匹配装置连接。非限制性假体两部分无锁定连接,一般为金属假体和对应的高密度聚乙烯假体。理论上非限制性假体最符合人体的生理功能,但如果骨缺损或关节囊韧带结构广泛破坏,则很难应用。

（一）适应证

（1）关节疼痛、关节不稳和双侧肘关节僵直；

（2）肘关节成形术失败后；

（3）老年患者肱骨远端严重粉碎性骨折；

（4）肿瘤、创伤或感染导致的骨质缺失。

（二）禁忌证

（1）肘关节感染；

（2）伴有同侧肩关节强直；

（3）神经营养性关节病变者；

（4）骨缺损过多为相对禁忌证。

（三）手术方法

1. 全肘关节置换术　患者仰卧,患肢置于胸前。取肘后正中、后内或后外侧切口。在后内侧切口中,须游离尺神经并前置。后外侧切口不需分离尺神经。于尺骨近端和尺骨鹰嘴骨膜下剥离肱三头肌,显露肱骨远端、尺骨近端和桡骨头。去除尺骨近端及肱骨远端骨质并扩髓。清理骨赘,扩髓时注意保留肱骨髁上柱的内、外侧部分。插入试模,完全屈伸肘关节以判断假体是否合适。除非有显著的撞击,否则应保留桡骨头。半限制性和非限制性假体使用试模的方法不同,应按照操作手册。冲洗肱骨和尺骨髓腔,骨水泥固定假体。彻底止血后关闭切口,深部留置引流,缝合修复肱三头肌伸肘装置。术后患肢抬高,3～5 天去除加压包扎。在疼痛忍受范围内开始屈伸肘关节。应对患者日常生活活动给予指导。通常不需要正规的理疗计划。应避免力量练习,术后 3 个月内患肢避免负重超过 2.5kg。

2. 桡骨头置换术　肘外侧切口,尺侧腕伸肌和肘后肌间隙分离,肱二头肌结节处切断桡骨颈,修整桡骨髓腔,试模证实后植入假体。缝合环状韧带,分层关闭切口,肘关节屈曲 90°位,加压包扎。如果合并其他损伤,肘关节必须连续制动 3 周。

在创伤或疾病造成桡骨和肘关节的显著不稳后,应用桡骨头植入假体可改善肘关节的运动、减轻疼痛、防止肘关节内、外翻畸形发生。但在桡骨头新鲜骨折、桡骨头切除术后和肘关节滑膜切除术后是否使用这种假体仍存争论。

桡骨头手术以后存在肘关节僵硬、疼痛、尺神经麻痹、骨间后神经麻痹、异位骨化等并发症。肱骨小头磨损是桡骨头关节置换的一个晚期并发症。原因主要是桡骨头假体的弹性模量都要高于人体自身肱骨小头软骨,另一个原因是桡骨头的过度填塞。术后肘关节不稳定是另一个主要的并发症,包括关节脱位或半脱位。双极桡骨头假体具有较高的脱位发生率,假体脱位是其所独有的并发症,在使用该类型假体时需特别注意预防。

（张　弛）

八、人工指关节置换术

（一）掌指关节置换术

1959 年 Brannon 和 Klein 首先报道了掌指关节的人工关节置换,该假体为金属铰链式,随后四肢小关节的人工关节置换才得以普遍运用。掌指关节置换术的主要目的在于减轻病痛、矫正畸形和改善手部功能。掌指关节在解剖形状和生物力学上极为复杂,属于球窝关节,可有三种类型的活动:屈曲-背伸、内收-外展和旋转,目前尚没有一种假体能完全体现它的解剖几何形状、稳定性与多面性。关节稳定性的丧失、畸形复发和假体早期松动是一直存在的问题。目前国内外临床上使用最广泛的假体是 Swanson 硅胶人工关节,但仍存在硅胶老化、断裂、硅胶性滑膜炎等不足,经改良后的 Swanson 假体可带有金属索环和硅橡胶隔片可减少术后并发症(图 112-1(1))。近年来有研究改良的硅胶假体(图 112-1(2))、钛合金假体、热解炭假体等,并在临床上使用的趋势,但大多数仍起源于 Swanson 人工关节。

【适应证】

手掌指关节置换术适用于严重的类风湿关节炎、骨性关节炎引起的以疼痛和功能丧失为特点的畸形和僵硬,也适用于陈旧性掌指关节脱位和不能用软组织手术纠正的尺偏畸形,而关节周围的皮肤、肌腱、韧带等软组织条件正常者。偶尔用于创伤性骨关节炎,因该类患者关节周围的软组织,如皮肤、关节囊、肌腱、韧带等条件可能较差,或存在掌指骨的畸形愈合,因而无条件进行关节置换。无痛的患者如果存在关节畸形或活动度下降,则不是关节置换的最佳指征,尤其在邻近关节功能尚良好的情况下。

【术前计划】

（1）回顾患者所有的影像学资料。用试模来确定假体大小。

（2）对邻近关节进行评估。在炎症性关节炎患者,还需评估腕关节功能,如顽固的未矫正腕关节畸形则会因致畸应力的存在而导致假体植入后很快复发尺偏和假体损坏。对于这些患者,建议分期或同期行腕关节融合成形术,以提供掌指关节一个稳定支点。若指间关节同时存在关节置换需要,可同时进行多个掌指关节或指间关节的关节置换术,但不推荐在

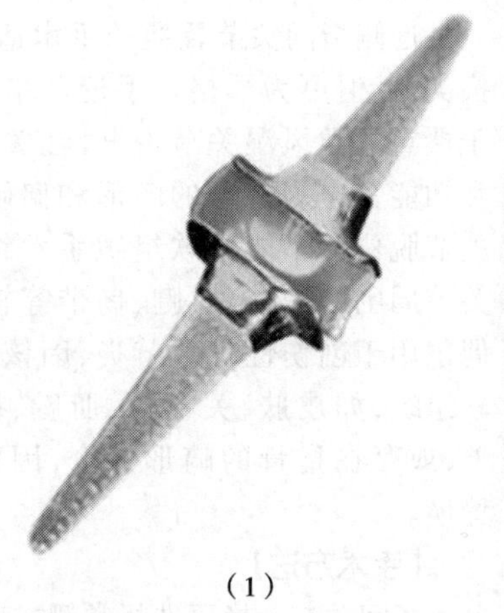

（1）

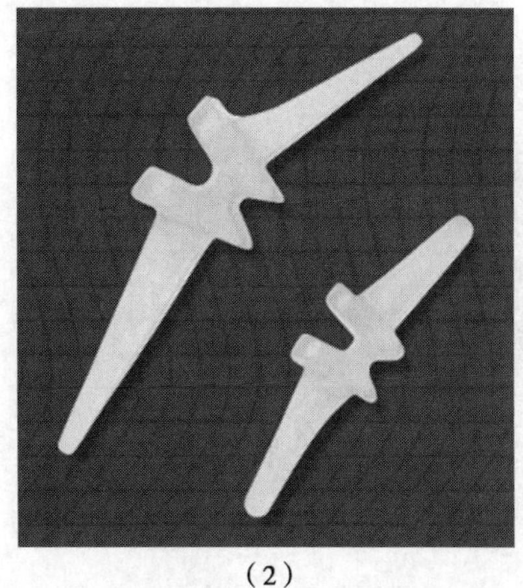

（2）

图 112-1　掌指关节置换假体

(1)经改良后的 Swanson 假体可带有金属索环和硅橡胶隔片(Whright)；(2)NeuFlex掌指关节假体(Depuy)具有 30°静止角度，使掌指关节在静止时屈/伸肌腱处于松弛位，减少对假体的应力

同一手指上同时进行掌指关节和指间关节置换，一般考虑对掌指关节行关节置换，而指间关节进行融合。

（3）评估手部肌腱，包括伸肌腱和屈肌腱功能完整性、手内在肌张力情况。

（4）对掌指关节的韧带稳定性进行检查：在掌指关节屈曲状态下行桡尺应力检查，评估侧副韧带情况。

【手术方法】

（1）在手背侧做一横行切口，切口始于第 2 掌指关节桡侧，向尺侧延伸达第 5 掌指关节尺侧（图 112-2）。如是单个关节，可行纵向切口。仔细观察浅表静脉的分布，尽可能地加以保护。

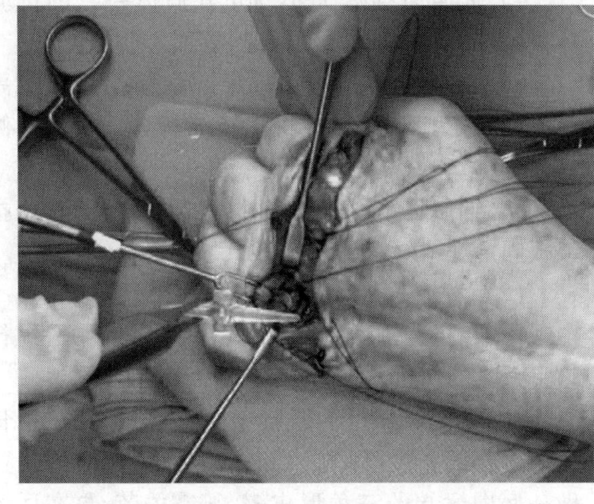

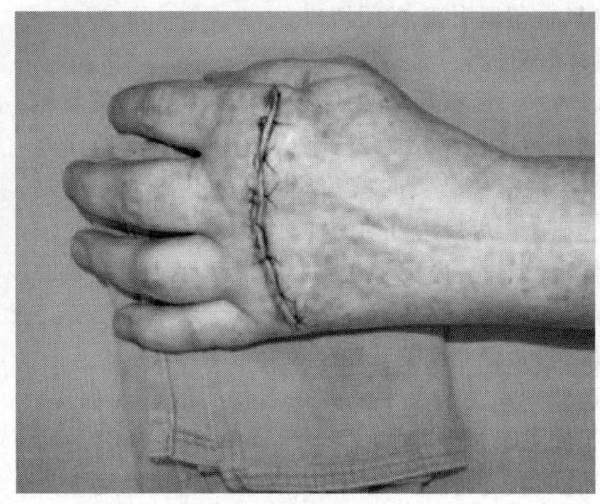

图 112-2　手术切口在手背侧做一横行切口，切口始于第 2 掌指关节桡侧，向尺侧延伸达第 5 掌指关节尺侧

（2）切开每个关节桡侧面伸肌支持带，如果有必要，同样切断尺侧伸肌支持带。这样可允许进入关节囊，而关节囊背侧可能已经被过度增生的滑膜疝出物所破坏。注意保护伸肌腱。

（3）纵向切开关节囊，清理滑膜。

（4）去除掌骨头，切除的骨质应足够多，以便脱位的关节易于复位。截骨的位置通常要靠向近侧直至侧副韧带的起始点处，方便实施桡侧副韧带的修复或重建。

（5）利用骨锥或扩髓器扩大掌骨髓腔。

（6）相同方法处理近端指骨，应保留指骨基底部。

（7）在髓腔允许的前提下尽量置入最大的假体试模，保证关节能获得最大的活动度。

（8）如侧副韧带起点部位受损，则在掌骨桡背侧和尺背侧钻孔，穿入 2-0 不可吸收缝线以备后续修补。如桡侧侧副韧带严重变薄，可游离掌板远侧基底部的桡侧束来修复（图 112-3）。

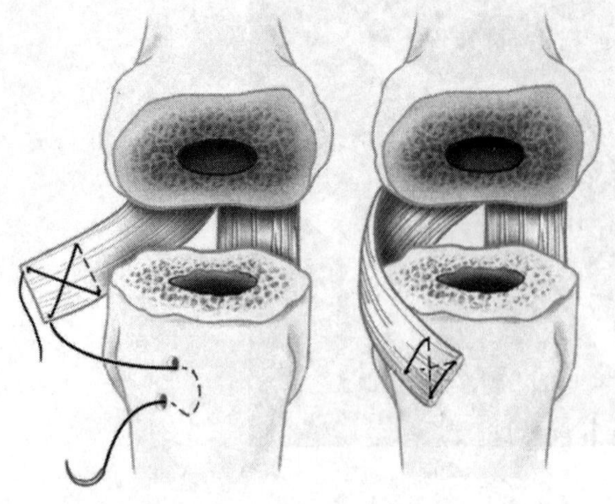

图 112-3 通过应用一小条掌腱板来重建示指掌指关节的桡侧副韧带

(9) 放置正式假体，先插入近侧假体，然后插入远侧，位置合适后将假体关节复位，让掌指关节从完全的伸直位被动地屈曲至约 90°，以检查关节的活动度，仔细检查所有手指的对线及旋转畸形情况。

(10) 修复掌指关节周围的关节囊和伸肌腱。在掌指关节伸直位时，如有尺偏，应行尺侧内在肌松解。关节囊的修复对术后早期活动非常重要。

(11) 留置引流，关闭切口。

【术后处理】

患者术后需石膏支具保护 3～5 日，将掌指关节伸直位制动，但部分术者认为需制动 3～4 周再进行康复训练。类风湿关节炎的患者术后需要更细致的康复训练。在白天可使用可动的伸直位支具，夜间则使用固定伸直位支具，循序渐进地增加主动活动和轻柔的被动活动。

(二) 近侧指间关节置换术

近节指间关节是手发挥功能作用的重要前提。近节指间关节属于滑车关节，平均有 0°～100° 的屈伸活动度，在各种位置下，近节指间关节的稳定性高于掌指关节。有些人认为中间的两根手指更适宜采用近节指间关节成形术或置换术，因其侧方稳定性可靠两侧手指。目前在中指、环指和小指行近端指间关节成形术效果尚可。远节指间关节及拇指指间关节成形术及置换术很少采用，因会导致这些关节活动受限，对此类关节采用关节融合术通常也能取得较好的效果。同一手指的掌指关节和近节指间关节很少同时进行关节置换术。指间关节置换所用假体同掌指关节类似，但假体尺寸适用于指间关节。

【适应证】

近侧指间关节置换的手术适应证同掌指关节置换类似，但更为严格。手近节指间关节置换术适用于严重的类风湿关节炎、骨性关节炎引起的以疼痛和功能丧失为特点的畸形和僵硬，也适用于陈旧性关节脱位和不能用软组织手术纠正的尺偏畸形，而关节周围的皮肤、肌腱、韧带等软组织条件正常者。偶尔用于创伤性骨关节炎，因该类患者关节周围的软组织，如皮肤、关节囊、肌腱、韧带等条件可能较差，或存在指骨的畸形愈合，因而无条件进行关节置换。

【手术方法】

指间关节置换可选择掌侧或背侧入路。

(1) 掌侧入路

1) 以近侧指间关节皮肤皱褶为中心做 V 形切口，全层掀开皮瓣，在 V 形皮瓣顶点处切开屈肌腱鞘的 A3 滑车。牵开屈指肌腱，在近端切开掌板，远端附着点给予保留。自近节指骨，部分或完全松解侧副韧带，使关节伸直接近 180°。

2) 用摆动锯经近节指骨的颈部截骨，不可切除中节指骨基底，以保持手指的长度。

3) 用方形髓腔锉修整髓腔，以防止植入的假体旋转。

4) 先暂时插入大小与正式假体一致的试验假体，检查关节的主动活动情况，再置入永久假体。

5) 如有可能，通过在近侧指骨上钻孔，将侧副韧带重新固定。如有需要将掌板纵行劈开来加强侧副韧带。

6) 伸肌腱鞘不需要修补，关闭皮肤切口，患指用夹板固定。

(2) 背侧入路

1) 在指背侧做一以近侧指间关节为中心纵行或略呈弧形的切口。

2) 纵行切开指伸肌腱中央束，保护其在指骨中节的附着部。也可采用 Chamay 入路，在伸指装置上做一底向远端的三角形皮瓣，显露关节，再在后续操作中将其修复(图 112-4)。将侧副韧带从近节指骨头上剥离，尽量保留侧副韧带的附着点。

3) 后面的操作步骤与掌侧入路相似。

【术后处理】

患者术后需石膏支具保护 3～5 日，将指间关节伸直位制动。掌侧入路不需要对屈肌腱和伸指装置进行保护，可早期进行主动活动和轻柔的被动活动，但侧副韧带修复者需支具保护 6 周。背侧入路如未伤及中央束，可早期进行主动活动。

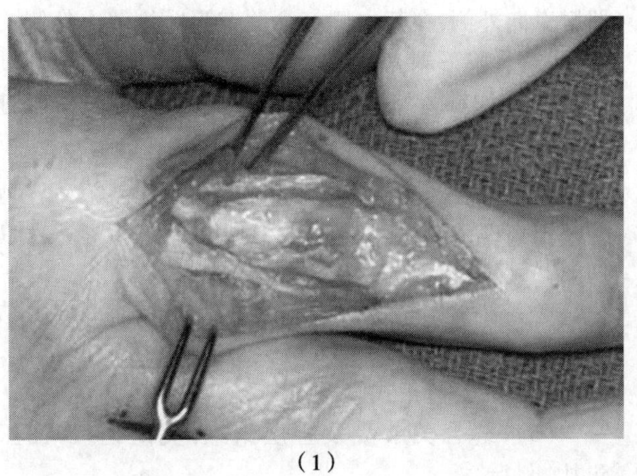

（1）

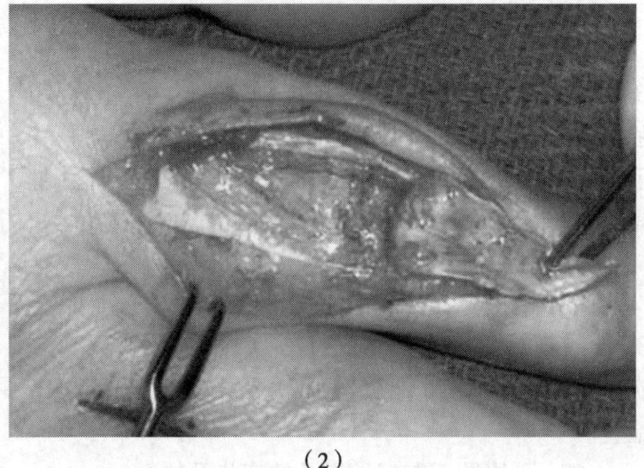

（2）

图 112-4　Chamay 入路采用纵行切口，在伸指装置上做一底向远端的三角形皮瓣，显露关节

（郭常安）

九、人工跖趾关节置换术

跖趾关节是人体行走、负重的支撑点。在足的运动中，尤其在行走时，第 1 跖趾关节有着重要意义。第 1 跖趾关节僵硬带给患者的痛苦远远大于其他跖趾关节僵硬，其他跖趾关节置换数量较少。目前 Swanson 硅胶假体仍是使用数量最多的跖趾关节假体。手术类型分为半关节置换（图 112-5A）和全关节置换。目前临床使用的人工跖趾关节除硅胶类（图 112-5B），主要还有陶瓷（图 112-5C）、金属类（图 112-5D）、新型钛涂层材料等。其中硅胶和金属类人工跖趾关节应用最为广泛。跖趾关节置换虽然能保留关节活动度，具有生物力学上的优势，但随访发现最终功能与关节融合术相比可能并无明显优势，且有较高的翻修率，这也是跖趾关节置换术目前仍未广泛开展的原因之一。因此，从目前看来，跖趾关节置换的进一步发展还需更优秀的关节假体的研发和手术技术的改进。

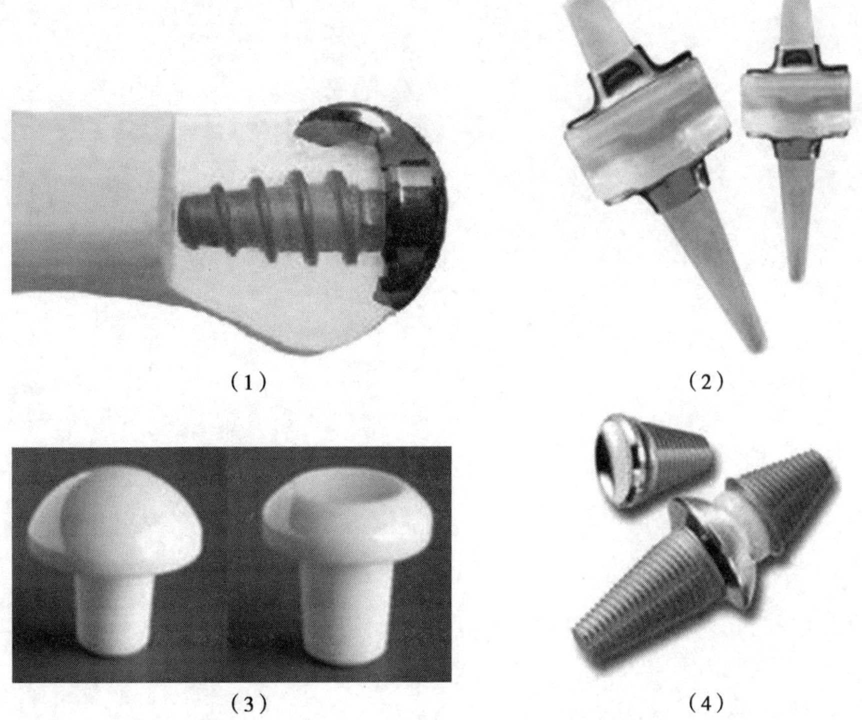

（1）　（2）　（3）　（4）

图 112-5　跖趾关节置换假体

（1）半关节假体 HemiCap Toe Resurfacing System（Arthrosurface 公司）；（2）Swanson 硅胶假体（Wright 公司）；（3）Moje 陶瓷全关节假体（Moje Ceramic Implants 公司）；（4）Toefit-Plus 模块化半关节/全关节假体（Smith & Nephew 公司），含钛合金柄、聚乙烯关节连接及钴-铬轴承表层

7

【适应证】

中重度类风湿关节炎稳定期、严重的退变性或创伤性骨关节炎致跗僵硬、跗强直、跗外翻，可考虑行跖趾关节置换术。跖骨头缺血性坏死(Freiberg 病)好发于第二跖骨，对 Smillie Ⅲ期(趾骨软骨塌陷，跖骨软骨完整)以上、伴有严重跖痛患者可行跖趾关节置换术。

【术前计划】

(1) 拍摄足负重正斜位、侧位 X 线。必要时行 CT 检查评估是否有严重的籽-趾关节累及，这意味着疾病晚期。怀疑跖骨头有骨软骨缺损时可行 MRI 检查。

(2) 评估是否有籽骨累及的症状及体征。

(3) 常规负重位 X 线评估是否存在背侧骨赘、关节间隙狭窄程度、关节力线和匹配情况、跖骨长度等。

【手术方法】

(1) 仰卧位，患侧臀部垫高，使足处于中立位。

(2) 跖趾关节中央背侧做纵向切口。将跗长伸肌腱牵向外侧，在其内侧打开关节囊。松解内外侧关节囊，行骨膜下剥离，显露关节腔。

(3) 如有跗外翻可切断跗内收肌。跗长伸肌腱如过紧会影响跖屈，可行 Z 字成形术延长。

(4) 切除近节趾骨基底部背侧的骨赘，然后分别切除跗指近节趾骨基底部关节面和第 1 跖骨头关节面，切除厚度约 2～4mm。

(5) 小号磨钻钻头在趾骨、跖骨的截骨断面上钻孔打磨成隧道，与人工跖趾关节相匹配，放入试模。试模合适后安装正式假体。

(6) 缝合关节囊及各层组织，关闭伤口，加压包扎。

【术后处理】

术后患者可在能耐受的情况下穿矫形鞋或常规鞋负重。应早期进行积极的关节活动度及力量练习。

(郭常安)

重要参考文献与推荐阅读

上 册

第一篇 总论

1. Kling RE, Tobler WD Jr, Gusenoff JA, et al. Avoiding Complications in Gigantomastia. Clin Plast Surg, 2016, 43(2): 429-439.
2. Brown RH, Chang DK, Siy R, et al. Trends in the Surgical Correction of Gynecomastia. Semin Plast Surg, 2015, 29(2): 122-130.
3. Paris F, Gaspari L, Mbou F, et al. Endocrine and molecular investigations in a cohort of 25 adolescent males with prominent/persistent pubertal gynecomastia. Andrology, 2016, 4(2): 263-269.
4. Thiruchelvam P, Walker JN, Rose K, et al. Gynaecomastia. BMJ. 2016 Sep 22; 354: i4833.
5. Fagerlund A, Lewin R, Rufolo G, et al. Gynecomastia: A systematic review. J Plast Surg Hand Surg, 2015, 49(6): 311-318.
6. Atiyeh BS, Chahine F, El-Khatib A, et al. Gynecomastia: Simultaneous Subcutaneous Mastectomy and Areolar Reduction with Minimal Inconspicuous Scarring. Aesthetic Plast Surg, 2015, 39(6): 916-921.
7. Medeiros-Neto G, Camargo R Y, Tomimori E K. Approach to and Treatment of Goiters. Med Clin N Am, 2012, 96: 351-368.
8. 赵咏桔. 良性非毒性甲状腺结节的内科治疗. 中国实用外科杂志, 2010, 30(10): 852-855.
9. Graf H. Recombinant human TSH and radioactive iodine therapy in the management of benign multinodular goiter. European journal of endocrinology, 2015, 172(2): R47-R52.
10. Paes J E, Burman K D, Cohen James, et al. Acute Bacterial Suppurative Thyroiditis: A Clinical Review and Expert Opinion. Thyroid, 2010, 20(3): 247-255.
11. 莫一菲, 周健, 包玉倩, 等. 急性化脓性甲状腺炎的临诊应对. 中华内分泌代谢杂志, 2013, 29(2): 170-172.
12. Weetman A. A hundred years of Hashimoto's Thyrioditis. Thyroid, 2013, 23(2): 135-136.
13. 艾志龙. 桥本甲状腺炎的外科诊治. 外科理论与实践, 2014, 19(3): 205-207.
14. 张小莉, 王俊国, 徐新运, 等. Riedel 甲状腺炎的临床诊治分析, 东南大学学报(医学版), 2015, 34(1): 88-91.
15. Hennessey J V. Riedel's Thyroiditis: A Clinical Review. J Clin Endocrinol Metab, 2011, 96(10): 3031-3041.
16. 代文杰, 徐德全, 殷 越. 甲状腺结节手术范围合理选择——美国及我国相关指南解读. 中国实用外科杂志, 2015, 35(6): 604-607.
17. 田文, 姚京. 重视甲状腺结节规范化诊治. 中国实用外科杂志, 2015, 35(6): 579-583.
18. Wang YL, Li DS, Gan HL, et al. Predictive index for lymph node management of major salivary gland cancer. Laryngoscope, 2012, 122: 1497-1506.
19. Wang YL, Zhu YX, Chen TZ, et al. Clinicopathologic study of 1176 salivary gland tumors in a Chinese population: Experience of one cancer center 1997-2007. Acta Otolaryngol, 2012, 132: 879-886.
20. Gnepp DR. Diagnostic surgical pathology of the head and neck. Philadelphia: Saunders, 2009: 413-562.
21. Armstrong JG, Harrison LB, Spiro RH, et al. Malignant tumors of major salivary gland origin. A matched-pair analysis of the role of combined surgery and postoperative radiotherapy. Arch Otolaryngol Head Neck Surg, 1990, 116: 290-293.
22. Valstar MH, van den Brekel MW, Smeele LE. Interpretation of treatment outcome in the clinically node-negative neck in primary parotid carcinoma: a systematic review of the literature. Head Neck, 2010, 32: 1402-1411.
23. Medina JE. Neck dissection in the treatment of cancer of major salivary glands. Otolaryngol Clin North Am, 1998, 31: 815-822.
24. Guzzo M, Locati LD, Prott FJ, et al. Major and minor salivary gland tumors. Crit Rev Oncol Hematol, 2010, 74:

134-148.

25. Pfister DG, Ang KK, Brizel DM, et al. National Comprehensive Cancer Network Clinical Practice Guidelines in Oncology. Head and neck cancers. J Natl Compr Canc Netw, 2011, 9: 596-650.
26. Schoenfeld JD, Sher DJ, Norris CM, et al. Salivary gland tumors treated with adjuvant intensity-modulated radiotherapy with or without concurrent chemotherapy. Int J Radiat Oncol Biol Phys, 2012, 82: 308-314.
27. Ali Raza, Wei-Ching Huang, Kazuaki Takabe. Advances in the management of peritoneal mesothelioma. world J Gastroenterol, 2014, 20(33): 11700-11712.
28. H. Richard Alexander Jr, David L. Bartlett, James F. Pingpank, et al. Treatment Factors Associated with Long-Term Survival Following Cytoreductive Surgery and Regional Chemotherapy for Patients with Malignant Peritoneal Mesothelioma. Surgery, 2013, 153(6): 779-786.
29. Deepa Magge, Mazen S. Zenati, Frances Austin, et al. Malignant Peritoneal Mesothelioma: Prognostic Factors and Oncologic Outcome Analysis. Ann Surg Oncol, 2014, 21(4): 1159-1165.
30. Hodgson TJ, MC. Anterior abdominal wall hernias: diagnosis by ultrasound and tangential radiographs. Clin Radiol, 1991, 44: 185-188.
31. Cobb WS, Burns JM, Peindl RD, et al. Textile analysis of heavy weight, mid-weight, and light weight polypropylene mesh in a porcine ventral hernia model. J Surg Res, 2006, 136(1): 1-7.
32. Lemmer JH, Strodel WE, Knol JA, et al. Management of spontaneous umbilical hernia disruption in the cirrhotic patient. Ann Surg. 1983; 198(1): 30-34.
33. Choo EK, McElroy S. Spontaneous bowel evisceration in a patient with alcoholic cirrhosis and an umbilical hernia. J Emerg Med, 2008, 34(1): 41-43.
34. Belli G, D'Agostino A, Fantini C, et al. Laparoscopic incisional and umbilical hernia repair in cirrhotic patients. Surg Laparosc Endosc Percutan Tech, 2006, 16(5): 330-333.
35. Farrow B, Awad S, Berger DH, et al. More than 150 consecutive open umbilical hernia repairs in a major Veterans Administration Medical Center. Am J Surg, 2008, 196(5): 647-651.
36. Arroyo A, Garcia P, Perez F, et al. Randomized clinical trial comparing suture and mesh repair of umbilical hernia in adults. Br J Surg, 2001, 88(10): 1321-1323.
37. Schumacher OP, Peiper C, Lorken M, et al. Long-term results after Spitzy's umbilical hernia repair. Chirurg, 2003, 74: 50-54.
38. Wright BE, Beckerman J, Cohen M, et al. Is laparoscopic umbilical hernia repair with mesh a reasonable alternative to conventional repair? Am J Surg, 2002, 184(6): 505-508.
39. Coates AS, Winer EP, Goldhirsch A, et al. Tailoring therapies-improving the management of early breast cancer: St Gallen International Expert Consensus on the Primary Therapy of Early Breast Cancer 2015. Ann Oncol, 2015, 26: 1533-1546.
40. Veronesi U, Luini A, Del Vecchio M, et al. Radiotherapy after breast-preserving surgery in women with localized cancer of the breast. N Engl J Med, 1993, 328(22): 1587-1591.
41. Litière S, Werutsky G, Fentiman IS, et al. Breast conserving therapy versus mastectomy for stage I-II breast cancer: 20 year follow-up of the EORTC 10801 phase 3 randomised trial. Lancet Oncol, 2012, 13(4): 412-419.
42. Giuliano AE, Hunt KK, Ballman KV, et al. Axillary dissection vs no axillary dissection in women with invasive breast cancer and sentinel node metastasis: a randomized clinical trial. JAMA, 2011, 305(6): 569-575.
43. Early Breast Cancer Trialists' Collaborative Group (EBCTCG). Comparisons between different polychemotherapy regimens for early breast cancer: meta-analyses of long-term outcome among 100,000 women in 123 randomised trials. Lancet, 2012, 379: 432-444.
44. JunJie Li, ZhiMin Shao. Endocrine therapy as adjuvant or neoadjuvant therapy for breast cancer: selecting the best agents, the timing and duration of treatment. Chinese Clinical Oncology, 2016, 5(3): 40.
45. Schlemper RJ, Riddell RH, Kato Y, et al. The Vienna classification of gastrointestinal epithelial neoplasia. Gut, 2000, 47: 251-255.
46. Tanizawa Y, Terashima M. Lymph node dissection in the resection of gastric cancer: review of existing evidence. Gastric Cancer, 2010, 13(3): 137-148.
47. Sasako M, Sano T, Yamamoto S, et al. D2 lymphadenectomy alone or with para-aortic nodal dissection for gastric cancer. N Eng J Med, 2008, 359: 453-462.
48. Kurokawa Y, Sasako M, Sano T, et al. Ten-year follow-up results of a randomized clinical trial comparing left thoracoabdominal and abdominal transhiatal approaches to total gastrectomy for adenocarcinoma of the oesophagogastric junction or gastric cardia. Br J Surg, 2015, 102: 341-348.
49. Fujitani K, Yang H, Mizusawa J, et al. Gastrectomy plus chemotherapy versus chemotherapy alone for advanced gastric

cancer with a single non-curable factor (REGATTA): a phase 3, randomised controlled trial. Lancet Oncol, 2016, 17: 309-318.

50. Kim H, Hyung W, Cho G, et al. Morbidity and mortality of laparoscopic gastrectomy versus open gastrectomy for gastric cancer: an interim report--a phase Ⅲ multicenter, prospective, randomized Trial (KLASS Trial). Ann Surg, 2010, 251(3): 417-420.

51. Hu Y, Huang C, Sun Y, et al. Morbidity and Mortality of Laparoscopic Versus Open D2 Distal Gastrectomy for Advanced Gastric Cancer: A Randomized Controlled Trial. J Clin Oncol, 2016, 34(12): 1350-1357.

52. Noh S, Park S, Yang H, et al. Adjuvant capecitabine plus oxaliplatin for gastric cancer after D2 gastrectomy (CLASSIC): 5-year follow-up of an open-label, randomised phase 3 trial. Lancet Oncol, 2014, 15(12): 1389-1396.

53. Sasako M, Sakuramoto S, Katai H. Five-year outcomes of a randomized phase Ⅲ trial comparing adjuvant chemotherapy with S-1 versus surgery alone in stage Ⅱ or Ⅲ gastric cancer. J Clin Oncol, 2011, 29(33): 4387-4393.

54. Jiao Y, Shi C, Edil BH, et al. DAXX/ATRX, MEN1, and mTOR pathway genes are frequently altered in pancreatic neuroendocrine tumors. Science, 2011, 331: 1199-1203.

55. Yao JC, Hassan M, Phan A, et al. One hundred years after "carcinoid": epidemiology of and prognostic factors for neuroendocrine tumors in 35,825 cases in the United States. J Clin Oncol, 2008, 26: 3063-3072.

56. Garcia-Carbonero R, Capdevila J, Crespo-Herrero G, et al. Incidence, patterns of care and prognostic factors for outcome of gastroenteropancreatic neuroendocrine tumors (GEP-NETs): results from the National Cancer Registry of Spain (RGETNE). Ann Oncol, 2010, 21: 1794-1803.

57. Mayo SC, Herman JM, Cosgrove D, et al. Emerging approaches in the management of patients with neuroendocrine liver metastasis: role of liver-directed and systemic therapies. J Am Coll Surg, 2013, 216: 123-134.

58. Ellison TA, Wolfgang CL, Shi C, et al. A single institution's 26-year experience with nonfunctional pancreatic neuroendocrine tumors: a validation of current staging systems and a new prognostic nomogram. Ann Surg, 2014, 259: 204-212.

59. Han X, Xu X, Jin D, et al. Clinicopathological characteristics and prognosis-related factors of resectable pancreatic neuroendocrine tumors: a retrospective study of 104 cases in a single Chinese center. Pancreas, 2014, 43: 526-531.

60. Falconi M, Eriksson B, Kaltsas G, et al. ENETS Consensus Guidelines Update for the Management of Patients with Functional Pancreatic Neuroendocrine Tumors and Non-Functional Pancreatic Neuroendocrine Tumors. Neuroendocrinology, 2016, 103: 153-171.

61. Pavel M, O´Toole D, Costa F, et al. ENETS Consensus Guidelines Update for the Management of Distant Metastatic Disease of Intestinal, Pancreatic, Bronchial Neuroendocrine Neoplasms (NEN) and NEN of Unknown Primary Site. Neuroendocrinology, 2016, 103: 172-185.

62. Sadowski SM, Neychev V, Millo C, et al. Prospective Study of 68Ga-DOTATATE Positron Emission Tomography/Computed Tomography for Detecting Gastro-Entero-Pancreatic Neuroendocrine Tumors and Unknown Primary Sites. J Clin Oncol, 2016, 34: 588-596.

63. 郑珊. 实用新生儿外科学, 北京: 人民卫生出版社, 2013.

64. 郑珊. 住院医师规范化培训儿外科师范案例. 上海: 上海交通大学出版社, 2016.

65. 孙宁, 郑珊. 小儿外科学. 北京: 人民卫生出版社, 2015.

66. Arnold G. Coran, N. Scott Adzick, Thomas M. Krummel, et al. Pediatric surgery. 7th, United State of America: ELSEVIER, 2012.

67. Lewis Spitz, Arnold G. Coran. Operative Pediatric Surgery. 7th, UK: Taylor and Francis Group, an Informa business, 2013.

第二篇 普通外科

1. Isaji S, Kawarada Y, Uemoto S. Classification of Pancreatic Cancer: Comparison of Japanese and UICC Classifications. Pancreas, 2004, 28(3): 231-234.

2. Lowenfels AB, Maisonneuve P. Epidemiology and prevention of pancreatic cancer. Jpn J Clin Oncol, 2004, 34: 238-244.

3. 吕文超, 崔云甫. 胰腺癌流行病学和病因学研究进展. 世界华人消化杂志, 2011, 19(27): 2805-2809.

4. 马少军, 屈振亮, 孔棣, 等. 胰腺癌流行病学及诊断研究进展. 中国中西医结合外科杂志, 2015, 21(1): 87-92.

5. Hillner BE., Siegel BA., Liu D, et al. Impact of Positron Emission Tomography/Computed Tomography and Positron Emission Tomography (PET) Alone on Expected Management of Patients with Cancer: Initial Results from the National Oncologic PET Registry. J Clin Oncol, 2008, 26(3): 2155-2161.

6. Springett GM., Hoffe SE. Borderline Resectable Pancreatic Cancer: On the Edge of Survival. Cancer Control, 2008, 15(4): 295-307.

7. Klöppel G, Lüttges J. The pathology of ductal-type pancreatic carcinomas and pancreatic intraepithelial neoplasia: insights of clinicians. Curr Gastroenterol Rep, 2004, 6: 111-118.

8. Michalski CW., Kleeff J., Wente MN., et al. Systematic review and meta-analysis of standard and extended lymphadenectomy in pancreaticoduodenectomy for pancreatic cancer. British Journal of Surgery, 2007, 94: 265-273
9. 傅德良,倪泉兴,虞先浚,等. 局部进展期胰腺癌术前介入治疗新方法的应用. 消化外科, 2004, 3(1): 18-22.
10. Edge SB, Byrd DR, Compton CC, et al. AJCC cancer staging manual [M]. New York: Springer, 2010: 1721-1724.
11. 张明娟,刘佳,王甦. 胰腺癌患者胰液中端粒酶表达的Meta分析[J]. 胃肠病学和肝病学杂志, 2013, 22(11): 1099-1101.
12. 李衍训,孙晋津. microRNA:胰腺癌早期诊断的潜在标记物[J]. 中国普通外科杂志, 2014, 23(3): 367-371.
13. 王平,黄镇,崔彦. 胰腺癌的早期诊断. 肿瘤学杂志, 2015, (21): 795-798.
14. Katz MH, Hwang R, Fleming JB, et al. Tumor-node metastasis staging of pancreatic adenocarcinoma [J]. CA Cancer J Clin, 2008, 58(3): 111-125.
15. Halperin DM, Varadhachary GR. Resectable, Borderline Resectable, and Locally Advanced Pancreatic Cancer: What Does It Matter? Curr Oncol Rep, 2014, 16: 366-375
16. Tempero MA, Malafa MP, Behrman SW, et al. Pancreatic adenocarcinoma, version 2. 2014: Featured updates to the NCCN guidelines. J Natl Compr Canc Netw, 2014, 12: 1083-1093.
17. Tol JA, Gouma DJ, Bassi C, et al. Definition of a standard lymphadenectomy in surgery for pancreatic ductal adenocarcinoma: a consensus statement by the International Study Group on Pancreatic Surgery (ISGPS). Surgery, 2014, 156 (3): 591-600.
18. Konstantinidis IT, Warshaw AL, Allen JN, et al. Pancreatic ductal adenocarcinoma: is there a survival difference for R1 resections versus locally advanced unresectable tumors? What is a "true" R0 resection? Ann Surg, 2013, 257(4): 731-736.
19. Hartwig W, Vollmer CM, Fingerhut A, et al. Extended pancreatectomy in pancreatic ductal adenocarcinoma: definition and consensus of the International Study Group for Pancreatic Surgery (ISGPS). Surgery, 2014, 156(1): 1-14.
20. Correa-Gallego C, Dinkelspiel HE, Sulimanoff I, et al. Minimally invasive vs open pancreaticoduodenectomy: systematic review and meta-analysis. J Am Coll Surg, 2014, 218(1): 129-139.
21. 王伟平,胡克,张福泉. 放疗新技术在胰腺癌治疗中的应用. 协和医学杂志, 2015, 6(4): 300-304.

第三篇 血管外科

1. Acosta S, Ogren M, Sternby NH, et al. Clinical implications for the management of acute thromboembolic occlusion of the superior mesenteric artery: autopsy findings in 213 patients. Ann Surg, 2005, 241: 516-522.
2. Foley MI, Moneta GL, Abou-Zamzam AMJr, Edwards JM, et al. Revascularization of the superior mesenteric artery alone for treatment of intestinal ischemia. J Vasc Surg, 2000, 32: 37-47.
3. Jimenez JG, Huber TS, Ozaki CK, et al. Durability of antegrade synthetic aortomesenteric bypass for chronic mesenteric ischemia. J Vasc Surg, 2002, 35: 1078-1084.
4. Sarac TP, Altinel O, Kashyap V, et al. Endovascular treatment of stenotic and occluded visceral arteries for chronic mesenteric ischemia. J Vasc Surg, 2008, 47: 485-491.
5. Stoney RJ, Wylie WJ. Recognition and surgical management of visceral ischaemic syndromes. Ann Surg, 1966, 164: 714-722.

第四篇 神经外科

1. 周良辅. 现代神经外科学. 第2版. 上海:复旦大学出版社, 2015.
2. 吴孟超. 黄家驷外科学. 第8版. 北京:人民卫生出版社, 2014.
3. 陈灏珠. 实用内科学. 第14版. 北京:人民卫生出版社, 2013.
4. 周良辅,吴劲松. 神经导航外科的现状和未来. 中国科学技术前沿,第12卷,中国工程院编. 北京:高等教育出版社, 2010, 6: 387-420.
5. 周良辅. 神经导航外科学. 上海:上海科技教育出版社, 2008.
6. 沈天真,陈星荣. 神经影像学. 上海:上海科学技术出版社, 2004.
7. 沈一平,实用肺吸虫病学. 北京:人民卫生出版社, 2000.
8. 史玉泉,实用神经病学. 上海:上海科学技术出版社, 1994.
9. 毛颖,花玮. 精准神经外科:从宏观到微观[J]. 中华医学杂志, 2015, 95(31): 2510-2511.
10. 王作伟,王长春,杨玉明,等. 成人颅骨骨膜窦的诊治分析[J]. 中国临床神经外科杂志, 2014(2): 65-67.
11. 李海涛,温浩,赵晋明. 人体包虫病治疗临床研究现状[J]. 中国实用外科杂志, 2010(8): 711-713.
12. Mohr J P, Parides M K, Stapf C, et al. Medical management with or without interventional therapy for unruptured brain arteriovenous malformations (ARUBA): a multicentre, non-

blinded, randomised trial [J]. Lancet, 2014, 383(9917): 614-621.

13. Downes A, Pouratian N. Advanced neuroimaging techniques for central neuromodulation [J]. Neurosurgery Clinics of North America, 2014, 25(1): 173-185.
14. Wu J S, Gong X, Song Y Y, et al. 3.0-T intraoperative magnetic resonance imaging-guided resection in cerebral glioma surgery: interim analysis of a prospective, randomized, triple-blind, parallel-controlled trial. [J]. Neurosurgery, 2014, 61 Suppl 1(1-2): 145-154.
15. Ana R R, Juan José E G, Zaida A L, et al. Biomarkers of vasospasm development and outcome in aneurysmal subarachnoid hemorrhage[J]. Journal of the Neurological Sciences, 2014, 341(2): 119-127.
16. Lu J, Wu J, Yao C, et al. Awake language mapping and 3-Tesla intraoperative MRI-guided volumetric resection for gliomas in language areas [J]. Journal of Clinical Neuroscience Official Journal of the Neurosurgical Society of Australasia, 2013, 20(9): 1280-1287.
17. Safaviabbasi S, Maurer A J, Rabb C H. Minimally invasive treatment of multilevel spinal epidural abscess [J]. Journal of Neurosurgery Spine, 2013, 18(1): 32-35.
18. Rosenfeld J V, MaasA I, Bragge P, et al. Early management of severe traumatic brain injury: The Lancet [J]. Lancet, 2012, 380(9847): 1088-1098.
19. Helen K, Tony P, Westbroek E M, et al. Evaluating performance of the spetzler-martin supplemented model in selecting patients with brain arteriovenous malformation for surgery [J]. Stroke, 2012, 43(9): 2497-2499.
20. Min S P, Patel S R, Ludwig J A, et al. Activity of temozolomide and bevacizumab in the treatment of locally advanced, recurrent, and metastatic hemangiopericytoma and malignant solitary fibrous tumor [J]. Cancer, 2011, 117(21): 4939-4947.
21. Ragel B T, Jensen R L. Aberrant signaling pathways in meningiomas [J]. Journal of neuro-oncology, 2010, 99(3): 315-324.
22. Hemminki K, Tretli S J, Johannesen T, et al. Familial risks in nervous-system tumours: a histology-specific analysis from Sweden and Norway [J]. Lancet Oncology, 2009, 10(5): 481-488.
23. Naama O, Gazzaz M, Akhaddar A, et al. Cavernous hemangioma of the skull: 3 case reports [J]. Surgical Neurology, 2008, 70(6): 654-659.
24. MaasA I R, Nino S, Ross B. Moderate and severe traumatic brain injury in adults [J]. Lancet Neurology, 2008, 7(8): 728-741.
25. Chinot O L, Maryline B, Stephane F, et al. Correlation between O6-methylguanine-DNA methyltransferase and survival in inoperable newly diagnosed glioblastoma patients treated with neoadjuvant temozolomide [J]. Journal of Clinical Oncology, 2007, 25(12): 1470-1475.
26. Nakada M, Nakada S, Demuth T, et al. Molecular targets of glioma invasion [J]. Cellular & Molecular Life Sciences Cmls, 2007, 64(4): 458-478.
27. Nathoo N, Narotam P K, Nadvi S, et al. Taming an old enemy: a profile of intracranial suppuration [J]. World Neurosurgery, 2012, 77(3-4): 484-490.
28. Valadka A B, Robertson C S. Surgery of cerebral trauma and associated critical care [J]. Neurosurgery, 2007, 61(1 Suppl): 203-220.

下 册

第五篇 胸心外科

1. Coselli JS, Bozinovski J, LeMaire SA. Open surgical repair of 2286 thoracoabdominal aortic aneurysms. Ann Thorac Surg, 2007, 83: S862-864, discussion S890-892.
2. Sundt TM 3rd, Orszulak TA, Cook DJ, et al. Improving results of open arch replacement. Ann Thorac Surg, 2008, 86: 787-796, discussion 787-796.
3. Taggart DP, Altman DG, Gray AM, et al. Randomized trial to compare bilateral vs. single internal mammary coronary artery bypass grafting: 1-year results of the Arterial Revascularisation Trial (ART). Eur Heart J, 2010, 31: 2470-2481.
4. Lytle BW, Blackstone EH, Sabik JF, et al. The effect of bilateral internal thoracic artery grafting on survival during 20 postoperative years. Ann Thorac Surg, 2004, 78: 2005-2012, discussion 2012-2014.
5. Loop FD, Lytle BW, Cosgrove DM, et al. Influence of the internal-mammary-artery graft on 10-year survival and other cardiac events. N Engl J Med, 1986, 314: 1-6.
6. Kolessov VI. Mammary artery-coronary artery anastomosis as method of treatment for angina pectoris. J Thorac Cardiovasc Surg, 1967, 54: 535-544.
7. Sun L, Qi R, Zhu J, et al. Total arch replacement combined

with stented elephant trunk implantation: a new "standard" therapy for type a dissection involving repair of the aortic arch? Circulation, 2011, 123: 971-978.

8. Borst HG, Walterbusch G, Schaps D. Extensive aortic replacement using "elephant trunk" prosthesis. Thorac Cardiovasc Surg, 1983, 31: 37-40.
9. Phan K, Xie A, Tian DH, et al. Systematic review and meta-analysis of surgical ablation for atrial fibrillation during mitral valve surgery. Ann Cardiothorac Surg, 2014, 3(1): 3-14.
10. Goldstone AB, Patrick WL, Cohen JE, et al. Early surgical intervention or watchful waiting for the management of asymptomatic mitral regurgitation: a systematic review and meta-analysis. Ann Cardiothorac Surg, 2015, 4 (3): 220-229.
11. Gillinov AM, Blackstone EH, Nowicki ER, et al. Valve repair versus valve replacement for degenerative mitral valve disease. J Thorac Cardiovasc Surg, 2008, 135: 885-893, 893. e1-2.
12. Yan TD, Cao C, Martens-Nielsen J, et al. Transcatheter aortic valve implantation for high-risk patients with severe aortic stenosis: A systematic review. J Thorac Cardiovasc Surg, 2010, 139: 1519-1528.
13. Holmes DR Jr, Mack MJ, Kaul S, et al. 2012 ACCF/AATS/SCAI/STS expert consensus document on transcatheter aortic valve replacement: developed in collaboration with the American Heart Association, American Society of Echocardiography, European Association for Cardio-Thoracic Surgery, Heart Failure Society of America, Mended Hearts, Society of Cardiovascular Anesthesiologists, Society of Cardiovascular Computed Tomography, and Society for Cardiovascular Magnetic Resonance. Ann Thorac Surg, 2012, 93: 1340-1395.
14. Lefèvre T, Kappetein AP, Wolner E, et al. One year follow up of the multi-centre European PARTNER transcatheter heart valve study. Eur Heart J, 2011, 32: 148-157.
15. Glauber M, Ferrarini M, Miceli A. Minimally invasive aortic valve surgery: state of the art and future directions. Ann Cardiothorac Surg, 2015, 4(1): 26-32.
16. Indraratna P, Ang SC, Gada H, et al. Systematic review of the cost-effectiveness of transcatheter aortic valve implantation. J Thorac Cardiovasc Surg, 2014, 148: 509-514.
17. Slaughter MS, Rogers JG, Milano CA, et al. Advanced heart failure treated with continuous-flow left ventricular assist device. N Engl J Med, 2009, 361: 2241-2251.
18. Neyt M, Van den Bruel A, Smit Y, et al. The cost-utility of left ventricular assist devices for end-stage heart failure patients ineligible for cardiac transplantation: a systematic review and critical appraisal of economic evaluations. Ann Cardiothorac Surg, 2014, 3(5): 439-449.
19. Anton-Pacheco JL, Cano I, Garcia A, et al. Patterns of management of congenital tracheal stenosis. J Pediatric Surg, 2003, 38(10): 1452-1458.
20. Sophie C, Hofferberth MBBS, Karen Watters, et al. Management of congenital tracheal stenosis. Pediatrics, 2015, 136 (3): e660-e670.
21. Goyal V, Masters IB, Chang AB. Interventions for primary (intrinsic) tracheomalacia in children. Cochrane Database Syst Rec, 2012, 17, 10: CD005304.
22. Al Habib HF, Jacobs JP, Mavroudis C, et al. Contemporary patterns of management of tetralogy of Fallot: data from the society of thoracic surgeons database. Ann Thorac Surg, 2010, 90: 813-820.
23. Tirilomis T, Friedrich M, Zenker D, et al. Indication for reoperation late after correction of tetralogy of Fallot. Cardiol Young, 2010, 20: 396-401.
24. Warnes CA, Williams RG, Bashore TM, et al. ACC/AHA 2008 guidelines for the management of adults with congenital heart disease: executive summary: a report of the American College of Cardiology/American Heart Association Task Force on Practice Guidelines (Writing Committee to Develop Guildelines for the Management of Adults with Congenital Heart Disease). J Am CollCardiol, 2008, 52: 1890-1947.
25. Warner KG, O'Brien PK, Rhodes J, et al. Expanding the indications for pulmonary valve replacement after repair of tetralogy of Fallot. Ann ThoracSurg, 2003, 76: 1066-1071, discussion 1071-1072.
26. Discigil B, Dearani JA, Puga FJ, et al. Late pulmonary valve replacement after repair of tetralogy of Fallot. J Thorac Cardiovasc Surg, 2001, 121: 344-351.
27. Kwon YS. Pleural infection and empyema. Tuberc Respir Dis (Seoul). 2014 Apr, 76(4): 160-162.
28. Lisboa T, Waterer GW, Lee YC. Pleural infection: changing bacteriology and its implications. Respirology, 2011, 16(4): 598-603.
29. Burgos J, Falcó V, Pahissa A. The increasing incidence of empyema. Curr Opin Pulm Med, 2013, 19(4): 350-356.
30. Chung JH, Lee SH, Kim KT, et al. Optimal timing of thoracoscopic drainage and decortication for empyema. Ann Thorac Surg, 2014, 97(1): 224-229.
31. Ho HY, Chen CW, Li MC, et al. A novel and effective acupuncture modality as a complementary therapy to acute pain

relief in inpatients with rib fractures. Biomed J, 2014, 37(3):147-155.

32. 李燕书,孟繁杰. 迟发性创伤性膈疝一例. 中华疝和腹壁外科杂志:电子版,2015(1):77-77.

33. 杨宁,冯永健,薛会岗等. 肋骨环抱接骨器在肋骨骨折治疗中的应用. 中华损伤与修复杂志:电子版,2011,06(4):49-51.

34. 刘福升,徐建华,宫理达,等. 电视胸腔镜联合肋骨接骨板治疗多发性肋骨骨折合并血胸 36 例. 中国微创外科杂志,2015(4):336-338.

35. 吴孟超,吴在德. 黄家驷外科学[M]. 第 7 版. 北京:人民卫生出版社,2008.

36. Herbst RS, Heymach JV, Lippman SM. Lung Cancer. N Engl J Med, 2008, 359:1367-1380.

37. Enzinger PC, Mayer RJ. Esophageal Cancer. N Engl J Med, 2003, 349:2241-2252.

38. Gonzalez-Rivas D, Fieira E, Delgado M, et al. Uniportal video-assisted thoracoscopic lobectomy. J Thorac Dis, 2013, 5 Suppl 3:S234-245.

39. McKenna RJ Jr, Houck W, Fuller CB. Video-assisted thoracic surgery lobectomy: experience with 1,100 cases. Ann Thorac Surg, 2006, 81(2): 421-425, discussion 425-426.

40. Battoo A, Jahan A, Yang Z, et al. Thoracoscopic pneumonectomy: an 11-year experience. Chest, 2014, 146(5): 1300-1309.

41. Macchiarini P, Jungebluth P, Go T, et al. Clinical transplantation of a tissue-engineered airway. Lancet, 2008, 372: 2023-2030.

42. Gonfiotti A, Jaus MO, Barale D, et al. The first tissue-engineered airway transplantation: 5-year follow-up results. Lancet, 2014, 383:238-244.

43. Sato T, Nakamura T. Tissue-engineered airway replacement. Lancet 2008, 372:2003-2004.

44. Trotter, M. A. Hopkins, P. M., Advanced therapies for COPD-What's on the horizon? Progress in lung volume reduction and lung transplantation, J Thorac Dis, 2014, 6(11):1640-1653.

45. Claire Davey, Zaid Zoumot. Bronchoscopic lung volume reduction with endobronchial valves for patients with heterogeneous emphysema and intact interlobar fissures (the BeLieVeR-HIFi study): a randomized controlled trial, Lancet, 2015, 386:1066-1073.

46. N. S. Hopkinson, S. V. Kemp. Atelectasis and survival after bronchoscopic lung volume reduction for COPD. Eur Respir J, 2011, 37:1346-1351.

47. Robert M. Kaplan. PhD Quality of Well-being Outcomes in the National Emphysema Treatment Trial. CHEST, 2015, 147(2):377-387.

48. Vincent Ninane, Christian Geltner. Multicentre European study for the treatment of advanced emphysema with bronchial valves. Eur Respir J, 2012, 39:1319-1325.

49. Davidson MR, Gazdar AF, Clarke BE. The pivotal role of pathology in the management of lung cancer. J Thorac Dis, 2013, 5 Suppl 5:S463-478.

50. Goldstraw P, Crowley J, Chansky K, et al. The IASLC Lung Cancer Staging Project: proposals for the revision of the TNM stage groupings in the forthcoming (seventh) edition of the TNM Classification of malignant tumours. J Thorac Oncol, 2007, 2(8):706-714.

51. Shepherd FA, Crowley J, Van Houtte P, et al. The International Association for the Study of Lung Cancer lung cancer staging project: proposals regarding the clinical staging of small cell lung cancer in the forthcoming (seventh) edition of the tumor, node, metastasis classification for lung cancer. J Thorac Oncol, 2007, 2(12):1067-1077.

52. Kalemkerian GP, Gadgeel SM. Modern staging of small cell lung cancer. J Natl Compr Canc Netw, 2013, 11(1): 99-104.

53. Travis WD, Brambilla E, Riely GJ. New pathologic classification of lung cancer: relevance for clinical practice and clinical trials. J Clin Oncol, 2013, 31(8):992-1001.

54. Reveliotis K, Kalavrouziotis G, Skevis K, et al. Wedge resection and segmentectomy in patients with stage I non-small cell lung carcinoma. Oncol Rev, 2014, 8(2):234.

55. Artal CA, Calera UL, Hernando CJ. Adjuvant chemotherapy in non-small cell lung cancer: state-of-the-art. Transl Lung Cancer Res, 2015, 4(2):191-197.

56. Travis WD, Brambilla E, Burke AP, et al. Introduction to The 2015 World Health Organization Classification of Tumors of the Lung, Pleura, Thymus, and Heart. J Thorac Oncol, 2015, 10(9):1240-1242.

57. Pelosi G, Barbareschi M, Cavazza A, et al. Large cell carcinoma of the lung: a tumor in search of an author. A clinically oriented critical reappraisal. Lung Cancer, 2015, 87(3):226-231.

58. Rusch VW, Asamura H, Watanabe H, et al. The IASLC lung cancer staging project: a proposal for a new international lymph node map in the forthcoming seventh edition of the TNM classification for lung cancer. J Thorac Oncol, 2009, 4(5):568-577.

59. 支修益,石远凯,于金明. 中国原发性肺癌诊疗规范

（2015 年版）. 中华肿瘤杂志,2015,37(1):67-78.

60. Jett JR, Schild SE, Kesler KA, et al. Treatment of small cell lung cancer: Diagnosis and management of lung cancer, 3rd ed: American College of Chest Physicians evidence-based clinical practice guidelines. Chest, 2013, 143 (5 Suppl): e400S-419S.

61. Eguchi T, Kadota K, Park BJ, et al. The new IASLC-ATS-ERS lung adenocarcinoma classification: what the surgeon should know. Semin Thorac Cardiovasc Surg, 2014, 26(3): 210-222.

62. Rusch VW, Asamura H, Watanabe H, et al. The IASLC lung cancer staging project: a proposal for a new international lymph node map in the forthcoming seventh edition of the TNM classification for lung cancer. J Thorac Oncol, 2009, 4 (5):568-577.

63. Roesch J, Andratschke N, Guckenberger M. SBRT in operable early stage lung cancer patients. Transl Lung Cancer Res, 2014, 3(4):212-224.

64. Sakurai H, Asamura H. Sublobar resection for early-stage lung cancer. Transl Lung Cancer Res, 2014, 3 (3): 164-172.

65. 张善通,陈张根,贾兵. 小儿胸心外科学. 上海:上海科学技术文献出版社,2007.

66. 马弗蒂斯贝克[美]. 小儿心脏外科学. 第 3 版. 刘锦纷,译. 北京:北京大学医学出版社,2005.

第六篇 泌尿外科

1. 石美鑫,熊汝成,李鸿儒,等. 实用外科学. 北京:人民卫生出版社,1992.

2. 吴阶平. 吴阶平泌尿外科学. 济南:山东科学技术出版社,2004.

3. 张元芳. 现代泌尿外科和男科学. 上海:复旦大学出版社,2003.

4. 那彦群,叶章群,孙颖浩,等. 中国泌尿外科疾病诊断治疗指南(2014 版). 北京:人民卫生出版社,2014.

5. Helfand BT, Catalona WJ. The epidemiology and clinical implications of genetic variation in prostate cancer. Urol Clin North Am, 2014, 41(2):277-297.

6. Grossfeld GD, Litwin MS, Wolf Jr JS, et al. Evaluation of asymptomatic microscopic hematuria in adults: The American Urological Association Best Practice Policy—Part I & Part II: Definition, Prevalence and Etiology & Patient evaluation, cytology, voided markers, imaging, cystoscopy, nephrology evaluation and follow-up. Urol, 2001, 57:599-609.

7. 谢向辉,黄澄如. 肾盂输尿管连接部梗阻//黄澄如. 实用小儿泌尿外科学. 北京:人民卫生出版社,2006,198-222.

8. 毕允力,阮双岁,肖现民,等. 后腹腔镜下肾盂成形术在小儿肾积水手术中的应用. 中华泌尿外科杂志,2007,28:518-519.

9. Adams MC, Hendren WH. Megaureter and prune-belly syndrome. 16th ed. Pediatric Surgery, 2006, 1771-1790.

10. Horst M, Smith GHH. Pelvi-ureteric junction obstruction in duplex kidneys. Br J Urol, 2008, 101:1580-1584.

11. Prakash R, Rajini T, Venkatiah J, et al. Double ureter and duplex system: a cadaver and radiological study. J Urol, 2011, 8:145-148.

12. Figueroa VH, Chavhan GB, Oudjhane K, et al. Utility of MR urography in children suspected of having ectopic ureter. Pediatr Radiol, 2014, 44:956-962.

13. Puri P, Chertin B, Velayudham M, et al. Treatment of vesicoureteral reflux by endoscopic injection of dextranomer/hyaluronic acid copolymer: Preliminary results. J Urol, 2003, 170:1541-1544; discussion 1544.

14. Snodgrass W, Elmore J. Initial experience with staged buccal graft (Bracka) hypospadias reoperations. J Urol, 2004, 172 (4 Pt 2):1720-1724. discussion 1724.

15. 那彦群,郭震华. 实用泌尿外科学. 北京:人民卫生出版社,2011.

16. Emil A. Tanagho, Jack W. McAninch. Smith´s General Urology. 17th ed. New York: Mc Graw Hill, 2008.

17. Wagenlehner FM, Naber KG. Antimicrobial treatment of prostatitis. Expert Rev Anti Infect Ther, 2003, 1 (2): 275-282.

18. Wein AJ, Kavoussi LRm, Novick AC, et al. Campbell-Walsh Urology, 9th ed. Philadephia: Saunders, 2007.

19. Anothaisintawee T, Attia J, Nickel JC, et al. Management of chronic prostatitis/chronic pelvic pain syndrome: a systematic review and network meta-analysis. JAMA, 2011, 305(1):78-86.

20. 赵辨. 中国临床皮肤病学. 南京:江苏科学技术出版社,2010.

21. 中国疾病预防控制中心性病控制中心,中华医学会皮肤性病学分会性病学组,中国医师协会皮肤科医师分会性病亚专业委员会. 梅毒、淋病、生殖器疱疹、生殖道沙眼衣原体感染诊疗指南(2014),中华皮肤科学杂志,2014, 47(5):365-372.

22. Wein AJ, Kavoussi LR, Novick AC, et al. Campbell-WalshUrology (10th Edition). PA, USA: Saunders Elsevier, 2012.

23. Cek M, Lenk S, Naber KG, et al. EAU guidelines for the management of genitourinary tuberculosis. European

Urology,2005,48(3):353-362.

24. 叶章群,邓耀良,董诚,等. 泌尿系结石(第2版). 北京:人民卫生出版社,2010.
25. 邓耀良,叶章群,李虹,等,泌尿系结石临床诊断治疗学:从指南到临床. 北京:人民卫生出版社,2009.
26. 吴阶平. 吴阶平泌尿外科学. 济南:山东科学技术出版社,2004.
27. 张元芳. 现代泌尿外科和男科学. 上海:复旦大学出版社,2003.
28. Wein AJ,Kavoussi LRm,Novick AC,et al. Campbell-Walsh Urology,9th ed. Philadephia:Saunders,2007.
29. McConnell JD,Roehrborn CG,Bautista OM,et al. The long-term effect of doxazosin, finasteride, and combination therapy on the clinical progression of benign prostatic hyperplasia. N Engl J Med,2003,349:2387-2398.
30. Baker LH,Bahnson RR,Hanks GE,et al. NCCN practice guidelines for prostate cancer. Oncology-New York,2000,14(11):111-119.
31. Ciezki JP. Prostate brachytherapy for localized prostate cancer. Curr Treat Options Oncol,2005,6:389-393.
32. 王国民,徐志兵,朱延军,等. ^{125}I放射性粒子永久植入治疗前列腺癌. 中华泌尿外科杂志,2005,26:263-266.
33. Wein AJ,Kavoussi LRm,Novick AC,et al. Campbell-Walsh Urology,9th ed. Philadephia:Saunders,2007.
34. Klahr S,Morrissey J. Obstructive nephropathy and renal fibrosis. Am J Physiol,2002,283:861-875.
35. Manoj Monga,William W,Beeman MA Bsc. Advanced intrarenal ureteroscopic procedures. Urologic Clinics of North American,2004,31:129-135.
36. Tekgül S,Riedmiller H,Gerharz E,et al. EAU 2008 guidelines on paediatric urology: vesicoureteric reflux (VUR),2008,47-52.
37. Cristian S,Cristian M,Cristian P,et al. Management of idiopathic retroperitoneal fibrosis from the urologist´s perspective. Ther Adv Urol,2015 Apr; 7(2):85-99.
38. Portis AJ,Rygwall R,Holtz C,et al. Ureteroscopic laser lithotripsy for upper urinary tract calculi with active fragment extraction and computerized tomography followup. J Urol,2006,175(6):2129-2133.
39. Andersson KE. Mechanisms of Disease:central nervous system involvement in overactive bladder syndrome. Nat Clin Pract Urol,2004,1:103-108.
40. Abrams P,Cardozo L,Fall M,et al. The standardisation of terminology of lower urinary tract function:Report from the standardization sub-committee of the International Continence Society. Neurourol Urodyn, 2002, 21(2):167-178.
41. Abrams P,Cardozo L,Khoury S,et al. Incontinence. Plymouth:Health Publications,2005.
42. 丁自海,李忠华,苏泽轩,等,泌尿外科临床解剖学图谱. 济南:山东科学技术出版社,2005.
43. MurphyAM, McKiernan JM. Reoperative retroperitoneal lymph-node dissection for testicular germ cell tumor. World J Urol,2009,27(4):501-506.
44. Gulleroglu K, Gulleroglu B, Baskin E. Nutcracker syndrome. World J Nephrol,2014,3(4):277-281.
45. Avgerinos ED,McEnaney R,Chaer RA. Surgical and endovascular interventions for nutcracker syndrome. Semin Vasc Surg,2013,26(4):170-177.
46. Lue T,Giuliano F,et al. Sexual dysfunction in men. 2nd international consultation on erectile and sexual dysfunctions. Paris,2003.
47. Stratakis CA. Adrenal cancer in 2013:Time to individualize treatment for adrenocortical cancer? Nat Rev Endocrinol,2014,10(2):76-78.
48. Berruti A,Baudin E,Gelderblom H,et al. Adrenal cancer: ESMO Clinical Practice Guidelines for diagnosis,treatment and follow-up. Ann Oncol,23 Suppl vii131-138,2012.
49. 孙颖浩. 机器人泌尿外科手术学. 北京:人民卫生出版社,2015.
50. 陈海启,钱仁义. 体外冲击波碎石技术. 西安:第四军医大学出版社,2011.

第七篇 骨科

1. Brauer Carmen A,Coca-Perraillon Marcelo,Cutler David M,et al. Incidence and mortality of hip fractures in the United States [J]. JAMA:The Journal of the American Medical Association,2009,302(14):1573-1579.
2. van Embden D,Rhemrev SJ,Meylaerts SA,et al. The comparison of two classifications for trochanteric femur fractures: the AO/ASIF classification and the Jensen classification [J]. Injury,2010,41(4):377-381.
3. Hernández-Vaquero D,Pérez-Hernández D,Suárez-Vázquez A,et al. Reverse oblique intertrochanteric femoral fractures treated with the gamma nail [J]. Int Orthop,2005,29(3):164-167.
4. Sidhu AS,Singh AP,Singh AP,et al. Total hip replacement as primary treatment of unstable intertrochanteric fractures in elderly patients [J]. Int Orthop,2010,34(6):789-792.
5. Robert J. Pignolo,Eileen M. Shore,Frederick S. Kaplan. Fibrodysplasia Ossificans Progressiva:Diagnosis,Management,and Therapeutic Horizons [J]. Pediatr Endocrinol Rev,

2013,10:437-448.

6. Marschall B. Berkes, Milton T. M. Little, Patrick C. Outcomes of Schatzker II Tibial Plateau Fracture Open Reduction Internal Fixation Using Structural Bone Allograft [J]. Journal of Orthopaedic Trauma, 2014, (2):97-102.
7. David W. Zeltser, Seth S. Leopold. Classifications in Brief: Schatzker Classification of Tibial Plateau Fractures [J]. Clinical Orthopaedics and Related Research, 2013, 471(2): 371-374.
8. Lionel E. Lazaro, David S. Wellman, Nadine C. Effect of Computerized Tomography on Classification and Treatment Plan for Patellar Fractures [J]. Journal of Orthopaedic Trauma, 2013, 27(6):336-344.
9. Makram Zrig, Hedi Annabi, Taoufik Ammari, et al. Acute tibial tubercle avulsion fractures in the sporting adolescent [J]. Archives of Orthopaedic and Trauma Surgery, 2008, 128 (12):1437-1442.
10. Harms J, Melcher RP. Posterior C1-C2 fusion with polyaxial screw and rod fixation [J]. Spine, 2001, 26 (22): 2467-2471.
11. Magerl F, Seemann P. Stable posterior fusion of the atlas and axis by transarticular screw fixation. In: Kehr P, Weidner A, eds. Cervical Spine 1. New York, NY: Springer-Verlag, 1987:322-367.
12. Resnick DK, Lapsiwala S, Trost GR. Anatomic suitability of the C1-C2 complex for pedicle screw fixation [J]. Spine, 2002, 27(14):1494-1498.
13. Wright NM. Posterior C2 fixation using bilateral, crossing C2 laminar screws: case series and technical note[J]. J Spinal Disord Tech, 2004, 17(2):158-162.
14. 周天健,李建军. 脊柱脊髓损伤现代康复与治疗. 北京:人民卫生出版社,2006.
15. 过邦辅. 矫形外科学. 北京:科学技术文献出版社,2004.
16. 冯传汉. 临床骨科学. 北京:人民卫生出版社,2004.
17. 胥少汀,葛宝丰,徐印坎. 实用骨科学. 北京:人民军医出版社,2005.
18. 王澍寰. 临床骨科学. 上海:上海科学技术出版社,2005.
19. 李世民,党耕町. 临床骨科学. 天津:天津科学技术出版社,1998.
20. Harry N. Herkowitz. Rothman-Simeone. THE SPINE. 北京:科学出版社,2001.
21. David JR, Wenger DR, Mubarak SJ. Congenital muscular torticollis: sequela of intrauterine or perimatal compartment syndrome, J Pediatr Orthop, 1993, 13:141.
22. Coventry MB, Harris L. Congenital Muscular torticollis in infancy: some observations regarding treatment, J Bone Jiont Surg, 1959, 41A:815.
23. Woodward JW. Congenital elevation of the scapula: correction by release and transplantation of muscle origins: a preliminary report, J Bone Joint Surg, 1961, 43A:219.
24. Wynne-Davies R. Acetabular dysplasia and familial joint laxity: two etiological factors in congenital dislocation of the hip: a review of 589 patients and their families, J Bone Joint Surg, 1970, 52B:704.
25. Gao GX, Lee EH, Bose K. Surgical management of congenital and habitual dislocation of the patella. J Pediatr Orthop, 1990, 10:255.
26. Boyd HB. Congenital pseudarthrosis: treatment by dual bone grafts. J Bone Joint Surg, 1941, 23:497.
27. Ilizarov GA. The principles of the Ilizarov method, Bull Hosp Jt Dis, 1988, 48:1.
28. Anderson DJ, Schoenecker PL, Sheridan JJ, et al. Use of an intramedullary rod for the treatment of congenital pseudarthrosis of the tibia, J Bone Joint Surg, 1992, 74A:161.
29. Biondi DM. Cervicogenic headache: a review of diagnostic and treatment strategies. [J] J Am Osteopath Assoc, 2005, 105(4 Suppl 2):16S-22S.
30. McLean SA. The potential contribution of stress systems to the transition to chronic whiplash-associated disorders. Spine (Phila Pa 1976), 2011, 36(25 Suppl):S226-232.
31. Butt S, Saifuddin A. The imaging of lumbar spondylolisthesis. Clinical radiology, 2005, 60(5):533-546.
32. Sears W. Posterior lumbar interbody fusion for lytic spondylolisthesis: restoration of sagittal balance using insert-and-rotate interbody spacers. The spine journal: official journal of the North American Spine Society, 2005, 5(2):161-169.
33. Gaetani P, Aimar E, Panella L, et al. Functional disability after instrumented stabilization in lumbar degenerative spondylolisthesis: a follow-up study. Functional neurology, 2006, 21(1):31-37.
34. Chaput C, Padon D, Rush J, et al. The significance of increased fluid signal on magnetic resonance imaging in lumbar facets in relationship to degenerative spondylolisthesis. Spine, 2007, 32(17):1883-1887.
35. Weinstein JN, Lurie JD, Tosteson TD, et al. Surgical versus nonsurgical treatment for lumbar degenerative spondylolisthesis. The New England journal of medicine, 2007, 356 (22):2257-2270.
36. Ha KY, Na KH, Shin JH, et al. Comparison of posterolateral fusion with and without additional posterior lumbar interbody fusion for degenerative lumbar spondylolisthesis. Journal of spinal disorders & techniques, 2008, 21 (4):

229-234.

37. Cheng L, Nie L, Zhang L. Posterior lumbar interbody fusion versus posterolateral fusion in spondylolisthesis: a prospective controlled study in the Han nationality. International orthopaedics, 2009, 33(4): 1043-1047.
38. Herkowitz HN. Degenerative lumbar spondylolisthesis: evolution of surgical management. The spine journal: official journal of the North American Spine Society, 2009, 9(7): 605-606.
39. Herkowitz HN. Degenerative lumbar spondylolisthesis: a surgeon's perspective of 30 years in practice. The spine journal: official journal of the North American Spine Society, 2010, 10(10): 916-917.
40. Devkota P, Shrestha SK, Krishnakumar R, et al. Posterior lumbar interbody fusion for the management of spondylolisthesis. Nepal Medical College journal: NMCJ, 2011, 13(1): 46-49.
41. Park JH, Hyun SJ, Roh SW, et al. A comparison of unilateral laminectomy with bilateral decompression and fusion surgery in the treatment of grade I lumbar degenerative spondylolisthesis. Acta neurochirurgica, 2012, 154(7): 1205-1212.
42. Alfieri A, Gazzeri R, Prell J, et al. The current management of lumbar spondylolisthesis. Journal of neurosurgical sciences, 2013, 57(2): 103-113.
43. Cheung NK, Ferch RD, Ghahreman A, et al. Long-term follow-up of minimal-access and open posterior lumbar interbody fusion for spondylolisthesis. Neurosurgery, 2013, 72(3): 443-450; discussion 50-51.
44. Ghogawala Z, Shaffrey CI, Asher AL, et al. The efficacy of lumbar discectomy and single-level fusion for spondylolisthesis: results from the NeuroPoint-SD registry: clinical article. Journal of neurosurgery Spine, 2013, 19(5): 555-563.
45. Rioullon G, Lachaniette CH, Poignard A, et al. Outcomes of anterior lumbar interbody fusion in low-grade isthmic spondylolisthesis in adults: a continuous series of 65 cases with an average follow-up of 6.6 years. Orthopaedics & traumatology, surgery & research: OTSR, 2013, 99(2): 155-161.
46. Tang S. Traumatic lumbar spondylolisthesis. Pakistan journal of medical sciences, 2013, 29(1): 239-241.
47. Podichetty VK, Daniel M. Investigating non-operative treatment options for lumbar spinal stenosis. European spine journal: official publication of the European Spine Society, the European Spinal Deformity Society, and the European Section of the Cervical Spine Research Society, 2007, 16(6): 851-852; author reply 3.
48. Sinikallio S, Aalto T, Airaksinen O, et al. Lumbar spinal stenosis patients are satisfied with short-term results of surgery-younger age, symptom severity, disability and depression decrease satisfaction. Disability and rehabilitation, 2007, 29(7): 537-544.
49. Weiner BK, Patel NM, Walker MA. Outcomes of decompression for lumbar spinal canal stenosis based upon preoperative radiographic severity. Journal of orthopaedic surgery and research, 2007, 2: 3.
50. Chi D, Miyamoto K, Hosoe H, et al. Symptomatic lumbar mobile segment with spinal canal stenosis in a fused spine associated with diffused idiopathic skeletal hyperostosis. The spine journal: official journal of the North American Spine Society, 2008, 8(6): 1019-1023.
51. Fu YS, Zeng BF, Xu JG. Long-term outcomes of two different decompressive techniques for lumbar spinal stenosis. Spine, 2008, 33(5): 514-518.
52. Harrast MA. Epidural steroid injections for lumbar spinal stenosis. Current reviews in musculoskeletal medicine, 2008, 1(1): 32-38.
53. Sangwan SS, Kundu ZS, Walecha P, et al. Degenerative lumbar spinal stenosis-results of expansive laminoplasty. International orthopaedics, 2008, 32(6): 805-808.
54. Ebell MH. Diagnosing lumbar spinal stenosis. American family physician, 2009, 80(10): 1145.
55. Jansson KA, Nemeth G, Granath F, et al. Health-related quality of life (EQ-5D) before and one year after surgery for lumbar spinal stenosis. The Journal of bone and joint surgery British volume, 2009, 91(2): 210-216.
56. Mayer HM, Korge A. Microsurgical decompression of degenerative lumbar spinal stenosis. European spine journal: official publication of the European Spine Society, the European Spinal Deformity Society, and the European Section of the Cervical Spine Research Society, 2009, 18(12): 1989-1990.
57. Chen E, Tong KB, Laouri M. Surgical treatment patterns among Medicare beneficiaries newly diagnosed with lumbar spinal stenosis. The spine journal: official journal of the North American Spine Society, 2010, 10(7): 588-594.
58. Keorochana G, Tawonsawatruk T, Laohachareonsombat W, et al. The results of decompression and instrumented fusion with pedicular screw plate system in degenerative lumbar scoliosis patients with spinal stenosis: a prospective observational study. J Med Assoc Thai, 2010, 93(4): 457-461.
59. Weinstein JN, Tosteson TD, Lurie JD, et al. Surgical versus nonoperative treatment for lumbar spinal stenosis four-year results of the Spine Patient Outcomes Research Trial.

Spine,2010,35(14):1329-1338.

60. El-Abed K,Barakat M,Ainscow D. Multilevel lumbar spinal stenosis decompression:midterm outcome using a modified hinge osteotomy technique. Journal of spinal disorders & techniques,2011,24(6):376-380.

61. Aalto T,Sinikallio S,Kroger H,et al. Preoperative predictors for good postoperative satisfaction and functional outcome in lumbar spinal stenosis surgery--a prospective observational study with a two-year follow-up. Scandinavian journal of surgery:SJS:official organ for the Finnish Surgical Society and the Scandinavian Surgical Society,2012,101(4):255-260.

62. Issack PS,Cunningham ME,Pumberger M,et al. Degenerative lumbar spinal stenosis: evaluation and management. The Journal of the American Academy of Orthopaedic Surgeons, 2012,20(8):527-535.

63. Steinmann JC, Herkowitz HN, el-Kommos H, et al. Spinal pedicle fixation. Confirmation of an image-based technique for screw placement. Spine(Phila Pa 1976),1993,18(13): 1856-1861.

64. Tjardes T,Shafizadeh S,Rixen D,et al. Image-guided spine surgery:state of the art and future directions. Eur Spine J, 2010,19(1):25-45.

65. Patil S,Lindley EM,Burger EL,et al. Pedicle screw placement with O-arm and stealth navigation. Orthopedics,2012, 35(1):e61-65.

66. Geerling J, Gösling T, Gösling A, et al. Navigated pedicle screw placement:experimental comparison between CT- and 3D fluoroscopy-based techniques. Comput Aided Surg, 2008,13(3):157-166.

67. DiMeglio LA, Peacock M. Two-year clinical trial of oral alendronate versus intravenous pamidronate in children with osteogenesis imperfecta. J. Bone Miner. Res,2006,21 (1): 132-140.

68. Aviezer D, Golembo M, Yayon A. Fibroblast growth factor receptor-3 as a therapeutic target for Achondroplasia——genetic short limbed dwarfism. Curr Drug Targets, 2003, 4 (5):353-365.

69. Kinoshita A,Saito T,Tomita H,et al. Domain specific mutations in TGFB1 result in Camurati Engelmann disease. Nature Genetics,2000,26(1):19-20.

70. Hall C. Caffey disease. Orphanet encyclopedia. 2005,(2): 1-4.

71. Wang W, Kong L, Zhao H, et al, Thoracic myelopathy caused by ossification of ligamentum flavum of which fluorosis as an etiology factor. J Orthop Surg,2006,11(2): 1-10.

72. Ponder KP,Haskins ME. Gene therapy for mucopolysaccharidosis. Expert Opin Biol Ther,2007,7(9):1333-1345.

73. Siris ES,Lyles KW,Singer FR,et al. Medical management of Paget′s disease of bone:indications for treatment and review of current therapies. J Bone Miner Res,2006,21 Suppl 2:94-98.

74. Li C, Wang HR, Li XL, et al. The relation between zoledronic acid infusion and interbody fusion in patients undergoing transforaminal lumbar interbody fusion surgery. Acta Neurochir (Wien),2012,154(4):731-738.

75. Hsu AR, Anderson RB, Cohen BE. Advances in Surgical Management of Intra-Articular Calcaneus Fractures. J Am Acad Orthop Surg,2015,7:399-407.

76. Bykov Y. Fractures of the Talus. Clin Podiatr Med Surg, 2014,4:509-521.

77. Arastu MH,Buckley RE. Tarsometatarsal Joint Complex and Midtarsal Injuries. Acta Chir Orthop Traumatol Cech,2012, 1:21-30.

78. Roche AJ,Calder JD. Treatment and Return to Sport Following a Jones Fracture of the Fifth Metatarsal:A Systematic Review. Knee Surg Sports Traumatol Arthrosc, 2013, 6: 1307-1315.

79. Laird RC. Acute Forefoot and Midfoot Injuries. Clin Podiatr Med Surg,2015,2:231-238.

80. Borani S, Weinstein JN, Biagini R. Primary bone tumor of the spine. Terminology and Surgical Staging Spine,1997,22 (9):1036-1044.

81. Boriani S,Bandiera S,Biagini R,et al. Staging and treatment of primary tumors of the spine. Current Opinion in Orthopedics,1999,10(2):93-100.

82. 刘忠军,党耕町,马庆军,等. 脊柱肿瘤的全脊椎切除术及脊柱稳定性重建. 中华骨科杂志,2001,21(11): 646-649.

83. Tomita K,Kawahara N,Kobayasshi T. Surgical Strategy for Spinal Metastases. Spine,2001,26(3):298-306.

84. Tomita K, Kawahara N, Murakami H, et al. Total en bloc spondylectomy for spinal tumors:Improvement of the technique and its associated basic background. J Ortop Sci, 2006,11(1):3-12.

85. 陈农,李熙雷,董健. 胸腰椎脊柱肿瘤的外科治疗. 中华医学杂志,2011,91(35):2517-2519.

86. 李熙雷,董健. 脊柱转移性肿瘤的外科治疗. 中华临床医师杂志(电子版),2011,16(5):1-3.

87. Fang T,Dong J,Zhou X,et al. Comparison of Mini-open Anterior Corpectomy and Posterior Total en bloc Spondylectomy for Solitary Metastases of Thoracolumbar

Spine. J Neurosurg Spine, 2012, 17(4):271-279.

88. 陈学英，李宝兴，李靖，等. 异种骨移植材料制备及其骨诱导活性实验研究. 中国修复重建杂志, 2009, 23(3) 362-365.

89. Zhang Quan, Xie Han, Zhang Ye, et al. Influence of Novel Nano-Mesoporous Bioactive Glass, on the Regulation of IGF-II Gene Expression in Osteoblasts. Cell Biochem Biophys, 2012, 62:119-123.

90. John A. Herring. Tachdjian's pediatric orthopaedics: from the Texas Scottish Rite Hospital for Children [M]. Fifth edition. The United States of America: Elsevier, 2013.

91. 潘少川. 实用小儿骨科学. 第2版. 北京：人民卫生出版社, 2007.

索　　引

D

E

F

G

H

I

J

N

P

Q

R

S

Y

Z

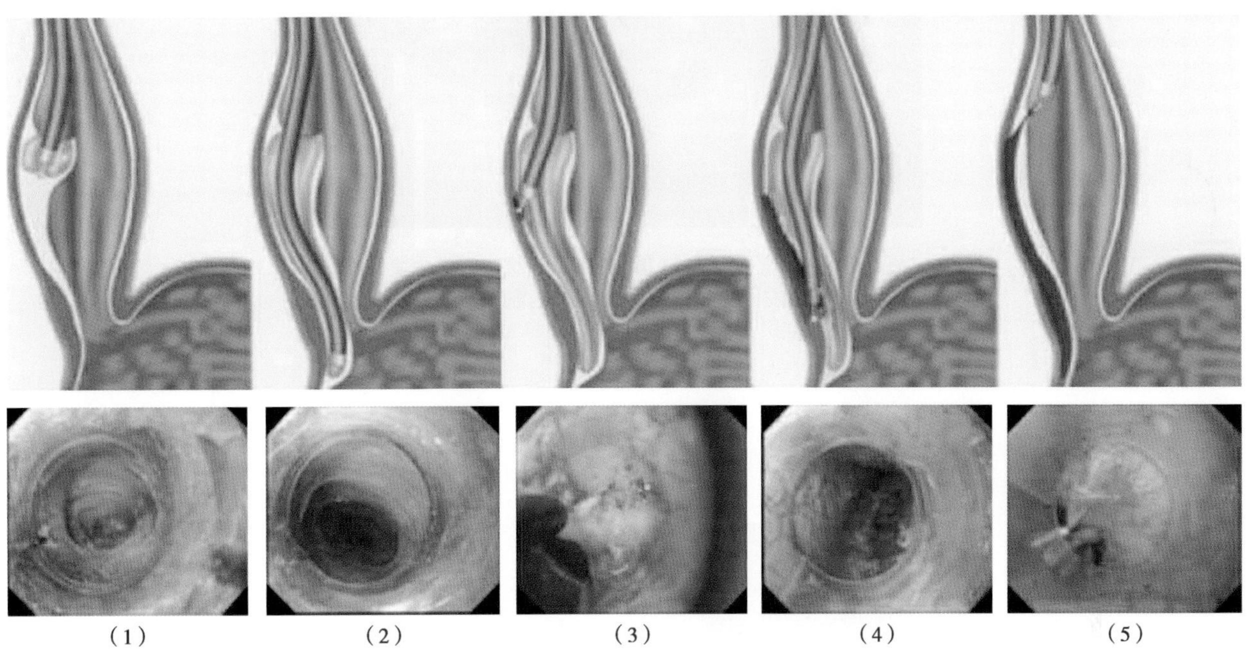

(1) (2) (3) (4) (5)

图 72-20 POEM 手术操作

(上排为 POEM 示意图,下排为对应的内镜下所见)(1)黏膜层切开;(2)分离黏膜下层,建立黏膜下隧道;(3)~(4)肌切开;(5)金属夹止血处理

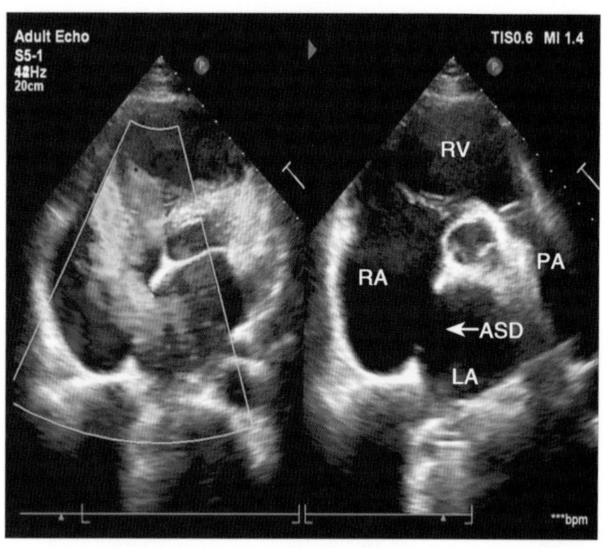

图73-9 Ⅱ孔型房间隔缺损，右侧箭头示房间隔中段回声缺失，左图示穿过房间隔缺损的左向右分流
LA=左房；RA=右房；RV=右室；PA=肺动脉；ASD=房间隔缺损

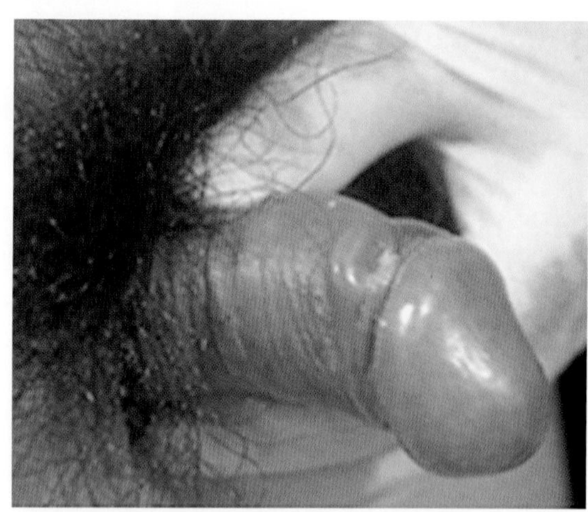

图85-7 梅毒硬下疳（阴茎背侧）

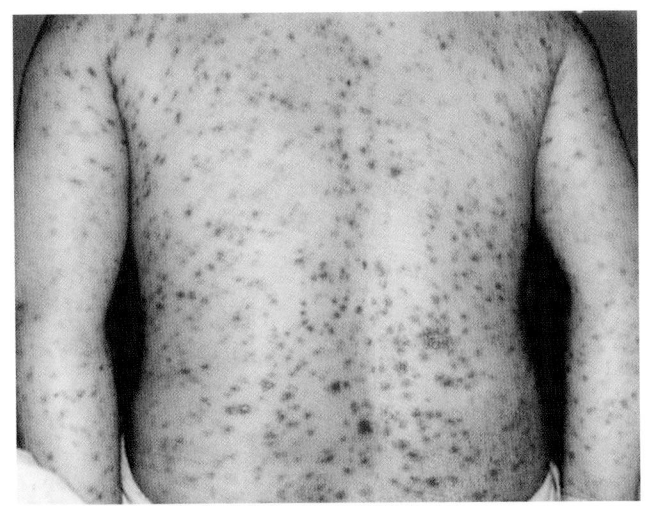

图 85-8　梅毒玫瑰疹

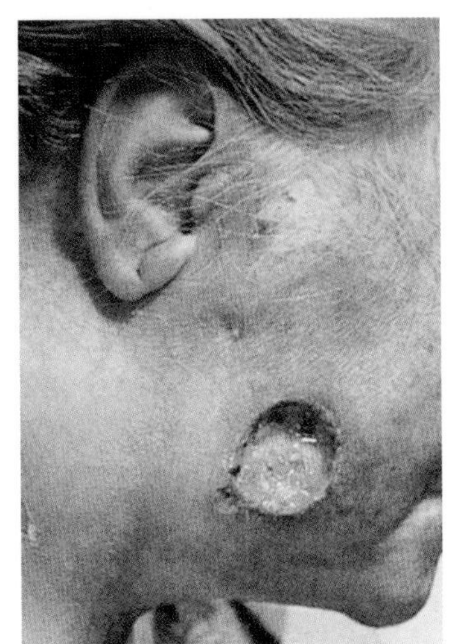

图 85-9　梅毒树胶肿(面部)

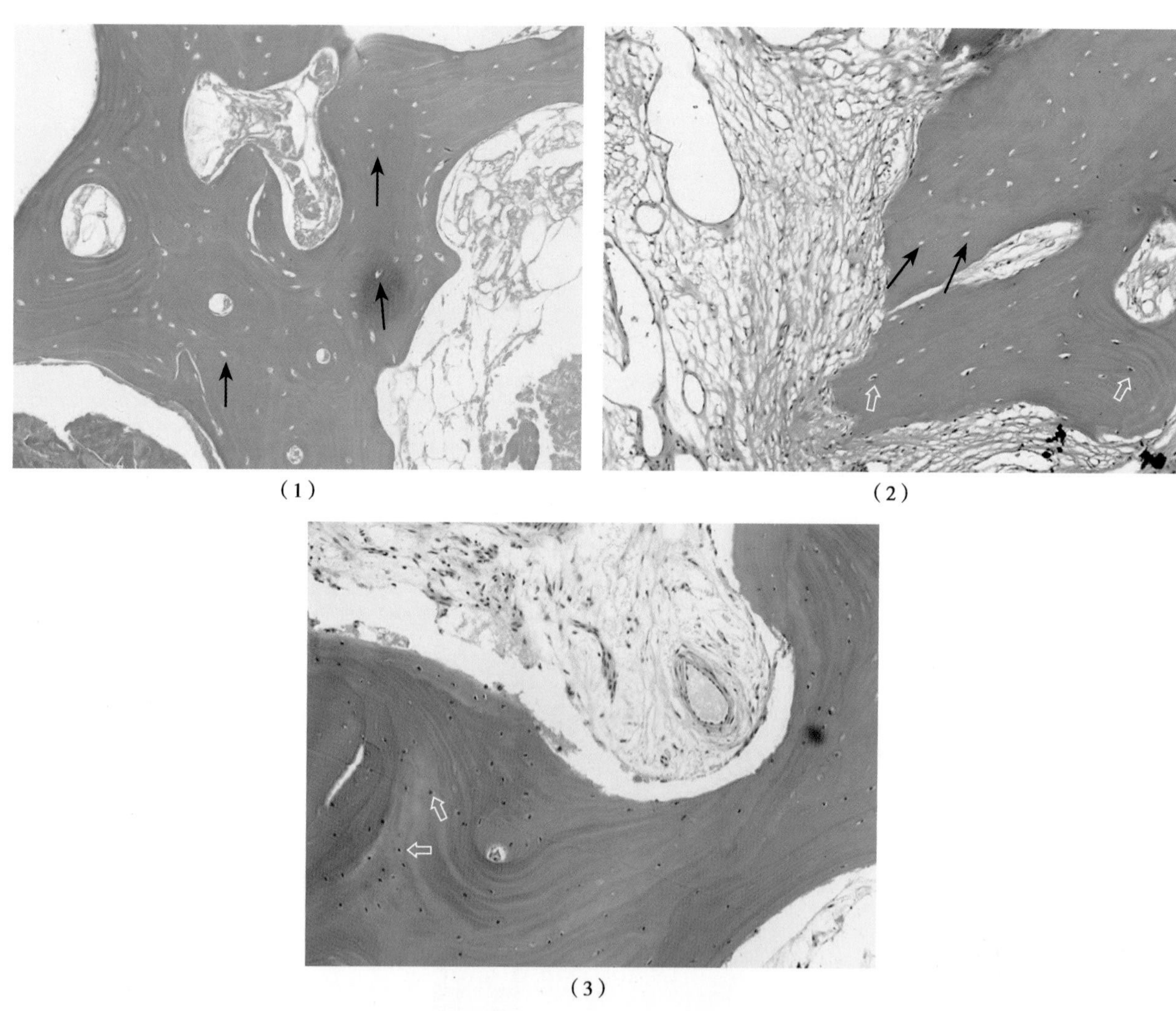

（1） （2） （3）

图 100-14 股骨头坏死的坏死区域（1）、交界区域（2）和正常骨组织的组织学切片。比较空骨陷凹（黑色箭头）、活骨陷凹（白色三角）、骨髓细胞的区别